Fisiologia Humana
Das células aos sistemas

Dados Internacionais de Catalogação na Publicação (CIP)
(Câmara Brasileira do Livro, SP, Brasil)

Sherwood, Lauralee
　　Fisiologia humana : das células aos sistemas / Lauralee Sherwood ; revisão técnica Maria Elisa Pimentel Piemonte ; tradução All Tasks. — São Paulo : Cengage Learning, 2011.

　　Título original: Human physiology : from cells to systems.
　　7. ed. norte-americana.
　　ISBN 978-85-221-0805-3

　　1. Fisiologia humana I. Título.

10-05767

CDD-612
NLM-QT-104

Índices para catálogo sistemático:

1. Fisiologia humana : Ciências médicas 612
2. Fisiologia humana : Ciências médicas QT-104

TRADUÇÃO DA 7ª EDIÇÃO NORTE-AMERICANA

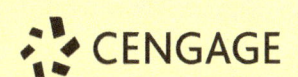

Fisiologia Humana

Das células aos sistemas

Lauralee Sherwood
Departamento de Fisiologia e Farmacologia
Faculdade de Medicina
West Virginia University

Revisão técnica
Maria Elisa Pimentel Piemonte
P.T., Ph.D.
Docente do Departamento de Fisioterapia, Fonoaudiologia e Terapia Ocupacional da Faculdade de Medicina da Universidade de São Paulo.

Mestre e Doutora em Neurociências e Comportamento pelo Instituto de Psicologia da Universidade de São Paulo.

Tradução
All Tasks

CENGAGE

Austrália • Brasil • México • Cingapura • Reino Unido • Estados Unidos

CENGAGE

Fisiologia humana: Das células aos sistemas, tradução da sétima edição norte-americana

Lauralee Sherwood

Gerente editorial: Patricia La Rosa

Editora de desenvolvimento e produtora editorial: Gisele Gonçalves Bueno Quirino de Souza

Pesquisa Iconográfica: Odete Pereira

Supervisora de produção editorial e gráfica: Fabiana Alencar

Título Original: Human Physiology – 7th editon

ISBN original: ISBN-13 978-0-495-82629-3, ISBN-10 0495-82629-4

Tradução: All Tasks

Revisão técnica: Maria Elisa Pimentel Piemonte

Copydesk: Fábio Larsson

Diagramação: Negrito Design

Capa: Souto Crescimento da Marca

Revisão: Ricardo Franzin, Maria Dolores D. S. Mata, Luicy Caetano

© 2011, Cengage Learning. Todos os direitos reservados.
© 2010, 2007 Brooks/Cole, Cengage Learning

Todos os direitos reservados. Nenhuma parte deste livro poderá ser reproduzida, sejam quais forem os meios empregados, sem a permissão, por escrito, da Editora.
Aos infratores aplicam-se as sanções previstas nos artigos 102, 104, 106 e 107 da Lei nº 9.610, de 19 de fevereiro de 1998.

Esta editora empenhou-se em contatar os responsáveis pelos direitos autorais de todas as imagens e de outros materiais utilizados neste livro. Se porventura for constatada a omissão involuntária na identificação de algum deles, dispomo-nos a efetuar, futuramente, os possíveis acertos.

A editora não se responsabiliza pelo funcionamento dos links contidos neste livro que possam estar suspensos.

> Para informações sobre nossos produtos, entre em contato pelo telefone **0800 11 19 39**
>
> Para permissão de uso de material desta obra, envie seu pedido para **direitosautorais@cengage.com**

© 2011, Cengage Learning. Todos os direitos reservados.

ISBN-13: 978-85-221-0805-3
ISBN-10: 85-221-0805-6

Cengage Learning
Condomínio E-Business Park
Rua Werner Siemens, 111 – Prédio 11 – Torre A – Conjunto 12
Lapa de Baixo – CEP 05069-900 – São Paulo – SP
Tel.: (11) 3665-9900 – Fax: (11) 3665-9901
SAC: 0800 11 19 39

Para suas soluções de curso e aprendizado, visite
www.cengage.com.br

Impresso no Brasil
Printed in Brazil

Com amor para minha família,
por tudo o que ela significa para mim
e tudo o que fez por mim

Meus pais,
Larry (*in memoriam*) e Lee Sherwood

Meu marido,
Peter Marshall

Minhas filhas,
Melinda Marple e
Allison Tadros

Meus netos,
Lindsay Marple,
Emily Marple,
Alexander Tadros

Sumário

Prefácio, xi

Capítulo 1

Introdução à Fisiologia e à Homeostase, 1

Introdução à Fisiologia, 1

Níveis de organização no organismo, 2

Conceito de homeostase, 6

Conceitos, desafios e controvérsias:
Ciência de células-tronco e engenharia de tecidos: a busca para consertar partes defeituosas do corpo, 8

Detalhes da fisiologia do exercício:
O que é fisiologia do exercício?, 11

Sistemas de controle homeostático

🔍 **Capítulo em Perspectiva:**
Foco na homeostase, 17

Exercícios de revisão, 17

Pontos a ponderar, 18

Consideração clínica, 19

Capítulo 2

Fisiologia celular, 21

Teoria celular, 21

Observações das células, 21

Visão geral da estrutura celular, 22

Conceitos, desafios e controvérsias:
Células HeLa: Problemas em um setor "em Crescimento", 23

Retículo endoplasmático e síntese segregada, 24

Complexo de Golgi e Exocitose, 27

Lisossomos e endocitose, 28

Peroxissomas e desintoxicação, 31

Mitocôndrias e produção de ATP, 31

Detalhes da fisiologia do exercício:
Exercício aeróbico: quanto e para quê?, 39

Ribossomos e síntese proteica, 39

Vaults como caminhões celulares, 40

Centrossomo, centríolos e organização microtubular, 41

Citosol: Gel celular, 42

Citoesqueleto: "Osso e músculo" das células, 42

🔍 **Capítulo em Perspectiva:**
Foco na homeostase, 49

Exercícios de revisão, 50

Pontos a ponderar, 51

Consideração clínica, 51

Capítulo 3

Membrana plasmática e potencial de membrana, 53

Estrutura e funções da membrana, 53

Conceitos, desafios e controvérsias:
Fibrose cística: Defeito fatal no transporte da membrana, 56

Adesões célula a célula, 58

Visão geral do transporte de membranas, 60

Transporte passivo, 60

Transporte assistido, 67

Detalhes da fisiologia do exercício:
Os músculos em exercício são "formiguinhas", 70

Potencial de membrana, 75

🔍 **Capítulo em Perspectiva:**
Foco na homeostase, 82

Exercícios de revisão, 83

Pontos a ponderar, 84

Consideração clínica, 85

Capítulo 4

Princípios da comunicação neural e hormonal, 87

Introdução à comunicação neural, 87

Potenciais graduados, 88

Potenciais de ação, 95

Conceitos, desafios e controvérsias:
Esclerose múltipla: Mielina — Indo, indo, foi, 102

Conceitos, desafios e controvérsias:
Melhores apostas para regeneração de fibras nervosas, 103

Sinapses e integração neuronal, 104

Comunicação intercelular e transdução de sinais, 113

Introdução à comunicação hormonal, 117

Conceitos, desafios e controvérsias:
Suicídio celular programado: Um exemplo surpreendente de rede de transdução de sinais, 124

Comparação dos sistemas nervoso e endócrino

🔍 Capítulo em Perspectiva:
Foco na homeostase

Exercícios de revisão, 129

Pontos a ponderar, 131

Consideração clínica, 131

Capítulo 5

Sistema nervoso central, 133

Organização e células do sistema nervoso, 133

Proteção e nutrição do cérebro, 139

Visão geral do sistema nervoso central, 142

Conceitos, desafios e controvérsias:
Acidentes Vasculares Encefálicos: Um efeito dominó mortal, 142

Córtex cerebral, 143

Núcleos basais, tálamo e hipotálamo, 153

Emoção, comportamento e motivação, 155

Aprendizado e memória, 157

Conceitos, desafios e controvérsias:
Doença de Alzheimer: Uma história de plaquetas beta amiloides, redes de proteína tau e demência, 164

Cerebelo, 166

Tronco cerebral, 167

Medula espinhal,

Detalhes da fisiologia do exercício:
Mergulho do cisne ou mergulho de barriga: É uma questão de controle do SNC, 177

🔍 Capítulo em Perspectiva:
Foco na homeostase, 180

Exercícios de revisão, 180

Pontos a ponderar, 181

Consideração clínica, 181

Capítulo 6

Sistema nervoso periférico: divisão aferente; sentidos especiais, 183

Fisiologia do receptor, 183

Detalhes da fisiologia do exercício:
Arquear as costas e agachar antes de um salto: o que esses atos têm em comum?, 188

Dor, 191

Conceitos, desafios e controvérsias:
Acupuntura: é real?, 194

Olho: visão, 195

Ouvido: audição e equilíbrio, 213

Conceitos, desafios e controvérsias:
"Ver" com a língua, 214

Sentidos químicos: paladar e olfato, 277

🔍 Capítulo em Perspectiva:
Foco na homeostase, 232

Exercícios de revisão, 233

Pontos a ponderar, 235

Consideração clínica, 235

Capítulo 7

Sistema nervoso periférico: Divisão eferente, 237

Sistema nervoso autônomo, 237

Sistema nervoso somático, 245

Junção neuromuscular, 246

Detalhes da fisiologia do exercício:
Perda de massa muscular: uma complicação do voo espacial, 251

Conceitos, desafios e controvérsias:
A reputação da toxina botulínica sofre uma plástica, 253

🔍 Capítulo em Perspectiva:
Foco na homeostase, 253

Exercícios de revisão, 254

Pontos a ponderar, 255

Consideração clínica, 255

Capítulo 8

Fisiologia muscular, 257

Estrutura do músculo esquelético, 257

Base molecular da contração do músculo esquelético, 261

Mecânica do músculo esquelético, 268

Metabolismo do músculo esquelético e tipos de fibra, 276

Detalhes da fisiologia do exercício:
Atletas que usam esteroides para ganhar vantagem competitiva são realmente vencedores ou perdedores?, 282

Controle da motricidade, 283

Conceitos, desafios e controvérsias:
Distrofia muscular: quando dar um passo exige muito, 284

Músculo liso e cardíaco, 289

🔎 **Capítulo em Perspectiva: Foco na homeostase,** 299

Exercícios de revisão, 299

Pontos a ponderar, 301

Consideração clínica, 301

Capítulo 9

Fisiologia cardíaca, 303

Anatomia do coração, 303

Atividade elétrica do coração, 309

Detalhes da fisiologia do exercício:
O que, quem e onde dos testes de esforço, 320

Eventos mecânicos do ciclo cardíaco, 321

Débito cardíaco e seu controle, 325

Nutrição do músculo cardíaco, 332

Conceitos, desafios e controvérsias:
Aterosclerose: além do colesterol, 336

🔎 **Capítulo em Perspectiva: Foco na homeostase,** 338

Exercícios de revisão, 338

Pontos a ponderar, 340

Consideração clínica, 341

Capítulo 10

Vasos sanguíneos e pressão sanguínea, 343

Padrões e física do fluxo sanguíneo, 343

Conceitos, desafios e controvérsias:
De humores a Harvey: destaques históricos em circulação, 346

Artérias, 347

Arteríolas, 350

Capilares, 361

Veias, 371

Pressão sanguínea, 376

Detalhes da fisiologia do exercício:
Altos e baixos da hipertensão e exercício, 383

🔎 **Capítulo em Perspectiva: Foco na homeostase,** 387

Exercícios de revisão, 387

Pontos a ponderar, 389

Consideração clínica, 389

Capítulo 11

Sangue, 391

Plasma, 391

Eritrócitos, 393

Detalhes da fisiologia do exercício:
Doping no sangue: mais de algo bom é melhor?, 396

Leucócitos, 400

Conceitos, desafios e controvérsias:
Em busca de um substituto do sangue, 402

Plaquetas e hemostasia, 405

🔎 **Capítulo em Perspectiva: Foco na homeostase,** 412

Exercícios de revisão, 413

Pontos a ponderar, 414

Consideração clínica, 415

Capítulo 12

Defesas corporais, 417

Sistema imunológico: alvos, executores, componentes, 417

Imunidade inata, 420

Imunidade adaptativa: conceitos gerais, 428

Linfócitos B: imunidade mediada por anticorpos, 429

Conceitos, desafios e controvérsias:
Vacinação: uma vitória sobre muitas doenças temidas, 436

Linfócitos T: imunidade mediada por células, 437

Doenças imunitárias, 449

Detalhes da fisiologia do exercício:
Exercícios ajudam ou atrapalham a defesa imunológica?, 451

Defesas externas, 454

🔎 **Capítulo em Perspectiva: Foco na homeostase,** 457

Exercícios de revisão, 458

Pontos a ponderar, 459

Consideração clínica, 459

Capítulo 13

Sistema respiratório, 461

Anatomia respiratória, 461

Mecânica respiratória, 465

Troca gasosas, 486

Transporte de gases, 490

Conceitos, desafios e controvérsias:
Efeitos de alturas e profundidades sobre o organismo, 498

Controle da respiração, 498

Detalhes da fisiologia do exercício:
Como descobrir quanto trabalho você consegue realizar, 506

🔍 **Capítulo em Perspectiva:**
Foco na homeostase, 507

Exercícios de revisão, 507
Pontos a ponderar, 509
Consideração clínica, 509

Capítulo 14

Sistema urinário, 511

Rins: funções, anatomia e processos básicos, 511

Filtração glomerular, 517

Reabsorção tubular, 524

Secreção tubular, 534

Excreção de urina e depuração plasmática, 537

Detalhes da fisiologia do exercício:
Quando a presença de proteína na urina não significa doença renal, 550

Conceitos, desafios e controvérsias:
Diálise: tubulação de celofane ou revestimento abdominal como um rim artificial, 551

🔍 **Capítulo em Perspectiva:**
Foco na homeostase, 552

Exercícios de revisão, 553
Pontos a ponderar, 555
Consideração clínica, 555

Capítulo 15

Equilíbrio ácido-base e de fluidos, 557

Conceito de equilíbrio, 557

Equilíbrio de fluidos, 558

Detalhes da fisiologia do exercício:
Uma colisão potencialmente fatal: quando músculos em exercício e mecanismos de resfriamento competem por um volume insuficiente de plasma, 563

Equilíbrio ácido–base, 569

🔍 **Capítulo em Perspectiva:**
Foco na homeostase, 585

Exercícios de revisão, 586
Pontos a ponderar, 587
Consideração clínica, 587

Capítulo 16

Sistema digestório, 589

Aspectos gerais da digestão, 589

Boca, 596

Faringe e esôfago, 598

Estômago, 600

Detalhes da fisiologia do exercício:
Refeição pré-jogos: o que pode e o que não é permitido?, 604

Conceitos, desafios e controvérsias:
Úlceras: quando invasores rompem a barreira, 612

Secreções pancreáticas e biliares, 613

Intestino delgado, 621

Intestino grosso, 623

Conceitos, desafios e controvérsias:
Terapia de reidratação oral: beber uma solução simples salva vidas, 634

Visão geral dos hormônios gastrointestinais, 637

🔍 **Capítulo em Perspectiva:**
Foco na homeostase, 638

Exercícios de revisão, 638
Pontos a ponderar, 639
Consideração clínica, 639

Capítulo 17

Equilíbrio energético e regulação de temperatura, 641

Equilíbrio energético, 641

Detalhes da fisiologia do exercício:
O que as balanças não contam, 649

Regulação de temperatura, 650

Conceitos, desafios e controvérsias:
Extremos de calor e frio podem ser fatais, 657

🔍 **Capítulo em Perspectiva:**
Foco na homeostase, 658

Exercícios de revisão, 658
Pontos a ponderar, 659
Consideração clínica, 659

Capítulo 18

Princípios da endocrinologia; Glândulas endócrinas centrais, 661

Princípios gerais da endocrinologia, 661

Hipotálamo e hipófise, 670

Detalhes da fisiologia do exercício:
Resposta endócrina ao desafio de combinar calor e pés em marcha, 672

Controle endócrino do crescimento, 677

Conceitos, desafios e controvérsias:
Crescimento e juventude engarrafados?, 684

Glândula pineal e ritmos circadianos, 685

Conceitos, desafios e controvérsias:
Mexer com nossos relógios biológicos, 686

Capítulo em Perspectiva:
Foco na homeostase, 687

Exercícios de revisão, 688

Pontos a ponderar, 688

Consideração clínica, 689

Capítulo 19

Glândulas endócrinas periféricas, 691

Glândula tireoide, 691

Glândulas adrenais, 698

Resposta integrada ao estresse, 707

Controle endócrino do metabolismo de combustível, 710

Conceitos, desafios e controvérsias:
Diabéticos e insulina: alguns têm, outros não, 720

Controle endócrino do metabolismo de cálcio, 726

Detalhes da fisiologia do exercício:
Osteoporose: a maldição dos ossos quebradiços, 730

Capítulo em Perspectiva:
Foco na homeostase, 738

Exercícios de revisão, 738

Pontos a ponderar, 739

Consideração clínica, 739

Capítulo 20

Sistema reprodutor, 741

Espedificidade do sistema reprodutor, 741

Fisiologia do sistema reprodutor masculino, 749

Conceitos, desafios e controvérsias:
"Estrogênios" ambientais: más notícias para o sistema reprodutor, 762

Fisiologia do sistema reprodutor feminino, 764

Detalhes da fisiologia do exercício:
Irregularidades menstruais: a ausência de ciclos em ciclistas e outras atletas do sexo feminino, 777

Conceitos, desafios e controvérsias:
Modos e métodos de contracepção, 784

Capítulo em Perspectiva:
Foco na homeostase, 796

Exercícios de revisão, 797

Pontos a ponderar, 798

Consideração clínica, 798

Glossário, 799

Índice remissivo, 817

Prefácio

Objetivos, filosofia e tema

Ensino fisiologia desde meados da década de 1960, e ainda me impressiono com os detalhes milagrosos e a eficiência do funcionamento do corpo. Nenhuma máquina consegue realizar parte de uma função corporal natural de forma tão eficiente. Meu objetivo, ao escrever sobre fisiologia, é não apenas ajudar os estudantes a aprenderem sobre como o corpo funciona, mas também dividir meu entusiasmo com o assunto. A maioria de nós, até crianças pequenas, tem uma curiosidade natural sobre como nossos corpos funcionam. Quando um bebê descobre que pode controlar suas mãos, fica fascinado e passa muitas horas as movendo diante de seu rosto. Ao aproveitar a curiosidade natural dos estudantes sobre si mesmos, tento tornar a fisiologia um assunto que gostem de aprender.

No entanto, até o assunto mais interessante pode ser difícil de entender se não for apresentado de forma efetiva. Portanto, este livro tem um formato lógico e compreensível com ênfase em como cada conceito é uma parte integrante de todo o assunto. Frequentemente, os alunos veem os componentes de um curso de fisiologia como entidades isoladas. Ao entender como cada componente depende dos outros, um estudante pode apreciar a operação integrada do corpo humano. O texto se concentra nos mecanismos da função corporal de células a sistemas e é organizado em volta do tema central da *homeostase* – como o corpo atende a demandas mutantes enquanto mantém a constância interna necessária para que todas as células e órgãos funcionem.

Este texto é escrito pensando em estudantes universitários que se preparam para iniciar carreira na área da saúde. Sua abordagem e profundidade são adequadas também para outros universitários. Como tem a finalidade de ser uma introdução e, para a maioria dos alunos, pode ser sua única exposição a um texto formal de fisiologia, todos os aspectos da fisiologia recebem ampla cobertura, sem comprometer a profundidade, onde necessário. O escopo deste texto foi limitado pela seleção criteriosa de conteúdo relevante que um aluno pode assimilar de forma razoável em um curso de fisiologia com duração de um semestre. Materiais foram selecionados para inclusão com base na necessidade de conhecimento, portanto o livro não está cheio de detalhes desnecessários. Em vez disso, o conteúdo está restrito às informações relevantes necessárias para compreender conceitos básicos de fisiologia e servir como uma base para futuras carreiras em profissões de saúde.

Como a maioria dos estudantes tem orientação clínica, metodologias e dados de pesquisa não são enfatizados, embora o material se baseie em evidências atualizadas. Novas informações com base em descobertas recentes foram incluídas em todos os capítulos. Os estudantes podem ter a garantia da conveniência e da exatidão do material apresentado. Esta edição é a revisão mais abrangente já feita, considerando novas descobertas no campo, esclarecendo e modificando conforme necessário com base nos comentários dos revisores. Algumas ideias e hipóteses polêmicas são apresentadas para ilustrar que a fisiologia é uma matéria dinâmica e em evolução.

Para acompanhar o ritmo dos progressos rápidos de hoje em dia no campo de ciências da saúde, os alunos em profissões de saúde devem poder ter sua própria compreensão conceitual da fisiologia, em vez de simplesmente lembrar fatos isolados que logo podem ficar desatualizados. Este texto é elaborado para promover o entendimento dos princípios e conceitos básicos da fisiologia, em vez da memorização de detalhes. O texto é escrito em linguagem simples e direta, e todos os esforços foram envidados para garantir uma leitura tranquila através de boas transições, raciocínio lógico e integração de ideias ao longo do texto.

Como a função de um órgão depende de sua constituição, a anatomia relevante suficiente é fornecida para dar sentido à relação inseparável entre forma e função.

Recursos do texto e auxílios ao aprendizado

Implementação do tema da homeostase

Um modelo homeostático exclusivo, pictórico e fácil de seguir demonstrando a relação entre células, sistemas e homeostase é desenvolvido no capítulo introdutório como referência rápida. Cada capítulo começa com uma versão especialmente adaptada desse modelo, acompanhada por uma breve descrição que enfatiza como o sistema corporal considerado no capítulo se encaixa funcionalmente com o organismo. Essa abertura orienta os alunos para os aspectos homeostáticos do material que segue. No encerramento de cada capítulo, **Capítulo em perspectiva: Foco na homeostase** ajuda os alunos a colocarem em perspectiva como a parte do corpo recém-discutida contribui para a homeostase. Esse encerramento, o modelo homeostático de abertura e os comentários introdutórios trabalham em conjunto para facilitar a compreensão pelos estudantes das interações e da interdependência dos sistemas corporais, embora cada sistema seja discutido separadamente.

Ilustrações pedagógicas

Ilustrações anatômicas, representações esquemáticas, fotografias, tabelas e gráficos complementam e reforçam o material escrito. Mais de 90% da arte foi aprimorada nesta edição, com mais ilustrações tridimensionais, muitas figuras redesenhadas conceitualmente ou novas para melhorar a compreensão pelos alunos, cores mais vivas, contemporâneas e visualmente atraentes, e estilo mais consistente. Há mais fotografias microscópicas incluídas do que nunca.

O amplo uso de descrições integradas dentro de figuras, incluindo várias orientadas por processo com descrições passo a passo, permite uma orientação pictórica para que os estudantes revisem processos através das figuras.

Fluxogramas são amplamente utilizados para ajudar os alunos a integrarem as informações escritas. Nos fluxogramas, tons mais claros e escuros da mesma cor denotam uma diminuição ou um aumento em uma variável controlada, como pressão sanguínea ou concentração de glicose no sangue. Entidades físicas, como estruturas corporais e substâncias químicas, são diferenciadas visualmente das ações. Novos nesta edição, ícones de entidades físicas são incorporados nos fluxogramas para ajudar os estudantes a aprenderem quais estruturas estão envolvidas em ações específicas.

Além disso, combinações integradas de figuras/tabelas codificadas por cores ajudam os alunos a visualizar melhor qual parte do corpo é responsável por quais atividades. Por exemplo, a descrição anatômica do cérebro está integrada a uma tabela de funções dos principais componentes cerebrais, com cada componente mostrado na mesma cor na figura e na tabela.

Um recurso exclusivo deste livro é que as pessoas mostradas nas diversas ilustrações são representações realistas de uma seção transversal da humanidade (elas foram elaboradas a partir de fotografias de indivíduos reais). A sensibilidade a diversas raças, sexos e idades deve permitir que todos os alunos se identifiquem com o material apresentado.

Analogias

Muitas analogias e referências frequentes a experiências cotidianas são incluídas para ajudar os alunos a se relacionarem com os conceitos de fisiologia apresentados. Essas ferramentas, em boa parte, são resultados de mais de quatro décadas de minha experiência em ensino. Sabendo quais áreas provavelmente serão mais difíceis para os alunos, tentei desenvolver elos que os ajudem a relacionar o novo material a algo com o qual já estejam familiarizados.

Patofisiologia e cobertura clínica

Outra forma eficiente de manter o interesse dos estudantes é ajudá-los a perceber que estão aprendendo um material valioso e aplicável. Como a maioria dos estudantes que utilizam este texto terá carreiras na área da saúde, referências frequentes à patofisiologia e à fisiologia clínica demonstram a relevância do conteúdo para suas metas profissionais. Os ícones de observação clínica sinalizam material relevante, integrado ao longo do texto.

Quadros

Dois tipos de quadros estão integrados dentro dos capítulos. Quadros **Conceitos, desafios e controvérsias** expõem os alunos a informações interessantes sobre diversos tópicos, tal como pesquisa de células-troco, acupuntura, novas descobertas relativas a doenças comuns como derrames, perspectivas históricas e reações do corpo a novos ambientes, como os encontrados em voos especiais e mergulho em mar profundo.

Os quadros **Detalhes da fisiologia do exercício** estão incluídos por três motivos: aumentar a conscientização nacional sobre a importância da boa forma física, aumentar o reconhecimento do valor de programas de exercícios terapêuticos receitados para diversas condições e aumentar as oportunidades de carreira relacionadas a boa forma e exercícios.

Declarações de alimentação como títulos de subseção

Em vez de títulos curtos de tópico tradicionais para cada subseção principal (como "Válvulas cardíacas"), afirmações sobre alimentação alertam os alunos para o ponto principal da subseção que virá (por exemplo: "Válvulas cardíacas operadas por pressão garantem que o sangue flua na direção correta através do coração"). Esses cabeçalhos também decompõem conceitos grandes em pedaços menores e gerenciáveis.

Termos-chave e derivações de palavras

Termos-chave são definidos enquanto aparecem no texto. Como a fisiologia está repleta de palavras novas, muitas das quais são um tanto intimidantes à primeira vista, derivações de palavras são dadas para melhorar a compreensão de palavras novas.

Ferramentas de revisão e autoavaliação no texto

Os **Exercícios de revisão** no final de cada capítulo incluem diversos formatos de perguntas para que os alunos possam testar seu conhecimento e a aplicação dos fatos e conceitos apresentados. Alguns **Exercícios quantitativos** também estão disponíveis, dando aos estudantes uma oportunidade de praticar cálculos que aprimorarão sua compreensão sobre relacionamentos complexos. A seção de **Pontos a ponderar** conta com problemas inquietantes que estimulam os alunos a analisar o que aprenderam, e a **Consideração clínica**, uma mini-história de caso, desafia os estudantes a aplicar seus conhecimentos aos sintomas específicos de um paciente. Respostas e explicações para todas essas perguntas estão no Apêndice F.

Apêndices e glossário

O Glossário oferece uma forma de revisar o significado das terminologias-chave.

Os apêndices, disponíveis on-line no site da editora Cengage Learning (www.cengage.com.br), são projetados, na maior parte, para ajudar os alunos que precisam reforçar alguns materiais básicos que presumem já ter estudado em cursos de pré-requisito.

- *O Apêndice A,* **Sistema métrico**, é uma tabela de conversão entre medidas métricas e seus equivalentes ingleses.

- A maioria dos textos universitários de fisiologia tem um capítulo sobre química, mas professores de fisiologia raramente ensinam conceitos básicos de química. O conhecimento de química além do introduzido em escolas de ensino médio não é necessário para compreender este texto. Portanto, forneço o *Apêndice B,* **Revisão dos princípios químicos**, como uma referência prática para alunos que precisam de uma revisão breve de conceitos básicos de química que se aplicam à fisiologia.

- Da mesma forma, o *Apêndice C,* **Armazenamento, replicação e expressão de informações genéticas**, serve de referência para os alunos ou como um material designado se o instrutor considerar adequado. Ele inclui uma discussão sobre DNA e cromossomos, síntese protéica, divisão celular e mutações.

- *O Apêndice D,* **Princípios do raciocínio quantitativo**, ajudará os estudantes a ficarem mais confortáveis em trabalhar com equações e traduzir entre palavras, conceitos e equações. Este apêndice apoia os Exercícios quantitativos no final de cada capítulo.

- *O Apêndice E,* **Referências do texto à fisiologia do exercício**, fornece um índice remissivo de todo o conteúdo relevante sobre este tópico.

- *O Apêndice F,* **Respostas a perguntas objetivas no final dos capítulos, exercícios quantitativos, pontos a ponderar e considerações clínicas**, fornece resposta a todas as atividades de aprendizado objetivo, soluções para Exercícios quantitativos e explicações para os Pontos a ponderar e Considerações clínicas.

Organização

Não há organização ideal dos processos fisiológicos em uma sequência lógica. Na sequência que escolhi, a maioria dos capítulos se baseia em materiais apresentados nos capítulos imediatamente anteriores, mas cada capítulo é elaborado para se manter independente, dando ao professor flexibilidade na elaboração do currículo. Esta flexibilidade é facilitada por referências cruzadas ao material relacionado em outros capítulos. Essas referências permitem que os estudantes atualizem rapidamente sua memória já aprendida ou continuem, se desejado, para uma cobertura mais profunda de um tópico em particular.

O fluxo geral é de informações históricas introdutórias a células a tecido excitável (nervo e músculo) a sistemas dos órgãos, com transições lógicas de um capítulo ao seguinte. Por exemplo, o Capítulo 8, "Fisiologia muscular", termina com uma discussão sobre o músculo cardíaco, que continua no Capítulo 9, "Fisiologia cardíaca". Até tópicos que não parecem relacionados em sequência, como o Capítulo 12, "Defesas do organismo", e o Capítulo 13, "Sistema respiratório", estão vinculados, neste caso pelo final do Capítulo 12 com uma discussão sobre os mecanismos de defesa respiratória.

Diversos recursos organizacionais são mencionados especificamente. A decisão mais difícil na organização deste texto foi a inserção do material endócrino. Há mérito na colocação dos capítulos sobre os sistemas nervoso e endócrino (secretor de hormônios) próximos, porque são os dois dos principais sistemas reguladores do organismo. No entanto, discutir detalhes sobre o sistema endócrino imediatamente depois do sistema nervoso interromperia o fluxo lógico do material relacionado ao tecido excitável. Além disso, o sistema endócrino não pode ser coberto na profundidade que sua importância merece se for discutido antes de os estudantes terem o histórico para compreender as funções desse sistema na manutenção da homeostase.

Minha solução para este dilema é o Capítulo 4, "Princípios da comunicação neural e hormonal". Este capítulo introduz os mecanismos subjacentes da ação neural e hormonal antes que o sistema nervoso e hormônios específicos sejam mencionados em capítulos posteriores. Ele contrasta como células nervosas e endócrinas se comunicam com outras na realização de suas atividades regulares. Com base nos modos diferentes de ação das células nervosas e endócrinas, a última seção deste novo capítulo compara, de forma geral, como os sistemas nervoso e endócrino diferem como sistemas reguladores. O Capítulo 5, então, começa com o sistema nervoso, oferecendo um bom elo entre os Capítulos 4 e 5. Os Capítulos 5, 6 e 7 são dedicados ao sistema nervoso. Hormônios específicos são introduzidos em capítulos adequados, como o controle hormonal do coração e vasos sanguíneos na manutenção da pressão sanguínea nos Capítulos 9 e 10 e o controle hormonal dos rins na manutenção do equilíbrio de fluidos nos Capítulos 14 e 15. O processamento de moléculas nutrientes ricas em energia pelo corpo está majoritariamente sob controle endócrino, fornecendo um elo da digestão (Capítulo 16) e equilíbrio energético (Capítulo 17) aos capítulos endócrinos 18 e 19. Esses capítulos endócrinos agrupam a origem, funções e controle de secreções endócrinas específicas e servem como um marco de resumo/unificação para a função corporal homeostática. Por fim, com base nos hormônios que controlam as gônadas (testículos e ovários) introduzidos nos capítulos endócrinos, o último capítulo, 20, diverge do tema da homeostase para se controlar na fisiologia reprodutiva.

Além do novo tratamento de hormônios e do sistema endócrino, outros recursos organizacionais são exclusivos a este livro. Por exemplo, diferentemente de outros textos de fisiologia, a pele é coberta no capítulo sobre mecanismos de defesa do organismo, considerando as recém-reconhecidas funções imunitárias da pele. O osso também é coberto mais detalhadamente no capítulo endócrino do que na maioria dos textos universitários de fisiologia, especialmente com relação ao controle hormonal do crescimento dos ossos e de sua função dinâmica no metabolismo do cálcio.

O desvio de agrupamentos tradicionais de material em vários casos importantes permitiu uma cobertura mais independente e abrangente dos tópicos que frequentemente são omitidos ou escondidos dentro de capítulos relativos a outros assuntos. Por exemplo, um capítulo separado (Capítulo 15) é dedicado ao equilíbrio de fluidos e regulagem de ácido-base, tópicos frequentemente escondidos dentro do capítulo sobre os rins. Outro exemplo é o agrupamento do sistema nervoso autônomo, neurônios motores e a junção neuromuscular em um capítulo independente sobre a divisão eferente do sistema nervoso periférico, que serve como uma ligação entre os capítulos sobre o sistema nervoso e o sobre músculos. O equilíbrio energético e a regulagem de temperatura também são agrupados em um capítulo independente.

Embora haja um raciocínio para cobrir os diversos aspectos da fisiologia na ordem dada aqui, não é a única forma lógica de apresentar os tópicos. Como cada capítulo consegue se sustentar sozinho, especialmente com as referências cruzadas fornecidas, os professores podem variar a sequência da apresentação a seu critério. Alguns capítulos podem até ser omitidos, dependendo das necessidades e interesses dos estudantes e das restrições de tempo do curso. Por exemplo, a função de defesa dos leucócitos é explicada brevemente no Capítulo 11 sobre sangue, portanto um professor pode decidir omitir as explicações mais detalhadas sobre a defesa imunitária no Capítulo 12.

Agradecimentos

Agradeço às muitas pessoas que ajudaram nas primeiras seis edições ou nesta edição do livro. Um agradecimento especial a quatro pessoas que contribuíram substancialmente para o conteúdo do livro: Rachel Yeater (professora emérita e ex-presidente, Fisiologia do exercício, Faculdade de Medicina, West Virginia University), que contribuiu com os quadros originais "Detalhes sobre a fisiologia do exercício", Spencer Seager (presidente, Departamento de Química, Weber State University), que preparou o Apêndice B, Kim Cooper (professor associado, Midwestern University), e John Nagy (professor, Scottsdale Community College), que forneceram os Exercícios quantitativos nos finais dos capítulos e prepararam o Apêndice D.

Durante a criação e revisão do livro, muitos colegas da West Virginia University compartilharam materiais de recurso, responderam a minhas perguntas e ofereceram sugestões para melhoria. Agradeço a cada um deles por ajudar a garantir a precisão e atualidade do livro.

Além dos mais de 150 revisores que avaliaram cuidadosamente os livros anteriores quanto à precisão, clareza e relevância, minha sincera gratidão às seguintes pessoas que revisaram esta edição:

- Erwin Bautista, University of California, Davis
- Eric Blough, Marshall University
- Eric Hall, Rhode Island College
- Jon Hunter, Texas A&M University
- Valerie Kalter, Wilkes University
- David Mallory, Marshall University
- John McReynolds, University of Michigan, Ann Arbor
- Susan Mounce, Eastern Illinois University
- Steven Price, Virginia Commonwealth University
- Nida Sehweil-Elmuti, Eastern Illinois University
- Donal Skinner, University of Wyoming
- Mark Taylor, Baylor University

Também agradeço aos que participaram como um grupo de foco virtual via e-mail para fornecer retorno imediato sobre sua preferência de conteúdo, estilo e questões pedagógicas sobre o que debatemos durante o desenvolvimento. Os participantes da pesquisa sobre arte incluem:

- Daniel Castellanos, Florida International University
- Norman Eugene Garrison, James Madison University
- Jon Hunter, Texas A&M University
- Erika Kancler Michaels, James Madison University
- Nida Sehweil-Elmuti, Eastern Illinois University
- Roy Silcox, Brigham Young University
- Rachel Smetanka, Southern Utah University
- Alan Sved, Pittsburgh University

Os participantes da pesquisa sobre fichas de estudo:

- Daniel Castellanos, Florida International University
- Jon Hunter, Texas A&M University
- Najma Javed, Ball State University
- Erika Kancler Michaels, James Madison University
- Paul Pillitteri, Southern Utah University
- Nida Sehweil-Elmuti, Eastern Illinois University
- Roy Silcox, Brigham Young University
- Rachel Smetanka, Southern Utah University
- Dixon Woodbury, Brigham Young University

Além disso, agradeço aos usuários do livro que dedicaram tempo para enviar comentários úteis.

Tive a felicidade de trabalhar com uma equipe altamente competente e dedicada da Brooks/Cole. É reconfortante e inspirador saber que tantas pessoas trabalharam tão diligentemente de tantas maneiras para originar este livro.

Yolanda Cossio, editora, merece um agradecimento caloroso por sua visão, ideias criativas, liderança e ajuda constante. Yolanda foi uma forte defensora para fazer desta edição a melhor. Ela garantiu os recursos financeiros e humanos para tornar isso uma realidade. Agradeço especialmente as reuniões que ela realizou com a equipe para trocar ideias. Essas conversas frequentes nos mantiveram empolgados sobre o que poderia ser e nos motivou para realizar isso. Acima de tudo, as decisões de Yolanda foram guiadas pelo que é melhor para os professores e alunos que utilizarão o livro e o pacote auxiliar. Obrigada, também, à assistente editorial Samantha Arvin, que lidou com a papelada e coordenou muitas tarefas durante o processo de desenvolvimento. Além disso, agradeço os esforços da editora de desenvolvimento sênior, Mary Arbogast, por facilitar e oferecer opiniões valiosas durante o desenvolvimento e a produção. Ela teve ótimas ideias para melhorar o fluxo do texto e tornar muitas das ilustrações mais efetivas. Sempre posso contar com Mary, uma participante constante de minha equipe de edição na Brooks/Cole. Ela é um recurso valioso porque "conhece os meandros" e está sempre pensando em formas de tornar o livro melhor, e o processo mais suave.

Grandes esforços foram feitos nesta edição para melhorar a arte e aprimorar o pacote de mídia. Sou grata pela opinião criativa do diretor de arte sênior da Brooks/Cole, John Walker, que supervisionou o design artístico geral do texto e encontrou a imagem de capa poderosa, mas graciosa. A editora de desenvolvimento de arte Suzannah Alexander desenvolveu o novo estilo de arte e avaliou e revisou cuidadosamente cada figura para garantir que os aspectos visuais do texto sejam esteticamente agradáveis, consistentes, contemporâneos e significativos.

Shelley Ryan, editora-gerente de mídia, também contribuiu com o pacote de mídia. A editora-assistente sênior Lauren Oliveira supervisionou o desenvolvimento de diversos componentes impressos do pacote auxiliar, garantindo sua coesão. Um agradecimento de coração a todos eles pelo pacote multimídia de alta qualidade que acompanha esta edição.

No lado da produção, Trudy Brown, gerente sênior do projeto de conteúdo, monitorou de perto cada passo do processo de produção enquanto supervisionava o processo complexo de produção de diversos livros. Sentia confiança ao saber que ela garantiria que tudo estaria de acordo com o plano. Trudy foi especialmente prestativa ao sugerir formas eficientes de comprimir o cronograma de produção sem comprometer a qualidade. Também agradeço ao editor de permissões Bob Kauser por rastrear licenças para a arte e outros materiais de copyright incorporados ao texto, uma tarefa absolutamente essencial. Com tudo finalmente se encaixando, a compradora de mídia/impressão Judy Inouye supervisionou o processo de manufatura, coordenando a impressão do livro.

Independentemente de quão bem um livro é concebido, produzido e impresso, ele não atingiria todo o seu potencial como uma ferramenta educativa sem ser comercializado de forma eficiente e efetiva. As gerentes de marketing Mandy Jellerichs e Stacy Best foram essenciais na comercialização deste texto, e agradeço muito por isso.

A Brooks/Cole também fez um trabalho impressionante na seleção de fornecedores altamente capacitados para realizar tarefas de produção em particular. Antes de tudo, foi um prazer pessoal e profissional trabalhar com Carol O'Connell, editora de produção na Graphic World, que coordenou a gestão diária da produção. Em suas mãos competentes ficou a responsabilidade de verificar se toda a arte, ordem de imprensa, layout de página e outros detalhes eram feitos corretamente e em tempo hábil. Graças a ela, o processo de produção correu suavemente apesar de um cronograma apertado. Carol sempre estabeleceu prazos razoáveis e ajudou a estabelecer prioridades quando diversas tarefas precisavam de minha atenção, o que era na maior parte do tempo! Também quero agradecer imensamente à compositora Graphic World por sua ordem de impressão precisa, execução de muitas das revisões de arte e layout lógico e atraente. Obrigada também à Dragonfly Media Group por levar meus rascunhos e instruções mais complexos, novos e amplamente revisados e transformá-los em obras de arte atraentes e pedagogicamente relevantes. A designer Carolyn Deacy merece agradecimento pela aparência atual e atraente, mas consciente do espaço, do interior do livro e por imaginar o exterior visualmente atraente do livro.

Por fim, meu amor e gratidão à minha família, pelos sacrifícios na vida familiar enquanto esta sétima edição era desenvolvida e produzida. O cronograma para este livro foi especialmente caótico porque veio em um momento quando muitas outras coisas aconteciam em nossas vidas. Quero agradecer a meu marido, filhas, netos e mãe por sua paciência e compreensão durante os momentos em que trabalhei no livro em vez de estar com eles. Meu marido, Peter Marshall, merece agradecimento e reconhecimento especiais por se aposentar para liberar tempo para que eu trabalhasse no texto enquanto, ao mesmo tempo, permitia que nossas filhas seguissem suas carreiras. Ele se tornou uma "babá" bastante competente para nosso neto em idade pré-escolar, uma "mãe torcedora" para nossas netas adolescente e pré-adolescente e um grande "dono-de-casa", assumindo minha parte nas responsabilidades domésticas. Não poderia ter feito este, ou nenhum dos livros anteriores, sem sua ajuda, apoio e estímulo.

Obrigada a todos!

Lauralee Sherwood

Durante o minuto que levará para você ler esta página:

Seus olhos converterão a imagem desta página em sinais elétricos (impulsos nervosos) que transmitirão as informações ao seu cérebro para processamento.

Seu coração baterá 70 vezes, bombeando 5 litros de sangue para seus pulmões e outros 5 litros para o restante de seu corpo.

Aproximadamente 150 milhões de glóbulos vermelhos velhos morrerão e serão substituídos por outros recém-produzidos.

Mais de 1 litro de sangue fluirá através de seus rins, que atuarão nele para preservar os materiais "desejados" e eliminar os "indesejados" na urina. Seus rins produzirão 1 ml (cerca de uma pitada) de urina.

Seu sistema digestório processará sua última refeição para transferência para a corrente sanguínea e entrega para as células.

Além de receber e processar informações como impulsos visuais, seu cérebro fornecerá produção aos seus músculos para ajudar a manter sua postura, mover os olhos pela página enquanto você lê, e virar a página quando necessário. Mensageiros químicos levarão sinais entre seus nervos e músculos para ativar a contração muscular adequada.

Você inspirará e expirará cerca de 12 vezes, trocando 6 litros de ar entre a atmosfera e seus pulmões.

Suas células consumirão 250 ml (cerca de uma xícara) de oxigênio e produzirão 200 ml de dióxido de carbono.

Você usará cerca de 2 calorias de energia derivada dos alimentos para apoiar o "custo de vida" de seu organismo, e seus músculos em contração queimarão calorias adicionais.

CAPÍTULO 1

Introdução à Fisiologia e à Homeostase

Introdução à Fisiologia

As atividades descritas na página anterior são amostras dos processos que ocorrem o tempo todo em nossos organismos só para nos manter vivos. Normalmente, não damos valor a essas atividades de sustentação da vida nem pensamos muito sobre "o que nos faz funcionar", mas é disso que trata a fisiologia. **Fisiologia** é o estudo das funções de organismos vivos. Especificamente, nosso foco será em como funciona o corpo humano.

A fisiologia concentra-se nos mecanismos de ação.

Há duas abordagens para explicar eventos que ocorrem no organismo: uma enfatiza a *finalidade* de um processo do corpo; a outra, o *mecanismo* subjacente pelo qual esse processo ocorre. Uma resposta à pergunta "Por que tremo quando sinto frio?" seria: "Para ajudar o corpo a se aquecer, porque o tremor gera calor". Essa abordagem, que explica as funções do organismo em termos de necessidades corporais, enfatiza o *porquê* dos processos corporais. No entanto, fisiologistas também explicam *como* os processos ocorrem no organismo. Eles veem o corpo como uma máquina cujos mecanismos de ação podem ser explicados em termos de sequências de causa e efeito de processos físicos e químicos – os mesmos tipos de processos que ocorrem em todo o universo. A explicação de um fisiologista para o tremor é que, quando células nervosas sensíveis à temperatura detectam uma queda na temperatura corporal, sinalizam à área no cérebro responsável pela regulagem de temperatura. Em resposta, essa área do cérebro ativa rotas nervosas que essencialmente produzem contrações musculares involuntárias e oscilantes – isto é, tremores.

Estrutura e função são inseparáveis.

A fisiologia está intimamente relacionada à **anatomia**, o estudo da estrutura do corpo. Mecanismos fisiológicos são possibilitados pelo projeto estrutural e pelas relações das diversas partes do corpo que realizam cada uma dessas funções. Assim como o funcionamento de um automóvel depende das formas, organização e interações de suas diversas partes, a estrutura e a função do corpo humano são inseparáveis. Portanto, enquanto explicamos como o organismo funciona, daremos também informações anatômicas suficientes para que se compreenda a função da parte do corpo que está em discussão.

Algumas relações entre estrutura e função são óbvias. Por exemplo, o coração é bem projetado para receber e bombear sangue; os dentes, para rasgar e moer alimentos; a articulação do cotovelo, como uma dobradiça, para permitir o movimento do braço. Em outras situações, a interdependência de forma e função é mais sutil, mas igualmente importante. Considere a interação entre ar e sangue nos pulmões, por exemplo: as vias respiratórias, que levam ar de fora para dentro dos pulmões, ramificam-se extensivamente quando alcançam os pulmões. Minúsculos sacos de ar agrupam-se nas extremidades do imenso número de ramificações das vias aéreas. A ramificação é bastante extensa – os pulmões contêm cerca de 300 milhões de sacos de ar. Da mesma forma, os vasos que levam sangue para os pulmões ramificam-se amplamente e formam redes densas de pequenos vasos que envolvem cada saco de ar (veja a • Figura 13-2). Devido a essa relação estrutural, a área total de superfície que forma uma interface entre o ar nos sacos de ar e o sangue nas pequenas veias é praticamente do tamanho de uma quadra de tênis. Essa enorme interface é essencial para que os pulmões tenham capacidade de realizar eficientemente sua função: a transferência do oxigênio necessário do ar para o sangue e a eliminação do dióxido de carbono residual resultante do sangue para o ar. Quanto maior a área disponível para essas trocas, mais rápido o oxigênio e o dióxido de carbono podem se mover entre o ar e o sangue. Essa ampla interface funcional contida em nossos pulmões é possível apenas porque os componentes que contêm ar e sangue dos pulmões se estendem de forma tão ampla.

Níveis de Organização no Organismo

Voltaremos agora nossa atenção para como o corpo se organiza estruturalmente em uma unidade funcional total, desde o nível químico até o organismo (• Figura 1-1). Esses níveis de organização possibilitam a vida como a conhecemos.

Nível químico: diversos átomos e moléculas compõem o corpo.

Como toda matéria, viva e não viva, o corpo humano é uma combinação de *átomos* específicos, que são os menores blocos construtores de matéria. Os átomos mais comuns no organismo – oxigênio, carbono, hidrogênio e nitrogênio – formam aproximadamente 96% da química total do corpo. Esses átomos comuns e alguns outros se combinam para formar as *moléculas* da vida, como proteínas, carboidratos, gorduras e ácidos nucleicos (material genético, como o ácido desoxirribonucleico, ou DNA). Esses átomos e moléculas importantes são os ingredientes brutos inanimados dos quais todas as coisas vivas surgem.

Nível celular: as células são as unidades básicas da vida.

A mera presença de um particular grupo de átomos e moléculas não confere as características exclusivas da vida. Em vez disso, esses componentes químicos não vivos devem ser organizados e associados de maneiras muito específicas para formar uma entidade viva. A **célula**, sendo a unidade fundamental da estrutura e da função em um ser vivo, é a menor unidade capaz de realizar os processos associados à vida. A fisiologia celular é o foco do Capítulo 2.

Uma barreira oleosa extremamente fina, a *membrana plasmática*, envolve o conteúdo de cada célula e controla o movimento de materiais para dentro e para fora da célula. Assim, o interior da célula contém uma combinação de átomos e moléculas diferente da mistura de substâncias químicas no ambiente em volta da célula. Diante da importância da membrana plasmática e de suas funções associadas para a realização dos processos vitais, o Capítulo 3 é dedicado totalmente a essa estrutura.

Organismos são entidades vivas independentes. As formas mais simples de vida independente são organismos unicelulares, como bactérias e amebas. Organismos multicelulares complexos, como árvores e humanos, são conjuntos estruturais e funcionais de trilhões de células (*multi* significa "muitos"). Nas formas multicelulares mais simples de vida – como uma esponja, por exemplo –, todas as células do organismo são semelhantes. No entanto, organismos mais complexos, como humanos, têm muitos tipos diferentes de células – musculares, nervosas e glandulares, por exemplo.

Cada organismo humano começa quando um óvulo e um espermatozoide se unem para formar uma única nova célula, que se multiplica e forma uma massa crescente por meio de várias divisões celulares. Se a multiplicação celular fosse o único processo envolvido no desenvolvimento, todas as células do corpo seriam essencialmente idênticas, como nas formas de vida multicelulares mais simples. No entanto, durante o desenvolvimento de organismos multicelulares complexos, como os humanos, cada célula também se **diferencia**, ou se torna especializada em realizar determinada função. Como resultado da diferenciação celular, seu organismo é composto por cerca de duzentos tipos especializados de células diferentes.

FUNÇÕES CELULARES BÁSICAS Todas as células, existindo como células solitárias ou como parte de um organismo multicelular, realizam determinadas funções básicas essenciais a sua própria sobrevivência. Tais funções celulares básicas incluem:

1. Obtenção de alimento (nutrientes) e oxigênio (O_2) do ambiente ao redor da célula (extracelular).

2. Realização de reações químicas que utilizam nutrientes e O_2 para fornecer energia à célula, da seguinte forma:

$$\text{Alimento} + O_2 \rightarrow CO_2 + H_2O + \text{energia}$$

3. Eliminação do dióxido de carbono (CO_2) e de outros derivados ou resíduos produzidos durante essas reações químicas ao ambiente em torno da célula.

4. Síntese de proteínas e de outros componentes necessários à estrutura celular, ao crescimento e à realização de determinadas funções celulares.

5. Razoável controle sobre a ampla troca de materiais entre a célula e o ambiente extracelular adjacente.

6. Transporte interno de materiais de uma parte da célula para outra, sendo que algumas células podem também se movimentar dentro do seu ambiente extracelular adjacente.

7. Sensibilidade e reação a mudanças no ambiente ao redor.

8. No caso da maioria das células, reprodução. Algumas células corporais, mais notavelmente as nervosas e musculares, perdem a capacidade de reprodução assim que são formadas. É por isso que acidentes vasculares encefálicos (AVE), que resultam em perda de células nervosas no cérebro, e ataques cardíacos, que provocam a morte de células do músculo cardíaco, podem ser tão devastadores.

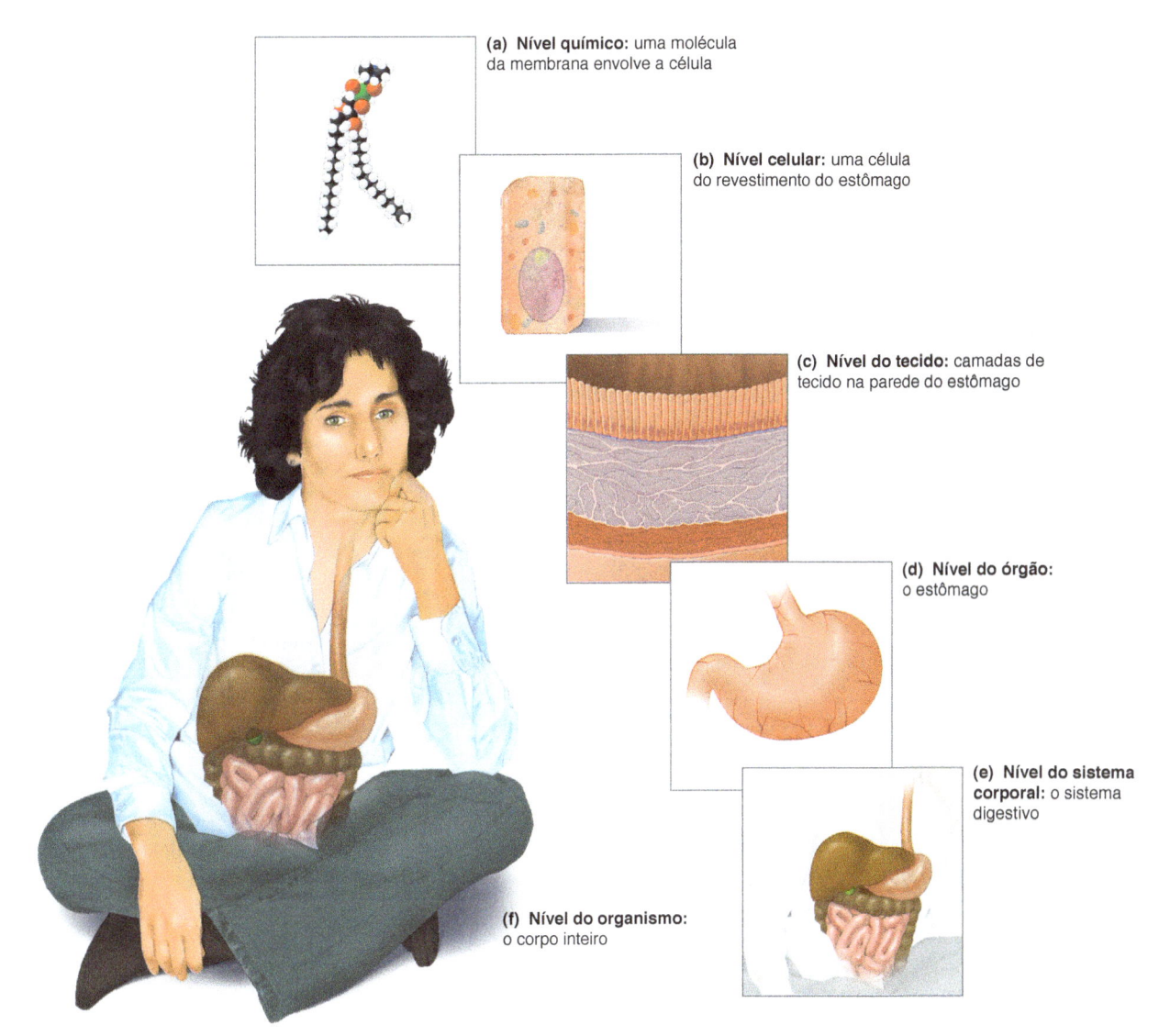

● **FIGURA 1-1** Níveis de organização no corpo, mostrando um exemplo de cada nível.

(a) **Nível químico:** uma molécula da membrana envolve a célula

(b) **Nível celular:** uma célula do revestimento do estômago

(c) **Nível do tecido:** camadas de tecido na parede do estômago

(d) **Nível do órgão:** o estômago

(e) **Nível do sistema corporal:** o sistema digestivo

(f) **Nível do organismo:** o corpo inteiro

As células são notavelmente semelhantes nas formas como realizam essas funções básicas. Assim, todas as células têm muitas características em comum.

FUNÇÕES CELULARES ESPECIALIZADAS Em organismos multicelulares, cada célula também realiza uma função especializada, que normalmente é uma modificação ou elaboração de uma função celular básica. Veja alguns exemplos:

■ Ao extrair vantagem especial de sua capacidade de síntese de proteínas, as células glandulares do sistema digestório secretam enzimas digestivas que decompõem o alimento ingerido. As **enzimas** são proteínas especializadas que aceleram específicas reações químicas no organismo.

■ Algumas células dos rins podem reter seletivamente substâncias necessárias ao organismo enquanto eliminam substâncias indesejadas na urina por causa de sua capacidade altamente especializada de controlar a troca de materiais entre a célula e o ambiente extracelular.

■ A contração muscular, que envolve movimento seletivo de estruturas internas para gerar tensão nas células musculares, é uma elaboração da capacidade inerente a essas células de produzir movimento intracelular (*intra* significa "dentro").

■ Capitalizando sobre a capacidade básica das células de responderem a mudanças no ambiente adjacente ao seu redor, as células nervosas geram e enviam para outras regiões do corpo impulsos elétricos que transmitem informações sobre mudanças às quais as células nervosas são sensíveis. Por exemplo, células nervosas no ouvido podem transmitir informações ao cérebro sobre sons nos arredores do corpo.

Cada célula realiza essas atividades especializadas, além de executar as atividades incessantes e fundamentais exigidas de todas as células. As funções celulares básicas são essenciais para a sobrevivência de cada célula, enquanto as contribuições especializadas e interações entre as células de um organismo multicelular são essenciais para a sobrevivência de todo o organismo.

Assim como uma máquina não funciona até que todas as suas partes estejam adequadamente montadas, as células do corpo devem ser organizadas especificamente para realizar os processos de sustentação da vida de todo o organismo, como digestão, respiração e circulação. As células são progressivamente organizadas em tecidos, órgãos, sistemas corporais e, por fim, no organismo como um todo.

Órgão:
Estrutura corporal que integra diferentes tecidos e executa uma função específica

Estômago

Tecido epitelial:
Proteção, secreção e absorção

Tecido conectivo:
Suporte estrutural

Tecido muscular:
Movimento

Tecido nervoso:
Comunicação, coordenação e controle

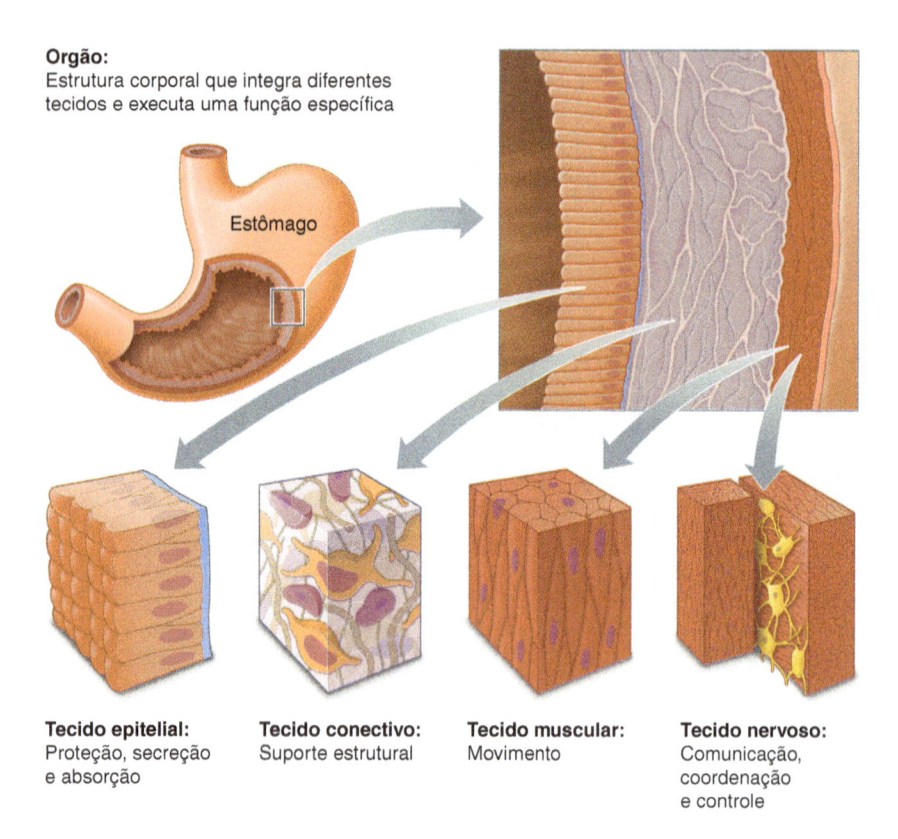

• **FIGURA 1-2** O estômago como órgão composto dos quatro tipos primários de tecido.

Nível dos tecidos: tecidos são grupos de células com especialização semelhante.

Células de estrutura semelhante e função especializada combinam-se para formar **tecidos**, dos quais há quatro *tipos principais:* muscular, nervoso, epitelial e conectivo (• Figura 1-2). Cada tecido é formado por células de um único tipo especializado, em conjunto com quantidades variáveis de material extracelular (*extra* significa "fora de").

- O **tecido muscular** consiste em células especializadas na contração, que gera tensão e produz movimento. Há três tipos de tecido muscular: *músculo esquelético,* que move o esqueleto, *músculo cardíaco,* que bombeia sangue a partir do coração, e *músculo liso,* que controla o movimento de conteúdos por meio de órgãos e tubos ocos, como o movimento de alimentos ao longo do trato digestório.

- O **tecido nervoso** consiste em células especializadas em iniciar e transmitir impulsos elétricos, às vezes por longas distâncias. Tais impulsos elétricos atuam como sinais que transmitem informações de uma parte a outra do corpo. Esses sinais são importantes na comunicação, coordenação e controle do corpo. O tecido nervoso é encontrado no cérebro, na medula espinhal, nos nervos e em órgãos sensoriais especiais.

- O **tecido epitelial** consiste em células especializadas na troca de materiais entre a célula e seu ambiente. Qualquer substância que entra ou sai do organismo deve atravessar uma barreira epitelial. O tecido epitelial é organizado em dois tipos gerais de estruturas: *lâminas epiteliais* e *glândulas secretórias*. Lâminas epiteliais são camadas de células bastante agrupadas que cobrem e revestem várias partes do corpo. Por exemplo, a camada externa da pele é tecido epitelial, assim como o revestimento do trato digestório. Em geral, lâminas epiteliais servem como fronteiras que separam o organismo de seus arredores e do conteúdo das cavidades que se abrem para fora, como o lúmen do trato digestório (um **lúmen** é a cavidade dentro de um órgão ou tubo oco). Apenas a transferência seletiva de materiais é possível entre regiões separadas por uma barreira epitelial. O tipo e a extensão da troca controlada variam, dependendo da localização e da função do tecido epitelial. Por exemplo, a pele permite pouquíssimas trocas entre o corpo e o ambiente ao redor, o que a torna uma barreira protetora. Por outro lado, as células epiteliais que revestem o intestino delgado do trato digestório são especializadas na absorção de nutrientes que vêm de fora do corpo.

Glândulas são derivados de tecido epitelial especializados na secreção. **Secreção** é a liberação, por uma célula, em resposta ao estímulo adequado, de produtos específicos fabricados pela célula. Glândulas são formadas durante o desenvolvimento embrionário por bolsos de tecido epitelial que invaginam (dobram-se para dentro da superfície) e desenvolvem capacidades secretórias. Há duas categorias de glândulas: *exócrina* e *endócrina* (• Figura 1-3). Durante o desenvolvimento, se as chamadas células conectoras – que conectam as células superficiais epiteliais às células secretórias da glândula dentro do bolso invaginado – continuarem intactas como um duto entre a glândula e a superfície, será formada uma glândula exócrina. **Glândulas exócrinas** secretam, por meio de dutos, para a parte externa do corpo ou para uma cavidade que se comunica com a parte externa (*exo* significa "externo"; *crine* quer dizer "secreção"). São exemplos as glândulas sudoríparas e as glândulas que secretam sucos digestivos. Se, por outro lado, as células conectoras desaparecerem durante o desenvolvimento e as células glandulares secretórias forem isoladas da superfície, uma glândula endócrina será formada. **Glândulas endócrinas** não têm dutos e liberam seus produtos de secreção, conhecidos como *hormônios,* internamente no sangue (*endo* quer dizer "interno"). Por exemplo, o pâncreas secreta insulina no sangue, que transporta esse hormônio a seus locais de ação em todo o corpo. A maioria dos tipos de célula depende da insulina para absorver a glicose (açúcar).

- O **tecido conectivo** se diferencia por ter relativamente poucas células dispersas dentro de um abundante material extracelular. Como seu nome sugere, o tecido conectivo conecta, apoia e ancora diversas partes do corpo. Ele inclui estruturas tão diferentes como o tecido conectivo solto que anexa o tecido epitelial a suas estruturas subjacentes; os tendões, que unem os músculos esqueléticos aos ossos; o osso, que dá formato, suporte e proteção ao corpo; e o sangue, que transporta materiais de uma parte do corpo para outra. Exceto o sangue, as células dentro do tecido conectivo produzem moléculas estruturais específicas que são liberadas nos espaços extracelulares entre as células. Uma molécula dessas é uma fibra de proteína semelhante a um elástico, a *elastina*; sua presença facilita o alongamento e recuo de estruturas como pulmões, que inflam e desinflam alternadamente durante a respiração.

Tecidos muscular, nervoso, epitelial e conectivo são tecidos primários no sentido clássico; isto é, cada um é um grupo integrado de células de mesma função e estrutura especializadas. O termo *tecido* também é frequentemente utilizado, como na medicina clínica, para explicar o conjunto de vários componentes celulares e extracelulares que compõem um órgão em particular (como tecido do pulmão ou do fígado).

Nível dos órgãos: um órgão é uma unidade composta por vários tipos de tecidos.

Órgãos consistem em dois ou mais tipos de tecido primário organizados em conjunto para realizar uma função ou funções específicas. O estômago é um exemplo de órgão composto por todos os quatro tipos de tecido primário (veja a • Figura 1-2). Os tecidos do estômago funcionam coletivamente para armazenar o alimento ingerido, movê-lo para o restante do trato digestório e iniciar a digestão de proteína. O estômago é revestido de tecido epitelial, que restringe a transferência de substâncias químicas digestivas agressivas e alimentos não digeridos do lúmen do estômago ao sangue. Entre as células glandulares epiteliais do estômago se incluem as células exócrinas, que secretam sucos digestores de proteína no lúmen, e as endócrinas, que secretam um hormônio que ajuda a regular a secreção exócrina e a contração muscular do estômago. A parede do estômago contém tecido muscular liso, cujas contrações misturam alimento não digerido com os sucos digestivos e empurram a mistura para fora do estômago, em direção ao intestino. A parede do estômago também contém tecido nervoso, que, junto com os hormônios, controla a contração muscular e a secreção das glândulas. O tecido conectivo une todos esses diversos tecidos.

Nível do sistema corporal: um sistema corporal é um grupo de órgãos relacionados.

Grupos de órgãos são, então, organizados em **sistemas corporais**. Cada sistema é um conjunto de órgãos que realizam funções relacionadas e interagem para completar uma atividade em comum, essencial para a sobrevivência de todo o organismo. Por exemplo, compõem o sistema digestório: boca, glândulas salivares, faringe (garganta), esôfago, estômago, pâncreas, fígado, vesícula biliar, intestino delgado e intestino grosso. Tais órgãos digestórios cooperam para decompor os alimentos em pequenas moléculas de nutrientes que são absorvidas no sangue e distribuídas para todas as células.

O corpo humano tem onze sistemas: circulatório, digestório, respiratório, urinário, esquelético, muscular, tegumentar, imunitário, nervoso, endócrino e reprodutivo (• Figura 1-4). Os capítulos 4 a 20 apresentam esses sistemas detalhadamente.

Nível do organismo: os sistemas corporais agrupados em um organismo completo funcional.

Cada sistema corporal depende do funcionamento adequado de outros sistemas para cumprir com suas responsabilidades

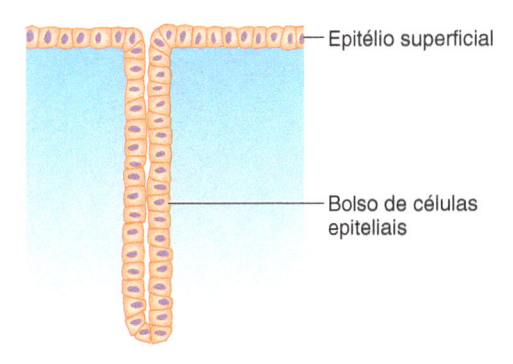

(a) Invaginações do epitélio superficial durante a formação da glândula

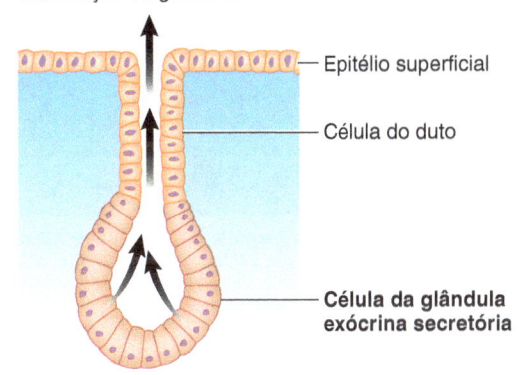

(b) Glândula exócrina

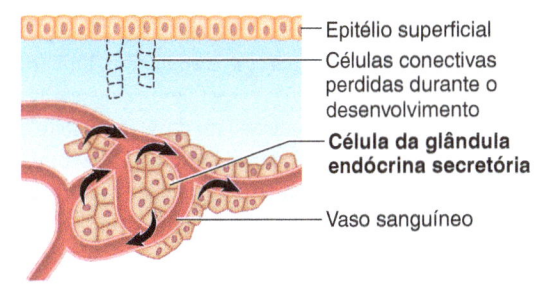

(c) Glândula endócrina

• **FIGURA 1-3 Formação de glândulas exócrinas e endócrinas durante o desenvolvimento.** (a) As glândulas surgem da formação de dobras, semelhantes a bolsos, nas células epiteliais da superfície. (b) Se as células na parte mais profunda da dobra tornarem-se secretórias e liberarem seu produto através do duto de conexão à superfície, uma glândula exócrina será formada. (c) Se as células conectoras forem perdidas e as células secretórias mais profundas liberarem seu produto no sangue, uma glândula endócrina será formada.

específicas. Todo o corpo de um organismo multicelular – um indivíduo único, independente e vivo – é composto pelos diversos sistemas corporais ligados de maneira estrutural e funcional como uma entidade separada de seu ambiente vizinho. Assim, um organismo é formado por células vivas organizadas em sistemas de sustentação à vida.

Os diferentes sistemas corporais não atuam isoladamente uns dos outros. Muitos processos corporais complexos dependem da influência mútua entre vários sistemas. Por exemplo, a regulagem da pressão sanguínea depende de respostas coordenadas entre

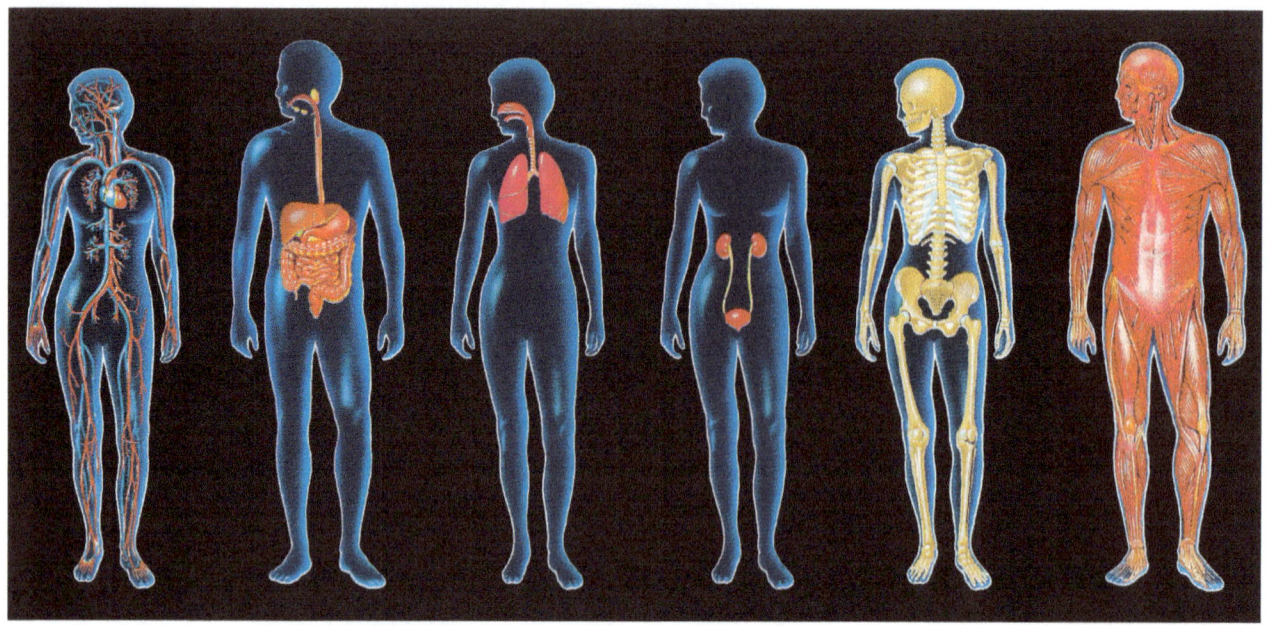

Sistema circulatório
coração, vasos sanguíneos, sangue

Sistema digestório
boca, faringe, esôfago, estômago, intestino delgado, intestino grosso, glândulas salivares, pâncreas exócrino, fígado, vesícula biliar

Sistema respiratório
nariz, faringe, laringe, traqueia,

Sistema urinário
rins, ureteres, bexiga, uretra

Sistema esquelético
ossos, cartilagem, articulações

Sistema muscular
músculos esqueléticos

• FIGURA 1-4 Componentes dos sistemas corporais.

os sistemas circulatório, urinário, nervoso e endócrino. Embora fisiologistas possam examinar funções corporais em qualquer nível, de células a sistemas (como indicado no título deste livro), sua meta essencial é integrar esses mecanismos ao contexto de como todo o organismo funciona, como uma unidade coesa.

Atualmente, pesquisadores buscam intensamente diversas abordagens ao reparo ou substituição de tecidos ou órgãos que já não podem mais executar funções vitais devido a doenças, traumas ou mudanças relativas à idade (veja o quadro ■ **Conceitos, Desafios e Controvérsias**. Cada capítulo tem quadros semelhantes, que exploram mais profundamente informações tangenciais de alto interesse sobre tópicos tão diversos como o impacto do ambiente sobre o organismo, envelhecimento, questões éticas, novas descobertas sobre doenças comuns, perspectivas históricas etc.)

A seguir, focaremos em como diferentes sistemas do organismo normalmente trabalham conjuntamente para manter as condições internas necessárias para a vida.

Conceito de Homeostase

Se cada célula isolada possui as capacidades básicas de sobrevivência, por que as células do organismo não conseguem viver sem desempenhar tarefas especializadas, nem sem se organizar de acordo com sua especialização em sistemas que cumprem funções essenciais para a sobrevivência de todo o organismo? As células em um organismo multicelular não podem viver nem funcionar sem contribuições de outras células corporais porque a grande maioria das células não está em contato direto com o ambiente externo. O **ambiente externo** é o ambiente circundante no qual um organismo vive. Um organismo unicelular, como uma ameba, obtém nutrientes e O_2 diretamente de seu ambiente externo imediato e excreta resíduos de volta a tal ambiente. Uma célula muscular, ou qualquer outra, em um organismo multicelular, tem a mesma necessidade de nutrientes de sustentação à vida e de absorção de O_2 e eliminação de resíduos, mas a célula muscular é isolada do ambiente externo que cerca o organismo. Como ela pode realizar trocas vitais com um ambiente externo com o qual não tem nenhum contato? A chave é a presença de um ambiente interno aquoso. O **ambiente interno** é o fluido que cerca as células e por meio do qual elas efetuam as trocas que sustentam a vida.

As células do organismo estão em contato com um ambiente interno mantido isolado.

O fluido contido coletivamente dentro de todas as células corporais é chamado de **fluido intracelular (ICF)**. O fluido fora das células é chamado de **fluido extracelular (ECF)**. O ECF é o ambiente interno do organismo. Observe que o ECF está fora das células, mas dentro do corpo. Você vive no ambiente externo – suas células vivem dentro do ambiente interno do organismo.

O fluido extracelular é composto de dois componentes: o **plasma**, a porção fluida do sangue, e o **fluido intersticial**, que cerca e banha as células (*inter* significa "entre"; *stitial* quer dizer "que fica") (• Figura 1-5).

Não importa o quão afastada uma célula está de seu ambiente externo, ela pode fazer trocas que dão sustentação à vida com os próprios fluidos ao seu redor. Por sua vez, sistemas corporais próprios realizam a transferência de materiais entre

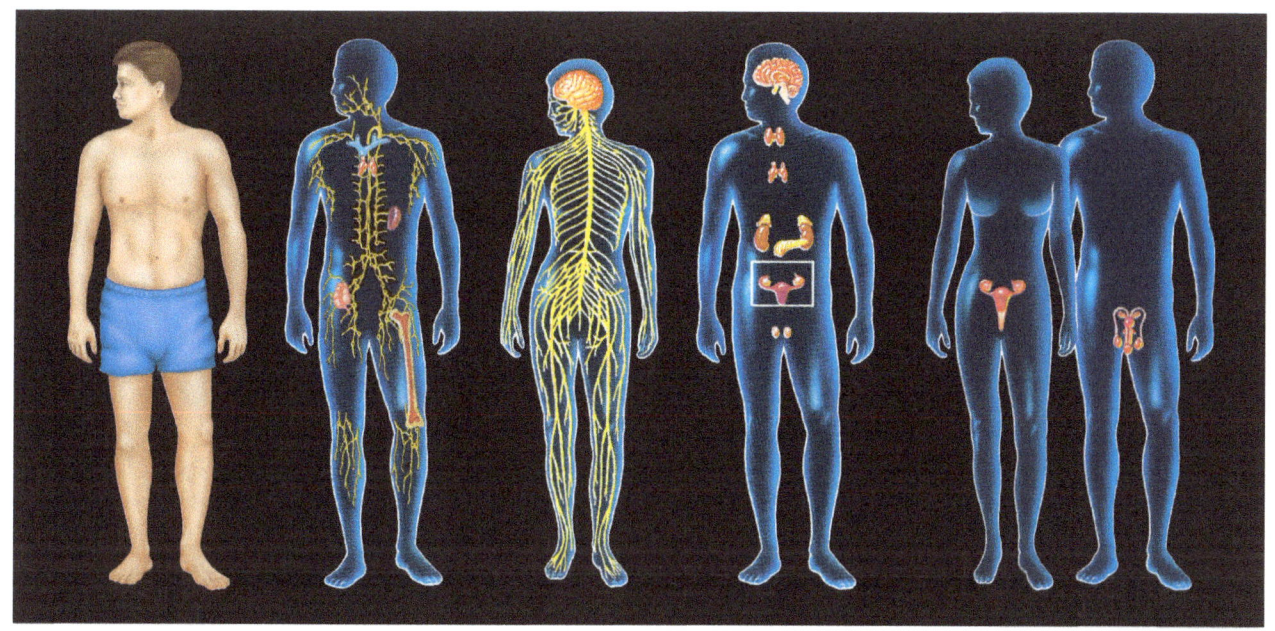

Sistema tegumentar
pele, cabelo, unhas

Sistema imunitário
nódulos linfáticos, timo, medula óssea, amídalas, adenoides, baço, apêndice e, não mostrados, glóbulos brancos, tecido linfoide associado ao intestino e associado à pele

Sistema nervoso
cérebro, medula espinhal, nervos periféricos e, não mostrados, órgãos de sentido especiais

Sistema endócrino
todos os tecidos secretores de hormônios, incluindo hipotálamo, pituitária, tireoide, adrenais, pâncreas endócrino, gônadas, rins, pineal, timo e, não mostrados, paratireoides, intestino, coração, pele e tecido adiposo

Sistema reprodutivo
Masculino: testículos, pênis, próstata, vesículas seminais, glândulas bulbouretrais e dutos associados

Feminino: ovários, tubas uterinas, útero, vagina, seios

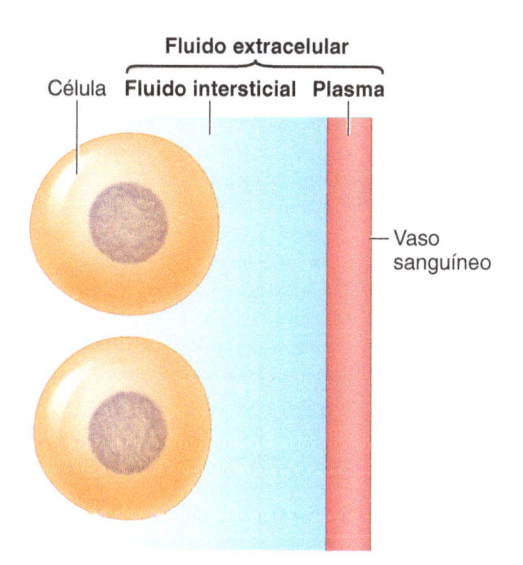

● **FIGURA 1-5** Componentes do fluido extracelular (ambiente interno).

o ambiente externo e o interno, de forma que a composição do ambiente interno seja adequadamente mantida para sustentar a vida e o funcionamento das células. Por exemplo, o sistema digestório transfere os nutrientes exigidos por todas as células corporais do ambiente externo para o plasma. Da mesma forma, o sistema respiratório transfere O_2 do ambiente externo para o plasma. O sistema circulatório distribui tais nutrientes e O_2 pelo organismo. Os materiais são completamente misturados e trocados entre o plasma e o fluido intersticial ao longo dos capilares, os menores e mais finos vasos sanguíneos. Como resultado, os nutrientes e o O_2 originalmente obtidos do ambiente externo são depositados no fluido intersticial, de onde as células corporais coletam os suprimentos necessários. Da mesma forma, os resíduos produzidos pelas células são liberados no fluido intersticial, coletados pelo plasma e transportados para os órgãos especializados em eliminar tais resíduos do ambiente interno para o externo. Os pulmões removem CO_2 do plasma e os rins removem outros resíduos pela eliminação na urina.

Assim, uma célula do corpo absorve nutrientes essenciais de seus arredores aquosos e elimina resíduos nesses mesmos ambientes, assim como faz uma ameba. A principal diferença é que cada célula corporal deve ajudar a manter a composição do ambiente interno de forma que este fluido permaneça continuamente adequado para sustentar a existência de todas as células corporais. Já a ameba não faz nada para regular seus arredores.

Os sistemas corporais mantêm a homeostase, um estado estável dinâmico no ambiente interno.

As células corporais podem viver e funcionar apenas quando o ECF for compatível com sua sobrevivência. Assim, a composição química e o estado físico desse ambiente interno devem ser mantidos dentro de limites rígidos. À medida que as células absorvem nutrientes e O_2 do ambiente interno, esses materiais essenciais devem ser constantemente reabastecidos. Da mesma forma, os resíduos devem ser continuamente removidos do ambiente interno para que não atinjam níveis tóxicos. Outros aspectos do ambiente interno importantes para a sustentação da vida, como a temperatura, também devem ser mantidos relativamente constantes. A manutenção de um ambiente interno

CONCEITOS, DESAFIOS E CONTROVÉRSIAS

Ciência de Células-Tronco e Engenharia de Tecidos: a Busca para Consertar Partes Defeituosas do Corpo

Insuficiência hepática, derrame, lesão paralisante na medula espinhal, diabetes, músculo cardíaco lesionado, artrite, queimaduras extensas, remoção cirúrgica de uma mama com câncer ou de um braço mutilado em um acidente. Embora nossos corpos sejam incríveis e normalmente nos sirvam bem, por vezes uma parte sua pode ficar defeituosa ou ferida sem chance de recuperação, ou é perdida em decorrência de tais situações. Além da perda de qualidade de vida dos indivíduos afetados, o custo do tratamento de pacientes com órgãos lesionados, permanentemente danificados ou em falência é responsável por cerca de metade das despesas totais com saúde nos Estados Unidos. Idealmente, quando o corpo sofre uma perda irreparável, essas estruturas seriam substituídas por outras, novas e permanentes, restaurando assim a função e a aparência normais. Felizmente, esta possibilidade está rapidamente passando do campo da ficção científica para a realidade do progresso científico.

A Promessa Médica das Células-Tronco

Células-tronco oferecem uma empolgante possibilidade médica no reparo ou substituição de órgãos doentes, lesionados ou degenerados. **Células-tronco** são células versáteis que não se especializam em uma função específica, mas que podem se dividir para originar células altamente especializadas, ao mesmo tempo mantendo um suprimento de novas células-tronco. Duas categorias de célula-tronco vêm sendo exploradas: *células-tronco embrionárias* e *células-tronco específicas para tecido*, provenientes de adultos. **Células-tronco embrionárias (ESCs)** resultam das divisões iniciais de um óvulo fertilizado. Essas células não diferenciadas essencialmente dão origem a todas as células maduras especializadas do corpo, ao mesmo tempo se renovando automaticamente. ESCs são *pluripotentes*, o que significa que têm potencial para gerar qualquer tipo de célula no organismo se receberem os estímulos adequados.

Durante o desenvolvimento, as ESCs não diferenciadas originam muitas **células-tronco específicas para tecido** parcialmente diferenciadas, e cada uma delas se compromete com a geração dos tipos de célula altamente diferenciados e especializados que compõem um tecido particular. Por exemplo, células-tronco específicas do tecido muscular originam células musculares especializadas. Algumas células-tronco específicas para tecidos permanecem nos tecidos adultos, onde servem como fonte contínua de novas células especializadas a fim de manter ou reparar a estrutura e a função nesse tecido em particular. Células-tronco específicas para tecido foram encontradas até nos tecidos muscular e cerebral de adultos. Embora células nervosas e musculares maduras não possam se reproduzir, os cérebros e músculos adultos podem gerar, até certo ponto, novas células durante toda a vida por meio dessas células-tronco persistentes. No entanto, esse processo é lento demais para acompanhar o ritmo de grandes perdas, como no caso de um derrame ou ataque cardíaco. Alguns pesquisadores buscam medicamentos que consigam estimular as células-tronco específicas para os tecidos de um indivíduo a aumentar a ação para compensar o dano ou a perda desse tecido – um feito inviável atualmente.

Mais esperança é depositada no cultivo de células-tronco fora do organismo para possível transplante no corpo. Em 1998, pela primeira vez, pesquisadores tiveram sucesso no isolamento e na manutenção em cultura de ESCs em um estado indiferenciado por tempo indefinido. Em uma **cultura celular**, células isoladas de um organismo vivo continuam crescendo e se reproduzindo em laboratório, recebendo nutrientes e material de apoio adequados.

A promessa médica das ESCs está em seu potencial de servir como um material versátil que pode ser transformado em qualquer tipo de célula necessário para curar o organismo. Estudos da última década demonstram que tais células têm a capacidade de se diferenciar em células específicas quando expostas aos sinais químicos adequados. Ainda gradualmente aprendendo a preparar o coquetel correto de sinais químicos para direcionar as células não diferenciadas para os tipos de célula desejados, a ciência pretende suprir os déficits no tecido danificado ou morto com novas células saudáveis. Cientistas até preveem a capacidade de cultivar tecidos personalizados e, por fim, órgãos inteiros sob encomenda para substituição, um processo conhecido como **engenharia de tecidos**.

A Promessa Médica da Engenharia de Tecidos

A era da engenharia de tecidos vem prenunciada pelos inúmeros avanços da biologia celular, fabricação de plásticos e computação gráfica. Utilizando projetos gerados em computador, plásticos muito puros e biodegradáveis são moldados em formas tridimensionais ou armações que imitam a estrutura de um órgão ou tecido em particular. O molde plástico é, então, "semeado" com os tipos desejados de células. Em seguida, por meio da aplicação de substâncias químicas nutritivas e estimulantes adequadas, estimula-se a multiplicação e instalação dessas células na parte do corpo desejada. Depois que a armação plástica se dissolve, apenas o tecido recém-gerado permanece, pronto para ser implantado em um paciente como uma peça de reposição permanente e viva.

Mais recentemente, alguns pesquisadores vêm desenvolvendo experimentos com *impressão de órgãos*. Com base no mesmo princípio utilizado em impressoras de papel, a impressão de órgãos envolve o depósito, auxiliado por computadores, de "tinta biológica", camada a camada. A tinta biológica é composta de células, materiais de sustentação e fatores estimulantes de crescimento que são simultaneamente impressos em camadas finas em um padrão altamente organizado com base na anatomia do órgão em construção. A fusão dessas camadas vivas forma uma estrutura tridimensional que imita a parte do corpo que o órgão impresso foi projetado para substituir.

E quanto à fonte das células para semear o molde plástico ou imprimir o órgão? O sistema imunitário é programado para atacar células estrangeiras, como bactérias invasoras ou células transplantadas de outro indivíduo para o organismo. Tal ataque leva à rejeição de células transplantadas, a não ser que o receptor do transplante seja tratado com *drogas imunossupressoras* (medicamentos que suprimem o ataque do sistema imunitário ao material transplantado). Um efeito colateral desses medicamentos é a redução na capacidade de o sistema imunitário do paciente se defender contra bactérias e vírus causadores de doenças. Para evitar a rejeição pelo sistema imunitário e evitar a necessidade de se tomar drogas imunossupressoras pela vida inteira, a engenharia de tecidos pode utilizar células especializadas adequadas cultivadas do próprio receptor, se estas estiverem disponíveis. No entanto, justamente devido à necessidade de reposição, o paciente às vezes não tem as células adequadas para semear ou imprimir o substituto. É isso o que torna as ESCs possivelmente tão empolgantes. Por meio da engenharia genética, essas células-tronco podem se converter em células-base "universais" que seriam imunologicamente aceitáveis para qualquer recipiente, ou seja, poderiam ser programadas geneticamente para não serem rejeitadas por nenhum organismo.

Veja algumas das primeiras conquistas e futuras previsões da engenharia de tecidos:

- Enxertos de pele modificados estão sendo utilizados para tratar vítimas de queimadura graves.
- Enxertos para substituição de cartilagens e ossos cultivados em laboratório já são utilizados.

- Bexigas cultivadas em laboratório são os primeiros órgãos implantados com sucesso em humanos.
- Vasos sanguíneos substitutos estão quase prontos para ensaios clínicos.
- Enxertos de músculo cardíaco para reparar corações danificados estão em desenvolvimento.
- Está em progresso a construção de válvulas cardíacas e de dentes artificiais.
- Armações de engenharia de tecido para promover a regeneração de nervos já estão sendo testadas em animais.
- Houve progresso no cultivo de dois órgãos complicados – fígado e pâncreas.
- Articulações elaboradas serão utilizadas como alternativa viva e mais satisfatória aos dispositivos de plástico e metal utilizados como substitutos atualmente.
- Por fim, partes complexas do corpo, como braços e mãos, serão produzidas em laboratório para restauração, quando necessária.

A engenharia de tecidos, dessa forma, promete que partes do corpo danificadas possam ser substituídas pela melhor alternativa, uma versão cultivada em laboratório da "coisa real".

Preocupações Éticas e Questões Políticas
Apesar deste potencial, a pesquisa de ESC está cercada de controvérsias, devido à origem dessas células: elas são isoladas de embriões descartados por clínicas de aborto e clínicas de fertilização *in vitro* (os "bebês de proveta"). Oponentes ao uso de ESCs têm preocupações de ordem moral e ética porque os embriões são destruídos no processo de cultivo dessas células. Os proponentes argumentam que esses embriões já estavam destinados à destruição de qualquer forma – uma decisão tomada pelos pais dos embriões – e que essas células-tronco têm grande potencial para aliviar o sofrimento humano. Assim, a ciência de ESC tornou-se inextricavelmente vinculada à política de células-tronco.

A política federal dos Estados Unidos atualmente proíbe o uso de fundos públicos para apoiar pesquisas envolvendo embriões humanos; por essa razão, os cientistas que isolaram as ESCs existentes cultivadas contaram com dinheiro privado. Legisladores, cientistas e profissionais de bioética agora precisam contrapor essas diversas questões éticas ao tremendo potencial da aplicação clínica de pesquisas com ESC. Tais pesquisas seriam realizadas muito mais rapidamente se houvesse investimento federal. Em uma decisão polêmica, o ex-presidente norte-americano George W. Bush emitiu diretrizes em agosto de 2001 permitindo o uso de fundos governamentais para estudos utilizando um conjunto reduzido de linhagens estabelecidas de ESCs humanas, mas não para derivar novas linhagens celulares. Cada vez mais, a posição de um candidato sobre a pesquisa de ESC se torna uma questão relevante em campanhas. O apoio federal à pesquisas com ESC chegará sob a liderança do presidente dos EUA, Barack Obama.

Enquanto isso, alguns Estados norte-americanos, com a Califórnia como pioneira, aprovaram legislações para direcionar fundos de contribuintes para apoiar pesquisas com ESC, na esperança de trazer lucros mensuráveis a tais Estados enquanto cientistas descobrem novas formas de tratar diversas doenças.

A Busca por Células-Tronco Não Controversas
Em uma abordagem diferente, alguns pesquisadores procuram alternativas para a obtenção de células-tronco. Uns exploram a possibilidade de utilizar células-tronco específicas de tecidos adultos como substitutas das pluripotentes ESCs. Até recentemente, a maioria dos pesquisadores acreditava que tais células-tronco adultas poderiam originar apenas as células especializadas de um tecido em particular. No entanto, embora tais células-tronco adultas diferenciadas não tenham o potencial de desenvolvimento completo das ESCs, conseguiu-se estimulá-las a produzir uma variedade maior de células do que originalmente era considerada possível. Para dar alguns exemplos, em um ambiente de suporte adequado, células-tronco do cérebro originaram células sanguíneas, células-tronco da medula óssea formaram células hepáticas e nervosas e células-tronco do tecido adiposo geraram células ósseas, cartilaginosas e musculares. A partir disso, os pesquisadores podem abordar o potencial de desenvolvimento mais limitado, mas ainda versátil, das células-tronco adultas específicas para tecidos. Embora as ESCs tenham maior potencial de tratamento para uma gama mais ampla de doenças, as células-tronco adultas são mais acessíveis do que as ESCs e seu uso não é polêmico. Por exemplo, pesquisadores sonham em poder retirar células-tronco adiposas de uma pessoa e transformá-las em uma articulação de joelho que precisa ser substituída. No entanto, o interesse nessas células está diminuindo porque elas não conseguiram atender às expectativas em recentes estudos científicos.

Os obstáculos políticos também motivaram outros cientistas a buscar formas alternativas de obter as ESCs, mais versáteis, cultivando novas linhagens celulares sem a destruição de embriões. Veja a seguir as descobertas recentes:

- "Voltar o relógio" de células da pele de ratos adultos, retornando-as a seu estado embrionário, inserindo quatro genes reguladores-chave ativos apenas no estágio embrionário inicial. Essas células reprogramadas, chamadas de *células-tronco pluripotentes induzidas (iPSCs)*, têm potencial para se diferenciar em qualquer tipo de célula do organismo. Utilizando iPSCs do corpo da própria pessoa, os cientistas conseguiram manipular essas células correspondentes geneticamente e específicas ao paciente para tratá-lo, evitando, assim, o problema da rejeição ao transplante. Atualmente, um grande problema que impede o uso de iPSCs é que os vírus utilizados para inserir os genes podem causar câncer. Pesquisadores agora procuram formas mais seguras de levar células adultas de volta ao estado embrionário.
- Cultivar ESCs a partir de embriões "virgens". Essas são estruturas semelhantes a embriões, formadas quando um óvulo é incitado a se dividir por conta própria, sem ter sido fertilizado pelo espermatozoide. Tais embriões virgens não são considerados vidas humanas em potencial porque nunca se desenvolveriam além de alguns dias, mas podem produzir ESCs.
- Obter ESCs de embriões "mortos", que pararam de se dividir sozinhos em laboratórios de fertilização. Tais embriões são normalmente descartados porque seu desenvolvimento futuro é impedido.
- Coleta de uma célula de um embrião humano de oito células, em um procedimento que não danifica o embrião e é feito rotineiramente em laboratórios de fertilidade para verificar anormalidades genéticas. Agora, os cientistas podem utilizar as células extraídas para gerar mais ESCs.
- Transferência nuclear, na qual o DNA é removido do núcleo de um óvulo coletado e substituído pelo DNA da célula corporal de um paciente. Ao levar o óvulo a se dividir, os pesquisadores podem produzir ESCs que correspondam geneticamente ao paciente.

Seja qual for a origem dessas células, as pesquisas com células-tronco prometem revolucionar a medicina. De acordo com o National Center for Health Statistics do Center for Disease Control, estima-se que três mil norte-americanos morrem todos os dias de condições que, no futuro, poderiam ser tratadas com derivados das células-tronco.

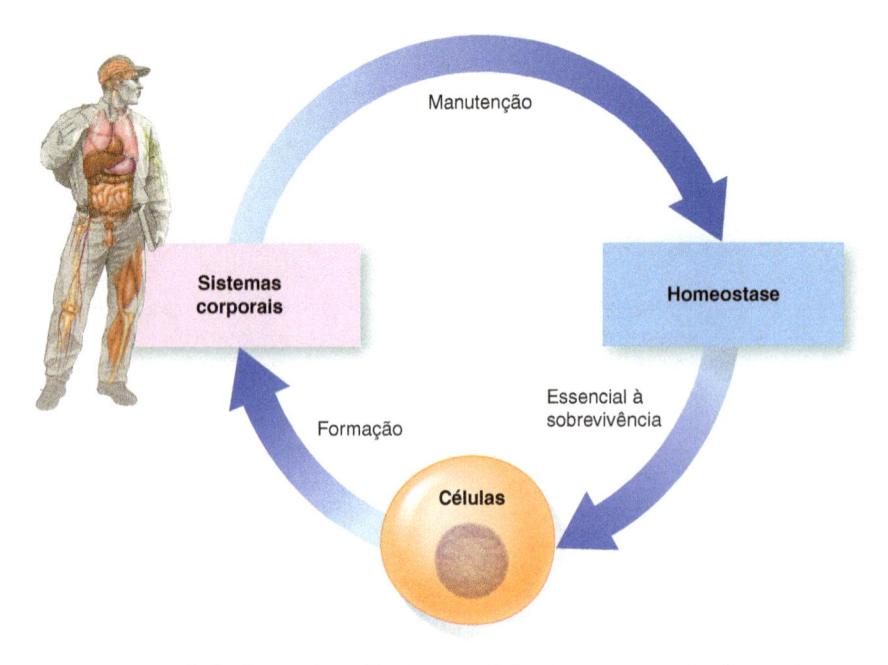

● **FIGURA 1-6** Relação de interdependência entre células, sistemas corporais e homeostase.
A sobrevivência das células depende da homeostase, que é mantida pelos sistemas corporais, que são formados pelas células. Esta relação é a base da fisiologia moderna.

relativamente estável é denominada **homeostase** (*homeo* significa "o mesmo"; *stasis* quer dizer "permanecer ou ficar").

As funções realizadas por cada sistema corporal contribuem para a homeostase, assim mantendo, dentro do organismo, o ambiente necessário para a sobrevivência e o funcionamento de todas as células. As células, por sua vez, compõem os sistemas corporais. Este é o tema central da fisiologia e deste livro: *a homeostase é essencial para a sobrevivência de cada célula e cada célula, por meio de suas atividades especializadas, contribui como parte de um sistema corporal para a manutenção do ambiente interno compartilhado por todas as células* (● Figura 1-6).

O fato de que o ambiente interno deve ser mantido relativamente estável não significa que sua composição, temperatura e outras características não mudem absolutamente. Fatores internos e externos ameaçam continuamente interromper a homeostase. Quando algum fator começa a afastar o ambiente interno de suas condições ideais, os sistemas corporais iniciam contrarreações adequadas para minimizar a mudança. Por exemplo, a exposição a uma temperatura ambiente fria (um fator externo) tende a reduzir a temperatura interna do corpo. Em resposta, o centro de controle de temperatura no cérebro inicia medidas compensatórias, como tremores, para elevar a temperatura corporal até o normal. Por outro lado, a produção de calor adicional pelos músculos que trabalham durante o exercício (um fator interno) tende a aumentar a temperatura interna do corpo. Em resposta, o centro de controle de temperatura produz suor e outras medidas compensatórias para reduzir a temperatura corporal até o normal.

Assim, a homeostase não é um estado fixo e rígido, mas um estado estável e dinâmico no qual as mudanças que ocorrem são minimizadas por respostas fisiológicas compensatórias. O termo *dinâmico* refere-se ao fato de que cada fator regulado homeostaticamente é marcado por mudanças contínuas, enquanto *estado estável* indica que tais mudanças não se desviam de um nível constante, ou estável. Esta situação poderia ser comparada aos pequenos ajustes de direção necessários quando se conduz um carro por um trecho reto de estrada. Pequenas flutuações em torno do nível ideal sobre cada fator no ambiente interno normalmente são mantidas por mecanismos cuidadosamente regulados, dentro dos limites estreitos compatíveis com a vida.

Alguns mecanismos compensatórios são respostas imediatas e transitórias a uma situação que, no ambiente interno, afasta um fator regulado do nível desejado, enquanto outras são adaptações de mais longo prazo que ocorrem em reação à exposição prolongada ou repetida a uma situação que interrompe a homeostase. Adaptações de longo prazo tornam o organismo mais eficiente em suas respostas a um desafio contínuo ou repetitivo. A reação do corpo ao exercício inclui exemplos de respostas compensatórias de curto prazo e adaptações de longo prazo entre os diferentes sistemas corporais. (Veja o quadro ■ **Detalhes da Fisiologia do Exercício**. A maioria dos capítulos tem um quadro com foco na fisiologia do exercício. Além disso, mencionaremos questões relativas à fisiologia do exercício ao longo do texto. O Apêndice E, no site do livro (www.cengage.com.br) vai ajudá-lo a localizar todas as referências a este importante tópico.)

FATORES REGULADOS HOMEOSTATICAMENTE Muitos fatores do ambiente interno devem ser mantidos homeostaticamente. Entre eles estão:

1. *Concentração de nutrientes*. As células precisam de um suprimento constante de moléculas nutrientes para produção de energia. A energia, por sua vez, é necessária para apoiar atividades de sustentação à vida e de células especializadas.

2. *Concentração de O_2 e CO_2*. As células precisam de O_2 para realizar reações químicas produtoras de energia. O CO_2 produzido durante essas reações deve ser removido para que o CO_2 acidificante não aumente a acidez do ambiente interno.

3. *Concentração de produtos de resíduo*. Algumas reações químicas produzem produtos finais que podem ter efeito tóxico sobre as células do organismo caso se acumulem.

4. *pH*. Mudanças no pH (quantidade relativa de ácido; veja no Apêndice B e no Capítulo 15) do ECF afetam negativamente a função da célula nervosa e prejudicam a atividade enzimática de todas as células.

5. *Concentração de água, sal e outros eletrólitos*. Como as concentrações relativas de sal (NaCl) e água no ECF afetam a quantidade de água que entra ou sai das células, tais concentrações são cuidadosamente reguladas para manter o volume celular adequado. As células não funcionam normalmente quando estão túrgidas ou murchas. Outros eletrólitos (substâncias químicas que formam íons na solução e conduzem eletricidade – veja no Apêndice B) executam diversas funções vitais. Por exemplo,

DETALHES DA FISIOLOGIA DO EXERCÍCIO

O que é Fisiologia do Exercício?

O que é Fisiologia do Exercício?
Fisiologia do exercício é o estudo das mudanças funcionais que ocorrem em reação a uma única sessão de exercício e das adaptações que acontecem como resultado de sessões de exercício regulares e repetidas. O exercício inicialmente interrompe a homeostase. As mudanças que ocorrem em reação ao exercício são a tentativa do corpo de enfrentar o desafio de manter a homeostase quando há maiores demandas sobre o organismo. O exercício frequentemente exige coordenação prolongada entre a maioria dos sistemas corporais, incluindo os sistemas muscular, esquelético, nervoso, circulatório, respiratório, urinário, tegumentar (pele) e endócrino (produtor de hormônios).

Os batimentos cardíacos são um dos fatores mais fáceis de monitorar, mostrando uma resposta imediata ao exercício e uma adaptação em longo prazo a um programa regular de exercícios. Quando uma pessoa começa a se exercitar, as células musculares ativas utilizam mais O_2 para sustentar o aumento em suas demandas de energia. Os batimentos cardíacos aumentam para levar mais sangue oxigenado aos músculos em exercício. O coração se adapta ao exercício regular, com intensidade e duração suficientes para desencadear tal processo, pelo aumento da sua resistência e eficiência, de forma a permitir que mais sangue seja bombeado a cada batimento. Por causa da maior capacidade de bombeamento, o coração acostumado ao exercício não tem de bater tão rapidamente para bombear a necessária quantidade de sangue como tinha antes do treinamento físico.

Fisiologistas do exercício estudam os mecanismos responsáveis pelas mudanças que ocorrem em decorrência de exercícios. Uma boa parte do conhecimento adquirido ao estudar os exercícios é utilizada para desenvolver programas de exercício que melhorem adequadamente as capacidades funcionais das pessoas, tanto atletas quanto debilitadas. A importância do exercício adequado e suficiente na prevenção e recuperação de doenças se torna cada vez mais evidente.

---

o batimento rítmico do coração depende de uma concentração relativamente constante de potássio (K^1) no ECF.

6. *Volume e pressão.* O componente circulante do ambiente interno, o plasma, deve ser mantido a um volume e uma pressão sanguínea adequados para garantir a distribuição por todo o corpo desse elo importante entre o ambiente externo e as células.

7. *Temperatura.* As células corporais funcionam melhor dentro de uma estreita faixa de temperatura. Se as células estiverem muito frias, suas funções ficam lentas demais. Se ficarem muito quentes, suas proteínas estruturais e enzimáticas são prejudicadas ou destruídas.

CONTRIBUIÇÕES DOS SISTEMAS CORPORAIS À HOMEOSTASE Os onze sistemas corporais contribuem para a homeostase nas seguintes formas importantes (● Figura 1-7):

1. O *sistema circulatório* (coração, vasos sanguíneos e sangue) transporta materiais, como nutrientes, O_2, CO_2, resíduos, eletrólitos e hormônios, de uma parte para outra do corpo.

2. O *sistema digestório* (boca, esôfago, estômago, intestinos e órgãos relacionados) decompõe os alimentos em pequenas moléculas nutrientes que podem ser absorvidas pelo plasma para distribuição às células do corpo. Ele também transfere água e eletrólitos do ambiente externo para o interno. Além disso, elimina resíduos de alimentos não digeridos para o ambiente externo, através das fezes.

3. O *sistema respiratório* (pulmões e principais vias aéreas) recebe do ambiente externo O_2 e elimina CO_2. Ao ajustar a taxa de remoção de CO_2 acidificante, o sistema respiratório também é importante para manter o pH adequado do ambiente interno.

4. O *sistema urinário* (rins e rede de ductos condutores associada) remove o excesso de água, sal, ácido e outros eletrólitos do plasma e os elimina na urina, junto com produtos residuais que não sejam o CO_2.

5. O *sistema esquelético* (ossos, articulações) fornece suporte e proteção para os órgãos e tecidos moles. Ele também serve como reservatório de armazenamento do cálcio (Ca^{2+}), um eletrólito cuja concentração no plasma deve ser mantida dentro de limites muito rígidos. Em conjunto com o sistema muscular, o sistema esquelético também permite o movimento do corpo e de suas partes. Além disso, a medula óssea – a parte interna mole de alguns tipos de osso – é a fonte primária de todas as células do sangue.

6. O *sistema muscular* (músculos esqueléticos) move os ossos aos quais os músculos esqueléticos estão acoplados. De um ponto de vista puramente homeostático, este sistema permite que uma pessoa vá em direção ao alimento ou se afaste do perigo. Além disso, o calor gerado pela contração muscular é importante na regulagem da temperatura. Além disso, como os músculos esqueléticos são voluntariamente controláveis, uma pessoa pode utilizá-los para realizar diversos outros movimentos de sua escolha. Esses movimentos, que vão de habilidades motoras finas necessárias para bordados delicados aos poderosos movimentos envolvidos no levantamento de peso, não são necessariamente direcionados para a manutenção da homeostase.

7. O *sistema tegumentar* (pele e estruturas relacionadas) serve como uma barreira protetora externa que evita que o fluido interno seja perdido do organismo e que micro-organismos estranhos nele entrem. Este sistema também é importante para regular a temperatura corporal. A quantidade de calor perdida da

SISTEMAS CORPORAIS
Compostos de células organizadas de acordo com a especialização para manter a homeostase
Ver Capítulo 1.

SISTEMA NERVOSO
Atua por meio de sinais elétricos no controle de reações rápidas do organismo; também é responsável por funções superiores – como consciência, memória e criatividade
Ver Capítulos 4, 5, 6 e 7.

Informações do ambiente externo transmitidas por meio do sistema nervoso

Regular

SISTEMA RESPIRATÓRIO
Obtém O_2 e elimina CO_2 para o ambiente externo; ajuda a regular o pH ao ajustar a taxa de remoção do CO_2 acidificante
Ver Capítulos 13 e 15.

SISTEMA URINÁRIO
Importante regulador do volume, da composição eletrolítica e do pH do ambiente interno. Remove resíduos e o excesso de água, sal, ácido e outros eletrólitos do plasma e os elimina na urina
Ver Capítulos 14 e 15.

Urina contendo resíduos, água em excesso e eletrólitos

SISTEMA DIGESTIVO
Obtém nutrientes, água e eletrólitos do ambiente externo e os transfere para o plasma. Elimina resíduos de alimentos não digeridos para o ambiente externo
Ver Capítulo 16.

Nutrientes, água, eletrólitos

Fezes contendo resíduos de alimentos não digeridos

SISTEMA REPRODUTIVO
Não essencial para a homeostase, mas essencial para a perpetuação da espécie
Ver Capítulo 20.

Esperma sai do homem

Esperma entra na mulher

Trocas com todos os outros sistemas

SISTEMA CIRCULATÓRIO
Transporta nutrientes, O_2, CO_2, resíduos, eletrólitos e hormônios por todo o corpo
Ver Capítulos 9, 10, e 11.

AMBIENTE EXTERNO

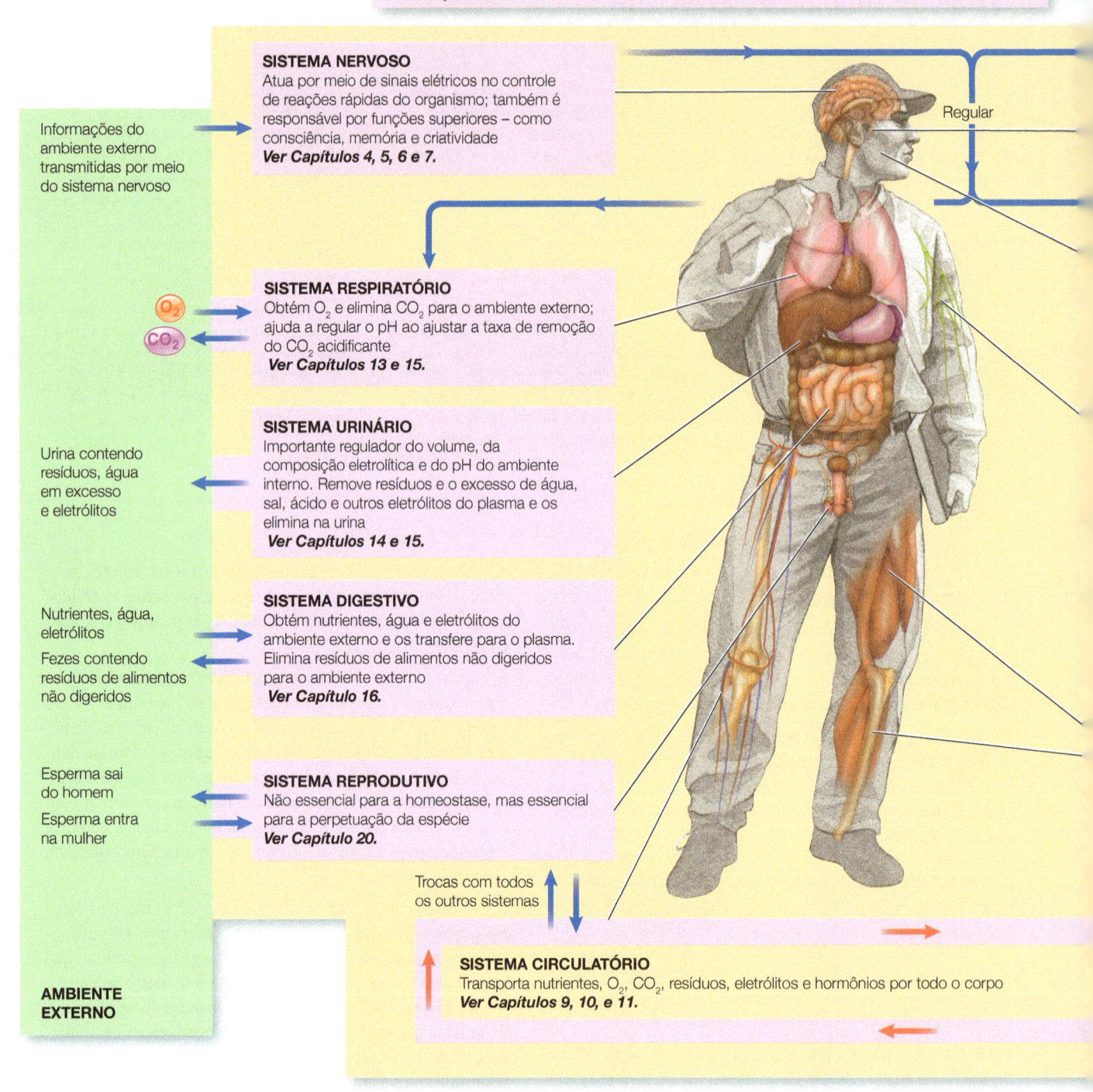

• **FIGURA 1-7** Função dos sistemas corporais na manutenção da homeostase.

SISTEMA ENDÓCRINO
Atua, por meio dos hormônios secretados no sangue, regulando processos que exigem duração em vez de velocidade – como as atividades metabólicas e o equilíbrio entre água e eletrólitos
Ver Capítulos 4, 18 e 19.

SISTEMA TEGUMENTAR
Serve como barreira protetora entre o ambiente externo e o restante do corpo. As glândulas sudoríparas e ajustes no fluxo de sangue na pele são importantes na regulagem da temperatura
Ver Capítulos 12 e 17.

Mantém os fluidos internos dentro

Mantém o material estranho fora

SISTEMA IMUNOLÓGICO
Defende contra invasores externos e células cancerígenas; abre caminho para reparo do tecido
Ver Capítulo 12.

Protege contra invasores externos

SISTEMAS MUSCULAR E ESQUELÉTICO
Apoiam e protegem partes do corpo e permitem o movimento corporal. Contrações musculares geradoras de calor são importantes na regulagem da temperatura. O cálcio é armazenado nos ossos
Ver Capítulos 8, 17 e 19.

Permite que o corpo interaja com o ambiente externo

Troca com todos os outros sistemas

Os sistemas corporais mantêm a homeostase

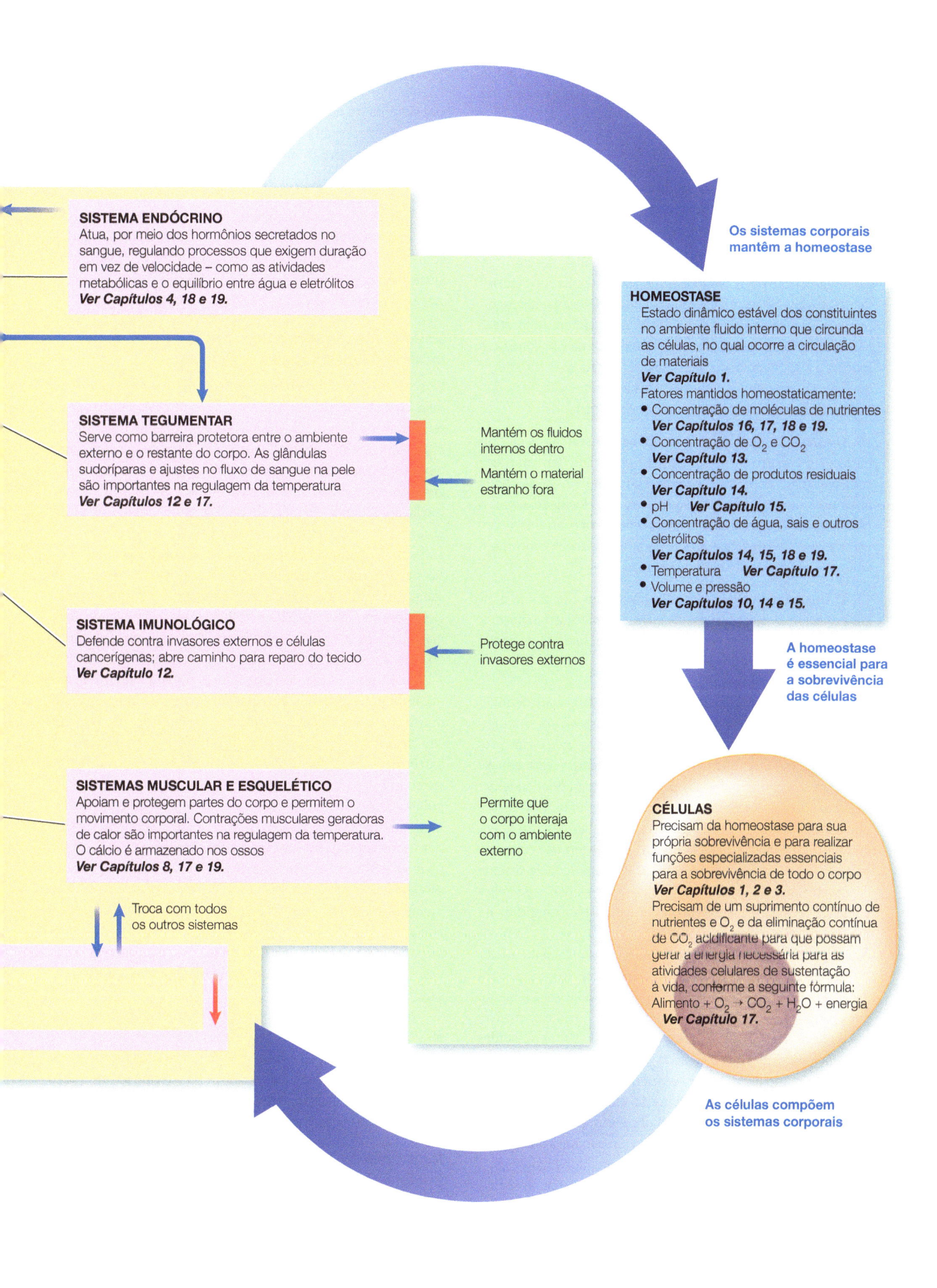

HOMEOSTASE
Estado dinâmico estável dos constituintes no ambiente fluido interno que circunda as células, no qual ocorre a circulação de materiais
Ver Capítulo 1.
Fatores mantidos homeostaticamente:
- Concentração de moléculas de nutrientes
  Ver Capítulos 16, 17, 18 e 19.
- Concentração de O_2 e CO_2
  Ver Capítulo 13.
- Concentração de produtos residuais
  Ver Capítulo 14.
- pH *Ver Capítulo 15.*
- Concentração de água, sais e outros eletrólitos
  Ver Capítulos 14, 15, 18 e 19.
- Temperatura *Ver Capítulo 17.*
- Volume e pressão
  Ver Capítulos 10, 14 e 15.

A homeostase é essencial para a sobrevivência das células

CÉLULAS
Precisam da homeostase para sua própria sobrevivência e para realizar funções especializadas essenciais para a sobrevivência de todo o corpo
Ver Capítulos 1, 2 e 3.
Precisam de um suprimento contínuo de nutrientes e O_2 e da eliminação contínua de CO_2 acidificante para que possam gerar a energia necessária para as atividades celulares de sustentação à vida, conforme a seguinte fórmula:
Alimento + $O_2 \rightarrow CO_2 + H_2O$ + energia
Ver Capítulo 17.

As células compõem os sistemas corporais

Capítulo 1 – Introdução à Fisiologia e à Homeostase

superfície corporal para o ambiente externo pode ser ajustada pelo controle da produção de suor e pela regulagem do fluxo de sangue quente pela pele.

8. O *sistema imunitário* (glóbulos brancos, órgãos linfoides) é a defesa contra invasores externos, como bactérias e vírus, e contra células corporais que se tornaram cancerosas. Ele também abre caminho para o reparo ou substituição de células danificadas ou desgastadas.

9. O *sistema nervoso* (cérebro, medula espinhal, nervos e órgãos sensoriais) é um dos dois principais sistemas regulatórios do organismo. Em geral, ele controla e coordena atividades corporais que exigem respostas rápidas. É especialmente importante na detecção de mudanças no ambiente externo e no início das reações a elas. Além disso, é responsável por funções superiores que não são diretamente direcionadas à manutenção da homeostase, como consciência, memória e criatividade.

10. O *sistema endócrino* (todas as glândulas secretoras de hormônios) é o outro principal sistema regulador. Em contraste com o sistema nervoso, o sistema endócrino em geral regula atividades que exigem duração em vez de velocidade, como o crescimento. É especialmente importante para controlar a concentração de nutrientes e, ao ajustar a função renal, controlar o volume e a composição eletrolítica do ECF.

11. O *sistema reprodutor* (gônadas masculina e feminina e órgãos relacionados) não é essencial para a homeostase e, portanto, para a sobrevivência do indivíduo. No entanto, é essencial para a perpetuação da espécie.

Quando examinarmos cada um desses sistemas mais detalhadamente, procure sempre lembrar que o corpo é um conjunto coordenado, embora cada sistema contribua de uma forma própria. É fácil esquecer que todas as partes do corpo realmente se encaixam em um todo orgânico, funcional e interdependente. Nesse sentido, o início de cada capítulo traz uma ilustração e uma discussão de como o sistema corporal a ser descrito se encaixa no organismo. Além disso, cada capítulo termina com uma breve revisão das contribuições homeostáticas daquele sistema corporal. Como ferramenta adicional para ajudar a perceber como todas as partes se encaixam, a • Figura 1-7 é duplicada no fim do livro como referência prática.

Além disso, esteja ciente de que o todo funcional é maior do que a soma de suas partes separadas. Por meio da especialização, cooperação e interdependência, as células se combinam para formar um organismo vivo integrado, único e exclusivo, com capacidades mais complexas e diversas do que as possuídas por qualquer célula que o compõe. No ser humano, tais capacidades vão muito além dos processos necessários para manter a vida. Uma célula, ou uma combinação aleatória de células, obviamente não consegue criar uma obra-prima artística ou projetar uma espaçonave, mas o trabalho em conjunto das células corporais possibilita tais capacidades em um indivíduo.

Depois de estudarmos o que é a homeostase e como as funções de diferentes sistemas corporais a mantêm, veremos os mecanismos reguladores pelos quais o organismo reage a mudanças e controla o ambiente interno.

Sistemas de Controle Homeostático

Um **sistema de controle homeostático** é uma rede funcionalmente interconectada de componentes corporais que atuam na manutenção de determinados fatores relativamente constantes do ambiente interno em torno de níveis ideais. Para manter a homeostase, o sistema de controle deve poder (1) detectar desvios do normal no fator ambiental interno, que precisa ser mantido dentro de limites rígidos, (2) integrar essas informações com quaisquer outras informações pertinentes, e (3) realizar os ajustes adequados na atividade das partes corporais responsáveis por restaurar esse fator até o valor desejado.

Sistemas de controle homeostático podem operar localmente ou em todo o organismo.

Os sistemas de controle homeostático podem ser agrupados em duas classes – controles intrínsecos e extrínsecos. **Controles intrínsecos**, ou **locais**, são inerentes ou estão embutidos em um órgão (*intrínseco* significa "dentro de"). Por exemplo, enquanto um músculo esquelético em exercício consome rapidamente O_2, gerando energia para apoiar sua atividade contrátil, a concentração de O_2 dentro do músculo cai. Esta mudança química local atua diretamente sobre as paredes dos vasos sanguíneos que alimentam o músculo em exercício, fazendo o músculo liso dessas paredes relaxar, dilatando os vasos. Como resultado, mais sangue flui através dos vasos dilatados para o músculo em exercício, levando mais O_2. Este mecanismo local ajuda a manter o nível ideal de O_2 no fluido imediatamente em torno das células do músculo em exercício.

No entanto, a maioria dos fatores no ambiente interno é mantida por **controles extrínsecos**, ou **sistêmicos**, que são mecanismos reguladores exteriores ao órgão e que regulam sua atividade (*extrínseco* quer dizer "fora de"). O controle extrínseco dos órgãos e sistemas corporais é realizado pelos sistemas nervoso e endócrino, os dois principais sistemas reguladores. O controle extrínseco permite a regulagem coordenada de diversos órgãos em direção a uma meta em comum. Por outro lado, controles intrínsecos servem apenas ao órgão no qual ocorrem. Mecanismos reguladores gerais coordenados são essenciais para manter o estado estável dinâmico no ambiente interno. Para restaurar a pressão sanguínea até o nível adequado quando ela atinge valores muito baixos, por exemplo, o sistema nervoso age simultaneamente no coração e nos vasos sanguíneos do corpo inteiro para aumentar a pressão do sangue até o normal.

Para estabilizar o fator fisiológico sendo regulado, os sistemas de controle homeostático devem poder detectar e resistir à mudança. O termo **retroalimentação** refere-se às respostas dadas após a detecção de uma mudança. Já o termo **alimentação** é usado para respostas dadas antes de uma mudança. Vamos analisar esses mecanismos mais detalhadamente.

A retroalimentação negativa opõe-se a uma mudança inicial e é amplamente utilizada para manter a homeostase.

Os mecanismos de controle homeostático operam essencialmente pelo princípio de retroalimentação negativa. Na **retroalimentação negativa**, uma mudança em um fator controlado homeostaticamente aciona uma reação que busca restaurar o fator ao normal ao mover o fator na direção oposta à de sua mudança inicial. Isto é, um ajuste corretivo opõe-se ao desvio original do nível normal desejado.

Um exemplo comum de retroalimentação negativa é o controle da temperatura de um ambiente por meio de um aquecedor. A temperatura ambiente é uma **variável controlada**, um fator que pode variar, mas que é mantido dentro de uma faixa estrita por um sistema de controle. Em nosso exemplo, o sistema de controle inclui um termostato, um aquecedor e todas as suas conexões elétricas. A temperatura ambiente é determinada pela atividade do aquecedor, uma fonte de calor que pode ser ligada ou desligada. Para ligar ou desligar adequadamente, o sistema de controle deve "saber" qual é a temperatura ambiente *real*, "comparar" essa temperatura com a *desejada* e "ajustar" o nível do aquecedor para atingir a temperatura real até o nível desejado. Um termômetro no termostato fornece informações sobre a temperatura ambiente real. O termômetro é o **sensor,** que monitora a magnitude da variável controlada. O sensor normalmente traduz as informações relativas a uma mudança em uma "linguagem" que o sistema de controle possa "entender". Por exemplo, o termômetro converte a magnitude da temperatura do ar em impulsos elétricos. Esta mensagem serve de impulso ao sistema de controle. A regulagem do termostato fornece o nível de temperatura desejado, ou **ponto de ajuste**. O termostato atua como um **integrador**, ou **centro de controle:** ele compara o impulso do sensor ao ponto de ajuste e ajusta a produção de calor do aquecedor para atingir a resposta adequada opondo-se a um desvio do ponto de ajuste. O aquecedor é o **executor,** o componente do sistema de controle comandado para atingir o efeito desejado. Esses componentes gerais de um sistema de controle de retroalimentação negativa estão resumidos na ● Figura 1-8a. Examine esta figura e sua chave atentamente; os símbolos e convenções introduzidos aqui são utilizados em fluxogramas comparáveis ao longo do texto.

Vejamos um ciclo de retroalimentação negativa típico. Por exemplo, se a temperatura ambiente cair abaixo do ponto de ajuste porque está frio do lado de fora, o termostato, por meio de circuitos de conexão, ativa o aquecedor, que produz calor para aumentar a temperatura do ambiente fechado (● Figura 1-8b). Quando a temperatura ambiente atingir o ponto de ajuste, o termômetro não detecta mais o desvio desse ponto. Como resultado, o mecanismo de ativação no termostato e o aquecedor são desligados. Assim, o calor do aquecedor cancela, ou anula, a queda original de temperatura. Se o circuito de geração de calor não for desligado assim que a temperatura definida for atingida, a produção de calor continuará e o ambiente ficará cada vez mais quente. Não há como errar o ponto de ajuste, porque o calor "retroalimenta" o desligamento do termostato que acionou sua produção. Assim, um sistema de controle de retroalimentação negativa detecta um desvio do valor ideal de uma variável controlada, inicia os mecanismos para corrigir a situação e se desliga. Desta forma, a variável controlada não se afasta muito, para mais ou para menos, do ponto de ajuste.

E se o desvio original for um desvio na temperatura ambiente acima do ponto de ajuste porque está quente lá fora? Um aquecedor não será útil para retornar a temperatura ambiente ao nível desejado. Um sistema de controle oponente, envolvendo ar-condicionado para resfriamento, é necessário para reduzir a temperatura ambiente. Neste caso, o termostato, por meio de circuitos de conexão, ativa o ar-condicionado, que resfria o ar ambiente, com efeito oposto ao do aquecedor. Pela retroalimentação negativa, quando o ponto de ajuste é atingido, o ar-condicionado é desligado para evitar que o ambiente se torne muito frio. Observe que se a variável controlada pudesse ser deliberadamente ajustada para opor-se a uma mudança em apenas uma direção, a variável poderia se mover descontroladamente na direção oposta. Por exemplo, se a casa for equipada apenas com um aquecedor que produz calor para corrigir uma queda na temperatura ambiente, nenhum mecanismo estará disponível para evitar que a casa fique quente demais em tempo quente. No entanto, a temperatura ambiente pode ser mantida relativamente constante por meio de dois mecanismos opostos, um que aquece e outro que esfria o ambiente, mesmo com amplas variações na temperatura do ambiente externo.

Sistemas de retroalimentação negativa homeostática no corpo humano operam da mesma forma. Por exemplo, quando as células nervosas de monitoração da temperatura detectam uma redução na temperatura corporal abaixo do nível desejado, esses sensores enviam um sinal ao centro de controle no cérebro, que inicia uma sequência de eventos que termina em reações, como tremores, que geram calor e aumentam a temperatura até o nível adequado (● Figura 1-8c). Quando a temperatura corporal atinge o ponto de ajuste, as células nervosas de monitoração de temperatura desligam o sinal de estímulo aos músculos esqueléticos. Como resultado, a temperatura corporal não continua aumentando acima do ponto de ajuste. Por sua vez, quando as células nervosas de monitoração de temperatura detectam um aumento na temperatura corporal acima do normal, os mecanismos de resfriamento entram em ação para reduzir a temperatura até o normal. Quando a temperatura atinge o ponto de ajuste, os mecanismos de resfriamento são desligados. Assim como a temperatura corporal, mecanismos de oposição podem mover a maioria das variáveis controladas homeostaticamente em qualquer direção, conforme necessário.

A retroalimentação positiva amplifica uma mudança inicial.

Na retroalimentação negativa, a produção de um sistema de controle é regulada para resistir a mudanças, para que a variável controlada seja mantida em um ponto de ajuste relativamente estável. Com a **retroalimentação positiva**, em contraste, a produção aumenta ou amplifica uma mudança para que a variável controlada continue a se mover na direção da mudança inicial. Tal ação é comparável ao calor gerado por um aquecedor, acionando o termostato para solicitar ainda *mais* produção de calor do aquecedor, de forma que a temperatura do aquecedor continue aumentando.

Como a principal meta no organismo é manter condições homeostáticas estáveis, a retroalimentação positiva não ocorre tão frequentemente quanto a negativa. No entanto, a retroalimentação positiva tem uma função importante em determinados casos, como no nascimento de um bebê. O hormônio oxitocina causa contrações poderosas do útero. Enquanto as contrações empurram o bebê contra o colo (a saída do útero),

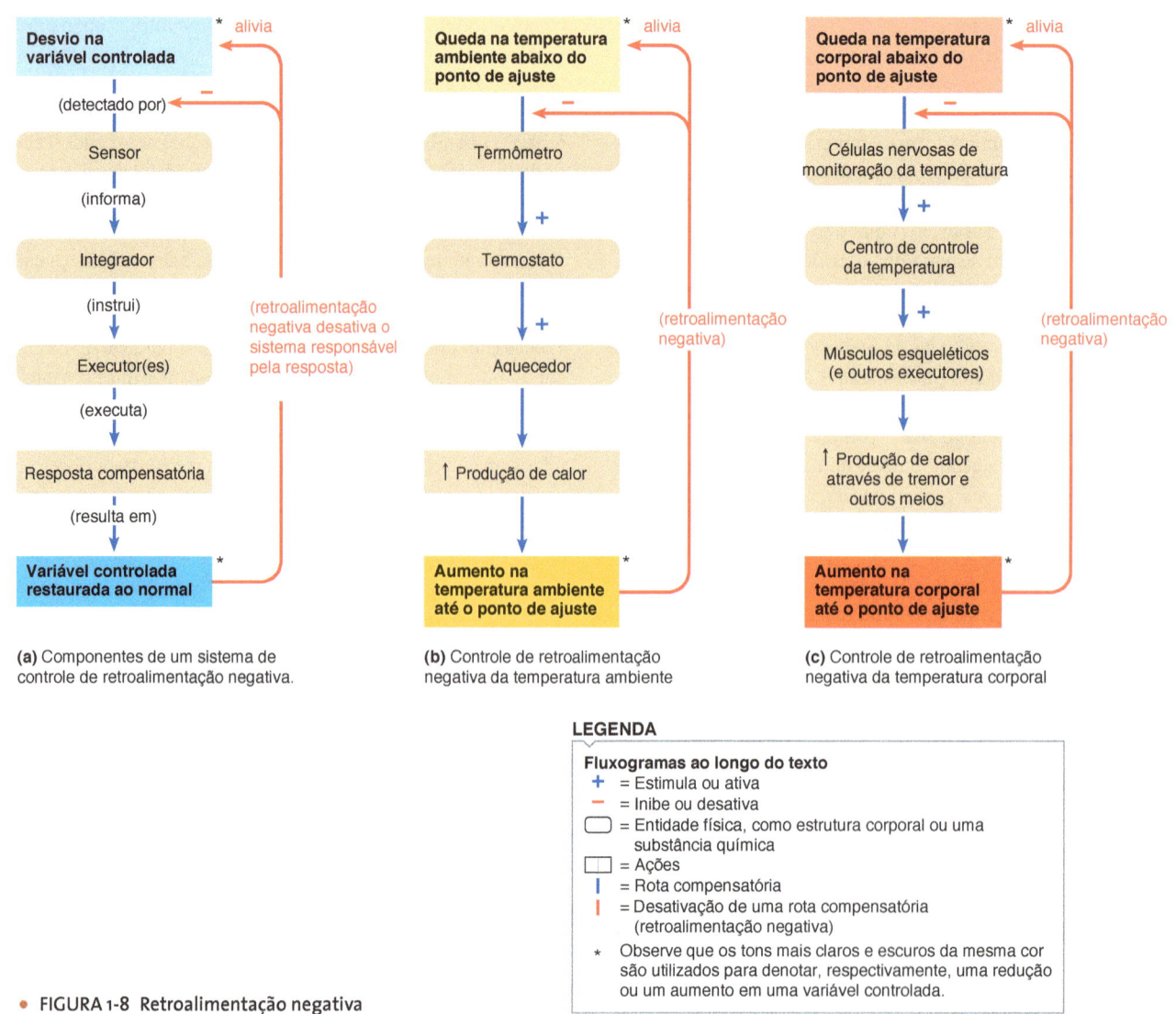

(a) Componentes de um sistema de controle de retroalimentação negativa.

(b) Controle de retroalimentação negativa da temperatura ambiente

(c) Controle de retroalimentação negativa da temperatura corporal

LEGENDA

Fluxogramas ao longo do texto
- **+** = Estimula ou ativa
- **−** = Inibe ou desativa
- ▭ = Entidade física, como estrutura corporal ou uma substância química
- ▭ = Ações
- | = Rota compensatória
- | = Desativação de uma rota compensatória (retroalimentação negativa)
- * Observe que os tons mais claros e escuros da mesma cor são utilizados para denotar, respectivamente, uma redução ou um aumento em uma variável controlada.

• **FIGURA 1-8** Retroalimentação negativa

a dilatação resultante do colo do útero aciona uma sequência de eventos que provoca a liberação de ainda mais oxitocina, que causa contrações ainda mais fortes, que ativam a liberação de mais oxitocina, e assim por diante. Esse ciclo de retroalimentação positiva não para até que o bebê nasça. Da mesma forma, todos os outros casos normais de ciclos de retroalimentação positiva no corpo incluem algum mecanismo para interromper o ciclo.

Mecanismos de ântero-alimentação iniciam reações que se antecipam a uma mudança.

Além dos mecanismos de retroalimentação, que provocam uma reação a uma mudança em uma variável regulada, o corpo utiliza menos frequentemente mecanismos de ântero-alimentação, que reagem antes de uma mudança em uma variável regulada. Por exemplo, quando uma refeição ainda está no trato digestório, um mecanismo de ântero-alimentação aumenta a secreção de um hormônio (insulina) que promoverá a absorção celular e o armazenamento dos nutrientes ingeridos depois que foram absorvidos do trato digestório. Essa resposta antecipatória ajuda a limitar o aumento na concentração de nutrientes no sangue depois que estes foram absorvidos.

Interrupções na homeostase podem levar a doenças e à morte.

Apesar dos mecanismos de controle, quando um ou mais dos sistemas corporais funciona mal, a homeostase é interrompida e todas as células sofrem, porque não têm mais um ambiente ideal para viver e funcionar. Diversos estados patofisiológicos se desenvolvem, dependendo do tipo e da extensão da interrupção. O termo **patofisiologia** refere-se ao funcionamento anormal do organismo (fisiologia alterada) associado à doença. Quando uma interrupção homeostática se torna tão grave que não é mais compatível com a sobrevivência, o resultado é a morte.

Capítulo em Perspectiva: Foco na homeostase

Neste capítulo, você aprendeu o que é a homeostase: um estado dinâmico estável dos constituintes do ambiente fluido interno (fluido extracelular) que envolve e troca materiais com as células. A manutenção da homeostase é essencial para a sobrevivência e o funcionamento normal das células. Cada célula, por meio de suas atividades especializadas, contribui como parte de um sistema corporal para a manutenção da homeostase.

Este relacionamento é a base da fisiologia e o tema central deste livro. Descrevemos como as células organizam-se de acordo com sua especialização em sistemas corporais. Como a homeostase é essencial para a sobrevivência das células e como os sistemas corporais mantêm sua constância interna são os tópicos abordados no restante deste livro. Cada capítulo termina com um destaque como este, para ajudá-lo a entender como o sistema discutido colabora na homeostase, além das interações e da interdependência dos sistemas corporais.

EXERCÍCIOS DE REVISÃO

Perguntas Objetivas (Respostas no Apêndice F)

1. Qual das seguintes atividades *não* é realizada por cada uma das célula no corpo?
   a. obtenção de O_2 e nutrientes
   b. realização de reações químicas de geração de energia para consumo na célula
   c. eliminação de resíduos
   d. controle primário da troca de materiais entre a célula e seu ambiente extracelular
   e. reprodução

2. Qual dos seguintes tecidos *não* é do tipo conectivo?
   a. osso
   b. sangue
   c. medula espinhal
   d. tendões
   e. o tecido que liga o tecido epitelial às estruturas subjacentes

3. Qual item a seguir é a progressão adequada dos níveis de organização no corpo?
   a. substâncias químicas, células, órgãos, tecidos, sistemas corporais, corpo inteiro
   b. substâncias químicas, células, tecidos, órgãos, sistemas corporais, corpo inteiro
   c. células, substâncias químicas, tecidos, órgãos, corpo inteiro, sistemas corporais
   d. células, substâncias químicas, órgãos, tecidos, corpo inteiro, sistemas corporais
   e. substâncias químicas, células, tecidos, sistemas corporais, órgãos, corpo inteiro

4. As especializações celulares normalmente são uma modificação ou elaboração de uma das funções celulares básicas. *(Verdadeiro ou falso?)*

5. O termo *tecido* pode se aplicar a um dos quatro tipos primários de tecido ou a um conjunto de componentes celulares e extracelulares de um órgão em particular. *(Verdadeiro ou falso?)*

6. As células de um organismo multicelular especializaram-se a tal ponto que têm pouco em comum com organismos unicelulares. *(Verdadeiro ou falso?)*

7. Os quatro tipos primários de tecido são ___, ___, ___ e ___.

8. O termo ___ refere-se à liberação por uma célula, em resposta ao estímulo adequado, de produtos específicos que foram sintetizados em grande parte pela própria célula.

9. Controles ___ são inerentes a um órgão, enquanto controles ___ são mecanismos reguladores iniciados fora de um órgão que alteram a atividade deste.

10. Glândulas ___ secretam por meio de dutos para a parte externa do corpo, enquanto glândulas ___ liberam seus produtos secretórios, conhecidos como ___, internamente no sangue.

11. Ligue os itens abaixo:

    1. sistema circulatório
    2. sistema digestório
    3. sistema respiratório
    4. sistema urinário
    5. sistemas muscular e esquelético
    6. sistema tegumentar
    7. sistema imunitário
    8. sistema nervoso
    9. sistema endócrino
    10. sistema reprodutivo

    (a) obtém O₂ e elimina CO₂
    (b) sustenta, protege e move partes do corpo
    (c) controla, via hormônios que secreta, processos que exigem duração
    (d) atua como um sistema de transporte
    (e) remove resíduos e excesso de água, sal e outros eletrólitos
    (f) perpetua a espécie
    (g) obtém nutrientes, água e eletrólitos
    (h) defende contra invasores externos e cânceres
    (i) age por meio de sinais elétricos para controlar as respostas rápidas do corpo
    (j) serve como uma barreira protetora externa

Perguntas Dissertativas

1. Defina *fisiologia*.
2. Quais são as funções celulares básicas?
3. Diferencie ambiente externo e ambiente interno. O que constitui o ambiente interno?
4. Que compartimentos fluidos compõem o ambiente interno?
5. Defina *homeostase*.
6. Descreva as inter-relações entre células, sistemas corporais e homeostase.
7. Que fatores devem ser mantidos homeostaticamente?
8. Defina e descreva os componentes de um sistema de controle homeostático.
9. Compare a retroalimentação negativa com a positiva.

PONTOS A PONDERAR

(Explicações no Apêndice F)

1. Considerando a natureza do controle de retroalimentação negativa e a função do sistema respiratório, qual efeito você prevê que uma diminuição no CO_2 no ambiente interno terá na velocidade e profundidade da respiração de alguém?
2. Os níveis de O_2 no sangue seriam (a) normais, (b) abaixo do normal ou (c) elevados em um paciente com pneumonia grave, resultando em problemas na troca de O_2 e CO_2 entre o ar e o sangue nos pulmões? Os níveis de CO_2 no sangue do mesmo paciente seriam (a) normais, (b) abaixo do normal ou (c) elevados? Como o CO_2 reage com H_2O para formar ácido carbônico (H_2CO_3), o sangue do paciente (a) teria um pH normal, (b) seria muito ácido ou (c) não seria suficientemente ácido (ou seja, muito alcalino), presumindo que outras medidas compensatórias ainda não tiveram tempo de agir?
3. O hormônio insulina estimula o transporte de glicose (açúcar) do sangue para a maioria das células corporais. Sua secreção é controlada por um sistema de retroalimentação negativa entre a concentração de glicose no sangue e as células secretoras de insulina. Portanto, qual das seguintes afirmações está correta?
    a. Uma diminuição na concentração de glicose no sangue estimula a secreção de insulina, que, por sua vez, reduz ainda mais a concentração de glicose no sangue.
    b. Um aumento na concentração de glicose no sangue estimula a secreção de insulina, que, por sua vez, reduz a concentração de glicose no sangue.
    c. Uma diminuição na concentração de glicose no sangue estimula a secreção de insulina, que, por sua vez, aumenta a concentração de glicose no sangue.
    d. Um aumento na concentração de glicose no sangue estimula a secreção de insulina, que, por sua vez, aumenta ainda mais a concentração de glicose no sangue.
    e. Nenhuma das anteriores.
4. Como a maioria das vítimas de AIDS morre de infecções devastadoras ou tipos raros de câncer, que sistema corporal você acha que é prejudicado pelo HIV (vírus da AIDS)?
5. A temperatura corporal é regulada homeostaticamente em torno de um ponto de ajuste. Dado seu conhecimento sobre retroalimentação negativa e sistemas de controle homeostático, preveja se ocorre contração (vasoespasmo) ou dilatação (vasodilatação) dos vasos sanguíneos da pele quando uma pessoa se exercita intensamente. (*Sugestão:* a contração muscular gera calor. O estreitamento dos vasos que alimentam um órgão diminui o fluxo de sangue através do órgão, enquanto o alargamento do vaso aumenta o fluxo de sangue por meio do órgão. Quanto mais sangue quente flui pela pele, maior é a perda de calor da pele para o ambiente ao redor.)

CONSIDERAÇÃO CLÍNICA

(Explicação no Apêndice F)

Jennifer R. tem a "virose estomacal" que está se espalhando pelo campus e vomitou bastante nas últimas 24 horas. Ela não apenas não consegue reter fluidos ou alimentos, mas também perdeu os sucos digestivos ácidos secretados pelo estômago, que normalmente são reabsorvidos no sangue até o trato digestório.

De que formas esta condição pode ameaçar interromper a homeostase do ambiente interno de Jennifer? Isto é, que fatores homeostaticamente mantidos se afastam do normal devido a seu vômito intenso? Que sistemas corporais reagem para resistir a essas mudanças?

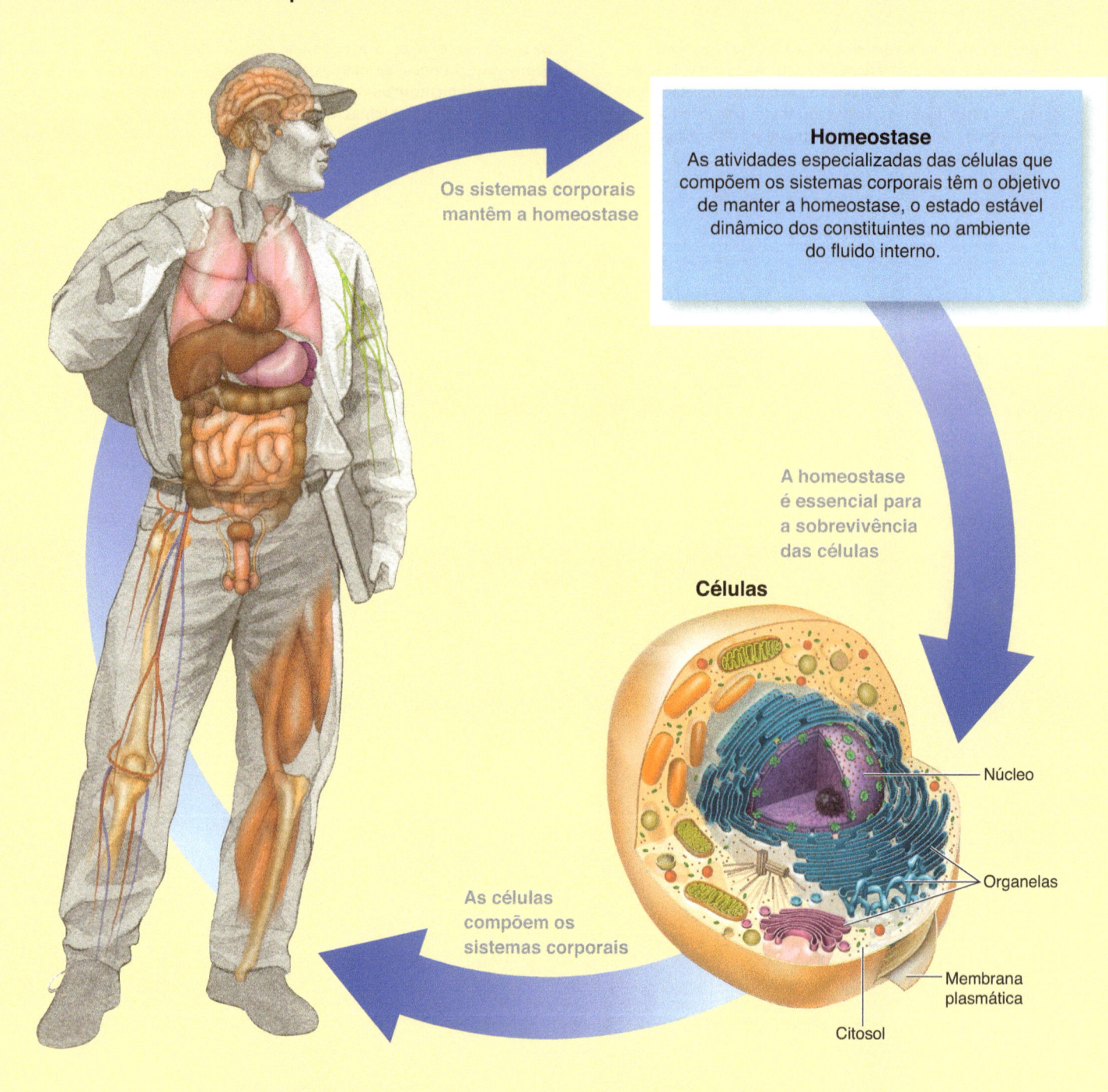

Sistemas Corporais

Os sistemas corporais mantêm a homeostase

Homeostase
As atividades especializadas das células que compõem os sistemas corporais têm o objetivo de manter a homeostase, o estado estável dinâmico dos constituintes no ambiente do fluido interno.

A homeostase é essencial para a sobrevivência das células

Células

- Núcleo
- Organelas
- Membrana plasmática
- Citosol

As células compõem os sistemas corporais

As células são as unidades construtivas vivas e altamente organizadas do corpo. Uma célula tem três partes principais: a **membrana plasmática**, que envolve a célula, o **núcleo**, que abriga o material genético da célula, e o **citoplasma**. O citoplasma consiste de citosol, organelas e citoesqueleto. O **citosol** é um líquido semelhante a um gel dentro do qual as organelas e o citoesqueleto ficam em suspensão. **Organelas** são estruturas discretas e bem organizadas que realizam funções especializadas. O **citoesqueleto** é uma estrutura proteica que se estende pela célula e age como os seus "ossos e músculos".

Por meio da ação coordenada desses componentes, cada célula executa determinadas funções básicas essenciais a sua própria sobrevivência e uma tarefa especializada que ajuda a manter a homeostase. As células são organizadas de acordo com sua especialização em sistemas corporais que mantêm o meio interno essencial para a sobrevivência de todo o organismo. Todas as funções corporais dependem essencialmente das atividades de cada célula que compõe o corpo.

CAPÍTULO 2

Fisiologia Celular

Teoria Celular

Embora as mesmas substâncias químicas que compõem células vivas também sejam encontradas em matéria não viva, os pesquisadores ainda não conseguiram organizar tais substâncias em células vivas em laboratório. A vida se origina da organização peculiar e complexa e das interações dessas substâncias químicas inanimadas dentro da célula. As células, as menores entidades vivas, servem como unidades construtivas vivas para o imensamente complicado corpo. Assim, células são a ponte entre substâncias químicas e seres humanos (ou qualquer organismo vivo). Todas as funções corporais de um organismo multicelular dependem essencialmente das capacidades estruturais e funcionais coletivas de suas células. Além disso, todas as novas células e toda nova vida surgem da divisão de células pré-existentes, não de fontes não vivas. Graças a esta continuidade de vida, as células de todos os organismos são fundamentalmente semelhantes em estrutura e função. A ▲ Tabela 2-1 resume esses princípios, conhecidos coletivamente como **teoria celular**. Analisando mais profundamente a estrutura e organização molecular das células que compõem o organismo, os fisiologistas modernos vêm descobrindo muitos dos mistérios mais amplos sobre como o corpo funciona.

Observações das Células

As células que compõem o corpo humano são tão pequenas que não podem ser vistas a olho nu. A menor partícula visível é cinco a dez vezes maior do que uma célula humana típica, que tem, em média, entre 10 e 20 micrometros (μm) de diâmetro (1 μm = 1 milionésimo de um metro). Cerca de 100 células de tamanho médio enfileiradas lado a lado cobririam uma distância de apenas 1 mm (1 mm = 1 milésimo de um metro = 39,37 polegadas). Veja o Apêndice A para uma comparação entre as unidades métricas. Este apêndice também oferece uma comparação visual do tamanho das células em relação a outras estruturas selecionadas. Os Apêndices desta obra estão disponíveis no site do livro: www.cengage.com.br.

Até o microscópio ser inventado, em meados do século XVII, os cientistas desconheciam a existência das células. Com o desenvolvimento de melhores microscópios ópticos no início do século XIX, descobriu-se que todos os tecidos vegetais e animais consistem de células individuais. As células de um beija-flor, de um humano e de uma baleia têm praticamente o mesmo tamanho. Espécies maiores têm mais células, e não células maiores. Esses

▲ TABELA 2-1	Princípios da Teoria Celular

- A célula é a menor unidade estrutural e funcional capaz de executar processos vitais.
- As atividades funcionais de cada célula dependem das propriedades estruturais específicas da célula.
- Células são o material construtivo vivo de todos os organismos multicelulares.
- A estrutura e a função de um organismo dependem essencialmente das características estruturais coletivas e capacidades funcionais de suas células.
- Todas as novas células e nova vida surgem apenas de células pré-existentes.
- Graças a esta continuidade de vida, as células de todos os organismos são fundamentalmente semelhantes em estrutura e função.

pesquisadores também descobriram que as células estão repletas de um fluido que, devido à capacidade limitada dos microscópios da época, parecia ser uma mistura um tanto uniforme, quase uma sopa, que remetia à fabulosa "matéria da vida". Nos anos 1940, quando os pesquisadores utilizaram eletromicrografia pela primeira vez para observar matéria viva, começaram a perceber a grande diversidade e complexidade da estrutura interna das células (a eletromicrografia é cerca de 100 vezes mais potente do que os microscópios ópticos). Agora que os cientistas têm microscópios ainda mais sofisticados, técnicas bioquímicas, tecnologia de cultura celular e engenharia genética, o conceito da célula como um saco microscópico de fluido amorfo deu lugar à nossa compreensão atual da célula como uma estrutura complexa, altamente organizada e compartimentada (Veja o quadro

- **Conceitos, Desafios e Controvérsias** para um episódio interessante da história da cultura celular.)

Visão Geral da Estrutura Celular

Os trilhões de células em um corpo humano estão divididos em cerca de 200 tipos diferentes, com base nas variações específicas de sua estrutura e função. Mesmo assim, apesar de suas diversas especializações estruturais e funcionais, células diferentes possuem muitos recursos em comum. A maioria das células tem três subdivisões principais: a *membrana plasmática*, que envolve as células, o *núcleo*, que contém o material genético da célula, e o *citoplasma*, a parte do interior da célula não ocupada pelo núcleo (● Figura 2-1). Daremos agora uma visão geral de cada subdivisão para, depois, neste capítulo, nos concentrarmos essencialmente no citoplasma. A membrana plasmática e o núcleo serão descritos em mais detalhes posteriormente.

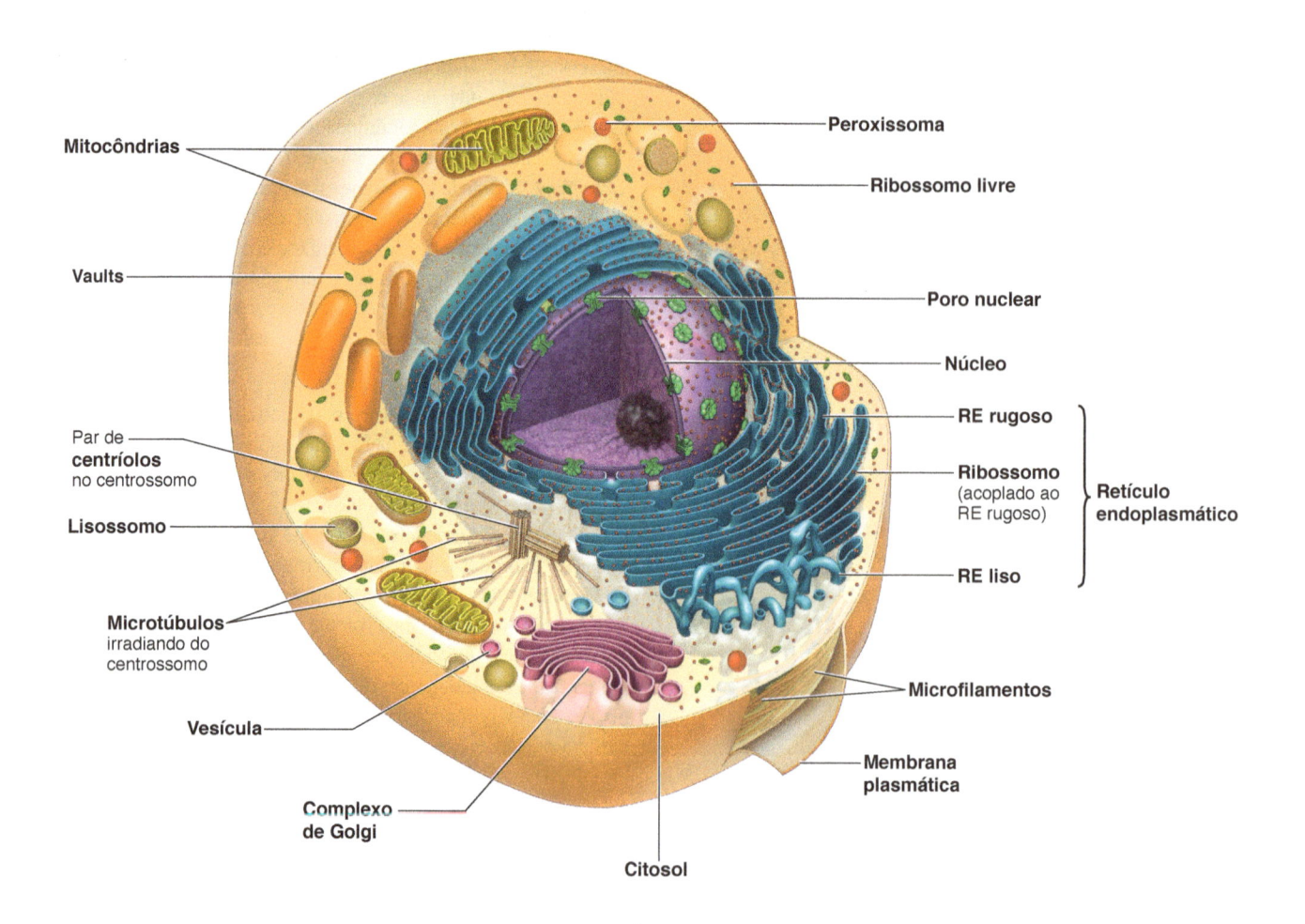

● **FIGURA 2-1** Diagrama das estruturas celulares visíveis sob um microscópio eletrônico.

CONCEITOS, DESAFIOS E CONTROVÉRSIAS

Células HeLa: Problemas em um Setor "em Crescimento"

Muitos progressos básicos em fisiologia celular, genética e pesquisas sobre câncer ocorreram por meio do uso de células desenvolvidas, ou cultivadas, fora do corpo. Até meados do século passado, tinham sido feitas muitas tentativas de cultivar células humanas utilizando tecidos obtidos de biópsias ou procedimentos cirúrgicos. Essas primeiras tentativas em geral resultaram em falhas – as células morriam depois de poucos dias ou semanas em cultura, a maioria sem ter se dividido. Essas dificuldades continuaram até fevereiro de 1951, quando um pesquisador da Johns Hopkins University recebeu uma amostra de câncer cervical de uma paciente chamada Henrietta Lacks. Após uma convenção, a cultura foi nomeada HeLa pela combinação das duas primeiras letras do nome e do sobrenome da doadora. Esta linhagem celular não apenas crescia, mas também prosperava sob condições de cultura e representou uma das primeiras linhagens celulares cultivadas com sucesso fora do corpo.

Os pesquisadores estavam ansiosos para ter células humanas disponíveis sob demanda para estudar os efeitos de drogas, substâncias tóxicas, radiação e vírus no tecido humano. Por exemplo, o vírus da poliomielite se reproduziu bem em células HeLa, oferecendo uma inovação no desenvolvimento da vacina contra pólio. À medida que técnicas de cultura celular se aprimoravam, linhagens celulares humanas foram iniciadas a partir de outros tecidos cancerosos e normais, incluindo cardíacos, renais e hepáticos. No início dos anos 1960, uma coleta central de linhagens celulares foi estabelecida em Washington, e células humanas cultivadas foram uma importante ferramenta em muitas áreas de pesquisa biológica.

No entanto, em 1966, o geneticista Stanley Gartler fez uma descoberta devastadora. Ele analisou dezoito linhagens celulares humanas diferentes e descobriu que todas tinham sido contaminadas e dominadas por células HeLa. Nos dois anos seguintes, cientistas confirmaram que 24 das 32 linhagens celulares no depósito central eram realmente células HeLa. Pesquisadores que haviam passado anos estudando o que consideravam células cardíacas ou renais tinham, na verdade, trabalhado com células de câncer cervical. A descoberta de Gartler significava que centenas de milhares de experimentos realizados em laboratórios de todo o mundo eram inválidos.

Embora essa lição tenha sido dolorosa, os cientistas começaram novamente, preparando novas linhagens celulares e utilizando novas regras técnicas, mais rígidas, para evitar a contaminação com células HeLa. Infelizmente, o problema não terminou. Em 1974, Walter Nelson-Rees publicou um estudo demonstrando que cinco linhagens celulares amplamente utilizadas em pesquisas sobre câncer eram todas, na verdade, células HeLa. Em 1976, descobriu-se que outras onze linhagens celulares, cada uma bastante utilizada em pesquisas, também eram células HeLa e, em 1981, Nelson-Rees listou mais 22 linhagens celulares contaminadas com HeLa. Aparentemente, ao todo, um terço das linhagens celulares utilizadas em pesquisa sobre câncer eram, na verdade, células HeLa. O resultado foi um enorme desperdício de dólares e recursos. Em 2005, Roland Nardone, frustrado pelo problema ainda existente de contaminação cruzada, assumiu a batalha. Ele escreveu um texto de "chamado à ação" clamando por duas grandes mudanças: aumento nos esforços educacionais sobre como evitar a contaminação e fazer com que agências de fomento e publicações científicas exigissem que as linhagens celulares utilizadas nas pesquisas que custeiam ou publicam fossem verificadas quanto à autenticidade. No entanto, até o momento, agências e publicações relutam em impor tais regulamentos, na crença de que a solução deveria vir dos próprios cientistas e sociedades profissionais.

A invasão de outras culturas por células HeLa atesta a natureza feroz e agressiva de algumas células cancerosas. Em laboratórios de cultura celular, as regras de esterilização devem garantir que não aconteça a contaminação cruzada de uma cultura por outra. No entanto, os pesquisadores são humanos e, às vezes, cometem erros. Por exemplo, talvez um frasco de meio de cultura tenha sido contaminado por manuseio inadequado, ou uma linhagem celular tenha sido rotulada incorretamente. Não importa o caso, claramente, em determinado ponto, uma ou mais células HeLa foram introduzidas em culturas às quais não pertenciam.

Células HeLa dividem-se mais rapidamente do que a maioria das outras células humanas, sejam elas normais ou cancerígenas, e, assim, consomem nutrientes mais rapidamente do que outros tipos de célula. Além disso, não é possível imediatamente diferenciar células cultivadas umas das outras – normalmente, são necessários testes bioquímicos para identificação. Como resultado, dentro de alguns ciclos de transferência, uma cultura inicialmente de células renais ou de outro tipo de célula humana pode ser completamente dominada por células HeLa de crescimento rápido, que suplantam a linhagem celular original, da mesma forma como células cancerosas fazem no corpo.

Henrietta Lacks morreu há muito tempo do câncer cervical que iniciou a linhagem HeLa, mas essas potentes células continuam vivas. Sua expansão pelas culturas de células humanas destaca a natureza indomável do câncer, uma doença de crescimento e consumo de recursos descontrolados

A membrana plasmática envolve a célula.

A **membrana plasmática** é uma estrutura membranosa muito fina que envolve cada célula, composta, em sua maior parte, de moléculas de lipídios (gordura) e repleta de proteínas. Essa barreira oleosa separa o conteúdo da célula do seu meio externo. Ela impede que o fluido intracelular (ICF) se misture com o fluido extracelular (ECF). A membrana plasmática não é simplesmente uma barreira mecânica que contém os componentes de uma célula. Suas proteínas controlam seletivamente o movimento das moléculas entre o ICF e o ECF. A membrana plasmática pode ser comparada aos muros que circundavam cidades antigas: por meio dessa estrutura, a célula controla a entrada de nutrientes e outros suprimentos necessários e a exportação de material produzidos dentro dela, enquanto, ao mesmo tempo, protege contra o tráfego indesejado para dentro ou para fora da célula. A membrana plasmática é discutida detalhadamente no Capítulo 3.

O núcleo contém o DNA.

As duas partes principais do interior da célula são o núcleo e o citoplasma. O **núcleo**, que tipicamente é o maior componente celular organizado, pode ser visto como uma estrutura distinta, esférica ou oval, normalmente localizada próxima do centro da célula. Ele é envolvido por uma membrana de camada dupla, o **envoltório nuclear**, que separa o núcleo do restante da célula. O envoltório nuclear é pontuado por muitos **poros nucleares**, que permitem o transporte necessário de diversos materiais entre o núcleo e o citoplasma.

O núcleo abriga o material genético da célula, o **ácido desoxirribonucleico (DNA)**, que tem duas funções importantes: (1) orientar a síntese proteica e (2) servir de mapa genético durante a replicação celular. O DNA fornece códigos, ou "instruções", para orientar a síntese de proteínas estruturais e enzimáticas específicas dentro da célula. Ao especificar os tipos e quantidades de proteínas produzidas, o núcleo governa indiretamente a maioria das atividades celulares e serve de centro de controle da célula.

Três tipos de **ácido ribonucleico (RNA)** atuam na síntese proteica. Primeiro, o código genético do DNA para uma proteína em particular é transcrito em uma molécula de **RNA mensageiro (mRNA)**, que sai do núcleo através dos poros nucleares. Dentro do citoplasma, o mRNA entrega a mensagem codificada aos *ribossomos*, que "leem" o código e o traduzem em uma sequência adequada de aminoácidos, para que a proteína designada seja sintetizada. O **RNA ribossomal (rRNA)** é um componente essencial dos ribossomos. O **RNA de Transferência (tRNA)** entrega os aminoácidos adequados dentro do citoplasma ao local designado na proteína em construção.

Além de fornecer códigos para a síntese proteica, o DNA serve também de mapa genético durante a replicação celular, garantindo que a célula produza outras células como ela própria, perpetuando, assim, linhagens idênticas de um mesmo tipo de célula dentro do corpo. Além disso, nas células reprodutivas (óvulos e espermatozoide), o mapa do DNA é utilizado para transferir as características genéticas às gerações futuras. (Veja o Apêndice C para mais detalhes das funções do DNA e do RNA e da síntese proteica.)

O citoplasma é formado por diversas organelas, pelo citoesqueleto e pelo citosol.

O **citoplasma** é a parte do interior da célula não ocupada pelo núcleo. Ele contém diversas *organelas* (os "pequenos órgãos" da célula) pequenas e especializadas e o *citoesqueleto* (uma estrutura de proteínas que serve de "ossos e músculos" da célula) dispersados dentro do *citosol* (um líquido complexo e semelhante a um gel).

Organelas são estruturas diferentes e altamente organizadas que executam funções especializadas dentro da célula. Em média, quase metade do volume total da célula é ocupada por duas categorias de organelas – *organelas membranosas* e *organelas não membranosas*. Cada **organela membranosa** é um compartimento separado dentro da célula envolvido por uma membrana semelhante à plasmática. Assim, o conteúdo de uma organela membranosa é separado do citosol ao redor e do conteúdo de outras organelas. Quase todas as células contêm cinco tipos principais de organelas membranosas – *retículo endoplasmático, complexo de Golgi, lisossomos, peroxissomas e mitocôndria*. Organelas membranosas são como "lojas especializadas" intracelulares. Cada uma é um compartimento interno isolado que contém um conjunto específico de substâncias químicas para executar determinada função celular. Essa separação permite que atividades químicas incompatíveis entre si possam ocorrer simultaneamente dentro da célula. Por exemplo, as enzimas que destroem proteínas indesejadas na célula operam dentro dos limites protetores dos lisossomos, sem o risco de destruir proteínas celulares essenciais. As **organelas não membranosas** não são envolvidas por membrana e, assim, estão em contato direto com o citosol. Entre elas estão os *ribossomos, vaults* e *centríolos*. Como as organelas membranosas, as não membranosas são estruturas organizadas que executam funções específicas dentro da célula. Organelas são semelhantes em todas as células, embora haja algumas variações, dependendo das capacidades especializadas de cada tipo de célula. Assim como cada órgão tem uma função essencial para a sobrevivência de todo o organismo, cada organela realiza uma atividade especializada necessária para a sobrevivência de toda a célula.

O **citoesqueleto** é um sistema interconectado de fibras proteicas e tubos que se estende ao longo do citosol. Essa rede elaborada de proteínas dá à célula seu formato, define sua organização interna e regula seus diversos movimentos.

O restante do citoplasma não ocupado por organelas e citoesqueleto consiste no **citosol** ("líquido celular"). O citosol é uma massa semilíquida, semelhante a um gel. Muitas das reações químicas compatíveis entre si são realizadas no citosol (para deixar claro, o fluido intracelular abrange todo o fluido dentro da célula, incluindo o que compõe o citosol, organelas e núcleo).

Neste capítulo, examinaremos cada componente citoplasmático mais detalhadamente, concentrando-nos, primeiro, nas organelas membranosas.

Retículo Endoplasmático e Síntese Segregada

O **retículo endoplasmático (RE)** é um sistema membranoso elaborado, repleto de fluido, distribuído amplamente ao longo do citosol. É essencialmente uma fábrica produtora de proteínas e lipídios. Podem ser diferenciados dois tipos de retículo endoplasmático – o RE rugoso e o RE liso. O **RE rugoso** consiste de pilhas de sacos interconectados relativamente achatados, enquanto o **RE liso** é um emaranhado de minúsculos túbulos interconectados (• Figura 2-2). Embora essas duas regiões sejam consideravelmente diferentes em aparência e função, são conectadas entre si. Em outras palavras, o RE é uma organela contínua com muitos canais interconectados. A quantidade relativa de RE rugoso e liso varia entre células, dependendo de seu tipo de atividade.

O retículo endoplasmático rugoso sintetiza proteínas para secreção e construção da membrana.

A superfície externa da membrana do RE rugoso é pontuada por pequenas partículas que dão a ele uma aparência "rugosa" ou granular sob o microscópio óptico. Essas partículas são os *ribossomos*, as "bancadas de trabalho" nas quais ocorre a síntese proteica. Discutiremos a estrutura e a função dos ribossomos em mais detalhes posteriormente. Nem todos os ribossomos na célula estão acoplados ao RE rugoso. Ribossomos desacoplados ou "livres" são encontrados de forma dispersa ao longo do citosol.

O RE rugoso, em associação com seus ribossomos, sintetiza e libera diversas novas proteínas no lúmen do RE, espaço repleto de fluidos envolvido pela membrana do RE. Essas proteínas servem a um de dois propósitos: (1) algumas delas são destinadas ao transporte de diversas substâncias, como produtos secretórios,

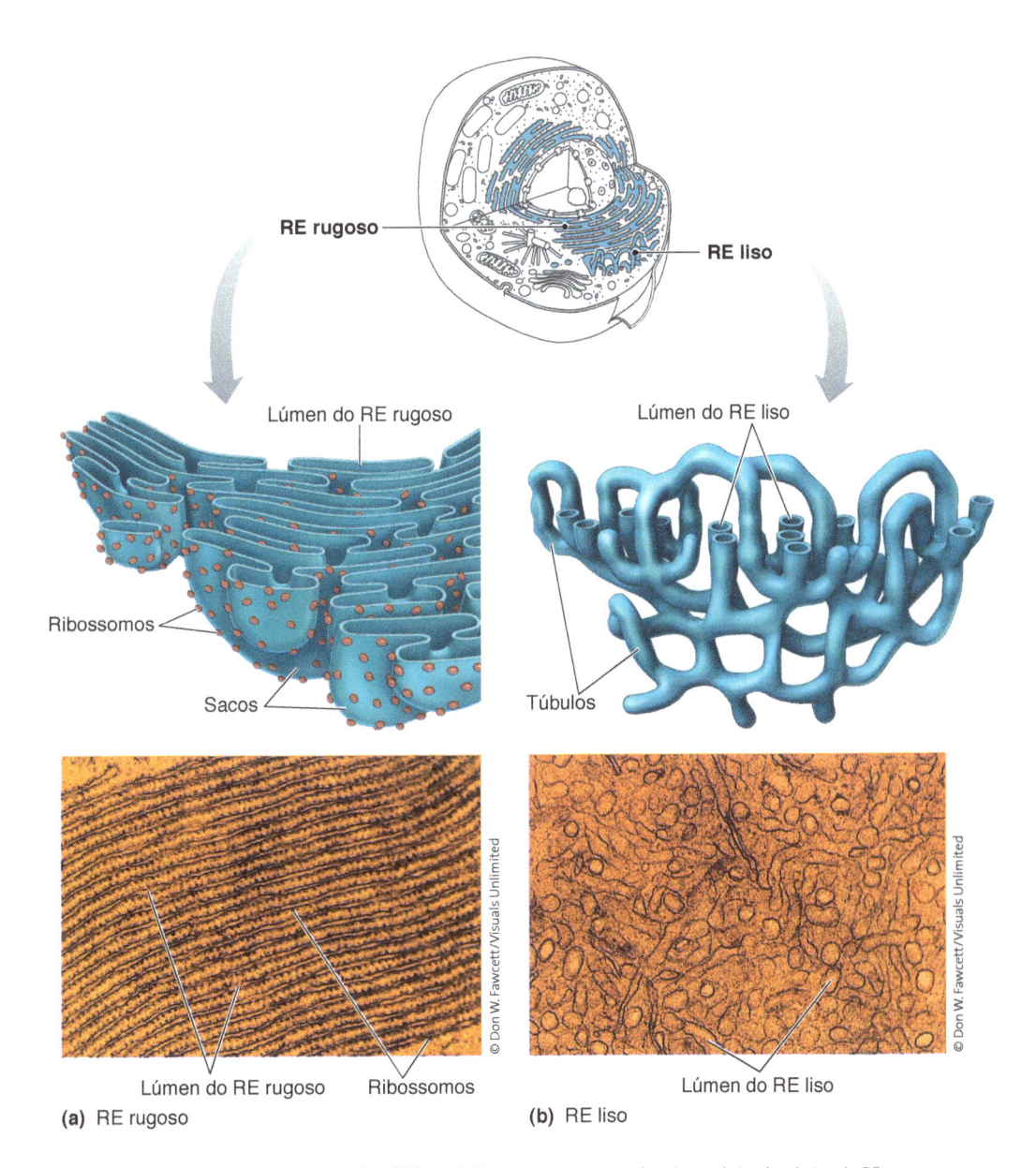

FIGURA 2-2 Retículo endoplasmático (RE). (a) Diagrama e imagem de microscópio eletrônico do RE rugoso, que consiste de pilhas de sacos relativamente achatados e interconectados pontuados por ribossomos. (b) Diagrama e imagem de microscópio eletrônico do RE liso, que é uma rede de túbulos minúsculos interconectados. O RE rugoso e o RE liso são conectados, formando uma organela contínua.

hormônios ou enzimas proteicas, para o exterior da célula; (2) outras proteínas são transportadas a locais dentro da própria célula, onde serão usadas para a construção de novas membranas celulares (membrana plasmática ou de organelas) ou de outros componentes proteicos das organelas. A parede membranosa do RE também contém enzimas essenciais para a síntese de quase todos os lipídios necessários à produção de novas membranas. Esses lipídios recém-sintetizados entram no lúmen do RE com as proteínas. Previsivelmente, o RE rugoso é mais abundante em células especializadas na secreção de proteínas (como células que secretam enzimas digestivas) ou que exigem ampla síntese de membranas (por exemplo, células de crescimento rápido, como os óvulos imaturos).

No interior do lúmen do RE, uma proteína recém-sintetizada é dobrada até atingir sua conformação final. Ela também pode ser modificada de outras formas, como ser podada ou ter carboidratos acoplados. Depois desse processo, a nova proteína não pode mais deixar o lúmen através da membrana do RE e, portanto, fica permanentemente separada do citosol assim que é sintetizada. Em contraste com os ribossomos do RE rugoso, os ribossomos livres sintetizam proteínas utilizadas dentro do citosol. Dessa forma, as moléculas recém-produzidas destinadas à exportação de substâncias para fora da célula ou à síntese de novos componentes celulares (aquelas sintetizadas pelo RE) são fisicamente separadas daquelas que pertencem ao citosol (as produzidas pelos ribossomos livres).

Como as moléculas recém-sintetizadas no lúmen do RE chegam a seus destinos em outros locais dentro ou fora da célula se não conseguem atravessar a membrana do RE? Isso se dá pela ação do retículo endoplasmático liso.

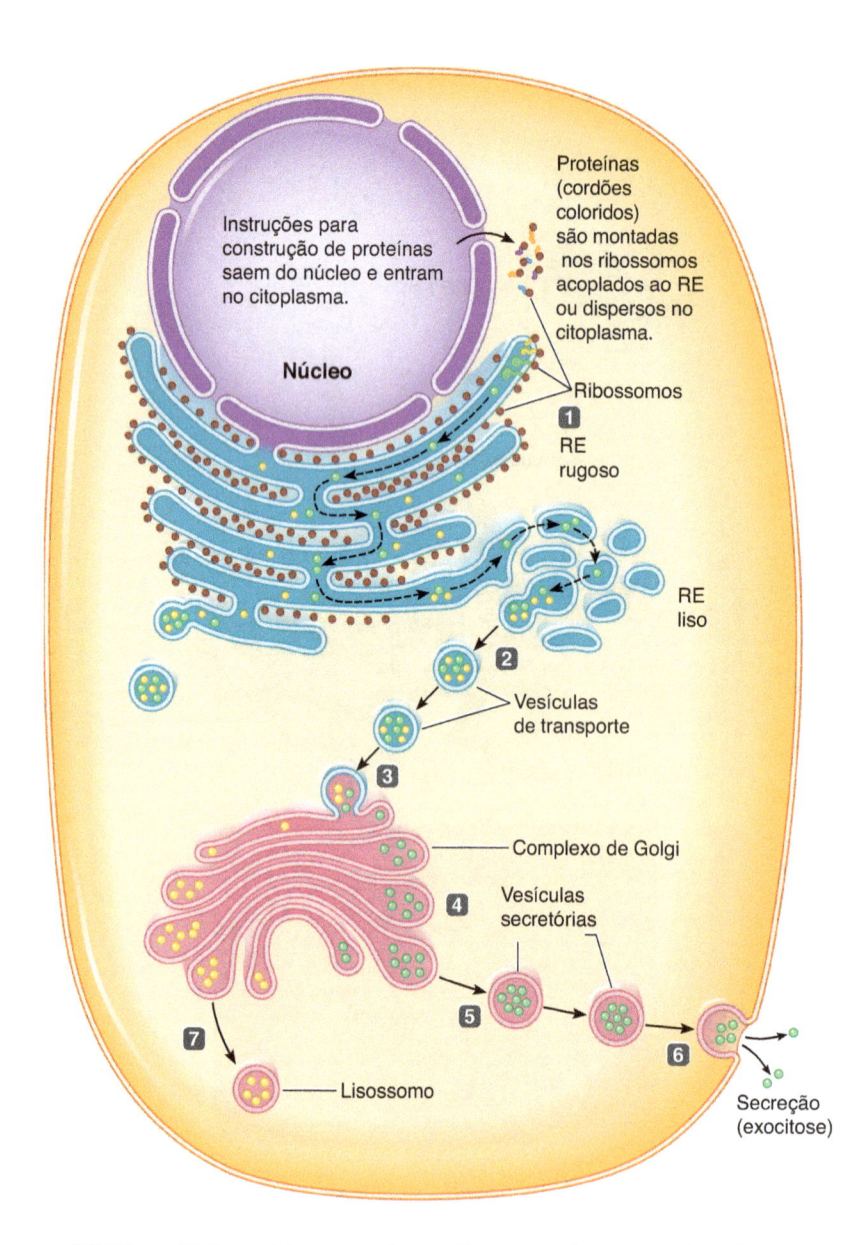

FIGURA 2-3 Visão geral do processo de secreção para proteínas sintetizadas pelo retículo endoplasmático. Observe que o produto secretório nunca entra em contato com o citosol.

Legendas da figura:

Instruções para construção de proteínas saem do núcleo e entram no citoplasma.

Núcleo

Proteínas (cordões coloridos) são montadas nos ribossomos acoplados ao RE ou dispersos no citoplasma.

Ribossomos

① RE rugoso

RE liso

② Vesículas de transporte

③

Complexo de Golgi

④ Vesículas secretórias

⑤ ⑥

⑦ Lisossomo

Secreção (exocitose)

① O RE rugoso sintetiza as proteínas a serem secretadas ao exterior ou incorporadas à membrana celular.

② O RE liso embala o produto secretório em vesículas de transporte, que são segmentadas e levam ao complexo de Golgi.

③ As vesículas de transporte fundem-se ao complexo de Golgi, abrem-se e esvaziam seu conteúdo no saco de Golgi mais próximo.

④ As proteínas recém-sintetizadas no RE viajam por transporte vesicular através das camadas do complexo de Golgi, o que transforma as proteínas brutas em sua forma definitiva e separa e direciona os produtos acabados ao destino final, por meio da variação de seus envoltórios.

⑤ As vesículas secretórias contendo os produtos proteicos finais brotam no complexo de Golgi e permanecem no citosol armazenando os produtos até receberem um sinal para liberá-los.

⑥ Mediante estimulação adequada, as vesículas secretórias fundem-se à membrana plasmática, abrem e esvaziam seu conteúdo no exterior da célula. A secreção ocorreu por exocitose, com os produtos secretórios nunca em contato com o citosol.

⑦ Os lisossomos também brotam a partir do complexo de Golgi.

O retículo endoplasmático liso embala novas proteínas em vesículas de transporte.

O RE liso não contém ribossomos; portanto, é "liso". Sem ribossomos, ele não se envolve na síntese proteica. Em vez disso, tem outras finalidades, que variam em diferentes tipos de células.

Na maioria das células, o RE liso é um tanto disperso e serve, principalmente, como central de embalagem e despacho de moléculas a serem transportadas do RE. Proteínas recém-sintetizadas e lipídios movem-se no interior do lúmen contínuo do RE rugoso para se agrupar no RE liso. Partes do RE liso, então, "germinam" (isto é, incham na superfície e são, então, perfurados), formando **vesículas de transporte** que envolvem as novas moléculas em uma cápsula esférica derivada da membrana do RE liso (• Figura 2-3) (uma **vesícula** é um contêiner de cargas intracelular envolto por uma membrana e repleto de fluidos). Componentes recém-sintetizados da membrana são rapidamente incorporados à própria membrana do RE para substituir a membrana utilizada na formação da vesícula de transporte. As vesículas de transporte vão até o complexo de Golgi, que será descrito a seguir, para posterior processamento de seu carregamento.

Em contraste com a pouca quantidade de RE liso na maioria das células, alguns tipos especializados de célula têm amplo RE liso, com as seguintes funções adicionais:

- O RE liso é abundante nas células especializadas no metabolismo de lipídios – por exemplo, células que secretam hormônios esteroides derivados de lipídios. A parede membranosa do RE liso, como a do RE rugoso, contém enzimas para síntese de lipídios. Por si próprias, as enzimas produtoras de lipídios na membrana do RE rugoso não conseguiriam realizar síntese de lipídios suficiente para manter os níveis adequados de secreção de hormônios esteroides. Essas células, portanto, têm um compartimento de RE liso expandido que abriga as enzimas adicionais necessárias para acompanhar o ritmo das demandas da secreção hormonal.

- Nas células hepáticas, o RE liso contém enzimas especializadas na desintoxicação de substâncias danosas produzidas dentro do corpo pelo metabolismo ou substâncias que entram no organismo na forma de medicamentos ou outros compostos estranhos. As enzimas de desintoxicação alteram as substâncias tóxicas para que estas possam ser eliminadas mais rapidamente pela urina. A quantidade de RE liso disponível nas células hepáticas para a tarefa de desintoxicação pode variar drasticamente, dependendo da necessidade. Por exemplo, se o fenobarbital, um medicamento sedativo, for ingerido em grandes quantidades, a quantia de RE liso nas células hepáticas dobrará dentro de poucos dias e retornará ao normal até cinco dias depois da interrupção da administração desse medicamento.

- As células dos músculos têm um RE liso elaborado e modificado conhecido como *retículo sarcoplasmático*, que armazena o cálcio utilizado no processo de contração muscular.

Complexo de Golgi e Exocitose

O **complexo de Golgi** está intimamente associado ao retículo endoplasmático. Cada complexo de Golgi consiste em uma pilha de sacos achatados, levemente curvos e envolvidos por membranas (• Figura 2-4). Os sacos dentro de cada pilha do complexo de Golgi não entram em contato físico uns com os outros. Observe que os sacos achatados são finos no meio, mas possuem margens dilatadas ou salientes. O número de complexos de Golgi varia, dependendo do tipo de célula. Algumas células têm apenas uma pilha de Golgi, enquanto células altamente especializadas na secreção de proteínas podem ter centenas de pilhas.

Vesículas de transporte carregam sua carga até o complexo de Golgi para processamento.

A maioria das moléculas recém-sintetizadas que germinou do RE liso entra em uma pilha de Golgi. Quando uma vesícula de transporte atinge uma pilha de Golgi, a membrana da vesícula funde-se com a do saco mais próximo no centro da célula. A membrana da vesícula se abre e se integra à membrana de Golgi e o conteúdo da vesícula é liberado para o interior do saco (veja a • Figura 2-3).

A matéria-prima recém-sintetizada no RE transfere-se, pela formação de vesículas, através das camadas da pilha de Golgi, do saco mais interno e próximo ao RE em direção ao saco mais externo perto da membrana plasmática. Durante esse trânsito, ocorrem duas funções importantes e inter-relacionadas:

1. *Processamento de matérias-primas em produtos finais.* Dentro do complexo de Golgi, as proteínas "brutas" do RE são modificadas para a sua forma final, após terem um carboidrato acoplado, por exemplo. As rotas bioquímicas que as proteínas seguem durante sua passagem pelo complexo de Golgi são precisamente elaboradas e programadas e são específicas para cada produto final.

2. *Classificação e direcionamento dos produtos finais para seus destinos finais.* O complexo de Golgi é responsável por classificar e separar diferentes tipos de produtos de acordo com sua função e destino: produtos (1) a serem excretados pela célula, (2) a serem utilizados na construção de novas membranas plasmáticas ou (3) a serem incorporados em outras organelas, especialmente lisossomos.

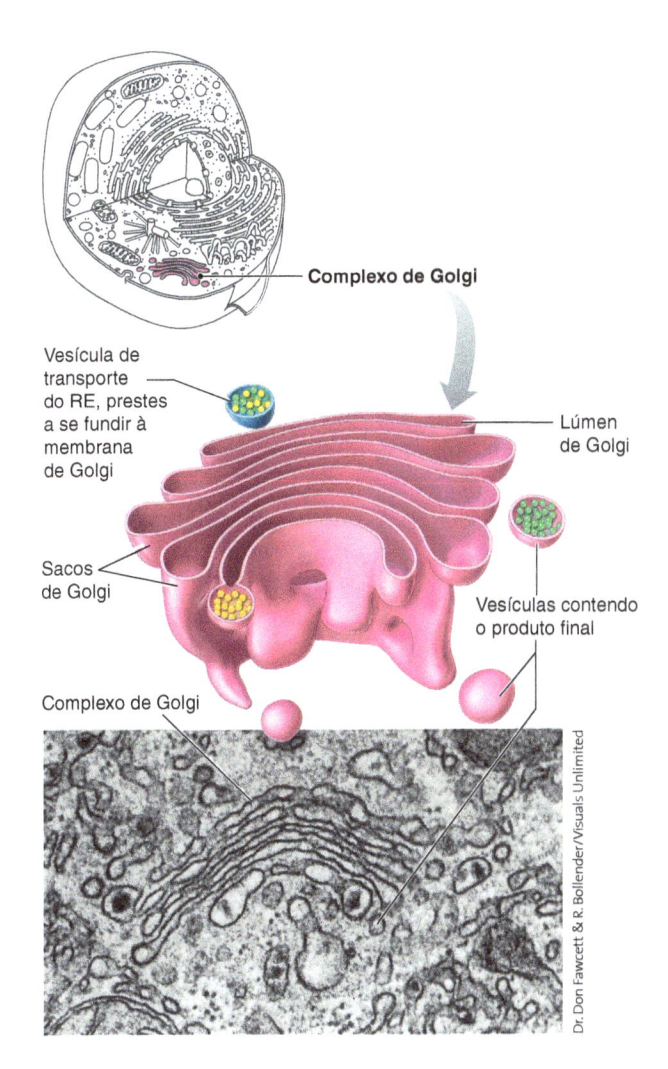

• **FIGURA 2-4 Complexo de Golgi.** Diagrama e eletromicrografia de um complexo de Golgi, que consiste em uma pilha de sacos levemente curvos envoltos por membranas. As vesículas nas bordas salientes dos sacos contêm produtos proteicos acabados embalados para distribuição a seu destino final.

O complexo de Golgi embala vesículas secretórias para liberação pela exocitose.

Como o complexo de Golgi classifica e direciona as proteínas finais a seus destinos adequados? Os produtos finais são coletados dentro das margens salientes dos sacos do complexo de Golgi. A margem do saco mais exterior é, então, separada para formar uma vesícula envolta por uma membrana contendo o produto selecionado. Para que cada tipo de produto atinja seu local de função adequado, cada tipo diferente de vesícula envolve um produto específico antes de brotar. Vesículas com seu carregamento selecionado, destinadas para locais diferentes, são envoltas em membranas com proteínas superficiais notavelmente diferentes. Cada tipo de proteína superficial serve como um **marcador de ancoragem** específico (como um endereço em um envelope). Uma vesícula pode "ancorar" e "descarregar" seu carregamento selecionado apenas no **receptor do marcador de ancoragem**, uma proteína encontrada apenas no destino adequado dentro da célula (como um endereço residencial). Assim, os produtos de Golgi chegam ao local de funcionamento adequado porque são classificados e entregues

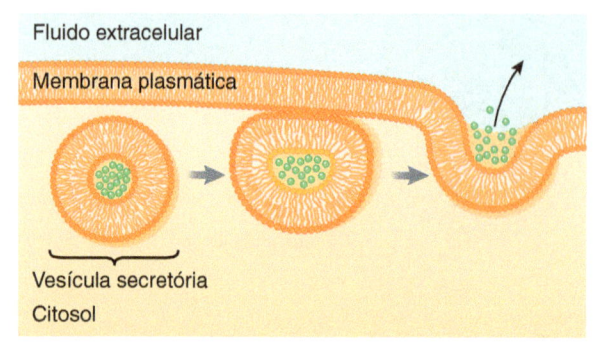

(a) Exocitose: uma vesícula secretória funde-se à membrana plasmática, liberando o conteúdo da vesícula para o exterior da célula. A membrana da vesícula torna-se parte da membrana plasmática.

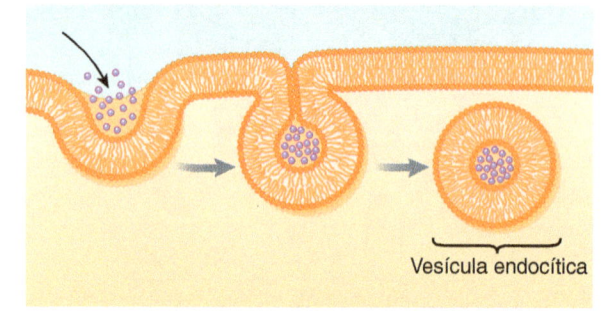

(b) Endocitose: materiais do exterior da célula são envoltos em um segmento da membrana plasmática, que se dobra para dentro e é destacada como uma vesícula endocítica.

• **FIGURA 2-5** Exocitose e endocitose.

como envelopes endereçados contendo cartas particulares, que só serão entregues aos destinatários nos endereços residenciais corretos.

Células secretórias especializadas incluem células endócrinas, que secretam hormônios proteicos, e células de glândulas digestivas, que secretam enzimas digestivas. Em células secretórias, diversas **vesículas secretórias** grandes, que contêm proteínas a serem secretadas, germinam das pilhas de Golgi. Vesículas secretórias, aproximadamente 200 vezes maiores do que as vesículas de transporte, armazenam as proteínas secretórias até que a célula seja estimulada por um sinal específico que indica a necessidade de liberação daquele produto secretório específico. Mediante o sinal adequado, uma vesícula ruma para a periferia da célula, funde-se à membrana plasmática, abre-se e esvazia seu conteúdo para o exterior (• Figuras 2-3 e 2-5a). Esse mecanismo – liberação para o exterior de substâncias originadas dentro da célula – é chamado de **exocitose** (*exo* significa "fora de"; *cyto* quer dizer "célula"). A exocitose é o principal mecanismo para a realização da secreção. Vesículas secretórias fundem-se apenas com a membrana plasmática e não com qualquer uma das membranas internas que envolvem organelas, evitando, assim, a descarga inútil ou até perigosa de produtos secretórios nas organelas.

Veremos mais detalhadamente como as vesículas secretórias coletam produtos específicos nas pilhas de Golgi para liberação no ECF e por que eles conseguem ancorar apenas na membrana plasmática (• Figura 2-6):

■ As proteínas recém-formadas que se destinam à secreção contêm uma sequência única de aminoácidos conhecida como *sinal de classificação*, e a superfície interna da membrana de Golgi contém *marcadores de reconhecimento*, proteínas que distinguem e atraem sinais de classificação específicos. O reconhecimento do sinal de classificação correto da proteína pelo marcador da membrana complementar garante que o carregamento adequado seja capturado e envolto pela vesícula secretória.

■ *Proteínas capsidiais* do citosol, denominadas *coatômeros*, vinculam-se a uma outra proteína específica voltada para a superfície exterior da membrana. O vínculo dessas proteínas capsidiais faz com que a membrana superficial do saco de Golgi se curve e forme um broto em forma de cúpula em volta do carregamento capturado. Por fim, a membrana da superfície se fecha e a vesícula é arrancada.

■ Após germinar, a vesícula se desfaz de suas proteínas capsidiais e expõe os marcadores de ancoragem, conhecidos como *v-SNAREs,* voltados para a superfície exterior da membrana vesicular.

■ Um v-SNARE pode se vincular, como uma chave e fechadura, apenas a um receptor do marcador de ancoragem específico, chamado de *t-SNARE,* na membrana-alvo. No caso de vesículas secretórias, a membrana-alvo é a membrana plasmática, o local designado para a ocorrência da secreção. Assim, os v-SNAREs das vesículas secretórias fundem-se apenas aos t-SNAREs da membrana plasmática. Quando uma vesícula tiver ancorado na membrana adequada, por meio de correspondência de SNAREs, as duas membranas fundem-se completamente. Então, a vesícula se abre e esvazia seu conteúdo no local pretendido.

Observe que o conteúdo das vesículas secretórias nunca entra em contato com o citosol. Do momento em que esses produtos são sintetizados pela primeira vez no RE até sua liberação da célula por exocitose, eles sempre estão envoltos em membrana e, assim, isolados do restante da célula. Ao fabricar antecipadamente sua proteína secretória específica e armazenar esse produto nas vesículas secretórias, uma célula secretória tem uma reserva imediatamente disponível, a partir da qual pode secretar grandes quantidades deste produto, conforme a demanda. Se uma célula secretória tivesse que sintetizar imediatamente todo o seu produto em resposta à necessidade de exportação, ela seria mais limitada em sua capacidade de atender a diversos níveis de demanda.

Vesículas secretórias são formadas apenas por células secretórias. No entanto, os complexos de Golgi desses e de outros tipos de células também classificam e embalam produtos recém-sintetizados para destinos diferentes dentro da célula. Em cada caso, uma vesícula específica envolve um tipo particular de carregamento entre as muitas proteínas no lúmen de Golgi e, depois, envia cada remessa para os diferentes destinos.

Lisossomos e Endocitose

Lisossomos são organelas pequenas envoltas por membranas que decompõem moléculas orgânicas (*lys* quer dizer "quebra"; *some* significa "corpo"). Em vez de apresentarem uma estrutura uniforme, como é característico de todas as organelas, os lisossomos apresentam tamanho e forma variados, dependendo

| Lúmen de Golgi | Membrana do saco de Golgi mais externo | Citosol | Membrana plasmática | ECF |

1 Formação de vesícula secretória
2 Germinação a partir de complexo de Golgi
3 Desembalagem
4 Ancoragem na membrana plasmática
5 Exocitose

LEGENDA

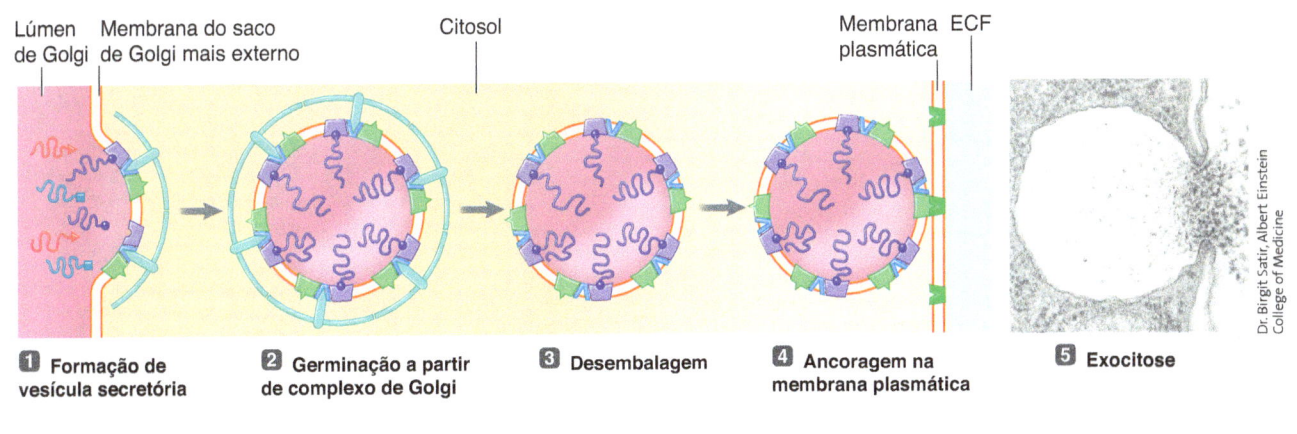

- t-SNARE (receptor de marcador de ancoragem)
- Marcador de reconhecimento
- Aceitador de proteína capsidial
- v-SNARE (marcador de ancoragem)
- Sinal de classificação
- Proteínas de carga
- Coatômero (proteína capsidial que faz a membrana se curvar)

1 Os marcadores de reconhecimento na membrana do saco de Golgi mais externo capturam a carga adequada do lúmen de Golgi ao se vincularem apenas com os sinais de classificação das moléculas de proteína a serem secretadas. A membrana que envolverá a vesícula está coberta de coatômero, o que faz a membrana se curvar, formando um botão.

2 A membrana se fecha abaixo do botão podando a vesícula secretória.

3 A vesícula perde sua cobertura exibindo os marcadores de ancoragem v-SNARE na superfície da vesícula.

4 Os v-SNAREs se vinculam apenas com os receptores de marcador de ancoragem t-SNARE da membrana plasmática pretendida garantindo que as vesículas secretórias esvaziem seu conteúdo no exterior da célula.

• **FIGURA 2-6 Embalagem, ancoragem e liberação de vesículas secretórias.** A série de diagramas ilustra a formação e a germinação da vesícula secretória, com a ajuda de uma proteína capsidial, e a ancoragem com a membrana plasmática através de v-SNAREs e t-SNARES. A imagem de microscópio eletrônico mostra a secreção por exocitose.

do conteúdo que estão digerindo. Mais comumente, os lisossomos são pequenos corpos (0,2 a 0,5 μm de diâmetro) ovais ou esféricos (• Figura 2-7). Em média, uma célula contém cerca de 300 lisossomos.

Lisossomos digerem material extracelular trazido para a célula pela fagocitose.

Os lisossomos são formados pela germinação do complexo de Golgi. Um lisossomo contém mais de trinta diferentes **enzimas hidrolíticas** potentes, sintetizadas no RE e, depois, transportadas ao complexo de Golgi para serem embaladas no lisossomo germinante (veja a • Figura 2-3). Tais enzimas catalisam a **hidrólise**, uma reação que decompõe moléculas orgânicas com a adição de água em um sítio ligante (veja no Apêndice A) (*hidrólise* significa "divisão com água"). Nos lisossomos, as moléculas orgânicas são formadas por resíduos celulares e material estranho, como bactérias, trazidas para a célula. Enzimas lisossômicas são semelhantes às hidrolíticas que o sistema digestório secreta para digerir alimentos. Assim, os lisossomos servem de "sistema digestório" intracelular.

O material extracelular a ser atacado por enzimas lisossômicas é trazido para a célula por meio do processo de fagocitose, um tipo de endocitose. **Endocitose**, o inverso da exocitose, refere-se à internalização de material extracelular para a célula (*endo* significa "dentro") (veja a • Figura 2-5b). A endocitose pode ocorrer de três formas – *pinocitose*, *endocitose mediada por receptor* e *fagocitose* –, dependendo do conteúdo do material internalizado (• Figura 2-8).

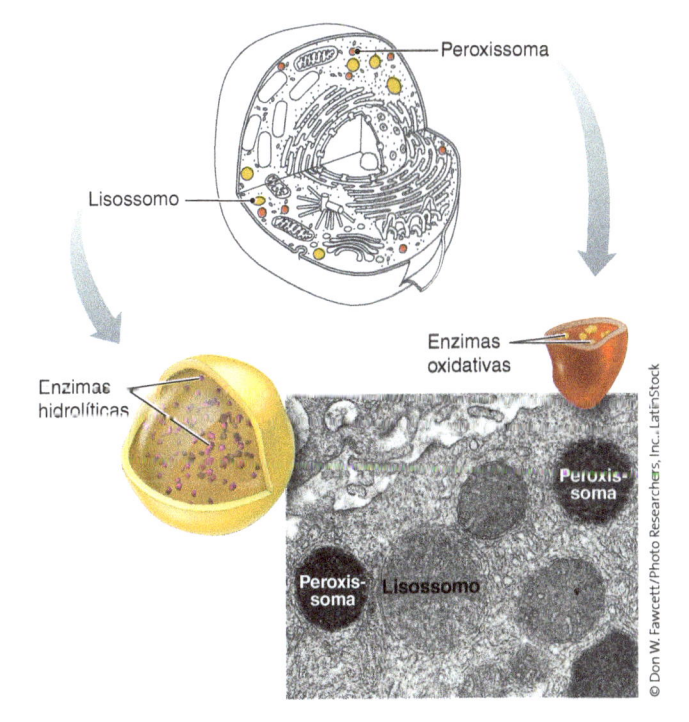

• **FIGURA 2-7 Lisossomos e peroxissomas.** Diagrama e imagem de microscópio eletrônico de lisossomos, que contêm enzimas hidrolíticas, e peroxissomas, que contêm enzimas oxidativas.

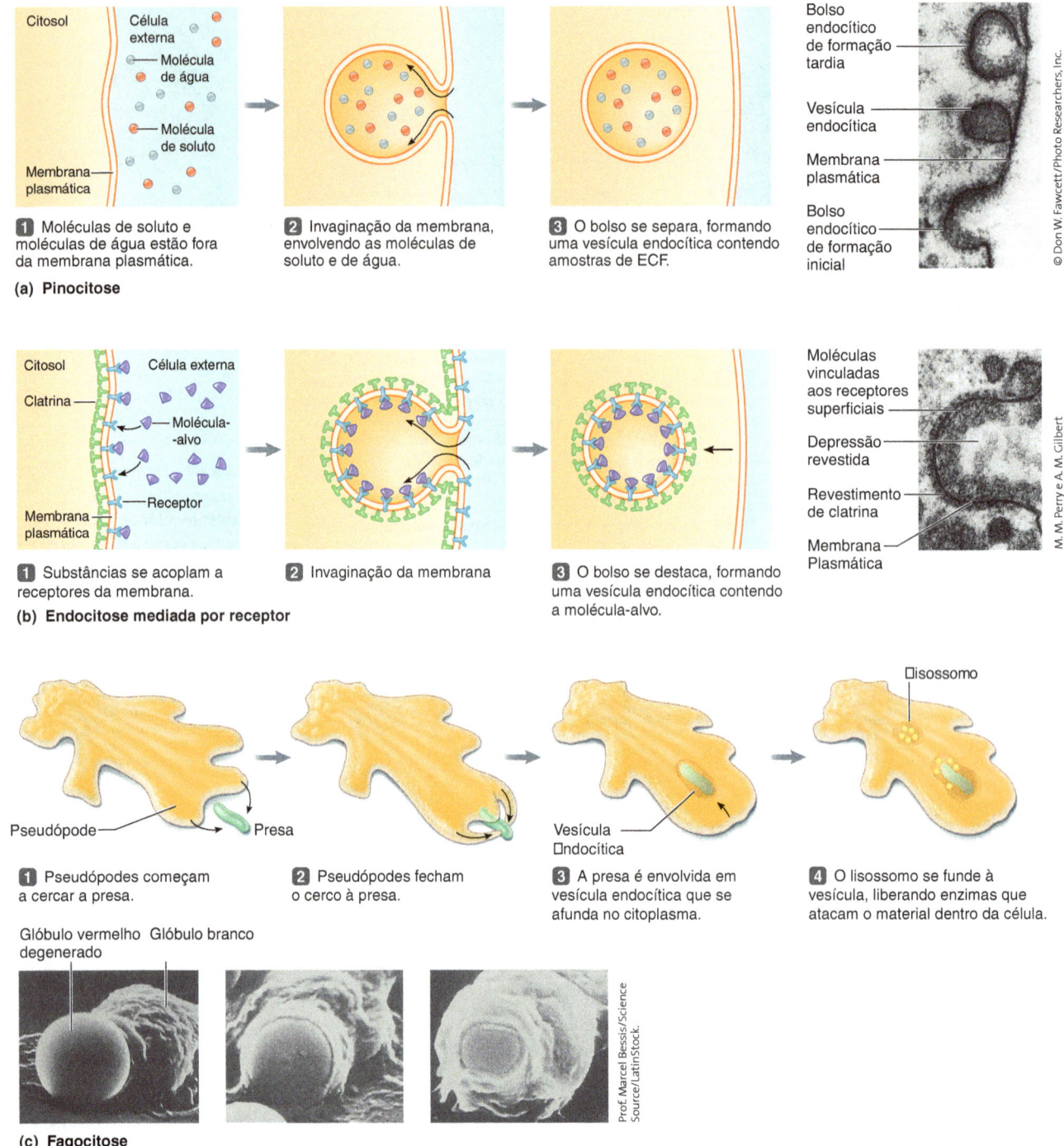

(a) Pinocitose

1 Moléculas de soluto e moléculas de água estão fora da membrana plasmática.

2 Invaginação da membrana, envolvendo as moléculas de soluto e de água.

3 O bolso se separa, formando uma vesícula endocítica contendo amostras de ECF.

(b) Endocitose mediada por receptor

1 Substâncias se acoplam a receptores da membrana.

2 Invaginação da membrana

3 O bolso se destaca, formando uma vesícula endocítica contendo a molécula-alvo.

1 Pseudópodes começam a cercar a presa.

2 Pseudópodes fecham o cerco à presa.

3 A presa é envolvida em vesícula endocítica que se afunda no citoplasma.

4 O lisossomo se funde à vesícula, liberando enzimas que atacam o material dentro da célula.

(c) Fagocitose

- **FIGURA 2-8 Formas de endocitose.** (a) Diagrama e eletromicrografia da pinocitose. A membrana superficial invagina-se, formando uma bolsa e, depois, isola a superfície, formando uma vesícula endocítica intracelular que internaliza de forma não seletiva uma parte do ECF. (b) Diagrama e imagem de microscópio eletrônico da endocitose mediada por receptor. Quando uma grande molécula, como uma proteína, se acopla a um receptor superficial específico, a membrana forma um bolso para dentro com a ajuda de uma proteína capsidial, formando uma depressão revestida que depois é destacada, internalizando seletivamente a molécula em uma vesícula endocítica. (c) Diagrama e série de imagens micrográficas eletrônicas da fagocitose. Glóbulos brancos internalizam partículas multimoleculares, como bactérias ou glóbulos vermelhos velhos, estendendo pseudópodes que envolvem e isolam o material-alvo. Um lisossomo se funde com e degrada o conteúdo da vesícula.

PINOCITOSE Na **pinocitose** ("bebida pela célula"), uma gota de fluido celular é coletada de forma não seletiva. Primeiro, ocorre a invaginação da membrana plasmática em direção ao interior da célula, formando-se uma bolsa que contém um pouco de ECF (• Figura 2-8a). A membrana plasmática, então, veda a superfície da bolsa, prendendo o conteúdo em uma pequena **vesícula endocítica** intracelular. A *dinamina*, a proteína responsável por destacar vesículas endocíticas, forma anéis que envolvem e "estreitam o gargalo" da bolsa, desprendendo a vesícula da membrana superficial. Além de levar ECF para dentro da célula, a pinocitose oferece um meio de recuperar membrana plasmática extra que foi adicionada à superfície celular durante a exocitose.

ENDOCITOSE MEDIADA POR RECEPTOR Diferentemente da pinocitose, que envolve a admissão não seletiva do fluido ao redor, a **endocitose mediada por receptor** é um processo altamente seletivo, o qual permite que as células capturem moléculas grandes, específicas e necessárias, do meio extracelular. A endocitose mediada por receptor é ativada pela ligação de uma molécula-alvo específica, como uma proteína, a um receptor de superfície da membrana, específico para tal molécula (• Figura 2-8b). Essa ligação faz com que a membrana plasmática nesse local se dobre para dentro e, depois, se desprenda da superfície, aprisionando dentro da célula a molécula ligada. A bolsa é formada pela ligação de moléculas de *clatrina*, que são proteínas capsidiais deformadoras de membranas na superfície interna da membrana plasmática. A clatrina é uma proteína capsidial diferente da utilizada para a exocitose. A bolsa resultante é conhecida como *uma depressão revestida*, porque está recoberta de clatrina. Complexos de colesterol, vitamina B_{12}, o hormônio insulina e o ferro são exemplos de substâncias levadas seletivamente para dentro da célula por meio da endocitose mediada por receptor.

Nota Clínica Infelizmente, alguns vírus podem explorar esse mecanismo para invadir a célula. Por exemplos, os vírus da gripe e o HIV, vírus causador da AIDS (veja a p. 440), conseguem entrar nas células via endocitose mediada por receptor, ligando-se a receptores da membrana normalmente projetados para ativar a internalização de moléculas necessárias.

FAGOCITOSE Pela **fagocitose** ("digerida pela célula") ocorre a internalização de partículas multimoleculares maiores. A maioria das células corporais realiza a pinocitose, muitas executam endocitose mediada por receptor, mas poucas células especializadas são capazes de fagocitose, sendo as mais notáveis alguns tipos de glóbulos brancos que têm importante função nos mecanismos de defesa do corpo. Quando um glóbulo branco encontra uma partícula grande, como uma bactéria ou resíduo de tecido, estende projeções superficiais conhecidas como **pseudópodes** ("pés falsos") que cercam completamente ou engolfam a partícula, prendendo-a em uma vesícula internalizada (• Figura 2-8c). Um lisossomo funde-se à membrana da vesícula fagocítica e libera enzimas hidrolíticas dentro da vesícula, onde elas atacam com segurança a bactéria ou outro material preso, sem danificar o restante da célula. As enzimas decompõem o material aprisionado em ingredientes brutos, como aminoácidos, glicose e ácidos graxos, que a célula pode reutilizar.

Lisossomos removem organelas desgastadas.

Lisossomos também podem se fundir com organelas envelhecidas ou danificadas, removendo assim as partes inúteis da célula. Esta autodigestão seletiva, conhecida como **autofagia** (*auto* quer dizer "próprio"; *phag* indica "comer"), permite a reposição de estruturas celulares. Na maioria das células, todas as organelas são renováveis.

Nota Clínica Algumas pessoas não têm a capacidade de sintetizar uma ou mais das enzimas lisossômicas. O resultado é um grande acúmulo do composto normalmente digerido pela enzima ausente dentro dos lisossomos. Manifestações clínicas frequentemente acompanham tais desordens, porque os lisossomos inchados interferem na atividade celular normal. A natureza e a gravidade dos sintomas dependem do tipo de substância acumulada, o que, por sua vez, depende de qual enzima lisossômica está ausente. Entre estas chamadas *doenças de armazenamento* há a **doença de Tay-Sachs**, caracterizada pelo acúmulo anormal de moléculas complexas encontradas nas células nervosas. À medida que o acúmulo progride, o resultado são sintomas profundos de degeneração progressiva do sistema nervoso.

Peroxissomas e Desintoxicação

Peroxissomas são organelas membranosas que produzem e decompõem peróxido de hidrogênio no processo de degradação de moléculas potencialmente tóxicas (*peroxi* refere-se a "peróxido de hidrogênio"). Normalmente, estão presentes nas células centenas de pequenas peroxissomas com cerca de um terço da metade do tamanho médio dos lisossomos (veja a • Figura 2-7). Elas também surgem do RE/complexo de Golgi.

Peroxissomas abrigam enzimas oxidativas que desintoxicam diversos dejetos.

Peroxissomas são semelhantes aos lisossomos por serem bolsas envoltas por membranas contendo enzimas, mas, diferentemente dos lisossomos, que contêm enzimas hidrolíticas, os peroxissomas abrigam várias *enzimas oxidantes* potentes e contêm a maior parte da *catalase* da célula.

Enzimas oxidativas, como o nome sugere, utilizam oxigênio (O_2), neste caso para retirar hidrogênio de determinadas moléculas orgânicas. Essa reação ajuda a desintoxicar diversos resíduos produzidos dentro da célula ou compostos tóxicos estranhos que entraram na célula, como o álcool consumido em bebidas.

O principal produto gerado no peroxissoma, o *peróxido de hidrogênio* (H_2O_2), é formado por oxigênio molecular e pelos átomos de hidrogênio retirados da molécula tóxica. O peróxido de hidrogênio é potencialmente destrutivo se puder se acumular ou escapar dos limites do peroxissoma. No entanto, peroxissomas também contêm em abundância a **catalase**, uma enzima que decompõe o potente H_2O_2 em H_2O e O_2 inofensivos. Esta última reação é um mecanismo de segurança importante que destrói o peróxido potencialmente letal em seu local de produção, evitando, assim, um possível e devastador vazamento para o citosol.

Mitocôndrias e Produção de ATP

Mitocôndrias são organelas energéticas, as "usinas elétricas" da célula. Elas extraem energia dos nutrientes dos alimentos e a transforma em uma forma utilizável para as atividades celulares. Mitocôndrias geram cerca de 90% da energia de que as células – e, consequentemente, o corpo inteiro – precisam para sobreviver e funcionar. Uma única célula pode conter apenas centenas ou muitos milhares de mitocôndrias, dependendo das necessidades de energia de cada tipo de célula. Em alguns tipos de célula, as mitocôndrias são densamente compactadas nas regiões intracelulares que utilizam mais energia. Por exemplo, mitocôndrias estão concentradas entre as unidades contráteis nas células musculares do coração.

As mitocôndrias são envolvidas por duas membranas.

As mitocôndrias são estruturas ovaladas ou em forma de bastão do tamanho de uma bactéria. Na verdade, as mitocôndrias são descendentes de bactérias que invadiram ou foram engolfadas por células primitivas em algum estágio da evolução e que subsequentemente se tornaram organelas permanentes. Como parte de sua herança distinta, as mitocôndrias têm DNA próprio, diferente do DNA localizado no núcleo da célula. O DNA mitocondrial contém os códigos genéticos para produção de muitas das moléculas de que as mitocôndrias precisam para gerar energia.

Nota Clínica Falhas gradualmente se acumulam no DNA mitocondrial ao longo da vida de uma pessoa. Tais falhas foram vinculadas ao envelhecimento, bem como a várias disfunções. Estima-se que doenças mitocondriais afetem uma em cada cinco mil pessoas. As manifestações clínicas de tais disfunções são bastante diversas, dependendo da localização e da extensão das mutações no DNA mitocondrial. As principais doenças mitocondriais são aquelas que se tornam debilitantes com o passar dos anos, como algumas formas de doenças degenerativas crônicas musculares e do sistema nervoso – por exemplo, a doença de **Charcot-Marie-Tooth tipo 2a**. Entre os sintomas mais comuns de doenças mitocondriais estão fraqueza muscular, incoordenação, crises convulsivas, cegueira e perda de audição.

Cada mitocôndria é envolta em uma membrana dupla – uma membrana externa lisa que cerca a própria mitocôndria e uma membrana interna que forma uma série de dobras denominadas **cristas**, que se projetam em uma cavidade interna cheia de uma solução parecida com gel conhecida como **matriz** (• Figura 2-9). As duas membranas são separadas por um espaço estreito entre elas. As cristas contêm proteínas que essencialmente são responsáveis por converter boa parte da energia dos alimentos em uma forma utilizável. As diversas dobras da membrana interna aumentam bastante a área de superfície disponível para abrigar essas importantes proteínas. A matriz consiste de uma mistura concentrada de centenas de enzimas diferentes dissolvidas que preparam as moléculas de nutrientes para a extração final de energia utilizável pelas proteínas da crista.

As mitocôndrias têm uma função essencial na geração de ATP.

A fonte de energia para o organismo é a energia química armazenada nas ligações de carbono dos alimentos ingeridos. As células do corpo não estão equipadas para utilizar esta energia diretamente. Ao invés disso, as células devem extrair energia dos nutrientes dos alimentos e convertê-la em uma forma utilizável – ou seja, as ligações de fosfato de alta energia da **adenosina trifosfato (ATP)**, que consiste na adenosina com três grupos de fosfato acoplados

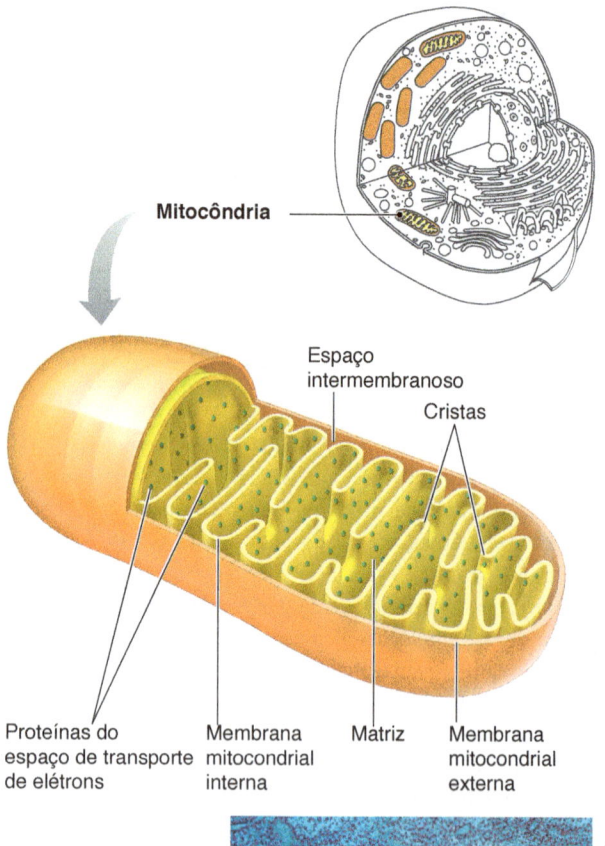

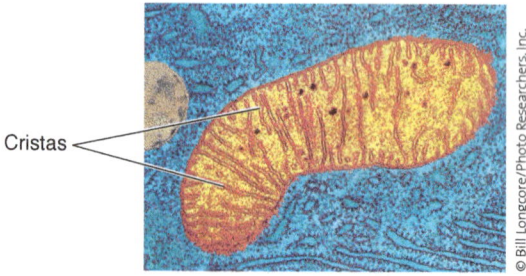

• **FIGURA 2-9 Mitocôndria.** Diagrama e imagem de microscópio eletrônico de uma mitocôndria. Observe que a membrana externa é lisa, enquanto a membrana interna forma dobras, conhecidas como cristas, que se estendem até a matriz. Um espaço intermembranoso separa as membranas interna e externa. As proteínas de transporte de elétrons embutidas nas cristas são essencialmente as responsáveis por converter boa parte da energia dos alimentos em uma forma utilizável.

(*tri* significa "três") (veja o Apêndice B). Quando uma ligação de alta energia, como a que liga o fosfato terminal à adenosina, se quebra, uma quantidade considerável de energia é liberada.

A adenosina trifosfato é a transportadora universal de energia, a "moeda energética" adotada em todo o corpo. As células podem "armazenar" ATP para pagar o "preço energético" em termos de energia para fazer o maquinário celular funcionar. Para obter energia utilizável imediata, as células rompem a ligação terminal do fosfato na ATP, o que produz **adenosina difosfato (ADP)** – adenosina com dois grupos de fosfato acoplados (*di* quer dizer "dois") – mais fosfato inorgânico (P_i) mais energia:

$$\text{ATP} \xrightarrow{\text{quebra}} \text{ADP} + P_i + \text{energia para uso da célula}$$

Neste esquema de energia, o alimento pode ser considerado o "combustível bruto" e a ATP, o "combustível refinado" para a operação do maquinário do organismo. O alimento é digerido, ou decomposto, pelo sistema digestório em unidades menores absorvíveis que podem ser transferidas do lúmen do trato digestório para o sangue (veja o Capítulo 16). Por exemplo, carboidratos alimentares são decompostos primariamente em glicose, que é absorvida no sangue. Nenhuma energia utilizável é liberada durante a digestão dos alimentos. Quando entregues pelo sangue às células, as moléculas de nutrientes são transportadas ao longo da membrana plasmática dentro do citosol (os detalhes de como os materiais atravessam a membrana serão vistos no Capítulo 3).

Agora, voltaremos nossa atenção para os passos envolvidos na produção de ATP dentro da célula e a função das mitocôndrias nesse processo. A **respiração celular** refere-se coletivamente às reações intracelulares nas quais moléculas ricas em energia são decompostas para formar ATP, utilizando O_2 e produzindo CO_2 no processo. Na maioria das células, a ATP é gerada a partir do desmembramento sequencial de moléculas dos nutrientes absorvidos, ocorrendo em três estágios: a *glicólise* no citosol, o *ciclo do ácido cítrico* na matriz mitocondrial e a *fosforilação oxidativa* na membrana interna mitocondrial (• Figura 2-10). As células musculares utilizam uma rota citosólica adicional para gerar energia imediatamente ao início da atividade física (veja no Capítulo 8, p. 276). Utilizaremos a glicose como exemplo para descrever tais estágios.

GLICÓLISE Entre as milhares de enzimas no citosol, dez são responsáveis pela **glicólise**, um processo químico que envolve dez reações sequenciais que decompõem uma molécula de açúcar com seis carbonos, a glicose, em duas moléculas de piruvato, cada uma com três carbonos (*glyc*- significa "doce"; *lysis* quer dizer "quebra") (• Figura 2-11). Durante esse processo, dois hidrogênios são liberados e transferidos para duas moléculas de NADH para uso posterior (veremos mais sobre o NADH em breve). Uma parte da energia das ligações químicas rompidas da glicose é utilizada diretamente para converter ADP em ATP. No entanto, a glicólise não é muito eficiente em termos de extração de energia: a produção final é de apenas duas moléculas de ATP por molécula de glicose processada. Boa parte da energia contida originalmente na molécula de glicose ainda está bloqueada nas ligações químicas das moléculas de piruvato. A produção de baixa energia da glicólise não é suficiente para atender à demanda de ATP do organismo. É aqui que as mitocôndrias entram em ação.

• **FIGURA 2-10 Estágios da respiração celular.** Os três estágios da respiração celular são (1) glicólise, (2) ciclo do ácido cítrico e (3) fosforilação oxidativa.

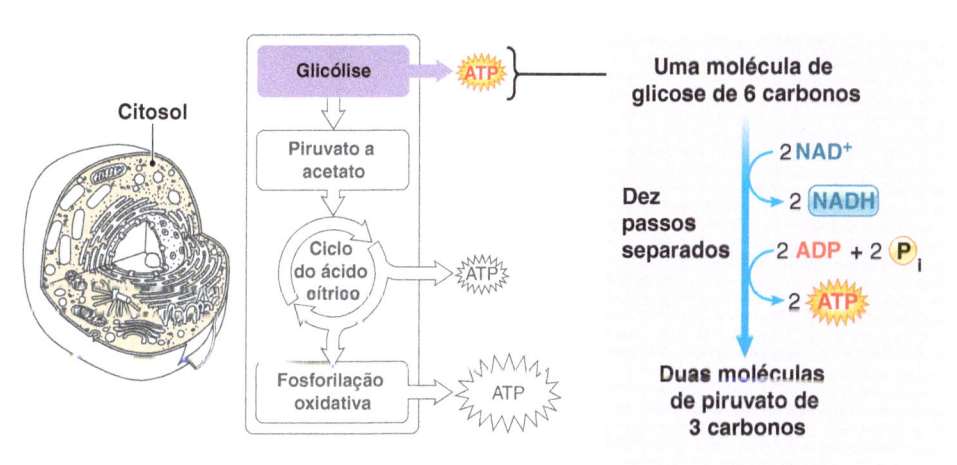

• **FIGURA 2-11 Glicólise no citosol.** A glicólise divide a glicose (seis carbonos) em duas moléculas de piruvato (com três carbonos cada), com produção líquida de 2 ATP mais 2 NADH (disponíveis para futura extração de energia pelo sistema de transporte de elétrons).

CICLO DO ÁCIDO CÍTRICO O piruvato produzido pela glicólise no citosol é transportado para a matriz mitocondrial. Aqui, um de seus carbonos é removido enzimaticamente na forma de dióxido de carbono (CO_2) e eliminado do organismo como produto final ou resíduo (• Figura 2-12). O outro hidrogênio também é liberado e é transferido para outro NADH. A molécula de dois carbonos remanescente após o processo de decomposição, o acetato, combina-se à coenzima A (CoA), um derivado do ácido pantotênico (uma vitamina B), produzindo o composto acetilcoenzima A (acetil-CoA).

O acetil-CoA, então, entra no **ciclo do ácido cítrico**, uma série cíclica de oito reações bioquímicas catalisadas por enzimas da matriz mitocondrial. Esse ciclo de reações pode ser comparado a uma "volta" em uma roda-gigante, exceto pelo fato de

Capítulo 2 – Fisiologia Celular **33**

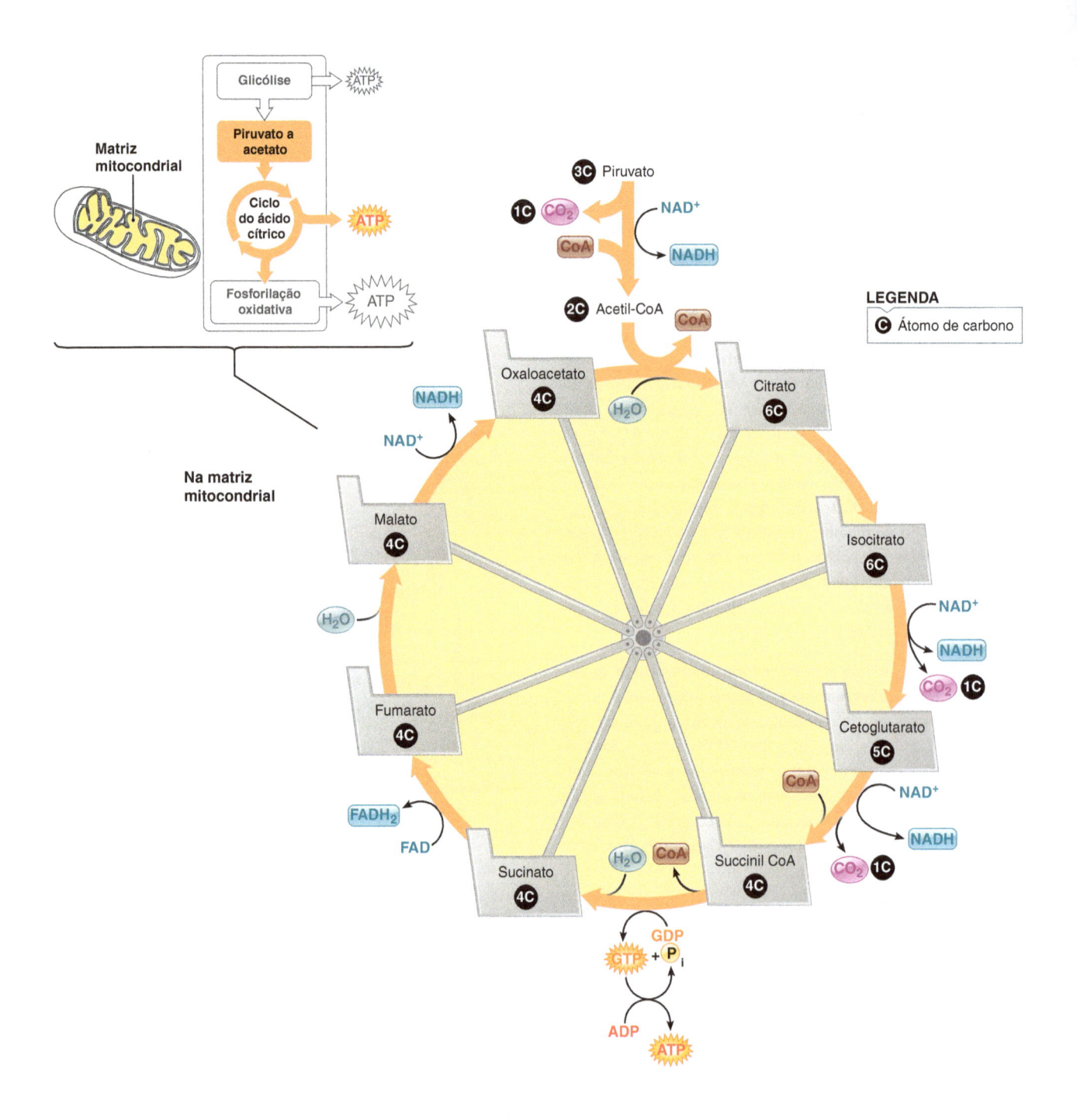

• **FIGURA 2-12 Ciclo do ácido cítrico na matriz mitocondrial.** Os dois carbonos que entram no ciclo através do acetil-CoA são por fim convertidos em CO_2, com o oxaloacetato, que aceita acetil-CoA, sendo regenerado no final da rota cíclica. Os hidrogênios liberados em pontos específicos ao longo da rota se vinculam às moléculas transportadoras de hidrogênio NAD^+ e FAD para futuro processamento pelo sistema de transporte de elétrons. Uma molécula de ATP é gerada para cada molécula de acetil-CoA que entra no ciclo do ácido cítrico, em um total de duas moléculas de ATP para cada molécula de glicose processada.

que as próprias moléculas não se movem fisicamente em um círculo. No topo da roda-gigante, o acetil-CoA, uma molécula de dois carbonos, entra em um lugar já ocupado por oxaloacetato, dotado de quatro carbonos. Essas duas moléculas se unem para formar uma molécula de citrato, com seis carbonos (no pH intracelular, o ácido cítrico existe em sua forma ionizada, o citrato) e o circuito do ciclo do ácido cítrico começa (esse ciclo também é conhecido como **ciclo de Krebs**, em homenagem ao seu principal descobridor, ou **ciclo do ácido tricarboxílico**, porque o citrato contém três grupos de ácido carboxílico). Em cada passo do ciclo, as enzimas da matriz modificam a molécula passageira formando uma molécula ligeiramente diferente (mostradas na • Figura 2-12). Tais alterações moleculares têm as seguintes consequências importantes:

1. Dois carbonos são "expulsos do brinquedo" – liberados um por vez do citrato de seis carbonos, convertendo-o de volta ao oxaloacetato de quatro carbonos, que agora está disponível no topo do ciclo para coletar outro acetil-CoA para mais uma volta pelo ciclo. O CoA também é reciclado. Ele é liberado ao final do ciclo, sendo disponibilizado para se ligar a um novo acetato e formar outro acetil-CoA.

2. Os carbonos liberados são convertidos em duas moléculas de CO_2. Observe que dois átomos de carbono entram no ciclo, na forma de acetil-CoA, e dois átomos de carbono saem do ciclo, na forma de duas moléculas de CO_2. Este CO_2, além do CO_2 produzido durante a formação do acetato a partir do piruvato, sai da matriz mitocondrial e, subsequentemente, da célula, para entrar no sangue. O sangue leva o CO_2 até os pulmões, onde é eliminado para a atmosfera por meio da respiração. O oxigênio utilizado para formar CO_2 a partir desses carbonos liberados é derivado das moléculas envolvidas nessas reações e não do oxigênio molecular livre fornecido pela respiração.

3. Os hidrogênios também são "expulsos" durante o ciclo em quatro dos passos de conversão química. A principal finalidade do ciclo do ácido cítrico é produzir tais hidrogênios para entrada no sistema de transporte de elétrons na membrana mitocondrial interna. Os hidrogênios são transferidos para duas diferentes moléculas transportadoras de hidrogênio– a **nicotinamida adenina dinucleotídeo (NAD[1])**, derivada da vitamina B niacina, e a **flavina adenina dinucleotídeo (FAD)**, derivada da vitamina B riboflavina. A transferência de hidrogênio converte esses compostos em NADH e $FADH_2$, respectivamente. Três NADH e um $FADH_2$ são produzidos para cada volta completa do ciclo do ácido cítrico.

4. Mais uma molécula de ATP é produzida para cada molécula de acetil-CoA processada. Na verdade, o ATP não é produzido pelo ciclo do ácido cítrico. A energia liberada vincula diretamente o fosfato inorgânico à **guanosina difosfato (GDP)**, formando **guanosina trifosfato (GTP)**, uma molécula de alta energia semelhante à ATP. A energia do GTP é, então, transferida à ATP da seguinte forma:

$$ADP + GTP \rightleftharpoons ATP + GDP$$

Como cada molécula de glicose é convertida em duas moléculas de acetato, abastecendo duas voltas do ciclo do ácido cítrico, são produzidas mais duas moléculas de ATP a partir de cada molécula de glicose.

Até o momento, a célula ainda não teve um grande lucro energético. No entanto, o ciclo do ácido cítrico é importante na preparação das moléculas transportadoras de hidrogênio para sua entrada no estágio final, a fosforilação oxidativa, que produz muito mais energia do que a escassa quantidade de ATP produzida no próprio ciclo.

FOSFORILAÇÃO OXIDATIVA Uma energia considerável não aproveitada ainda está armazenada nos hidrogênios liberados, que contêm elétrons em altos níveis de energia. A **fosforilação oxidativa** refere-se ao processo pelo qual a ATP é sintetizada utilizando a energia liberada por elétrons enquanto são transferidos para o O_2. Esse processo envolve dois grupos de proteínas, ambos localizados na membrana mitocondrial interna: o *sistema de transporte de elétrons* e a *ATP sintase*.

A "grande recompensa" na captura de energia começa quando do NADH e $FADH_2$ entram no sistema de transporte de elétrons. O **sistema de transporte de elétrons** consiste de transportadores de elétrons encontrados em quatro grandes complexos proteicos estacionários, numerados I, II, III e IV, além de dois transportadores de elétrons altamente móveis, citocromo c e ubiquinona (também conhecida como coenzima Q ou CoQ), que transferem elétrons entre os principais complexos (● Figura 2-13).

À medida que se inicia o sistema de transporte de elétrons, elétrons de alta energia são extraídos dos hidrogênios mantidos no NADH e $FADH_2$ e transferidos, por meio de uma série de passos, de uma molécula transportadora de elétrons para outra em uma linha de montagem (passo **1**). Como resultado da cessão de íons de hidrogênio (H^+) e elétrons dentro do sistema de transporte de elétrons, NADH e $FADH_2$ são convertidos de volta a NAD^+ e FAD (passo **2**), liberando-os para coletar mais átomos de hidrogênio liberados durante a glicólise e o ciclo do ácido cítrico. Assim, NAD^+ e FAD servem como elo entre o ciclo do ácido cítrico e o sistema de transporte de elétrons. Os transportadores de elétrons estão organizados em uma ordem específica na membrana interna para que os elétrons de alta energia caiam para níveis sucessivamente mais baixos de energia à medida que são transferidos de transportador a transportador, por meio de uma cadeia de reações (passo **3**). Por fim, quando estão em seu estado de energia mais baixo, os elétrons são vinculados ao oxigênio molecular (O_2) derivado do ar que respiramos. O oxigênio que entra nas mitocôndrias serve como receptor final de elétrons no sistema de transporte de elétrons. Esse oxigênio carregado negativamente (negativo porque adquiriu elétrons adicionais) se combina, então, com os íons de hidrogênio carregados positivamente (positivos porque doaram elétrons no início do sistema de transporte de elétrons) para formar água, H_2O (passo **4**).

À medida que os elétrons atravessam essa cadeia de reações, liberam energia livre. Parte da energia liberada é perdida como calor, mas uma parte é capturada pela mitocôndria para sintetizar a ATP. Em três locais do sistema de transporte de elétrons (Complexos I, III e IV), a energia liberada durante a transferência de elétrons é utilizada para transportar íons de hidrogênio (H^+) ao longo da membrana mitocondrial interna da matriz até o espaço entre as membranas mitocondriais interna e externa, o *espaço intermembranoso* (passo **5**). Como resultado, os íons de hidrogênio estão mais concentrados no espaço intermembranoso do que na matriz. Este gradiente de H^+ gerado pelo sistema de transporte de elétrons (passo **6**) fornece a energia que orienta a síntese de ATP pela ATP sintase, enzima mitocondrial ligada à membrana.

A **ATP sintase** consiste de uma *unidade basal* embutida na membrana interna, conectada por um talo a uma *cabeça* localizada na matriz, com o *estator* fazendo a ponte entre a unidade basal e a cabeça. Como íons de H^+ estão mais concentrados no espaço intramembranoso do que na matriz, têm uma forte tendência a fluir de volta à matriz pela membrana interna através de canais formados entre as unidades basais e os estatores dos complexos de ATP sintase (passo **7**). Este fluxo de íons de H^+ ativa a ATP sintase e ativa a síntese de ATP pela cabeça, um processo chamado de **quimiosmose**. A passagem de íons H^+ através do canal faz a cabeça e o talo girarem como um pião (passo **8**), semelhante ao fluxo da água fazendo girar uma roda d'água.

1 Os elétrons de alta energia extraídos dos hidrogênios em NADH e FADH$_2$ são transferidos de uma molécula transportadora de elétrons para outra.

2 NADH e FADH$_2$ são convertidos em NAD$^+$ e FAD, que os libera para coletar mais átomos de hidrogênio liberados durante a glicólise e o ciclo do ácido cítrico.

3 Os elétrons de alta energia caem para níveis cada vez menores de energia enquanto são transferidos de transportador a transportador através do sistema de transporte de elétrons.

4 Os elétrons passam para o O$_2$, o receptor final de elétron do sistema de transporte de elétrons. Este oxigênio, agora carregado negativamente porque adquiriu elétrons adicionais, combina-se com íons H$^+$, carregados positivamente porque recebem elétrons no início do sistema de transporte de elétrons, para formar H$_2$O.

5 À medida que os elétrons atravessam o sistema de transporte de elétrons, liberam energia livre. Parte da energia liberada é perdida como calor, mas outra é coletada pela mitocôndria para transportar H$^+$ ao longo da membrana mitocondrial interna da matriz para o espaço entre membranas nos Complexos I, III e IV.

6 Como resultado, os íons H$^+$ estão mais concentrados no espaço intermembranoso do que na matriz. Este gradiente de H$^+$ fornece a energia que orienta a síntese de ATP por ATP sintase.

7 Devido a este gradiente, os íons H$^+$ têm uma forte tendência de fluir para dentro da matriz ao longo da membrana interna via canais entre as unidades basais e os estatores dos complexos de ATP sintase.

8 Este fluxo de íons H$^+$ ativa a ATP sintase e ativa a síntese de ATP pela cabeça, um processo chamado de quimiosmose. A passagem de íons H$^+$ através do canal faz a cabeça e o talo girarem como um pião.

9 Como resultado das mudanças em seu formato e posição enquanto gira, a cabeça coleta ADP e Pi, combina-os e libera o produto ATP.

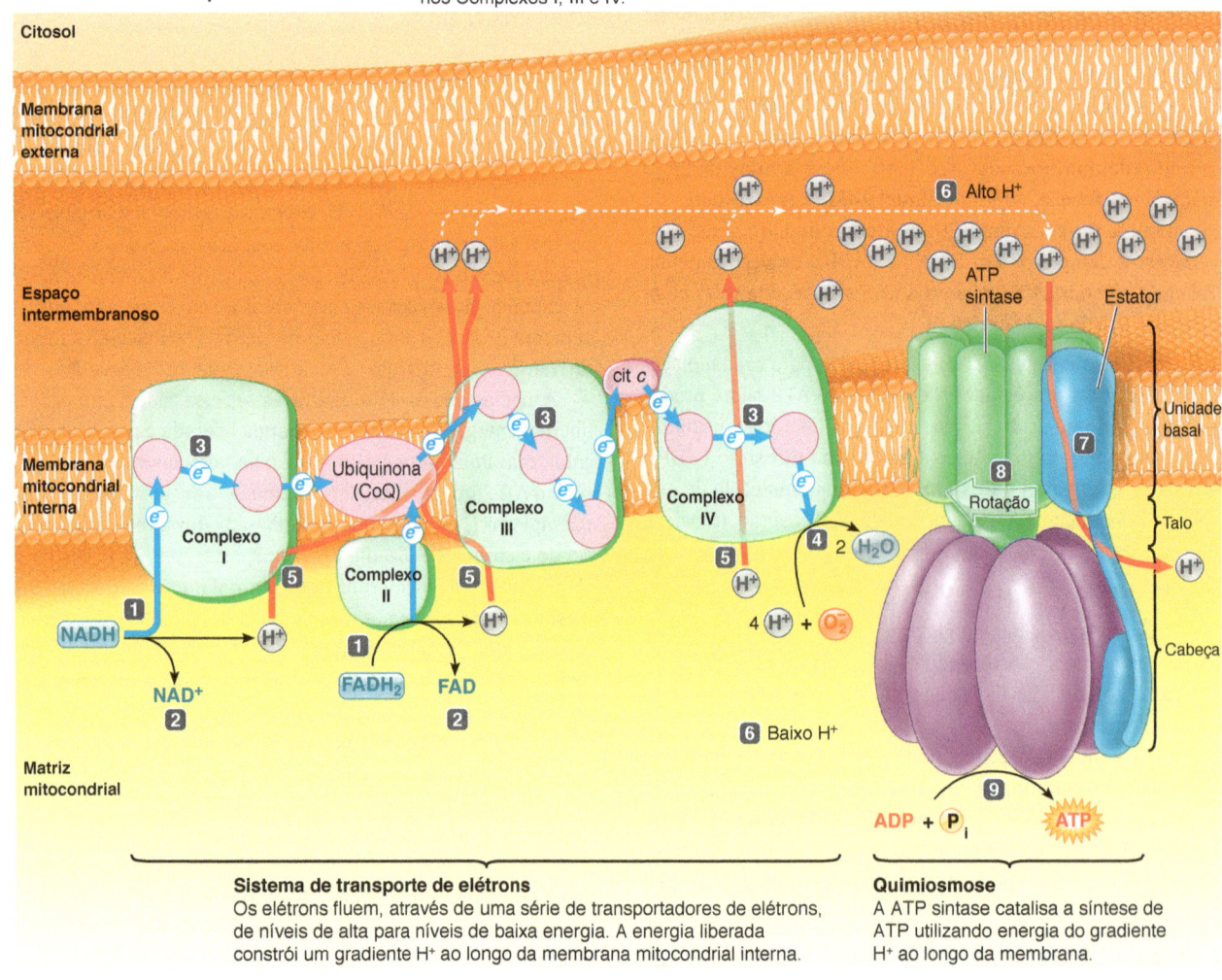

Sistema de transporte de elétrons
Os elétrons fluem, através de uma série de transportadores de elétrons, de níveis de alta para níveis de baixa energia. A energia liberada constrói um gradiente H$^+$ ao longo da membrana mitocondrial interna.

Quimiosmose
A ATP sintase catalisa a síntese de ATP utilizando energia do gradiente H$^+$ ao longo da membrana.

Fosforilação oxidativa

- **FIGURA 2-13 Fosforilação oxidativa na membrana interna mitocondrial.** A fosforilação oxidativa engloba o sistema de transporte de elétrons (passos 1 a 6) e a quimiosmose por ATP sintase (passos 7 a 9). Os círculos rosa no sistema de transporte de elétrons representam transportadores específicos de elétrons.

Como resultado das mudanças em seu formato e posição enquanto gira, a cabeça pode coletar sequencialmente ADP e P_i, combiná-los e liberar o produto ATP (passo **9**).

A fosforilação oxidativa abrange todo o processo pelo qual a ATP sintase sintetiza a ATP pela fosforilação (o processo de transferir um fosfato) da ADP utilizando a energia liberada por elétrons enquanto são transferidos para O_2 pelo sistema de transporte de elétrons. A coleta de energia em uma forma útil enquanto os elétrons passam de um estado de alta energia para outro de baixa energia pode ser comparada a uma usina hidrelétrica que converte a energia hídrica em eletricidade.

Quando ativada, a ATP sintase possibilita a rica produção de mais 28 moléculas de ATP para cada molécula de glicose processada (● Figura 2-14). Pesquisas recentes indicam que aproximadamente 2,5 ATPs são sintetizadas à medida que um par de elétrons liberados por NADH viaja por todo o sistema de transporte de elétrons até o oxigênio. A rota mais curta seguida por um par de elétrons liberado do $FADH_2$ (veja a ● Figura 2-13) sintetiza 1,5 ATP. Isso significa que são produzidas, no total, 32 moléculas de ATP quando uma molécula de glicose é completamente desmembrada na respiração celular: 2 durante a glicólise, 2 durante o ciclo do ácido cítrico e 28 durante a fosforilação oxidativa. A ATP é transportada para fora da mitocôndria e dentro do citosol para uso como a fonte de energia da célula.

Os passos que levam à fosforilação oxidativa podem, à primeira vista, parecer uma complicação desnecessária. Por que não simplesmente oxidar, ou "queimar", diretamente as moléculas de alimentos para liberar sua energia? Quando esse processo ocorre fora do corpo, toda a energia armazenada na molécula do alimento é liberada explosivamente na forma de calor (● Figura 2-15). Pense no que acontece quando um marshmallow sendo assado acidentalmente pega fogo. O marshmallow queimando fica rapidamente muito quente, como resultado da oxidação rápida do açúcar. No organismo, as moléculas de alimentos são oxidadas dentro das mitocôndrias em muitos passos pequenos e controlados para que a energia química seja gradualmente liberada em pequenas quantidades, que podem ser capturadas mais eficientemente em ligações de ATP e armazenadas em uma forma útil para a célula. Desta forma, muito menos energia é convertida em calor. O calor produzido não é energia completamente gasta – é utilizado para ajudar a manter a temperatura corporal, com qualquer excesso de calor sendo eliminado no meio ambiente.

A célula gera mais energia em condições aeróbias do que em anaeróbias.

A célula é um conversor de energia muito mais eficiente quando há oxigênio disponível (● Figura 2-16). Em uma condição **anaeróbia** ("falta de ar", especificamente "falta de O_2"), a degradação da glicose não pode continuar além da glicólise, que ocorre no citosol e produz apenas duas moléculas de ATP por molécula de glicose. A energia não utilizada da molécula de glicose continua bloqueada nas ligações das moléculas de piruvato, que são por fim convertidas em **lactato**, se não entrarem na rota que essencialmente leva à fosforilação oxidativa.

No entanto, quando há O_2 suficiente – uma condição **aeróbia** ("com ar" ou "com O_2") –, o processamento mitocondrial (isto é, o ciclo do ácido cítrico na matriz e o sistema de transporte de elétrons e a ATP sintase na membrana interna) coleta energia suficiente para gerar mais 28 moléculas de ATP, para uma produção líquida total de 32 ATPs por molécula de glicose processada. (Para uma descrição do exercício aeróbico, veja o quadro ■ **Detalhes da Fisiologia dos Exercícios**.) A reação geral para a oxidação de moléculas de alimento para produção de energia durante a respiração celular é a seguinte:

Alimento + O_2 ⇌ CO_2 + H_2O + ATP

(necessário para fosforilação oxidativa) (produzido essencialmente pelo ciclo do ácido cítrico) (produzido pelo sistema de transporte de elétrons) (produzida essencialmente pela ATP sintase)

A glicose, principal nutriente derivado de carboidratos alimentares, é o combustível preferido pela maioria das células. No entanto, as moléculas de nutrientes derivadas de gorduras (ácidos graxos) e, se necessário, de proteínas (aminoácidos), também podem participar em pontos específicos nessa reação química geral

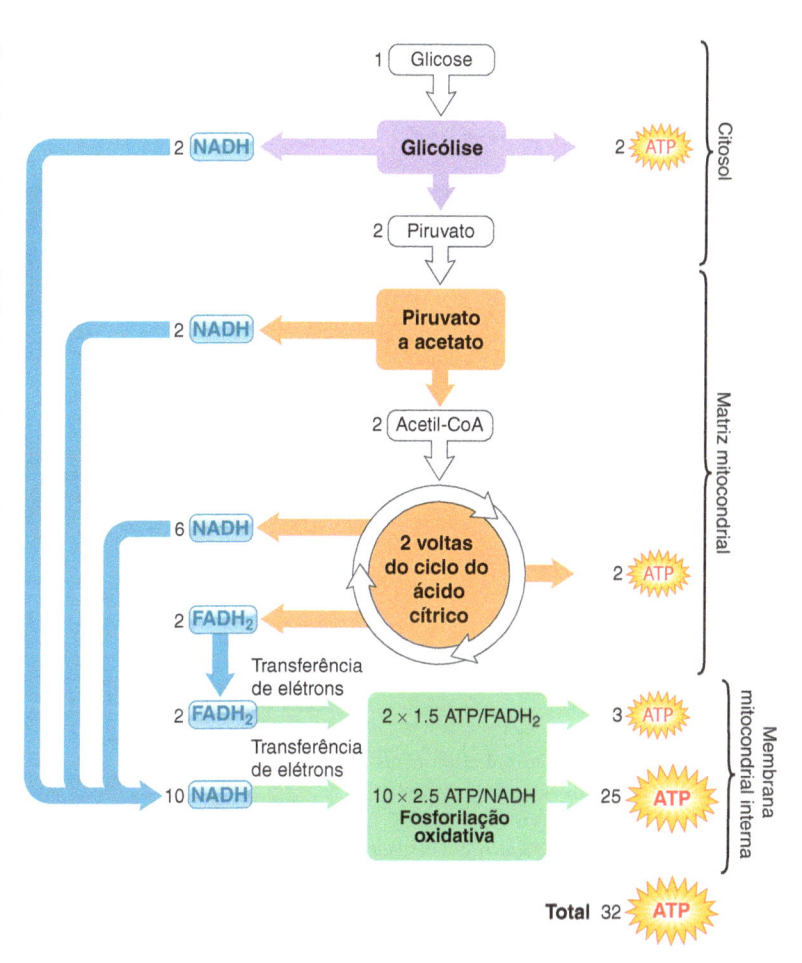

● **FIGURA 2-14** Resumo da produção de ATP a partir da oxidação completa de uma molécula de glicose. O total de 32 ATPs assume que os elétrons transportados por cada NADH produzam 2,5 ATPs e os transportados por cada $FADH_2$ produzam 1,5 ATP durante a fosforilação oxidativa.

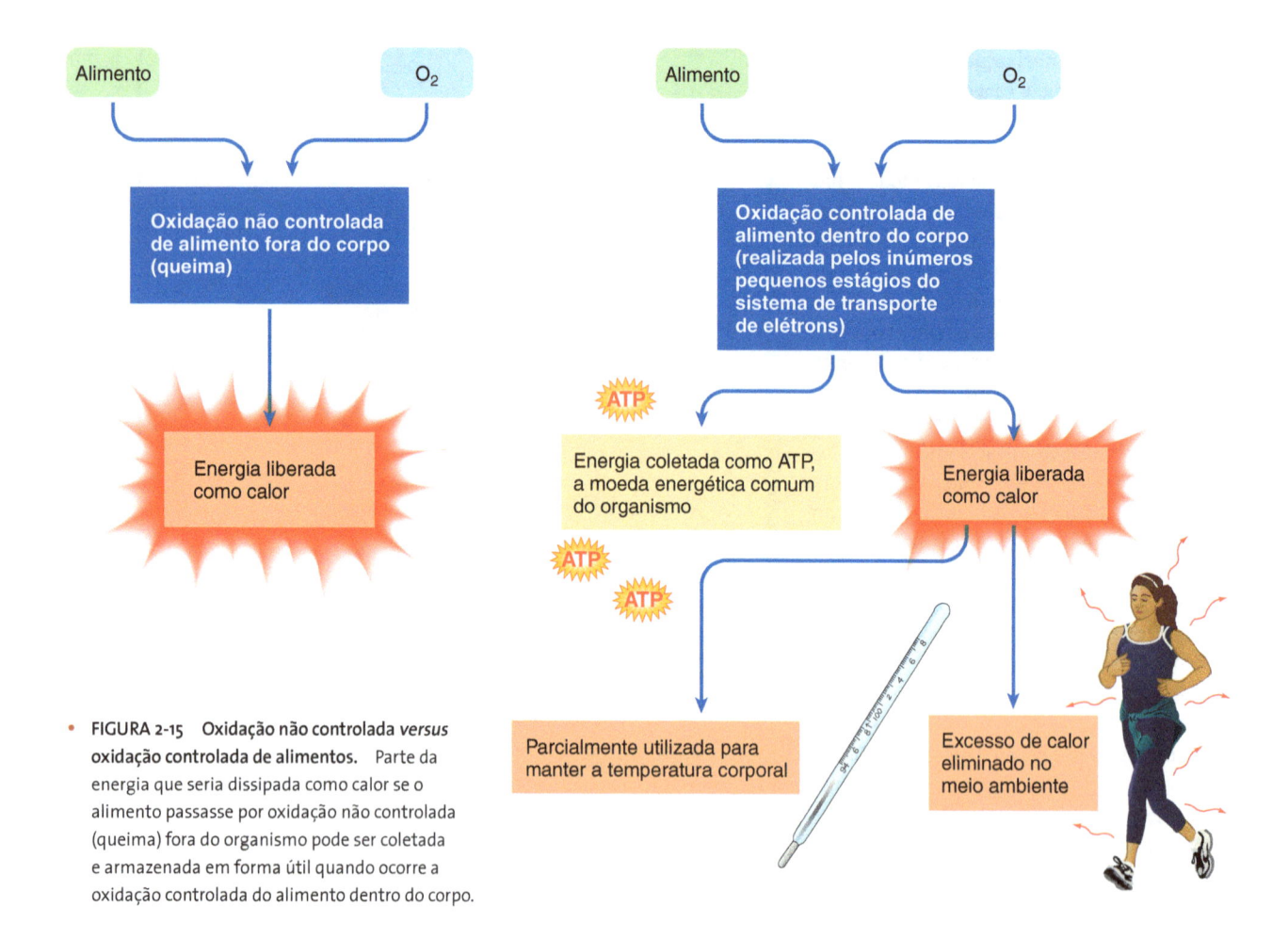

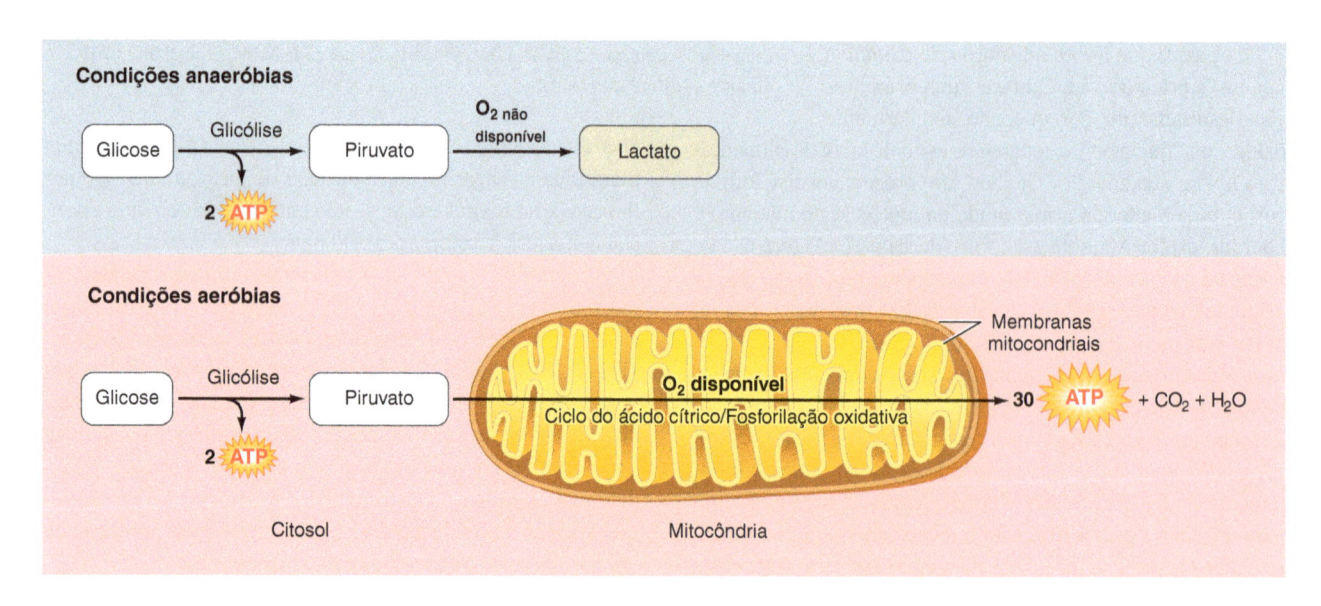

• **FIGURA 2-15 Oxidação não controlada *versus* oxidação controlada de alimentos.** Parte da energia que seria dissipada como calor se o alimento passasse por oxidação não controlada (queima) fora do organismo pode ser coletada e armazenada em forma útil quando ocorre a oxidação controlada do alimento dentro do corpo.

• **FIGURA 2-16 Comparação da produção de energia e produtos sob condições anaeróbias e aeróbias.** Em condições anaeróbias, apenas 2 ATPs são produzidas para cada molécula de glicose processada; porém, em condições aeróbias, é produzido um total de 32 ATPs por molécula de glicose.

para eventualmente produzir energia. Aminoácidos normalmente são utilizados para síntese proteica em vez de produzir energia, mas podem ser usados como combustível se a glicose e a gordura disponíveis forem insuficientes (veja o Capítulo 17).

Observe que as reações oxidativas dentro das mitocôndrias geram energia, diferentemente das reações oxidativas controladas pelas enzimas do peroxissoma. Ambas as organelas utilizam O_2, mas para finalidades diferentes.

DETALHES DA FISIOLOGIA DO EXERCÍCIO

Exercício Aeróbico: quanto e para quê?

O **exercício aeróbico** ("com O_2") é aquele que envolve grandes grupos musculares e que é realizado em uma intensidade suficientemente baixa e por um período de tempo suficientemente longo para que as fontes de combustível possam ser convertidas em ATP utilizando o ciclo do ácido cítrico e a fosforilação oxidativa como rota metabólica predominante. O exercício aeróbico pode ser mantido por um período de 15 a 20 minutos a até diversas horas por vez. Atividades de curta duração e alta intensidade, como treinamento com pesos e corrida de 100 metros, que duram segundos e consomem apenas a energia armazenada nos músculos e na glicólise, são formas de **exercício anaeróbico** ("sem O_2").

A inatividade é associada ao aumento no risco de desenvolvimento de hipertensão (pressão alta) e de doença arterial coronariana (obstrução das artérias que alimentam o coração). A American College of Sports Medicine (Associação Norte-americana de Medicina Esportiva) recomenda que uma pessoa pratique exercícios aeróbicos no mínimo três vezes por semana, de 20 a 60 minutos, para reduzir o risco de hipertensão e doença arterial coronariana e para melhorar o condicionamento físico. Estudos recentes demonstraram que os mesmos benefícios à saúde são obtidos se o exercício for realizado por um período prolongado ou for dividido em vários períodos mais curtos. Essa é uma boa notícia, porque muitas pessoas acham mais fácil manter uma rotina de exercícios curtos e rápidos durante todo o dia.

A intensidade do exercício deve se basear em uma porcentagem da capacidade de trabalho máxima do indivíduo. A maneira mais fácil de estabelecer a intensidade adequada do exercício e monitorar os níveis de intensidade é verificando os batimentos cardíacos. O número máximo de batimentos cardíacos estimado é determinado pela subtração da idade da pessoa de 220. Benefícios consideráveis podem ser obtidos do exercício aeróbico realizado entre 70% e 80% da frequência cardíaca máxima. Por exemplo, a frequência cardíaca máxima estimada para um jovem de 20 anos é de 200 batidas por minuto. Se essa pessoa se exercitar três vezes por semana de 20 a 60 minutos a uma intensidade que aumente sua frequência cardíaca para 140 a 160 batidas por minuto, ela deverá melhorar consideravelmente sua capacidade de exercício aeróbico e reduzirá o risco de doenças cardiovasculares.

A energia armazenada dentro da ATP é utilizada para síntese, transporte e trabalho mecânico.

Quando formada, a ATP é transportada para fora da mitocôndria e, então, disponibilizada como fonte de energia na célula. As atividades celulares que exigem gasto de energia recaem em três categorias principais:

1. *Síntese de novos compostos químicos*, como a síntese proteica pelo retículo endoplasmático. Algumas células, especialmente aquelas com alta taxa de secreção e em fase de crescimento, utilizam até 75% da ATP gerada apenas para sintetizar novos compostos químicos.

2. *Transporte por membranas*, como o transporte seletivo de moléculas ao longo dos túbulos renais durante o processo de formação de urina. As células renais podem gastar até 80% de seu ATP para realizar os mecanismos seletivos de transporte por membranas.

3. *Trabalho mecânico*, como a contração do músculo cardíaco para bombear sangue ou a contração dos músculos esqueléticos para levantar um objeto. Essas atividades exigem quantidades tremendas de ATP.

Como resultado do gasto de energia celular para sustentar essas diversas atividades, são produzidas grandes quantidades de ADP. Essas moléculas pouco energéticas entram nas mitocôndrias para "recarregar" e, então, retornam ao ciclo no citosol como moléculas de ATP ricas em energia, depois de participarem da fosforilação oxidativa. Nesse ciclo de recarga-consumo, uma única molécula de ADP/ATP pode alternar milhares de vezes por dia entre as mitocôndrias e o citosol. Em média, uma pessoa recicla o equivalente ao seu peso corporal em ATP todos os dias!

As altas demandas por ATP fazem com que a glicólise sozinha seja insuficiente e ineficiente como fornecedora de energia para a maioria das células. Se não fosse pelas mitocôndrias, que abrigam o maquinário metabólico para a fosforilação oxidativa, a capacidade de energia do organismo seria muito limitada. No entanto, a glicólise fornece às células um mecanismo de sustentação que pode produzir pelo menos um pouco de ATP em condições anaeróbias. As células do músculo esquelético em particular aproveitam essa capacidade durante períodos curtos de exercícios extenuantes, quando as demandas de atividade contrátil superam a capacidade do organismo de levar aos músculos exercitados O_2 suficiente para sustentar a fosforilação oxidativa. Além disso, os glóbulos vermelhos, que são as únicas células que não contêm mitocôndrias, contam apenas com a glicose para sua produção limitada de energia. No entanto, as necessidades energéticas dos glóbulos vermelhos são baixas, pois eles também não possuem núcleo e, portanto, não conseguem sintetizar novas substâncias, tarefa que consome a maior parte da energia na maioria das células não contráteis.

Tendo concluído nossa discussão sobre as organelas membranosas, voltamos agora nossa atenção às organelas não membranosas, que incluem ribossomos, *vaults* e centríolos.

Ribossomos e Síntese Proteica

Ribossomos executam a síntese proteica ao traduzirem o mRNA em cadeias de aminoácidos, na sequência ordenada ditada pelo código do DNA original. Os ribossomos unem todos os componentes que participam da síntese proteica – mRNA, tRNA e aminoácidos – e fornecem as enzimas e a energia necessárias para unir esses aminoácidos. A natureza da proteína sintetizada por um dado ribossomo é determinada pelo mRNA que está sendo traduzido. Cada mRNA serve de código para uma única proteína.

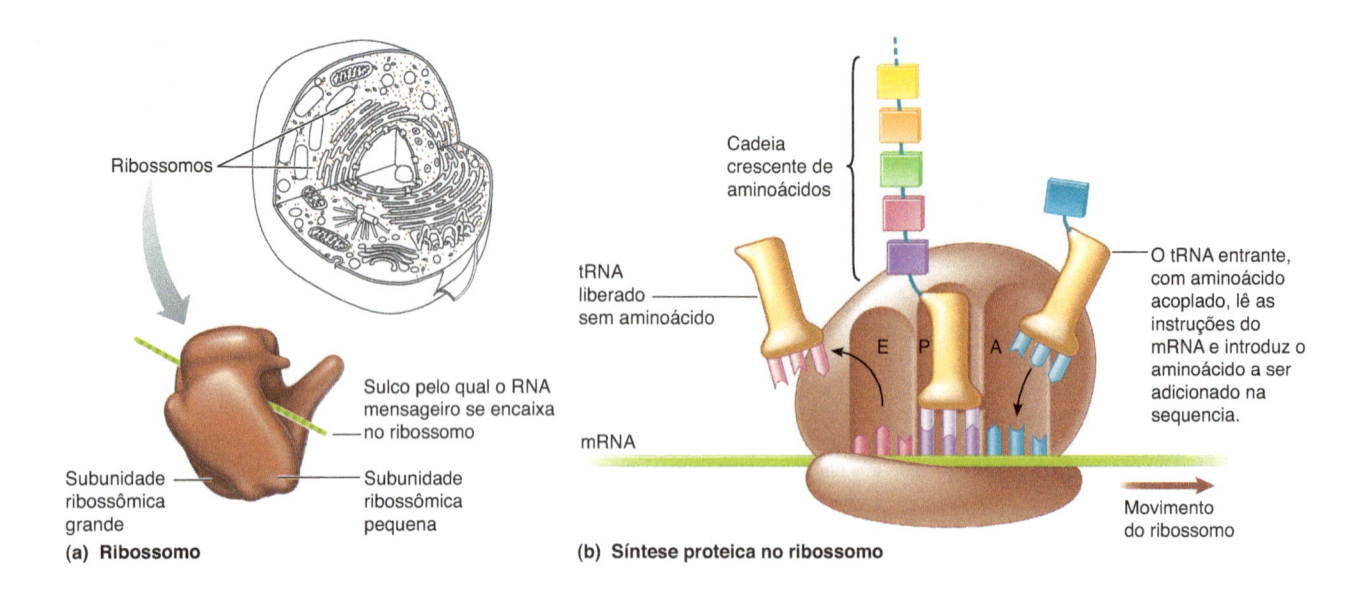

• **FIGURA 2-17 Ribossomos.** (a) Diagrama de um ribossomo montado, consistindo em uma subunidade ribossômica grande e uma pequena, com o mRNA se encaixando em um sulco formado entre essas subunidades. (b) Representação esquemática do interior do ribossomo, mostrando os locais A, P e E onde as moléculas de tRNA interagem com o mRNA durante a síntese proteica.

Os ribossomos existem livres no citosol ou acoplados ao RE rugoso. Um ribossomo acabado tem cerca de 20 nm de diâmetro e é composto por duas partes de tamanho diferente, uma *subunidade ribossômica grande* e uma *pequena* (• Figura 2-17a). Cada subunidade é composta por rRNA e proteínas ribossômicas. Essas subunidades são unidas quando uma proteína é sintetizada. Quando as duas subunidades se unem, é formado um sulco. Na tradução, o mRNA se move através desse sulco. O ribossomo também tem três sítios ligantes nos quais os tRNAs interagem com o mRNA (• Figura 2-17b). O *sitio A* é onde o tRNA entrante, trazendo um aminoácido especificado, liga-se ao mRNA. O *local P* é onde o tRNA, que carrega a cadeia crescente de aminoácidos, se liga ao mRNA. Em cada passo da tradução, a cadeia de aminoácidos do tRNA no sitio P é quebrada e ligada ao aminoácido no tRNA entrante no local A. O *sitio E* é onde um tRNA vazio é acoplado antes da liberação do ribossomo. Depois que o aminoácido no tRNA entrante foi adicionado à cadeia de aminoácidos, o ribossomo segue ao longo do mRNA, reposicionando todos os tRNAs no sitio seguinte. O tRNA que estava no sitio E sai do ribossomo. O agora vazio tRNA que estava no sitio P entra no sitio E. O tRNA que estava no sitio A e agora leva a cadeia de aminoácidos em crescimento entra no sitio P. Um novo tRNA entrante, carregando o próximo aminoácido na sequência de proteínas, entra no sitio A vazio. Esse processo é repetido até que tenham sido ligados todos os aminoácidos especificados pelas instruções do mRNA para a proteína em construção. Veja o Apêndice A (disponível no site do livro: www.cengage.com.br) para mais detalhes.

Vaults como Caminhões Celulares

Os **Vaults** (partículas de ribonucleoproteínas), que são três vezes maiores do que os ribossomos, têm a forma de barris octogonais (• Figura 2-18). Seu nome (que, em português, quer dizer "abóbada") vem de seus múltiplos arcos, que lembraram seus descobridores do teto abobadado de uma catedral. Os *vaults* têm o interior oco, como um barril. Quando abertos, parecem pares de flores sem desabrochar, contendo oito "pétalas" acopladas a um aro central em cada metade do *vault*. Uma célula pode conter milhares de *vaults*; entretanto, eles não foram descobertos até a década de 1990. Por que a presença dessas organelas numerosas e relativamente grandes era até recentemente desconhecida? O motivo é que eles não apareciam nas técnicas comuns de marcação.

Vaults podem servir de veículos de transporte celular.

Atualmente, a função dos *vaults* ainda é incerta, mas seu formato octogonal e seu interior oco fornecem alguns indícios. Poros nucleares também são octogonais e têm o mesmo tamanho dos *vaults*, o que leva à especulação de que estes possam ser "caminhões" celulares. De acordo com essa proposta, *vaults* se acoplariam nos poros nucleares, coletariam moléculas sintetizadas no núcleo e as levariam a outros lugares da célula. Pesquisas correntes sustentam essa função dos *vaults* no transporte do núcleo ao citoplasma, mas sua carga ainda não foi determinada. Uma possibilidade é a de que os *vaults* carreguem mRNA do núcleo aos locais ribossômicos de síntese proteica dentro do citoplasma. Outra possibilidade é a de que eles transportem as subunidades que compõem os ribossomos do núcleo, onde são produzidas, para seus sítios de ação – acopladas ao RE rugoso ou no citosol. O interior de um *vault* tem o tamanho certo para acomodar essas subunidades ribossômicas.

Nota Clínica *Vaults* podem ter uma função indesejável na formação da resistência a vários medicamentos exibidas às vezes por algumas células cancerosas. Medicamentos de quimioterapia elaborados para matar células cance-

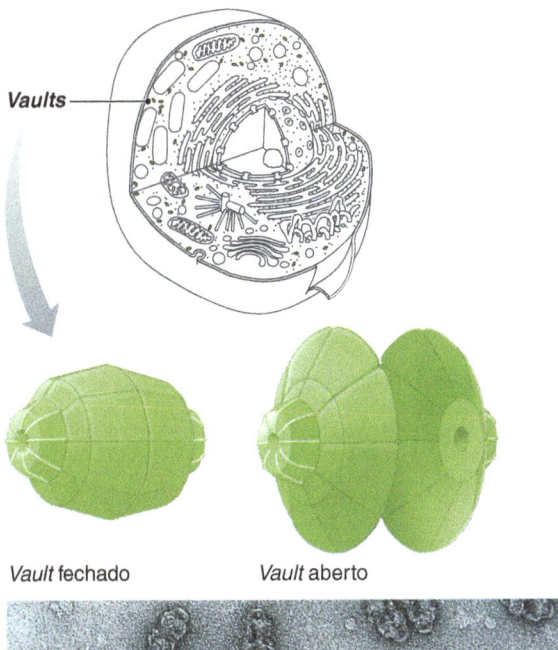

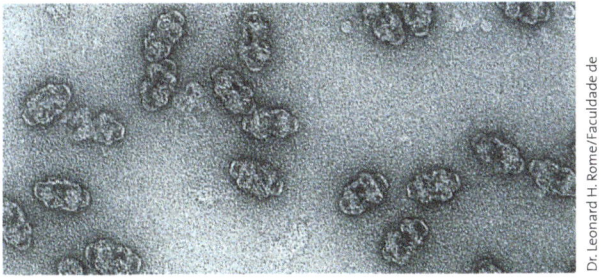

● **FIGURA 2-18 Vaults.** Diagrama de vaults fechados e abertos e imagem em microscópio eletrônico dos vaults, que são organelas não membranosas octogonais abarriladas que, acredita-se, transportam ou o RNA mensageiro ou as subunidades ribossômicas do núcleo aos ribossomos do citoplasma.

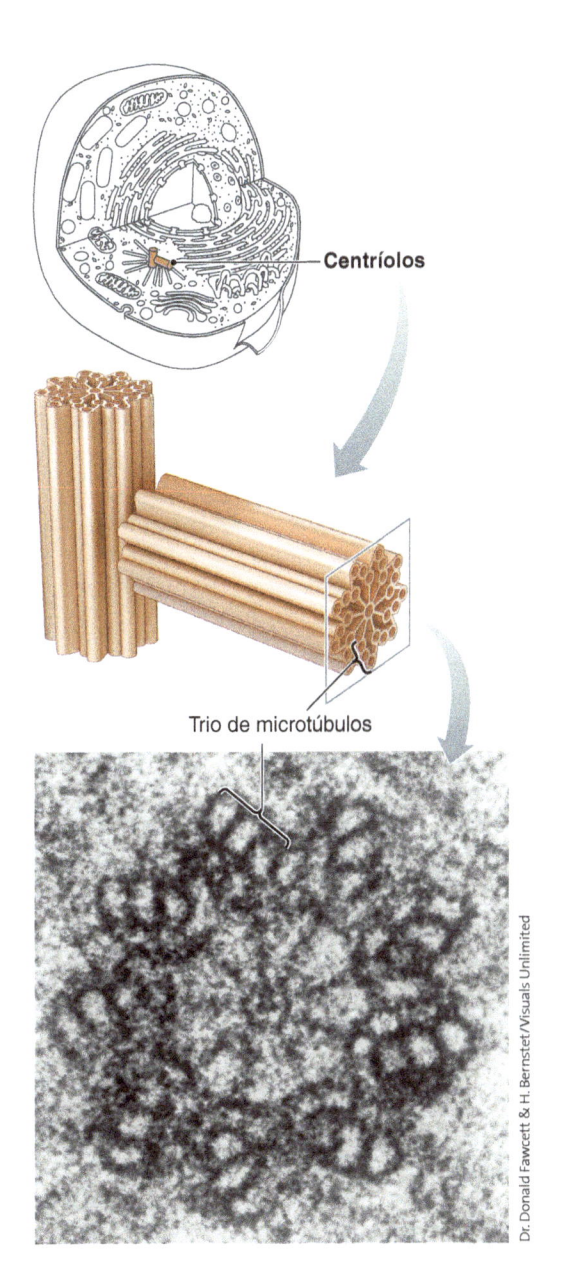

● **FIGURA 2-19 Centríolos.** Os dois centríolos cilíndricos do par ficam em ângulo reto entre si, como mostrado no diagrama. A imagem do microscópio eletrônico mostra um centríolo em seção transversal. Observe que um centríolo é composto por nove trios de microtúbulos, formando um aro.

rosas tendem a se acumular nos núcleos dessas células, mas algumas células cancerosas desenvolvem resistência a uma ampla variedade desses medicamentos. Essa grande resistência é uma das principais causas de insucesso no tratamento do câncer. Pesquisadores demonstraram que algumas células cancerosas resistentes à quimioterapia produzem até 16 vezes mais do que as quantidades normais das proteínas principais do *vault*. Se mais pesquisas confirmarem que os *vaults* têm papel na resistência a medicamentos – talvez pelo transporte de medicamentos do núcleo aos locais para exocitose a partir das células cancerosas –, haveria a empolgante possibilidade de que a interferência nessa atividade do *vault* pudesse melhorar a sensibilidade das células cancerosas a medicamentos de quimioterapia.

Centrossomo, Centríolos e Organização Microtubular

O **centrossomo**, ou **centro da célula**, localizado perto do núcleo, são centríolos cercados por uma massa amorfa de proteínas. Os **centríolos** são um par de estruturas cilíndricas curtas, em ângulo reto uma em relação à outra, no centro do centrossomo (● Figura 2-19). O centrossomo é o principal centro de organização de microtúbulos da célula. Os microtúbulos são um dos componentes do citoesqueleto. Quando uma célula não se divide, microtúbulos são formados a partir da massa amorfa e irradiam-se para fora em todas as direções a partir do centrossomo (veja a ● Figura 2-1). Esses microtúbulos ancoram muitas das organelas membranosas e servem também de "estradas" ao longo das quais as vesículas podem ser transportadas dentro da célula por "veículos moleculares". Em algumas células, os centríolos formam cílios e flagelos, que são estruturas móveis alongadas e finas compostas de feixes de microtúbulos. Durante a divisão celular, os centríolos formam um fuso mitótico fora dos microtúbulos para direcionar o movimento dos cromossomos. Você aprenderá sobre microtúbulos e suas funções quando examinarmos mais detalhadamente o citoesqueleto, após uma breve descrição do citosol.

Citosol: Gel Celular

Ocupando 55% do volume total da célula, o citosol é a parte semilíquida do citoplasma que envolve as organelas. Sua aparência, indistinta no microscópio eletrônico, dá a falsa impressão de que o citosol é uma mistura líquida de consistência uniforme, mas ele é, na verdade, uma massa semelhante a um gel, altamente organizada e com diferenças na composição e na consistência de uma parte para outra da célula.

O citosol é importante no metabolismo intermediário, na síntese proteica ribossômica e no armazenamento de nutrientes.

Três categorias gerais de atividades estão associadas ao citosol: (1) regulagem enzimática do metabolismo intermediário, (2) síntese proteica ribossômica e (3) armazenamento de gordura, carboidrato e vesículas secretórias.

REGULAGEM ENZIMÁTICA DO METABOLISMO INTERMEDIÁRIO
O termo **metabolismo intermediário** se refere coletivamente a um grande conjunto de reações químicas intracelulares que envolve a degradação, síntese e transformação de moléculas orgânicas pequenas, como açúcares simples, aminoácidos e ácidos graxos. Tais reações são fundamentais, pois essencialmente capturam a energia utilizada para atividades celulares e fornecem as matérias-primas necessárias para manter a estrutura, função e crescimento da célula. Todo o metabolismo intermediário ocorre no citoplasma, em sua maior parte sendo executado no citosol. O citosol contém milhares de enzimas envolvidas em reações bioquímicas intermediárias.

SÍNTESE PROTEICA RIBOSSÔMICA Também dispersados pelo citosol estão ribossomos livres, que sintetizam proteínas para uso do próprio citosol. Em contrapartida, lembre-se de que os ribossomos do RE rugoso sintetizam proteínas para secreção e construção de novos componentes celulares.

ARMAZENAMENTO DE GORDURA, GLICOGÊNIO E VESÍCULAS SECRETÓRIAS Os nutrientes excedentes e não utilizados imediatamente na produção de ATP são convertidos no citosol em formas de armazenamento imediatamente visíveis sob um microscópio óptico. Tais massas transitórias de material armazenado são conhecidas como **inclusões**. Inclusões não são cercadas por membrana e podem ou não estar presentes, dependendo do tipo de célula e das circunstâncias. O maior e mais importante produto armazenável é a gordura. Pequenas gotas de gordura estão presentes dentro do citosol de várias células. No **tecido adiposo**, o tecido especializado no armazenamento de gordura, as moléculas de gordura armazenadas podem ocupar quase todo o citosol, se fundindo para formar uma grande gota de gordura (• Figura 2-20a). O outro produto de armazenamento visível é o **glicogênio**, a forma de armazenamento da glicose, que aparece como conjuntos ou grânulos dispersos ao longo da célula (• Figura 2-20b). As células variam em sua capacidade de armazenar glicogênio, com as hepáticas e musculares tendo os maiores armazenamentos. Quando não há alimento disponível para fornecer combustível para o ciclo do ácido cítrico e o sistema de transporte de elétrons, glicogênio e gordura armazenados são quebrados para liberar glicose e ácidos graxos, respectivamente, que podem alimentar o maquinário produtor de energia mitocondrial. Um humano adulto médio armazena glicogênio suficiente para fornecer energia por cerca de um dia de atividades normais e geralmente tem gordura armazenada suficiente para fornecer energia por dois meses.

Vesículas secretórias que foram processadas e embaladas pelo retículo endoplasmático e pelo complexo de Golgi também continuam no citosol, onde são armazenadas até receberem o sinal para liberar seu conteúdo. Além disso, vesículas de transporte e endocíticas se movem através do citosol.

(a) Armazenamento de gordura em células adiposas

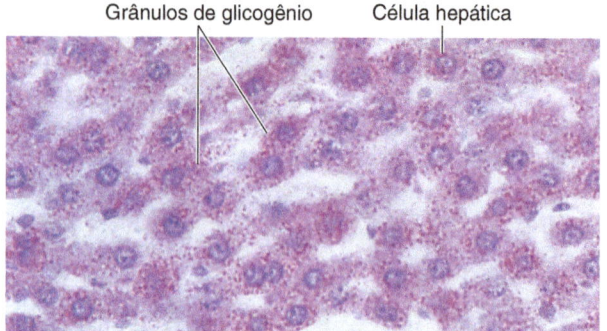

(b) Armazenamento de glicogênio em células hepáticas

• **FIGURA 2-20 Inclusões.** (a) Microfotografia mostrando o armazenamento de gordura nas células adiposas. Uma gota de gordura ocupa quase todo o citosol de cada célula. (b) Microfotografia mostrando o armazenamento de glicogênio nas células hepáticas. Os grânulos manchados de vermelho ao longo do citosol de cada célula hepática são depósitos de glicogênio.

Citoesqueleto: "Osso e Músculo" das Células

Tipos diferentes de células corporais têm formatos, complexidades estruturais e especializações funcionais diferentes. Essas características peculiares são mantidas pelo **citoesqueleto**, uma elaborada armação proteica dispersa ao longo do citosol que atua como "ossos e músculos" da célula, apoiando e organizando os componentes celulares e controlando seus movimentos.

O citoesqueleto tem três elementos distintos: (1) *microtúbulos*, (2) *microfilamentos* e (3) *filamentos intermediários* (• Figura 2-21). Esses elementos são ligados estruturalmente e atuam coordenadamente para fornecer determinadas funções integradas para a célula. Tais funções, em conjunto com as funções de todos os outros componentes do citoplasma, estão resumidas na ▲ Tabela 2-2.

Subunidade de tubulina

Cordão de polipeptídeo

Subunidade de actina

(a) Microtúbulo   (b) Microfilamento   (c) Queratina, um filamento intermediário

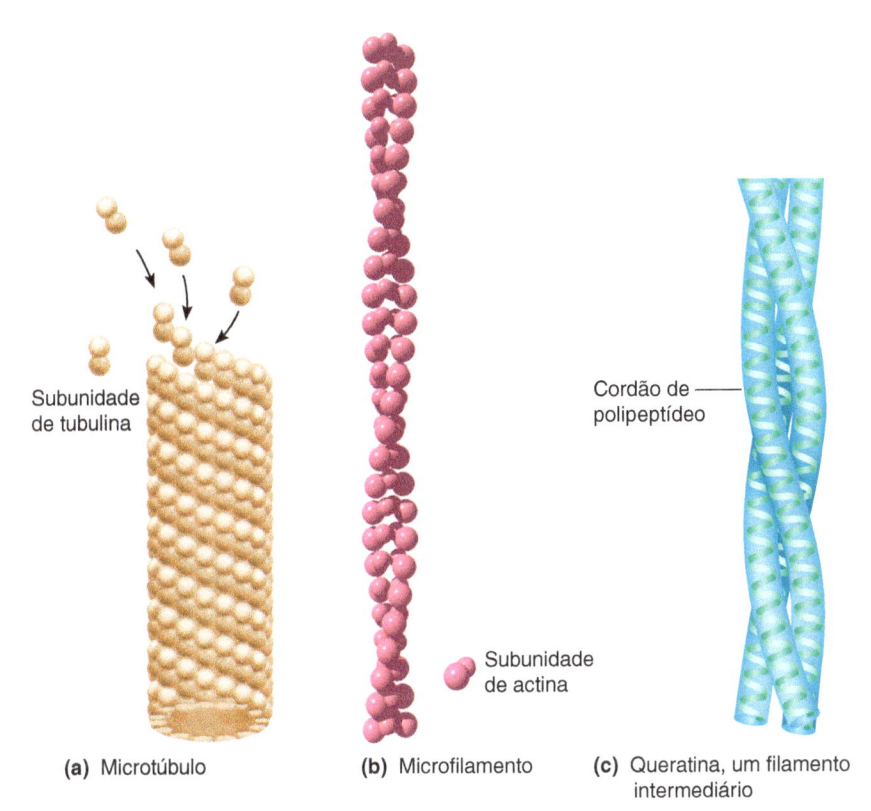

• **FIGURA 2-21 Componentes do citoesqueleto.** (a) Microtúbulos, os maiores elementos do citoesqueleto, são tubos longos e ocos formados por duas variantes levemente diferentes de moléculas de tubulina em formato globular. (b) A maioria dos microfilamentos, os menores elementos do citoesqueleto, consiste de duas cadeias de moléculas de actina envolvidas uma na outra. (c) O filamento intermediário, a queratina, encontrado na pele, é composto de três cordões de polipeptídeos enrolados um em volta do outro. A composição dos filamentos intermediários, que têm tamanho intermediário entre os microtúbulos e os microfilamentos, varia entre diferentes tipos de célula.

Microtúbulos ajudam a manter o formato assimétrico das células e têm uma função nos movimentos complexos celulares.

Os **microtúbulos** são os maiores elementos do citoesqueleto. São tubos delgados (22 nm de diâmetro), longos, ocos e não ramificados, compostos essencialmente por **tubulina**, uma pequena molécula proteica globular (• Figura 2-21a) (1 nanômetro (nm) = 1 bilionésimo de metro).

Os microtúbulos posicionam muitas das organelas citoplasmáticas, como o RE, o complexo de Golgi, os lisossomos e as mitocôndrias. Eles também são essenciais para a manutenção do formato de células assimétricas, como as células nervosas, cujos axônios alongados podem ter até 1 metro de comprimento, do ponto em que o corpo celular se origina, na medula espinhal, até onde o axônio termina em um músculo (• Figura 2-22). Em conjunto com os filamentos intermediários especializados, microtúbulos estabilizam essa extensão assimétrica do axônio.

Os microtúbulos também têm função importante em alguns movimentos celulares complexos, incluindo (1) o transporte de vesículas secretórias ou outros materiais de uma região da célula para outra, (2) o movimento de projeções celulares especializadas, como cílios e flagelos, e (3) a distribuição de cromossomos durante a divisão celular por meio da formação do fuso mitótico. Examinaremos agora cada uma dessas funções.

TRANSPORTE DE VESÍCULAS O transporte ao longo do axônio fornece um bom exemplo da importância de um sistema organizado para mover vesículas secretórias. Em uma célula nervosa, substâncias químicas específicas são liberadas na extremidade terminal do axônio alongado a fim de influenciar um músculo ou outra estrutura controlada pela célula nervosa. Essas substâncias químicas são fartamente produzidas dentro do corpo celular, onde estão localizados o projeto do DNA nuclear, a fábrica do retículo endoplasmático e o centro de embalagem e distribuição do complexo de Golgi. Se tivessem de se difundir por conta própria do corpo celular a uma terminação axonal distante, essas substâncias químicas levariam cerca de 50 anos para chegar – obviamente, uma solução nada prática. Em vez disso, os microtúbulos que se estendem do início ao fim do axônio fornecem uma "estrada" para tráfego vesicular ao longo do axônio.

Os **motores moleculares** são os transportadores. Um motor molecular é uma proteína que se acopla à partícula a ser transportada e, então, utiliza energia coletada da ATP para "caminhar" ao longo do microtúbulo, levando a partícula na "garupa" (*motor* significa "movimento"). A **cinesina**, o motor molecular que transporta vesículas secretórias em axônios, consiste de dois "pés", um talo e uma cauda semelhante a um leque (• Figura 2-22).

A cauda se une à vesícula secretória a ser movimentada e os pés se movem um por vez, como se estivessem caminhando (• Figura 2-23). Eles se acoplam alternadamente a uma molécula de tubulina no microtúbulo, dobram-se para a frente e, então, se soltam. Durante este processo, o pé traseiro balança à frente do que era o pé frontal e, depois, acopla-se à próxima molécula de tubulina no microtúbulo. O processo é repetido até que a cinesina tranporte sua carga até o final do axônio, utilizando as moléculas de tubulina como degraus.

O transporte vesicular reverso também ocorre ao longo dessas estradas microtubulares. As vesículas que contêm resíduos são transportadas por um motor molecular acionado por ATP diferente, a **dineína**, do terminal do axônio até o corpo da célula, para degradação desses resíduos por lisossomos confinados no corpo celular. As duas extremidades de um microtúbulo são diferentes e cada motor molecular pode viajar apenas em direção a uma extremidade específica ao longo do microtúbulo. A dineína sempre se move na direção do centrossomo ("negativa") do microtúbulo e a cinesina sempre caminha para a direção mais externa (ou "positiva"), garantindo que as cargas se movimentem no rumo correto.

Nota Clínica O transporte axonal reverso também pode servir de rota para o movimento de alguns agentes infecciosos, como os vírus do herpes (que causam herpes labial, genital e herpes-zóster), da poliomielite e da raiva.

TABELA 2-2 — Resumo dos Componentes do Citoplasma

Componente do Citoplasma	Estrutura	Função
Organelas membranosas		
Retículo endoplasmático	Rede membranosa ampla e contínua de túbulos cheios de fluido e sacos achatados, parcialmente coberta por ribossomos	Forma nova membrana celular e outros componentes celulares e fabrica produtos para secreção
Complexo de Golgi	Conjuntos de bolsas membranosas achatadas e empilhadas	Modifica, embala e distribui proteínas recém-sintetizadas
Lisossomos	Sacos membranosos contendo enzimas hidrolíticas	Serve como sistema digestivo da célula, destruindo substâncias estranhas e resíduos celulares
Peroxissomas	Sacos membranosos contendo enzimas oxidativas	Realizam atividades de desintoxicação
Mitocôndrias	Corpos em forma de bastão ou ovais envolvidos por duas membranas, com a membrana interna dobrada em cristas que se projetam em uma matriz interna	Atuam como organelas de energia. Principal local de produção de ATP, contêm enzimas para o ciclo do ácido cítrico, proteínas do sistema de transporte de elétrons e ATP sintase
Organelas não membranosas		
Ribossomos	Grânulos de RNA e proteínas – alguns acoplados ao RE rugoso, outros livres no citosol	Servem de "bancadas de trabalho" para a síntese proteica
Vaults	Em forma de barris octogonais ocos	Servem de "caminhões celulares" para transporte do núcleo ao citoplasma
Centrossomo/centríolos	Par de estruturas cilíndricas em ângulo reto entre si (centríolos) cercado por uma massa amorfa	Formam e organizam o citoesqueleto dos microtúbulos
Citosol		
Enzimas do metabolismo intermediário	Dispersas dentro do citosol	Facilitam as reações intracelulares que envolvem degradação, síntese e transformação de pequenas moléculas orgânicas
Vesículas de transporte, secretórias e endocíticas	Produtos transitórios, envoltos por membranas, sintetizados na célula ou por ela engolfados	Transportam e/ou armazenam os produtos movidos internamente, para fora ou para dentro da célula, respectivamente
Inclusões	Grânulos de glicogênio, gotas de gordura	Armazenam o excesso de nutrientes
Citoesqueleto		Como um todo integrado, atua como os "ossos e músculos" da célula
Microtúbulos	Tubos longos, delgados e ocos compostos de moléculas de tubulina	Mantêm formatos assimétricos da célula e coordenam movimentos celulares complexos, especificamente servindo como estradas para transporte de vesículas secretórias dentro da célula, como o principal componente estrutural e funcional de cílios e flagelos e para formar fuso mitótico durante a divisão celular
Microfilamentos	Cadeias helicoidais entrelaçadas de moléculas de actina; microfilamentos compostos de moléculas de miosina também presentes em células musculares	Têm função vital em diversos sistemas contráteis celulares, incluindo contração muscular e movimento ameboide. Servem de endurecedor mecânico das microvilosidades
Filamentos intermediários	Proteínas irregulares, semelhantes a cordas	Ajudam a resistir à tensão mecânica

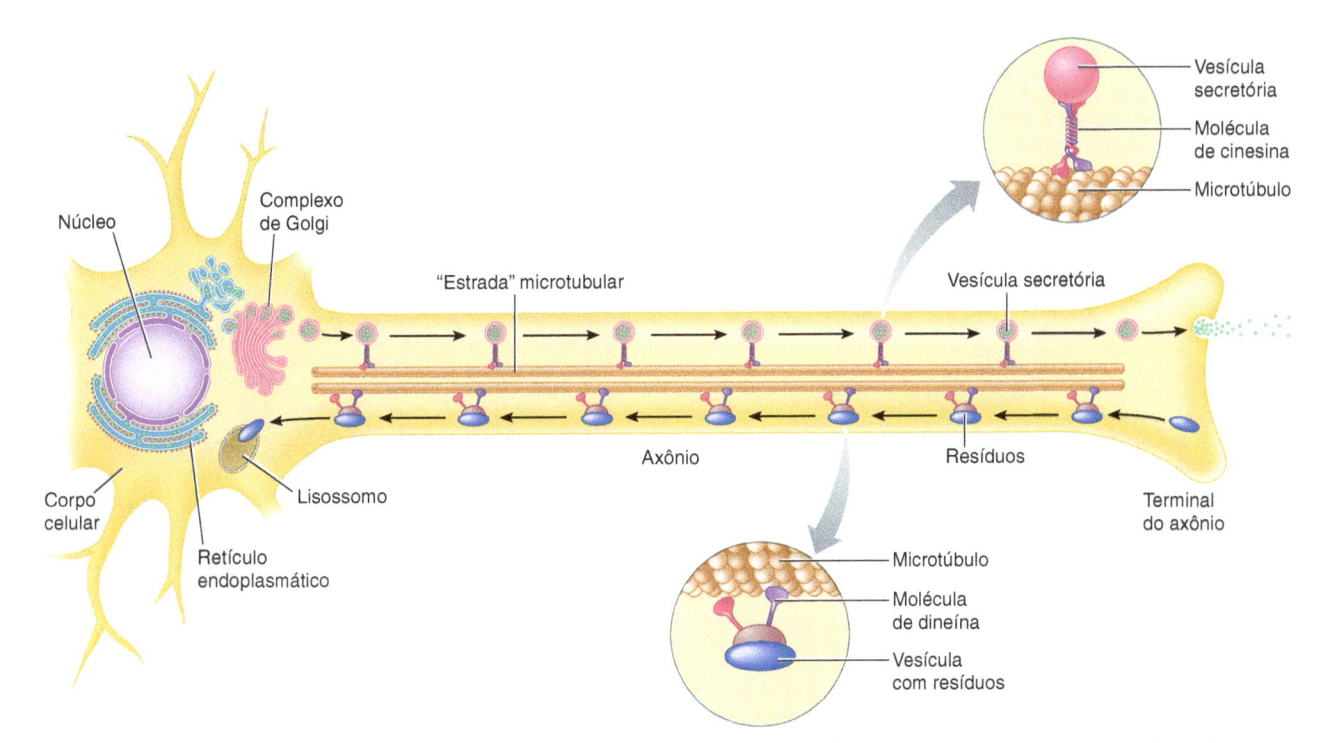

• **FIGURA 2-22 Transporte axonal vesicular em duas vias facilitado pela "estrada" microtubular em um neurônio.** Vesículas secretórias são transportadas do local de produção no corpo celular ao longo de uma "estrada" de microtúbulos até a extremidade do terminal para secreção. Vesículas contendo resíduos são transportadas na direção oposta para degradação no corpo da célula. A ampliação superior mostra a cinesina, um motor molecular, carregando uma vesícula secretória até o microtúbulo utilizando seus "pés" para "pisar" em uma molécula de tubulina após a outra. A ampliação inferior mostra outro motor molecular, a dineína, transportando os resíduos até o microtúbulo.

Esses vírus trafegam reversamente ao longo dos nervos a partir de seu local superficial de contaminação, como uma ferida na pele ou a mordida de um animal, até o sistema nervoso central (cérebro e medula espinhal).

MOVIMENTO DE CÍLIOS E FLAGELOS Os microtúbulos também são os componentes estruturais e funcionais dominantes dos cílios e flagelos. Esses apêndices móveis especializados da superfície da célula permitem que ela movimente materiais por sua superfície (no caso de células estacionárias) ou se locomova em seu ambiente (no caso de células móveis). **Cílios** (como os dos olhos) são protrusões curtas e minúsculas, semelhantes a pelos, normalmente encontradas em grande quantidade na superfície da célula ciliada. **Flagelos** (significa "chicotes") são apêndices longos semelhantes a um chicote. Normalmente, uma célula tem um ou uns poucos flagelos. Embora se projetem a partir da superfície da célula, cílios e flagelos são estruturas intracelulares – ou seja, recobertos pela membrana plasmática.

Os cílios vibram ou golpeiam em uníssono em determinada direção, semelhantemente aos esforços coordenados de uma equipe de remo. Nos humanos, as células ciliadas revestem o trato respiratório, as trompas de Falópio no trato reprodutivo feminino e os ventrículos (câmaras) repletos de fluidos do cérebro. O golpe coordenado dos milhares de cílios respiratórios ajuda a manter partículas estranhas fora dos pulmões ao varrer para fora poeira e outras partículas inspiradas (respiradas) (• Figura 2-24). No trato reprodutivo feminino, a ação de varredura dos cílios que revestem as trompas transporta o óvulo liberado do ovário durante a ovulação para dentro da trompa e, depois, o guia em direção ao útero. No cérebro, as células ciliadas que revestem os ventrículos produzem fluido cérebro-espinhal, que flui através dos ventrículos e em volta do cérebro e da medula espinhal, amortecendo e banhando essas frágeis estruturas neurais. O batimento dos cílios ajuda a promover a circulação desse fluido de proteção.

Além dos vários cílios móveis encontrados nas células desses locais específicos, quase todas as células no corpo humano possuem um único *cílio primário* imóvel. Até recentemente, os cílios primários eram considerados vestígios inúteis, mas evidências crescentes sugerem que ele atua como órgão sensorial microscópico que faz amostras do ambiente extracelular. Eles podem ser essenciais para receber sinais reguladores envolvidos no controle do crescimento, diferenciação e proliferação das células (expansão de determinado tipo de célula). Defeitos nos cílios primários e móveis estão relacionados a uma série de moléstias humanas, incluindo uma forma de desenvolvimento anormal dos rins (doença policística renal) e doença respiratória crônica, respectivamente.

Nos humanos, as únicas células flageladas são os espermatozoides (veja a • Figura 20-9). O movimento de chicote de seu único flagelo, ou "cauda", permite que o espermatozoide mova-se em seu ambiente, o que é crucial para atingir a posição de fertilização do óvulo.

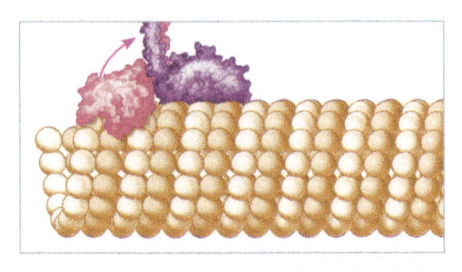

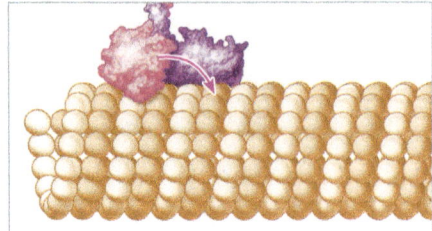

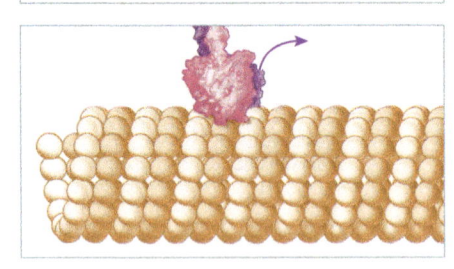

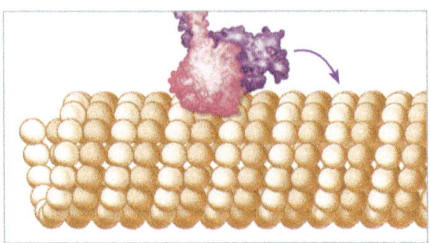

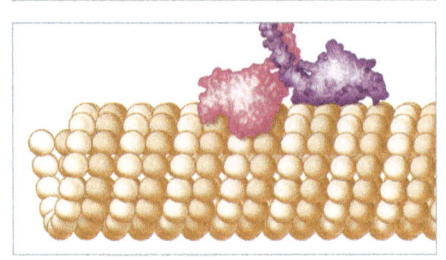

• **FIGURA 2-23 Como "caminha" uma molécula de cinesina.** Uma molécula de cinesina caminha ao longo da superfície de um microtúbulo acoplando e soltando alternadamente seus "pés", enquanto move ciclicamente o pé traseiro à frente do pé dianteiro.

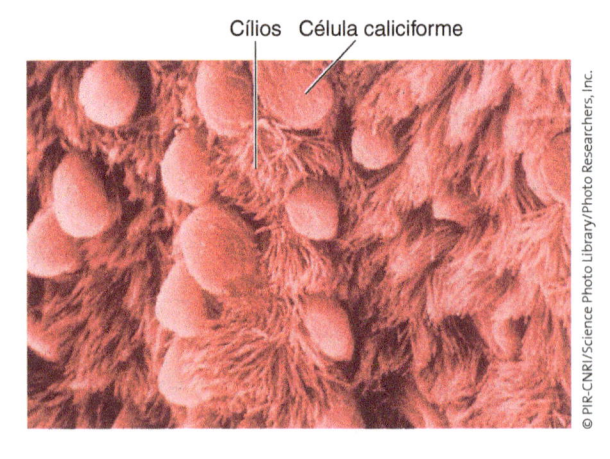

• **FIGURA 2-24 Cílios no trato respiratório.** Imagem de varredura por microscópio eletrônico dos cílios das células que revestem o trato respiratório humano. As vias respiratórias são revestidas por células caliciformes, secretoras de um muco grudento que aprisiona as partículas inspiradas, e por células epiteliais que contam com diversos cílios semelhantes a pelos. Todos os cílios batem na mesma direção, varrendo as partículas inspiradas para fora das vias aéreas.

Cílios e flagelos têm a mesma estrutura interna básica – a única diferença é seu comprimento: cílios são curtos, flagelos são longos. Ambos são formados por nove pares de microtúbulos (duplos) organizados em um aro externo em torno de dois microtúbulos desenrolados no centro (• Figura 2-25). Esse agrupamento "9 + 2" característico dos microtúbulos estende-se por todo o comprimento do apêndice móvel. Proteínas acessórias semelhantes a raios de roda mantêm a estrutura unida.

Cílios e flagelos surgem dos centríolos. Cada cilindro do par de centríolos contém um feixe de microtúbulos semelhante ao complexo "9 + 2", embora o par central de microtúbulos esteja ausente e o aro externo tenha nove triplos unidos, em vez das duplas de microtúbulos (veja a • Figura 2-19). Durante a formação de um cílio ou flagelo, um centríolo duplicado se move para uma posição logo abaixo da membrana plasmática, onde os microtúbulos crescem para fora do centríolo em um padrão organizado formando o apêndice móvel. Como o **corpo basal** da estrutura, o centríolo permanece na base do cílio ou do flagelo desenvolvido.

Além das proteínas acessórias que mantêm a organização do microtúbulo, outra proteína acessória, a dineína, tem função essencial no movimento microtubular, fazendo com que toda a estrutura se dobre. A dineína, um motor molecular, forma projeções semelhantes a braços a partir de cada dupla de microtúbulos (• Figura 2-25b e c). Esses braços de dineína caminham ao longo das duplas de microtúbulos adjacentes, fazendo com que as duplas deslizem uma após a outra, realizando a dobra e o golpe (• Figura 2-25d). Grupos de cílios trabalhando em conjunto são orientados para bater na mesma direção e para se contrair de forma sincronizada mediante mecanismos de controle ainda mal compreendidos, que envolvem os microtúbulos simples no centro do cílio.

FORMAÇÃO DO FUSO MITÓTICO A divisão celular envolve duas atividades distintas, mas relacionadas: a *mitose* (divisão nuclear), que depende dos microtúbulos, e a *citocinese* (divisão citoplasmática), que depende dos microfilamentos e será descrita na próxima seção. Durante a **mitose**, os cromossomos que contêm DNA do núcleo são replicados, resultando em dois conjuntos idênticos. Esses conjuntos duplicados de cromossomos são separados e levados a lados opostos da célula para que o material genético seja distribuído igualmente entre as duas metades da célula (veja no Apêndice C).

Os cromossomos replicados são afastados por um aparato celular chamado de **fuso mitótico**, temporariamente montado a partir dos microtúbulos somente durante a divisão celular (veja a • Figura C-10, no Apêndice C). Os microtúbulos do fuso mitótico são formados pelos centríolos. Como parte da divisão

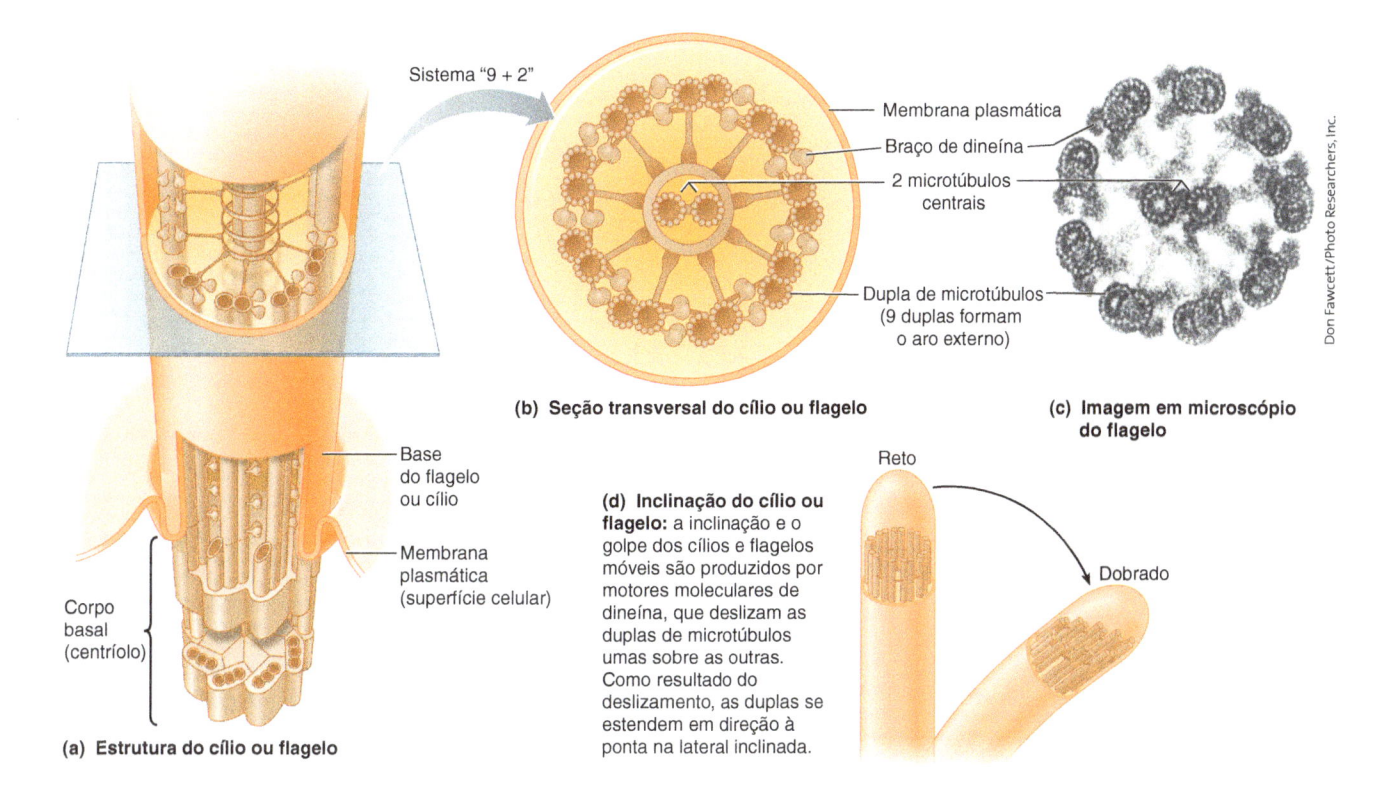

FIGURA 2-25 Estrutura interna de um cílio ou flagelo. (a) Relação entre microtúbulos e o centríolo convertido em corpo basal de um cílio ou flagelo. (b) Diagrama de um cílio ou flagelo em seção transversal, mostrando a característica organização "9 + 2" de microtúbulos em conjunto com os braços de dineína e outras proteínas acessórias que unem o sistema. (c) Imagem de microscópio eletrônico de um flagelo em seção transversal. Moléculas de tubulina individuais são visíveis nas paredes do microtúbulo. (d) Representação da inclinação de um cílio ou flagelo causada pelo deslizamento do microtúbulo, provocada pela "caminhada" da dineína.

celular, os centríolos inicialmente se duplicam. Depois, os novos pares de centríolos movem-se para extremidades opostas da célula e formam o aparelho do fuso entre eles por meio de um arranjo precisamente organizado de microtúbulos. Um fato importante é que alguns medicamentos anticâncer evitam que células cancerosas se reproduzam ao interferirem nos microtúbulos que normalmente levariam os cromossomos para lados opostos durante a divisão celular.

Microfilamentos são importantes para sistemas contráteis celulares e como endurecedor mecânicos.

Microfilamentos são os menores elementos (6 nm de diâmetro) do citoesqueleto. Os microfilamentos mais comuns da maioria das células são compostos por **actina**, uma molécula de proteína com formato globular semelhante ao da tubulina. Diferentemente da tubulina, que forma um tubo oco, a actina se monta em dois cordões, que se trançam para formar um microfilamento (veja a • Figura 2-21b). Nas células musculares, a proteína **miosina** forma um tipo diferente de microfilamento (veja a • Figura 8-5). Na maioria das células, a miosina não é tão abundante nem forma filamentos tão distintos.

Os microfilamentos têm duas funções: (1) têm papel vital em diversos sistemas contráteis celulares e (2) atuam como endurecedores mecânicos para várias projeções celulares específicas.

MICROFILAMENTOS EM SISTEMAS CONTRÁTEIS CELULARES
Conjuntos com base em actina atuam na contração muscular, divisão e locomoção celular. O sistema contrátil celular mais conhecido, bem organizado e claramente compreendido é o encontrado no músculo. O músculo contém uma abundância de microfilamentos de actina e miosina, que realizam a contração muscular por meio do deslizamento ativado por ATP de microfilamentos de actina em relação aos microfilamentos estacionários de miosina. A miosina é um motor molecular com cabeças que caminham ao longo da actina, puxando-as para dentro entre os microfilamentos de miosina. O deslizamento de microfilamentos e o desenvolvimento de força são ativados por uma sequência complexa de eventos elétricos, bioquímicos e mecânicos iniciados quando a célula do músculo é estimulada a se contrair (veja o Capítulo 8 para detalhes).

Células não musculares também podem conter conjuntos "como os dos músculos". Alguns desses sistemas contráteis de microfilamentos são montados temporariamente para realizar uma função específica quando necessário. Um bom exemplo é o aro contrátil que se forma durante a **citocinese**, o processo pelo qual as duas metades de uma célula em divisão se separam em duas novas células filhas, cada uma com um complemento total de cromossomos. O aro consiste de um feixe semelhante a um cinto de filamentos de actina localizados logo abaixo da

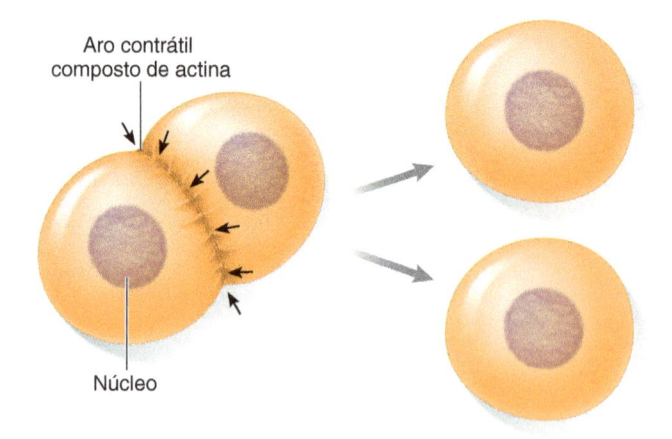

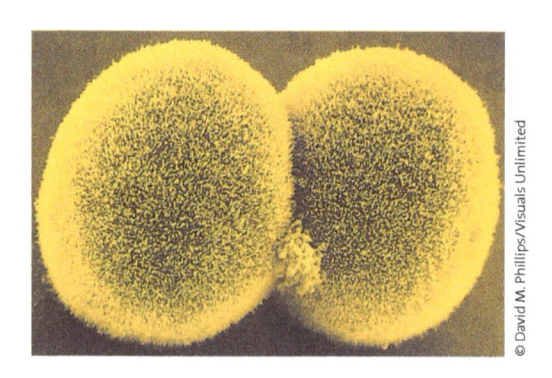

• **FIGURA 2-26 Citocinese.** Diagrama e imagem em microscópio de uma célula sofrendo citocinese, na qual um aro contrátil composto por filamentos de actina se aperta, dividindo as duas metades da célula duplicada formadas pela mitose.

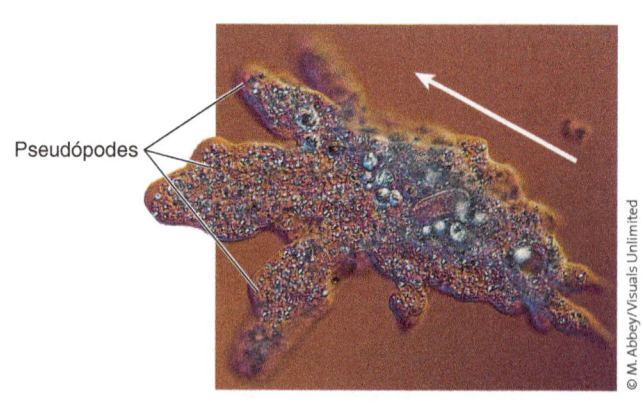

• **FIGURA 2-27** Uma ameba realizando movimento ameboide.

membrana plasmática no meio da célula em divisão. Quando esse aro de fibras se contrai e se comprime, divide a célula em duas (• Figura 2-26).

Conjuntos complexos com base de actina também são responsáveis pela maior parte da locomoção celular. Quatro tipos de células humanas são capazes de se mover por conta própria – espermatozoides, glóbulos brancos, fibroblastos e células epiteliais. O espermatozoide se move pelo mecanismo flagelar já descrito. A mobilidade das outras células é realizada pelo **movimento ameboide**, um processo de rastejamento celular que depende da atividade de seus filamentos de actina, um mecanismo semelhante ao utilizado pelas amebas para locomover-se em seu ambiente. Ao rastejar, a célula móvel forma *pseudópodes* semelhantes a dedos na "dianteira", ou margem frontal, da célula na direção do alvo. Por exemplo, o estímulo que ativa o movimento ameboide pode ser a proximidade do alimento, no caso de uma ameba, ou uma bactéria, no caso de um glóbulo branco (veja a • Figura 2-8c). Pseudópodes são formados como resultado da montagem e desmontagem organizada de redes de actina em ramificações. Durante o movimento ameboide, filamentos de actina crescem continuamente na margem frontal da célula por meio da adição de moléculas de actina à frente da cadeia de actina. Esse crescimento do filamento empurra essa parte da célula para a frente como uma protrusão pseudópode (• Figura 2-27). Simultaneamente, moléculas de actina na parte posterior do filamento são desmontadas e transferidas para a frente da linha. Assim, o filamento não fica mais comprido – continua com o mesmo comprimento, mas se move para a frente, por meio da transferência contínua de moléculas de actina de trás para a frente do filamento, o que é chamado de modo *treadmilling* (andar em esteira). A célula acopla o pseudópode que avança ao tecido conectivo ao redor e, ao mesmo tempo, se solta de seu local de adesão antigo na parte posterior. A célula utiliza o novo local de adesão na margem frontal como ponto de tração para puxar o peso de seu corpo para a frente por meio da contração do citoesqueleto.

Os glóbulos brancos são os mais ativos rastejadores do corpo. Essas células deixam o sistema circulatório e viajam por movimento ameboide para áreas de infecção ou inflamação, onde engolfam e destroem micro-organismos e resíduos celulares. Impressionantemente, estima-se que a distância total diária viajada coletivamente por todos os seus glóbulos brancos enquanto percorrem os tecidos em sua missão de "buscar e destruir" é equivalente a duas voltas ao redor da Terra!

Fibroblastos ("formadores de fibras"), outro tipo de célula móvel, movimentam-se de modo ameboide para dentro de uma ferida a partir do tecido conectivo adjacente para ajudar a reparar danos. Eles são responsáveis pela formação de cicatrizes. Células epiteliais, normalmente estacionárias, podem se tornar temporariamente móveis e movimentar-se de forma ameboide em direção a um corte para restaurar a superfície da pele.

MICROFILAMENTOS COMO ENRIJECEDORES MECÂNICOS Além de sua função nos sistemas contráteis celulares, os filamentos de actina servem como apoios ou enrijecedores mecânicos para várias extensões celulares, das quais as mais comuns são as microvilosidades. **Microvilosidades** são projeções imóveis microscópicas, semelhantes a pelos, da superfície das células epiteliais que revestem o intestino delgado e túbulos renais (• Figura 2-28). Sua presença aumenta bastante a área de superfície disponível para transferência de material ao longo da membrana plasmática. No intestino delgado, as microvilosidades aumentam a área disponível para absorção dos nutrientes digeridos. Nos túbulos renais, microvilosidades expandem a superfície absorvente retentora de substâncias úteis que atravessam o rim, para que esses materiais sejam armazenados no organismo em vez de serem eliminados na urina. Dentro de cada microvilosidade, um núcleo composto por grupos de filamentos paralelos de actina forma um enrijecedor mecânico retesado que mantém intactas essas valiosas projeções superficiais.

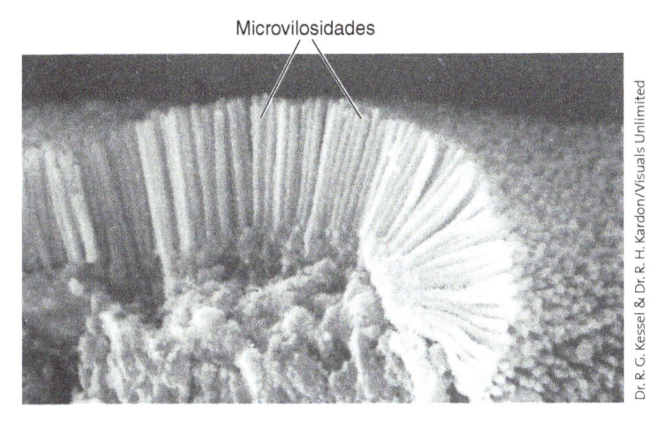

• **FIGURA 2-28 Microvilosidades no intestino delgado.** Imagem de varredura por microscópio eletrônico mostrando microvilosidades na superfície de uma célula epitelial do intestino delgado.

Filamentos intermediários são importantes em regiões celulares sujeitas à tensão mecânica.

Filamentos intermediários têm tamanho intermediário entre microtúbulos e microfilamentos (7 a 11 nm de diâmetro) – daí o nome. As proteínas que compõem os filamentos intermediários variam entre tipos de células, mas, em geral, aparecem como moléculas irregulares semelhantes a cordas. Essas proteínas formam fibras resistentes e duráveis com função central na manutenção da integridade estrutural de uma célula e na resistência a tensões mecânicas aplicadas externamente a uma célula. Tipos diferentes de filamentos intermediários estão adaptados para cumprir função estrutural ou de resistência à tensão em específicos tipos celulares. Em geral, apenas uma classe de filamento intermediário é encontrada em um tipo particular de célula. Veja dois exemplos importantes a seguir:

- *Neurofilamentos* são filamentos intermediários encontrados nos axônios das células nervosas. Em conjunto com microtúbulos, os neurofilamentos fortalecem e estabilizam essas extensões celulares alongadas.

- As células epiteliais contêm redes irregulares de filamentos intermediários, compostos pela proteína **queratina** (veja a • Figura 2-21c). Esses filamentos intracelulares conectam-se a filamentos extracelulares que unem células adjacentes, criando uma rede filamentosa contínua que se estende ao longo da pele e dá resistência a ela. Quando as células epiteliais superficiais morrem, seus esqueletos rígidos de queratina continuam, formando uma camada externa protetora à prova d'água. Cabelos e unhas também são estruturas de queratina.

Os filamentos intermediários são responsáveis por até 85% do total de proteínas nas células nervosas e nas epiteliais produtoras de queratina, embora, em média, tais filamentos constituam apenas cerca de 1% do total de proteínas de outras células.

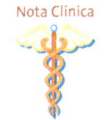

Nota Clínica Anormalidades nos neurofilamentos contribuem para algumas desordens neurológicas. Um exemplo importante é a **esclerose lateral amiotrófica (ELA)**, também conhecida como **doença de Lou Gehrig**. A ELA é caracterizada por degeneração progressiva e morte dos neurônios motores, um tipo de célula nervosa que controla os músculos esqueléticos. Essa condição que ocorre em adultos leva à perda gradual de controle dos músculos esqueléticos, incluindo os da respiração e, consequentemente, à morte, como aconteceu com a lenda do beisebol Lou Gehrig. Um problema fundamental pode ser o acúmulo anormal e a desorganização de neurofilamentos. Os neurônios motores, que têm mais neurofilamentos, são os mais afetados. Acredita-se que os neurofilamentos desorganizados bloqueiem o transporte axonal de materiais cruciais ao longo de estradas microtubulares, impedindo, assim, a transferência de suprimentos vitais do corpo celular até o terminal do axônio.

O citoesqueleto funciona como um conjunto integrado e vincula outras partes da célula.

Coletivamente, os elementos do citoesqueleto e suas interconexões sustentam a membrana plasmática e são responsáveis pela forma, rigidez e geometria espacial específicas de cada tipo de célula. Além disso, evidências crescentes indicam que o citoesqueleto serve como uma treliça que organiza grupos de enzimas para muitas atividades celulares. Essa estrutura interna atua, assim, como "esqueleto" da célula.

Novos estudos sugerem que o citoesqueleto não é meramente uma estrutura de apoio que mantém a integridade tensional da célula, mas que também serviria como sistema de comunicação mecânico. Diversos componentes do citoesqueleto comportam-se como se estivessem estruturalmente ligados, ou "conectados", entre si e com a membrana plasmática e o núcleo. Essa rede transmissora de força pode servir como mecanismo pelo qual forças mecânicas que atuam na superfície celular possam se estender da membrana plasmática, passar o citoesqueleto e influenciar a regulagem de genes no núcleo.

Além disso, como você aprendeu, a ação coordenada dos elementos do citoesqueleto é responsável pelo direcionamento do transporte intracelular e pela regulagem de diversos movimentos celulares e, assim, também atua como "músculo" da célula.

Capítulo em Perspectiva: Foco na homeostase

A capacidade de as células realizarem funções essenciais para sua própria sobrevivência, além de tarefas especializadas que ajudam a manter a homeostase dentro do corpo, depende essencialmente da operação cooperativa e bem-sucedida dos componentes intracelulares. Por exemplo, para manter as atividades de sustentação à vida, todas as células devem gerar energia, de forma utilizável, a partir de moléculas de nutrientes. A energia é gerada de forma intracelular por reações químicas no citosol e nas mitocôndrias.

Além de serem essenciais à sobrevivência básica das células, as organelas e o citoesqueleto participam de muitas tarefas especializadas das células que contribuem para a homeostase. Veja alguns exemplos:

- Células nervosas e endócrinas liberam mensageiros químicos proteicos (neurotransmissores nas células nervosas e hormônios nas células endócrinas) importantes em atividades reguladoras com o objetivo de manter a homeostase. Por exemplo, neurotransmissores estimulam os músculos respiratórios, que fazem trocas vitais de O_2 e CO_2 entre o organismo e a atmosfera por meio da respiração. Tais mensageiros químicos proteicos são todos produzidos pelo retículo endoplasmático e pelo complexo de Golgi e liberados pela exocitose da célula quando necessário.

- A capacidade das células musculares de se contraírem depende de seus microfilamentos altamente desenvolvidos do citoesqueleto deslizarem uns após os outros. A contração muscular é responsável por muitas atividades homeostáticas, incluindo (1) contração do músculo cardíaco, que bombeia sangue vital por todo o corpo, (2) contração dos músculos ligados a ossos, permitindo que o organismo busque alimentos e (3) contração do músculo nas paredes do estômago e intestino, o que move o alimento ao longo do trato digestório para que os nutrientes ingeridos sejam progressivamente decompostos em uma forma que possa ser absorvida pelo sangue e transportada para as células.

- Os glóbulos brancos ajudam o organismo a resistir a infecções ao realizar a sistemática destruição de partículas engolfadas pelo lisossomo enquanto percorrem o organismo buscando invasores microbianos. Esses glóbulos brancos conseguem percorrer o corpo por meio do movimento ameboide, um processo de rastejo celular realizado pela montagem e desmontagem coordenadas da actina, um de seus componentes citoesqueléticos.

À medida que começamos a examinar os diversos órgãos e sistemas, lembre que o funcionamento adequado das células é a base das atividades de todos os órgãos.

EXERCÍCIOS DE REVISÃO

Perguntas objetivas (Respostas no Apêndice F)

1. A barreira que separa e controla o movimento entre o conteúdo celular e o fluido extracelular é a ___.

2. O citoplasma é formado por ___, que são compartimentos intracelulares pequenos e especializados, uma massa semelhante a um gel conhecida como ___, e uma armação proteica elaborada chamada de ___.

3. A substância química que orienta a síntese proteica e serve de mapa genético é ___, que se encontra no ___ da célula.

4. As (que tipo de) enzimas ___ dentro dos peroxissomas desintoxicam essencialmente diversos resíduos produzidos dentro da célula ou compostos estranhos que entraram na célula.

5. Vesículas de transporte do ___ entram e fundem-se ao ___ para modificação e classificação.

6. O transportador universal de energia do organismo é ___.

7. O movimento ameboide é realizado pela montagem e desmontagem coordenada de microtúbulos. (*Verdadeiro ou falso?*)

8. As maiores células no corpo humano podem ser vistas a olho nu. (*Verdadeiro ou falso?*)

9. Utilizando o código de respostas a seguir, indique que tipo de ribossomo está sendo descrito:
    (a) ribossomo livre
    (b) ribossomo vinculado ao RE rugoso
    __ 1. sintetiza proteínas utilizadas para construir nova membrana celular
    __ 2. sintetiza proteínas utilizadas de forma intracelular dentro do citosol
    __ 3. sintetiza proteínas secretórias, como enzimas ou hormônios
    __ 4. sintetiza as enzimas hidrolíticas incorporadas aos lisossomos

10. Utilizando o código de respostas a seguir, indique que forma de produção de energia está sendo descrita:
    (a) glicólise
    (b) ciclo do ácido cítrico
    (c) fosforilação oxidativa
    __ 1. ocorre na matriz mitocondrial
    __ 2. produz H_2O como derivado
    __ 3. resulta em alta produção de ATP
    __ 4. ocorre no citosol
    __ 5. processa acetil-CoA
    __ 6. ocorre nas cristas da membrana interna da mitocôndria
    __ 7. converte glicose em duas moléculas de piruvato
    __ 8. utiliza oxigênio molecular
    __ 9. realizada pelo sistema de transporte de elétrons e pela ATP sintase.

Perguntas dissertativas

1. Quais são as três principais subdivisões de uma célula?
2. Descreva uma vantagem da compartimentalização das organelas.
3. Liste os cinco tipos de organelas membranosas e os três tipos de organelas não membranosas.
4. Descreva a estrutura do retículo endoplasmático, diferenciando entre o RE rugoso e o liso. Qual é a função de cada um?
5. Compare a exocitose e a endocitose. Defina *secreção*, *pinocitose*, *endocitose mediada por receptor* e *fagocitose*.
6. Que organelas servem de sistema digestório intracelular? Que tipos de enzimas contêm? Que funções essas organelas realizam?
7. Compare lisossomos e peroxissomas.
8. Diferencie *respiração celular*, *fosforilação oxidativa* e *quimiosmose*.
9. Descreva a estrutura das mitocôndrias e explique sua função na respiração celular.
10. Diferencie as enzimas oxidativas encontradas nos peroxissomas e as encontradas nas mitocôndrias.
11. Quais as três categorias de atividade nas quais as células gastam energia?
12. Liste e descreva as funções de cada componente do citoesqueleto.

Exercícios quantitativos (Soluções no Apêndice F)

(Consulte o Apêndice D, "Princípios do Raciocínio Quantitativo")

1. Cada "volta" do ciclo de Krebs
    a. gera 3 NAD+, 1 FADH2 e 2 CO2
    b. gera 1 GTP, 2 CO2 e 1 FADH2
    c. consome 1 piruvato e 1 oxaloacetato
    d. consome um aminoácido

2. Considere quanta ATP você sintetiza em um dia. Presuma que você consuma 1 mol de O_2 por hora, ou 24 mols/dia (um mol é o número de gramas de uma substância química igual a seu peso

molecular). Cerca de 6 mols de ATP são produzidos a cada mol de O_2 consumido. O peso molecular da ATP é 507. Quantos gramas de ATP você produz por dia a esta taxa? Como 1.000 g equivale a 2,2 libras, quantas libras de ATP você produz por dia a essa taxa? (Sob condições relativamente inativas!)

3. Sob repouso, uma pessoa produz perto de 144 mols de ATP por dia (73.000 g de ATP/dia). A quantidade de *energia livre* representada por essa quantia de ATP pode ser calculada da seguinte forma: a clivagem da ligação do fosfato terminal da ATP resulta em uma queda na energia livre de aproximadamente 7.300 cal/mol. Essa é uma medida bruta da energia disponível para realizar trabalho contida na ligação do fosfato terminal da molécula de ATP. Aproximadamente quantas calorias, na forma de ATP, são produzidas diariamente por um indivíduo em repouso?

4. Calcule o número de células no corpo de um adulto médio de 68 kg. (isso será preciso somente para cerca de 1 em 10, mas deve dar uma ideia de como os cientistas estimam este número comumente citado). Presuma que todas as células sejam esferas de 20 μm de diâmetro. O volume de uma esfera pode ser determinado pela equação $v = 4/3\ \pi r^3$. (*Dica*: sabemos que cerca de dois terços da água no organismo são intracelulares e que a densidade das células é de quase 1 g/ml. A proporção da massa composta por água é de aproximadamente 60%.)

5. Se sacarose for injetada na corrente sanguínea, tenderá a ficar fora das células (as células não utilizam a sacarose diretamente). Se ela não entra nas células, para onde vai? Em outras palavras, quanto "espaço" há no corpo que não está dentro de alguma célula? A sacarose pode ser utilizada para determinar este espaço. Suponha que 150 mg de sacarose sejam injetados em uma mulher de 55 kg. Se a concentração de sacarose em seu sangue for de 0,015 mg/ml, qual será o volume de seu espaço extracelular, assumindo que nenhum metabolismo ocorra e que a concentração de sacarose no sangue seja igual à concentração de sacarose em todo o espaço extracelular?

PONTOS A PONDERAR

(Explicações no Apêndice F)

1. O estômago tem dois tipos de células secretórias exócrinas: células principais, que secretam uma forma inativa da enzima digestora de proteínas *pepsinogênio*, e *células parietais*, que secretam o *ácido clorídrico (HCl)* que ativa o pepsinogênio. Ambos os tipos de células têm mitocôndrias em abundância para produção de ATP – as células principais precisam de energia para sintetizar o pepsinogênio e as parietais, para transportar H^+ e Cl^- do sangue para o lúmen estomacal. Apenas um desses tipos de célula tem também um retículo endoplasmático rugoso e pilhas de Golgi abundantes. Seriam as células principais ou as parietais? Por quê?

2. O veneno cianeto atua vinculando-se irreversivelmente a um componente do sistema de transporte de elétrons e bloqueando sua ação. Como resultado, todo o processo de transporte de elétrons é interrompido bruscamente e as células perdem mais de 94% de sua capacidade de produção de ATP. Considerando os tipos de atividades celulares que dependem de gastos de energia, quais seriam as consequências do envenenamento por cianeto?

3. O peróxido de hidrogênio, que pertence a uma classe de compostos muito instáveis conhecidos como *radicais livres*, pode provocar mudanças drásticas e prejudiciais na estrutura e função de uma célula, ao reagir com quase toda molécula com a qual entra em contato, incluindo o DNA. As mudanças celulares resultantes podem levar a mutações genéticas, câncer ou outras consequências graves. Além disso, alguns pesquisadores especulam que os efeitos cumulativos de dano celular mais sutil resultante de reações de radicais livres ao longo de um período de tempo podem contribuir para a deterioração gradual associada ao envelhecimento. Com relação a essa especulação, estudos vêm demonstrando que a longevidade em moscas de fruta diminui em proporção direta a uma diminuição de uma substância química específica encontrada em uma das organelas celulares. Com base em seu conhecimento de como o corpo elimina o peróxido de hidrogênio perigoso, qual deve ser esta substância química na organela?

4. Por que você acha que uma pessoa consegue fazer exercícios anaeróbicos (como levantamento e sustentação de um peso pesado) por breves períodos apenas, mas consegue manter um exercício aeróbico (como caminhar ou nadar) por períodos mais longos? (*Dica*: músculos têm armazenamentos limitados de energia.)

5. Um tipo da moléstia *epidermólise bolhosa* é causada por um defeito genético que resulta na produção de queratina anormalmente fraca. Com base em seu conhecimento sobre a função da queratina, que parte do corpo você acha que seria afetada por esta condição?

CONSIDERAÇÃO CLÍNICA

(Explicação no Apêndice F)

Kevin S. e sua esposa vêm tentando ter um bebê há três anos. Ao procurar a ajuda de um especialista em fertilidade, Kevin descobriu que tem uma forma hereditária de esterilidade masculina que causa a imobilidade dos espermatozoides. Sua condição pode ser atribuída a defeitos nos componentes do citoesqueleto dos flagelos dos espermatozoides. Como resultado dessa descoberta, o médico suspeitou que Kevin também tivesse um longo histórico de doenças recorrentes do trato respiratório. Kevin confirmou que realmente sofria com resfriados, bronquites e gripes mais do que seus amigos. Por que o médico suspeitaria que Kevin provavelmente tivesse um histórico de doenças respiratórias frequentes com base em seu diagnóstico de esterilidade em decorrência dos espermatozoides imóveis?

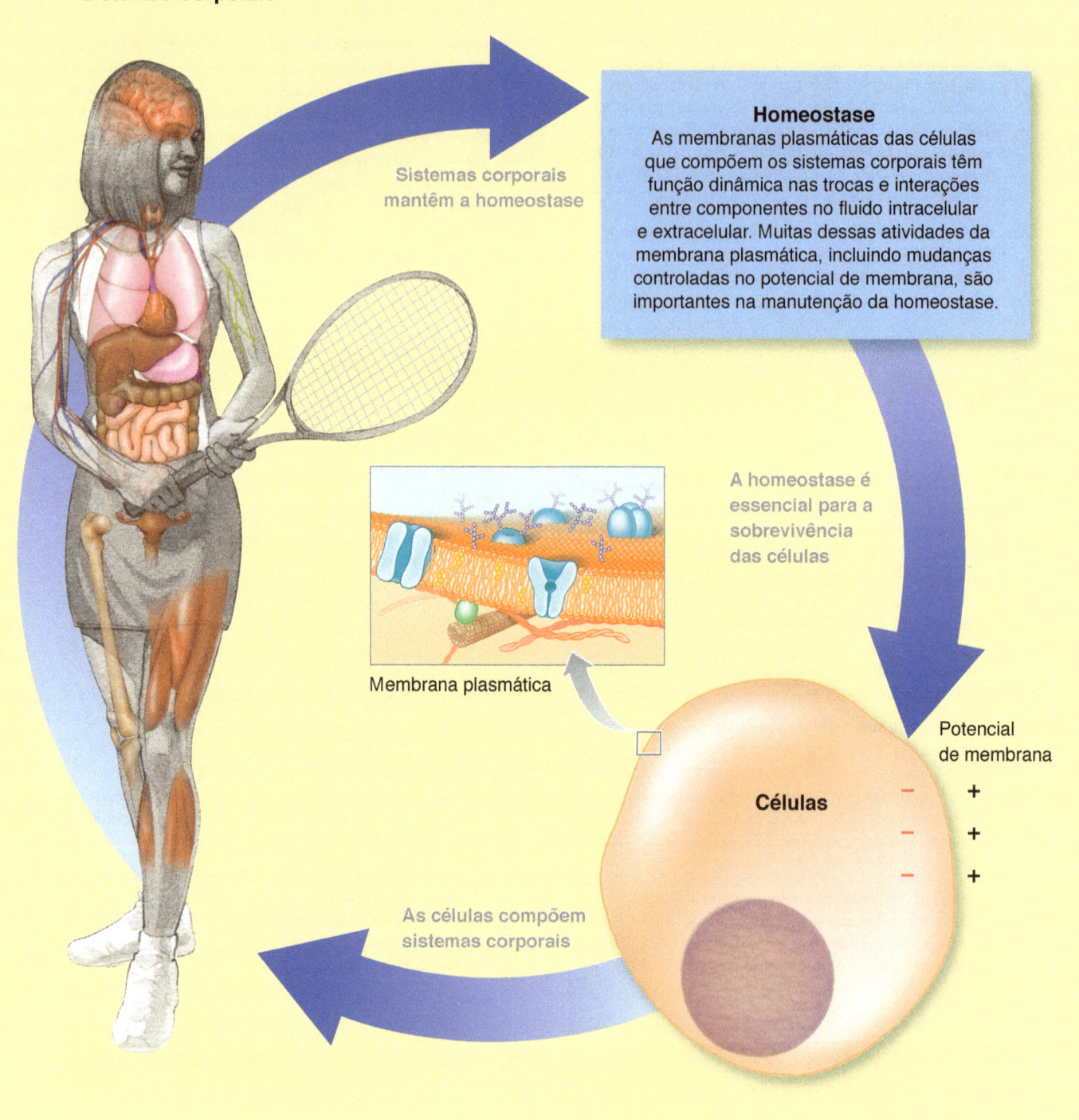

Sistemas Corporais

Sistemas corporais mantêm a homeostase

Homeostase
As membranas plasmáticas das células que compõem os sistemas corporais têm função dinâmica nas trocas e interações entre componentes no fluido intracelular e extracelular. Muitas dessas atividades da membrana plasmática, incluindo mudanças controladas no potencial de membrana, são importantes na manutenção da homeostase.

A homeostase é essencial para a sobrevivência das células

Membrana plasmática

Células

Potencial de membrana

As células compõem sistemas corporais

Todas as células são envolvidas por uma **membrana plasmática**, a barreira lipídica fina e flexível que separa o conteúdo da célula de seus arredores. Para realizar atividades especializadas e de sustentação da vida, cada célula do corpo deve trocar, através dessa membrana, materiais com o ambiente do fluido interno homeostaticamente mantido que o circunda. Essa barreira discriminativa contém proteínas específicas, algumas das quais permitem a passagem seletiva de materiais. Outras proteínas da membrana servem de receptores na interação com mensageiros químicos específicos no ambiente da célula. Esses mensageiros controlam muitas atividades celulares cruciais para a homeostase.

As células têm um potencial de membrana, um pequeno excesso de cargas negativas alinhadas ao longo da parte interna da membrana e um pequeno excesso de cargas positivas na parte externa. A especialização das células musculares e nervosas depende de sua capacidade de alterar seu potencial quando adequadamente estimuladas.

CAPÍTULO 3

Membrana Plasmática e Potencial de Membrana

Estrutura e Funções da Membrana

Para sobreviver, cada célula deve manter uma composição específica de seu conteúdo, própria daquele tipo de célula, apesar da composição notavelmente diferente do fluido extracelular ao seu redor. Esta diferença na composição de fluido dentro e fora de uma célula é mantida pela **membrana plasmática**, uma camada extremamente fina de lipídios e proteínas que forma a fronteira externa de cada célula e envolve o conteúdo intracelular. Além de atuar como barreira mecânica que mantém as moléculas necessárias dentro da célula, a membrana plasmática ajuda a determinar a composição celular ao permitir que substâncias específicas sejam seletivamente trocadas entre a célula e seu ambiente. A membrana plasmática controla a entrada de moléculas de nutrientes e a saída de produtos secretórios e residuais. Além disso, ela mantém as diferenças nas concentrações iônicas dentro e fora da célula, o que é importante para a atividade elétrica da membrana. A membrana plasmática também participa da integração das células para formar tecidos e órgãos. Finalmente, ela tem outra função essencial, permitindo que a célula reaja a mudanças, ou sinais, em seu ambiente. Esta capacidade é importante para a comunicação entre células. Independentemente do tipo de célula, essas funções comuns da membrana são cruciais para a sobrevivência da célula, para sua capacidade de executar atividades homeostáticas especializadas e sua capacidade de coordenar suas funções com as de outras células. Muitas das diferenças funcionais entre tipos de células devem se a variações sutis na composição de suas membranas plasmáticas, que, por sua vez, permitem que células distintas interajam, de forma diferente, com essencialmente o mesmo ambiente de fluido extracelular.

A membrana plasmática é uma bicamada lipídica fluida repleta de proteínas.

A membrana plasmática de cada célula consiste, em sua maior parte, de lipídios e proteínas, além de pequenas quantidades de carboidratos. Ela é fina demais para ser vista em um microscópio óptico comum, mas, em um microscópio eletrônico, aparece como uma estrutura trilaminar composta por duas camadas escuras separadas por uma camada intermediária clara (● Figura 3-1) (*tri* significa "três"; *lamina* quer dizer "camada fina"). A organização específica das moléculas que compõem a membrana plasmática é responsável por esta aparência de "sanduíche".

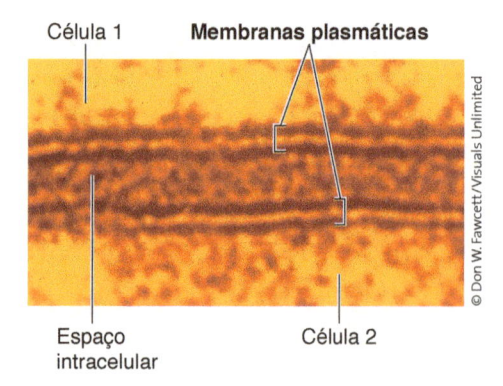

FIGURA 3-1 Aparência trilaminar de uma membrana plasmática em imagem de microscopia eletrônica. As membranas plasmáticas de duas células contíguas são exibidas aqui. Observe que cada membrana aparece como duas camadas escuras separadas por uma camada intermediária clara.

Os lipídios mais abundantes na membrana são os fosfolipídios, com quantidades menores de colesterol. Estima-se que um bilhão de moléculas de fosfolipídios estejam presentes na membrana plasmática de uma célula humana comum. Os **fosfolipídios** têm uma cabeça polar (eletricamente carregada; veja o Apêndice B no site do livro: www.cengage.com.br) contendo um grupo de fosfatos carregados negativamente e duas caudas apolares (eletricamente neutras) de cadeias de ácidos graxos (• Figura 3-2a). A extremidade polar é considerada hidrofílica ("que gosta de água") porque pode interagir com moléculas de água, que também são polares. A extremidade não polar é hidrofóbica ("que detesta água") e não se misturará com água. Na água, os fosfolipídios compõem uma **bicamada lipídica**, uma camada dupla de moléculas de lipídio (• Figura 3-2b) (*bi* significa "dois"). As caudas hidrofóbicas se inserem no centro da bicamada, longe da água, e as cabeças hidrofílicas se alinham nos dois lados, em contato com a água. A superfície externa da camada é exposta ao fluido extracelular (ECF), enquanto a superfície interna está em contato com o fluido intracelular (ICF) (• Figura 3-2c).

A bicamada lipídica é fluida, não rígida, com consistência mais semelhante à do óleo de cozinha líquido do que à da gordura sólida. Os fosfolipídios, não sendo unidos por fortes ligações químicas, movem-se constantemente. Eles podem girar, vibrar e se mover dentro de sua própria metade da bicamada, trocando de lugar milhões de vezes por segundo. Este movimento de fosfolipídios é responsável, em grande parte, pela fluidez da membrana.

O **colesterol** contribui para a fluidez e a estabilidade da membrana. As moléculas de colesterol ficam ocultas entre as moléculas de fosfolipídio, impedindo que cadeias de ácidos graxos se unam e cristalizem, um processo que reduziria drasticamente a fluidez da membrana. Por sua relação espacial com as moléculas de fosfolipídio, as moléculas de colesterol também ajudam a estabilizar suas posições.

Por conta de sua fluidez, a membrana plasmática possui integridade estrutural, mas, ao mesmo tempo, é flexível, permitindo que a célula mude de forma. Por exemplo, células musculares mudam de formato quando se contraem e glóbulos vermelhos mudam de forma constantemente enquanto se comprimem para atravessar os capilares, os vasos sanguíneos mais estreitos.

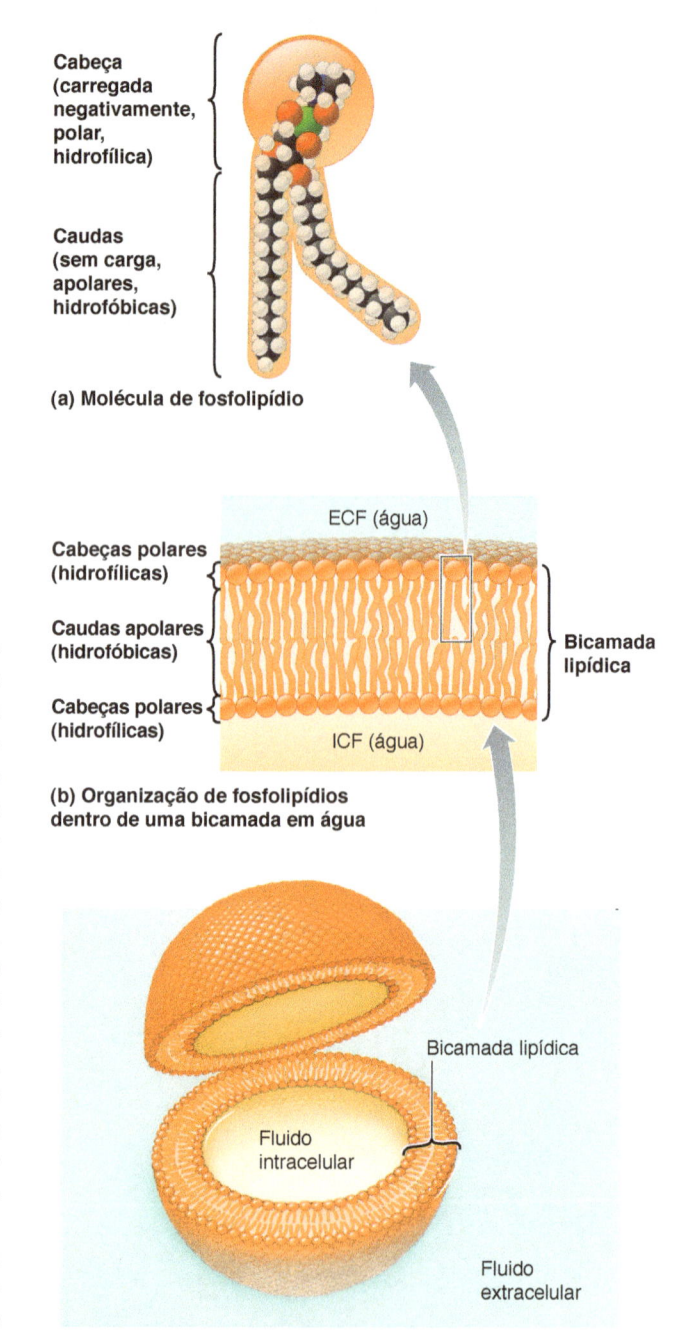

FIGURA 3-2 Estrutura e organização de moléculas de fosfolipídio em uma bicamada lipídica. (a) Molécula de fosfolipídio. (b) Na água, as moléculas de fosfolipídio se organizam em uma bicamada lipídica; as cabeças polares interagem com as moléculas de água polares em cada superfície e as caudas não polares ficam voltadas para o interior da bicamada. (c) Uma visão ampliada da membrana plasmática envolvendo uma célula, separando o ICF do ECF.

As proteínas da membrana estão inseridas dentro ou acopladas à bicamada lipídica (• Figura 3-3). **Proteínas integrais** estão inseridas na bicamada lipídica, com a maior parte delas se estendendo por toda a espessura da membrana. Neste caso, elas também são chamadas de **proteínas transmembranas** (*trans* significa "ao longo de"). Como os fosfolipídios, as proteínas integrais também têm regiões hidrofílicas e hidrofóbicas. **As proteínas periféricas** normalmente são moléculas polares que não

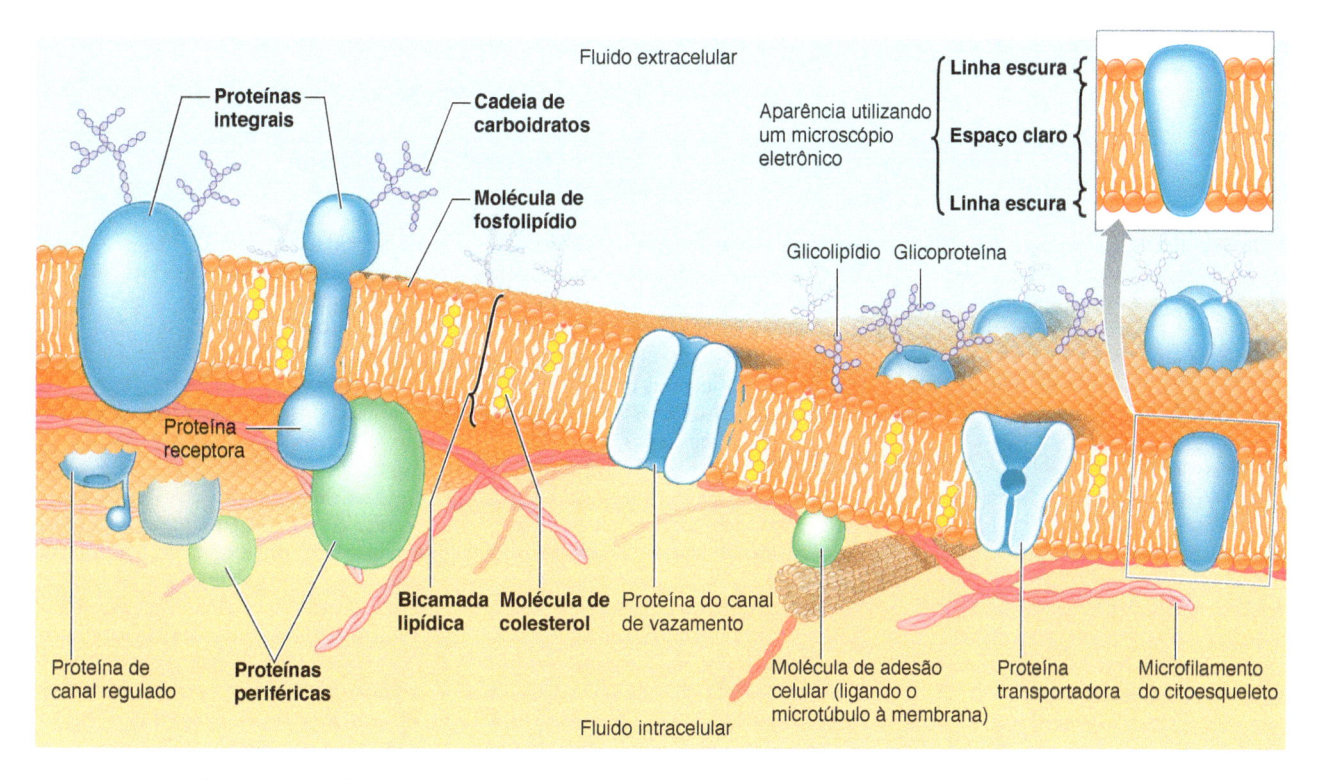

• **FIGURA 3-3 Modelo de mosaico fluido da estrutura da membrana plasmática.** A membrana plasmática é composta por uma bicamada lipídica incrustada com proteínas. As proteínas integrais estendem-se por toda a espessura da membrana ou ficam parcialmente submersas nela; as proteínas periféricas ficam levemente acopladas à superfície da membrana. Apenas na superfície externa, cadeias curtas de carboidratos unem-se às proteínas ou aos lipídios.

penetram na membrana. Elas pontuam apenas sua superfície externa ou, em geral, a interna, ancoradas por ligações químicas relativamente fracas com as partes polares das proteínas integrais ou os lipídios da membrana. A membrana plasmática tem cerca de 50 vezes mais moléculas de lipídio do que moléculas de proteína. No entanto, as proteínas são responsáveis por quase metade da massa da membrana, porque são muito maiores do que os lipídios. A fluidez da bicamada lipídica permite que muitas proteínas da membrana flutuem livremente como "icebergs" em um "mar" de lipídios em movimento, embora o citoesqueleto restrinja a mobilidade das proteínas que realizam funções especializadas em uma área específica da célula. Esta vista da estrutura da membrana é conhecida como **modelo do mosaico fluido**, em referência à fluidez da membrana e ao padrão de mosaico sempre em mutação das proteínas inseridas na bicamada lipídica (um mosaico é uma superfície decorada pela colocação de pequenos pedaços de azulejos ou vidros de diversas cores, formando padrões ou imagens).

Uma pequena quantidade de **carboidrato da membrana** está localizada na superfície externa das células, "glaceando-as". Cadeias curtas de carboidratos sobressaem-se, como antenas minúsculas, da superfície externa, ligadas primariamente a proteínas da membrana e, em menor grau, a lipídios. Essas combinações açucaradas são conhecidas como *glicoproteínas* e *glicolipídios*, respectivamente (• Figura 3-3), e a cobertura que formam é chamada de *glicocálix* (*glico* significa "doce"; *cálix* quer dizer "casca").

Esta estrutura proposta seria responsável pela aparência trilaminar da membrana plasmática. Utilizando corantes para ajudar a visualizar a membrana plasmática sob microscópio eletrônico (como na • Figura 3-1), as duas linhas escuras representam as regiões polares hidrofílicas do lipídio e as moléculas de proteína que absorveram o corante. O espaço claro entre elas corresponde ao centro hidrofóbico fracamente colorido, formado pelas regiões não polares dessas moléculas.

Os diferentes componentes da membrana plasmática executam diversas funções. A bicamada lipídica forma a barreira primária à difusão, as proteínas realizam a maioria das funções específicas da membrana e os carboidratos têm papel importante nos processos de "autorreconhecimento" e nas interações célula a célula. A seguir, examinaremos mais detalhadamente as funções desses componentes da membrana.

A bicamada lipídica forma a barreira estrutural básica que envolve a célula.

A bicamada lipídica tem três funções importantes:

1. Forma a estrutura básica da membrana. Os fosfolipídios podem ser visualizados como as "estacas" que formam a "cerca" em volta da célula.

2. Seu interior hidrofóbico serve de barreira à passagem de substâncias solúveis em água entre o ICF e o ECF. Substâncias solúveis em água não podem se dissolver nem atravessar a bicamada lipídica. Através dessa barreira, a célula pode manter misturas e concentrações diferentes de solutos (substâncias dissolvidas) dentro e fora da célula.

3. É responsável pela fluidez da membrana.

CONCEITOS, DESAFIOS E CONTROVÉRSIAS

Fibrose Cística: Defeito Fatal no Transporte da Membrana

A **fibrose cística (FC)**, a doença genética fatal mais comum nos Estados Unidos, atinge 1 em cada 2.000 crianças caucasianas. Ela é caracterizada pela produção de muco anormalmente espesso e viscoso. As vias aéreas respiratórias e o pâncreas são as partes mais afetadas.

Problemas Respiratórios

A presença de muco espesso e viscoso nas vias aéreas respiratórias dificulta a circulação adequada de ar nos pulmões. Além disso, como as bactérias se proliferam no muco acumulado, pacientes com FC sofrem de infecções respiratórias constantes. Eles são especialmente suscetíveis à *Pseudomonas aeruginosa*, uma bactéria "oportunista" frequentemente encontrada no ambiente, mas que normalmente só causa infecção quando algum problema reduz as defesas do organismo. Pouco a pouco, o tecido pulmonar envolvido fica cicatrizado (fibrótico), tornando os pulmões mais difíceis de inflar. Esta complicação dificulta a respiração, além do esforço necessário para mover o ar através das vias aéreas obstruídas.

Causa subjacente

A fibrose cística é causada por qualquer um entre os diversos defeitos genéticos que levam à produção de uma versão defeituosa da proteína conhecida como *regulador de condutância entre membranas da fibrose cística (CFTR)*. A CFTR normalmente ajuda a formar e regular os canais de cloreto (Cl⁻) na membrana plasmática. Com a FC, a CFTR defeituosa fica "presa" no retículo endoplasmático/sistema de Golgi, que normalmente fabrica este produto e o envia à membrana plasmática (veja no Capítulo 2). Isto é, em pacientes com FC, a versão mutante da CFTR é apenas parcialmente processada e nunca chega à superfície celular. A ausência resultante da proteína CFTR nos canais de Cl⁻ da membrana plasmática torna a membrana impermeável ao Cl⁻. Como o transporte de Cl⁻ ao longo da membrana é altamente ligado ao transporte de Na⁺, as células que revestem as vias aéreas respiratórias não conseguem absorver sal (NaCl) adequadamente. Como resultado, o sal se acumula no fluido que reveste as vias aéreas.

O que intriga os pesquisadores é como este defeito no canal de Cl⁻ e o acúmulo resultante de sal levam ao problema de excesso de muco. Duas descobertas recentes podem dar uma resposta, embora essas hipóteses ainda precisem ser comprovadas, e outros possíveis mecanismos continuam em estudo. Um grupo de investigadores descobriu que as células das vias aéreas produzem um antibiótico natural, a *defensina*, que normalmente mata a maioria das bactérias transmitidas por via aérea que inalamos. O que acontece é que a defensina não funciona adequadamente em um ambiente salgado. Banhado no excesso de sal associado à FC, o antibiótico desabilitado não conseguiria eliminar as bactérias inaladas pelos pulmões. Isso levaria às constantes infecções. Um dos resultados da reação do organismo a essas infecções é a produção excessiva de muco, que serve como terreno de cultura para mais crescimentos bacterianos. O ciclo continua enquanto o muco obstrutor dos pulmões se acumula e as infecções pulmonares tornam-se mais frequentes. Para piorar as coisas, o muco em excesso é especialmente grosso e viscoso, dificultando sua eliminação pelos mecanismos normais de defesa ciliar dos pulmões (veja nos capítulos 2 e 12). O muco é espesso e viscoso porque está pouco hidratado (tem pouquíssima água), um problema que, acredita-se, estaria vinculado ao transporte problemático de sal.

O segundo novo estudo encontrou outro fator complicador na história da FC. Esses pesquisadores demonstraram que a CFTR parece ter uma função dupla como canal de Cl⁻ e receptora da membrana que se liga a e destrói a *P. aeruginosa* (e, talvez, outras bactérias). Como a CFTR está ausente das membranas celulares das vias aéreas de pacientes com FC, a *P. aeruginosa* não é eliminada das vias aéreas como em indivíduos saudáveis. Além de causar infecção, essas bactérias fazem com que as células das vias aéreas produzam enormes quantidades deste muco atípico, espesso e viscoso. Este muco facilita ainda mais o crescimento bacteriano e o círculo vicioso se instala.

Problemas Pancreáticos

Além disso, em pacientes com FC, o duto pancreático, que leva secreções do pâncreas ao intestino delgado, fica entupido com muco espesso. Como o pâncreas produz enzimas importantes para a digestão de alimentos, um resultado habitual é a desnutrição. Além disso, enquanto as secreções digestivas pancreáticas se acumulam atrás do duto bloqueado, cistos cheios de fluido se formam no pâncreas, com o tecido pancreático afetado gradualmente se degenerando e tornando-se fibrótico. O nome "fibrose cística" descreve adequadamente as mudanças de longo prazo que ocorrem no pâncreas e nos pulmões como resultado de uma única falha genética na CFTR.

Tratamento e Novas Direções na Pesquisa

O tratamento consiste em fisioterapia para ajudar a liberar as vias aéreas do excesso de muco e terapia com antibióticos para auxiliar no combate às infecções respiratórias, além de dietas especiais e administração de enzimas pancreáticas suplementares, as quais mantêm a nutrição adequada. Apesar deste tratamento de apoio, a maioria das vítimas de FC não vive muito além dos 30 anos e morre de complicações pulmonares.

Se o defeito genético responsável pela maioria dos casos de FC fosse identificado, os investigadores poderiam desenvolver uma forma de corrigi-lo ou compensá-lo. Outra possível cura sendo estudada é o desenvolvimento de medicamentos que induzam a CFTR mutante a ser "concluída" e inserida na membrana plasmática. Além disso, várias novas terapias medicamentosas promissoras, como um remédio fluidificador de muco em aerossol inalável, oferecem esperança de reduzir o número de infecções pulmonares e estender a vida de vítimas de FC até que seja encontrada uma cura.

As proteínas da membrana realizam diversas funções próprias da membrana.

Tipos diferentes de proteínas de membrana têm as seguintes funções especializadas:

1. Algumas proteínas entre membranas formam rotas cheias de água, ou **canais**, através da bicamada lipídica (● Figura 3-3). Substâncias solúveis em água suficientemente pequenas para entrar em um canal podem atravessar a membrana por este meio sem entrar em contato direto com o interior lipídico hidrofóbico. Os canais são altamente seletivos. O pequeno diâmetro dos canais evita a entrada de partículas maiores do que 0,8 nm de diâmetro (40 bilionésimos de uma polegada). Apenas íons pequenos cabem nos canais. Além disso, determinado canal admite seletivamente íons específicos. Por exemplo, apenas íons de sódio (Na⁺) podem atravessar canais de Na⁺ e apenas íons

de potássio (K⁺) conseguem atravessar canais de K⁺. Esta seletividade de canal se deve a organizações específicas de grupos químicos nas superfícies internas dos canais. Alguns são *canais de repouso*, que sempre permitem a passagem de seu íon selecionado. Outros são *canais regulados*, que podem se abrir ou fechar a seu íon específico como resultado de mudanças na conformação do canal em resposta aos mecanismos de controle, descritos posteriormente. Este é um bom exemplo de função que depende de detalhes estruturais. As células variam em função do número, tipo e atividade dos canais que possuem. Alguns medicamentos atuam nestes canais, como os *bloqueadores de canal de Ca^{2+}*, amplamente utilizados no controle da pressão alta e de ritmos cardíacos anormais. Mais de 60 mutações genéticas nos canais foram vinculadas a doenças humanas. Para aprender como um defeito específico no canal pode levar a uma doença devastadora, veja o quadro ao lado, ▪ **Conceitos, Desafios e Controvérsias**.

2. Outras proteínas que cobrem a membrana servem de **moléculas de transporte**, ou **transportadores**. Elas transferem ao longo da membrana substâncias específicas que não conseguem atravessar sozinhas. O meio pelo qual os transportadores realizam este transporte será descrito posteriormente (assim, os canais e as moléculas de transporte são importantes para o movimento seletivo de substâncias entre o ECF e o ICF). Cada transportador pode levar apenas uma molécula (ou íon) específica ou um grupo de moléculas fortemente relacionadas. Células de tipos diferentes têm diferentes transportadores. Como resultado, elas variam quanto às substâncias que podem transportar seletivamente ao longo de suas membranas. Por exemplo, as células da glândula tireoide são as únicas a utilizar iodo. Adequadamente, apenas as membranas plasmáticas das células da glândula tireoide têm transportadores para iodo, portanto, somente elas conseguem transportar iodo do sangue para o interior da célula.

3. Outras proteínas, localizadas na superfície da membrana interna, servem de **receptor de marcador de ancoragem**. Elas se ligam pelo modelo "chave e fechadura" aos marcadores de ancoragem de vesículas secretórias (veja no Capítulo 2). A secreção é iniciada quando sinais estimulantes ativam a fusão da membrana da vesícula secretória com a superfície interna da membrana plasmática através de interações entre esses rótulos correspondentes. A vesícula secretória subsequentemente se abre e despeja seu conteúdo por exocitose.

4. Algumas proteínas localizadas na superfície interna ou externa da célula funcionam como **enzimas ligadas à membrana** que controlam reações químicas específicas. As células são especializadas nos tipos de enzimas ligadas à membrana que possuem. Por exemplo, a superfície externa da membrana plasmática das células do músculo esquelético contém uma enzima que destrói o mensageiro químico responsável por ativar a contração muscular, permitindo, assim, que o músculo relaxe.

5. Muitas proteínas na superfície externa servem de **receptores**, locais que "reconhecem" e se vinculam a moléculas específicas no ambiente da célula. Este vínculo inicia uma série de eventos intracelulares e na membrana (descritos posteriormente) que alteram determinada atividade da célula em particular. Desta forma, mensageiros químicos no sangue, como hormônios solúveis em água, influenciam apenas as células específicas que têm receptores para aquele mensageiro. Embora cada célula seja exposta ao mesmo mensageiro via circulação sanguínea, um mensageiro não tem efeito sobre células que não têm receptores para ele. Para ilustrar, a adenohipófise secreta um hormônio estimulador da tireoide (TSH) no sangue, que se acopla apenas à superfície das células da glândula tireoide para estimular a secreção do hormônio da tireoide. Nenhuma outra célula tem receptores para TSH, portanto, apenas as células da tireoide são influenciadas pelo TSH, apesar de sua ampla distribuição.

6. Outras proteínas servem de **moléculas de adesão celular (CAMs)**. Muitas CAMs se destacam da superfície externa da membrana e formam alças ou ganchos pelos quais as células se prendem ou se agarram às fibras do tecido conectivo entre as células. Por exemplo, as *caderinas*, um tipo de CAM encontrada na superfície de células adjacentes, ligam-se como um zíper para ajudar a manter as células dentro de tecidos e órgãos unidas. Outras CAMs, como as *integrinas*, cobrem a membrana plasmática, onde servem de interligação estrutural entre a superfície externa da membrana e seu meio extracelular e também conectam a superfície interna da membrana à armação do citoesqueleto intracelular. Além de unir mecanicamente o ambiente externo da célula e os componentes intracelulares, as integrinas também transmitem sinais reguladores através da membrana plasmática em ambas as direções. Algumas CAMs participam na sinalização de células para crescer ou na sinalização a células do sistema imunológico para interagir com o tipo certo de outras células em respostas inflamatórias e no tratamento de ferimentos, entre outras coisas.

7. Por fim, outras proteínas na superfície externa da membrana, especialmente em conjunto com carboidratos (como as glicoproteínas), são importantes para a capacidade das células de reconhecerem "a si mesmas" (isto é, células do mesmo tipo).

Os carboidratos da membrana funcionam como marcadores de identidade própria.

As cadeias curtas de carboidratos na superfície externa da membrana servem de marcadores de autoidentidade que permitem que as células identifiquem e interajam entre si, das seguintes formas:

1. Tipos diferentes de célula têm marcadores diferentes. A combinação peculiar de cadeias de açúcar se projetando das proteínas da membrana superficial serve como "marca registrada" de um tipo particular de célula, permitindo que ela reconheça outras de seu próprio tipo. Essas cadeias de carboidratos têm função importante no reconhecimento "de si mesmas" e nas interações célula a célula. As células podem reconhecer outras células do mesmo tipo e se unir para formar tecidos. Isso é especialmente importante durante o desenvolvimento embrionário. Se forem misturadas culturas de dois tipos diferentes de células embrionárias, como células nervosas e musculares, elas se diferenciarão em agregados separados de células nervosas e musculares.

2. Marcadores de superfície que contêm carboidratos também estão envolvidos no crescimento dos tecidos, que normalmente é contido dentro de certos limites de densidade celular. As células não "ultrapassam" as fronteiras dos tecidos vizinhos – isto é, não crescem além de seu próprio limite. A exceção é o crescimento descontrolado de células cancerosas, que comprovadamente têm marcadores de superfície de carboidrato anormais.

Adesões Célula a Célula

Em organismos multicelulares, como os seres humanos, a membrana plasmática não apenas faz as vezes de fronteira externa para todas as células, mas também participa das adesões célula a célula. Essas adesões vinculam grupos de células em tecidos e agrupa-os posteriormente em órgãos. As atividades sustentadoras da vida dos sistemas corporais dependem não apenas das funções das células individuais das quais são compostos, mas também de que essas células vivam e trabalhem em conjunto, em comunidades de tecidos e órgãos.

Pelo menos parcialmente, células semelhantes organizam-se em grupos adequados através dos marcadores de carboidrato na superfície da membrana. Quando organizadas, as células são mantidas unidas por três meios diferentes: (1) as CAMs, (2) a matriz extracelular e (3) as junções de células especializadas. Já tivemos contato com as CAMs. Agora, examinaremos a matriz extracelular e, depois, as junções especializadas.

A matriz extracelular serve de "cola" biológica.

Os tecidos não são compostos apenas por células e muitas células dentro de um tecido não estão em contato físico direto com células vizinhas. Em vez disso, os tecidos são mantidos unidos por uma "cola" biológica chamada de **matriz extracelular (ECM)**. A ECM é uma malha intrincada de proteínas fibrosas imersas em uma substância aquosa, parecida com gel, composta de carboidratos complexos. O gel aquoso, normalmente denominado fluido intersticial (veja no Capítulo 1), fornece uma rota para a difusão de nutrientes, detritos e outros produtos solúveis em água entre o sangue e as células do tecido. Os três tipos principais de fibras de proteínas entrelaçadas através do gel são o *colágeno*, a *elastina* e a *fibronectina*.

1. O **colágeno** forma fibras ou lâminas flexíveis, mas não elásticas, que fornecem resistência à tração (resistência à tensão longitudinal). O colágeno é a proteína mais abundante no corpo, compondo cerca de metade da proteína total do corpo em termos de peso.

Nota Clínica No **escorbuto**, causado pela falta de vitamina C, as fibras de colágeno não são adequadamente formadas. Como resultado, os tecidos, especialmente os da pele e dos vasos sanguíneos, ficam muito frágeis. Isso causa sangramentos na pele e nas membranas mucosas, especialmente nas gengivas.

2. A **elastina** é uma proteína elástica mais abundante em tecidos que precisam alongar-se facilmente e, depois, retrair-se, após a força de alongamento ser removida. Ela é encontrada, por exemplo, nos pulmões, que se expandem e retraem enquanto o ar entra e sai.

3. A **fibronectina** promove a adesão celular e mantém as células em posição. Quantidades reduzidas desta proteína foram encontradas dentro de certos tipos de tecido canceroso, possivelmente sendo responsáveis pelo fato de as células cancerosas não se aderirem bem umas às outras e tenderem a se soltar, ocasionando a metástase (a migração para outros lugares do corpo).

A ECM é secretada por células locais presentes na matriz. A quantidade relativa de ECM em relação às células varia bastante

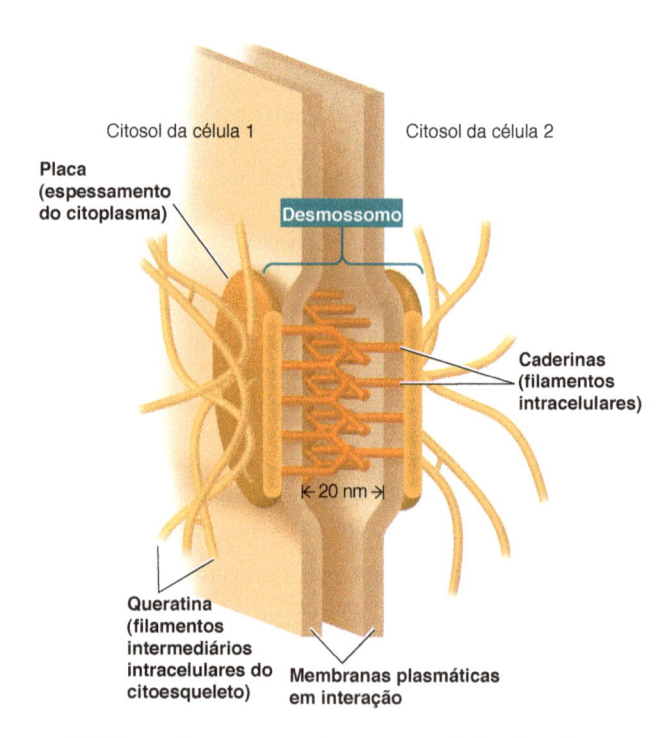

• **FIGURA 3-4 Desmossomo.** Desmossomos são junções aderentes que têm células de rebite, ancorando-as juntas nos tecidos sujeitos a alongamento considerável.

entre os tecidos. Por exemplo, a ECM é escassa no tecido epitelial, mas é um componente predominante do tecido conectivo. A maior parte desta matriz abundante no tecido conectivo é secretada por **fibroblastos** ("formadores de fibra"). A composição exata da ECM também varia em diferentes tecidos, fornecendo, assim, ambientes locais distintos para os vários tipos de célula no corpo. Em alguns tecidos, a matriz se torna altamente especializada para formar estruturas como cartilagem e tendões ou, na calcificação adequada, as estruturas rígidas de ossos e dentes.

Ao contrário do que se acreditava, a ECM não é apenas uma armação passiva de acoplamento celular, mas ajuda a regular o comportamento e as funções das células com as quais interage. As células são capazes de funcionar normalmente e até de sobreviver somente associadas a seus componentes de matriz normais. A matriz tem especial importância no crescimento e na diferenciação celular. No organismo, apenas células do sangue em circulação são projetadas para sobreviver e funcionar sem se acoplar à ECM.

Algumas células são diretamente unidas por junções de células especializadas.

Nos tecidos em que as células ficam bastante próximas, as CAMs fornecem alguma coesão tecidual, vinculando células adjacentes entre si como um "velcro". Além disso, algumas células dentro de determinados tipos de tecidos estão diretamente unidas por um de três tipos de junções celulares: (1) *desmossomos* (junções aderentes), (2) *junções de adesão* (junções impermeáveis) ou (3) *junções comunicantes* (de lacunas).

DESMOSSOMOS **Desmossomos** atuam como "rebites", unindo uma a outra duas células adjacentes, sem que se toquem. Um desmossomo consiste de duas partes: (1) um par de espessuras citoplasmáticas densas, semelhantes a botões, conhecidas como *placas*, localizadas na superfície interna de cada uma das duas células adjacentes, e (2) fortes filamentos de glicoproteína contendo caderinas (um tipo de CAM) que se estendem entre as duas células e se acoplam às placas em ambos os lados (• Figura 3-4). Esses filamentos intercelulares unem membranas plasmáticas adjacentes para que resistam à separação. Assim, os desmossomos são junções aderentes. Elas são as conexões célula a célula mais fortes.

Desmossomos são mais abundantes em tecidos sujeitos a alongamento considerável, como os encontrados na pele, no coração e no útero. Nesses tecidos, grupos funcionais de células são rebitados uns aos outros por desmossomos. Além disso, filamentos intermediários do citoesqueleto, como filamentos duros de queratina na pele (veja no Capítulo 2), esticam-se ao longo do interior dessas células e se acoplam às placas de desmossomos localizadas em lados opostos da superfície interna da célula. Esta organização forma uma rede contínua de fibras fortes por todo o tecido, através e entre as células, como uma fila contínua de pessoas firmemente de mãos dadas. Esta rede fibrosa interconectada oferece resistência à tração, diminuindo as chances de tecido ser rompido quando esticado.

JUNÇÕES DE ADESÃO Nas **junções de adesão**, células adjacentes vinculam-se firmemente entre si em pontos de contato direto, vedando a passagem entre as duas células. Junções de adesão são encontradas principalmente em lâminas de tecido epitelial, que cobrem a superfície do corpo e revestem suas cavidades internas. As lâminas epiteliais atuam como barreiras altamente seletivas entre compartimentos com composições químicas consideravelmente diferentes. Por exemplo, a lâmina epitelial que reveste o trato digestório separa os alimentos e os fortes sucos digestivos nessa cavidade interna (lúmen) dos vasos sanguíneos no outro lado. É importante que apenas partículas de alimentos completamente digeridos e de alimentos não digeridos ou sucos digestivos se movam ao longo da lâmina epitelial do lúmen ao sangue. Da mesma forma, as bordas laterais de células adjacentes na lâmina epitelial se unem em pontos de "contato" para uma vedação estanque de sua fronteira luminal. Nesses pontos, as *proteínas de adesão* das superfícies externas das duas membranas plasmáticas em interação se fundem diretamente (• Figura 3-5). Essas junções de adesão são impermeáveis e, assim, evitam que materiais passem entre as células. Assim, a passagem ao longo da barreira epitelial deve ocorrer *através* das células, *não entre* elas. Este tráfego ao longo da célula é regulado por proteínas de canal e de transporte. Se as células não fossem unidas por junções de adesão, poderia ocorrer a troca descontrolada de moléculas entre os compartimentos através dos espaços entre células adjacentes. Junções de adesão, portanto, evitam extravasamentos indesejados dentro de lâminas epiteliais.

JUNÇÕES COMUNICANTES Em uma **junção comunicante**, há uma lacuna entre células adjacentes, que são ligadas por túneis pequenos e conectores formados por conexons. Um **conexon** é composto de seis subunidades proteicas organizadas em uma estrutura semelhante a um tubo oco. Dois conexons, um de cada membrana plasmática de duas células adjacentes, estendem-se para fora e se unem ponta a ponta para formar um túnel de conexão entre as duas células (• Figura 3-6). Junções comunicantes unem lacunas. O pequeno diâmetro dos túneis permite que par-

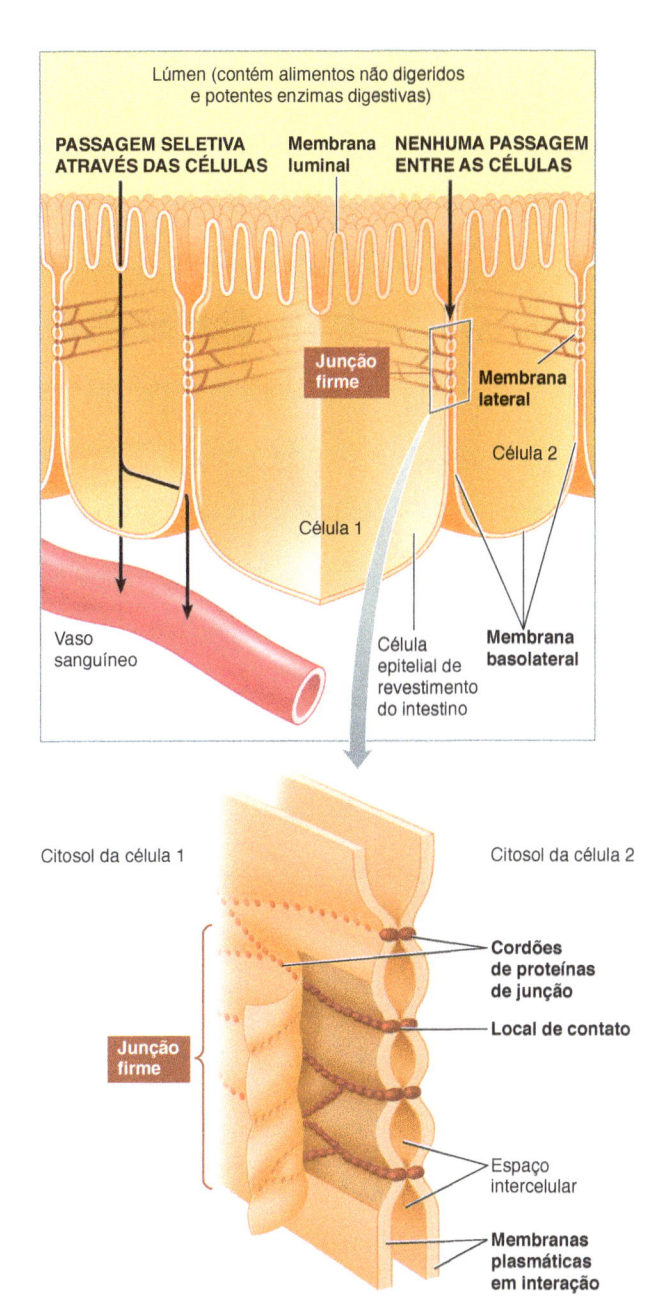

• **FIGURA 3-5 Junção de adesão.** Junções de adesão são junções impermeáveis que unem as bordas laterais de células epiteliais em suas bordas luminais, evitando assim a troca de materiais entre as células. São barreiras altamente seletivas que separam dois compartimentos de diferentes composições químicas, permitindo apenas a passagem regulada de alguns materiais.

tículas pequenas solúveis em água passem entre as células conectadas, mas impede a passagem de moléculas grandes, como proteínas intracelulares vitais. Íons e moléculas pequenas podem ser trocados diretamente entre células unidas por junções comunicantes, sem nunca entrarem no ECF.

Junções comunicantes são especialmente abundantes no músculo cardíaco e no músculo liso. Nesses tecidos, o movimento de íons através de junções comunicantes transmite atividade elétrica por toda a massa de um músculo. Como esta atividade elétrica causa contração, a presença de junções comunicantes habilita a contração sincronizada da massa de todo um músculo, como a câmara de bombeamento do coração.

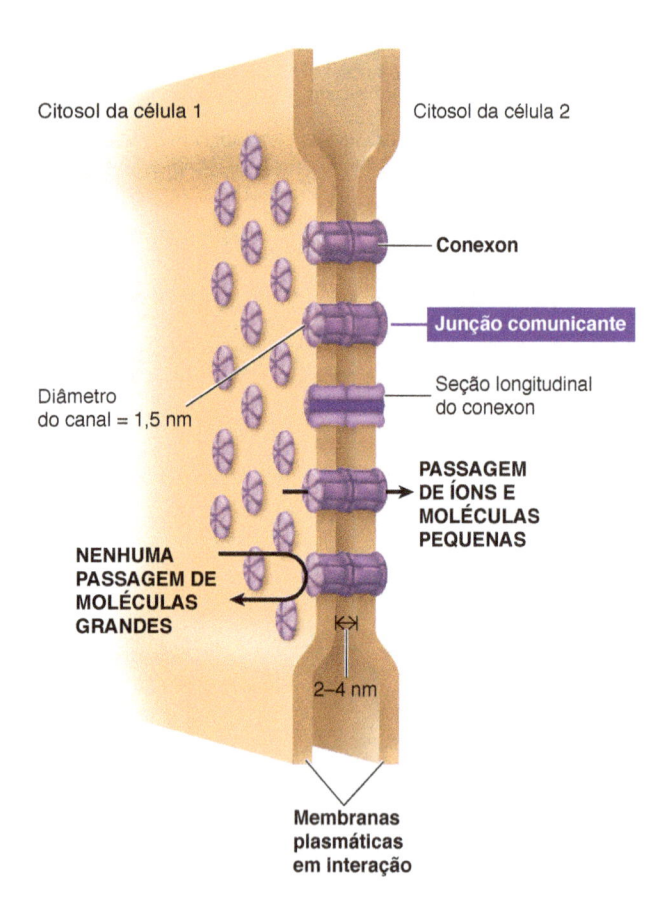

• **FIGURA 3-6 Junção comunicante.** Junções comunicantes são junções lacunares compostas de conexons, que formam túneis que permitem o movimento de íons transportadores de carga e moléculas pequenas entre duas células adjacentes.

Também são encontradas junções comunicantes em alguns tecidos não musculares que permitem a passagem irrestrita de pequenas moléculas de nutrientes entre as células. Por exemplo, dentro do ovário, glicose, aminoácidos e outros nutrientes de células vizinhas atravessam as junções comunicantes para um óvulo em desenvolvimento, ajudando, assim, o óvulo a acumular esses nutrientes essenciais.

As junções comunicantes também funcionam como avenidas para a transferência direta de pequenas moléculas de sinalização entre uma célula e outra. Tal transferência permite que células conectadas por junções comunicantes comuniquem-se diretamente entre si. Esta comunicação fornece um mecanismo possível pelo qual a atividade celular conjunta pode ser coordenada. No próximo capítulo, examinaremos outros meios pelos quais as células "conversam entre si".

Agora, voltamos nossa atenção ao tópico do transporte por membranas e, em particular, ao modo como a membrana plasmática controla seletivamente o que entra e sai da célula.

Visão Geral do Transporte de Membranas

Qualquer coisa que passe entre uma célula e o fluido extracelular ao redor deve poder penetrar na membrana plasmática. Se uma substância consegue atravessar a membrana, diz-se que a membrana é **permeável** a essa substância. Caso contrário, a membrana é **impermeável** a ela. A membrana plasmática é **seletivamente permeável**, pois permite que algumas partículas atravessem ao mesmo tempo em que impede outras.

Duas propriedades das partículas influenciam a permeabilidade da membrana em relação a elas: (1) a relativa solubilidade da partícula no lipídio e (2) o tamanho da partícula. Partículas altamente solúveis em lipídio conseguem dissolver-se na bicamada lipídica e atravessar a membrana. Moléculas descarregadas ou apolares (como O_2, CO_2 e ácidos graxos) são altamente solúveis em lipídio e permeiam imediatamente a membrana. Partículas carregadas (íons como Na^+ e K^+) e moléculas polares (como glicose e proteínas) têm baixa solubilidade lipídica, mas são bastante solúveis em água. A bicamada lipídica serve de barreira impermeável a partículas pouco solúveis em lipídio. Para íons solúveis em água (e, assim, insolúveis em lipídio) com menos de 0,8 nm de diâmetro, os canais proteicos são uma rota alternativa para passagem ao longo da membrana. Apenas íons para os quais canais específicos estejam disponíveis e abertos conseguem permear a membrana.

Partículas com baixa solubilidade lipídica e grandes demais para os canais não conseguem permear a membrana sem auxílio. Mesmo assim, algumas dessas partículas, como a glicose, precisam atravessar a célula para que a célula sobreviva e funcione (pois a maioria das células utiliza glicose como combustível preferencial para produzir ATP). Em breve, veremos que as células dispõem de alguns meios de transporte assistido para transpor pela membrana partículas que precisem entrar ou sair da célula e que não podem fazer isso sem auxílio.

Mesmo se uma partícula conseguir permear a membrana graças à sua solubilidade lipídica ou sua capacidade de cruzar um canal, alguma força é necessária para atravessar a membrana. Dois tipos gerais de forças realizam o transporte de substâncias ao longo da membrana: (1) **forças passivas**, que não exigem que a célula gaste energia para produzir movimento, e (2) **forças ativas**, que exigem que a célula gaste energia (ATP) no transporte de uma substância ao longo da membrana.

Agora, examinaremos os diversos métodos de transporte da membrana, indicando se cada um é um meio passivo ou assistido de transporte, e se cada um é um mecanismo de transporte ativo ou passivo.

Transporte Passivo

Moléculas e íons que podem penetrar na membrana plasmática por conta própria são orientados passivamente ao longo da membrana por duas forças: difusão a favor de um gradiente de concentração e/ou movimento ao longo de um gradiente elétrico. Examinaremos primeiro a difusão a favor do gradiente de concentração.

Partículas que permeiam a membrana por difusão passiva a favor do gradiente de concentração.

Em temperaturas acima do zero absoluto, todas as moléculas e íons estão em movimento aleatório constante, como resultado da energia térmica (calor). Este movimento é mais evidente em líquidos e gases, nos quais as moléculas individuais (ou íons) têm mais espaço para se moverem antes de colidirem com outras moléculas. Cada molécula se move de forma independente e aleatória, em qualquer direção. Como consequência deste movimento

Área A **Área B**

→ Difusão da área A para a área B

← Difusão da área B para a área A

→ Difusão líquida

(a) Difusão

Área A **Área B**

→ Difusão da área A para a área B

← Difusão da área B para a área A

Não ocorre difusão líquida

(b) Equilíbrio dinâmico

LEGENDA

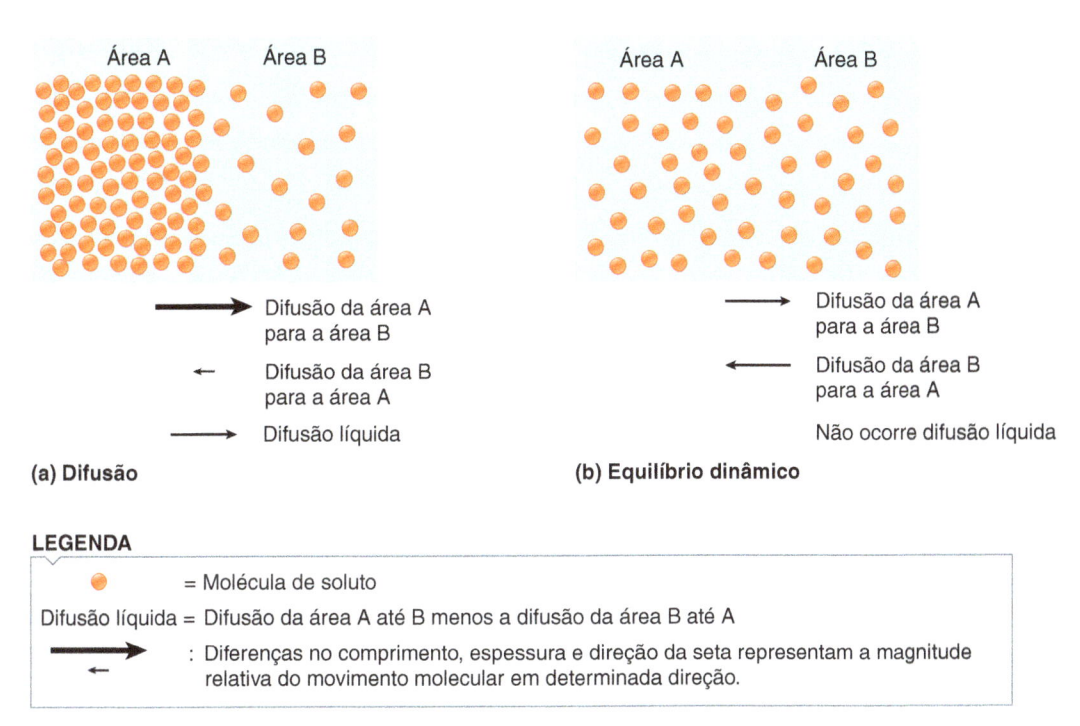

● = Molécula de soluto

Difusão líquida = Difusão da área A até B menos a difusão da área B até A

→ ← : Diferenças no comprimento, espessura e direção da seta representam a magnitude relativa do movimento molecular em determinada direção.

• **FIGURA 3-7 Difusão. (a)** Difusão a favor do gradiente de concentração. **(b)** Equilíbrio dinâmico, não ocorrendo a difusão líquida.

---

aleatório, as moléculas frequentemente colidem, batendo umas nas outras em diferentes direções, como bolas de bilhar.

Soluções são misturas homogêneas contendo uma quantidade relativamente grande de uma substância denominada **solvente** (o meio de dissolução que, no corpo, é a água) e quantidades menores de outras substâncias dissolvidas, chamadas de **solutos**. A **concentração** de uma solução refere-se à quantidade de soluto dissolvida em determinada quantidade de solução. Quanto maior a concentração de moléculas de soluto (ou íons), maior a probabilidade de colisões. Consequentemente, moléculas dentro de dado espaço tendem a se distribuir uniformemente com o tempo. Tal dispersão uniforme de moléculas, devido à mescla aleatória, é conhecida como **difusão simples** (*diffusere* quer dizer "espalhar-se"). Sem um qualificador, o termo *difusão* refere-se à difusão simples, diferenciando-se da *difusão facilitada*, que é propiciada por uma proteína transportadora na membrana plasmática e veremos mais adiante.

Para ilustrar a difusão simples, na • Figura 3-7a, a concentração do soluto em uma solução difere entre a área A e a área B. Tal diferença na concentração entre duas áreas adjacentes é chamada de **gradiente de concentração** (ou **gradiente químico**). Colisões moleculares aleatórias ocorrerão mais frequentemente na área A graças à sua maior concentração de moléculas de soluto. Por este motivo, mais moléculas migrarão da área A para B do que na direção oposta. Em ambas as áreas, as moléculas se moverão aleatoriamente e em todas as direções, mas o movimento líquido das moléculas por difusão será da área de maior para a de menor concentração.

O termo **difusão líquida** refere-se à diferença entre dois movimentos opostos. Se dez moléculas forem da área A para a área B enquanto duas moléculas forem simultaneamente de B até A, a difusão líquida será de oito moléculas entre A e B. As moléculas se dispersarão desta maneira até que a substância fique uniformemente distribuída entre as duas áreas e o gradiente de concentração não existir mais (• Figura 3-7b). Neste ponto, embora ainda ocorra movimento, não ocorre difusão líquida, porque os movimentos opostos se contrabalançam exatamente; ou seja, estão em **equilíbrio dinâmico** (*dinâmico* em referência ao movimento contínuo, *equilíbrio* com relação ao balanceamento exato entre forças opostas). O movimento das moléculas da área A até B será correspondido exatamente pelo movimento das moléculas de B até A.

O que ocorre quando uma membrana plasmática separa concentrações diferentes de uma substância? Se a substância pode permear a membrana, a difusão líquida da substância ocorrerá através da membrana em favor do gradiente de concentração, da área de alta concentração para a de baixa, até que o gradiente seja abolido – a não ser que haja alguma força de oposição (• Figura 3-8a). Nenhuma energia é consumida neste movimento; este, portanto, é um mecanismo *passivo* de transporte através da membrana. O processo de difusão é crucial para a sobrevivência de cada célula e tem importante função em muitas atividades homeostáticas especializadas. Por exemplo, o O_2 é transferido através da membrana pulmonar por meio de difusão. O sangue transportado até os pulmões tem pouco O_2, pois forneceu O_2 aos tecidos do corpo para metabolismo celular. O ar nos pulmões, ao contrário, é rico em O_2, proveniente da constante troca com o ambiente durante a respiração. Graças a este gradiente de concentração, ocorre a difusão líquida do O_2 dos pulmões para o sangue, quando o sangue passa pelos pulmões. Assim, quando o sangue sai dos pulmões para irrigar os tecidos, está rico em O_2.

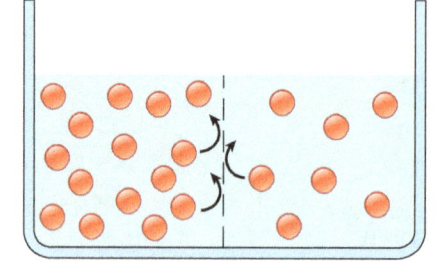

(a) Ocorre difusão

(b) Não ocorre difusão

LEGENDA

- = Soluto penetrante
- = Soluto não penetrante

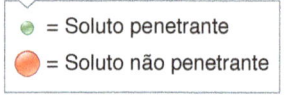

• **FIGURA 3-8 Difusão através de uma membrana.** (a) Difusão líquida de um soluto penetrante ao longo da membrana a favor do gradiente de concentração. (b) Não ocorre difusão do soluto não penetrante através da membrana, apesar da presença de gradiente de concentração.

É claro que, se a membrana for impermeável à substância, não ocorrerá difusão através dela, embora possa haver um gradiente de concentração (• Figura 3-8b). Por exemplo, como a membrana plasmática é impermeável às proteínas intracelulares vitais, estas não conseguem escapar da célula, embora estejam em concentração muito maior no ICF do que no ECF.

LEI DE DIFUSÃO DE FICK Além do gradiente de concentração, diversos fatores influenciam a taxa de difusão líquida através de uma membrana. Os efeitos desses fatores compõem coletivamente a **lei de difusão de Fick** (▲ Tabela 3-1):

1. *Magnitude (ou inclinação) do gradiente de concentração.* Se uma substância pode permear a membrana, sua taxa de difusão simples sempre é diretamente proporcional ao gradiente de concentração. Isto é, quanto maior a diferença na concentração, mais rápida é a taxa de difusão líquida (veja a • Figura 3-15). Por exemplo, durante o exercício, os músculos em exercício produzem CO_2 mais rapidamente do que o normal porque estão queimando combustível adicional para produzir a ATP extra de que precisam para alimentar a atividade contrátil aumentada, que exige energia. O aumento no nível de CO_2 nos músculos cria uma diferença de CO_2 acima da habitual entre os músculos e o sangue que os irriga. Por causa desse gradiente elevado, mais CO_2 do que o normal entra no sangue. Quando este sangue com CO_2 elevado chega aos pulmões, há um gradiente de CO_2 acima do normal entre o sangue e os sacos de ar nos pulmões. Da mesma forma, mais CO_2 do que o normal se difunde do sangue para os sacos de ar. Este CO_2 extra é subsequentemente eliminado para o ambiente. Assim, qualquer CO_2 adicional produzido pelos músculos em exercício é eliminado do corpo através dos pulmões como resultado do aumento no gradiente de concentração de CO_2.

2. *A área de superfície da membrana ao longo da qual a difusão ocorre.* Quanto maior a área de superfície disponível, maior é a taxa de difusão que pode ocorrer. Diversas estratégias são utilizadas em todo o corpo para aumentar a área de superfície das membranas nas quais ocorrem a difusão e outros tipos de transporte. Por exemplo, a absorção de nutrientes no intestino delgado é intensificada pela presença de microvilosidades, que aumentam bastante a superfície absorvente disponível em contato com o conteúdo rico em nutrientes do lúmen do intestino delgado (veja no Capítulo 2). De maneira oposta, a perda anormal de área de superfície da membrana diminui a taxa de difusão líquida. Por exemplo, no *enfisema*, a troca de O_2 e CO_2 entre o ar e o sangue nos pulmões é reduzida porque as paredes dos sacos de ar se rompem, resultando em menos área de superfície disponível para a difusão desses gases.

3. *Solubilidade lipídica da substância.* Quanto maior a solubilidade lipídica de uma substância, mais rapidamente ela pode se difundir através da bicamada lipídica da membrana até seu gradiente de concentração.

4. *Peso molecular da substância.* Moléculas mais pesadas não retornam tanto após a colisão quanto moléculas mais leves, como as de O_2 e CO_2. Consequentemente, o O_2 e o CO_2 difundem-se rapidamente, permitindo trocas rápidas desses gases através das membranas pulmonares. À medida que o peso molecular aumenta, a taxa de difusão diminui.

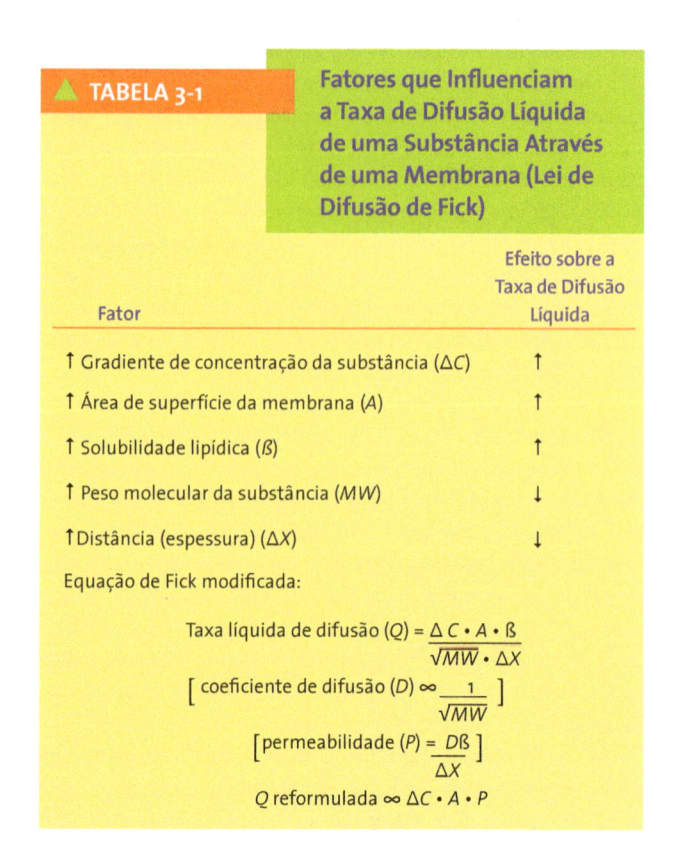

▲ **TABELA 3-1** Fatores que Influenciam a Taxa de Difusão Líquida de uma Substância Através de uma Membrana (Lei de Difusão de Fick)

Fator	Efeito sobre a Taxa de Difusão Líquida
↑ Gradiente de concentração da substância (ΔC)	↑
↑ Área de superfície da membrana (A)	↑
↑ Solubilidade lipídica (ß)	↑
↑ Peso molecular da substância (MW)	↓
↑ Distância (espessura) (ΔX)	↓

Equação de Fick modificada:

$$\text{Taxa líquida de difusão } (Q) = \frac{\Delta C \cdot A \cdot \text{ß}}{\sqrt{MW} \cdot \Delta X}$$

$$\left[\text{coeficiente de difusão } (D) \propto \frac{1}{\sqrt{MW}} \right]$$

$$\left[\text{permeabilidade } (P) = \frac{D\text{ß}}{\Delta X} \right]$$

$$Q \text{ reformulada} \propto \Delta C \cdot A \cdot P$$

5. *Distância através da qual a difusão deve ocorrer.* Quanto maior a distância, mais lenta é a taxa de difusão. Da mesma forma, as membranas através das quais as partículas em difusão devem trafegar são relativamente finas, como as que separam o ar e o sangue nos pulmões. O espessamento desta interface ar-sangue (como na *pneumonia*, por exemplo) desacelera a troca de O_2 e CO_2. Além disso, a difusão é eficiente apenas para distâncias curtas entre as células e seus arredores. Ela se torna um processo inadequadamente lento para distâncias de mais de alguns milímetros. Para ilustrar, seriam necessários meses ou anos para que o O_2 se difundisse da superfície do corpo até as células em seu interior. Em vez disso, o sistema circulatório oferece uma rede de vasos minúsculos para entrega e coleta de materiais em cada "bloco" de células, com a difusão realizando trocas locais curtas entre o sangue e as células ao redor.

Íons que podem permear a membrana também se movem passivamente a favor de seu gradiente elétrico.

Além do gradiente de concentração, o movimento de íons também é afetado por sua carga elétrica. Íons com cargas semelhantes (o mesmo tipo de carga) se repelem e íons com cargas opostas se atraem. Se houver uma diferença relativa na carga entre duas áreas adjacentes, os íons carregados positivamente (*cátions*) tendem a se mover em direção à área mais negativamente carregada e os íons carregados negativamente (*ânions*) tendem a se mover em direção à área mais positivamente carregada. Uma diferença entre as cargas elétricas de duas áreas adjacentes produz, assim, um **gradiente elétrico,** que promove o movimento de íons em direção à área de carga oposta. Como uma célula não tem de gastar energia para que os íons entrem ou saiam dela em favor do gradiente elétrico, este método de transporte de membrana também é *passivo*. Quando há um gradiente elétrico entre o ICF e o ECF, apenas íons que podem permear a membrana plasmática podem se mover a favor deste gradiente. Um gradiente elétrico e um de concentração (químico) podem atuar ao mesmo tempo em um mesmo íon. O efeito líquido dos gradientes elétrico e de concentração simultâneos é chamado de **gradiente eletroquímico.** Mais adiante neste capítulo, veremos como os gradientes eletroquímicos contribuem para as propriedades elétricas da membrana plasmática.

A osmose é a difusão líquida de água a favor de seu próprio gradiente de concentração.

Moléculas de água podem permear imediatamente a membrana plasmática. Embora as moléculas de água sejam fortemente polares, são suficientemente pequenas para passar por espaços temporários criados entre as caudas de moléculas de fosfolipídios enquanto se movem dentro da bicamada lipídica. No entanto, este tipo de movimento de água ao longo da membrana é relativamente lento. Em muitos tipos de células, as proteínas das membranas formam **aquaporinas**, canais específicos para a passagem de água (*aqua* significa "água"). Estas vias aumentam bastante a permeabilidade da membrana à água. Tipos de células diferentes variam em sua densidade de aquaporinas e, assim, em sua permeabilidade à água. Em um segundo, cerca de um bilhão de moléculas de água podem atravessar enfileiradas um canal de aquaporina. A força motriz para o movimento líquido de água ao longo da membrana é a mesma que para qualquer outra molécula em difusão, ou seja, seu gradiente de concentração. Normalmente, o termo *concentração* refere-se à densidade do soluto em determinado volume de água. Entretanto, é importante reconhecer que adicionar um soluto à água pura diminui a concentração de água. Em geral, uma molécula de um soluto desloca uma molécula de água.

100% de concentração de água
0% de concentração de soluto
(a) Água pura

90% de concentração de água
10% de concentração de soluto
(b) Solução

LEGENDA
○ = Molécula de água
● = Molécula de soluto

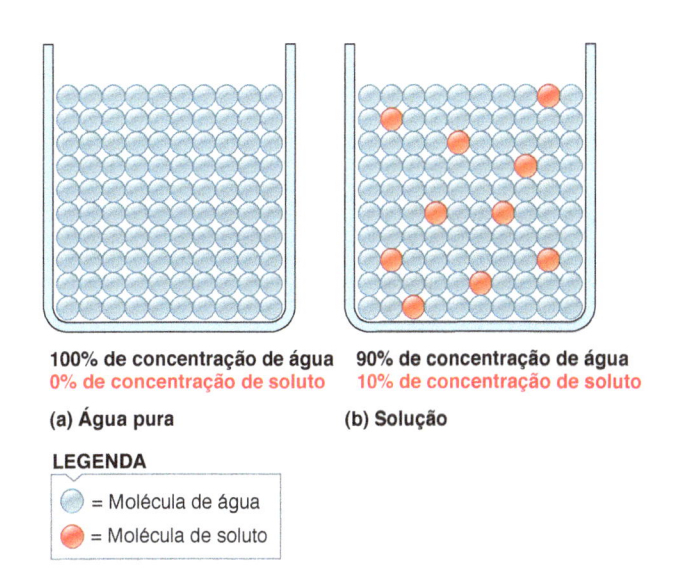

• FIGURA 3-9 Relação entre concentração de água e de soluto em uma solução.

Compare as concentrações de água e de soluto em dois contêineres na • Figura 3-9. O contêiner da parte (a) está cheio de água pura, portanto, a concentração de água é de 100% e a de soluto, 0%. Na parte (b), o soluto substituiu 10% das moléculas de água. A concentração de água é agora de 90%, e a de soluto, 10% – menor concentração de água e maior de soluto do que na parte (a). Observe que, à medida que a concentração de soluto aumenta, a de água diminui de forma correspondente. Examinaremos agora o que acontece se água pura for separada de uma solução por uma membrana permeável à água, mas não ao soluto.

MOVIMENTO DA ÁGUA QUANDO UMA MEMBRANA SELETIVAMENTE PERMEÁVEL SEPARA ÁGUA PURA DE UMA SOLUÇÃO DE UM SOLUTO NÃO PENETRANTE Se, como na • Figura 3-10, água pura (Lado 1) e uma solução contendo um soluto não penetrante (Lado 2) forem separadas por uma membrana seletivamente permeável, que permita a passagem de água, mas não do soluto, a água se moverá passivamente a favor de seu próprio gradiente de concentração da área de maior concentração de água (menor concentração de soluto) para a área de menor concentração de água (maior concentração de soluto). Esta difusão líquida de água a favor do gradiente de concentração através de uma membrana seletivamente permeável é conhecida como **osmose**. Como soluções são sempre mencionadas em termos de concentração de soluto, *a água se move por osmose até a área de maior concentração de soluto*. Apesar da impressão de que os solutos estejam "puxando", ou atraindo, água, a osmose nada mais é do que a difusão de água através de uma membrana em favor de seu próprio gradiente de concentração.

A osmose ocorre do Lado 1 para o Lado 2, mas as concentrações entre os dois compartimentos nunca podem se igualar.

a sua concentração relativa de solutos não penetrantes e água. O movimento líquido de água por osmose continua até que a pressão hidrostática oposta contrabalance exatamente a pressão osmótica. É possível pensar na pressão osmótica de uma solução como uma "pressão de arrasto", que tende a puxar água para dentro da solução, enquanto a pressão hidrostática de uma solução é uma "pressão de empuxo", que tende a empurrar água para fora da solução. A magnitude da pressão osmótica é igual à magnitude da pressão hidrostática oposta necessária para parar a osmose completamente. Quanto maior a concentração de soluto não penetrante → menor a concentração de água → maior o impulso para a água se mover por osmose de água pura dentro da solução → maior a pressão oposta necessária para interromper o fluxo osmótico → maior a pressão osmótica da solução. Portanto, uma solução com alta concentração de soluto não penetrante exerce maior pressão osmótica que uma solução com menor concentração de soluto não penetrante.

A pressão osmótica é uma medida indireta da concentração de soluto, expressa em unidades de pressão. Um meio mais direto de expressar a concentração de soluto é a **osmolaridade** de uma solução, que é a medida de sua concentração total de soluto dada em termos do *número* de partículas (moléculas ou íons). A osmolaridade é expressa em *osmoles/litro* (ou *Osm*), o número de mols de partículas de soluto em 1 litro de solução (veja no Capítulo 2). Como a glicose permanece uma molécula intacta quando na solução, 1 mol de glicose equivale a 1 osmole, isto é, 1 mol de partículas de soluto. Em contraste, como uma molécula de NaCl se dissocia (separa) em 2 íons – Na^+ e Cl^- – quando em solução, 1 mol de NaCl é igual a 2 osmoles—1 mol de Na^+ e 1 mol de Cl^-, ou 2 mols de partículas de soluto. A osmolaridade de fluidos corporais é normalmente expressa em *miliosmoles/litro* (*mOsm*) (1/1.000 de um osmole) porque os solutos nos fluidos corporais estão por demais diluídos para se utilizar convenientemente a unidade osmole. Como a osmolaridade depende do número e não da natureza das partículas, qualquer mistura de partículas pode contribuir para a osmolaridade de uma solução. A osmolaridade normal de fluidos corporais é de 300 mOsm.

Até aqui, em nossa discussão sobre a osmose, consideramos o movimento da água quando a água pura era separada de uma solução por uma membrana permeável à água, mas não a solutos não penetrantes. Entretanto, no organismo, a membrana plasmática separa o ICF do ECF, ambos contendo solutos, alguns capazes de penetrar a membrana e outros, não. Vamos analisar agora os resultados do movimento de água quando soluções de diferentes osmolaridades são separadas por uma membrana seletivamente permeável que permite movimento de água e de alguns, mas não todos, solutos.

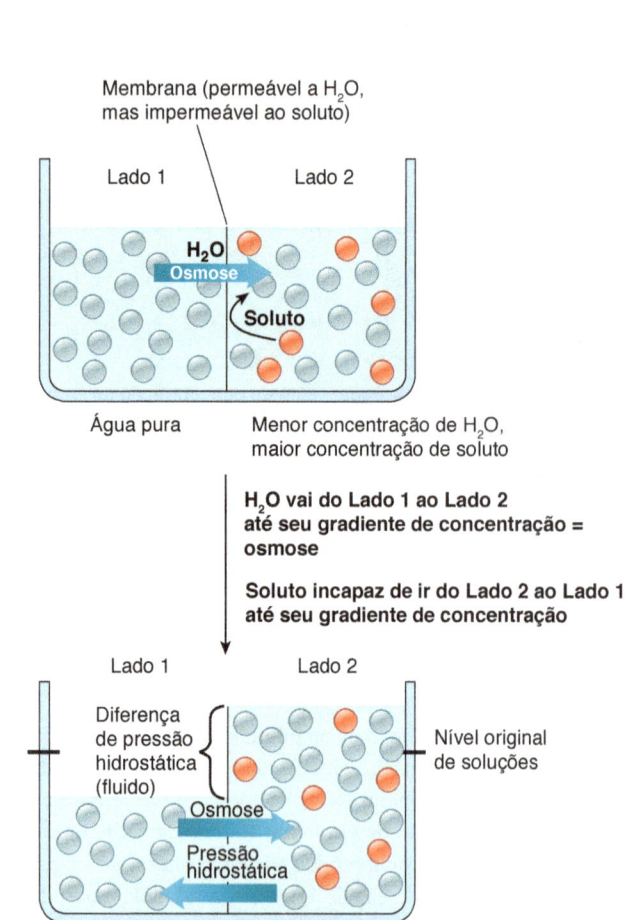

MOVIMENTO DE ÁGUA E SOLUTO QUANDO UMA MEMBRANA SEPARA SOLUÇÕES DESIGUAIS DE UM SOLUTO PENETRANTE

Assuma que soluções de concentração *desigual* de soluto *penetrante* (osmolaridades diferentes) estejam separadas por uma membrana permeável à água e ao soluto (● Figura 3-11). Nesta situação, o soluto vai em favor de seu gradiente de concentração na direção oposta ao movimento líquido de água. O movimento continua até que soluto e água estejam igualmente distribuídos entre a membrana. Eliminados os gradientes de concentração, o movimento líquido é interrompido. O volume final dos com-

---

• **FIGURA 3-10** Osmose quando água pura é separada de uma solução contendo um soluto não penetrante.

Independentemente de quão diluído o Lado 2 se torne por causa da água que se difunde para ele, ele nunca poderá se tornar água pura, e o Lado 1 nunca poderá adquirir qualquer soluto. Como o equilíbrio é impossível de atingir, a difusão líquida de água (osmose) continuará até que a água tenha saído do Lado 1? Não. À medida que o volume se expande no segundo compartimento, gera-se uma diferença na pressão hidrostática entre os dois compartimentos que se opõe à osmose. A **pressão hidrostática (do fluido)** é a pressão exercida por um fluido em repouso, ou estacionário, sobre um objeto – neste caso, a membrana (*hydro* quer dizer "fluido"; *estático* significa "imóvel"). A pressão hidrostática exercida pelo maior volume de fluido no Lado 2 é maior do que a exercida no Lado 1. Esta diferença na pressão hidrostática tende a empurrar o fluido do Lado 2 em direção ao Lado 1.

A **pressão osmótica** de uma solução é uma medida da tendência de fluxo osmótico de água dentro dessa solução devido

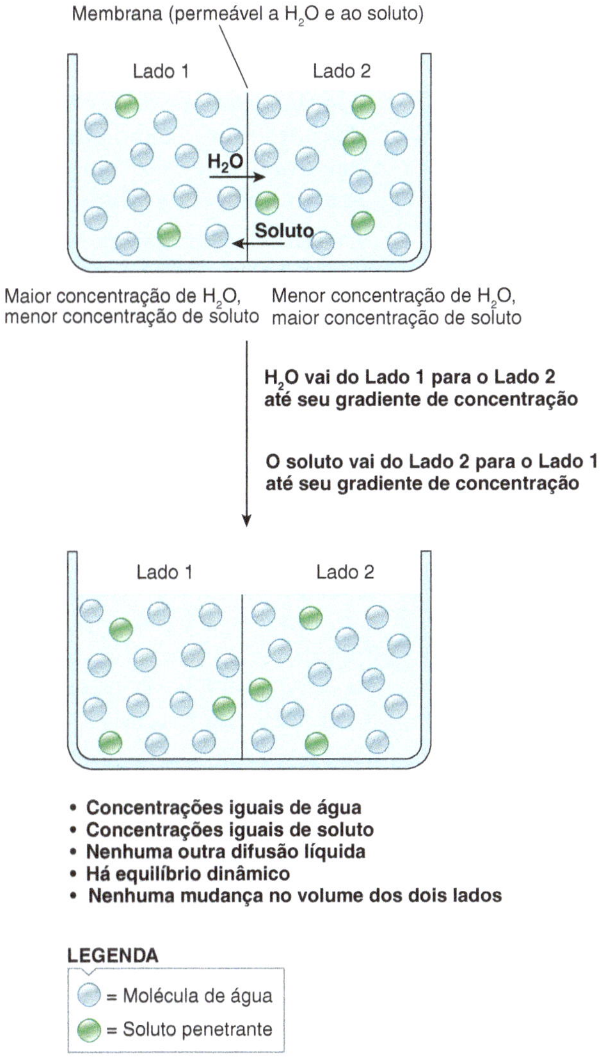

FIGURA 3-11 Movimento de água e de um soluto penetrante desigualmente distribuídos através de uma membrana.

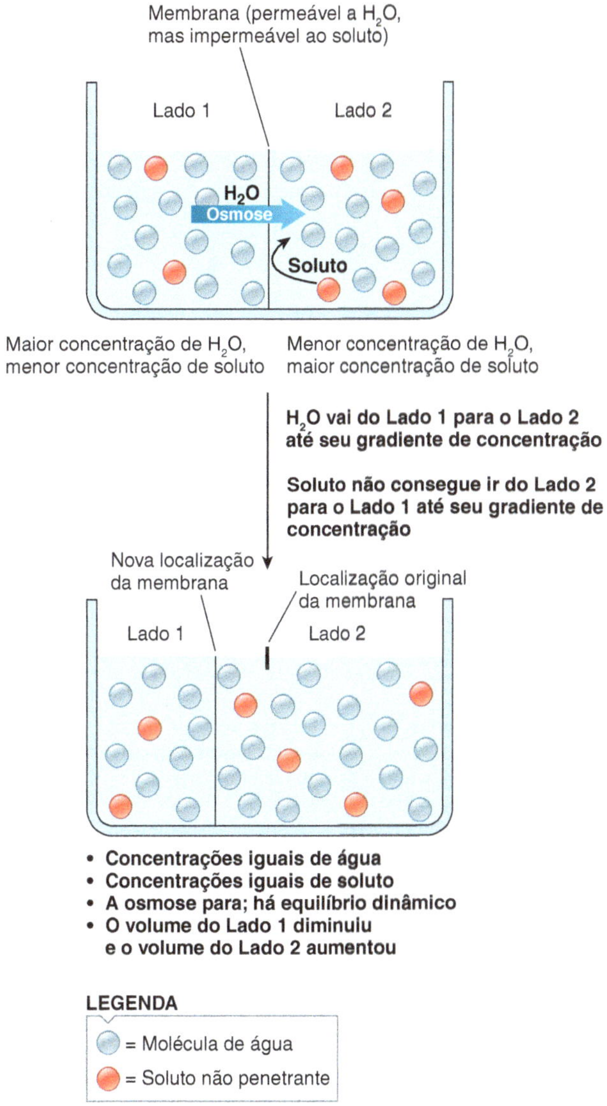

FIGURA 3-12 Osmose na presença de um soluto não penetrante desigualmente distribuído.

partimentos quando o equilíbrio dinâmico é atingido é o mesmo do início. Moléculas de água e de soluto simplesmente trocam de lugar entre os dois compartimentos até que suas distribuições sejam equilibradas. Isto é, um número igual de moléculas de água vai do Lado 1 ao Lado 2 enquanto moléculas de soluto vão do Lado 2 ao Lado 1. Portanto, solutos que penetram a membrana plasmática não contribuem para as diferenças osmóticas entre o ICF e o ECF e não afetam o volume celular (embora, antes de atingir o equilíbrio, mudanças transitórias no volume possam ocorrer em resultado das taxas diferentes de difusão de água e soluto ao longo da membrana).

MOVIMENTO DE ÁGUA E SOLUTO QUANDO UMA MEMBRANA SEPARA SOLUÇÕES IGUAIS E DESIGUAIS DE UM SOLUTO NÃO PENETRANTE Se soluções de concentração *igual* de soluto *não penetrante* (de mesma osmolaridade) forem separadas por uma membrana permeável à água, mas impermeável ao soluto, não haverá qualquer diferença de concentração e, portanto, nenhum movimento líquido de água ocorrerá pela membrana.

É claro que o soluto não se moverá porque a membrana é impermeável a ele e não há nenhum gradiente de concentração para ele. Esta é a situação comum nos fluidos corporais. As células corporais normalmente não têm nenhum ganho (expansão) ou perda (retração) líquida de volume, porque a concentração de solutos não penetrantes no ECF normalmente é cuidadosamente regulada (principalmente pelos rins), portanto, a osmolaridade do ECF é igual àquela dentro das células. A osmolaridade intracelular normalmente é de 300 mOsm e presume-se que todos os solutos intracelulares sejam não penetrantes.

Agora, presuma que soluções de concentração *desigual* de soluto *não penetrante* (osmolaridades diferentes) estejam separadas por uma membrana permeável à água, mas impermeável ao soluto (● Figura 3-12). O movimento osmótico de água ao longo da membrana é orientado pela diferença da pressão osmótica das duas soluções. Inicialmente, os gradientes de concentração são idênticos aos da ● Figura 3-11. A difusão líquida de água ocorre do Lado 1 para o Lado 2, mas o soluto não consegue atravessar a membrana até seu gradiente de concentração.

Volume normal da célula
Fluido intracelular: 300 mOsm de solutos não penetrantes

300 mOsm de solutos não penetrantes

200 mOsm de solutos não penetrantes

400 mOsm de solutos não penetrantes

Nenhum movimento líquido de água; nenhuma mudança no volume da célula.

Difusão de água para dentro das células; células túrgidas.

Difusão de água para fora das células; células murchas.

(a) Condições isotônicas

(b) Condições hipotônicas

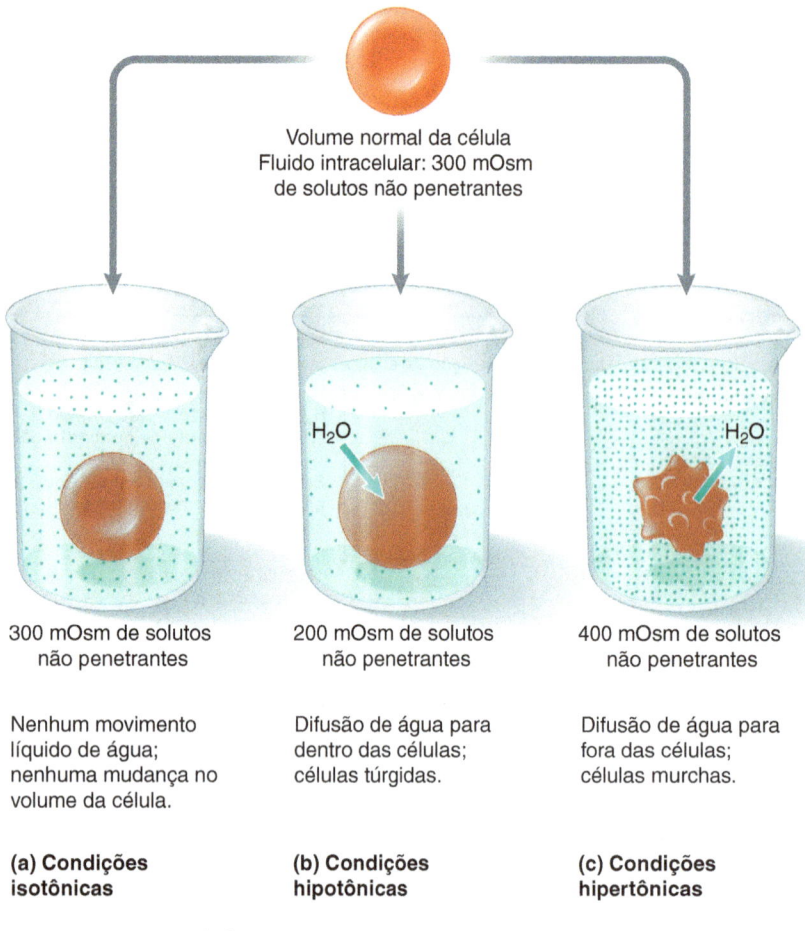

(c) Condições hipertônicas

• **FIGURA 3-13** Tonicidade e movimento osmótico de água.

Como resultado do movimento da água, o volume do Lado 2 aumenta, enquanto o do Lado 1 diminui de forma correspondente. A perda de água do Lado 1 aumenta a concentração de soluto do Lado 1, enquanto a adição de água no Lado 2 reduz a concentração de soluto neste lado. Se a membrana estiver livre para se mover, de forma que o Lado 2 possa expandir-se sem criar uma pressão hidrostática oposta, em dado momento as concentrações de água e soluto nos dois lados da membrana se tornarão iguais e a difusão líquida de água cessará. Esta situação é semelhante à que acontece nas membranas plasmáticas no corpo. Dentro da pequena gama de mudanças na osmolaridade do ECF que ocorre fisiologicamente, se a água se move por osmose para dentro das células, as membranas plasmáticas normalmente acomodam o aumento no volume celular sem mudança considerável da pressão hidrostática intracelular. Da mesma forma, na situação reversa, se a água mover-se por osmose para fora das células, o compartimento de ECF se expande sem mudança em sua pressão hidrostática. Portanto, a osmose é a principal força responsável pelo movimento líquido de água para dentro ou para fora das células, sem ter de levar a pressão hidrostática em consideração. No ponto final no qual a osmose para, o volume aumentou no lado que originalmente tinha maior concentração de soluto e diminuiu no lado com menor concentração de soluto. Portanto, o movimento osmótico de água ao longo da membrana plasmática sempre resulta em uma mudança no volume celular, e as células, especialmente as cerebrais, não funcionam adequadamente quando incham ou se retraem.

Tonicidade refere-se ao efeito da concentração de solutos não penetrantes de uma solução sobre o volume da célula.

A **tonicidade** de uma solução é o efeito que ela (solução) tem sobre o volume da célula – se a célula continua do mesmo tamanho, incha ou retrai-se – em resposta à solução na qual está imersa. A tonicidade de uma solução não tem unidade e é uma consequência da concentração de solutos não penetrantes em relação à concentração de solutos não penetrantes na célula (em contrapartida, a osmolaridade de uma solução seria a medida de sua concentração total de solutos penetrantes e não penetrantes expressa em unidades de osmoles/litro). A forma mais fácil de demonstrar este fenômeno é colocar glóbulos vermelhos em soluções com diferentes concentrações de um soluto não penetrante (• Figura 3-13).

Normalmente, o plasma no qual os glóbulos vermelhos estão suspensos tem a mesma atividade osmótica do fluido dentro dessas células, portanto, as células mantêm um volume constante. Uma **solução isotônica** (*iso* significa "igual") tem a mesma concentração de solutos não penetrantes das células corporais normais. Quando uma célula é banhada em uma solução isotônica, nenhuma água entra ou sai da célula por osmose, portanto, seu volume permanece constante. Por este motivo, o ECF normalmente é mantido isotônico para que não haja difusão líquida de água através das membranas plasmáticas das células corporais.

Se os glóbulos vermelhos forem colocados em uma **solução hipotônica** (*hypo* quer dizer "abaixo") ou diluída, uma solução com concentração abaixo do normal de solutos não penetrantes (e, portanto, maior concentração de água), a água entrará nas células por osmose. O ganho líquido de água pelas células faz com que inchem, ficando túrgidas, talvez até o ponto de ruptura, ou *lise*. Em contraste, se os glóbulos vermelhos forem colocados em uma **solução hipertônica** (*hyper* quer dizer "acima") ou concentrada, uma solução com concentração acima do normal de solutos não penetrantes (e, portanto, menor concentração de água), as células murcham enquanto perdem água por osmose. Quando um glóbulo vermelho diminui de volume, sua área superficial não se reduz de forma correspondente, portanto, a célula assume uma forma *fissurada*, ou pontiaguda (• Figura 3-13c). Como as células mudam de volume quando cercadas por fluido não isotônico, se o ECF ficar hipotônico (como na ingestão de excesso de água) ou hipertônico (como na perda de muita água através de diarreia grave), é essencial que a concentração de solutos não penetrantes no ECF seja restaurada rapidamente até o normal (veja o Capítulo 15 para mais detalhes sobre os mecanismos homeostáticos importantes que mantêm a concentração normal de solutos não penetrantes no ECF). Pelo mesmo motivo, fluidos injetados de forma intravenosa devem ser isotônicos para evitar o movimento indesejado de água para dentro ou fora das células. Por exemplo, uma solução salina isotônica (com 0,9% NaCl) é utilizada como meio para injetar medicamentos intravenosamente ou expandir o volume de plasma sem impactar as células (às vezes, fluidos hipotônicos ou hipertônicos são injetados de forma terapêutica para corrigir desequilíbrios osmóticos).

Transporte Assistido

As formas de transporte discutidas até aqui – difusão até gradientes de concentração, movimento ao longo de gradientes elétricos e osmose – produzem movimento de solutos capazes de permear a membrana plasmática em decorrência de sua solubilidade lipídica (moléculas apolares de qualquer tamanho) ou da sua capacidade de passar pelos canais (alguns íons e água). Moléculas polares com má solubilidade lipídica ou muito grandes para os canais, como proteínas, glicose e aminoácidos, não podem cruzar a membrana plasmática por conta própria, independentemente das forças que atuem sobre elas. Esta impermeabilidade garante que as grandes proteínas polares intracelulares permaneçam na célula a que pertencem e possam executar funções de apoio à vida – por exemplo, servindo de enzimas metabólicas.

Entretanto, como essas moléculas de baixa solubilidade lipídica não podem atravessar a membrana plasmática por conta própria, a célula deve fornecer mecanismos para transportá-las deliberadamente para dentro ou para fora da célula, quando necessário. Por exemplo, a célula precisa recolher nutrientes essenciais, como glicose para energia e aminoácidos para síntese proteica, e eliminar detritos metabólicos e produtos secretórios, como hormônios proteicos solúveis em água. Além disso, nem sempre a difusão passiva é suficiente para transportar os íons. Alguns íons atravessam a membrana passivamente em uma direção e ativamente na outra. As células utilizam dois mecanismos diferentes para realizar esses processos de transporte seletivo: *transporte mediado por transportador*, para transferir através da membrana substâncias solúveis em água de tamanho moderado, e *transporte vesicular,* para movimentar grandes moléculas e partículas multimoleculares entre o ECF e o ICF. Examinaremos cada um desses métodos de transporte de membrana assistido.

O transporte mediado por transportador é realizado por um transportador de membrana que muda de formato.

Uma proteína transportadora recobre a espessura da membrana plasmática e pode alterar sua conformação (forma) para que locais específicos de vinculação dentro da transportadora sejam expostos de forma alternada ao ECF e ao ICF. • A Figura 3-14 mostra como este **transporte mediado por transportador** funciona. O passo **1** mostra o transportador aberto para o ECF. A molécula a ser transportada se acopla ao local de vinculação de um transportador em um lado da membrana – neste caso, no lado do ECF (passo **2**). Então, como resultado da mudança de formato do transportador, o mesmo local agora está exposto ao outro lado da membrana (passo **3**). Tendo sido movimentado desta forma de um lado da membrana para o outro, a molécula vinculada se destaca do transportador (passo **4**). A seguir, o transportador retoma seu formato original (volta ao passo **1**).

Os canais e os transportadores são proteínas entre membranas que servem como avenidas seletivas para movimentar água e substâncias solúveis pela membrana, mas há diferenças notáveis entre eles. (1) Apenas íons passam pelos canais estreitos, enquanto moléculas polares pequenas, como glicose e aminoácidos, são transportadas através da membrana por transportadores. (2) Os canais podem ser abertos ou fechados, mas os transportadores estão sempre "abertos para negócio" (embora o número e os tipos de transportadores na membrana plasmática possam ser regulados). (3) O movimento ao longo dos canais é consideravelmente mais rápido do que o transporte mediado por transportador. Quando abertos para tráfego, os canais ficam abertos nos dois lados da membrana ao mesmo tempo, permitindo movimento contínuo e rápido de íons entre o ECF e o ICF através dessas passagens ininterruptas. Os transportadores, ao contrário, nunca ficam abertos para o ECF e o ICF simultaneamente. Eles devem mudar de formato para coletar alternadamente moléculas passageiras de um lado da membrana e, depois, liberá-las do outro lado, um processo demorado. Enquanto um transportador pode movimentar até cinco mil partículas por segundo ao longo da membrana, cinco milhões de íons podem atravessar um canal em um único segundo.

Sistemas de transporte mediado por transportador exibem três características importantes que determinam o tipo e a quantidade de material que pode ser transferido ao longo da membrana: especificidade, saturação e competição.

1. **Especificidade.** Cada proteína transportadora é especializada no transporte de uma substância específica ou, no máximo, de alguns compostos químicos altamente relacionados. Por exemplo, aminoácidos não se ligam a transportadores de glicose, embora diversos aminoácidos semelhantes possam ser capazes de utilizar o mesmo transportador. As células variam quanto aos tipos de transportadores que possuem, facilitando, assim, a seletividade no transporte entre as células.

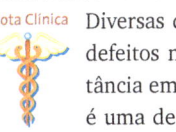

Nota Clínica Diversas doenças hereditárias são consequências de defeitos nos sistemas de transporte para uma substância em particular. A **cistinúria** (cisteína na urina) é uma dessas doenças, e envolve defeitos nos transportadores de cisteína nas membranas renais. Este sistema de transporte normalmente remove cisteína do fluido destinado a se tornar urina e retorna este aminoácido essencial ao sangue. Quando este transportador não funciona corretamente, grandes quantidades de cisteína permanecem na urina, onde é relativamente insolúvel e tende a precipitar. Esta é uma das causas dos cálculos urinários.

2. **Saturação.** Um número limitado de locais de vinculação de transportadores está disponível dentro de uma membrana plasmática em particular para uma substância específica. Portanto, há um limite para a quantidade de uma substância que um transportador pode levar através da membrana em determinado momento. Este limite é conhecido como **transporte máximo** (T_m). Até que o T_m seja atingido, o número de locais de vinculação do transportador ocupados por uma substância e, da mesma forma, a taxa de transporte da substância ao longo da

1 A proteína transportadora assume a conformação na qual o local de vinculação do soluto está exposto à região de maior concentração.

Gradiente da molécula de soluto a ser transportada
Proteína transportadora
Local de vinculação
Membrana plasmática
ECF
ICF

Concentração
(Alta)
(Baixa)

Direção de transporte

4 O soluto transportado é liberado e a proteína transportadora retoma a conformação do passo 1.

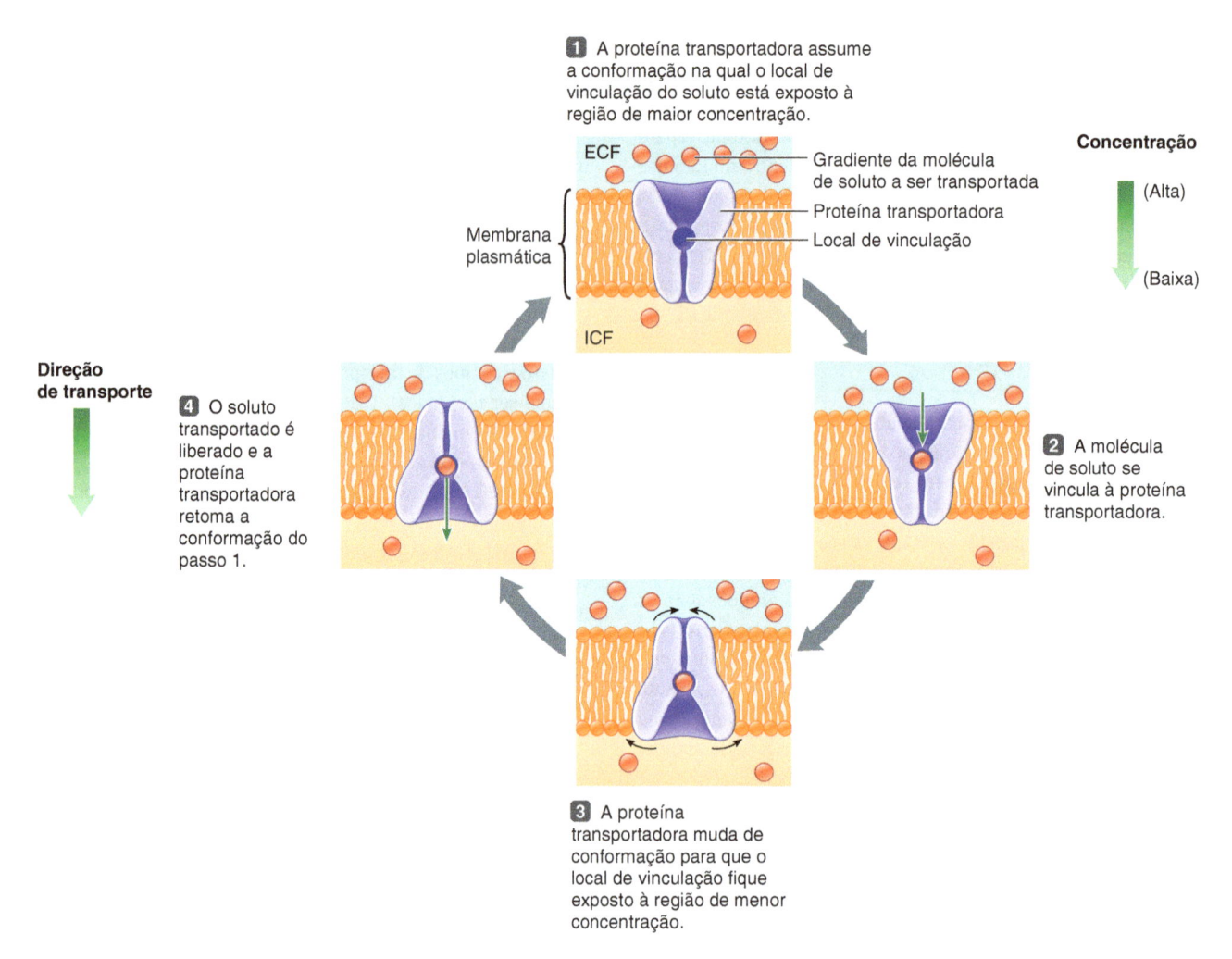

2 A molécula de soluto se vincula à proteína transportadora.

3 A proteína transportadora muda de conformação para que o local de vinculação fique exposto à região de menor concentração.

• **FIGURA 3-14** Modelo de difusão facilitada, forma passiva de transporte mediado por transportador.

membrana estão diretamente relacionados a sua concentração. Quanto mais substância estiver disponível para transporte, mais será transportado. Quando o T_m for atingido, o transportador estará saturado (com todos os locais de vinculação ocupados) e a taxa de transporte da substância ao longo da membrana será máxima. Outros aumentos na concentração da substância não serão mais acompanhados por aumentos correspondentes na taxa de transporte (• Figura 3-15).

Como analogia, pense em uma balsa que pode levar, no máximo, 100 pessoas a atravessar um rio durante uma viagem de uma hora. Se 25 pessoas embarcarem na balsa, 25 serão transportadas naquela hora. Duplicando o número de pessoas para 50, a taxa de transporte será duplicada para 50 pessoas naquela hora. Tal relação direta existirá entre o número de pessoas esperando para embarcar (a concentração) e a taxa de transporte até que a balsa esteja totalmente ocupada (ou seja, seu T_m foi atingido). Mesmo se 150 pessoas estiverem esperando para embarcar, somente 100 poderão ser transportadas naquela hora.

A saturação de transportadores é um fator crítico limitante da taxa de transporte de algumas substâncias através das membranas renais durante a formação de urina e através das membranas intestinais durante a absorção de alimentos digeridos. Além disso, às vezes é possível regular a taxa de transporte mediado por transportador ao variar-se a afinidade (atração) do local de vinculação para seu passageiro ou ao variar-se o número de locais de vinculação. Por exemplo, o hormônio insulina aumenta bastante o transporte mediado por transportador de glicose para a maioria das células do corpo ao promover um aumento no número de transportadores de glicose na membrana plasmática da célula. A ação deficiente da insulina (diabetes *melitus*) prejudica drasticamente a capacidade do organismo de absorver e utilizar glicose como principal fonte de energia.

3. **Competição.** Vários compostos altamente relacionados podem competir por uma "carona" através da membrana no mesmo transportador. Se determinado local de vinculação puder ser ocupado por mais de um tipo de molécula, a taxa de transporte de cada substância será menor quando ambas as moléculas estiverem presentes do que quando só uma delas for transportada. Para ilustrar, presuma que a supracitada balsa tenha 100 assentos (locais de vinculação), que podem ser ocupados por homens ou mulheres. Se apenas homens estiverem esperando para embarcar, até 100 homens podem ser transportados durante cada viagem. O mesmo é verdadeiro se apenas mulheres estiverem esperando para embarcar. No entanto, se homens e mulheres estiverem esperando para embarcar, competirão pelos assentos disponíveis. Cinquenta pessoas de cada

sexo podem fazer a viagem, embora o número total de pessoas transportadas continue o mesmo – 100 pessoas. Em outras palavras, quando um transportador pode levar duas substâncias altamente relacionadas, como os aminoácidos glicina e alanina, a presença de ambas diminui a taxa de transferência individual de cada uma.

A difusão facilitada é um transporte passivo mediado por transportador.

O transporte mediado por transportador tem duas formas, dependendo da necessidade de fornecimento de energia para concluir o processo: *difusão facilitada* (que não exige energia) e *transporte ativo* (exige energia). **A difusão facilitada** utiliza um transportador para facilitar (auxiliar) a transferência de uma substância em particular ao longo da membrana "para baixo" da concentração alta para a baixa. Este processo é *passivo* e não exige energia porque o movimento ocorre naturalmente em favor do gradiente de concentração. Por outro lado, **o transporte ativo** exige que o transportador gaste energia para transferir seu passageiro "para cima", contra um gradiente de concentração, de uma área de menor para outra de maior concentração. Uma situação análoga é a de um carro em uma montanha. Movimentar o carro montanha abaixo não exige nenhuma energia – ele se moverá por si só. No entanto, dirigir o carro montanha acima exige o uso de energia (gerada pela queima de gasolina).

O exemplo mais notável de difusão facilitada é o transporte de glicose para dentro das células. A glicose está em maior concentração no sangue do que nos tecidos. Suprimentos novos deste nutriente são regularmente adicionados ao sangue ao comermos e utilizarmos nossas reservas de energia no organismo. Simultaneamente, as células metabolizam glicose quase tão rapidamente quanto ela vem do sangue. Como resultado, há um gradiente contínuo para difusão líquida de glicose nas células. Entretanto, a glicose não consegue atravessar sozinha as membranas celulares, porque não é solúvel em lipídio e é grande demais para passar por canais. Sem as moléculas transportadoras de glicose (chamadas de *transportadores de glicose*, ou *GLUT*; veja no Capítulo 19) para facilitar o transporte de glicose pela membrana, as células seriam privadas de sua fonte preferencial de combustível (o quadro ■ **Detalhes da Fisiologia dos Exercícios**, neste capítulo, descreve o efeito do exercício sobre os transportadores de glicose nas células do músculo esquelético).

Os locais de vinculação nos transportadores de difusão facilitada podem ligar-se a moléculas passageiras quando expostos em um dos lados da membrana. Como resultado da energia térmica, esses transportadores passam por mudanças espontâneas de formato, expondo alternadamente seus locais de vinculação ao ECF ou ao ICF. Depois de pegar o passageiro em um lado, quando o transportador muda de conformação, ele entrega o passageiro no lado oposto da membrana. Como é mais provável que os passageiros se vinculem ao transportador no lado de mais alta concentração do que no de concentração menor, o movimento líquido sempre será a favor do gradiente de concentração, da maior para a menor concentração (veja a ● Figura 3-14). Como é característico de todos os tipos de transporte mediado, a taxa de difusão facilitada é limitada pela saturação dos locais de vinculação do transportador, diferentemente da taxa de difusão simples, que sempre é diretamente proporcional ao gradiente de concentração (● Figura 3-15).

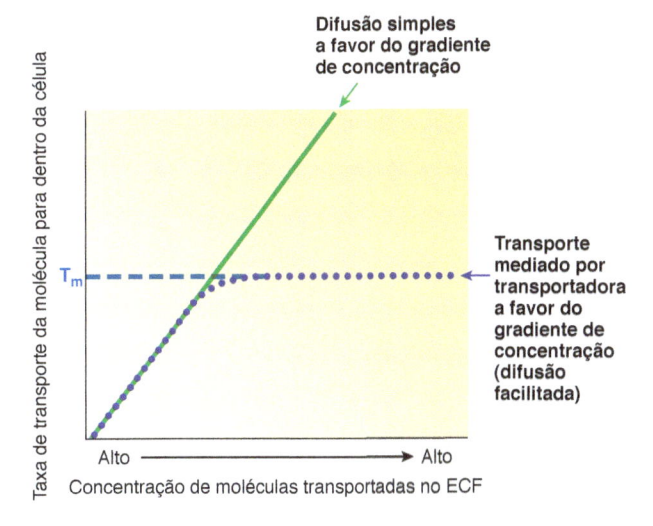

● **FIGURA 3-15** Comparação do transporte mediado por transportadora e da difusão simples a favor do gradiente de concentração. Com a difusão simples de uma molécula até seu gradiente de concentração, a taxa de transporte da molécula para dentro da célula é diretamente proporcional à concentração extracelular da molécula até que o transportador esteja saturado; neste momento, a taxa de transporte atinge o transporte máximo (T_m). Depois de atingir o T_m, a taxa de transporte fica estável, apesar de posteriores aumentos na concentração de ECF da molécula.

O transporte ativo é o transporte mediado por transportador que utiliza energia e movimenta uma substância contra seu gradiente de concentração.

O transporte ativo também envolve o uso de uma proteína transportadora para transferir uma substância específica ao longo da membrana, mas, neste caso, o transportador leva a substância para cima *contra* o seu gradiente de concentração. O transporte ativo vem em duas formas. No **transporte ativo primário**, a energia é *diretamente* exigida para mover uma substância contra seu gradiente de concentração. O transportador divide a ATP para ativar o processo de transporte. No **transporte ativo secundário**, a energia é exigida em todo o processo, mas *não é diretamente* utilizada para produzir o movimento ascendente. Isto é, o transportador não divide ATP – em vez disso, movimenta a molécula para cima utilizando energia "de segunda mão", armazenada na forma de um **gradiente de concentração de íons** (normalmente um gradiente de Na^+). Este gradiente de íons é acumulado pelo transporte ativo primário do íon por outro transportador. Examinemos cada passo do processo mais detalhadamente.

TRANSPORTE ATIVO PRIMÁRIO No transporte ativo primário, a energia, na forma de ATP, é exigida para variar a afinidade do local de vinculação quando exposto em lados opostos da membrana plasmática. Por outro lado, na difusão facilitada, a afinidade do local de vinculação é a mesma quando exposto ao lado interno ou ao lado externo da célula.

DETALHES DA FISIOLOGIA DO EXERCÍCIO

Os Músculos em Exercício são "Formiguinhas"

As células absorvem glicose do sangue pela difusão facilitada via transportadores de glicose na membrana plasmática. As células mantêm uma reserva intracelular desses transportadores, que pode ser inserida na membrana plasmática quando a necessidade de admissão de glicose aumenta. Em muitas células, incluindo células musculares em repouso, a absorção de glicose depende do hormônio insulina, que promove a inserção de transportadores de glicose nas membranas plasmáticas de células dependentes de insulina.

Durante o exercício, células musculares utilizam mais glicose e outros combustíveis nutrientes do que o normal para ativar sua maior atividade contrátil. A taxa de transporte de glicose para o músculo em exercício pode aumentar mais de dez vezes durante atividade física moderada ou intensa. No entanto, a insulina não é responsável pelo aumento no transporte de glicose para os músculos em exercício porque os níveis de insulina no sangue caem durante o exercício. Pesquisadores mostraram que, em vez disso, as células musculares inserem mais transportadores de glicose em suas membranas plasmáticas em resposta direta ao exercício. Isso foi demonstrado em ratos submetidos a treinamento físico.

O exercício também influencia o transporte de glicose para as células de outra forma. O exercício aeróbico regular (veja no Capítulo 2) comprovadamente aumenta a afinidade (nível de atração) e o número de receptores da membrana plasmática que se vinculam especificamente com a insulina. Esta adaptação resulta em um aumento na sensibilidade da insulina, isto é, as células reagem mais do que o normal a determinado nível de insulina em circulação.

Como a insulina aumenta a difusão facilitada de glicose para a maioria das células, o aumento, induzido pelo exercício, da sensibilidade dos receptores de insulina da membrana plasmática é um dos fatores que torna o exercício uma terapia benéfica para controlar a diabetes *mellitus*. Esta condição faz com que a entrada de glicose na maioria das células seja prejudicada, como resultado da ação inadequada da insulina (veja o Capítulo 19). Os níveis de glicose no plasma tornam-se elevados porque a glicose continua no plasma em vez de ser transportada para as células. Na diabete tipo 1, pouquíssima insulina é produzida para atender à necessidade do corpo de absorção de glicose. O exercício aeróbico regular reduz a quantidade de insulina que deve ser injetada para promover a absorção de glicose e consequentemente diminuir o nível de glicose no sangue até o normal. Na diabete tipo 2, a insulina é produzida, mas as células-alvo da insulina têm sensibilidade diminuída à sua presença. Ao aumentar a reatividade das células à insulina disponível, o exercício aeróbico regular ajuda a levar a glicose para dentro das células, onde pode ser utilizada para produzir energia, em vez de continuar no plasma, trazendo consequências prejudiciais ao organismo.

No transporte ativo primário, o local de vinculação tem maior afinidade para seu passageiro (sempre um íon) no lado de baixa concentração, como resultado da **fosforilação** do transportador neste lado (● Figura 3-16, passo ❶). O transportador atua como uma enzima que tem atividade de ATPase, o que significa que ela divide o fosfato terminal de uma molécula de ATP para produzir ADP e fosfato inorgânico, mais energia livre (veja o passo ❷). É importante não confundir a *ATPase,* que divide ATP, com a *ATP sintase*, que sintetiza ATP. O grupo de fosfato, então, acopla-se ao transportador, aumentando a afinidade iônica em seu local de vinculação. Como resultado, o íon a ser transportado vincula-se ao transportador no lado de baixa concentração (passo ❷). Em resposta a essa vinculação, o transportador muda de conformação para que o íon fique exposto ao lado de alta concentração da membrana (passo ❸). A mudança na forma do transportador reduz a afinidade do local de vinculação para o passageiro; o íon é, portanto, liberado no lado de alta concentração. Simultaneamente, a mudança de formato também é acompanhada pela **desfosforilação**, isto é, o grupo de fosfato se destaca do transportador (passo ❹). O transportador, então, retoma sua conformação original (passo ❺). Assim, a energia da ATP é consumida no ciclo de fosforilação/desfosforilação do transportador. Ela altera a afinidade dos locais de vinculação do transportador em lados opostos da membrana para que os íons transportados sejam levados de uma área de baixa concentração para outra de maior concentração. Esses mecanismos de transporte ativo são frequentemente denominados "bombas", semelhantes a bombas d'água, que usam energia para levantar água contra a ação da gravidade.

Todas as bombas de transporte ativo primário movem íons carregados positivamente, como Na^+, K^+, H^+ ou Ca^{2+}, através da membrana. Os sistemas mais simples de transporte ativo primário bombeiam um único tipo de passageiro. Por exemplo, a bomba de Ca^{2+} na membrana plasmática transporta Ca^{2+} para fora da célula, mantendo a concentração de Ca^{2+} no citosol muito baixa. Esses transportadores de Ca^{2+} são especialmente abundantes na membrana plasmática dos terminais dos neurônio que armazenam mensageiros químicos (neurotransmissores) em vesículas secretórias (veja no Capítulo 4). Um sinal elétrico em um terminal de neurônio ativa a abertura de canais de Ca^{2+} na membrana plasmática do terminal. A entrada de Ca^{2+} em favor de seu gradiente de concentração através desses canais abertos promove a secreção por exocitose do neurotransmissor pelas vesículas secretórias. Ao manter a concentração intracelular de Ca^{2+} muito baixa, a bomba de Ca^{2+} ativa ajuda a manter um elevado gradiente de concentração para o transporte do Ca^{2+}, indutor de secreções, do ECF para o terminal dos neurônios.

Outros mecanismos mais complexos de transporte ativo primário envolvem a transferência de dois passageiros diferentes em direções opostas. O exemplo mais importante é a **bomba de ATPase Na^+–K^+** (a chamada **bomba de sódio-potássio**), encontrada na membrana plasmática de todas as células. Este transportador leva íons Na^+ para fora da célula, concentrando-os no ECF, e coleta K^+ do lado externo, concentrando-o no ICF

Gradiente de concentração

Direção de transporte

- Membrana plasmática
- Local de vinculação
- Proteína transportadora
- Íon a ser transportado
- ECF
- ICF

1 A proteína transportadora divide o ATP em ADP mais fosfato. O grupo de fosfato vincula-se ao transportador, aumentando a afinidade de seu local de vinculação para o íon.

2 O íon a ser transportado vincula-se ao transportador no lado de baixa concentração.

3 Em resposta à vinculação do íon, o transportador muda de conformação para que o lado de vinculação fique exposto ao lado oposto da membrana. A mudança de formato também reduz a afinidade do local para o íon.

4 O transportador libera íon para o lado de maior concentração. O grupo de fosfato também é liberado.

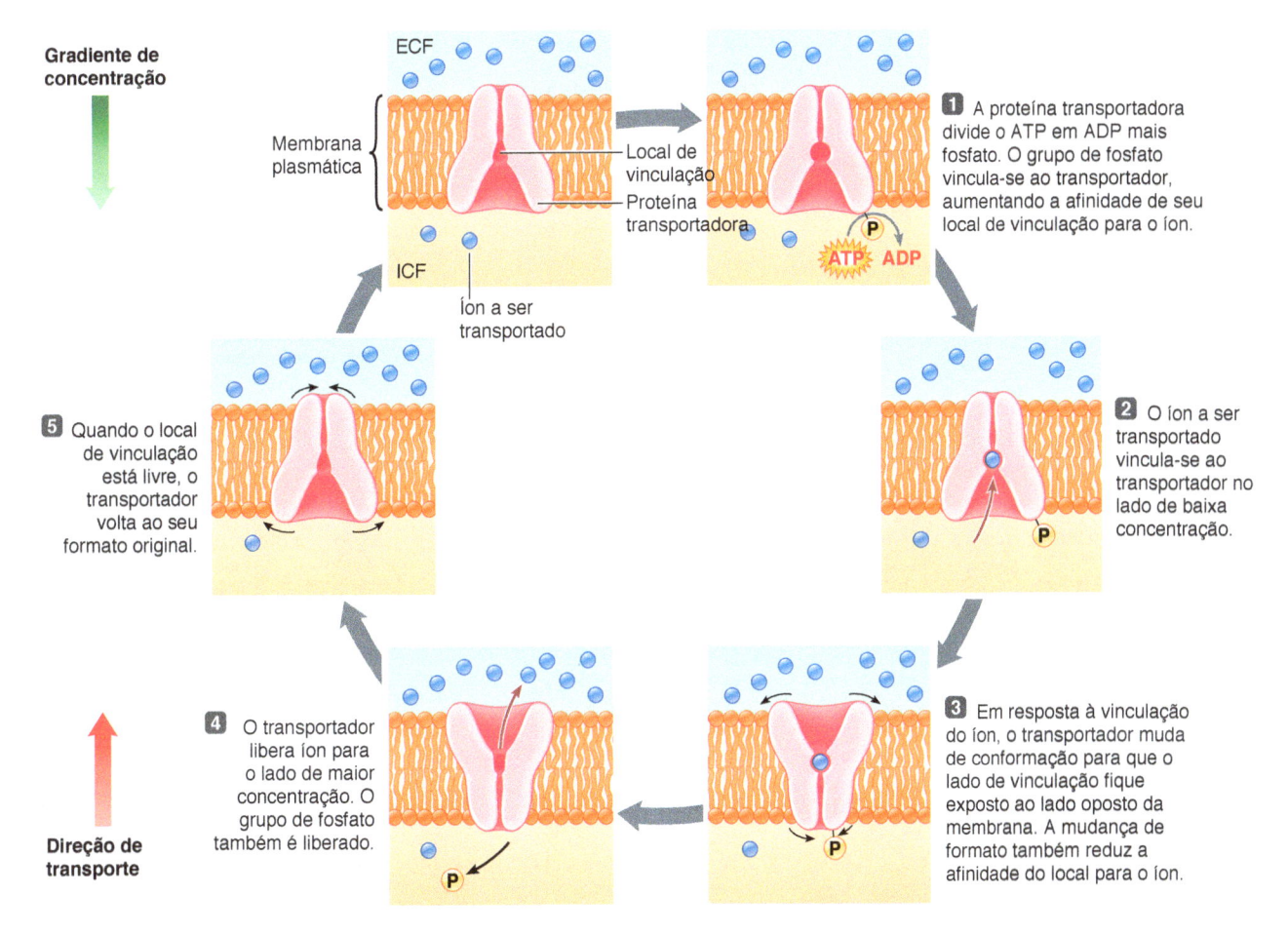

5 Quando o local de vinculação está livre, o transportador volta ao seu formato original.

- **FIGURA 3-16 Modelo de transporte ativo.** A energia da ATP é necessária no ciclo de fosforilação/desfosforilação do transportador a fim de transportar a molécula de uma região de baixa concentração para outra de alta concentração.

(● Figura 3-17). A bomba tem grande afinidade para o Na^+ no lado do ICF. A vinculação de Na^+ ao transportador ativa a divisão de ATP por meio da atividade de ATPase e subsequente fosforilação do transportador no lado intracelular, induzindo uma mudança no formato do transportador, que leva o Na^+ para o exterior. Simultaneamente, a mudança de formato aumenta a afinidade do transportador para o K^+ no lado do ECF. A vinculação de K^+ leva à desfosforilação do transportador, induzindo uma segunda mudança em sua forma, a fim de transferir K^+ para o citoplasma. No entanto, não há troca direta de Na^+ por K^+. A bomba de Na^+-K^+ move três íons Na^+ para fora da célula para cada dois K^+ que bombeia para dentro (para compreender a intensidade do bombeamento de Na^+–K^+ ativo que ocorre, considere que a membrana de uma célula nervosa contenha, talvez, um milhão de bombas de Na^+–K^+, capazes de transportar cerca de duzentos milhões de íons por segundo).

A bomba de Na^+–K^+ tem três funções importantes:

1. Ela estabelece gradientes de concentração de Na^+ e K^+ ao longo da membrana plasmática de todas as células. Esses gradientes são essenciais para a capacidade de células musculares e nervosas gerarem sinais elétricos necessários a seu funcionamento (um tópico que será discutido em detalhes posteriormente).

2. Ela ajuda a regular o volume celular, ao controlar as concentrações de solutos dentro da célula e, assim, minimizar os efeitos osmóticos que induziriam ao inchaço ou retração da célula.

3. A energia utilizada para operar a bomba de Na^+–K^+ também serve como fonte de energia para o transporte ativo secundário, um tópico que veremos agora.

TRANSPORTE ATIVO SECUNDÁRIO No transporte ativo secundário, o transportador não divide diretamente a ATP para mover uma substância contra seu gradiente de concentração. Em vez disso, o movimento de Na^+ para dentro da célula, a favor de seu gradiente de concentração (estabelecido pela bomba de Na^+–K^+ divisora de ATP), orienta o transporte para cima de outro soluto por um transportador de transporte ativo secundário. Isso é muito eficiente, porque o Na^+ deve ser bombeado para fora de qualquer maneira para que se mantenha a integridade elétrica e osmótica da célula.

No transporte ativo secundário, a transferência de soluto ao longo da membrana sempre ocorre em conjunto com a transferência do íon que fornece a força motriz. Utilizamos Na^+ como principal exemplo. Transportadores de transporte ativo secundário têm dois locais de vinculação: um para o soluto sendo movido contra seu gradiente de concentração e outro para Na^+. O transporte ativo secundário ocorre por dois mecanismos – *simporte* e *antiporte* –, dependendo da direção em que o soluto transportado se move em relação ao movimento do Na^+. No **simporte** (também chamado de **cotransporte**), o soluto e o Na^+ movem-se através da membrana na mesma direção, isto é, para dentro da célula (*sym* significa "junto"; *co* quer dizer "com").

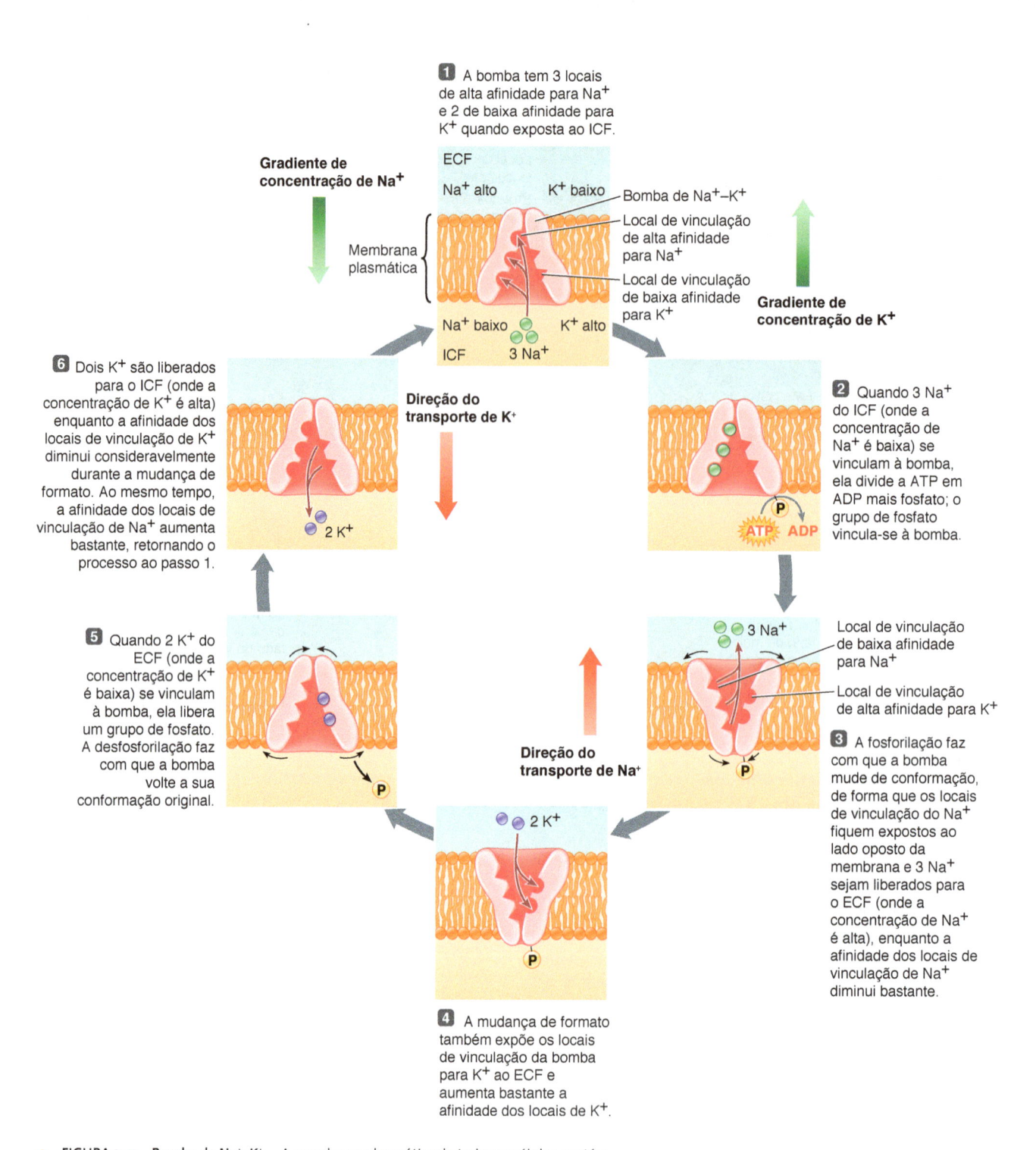

• **FIGURA 3-17 Bomba de Na⁺–K⁺.** A membrana plasmática de todas as células contém um transportador de transporte ativo, a bomba de Na⁺–K⁺, que consome energia no ciclo de fosforilação/desfosforilação do transportador para levar sequencialmente Na⁺ para fora da célula e K⁺ para dentro da célula, contra o gradiente de concentração desses íons. Esta bomba move três Na⁺ para fora e dois K⁺ para dentro para cada divisão de ATP.

Glicose e aminoácidos são exemplos de moléculas transportadas por simporte em células intestinais e renais. Discutiremos detalhadamente a importância desses transportadores em breve. No **antiporte** (também conhecido como **contratransporte** ou **troca**), o soluto e o Na⁺ se movem através da membrana em direções opostas, isto é, o Na⁺ para dentro e o soluto para fora da célula (*anti* significa "oposto") (• Figura 3-18). Por exemplo, as células trocam Na⁺ e H⁺ através do antiporte. Este transportador tem uma função importante na manutenção do pH adequado dentro das células (um fluido se torna mais ácido à medida que sua concentração de H⁺ aumenta).

Vamos examinar o simporte de Na⁺ e glicose (ou aminoácido) mais detalhadamente, como exemplo de transporte ativo secundário. Diferentemente da maioria das células do corpo, as células intestinais e renais transportam ativamente a glicose e aminoácidos, movendo-os para cima de uma concentração baixa para uma alta. As células intestinais transportam esses nutrientes do lúmen intestinal para o sangue, concentrando-os no sangue, de forma que estes não sobrem no lúmen e não sejam eliminados nas fezes. As células renais salvam essas moléculas de nutrientes para o organismo, transportando-as para fora do fluido que está para se tornar urina, movendo-as para o sangue, contra o gradiente de concentração. Os transportadores simporte que levam a glicose contra seu gradiente de concentração do lúmen no intestino e rins são diferentes dos transportadores de difusão facilitada de glicose que levam a glicose a favor de seu gradiente de concentração.

Aqui, analisaremos especificamente o transportador simporte que cotransporta Na^+ e glicose nas células epiteliais intestinais. Este transportador, conhecido como **cotransportador de sódio e glicose** ou **SGLT**, está localizado na membrana luminal (a membrana voltada para o lúmen intestinal) (• Figura 3-19). A bomba de Na^+–K^+ dessas células está localizada na membrana basolateral (membrana no lado da célula oposto ao lúmen e ao longo da borda lateral da célula, abaixo da junção firme – veja na • Figura 3-5). Mais Na^+ está presente no lúmen do que dentro das células, porque a bomba de Na^+–K^+, que exige energia, transporta Na^+ para fora da célula pela membrana basolateral, mantendo a concentração intracelular de Na^+ baixa (• Figura 3-19, passo **1**). Por causa dessa diferença de concentração de Na^+, mais Na^+ se vincula ao SGLT quando exposto ao lúmen do que quando exposto ao ICF. A vinculação de Na^+ a este transportador aumenta sua afinidade para glicose, assim, a glicose vincula-se ao SGLT quando está aberta ao lado de lúmen, no qual a concentração de glicose é baixa (passo **2a**). Quando o Na^+ e a glicose se vinculam a ele, o SGLT muda de formato e se abre para o interior da célula (passo **2b**). O Na^+ e a glicose são liberados para seu interior – o Na^+, devido à menor concentração intracelular de Na^+, e a glicose, por causa da menor afinidade no local de vinculação na liberação de Na^+ (passo **2c**). O movimento de Na^+ para dentro da célula por seu transportador de cotransporte é para baixo porque a concentração intracelular de Na^+ é baixa, mas o movimento de glicose é para cima, porque a glicose está concentrada na célula.

O Na^+ liberado é rapidamente bombeado para fora pelo mecanismo de transporte ativo de Na^+–K^+, mantendo o nível de Na^+ intracelular baixo. A energia gasta neste processo não é utilizada diretamente para operar o SGLT, porque a fosforilação não é necessária para alterar a afinidade do local de vinculação à glicose. Em vez disso, o estabelecimento de um gradiente de concentração de Na^+ pela bomba de Na^+–K^+ – um mecanismo de transporte ativo primário – orienta o SGLT – um mecanismo de transporte ativo secundário – para mover a glicose contra seu gradiente de concentração.

A glicose transportada ao longo da membrana luminal para dentro da célula por transporte ativo secundário move-se, en-

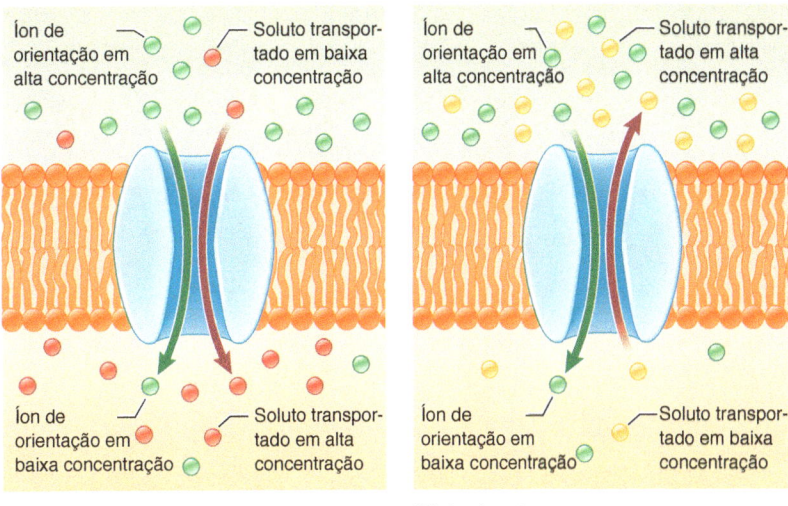

(a) Simporte

(b) Antiporte

• **FIGURA 3-18** Transporte ativo secundário, no qual um gradiente de concentração de íon é utilizado como fonte de energia para o transporte ativo de um soluto. (a) No simporte, o soluto transportado se move na mesma direção do gradiente do íon de orientação. (b) No antiporte, o soluto transportado segue na direção oposta à do gradiente do íon de orientação.

tão, passivamente para fora da célula, através da membrana basolateral, por difusão facilitada a favor de seu gradiente de concentração, e entra no sangue (passo **3**). Esta difusão facilitada é mediada por um transportador de glicose passivo, ou GLUT, idêntico ao que transporta glicose para outras células – nas células intestinais e renais, contudo, ele leva a glicose para fora da célula. A diferença depende da direção do gradiente de concentração de glicose. No caso de células intestinais e renais, a concentração de glicose é mais alta dentro das células. Observe que, nesta sequência de eventos, o transporte ativo secundário refere-se apenas ao cotransporte de glicose ascendente ao longo da membrana luminal orientado pelo gradiente de concentração de Na^+, isto é, o transporte realizado pelo SGLT.

Antes de terminar o tópico de transporte mediado por transportador, pense em todas as atividades que exigem a assistência de transportadores. Todas as células dependem de transportadores para a absorção de glicose e aminoácidos, que servem respectivamente como fonte principal de energia e como blocos construtores estruturais. As bombas de Na^+–K^+ são essenciais para gerar atividade elétrica celular e garantir que as células tenham uma concentração intracelular adequada de solutos osmoticamente ativos. Os transportes ativo primário e secundário são amplamente utilizados para realizar funções especializadas dos sistemas nervoso e digestório, dos rins e de todos os tipos de músculo.

No transporte vesicular, materiais são transportados para dentro ou para fora da célula envoltos em membranas.

O sistema de transporte mediado por transportador inserido na membrana plasmática carrega sistematicamente íons e pequenas moléculas polares. No entanto, como moléculas polares maiores, como os hormônios proteicos secretados pelas células endócrinas, ou mesmo materiais multimoleculares, como as bactérias ingeridas por glóbulos brancos, saem ou entram na célula? Esses materiais não conseguem cruzar a membrana plasmática,

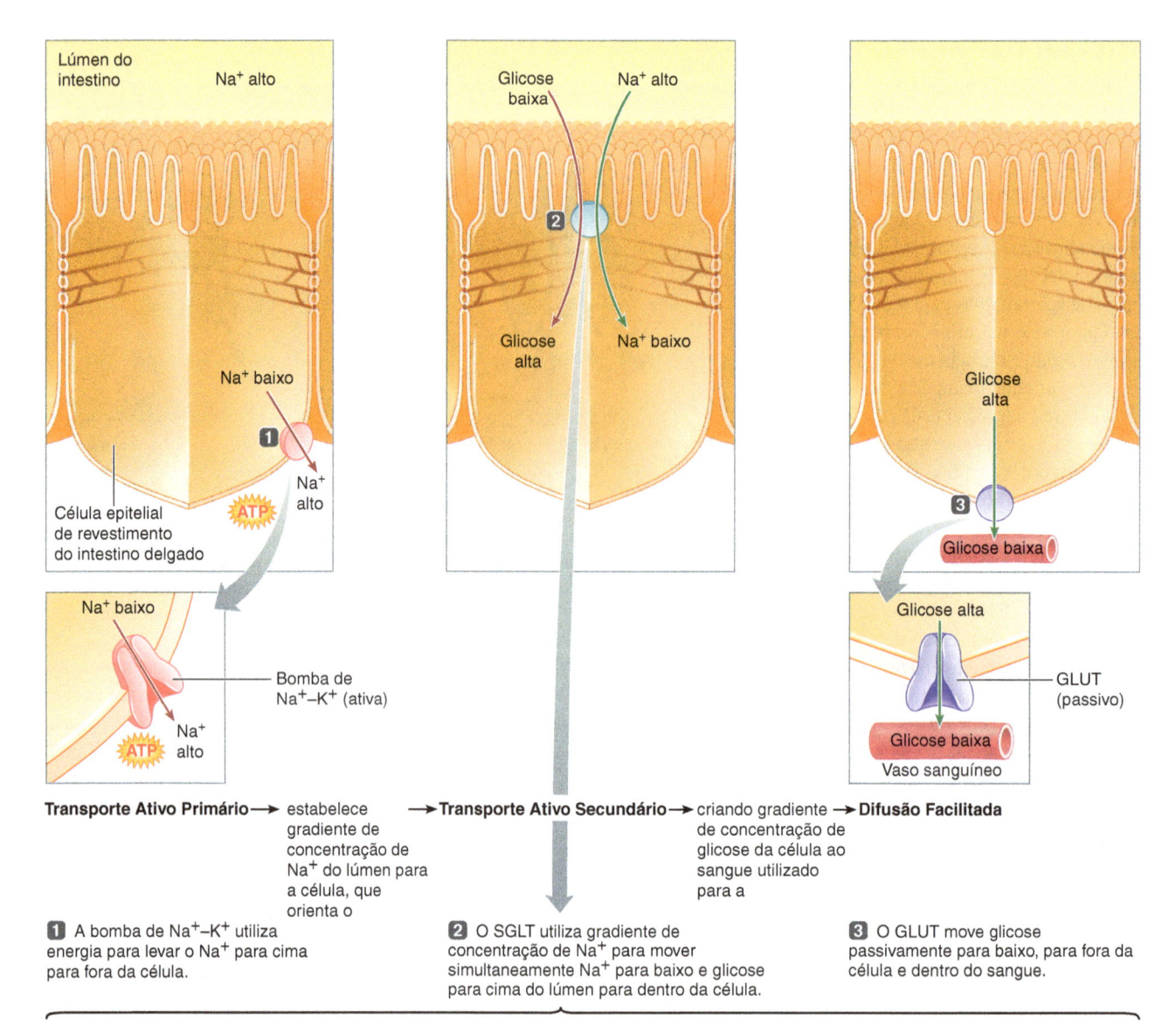

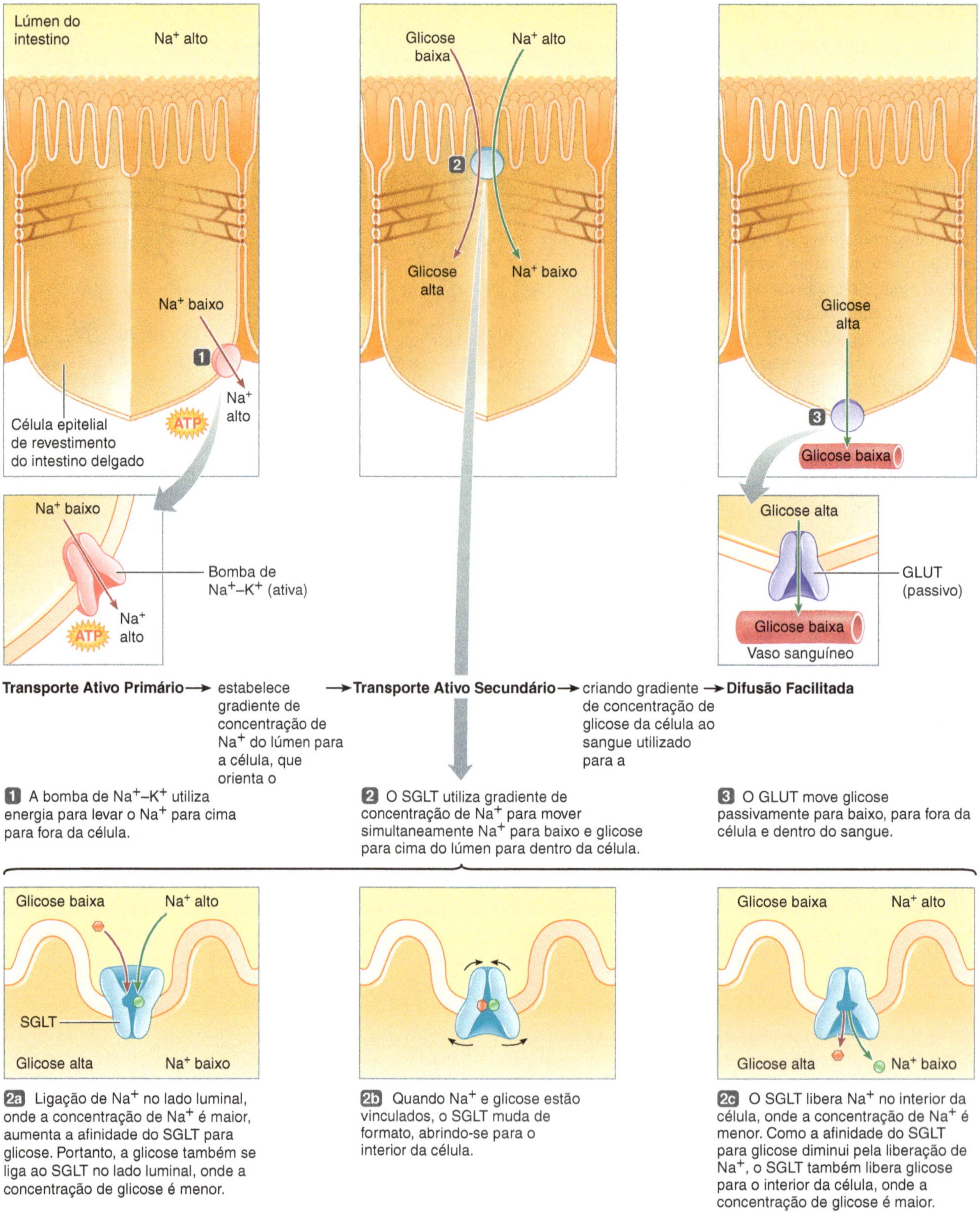

Transporte Ativo Primário → estabelece gradiente de concentração de Na⁺ do lúmen para a célula, que orienta o → **Transporte Ativo Secundário** → criando gradiente de concentração de glicose da célula ao sangue utilizado para a → **Difusão Facilitada**

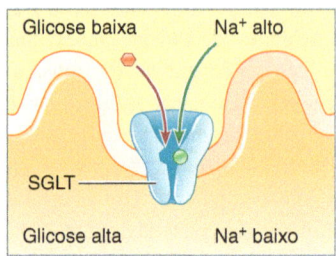

1 A bomba de Na⁺-K⁺ utiliza energia para levar o Na⁺ para cima para fora da célula.

2 O SGLT utiliza gradiente de concentração de Na⁺ para mover simultaneamente Na⁺ para baixo e glicose para cima do lúmen para dentro da célula.

3 O GLUT move glicose passivamente para baixo, para fora da célula e dentro do sangue.

2a Ligação de Na⁺ no lado luminal, onde a concentração de Na⁺ é maior, aumenta a afinidade do SGLT para glicose. Portanto, a glicose também se liga ao SGLT no lado luminal, onde a concentração de glicose é menor.

2b Quando Na⁺ e glicose estão vinculados, o SGLT muda de formato, abrindo-se para o interior da célula.

2c O SGLT libera Na⁺ no interior da célula, onde a concentração de Na⁺ é menor. Como a afinidade do SGLT para glicose diminui pela liberação de Na⁺, o SGLT também libera glicose para o interior da célula, onde a concentração de glicose é maior.

• **FIGURA 3-19 Simporte da glicose.** Glicose é levada ao longo das células intestinais e renais contra seu gradiente de concentração por meio do transporte ativo secundário mediado pelo cotransportador de sódio e glicose (SGLT) na membrana luminal das células.

mesmo com assistência: eles são grandes demais para os canais e não existe um transportador para eles (eles nem caberiam em uma molécula transportadora). Essas partículas maiores, para serem transferidas entre o ICF e o ECF, não atravessam a membrana, mas são embaladas em vesículas envolta da membrana, em um processo conhecido como **transporte vesicular**. O transporte vesicular exige gasto de energia pela célula e, portanto, é um método *ativo* de transporte pela membrana. A energia é necessária para realizar a formação e a movimentação da vesícula dentro da célula. O transporte para dentro da célula desta maneira é chamado de *endocitose*, enquanto o transporte para fora da célula é chamado de *exocitose* (veja a • Figura 2-5).

ENDOCITOSE Relembrando: na **endocitose**, a membrana plasmática envolve a substância a ser ingerida, depois se dobra sobre a superfície, destacando uma vesícula coberta de membrana para que o material engolfado fique preso dentro da célula. Lembre que há três formas de endocitose, dependendo da natureza do material internalizado: pinocitose (absorção não seletiva de ECF), endocitose mediada por receptor (admissão seletiva de uma molécula grande) e fagocitose (admissão seletiva de uma partícula multimolecular) (veja a • Figura 2-8).

Quando dentro da célula, a vesícula engolfada tem dois destinos possíveis:

1. Na maioria dos casos, lisossomos fundem-se à vesícula, degradando e liberando seu conteúdo para dentro do fluido intracelular.

2. Em algumas células, a vesícula endocítica desvia dos lisossomos e vai até o lado oposto da célula, onde libera seu conteúdo por exocitose. Isso oferece uma rota para levar partículas intactas através da célula. Tal tráfego vesicular é um meio pelo qual os materiais são transferidos através das células finas que revestem as capilares, ao longo das quais são feitas trocas entre o sangue e os tecidos circundantes.

EXOCITOSE Na **exocitose**, ocorre praticamente o contrário da endocitose. Uma vesícula envolta por uma membrana formada dentro da célula funde-se à membrana plasmática e depois se abre, liberando seu conteúdo para o exterior (veja a • Figura 2-6). Os materiais embalados para exportação pelo retículo endoplasmático e o complexo de Golgi são externados por exocitose.

A exocitose tem dois objetivos distintos:

1. Ela oferece um mecanismo para secretar grandes moléculas polares, como hormônios proteicos e enzimas que não conseguem cruzar a membrana plasmática. Neste caso, o conteúdo vesicular é altamente específico e liberado apenas com o recebimento de sinais adequados.

2. Ela permite que a célula adicione componentes específicos à membrana, como alguns transportadores, canais ou receptores, dependendo das necessidades celulares. Em tais casos, a composição da membrana ao redor da vesícula é mais importante e seu conteúdo pode ser apenas uma amostra de ICF.

EQUILÍBRIO ENTRE ENDOCITOSE E EXOCITOSE As taxas de endocitose e exocitose devem permanecer em equilíbrio para manter uma área superficial de membrana e um volume celular constantes. Em uma célula ativamente envolvida na endocitose, mais de 100% da membrana plasmática pode ser utilizado em uma hora para embalar vesículas internalizadas, exigindo a substituição rápida da membrana superficial pela exocitose. Em contraste, quando uma célula secretória é estimulada para secretar, ela pode inserir temporariamente até trinta vezes sua membrana superficial por meio da exocitose. Esta membrana adicionada deve ser especificamente recuperada por um nível equivalente de atividade endocítica. Assim, por meio da exocitose e da endocitose, partes da membrana são constantemente restauradas, recuperadas e, geralmente, recicladas.

Nossa discussão sobre transporte de membrana termina aqui. A ▲ Tabela 3-2 resume as rotas pelas quais os materiais podem passar entre o ECF e o ICF. As células são diferentemente seletivas quanto ao que entra ou sai, porque têm diferentes números e tipos de canais, transportadores e mecanismos de transporte vesicular. Moléculas polares maiores (grandes demais para canais e insolúveis em lipídio), para as quais não existam mecanismos especiais de transporte, não são capazes de permear a célula.

O transporte seletivo de K^+ e Na^+ é responsável pelas propriedades elétricas das células. Agora, voltaremos nossa atenção para este tópico.

Potencial de Membrana

As membranas plasmáticas de todas as células vivas têm um potencial de membrana, ou são eletricamente polarizadas.

Potencial de membrana é a separação de cargas opostas pela membrana plasmática.

O termo **potencial de membrana** refere-se à separação de cargas opostas ao longo da membrana ou à diferença no número relativo de cátions e ânions no ICF e no ECF. Lembre que cargas opostas tendem a se atrair e cargas semelhantes tendem a se repelir. Depois que cargas opostas se unem, é necessário que se gaste energia (trabalho) para separá-las. De forma oposta, quando partículas com cargas opostas são separadas, a força elétrica de atração entre elas pode ser armazenada para realizar trabalho quando as cargas tiverem permissão de se unirem novamente. Este é o princípio básico que subjaz qualquer dispositivo eletricamente ativado. A separação de cargas entre a membrana é chamada de *potencial de membrana,* porque cargas separadas têm potencial para realizar trabalho. O potencial é medido em volts (a mesma unidade utilizada para voltagem em dispositivos elétricos), mas, como o potencial da membrana é relativamente baixo, a unidade utilizada é o **milivolt (mV)** (1 mV = 1/1.000 volt).

Como o conceito de potencial é fundamental para a compreensão de boa parte da fisiologia, especialmente a nervosa e a muscular, é importante compreender claramente o que este termo significa. A membrana na • Figura 3-20a é eletricamente neutra; com igual número de cargas positivas (+) e negativas (–) em cada lado da membrana, não havendo nenhum potencial de membrana. Na • Figura 3-20b, algumas das cargas positivas do lado direito foram movidas para a esquerda. Agora, o lado esquerdo tem um excesso de cargas positivas, consequentemente, com excesso de cargas negativas à direita. Em outras palavras, há uma separação de cargas opostas ao longo da membrana, ou uma diferença no número relativo de cargas positivas e negativas entre os dois lados. Isto é, agora há um potencial de membrana.

TABELA 3-2 — Métodos de Transporte de Membrana e suas Características

Método de Transporte	Substâncias Envolvidas	Necessidade de Energia e Movimento Produtor de Força	Limite para Transporte
Difusão Simples			
Difusão através da bicamada lipídica	Moléculas apolares de qualquer tamanho (ex.: O_2, CO_2, ácidos graxos)	Passiva; as moléculas movem-se até seu gradiente de concentração (de concentração alta para baixa)	Continua até que o gradiente seja eliminado (equilíbrio dinâmico sem difusão líquida)
Difusão através do canal de proteína	Íons pequenos específicos (ex.: Na^+, K^+, Ca^{2+}, Cl^-)	Passiva; os íons movem-se a favor do gradiente eletroquímico (de concentração alta a baixa e por atração iônica até à área de carga oposta)	Continua até que não haja movimento líquido e o equilíbrio dinâmico seja estabelecido
Osmose	Apenas água	Passiva; a água move-se a favor de seu próprio gradiente de concentração (para a área de menor concentração de água, isto é, maior concentração de soluto)	Continua até que a diferença de concentração seja extinta ou interrompida pela pressão hidrostática oposta, ou até que a célula seja destruída
Transporte Mediado por Transportador			
Difusão facilitada	Moléculas polares específicas para as quais exista um transportador (ex.: glicose)	Passiva; as moléculas se movem a favor de seu gradiente de concentração (de concentração alta para baixa)	Possui um transporte máximo (T_m); o transportador pode se tornar saturado
Transporte ativo primário	Cátions específicos para os quais existam transportadores (ex.: Na^+, K^+, H^+, Ca^{2+})	Ativa; os íons se movem a favor de seu gradiente de concentração (de concentração baixa para alta); exige ATP	Exibe um transporte máximo; o transportador pode se tornar saturado
Transporte ativo secundário (simporte ou antiporte)	Moléculas polares específicas e íons para os quais existam transportadores acoplados (ex.: glicose, aminoácidos para o simporte; alguns íons para o antiporte)	Ativa; a substância se move contra o gradiente de concentração (da concentração baixa para a alta); orientada diretamente por gradiente iônico (normalmente Na^+) estabelecido pela bomba primária que consome o ATP. No simporte, a molécula cotransportada e o íon orientador movem-se na mesma direção; no antiporte, o soluto transportado e o íon orientador movem-se em direções opostas	Exibe um transporte máximo; o transportador acoplado pode se tornar saturado
Transporte Vesicular			
Endocitose			
Pinocitose	Pequeno volume de fluido ECF; também importante na reciclagem da membrana	Ativa; a membrana plasmática invagina-se e a superfície se desprende formando uma vesícula internalizada	Controle fracamente entendido
Endocitose mediada por receptor	Moléculas polares grandes específicas (ex.: proteína)	Ativa; a membrana plasmática invagina-se e a superfície se desprende formando uma vesícula internalizada	Exige vinculação a um receptor específico na superfície da membrana
Fagocitose	Partículas multimoleculares (ex.: bactérias e detritos celulares)	Ativa; a célula estende pseudópodes que envolvem a partícula formando vesícula internalizada	Exige vinculação a um receptor específico na superfície da membrana
Exocitose	Produtos secretórios (ex.: hormônios e enzimas), bem como moléculas grandes que atravessam a célula intactas; também importante na reciclagem da membrana	Ativa; aumento no Ca^{2+} do citosol induz a fusão de vesícula secretória com a membrana plasmática; a vesícula se abre e expele o conteúdo para o exterior	Secreção ativada por estímulos neurais ou hormonais específicos; outros controles envolvidos no tráfego transcelular e reciclagem da membrana desconhecidos

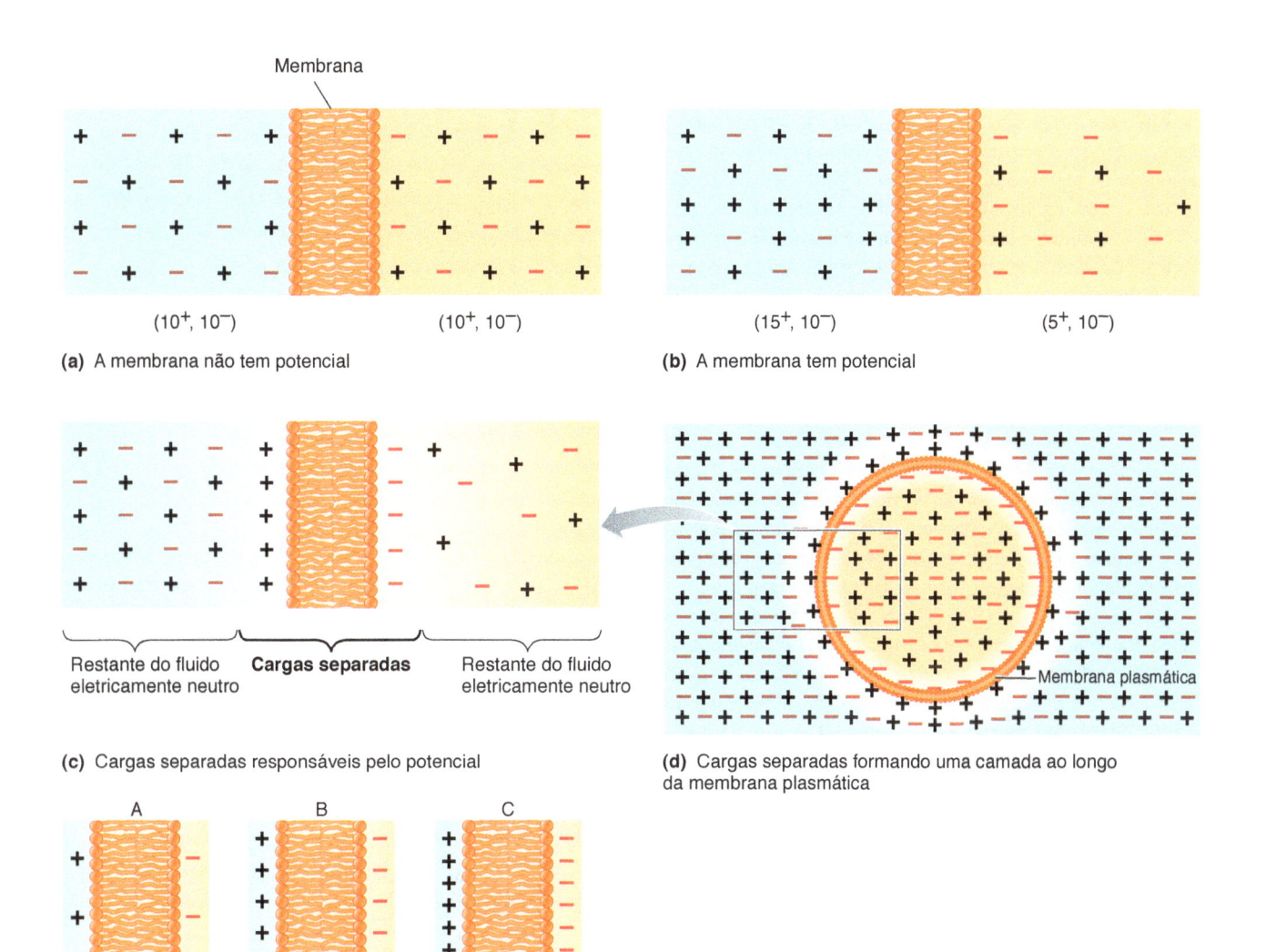

(a) A membrana não tem potencial

$(10^+, 10^-)$ $(10^+, 10^-)$

(b) A membrana tem potencial

$(15^+, 10^-)$ $(5^+, 10^-)$

Restante do fluido eletricamente neutro | **Cargas separadas** | Restante do fluido eletricamente neutro

(c) Cargas separadas responsáveis pelo potencial

(d) Cargas separadas formando uma camada ao longo da membrana plasmática

Membrana plasmática

(e) Magnitude do potencial: a membrana B tem maior potencial que a membrana A e menor que a membrana C

- **FIGURA 3-20** **Determinação de potencial de membrana por distribuição desigual de cargas positivas e negativas ao longo da membrana.** (a) Quando as cargas positivas e negativas estão igualmente balanceadas em cada lado da membrana, não há potencial de membrana. (b) Quando cargas opostas são separadas em diferentes lados da membrana, há potencial de membrana. (c) As cargas desbalanceadas responsáveis pelo potencial se acumulam em uma camada fina ao longo das superfícies opostas da membrana. (d) A grande maioria do fluido no ECF e ICF é eletricamente neutra. As cargas desbalanceadas acumulam-se ao longo da membrana plasmática. (e) Quanto maior a separação de cargas em cada lado da membrana, maior o potencial.

A força atrativa entre as cargas separadas faz com que elas se acumulem em uma fina camada ao longo das superfícies externa e interna da membrana plasmática (• Figura 3-20c). Entretanto, essas cargas separadas representam apenas uma pequena fração do número total de partículas carregadas (íons) presentes no ICF e no ECF, e a maioria do fluido dentro e fora das células é eletricamente neutra (• Figura 3-20d). Os íons eletricamente equilibrados podem ser ignorados, pois não contribuem para o potencial de membrana. Assim, uma fração quase insignificante do número total de partículas carregadas presentes nos fluidos corporais é responsável pelo potencial de membrana.

Observe que a própria membrana não tem carga. O termo *potencial de membrana* refere-se à diferença na carga entre regiões finíssimas do ICF e ECF perto das partes interna e externa da membrana, respectivamente. A magnitude do potencial depende do número de cargas opostas separadas: quanto maior o número de cargas separadas, maior o potencial. Portanto, na • Figura 3-20e, a membrana B tem mais potencial do que a A e menos potencial do que a C.

O potencial de membrana deve-se a diferenças na concentração e na permeabilidade de íons principais.

Todas as células têm potencial de membrana. As células de **tecidos excitáveis** – ou seja, células nervosas e musculares – têm a capacidade de produzir mudanças rápidas e transientes em seu potencial de membrana quando excitadas. Essas breves flutuações no potencial servem de sinais elétricos. O potencial de membrana constante presente nas células de tecidos não excitáveis e nas dos tecidos excitáveis quando estão em repouso – isto é, quando não produzem sinais elétricos – é conhecido como **potencial de membrana em repouso**. Agora nosso foco será a geração e a manutenção do potencial de membrana em repouso e, nos capítulos posteriores, examinaremos as mudanças que ocorrem em tecidos excitáveis durante a sinalização elétrica.

A distribuição desigual de alguns íons principais entre o ICF e o ECF e seu movimento seletivo através da membrana plasmática são responsáveis pelas propriedades elétricas da membrana. No corpo, cargas elétricas são carregadas por íons. Os íons primariamente responsáveis pela geração do potencial de membrana em repouso são Na^+, K^+ e A^-. O último refere-se às proteínas intracelulares grandes e de carga negativa (aniônicas). Outros íons (cálcio, magnésio, cloreto, bicarbonato e fosfato, entre outros) não contribuem diretamente para as propriedades elétricas em repouso da membrana plasmática na maioria das células, embora tenham outras funções importantes no organismo.

As concentrações e permeabilidades relativas dos íons essenciais à atividade elétrica da membrana são comparadas na ▲ Tabela 3-3. Observe que *o Na^+ é mais concentrado no fluido extracelular e o K^+ é mais concentrado no fluido intracelular*. Essas diferenças de concentração são mantidas pela bomba de Na^+–K^+, à custa de energia. Como a membrana plasmática é praticamente impermeável a A^-, essas proteínas grandes de carga negativa são encontradas apenas dentro da célula. Depois que foram sintetizadas a partir dos aminoácidos transportados para a célula, elas continuam presas dentro dela.

Além do mecanismo transportador ativo, o Na^+ e o K^+ podem atravessar a membrana passivamente através de canais de proteínas específicos para eles. Normalmente, é muito mais fácil para o K^+ do que para o Na^+ atravessar a membrana porque ela normalmente tem mais canais abertos para tráfego passivo de K^+ do que de Na^+. Em uma célula nervosa, no potencial de repouso, a membrana em geral é entre 25 e 30 vezes mais permeável ao K^+ do que ao Na^+.

Com o conhecimento das concentrações relativas e permeabilidades desses íons, podemos analisar as forças que atuam ao longo da membrana plasmática. Consideraremos primeiro as contribuições diretas da bomba de Na^+–K^+ para o potencial de membrana; em segundo, o efeito que o movimento de K^+ teria sobre o potencial de membrana; em terceiro, o efeito do Na^+ isolado; e, por fim, a situação existente nas células quando efeitos do K^+ e do Na^+ ocorrem simultaneamente. Lembre-se, durante esta discussão, que *o gradiente de concentração para K^+ sempre age para fora e o gradiente de concentração para Na^+ sempre age para dentro*, porque a bomba de Na^+–K^+ mantém maior concentração de K^+ dentro da célula e maior concentração de Na^+ fora da célula. Além disso, observe que, como K^+ e Na^+ são cátions (carregados positivamente), *o gradiente elétrico para esses íons sempre será em direção ao lado carregado negativamente da membrana*.

EFEITO DA BOMBA DE SÓDIO-POTÁSSIO SOBRE O POTENCIAL DE MEMBRANA

A bomba de Na^+–K^+ transporta para fora três Na^+ para cada dois K^+ que transporta para dentro. Como o Na^+ e o K^+ são íons positivos, este transporte desigual separa cargas em diferentes lados da membrana, com a parte externa

TABELA 3-3 Concentração e Permeabilidade de Íons Responsáveis pelo Potencial de Membrana em uma Célula Nervosa em Repouso

ÍON	CONCENTRAÇÃO (Milimols/litro; mM)		Permeabilidade Relativa
	Extracelular	Intracelular	
Na^+	150	15	1
K^+	5	150	25–30
A^-	0	65	0

se tornando relativamente mais positiva e a interna, relativamente mais negativa, pois mais íons positivos são transportados para fora do que para dentro. No entanto, este mecanismo de transporte ativo apenas separa cargas suficientes para gerar um potencial de membrana quase irrisório de 1 mV a 3 mV, com o interior negativo em relação ao exterior da célula. A maior parte do potencial de membrana resulta da difusão passiva de K^+ e Na^+ a favor dos gradientes de concentração. Assim, o principal papel da bomba de Na^+–K^+ na produção de potencial de membrana é indireto, por meio de sua contribuição essencial à manutenção dos gradientes de concentração, diretamente responsáveis pelos movimentos iônicos que geram a maior parte do potencial.

EFEITO DO MOVIMENTO DE POTÁSSIO ISOLADO NO POTENCIAL DE MEMBRANA: POTENCIAL DE EQUILÍBRIO PARA K^+

Vamos considerar uma situação hipotética caracterizada por (1) concentrações que existem para K^+ e A^- ao longo da membrana plasmática, (2) permeabilidade livre da membrana para K^+, mas não para A^-, e (3) nenhum potencial presente. O gradiente de concentração para K^+ tenderia a mover esses íons para fora da célula (● Figura 3-21). Como a membrana é permeável ao K^+, esses íons atravessariam imediatamente, levando sua carga positiva com eles – portanto, o lado externo teria mais cargas positivas. Ao mesmo tempo, cargas negativas, na forma de A^-, seriam deixadas no lado interno, de forma semelhante à situação mostrada na ● Figura 3-20b (Lembre-se que os ânions de proteínas grandes não podem se difundir para fora, apesar do enorme gradiente de concentração). Existe agora um potencial de membrana. Como um gradiente elétrico também estaria presente, K^+ seria atraído em direção ao interior negativamente carregado e repelido pelo exterior com carga positiva. Assim, duas forças opostas agora agiriam sobre o K^+: o gradiente de concentração, tendendo a mover o K^+ para fora da célula, e o gradiente elétrico, tendendo a mover os mesmos íons para dentro da célula.

Inicialmente, o gradiente de concentração seria mais forte do que o gradiente elétrico, portanto, o movimento líquido de K^+ para fora da célula continuaria e o potencial de membrana aumentaria. No entanto, quanto mais íons K^+ saírem da célula, mais forte se tornará o gradiente elétrico oposto, pois a parte ex-

Membrana plasmática

ECF | ICF

Gradiente de concentração para K⁺

Gradiente elétrico para K⁺

① O gradiente de concentração para K⁺ tende a mover este íon para fora da célula.

② O lado externo da célula se torna mais positivo enquanto íons de K⁺ vão para fora até seu gradiente de concentração.

③ A membrana é impermeável ao ânion de proteína intracelular grande (A⁻). A parte interna da célula se torna mais negativa à medida que íons de K⁺ saem, deixando A⁻ para trás.

④ O gradiente elétrico resultante tende a levar K⁺ para dentro da célula.

⑤ Nenhum outro movimento líquido de K⁺ ocorre quando o gradiente elétrico para dentro contrabalança exatamente o gradiente de concentração para fora. O potencial de membrana neste ponto de equilíbrio é o potencial de equilíbrio para K⁺ (EK⁺) a –90 mV

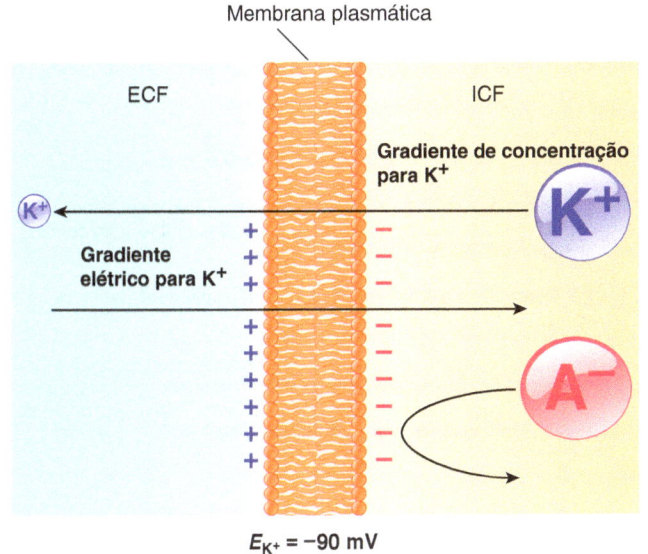

$E_{K^+} = -90$ mV

- **FIGURA 3-21** Potencial de equilíbrio para K⁺.

terna se tornou cada vez mais positiva e a interna, cada vez mais negativa. Seria razoável pensar que o gradiente de concentração externo para K⁺ diminuiria gradualmente à medida que íons K⁺ saíssem da célula em favor deste gradiente. Surpreendentemente, contudo, o gradiente de concentração de K⁺ permanece essencialmente constante apesar da saída de K⁺. O motivo é que até um movimento infinitesimal de K⁺ para fora da célula causaria mudanças consideráveis no potencial de membrana. Da mesma forma, um número ínfimo de íons de K⁺ teria de sair da célula para estabelecer um gradiente elétrico oposto, de forma que a concentração de K⁺ dentro da célula permaneceria essencialmente inalterada. Como o K⁺ continuaria a sair, com seu gradiente de concentração inalterado, o gradiente elétrico para dentro continuaria a aumentar em intensidade. O movimento líquido de saída gradualmente se reduziria, à medida que a intensidade do gradiente elétrico se aproximasse da intensidade do gradiente de concentração. Por fim, quando essas duas forças se balanceassem totalmente (isto é, quando estivessem em equilíbrio), não haveria mais qualquer movimento líquido de K⁺. O potencial que existiria neste equilíbrio é o chamado **potencial de equilíbrio do K⁺ (E_{K^+})**. Neste ponto, um grande gradiente de concentração para K⁺ ainda existiria, mas não ocorreria mais saída líquida de K⁺ a favor deste gradiente, devido ao gradiente elétrico oposto exatamente igual (• Figura 3-21).

O potencial de membrana em E_{K^+} é de –90 mV. Por convenção, *o sinal sempre designa a polaridade do excesso de carga na parte interna da membrana*. Um potencial de membrana de –90 mV significa que o potencial é da magnitude de 90 mV, com a parte interna sendo negativa em relação à externa. Um potencial de +90 mV teria a mesma intensidade, mas o lado interno seria mais positivo do que o externo.

O potencial de equilíbrio para determinado íon com concentrações diferentes ao longo de uma membrana pode ser calculado através da **equação de Nernst**, da seguinte forma:

$$E_{ion} = \frac{61}{z} \log \frac{C_o}{C_i}$$

na qual

E_{ion} = potencial de equilíbrio do íon, em mV

61 = constante que incorpora a constante universal dos gases (R), a temperatura absoluta (T) e a constante elétrica de Faraday (F), em conjunto com a conversão do logaritmo natural (*ln*) para logaritmos de base 10 (*log*); 61 = RT/F.

z = valência do íon; $z = 1$ para K⁺ e Na⁺, os íons que contribuem para o potencial de membrana

C_o = concentração do íon fora da célula, em milimols/litro (milimolares; mM)

C_i = concentração do íon dentro da célula, em mM

Dado que a concentração de ECF do K⁺ é de 5 mM e a de ICF é de 150 mM (veja a ▲ Tabela 3-3),

$$E_{K^+} = 61 \log \frac{5 \text{ mM}}{150 \text{ mM}}$$

$$= 61 \log \frac{1}{30}$$

Como o 61 log de 1/30 = –1,477,

$$E_{K^+} = 61(-1,477) = -90 \text{ mV}$$

Sendo 61 uma constante, o potencial de equilíbrio é, em sua essência, uma medida do potencial de membrana (isto é, a intensidade do gradiente elétrico) que compensa exatamente o gradiente de concentração do íon (isto é, a relação entre a concentração do íon dentro e fora da célula). Quanto maior o gradiente de concentração para um íon, maior é o potencial de equilíbrio do íon. Um gradiente elétrico oposto comparativamente maior seria necessário para contrabalançar o maior gradiente de concentração.

EFEITO DO MOVIMENTO DE SÓDIO ISOLADO NO POTENCIAL DE MEMBRANA: POTENCIAL DE EQUILÍBRIO PARA Na⁺ Uma situação hipotética semelhante poderia ser desenvolvida para o Na⁺ isolado (• Figura 3-22). O gradiente de concentração

1 O gradiente de concentração para Na⁺ tende a levar este íon para dentro da célula.

2 O lado interno da célula torna-se mais positivo à medida que íons de Na⁺ entram, a favor de seu gradiente de concentração.

3 O lado externo torna-se mais negativo à medida que íons de Na⁺ entram, deixando no ECF íons desbalanceados, com carga negativa, em sua maior parte, Cl⁻.

4 O gradiente elétrico resultante tende a levar Na⁺ para fora da célula.

5 Nenhum outro movimento líquido de Na⁺ ocorre quando o gradiente elétrico exterior contrabalança exatamente o gradiente de concentração interior. O potencial de membrana neste ponto de equilíbrio é o potencial de equilíbrio para Na⁺ (ENa⁺) a +60 mV.

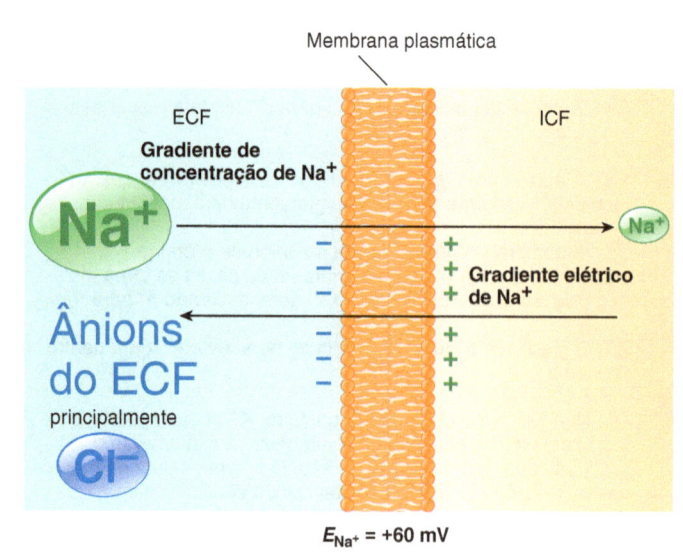

• **FIGURA 3-22** Potencial de equilíbrio para Na⁺.

---

do Na⁺ moveria este íon para dentro da célula, produzindo um acúmulo de cargas positivas no interior da membrana e deixando cargas negativas desbalanceadas de fora (essencialmente na forma de cloreto, Cl⁻; Na⁺ e Cl⁻ – isto é, sal – são os íons predominantes do ECF). O movimento líquido para dentro continuaria até que o equilíbrio fosse estabelecido pelo desenvolvimento de um gradiente elétrico oposto, que compensasse exatamente o gradiente de concentração. Neste ponto, dadas as concentrações de Na⁺, o **potencial de equilíbrio de Na⁺ (E_{Na^+})**, calculado pela equação de Nernst, seria de 161 mV. Dado que a concentração de ECF do Na⁺ é de 150 mM e a de ICF é de 15 mM,

$$E_{Na^+} = 61 \log \frac{5 \text{ mM}}{150 \text{ mM}}$$

$$= 61 \log 10$$

Como o log de 10 = 1,

$$E_{Na^+} = 61(1) = 61 \text{ mV}$$

Neste caso, o interior da célula seria positivo, em contraste com o potencial de equilíbrio para K⁺. A intensidade de E_{Na^+} é um tanto menor do que o E_{K^+} (61 mV, comparado a 90 mV) porque o gradiente de concentração do Na⁺ não é tão grande (veja a ▲ Tabela 3-3); assim, o gradiente elétrico oposto (potencial de membrana) não é tão grande quanto o equilíbrio (Por conveniência, na representação da intensidade da carga em números, arredondaremos E_{Na^+} para +60 mV).

EFEITOS DE POTÁSSIO E SÓDIO CONCORRENTES NO POTENCIAL DE MEMBRANA Nem o K⁺ nem o Na⁺ existem isoladamente nos fluidos corporais, portanto, os potenciais de equilíbrio não estão presentes nas células do corpo. Eles existem apenas em condições hipotéticas ou experimentais. Em uma célula viva, devem ser considerados os efeitos conjuntos do K⁺ e do Na⁺. *Quanto maior a permeabilidade da membrana plasmática para determinado íon, maior será a tendência desse íon de orientar o potencial de membrana em direção a seu próprio potencial de equilíbrio.* Como a membrana em repouso é de 25 a 30 vezes mais permeável a K⁺ do que a Na⁺, o K⁺ atravessa mais rapidamente do que o Na⁺; assim, o K⁺ influencia muito mais o potencial de membrana em repouso do que o Na⁺. Lembre que o K⁺ atuando isolado estabeleceria um potencial de equilíbrio de –90 mV. No entanto, a membrana é um tanto permeável ao Na⁺, portanto, algum Na⁺ entra na célula em uma tentativa limitada de atingir o potencial de equilíbrio. Esta entrada de Na⁺ neutraliza, ou cancela, parte do potencial que teria sido produzido pelo K⁺ isoladamente se o Na⁺ não estivesse presente.

Para entender melhor este conceito, presuma que cada par separado de cargas na • Figura 3-23 represente 10 mV de potencial (isto não está tecnicamente correto, porque, na realidade, muitas cargas separadas devem estar presentes para responderem por um potencial de 10 mV). Neste exemplo simplificado, nove sinais de mais e menos separados, com os menos na parte interna, representam o E_{K^+} de 90 mV. Sobrepondo a leve influência de Na⁺ sobre esta membrana dominada por K⁺, presume-se que dois íons de sódio entrem na célula até a concentração e o gradiente elétrico de Na⁺ se reduzirem. (Observe que o gradiente elétrico para Na⁺ agora volta-se para dentro, em contraste com o gradiente elétrico, voltando-se para fora, do Na⁺ em E_{Na^+}. Em E_{Na^+}, o interior da célula está positivo, em resultado do movimento de Na⁺ para dentro, a favor de seu gradiente de concentração. Entretanto, em uma célula nervosa em repouso, o interior é negativo por causa da influência dominante de K⁺ sobre o potencial de membrana. Assim, a concentração e os gradientes elétricos agora favorecem o movimento de Na⁺ para dentro.) O movimento em direção ao interior desses dois íons de sódio positivamente carregados neutraliza parte do potencial estabelecido por K⁺; assim, apenas sete pares de cargas estão separados, e o potencial é de –70 mV. Este é o potencial de membrana em repouso de uma célula nervosa típica. O potencial em repouso é muito mais próximo de E_{K^+} do que de E_{Na^+} por causa da maior permeabilidade da membrana a K⁺, mas é levemente inferior a E_{K^+} (–70 mV é um potencial menor do que –90 mV) devido à baixa influência de Na⁺.

1 A bomba de Na⁺–K⁺ transporta ativamente Na⁺ para fora e K⁺ para dentro da célula, mantendo a concentração de Na⁺ alta no ECF e a de K⁺ alta no ICF.

2 Dados os gradientes de concentração existentes ao longo da membrana plasmática, o K⁺ tende a orientar o potencial de membrana até o potencial de equilíbrio para K⁺ (–90 mV), enquanto o Na⁺ tende a levar o potencial de membrana até o potencial de equilíbrio para Na⁺ (+60 mV).

3 No entanto, o K⁺ exerce efeito dominante sobre o potencial de membrana em repouso, pois a membrana é mais permeável ao K⁺. Como resultado, o potencial em repouso (–70 mV) é muito mais próximo do E_{K^+} do que do E_{Na^+}.

4 Durante o estabelecimento do potencial de repouso, a difusão líquida relativamente grande de K⁺ para fora não produz um potencial de –90 mV, pois a membrana em repouso é levemente permeável ao Na⁺ e a difusão líquida relativamente pequena do Na⁺ para dentro neutraliza (sombreado cinza) parte do potencial que teria sido criado pelo K⁺ isoladamente, levando o potencial de repouso a –70 mV, levemente menor do que o E_{K^+}.

5 As proteínas intracelulares negativamente carregadas (A⁻), que não conseguem atravessar a membrana, permanecem desbalanceadas dentro da célula durante o movimento líquido para fora de íons positivamente carregados, portanto a parte interna da célula é mais negativa do que a interna.

- **FIGURA 3-23** Efeito do movimento concorrente de K⁺ e Na⁺ no estabelecimento do potencial de membrana em repouso.

O potencial de membrana pode ser medido diretamente em condições experimentais, registrando-se a diferença de voltagem entre o interior e o exterior da célula. Ou ele pode ser calculado, utilizando-se a **equação de Goldman-Hodgkin-Katz (equação GHK)**, que considera as permeabilidades relativas e os gradientes de concentração de todos os íons permeáveis. A membrana estável em repouso é permeável a K⁺, Na⁺ e Cl⁻, mas, por motivos a serem descritos posteriormente, o Cl⁻ não contribui diretamente para o potencial na maioria das células. Portanto, podemos ignorá-lo ao calcular o potencial de membrana, fazendo a equação GHK simplificada:

$$V_m = 61 \log \frac{P_{K^+}[K^+]_o + P_{Na^+}[Na^+]_o}{P_{K^+}[K^+]_i + P_{Na^+}[Na^+]_i}$$

na qual

V_m = potencial de membrana em mV
61 = uma constante representando RT/zF, em que z = 1, como para o K⁺ e Na⁺
P_{K^+}, P_{Na^+} = permeabilidades para K⁺ e Na⁺, respectivamente
$[K^+]_o, [Na^+]_o$ = respectivamente, concentração de K⁺ e Na⁺ fora da célula, em mM
$[K^+]_i, [Na^+]_i$ = respectivamente, concentração de K⁺ e Na⁺ dentro da célula, em mM

A equação GHK é basicamente uma versão expandida da equação de Nernst. A equação de Nernst só pode ser utilizada para calcular o potencial gerado por um íon específico, mas a equação GHK considera as contribuições combinadas para o potencial de todos os íons que se movem pela membrana. Presumindo que a membrana em repouso seja 25 vezes mais permeável a K⁺ do que a Na⁺, as permeabilidades relativas serão $P_{K^+} = 1,0$ e $P_{Na^+} = 0,04$ (1/25 de 1,0). Dadas essas permeabilidades e as concentrações para K⁺ e Na⁺ no ECF e no ICF listadas na ▲ Tabela 3-3, tem-se:

$$V_m = 61 \log \frac{(1)(5) + (0,04)(150)}{(1)(150) + (0,04)(15)}$$

$$= 61 \log \frac{5 + 6}{150 + 0,6}$$

$$= 61 \log 0,073$$

Como o log de 0,073 é –1,137,

$$V_m = 61(-1,137) = -69 \text{ mV}$$

Adicionando –1 mV devido ao potencial gerado diretamente pela bomba de Na⁺–K⁺ a este valor, chega-se a –70 mV como o potencial de membrana em repouso.

EQUILÍBRIO DE EXTRAVASAMENTOS PASSIVOS E BOMBEAMENTO ATIVO NO POTENCIAL DE MEMBRANA EM REPOUSO No potencial de repouso, nem o K⁺ nem o Na⁺ estão em equilíbrio. Um potencial de –70 mV não contrabalança exatamente o gradiente de concentração de K⁺; seria necessário um potencial de –90 mV para isso. Assim, o K⁺ lentamente continua a sair passivamente através de seus canais a favor deste pequeno gradiente de concentração. **Canais de extravasamento** são canais que ficam o tempo todo abertos, permitindo, assim, o extravasamento desregulado de seu íon selecionado em direção a gradientes eletroquímicos. No caso do Na⁺, a concentração e os gradientes elétricos não se opõem um ao outro – ambos favorecem a entrada de Na⁺. Portanto, o Na⁺ se introduz, de forma contínua, mas muito lenta, a favor de seu gradiente eletroquímico, devido a sua baixa permeabilidade, isto é, por causa da escassez de canais de extravasamento de Na^+.

Como tal extravasamento acontece continuamente, por que a concentração intracelular de K^+ não continua a cair e a concentração de Na^+ dentro da célula não aumenta progressivamente? O motivo é que a bomba de Na^+–K^+ compensa essa taxa de extravasamento passivo. No potencial de repouso, esta bomba transporta de volta para dentro da célula essencialmente o mesmo número de íons de potássio que saíram e simultaneamente leva para fora os íons de sódio que entraram. Neste ponto, há um **estado estável**: não há movimento líquido de qualquer íon, porque todos os extravasamentos passivos foram exatamente contrabalançados pelo bombeamento ativo. Não ocorre qualquer mudança líquida em um estado estável ou de equilíbrio dinâmico (veja a p. 61). Porém, em um *estado estável*, é necessário despender energia para manter a constância, enquanto no *equilíbrio dinâmico* nenhuma energia é utilizada na manutenção dessa constância. Isto é, forças opostas passivas e ativas se contrabalançam em um estado estável e somente forças passivas opostas se contrabalançam no equilíbrio dinâmico. Como no estado estável ao longo da membrana a bomba ativa compensa os extravasamentos passivos, os gradientes de concentração para K^+ e Na^+ permanecem constantes. Assim, a bomba de Na^+–K^+ não apenas é inicialmente responsável pelas diferenças de concentração de Na^+ e K^+ entre os lados da membrana, mas também mantém essas diferenças.

Como acabamos de discutir, a intensidade dos gradientes de concentração, aliada à diferença de permeabilidade da membrana a esses íons, é responsável pela intensidade do potencial de membrana. Como os gradientes de concentração e permeabilidades para Na^+ e K^+ permanecem constantes no estado de repouso, o potencial de membrana em repouso estabelecido por essas forças também permanece constante.

MOVIMENTO DE CLORETO NO POTENCIAL DE MEMBRANA EM REPOUSO

Até o momento, pouco mencionamos o outro íon presente em alta concentração no ECF – o Cl^-. O cloreto é o principal ânion do ECF. Seu potencial de equilíbrio é de –70 mV, exatamente o mesmo do potencial de membrana em repouso. O movimento isolado de penetração para dentro da célula do Cl^- negativamente carregado, a favor de seu gradiente de concentração, produziria um gradiente elétrico oposto, com parte interna negativa em relação à parte externa. Quando fisiologistas examinaram pela primeira vez os efeitos iônicos que poderiam ser responsáveis pelo potencial de membrana, ficaram tentados a supor que os movimentos do Cl^- e o estabelecimento do potencial de equilíbrio do Cl^- pudessem ser os únicos responsáveis pela produção do correspondente potencial de membrana em repouso. Na verdade, acontece o inverso. O potencial de membrana é responsável por orientar a distribuição de Cl^- ao longo da membrana.

A maioria das células é altamente permeável ao Cl^-, mas não têm mecanismos de transporte ativo para este íon. Como nenhuma força ativa atua sobre ele, o Cl^- distribui-se passivamente, atingindo um estado de equilíbrio individual. Assim, o Cl^- é ejetado da célula, estabelecendo um gradiente de concentração de entrada que contrabalança exatamente o gradiente elétrico de saída (isto é, o potencial de membrana em repouso) produzido pelo movimento de K^+ e Na^+. Assim, a diferença de concentração de Cl^- entre o ECF e o ICF é causada pela presença do potencial de membrana, em vez de ser mantida por uma bomba ativa, como é o caso para K^+ e Na^+. Portanto, na maioria das células, o Cl^- não influencia o potencial de membrana em repouso – ao contrário, o potencial de membrana em repouso influencia passivamente a distribuição de Cl^-.

USO ESPECIALIZADO DO POTENCIAL DE MEMBRANA EM CÉLULAS NERVOSAS E MUSCULARES

As células nervosas e musculares desenvolveram um uso especializado do potencial de membrana. Elas podem alterar de maneira rápida e transitória a permeabilidade de sua membrana aos íons envolvidos na resposta a estímulos adequados, causando, assim, flutuações no potencial de membrana. As rápidas flutuações de potencial são responsáveis por produzir impulsos nervosos nas células nervosas e por ativar a contração nas células musculares. Tais atividades serão o foco dos próximos cinco capítulos. Embora todas as células tenham potencial de membrana, sua importância em outras células é incerta, embora mudanças no potencial de membrana de algumas células secretórias (por exemplo, nas secretoras de insulina) tenham sido vinculadas ao seu nível de atividade secretória.

Capítulo em Perspectiva: Foco na homeostase

Todas as células do corpo devem obter materiais vitais, como nutrientes e O_2, do ECF a seu redor; devem também eliminar resíduos para o ECF e liberar produtos secretórios, como mensageiros químicos e enzimas digestivas. Assim, o transporte de materiais ao longo da membrana plasmática entre o ECF e o ICF é essencial à sobrevivência celular e os constituintes do ECF devem ser homeostaticamente mantidos para auxiliar essas trocas de sustentação da vida.

Muitos tipos de células utilizam o transporte por membrana para realizar atividades especializadas voltadas à manutenção da homeostase. Veja alguns exemplos:

1. A absorção de nutrientes do lúmen do trato digestório envolve o transporte dessas moléculas doadoras de energia através das membranas das células que revestem o trato.
2. A troca de O_2 e CO_2 entre o ar e o sangue nos pulmões envolve o transporte desses gases através das membranas das células que revestem os sacos de ar (alvéolos) e vasos sanguíneos dos pulmões.
3. A urina é formada pela transferência seletiva de materiais entre o sangue e o fluido dentro dos túbulos renais através das membranas das células que revestem os túbulos.
4. Os batimentos cardíacos são ativados por mudanças cíclicas no transporte de Na^+, K^+ e Ca^{2+} através das membranas das células cardíacas.
5. A secreção de mensageiros químicos, como os neurotransmissores das células nervosas e os hormônios das células endócrinas, envolve o transporte desses produtos regulatórios para o ECF na estimulação adequada.

Além de fornecer transporte seletivo de materiais entre o ECF e o ICF, a membrana plasmática contém receptores para vinculação com mensageiros químicos específicos que regulam diversas atividades celulares, muitas das quais especializadas e voltadas à manutenção da homeostase. Por exemplo, o hormônio vasopressina, secretado em resposta a uma deficiência de água no organismo, liga-se a receptores na membrana plasmática de um tipo específico de célula renal. Esta vinculação ativa as células para conservar água durante a formação de urina, promovendo a inserção de aquaporinas (canais de água) adicionais na membrana plasmática dessas células, ajudando, assim, a conter o déficit de água que iniciou a reação.

Todas as células vivas têm potencial de membrana, com o interior da célula sendo levemente mais negativo do que o fluido que a cerca quando está eletricamente em repouso. As atividades especializadas das células nervosas e musculares dependem da capacidade destas células de alterar seu potencial de membrana rapidamente, com estimulação adequada. As mudanças rápidas e transitórias no potencial das células nervosas servem de sinais elétricos ou impulsos nervosos, fornecendo um meio de transmitir informações ao longo das rotas nervosas. Essas informações são utilizadas para realizar ajustes homeostáticos – por exemplo, a normalização da pressão sanguínea, quando for sinalizado que ela caiu demais.

Mudanças rápidas no potencial de membrana em células musculares ativam a contração muscular, a atividade especializada do músculo. A contração muscular contribui para a homeostase de diversas formas, incluindo o bombeamento de sangue pelo coração e o movimento de alimento através do trato digestório.

EXERCÍCIOS DE REVISÃO

Perguntas Objetivas (respostas no Apêndice F)

1. As células retraem-se quando em contato com uma solução hipertônica. (*Verdadeiro ou falso?*)
2. As caudas apolares das moléculas de fosfolipídio implantam-se no interior da membrana plasmática. (*Verdadeiro ou falso?*)
3. Os canais abrem-se ao mesmo tempo para os dois lados da membrana, enquanto transportadores abrem-se para apenas um lado da membrana por vez. (*Verdadeiro ou falso?*)
4. No potencial de membrana em repouso, há um pequeno excesso de cargas negativas na parte interna da membrana, com um pequeno excesso correspondente de cargas positivas na parte externa. (*Verdadeiro ou falso?*)
5. Utilizando o código de resposta à direita, indique que componente da membrana é responsável pela função em questão:

   ___1. receptores (a) bicamada lipídica
   ___2. formação de canais (b) proteínas
   ___3. enzimas ligadas à membrana (c) carboidratos
   ___4. reconhecimento de "si mesmo"
   ___5. fronteira estrutural
   ___6. fluidez da membrana
   ___7. transportadores
   ___8. barreira à passagem de substâncias solúveis em água

6. Utilizando o código de resposta à direita, indique a direção do movimento líquido em cada caso:

   ___1. soluto transportado durante simporte ou antiporte (a) movimento de alta a baixa concentração
   ___2. difusão facilitada (b) movimento de baixa a alta concentração
   ___3. Na$^+$ durante simporte ou antiporte
   ___4. transporte ativo primário
   ___5. difusão simples
   ___6. água em relação ao gradiente de concentração do soluto durante a osmose
   ___7. água com relação ao gradiente de concentração de água durante a osmose

7. Utilizando o código de resposta à direita, indique o tipo de junção celular descrito:

   ___1. junção aderente (a) junção de lacunas
   ___2. junção comunicante (b) junção de adesão
   ___3. junção impermeável (c) desmossomo
   ___4. importante na prevenção da passagem de materiais entre células em lâminas epiteliais que separam compartimentos contendo composições químicas diferentes
   ___5. consiste de fibras em interconexão, com células adjacentes de rebite
   ___6. composta de conexons, que permitem a passagem de íons e pequenas moléculas entre as células
   ___7. importante para a sincronização de contrações dentro dos músculos cardíaco e liso, permitindo a difusão de atividade elétrica entre as células que compõem a massa muscular
   ___8. importante nos tecidos sujeitos a alongamento mecânico
   ___9. formada pela fusão de proteínas nas superfícies externas de duas células em interação

Perguntas Dissertativas

1. Descreva o modelo de mosaico fluido da estrutura da membrana.
2. Quais são as funções dos três tipos principais de fibras proteicas na matriz extracelular?
3. Que duas propriedades de uma partícula influenciam o fato de ela poder permear a membrana plasmática?
4. Liste e descreva os métodos de transporte de membrana. Indique quais tipos de substância são transportados em cada método e afirme se cada meio de transporte é passivo ou ativo e se é ou não mediado.
5. De acordo com a lei de difusão de Fick, que fatores influenciam a taxa de difusão líquida através de uma membrana?
6. Diga três funções importantes da bomba de Na$^+$–K$^+$.
7. Descreva a contribuição de cada item abaixo para estabelecer e manter o potencial de membrana: (a) a bomba de Na$^+$–K$^+$; (b) movimento passivo de K$^+$ ao longo da membrana; (c) movimento passivo de Na$^+$ ao longo da membrana; e (d) grandes ânions intracelulares.

Exercícios Quantitativos (Soluções no Apêndice F)

(Consulte o Apêndice D)

1. Ao utilizar a equação de Nernst para um íon que tenha valência diferente de 1, você deverá dividir o potencial pela valência. Utilizando a equação de Nernst, calcule o potencial de equilíbrio para o Ca^{2+} a partir dos seguintes dados:

    a. Dados $[Ca^{2+}]_o$ = 1 mM, $[Ca^{2+}]_i$ = 100 nM, determine $E_{Ca^{2+}}$
    b. Dados $[Cl^-]_o$ = 110 mM, $[Cl^-]_i$ = 10 mM, determine E_{Cl^-}

2. Um dos usos importantes da equação de Nernst é descrever o fluxo de íons através das membranas plasmáticas. Os íons movem-se sob a influência de duas forças, o gradiente de concentração (dado em unidades elétricas pela equação de Nernst) e o gradiente elétrico (dado pela voltagem da membrana). Isso é resumido pela *lei de Ohm*:

$$I_x = G_x (V_m - E_x)$$

    que descreve o movimento do íon *x* através da membrana. *I* é a corrente em ampères (A); *G* é a condutância, uma medida da permeabilidade de *x*, dada em Siemens (S), que é $\Delta I/\Delta V$; V_m é a voltagem da membrana; e E_x é o potencial de equilíbrio do íon *x*. Esta equação não apenas diz quão grande será a corrente, mas também em que direção ela fluirá. Por convenção, um valor negativo de corrente representa um íon positivo entrando na célula ou um íon negativo saindo da célula. O oposto é verdadeiro para um valor positivo de corrente.

    a. Utilizando as informações a seguir, calcule a intensidade de I_{Na^+}.

    $[Na^+]_o$ = 145 mM, $[Na^+]_i$ = 15 mM, G_{Na^+} = 1 nS, V_m = −70 mV

    b. O Na^+ está entrando ou saindo da célula?
    c. O Na^+ se move a favor ou contra o gradiente de concentração? Ele se move a favor ou contra o gradiente elétrico?

3. Utilizando a equação de Goldman-Hodgkin-Katz, determine o que acontece com o potencial de membrana em repouso se a concentração de K^+ no ECF dobrar para 10 mM.

PONTOS A PONDERAR

(Explicações no Apêndice F)

1. Considere que uma membrana permeável ao Na^+, mas não ao Cl^-, separe duas soluções. A concentração de cloreto de sódio no Lado 1 é muito maior do que no Lado 2. Quais dos seguintes movimentos iônicos ocorreriam?

    a. O Na^+ se moveria até que seu gradiente de concentração fosse anulado (até que a concentração do Na^+ no Lado 2 ficasse igual à concentração de Na^+ no Lado 1).
    b. O Cl^- se moveria a favor de seu gradiente de concentração, do Lado 1 para o Lado 2.
    c. Seria desenvolvido um potencial de membrana negativo no Lado 1.
    d. Seria desenvolvido um potencial de membrana positivo no Lado 1.
    e. Nenhuma das opções anteriores está correta.

2. Uma solução pode ter a mesma osmolaridade dos fluidos corporais normais, mas não ser isotônica. Explique por quê.

3. Em comparação com o potencial em repouso, o potencial de membrana se tornaria mais negativo ou mais positivo se a membrana fosse mais permeável ao Na^+ do que ao K^+?

4. Qual dos seguintes métodos de transporte está sendo utilizado para transferir a substância para dentro da célula no gráfico a seguir?

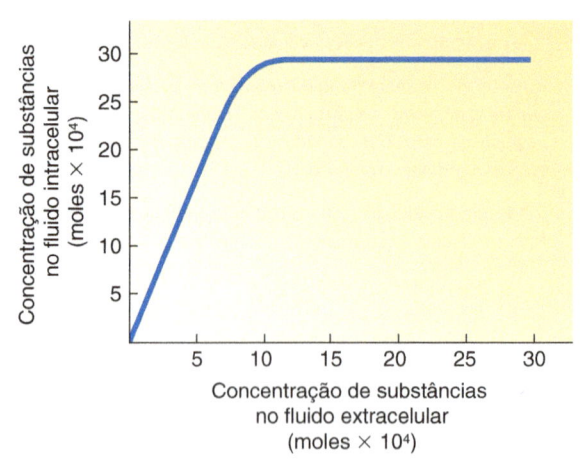

    a. difusão a favor de um gradiente de concentração
    b. osmose
    c. difusão facilitada
    d. transporte ativo
    e. transporte vesicular
    f. É impossível dizer com as informações fornecidas.

5. O colostro, o primeiro leite que a mãe produz, contém uma abundância de anticorpos, grandes moléculas proteicas. Esses anticorpos maternos ajudam a proteger os bebês contra infecções até que eles sejam capazes de produzir seus próprios anticorpos. Por que meio você acredita que esses anticorpos maternos sejam transportados ao longo das células que revestem o trato digestório de um recém-nascido até a corrente sanguínea?

6. A taxa na qual opera a bomba de Na^+–K^+ não é constante, mas controlada por um efeito combinado de mudanças na concentração de Na^+ no ICF e de K^+ no ECF. Você acha que um aumento nas concentrações de Na^+ no ICF e de K^+ no ECF aceleraria ou desaceleraria a bomba de Na^+–K^+? Qual seria o benefício dessa reação? Antes de responder, considere as seguintes informações adicionais sobre o movimento de Na^+ e K^+ através da membrana. O Na^+ e o K^+ não apenas se movem de forma passiva e lenta através de seus canais em uma célula em repouso, mas, durante um impulso elétrico, conhecido como potencial de ação, o Na^+ entra de forma rápida e passiva na célula. Este movimento é seguido por um fluxo rápido e passivo de K^+ para fora (Esses movimentos iônicos, que resultam de mudanças rápidas na permeabilidade da membrana, causam alterações rápidas e notáveis no potencial de membrana. Esta sequência de rápidas mudanças no potencial – *um potencial de ação* – serve de sinal elétrico para a transmissão de informações ao longo de uma rota nervosa).

CONSIDERAÇÃO CLÍNICA

(Explicação no Apêndice F)

Quando William H. estava ajudando vítimas após um terremoto devastador em uma região despreparada e sem abrigos adequados, desenvolveu uma diarreia grave. Ele foi diagnosticado com *cólera*, uma doença transmitida por fontes de água não tratada contaminada pelo material fecal de indivíduos infectados. A toxina produzida pela bactéria da cólera faz com que os canais de Cl^- nas membranas luminais das células intestinais se abram, aumentando, assim, a secreção de Cl^- das células para o lúmen do trato intestinal. Por quais mecanismos o Na^+ e a água seriam secretados dentro do lúmen em conjunto com a secreção de Cl^-? Como esta resposta secretória é responsável pela diarreia grave característica da cólera?

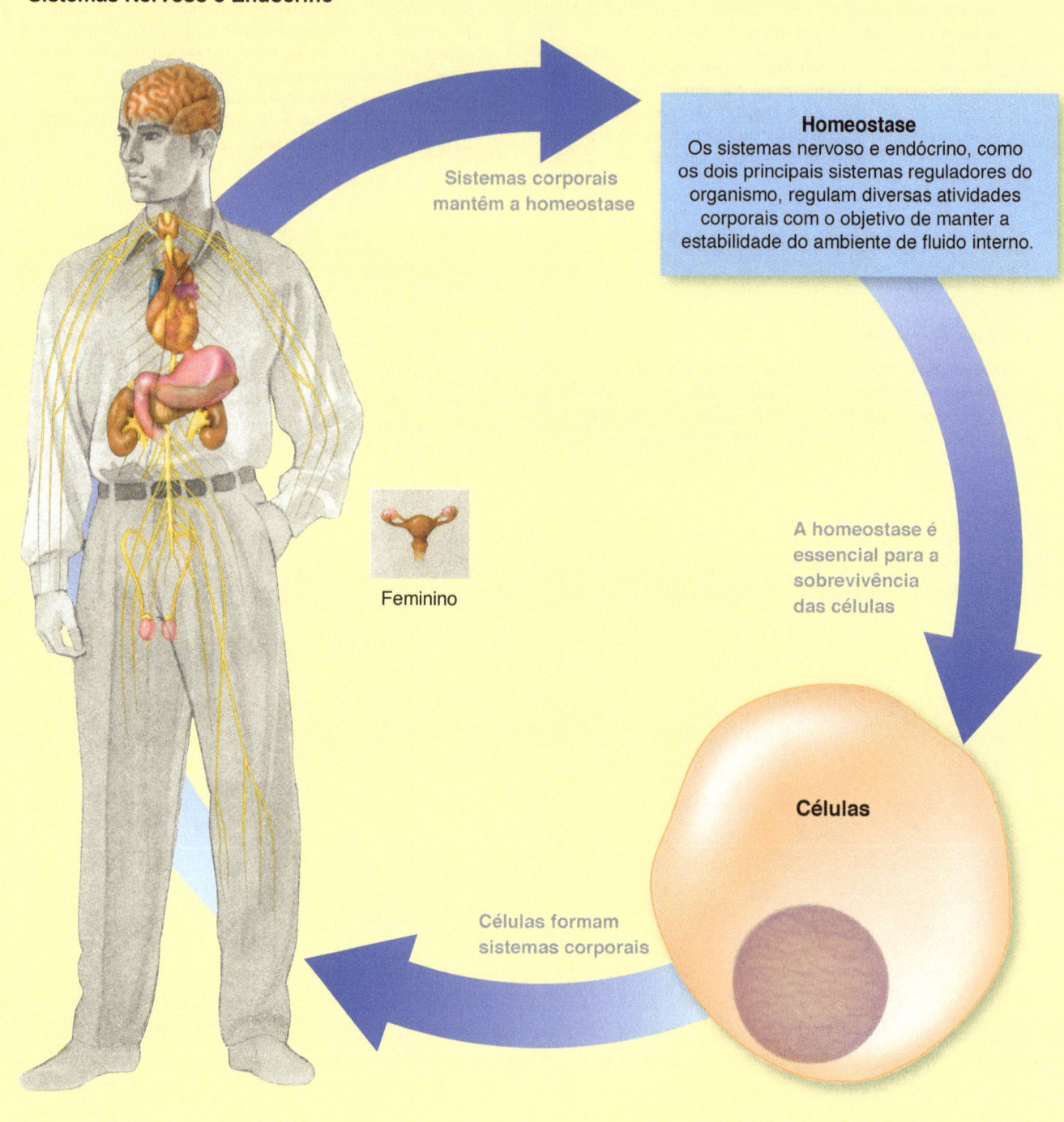

Sistemas Nervoso e Endócrino

Sistemas corporais mantêm a homeostase

Homeostase
Os sistemas nervoso e endócrino, como os dois principais sistemas reguladores do organismo, regulam diversas atividades corporais com o objetivo de manter a estabilidade do ambiente de fluido interno.

Feminino

A homeostase é essencial para a sobrevivência das células

Células

Células formam sistemas corporais

Para manter a homeostase, as células precisam trabalhar de forma coordenada, em direção a metas comuns. Os dois principais sistemas reguladores do organismo que ajudam a garantir respostas coordenadas sustentadoras da vida são os sistemas nervoso e endócrino.

A **comunicação neural** é realizada pelas células nervosas, ou neurônios, especializadas em sinalização elétrica rápida e na liberação de neurotransmissores, mensageiros químicos de curta distância que atuam nos órgãos-alvo próximos. O sistema nervoso exerce controle rápido sobre a maior parte das atividades musculares e glandulares do corpo, a maioria delas voltada para a manutenção da homeostase. Além disso, muitas atividades de nível superior (relacionadas ao raciocínio) executadas pelo sistema nervoso também contribuem para a homeostase.

A **comunicação hormonal** é realizada pelos hormônios, que são mensageiros químicos de longa distância secretados pelas glândulas endócrinas no sangue. O sangue leva os hormônios a locais-alvo distantes, onde regulam processos que exigem duração, em vez de velocidade, como as atividades metabólicas, o equilíbrio de água e de eletrólitos e o crescimento.

CAPÍTULO 4

Princípios da Comunicação Neural e Hormonal

Introdução à Comunicação Neural

Todas as células corporais possuem um potencial de membrana, que é uma separação de cargas positivas e negativas ao longo da membrana, conforme discutido no capítulo anterior. Esse potencial relaciona-se à distribuição desigual de Na^+, K^+ e de grandes ânions de proteínas intracelulares entre o fluido intracelular (ICF) e o fluido extracelular (ECF), e à permeabilidade diferenciada da membrana plasmática em relação a esses íons.

Nervos e músculos são tecidos excitáveis.

O potencial de membrana constante presente quando uma célula está eletricamente em repouso – isto é, quando não produz sinais elétricos – é chamado de *potencial de membrana em repouso*. Dois tipos de células, os neurônios (células nervosas) e as células musculares, desenvolveram um uso especializado para o potencial de membrana. Elas podem passar por flutuações rápidas e transitórias em seus potenciais de membrana, que servem de sinais elétricos.

Nervos e músculos são considerados *tecidos excitáveis* porque produzem sinais elétricos quando excitados. Os neurônios utilizam esses sinais elétricos para receber, processar, iniciar e transmitir mensagens. Nas células musculares, tais sinais elétricos iniciam a contração. Assim, os sinais elétricos são cruciais para o funcionamento do sistema nervoso e de todos os músculos. Neste capítulo, examinamos como os neurônios passam por mudanças no potencial para realizar sua função. As células musculares serão discutidas em capítulos posteriores.

O potencial de membrana torna-se menos negativo durante a despolarização e mais negativo durante a hiperpolarização.

Antes de entender o que são sinais elétricos e como eles são criados, você deve se familiarizar com diversos termos utilizados para descrever mudanças no potencial, representadas graficamente na • Figura 4-1:

1. **Polarização:** as cargas são separadas ao longo da membrana plasmática; ela, portanto, tem potencial. Toda vez que o valor do potencial de membrana for diferente de 0 mV, positivo ou negativo, a membrana está em estado de polarização. Lembre que a intensidade do potencial é diretamente proporcional à quantidade de cargas positivas e negativas separadas pela

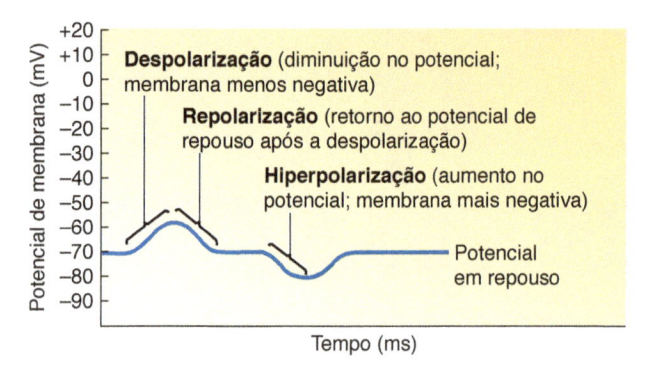

• **FIGURA 4-1** Tipos de variação no potencial de membrana.

membrana e que o sinal do potencial (+ ou −) sempre designa se há excesso de cargas positivas ou negativas, respectivamente, na parte interna da membrana. No potencial de repouso, a membrana é polarizada a −70 mV em um neurônio típico.

2. **Despolarização:** a membrana torna-se menos polarizada; sua parte interna fica menos negativa do que no potencial de repouso, com o potencial se aproximando mais de 0 mV (por exemplo, uma mudança de −70 para −60 mV); menos cargas estão separadas do que no potencial de repouso. Este termo também é usado quando a parte interna se torna positiva, como ocorre durante um potencial de ação (um dos principais tipos de sinal elétrico) quando o potencial de membrana se inverte (por exemplo, tornando-se +30 mV).

3. **Repolarização:** a membrana retorna ao potencial de repouso depois de ter sido despolarizada.

4. **Hiperpolarização:** a membrana torna-se mais polarizada, sua parte interna fica mais negativa do que no potencial de repouso, com o potencial se afastando ainda mais de 0 mV (por exemplo, uma mudança de −70 para −80 mV).

Um ponto possivelmente confuso deve ser esclarecido. No dispositivo utilizado para registrar mudanças rápidas de potencial, durante uma despolarização em que a parte interna fica *menos* negativa que no repouso, esta *redução* na intensidade do potencial é representada como uma deflexão *para cima*. Em contraste, durante uma hiperpolarização, quando a parte interna fica *mais* negativa do que no repouso, este *aumento* na intensidade do potencial é representado por uma deflexão *para baixo*.

Sinais elétricos são produzidos por mudanças nos movimentos dos íons pela membrana plasmática.

Mudanças no potencial de membrana são causadas por alterações no movimento dos íons através da membrana. Por exemplo, se o fluxo líquido para dentro de íons positivamente carregados aumenta em comparação com o estado em repouso, a membrana se despolariza (fica *menos* negativa internamente). Por outro lado, se o fluxo líquido para fora de íons positivamente carregados aumenta em comparação com o estado em repouso, a membrana hiperpolariza (fica *mais* negativa internamente).

Mudanças no movimento iônico são causadas por alterações na permeabilidade da membrana em resposta a *eventos de ativação*. Dependendo do tipo de sinal elétrico, um evento de ativação pode ser: (1) uma alteração no campo elétrico nos arredores de uma membrana excitável, (2) a interação entre um mensageiro químico e um receptor superficial na membrana de uma célula nervosa ou muscular, (3) um estímulo, como ondas de som estimulando neurônios especializados no ouvido, ou (4) uma mudança de potencial causada por intrínsecas alterações cíclicas na permeabilidade dos canais. (Veremos mais sobre a natureza desses diversos eventos de ativação durante nossa discussão sobre sinais elétricos.)

Como os íons solúveis em água responsáveis por conduzir a carga não conseguem penetrar a bicamada lipídica da membrana plasmática, tais cargas podem cruzar a membrana apenas através de canais específicos a elas ou por transporte mediado por transportador. Os canais de membrana podem ser *canais de extravasamento* ou *canais regulados*. Como descrito no Capítulo 3, **canais de extravasamento**, que ficam abertos o tempo todo, permitem o extravasamento irrestrito de um íon específico pela membrana, através desses canais. **Canais regulados**, em contraste, têm "portões" que se abrem ou fecham, permitindo a passagem de íons quando os canais estão abertos e bloqueando-a quando fechados. A abertura e o fechamento dos portões resultam de mudanças na conformação (formato) da proteína que forma o canal regulado. Há quatro tipos de canais regulados, dependendo do fator que causa a mudança na conformação do canal: (1) **canais regulados por voltagem**, abertos ou fechados em resposta a mudanças no potencial de membrana; (2) **canais quimicamente regulados**, que mudam de conformação em resposta à vinculação de mensageiros químicos extracelulares específicos ao receptor superficial da membrana; (3) **canais regulados mecanicamente**, que reagem ao alongamento ou a outra deformação mecânica; e (4) **canais regulados termicamente**, que respondem a mudanças localizadas de temperatura (calor ou frio).

Eventos de ativação alteram a permeabilidade da membrana e, consequentemente, o fluxo de íons através dela, ao abrirem ou fecharem os portões que protegem canais de íons específicos. Tais movimentos iônicos redistribuem a carga ao longo da membrana, fazendo com que o potencial de membrana flutue.

Há duas formas básicas de sinais elétricos: (1) *potenciais graduados*, que servem de sinais de curta distância, e (2) *potenciais de ação*, que sinalizam em distâncias mais longas. A seguir, examinaremos esses tipos de sinais mais detalhadamente, começando pelos potenciais graduados; depois, exploraremos como os neurônios utilizam esses sinais para transmitir mensagens.

Potenciais Graduados

Potenciais graduados são mudanças locais no potencial de membrana que ocorrem em diversos graus ou níveis de intensidade ou força. Por exemplo, o potencial de membrana pode passar de −70 para −60 mV (um potencial graduado de 10 mV) ou de −70 para −50 mV (um potencial graduado de 20 mV).

Quanto mais forte um evento de ativação, maior o potencial graduado resultante.

Potenciais graduados normalmente são produzidos por um evento de ativação específico que faz com que canais de íons regulados se abram em uma região especializada da membrana da célula excitável. O movimento de íons resultante produz o potencial

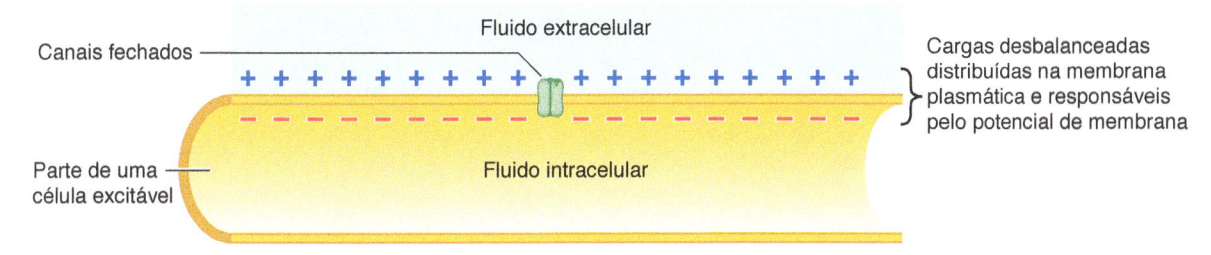

(a) Toda a membrana em potencial de repouso

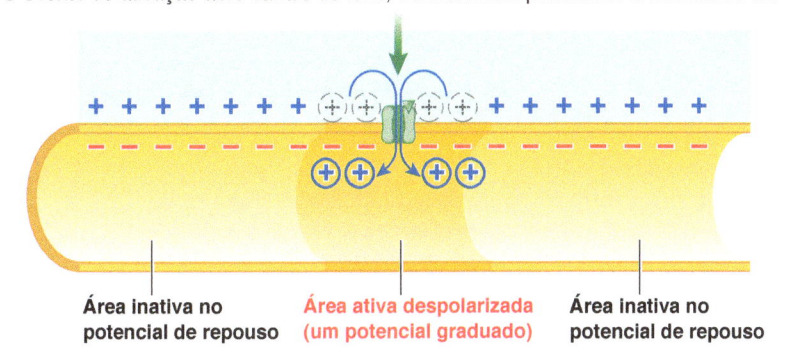

(b) A entrada de Na⁺ despolariza a membrana produzindo um potencial graduado

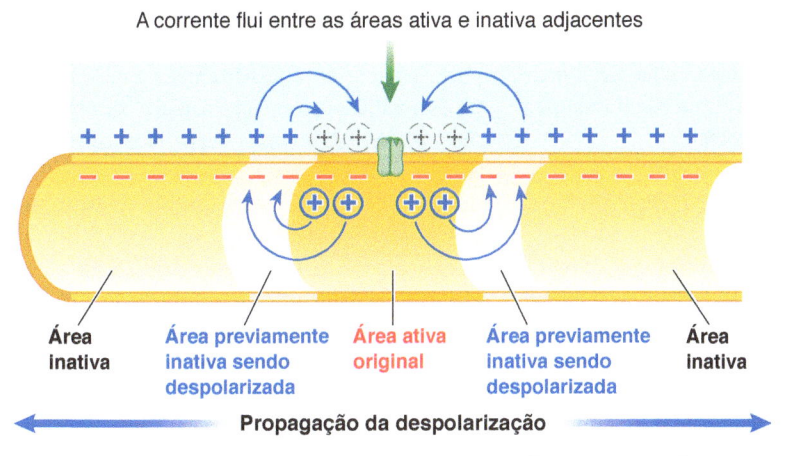

(c) A despolarização se propaga pelo fluxo de corrente local para as áreas inativas adjacentes, a partir do ponto de origem

FIGURA 4-2 Fluxo de corrente durante um potencial graduado. (a) Membrana em potencial de repouso de uma célula excitável. (b) Um evento de ativação abre canais de íons, normalmente causando o fluxo de Na⁺, que despolariza a membrana neste local. As áreas inativas adjacentes ainda estão em potencial de repouso. (c) Fluxos de corrente locais, entre as áreas ativa e inativa adjacente, resultam em despolarização das áreas anteriormente inativas. Desta forma, a despolarização se irradia de seu ponto de origem.

graduado, que normalmente é uma despolarização resultante da entrada líquida de Na⁺. O potencial graduado é confinado a esta pequena região especializada da membrana plasmática total.

A intensidade do potencial graduado inicial (isto é, a diferença entre o novo potencial e o de repouso) relaciona-se à intensidade do evento de ativação: *Quanto mais forte o evento de ativação, quanto mais canais regulados se abrem, maior é a carga positiva que entra na célula e maior é o potencial graduado de despolarização no ponto de origem. Além disso, quanto maior a duração do evento de ativação, maior é a duração do potencial graduado.*

Propagação de potenciais graduados pelo fluxo de corrente passiva.

Quando um potencial graduado ocorre localmente em uma membrana de célula nervosa ou muscular, o restante da membrana continua no potencial de repouso. A região temporariamente despolarizada é chamada de *área ativa*. Observe na • Figura 4-2 que, dentro da célula, a área ativa é relativamente mais positiva do que as *áreas inativas* vizinhas, que continuam em potencial de repouso. Fora da célula, a área ativa é relativamente menos positiva do que as áreas inativas adjacentes. Por causa dessa diferença no potencial, cargas elétricas, que são levadas por íons, fluem passivamente entre as regiões de repouso ativas e adjacentes, nos lados interno e externo da membrana.

Qualquer fluxo de cargas elétricas é chamado de **corrente.** Por convenção, a direção do fluxo de corrente sempre é expressa como a direção na qual as cargas positivas se movem (• Figura 4-2c). Dentro da célula, cargas positivas fluem, através do ICF, longe da região ativa despolarizada relativamente mais positiva, em direção às regiões de repouso adjacentes mais negativas. Fora da célula, cargas positivas fluem, através do ECF, das regiões inativas adjacentes mais positivas em direção à região

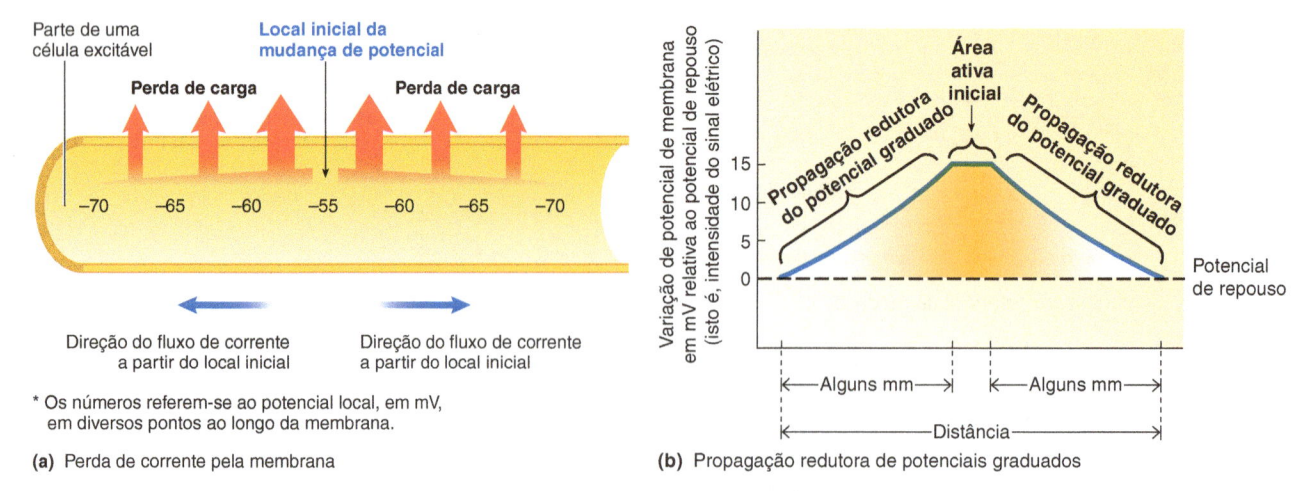

FIGURA 4-3 Perda de corrente pela membrana plasmática, causando a redução na propagação de um potencial graduado. (a) A saída de íons transportadores de carga pela membrana plasmática resulta em perda progressiva de corrente, à medida que aumenta a distância do local inicial da variação no potencial. (b) Devido à dispersão de corrente, a intensidade do potencial graduado continua diminuindo enquanto se espalha passivamente a partir da área ativa inicial. O potencial acaba totalmente a poucos milímetros de seu local de início.

ativa relativamente mais negativa. O movimento de íons (isto é, a corrente) ocorre *ao longo* da membrana, entre regiões próximas uma da outra no mesmo lado da membrana. Este fluxo contrapõe-se ao movimento de íons *através* da membrana por meio de canais de íons ou de transportadores.

Como resultado do fluxo de corrente local entre uma área despolarizada ativa e uma adjacente inativa, o potencial muda na área anteriormente inativa. Como cargas positivas fluíram simultaneamente para dentro da área inativa adjacente na parte interna e para fora dela na parte externa, a área adjacente agora está mais positiva (ou menos negativa) na parte interna do que antes e menos positiva (ou mais negativa) na parte externa (● Figura 4-2c). Em outras palavras, a área adjacente anteriormente inativa foi despolarizada, portanto, o potencial graduado propagou-se. O potencial desta área é agora diferente do da região inativa imediatamente contígua a ela pelo outro lado, induzindo novo fluxo de corrente neste novo local, e assim por diante. Desta maneira, a corrente propaga-se, em ambas as direções, a partir do local inicial da mudança no potencial.

A quantidade de corrente que flui entre as duas áreas depende da diferença de potencial entre as áreas e da resistência do material através do qual as cargas se movem. O quociente de diferença de potencial é a **resistência** ao movimento de cargas elétricas. Quanto maior a diferença no potencial, maior é o fluxo de corrente e quanto menor a resistência, maior é o fluxo de corrente. *Condutores* têm baixa resistência, oferecendo pouco impedimento ao fluxo de corrente. Fios elétricos, o ICF e o ECF são bons condutores, portanto, a corrente flui imediatamente através deles. *Isolantes* têm alta resistência e impedem consideravelmente o movimento da carga. A capa plástica em volta de fios elétricos, bem como os lipídios do corpo, possui alta resistência. Por esse motivo, a corrente não flui através da bicamada lipídica da membrana plasmática. A corrente, levada pelos íons, pode atravessar a membrana somente através dos canais de íons.

Potenciais graduados extinguem-se em curtas distâncias.

O fluxo de corrente passivo entre as áreas ativa e inativa adjacente é semelhante ao meio pelo qual a corrente é levada através de fios elétricos. Sabemos por experiência que a corrente que sai de um fio elétrico pode ser perigosa, caso o fio não esteja recoberto por um material isolante, como o plástico (uma pessoa pode sofrer um choque elétrico se encostar em um fio desencapado). Da mesma forma, a corrente é dissipada ao longo da membrana plasmática enquanto íons transportadores de carga na forma de K^+ saem através das partes "não isoladas" da membrana, isto é, ao se propagarem para fora em favor de seu gradiente eletroquímico através de canais abertos. Por causa dessa perda de corrente, a intensidade da corrente local – e, assim, a do potencial graduado – diminui progressivamente quanto mais se afasta da área ativa inicial (● Figura 4-3a). Outra forma de afirmar isso é que a propagação de um potencial graduado é *redutora* (diminui gradualmente) (● Figura 4-3b). Observe que, neste exemplo, a intensidade da mudança inicial no potencial é de 15 mV (uma mudança do estado de repouso de −70 para −55 mV); a mudança no potencial diminui enquanto se move ao longo da membrana para um potencial de 10 mV (de −70 a −60 mV) e continua diminuindo quanto mais se afasta da área ativa inicial, até que não haja mais variação no potencial. Desta forma, correntes locais extinguem-se a poucos milímetros do local inicial de mudança no potencial e, consequentemente, podem funcionar como sinais apenas em distâncias muito curtas.

Embora potenciais graduados tenham distância limitada de sinalização, são vitais para o funcionamento do corpo, como veremos nos próximos capítulos. Todos os potenciais a seguir são graduados: *potenciais pós-sinápticos, potenciais receptores, potenciais de placa terminal, potenciais de marcapasso* e *potenciais de onda lenta*. Esses termos ainda não são familiares, mas você os conhecerá melhor à medida que continuarmos discutindo a fisiologia nervosa e muscular. Incluímos esta lista porque aqui será o único local em que todos esses tipos de potenciais graduados estarão listados em conjunto. Por agora, é suficiente dizer que a maioria das células excitáveis produz um desses tipos de potencial graduado em resposta a um evento de ativação. Por sua vez, potenciais graduados podem estimular *potenciais de ação*, os sinais de longa distância, em uma célula excitável.

Potenciais de Ação

Potenciais de ação são mudanças breves, rápidas e grandes (100 mV) no potencial de membrana, durante as quais o potencial realmente se inverte e, portanto, a parte interna da célula excitável torna-se transitoriamente mais positiva do que a externa. Assim como com um potencial graduado, um único potencial de ação envolve apenas uma pequena parte da membrana celular excitável total. Diferentemente dos potenciais graduados, contudo, os potenciais de ação são conduzidos, ou propagados, por toda a membrana de forma *não redutora*, isto é, não diminuem de força enquanto vão de seu local de iniciação até todo o restante da membrana celular. Assim, potenciais de ação podem servir de sinais confiáveis de longa distância.

Pense no neurônio que faz as células musculares no dedão do pé contraírem (veja a • Figura 4-8). Se você quiser mexer o dedão, comandos são enviados do cérebro até a medula espinhal para iniciar um potencial de ação no início desse neurônio, que está localizado na medula espinhal. O potencial de ação viaja até o axônio longo do neurônio que passa por sua perna e que termina nas células musculares no dedão. O sinal não enfraquece nem acaba, mas é preservado em toda sua potência do início ao fim.

Agora, vamos analisar as variações de potencial durante um potencial de ação e a permeabilidade e os movimentos iônicos responsáveis por gerar essa variação de potencial, antes de voltarmos nossa atenção aos meios pelos quais os potenciais de ação se propagam por toda a membrana celular sem diminuir.

Durante um potencial de ação, o potencial de membrana inverte-se de forma rápida e transitória.

Se um potencial graduado for suficientemente grande, ele pode iniciar um potencial de ação antes da variação graduada terminar (mais tarde, veremos como se dá esta iniciação nos diversos tipos de potenciais graduados). Tipicamente, a região da membrana excitável em que potenciais graduados são produzidos em resposta a eventos de ativação não sofre potenciais de ação. Em vez disso, o fluxo de corrente passivo da região onde um potencial graduado ocorre despolariza partes adjacentes da membrana nas quais potenciais de ação podem ocorrer.

A despolarização a partir do potencial de repouso de –70 mV ocorre lentamente no início, até atingir um nível crítico conhecido como **potencial de limiar**, normalmente entre –50 e –55 mV (• Figura 4-4). No potencial de limiar, ocorre uma despolarização explosiva. Um registro do potencial nesse momento mostra uma deflexão íngreme para cima à medida que o potencial inverte-se rapidamente, de forma que a parte interna da célula torna-se positiva em comparação à externa. O pico de potencial normalmente é de +30 a +40 mV, dependendo da célula excitável. De maneira igualmente rápida, a membrana se repolariza, retornando ao potencial de repouso. Frequentemente, as forças que repolarizam a membrana são excessivas, o que causa uma breve **pós-hiperpolarização**, durante a qual a parte interna da membrana brevemente se torna ainda mais negativa do que o normal (por exemplo, –80 mV), antes que o potencial em repouso seja restaurado.

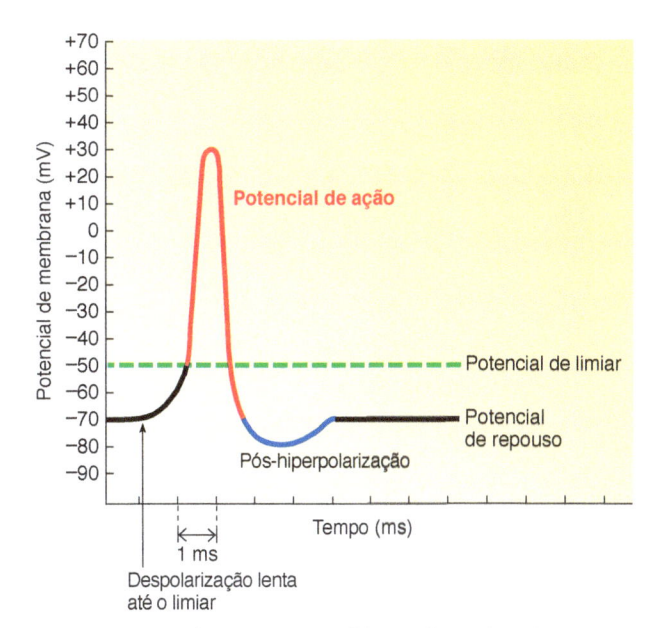

• **FIGURA 4-4** Mudanças no potencial de membrana durante um potencial de ação.

O potencial de ação é toda a mudança rápida no potencial do limiar ao pico e, depois, de volta ao repouso. Diferentemente da duração variável de um potencial graduado, a duração de um potencial de ação é sempre a mesma em cada célula excitável. Em um neurônio, um potencial de ação dura apenas 1 ms (0,001 segundo). Ele é mais prolongado nos músculos, com a duração dependendo do tipo de músculo. Frequentemente, um potencial de ação é mencionado como **pulso**, devido a sua aparência registrada. Além disso, quando uma membrana excitável é ativada para sofrer um potencial de ação, diz-se que ocorre um **disparo**. Assim, os termos *potencial de ação*, *disparo* e *pulso* referem-se ao mesmo fenômeno de reversão rápida do potencial de membrana. Se a despolarização ativada inicial não atingir o potencial de limiar, não ocorrerá nenhum potencial de ação. Assim, o limiar é um ponto crítico "tudo ou nada". A membrana é despolarizada até o limiar e um potencial de ação ocorre ou o limiar não é atingido em resposta ao evento de despolarização e nenhum potencial de ação ocorre.

Variações acentuadas na permeabilidade da membrana e no movimento iônico resultam em um potencial de ação.

Como o potencial de membrana, normalmente mantido em um nível de repouso constante, é alterado a tal ponto de poder produzir um potencial de ação? Lembre que o K^+ é o principal fator para estabelecer o potencial de repouso, porque a membrana em repouso é consideravelmente mais permeável ao K^+ do que ao Na^+ (veja a p. 28). Durante um potencial de ação, variações acentuadas ocorrem na permeabilidade da membrana ao Na^+ e ao K^+, permitindo fluxos rápidos desses íons até seus gradien-

CANAL DE SÓDIO REGULADO POR VOLTAGEM

(a) Fechado, mas capaz de abertura **(b)** Aberto (ativado) **(c)** Fechado e incapaz de abertura (desativado)

CANAL DE POTÁSSIO REGULADO POR VOLTAGEM

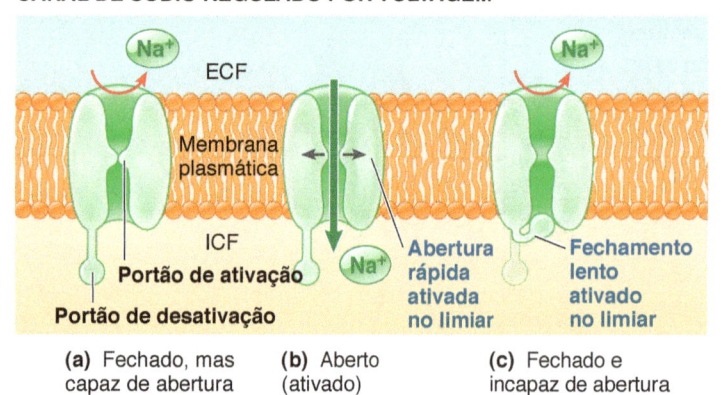

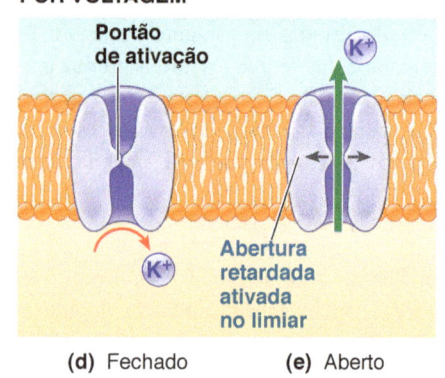

(d) Fechado **(e)** Aberto

• **FIGURA 4-5** Conformações de canais de sódio e potássio regulados por voltagem.

tes eletroquímicos. Esses movimentos de íons transmitem a corrente responsável pelas variações de potencial que ocorrem durante um potencial de ação. Potenciais de ação resultam da ativação da abertura e do subsequente fechamento de dois tipos específicos de canais: os canais de Na$^+$ regulados por voltagem e os canais de K$^+$ regulados por voltagem.

CANAIS DE Na$^+$ E K$^+$ REGULADOS POR VOLTAGEM Canais de membrana regulados por voltagem são formados por proteínas com diversos grupos de carga. O campo elétrico (potencial) em volta dos canais pode distorcer a estrutura do canal enquanto as partes carregadas das proteínas do canal são atraídas ou repelidas eletricamente pelas cargas nos fluidos em volta da membrana. Diferentemente da maioria das proteínas da membrana, que permanecem estáveis apesar de flutuações no potencial de membrana, proteínas de canal regulado por voltagem são especialmente sensíveis a mudanças na voltagem. Pequenas distorções no formato induzidas por variações no potencial podem fazer com que os canais mudem de conformação. Aqui, novamente há um exemplo de como mudanças sutis na estrutura podem influenciar profundamente a função.

O canal de Na$^+$ regulado por voltagem tem dois portões: um *portão de ativação* e um *portão de desativação* (• Figura 4-5). O portão de ativação protege o interior do canal ao se abrir e fechar como uma porta deslizante. O portão de desativação consiste de uma sequência semelhante a "bola e corrente" de aminoácidos na abertura do canal voltada para o ICF. Este portão é aberto quando a bola balança livre em sua corrente e fechado quando ela se vincula à abertura do canal, bloqueando, assim, a abertura. Ambos os portões devem estar abertos para permitir a passagem de Na$^+$ através do canal e o fechamento de um dos portões evita a passagem. Este canal de Na$^+$ regulado por voltagem pode existir em três conformações diferentes: (1) *fechado, mas capaz de abertura* (portão de ativação fechado, de desativação aberto, • Figura 4-5a); (2) *aberto, ou ativado* (ambos os portões abertos, • Figura 4-5b); e (3) *fechado e incapaz de abertura*, ou *desativado* (portão de ativação aberto, de desativação fechado, • Figura 4-5c).

O canal de K$^+$ regulado por voltagem é mais simples. Ele tem apenas um canal de ativação, que pode estar fechado (• Figura 4-5d) ou aberto (• Figura 4-5e). Esses canais de Na$^+$ e K$^+$ regulados por voltagem existem em adição à bomba de Na$^+$–K$^+$ e aos canais de extravasamento para esses íons (descritos no Capítulo 3).

VARIAÇÕES NA PERMEABILIDADE E MOVIMENTO DE ÍONS DURANTE O POTENCIAL DE AÇÃO No potencial de repouso (-70 mV), todos os canais de Na$^+$ e K$^+$ regulados por voltagem estão fechados, com os portões de ativação dos canais de Na$^+$ sendo fechados e os de desativação abertos – isto é, os canais de Na$^+$ regulados por voltagem estão em sua conformação "fechados, mas capazes de abertura". Portanto, no potencial de repouso, o Na$^+$ e o K$^+$ não conseguem passar por esses canais regulados por voltagem. No entanto, como muitos canais de extravasamento de K$^+$ e pouquíssimos canais de extravasamento de Na$^+$ estão presentes, a membrana em repouso é 25 a 30 vezes mais permeável ao K$^+$ do que ao Na$^+$.

Quando a corrente se propaga passivamente de um local adjacente já despolarizado para uma nova região no potencial de repouso, a nova região da membrana começa a se despolarizar em direção ao limiar, fazendo com que os portões de ativação de alguns canais de Na$^+$ regulados por voltagem se abram. Assim, ambos os portões desses canais ativados agora estão abertos. Como os gradientes de concentração e elétrico para o Na$^+$ favorecem seu movimento para dentro da célula, o Na$^+$ começa a entrar. O movimento para dentro do Na$^+$ carregado positivamente despolariza mais a membrana, abrindo ainda outros canais de Na$^+$ regulados por voltagem e permitindo a entrada de mais Na$^+$, e assim por diante, em um ciclo de retroalimentação positiva (• Figura 4-6).

No potencial de limiar, há um aumento explosivo na permeabilidade do Na$^+$, simbolizado por P_{Na^+}, à medida que a membrana rapidamente se torna cerca de 600 vezes mais permeável ao Na$^+$ do que ao K$^+$. Cada canal individual está fechado ou aberto e não pode ser parcialmente aberto. Entretanto, os delicados mecanismos de regulagem dos diversos canais de Na$^+$ regulados por voltagem são violentamente abertos por leves variações de voltagem. Durante a fase inicial de despolarização, mais e mais canais de Na$^+$ se abrem à medida que o potencial diminui progressivamente. No limiar, portões de Na$^+$ suficientes se abriram para ativar o ciclo de retroalimentação positiva, o que rapidamente faz com que os demais portões de Na$^+$ se abram. Agora, a

Ciclo de retroalimentação positiva

- Propagação passiva de corrente a partir do local adjacente já despolarizado
- Despolarização (redução no potencial de membrana)
- Abertura de alguns canais de Na⁺ regulados por voltagem
- Influxo de Na⁺ (que diminui ainda mais o potencial de membrana)

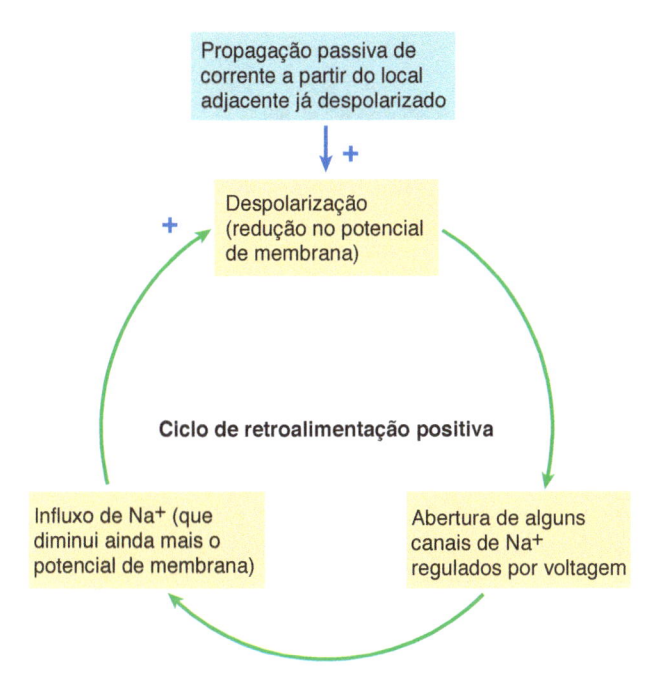

• **FIGURA 4-6** Ciclo de retroalimentação positiva responsável pela abertura de canais de Na⁺ no limiar.

permeabilidade de Na^+ domina a membrana, em contraste com a dominação de K^+ no potencial de repouso. Assim, no limiar, o Na^+ entra rapidamente na célula eliminando a negatividade interna e até tornando o interior da célula mais positivo do que a parte externa, em uma tentativa de orientar o potencial de membrana até o potencial de equilíbrio do Na^+ (que é de +60 mV; veja a p. 30). O potencial atinge aproximadamente +30 mV, próximo ao potencial de equilíbrio do Na^+. O potencial não se torna mais positivo, porque, no pico do potencial de ação, os canais de Na^+ começam a se fechar para o estado desativado e o P_{Na^+} começa a cair até seu baixo valor de repouso (• Figura 4-7).

O que faz os canais de Na^+ se fecharem? Quando o potencial de membrana atinge o limiar, dois eventos altamente relacionados ocorrem nos portões de cada canal de Na^+. Primeiro, os portões de ativação são acionados para *abrir rapidamente* em resposta à despolarização, convertendo o canal em sua conformação aberta (ativada). Surpreendentemente, a mudança de conformação que abre o canal também permite que a bola do portão de desativação se vincule à abertura do canal, assim bloqueando fisicamente a boca do canal. No entanto, este processo de fechamento leva tempo, ou seja, o portão de desativação *fecha-se lentamente* em comparação à rapidez da abertura do canal (veja a • Figura 4-5c). Há um atraso de 0,5 ms entre a abertura do portão de ativação e o fechamento do portão de desativação. Enquanto isso, os dois portões estão abertos e o Na^+ entra rapidamente na célula através desses canais abertos, levando o potencial de ação a seu pico. Quando o portão de desativação é fechado, a permeabilidade da membrana ao Na^+ despenca até seu baixo valor de repouso, evitando a entrada de mais Na^+. O canal permanece nesta conformação desativada até que o potencial de membrana tenha sido restaurado ao valor de repouso.

Simultaneamente à desativação dos canais de Na^+, os canais de K^+ regulados por voltagem começam a se abrir lentamente no pico do potencial de ação. A abertura do portão do canal de K^+ é uma resposta atrasada regulada por voltagem ativada pela despolarização inicial até o limiar (veja as • Figuras 4-5e e 4-7). Assim, três eventos relativos ao potencial de ação ocorrem no limiar: (1) a abertura rápida dos portões de ativação de Na^+, o que permite a entrada de Na^+, movendo o potencial do limiar a seu pico positivo, (2) o fechamento lento dos portões de desativação de Na^+, o que impede a entrada continuada do íon, e (3) a abertura lenta dos portões de K^+, que em grande parte é responsável pela queda do potencial de seu pico de volta ao repouso.

O potencial de membrana retornaria gradualmente ao repouso depois do fechamento dos canais de Na^+ enquanto o K^+ continuasse a sair, mas nenhum Na^+ a mais entrasse. No entanto, o retorno ao repouso é apressado pela abertura de portões de K^+ no pico do potencial de ação. A abertura de canais de K^+ regulados por voltagem aumenta bastante a permeabilidade de K^+ (chamada de P_{K^+}) para cerca de 300 vezes a P_{Na^+} em repouso. Este aumento notável na P_{K^+} faz com que o K^+ rapidamente saia da célula, até atingir seu gradiente eletroquímico, levando cargas positivas de volta à parte externa. Observe que, no pico do potencial de ação, o potencial positivo dentro da célula tende a repelir os íons K^+ positivos. O gradiente elétrico para o K^+, portanto, é para fora, diferentemente do potencial em repouso. Obviamente, o gradiente de concentração para K^+ é sempre de saída. O movimento para fora de K^+ rapidamente restaura o potencial de repouso negativo.

Recapitulando (• Figura 4-7), *a fase de ascensão do potencial de ação* (do limiar a +30 mV) *se deve ao influxo de Na^+* (Na^+ entrando na célula) induzido por um aumento explosivo na P_{Na^+} no limiar. A *fase de queda* (de +30 mV ao potencial em repouso) *é causada majoritariamente pelo efluxo de K^+* (K^+ saindo da célula) provocado pelo aumento notável na P_{K^+} que ocorre simultaneamente à desativação dos canais de Na^+ no pico do potencial de ação.

À medida que o potencial retorna ao repouso, a voltagem em alteração reverte os canais de Na^+ à conformação "fechados, mas capazes de abertura", com o portão de ativação fechado e o de desativação aberto. Agora, o canal está restaurado, pronto para responder a outro evento de ativação. Os recém-abertos canais de K^+ regulados por voltagem também se fecham e, portanto, a membrana retorna ao número de canais de extravasamento de K^+ abertos em repouso. Tipicamente, os canais de K^+ regulados por voltagem se fecham lentamente. Como resultado dessa persistente maior permeabilidade ao K^+, mais K^+ pode sair do que o necessário para levar o potencial ao repouso. Este leve excesso de efluxo de K^+ torna o interior da célula temporariamente mais negativo do que o potencial em repouso, causando a pós-hiperpolarização.

A bomba de Na⁺–K⁺ gradualmente restaura os gradientes de concentração interrompidos pelos potenciais de ação.

Ao final de um potencial de ação, o potencial de membrana é restaurado a sua condição de repouso, mas a distribuição de íons ficou levemente alterada. O sódio entrou na célula durante a fase de ascensão e uma comparável quantidade de K^+ saiu durante a fase de queda. A bomba de $Na^+–K^+$ restaura esses íons até seus locais originais no longo prazo, mas não logo depois de cada potencial de ação.

Figure labels (Figura 4-7):

- E_Na+ +60 ... E_K+ −90 (Potencial de membrana, mV)
- O canal de Na+ se fecha e é desativado (portão de ativação ainda aberto; portão de desativação se fecha)
- Canal de K+ se abre (portão de ativação se abre)
- O canal de Na+ se abre e é ativado (portão de ativação se abre; portão de desativação já aberto)
- O canal de Na+ volta a estar fechado, mas é capaz de abertura (portão de ativação se fecha; portão de desativação se abre)
- O canal de K+ se fecha (portão de ativação fecha)
- Canal de K+ regulado por voltagem fechado (portão de ativação fechado)
- Canal de Na+ regulado por voltagem fechado (portão de ativação fechado; portão de desativação aberto)
- Na+ para dentro → fase de ascensão
- K+ para fora → fase de queda
- Potencial de limiar
- Potencial de repouso
- Evento de ativação de despolarização
- Tempo (ms)
- ECF / ICF

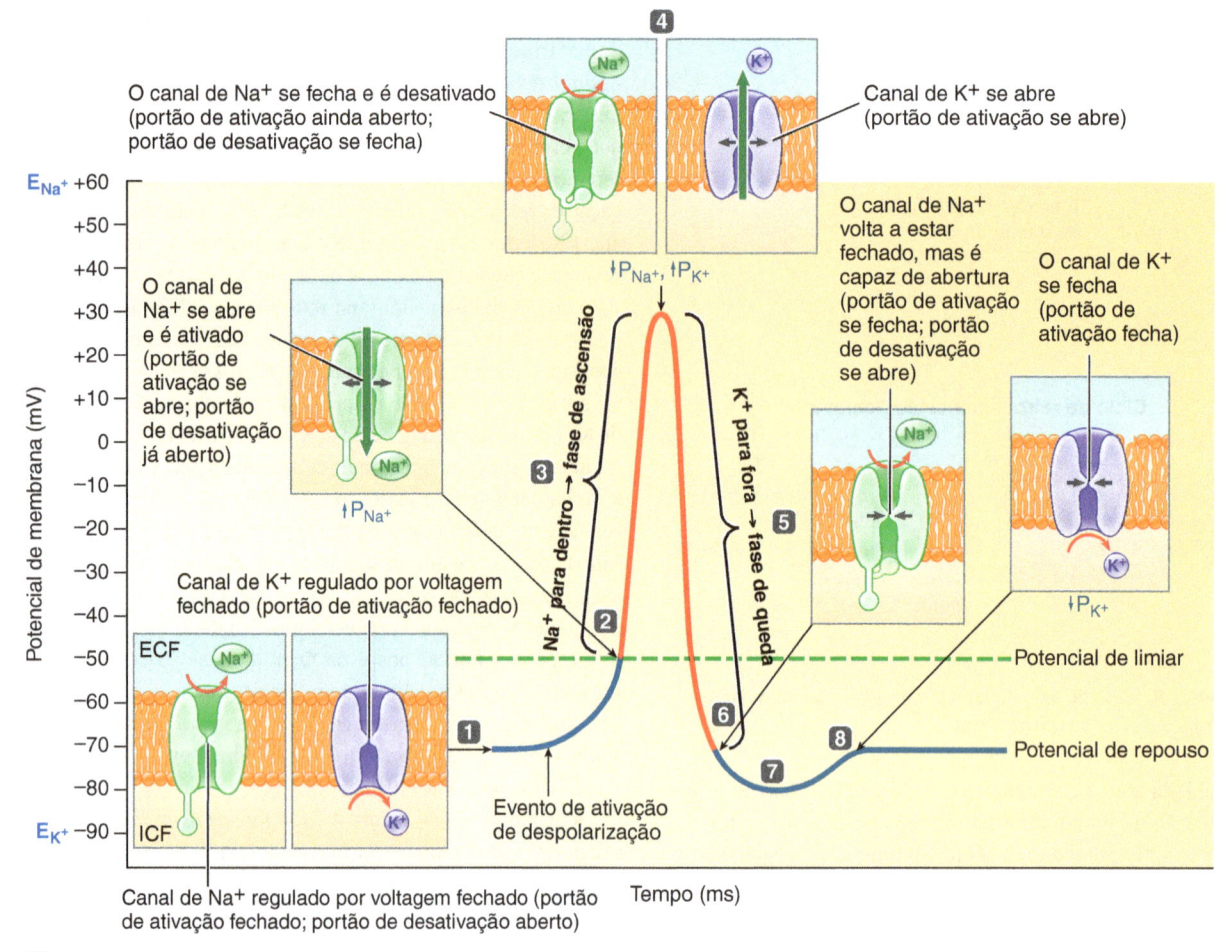

1. Potencial de repouso: todos os canais regulados por voltagem fechados.

2. No limiar, portão de ativação de Na+ se abre e P_{Na^+} aumenta.

3. Na+ entra na célula, causando rápida despolarização para +30 mV, que gera a fase de ascensão do potencial de ação.

4. No pico do potencial de ação, o portão de desativação de Na+ se fecha e o P_{Na^+} cai, encerrando o fluxo de Na+ para dentro da célula. Ao mesmo tempo, o portão de ativação de K+ se abre e o P_{K^+} aumenta.

5. K+ sai da célula, causando sua repolarização até o potencial de repouso, o que gera a fase de queda do potencial de ação.

6. No retorno ao potencial de repouso, o portão de ativação de Na+ se fecha e o de desativação se abre, restaurando o canal para responder a outro evento de ativação de despolarização.

7. O movimento para fora do K+ através do canal de K+ ainda aberto hiperpolariza brevemente a membrana, o que gera pós-hiperpolarização.

8. O portão de ativação de K+ se fecha e a membrana retorna ao potencial de repouso.

- **FIGURA 4-7** Mudanças na permeabilidade e fluxos de íons durante um potencial de ação.

O processo de bombeamento ativo leva muito mais tempo para restaurar o Na+ e o K+ aos seus locais originais do que demora para os fluxos passivos desses íons durante um potencial de ação. No entanto, a membrana não precisa esperar até que os gradientes de concentração sejam restaurados antes de poder passar por outro potencial de ação. Na verdade, o movimento de relativamente poucos íons de Na+ e K+ causa as grandes oscilações no potencial de membrana durante um potencial de ação. Aproximadamente, apenas 1 entre os 100.000 íons de K+ presentes na célula sai durante um potencial de ação, enquanto número comparável de íons de Na+ entra, vindo do ECF. O movimento dessa proporção extremamente pequena do total de Na+ e K+ durante um único potencial de ação produz drásticas mudanças de 100 mV no potencial (entre −70 e +30 mV), mas apenas mudanças infinitesimais nas concentrações no ICF e ECF desses íons. Ainda há muito mais K+ dentro da célula do que fora e o Na+ ainda é predominantemente um cátion extracelular. Consequentemente, os gradientes de concentração de Na+ e K+ ainda existem, portanto, potenciais de ação repetidos podem ocorrer sem que a bomba tenha de manter tal ritmo para restaurar os gradientes.

Se não fosse pela bomba, claro, até fluxos minúsculos que acompanham potenciais de ação repetidos por fim "eliminariam" os gradientes de concentração e então outros potenciais de ação seriam impossíveis. Se as concentrações de Na+ e K+ fossem iguais

1 A **zona de entrada** recebe sinais de outros neurônios.
Dendritos
Corpo celular

2 A **zona de ativação** inicia potenciais de ação.

3 A **zona de condução** conduz potenciais de ação de forma constante, frequentemente por longas distâncias.

Núcleo
Filamento do axônio
Axônio (pode ter de 1 mm a mais de 1 m de comprimento)

Terminais do axônio

4 A **zona de saída** libera o neurotransmissor que influencia outras células.

Dendritos
Corpo celular
Axônio

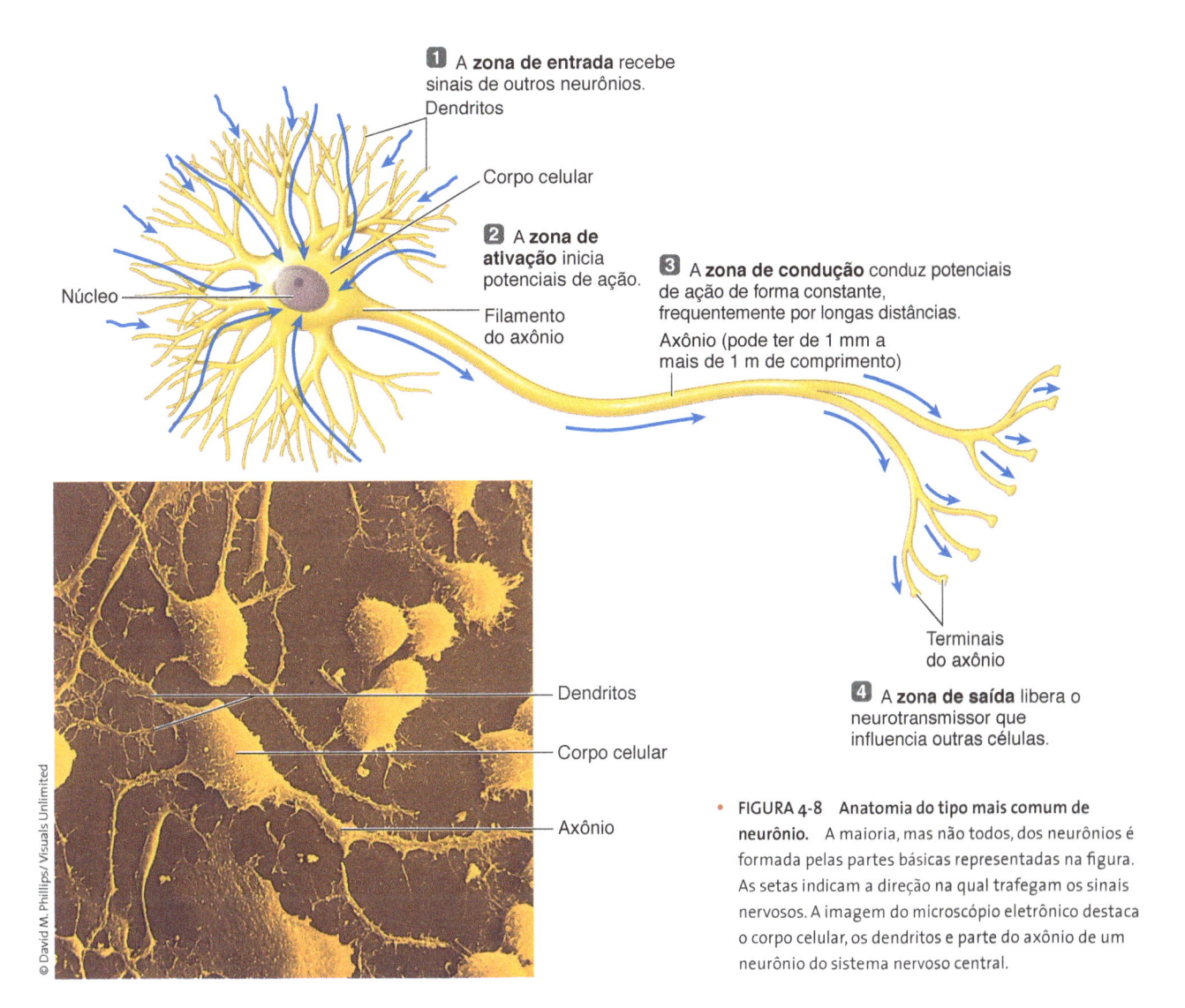

• **FIGURA 4-8 Anatomia do tipo mais comum de neurônio.** A maioria, mas não todos, dos neurônios é formada pelas partes básicas representadas na figura. As setas indicam a direção na qual trafegam os sinais nervosos. A imagem do microscópio eletrônico destaca o corpo celular, os dendritos e parte do axônio de um neurônio do sistema nervoso central.

entre o ECF e o ICF, mudanças na permeabilidade a esses íons não causariam fluxos iônico e, portanto, nenhuma mudança no potencial ocorreria. Assim, a bomba de Na⁺–K⁺ é essencial para manter os gradientes de concentração no longo prazo. Entretanto, ela não tem de realizar sua função entre potenciais de ação, nem está diretamente envolvida nos fluxos de íons ou nas variações de potencial que ocorrem durante um potencial de ação.

Potenciais de ação são propagados do filamento aos terminais dos axônios.

Um único potencial de ação envolve apenas um pequeno trecho da membrana superficial total de uma célula excitável. No entanto, se os potenciais de ação precisam atuar como sinais de longa distância, eles não poderão ser meros eventos isolados que ocorrem em uma área limitada de uma membrana de célula nervosa ou muscular. São necessários mecanismos para conduzir ou propagar o potencial de ação por toda a membrana celular. Além disso, o sinal deve ser transmitido de uma célula para a seguinte (por exemplo, ao longo de rotas nervosas específicas). Para explicar esses mecanismos, começaremos com uma breve visão da estrutura neural. Em seguida, examinaremos como um potencial de ação (impulso nervoso) é conduzido por todo o neurônio para depois analisarmos como o sinal passa para outras células.

Um único **neurônio** normalmente consiste de três partes básicas – o *corpo celular*, os *dendritos* e o *axônio* –, embora haja variações na estrutura, dependendo da localização e da função do neurônio. O núcleo e as organelas estão abrigados no **corpo celular**, de onde diversas extensões, conhecidas como **dendritos**, normalmente se projetam como antenas para aumentar a área de superfície disponível para a recepção de sinais de outros neurônios (• Figura 4-8). Alguns neurônios têm até 400.000 dendritos. Na maioria dos neurônios, a membrana plasmática dos dendritos e do corpo celular contém receptores proteicos que vinculam mensageiros químicos de outros neurônios. Portanto, os dendritos e o corpo celular são a *zona de entrada* do neurônio, pois esses componentes recebem e processam sinais de *entrada*. Esta é a região onde potenciais graduados são produzidos em resposta a eventos de ativação – neste caso, a chegada de mensageiros químicos.

O **axônio**, ou **fibra nervosa**, é uma única extensão tubular alongada que conduz potenciais de ação *a partir* do corpo celular e que por fim culmina em outras células. A primeira parte do axônio, mais a região do corpo celular de onde o axônio sai, é conhecida como **filamento do axônio**. O filamento do axônio é a *zona de ativação* do neurônio, porque é o local onde os potenciais de ação são ativados, ou iniciados, por um potencial graduado de intensidade suficiente. Os potenciais de ação são, então, conduzidos ao longo do axônio, do filamento às terminações em geral altamente ramificadas dos **terminais do axônio**. Tais terminais liberam mensageiros químicos que influenciam simultaneamente várias outras células com as quais têm associação próxima. Funcionalmente, portanto, o axônio é a *zona condutora* do neurônio e os terminais do axônio constituem sua *zona de saída* (as grandes exceções a esta estrutura neural típica e organização funcional são os neurônios especializados em levar informações sensoriais, tópico que será descrito em outro capítulo).

Os axônios têm comprimentos diferentes, variando de menos de um milímetro, naqueles que se comunicam apenas com células vizinhas, a mais de um metro, nos que se comunicam com partes distantes do sistema nervoso ou com órgãos periféricos. Por exemplo, o axônio do neurônio que inerva o polegar do pé deve percorrer a distância da origem de seu corpo celular dentro da medula espinhal na região inferior da coluna por toda a perna até atingir os dedos.

Potenciais de ação podem ser iniciados apenas em partes da membrana com canais de Na^+ abundantes regulados por voltagem, que podem ser ativados para abrir um evento despolarizante. Normalmente, as regiões de células excitáveis onde ocorrem potenciais graduados não sofrem potenciais de ação, porque canais de Na^+ regulados por voltagem são escassos ali. Portanto, locais especializados para potenciais graduados não sofrem potenciais de ação, embora sejam consideravelmente despolarizados. Entretanto, antes de acabar, os potenciais graduados podem ativar potenciais de ação em partes adjacentes da membrana ao levar essas regiões mais sensíveis ao limiar, por meio de fluxos de corrente locais que se propagam a partir do local do potencial graduado. Em um neurônio típico, por exemplo, potenciais graduados são gerados nos dendritos e no corpo celular em resposta a sinais químicos de entrada. Se esses potenciais graduados têm intensidade suficiente no momento em que se espalham para o filamento do axônio, iniciam um potencial de ação nesta zona de ativação.

Quando iniciados, potenciais de ação são conduzidos por toda a fibra nervosa.

Quando um potencial de ação é iniciado no filamento do axônio, nenhum outro evento de ativação é necessário para ativar o restante da fibra nervosa. O impulso é automaticamente conduzido por todo o neurônio, sem estimulação posterior, mediante um de dois métodos de propagação: *condução contígua* ou *condução saltatória*.

A condução contígua envolve a propagação do potencial de ação ao longo de cada trecho de membrana até o comprimento do axônio (*contígua* significa "encostado" ou "o próximo na sequência"). Este processo está ilustrado na • Figura 4-9, que representa uma seção longitudinal do filamento do axônio e a parte do axônio imediatamente além dele. A membrana no filamento do axônio está no pico de um potencial de ação. O interior da célula é positivo nesta área ativa, porque o Na^+ já entrou rapidamente aqui. O restante do axônio, ainda negativo e em potencial de repouso, é considerado inativo. Para que o potencial de ação se propague das áreas ativas para as inativas, as áreas inativas devem de alguma forma ser despolarizadas até seu limiar. Esta despolarização é realizada pelo fluxo de corrente local entre a área que já passa por um potencial de ação e a área inativa adjacente, semelhante ao fluxo de corrente responsável pela propagação dos potenciais graduados. Como cargas opostas se atraem, a corrente é capaz de fluir localmente entre a área ativa e a área inativa vizinha, dentro e fora da membrana. O efeito deste fluxo de corrente local é neutralizar ou eliminar parte das cargas desbalanceadas na área inativa, isto é, ele reduz o número de cargas opostas separadas ao longo da membrana, diminuindo assim o potencial naquela área. Este efeito despolarizante rapidamente traz a área inativa envolvida ao limiar, e então todos os canais de Na^+ regulados por voltagem nesta região da membrana são abertos, levando a um potencial de ação nesta área previamente inativa. Enquanto isso, a área ativa original retorna ao potencial de repouso, como resultado do fluxo de K^+.

Além da nova área ativa, há outra área inativa – assim, o processo acontece novamente. Este ciclo se repete em uma reação em cadeia até que o potencial de ação tenha se transmitido até a extremidade do axônio. *Quando um potencial de ação é iniciado em uma parte da membrana celular de um neurônio, um ciclo de autoperpetuação se inicia para que o potencial de ação seja propagado automaticamente em conjunto com o restante da fibra.* Desta forma, o axônio é como o pavio de uma bomba, que precisa ser aceso em apenas uma extremidade. Quando aceso, o fogo se propaga pelo pavio – não é necessário segurar um fósforo em cada parte separada do pavio. Portanto, um novo potencial de ação pode ser iniciado de duas formas, em ambos os casos envolvendo a propagação passiva de corrente de um local adjacente já polarizado. Um potencial de ação se inicia no filamento do axônio pela propagação de uma corrente de despolarização de um potencial graduado no corpo celular e nos dendritos. Durante a propagação do potencial de ação até o axônio, cada novo potencial de ação é iniciado pela despolarização do fluxo de corrente local que se propaga do local anterior que tenha passado por um potencial de ação.

Observe que o potencial de ação original não percorre a membrana. Em vez disso, ele aciona um novo potencial de ação idêntico na área limítrofe da membrana e este processo é repetido por todo o comprimento do axônio. Uma analogia seria a "ola" em um estádio. Cada grupo de torcedores se levanta (a fase ascendente de um potencial de ação) e depois senta-se novamente (fase de queda), em sequência, enquanto a "ola" percorre o estádio. A "ola", e não os torcedores individuais, viaja pelo estádio. De forma semelhante, novos potenciais de ação surgem sequencialmente pelo axônio. Cada novo potencial de ação é um evento local novo que depende de mudanças induzidas na permeabilidade e em gradientes elétricos que são praticamente idênticos em todo o comprimento do axônio. Portanto, o último potencial de ação na extremidade do axônio é idêntico ao original, independentemente do comprimento do axônio. Desta forma, potenciais de ação podem servir como sinais de longa distância, sem atenuação nem distorção.

Esta propagação não redutora do potencial de ação contrasta com a propagação redutora dos potenciais graduados, que acabam em uma curta distância porque não conseguem se regenerar. ▲ A Tabela 4-1 resume as diferenças entre potenciais graduados e de ação; algumas dessas diferenças ainda serão discutidas.

O período refratário garante a propagação em mão única dos potenciais de ação e limita sua frequência.

O que garante a propagação em mão única de um potencial de ação a partir do local inicial de ativação? Observe na • Figura

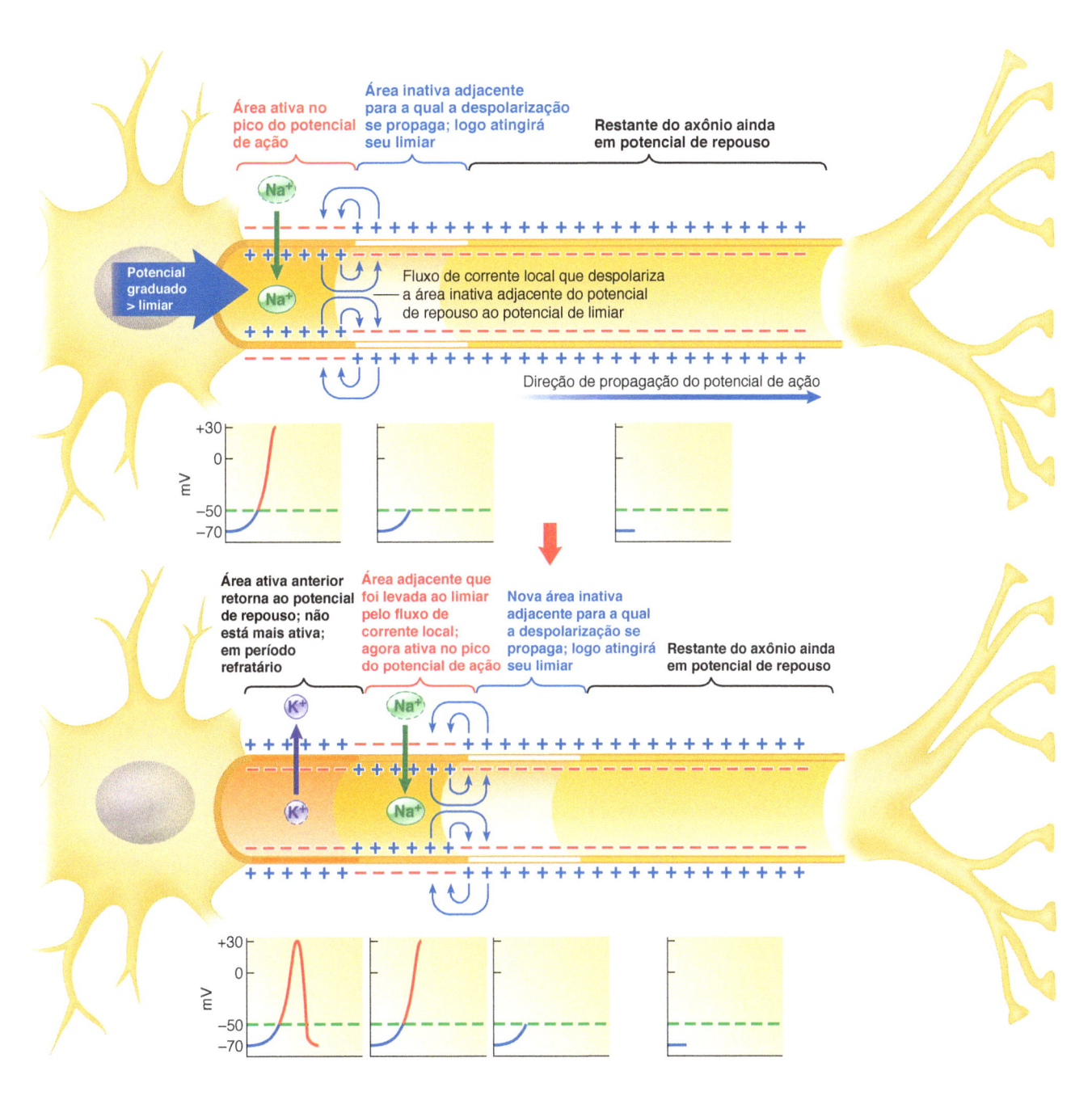

• **FIGURA 4-9 Condução contígua.** O fluxo de corrente local entre a área ativa no pico de um potencial de ação e a área inativa adjacente ainda em potencial de repouso reduz o potencial nessa área inativa contígua até seu limiar, ativando um potencial de ação na área anteriormente inativa. A área ativa original retorna ao potencial de repouso e a nova área ativa induz um potencial de ação na área inativa adjacente seguinte, através do fluxo local de corrente. Este ciclo assim se repete por todo o comprimento do axônio.

4-10 que, quando o potencial de ação foi regenerado em um novo local vizinho (agora positivo em seu interior) e a área ativa original retornou ao repouso (novamente negativa em seu interior), a grande proximidade de cargas opostas entre essas duas áreas conduz o fluxo de corrente local na direção reversa, assim como na direção de avanço para partes ainda não excitadas da membrana. Se tal fluxo de corrente inverso pudesse levar a área recém-desativada ao limiar, outro potencial de ação seria iniciado ali e se propagaria para frente e para trás, iniciando ainda outros potenciais de ação, e assim por diante. Se esses potenciais de ação se movessem nas duas direções, a situação seria caótica, com diversos potenciais de ação oscilando para trás e para frente ao longo do axônio até que o neurônio se fatigasse. Felizmente, os neurônios são poupados desses potenciais de ação oscilantes devido ao **período refratário**, durante o qual um novo potencial de ação não pode ser iniciado por eventos normais em uma região que acabou de passar por um potencial de ação.

Por causa da mudança de status dos canais de Na^+ e K^+ regulados por voltagem durante e depois de um potencial de ação, o período refratário tem dois componentes: o *período refratário absoluto* e o *período refratário relativo* (• Figura 4-11). Durante o momento em que um trecho em particular da membrana do

TABELA 4-1 — Comparação entre Potenciais Graduados e Potenciais de Ação

Propriedade	Potenciais Graduados	Potenciais de Ação
Eventos de Ativação	Ativados por estímulo, por combinação de neurotransmissor com receptor ou por mudanças inerentes na permeabilidade dos canais	Ativados por despolarização até o limiar, normalmente através da propagação passiva da despolarização da área adjacente sujeita a potencial graduado ou potencial de ação
Movimento de Íons Produzindo Mudança no Potencial	Produzidos pelo movimento líquido de Na^+, K^+, Cl^- ou Ca^{2+} ao longo da membrana plasmática por diversos meios	Produzidos pelo movimento sequencial de influxo de Na^+ e efluxo de K^+ da célula pelos canais regulados por voltagem
Codificação da Intensidade do Evento de Ativação	O potencial graduado muda. A intensidade varia de acordo com a do evento de ativação	Resposta "tudo ou nada" da membrana; intensidade do evento de ativação codificado em frequência em vez de amplitude dos potenciais de ação
Duração	Varia conforme a duração do evento de ativação	Constante
Relação entre Intensidade de Variação de Potencial e Distância do Local Inicial	Condução redutora; a intensidade diminui com a distância a partir do local inicial	Conduzido através da membrana de forma não redutora; autorregenerado nas áreas inativas vizinhas da membrana
Período Refratário	Nenhum	Relativo e absoluto
Soma	Temporal, espacial	Nenhuma
Direção de Mudança de Potencial	Pode ocorrer despolarização ou hiperpolarização	Sempre despolarização e inversão de cargas
Localização	Ocorre em regiões especializadas da membrana projetadas para responder ao evento de ativação	Ocorre em regiões da membrana com abundância de canais de Na^+ regulados por voltagem

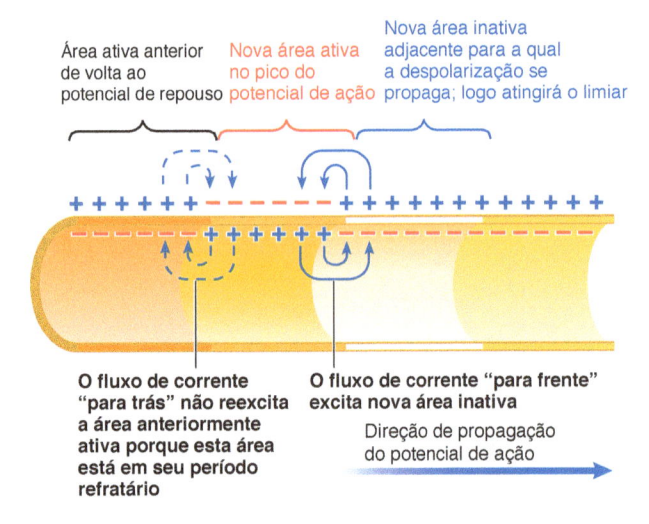

• **FIGURA 4-10 Valor do período refratário.** O período refratário evita o fluxo de correntes retrógradas. Durante um potencial de ação e pouco depois, uma área não pode ser reestimulada por eventos normais e passar por outro potencial de ação. Assim, o período refratário garante que um potencial de ação possa ser propagado apenas para frente ao longo do axônio.

axônio passa por um potencial de ação, ele não pode iniciar outro potencial de ação, independentemente da força do evento de ativação de despolarização. Este período de tempo, quando um trecho recém-ativado da membrana está completamente refratário (palavra que quer dizer "que não se sujeita" ou "inflexível") a outros estímulos, é conhecido como **período refratário absoluto**. Quando os canais de Na^+ regulados por voltagem se abrirem, não poderão abrir novamente em resposta a outro evento de ativação de despolarização, independentemente de sua força, até que o potencial de repouso seja restaurado e os canais retomem suas conformações originais. Da mesma forma, o período refratário absoluto começa a partir da abertura dos portões de ativação dos canais de Na^+ no limiar, passando pelo fechamento de seus portões de desativação no pico do potencial de ação, até o retorno ao potencial de repouso, quando os portões de ativação se fecham e os de desativação novamente se abrem; ou seja, até que os canais retornem à sua conformação "fechados, mas capazes de abertura". Somente então eles poderão responder a outra despolarização com um aumento explosivo no P_{Na^+}, iniciando outro potencial de ação. Por causa do período refratário absoluto, um potencial de ação deve terminar antes que outro possa ser iniciado no mesmo local. Potenciais de ação não podem se sobrepor nem ser adicionados um sobre o outro "em cavalinho".

Após o período refratário absoluto há o **período refratário relativo**, durante o qual um segundo potencial de ação poderá ser produzido apenas por um evento de ativação consideravelmente mais forte que o normal. O período refratário relativo ocorre depois que o potencial de ação é finalizado devido a um efeito

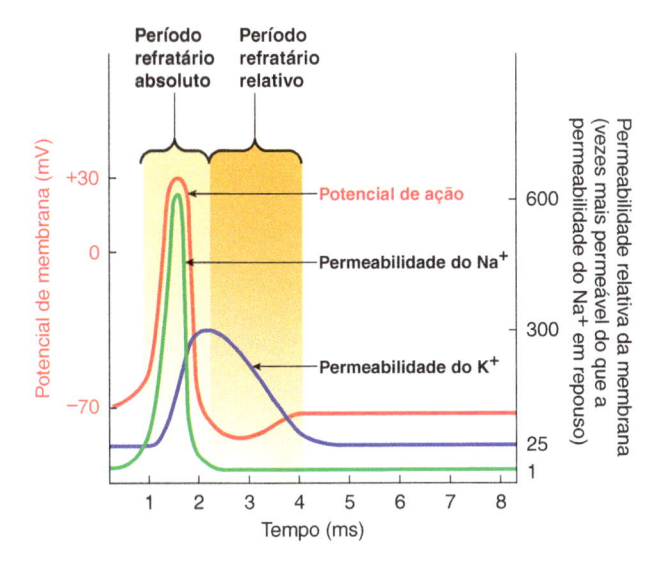

FIGURA 4-11 Períodos refratários absoluto e relativo. Durante o período refratário absoluto, a parte da membrana que acabou de passar por um potencial de ação não pode ser reestimulada. Este período corresponde ao tempo durante o qual os portões de Na^+ não estão em sua conformação de repouso. Durante o período refratário relativo, a membrana pode ser reestimulada apenas por um estímulo mais forte do que o normalmente necessário. Este período corresponde ao tempo durante o qual os portões de K^+ abertos durante o potencial de ação ainda não fecharam, acoplado com a desativação prolongada dos canais de Na^+ regulados por voltagem.

duplo: desativação prolongada dos canais de Na^+ regulados por voltagem e lentidão para fechar os canais de K^+ regulados por voltagem que se abriram no pico do potencial de ação. Durante este momento, menos canais de Na^+ regulados por voltagem do que o normal estão em uma posição que permite a abertura repentina por um evento de ativação despolarizante. Simultaneamente, o K^+ ainda sai através de seus canais lentos para fechar durante a pós-polarização. A entrada de Na^+ inferior ao normal em resposta a um evento de ativação é contraposta por um contínuo extravasamento hiperpolarizante de K^+ através dos canais ainda não fechados. Assim, um evento de ativação despolarizante maior do que o normal é necessário para levar a membrana até o seu limiar durante o período refratário relativo.

Quando o local original finalmente se recupera de seu período refratário e pode ser reestimulado por fluxo de corrente normal, o potencial de ação já seguiu em frente e está tão longe que não pode mais influenciar o local original. Assim, *o período refratário garante a propagação unidirecional do potencial de ação até o axônio para longe do local inicial de ativação.*

O período refratário também é responsável por definir um limite superior na frequência dos potenciais de ação, isto é, determina o número máximo de novos potenciais de ação que podem ser iniciados e propagados ao longo de uma fibra em determinado período de tempo. O local original deve se recuperar de seu período refratário antes que um novo potencial de ação possa ser ativado para seguir o potencial de ação anterior. A duração do período refratário varia em diferentes tipos de neurônios. Quanto maior o período refratário, maior o atraso antes que um novo potencial de ação possa ser iniciado e menor a frequência com a qual um neurônio pode responder a estímulos repetidos ou contínuo.

Potenciais de ação ocorrem de forma "tudo ou nada".

Se qualquer parte da membrana neural for despolarizada até seu limiar, será iniciado e transmitido ao longo da membrana um potencial de ação constante, ou seja, que não sofre redução ao longo da condução. Além disso, quando o limiar é atingido, o potencial de ação resultante sempre atinge seu limite máximo. O motivo para este efeito é que as mudanças na voltagem durante um potencial de ação resultam dos movimentos de íons a favor de seus gradientes elétricos e de concentração; tais gradientes não são afetados pela força do evento de ativação despolarizante. Um evento de ativação mais forte que o necessário para levar a membrana ao limiar não produz maior potencial de ação. No entanto, um evento de ativação que não despolariza a membrana até seu limiar não ativa nenhum potencial de ação. Assim, *uma membrana excitável responde a um evento de ativação com o potencial de ação máximo, que se espalha de forma não redutora por toda a membrana; caso contrário, não responde com nenhum potencial de ação.* Esta propriedade é chamada de **lei do tudo ou nada**.

O conceito de "tudo ou nada" é análogo ao disparo de uma arma. Ou o gatilho não é puxado o suficiente para ocorrer o disparo (o limiar não foi atingido) ou a força é suficiente para causar a resposta total do disparo da arma (o limiar foi atingido). Apertar o gatilho com mais força não produz maior explosão. Da mesma forma que não é possível o "meio" disparo de uma arma, não é possível causar "meio" potencial de ação.

O fenômeno de limiar permite alguma discriminação entre estímulos importantes e irrelevantes ou outros eventos de ativação. Estímulos fracos demais para levar a membrana ao limiar não iniciam potenciais de ação e, portanto, não sobrecarregam o sistema nervoso com a transmissão de tais sinais insignificantes.

A força de um estímulo é codificada pela frequência de potenciais de ação.

Como é possível diferenciar entre dois estímulos de diversas forças quando ambos os estímulos levam a membrana ao limiar e geram potenciais de ação da mesma intensidade? Por exemplo, como é possível diferenciar entre tocar um objeto quente ou um muito quente, se ambos ativam potenciais de ação idênticos em uma fibra nervosa que transmite informações sobre a temperatura da pele ao sistema nervoso central (SNC)? Em parte, a resposta está na *frequência* com a qual os potenciais de ação são gerados. Um estímulo mais forte não produz um potencial de ação maior, mas ativa um *número* maior de potenciais de ação por segundo. Para uma ilustração, veja a • Figura 10-36, na qual mudanças na pressão sanguínea são codificadas por mudanças correspondentes na frequência de potenciais de ação gerados nos neurônios que monitoram a pressão sanguínea.

Além disso, um estímulo mais forte em uma região faz com que mais neurônios atinjam o limiar, aumentando as informações totais enviadas ao SNC. Por exemplo, toque levemente esta página com o dedo e observe a área da pele em contato com a página. Agora, pressione mais firmemente e observe que uma área maior da superfície da pele está em contato com a página. Portanto, mais neurônios são levados ao limiar com este estímulo de toque mais forte.

Quando iniciado, a velocidade com a qual um potencial de ação percorre o axônio depende de dois fatores: (1) se a fibra é mielinizada e (2) o diâmetro da fibra. A condução contínua

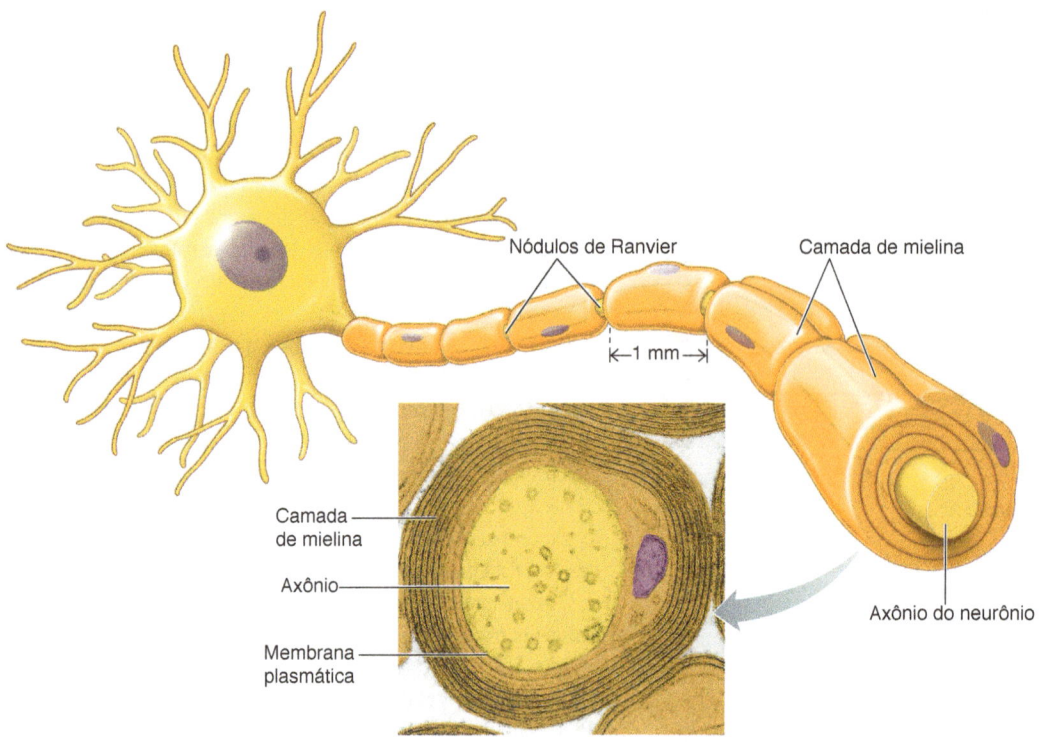

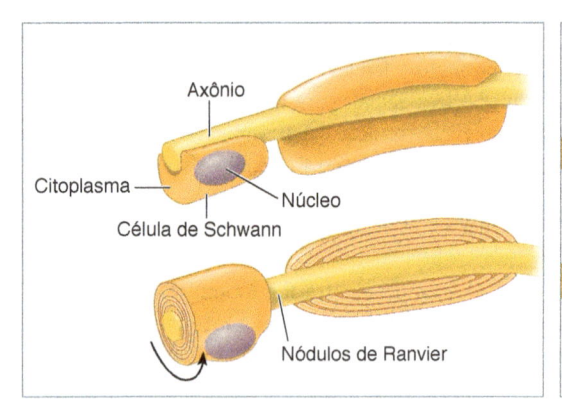

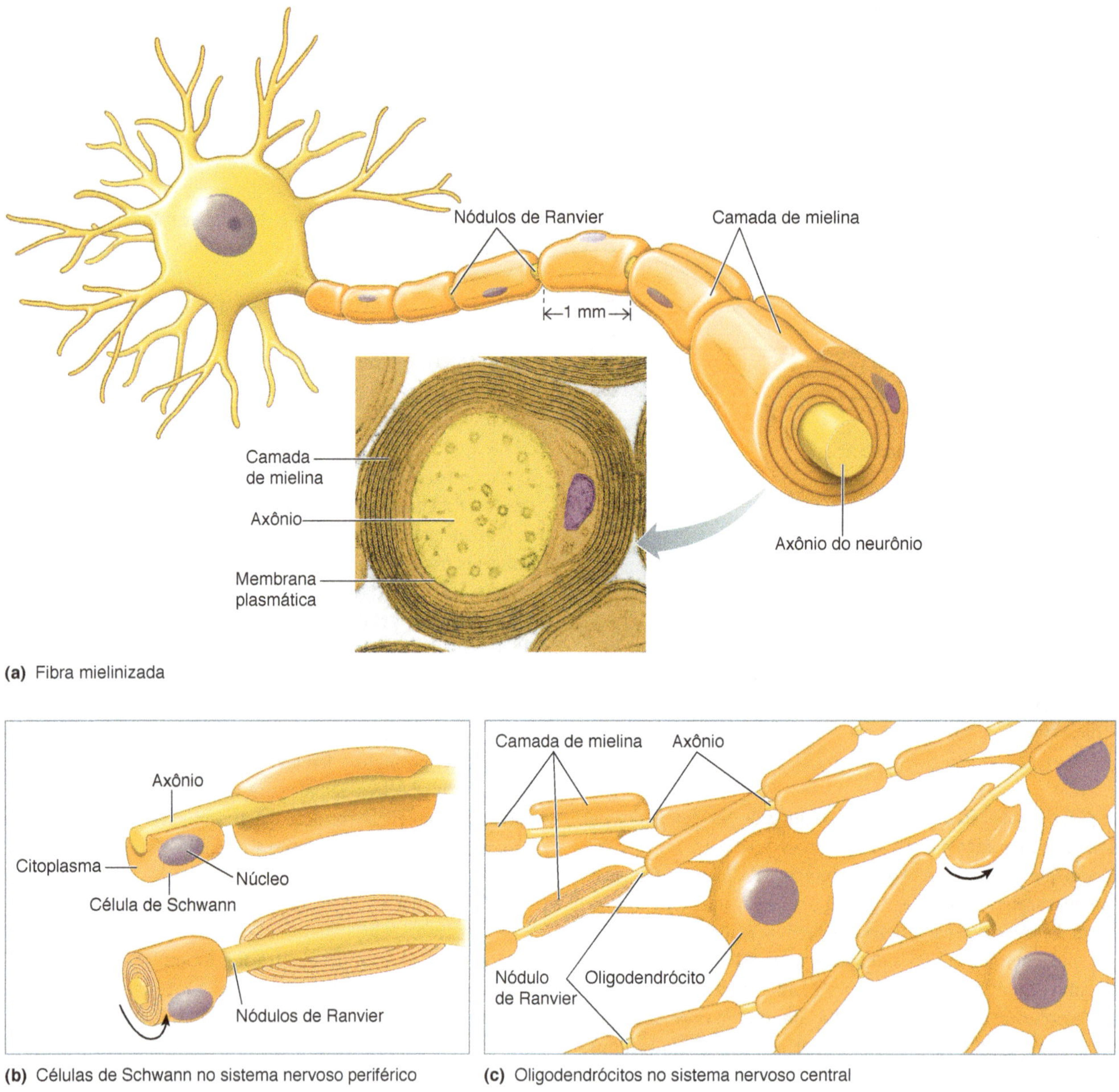

(a) Fibra mielinizada

(b) Células de Schwann no sistema nervoso periférico

(c) Oligodendrócitos no sistema nervoso central

• **FIGURA 4-12 Fibras mielinizadas.** (a) Uma fibra mielinizada é cercada por intervalos regulares de mielina. As regiões descobertas intermitentes, não mielinizadas, são os nódulos de Ranvier. A imagem de microscópio eletrônico mostra a seção transversal de uma fibra mielinizada em uma região mielinizada. (b) No SNP, cada trecho de mielina é formado por uma célula de Schwann isolada que se enrola como um rocambole em torno da fibra nervosa. (c) No SNC, cada um dos diversos processos ("braços") de um oligodendrócito formador de mielina forma um trecho de mielina ao redor de uma fibra nervosa isolada.

ocorre em fibras não mielinizadas. Neste caso, como você acabou de aprender, cada potencial de ação individual inicia um novo potencial de ação idêntico no segmento contíguo (limítrofe) da membrana do axônio e, portanto, cada parte da membrana sofre um potencial de ação à medida que este sinal elétrico é conduzido do início ao fim do axônio. Um método mais rápido de propagação, a *condução saltatória*, ocorre em fibras mielinizadas. A seguir, vamos comparar fibras mielinizadas e não mielinizadas e ver como a condução saltatória se compara em relação à contígua.

A mielinização aumenta a velocidade de condução de potenciais de ação.

Fibras mielinizadas são axônios cobertos com **mielina**, uma camada espessa composta principalmente por lipídios, em intervalos regulares ao longo de seu comprimento (• Figura 4-12a). Como os íons solúveis em água responsáveis por levar corrente ao longo da membrana não conseguem permear esta cobertura de mielina, ela atua como um isolante, da mesma forma que o plástico em volta de um fio elétrico, evitando extravasamento de corrente ao longo da parte mielinizada da membrana. A mielina

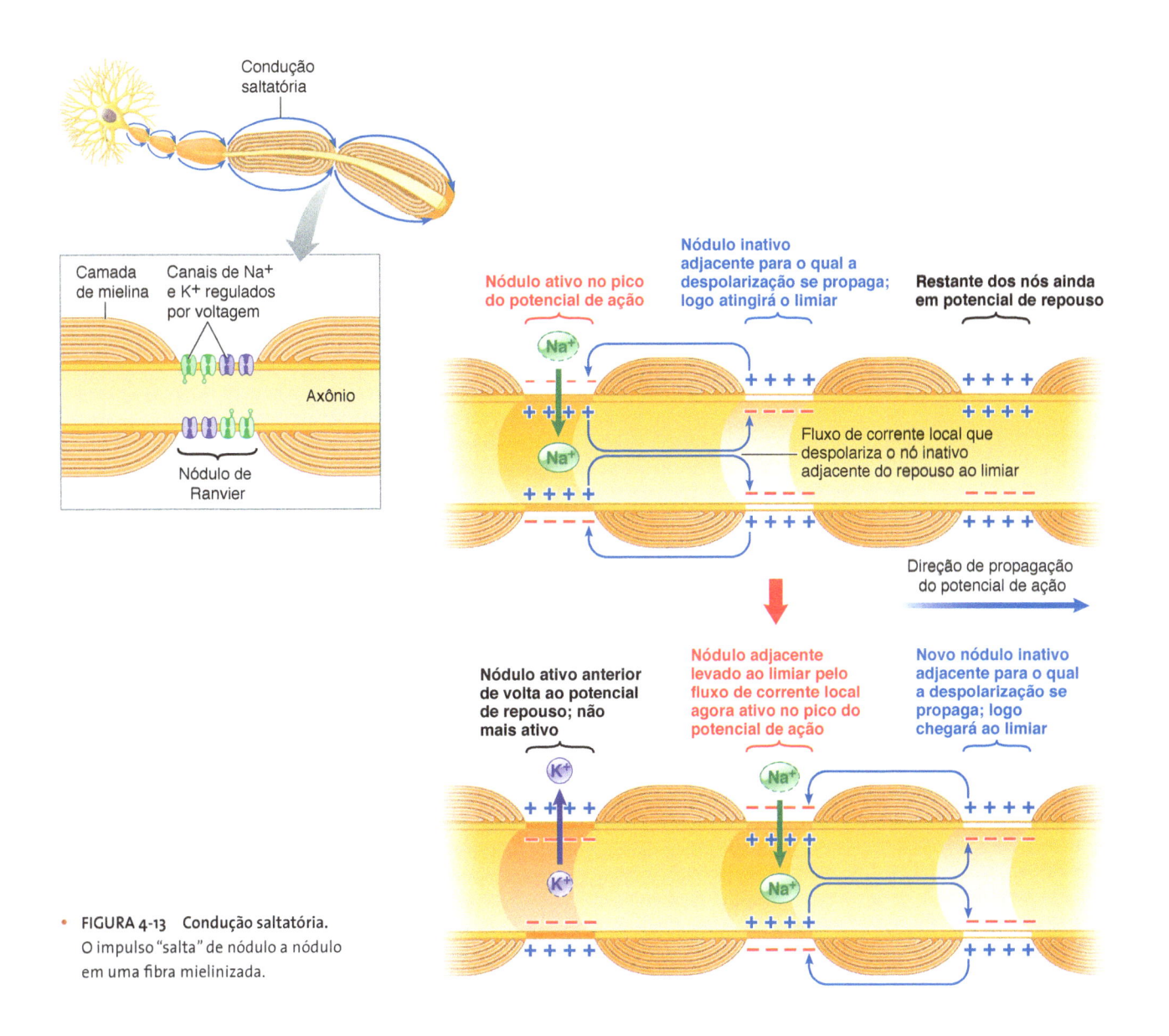

• **FIGURA 4-13** Condução saltatória. O impulso "salta" de nódulo a nódulo em uma fibra mielinizada.

não faz realmente parte do neurônio, mas consiste em células separadas formadoras de mielina que se enrolam em volta do axônio como um rocambole. Essas células formadoras de mielina são as **células de Schwann** no sistema nervoso periférico (SNP) (• Figura 4-12b), os nervos que trafegam entre o SNC e as diversas regiões do corpo e os **oligodendrócitos** no SNC (cérebro e medula espinhal) (• Figura 4-12c). Cada trecho de mielina rica em lipídios consiste em diversas camadas de membrana plasmática da célula formadora de mielina (predominantemente a bicamada lipídica) enquanto a célula se enrola em volta do axônio. Um trecho de mielina pode ser composto por até 300 camadas de bicamadas lipídicas enroladas.

Entre as regiões mielinizadas, nos **nódulos de Ranvier**, a membrana do axônio está descoberta e exposta ao ECF. Para produzir potenciais de ação, a corrente pode fluir ao longo da membrana apenas nesses espaços descobertos. Os canais de Na+ regulados por voltagem estão concentrados nos nódulos, enquanto as regiões cobertas por mielina praticamente não têm essas passagens especiais. Por outro lado, uma fibra sem mielina tem alta densidade de canais de Na+ regulados por voltagem ao longo de todo o seu comprimento. Como já vimos, potenciais de ação podem ser gerados apenas em partes da membrana que tenham esses canais em abundância.

A distância entre os nós é suficientemente curta para que a corrente local possa fluir entre um nódulo ativo e um nódulo adjacente inativo antes de terminar. Quando um potencial de ação ocorre em um nódulo, o fluxo de corrente local entre ele e o nódulo adjacente de carga oposta reduz o potencial do nódulo adjacente até o limiar para que ele sofra um potencial de ação, e assim por diante. Consequentemente, em uma fibra mielinizada, o impulso "salta" de nódulo a nódulo, pulando as partes mielinizadas do axônio (• Figura 4-13). Este processo é chamado de **condução saltatória** (*saltare* significa "saltar" ou "pular"). A condução saltatória propaga potenciais de ação mais rapidamente que a condução contínua, porque este potencial de ação não tem de ser regenerado nas partes mielinizadas, enquanto deve ser regenerado do início ao fim em cada parte de uma membrana desmielinizada de axônio. Em fibras mielinizadas, a corrente local gerada em um nó ativo percorre uma distância maior, despolarizando o nó seguinte (em vez do trecho seguinte). Fibras mielinizadas conduzem impulsos cerca de 50 vezes mais rapidamente do que outra sem mielina de tamanho

CONCEITOS, DESAFIOS E CONTROVÉRSIAS

Esclerose Múltipla: Mielina — Indo, Indo, Foi

A esclerose múltipla (EM) é uma condição patofisiológica na qual fibras nervosas em diferentes locais do sistema nervoso perdem sua mielina. A EM é uma doença autoimune (*auto* quer dizer "próprio"; *imune* significa "defesa contra"), na qual o sistema de defesa do corpo ataca incorretamente a camada de mielina que cerca as fibras mielinizadas. A condição atinge cerca de 1 em cada 1.000 pessoas nos Estados Unidos. A EM normalmente começa entre os 20 e 40 anos de idade.

Muitos pesquisadores acreditam que a EM surja de uma combinação de fatores genéticos e ambientais. Parentes de pacientes de EM têm de seis a dez vezes mais chances de desenvolver a doença do que a população em geral. Devido à predisposição genética, esses familiares têm maior suscetibilidade a fatores ambientais que possam ativar a doença. Diversos gatilhos ambientais foram propostos, como infecções virais, toxinas no ambiente e deficiência de vitamina D, mas nenhuma prova foi conclusiva.

Entre as principais teorias, há a de que a EM possa ser resultado de uma infecção anterior com determinada forma do vírus do herpes, o HHV-6. Este vírus causa a *roséola*, uma condição relativamente simples nos primeiros meses de vida caracterizada por febre e coceira. Mais de 90% dos bebês têm roséola e, depois disso, o HHV-6 pode continuar dormente nas fibras nervosas. Em um estudo recente, pesquisadores descobriram que mais de 70% dos pacientes com EM estudados mostraram prova de infecção ativa com HHV-6, que aparentemente foi reativado anos mais tarde nesses indivíduos. O interessante é que o HHV-6 pode atuar como um "mímico molecular" de mielina em indivíduos com predisposição genética, por compartilhar algumas características estruturais comuns com a mielina. Isso significa que os anticorpos produzidos contra este vírus podem erroneamente atacar e inflamar a mielina.

A perda de mielina resultante deste equivocado ataque imunológico desacelera a transmissão dos impulsos nos neurônios afetados. Cicatrizes rijas, conhecidas como *esclerose* (que significa "duro"), se formam nos diversos locais em que a mielina foi danificada. Tais cicatrizes interferem e podem, por fim, bloquear a propagação de potenciais de ação nos axônios subjacentes. Além disso, a fase inflamatória caracterizada pela destruição da mielina dispara uma fase degenerativa subsequente caracterizada pela deterioração dos axônios afetados.

Os sintomas da EM variam consideravelmente, dependendo da extensão e da localização do dano à mielina e da degeneração do axônio. Os sintomas mais comuns incluem fadiga, problemas de visão, formigamento e falta de sensibilidade, fraqueza muscular, prejuízo ao equilíbrio e à coordenação e paralisia gradual. O estágio inicial da doença frequentemente é caracterizado por ciclos de relapso e recuperação, enquanto o estágio crônico final é marcado por piora lenta e progressiva dos sintomas. A EM é debilitante, mas não fatal.

Atualmente, não há cura e nenhum tratamento realmente efetivo para a EM, embora os pesquisadores estejam tentando encontrar meios para evitar, retardar ou até mesmo reverter seus sintomas debilitantes. Entre os esforços mais recentes, há o desenvolvimento de uma vacina experimental que acalma as células imunológicas que atacam a mielina, o tratamento com medicamentos originalmente projetados para evitar a rejeição imunológica de órgãos transplantados e estratégias para promover a remielinização.

---

semelhante. É possível pensar nas fibras mielinizadas como as "rodovias" e nas sem mielina como as "estradas vicinais" do sistema nervoso, quando se trata da velocidade com que as informações podem ser transmitidas. Assim, os tipos mais urgentes de informação são transmitidos via fibras mielinizadas, enquanto as rotas nervosas que levam informações menos urgentes são as que não possuem mielina.

Além de permitir que os potenciais de ação viajem mais rapidamente, a mielinização também conserva energia. Como os fluxos de íons associados aos potenciais de ação estão confinados às regiões dos nódulos, a bomba de Na^+–K^+, que consome energia, deve restaurar menos íons aos seus respectivos lados da membrana após a propagação de um potencial de ação.

O quadro ■ **Conceitos, Desafios e Controvérsias** examina a esclerose múltipla, uma doença que destrói a mielina.

O diâmetro da fibra também influencia a velocidade de propagação do potencial de ação.

Além do efeito da mielinização, o diâmetro da fibra influencia a velocidade com a qual um axônio pode conduzir potenciais de ação. A intensidade do fluxo de corrente (isto é, a quantia de carga que se move) depende não apenas da diferença no potencial entre duas regiões eletricamente carregadas, mas também da oposição, ou resistência, ao movimento da carga elétrica entre as duas regiões. Quando o diâmetro da fibra aumenta, a resistência à corrente local diminui. Assim, quanto maior o diâmetro da fibra, mais rapidamente os potenciais de ação podem ser propagados.

Grandes fibras mielinizadas, como as que alimentam os músculos esqueléticos, podem conduzir potenciais de ação a uma velocidade de até 120 m/s (268 milhas/h); em comparação, pequenas fibras sem mielina, como as que alimentam o trato digestório, têm velocidade de condução de 0,7 m/s (2 milhas/h). Esta diferença na velocidade de propagação está relacionada à urgência das informações transmitidas. Um sinal para os músculos esqueléticos executarem algum movimento (por exemplo, evitar que você caia depois de tropeçar) deve ser transmitido mais rapidamente que um sinal para modificar um processo digestório de ação lenta. Sem a mielinização, os diâmetros dos axônios dentro das rotas nervosas urgentes teriam de ser muito grandes e seria difícil atingir as velocidades de condução necessárias. Na verdade, muitos invertebrados têm axônios grandes. No decorrer da evolução dos vertebrados, uma alternativa eficiente às fibras nervosas muito grandes foi o desenvolvimento da camada de mielina, que permite sinalização econômica, rápida e em longa distância. Por exemplo, em humanos, o nervo óptico que leva do olho ao cérebro tem apenas 3 mm de diâmetro, mas está repleto de mais de um milhão de axônios mielinizados. Se esses axônios não tivessem mielina, cada um deveria ser apro-

CONCEITOS, DESAFIOS E CONTROVÉRSIAS

Melhores Apostas para Regeneração de Fibras Nervosas

As fibras nervosas podem ser danificadas ao serem esmagadas ou rompidas (por exemplo, durante um trauma como um acidente de trânsito, ferimento à bala ou acidente de mergulho) ou ao serem privadas de fluxo sanguíneo (como durante um derrame). Quando danificados, os axônios afetados não conseguem mais conduzir potenciais de ação para transmitir mensagens. Em um axônio rompido, por exemplo, a parte do axônio mais afastada do corpo celular se degenera. A regeneração ou não da parte perdida desse axônio depende de sua localização. Axônios rompidos no sistema nervoso periférico (SNP) podem se regenerar, enquanto aqueles no sistema nervoso central (SNC), não.

Regeneração de Axônios Periféricos

No caso de um axônio rompido em um nervo periférico, quando a parte destacada do axônio se degenera, as células de Schwann ao redor fagocitam os resíduos. As próprias células de Schwann permanecem e depois formam um **tubo de regeneração**, que guia a fibra nervosa em regeneração a seu destino adequado. A parte restante do axônio, conectada ao corpo celular, começa a crescer e se mover para dentro da coluna da célula de Schwann por movimento ameboide. A ponta do axônio em crescimento "fareja" seu caminho na direção adequada, guiada por uma substância química secretada no tubo de regeneração pelas células de Schwann. A regeneração bem-sucedida da fibra é responsável pelo eventual retorno das sensações e movimentos após ferimentos traumáticos no nervo periférico, embora a regeneração nem sempre tenha sucesso.

Regeneração Inibida de Axônios Centrais

As fibras no SNC, mielinizadas por oligodendrócitos, não têm essa capacidade regenerativa. Na verdade, os axônios em si têm a capacidade de se regenerar, mas os oligodendrócitos a seu redor sintetizam proteínas que inibem o crescimento dos axônios, contrastando bastante com a ação promotora de crescimento nervoso das células de Schwann que mielinizam os axônios periféricos. O crescimento dos nervos no cérebro e na medula espinhal é controlado por um delicado equilíbrio entre *proteínas estimulantes de crescimento* e *inibidoras do crescimento*. Durante o desenvolvimento fetal, o crescimento de nervos no SNC é possível enquanto o cérebro e a medula espinhal estão sendo formados. Pesquisadores especulam que os inibidores de crescimento nervoso, produzidos no final do desenvolvimento fetal nas camadas de mielina que cercam as fibras nervosas, talvez sirvam normalmente de "guard rails", evitando que as novas terminações nervosas se desviem de seus caminhos. A ação inibidora de crescimento dos oligodendrócitos pode, assim, servir para estabilizar a estrutura imensamente complexa do SNC.

Entretanto, a inibição do crescimento é uma desvantagem se os axônios do SNC precisarem ser corrigidos, como quando a medula espinhal é acidentalmente rompida. Fibras centrais danificadas mostram sinais imediatos de reparo após um ferimento, mas em algumas semanas elas começam a se degenerar e uma cicatriz é formada no local do ferimento, impedindo a recuperação. Portanto, fibras neurais danificadas no cérebro e na medula espinhal nunca se regeneram.

Pesquisas sobre Regeneração de Axônios Centrais

Entretanto, no futuro, poderá ser possível promover considerável regeneração de fibras danificadas no SNC. Pesquisadores estão explorando formas promissoras de promover o reparo de rotas dos axônios centrais a fim de permitir que vítimas de ferimentos na medula espinhal voltem a andar. Veja algumas das linhas de pesquisa atuais:

- Cientistas conseguiram induzir regeneração considerável dos nervos em ratos com ruptura na medula espinhal ao *bloquear quimicamente os inibidores de crescimento nervoso*, permitindo, assim, que estimulantes de crescimento nervoso promovam o surgimento abundante de novas fibras nervosas no local do ferimento. Um dos inibidores de crescimento dos nervos, chamado de *Nogo*, foi identificado recentemente. Agora, os pesquisadores estão tentando estimular o novo crescimento dos axônios em testes com lesões na medula espinhal de animais utilizando um anticorpo ao Nogo.
- Outros experimentos *utilizam enxertos de nervos periféricos* para reparar o defeito no local de um ferimento na medula espinhal. Tais enxertos contêm células de Schwann nutrientes, que liberam proteínas estimulantes ao crescimento nervoso. Além disso, alguns grupos utilizam *armações biológicas* (fibras projetadas especificamente compostas por cadeias de aminoácidos) para preencher o vão e promover crescimento do neurônio.
- Outra rota promissora em estudo envolve o *transplante de glias envoltórias olfativas* para o local danificado. Os neurônios olfativos, as células que levam informações sobre odores ao cérebro, são regularmente substituídos, diferentemente da maioria dos neurônios. Os axônios em crescimento desses neurônios recém-gerados entram no cérebro e formam conexões funcionais com os neurônios adequados no sistema nervoso central. Esta capacidade é promovida pelas glias envoltórias olfativas especiais, que envolvem e mielinizam os axônios olfatórios. As primeiras provas experimentais sugerem que transplantes dessas células especiais formadoras de mielina podem ajudar a induzir a regeneração dos axônios no SNC.
- Outra esperança possível é a descoberta das *células-tronco neurais*. Essas células podem, um dia, ser implantadas na medula espinhal lesionada e induzidas a se multiplicar e diferenciar-se em neurônios maduros e funcionais em substituição aos perdidos.
- Outra nova estratégia em investigação é a *quebra enzimática de componentes inibitórios na cicatriz* que se forma naturalmente no local ferido e evita que novas fibras nervosas atravessem essa barreira.

---

ximadamente 100 vezes mais grosso para conduzir impulsos na mesma velocidade, resultando em um nervo óptico de cerca de 300 mm (12 polegadas) de diâmetro.

A presença de células de mielinização pode ser um benefício ou um prejuízo tremendo quando um axônio é cortado, dependendo da ocorrência do dano em um nervo periférico ou no SNC. Veja o quadro ■ **Conceitos, Desafios e Controvérsias** para saber mais sobre a regeneração de fibras nervosas lesionadas, uma questão crucial em ferimentos na medula espinhal ou outros traumas que afetam os nervos.

Vimos como um potencial de ação é propagado ao longo do axônio e aprendemos sobre os fatores que influenciam a velocidade

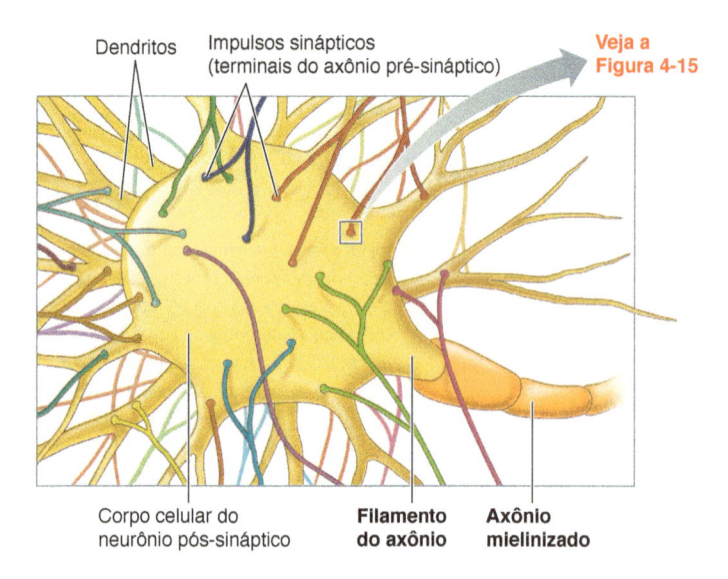

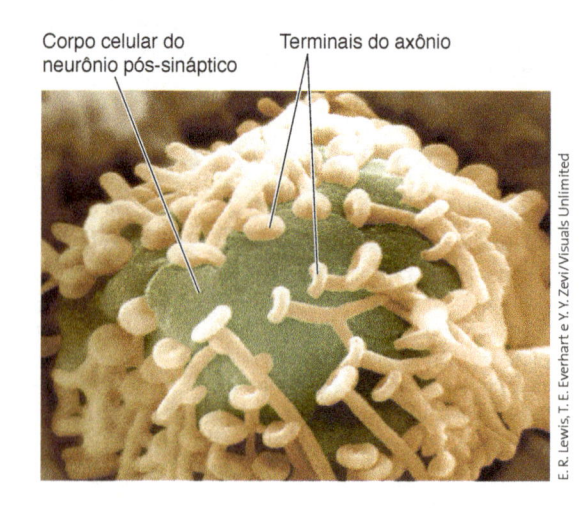

• **FIGURA 4-14** Impulsos sinápticos (terminais do axônio pré-sináptico) para o corpo celular e dendritos de um único neurônio pós-sináptico. O processo de secagem utilizado para preparar o neurônio para a imagem da eletromicrografia separou os terminais do axônio pré-sináptico e afastou-os do corpo celular pós-sináptico.

dessa propagação. O que acontece quando um potencial de ação alcança o fim do axônio?

Sinapses e Integração Neuronal

Um neurônio pode terminar em uma de três estruturas: um *músculo*, uma *glândula* ou *outro neurônio*. Portanto, dependendo de onde um neurônio termina, pode fazer uma célula muscular se contrair, uma célula de glândula secretar, outro neurônio transmitir uma mensagem elétrica ao longo de uma rota, ou alguma outra função. Quando um neurônio termina em um músculo ou uma glândula, diz-se que ele **inerva**, ou alimenta, a estrutura. As junções entre os nervos e os músculos e glândulas inervados serão descritas posteriormente. Por ora, nosso foco será a junção entre dois neurônios – a **sinapse** (*synapsis* quer dizer "ligação"). (Às vezes, o termo *sinapse* é utilizado para descrever uma junção entre quaisquer duas células excitáveis, mas reservaremos este termo para a junção entre dois neurônios.)

Sinapses tipicamente são junções entre neurônios pré-sinápticos e pós-sinápticos.

Há dois tipos de sinapses: *sinapses elétricas* e *sinapses químicas*, dependendo de como as informações são transferidas entre os dois neurônios.

SINAPSES ELÉTRICAS Em uma **sinapse elétrica**, dois neurônios são conectados por junções conectivas (veja no Capítulo 1), que permitem que íons transportadores de carga fluam diretamente em ambas as direções entre as duas células. Embora as sinapses elétricas levem à transmissão ininterrupta de sinais elétricos e sejam extremamente rápidas, este tipo de conexão é essencialmente "ativado" ou "desativado" e não é regulado. Um potencial de ação em um neurônio sempre leva a um potencial de ação no neurônio conectado. Sinapses elétricas são relativamente raras no sistema nervoso humano. Elas foram identificadas no SNC, onde sincronizam a atividade elétrica em grupos de neurônios interconectados por junções comunicantes, e em locais especializados, como a polpa de um dente ou a retina do olho. As junções comunicantes são mais numerosas em músculos lisos e cardíacos, nos quais sua função é mais bem compreendida.

SINAPSES QUÍMICAS A grande maioria das sinapses no sistema nervoso humano são **sinapses químicas**, nas quais um mensageiro químico transmite informações unidirecionais ao longo do espaço que separa os dois neurônios. Uma sinapse química envolve uma junção entre um terminal do axônio de um neurônio, conhecido como *neurônio pré-sináptico*, e os dendritos ou corpo celular de um segundo neurônio, conhecido como *neurônio pós-sináptico* (*pré* significa "antes" e *pós*, "depois"; o neurônio pré-sináptico está antes da sinapse e o pós-sináptico, após a sinapse). Os dendritos e, em menor extensão, o corpo celular da maioria dos neurônios recebem milhares de impulsos sinápticos, que são terminais de axônios de muitos outros neurônios. Alguns neurônios no SNC recebem até 100.000 impulsos sinápticos (• Figura 4-14).

A anatomia de uma dessas milhares de sinapses químicas é mostrada na • Figura 4-15. O terminal do axônio do **neurônio pré-sináptico**, que conduz seus potenciais de ação *em direção à* sinapse, termina em uma leve saliência, o **botão sináptico**. O botão sináptico contém **vesículas sinápticas**, que armazenam um mensageiro químico específico, um **neurotransmissor** que foi sintetizado e embalado pelo neurônio pré-sináptico. O botão sináptico fica bastante próximo, mas não chega a encostar no **neurônio pós-sináptico**, cujos potenciais de ação são propagados para *longe* da sinapse. O espaço entre os neurônios pré e pós-sináptico é chamado de **fenda sináptica**. CAMs semelhantes a dedos recém-descobertas se estendem parcialmente ao longo da fenda sináptica a partir das superfícies dos neurônios pré e pós-sinápticos. Essas projeções ficam "coladas" no ponto em que se encontram e se sobrepõem no meio da fenda, de forma semelhante aos dedos de duas mãos entrelaçadas. Esta restrição física estabiliza a grande proximidade dos neurônios pré e pós-sinápticos na sinapse.

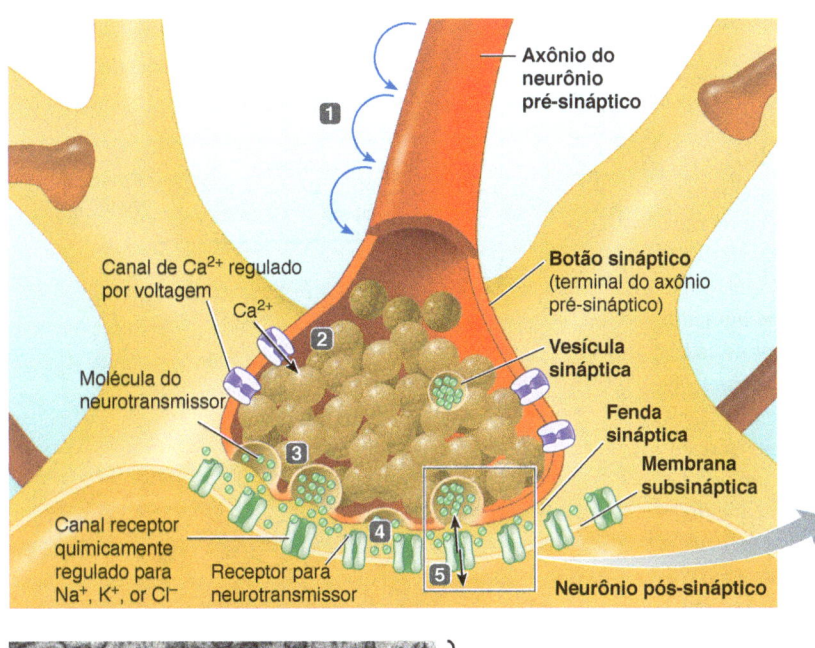

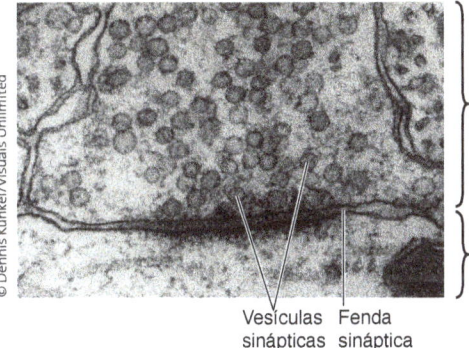

FIGURA 4-15 Estrutura e função de uma sinapse. Os passos numerados designam a sequência de eventos que ocorre em uma sinapse. A ampliação exibe a liberação, por exocitose, do neurotransmissor pelo terminal do axônio pré-sináptico e sua subsequente vinculação a receptores específicos para este neurotransmissor na membrana subsináptica do neurônio pós-sináptico. A imagem da eletromicrografia mostra uma sinapse entre um terminal de axônio pré-sináptico e um dendrito de uma célula pós-sináptica.

1 O potencial atinge o terminal do axônio do neurônio pré-sináptico.

2 Ca^{2+} entra no botão sináptico (terminal do axônio pré-sináptico).

3 O neurotransmissor é liberado por exocitose para a fenda sináptica.

4 O neurotransmissor vincula-se a receptores que fazem parte dos canais quimicamente regulados na membrana subsináptica do neurônio pós-sináptico.

5 A vinculação do neurotransmissor ao receptor abre aquele canal específico.

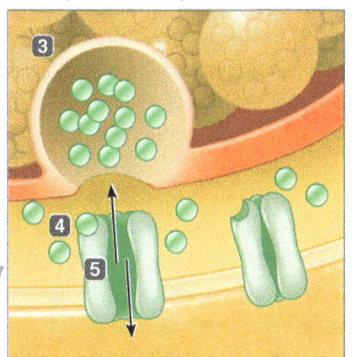

A corrente não se propaga diretamente do neurônio pré ao pós-sináptico em uma sinapse química. Em vez disso, um potencial de ação no neurônio pré-sináptico altera o potencial do neurônio pós-sináptico por meios químicos. As sinapses operam em somente uma direção, isto é, o neurônio pré-sináptico causa mudanças no potencial de membrana do neurônio pós-sináptico, mas o pós-sináptico não influencia diretamente o potencial do pré-sináptico. O motivo para isso se torna aparente ao serem examinados os eventos que ocorrem na sinapse.

Um neurotransmissor transporta o sinal ao longo de uma sinapse.

Quando um potencial de ação em um neurônio pré-sináptico foi propagado ao terminal do axônio (• Figura 4-15, passo **1**), esta mudança local no potencial ativa a abertura de canais de Ca^{2+} regulados por voltagem no botão sináptico. Como o Ca^{2+} está muito mais concentrado no ECF (veja a p. 70), este íon flui para o botão sináptico através dos canais abertos (passo **2**). O Ca^{2+} promove a liberação de um neurotransmissor em algumas das vesículas sinápticas para a fenda sináptica (passo **3**). A liberação é realizada por exocitose (veja a p. 28). O neurotransmissor liberado flui pela fenda e vincula-se a receptores proteicos específicos na **membrana subsináptica**, a parte da membrana pós-sináptica imediatamente subjacente ao botão sináptico (*sub* significa "embaixo de") (passo **4**). Tais receptores são parte integrante de canais de íons específicos. A vinculação de neurotransmissores aos canais receptores faz com que os canais se abram, mudando a permeabilidade do íon do neurônio pós-sináptico (passo **5**). Esses são canais regulados quimicamente, diferentemente dos canais regulados por voltagem, responsáveis pelo potencial de ação e pelo influxo de Ca^{2+} para dentro do botão sináptico. Como o terminal pré-sináptico libera o neurotransmissor e a membrana subsináptica do neurônio pós-sináptico tem canais receptores para o neurotransmissor, a sinapse pode operar apenas na direção do neurônio pré ao pós-sináptico.

A conversão do sinal elétrico no neurônio pré-sináptico (um potencial de ação) em um sinal elétrico no pós-sináptico por meios químicos (via combinação neurotransmissor–receptor) leva tempo. Este **atraso sináptico** normalmente é de 0,5 a 1 ms. Em uma rota neural, cadeias de neurônios frequentemente devem ser atravessadas. Quanto mais complexa a rota, mais atrasos sinápticos existirão e maior será o *tempo de reação total* (tempo necessário para reagir a um evento em particular).

Cada neurônio pré-sináptico normalmente libera apenas um neurotransmissor. No entanto, diferentes neurônios variam quanto ao neurotransmissor que liberam. Na vinculação com esses canais receptores subsinápticos, diferentes neurotransmissores podem causar diferentes mudanças na permeabilidade de íons. Há dois tipos de sinapses, dependendo das mudanças na permeabilidade induzidas no neurônio pós-sináptico pela combinação de um neurotransmissor específico com seus canais receptores: *sinapses excitatórias* e *sinapses inibitórias*.

SINAPSES EXCITATÓRIAS Em uma **sinapse excitatória**, a resposta à vinculação do neurotransmissor ao canal receptor é a abertura de canais de cátions não específicos na membrana subsináptica que permitem a passagem simultânea de Na^+ e K^+ através deles (um tipo de canal diferente daqueles que vimos antes). Assim, a permeabilidade a ambos esses íons aumenta ao mesmo tempo. Quanto de cada íon se difunde por esses canais de cátions depende de seus gradientes eletroquímicos. No potencial de repouso, os gradientes de concentração e elétricos para Na^+ favorecem sua entrada no neurônio pós-sináptico, enquanto apenas o gradiente de concentração para K^+ favorece o movimento de saída. Portanto, a mudança de permeabilidade induzida em uma sinapse excitatória resulta na saída de poucos íons K^+ para fora do neurônio pós-sináptico, enquanto um número maior de íons Na^+ entra simultaneamente neste neurônio. O resultado é o movimento líquido de íons positivos para dentro da célula, o que torna a parte interna da membrana levemente menos negativa do que no potencial de repouso, produzindo assim uma *pequena despolarização* do neurônio pós-sináptico.

A ativação de uma sinapse excitatória raramente é capaz de despolarizar suficientemente o neurônio pós-sináptico para levá-lo ao limiar. Os canais que atuam em uma única membrana subsináptica não são suficientes para permitir o fluxo de íons necessário para reduzir o potencial até o limiar. Entretanto, essa pequena despolarização aproxima a membrana do neurônio pós-sináptico do limiar, aumentando a probabilidade de ele ser atingido (em resposta a outros impulsos excitatórios) e de haver um potencial de ação. Isto é, a membrana fica mais excitável (mais fácil de levar ao limiar) do que quando em repouso. Nesse sentido, a mudança no potencial pós-sináptico que ocorre em uma sinapse excitatória é chamada de **potencial pós-sináptico excitatório**, ou **PPSE** (● Figura 4-16a).

SINAPSES INIBITÓRIAS Em uma **sinapse inibitória**, a vinculação de um neurotransmissor diferente liberado com seus canais receptores aumenta a permeabilidade da membrana subsináptica a K^+ ou Cl^-. Os movimentos iônicos resultantes normalmente causam uma *pequena hiperpolarização* do neurônio pós-sináptico – isto é, a parte interna do neurônio se torna levemente mais negativa. Em caso de aumento no P_{K^+}, mais cargas positivas saem da célula pelo efluxo de K^+, deixando para trás uma maior carga negativa na parte interna. No caso de maior P_{Cl^-}, como a concentração de Cl^- é mais alta fora da célula, mais cargas negativas entram na célula na forma de íons de Cl^- que são conduzidos para fora pelo gradiente elétrico oposto estabelecido pelo potencial da membrana em repouso (veja no Capítulo 2). Em qualquer caso, esta pequena hiperpolarização afasta ainda mais o potencial da membrana do limiar (● Figura 4-16b), reduzindo a probabilidade de que o neurônio pós-sináptico atinja o limiar e sofra um potencial de ação. Isto é, a membrana agora está menos excitável (mais difícil de levar ao limiar por impulso excitatório) do que quando em potencial de repouso. Diz-se

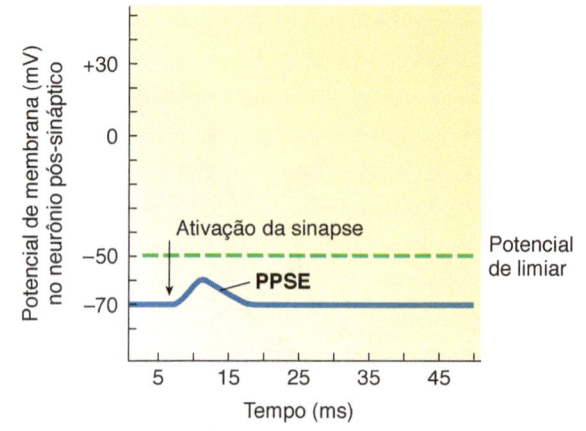

(a) Sinapse excitatória

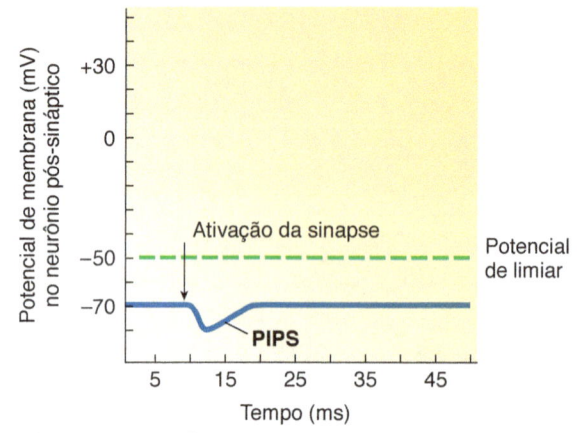

(b) Sinapse inibitória

● **FIGURA 4-16 Potenciais pós-sinápticos.** (a) Um potencial pós-sináptico excitatório (PPSE) causado pela ativação de um impulso pré-sináptico excitatório aproxima o neurônio pós-sináptico do potencial de limiar. (b) Um potencial inibitório pós-sináptico (PIPS) causado pela ativação de um impulso pré-sináptico inibitório afasta o neurônio pós-sináptico do potencial de limiar.

que a membrana sob essas circunstâncias está inibida e que a pequena hiperpolarização da célula pós-sináptica é chamada de **potencial inibitório pós-sináptico**, ou **PIPS**.

Em células nas quais o potencial de equilíbrio para Cl^- é exatamente igual ao potencial de repouso, um maior P_{Cl^-} não resulta em hiperpolarização porque não há força motriz para produzir o movimento de Cl^-. A abertura de canais de Cl^- nessas células tende a manter a membrana em potencial de repouso, reduzindo a probabilidade de atingir o limiar.

Observe que PPSEs e PIPSs são produzidos pela abertura de canais regulados quimicamente, diferentemente de potenciais de ação, que são produzidos pela abertura de canais regulados por voltagem.

Cada combinação neurotransmissor-receptor produz sempre a mesma resposta.

Muitas substâncias químicas diferentes servem de neurotransmissores (▲ Tabela 4-2). Embora neurotransmissores variem de sinapse para sinapse, o mesmo neurotransmissor sempre é liberado por uma sinapse específica. Além disso, em cada sinapse, a ligação de um neurotransmissor aos canais receptores subsinápticos sempre produz a mesma mudança de permeabilidade, com a resultante mudança no potencial da membrana pós-sináptica. Isto é, a resposta a determinada combinação neurotransmissor-receptor sempre é a mesma. Uma combinação não gera um PPSE sob uma circunstância e um PIPS sob outra. Alguns neurotransmissores (como o *glutamato*, o neurotransmissor excitatório mais comum no cérebro) normalmente causam PPSEs, enquanto outros (como o *ácido gama-aminobutírico,* ou *GABA,* principal neurotransmissor inibitório do cérebro) sempre causam PIPSs. Além disso, outros transmissores (como a *norepinefrina*) são bastante variáveis, produzindo PPSEs em uma sinapse e PIPSs em uma sinapse diferente – isto é, mudanças diferentes na permeabilidade no neurônio pós-sináptico podem ocorrer em resposta à vinculação do mesmo neurotransmissor aos canais receptores subsinápticos de diferentes neurônios pós-sinápticos.

Na maior parte do tempo, cada terminal de axônio libera apenas um neurotransmissor. Entretanto, indícios recentes sugerem que, em alguns casos, dois neurotransmissores diferentes podem ser liberados simultaneamente a partir de um único terminal axônico. Por exemplo, a *glicina* e o *GABA,* ambos produzindo respostas inibitórias, podem ser captados e liberados a partir das mesmas vesículas sinápticas. Os cientistas especulam que a glicina de ação rápida e o GABA de ação mais lenta se complementam no controle de atividades que dependam de marcação precisa de tempo – como a coordenação de movimentos complexos.

Neurotransmissores são rapidamente removidos da fenda sináptica.

Enquanto o neurotransmissor continuar vinculado aos canais receptores, a alteração na permeabilidade da membrana responsável pelo PPSE ou PIPS continuará. Para que o neurônio pós-sináptico esteja pronto para receber mensagens adicionais de ambos ou de outros impulsos pré-sinápticos, o neurotransmissor precisará ser desativado ou removido da fenda pós-sináptica após produzir a resposta adequada no neurônio pós-sináptico; em outras palavras, o "quadro-negro" pós-sináptico precisa ser "apagado". Assim, depois de combinar com o canal receptor pós-sináptico, os transmissores químicos devem ser removidos e a resposta, encerrada.

Diversos mecanismos podem remover o neurotransmissor: ele pode difundir-se para longe da fenda sináptica, ser desativado por enzimas específicas dentro da membrana subsináptica ou ser ativamente recaptado no terminal do axônio por mecanismos de transporte na membrana pré-sináptica. Quando o neurotransmissor é recaptado, pode ser armazenado e liberado em outro momento (reciclado), em resposta a um potencial de ação subsequente, ou destruído por enzimas dentro do botão sináptico. O método empregado depende de cada sinapse.

Nota Clínica Alguns medicamentos agem interferindo na remoção de neurotransmissores específicos das sinapses. Por exemplo, **inibidores seletivos de recaptação de serotonina (SSRIs),** como o nome sugere, *bloqueiam seletivamente a reabsorção de serotonina* nos terminais de axônios pré-sinápticos, prolongando, assim, a ação deste neurotransmissor nas sinapses que utilizam este mensageiro. SSRIs, como *Prozac* e *Paxil*, são receitados para tratar a depressão, caracterizada por uma deficiência na serotonina, entre outros sintomas. A serotonina está envolvida nas redes neurais que regulam o humor e o comportamento.

O grande potencial pós-sináptico depende da soma de atividades de todos os impulsos pré-sinápticos.

PPSEs e PIPSs são potenciais graduados. Diferentemente dos potenciais de ação, que se comportam de acordo com a lei do tudo ou nada, potenciais graduados podem ter diferentes intensidades, não têm período refratário e podem se acumular, somando-se uns aos outros. Quais são os mecanismos e a significância dessa soma?

Os eventos que ocorrem em uma única sinapse resultam em um PPSE ou um PIPS no neurônio pós-sináptico. No entanto, se um único PPSE for insuficiente para levar o neurônio pós-sináptico ao limiar e um PIPS afastá-lo ainda mais desse limiar, como um potencial de ação poderia ser iniciado no neurônio pós-sináptico? A resposta reside nos milhares de impulsos pré-sinápticos que um corpo celular neural típico recebe de muitos outros neurônios. Alguns dos impulsos pré-sinápticos podem levar informações sensoriais do ambiente; outros, sinalizar mudanças internas no equilíbrio homeostático; outros ainda, transmitir sinais dos centros de controle no cérebro; e mais alguns podem trazer outras informações. Em qualquer momento, qualquer número desses neurônios pré-sinápticos (provavelmente centenas deles) pode disparar e, assim, influenciar o nível de atividade do neurônio pós-sináptico. O potencial total no neurônio pós-sináptico, o **grande potencial pós-sináptico (GPSP)**, é uma composição de todos os PPSEs e PIPSs que ocorrem aproximadamente ao mesmo tempo.

O neurônio pós-sináptico pode ser levado ao limiar por *soma temporal* ou *soma espacial.* Para ilustrar esses métodos de soma, examinaremos as possíveis interações de três impulsos pré-sinápticos – dois excitatórios (Ex1 e Ex2) e um inibidor (In1) – em um neurônio pós-sináptico hipotético (● Figura 4-17). O registro mostrado na figura representa o potencial na célula pós-sináptica. Lembre-se durante nossa discussão sobre esta versão simplificada de que muitos milhares de sinapses realmente interagem da mesma forma em um único corpo celular e seus dendritos.

SOMA TEMPORAL Suponha que o Ex1 tenha potencial de ação que cause PPSE no neurônio pós-sináptico. Depois que este PPSE termina, se outro potencial de ação ocorre no Ex1, um PPSE da mesma intensidade ocorre antes de terminar (● Figura 4-17a).

▲ TABELA 4-2	Alguns Neurotransmissores Comuns
Acetilcolina	Histamina
Dopamina	Glicina
Norepinefrina	Glutamato
Epinefrina	Aspartato
Serotonina	Ácido gama-aminobutírico (GABA)

Capítulo 4 – Princípios da Comunicação Neural e Hormonal

A seguir, suponha que o Ex1 tem dois potenciais de ação em sucessão próxima (• Figura 4-17b). O primeiro potencial de ação no Ex1 produz um PPSE na membrana pós-sináptica. Embora a membrana pós-sináptica ainda esteja parcialmente despolarizada em decorrência deste primeiro PPSE, o segundo potencial de ação no Ex1 produz um segundo PPSE. Como potenciais graduados não têm um período refratário, o segundo PPSE pode acumular-se com o primeiro, levando a membrana ao limiar e iniciando um potencial de ação no neurônio pós-sináptico. PPSEs podem se acumular ou somar porque um PPSE dura mais do que o potencial de ação que o causou. O neurônio pré-sináptico (Ex1) pode se recuperar de seu período refratário após o primeiro potencial de ação e ter um segundo potencial de ação, causando um segundo PPSE no neurônio pós-sináptico, antes que o primeiro PPSE seja concluído.

A soma de diversos PPSEs que ocorrem muito perto um do outro por causa de disparos sucessivos de um único neurônio pré-sináptico é conhecida como **soma temporal**. Na verdade, até 50 PPSEs podem ser necessários para levar a membrana pós-sináptica ao limiar. Cada potencial de ação em um único neurônio pré-sináptico ativa o esvaziamento de determinado número de vesículas sinápticas. Assim, a quantidade de neurotransmissores liberados e a intensidade resultante da variação do potencial pós-sináptico estão diretamente relacionadas à frequência dos potenciais de ação pré-sinápticos. Uma forma de levar a membrana pós-sináptica ao limiar, portanto, é através do estímulo rápido e repetido de um único impulso persistente.

SOMA ESPACIAL Agora, veremos o que acontece no neurônio pós-sináptico se os dois impulsos excitatórios são estimulados simultaneamente (• Figura 4-17c). Um potencial de ação em Ex1 ou Ex2 produzirá um PPSE no neurônio pós-sináptico. No entanto, nenhum deles sozinho leva a membrana ao limiar para causar um potencial de ação pós-sináptico. Potenciais de ação simultâneos em Ex1 e Ex2 produzem PPSEs que, somados, levam a membrana pós-sináptica ao limiar. Há, portanto, um potencial de ação. A soma dos PPSEs originados simultaneamente de diversos impulsos pré-sinápticos diferentes (isto é, de diferentes pontos no "espaço") é conhecida como **soma espacial**. Uma segunda forma de causar um potencial de ação em uma célula pós-sináptica, portanto, é pela ativação simultânea de diversos impulsos excitatórios. Em termos práticos, mais uma vez até 50 PPSEs simultâneos podem ser necessários para levar a membrana pós-sináptica ao limiar.

Da mesma forma, PIPSs podem passar por soma temporal e espacial, mas neste caso, à medida que se somam, os PIPSs progressivamente afastam o potencial do limiar.

CANCELAMENTO DE PPSEs E PIPSs SIMULTÂNEOS Se um impulso excitatório e um inibitório forem ativados simultaneamente, o PPSE e o PIPS simultâneos mais ou menos se cancelam. A extensão do cancelamento depende de suas respectivas intensidades. Na maioria dos casos, o potencial de membrana pós-sináptico continua perto do repouso (• Figura 4-17d).

IMPORTÂNCIA DA INTEGRAÇÃO NEURAL PÓS-SINÁPTICA A intensidade do GPSP depende da soma de atividades em todos os impulsos pré-sinápticos e, por sua vez, determina se o neurônio pós-sináptico passará ou não por um potencial de ação para transmitir informações às células nas quais o neurônio termina. O seguinte exemplo supersimplificado da vida real demonstra os benefícios dessa integração neural. A explicação não é totalmente precisa tecnicamente, mas os princípios de soma são válidos.

Admita, por questão de simplificação, que a micção seja controlada por um neurônio pós-sináptico que inerva a bexiga. Quando esse neurônio dispara, a bexiga se contrai (na verdade, o controle voluntário da micção é realizado pela integração pós-sináptica no neurônio que controla o esfíncter uretral externo, em vez da bexiga). À medida que a bexiga se enche de urina e se expande, inicia-se um reflexo que, essencialmente, produz PPSEs no neurônio pós-sináptico responsável por causar contrações da bexiga. O enchimento parcial da bexiga não causa excitação suficiente para levar o neurônio ao limiar, portanto, a urinação não ocorre. Em outras palavras, os potenciais de ação não ocorrem com frequência suficiente no neurônio pré-sináptico Ex1, que dispara de maneira reflexa em resposta ao nível de extensão da bexiga para gerar PPSEs suficientemente próximos no neurônio pós-sináptico para levá-lo ao limiar (• Figura 4-17a). À medida que a bexiga enche, a frequência de potenciais de ação progressivamente aumenta no neurônio pré-sináptico Ex1, levando à formação mais rápida de PPSEs no neurônio pós-sináptico. Assim, a frequência de formação de PPSE surgida da atividade do Ex1 sinaliza o neurônio pós-sináptico sobre a extensão de enchimento da bexiga. Quando a bexiga se torna suficientemente distendida, de forma que os PPSEs gerados por Ex1 são temporariamente somados ao limiar, o neurônio pós-sináptico passa por um potencial de ação que estimula a contração da bexiga (• Figura 4-17b).

E se o momento for inoportuno para a micção? Impulsos pré-sinápticos que se originam nos níveis superiores do cérebro responsáveis pelo controle voluntário podem produzir PIPSs no neurônio pós-sináptico da bexiga (In1 na • Figura 4-17d). Esses PIPSs "voluntários" na verdade cancelam os PPSEs "reflexos" ativados pela expansão da bexiga. Assim, o neurônio pós-sináptico continua no potencial de repouso e não tem um potencial de ação, portanto, a bexiga é impedida de contrair-se e esvaziar-se, mesmo estando cheia.

E se a bexiga de alguém estiver apenas parcialmente cheia, de forma que o impulso pré-sináptico desta fonte (Ex1) seja insuficiente para levar o neurônio pós-sináptico ao limiar e causar contração da bexiga, mas se essa pessoa precisar colher uma amostra de urina para análise em laboratório? A pessoa pode ativar voluntariamente outro neurônio pré-sináptico excitatório que se origina nos níveis superiores do cérebro (Ex2 na • Figura 4-17c). Os PPSEs "voluntários" que surgem da atividade do Ex2 e os PPSEs "reflexos" que surgem da atividade do Ex1 são somados espacialmente para levar o neurônio pós-sináptico ao limiar. Isso atinge o potencial de ação necessário para estimular a contração da bexiga, embora ela não esteja totalmente cheia.

Este exemplo ilustra a importância da integração neural pós-sináptica. Cada neurônio pós-sináptico de certa forma "calcula" todos os impulsos que recebe e toma uma "decisão" sobre passar a informação adiante (isto é, se o limiar é atingido e um potencial de ação é transmitido até o axônio). Desta forma, os

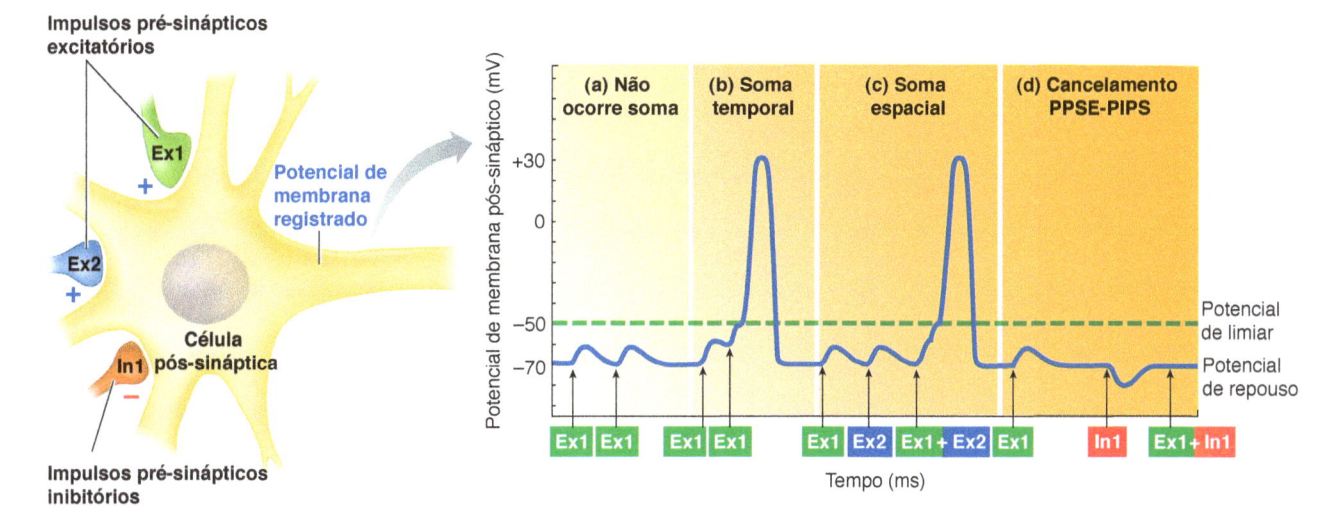

(a) Se um impulso pré-sináptico excitatório (Ex1) for estimulado uma segunda vez, depois do final do primeiro PPSE na célula pós-sináptica, um segundo PPSE da mesma intensidade ocorrerá.

(b) No entanto, se Ex1 for estimulado uma segunda vez antes de o primeiro PPSE terminar, o segundo PPSE se acumulará, ou somará, ao primeiro PPSE, resultando em soma temporal, o que pode ser suficiente para levar a célula pós-sináptica ao limiar.

(c) A célula pós-sináptica também pode ser levada ao limiar pela soma espacial de PPSEs iniciados pela ativação simultânea de dois (Ex1 e Ex2) ou mais impulsos pré-sinápticos excitatórios.

(d) A ativação simultânea de um impulso pré-sináptico excitatório (Ex1) e um inibitório (In1) não altera o potencial pós-sináptico, porque o PPSE e o PIPS resultantes se cancelam.

• **FIGURA 4-17 Determinação do grande potencial pós-sináptico pela soma de atividades nos impulsos pré-sinápticos.** Dois impulsos pré-sinápticos excitatórios (Ex1 e Ex2) e um inibitório (In1) terminam neste neurônio pós-sináptico hipotético. O potencial do neurônio pós-sináptico está sendo registrado. Na figura, para simplificar, a soma de dois PPSEs é suficiente para levar o neurônio pós-sináptico ao limiar; na realidade, no entanto, muitos PPSEs devem se somar para atingir o limiar.

neurônios servem de dispositivos computacionais complexos, ou integradores. Os dendritos funcionam como processadores primários das informações que chegam. Eles recebem e computam os sinais de todos os neurônios pré-sinápticos. A produção de cada neurônio, na forma de frequência de potenciais de ação a outras células (células musculares, glandulares ou outros neurônios), reflete o equilíbrio de atividade nos impulsos que recebe, via PPSEs ou PIPSs, dos milhares de outros neurônios que nele terminam. Cada neurônio pós-sináptico filtra as informações que não são suficientemente significativas para levá-lo ao limiar e não as transmite. Se cada potencial de ação em cada neurônio pré-sináptico que colidisse com um neurônio pós-sináptico em particular causasse um potencial de ação no neurônio pós-sináptico, as rotas neurais ficariam sobrecarregadas de trivialidades. As informações serão transmitidas apenas se um sinal excitatório pré-sináptico for reforçado por outros sinais de suporte, através da soma. Além disso, a interação entre PPSEs e PIPSs oferece uma maneira de um conjunto de sinais compensar o outro, permitindo um alto nível de discriminação e controle para determinar quais informações serão transmitidas. Assim, diferentemente de qualquer sinapse elétrica, uma sinapse química é mais do que um simples botão de liga-desliga, porque muitos fatores podem influenciar a geração de um novo potencial de ação na célula pós-sináptica. O fato de o neurônio pós-sináptico ter ou não potencial de ação depende do equilíbrio relativo das informações que chegam via neurônios pré-sinápticos, em todas as suas sinapses excitatórias e inibitórias.

Agora, veremos por que os potenciais de ação são iniciados no filamento do axônio.

Potenciais de ação se iniciam no filamento do axônio porque ele tem o limiar mais baixo.

O potencial de limiar não é uniforme ao longo do neurônio pós-sináptico. O filamento do axônio tem o menor limiar, porque esta região tem densidade muito mais alta de canais de Na^+ regulados por voltagem do que qualquer outro local no neurônio. Por este motivo, o filamento do axônio é consideravelmente mais reativo a mudanças no potencial do que os dendritos ou o restante do corpo celular. Por causa desse fluxo de corrente local, PPSEs ou PIPSs ocorrendo em qualquer lugar nos dendritos ou no corpo celular propagam-se ao longo dos dendritos, corpo celular e filamento do axônio. Quando a soma de PPSEs ocorre, o limiar menor do filamento do axônio é atingido primeiro, enquanto os dendritos e o corpo celular, no mesmo potencial, ainda estão consideravelmente abaixo de seus próprios limiares, que são muito mais altos. Portanto, um potencial de ação se origina no filamento do axônio e é dali propagado até a extremidade do axônio.

TABELA 4-3 Comparação entre Potenciais Graduados e Potenciais de Ação

Característica	Neurotransmissores Clássicos	Neuropeptídeos
Tamanho	Pequenos (um aminoácido ou substância química semelhante)	Grande (2 a 40 aminoácidos)
Local de Síntese	Citosol do botão sináptico	Retículo endoplasmático e complexo de Golgi no corpo celular; levado ao botão sináptico por transporte axônico
Local de Armazenamento	Pequenas vesículas sinápticas no terminal do axônio	Grandes vesículas de núcleo denso no terminal do axônio
Local de Liberação	Terminal do axônio	Terminal do axônio; pode ser cossecretado com o neurotransmissor
Quantidade Liberada	Variável, dependendo da sinapse	Concentração muito menor do que o neurotransmissor clássico
Velocidade e Duração da Ação	Resposta rápida e breve	Resposta lenta e prolongada
Local de Ação	Membrana subsináptica da célula pós-sináptica	Locais não sinápticos na célula pré ou pós-sináptica
Efeito	Normalmente alteram o potencial da célula pós-sináptica ao abrir canais de íons específicos	Efetividade sináptica modulada por mudanças de longo prazo na síntese do neurotransmissor ou receptores pós-sinápticos

Os neuropeptídeos atuam principalmente como neuromoduladores.

Além dos neurotransmissores clássicos descritos anteriormente, alguns neurônios também liberam *neuropeptídeos*. Neuropeptídeos diferem dos neurotransmissores clássicos de diversas maneiras importantes (▲ Tabela 4-3). Neurotransmissores clássicos são moléculas pequenas de ação rápida que normalmente ativam a abertura de canais de íons específicos para causar uma mudança no potencial no neurônio pós-sináptico (um PPSE ou PIPS) em, no máximo, uns poucos milissegundos. A maioria dos neurotransmissores clássicos é sintetizada e captada localmente nas vesículas sinápticas no citosol do terminal do axônio. Esses mensageiros químicos são essencialmente aminoácidos ou compostos altamente relacionados.

Neuropeptídeos são moléculas maiores, compostas por 2 a 40 aminoácidos. Eles são sintetizados no retículo endoplasmático e no complexo de Golgi (veja no Capítulo 2) do corpo celular neural e são movidos por transporte axônico ao longo das estradas microtubulares até o terminal do axônio (veja no Capítulo 2). Neuropeptídeos não são armazenados em vesículas sinápticas pequenas como os neurotransmissores clássicos, mas embalados em grandes **vesículas de núcleo denso**, que também estão presentes no terminal do axônio. As vesículas de núcleo denso passam por exocitose induzida por Ca^{2+} e liberam neuropeptídeos ao mesmo tempo em que o neurotransmissor é liberado das vesículas sinápticas. Um terminal de axônio tipicamente libera apenas um único neurotransmissor clássico, mas o mesmo terminal também pode conter um ou mais neuropeptídeos cossecretados com o neurotransmissor.

Embora os neuropeptídeos atualmente sejam objeto de intensa pesquisa, nosso conhecimento sobre suas funções e controle ainda é um tanto incompleto. Sabe-se que eles difundem-se localmente, atuam em neurônios adjacentes em concentrações muito mais baixas do que os neurotransmissores clássicos e causam respostas mais lentas e prolongadas. Acredita-se que a maioria dos neuropeptídeos funcione como neuromoduladores. **Neuromoduladores** são mensageiros químicos que não causam a formação de PPSEs ou PIPs, mas provocam mudanças de longo prazo que sutilmente *modulam* – diminuem ou aumentam – a ação da sinapse. Os receptores neurais aos quais se vinculam não estão localizados na membrana subsináptica e eles não alteram diretamente a permeabilidade e o potencial da membrana. Neuromoduladores podem atuar como locais pré ou pós-sinápticos. Por exemplo, um neuromodulador pode influenciar o nível de uma enzima envolvida na síntese de um neurotransmissor por um neurônio pré-sináptico ou alterar a sensibilidade do neurônio pós-sináptico a um neurotransmissor específico, causando mudanças de longo prazo no número de receptores subsinápticos para o neurotransmissor. Assim, neuromoduladores fazem ajustes precisos às respostas sinápticas. O efeito pode durar dias, meses ou mesmo anos. Enquanto os neurotransmissores estão envolvidos na comunicação rápida entre neurônios, os neuromoduladores agem em eventos mais duradouros, como aprendizado e motivação.

O interessante é que os neuromoduladores liberados sinapticamente incluem muitas substâncias que também têm funções bastante diferentes, como os hormônios liberados no sangue a partir dos tecidos endócrinos. *A colecistocinina (CCK)* é um exemplo. Como um hormônio, a CCK é liberada do intestino delgado após uma refeição e faz com que a vesícula biliar se contraia e libere bile para o intestino, entre outras ações digestórias (veja o Capítulo 16). A CCK também foi encontrada nas vesículas do terminal do axônio no cérebro, onde se acredita que ela funcione como neuromodulador, causando a sensação de saciedade. Em muitos casos, o nome dos neuropeptídeos provêm de sua primeira função original como hormônios, como é o caso da colecistocinina (*chole* significa "bile"; *cysto* quer dizer "vesícula"; *kinin* é "contração"). Diversos mensageiros químicos são bastante versáteis e assumem funções diferentes, dependendo de sua origem, distribuição e interação com outros tipos de célula.

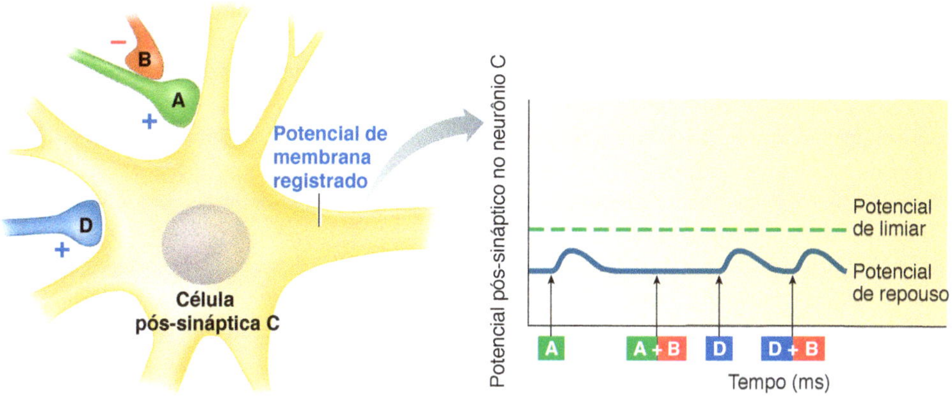

• **FIGURA 4-18 Inibição pré-sináptica.** A, um terminal excitatório que termina na célula pós-sináptica C, é inervado pelo terminal inibitório B. A estimulação do terminal A já produziria um PPSE na célula C, mas a estimulação simultânea do terminal B evita a liberação do neurotransmissor excitatório do terminal A. Consequentemente, nenhum PPSE é produzido na célula C, apesar de o terminal A ter sido estimulado. Tal inibição pré-sináptica reduz seletivamente a atividade do terminal A, sem suprimir qualquer outro impulso excitatório para a célula C. A estimulação do terminal excitatório D produz um PPSE na célula C, mesmo que o terminal inibitório B tenha sido estimulado simultaneamente, pois o terminal B inibe apenas o terminal A.

A inibição ou facilitação pré-sináptica pode alterar seletivamente a efetividade de um impulso pré-sináptico.

Além da neuromodulação, outro meio de reduzir ou aumentar a efetividade sináptica é a inibição ou facilitação pré-sináptica. Às vezes, um terceiro neurônio influencia a atividade entre uma terminação pré-sináptica e um neurônio pós-sináptico. O terminal do axônio pré-sináptico (denominado A na • Figura 4-18) pode ser inervado por outro terminal de axônio (denominado B). O neurotransmissor liberado do terminal B modulador vincula-se a receptores no terminal A. Essa vinculação altera a quantidade de neurotransmissores liberados do terminal A em resposta aos potenciais de ação. Se a quantidade de neurotransmissores liberados em A for reduzida, o fenômeno é conhecido como **inibição pré-sináptica**. Se a liberação dos neurotransmissores for aumentada, o efeito é chamado de **facilitação pré-sináptica**.

Vejamos mais detalhadamente como funciona este processo. Você sabe que a entrada de Ca^{2+} no terminal do axônio causa a liberação de neurotransmissores por exocitose pelas vesículas sinápticas. A quantidade de neurotransmissores liberados pelo terminal A depende de quanto Ca^{2+} entra neste terminal em resposta a um potencial de ação. A entrada de Ca^{2+} no terminal A, por sua vez, pode ser influenciada pela atividade no terminal modulador B. Utilizaremos a inibição pré-sináptica para ilustrar (• Figura 4-18). A quantidade de neurotransmissores liberada do terminal pré-sináptico A – um impulso excitatório em nosso exemplo – influencia o potencial no neurônio pós-sináptico no qual termina (denominado C na figura). A ativação de A por si só gera um PPSE no neurônio pós-sináptico C. Agora, considere que B seja estimulado simultaneamente a A. O neurotransmissor do terminal B vincula-se ao terminal A, reduzindo a entrada de Ca^{2+} no terminal. A entrada de menos Ca^{2+} induz menor liberação de neurotransmissores por A. Observe que o neurônio modulador B pode suprimir a liberação de neurotransmissores de A apenas quando A está ativo. Se a inibição pré-sináptica por B evitar que A libere seu neurotransmissor, a formação de PPSEs na membrana pós-sináptica C a partir do impulso A é especificamente evitada. Como resultado, nenhuma mudança no potencial do neurônio pós-sináptico ocorre, apesar dos potenciais de ação A.

A produção simultânea de um PIPS, pela ativação de um impulso inibitório, para cancelar o PPSE produzido pelo impulso excitatório em A teria o mesmo resultado? Não exatamente. A ativação de um impulso inibitório à célula C produziria um PIPS na célula C, mas este PIPS poderia cancelar não somente o PPSE do impulso excitatório A, mas também quaisquer PPSEs produzidos por outros terminais excitatórios, como o terminal D na figura. Toda a membrana pós-sináptica é hiperpolarizada por PIPSs, cancelando assim as informações excitatórias fornecidas a qualquer parte da célula por qualquer impulso pré-sináptico. Por outro lado, a inibição pré-sináptica (ou facilitação pré-sináptica) funciona de forma muito mais específica. A inibição pré-sináptica oferece um meio pelo qual alguns impulsos ao neurônio pós-sináptico podem ser *seletivamente* inibidos, sem afetar as contribuições de qualquer outro impulso. Por exemplo, a ativação de B evita especificamente a formação de um PPSE no neurônio pós-sináptico a partir do neurônio pré-sináptico excitatório A, mas não influencia outros impulsos pré-sinápticos excitatórios. O impulso excitatório D ainda pode produzir um PPSE no neurônio pós-sináptico, mesmo quando B está ativado. Este tipo de integração neural é outro meio pelo qual a sinalização elétrica entre neurônios pode ser cuidadosamente ajustada.

Drogas e doenças podem modificar a transmissão sináptica.

Nota Clínica A grande maioria das drogas que influenciam o sistema nervoso age alterando os mecanismos sinápticos. Drogas de ação sináptica podem bloquear um efeito indesejável ou aumentar um efeito desejável. Possíveis ações das drogas incluem (1) alteração da síntese, armazenamento ou liberação de um neurotransmissor, (2) modificação da interação do neurotransmissor com o receptor pós-sináptico, (3) influência na recaptação ou destruição do neurotransmissor e (4) substituição de um neurotransmissor deficiente.

Você já aprendeu sobre SSRIs. Como outro exemplo, a **cocaína** bloqueia a recaptação do neurotransmissor *dopamina* nos terminais pré-sinápticos. Ela faz isso ao se vincular competitivamente com o transportador de recaptação de dopamina, que é uma molécula de proteína que coleta a dopamina liberada da fenda sináptica e a transporta de volta ao terminal do axônio. Com a cocaína ocupando o transportador de dopamina, esta permanece na fenda sináptica por mais tempo do que o normal e continua interagindo com seus receptores pós-sinápticos. O resultado é a ativação prolongada das redes neurais que utilizam essa substância química como neurotransmissor, especialmente as redes que têm uma função nas sensações de prazer. Essencialmente, quando a cocaína está presente, as chaves neurais nas redes de prazer ficam travadas na posição "ativada".

A cocaína é viciante porque os neurônios envolvidos se tornam *não sensibilizados* à droga. Depois que as células pós-sinápticas são incessantemente estimuladas por um tempo prolongado, não conseguem mais transmitir normalmente ao longo de sinapses sem doses cada vez maiores da droga. Especificamente, o uso prolongado de cocaína faz com que o número de receptores de dopamina no cérebro seja reduzido em decorrência do abuso da substância. Como resultado dessa falta de sensibilização, o usuário deve aumentar constantemente a dosagem para ter a mesma "viagem", ou sensação de prazer, desenvolvendo o fenômeno conhecido como *tolerância à droga*. Quando as moléculas de cocaína se dispersam, a sensação de prazer evapora, porque o nível normal de atividade de dopamina não "satisfaz" mais as demandas por estímulo das células pós-sinápticas excessivamente carentes. Os usuários de cocaína que atingem esse ponto baixo tornam-se agitados e profundamente deprimidos. Apenas mais cocaína faz com que se sintam bem novamente. No entanto, o uso repetido de cocaína frequentemente modifica a reação à droga – o usuário não obtém mais prazer com ela, mas sofre de *sintomas de abstinência* desagradáveis quando seu efeito desaparece. O usuário normalmente se torna *viciado* na droga, compulsivamente a buscando, primeiro para vivenciar as sensações prazerosas e, depois, para evitar os sintomas negativos da abstinência. O abuso de cocaína, por milhões de indivíduos viciados em suas propriedades alteradoras da mente, gera efeitos sociais e econômicos devastadores.

Enquanto o abuso de cocaína leva ao excesso de atividade da dopamina, **a Doença de Parkinson (DP)** é atribuível a uma deficiência de dopamina nos *núcleos basais*, uma região do cérebro envolvida no controle de movimentos complexos. Esta desordem motora é caracterizada por rigidez muscular e tremores involuntários quando em repouso, como balançar as mãos ou a cabeça de forma rítmica e involuntária. O tratamento-padrão para DP é a administração de *levodopa (L-dopa)*, um precursor da dopamina. A dopamina em si não pode ser administrada porque não é capaz de cruzar a barreira hematoencefálica (discutida no capítulo seguinte), mas a L-dopa pode entrar no cérebro pelo sangue. Quando está dentro do cérebro, a L-dopa é convertida em dopamina, substituindo, assim, o neurotransmissor deficiente. Ao contrário da cocaína, que causa o excesso de atividade dopamínica, a L-dopa leva os níveis reduzidos de dopamina de volta ao normal. Essa terapia alivia bastante os sintomas associados às deficiências na maioria dos pacientes. Falaremos mais sobre esta condição quando os núcleos basais forem discutidos no próximo capítulo.

A transmissão sináptica também é vulnerável às toxinas neurais, que podem causar desordens no sistema nervoso ao atuar como locais pré ou pós-sinápticos. Por exemplo, dois venenos neurais diferentes, a toxina do tétano e a estricnina, atuam em locais sinápticos diferentes, bloqueando impulsos inibitórios enquanto deixam impulsos excitatórios sem modulação. A toxina do tétano evita a liberação pré-sináptica de um neurotransmissor inibitório específico, enquanto a estricnina bloqueia receptores inibitórios pós-sinápticos específicos.

A **toxina do tétano** evita a liberação do neurotransmissor inibitório GABA a partir dos impulsos pré-sinápticos inibitórios que terminam em neurônios que alimentam os músculos esqueléticos. Impulsos excitatórios não modulados nesses neurônios resultam em espasmos musculares descontrolados. Esses espasmos ocorrem especificamente nos músculos da mandíbula no início da doença, originando o nome comum de *trava-queixo* para esta condição. Posteriormente, eles progridem para os músculos responsáveis pela respiração e nesse ponto ocorre a morte.

A **estricnina** compete com outro neurotransmissor inibitório, a glicina, no receptor pós-sináptico. Este veneno combina-se com o receptor, mas não altera diretamente o potencial da célula pós-sináptica. Em vez disso, ele bloqueia o receptor para que não fique disponibilizado para interação com a glicina quando esta for liberada pela terminação pré-sináptica inibitória. Assim, a estricnina elimina a inibição pós-sináptica (formação de PIPSs) nas redes nervosas que utilizam a glicina como neurotransmissor inibitório. Rotas excitatórias não marcadas levam a convulsões, espasmos musculares e morte.

Muitas outras drogas e doenças influenciam a transmissão sináptica, mas, como esses exemplos ilustram, qualquer local da rede sináptica é vulnerável à interferência farmacológica (induzida por drogas) ou patológica (induzida por doenças).

Neurônios são ligados por complexas rotas convergentes e divergentes.

Há duas relações importantes entre os neurônios: convergência e divergência. Um determinado neurônio pode ter muitos outros neurônios fazendo sinapse nele. Tal relação é conhecida como **convergência** (● Figura 4-19). Por meio do impulso convergente, uma única célula é influenciada por milhares de outras células. Esta única célula, por sua vez, influencia o nível de atividade de muitas outras células por divergência de produção. O termo **divergência** refere-se à ramificação dos terminais do axônio, de forma que uma única célula faz sinapse e influencia muitas outras células.

Observe que dado neurônio é pós-sináptico aos neurônios que nele convergem, mas pré-sináptico a outras células nas quais ele termina. Assim, os termos *pré-sináptico* e *pós-sináptico* referem-se apenas a uma única sinapse. A maioria dos neurônios é pré-sináptica para um grupo de neurônios e pós-sináptica para outro.

Estima-se que existam 100 bilhões de neurônios e 10^{14} (100 quatrilhões) de sinapses só no cérebro! Um único neurônio pode estar conectado a um número de outros neurônios que

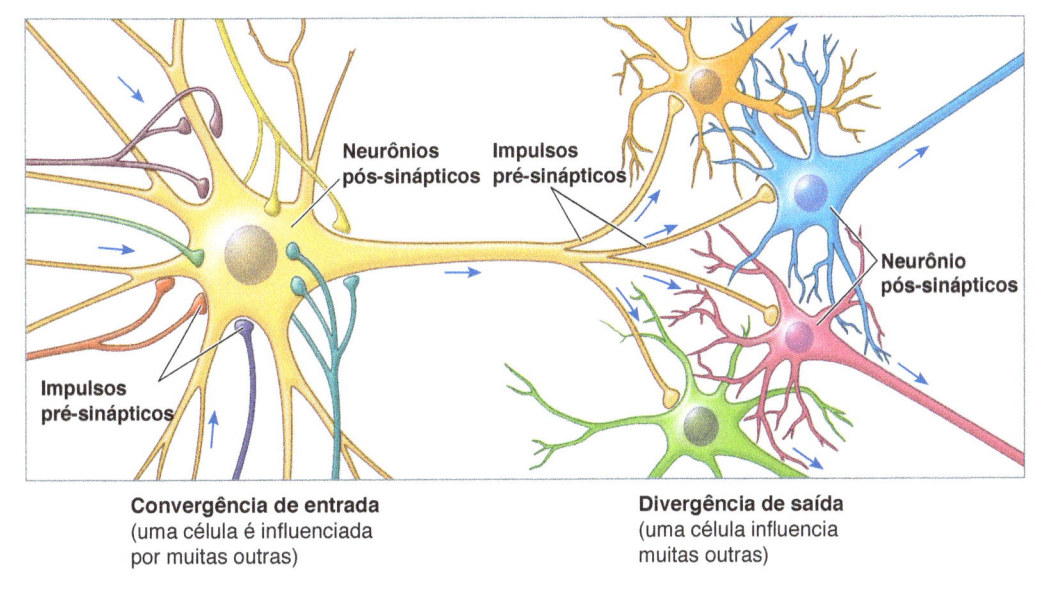

FIGURA 4-19 Convergência e divergência. As setas indicam a direção na qual a informação é transmitida.

Convergência de entrada (uma célula é influenciada por muitas outras)

Divergência de saída (uma célula influencia muitas outras)

varia entre 5.000 e 10.000 células. Quando consideramos as vastas e intrincadas interconexões possíveis entre esses neurônios, por meio de redes convergentes e divergentes, é possível começar a imaginar o quão complexo realmente é o mecanismo de fiação de nosso sistema nervoso. Até os computadores mais sofisticados são bem menos complexos do que o cérebro humano. A "linguagem" do sistema nervoso – isto é, toda a comunicação entre neurônios – está na forma de potenciais graduados, potenciais de ação, sinalização de neurotransmissores ao longo de sinapses e outras formas não sinápticas de diálogo químico. Todas as atividades pelas quais o sistema nervoso é responsável – cada sensação, cada comando para mover um músculo, cada pensamento, cada emoção, cada memória, cada lampejo de criatividade – dependem dos padrões de sinalização elétrica e química entre neurônios ao longo dessas rotas neurais complexamente conectadas.

Ao liberar um neurotransmissor, um neurônio se comunica com as células que influencia. Este, porém, é apenas um dos meios de comunicação intercelular ("entre células"). Veremos agora todas as formas pelas quais as células podem "conversar entre si".

Comunicação Intercelular e Transdução de Sinais

A coordenação das diversas atividades de células em todo o corpo para realizar respostas de sustentação da vida e outras desejadas depende da capacidade de as células se comunicarem entre si.

A comunicação entre células é amplamente conduzida por mensageiros químicos extracelulares.

A comunicação intercelular pode ocorrer de forma direta ou indireta (• Figura 4-20). A comunicação intercelular *direta* envolve contato físico entre as células em interação:

■ *Através de junções comunicantes*. O meio mais próximo de comunicação intercelular é através de junções comunicantes, os túneis minúsculos que ligam os citoplasmas de células vizinhas em alguns tipos de tecidos. Através das junções comunicantes, pequenos íons e moléculas são diretamente trocados entre células em contato, sem nunca entrar no fluido extracelular (veja a Figura 3-5).

■ *Através de ligação direta transitória de marcadores de superfície*. Algumas células, como as do sistema imunológico, têm marcadores especializados na membrana superficial permitindo que se unam diretamente a determinadas outras células com marcadores compatíveis para interações transitórias. É assim que os fagócitos do sistema de defesa do corpo reconhecem especificamente e destroem seletivamente apenas células indesejáveis, como as cancerosas, enquanto ignoram as células saudáveis do corpo (veja no Capítulo 12).

Mais comumente, as células comunicam-se entre si *indiretamente*, através de **mensageiros químicos extracelulares** ou **moléculas de sinal**, dos quais há quatro tipos: *parácrinas, neurotransmissores, hormônios* e *neuro-hormônios*. Em cada caso, um mensageiro químico específico, a molécula de sinal, é sintetizado por células controladoras especializadas em determinado objetivo. Ao serem liberados no ECF por estimulação adequada, esses mensageiros químicos extracelulares atuam sobre outras células específicas, as **células-alvo** do mensageiro, de maneira fixa. Para exercer seu efeito, um mensageiro químico extracelular deve vincular-se a receptores da célula-alvo próprios para tal. Todos os receptores são glicoproteínas entre as membranas, ou seja, proteínas integrais que se estendem por toda a espessura da membrana plasmática e que têm cadeias de carboidratos acopladas a sua superfície externa (veja a Figura 3-3). Uma determinada célula pode ter de milhares a alguns milhões de receptores, dos quais de centenas até cem mil podem ser para o mesmo mensageiro químico. Tipos diferentes de célula têm

COMUNICAÇÃO DIRETA INTERCELULAR

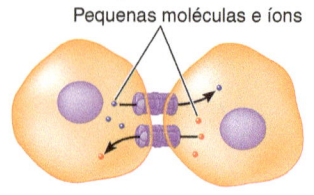

(a) Junções comunicantes — Pequenas moléculas e íons

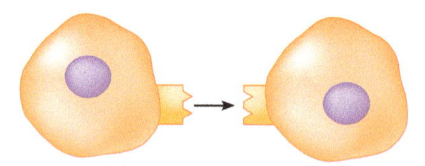

(b) Ligação direta transitória dos marcadores de superfície das células

COMUNICAÇÃO INDIRETA INTERCELULAR VIA MENSAGEIROS QUÍMICOS EXTRACELULARES

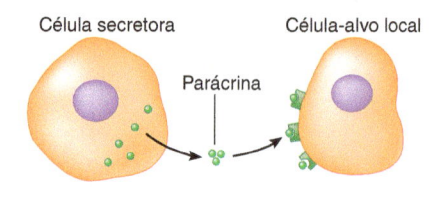

(c) Secreção da parácrina — Célula secretora, Parácrina, Célula-alvo local

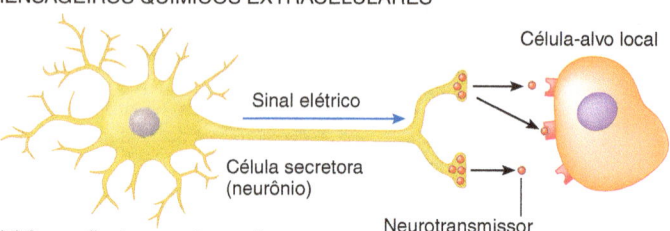

(d) Secreção do neurotransmissor — Sinal elétrico, Célula secretora (neurônio), Neurotransmissor, Célula-alvo local

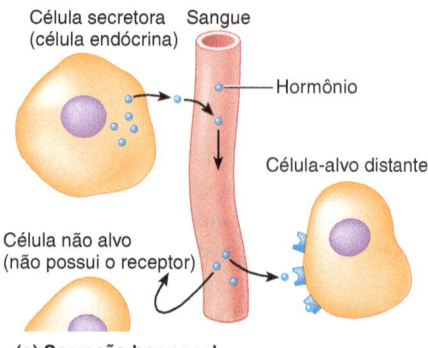

(e) Secreção hormonal — Célula secretora (célula endócrina), Sangue, Hormônio, Célula-alvo distante, Célula não alvo (não possui o receptor)

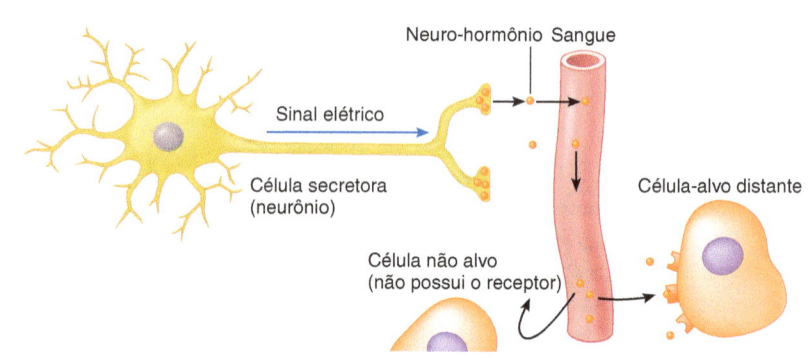

(f) Secreção do neuro-hormônio — Sinal elétrico, Célula secretora (neurônio), Neuro-hormônio, Sangue, Célula-alvo distante, Célula não alvo (não possui o receptor)

• **FIGURA 4-20 Tipos de comunicação intercelular.** Junções comunicantes e ligação direta transitória entre células através de marcadores de superfície complementares são meios de comunicação direta entre as células. Parácrinas, neurotransmissores, hormônios e neuro-hormônios são mensageiros extracelulares que realizam a comunicação indireta entre as células. Tais mensageiros químicos são diferentes em sua origem e na distância que percorrem para atingir suas células-alvo.

combinações diferentes de receptores, permitindo que reajam individualmente a diversos mensageiros químicos reguladores extracelulares. Quase 5% de todos os genes nos humanos codificam a síntese desses receptores de membrana, o que indica a importância deste meio de comunicação intercelular.

Os quatro tipos de mensageiros químicos diferem quanto à origem, distância e meio pelo qual chegam a seu local de ação.

▪ **Parácrinas** são mensageiros químicos locais cujo efeito é exercido apenas sobre células vizinhas no ambiente imediato de seu local de secreção. Como as parácrinas são distribuídas por difusão simples dentro do fluido intersticial, sua ação restringe-se a curtas distâncias. Elas não entram no sangue em quantidade significativa porque são rapidamente desativadas por enzimas locais. Um exemplo de parácrina é a *histamina*, liberada a partir de um tipo específico de célula do tecido conectivo durante uma resposta inflamatória em um tecido invadido ou ferido (veja no Capítulo 12). Entre outras coisas, a histamina abre, ou dilata, os vasos sanguíneos circundantes para aumentar o fluxo de sangue ao tecido. Esta ação leva à área afetada suprimentos de combate adicionais carregados pelo sangue.

É importante distinguir entre a ação das parácrinas e outras substâncias cuja liberação generalizada durante a atividade celular influencia as células a seu redor. Por exemplo, o aumento na concentração de CO_2 em um músculo em exercício está entre os fatores que promovem a dilatação local dos vasos sanguíneos que alimentam o músculo. O aumento resultante no fluxo de sangue ajuda a atender às maiores demandas metabólicas do tecido mais ativo. No entanto, o CO_2 é produzido por todas as células e não é liberado especificamente para atingir este fim; assim, ele e outras substâncias químicas de liberação generalizada não são considerados parácrinas.

▪ Como vimos, os neurônios comunicam-se diretamente com as células que inervam (suas células-alvo) pela liberação de **neurotransmissores**, que são mensageiros químicos de alcance bastante curto, em resposta a sinais elétricos (potenciais de ação). Como as parácrinas, os neurotransmissores difundem-se de seu local de liberação através de um estreito espaço extracelular para atuar localmente em uma célula-alvo adjacente, que pode ser outro neurônio, um músculo ou uma glândula. Os próprios neurônios podem carregar sinais elétricos por longas distâncias (comprimento do axônio), mas o mensageiro químico liberado no terminal axônico atua em curta distância – somente ao longo da fenda sináptica.

- **Hormônios** são mensageiros químicos de longa distância especificamente secretados no sangue por glândulas endócrinas em resposta a um sinal adequado. O sangue leva os mensageiros a outros locais no corpo, onde exercem seus efeitos sobre suas células-alvo a alguma distância de seu local de liberação. Apenas as células-alvo de um hormônio em particular têm receptores de membrana para vinculação com aquele hormônio. Células não alvo não são afetadas pelos hormônios contidos no sangue.

- **Neuro-hormônios** são hormônios liberados no sangue por *neurônios neurossecretores*. Como os neurônios comuns, os neurossecretores podem responder e conduzir sinais elétricos. Em vez de inervar diretamente células-alvo, um neurônio neurossecretor libera seu mensageiro químico, um neuro-hormônio, no sangue, em resposta ao estímulo adequado. O neuro-hormônio é, então, distribuído pelo sangue até células-alvo distantes. Um exemplo é a *vasopressina, um hormônio produzido pelas células nervosas cerebrais e que promove a preservação de água pelos rins durante a formação da urina*. Como as células endócrinas, os neurônios neurossecretores liberam mensageiros químicos no sangue, enquanto neurônios comuns secretam neurotransmissores de curta distância em um espaço restrito. Daqui para a frente, o termo geral *hormônio* incluirá tacitamente tanto os mensageiros hormonais como os neuro-hormonais transportados pelo sangue.

Qualquer que seja o caso, mensageiros químicos extracelulares são liberados de um tipo de célula e interagem com outras células-alvo para causar um efeito desejado nas células-alvo. Agora, voltaremos nossa atenção a como esses mensageiros químicos provocam as respostas celulares corretas.

Mensageiros químicos extracelulares causam respostas celulares essencialmente por transdução de sinal.

O termo **transdução de sinal** refere-se ao processo pelo qual sinais de entrada (instruções dos mensageiros químicos extracelulares) são convertidos dentro da célula-alvo e então transformados na resposta celular ditada. A vinculação do mensageiro químico extracelular resulta em um sinal para que a célula execute um determinado trabalho. Durante a transdução do sinal, o sinal extracelular é convertido, ou transformado, em uma forma necessária para modificar as atividades intracelulares para atingir o resultado desejado (um *transdutor* é um dispositivo que recebe energia de um sistema e a transmite em formato diferente para outro sistema. Por exemplo, seu rádio recebe ondas de rádio enviadas da estação de transmissão e transmite esses sinais na forma de ondas sonoras que podem ser detectadas por seus ouvidos).

A transdução de sinal ocorre por mecanismos diferentes, dependendo do mensageiro e do tipo de receptor. Mensageiros químicos extracelulares solúveis em lipídio, como hormônios esteroides derivados do colesterol, entram na célula ao se dissolverem e atravessarem a bicamada lipídica da membrana plasmática da célula-alvo. Assim, esses mensageiros químicos extracelulares vinculam-se a receptores dentro da célula-alvo para iniciar a resposta intracelular desejada, normalmente por meio de modificações na atividade genética. Por outro lado, mensageiros químicos extracelulares solúveis em água não conseguem entrar na célula-alvo porque são pouco solúveis em lipídio e não conseguem se dissolver na membrana plasmática. Os principais mensageiros extracelulares solúveis em água são os hormônios proteicos distribuídos pelo sangue e os neurotransmissores liberados pelas terminações nervosas. Esses mensageiros sinalizam a célula para realizar determinada resposta vinculando-se primeiro a receptores específicos para tais mensageiros na superfície da membrana. Essa vinculação ativa uma sequência de eventos intracelulares que essencialmente controla uma atividade celular em particular, como transporte de membrana, secreção, metabolismo, contração ou divisão e diferenciação.

Apesar da ampla gama de respostas possíveis, a vinculação de um mensageiro extracelular (também conhecido como **primeiro mensageiro**) a sua membrana de superfície correspondente causa a resposta intracelular desejada essencialmente por três meios principais: (1) pela abertura ou fechamento de *canais receptores regulados quimicamente*, (2) ao ativar *enzimas receptoras* ou (3) ao ativar vias de segundo mensageiro por meio de *receptores acoplados à proteína G*. Diante da natureza universal desses eventos, examinaremos cada um em detalhes (• Figura 4-21).

Alguns mensageiros químicos extracelulares abrem canais receptores quimicamente regulados.

Alguns mensageiros extracelulares realizam a tarefa designada ao abrirem ou fecharem canais receptores específicos regulados quimicamente para regular o movimento de íons em particular ao longo da membrana. Neste caso, o *próprio receptor serve como canal de íons* (• Figura 4-21a). Quando o mensageiro extracelular adequado vincula-se a seu **canal receptor**, o canal abre ou fecha, dependendo do sinal (no futuro, por conveniência, quando discutirmos canais receptores em geral, mencionaremos apenas a abertura mais comum desses canais). Um exemplo é a abertura de canais receptores regulados quimicamente na membrana subsináptica em resposta à vinculação do neurotransmissor. O movimento rápido e pequeno resultante de determinados íons transportadores de carga ao longo desses canais abertos gera sinais elétricos – neste exemplo, PPSEs e PIPSs.

Na conclusão da resposta, o mensageiro extracelular é removido do local receptor e os canais regulados quimicamente fecham-se novamente. Os íons que atravessaram a membrana através dos canais abertos para ativar a resposta são devolvidos ao seu local original por transportadores de membrana especiais.

Alguns mensageiros químicos extracelulares ativam enzimas receptoras via rota da tirosina quinase.

A maioria dos mensageiros químicos extracelulares incapazes de entrar em suas células-alvo não atua nos canais receptores regulados quimicamente para causar a resposta intracelular desejada. Em vez disso, esses primeiros mensageiros enviam suas ordens por meio de um processo "passe adiante".

Na maioria dos casos, o sinal é transmitido dentro da célula por **proteínas quinases** – nome dado a qualquer enzima que transfere um grupo de fosfato da ATP para uma proteína intracelular específica. Em resposta à fosforilação, essas proteínas

(a) Canal receptor regulado quimicamente

(b) Enzima receptora

(c) Receptor acoplado à proteína G

- **FIGURA 4-21 Tipos de receptores de acordo com o modo de ação.** (a) Um canal receptor abre quando um mensageiro extracelular vincula-se a ele. A entrada de íons resultante é o que causa a resposta celular. (b) Um local de enzima no lado citoplasmático de uma enzima receptora é ativado quando uma mensagem extracelular vincula-se pelo lado voltado para fora da célula. A enzima vinculada ao receptor ativada é a responsável pela resposta celular. (c) A vinculação de um (primeiro) mensageiro extracelular ao lado extracelular de um receptor acoplado à proteína G ativa uma proteína executora vinculada à membrana através de um intermediário da proteína G. A proteína executora produz um segundo mensageiro intracelular, que causa a resposta celular.

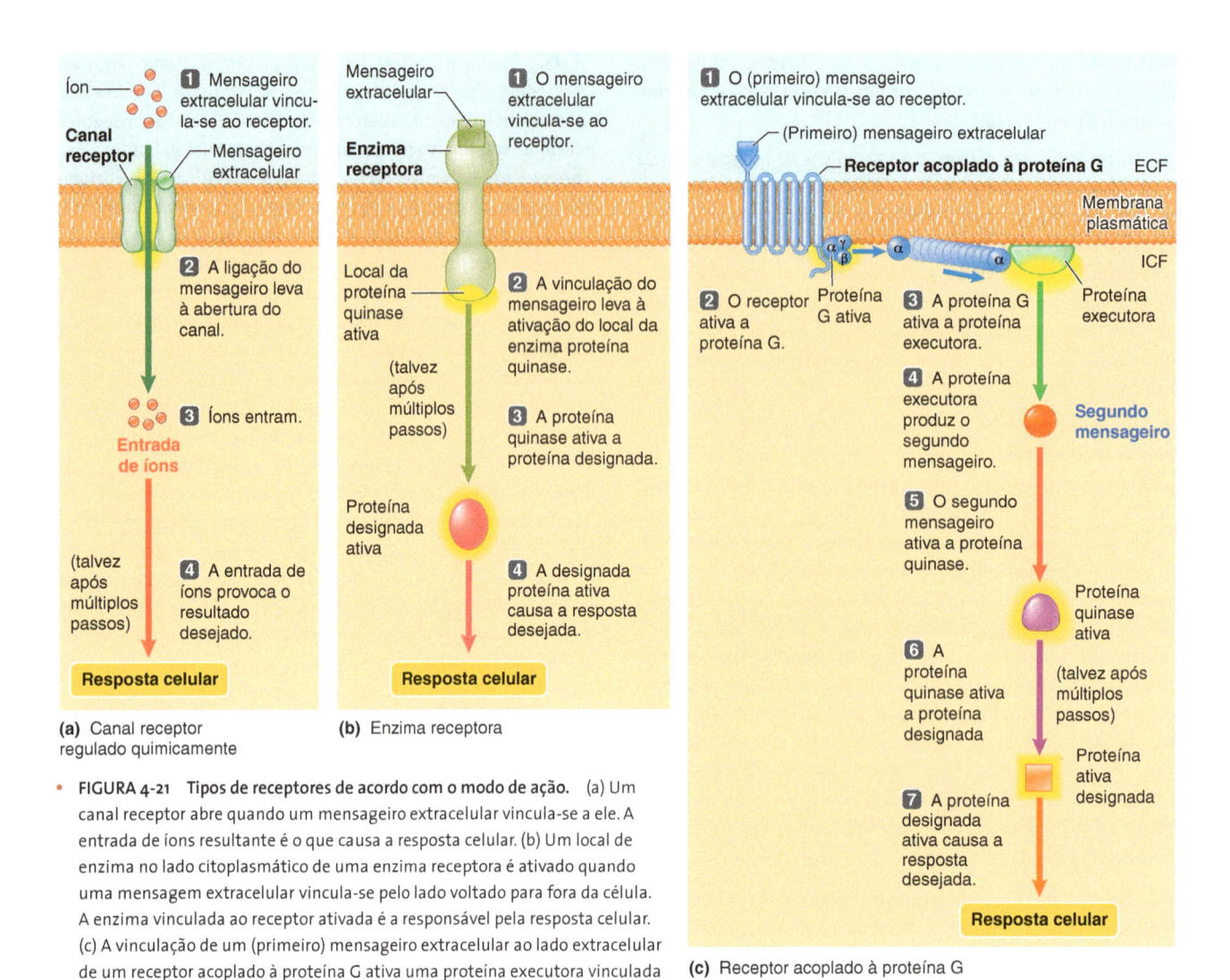

alteram seu formato e função, isto é, são *ativadas*, para realizar essencialmente a resposta celular ditada pelo primeiro mensageiro. A transdução pode ocorrer em um único passo, embora normalmente a fosforilação de um único tipo de proteína não seja suficiente para realizar o trabalho. Normalmente, as proteínas quinases atuam em uma cadeia de reações, chamada de **cascata**, para levar o sinal até as designadas proteínas finais capazes de executar o efeito desejado. A proteína quinase é ativada na vinculação da molécula de sinal ao receptor de superfície de duas maneiras: pela *rota da tirosina quinase* ou pela *via do segundo mensageiro*.

Na rota da tirosina quinase, a mais simples, o *próprio receptor funciona como uma enzima*, a chamada **enzima receptora**, que tem um local de proteína quinase em sua parte voltada para o citoplasma (veja a • Figura 4-21b). Para ativar a proteína quinase, mensageiros extracelulares adequados devem se vincular a dois desses receptores, que se organizam em pares. Na ativação, a proteína quinase do receptor adiciona grupos de fosfato ao próprio receptor (• Figura 4-22). Proteínas designadas dentro da célula reconhecem e vinculam-se ao receptor fosforilado. Então, a proteína quinase do receptor adiciona grupos de fosfato às proteínas vinculadas. Como resultado da fosforilação, as proteínas mudam de formato e função (são ativadas), o que as permite provocar a resposta celular desejada. Nesta modalidade, as partes das proteínas especificamente fosforiladas no receptor e nas proteínas designadas contêm o aminoácido tirosina. Por causa dessa especificidade, tais enzimas receptoras são chamadas de **tirosinas quinases.** O hormônio insulina, que tem função essencial na manutenção da homeostase da glicose, exerce seus efeitos via tirosina quinases. Além disso, muitos fatores que ajudam a regular o crescimento e a divisão celular, como o *fator de crescimento dos nervos* e o *fator de crescimento epidérmico*, atuam via essa rede.

A maioria dos mensageiros químicos extracelulares ativa vias de segundos mensageiros por meio de receptores acoplados à proteína G.

A via do segundo mensageiro é iniciada pela vinculação do primeiro mensageiro (conhecido como mensageiro químico extracelular ou molécula de sinal) a um receptor superficial de mem-

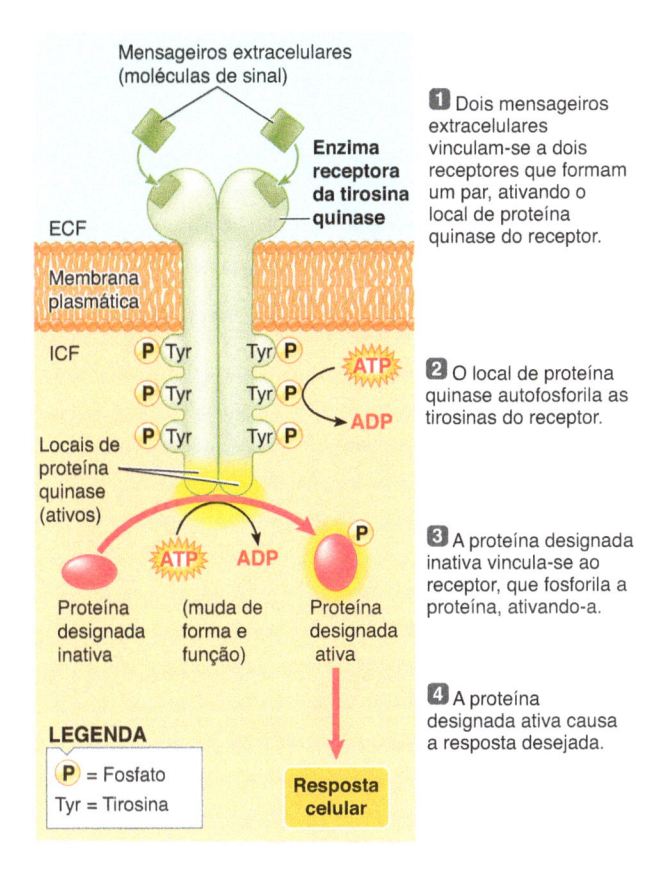

Figura 4-22 — Rota da tirosina quinase

Mensageiros extracelulares (moléculas de sinal) — Enzima receptora da tirosina quinase

ECF / Membrana plasmática / ICF

P = Fosfato; Tyr = Tirosina

1. Dois mensageiros extracelulares vinculam-se a dois receptores que formam um par, ativando o local de proteína quinase do receptor.
2. O local de proteína quinase autofosforila as tirosinas do receptor.
3. A proteína designada inativa vincula-se ao receptor, que fosforila a proteína, ativando-a.
4. A proteína designada ativa causa a resposta desejada.

Locais de proteína quinase (ativos) — Proteína designada inativa → (muda de forma e função) → Proteína designada ativa → Resposta celular

---

brana específico para isso. Nesta via, o *receptor é acoplado a uma proteína G*, apropriadamente denominado **receptor acoplado à proteína G**, que se retorce através da membrana sete vezes (veja a • Figura 4-21c). A vinculação do primeiro mensageiro ao receptor ativa a **proteína G**, que atua como intermediário vinculado à membrana que a percorre para alterar a atividade de uma proteína de membrana próxima, a chamada **proteína executora**. Quando alterada, a proteína executora causa um aumento na concentração de um mensageiro intracelular, conhecido como **segundo mensageiro**. O segundo mensageiro transmite as ordens através de uma cascata de reações bioquímicas dentro da célula, essencialmente causando uma mudança no formato e na função das proteínas designadas. Essas proteínas designadas ativadas realizam a resposta celular determinada pelo primeiro mensageiro. Mais comumente, o segundo mensageiro ativa uma proteína quinase intracelular, que leva à fosforilação e, assim, à alteração na função das proteínas designadas. As vias intracelulares ativadas por um segundo mensageiro são notavelmente semelhantes entre diferentes células, apesar da diversidade das respostas finais. A variabilidade na resposta depende da especialização da célula, não do mecanismo utilizado.

Nota Clínica Cerca de metade de todos os medicamentos prescritos atualmente atua nos receptores acoplados à proteína G. Esses receptores participam de alguma maneira da maioria das funções corporais, portanto, são alvos importantes para diversos remédios utilizados para tratar diversas desordens. Por exemplo, em medicamentos para reduzir a hipertensão, tratar insuficiência cardíaca congestiva, suprimir o ácido estomacal, abrir as vias aéreas em asmáticos, aliviar os sintomas do aumento da próstata, bloquear respostas alérgicas induzidas por histaminas, aliviar a dor e tratar cânceres dependentes de hormônios.

Os efeitos das proteínas quinases nas rotas de transdução de sinal tirosina quinase e segundo mensageiro são revertidos por outro grupo de enzimas, chamadas de **proteínas fosfatases**, que removem grupos de fosfato de proteínas designadas. Diferentemente das proteínas quinases, que são ativas apenas quando um mensageiro extracelular se vincula a um receptor de membrana de superfície, a maioria das proteínas fosfatases é continuamente ativa nas células. Ao remover continuamente grupos de fosfato das proteínas designadas, as proteínas fosfatases rapidamente desativam uma via de transdução de sinal se sua molécula de sinal não estiver mais vinculada na superfície celular.

Alguns neurotransmissores funcionam por meio de sistemas de segundo mensageiro intracelular. A maioria – mas não todos – dos neurotransmissores funciona alterando a conformação de canais receptores regulados quimicamente, mudando, assim, a permeabilidade da membrana e os fluxos de íons ao longo da membrana pós-sináptica, um processo que já lhe é familiar. As sinapses envolvendo essas respostas rápidas são consideradas **sinapses "rápidas"**. No entanto, outro modo de transmissão sináptica utilizado por alguns neurotransmissores, como a *serotonina*, envolve a ativação de segundos mensageiros intracelulares. As sinapses que levam a respostas mediadas por segundos mensageiros são conhecidas como **sinapses "lentas"**, porque tais respostas demoram mais e frequentemente duram mais do que as atingidas por sinapses rápidas. Por exemplo, segundos mensageiros ativados por neurotransmissores podem ativar mudanças celulares pós-sinápticas de longo prazo que, acredita-se, estão vinculadas ao crescimento e desenvolvimento neural, além de possivelmente exercerem uma função no aprendizado e na memória.

Dependendo do tipo de célula, o primeiro mensageiro pode ser liberado da célula-alvo e, ao final, ser degradado pelo fígado e/ou excretado na urina, ou o primeiro mensageiro e o complexo de receptores podem ser removidos por endocitose mediada por receptor, na qual o receptor e o mensageiro químico extracelular são internalizados pela célula-alvo (veja no Capítulo 2).

Sistemas de segundo mensageiro são largamente utilizados em todo o corpo e são um dos principais meios pelo qual a maioria dos hormônios solúveis em água pode provocar seus efeitos. Agora, veremos a comunicação hormonal, na qual examinaremos mais detalhadamente sistemas específicos de segundos mensageiros.

Introdução à Comunicação Hormonal

A **endocrinologia** é o estudo de ajustes químicos homeostáticos e outras atividades realizadas por hormônios, secretados no sangue pelas glândulas endócrinas. Anteriormente, descrevemos os mecanismos moleculares e celulares subjacentes do sistema nervoso – sinalização elétrica dentro dos neurônios e transmissão química de sinais entre os neurônios. Agora, analisaremos as características moleculares e celulares da ação hormonal, comparando semelhanças e diferenças em como os

TABELA 4-4 Classificação Química dos Hormônios

Propriedades	Peptídeos	AMINAS Catecolaminas e Indoleaminas	AMINAS Hormônio da Tireoide	Esteroides
Solubilidade	Hidrofílico	Hidrofílico	Lipofílico	Lipofílico
Estrutura	Cadeias de aminoácidos específicos	Derivada da tirosina (catecolaminas) ou do triptofano (indoleaminas)	Derivado da tirosina iodado	Derivado do colesterol
Síntese	No retículo endoplasmático rugoso; embalado no complexo de Golgi	No citosol	Em coloide dentro da glândula tireoide (veja no Capítulo 19)	Modificação em etapas da molécula de colesterol em diversos compartimentos intracelulares
Armazenamento	Grandes quantidades em grânulos secretórios	Em grânulos secretórios	Em coloide	Não armazenado; precursor do colesterol, armazenado em gotas de lipídio
Secreção	Exocitose dos grânulos	Exocitose dos grânulos	Endocitose de coloide	Difusão simples
Transporte no Sangue	Como hormônio livre	Parcialmente vinculado a proteínas plasmáticas	Majoritariamente vinculado a proteínas plasmáticas	Majoritariamente vinculado a proteínas plasmáticas
Local Receptor	Superfície da célula-alvo	Superfície da célula-alvo	Interior da célula-alvo	Interior da célula-alvo
Mecanismo de Ação	Ativação de vias de segundo mensageiro para alterar a atividade de proteínas pré-existentes que produzem o efeito	Ativação de vias de segundo mensageiro para alterar a atividade de proteínas pré-existentes que produzem o efeito	Ativação de genes específicos para formar novas proteínas que produzem o efeito	Ativação de genes específicos para formar novas proteínas que produzem o efeito
Hormônios deste Tipo	Maioria dos hormônios	Catecolaminas: hormônios da medula adrenal, dopamina do hipotálamo. Indoleaminas: melatonina da pineal	Apenas hormônios das células foliculares da tireoide	Hormônios do córtex adrenal e gônadas e alguns hormônios placentários; a vitamina D (um hormônio) é semelhante ao esteroide

neurônios e as células endócrinas comunicam-se com outras células na transmissão de suas ações reguladoras.

Hormônios são classificados quimicamente como hidrofílicos ou lipofílicos.

Hormônios caem em dois grupos químicos diferentes com base em suas propriedades de solubilidade: *hormônios hidrofílicos* e *lipofílicos*. Hormônios também podem ser classificados de acordo com sua estrutura bioquímica – *peptídeos, aminas* e *esteroides* – e/ou origem, como mostrado a seguir (▲ Tabela 4-4):

1. **Hormônios hidrofílicos** ("que têm afinidade com a água") são altamente solúveis em água e têm baixa solubilidade lipídica. A maioria dos hormônios hidrofílicos é de peptídeos ou hormônios proteicos formados por aminoácidos específicos organizados em uma cadeia de comprimento variável. As cadeias mais curtas são os peptídeos e as mais longas são as proteínas. Por conveniência, mencionamos toda essa categoria como ***peptídeos***. A insulina do pâncreas é um hormônio peptídeo. As ***aminas*** são chamadas assim porque são derivadas dos aminoácidos.

Os hormônios amina incluem dois tipos de hormônios hidrofílicos (catecolaminas e indoleaminas) e um tipo de hormônio lipofílico (hormônio da tireoide). *Catecolaminas* são derivadas do aminoácido tirosina e amplamente secretadas pela medula adrenal. A glândula adrenal consiste de uma medula adrenal interna cercada por um córtex adrenal externo (veremos mais sobre a localização e estrutura das glândulas endócrinas e as funções de hormônios específicos nos próximos capítulos). A epinefrina é o principal hormônio catecolamina. *Indoleaminas* são derivadas do aminoácido triptofano e secretadas pela glândula pineal. A melatonina é o único hormônio indoleamina. Alguns neurotransmissores também são aminas, como a dopamina (uma catecolamina) e a serotonina (uma indoleamina). A dopamina também atua como neuro-hormônio e a serotonina é a precursora para a melatonina, servindo de exemplos das atividades de sobreposição dos sistemas nervoso e endócrino.

2. **Hormônios lipofílicos** ("que têm afinidade com a gordura") têm alta solubilidade lipídica e são pouco solúveis em água. Hormônios lipofílicos incluem hormônio da tireoide e esteroi-

des. *O hormônio da tireoide*, como o nome sugere, é secretado exclusivamente pela glândula tireoide e é um derivado iodado da tirosina. Embora as catecolaminas e o hormônio da tireoide sejam derivados da tirosina, eles se comportam de forma muito diferente por causa de suas propriedades de solubilidade. *Esteroides* são lipídios neutros derivados do colesterol. Neles se incluem os hormônios secretados pelo córtex adrenal, como o cortisol, e os hormônios sexuais (testosterona nos homens e estrogênio nas mulheres) secretados pelos órgãos reprodutores.

Pequenas diferenças na estrutura química entre hormônios dentro de cada categoria frequentemente resultam em profundas diferenças na resposta biológica. Por exemplo, na ● Figura 4-23, observe a diferença sutil entre os hormônios esteroides *testosterona*, o hormônio sexual masculino responsável pela indução ao desenvolvimento de características masculinas, e o *estradiol*, uma forma de estrogênio, que é o hormônio sexual feminilizante feminino.

As propriedades de solubilidade de um hormônio determinam (1) como o hormônio é processado pela célula endócrina, (2) como o hormônio é transportado no sangue e (3) como o hormônio exerce seus efeitos na célula-alvo. Primeiro, consideraremos as diferentes maneiras pelas quais esses tipos de hormônio são processados em seu local de origem, a célula endócrina, antes de comparar seus meios de transporte e mecanismos de ação.

Os mecanismos de síntese, armazenamento e secreção de hormônios variam de acordo com suas diferenças químicas.

Devido a suas diferenças químicas, os meios pelos quais os diversos tipos de hormônios são sintetizados, armazenados e secretados variam.

PROCESSAMENTO DE HORMÔNIOS HIDROFÍLICOS DE PEPTÍDEO
Os hormônios peptídeos são sintetizados e secretados pelas mesmas etapas de fabricação de qualquer proteína exportada da célula (veja a ● Figura 2-3). Do momento em que os hormônios peptídeos são sintetizados até serem secretados, eles estão sempre segregados das proteínas intracelulares, dentro de compartimentos envoltos por membrana. Vejamos uma breve descrição dessas etapas:

1. Grandes proteínas precursoras, ou **pré-pró-hormônios**, são sintetizadas por ribossomos no retículo endoplasmático (RE) rugoso. Então, elas migram para o complexo de Golgi por vesículas de transporte envoltas por membrana que se destacam do RE rugoso.

2. Durante sua jornada pelo RE e pelo complexo de Golgi, os pré-pró-hormônios são podados em hormônios ativos.

3. O complexo de Golgi então embala os hormônios acabados em vesículas secretórias que se destacam e ficam armazenadas no citoplasma até que um sinal adequado ative sua secreção.

4. Mediante estimulação adequada, as vesículas secretórias fundem-se à membrana plasmática e liberam seu conteúdo no exterior por exocitose (veja a p. 28). Tal secreção normalmente não é contínua, mas ativada por estímulos específicos. O sangue, então, coleta os hormônios secretados para distribuição.

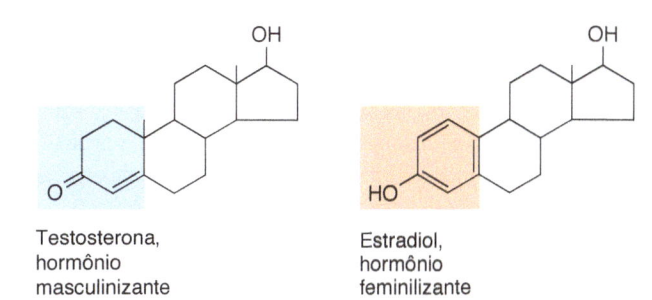

● **FIGURA 4-23** Comparação entre dois hormônios esteroides – testosterona e estradiol.

PROCESSAMENTO DE HORMÔNIOS ESTEROIDES LIPOFÍLICOS
Todas as células esteroidogênicas (produtoras de esteroides) executam as seguintes etapas e liberam seu produto hormonal:

1. O colesterol é o precursor comum de todos os hormônios esteroides.

2. A síntese de diversos hormônios esteroides do colesterol exige uma série de reações enzimáticas que modificam a molécula de colesterol básica – por exemplo, ao variar o tipo e a posição de grupos laterais acoplados à estrutura do colesterol. Cada conversão do colesterol para um hormônio esteroide específico exige a ajuda de diversas enzimas limitadas a determinados órgãos esteroidogênicos. Assim, cada órgão esteroidogênico pode produzir apenas o hormônio ou hormônios esteroides para os quais tem um conjunto completo de enzimas adequadas. Por exemplo, uma enzima essencial necessária para produzir *cortisol* é encontrada apenas no córtex adrenal, portanto, nenhum outro órgão esteroidogênico pode produzir esse hormônio.

3. Diferentemente dos hormônios peptídicos, os hormônios esteroides não são armazenados. Quando formados, os hormônios esteroides lipossolúveis difundem-se através da membrana plasmática lipídica da célula esteroidogênica para entrar no sangue. Apenas o precursor do hormônio colesterol é armazenado em quantidades consideráveis dentro de células esteroidogênicas. Da mesma forma, a taxa de secreção de hormônio esteroide é controlada totalmente pela taxa de síntese do hormônio. Em contraste, a secreção do hormônio peptídico é controlada essencialmente pela regulagem da liberação de hormônio pré-sintetizado armazenado.

4. Após sua secreção no sangue, alguns hormônios esteroides, além do hormônio da tireoide, passam por outras interconversões dentro do sangue ou outros órgãos, onde se transformam em hormônios diferentes ou mais potentes.

As catecolaminas adrenomodulares e o hormônio da tireoide têm rotas sintéticas e secretórias peculiares que serão descritas quando abordarmos cada um desses hormônios especificamente nos capítulos endócrinos (Capítulos 18 e 19).

Hormônios hidrofílicos dissolvem-se no plasma e os lipofílicos são transportados pelas proteínas plasmáticas.

Todos os hormônios são transportados pelo sangue, mas nem todos da mesma maneira:

- Os hormônios hidrofílicos peptídicos são transportados simplesmente dissolvidos no sangue.

- Hormônios esteroides e de tireoide lipofílicos, pouco solúveis em água, não se dissolvem no sangue aquoso. Em vez disso, a maioria dos hormônios lipofílicos circula até suas células-alvo vinculados, de maneira reversível, a proteínas plasmáticas no sangue. Algumas proteínas plasmáticas carregam apenas um tipo de hormônio, enquanto outras, como a albumina, coletam indiscriminadamente qualquer hormônio de "carona".

Apenas uma parte pequena, desvinculada e livremente dissolvida, de um hormônio lipofílico é biologicamente ativa (isto é, livre para atravessar as paredes de capilares e vincular-se a receptores da célula-alvo a fim de exercer um efeito). Depois que um hormônio interagiu com uma célula-alvo, ele é rapidamente desativado ou removido, de forma que não esteja mais disponível para interação com outra célula-alvo. Como o hormônio vinculado ao transportador está em equilíbrio dinâmico com o grupo de hormônios livres, a forma vinculada dos hormônios esteroides e tireoides oferece grande reserva desses hormônios lipofílicos, que pode ser utilizada para reabastecer o grupo livre ativo. Para manter a função endócrina normal, a intensidade do pequeno grupo livre efetivo, e não a concentração total no sangue de um hormônio lipofílico em particular, é monitorada e ajustada.

- As catecolaminas são diferentes porque apenas 50% desses hormônios hidrofílicos circulam como hormônios livres – os outros 50% são levemente vinculados à albumina da proteína plasmática. Como as catecolaminas são solúveis em água, a importância desse vínculo proteico é incerta.

Nota Clínica As propriedades químicas de um hormônio determinam não apenas o meio pelo qual o sangue o transporta, mas também como ele pode ser artificialmente introduzido no sangue para fins terapêuticos. Como o sistema digestório não secreta enzimas que podem digerir hormônios esteroides e de tireoide, tais hormônios, como os esteroides sexuais contidos nas pílulas anticoncepcionais, são absorvidos intactos, quando ingeridos oralmente, do trato digestório até o sangue. Nenhum outro tipo de hormônio pode ser tomado oralmente, porque seriam atacados e convertidos em fragmentos inativos pelas enzimas digestoras de proteínas. Portanto, esses hormônios devem ser ministrados por vias não orais. Por exemplo, a deficiência de insulina normalmente é tratada com injeções diárias.

A seguir, examinaremos como hormônios hidrofílicos e lipofílicos variam quanto aos mecanismos de ação em suas células-alvo.

Hormônios geralmente produzem seu efeito ao alterar as proteínas intracelulares.

Para induzir seu efeito, os hormônios devem vincular-se a receptores da célula-alvo específicos a eles. Cada interação entre um hormônio em particular e um receptor da célula-alvo produz uma resposta altamente característica que difere entre hormônios e entre diferentes células-alvo afetadas pelo mesmo hormônio. A localização dos receptores dentro da célula-alvo e o mecanismo pelo qual a vinculação do hormônio com os receptores induz uma resposta variam, dependendo das características de solubilidade do hormônio.

LOCALIZAÇÃO DOS RECEPTORES DE HORMÔNIOS HIDROFÍLICOS E LIPOFÍLICOS
Os hormônios podem ser agrupados em duas categorias com base na localização principal de seus receptores:

1. Os peptídeos e catecolaminas hidrofílicos, que têm má solubilidade lipídica, não conseguem atravessar as barreiras da membrana lipídica das células-alvo. Em vez disso, eles se vinculam a receptores específicos na *superfície externa da membrana plasmática* da célula-alvo.

2. Os hormônios da tireoide e esteroides lipofílicos atravessam facilmente a membrana da superfície para se vincular a receptores específicos localizados *dentro* da célula-alvo.

MEIOS GERAIS DE AÇÃO HORMONAL HIDROFÍLICA E LIPOFÍLICA
Embora os hormônios causem uma ampla variedade de respostas biológicas, essencialmente influenciam suas células-alvo ao alterarem as proteínas da célula em uma de duas formas principais:

1. Hormônios hidrofílicos, vinculados à superfície, atuam em geral pela *ativação de vias de segundo mensageiro* dentro da célula-alvo. Esta ativação diretamente *altera a atividade de proteínas intracelulares preexistentes, normalmente enzimas*, para produzir o efeito desejado.

2. Hormônios lipofílicos funcionam principalmente pela *ativação de genes específicos* na célula-alvo, *causando a formação de novas proteínas intracelulares*, que, por sua vez, produzem o efeito desejado. As novas proteínas podem ser enzimáticas ou estruturais.

Vamos examinar os dois mecanismos principais de ação hormonal (ativação de vias de segundo mensageiro e ativação de genes) mais detalhadamente.

Hormônios hidrofílicos alteram as proteínas preexistentes mediante sistemas de segundo mensageiro.

A maioria dos hormônios hidrofílicos (peptídeos e catecolaminas) vincula-se a receptores da membrana superficial acoplados à proteína G e produz seus efeitos em suas células-alvo ao atuar por um sistema de segundo mensageiro que altera a atividade de proteínas preexistentes. Há duas principais vias de segundo mensageiro: uma utiliza a **adenosina monofosfato cíclica** (**AMP cíclica** ou **cAMP**) como segundo mensageiro e a outra emprega íons Ca^{2+} nesta função.

Ambas as vias utilizam uma proteína G, encontrada na superfície interna da membrana plasmática, como um intermediário entre o receptor e a proteína executora (● Figura 4-24). Proteínas G têm esse nome porque se vinculam a nucleotídeos de guanina – *guanosina trifosfato (GTP)*, quando ativas, ou *guanosina difosfato (GDP)*, quando inativas. Uma proteína G inativa consiste em um complexo de subunidades alfa (α), beta (β) e gama (γ), com uma molécula de GDP vinculada à subunidade α. Foram identificadas diversas proteínas G diferentes, com uma variedade de subunidades α. As diferentes proteínas G são ativadas em resposta à vinculação de diversos primeiros mensageiros

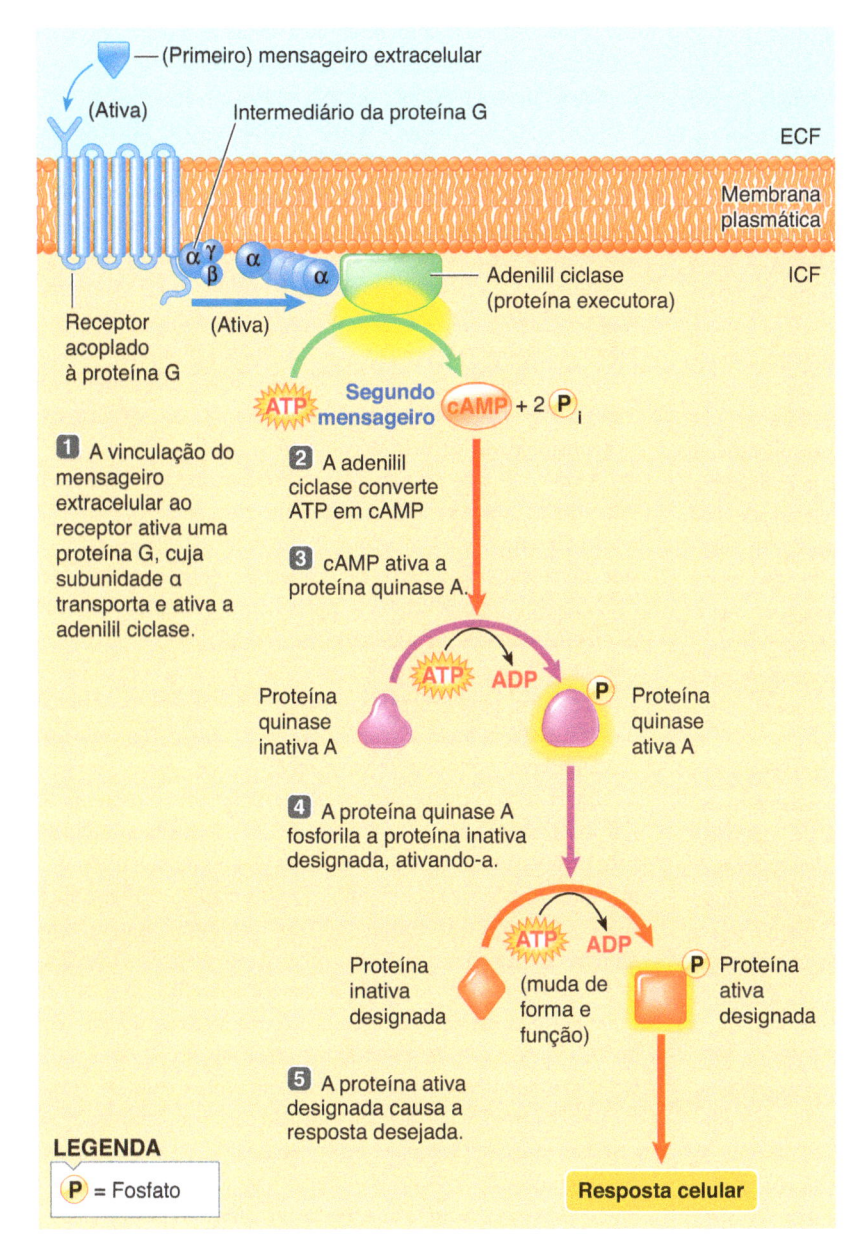

FIGURA 4-24 Mecanismo de ação de hormônios hidrofílicos via ativação da rota de segundo mensageiro AMP cíclica.

Legenda da figura:
- (Primeiro) mensageiro extracelular
- (Ativa)
- Intermediário da proteína G
- ECF
- Membrana plasmática
- Receptor acoplado à proteína G
- (Ativa)
- Adenilil ciclase (proteína executora)
- ICF
- ATP → Segundo mensageiro cAMP + 2 P_i

1 A vinculação do mensageiro extracelular ao receptor ativa uma proteína G, cuja subunidade α transporta e ativa a adenilil ciclase.

2 A adenilil ciclase converte ATP em cAMP.

3 cAMP ativa a proteína quinase A.

- Proteína quinase inativa A → ATP → ADP → Proteína quinase ativa A (P)

4 A proteína quinase A fosforila a proteína inativa designada, ativando-a.

- Proteína inativa designada → ATP → ADP (muda de forma e função) → Proteína ativa designada (P)

5 A proteína ativa designada causa a resposta desejada.

→ Resposta celular

LEGENDA
P = Fosfato

---

aos receptores de superfície. Quando um mensageiro extracelular inadequado (primeiro mensageiro) vincula-se a seu receptor, este se acopla à proteína G adequada, resultando na liberação de GDP do complexo de proteínas G. O GTP, então, acopla-se à subunidade α, ação que ativa a proteína G. Quando ativada, a proteína G separa-se do complexo de proteínas G e trafega ao longo da superfície interna da membrana plasmática até que atinja uma proteína executora. Uma proteína executora é uma enzima ou um canal iônico dentro da membrana. A subunidade α vincula-se à proteína executora e altera sua atividade. Pesquisadores identificaram mais de 300 receptores diferentes que transmitem instruções sobre mensageiros extracelulares através da membrana até proteínas executoras através das proteínas G.

VIA DO SEGUNDO MENSAGEIRO AMP CÍCLICA O AMP cíclico é o segundo mensageiro mais utilizado. Na descrição a seguir da rota cAMP, os passos numerados correlacionam-se aos passos numerados na • Figura 4-24.

A vinculação do primeiro mensageiro ao seu receptor na superfície da membrana ativa a proteína G associada, que, por sua vez, ativa a proteína executora, neste caso a enzima **adenilil ciclase** (passo 1), que está localizada no lado citoplasmático da membrana plasmática. A adenilil ciclase induz a conversão de ATP intracelular em cAMP ao dividir dois dos fosfatos (passo 2) (esta é a mesma ATP utilizada como moeda energética comum no organismo). Atuando como segundo mensageiro intracelular, a cAMP ativa uma série pré-programada de passos bioquímicos dentro da célula para causar a resposta ditada pelo primeiro mensageiro. Para começar, a AMP cíclica ativa uma enzima intracelular específica, a **proteína quinase A** (passo 3). A proteína quinase A, por sua vez, fosforila uma determinada proteína intracelular preexistente, como uma enzima importante de uma rota metabólica em particular. A fosforilação faz com que a proteína mude de forma e função, ativando-a assim (passo 4). Esta proteína ativada causa a resposta final da célula-alvo ao primeiro mensageiro (passo 5). Por exemplo, a atividade de determinada proteína enzimática que regula um evento metabólico específico pode aumentar ou diminuir.

Observe que, nesta via de transdução de sinal, os passos envolvendo o primeiro mensageiro extracelular, o receptor, o complexo de proteínas G e a proteína executora ocorrem *na membrana plasmática* e causam a ativação do segundo mensageiro. O mensageiro extracelular não consegue entrar na célula para entregar sua mensagem "em mãos" às proteínas que executam a resposta desejada. Em vez disso, ele inicia eventos da membrana que ativam um segundo mensageiro intracelular, a cAMP. O segundo mensageiro, então, ativa uma reação em cadeia de eventos bioquímicos *dentro da célula* que leva à resposta celular.

Diferentes tipos de célula têm diferentes proteínas disponíveis para fosforilação e modificação por proteína quinase A. Portanto, um *segundo mensageiro comum, como a cAMP, pode induzir respostas bastante diferentes em células diferentes, dependendo de quais proteínas forem modificadas*. A AMP cíclica pode ser considerada um "interruptor" molecular que pode "ativar" (ou "desativar") diferentes eventos celulares, dependendo dos tipos de atividade proteica essencialmente modificados em diversas células-alvo. O tipo de proteínas alterado por um segundo mensageiro depende da especialização exclusiva de um tipo de célula em particular. Isso pode ser comparado a conseguir iluminar ou ventilar uma sala utilizando um interruptor de parede conectado a um dispositivo próprio para acender uma luz (um lustre) ou para circular o ar (um ventilador de teto). No corpo, a reatividade variável quando o interruptor é aceso resulta de diferenças geneticamente programadas nos conjuntos de proteínas dentro de diferentes células. Por exemplo, dependendo de sua localização celular, ativar a rota cAMP pode modificar a frequência cardíaca, estimular a formação de hormônios sexuais femininos nos ovários, quebrar a glicose armazenada no fígado, controlar a retenção de água durante a formação de urina nos rins, criar traços de memória simples no cérebro ou causar a percepção de um gosto doce por uma papila gustativa.

Depois que a resposta é concluída, a subunidade α separa um fosfato, convertendo GTP em GDP, essencialmente se desligando. Depois, reúne as subunidades β e γ para restaurar o complexo de proteínas G inativo. A AMP cíclica e outras substâncias químicas participantes são desativadas para que a mensagem intracelular seja "apagada" e a resposta possa ser encerrada. Por exemplo, a cAMP é rapidamente degradada pela **fosfodiesterase**, uma enzima citosólica continuamente ativa. Esta ação oferece outro meio altamente eficiente de desativar a resposta quando ela não é mais necessária. Outros meios complementares de encerrar a resposta são a remoção dos fosfatos adicionados pela proteína fosfatase ou a remoção do primeiro mensageiro.

VIA DO SEGUNDO MENSAGEIRO Ca^{2+} Algumas células utilizam Ca^{2+} em vez de cAMP como segundo mensageiro. Em tais casos, a vinculação do primeiro mensageiro ao receptor de superfície eventualmente leva, por meio das proteínas G, à ativação da enzima **fosfolipase C**, uma proteína executora vinculada ao lado interno da membrana (passo ❶ na • Figura 4-25). Esta enzima quebra o **fosfatidilinositol bifosfato** (abreviado como **PIP_2**), um componente das caudas das moléculas de fosfolipídios dentro da própria membrana. Os produtos da quebra de PIP_2 são o **diacilglicerol (DAG)** e o **inositol trifosfato (IP_3)** (passo ❷). O DAG solúvel em lipídio continua na bicamada lipídica da membrana plasmática, mas o IP_3 solúvel em água difunde-se no citosol. O IP_3 mobiliza o Ca^{2+} intracelular armazenado no retículo endoplasmático para aumentar o Ca^{2+} do citosol ao vincular-se com canais receptores regulados por IP_3 na membrana do RE (passo ❸a). O cálcio, então, assume a função de segundo mensageiro, provocando a resposta comandada pelo primeiro mensageiro. Muitos dos eventos celulares dependentes de Ca^{2+} são ativados pelo acionamento da **calmodulina**, uma proteína de vinculação ao Ca^{2+} intracelular (passo ❹a). A ativação da calmodulina pelo Ca^{2+} é semelhante à ativação da proteína quinase A pela cAMP. A partir daqui, os padrões das duas rotas são semelhantes. A calmodulina ativada fosforila as proteínas designadas (talvez em diversas etapas), fazendo, assim, com que essas proteínas mudem de forma e função, ativando-as (passo ❺a). As proteínas ativas designadas causam a resposta celular desejada final (passo ❻a). Por exemplo, esta rota é o meio pelo qual mensageiros químicos podem ativar a contração dos músculos lisos. Observe que, nesta rota, a calmodulina, não a proteína quinase, gera a mudança necessária na forma e função das proteínas designadas para realizar o trabalho.

Simultaneamente à rota de IP_3, o outro produto da quebra de PIP_2, o DAG, dispara outra via de segundo mensageiro (o IP_3 e o DAG às vezes são considerados segundos mensageiros). O DAG ativa a **proteína quinase C (PKC)** (passo ❸b), que fosfo-

rila proteínas designadas, diferentes daquelas fosforiladas pela calmodulina (passo ❹b). A mudança resultante no formato e na função dessas proteínas resulta em sua ativação. Tais proteínas ativas produzem outra resposta celular (passo ❺b). Embora este seja atualmente o tema de muitas pesquisas, a rota de DAG ainda não foi tão bem compreendida quanto as outras rotas de sinalização. O IP_3 e o DAG normalmente ativam ações complementares dentro de uma célula-alvo para atingir uma meta comum porque ambos esses produtos são formados ao mesmo tempo em resposta ao mesmo primeiro mensageiro. Por exemplo, os mensageiros químicos extracelulares promovem maior atividade contrátil do músculo liso dos vasos sanguíneos via rota IP_3/Ca^{2+} intracelular/calmodulina e a rota do DAG aumenta a sensibilidade do aparato contrátil ao Ca^{2+}.

A via do IP_3 não é o único meio de aumentar o Ca^{2+} intracelular. O Ca^{2+} pode ser aumentado pela entrada a partir do ECF ou pela liberação do Ca^{2+} armazenado dentro da célula por outros meios que não a via do IP_3. Canais de cálcio na membrana da superfície e no retículo endoplasmático podem ser abertos por meios elétricos ou químicos. Por exemplo, a abertura de canais de Ca^{2+} da membrana de superfície regulados por voltagem é responsável pela exocitose do neurotransmissor do terminal do axônio. Além disso, os canais de Ca^{2+} da membrana superficial podem ser abertos pela ativação dos receptores que servem de canais ou via ativação de receptores acoplados à proteína G. Em outra via, a abertura dos canais de Na^+ e K^+ da membrana da superfície através de canais receptores leva a sinais elétricos que abrem canais de Ca^{2+} no retículo endoplasmático. A última via é como o neurotransmissor liberado dos terminais dos neurônios motores ativa a contração dos músculos esqueléticos. O aumento resultante no Ca^{2+} intracelular ativa o aparelho contrátil. As redes ficam ainda mais complexas do que isso. O cálcio que vem do ECF pode servir de segundo mensageiro para ativar uma liberação ainda maior de Ca^{2+} dos estoques intracelulares, como faz para causar a contração no músculo cardíaco. Tudo isso soa confuso, mas esses exemplos servem para ilustrar a complexidade da sinalização, não para sobrecarregar. Veremos mais detalhes dessas rotas quando adequado, em capítulos posteriores.

Além disso, as vias de cAMP e Ca^{2+} frequentemente se sobrepõem ao provocar determinada atividade celular. Por exemplo, a cAMP e o Ca^{2+} podem influenciar um ao outro. A calmodulina ativada por cálcio pode regular a adenilil ciclase e, assim, influenciar a cAMP, enquanto a proteína quinase A pode fosforilar e, assim, mudar a atividade de canais de Ca^{2+} ou transportadores. Portanto, as vias de sinalização celular podem se comunicar entre si para integrar suas respostas. Esta interação entre vias é denominada **diálogo**.

Embora as vias de cAMP e Ca^{2+} sejam os sistemas de segundo mensageiro mais prevalentes, não são os únicos. Por exemplo, em algumas células, a **guanosina monofosfato cíclica (GMP cíclica)** serve de segundo mensageiro em um sistema análogo ao sistema cAMP. Em outras células, o segundo mensageiro ainda é desconhecido. Lembre que a ativação de segundos mensageiros é um mecanismo universal utilizado por diversos mensageiros extracelulares além de hormônios hidrofílicos (veja o quadro nas páginas 124–125, ■ **Conceitos, Desafios e Controvérsias**, para uma descrição de uma rota de transdução de sinal surpreendente – que faz com que uma célula se mate).

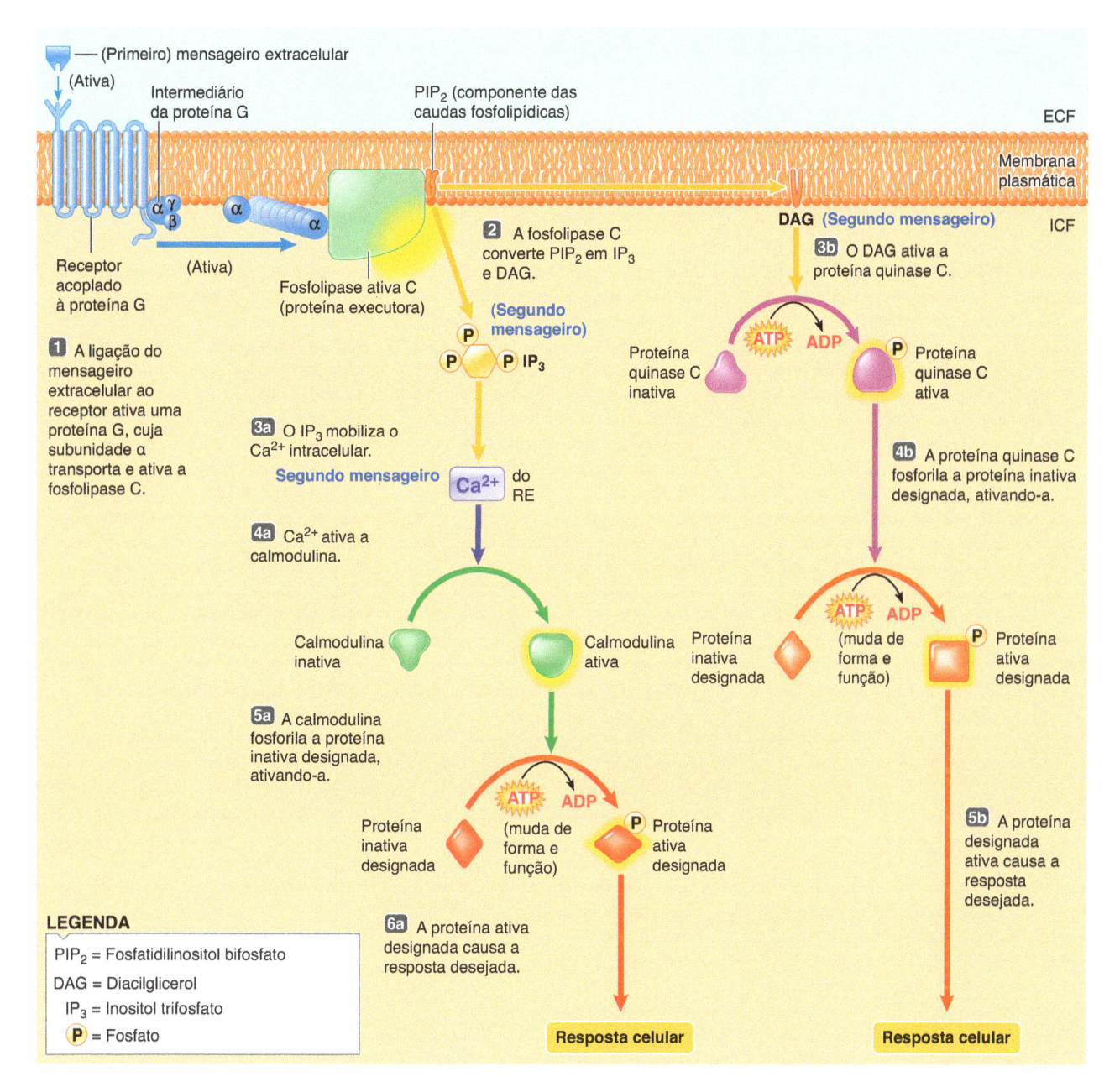

• **FIGURA 4-25** Mecanismo de ação de hormônios hidrofílicos via ativação simultânea da rota do segundo mensageiro IP_3/Ca^{2+} e da rota DAG.

AMPLIFICAÇÃO POR UMA VIA DE SEGUNDO MENSAGEIRO Diversos pontos restantes sobre ativação do receptor e ativação de eventos merecem atenção. Primeiro, considerando o número de passos em uma cadeia de transmissão de segundos mensageiros, é possível perguntar por que tantos tipos de célula utilizam o mesmo sistema complexo para realizar uma gama tão variada de funções. Os diversos passos de uma via de segundo mensageiro são, na verdade, vantajosos, porque o efeito em cascata (multiplicador) dessas rotas amplifica bastante o sinal inicial (• Figura 4-26). Essa *amplificação* possibilita que a saída de um sistema seja muito maior do que a entrada. Utilizando a rota de cAMP como exemplo, a vinculação de uma molécula de mensageiro extracelular a um receptor ativa diversas moléculas de adenilil ciclase (digamos, hipoteticamente, 10), cada uma ativando muitas (em nosso exemplo, vamos dizer 100) moléculas de cAMP. Cada molécula de cAMP atua, então, em uma única proteína quinase A, que fosforila e, assim, influencia muitas (novamente, digamos, 100) proteínas específicas, como enzimas. Cada enzima, por sua vez, é responsável por produzir muitas (por exemplo, mais 100) moléculas de um produto em particular, como um produto secretório. O resultado desta cascata, com um evento atingindo o seguinte na sequência, é uma tremenda amplificação do sinal inicial. Em nosso exemplo hipotético, uma molécula de mensageiro extracelular seria responsável por induzir a produção de 10 milhões de moléculas de um produto secretório. Desta forma, concentrações muito baixas de hormônios e de outros mensageiros químicos podem ativar respostas celulares pronunciadas.

CONCEITOS, DESAFIOS E CONTROVÉRSIAS

Suicídio Celular Programado: Um Exemplo Surpreendente de Rede de Transdução de Sinais

Na grande maioria dos casos, as redes de transdução de sinais ativadas pela conexão de um mensageiro químico extracelular ao receptor de membrana na superfície da célula têm o objetivo de promover o funcionamento, crescimento, sobrevivência ou reprodução adequada da célula. No entanto, cada célula também possui uma via embutida incomum que, se ativada, faz com que ela cometa suicídio ao acionar enzimas intracelulares fragmentadoras de proteína, fatiando a célula em pequenos pedaços descartáveis. Tal morte celular programada e intencional é chamada de **apoptose** (este termo significa "cair", em referência à queda de células que não são mais úteis, assim como as folhas de outono caem das árvores). A apoptose é uma parte normal da vida – células individuais que se tornaram supérfluas ou desordenadas são ativadas para se autodestruir pelo bem maior da manutenção da saúde de todo o organismo.

Funções da Apoptose
Veja exemplos das funções vitais executadas por este programa intrínseco de sacrifício:

- *A autoeliminação previsível de algumas células é parte normal do desenvolvimento.* Determinadas células indesejadas produzidas durante o desenvolvimento são programadas para se autoeliminar à medida que o corpo é esculpido em sua forma final. Durante o desenvolvimento de uma fêmea, por exemplo, a apoptose remove deliberadamente os dutos embrionários capazes de formar um trato reprodutivo masculino. Da mesma maneira, a apoptose esculpe os dedos da mão, que durante o desenvolvimento se parece com uma luva de cozinha, ao eliminar as membranas semelhantes a teias entre eles.
- *A apoptose é importante na rotação de tecidos no organismo adulto.* O funcionamento ideal da maioria dos tecidos depende de um equilíbrio entre a produção controlada de novas células e a autodestruição celular regulada. Este equilíbrio mantém o número adequado de células em determinado tecido e ao mesmo tempo garante um suprimento controlado de células novas que estão no pico de seu desempenho.
- *A morte celular programada tem função importante no sistema imunológico.* A apoptose oferece um meio de remover células infectadas por vírus danosos. Além disso, depois que os glóbulos brancos que combatem as infecções encerram sua função determinada, não são mais necessários e, assim, se suicidam.
- *Células indesejáveis que ameaçam a homeostase tipicamente são removidas do organismo pela apoptose.* Esta lista inclui células envelhecidas, que sofreram lesão irreparável por exposição à radiação ou outros venenos ou que de alguma forma se deformaram. Muitas células, após sofrerem mutação, são eliminadas por este meio antes de se tornarem totalmente cancerosas.

Comparação entre Apoptose e Necrose
A apoptose não é o único meio pelo qual uma célula pode morrer, mas é o mais organizado. A apoptose é uma forma controlada, intencional e limpa de remover células individuais que não são mais necessárias ou que representam uma ameaça ao organismo. A outra forma de morte celular, a **necrose** (que significa "fazer morrer"), é a morte acidental, descontrolada e desorganizada de células úteis que foram danificadas por um agente externo à célula, como por um golpe físico, privação de O_2 ou doenças. Por exemplo, as células do músculo cardíaco privadas de O_2 pelo bloqueio completo dos vasos sanguíneos que as alimentam durante um ataque cardíaco morrem em resultado da necrose (veja no Capítulo 9).

Embora a necrose e a apoptose resultem em morte celular, suas etapas constitutivas são bastante diferentes. Na necrose, as células que morrem são vítimas passivas, enquanto na apoptose as células participam ativamente em sua própria morte. Na necrose, a célula ferida não consegue bombear Na^+ para fora da maneira normal. Como resultado, a água entra por osmose, fazendo com que a célula inche e se rompa. Na necrose, normalmente a lesão que causa a morte celular prejudica muitas células nos arredores, portanto, muitas células vizinhas incham e se rompem juntas. A liberação do conteúdo intracelular nos tecidos ao redor inicia uma resposta inflamatória no local danificado (veja o Capítulo 12). Infelizmente, essa resposta inflamatória pode prejudicar células saudáveis vizinhas.

Em contraste, a apoptose mira células individuais para destruição, deixando as células vizinhas intactas. Uma célula condenada sinalizada para cometer suicídio separa-se de suas vizinhas e depois contrai-se, em vez de inchar e explodir. A mitocôndria da célula começa a extravasar, permitindo que o citocromo *c* saia para o citosol. O citocromo *c*, um componente do sistema de transporte de elétrons, normalmente participa da fosforilação oxidativa para produzir ATP (veja o Capítulo 2). Entretanto, fora de seu ambiente mitocondrial típico, o citocromo *c* ativa uma cascata de enzimas fragmentadoras de proteínas intracelulares normalmente

---

REGULAGEM DE RECEPTORES Embora os receptores de membrana sirvam de elos entre primeiros e segundos mensageiros extracelulares na regulagem de atividades celulares específicas, eles mesmos também são frequentemente sujeitos a regulagem. Em muitos casos, o número e a afinidade (atração de um receptor por seu mensageiro químico) dos receptores podem ser alterados, dependendo das circunstâncias. Por exemplo, uma elevação crônica da insulina no sangue causa uma redução no número de receptores de insulina. Mais tarde, quando discutirmos detalhadamente glândulas endócrinas específicas, veremos mais sobre este mecanismo de regulagem da reatividade de uma célula-alvo a seu hormônio.

Nota Clínica Muitas doenças podem ser associadas ao mau funcionamento de receptores ou defeitos na sucessão de redes de transdução de sinais. Por exemplo, receptores defeituosos são responsáveis pelo **nanismo de Laron**. Nesta condição, a pessoa é anormalmente baixa, apesar de ter níveis normais de hormônio do crescimento, porque seus tecidos não conseguem responder normalmente a esse hormônio. Isso contrasta com o tipo mais comum de nanismo, no qual a

inativas, as **caspases**, que matam a célula por dentro. As caspases liberadas atuam como tesouras moleculares e desmontam sistematicamente a célula. Fragmentando proteína após proteína, elas picotam o núcleo, desmontando seu DNA essencial à vida, depois decompõem o citoesqueleto retentor do formato interno e, por fim, dividem a própria célula em pacotes descartáveis envolvos por membranas (veja a foto). O importante é que o conteúdo da célula moribunda continua envolto pela membrana plasmática por todo o processo de autoexecução, evitando, assim, a dispersão do conteúdo celular potencialmente danoso característico da necrose. Nenhuma resposta inflamatória é ativada e, portanto, nenhuma célula vizinha é prejudicada. Em vez disso, as células na vizinhança captam e destroem rapidamente os fragmentos da célula em apoptose por fagocitose. Os produtos da decomposição são reciclados para outras finalidades conforme necessário. Todo o tecido continuou funcionando normalmente enquanto a célula-alvo eliminou-se de forma não obstrutiva.

Controle da Apoptose

Se cada célula contém caspases, o que normalmente mantém essas enzimas potentes e autodestrutivas sob controle (isto é, em forma inativa) em células que são úteis para o organismo e devem continuar vivendo? Por outro lado, o que ativa a cascata de caspases executoras da morte em células indesejadas destinadas a se autoeliminar? Devido à importância dessas decisões de vida ou morte, não é de surpreender que diversas redes controlem cuidadosamente este "ser ou não ser" celular. Uma célula normalmente recebe um fluxo constante de "sinais de sobrevivência", reafirmando à célula que ela é útil ao corpo, que tudo está bem no ambiente interno que a cerca e que tudo está em boas condições de funcionamento dentro dela. Esses sinais incluem fatores de crescimento específicos do tecido, alguns hormônios e contato adequado com células vizinhas e com a matriz extracelular. Tais sinais de sobrevivência extracelulares ativam rotas intracelulares que bloqueiam a ativação da cascata de caspase, restringindo, assim, o maquinário de morte da célula. A maioria das células é programada para cometer suicídio se não recebe seus sinais asseguradores de sobrevivência. Com as proteções normais removidas, as enzimas letais fragmentadoras de proteína são liberadas. Por exemplo, a retirada de fatores de crescimento ou a separação da matriz extracelular faz com que uma célula se suicide imediatamente.

Além disso, as células exibem "receptores de morte" em sua membrana plasmática que recebem "sinais de morte" específicos extracelulares, como um hormônio em particular ou um mensageiro químico específico dos glóbulos brancos. A ativação de redes de morte por esses sinais pode se sobrepor às vias ativadas pelos sinais de sobrevivência. A rota de transdução de sinais da morte aciona rapidamente o maquinário interno de apoptose, levando a célula a seu próprio fim. Da mesma forma, o maquinário de autoexecução é ativado quando uma célula sofre lesão intracelular irreparável. Assim, alguns sinais bloqueiam a apoptose e outros a promovem. O fato de uma célula viver ou morrer depende de qual desses sinais concorrentes é dominante em determinado momento. Embora todas as células tenham o mesmo maquinário da morte, variam quanto aos sinais específicos que induzem seu suicídio.

Considerando que a vida de cada célula está em equilíbrio delicado a todo momento, não é de surpreender que o controle falho da apoptose – resultando em excesso ou falta de suicídio celular – aparentemente participe de muitas doenças sérias. Acredita-se que o excesso de atividade de apoptose colabore para a morte de células cerebrais associada ao mal de Alzheimer, ao mal de Parkinson e aos derrames, além da morte prematura de células importantes que combatem a infecção na AIDS. De maneira oposta, a falta de apoptose provavelmente desempenha um papel no câncer. Indícios apontam que as células cancerosas não respondem aos sinais extracelulares normais que promovem a morte celular. Como essas células não morrem quando comandadas, desenvolvem-se excessivamente, formando uma massa caótica e descontrolada.

A apoptose atualmente é um dos tópicos de pesquisa de maior interesse na área. Pesquisadores buscam classificar os diversos fatores envolvidos nas rotas de transdução de sinal que controlam esse processo. Eles esperam encontrar formas de interferir com o maquinário da apoptose, de forma a encontrar novas terapias tremendamente necessárias para o tratamento de vários dos grandes assassinos.

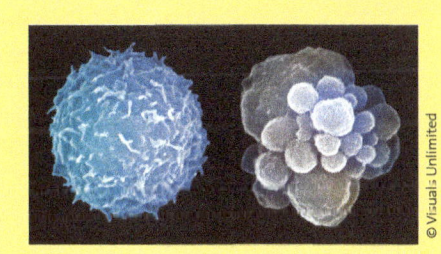

Uma célula normal (esquerda) e uma célula em apoptose (direita)

pessoa é anormalmente baixa por causa de uma deficiência no hormônio do crescimento. Como outro exemplo, as toxinas liberadas por algumas bactérias infecciosas, como as que causam cólera e coqueluche, mantêm as rotas de segundos mensageiros "acionadas" em um alto nível. A **toxina da cólera** evita que a proteína G envolvida converta GTP em GDP, mantendo assim a proteína G em seu estado ativo. A **toxina pertussis** (da **coqueluche**) bloqueia a inibição da adenilil ciclase, mantendo assim a sucessão da via de segundo mensageiro continuamente ativa.

Após examinarmos os meios pelos quais os hormônios hidrofílicos alteram suas células-alvo, estudaremos agora o mecanismo de ação dos hormônios lipofílicos.

Ao estimular os genes, hormônios lipofílicos promovem a síntese de novas proteínas.

Todos os hormônios lipofílicos (hormônios esteroides e da tireoide) vinculam-se a receptores intracelulares e produzem essencialmente efeitos em suas células-alvo ao ativarem genes específicos que causam a síntese de novas proteínas, como resumido na • Figura 4-27.

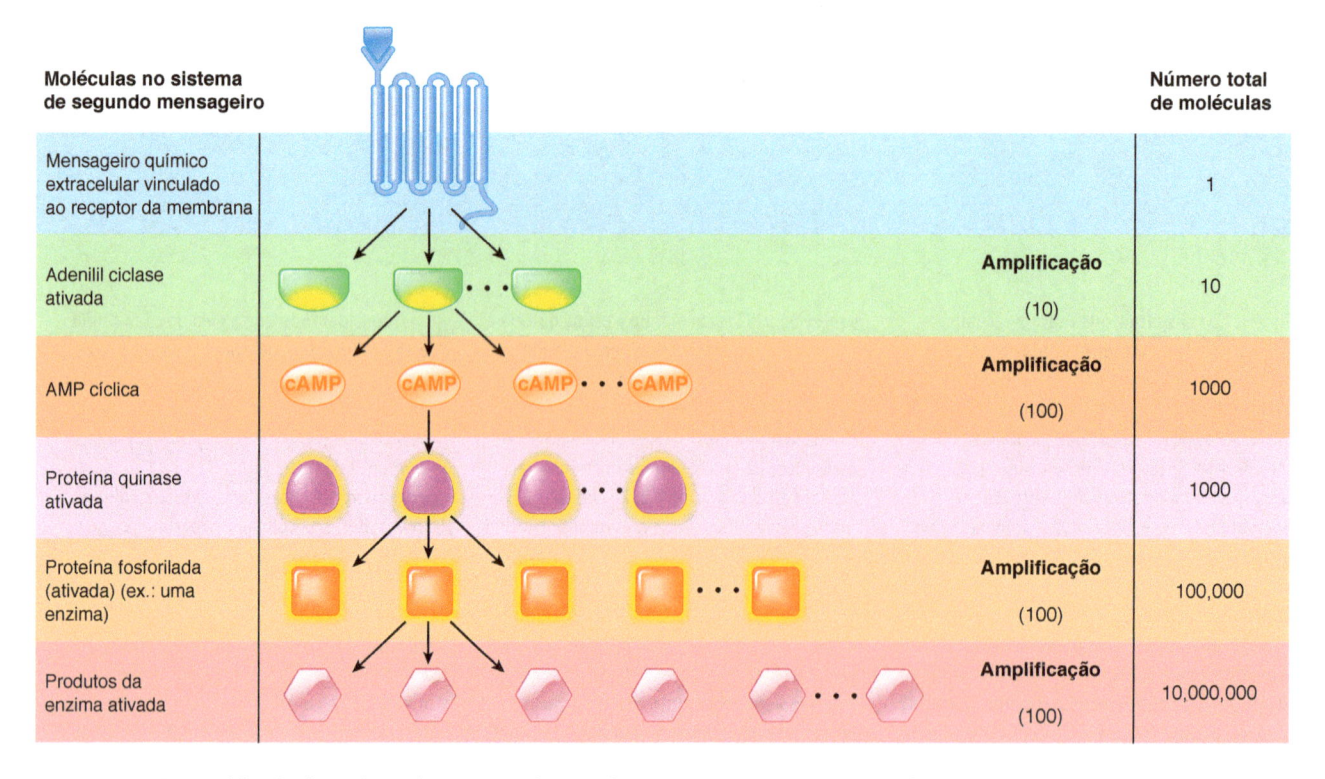

Moléculas no sistema de segundo mensageiro		Número total de moléculas
Mensageiro químico extracelular vinculado ao receptor da membrana		1
Adenilil ciclase ativada	Amplificação (10)	10
AMP cíclica	Amplificação (100)	1000
Proteína quinase ativada		1000
Proteína fosforilada (ativada) (ex.: uma enzima)	Amplificação (100)	100,000
Produtos da enzima ativada	Amplificação (100)	10,000,000

• **FIGURA 4-26 Amplificação do sinal inicial por uma via de segundo mensageiro.** Por meio da amplificação, concentrações muito baixas de mensageiros químicos extracelulares, como hormônios, podem ativar respostas celulares acentuadas.

O hormônio lipofílico livre (não vinculado ao seu transportador de proteína plasmática) difunde-se através da membrana plasmática da célula-alvo (passo **1** na • Figura 4-27) e vincula-se a seu receptor específico dentro da célula, no citoplasma ou no núcleo (passo **2**). Cada receptor tem uma região específica para vinculação com seu hormônio e outra para vincular-se ao DNA. O receptor não pode vincular-se ao DNA se não se vincular primeiro ao hormônio. Quando o hormônio é vinculado ao receptor, o complexo de receptores do hormônio vincula-se ao DNA em um local de acoplamento específico no DNA conhecido como **elemento de resposta hormonal (HRE)** (passo **3**). Diferentes hormônios esteroides e da tireoide, quando unidos aos seus respectivos receptores, acoplam-se a diferentes HREs no DNA. Por exemplo, o complexo de receptores de estrogênio vincula-se ao elemento de resposta ao estrogênio no DNA.

A ligação do complexo de receptores do hormônio ao DNA "acende" ou ativa um gene específico dentro da célula-alvo (passo **4**). Este gene contém um código para sintetizar determinada proteína. O código do gene ativado é transcrito no RNA mensageiro (mRNA) complementar (passo **5**). O novo mRNA sai do núcleo e entra no citoplasma (passo **6**), onde se vincula a um ribossomo, a "bancada de trabalho" que faz a mediação da montagem de novas proteínas. Aqui, o mRNA direciona a síntese das novas proteínas designadas de acordo com o código do DNA nos genes ativados (passo **7**). A proteína recém-sintetizada, enzimática ou estrutural, é liberada do ribossomo (passo **8**) e produz a resposta final da célula-alvo ao hormônio (passo **9**). Por meio desse mecanismo, genes diferentes são ativados por hormônios lipofílicos diferentes, resultando em efeitos biológicos diversos.

Embora a maioria das ações dos esteroides seja executada pela vinculação hormonal a receptores intracelulares que causam a ativação do gene, estudos recentes desvendaram outro mecanismo pelo qual hormônios esteroides induzem efeitos que ocorrem rapidamente demais para serem mediados pela transcrição do gene. Alguns hormônios esteroides, mais notavelmente alguns dos hormônios sexuais, ligam-se a receptores de esteroides exclusivos na membrana plasmática, além de vincularem-se aos receptores de esteroides tradicionais no núcleo. Esta vinculação à membrana leva a *ações não genômicas do receptor de esteroide*, isto é, ações realizadas por algo diferente da alteração da atividade do gene, como pela indução de mudanças no fluxo iônico ao longo da membrana ou pela alteração da atividade de enzimas celulares.

A seguir, vejamos as semelhanças e diferenças entre respostas neurais e hormonais no nível sistêmico.

Comparação dos Sistemas Nervoso e Endócrino

Os sistemas nervoso e endócrino são os dois principais sistemas reguladores do organismo. O *sistema nervoso* rapidamente transmite impulsos elétricos aos músculos esqueléticos e às glândulas exócrinas que inerva. O *sistema endócrino* secreta hormônios no sangue para entrega em locais de ação distantes. Embora esses dois sistemas sejam diferentes em muitos aspectos, eles têm muito em comum (▲ Tabela 4-5). Ambos essencialmente alteram suas células-alvo (locais de ação) ao liberar mensageiros químicos (neurotransmissores no caso dos neurônios, hormônios no caso de células endócrinas) que se vinculam

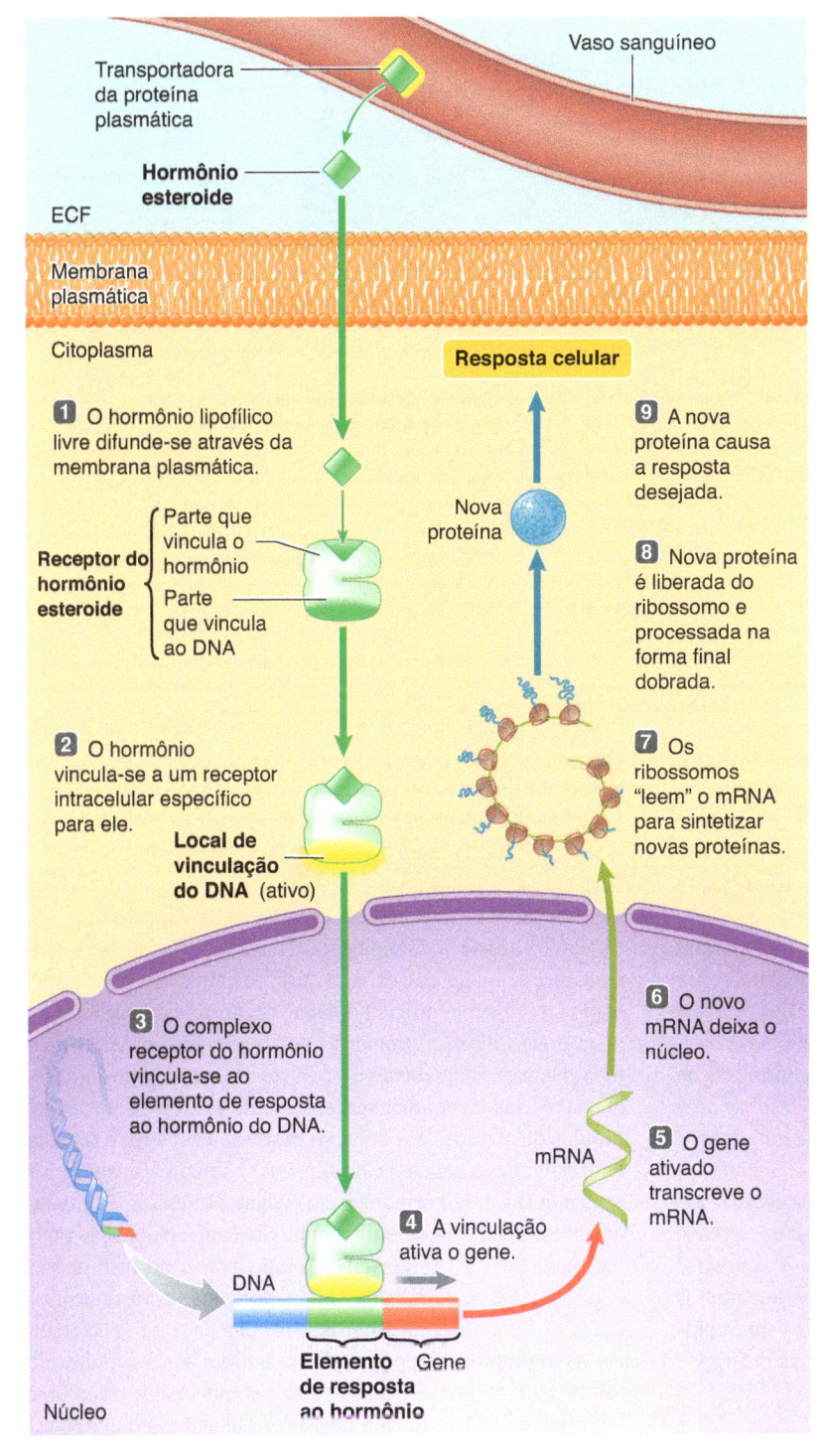

FIGURA 4-27 Mecanismo de ação de hormônios lipofílicos via ativação genética.

Legenda da figura:

- Vaso sanguíneo
- Transportadora da proteína plasmática
- Hormônio esteroide
- ECF
- Membrana plasmática
- Citoplasma
- Resposta celular
- Receptor do hormônio esteroide (Parte que vincula o hormônio / Parte que vincula ao DNA)
- Local de vinculação do DNA (ativo)
- Núcleo
- DNA
- Elemento de resposta ao hormônio
- Gene
- mRNA
- Nova proteína

1. O hormônio lipofílico livre difunde-se através da membrana plasmática.
2. O hormônio vincula-se a um receptor intracelular específico para ele.
3. O complexo receptor do hormônio vincula-se ao elemento de resposta ao hormônio do DNA.
4. A vinculação ativa o gene.
5. O gene ativado transcreve o mRNA.
6. O novo mRNA deixa o núcleo.
7. Os ribossomos "leem" o mRNA para sintetizar novas proteínas.
8. Nova proteína é liberada do ribossomo e processada na forma final dobrada.
9. A nova proteína causa a resposta desejada.

---

a receptores específicos nas células-alvo. Essa vinculação ativa a resposta celular ditada pelo sistema regulatório.

Agora, vamos examinar as diferenças anatômicas entre esses dois sistemas e as diversas maneiras pelas quais eles atingem a especificidade de ação.

O sistema nervoso é "com fio" e o sistema endócrino é "sem fio".

Anatomicamente, os sistemas nervoso e endócrino são bastante diferentes. No sistema nervoso, cada neurônio termina diretamente em células-alvo específicas. Isto é, é um sistema nervoso "com fio", conectado a vias anatômicas diferentes e altamente organizadas para transmissão de sinais de uma parte do corpo à outra. As informações são transmitidas ao longo de cadeias de neurônios até o destino desejado através da propagação do potencial de ação acoplada com a transmissão sináptica. Em contraste, o sistema endócrino seria "sem fio", pois as glândulas endócrinas não estão anatomicamente unidas às células-alvo. Em vez disso, os mensageiros químicos endócrinos são secretados no sangue e entregues a locais-alvo distantes. Na realidade, mesmo os componentes do sistema endócrino não estão anatomicamente interconectados – as glândulas endócrinas estão espalhadas por todo o corpo (veja a • Figura 18-1). Entretanto, tais glândulas constituem um sistema no sentido funcional, porque todas secretam hormônios e há muitas interações entre as diversas glândulas endócrinas.

A especificidade neural deve-se à proximidade anatômica e a especificidade endócrina, à especialização do receptor.

Como resultado de suas diferenças anatômicas, os sistemas nervoso e endócrino atingem a especificidade de ação por meios completamente distintos. A especificidade da comunicação neural depende do relacionamento anatômico próximo entre neurônios e células-alvo; cada neurônio, portanto, tem um alcance de influência muito pequeno. Um neurotransmissor é liberado apenas para células-alvo adjacentes específicas e depois é rapidamente desativado ou removido, antes de poder entrar no sangue. As células-alvo de um neurônio em particular têm receptores para o neurotransmissor, da mesma forma que muitas outras células em outras localidades, que poderiam responder a esse mesmo mediador se ele fosse entregue a elas. Por exemplo, todo o sistema de neurônios motores que alimenta seus músculos esqueléticos utiliza o mesmo neurotransmissor, a *acetilcolina (ACh)*, e todos os seus músculos esqueléticos contam com receptores de ACh complementares (veja o Capítulo 8). Mesmo assim, é possível mexer um dedo do pé sem influenciar nenhum dos outros músculos porque a ACh pode ser liberada seletivamente pelos neurônios motores especialmente conectados aos músculos que controlam aquele dedo. Se a ACh fosse liberada de forma indiscriminada no sangue, assim como os hormônios, todos os músculos esqueléticos responderiam simultaneamente com uma contração, porque todos têm receptores idênticos para a ACh. Isso não acontece, claro, graças aos padrões precisos de "fiação" que oferecem linhas diretas de comunicação entre os neurônios motores e suas células-alvo.

TABELA 4-5 — Comparação do Sistema Nervoso com o Sistema Endócrino

Propriedade	Sistema Nervoso	Sistema Endócrino
Organização Anatômica	Sistema "com fio": organização estrutural específica entre neurônios e suas células-alvo, com continuidade estrutural no sistema	Sistema "sem fio": glândulas endócrinas altamente dispersadas e não relacionadas estruturalmente entre si ou com suas células-alvo
Tipo de Mensageiro Químico	Neurotransmissores liberados na fenda sináptica	Hormônios liberados no sangue
Distância de Ação do Mensageiro Químico	Distância muito curta (difunde-se ao longo da fenda sináptica)	Longa distância (levado pelo sangue)
Especificidade de Ação da Célula-Alvo	Depende da relação anatômica próxima entre os neurônios e suas células-alvo	Depende da especificidade da vinculação à célula-alvo e reatividade a um hormônio em particular
Velocidade de Resposta	Geralmente rápida (milissegundos)	Geralmente lenta (minutos a horas)
Duração da Ação	Breve (milissegundos)	Longa (minutos, dias ou mais)
Principais Funções	Coordena respostas rápidas e precisas	Controla atividades que exigem longa duração em vez de velocidade

Esta especificidade contrasta bastante com a maneira na qual a especificidade de comunicação é embutida no sistema endócrino. Como os hormônios viajam no sangue, atingem praticamente todos os tecidos. Mesmo assim, apenas células-alvo específicas podem responder a cada hormônio. A especificidade da ação hormonal depende da especialização dos receptores da célula-alvo. Para que um hormônio exerça seu efeito, ele deve primeiro unir-se a receptores específicos localizados apenas nas células-alvo daquele hormônio. Os receptores da célula-alvo são altamente seletivos em sua função de vinculação. Um receptor reconhece um hormônio específico porque parte de sua conformação corresponde a uma parte específica de seu hormônio de vinculação, no esquema "chave e fechadura". A vinculação de um hormônio aos receptores da célula-alvo inicia uma reação que culmina no efeito final do hormônio. O hormônio não consegue influenciar nenhuma outra célula porque as células que não são seu alvo não têm os receptores de vinculação corretos. Da mesma forma, uma determinada célula-alvo tem receptores "ajustados" para reconhecer apenas um ou alguns dos muitos hormônios que circulam em sua vizinhança. Outros sinais passam sem efeito porque a célula não tem receptores para eles.

Os sistemas nervoso e endócrino têm seus próprios domínios de autoridade, mas interagem funcionalmente.

Os sistemas nervoso e endócrino são especializados no controle de tipos diferentes de atividades. Em geral, o sistema nervoso rege a coordenação de respostas rápidas e precisas. Ele é especialmente importante nas interações do corpo com o ambiente externo. Sinais neurais, na forma de potenciais de ação, são rapidamente propagados ao longo das fibras neurais, resultando na liberação, no terminal do axônio, de um neurotransmissor que precisa difundir-se por certa distância microscópica até sua célula-alvo, antes que uma resposta seja efetuada. Uma resposta neuralmente mediada não é apenas rápida, mas também breve – a ação é rapidamente interrompida assim que o transmissor é removido do local-alvo. Isso permite encerrar a resposta, repetindo-a quase imediatamente ou logo iniciando uma resposta alternativa, conforme exigirem as circunstâncias (por exemplo, as rápidas mudanças nos comandos aos grupos musculares necessários para coordenar a caminhada). Este modo de ação torna a comunicação neural extremamente rápida e precisa. Os tecidos-alvo do sistema nervoso são os músculos e as glândulas, especialmente as exócrinas.

Em contraste, o sistema endócrino é especializado no controle de atividades que exigem duração em vez de velocidade, como a regulagem do metabolismo orgânico e o equilíbrio de água e eletrólitos, a promoção do crescimento e desenvolvimento lentos e sequenciais e o controle da reprodução. O sistema endócrino responde mais lentamente que o nervoso aos estímulos de ativação por diversos motivos. Primeiro, o sistema endócrino deve depender do fluxo sanguíneo para transmitir seus mensageiros hormonais em longas distâncias. Segundo, os hormônios normalmente têm um mecanismo de ação mais complexo em suas células-alvo do que os neurotransmissores e, assim, exigem mais tempo antes que uma resposta ocorra. O efeito final de alguns hormônios não pode ser detectado até algumas horas depois de eles se unirem aos receptores da célula-alvo. Além disso, devido à alta afinidade dos receptores por seus respectivos hormônios, em geral os hormônios continuam vinculados aos receptores por algum tempo, prolongando, assim, sua efetividade biológica. Ademais, diferentemente das respostas breves e neuralmente induzidas, que param quase imediatamente depois da remoção do neurotransmissor, os efeitos endócrinos duram algum tempo após a retirada do hormônio. As respostas neurais a uma única liberação de neurotransmissor duram de milissegundos a segundos somente, enquanto as alterações que os hormônios induzem nas células-alvo variam de minutos a dias, ou, no caso dos efeitos promotores do crescimento, a vida toda. Assim, a ação hormonal é relativamente lenta e prolongada, tornando o controle endócrino adequado para a regulagem de atividades metabólicas que exigem estabilidade no longo prazo.

Embora os sistemas endócrino e nervoso tenham suas próprias áreas de especialização, são bastante interconectados funcionalmente. Alguns neurônios não liberam neurotransmissores nas sinapses, mas terminam em vasos sanguíneos e liberam seus mensageiros químicos (neuro-hormônios) no sangue, onde essas substâncias químicas atuam como hormônios. Um determinado mensageiro pode até ser um neurotransmissor quando liberado de uma terminação nervosa e um hormônio quando secretado por uma célula endócrina. Um exemplo é a *norepinefrina* (veja o Capítulo 7). O sistema nervoso controla de forma direta ou indireta a secreção de muitos hormônios (veja o Capítulo 18). Ao mesmo tempo, muitos hormônios atuam como neuromoduladores, alterando a efetividade sináptica e, portanto, influenciando a excitabilidade do sistema nervoso. A presença de determinados hormônios cruciais é ainda mais essencial para o adequado desenvolvimento e maturação do cérebro durante a vida fetal. Além disso, em muitos casos, os sistemas nervoso e endócrino influenciam as mesmas células-alvo de modo complementar. Por exemplo, esses dois grandes sistemas reguladores ajudam a regular os sistemas circulatório e digestório. Assim, há muitas interfaces reguladoras importantes entre os sistemas nervoso e endócrino. O estudo desses relacionamentos é conhecido como **neuroendocrinologia**.

Nos próximos três capítulos, nosso foco será no sistema nervoso e examinaremos o sistema endócrino mais detalhadamente em capítulos posteriores. Ao longo do texto, continuaremos indicando as diversas formas pelas quais esses dois sistemas reguladores interagem na coordenação geral do organismo, embora cada sistema tenha um domínio próprio de atividade.

Capítulo em Perspectiva: Foco na homeostase

Para manter a homeostase, as células devem se comunicar para que possam trabalhar em conjunto e realizar as atividades de sustentação da vida. Para causar as respostas desejadas, os dois principais sistemas reguladores do organismo, o nervoso e o endócrino, devem comunicar-se com as células-alvo que controlam. A comunicação neural e hormonal é, portanto, crucial para manter um ambiente interno estável e também para coordenar atividades não homeostáticas.

Os neurônios são especializados em receber, processar, codificar e transmitir rapidamente informações de uma parte do corpo à outra. As informações são transmitidas em intricadas redes neurais, pela propagação de potenciais de ação ao longo do comprimento do neurônio e também pela transmissão química de sinais de neurônio a neurônio, nas sinapses, e do neurônio aos músculos e glândulas, através de outras interações neurotransmissor-receptor nessas junções.

Coletivamente, os neurônios compõem o sistema nervoso. Muitas das atividades controladas pelo sistema nervoso são direcionadas para a manutenção da homeostase. Alguns sinais elétricos neurais transmitem informações sobre mudanças às quais o organismo deve responder rapidamente para manter a homeostase – por exemplo, informações sobre uma queda na pressão sanguínea. Outros sinais elétricos neurais transmitem rapidamente mensagens aos músculos e glândulas, estimulando respostas adequadas para enfrentar essas mudanças – por exemplo, ajustes na atividade do coração e dos vasos sanguíneos que retornam a pressão sanguínea ao normal quando ela começa a cair. Além disso, o sistema nervoso direciona muitas atividades não voltadas para a manutenção da homeostase, muitas das quais estão sujeitas a controle voluntário, como jogar basquete ou navegar na Internet.

O sistema endócrino secreta hormônios no sangue, que leva esses mensageiros químicos a células-alvo distantes, onde causam seu efeito ao alterar a atividade de proteínas enzimáticas ou estruturais dentro dessas células. Por meio de seus mensageiros hormonais de ação relativamente lenta, o sistema endócrino geralmente regula atividades que exigem duração em vez de velocidade. A maioria dessas atividades é voltada à manutenção da homeostase. Por exemplo, os hormônios ajudam a manter a concentração adequada de nutrientes no ambiente interno ao orientarem reações químicas envolvidas na admissão celular, armazenamento, liberação e uso de moléculas nutritivas. Além disso, os hormônios ajudam a manter o equilíbrio adequado entre água e eletrólitos no ambiente interno. Sem relação com a homeostase, os hormônios orientam o crescimento e controlam a maioria dos aspectos do sistema reprodutivo.

Em conjunto, os sistemas nervoso e endócrino orquestram uma ampla variedade de ajustes que ajudam o organismo a manter a homeostase em resposta aos estresses. Da mesma forma, esses sistemas trabalham em harmonia para controlar os sistemas circulatório e digestório, que executam muitas atividades homeostáticas.

EXERCÍCIOS DE REVISÃO

Perguntas Objetivas (Respostas no Apêndice F)

1. Mudanças conformacionais nas proteínas de canal causadas por mudanças na voltagem são responsáveis pela abertura e fechamento de portões de Na^+ e K^+ durante a geração de um potencial de ação. *(Verdadeiro ou falso?)*

2. Após um potencial de ação, há mais íons K^+ fora da célula do que dentro, devido ao efluxo de K^+ durante a fase de queda. *(Verdadeiro ou falso?)*

3. A bomba de Na^+–K^+ retorna a membrana ao potencial em repouso depois que ela atinge o pico de um potencial de ação. *(Verdadeiro ou falso?)*

4. Os neurônios pós-sinápticos podem excitar ou inibir neurônios pré-sinápticos. *(Verdadeiro ou falso?)*

5. Cada órgão esteroidogênico tem todas as enzimas necessárias para produzir um hormônio esteroide. *(Verdadeiro ou falso?)*

6. Sistemas de segundo mensageiro essencialmente causam a resposta celular desejada ao induzirem uma mudança no formato e na função de proteínas intracelulares designadas em particular. *(Verdadeiro ou falso?)*

7. O _____ é o local de iniciação do potencial na maioria dos neurônios porque tem o menor limiar.

8. A propagação em mão única de potenciais de ação para longe do local de ativação original é garantida por _____.

9. Uma junção na qual a atividade elétrica em um neurônio influencia a atividade elétrica em outro neurônio através de um neurotransmissor é chamada de _____.

10. A soma de PPSEs que ocorrem simultaneamente a partir de vários impulsos pré-sinápticos diferentes é conhecida como _____.

11. A soma de PPSEs que ocorrem muito próximos como resultado da ativação repetitiva de um único impulso pré-sináptico é conhecida como _____.

12. A relação neural na qual as sinapses de muitos impulsos pré-sinápticos atuam sobre uma única célula pós-sináptica é chamada de _____, enquanto a relação na qual um único neurônio pré-sináptico faz sinapse com muitas células pós-sinápticas e assim influencia sua atividade é conhecida como _____.

13. Um intermediário comum vinculado à membrana entre o receptor e a proteína executora dentro da membrana plasmática é _____.

14. Os três tipos de receptores com relação ao modo de ação são _____, _____ e _____.

15. Utilizando o código de resposta à direita, indique que potencial está sendo descrito:

    ___1. comporta-se de forma "tudo ou nada" (a) potencial graduado
    ___2. propagação decrescente a partir do local de origem (b) potencial de ação
    ___3. a intensidade do potencial varia de acordo com a do evento de ativação
    ___4. atua como sinal de curta distância
    ___5. atua como sinal de longa distância
    ___6. propagação constante ao longo da membrana

16. Utilizando o código de resposta à direita, indique que características se aplicam a hormônios peptídeos e esteroides:

    ___1. são sintetizados ao modificar o colesterol (a) hormônios peptídeos
    ___2. são sintetizados pelo RE (b) hormônios esteroides
    ___3. são lipofílicos (c) hormônios peptídeos e esteroides
    ___4. são hidrofílicos (d) nem um, nem outro
    ___5. incluem o cortisol do córtex adrenal
    ___6. incluem a epinefrina da medula adrenal
    ___7. vinculam-se a receptores da superfície da membrana
    ___8. vinculam-se a receptores intracelulares
    ___9. vinculam-se a proteínas plasmáticas
    ___10. são secretados no sangue por glândulas endócrinas e levados a locais-alvo distantes
    ___11. atuam mediante um segundo mensageiro para alterar proteínas preexistentes
    ___12. ativam genes para promover a síntese de novas proteínas

Perguntas Dissertativas

1. Quais são os dois tipos de tecido excitável?

2. Defina os seguintes termos: *polarização, despolarização, hiperpolarização, repolarização, potencial de membrana em repouso, potencial de limiar, potencial de ação, período refratário e lei do tudo ou nada.*

3. Descreva as mudanças de permeabilidade e fluxos de íons que ocorrem durante um potencial de ação.

4. Compare a condução contígua com a condução saltatória.

5. Compare os eventos que ocorrem em sinapses excitatórias e inibitórias.

6. Compare os quatro tipos de canais regulados em termos do fator que os abre ou fecha.

7. Diferencie entre neurotransmissores clássicos e neuropeptídeos. Explique o que é um neuromodulador.

8. Discuta os possíveis resultados do GPSP causados por interações entre PPSEs e PIPSs.

9. Diferencie a inibição pré-sináptica do potencial pós-sináptico inibitório.

10. Liste e descreva os tipos de comunicação intercelular.

11. Defina o termo *transdução de sinal*.

12. Diferencie entre primeiros e segundos mensageiros.

13. Descreva a sequência de eventos na rota do segundo mensageiro cAMP.

14. Descreva a sequência de eventos na rota do segundo mensageiro Ca^{2+}.

15. Explique como o efeito em cascata das vias hormonais amplifica a resposta.

16. Compare os sistemas nervoso e endócrino.

Exercícios Quantitativos (Soluções no Apêndice F)

(Consulte o Apêndice D)

1. Os seguintes cálculos dão uma ideia da condução do potencial de ação. Utilizando as velocidades dadas na p. 102:
   a. Quanto tempo levaria para um potencial de ação percorrer 0,6 m ao longo do axônio de um neurônio não mielinizado do trato digestório?
   b. Quanto tempo levaria para um potencial de ação percorrer a mesma distância ao longo do axônio de um grande neurônio mielinizado que inerva um músculo esquelético?
   c. Suponha que ocorreram duas sinapses em um trato nervoso de 0,6 m e que o atraso de cada sinapse é de 1 ms. Quanto tempo levaria para um potencial de ação/sinal químico percorrer 0,6 m em neurônios mielinizados e não mielinizados?
   d. E se ocorressem cinco sinapses?

2. Suponha que o ponto A diste 1 m do ponto B. Compare as seguintes situações:
   a. Um único axônio cobre a distância de A até B e sua velocidade de condução é de 60 m/s.
   b. Três neurônios cobrem a distância de A até B, todos eles têm a mesma velocidade de condução e o atraso sináptico nas duas sinapses (faça um desenho) é de 1 ms. Quais são as velocidades de condução dos três neurônios nesta segunda situação se o tempo total de condução em ambos os casos for o mesmo?

3. É possível prever qual é a corrente de Na^+ produzida pela bomba de Na^+–K^+ com a seguinte equação:[1]

$$p = \frac{kT}{q}\left(\frac{G_{Na^+}G_{K^+}}{G_{Na^+}G_{K^+}}\right) \log \frac{G_{K^+}[Na^+]_o}{G_{Na^+}[K^+]_i}$$

---

1. F. C. Hoppensteadt; C. S. Peskin. *Mathematics in Medicine and the Life Sciences.* Nova York: Springer, 1992. Equação 7.4.35, p. 178.

em que p é a corrente da bomba de Na⁺, G é a condutância da membrana para o íon indicado, expressa em µS/cm² (S = Siemens), [x]ₒ e [x]ᵢ são as concentrações do íon x dentro e fora da célula, respectivamente, k é a constante de Boltzmann, T é a temperatura em kelvins e q é a constante de carga elementar. Suponha que $kT/q = 25$ mV, $G_{Na^+} = 3,3$ µS/cm², $G_{K^+} = 240$ µS/cm², $[Na^+]_o = 145$ mM e $[K^+]_i = 4$ mM. Qual é a corrente da bomba para Na⁺, em µA/cm² (A = ampères, uma unidade de corrente)?

PONTOS A PONDERAR

(Explicações no Apêndice F)

1. Qual entre as seguintes opções ocorreria se um neurônio fosse experimentalmente estimulado ao mesmo tempo em suas duas extremidades?
   a. Os potenciais de ação passariam no meio e viajariam até as extremidades opostas.
   b. Os potenciais de ação se encontrariam no meio e, depois, seriam propagados de volta a suas posições iniciais.
   c. Os potenciais de ação parariam quando se encontrassem no meio.
   d. O potencial de ação mais forte se sobreporia ao mais fraco.
   e. Haveria uma soma quando os potenciais de ação se encontrassem no meio, resultando em um potencial de ação maior.

2. Compare as mudanças esperadas no potencial de membrana de um neurônio estimulado com *estímulo subliminar* (um estímulo insuficiente para levar a membrana ao limiar), um *estímulo de limiar* (estímulo suficiente para levar a membrana ao limiar) e um *estímulo sobreliminar* (estímulo maior que o necessário para levar a membrana ao limiar).

3. Presuma que você encostou o dedo em um forno quente. A contração do bíceps causa a flexão (dobra) do cotovelo, enquanto a contração do tríceps causa a extensão (estica) do cotovelo. Que padrão de potenciais pós-sinápticos (PPSEs e PIPSs) seria esperado como reflexo nos corpos celulares dos neurônios que controlam esses músculos a fim de afastar sua mão do estímulo doloroso?

   Agora, presuma que seu dedo está sendo perfurado para obter uma amostra de sangue. O mesmo *reflexo de retirada* seria iniciado. Que padrão de potenciais pós-sinápticos seria voluntariamente produzido nos neurônios que controlam o bíceps e o tríceps para manter seu braço estendido apesar do estímulo doloroso?

4. Presuma que o neurônio A excitatório pré-sináptico termine em uma célula pós-sináptica perto do filamento do axônio e que o neurônio B excitatório pré-sináptico termine na mesma célula pós-sináptica em um dendrito localizado no lado do corpo celular oposto ao filamento do axônio. Explique por que o disparo rápido do neurônio A pré-sináptico pode levar o neurônio pós-sináptico ao limiar por meio de soma temporal, iniciando assim um potencial de ação, enquanto o disparo do neurônio B pré-sináptico na mesma frequência e intensidade dos PPSEs pode não levar o neurônio pós-sináptico ao limiar.

5. Pelo menos duas classes de medicamentos que bloqueiam receptores diferentes são utilizadas para tratar a hipertensão. (1) *Bloqueadores do receptor de angiotensina (ARBs)* bloqueiam a vinculação da angiotensina a receptores nas células do córtex adrenal que secretam um hormônio conservador de sal, a aldosterona. A aldosterona atua nos rins para preservar o sal (especificamente o Na⁺; o Cl⁻ o acompanha em decorrência do gradiente elétrico resultante) durante a formação de urina. O sal é responsável por 90% da atividade osmótica (retentora de água) do ECF, incluindo o plasma. (2) *Bloqueadores de receptor adrenérgico B_1* bloqueiam a vinculação da epinefrina a seus receptores no coração. A epinefrina, um hormônio secretado pela medula adrenal, aumenta a frequência e a força da contração do coração. Explique como cada um desses medicamentos reduz a pressão sanguínea.

6. Às vezes, pacientes são tratadas com *moduladores receptores de estrogênio seletivos (SERMs)* por vários anos após a remoção cirúrgica de uma mama afetada por um câncer dependente de estrogênio. Especule como este medicamento pode ser benéfico. Indique por qual rota este medicamento seria ministrado e explique por quê.

CONSIDERAÇÃO CLÍNICA

(Explicação no Apêndice F)

Becky N. estava apreensiva, sentada na cadeira do dentista e aguardando a colocação de sua primeira amálgama de prata (o "preenchimento" em uma cavidade do dente). Antes de preparar o dente para a amálgama por perfuração da parte cariada do dente, o dentista injetou um anestésico local na via nervosa que alimenta a região. Como resultado, Becky, bastante aliviada, não sentiu nenhuma dor durante o procedimento de perfuração e preenchimento. Anestésicos locais bloqueiam canais de Na⁺ regulados por voltagem. Explique como esta ação evita a transmissão de impulsos de dor até o cérebro.

**Sistema Nervoso
(Sistema Nervoso Central)**

Sistemas corporais mantêm a homeostase

Homeostase
O sistema nervoso, como um dos dois principais sistemas reguladores do organismo, regula muitas atividades corporais voltadas à manutenção de um ambiente de fluido interno estável.

A homeostase é essencial para a sobrevivência das células

Células

As células compõem sistemas corporais

O **sistema nervoso** é um dos dois principais sistemas reguladores do organismo – o outro é o sistema endócrino. Os três tipos funcionais básicos de neurônios – neurônios aferentes, eferentes e interneurônios – formam uma rede interativa complexa de células excitáveis. Noventa por cento das células do sistema nervoso são células de glia, que servem como tecido conectivo do sistema nervoso e têm grande interação estrutural e funcional com os neurônios. O **sistema nervoso central (SNC)**, que consiste do cérebro e da medula espinhal, recebe informações sobre o ambiente externo e interno dos neurônios aferentes. O SNC classifica e processa essas informações, depois inicia as orientações adequadas nos neurônios eferentes, que transmitem as instruções às glândulas ou músculos para levar à resposta desejada – algum tipo de secreção ou movimento. Muitas dessas atividades controladas pelos neurônios têm por propósito a manutenção da homeostase. Em geral, o sistema nervoso atua por meio de seus sinais elétricos (potenciais de ação) para controlar as respostas rápidas do organismo.

CAPÍTULO 5

Sistema Nervoso Central

Organização e Células do Sistema Nervoso

A forma como os humanos agem e reagem depende de processamento neural complexo, organizado e discriminatório. Muitos padrões neurais básicos de suporte à vida, como os que controlam a respiração e a circulação, são semelhantes em todos os indivíduos. No entanto, deve haver diferenças sutis na integração neural entre um compositor talentoso e alguém totalmente desafinado, ou entre um gênio da matemática e alguém que não consegue fazer uma divisão longa. Algumas diferenças nos sistemas nervosos de indivíduos são transmitidas geneticamente. No entanto, o restante deve-se a interações ambientais e experiências. Quando o sistema nervoso imaturo se desenvolve de acordo com seu plano genético, uma superabundância de neurônios e sinapses é formada. Dependendo dos estímulos externos e de até onde essas redes são utilizadas, alguns são mantidos, firmemente estabelecidos e até aprimorados, enquanto outros são eliminados.

Nota Clínica Um exemplo é a **ambliopia** (olho preguiçoso), na qual o mais fraco dos dois olhos não é utilizado para a visão. Um olho preguiçoso que não recebe estímulo visual adequado durante um período crítico do desenvolvimento perderá o poder de visão de forma quase completa e permanente. O olho funcionalmente cego em si é completamente normal – o defeito está nas conexões neurais perdidas nas redes visuais do cérebro. No entanto, se o olho fraco for forçado a trabalhar, cobrindo-se o mais forte com um tapa-olho durante o delicado período de desenvolvimento, o mais fraco reterá visão total.

A maturação do sistema nervoso envolve muitos casos de "use ou perca". Depois que o sistema nervoso amadurece, ainda há modificações, pois continuamos aprendendo com nosso conjunto particular de experiências. Por exemplo, o ato de ler esta página altera de alguma forma a atividade neural de seu cérebro enquanto você – espera-se – armazena essas informações na memória.

O sistema nervoso está organizado em sistema nervoso central e sistema nervoso periférico.

O sistema nervoso está organizado em **sistema nervoso central (SNC)**, que consiste do cérebro e da medula espinhal, e **sistema nervoso periférico (SNP)**, composto por fibras nervosas que transportam informações entre o SNC e outras partes do corpo (a periferia) (● Figura 5-1). O SNP é subdividido em vias aferentes

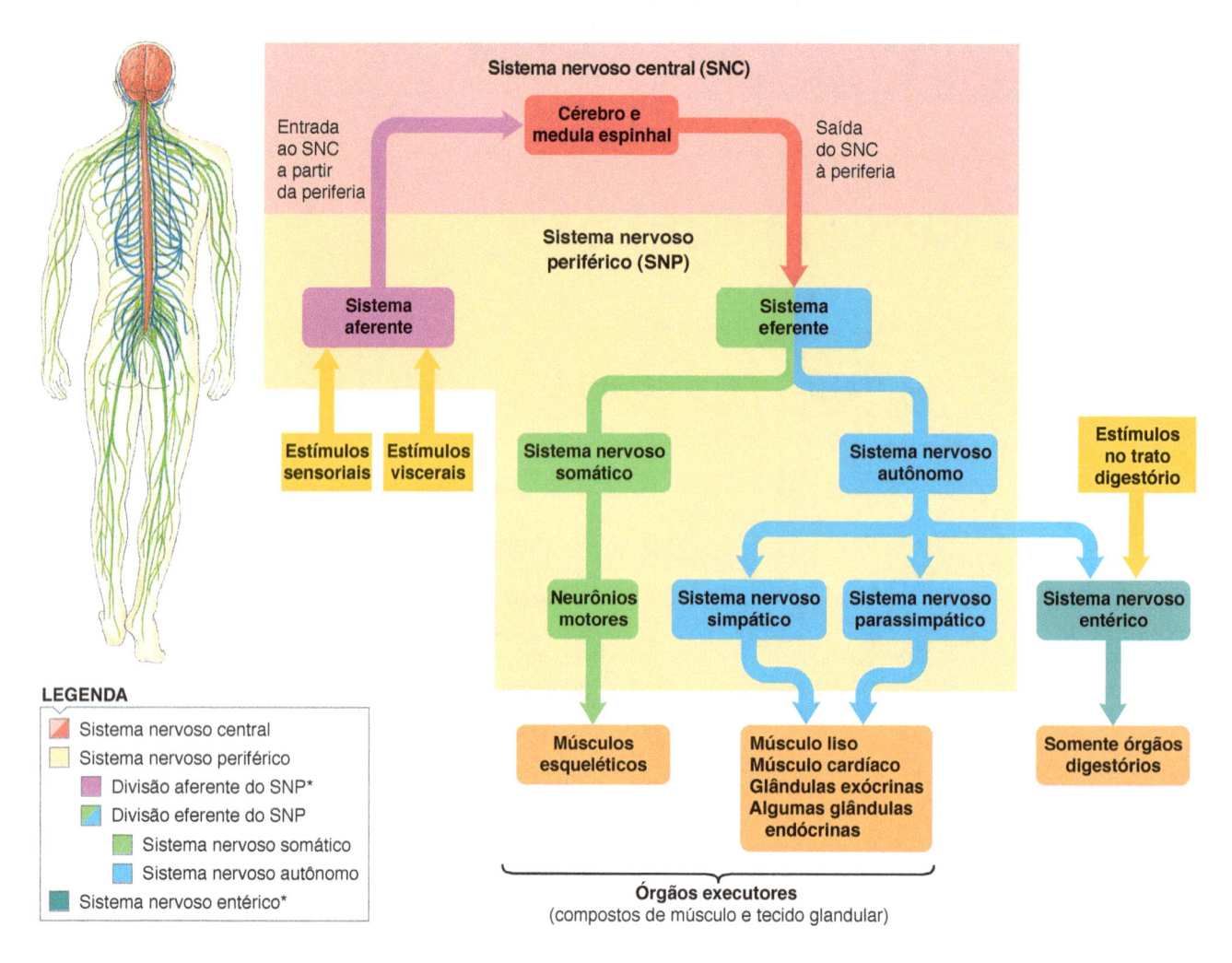

• **FIGURA 5-1 Organização do sistema nervoso.** *A divisão aferente do SNP e do sistema nervoso entérico não é mostrada na figura humana. As fibras aferentes trafegam dentro dos mesmos nervos em que trafegam as fibras eferentes, mas na direção oposta. O sistema nervoso entérico fica totalmente dentro das paredes do trato digestório.

e eferentes. As **vias aferentes** levam informações ao SNC, avisando sobre o ambiente externo, e fornecem relatórios sobre as condições das atividades internas reguladas pelo sistema nervoso (*a* vem do latim *ad*, que significa "em direção a"; *ferente* quer dizer "carregar"; assim, *afferens* significaria "conduzir em direção a"). Instruções do SNC são transmitidas pelas **vias eferente** aos **órgãos executores** – os músculos ou glândulas que executam as ordens para causar o efeito desejado (*e* vem de *ex*, que significa "para fora de"; assim, *eferente* quer dizer "conduzir para fora de"). O sistema nervoso eferente é dividido em **sistema nervoso somático**, formado pelas fibras dos neurônios motores que alimentam os músculos esqueléticos, e **sistema nervoso autônomo**, composto de fibras que inervam os músculos lisos, o músculo cardíaco e glândulas. Este último sistema é subdividido em **sistema nervoso simpático** e **sistema nervoso parassimpático**, e ambos inervam a maioria dos órgãos alimentados pelo sistema autônomo. Além do SNC e do SNP, o **sistema nervoso entérico** é uma ampla rede de nervos na parede do trato digestório. As atividades digestórias são controladas pelo sistema nervoso autônomo, pelo sistema nervoso entérico e também pelos hormônios. O sistema nervoso entérico pode atuar de forma independente do restante do sistema nervoso, mas também é influenciado por fibras autônomas que terminam nos neurônios entéricos. Às vezes, o sistema nervoso entérico é considerado um terceiro componente do sistema nervoso autônomo, alimentando apenas os órgãos digestivos.

É importante reconhecer que todos esses "sistemas nervosos" são na verdade subdivisões de um único e integrado sistema nervoso, divisões arbitrárias com base em diferenças de estrutura, localização e funções das diversas partes do sistema nervoso como um todo.

As três classes funcionais de neurônios são neurônios aferentes, eferentes e interneurônios.

Três classes funcionais de neurônios compõem o sistema nervoso: *neurônios aferentes, eferentes* e *interneurônios*. A divisão aferente do sistema nervoso periférico consiste nos **neurônios aferentes**, que têm formato diferente dos neurônios eferentes e dos interneurônios (• Figura 5-2). Em sua terminação periférica, um neurônio aferente típico tem um **receptor sensorial** que gera potenciais de ação em resposta a um tipo particular de estímulo (este receptor neural aferente sensível a estímulos não deve ser confundido com os receptores proteicos especiais que vinculam mensageiros químicos e são encontrados na membrana plasmática de todas as células). O corpo celular do neurônio aferente, que não tem dendritos nem impulsos pré-sinápticos, está localizado adjacente à medula espinhal. Um longo *axônio periférico*, comumente chamado de *fibra aferente*, vai do receptor ao corpo celular, e um *axônio central* curto estende-se do corpo celular até a medula espinhal. Potenciais de ação são iniciados em resposta a um estímulo na extremidade receptora do axônio periférico e são propagados ao longo dos axônios periférico e central em direção à medula espinhal.

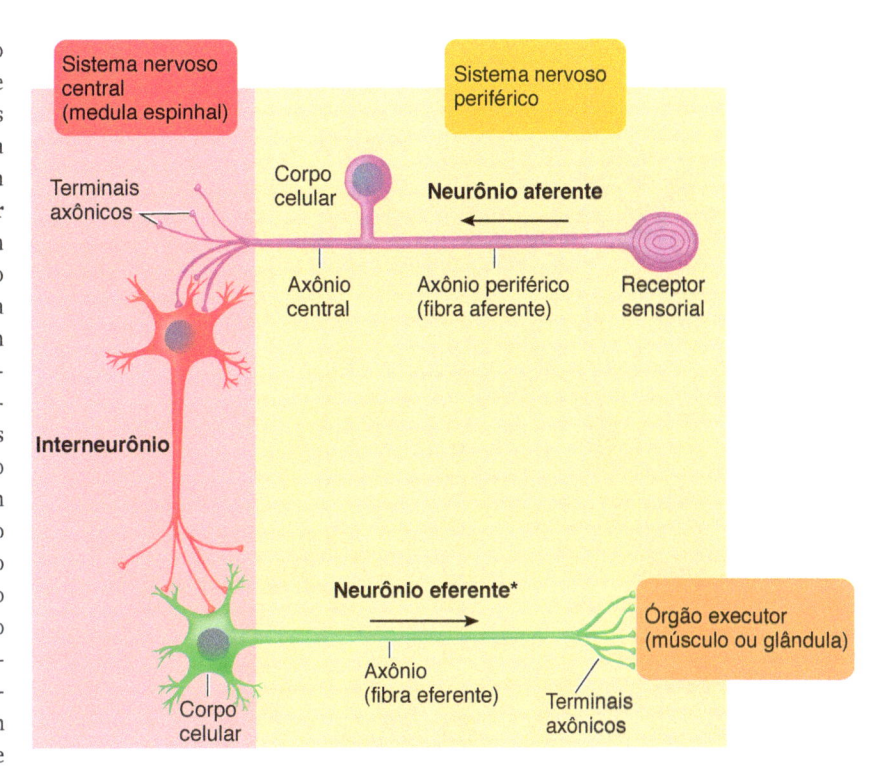

• **FIGURA 5-2** Estrutura e localização das três classes funcionais de neurônios. *Vias de nervos autônomos eferentes consistem de uma cadeia de dois neurônios entre o SNC e o órgão executor.

Os terminais do axônio central divergem e fazem sinapse com outros neurônios dentro da medula espinhal, disseminando, assim, informações sobre o estímulo. Os neurônios aferentes ficam principalmente dentro do sistema nervoso periférico. Apenas uma pequena parte de suas terminações dos axônios centrais projeta-se para dentro da medula espinhal para transmitir sinais do sistema periférico ao SNC.

Os **neurônios eferentes** também ficam principalmente no sistema nervoso periférico. Os corpos celulares dos neurônios eferentes originam-se no SNC, em direção ao qual muitos impulsos pré-sinápticos centralmente localizados convergem para influenciar as saídas para os órgãos executores. Os axônios eferentes (*fibras eferentes*) saem do SNC e percorrem seu caminho até os músculos ou glândulas que inervam, transmitindo sua produção integrada, colocadas em ação pelos órgãos executores (uma rede nervosa autônoma consiste em uma cadeia de dois neurônios entre o SNC e o órgão executor).

Aproximadamente 99% de todos os neurônios são **interneurônios**, que ficam totalmente dentro do SNC. Estima-se que o SNC humano tenha mais de 100 bilhões de interneurônios! Como o nome sugere, os interneurônios ficam entre os neurônios aferentes e eferentes e são importantes para a integração das respostas periféricas às informações periféricas (*inter* quer dizer "entre"). Por exemplo, ao receber informações, através de neurônios aferentes, de que você está tocando um objeto muito quente, os interneurônios adequados sinalizam aos neurônios eferentes, que transmitem aos músculos de sua mão e braço a mensagem: "Afaste a mão do objeto quente!"

Quanto mais complexa a ação necessária, maior o número de interneurônios interpostos entre a mensagem aferente e a resposta eferente. Além disso, as interconexões entre os próprios interneurônios são responsáveis pelos fenômenos abstratos associados à "mente", como pensamentos, emoções, memória, criatividade, intelecto e motivação. Essas atividades são as funções menos compreendidas do sistema nervoso.

Células da glia mantêm os interneurônios fisicamente, metabolicamente e funcionalmente.

Cerca de 90% das células dentro do SNC não são neurônios, e sim **células de glia** ou **neuroglias**. Apesar de seu grande número, as células da glia ocupam apenas cerca de metade do volume do cérebro, porque não se ramificam tão extensamente quanto os neurônios.

Diferentemente dos neurônios, as células da glia não iniciam nem conduzem impulsos nervosos. No entanto, comunicam-se com os neurônios e entre si através de sinais químicos. Por muito tempo desde a descoberta das células da glia, no século XIX, os cientistas pensaram que essas células eram uma "argamassa" passiva que apoiava fisicamente os neurônios funcionalmente importantes. Na última década, entretanto, as funções variadas e importantes dessas células dinâmicas tornaram-se aparentes. As células da glia servem de tecido conectivo ao SNC e, como tal, ajudam a apoiar os neurônios fisicamente e metabolicamente. Elas mantêm homeostaticamente a composição do ambiente extracelular especializado, que cerca os neurônios dentro dos estreitos limites ideais para o funcionamento neurônico normal. Além disso, elas modulam ativamente a função sináptica e são consideradas quase tão importantes quanto os neurônios para o aprendizado e a memória. Há quatro tipos principais de células da glia no SNC – *astrócitos*, *oligodendrócitos*, *micróglias* e *células ependimárias* –, cada um com funções específicas (• Figura 5-3 e ▲ Tabela 5-1).

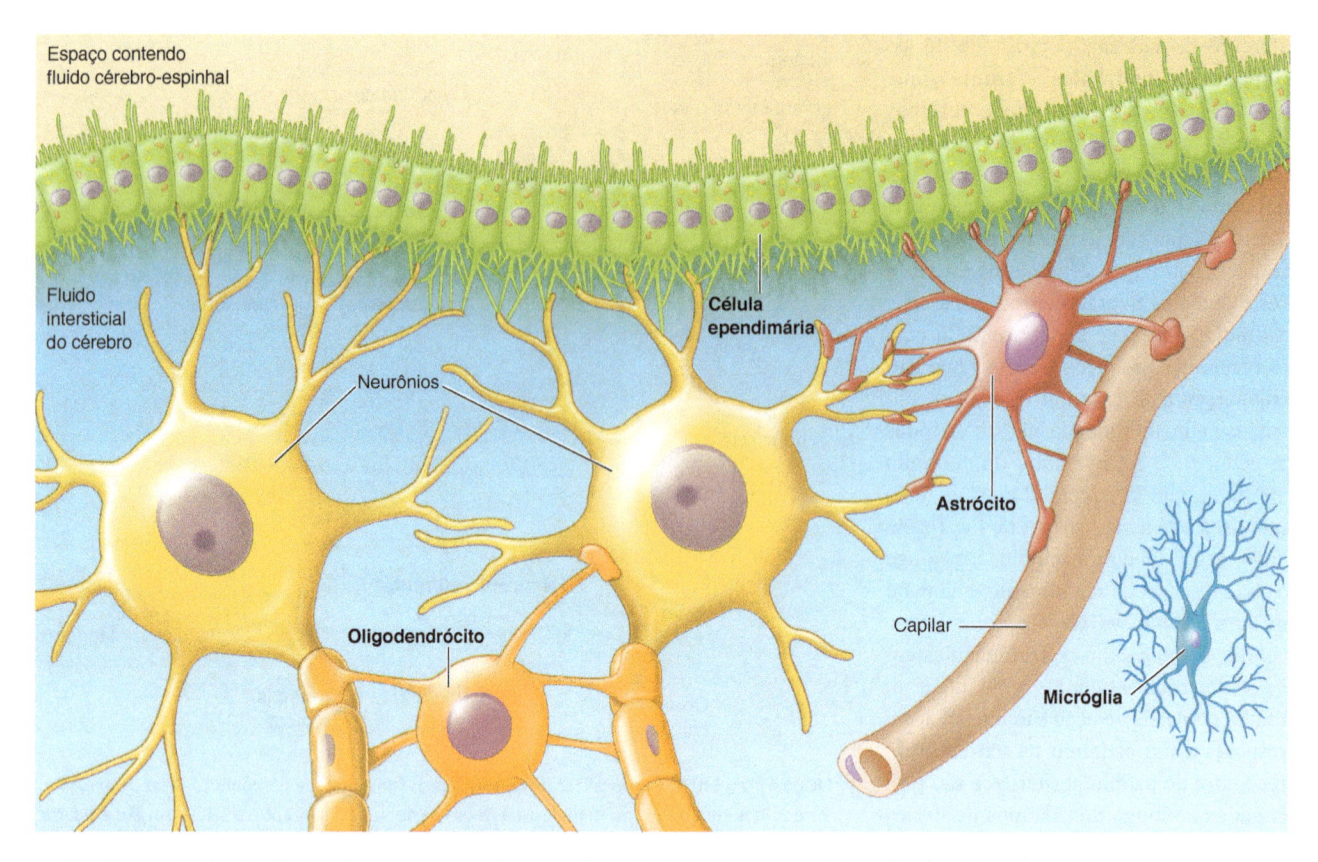

• **FIGURA 5-3 Células da glia do sistema nervoso central.** As células da glia incluem os astrócitos, oligodendrócitos, micróglias e células ependimárias.

TABELA 5-1 — Funções das Células da Glia

Tipo de Célula da Glia	Funções
Astrócitos	Auxiliam fisicamente os neurônios nas relações espaciais adequadas
	Servem de armação durante o desenvolvimento fetal do cérebro
	Induzem a formação da barreira hemato-encefálica
	Ajudam a transferir nutrientes aos neurônios
	Formam cicatrizes neurais
	Absorvem e degradam os neurotransmissores liberados
	Absorvem o excesso de K^+ para ajudar a manter a excitabilidade neural normal e a concentração iônica adequada no ECF cerebral
	Aprimoram a formação das sinapses e fortalecem a transmissão sináptica via sinalização química entre os neurônios
	Comunicam-se por meios químicos com os neurônios e entre si
Oligodendrócitos	Formam camadas de mielina no SNC
Micróglias	Têm função na defesa do cérebro, como limpadores fagocíticos
	Liberam um fator do crescimento dos nervos
Células Ependimárias	Revestem as cavidades internas do cérebro e da medula espinhal
	Contribuem para a formação do fluido cérebro-espinhal
	Servem de células-tronco neurais com o potencial de formar novos neurônios e células da glia

ASTRÓCITOS Com formato semelhante a uma estrela (*astro* significa "estrela"; *cito* quer dizer "célula") (• Figura 5-4), os **astrócitos** são as células da glia mais abundantes. Eles realizam diversas funções essenciais:

1. Como a principal "cola" (*glia* significa "cola") do SNC, os astrócitos mantêm os neurônios unidos em suas relações espaciais adequadas.

2. Durante o desenvolvimento fetal do cérebro, os astrócitos servem de andaimes que guiam os neurônios até seu destino final adequado.

3. Essas células da glia induzem os pequenos vasos sanguíneos (capilares) do cérebro a passar por mudanças anatômicas e funcionais que estabelecem a barreira hemato-encefálica, uma barricada altamente seletiva entre o sangue e o cérebro que descreveremos detalhadamente mais adiante.

4. Por meio de sua forte associação com os capilares locais e os neurônios, os astrócitos ajudam a transferir nutrientes do sangue aos neurônios.

5. Os astrócitos são importantes no reparo de lesões no cérebro e na formação de cicatrizes neurais.

6. Eles têm uma função na atividade dos neurotransmissores. Os astrócitos absorvem e degradam o neurotransmissor excitatório glutamato e o neurotransmissor inibitório ácido gama-aminobutírico (GABA), interrompendo, assim, as ações desses mensageiros químicos.

7. Os astrócitos absorvem o excesso de K^+ do ECF cerebral quando a alta atividade do potencial de ação supera a capacidade da bomba de Na^+–K^+ de retornar o K^+ que sai para os neurônios (lembre-se de que o K^+ sai do neurônio durante a fase de queda do potencial de ação – veja a p. 92). Ao absorver o excesso de K^+, os astrócitos ajudam a manter as condições ideais dos íons em volta dos neurônios para sustentar uma excitabilidade neural normal. Se os níveis de K^+ no ECF do cérebro pudessem subir, o resultante menor gradiente de concentração de K^+ entre o ICF neural e o ECF ao redor aproximaria a membrana neural do limiar, mesmo em repouso. Isso aumentaria a excitabilidade do cérebro. Na verdade, a elevação na concentração de K^+ no ECF cerebral pode ser um dos fatores responsáveis pela descarga convulsiva explosiva que ocorre nas células do cérebro durante ataques epilépticos.

8. Os astrócitos, em conjunto com outras células da glia, aprimoram a formação das sinapses e modificam a transmissão sináptica. Extensões alongadas, finas e semelhantes a uma estrela a partir do corpo celular de um astrócito estão frequentemente prensadas entre as partes pré e pós-sinápticas dos neurônios adjacentes. Recentemente, cientistas descobriram que um astrócito pode retrair seletivamente esses processos finos por meio da atividade da actina, em um tipo de reversão da formação de pseudópodes do movimento ameboide (veja no Capítulo 2). Os cientistas sugerem que a retirada desses processos permite a formação de novas sinapses entre neurônios fisicamente separados pela extensão do astrócito interventor. Os astrócitos também influenciam a formação e função sinápticas por meios químicos.

9. Os astrócitos comunicam-se com neurônios e entre si por meio de sinais químicos, de duas formas. Primeiro, junções comunicantes (veja no Capítulo 3) foram identificadas entre os astrócitos e entre astrócitos e neurônios. Sinais químicos passam diretamente entre as células através das junções comunicantes sem entrar no ECF. Segundo, os astrócitos têm receptores para o neurotransmissor comum glutamato. Além disso, o disparo de neurônios no cérebro em alguns casos ativa a liberação de ATP em conjunto com o neurotransmissor clássico do terminal axônico. A vinculação do glutamato aos receptores de um astrócito e/ou a detecção de ATP extracelular pelo astrócito leva ao influxo de cálcio para dentro dessa célula da glia. O aumento resultante no cálcio intracelular leva o próprio astrócito a liberar ATP, ativando assim as células da glia adjacentes. Desta forma, os astrócitos compartilham informações sobre a atividade do potencial de ação em um neurônio próximo. Além disso, os astrócitos e outras células da glia também podem liberar os mesmos neurotransmissores dos neurônios, além de outros sinais químicos. Esses sinais químicos extracelulares da glia podem afetar a excitabilidade neural e fortalecer a atividade sináptica, como ao aumentar a liberação neural de neurotransmissor ou promover a formação de novas sinapses. Cientistas perceberam que os astrócitos secretam **trombospondina**, uma proteína grande que pode ativar a formação de sinapses. A modulação da atividade sináptica pela glia é provavelmente importante na memória e no aprendizado. Além disso, acredita-se que os astrócitos coordenem e integrem a atividade sináptica entre redes de neurônios que trabalham em conjunto.

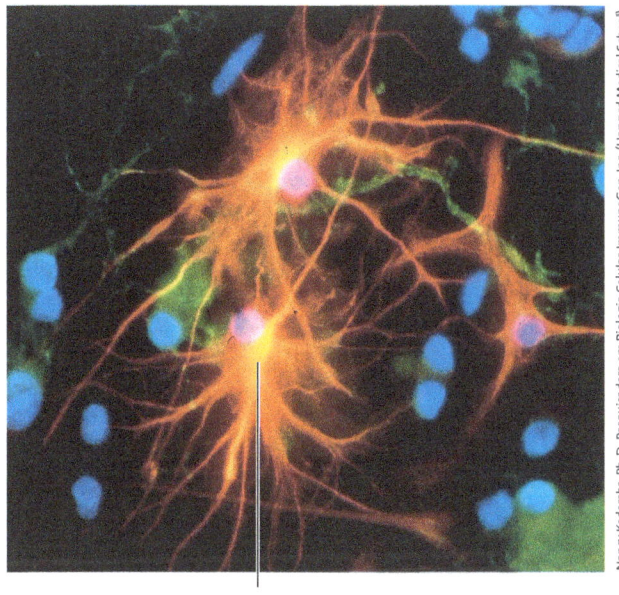

Cientistas estão tentando classificar o diálogo bidirecional que ocorre entre as células da glia e entre estas e os neurônios, pois ele tem um papel importante no processamento de informações no cérebro. Na verdade, alguns neurocientistas sugerem que as sinapses devem ser consideradas junções "em três partes", envolvendo as células da glia e também os neurônios pré e pós-sinápticos. Este ponto de vista demonstra a função cada vez mais importante atribuída aos astrócitos na função sinápti-

• **FIGURA 5-4 Astrócitos.** Observe o formato estelar destes astrócitos, que foram desenvolvidos em cultura de tecidos.

(a) Vista lateral dos ventrículos

(b) Vista anterior dos ventrículos

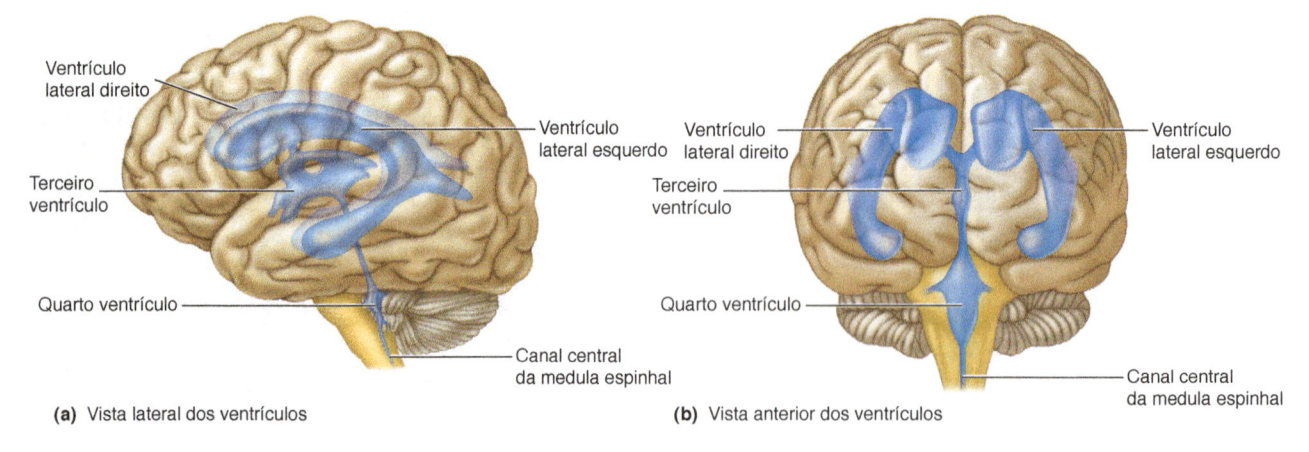

• **FIGURA 5-5** Os ventrículos cerebrais.

---

ca. Assim, os astrócitos percorreram um longo caminho desde sua reputação inicial de "equipe de apoio" para os neurônios. Essas células da glia podem acabar se tornando os "membros da diretoria", comandando os neurônios.

OLIGODENDRÓCITOS Os **oligodendrócitos** formam as camadas isolantes de mielina em volta dos axônios no SNC. Um oligodendrócito tem várias projeções alongadas, cada uma delas enrolada como um rocambole em torno de uma parte do axônio interneural para formar um trecho de mielina (veja a • Figura 4-14b e a • Figura 5-3).

MICRÓGLIAS As **micróglias** são as células de defesa imunológica do SNC. Esses limpadores são "primos" dos monócitos, um tipo de glóbulo branco que deixa o sangue e monta residência como agente de defesa na linha de frente em diversos tecidos do organismo. As micróglias derivam do mesmo tecido da medula óssea que origina os monócitos. Durante o desenvolvimento embrionário, as micróglias migram para o SNC, onde permanecem estacionárias até serem ativadas por uma infecção ou ferimento.

No estado de repouso, as micróglias são células finas com muitas ramificações longas que se irradiam para fora. No entanto, micróglias em repouso não ficam simplesmente aguardando. Elas liberam baixos níveis de fatores de crescimento, como o *fator de crescimento nervoso*, auxiliando no desenvolvimento e sobrevivência de neurônios e outras células da glia. Quando há problemas no SNC, as micróglias retraem seus ramos, se arredondam e se tornam altamente móveis, indo em direção à área afetada para remover qualquer invasor externo ou resíduo de tecido por fagocitose (veja no Capítulo 2). As micróglias ativadas também liberam substâncias químicas destrutivas para ataque contra seus alvos.

Nota Clínica Pesquisadores suspeitam cada vez mais que a liberação excessiva dessas substâncias químicas por micróglias superprotetoras pode danificar os neurônios que elas deveriam proteger, contribuindo, assim, para as lesões neurais insidiosas resultantes de Acidentes Vasculares Encefálicos (AVE), Doença de Alzheimer, Esclerose Múltipla, demência (declínio mental) resultante da AIDS, entre outras *doenças neurodegenerativas*.

CÉLULAS EPENDIMÁRIAS As **células ependimárias** revestem as cavidades internas repletas de fluido do SNC. À medida que o sistema nervoso se desenvolve embrionariamente a partir de um tubo neural oco, a cavidade central original deste tubo é mantida e modificada para formar os ventrículos e o canal central. Os quatro **ventrículos** são câmaras interconectadas dentro do cérebro que são contínuas a um **canal central** oco e estreito que passa pelo meio da medula espinal (• Figura 5-5). As células ependimárias que revestem os ventrículos ajudam a formar o fluido cérebro-espinal, um tópico que será discutido em breve. As células ependimárias são um dos poucos tipos de células ciliadas (veja no Capítulo 2). O batimento dos cílios ependimários contribui para o fluxo de fluido cérebro-espinal através dos ventrículos.

Novas e interessantes pesquisas identificaram uma função totalmente diferente para as células ependimárias: elas servem como células-tronco neurais com potencial de formação não apenas de outras células da glia, mas também de novos neurônios (veja no Capítulo 1). A opinião tradicional sustentou por muito tempo que novos neurônios não seriam produzidos pelo cérebro maduro. Então, no final dos anos de 1990, cientistas descobriram que novos neurônios são produzidos em uma parte específica do hipocampo, estrutura importante para o aprendizado e a memória (veja mais adiante neste capítulo). Os neurônios do restante do cérebro são considerados insubstituíveis. No entanto, a descoberta de que células ependimárias são precursoras de novos neurônios sugere que o cérebro adulto tem mais potencial para reparar regiões lesionadas do que anteriormente se supunha. Atualmente, não há evidência de que o cérebro se autorregenera após lesões que causam a perda de neurônios, como em casos de traumatismo craniano, AVE e desordens neurodegenerativas. A maioria das regiões cerebrais aparentemente não consegue ativar este mecanismo de reabastecimento de neurônios, provavelmente porque o "coquetel" adequado de substâncias químicas apoiadoras não está presente. Os pesquisadores esperam que a investigação dos motivos pelos quais essas células ependimárias estão dormentes e como elas podem ser ativadas levem à possibilidade de desbloquear a capacidade latente do cérebro de se autorreparar.

Nota Clínica Diferentemente dos neurônios, as células da glia não perdem a capacidade de sofrer divisão celular, portanto, a maioria dos tumores cerebrais de origem neural consiste de células da glia (**gliomas**). Os neurônios não formam tumores porque não conseguem se dividir e multiplicar. Tumores cerebrais de origem não neural são de dois tipos: (1) os que fazem metástase (se espalham) para o cérebro a partir de outros lugares e (2) **meningiomas**, que se originam nas meninges, as membranas protetoras que cobrem o SNC. A seguir, examinaremos as meninges e outros meios pelos quais o SNC é protegido.

Proteção e Nutrição do Cérebro

O tecido nervoso central é bastante delicado. Esta característica, aliada ao fato de que as células nervosas lesionadas não podem ser substituídas, faz com que seja essencial que este tecido frágil e insubstituível fique bem protegido. Quatro características principais ajudam a proteger o SNC contra lesões:

1. Ele está envolto por duras estruturas ósseas. O *crânio* envolve o cérebro e a *coluna vertebral* cerca a medula espinhal.

2. Três membranas protetoras e nutridoras, as *meninges*, ficam entre a cobertura óssea e o tecido nervoso.

3. O cérebro "flutua" em um fluido especial de amortecimento, o *fluido cérebro-espinhal (FCE)*.

4. Uma *barreira hemato-encefálica* altamente seletiva limita o acesso de materiais transportados pelo sangue ao vulnerável tecido cerebral.

A função do primeiro desses dispositivos protetores, a cobertura óssea, é autoevidente. Os últimos três mecanismos protetores precisam de mais discussões.

Três membranas meníngeas envolvem, protegem e nutrem o sistema nervoso central.

Três membranas, as **meninges**, envolvem o SNC. Da camada mais externa para a mais interna, elas são a *dura mater*, a *aracnoide mater* e a *pia mater* (● Figura 5-6) (*Mater* significa "mãe", indicando a função protetora e apoiadora dessas membranas).

A **dura mater** é uma cobertura resistente e inelástica formado por duas camadas (daí o nome *dura*). Essas camadas geralmente se aderem bastante, mas, em algumas regiões, são separadas para formar cavidades cheias de sangue, os **seios durais**, ou, no caso de cavidades maiores, **seios venosos**. O sangue venoso drenado do cérebro se esvazia nesses seios para ser devolvido ao coração. O fluido cérebro-espinhal também entra novamente no sangue em um desses seios.

A **aracnoide mater** é uma camada delicada e altamente vascularizada com a aparência de uma teia de aranha (*aracnoide* quer dizer "semelhante à aranha"). O espaço entre a camada aracnoide e a pia mater subjacente, o **espaço subaracnoide**, está repleto de FCE. Protrusões de tecido aracnoide, as **vilosidades aracnoides**, penetram através de brechas na dura subjacente e se projetam para dentro dos seios durais. O FCE é reabsorvido ao longo das superfícies dessas vilosidades no sangue que circula dentro dos seios.

A camada meníngea mais interna, a **pia mater**, é a mais frágil (*pia* significa "gentil"). Ela é altamente vascularizada e se adere bastante às superfícies do cérebro e da medula espinhal, seguindo cada pico e cada vale. Em algumas áreas, ela mergulha profundamente dentro do cérebro para levar um rico suprimento de sangue em contato próximo com as células ependimárias que revestem os ventrículos. Essa relação é importante para a formação do FCE, tópico que veremos agora.

O cérebro flutua em seu próprio fluido cérebro-espinhal especial.

O **fluido cérebro-espinhal (FCE)** cerca e amortece o cérebro e a medula espinhal. O FCE tem praticamente a mesma densidade do cérebro, que, portanto, essencialmente flutua ou fica suspenso neste ambiente fluido especial. A principal função do FCE é servir como um fluido amortecedor de impacto para evitar que o cérebro se choque contra o interior do crânio quando a cabeça é sujeita a movimentos repentinos e bruscos.

Além de proteger o delicado cérebro contra traumatismo mecânico, o FCE tem uma função importante no intercâmbio de materiais entre as células neurais e o fluido intersticial do cérebro. Apenas o fluido intersticial cerebral – não o sangue ou o FCE – entra em contato direto com os neurônios e as células da glia. Como o fluido intersticial cerebral banha diretamente as células neurais, sua composição é importantíssima. A composição do fluido intersticial cerebral é influenciada mais por mudanças na composição do FCE do que por alterações no sangue. Materiais são trocados de forma praticamente livre entre o FCE e o fluido intersticial cerebral, enquanto há apenas um intercâmbio limitado entre o sangue e o fluido intersticial cerebral. Assim, a composição do FCE deve ser cuidadosamente regulada.

O fluido cérebro-espinhal é formado essencialmente pelos **plexos coroides**, encontrados em regiões particulares dos ventrículos. Os plexos coroides são compostos por massas ricamente vascularizadas, semelhantes a uma couve-flor, de tecido da pia mater, que mergulham em bolsos formados por células ependimárias. O fluido cérebro-espinhal se forma como resultado de mecanismos de transporte seletivo ao longo das membranas dos plexos coroides. A composição do FCE é diferente da do sangue. Por exemplo, o FCE tem menos K^+ e um pouco mais de Na^+, o que torna o fluido intersticial cerebral um ambiente ideal para o movimento desses íons até gradientes de concentração, um processo essencial para a condução de impulsos nervosos (veja no Capítulo 4). A maior diferença é a presença de proteínas plasmáticas no sangue, mas normalmente não há quase nenhuma proteína no FCE. As proteínas plasmáticas não podem sair dos capilares do cérebro e deixar o sangue durante a formação do FCE.

Quando o FCE é formado, flui através de quatro ventrículos interconectados do cérebro e através de um estreito canal central na medula espinhal, contínuo em relação ao quarto ventrículo. O fluido cérebro-espinhal também extravasa através de pequenas aberturas do quarto ventrículo na base do cérebro para entrar no espaço subaracnoide e, subsequentemente, flui entre as camadas meníngeas por toda a superfície do cérebro e da medula espinhal (● Figura 5-6). Quando o FCE atinge as regiões superiores do cérebro, é reabsorvido do espaço subaracnoide para dentro do sangue venoso através das vilosidades aracnoides. O fluxo de FCE através desse sistema é facilitado pelos batimentos dos cílios, em conjunto com fatores circulatórios e posturais, que resultam em uma pressão do FCE de cerca de 10 mm Hg. A redução dessa pressão pela remoção de poucos mi-

(b) Seção frontal entre hemisférios cerebrais

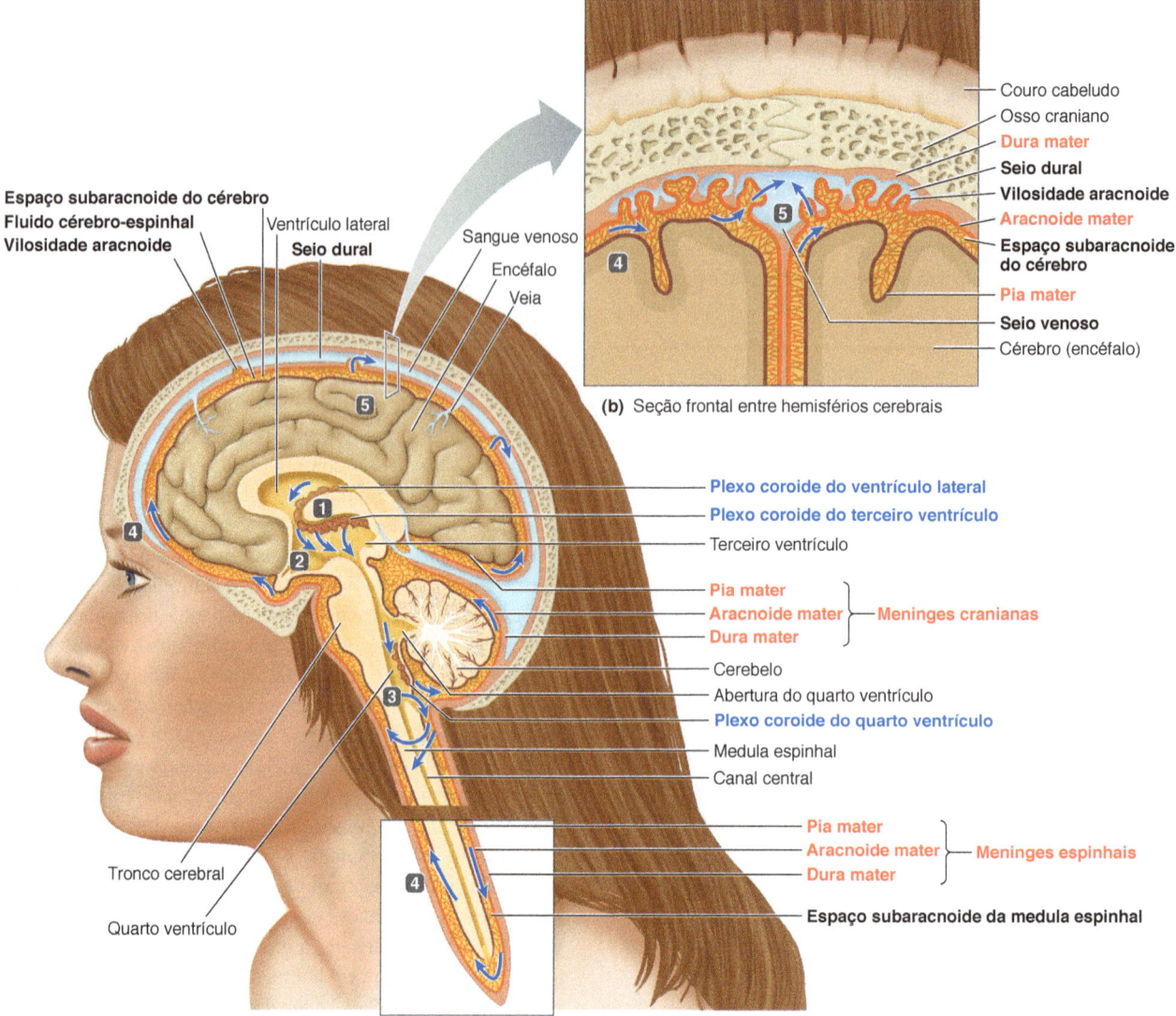

(a) Seção sagital do cérebro e medula espinhal

O fluido cérebro-espinhal

1. é produzido pelos plexos coroides,

2. circula através dos ventrículos,

3. sai pelo quarto ventrículo na base do cérebro,

4. flui no espaço subaracnoide entre as camadas meníngeas, e

5. é finalmente reabsorvido do espaço subaracnoide para o sangue venoso ao longo das vilosidades aracnoides.

• **FIGURA 5-6 Relação das meninges e do fluido cérebro-espinhal com o cérebro e a medula espinhal.** (a) Cérebro, medula espinhal e meninges na seção sagital. As setas e os passos numerados indicam a direção do fluxo do fluido cérebro-espinhal (em amarelo). (b) Seção frontal na região entre os dois hemisférios cerebrais do cérebro, mostrando as meninges mais detalhadamente.

lilitros (ml) de FCE durante uma punção espinhal para análise em laboratório pode produzir fortes dores de cabeça.

Nota Clínica Por meio de processos contínuos de formação, circulação e reabsorção, todo o volume do FCE, aproximadamente entre 125 e 150 ml, é substituído mais de três vezes por dia. Se qualquer um desses processos for falho, de forma que o excesso de FCE se acumule, ocorrerá a **hidrocefalia** ("água no cérebro"). O aumento resultante na pressão do FCE pode causar lesões cerebrais e deficiências cognitivas se não for tratado. O tratamento consiste no desvio cirúrgico do excesso de FCE para veias em outros lugares do corpo.

Uma barreira hemato-encefálica altamente seletiva regula as trocas entre o sangue e o cérebro.

O cérebro é cuidadosamente protegido contra mudanças nocivas no sangue por uma **barreira hemato-encefálica (BHE) altamente seletiva.** Em todo o corpo, materiais podem ser trocados entre o sangue e o fluido intersticial apenas através das paredes dos capilares, os menores vasos sanguíneos. Diferentemente do intercâmbio um tanto livre ocorrido nos capilares de outros locais, apenas algumas trocas cuidadosamente regulares podem ser feitas ao longo da BHE. Por exemplo, mesmo se o nível de K^+ no sangue duplicar, ocorrerá pouca mudança de concentração de K^+ no fluido que banha os neurônios centrais. Isso é benéfico porque alterações no K^+ do fluido intersticial seriam prejudiciais ao funcionamento neural.

A BHE tem características anatômicas e fisiológicas. As paredes dos capilares em todo o corpo são formadas por uma camada única de células. Normalmente, todos os componentes do plasma (exceto as grandes proteínas plasmáticas) podem ser livremente trocados entre o sangue e o fluido intersticial através de orifícios ou poros entre as células da parede dos capilares. Nos capilares cerebrais, entretanto, as células são unidas por *junções de adesão* (veja na Figura 3-5), que vedam completamente a parede dos capilares para que nada seja trocado através das paredes durante a passagem entre as células. As únicas trocas possíveis são através das próprias células dos capilares. Substâncias lipossolúveis, como O_2, CO_2, álcool e hormônios esteroides, penetram facilmente nessas células ao se dissolverem em sua membrana plasmática lipídica. Pequenas moléculas de água também se difundem rapidamente, passando entre as moléculas lipossolúveis da membrana plasmática ou através de aquaporinas (canais de água) (veja a p. 63). Todas as outras substâncias trocadas entre o sangue e o fluido intersticial cerebral, incluindo materiais essenciais como glicose, aminoácidos e íons, são levadas por transportadoras vinculadas à membrana altamente seletivas. Assim, o transporte ao longo das paredes capilares *entre* as células formadoras da parede é *anatomicamente* evitado e o transporte *através* dessas células é *fisiologicamente* restrito. Juntos, esses mecanismos constituem a BHE.

Ao limitar estritamente a troca entre o sangue e o cérebro, a BHE protege o delicado cérebro contra flutuações químicas no sangue e minimiza a possibilidade de substâncias possivelmente nocivas transportadas pelo sangue chegarem ao tecido neural central. Ela também evita que alguns hormônios circulatórios, que também poderiam atuar como neurotransmissores, atinjam o cérebro, onde poderiam produzir atividade nervosa descontrolada. No lado negativo, a BHE limita o uso de medicamentos para tratamento de desordens no cérebro e na medula espinhal, porque muitos deles não conseguem penetrá-la.

Os capilares cerebrais são cercados por processos de astrócitos, que, erroneamente, foram um dia considerados responsáveis pela BHE. Os cientistas agora sabem que os astrócitos têm duas funções na BHE: (1) Eles sinalizam às células dos capilares cerebrais para "permanecerem unidas". As células dos capilares não têm uma capacidade inerente de formar junções de adesão – só o fazem em decorrência de um sinal dentro de seu ambiente neural. (2) Os astrócitos participam do transporte ao longo das células de algumas substâncias, como K^+.

Determinadas áreas do cérebro, mais notavelmente uma parte do hipotálamo, não estão sujeitas à BHE. O funcionamento do hipotálamo depende de sua "amostragem" do sangue e do ajuste do controle de sua produção de maneira adequada para manter a homeostase. Parte dessa produção está na forma de hormônios solúveis em água, que devem penetrar os capilares do hipotálamo para serem transportados aos seus locais de ação. Para tanto, esses capilares do hipotálamo não são vedados por junções de adesão.

O cérebro depende do fornecimento constante de oxigênio e glicose pelo sangue.

Embora muitas substâncias no sangue nunca realmente entrem em contato com o tecido cerebral, o cérebro depende mais de um suprimento sanguíneo constante do que qualquer outro tecido. Diferentemente da maioria dos tecidos, que podem recorrer ao metabolismo anaeróbio para produzir ATP na ausência de O_2 por períodos curtos (veja no Capítulo 2), o cérebro não consegue produzir ATP sem O_2. Cientistas descobriram recentemente uma proteína vinculadora ao O_2, a **neuroglobina**, no cérebro. Acredita-se que esta molécula, semelhante à hemoglobina, a proteína transportadora de O_2 nos glóbulos vermelhos (veja adiante neste capítulo), desempenhe um papel essencial na utilização de O_2 no cérebro, embora sua função exata ainda precise ser determinada. Também em contraste com a maioria dos tecidos, que podem utilizar outras fontes de combustível para produção de energia no lugar da glicose, o cérebro normalmente usa apenas glicose, mas não armazena nada desse nutriente. Devido a sua alta taxa de demanda por ATP, em condições de repouso o cérebro utiliza 20% do O_2 e 50% da glicose consumidos no organismo. Portanto, o cérebro depende de um suprimento contínuo e adequado de O_2 e de glicose pelo sangue. Embora corresponda a apenas 2% do peso corporal, o cérebro recebe 15% do sangue bombeado pelo coração (em vez de utilizar a glicose durante jejum, o cérebro pode recorrer ao uso de corpos cetônicos produzidos pelo fígado, mas esta fonte alternativa de nutrientes também deve ser levada pelo sangue ao cérebro).

Nota Clínica Se o cérebro ficar privado de seu suprimento essencial de O_2 por mais de 4 a 5 minutos, ou se o suprimento de glicose for interrompido por mais de 10 a 15 minutos, o resultado será lesão cerebral. A causa mais comum de fornecimento inadequado de sangue ao cérebro é um Acidente Vascular Encefálico (derrame) (Veja o quadro ■ **Conceitos, Desafios e Controvérsias**, logo a seguir, para detalhes).

CONCEITOS, DESAFIOS E CONTROVÉRSIAS

Acidentes Vasculares Encefálicos: Um Efeito Dominó Mortal

A causa mais comum de lesão cerebral é um **Acidente Vascular Encefálico (AVE ou derrame)**. Quando um vaso sanguíneo cerebral é bloqueado por um coágulo (responsável por 80% dos AVEs) ou se rompe, o tecido cerebral alimentado por esse vaso perde seu suprimento vital de O_2 e glicose. O resultado é lesão e, normalmente, morte do tecido privado do suprimento sanguíneo. Novas descobertas mostram que a lesão neural (e a subsequente perda de função neural) vai muito além da área privada de sangue, como resultado do efeito neurotóxico que causa a morte de células adicionais dos arredores. As células iniciais privadas de glicose morrem por necrose (morte celular não intencional), mas as vizinhas condenadas passam por apoptose (suicídio celular deliberado – veja a p. 124). Em um processo conhecido por **excitotoxicidade**, as células privadas de O_2 liberam quantidades excessivas de glutamato, um neurotransmissor excitatório comum. A overdose excitatória de glutamato das células cerebrais lesionadas vincula-se e superexcita os neurônios ao redor. Especificamente, o glutamato vincula-se a receptores excitatórios conhecidos como receptores de NMDA, que funcionam como canais de Ca^{2+}. Como resultado da ativação tóxica desses canais receptores, eles continuam abertos por tempo demais, permitindo que um excesso de Ca^{2+} entre rapidamente nos neurônios vizinhos afetados. Este Ca^{2+} intracelular elevado leva os neurônios a se autodestruírem, produzindo **radicais livres** no processo. Essas partículas altamente reativas deficientes em elétrons lesam ainda mais a célula ao roubarem elétrons de outras moléculas. Para piorar, cientistas especulam que os sinais de apoptose de Ca^{2+} possam se espalhar das células moribundas para células saudáveis adjacentes através das junções comunicantes, permitindo que Ca^{2+} e outros íons pequenos difundam-se livremente entre as células. Esta ação mata ainda mais neurônios. Assim, a maioria dos neurônios que morrem após um AVE é composta por células originalmente não lesionadas que cometem suicídio em resposta a uma cadeia de reações deflagradas pela liberação tóxica de glutamato a partir da privação inicial de O_2 no local.

Até a década passada, os médicos não podiam fazer nada para interromper a inevitável perda neural após um AVE, que deixava os pacientes com imprevisíveis déficits neurais. O tratamento limitava-se à terapia reabilitadora depois de a lesão já ter ocorrido. Nos últimos anos, armada com novos conhecimentos sobre fatores subjacentes à morte neural relacionada ao AVE, a comunidade médica busca formas de interromper o efeito dominó matador de células. O objetivo, claro, é limitar a extensão da lesão neural e, assim, minimizar ou até evitar sintomas clínicos como a paralisia. No início dos anos de 1990, os médicos começaram a ministrar medicamentos que dissolvem coágulos nas primeiras três horas após a ocorrência de um AVE para restaurar o fluxo sanguíneo através dos vasos cerebrais bloqueados. Eliminadores de coágulos foram os primeiros medicamentos utilizados para tratar AVEs, mas este é apenas o início das novas terapias contra os AVEs. Outros métodos estão sendo pesquisados atualmente para evitar que neurônios adjacentes sucumbam à liberação neurotóxica de glutamato. Entre eles, o bloqueio dos receptores de NMDA que iniciam a mortal cadeia de eventos em resposta ao glutamato, interrompendo a rota da apoptose que resulta na autoexecução e bloqueando as junções comunicantes que permitem que o mensageiro mortal Ca^{2+} propague-se às células adjacentes. Essas táticas são bastante promissoras para interromper os AVEs, que são a causa mais comum de incapacitação de adultos e a terceira maior *causa mortis* nos Estados Unidos. Entretanto, até o momento, nenhum medicamento neuroprotetor que não cause graves efeitos colaterais foi descoberto.

Visão Geral do Sistema Nervoso Central

O SNC consiste do cérebro e da medula espinhal. Um número estimado de 100 bilhões de neurônios no cérebro se agrupa em redes complexas que permitem que você (1) regule subconscientemente seu ambiente interno por meios neurais, (2) tenha emoções, (3) controle voluntariamente seus movimentos, (4) perceba (esteja ciente de) seu próprio corpo e seus arredores e (5) realize outros processos cognitivos superiores, como pensamento e memória. O termo **cognição** refere-se ao ato ou processo de "conhecer", incluindo ciência e julgamento.

Nenhuma parte do cérebro atua isoladamente das outras regiões cerebrais, porque redes de neurônios são ligadas anatomicamente por sinapses, e os neurônios em todo o cérebro se comunicam amplamente entre si por meios elétricos e químicos. Entretanto, neurônios que trabalham em conjunto para realizar uma determinada função tendem a ser organizados dentro de um local separado. Portanto, embora o cérebro opere como um conjunto, é organizado em regiões diferentes. As partes do cérebro podem ser agrupadas de diversas formas com base em diferenças anatômicas, especialização funcional e desenvolvimento evolutivo. Utilizaremos o seguinte agrupamento:

1. Tronco cerebral
2. Cerebelo
3. Cérebro
    a. Diencéfalo
        (1) Hipotálamo
        (2) Tálamo
    b. Encéfalo
        (1) Núcleos basais
        (2) Córtex cerebral

A ordem na qual esses componentes são listados geralmente representa sua localização anatômica (de baixo para cima) e sua complexidade e sofisticação de funcionamento (do nível menos especializado e mais antigo ao nível mais recente e especializado).

Um sistema nervoso primitivo consiste em comparativamente poucos interneurônios intercalados entre os neurônios aferentes e eferentes. Durante o desenvolvimento evolucionário, o componente interneural progressivamente se expandiu, formou interconexões mais complexas e passou a localizar-se na extremidade superior do sistema nervoso, formando o cérebro. Camadas mais novas e sofisticadas do cérebro foram adicionadas às mais antigas e primitivas. O cérebro humano representa o atual pico de desenvolvimento.

O *tronco cerebral*, a região mais antiga do cérebro, é contínuo à medula espinhal (▲ Tabela 5-2 e • Figura 5-7b). Ele consiste de mesencéfalo, ponte e bulbo. O tronco cerebral controla muitos dos processos mantenedores da vida, como respiração, circulação e digestão, comuns a todos os vertebrados. Esses processos frequentemente são mencionados como *funções vegetativas*, realizadas de forma inconsciente ou involuntária. Com a perda de funções cerebrais superiores, esses níveis inferiores do cérebro, acompanhados de terapia de suporte adequada, como fornecimento de nutrição apropriada, ainda conseguem manter as funções essenciais à sobrevivência, mas a pessoa não tem ciência ou controle dessa vida.

Acoplado à parte posterior do tronco central está o *cerebelo*, relacionado à manutenção da posição adequada do corpo no espaço e à coordenação subconsciente da atividade motora (movimento). O cerebelo também tem uma função essencial no aprendizado de tarefas motoras que exigem habilidade, como uma coreografia.

No topo do tronco cerebral, dentro da parte interna do encéfalo, está o *diencéfalo*. Ele abriga dois componentes do cérebro: o *hipotálamo*, que controla muitas funções homeostáticas importantes à manutenção da estabilidade do ambiente interno, e o *tálamo*, que executa parte do processamento sensorial primário.

Utilizando uma casquinha de sorvete como analogia, no topo desta casquinha de regiões cerebrais inferiores estaria o *encéfalo*, cuja "bola" fica cada vez maior e mais altamente intrincado (isto é, com tortuosos sulcos delineados por fendas ou dobras profundas) quanto mais avançada é a espécie vertebrada. O encéfalo é mais desenvolvido nos humanos, nos quais constitui cerca de 80% do peso total cerebral. A camada externa do cérebro é o altamente emaranhado *córtex cerebral*, que cobre um conjunto de núcleos conhecidos como os *núcleos basais*. As várias voltas do córtex cerebral humano dão a ele a aparência de uma grande noz enrugada (• Figura 5-7a). Em muitos mamíferos inferiores, o córtex é liso. Sem essas rugas superficiais, o córtex humano ocuparia uma área até três vezes maior do que a atual e, assim, não se encaixaria como uma cobertura sobre as estruturas subjacentes. O ampliado circuito neural abrigado na área cortical cerebral adicional – não encontrada nas espécies inferiores – é responsável por muitas de nossas habilidades humanas exclusivas. O córtex cerebral tem uma função essencial nas funções neurais mais sofisticadas, como a iniciação voluntária de movimentos, a percepção sensorial final, o pensamento consciente, a linguagem, os traços de personalidade e outros fatores que associamos à mente ou ao intelecto. É a área mais superior, complexa e integrada do cérebro.

Cada uma dessas regiões do SNC será discutida individualmente, começando pelo nível mais alto, o córtex cerebral, e indo até o inferior, a medula espinhal.

Córtex Cerebral

O **encéfalo**, de longe a maior parte do cérebro humano, está dividido em duas metades, os **hemisférios cerebrais** esquerdo e direito (• Figura 5-7a). Eles são conectados entre si pelo **corpo caloso**, uma faixa grossa composta por, estima-se, 300 milhões de axônios neurais que conectam os dois hemisférios (• Figura 5-7b; veja também a • Figura 5-14). O corpo caloso é a "superestrada da informação" do organismo. Os dois hemisférios comunicam-se e cooperam entre si por meio de constantes trocas de informações através dessa conexão neural.

O córtex cerebral é um invólucro externo de massa cinzenta que cobre um centro interno de massa branca.

Cada hemisfério é composto por uma camada externa fina de *massa cinzenta*, o **córtex cerebral**, que cobre uma massa central espessa conhecida como *massa branca* (veja a • Figura 5-14). Muitos outros agrupamentos de massa cinzenta, que constituem coletivamente os núcleos basais, estão localizados dentro da massa branca. Por todo o SNC, a **massa cinzenta** consiste predominantemente de corpos celulares neurais densamente embalados e seus dendritos, bem como a maioria das células da glia. Feixes de tratos de fibras nervosas mielinizadas (axônios) constituem a **massa branca**; sua aparência esbranquiçada deve-se à composição lipídica da mielina. A massa cinzenta pode ser vista como os "computadores" do SNC e a branca, como os "fios" que conectam os computadores entre si. A integração do impulso neural e a iniciação da saída neural ocorrem em sinapses dentro da massa cinzenta. Os tratos fibrosos na massa branca transmitem sinais de uma parte do córtex cerebral a outra, ou entre o córtex e outras regiões do SNC. Tal comunicação entre áreas diferentes do córtex e outros locais facilita a integração de suas atividades. Tal integração é essencial até para uma tarefa relativamente simples, como colher uma flor. A visão da flor é recebida por uma área do córtex, a recepção de sua fragrância acontece em outra área e o movimento é iniciado por uma área diferente. Respostas neurais mais sutis, como admiração da beleza da flor e a vontade de colhê-la, são mal compreendidas, mas indiscutivelmente envolvem ampla interconexão das fibras entre diferentes regiões corticais.

O córtex cerebral é organizado em camadas e colunas funcionais.

O córtex cerebral é dividido em seis camadas bem definidas com diversas distribuições de vários tipos diferentes de células. Essas camadas são organizadas em colunas verticais funcionais que se estendem perpendicularmente a cerca de 2 mm da superfície cortical pela espessura do córtex até a massa branca subjacente. Os neurônios dentro de uma determinada coluna funcionam como uma "equipe", com cada célula estando envolvida em diferentes aspectos da mesma atidade específica – por exemplo, o processamento perceptual do mesmo estímulo na mesma localidade.

As diferenças funcionais entre várias áreas do córtex resultam de diferentes padrões de organização em camadas dentro das colunas e de várias conexões de entrada-saída, não da presença de tipos de célula exclusivos ou mecanismos neurais diferentes. Por exemplo, as regiões corticais responsáveis pela percepção sensorial têm uma camada 4 expandida, rica em **células estreladas**, que são os neurônios responsáveis pelo processamento inicial de impulsos sensoriais ao córtex. Em contraste, as áreas corticais que controlam a saída para músculos esqueléticos têm uma camada 5, mais espessa, que contém uma abundância de neurônios grandes conhecidos como **células piramidais**. Essas células nervosas enviam fibras até a medula espinhal a partir do córtex para terminarem em neurônios motores eferentes que inervam os músculos esqueléticos.

TABELA 5-2   Visão Geral de Estruturas e Funções dos Principais Componentes do Cérebro

Componentes Cerebrais

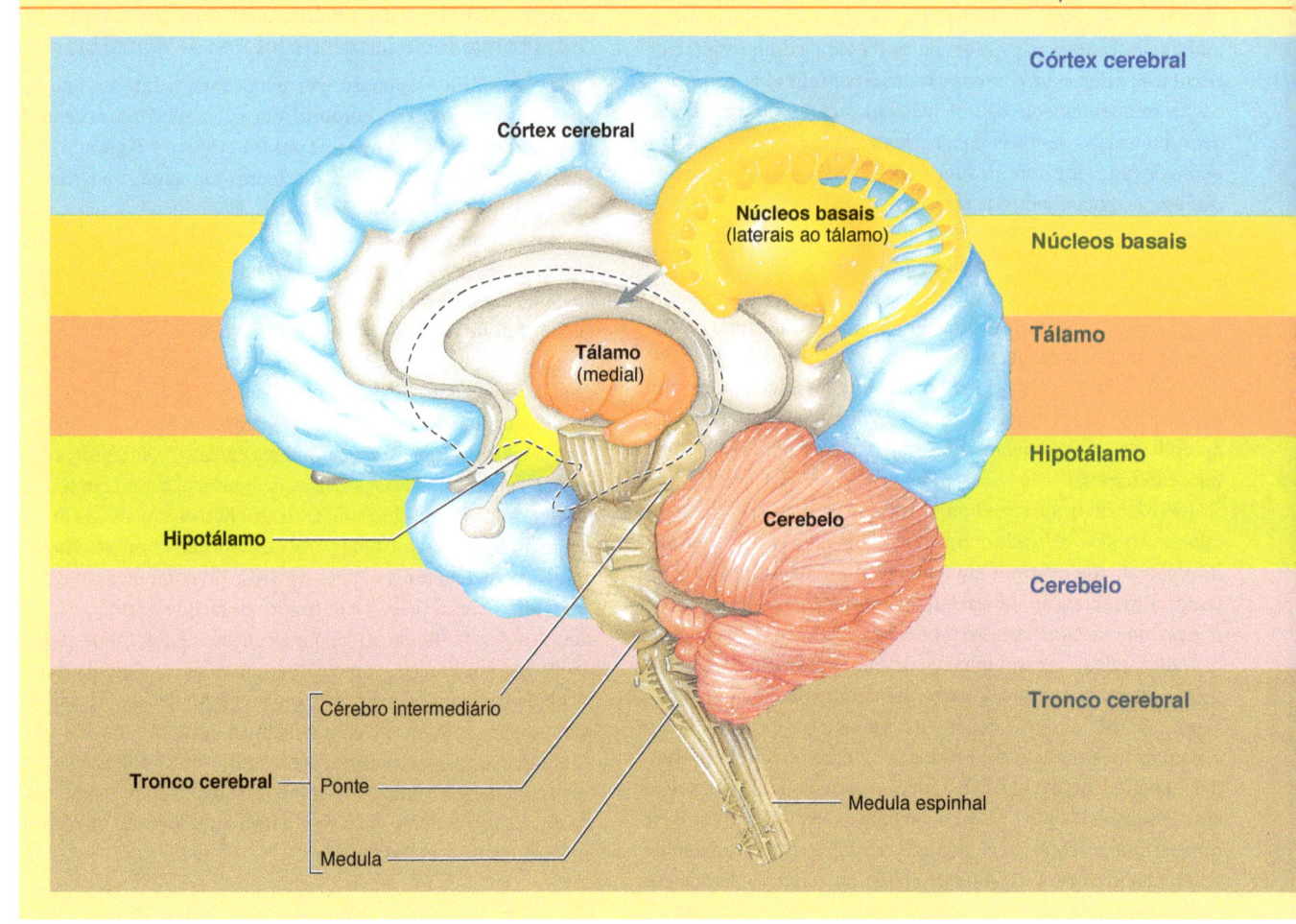

- Córtex cerebral
- Núcleos basais (laterais ao tálamo)
- Tálamo (medial)
- Hipotálamo
- Cerebelo
- Tronco cerebral (Cérebro intermediário, Ponte, Medula)
- Medula espinhal

Os quatro pares de lobos no córtex cerebral são especializados em diferentes atividades.

Agora, consideremos as localizações das principais áreas funcionais do córtex cerebral. Por toda esta discussão, lembre-se de que, em sua essência, embora atividades distintas estejam atribuídas a regiões particulares do cérebro, nenhuma parte dele funciona isoladamente. Cada parte depende de inter-relações complexas entre as várias outras regiões para a transmissão de mensagens de entrada e saída.

Como referências anatômicas utilizadas no mapeamento cortical, são utilizadas certas dobras profundas que dividem cada metade do córtex em quatro lobos principais: *occipital, temporal, parietal* e *frontal* (● Figura 5-8). Veremos o mapa funcional básico do córtex na ● Figura 5-9a durante a discussão a seguir sobre as principais atividades atribuídas às diversas regiões desses lobos.

Os **lobos occipitais**, localizados inferoposteriormente (abaixo e atrás da cabeça), executam o processamento inicial de impulso visual. A sensação auditória (som) é inicialmente recebida pelos **lobos temporais**, localizados lateralmente (nos lados da cabeça) (● Figura 5-9a e b). Você aprenderá mais sobre as funções dessas regiões no Capítulo 6, quando discutirmos visão e audição.

Os lobos parietal e frontal, localizados no topo da cabeça, são separados por uma fenda profunda, o **sulco central**, que vai aproximadamente até o meio da superfície lateral de cada hemisfério. Os **lobos parietais** ficam na parte posterior do sulco central, em cada lado, e os **lobos frontais** ficam anteriormente a ele. Os lobos parietais são primariamente responsáveis pelo recebimento e processamento de impulsos sensoriais. Os lobos frontais são responsáveis por três funções principais: (1) atividade motora voluntária, (2) capacidade de falar e (3) elaboração de pensamento. A seguir, voltaremos nossa atenção ao papel dos lobos parietais na percepção sensorial e depois examinaremos as funções dos lobos frontais em mais detalhes.

Os lobos parietais realizam o processamento somatossensorial.

As sensações superficiais do corpo, como toque, pressão, calor, frio e dor, são coletivamente conhecidas como **sensações somestésicas** (*somestésico* significa "sensações corporais"). O meio pelo qual os neurônios aferentes detectam e transmitem informações ao SNC sobre essas sensações será apresentado no Capítulo 6, quando explorarmos a divisão aferente do sistema nervoso periférico em detalhes. Dentro do SNC, essas informações são *projetadas* (transmitidas ao longo de vias neurais específicas para níveis

pais Funções

- ercepção sensorial
- ontrole voluntário de movimento
- nguagem
- aços de personalidade
- nções mentais sofisticadas, como pensamento, memória, tomada de ecisões, criatividade e autoconsciência

- ibição do tônus muscular
- oordenação de movimentos lentos e sustentados
- upressão de padrões inúteis de movimento

- stação de transporte para todos os impulsos sinápticos
- onscientização primária da sensação
- gum nível de consciência
- unção no controle motor

- egulagem de muitas funções homeostáticas, como controle de emperatura, sede, produção de urina e ingestão de alimentos
- lo importante entre sistemas nervoso e endócrino
- nvolvimento amplo com emoção e padrões comportamentais básicos
- unção no ciclo vigília-sono

- anutenção do equilíbrio
- primoramento do tônus muscular
- oordenação e planejamento de atividade muscular voluntária habilidosa

- Origem da maioria dos nervos cranianos periféricos
- Centros de controle cardiovascular, respiratório e digestivo
- egulagem de reflexos motores envolvidos no equilíbrio e na postura
- ecepção e integração de todos os impulsos sinápticos da medula espinhal; excitação e ativação do córtex cerebral
- unção no ciclo vigília-sono

superiores do cérebro) ao **córtex somatossensorial**. O córtex somatossensorial está localizado na parte anterior de cada lobo parietal, imediatamente atrás do sulco central (• Figuras 5-9a e 5-10a). É o local do processamento cortical inicial e da percepção de impulsos somestésicos e proprioceptivos. **Propriocepção** é a conscientização da posição corporal.

Cada região dentro do córtex somatossensorial recebe impulsos somestésicos e proprioceptivos de uma área específica do corpo. Esta distribuição de processamento sensorial cortical é mostrada na • Figura 5-10b. Observe que, no assim chamado **homúnculo sensorial** (*homúnculo* quer dizer "homenzinho"), as diferentes partes do corpo não estão igualmente representadas. O tamanho de cada parte do corpo neste homúnculo indica a proporção relativa do córtex somatossensorial dedicado a essa área. O tamanho exagerado do rosto, língua, mãos e genitália indica o alto nível de percepção sensorial associado a essas partes do corpo.

O córtex somatossensorial em cada lado do cérebro recebe, na maior parte, impulsos sensoriais do lado oposto do corpo, porque a maioria das vias ascendentes que transportam informações sensoriais até a medula espinhal cruza para o lado oposto antes de terminarem no córtex (veja a • Figura 5-28a). Assim, a lesão do córtex somatossensorial no hemisfério esquerdo produz déficits sensoriais no lado direito do corpo, enquanto perdas sensoriais no lado esquerdo são associadas a lesões na metade direita do córtex.

A simples conscientização de toque, pressão, temperatura ou dor é detectada pelo tálamo, um nível inferior do cérebro, mas o córtex somatossensorial vai além do mero reconhecimento de sensações à percepção sensorial mais completa. O tálamo torna consciente que algo quente, em vez de algo frio, está tocando o corpo, mas não diz onde ou com qual intensidade. O córtex somatossensorial localiza a fonte de impulso sensorial e percebe o nível de intensidade do estímulo. Ele também é capaz de discriminação espacial, portanto, consegue discernir formatos de objetos sendo segurados e notar diferenças sutis em objetos semelhantes que entram e contato com a pele.

O córtex somatossensorial, por sua vez, projeta esse impulso sensorial via fibras da massa branca às áreas sensoriais superiores adjacentes para ainda mais elaboração, análise e integração de informações sensoriais. Essas áreas superiores são importantes na percepção de padrões complexos de estímulo somatossensorial – por exemplo, apreciação simultânea de textura, firmeza, temperatura, formato, posição e localização de um objeto sendo segurado.

O córtex motor primário, localizado nos lobos frontais, controla os músculos esqueléticos.

A área na parte posterior do lobo frontal imediatamente na frente do sulco central e perto do córtex somatossensorial é o **córtex motor primário** (veja as • Figuras 5-9a e 5-10a). Ele confere controle voluntário sobre o movimento produzido pelos músculos esqueléticos. Como no processamento sensorial, o córtex motor em cada lado do cérebro controla principalmente músculos no lado oposto do corpo. Os tratos neurais que se originam no córtex motor do hemisfério esquerdo fazem um cruzamento antes de irem até a medula espinhal e terminarem nos neurônios motores eferentes que ativam a contração de músculos esqueléticos no lado direito do corpo (veja a • Figura 5-28b). Assim, uma lesão no córtex motor no lado esquerdo do cérebro produz paralisia no lado direito do corpo e o inverso também é verdadeiro.

O estímulo de diferentes áreas do córtex motor primário provoca movimento em diferentes regiões do corpo. Como o homúnculo sensorial para o córtex somatossensorial, o **homúnculo motor**, que mostra a localização e quantidade relativa de córtex motor dedicada à saída para os músculos de cada parte do corpo, está distorcido (• Figura 5-10c). Os dedos, polegares e músculos importantes para a fala, especialmente os dos lábios e da língua, estão bastante exagerados, indicando o alto nível de controle motor que essas partes do corpo têm. Compare isso com quão pouco o tecido cerebral é dedicado ao tronco, braços e extremidades inferiores, incapazes de movimentos tão complexos. Assim, a extensão da representação do córtex motor é proporcional à precisão e complexidade de habilidades motoras exigidas da parte respectiva.

As áreas motoras superiores também são importantes no controle motor.

Embora os sinais do córtex motor primário terminem nos neurônios eferentes que ativam a contração voluntária dos músculos esqueléticos, o córtex motor não é a única região do cérebro

(a) Cérebro, vista dorsal

(b) Cérebro, vista sagital

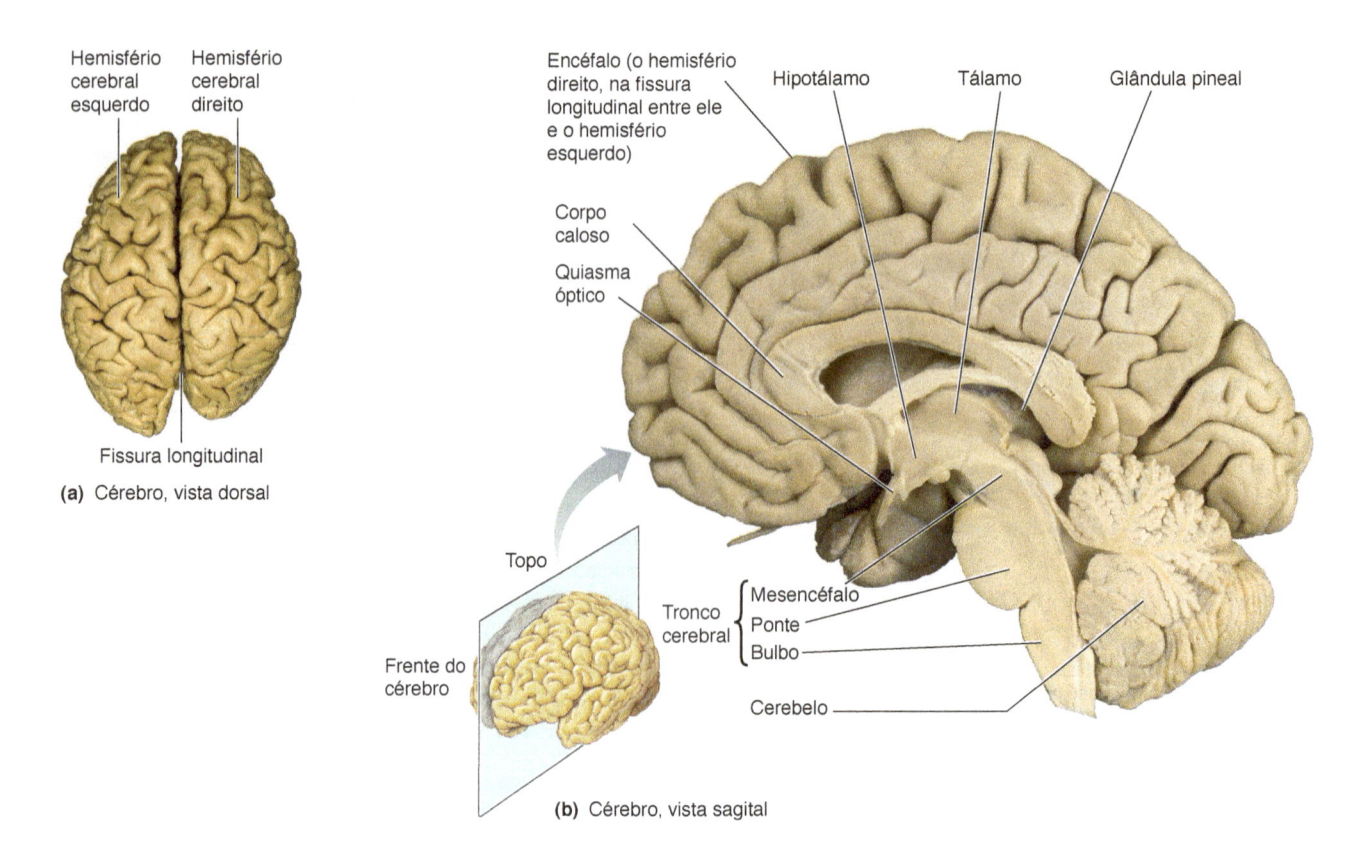

• **FIGURA 5-7 Cérebro de um cadáver humano.** (a) Vista dorsal de cima para baixo do topo do cérebro. Observe a fissura longitudinal profunda que divide o encéfalo em hemisférios esquerdo e direito. (b) Vista sagital da metade direita do cérebro. Todas as principais regiões do cérebro ficam visíveis nesta vista interior média. O corpo caloso serve de ponte natural entre os dois hemisférios cerebrais.

envolvida com o controle motor. Primeiro, regiões inferiores cerebrais e a medula espinhal controlam involuntariamente a atividade de músculos esqueléticos, como na manutenção da postura. Algumas dessas mesmas regiões também têm uma função importante na monitoração e coordenação da atividade motora voluntária que o córtex motor primário colocou em movimento. Segundo, embora fibras originadas no córtex motor possam ativar neurônios motores para causar contração muscular, o córtex motor em si não *inicia* movimentos voluntários. O córtex motor é ativado por um padrão disperso de descargas neurais, o **potencial de ação**, que ocorre cerca de 750 ms antes de atividades elétricas específicas serem detectáveis no córtex motor. Três áreas motoras superiores corticais estão envolvidas neste período de tomada de decisões voluntária. Essas áreas superiores, que comandam o córtex motor primário, incluem a *área motora suplementar*, o *córtex pré-motor* e o *córtex parietal posterior* (veja a
• Figura 5-9a). Além disso, uma região subcortical do cérebro, o *cerebelo*, tem uma importante função no planejamento, iniciação e no tempo de determinados tipos de movimento, ao enviar impulso às áreas motoras do córtex.

As três áreas superiores do córtex e o cerebelo executam funções diferentes, mas relacionadas, que são importantes na programação e na coordenação de movimentos complexos que envolvam contração simultânea de muitos músculos. Embora o estímulo elétrico do córtex motor primário cause contração de músculos específicos, nenhum movimento coordenado

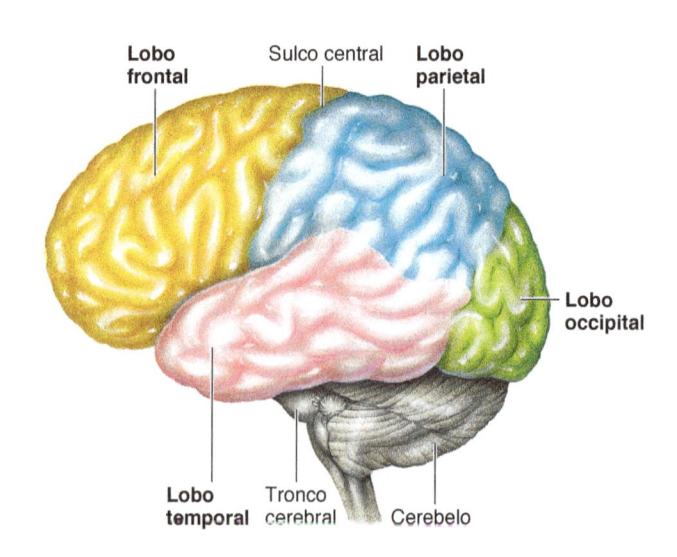

• **FIGURA 5-8 Lobos corticais.** Cada metade do córtex cerebral é dividida em lobos occipital, temporal, parietal e frontal, conforme mostrado nesta vista lateral do cérebro.

146 Fisiologia humana

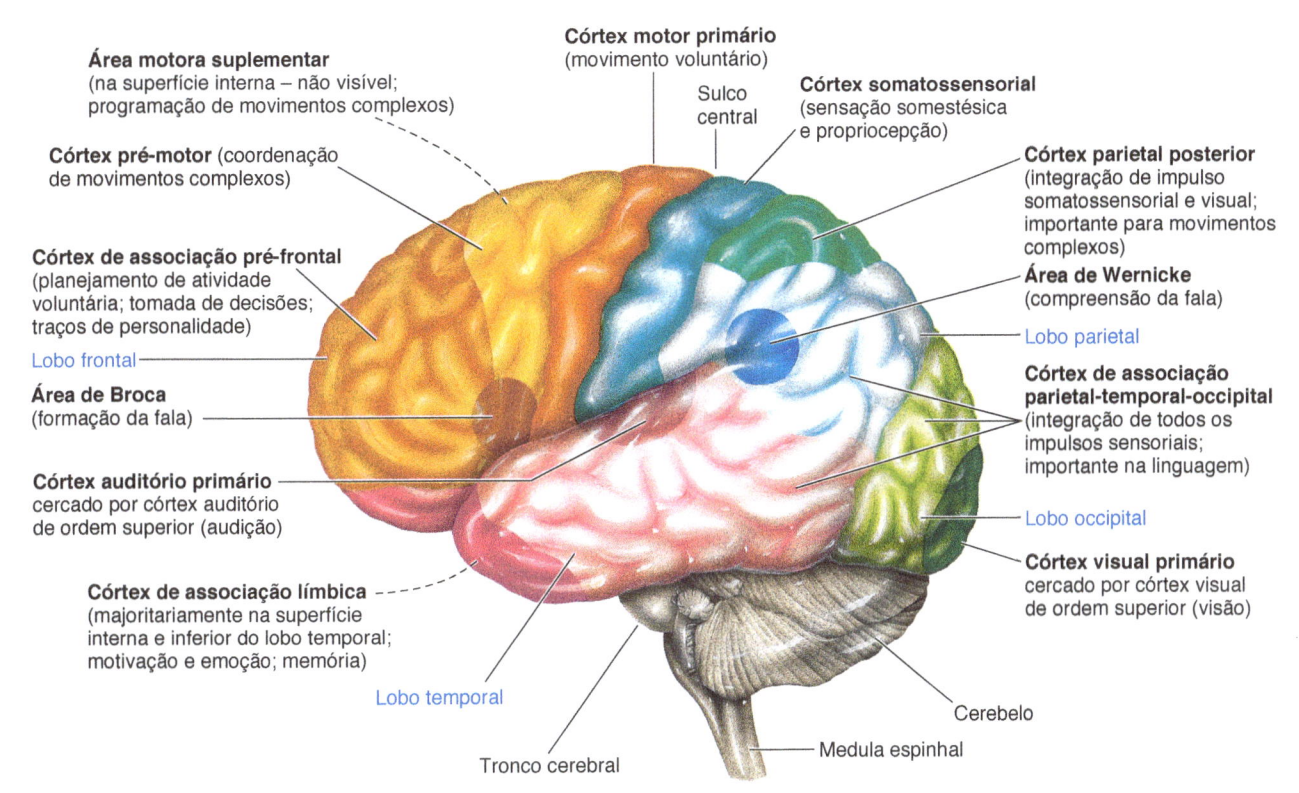

(a) Regiões do córtex cerebral responsáveis por diversas funções

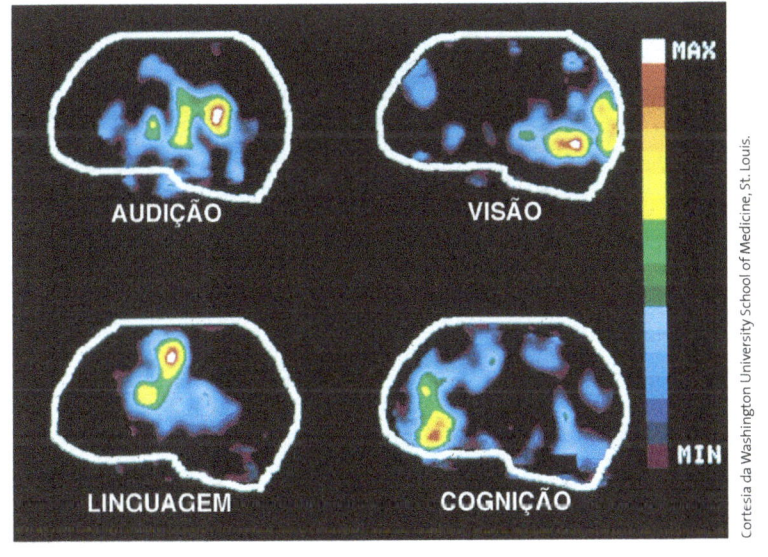

- **Área motora suplementar** (na superfície interna – não visível; programação de movimentos complexos)
- **Córtex motor primário** (movimento voluntário)
- Sulco central
- **Córtex somatossensorial** (sensação somestésica e propriocepção)
- **Córtex pré-motor** (coordenação de movimentos complexos)
- **Córtex parietal posterior** (integração de impulso somatossensorial e visual; importante para movimentos complexos)
- **Córtex de associação pré-frontal** (planejamento de atividade voluntária; tomada de decisões; traços de personalidade)
- **Área de Wernicke** (compreensão da fala)
- Lobo frontal
- Lobo parietal
- **Área de Broca** (formação da fala)
- **Córtex de associação parietal-temporal-occipital** (integração de todos os impulsos sensoriais; importante na linguagem)
- **Córtex auditório primário** cercado por córtex auditório de ordem superior (audição)
- Lobo occipital
- **Córtex visual primário** cercado por córtex visual de ordem superior (visão)
- **Córtex de associação límbica** (majoritariamente na superfície interna e inferior do lobo temporal; motivação e emoção; memória)
- Lobo temporal
- Tronco cerebral
- Cerebelo
- Medula espinhal

(b) Regiões de maior fluxo sanguíneo durante tarefas diferentes

AUDIÇÃO | VISÃO | LINGUAGEM | COGNIÇÃO

- **FIGURA 5-9 Áreas funcionais do córtex cerebral.** (a) Diversas regiões do córtex cerebral são primordialmente responsáveis por diversos aspectos do processamento neural, conforme indicado nesta vista lateral do cérebro. (b) Áreas diferentes do cérebro "acendem" em imagens da tomografia de emissão de pósitrons (PET) enquanto uma pessoa realiza diferentes tarefas. Estas tomografias detectam a intensidade do fluxo sanguíneo em diversas regiões do cérebro. Como mais sangue flui para uma região em particular do cérebro quando está mais ativa, os neurocientistas podem utilizar tomografias para "tirar fotos" do cérebro em funcionamento em diversas tarefas.

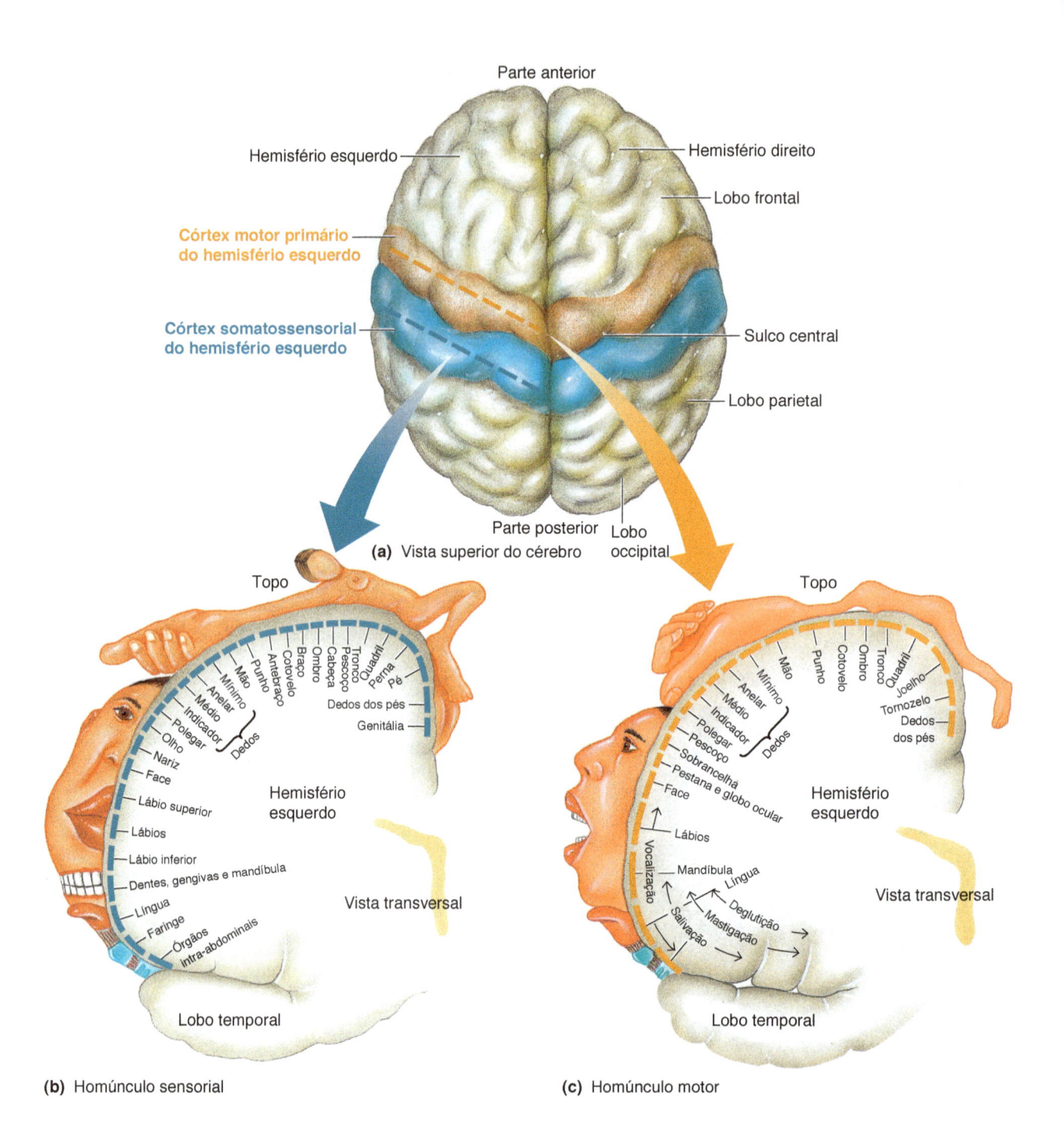

- **FIGURA 5-10 Mapas somatotópicos do córtex somatossensorial e do córtex motor primário.** (a) Vista superior dos hemisférios cerebrais mostrando o córtex somatossensorial e o córtex primário. (b) Homúnculo sensorial mostrando a distribuição de impulsos sensoriais ao córtex somatossensorial de diferentes partes do corpo. A representação gráfica distorcida de partes do corpo indica a proporção relativa do córtex somatossensorial dedicada à recepção de impulso sensorial de cada área. (c) Homúnculo motor mostrando a distribuição de produção motora do córtex motor primário para as diferentes partes do corpo. A representação gráfica distorcida das partes do corpo indica a proporção relativa do córtex motor primário dedicada ao controle dos músculos esqueléticos em cada área.

voluntário pode ser provocado, assim como puxar cordas isoladas de uma marionete não produziria nenhum movimento significativo. Uma marionete exibe movimentos propositados apenas quando um artista habilidoso manipula as cordas de maneira coordenada. Da mesma forma, essas quatro regiões (e talvez outras áreas ainda não determinadas) desenvolvem um **programa motor** para uma específica tarefa voluntária e, então, "puxam" o padrão adequado de "cordas" no córtex motor primário para produzir a contração sequenciada dos músculos adequados para realizar o movimento complexo desejado.

A **área motora suplementar** fica na superfície medial (interna) de cada hemisfério anterior ao (em frente) córtex motor primário. Ela tem uma função preparatória na programação de sequências complexas de movimento. O estímulo de diversas regiões desta área motora causa padrões complexos de movimento, como abertura e fechamento da mão. As lesões aqui não resultam em paralisia, mas interferem no desempenho de movimentos integrados úteis e mais complexos.

O **córtex pré-motor**, localizado na superfície lateral de cada hemisfério na frente do córtex motor primário, é importante para orientar o corpo e os braços na direção de um objetivo específico. Para comandar o córtex motor primário a produzir a contração adequada do músculo esquelético que realiza o movimento desejado, o córtex pré-motor deve ser informado sobre a posição momentânea do corpo em relação ao alvo. O córtex pré-motor é guiado por impulso sensorial processado pelo **córtex parietal posterior**, uma região posterior ao (atrás do) córtex somatossensorial primário. Essas duas áreas motoras superiores têm muitas interconexões anatômicas e são bastante relacionadas funcionalmente. Quando uma dessas áreas é lesionada, a pessoa não consegue processar informações sensoriais complexas para executar um movimento voluntário em um contexto espacial – por exemplo, a pessoa não consegue manipular talheres adequadamente.

Embora essas áreas motoras superiores comandem o córtex motor primário e sejam importantes na preparação da execução de movimentos deliberados e significativos, os pesquisadores não podem dizer se o movimento voluntário realmente é iniciado por essas áreas. Isso leva à questão de como e onde a atividade voluntária se inicia na etapa seguinte. Provavelmente, uma única área não é responsável e, sem dúvida, diversas vias são capazes de causar movimentos voluntários.

Pense nos sistemas neurais solicitados, por exemplo, durante o simples ato de se pegar uma maçã para comer. Sua memória lhe diz que a fruta está em uma fruteira sobre a pia da cozinha. Sistemas sensoriais, associados ao seu conhecimento proveniente de experiências passadas, permitem que você diferencie a maçã de outros tipos de fruta na fruteira. Ao receber essas informações sensoriais integradas, os sistemas motores emitem comandos aos músculos exatos do corpo na sequência adequada para permitir que você vá até a fruteira e pegue a maçã almejada. Durante a execução desse ato, pequenos ajustes no comando motor são feitos conforme necessário, com base na atualização contínua fornecida por impulsos sensoriais sobre a posição de seu corpo em relação à meta. Depois, há a questão da motivação e do comportamento. Você está pegando a maçã porque está com fome (detectada por um sistema neural no hipotálamo) ou por causa de um cenário comportamental mais complexo, como

o fato de que ter começado a pensar na comida porque acabou de ver na TV alguém comendo? Por que escolheu uma maçã em vez de uma banana quando as duas estão na fruteira e você gosta do sabor de ambas? E assim por diante. Assim, a iniciação e a execução de movimentos voluntários intencionais na verdade exige uma interação neural complexa que envolve saída de regiões motoras guiada por informações sensoriais integradas e, essencialmente, depende de sistemas motivacionais e elaboração de pensamento. Tudo isso se passa diante de um plano de fundo de armazenamentos de memória a partir dos quais é possível tomar decisões sobre movimentos desejáveis.

Mapas somatotópicos variam levemente entre indivíduos e são dinâmicos, não estáticos.

Embora o padrão organizacional geral de mapas sensoriais e somatotópicos ("representação corporal") motores seja semelhante em todas as pessoas, a distribuição precisa é peculiar a cada indivíduo. Assim como cada pessoa tem dois olhos, um nariz e uma boca, mas nenhum rosto tem essas características organizadas de forma exatamente igual à de outro, o mesmo ocorre com os cérebros. Além disso, o mapeamento somatotópico de uma pessoa não é "talhado em pedra", e sim sujeita-se a mudanças constantes e sutis com base no uso. O padrão geral é regido por processos genéticos e de desenvolvimento, mas a arquitetura cortical individual pode ser influenciada por **competição dependente de uso** pelo espaço cortical. Por exemplo, ao estimular macacos a utilizarem seus dedos médios em vez dos demais para pressionar uma barra para ter alimento, depois de apenas alguns milhares de pressões a "área do dedo médio" no córtex motor foi bastante expandida e invadiu território anteriormente dedicado aos outros dedos. Da mesma forma, técnicas modernas de imagens neurais revelam que a mão esquerda de um músico destro que toca um instrumento de cordas é representada por uma área maior de córtex somatossensorial do que a mão esquerda de uma pessoa que não toca instrumentos de cordas. Desta forma, os dedos da mão esquerda do músico desenvolvem maior "sensibilidade" pelo instrumento enquanto manipulam habilidosamente as cordas.

Outras regiões do cérebro além do córtex somatossensorial e do córtex motor também podem ser modificadas pela experiência. Agora, direcionaremos nossa atenção à plasticidade do cérebro.

Graças à plasticidade, o cérebro pode ser remodelado em resposta a diferentes demandas.

O cérebro exibe certo grau de **plasticidade**, isto é, a capacidade de mudar ou ser funcionalmente remodelado em resposta às demandas feitas a ele. O termo *plasticidade* é utilizado para descrever esta capacidade porque plásticos podem ser moldados em qualquer formato desejado para atender a um objetivo em particular. A capacidade do cérebro de se modificar conforme necessário é mais pronunciada nos primeiros anos do desenvolvimento, mas mesmo adultos retêm alguma plasticidade. Quando uma área do cérebro associada a uma atividade em particular é destruída, outras áreas podem gradualmente assumir algumas ou todas as funções da região danificada. Os pesquisadores estão apenas começando a descobrir os mecanismos moleculares responsáveis pela plasticidade do cérebro. Evidências atuais sugerem que a formação de novas vias neurais (não de novos neurônios, mas de novas conexões entre neurônios existentes) em resposta a mudanças na experiência são mediadas em parte por alterações no formato dos dendritos resultantes de modificações em determinados elementos do citoesqueleto (veja no Capítulo 2). À medida que seus dendritos se tornam mais ramificados e alongados, um neurônio fica disponível para receber e integrar mais sinais de outros neurônios. Assim, as conexões sinápticas precisas entre neurônios não são fixas, mas podem ser modificadas pela experiência. A modificação gradual do cérebro de cada pessoa por um conjunto exclusivo de experiências oferece uma base biológica à individualidade. Embora a arquitetura particular de seu cérebro bastante plástico tenha sido e continue sendo influenciada por suas experiências particulares, é importante perceber que o que você faz ou deixa de fazer não pode moldar totalmente a organização de seu córtex e de outras partes do cérebro. Alguns limites são geneticamente estabelecidos; outros são limites de desenvolvimento sobre cuja extensão a modelagem pode ser influenciada por padrões de uso. Por exemplo, algumas áreas corticais mantêm sua plasticidade ao longo da vida, especialmente a capacidade de aprender e adicionar novas memórias, enquanto outras regiões corticais podem ser modificadas pelo uso apenas por um tempo especificado após o nascimento, antes de se tornarem permanentemente fixas. A duração desse período de desenvolvimento crítico varia para diferentes regiões corticais.

Regiões diferentes do córtex controlam aspectos diferentes da linguagem.

A habilidade linguística é um exemplo excelente de plasticidade cortical inicial associada à permanência posterior. Diferentemente das regiões sensoriais e motoras do córtex, presentes nos dois hemisférios, na grande maioria das pessoas as áreas do cérebro responsáveis pela habilidade linguística são encontradas em apenas um hemisfério – o esquerdo.

Nota Clínica No entanto, se uma criança de menos de dois anos sofrer acidentalmente lesões no hemisfério esquerdo, as funções de linguagem são transferidas para o hemisfério direito, sem retardo no desenvolvimento da linguagem, mas às custas de habilidades não verbais menos óbvias pelas quais o hemisfério direito normalmente seria responsável. Até a idade de dez anos, depois de lesões no hemisfério esquerdo, a habilidade de linguagem normalmente pode ser reestabelecida no hemisfério direito após um período temporário de perda. Se houver lesão depois do início da adolescência, entretanto, a habilidade de linguagem será prejudicada permanentemente, embora uma restauração limitada possa ser possível. As regiões do cérebro envolvidas na compreensão e na expressão de linguagem aparentemente são atribuídas permanentemente antes da adolescência.

Mesmo em indivíduos normais, há evidência de plasticidade inicial e permanência posterior no desenvolvimento da linguagem. Crianças pequenas podem diferenciar e articular toda a gama de sons da fala, mas cada idioma utiliza apenas uma parte desses sons. À medida que as crianças amadurecem, frequentemente perdem a capacidade de diferenciar entre ou expressar sons de fala que não são importantes em seu idioma materno. Por exemplo, crianças japonesas podem diferenciar entre os sons de *r* e *l*, mas muitos adultos japoneses não conseguem perceber a diferença entre eles.

FUNÇÕES DA ÁREA DE BROCA E DA ÁREA DE WERNICKE A **linguagem** é uma forma complexa de comunicação na qual palavras escritas ou faladas simbolizam objetos e transmitem ideias. Ela envolve a integração de duas capacidades diferentes – *expressão* (capacidade de falar) e *compreensão* –, cada uma relacionada a uma área específica do córtex. As áreas primárias de especialização cortical para a linguagem são a área de Broca e a área de Wernicke. A **área de Broca**, que rege a capacidade de falar, está localizada no lobo frontal esquerdo, em forte associação com as áreas motoras do córtex que controlam os músculos necessários à articulação (veja as • Figuras 5-9 e 5-11). A **área de Wernicke**, localizada no córtex esquerdo, na junção dos lobos parietal, temporal e occipital, está relacionada à compreensão da linguagem. Ela tem uma função essencial na compreensão de mensagens faladas e escritas. Ademais, é responsável pela formulação de padrões coerentes de fala que são transferidos via um feixe de fibras à área de Broca, que, por sua vez, controla a articulação dessa fala. A área de Wernicke recebe impulsos do córtex visual no lobo occipital, uma via importante na compreensão da leitura e na descrição dos objetos vistos, e também do córtex auditório no lobo temporal, uma via essencial para compreender palavras faladas. A área de Wernicke também recebe impulsos do córtex somatossensorial, uma via importante na capacidade de ler em braile. Vias precisas de interconexão entre essas áreas corticais localizadas estão envolvidas nos diversos aspectos da fala (• Figura 5-11).

Nota Clínica **DESORDENS DE LINGUAGEM** Como vários aspectos da linguagem estão localizados em regiões diferentes do córtex, lesões a regiões específicas do cérebro podem resultar em perturbações seletivas da linguagem. Lesões à área de Broca resultam em uma falha na formação de palavras, embora o paciente ainda consiga entender a palavra falada e escrita. Tais pessoas sabem o que querem dizer, mas não conseguem se expressar. Embora possam mover os lábios e a língua, não conseguem estabelecer o comando motor adequado para articular as palavras desejadas. Em contraste, pessoas com uma lesão na área de Wernicke não conseguem compreender as palavras que veem ou ouvem. Elas podem falar fluentemente, mas suas palavras perfeitamente articuladas não têm sentido nenhum. Elas não conseguem dar significado às palavras ou escolher palavras adequadas para transmitir seus pensamentos. Tais desordens de linguagem causadas por lesões a áreas corticais específicas são conhecidas como **afasias**, a maioria das quais resultante de AVE. Afasias não devem ser confundidas com **problemas de fala**, que são causados por um defeito no aspecto mecânico da fala, como fraqueza ou falta de coordenação dos músculos que controlam o sistema vocal.

A **dislexia**, outra desordem de linguagem, é uma dificuldade em aprender a ler devido à interpretação inadequada de palavras. O problema surge de anormalidades de desenvolvimento em conexões entre áreas visuais e de linguagem do córtex ou dentro das próprias áreas de linguagem, isto é, a pessoa nasce com "problemas de fiação" dentro do sistema de processamento de linguagem. Evidências recentes sugerem que a dislexia surge de um déficit no processamento fonológico, o que significa capacidade prejudicada de decompor palavras escritas em seus componentes fonéticos subjacentes. Os dislexicos têm dificuldade de decodificar e, assim, identificar e atribuir significado às palavras. A condição não está de forma alguma relacionada à capacidade intelectual.

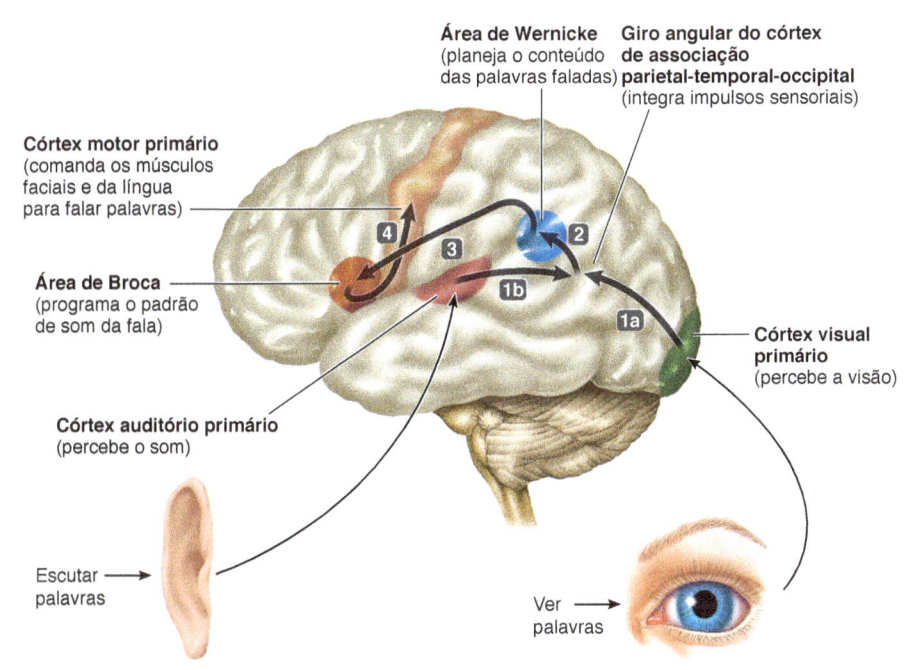

FIGURA 5-11 Via cortical para falar uma palavra vista ou ouvida. As setas e passos numerados descrevem a via utilizada para se falar sobre algo visto ou ouvido. Semelhantemente, os músculos adequados da mão podem ser comandados para escrever as palavras desejadas.

As áreas de associação do córtex estão envolvidas em muitas funções superiores.

As áreas motora, sensorial e de linguagem são responsáveis por apenas cerca de metade do córtex cerebral total. As áreas restantes, chamadas de **áreas de associação**, estão envolvidas em funções superiores. Há três áreas de associação: (1) o *córtex de associação pré-frontal*, (2) o *córtex de associação parietal-temporal-occipital* e (3) o *córtex de associação límbica* (veja a ● Figura 5-9a). As áreas de associação já foram chamadas de "silenciosas", porque o estímulo não produz nenhuma resposta motora ou percepção sensorial observável (durante cirurgias no cérebro, normalmente o paciente continua acordado e apenas anestesia local é utilizada ao longo do corte no couro cabeludo. Isso é possível porque o cérebro em si é insensível à dor. Antes de cortar esse tecido precioso e não regenerativo, o neurocirurgião explora a região exposta com um minúsculo eletrodo estimulante. O paciente é solicitado a descrever o que acontece com cada estímulo – o movimento de um dedo, uma sensação aguda na planta do pé ou nada. Desta forma, o cirurgião pode avaliar os marcos corretos no mapa neural antes de fazer uma incisão).

O **córtex de associação pré-frontal** é a parte dianteira do lobo frontal, anterior ao córtex pré-motor. Esta é a parte do cérebro que "raciocina" ou pensa (veja a ● Figura 5-9b). Especificamente, as funções atribuídas a essa região são: (1) planejamento de atividade voluntária; (2) tomada de decisões (isto é, ponderação de consequências de ações futuras e escolha entre opções diferentes para diversas situações sociais ou físicas); (3) criatividade; e (4) traços de personalidade. Para executar essas funções neurais superiores, o córtex pré-frontal é o local de operação da *memória de trabalho*, onde o cérebro armazena temporariamente e manipula de forma ativa informações utilizadas no raciocínio e no planejamento. Você aprenderá mais sobre a memória de trabalho mais adiante.

Nota Clínica O estímulo ao córtex pré-frontal não produz nenhum efeito observável, mas déficits nesta área mudam a personalidade e o comportamento social. Como se sabia que lesões no lobo pré-frontal produziam tais mudanças, há cerca de 70 anos a lobotomia pré-frontal (remoção cirúrgica) era utilizada para tratar indivíduos violentos ou outros com "maus" traços de personalidade ou comportamento social, na esperança de que sua mudança de personalidade fosse para melhor. Obviamente, outras funções do córtex pré-frontal eram perdidas no processo (felizmente, a técnica foi utilizada por pouco tempo).

O **córtex de associação parietal-temporal-occipital** está na interface dos três lobos dos quais recebe o nome. Nesta localização estratégica, ele agrupa e integra sensações somáticas, auditórias e visuais projetadas por esses três lobos para um processamento perceptual complexo. Ele permite que tenhamos uma "imagem completa" da relação entre as várias partes de seu corpo e o mundo externo. Por exemplo, ele integra informações visuais com entradas proprioceptivas para que possamos colocar o que vemos na perspectiva adequada, como perceber que um objeto está em pé apesar do ângulo do qual é visto (isto é, sem importar se estamos sentados, deitados ou pendurados de ponta cabeça no galho de uma árvore). Esta região também está envolvida na rota de linguagem que conecta a área de Wernicke aos córtices visual e auditório.

O **córtex de associação límbica** está localizado principalmente na parte inferior e na parte interna adjacente de cada lobo temporal. Esta área é principalmente relacionada à motivação e à emoção e está amplamente envolvida na memória.

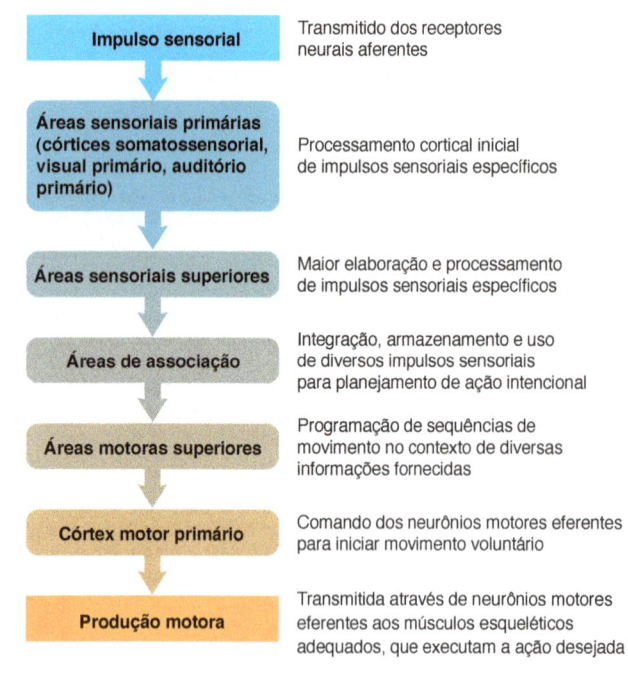

```
Impulso sensorial        Transmitido dos receptores
                         neurais aferentes

Áreas sensoriais primárias
(córtices somatossensorial,   Processamento cortical inicial
visual primário, auditório    de impulsos sensoriais específicos
primário)

Áreas sensoriais superiores   Maior elaboração e processamento
                              de impulsos sensoriais específicos

                              Integração, armazenamento e uso
Áreas de associação           de diversos impulsos sensoriais
                              para planejamento de ação intencional

                              Programação de sequências de
Áreas motoras superiores      movimento no contexto de diversas
                              informações fornecidas

Córtex motor primário         Comando dos neurônios motores eferentes
                              para iniciar movimento voluntário

                              Transmitida através de neurônios motores
Produção motora               eferentes aos músculos esqueléticos
                              adequados, que executam a ação desejada
```

- **FIGURA 5-12** Ligação de diversas regiões do córtex.
Para simplificar, algumas interconexões foram omitidas.

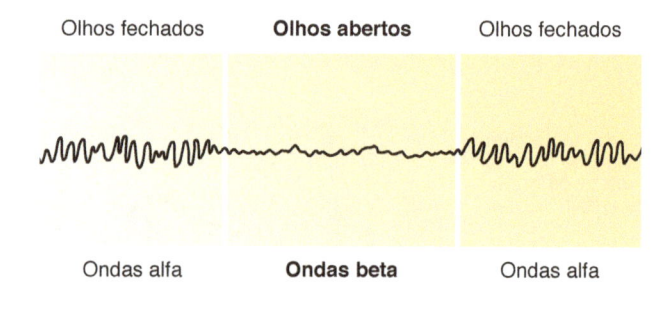

Olhos fechados | **Olhos abertos** | Olhos fechados

Ondas alfa | **Ondas beta** | Ondas alfa

- **FIGURA 5-13** Substituição de um ritmo alfa em um EEG por um ritmo beta quando os olhos se abrem.

Todas as áreas de associação cortical estão interconectadas por feixes de fibras dentro da massa branca cerebral. Coletivamente, as áreas de associação integram diferentes informações para ação intencional. Uma sequência básica supersimplificada dos elos entre as diversas áreas funcionais do córtex está representada esquematicamente na ● Figura 5-12.

Os hemisférios cerebrais possuem certo grau de especialização.

As áreas corticais descritas até o momento parecem estar igualmente distribuídas nos hemisférios esquerdo e direito, exceto as áreas de linguagem, encontradas em apenas um lado, normalmente o esquerdo. O lado esquerdo também é comumente o hemisfério dominante para o controle motor fino. Assim, a maioria das pessoas é destra, porque o lado esquerdo do cérebro controla o lado direito do corpo. Além disso, cada hemisfério é um tanto especializado nos tipos de atividades mentais que executa melhor. O **hemisfério cerebral esquerdo** se sobressai em tarefas lógicas, analíticas, sequenciais e verbais, como matemática, formas de linguagem e filosofia. Em contraste, o **hemisfério cerebral direito** é excelente com habilidades não relacionadas à linguagem, especialmente a percepção espacial e talentos artísticos e musicais. O hemisfério esquerdo tende a processar informações de forma detalhada e fragmentária, enquanto o direito vê o mundo de forma abrangente e integrada. Normalmente, os dois hemisférios dividem tantas informações que complementam um ao outro, mas em muitas pessoas as habilidades associadas a um hemisfério são mais fortemente desenvolvidas. A dominância do hemisfério cerebral esquerdo tende a ser associada com "pensadores", enquanto as habilidades do hemisfério direito predominam nos "criadores".

Um eletroencefalograma é um registro da atividade pós-sináptica nos neurônios corticais.

O fluxo de corrente extracelular que surge da atividade elétrica dentro do córtex cerebral pode ser detectado ao se colocarem eletrodos de registro no couro cabeludo para produzir um registro gráfico conhecido como **eletroencefalograma**, ou **EEG**. Essas "ondas cerebrais", em sua maior parte, não se devem a potenciais de ação, mas representam a atividade de potencial pós-sináptico coletiva momentânea (isto é, PPSEs e PIPSs – veja no Capítulo 4) nos corpos celulares e dendritos localizados nas camadas corticais sob o eletrodo de registro.

A atividade elétrica pode sempre ser registrada no cérebro vivo, mesmo durante o sono e estados inconscientes, mas as formas de onda variam, dependendo do nível de atividade no córtex cerebral. Frequentemente, as ondas parecem irregulares, mas às vezes padrões diferentes na amplitude e na frequência da onda podem ser observados. Um exemplo dramático disso está ilustrado na ● Figura 5-13, na qual as ondas do EEG registradas sobre o córtex occipital (visual) mudam notavelmente em resposta à simples abertura e fechamento dos olhos.

Nota Clínica O EEG tem três grandes usos:

1. O EEG frequentemente é utilizado como *ferramenta clínica no diagnóstico de disfunção cerebral*. Tecido cortical doente ou lesionado frequentemente origina padrões alterados no EEG. Uma das doenças neurológicas mais comuns acompanhadas por um EEG distintamente anormal é a **epilepsia**. Ataques epilépticos ocorrem quando um grande grupo de neurônios passa por potenciais de ação anormais e síncronos que produzem espasmos involuntários e estereotípicos e alterações no comportamento. Diferentes problemas subjacentes, incluindo defeitos genéticos e ferimentos traumáticos no cérebro, podem levar à hiperexcitabilidade neural que caracteriza a epilepsia. Normalmente, há pouca atividade inibitória em comparação com a excitatória, como no funcionamento comprometido do neurotransmissor inibitório GABA ou na ação prolongada do neurotransmissor excitatório glutamato. Os episódios podem ser parciais ou generalizados, dependendo da localização e da extensão da descarga neural anormal. Cada tipo de ataque exibe características diferentes no EEG.

2. O EEG também é utilizado na *determinação legal de morte cerebral*. Embora uma pessoa possa ter parado de respirar e o coração possa ter parado de bombear sangue, frequentemente é possível restaurar e manter a atividade respiratória e circulatória se medidas para a ressuscitação forem tomadas rapidamen-

te. Mesmo assim, como o cérebro é suscetível à privação de O_2, pode haver lesão cerebral irreversível antes que a função cardiopulmonar seja restabelecida, resultando na situação paradoxal de um cérebro morto em um corpo vivo. A determinação de se um paciente em coma mantido por respiração artificial e outras medidas de suporte está vivo ou morto tem implicações médicas, legais e sociais importantes. A necessidade de órgãos viáveis para cirurgias de transplante tornou crucial a precisão de tais determinações de vida/morte. Médicos, advogados e o público em geral aceitaram a noção de morte cerebral – isto é, um cérebro que não funciona, sem possibilidade alguma de recuperação – como determinante da morte em tais circunstâncias. Pessoas com morte cerebral são boas doadoras porque seus órgãos ainda possuem irrigação sanguínea e, assim, estão em melhor condição do que aqueles obtidos de uma pessoa cujo coração parou de bater. A indicação mais amplamente aceita de morte cerebral é o *silêncio elétrico cerebral* – essencialmente, um EEG reto. Isso deve estar acompanhado de outros critérios rigorosos, como a falta de reflexos dos olhos, para evitar um falso diagnóstico terminal em pessoas com EEG reto devido a causas reversíveis, como em certos tipos de intoxicação por drogas.

3. O EEG também é utilizado para *distinguir os diversos estágios do sono,* como veremos posteriormente neste capítulo.

Neurônios em regiões diferentes do córtex cerebral podem disparar em sincronia rítmica.

A maioria das informações sobre a atividade elétrica do cérebro foi colhida não de estudos de EEG, mas de registros diretos de neurônios individuais em cobaias animais que realizavam diversas atividades. Após o implante cirúrgico de um microeletrodo extremamente fino em um único neurônio dentro de uma região específica do córtex cerebral, cientistas puderam observar mudanças na atividade elétrica do neurônio enquanto o animal realizava tarefas motoras em particular ou enfrentava diversas sensações. Por meio desses estudos, investigadores concluíram que as informações neurais são codificadas por mudanças na frequência de potenciais de ação em neurônios específicos. Quanto maior o evento de ativação, maior a taxa de disparo do neurônio.

Entretanto, registros de um único neurônio não consegue identificar mudanças simultâneas na atividade elétrica em um grupo de neurônios trabalhando em conjunto para realizar uma atividade em particular. Como analogia, imagine tentar gravar um concerto utilizando apenas um microfone que captasse somente os sons produzidos por um único músico. Seria uma representação muito limitada da apresentação, registrando apenas as mudanças de notas e de tempo conforme tocadas por esta única pessoa. Perder-se-ia a riqueza da melodia e do ritmo sendo tocados em sincronia por toda a orquestra. Semelhantemente, ao registrar um único neurônio e detectar mudanças em suas taxas de disparo, os cientistas ignoraram um mecanismo paralelo de informações, que envolve mudanças na duração relativa de descargas do potencial de ação entre um grupo funcional de neurônios, chamado de *rede neural* ou *conjunto.* Estudos recentes envolvendo acompanhamento simultâneo de diversos neurônios sugerem que neurônios em interação podem disparar temporariamente em conjunto por frações de segundo. Muitos neurocientistas acreditam que o cérebro codifica informações não apenas ao mudar as taxas de disparo de neurônios individuais, mas também ao alterar os padrões dessas breves sincronizações neurais. Isto é, grupos de neurônios se comunicam, ou enviam mensagens sobre o que está acontecendo, ao mudar seu padrão de disparo sincronizado. Lembre que os astrócitos ajudam também a coordenar a atividade sináptica entre redes neurais.

Os neurônios dentro de um grupo que dispara em conjunto podem estar amplamente espalhados. Por exemplo, quando você vê uma bola quicar, unidades visuais diferentes processam inicialmente diferentes aspectos deste objeto – seu formato, sua cor, seu movimento e assim por diante. De alguma forma, todas essas vias de processamento distintas devem ser integradas, ou "vinculadas", para que "vejamos" a bola quicar como uma unidade inteira sem parar para contemplar suas muitas características separadamente. A solução do antigo mistério de como o cérebro faz essa integração reside no disparo sincronizado de neurônios em regiões separadas do cérebro funcionalmente ligadas para reagir a diferentes aspectos de um mesmo objeto, como a bola quicando.

Agora, voltamos nossa atenção às **regiões subcorticais** do cérebro, que interagem em larga escala com o córtex na realização de suas funções (*subcortical* quer dizer "sob o córtex"). Essas regiões incluem os *núcleos basais*, localizados no encéfalo, e o *tálamo* e o *hipotálamo*, localizados no diencéfalo.

Núcleos Basais, Tálamo e Hipotálamo

Os **núcleos basais** (também conhecidos como **gânglios basais**) consistem em diversos grupos de massa cinzenta localizados dentro da massa branca cerebral (▲ Tabela 5-2 e • Figura 5-14). No SNC, um **núcleo** é um grupo funcional de corpos celulares de neurônios.

Os núcleos basais têm importante função inibidora no controle motor.

Além de possuírem funções não motoras ainda não claramente compreendidas, os núcleos basais têm uma função complexa no controle de movimentos. Especificamente, são importantes na (1) inibição do tônus muscular em todo o corpo (o tônus muscular adequado é mantido normalmente por um saldo de impulsos inibitórios e excitatórios aos neurônios que inervam os músculos esqueléticos), na (2) seleção e manutenção de atividade motora voluntária enquanto se suprimem padrões inúteis ou indesejados de movimento, e para (3) ajudar a monitorar e coordenar contrações lentas e sustentadas, especialmente as relacionadas à postura e apoio. Os núcleos basais não influenciam diretamente os neurônios motores eferentes que causam contração muscular, mas atuam modificando a atividade contínua nas vias motoras.

Para desempenhar essas funções integrativas complexas, os núcleos basais recebem e enviam muitas informações, conforme indicado pelo tremendo número de fibras que os unem a outras regiões do cérebro. Outra via importante é composta por interconexões estratégicas que formam um loop de retroalimentação ligando o córtex cerebral (especialmente suas regiões motoras), os núcleos basais e o tálamo. O tálamo reforça positivamente o comportamento motor voluntário iniciado pelo córtex, enquanto os núcleos basais modulam esta atividade ao exercerem um efeito inibitório sobre o tálamo para eliminar movimentos antagonistas ou desnecessários. Os núcleos basais também inibem a atividade motora ao atuarem através de neurônios no tronco cerebral.

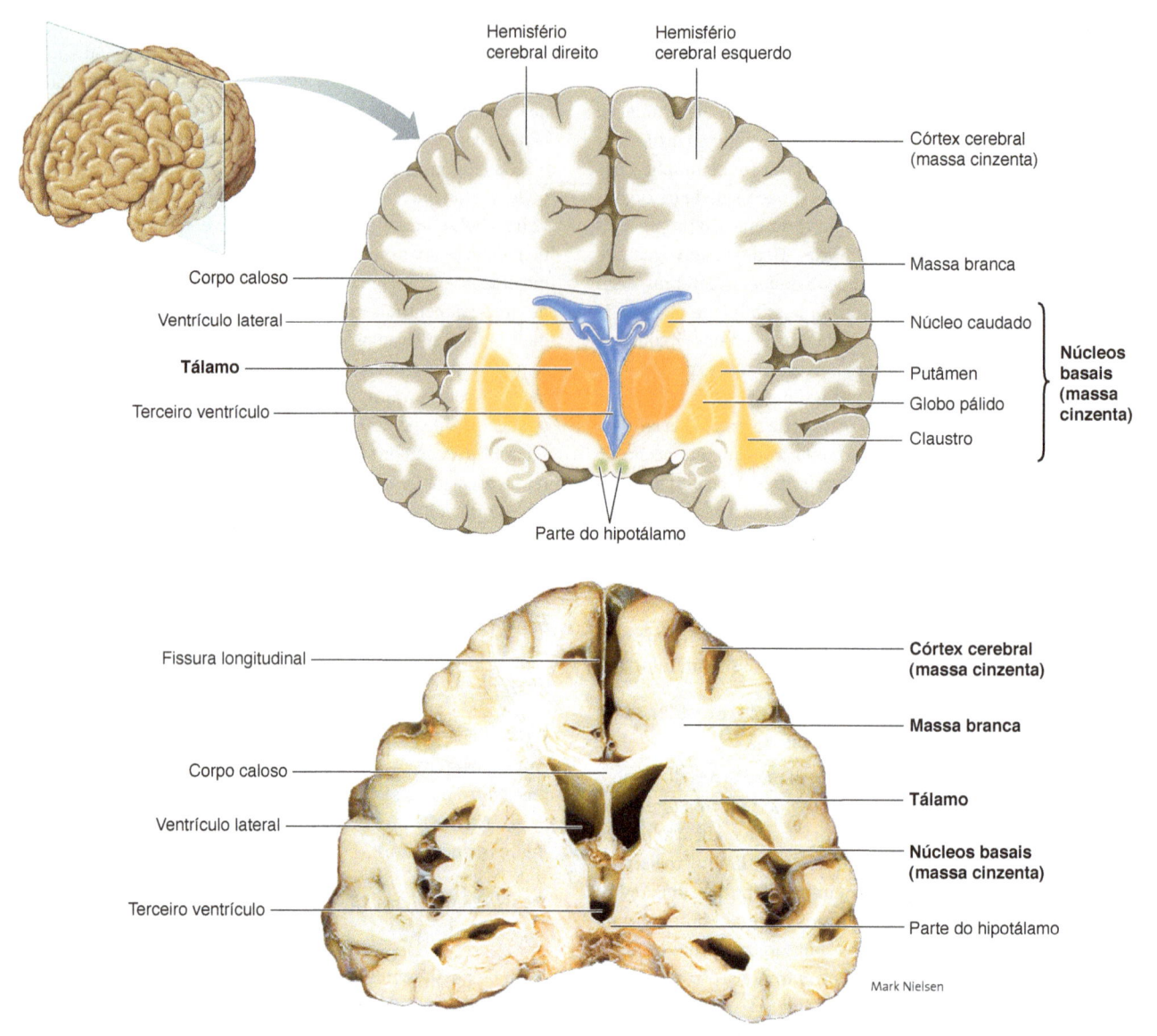

- **FIGURA 5-14 Seção frontal do cérebro.** O córtex cerebral, uma casca externa de massa cinzenta, cerca um núcleo interno de massa branca. Dentro da massa branca cerebral há vários grupos de massa cinzenta, os núcleos basais. Os ventrículos são cavidades no cérebro através dos quais o fluido cérebro-espinhal flui. O tálamo forma as paredes do terceiro ventrículo. Para comparação, as cores utilizadas para estes componentes cerebrais são as mesmas usadas na vista lateral mostrada na Tabela 5-2. Além disso, compare esta seção frontal do cérebro de um cadáver com a seção sagital de um cadáver na Figura 5-7

Nota Clínica A importância dos núcleos basais no controle motor é evidente em doenças que envolvem esta região, sendo a mais comum delas a **Doença**, ou **Mal de Parkinson (MP)**. Esta condição está associada a uma destruição gradual de neurônios que liberam o neurotransmissor dopamina nos núcleos basais (veja no Capítulo 4). Como os núcleos basais não têm dopamina suficiente para realizar suas funções normais, três tipos de perturbações motoras caracterizam o MP: (1) aumento no tônus muscular, ou rigidez, (2) movimentos involuntários, inúteis ou indesejados, como tremores em repouso (por exemplo, dificultando ou tornando impossível segurar uma xícara de café), e (3) lentidão para iniciar e executar comportamentos motores diferentes. Pessoas com MP têm dificuldade para parar atividades. Se elas se sentam, tendem a continuar sentadas e, se se levantam, o fazem muito lentamente.

O tálamo é uma estação retransmissora sensorial importante no controle motor.

Dentro do cérebro, perto dos núcleos basais, fica o **diencéfalo**, estrutura intermediária que forma as paredes da terceira cavidade ventricular, um dos espaços através do qual o FCE flui. O diencéfalo consiste de duas partes principais, o *tálamo* e o *hipotálamo* (veja a ▲ Tabela 5-2 e as • Figuras 5-7b, 5-14 e 5-15).

O **tálamo** serve de "estação retransmissora" para o processamento preliminar de impulsos sensoriais. Todos os estímulos sensoriais fazem sinapse no tálamo ao rumarem para o córtex. O tálamo faz a triagem de sinais insignificantes e encaminha impulsos sensoriais importantes até áreas adequadas do córtex somatossensorial, bem como para outras regiões do cérebro. Em conjunto com o tronco cerebral e as áreas de associação corticais, o tálamo ajuda a direcionar a atenção para os estímulos de

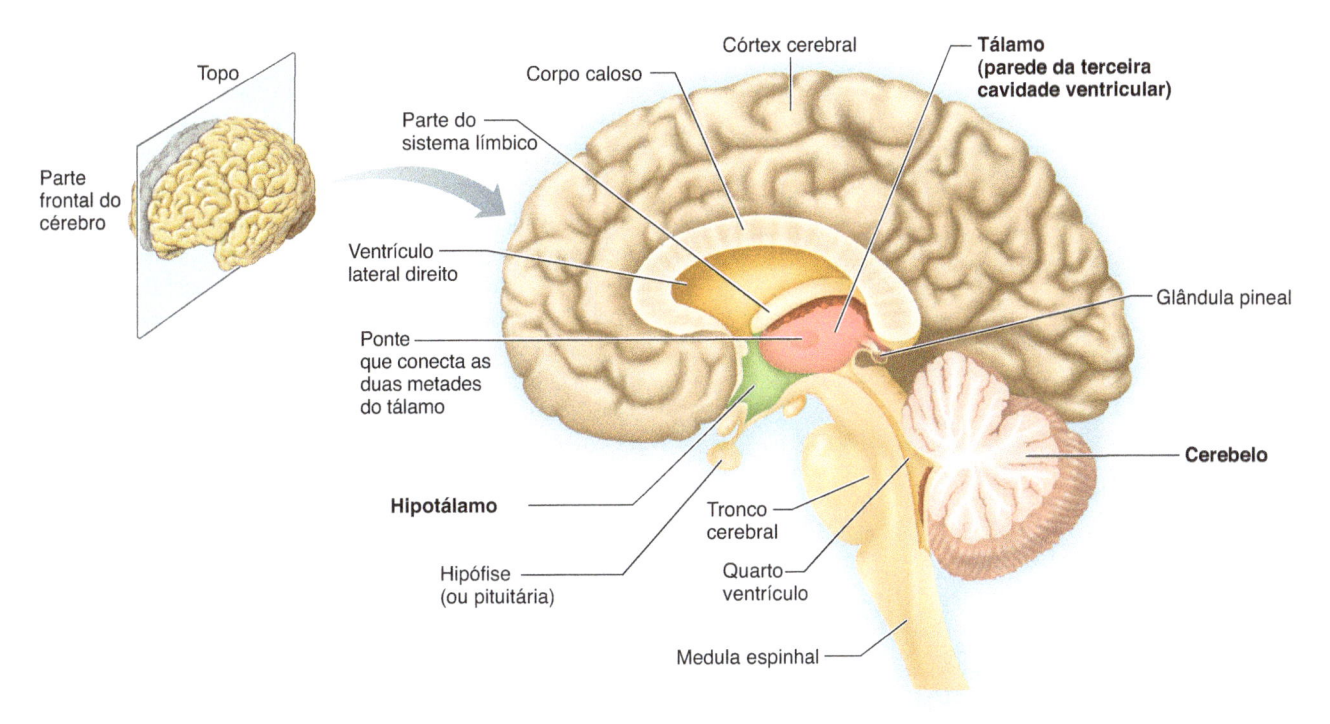

• **FIGURA 5-15** Localização do tálamo, hipotálamo e cerebelo na seção sagital.

interesse. Por exemplo, um pai ou uma mãe podem dormir tranquilamente com o ruído do trânsito externo, mas ficam instantaneamente atentos ao menor som de seu bebê. O tálamo também é capaz de conscientização primária de diversas sensações, mas não consegue distinguir sua localização ou intensidade. Certo grau de consciência também fica localizado ali. Conforme descrito na seção anterior, o tálamo também tem uma importante função no controle motor, por reforçar positivamente o comportamento motor voluntário iniciado pelo córtex.

O hipotálamo regula diversas funções homeostáticas.

O **hipotálamo** é um grupo de núcleos específicos e fibras associadas localizado abaixo do tálamo. É um centro integrador para muitas funções homeostáticas importantes e serve como um importante elo entre o sistema nervoso autônomo e o sistema endócrino. Especificamente, o hipotálamo (1) regula a temperatura corporal, (2) controla a sede e a produção de urina, (3) controla a ingestão de alimentos, (4) regula a secreção de hormônio da hipófise anterior, (5) produz hormônios da hipótese posterior, (6) controla as contrações uterinas e a ejeção de leite, (7) serve de centro de coordenação principal do sistema nervoso autônomo, o que, por sua vez, afeta todos os músculos lisos, os músculos cardíacos e as glândulas exócrinas, (8) tem papel nos padrões emocionais e comportamentais e (9) participa do ciclo vigília-sono.

O hipotálamo é a área do cérebro mais envolvida na regulagem direta do ambiente interno. Por exemplo, quando o corpo está frio, o hipotálamo inicia respostas internas para aumentar a produção de calor (como os tremores) e diminuir a perda de calor (como a constrição de vasos sanguíneos da pele para reduzir o fluxo de sangue quente para a superfície corporal, onde o calor pode ser perdido para o ambiente externo). Outras áreas do cérebro, como o córtex cerebral, atuam mais indiretamente na regulação do ambiente interno. Por exemplo, uma pessoa que sente frio é motivada a voluntariamente vestir roupas mais quentes, fechar a janela, ligar o aquecedor e assim por diante. Mesmo tais atividades comportamentais voluntárias são fortemente influenciadas pelo hipotálamo, que, como parte do sistema límbico, funciona em conjunto com o córtex no controle de emoções e do comportamento motivado. Agora voltaremos nossa atenção ao sistema límbico e suas relações funcionais com o córtex superior, primeiro na emoção e no comportamento, depois no aprendizado e na memória.

Emoção, Comportamento e Motivação

O **sistema límbico** não é uma estrutura separada, e sim um anel de estruturas do cérebro anterior que cercam o tronco cerebral e são interconectadas por intricadas vias neurais (• Figura 5-16). Ele inclui partes das seguintes áreas: lobos do córtex cerebral (especialmente no córtex de associação límbica), núcleos basais, tálamo e hipotálamo. Esta rede interativa complexa é associada a emoções, padrões básicos de comportamento de sobrevivência e sociossexuais, motivação e aprendizado. Vamos examinar mais a fundo cada uma dessas funções cerebrais.

O sistema límbico tem função essencial nas emoções.

O conceito de **emoção** abrange sensações emocionais subjetivas e sentimentos (como raiva, medo e felicidade), além das respostas físicas associadas a esses sentimentos. Essas respostas incluem padrões comportamentais específicos (por exemplo, preparação para ataque ou defesa quando provocado por um adversário) e expressões emocionais observáveis (por exemplo, rir, chorar ou corar). Indícios apontam para uma função central

Capítulo 5 – Sistema Nervoso Central **155**

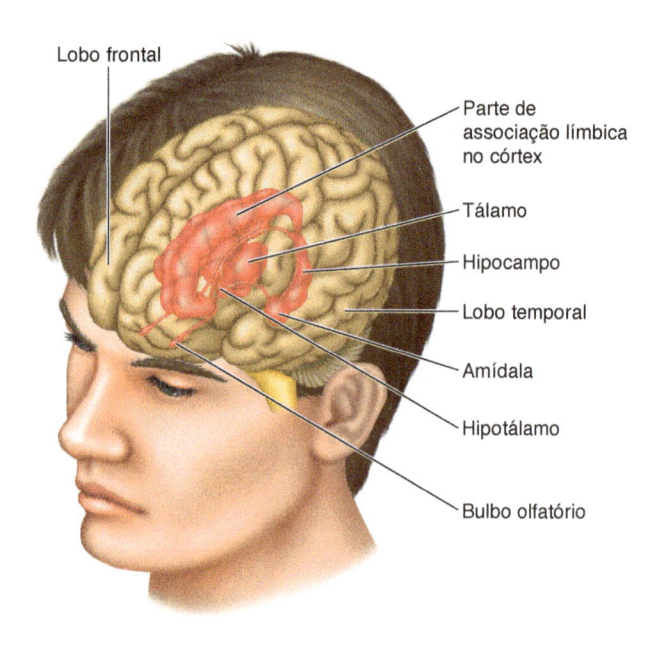

• **FIGURA 5-16 Sistema límbico.** Esta vista parcialmente transparente do cérebro revela as estruturas que compõem o sistema límbico.

do sistema límbico em todos os aspectos da emoção. A estimulação de regiões específicas do sistema límbico durante a cirurgia no cérebro produz sensações subjetivas vagas que o paciente pode descrever como alegria, satisfação ou prazer em uma região e desestímulo, medo ou ansiedade na outra. Por exemplo, a **amídala**, no lado inferior interior do lobo temporal (• Figura 5-16), é especialmente importante para o processamento de impulsos que originam a sensação de medo. Nos humanos e em uma extensão indeterminada em outras espécies, níveis mais altos do córtex também são cruciais para a conscientização de sensações emocionais.

O sistema límbico e o córtex superior participam do controle de padrões comportamentais básicos.

Padrões comportamentais básicos inatos controlados ao menos parcialmente pelo sistema límbico incluem aqueles voltados para a sobrevivência individual (ataque, busca por comida) e os voltados para a perpetuação da espécie (comportamentos sociossexuais que levam ao acasalamento). Em cobaias animais, a estimulação do sistema límbico causa comportamentos complexos e até bizarros. Por exemplo, a estimulação em uma área pode levar a respostas de raiva e fúria em um animal normalmente dócil, enquanto a estimulação em outra área resulta em placidez e docilidade, mesmo em um animal incontrolável. A estimulação em outra área límbica pode induzir comportamentos sexuais, como movimentos de cópula.

As relações entre o hipotálamo, o sistema límbico e as regiões corticais superiores relativas às emoções e ao comportamento ainda não foram totalmente entendidas. Aparentemente, o grande envolvimento do hipotálamo no sistema límbico rege as respostas internas involuntárias de diversos sistemas corporais em preparação à ação adequada para acompanhar um estado emocional específico. Por exemplo, o hipotálamo controla o aumento da frequência cardíaca e da frequência respiratória, a elevação da pressão sanguínea e o desvio de sangue para os músculos esqueléticos que ocorrem antes de um ataque ou quando provocados. Essas mudanças preparatórias no estado interno não exigem nenhum controle consciente.

Ao executar atividades comportamentais complexas, como atacar, fugir ou acasalar, o indivíduo (animal ou humano) deve interagir com o ambiente externo. Mecanismos corticais superiores são acionados para conectar o sistema límbico e o hipotálamo com o mundo externo para que os comportamentos observáveis adequados sejam manifestados. No nível mais simples, o córtex fornece os mecanismos neurais necessários para ativar adequadamente os músculos esqueléticos necessários para abordar ou evitar um adversário, participar de uma atividade sexual ou expressar emoções. Por exemplo, a sequência estereotípica de movimentos para a expressão emocional humana universal de sorrir aparentemente é pré-programada no córtex e pode ser acionada pelo sistema límbico. Também é possível acionar voluntariamente o programa do sorriso, como ao posar para uma foto. Até pessoas nascidas cegas têm expressões faciais normais, ou seja, não aprendem a sorrir por observação. Sorrir significa a mesma coisa em todas as culturas, apesar de experiências ambientais amplamente diferentes. Acredita-se que tais padrões comportamentais compartilhados por todos os membros de uma espécie sejam mais abundantes em animais inferiores.

Níveis corticais superiores também podem reforçar, modificar ou suprimir respostas comportamentais básicas para que ações possam ser guiadas por planejamento, estratégia e julgamento com base em uma compreensão da situação. Mesmo se estivermos com raiva de alguém e nosso corpo preparar-se internamente para atacar, normalmente podemos julgar se um ataque é adequado e conseguir suprimir conscientemente a manifestação externa desse comportamento emocional básico. Assim, os níveis superiores do córtex, especialmente as áreas de associação pré-frontal e límbica, são importantes no controle consciente aprendido de padrões comportamentais inatos. Utilizando como exemplo o medo, a exposição a uma experiência aversiva ativa duas vias paralelas para processar este estímulo emocional: uma via rápida, na qual a amídala do nível inferior tem especial função, e uma mais lenta, mediada essencialmente pelo córtex pré-frontal de nível superior. A via rápida permite uma resposta rápida, instintiva e um tanto crua ("reação instintiva") e central à "sensação" de medo. A via mais lenta envolvendo o córtex pré-frontal permite uma resposta mais refinada ao estímulo aversivo, com base em uma análise racional da situação atual em comparação com experiências anteriores armazenadas. O córtex pré-frontal formula planos e guia comportamentos, suprimindo respostas induzidas pela amídala que possam ser inadequadas para a situação em questão.

Comportamentos motivados são voltados a objetivos.

Uma pessoa tende a reforçar comportamentos que se provaram gratificantes e suprimir comportamentos associados a experiências desagradáveis. Algumas regiões do sistema límbico foram designadas como **centros de "recompensa"** e **"punição"**, porque o estímulo nessas respectivas áreas origina sensações agradáveis ou desagradáveis. Quando um dispositivo de autoestímulo é implantado em um centro de recompensa, uma cobaia animal autofornecerá até 5.000 estímulos por hora e preferirá a autoestimulação ao alimento, mesmo quando estiver com fome. Quando o dispositivo é implantado em um centro de punição, os animais evitarão o estímulo a todo custo. Centros de recompensa são encontrados mais abundantemente nas regiões envolvidas na mediação das atividades altamente comportamentais de comer, beber e relacionadas ao sexo.

Motivação é a capacidade de direcionar o comportamento para metas específicas. Alguns comportamentos voltados a metas têm o objetivo de satisfazer específicas e identificáveis necessidades físicas relacionadas à homeostase. **Orientações homeostáticas** representam as vontades subjetivas associadas a necessidades corporais específicas que motivam o comportamento adequado para satisfazer tais necessidades. Como um exemplo, a sensação de sede que acompanha um déficit de água no corpo leva uma pessoa a beber para satisfazer a necessidade homeostática de água. Entretanto, o fato de se escolher entre água, refrigerante ou outra bebida para matar a sede não está relacionado à homeostase. Muitos comportamentos humanos não dependem das orientações puramente homeostáticas relativas a simples déficits no tecido, como a sede. O comportamento humano é influenciado por experiência, aprendizado e hábito, moldado em uma estrutura complexa de gratificações pessoais exclusivas misturadas a expectativas culturais. Não se sabe até que ponto as orientações motivacionais não relacionadas à homeostase, como a vontade de seguir uma carreira em particular ou ganhar certa corrida, estão envolvidas com os efeitos reforçadores dos centros de recompensa e punição. Na verdade, algumas pessoas motivadas em direção a uma meta específica podem até se "punir" deliberadamente no curto prazo para atingir a gratificação de longo prazo (por exemplo, a dor temporária do treinamento no preparo para vencer uma competição atlética).

Norepinefrina, dopamina e serotonina são neurotransmissores das vias emocionais e comportamentais.

Os mecanismos neurofisiológicos subjacentes responsáveis pelas observações psicológicas de emoções e comportamento motivado continuam um grande mistério, embora se saiba que os neurotransmissores norepinefrina, dopamina e serotonina exercem uma influência. A norepinefrina e a dopamina, ambas classificadas quimicamente como catecolaminas (veja no Capítulo 4), são conhecidos transmissores das regiões que provocam as maiores taxas de autoestimulação em animais equipados com dispositivos "faça você mesmo". Diversas **drogas psicoativas** afetam os humores de humanos e algumas delas demonstraram influência na autoestimulação em cobaias animais. Por exemplo, uma maior autoestimulação é observada após a administração de medicamentos que aumentam a atividade sináptica da catecolamina, como a *anfetamina*, uma droga "estimulante". A anfetamina estimula a liberação de dopamina pelos neurônios secretores de dopamina.

Embora a maioria dos medicamentos psicoativos seja utilizada no tratamento de inúmeras desordens mentais, de outras, infelizmente, abusa-se. Muitas das drogas utilizadas desnecessariamenteou em excesso atuam ao aprimorar a efetividade da dopamina nas vias de "prazer", originando inicialmente uma intensa sensação de prazer. Como já vimos, um exemplo é a *cocaína*, que bloqueia a readmissão da dopamina nas sinapses (veja no Capítulo 4).

Nota Clínica A **depressão** está entre as desordens psiquiátricas associadas a defeitos nos neurotransmissores do sistema límbico (para diferenciação, *desordens psiquiátricas* envolvem atividade anormal em vias de neurotransmissores específicos na ausência de lesões cerebrais detectáveis, enquanto *desordens neurológicas* são associadas a lesões específicas do cérebro e podem ou não envolver anormalidades na neurotransmissão. Exemplos de desordens neurológicas incluem a Doença de Parkinson e a de Alzheimer). Uma deficiência funcional na serotonina ou na norepinefrina, ou em ambas, está vinculada à depressão, desordem caracterizada por um humor negativo agudo acompanhado por uma perda generalizada de interesses, incapacidade de sentir prazer e tendências suicidas. Todos os medicamentos antidepressivos efetivos aumentam a concentração disponível desses neurotransmissores no SNC. O *Prozac,* o medicamento mais receitado na psiquiatria norte-americana, é um exemplo. Ele bloqueia a readmissão da serotonina liberada, prolongando, assim, a atividade da serotonina nas sinapses (veja no Capítulo 4). A serotonina e a norepinefrina são mensageiros sinápticos das regiões límbicas do cérebro relacionadas ao prazer e à motivação, o que sugere que a tristeza profunda e a falta de interesse (motivação) de pacientes deprimidos estão relacionadas, pelo menos parcialmente, a deficiências ou redução da efetividade nesses neurotransmissores. Eventos percebidos como estressantes podem ativar a depressão, mas o elo subjacente ainda não foi determinado.

Os pesquisadores estão otimistas de que, à medida que a compreensão dos mecanismos moleculares de desordens mentais for ampliada no futuro, muitos problemas psicológicos poderão ser corrigidos ou mais bem gerenciados através de intervenção medicamentosa, uma esperança de grande importância médica.

Aprendizado e Memória

Além de seu envolvimento na emoção e em padrões comportamentais básicos, o sistema límbico e o córtex superior estão envolvidos no aprendizado e na memória. O cerebelo também tem uma função essencial em alguns tipos de aprendizado e memória, como veremos ao examinarmos estes processos.

Aprendizado é a aquisição de conhecimento como resultado de experiências.

Aprendizado é a aquisição de conhecimento ou habilidades como consequência da experiência, da instrução ou de ambos. Acredita-se amplamente que recompensas e punições sejam parte integrante de muitos tipos de aprendizado. Se um animal é recompensado ao responder de uma forma particular a um estímulo, aumenta a probabilidade de ele responder da mesma forma novamente ao mesmo estímulo em consequência dessa experiência. Inversamente, se dada resposta for acompanhada de punição, é menos provável que o animal repita a mesma resposta ao mesmo estímulo. Quando as respostas comportamentais que originam prazer forem reforçadas ou as acompanhadas por punição forem evitadas, aconteceu o aprendizado. Domesticar um cão é um exemplo disto. Se o cão é elogiado quando urina fora de casa, mas repreendido quando molha o carpete, logo aprenderá qual é o lugar aceitável para esvaziar a bexiga. Assim, o aprendizado é uma mudança no comportamento que

TABELA 5-3 — Comparação entre Memórias de Curto e Longo Prazo

Característica	Memória de Curto Prazo	Memória de Longo Prazo
Tempo de Armazenamento após Aquisição de Novas Informações	Imediato	Mais tarde; deve ser transferida da memória de curto prazo para a de longo prazo através da consolidação; aprimorada pela prática ou reciclagem de informações através do modo de curto prazo
Duração	Dura de segundos a horas	Retida por dias a anos
Capacidade de Armazenamento	Limitada	Muito grande
Tempo de Recuperação (lembrança)	Recuperação rápida	Recuperação mais lenta, exceto para memórias amplamente consolidadas, que são recuperadas rapidamente
Incapacidade de Recuperar (esquecimento)	Permanentemente esquecida; a memória desaparece rapidamente exceto se consolidada em uma memória de longo prazo	Normalmente incapacidade apenas temporária de acessar; traço de memória relativamente estável
Mecanismo de Armazenamento	Envolve modificações transitórias em funções de sinapses preexistentes, como a alteração na quantidade de neurotransmissores liberados	Envolve mudanças funcionais ou estruturais relativamente permanentes entre neurônios existentes, como a formação de novas sinapses; a síntese de novas proteínas tem função essencial

ocorre como resultado de experiências. Ele depende bastante da interação do organismo com seu ambiente. Os únicos limites aos efeitos que influências ambientais podem ter sobre o aprendizado são as restrições biológicas impostas por características genéticas individuais ou próprias da espécie.

A memória é estabelecida em estágios.

A **memória** é o armazenamento do conhecimento adquirido para a recuperação posterior. O aprendizado e a memória formam a base pela qual os indivíduos adaptam seu comportamento às suas circunstâncias externas específicas. Sem esses mecanismos, seria impossível que os indivíduos planejassem interações bem-sucedidas e intencionalmente evitassem circunstâncias previsivelmente desagradáveis.

A mudança neural responsável pela retenção ou armazenamento do conhecimento é conhecida como **traço de memória**. Geralmente, conceitos, não informações literais, são armazenados. Enquanto você lê esta página, armazena os conceitos discutidos, não as palavras específicas. Posteriormente, quando recuperar os conceitos da memória, você os transformará em suas próprias palavras. Entretanto, é possível memorizar partes de informação palavra por palavra.

O armazenamento de informações adquiridas é realizado em, pelo menos, dois estágios, denominados memória de curto prazo e memória de longo prazo (veja a Tabela 5-3). A **memória de curto prazo** dura de segundos a horas, enquanto a **memória de longo prazo** é retida por dias a anos. O processo de transferência e fixação de traços de memória de curto prazo em memórias de longo prazo é conhecido como **consolidação**.

Um conceito desenvolvido recentemente é o da **memória de trabalho**, ou o que tem sido chamado de "quadro-negro da mente". A memória de trabalho retém e inter-relaciona temporariamente diversas informações relevantes para uma tarefa mental atual. Por meio da memória de trabalho, retemos brevemente e processamos dados para uso imediato – informações recém-adquiridas e relacionadas, conhecimento armazenado anteriormente que é levado temporariamente à memória de trabalho – para que possamos avaliar o fluxo de dados de entrada dentro de um contexto. Esta função integrativa é essencial para nossa capacidade de raciocinar, planejar e fazer julgamentos. Ao comparar e manipular as informações novas e antigas dentro da memória de trabalho, é possível compreender o que foi lido, conduzir uma conversa, calcular uma gorjeta no restaurante de cabeça, encontrar o caminho de casa e saber que devemos vestir roupas quentes se sentirmos frio. Resumindo, a memória de trabalho permite que as pessoas encadeiem pensamentos em uma sequência lógica e planejem a ação futura.

Embora ainda faltem indícios determinantes, novas descobertas indicam que, quando uma memória estabelecida é ativamente recuperada, ela se torna variável (instável ou sujeita a mudança) e deve ser **reconsolidada** em um estado reestabilizado e inativo. De acordo com essa proposta polêmica, novas informações poderiam ser incorporadas no traço de memória antigo durante a reconsolidação.

COMPARAÇÃO ENTRE MEMÓRIAS DE CURTO E DE LONGO PRAZO Informações recém-adquiridas são inicialmente depositadas na memória de curto prazo, que tem capacidade limitada de armazenamento. Informações na memória de curto prazo podem ter dois destinos finais. Elas são esquecidas logo (por exemplo, esquecer um número de telefone depois que você o procurou e terminou de discar) ou são transferidas para o modo mais permanente de memória de longo prazo, por meio da *prática ativa* ou *ensaio*. A reciclagem de informações recém-adquiridas pela memória de curto prazo aumenta a probabilidade de as informações serem consolidadas em memória de longo prazo (portanto, quando você se mata de estudar para uma prova, sua retenção de longo prazo das informações é ruim!). Esta relação pode ser comparada à revelação de um filme fotográfico. A imagem originalmente revelada (memória de curto prazo) desaparecerá rapidamente se não for fixada quimicamente (consolidada) para fornecer a imagem mais duradoura (memória de longo prazo). Às vezes, apenas partes da memória são fixadas e as outras desaparecem. Informações de interesse ou importância para o indivíduo têm maior chance de serem recicladas e fixadas em armazenagem de longo prazo, enquanto informações menos importantes são apagadas rapidamente.

A capacidade de armazenamento do banco de memória de longo prazo é muito maior que a capacidade da memória de curto prazo. Diferentes aspectos informativos dos traços de memória de longo prazo parecem ser processados e codificados, depois armazenados com outras memórias do mesmo tipo – memórias visuais são armazenadas separadamente das memórias auditivas, por exemplo. Esta organização facilita buscas futuras nas memórias armazenadas para recuperar informações desejadas. Por exemplo, ao se lembrar de uma pessoa que você conheceu, é possível utilizar várias dicas de recuperação, de diferentes grupos de armazenamento, como seu nome, sua aparência, o perfume que usava, um comentário que fez ou a música que tocava ao fundo.

O conhecimento armazenado não é útil se não for recuperado e utilizado para influenciar comportamentos atuais ou futuros. Como os armazenamentos da memória de longo prazo são maiores, frequentemente demora mais para se recuperarem informações na memória de longo prazo do que na de curto prazo. *Lembrar* é o processo de recuperar informações específicas dos armazéns da memória. *Esquecer* é a incapacidade de recuperar as informações armazenadas. Informações perdidas da memória de curto prazo são esquecidas permanentemente, mas armazenadas por longo prazo em geral são esquecidas de forma apenas temporária. Por exemplo, você pode não conseguir lembrar temporariamente o nome de um conhecido, mas depois esse nome "vem à cabeça" de repente.

Algumas formas de memória de longo prazo que envolvem informações ou habilidades utilizadas diariamente em essência nunca são esquecidas e são rapidamente acessíveis, como saber seu próprio nome ou conseguir escrever. Embora memórias de longo prazo sejam relativamente estáveis, as informações armazenadas podem ser gradualmente perdidas ou modificadas com o tempo, exceto se estiverem totalmente embrenhadas por anos de prática.

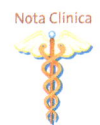

Nota Clínica **AMNÉSIA** Ocasionalmente, as pessoas sofrem de uma falha de memória que envolve períodos de tempo em vez de informações isoladas. Esta condição, conhecida como **amnésia**, ocorre de duas formas. A forma mais comum, a *amnésia retrógrada* ("caminha para trás"), é a incapacidade de lembrar eventos passados recentes. Ela normalmente ocorre após eventos traumáticos que interfiram na atividade elétrica do cérebro, como uma concussão ou um AVE. Se uma pessoa ficar inconsciente, o conteúdo da memória de curto prazo é essencialmente apagado, resultando em perda de memória sobre atividades que ocorreram dentro da última meia hora antes do evento. Traumatismos graves podem interferir no acesso a informações recém-adquiridas também em relação à armazenagem de longo prazo.

A *amnésia anterógrada* ("vai para a frente"), por outro lado, é a incapacidade de reter memórias de longo prazo para recuperação posterior. Normalmente está associada a lesões nas porções mediais dos lobos temporais, que em geral são consideradas regiões cruciais para a consolidação da memória. Pessoas que sofrem dessa condição podem ser capazes de lembrar coisas que aprenderam antes do surgimento do problema, mas não conseguem estabelecer novas memórias permanentes. Novas informações são perdidas tão rapidamente quanto desaparecem da memória de curto prazo. Em um estudo de caso, uma pessoa não conseguia lembrar onde ficava o banheiro em sua casa nova, mas ainda tinha uma lembrança total de sua casa antiga.

A memória de curto prazo e a memória de longo prazo envolvem diferentes mecanismos moleculares.

Apesar de uma grande quantidade de dados psicológicos, há poucas evidências fisiológicas definitivas disponíveis quanto à base celular dos traços de memória. Obviamente, deve haver alguma mudança dentro dos circuitos neurais do cérebro responsáveis pelo comportamento alterado que acompanha o aprendizado. Uma única memória não reside em um só neurônio, e sim em mudanças no padrão de sinais transmitidos ao longo das sinapses dentro de uma vasta rede neural.

Mecanismos diferentes são responsáveis pelas memórias de curto e de longo prazo. A memória de curto prazo envolve modificações temporárias na função de sinapses preexistentes, como a variação temporária na quantidade de um neurotransmissor liberado em resposta ao estímulo, ou resposta temporariamente maior da célula pós-sináptica àquele neurotransmissor dentro das vias nervosas afetadas. Em contraste, a memória de longo prazo envolve mudanças funcionais ou estruturais relativamente permanentes entre neurônios existentes no cérebro. Vejamos mais detalhes cada um desses tipos de memória.

A memória de curto prazo envolve mudanças transitórias na atividade sináptica.

Engenhosos experimentos com a lesma-do-mar *Aplysia* demonstraram que duas formas da memória de curto prazo – habituação e sensibilização – devem-se a modificações em diferentes proteínas de canal nos terminais pré-sinápticos de neurônios aferentes específicos envolvidos na via que media o comportamento sendo modificado. Esta modificação, por sua vez, causa mudanças na liberação do transmissor. **Habituação** é uma menor reatividade a apresentações repetitivas a um estímulo indiferente – isto é, um que não é recompensado nem punido. **Sensibilização** é uma maior reatividade a leves estímulos após um estímulo forte ou nocivo. A *Aplysia* recolhe sua guelra de forma reflexa quando seu sifão, um órgão respiratório no topo da guelra, é tocado. Os neurônios aferentes (pré-sinápticos) que respondem ao toque do sifão fazem sinapse diretamente nos neurônios motores eferentes (pós-sinápticos) que controlam o recolhimento da guelra. A lesma fica habituada quando seu sifão é repetidamente tocado, isto é, aprende a ignorar o estímulo e não recolhe mais a guelra como resposta. A sensibilização, uma forma mais complexa de aprendizado, ocorre na *Aplysia* quando ela recebe um golpe forte no sifão. Subsequentemente, a lesma recolhe sua guelra mais vigorosamente em resposta até a um toque suave. O interessante é que

Habituação (na *Aplysia*)

Estímulo indiferente repetitivo
↓
Canais de Ca²⁺ no neurônio pré-sináptico mantidos abertos por mais tempo
↓
↓ Influxo de Ca²⁺
↓
↓ Saída do neurotransmissor do neurônio pré-sináptico
↓
↓ Potencial pós-sináptico no neurônio eferente
↓
Resposta comportamental reduzida a estímulos indiferentes

Sensibilização (na *Aplysia*)

Estímulo forte ou nocivo
↓
Liberação de serotonina pelo interneurônio facilitador
↓
↑ AMP cíclica no neurônio pré-sináptico
↓
Bloqueio de canais de K⁺ no neurônio pré-sináptico
↓
Prolongamento do potencial de ação no neurônio pré-sináptico
↓
Canais de Ca²⁺ no neurônio pré-sináptico impedidos de abrir
↓
↑ Influxo de Ca²⁺
↓
↑ Saída do neurotransmissor do neurônio pré-sináptico
↓
↑ Potencial pós-sináptico no neurônio eferente
↓
Maior resposta comportamental a estímulos leves

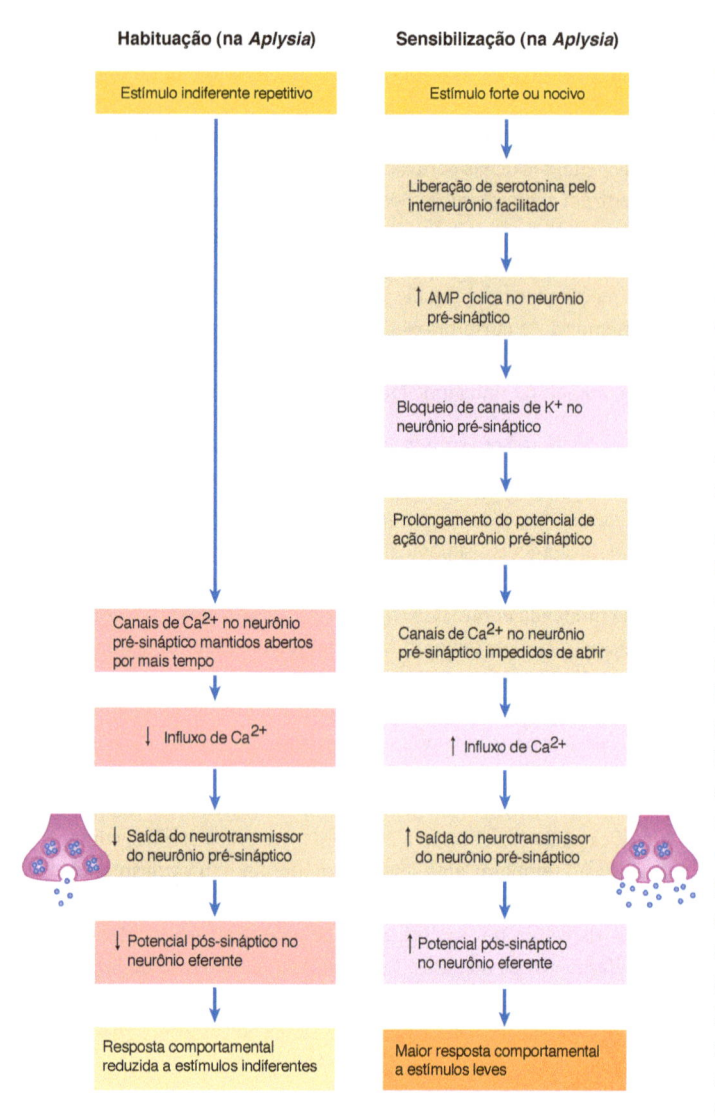

• **FIGURA 5-17 Habituação e sensibilização na *Aplysia*.** Pesquisadores demonstraram que, na lesma-do-mar *Aplysia*, duas formas de memória de curto prazo – habituação e sensibilização – resultam de mudanças opostas na liberação de neurotransmissor do mesmo neurônio pré-sináptico, causadas por diferentes modificações nos canais transitórios.

essas formas de aprendizado afetam de formas opostas o mesmo local – a sinapse entre um sifão aferente e uma guelra eferente. A habituação reduz essa atividade sináptica, enquanto a sensibilização a aumenta (• Figura 5-17). Essas modificações transitórias persistem por toda a duração da memória.

MECANISMO DE HABITUAÇÃO Lembre-se de que, quando um potencial de ação chega a um terminal de axônio pré-sináptico, canais de Ca²⁺ regulados por voltagem se abrem, permitindo a entrada de Ca²⁺, que ativa a exocitose do neurotransmissor (veja a Figura 4-15). Como resultado da habituação, esses canais de Ca²⁺ não se abrem tão imediatamente quando ocorre um potencial de ação, reduzindo a entrada de Ca²⁺ no terminal pré-sináptico, o que leva a uma redução na liberação do neurotransmissor. Como consequência, o potencial pós-sináptico é reduzido em comparação ao normal, resultando em uma diminuição ou ausência da resposta comportamental controlada pelo neurônio pós-sináptico eferente (recolhimento da guelra). Assim, a memória para habituação na *Aplysia* é armazenada na forma de modificação de canais de Ca²⁺ específicos. Sem treinamento, esta reatividade reduzida dura várias horas. Um processo semelhante é responsável pela habituação de curto prazo em outras espécies estudadas. Isso sugere que a modificação do canal de Ca²⁺ é um mecanismo geral de habituação, embora em espécies superiores o envolvimento de interneurônios de intervenção torne o processo um tanto mais complexo. A habituação provavelmente é a forma mais comum de aprendizado e acredita-se que seja o primeiro processo de aprendizado a ocorrer nos bebês humanos. Ao aprender a ignorar estímulos indiferentes, o animal ou a pessoa fica livre para atender a outros estímulos mais importantes.

MECANISMO DE SENSIBILIZAÇÃO A sensibilização na *Aplysia* também envolve modificações de canal, mas envolvendo um canal e um mecanismo diferentes. Diferentemente do que acontece na habituação, a entrada de Ca²⁺ no terminal pré-sináptico é aumentada na sensibilização. O aumento subsequente na liberação de neurotransmissor produz um maior potencial pós-sináptico, resultando em uma resposta mais vigorosa de recolhimento de guelra. A sensibilização não tem efeito direto sobre canais de Ca²⁺ pré-sinápticos. Em vez disso, ela aumenta indiretamente a entrada de Ca²⁺ por meio da facilitação pré-sináptica (veja a p. 111). O neurotransmissor serotonina é liberado de um interneurônio de facilitação que faz sinapse no terminal pré-sináptico, o que causa maior liberação de neurotransmissor pré-sináptico em resposta a um potencial de ação. Isso faz disparar a ativação de uma via de segundo mensageiro AMP cíclica (veja a Figura 4-24) dentro do terminal pré-sináptico, o que essencialmente causa o bloqueio de canais de K⁺. Este bloqueio prolonga o potencial de ação no terminal pré-sináptico. Lembre-se de que o escoamento de K⁺ pelos canais de K⁺ abertos agiliza o retorno ao potencial de repouso (repolarização) durante a fase de queda do potencial de ação. Como a presença de um potencial de ação local é responsável pela abertura de canais de Ca²⁺ no terminal, um potencial de ação prolongado permite o maior influxo de Ca²⁺ associado à sensibilização.

Assim, vias sinápticas existentes podem ser funcionalmente interrompidas (habituadas) ou aumentadas (sensibilizadas) durante o aprendizado simples. Cientistas especulam que boa parte da memória de curto prazo é semelhantemente uma modificação temporária de processos já existentes. Diversas linhas de pesquisa sugerem que a cascata de AMP cíclica, especialmente a ativação da proteína quinase, tem importante papel, pelo menos em suas formas elementares, no aprendizado e na memória.

Outros estudos revelaram que memórias mais complexas do que a habituação e a sensibilização envolvendo a conscientização são armazenadas inicialmente em resposta a mudanças mais persistentes na atividade das sinapses existentes. Especificamente, o armazenamento inicial dessas informações parece ser realizado através de potenciação de longa duração, que veremos agora.

MECANISMO DE POTENCIAÇÃO DE LONGA DURAÇÃO Com a **potenciação de longa duração (LTP)**, modificações ocorrem em resultado do maior uso em determinada sinapse preexistente, aumentando a capacidade futura do neurônio pré-sináptico de excitar o neurônio pós-sináptico. Isto é, esta conexão fica mais forte quanto mais for utilizada. Tal fortalecimento da atividade sináptica resulta na formação de mais PPSEs no neurônio pós-sináptico em resposta a sinais químicos deste impulso pré-sináptico excitatório específico. A maior reatividade excitatória é traduzida em mais potenciais de ação sendo enviados ao longo desta célula pós-sináptica aos outros neurônios. A LTP dura dias ou até semanas – tempo suficiente para esta memória de curto prazo ser consolidada em uma memória de longo prazo mais permanente. A LTP prevalece especialmente no hipocampo, local essencial para a conversão de memórias de curto em longo prazo. Uma *depressão de longa duração (LTD)*, ou enfraquecimento de transmissão sináptica, foi comprovada, mas é menos comum. O mecanismo e a função da LTD não são bem entendidos até o momento.

A maior transmissão sináptica pode teoricamente resultar de mudanças no neurônio pós-sináptico (como maior reatividade ao neurotransmissor) ou no neurônio pré-sináptico (como maior liberação do neurotransmissor). Os mecanismos subjacentes para a LTP ainda são assunto para muitas pesquisas e debates. Muito provavelmente, diversos mecanismos estão envolvidos neste fenômeno complexo. Aparentemente, há diversas formas de LTP, algumas resultantes de mudanças apenas no neurônio pós-sináptico e outras também com um componente pré-sináptico. Com base nas evidências científicas atuais, os mecanismos a seguir são plausíveis para a LTP envolvendo uma mudança pós-sináptica e uma modificação pré-sináptica (• Figura 5-18).

A LTP começa quando um neurônio pré-sináptico libera o neurotransmissor excitatório comum glutamato em resposta a um potencial de ação. O glutamato vincula dois tipos de receptores no neurônio pós-sináptico: *receptores de AMPA* e *receptores de NMDA*. Um **receptor de AMPA** é um canal receptor quimicamente mediado que se abre para a vinculação do glutamato e permite a entrada líquida de íons de Na^+, levando à formação de um PPSE no neurônio pós-sináptico (veja no Capítulo 4). Este é o receptor normal nas sinapses excitatórias sobre as quais você já aprendeu. Um **receptor de NMDA** é um canal receptor que permite a entrada de Ca^{2+} quando está aberto. Este canal receptor é incomum porque é quimicamente regulado e dependente de voltagem. Ele é fechado por um portão e um íon de magnésio (Mg^{2+}) que bloqueia fisicamente a abertura do canal na posição de repouso. Dois eventos devem ocorrer quase simultaneamente para se abrir um canal receptor de NMDA: a liberação pré-sináptica do glutamato e a despolarização pós-sináptica por outros impulsos. O portão se abre na vinculação do glutamato, mas esta ação sozinha não permite a entrada de Ca^{2+}. A despolarização adicional do neurônio pós-sináptico, além da produzida pelo PPSE resultante da vinculação do glutamato ao receptor de AMPA, é necessária para despolarizar o neurônio pós-sináptico suficientemente para forçar o Mg^{2+} para fora do canal. Assim, embora o glutamato vincule-se ao receptor de NMDA, o canal não se abre, a não ser que a célula pós-sináptica seja suficientemente despolarizada em resultado de outra atividade excitatória. A célula pós-sináptica pode ser suficientemente despolarizada para expelir Mg^{2+} de duas formas: por impulso repetido a partir deste único neurônio pré-sináptico excitatório, resultando em soma temporal de PPSEs desta fonte, ou por impulso excitatório adicional de outro neurônio pré-sináptico praticamente ao mesmo tempo. Quando o canal receptor de NMDA se abre, como resultado da abertura do portão e expulsão de Mg^{2+} simultâneas, o Ca^{2+} entra na célula pós-sináptica. A entrada de Ca^{2+} ativa uma via de segundo mensageiro de Ca^{2+} neste neurônio. Esta via de segundo mensageiro leva à inserção física de receptores de AMPA adicionais na membrana pós-sináptica. Graças à maior disponibilidade de receptores de AMPA, a célula pós-sináptica exibe maior resposta de PPSE à liberação subsequente de glutamato da célula pré-sináptica. Esta maior sensibilidade do neurônio pós-sináptico ao glutamato da célula pré-sináptica ajuda a manter a LTP.

Além disso, em algumas sinapses, a ativação da via de segundo mensageiro de Ca^{2+} no neurônio pós-sináptico faz com que esta célula libere uma parácrina retrógrada ("que vai para trás"), que se difunde para o neurônio pré-sináptico (veja no Capítulo 4). Aqui, a parácrina retrógrada ativa uma via de segundo mensageiro no neurônio pré-sináptico, aumentando por fim a liberação de glutamato do neurônio pré-sináptico. Esta retroalimentação positiva fortalece o processo de sinalização nesta sinapse, ajudando também a sustentar a LTP. Observe que, neste mecanismo, um fator químico do neurônio pós-sináptico influencia o neurônio pré-sináptico, justamente a direção oposta da atividade do neurotransmissor em uma sinapse. A parácrina retrógrada é diferente dos neurotransmissores clássicos ou neuropeptídeos. A maioria dos pesquisadores acredita que o mensageiro retrógrado é o **óxido nítrico**, uma substância química que realiza uma gama impressionante de outras funções no organismo. Essas outras funções vão da dilatação de vasos sanguíneos no pênis durante a ereção à destruição de invasores estrangeiros pelo sistema imunológico (veja no Capítulo 10).

As modificações que ocorrem durante o desenvolvimento da LTP são retidas até bem depois do final da atividade que levou a essas mudanças. Portanto, informações poderão ser transmitidas de forma mais eficiente ao longo desta mesma via sináptica se forem ativadas no futuro. Em outras palavras, a sinapse tem "lembrança". A LTP é específica para a via ativada. Vias entre outros impulsos pré-sinápticos inativos e a mesma célula pós-sináptica não são afetadas. Observe que a LTP se desenvolve em resposta a atividades frequentes ao longo de uma sinapse como resultado de disparos intensos e repetitivos de determinado impulso (como repassar repetidamente um fato específico enquanto se estuda) ou à vinculação de um impulso a outro que dispara ao mesmo tempo. Por exemplo, quando se sente o cheiro de uma comida assando no forno, sua boca se enche de água em antecipação à chegada iminente do prato suculento que você passou a associar a este aroma. O gosto e a sensação do alimento na boca são os gatilhos embutidos para a salivação. Entretanto, por meio da experiência, neurônios na via que controlam a salivação vinculam o impulso resultante do cheiro da comida ao impulso de seu sabor delicioso. Depois que a via de entrada de cheiro é fortalecida por meio do desenvolvimento da LTP e da consolidação final em armazenagem de longo prazo, o cheiro da comida basta para causar a salivação.

O *etanol* nas bebidas alcoólicas bloqueia os receptores de NMDA enquanto facilita a função do GABA. O bloqueio pelo etanol dos receptores de NMDA provavelmente é o motivo pelo qual as pessoas têm dificuldade de se lembrar do que aconteceu durante uma bebedeira. Ao aumentar as ações do GABA, o principal neurotransmissor inibitório do cérebro, o etanol reduz a atividade geral do SNC.

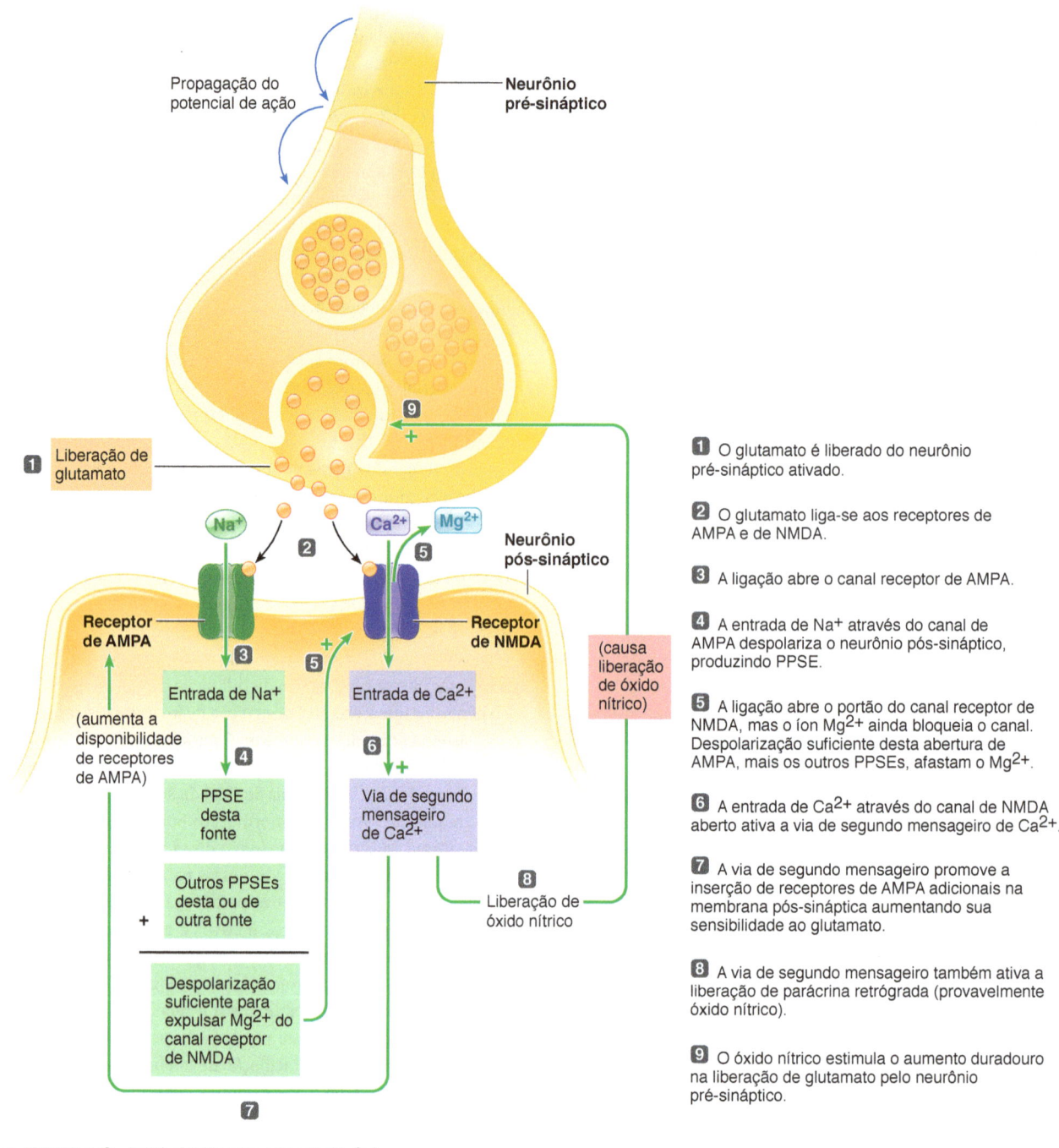

- **FIGURA 5-18** Possíveis vias para potenciação de longo prazo.

Estudos sugerem uma função reguladora para a via de segundo mensageiro de cAMP no desenvolvimento e manutenção da LTP, somando-se à via de segundo mensageiro de Ca^{2+}. A participação da cAMP pode ser a chave para vincular a memória de curto prazo à consolidação da memória de longo prazo.

A memória de longo prazo envolve a formação de conexões sinápticas novas e permanentes.

Enquanto a memória de curto prazo emprega o fortalecimento temporário de sinapses preexistentes, o armazenamento da memória de longo prazo exige a ativação de genes específicos que controlam a síntese de proteínas necessárias para mudanças estruturais ou funcionais duradouras em sinapses específicas. Exemplos de tais mudanças incluem a formação de novas conexões sinápticas ou mudanças permanentes nas membranas pré ou pós-sinápticas. Assim, o armazenamento da memória de longo prazo envolve mudanças físicas um tanto permanentes no cérebro.

Estudos comparando os cérebros de cobaias animais criadas em um ambiente de privação sensorial com os daquelas criadas em um ambiente ricamente sensorial demonstram diferenças microscópicas imediatamente observáveis. Os animais que receberam mais interações ambientais – e, portanto, supostamente mais oportunidades de aprender – demonstraram maior ramificação e alongamento dos dendritos nas células nervosas em regiões do cérebro que, suspeita-se, estão envolvidas no armazenamento da memória. A maior área superficial dos dendritos presumidamente oferece mais locais para as sinapses. Assim, a memória de longo prazo pode ser armazenada, pelo menos parcialmente, por um padrão específico de ramificação de dendritos e contatos sinápticos.

Ninguém sabe ao certo como a memória transitória de curto prazo é convertida para o modo de longo prazo permanente, mas muitos pesquisadores acreditam que a cAMP inicia uma via intracelular que basicamente ativa genes que causam novas sínteses proteicas nos neurônios envolvidos. Este segundo mensageiro tem uma função reguladora na LTP e também em formas mais simples de memória de curto prazo, como a sensibilização, e foi envolvido na formação da memória de longo prazo da *Aplysia*. Os **genes iniciais imediatos (IEGs)** têm uma função crucial na consolidação da memória. Esses genes regem a síntese de proteínas que codificam a memória de longo prazo. O papel exato que essas novas proteínas essenciais da memória de longo prazo podem desempenhar continua sendo alvo de especulação. Elas podem ser necessárias para mudanças estruturais nos dendritos ou utilizadas na síntese de mais neurotransmissores ou de locais receptores adicionais. Além disso, elas podem realizar modificação de longo prazo na liberação do neurotransmissor, ao sustentar eventos bioquímicos inicialmente ativados por processos de memória de curto prazo.

A maior parte das pesquisas sobre aprendizado e memória concentrou-se nas mudanças das conexões sinápticas dentro da massa cinzenta do cérebro. Para complicar ainda mais a questão, os cientistas agora têm evidências de que a massa branca também muda durante o aprendizado e a formação de memória, à medida que mais mielina envolve os axônios – especialmente durante a adolescência –, acelerando a transmissão entre neurônios conectados. Aparentemente, os neurônios produzem sinais químicos, tais como a **neuregulina,** que regulam até que ponto as células formadoras de mielina cingem os axônios. A quantidade de neuregulina produzida está ligada à extensão da propagação do potencial de ação dentro do axônio. Da mesma forma, os pesquisadores propõem que a velocidade de condução pode ser aumentada por meio de maior mielinização em vias mais ativas, e que essas mudanças auxiliam o aprendizado e a memória. Além de uma provável função da massa branca, diversos hormônios e neuropeptídeos também demonstraram afetar os processos de aprendizado e memória.

Traços de memória estão presentes em várias regiões do cérebro.

Além de questionar "como" é a memória, é importante definir "onde" ela se localiza. Que partes do cérebro são responsáveis pela memória? Não há um "centro de memória" único no cérebro. Em vez disso, os neurônios envolvidos nos traços de memória estão amplamente distribuídos ao longo das regiões subcortical e cortical do cérebro. As regiões do cérebro mais amplamente envolvidas na memória incluem o hipocampo e estruturas associadas nos lobos temporais mediais, no sistema límbico, no cerebelo, no córtex pré-frontal e em outras áreas do córtex cerebral.

O HIPOCAMPO E AS MEMÓRIAS DECLARATIVAS O **hipocampo**, parte medial alongada do lobo temporal que faz parte do sistema límbico (veja a ● Figura 5-16), tem uma função vital na memória de curto prazo, envolvendo a integração de diversos estímulos correlacionados. É o principal local no qual ocorre a LTP e é também crucial para a consolidação em memória de longo prazo. Acredita-se que o hipocampo armazene novas memórias de longo prazo apenas temporariamente e, depois, as transfira para outros locais corticais para o armazenamento permanente. Os locais de armazenamento de longo prazo dos diversos tipos de memórias ainda estão começando a ser identificados pela neurociência.

O hipocampo e as regiões vizinhas têm uma função especialmente importante nas **memórias declarativas** – memórias "o quê" de pessoas, lugares, objetos, fatos e eventos específicos que resultam depois de apenas uma experiência; memórias que podem ser declaradas e verbalizadas em uma declaração como "Vi a Estátua da Liberdade no verão passado" ou invocadas em uma imagem mental. Memórias declarativas envolvem a recuperação consciente. Este tipo de memória é subdividido às vezes em **memórias semânticas** (memórias de fatos) e **memórias episódicas** (memórias de eventos em nossas vidas).

Nota Clínica Pessoas com lesões no hipocampo se esquecem habitualmente de fatos essenciais às atividades diárias. Memórias declarativas são tipicamente as primeiras a serem perdidas. Lesões extensas no hipocampo são encontradas em pacientes com Doença de Alzheimer durante a autópsia (para uma discussão mais abrangente da Doença de Alzheimer, veja o quadro ■ **Conceitos, Desafios e Controvérsias**).

O CEREBELO E AS MEMÓRIAS DE PROCEDIMENTO O cerebelo e regiões corticais pertinentes desempenham um papel essencial nas **memórias de procedimento**, memórias de "como fazer", envolvendo habilidades motoras obtidas por meio de treinamento reiterativo, como a memorização de uma coreografia em particular. As áreas corticais importantes para determinada memória de procedimento são os sistemas motores ou sensoriais específicos envolvidos na realização da rotina. Diferentemente das memórias declarativas, que são conscientemente coletadas a partir de experiências anteriores, as memórias de procedimento podem ser recuperadas sem esforço consciente. Por exemplo, uma patinadora no gelo durante uma competição normalmente se apresenta melhor ao "deixar-se levar" pela coreografia em vez de pensar sobre o que exatamente precisa ser feito em seguida.

Nota Clínica A localização distinta em partes distintas do cérebro das memórias declarativa e de procedimento fica aparente em pessoas com lesões temporais ou límbicas. Elas podem executar uma habilidade, como tocar piano, mas no dia seguinte não conseguem se lembrar de terem feito isso.

CÓRTEX PRÉ-FRONTAL E MEMÓRIA DE TRABALHO O principal orquestrador das habilidades complexas de raciocínio associadas à memória de trabalho é o córtex de associação pré-frontal. O córtex pré-frontal serve de armazém temporário para guardar dados relevantes e é amplamente responsável pelas chamadas funções executivas, que envolvem a manipulação e a integração de informações para o planejamento, a organização de prioridades concorrentes, a resolução de problemas e a organização de atividades. O córtex pré-frontal executa

CONCEITOS, DESAFIOS E CONTROVÉRSIAS

Doença de Alzheimer: Uma História de Plaquetas Beta Amiloides, Redes de Proteína Tau e Demência

"Não consigo lembrar onde deixei as chaves. Devo estar com Alzheimer". A incidência e a conscientização da **Doença de Alzheimer (DA)**, caracterizada em seus estágios iniciais pela perda de memórias recentes, tornaram-se tão comuns que às vezes as pessoas brincam sobre ela quando não conseguem se lembrar de algo. No entanto, a DA não é brincadeira.

Incidência
A DA é a mais comum e mais grave desordem neurológica do SNC. Cerca de 4,5 milhões de norte-americanos sofrem da DA atualmente, mas, como é uma condição relacionada à idade e a população está envelhecendo, espera-se que a incidência aumente. O número de pessoas afetadas deve passar dos 7 milhões à medida que as pessoas da geração "baby boom" envelhecem. Aproximadamente 0,1% das pessoas entre 60 e 65 anos é atingida pela doença, mas a incidência aumenta para 30% a 47% entre aquelas acima de 85 anos. De acordo com o *National Institute of Aging Report to Congress* [Relatório do Instituto Nacional de Envelhecimento ao Congresso, nos Estados Unidos], percentualmente, o segmento populacional com mais rápido crescimento da incidência de DA é o grupo de indivíduos com mais de 85 anos.

Sintomas
A DA é responsável por cerca de dois terços dos casos de *demência senil*, que é uma diminuição generalizada das faculdades mentais relativa à idade. Nos estágios iniciais da DA, apenas a memória de curto prazo é prejudicada, mas com o avanço da doença, até memórias de longo prazo firmemente consolidadas, como o reconhecimento de familiares, são perdidas. Confusão, desorientação e mudanças de personalidade, caracterizadas por irritabilidade e rompantes emocionais, são comuns. Habilidades mentais superiores se deterioram de forma gradual, à medida que o paciente perde inexoravelmente a capacidade de ler, escrever e calcular. A capacidade de linguagem e a fala são frequentemente prejudicadas. Nos estágios finais, as vítimas de DA tornam-se infantis e não conseguem se alimentar, vestir e arrumar sem auxílio. Os pacientes em geral morrem em um estado gravemente debilitado, de quatro a doze anos depois do aparecimento da doença.

Descrita pela primeira vez há quase um século por Alois Alzheimer, neurologista alemão, a condição só pode ser confirmada na autópsia, quando são encontradas as características lesões cerebrais associadas à doença. Atualmente, a DA é diagnosticada antes da morte por um processo de eliminação – isto é, após descarte de todas as outras desordens que podem produzir demência, como um AVE ou um tumor cerebral. Uma bateria de testes cognitivos é às vezes utilizada para embasar um diagnóstico provável de DA. Embora os cientistas procurem diversas possibilidades para um teste de diagnóstico confiável da DA, até hoje não obtiveram sucesso.

Lesões Cerebrais Características
As lesões cerebrais características, as *placas neuríticas (senis)* extracelulares e as *redes neurofibrilares* intracelulares, ficam dispersas por todo o córtex cerebral e são especialmente abundantes no hipocampo. Uma **placa neurítica** consiste em um núcleo central de proteína fibrosa e modelável extracelular conhecida como **beta amiloide (Aβ)**, cercado de terminações nervosas de dendritos e axônios em degeneração. As **redes neurofibrilares** são densos feixes de filamentos helicoides anormais pareados, que se acumulam nos corpos celulares dos neurônios afetados. A DA também é caracterizada pela degeneração dos corpos celulares de determinados neurônios no cérebro anterior basal. Os axônios que liberam acetilcolina desses neurônios normalmente terminam no córtex cerebral e no hipocampo, portanto, a perda desses neurônios resulta em uma deficiência de acetilcolina nessas áreas. A morte dos neurônios e a perda de comunicação sináptica são responsáveis pelo surgimento da demência.

Patologia Subjacente
Um grande progresso foi feito nos últimos anos na compreensão da patologia subjacente à condição. A **proteína precursora amiloide (APP)**, um componente estrutural de todas as membranas plasmáticas neurais, é especialmente abundante nas extremidades dos terminais pré-sinápticos. A APP pode ser clivada em diversos locais para produzir produtos diferentes. A clivagem da APP em dado local produz um produto que, acredita-se, exerça uma função fisiológica normal, possivelmente desempenhando um papel no aprendizado e na memória. A clivagem do APP em outro local produz Aβ. Dependendo do local exato da clivagem, duas variantes diferentes de Aβ são produzidas e liberadas do neurônio. Normalmente, cerca de 90% da Aβ produzida está em uma forma solúvel e inofensiva deste produto. Os outros 10% são a versão perigosa formadora de placas, produzindo filamentos finos e insolúveis que imediatamente se agregam em placas de Aβ e que também parecem ser neurotóxicos. Além disso, pesquisadores identificaram recentemente uma molécula solúvel potencialmente tóxica derivada da Aβ que se difunde pelo cérebro em vez de agregar-se em placas. O equilíbrio entre esses produtos da APP pode ser alterado por mutações na APP, por outros defeitos genéticos, por mudanças patológicas ou relacionadas à idade no cérebro ou, talvez, por fatores ambientais. O resultado final é um aumento na produção da Aβ tóxica.

A formação de Aβ é vista no início da doença, com as redes neurofibrilares se desenvolvendo posteriormente. A DA não "simplesmente acontece" na velhice. Na verdade, ela resulta de diversos processos graduais e insidiosos que ocorrem ao longo de anos ou décadas. Embora algumas peças do quebra-cabeça não tenham sido identificadas, o cenário a seguir é possível com base nas descobertas feitas até o momento. A Aβ depositada é diretamente tóxica aos neurônios. Além disso, o acúmulo gradual de placas de Aβ atrai micróglias até os locais da placa. Essas células imunológicas do cérebro lançam um ataque inflamatório à placa, liberando substâncias químicas tóxicas que podem danificar neurônios "espectadores inocentes" no processo.

Esses ataques inflamatórios, em conjunto com a toxicidade direta da Aβ depositada, também causam mudanças no

essas funções complexas de raciocínio em conjunto com todas as regiões sensoriais do cérebro, ligadas ao córtex pré-frontal através de conexões neurais.

Pesquisadores identificaram diversos reservatórios no córtex pré-frontal, dependendo da natureza dos dados relevantes atuais. Por exemplo, a memória de trabalho que invoca sinais

citoesqueleto neural, levando à formação de redes neurofibrilares, que entopem as células nervosas. A proteína **tau** normalmente se associa com moléculas de tubulina na formação de microtúbulos, que servem de "estradas" dos axônios para transporte de materiais entre o corpo celular e o terminal do axônio (veja a p. 43 [bater página]). As moléculas de tau agem como "travessas", ancorando os "trilhos" das moléculas de tubulina dentro do microtúbulo. Se as moléculas de tau ficarem hiperfosforiladas (tiverem grupos demais de fosfato acoplados), não conseguirão interagir com a tubulina. Pesquisas sugerem que a Aβ vincula-se a receptores na superfície das células nervosas, ativando uma cadeia de eventos intracelulares que leva à hiperfosforilação da tau. Quando não vinculadas à tubulina, as moléculas de tau incapacitadas entrelaçam-se, formando pares de filamentos helicoides que se agregam para formar redes neurofibrilares. O mais importante é que, assim como os trilhos de uma ferrovia se desmantelariam sem os dormentes, os microtúbulos começam a se decompor à medida que números crescentes de moléculas de tau não conseguem mais fazer seu trabalho. A perda resultante do sistema de transporte do neurônio pode causar a morte da célula.

Outros fatores também agem na complexa história da DA, mas exatamente qual seu papel é incerto. De acordo com uma proposta bastante aceita, a Aβ causa influxo excessivo de Ca^{2+}, o que ativa uma cadeia de eventos bioquímicos que mata as células. As células cerebrais que têm receptores de NMDA de glutamato em abundância, mais notavelmente as células do hipocampo envolvidas na potenciação de longo prazo, são especialmente vulneráveis à toxicidade do glutamato. A perda de capacidade de formação de memória do hipocampo é a principal característica da DA. Algumas evidências sugerem que os neurônios danificados cometem apoptose (suicídio celular – veja a p. 124), mas essa morte autoinduzida parece ser um processo muito mais lento do que a apoptose típica. Achados indicam que a Aβ pode ativar a via bioquímica de autoexecução. Outros estudos sugerem que radicais livres danosos às células são produzidos no decorrer da doença. Todas essas vias destruidoras de neurônios por fim levam ao desenvolvimento gradual dos sintomas.

Possíveis Causas

O gatilho subjacente para a formação anormal de Aβ na DA é desconhecido na maioria dos casos. Muitos pesquisadores acreditam que a condição tenha diversas causas subjacentes. Supõe-se que fatores genéticos e ambientais aumentem o risco de adquirir DA. Em torno de 15% dos casos, encontram-se determinados defeitos genéticos hereditários conhecidos que causam o surgimento precoce da doença. Pessoas com esta *Doença de Alzheimer familiar* normalmente desenvolvem sintomas clínicos na faixa dos 40 ou 50 anos.

Os outros 85% de pacientes com DA só começam a manifestar sintomas mais tarde, entre os 65 e os 85 anos de idade. Traços genéticos específicos também foram identificados e aumentam a vulnerabilidade do indivíduo adquirir *Doença de Alzheimer de início tardio*. Entretanto, nem todos detentores de tendências genéticas para a DA desenvolvem a doença. Além disso, muitos desenvolvem a doença sem predisposição genética aparente. Obviamente, outros fatores também devem estar em jogo para produzir a condição. Desequilíbrios hormonais podem ter uma influência. Especificamente, pesquisas sugerem que o *cortisol*, o hormônio do stress, aumenta a propensão a desenvolver a condição, enquanto o *estrogênio*, o hormônio sexual feminino, parece proteger contra o ataque da doença. Além disso, pesquisadores têm procurado possíveis gatilhos ambientais, mas nada definitivo foi encontrado até o momento. Embora o alumínio das panelas e desodorantes aerossol tenham sido suspeitos por algum tempo, não se acredita mais que sejam um fator de desenvolvimento da doença.

Tratamento

Atualmente, duas classes de medicamentos são especificamente aprovadas para o tratamento da DA. Uma delas aumenta os níveis de acetilcolina (o neurotransmissor deficiente) no cérebro. Por exemplo, o Aricept, o medicamento mais comumente receitado para a DA, inibe a enzima que normalmente elimina a acetilcolina liberada da sinapse. Tais medicamentos melhoram temporariamente os sintomas de alguns pacientes, mas não são capazes de interromper ou desacelerar a deterioração causada pela doença. A segunda e mais nova classe de medicamentos aprovados, tendo o Nemenda como exemplo, interfere nos receptores de NMDA, bloqueando os efeitos tóxicos do excesso de liberação de glutamato. Vários agentes sem receita médica são também utilizados no tratamento da DA. O uso de antioxidantes como forma de impedir lesões pelos radicais livres demonstra certo potencial. A aspirina e outros anti-inflamatórios podem desacelerar o progresso da DA, por bloquearem os componentes inflamatórios da condição. Alguns estudos indicam que a especiaria cúrcuma pode ajudar a limpar os depósitos de placa.

À medida que pesquisadores continuam descobrindo fatores subjacentes, a probabilidade de encontrar diversos meios de bloquear o progresso gradual e inexorável da DA aumenta. Por exemplo, pesquisadores estão reticentemente otimistas em relação a uma recém-desenvolvida vacina voltada contra a placa de Aβ. Além disso, procura-se por novos medicamentos que possam bloquear a clivagem de Aβ formadora de placas da APP ou inibir a agregação dessa amiloide em placas perigosas, interrompendo assim a DA em seus estágios iniciais. Quase 200 medicamentos voltados para os diversos estágios da DA estão em desenvolvimento por diversas indústrias farmacêuticas.

A recompensa financeira para as farmacêuticas que criarem produtos bem-sucedidos será enorme e o impacto geral será ainda mais significativo. A prevenção ou o tratamento da DA viriam em ótima hora, devido ao fardo trágico que a condição impõe às vítimas, suas famílias e à sociedade. O custo do cuidado com pacientes de DA está estimado atualmente em US$ 100 bilhões por ano e continuará aumentando à medida que maior percentual da população envelhece e é atingida por essa condição.

---

espaciais encontra-se em uma localidade pré-frontal diferente da memória de trabalho para sinais verbais ou sobre a aparência de um objeto. Uma proposta fascinante recente sugere que a inteligência de uma pessoa pode ser determinada pela capacidade de sua memória de trabalho reter temporariamente e relacionar uma série de dados relevantes.

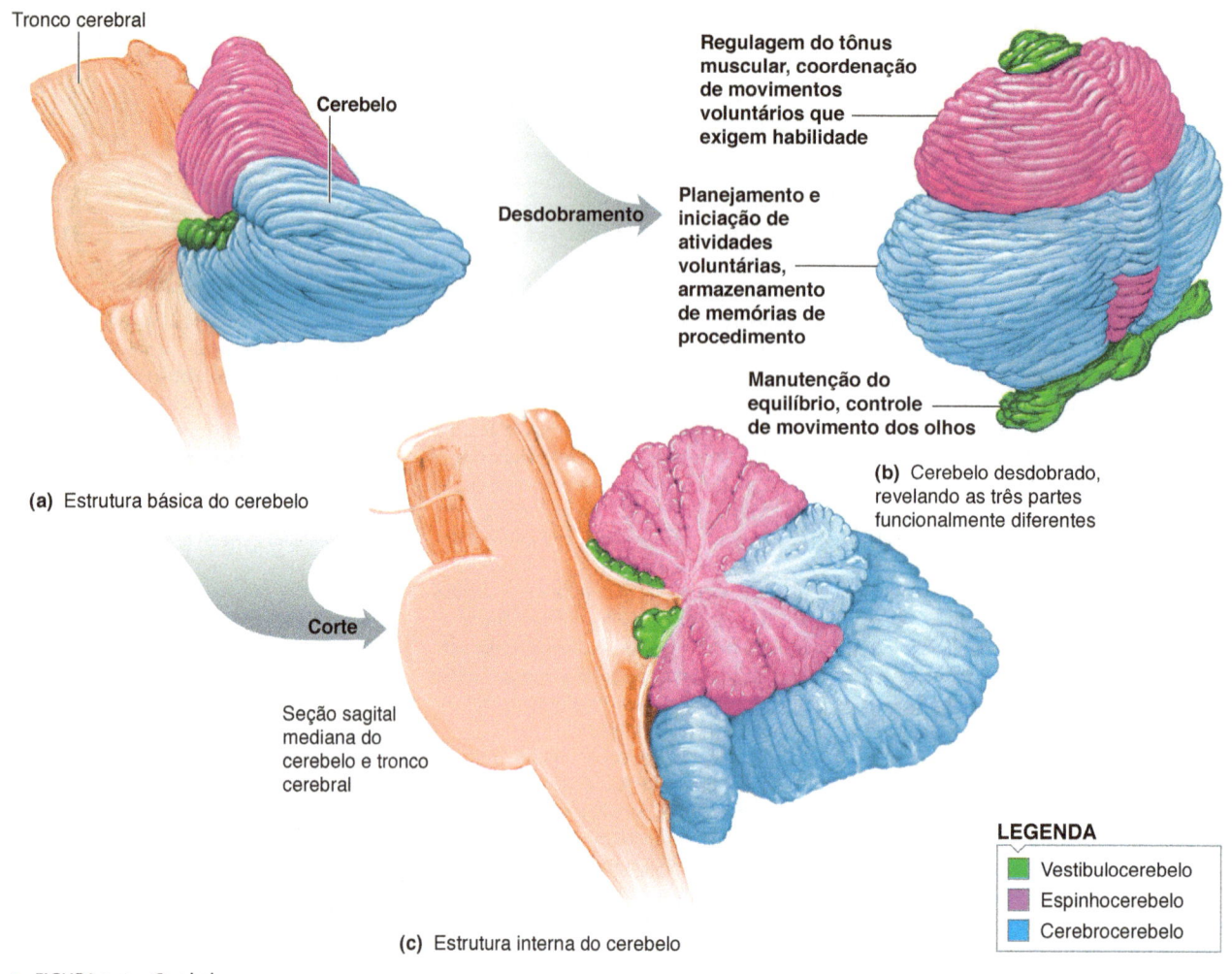

FIGURA 5-19 Cerebelo.

(a) Estrutura básica do cerebelo
(b) Cerebelo desdobrado, revelando as três partes funcionalmente diferentes
(c) Estrutura interna do cerebelo

Tronco cerebral · Cerebelo · Desdobramento · Regulagem do tônus muscular, coordenação de movimentos voluntários que exigem habilidade · Planejamento e iniciação de atividades voluntárias, armazenamento de memórias de procedimento · Manutenção do equilíbrio, controle de movimento dos olhos · Corte · Seção sagital mediana do cerebelo e tronco cerebral

LEGENDA
- Vestibulocerebelo
- Espinhocerebelo
- Cerebrocerebelo

Cerebelo

O **cerebelo** é uma parte do cérebro, do tamanho de uma bola de beisebol, repleta de dobras e que fica sob o lobo occipital do córtex, acoplada à parte posterior da porção superior do tronco cerebral (veja a ▲ Tabela 5-2 e as • Figuras 5-7b e 5-15).

O cerebelo é importante no equilíbrio e no planejamento e execução de movimentos voluntários.

Mais neurônios individuais são encontrados no cerebelo do que no restante do cérebro, indicando a importância desta estrutura. O cerebelo é formado por três partes funcionalmente distintas, com diferentes funções relativas essencialmente ao controle subconsciente da atividade motora (• Figura 5-19). Especificamente, as três diferentes partes do cerebelo executam as seguintes funções:

1. O **vestibulocerebelo** é importante para a manutenção do equilíbrio e controla o movimento dos olhos.

2. O **espinocerebelo** aprimora o tônus muscular e coordena movimentos habilidosos voluntários. Esta região do cérebro é especialmente importante para garantir a duração precisa de contrações musculares múltiplas, ao coordenar movimentos que envolvem diversas articulações. Por exemplo, os movimentos das articulações do ombro, cotovelo e punho devem ser sincronizados mesmo durante o simples ato de pegar um lápis. Quando áreas motoras corticais enviam mensagens aos músculos para executar dado movimento, o espinocerebelo é informado sobre o comando motor pretendido. Esta região também recebe impulso dos receptores periféricos que a informam sobre os movimentos corporais e posições que estão ocorrendo. O espinocerebelo basicamente atua como uma "subgerência", comparando "intenções" ou "ordens" dos centros superiores ao "desempenho" dos músculos e, então, corrigindo quaisquer "erros" ou desvios do movimento pretendido. O espinocerebelo parece capaz de prever a posição de uma parte do corpo na próxima fração de segundo durante um movimento complexo e de efetuar ajustes necessários. Ao tentar pegar um lápis, por exemplo, esta região "aciona os freios" logo em seguida, parando o movimento da mão diante do local pretendido, não permitindo "errar o alvo". Esses ajustes contínuos, que garantem movimento harmônico, preciso e direcionado, são especialmente importantes para atividades com mudanças rápidas (fásicas) como digitar, tocar piano ou correr.

3. O **cerebrocerebelo** tem papel no planejamento e na iniciação de atividades voluntárias, fornecendo impulso às áreas motoras corticais. Esta também é a região cerebelar que armazena memórias de procedimento.

Descobertas recentes sugerem que, além dessas funções já bem estabelecidas, o cerebelo pode ter responsabilidades ainda maiores, como, talvez, coordenar a aquisição de impulsos sensoriais pelo cérebro. Pesquisadores atualmente procuram entender estes novos e surpreendentes achados, que não se encaixam nas funções tradicionais do cerebelo no controle motor.

Nota Clínica Os seguintes sintomas de doença cerebelar podem ser mencionados como uma perda de funções motoras estabelecidas do cerebelo: mau equilíbrio, caminhada desequilibrada com postura com base alargada (pés afastados) e passos instáveis, nistagmo (movimentos oculares rítmicos e oscilantes), redução no tônus muscular (sem paralisia), incapacidade de executar movimentos rápidos alternados coordenados, como não conseguir bater rapidamente a palma aberta de uma mão na palma ou no dorso da outra mão, e incapacidade de parar e começar rapidamente a ação do músculo esquelético. Esta última origem um *tremor voluntário* caracterizado por movimentos oscilantes para trás e para frente de um membro enquanto se aproxima de seu alvo pretendido. Se uma pessoa com lesão no cerebelo tenta pegar um lápis, pode errar o alvo e, depois, voltar excessivamente, repetindo este processo até finalmente obter sucesso. Nenhum tremor é observado, exceto na execução da atividade intencional, em contraste com os tremores em repouso associados às doenças dos núcleos basais, mais notavelmente a Doença de Parkinson.

O cerebelo e os núcleos basais monitoram e ajustam a atividade motora comandada pelo córtex motor e, como os núcleos basais, o cerebelo não influencia diretamente os neurônios motores aferentes. Embora executem funções diferentes (por exemplo, o cerebelo aumenta o tônus muscular, enquanto os núcleos basais o inibem), ambos funcionam indiretamente modificando a produção dos principais sistemas motores no cérebro. O comando motor para dada atividade voluntária surge do córtex motor, mas a execução real dessa atividade é coordenada subconscientemente por essas regiões subcorticais. Para ilustrar, podemos decidir-nos voluntariamente a caminhar, mas não temos de pensar conscientemente sobre a sequência específica de movimentos a serem executados para realizar esse ato intencional. Da mesma forma, muitas atividades voluntárias são, na verdade, reguladas inconscientemente.

Falaremos mais sobre controle motor quando discutirmos a fisiologia dos músculos esqueléticos no Capítulo 8. A seguir, vejamos a parte remanescente do cérebro, o tronco cerebral.

Tronco Cerebral

O **tronco cerebral** é composto por **bulbo**, **ponte** e **mesencéfalo** (veja a ▲ Tabela 5-2 e a • Figura 5-7b).

O tronco cerebral é um elo vital entre a medula espinhal e as regiões superiores do cérebro.

Todas as fibras de entrada e saída que passam entre os centros periférico e superior do cérebro devem atravessar o tronco cerebral. As fibras de entrada transmitem informações sensoriais ao cérebro e as de saída levam sinais de comando do cérebro para a saída eferente. Algumas fibras meramente o atravessam, mas a maioria realiza através das sinapses os importantes processamentos dentro do cérebro. Assim, o tronco cerebral é um elo conector crucial entre o restante do cérebro e a medula espinhal.

Entre as principais funções do tronco cerebral estão:

1. A maioria dos doze pares de **nervos cranianos** origina-se nele (• Figura 5-20). Com uma notável exceção, esses nervos fornecem a estruturas na cabeça e no pescoço fibras sensoriais e motoras. São importantes para a visão, audição, paladar, olfato, sensações no rosto e no couro cabeludo, movimento ocular, mastigação, deglutição, expressões faciais e salivação. A grande exceção é o nervo craniano X, o **nervo vago.** Em vez de inervar as regiões da cabeça, a maioria das ramificações do nervo vago alimenta órgãos nas cavidades torácica e abdominal. O vago é o principal nervo do sistema nervoso parassimpático.

2. Agrupados dentro do grupo cerebral estão grupos ou "centros" neurais que controlam o funcionamento do sangue e dos vasos sanguíneos, a respiração e muitas atividades digestivas. Um grupo funcional de corpos celulares neurais dentro do SNC é também conhecido como **centro**, como o *centro de controle respiratório* no tronco cerebral, ou como um *núcleo*, como os núcleos basais.

3. O tronco cerebral tem uma importante função na regulagem dos reflexos musculares envolvidos no equilíbrio e na postura.

4. Uma ampla rede de neurônios interconectados, denominada **formação reticular,** percorre todo o tronco cerebral e entra no tálamo. Esta rede recebe e integra todos os impulsos sinápticos sensoriais de entrada. Fibras ascendentes originadas na formação reticular levam sinais que excitam e ativam o córtex cerebral (• Figura 5-21). Essas fibras compõem o **sistema de ativação reticular ascendente (SARA)**, que controla o nível geral de prontidão cortical e é importante para a capacidade de dirigir a atenção. Por sua vez, fibras que descendem do córtex, especialmente em áreas motoras, podem ativar o RAS.

5. Considerava-se tradicionalmente que os centros que regem o sono ficavam abrigados dentro do tronco cerebral; evidências recentes, contudo, sugerem que talvez o centro promotor do sono de ondas lentas fique no hipotálamo.

Examinaremos agora, detalhadamente, o sono e outros estados de consciência.

Dormir é um processo ativo que consiste na alternância entre períodos de ondas lentas e sono paradoxal.

O termo **consciência** refere-se à percepção subjetiva do mundo externo e de si mesmo, incluindo a conscientização do mundo interno particular de sua própria mente – isto é, a ciência de pensamentos, percepções, sonhos etc. Embora o nível final de conscientização esteja no córtex cerebral e uma noção crua de conscientização seja detectada no tálamo, a experiência consciente depende do funcionamento integrado de muitas partes do sistema nervoso. A base celular e molecular subjacente à consciência é uma das grandes perguntas não respondidas da neurociência.

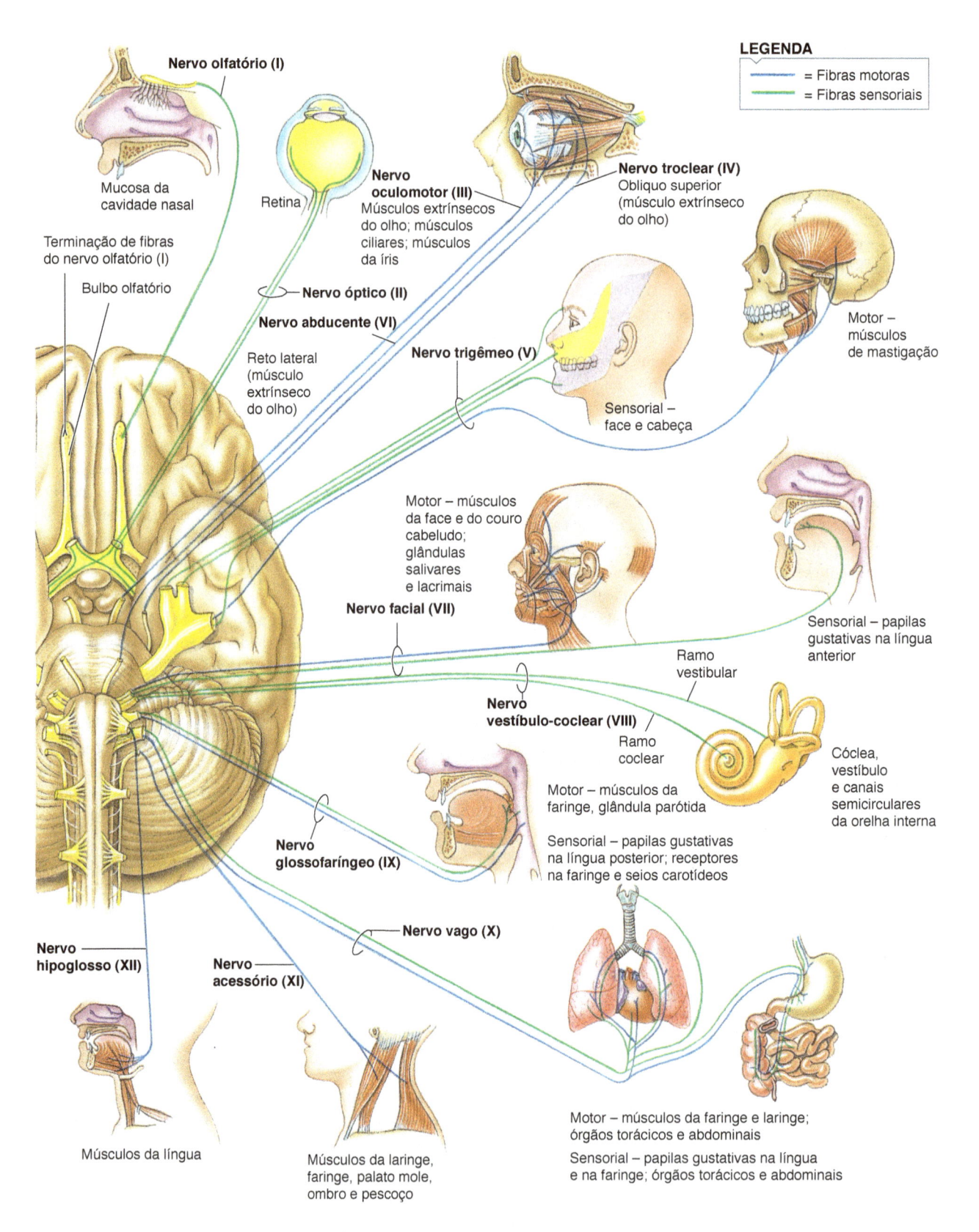

• **FIGURA 5-20 Nervos cranianos.** Vista inferior (por baixo) do cérebro, mostrando as ligações dos doze pares de nervos cranianos ao cérebro e muitas das estruturas inervadas por esses nervos.

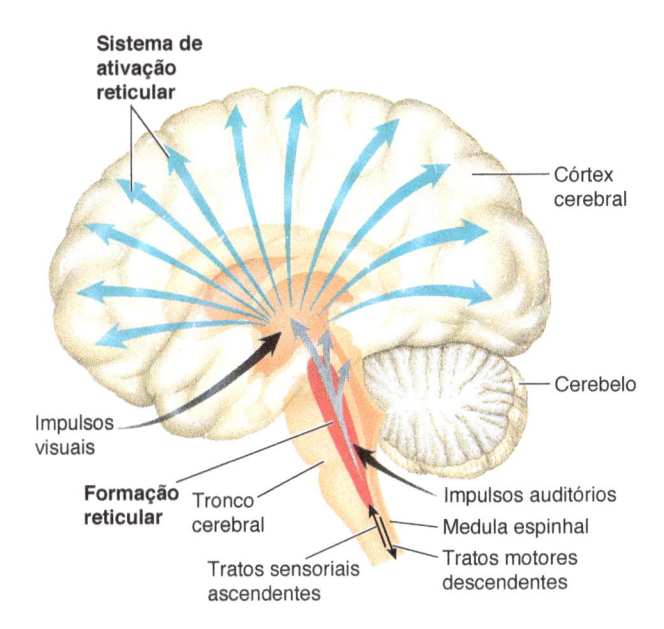

FIGURA 5-21 Sistema de ativação reticular ascendente. A formação reticular, uma ampla rede de neurônios dentro do tronco cerebral (em vermelho), recebe e integra todos os impulsos sinápticos. O sistema de ativação reticular, que promove alerta cortical e ajuda a direcionar a atenção a eventos específicos, é formado de fibras ascendentes (em azul) que se originam na formação reticular e levam sinais para cima, excitando e ativando o córtex cerebral.

Os estados de consciência estão listados a seguir, em ordem decrescente de nível de excitação, com base na extensão da interação entre estímulos periféricos e o cérebro:

- alerta máximo
- vigilância
- sono (diversos tipos)
- coma

O alerta máximo depende de impulsos sensoriais receptores de atenção que "energizam" o SARA e, subsequentemente, o nível de atividade do SNC. No outro extremo, o coma é a total falta de reatividade de uma pessoa viva a estímulos externos, causada por lesões ao tronco cerebral que interferem no SARA ou por ampla depressão do córtex cerebral, como a que acompanha a privação de O_2.

O **ciclo sono-vigília** é uma variação cíclica normal na conscientização dos arredores. Diferentemente de quando estão acordadas, as pessoas durante o sono não estão cônscias do mundo externo, mas têm experiências conscientes internas, como sonhos. Além disso, elas podem ser despertadas por estímulos externos, como um aviso de alarme.

O **sono** é um processo ativo, não é apenas a ausência de vigilância. O nível geral de atividade do cérebro não fica reduzido durante o sono. Durante determinados estágios do sono, a admissão de O_2 pelo cérebro até aumenta em relação aos níveis normais durante a vigília.

Há dois tipos de sono, caracterizados por diferentes comportamentos e padrões de EEG: *sono de ondas lentas* e *sono paradoxal*, ou *REM* (▲ Tabela 5-4).

PADRÕES DO EEG DURANTE O SONO O **sono de ondas lentas** ocorre em quatro estágios, cada um exibindo ondas de EEG de maior amplitude, progressivamente mais lentas (daí o termo sono "de ondas lentas") (• Figura 5-22). No início do sono, passamos do sono leve no estágio 1 para o sono profundo no estágio 4 do sono de ondas lentas durante um período de 30 a 45 minutos, depois atravessamos os mesmos estágios na mesma quantidade de tempo. Um episódio de 10 a 15 minutos de **sono paradoxal** pontua o final de cada ciclo de sono de ondas lentas. Paradoxalmente, o padrão de EEG durante este tempo repentinamente se torna semelhante ao de uma pessoa totalmente desperta e alerta, embora estejamos ainda dormindo (daí o termo sono "paradoxal") (• Figura 5-22). Depois do episódio paradoxal, os estágios de sono de ondas lentas se repetem. Uma pessoa alterna

TABELA 5-4 — Comparação entre o Sono de Ondas Lentas e o Sono Paradoxal

Característica	TIPO DE SONO	
	Sono de Ondas Lentas	Sono Paradoxal
EEG	Exibe ondas lentas	Semelhante ao EEG de uma pessoa alerta e acordada
Atividade Motora	Tônus muscular considerável; mudanças frequentes	Inibição abrupta do tônus muscular; nenhum movimento
Frequência Cardíaca, Frequência Respiratória, Pressão Sanguínea	Pequenas reduções	Irregular
Sonhos	Raros (a atividade mental é a extensão dos pensamentos durante a vigilância)	Comuns
Despertar	A pessoa que dorme é facilmente despertada	A pessoa que dorme dificilmente é despertada, mas consegue acordar espontaneamente
Porcentagem do Tempo de Sono	80%	20%
Outras Características Importantes	Tem quatro estágios; o indivíduo deve passar primeiro por este tipo de sono	Movimentos rápidos dos olhos

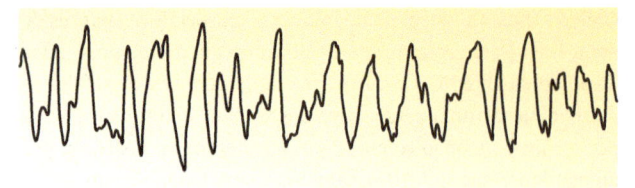

Sono de onda lenta, estágio 4

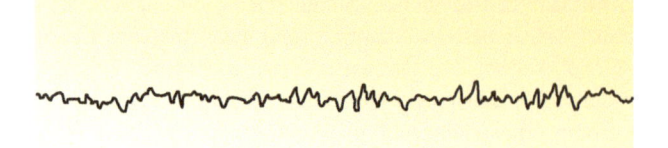

Sono paradoxal

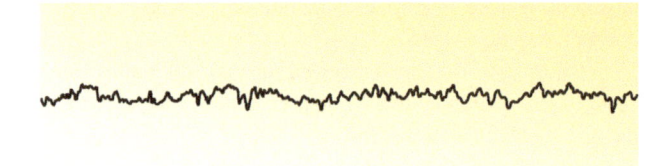

Desperto, olhos abertos

- **FIGURA 5-22 Padrões do EEG durante diferentes tipos de sono.** Observe que o padrão de EEG durante o sono paradoxal é semelhante ao de uma pessoa alerta e acordada, enquanto o padrão durante o sono de onda lenta exibe ondas nitidamente diferentes.

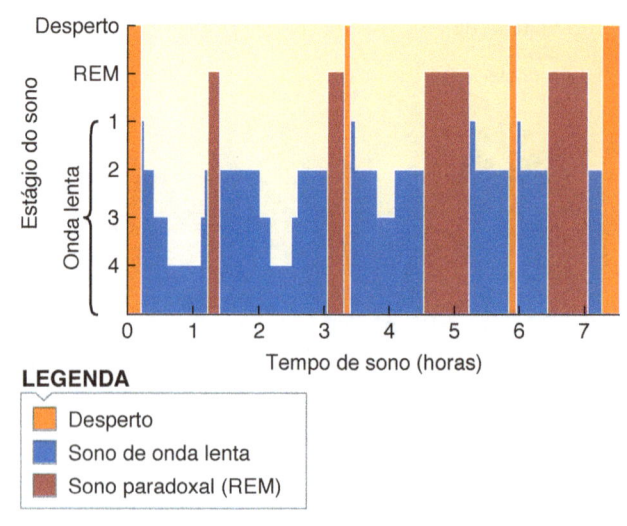

- **FIGURA 5-23 Padrão de sono cíclico típico de um jovem adulto.**

ciclicamente entre os dois tipos de sono durante toda a noite. Períodos breves de vigilância acontecem ocasionalmente. A maior parte do sono profundo do estágio 4 ocorre durante as primeiras horas de sono, com o sono REM ocorrendo em uma parte cada vez maior do tempo de sono à medida que a manhã se aproxima (• Figura 5-23). Devido à semelhança desta representação gráfica do padrão de sono cíclico com um panorama urbano, o padrão de sono às vezes é chamado de *arquitetura do sono*.

Em um ciclo de sono normal, sempre atravessamos o sono de ondas lentas antes de entrar no sono paradoxal. Em média, o sono paradoxal ocupa 20% do tempo total de sono durante a adolescência e a maior parte da vida adulta. Os bebês passam consideravelmente mais tempo no sono paradoxal. Por sua vez, tanto o sono de estágio 4 profundo de ondas lentas como o paradoxal diminuem nos idosos. Pessoas que precisam de menos tempo total de sono que o normal passam proporcionalmente mais tempo em sono paradoxal e estágio 4 profundo do sono de ondas lentas e menos tempo nos estágios mais leves do sono de ondas lentas.

PADRÕES COMPORTAMENTAIS DURANTE O SONO Além dos diferentes padrões no EEG, os dois tipos de sono são marcados por diferenças comportamentais. É difícil indicar exatamente quando uma pessoa passa da sonolência para o sono de ondas lentas. Neste tipo de sono, a pessoa ainda tem considerável tônus muscular e frequentemente muda a posição do corpo. Ocorrem apenas pequenas reduções na frequência respiratória, batimento cardíaco e pressão sanguínea. Durante este tempo, a pessoa pode facilmente ser acordada e raramente sonha. A atividade mental associada ao sono de onda lenta é menos visual do que o sonho. É mais conceitual e plausível – uma extensão dos pensamentos tidos durante o tempo desperto, relacionados a eventos rotineiros – e tem menos chance de ser lembrada. A principal exceção é o pesadelo, que ocorre durante os estágios 3 e 4. Pessoas que falam e caminham durante o sono o fazem durante o sono de ondas lentas.

O padrão comportamental que acompanha o sono paradoxal é marcado pela inibição repentina do tônus muscular em todo o corpo. Os músculos estão completamente relaxados, sem a ocorrência de nenhum movimento, exceto nos músculos dos olhos. O sono paradoxal é caracterizado por *movimentos rápidos dos olhos* (*rapid eye movement*), daí seu outro nome, sono REM. A frequência cardíaca e a frequência respiratória tornam-se irregulares e a pressão sanguínea pode flutuar. Outra característica do sono REM é o *sonho*. Os movimentos rápidos dos olhos não estão relacionados ao ato de se "assistir" às imagens nos sonhos. Os movimentos dos olhos acompanham um padrão fixo e oscilante, não influenciado pelo conteúdo do sonho.

As imagens cerebrais de voluntários durante o sono REM mostram maior atividade nas áreas de processamento visual de nível superior e no sistema límbico (a sede das emoções), aliada a uma redução na atividade no córtex pré-frontal (a sede do raciocínio). Este padrão de atividade estabelece a base para as características do sonho: imagens visuais internamente geradas, refletindo a ativação do "banco de memórias emocionais" da pessoa, com pouca orientação ou interpretação pelas áreas do pensamento complexo. Como resultado, os sonhos frequentemente são carregados de emoções intensas, uma noção distorcida de tempo e conteúdos bizarros que são simplesmente aceitos como reais, com pouca reflexão sobre a estranheza do que acontece.

O ciclo sono-vigília é controlado por interações entre três sistemas neurais.

O ciclo sono-vigília e os diversos estágios do sono se devem à inter-relação cíclica de três sistemas neurais diferentes: (1) um **sistema de excitação**, regulado por um grupo de neurônios do hipotálamo e que envolve o sistema de ativação reticular originado no tronco cerebral; (2) um **centro de sono de onda lenta** no hipotálamo, que contém *neurônios sleep-on* que induzem ao sono; e (3) um **centro de sono paradoxal** no tronco cerebral, que abriga os *neurônios sleep-on REM*, que ficam muito ativos durante o sono REM. Os padrões de interação entre essas três regiões neurais, que causam a sequência cíclica um tanto previsível entre o estar acordado e a passagem alternada entre os dois tipos de sono, são tema de intensas pesquisas. Um crescente número de indícios aponta que um grupo de neurônios do hipotálamo, secretores do neurotransmissor excitatório *hipocretina* (também conhecido como *orexina*), está no topo da cadeia de comando para a regulagem do sistema do despertar. Surpreendentemente, a hipocretina é mais conhecida como um sinal estimulante do apetite, mas que aparentemente também tem uma função importante no despertar. Esses neurônios secretores de hipocretina disparam de forma autônoma (por conta própria) e mantêm a pessoa acordada e alerta ao estimularem o sistema de ativação reticular. Eles precisam ser inibidos para que o sono seja induzido, talvez por PIPSs gerados por impulso dos neurônios *sleep-on* ou por outros impulsos inibitórios.

Os neurônios *sleep-on* compõem o centro de sono de ondas lentas no hipotálamo. Como o nome implica, eles parecem ser responsáveis por trazer o sono, provavelmente ao inibirem os neurônios promotores da excitação, pela liberação do neurotransmissor inibitório GABA. Este mecanismo explicaria por que primeiramente entramos no sono de ondas lentas ao adormecermos. Os neurônios *sleep-on* estão inativos quando uma pessoa está desperta e atingem o pico de atividade durante o sono de ondas lentas. Mas o que faz os neurônios *sleep-on* induzirem o sono? Os cientistas ainda não compreendem totalmente os fatores que ativam esses neurônios.

Acredita-se que os neurônios *sleep-on* do REM no tronco cerebral servem de comutadores entre o sono de ondas lentas e o sono REM. Aparentemente, os neurônios *sleep-on* do REM podem desativar os neurônios *sleep-on* e mudar o padrão de sono de ondas lentas para sono REM. Os mecanismos moleculares subjacentes responsáveis pela inter-relação crítica entre os dois tipos de sono continuam mal entendidos.

O ciclo normal pode ser facilmente interrompido; o sistema do despertar pode cancelar os sistemas de sono mais rapidamente do que o inverso, isto é, é mais fácil ficar acordado quando se está com sono do que dormir quando se está bem desperto. O despertar pode ser ativado por um impulso sensorial aferente (por exemplo, uma pessoa tem dificuldade para dormir quando o ambiente é ruidoso) ou por um impulso descendente ao tronco cerebral, a partir das regiões cerebrais superiores. A concentração intensa ou estados emocionais fortes, como ansiedade ou empolgação, podem evitar que uma pessoa durma; da mesma forma, uma atividade motora, como levantar e caminhar, pode acordar uma pessoa sonolenta.

A função do sono é incerta.

Embora humanos passem cerca de um terço de suas vidas dormindo, por que dormir é necessário continua sendo um mistério. O sono não é acompanhado por uma redução na atividade neural (isto é, as células cerebrais não estão "descansando"), como se suspeitava, mas por uma *mudança* profunda na atividade. Dormir é para o cérebro, não para outras partes do corpo. Embora ainda sejam especulativos, estudos recentes sugerem que o sono de ondas lentas e o REM têm finalidades diferentes.

Uma proposta largamente aceita sugere que o sono oferece um tempo de "recuperação" para que o cérebro restaure processos bioquímicos ou fisiológicos degradados progressivamente durante a vigilância. A evidência mais direta apoiando esta proposta é a possível função da *adenosina* como fator do sono neural. A adenosina, espinha dorsal da adenosina trifosfato (ATP), a moeda energética do organismo, é gerada durante o estado vigilante por neurônios metabolicamente ativos e células da glia. Assim, a concentração extracelular de adenosina no cérebro continua aumentando enquanto a pessoa fica acordada. A adenosina, que atua como neuromodulador, demonstrou experimentalmente inibir o centro de excitação. Esta ação pode ser causadora do ciclo sono-vigília, durante o qual se acredita que as atividades de restauração e recuperação ocorram. Injeções de adenosina induzem o sono aparentemente normal, enquanto a *cafeína*, que bloqueia receptores de adenosina no cérebro, reanima pessoas sonolentas, ao remover a influência inibitória da adenosina no centro de excitação. Os níveis de adenosina diminuem durante o sono, presumidamente porque o cérebro utiliza esta adenosina como ingrediente bruto para repor seus estoques limitados de energia. Assim, a necessidade de dormir do corpo pode vir da necessidade periódica do cérebro de repor as decrescentes reservas de energia. Como a adenosina reflete o nível de atividade celular cerebral, a concentração dessa substância química no cérebro pode servir de medidor de quanta energia foi gasta.

Outra proposta de "restauração e recuperação" sugere que o sono de ondas lentas oferece tempo para que o cérebro repare os danos causados por radicais livres tóxicos produzidos como derivados do metabolismo acelerado durante o estado de vigilância. Outros órgãos podem sacrificar e substituir células danificadas por radicais livres, mas esta não é uma opção para o não regenerativo cérebro.

Uma possível função de "restauração e recuperação" do sono REM seria deixar algumas vias neurais recuperarem a sensibilidade total. Quando uma pessoa está desperta, os neurônios cerebrais que liberam os neurotransmissores norepinefrina e serotonina estão ativos de forma máxima e contínua. A liberação de neurotransmissores é interrompida durante o sono REM. Estudos sugerem que a liberação constante de norepinefrina e serotonina pode reduzir a sensibilidade dos receptores. Talvez o sono REM seja necessário para restaurar a sensibilidade dos receptores até o nível ideal de funcionamento durante o próximo período de vigilância.

Outra proeminente teoria não tem nada a ver com restauração e recuperação. Em vez disso, outros pesquisadores acreditam que o sono é necessário para permitir que o cérebro "mude de marcha" para realizar os ajustes estruturais e químicos de longo prazo necessários ao aprendizado e à memória. Esta teoria pode explicar por que os bebês precisam dormir tanto. Seus cérebros altamente plásticos passam rapidamente por profundas modificações sinápticas em resposta aos estímulos ambientais. Os indivíduos maduros, ao contrário, nos quais as mudanças neurais são menos drásticas, dormem menos. Alguns indícios sugerem que tipos diferentes de sono podem estar envolvidos na consolidação de tipos diferentes de memória, com as memórias declarativas sendo consolidadas durante o sono de ondas lentas e as de procedimento, durante o sono REM. Uma recente teoria

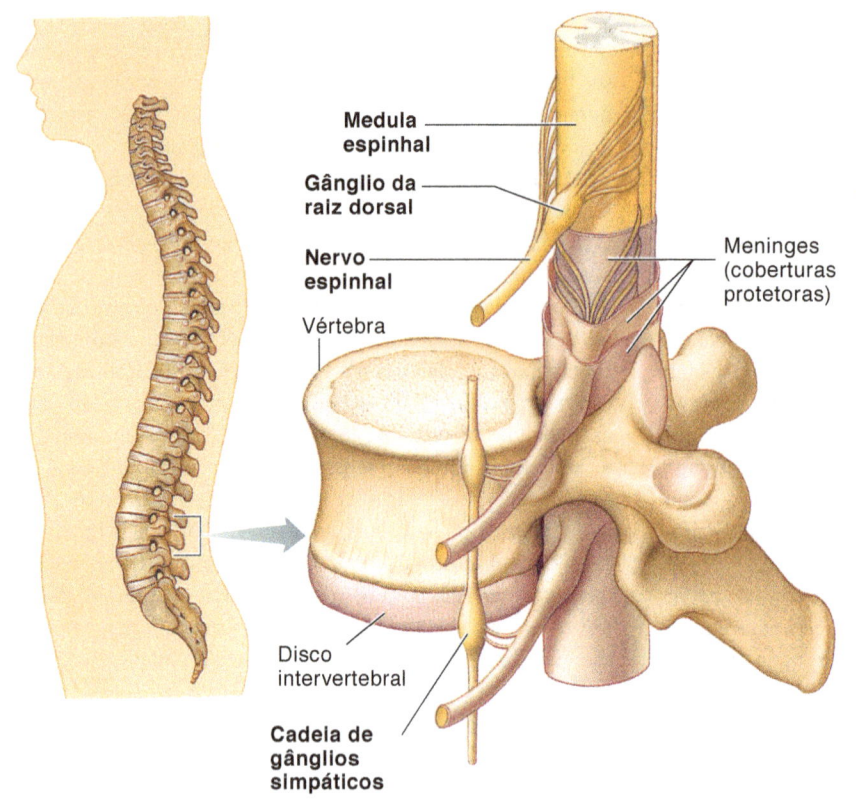

• **FIGURA 5-24** Localização da medula espinhal em relação à coluna vertebral.

Assim, concluímos nossa discussão sobre o cérebro e vamos voltar nossa atenção ao outro componente do SNC, a medula espinhal.

Medula Espinhal

A **medula espinhal** é um cilindro longo e fino de tecido nervoso que se estende a partir do tronco cerebral. Ele tem por volta de 45 cm de comprimento e 2 cm de diâmetro (o tamanho de seu polegar).

A medula espinhal estende-se pelo canal vertebral e é conectada aos nervos espinhais.

Saindo através de um grande orifício na base do crânio, a medula espinhal está envolvida pela coluna vertebral protetora enquanto desce através do canal vertebral (• Figura 5-24). **Nervos espinhais** surgem aos pares da medula espinhal, através de espaços formados entre os arcos de osso, semelhantes a asas, nas vértebras adjacentes. Os nervos espinhais são nomeados de acordo com a região da coluna vertebral de onde emergem (• Figura 5-25): há oito pares de *nervos cervicais (pescoço)* (C1–C8), doze *nervos torácicos (peito)*, cinco *nervos lombares (abdominais)*, cinco *nervos sacros (pélvicos)* e um *nervo coccígeo (cóccix)*.

Durante o desenvolvimento, a coluna vertebral cresce aproximadamente 25 cm a mais que a medula espinhal. Devido a essa diferença no crescimento, segmentos da medula espinhal que originam os diversos nervos espinhais não estão alinhados aos espaços intervertebrais correspondentes. A maioria das raízes dos nervos espinhais deve descer ao longo da medula antes de emergir da coluna vertebral e o espaço correspondente. A medula espinhal em si estende-se apenas até o nível da primeira ou segunda vértebra lombar (acima do nível da cintura), portanto, as raízes nervosas dos nervos restantes são bastante alongadas, de forma a sair da coluna vertebral em seu espaço adequado. O feixe espesso de raízes nervosas alongadas dentro do canal vertebral inferior é chamado de **cauda equina** por causa de sua aparência (• Figura 5-25b).

Nota Clínica Punções espinhais para obter uma amostra de FCE são realizadas pela inserção de uma agulha no canal vertebral abaixo do nível da segunda vértebra lombar. A perfuração deste local não corre o risco de penetrar na medula espinhal. A agulha afasta as raízes nervosas da cauda equina de forma que a amostra do fluido circundante pode ser retirada com segurança.

A massa branca da medula espinhal está organizada em tratos.

Embora existam algumas pequenas variações regionais, a anatomia transversal da medula espinhal geralmente é a mesma em todo o seu comprimento (• Figura 5-26). Diferentemente da massa cinzenta, que forma uma casca externa recobrindo um

---

relacionada à memória é a de que o sono, especialmente o de ondas lentas, é um momento para reprisar os eventos do dia, não apenas para ajudar a consolidar as memórias, mas talvez para tornar experiências recentes mais significativas, tomando informações perdidas durante a experiência e "ligando os pontos" entre novas informações. Esta proposta de processamento de informações pode explicar por que as pessoas com uma decisão importante a tomar às vezes dizem que vão "sonhar com isso" antes de chegar a uma conclusão.

Outra teoria sobre por que precisamos dormir é a da preservação de energia, mas esta proposta não é tão aceita. E as diversas teorias não são mutuamente excludentes – o sono pode ter diversas finalidades.

Não se sabe muito sobre a necessidade de o cérebro alternar entre os dois tipos de sono, embora uma quantidade específica de sono paradoxal pareça ser necessária. Pessoas que experimentaram privação de sono paradoxal por uma noite ou duas ao serem acordadas cada vez que o padrão de EEG paradoxal aparecia sofriam alucinações e passavam proporcionalmente mais tempo no sono paradoxal durante noites tranquilas subsequentes, para compensar o tempo perdido.

Nota Clínica Um distúrbio incomum do sono é a **narcolepsia**. Ela é caracterizada por ataques de sono breves (5 a 30 minutos) e irresistíveis durante o dia. Uma pessoa que sofre desta condição dorme repentinamente durante qualquer atividade, frequentemente sem advertência. Pacientes narcolépticos normalmente entram em sono paradoxal diretamente, sem a passagem obrigatória normal pelo sono de ondas lentas. Pesquisadores descobriram recentemente que a narcolepsia está ligada a uma deficiência de hipocretina.

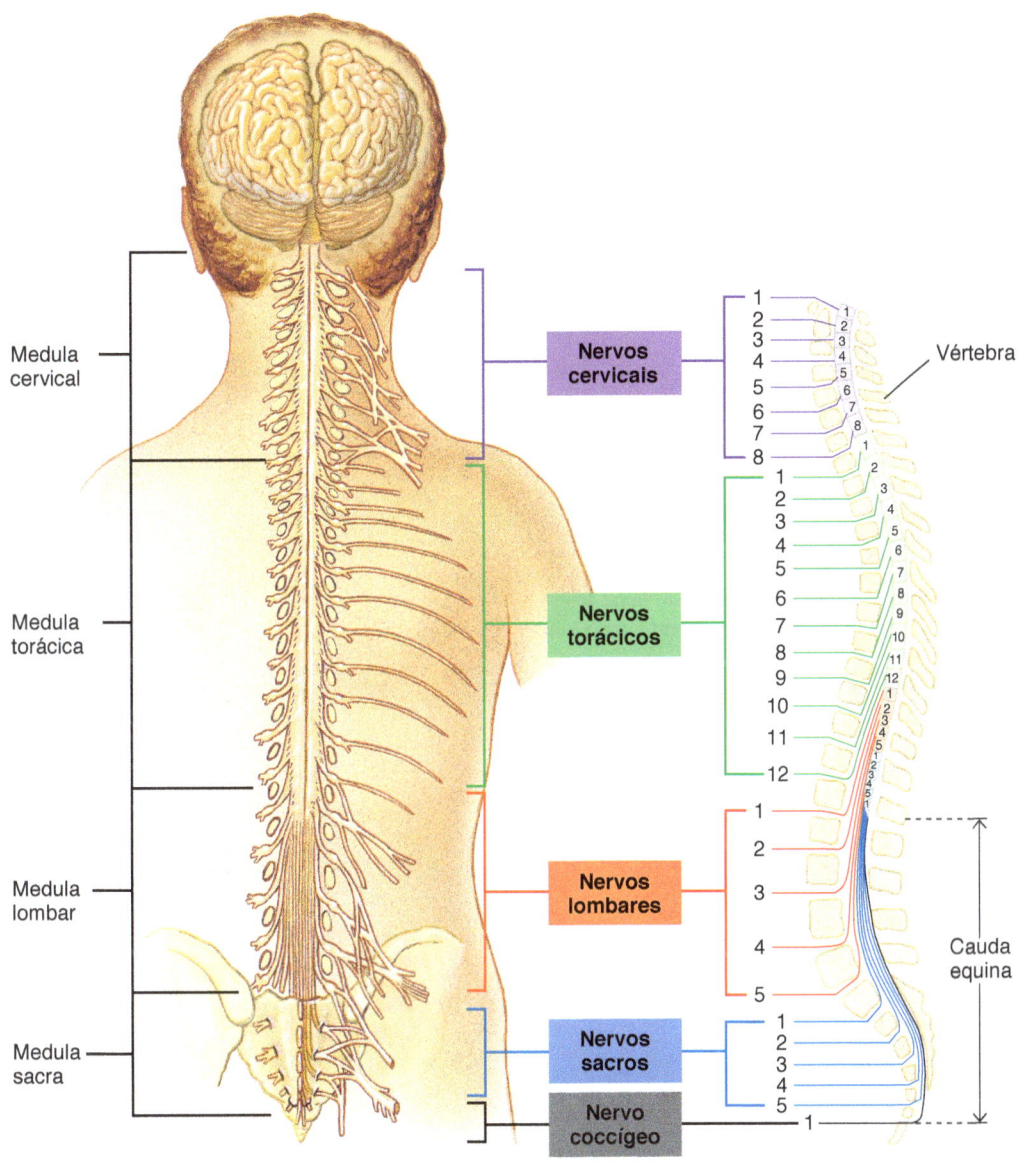

(a) Vista posterior da medula espinhal

(b) Vista lateral da medula espinhal

• **FIGURA 5-25 Nervos espinhais.** Os 31 pares de nervos espinhais são nomeados de acordo com a região da coluna vertebral de onde surgem. Como a medula espinhal é mais curta que a coluna vertebral, as raízes dos nervos espinhais devem descer ao longo da medula antes de saírem da coluna vertebral no espaço intervertebral correspondente, especialmente as além do nível da primeira vértebra lombar (L1). Coletivamente, essas raízes são chamadas de cauda equina. (a) Vista posterior do cérebro, medula espinhal e nervos espinhais (apenas no lado direito). (b) Vista lateral da medula espinhal e nervos espinhais surgindo da coluna vertebral.

núcleo branco interno no cérebro, a massa cinzenta na medula espinhal forma uma região em forma de borboleta cercada pela massa branca externa. Como no cérebro, a massa cinzenta da medula é essencialmente formada por corpos celulares neurais e seus dendritos, interneurônios curtos e células da glia. A massa branca é organizada em *tratos*, que são feixes de fibras nervosas (axônios de interneurônios longos) com função semelhante. Os feixes são agrupados em colunas que ampliam o comprimento da medula. Cada um desses tratos começa ou termina dentro de uma área específica do cérebro e cada um transmite um tipo específico de informação. Alguns são **tratos ascendentes** (da medula ao cérebro), que transmitem ao cérebro sinais provenientes de impulsos aferentes. Outros são **tratos descendentes** (do cérebro à medula), que transmitem mensagens do cérebro para os neurônios eferentes (• Figura 5-27).

Os tratos em geral recebem o nome de sua origem e terminação. Por exemplo, o **trato espinocerebelar ventral** é uma via ascendente originada na medula espinhal e que vai até a margem ventral (parte da frente) da medula, com diversas sinapses ao longo do caminho, terminando, por fim, no cerebelo (• Figura 5-28a). Este trato transporta informação proveniente dos receptores de alongamento dos músculos, entregue à medula espinhal por meio de fibras aferentes e que será utilizada no espinocerebelo. Por sua vez, o **trato corticoespinhal ventral** é uma via descendente, originada na região motora do córtex cerebral, descendo depois pela parte ventral da medula espinhal e

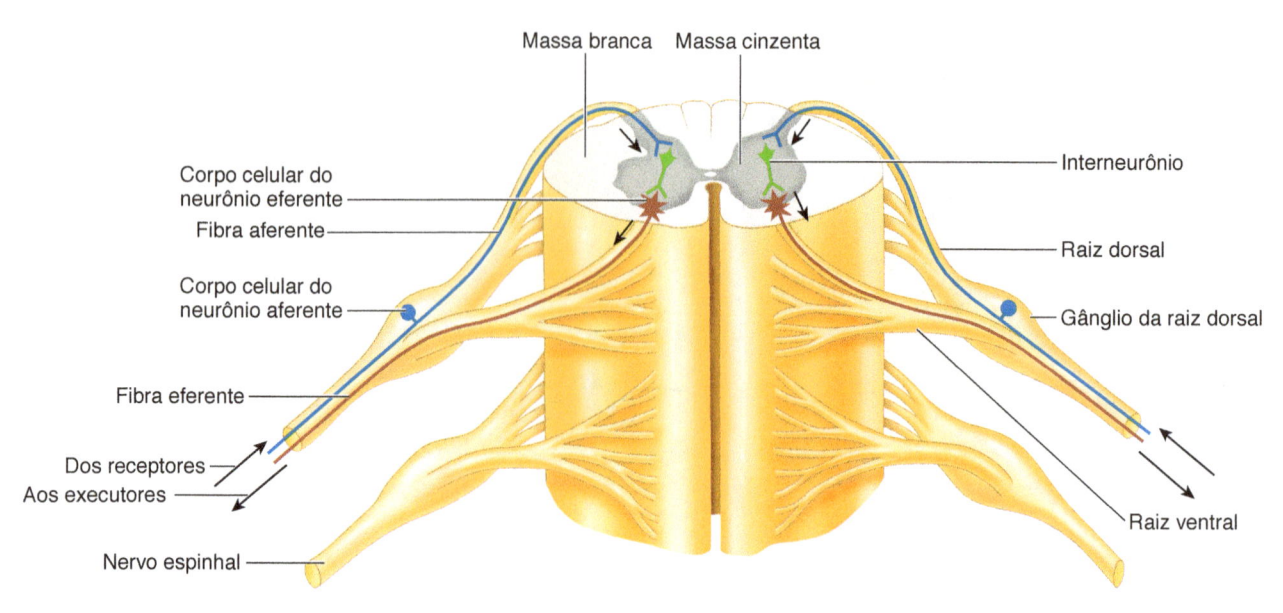

• **FIGURA 5-26 Seção transversal da medula espinhal.** As fibras aferentes entram pela raiz dorsal e as fibras eferentes saem pela raiz ventral. Fibras aferentes e eferentes são agrupadas dentro de um nervo espinhal.

LEGENDA
- Tratos ascendentes
- Tratos descendentes

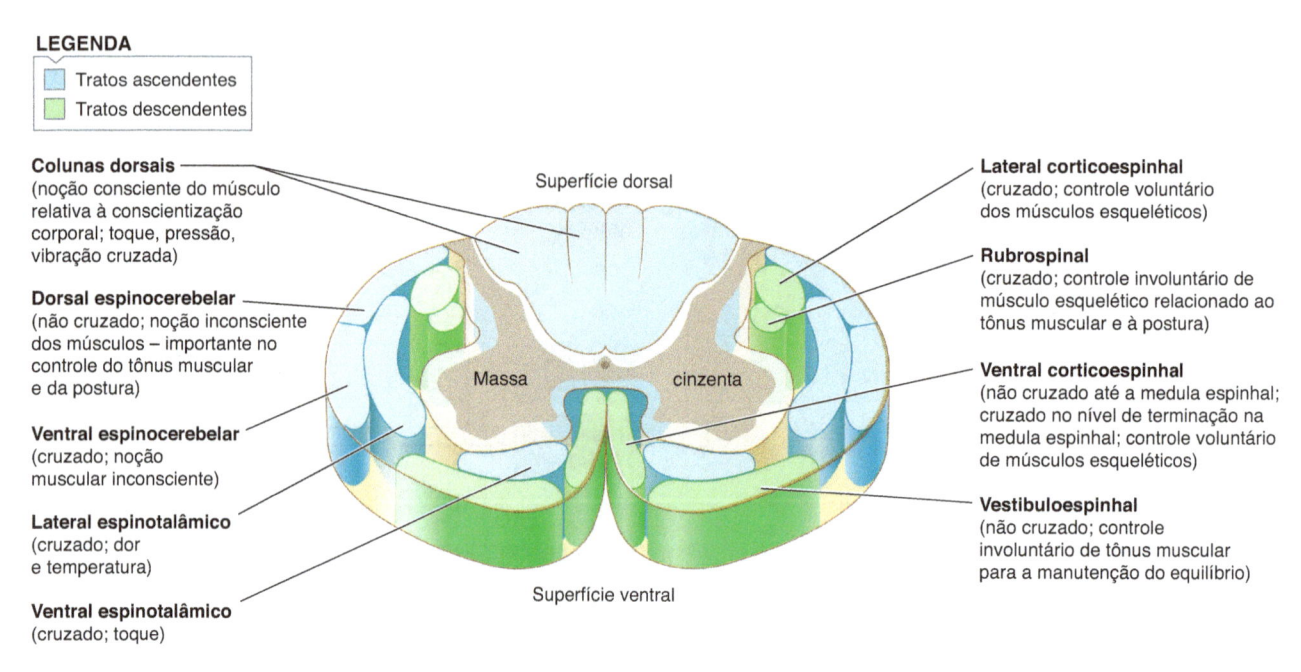

Colunas dorsais (noção consciente do músculo relativa à conscientização corporal; toque, pressão, vibração cruzada)

Dorsal espinocerebelar (não cruzado; noção inconsciente dos músculos – importante no controle do tônus muscular e da postura)

Ventral espinocerebelar (cruzado; noção muscular inconsciente)

Lateral espinotalâmico (cruzado; dor e temperatura)

Ventral espinotalâmico (cruzado; toque)

Lateral corticoespinhal (cruzado; controle voluntário dos músculos esqueléticos)

Rubrospinal (cruzado; controle involuntário de músculo esquelético relacionado ao tônus muscular e à postura)

Ventral corticoespinhal (não cruzado até a medula espinhal; cruzado no nível de terminação na medula espinhal; controle voluntário de músculos esqueléticos)

Vestibuloespinhal (não cruzado; controle involuntário de tônus muscular para a manutenção do equilíbrio)

• **FIGURA 5-27 Seção transversal dos tratos ascendente e descendente na massa branca da medula espinhal.**

terminando na medula espinhal dos corpos celulares dos neurônios motores eferentes que alimentam os músculos esqueléticos (• Figura 5-28b). Como vários tipos de sinais são transportados por diferentes tratos dentro da medula espinhal, lesões em certas áreas da medula podem interferir em algumas funções, enquanto outras permanecem intactas.

Cada corno medular de massa cinzenta abriga um tipo diferente de corpo celular neuronal.

A massa cinzenta localizada centralmente também é funcionalmente organizada (• Figura 5-29). O canal central, repleto de FCE, fica no centro da massa cinzenta. Cada metade da massa cinzenta é arbitrariamente dividida em um *corno dorsal (posterior)*, um *corno ventral (anterior)* e um *corno lateral*. O **corno dorsal** contém corpos celulares de interneurônios nos quais terminam os neurônios aferentes. O **corno ventral** contém corpos celulares dos neurônios motores eferentes que alimentam os músculos esqueléticos. Fibras nervosas autônomas que alimentam o músculo cardíaco, o músculo liso e as glândulas exócrinas originam-se em corpos celulares encontrados no **corno lateral**.

Nervos espinhais conduzem tanto fibras aferentes como eferentes.

Os nervos espinhais conectam-se a cada lado da medula espinhal por uma **raiz dorsal** e uma **raiz ventral** (veja a • Figura 5-26). As fibras aferentes que levam sinais de entrada dos re-

(a) Tratos ascendentes

(b) Tratos descendentes

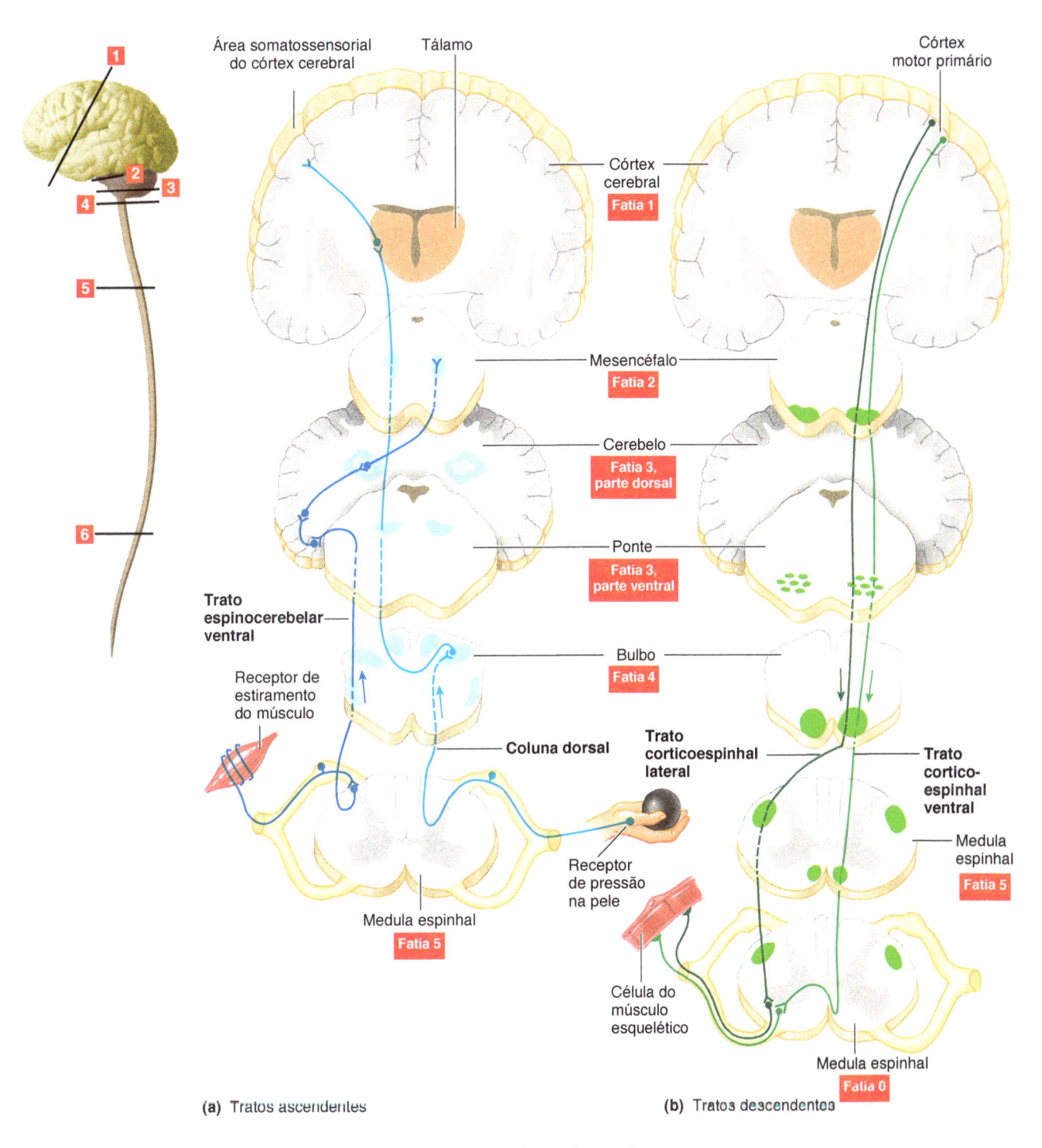

- **FIGURA 5-28 Exemplos de vias ascendentes e descendentes na massa branca da medula espinhal.** (a) Vias da medula ao cérebro de diversos tratos ascendentes (um trato de coluna dorsal e um trato espinocerebelar ventral). (b) Vias do cérebro à medula de diversos tratos descendentes (tratos corticoespinhal lateral e corticoespinhal ventral).

ceptores periféricos entram na medula espinhal através da raiz dorsal. Os corpos celulares para os neurônios aferentes em cada nível estão agrupados em um **gânglio da raiz dorsal** (um grupo de corpos celulares neurais localizados fora do SNC é chamado de **gânglio.** Lembre que um grupo funcional de corpos celulares dentro do SNC é denominado *centro* ou *núcleo*). Os corpos celulares para os neurônios eferentes originam-se na massa cinzenta e enviam axônios para fora através da raiz ventral.

Portanto, fibras eferentes que levam sinais de saída para músculos e glândulas saem através da raiz ventral.

As raízes dorsal e ventral em cada nível se unem para formar um **nervo espinhal,** que surge da coluna vertebral (veja a • Figura 5-26). Um nervo espinhal contém fibras aferentes e eferentes que vão de determinada região do corpo até a medula espinhal. Atente para a relação entre *nervo* e *neurônio*. Um **nervo** é um feixe de axônios neurais periféricos, alguns aferentes e

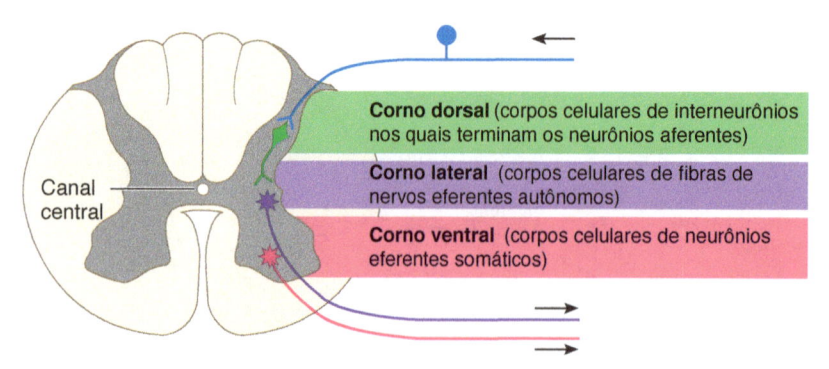

• **FIGURA 5-29** Regiões da massa cinzenta.

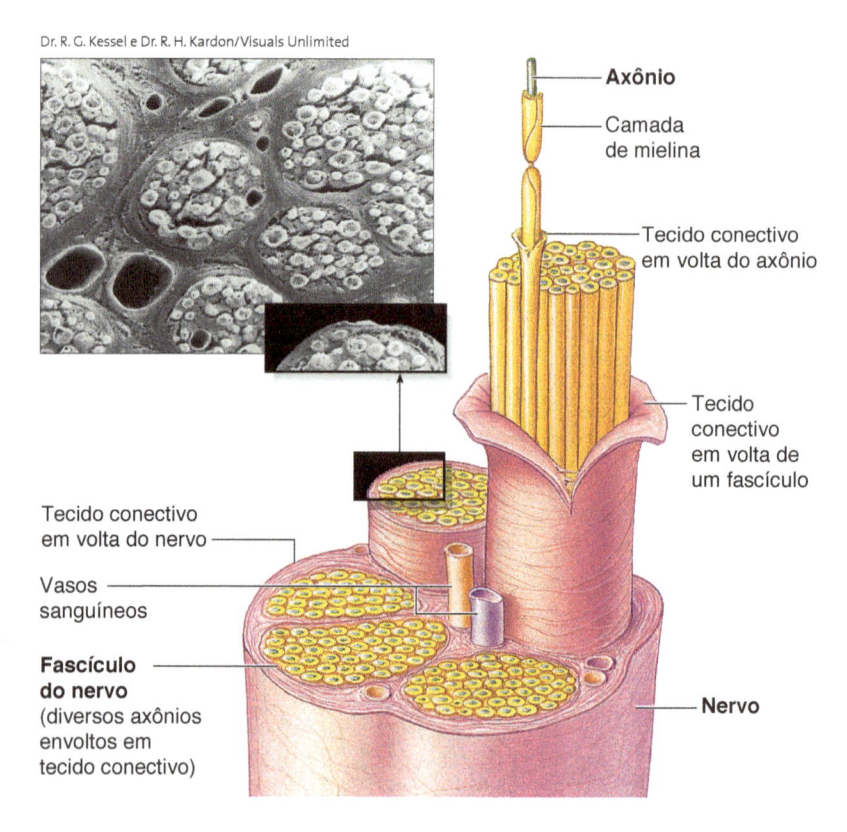

• **FIGURA 5-30** Estrutura de um nervo. Os axônios neurais (tanto fibras aferentes como eferentes) estão agrupados em fascículos envoltos por tecido conectivo. Um nervo consiste em um grupo de fascículos envoltos por uma cobertura de tecido conectivo e que percorre a mesma via. A fotografia é uma imagem de varredura por microscópio eletrônico da seção transversal de vários fascículos nervosos.

outros eferentes, envoltos por uma cobertura de tecido conectivo que percorre a mesma via (• Figura 5-30). Um nervo não contém uma célula nervosa completa, apenas a parte do axônio de muitos neurônios (por esta definição, não há nervos no SNC! Feixes de axônios no SNC são chamados de *tratos*). As fibras individuais dentro de um nervo geralmente não têm nenhuma influência direta entre si. Elas viajam em conjunto por conveniência, assim como diversas linhas telefônicas individuais percorrem o mesmo cabo telefônico, mas é resguardada a privacidade de cada conexão telefônica, sem interferência ou influência de outras linhas do cabo.

Os 31 pares de nervos espinhais, em conjunto com os 12 pares de nervos cranianos que surgem do cérebro, constituem o *sistema nervoso periférico*. Depois que emergem, os nervos espinhais se ramificam progressivamente até formar uma vasta rede de nervos periféricos que alimentam os tecidos. Cada segmento da medula espinhal origina um par de nervos espinhais, que essencialmente fornecem a dada região do corpo fibras aferentes e eferentes. Assim, a localização e extensão dos déficits sensoriais e motores associados a ferimentos na medula espinhal podem ser clinicamente importantes na determinação do nível e gravidade do ferimento na medula.

Nota Clínica Em relação ao impulso sensorial, cada região específica da superfície corporal alimentada por determinado nervo espinhal é chamada de **dermatoma**. Esses mesmos nervos espinhais também carregam fibras que se ramificam para alimentar órgãos internos e, às vezes, a dor originada em um desses órgãos é "referida" ao dermatoma correspondente alimentado pelo mesmo nervo espinhal. **A dor referida** originada no coração, por exemplo, pode parecer vir do ombro e braço esquerdos. O mecanismo responsável pela dor referida não foi ainda completamente compreendido. Impulsos surgidos do coração presumidamente compartilham uma via até o cérebro com os impulsos da extremidade superior esquerda. Os níveis superiores de percepção, mais acostumados a receber impulsos sensoriais do braço esquerdo do que do coração, podem interpretar o impulso do coração como tendo surgido do braço esquerdo.

A medula espinhal é responsável pela integração de muitos reflexos primários.

A medula espinhal está localizada estrategicamente entre o cérebro e as fibras aferentes e eferentes do sistema nervoso periférico. Esta localização permite que a medula espinhal cumpra suas duas funções essenciais: (1) servir como elo de transmissão de informações entre o cérebro e o restante do corpo e (2) integrar atividade reflexa entre impulso aferente e impulso eferente sem o envolvimento do cérebro. Este tipo de atividade reflexa é chamado de *reflexo espinhal*.

Um **reflexo** é qualquer resposta que ocorre automaticamente sem esforço consciente. Há dois tipos de reflexos: (1) **reflexos simples**, ou **primários**, que são respostas inatas e não aprendidas, como afastar a mão de um objeto muito quente, e (2) **reflexos adquiridos**, ou **condicionados**, que são resultado de prática e aprendizado, como um pianista tocando uma tecla específica em resposta à determinada nota na partitura musical. O músico lê a música e a toca automaticamente, mas à custa de considerável esforço de treinamento consciente (para uma discussão sobre a função dos reflexos adquiridos em muitas habilidades esportivas, veja o quadro ▪ **Detalhes da Fisiologia do Exercício**).

DETALHES DA FISIOLOGIA DO EXERCÍCIO

Mergulho do Cisne ou Mergulho de Barriga: É Tudo Questão de Controle do SNC

As habilidades esportivas devem ser aprendidas – na maioria das vezes, fortes reflexos primários precisam ser controlados para pôr em prática dada manobra. Aprender a mergulhar, por exemplo, é inicialmente muito difícil. Os fortes reflexos de alinhamento da cabeça, controlados por órgãos sensoriais no pescoço e nas orelhas, iniciam um endireitamento do pescoço e da cabeça antes que o mergulhador iniciante entre na água, causando o que em geral chamamos de "mergulho de barriga". Em um mergulho de costas, o reflexo de alinhamento da cabeça faz com que o iniciante aterrisse de costas ou em posição sentada. Para executar qualquer habilidade motora que envolve inversões corporais, cambalhotas, saltos para trás, ou outros movimentos posturais fora do habitual, a pessoa deve aprender a inibir conscientemente reflexos posturais primários. Isso pode ser realizado assim que a pessoa consegue se concentrar em posições corporais específicas durante o movimento. Por exemplo, para fazer uma cambalhota, a pessoa deve se concentrar em manter o queixo abaixado e segurar os joelhos. Depois que a habilidade é repetida reiteradamente, novos padrões sinápticos são formados no SNC e a resposta nova ou condicionada substitui as respostas reflexas naturais. Habilidades esportivas devem ser praticadas até que o movimento se torne automático. O atleta fica então livre para pensar na estratégia ou no próximo movimento a ser realizado em sua rotina durante a competição.

ARCO REFLEXO A via neural que atua na realização da atividade reflexa é conhecida como **arco reflexo**, que tipicamente inclui cinco componentes básicos:

1. receptor sensorial
2. via aferente
3. centro de integração
4. via eferente
5. executor

O **receptor sensorial** (*receptor*, para abreviar) responde a um **estímulo**, que é uma mudança física ou química detectável no ambiente do receptor. Em resposta ao estímulo, o receptor produz um potencial de ação transmitido pela **via aferente** ao **centro de integração** (normalmente o SNC) para processamento. A medula espinhal e o tronco cerebral integram reflexos primários, enquanto níveis superiores do cérebro normalmente processam reflexos adquiridos. O centro de integração processa todas as informações disponíveis a ele a partir deste receptor, bem como de todos os outros impulsos, e depois "decide" sobre a resposta adequada. As instruções do centro de integração são transmitidas através da **via eferente** ao **executor** – um músculo ou glândula – que executa a resposta desejada. Diferentemente do comportamento consciente, no qual diversas respostas são possíveis, uma resposta reflexa é previsível, porque a via é sempre a mesma.

REFLEXO DE ESTIRAMENTO Um **reflexo espinhal** primário é integrado pela medula espinhal – isto é, todos os componentes necessários para ligar o impulso aferente à resposta eferente estão presentes dentro da medula espinhal. O reflexo mais simples é o **reflexo de estiramento**, no qual um neurônio aferente, originado em um receptor detector de estiramento em um músculo esquelético, termina diretamente no neurônio eferente que alimenta o mesmo músculo esquelético, fazendo com que ele se contraia e contraponha o estiramento. Neste reflexo, o centro de integração é uma única sinapse dentro da medula espinhal, entre as vias aferentes e eferentes. A produção desse sistema (a contração ou não de um músculo em resposta a um estiramento passivo) depende da extensão da soma de PPSEs no corpo celular do neurônio eferente, soma esta decorrente da frequência de impulsos aferentes (determinada pela intensidade do estiramento detectada pelo receptor). A integração neste caso envolve simplesmente a soma de PPSEs de uma única fonte (discutiremos a função deste reflexo no Capítulo 8). O reflexo de estiramento é um **reflexo monossináptico** ("uma sinapse"), porque a única sinapse no arco reflexo é aquela entre o neurônio aferente e o eferente. Todos os outros reflexos são **polissinápticos** ("muitas sinapses"), porque interneurônios estão interpostos no caminho do reflexo e, portanto, diversas sinapses estão envolvidas. O reflexo de retirada é um exemplo de reflexo espinhal primário polissináptico.

REFLEXO DE RETIRADA Quando uma pessoa toca um forno quente (ou recebe outro estímulo doloroso), um **reflexo de retirada** é iniciado pelo corpo para afastar-se do estímulo doloroso (● Figura 5-31). A pele tem diferentes receptores para calor, frio, toque leve, pressão e dor. Embora todas as informações sejam enviadas ao SNC por meio dos potenciais de ação, o SNC pode distinguir entre os diversos estímulos porque receptores diferentes e, consequentemente, vias aferentes diferentes são ativadas pelos diferentes estímulos. Quando um receptor é suficientemente estimulado, atingindo o limiar, um potencial de ação é gerado no neurônio aferente. Quanto mais forte o estímulo, maior a frequência de potenciais de ação gerados e propagados ao SNC. Quando o neurônio aferente entra na medula espinhal, ele se desvia para fazer sinapse com os seguintes interneurônios diferentes (as letras correspondem às na ● Figura 5-31).

(a) Um neurônio aferente excitado estimula interneurônios excitatórios que estimulam os neurônios motores eferentes ligados ao bíceps, o músculo no braço que flexiona (dobra) a articulação do cotovelo, assim afastando a mão do forno quente.

(b) O neurônio aferente também estimula interneurônios inibitórios que inibem os neurônios aferentes ligados ao tríceps, evitando que ele se contraia. O tríceps é o músculo que estende (endireita) a articulação do cotovelo. Se o bíceps se contrai para flexionar o cotovelo, seria contraproducente que o tríceps tam-

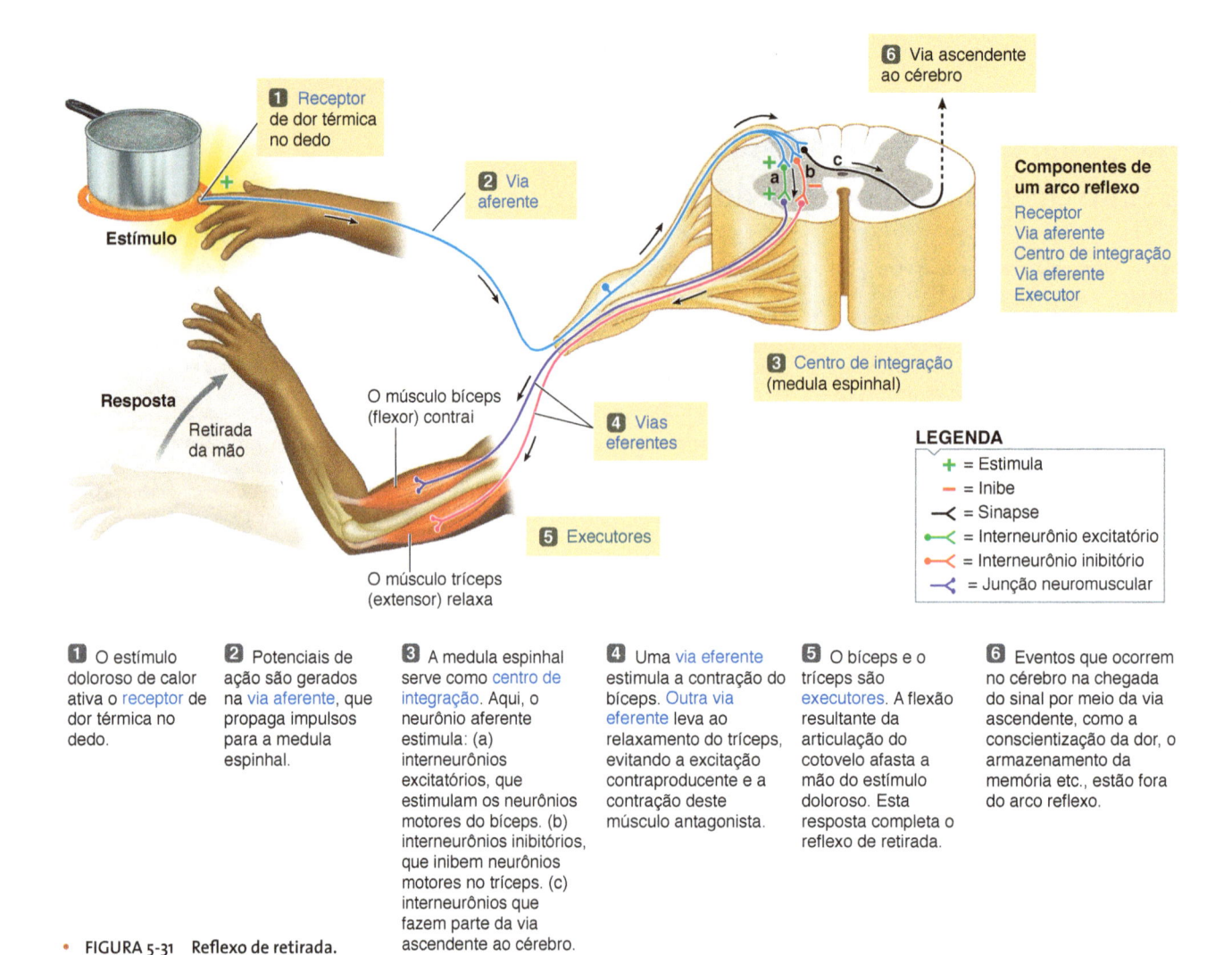

Componentes de um arco reflexo
Receptor
Via aferente
Centro de integração
Via eferente
Executor

LEGENDA
+ = Estimula
− = Inibe
⊣ = Sinapse
•⊣ = Interneurônio excitatório
•⊣ = Interneurônio inibitório
•⊣ = Junção neuromuscular

1 O estímulo doloroso de calor ativa o receptor de dor térmica no dedo.

2 Potenciais de ação são gerados na via aferente, que propaga impulsos para a medula espinhal.

3 A medula espinhal serve como centro de integração. Aqui, o neurônio aferente estimula: (a) interneurônios excitatórios, que estimulam os neurônios motores do bíceps. (b) interneurônios inibitórios, que inibem neurônios motores no tríceps. (c) interneurônios que fazem parte da via ascendente ao cérebro.

4 Uma via eferente estimula a contração do bíceps. Outra via eferente leva ao relaxamento do tríceps, evitando a excitação contraproducente e a contração deste músculo antagonista.

5 O bíceps e o tríceps são executores. A flexão resultante da articulação do cotovelo afasta a mão do estímulo doloroso. Esta resposta completa o reflexo de retirada.

6 Eventos que ocorrem no cérebro na chegada do sinal por meio da via ascendente, como a conscientização da dor, o armazenamento da memória etc., estão fora do arco reflexo.

• **FIGURA 5-31** Reflexo de retirada.

bém se contraísse. Portanto, a inibição do músculo que antagoniza (contrapõe) a resposta desejada está vinculada ao reflexo de retirada. Este tipo de conexão envolvendo estímulo de nervos de um músculo e a inibição simultânea dos nervos de seu músculo antagonista é conhecido como **inervação recíproca**.

(c) O neurônio aferente estimula outros interneurônios que levam o sinal até a medula espinhal para o cérebro por uma via ascendente. Apenas quando o impulso atinge a área sensorial do córtex a pessoa fica ciente da dor, de sua localização e do tipo de estímulo. Além disso, quando o impulso atinge o cérebro, as informações podem ser armazenadas como memória e a pessoa pode começar a pensar sobre a situação – como aconteceu, o que se pode fazer quanto a isso e assim por diante. Toda essa atividade no nível consciente vai além do reflexo primário.

Como com os reflexos espinhais, o cérebro pode modificar o reflexo de retirada. Impulsos podem ser enviados por vias descendentes até os neurônios motores eferentes que alimentam os músculos envolvidos, cancelando o impulso dos receptores, evitando que o bíceps se contraia, apesar do estímulo doloroso. Quando um dedo é picado por uma agulha para obter uma amostra de sangue, os receptores de dor são estimulados, iniciando o reflexo de retirada. Sabendo-se que é preciso aguentar e não retirar a mão, pode-se cancelar o reflexo conscientemente, enviando PIPSs pelas vias descendentes aos neurônios motores que alimentam o bíceps e PPSEs aos que alimentam o tríceps. A atividade nesses neurônios eferentes depende da soma de atividade de todos os seus impulsos sinápticos. Como os neurônios que alimentam o bíceps recebem agora mais PIPSs do cérebro (voluntários) do que PPSEs da via de dor aferente (reflexo), esses neurônios são inibidos e não atingem o limiar. Portanto, o bíceps não é estimulado a contrair-se e retirar a mão. Simultaneamente, os neurônios até o tríceps recebem mais PPSEs do cérebro do que PIPSs via arco reflexo e, portanto, atingem o limiar, disparam e, consequentemente, estimulam o tríceps a contrair-se. Assim, o braço é mantido estendido, apesar do estímulo doloroso. Desta forma, o reflexo de retirada foi cancelado voluntariamente.

OUTRAS ATIVIDADES REFLEXAS A ação reflexa espinhal não se limita necessariamente às respostas motoras no lado do corpo em que o estímulo é aplicado. Presuma que uma pessoa tenha pisado em uma tachinha em vez de queimar o dedo. Um arco reflexo é estimulado para remover o pé ferido do estímulo doloroso, enquanto ao mesmo tempo a perna oposta se prepara para suportar de repente todo o peso do corpo, de forma que a pessoa não perca o equilíbrio e caia (• Figura 5-32). A flexão livre do joelho da extremidade ferida é realizada pelo estímulo reflexo dos músculos que flexionam o joelho e pela inibição simultânea

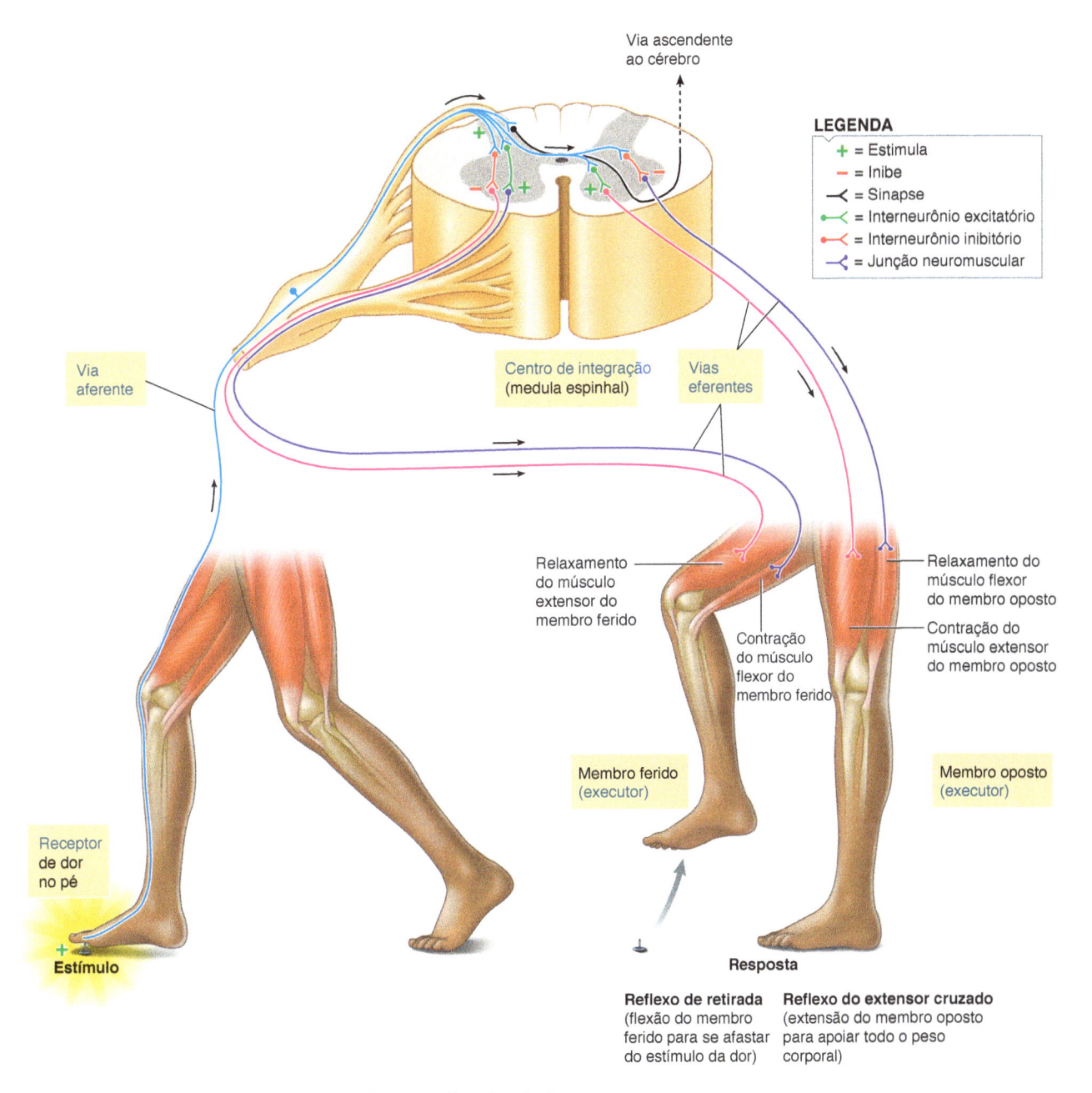

• **FIGURA 5-32** Reflexo extensor cruzado acoplado com o reflexo de retirada.

dos músculos que estendem o joelho. Esta resposta é um reflexo de retirada típico. Ao mesmo tempo, a livre extensão do joelho do membro oposto é realizada pela ativação de vias que passam para o lado oposto da medula espinhal para estimular de forma reflexa os extensores deste joelho e inibir seus flexores. Este **reflexo extensor cruzado** garante que o membro oposto esteja em posição para suportar o peso do corpo enquanto o membro ferido é afastado do estímulo.

Além de reflexos protetores (como o de retirada) e posturais simples (como o do extensor cruzado), reflexos espinhais primários fazem a mediação do esvaziamento dos órgãos pélvicos (por exemplo, a micção). Todos os reflexos espinhais podem ser voluntariamente cancelados, pelo menos temporariamente, por centros cerebrais superiores.

Nem toda atividade reflexa envolve um arco reflexo definido, embora os princípios básicos de um reflexo (isto é, uma resposta a uma mudança perceptível) estejam presentes. As vias para reatividade inconsciente diferenciam-se do arco reflexo típico de duas maneiras gerais:

1. *Respostas pelo menos parcialmente mediadas por hormônios.* Determinado reflexo pode ser mediado apenas por neurônios ou por hormônios, ou pode envolver ambos.

2. *Respostas locais que não envolvem nem nervos nem hormônios.* Por exemplo, os vasos sanguíneos de um músculo em exercício dilatam-se devido a mudanças metabólicas locais, aumentado o fluxo sanguíneo para atender às necessidades metabólicas do músculo ativo.

Capítulo 5 – Sistema Nervoso Central

Capítulo em Perspectiva: Foco na homeostase

Para interagir de forma apropriada com o ambiente externo e sustentar a viabilidade do organismo, como na aquisição de alimentos, e para fazer os ajustes internos necessários à manutenção da homeostase, o organismo precisa ser informado sobre as eventuais mudanças que ocorrem no ambiente externo e interno e deve também ser capaz de processar essas informações e enviar mensagens a diversos músculos e glândulas para atingir os resultados necessários. O sistema nervoso, um dos dois principais sistemas reguladores do corpo, tem função central nesta comunicação necessária à vida. O **sistema nervoso central (SNC)**, que consiste no cérebro e na medula espinhal, recebe informações sobre o ambiente externo e interno dos neurônios periféricos aferentes. Depois de classificar, processar e integrar essas informações, o SNC envia instruções, através dos nervos periféricos eferentes, para causar as contrações musculares e as secreções glandulares adequadas.

Com seu rápido sistema de sinalização elétrica, o sistema nervoso é especialmente importante para o controle de respostas rápidas do organismo. Muitas atividades musculares e glandulares reguladas pelos neurônios estão voltadas à manutenção da homeostase. O SNC é o principal local de integração entre entradas aferentes e saídas eferentes. Ele une a resposta adequada a determinado impulso para que as condições propícias à vida sejam mantidas no organismo. Por exemplo, quando informado pelo sistema nervoso aferente de uma queda na pressão sanguínea, o SNC envia comandos apropriados ao coração e aos vasos sanguíneos para retornar à pressão normal. Da mesma forma, quando informado de que o corpo está excessivamente quente, o SNC promove a secreção de suor pelas glândulas sudoríparas. A evaporação de suor ajuda a resfriar o corpo até a temperatura normal. Não fosse por esta capacidade de processamento e integração do SNC, a manutenção da homeostase de um organismo tão complexo quanto o corpo humano seria impossível.

No nível mais simples, a medula espinhal integra muitos reflexos protetores e evacuadores básicos, que não exigem participação consciente, como o afastamento de um estímulo doloroso e o esvaziamento da bexiga. Além de servir como elo de integração mais complexo entre entradas aferentes e saídas eferentes, o cérebro é responsável pela iniciação de todos os movimentos voluntários, pela conscientização perceptual complexa do ambiente externo e de si mesmo, pela linguagem e por fenômenos neurais abstratos, como pensamento, aprendizado, lembrança, consciência, emoções e traços de personalidade. Toda atividade neural – dos pensamentos mais íntimos até comandos para atividades motoras, de assistir a um concerto a recuperar memórias do passado distante – é essencialmente atribuível à propagação de potenciais de ação ao longo de células nervosas individuais e da transmissão química entre células.

Durante o desenvolvimento evolucionário, o sistema nervoso tornou-se progressivamente mais complexo. Camadas mais novas, complicadas e sofisticadas do cérebro foram superpostas sobre regiões mais antigas e primitivas. Os mecanismos para reger muitas atividades básicas necessárias à sobrevivência são encontrados nas partes mais antigas do cérebro. Os níveis mais novos e superiores modificam, aprimoram ou anulam progressivamente ações coordenadas nos níveis inferiores de uma hierarquia de comando e também adicionam novas capacidades. Muitas dessas atividades neurais superiores não estão voltadas à manutenção da vida, mas melhoram significativamente a qualidade de vida.

EXERCÍCIOS DE REVISÃO

Perguntas Objetivas (Respostas no Apêndice F)

1. A principal função do FCE é nutrir o cérebro. *(Verdadeiro ou falso?)*

2. As mãos e estruturas associadas à boca são desproporcionalmente grandes na representação tanto dos córtices motor como do sensorial. *(Verdadeiro ou falso?)*

3. Lesões no hemisfério cerebral esquerdo causam paralisia e perda de sensação no lado esquerdo do corpo. *(Verdadeiro ou falso?)*

4. O hemisfério cerebral esquerdo especializa-se na habilidade musical e artística, enquanto o lado direito domina as habilidades verbais e analíticas. *(Verdadeiro ou falso?)*

5. Em emergências, quando os suprimentos de O_2 estão baixos, o cérebro pode realizar metabolismo anaeróbio. *(Verdadeiro ou falso?)*

6. A função específica que uma região cortical em particular executará é determinada de forma permanente durante o desenvolvimento embrionário. *(Verdadeiro ou falso?)*

7. O processo de transferência e fixação de traços de memória de curto prazo em memórias de longo prazo é conhecido como _____.

8. _____ é uma menor reatividade a um estímulo indiferente ocorrido reiteradamente.

9. Fibras aferentes entram pela raiz _____ da medula espinhal e fibras eferentes saem pela raiz _____.

10. Utilizando o código de respostas à direita, indique quais neurônios estão sendo descritos (uma característica pode se aplicar a mais de uma classe de neurônios):

    ___ 1. ficam inteiramente dentro do SNC
    ___ 2. inervam músculos e glândulas
    ___ 3. o corpo celular não tem impulsos pré-sinápticos
    ___ 4. ficam principalmente dentro do sistema nervoso periférico
    ___ 5. têm receptor nas terminações periféricas
    ___ 6. tipo predominante de neurônio
    ___ 7. responsáveis por pensamentos, emoções, memória etc.

    (a) neurônios aferentes
    (b) neurônios eferentes
    (c) interneurônios

11. Ligue os itens abaixo:

    ___ 1. consiste do cérebro e da medula espinhal
    ___ 2. consiste de nervos que levam informações entre a periferia e o SNC
    ___ 3. divisão do sistema nervoso periférico que transmite sinais do SNC
    ___ 4. divisão do sistema nervoso periférico que transmite sinais ao SNC
    ___ 5. alimenta os músculos esqueléticos
    ___ 6. alimenta os músculos lisos, cardíaco e glândulas

    (a) sistema nervoso somático
    (b) sistema nervoso autônomo
    (c) sistema nervoso central
    (d) sistema nervoso periférico
    (e) divisão eferente
    (f) divisão aferente

Perguntas Dissertativas

1. Discuta a função de cada um dos seguintes itens: astrócitos, oligodendrócitos, células ependimárias, micróglias, crânio, coluna vertebral, meninges, fluido cérebro-espinhal e barreira hemato-encefálica.
2. Compare a composição da massa branca e a da cinzenta.
3. Desenhe e legende as áreas funcionais principais do córtex cerebral, indicando as funções atribuíveis a cada área.
4. Discuta a função de cada uma das seguintes partes do cérebro: tálamo, hipotálamo, núcleos basais, sistema límbico, cerebelo e tronco cerebral.
5. Defina *sensações somestésicas* e *propriocepção*.
6. O que é um eletroencefalograma?
7. Discuta as funções da área de Broca e da área de Wernicke na linguagem.
8. Compare as memórias de curto e longo prazo.
9. Discuta a diferença entre receptores de glutamato de AMPA e NMDA e suas funções na potenciação de longo prazo.
10. O que é o sistema de ativação reticular ascendente?
11. Compare o sono de ondas lentas ao paradoxal (REM).
12. Desenhe e legende uma seção transversal da medula espinhal.
13. Liste os cinco componentes de um arco reflexo básico.
14. Diferencie entre um reflexo monossináptico e um polissináptico.

PONTOS A PONDERAR

(Explicações no Apêndice F)

1. Estudos especiais elaborados para avaliar as capacidades especializadas de cada hemisfério cerebral foram conduzidos em pacientes com "cérebro dividido". Nessas pessoas, o corpo caloso – o feixe de fibras que une as duas metades do cérebro – foi cirurgicamente removido para evitar o alastramento de episódios epilépticos de um hemisfério para o outro. Embora não ocorra nenhuma mudança notável no comportamento, intelecto ou personalidade desses pacientes, já que ambos os hemisférios recebem individualmente as mesmas informações, déficits são observáveis em testes voltados a restringir informações a um hemisfério cerebral por vez. Um desses testes envolve a limitação de um estímulo visual a apenas metade do cérebro. Devido a uma passagem nas vias de nervos dos olhos ao córtex occipital, as informações visuais à direita de um ponto intermediário são transmitidas à metade esquerda do cérebro, enquanto informações visuais à esquerda deste ponto são recebidas apenas pela metade direita do cérebro. Um paciente com cérebro dividido que recebe um estímulo visual que atinge apenas o hemisfério esquerdo descreve com precisão o objeto visto, mas, quando um estímulo visual é apresentado apenas ao hemisfério direito, o paciente nega ter visto algo. Contudo, o hemisfério direito recebe o impulso visual como demonstrado por testes não verbais. Embora um paciente com cérebro dividido negue ter visto algo quando um objeto é apresentado ao hemisfério direito, ele é capaz de selecionar corretamente o objeto, ao pegá-lo entre diversos outros objetos, em geral para a surpresa do paciente. Como você explica este achado?

2. O hormônio insulina aumenta o transporte mediado por transportadores de glicose para a maioria das células do corpo, mas não para as células cerebrais. A absorção de glicose do sangue pelos neurônios não depende da insulina. Conhecendo a necessidade cerebral de um suprimento contínuo de glicose pelo sangue, preveja o efeito que o excesso de insulina teria no cérebro.

3. Quais dos seguintes sintomas têm mais probabilidade de ocorrer em resultado a um golpe forte na parte posterior da cabeça?
   a. paralisia
   b. problemas de audição
   c. perturbações visuais
   d. sensações de queimação
   e. desordens de personalidade

4. Dê exemplos de reflexos condicionados que você adquiriu.

5. Sob quais circunstâncias não seria aconselhável ministrar um medicamento que dissolve coágulos a uma vítima de AVE?

CONSIDERAÇÃO CLÍNICA

(Explicação no Apêndice F)

Julio D., recentemente aposentado, estava aproveitando uma tarde de golfe quando, de repente, sentiu forte dor de cabeça e tontura. Esses sintomas foram rapidamente seguidos por falta de sensibilidade e paralisia parcial na parte superior direita do corpo, acompanhadas pela incapacidade de falar. Depois de ser levado rapidamente à sala de emergência, Julio foi diagnosticado como tendo sofrido um AVE. Dados os problemas neurológicos observados, que áreas de seu cérebro foram afetadas?

Sistema Nervoso
(Sistema Nervoso Periférico)

Sistemas corporais mantêm a homeostase

Homeostase
O sistema nervoso, como um dos dois principais sistemas reguladores do organismo, regula muitas atividades corporais voltadas à manutenção de um ambiente de fluido interno estável.

A homeostase é essencial para a sobrevivência das células

Células

As células compõem sistemas corporais

O **sistema nervoso** é um dos dois principais sistemas reguladores do organismo – o outro é o sistema endócrino. Os três tipos funcionais básicos de neurônios – neurônios aferentes, eferentes e interneurônios – formam uma rede interativa complexa de células excitáveis. Noventa por cento das células do sistema nervoso são células de glia, que servem como tecido conectivo do sistema nervoso e têm grande interação estrutural e funcional com os neurônios. O **sistema nervoso central (SNC)**, que consiste do cérebro e da medula espinhal, recebe informações sobre o ambiente externo e interno dos neurônios aferentes. O SNC classifica e processa essas informações, depois inicia as orientações adequadas nos neurônios eferentes, que transmitem as instruções às glândulas ou músculos para levar à resposta desejada – algum tipo de secreção ou movimento. Muitas dessas atividades controladas pelos neurônios têm por propósito a manutenção da homeostase. Em geral, o sistema nervoso atua por meio de seus sinais elétricos (potenciais de ação) para controlar as respostas rápidas do organismo.

CAPÍTULO 6

Sistema Nervoso Periférico: Divisão Aferente; Sentidos Especiais

Fisiologia do Receptor

O sistema nervoso periférico (PNS) é formado por fibras nervosas que transportam informações entre o SNC e outras partes do corpo. A divisão aferente do SNP envia informações sobre o ambiente interno e externo ao SNC.

Um **estímulo** é uma mudança detectável pelo organismo. Estímulos existem em diversas formas de energia, ou **modalidades**, como calor, luz, som, pressão e mudanças químicas. Os neurônios aferentes têm **receptores sensoriais** (vamos abreviar para *receptores*) em suas terminações periféricas que respondem a estímulos no mundo externo e no ambiente interno (embora ambos sejam chamados de *receptores*, os receptores sensoriais sensíveis a estímulo são bastante diferentes dos receptores de proteína da membrana plasmática que se vinculam a mensageiros químicos extracelulares – veja no Capítulo 3). Como a única forma pela qual neurônios aferentes podem transmitir informações ao SNC sobre os estímulos é por meio da propagação do potencial de ação, os receptores devem converter essas outras formas de energia em sinais elétricos. Os estímulos causam potenciais graduados conhecidos como **potenciais de receptor** no receptor. A conversão da energia do estímulo em um potencial de receptor é conhecida como **transdução sensorial**. Potenciais de receptor, por sua vez, ativam potenciais de ação na fibra aferente.

Receptores têm sensibilidades diferentes a vários estímulos.

Cada tipo de receptor é especializado na resposta a determinado tipo de estímulo – seu **estímulo adequado.** Por exemplo, receptores no olho são sensíveis à luz, receptores no ouvido, a ondas sonoras e receptores de calor na pele, à energia térmica. Devido a esta sensibilidade diferencial dos receptores, não podemos "ver" com os ouvidos ou "ouvir" com os olhos. Alguns receptores podem responder um pouco a estímulos que não são os seus adequados, mas, mesmo quando ativado por um estímulo diferente, um receptor ainda origina a sensação normalmente detectada por esse tipo de receptor. Como exemplo, um estímulo adequado para os receptores dos olhos (fotorreceptores) é a luz, à qual são incrivelmente sensíveis, mas esses receptores também podem ser ativados, embora mais fracamente, por estimulação mecânica. Quando golpeada no olho, uma pessoa frequentemente "vê estrelas", porque a pressão mecânica esti-

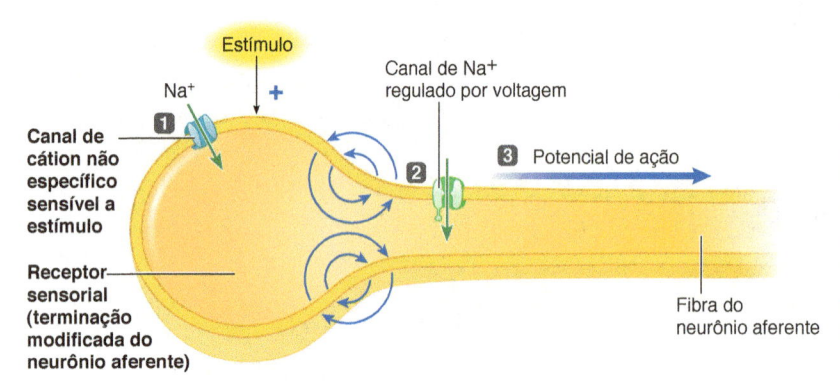

(a) Potencial de receptor em terminação aferente especializada

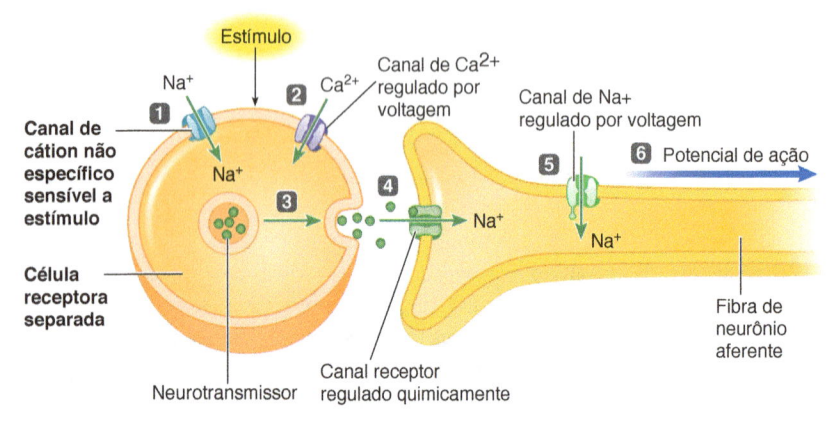

1. Em receptores sensoriais que são terminações de neurônios aferentes especializadas, o estímulo abre canais sensíveis a estímulo, permitindo a entrada líquida de Na+, o que produz potencial de receptor.

2. O fluxo de corrente local entre a terminação do receptor despolarizada e a região adjacente abre canais de Na+ regulados por voltagem.

3. A entrada de Na+ inicia o potencial de ação na fibra aferente que se autopropaga ao SNC.

(b) Potencial de receptor em célula receptora separada

1. Em receptores sensoriais que são células separadas, o estímulo abre canais sensíveis a estímulo, permitindo a entrada líquida de Na+, o que produz potencial de receptor.

2. Esta despolarização local abre canais de Ca^{2+} regulados por voltagem.

3. A entrada de Ca^{2+} ativa a exocitose do neurotransmissor.

4. A vinculação do neurotransmissor abre canais regulados quimicamente na terminação aferente, permitindo a entrada líquida de Na+.

5. A despolarização resultante abre canais de Na+ regulados por voltagem na região adjacente.

6. A entrada de Na+ inicia o potencial de ação na fibra aferente que autopropaga para o SNC.

- **FIGURA 6-1 Conversão do potencial de receptor em potenciais de ação.** (a) Terminação aferente especializada como receptor sensorial. O fluxo de corrente local entre uma terminação receptora despolarizada, que passa por um potencial de receptor, e a região adjacente inicia um potencial de ação na fibra aferente, abrindo canais de Na+ regulados por voltagem. (b) Célula receptora separada como receptora sensorial. A célula receptora despolarizada que passa por um potencial de recepção libera um neurotransmissor, que se vincula com canais regulados quimicamente na terminação da fibra aferente. Essa vinculação leva a uma despolarização que abre canais de Na+ regulados por voltagem, iniciando um potencial de ação na fibra aferente.

mula os fotorreceptores. Como os receptores são tipicamente ativados por seu estímulo adequado, a sensação normalmente corresponde à modalidade do estímulo.

TIPOS DE RECEPTORES DE ACORDO COM SEU ESTÍMULO ADEQUADO Dependendo do tipo de energia ao qual respondem normalmente, os receptores são categorizados da seguinte forma:

- **Fotorreceptores** reagem a comprimentos de onda visíveis de luz.

- **Mecanorreceptores** são sensíveis à energia mecânica. Por exemplo, receptores dos músculos esqueléticos sensíveis ao alongamento, receptores no ouvido, que contêm cílios finos que se dobram em decorrência das ondas sonoras, e barorreceptores de monitoramento da pressão sanguínea.

- **Receptores térmicos** são sensíveis ao calor e ao frio.

- **Osmorreceptores** detectam mudanças na concentração de solutos no fluido extracelular e as mudanças resultantes na atividade osmótica (veja no Capítulo 3).

- **Quimiorreceptores** são sensíveis a substâncias químicas específicas. Quimiorreceptores incluem os receptores de paladar e de olfato, bem como aqueles localizados mais profundamente dentro do corpo, que detectam concentrações de O_2 e CO_2 no sangue ou no conteúdo químico do trato digestório.

- **Nociceptores**, ou **receptores de dor**, são sensíveis a lesões nos tecidos, como beliscões, queimaduras ou distorção do tecido. A estimulação intensa de qualquer receptor também é percebida como dolorosa.

Algumas sensações são sensações compostas, no sentido de que sua percepção surge da integração central de diversos impulsos sensoriais primários ativados simultaneamente. Por exemplo, a percepção de umidade vem do toque, da pressão e do impulso do receptor térmico – não há um "receptor de umidade".

USOS PARA AS INFORMAÇÕES DETECTADAS PELOS RECEPTORES As informações detectadas por receptores são transmitidas por meio de neurônios aferentes ao SNC, onde são utilizadas para diversas finalidades:

- A entrada aferente é essencial ao controle da saída eferente – ambas regulam o comportamento motor de acordo com circunstâncias externas e para a coordenação de atividades internas direcionadas à manutenção da homeostase. No nível mais básico, o impulso aferente fornece informações (das quais a pessoa pode ou não estar ciente) a serem utilizadas pelo SNC no direcionamento de atividades necessárias à sobrevivência. Em um nível mais amplo, não poderíamos interagir com sucesso com nosso ambiente ou uns com os outros sem impulsos sensoriais.

- O processamento de impulsos sensoriais pelo sistema de ativação reticular no tronco cerebral é essencial à excitação cortical e à consciência (veja a p. 167).

- O processamento central de informações sensoriais origina nossas percepções do mundo que nos cerca.

- As informações selecionadas entregues ao SNC podem ser armazenadas para referência futura.

- Os estímulos sensoriais podem ter um impacto profundo sobre nossas emoções. O cheiro de torta de maçã recém-assada, o toque sensual da seda, a visão de uma pessoa amada, ouvir más notícias – os impulsos sensoriais podem alegrar, entristecer, excitar, acalmar, amedrontar ou evocar quaisquer outras emoções.

A seguir, examinaremos como os estímulos adequados iniciam os potenciais de ação que serão utilizados para estas finalidades.

Um estímulo altera a permeabilidade do receptor, levando a um potencial de receptor graduado.

Um receptor pode ser (1) uma terminação especializada do neurônio aferente ou (2) uma célula receptora separada intimamente associada à terminação periférica do neurônio. A estimulação de um receptor altera a permeabilidade de sua membrana, normalmente ao fazer com que canais de cátion não específicos se abram. O meio pelo qual esta mudança de permeabilidade ocorre é individualizado para cada tipo de receptor. Como a força motriz eletroquímica é maior para o Na^+ do que para outros cátions pequenos em potencial de repouso, o efeito predominante é um fluxo de entrada de Na^+ que despolariza a membrana do receptor (veja a p. 88 e 89). Há exceções – por exemplo, os fotorreceptores são hiperpolarizados mediante estimulação. Esta despolarização local, o potencial de receptor, é um potencial graduado. Como ocorre com todos os potenciais graduados, quanto mais forte o estímulo, maior a mudança de permeabilidade e maior o potencial de receptor (veja a p. 89). Além disso, os potenciais de receptor não têm período refratário, portanto, o acúmulo de respostas a estímulos sucessivos é possível. Como a região do receptor tem pouquíssimos canais de Na^+ regulados por voltagem, quando os tem, e, portanto, tem um limiar elevado, os potenciais de ação não ocorrem no receptor em si. Para a transmissão em longa distância, o potencial do receptor deve ser convertido em potenciais de ação que possam ser propagados ao longo da fibra aferente.

Potenciais de receptor podem iniciar potenciais de ação no neurônio aferente.

Se um potencial de receptor for suficientemente grande, poderá ativar um potencial de ação na membrana do neurônio aferente próxima ao receptor, ao promover a abertura de canais de Na^+ regulados por voltagem naquela região. Nas fibras aferentes mielinizadas, esta zona de ativação é o nódulo de Ranvier mais próximo do receptor. Os meios pelos quais os canais de Na^+ são abertos diferem, dependendo de o receptor ser uma terminação aferente especializada ou uma célula separada.

- No caso de uma terminação aferente especializada, o fluxo de corrente local entre a terminação do receptor ativado que sofre potencial de receptor e a membrana da célula próxima ao receptor despolariza esta região adjacente (• Figura 6-1a). Se a região for despolarizada até o limiar, os canais de Na^+ regulados por voltagem se abrem aqui, ativando um potencial de ação que é conduzido ao longo da fibra aferente até o SNC.

- No caso de uma célula receptora separada, a célula receptora faz sinapse com a terminação do neurônio aferente (• Figura 6-1b). Um potencial de receptor promove a abertura de canais de Ca^{2+} regulados por voltagem na célula receptora. A entrada de Ca^{2+} resultante provoca a liberação de um neurotransmissor, que se difunde ao longo da fenda sináptica e se vincula a receptores de proteína específicos na membrana do neurônio aferente. Esta vinculação abre canais receptores de Na^+ regulados quimicamente (veja a p. 115). Se a entrada de Na^+ resultante despolarizar a terminação do neurônio aferente até o limiar, os canais de Na^+ regulados por voltagem se abrirão ali, ativando um potencial de ação que se autopropagará até o SNC.

Observe que o local de iniciação dos potenciais de ação em um neurônio aferente é diferente do local em um neurônio eferente ou um interneurônio. Nestes dois últimos tipos de neurônios, potenciais de ação são iniciados no filamento axônico localizado no início do axônio, perto do corpo celular (veja a p. 109). Por outro lado, nas fibras nervosas aferentes, potenciais de ação são iniciados na extremidade periférica, perto do receptor, a uma longa distância do corpo celular (• Figura 6-2).

A intensidade do estímulo é reflexo da magnitude do potencial de receptor. Quanto maior o potencial de receptor, maior a frequência de potenciais de ação gerados no neurônio aferente

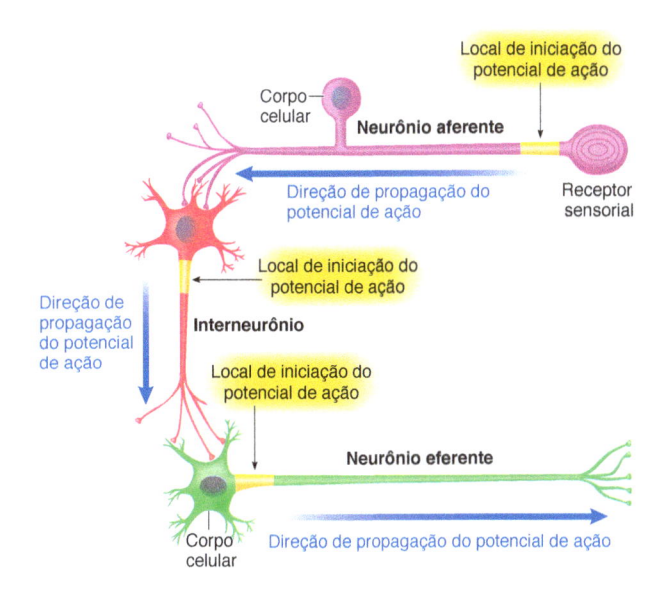

• **FIGURA 6-2** Comparação do local de iniciação de um potencial de ação nos três tipos de neurônio.

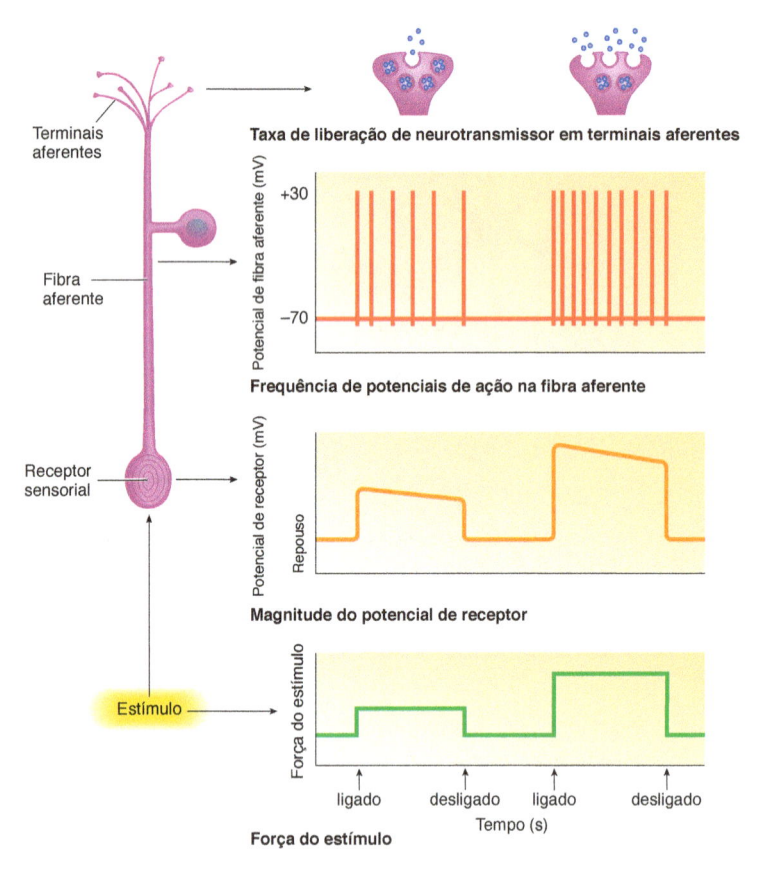

• **FIGURA 6-3** Intensidade do potencial de receptor, frequência de ação na fibra aferente e taxa de liberação de neurotransmissor em terminais aferentes como função da força do estímulo.

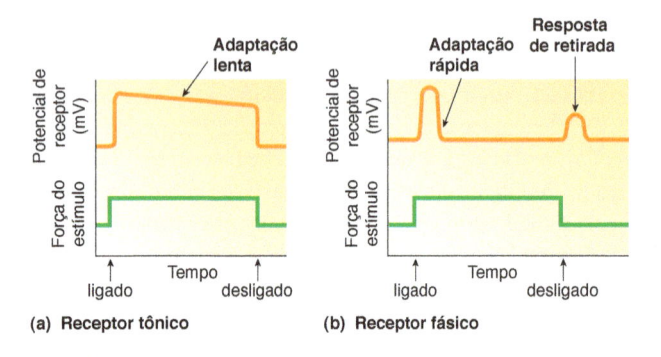

• **FIGURA 6-4** Receptores tônicos e fásicos. (a) Um receptor tônico não se adapta, ou adapta-se lentamente, a um estímulo sustentado e, assim, fornece informações contínuas sobre esse estímulo. (b) Um receptor fásico adapta-se rapidamente a um estímulo sustentado e, frequentemente, exibe uma resposta de liberação quando o estímulo é removido. Assim, o receptor sinaliza mudanças na intensidade do estímulo, em vez de transmitir informações sobre a situação atual.

(• Figura 6-3). Um potencial de receptor maior não pode causar um potencial de ação maior (por causa da lei do tudo ou nada), mas pode induzir disparo mais rápido de potenciais de ação. Quanto mais rapidamente a fibra aferente dispara, mais neurotransmissores libera. Estes neurotransmissores influenciam a célula seguinte na via neural, transmitindo informações sobre a força do estímulo. A força do estímulo também é refletida pelo tamanho da área estimulada. Estímulos mais fortes normalmente afetam áreas maiores, portanto, de forma correspondente, mais receptores respondem. Por exemplo, um toque leve não ativa tantos receptores de pressão na pele quanto um toque mais forte aplicado na mesma área. Portanto, a intensidade do estímulo é diferenciada pela frequência de potenciais de ação gerados no neurônio aferente e pelo número de receptores e, assim, de fibras aferentes ativadas dentro da área.

Receptores podem adaptar-se lenta ou rapidamente ao estímulo sustentado.

Estímulos de mesma intensidade nem sempre causam potenciais de ação de mesma intensidade no mesmo receptor. Alguns receptores podem diminuir a extensão de sua despolarização apesar da força do estímulo sustentado, um fenômeno chamado de **adaptação**. Subsequentemente, a frequência de potenciais de ação gerados no neurônio aferente diminui. Isto é, o receptor "se adapta" ao estímulo, não mais respondendo a ele no mesmo grau.

TIPOS DE RECEPTORES DE ACORDO COM SUA VELOCIDADE DE ADAPTAÇÃO Há dois tipos de receptores – *receptores tônicos* e *receptores fásicos* –, com base em sua velocidade de adaptação. **Receptores tônicos** não se adaptam ou adaptam-se lentamente (• Figura 6-4a). Esses receptores são importantes em situações nas quais é importante manter informações sobre um estímulo. Exemplos de receptores tônicos são receptores de estiramento muscular, que monitoram o comprimento do músculo, e proprioceptores das articulações, que medem o grau de flexão das juntas. Para manter a postura e o equilíbrio, o SNC deve obter continuamente informações sobre o grau de comprimento muscular e posição da articulação. Portanto, é importante que esses receptores não se adaptem a um estímulo, e sim continuem gerando potenciais de ação para transmitir essas informações ao SNC.

Os **receptores fásicos**, por outro lado, são receptores que se adaptam rapidamente. O receptor adapta-se rapidamente não mais respondendo a um estímulo contínuo. Alguns receptores fásicos, mais notavelmente o *corpúsculo de Pacini*, respondem com uma leve despolarização chamada de **resposta de retirada** quando o estímulo é removido (• Figura 6-4b). Receptores fásicos são úteis em situações nas quais é importante sinalizar uma mudança na intensidade do estímulo em vez de transmitir informações sobre as condições atuais. Muitos dos *receptores táteis (de toque)* que sinalizam mudanças na pressão na superfície da pele são receptores fásicos. Como esses receptores adaptam-se rapidamente, não estamos continuamente conscientes de usar nossos relógios, anéis e roupas. Quando colocamos algo, logo nos acostumamos com isso, graças à adaptação rápida desses receptores. Quando os tiramos, ficamos conscientes desta remoção por causa da resposta de retirada.

RECEPTORES TÁTEIS Receptores táteis (de toque) na pele são mecanorreceptores. As forças mecânicas de um estímulo distorcem proteínas de canal de cátion não específicas na membrana plasmática desses receptores, levando à entrada líquida de Na^+, causando um potencial de receptor que ativa um potencial de ação na fibra aferente. O impulso sensorial desses receptores informa o SNC sobre o contato do corpo com objetos no ambiente externo. Entre os receptores táteis, incluem-se os seguintes (• Figura 6-5):

- **Receptores capilares**, que sentem o movimento dos cílios e de toque muito leve, como tocar os pelos do braço com algodão, e que se adaptam rapidamente.

- **Discos de Merkel**, que detectam toque e textura leves e sustentados, como pela leitura em braile, e que se adaptam lentamente.

- **Corpúsculos de Pacini**, que respondem a vibrações e pressão profunda e que se adaptam rapidamente.

- **Terminações de Ruffini**, que respondem à pressão profunda e sustentada e ao estiramento da pele, como durante uma massagem, e que se adaptam lentamente.

- **Corpúsculos de Meissner**, sensíveis a toques leves e vibrantes, como fazer cócegas com uma pena, e que se adaptam rapidamente.

MECANISMO DE ADAPTAÇÃO NO CORPÚSCULO DE PACINI Os mecanismos pelos quais se dá a adaptação variam para os diferentes receptores e ainda não são totalmente compreendidos para todos os tipos de receptor. Muitos receptores adaptam-se como resultado da desativação dos canais que se abriram em resposta ao estímulo. A adaptação no bastante estudado corpúsculo de Pacini depende das propriedades físicas deste receptor. Um corpúsculo de Pacini é uma terminação receptora especializada que consiste de camadas concêntricas de tecido conectivo, semelhantes às camadas de uma cebola, envoltas em torno do terminal periférico de um neurônio aferente. Quando a pressão é primeiro aplicada no corpúsculo de Pacini, o terminal subjacente responde com um potencial de receptor com uma intensidade que reflete a do estímulo. Enquanto o estímulo continua, a energia da pressão é dissipada, porque faz com que as camadas do receptor deslizem (assim como a pressão constante em uma cebola descascada faz com que suas camadas deslizem). Como este efeito físico filtra o componente constante da pressão aplicada, a terminação neural subjacente não responde mais com um potencial de receptor – isto é, houve adaptação.

A adaptação não deve ser confundida com habituação (veja a p. 159). Embora ambos os fenômenos envolvam menor reatividade neural a estímulos repetitivos, eles operam em pontos diferentes na via neural. A adaptação é um ajuste do receptor no SNP, enquanto a habituação envolve uma modificação na efetividade sináptica no SNC.

• **FIGURA 6-5** Receptores táteis na pele.

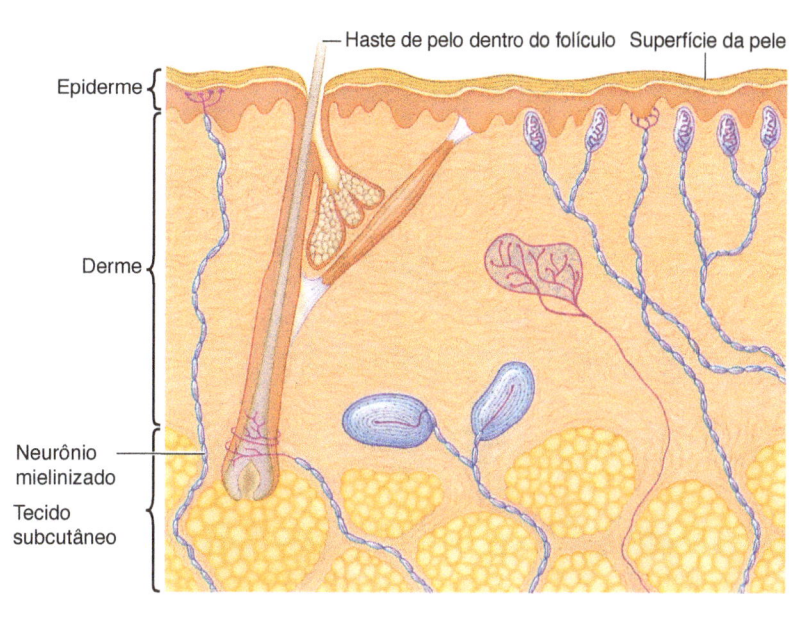

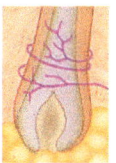

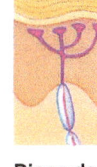

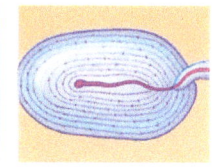

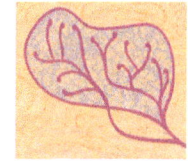

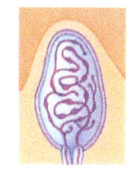

Receptor capilar: movimento dos cílios e toque muito suave

Disco de Merkel: toque leve e sustentado

Corpúsculo de Pacini: vibrações e pressão profunda

Terminações de Ruffini: pressão profunda

Corpúsculo de Meissner: toque leve e vibrante

Aferentes viscerais transmitem impulsos subconscientes, enquanto aferentes sensoriais transmitem impulsos conscientes.

Os potenciais de ação gerados por receptores em fibras aferentes em resposta a estímulos são propagados ao SNC. Informações aferentes sobre o ambiente interno, como pressão sanguínea e concentração de CO_2 nos fluidos corporais, nunca atingem o nível da consciência, mas estes impulsos são essenciais para a determinação das saídas eferentes adequadas para manter a homeostase. A via de entrada para informações provenientes das vísceras internas (*vísceras* são os órgãos situados em cavidades corporais, como a cavidade abdominal) é chamada de **aferente visceral**. Embora informações majoritariamente subconscientes sejam transmitidas via aferentes viscerais, as pessoas conscientizam-se dos sinais de dor surgidos das vísceras. O impulso aferente derivado de receptores localizados na superfície corporal ou nos músculos ou articulações normalmente atinge o nível de conscientização. Este impulso é conhecido como *informação sensorial*, e a via de entrada é considerada um **aferente sensorial**. Informações sensoriais são categorizadas como (1) **sensação somática** (noção corporal) surgida da superfície do corpo, incluindo a *sensação somestésica* da pele e a *propriocepção* dos músculos, articulações, pele e ouvido interno (veja no Capítulo

DETALHES DA FISIOLOGIA DO EXERCÍCIO

Arquear as Costas e Agachar Antes de um Salto: O que esses Atos Têm em Comum?

A propriocepção – a noção da posição corporal no espaço – é crucial para qualquer movimento e especialmente importante no desempenho atlético, seja o de um patinador artístico realizando saltos triplos no gelo, uma ginasta executando uma rotina de solo difícil ou um jogador lançando a bola perfeitamente até um ponto no campo a 60 metros de distância. Para controlar a contração do músculo esquelético e atingir o movimento desejado, o SNC deve ser continuamente informado sobre os resultados de sua ação através de retornos sensoriais.

Diversos receptores oferecem dados proprioceptivos. Os proprioceptores musculares fornecem informações de retorno sobre tensão muscular e comprimento. Proprioceptores de articulação fornecem retorno sobre a aceleração de articulações, o ângulo e a direção do movimento. Proprioceptores da pele informam o SNC sobre pressão de peso na pele.

Proprioceptores no ouvido interno, em conjunto com aqueles nos músculos do pescoço, fornecem informações sobre a posição da cabeça e do pescoço para que o SNC possa orientar corretamente a cabeça. Por exemplo, reflexos do pescoço facilitam movimentos essenciais do tronco e dos membros durante cambalhotas, e mergulhadores e acrobatas usam fortes movimentos da cabeça para manter os giros.

O proprioceptor mais complexo, e provavelmente um dos mais importantes, é o fuso muscular (veja no Capítulo 8). Fusos musculares são encontrados em todo o músculo, mas tendem a acumular-se em seu centro. Cada fuso está paralelo às fibras musculares dentro do músculo. O fuso é sensível à taxa de mudança de comprimento do músculo e ao comprimento final atingido. Se um músculo é alongado, cada fuso muscular dentro dele também se alonga, e o neurônio aferente cujo axônio periférico termina no fuso muscular é estimulado. A fibra aferente passa dentro da medula espinhal e faz sinapse diretamente nos neurônios motores que alimentam o mesmo músculo. A estimulação do músculo alongado como resultado deste reflexo de estiramento faz com que o músculo se contraia suficientemente para aliviar o alongamento.

Pessoas mais velhas ou com músculos quadríceps (coxas) fracos aproveitam sem saber o fuso muscular ao forçar o centro das coxas quando se levantam depois de ficarem sentadas. A contração do músculo quadríceps estende a articulação do joelho, endireitando, assim, a perna. O ato de forçar o centro das coxas ao se levantar alonga levemente o músculo quadríceps em ambas as pernas, estimulando os fusos musculares. O reflexo de estiramento resultante auxilia na contração dos músculos quadríceps e ajuda a pessoa a ficar em pé.

Nos esportes, as pessoas utilizam o fuso muscular em seu favor o tempo inteiro. Para pulos altos, como no basquete, um atleta começa se agachando. Esta ação alonga os músculos quadríceps e aumenta a taxa de disparo de seus fusos, ativando, assim, o reflexo de estiramento, que reforça a resposta contrátil dos músculos quadríceps para que esses músculos extensores das pernas ganhem potência adicional. O mesmo é verdadeiro para largadas agachadas em corridas. O balanço de preparação no tênis, no golfe e no beisebol também fornece maior excitação muscular por meio da atividade reflexa iniciada pelos fusos musculares alongados.

---

5), ou (2) **sentidos especiais**, incluindo *visão, audição, equilíbrio, paladar* e *olfato* (Veja o quadro ▪ **Detalhes da Fisiologia do Exercício** para uma descrição da utilidade da propriocepção no desempenho atlético). O processamento final de impulsos sensoriais pelo SNC não apenas é essencial à interação com o ambiente para a sobrevivência básica (por exemplo, na procura por alimentos e na defesa contra ameaças), mas também contribui bastante para a riqueza da vida.

Cada via somatossensorial é "rotulada" de acordo com a modalidade e a localização.

Ao atingir a medula espinhal, a informação aferente tem dois destinos possíveis: (1) ela pode tornar-se parte de um arco reflexo, causando uma resposta executora adequada, ou (2) pode ser transmitida até o cérebro pelas vias ascendentes, para maior processamento e possível conscientização. As vias que transmitem sensações somáticas conscientes, as **vias somatossensoriais**, consistem em cadeias separadas de neurônios, ou *linhas rotuladas*, interconectadas sinapticamente em uma sequência específica para realizar o processamento cada vez mais sofisticado de informações sensoriais.

LINHAS ROTULADAS O neurônio aferente – junto com seu receptor periférico que detecta inicialmente o estímulo – é conhecido como **neurônio sensorial de primeira ordem**. Ele faz sinapse em um **neurônio sensorial de segunda ordem**, na medula espinhal ou no bulbo, dependendo da via sensorial envolvida. Este neurônio, então, faz sinapse em um **neurônio sensorial de terceira ordem** no tálamo e assim por diante. O impulso é processado mais aprofundadamente a cada passo. Uma particular modalidade sensorial, detectada por um tipo de receptor especializado, é enviada a uma via aferente e ascendente específica (uma via neural dedicada a esta modalidade) para excitar uma área definida no córtex somatossensorial. Isto é, um impulso sensorial em particular é projetado para uma região específica do córtex (veja a ● Figura 5-28a para um exemplo). Assim, tipos diferentes de informações de entrada são mantidos separados dentro de **linhas rotuladas** específicas entre a periferia e o córtex. Desta forma, embora todas as informações sejam propagadas ao SNC pelo mesmo tipo de sinal (potenciais de ação), o cérebro pode decodificar o tipo e a localização do estímulo. A ▲ Tabela 6-1 resume como o SNC é informado sobre o tipo (o quê?), localização (onde?) e intensidade (quanto?) de um estímulo.

TABELA 6-1 Codificação de Informações Sensoriais

Propriedade do Estímulo	Mecanismo de Codificação
Tipo de Estímulo (modalidade do estímulo)	Diferenciado pelo tipo de receptor ativado e pela via específica na qual esta informação é transmitida a uma área específica do córtex cerebral
Localização do Estímulo	Diferenciada pela localização do campo receptivo ativado e pela via que é subsequentemente ativada para transmitir essa informação à área do córtex somatossensorial que representa essa localização em particular
Intensidade do Estímulo (força do estímulo)	Diferenciada pela frequência de potenciais de ação iniciados por um neurônio aferente ativado e pelo número de receptores (e neurônios aferentes) ativados

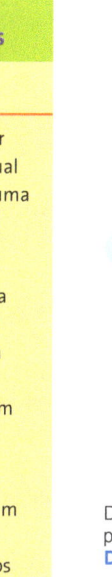

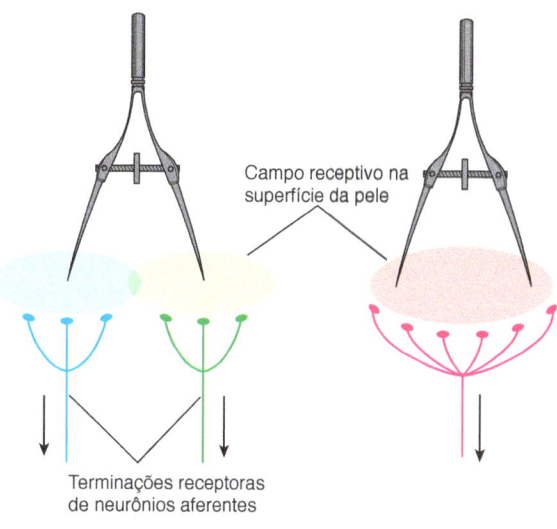

Nota Clínica — DOR FANTASMA A ativação de uma via sensorial em qualquer ponto origina a mesma sensação que seria produzida por uma estimulação dos receptores na parte do corpo em si. Este fenômeno é a explicação tradicional para a **dor fantasma** – por exemplo, a dor percebida no pé por uma pessoa cuja perna foi amputada na altura do joelho. A irritação de terminações cortadas das vias aferentes na parte restante pode ativar potenciais de ação que, ao atingir a região do pé do córtex somatossensorial, são interpretadas como dor no pé ausente. Novas evidências sugerem que, além disso, a sensação de dor fantasma pode surgir de amplas remodelações na região cerebral que lidava originalmente com as sensações do membro amputado. Especula-se que este "remapeamento" da área "esvaziada" do cérebro de alguma forma faz com que sinais de outro local sejam mal interpretados como dores vindas da extremidade ausente.

A acuidade é influenciada pelo tamanho do campo receptivo e pela inibição lateral.

Cada neurônio somatossensorial responde a informações de estímulo apenas dentro de uma região circunscrita da superfície da pele que o cerca. Esta região é chamada de **campo receptivo**. O tamanho de um campo receptivo varia inversamente conforma a densidade dos receptores na região – quanto menos espaçados são os receptores de um tipo em particular, menor é a área da pele que cada um monitora. Quanto menor o campo receptivo de uma região, maior sua **acuidade** ou **capacidade discriminatória**. Compare a distinção tátil na ponta de seus dedos com a de seu cotovelo ao "sentir" o mesmo objeto com ambos. É possível sentir informações mais precisas sobre o objeto com as altamente inervadas pontas dos dedos, porque os campos receptivos ali são pequenos – como resultado, cada neurônio sinaliza informações sobre partes menores e distintas na superfície do objeto. Estima-se que 17.000 mecanorreceptores táteis estejam presentes nas pontas dos dedos e na palma de cada mão.

• **FIGURA 6-6 Comparação da capacidade discriminatória de regiões com campos receptivos pequenos e grandes.** A acuidade tátil relativa de determinada região pode ser determinada pelo teste de discriminação de limiar de dois pontos. Se os dois pontos de uma pinça aplicados à superfície da pele estimularem dois campos receptivos diferentes, dois pontos separados são sentidos. Se os dois pontos tocarem o mesmo campo receptivo, serão percebidos como apenas um ponto. Ao ajustar a distância entre os pontos da pinça, é possível determinar a distância mínima na qual os dois pontos podem ser reconhecidos isoladamente em vez de juntos, o que reflete o tamanho dos campos receptivos na região. Com esta técnica, é possível medir a capacidade discriminatória da superfície do corpo. O limiar de dois pontos vai de 2 mm na ponta dos dedos (permitindo que uma pessoa leia em braile, onde os pontos ressaltados têm 2,5 mm de distância entre si) a 48 mm na pouco discriminadora pele da panturrilha.

Em contraste, a pele no cotovelo é atendida por relativamente poucas terminações sensoriais, com campos receptivos maiores. Diferenças sutis dentro de cada campo receptivo grande não podem ser detectadas (● Figura 6-6). A representação cortical distorcida das diversas partes do corpo no homúnculo sensorial (veja na Figura 5-10) corresponde precisamente à densidade da inervação – mais espaço cortical é alocado para a recepção sensorial em áreas com campos receptivos menores e, da mesma forma, com maior capacidade discriminatória tátil.

Além da densidade do receptor, o segundo fator que influencia a acuidade é a *inibição lateral*. É possível determinar a importância deste fenômeno ao entalhar-se levemente a superfície de sua pele com a ponta de um lápis (● Figura 6-7a). O campo receptivo é excitado imediatamente sob o centro da ponta do lápis, onde o estímulo é mais intenso, mas os campos receptivos ao redor também são estimulados, com menor intensidade, porque são menos afetados. Se informações dessas fibras aferentes excitadas marginalmente na extremidade da

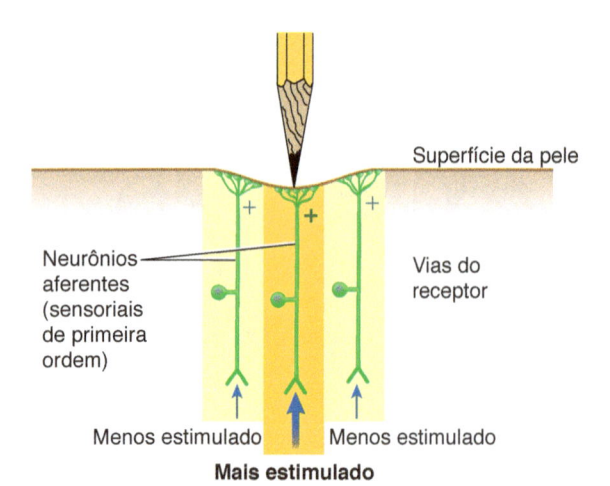

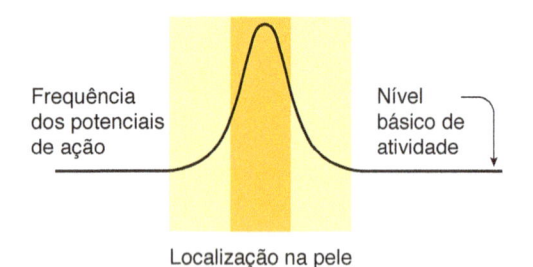

(a) Atividade nos neurônios aferentes

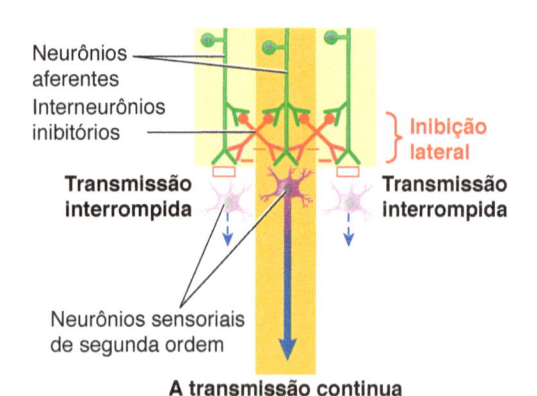

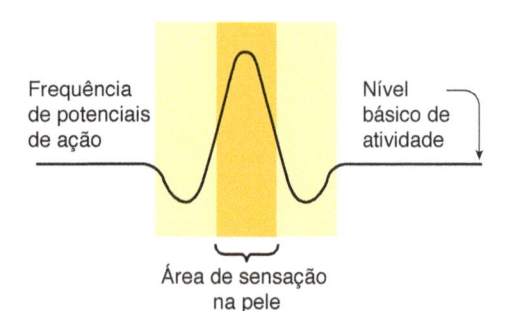

(b) Inibição lateral

• **FIGURA 6-7 Inibição lateral.** (a) O receptor no local de estimulação mais intensa é ativado ao máximo. Os receptores ao redor também são estimulados, mas em menor nível. (b) A via do receptor mais intensamente ativado interrompe a transmissão de impulsos nas vias menos intensamente estimuladas através de inibição lateral. Este processo facilita a descoberta do local de estímulo.

área de estímulo atingissem o córtex, a localização da ponta do lápis seria confundida. Para facilitar a localização e aumentar o contraste, dentro do SNC ocorre a **inibição lateral** (• Figura 6-7b). Com a inibição lateral, cada via de sinal ativada inibe as vias próximas a ela ao estimular interneurônios inibitórios que passam lateralmente entre fibras ascendentes que atendem a campos receptivos vizinhos. A via mais fortemente ativada que se origina do centro da área de estímulo inibe mais fortemente as vias menos excitadas das áreas de extremidade do que as vias pouco ativadas nas áreas de extremidade inibem a via central mais excitada. O bloqueio da maior parte das transmissões de impulsos mais fracos aumenta o contraste entre informações desejadas e indesejadas de forma que a ponta do lápis possa ser localizada precisamente. A extensão de conexões inibitórias laterais dentro de vias sensoriais varia para diferentes modalidades. As que têm mais inibição lateral – toque e visão – possibilitam uma localização mais precisa.

Percepção é a conscientização dos arredores derivada da interpretação do impulso sensorial.

A **percepção** é nossa interpretação consciente do mundo externo, criada pelo cérebro a partir dos impulsos nervosos levados a ele por receptores sensoriais. O mundo como o percebemos é a realidade? A resposta é um grande "não". Nossa percepção é diferente do que realmente está "lá fora", por diversos motivos. Primeiro, os humanos têm receptores que detectam apenas um número limitado de formas de energia existentes. Percebemos sons, cores, formatos, texturas, cheiros, gostos e temperatura, mas não somos informados sobre forças magnéticas, ondas de luz polarizadas, ondas de rádio ou raios X porque não temos receptores para responder a essas formas de energia. O que não é detectado por receptores o cérebro nunca conhecerá. Nossa gama de respostas é limitada até para as formas de energia para as quais temos receptores. Por exemplo, cães podem ouvir um apito cuja intensidade de som está acima de nosso nível de detecção. Segundo, os canais de informação para nossos cérebros não são gravadores de alta fidelidade. Durante o processamento pré-cortical de impulsos sensoriais, alguns recursos dos estímulos são acentuados e outros, reprimidos ou ignorados, através da inibição lateral. Terceiro, o córtex cerebral manipula os dados, comparando o impulso sensorial com outras informações de entrada e também com memórias de experiências passadas para extrair os recursos relevantes – por exemplo, selecionar as palavras de um amigo entre os ruídos em uma cantina de escola. No processo, o córtex frequentemente preenche ou distorce as informações para abstrair uma percepção lógica – ou seja, "completar a imagem". Como um exemplo simples, você "vê" um quadrado branco na • Figura 6-8 embora não exista um quadrado branco, e sim meros recortes em ângulo reto retirados dos quatro círculos vermelhos. Ilusões ópticas ilustram como o cérebro interpreta a realidade de acordo com suas próprias regras. Você vê dois rostos em perfil ou um cálice na • Figura 6-9? Você pode ver alternadamente um ou outro a partir de um impulso visual idêntico. Assim, nossas percepções não replicam a realidade. Outras espécies, equipadas com diferentes tipos de receptores e sensibilidades e com processamento neural diferente, percebem um mundo notavelmente diverso daquele que percebemos.

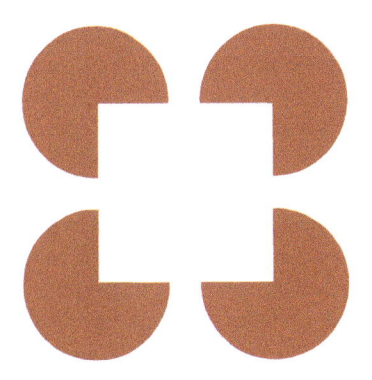

• **FIGURA 6-8** Você "enxerga" um quadrado branco (que, na realidade, não está ali)?

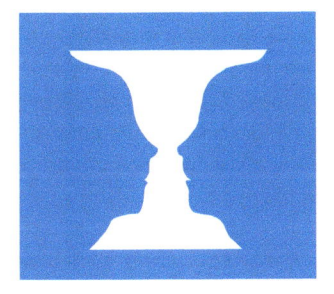

• **FIGURA 6-9** Percepções variáveis a partir do mesmo impulso visual. Você vê dois rostos de perfil ou um cálice?

▲ TABELA 6-2	Características da Dor
Dor Rápida	**Dor Lenta**
Ocorre pela estimulação de nociceptores mecânicos e térmicos	Ocorre pela estimulação de nociceptores polimodais
Levada por fibras pequenas mielinizadas e A-delta	Levada por pequenas fibras C não mielinizadas
Produz sensação intensa e pontiaguda	Produz sensação incômoda, dolorida e de queimação
Facilmente localizada	Localizada com dificuldade
Ocorre primeiro	Ocorre em sequência, persiste por mais tempo, mais desagradável

Tendo concluído nossa discussão geral sobre fisiologia do receptor, vamos examinar em detalhes uma sensação somática importante – dor.

Dor

A **dor** é essencialmente um mecanismo protetor com o objetivo de tornar consciente o fato de que uma lesão ao tecido aconteceu, está acontecendo ou está prestes a acontecer. Além disso, o armazenamento de experiências dolorosas na memória nos ajuda a evitar eventos potencialmente lesivos no futuro.

A estimulação de nociceptores causa a percepção de dor, além de respostas motivacionais e emocionais.

Diferentemente de outras modalidades somatossensoriais, a sensação de dor é acompanhada por respostas comportamentais motivadas (como retirada ou defesa), além de reações emocionais (como choro ou medo). Além disso, diferentemente de outras sensações, a percepção subjetiva de dor pode ser influenciada por outras experiências passadas ou presentes (como maior percepção de dor acompanhada de medo do dentista ou menor percepção de dor em um atleta ferido durante uma competição).

CATEGORIAS DE RECEPTORES DE DOR Há três categorias de receptores de dor, ou nociceptores: **nociceptores mecânicos**, que respondem a lesões mecânicas como cortes, esmagamentos ou beliscões, **nociceptores térmicos**, que respondem a extremos de temperatura, especialmente de calor, e nociceptores **polimodais**, que respondem igualmente a todos os tipos de estímulos lesivos, incluindo substâncias químicas irritantes liberadas por tecidos machucados. Devido a seu valor para a sobrevivência, os nociceptores não se adaptam à estimulação sustentada ou repetitiva.

Nota Clínica Todos os nociceptores podem ser sensibilizados pela presença de *prostaglandinas*, que aumentam bastante a resposta do receptor a estímulos nocivos (isto é, a dor é maior quando as prostaglandinas estão presentes). Prostaglandinas são um grupo especial de derivados de ácidos graxos clivados da bicamada lipídica da membrana plasmática e que atuam localmente ao serem liberadas (veja no Capítulo 20). O ferimento no tecido, entre outras coisas, pode levar à liberação local de prostaglandinas, que atuam sobre as terminações periféricas dos nociceptores para diminuir seu limiar de ativação. Medicamentos semelhantes à aspirina inibem a síntese de prostaglandinas, sendo responsáveis, pelo menos parcialmente, pelas propriedades analgésicas (redutoras da dor) desses medicamentos.

FIBRAS AFERENTES DE DOR RÁPIDA E LENTA Os impulsos de dor em nociceptores são transmitidos ao SNC por meio de um entre dois tipos de fibras aferentes (▲ Tabela 6-2). Sinais vindos de nociceptores mecânicos e térmicos são transmitidos ao longo de **fibras A-delta** pequenas e mielinizadas a taxas de até 30 m/s (a **via da dor rápida**). Impulsos de nociceptores polimodais são levados por **fibras C** pequenas e não mielinizadas, a uma taxa muito mais lenta, de 12 m/s (a **via da dor lenta**). Pense na última vez em que cortou ou queimou um de seus dedos. Sem dúvida você sentiu primeiro uma dor aguda, com uma dor mais difusa e incômoda iniciando-se logo depois. A dor normalmente é inicialmente percebida como uma sensação breve, intensa e pontiaguda, facilmente localizada – esta é a via de dor rápida, que se origina de nociceptores mecânicos ou térmicos específicos. Esta sensação é seguida por outra, incômoda, dolorida e mal localizada, que persiste por mais tempo e é mais desagradável. Esta é a via de dor lenta, ativada por substâncias químicas, especialmente a **bradicinina**, uma substância normalmente inativa ativada por enzimas liberadas no ECF pelo tecido danificado. A bradicinina e compostos relacionados não apenas provocam dor, possivelmente pelo estímulo de nociceptores polimodais, mas também contribuem para as respostas inflamatórias à lesão no tecido (Capítulo 12). A persistência dessas substâncias químicas pode explicar a dor forte e duradoura que continua depois da remoção do estímulo mecânico ou térmico que causou a lesão ao tecido.

O interessante é que receptores periféricos de fibras C aferentes são ativados pela **capsaicina**, o componente das pimentas malaguetas que dá a elas sua ardência intensa (além de vincular-se a receptores de dor, a capsaicina vincula-se a receptores térmicos, que normalmente são ativados por calor – daí a sensação de queimação ao comer pimentas malaguetas). Ironicamente, a aplicação local de capsaicina pode realmente diminuir a dor clínica, muito provavelmente ao superestimular e lesar os nociceptores aos quais se vincula.

PROCESSAMENTO DE NÍVEL SUPERIOR DO IMPULSO DA DOR

Diversas estruturas estão envolvidas no processamento da dor. As fibras aferentes primárias de dor fazem sinapse com interneurônios excitatórios específicos de segunda ordem no corno dorsal da medula espinhal. Em resposta a potenciais de ação induzidos por estímulo, fibras de dor aferentes liberam neurotransmissores, que influenciam os próximos neurônios na sequência. Os dois neurotransmissores de dor mais conhecidos são a *substância P* e o *glutamato*. A **substância P** ativa vias ascendentes que transmitem sinais nociceptivos a níveis superiores para maior processamento (● Figura 6-10a). Vias de dor ascendentes têm destinos diferentes no *córtex*, o *tálamo* e a *formação reticular*. Áreas de processamento somatossensorial cortical localizam a dor, enquanto outras áreas corticais participam em outros componentes conscientes da experiência de dor, como a deliberação sobre o incidente. A dor ainda pode ser percebida na ausência do córtex, presumivelmente no nível do tálamo. A formação reticular aumenta o nível de alerta associado ao encontro nocivo. Interconexões do tálamo e da formação reticular com o *hipotálamo* e o *sistema límbico* causam as respostas comportamentais e emocionais que acompanham a experiência dolorosa. O sistema límbico parece ser especialmente importante na percepção dos aspectos desagradáveis da dor.

O glutamato, o outro neurotransmissor liberado pelos terminais de dor aferentes principais, é um grande neurotransmissor excitatório (veja no Capítulo 4). O glutamato atua em dois receptores diferentes da membrana plasmática dos interneurônios excitatórios do corno dorsal, com dois resultados distintos (veja no Capítulo 5). Primeiro, a vinculação do glutamato a seus *receptores de AMPA* causa mudanças de permeabilidade que resultam, basicamente, na geração de potenciais de ação nas células do corno dorsal. Esses potenciais de ação transmitem a mensagem de dor a centros superiores. Segundo, a vinculação do glutamato a seus *receptores de NMDA* leva à entrada de Ca^{2+} nesses neurônios. Esta via não está envolvida na transmissão de mensagens de dor. Em vez disso, o Ca^{2+} inicia sistemas de segundo mensageiro que tornam as células do corno dorsal mais excitáveis que o normal (veja no Capítulo 4). Essa hiperexcitabilidade contribui parcialmente para a sensibilidade exagerada de uma área ferida à exposição subsequente a estímulos dolorosos ou até normalmente não dolorosos, como um toque leve. Pense em como fica sensível a pele queimada de sol, até em relação às roupas. Outros mecanismos também contribuem para a supersensibilidade de uma área ferida. Por exemplo, a reatividade dos receptores térmicos sensores de dor pode ser aumentada para que eles reajam mais vigorosamente a estímulos subsequentes. Esta sensibilidade exagerada presumidamente tem uma finalidade útil, que é desencorajar atividades que possam aumentar as lesões ou interferir no processo de cura da área ferida. Normalmente, esta hipersensibilidade se resolve enquanto o ferimento sara.

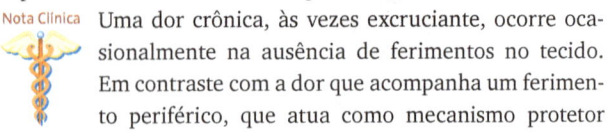

Nota Clínica Uma dor crônica, às vezes excruciante, ocorre ocasionalmente na ausência de ferimentos no tecido. Em contraste com a dor que acompanha um ferimento periférico, que atua como mecanismo protetor normal para avisar sobre lesões iminentes ou reais ao corpo, estados de dor crônica anormal resultam de lesões dentro das vias de dor nos nervos periféricos ou no SNC. Isto é, a dor é notada por causa de sinalização anormal dentro das vias de dor, na ausência de ferimentos periféricos ou de estímulos dolorosos típicos. Por exemplo, acidentes vasculares que danificam as vias ascendentes podem levar a uma sensação anormal e persistente de dor. Às vezes, a dor crônica anormal é categorizada como *dor neuropática*.

O cérebro tem um sistema analgésico embutido.

Além da cadeia de neurônios que conectam nociceptores periféricos a estruturas do SNC superiores para percepção da dor, o SNC também contém um sistema supressor de dor embutido, ou **sistema analgésico**, que suprime a transmissão nas vias de dor quando estas entram na medula espinhal. Três regiões do tronco cerebral fazem parte desta via analgésica descendente: a *massa cinzenta periaquedutal* (massa cinzenta que cerca o aqueduto cerebral, canal estreito que conecta as terceira e quarta cavidades ventriculares) e núcleos específicos no *bulbo* e na *formação reticular*. A estimulação elétrica de qualquer uma dessas partes do cérebro produz analgesia profunda.

A massa cinzenta periaquedutal estimula determinados neurônios cujos corpos celulares ficam no bulbo e na formação reticular e terminam nos interneurônios inibitórios no corno dorsal da medula espinhal (● Figura 6-10b). Esses interneurônios inibitórios liberam encefalina, que se vincula a **receptores opioides** no terminal da fibra de dor aferente. Há muito tempo se sabe que a **morfina**, componente do ópio derivado da papoula, é um analgésico poderoso. Os pesquisadores consideraram bastante improvável que o corpo fosse dotado de receptores opioides apenas para interagir com as substâncias químicas derivadas de uma flor! Começaram, portanto, a procurar substâncias que normalmente se vinculariam a esses receptores opioides. O resultado foi a descoberta de **opioides endógenos** (substâncias semelhantes à morfina) – as *endorfinas, encefalinas* e *dinorfina* –, que são importantes no sistema analgésico natural do organismo. Esses opioides endógenos atuam como neurotransmissores analgésicos. A vinculação da encefalina, no interneurônio inibitório do corno dorsal, ao terminal da fibra aferente de dor suprime a liberação da substância P via inibição pré-sináptica, bloqueando assim mais transmissões do sinal de dor (veja a p. 111). A morfina vincula-se a esses mesmos receptores opioides, sendo responsável em grande parte por suas propriedades analgésicas. Além disso, a injeção

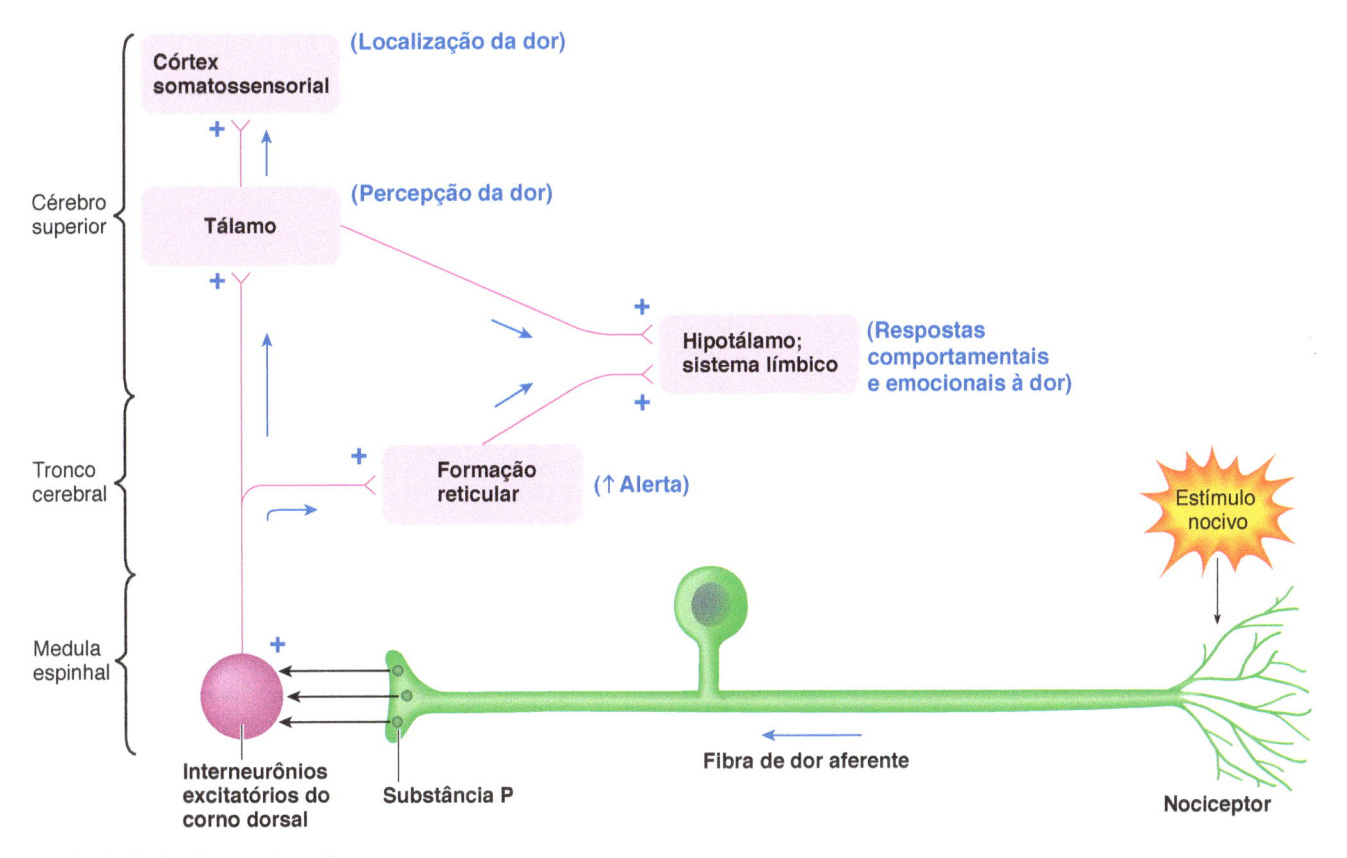

(a) Via de dor da substância P

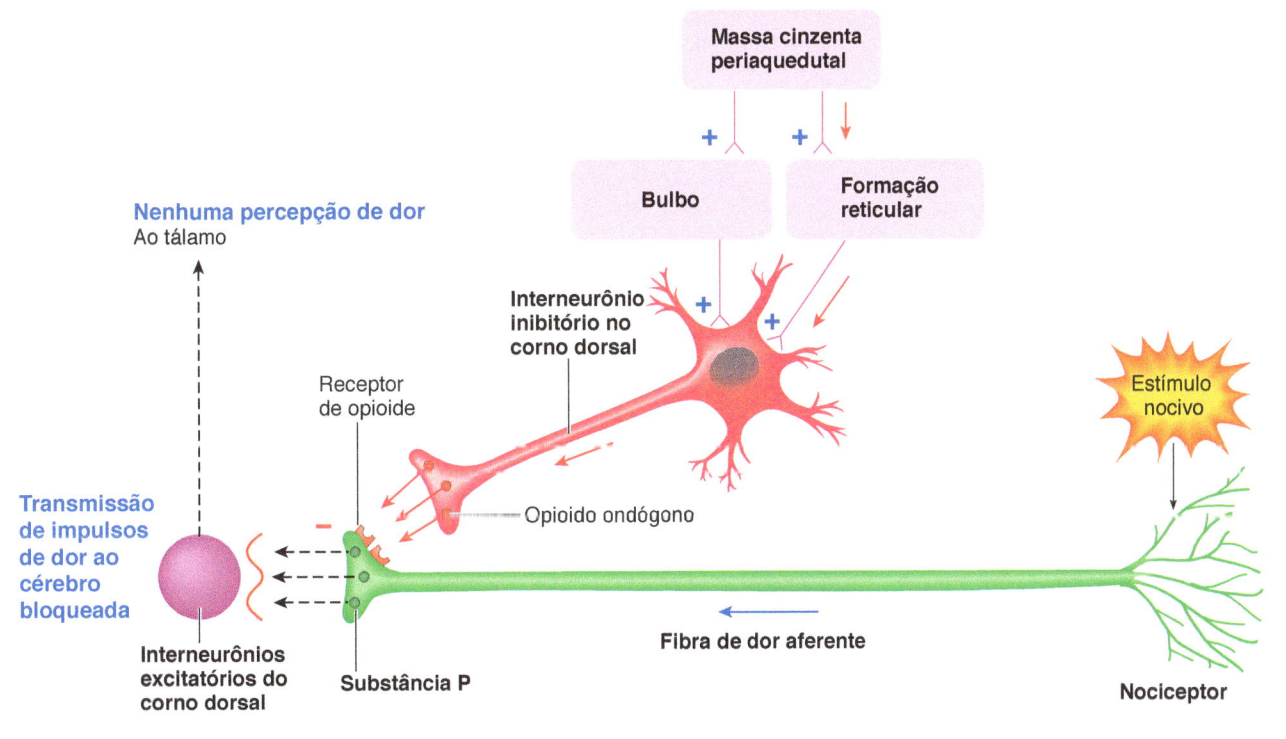

(b) Via analgésica

• **FIGURA 6-10 Via de dor da substância P e via analgésica.** (a) Quando ativadas por um estímulo nocivo, algumas vias de dor aferentes liberam a substância P, que ativa vias de dor ascendentes que fornecem a diversas regiões do cérebro impulsos para processar aspectos diferentes da experiência dolorosa. (b) Opioides endógenos liberados por vias descendentes analgésicas (redutoras de dor) com receptores de opioides no botão sináptico da fibra de dor aferente. Esta vinculação inibe a liberação da substância P, bloqueando assim a transmissão de impulsos de dor ao longo das vias ascendentes de dor.

CONCEITOS, DESAFIOS E CONTROVÉRSIAS

Acupuntura: É Real?

Parece ficção científica: Como uma agulha inserida na mão pode aliviar uma dor de dente? A **analgesia por acupuntura (AA)**, a técnica de alívio de dor por inserção e manipulação de agulhas finas em pontos essenciais, é praticada na China há mais de dois mil anos, mas é relativamente nova na medicina ocidental e continua polêmica.

Breve História
O ensino tradicional chinês diz que a doença pode ocorrer quando os padrões normais do fluxo de energia saudável (chamada *qi*, pronunciada "chi") logo abaixo da pele são interrompidos. A acupuntura conseguiria corrigir este desequilíbrio e restaurar a saúde. Muitos cientistas ocidentais são céticos porque, até recentemente, o fenômeno não podia ser explicado com base em nenhum princípio conhecido, lógico ou fisiológico, embora houvesse evidências tremendas embasando a efetividade da AA na China. Na medicina ocidental, o sucesso da acupuntura era considerado um efeito placebo. O termo *efeito placebo* refere-se a uma substância química ou técnica que causa uma resposta desejada através do poder da sugestão ou da distração, em vez de exercer qualquer ação direta.

Como os chineses estavam satisfeitos com as evidências do sucesso da AA, este fenômeno não recebeu qualquer investigação científica rigorosa até as últimas décadas, quando cientistas europeus e norte-americanos começaram a estudá-lo. Como resultado destes esforços, pesquisas científicas rigorosas embasam a tese de que a AA realmente funciona (isto é, possui um efeito fisiológico em vez de ser um placebo ou efeito psicológico). Em estudos clínicos controlados, 55% a 85% dos pacientes foram ajudados pela AA. O alívio da dor foi relatado por apenas 30% a 35% dos controles de placebo (pessoas que achavam que estavam recebendo tratamento de AA adequado, mas em quem as agulhas eram inseridas nos lugares errados ou superficialmente). Além disso, seus mecanismos de ação tornaram-se aparentes. Na verdade, sabe-se mais sobre os mecanismos fisiológicos da AA do que sobre muitas técnicas médicas convencionais, como a anestesia por gás.

Mecanismo de Ação
Fartas evidências sustentam a *hipótese de endorfina na acupuntura* como o principal mecanismo de ação da AA. De acordo com esta hipótese, as agulhas de acupuntura ativam fibras nervosas aferentes específicas, que enviam impulsos ao SNC. Aqui, os impulsos de entrada causam analgesia ao bloquearem a transmissão de dor nos níveis da medula espinhal e do cérebro pelo uso de endorfinas e opioides endógenos fortemente relacionados. Vários outros neurotransmissores, como a serotonina e a norepinefrina, além do cortisol, o principal hormônio liberado durante o estresse, também estão envolvidos (acredita-se que o alívio da dor em controles de placebo ocorra em resultado de respondentes ao placebo subconscientemente ativarem seu próprio sistema analgésico embutido).

Acupuntura nos Estados Unidos
Nos Estados Unidos, a AA não tem sido utilizada na medicina tradicional, mesmo por médicos convencidos pelas evidências científicas de que a técnica é válida. A metodologia da AA não é tradicionalmente ensinada nas faculdades de medicina dos EUA, e o aprendizado de suas técnicas toma tempo. Além disso, a AA demora muito mais para ter efeito do que o uso de medicamentos. Os médicos ocidentais, que foram treinados para utilizar medicamentos para resolver a maioria dos problemas de dor, geralmente relutam em trocar seus métodos conhecidos por uma técnica não familiar e demorada. No entanto, a acupuntura vem sendo favorecida como tratamento alternativo para o alívio da dor crônica, especialmente porque os analgésicos podem trazer efeitos colaterais problemáticos. Depois de décadas sendo desprezada pela maior parte da comunidade médica dos EUA, a acupuntura começou a ganhar respeitabilidade após um relatório, divulgado em 1997, de um painel de especialistas reunidos pelos National Institutes of Health (NIH). Este relatório, com base em uma avaliação dos estudos científicos publicados, concluiu que a acupuntura é eficaz como terapia alternativa ou adjunta a tratamentos convencionais para muitos tipos de dor e náusea. Depois que a acupuntura foi sancionada pelo NIH, alguns convênios médicos assumiram o pagamento desse tratamento agora cientificamente legitimado, e algumas faculdades de Medicina dos EUA começam a incorporar a técnica em seus currículos. Também há cerca de quarenta escolas de acupuntura credenciadas no país para não médicos. Quarenta e dois estados agora exigem certificação para a prática da acupuntura. Dos 13 mil acupunturistas licenciados nos Estados Unidos, apenas três mil são médicos. De acordo com uma pesquisa nacional de saúde, mais de oito milhões de adultos nos Estados Unidos passaram por acupuntura.

---

de morfina na massa cinzenta periaquedutal e no bulbo causa analgesia profunda, o que sugere que opioides endógenos também são liberados centralmente para bloquear a via descendente supressora de dor.

Não está claro como este mecanismo inato supressor de dor é normalmente ativado. Fatores considerados moduladores de dor incluem exercício, estresse e acupuntura. Os pesquisadores acreditam que as endorfinas são liberadas durante o exercício prolongado e supostamente produzem a "adrenalina do corredor". Alguns tipos de estresse também induzem à analgesia. Às vezes, é prejudicial que um organismo sob estresse exiba a reação normal à dor. Por exemplo, quando dois leões brigam pela liderança do grupo, sair, fugir ou descansar após um ferimento significaria uma derrota (Veja o quadro ■ **Conceitos, Desafios e Controvérsias** para um exame de como a acupuntura alivia a dor).

Concluímos assim nosso estudo sobre sensações somáticas. Como você sabe agora, a sensação somática é detectada por receptores amplamente distribuídos que fornecem informações sobre as interações do corpo com o ambiente em geral. Por outro lado, cada sentido especial possui receptores altamente localizados e especializados que respondem a estímulos ambientais exclusivos. Os sentidos especiais, que estudaremos agora, incluem **visão**, **audição**, **equilíbrio**, **paladar** e **olfato**, começando pela visão.

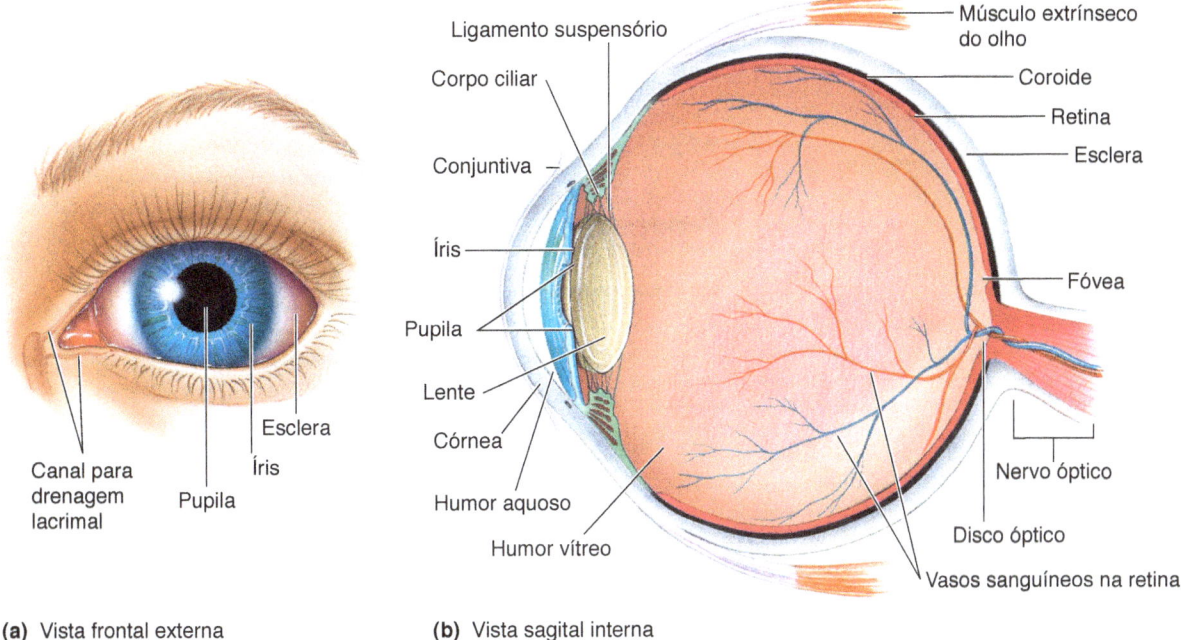

(a) Vista frontal externa **(b)** Vista sagital interna

• **FIGURA 6-11** Estrutura do olho.

Olho: Visão

Para a visão, os olhos capturam padrões de iluminação no ambiente como uma "imagem óptica" em uma camada de células sensíveis à luz, a *retina*, assim como uma câmera não digital captura uma imagem em filme. Assim como um filme pode ser revelado em uma semelhança visual da imagem capturada, a imagem codificada na retina é transmitida através dos passos de processamento visual até que seja finalmente percebida de forma consciente como uma semelhança visual da imagem original. Antes de considerar os passos envolvidos no processo de visão, examinaremos como é feita a defesa dos olhos.

Mecanismos protetores ajudam a evitar ferimentos nos olhos.

Diversos mecanismos ajudam a proteger os olhos. Exceto pela sua parte anterior (frontal), o globo ocular é abrigado pelo soquete ósseo no qual está posicionado. As **pálpebras** atuam como persianas para proteger a parte anterior do olho de lesões ambientais. Elas se fecham de forma reflexa para cobrir o olho sob circunstâncias ameaçadoras, como objetos que se aproximam rapidamente, luz intensa e quando a superfície exposta do olho ou os cílios são tocados. Piscar de forma espontânea e frequente ajuda a dispersar as **lágrimas** lubrificantes, limpadoras e bactericidas ("eliminadoras de germes"). As lágrimas são produzidas continuamente pela **glândula lacrimal** no canto superior lateral sob a pálpebra. Este fluido lavador dos olhos escorre ao longo da superfície anterior do olho e é drenado por canais minúsculos no canto de cada olho (• Figura 6-11a), por fim se esvaziando na parte de trás da passagem nasal. Este sistema de drenagem não consegue lidar com a produção em excesso de lágrimas, portanto, elas escorrem dos olhos. Os olhos também são equipados com **cílios** protetores, que prendem sujeiras finas transportadas pelo ar, como poeira, antes que estas caiam dentro do olho.

O olho é uma esfera cheia de fluidos envolvida por três camadas de tecido especializado.

Cada **olho** é uma estrutura esférica repleta de fluidos, envolvida por três camadas. Da parte mais externa até a mais interna, elas são: (1) a *esclera/córnea*, (2) a *coroide/corpo ciliar/íris* e (3) a *retina* (• Figura 6-11b). A maior parte do globo ocular é recoberta por uma camada externa rígida de tecido conectivo, a **esclera**, que forma a parte branca visível do olho (• Figura 6-11a).

Na parte anterior, a camada externa é formada pela **córnea** transparente, através da qual raios de luz passam para o interior do olho. A camada média sob a esclera é a **coroide**, altamente pigmentada, que contém os muitos vasos sanguíneos que nutrem a retina. A camada coroide torna-se especializada na parte anterior, formando o *corpo ciliar* e a *íris*, que será descrita em breve. A parte mais interna sob a coroide é a **retina**, que consiste de uma camada pigmentada externa e uma camada interna de tecido nervoso. Esta última contém os **bastonetes** e **cones**, os fotorreceptores que convertem energia luminosa em impulsos nervosos. Como as paredes negras de um estúdio fotográfico, o pigmento na coroide e na retina absorve luz após atingir a retina, evitando a reflexão ou dispersão da luz dentro do olho.

O interior do olho consiste de duas cavidades cheias de fluido, separadas por uma **lente** elíptica, ambas transparentes, para permitir que a luz atravesse o olho da córnea à retina. A cavidade posterior (traseira) maior entre a lente e a retina contém uma substância semifluida, semelhante a uma gelatina, o **humor vítreo**. O humor vítreo ajuda a manter o formato esférico do globo ocular. A cavidade anterior entre a córnea e a lente contém um fluido claro e aquoso, o **humor aquoso**. O humor aquoso carrega nutrientes para a córnea e a lente, ambas sem suprimento de sangue direto, pois vasos sanguíneos nessas estruturas impediriam a passagem de luz aos fotorreceptores.

O humor aquoso é produzido a uma taxa de cerca de 5 ml/dia por uma rede capilar dentro do **corpo ciliar**, um derivado

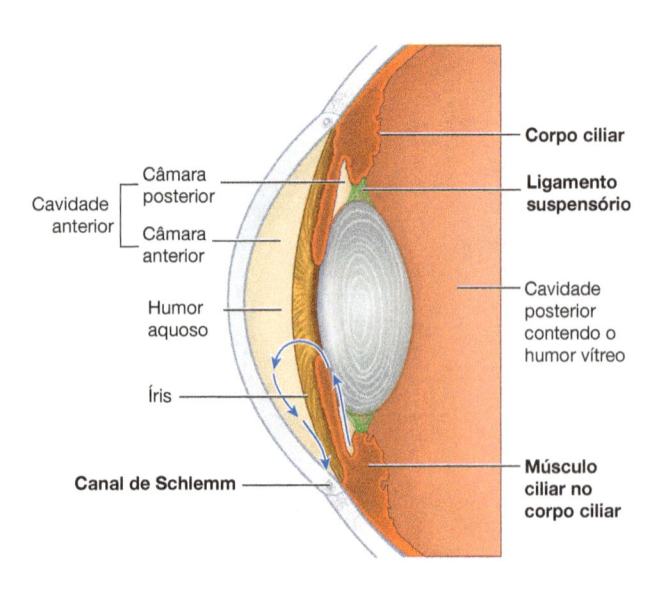

- **FIGURA 6-12** Formação e drenagem do humor aquoso. O humor aquoso é formado por uma rede capilar no corpo ciliar, e é depois drenado no canal de Schlemm, adentrando por fim no sangue.

anterior especializado da camada coroide. Este fluido é drenado em um canal (*canal de Schlemm*) na extremidade da córnea e termina entrando no sangue (● Figura 6-12).

Nota Clínica Se o humor aquoso não é drenado tão rapidamente quanto se forma (por causa de um bloqueio no canal de drenagem, por exemplo), o excesso se acumula na cavidade anterior, aumentando a pressão dentro do olho. Esta condição é conhecida como **glaucoma**. O excesso de humor aquoso empurra para trás a lente dentro do humor vítreo, que, por sua vez, a empurra contra a camada neural interna da retina. Esta compressão lesiona a retina e o nervo óptico, o que pode levar à cegueira se a condição não for tratada.

A quantidade de luz que entra no olho é controlada pela íris.

Nem toda a luz que atravessa a córnea atinge os fotorreceptores sensíveis, graças à presença da íris, um músculo liso fino e pigmentado que forma uma estrutura anelar visível dentro do humor aquoso (veja a ● Figura 6-11a e b). O pigmento na íris é responsável pela coloração dos olhos. As diversas manchas, linhas e outras nuances da íris são exclusivas de cada pessoa, tornando a íris a base das mais recentes tecnologias de identificação. O reconhecimento de padrões da íris por uma câmera de vídeo que captura imagens da íris e traduz suas marcas em um código computadorizado é mais seguro do que impressões digitais ou até testes de DNA.

A abertura redonda no centro da íris, através da qual a luz entra nas partes internas do olho, é a **pupila**. O tamanho desta abertura pode ser ajustado pela contração variável dos músculos

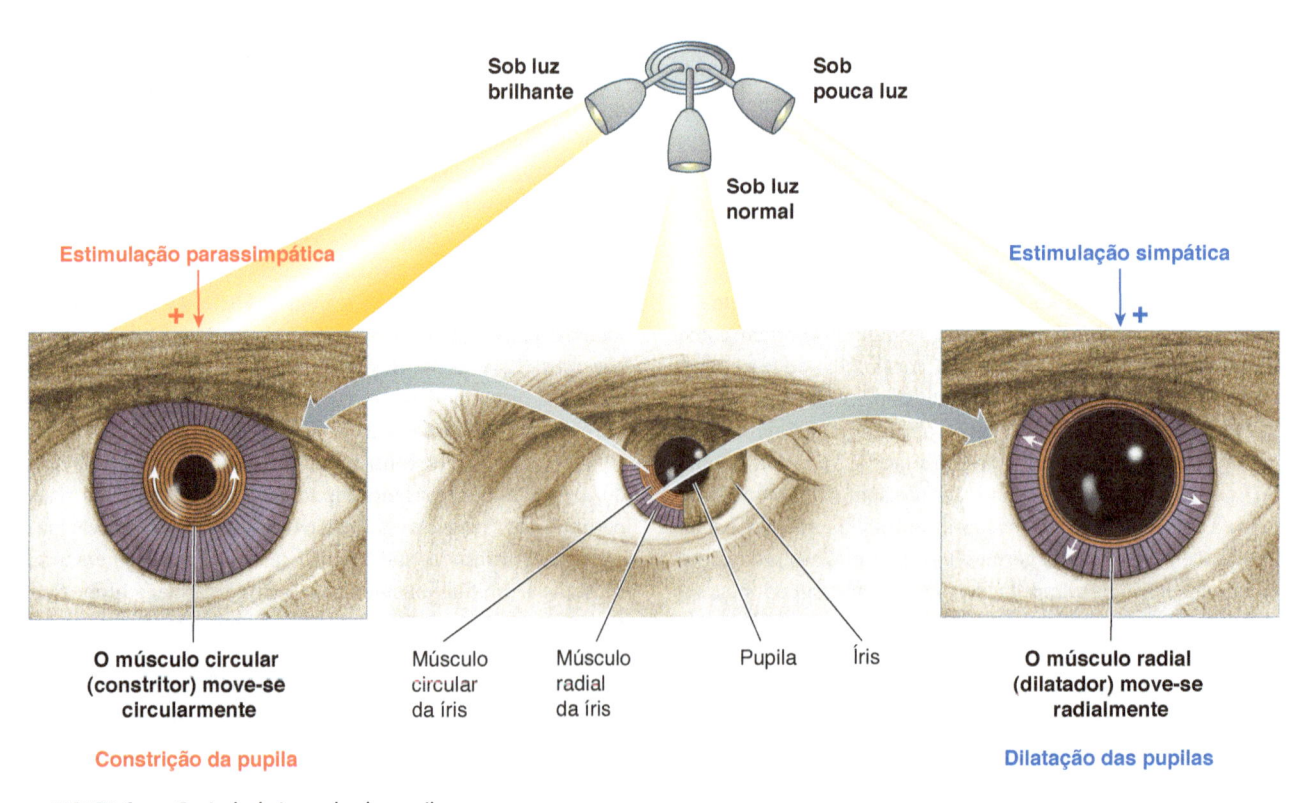

- **FIGURA 6-13** Controle do tamanho das pupilas.

da íris a fim de admitir-se mais ou menos luz, conforme necessário, da mesma forma como o diafragma controla a quantidade de luz que entra em uma câmera. A íris contém dois conjuntos de redes de músculos lisos, um *circular* (as fibras musculares correm como um anel dentro da íris) e o outro *radial* (as fibras se projetam para fora da margem pupilar, como raios de uma roda de bicicleta) (• Figura 6-13). Como as fibras musculares se encurtam quando contraídas, a pupila fica menor quando o músculo **circular** (ou **constritor**) se contrai e forma um anel menor. Esta constrição pupilar reflexa ocorre diante de luz clara para diminuir a quantidade de luz que entra no olho. Quando o **músculo radial** (ou **dilatador**) encurta, o tamanho da pupila aumenta. Tal dilatação da pupila ocorre na presença de pouca luz para permitir que mais luz entre no olho. Os músculos da íris são controlados pelo sistema nervoso autônomo. Fibras nervosas parassimpáticas inervam o músculo circular (causando a constrição pupilar) e fibras simpáticas alimentam o músculo radial (causando a dilatação pupilar).

O olho refrata a luz que entra para focalizar a imagem na retina.

Luz é uma forma de radiação eletromagnética composta de pacotes individuais de energia semelhantes a partículas, denominados **fótons**, e que se propagam como ondas. A distância entre dois picos de onda é conhecida como **comprimento de onda** (• Figura 6-14). O comprimento de onda no espectro eletromagnético vai de 10^{-14} m (quadrilionésimos de um metro; raios cósmicos extremamente curtos, por exemplo) a 10^4 m (10 km; por exemplo, as ondas longas de rádio) (• Figura 6-15). Os fotorreceptores no olho são sensíveis apenas a comprimentos de onda entre 400 e 700 nanômetros (nm; bilionésimos de um metro). Assim, a **luz visível** é apenas uma pequena parte do espectro eletromagnético total. A luz em diferentes comprimentos de

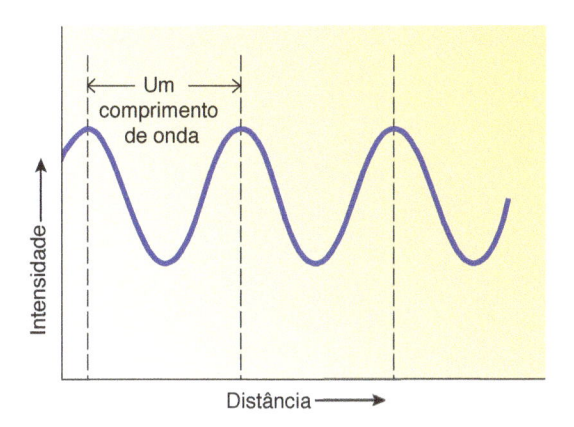

• **FIGURA 6-14** Propriedades de uma onda eletromagnética. Comprimento de onda é a distância entre dois picos de onda. Intensidade de onda é a amplitude da onda.

onda nesta faixa visível é percebida como sensações diferentes de cor. Os comprimentos de onda visíveis mais curtos são notados como violeta e azul e os mais longos são interpretados como laranja e vermelho.

Além de ter comprimentos de onda variáveis, a energia luminosa também varia em **intensidade**, isto é, a amplitude, ou altura, da onda (• Figura 6-14). Diminuir uma luz vermelha brilhante não muda sua cor – ela apenas se torna menos intensa ou brilhante.

Ondas de luz *divergem* (irradiam para fora) em todas as direções a partir de cada ponto de uma fonte de luz. A propagação de uma onda de luz em determinada direção é denominada **raio de luz.** Raios de luz divergentes que atingem o olho devem ser centralizados em um ponto (o **ponto focal**) para que possam ser focalizados na retina fotossensível a fim de fornecer uma imagem precisa da fonte luminosa (• Figura 6-16).

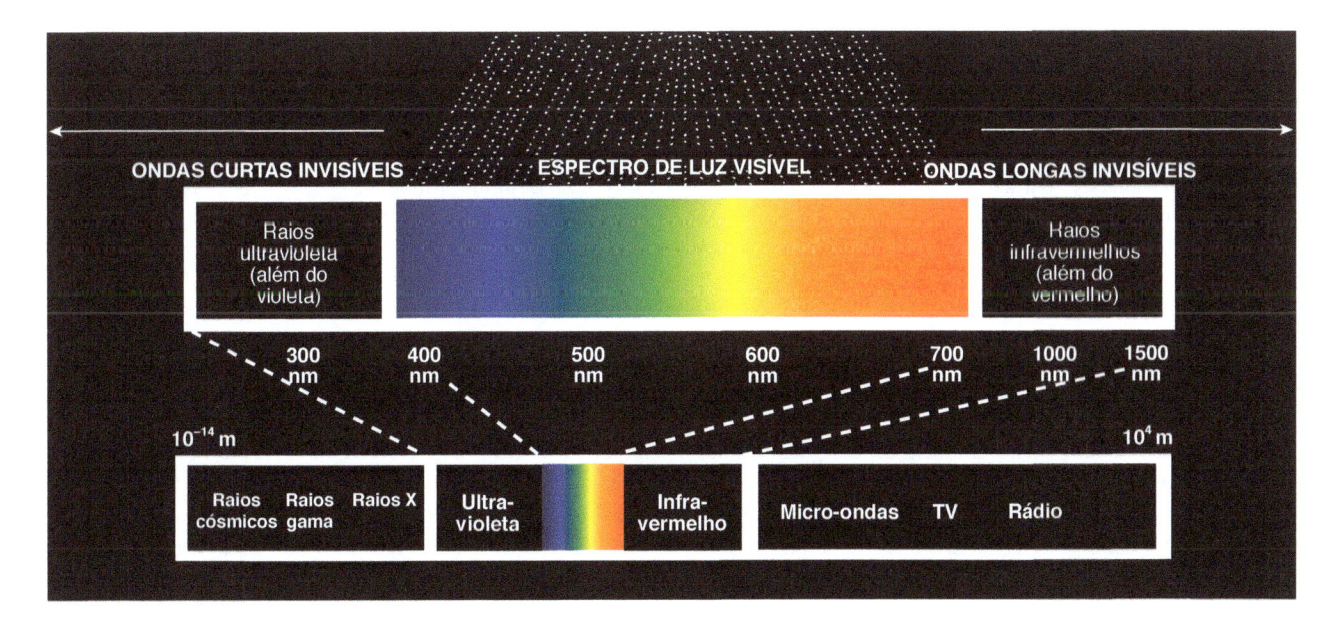

• **FIGURA 6-15 Espectro eletromagnético.** Os comprimentos de onda no espectro eletromagnético variam entre menos de 10–14 m e 104 m. O espectro visível inclui comprimentos de onda que vão de 400 a 700 nanômetros (nm).

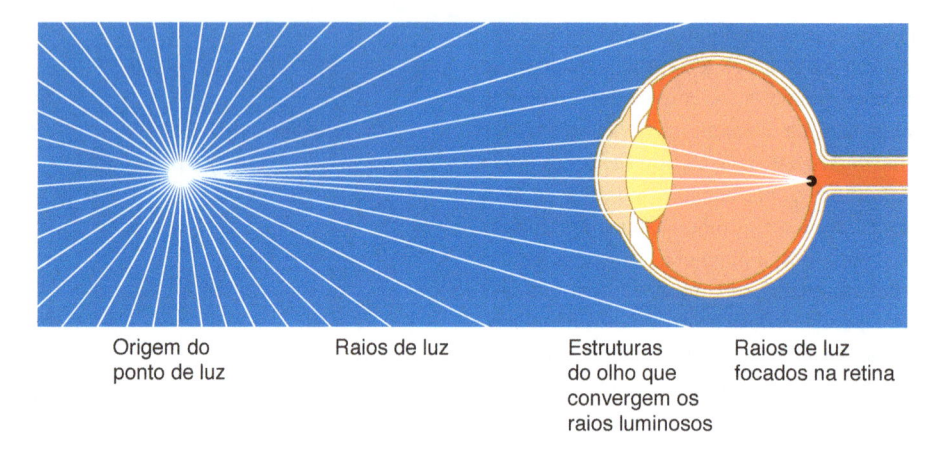

• **FIGURA 6-16 Foco de raios de luz divergentes.** Raios de luz divergentes devem ser concentrados para serem focados.

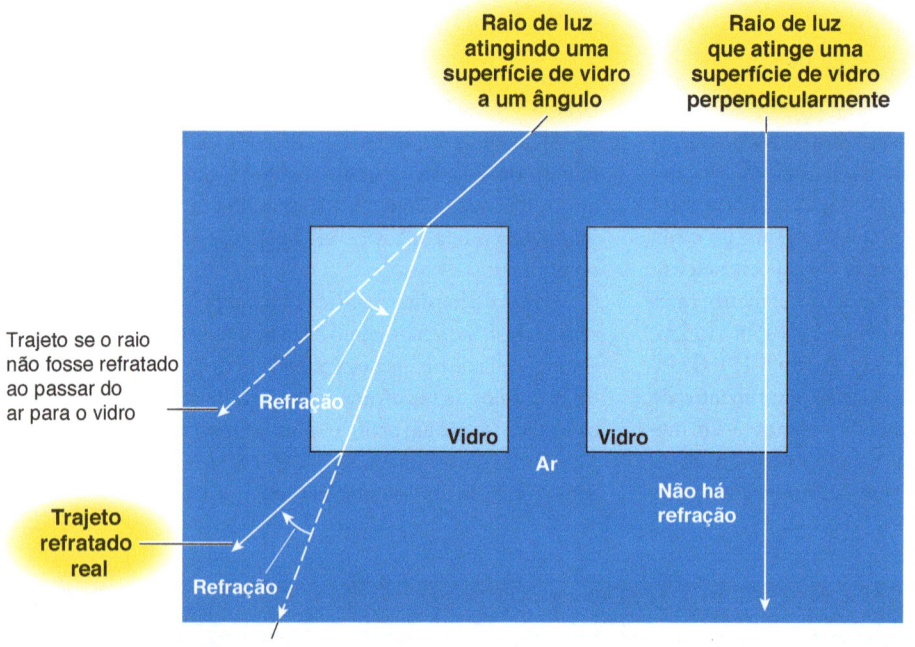

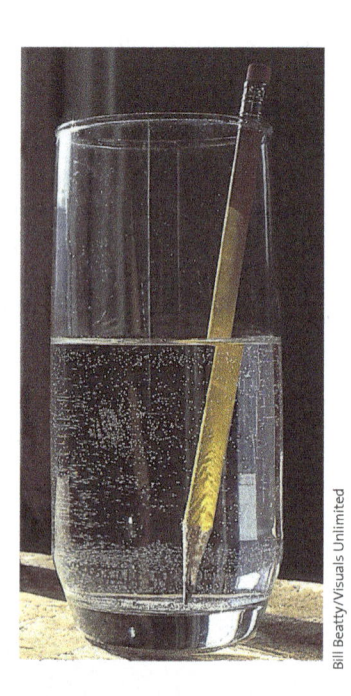

• **FIGURA 6-17 Refração.** Um raio de luz é desviado (refratado) quando atinge a superfície de um meio de densidade diferente daquela na qual trafegou (por exemplo, do ar para o copo) em qualquer ângulo que não seja perpendicular à superfície do novo meio. Assim, o lápis no copo de água parece dobrar. O que acontece, no entanto, é que os raios de luz que chegam à câmera (ou aos seus olhos) são desviados enquanto atravessam a água, depois o copo de vidro e depois o ar. Consequentemente, o lápis parece distorcido.

PROCESSO DE REFRAÇÃO A luz viaja mais rápido pelo ar do que por outros meios transparentes, como a água ou o vidro. Quando um raio de luz penetra um meio de maior densidade, ele é desacelerado (o inverso também é verdadeiro). A direção do raio muda se ele atinge a superfície do novo meio em qualquer ângulo que não seja perpendicularmente (● Figura 6-17). A distorção de um raio de luz é conhecida como **refração.** Com uma superfície curvada como a de uma lente, quanto maior a curvatura, maior o grau de distorção e mais forte a lente. Quando um raio de luz atinge a superfície curva de qualquer objeto de maior densidade, a direção da refração depende do ângulo da curvatura (● Figura 6-18). Uma superfície **convexa** curva-se para fora (como a superfície de uma bola), enquanto uma superfície **côncava** curva-se para dentro (como uma cratera). Superfícies convexas convergem raios de luz, aproximando-os. Como a convergência é essencial para levar uma imagem a um ponto focal, as superfícies refrativas do olho são convexas. Superfícies côncavas divergem raios de luz, afastando-os. Uma lente côncava é útil para corrigir determinados erros refrativos do olho, como a miopia.

ESTRUTURAS REFRATIVAS DO OLHO As duas estruturas mais importantes na capacidade refrativa do olho são a córnea e a lente. A superfície curvada da córnea, a primeira estrutura que

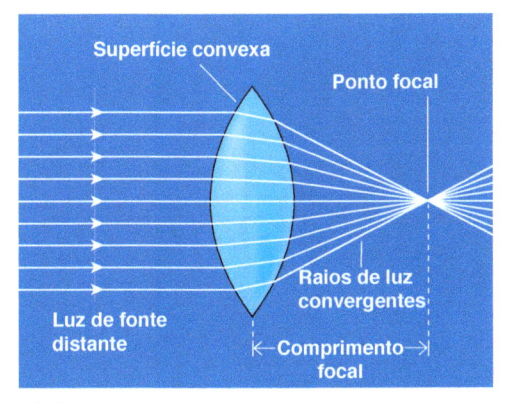

(a) Lente convexa

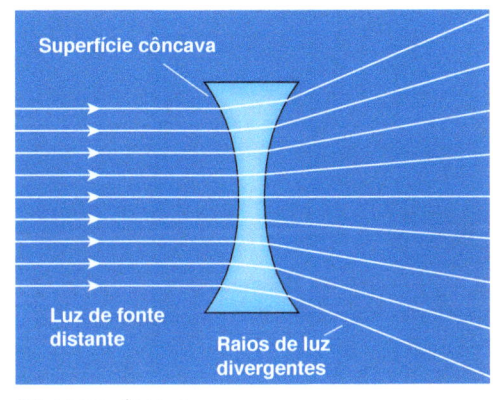

(b) Lente côncava

- **FIGURA 6-18 Refração por lentes convexas e côncavas.** (a) Uma lente com superfície convexa converge os raios (aproxima-os). (b) Uma lente com superfície côncava diverge os raios (afasta-os).

a luz atravessa quando entra no olho, contribui mais amplamente para a capacidade refrativa total do olho porque a diferença na densidade na interface ar-córnea é muito maior do que as diferenças na densidade entre a lente e os fluidos que a cercam. No **astigmatismo**, a curvatura da córnea é desigual, portanto raios de luz são refratados de forma diferente. A capacidade refrativa da córnea de uma pessoa permanece constante, porque a curvatura da córnea nunca muda. Em contraste, a capacidade refrativa da lente pode ser ajustada ao alterar-se sua curvatura conforme necessário para visão de perto ou de longe.

Raios de fontes de luz a mais de 6,10 m de distância são considerados paralelos no momento em que chegam aos olhos. Raios de luz que se originam de objetos próximos ainda divergem quando atingem o olho. Para uma determinada capacidade refrativa do olho, os raios divergentes de uma fonte próxima vêm a um ponto focal a uma distância maior atrás da lente do que os raios paralelos de uma fonte distante vêm a um ponto focal (• Figura 6-19a e b). Entretanto, em um olho específico, a distância entre a lente e a retina permanece sempre a mesma. Portanto, uma maior distância além da lente não está disponível para colocar em foco objetos muito próximos. Ainda assim, para visão clara, as estruturas refrativas do olho devem levar fontes de luz próximas e distantes para o foco na retina. Uma imagem focada antes de atingir a retina, ou que ainda não estiver focada quando chegar à retina, ficará embaçada (• Figura 6-20). Para levar tanto fontes de luz distantes como próximas para o foco na

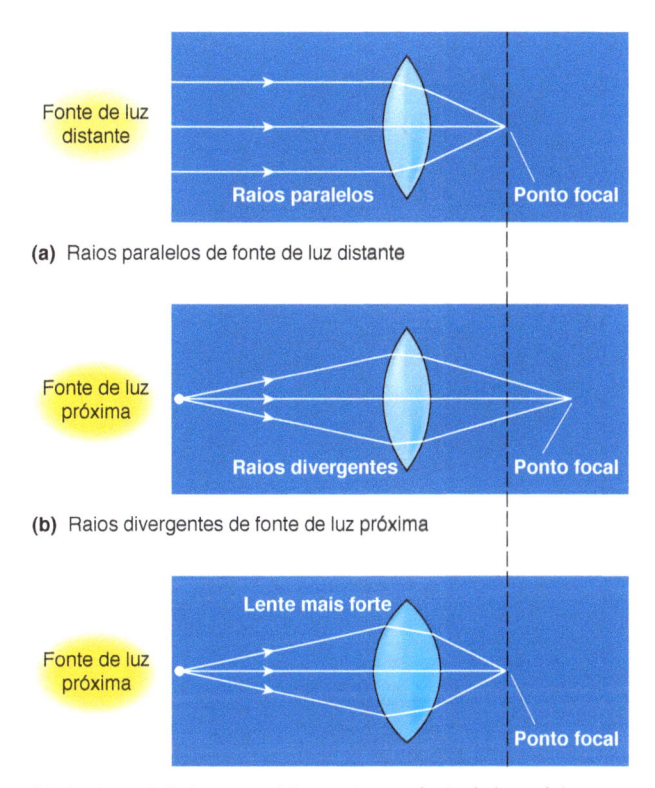

(a) Raios paralelos de fonte de luz distante

(b) Raios divergentes de fonte de luz próxima

(c) Lente mais forte necessária para focar a fonte de luz próxima

- **FIGURA 6-19 Foco de fontes de luz distantes e próximas.** (a) Os raios de uma fonte de luz distante (a mais de 6 m, aproximadamente, do olho) são paralelos no momento em que chegam ao olho. (b) Os raios de uma fonte de luz próxima (a menos de 6 m, aproximadamente, do olho) ainda estão divergindo quando chegam ao olho. Uma distância maior é necessária para uma lente de determinada força desviar os raios divergentes de uma fonte de luz próxima em foco do que para desviar os raios paralelos de uma fonte de luz distante no foco. (c) Para focar uma fonte de luz distante e uma próxima na mesma distância (a distância entre a lente e a retina), uma lente mais forte deve ser utilizada para a fonte próxima.

LEGENDA

● = Pontos de estimulação da retina

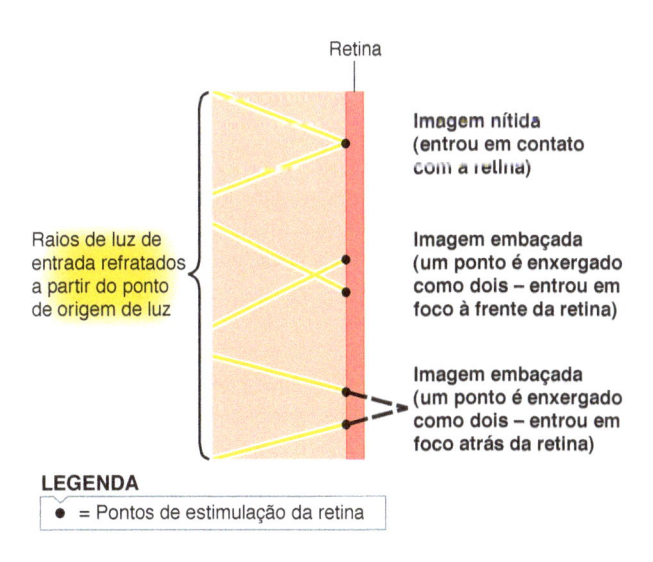

- **FIGURA 6-20** Comparação de imagens que entram ou não em foco na retina.

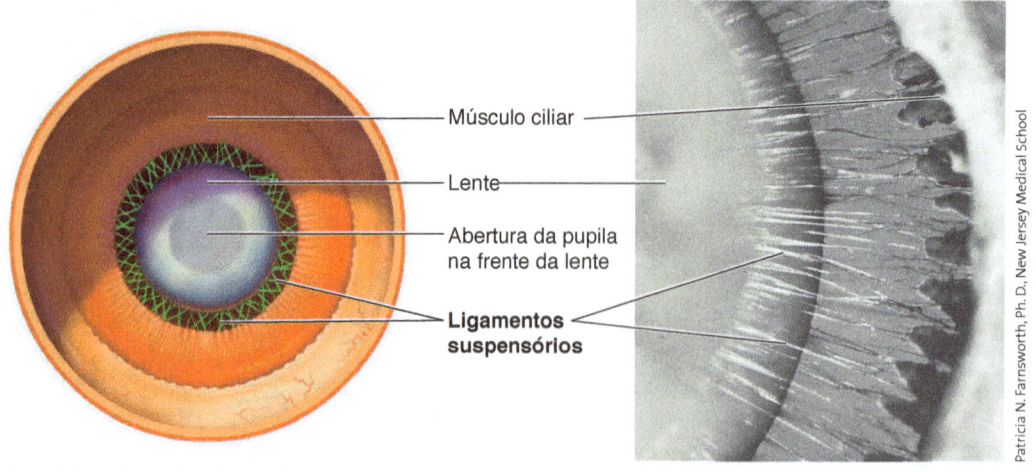

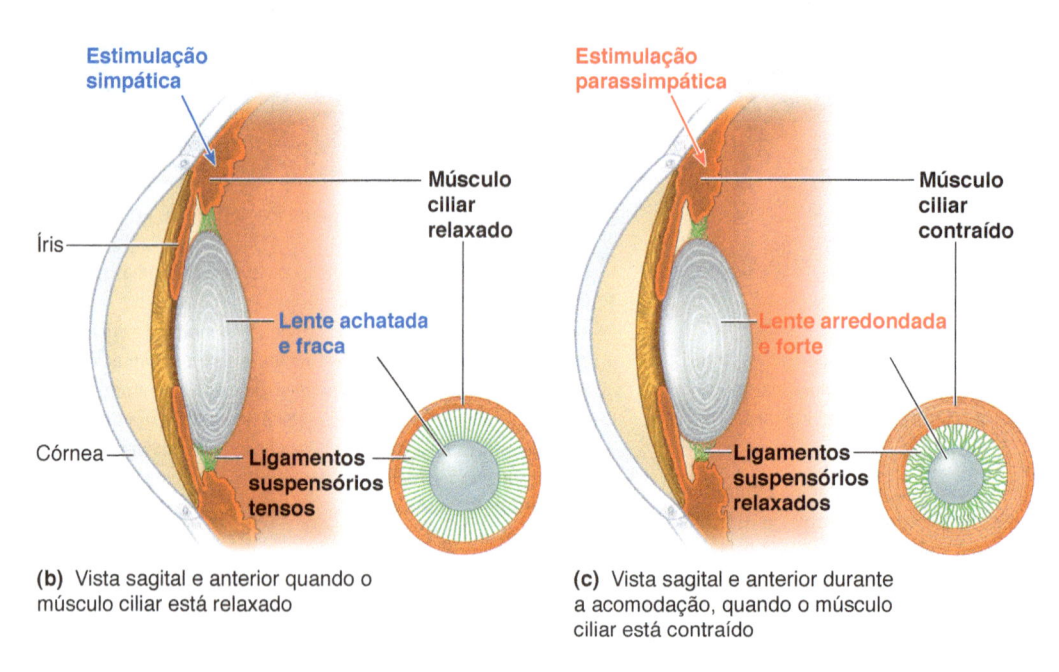

• **FIGURA 6-21 Mecanismo de acomodação.** (a) Os ligamentos suspensórios vão do músculo ciliar à borda externa da lente. (b) Quando o músculo ciliar está relaxado, os ligamentos suspensórios estão tensos, colocando tensão na lente para que ela fique plana e fraca. (c) Quando o músculo ciliar é contraído, os ligamentos suspensórios ficam relaxados, reduzindo a tensão da lente, permitindo que ela adquira um formato mais forte e redondo graças a sua elasticidade.

retina (isto é, na mesma distância), uma lente mais forte deve ser utilizada para a fonte próxima (• Figura 6-19c). Veremos como a força da lente pode ser ajustada conforme necessário.

A acomodação aumenta a força da lente para a visão de perto.

A capacidade de ajustar a força da lente é conhecida como **acomodação**. A força da lente depende de seu formato, que, por sua vez, é regulado pelo músculo ciliar. O **músculo ciliar** faz parte do corpo ciliar, uma especialização anterior da camada coroide. O corpo ciliar tem dois componentes principais: o músculo ciliar e a rede capilar, que produz o humor aquoso (veja a • Figura 6-12). O músculo ciliar é um anel circular de músculo liso acoplado à lente pelos **ligamentos suspensórios** (• Figura 6-21a).

Quando o músculo ciliar está relaxado, os ligamentos suspensórios são tensionados e pressionam a lente para um formato achatado e pouco refrativo (• Figura 6-21b). Já quando o músculo se contrai, sua circunferência diminui, relaxando a tensão nos ligamentos suspensórios (• Figura 6-21c). Quando os ligamentos suspensórios não pressionam a lente, ela fica mais esférica, graças a sua elasticidade inerente. A curvatura mais arredondada da lente aumenta sua força, desviando ainda mais os raios luminosos. No olho normal, o músculo ciliar está relaxado e a lente é plana para a visão de longe, mas o músculo se contrai para deixar a lente mais convexa e forte para a visão de perto. O músculo ciliar é controlado pelo sistema nervoso autônomo, com a estimulação simpática causando seu relaxamento e a estimulação parassimpática causando sua contração.

Nota Clínica A lente é composta por cerca de mil camadas de células que destroem seu núcleo e organelas durante o desenvolvimento para que fiquem perfeitamente transparentes. Sem DNA e maquinário sintetizador de proteína, as células maduras da lente não conseguem regenerar-se ou reparar-se. Células no centro da lente estão em risco duplo. Elas não apenas são as mais velhas, mas também as mais distantes do humor aquoso, a fonte de nutrientes da lente. Com a idade avançada, essas células centrais não renováveis morrem e tornam-se rígidas. Com a perda de elasticidade, a lente não consegue mais assumir o formato esférico necessário para acomodar a visão de perto. Esta redução relativa à idade na capacidade de acomodação, a **presbiopia**, afeta a maioria das pessoas de meia-idade (45 a 50 anos), obrigando-as a recorrer a lentes corretivas para a visão de perto (para a leitura, por exemplo).

As fibras elásticas na lente normalmente são transparentes. Essas fibras ocasionalmente se tornam opacas, de forma que raios de luz não conseguem atravessá-las, uma condição conhecida como **catarata**. A lente defeituosa pode ser removida cirurgicamente e a visão restaurada por uma lente artificial implantada ou por óculos compensadores.

Outras desordens comuns da visão são a *miopia (hipometropia)* e a *hipermetropia (hiperopia)*. Na **emetropia** (condição normal do olho) (● Figura 6-22a), uma fonte distante de luz é focada na retina sem acomodação, enquanto a força da lente aumenta por acomodação para colocar em foco uma fonte próxima. Na **miopia** (● Figura 6-22b1), como o globo ocular é longo demais ou a lente é forte demais, uma fonte próxima de luz é levada ao foco na retina sem acomodação (embora a acomodação seja normalmente utilizada para a visão de perto), enquanto uma fonte de luz distante é focada na frente da retina e fica embaçada. Assim, um míope tem visão de perto melhor que a de longe, uma condição que pode ser corrigida por uma lente côncava (● Figura 6-22b2). Com a **hipermetropia** (● Figura 6-22c1), o globo ocular é muito curto ou a lente é muito fraca. Objetos distantes são focados na retina apenas com acomodação, enquanto objetos próximos são focados atrás da retina, mesmo com acomodação, e, assim, ficam embaçados. Deste modo, um hipermetrope tem visão de longe melhor do que a de perto, uma condição que pode ser corrigida por uma lente convexa (● Figura 6-22c2). Em vez de utilizar óculos corretivos ou lentes de contato, muitas pessoas hoje em dia optam por corrigir os erros refrativos com cirurgia a laser nos olhos (como o LASIK), mudando permanentemente o formato da córnea.

A luz deve atravessar várias camadas da retina antes de atingir os fotorreceptores.

A principal função do olho é focar raios luminosos do ambiente nos bastonetes e cones, as células fotorreceptoras da retina. Os fotorreceptores, então, transformam a energia luminosa em sinais elétricos para transmissão ao SNC.

A parte da retina que contém os receptores na verdade é uma extensão anatômica do SNC, não um órgão periférico distinto. Durante o desenvolvimento embrionário, as células da retina "afastam-se" do sistema nervoso – portanto, as camadas da retina, surpreendentemente, estão voltadas para trás! A parte neural da retina consiste em três camadas de células excitáveis (● Figura 6-23): (1) a camada mais externa (mais próxima da coroide), contendo os **bastonetes** e **cones**, cujas extremidades sensíveis à luz estão voltadas para a coroide (longe da luz que entra), (2) uma camada intermediária de **células bipolares** e interneurônios associados e (3) uma camada interna de **células ganglionares**. Os axônios das células ganglionares se unem para formar o **nervo óptico**, que deixa a retina levemente descentralizada. O ponto na retina no qual o nervo óptico sai e através do qual os vasos sanguíneos passam é o **disco óptico** (veja a ● Figura 6-11b). Esta região frequentemente é chamada de **ponto cego** – nenhuma imagem pode ser detectada nesta área, porque ela não tem bastonetes nem cones (● Figura 6-24). Normalmente, não temos consciência do ponto cego, porque o processamento central de alguma forma "preenche" o ponto ausente. Você pode descobrir a existência de seu próprio ponto cego por uma demonstração simples (● Figura 6-25).

A luz deve atravessar as camadas ganglionárias e bipolares antes de atingir os fotorreceptores em todas as áreas da retina, exceto a fóvea. Na **fóvea**, que é uma depressão do tamanho de uma cabeça de alfinete localizada no exato centro da retina (veja a ● Figura 6-11b), as camadas de células bipolares e ganglionárias são empurradas para o lado para que a luz atinja diretamente os fotorreceptores. Este recurso, aliado ao fato de que apenas cones (que têm maior acuidade ou capacidade discriminatória do que os bastonetes) são aqui encontrados, torna a fóvea o ponto de visão mais nítida. De fato, a fóvea tem a maior concentração de cones na retina. Assim, movemos nossos olhos para que a imagem do objeto para o qual estamos olhando seja focada na fóvea. A área imediatamente em volta da fóvea, a **mácula lútea**, também tem alta concentração de cones e acuidade relativamente alta (● Figura 6-24). A acuidade macular, entretanto, é inferior à da fóvea, por causa das células ganglionares e bipolares em sobreposição na mácula.

Nota Clínica A **degeneração macular** é a principal causa de cegueira no hemisfério ocidental. Esta condição é caracterizada pela perda de fotorreceptores na mácula lútea associada ao envelhecimento. Suas vítimas sofrem uma perda na região central de seu campo visual, que normalmente tem maior acuidade, e ficam apenas com a visão periférica, menos distinta.

A fototransdução pelas células da retina converte estímulos de luz em sinais neurais.

Fotorreceptores (células de bastonetes e cones) são compostos por três partes (● Figura 6-26a):

1. Um *segmento externo*, que fica mais próximo do exterior do olho, voltado para a coroide. Ele detecta o estímulo luminoso.

2. Um *segmento interno*, localizado no meio do comprimento do fotorreceptor. Ele contém o maquinário metabólico da célula.

3. Um *terminal sináptico*, que fica mais próximo do interior do olho, voltado para as células bipolares. Ele transmite o sinal gerado no fotorreceptor mediante estimulação luminosa às células seguintes na via visual.

O segmento externo, que tem formato de bastão nos bastonetes ou cônico nos cones (● Figura 6-26a e c), consiste de discos membranosos empilhados e achatados que contêm uma abundância de moléculas de *fotopigmentos* sensíveis à luz. Cada retina tem mais de 125 milhões de fotorreceptores e mais de um

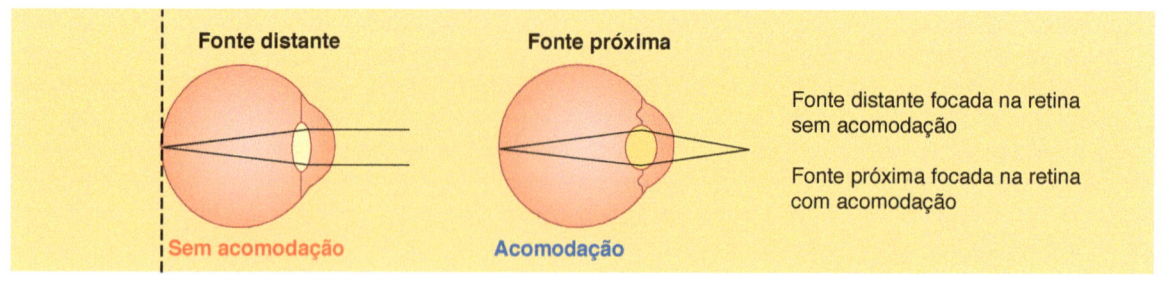

(a) Olho normal (Emetropia)

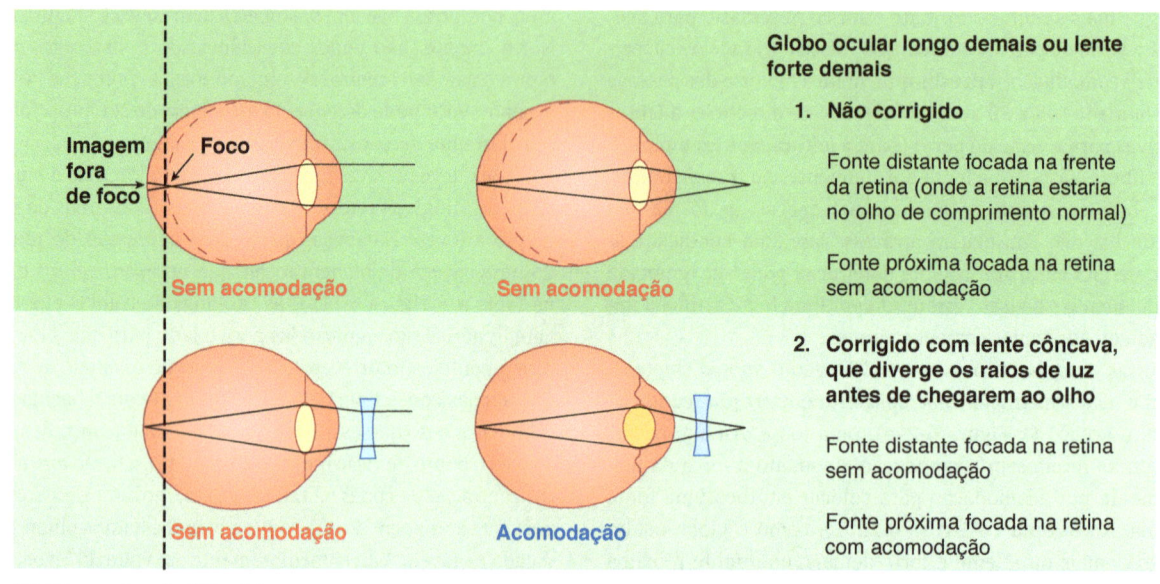

Fonte distante — Sem acomodação
Fonte próxima — Acomodação

Fonte distante focada na retina sem acomodação

Fonte próxima focada na retina com acomodação

(b) Hipometropia (Miopia)

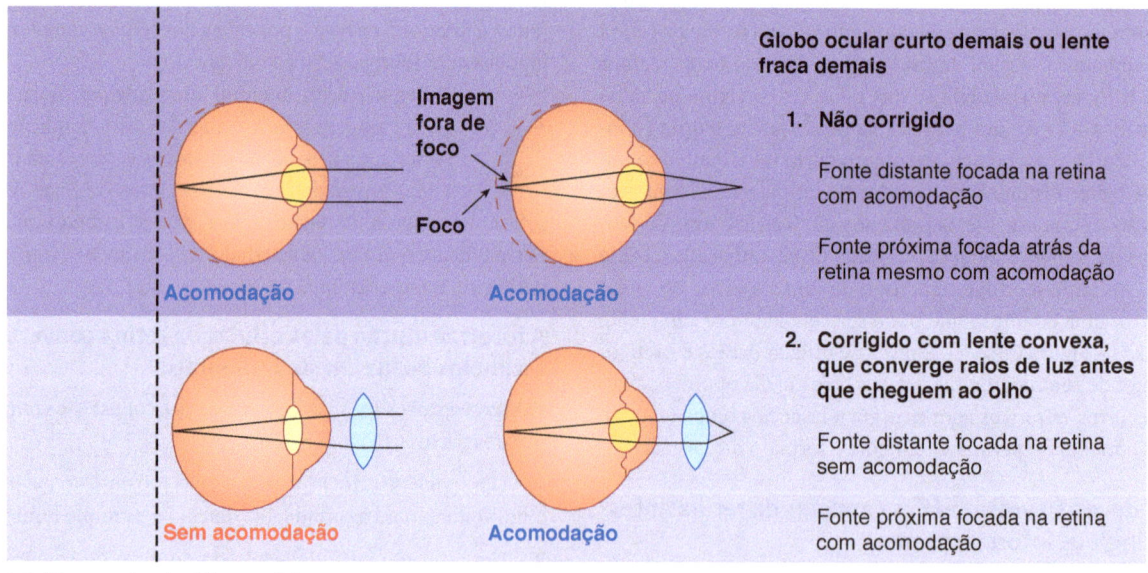

Imagem fora de foco — Foco — Sem acomodação
Sem acomodação

Globo ocular longo demais ou lente forte demais

1. Não corrigido

   Fonte distante focada na frente da retina (onde a retina estaria no olho de comprimento normal)

   Fonte próxima focada na retina sem acomodação

Sem acomodação — Acomodação

2. Corrigido com lente côncava, que diverge os raios de luz antes de chegarem ao olho

   Fonte distante focada na retina sem acomodação

   Fonte próxima focada na retina com acomodação

(c) Hipermetropia (Hiperopia)

Imagem fora de foco — Foco
Acomodação — Acomodação

Globo ocular curto demais ou lente fraca demais

1. Não corrigido

   Fonte distante focada na retina com acomodação

   Fonte próxima focada atrás da retina mesmo com acomodação

Sem acomodação — Acomodação

2. Corrigido com lente convexa, que converge raios de luz antes que cheguem ao olho

   Fonte distante focada na retina sem acomodação

   Fonte próxima focada na retina com acomodação

• **FIGURA 6-22 Emetropia, miopia e hiperopia.** Esta figura compara a visão de longe e de perto em olhos normais (a), míopes (b) e hipermetropes (c), em seus estados (1) não corrigido e (2) corrigido. A linha tracejada vertical representa a distância normal da retina a partir da córnea – isto é, o local no qual uma imagem é levada ao foco pelas estruturas refrativas em um olho normal.

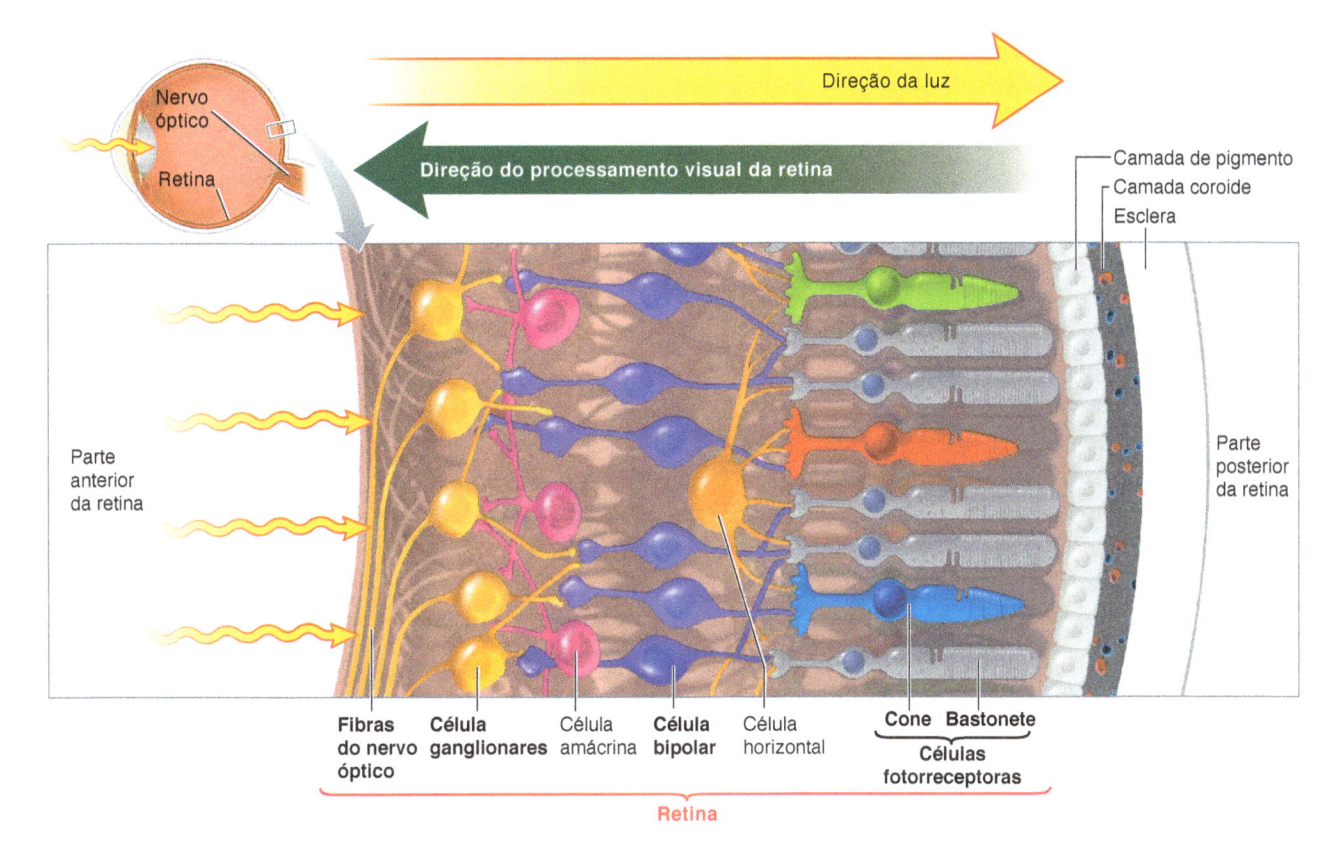

FIGURA 6-23 Camadas da retina. A via visual da retina estende-se das células fotorreceptoras (bastonetes e cones, cujas extremidades sensíveis à luz estão voltadas para a coroide, afastadas da luz de entrada) às células bipolares e às células ganglionares. As células horizontais e amácrinas atuam localmente no processamento de impulsos visuais pela retina.

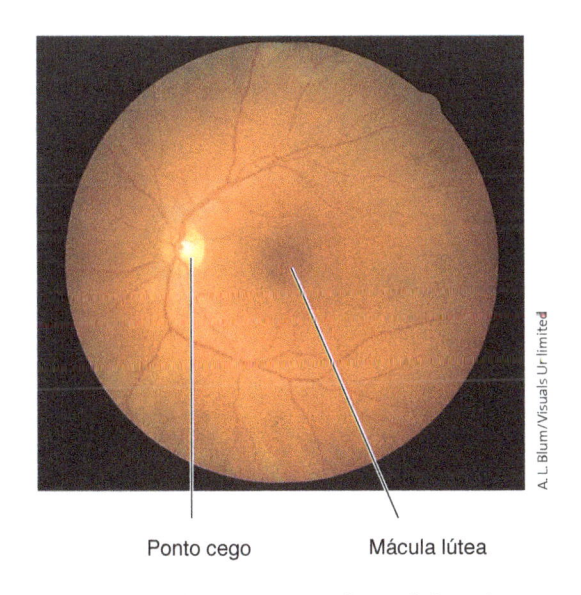

FIGURA 6-24 Vista da retina por meio de um oftalmoscópio. Com um oftalmoscópio, um instrumento de visualização iluminada, é possível ver o disco óptico (ponto cego) e a mácula lútea dentro da retina na parte posterior do olho.

FIGURA 6-25 Demonstração do ponto cego. Encontre o ponto cego em seu olho esquerdo ao fechar o olho direito e segurar o livro a cerca de 10 cm do rosto. Enquanto se concentra na cruz, afaste gradualmente o livro até que o círculo desapareça de vista. Neste momento, a imagem do círculo atinge o ponto cego de seu olho esquerdo. Você também pode localizar o ponto cego em seu olho direito fechando o olho esquerdo e focalizando o círculo. A cruz desaparecerá quando sua imagem atingir o ponto cego de seu olho direito.

Capítulo 6 – Sistema Nervoso Periférico: Divisão Aferente; Sentidos Especiais

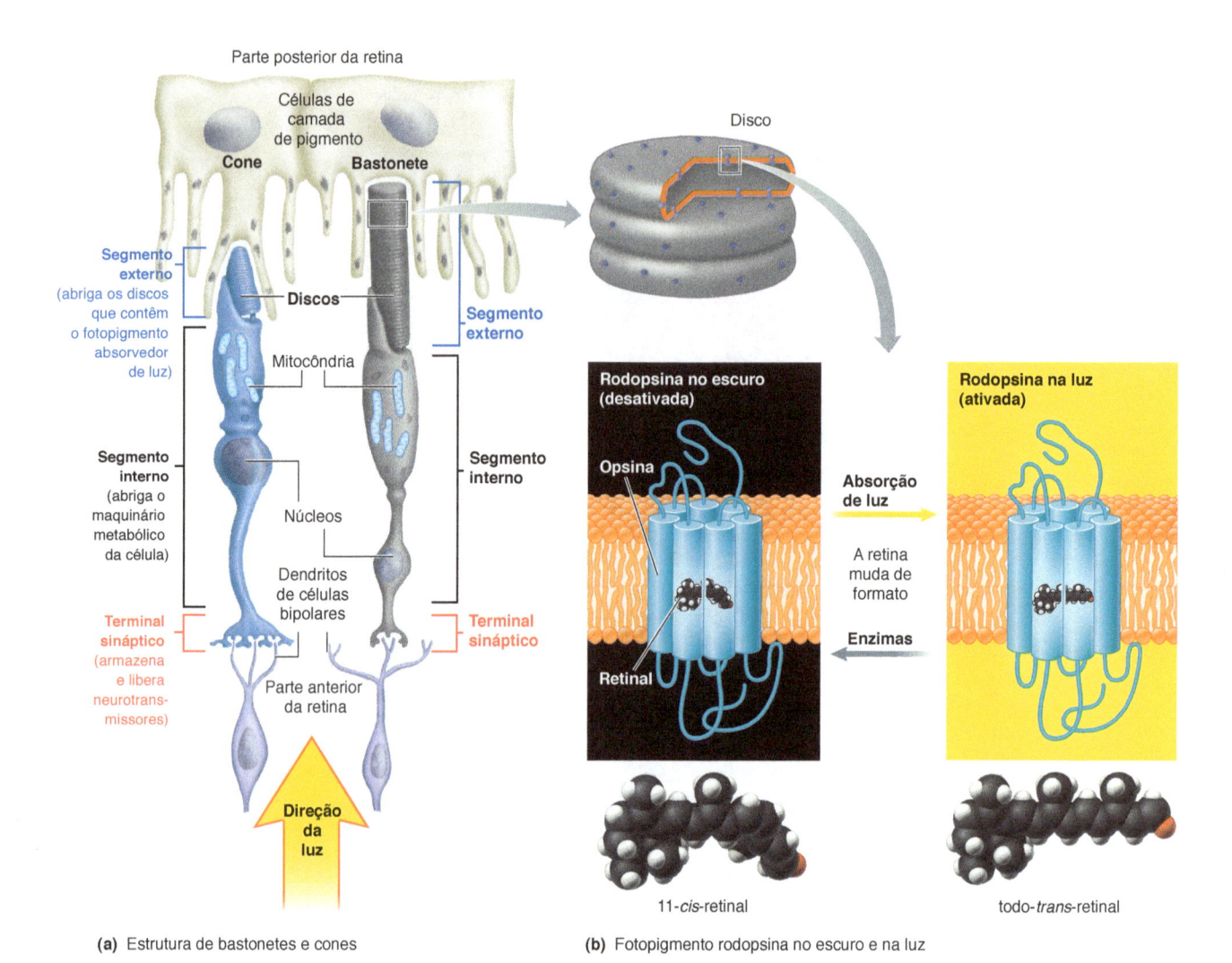

FIGURA 6-26 Fotorreceptores. (a) As três partes dos bastonetes e cones, os fotorreceptores do olho. Observe no segmento externo do bastonete e do cone os discos membranosos empilhados e achatados, que contêm várias moléculas de fotopigmentos. (b) Um fotopigmento, como a rodopsina aqui representada, encontrada nos bastonetes, consiste de opsina, uma proteína da membrana plasmática, e de retinal, um derivado da vitamina A. No escuro, o 11-*cis*-retinal está confinado no interior da opsina e o fotopigmento é inativo. Na luz, o retinal muda para todo-*trans*-retinal, ativando o fotopigmento. (c) Imagem escaneada por eletromicrografia dos segmentos externos dos bastonetes e cones. Observe o formato de bastão do bastonete e o cônico nos cones.

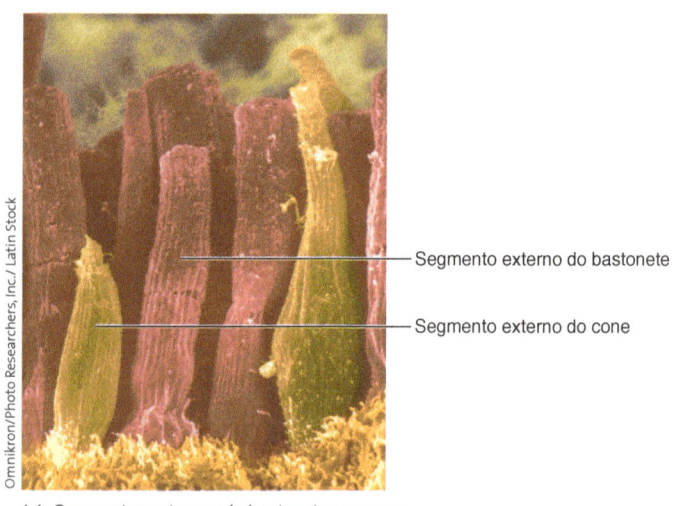

bilhão de moléculas de fotopigmentos podem estar concentradas no segmento externo de cada fotorreceptor.

Fotopigmentos sofrem alterações químicas quando ativados por luz. Através de uma série de passos, esta mudança induzida pela luz e subsequente ativação do fotopigmento causa um potencial de receptor no fotorreceptor que essencialmente leva à geração de potenciais de ação nas células ganglionares, que transmitem essa informação ao cérebro para processamento visual. Um fotopigmento consiste de dois componentes: **opsina**, uma proteína integral na membrana plasmática do disco, e **retinal**, um derivado da vitamina A. O retinal é a parte que absorve luz no fotopigmento.

A **fototransdução**, o processo de conversão de estímulos luminosos em sinais elétricos, é basicamente a mesma para todos os fotorreceptores, mas o mecanismo é contrário ao meio usual pelo qual os receptores respondem a seu estímulo adequado. Os receptores tipicamente *despolarizam* quando estimulados, mas os fotorreceptores *hiperpolarizam* na absorção de luz. Primeiro examinaremos a situação dos fotorreceptores no escuro, depois consideraremos o que acontece quando são expostos à luz. Utilizaremos os bastonetes como exemplo, mas os mesmos eventos ocorrem nos cones, exceto por eles absorverem luz preferencialmente de diferentes partes do espectro visível.

ATIVIDADE DOS FOTORRECEPTORES NO ESCURO O fotopigmento nos bastonetes é a **rodopsina.** O retinal existe em diferentes conformações no escuro e na luz. No escuro, ele existe como 11-*cis*-retinal, que se encaixa em um local de vinculação dentro do interior da parte de opsina na rodopsina (• Figura 6-26b). A membrana plasmática do segmento externo de um fotorreceptor contém canais de Na^+ quimicamente regulados. Diferentemente de outros canais regulados quimicamente, que respondem a mensageiros químicos extracelulares, estes canais respondem a um segundo mensageiro interno, a **GMP cíclica** ou **cGMP** (guanosina monofosfato cíclica). A vinculação da cGMP a esses canais de Na^+ os mantém abertos. Na ausência de luz, a concentração de cGMP é alta (• Figura 6-27a) (a absorção de luz leva à decomposição de cGMP). Portanto, os canais de Na^+ de um fotorreceptor, diferentemente da maioria dos receptores, estão abertos na ausência de estímulos, isto é, no escuro. O extravasamento passivo de Na^+ resultante, a chamada *corrente escura*, despolariza o fotorreceptor. A propagação passiva dessa despolarização do segmento externo (onde os canais de Na^+ estão localizados) ao terminal sináptico (onde o neurotransmissor do fotorreceptor está armazenado) mantém abertos os canais de Ca^{2+} regulados por voltagem do terminal. A entrada de cálcio ativa a liberação do neurotransmissor glutamato do terminal sináptico no escuro.

ATIVIDADE DO FOTORRECEPTOR NA LUZ Na exposição à luz, a concentração de cGMP diminui por meio de uma série de passos bioquímicos ativados por acionamento do fotopigmento (• Figura 6-27b). Quando o 11-*cis*-retinal absorve luz, ele muda para a conformação de todo-*trans*-retinal (veja a • Figura 6-26b). Este é o único passo dependente de luz em todo o processo de fototransdução. Como resultado desta mudança de formato, o retinal não se encaixa mais em seu local de vinculação na opsina, fazendo com que esta também mude de conformação, o que ativa o fotopigmento. A opsina vinculada à membrana é semelhante em formato e em comportamento aos receptores acoplados à proteína G, com a exceção de que, em vez de serem ativados pela vinculação com um mensageiro químico extracelular, fotopigmentos são ativados em resposta à absorção de luz pelo retinal (veja no Capítulo 4). Células de bastonetes e cones contêm uma proteína G chamada **transducina.** O fotopigmento ativado aciona a transducina, que, por sua vez, ativa a enzima intracelular fosfodiesterase. Esta enzima degrada a cGMP, diminuindo assim a concentração deste segundo mensageiro no fotorreceptor. Durante o processo de excitação de luz, a redução no cGMP permite que os canais de Na^+ regulados quimicamente se fechem. Este fechamento do canal cessa o extravasamento de Na^+ de despolarização e causa hiperpolarização da membrana.

A hiperpolarização, que é o potencial de receptor, propaga-se passivamente do segmento externo ao terminal sináptico do fotorreceptor. Aqui, a mudança de potencial leva ao fechamento dos canais de Ca^{2+} regulados por voltagem e a uma redução subsequente na liberação do glutamato pelo terminal sináptico. Assim, fotorreceptores são *inibidos por um estímulo adequado* (hiperpolarizados por luz) e *excitados na ausência de estimulação* (despolarizados pela escuridão). O potencial de hiperpolarização e a subsequente diminuição na liberação de neurotransmissor são graduados de acordo com a intensidade de luz. Quanto mais brilhante a luz, maior a resposta de hiperpolarização e maior a redução na liberação de glutamato.

A forma ativa do fotopigmento tem vida curta e dissocia-se rapidamente em opsina e retinal. O retinal é convertido de volta a sua forma 11-*cis*. No escuro, mecanismos mediados por enzima reúnem a opsina e o retinal reciclado para restaurar o fotopigmento à sua conformação inativa original (veja a • Figura 6-26b).

MAIOR PROCESSAMENTO DE IMPULSO LUMINOSO PELA RETINA Como a retina sinaliza o cérebro sobre estimulação mediante tal resposta inibitória? O maior processamento da retina exige influências diferentes de glutamato em duas vias paralelas. Cada fotorreceptor faz sinapse com duas células bipolares lado a lado, uma *célula bipolar centralizada* e a outra, uma *célula bipolar descentralizada*. Essas células, por sua vez, terminam respectivamente nas *células ganglionares centralizadas* e em *células ganglionares descentralizadas*, cujos axônios formam coletivamente o nervo óptico para a transmissão de sinais ao cérebro.

O campo receptivo de uma célula bipolar ou ganglionar é determinado pelo campo de detecção de luz pelo fotorreceptor ao qual está vinculado (é claro que a luz não é detectada diretamente pelas células bipolares ou ganglionares – a luz estimula os fotorreceptores, que sinaliza as células bipolares, que, por sua vez, enviam a mensagem às células ganglionares). As **células centralizadas** e as **descentralizadas** respondem de formas opostas, dependendo da comparação relativa da iluminação entre o centro e a periferia (arredores) de seus respectivos campos. Pense no campo receptivo como uma rosca. Uma célula centralizada aumenta sua taxa de disparo quando a luz é mais intensa no centro de seu campo receptivo (isto é, quando o "buraco da rosca" está aceso) e para de disparar quando seu entorno é iluminado mais intensamente. Em contraste, uma célula descentralizada aumenta sua taxa de disparo quando a luz é mais brilhante na periferia de seu campo receptivo (isto é, quando a "rosca" em si acende) e para de disparar quando a luz é mais intensa em seu centro (• Figura 6-28a). Assim, as células centralizadas são "ligadas" e as descentralizadas são "desligadas" quando a luz brilha mais intensamente em seus centros. Ambas as células respondem fracamente quando a luz brilha uniformemente em seus centros e arredores. Este padrão de resposta é útil para aumentar a diferença no nível de luz entre uma área pequena no centro de um campo receptivo e a iluminação imediatamente em sua volta. Ao enfatizar as diferenças no brilho relativo, este mecanismo ajuda a definir contornos de imagens, mas, ao fazer isso, as informações sobre o brilho são sacrificadas (• Figura 6-28b).

O glutamato liberado pelo terminal do fotorreceptor no escuro tem efeitos opostos nos dois tipos de células bipolares porque elas têm tipos diferentes de receptores, que levam a

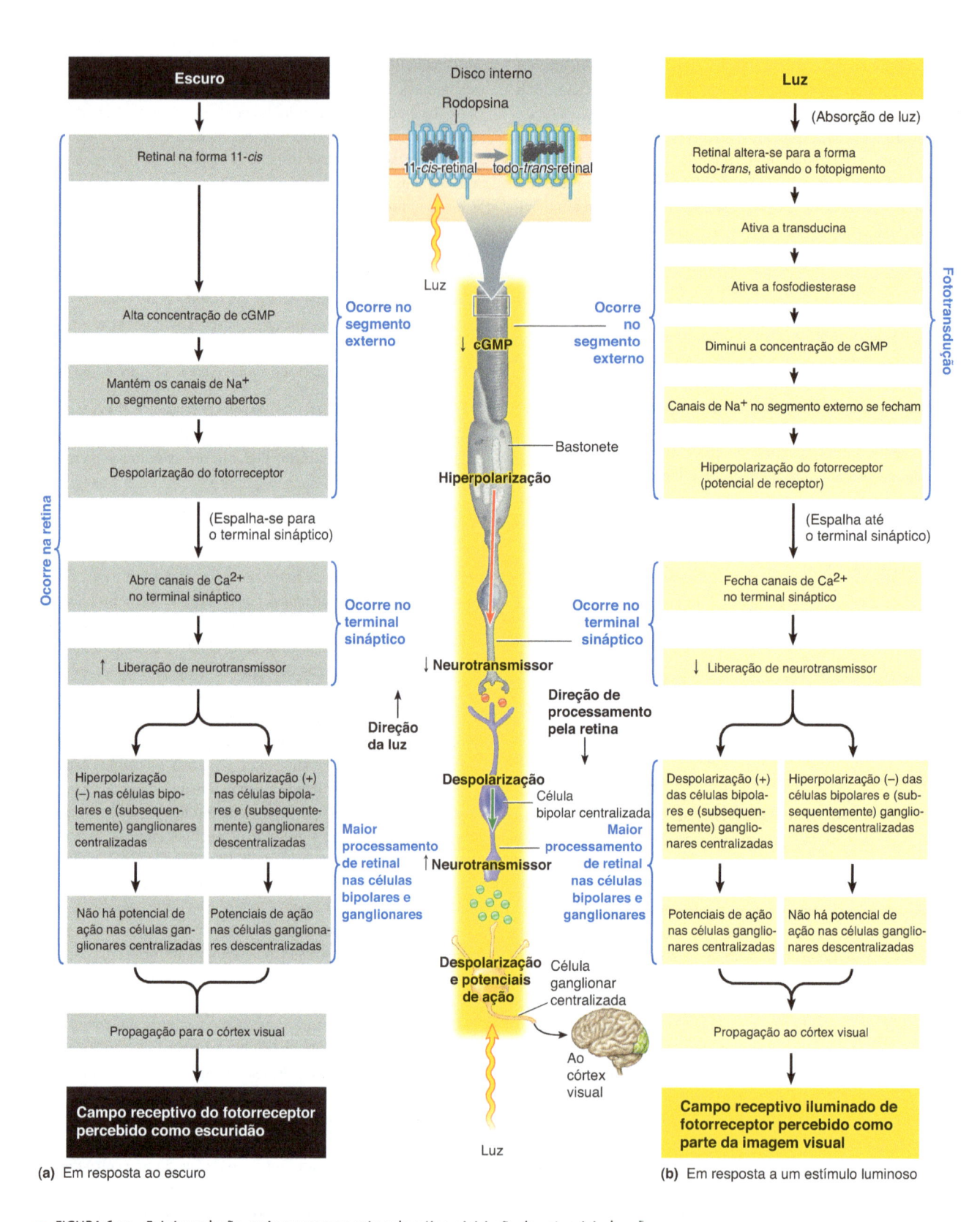

• **FIGURA 6-27** Fototransdução, maior processamento pela retina e iniciação de potenciais de ação na via visual. (a) Eventos que ocorrem na retina e na via visual em resposta ao escuro. (b) Eventos que ocorrem na retina e na via visual em resposta a um estímulo de luz.

Campo receptivo da célula centralizada

Off — Inibida por luz
On — Excitada por luz

Campo receptivo da célula descentralizada

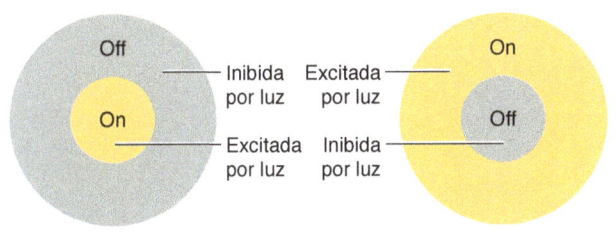

On — Excitada por luz
Off — Inibida por luz

Ambos os tipos de célula são pouco estimuladas pela luz uniforme no centro e no entorno.

(a) Campos receptivos de células centralizadas e descentralizadas

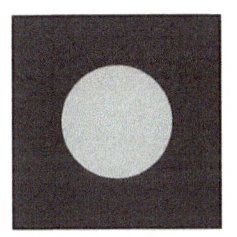

(b) Resultado do processamento de retinal por células centralizadas e descentralizadas

- **FIGURA 6-28 Células centralizadas e descentralizadas na retina.** (a) As células centralizadas são excitadas e as descentralizadas inibidas pela luz brilhante no centro de seus campos receptivos. (b) O processamento de retinal por células ganglionares centralizadas e descentralizadas é amplamente responsável por aumentar as diferenças em brilho relativo, que ajuda a definir contornos. Observe que o círculo cinza cercado por preto parece mais brilhante do que aquele cercado por branco, embora ambos sejam idênticos (mesmo tom e tamanho).

TABELA 6-3 — Propriedades da Visão de Bastonete e Visão de Cone

Bastonetes	Cones
120 milhões por retina	6 milhões por retina
Mais numerosos na periferia	Concentrados na fóvea
Alta sensibilidade	Baixa sensibilidade
Visão noturna	Visão diurna
Baixa acuidade	Alta acuidade
Grande convergência nas vias retinais	Baixa convergência nas vias retinais
Visão em tons de cinza	Visão em cores

respostas diferentes do canal na vinculação com este neurotransmissor. O glutamato hiperpolariza (inibe) as células bipolares centralizadas e despolariza (excita) as células bipolares descentralizadas. Quando a secreção de glutamato diminui na exposição à luz, esta redução despolariza (estimula) as células bipolares centralizadas hiperpolarizadas e hiperpolariza (inibe) as células bipolares descentralizadas despolarizadas. As células bipolares transmitem as informações sobre padrões de iluminação aos neurônios seguintes na cadeia de processamento – as células ganglionares –, mudando sua taxa de liberação de neurotransmissor de acordo com seu estado de polarização – com maior liberação de neurotransmissor na despolarização e menor liberação do neurotransmissor na hiperpolarização.

As células bipolares, semelhantes aos fotorreceptores, exibem potenciais graduados. Potenciais de ação não se originam até que as células ganglionares, primeiros neurônios na cadeia que devem propagar a mensagem visual por longas distâncias até o cérebro, sejam estimuladas. À medida que as taxas de ativação das células ganglionares centralizadas e descentralizadas mudam em resposta à mudança no padrão de iluminação, o cérebro é informado sobre a rapidez e extensão da mudança em contraste dentro da imagem visual.

Nota Clínica Pesquisadores desenvolveram um promissor chip microeletrônico projetado para servir de substituto parcial da retina. Implantado no olho, este "chip de visão" pula totalmente a etapa do fotorreceptor: as imagens recebidas por meio de uma câmera de vídeo sem fio montada em óculos são enviadas ao chip, que traduz as imagens em sinais elétricos detectáveis pelas células ganglionares e transmitidas para maior processamento óptico. O dispositivo ainda está em fase inicial de testes clínicos, mas os resultados preliminares são promissores. Ele restaurou pelo menos uma parte da visão (a capacidade de identificar objetos e detectar movimentos) de pessoas que ficaram cegas pela perda de células fotorreceptoras, mas cujas células ganglionares e vias ópticas permanecem saudáveis. Se as pesquisas forem bem-sucedidas, o chip poderá beneficiar pessoas com degeneração macular avançada. Outra possibilidade promissora para interromper ou até mesmo reverter a perda de visão em doenças degenerativas dos olhos é a regeneração da retina através de transplantes retinais fetais ou terapia de células-tronco (veja no quadro ■ **Conceitos, desafios e controvérsias** do Capítulo 1).

Bastonetes fornecem visão cinza indistinta à noite, enquanto cones fornecem visão em cores precisa durante o dia.

A retina contém vinte vezes mais bastonetes do que cones (120 milhões de bastonetes, em comparação com 6 milhões de cones por olho). Os cones são mais abundantes na mácula lútea no centro da retina. Partindo deste ponto para fora, a concentração de cones diminui e a de bastonetes aumenta. Os bastonetes são mais abundantes na periferia. Examinamos a forma semelhante através da qual a fototransdução ocorre em bastonetes e cones. Agora, nosso foco será nas diferenças entre estes fotorreceptores (▲Tabela 6-3).

BASTONETES TÊM ALTA SENSIBILIDADE – CONES TÊM MENOR SENSIBILIDADE Os segmentos externos são mais longos nos bastonetes do que nos cones, portanto, contêm mais fotopigmentos e, assim, podem absorver luz mais imediatamente. Além disso, como veremos em breve, a forma através da qual os bastonetes se conectam a outros neurônios em sua via de processamento aumenta ainda mais a sensibilidade da visão em bastonete. Como bastonetes têm alta sensibilidade, podem reagir à luz fraca da noite. Os cones, por sua vez, têm menor sensibilidade à luz, sendo ativados apenas pela luz brilhante diurna. Assim, os bastonetes são especializados na visão noturna e os cones, na visão diurna.

A VISÃO PELOS CONES TEM MAIOR ACUIDADE – A VISÃO PELOS BASTONETES TEM BAIXA ACUIDADE As vias pelas quais os cones "conectam-se" às outras camadas neurais da retina conferem alta acuidade (capacidade de diferenciar entre dois pontos próximos). Assim, os cones oferecem visão nítida com alta resolução para detalhes finos. Por outro lado, as vias de conexão dos bastonetes fornecem baixa acuidade e, portanto, à noite enxergamos graças aos bastonetes, mas em prejuízo da distinção. Veremos como os padrões de conexão influenciam a sensibilidade e a acuidade.

Há pouca convergência de neurônios nas vias da retina para a produção dos cones (veja no Capítulo 4). Cada cone, em geral, tem uma linha privada que o conecta a determinada célula ganglionar. Por outro lado, há muita convergência quando se trata dos bastonetes. Cada retina tem cerca de 1 milhão de células ganglionares, que recebem a produção de cerca de 125 milhões de fotorreceptores, 120 milhões dos quais são bastonetes. Assim, a produção de mais de cem bastonetes pode convergir, pelas células bipolares, em uma única célula ganglionar.

Antes que uma célula ganglionar possa ter um potencial de ação, ela deverá ser levada ao limiar através da influência dos potenciais graduados nos fotorreceptores aos quais está conectada. Como cada célula ganglionar é influenciada por um só cone, apenas a luz diurna brilhante é suficientemente intensa para induzir um potencial de receptor suficiente no cone e levar a célula ganglionar ao limiar. A convergência abundante nas vias visuais dos bastonetes, por sua vez, oferece boas oportunidades para a soma de eventos subliminar em uma célula ganglionar de bastonete (veja no Capítulo 4). Enquanto o pequeno potencial de receptor induzido pela luz fraca em um único cone não é suficiente para levar sua célula de gânglio ao limiar, potenciais de receptor pequenos semelhantes, induzidos pela mesma luz fraca, em diversos bastonetes que convergem em uma única célula ganglionar teriam efeito aditivo, levando a célula ganglionar do bastonete ao limiar. Como os bastonetes podem causar potenciais de ação em resposta a pequenas quantidades de luz, são muito mais sensíveis do que os cones (os bastonetes também são mais sensíveis do que os cones porque têm mais fotopigmento). No entanto, como os cones têm linhas exclusivas dentro do nervo óptico, cada um transmite informações sobre um campo receptivo extremamente pequeno na superfície da retina. Os cones, assim, conseguem fornecer visão altamente detalhada, à custa da sensibilidade. Com a visão de bastonetes, a acuidade é sacrificada em favor da sensibilidade. Como muitos bastonetes compartilham uma única célula ganglionar, quando um potencial de ação é iniciado, é impossível diferenciar quais dos múltiplos impulsos do bastonete foram ativados para levar a célula ganglionar ao limiar. Os objetos parecem embaçados quando a visão de bastonete é utilizada, devido a esta fraca capacidade de diferenciar entre dois pontos próximos.

CONES FORNECEM VISÃO EM CORES – BASTONETES FORNECEM VISÃO EM TONS DE CINZA Há quatro fotopigmentos diferentes, um nos bastonetes e um em cada um dos três tipos de cones – **cones vermelhos, verdes** e **azuis.** Cada fotopigmento tem o mesmo retinal, mas uma opsina diferente. Como cada opsina vincula o retinal de uma forma diferente, cada um dos quatro fotopigmentos absorve diferentes comprimentos de onda de luz do espectro visível, em níveis variados. Cada fotopigmento absorve de forma máxima um comprimento de onda em particu-

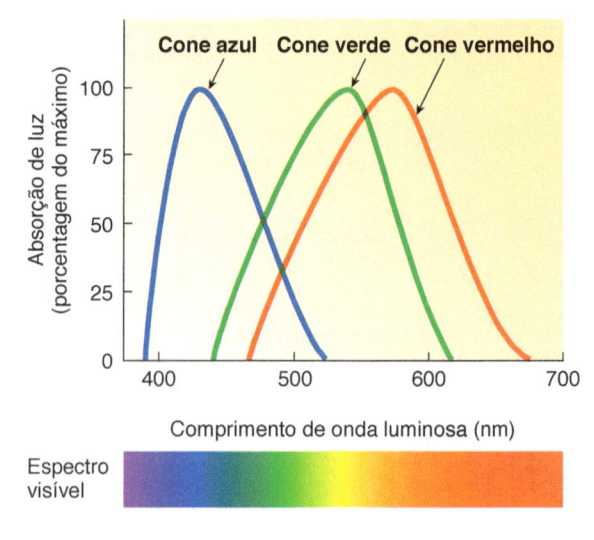

• **FIGURA 6-29** Sensibilidade dos três tipos de cones a diferentes comprimentos de onda.

lar, mas também absorve diversos comprimentos de onda mais curtos e longos do que seu pico de absorção. Quanto mais longe um comprimento de onda estiver de um pico de comprimento de onda absorvido, menos forte é a resposta do fotopigmento. Os bastonetes absorvem a maior gama de comprimentos de onda. As curvas de absorção dos três tipos de cone se sobrepõem, de forma que dois dos três cones podem responder, em diferentes intensidades, a um dado comprimento de onda (• Figura 6-29). Como os fotopigmentos nos três tipos de cones respondem seletivamente a diferentes partes do espectro de luz visível, o cérebro pode comparar as respostas dos três tipos de cones, possibilitando a visão em cores na luz do dia. Por outro lado, o cérebro não consegue discriminar entre diversos comprimentos de onda quando utiliza o impulso visual dos bastonetes. A rodopsina de cada bastonete responde da mesma forma a determinado comprimento de onda, portanto, não é possível efetuar qualquer comparação entre impulsos vindos de bastonetes. Portanto, os bastonetes fornecem visão noturna apenas em tons de cinza, pois detectam diferentes intensidades, e não cores diferentes. Agora, examinaremos mais detalhadamente a visão em cores.

A visão de cores depende das proporções de estímulo dos três tipos de cone.

A visão depende de estimulação dos fotorreceptores pela luz. Alguns objetos no ambiente, como o sol, o fogo e lâmpadas, emitem luz. Mas como é possível ver objetos como cadeiras, árvores e pessoas, que não emitem luz? Pigmentos presentes nos diversos objetos absorvem seletivamente específicos comprimentos de onda da luz transmitida a eles por fontes emissoras de luz, e os comprimentos de onda não absorvidos são refletidos a partir das superfícies dos objetos. Esses raios luminosos refletidos permitem que vejamos os objetos. Um objeto percebido como azul absorve os comprimentos de onda de luz vermelha e verde, mais longos, e reflete os mais curtos comprimentos de onda azul, que podem ser absorvidos pelo fotopigmento nos cones azuis dos olhos, ativando-os.

Cada tipo de cone é mais efetivamente ativado por um comprimento de onda de luz específico na gama de cores indicadas por seu nome – verde, vermelho ou azul. No entanto, os cones também respondem em vários níveis a outros comprimentos de lente (• Figura 6-29). A **visão em cores**, a percepção de muitas cores do mundo, depende de diversas *proporções de estimulação* dos três tipos de cone, em resposta a diferentes comprimentos de onda. Um comprimento de onda percebido como azul não estimula os cones vermelhos ou verdes, mas excita os cones azuis ao máximo (a porcentagem de estimulação para cones vermelhos, verdes e azuis, respectivamente, é 0:0:100). A sensação do amarelo, em comparação, surge de uma proporção de estimulação de 83:83:0, com os cones vermelhos e verdes sendo estimulados a 83% do nível máximo, enquanto os cones azuis não são excitados. A proporção para verde é 31:67:36, e assim por diante, com diversas combinações originando a sensação de todas as cores possíveis. O branco é uma mistura de todos os comprimentos de onda de luz, e o preto é a ausência de luz.

A intensidade com que cada tipo de cone é excitado é codificada e transmitida ao cérebro por vias paralelas separadas. Um centro próprio para a visão em cores no córtex visual primário combina e processa esses impulsos para gerar a percepção de cor, levando em consideração o objeto em relação ao seu plano de fundo. O conceito de cor está, portanto, nos olhos de quem o vê. A maioria de nós concorda sobre qual cor é vista porque temos os mesmos tipos de cones e utilizamos vias neurais semelhantes para comparar sua produção. Entretanto, existem pessoas que não possuem determinado tipo de cone. Sua visão em cores, portanto, é produto da sensibilidade diferencial de apenas dois tipos de cones, uma condição conhecida como **daltonismo**. O daltonismo também pode ocorrer quando uma pessoa tem os três tipos de cone, mas um dos fotopigmentos tem uma curva de absorção levemente diferente do normal. Não apenas essas pessoas percebem algumas cores de forma diferente, mas também são incapazes de diferenciar muitas variedades de cores (• Figura 6-30). Por exemplo, pessoas com uma determinada forma da condição não conseguem diferenciar entre vermelho e verde. Em um semáforo, elas conseguem saber que luz está "acesa" de acordo com sua intensidade, mas devem utilizar a posição da luz acesa para saber se devem aguardar ou seguir.

Embora o sistema de três cones seja aceito como o modelo-padrão da visão em cores há mais de dois séculos, novas evidências sugerem que a percepção de cor pode ser mais complexa. Estudos de DNA demonstraram que homens com visão em cores normal têm um número variável de codificação de genes para os pigmentos dos cones. Por exemplo, homens que têm diversos genes (de dois a quatro) para detectar a luz vermelha podem notar diferenças mais sutis nas cores desta gama de comprimento de onda do que aqueles que só possuem um gene para os cones vermelhos. Esta descoberta, sem dúvida, levará a uma reavaliação de como os diversos fotopigmentos contribuem para a visão em cores.

A sensibilidade dos olhos pode variar bastante pela adaptação à escuridão e à luz.

A sensibilidade dos olhos à luz depende da quantidade de fotopigmento reativo à luz presente nos bastonetes e cones. Quando saímos da luz solar forte e entramos em um ambiente escuro, não conseguimos ver nada de início, mas, gradualmente, começamos a diferenciar objetos, em decorrência do processo de **adaptação ao escuro**. A decomposição de fotopigmentos durante a exposição a luz solar diminui tremendamente a sensibilidade do fotorreceptor. No escuro, os fotopigmentos decompos-

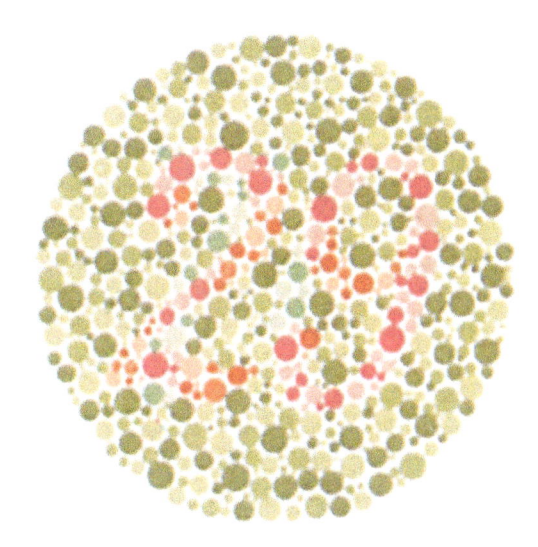

• **FIGURA 6-30 Teste de daltonismo.** Pessoas com daltonismo vermelho-verde não conseguem detectar o número 29 neste gráfico.

tos durante a exposição à luz são gradualmente regenerados. Como resultado, a sensibilidade de seus olhos aumenta progressivamente, portanto, aos poucos passamos a enxergar nos arredores escurecidos. Entretanto, apenas os bastonetes altamente sensíveis e rejuvenescidos são "ativados" pela luz fraca.

Ao contrário, indo da escuridão para a claridade (por exemplo, ao sair do cinema e receber a luz solar intensa), de início, os olhos são muito sensíveis à luz ofuscante. Com pouco contraste entre partes mais claras e escuras, toda a imagem aparece esbranquiçada. Depois que alguns fotopigmentos são decompostos rapidamente pela luz intensa, a sensibilidade dos olhos diminui e os contrastes normais podem ser novamente detectados, no processo conhecido como **adaptação à luz.** Os bastonetes são tão sensíveis à luz que rodopsina suficiente é decomposta em luz brilhante para essencialmente "queimar" os bastonetes – isto é, depois que os fotopigmentos dos bastonetes já foram decompostos pela luz intensa, não podem mais reagir à luz. Portanto, apenas os cones, menos sensíveis, são utilizados na visão diurna.

Pesquisadores estimam que a sensibilidade de nossos olhos pode mudar até um milhão de vezes enquanto se ajustam aos diversos níveis de iluminação nas adaptações ao escuro e à luz. Estas medidas adaptativas também são aprimoradas pelos reflexos pupilares, que ajustam a quantidade de luz disponível admitida no olho.

Nota Clínica Como o retinal é um derivado da vitamina A, quantidades adequadas desse nutriente devem estar disponíveis para a síntese de fotopigmentos. A **cegueira noturna** ocorre como resultado da deficiência de vitamina A na dieta. Embora as concentrações de fotopigmentos nos bastonetes e nos cones sejam reduzidas nesta condição, ainda há fotopigmento cônico suficiente para responder à estimulação intensa da luz brilhante, exceto nos casos mais graves. No entanto, mesmo pequenas reduções no conteúdo de rodopsina podem diminuir de tal forma a sensibilidade dos bastonetes que eles não conseguem mais responder à luz fraca. A pessoa pode ver durante o dia utilizando os cones, mas não consegue enxergar à noite, porque seus bastonetes não mais funcionam. Assim, diz-se que as cenouras são "boas para os olhos" porque são ricas em vitamina A.

Informações visuais são modificadas e separadas antes de chegar ao córtex visual.

O campo de visão que pode ser visto sem que movamos a cabeça é conhecido como **campo visual**. As informações que atingem o córtex visual no lobo occipital não são uma réplica do campo visual por vários motivos:

1. A imagem detectada na retina no início do processamento visual está de ponta-cabeça e de trás para frente, por causa da distorção dos raios de luz. Quando é projetada ao cérebro, a imagem invertida é reinterpretada como estando em sua orientação correta.

2. As informações transmitidas da retina ao cérebro não são meramente um registro ponto a ponto da ativação dos fotorreceptores. Antes que a informação chegue ao cérebro, as camadas neurais da retina, além dos bastonetes e cones, reforçam algumas informações e suprimem outras a fim de aumentar o contraste. A atividade diferencial nas células centralizadas e descentralizadas, em conjunto com as contribuições de interneurônios especializados da retina, as *células horizontais* e *células amácrinas* (veja a Figura 6-23), são responsáveis por boa parte desse processamento na retina. Por exemplo, as células horizontais participam da inibição lateral, pela qual vias de cones fortemente excitadas suprimem a atividade de vias vizinhas de cones mal estimulados. Isso aumenta o contraste claro-escuro e aumenta a precisão dos contornos.

3. Diversos aspectos da informação visual, como forma, movimento, cor e profundidade, são separados e projetados em vias paralelas para diferentes regiões do córtex. Apenas depois de essas informações processadas separadas serem integradas nas regiões visuais superiores é que se percebe a imagem reconstruída da cena visual. Isso é semelhante às tintas na paleta de um artista em relação à pintura concluída – os pigmentos separados não representam o quadro pintado até serem adequadamente integrados na tela.

Nota Clínica Pacientes com lesões nas regiões específicas do processamento visual no cérebro podem não conseguir combinar totalmente os componentes de uma impressão visual. Por exemplo, uma pessoa pode não conseguir discernir o movimento de um objeto, mas ter visão razoavelmente boa para formatos, padrões e cores. Às vezes, a deficiência pode ser notavelmente específica, como não conseguir reconhecer rostos familiares enquanto mantém-se a capacidade de reconhecer objetos inanimados.

4. Devido ao padrão de conexão entre os olhos e o córtex visual, a metade esquerda do córtex recebe informações apenas da metade direita do campo visual detectado por ambos os olhos, e a metade direita recebe impulsos apenas da metade esquerda do campo visual dos dois olhos.

Enquanto a luz entra nos olhos, raios luminosos da metade esquerda do campo visual vão para a metade direita da retina dos dois olhos (a metade medial ou interna da retina esquerda e a metade lateral ou externa da retina direita) (● Figura 6-31a). Da mesma forma, raios da metade direita do campo visual atingem a metade esquerda de cada retina (a metade lateral da retina esquerda e a metade medial da retina direita). Cada nervo óptico que sai da retina leva informações das duas metades da retina que atende. Estas informações são separadas quando os nervos ópticos se encontram no **quiasma óptico** localizado sob o hipotálamo (*quiasma* quer dizer "cruz") (veja a ● Figura 5-7b). Dentro do quiasma óptico, as fibras da metade medial de cada retina cruzam para o lado oposto, mas as da metade lateral continuam no lado original. Os feixes reorganizados de fibras saindo do quiasma óptico são conhecidos como **tratos ópticos**. Cada trato óptico leva informações da metade lateral de uma retina e da metade medial da outra retina. Portanto, esse cruzamento parcial integra fibras de ambos os olhos que transmitem informações a partir da mesma metade do campo visual. Cada trato óptico, por sua vez, fornece à metade do cérebro no mesmo lado informações sobre o lado oposto do campo visual.

Nota Clínica Um conhecimento dessas vias pode facilitar o diagnóstico de deficiências visuais resultantes da interrupção da via visual em diversos pontos (● Figura 6-31b).

Antes de aprendermos como o cérebro processa as informações visuais, veja a ▲ Tabela 6-4, que resume as funções dos diversos componentes dos olhos.

O tálamo e os córtices visuais elaboram a mensagem visual.

A primeira parada no cérebro para informações na via visual é o *núcleo geniculado lateral* do tálamo (● Figura 6-31a). Ele separa informações recebidas dos olhos e as transmite por feixes de fibras conhecidos como **radiações ópticas** a diferentes zonas no córtex, cada uma delas processando diferentes aspectos do estímulo visual (por exemplo, forma, movimento, cor e profundidade). Este processo de classificação não é fácil, porque cada nervo óptico contém mais de um milhão de fibras que levam informações dos fotorreceptores em uma retina. Isso é mais do que todas as fibras aferentes levando impulso somatossensorial a todas as outras regiões do corpo! Pesquisadores estimam que centenas de milhões de neurônios, que ocupam cerca de 40% do córtex, participem do processamento visual, em comparação aos 8% dedicados à percepção do toque e aos 3% da audição. Ainda assim, as conexões nas vias visuais são precisas. O núcleo geniculado lateral e cada zona no córtex que processa informações visuais têm um mapa topográfico que representa ponto a ponto a retina. Assim como no córtex somatossensorial, os mapas neurais da retina são distorcidos. A fóvea, a região da retina capaz de maior acuidade, tem representação muito maior no mapa neural do que mais regiões periféricas da retina.

PERCEPÇÃO DE PROFUNDIDADE Embora cada metade do córtex visual receba simultaneamente da mesma parte do campo visual informações de ambos os olhos, as mensagens recebidas não são idênticas. Cada olho vê um objeto de um ponto de vista levemente diferente, embora a sobreposição seja grande. A área de sobreposição vista pelos dois olhos ao mesmo tempo é conhecida como **campo de visão binocular** ("dois olhos") e é importante para a **percepção de profundidade.** Como outras áreas do córtex, o córtex visual primário é organizado em colunas funcionais, cada uma processando informações a partir de uma pequena região da retina. Colunas alternadas independentes estão dedicadas a informações sobre o mesmo ponto no campo visual dos olhos direito e esquerdo. O cérebro utiliza a pequena disparidade nas informações recebidas dos dois olhos para estimar a distância, permitindo que percebamos os objetos tri-

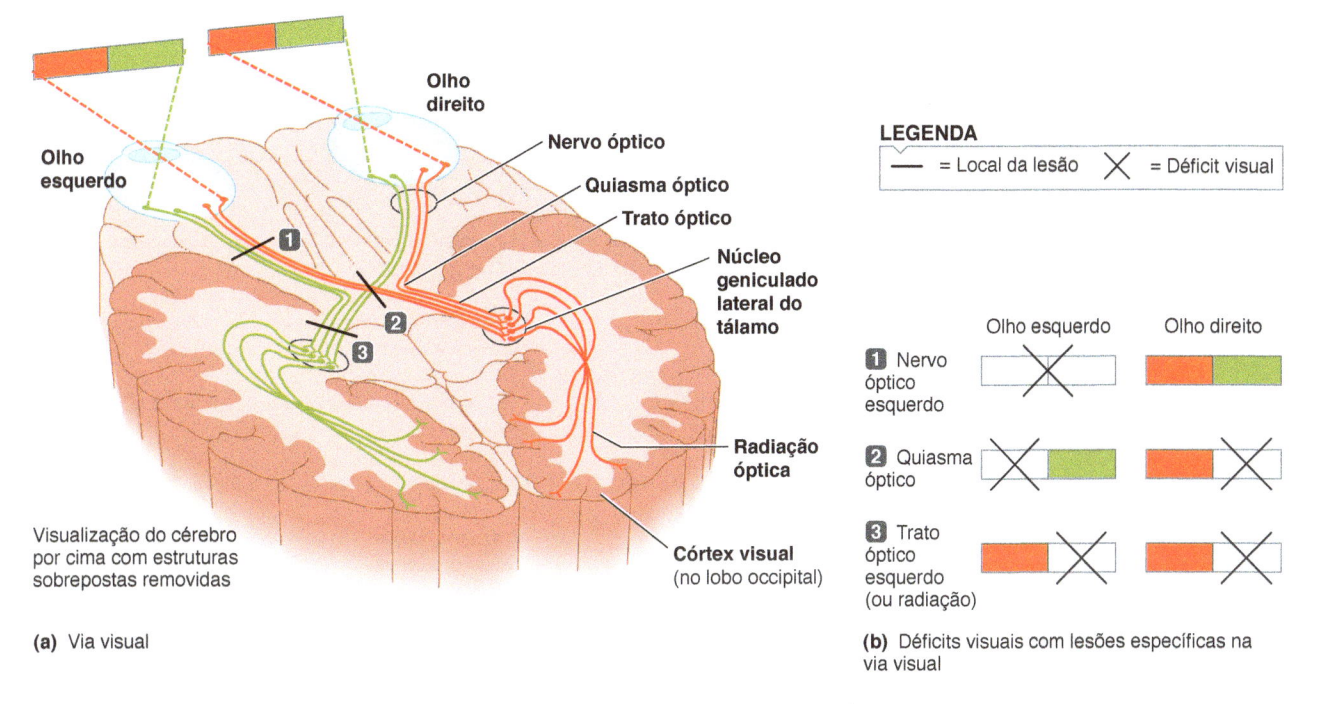

FIGURA 6-31 Via visual e déficits visuais associados a lesões na via. (a) Observe que a metade esquerda do córtex visual no lobo occipital recebe informações da metade direita do campo visual dos dois olhos (em verde), e a metade direita do córtex recebe informações da metade esquerda do campo visual nos dois olhos (em vermelho). (b) Cada déficit visual ilustrado está associado a uma lesão no ponto numerado correspondente da via visual na parte (a).

dimensionais em profundidade espacial. Alguma percepção de profundidade é possível utilizando apenas um olho, com base na experiência e na comparação com outros indícios. Por exemplo, se a imagem de um só olho inclui um carro e um edifício, e o carro parece muito maior, interpreta-se corretamente que o carro deva estar mais próximo do observador que o edifício.

Nota Clínica Às vezes, as duas imagens não são fundidas com sucesso. Esta condição pode ocorrer por dois motivos: (1) os dois olhos não focalizam simultaneamente o mesmo objeto, devido a defeitos dos músculos externos dos olhos que impossibilitam a fusão dos dois campos visuais, ou (2) as informações binoculares são inadequadamente integradas durante o processamento visual. O resultado é a visão dupla, ou **diplopia**, condição na qual as imagens distintas de ambos os olhos são enxergadas simultaneamente.

HIERARQUIA DE PROCESSAMENTO CORTICAL VISUAL Dentro do córtex, as informações visuais são processadas primeiro no córtex visual primário e depois enviadas a áreas visuais de nível superior para processamento e abstração ainda mais complexos. O córtex visual é organizado vertical e horizontalmente de forma precisa. Colunas verticais estendem-se ao longo da espessura do córtex, de sua superfície externa até a massa branca. Cada coluna é composta por células que processam o mesmo impulso visual. Há três tipos de colunas, com base no tipo de impulso visual que processam: (1) como discutido na seção anterior, um sistema alternado de *colunas de dominância ocular* dedicado a impulsos do olho esquerdo ou direito é importante para a interação binocular e percepção de profundidade, (2) *colunas de orientação* relativas ao eixo de orientação de estímulos visuais têm papel essencial na percepção da forma e do movimento, e (3) colunas curtas conhecidas como *bolhas* processam cores.

As colunas de orientação contêm uma hierarquia de células visuais que respondem a estímulos cada vez mais complexos. Três tipos de neurônios corticais visuais foram identificados com base na complexidade das exigências de estímulo necessárias para se obter uma resposta da célula. Eles são chamados de **células simples, complexas** e **hipercomplexas**. Todas as células dentro de uma determinada coluna de orientação processam impulsos vindos de estímulos visuais no mesmo eixo de orientação, como uma faixa de luz orientada verticalmente, horizontalmente ou em um ângulo oblíquo. O córtex visual primário tem colunas de orientação para cada eixo de orientação possível. A dissecção de impulsos visuais nas diversas orientações é importante para o discernimento de forma e movimento. O córtex visual também é organizado em seis camadas, cada uma constituída por tipos de célula específicos. Por exemplo, células simples são encontradas na camada 4. Células simples e complexas são empilhadas umas sobre as outras de uma forma específica dentro de cada coluna de orientação. Células hipercomplexas são encontradas apenas nas áreas superiores de processamento visual. Conexões horizontais dentro das camadas conectam colunas verticais que executam funções semelhantes. Cada camada tem entradas e saídas diferentes e é especializada na execução de uma tarefa em particular.

Diferentemente de uma célula da retina, que reage à quantidade de luz, uma célula cortical dispara apenas quando recebe o padrão de iluminação específico para o qual está programada. Esses padrões são inseridos por conexões convergentes que se originam de células fotorreceptoras fortemente alinhadas na retina. Por exemplo, nas colunas de orientação, algumas células

TABELA 6-4 — Funções dos Principais Componentes do Olho

Estruturas (em ordem alfabética)	Localização	Função
Bastonetes	Fotorreceptores na camada mais externa da retina	Responsáveis pela visão de alta sensibilidade, em preto e branco e noturna
Células ganglionares	Camada interna de células nervosas na retina	Importantes no processamento de estímulo luminoso; formam o nervo óptico
Células Bipolares	Camada média de células nervosas na retina	Importante no processamento de estímulos luminosos pela retina
Cones	Fotorreceptores na camada mais externa da retina	Responsáveis por visão de alta acuidade, cor e diurna
Córnea	Camada mais externa clara anterior do olho	Contribui mais amplamente para a capacidade refrativa do olho
Coroide	Camada média do olho	Pigmentado para evitar a dispersão de raios luminosos no olho; contém vasos sanguíneos que nutrem a retina; anteriormente especializado para formar o corpo ciliar e a íris
Corpo Ciliar	Derivado anterior especializado da camada coroide; forma um anel em volta da borda externa da lente	Produz humor aquoso e contém o músculo ciliar
Disco Óptico	(veja o item *ponto cego*)	
Esclera	Camada externa rígida do olho	Camada de tecido conectivo protetor; forma a parte branca visível do olho; anteriormente especializada para formar a córnea
Fóvea	Centro exato da retina	Região com maior acuidade
Humor Aquoso	Cavidade anterior entre a córnea e a lente	Fluido aquoso claro formado continuamente e que leva nutrientes à córnea e à lente
Humor Vítreo	Entre a lente e a retina	Substância semifluida, semelhante a uma gelatina, que ajuda a manter o formato esférico do olho
Íris	Aro pigmentado visível de músculo dentro do humor aquoso	Varia o tamanho da pupila por contração variável; responsável pela coloração dos olhos
Lente	Entre o humor aquoso e o humor vítreo; acopla-se ao músculo ciliar por ligamentos suspensórios	Fornece capacidade refrativa variável durante a acomodação
Ligamentos Suspensórios	Suspensos entre o músculo ciliar e a lente	Importante na acomodação
Mácula Lútea	Área imediatamente ao redor da fóvea	Tem alta acuidade, graças à abundância de cones
Músculo Ciliar	Componente circular muscular do corpo ciliar; acoplado à lente através de ligamentos suspensórios	Importante na acomodação
Nervo Óptico	Passa pelo disco óptico de cada olho (ponto cego)	Primeira parte da via visual até o cérebro
Ponto Cego	Ponto levemente descentralizado na retina por onde passa o nervo óptico; não possui fotorreceptores (também conhecido como *disco óptico*)	Via de passagem do nervo óptico e de vasos sanguíneos
Pupila	Abertura redonda anterior no meio da íris	Permite que quantidades variáveis de luz entrem no olho
Retina	Camada mais interna do olho	Contém os fotorreceptores (bastonetes e cones)

simples disparam apenas quando uma barra é vista verticalmente em determinada localização, outras quando a barra está na horizontal e outras para as várias orientações oblíquas. O movimento de um eixo crítico de orientação torna-se importante para resposta de algumas células complexas. Células hipercomplexas adicionam uma outra dimensão ao processamento visual, respondendo apenas a determinadas extremidades, cantos e curvas. Cada nível de neurônio visual cortical tem capacidade cada vez maior de abstração das informações acumuladas pela convergência crescente de impulsos de neurônios do nível inferior. Desta forma, o córtex transforma o padrão pontilhado, criado por fotorreceptores estimulados em diversos graus e por diferentes intensidades de luz na imagem da retina, em informações sobre posição, orientação, movimento, contorno e comprimento. Outros aspectos da informação visual, como percepção de profundidade e de cor, são processados simultaneamente pelos outros sistemas organizacionais verticais e horizontais. Como e onde toda a imagem é finalmente reunida ainda não foi descoberto. Apenas depois que essas informações processadas separadas são integradas pelas regiões visuais superiores é que percebemos uma imagem reconstruída da cena visualizada.

O impulso visual vai para outras áreas do cérebro não envolvidas na percepção da visão.

Nem todas as fibras da via visual terminam nos córtices visuais. Algumas são projetadas a outras regiões do cérebro, com finalidades distintas da percepção direta da visão. Exemplos de atividades não relacionadas à visão que dependem de impulsos dos cones e bastonetes incluem: (1) contribuição para a atenção e vigilância cortical, (2) controle do tamanho da pupila e (3) controle dos movimentos dos olhos. Cada olho é equipado com um conjunto de seis **músculos oculares externos**, que posicionam e movimentam o olho para que ele possa localizar, ver e rastrear melhor os objetos. Os movimentos dos olhos estão entre os mais rápidos e mais diretamente controláveis do corpo.

Três por cento das células ganglionares não estão envolvidas no processamento visual. Em vez disso, elas fabricam **melanopsina**, pigmento sensível à luz que tem uma função crucial no ajuste do "relógio biológico" do organismo para operar em sintonia com os ciclos claro-escuro (veja no Capítulo 18, o quadro ■ **Conceitos, Desafios e Controvérsias**).

Alguns Impulsos sensoriais podem ser detectados por mais de uma área de processamento sensorial no cérebro.

Antes de irmos ao próximo sentido – a audição –, devemos mencionar uma nova e polêmica teoria relativa aos sentidos, que desafia a noção anterior de que os sentidos seriam separadamente alimentados em diferentes regiões do cérebro, responsáveis pelo processamento de apenas um sentido. Cada vez mais, indícios apontam que as regiões cerebrais dedicadas quase exclusivamente a determinado sentido, como o córtex visual para os impulsos visuais ou somatossensorial para os impulsos táteis, na verdade recebem sinais sensoriais diversos. Portanto, sinais táteis e auditórios também chegariam ao córtex visual. Por exemplo, um estudo utilizando novas técnicas de imagens cerebrais mostrou que pessoas cegas de nascimento utilizam o córtex visual quando leem em braile, embora não "enxerguem"

nada. O impulso tátil de seus dedos atinge a área visual do cérebro e também o córtex somatossensorial. Este impulso as ajuda a "visualizar" os padrões dos ressaltos em braile.

Também reforçando o conceito de que o processamento central dos diferentes tipos de impulso sensorial se sobrepõe até certo ponto, cientistas recentemente descobriram *neurônios multissensoriais* – células cerebrais que reagem a diversos impulsos sensoriais, e não apenas a um. Não se sabe se tais células são raras ou comuns no cérebro (veja o quadro ■ **Conceitos, Desafios e Controvérsias**, sobre uma das formas pelas quais os pesquisadores estão explorando este compartilhamento de impulsos sensoriais em diferentes regiões do cérebro).

No restante do capítulo, nosso foco será o funcionamento principal de outros sentidos especiais. Agora, transferiremos nossa atenção dos olhos aos ouvidos.

Ouvido: Audição e Equilíbrio

Cada **ouvido** consiste de três partes: o ouvido *externo*, o *médio* e o *interno* (● Figura 6-32). As partes externa e média do ouvido transmitem ondas sonoras levadas pelo ar ao ouvido interno, repleto de fluido, amplificando no processo a energia sonora. O ouvido interno abriga dois sistemas sensoriais diferentes: a *cóclea*, que contém os receptores para a conversão de ondas sonoras em impulsos nervosos, possibilitando a audição, e o *sistema vestibular*, necessário para a noção de equilíbrio.

Ondas sonoras consistem em regiões alternadas de compressão e rarefação de moléculas do ar.

A **audição** é a percepção neural da energia sonora. A audição envolve dois aspectos: identificação dos sons ("o quê?") e sua localização ("onde?"). Examinaremos primeiro as características das ondas sonoras; depois, como os ouvidos e o cérebro processam impulsos sonoros para realizar a audição.

Ondas sonoras são vibrações móveis de ar que consistem em regiões de alta pressão causadas pela compressão de moléculas alternadas com regiões de baixa pressão causadas pela rarefação dessas moléculas (● Figura 6-33a). Qualquer dispositivo capaz de produzir tais padrões de perturbação de moléculas de ar é uma fonte de som. Um exemplo simples é o diapasão. Quando um diapasão é tocado, seus dentes vibram. Enquanto o dente de um diapasão se move em uma direção (● Figura 6-33b), as moléculas de ar à frente dele são aproximadas, ou comprimidas, aumentando a pressão nesta área. Simultaneamente, enquanto o dente se move para frente, as moléculas de ar atrás do dente se espalham, ou são rarefeitas, diminuindo a pressão nessa região. Quando o dente se move na direção contrária, uma onda oposta de compressão e rarefação é criada. Embora moléculas individuais sejam movidas apenas em curtas distâncias enquanto o diapasão vibra, ondas alternadas de compressão e rarefação espalham-se por distâncias consideráveis de maneira ondulada. Moléculas de ar perturbadas perturbam outras moléculas em regiões adjacentes, configurando novas regiões de compressão e rarefação, e assim por diante (● Figura 6-33c). A energia sonora se dissipa gradualmente enquanto as ondas sonoras afastam-se da fonte de som original. A intensidade do som diminui, até finalmente acabar, quando a última onda sonora estiver fraca demais para perturbar as moléculas de ar à sua volta.

CONCEITOS, DESAFIOS E CONTROVÉRSIAS

"Ver" com a Língua

Embora cada tipo de impulso sensorial seja recebido principalmente por uma região diferente do cérebro, responsável pela percepção daquela modalidade, as regiões cerebrais envolvidas no processamento perceptual recebem sinais sensoriais de diversas fontes. Assim, o córtex visual recebe impulsos sensoriais não apenas dos olhos, mas também da superfície corporal e dos ouvidos. Um grupo de cientistas está estudando, de uma maneira incomum, mas interessante, este compartilhamento de impulsos sensoriais por diversas regiões do cérebro. Nesta pesquisa, voluntários cegos, ou que enxergam, mas foram vendados, conseguem perceber rudimentos de formas e características espaciais através de um dispositivo de exibição lingual. Quando este dispositivo, que consiste de uma grade de eletrodos, é posicionado na língua, ele traduz imagens captadas por uma câmera em um padrão de sinais elétricos que ativam receptores de toque na língua (veja na figura). O padrão de "cócega" na língua, resultado de sinais elétricos induzidos pela luz, corresponde à imagem gravada pela câmera. Com a prática, o córtex visual interpreta esse impulso sensorial alternativo como uma imagem visual. Como alega um dos pesquisadores que desenvolveu esta técnica, uma pessoa vê com o córtex visual, não com os olhos. Qualquer meio de enviar sinais ao córtex visual pode ser percebido como uma imagem visual. Por exemplo, um participante cego do estudo viu pela primeira vez a chama de uma vela tremular por meio deste dispositivo lingual.

A língua é uma escolha melhor do que a pele para receber esse impulso luminoso convertido em tátil porque a saliva é um fluido condutor de eletricidade, que conduz a corrente gerada pelo impulso visual no dispositivo. Além disso, a língua é densamente povoada de receptores táteis, havendo a possibilidade de maior acuidade do impulso visual do que na pele. Esta característica será importante se esse dispositivo for utilizado para ajudar pessoas com problemas de visão. A meta dos pesquisadores é melhorar a resolução do dispositivo ao aumentar o número de eletrodos na boca. Mesmo assim, a imagem percebida ainda será grosseira porque a acuidade possibilitada por este dispositivo nunca poderá se aproximar da fornecida pelos diminutos campos receptivos dos olhos.

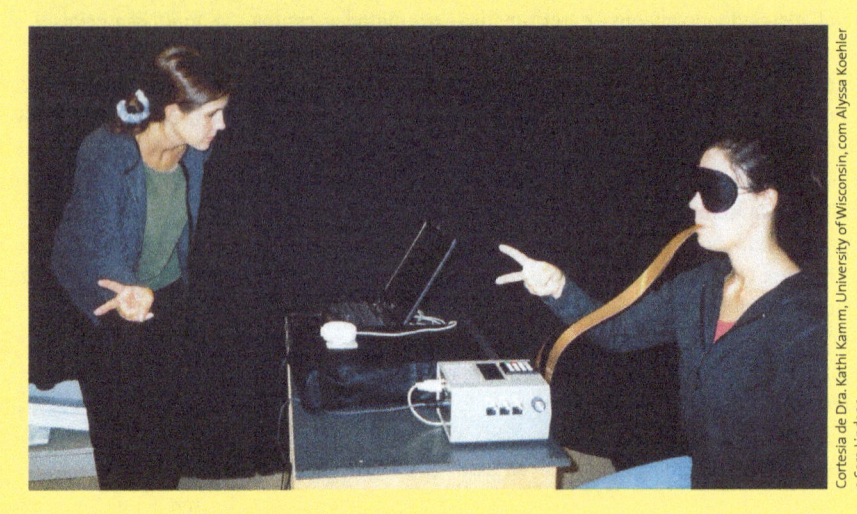

• Um indivíduo de olhos vendados imita gestos enquanto é filmado, e as imagens são transmitidas a uma unidade tradutora com receptores de toque na língua.

Embora o uso da língua como substituto do olho nunca possa fornecer exatamente a mesma visão de um olho normal, a esperança é que esta técnica permita que pessoas cegas tenham um meio de distinguir portas, enxergar objetos como formas vagas e rastrear movimento. Mesmo estes impulsos visuais limitados possibilitariam que pessoas sem visão se movimentassem mais facilmente, melhorando sua qualidade de vida. Os desenvolvedores do dispositivo planejam diminuir o tamanho da unidade para que ela se encaixe perfeitamente na boca do usuário e seja conectada por ligação sem fio a uma câmera em miniatura montada em óculos. Tal unidade reduzida seria mais prática de usar e cosmeticamente aceitável.

Ondas sonoras também podem percorrer outros meios diferentes do ar, como a água. Entretanto, elas fazem isso com menos eficiência – maiores pressões são necessárias para causar movimentos em fluidos do que no ar devido à maior inércia (resistência a mudança) dos fluidos.

O som é caracterizado por sua afinação (tom), intensidade (altura) e timbre (qualidade) (• Figura 6-34):

▪ A **afinação**, ou **tom**, de um som (por exemplo, uma nota dó ou sol) é determinada pela frequência de vibrações. Quanto maior a frequência da vibração, maior a afinação. Os ouvidos humanos podem detectar ondas sonoras com frequências de 20 a 20.000 ciclos por segundo, mas são mais sensíveis a frequências entre 1.000 e 4.000 ciclos por segundo.

▪ A **intensidade**, ou **altura**, de um som depende da amplitude das ondas sonoras, ou diferenças de pressão entre uma região de alta pressão de compressão e uma de baixa pressão de rarefação. Dentro da faixa de audição, quanto maior a amplitude, mais alto o som. Os ouvidos humanos podem detectar uma ampla gama de intensidades de som, do mais leve suspiro à escandalosamente alta decolagem de um avião. A altura é medida em decibéis (dB), que são uma medida logarítmica de intensidade comparada ao som mais baixo que pode ser ouvido – o **limiar de audição**. Devido à relação logarítmica, cada 10 dB indicam um aumento de 10 vezes no volume. Alguns exemplos de sons comuns ilustram a intensidade desses aumentos (▲ Tabela 6-5). Observe que o movimento de folhas a 10 dB é 10 vezes mais alto do que o limiar de audição, mas o som de um avião decolando a 150 dB é um quatrilhão (um milhão de bilhões) de vezes, não 150 vezes, mais alto do que o menor som audível. Sons acima de 100 dB podem danificar permanentemente o sistema sensorial delicado na cóclea.

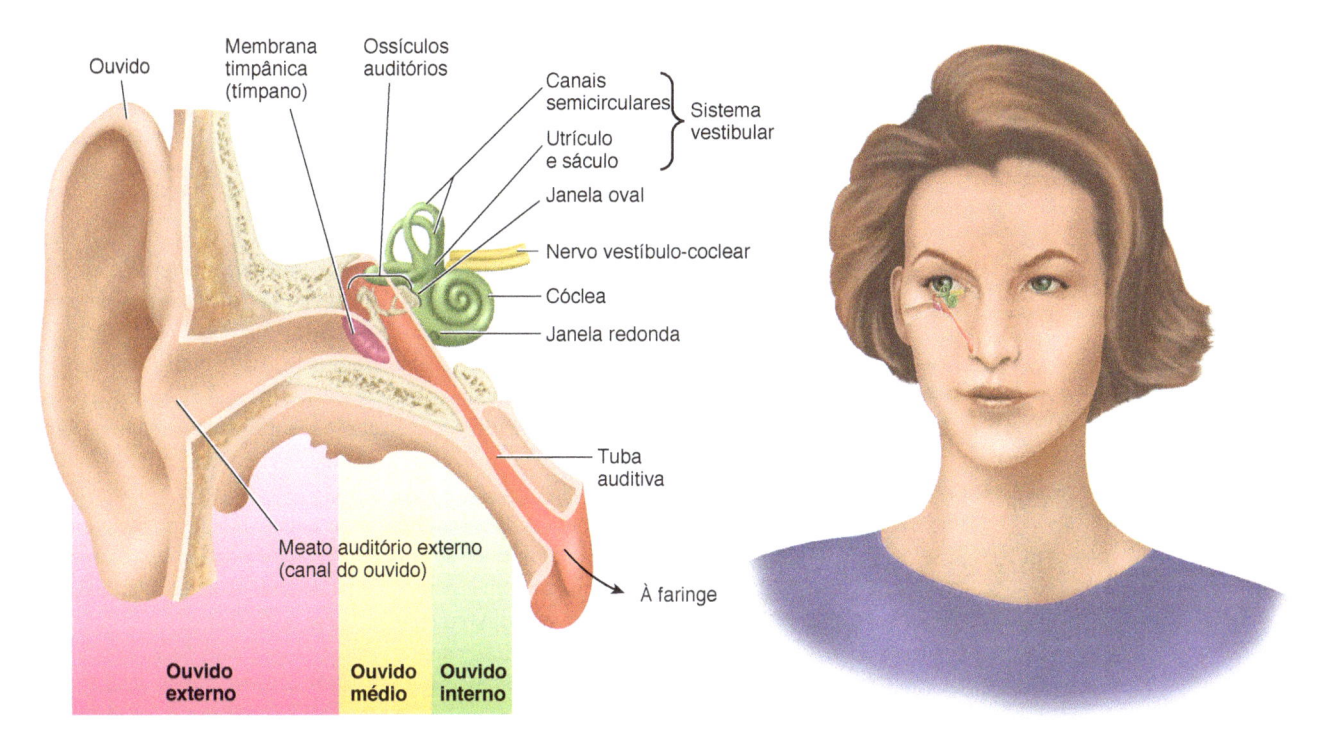

• **FIGURA 6-32** Anatomia do ouvido.

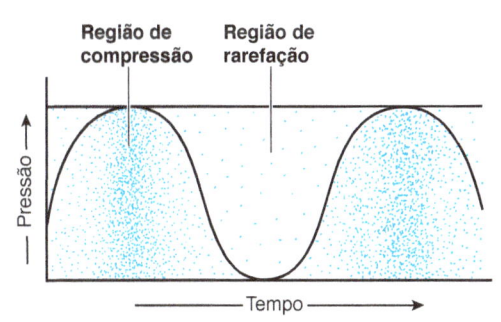

• **FIGURA 6-33** Formação de ondas sonoras
(a) Ondas sonoras são regiões alternadas de compressão e de rarefação de moléculas de ar.
(b) Um diapasão em vibração forma ondas sonoras quando as moléculas de ar à frente do braço do diapasão são comprimidas, enquanto as moléculas atrás do braço são rarefeitas. (c) Moléculas de ar perturbadas batem em outras moléculas em seu caminho, formando novas regiões de perturbação de ar, mais distantes da fonte original do som. Desta forma, as ondas sonoras se afastam progressivamente da origem, embora cada molécula de ar trafegue somente uma curta distância quando perturbada. A onda sonora se dissipa quando a última região de perturbação do ar é fraca demais para perturbar a região além dela.

(a) Ondas sonoras

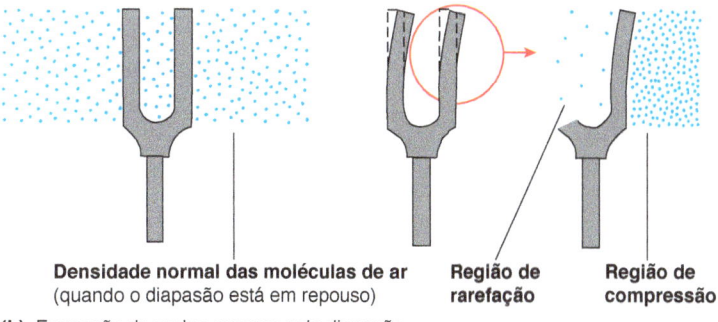

(b) Formação de ondas sonoras pelo diapasão

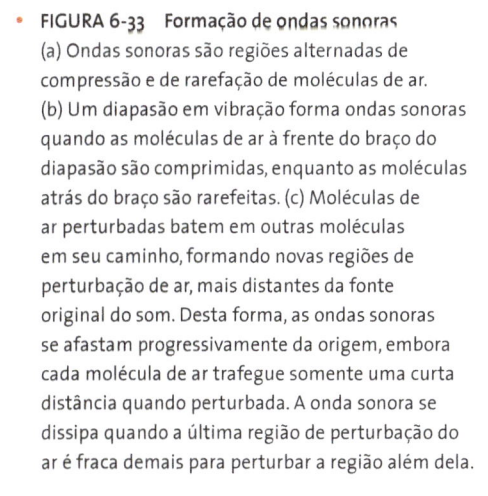

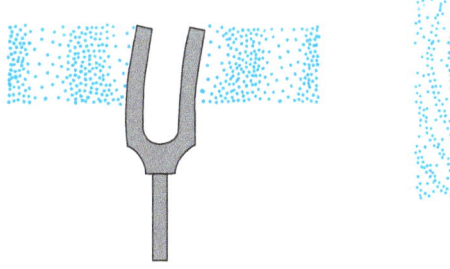

(c) Ondas sonoras se afastando da origem

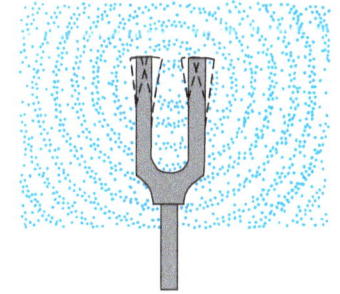

Capítulo 6 – Sistema Nervoso Periférico: Divisão Aferente; Sentidos Especiais

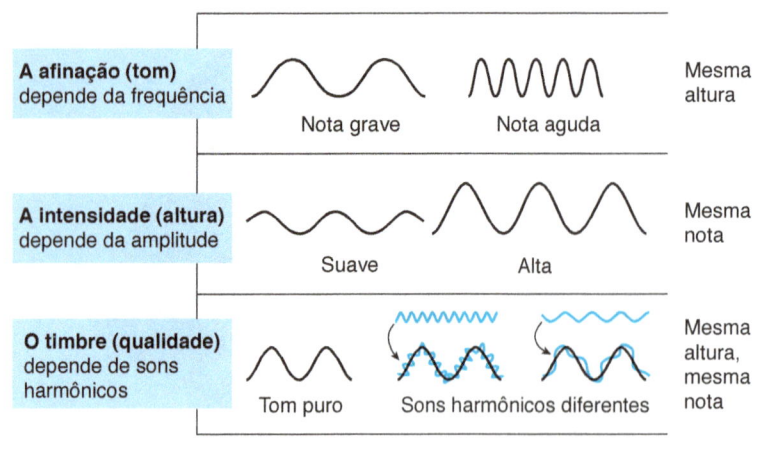

A afinação (tom) depende da frequência	Nota grave / Nota aguda	Mesma altura
A intensidade (altura) depende da amplitude	Suave / Alta	Mesma nota
O timbre (qualidade) depende de sons harmônicos	Tom puro / Sons harmônicos diferentes	Mesma altura, mesma nota

• FIGURA 6-34 Propriedades das ondas sonoras.

TABELA 6-5 — Intensidade Relativa de Sons Comuns

Som	Altura em Decibéis (Db)	Comparação com o mais Baixo Som Audível (Limiar de Audição)
Movimento de folhas	10 dB	10 vezes mais alto
Tique-taque do relógio	20 dB	100 vezes mais alto
Sussurro	30 dB	1.000 vezes mais alto
Conversa normal	60 dB	1 milhão de vezes mais alto
Liquidificador, cortador de grama, secador de cabelo	90 dB	1 bilhão de vezes mais alto
Show de rock, sirene de ambulância	120 dB	1 trilhão de vezes mais alto
Decolagem de avião	150 dB	1 quatrilhão de vezes mais alto

■ O **timbre**, ou **qualidade**, de um som depende de seus sons harmônicos, que são frequências adicionais sobrepostas na intensidade ou tom fundamental. Um diapasão tem um tom puro, mas a maioria dos sons não tem tanta pureza. Por exemplo, misturas complexas de sons harmônicos fornecem sons distintos a diferentes instrumentos que tocam uma mesma nota (um dó em um trompete soa diferente do dó em um piano). Sons harmônicos são igualmente responsáveis pelas diferenças características das vozes. O timbre possibilita que o ouvinte diferencie a fonte de ondas sonoras, porque cada fonte produz um padrão diferente de sons harmônicos. Graças ao timbre, é possível saber se é sua mãe ou sua namorada quem está ligando antes que se diga a coisa errada.

O ouvido externo tem uma função na localização de sons.

As células receptoras especializadas para som são localizadas no ouvido interno repleto de fluidos. Ondas sonoras levadas pelo ar devem, portanto, ser canalizadas e transferidas em direção ao ouvido interno, compensando a perda de energia sonora que ocorre naturalmente no processo quando as ondas sonoras passam do ar para o fluido. Esta função é executada pelo ouvido externo e pelo ouvido médio.

O ouvido **externo** (veja a • Figura 6-32) consiste da *parte externa* (ouvido), do *meato auditório externo* (canal do ouvido) e da *membrana timpânica* (tímpano). O **ouvido**, uma aba de cartilagem saliente recoberta por pele, coleta ondas sonoras e as canaliza para o canal do ouvido. Muitas espécies (os cães, por exemplo) podem voltar as orelhas na direção do som para coletar mais ondas sonoras, mas os ouvidos humanos são relativamente imóveis. Devido a seu formato, o ouvido bloqueia parcialmente ondas sonoras que se aproximam do ouvido por trás, mudando o timbre do som e, assim, ajudando uma pessoa a diferenciar se um som vem diretamente da frente ou de trás.

A localização sonora para sons que vêm da direita ou da esquerda é determinada por dois tipos de sinais. Primeiro, a onda sonora atinge o ouvido mais perto do som, pouco antes de chegar ao ouvido mais distante. Segundo, o som é menos intenso quando chega ao ouvido mais distante, porque a cabeça atua como uma barreira sonora que interrompe parcialmente a propagação de ondas sonoras. O córtex auditório integra esses sinais para determinar a localização da fonte sonora. É difícil localizar o som com apenas um ouvido. Indícios recentes sugerem que o córtex auditório localiza um som por diferenças no tempo dos padrões de disparo neural e não por algum tipo de mapa espacialmente organizado, como o projetado no córtex visual ponto a ponto pela retina, que permite identificar a localização de um objeto visual.

A entrada no **canal do ouvido** é protegida por pelos finos. A pele que reveste o canal contém glândulas sudoríparas modificadas que produzem **cerume** (a cera de ouvido), uma secreção pegajosa que prende partículas estranhas. Em conjunto, os pelos e a cera ajudam a evitar que partículas carregadas pelo ar cheguem às partes internas do canal do ouvido, onde poderiam se acumular ou ferir a membrana timpânica, interferindo na audição.

A membrana timpânica vibra em uníssono com as ondas sonoras no ouvido externo.

A **membrana timpânica**, que alonga-se na entrada para o ouvido médio, vibra quando atingida por ondas sonoras. As regiões alternadas de alta e baixa pressão de uma onda sonora fazem com que o incrivelmente sensível tímpano dobre-se para dentro e para fora, em uníssono com a frequência da onda.

Para que a membrana fique livre para mover-se quando atingida por ondas sonoras, a pressão de ar em repouso nos dois lados da membrana timpânica deve ser igual. A parte externa do tímpano fica exposta à pressão atmosférica, que a atinge através do canal do ouvido. A parte interna do tímpano, voltada para a cavidade do ouvido médio, também fica exposta à pressão atmosférica pela **tuba auditiva**, que conecta o ouvido médio à **faringe** (parte de trás da garganta) (veja a • Figura 6-32). A tuba auditiva normalmente fica fechada, mas pode ser aberta ao bocejar, mastigar e engolir. Tal abertura permite que a pressão de ar interna do ouvido médio equilibre-se com a pressão atmosférica, de forma que as pressões nos dois lados da membrana timpânica sejam iguais. Durante mudanças rápidas na pressão externa (durante um voo, por exemplo), o tímpano dilata-se dolorosamente, pois a pressão fora do ouvido se altera enquanto a pressão no ouvido médio permanece igual. A abertura da tuba auditiva ao bocejarmos permite que a pressão nos dois lados da membrana timpânica se equalize, aliviando a distorção da pressão enquanto o tímpano "estala" de volta ao lugar.

Nota Clínica Infecções que se originam na garganta às vezes se disseminam pela tuba auditiva até o ouvido médio. O acúmulo de fluido resultante no ouvido médio não apenas é doloroso, mas também interfere na condução de som ao longo do ouvido médio.

Os ossos do ouvido médio convertem as vibrações da membrana timpânica em movimentos no fluido do ouvido interno.

O ouvido **médio** transfere os movimentos vibratórios da membrana timpânica ao fluido do ouvido interno. Essa transferência é facilitada por uma cadeia móvel de três ossos pequenos, ou **ossículos** (**martelo, bigorna** e **estribo**), que se estendem ao longo do ouvido médio (• Figura 6-35a). O primeiro osso, o martelo, é acoplado à membrana timpânica, e o último, o estribo, é acoplado à **janela oval**, a entrada para a cóclea repleta de fluidos. Enquanto a membrana timpânica vibra em resposta às ondas sonoras, a cadeia de ossos movimenta-se na mesma frequência, transmitindo essa frequência de movimento da membrana timpânica à janela oval. A pressão resultante na janela oval a cada vibração produz movimentos ondulados no fluido do ouvido interno, na mesma frequência das ondas sonoras originais. No entanto, como observado anteriormente, uma pressão maior é necessária para movimentar o fluido. O sistema ósseo amplifica a pressão das ondas sonoras levadas pelo ar por dois mecanismos para configurar vibrações de fluido na cóclea. Primeiro, como a área de superfície da membrana timpânica é muito maior do que a da janela oval, a pressão aumenta quando a força exercida sobre a membrana timpânica é transmitida pelos ossículos à janela oval (pressão = força/área da unidade). Segundo, a ação de alavanca dos ossículos oferece uma vantagem mecânica adicional. Juntos, esses mecanismos aumentam a força exercida sobre a janela oval em 20 vezes em relação ao que seria se a onda sonora atingisse diretamente a janela oval. Esta pressão adicional é suficiente para movimentar o fluido coclear.

Vários músculos minúsculos no ouvido interno contraem-se de forma reflexa em resposta a sons altos (acima de 70 dB), fazendo com que a membrana timpânica se aperte e limitando o movimento da cadeia de ossos. Essa redução no movimento das estruturas do ouvido médio diminui a transmissão de ondas sonoras altas para o ouvido interno, protegendo o delicado sistema sensorial contra lesões. Entretanto, esta resposta reflexa é relativamente lenta, ocorrendo pelo menos 40 ms depois da exposição a um som alto. Assim, ela fornece proteção apenas contra sons altos prolongados, não contra sons repentinos como uma explosão. Aproveitando este reflexo, os canhões antiaéreos da Segunda Guerra Mundial foram projetados para fazer um som alto antes do disparo e proteger os ouvidos do atirador contra a explosão muito mais alta do disparo real.

A cóclea contém o órgão de Corti, o órgão sensorial da audição.

A **cóclea**, a parte "ouvinte" do ouvido interno, do tamanho de uma ervilha e no formato de um caracol, é um sistema tubular espiralado localizado bem no fundo do osso temporal (veja a • Figura 6-32) (*cóclea* quer dizer "caracol"). É mais fácil entender os componentes funcionais da cóclea "desenrolando-a", como mostrado na • Figura 6-35a. A cóclea é dividida, na maior parte de seu comprimento, em três compartimentos longitudinais repletos de fluido. Um **duto coclear** sem saída, também conhecido como **escala média**, constitui o compartimento médio. Ele forma um canal através do centro da cóclea, quase atingindo seu final. O compartimento superior, a **escala vestibular**, segue os contornos internos da espiral, e a **escala timpânica**, o compartimento inferior, segue os contornos externos (•Figura 6-35a e b). O fluido dentro da escala vestibular e da escala timpânica é chamado de **perilinfa**. O duto coclear contém um fluido levemente diferente, a **endolinfa** (• Figura 6-36a). A região além da ponta do duto coclear, onde o fluido nos compartimentos superior e inferior é contínuo, é chamada de **helicotrema**. A escala vestibular é vedada a partir da cavidade do ouvido médio pela janela oval, à qual o estribo está acoplado. Outra pequena abertura coberta por membrana, a **janela redonda**, veda a escala timpânica do ouvido médio. A **membrana vestibular** fina forma o teto do duto coclear e o separa da escala vestibular. A **membrana basilar** forma o chão do duto coclear, separando-o da escala timpânica. A membrana basilar é especialmente importante porque contém o **órgão de Corti**, o órgão do sentido da audição.

Células ciliadas no órgão de Corti transduzem movimentos do fluido em sinais neurais.

O órgão de Corti, que fica no topo da membrana basilar em todo o seu comprimento, contém **células capilares auditórias** que são receptores de som. As 15.000 células capilares dentro de cada cóclea estão organizadas em quatro linhas paralelas por todo o comprimento da membrana basilar: uma linha de **células capilares internas** e três de **células capilares externas** (• Figura 6-35c). Saindo da superfície de cada célula capilar, há cerca de cem cílios conhecidos como **estereocílios**, que são microvilosidades endurecidas por actina (veja no Capítulo 2). Células capilares são mecanorreceptores – geram sinais neurais quando seus cílios superficiais são mecanicamente deformados em associação com movimentos de fluido no ouvido interno. Esses estereocílios entram em contato com a **membrana tectorial**, uma projeção semelhante a um teto, presa sobre o órgão de Corti por todo seu comprimento (• Figura 6-35b e c).

A ação semelhante a um pistão do estribo contra a janela oval configura ondas de pressão no compartimento superior. Como o fluido não é compressível, a pressão é dissipada de duas formas, enquanto o estribo faz a janela oval inchar para dentro: pelo (1) deslocamento da janela redonda e pela (2) deflexão da membrana basilar (• Figura 6-36a). Na primeira dessas vias, a onda de pressão empurra a perilinfa para frente no compartimento superior, depois em torno do helicotrema, e para dentro do compartimento inferior, onde faz com que a janela redonda se projete para fora, na cavidade do ouvido médio, para compensar o aumento de pressão. Enquanto o estribo oscila para trás e empurra a janela oval para fora, em direção ao ouvido

• **FIGURA 6-35** Ouvido médio e cóclea.

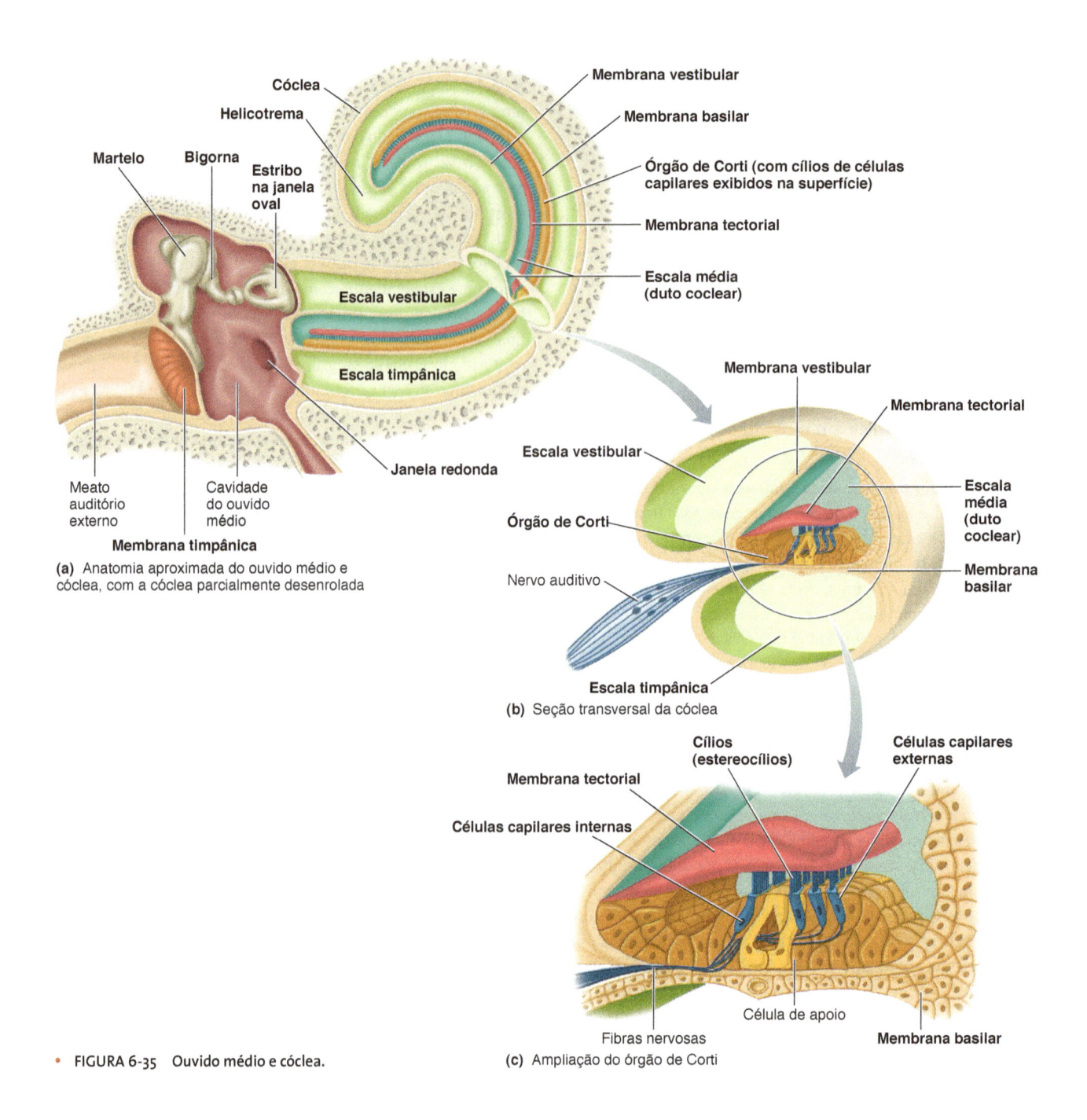

(a) Anatomia aproximada do ouvido médio e cóclea, com a cóclea parcialmente desenrolada
(b) Seção transversal da cóclea
(c) Ampliação do órgão de Corti

médio, a perilinfa se move na direção oposta, movendo a janela redonda para dentro. Esta via não resulta em recepção do som, simplesmente dissipando a pressão.

Ondas de pressão de frequências associadas à recepção do som pegam um "atalho" (• Figura 6-36a). Ondas de pressão no compartimento superior são transferidas através da fina membrana vestibular para o duto coclear e, depois, através da membrana basilar para o compartimento inferior, onde fazem com que a janela redonda se ressalte alternadamente para dentro e para fora. A principal diferença nesta via é que a transmissão de ondas de pressão através da membrana basilar faz com que ela se mova para cima e para baixo, vibrando em sincronia com a onda de pressão. Como o órgão de Corti está localizado na membrana basilar, as células capilares também se movem para cima e para baixo.

FUNÇÃO DAS CÉLULAS CAPILARES INTERNAS As células capilares internas e externas têm funções diferentes. As células capilares internas são as que "escutam": elas transformam as forças mecânicas do som (vibração do fluido coclear) em impulsos elétricos da audição (potenciais de ação que propagam mensagens auditórias ao córtex cerebral). Como os estereocílios dessas células receptoras entram em contato com a membrana tectorial rígida e estacionária, eles se dobram para frente e para

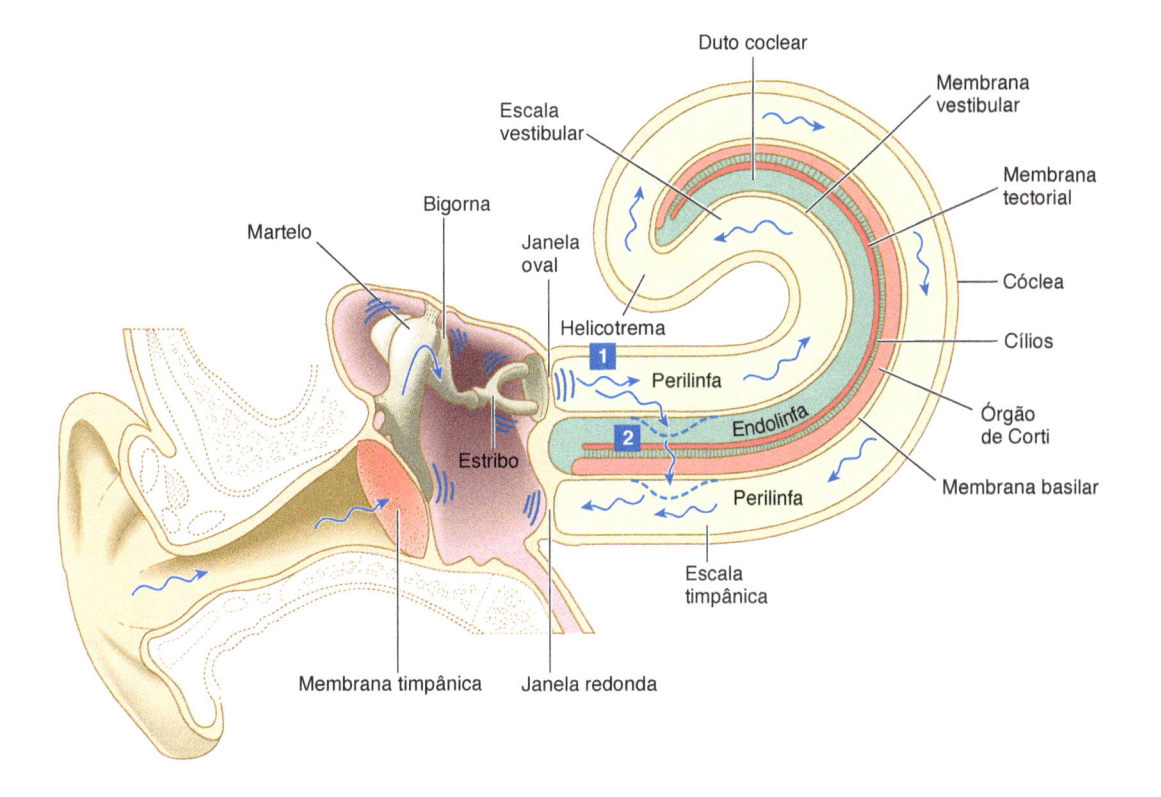

O movimento de fluido dentro da perilinfa formado pela vibração da janela oval segue dois caminhos:

Via 1: Através da escala vestibular, em volta do heliocotrema, e através da escala timpânica, fazendo a janela redonda vibrar. Este caminho apenas dissipa energia sonora.

Via 2: Um "atalho" da escala vestibular através da membrana basilar até a escala timpânica. Este caminho dispara a ativação dos receptores de som ao dobrar os cílios das células capilares, enquanto o órgão de Corti, no topo da membrana basilar em vibração, é deslocado em relação à membrana tectorial sobreposta.

(a) Movimento de fluido na cóclea

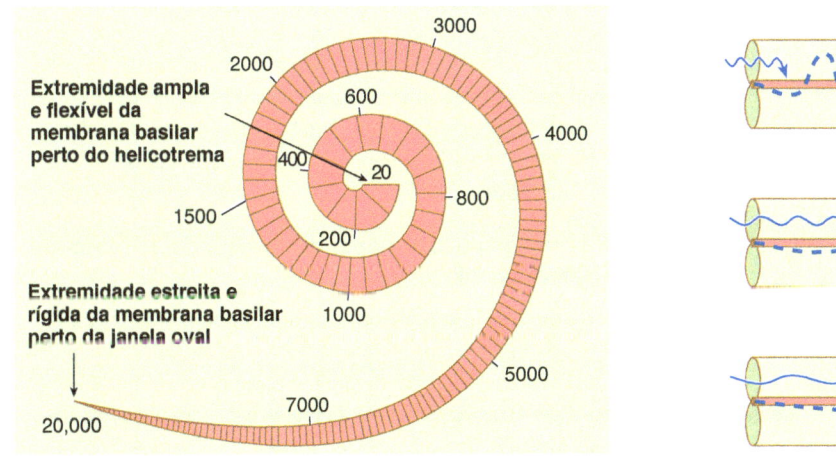

Os números indicam as frequências de ondas sonoras (em ciclos por segundo) com as quais diferentes regiões da membrana basilar vibram ao máximo.

(b) Membrana basilar, parcialmente desenrolada

(c) Membrana basilar, completamente desenrolada

- **FIGURA 6-36 Transmissão de ondas sonoras.** (a) O movimento de fluido dentro da cóclea, originado da vibração da janela oval, segue duas vias, uma que dissipa a energia sonora e a outra que inicia o potencial de receptor. (b) Regiões diferentes da membrana basilar vibram ao máximo em frequências diferentes. (c) A extremidade estreita e rígida da membrana basilar, mais perto da janela oval, vibra mais com tons de alta frequência. A extremidade ampla e flexível da membrana basilar perto do helicotrema vibra mais com tons de baixa frequência.

trás quando a membrana basilar oscilante muda sua posição em relação à membrana tectorial (• Figura 6-37). Esta deformação mecânica dos cílios para trás e para frente abre e fecha alternadamente canais de cátion regulados mecanicamente (veja no Capítulo 4) na célula capilar, resultando em mudanças alternadas de potencial despolarizante e hiperpolarizante – o potencial de receptor – na mesma frequência do estímulo sonoro original.

Os estereocílios de cada célula capilar estão organizados em filas de altura crescente, em um padrão preciso de escada (• Figura 6-38a). **Elos com ponta**, que são tipos de CAMs (moléculas de adesão celular – veja no Capítulo 3), unem as pontas dos estereocílios em linhas adjacentes. Quando a membrana basilar se move para cima, o feixe de estereocílios se dobra em direção a sua membrana mais alta, esticando os elos das pontas. Os elos alongados das pontas abrem os canais de cátion aos quais são acoplados (• Figura 6-38b). O movimento iônico resultante é incomum por causa da composição peculiar da endolinfa que banha os estereocílios. Em enorme contraste com o ECF de outros locais, a endolinfa tem maior concentração de K^+ do que a encontrada dentro da célula capilar. Alguns canais de cátion são abertos em uma célula capilar em repouso, permitindo a entrada de pequenos níveis de K^+ em favor de seu gradiente de concentração. Quando mais canais de cátion são abertos, mais K^+ entra na célula capilar. Esta entrada adicional de K^+ despolariza (excita) a célula capilar (• Figura 6-38c). Quando a membrana basilar se move na direção oposta, o feixe de cílios se afasta do estereocílio mais alto, soltando os elos de pontas e fechando todos os canais. Como resultado, a entrada de K^+ para, hiperpolarizando a célula capilar.

Assim como os fotorreceptores, as células capilares não sofrem potenciais de ação. As células capilares internas comunicam-se mediante sinapses químicas com os terminais das fibras dos nervos aferentes que compõem o **nervo auditório (coclear)**. Devido à entrada de pequenos níveis de K^+, as células capilares internas liberam espontaneamente algum neurotransmissor via exocitose induzida por Ca^{2+} na ausência de estimulação. A despolarização dessas células capilares abre mais canais de Ca^{2+} regulados por voltagem. A resultante entrada de Ca^{2+} adicional aumenta a taxa de secreção de neurotransmissor, o que aumenta a taxa de disparo nas fibras aferentes com as quais as células capilares internas fazem sinapse. Inversamente, a taxa de disparo diminui abaixo do nível de repouso, pois essas células capilares liberam menos transmissor quando são hiperpolarizadas no deslocamento na direção oposta.

Em resumo, o ouvido converte as ondas sonoras no ar em movimentos oscilantes da membrana basilar, dobrando os cílios das células receptoras para frente e para trás. Esta deformação mecânica dos cílios abre e fecha alternadamente os canais das células receptoras, causando mudanças no potencial graduado no receptor que levam a alterações na taxa de potenciais de ação propagados ao cérebro. Estes sinais neurais podem ser percebidos pelo cérebro como sensações sonoras (• Figura 6-39).

FUNÇÃO DAS CÉLULAS CAPILARES EXTERNAS Enquanto as células capilares internas enviam sinais auditórios ao cérebro sobre fibras aferentes, as externas não sinalizam o cérebro sobre os sons que chegam. Em vez disso, as células capilares externas mudam de comprimento rápida e ativamente, em resposta

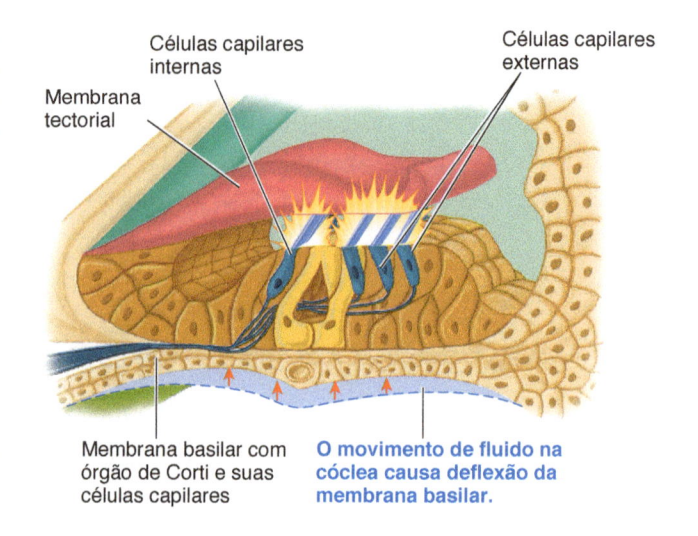

• **FIGURA 6-37 Dobra de cílios na deflexão da membrana basilar.** Os estereocílios das células capilares da membrana basilar entram em contato com a membrana tectorial sobreposta. Esses cílios são dobrados quando a membrana basilar é desviada em relação à membrana tectorial estacionária. Essa dobra dos cílios das células capilares internas abre canais regulados mecanicamente, causando movimentos iônicos que resultam em um potencial de receptor.

a mudanças no potencial de membrana, um comportamento conhecido como *eletromobilidade*. As células capilares externas encurtam-se na despolarização e alongam-se na hiperpolarização. Essas mudanças de comprimento amplificam ou acentuam o movimento da membrana basilar. Uma analogia seria uma pessoa empurrar deliberadamente o pêndulo de um relógio de parede, em sincronia com seu balanço, para acentuar seu movimento. Tal modificação da membrana basilar melhora e ajusta a estimulação das células capilares internas. Assim, as células capilares externas aumentam a resposta das internas, os reais receptores sensoriais auditórios, tornando-as incrivelmente sensíveis à intensidade e altamente discriminatórias entre várias afinações.

A distinção de tons depende da região da membrana basilar que vibra.

A **distinção de tons** (isto é, a capacidade de distinguir entre diversas frequências de ondas sonoras de entrada) depende do formato e das propriedades da membrana basilar, que é estreita e dura em sua extremidade da janela oval e ampla e flexível em sua extremidade de helicotrema (veja a • Figura 6-36b). Regiões diferentes da membrana basilar vibram naturalmente até o máximo em frequências diferentes – isto é, cada frequência exibe picos de vibração em uma posição diferente ao longo da membrana. A extremidade estreita, mais perto da janela oval, vibra melhor com tons de alta frequência, enquanto a extremidade ampla mais próxima do helicotrema vibra ao máximo com tons de baixa frequência (veja a • Figura 6-36c). As afinações intermediárias são enquadradas precisamente no comprimento da membrana, da frequência mais alta até a mais baixa. Quando determinada onda sonora de frequência é configurada na cóclea

(a) Feixe de estereocílios de uma única célula capilar receptora

(b) Elo de ponta abrindo canal regulado mecanicamente

1 Os elos de ponta se alongam e abrem canais quando os estereocílios dobram em direção ao membro mais alto.

2 K⁺ entra; a célula capilar despolariza.

3 A despolarização abre canais de Ca²⁺ regulados por voltagem.

4 A entrada de Ca²⁺ causa maior liberação de neurotransmissores.

5 Mais neurotransmissores levam a uma taxa mais alta de potencial de ação.

1 Elos de ponta relaxam e fecham canais quando os estereocílios se dobram para o lado oposto do membro mais alto.

2 Não há entrada de K⁺; a célula capilar hiperpolariza.

3 Canais de Ca²⁺ fecham.

4 Nenhum neurotransmissor é liberado.

5 Nenhum potencial de ação ocorre.

(c) Despolarização e hiperpolarização da célula capilar receptora

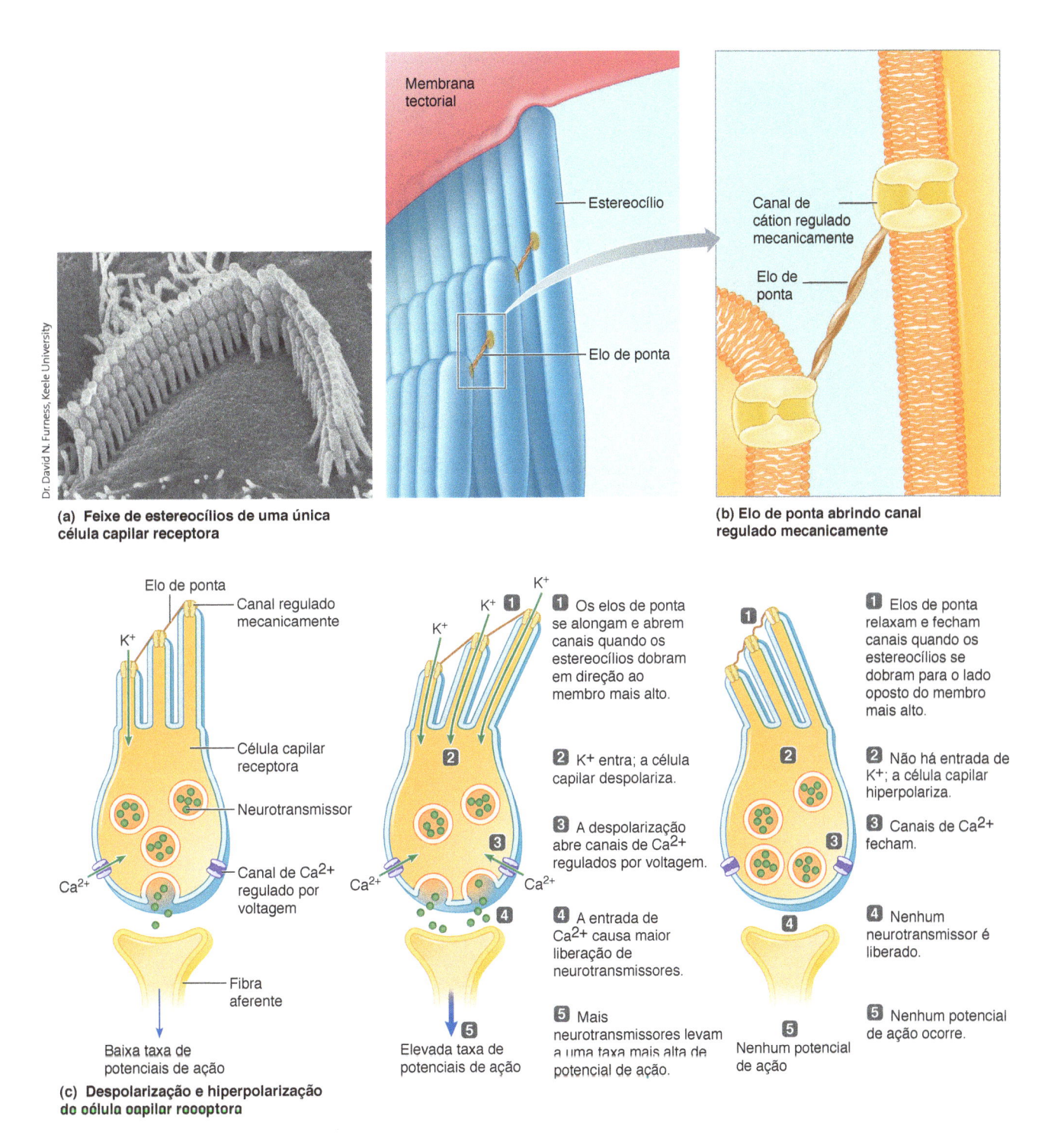

• **FIGURA 6-38** A função dos estereocílios na transdução de som.

---

por oscilação do estribo, ela segue até a região da membrana basilar, que responde naturalmente de forma máxima a essa frequência. A energia da onda de pressão é dissipada com essa oscilação vigorosa da membrana e, portanto, a onda se dissipa na região de deslocamento máximo.

Cientistas descobriram recentemente que o formato espiral da cóclea leva as ondas sonoras de baixa frequência em direção à volta mais estreita em seu centro, onde está localizada a região da membrana basilar que responde ao máximo a esses sons gra-

ves. Portanto, a espiral da cóclea não é apenas um meio de reunir grandes quantidades de membrana em pouco espaço – esta curvatura também propicia a detecção de notas graves.

As células capilares na região do pico de vibração da membrana basilar sofrem mais deformação mecânica e, assim, são as mais excitáveis. Seria possível pensar no órgão de Corti como um piano de 15.000 teclas (representadas pelas 15.000 células capilares) em vez das 88 teclas normais. Cada célula capilar é "afinada" até uma frequência de som ideal, determinada por sua localização no órgão de Corti. Ondas sonoras diferentes promovem movimento máximo em regiões diferentes da membrana basilar e, assim, ativam células capilares com diferentes afinações (em outras palavras, ondas sonoras diferentes "tocam" "teclas de piano" diferentes). Essas informações são propagadas ao SNC, que interpreta o padrão de estimulação da célula capilar como um som de frequência específica. Técnicas modernas determinaram que a membrana basilar é de tal forma afinada que o pico de resposta da membrana a uma única afinação provavelmente não se estende mais do que o comprimento de algumas células capilares.

Sons harmônicos de frequências variadas fazem com que muitos pontos ao longo da membrana basilar vibrem simultaneamente, mas de forma menos intensa que o tom fundamental, permitindo que o SNC diferencie os timbres do som (**distinção de timbre**).

A distinção de altura depende da amplitude da vibração.

A **distinção de intensidade (altura)** depende da amplitude da vibração. À medida que as ondas sonoras originadas de fontes de som mais alto atingem o tímpano, elas fazem com que ele vibre mais vigorosamente (isto é, movimentem-se para dentro e para fora), mas na mesma frequência de um som mais suave da mesma afinação. A maior deflexão da membrana timpânica é convertida em maior amplitude da membrana basilar na região de pico de reatividade, causando maior dobramento dos estereocílios nesta região. Maior oscilação da membrana basilar e maior dobramento dos cílios são interpretados pelo SNC como um som mais alto. Assim, a distinção de afinação depende de *onde* a membrana basilar vibra, e a de altura depende de *o quanto* este local vibra.

A distância de deflexão da membrana basilar é de apenas uma fração do diâmetro de um átomo de hidrogênio, o menor dos átomos, o que torna o sistema auditório muito sensível e permite detectar sons bastante baixos. É por isso que sons muito altos, que não podem ser suficientemente atenuados por reflexos protetores do ouvido médio (por exemplo, os sons de um show de rock típico), podem formar vibrações tão violentas na membrana basilar que as células capilares, insubstituíveis, são arrancadas ou permanentemente distorcidas, causando a perda parcial da audição (● Figura 6-40).

O córtex auditivo é mapeado de acordo com o tom.

Assim como diversas regiões da membrana basilar estão associadas a tons em particular, o **córtex auditório primário** no lobo temporal também é organizado *tonotopicamente*. Cada região da membrana basilar é ligada a uma região específica do córtex auditório primário. Da mesma forma, neurônios corticais específicos são ativados apenas por determinados tons – isto é, cada região do córtex auditório é excitada apenas em resposta a um tom específico, determinado por uma parte distinta da membrana basilar.

Os neurônios aferentes que coletam os sinais auditórios das células capilares internas saem da cóclea pelo nervo auditório. A via neural entre o órgão de Corti e o córtex auditório envolve diversas sinapses no caminho, as mais notáveis delas estando no tronco cerebral e no *núcleo geniculado medial* do tálamo. O tron-

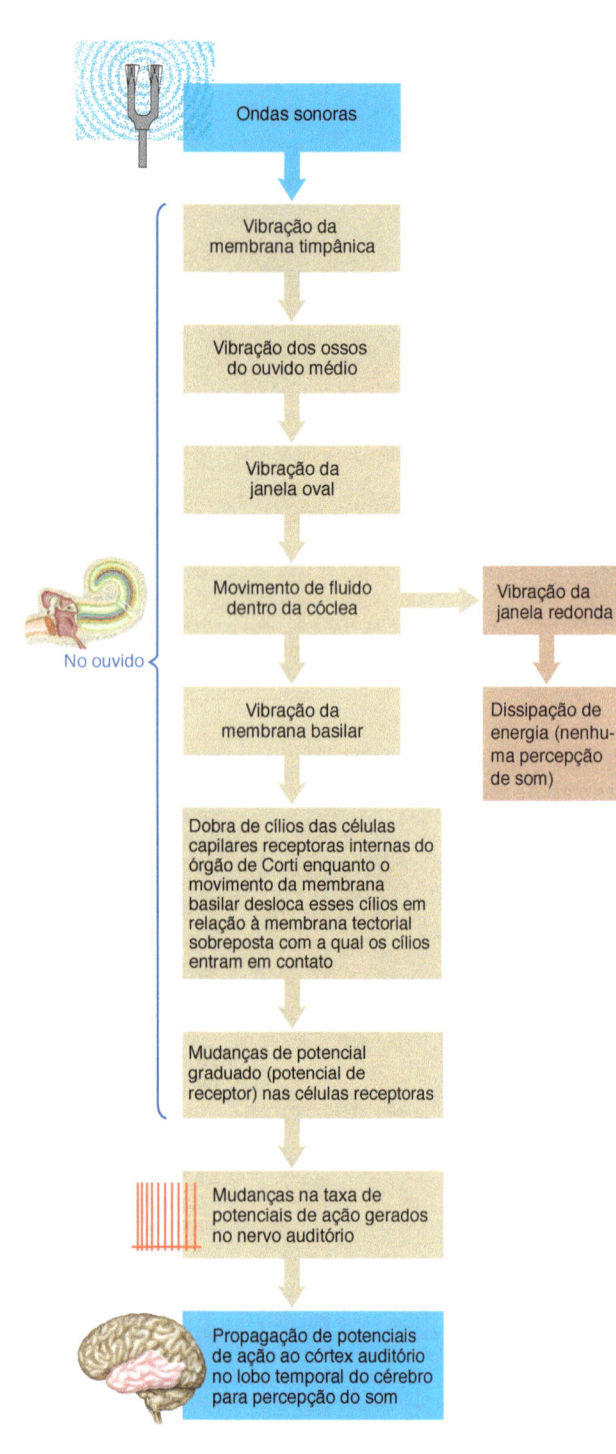

● **FIGURA 6-39** Via para transdução do som.

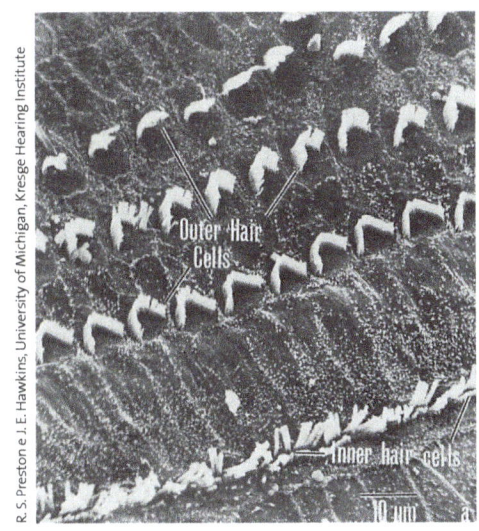

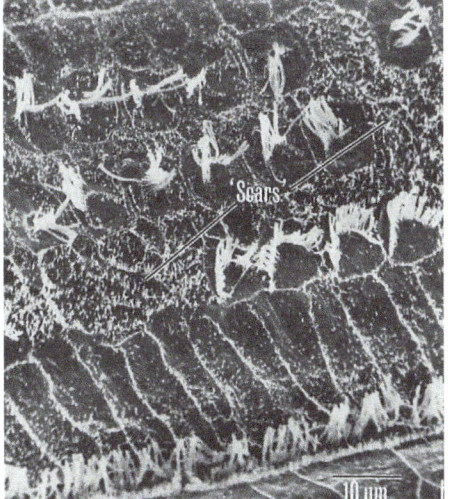

(a) Células capilares normais **(b)** Células capilares danificadas

- **FIGURA 6-40 Perda de células capilares causada por ruídos altos.** As imagens de microscópio eletrônico mostram partes do órgão de Corti, com suas três filas de células capilares externas e uma fila de células capilares internas, do ouvido interno de (a) um porquinho-da-índia normal e (b) um porquinho-da-índia depois de 24 horas de exposição a ruídos a 120 decibéis SPL (nível de pressão do som), nível atingido por rock em volume alto.

co cerebral utiliza o impulso auditório para alerta e excitação. O tálamo classifica e transmite os sinais para cima. Diferentemente dos sinais nas vias visuais, sinais auditórios de cada ouvido são transmitidos aos dois lobos temporais porque as fibras se cruzam parcialmente no tronco cerebral. Por este motivo, uma interrupção das vias auditórias em um lado além do tronco cerebral não afeta em nada a audição de qualquer um dos ouvidos.

O córtex auditório primário parece perceber sons diferentes, enquanto o córtex auditório de ordem superior ao redor integra os sons distintos em um padrão coerente e significativo. Pense na complexidade da tarefa realizada por seu sistema auditório. Em um concerto, o órgão de Corti responde à mistura simultânea de instrumentos, aplausos e conversas do público, além dos ruídos de fundo no recinto. Podemos diferenciar estas partes separadas das muitas ondas sonoras que chegam aos ouvidos e concentrar a atenção às que são mais importantes.

A surdez é causada por defeitos na condução ou no processamento neural de ondas sonoras.

Nota Clínica A perda de audição, ou **surdez**, pode ser temporária ou permanente, parcial ou completa. A perda de audição, que afeta cerca de 10% de todos os norte-americanos, é a segunda incapacitação física mais comum nos Estados Unidos. A surdez é classificada em dois tipos – *surdez condutiva* e *surdez neurossensorial* –, dependendo da parte do mecanismo de audição que não funciona adequadamente. **A surdez condutiva** ocorre quando ondas sonoras não são conduzidas adequadamente através das partes externa e média do ouvido para movimentar os fluidos no ouvido interno. Entre as possíveis causas, incluem-se: bloqueio físico do canal do ouvido por cera, ruptura do tímpano, infecções no ouvido médio com acúmulo de fluido ou restrição do movimento dos ossos devido a adesões ósseas entre o estribo e a janela oval. Na **surdez neurossensorial**, ondas sonoras são transmitidas ao ouvido interno, mas não são transduzidas em sinais nervosos para serem interpretadas pelo cérebro como sensações de som. O defeito pode estar no órgão de Corti, nos nervos auditórios ou, raramente, nas vias auditórias ascendentes ou no córtex auditório.

Uma das causas mais comuns de perda parcial de audição, a **presbiacusia neural**, é um processo degenerativo relacionado ao envelhecimento, que ocorre quando as células capilares "se desgastam" com o uso. Ao longo do tempo, até a exposição a sons comuns da vida moderna acaba danificando as células capilares, portanto, em média, aos 65 anos, adultos já perderam mais de 40% de suas células capilares cocleares. Infelizmente, a perda parcial de audição causada por excesso de exposição a ruídos altos afeta pessoas mais jovens do que no passado, porque vivemos em ambientes cada vez mais ruidosos. Atualmente, mais de 28 milhões de norte-americanos têm algum grau de perda de audição, e espera-se que este número aumente para 78 milhões até 2030. De acordo com um estudo, estima-se que 5 milhões de crianças entre seis e dezenove anos nos Estados Unidos já tenham alguma lesão auditiva resultante de música alta e outras poluições sonoras. Células capilares que processam sons de alta frequência são as mais vulneráveis à destruição.

Auxílios à audição são úteis na surdez condutiva, mas menos benéficos para a surdez neurossensorial. Esses dispositivos aumentam a intensidade de sons levados pelo ar, podem modificar o espectro de som e adaptá-lo ao padrão de perda de audição da pessoa em particular em frequências mais altas ou baixas. Para que o som seja percebido, entretanto, o sistema célula receptora-via neural deve ainda estar intacto.

Nos últimos anos, **implantes cocleares** passaram a ser oferecidos. Esses dispositivos eletrônicos, implantados cirurgicamente, transduzem sinais sonoros em sinais elétricos que podem estimular diretamente o nervo auditório, assim evitando o sistema coclear defeituoso. Implantes cocleares não podem restaurar a audição normal, mas permitem que seus possuidores reconheçam sons. O sucesso vai da capacidade de "escutar" um telefone tocar até conseguir manter uma conversa telefônica.

Novos e empolgantes achados sugerem que, no futuro, poderá ser possível restaurar a audição ao estimular-se um ouvido interno danificado a se reparar. Os cientistas consideraram por muito tempo que as células capilares do ouvido interno eram insubstituíveis. Assim, a perda de audição resultante da lesão das células capilares devido ao processo de envelhecimento ou exposição a ruídos altos seria considerada permanente. Novos e interessantes estudos sugerem o contrário – que as células capilares no ouvido interno têm a capacidade latente de regenerar-se em resposta a um sinal químico adequado. Pesquisadores atualmente estão tentando desenvolver um medicamento que incentive o novo crescimento de células capilares, reparando assim lesões ao ouvido interno e, talvez, restaurando a audição. Outros pesquisadores utilizam fatores de crescimento neural para incentivar as terminações das células nervosas auditórias a ressurgirem, na esperança de restabelecer as vias neurais perdidas.

O sistema vestibular é importante para o equilíbrio, detectando a posição e o movimento da cabeça.

Além de sua função dependente da cóclea na audição, o ouvido interno tem outro componente especializado, o **sistema vestibular**, que fornece informações essenciais à noção de equilíbrio e à coordenação dos movimentos da cabeça com os movimentos dos olhos e de postura (• Figura 6-41). O sistema vestibular consiste em dois conjuntos de estruturas dentro de uma região canalizada do osso temporal perto da cóclea – os *canais semicirculares* e os *órgãos otolíticos*.

O sistema vestibular detecta mudanças na posição e no movimento da cabeça. Como na cóclea, todos os componentes do sistema vestibular contêm endolinfa e são cercados por perilinfa. Além disso, semelhantes ao órgão de Corti, cada componente vestibular contém células capilares que respondem à deformação mecânica ativada por movimentos específicos da endolinfa. Como nas células capilares auditórias, os receptores vestibulares podem ser despolarizados ou hiperpolarizados, dependendo da direção do movimento de fluido. Diferentemente de informações do sistema auditório, boa parte da informação fornecida pelo sistema vestibular não atinge o nível de conscientização.

FUNÇÃO DOS CANAIS SEMICIRCULARES Os **canais semicirculares** detectam aceleração ou desaceleração rotacional ou angular da cabeça, como quando começamos ou paramos de girar, dar cambalhota ou virar a cabeça. Cada ouvido contém três canais semicirculares organizados tridimensionalmente em planos em ângulo reto entre si. As células capilares receptoras de cada canal semicircular estão situadas no topo de um sulco localizado na **ampola**, uma protuberância na base do canal (• Figura 6-41a e b). Os cílios são inseridos em uma camada sobreposta e gelatinosa, semelhante a uma tampa, a **cúpula**, que se projeta na endolinfa dentro da ampola. A cúpula balança na direção do movimento de fluido, assim como algas marinhas inclinam-se na direção da maré prevalecente.

A aceleração ou desaceleração durante a rotação da cabeça em qualquer direção causa movimento da endolinfa em pelo menos um dos canais semicirculares, devido a sua organização tridimensional. Quando você começa a mover a cabeça, o canal ósseo e o vale de células capilares inseridas na cúpula se movem com ela. No entanto, inicialmente, o fluido dentro do canal, não estando acoplado ao crânio, não se move na direção da rotação, mas fica para trás, por causa da inércia (devido à inércia, um objeto em repouso tende a permanecer parado e um objeto em movimento tende a continuar se movendo na mesma direção, a não ser que seja influenciado por alguma força externa que induza a mudança). Quando a endolinfa é deixada para trás no começo do giro da cabeça, o fluido no mesmo plano do movimento da cabeça é movido na direção oposta do movimento (semelhante ao corpo que se inclina para a direita quando o carro faz uma curva à esquerda) (• Figura 6-41c). Este movimento de fluido faz com que a cúpula se incline na direção oposta do movimento da cabeça, dobrando os cílios sensoriais nela inseridos. Se o movimento da cabeça continuar na mesma taxa e na mesma direção, a endolinfa consegue acompanhar e mover-se em sincronia com sua cabeça para que os cílios retornem à posição reta. Quando a cabeça desacelera e para, a situação inversa ocorre. A endolinfa continua brevemente a se mexer na direção do movimento enquanto a cabeça desacelera até parar. Como resultado, a cúpula e os cílios são temporariamente dobrados na direção do giro anterior, que é oposto à forma como foram dobrados durante a aceleração.

Os cílios de uma **célula capilar vestibular** são formados por um cílio, o **cinocílio**, e um tufo de 20 a 50 microvilosidades – os **estereocílios** – organizadas em filas de altura decrescente a partir do cinocílio mais alto (• Figura 6-41d) (veja no Capítulo 2). Como na célula capilar auditória, os estereocílios são unidos por elos com pontas. Quando os estereocílios são desviados pelo movimento da endolinfa, a tensão resultante nos elos de ponta empurra canais iônicos regulados mecanicamente na célula capilar. Dependendo de os canais de íon serem mecanicamente abertos ou fechados pelo deslocamento do feixes de cílios, a célula capilar se despolariza ou hiperpolariza. Cada célula capilar é orientada para despolarizar-se quando seus estereocílios forem dobrados em direção ao cinocílio – dobrar na direção oposta hiperpolariza a célula. As células capilares formam sinapses quimicamente mediadas com as terminações finais de neurônios aferentes cujos axônios se juntam aos de outras estruturas vestibulares para formar o **nervo vestibular**. Este nervo une-se ao nervo auditório da cóclea para formar o **nervo vestíbulo-coclear**. A despolarização aumenta a liberação de neurotransmissores nas células capilares, causando assim maior taxa de disparo nas fibras aferentes. Inversamente, a hiperpolarização reduz a liberação de neurotransmissor das células capilares, diminuindo por sua vez a frequência de potenciais de ação nas fibras aferentes. Quando o fluido é gradualmente interrompido, os cílios endireitam-se novamente. Assim, os canais semicirculares detectam mudanças na taxa de movimento rotacional (aceleração ou desaceleração rotacional) de sua cabeça. Eles não respondem quando a cabeça está parada ou quando se move em círculo a uma velocidade constante.

FUNÇÃO DOS ÓRGÃOS OTOLÍTICOS Os **órgãos otolíticos** fornecem informações sobre a posição da cabeça em relação à gravidade (isto é, inclinação estática da cabeça) e também detectam mudanças na taxa de movimento linear (movimento em linha reta independentemente da direção). Os órgãos otolíticos, o **utrículo** e o **sáculo**, são estruturas semelhantes a bolsas, abrigadas dentro de uma câmara óssea situada entre os canais semicirculares e a cóclea (• Figura 6-41a). Os cílios (cinocílio e estereocílios) das células capilares receptoras nesses órgãos sensoriais também se ressaltam em uma camada gelatinosa sobreposta, cujo movimento desloca os cílios e resulta em mudanças no potencial da célula capilar. Muitos minúsculos cristais de carbonato de cálcio – os **otólitos** ("pedras no ouvido") – ficam suspensos dentro da camada gelatinosa, deixando-a mais pesada e dando-lhe mais inércia que o fluido ao redor (• Figura 6-42a). Quando uma pessoa está em pé, os cílios dentro dos utrículos estão orientados verticalmente e os cílios do sáculo estão alinhados horizontalmente.

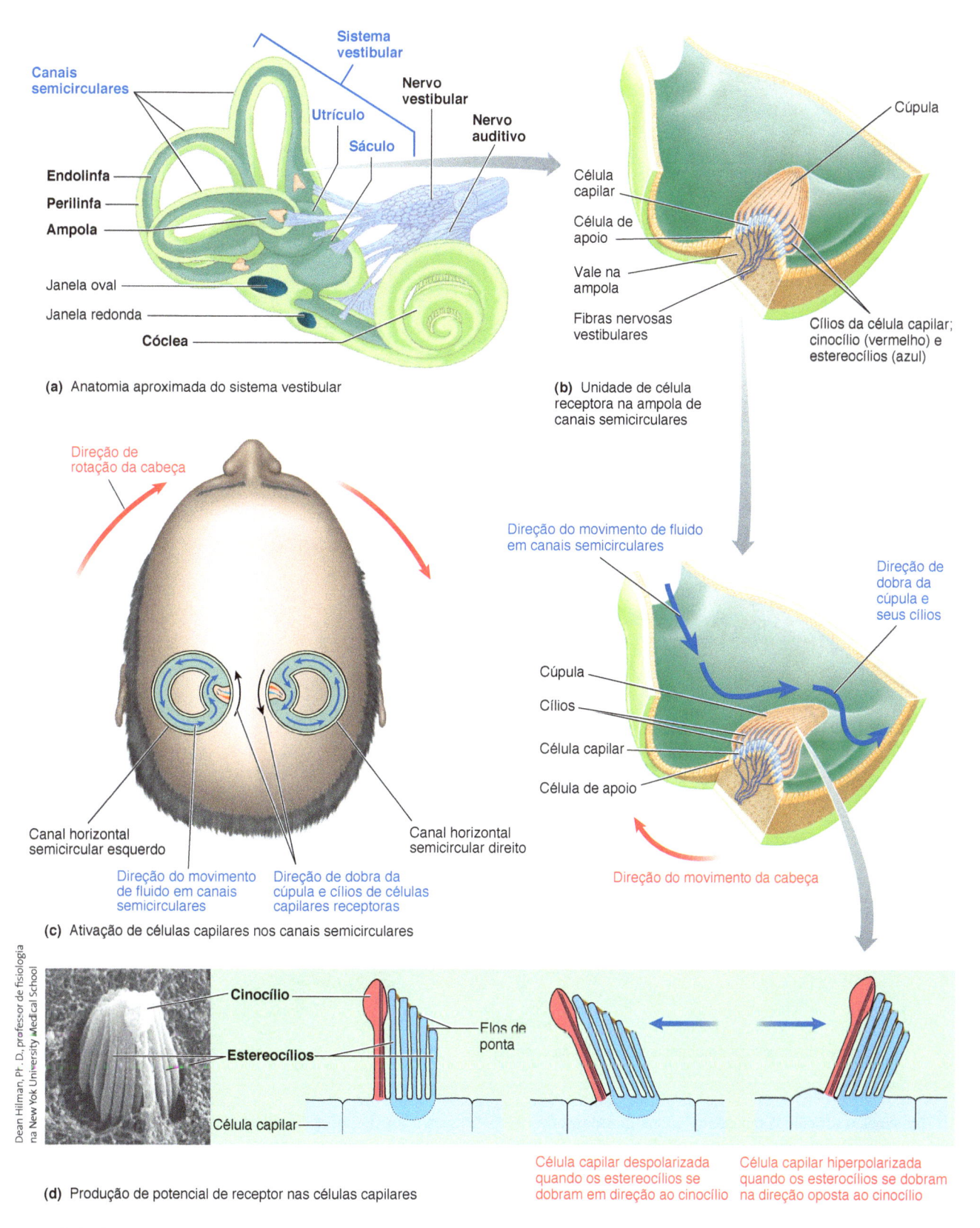

- **FIGURA 6-41 Estrutura e ativação do sistema vestibular.** A eletromicrografia mostra o cinocílio e os estereocílios nas células capilares dentro do sistema vestibular.

• **FIGURA 6-42** Estrutura e ativação de uma unidade de célula receptora no utrículo.

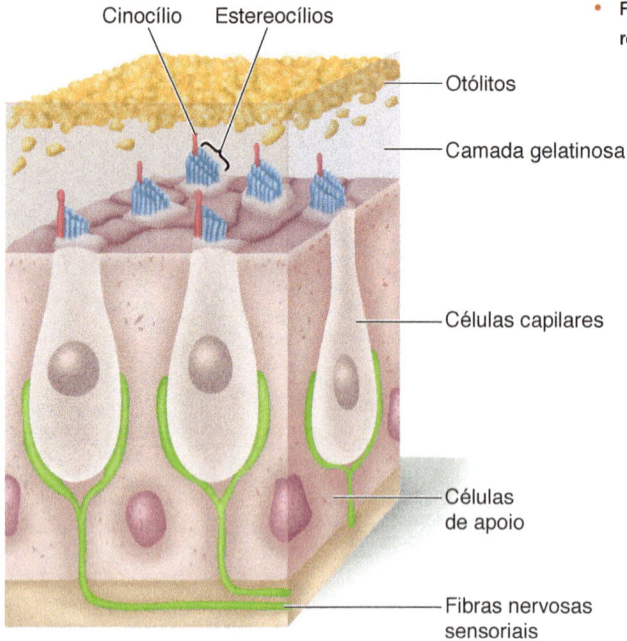

(a) Unidade de célula receptora no utrículo

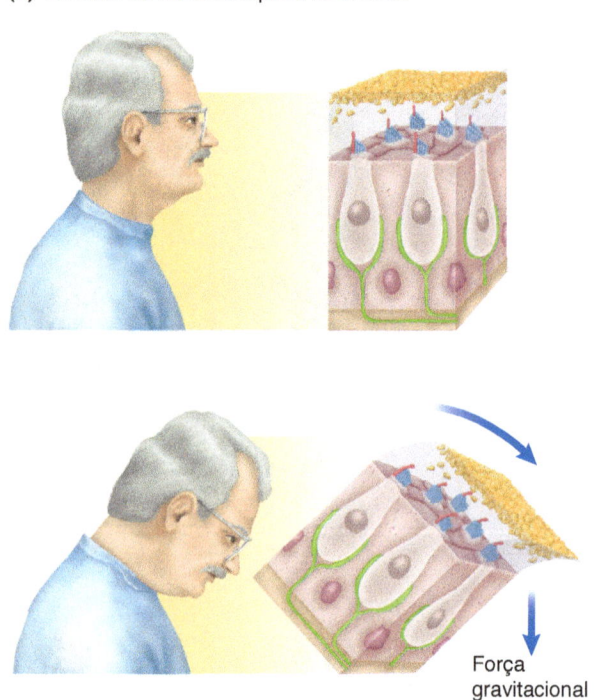

(b) Ativação do utrículo por mudança na posição da cabeça

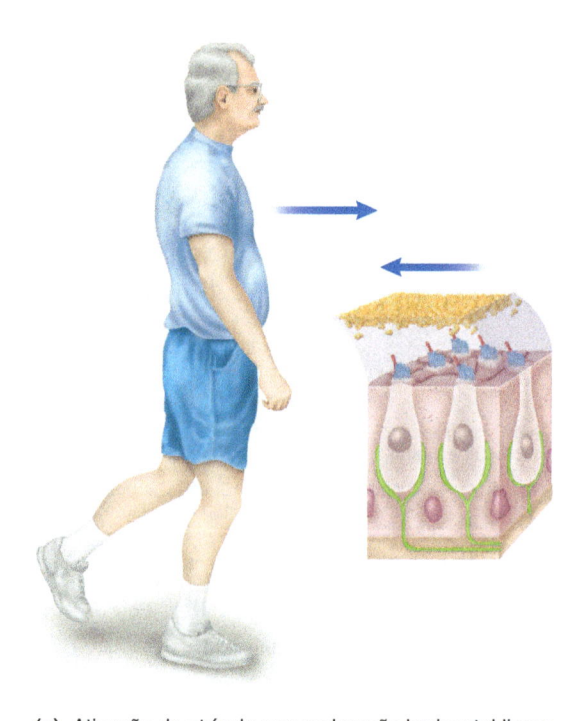

(c) Ativação do utrículo por aceleração horizontal linear

Tomemos o utrículo como exemplo. Sua massa gelatinosa embutida no otólito muda de posição e dobra os cílios de duas formas:

1. Quando inclinamos a cabeça em qualquer direção que não seja a vertical (ou seja, não sendo para cima e para baixo), os cílios se dobram na direção da inclinação devido à força gravitacional exercida na camada gelatinosa superior pesada (• Figura 6-42b). Esta inclinação produz potenciais de receptor com despolarização ou hiperpolarização, dependendo da inclinação da cabeça. O SNC recebe, assim, padrões diferentes de atividade neural, dependendo da posição da cabeça com relação à gravidade.

2. Os cílios do utrículo também são deslocados por qualquer mudança no movimento linear horizontal (como mover-se para frente, para trás ou para o lado). Quando começamos a caminhar (• Figura 6-42c), a membrana otolítica superior pesada fica para trás em relação à endolinfa e as células capilares, devido à sua maior inércia. Os cílios, assim, dobram-se para trás, na direção oposta do movimento para frente da cabeça. Se o ritmo da caminhada for mantido, a camada gelatinosa logo passa a acompanhar o ritmo e a mover-se na mesma velocidade que a cabeça e, portanto, os cílios não se dobram mais. Ao pararmos de andar, a camada otolítica continua movendo-se para frente brevemente, enquanto a cabeça desacelera e para, dobrando os cílios para frente. Assim,

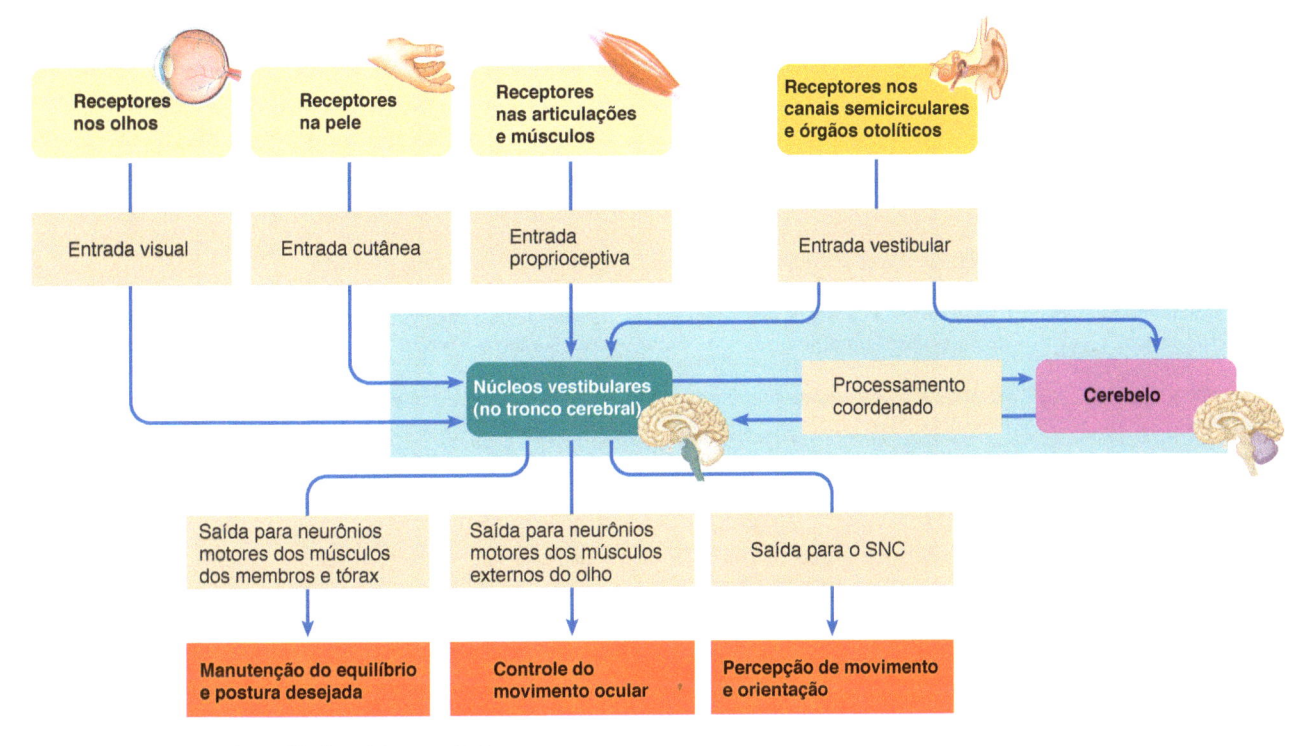

FIGURA 6-43 Entrada e saída dos núcleos vestibulares.

as células capilares do utrículo detectam aceleração e desaceleração linear horizontal, mas não fornecem informações sobre o movimento em linha reta a velocidade constante.

O sáculo funciona de maneira semelhante ao utrículo, exceto na resposta seletiva à inclinação da cabeça para longe de uma posição horizontal (como levantar da cama) e na aceleração e desaceleração linear vertical (como pular ou andar de elevador).

Sinais surgidos dos diversos componentes do sistema vestibular são levados através do nervo vestíbulo-coclear aos **núcleos vestibulares**, um conjunto de corpos celulares neurais no tronco cerebral, e ao cerebelo. Aqui, as informações vestibulares são integradas aos impulso dos olhos, da superfície da pele e dos músculos para (1) manter o equilíbrio e a postura desejada, (2) controlar os músculos externos dos olhos para que eles permaneçam fixos no mesmo ponto, apesar do movimento da cabeça, e (3) perceber o movimento e a orientação (● Figura 6-43).

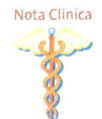

Nota Clínica Algumas pessoas, por razões mal compreendidas, são especialmente sensíveis a determinados movimentos que ativam o sistema vestibular e causam sintomas de tontura e náusea – esta sensibilidade é chamada de **enjoo de movimento**. Ocasionalmente, desequilíbrios no fluido dentro do ouvido interno levam à **doença de Ménière**. Não é surpreendente que, como o sistema vestibular e a cóclea contêm os mesmos fluidos do ouvido interno, sintomas vestibulares e auditórios ocorram nesta condição. A pessoa afetada sofre ataques temporários de vertigem (tontura) intensa, acompanhados de um forte zumbido nos ouvidos e alguma perda de audição. Durante esses episódios, a pessoa não consegue ficar de pé e relata sentir como se ela ou os objetos ao redor girassem.

A ▲ Tabela 6-6 resume as funções dos principais componentes do ouvido.

Sentidos Químicos: Paladar e Olfato

Diferentemente dos fotorreceptores dos olhos e dos mecanorreceptores dos ouvidos, os receptores de paladar e olfato são quimiorreceptores que geram sinais neutros ao vincularem-se a determinadas substâncias químicas de seu ambiente. As sensações de paladar e olfato associadas à ingestão de alimentos influenciam o fluxo de sucos digestórios e afetam o apetite. Além disso, a estimulação dos receptores de paladar ou olfato induz sensações agradáveis ou desagradáveis e sinaliza a presença de algo a ser buscado (um alimento nutritivamente útil e delicioso) ou evitado (uma substância possivelmente tóxica e de gosto ruim). Assim, os sentidos químicos fornecem um tipo de "controle de qualidade" para substâncias disponíveis para ingestão. Em animais inferiores, o olfato também tem uma função essencial na determinação da direção, procura de presas, fuga de predadores e na atração sexual por um parceiro. O sentido do olfato é menos apurado nos humanos e influencia muito menos o nosso comportamento (embora milhões de dólares sejam gastos anualmente em perfumes e desodorantes para nos fazer cheirar melhor e, assim, nos tornar mais socialmente atraentes). Primeiro, examinaremos o mecanismo do paladar (**gustação**) e, depois, voltaremos nossa atenção ao olfato (**olfação**).

As células receptoras do paladar localizam-se principalmente dentro das papilas gustativas da língua.

Os quimiorreceptores para a sensação de paladar estão agrupados nas papilas gustativas. Cerca de 10.000 delas estão presentes na cavidade oral e na garganta, com a maior porcentagem na superfície superior da língua (● Figura 6-44). Uma papila gus-

TABELA 6-6 — Funções dos Principais Componentes do ouvido

Estrutura	Localização	Função
Ouvido Externo		Coleta e transfere ondas sonoras para o ouvido médio
Ouvido	Aba de cartilagem coberta por pele localizada em cada lado da cabeça	Coleta ondas sonoras e as canaliza para o canal do ouvido; contribui para a localização do som
Meato auditório externo (canal do ouvido)	Túnel do exterior através do osso temporal até a membrana timpânica	Direciona ondas sonoras para a membrana timpânica; contém cílios filtradores e secreta cera para prender partículas estranhas
Membrana timpânica (tímpano)	Membrana fina que separa o ouvido externo do médio	Vibra em sincronia com as ondas sonoras que a atingem, movimentando os ossos do ouvido médio
Ouvido Médio		Transfere vibrações da membrana timpânica ao fluido na cóclea
Martelo, bigorna, estribo	Cadeia móvel de ossos que se estende ao longo da cavidade do ouvido médio; o martelo se acopla à membrana timpânica e o estribo se acopla à janela oval	Oscilam em sincronia com as vibrações da membrana timpânica e configuram os movimentos ondulares na perilinfa coclear na mesma frequência
Ouvido Interno: Cóclea		Abriga o sistema sensorial para audição
Janela oval	Membrana fina na entrada para a cóclea; separa o ouvido médio da escala vestibular	Vibra uníssona ao movimento do estribo, ao qual está acoplada; o movimento da janela oval move a perilinfa coclear
Escala vestibular	Compartimento superior da cóclea, um sistema tubular em forma de caracol que fica dentro do osso temporal	Contém perilinfa que é movimentada pelo movimento da janela oval orientado pela oscilação dos ossos do ouvido médio
Escala timpânica	Compartimento inferior da cóclea	Contém perilinfa que é contínua com a escala vestibular
Duto coclear (escala média)	Compartimento intermediário da cóclea; um compartimento tubular sem saída que forma um túnel até o centro da cóclea	Contém endolinfa; abriga a membrana basilar
Membrana basilar	Forma o chão do duto coclear	Vibra uníssona aos movimentos da perilinfa; abriga o órgão de Corti, o órgão de sentido da audição
Órgão de Corti	Fica no topo da membrana basilar em todo o seu comprimento	Contém células capilares, receptoras de som; as células capilares internas sofrem potenciais de receptor quando seus cílios são dobrados em resultado do movimento de fluido na cóclea
Membrana tectorial	Membrana estacionária suspensa sobre o órgão de Corti e em contato com os cílios superficiais das células capilares receptoras	Serve de local estacionário contra o qual os cílios das células receptoras se dobram e sofrem potenciais de receptor enquanto a membrana basilar em vibração se move em relação a esta membrana suspensa
Janela redonda	Membrana fina que separa a escala timpânica do ouvido médio	Vibra uníssona aos movimentos de fluido na perilinfa para dissipar a pressão na cóclea; não contribui para a recepção de som
Ouvido Interno: Sistema Vestibular		Abriga sistemas sensoriais para o equilíbrio e fornece impulsos essenciais para a manutenção da postura e do equilíbrio
Canais semicirculares	Três canais semicirculares organizados tridimensionalmente em planos em ângulos retos entre si perto da cóclea	Detectam aceleração ou desaceleração rotacional ou angular
Utrículo	Estrutura semelhante a uma bolsa em uma câmara óssea entre a cóclea e canais semicirculares	Detecta (1) mudanças na posição da cabeça diferentes da vertical e (2) aceleração e desaceleração lineares horizontalmente direcionadas
Sáculo	Fica perto do utrículo	Detecta (1) mudanças na posição da cabeça diferentes da horizontal e (2) aceleração e desaceleração lineares verticalmente direcionadas

tativa consiste de cerca de 50 *células receptoras do paladar*, alongadas e em formato de fuso, embaladas com *células de apoio* em uma organização semelhante a fatias de uma laranja. Cada papila gustativa tem uma pequena abertura, o **poro gustativo**, através do qual os fluidos na boca entram em contato com a superfície de suas células receptoras. **Células receptoras do paladar** são células epiteliais modificadas com muitas dobras superficiais, ou microvilosidades, que se projetam levemente através do poro gustativo, aumentando bastante a área superficial exposta ao conteúdo oral (veja no Capítulo 2). A membrana plasmática das microvilosidades contém locais receptores que se ligam seletivamente a moléculas químicas no ambiente. Apenas substâncias químicas na solução – líquidos ou sólidos ingeridos dissolvidos na saliva – podem ligar-se às células receptoras e evocar a sensação de gosto. A ligação de uma substância química que provoca o paladar, um **estimulante de paladar**, a uma célula receptora, alterando os canais iônicos dessa célula, produz um potencial de receptor despolarizante. Como os outros receptores de sentido especiais, um potencial de receptor despolarizante abre canais de Ca^{2+} regulados por voltagem, levando à entrada de Ca^{2+}, que promove a liberação de neurotransmissores. Estes neurotransmissores, por sua vez, iniciam potenciais de ação dentro das terminações finais das fibras nervosas aferentes com as quais a célula receptora faz sinapse.

A maioria dos receptores é cuidadosamente abrigada da exposição direta ao ambiente, mas as células receptoras do paladar, devido a sua tarefa, frequentemente entram em contato com substâncias químicas potentes. Diferentemente dos receptores do olho ou do ouvido, que são insubstituíveis, receptores do paladar têm um ciclo de vida de cerca de 10 dias. Células epiteliais ao redor da papila gustativa diferenciam-se em células de apoio e, depois, em células receptoras, renovando constantemente os componentes da papila gustativa.

Terminações aferentes finais de diversos nervos cranianos fazem sinapse com as papilas gustativas em diversas regiões da boca. Sinais nesses impulsos sensoriais são transmitidos via paradas sinápticas no tronco cerebral e no tálamo até a **área gustativa cortical**, uma região no lobo parietal adjacente à área da "língua" do córtex somatossensorial. Diferentemente da maioria dos impulsos sensoriais, as vias gustativas não são em geral cruzadas. O tronco cerebral também projeta fibras ao hipotálamo e ao sistema límbico, para adicionar dimensões afetivas, como lembranças sobre se o sabor é agradável ou desagradável e para processar aspectos comportamentais associados ao paladar e ao olfato.

A distinção de gosto é codificada por padrões de atividade em diversos receptores da papila gustativa.

Podemos discriminar entre milhares de sensações gustativas diferentes, mas todos os gostos são combinações variadas de cinco **gostos primários:** *salgado, azedo, doce, amargo* e *umami*. O umami, um gosto carnoso ou saboroso, foi muito recentemente adicionado à lista de gostos primários. Outra nova sensação de paladar também foi proposta – *gorduroso*. Cientistas identificaram um possível sensor na boca para ácidos graxos de cadeia longa.

Cada célula receptora atinge em graus diferentes a todos os cinco (ou talvez seis) gostos primários, mas, em geral, atinge preferencialmente uma das modalidades de sabor. A distinção fina do sabor além dos gostos primários depende de diferenças sutis nos padrões de estimulação de todas as papilas gustativas em resposta a várias substâncias, semelhante à estimulação variável dos três tipos de cone que origina a gama de sensações das cores. As células receptoras utilizam vias diferentes para causar um potencial de receptor despolarizante em resposta a cada categoria de estimulante do paladar:

- O **gosto salgado** é estimulado por sais químicos, especialmente o NaCl (sal de cozinha). A entrada direta de íons Na^+ carregados positivamente através de canais de Na^+ especializados na membrana da célula receptora, um movimento que reduz a negatividade interna da célula, é responsável pela despolarização do receptor em resposta ao sal.

- O **gosto azedo** é causado por ácidos, que contêm um íon de hidrogênio livre, o H^+. O conteúdo de ácido cítrico dos limões, por exemplo, é responsável por seu gosto notavelmente azedo. A despolarização da célula receptora por estimulantes de gosto ácido ocorre porque o H^+ bloqueia canais de K^+ na membrana da célula receptora. A diminuição resultante no movimento passivo de íons K^+ carregados positivamente para fora da célula reduz a negatividade interna, produzindo um potencial receptor despolarizante.

- O **gosto doce** é evocado pela configuração particular da glicose. De uma perspectiva evolutiva, desejamos alimentos

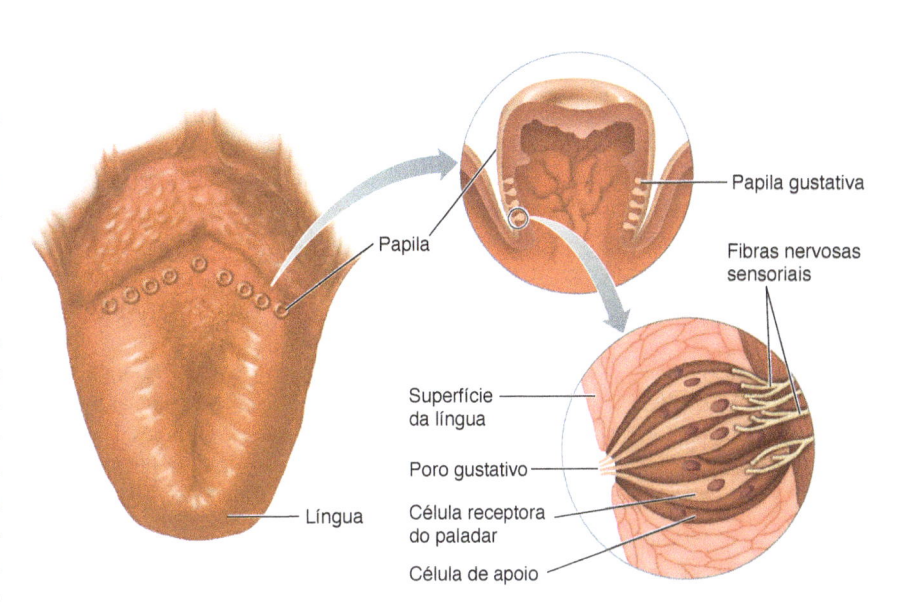

• **FIGURA 6-44 Localização e estrutura das papilas gustativas.** Papilas gustativas estão localizadas principalmente em torno das bordas das papilas na superfície superior da língua. As células receptoras e de apoio de uma papila gustativa são organizadas como fatias de uma laranja.

doces porque eles fornecem as calorias necessárias em uma forma imediatamente utilizável. Entretanto, outras moléculas orgânicas com estruturas semelhantes, mas sem calorias – como sacarina, aspartame, sucralose e outros adoçantes artificiais –, também podem interagir com os locais de ligação do receptor "doce". A ligação da glicose ou de outra substância química ao receptor da célula gustativa ativa uma proteína G, que aciona a via de segundo mensageiro cAMP na célula gustativa (veja a p. 121). A via de segundo mensageiro resulta essencialmente na fosforilação e bloqueio de canais de K^+ na membrana da célula receptora, levando a um potencial de receptor despolarizante.

- O **gosto amargo** é causado por um grupo quimicamente mais diverso de estimulantes de paladar do que nas outras sensações de sabor. Por exemplo, alcaloides (como cafeína, nicotina, estricnina, morfina e outros derivados tóxicos de plantas), além de substâncias venenosas, têm gosto amargo, supostamente como um mecanismo protetor para desencorajar a ingestão de tais compostos potencialmente perigosos. As células gustativas que detectam sabores amargos possuem de 50 a 100 receptores amargos e cada um deles responde a um sabor amargo diferente. Como cada célula receptora responde a uma família diversa de receptores amargos, uma ampla variedade de substâncias químicas não relacionadas tem gosto amargo, apesar de suas estruturas diferentes. Este mecanismo amplia a capacidade do receptor gustativo de detectar uma ampla gama de substâncias químicas potencialmente lesivas. A primeira proteína G no paladar – a **gustiducina** – foi identificada em uma das vias de sinalização de gosto amargo. Esta proteína G, que ativa uma via de segundo mensageiro na célula gustativa, é bastante semelhante à proteína G visual, a transducina.

- O **gosto umami**, identificado e batizado por um pesquisador japonês, é ativado por aminoácidos, especialmente o glutamato. A presença de aminoácidos, como os encontrados na carne, por exemplo, serve de marcador para um alimento desejável e nutritivamente rico em proteína. O glutamato se une a um receptor acoplado à proteína G e ativa uma via de segundo mensageiro. Além de nos dar nossa sensação de sabores carnosos, esta via é responsável pelo gosto diferenciado do flavorizante glutamato monossódico, que é especialmente popular em pratos asiáticos.

Além do impulso dos receptores gustativos, a percepção de sabor também é influenciada pelas informações derivadas de outros receptores, especialmente o odor. Quando você perde temporariamente o olfato devido ao inchaço das passagens aéreas nasais durante um resfriado, seu paladar também é notavelmente reduzido, embora seus receptores gustativos não sejam afetados pelo resfriado. Outros fatores que afetam o paladar incluem a temperatura e a textura do alimento, além de fatores psicológicos associados a experiências passadas com a comida. Atualmente, não se sabe como o córtex gustativo realiza o processamento perceptual complexo da sensação de gosto.

Os receptores olfativos no nariz são terminações especializadas de neurônios aferentes renováveis.

A **mucosa olfativa** (cheiro), um trecho de 3 cm^2 de mucosa no teto da cavidade nasal, contém três tipos de célula: *células receptoras olfativas, células de apoio* e *células basais* (• Figura 6-45). As células de apoio secretam muco, que reveste as passagens nasais. As células basais são precursoras de novas células receptoras olfativas, que são substituídas aproximadamente a cada dois meses. Uma **célula receptora olfativa** é um neurônio aferente cuja parte receptora fica na mucosa olfativa do nariz e cujo axônio aferente vai até o cérebro. Os axônios das células receptoras olfativas formam coletivamente o **nervo olfativo**.

A parte receptora de uma célula receptora olfativa consiste de um ressalto aumentado com vários cílios longos que se estendem como uma franja até a superfície da mucosa. Estes cílios contêm locais de vinculação para o acoplamento dos **odorantes**, moléculas que podem ser cheiradas. Durante a respiração silenciosa, odorantes tipicamente atingem os receptores sensíveis apenas por difusão, porque a mucosa olfativa está acima da via normal do fluxo de ar. O ato de cheirar aumenta este processo, ao inalar as correntes de ar para dentro da cavidade nasal, de forma que uma porcentagem maior de moléculas odoríferas no ar entre em contato com a mucosa olfativa. Os odorantes também atingem a mucosa olfativa durante a mastigação, flutuando da boca ao nariz através da faringe (parte de trás da garganta).

Para ser cheirada, uma substância deve ser (1) suficientemente volátil (facilmente vaporizável), de forma que algumas de suas moléculas possam entrar no nariz pelo ar inspirado, e (2) suficientemente solúvel em água, de forma que possa dissolver-se no muco que reveste a mucosa olfativa. Assim como os receptores gustativos, as moléculas devem estar dissolvidas para serem detectadas pelos receptores olfativos.

Diversas partes de um odor são detectadas por diferentes receptores olfativos e classificadas em "arquivos de cheiro".

O nariz humano contém cinco milhões de receptores olfativos, dos quais há mil tipos diferentes. Durante a detecção de cheiros, um odor é "dissecado" em seus diversos componentes. Cada receptor responde a apenas um componente distinto de um odor, e não à molécula odorante toda. Assim, cada parte de um odor é detectada por um dos milhares de receptores diferentes, e determinado receptor pode responder a um componente de odor em particular compartilhado por cheiros diferentes. Compare isso aos três tipos de cone para codificação da visão em cores e às papilas gustativas que respondem diferencialmente a apenas cinco (ou talvez seis) gostos primários para realizar a codificação do paladar.

A vinculação de um sinal de cheiro adequado a um receptor olfativo ativa uma proteína G, disparando uma cascata de reações intracelulares dependentes de cAMP, o que leva à abertura de canais de cátion não específicos regulados por cAMP. A entrada líquida resultante de Na^+ causa um potencial de receptor despolarizante que gera potenciais de ação na fibra aferente. A frequência dos potenciais de ação depende da concentração de moléculas químicas estimulantes.

As fibras aferentes que surgem das terminações dos receptores no nariz atravessam buracos minúsculos na placa óssea plana que separa a mucosa olfativa do tecido cerebral sobreposto (• Figura 6-45). Elas imediatamente fazem sinapse no **bulbo olfativo**, uma estrutura neural complexa que contém várias camadas diferentes de células funcionalmente semelhantes às camadas da retina do olho. Os bulbos olfativos gêmeos, um em cada lado, têm o tamanho de uvas pequenas (veja a • Figura

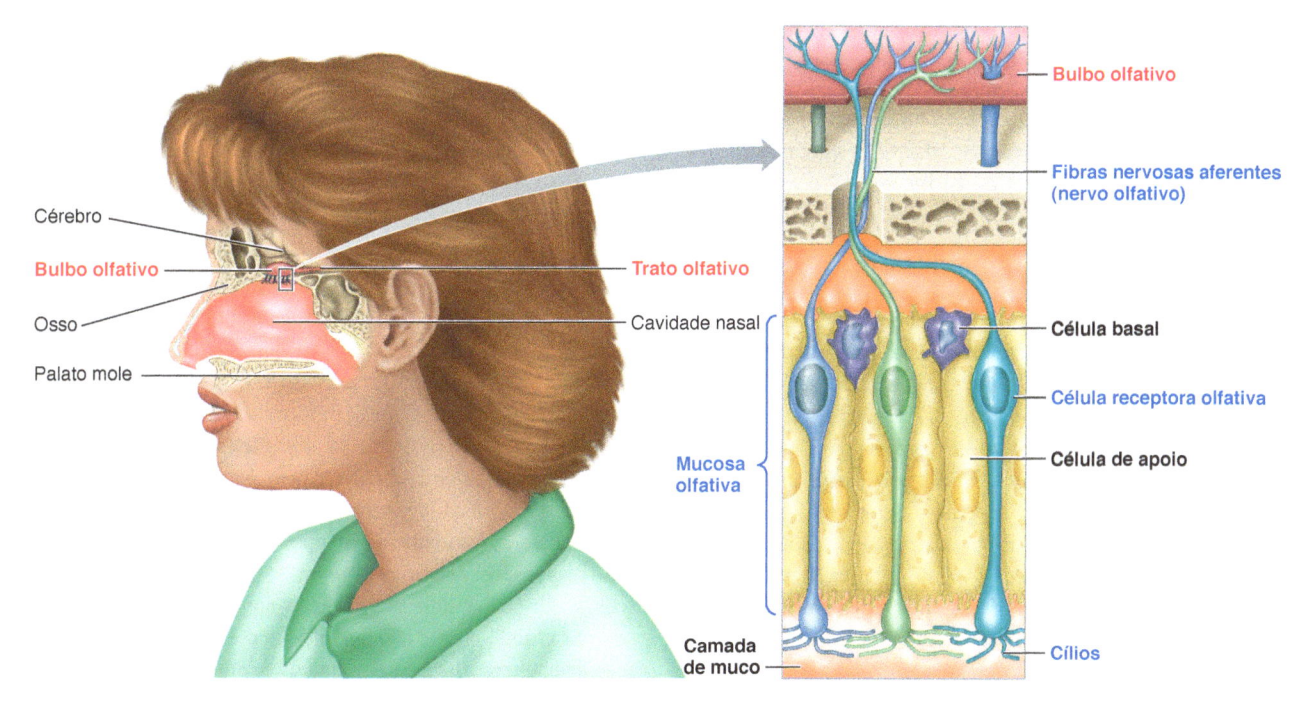

• **FIGURA 6-45** Localização e estrutura das células receptoras olfativas.

5-16). Cada bulbo olfativo é revestido por pequenas junções neurais esféricas conhecidas como **glomérulos** ("bolinhas") (• Figura 6-46). Dentro de cada glomérulo, os terminais das células receptoras que levam informações sobre um componente do cheiro em particular fazem sinapse com as células seguintes na via olfativa, as **células mitrais.** Como cada glomérulo recebe sinais apenas de receptores que detectam um componente específico do odor, os glomérulos servem de "arquivos de cheiro". Os componentes separados de um odor são classificados em diferentes glomérulos, um componente por arquivo. Assim, os glomérulos, que servem de primeira estação de transmissão no cérebro para processamento de informações olfativas, têm uma função essencial na organização da percepção de cheiros.

As células mitrais, nas quais os receptores olfativos terminam nos glomérulos, refinam os sinais olfativos e os transmitem ao cérebro para maior processamento. As fibras que saem do bulbo olfativo trafegam em duas vias diferentes:

1. Uma via subcortical, que vai principalmente às regiões do sistema límbico, especialmente os lados mediais inferiores dos lobos temporais (considerada o **córtex olfativo primário**). Esta via, que envolve o hipotálamo, permite a coordenação próxima entre cheiros e reações comportamentais associadas à alimentação, acasalamento e orientação de direção.

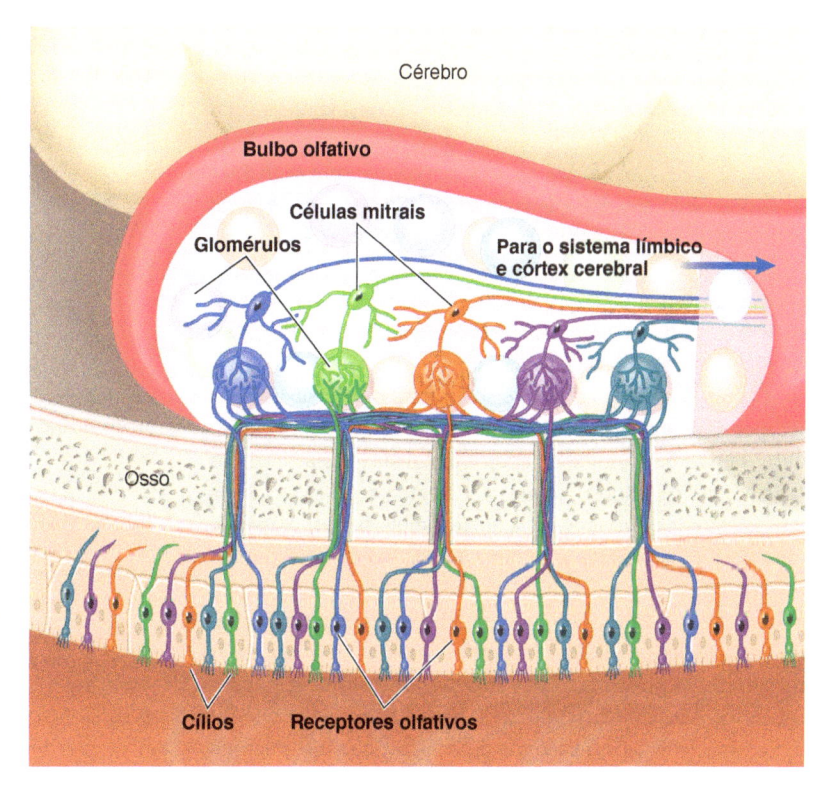

• **FIGURA 6-46 Processamento de cheiros no bulbo olfativo.** Cada glomérulo que reveste o bulbo olfativo recebe impulsos sinápticos de apenas um tipo de receptor olfativo, que, por sua vez, responde a apenas um componente distinto de um odorante. Assim, os glomérulos classificam e arquivam os diversos componentes de uma molécula odorífera antes de transmitir o sinal de cheiro às células mitrais e aos níveis superiores do cérebro para maior processamento.

2. Uma via através do tálamo até o córtex. Assim como nos outros sentidos, a via cortical é importante para a percepção consciente e a distinção precisa de odores.

A distinção de odores é codificada por padrões de atividade nos glomérulos do bulbo olfativo.

Como cada odorante ativa diversos receptores e glomérulos em resposta a seus diversos componentes, a distinção de odores baseia-se em diferentes padrões de glomérulos ativados por diversos cheiros. Desta forma, o córtex pode diferenciar mais de 10.000 cheiros diferentes. Este mecanismo para classificar e diferenciar vários odores é bastante eficiente. Um exemplo digno de nota é nossa capacidade de detectar metilmercaptana (odor de alho) em uma concentração de 1 molécula por 50 bilhões de moléculas no ar! Esta substância é adicionada ao gás natural inodoro para permitir a detecção de vazamentos de gás potencialmente letais. Apesar desta sensibilidade impressionante, os seres humanos têm um sentido fraco de olfato em relação a outras espécies. Em comparação, o sentido de olfato dos cães é centenas de vezes mais aguçado que o dos humanos. Cães de caça como os da raça *bloodhound* (ou Cão de Santo Humberto), por exemplo, têm cerca de quatro bilhões de células receptoras olfativas em comparação aos nossos cinco milhões dessas células, o que é responsável pela capacidade superior desta raça de sentir cheiros.

O sistema olfativo é bastante adaptável, e os odorantes são eliminados rapidamente.

Embora o sistema olfativo seja sensível e altamente discriminatório, também se adapta rapidamente. A sensibilidade a um novo odor diminui rapidamente depois de um breve período de exposição a ele, embora a fonte do odor continue presente. Esta menor sensibilidade não envolve a adaptação do receptor, como os pesquisadores pensaram por anos – na verdade, os próprios receptores olfativos adaptam-se lentamente. Isso aparentemente envolve algum tipo de processo de adaptação no SNC. A adaptação é específica para um odor em particular, e a reatividade a outros odores permanece inalterada.

O que elimina os odores de seus locais de vinculação nos receptores olfativos, de forma que a sensação de odor não "perdure" depois que a fonte de odor é removida? Várias enzimas "comedoras de odores" foram recentemente descobertas na mucosa olfativa, servindo de faxineiros moleculares, limpando as moléculas odoríferas para que não continuem estimulando os receptores olfativos. O interessante é que essas enzimas eliminadoras de odores são muito semelhantes quimicamente às enzimas de desintoxicação encontradas no fígado (as enzimas hepáticas desativam possíveis toxinas absorvidas pelo trato digestório – veja no Capítulo 2). Tal semelhança pode não ser uma coincidência. Pesquisadores especulam que as enzimas nasais podem ter a finalidade dupla de limpar a mucosa olfativa de odorantes velhos e transformar substâncias químicas possivelmente daninhas em moléculas inofensivas. Tal desintoxicação teria uma finalidade muito útil, considerando a passagem aberta entre a mucosa olfativa e o cérebro.

O órgão vomeronasal detecta feromônios.

Além da mucosa olfativa, o nariz contém outro órgão sensorial, o **órgão vomeronasal (OVN)**, que é comum nos mamíferos, mas, até recentemente, era considerado inexistente nos humanos. O OVN está localizado a cerca de meia polegada para dentro do nariz humano, perto do osso vômer, daí seu nome. Ele detecta **feromônios**, sinais químicos não voláteis que passam subconscientemente de uma pessoa para outra. Nos animais, a vinculação de um feromônio ao seu receptor na superfície de um neurônio no OVN ativa um potencial de ação que trafega pelas vias não olfativas até o sistema límbico, a região do cérebro que rege reações emocionais e comportamentos sociossexuais. Esses sinais nunca chegam aos níveis superiores de conscientização. Nos animais, o OVN é conhecido como o "nariz sexual", por sua função na regência de comportamentos reprodutivos e sociais, como identificação e atração de parceiros e comunicação de status social.

Alguns cientistas hoje em dia alegam a existência de feromônios nos humanos, embora muitos céticos ainda duvidem desses achados. Embora a função do OVN no comportamento humano não tenha sido validada, alguns pesquisadores suspeitam que ele é responsável pelos "sentimentos" espontâneos entre as pessoas, sendo "boa química", como o "amor à primeira vista", ou a "química ruim", como "não ir com a cara" de alguém que acabamos de conhecer. Especula-se que os feromônios nos humanos influenciem sutilmente a atividade sexual, a compatibilidade com outras pessoas ou comportamentos de grupo, semelhantemente ao papel que exercem em outros mamíferos, embora esse sistema de mensageiros não seja tão potente ou importante quanto nos animais. Como as mensagens transmitidas pelo OVN parecem desviar da conscientização cortical, a resposta aos feromônios amplamente inodoros não é uma percepção distinta e separada, como sentir uma fragrância favorita, mas na verdade uma impressão inexplicável.

Capítulo em Perspectiva: Foco na homeostase

Para manter um ambiente interno estável e mantenedor da vida, o organismo deve ajustar-se constantemente para compensar os diversos fatores internos e externos que continuamente ameaçam interromper a homeostase, como a exposição externa ao frio ou a produção interna de ácidos. Muitos desses ajustes são orientados pelo sistema nervoso, um dos dois principais sistemas reguladores do organismo. O sistema nervoso central (SNC), o componente integrante e tomador de decisões do sistema nervoso, deve ser continuamente informado do que está acontecendo no ambiente interno e externo, para que possa comandar respostas adequadas nos sistemas de órgãos para manter a viabilidade do organismo. Em outras palavras, o SNC deve saber quais mudanças estão ocorrendo antes de poder reagir a elas.

A divisão aferente do sistema nervoso periférico (SNP) é o elo de comunicação pelo qual o SNC é informado sobre o ambiente interno e externo. A divisão aferente detecta, codifica e transmite sinais periféricos ao SNC para processamento. Entradas aferentes são necessárias para excitação, percepção e determinação de saídas eferentes.

Informações aferentes sobre o ambiente interno, como o nível de CO_2 no sangue, nunca atingem o nível consciente, mas tais impulsos aos centros de controle do SNC são essenciais para a manutenção da homeostase. Entre os impulsos aferentes que atingem o nível consciente, as chamadas informações sensoriais, incluem-se as sensações somestésicas e proprioceptivas (noção corporal) e os sentidos especiais (visão, audição, equilíbrio, paladar e olfato).

Os receptores de sentido do organismo estão distribuídos em toda a superfície corporal, bem como nas articulações e músculos. Os sinais aferentes destes receptores fornecem informações sobre o que acontece em relação ao ambiente externo diretamente a cada parte específica do corpo (isto é, o "o quê", o "onde" e o "quanto" referentes ao estímulo percebido na superfície corporal e a localização instantânea e espacial do estímulo sobre esse corpo). Por outro lado, cada órgão de sentido especial restringe-se a um único local no corpo. Em vez de fornecer informações sobre partes específicas do corpo, os órgãos dos sentidos especiais fornecem tipos específicos de informação sobre o ambiente externo que são úteis para o corpo como um todo. Por exemplo, através de sua capacidade de detecção, análise ampla e integração de padrões de iluminação no ambiente externo, os olhos e o sistema de processamento visual permitem que "visualizemos" nossos arredores. O mesmo efeito integrador não poderia ser atingido se os fotorreceptores estivessem espalhados por toda a nossa superfície corporal, como os receptores de toque.

Impulsos sensoriais (noção corporal e sentidos especiais) permitem que um organismo molecular tão complexo como o humano interaja de formas significativas com o ambiente externo para a aquisição de alimentos, a defesa contra perigos e o envolvimento em outras ações comportamentais voltadas à manutenção da homeostase. Além de fornecer informações essenciais sobre as interações com o ambiente externo para a sobrevivência básica, o processamento perceptual de impulsos sensoriais agrega imensamente à riqueza da vida, permitindo-nos desfrutar de um bom livro, de um concerto ou de uma refeição.

EXERCÍCIOS DE REVISÃO

Perguntas Objetivas (Respostas no Apêndice F)

1. O tipo de estímulo ao qual um receptor em particular é mais reativo é chamado de _____.

2. A conversão de formas de energia dos estímulos em energia elétrica pelos receptores é conhecida como _____.

3. Todas as informações aferentes são informações sensoriais. *(Verdadeiro ou falso?)*

4. Um nervo óptico leva informações das metades lateral e medial do mesmo olho, enquanto um trato óptico leva informações da metade lateral de um olho e da metade medial do outro olho. *(Verdadeiro ou falso?)*

5. Células ganglionares descentralizadas aumentam sua taxa de disparo quando um feixe de luz atinge a periferia de seu campo receptivo. *(Verdadeiro ou falso?)*

6. Durante a adaptação ao escuro, a rodopsina é gradualmente regenerada para aumentar a sensibilidade dos olhos. *(Verdadeiro ou falso?)*

7. Células capilares em diferentes regiões do órgão de Corti e neurônios em diferentes regiões do córtex auditório são ativados por tons diferentes. *(Verdadeiro ou falso?)*

8. O deslocamento da janela redonda gera impulsos neurais percebidos como sensações sonoras. *(Verdadeiro ou falso?)*

9. A adaptação rápida a odores resulta da adaptação dos receptores olfativos. *(Verdadeiro ou falso?)*

10. Cada receptor gustativo responde a apenas um dos cinco gostos primários. *(Verdadeiro ou falso?)*

11. Os estereocílios das células capilares internas hiperpolarizam quando se dobram na direção de seu membro mais alto e despolarizam quando se dobram contra ele. *(Verdadeiro ou falso?)*

12. Ligue os itens abaixo:
    ___1. estrutura do tálamo que processa impulsos visuais
    ___2. diafragma muscular colorido que controla a quantidade de luz que entra no olho
    ___3. forma a parte branca do olho
    ___4. produz humor aquoso
    ___5. camada que contém fotorreceptores
    ___6. ponto a partir do qual o nervo óptico deixa a retina
    ___7. fornece nutrientes à lente e à córnea
    ___8. contribui bastante para a capacidade refrativa
    ___9. contém suprimento vascular para a retina e um pigmento que minimiza o espalhamento de luz dentro do olho
    ___10. tem capacidade refrativa ajustável
    ___11. ponto no qual as fibras da metade medial de cada retina cruzam para o lado oposto
    ___12. parte da retina de maior acuidade

    (a) coroide
    (b) humor aquoso
    (c) fóvea
    (d) núcleo geniculado lateral
    (e) córnea
    (f) retina
    (g) lente
    (h) disco óptico; ponto cego
    (i) íris
    (j) corpo ciliar
    (k) quiasma óptico
    (l) esclera

13. Utilizando o código de resposta à direita, indique quais propriedades se aplicam ao paladar e/ou ao olfato:

    ___1. Os receptores são substituídos regularmente.
    ___2. Os receptores são terminações especializadas de neurônios aferentes.
    ___3. Os receptores são células separadas que fazem sinapse com as terminações finais dos neurônios aferentes.
    ___4. A capacidade discriminativa se baseia em padrões de estimulação do receptor por cinco (talvez seis) modalidades diferentes.
    ___5. As informações das células receptoras são arquivadas e classificadas por junções neurais chamadas de glomérulos.
    ___6. Mil tipos diferentes de receptores são utilizados.
    ___7. Substâncias químicas específicas no ambiente se acoplam a locais especiais de vinculação na superfície do receptor, levando a um potencial de receptor despolarizante.
    ___8. Há duas vias de processamento: uma via de sistema límbico e uma via corticotalâmica.

    (a) aplica-se ao paladar
    (b) aplica-se ao olfato
    (c) aplica-se ao paladar e ao olfato

Perguntas Dissertativas

1. Liste e descreva os tipos de receptor de acordo com seu estímulo adequado.
2. Compare receptores tônicos e fásicos.
3. Explique como a acuidade é influenciada pelo tamanho do campo receptivo e pela inibição lateral.
4. Compare as vias de dor lenta e rápida.
5. Descreva o sistema analgésico embutido do cérebro.
6. Descreva os passos envolvidos na fototransdução por fotorreceptores e processamento de retinal por células bipolares e ganglionares.
7. Compare as características funcionais de bastonetes e cones.
8. O que são ondas sonoras? O que é responsável pela afinação, intensidade e timbre de um som?
9. Descreva a função de cada uma das seguintes partes do ouvido: ouvido, canal do ouvido, membrana timpânica, ossículos, janela oval e as várias partes da cóclea. Inclua uma discussão de como as ondas sonoras são transduzidas em potenciais de ação.
10. Discuta as funções dos canais semicirculares, o utrículo e o sáculo.
11. Descreva a localização, estrutura e ativação dos receptores para paladar e olfato.
12. Compare os processos de visão em cores, audição, paladar e distinção de cheiros.

Exercícios Quantitativos (Soluções no Apêndice F)

1. Calcule a diferença no tempo que leva para um potencial de ação viajar 1,3 m entre as vias de dor lenta (12 m/s) e rápida (30 m/s).

2. Você já notou que os humanos têm pupilas circulares, enquanto as dos gatos são alongadas de cima para baixo? Para simplicidade de cálculo, presuma que a pupila dos gatos seja retangular. Os seguintes cálculos ajudarão a entender a implicação desta diferença. Para simplificar, presuma uma intensidade de luz constante.

    a. Se o diâmetro da pupila circular de um ser humano diminuísse pela metade na contração do músculo constritor da íris, em qual porcentagem diminuiria a quantidade de luz admitida dentro do olho?
    b. Se a pupila retangular de um gato diminuísse pela metade ao longo de apenas um eixo, em qual porcentagem diminuiria a quantidade de luz admitida dentro do olho?
    c. Comparando esses cálculos, os humanos ou os gatos possuem controle mais preciso sobre a quantidade de luz que incide sobre a retina?

3. Um decibel é a unidade de nível de som, β, definido da seguinte forma:

    $$\beta = (10\ dB)\ \log_{10}(I/I_o),$$

    em que I é a *intensidade do som*, ou a taxa na qual ondas de som transmitem energia por área de unidade. As unidades de I são watts por metro quadrado (W/m^2). I_o é uma intensidade constante, próxima do limiar da audição humana, 10^{-12} W/m^2.

    a. Para os níveis de som a seguir, calcule as intensidades de som correspondentes:
        (1) 20 dB (um sussurro)
        (2) 70 dB (uma buzina de carro)
        (3) 120 dB (um avião voando baixo)
        (4) 170 dB (o lançamento de uma nave espacial)
    b. Explique por que os níveis de som desses sons aumentam pelo mesmo incremento (isto é, cada som é 50 dB mais alto do que o anterior), mas os aumentos incrementais nas intensidades de som que você calculou são tão diferentes. Que implicações isso tem no desempenho do ouvido humano?

PONTOS A PONDERAR

(Explicações no Apêndice F)

1. Pacientes com determinadas desordens nervosas não conseguem sentir dor. Por que isso é uma desvantagem?
2. Oftalmologistas frequentemente pingam colírios nos olhos dos pacientes para dilatar a pupila, facilitando o exame do interior do olho. De que maneira o medicamento no colírio afeta a atividade do sistema nervoso autônomo no olho para dilatar as pupilas?
3. Um paciente reclama que não consegue ver a metade direita do campo visual em nenhum dos olhos. Em que ponto na via visual do paciente está o defeito?
4. Explique como infecções no ouvido médio interferem na audição. Qual a importância dos "tubos" que às vezes são cirurgicamente implantados nos tímpanos de pacientes com histórico de infecções repetidas no ouvido médio acompanhadas por acúmulo crônico de fluidos?
5. Explique por que seu olfato é reduzido quando você está resfriado, embora o vírus do resfriado não afete negativamente de forma direta as células receptoras olfativas.

CONSIDERAÇÃO CLÍNICA

(Explicação no Apêndice F)

Suzanne J. queixou-se com seu médico de ataques de tontura. O médico perguntou se, por "tontura", ela queria dizer uma sensação de atordoamento, como se fosse desmaiar (condição conhecida como **síncope**), ou uma sensação de que ela ou os objetos ao seu redor no ambiente estivessem girando (condição conhecida como **vertigem**). Por que essa distinção é importante no diagnóstico diferencial de seu problema? Quais são algumas causas possíveis de cada um desses sintomas?

Sistema nervoso
(sistema nervoso periférico)

Sistemas corporais mantêm a homeostase

Homeostase
O sistema nervoso, como um dos dois principais sistemas reguladores do organismo, regula muitas atividades corporais voltadas à manutenção de um ambiente de fluido interno estável.

A homeostase é essencial para a sobrevivência das células

Células

As células compõem sistemas corporais

O sistema nervoso, um dos dois principais sistemas reguladores do corpo, é formado pelo sistema nervoso central (SNC), composto pelo cérebro e pela medula espinhal, e pelo **sistema nervoso periférico (SNP)**, composto pelas fibras aferentes e eferentes que transmitem sinais entre o SNC e outras partes do corpo.

Quando informado pela divisão aferente do SNP que uma mudança no ambiente interno ou externo ameaça a homeostase, o SNC faz os ajustes adequados para mantê-la. O SNC faz esses ajustes mediante o controle das atividades dos executores (músculos e glândulas), transmitindo sinais do SNC a esses órgãos por meio da **divisão eferente** do SNP.

CAPÍTULO 7

Sistema Nervoso Periférico: Divisão Eferente

Sistema nervoso autônomo

A divisão eferente do sistema nervoso periférico (SNP) é o elo de comunicação pelo qual o sistema nervoso central (SNC) controla as atividades dos músculos e glândulas, os órgãos executores que realizam os efeitos, ou ações, pretendidos. O SNC regula esses executores ao iniciar potenciais de ação nos corpos celulares dos neurônios eferentes cujos axônios terminam em tais órgãos. O músculo cardíaco, músculos lisos, a maioria das glândulas exócrinas, algumas glândulas endócrinas e o tecido adiposo (gordura) são inervados pelo **sistema nervoso autônomo**, o ramo involuntário da divisão eferente periférica. O músculo esquelético é inervado pelo **sistema nervoso somático**, o ramo da divisão eferente sujeito a controle voluntário. A produção eferente normalmente influencia movimentos ou secreções, como ilustrado na ▲ Tabela 7-1, que dá exemplos dos efeitos do controle neural sobre diversos executores compostos por tipos diferentes de tecido muscular e glandular. Boa parte dessa produção eferente é voltada à manutenção da homeostase. A produção eferente para músculos esqueléticos também é direcionada a atividades não homeostáticas de controle voluntário, como andar de bicicleta (é importante perceber que muitos órgãos executores também estão sujeitos a controle hormonal e/ou mecanismos de controle intrínseco – veja no Capítulo 1).

Quantos neurotransmissores diferentes você diria que são liberados pelos diversos terminais neurais eferentes para provocar basicamente todas as respostas de órgãos executores de controle neural? Apenas dois – a acetilcolina e a norepinefrina! Atuando de maneira independente, estes neurotransmissores causam efeitos tão diversos como a secreção de saliva, a contração da bexiga e a motricidade voluntária. Estes efeitos são um excelente exemplo de como o mesmo mensageiro químico pode causar respostas diferentes em vários tecidos, dependendo da especialização dos órgãos executores.

Uma via de nervos autônoma consiste de uma cadeia de dois neurônios.

Cada via nervosa autônoma que deixa o SNC em direção a um órgão inervado é uma cadeia de dois neurônios (● Figura 7-1) (exceto até a medula adrenal – discutiremos mais sobre esta exceção mais tarde). O corpo celular do primeiro neurônio na série está localizado no SNC. Seu axônio, a **fibra pré-ganglionica**, faz sinapse com o corpo celular do segundo neurônio, que fica dentro

TABELA 7-1 — Exemplos da influência da produção eferente sobre o movimento e a secreção por órgãos executores

Categoria de influência	Exemplos de executores com diferentes tipos de tecidos	Exemplo de resultado em resposta à produção eferente
Influência sobre movimentos	Coração (músculo cardíaco)	Aumento do bombeamento de sangue quando a pressão sanguínea cai demais
	Estômago (músculo liso)	Retenção do conteúdo estomacal até que o intestino esteja pronto para processar o alimento
	Diafragma – músculo respiratório (músculo esquelético)	Aumento na taxa de respiração em resposta a exercícios
Influência sobre secreções	Glândulas sudoríparas (glândulas exócrinas)	Início do suor na exposição a um ambiente quente
	Pâncreas endócrino (glândula endócrina)	Aumento na secreção de insulina, hormônio que estoca o excesso de nutrientes após uma refeição

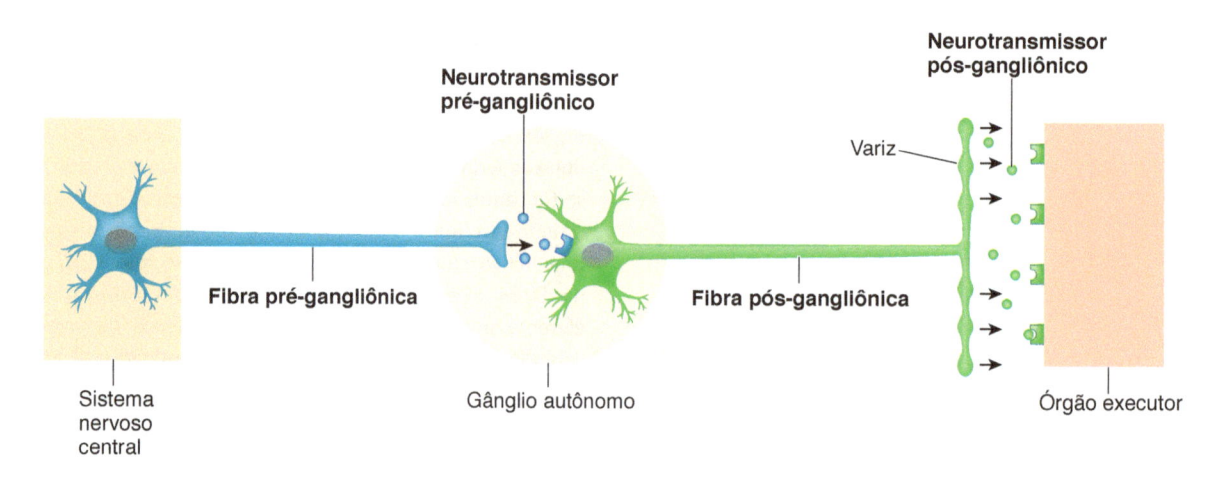

FIGURA 7-1 Via nervosa autônoma

de um gânglio (lembre-se de que um gânglio é um conjunto de corpos celulares neurais fora do SNC). O axônio do segundo neurônio, a **fibra pós-gangliônica**, inerva o órgão executor.

O sistema nervoso autônomo tem duas subdivisões – os **sistemas nervosos simpático** e **parassimpático** (● Figura 7-2). As fibras nervosas simpáticas se originam nas regiões torácica e lombar da medula espinhal (veja no Capítulo 2). A maioria das fibras pré-ganglionicas simpáticas são muito curtas, efetuando sinapses com corpos celulares dos neurônios pós-ganglionicos dentro dos gânglios que ficam em uma **cadeia de gânglios simpática** (também chamada de **tronco simpático**) localizada nos dois lados da medula espinhal (veja a ● Figura 5-24). As longas fibras pós-ganglionicas originam-se na cadeia de gânglios e terminam nos órgãos executores. Algumas fibras pré-ganglionicas atravessam a cadeia de gânglios sem fazer sinapses. Em vez disso, elas terminam posteriormente nos **gânglios colaterais** simpáticos, aproximadamente a meio caminho entre o SNC e os órgãos inervados, com as fibras pós-ganglionicas percorrendo o restante da distância.

As fibras pré-ganglionicas parassimpáticas surgem das áreas craniana (cérebro) e sacra (medula espinhal inferior) do SNC. Essas fibras são mais longas do que as pré-ganglionicas simpáticas porque não terminam até atingir os **gânglios terminais**, que ficam nos órgãos executores ou próximo a eles. Fibras pós-ganglionicas muito curtas terminam nas células de um órgão em si.

Fibras pós-ganglionicas parassimpáticas liberam acetilcolina; as simpáticas liberam norepinefrina.

Fibras pré-ganglionicas simpáticas e parassimpáticas liberam o mesmo neurotransmissor, a **acetilcolina (ACh)**, mas as terminações pós-ganglionicas desses dois sistemas liberam neurotransmissores diferentes para influenciar os executores autônomos. Fibras pós-ganglionicas parassimpáticas liberam acetilcolina. Assim, elas, em conjunto com todas as fibras pré-ganglionicas autônomas, são chamadas de **fibras colinérgicas**. A maioria das fibras pós-ganglionicas simpáticas, por sua vez, são chamadas de **fibras adrenérgicas** porque liberam **noradrenalina**,

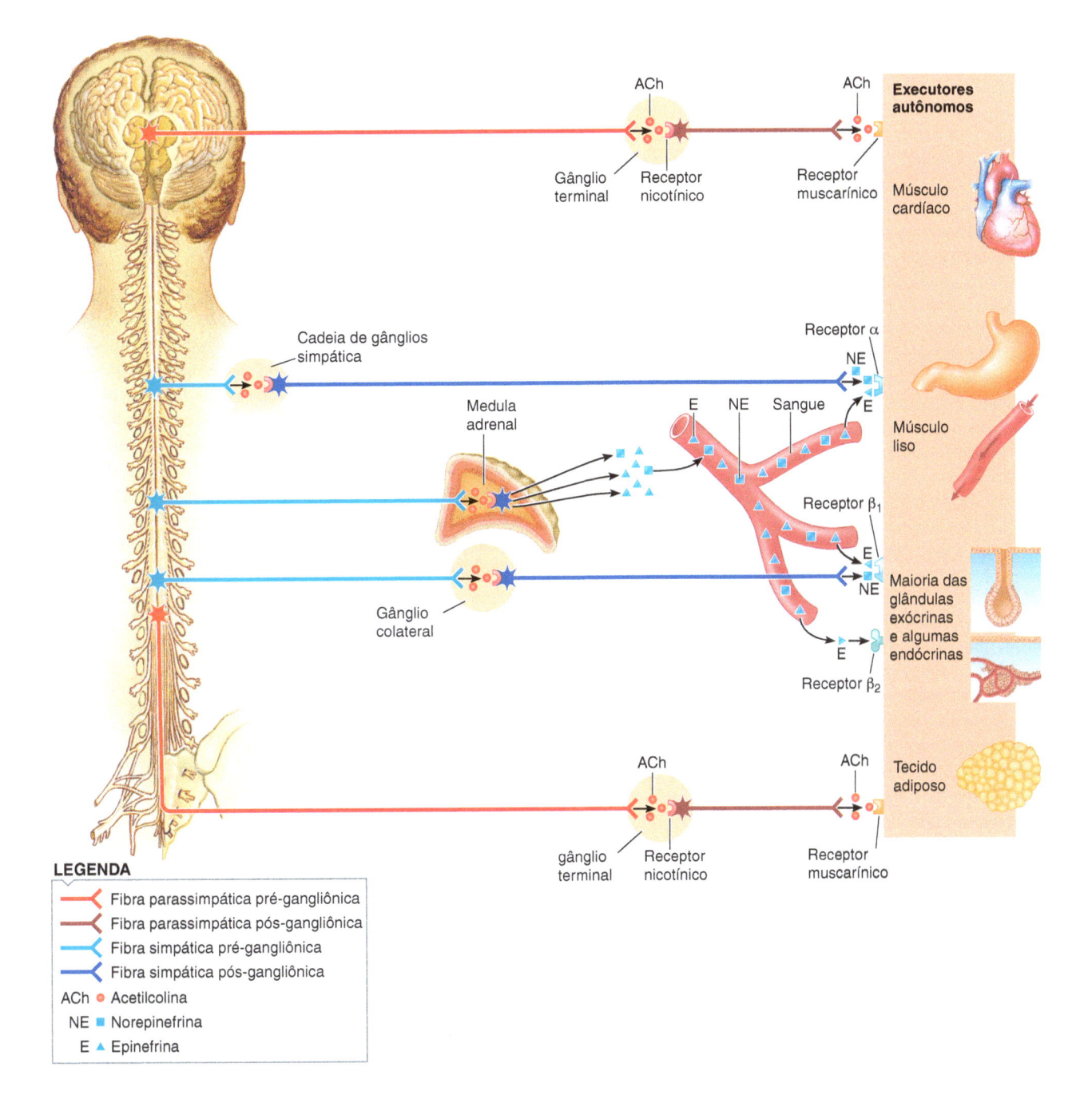

• **FIGURA 7-2 Sistema nervoso autônomo.** O sistema nervoso simpático, que se origina nas regiões torácica e lombar da medula espinhal, tem fibras colinérgicas (liberadoras de acetilcolina) pré--ganglônicas curtas e fibras adrenérgicas (liberadoras de norepinefrina) pós-ganglônicas longas. O sistema nervoso parassimpático, que se origina no cérebro e na região sacra da medula espinhal, tem fibras colinérgicas pré-ganglônicas longas e fibras colinérgicas pós-ganglônicas curtas. Na maioria dos orgãos, fibras pós-ganglônicas simpáticas e parassimpáticas inervam os mesmos órgãos executores. A medula adrenal é um gânglio simpático modificado, que libera epinefrina e norepinefrina no sangue. Receptores colinérgicos nicotínicos estão localizados nos gânglios autônomos e na medula adrenal e respondem pela ACh liberada por todas as fibras pré-ganglônicas autônomas. Receptores colinérgicos muscarínicos estão localizados nos executores autônomos e respondem à ACh liberada por fibras pós--ganglônicas parassimpáticas. Receptores adrenérgicos α1, α2, β1, β2 estão variavelmente localizados nos executores autônomos e respondem de forma diferencial à norepinefrina liberada por fibras pós--ganglônicas simpáticas e à epinefrina liberada pela medula adrenal.

▲ **TABELA 7-2** Locais de liberação da acetilcolina e norepinefrina

Acetilcolina	Norepinefrina
Todos os terminais pré-gangliônicos do sistema nervoso autônomo	A maioria dos terminais pós-ganglônicos simpáticos
Todos os terminais pós-ganglônicos parassimpáticos	Medula adrenal
	Sistema nervoso central
Terminais pós-ganglônicos simpáticos nas glândulas sudoríparas e alguns vasos sanguíneos no músculo esquelético	
Terminais de neurônios eferentes que alimentam o músculo esquelético (neurônios motores)	
Sistema nervoso central	

comumente conhecida como **norepinefrina**[1]. A acetilcolina e a norepinefrina também atuam como mensageiros químicos em outros lugares no corpo (▲ Tabela 7-2).

Fibras autônomas pós-ganglônicas não terminam em um único ressalto como os botões sinápticos. Em vez disso, os ramos terminais das fibras autônomas têm diversos ressaltos, ou **varizes**, que liberam neurotransmissores simultaneamente em uma grande área do órgão inervado, em vez de em células individuais (veja as • Figuras 7-1 e 8-32). Essa liberação difusa de neurotransmissor, aliada ao fato de que qualquer mudança resultante na atividade elétrica se espalha pela massa de um músculo liso ou cardíaco pelas junções comunicantes (veja a p. 59), normalmente possibilita que a atividade autônoma influencie órgãos inteiros em vez de células individuais.

Os sistemas nervosos simpático e parassimpático inervam duplamente a maioria dos órgãos viscerais.

Normalmente, as informações aferentes que vêm das vísceras (órgãos internos) não atingem o nível consciente (veja o Capítulo 6). Exemplos de informações aferentes viscerais incluem os impulsos dos barorreceptores que monitoram a pressão sanguínea e os impulsos dos quimiorreceptores que monitoram o conteúdo de proteína ou de gordura dos alimentos ingeridos. Tais impulsos são utilizados para orientar a atividade dos neurônios eferentes autônomos. A produção eferente autônoma regula atividades viscerais, como circulação, digestão, suor e dilatação das pupilas. Como os impulsos aferentes viscerais, a saída eferente autônoma opera fora do domínio da consciência e do controle voluntário.

A maioria dos órgãos viscerais é inervada por fibras nervosas simpáticas e parassimpáticas (• Figura 7-3). A inervação de um único órgão pelos dois ramos do sistema nervoso autônomo é denominada **inervação dual** (*dual* quer dizer "relativo a dois"). ▲ A Tabela 7-3 resume os principais efeitos desses ramos autônomos. Embora os detalhes da vasta gama de respostas autônomas sejam descritos mais completamente nos capítulos posteriores que discutem cada órgão envolvido, já é possível considerar alguns conceitos gerais. Como se pode ver na tabela, os sistemas nervosos simpático e parassimpático geralmente exercem efeitos opostos em um órgão em particular. A estimulação simpática aumenta a frequência cardíaca, enquanto a parassimpática a diminui; a estimulação simpática desacelera o movimento dentro do trato digestório, enquanto a parassimpática aumenta a mobilidade digestiva. Observe que os dois sistemas aumentam a atividade de alguns órgãos e reduzem a de outros.

Em vez de memorizar uma lista como a da ▲ Tabela 7-3, é melhor deduzir pela lógica as ações dos dois sistemas, primeiro compreendendo as circunstâncias sob as quais cada sistema domina. Normalmente, ambos os sistemas estão parcialmente ativos – isto é, em geral, há algum nível de atividade de potencial de ação tanto nas fibras simpáticas como nas parassimpáticas que alimentam dado órgão. Essa atividade contínua é chamada de **tônus simpático** ou **parassimpático** ou **atividade tônica**. Em determinadas circunstâncias, a atividade de uma divisão pode dominar a outra. A *dominância simpática* a um órgão em particular existe quando a taxa de disparo das fibras simpáticas para esse órgão aumenta acima do nível tônico, aliada a uma diminuição simultânea abaixo do nível tônico na frequência de potenciais de ação das fibras parassimpáticas para esse mesmo órgão. A situação inversa ocorre na *dominância parassimpática*. O equilíbrio entre atividade simpática e parassimpática pode ser alterado separadamente para órgãos individuais, de forma a atender demandas específicas (por exemplo, a dilatação da pupila é induzida simpaticamente diante de pouca luz – veja a p. 197), ou pode ser causada uma descarga mais generalizada e propagada de um sistema autônomo em favor de outro, a fim de se controlarem funções no corpo inteiro. Descargas dispersas e difusas ocorrem mais frequentemente no sistema simpático. O valor de descarga massiva simpática é evidente, considerando as circunstâncias durante as quais esse sistema normalmente domina.

TEMPOS DE DOMINÂNCIA SIMPÁTICA O sistema simpático promove respostas que preparam o organismo para atividades físicas extenuantes em situações emergenciais ou estressantes, como ameaças físicas externas. Estas respostas são tipicamente conhecidas como **respostas de lutar ou fugir** (alguns fisiologistas também incluem **assustar**), porque o sistema simpático prepara o corpo para lutar ou fugir (ou assustar-se diante) da ameaça. Pense nos recursos corporais necessários em tais circunstâncias. O coração bate mais rapidamente e com mais força, a pressão sanguínea aumenta pela constrição (estreitamento) generalizada dos vasos sanguíneos, as vias aéreas respiratórias se abrem para permitir fluxo máximo de ar, depósitos

---

1. A *noradrenalina (norepinefrina)* é quimicamente muito semelhante à adrenalina (epinefrina), o principal produto hormonal secretado pela glândula da medula adrenal. Como uma empresa farmacêutica dos EUA comercializou este produto para uso como medicamento sob o nome comercial de Adrenalina, a comunidade científica desse país prefere adotar o nome alternativo "epinefrina" como termo genérico para este mensageiro químico e, assim, a "noradrenalina" é conhecida como "norepinefrina". Na maioria dos outros países de língua inglesa, entretanto, "adrenalina" e "noradrenalina" são os termos adotados.

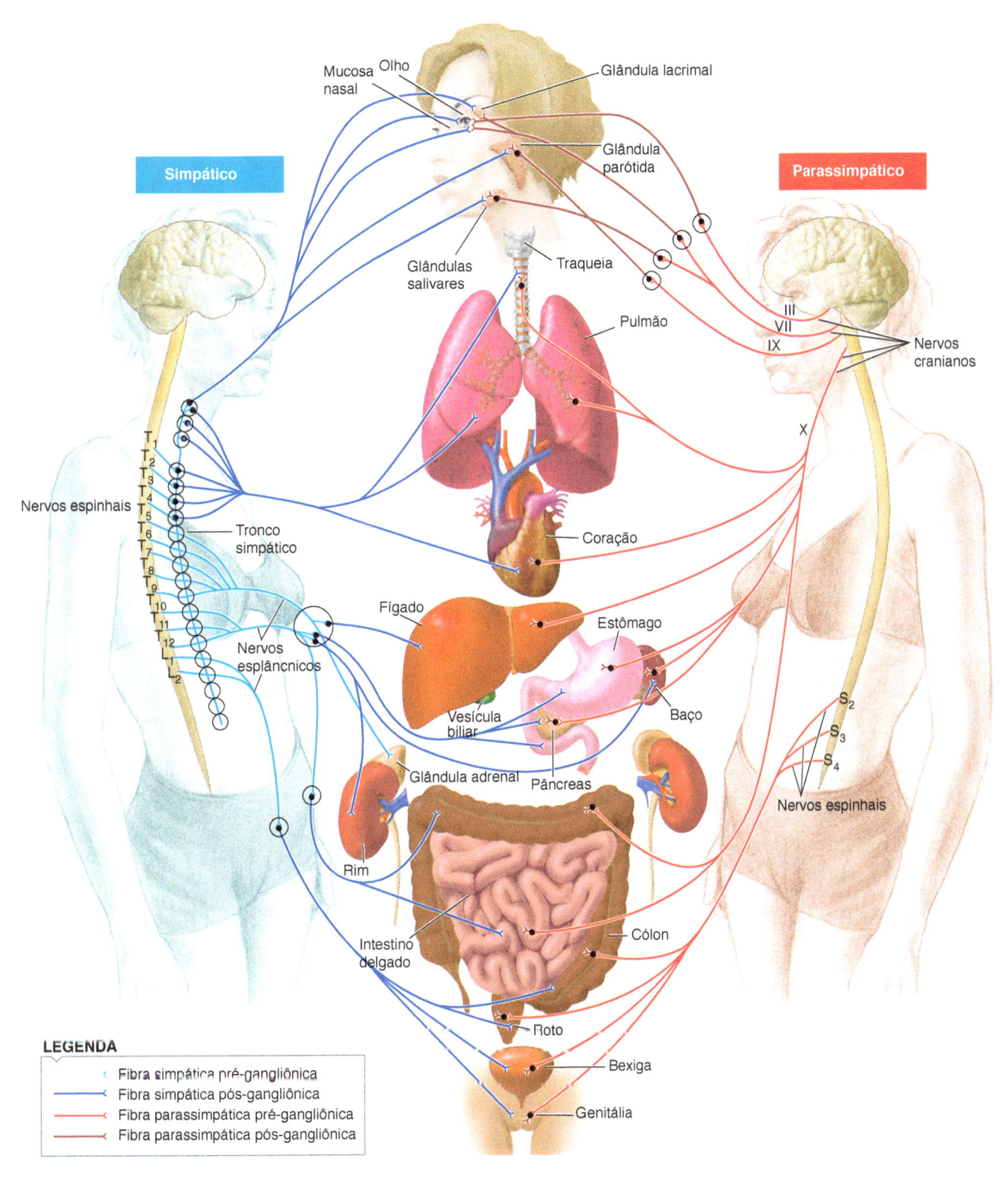

- **FIGURA 7-3** Estruturas inervadas pelos sistemas nervosos simpático e parassimpático.

TABELA 7-3 — Efeitos do Sistema Nervoso Autônomo sobre Diversos Órgãos

Órgão	Efeitos da estimulação simpática (e Tipos de receptores adrenérgicos)	Efeito da estimulação parassimpática
Coração	Aumento nos batimentos, aumento na força de concentração (de todo o coração) (β_1)	Redução nos batimentos, menor força de contração (somente dos átrios)
Maioria dos vasos sanguíneos inervados	Constrição (α_1)	Dilatação apenas dos vasos que alimentam o pênis e o clitóris
Pulmões	Dilatação dos bronquíolos (vias aéreas) (β_2) Inibição da secreção de muco (α)	Constrição de bronquíolos Estimulação da secreção de muco
Trato digestório	Redução na mobilidade (movimento) (α_2, β_2) Contração dos esfíncteres (para evitar movimento do conteúdo) (α_1) Inibição de secreções digestivas (α_2)	Aumento da mobilidade Relaxamento dos esfíncteres (para permitir movimento do conteúdo) Estimulação de secreções digestivas
Bexiga urinária	Relaxamento (β_2)	Contração (esvaziamento)
Olho	Dilatação da pupila (contração do músculo radial) (α_1) Ajuste do olho para visão de longe (β_2)	Constrição da pupila (contração do músculo circular) Ajuste do olho para visão de perto
Fígado (depósitos de glicogênio)	Glicogenólise (glicose liberada) (β_2)	Nenhum
Células adiposas (depósitos de gordura)	Lipólise (ácidos graxos liberados) (β_2)	Nenhum
Glândulas exócrinas		
Pâncreas exócrino	Inibição de secreção exócrina pancreática (α_2)	Estimulação da secreção pancreática exócrina (importante para a digestão)
Glândulas sudoríparas	Estimulação da secreção pela maioria das glândulas sudoríparas (α_1; a maioria é colinérgica)	Estimulação de secreção por algumas glândulas sudoríparas
Glândulas salivares	Estimulação de pequeno volume de saliva espessa rica em muco (α_1)	Estimulação de grande volume de saliva aguada, rica em enzimas
Glândulas endócrinas		
Medula adrenal	Estimulação da secreção de epinefrina e norepinefrina (colinérgica)	Nenhum
Pâncreas endócrino	Inibição da secreção de insulina; estimulação da secreção de glucagon (α_2)	Estimulação da secreção de insulina e glucagon
Genitais	Ejaculação e contrações orgásticas (homens); contrações orgásticas (mulheres) (α_1)	Ereção (causada pela dilatação de vasos sanguíneos no pênis [homem] e clitóris [mulher])
Atividade cerebral	Aumento no alerta (receptores desconhecidos)	Nenhum

de glicogênio (açúcar armazenado) e gordura são decompostos para liberar combustível adicional no sangue e os vasos sanguíneos que alimentam os músculos esqueléticos se dilatam. Todas essas respostas têm o objetivo de fornecer maior fluxo de sangue oxigenado e rico em nutrientes aos músculos esqueléticos, em antecipação a atividades físicas extenuantes. Além disso, as pupilas se dilatam e os olhos se ajustam para ver de longe, permitindo que a pessoa avalie visualmente todo o cenário da ameaça. A sudorese é intensificada, em antecipação ao excesso de produção de calor pelo esforço físico. Como as atividades digestivas e urinárias não são essenciais ao enfrentamento da ameaça, o sistema simpático as inibe.

TEMPOS DE DOMINÂNCIA PARASSIMPÁTICA O sistema parassimpático domina em situações tranquilas e relaxadas. Sob tais circunstâncias não ameaçadoras, o corpo pode preocupar-se com suas próprias atividades de "faxina", como a digestão. O sistema parassimpático promove as funções corporais do tipo **"descansar e digerir"**, enquanto desacelera as atividades aumentadas pelo sistema simpático. Não há necessidade, por exemplo, de fazer o coração bater rapidamente e com força quando a pessoa está em um ambiente tranquilo.

VANTAGEM DA INERVAÇÃO AUTÔNOMA DUAL Qual é a vantagem da inervação dual de órgãos com fibras nervosas cujas ações opõem-se umas às outras? Ela permite controle preciso da atividade de um órgão, semelhante a dispor de um acelerador e de um freio para controlar a velocidade do carro. Se um animal atravessasse correndo a estrada, seria possível parar somente tirando-se o pé do acelerador, mas a parada seria lenta demais para evitar atropelar o animal. No entanto, pisar no freio ao mesmo tempo em que se tira o pé do acelerador permite parar de forma mais rápida e controlada. De maneira semelhante, uma frequência cardíaca acelerada simpaticamente pode ser reduzida gradualmente até o normal após uma situação estressante apenas pela diminuição da taxa de disparo no nervo simpático (o equivalente a "tirar o pé do acelerador"). Entretanto, a frequência cardíaca pode ser mais rapidamente reduzida pelo aumento simultâneo da atividade no suprimento parassimpático ao coração (equivalendo a "pisar no freio"). Na verdade, as duas divisões do sistema nervoso autônomo são normalmente controladas de forma recíproca – o aumento de atividade em uma divisão é acompanhado por correspondente redução na outra.

Há diversas exceções à regra geral de inervação dual recíproca dos dois ramos do sistema nervoso autônomo – as mais notáveis são as seguintes:

- Os *vasos sanguíneos inervados* (a maioria das arteríolas e veias é inervada – artérias e capilares, não) recebem apenas fibras nervosas simpáticas. A regulagem é realizada conforme aumento ou redução da taxa de disparo para acima ou abaixo do nível tônico dessas fibras simpáticas. Os únicos vasos sanguíneos que recebem tanto fibras simpáticas como parassimpáticas são os que alimentam o pênis e o clitóris. O controle vascular preciso que essa inervação dual oferece a esses órgãos é importante para obter a ereção.

- A maioria das *glândulas sudoríparas* é inervada apenas por nervos simpáticos. As fibras pós-ganglionicas desses nervos são incomuns porque secretam acetilcolina em vez de norepinefrina.

- As *glândulas salivares* são inervadas por divisões autônomas, mas diferentemente de em outros lugares, as atividades simpática e parassimpática aqui não são antagônicas. Ambas estimulam a secreção salivar, mas o volume e a composição da saliva são diferentes conforme o ramo autônomo dominante.

Veremos mais sobre essas exceções em capítulos posteriores. Agora, voltaremos nossa atenção à medula adrenal, um peculiar componente endócrino do sistema nervoso simpático.

A medula adrenal é uma parte modificada do sistema nervoso simpático.

Há duas *glândulas adrenais*, uma em cada lado, sobre os rins (*ad* quer dizer "perto de"; *renal* refere-se a "rim"). As glândulas adrenais são endócrinas, formadas por uma parte externa, o *córtex adrenal*, e uma parte interna, a *medula adrenal* (veja no Capítulo 19). A **medula adrenal** é um gânglio simpático modificado que não origina fibras pós-ganglionicas. Em vez disso, mediante estimulação pela fibra pré-ganglionica originada no SNC, ela secreta hormônios no sangue (veja a ● Figura 7-2). Não é de surpreender que os hormônios sejam idênticos ou semelhantes a neurotransmissores simpáticos pós-ganglionicos. Cerca de 20% do hormônio medular adrenal produzido é norepinefrina, os 80% restantes constituem-se da fortemente relacionada **epinefrina**

(adrenalina) (veja a nota de rodapé 1). Esses hormônios, de forma geral, reforçam as atividades do sistema nervoso simpático.

Diversos tipos de receptores estão disponíveis para cada neurotransmissor autônomo.

Como cada neurotransmissor autônomo e cada hormônio medular estimulam a atividade de certos tecidos, mas inibem a atividade em outros, as respostas específicas dependem da especialização das células do tecido, e não de propriedades das substâncias químicas em si. Células de tecido reativas têm um ou mais dos diversos tipos de proteínas receptoras da membrana plasmática para esses mensageiros químicos. A vinculação de um neurotransmissor a um receptor provoca uma resposta específica do tecido.

RECEPTORES COLINÉRGICOS Pesquisadores identificaram dois tipos de receptores de acetilcolina (colinérgicos) – *receptores nicotínicos* e *muscarínicos* –, com base em sua resposta a drogas específicas. **Receptores nicotínicos** são ativados pela nicotina, derivada da planta do tabaco, enquanto **receptores muscarínicos** são ativados pela muscarina, tóxico encontrado em certos cogumelos (▲ Tabela 7-4).

Receptores nicotínicos são encontrados nos corpos celulares pós-ganglionicos em todos os gânglios autônomos. Esses receptores respondem à acetilcolina liberada de fibras pré-ganglionicas simpáticas e parassimpáticas. A ligação de acetilcolina a esses receptores causa a abertura de canais de cátion não específicos na célula pós-ganglionica que permitem a passagem de Na^+ e K^+. Devido ao maior gradiente eletroquímico do Na^+ em relação ao do K^+, há mais entrada de Na^+ do que saída de K^+, causando uma despolarização, que inicia um potencial de ação na célula pós-ganglionica.

Os receptores de muscarina são encontrados nas membranas de células executoras (músculo liso, músculo cardíaco e glândulas). Eles se ligam à acetilcolina liberada por fibras pós-ganglionicas parassimpáticas. Há cinco subtipos de receptores muscarínicos, todos eles unidos a proteínas G, que ativam vias de segundo mensageiro que levam à resposta da célula-alvo (veja no Capítulo 4).

RECEPTORES ADRENÉRGICOS As duas principais classes de receptores adrenérgicos para a norepinefrina e a epinefrina são **receptores alfa (α) e beta (β)**, subclassificados em **receptores α_1 e α_2 e β_1 e β_2** (▲ Tabela 7-4). Esses diversos tipos de receptores estão distribuídos de forma distinta entre os órgãos executores. Receptores do tipo β_2 ligam-se quase exclusivamente à epinefrina, enquanto receptores β_1 têm afinidades praticamente iguais em relação à norepinefrina e à epinefrina; receptores dos dois subtipos α, finalmente, têm maior sensibilidade para a norepinefrina do que para a epinefrina (veja ● Figura 7-2).

Todos os receptores adrenérgicos são acoplados a proteínas G, mas o caminho posterior é diferente para os vários tipos de receptor. A ativação de receptores β_1 e β_2 causa a resposta da célula-alvo pela ativação da via de segundo mensageiro cAMP. A estimulação de receptores α_1 provoca a resposta desejada por meio do sistema de segundo mensageiro IP_3/Ca^{2+} (veja no Capítulo 4). Já a vinculação de um neurotransmissor a um receptor α_2 inibe a produção de cAMP na célula-alvo.

A ativação de receptores α_1 normalmente causa uma resposta excitatória no executor – por exemplo, a constrição arteriolar

TABELA 7-4 — Propriedades dos tipos de receptores autônomos

Tipo de receptor	Afinidade de neurotransmissor	Executor(es) com tipo de receptor	Mecanismo de ação no executor	Efeito sobre o executor
Nicotínico	Acetilcolina de fibras pré-ganglionicas autônomas	Todos os corpos celulares pós-ganglionicos autônomos; medula adrenal	Abre canais receptores de cátion não específicos	Excitatório
	Acetilcolina dos neurônios motores	Placas finais motoras das fibras dos músculos esqueléticos	Abre canais receptores de cátion não específicos	Excitatório
Muscarínico	Acetilcolina das fibras pós-ganglionicas parassimpáticas	Músculo cardíaco, músculo liso, maioria das glândulas exócrinas e algumas endócrinas	Ativa diversas vias receptoras acopladas à proteína G, dependendo do executor	Excitatório ou inibitório, dependendo do executor
α_1	Norepinefrina das fibras pós-ganglionicas simpáticas; epinefrina da medula adrenal: Norepinefrina > epinefrina	Maioria dos tecidos-alvo simpáticos	Ativa a via de segundo mensageiro IP_3/Ca^{2+}	Excitatório
α_2	Norepinefrina > epinefrina	Órgãos digestórios	Inibe cAMP	Inibitório
β_1	Norepinefrina = epinefrina	Coração	Ativa cAMP	Excitatório
β_2	Somente epinefrina	Músculos lisos de arteríolas e bronquíolos	Ativa cAMP	Inibitório

causada pelo aumento na contração do músculo liso nas paredes desses vasos sanguíneos. Os receptores α_1 estão presentes na maioria dos tecidos-alvo simpáticos. A ativação de receptores α_2, por sua vez, causa uma resposta inibitória no executor, como menor contração do músculo liso no trato digestório. A estimulação de receptores β_1, encontrados principalmente no coração, causa uma resposta excitatória, como o aumento da frequência e da força da contração cardíaca. A resposta à ativação do receptor β_2 geralmente é inibitória, como a dilatação arteriolar ou bronquiolar (via aérea respiratória) causada pelo relaxamento do músculo liso nas paredes dessas estruturas tubulares. Como uma regra básica, a ativação de versões com "1" subscrito dos receptores adrenérgicos causa respostas excitatórias, e a ativação de versões com "2" subscrito traz respostas inibitórias.

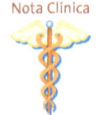

Nota Clínica — AGONISTAS E ANTAGONISTAS AUTÔNOMOS Alguns medicamentos disponíveis alteram seletivamente as respostas autônomas de cada tipo de receptor. Um **agonista** liga-se ao receptor do neurotransmissor e causa a mesma resposta que o neurotransmissor causaria. Um **antagonista**, por sua vez, une-se ao receptor, evitando que o neurotransmissor se vincule a ele e cause uma resposta, mas o próprio antagonista não produz qualquer resposta. Em outras palavras, um agonista imita a resposta do neurotransmissor e o antagonista a bloqueia. Alguns desses medicamentos são apenas de interesse experimental, mas outros são terapeuticamente muito importantes. Por exemplo, a *atropina* bloqueia o efeito da acetilcolina nos receptores muscarínicos, mas não afeta os receptores nicotínicos. Como a acetilcolina liberada nas fibras pré-ganglionicas parassimpática e simpática combina-se aos receptores nicotínicos, o bloqueio das sinapses nicotínicas derrubaria esses dois ramos autônomos. Ao atuar seletivamente para interferir com a ação da acetilcolina apenas nas junções muscarínicas, que são os locais de ação pós-ganglionica parassimpática, a atropina bloqueia efetivamente os efeitos parassimpáticos, em nada influenciando a atividade parassimpática. Médicos utilizam este princípio para suprimir secreções salivares e bronquiais antes de cirurgias, a fim de reduzir a inalação dessas secreções para os pulmões do paciente.

Da mesma forma, medicamentos que atuam seletivamente em locais receptores α e β adrenérgicos têm ampla utilização na ativação ou bloqueio de efeitos simpáticos específicos. Veja alguns exemplos a seguir. *O salbutamol*, em doses baixas, ativa seletivamente receptores adrenérgicos β_2, possibilitando a dilatação dos bronquíolos no tratamento da asma sem estimular de forma indesejada o coração (o coração tem majoritariamente receptores β_1). Por sua vez, o *metoprolol* bloqueia seletivamente receptores adrenérgicos β_1 e é receitado para tratar a hipertensão, porque diminui a quantidade de sangue que o coração bombeia para os vasos sanguíneos. O metoprolol não afeta receptores β_2 e, portanto, não tem efeito sobre os bronquíolos. O medicamento menos específico *propanolol* também reduz a pressão sanguínea ao bloquear receptores β_1, mas também bloqueia receptores β_2 localizados nos bronquíolos, levando ao estreitamento dessas vias aéreas e à asma como efeito colateral indesejado em pessoas suscetíveis.

TABELA 7-5 — Características diferenciadoras dos sistemas nervosos simpático e parassimpático

Característica	Sistema simpático	Sistema parassimpático
Origem da fibra pré-gangliônica	Regiões torácica e lombar da medula espinhal	Cérebro e região sacra da medula espinhal
Origem da fibra pós-gangliônica (localização ganglionar)	Cadeia do gânglio simpática (perto da medula espinhal) ou gânglios colaterais (aproximadamente no meio do caminho entre a medula espinhal e os órgãos executores)	Gânglios terminais (próximo ou dentro dos órgãos executores)
Comprimento e tipo de fibra	Fibras pré-gangliônicas colinérgicas curtas; Fibras pós-gangliônicas adrenérgicas longas	Fibras pré-gangliônicas colinérgicas longas; Fibras pós-gangliônicas colinérgicas curtas
Órgãos executores inervados	Músculo cardíaco, quase todos os músculos lisos, maioria das glândulas exócrinas e algumas endócrinas	Músculo cardíaco, maioria dos músculos lisos, maioria das glândulas exócrinas e algumas endócrinas
Tipos de receptores para neurotransmissores	Para neurotransmissor pré-gangliônico: nicotínico. Para neurotransmissor pós-gangliônico: $\alpha_1, \alpha_2, \beta_1, \beta_2$	Para neurotransmissor pré-gangliônico: nicotínico. Para neurotransmissor pós-gangliônico: muscarínico
Dominância	Dominante em situações de emergência do tipo "lutar ou fugir"; prepara o corpo para atividades físicas extenuantes	Domina em situações tranquilas e relaxadas; promove atividades de "faxina", como a digestão

Muitas regiões do sistema nervoso central estão envolvidas no controle de atividades autônomas.

As mensagens do SNC são entregues aos músculos cardíacos, músculos lisos e glândulas por meio dos nervos autônomos, mas quais regiões do SNC regulam a produção autônoma? O controle autônomo desses executores é mediado por reflexos e através de centros de controle centralmente localizados. Relembrando mais um pouco, informações transmitidas ao SNC essencialmente via aferentes viscerais são utilizadas para determinar a produção adequada pelos eferentes autônomos para os executores, com o intuito de se manter a homeostase. Na verdade, alguns fisiologistas consideram os aferentes viscerais parte do sistema nervoso autônomo, enquanto outros consideram os eferentes simpáticos e parassimpáticos os únicos componentes do sistema nervoso autônomo. Independentemente da forma como se classifiquem essas partes do sistema nervoso, o principal continua sendo que o impulso aferente visceral é essencial para determinar a produção simpática e parassimpática.

- Alguns reflexos autônomos, como urinação, defecação e ereção, são integrados no nível da medula espinhal, mas todos esses reflexos espinhais estão sujeitos a controle por níveis superiores de consciência.

- O bulbo dentro do tronco cerebral é a região mais diretamente responsável pela produção autônoma. Centros para controle de atividades cardiovasculares, respiratórias e digestórias via sistemas autônomos estão localizados ali.

- O hipotálamo tem uma função importante na integração das respostas autônomas, somáticas e endócrinas que acompanham automaticamente diversos estados emocionais e comportamentais. Por exemplo, o aumento na frequência cardíaca, pressão sanguínea e atividade respiratória associado à raiva ou ao medo é causado pela atuação do hipotálamo através do bulbo.

- A atividade autônoma também pode ser influenciada pelo córtex de associação pré-frontal através de seu envolvimento com a expressão emocional característica da personalidade individual. Um exemplo é corar quando ficamos envergonhados, o que é causado pela dilatação de vasos sanguíneos que alimentam a pele das bochechas. Tais respostas são mediadas através das vias hipotálamo-bulbo.

▲ A Tabela 7-5 resume as principais características diferenciadoras dos sistemas nervosos simpático e parassimpático.

Sistema nervoso somático

Neurônios motores alimentam o músculo esquelético.

Músculos esqueléticos são inervados por **neurônios motores**, os axônios dos quais é composto o sistema nervoso somático (às vezes, todos os neurônios aferentes são mencionados como *neurônios motores*, mas reservamos este termo para as fibras somáticas eferentes que alimentam o músculo esquelético e causam movimento corporal; *motor* refere-se a "movimento"). Os corpos celulares de quase todos os neurônios motores estão dentro do corno ventral da medula espinhal. A única exceção são os corpos celulares dos neurônios motores que alimentam os músculos na cabeça, que ficam no tronco cerebral. Diferentemente da cadeia de dois neurônios das fibras nervosas autônomas, o axônio de um neurônio motor é contínuo, de sua origem no SNC até sua terminação no músculo esquelético. Terminais axônicos de neurônios motores liberam acetilcolina, o que causa excitação e contração das células musculares inervadas.

Neurônios motores podem apenas estimular os músculos esqueléticos, ao contrário das fibras autônomas, que podem estimular ou inibir seus órgãos executores. A inibição da atividade de um músculo esquelético pode ser realizada somente dentro do SNC através de impulsos sinápticos inibitórios aos dendritos e corpos celulares dos neurônios motores que alimentam esse músculo em particular.

Neurônios motores são a via final comum.

Os dendritos de neurônios motores e corpos celulares são influenciados por muitos impulsos convergentes pré-sinápticos, excitatórios e inibitórios. Alguns desses impulsos fazem parte das vias reflexas espinhais que se originam em receptores sensoriais periféricos. Outros fazem parte de vias descendentes que se originam dentro do cérebro. Entre as áreas do cérebro que exercem controle sobre movimentos do músculo esquelético incluem-se as regiões motoras do córtex, os núcleos basais, o cerebelo e o tronco cerebral (veja no Capítulo 5; veja também a • Figura 8-23 para um resumo do controle motor e a • Figura 5-28b para exemplos específicos dessas vias motoras descendentes).

Os neurônios motores são considerados a **via final** comum, porque a única forma pela qual quaisquer outras partes do sistema nervoso podem influenciar a atividade dos músculos esqueléticos é atuando sobre esses neurônios motores. O nível de atividade em um neurônio motor e sua saída subsequente às fibras do músculo esquelético que ele inerva dependem do equilíbrio relativo de PPSEs e PIPSs (veja no Capítulo 4) causado pelos impulsos pré-sinápticos que se originam desses diferentes locais no cérebro.

O sistema somático está sob controle voluntário, mas boa parte da atividade do músculo esquelético, envolvendo postura, equilíbrio e movimentos estereotípicos, é controlada subconscientemente. Uma pessoa pode decidir que quer começar a caminhar, mas não tem de causar conscientemente a contração e o relaxamento alternados dos músculos necessários porque esses movimentos são coordenados involuntariamente por centros cerebrais inferiores.

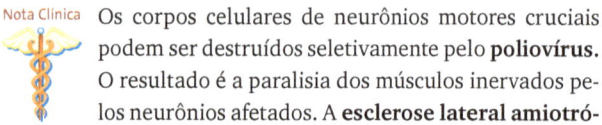

Nota Clínica Os corpos celulares de neurônios motores cruciais podem ser destruídos seletivamente pelo **poliovírus.** O resultado é a paralisia dos músculos inervados pelos neurônios afetados. A **esclerose lateral amiotrófica (ELA)**, também conhecida como **doença de Lou Gehrig** e **doença de Charcot**, é a doença neuromotora mais comum. Esta condição incurável é caracterizada pela degeneração e derradeira morte dos neurônios motores. O resultado é a perda gradual de controle motor, paralisia progressiva e, finalmente, a morte, três a cinco anos após o início. A causa exata é desconhecida, embora os pesquisadores estejam investigando diversos possíveis problemas subjacentes. Entre eles, mudanças patológicas nos neurofilamentos que bloqueiam o transporte pelo axônio de materiais cruciais (veja no Capítulo 2), acúmulo extracelular de níveis tóxicos do neurotransmissor excitatório glutamato, agregação de proteínas intracelulares dobradas incorretamente, disfunção mitocondrial levando à menor produção de energia e a ativação de enzimas cortadoras de proteínas (caspases, envolvidas na apoptose – veja no Capítulo 4) que cortam seletivamente o corpo celular e o núcleo neural. Cientistas estudam possíveis terapias voltadas à desaceleração do progresso dessa doença devastadora.

Antes de voltarmos nossa atenção para a junção entre um neurônio motor e as células musculares que ele inerva, vamos reunir em tabelas os dois conjuntos de informações que examinamos. A ▲ Tabela 7-6 resume os dois ramos da divisão eferente do SNP – o sistema nervoso autônomo e o somático, enquanto a ▲ Tabela 7-7 compara os três tipos funcionais de neurônios – neurônios aferentes, eferentes e interneurônios.

Junção neuromuscular

Neurônios motores e fibras do músculo esquelético estão ligados quimicamente nas junções neuromusculares.

Um potencial de ação de um neurônio motor é propagado rapidamente do corpo celular dentro do SNC até o músculo esquelético ao longo do grande axônio mielinizado (fibra eferente) do neurônio. À medida que o axônio se aproxima de um músculo, ele se divide e perde sua camada de mielina. Cada um desses terminais de axônio forma uma junção especial, uma **junção neuromuscular**[2], com uma das muitas células musculares que compõem todo o músculo (• Figura 7-4). Cada ramo inerva apenas uma célula muscular – portanto, cada célula muscular tem apenas uma junção neuromuscular. Uma célula muscular individual, chamada de **fibra muscular**, é longa e cilíndrica. Dentro de uma junção neuromuscular, o terminal do axônio se divide em vários ramos finos, cada um terminando em uma estrutura túrgida semelhante a um botão chamada de **botão terminal**, ou simplesmente **botão**. Toda a terminação final do axônio (todos os ramos finos com botões terminais) se encaixa em uma depressão rasa, ou sulco, na fibra muscular subjacente. Esta parte subjacente especializada da membrana celular muscular é denominada **placa terminal motora** (• Figura 7-5).

A acetilcolina é o neurotransmissor da junção neuromuscular.

Na junção neuromuscular, as células nervosas e musculares não entram em contato direto. O espaço ou fenda entre essas duas estruturas é grande demais para permitir a transmissão elétrica de um impulso entre elas (isto é, o potencial de ação não consegue "saltar" tão longe). Portanto, assim como em uma sinapse química neural (veja a p. 104), um mensageiro químico leva o sinal entre um botão terminal e a fibra muscular. Este neurotransmissor é a acetilcolina (ACh).

---

2. Muitos cientistas referem-se a uma **sinapse** como qualquer junção entre duas células que lidam eletricamente com informações. De acordo com esse ponto de vista amplo, *sinapses químicas* incluem junções entre dois neurônios, bem como aquelas entre um neurônio e uma célula executora (como células musculares de qualquer tipo ou células glandulares) e *sinapses elétricas* incluem junções comunicantes entre células musculares lisas, entre células do músculo cardíaco ou entre alguns neurônios. Reservamos o termo *sinapse* especificamente às junções neurônio a neurônio e utilizamos termos diferentes para outros tipos de junções, como o termo *junção neuromuscular* para uma junção entre um neurônio motor e uma célula do músculo esquelético.

TABELA 7-6 — Comparação entre o sistema nervoso autônomo e o sistema nervoso somático

Característica	Sistema nervoso autônomo	Sistema nervoso somático
Local de origem	Simpático: corno lateral da medula espinhal torácica e lombar Parassimpático: cérebro e medula espinhal sacra	Corno ventral da medula espinhal para a maioria; os que alimentam os músculos na cabeça originam-se no cérebro
Número de neurônios da origem no SNC ao órgão executor	Cadeia de dois neurônios (pré-ganglônico e pós-ganglônico)	Único neurônio (neurônio motor)
Órgãos inervados	Músculos cardíacos, músculos lisos, glândulas exócrinas e algumas endócrinas	Músculos esqueléticos
Tipo de inervação	A maioria dos órgãos executores duplamente inervados pelos dois ramos antagonistas deste sistema (simpático e parassimpático)	Órgãos executores inervados apenas por neurônios motores
Neurotransmissor nos órgãos executores	Pode ser a acetilcolina (terminais parassimpáticos) ou a norepinefrina (terminais simpáticos)	Apenas a acetilcolina
Efeitos sobre os órgãos executores	Estimulação ou inibição (ações antagonistas de dois ramos)	Apenas estimulação (inibição possível apenas centralmente, através de PIPSs nos dendritos e corpo celular do neurônio motor)
Tipos de controle	Controle involuntário	Sujeito a controle voluntário; boa parte da atividade coordenada subconscientemente
Centros superiores envolvidos no controle	Medula espinhal, bulbo, hipotálamo, córtex de associação pré-frontal	Medula espinhal, córtex motor, núcleos basais, cerebelo, tronco cerebral

LIBERAÇÃO DE ACh NA JUNÇÃO NEUROMUSCULAR Cada botão terminal contém milhares de vesículas que armazenam ACh. A propagação de um potencial de ação ao terminal do axônio (● Figura 7-5, passo ❶) ativa a abertura de canais de Ca^{2+} regulados por voltagem em todos os seus botões terminais (veja no início do Capítulo 4). Nosso foco será um botão terminal, mas os mesmos eventos ocorrem simultaneamente em todos os botões terminais de uma determinada junção neuromuscular. A abertura de canais de Ca^{2+} permite que o Ca^{2+} difunda-se para esse botão terminal devido a sua maior concentração extracelular (passo ❷), que, por sua vez, causa a liberação de ACh para a fenda, por exocitose, de várias centenas das vesículas (passo ❸).

FORMAÇÃO DE UM POTENCIAL DE PLACA TERMINAL A ACh liberada difunde-se pela fenda e liga-se a canais receptores específicos, que são proteínas de membranas especializadas exclusivas da parte da placa terminal motora da membrana da fibra muscular (passo ❹) (estes receptores colinérgicos são do tipo nicotínico). A vinculação de ACh com esses canais receptores regulados quimicamente faz com que eles se abram. Eles são canais de cátion não específicos que permitem o tráfego de uma pequena quantidade de cátions através deles (Na^+ e K^+), mas não de ânions (passo ❺). Como a permeabilidade da membrana da placa terminal a Na^+ e K^+ na abertura desses canais é essencialmente igual, o movimento relativo desses íons através dos canais depende de suas forças motrizes eletromagnéticas. Lembre-se de que, em potencial de repouso, a força motriz líquida para Na^+ é muito maior do que para K^+ porque o potencial de repouso é muito mais próximo ao potencial de equilíbrio de K^+ do que de Na^+. Os gradientes de concentração e elétrico para Na^+ são no sentido de entrada, enquanto o gradiente de concentração de saída de K^+ é quase, mas não exatamente, equilibrado pelo gradiente elétrico de entrada oposto. Como resultado, quando a ACh ativa a abertura desses canais, há consideravelmente mais entrada de Na^+ do que há saída de K^+, o que despolariza a placa terminal motora. Esta mudança de potencial é chamada de **potencial de placa terminal (EPP)**. É um potencial graduado semelhante a um PPSE (potencial pós-sináptico excitatório – veja no Capítulo 4), exceto que o EPP é muito maior pelos seguintes motivos: (1) uma junção neuromuscular consiste de vários botões terminais, cada um liberando simultaneamente ACh mediante ativação do terminal axônico, (2) mais neurotransmissor é liberado por um botão terminal do que por um botão pré-sináptico em resposta aos potenciais de ação, (3) a placa terminal motora tem uma área superficial mais ampla e maior densidade de canais receptores de neurotransmissor e, portanto, tem mais locais para vinculação com o neurotransmissor que a membrana subsináptica, e, (4) da mesma forma, muito mais canais receptores são abertos em resposta à liberação de neurotransmissor em uma junção neuromuscular do que em uma sinapse. Isso permite maior influxo líquido de íons positivos e maior despolarização (um EPP) em uma junção neuromuscular. Da mesma forma que um PPSE,

TABELA 7-7 — Comparação entre tipos de neurônios

CARACTERÍSTICA	NEURÔNIO AFERENTE	NEURÔNIO EFERENTE — Sistema Nervoso Autônomo	NEURÔNIO EFERENTE — Sistema Nervoso Somático	INTERNEURÔNIO
Origem, estrutura, localização	Receptor na terminação periférica; axônio periférico alongado, que percorre o nervo periférico; corpo celular localizado no gânglio da raiz dorsal; axônio central curto que entra na medula espinhal	Cadeia de dois neurônios; primeiro neurônio (fibra pré-gangliônica) origina-se no SNC e termina em um gânglio; o segundo neurônio (fibra pós-gangliônica) origina-se no gânglio e termina no órgão executor	Corpo celular do neurônio motor fica na medula espinhal; o axônio longo percorre o nervo periférico e termina no órgão executor	Diversos formatos; fica totalmente dentro do SNC; alguns corpos celulares originam-se no cérebro, com axônios longos percorrendo a medula espinhal em vias descendentes; alguns originam-se na medula espinhal, com axônios longos percorrendo a medula até o cérebro em vias ascendentes; outros formam conexões locais curtas
Terminação	Interneurônios*	Órgãos executores (músculo cardíaco, músculo liso, glândulas exócrinas e algumas endócrinas)	Órgãos executores (músculo esquelético)	Outros interneurônios e neurônios eferentes
Função	Levar informações sobre o ambiente externo e interno ao SNC	Levar instruções do SNC aos órgãos executores	Levar instruções do SNC aos órgãos executores	Processar e integrar impulsos aferentes; iniciar e coordenar produção eferente; responsável pelo pensamento e outras funções mentais superiores
Convergência de impulso no corpo celular	Não (apenas o impulso passa através do receptor)	Sim	Sim	Sim
Efeito do impulso no neurônio	Só pode ser excitado (através do potencial de receptor induzido por estímulo; deve atingir o limiar para potencial de ação)	Pode ser excitado ou inibido (através de PPSEs e PIPSs no primeiro neurônio; deve atingir o limiar para potencial de ação)	Pode ser excitado ou inibido (através de PPSEs e PIPSs; deve atingir o limiar para potencial de ação)	Pode ser excitado ou inibido (através de PPSEs e PIPSs; deve atingir o limiar para potencial de ação)
Local de início do potencial de ação	Primeira parte excitável da membrana adjacente ao receptor	Filamento do axônio	Filamento do axônio	Filamento do axônio
Divergência de produção	Sim	Sim	Sim	Sim
Efeito da produção sobre a estrutura na qual termina	Somente excita	A fibra pós-gangliônica excita ou inibe	Somente excita	Excita ou inibe

*Exceto no reflexo de estiramento, quando o neurônio aferente termina diretamente no neurônio aferente (veja a p. 177).

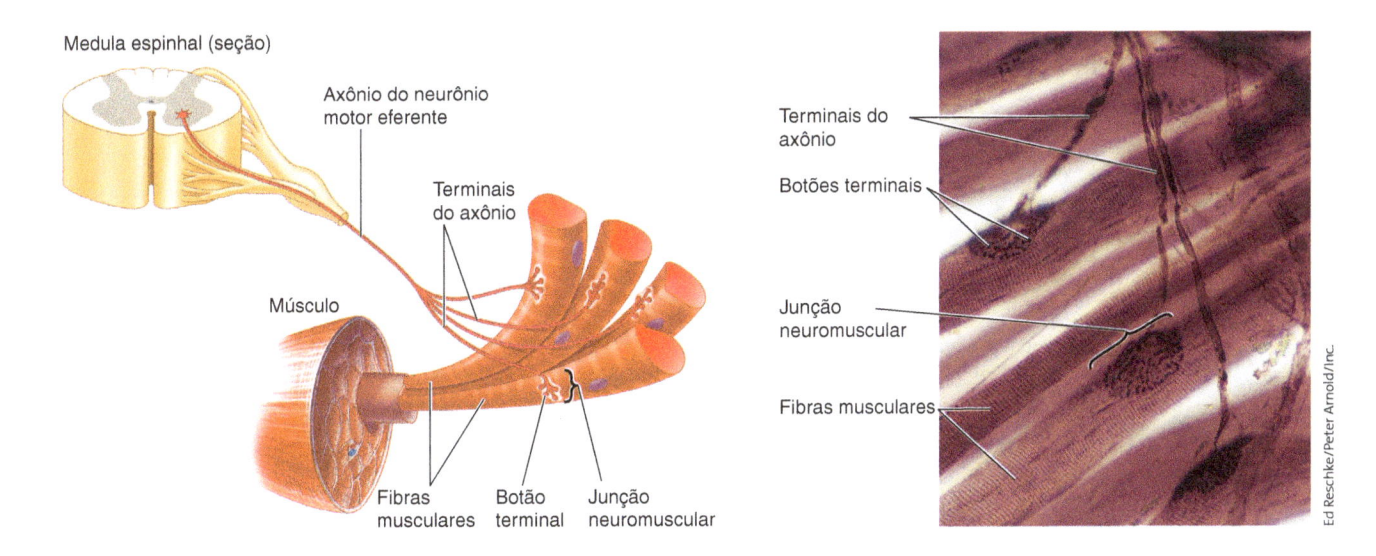

• **FIGURA 7-4 Neurônio motor inervando as células do músculo esquelético.** O corpo celular de um neurônio motor origina-se no corno ventral da medula espinhal. O axônio (fibra eferente somática) sai através da raiz ventral e percorre um nervo espinhal até o músculo esquelético que inerva. Quando o axônio atinge um músculo esquelético, divide-se em muitos terminais de axônio, cada um formando uma junção neuromuscular com uma única célula muscular (fibra muscular). O terminal do axônio dentro de uma junção neuromuscular divide-se ainda mais em ramos finos, cada um terminando em um botão terminal. Observe que as fibras musculares inervadas por um único terminal de axônio estão dispersas por todo o músculo, mas, por questões de simplicidade, foram agrupadas nesta figura.

um EPP é um potencial graduado, cuja intensidade depende da quantidade e da duração de ACh na placa terminal.

INICIAÇÃO DE UM POTENCIAL DE AÇÃO A região da placa terminal motora em si não tem potencial de limiar, portanto, um potencial de ação não pode ser iniciado neste local. Entretanto, um EPP causa um potencial de ação no restante da fibra muscular, como veremos a seguir. A junção neuromuscular normalmente está no meio da fibra muscular longa e cilíndrica. Quando um EPP ocorre, o fluxo de corrente local acontece entre a placa terminal despolarizada e a membrana celular adjacente em repouso nas duas direções (passo **6**), abrindo canais de Na$^+$ regulados por voltagem e, assim, reduzindo o potencial nas áreas adjacentes até o limiar (passo **7**). O potencial de ação subsequentemente iniciado nesses locais propaga-se por toda a membrana da fibra muscular por condução contígua (passo **8**) (veja a p. 96). A dispersão ocorre nas duas direções, longe da placa terminal motora em direção às duas extremidades da fibra. Esta atividade elétrica dispara a contração da fibra muscular. Assim, através da ACh, um potencial de ação em um neurônio motor causa um potencial de ação e a subsequente contração na fibra muscular (Veja o quadro ▪ **Detalhes da Fisiologia do Exercício**, para examinar a importância da estimulação de neurônios motores na manutenção da integridade dos músculos esqueléticos).

Diferentemente da transmissão sináptica, a magnitude de um EPP normalmente é suficiente para causar um potencial de ação na célula muscular. Portanto, a transmissão um a um de um potencial de ação normalmente ocorre em uma junção neuromuscular – um potencial de ação em uma célula nervosa ativa um potencial de ação na célula muscular que inerva. Outras comparações de junções neuromusculares com sinapses podem ser encontradas na ▲ Tabela 7-8.

A acetilcolinesterase encerra a atividade da acetilcolina na junção neuromuscular.

Para garantir o movimento propositado, a resposta elétrica e contrátil resultante de uma célula muscular à estimulação por seu neurônio motor deve ser desligada imediatamente quando não houver mais sinal do neurônio motor. A resposta elétrica da célula muscular é desativada por uma enzima na membrana da placa terminal motora, a **acetilcolinesterase (AChE)**, que desativa a ACh.

Como resultado da difusão, muitas das moléculas de ACh liberadas entram em contato e unem-se a canais receptores na superfície da membrana da placa terminal motora. Entretanto, algumas moléculas de ACh ligam-se à AChE, que também fica na superfície da placa terminal. Sendo desativada rapidamente, esta ACh nunca contribui para o potencial da placa terminal. A acetilcolina que se vincula aos canais receptores o faz muito brevemente (por cerca de um milionésimo de segundo) e depois se destaca. Algumas das moléculas de ACh destacadas ligam-se de novo, rapidamente, aos canais receptores, mantendo esses canais de placa terminal abertos, mas algumas, desta vez, entram aleatoriamente em contato com a AChE e são desativadas (passo **9**). Enquanto esse processo se repete, cada vez mais ACh é desativada, até ser praticamente removida da fenda, poucos milissegundos depois de sua liberação. A remoção de ACh finaliza o EPP,

Terminal do axônio do neurônio motor

Camada de mielina

Propagação do potencial de ação no neurônio motor ①

Botão terminal

Canal de Na⁺ regulado por voltagem

Vesícula de acetilcolina

Canal de Ca²⁺ regulado por voltagem

Membrana plasmática da fibra muscular

Propagação do potencial de ação na fibra muscular ⑧

Acetilcolinesterase

Canal receptor regulado por acetilcolina (para tráfego de cátion não específico)

Placa motora terminal

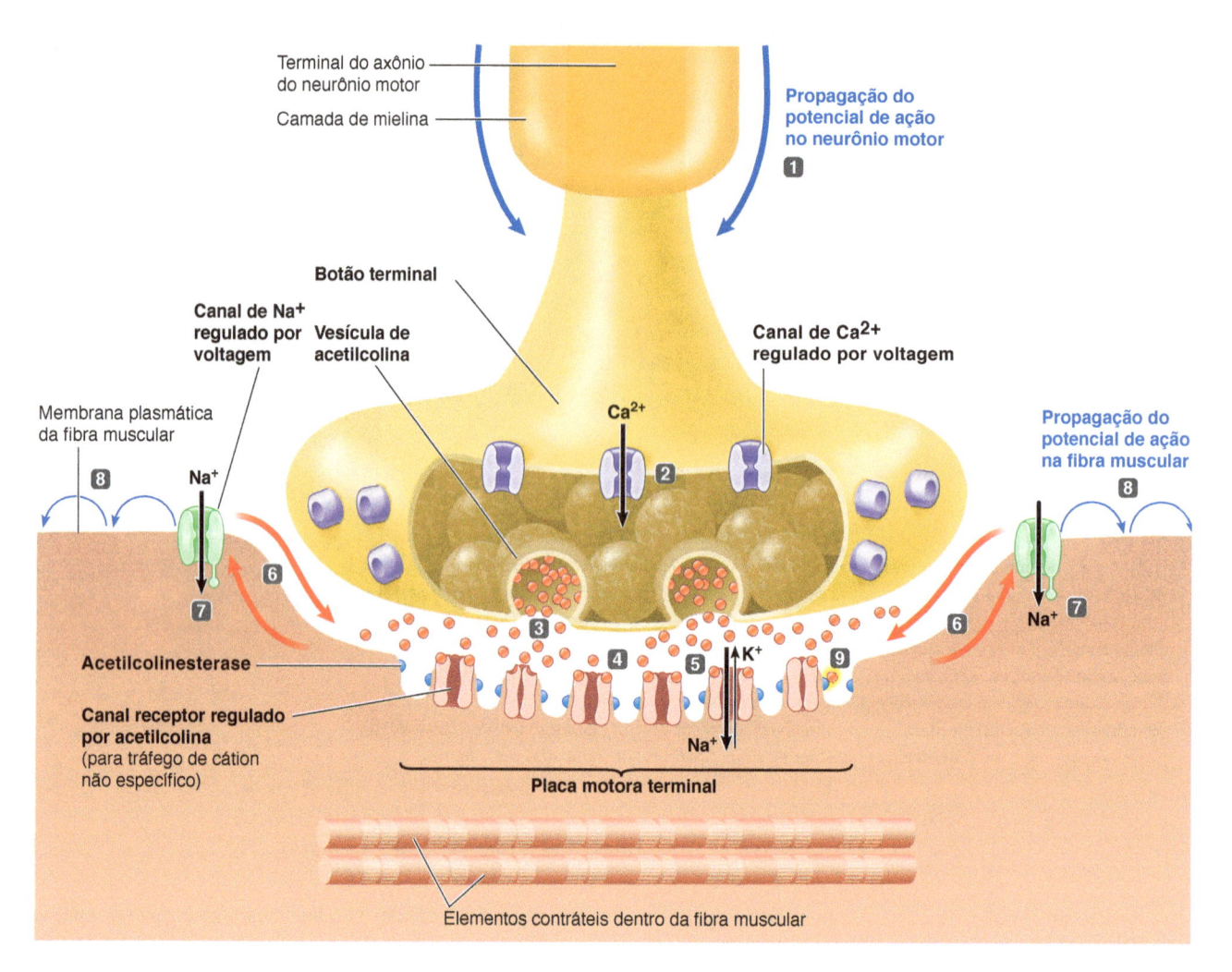

Elementos contráteis dentro da fibra muscular

① Um potencial de ação em um neurônio motor é propagado ao terminal do axônio (botão terminal).

② Este potencial de ação local ativa a abertura de canais de Ca²⁺ regulados por voltagem e a entrada subsequente de Ca²⁺ no botão terminal.

③ O Ca²⁺ ativa a liberação de acetilcolina (ACh), por exocitose, por parte das vesículas

④ A ACh difunde-se ao longo do espaço que separa as células musculares e nervosas e liga-se com canais receptores específicos a ela na placa motora terminal da membrana da célula muscular.

⑤ Esta ligação causa a abertura dos canais de cátion não específicos, levando a um movimento comparativamente grande de Na⁺ para dentro da célula muscular em relação ao movimento menor de K⁺ para fora.

⑥ O resultado é um potencial de placa terminal. O fluxo de corrente local ocorre entre a placa terminal despolarizada e a membrana adjacente.

⑦ Este fluxo de corrente local abre canais de Na⁺ regulados por voltagem na membrana adjacente.

⑧ A entrada de Na⁺ resultante diminui o potencial até o limiar, iniciando um potencial de ação, que é propagado por toda a fibra muscular.

⑨ A ACh é subsequentemente destruída pela acetilcolinesterase, uma enzima localizada na membrana da placa motora terminal, encerrando a resposta da célula muscular.

• **FIGURA 7-5** Eventos em uma junção neuromuscular.

portanto, o restante da membrana da célula muscular volta ao potencial de repouso. Agora, a célula muscular pode relaxar. Ou, se a contração sustentada for essencial para o movimento desejado, outro potencial de ação de neurônio motor leva à liberação de mais ACh, mantendo continuamente o processo contrátil. Ao remover a ACh indutora de contração da placa terminal motora, a AChE concede a opção de permitir o relaxamento (ACh não é mais liberada) ou manter a contração (liberação de mais ACh), dependendo das necessidades momentâneas do corpo.

A junção neuromuscular é vulnerável a diversos agentes químicos e doenças.

Nota Clínica Diversos agentes químicos e doenças afetam a junção neuromuscular, ao atuarem em diferentes locais no processo de transmissão (▲ Tabela 7-9). Duas toxinas bastante conhecidas – o *veneno da viúva-negra* e a *toxina botulínica* – alteram a liberação de ACh, mas em direções opostas.

DETALHES DA FISIOLOGIA DO EXERCÍCIO

Perda de massa muscular: uma complicação do voo espacial

Os músculos esqueléticos são um caso de "usar ou perder". A estimulação de músculos esqueléticos por neurônios motores é essencial não apenas para fazer os músculos se contraírem, mas também para manter seu tamanho e força. Músculos não estimulados rotineiramente atrofiam, ou perdem tamanho e força, gradualmente.

Além de mover partes do corpo, nossos músculos esqueléticos são importantes para sustentar nossa postura ereta devido às forças gravitacionais. Quando os seres humanos encontraram a falta de peso no espaço, logo ficou evidente que o sistema muscular exigia a tensão de trabalho ou gravidade para manter seu tamanho e força. Em 1991, o ônibus espacial *Columbia* foi lançado para uma missão de nove dias, dedicada, entre outras coisas, a pesquisas abrangentes sobre as mudanças fisiológicas causadas pela falta de peso. Os astronautas a bordo, três mulheres e quatro homens, sofreram uma drástica e considerável redução de 25% de massa nos músculos sustentadores do peso. Esforços notavelmente inferiores são necessários para mover o corpo no espaço do que na Terra, e não há necessidade de oposição muscular ativa à gravidade. Além disso, os músculos utilizados para movimentar-se no espaço confinado de uma cápsula espacial são diferentes daqueles utilizados para caminhar pela rua. Como resultado, alguns músculos sofrem rapidamente o que é conhecido como *atrofia funcional*.

Os músculos mais afetados são os das extremidades inferiores, os músculos glúteos, os extensores do pescoço e costas e os músculos do tronco – isto é, aqueles utilizados para o suporte antigravidade em terra. As mudanças incluem uma redução de volume e de massa muscular, diminuição na força e na resistência, maior decomposição de proteínas musculares e perda de nitrogênio muscular (um componente importante da proteína muscular). Os mecanismos biológicos exatos que induzem a atrofia muscular são desconhecidos, mas a maioria dos cientistas acredita que a falta da força habitual da contração tenha uma função essencial. Esta atrofia não apresenta problemas enquanto os astronautas permanecerem dentro da cápsula espacial, mas tal perda de massa muscular deve ser contida se precisarem realizar trabalhos pesados durante caminhadas espaciais e ao retomar as atividades normais em seu retorno à Terra.

Os programas espaciais dos Estados Unidos e da antiga União Soviética utilizavam técnicas de intervenção que enfatizavam dietas e exercício como tentativas de se evitar a atrofia muscular. A prática regular de exercícios físicos vigorosos e cuidadosamente projetados por várias horas ao dia ajudava a reduzir a severidade da atrofia funcional. No entanto, estudos sobre os equilíbrios de nitrogênio e de minerais sugerem que a atrofia muscular continua progredindo enquanto houver exposição à ausência de peso, apesar dos esforços para evitá-la. Além disso, apenas metade da massa muscular foi restaurada pela tripulação do *Columbia* depois que os astronautas haviam retornado à Terra por um período igual ao de seu voo. Estas e outras descobertas sugeriram que outras intervenções de preservação muscular seriam necessárias para permanências prolongadas no espaço.

A Estação Espacial Internacional, que entrou em operação em 2000, tem quase cinco vezes mais pés cúbicos de espaço de trabalho do que as estações Mir ou Skylab. Este espaço adicional inclui mais instalações para exercícios, além de equipamentos sofisticados de laboratório para estudos aprofundados sobre o efeito da ausência de peso sobre o corpo, não apenas nos músculos, mas também em outros sistemas.

Apesar desses esforços, o efeito da falta de peso, especialmente sobre os músculos, continua sendo um problema. A estadia mais longa na Estação Espacial Internacional foi de 215 dias. No retorno, os astronautas tiveram dificuldades para locomover-se devido à atrofia muscular significativa. Uma das preocupações com a tão discutida missão a Marte é a magnitude esperada de perda de massa muscular no momento em que os astronautas chegarem a esse planeta, que poderia deixá-los fracos demais para caminhar, fazer reparos ou cumprir os objetivos da missão.

Vários grupos de pesquisa estão explorando atualmente vias farmacêuticas para desacelerar a decomposição muscular. Esses chamados medicamentos antidesgaste são de interesse não apenas para a aplicação aeroespacial, mas também para fins médicos. O desgaste muscular é um problema para pessoas confinadas à cama por longos períodos de tempo e aquelas que sofrem de determinadas doenças crônicas, como câncer e AIDS.

O VENENO DA VIÚVA-NEGRA CAUSA A LIBERAÇÃO EXPLOSIVA DE ACh O veneno da aranha viúva-negra exerce seu efeito mortal ao ativar a liberação explosiva de ACh pelas vesículas de armazenamento, não somente nas junções neuromusculares, mas em todos os locais colinérgicos. Todos esses locais sofrem despolarização prolongada, cujo resultado mais nocivo é a insuficiência respiratória. A respiração é realizada pela alternância entre contração e relaxamento dos músculos esqueléticos, especialmente o diafragma. A paralisia respiratória ocorre como resultado da despolarização prolongada do diafragma. Durante este chamado **bloqueio de despolarização**, canais de Na^+ regulados por voltagem ficam presos em seu estado inativo (isto é, seu portão de ativação continua aberto e o de desativação permanece fechado – eles permanecem em sua conformação fechada, incapazes de se abrirem; veja no Capítulo 4). Este bloqueio de despolarização inibe a iniciação de novos potenciais de ação e da resultante contração do diafragma. Como consequência, a vítima não consegue respirar.

▲ **TABELA 7-8** Comparação entre uma Sinapse e uma Junção Neuromuscular

Semelhanças	Diferenças
Ambas consistem de duas células excitáveis separadas por uma fenda estreita que evita a transmissão direta de atividade elétrica entre elas.	Uma sinapse é uma junção entre dois neurônios. Uma junção neuromuscular existe entre um neurônio motor e uma fibra muscular esquelética.
Os terminais de axônios de ambas armazenam mensageiros químicos (neurotransmissores) liberados por exocitose induzida pelo Ca^{2+} de vesículas de armazenamento quando um potencial de ação atinge o terminal.	A transmissão um a um ocorre em uma junção neuromuscular, ao mesmo tempo em que um potencial de ação em um neurônio pré-sináptico não consegue causar sozinho um potencial de ação em um neurônio pós-sináptico. O potencial de ação de um neurônio pós-sináptico normalmente ocorre apenas quando a soma de PPSEs leva a membrana ao limiar.
Em ambas, a vinculação do neurotransmissor a canais receptores na membrana da célula subjacente ao terminal do axônio abre esses canais, permitindo movimentos iônicos que alteram o potencial de membrana da célula.	Uma junção neuromuscular sempre é excitatória (um EPP); uma sinapse pode ser excitatória (um PPSE) ou inibitória (um PIPS).
A mudança resultante no potencial de membrana, em ambos os casos, é um potencial graduado.	A inibição de músculos esqueléticos não pode ser realizada na junção neuromuscular; ela apenas pode ocorrer no SNC através de PIPSs nos dendritos e no corpo celular do neurônio motor.

▲ **TABELA 7-9** Exemplos de agentes químicos e doenças que afetam a junção neuromuscular

Mecanismo	Agente químico ou doença
Alteração na liberação de acetilcolina	
Liberação explosiva de acetilcolina	Veneno da aranha viúva-negra
Bloqueio da liberação de acetilcolina	Toxina *Clostridium botulinum*
Bloqueio de canais receptores de acetilcolina	
Vínculo reversível com canais receptores de acetilcolina	Curare
Desativação de canais receptores de acetilcolina por anticorpos autoimunes (autoproduzidos)	Miastenia grave
Prevenção da desativação da acetilcolina	
Inibição irreversível da acetilcolinesterase	Organofosfatos (determinados pesticidas e gases nervosos militares)
Inibição temporária da acetilcolinesterase	Neostigmina

A TOXINA BOTULÍNICA BLOQUEIA A LIBERAÇÃO DE ACh A toxina botulínica, por sua vez, exerce sua ação letal bloqueando a liberação de ACh pelo botão terminal em resposta a um potencial de ação de neurônio motor. A toxina da bactéria *Clostridium botulinum* causa o **botulismo**, uma forma de intoxicação alimentar. Muito frequentemente, é resultado de alimentos inadequadamente enlatados contaminados com bactérias clostridiais que sobrevivem e se multiplicam, produzindo a toxina no processo. Quando a toxina é ingerida, ela evita que os músculos respondam a impulsos nervosos. A morte ocorre por insuficiência respiratória, causada pela incapacidade de contração do diafragma. A toxina botulínica é um dos venenos mais letais conhecidos – a ingestão de menos de 0,0001 mg pode matar um adulto humano (veja o quadro ▪ **Conceitos, Desafios e Controvérsias** para aprender sobre uma "ruga" surpreendente na história da toxina botulínica).

O CURARE BLOQUEIA A AÇÃO DE ACh NOS CANAIS RECEPTORES Outras substâncias químicas interferem na atividade da junção neuromuscular ao bloquearem o efeito da ACh liberada. O exemplo mais conhecido é o **curare**, antagonista que se vincula reversivelmente a canais receptores de ACh na placa terminal motora. Entretanto, diferentemente da ACh, o curare não altera a permeabilidade da membrana nem é desativado pela AChE. Quando o curare ocupa os receptores de ACh, a ACh não consegue combinar-se a estes locais para abrir os canais que permitiriam o movimento iônico responsável por um EPP. Consequentemente, como os potenciais de ação dos músculos não podem ocorrer em resposta a impulsos nervosos desses músculos, o resultado é a paralisia. Quando há curare suficiente para bloquear um número significativo de canais receptores de ACh, a pessoa morre de paralisia respiratória, causada pela incapacidade de contração do diafragma. Alguns povos da América do Sul utilizavam o curare como um veneno mortal aplicado nas pontas de flechas.

CONCEITOS, DESAFIOS E CONTROVÉRSIAS

Reputação da toxina botulínica sofre uma plástica

A potente toxina produzida pela bactéria *Clostridium botulinum* causa a intoxicação alimentar mortífera conhecida como botulismo. Ainda assim, este veneno temido e altamente letal foi colocado em uso como tratamento para o alívio de certas desordens locomotoras e, mais recentemente, adicionado à lista de armas empregadas pelos cirurgiões plásticos no combate às rugas.

Na última década, a toxina botulínica, utilizada em doses terapêuticas e comercializada com o nome de *Botox*, oferecia um bem-vindo alívio a pessoas com diversas doenças neuromusculares dolorosas e incômodas coletivamente denominadas **distonias**. Tais condições são caracterizadas por espasmos (contrações musculares excessivas, sustentadas e involuntárias), que resultam em torções involuntárias ou posturas anormais, dependendo da parte do corpo afetada. Por exemplo, espasmos dolorosos no pescoço, que viram a cabeça para um lado, resultam de *torcicolo espasmódico* (*tortus* significa "torcido"; *collum* quer dizer "pescoço"), a distonia mais comum. Acredita-se que o problema tenha origem no déficit de impulsos inibitórios em relação aos excitatórios nos neurônios motores que alimentam o músculo afetado. Os motivos para este desequilíbrio de impulsos no neurônio motor são desconhecidos. O resultado final da ativação excessiva do neurônio motor é a contração sustentada e desabilitante do músculo alimentado pelos neurônios motores superativados. Felizmente, a injeção de quantidades minúsculas da toxina botulínica no músculo afetado causa uma paralisia reversível e parcial do músculo. A toxina botulínica interfere na liberação de acetilcolina causadora de contração muscular pelos neurônios motores superativos nas junções neuromusculares no músculo tratado. O objetivo é injetar toxina botulínica suficiente para aliviar as contrações espasmódicas incômodas, mas não suficiente para eliminar as contrações normais necessárias para os movimentos comuns. A dose terapêutica é consideravelmente inferior à quantidade de toxina necessária para induzir mesmo os sintomas mais leves de envenenamento por botulismo. A toxina botulínica é eliminada após um tempo, portanto, seus efeitos relaxantes musculares cessam depois de três a seis meses, quando o tratamento deverá ser repetido.

A primeira distonia para a qual o Botox foi aprovado como tratamento pela Food and Drug Administration (FDA) nos Estados Unidos foi o *blefaroespasmo* (*blefaro* quer dizer "pálpebra"). Nesta condição, contrações sustentadas e involuntárias dos músculos ao redor do olho fecham as pálpebras permanentemente.

O potencial da toxina botulínica como opção de tratamento na cirurgia plástica foi descoberto acidentalmente, quando os médicos observaram que as injeções utilizadas para combater as contrações anormais nos músculos dos olhos também suavizavam a aparência das rugas na área tratada. O que ocorre é que linhas de expressão, pés-de-galinha e rugas entre as sobrancelhas são causados por músculos que ficaram superativados, ou permanentemente contraídos, como resultado de anos de repetição de determinadas expressões faciais. Ao relaxar esses músculos, a toxina botulínica suaviza temporariamente essas rugas relacionadas à idade. O Botox agora foi aprovado pela FDA como tratamento antirrugas. O agente é considerado uma alternativa excelente à cirurgia plástica no rosto para amenizar linhas e rugas. Este tratamento é um dos procedimentos cosméticos de mais rápido crescimento nos Estados Unidos, especialmente nas indústrias do entretenimento e da moda. No entanto, assim como seu uso para tratar distonias, as caras injeções de toxina botulínica devem ser repetidas a cada três a seis meses para manter o efeito desejado na aparência. Além disso, o Botox não funciona contra as rugas finas e amassadas associadas a anos de excesso de exposição ao sol, porque estas são causadas por danos à pele e não pela contração de músculos.

OS ORGANOGOSFATOS EVITAM A DESATIVAÇÃO DE ACh **Organofosfatos** são um grupo de substâncias químicas que modificam a atividade da junção neuromuscular de outra forma – inibindo irreversivelmente a AChE. A inibição de AChE evita a desativação da ACh liberada. A morte por organofosfatos também se deve a insuficiência respiratória, porque o diafragma não consegue repolarizar e retornar às condições de repouso e depois contrair-se novamente para inalar novo ar. Esses agentes tóxicos são utilizados em alguns pesticidas e em gases nervosos de uso militar.

A MIASTENIA GRAVE DESATIVA CANAIS RECEPTORES DE ACh A **miastenia grave**, uma doença que envolve a junção neuromuscular, é caracterizada por fraqueza muscular extrema (*miastenia* quer dizer "fraqueza muscular"). É uma condição autoimune (*autoimune* indica a ação imune contra o próprio corpo) na qual o corpo produz erroneamente anticorpos contra seus próprios canais receptores de ACh da placa motora terminal. Assim, nem todas as moléculas de ACh liberadas podem encontrar um receptor funcionando ao qual possam vincular-se. Como resultado, a AChE destrói boa parte da ACh antes de ela ter chance de interagir com um receptor e contribuir para o EPP. O tratamento consiste na administração de um medicamento como a *neostigmina*, que inibe temporariamente a AChE (em contraste com os organofosfatos tóxicos, que bloqueiam esta enzima de forma irreversível). Este medicamento prolonga a ação da ACh na junção neuromuscular, permitindo que ela se acumule por um curto prazo. O EPP resultante tem intensidade suficiente para iniciar um potencial de ação, com a contração subsequente da fibra muscular, como normalmente ocorreria.

Capítulo em Perspectiva: Foco na homeostase

O sistema nervoso, em conjunto com o outro principal sistema regulador, o endócrino, controla a maior parte das atividades musculares e glandulares do organismo. Enquanto a divisão aferente do SNP detecta e leva informações ao SNC para processamento e tomada de decisões, a divisão aferente do SNP leva orientações do SNC aos órgãos executores (músculos e glândulas), que transmitem a resposta pretendida. Uma boa parte dessa produção eferente é voltada à manutenção da homeostase.

O sistema nervoso autônomo, ramo eferente que inerva os músculos lisos, músculos cardíacos e glândulas, desempenha um papel crucial nas seguintes atividades homeostáticas.

- regulagem da pressão sanguínea;
- controle da secreção dos sucos digestivos e das contrações do trato digestório que misturam os alimentos ingeridos aos sucos digestivos;
- controle do suor para manutenção da temperatura corporal.

O sistema nervoso somático, ramo eferente que inerva os músculos esqueléticos, contribui para a homeostase ao estimular as seguintes atividades:

- As contrações do músculo esquelético que permitem que o corpo se movimente em relação ao ambiente externo contribuem para a homeostase ao mover o corpo em direção a alimentos ou para longe do perigo;
- A contração dos músculos esqueléticos também torna possível a respiração, mantendo níveis adequados de O_2 e CO_2 no organismo;
- O tremor é uma atividade importante dos músculos esqueléticos para manter a temperatura corporal.

Além disso, a produção eferente para músculos esqueléticos realiza muitos movimentos que não têm o objetivo de manter um ambiente interno estável, mas que enriquecem nossas vidas e nos permitem participar de diversas atividades com finalidade social, como dançar, construir pontes ou realizar cirurgias.

EXERCÍCIOS DE REVISÃO

Perguntas Objetivas (respostas no Apêndice F)

1. Fibras pré-ganglionicas simpáticas começam nos segmentos torácico e lombar da medula espinhal. *(Verdadeiro ou falso?)*

2. Potenciais de ação são transmitidos um a um na junção neuromuscular e na sinapse. *(Verdadeiro ou falso?)*

3. O sistema nervoso simpático
   a. sempre é excitatório
   b. inerva apenas tecidos relativos à proteção do corpo contra desafios do ambiente externo
   c. tem fibras pré-ganglionicas curtas e pós-ganglionicas longas
   d. faz parte da divisão aferente do SNP
   e. faz parte do sistema nervoso somático

4. A acetilcolinesterase
   a. é armazenada em vesículas no botão terminal
   b. combina-se a canais receptores na placa terminal motora para causar um potencial de placa terminal
   c. é inibida por organofosfatos
   d. é o transmissor químico na junção neuromuscular
   e. paralisa o músculo esquelético ao ligar-se fortemente a canais receptores de acetilcolina

5. As duas divisões do sistema nervoso autônomo são o sistema nervoso _____, que predomina nas situações de "lutar ou fugir", e o sistema nervoso _____, que predomina nas situações de "descansar e digerir".

6. A _____ é um gânglio simpático modificado que não origina fibras pós-ganglionicas, mas que secreta hormônios semelhantes ou idênticos aos neurotransmissores pós-ganglionicos simpáticos no sangue.

7. Utilizando o código de resposta à direita, identifique o neurotransmissor autônomo descrito:
   ___1. secretada por fibras pós-ganglionicas parassimpáticas
   ___2. liga-se a receptores muscarínicos ou nicotínicos
   ___3. secretada por neurônios motores somáticos
   ___4. liga-se a receptores α ou β
   ___5. secretada pela medula adrenal
   ___6. secretada por fibras pós-ganglionicas simpáticas
   ___7. secretada por todas as fibras pré-ganglionicas

   (a) acetilcolina
   (b) norepinefrina

8. Utilizando o código de resposta à direita, indique que tipo de produção eferente está sendo descrito:
   ___1. exerce apenas um efeito excitatório sobre seus órgãos executores
   ___2. exerce ou um efeito excitatório ou um efeito inibitório sobre os órgãos
   ___3. inerva duplamente seus órgãos executores
   ___4. composto de cadeias de dois neurônios
   ___5. inerva o músculo esquelético
   ___6. inerva os músculos cardíacos, os músculos lisos e glândulas
   ___7. consiste dos axônios de neurônios motores

   (a) característico do sistema nervoso somático
   (b) característico do sistema nervoso autônomo

9. Utilizando o código de resposta à direita, indique que tipos de receptores estão presentes para cada órgão listado (mais de uma resposta pode se aplicar).

   ___1. coração
   ___2. músculo liso arteriolar
   ___3. músculo liso bronquiolar
   ___4. fibras do músculo esquelético
   ___5. medula adrenal
   ___6. glândulas digestórias

   (a) α_1
   (b) α_2
   (c) β_1
   (d) β_2
   (e) nicotínico
   (f) muscarínico

Perguntas Dissertativas

1. Diferencie fibras pré e pós-gangliônicas.
2. Compare a origem e o comprimento das fibras pré e pós--gangliônicas e os neurotransmissores dos sistemas nervosos simpático e parassimpático.
3. Qual é a vantagem da inervação dual de muitos órgãos pelos dois ramos do sistema nervoso autônomo?
4. Diferencie entre os seguintes tipos de receptores: receptores nicotínicos, receptores muscarínicos, receptores α_1, receptores α_2, receptores β_1 e receptores β_2.
5. Que regiões do SNC regulam a produção autônoma?
6. Por que os neurônios motores somáticos são chamados de "via comum final"?
7. Descreva a sequência de eventos que ocorre em uma junção neuromuscular.
8. Discuta o efeito que cada item a seguir tem na junção neuromuscular: veneno da viúva-negra, toxina botulínica, curare, miastenia grave, organofosfatos e neostigmina.

Exercícios Quantitativos (soluções no Apêndice F)

1. Quando uma fibra muscular é ativada na junção neuromuscular, a tensão só começa a aumentar cerca de 1 ms depois da iniciação do potencial de ação na fibra muscular. Muitas coisas acontecem durante este atraso, sendo que a difusão de ACh ao longo da junção neuromuscular é um evento mais demorado. A seguinte equação pode ser utilizada para calcular o tempo que esta difusão demora:

$$t = X^2/2D$$

Nesta equação, x é a distância coberta, D é o coeficiente de difusão e t é o tempo necessário para a substância difundir-se pela distância x. Neste exemplo, x é a largura da fenda entre o terminal do axônio neural e a fibra muscular na junção neuromuscular (presuma 200 nm) e D é o coeficiente de difusão da ACh (presuma $1 \cdot 10^{-5}$ cm^2/s). Quanto tempo leva para a ACh difundir-se ao longo da junção neuromuscular?

PONTOS A PONDERAR

(Explicações no Apêndice F)

1. Explique por que a epinefrina, que causa constrição (estreitamento) arteriolar na maioria dos tecidos, é frequentemente ministrada em conjunto com anestésicos locais.
2. A atividade do músculo esquelético seria afetada pela atropina? Por que ou por que não?
3. Considerando que é possível controlar voluntariamente o esvaziamento da bexiga pela contração (evitando o esvaziamento) ou relaxamento (permitindo o esvaziamento) do esfíncter uretral externo, um anel de músculo que protege a saída da bexiga, de que tipo de músculo este esfíncter é feito e que ramo do sistema nervoso o alimenta?
4. O veneno de algumas cobras venenosas contém a bungarotoxina α, que se vincula tenazmente a locais receptores de ACh na membrana da placa terminal motora. Quais seriam os sintomas resultantes?
5. Explique como a destruição de neurônios motores pelo poliovírus ou pela esclerose lateral amiotrófica pode ser fatal.

CONSIDERAÇÃO CLÍNICA

(Explicação no Apêndice F)

Christopher K. sentia dores no peito quando subia as escadas até seu escritório no quarto andar ou quando jogava tênis, mas não tinha sintomas quando não fazia esforços físicos. Sua condição foi diagnosticada como **angina do peito** (*angina* quer dizer "dor"), uma dor no coração que ocorre sempre que o fornecimento de sangue ao músculo cardíaco não consegue suprir as necessidades de fornecimento de oxigênio para o músculo. Esta condição normalmente é causada pelo estreitamento dos vasos sanguíneos que alimentam o coração por depósitos que contêm colesterol. A maioria das pessoas com esta condição não sente dor em repouso, mas tem ataques de dor sempre que a necessidade de sangue pelo coraçao aumenta, como durante exercícios ou situações emocionais estressantes, que aumentam a atividade nervosa simpática. Christopher obtém alívio imediato dos ataques de angina ao tomar imediatamente um medicamento vasodilatador como a *nitroglicerina*, que relaxa o músculo liso nas paredes de seus vasos sanguíneos estreitados. Consequentemente, os vasos se abrem mais amplamente e mais sangue pode fluir através deles. Para o tratamento prolongado, seu médico indicou que Christopher teria menos ataques de angina e que eles seriam menos graves se ele tomasse regularmente um medicamento bloqueador de β_1, como o metoprolol. Explique o porquê.

Sistema Muscular

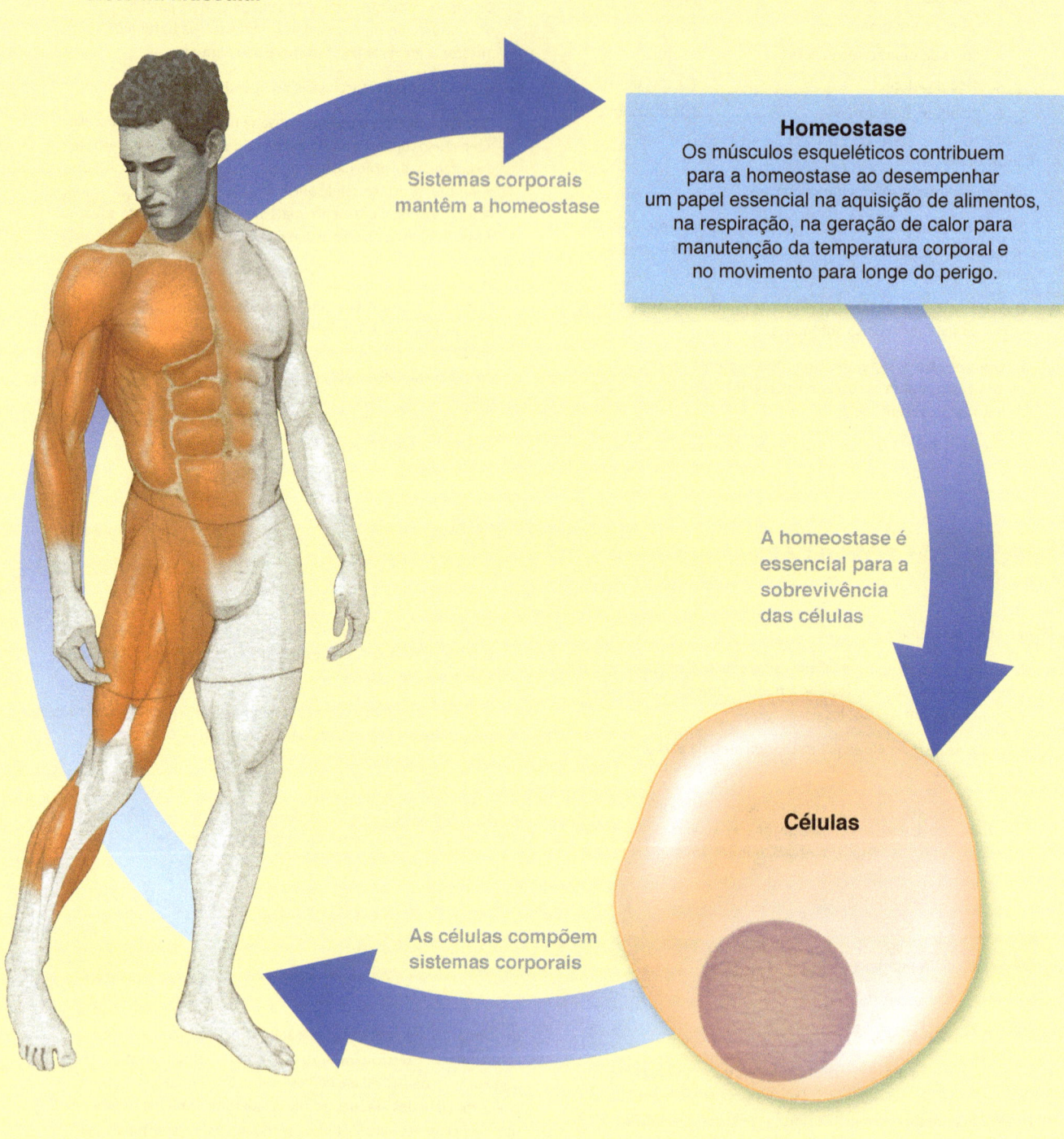

Homeostase
Os músculos esqueléticos contribuem para a homeostase ao desempenhar um papel essencial na aquisição de alimentos, na respiração, na geração de calor para manutenção da temperatura corporal e no movimento para longe do perigo.

Sistemas corporais mantêm a homeostase

A homeostase é essencial para a sobrevivência das células

Células

As células compõem sistemas corporais

Os **músculos** são os especialistas em contração do corpo. **Músculos esqueléticos** são ligados ao esqueleto. A contração desses músculos esqueléticos movimenta os ossos aos quais estão acoplados, permitindo que o corpo realize atividades motoras diversas. Entre os mais importantes músculos esqueléticos de apoio à homeostase estão aqueles que permitem adquirir, mastigar e engolir alimentos, e os essenciais à respiração. Além disso, o calor gerado pelas contrações musculares é importante na regulagem da temperatura corporal. Os músculos esqueléticos também são utilizados para afastar o corpo de danos. As contrações dos músculos esqueléticos também são importantes para atividades não homeostáticas, como dançar ou usar um computador. Os **músculos lisos** são encontrados nas paredes de órgãos e tubos ocos. A contração controlada de músculos lisos regula o movimento do sangue através dos vasos sanguíneos, dos alimentos através do trato digestório, do ar pelas vias aéreas respiratórias e da urina para o ambiente. O **músculo cardíaco** é encontrado apenas na parede do coração, cuja contração bombeia o sangue que sustenta a vida de todo o organismo.

CAPÍTULO 8

Fisiologia Muscular

Estrutura do Músculo Esquelético

Ao mover componentes intracelulares especializados, as células musculares podem desenvolver tensão e encurtar-se, isto é, contrair-se. Lembre-se de que os três tipos de músculo são *músculo esquelético, músculo cardíaco* e *músculo liso* (veja no Capítulo 1). Através de sua capacidade altamente desenvolvida de contração, grupos de células musculares atuando em conjunto dentro de um músculo podem produzir movimento e realizar trabalhos. A contração controlada dos músculos permite (1) o movimento propositado de todo o corpo ou de partes dele (por exemplo, andar ou acenar com a mão), (2) a manipulação de objetos externos (por exemplo, dirigir um carro ou empurrar um móvel), (3) a propulsão de conteúdo através de vários órgãos internos ocos (por exemplo, a circulação sanguínea ou o movimento dos alimentos através do trato digestório) e (4) o esvaziamento do conteúdo de determinados órgãos para o ambiente externo (por exemplo, urinar ou dar à luz).

Os músculos formam o maior grupo de tecidos no corpo, sendo responsáveis por cerca de metade do peso corporal. Só o músculo esquelético responde por aproximadamente 40% do peso corporal nos homens e 32% nas mulheres, com os músculos cardíaco e lisos compondo outros 10% do peso total. Embora os três tipos de músculo sejam diferentes estrutural e funcionalmente, podem ser classificados de duas formas, de acordo com suas características em comum (● Figura 8-1). Primeiro, os músculos dividem-se em *estriados* (músculos esquelético e cardíaco) ou *não estriados* (músculo liso), dependendo da possibilidade de se visualizarem faixas claras e escuras alternadas, ou estrias, quando o músculo é observado em microscópio óptico. Segundo, os músculos são caracterizados como *voluntários* (músculo esquelético) ou *involuntários* (músculos cardíaco e liso), dependendo, respectivamente, do fato de serem inervados pelo sistema nervoso somático e estarem sujeitos a controle voluntário ou de serem inervados pelo sistema nervoso autônomo e não estarem sujeitos a controle voluntário (veja no Capítulo 7). Embora o músculo esquelético seja caracterizado como voluntário, porque pode ser controlado conscientemente, boa parte de sua atividade também está sujeita a regulagem involuntária e subconsciente, como a relacionada à postura, equilíbrio e movimentos estereotípicos, como caminhar.

A maior parte deste capítulo é um exame detalhado do tipo de músculo mais abundante e mais bem compreendido, o músculo esquelético. Os músculos esqueléticos formam o sistema muscular. Começaremos com uma discussão sobre a estrutura do músculo esquelético, depois examinaremos como ele funciona desde o nível molecular, passando pelo celular e terminando no músculo como um todo. O capítulo termina com uma discussão sobre as propriedades únicas dos músculos liso e cardíaco em comparação com o músculo esquelético. O músculo liso aparece nos sistemas corporais como componente de órgãos e tubos ocos. O músculo cardíaco é encontrado apenas no coração.

As fibras do músculo esquelético são estriadas em uma organização interna rígida.

Uma única célula do músculo esquelético, conhecida como **fibra muscular**, é relativamente grande, alongada e tem formato cilíndrico, medindo de 10 a 100 micrômetros (μm) de diâmetro e até 750.000 μm – ou seja, aproximadamente 75 cm – de comprimento (1 μm = 1 milionésimo de metro). Um músculo esquelético consiste em diversas fibras musculares paralelas entre si e agrupadas por tecido conectivo (● Figura 8-2a). As fibras normalmente se estendem por todo o comprimento do músculo. Durante o desenvolvimento embrionário, as enormes fibras do músculo esquelético são formadas pela fusão de muitas células menores chamadas de **mioblastos** (*mio* quer dizer "músculo"; *blasto* refere-se a uma célula primitiva que forma células mais especializadas) – assim, uma característica impressionante é a presença de vários núcleos em uma única célula muscular. Outra característica é a abundância de mitocôndrias, as organelas geradoras de energia, como seria de se esperar diante das altas demandas de energia de um tecido tão ativo como o músculo esquelético.

A característica estrutural predominante de uma fibra muscular esquelética é a presença de numerosas **miofibrilas**. Esses elementos contráteis especializados, que constituem 80% do volume da fibra muscular, são estruturas intracelulares cilíndricas com 1 mm de diâmetro que se estendem por todo o comprimento da fibra muscular (Figura 8-2b). Cada miofibrila é uma organização regular de elementos citoesqueléticos altamente organizados – os filamentos grossos e finos (● Figura 8-2c). Os **filamentos grossos**, que têm de 12 a 18 nm de diâmetro e 1,6 μm de comprimento, são conjuntos especiais da proteína *miosina*, enquanto os **filamentos finos**, que têm de 5 a 8 nm de diâmetro e 1,0 μm de comprimento, são compostos essencialmente pela proteína *actina* (● Figura 8-2d). Os níveis de organização de um músculo esquelético podem ser resumidos da seguinte forma:

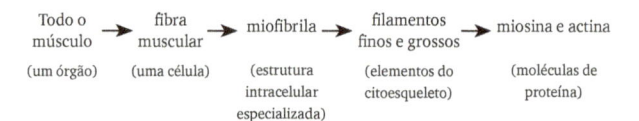

Todo o músculo (um órgão) → fibra muscular (uma célula) → miofibrila (estrutura intracelular especializada) → filamentos finos e grossos (elementos do citoesqueleto) → miosina e actina (moléculas de proteína)

BANDAS A E I Vista em uma eletromicrografia, uma miofibrila exibe faixas escuras (*bandas A*) e claras (*bandas I*) alternadas (● Figura 8-3a). As bandas de todas as miofibrilas alinhadas paralelamente produzem juntas a aparência estriada da fibra muscular esquelética, visível sob microscópio óptico (● Figura 8-3b). Grupos empilhados alternados de filamentos grossos e finos, que se sobrepõem levemente, são responsáveis pelas bandas A e I (● Figura 8-2c). Essa geometria precisa dos filamentos é mantida por diversas proteínas do citoesqueleto.

Uma **banda A** é composta por um conjunto empilhado de filamentos grossos em conjunto com partes de filamentos finos que se sobrepõem nas duas extremidades dos filamentos grossos. Os filamentos grossos localizam-se apenas dentro da banda A e estendem-se por toda a sua largura – isto é, as duas extremidades dos filamentos grossos dentro de uma pilha definem os limites externos de uma banda A. A área mais clara dentro do meio da banda A, onde os filamentos finos não alcançam, é a **zona H**. Apenas as partes centrais dos filamentos grossos são encontradas nesta região. Um sistema de proteínas de apoio une os filamentos grossos verticalmente dentro de cada pilha. Essas proteínas podem ser vistas como a **linha M**, que se estende verticalmente até o meio da banda A, dentro do centro da zona H.

Uma **banda I** consiste da parte restante dos filamentos finos que não se projetam para dentro da banda A. Há uma **linha Z**, densa e vertical, visível no meio de cada banda I. A área entre duas linhas Z é chamada de **sarcômero**, a unidade funcional do músculo esquelético. Uma **unidade funcional** de qualquer órgão é o menor componente que pode executar todas as suas funções. Assim, um sarcômero é o menor componente de uma fibra muscular que consegue contrair-se. A linha Z é um disco achatado citoesquelético que conecta os filamentos de dois sarcômeros adjacentes. Cada sarcômero relaxado tem cerca de 2,5 μm de comprimento e consiste de toda uma banda A e metade de cada uma das duas bandas I situadas de cada lado. Uma banda I contém apenas os filamentos finos de dois sarcômeros adjacentes, e não todo o comprimento desses filamentos. Durante o crescimento, um músculo aumenta de comprimento ao adicionar novos sarcômeros nas extremidades das miofibrilas, não pelo aumento do tamanho de cada sarcômero.

Não mostrados na figura, feixes de uma proteína gigante e altamente elástica conhecida como **titina** estendem-se nas duas direções da linha M, ao longo do comprimento do filamento

● **Figura 8-1** Categorização do músculo

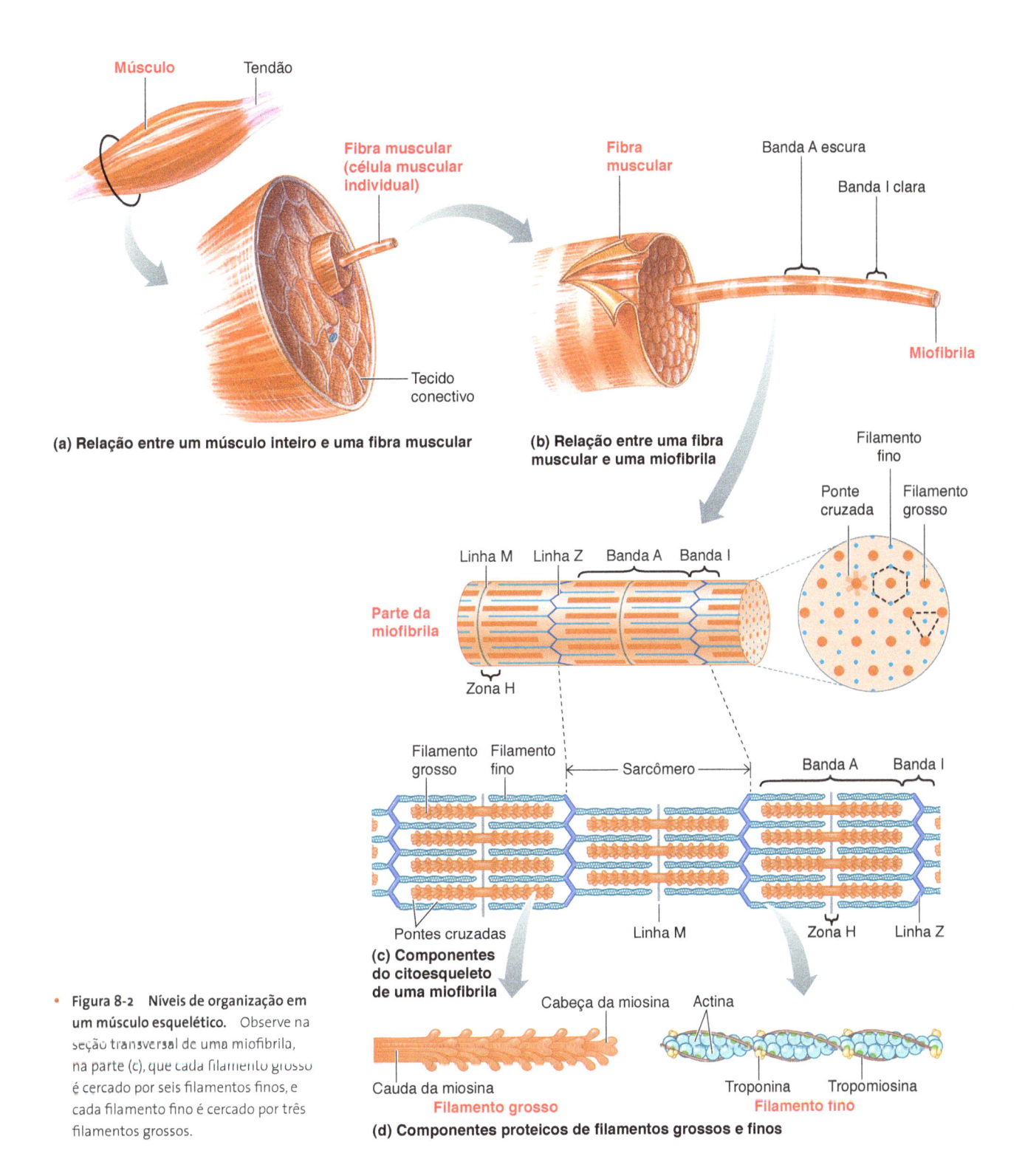

Figura 8-2 Níveis de organização em um músculo esquelético. Observe na seção transversal de uma miofibrila, na parte (c), que cada filamento grosso é cercado por seis filamentos finos, e cada filamento fino é cercado por três filamentos grossos.

(a) Relação entre um músculo inteiro e uma fibra muscular
(b) Relação entre uma fibra muscular e uma miofibrila
(c) Componentes do citoesqueleto de uma miofibrila
(d) Componentes proteicos de filamentos grossos e finos

grosso, até as linhas Z, nas extremidades opostas do sarcômero. A titina é a maior proteína no corpo, composta por quase 30.000 aminoácidos. Ela tem duas funções importantes: (1) em conjunto com as proteínas da linha M, a titina ajuda a estabilizar a posição dos filamentos grossos em relação aos filamentos finos, e (2) atuando como uma mola, ela aumenta bastante a elasticidade de um músculo. Ou seja, a titina ajuda um músculo alongado por uma força externa a retornar passivamente ao seu comprimento de repouso quando a força de estiramento é removida, tal qual uma mola esticada.

PONTES CRUZADAS Em um microscópio eletrônico, **pontes cruzadas** finas podem ser vistas estendendo-se de cada filamento grosso em direção aos filamentos finos ao redor, nas áreas onde os filamentos grossos e finos se sobrepõem (observe a visão longitudinal na • Figura 8-2c). Tridimensionalmente, os filamentos finos organizam-se em uma forma hexagonal em torno dos filamentos grossos. Pontes cruzadas projetam-se de cada filamento grosso, em todas as seis direções, rumo aos filamentos finos ao redor. Cada filamento fino, por sua vez, é cercado por três filamentos grossos (observe a seção transversal na

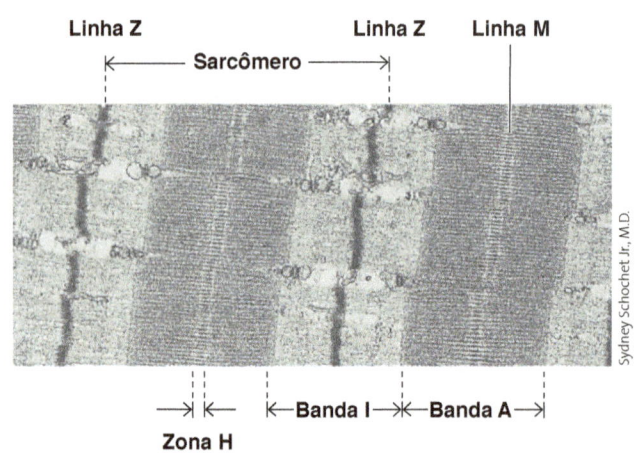

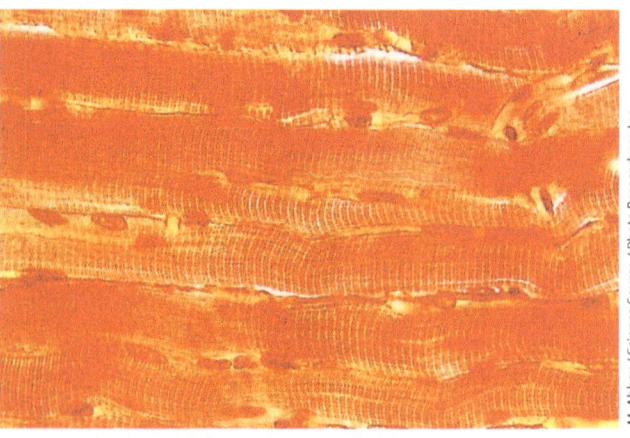

Figura 8-3 Visão microscópica dos componentes do músculo esquelético. (a) Observe as bandas A e I.
(b) Observe a aparência estriada.
Fonte: reimpresso com a permissão do dr. Sydney Schochet Jr., professor do Departamento de Patologia da School of Medicine, West Virginia University, em *Diagnostic Pathology of Skeletal Muscle and Nerve*, Stanford: Appleton & Lange, 1986. Fig. 1-13.

• Figura 8-2c). Para dar uma ideia da magnitude desses filamentos, estima-se que uma única fibra muscular pode conter 16 bilhões de filamentos grossos e 32 bilhões de finos, todos organizados neste padrão muito preciso dentro das miofibrilas.

A miosina forma os filamentos grossos.

Cada filamento grosso tem várias centenas de moléculas de miosina unidas em uma organização particular. Uma molécula de **miosina** é uma proteína que consiste de duas subunidades idênticas, em formato parecido com o de um taco de golfe (• Figura 8-4a). As extremidades de cauda da proteína são entrelaçadas como cabos de taco de golfe cruzados e entrelaçados, com as duas cabeças globulares projetando-se para fora em uma extremidade. As duas metades de cada filamento grosso são imagens espelhadas compostas por moléculas de miosina colocadas pelo comprimento em uma disposição regular e oscilante, com as caudas voltadas para o centro do filamento e as cabeças globulares ressaltando para fora em intervalos regulares (• Figura 8-4b). Essas cabeças formam as pontes cruzadas entre os filamentos grossos e finos. Cada ponte cruzada tem dois locais importantes cruciais para o processo contrátil: (1) um local de ligação de actina e (2) um local de ATPase (separação de ATP) da miosina.

A actina é o principal componente estrutural dos filamentos finos.

Filamentos finos consistem de três proteínas: *actina, tropomiosina* e *troponina* (• Figura 8-5). **As moléculas de actina**, as principais proteínas estruturais do filamento fino, são esféricas. A espinha

• **Figura 8-4 Estrutura de moléculas de miosina e sua organização dentro de um filamento grosso.** (a) Cada molécula de miosina consiste de duas subunidades idênticas, no formato de tacos de golfe, com suas caudas entrelaçadas e suas cabeças globulares, cada uma contendo um local de ligação de actina e um local de miosina ATPase, projetando-se para fora em uma extremidade. (b) Um filamento grosso é composto por moléculas de miosina paralelas entre si no sentido do comprimento. Metade está voltada para uma direção e a outra metade, para o lado oposto. As cabeças globulares, que se ressaltam em intervalos regulares ao longo do filamento grosso, formam as pontes cruzadas.

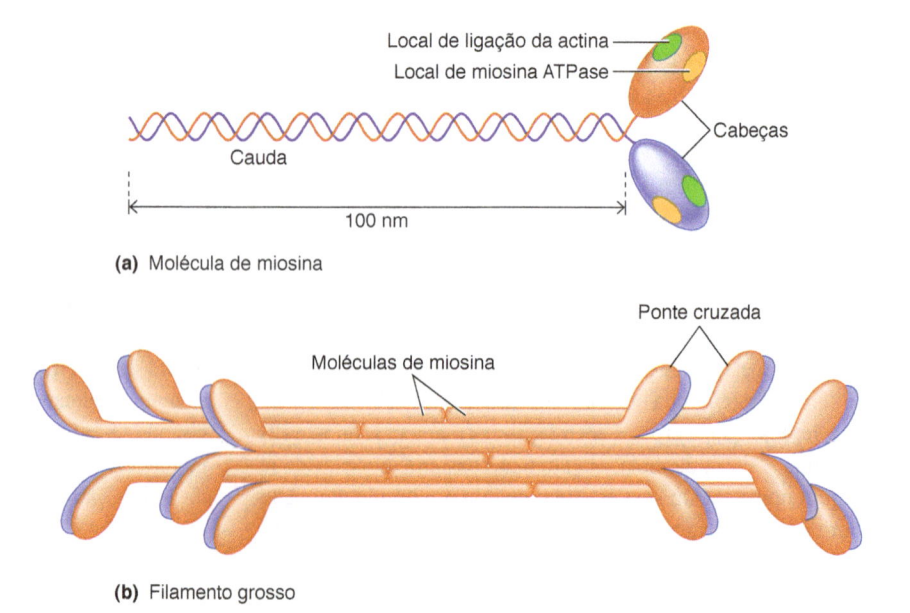

dorsal de um filamento fino é formada por moléculas de actina unidas em dois cordões e trançadas, como duas voltas entrelaçadas de um colar de pérolas. Cada molécula de actina tem um local de ligação especial para acoplamento com uma ponte cruzada de miosina. Por um mecanismo que será descrito em breve, a ligação das moléculas de miosina e actina nas pontes cruzadas resulta em uma contração consumidora de energia da fibra muscular. Assim, a miosina e a actina frequentemente são chamadas de **proteínas contráteis**, embora, como veremos, nem a miosina nem a actina contraiam-se realmente. A miosina e a actina não são exclusivas às células musculares, mas essas proteínas são mais abundantes e mais organizadas nestas células (veja no Capítulo 2).

Em uma fibra muscular relaxada, não há contração. A actina não consegue se ligar a pontes cruzadas, devido à forma como os dois outros tipos de proteína – tropomiosina e troponina – estão posicionados dentro do filamento fino. As moléculas de **tropomiosina** são proteínas semelhantes a cordões localizadas de ponta a ponta ao longo do sulco da espiral de actina. Nesta posição, a tropomiosina cobre os locais de actina que se ligam às pontes cruzadas, bloqueando a interação que causaria a contração muscular. O outro componente do filamento fino, a **troponina**, é um complexo proteico composto por três unidades de polipeptídeos: uma se liga à tropomiosina, outra à actina e uma terceira pode unir-se ao Ca^{2+}.

Quando a troponina não está ligada ao Ca^{2+}, esta proteína estabiliza a tropomiosina em sua posição de bloqueio sobre os locais de ligação à ponte cruzada da actina (● Figura 8-6a). Quando o Ca^{2+} se une à troponina, o formato desta proteína muda de tal forma que a tropomiosina sai de sua posição de bloqueio (● Figura 8-6b). Com a tropomiosina fora do caminho, a actina e a miosina conseguem se ligar e interagir nas pontes cruzadas, resultando em contração muscular. A tropomiosina e a troponina são frequentemente chamadas de **proteínas reguladoras**, por sua função na cobertura (prevenção da contração) ou na exposição (permissão da contração) dos locais de ligação para interação de pontes cruzadas entre a actina e a miosina.

Base Molecular da Contração do Músculo Esquelético

Vários elos importantes no processo contrátil ainda precisam ser discutidos. Como a interação de ponte cruzada entre a actina e a miosina causa contração muscular? Como um potencial de ação do músculo ativa este processo contrátil? Qual é a fonte de Ca^{2+} que reposiciona fisicamente a troponina e a tropomiosina para permitir ligação de ponte cruzada? Voltaremos nossa atenção para esses tópicos nesta seção.

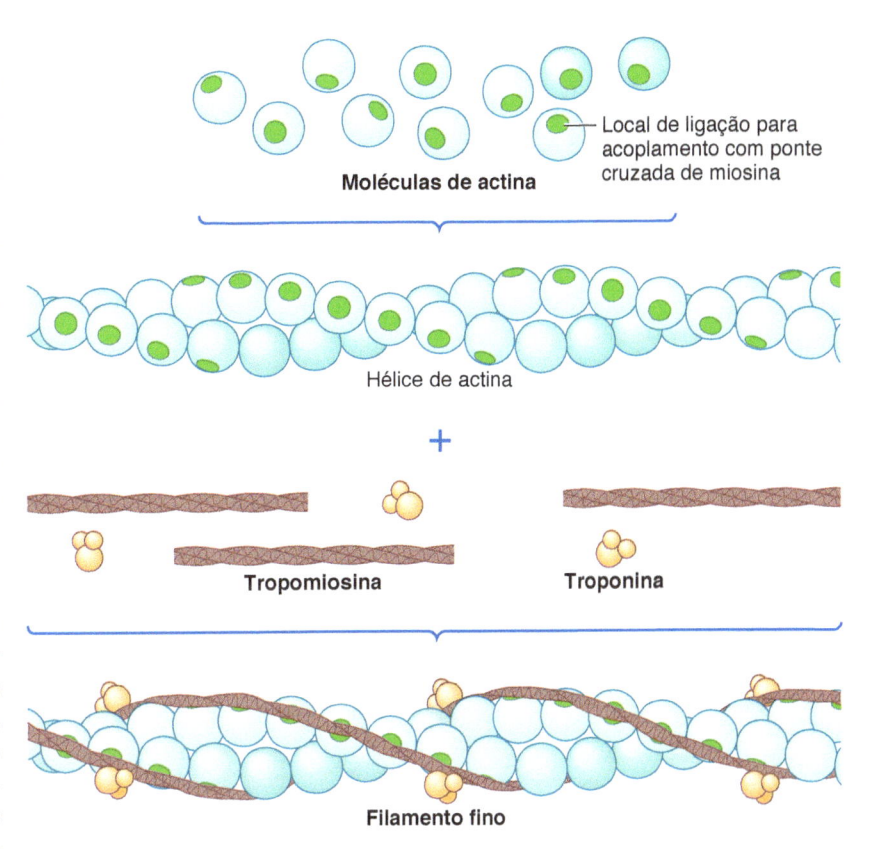

● **Figura 8-5 Composição de um filamento fino.** Duas cadeias de moléculas esféricas de actina trançadas são o principal componente estrutural de um filamento fino. As moléculas de troponina (que são três pequenas subunidades esféricas) e de tropomiosina (semelhantes a um cordão) organizam-se para formar uma fita que repousa ao longo do sulco da hélice de actina e cobre fisicamente os locais de ligação nas moléculas de actina para acoplamento com as pontes cruzadas de miosina (os filamentos finos aqui mostrados não estão desenhados em proporção aos filamentos grossos da Figura 8-4. Os filamentos grossos são duas a três vezes maiores em diâmetro do que os finos).

Durante a contração, ciclos de ligação de ponte cruzada e flexão puxam os filamentos finos para dentro.

A interação de ponte cruzada entre a actina e a miosina causa contração muscular por meio do mecanismo de filamento deslizante.

MECANISMO DE FILAMENTO DESLIZANTE Os filamentos finos em cada lado de um sarcômero deslizam para dentro sobre os filamentos grossos estacionários em direção ao centro da banda A durante a contração (● Figura 8-7). À medida que deslizam para dentro, os filamentos finos aproximam as linhas Z às quais estão acoplados, assim encurtando o sarcômero. Enquanto todos os sarcômeros ao longo da fibra muscular diminuem simultaneamente, toda a fibra encurta. Este é o **mecanismo de filamento deslizante** da contração muscular. A zona H, no centro da banda A onde os filamentos finos não alcançam, fica menor à medida que os filamentos finos aproximam-se uns dos outros, ao deslizarem para dentro mais profundamente. A banda I, formada por partes do filamento fino que não se sobrepõem aos filamentos grossos, estreita-se à medida que os filamentos finos se sobrepõem mais e mais aos grossos durante seu deslizamento para dentro. Os próprios filamentos finos não mudam de comprimento durante o encurtamento da fibra muscular. A largura da banda A permanece inalterada durante a contração, porque

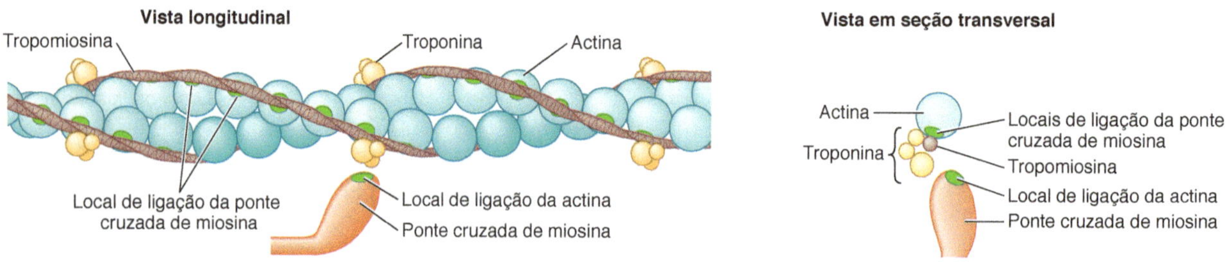

Vista longitudinal

Tropomiosina — Troponina — Actina

Local de ligação da ponte cruzada de miosina
Local de ligação da actina
Ponte cruzada de miosina

Vista em seção transversal

Actina
Troponina
Locais de ligação da ponte cruzada de miosina
Tropomiosina
Local de ligação da actina
Ponte cruzada de miosina

(a) Relaxada

1 Sem excitação

2 Não há ligação da ponte cruzada porque o local de ligação da ponte cruzada na actina está fisicamente coberto pelo complexo troponina-tropomiosina.

3 A fibra muscular está relaxada.

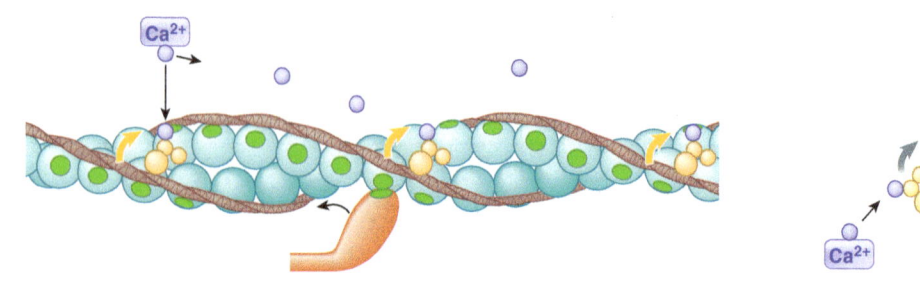

(b) Excitada

1 A fibra muscular é excitada e o Ca^{2+} é liberado.

2 O Ca^{2+} liberado une-se à troponina, removendo o complexo troponina-tropomiosina para expor o local de ligação da ponte cruzada.

3 Há ligação da ponte cruzada.

4 A ligação da actina com a ponte cruzada de miosina ativa a força de deslocamento que empurra o filamento fino para dentro durante a contração.

• **Figura 8-6** Função do cálcio na ativação de pontes cruzadas.

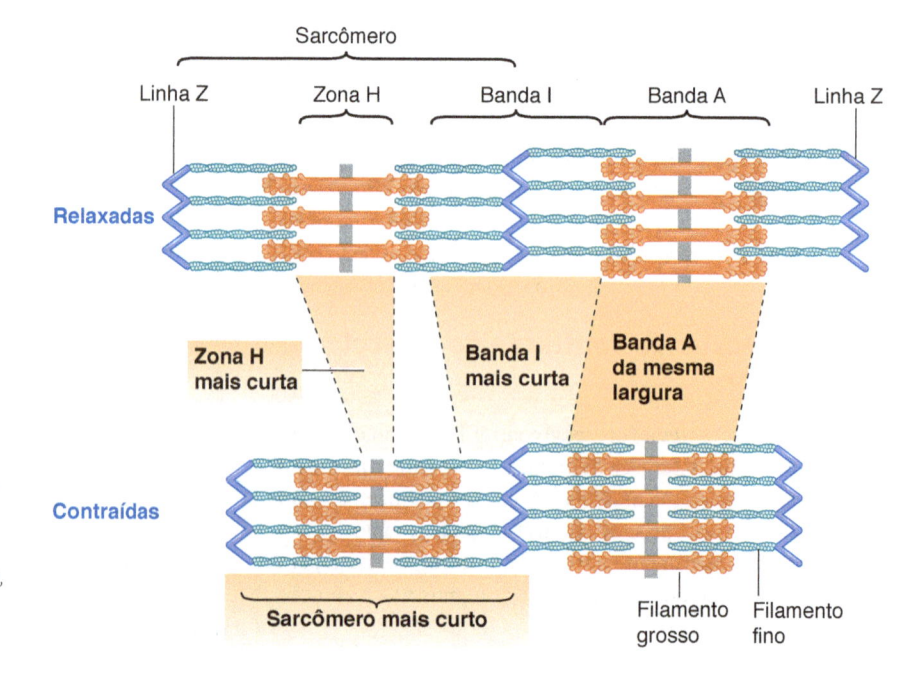

• **Figura 8-7 Mudanças no padrão das faixas durante o encurtamento.** Durante a contração muscular, os sarcômeros encolhem enquanto os filamentos finos convergem, deslizando entre os filamentos grossos de forma que as linhas Z sejam aproximadas. A largura das bandas A não muda quando uma fibra muscular encolhe, mas as bandas I e as zonas H ficam mais curtas.

Sarcômero
Linha Z — Zona H — Banda I — Banda A — Linha Z

Relaxadas

Zona H mais curta
Banda I mais curta
Banda A da mesma largura

Contraídas

Sarcômero mais curto
Filamento grosso
Filamento fino

262 Fisiologia humana

é determinada pelo comprimento dos filamentos grossos, e estes não mudam de comprimento durante este processo de encurtamento. Observe que nem os filamentos grossos nem os finos diminuem de comprimento para encurtar o sarcômero. Em vez disso, a contração se dá pelos filamentos finos dos lados opostos de cada sarcômero, deslizando e se aproximando entre os filamentos grossos.

FORÇA DE DESLOCAMENTO Durante a contração, com as "acompanhantes" tropomiosina e troponina retiradas do caminho pelo Ca^{2+}, as pontes cruzadas da miosina de um filamento grosso podem ligar-se às moléculas de actina dos filamentos finos ao redor. A miosina é um motor molecular, semelhante à cinesina e à dineína. Lembre-se de que a cinesina e a dineína têm pés, que "caminham" ao longo dos microtúbulos, para transportar produtos específicos de uma parte à outra da célula (como no transporte de proteínas dentro de um axônio neural – veja no Capítulo 2) ou para mover um microtúbulo em relação ao outro (como no batimento de cílios ou flagelos – veja no Capítulo 2). Da mesma forma, as cabeças ou pontes cruzadas da miosina "caminham" ao longo de um filamento de actina para puxá-la para dentro em relação ao filamento grosso estacionário. Vamos nos concentrar em uma única interação de ponte cruzada (• Figura 8-8a). As duas cabeças de cada molécula de miosina agem independentemente, pois apenas uma cabeça por vez se acopla à actina. Quando a miosina e a actina entram em contato em uma ponte cruzada, a ponte muda de formato, dobrando-se 45° para dentro como se tivesse dobradiças, "remando" em direção ao centro do sarcômero, de forma semelhante ao movimento de um remo de barco. Esta **força de deslocamento** de uma ponte cruzada puxa para dentro o filamento fino ao qual ela está acoplada. Uma única força de deslocamento puxa o filamento fino para dentro apenas uma pequena porcentagem da distância total de encurtamento. Ciclos repetidos de ligação e flexão nas pontes cruzadas completam o encurtamento.

Ao final de um ciclo de ponte cruzada, o elo entre a ponte cruzada de miosina e a actina se rompe. A ponte cruzada retoma seu formato original e se liga à molécula de actina seguinte, que substituirá a parceira de actina anterior. A ponte cruzada se dobra outra vez, empurrando o filamento fino mais para dentro, depois se destaca e o ciclo se repete. Ciclos repetidos de deslocamentos de potência da ponte cruzada empurram sucessivamente os filamentos finos, como ao se puxar uma corda pouco a pouco.

Devido à forma como moléculas de miosina estão orientadas dentro do filamento grosso (• Figura 8-8b), todas as pontes cruzadas se deslocam em direção ao centro do sarcômero para que, em cada extremidade do sarcômero, todos os seis filamentos finos ao redor sejam empurrados simultaneamente para dentro (• Figura 8-8c). Entretanto, nem todas as pontes cruzadas alinhadas a determinados filamentos finos deslocam-se simultaneamente. A qualquer momento da contração, algumas pontes cruzadas acoplam-se aos filamentos finos e se deslocam, enquanto outras retomam sua conformação original, preparando-se para a ligação com uma nova molécula de actina.

1 Ligação: a terminação da ponte cruzada de miosina liga-se à molécula de actina.

2 Força de deslocamento: a ponte cruzada se dobra, puxando os miofilamentos finos para dentro.

3 Separação: a ponte cruzada se solta ao final da força de deslocamento e retorna à conformação original.

4 Ligação: a ponte cruzada se liga à molécula de actina mais distal; o ciclo é repetido.

(a) Ciclo de ponte cruzada unitário

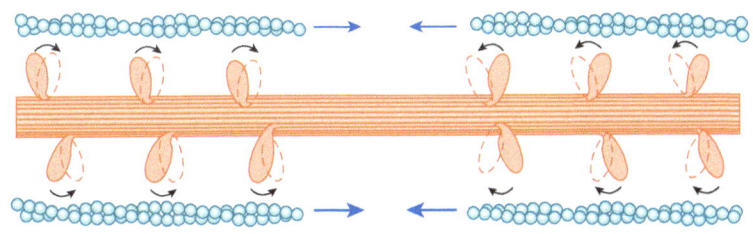

(b) Todo o deslocamento das pontes cruzadas direciona-se ao centro do filamento grosso

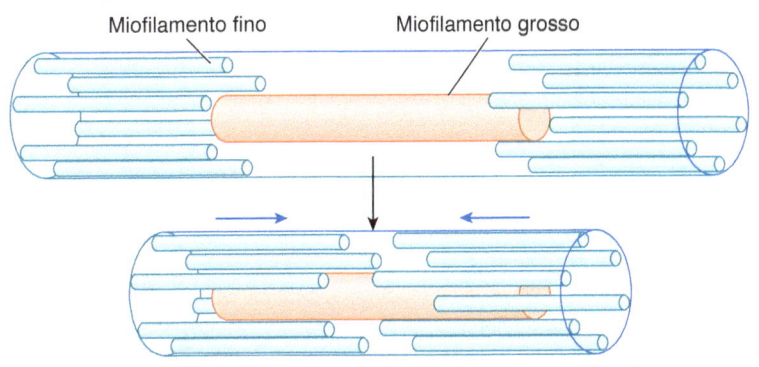

(c) Movimento simultâneo para dentro de todos os seis filamentos finos em torno de um filamento grosso

• **Figura 8-8 Atividade da ponte cruzada.** (a) Durante cada ciclo das pontes cruzadas, elas se ligam a uma molécula de actina, dobrando-se para empurrar o filamento fino para dentro durante a força de deslocamento e depois se destacando e retornando à conformação de repouso, já prontas para repetir o ciclo. (b) Os deslocamentos de potência de todas as pontes cruzadas que se estendem de um filamento grosso direcionam-se ao centro do filamento fino. (c) Todos os seis filamentos finos que cercam cada filamento grosso são simultaneamente puxados para dentro pelo ciclo de pontes cruzadas durante a contração muscular.

Assim, algumas pontes cruzadas "seguram-se" aos filamentos finos, enquanto outras "soltam-se" deles para ligarem-se a novas actinas. Se não fosse por esse ciclo assíncrono das pontes cruzadas, os filamentos finos deslizariam de volta a sua posição de repouso entre deslocamentos.

Como a excitação muscular aciona este ciclo de ponte cruzada? O termo **acoplamento excitação-contração** refere-se à série de eventos que une a excitação muscular (presença de um potencial de ação em uma fibra muscular) à contração muscular (atividade de ponte cruzada que faz os filamentos finos se aproximarem, deslizando para produzir o encurtamento do sarcômero). Voltaremos agora nossa atenção ao acoplamento excitação-contração.

O cálcio é o elo entre a excitação e a contração.

Os músculos esqueléticos são estimulados para contração pela liberação de acetilcolina (ACh) nas junções neuromusculares entre os botões terminais do neurônio motor e as fibras musculares. Lembre-se de que a ligação da ACh com a placa final motora de uma fibra muscular causa mudanças de permeabilidade na fibra muscular, resultando em um potencial de ação conduzido por toda a superfície da membrana da célula muscular (veja no Capítulo 7). Duas estruturas membranosas dentro da fibra muscular têm uma função importante na ligação dessa excitação à contração – os *túbulos transversais* e o *retículo sarcoplasmático*. Vamos examinar a estrutura e a função de cada um.

DISPERSÃO DO POTENCIAL DE AÇÃO PELOS TÚBULOS T Em cada junção de uma banda A com uma banda I, a membrana superficial mergulha na fibra muscular para formar um **túbulo transversal (túbulo T)**, que vai perpendicularmente da superfície da membrana da célula muscular até as partes centrais da fibra muscular (• Figura 8-9). Como a membrana do túbulo T é contínua em relação à membrana superficial, um potencial de ação na membrana superficial também se espalha pelo túbulo T, transmitindo rapidamente a atividade elétrica da superfície para as partes centrais da fibra. A presença de um potencial de ação local nos túbulos T leva a mudanças de permeabilidade em uma rede membranosa separada dentro da fibra muscular, o retículo sarcoplasmático.

LIBERAÇÃO DE CÁLCIO DO RETÍCULO SARCOPLASMÁTICO O **retículo sarcoplasmático** é um retículo endoplasmático (veja no Capítulo 2) modificado que consiste de uma rede fina de compartimentos interconectados, envoltos por membrana, que cercam cada miofibrila como uma manga de malha (• Figura 8-9). Esta rede membranosa envolve a miofibrila por todo o seu comprimento, mas não é contínua. Segmentos separados do retículo sarcoplasmático são enrolados em torno de cada banda A e de cada banda I. As extremidades de cada segmento se expandem para formar regiões semelhantes a bolsas, os **sacos laterais** (também conhecidos como **cisternas terminais**), separados dos túbulos T adjacentes por uma pequena fenda. Os sacos laterais do retículo sarcoplasmático armazenam Ca^{2+}. A dispersão de um potencial de ação em um túbulo T ativa a liberação de Ca^{2+} para o citosol pelo retículo sarcoplasmático.

Como uma mudança de potencial de túbulo T está relacionada à liberação de Ca^{2+} pelos sacos laterais? Uma organização precisa de **proteínas JFP** parte do retículo sarcoplasmático e cobre a fenda entre o saco lateral e o túbulo T. Cada proteína JFP contém quatro subunidades, organizadas em um padrão específico (• Figura 8-10a). Essas proteínas JFP não apenas atravessam a fenda, mas também servem de *canais de liberação de Ca^{2+}*. Esses canais de Ca^{2+} das proteínas JFP são também conhecidos como **receptores de rianodina,** porque ficam travados na posição aberta pela substância química vegetal rianodina.

Metade das proteínas JFP do retículo sarcoplasmático unem-se a receptores complementares, do lado do túbulo T da junção, de uma forma semelhante a um zíper. Esses receptores de túbulo T, compostos de quatro subunidades exatamente no mesmo padrão das proteínas JFP, situam-se como imagens espelhadas em contato com toda proteína JFP que se sobressai do retículo sarcoplasmático (• Figura 8-10b e c). Os receptores do túbulo T são conhecidos como **receptores de di-hidropiridina**, porque são bloqueados pelo medicamento di-hidropiridina. Os receptores de di-hidropiridina são sensores regulados por voltagem. Quando um potencial de ação é propagado pelo túbulo T, a despolarização local ativa os receptores de di-hidropiridina

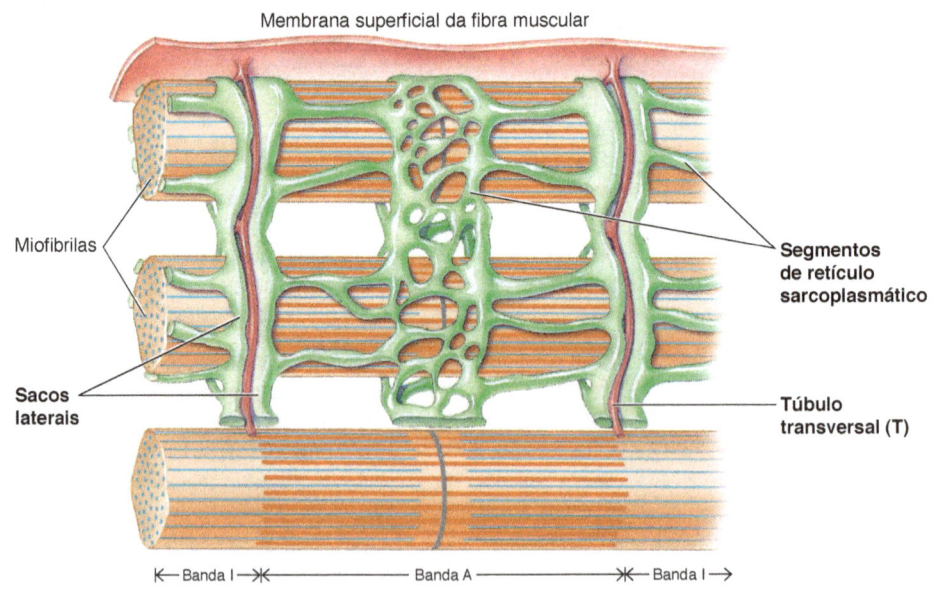

• **Figura 8-9 Túbulos T e retículo sarcoplasmático em relação às miofibrilas.** Os túbulos transversais (T) são extensões membranosas e perpendiculares da membrana superficial que mergulham dentro da fibra muscular nas junções entre as bandas A e I das miofibrilas. O retículo sarcoplasmático é uma rede fina e membranosa que corre longitudinalmente e circunda cada miofibrila, com segmentos separados envolvendo cada banda A e cada banda I. As extremidades de cada segmento são expandidas para formar sacos laterais que ficam perto dos túbulos T adjacentes.

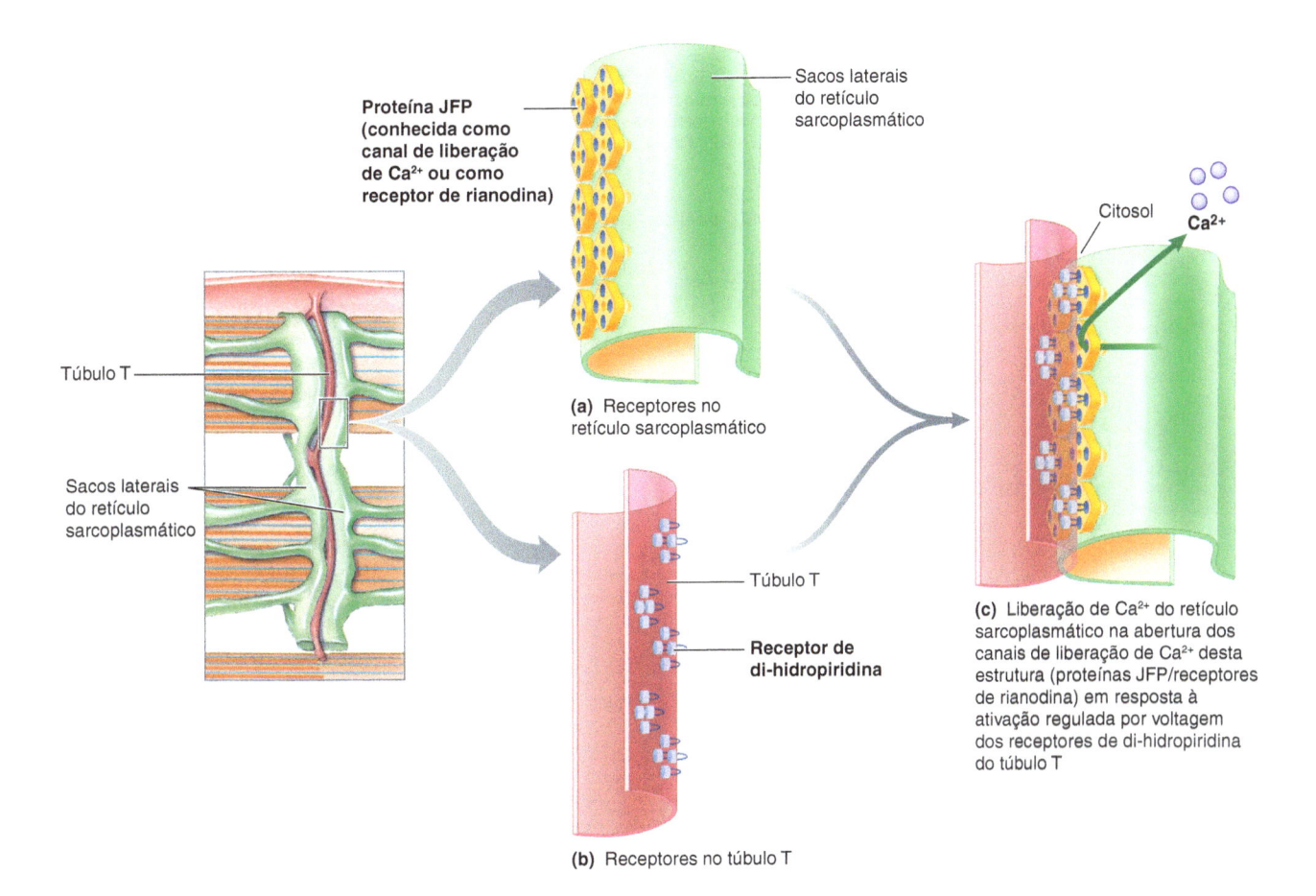

• **Figura 8-10** Relação entre receptores de di-hidropiridina no túbulo T e receptores de rianodina (canais de liberação de Ca^{2+}) nos sacos laterais adjacentes do retículo sarcoplasmático.

regulados por voltagem. Os receptores do túbulo T ativados, por sua vez, ativam a abertura dos canais de liberação de Ca^{2+} diretamente adjacentes (ou seja, receptores de rianodina, ou proteínas JFP) nos sacos laterais adjacentes do retículo sarcoplasmático. A abertura de metade dos canais de liberação de Ca^{2+} em contato direto com receptores de di-hidropiridina ativa a abertura da outra metade, representando os canais que não estão diretamente associados aos receptores do túbulo.

O cálcio é liberado ao citosol pelos sacos laterais através de todos os canais de liberação de Ca^{2+} abertos. Ao reposicionar levemente as moléculas de troponina e tropomiosina, este Ca^{2+} liberado expõe os locais de ligação nas moléculas de actina para que possam se unir às pontes cruzadas da miosina em seus locais de ligação complementares. O acoplamento excitação-contração é resumido na • Figura 8-11.

CICLO DE PONTE CRUZADA ACIONADO POR ATP Lembre que uma ponte cruzada de miosina tem dois lugares especiais, um local de ligação de actina e um local de ATPase (veja a • Figura 8-4a). Este último é um local enzimático que pode ligar o transportador de energia *adenosina trifosfato (ATP)* e dividi-lo em *adenosina difosfato (ADP)* e *fosfato inorgânico (P_i)*, produzindo energia no processo. A decomposição de ATP ocorre na ponte cruzada da miosina, antes que a ponte se una a uma molécula de actina (passo **1** na • Figura 8-12). A ADP e o P_i continuam firmemente ligados à miosina, e a energia gerada é armazenada dentro da ponte cruzada para produzir uma forma de miosina altamente energética. Para utilizar uma analogia, a ponte cruzada é "engatilhada" como uma arma, pronta para ser disparada quando o gatilho for apertado. Quando a fibra muscular é excitada, o Ca^{2+} retira o complexo troponina-tropomiosina de sua posição de bloqueio para que a ponte cruzada energizada (engatilhada) da miosina possa se ligar a uma molécula de actina (passo **2a**). Este contato entre a miosina e a actina "aperta o gatilho", causando a flexão da ponte cruzada, o que produz a força de deslocamento (passo **3**). Pesquisadores ainda não encontraram o mecanismo pelo qual a energia química liberada pela ATP é armazenada dentro da ponte cruzada da miosina e, depois, traduzida em energia mecânica da força de deslocamento. O fosfato inorgânico é liberado da ponte cruzada durante a força de deslocamento. Depois da conclusão da força de deslocamento, a ADP é liberada.

Enquanto o músculo não é excitado e o Ca^{2+} não é liberado, a troponina e a tropomiosina permanecem em sua posição de

1 Um potencial de ação chegando a um botão terminal da junção neuromuscular estimula a liberação de acetilcolina, que se difunde ao longo da fenda e ativa um potencial de ação na fibra muscular.

2 O potencial de ação se move ao longo da membrana superficial e para dentro da fibra muscular através dos túbulos T. Um potencial de ação no túbulo T ativa a liberação de Ca^{2+} do retículo sarcoplasmático dentro do citosol.

Acetilcolina
Botão terminal
Membrana plasmática da célula muscular
Túbulo T
Saco lateral do retículo sarcoplasmático
Canal receptor regulado por acetilcolina para cátions
Junção neuromuscular
Placa terminal motora
Bomba de Ca^{2+}
Canal de liberação de Ca^{2+}
Tropomiosina
Troponina
Filamento fino
Molécula de actina
Ponte cruzada de miosina
Filamento grosso

8 Quando potenciais de ação param, o Ca^{2+} é coletado pelo retículo sarcoplasmático. Sem nenhum Ca^{2+} na troponina, a tropomiosina retoma sua posição original, bloqueando os locais de ligação da ponte cruzada de miosina na actina. A contração para e os filamentos finos deslizam passivamente de volta a suas posições relaxadas originais.

3 O Ca^{2+} se liga à troponina nos filamento finos.

Local de ligação da ponte cruzada de miosina
Local de ligação da actina

Repetição do ciclo

7 Após a força de deslocamento, a ponte cruzada se desprende da actina. Se ainda houver Ca^{2+}, o ciclo volta ao passo 5.

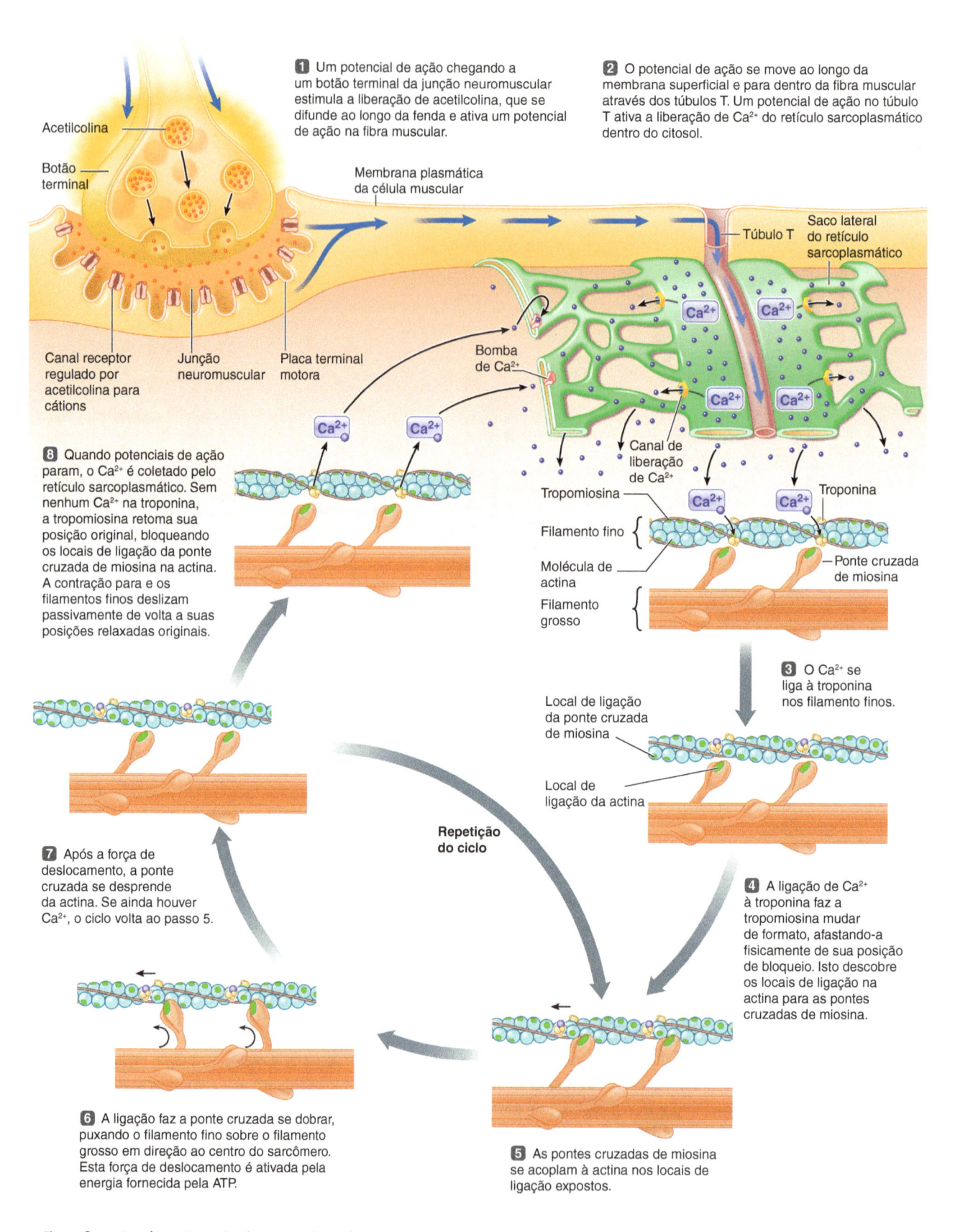

4 A ligação de Ca^{2+} à troponina faz a tropomiosina mudar de formato, afastando-a fisicamente de sua posição de bloqueio. Isto descobre os locais de ligação na actina para as pontes cruzadas de miosina.

6 A ligação faz a ponte cruzada se dobrar, puxando o filamento fino sobre o filamento grosso em direção ao centro do sarcômero. Esta força de deslocamento é ativada pela energia fornecida pela ATP.

5 As pontes cruzadas de miosina se acoplam à actina nos locais de ligação expostos.

• **Figura 8-11 Acoplamento excitação-contração e relaxamento muscular.** Os passos 1 a 7 mostram os eventos que vinculam a contração muscular à liberação de neurotransmissor e subsequente excitação elétrica da célula muscular. No passo 7, se ainda houver Ca^{2+}, o ciclo de ponte cruzada retorna ao passo 5 para outra força de deslocamento. Se não houver mais Ca^{2+} como consequência do passo 8, ocorrerá o relaxamento.

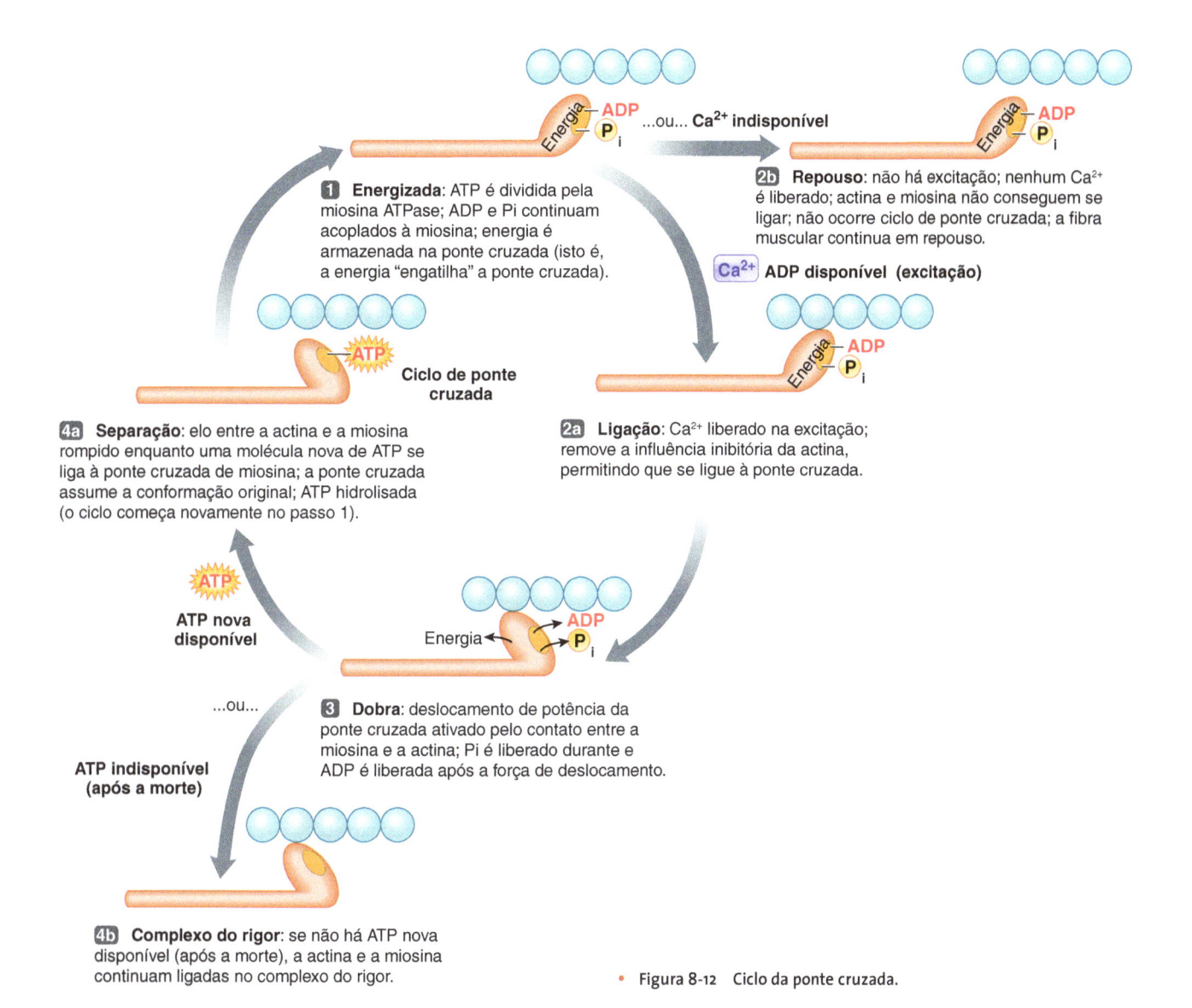

1 **Energizada**: ATP é dividida pela miosina ATPase; ADP e Pi continuam acoplados à miosina; energia é armazenada na ponte cruzada (isto é, a energia "engatilha" a ponte cruzada).

...ou... Ca^{2+} indisponível

2b **Repouso**: não há excitação; nenhum Ca^{2+} é liberado; actina e miosina não conseguem se ligar; não ocorre ciclo de ponte cruzada; a fibra muscular continua em repouso.

Ca^{2+} ADP disponível (excitação)

Ciclo de ponte cruzada

4a **Separação**: elo entre a actina e a miosina rompido enquanto uma molécula nova de ATP se liga à ponte cruzada de miosina; a ponte cruzada assume a conformação original; ATP hidrolisada (o ciclo começa novamente no passo 1).

2a **Ligação**: Ca^{2+} liberado na excitação; remove a influência inibitória da actina, permitindo que se ligue à ponte cruzada.

ATP nova disponível

3 **Dobra**: deslocamento de potência da ponte cruzada ativado pelo contato entre a miosina e a actina; Pi é liberado durante e ADP é liberada após a força de deslocamento.

...ou...

ATP indisponível (após a morte)

4b **Complexo do rigor**: se não há ATP nova disponível (após a morte), a actina e a miosina continuam ligadas no complexo do rigor.

• Figura 8-12 Ciclo da ponte cruzada.

bloqueio, para que as pontes cruzadas de actina e miosina não se liguem e não haja força de deslocamento (passo **2b**).

Quando P_i e ADP são liberados da miosina após contato com a actina e a subsequente força de deslocamento, o local de ATPase da miosina fica livre para vinculação com outra molécula de ATP. A actina e a miosina continuam unidas na ponte cruzada até que uma molécula nova de ATP se acople à miosina ao final do deslocamento de energia. O acoplamento da nova molécula de ATP permite o destacamento da ponte cruzada, que volta a sua forma não dobrada, pronta para começar outro ciclo (passo **4a**). A recém-acoplada ATP é, então, dividido pela ATPase da miosina, energizando a ponte cruzada da miosina mais uma vez (passo **1**). Na ligação com outra molécula de actina, a ponte cruzada energizada se dobra novamente, e assim por diante, dobrando o filamento fino sucessivamente para dentro para realizar a contração.

Nota Clínica **RIGOR MORTIS** Observe que ATP nova deve vincular-se à miosina para permitir que o elo de ponte cruzada entre a miosina e a actina se rompa ao final de um ciclo, embora a ATP não seja dividida durante este processo de dissociação. A necessidade de ATP na separação da miosina e actina é amplamente demonstrada no *rigor mortis*. A "rigidez da morte" é o travamento generalizado dos músculos esqueléticos, que começa três ou quatro horas após a morte e é concluído em aproximadamente 12 horas. Após a morte, a concentração de Ca^{2+} no citosol começa a aumentar, provavelmente porque a membrana celular do músculo inativo não consegue manter o Ca^{2+} extracelular fora e também, talvez, porque o Ca^{2+} extravasa dos sacos laterais. Este Ca^{2+} desloca as proteínas reguladoras, permitindo que a actina se ligue com pontes cruzadas da miosina, que já estavam carregadas de ATP antes da morte. Células mortas não podem produzir mais ATP, portanto, a miosina e a actina, uma vez ligadas, não conseguem mais se destacar, devido à ausência de nova ATP. Os filamentos grossos e finos, assim, permanecem unidos pelas pontes cruzadas imobilizadas, deixando os músculos mortos duros (passo **4b**). Nos dias posteriores, o *rigor mortis* diminui gradualmente, à medida que as proteínas envolvidas no complexo do rigor começam a se degradar.

RELAXAMENTO Como normalmente se dá o **relaxamento** em um músculo vivo? Assim que um potencial de ação em uma fibra

A atividade contrátil dura bem mais do que a atividade elétrica que a iniciou.

Um único potencial de ação em uma fibra do músculo esquelético dura apenas 1 a 2 ms. O início da resposta contrátil resultante fica para trás do potencial de ação porque todo o acoplamento excitação-contração deve ocorrer antes do início da atividade da ponte cruzada. Na verdade, o potencial de ação é concluído antes mesmo que o sistema contrátil fique operacional. Este atraso de poucos milissegundos entre a estimulação e o início da contração é chamado de **período latente** (● Figura 8-13).

Também é necessário tempo para que se gere tensão dentro da fibra do músculo, produzida pelas interações deslizantes entre os filamentos grossos e finos através da atividade da ponte cruzada. O tempo do início da contração até o desenvolvimento do pico de tensão – o **tempo de contração** – é de 50 ms em média, embora ocorram variações entre os diferentes tipos de fibra muscular. A resposta contrátil não termina até que os sacos laterais tenham absorvido todo o Ca^{2+} liberado em resposta ao potencial de ação. Esta readmissão de Ca^{2+} também leva tempo. Mesmo após a remoção de Ca^{2+}, demora até que os filamentos retornem à posição de repouso. Do pico de tensão até o completo relaxamento, o **tempo de relaxamento** normalmente exige outros 50 ou mais milissegundos. Consequentemente, toda a resposta contrátil a um único potencial de ação pode durar 100 milissegundos ou mais. Isso é muito mais longo do que a duração do potencial de ação que a iniciou (100 ms contra 1 a 2 ms). Este fato é importante para a capacidade de o organismo produzir contrações musculares de força variável, como veremos na próxima seção.

Mecânica do Músculo Esquelético

Até o momento, descrevemos a resposta contrátil em uma única fibra muscular. No organismo, grupos de fibras musculares estão organizados em músculos inteiros. Agora, voltamos nossa atenção à contração de músculos inteiros.

Músculos inteiros são grupos de fibras musculares agrupadas e ligadas a ossos.

Cada pessoa tem cerca de 600 músculos esqueléticos, de diferentes tamanhos – dos delicados músculos externos, que controlam os movimentos dos olhos e contêm poucas centenas de fibras, aos grandes e potentes músculos das pernas, que contêm centenas de milhares de fibras.

Cada músculo é recoberto por tecido conectivo, que penetra no músculo, envolvendo cada fibra e dividindo-o em colunas ou feixes. O tecido conectivo se estende além das extremidades do músculo para formar **tendões** duros e colagenosos que ligam o músculo aos ossos. Um tendão pode ser bastante longo, acoplando-se a um osso a certa distância da parte carnosa do músculo. Por exemplo, alguns dos músculos envolvidos no movimento dos dedos ficam no antebraço, com tendões longos se estendendo até unirem-se aos ossos dos dedos (é possível ver esses tendões se moverem no topo da mão quando mexemos os dedos). Esta organização permite maior destreza – os dedos seriam muito mais grossos e desajeitados se todos os músculos utilizados na movimentação dos dedos ficassem realmente neles.

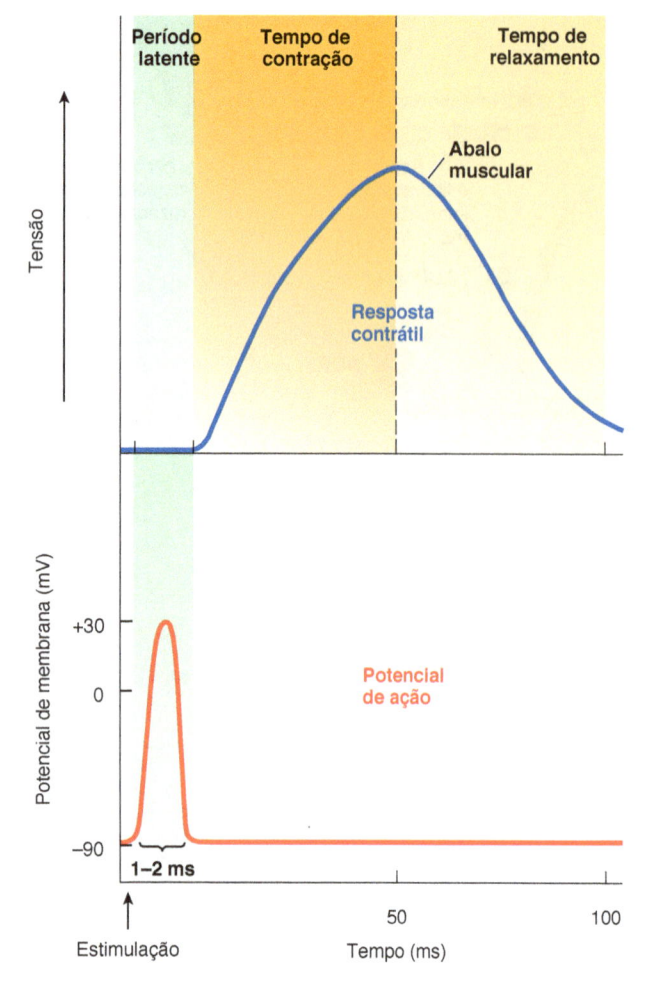

● **Figura 8-13** Relação de um potencial de ação com o abalo muscular resultante. A duração do potencial de ação está exagerada, fora de escala. Observe que o potencial de repouso de um músculo esquelético é de –90 mV; para comparação, o potencial de repouso em um neurônio é de –70 mV.

muscular aciona o processo contrátil, ativando a liberação de Ca^{2+} pelos sacos laterais no citosol, o processo contrátil é desativado e o Ca^{2+} retorna aos sacos laterais logo que cessa a atividade elétrica local. O retículo sarcoplasmático tem uma transportadora consumidora de energia, uma *bomba de Ca^{2+}–ATPase*, que transporta ativamente Ca^{2+} do citosol e o concentra nos sacos laterais (veja a ● Figura 8-11). Lembre-se de que o potencial da placa final e o potencial de ação da fibra muscular resultante param quando a enzima acetilcolinesterase ligada à membrana remove ACh da junção neuromuscular (veja a Figura 7-5). Quando um potencial de ação local não está mais nos túbulos T para ativar a liberação de Ca^{2+}, a atividade contínua da bomba de Ca^{2+} do retículo sarcoplasmático devolve o Ca^{2+} liberado para seus sacos laterais. A remoção de Ca^{2+} do citosol permite que o complexo troponina-tropomiosina retome sua posição de bloqueio, para que a actina e a miosina não consigam se ligar mais nas pontes cruzadas. Os filamentos finos, liberados dos ciclos de acoplamento e afastamento da ponte cruzada, retornam passivamente à posição de repouso. A fibra muscular está relaxada.

Quanto tempo a atividade contrátil iniciada por um potencial de ação dura em resposta a um único potencial de ação antes de ocorrer o relaxamento?

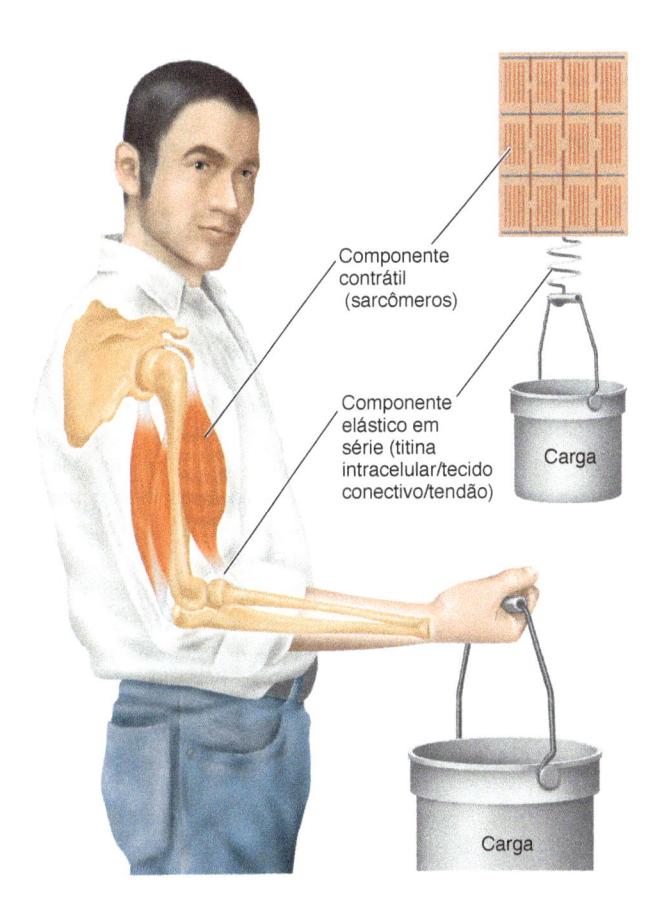

Figura 8-14 Relação entre o componente contrátil e o componente elástico em série na transmissão de tensão muscular ao osso.

A tensão muscular é transmitida ao osso através de alongamento e contração do tendão e do tecido conectivo elástico do músculo, como resultado do encurtamento do sarcômero causado pelo ciclo de ponte cruzada.

A tensão muscular é transmitida ao osso enquanto o componente contrátil aperta o componente elástico em série.

Tensão é produzida internamente dentro dos sarcômeros, considerados o **componente contrátil** do músculo, como resultado da atividade de ponte cruzada e o resultante deslizamento dos filamentos. Entretanto, os sarcômeros não são acoplados diretamente aos ossos. Em vez disso, antes que o osso possa ser movido, a tensão gerada pelos elementos contráteis deve ser transmitida a ele via tecido conectivo e tendões. O tecido conectivo e o tendão, bem como outros componentes do músculo, como a titina intracelular, têm certo nível de elasticidade passiva. Esses tecidos não contráteis são considerados o **componente elástico em série** do músculo. Eles se portam como uma mola extensível, colocada entre os elementos internos geradores de tensão e o osso que deve ser movido contra uma carga externa (• Figura 8-14). O encurtamento dos sarcômeros alonga o componente elástico em série. A tensão muscular é transmitida ao osso por esse aperto do componente elástico em série. Esta força, aplicada ao osso, o move contra uma carga.

Um músculo é normalmente acoplado a pelo menos dois ossos diferentes ao longo de uma articulação, por meio de tendões que se estendem de cada extremidade do músculo (• Figura 8-15). Quando o músculo encurta durante a contração, a posição da articulação se altera, quando um osso é movimentado em relação ao outro – por exemplo, a *flexão* (dobra) da articulação do cotovelo pela contração do músculo bíceps e a *extensão* (endireitamento) do cotovelo por contração do tríceps. A extremidade do músculo acoplada à parte mais estacionária do esqueleto é chamada de **origem**, e a extremidade acoplada à parte esquelética que se move é a **inserção**.

As contrações de um músculo podem ter força variável.

Um único potencial de ação em uma fibra muscular produz uma contração breve e pouco intensa, chamada de **abalo**, que é curta e fraca demais para ser útil e normalmente não ocorre no corpo. As fibras musculares são organizadas em músculos inteiros, onde funcionam cooperativamente para produzir contrações mais intensas do que um abalo, com variáveis graus de força. Em outras palavras, é possível variar a força exercida pelo mesmo músculo, dependendo de você carregar uma folha de papel, um livro ou um peso de 20 kg. Dois fatores principais podem ser ajustados para realizar a gradação da tensão de todo o músculo: (1) *o número de fibras musculares que se contraem dentro do músculo* e (2) *a tensão desenvolvida por cada fibra em contração*. Discutiremos cada um desses fatores separadamente.

O número de fibras em contração dentro de um músculo depende da extensão da solicitação da unidade motora.

Quanto maior o número de fibras que se contraem, maior é a tensão total do músculo. Portanto, músculos maiores, com mais fibras musculares, obviamente conseguem gerar mais tensão do que músculos menores e com menos fibras.

Cada músculo é inervado por vários neurônios motores diferentes. Quando um neurônio motor entra em um músculo, ele se ramifica, com cada terminal de axônio alimentando uma única fibra muscular (• Figura 8-16). Um neurônio motor inerva diversas fibras musculares, mas cada fibra muscular é alimentada por apenas um neurônio motor. Quando um neurônio motor é

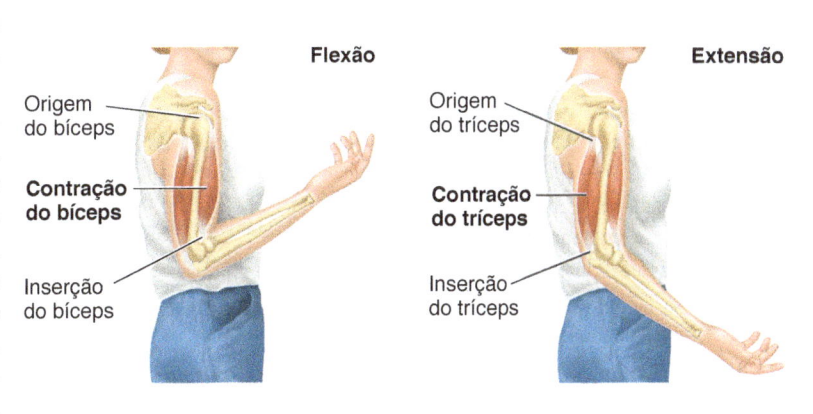

• **Figura 8-15** Flexão e extensão da articulação do cotovelo.

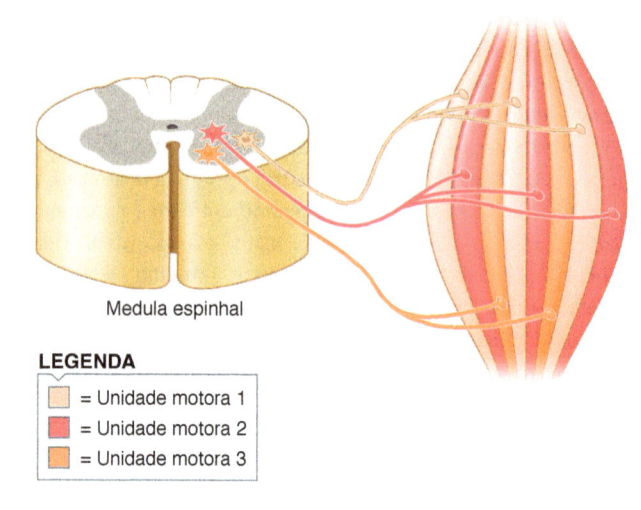

LEGENDA
- = Unidade motora 1
- = Unidade motora 2
- = Unidade motora 3

• **Figura 8-16** Unidades motoras de um músculo esquelético.

ativado, todas as fibras musculares que ele alimenta são estimuladas a se contrair simultaneamente. Este grupo de componentes simultaneamente ativados – um neurônio motor mais todas as fibras musculares que inerva – é chamado de **unidade motora**. As fibras musculares que compõem uma unidade motora são dispersas por todo o músculo. Assim, a contração simultânea resulta em uma contração igualmente distribuída, embora fraca, de todo o músculo. Cada músculo consiste de várias unidades motoras entrelaçadas. Para uma contração fraca de todo o músculo, apenas uma ou poucas de suas unidades motoras são ativadas. Para contrações cada vez mais fortes, mais e mais unidades motoras são recrutadas, ou estimuladas, para a contração simultânea, um fenômeno conhecido como **recrutamento da unidade motora**.

A dimensão da força da contração conforme a solicitação de cada unidade motora adicional depende do tamanho das unidades motoras (os conjuntos de fibras musculares controladas por um único neurônio motor). O número de fibras musculares por unidade motora e o número de unidades motoras por músculo variam bastante, dependendo da função específica do músculo. Para músculos que produzem movimentos precisos e delicados, como os músculos externos dos olhos e os músculos das mãos, uma única unidade motora pode conter até dezenas de fibras musculares. Como poucas fibras musculares estão envolvidas com cada unidade motora, o recrutamento de cada unidade motora adicional adiciona apenas pequenos incrementos à força de contração de todo o músculo (• Figura 8-17a). Essas pequenas unidades motoras permitem controle muito fino sobre a tensão muscular. Em contraste, nos músculos projetados para movimentos potentes e grosseiramente controlados, como os das pernas, uma única unidade motora pode conter de 1.500 a 2.000 fibras musculares. O recrutamento de unidades motoras nesses músculos resulta em grandes aumentos incrementais na tensão de todo o músculo (• Figura 8-17b). Contrações mais potentes ocorrem à custa de controle menos preciso. Assim, o número de fibras musculares que participam do esforço contrátil total de todo o músculo depende do número de unidades motoras recrutadas e do número de fibras musculares por unidade motora nesse músculo.

Para atrasar ou evitar a **fadiga** (incapacidade de manter a tensão muscular em determinado nível) durante uma contração sustentada apenas por parte das unidades motoras de um músculo, como é necessário nos músculos que sustentam o peso do corpo contra a força da gravidade, há o **recrutamento assíncrono de unidades motoras**. O organismo alterna atividades das unidades motoras, como os turnos de uma fábrica, para dar às unidades motoras ativas uma oportunidade de descansar enquanto outras assumem seu trabalho. A troca de turnos é cuidadosamente coordenada, portanto, a contração sustentada é suave em vez de tumultuada. O recrutamento assíncrono de unidades motoras é possível apenas para contrações submáximas, durante as quais somente algumas unidades motoras precisam manter o nível desejado de tensão. Durante contrações máximas, quando todas as fibras musculares devem participar, é impossível alternar a atividade das unidades motoras a fim de evitar a fadiga. Este é um motivo pelo qual se consegue sustentar um objeto leve por períodos prolongados, enquanto um objeto pesado só é suportado por pouco tempo.

Além disso, o tipo de fibra muscular ativado varia conforme a extensão da gradação. A maioria dos músculos consiste de uma mistura de tipos de fibra que diferem metabolicamente, alguns mais resistentes à fadiga que outros. Durante atividades leves ou moderadas (exercício aeróbico), as unidades motoras mais resistentes à fadiga são recrutadas antes. As últimas fibras a serem chamadas para atuar devido às demandas para maiores aumentos na tensão são as que se fadigam rapidamente. Uma pessoa pode, portanto, participar de atividades de resistência por períodos de tempo prolongados, mas só consegue manter explosões de esforço potente e completo brevemente. É claro

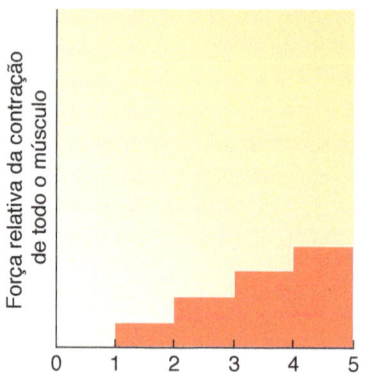

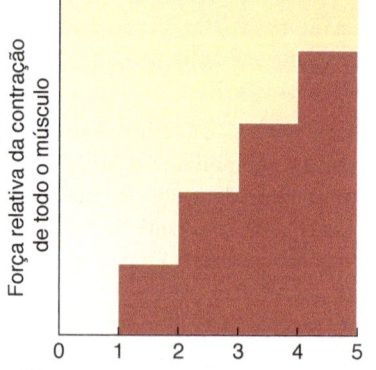

(a) Recrutamento de unidades motoras pequenas

(b) Recrutamento de unidades motoras grandes

• **Figura 8-17** Comparação do recrutamento da unidade motora em músculos esqueléticos com pequenas unidades motoras e em músculos com grandes unidades motoras. (a) Pequenos aumentos incrementais na força da contração ocorrem durante o recrutamento da unidade motora de músculos com unidades motoras pequenas porque apenas poucas fibras adicionais são exigidas quando cada unidade motora é solicitada. (b) Grandes aumentos incrementais na força de contração ocorrem durante o recrutamento da unidade motora de músculos com grandes unidades motoras, porque muitas fibras adicionais são estimuladas com a solicitação de cada unidade motora adicional.

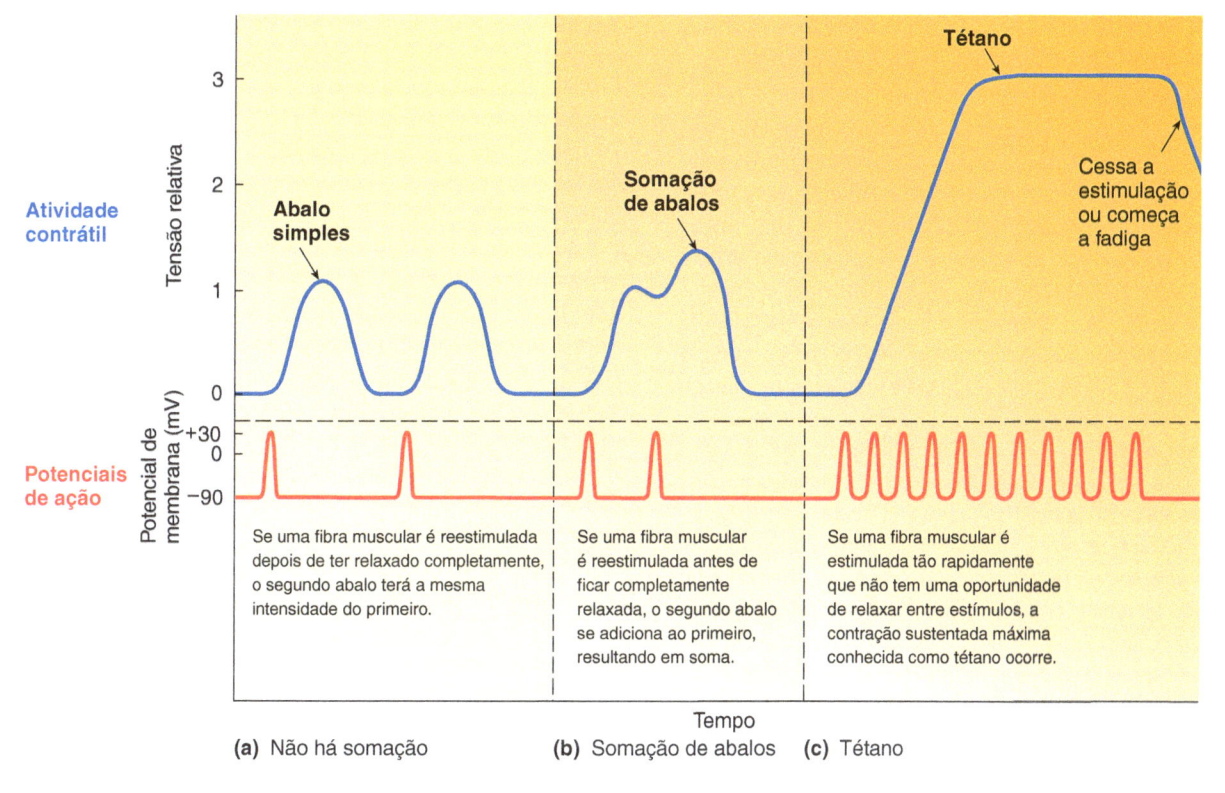

• **Figura 8-18** Somação de abalos e tétano.

que até as fibras musculares mais resistentes à fadiga por fim se cansarão, se precisarem manter por um longo período certo nível de tensão sustentada.

A frequência de estimulação pode influenciar a tensão desenvolvida por cada fibra muscular.

A tensão em todo o músculo depende não apenas do número de fibras musculares que se contraem, mas também da tensão desenvolvida por cada fibra em contração. Diversos fatores influenciam a extensão a que se pode desenvolver tensão. Esses fatores incluem:

1. Frequência de estimulação
2. Comprimento da fibra no início da contração
3. Extensão da fadiga
4. Espessura da fibra

Agora, examinaremos o efeito da frequência da estimulação (os outros fatores são discutidos em seções posteriores).

SOMAÇÃO DE ABALOS E TÉTANO Embora um único potencial de ação em uma fibra muscular produza somente um abalo, contrações de maior duração e tensão podem ser atingidas pela estimulação repetida da fibra. Vejamos o que acontece quando um segundo potencial de ação ocorre em uma fibra muscular. Se a fibra muscular relaxou completamente antes do potencial de ação seguinte, ocorrerá um segundo abalo, com a mesma intensidade do primeiro (• Figura 8-18a). Os mesmos eventos de excitação-contração acontecem a cada vez, resultando em respostas de abalo idênticas. Entretanto, se a fibra muscular for estimulada uma segunda vez antes de ter relaxado completamente do primeiro abalo, um segundo potencial de ação causa uma segunda resposta contrátil, "encavalada" ao primeiro abalo (• Figura 8-18b). Os dois abalos dos dois potenciais de ação se adicionam, ou somam, para produzir maior tensão na fibra do que a produzida por um único potencial de ação. Esta **somação de abalos** é semelhante à soma temporal de PPSEs no neurônio pós-sináptico (veja a p. 108).

A somação de abalos é possível apenas porque a duração do potencial de ação (1 a 2 ms) é muito mais curta que a do abalo resultante (100 ms). Quando um potencial de ação foi iniciado, um breve período refratário ocorre, durante o qual outro potencial de ação não pode ser iniciado (veja no Capítulo 4). Portanto, é impossível atingir o acúmulo de potenciais de ação. A membrana deve retornar ao potencial de repouso e recuperar-se de seu período refratário antes que outro potencial de ação possa ocorrer. No entanto, como o potencial de ação e o período refratário terminam muito antes da conclusão do abalo muscular resultante, a fibra muscular pode ser estimulada novamente enquanto ainda há alguma atividade contrátil, produzindo a somação das respostas mecânicas.

Se a fibra muscular for tão rapidamente estimulada que não tem chance de relaxar entre os estímulos, uma contração suave e sustentada de força máxima conhecida como **tétano** ocorre (• Figura 8-18c). Uma contração tetânica normalmente é três a quatro vezes mais forte do que um abalo normal. (Não confundir este tétano fisiológico normal com a doença *tétano* – veja a p. 112.)

A somação de abalos é resultado de uma elevação sustentada no cálcio citosólico e do maior tempo para alongar o componente elástico em série.

Qual é o mecanismo de somação de abalos e do tétano no nível celular? A tensão produzida por uma fibra muscular em contração aumenta como resultado do maior ciclo de ponte cruzada. O componente elástico em série (tecido conectivo, titina e tendões) deve ser alongado para transmitir a tensão gerada na fibra muscular até o osso, e leva tempo para esticar esses elementos elásticos. Assim, dois fatores contribuem para a somação de abalos: (1) elevação sustentada no Ca^{2+} do citosol, permitindo maior ciclo de ponte cruzada, e (2) mais tempo para alongar o componente elástico em série.

O fator mais importante no desenvolvimento da somação de abalos é a elevação sustentada do Ca^{2+} no citosol à medida que a frequência de potenciais de ação aumenta. Ca^{2+} suficiente é liberado em resposta a um único potencial de ação para interagir com toda a troponina dentro da célula. Como resultado, todas as pontes cruzadas ficam livres para participar da resposta contrátil. Então, como potenciais de ação repetitivos podem causar maior resposta contrátil? A diferença depende de há quanto tempo o Ca^{2+} suficiente está disponível. As pontes cruzadas continuam ativas e realizando ciclos se houver Ca^{2+} suficiente para manter o complexo troponina-tropomiosina longe dos locais de ligação da ponte cruzada na actina. Cada complexo de troponina-tropomiosina cobre uma distância de sete moléculas de actina. Assim, a ligação de Ca^{2+} a uma molécula de troponina leva apenas à descoberta dos locais de ligação da ponte cruzada no filamento fino.

Assim que o Ca^{2+} é liberado em resposta a um potencial de ação, o retículo sarcoplasmático começa a bombear Ca^{2+} de volta aos sacos laterais. À medida que a concentração de Ca^{2+} no citosol diminui com a readmissão do Ca^{2+} pelos sacos laterais, há menos Ca^{2+} presente para se ligar à troponina, portanto, alguns complexos de troponina – tropomiosina deslizam de volta a suas posições de bloqueio. Consequentemente, nem todos os locais de ligação de ponte cruzada permanecem disponíveis para participar do processo de ciclo durante um único abalo induzido por um só potencial de ação. Como nem todas as pontes cruzadas encontram um local de ligação, a contração resultante de um único abalo não tem força máxima.

Se potenciais de ação e abalos ocorrerem em períodos suficientemente distantes para que todo o Ca^{2+} da primeira resposta contrátil seja bombeado de volta aos sacos laterais entre os potenciais de ação, uma resposta de abalo idêntica ocorrerá como resultado do segundo potencial de ação. No entanto, se um segundo potencial de ação ocorrer e mais Ca^{2+} for liberado enquanto o Ca^{2+} que foi liberado em resposta ao primeiro potencial de ação estiver sendo readmitido, a concentração de Ca^{2+} no citosol continuará alta e poderá ser elevada ainda mais. Essa disponibilidade prolongada de Ca^{2+} no citosol permite que mais pontes cruzadas continuem participando no processo do ciclo por mais tempo. Como resultado, o desenvolvimento da tensão aumenta de forma correspondente. À medida que aumenta a frequência dos potenciais de ação, a duração da concentração elevada de Ca^{2+} no citosol se estende, e a atividade contrátil também aumenta, até que a contração tetânica máxima seja atingida. Com o tétano, o número máximo de locais de ligação da ponte cruzada continua descoberto para que o ciclo de ponte cruzada – e, consequentemente, o desenvolvimento de tensão – atinja seu pico.

O segundo fator que contribui para a somação de abalos está relacionado às estruturas elásticas da fibra muscular. Durante um único abalo, a contração não dura tempo suficiente para alongar completamente o componente elástico em série e permitir que toda a tensão gerada pelo sarcômero seja transmitida ao osso. Ao final do abalo, lentamente, os elementos elásticos relaxam, ou recolhem-se, até seu estado inicial não alongado. Se outro abalo ocorrer antes que os elementos elásticos se tenham relaxado completamente, a tensão do segundo abalo se somará à tensão residual no componente elástico em série remanescente do primeiro abalo. Com maiores frequências de potenciais de ação, resultando em abalos mais frequentes, há menos tempo disponível para que os elementos elásticos se recolham entre os abalos. Consequentemente, à medida que cresce a frequência dos potenciais de ação, a tensão no componente elástico em série transmitido ao osso aumenta progressivamente até atingir seu máximo, durante o tétano.

Como o músculo esquelético deve ser estimulado por neurônios motores para contrair-se, o sistema nervoso desempenha um papel crucial na regulagem da força da contração. Os dois principais fatores sujeitos a controle para efetuar a gradação de contrações são o *número de unidades motoras estimuladas* e a *frequência de sua estimulação*. As áreas do cérebro que orientam a atividade motora combinam contrações tetânicas e turnos precisamente cronometrados de recrutamento assíncrono da unidade motora para realizar contrações suaves, em vez de desordenadas.

Outros fatores não diretamente sob o controle nervoso também influenciam a tensão desenvolvida durante a contração. Entre eles está o comprimento da fibra no início da contração, que veremos agora.

Há um comprimento muscular ideal no qual a tensão máxima pode ser desenvolvida.

Existe uma relação entre o comprimento do músculo antes do início da contração e a tensão tetânica que cada fibra em contração pode desenvolver subsequentemente nesse comprimento. Para cada músculo, há um **comprimento ideal (l_o)** no qual a força máxima pode ser atingida em uma contração tetânica subsequente. Mais tensão pode ser atingida durante o tétano quando iniciada no comprimento muscular ideal do que quando a contração começa com o músculo menor ou maior do que seu comprimento ideal. Esta **relação tensão-comprimento** pode ser explicada pelo mecanismo de filamento deslizante da contração muscular.

NO COMPRIMENTO IDEAL (l_o) Em l_o, quando a tensão máxima pode ser desenvolvida (ponto **A** na • Figura 8-19), os filamentos finos se sobrepõem idealmente às regiões dos grossos, de onde se projetam as pontes cruzadas. Neste comprimento, o número máximo de pontes cruzadas e moléculas de actina fica acessível umas às outras para ciclos de ligação e flexão. A região central dos filamentos grossos, onde os finos não se sobrepõem em l_o, não tem pontes cruzadas – apenas caudas de miosina são encontradas ali.

EM COMPRIMENTOS MAIORES QUE l_o Em comprimentos maiores, assim como quando um músculo é alongado passivamente

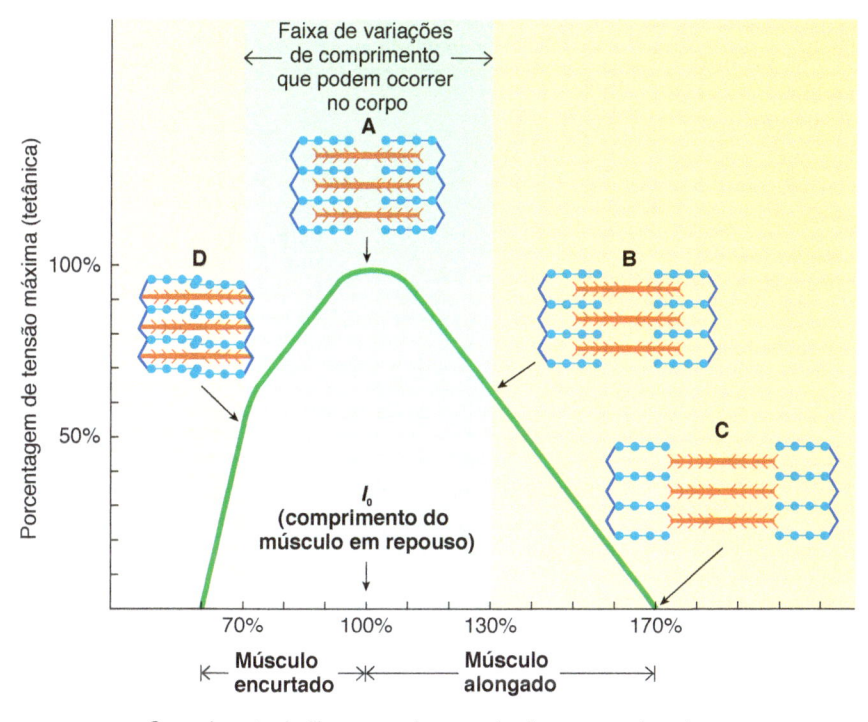

• **Figura 8-19 Relação tensão-comprimento.** A contração tetânica máxima pode ser atingida quando uma fibra muscular está em seu comprimento ideal (*lo*) antes do início da contração, porque este é o ponto de sobreposição ideal dos locais de ligação das pontes cruzadas dos filamentos grossos e finos (ponto A). A porcentagem de contração tetânica máxima que pode ser atingida diminui quando a fibra muscular é mais curta ou longa que *lo* antes da contração. Quando está mais alongada, menos locais de ligação no filamento fino ficam acessíveis para união às pontes cruzadas do filamento grosso, porque os filamentos finos são empurrados para fora entre os filamentos grossos (pontos B e C). Quando a fibra está mais curta, menos locais de ligação do filamento fino ficam expostos às pontes cruzadas do filamento grosso, porque os filamentos finos se sobrepõem (ponto D). Além disso, maior encurtamento e desenvolvimento de tensão são impedidos, à medida que os filamentos grossos são forçados contra as linhas Z (ponto D). No corpo, o comprimento do músculo em repouso está em *lo*. Ademais, devido a restrições impostas pelos acoplamentos esqueléticos, os músculos não podem variar além de 30 de seu *lo* em qualquer direção (a faixa demarcada em verde-claro). Nos limites externos dessa faixa, os músculos ainda podem atingir cerca de 50% de sua contração tetânica máxima.

(ponto **B**), os filamentos finos são removidos da área entre os filamentos grossos, diminuindo o número de locais de actina disponíveis para ligação da ponte cruzada – isto é, alguns locais de actina e pontes cruzadas não "casam" mais e, portanto, ficam "inutilizados". Quando menos atividade de ponte cruzada puder ocorrer, menor tensão poderá se desenvolver. Na verdade, quando o músculo é esticado para cerca de 70% mais longo do que seu l_o (ponto C), os filamentos finos são completamente removidos de entre os filamentos grossos, evitando a atividade da ponte cruzada e, consequentemente, não pode haver nenhuma contração.

EM COMPRIMENTOS MENORES QUE l_o Se um músculo for mais curto do que l_o antes da contração (ponto **D**), menos tensão poderá ser desenvolvida, por três motivos:

1. Os filamentos finos de lados opostos do sarcômero ficam sobrepostos, o que limita a oportunidade de as pontes cruzadas interagirem com a actina.

2. As extremidades dos filamentos grossos são forçadas contra as linhas Z, portanto, mais encurtamento é impedido.

3. Além desses dois fatores mecânicos, em comprimentos musculares inferiores a 80% do l_o, nem tanto Ca^{2+} é liberado durante o acoplamento excitação-contração, por motivos desconhecidos. Além disso, por um mecanismo desconhecido, a capacidade de o Ca^{2+} ligar-se à troponina e deixar o complexo troponina–tropomiosina de lado é reduzida em comprimentos musculares menores. Consequentemente, menos locais de actina são descobertos para participação na atividade de ponte cruzada.

LIMITAÇÕES DO COMPRIMENTO DO MÚSCULO Os extremos de comprimento muscular que evitam o desenvolvimento de tensão ocorrem apenas em condições experimentais, quando um músculo é removido e estimulado em diversos comprimentos. No corpo, os músculos são posicionados de forma que seu comprimento relaxado seja aproximadamente seu comprimento ideal – assim, podem atingir contração tetânica quase máxima na maior parte do tempo. Como o acoplamento ao esqueleto impõe limitações, um músculo não pode ser alongado ou encurtado mais de 30% de seu comprimento ideal em repouso e normalmente se desvia muito menos do que 30% do comprimento normal. Mesmo nos limites externos (130% e 70% do l_o), os músculos ainda podem gerar metade de sua tensão máxima.

Os fatores que discutimos até o momento e que influenciam quanta tensão um músculo em contração pode desenvolver – a frequência de estimulação e o comprimento do músculo no início da contração – podem variar de contração para contração. Outros determinantes da tensão da fibra muscular – capacidade metabólica da fibra com relação à resistência à fadiga e espessura da fibra – não variam de contração para contração, mas dependem do tipo de fibra e podem ser modificados ao longo do tempo. Concluindo nossa discussão sobre mecânica dos músculos esqueléticos, consideraremos esses outros fatores na próxima seção, sobre metabolismo do músculo esquelético e tipos de fibras.

Os dois principais tipos de contração são isotônica e isométrica.

Nem todas as contrações musculares encurtam os músculos e movem ossos. Para que um músculo encurte durante a contração, a tensão desenvolvida nele deve exceder as forças que se opõem ao movimento do osso ao qual a inserção do músculo está acoplada. No caso da flexão do cotovelo, a força oposta, ou **carga**, é o peso de um objeto sendo levantado. Quando você flexiona seu cotovelo sem levantar um objeto, ainda há carga, embora mínima – o peso de seu antebraço resistindo à força da gravidade.

Há dois tipos principais de contração, dependendo da mudança do músculo durante a contração. Em uma **contração isotônica**, a tensão muscular permanece constante enquanto o músculo muda de comprimento. Em uma **contração isométrica**, o músculo é impedido de encurtar e, portanto, a tensão se desenvolve em um comprimento muscular constante. Os mesmos eventos internos ocorrem nas contrações isotônicas e isométricas: a ativação do músculo aciona o processo contrátil gerador de tensão; as pontes cruzadas começam o ciclo e o deslizamento de filamentos encurta os sarcômeros, o que encurta o componente elástico em série para exercer força sobre o osso no local da inserção do músculo.

Tomando seu bíceps como exemplo, presuma que você vá levantar um objeto. Quando a tensão que se desenvolve no bíceps fica suficientemente grande para superar o peso do objeto em sua mão, você consegue levantar o objeto, com todo o músculo encurtando no processo. Como o peso do objeto não muda enquanto ele é levantado, a tensão muscular permanece constante por todo o período de encurtamento. Esta é uma *contração isotônica* (literalmente, "tensão constante"). As contrações isotônicas são utilizadas nos movimentos corporais e na movimentação de externos.

O que acontece caso você tente levantar um objeto pesado demais (isto é, se a tensão que você consegue desenvolver nos músculos do braço for inferior à necessária para levantar a carga)? Neste caso, o músculo não consegue encurtar e levantar o objeto, mas permanece em comprimento constante, apesar do desenvolvimento da tensão. Portanto, há uma *contração isométrica* ("comprimento constante"). Além de ocorrer quando a carga é grande demais, as contrações isométricas acontecem quando a tensão desenvolvida no músculo é deliberadamente inferior à necessária para mover a carga. Neste caso, a meta é manter o músculo em comprimento fixo, embora ele possa desenvolver mais tensão. Essas contrações isométricas submáximas são importantes para manutenção da postura (como manter as pernas retas enquanto estamos de pé) e para suportar objetos em uma posição fixa (como segurar um copo de bebida). Durante um determinado movimento, um músculo pode alternar entre contrações isotônicas e isométricas. Por exemplo, quando você pega um livro para ler, seu bíceps sofre uma contração isotônica enquanto você levanta o livro, mas a contração se torna isométrica quando você para e segura o livro à sua frente.

CONTRAÇÕES ISOTÔNICAS CONCÊNTRICAS E EXCÊNTRICAS Na verdade, há dois tipos de contração isotônica – *concêntricas* e *excêntricas*. Em ambos, o músculo muda de comprimento a uma tensão constante. No entanto, nas **contrações concêntricas**, o músculo encurta, enquanto nas **contrações excêntricas**, o músculo estica porque está sendo alongado por uma força externa durante a contração. Com uma contração excêntrica, a atividade contrátil resiste ao alongamento. Um exemplo é colocar uma carga no chão. Durante esta ação, as fibras musculares no bíceps se endireitam, mas ainda se contraindo, em oposição a serem alongadas. Esta tensão suporta o peso do objeto.

OUTRAS CONTRAÇÕES O corpo não está limitado a contrações isotônicas e isométricas puras. O comprimento muscular e a tensão frequentemente variam durante toda a gama de movimentos. Pense em retesar um arco para disparar uma flecha. A tensão do bíceps aumenta continuamente para superar a resistência cada vez maior à medida que a corda do arco é esticada. Ao mesmo tempo, o músculo encurta progressivamente, enquanto a corda é retesada ainda mais. Tal contração não ocorre em uma tensão constante nem em um comprimento constante.

Alguns músculos esqueléticos não se ligam a ossos nas duas extremidades, mas ainda produzem movimento. Por exemplo, os músculos da língua não são presos na extremidade livre. As contrações isotônicas dos músculos da língua manobram sua parte livre e não acoplada para facilitar a fala e a mastigação. Os músculos externos dos olhos se acoplam ao crânio em sua origem e ao olho em sua inserção. As contrações isotônicas desses músculos produzem os movimentos dos olhos que nos permitem ler, acompanhar objetos em movimento etc. Alguns músculos esqueléticos são completamente desvinculados dos ossos e, na verdade, evitam o movimento. Estes são anéis de músculos esqueléticos controlados voluntariamente, os chamados *esfíncteres*, que protegem a saída de urina e fezes do organismo, ao se contraírem isotonicamente.

A velocidade do encurtamento está relacionada à carga.

A carga também é um determinante importante da **velocidade** do encurtamento (● Figura 8-20). Durante uma contração concêntrica, quanto maior a carga, menor a velocidade com que uma única fibra muscular (ou um número constante de fibras em contração dentro de um músculo) encurta. A velocidade de encurtamento é máxima quando não há carga externa, diminui progressivamente com uma carga crescente e cai para zero (encurtamento nulo – contração isométrica) quando a carga não pode ser superada pela tensão tetânica máxima. Frequentemente vivenciamos esta **relação carga-velocidade**. Conseguimos levantar rapidamente objetos leves que precisam de pouca tensão muscular, ao mesmo tempo em que só podemos levantar objetos muito pesados lentamente – quando o conseguimos. Esta relação entre carga e velocidade de encurtamento é uma propriedade fundamental do músculo, presumivelmente porque demora mais para as pontes cruzadas se deslocarem contra uma carga maior.

Enquanto carga e velocidade para encurtamento são *inversamente* relacionadas para contrações *concêntricas*, a carga e a

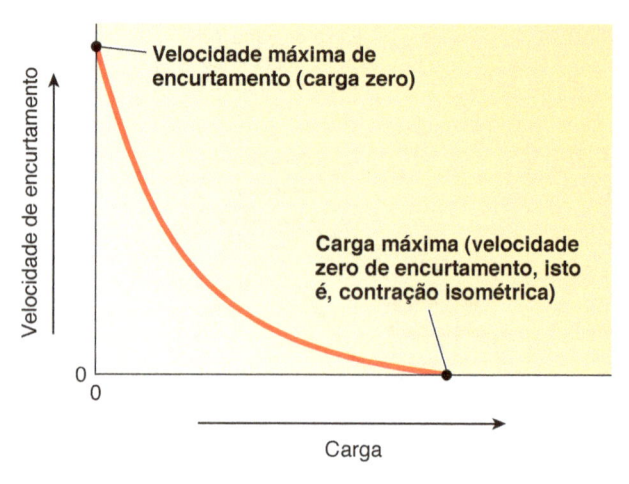

● **Figura 8-20** Relação carga-velocidade nas contrações concêntricas. A velocidade do encurtamento diminui à medida que a carga aumenta.

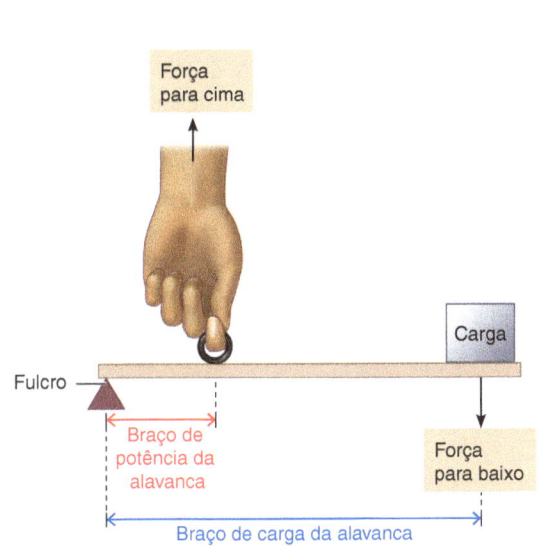

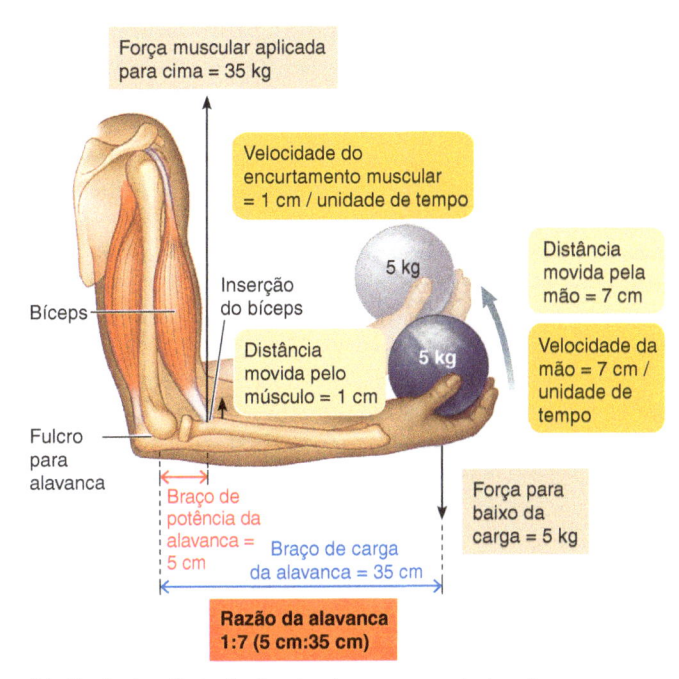

(a) Tipo de sistema de alavanca mais comum no corpo

(b) Flexão da articulação do cotovelo como exemplo de ação de alavanca do corpo

• **Figura 8-21 Sistema de alavanca de músculos, ossos e articulações.** Observe que a razão da alavanca (comprimento do braço de potência com o comprimento do braço de carga) é de 1:7 (5 cm:35 cm), o que amplifica a distância e a velocidade do movimento sete vezes (distância movida pelo músculo [extensão do encurtamento] = 1 cm, distância movida pela mão = 7 cm, velocidade de encurtamento do músculo = 1 cm/unidade de tempo, velocidade da mão = 7 cm/unidade de tempo), mas às custas do músculo ter de exercer sete vezes a força da carga (força muscular = 35 kg, carga = 5 kg).

velocidade para alongamento estão *diretamente* relacionadas para contrações *excêntricas*. Quanto maior a força externa (carga) que estica um músculo que se contrai para resistir ao alongamento, maior a velocidade com a qual esse músculo se alonga, provavelmente porque a carga rompe alguns acoplamentos de ponte cruzada em deslocamento.

Embora os músculos possam realizar trabalho, boa parte da energia é convertida em calor.

O músculo realiza trabalho no sentido físico apenas quando um objeto é movido. **Trabalho** é numericamente definido como a força multiplicada pela distância. **Força** pode ser igualada à tensão muscular exigida para superar a carga (o peso do objeto). A quantidade de trabalho realizada por um músculo em contração, portanto, depende de quanto pesa um objeto e para quão longe ele é movido. Em uma contração isométrica, quando nenhum objeto é movido, a eficiência da contração muscular como produtora de trabalho externo é zero. Toda a energia consumida pelo músculo durante a contração é convertida em calor. Em uma contração isotônica, a eficiência do músculo é de aproximadamente 25%. Da energia consumida pelo músculo durante a contração, 25% é realizada como trabalho externo, enquanto os 75% restantes são convertidos em calor.

Boa parte deste calor não é realmente desperdiçada no sentido fisiológico, já que é utilizada na manutenção da temperatura corporal. Na verdade, o tremor – uma forma de contração do músculo esquelético involuntariamente induzida – é um mecanismo bem conhecido para aumentar a produção de calor em dias frios. Exercícios pesados em um dia quente, por sua vez, podem superaquecer o corpo, porque os mecanismos de perda normal de calor podem não conseguir compensar este aumento na produção de calor (Capítulo 17).

Unidades interativas de músculos esqueléticos, ossos e articulações formam sistemas de alavanca.

A maioria dos músculos esqueléticos está acoplada a ossos ao longo de articulações, formando sistemas de alavanca. Uma **alavanca** é uma estrutura rígida capaz de mover-se em torno de um ponto de rotação conhecido como **fulcro**. No organismo, os ossos funcionam como alavancas, as articulações servem de fulcros e os músculos esqueléticos fornecem a força para mover os ossos. A parte de uma alavanca entre o fulcro e o ponto no qual uma força para cima é aplicada é chamada de **braço de potência**. A parte entre o fulcro e a força para baixo exercida por uma carga é conhecida como **braço de carga** (• Figura 8-21a).

O tipo mais comum de sistema de alavanca no corpo é exemplificado pela flexão da articulação do cotovelo. Os músculos esqueléticos, como o bíceps, cuja contração flexiona a articulação do cotovelo, consistem de muitas fibras paralelas geradoras de tensão que podem exercer uma grande força em sua inserção, mas encurtam pouco e a uma velocidade relativamente baixa. O sistema de alavanca da articulação do cotovelo amplifica os movimentos lentos e curtos do bíceps para produzir movimentos mais rápidos da mão que cobrem uma distância maior.

Considere como um objeto pesando 5 kg é levantado pela mão (• Figura 8-21b). Quando o bíceps se contrai, exerce uma força para cima no ponto onde se insere no osso do antebraço, a cerca de 5 cm da articulação do cotovelo, o fulcro. Assim, o braço de potência deste sistema de alavanca tem 5 cm de comprimento. O comprimento do braço de carga, a distância da articulação do cotovelo à mão, é de, em média, 35 cm. Neste caso, o braço de carga é sete vezes mais longo que o de potência, o que permite que a carga seja movida a uma distância sete vezes maior do que a de encurtamento do músculo (enquanto o bíceps encurta 1 cm, a mão move a carga a uma distância de 7 cm) e a uma velocidade sete vezes maior (a mão se move 7 cm durante o mesmo tempo em que o bíceps encurta 1 cm).

A desvantagem deste sistema de alavanca é que, em sua inserção, o músculo deve exercer uma força sete vezes maior do que a carga. O produto do comprimento do braço de potência multiplicado pela força aplicada para cima deve ser igual ao produto do comprimento do braço de carga multiplicado pela força para baixo exercida pela carga. Como o braço de carga vezes a força para baixo é 35 cm × 5 kg, o braço de potência vezes a força para cima deve ser 5 cm × 35 kg (a força que deve ser exercida pelo músculo para permanecer em equilíbrio mecânico). Assim, os músculos esqueléticos normalmente trabalham em desvantagem mecânica, pois devem exercer uma força consideravelmente maior que a carga real a ser movida. No entanto, a amplificação da velocidade e distância permitida pela organização de alavanca permite que os músculos movam as cargas mais rapidamente por distâncias maiores do que seria possível de outra forma. Esta amplificação oferece margem de manobra e velocidade valiosas.

Vamos agora passar da mecânica dos músculos aos meios metabólicos pelos quais os músculos ativam esses movimentos.

Metabolismo do Músculo Esquelético e Tipos de Fibra

Três diferentes passos do processo de contração-relaxamento exigem ATP:

1. A divisão da ATP pela miosina ATPase fornece a energia para a força de deslocamento da ponte cruzada.

2. A ligação (mas não a divisão) de uma molécula nova de ATP à miosina permite que a ponte se destaque de seu filamento de actina no final de uma força de deslocamento para que o ciclo possa se repetir. Esta ATP é posteriormente dividida para fornecer energia ao próximo deslocamento da ponte cruzada.

3. O transporte ativo de Ca^{2+} de volta ao retículo sarcoplasmático durante o relaxamento depende da energia derivada da decomposição da ATP.

As fibras musculares têm vias alternativas para a formação de ATP.

Como a ATP é a única fonte de energia que pode ser utilizada diretamente para estas atividades, ela deve ser fornecida constantemente para que a atividade contrátil continue. Apenas estoques limitados de ATP estão imediatamente disponíveis no tecido muscular, mas três vias fornecem ATP conforme o necessário durante a contração muscular: (1) transferência de um fosfato de alta energia da creatina fosfato à ADP; (2) fosforilação oxidativa (sistema de transporte de elétrons e quimiosmose); e (3) glicólise.

CREATINA FOSFATO A **creatina fosfato** é o primeiro reservatório de energia utilizado no início da atividade contrátil (• Figura 8-22, passo **3a**). Como a ATP, a creatina fosfato contém um grupo de fosfato de alta energia, que pode ser doado diretamente à ADP para formar ATP. Assim como a energia é liberada quando a ligação de fosfato terminal na ATP é dividida, ela é liberada quando o elo entre fosfato e creatina é rompido. A energia liberada pela hidrólise da creatina fosfato, em conjunto com o fosfato, pode ser cedida diretamente para a ADP para formar ATP. Esta reação, catalisada pela enzima da célula muscular **creatina quinase**, é reversível – a energia e o fosfato da ATP podem ser transferidos para a creatina para formar creatina fosfato:

$$\text{Creatina fosfato} + \text{ADP} \xrightleftharpoons{\text{creatina quinase}} \text{creatina} + \text{ATP}$$

De acordo com a lei de ação da massa (veja a p. 491), à medida que reservas de energia se acumulam em um músculo em repouso, a maior concentração de ATP favorece a transferência de grupo de fosfato de alta energia da ATP para formar creatina fosfato. Em contraste, no início da contração, quando a miosina ATPase divide as parcas reservas de ATP, a queda resultante de ATP favorece a transferência do grupo de fosfato de alta energia da creatina fosfato armazenada para formar mais ATP. Um músculo em repouso contém cerca de cinco vezes mais creatina fosfato do que ATP. Assim, a maior parte da energia é armazenada no músculo em grupos de creatina fosfato. Como apenas uma reação enzimática está envolvida nesta transferência de energia, a ATP pode ser formada rapidamente (em uma fração de segundo) utilizando creatina fosfato.

Assim, a creatina fosfato é a primeira fonte de fornecimento de ATP adicional quando o exercício começa. Os níveis de ATP no músculo na verdade permanecem razoavelmente constantes no início da contração, mas os depósitos de creatina fosfato diminuem. De fato, pequenas explosões de esforço contrátil de alta intensidade, como pulos altos, corridas ou levantamento de peso, são sustentadas principalmente pela ATP produzida à custa da creatina fosfato. Outros sistemas de energia não têm a chance de entrarem em operação antes do fim da atividade. Os estoques de creatina fosfato normalmente alimentam o primeiro minuto, ou menos, de exercício.

Alguns atletas que esperam ganhar vantagem competitiva tomam suplementos de creatina por via oral para aumentar o desempenho em atividades de curto prazo e alta intensidade que duram menos de um minuto (obtemos creatina naturalmente por nossa dieta, especialmente pela carne). Carregar os músculos com creatina extra significa maiores estoques de creatina fosfato – isto é, maiores estoques de energia que podem se traduzir em uma pequena vantagem na execução de atividades que exigem explosões curtas de energia. Mesmo assim, os suplementos de creatina devem ser utilizados com cuidado, pois os efeitos para a saúde em longo prazo são desconhecidos. Além disso, depósitos adicionais de creatina não são úteis em atividades de maior duração que se fiam em mecanismos fornecedores de energia de prazo mais longo.

FOSFORILAÇÃO OXIDATIVA Se a atividade contrátil dependente de energia continuar, o músculo muda para vias alternativas de fosforilação oxidativa e glicólise para formar ATP. Essas vias em vários passos exigem tempo para tornar suas taxas de for-

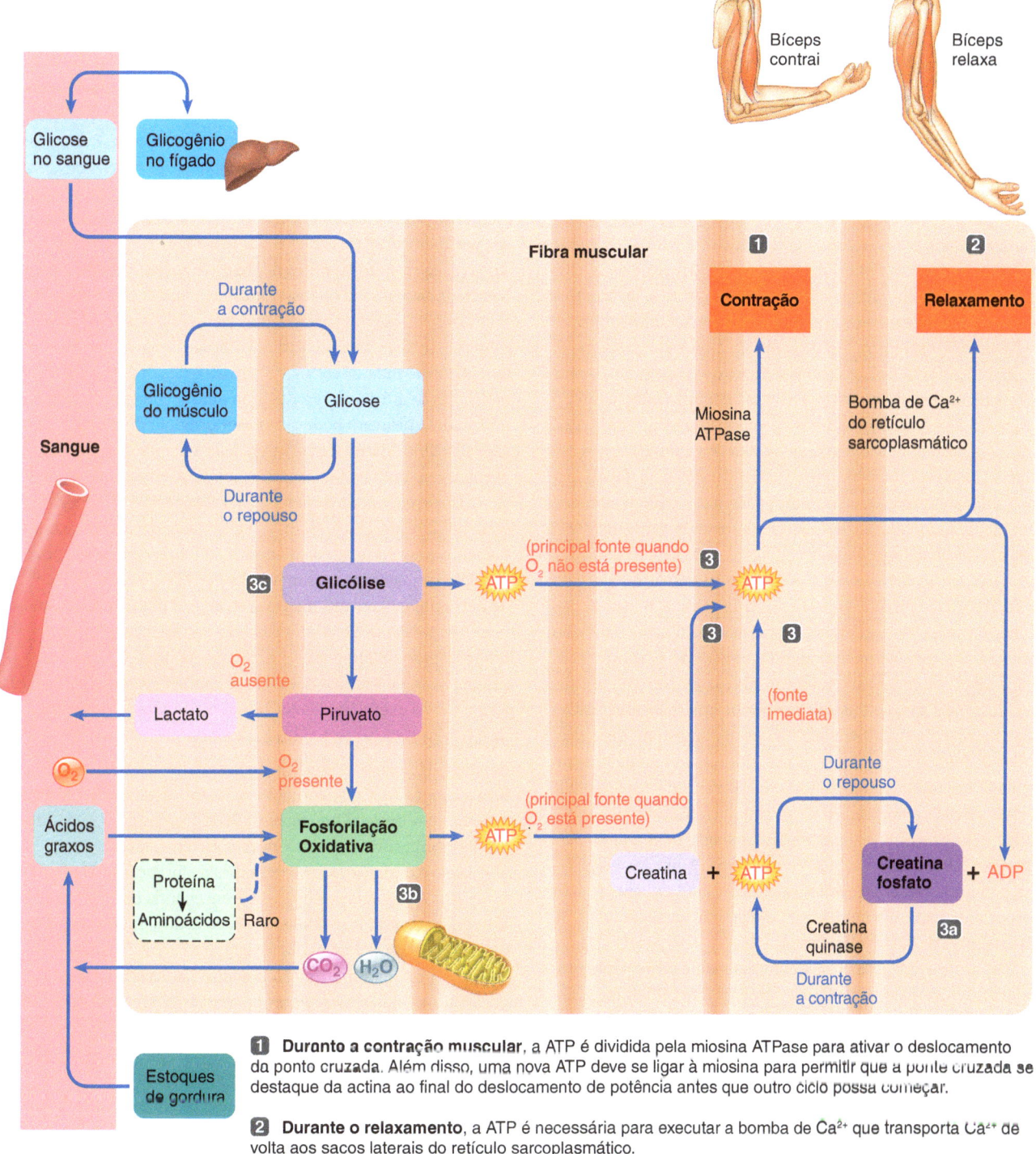

1 **Durante a contração muscular**, a ATP é dividida pela miosina ATPase para ativar o deslocamento da ponte cruzada. Além disso, uma nova ATP deve se ligar à miosina para permitir que a ponte cruzada se destaque da actina ao final do deslocamento de potência antes que outro ciclo possa começar.

2 **Durante o relaxamento**, a ATP é necessária para executar a bomba de Ca^{2+} que transporta Ca^{2+} de volta aos sacos laterais do retículo sarcoplasmático.

3 **As vias metabólicas que alimentam a ATP** necessária para realizar a contração e o relaxamento são:

  3a transferência de um fosfato de alta energia da **creatina fosfato** para ADP (fonte imediata);

  3b **fosforilação oxidativa** (principal fonte quando O_2 está presente), movida pela glicose derivada dos estoques de glicogênio nos músculos ou por glicose e ácidos graxos fornecidos pelo sangue; e

  3c **glicólise** (principal fonte quando O_2 não está presente). O piruvato, produto final da glicólise, é convertido em lactato quando a falta de O_2 evita que o piruvato seja processado pela via da fosforilação oxidativa.

• **Figura 8-22** Vias metabólicas que produzem a ATP utilizada durante a contração e o relaxamento musculares.

mação de ATP correspondentes aos aumentos na demanda de energia e tempo fornecido pelo suprimento imediato de energia pelo sistema de creatina fosfato de um passo.

A fosforilação oxidativa ocorre dentro das mitocôndrias dos músculos se houver O_2 suficiente presente. O oxigênio é necessário para apoiar o sistema de transporte de elétrons mitocondrial, que, em conjunto com a quimiosmose por ATP sintase, agrupa de forma eficiente a energia capturada da decomposição das moléculas nutrientes e a utiliza para gerar ATP (veja no Capítulo 2). Esta via é alimentada pela glicose ou por ácidos graxos, dependendo da intensidade e da duração da atividade (• Figura 8-22, passo **3b**). Embora forneça uma produção rica de 32 moléculas de ATP para cada molécula de glicose processada, a fosforilação oxidativa é relativamente lenta devido ao número de passos envolvidos.

Durante exercícios leves (como caminhar) e moderados (como correr e nadar), as células musculares conseguem formar ATP suficiente por meio da fosforilação oxidativa para manter o ritmo com as poucas demandas de energia da maquinaria contrátil por períodos de tempo prolongados. Para sustentar a fosforilação oxidativa contínua, os músculos em exercício dependem do fornecimento de O_2 e nutrientes adequados para manter sua atividade. As atividades que podem ser sustentadas desta forma são os **exercícios aeróbicos** ("com O_2") ou **de resistência**.

O O_2 necessário para a fosforilação oxidativa é fornecido principalmente pelo sangue. Mais O_2 é disponibilizado aos músculos durante o exercício por diversos mecanismos: a respiração mais rápida e profunda traz mais O_2; o coração se contrai com mais rapidez e força para bombear mais sangue oxigenado aos tecidos; mais sangue é desviado para os músculos exercitados via dilatação dos vasos sanguíneos que os alimentam; e as moléculas de hemoglobina que transportam o O_2 no sangue liberam mais O_2 nos músculos em exercício (estes mecanismos serão discutidos mais detalhadamente em capítulos posteriores). Além disso, alguns tipos de fibras musculares têm uma abundância de **mioglobina**, que é semelhante à hemoglobina. A mioglobina pode armazenar pequenas quantidades de O_2, mas o mais importante é que ela aumenta a taxa de transferência de O_2 do sangue para as fibras musculares.

A glicose e os ácidos graxos, essencialmente provenientes dos alimentos ingeridos, também são fornecidos às células musculares pelo sangue. Além disso, as células musculares conseguem armazenar quantidades limitadas de glicose na forma de glicogênio (cadeias de glicose). Ademais, até certo ponto o fígado pode armazenar o excesso de carboidratos ingeridos como glicogênio, que pode ser decomposto para liberar glicose no sangue para uso entre as refeições. O *carregamento de carboidratos* – aumento do consumo de carboidratos antes de uma competição – é uma tática utilizada por alguns atletas na esperança de aumentar o desempenho em eventos de resistência, como maratonas. Entretanto, quando os estoques de glicogênio no músculo e no fígado estão cheios, o excesso de carboidratos ingeridos (ou qualquer outro nutriente rico em energia) é convertido em gordura corporal.

GLICÓLISE Há limites respiratórios e cardiovasculares a quanto O_2 pode ser fornecido a um músculo. Isto é, os pulmões e o coração podem coletar e fornecer uma quantidade limitada de O_2 aos músculos em exercício. Além disso, em contrações quase máximas, a contração poderosa comprime os vasos sanguíneos que percorrem o músculo até quase fechá-los, limitando bastante o O_2 disponível para as fibras musculares. Mesmo quando há O_2 disponível, o sistema relativamente lento de fosforilação oxidativa pode não conseguir produzir ATP com rapidez suficiente para atender às necessidades do músculo durante atividade intensa. O consumo de energia de um músculo esquelético pode aumentar em até cem vezes quando ele vai do repouso ao exercício de alta intensidade. Quando o fornecimento de O_2 ou a fosforilação oxidativa não consegue acompanhar a demanda por formação de ATP à medida que a intensidade do exercício aumenta, as fibras musculares dependem cada vez mais da glicólise para gerar ATP (• Figura 8-22, passo **3c**) (veja no Capítulo 2). As reações químicas da **glicólise** produzem produtos para a entrada final da via da fosforilação oxidativa, mas a glicólise também pode ocorrer sozinha, na ausência do posterior processamento de seus produtos pela fosforilação oxidativa. Durante a glicólise, uma molécula de glicose é decomposta em duas moléculas de **piruvato**, produzindo duas moléculas de ATP no processo. O piruvato pode ser posteriormente degradado pela fosforilação oxidativa para extrair mais energia. No entanto, a glicólise tem duas vantagens sobre a via da fosforilação oxidativa: (1) a glicólise pode formar ATP na ausência de O_2 (operando *anaerobicamente*, isto é, "sem O_2") e (2) pode ocorrer mais rapidamente que a fosforilação oxidativa. Embora a glicólise extraia consideravelmente menos moléculas de ATP de cada molécula de nutriente processada, ela pode acontecer muito mais rapidamente e, portanto, excede a produção da fosforilação oxidativa em um determinado período de tempo se houver glicose suficiente presente. As atividades que podem ser sustentadas desta forma são os **exercícios anaeróbicos** ou **de alta intensidade**.

PRODUÇÃO DE LACTATO Embora a glicólise anaeróbia forneça um meio de realizar exercícios intensos quando a capacidade de fornecimento de O_2/fosforilação oxidativa é excedida, utilizar esta via tem duas consequências. Primeiro, grandes quantidades de combustível nutriente devem ser processadas, porque a glicólise é muito menos eficiente que a fosforilação oxidativa na conversão de energia dos nutrientes em energia da ATP (a glicólise tem uma produção líquida de 2 moléculas de ATP por cada molécula de glicose degradada, enquanto a via da fosforilação oxidativa pode extrair 32 moléculas de ATP de cada molécula de glicose). As células musculares podem armazenar quantidades limitadas de glicose na forma de glicogênio, mas a glicólise anaeróbia acaba rapidamente com os estoques de glicogênio do músculo. Segundo, quando o produto final da glicólise anaeróbia, o piruvato, não pode mais ser processado pela via da fosforilação oxidativa, ele é convertido em **lactato**. O acúmulo de lactato está relacionado à dor muscular que ocorre durante o tempo em que exercício intenso realmente ocorre (as dores e a rigidez posteriores, que começam no dia após esforço muscular não habitual, no entanto, são provavelmente causadas por lesões estruturais reversíveis). Além disso, o lactato (ácido láctico) coletado pelo sangue produz a acidose metabólica que acompanha exercícios intensos. Portanto, exercícios anaeróbicos de alta intensidade podem ser sustentados apenas por pouco tempo, ao contrário da capacidade do corpo de sustentar atividades aeróbicas de resistência por tempo prolongado. Pesquisadores acreditam que a falta de reservas de energia e a queda no pH muscular causada pelo acúmulo de lactato têm uma função no início da fadiga muscular, tópico que veremos na seção seguinte.

A fadiga pode ter origem muscular ou central.

A atividade contrátil em um músculo esquelético em particular não pode ser indefinidamente mantida em determinado nível. A tensão muscular por fim diminui, à medida que a fadiga se estabelece. Há dois diferentes tipos de fadiga: fadiga muscular e fadiga central.

A **fadiga muscular** ocorre quando o músculo em exercício não consegue mais responder à estimulação com o mesmo nível de atividade contrátil. A fadiga muscular é um mecanismo de defesa que evita que um músculo atinja um ponto no qual não consegue mais produzir ATP. Uma incapacidade de produzir ATP resultaria em *rigor mortis* (obviamente um resultado inaceitável do exercício). As causas subjacentes da fadiga muscular são incertas. Os principais fatores envolvidos incluem:

- O *aumento local na ADP e no fosfato inorgânico* da decomposição da ATP pode interferir diretamente com o ciclo da ponte cruzada e/ou bloquear a liberação e absorção de Ca^{2+} pelo retículo sarcoplasmático.

- O *acúmulo de lactato* pode inibir enzimas essenciais nas vias produtoras de energia e/ou o processo de acoplamento excitação-contração.

- O *acúmulo de K^+ extracelular*, que ocorre no músculo quando a bomba de Na^+–K^+ não pode transportar K^+ ativamente de volta às células musculares tão rapidamente quanto este íon sai durante a fase de queda de potenciais de ação repetidos (veja no Capítulo 4), causa uma redução local no potencial de membrana. Este potencial alterado pode diminuir a liberação de Ca^{2+} intracelularmente ao prejudicar o acoplamento de receptores de di-hidropiridina regulados por voltagem nos túbulos T e canais de liberação de Ca^{2+} no retículo sarcoplasmático.

- A *falta de reservas de energia de glicogênio* pode levar à fadiga muscular no exercício exaustivo.

O tempo de início da fadiga varia conforme o tipo de fibra muscular, com algumas fibras sendo mais resistentes à fadiga do que outras, e conforme a intensidade do exercício, com atividades de alta intensidade trazendo mais rapidamente o início da fadiga.

A **fadiga central** ocorre quando o SNC não ativa mais os neurônios motores que alimentam os músculos em trabalho da forma adequada. A pessoa desacelera ou para de se exercitar, embora os músculos ainda consigam trabalhar. A fadiga central frequentemente tem base psicológica. Durante exercícios extenuantes, a fadiga central pode surgir do desconforto associado à atividade – é necessária uma forte motivação (desejo de ganhar) para perseverar deliberadamente quando se está com dor. Em atividades menos extenuantes, a fadiga central pode diminuir o desempenho físico, em associação com o tédio e a monotonia (como o trabalho em linhas de montagem) ou o cansaço (privação de sono). Os mecanismos envolvidos na fadiga central ainda não foram compreendidos. Em alguns casos, a fadiga central pode resultar de insuficiências bioquímicas dentro do cérebro.

A *fadiga neuromuscular* no exercício – uma incapacidade dos neurônios motores ativos de sintetizarem acetilcolina de forma suficientemente rápida para sustentar a transmissão química de potenciais de ação dos neurônios motores aos músculos – pode ser produzida experimentalmente, mas não ocorre sob condições fisiológicas normais.

O aumento no consumo de oxigênio é necessário para a recuperação pós-exercício.

Uma pessoa continua respirando de forma profunda e rápida por algum tempo depois de se exercitar. A necessidade de maior admissão de O_2 durante a recuperação do exercício (**consumo excessivo de oxigênio pós-exercício**, ou **EPOC**) se deve a diversos fatores. O mais conhecido é o reembolso de um **déficit de oxigênio** ocorrido durante o exercício, quando a atividade contrátil era sustentada por ATP derivada de fontes não oxidantes, como creatina fosfato e glicólise anaeróbia. Durante o exercício, os estoques de creatina fosfato dos músculos ativos são reduzidos, o lactato pode se acumular e os estoques de glicogênio podem ser utilizados. A extensão desses efeitos depende da intensidade e da duração da atividade. O oxigênio é necessário para a recuperação dos sistemas de energia. Durante o período de recuperação, novos suprimentos de ATP são formados por fosforilação oxidativa utilizando o recém-adquirido O_2, fornecido pelo aumento sustentado na respiração após o fim do exercício. A maioria desta ATP é utilizada para ressintetizar creatina fosfato para restaurar suas reservas. Isso pode ser realizado em questão de minutos. Qualquer lactato acumulado é convertido de volta em piruvato, e parte deste é utilizada pelo sistema de fosforilação oxidativa para produzir ATP. O restante do piruvato é convertido de volta em glicose pelo fígado. A maior parte desta glicose, por sua vez, é utilizada para reabastecer os estoques de glicogênio drenados dos músculos e do fígado durante o exercício. Essas reações bioquímicas envolvendo piruvato exigem O_2 e são concluídas em várias horas. Assim, o EPOC fornece o O_2 necessário para restaurar o sistema de creatina fosfato, remover lactato e, ao menos parcialmente, reabastecer os estoques de glicogênio.

Não relacionada à maior absorção de O_2 é a necessidade de restaurar nutrientes depois de exercícios extenuantes, como maratonas, após os quais os estoques de glicogênio ficam bastante reduzidos. Em tais casos, a recuperação de longo prazo pode levar um dia ou mais, porque os estoques extenuados de energia exigem absorção de nutrientes para a restauração total. Portanto, dependendo do tipo e da duração da atividade, a recuperação pode ser completa em poucos minutos ou precisar de mais de um dia.

Parte do EPOC não está diretamente relacionado à recuperação de estoques de energia, mas resulta de um problema metabólico geral após o exercício. Por exemplo, o aumento local na temperatura do músculo, surgida da atividade contrátil geradora de calor, acelera a frequência de todas as reações químicas no tecido muscular, incluindo as que dependem de O_2. Da mesma forma, a secreção de epinefrina, um hormônio que aumenta o consumo de O_2 pelo organismo, aumenta durante o exercício. Até que o nível de epinefrina em circulação retorne a seu estado pré-exercício, a admissão de O_2 aumentou acima do normal. Ademais, durante o exercício, a temperatura corporal aumenta em muitos graus centígrados. Um aumento na temperatura acelera reações químicas consumidoras de O_2. Até que a temperatura corporal retorne aos níveis pré-exercício, o aumento na velocidade dessas reações químicas é parcialmente responsável pelo EPOC.

Vimos as atividades contráteis e metabólicas das fibras dos músculos esqueléticos em geral. No entanto, nem todas as fibras do músculo esquelético utilizam esses mecanismos da mesma forma. A seguir, examinaremos os diferentes tipos de fibras

TABELA 8-1 Características das Fibras do Músculo Esquelético

Característica	TIPO DE FIBRA		
	Oxidativas Lentas (Tipo I)	Oxidativas Rápidas (Tipo IIa)	Glicolíticas Rápidas (Tipo IIx)
Atividade de Miosina ATPase	Baixa	Alta	Alta
Velocidade de Contração	Lenta	Rápida	Rápida
Resistência à Fadiga	Alta	Intermediária	Baixa
Capacidade de Fosforilação Oxidativa	Alta	Alta	Baixa
Enzimas para Glicólise Anaeróbia	Baixa	Intermediária	Alta
Mitocôndrias	Muitas	Muitas	Poucas
Capilares	Muitas	Muitas	Poucas
Conteúdo de Mioglobina	Alto	Alto	Baixo
Cor da Fibra	Vermelha	Vermelha	Branca
Conteúdo de Glicogênio	Baixo	Intermediário	Alto

musculares, com base em sua velocidade de contração e em como são equipados metabolicamente para gerar ATP.

Há três tipos de fibras de músculo esquelético, com base em diferenças na hidrólise e na síntese de ATP.

Classificados por suas capacidades bioquímicas, existem três tipos principais de fibras musculares (▲ Tabela 8-1):

1. Fibras oxidativas lentas (tipo I)
2. Fibras oxidativas rápidas (tipo IIa)
3. Fibras glicolíticas rápidas (tipo IIx)

Como seus nomes sugerem, as duas principais diferenças entre esses tipos de fibras são sua velocidade de contração (rápida ou lenta) e o tipo de maquinaria enzimática que utilizam, principalmente na formação da ATP (oxidativa ou glicolítica).

FIBRAS RÁPIDAS VERSUS LENTAS Fibras rápidas têm maior atividade de miosina ATPase (divisão de ATP) do que as fibras lentas. Quanto maior a atividade de ATPase, mais rapidamente a ATP será dividida e maior a frequência na qual a energia será disponibilizada para o ciclo de ponte cruzada. O resultado é um abalo rápido, em comparação com os abalos mais lentos das fibras que dividem a ATP de forma mais devagar. Em média, o tempo até o pico de tensão de abalo para fibras rápidas é de 20 a 40 ms, em comparação com os 60 a 100 ms das fibras lentas. Assim, dois fatores determinam a velocidade com que um músculo se contrai: a carga (relação carga-velocidade) e a atividade de miosina ATPase das fibras em contração (abalo rápido ou lento).

FIBRAS OXIDATIVAS E GLICOLÍTICAS Os tipos de fibra também diferem na capacidade de síntese de ATP. As que têm maior capacidade de formar ATP são mais resistentes à fadiga. Algumas fibras são mais bem equipadas para a fosforilação oxidativa, enquanto outras se apoiam principalmente na glicólise anaeróbia para sintetizar ATP. Como a fosforilação oxidativa produz consideravelmente mais ATP a partir de cada molécula de nutriente processada, os estoques de energia não se esgotam imediatamente. Além disso, ela não resulta em acúmulo de lactato. Os tipos oxidativos de fibras musculares, portanto, são mais resistentes à fadiga do que as fibras glicolíticas.

Outras características relacionadas que diferenciam esses três tipos de fibra estão resumidos na ▲ Tabela 8-1. Como é de se esperar, as fibras oxidativas, tanto lentas quanto rápidas, contêm abundantes mitocôndrias, as organelas que abrigam as enzimas envolvidas na fosforilação oxidativa. Como a oxigenação adequada é essencial para suportar essa via, tais fibras são ricamente alimentadas por capilares. As fibras oxidativas também têm um alto conteúdo de mioglobina. A mioglobina não apenas ajuda a sustentar a dependência de O_2 pelas fibras oxidativas, mas também dá a elas a cor vermelha, assim como a hemoglobina oxigenada produz a cor vermelha do sangue arterial. Assim, tais fibras musculares são chamadas de **fibras vermelhas**.

Em contraste, as fibras rápidas especializadas para glicólise contêm poucas mitocôndrias, mas têm um alto conteúdo de enzimas glicolíticas. Além disso, para suprir as grandes quantidades de glicose necessárias para a glicólise, elas contêm muito glicogênio armazenado. Como as fibras glicolíticas precisam de relativamente menos O_2 para funcionar, têm apenas um pífio suprimento capilar em comparação com as fibras oxidativas. As fibras glicolíticas contêm pouquíssima mioglobina e, portanto, são pálidas, sendo às vezes chamadas de **fibras brancas** (a comparação mais imediatamente observável entre fibras brancas e vermelhas é a carne branca e vermelha em aves).

DISTRIBUIÇÃO GENÉTICA DOS TIPOS DE FIBRA MUSCULAR Nos humanos, a maioria dos músculos contém uma mistura de todos os três tipos de fibra – a porcentagem de cada tipo é amplamente determinada pelo tipo de atividade para o qual o músculo é especializado. Assim, uma alta proporção de fibras oxidativas lentas é encontrada em músculos especializados para manter contrações de baixa intensidade por longos períodos de tempo sem fadiga, como os músculos das costas e pernas, que suportam o peso corporal contra a força da gravidade. Uma preponderância de fibras glicolíticas rápidas é encontrada nos músculos do braço, que são adaptados à realização de movimentos rápidos e vigorosos, como levantar objetos pesados.

A proporção dessas diversas fibras entre os músculos não é apenas diferente em um indivíduo, mas também varia consideravelmente entre pessoas. Atletas geneticamente dotados com maior percentual de fibras glicolíticas rápidas são bons candidatos para provas de potência e corrida, enquanto aqueles com maior proporção de fibras oxidativas lentas têm maior chance de sucesso em atividades de resistência, como maratonas.

É claro que o sucesso, em qualquer caso, depende de muitos fatores além do genético, como a duração e o tipo de treinamento e o nível de dedicação. Na verdade, as capacidades mecânicas e metabólicas das fibras musculares podem mudar muito em resposta aos padrões de demanda feita sobre eles. Vejamos agora como.

As fibras musculares adaptam-se consideravelmente em reação às necessidades.

Tipos diferentes de exercício produzem padrões diferentes de descarga neural ao músculo envolvido. Dependendo do padrão de atividade neural, mudanças adaptativas de longo prazo ocorrem nas fibras musculares, permitindo que respondam mais eficientemente aos tipos de demandas feitas no músculo. Portanto, o músculo esquelético tem um alto grau de *plasticidade* (veja a p. 149). Dois tipos de mudança podem ser induzidos nas fibras musculares: mudanças em sua capacidade de síntese de ATP e no seu diâmetro.

MELHORIA DA CAPACIDADE OXIDATIVA Exercícios regulares de resistência aeróbica, como corrida ou natação de longa distância, promovem mudanças metabólicas dentro das fibras oxidativas, que são as principais utilizadas durante o exercício aeróbico. Por exemplo, o número de mitocôndrias e o de capilares que fornecem sangue para essas fibras aumentam. Músculos adaptados dessa forma podem utilizar O_2 mais eficientemente e, portanto, aguentar melhor atividades prolongadas sem se fatigar. Entretanto, eles não mudam de tamanho.

HIPERTROFIA MUSCULAR O tamanho real dos músculos pode aumentar em decorrência de surtos regulares de treinamento de resistência anaeróbico de curta duração e alta intensidade, como levantamento de peso. O aumento muscular resultante vem, principalmente, de um aumento no diâmetro (**hipertrofia**) das fibras de rápida glicólise solicitadas durante tais contrações potentes. A maior parte do espessamento das fibras resulta do aumento da síntese de filamentos de miosina e actina, o que permite maior possibilidade de interação em pontes cruzadas e, consequentemente, aumenta a força contrátil do músculo. A tensão mecânica que o treinamento de resistência exerce sobre uma fibra muscular ativa proteínas de sinalização, que acionam genes que direcionam a síntese de mais dessas proteínas contráteis. O treinamento vigoroso com pesos pode duplicar ou mesmo triplicar o tamanho de um músculo. Os músculos maiores resultantes são mais bem adaptados a atividades que exigem força intensa por períodos breves, mas a resistência não melhora.

INFLUÊNCIA DA TESTOSTERONA As fibras musculares dos homens são mais espessas e, assim, seus músculos são mais largos e fortes do que os das mulheres, mesmo sem treinamento com pesos, devido às ações da testosterona, um hormônio esteroide secretado principalmente nos homens. A testosterona promove a síntese e a montagem de miosina e actina. Este fato levou alguns atletas, mulheres e homens, à prática perigosa de tomar este ou outros esteroides bastante relacionados a ele para aumentar seu desempenho atlético (para explorar este tópico mais a fundo, veja o quadro ■ Detalhes da Fisiologia do Exercício).

INTERCONVERSÃO ENTRE TIPOS DE MÚSCULOS RÁPIDOS Todas as fibras musculares dentro de uma única unidade motora têm o mesmo tipo de fibra. Este padrão normalmente é estabelecido no início da vida, mas os dois tipos de fibra de abalo rápido são interconversíveis, dependendo dos esforços de treinamento. Isto é, fibras glicolíticas rápidas podem ser convertidas em oxidativas rápidas, e vice-versa, dependendo dos tipos de demandas feitos repetitivamente sobre elas. Mudanças adaptativas no músculo esquelético gradualmente voltam a seu estado original em questão de meses se o programa de exercícios regulares que induziu essas mudanças for descontinuado.

Entretanto, fibras lentas e rápidas não são interconversíveis. Embora o treinamento possa induzir a mudanças nos sistemas de suporte metabólico das fibras musculares, o fato de uma fibra ser de abalo lento ou rápido depende do suprimento de nervos da fibra. Fibras de abalo lento são alimentadas por neurônios motores que exibem um padrão de baixa frequência de atividade elétrica, enquanto fibras de abalo rápido são inervadas por neurônios motores que exibem explosões rápidas e intermitentes de atividade elétrica. A troca experimental de neurônios motores que alimentam fibras musculares lentas por outros que alimentem fibras rápidas gradualmente reverte a velocidade com que essas fibras se contraem.

Nota Clínica — ATROFIA MUSCULAR No outro extremo, se um músculo não for utilizado, seu conteúdo de actina e miosina diminuirá, suas fibras encolherão e ele fica mais fraco, ocorrendo a **atrofia** (sofre perda de massa) do músculo. A atrofia muscular pode ocorrer de duas formas. A **atrofia de desuso** ocorre quando um músculo não é utilizado por um longo período de tempo, embora o suprimento de nervos esteja intacto, como quando um gesso ou suporte deve ser utilizado ou durante períodos prolongados acamado. A **atrofia por desnervação** ocorre depois que o suprimento de nervos a um músculo é perdido. Se o músculo for estimulado eletricamente até a inervação ser restabelecida, como durante a regeneração de um nervo periférico cortado, a atrofia pode ser diminuída, mas não totalmente evitada. A própria atividade contrátil obviamente tem uma função importante na prevenção da atrofia. No entanto, fatores pouco compreendidos, liberados por terminações nervosas ativas e talvez repletos de vesículas de ACh, aparentemente contribuem para a integridade e o crescimento do tecido muscular.

Nota Clínica — REPARO LIMITADO DO MÚSCULO Quando um músculo é lesado, um reparo limitado é possível, embora as células musculares não consigam dividir-se mitoticamente para substituir as células perdidas. Uma pequena população de células-tronco inativas específicas do músculo, chamadas de **células satélite**, está localizada perto da superfície muscular (veja no Capítulo 1). Quando uma fibra muscular é danificada, fatores liberados localmente ativam as células satélite, que se dividem para originar mioblastos, as mesmas células não diferenciadas que formaram o músculo durante o desenvolvimento embrionário. Um grupo de mioblastos se funde para formar uma célula grande com diversos núcleos, que começa imediatamente a sintetizar e montar a maquinaria intracelular característica do músculo, ao final se diferenciando completamente em uma fibra muscular madura. Para ferimentos maiores, este mecanismo limitado não é adequado para substituir completamente todas as fibras perdidas. Nestes casos, as fibras restantes frequentemente hipertrofiam para compensar.

DETALHES DA FISIOLOGIA DO EXERCÍCIO

Atletas que usam esteroides para ganhar vantagem competitiva são realmente vencedores ou perdedores?

O teste de *doping* em atletas e a bastante divulgada exclusão das competições daqueles que utilizam substâncias proibidas por federações esportivas causam considerável polêmica. Um grupo dessas drogas é formado pelos **esteroides androgênicos anabólicos** (*anabólico* quer dizer "acúmulo de tecidos", *androgênico* significa "produzido por homens" e *esteroides* são uma classe de hormônio). Esses agentes estão bastante relacionados à testosterona, o hormônio sexual natural masculino, responsável pela promoção do aumento da massa muscular característico dos homens.

Embora seu uso seja ilegal (a posse de esteroides anabólicos sem receita tornou-se um crime federal nos EUA em 1991), tais agentes são tomados por muitos atletas especializados em provas de potência, como levantamento de peso e corrida, na esperança de aumentar a massa muscular e, assim, a força muscular. Atletas de ambos os sexos recorrem ao uso dessas substâncias em uma tentativa de obter vantagem competitiva. Fisiculturistas também tomam esteroides anabólicos. Além disso, embora a maioria dos jogadores negue seu uso, especialistas acreditam que esses fortalecedores de desempenho sejam amplamente utilizados em esportes profissionais como beisebol, futebol americano, basquete, ciclismo e hóquei. Estima-se que um milhão de pessoas abusem dos esteroides anabolizantes nos Estados Unidos. Para aumentar o problema, químicos recentemente criaram novos esteroides sintéticos que aumentam o desempenho e não são detectáveis em exames-padrão. Infelizmente, o uso de esteroides anabólicos difundiu-se para os colégios e para grupos etários cada vez menores. Estudos recentes indicam que, nos EUA, 10 dos atletas e 3 das atletas em escolas de ensino médio utilizem esteroides proibidos. O gerente da linha telefônica direta contra o abuso de esteroides do National Steroid Research Center afirma já ter recebido ligações de crianças de 12 anos pedindo ajuda devido ao uso.

Estudos confirmaram que os esteroides podem aumentar a massa muscular quando utilizados em grandes quantidades e aliados a exercícios pesados. Um estudo confiável demonstrou um ganho médio de quatro quilogramas de músculo magro em fisiculturistas que utilizaram esteroides durante dez semanas. Evidências sugerem que alguns usuários de esteroides ganharam quase vinte quilogramas de musculatura em um ano.

Os efeitos colaterais dessas drogas, no entanto, são maiores que qualquer benefício.

Nas mulheres, que normalmente não têm hormônios androgênicos potentes, as drogas esteroides anabólicas não apenas promovem massa muscular e força "como a dos homens", mas também "masculinizam" as usuárias de outras formas, induzindo o crescimento de pelos faciais e deixando a voz mais grave. O mais importante é que, em homens e mulheres, esses agentes afetam negativamente os sistemas reprodutivo e cardiovascular e o fígado, podendo influenciar o comportamento e viciar.

Efeitos adversos sobre o sistema reprodutivo
Nos homens, a secreção de testosterona e a produção de espermatozoides pelos testículos são normalmente controladas por hormônios da hipófise anterior. Em retroalimentação negativa, a testosterona inibe a secreção desses hormônios controladores para manter um nível constante de testosterona em circulação. A hipófise anterior é semelhantemente inibida por esteroides androgênicos quando tomados como droga. Em resultado, como os testículos não recebem seu impulso estimulatório normal da hipófise anterior, a secreção de testosterona e a produção de espermatozoides diminuem e os testículos encolhem. Este abuso de hormônio também pode ajudar a causar câncer dos testículos e de próstata.

Nas mulheres, a inibição da hipófise anterior por drogas androgênicas suprime a produção hormonal que controla o funcionamento dos ovários. O resultado é a deficiência na ovulação, irregularidades menstruais e menor secreção dos hormônios sexuais femininos "feminilizantes", o que causa a diminuição do tamanho dos seios e de outras características femininas.

Efeitos adversos sobre o sistema cardiovascular
O uso de esteroides anabólicos induz diversas mudanças cardiovasculares que aumentam o risco de desenvolvimento de arterosclerose, que, por sua vez, está associada à maior incidência de ataques cardíacos e derrames (veja no Capítulo 9). Entre os efeitos cardiovasculares adversos estão (1) a redução nas lipoproteínas de alta densidade (HDL), transportadoras de colesterol "bom" que ajudam a remover colesterol do corpo, e (2) o aumento na pressão sanguínea. Estudos em animais também demonstraram danos ao próprio músculo cardíaco.

Efeitos adversos sobre o fígado
É comum a disfunção hepática em decorrência do alto consumo de esteroides porque o fígado, que normalmente desativa hormônios esteroides e os prepara para excreção urinária, fica sobrecarregado pelo consumo excessivo de esteroides. A incidência de câncer no fígado também aumenta.

Efeitos adversos sobre o comportamento
Embora as evidências ainda sejam controversas, o uso de esteroides anabólicos parece promover comportamento agressivo e até hostil – a chamada *steroid rage* (ataques de raiva causados por esteroides).

Efeitos viciantes
Uma nova e perturbadora preocupação é o vício em esteroides anabólicos sofrido por alguns que abusam dessas drogas. Com base em suas respostas em um estudo envolvendo entrevistas individuais, 14 dos usuários de esteroides foram considerados viciados. Em outra pesquisa, utilizando questionários anônimos e autorrespondidos, 57 dos usuários de esteroides foram considerados viciados. Esta aparente tendência à dependência química de esteroides é alarmante, porque o potencial dos efeitos adversos sobre a saúde aumenta com o uso intenso de longo prazo, o tipo de uso esperado em alguém viciado na droga.

Assim, por motivos de saúde, mesmo não se considerando questões legais e éticas, as pessoas não deveriam tomar esteroides anabólicos. Entretanto, o problema parece piorar a cada dia. Atualmente, estima-se que o mercado negro internacional de esteroides anabólicos renda um bilhão de dólares por ano.

Outras formas de trapacear na aquisição de massa muscular
Atletas que buscam uma vantagem competitiva artificial recorrem a outras medidas ilícitas além dos esteroides anabólicos, como utilizar hormônio do crescimento humano ou compostos relacionados, na esperança de acelerar o crescimento muscular. O mais preocupante é que alguns cientistas predizem que a próxima fronteira ilícita será o *doping* genético. **Doping** genético refere-se à terapia genética voltada para melhorar o desempenho atlético, como ao promover-se a produção de substâncias químicas construtoras musculares que ocorrem naturalmente (como o *fator de crescimento semelhante à insulina-I*, ou *IGF-I*) ou ao bloquear-se a produção de *miostatina*, uma substância química natural do organismo que contém o crescimento muscular. Como essas substâncias químicas ocorrem naturalmente no organismo, a detecção do *doping* genético será um desafio.

TABELA 8-2 — Determinantes da Tensão Muscular no Músculo Esquelético

Número de fibras em contração
- Número de unidades motoras recrutadas*
- Número de fibras musculares por unidade motora
- Número de fibras musculares disponíveis para contração (tamanho do músculo)

Tensão desenvolvida por cada fibra em contração
- Frequência de estimulação (somação de abalos e tétano)*
- Comprimento da fibra no início da contração (relação tensão-comprimento)
- Extensão da fadiga
  - Duração da atividade
  - Tipo de fibra (oxidativa resistente à fadiga ou glicolítica propensa à fadiga)
- Espessura da fibra
  - Padrão de atividade neural (hipertrofia, atrofia)
  - Quantidade de testosterona (fibras maiores nos homens do que nas mulheres)

*Fatores controlados para atingir gradação de contrações.

O transplante de células satélite ou mioblastos fornece uma entre várias possibilidades de esperança para vítimas de **distrofia muscular**, uma condição patológica hereditária causada pela degeneração progressiva de elementos contráteis, que essencialmente são substituídos por tecido fibroso. (Veja o quadro ■ **Conceitos, Desafios e Controvérsias**, para mais informações sobre esta devastadora condição).

Concluímos nossa discussão sobre os determinantes da tensão de todo o músculo em um músculo esquelético, resumidos na ▲ Tabela 8-2. A seguir, examinamos os mecanismos central e local envolvidos na regulagem da atividade motora realizada por esses músculos.

Controle da Motricidade

Padrões específicos de produção da unidade motora regem as atividades motoras, desde a manutenção da postura e do equilíbrio até os movimentos locomotores estereotípicos, como caminhar, passando por atividades motoras individuais e altamente habilidosas, como ginástica. O controle de qualquer movimento motor, independentemente de seu nível de complexidade, depende da conversão de impulsos para os neurônios motores de unidades motoras específicas. Os neurônios motores, por sua vez, ativam a contração das fibras musculares dentro de suas respectivas unidades motoras através dos eventos que ocorrem na junção neuromuscular.

Impulsos neurais diversos influenciam a produção da unidade motora.

Três níveis de impulso aos neurônios motores controlam sua produção para as fibras musculares que inervam:

1. *Impulso dos neurônios aferentes* (• Figura 8-23, **2a**), normalmente através de interneurônios intervenientes, no nível da medula espinhal – isto é, reflexos espinhais.

2. *Impulso do córtex motor primário* **2b**. Fibras que se originam dos corpos celulares neurais conhecidos como **células piramidais** dentro do córtex motor primário (veja a p. 143) descendem diretamente, sem interrupção sináptica, terminando nos neurônios motores (ou em interneurônios locais que terminam em neurônios motores) na medula espinhal. Essas fibras compõem o **sistema motor corticoespinhal** (ou **piramidal**).

3. *Impulso do tronco cerebral* **2c** como parte do sistema motor multineural. As vias que compõem o **sistema motor multineural** (ou **extrapiramidal**) incluem diversas sinapses que envolvem muitas regiões do cérebro (*extra* indica "fora de"; *piramidal* refere-se ao sistema piramidal). O elo final de vias multineural é o tronco cerebral, especialmente a formação reticular (veja a p. 167), que, por sua vez, é influenciado por regiões motoras do córtex, o cerebelo e os núcleos basais. Além disso, o próprio córtex motor está interconectado ao tálamo e às áreas pré-motora e motora suplementar, todas elas partes do sistema multineural.

As únicas regiões cerebrais que influenciam diretamente os neurônios motores são o córtex motor primário e o tronco cerebral – as outras regiões cerebrais envolvidas regulam indiretamente a atividade motora ao ajustar a produção motora do córtex motor e do tronco cerebral. Diversas interações complexas ocorrem entre estas várias regiões cerebrais. As mais importantes estão representadas na • Figura 8-23 (veja o Capítulo 5 para uma discussão aprofundada sobre as funções e interações dessas regiões cerebrais).

Os reflexos espinhais que envolvem neurônios aferentes são importantes para manter a postura e executar movimentos protetores básicos, como o reflexo de retirada. O sistema córtico-espinhal faz primariamente a mediação do desempenho de movimentos voluntários finos e discretos das mãos e dos dedos, como os exigidos para realizar trabalhos detalhados em tricô. Áreas pré-motoras e motoras suplementares, com impulso do cérebrocerebelo, planejam o comando motor voluntário enviado aos neurônios motores adequados pelo córtex motor primário através desse sistema descendente. O sistema multineural, por sua vez, regula basicamente a postura corporal geral, o que envolve movimentos involuntários dos grandes grupos musculares do tronco e dos membros. Os sistemas córtico-espinhal e multineural mostram interação complexa considerável e sobreposição de funções. Para manipularmos os dedos voluntariamente para fazer tricô, por exemplo, assumimos subconscientemente uma determinada postura de braços que permite a realização desse trabalho.

Nota Clínica Alguns dos impulsos que convergem nos neurônios motores são excitatórios, enquanto outros são inibitórios. O movimento coordenado depende do equilíbrio adequado de atividade nesses impulsos. Os seguintes tipos de anormalidades motoras resultam de controle motor defeituoso:

■ Se um sistema inibitório originado no tronco cerebral for interrompido, os músculos se tornarão hiperativos devido à atividade sem oposição nos impulsos excitatórios aos neurônios motores. Esta condição, caracterizada pelo aumento no tônus muscular e nos reflexos dos membros, é conhecida como **paralisia espástica**.

CONCEITOS, DESAFIOS E CONTROVÉRSIAS

Distrofia Muscular: quando dar um passo exige muito

Há nova esperança no tratamento da **distrofia muscular (DM)**, uma fatal doença degenerativa muscular que atinge principalmente meninos e causa invariavelmente sua morte antes de completarem 20 anos.

Sintomas
A distrofia muscular abrange mais de trinta diferentes condições patológicas hereditárias, que têm em comum uma degeneração progressiva dos elementos contráteis e sua substituição por tecido fibroso. A degeneração muscular gradual é caracterizada por fraqueza progressiva ao longo dos anos. Normalmente, um paciente com DM começa a mostrar sintomas de fraqueza muscular aos 2 ou 3 anos de idade, fica preso a uma cadeira de rodas aos 10 a 12 anos e morre em outros 10 anos de insuficiência respiratória, quando seus músculos respiratórios ficam fracos demais, ou de insuficiência cardíaca, quando seu coração fica fraco demais.

Causa
A doença é causada por um defeito genético recessivo no cromossomo sexual X, do qual os homens têm apenas uma cópia (os homens possuem cromossomos sexuais XY, enquanto as mulheres têm XX). Se um homem herdar de sua mãe um cromossomo X com o gene distrófico defeituoso, está destinado a desenvolver a doença, que afeta um em cada 3.500 meninos no mundo inteiro. Para adquirir a condição, as mulheres devem herdar um gene X portador de distrofia de ambos os pais, uma ocorrência muito mais rara.

O gene defeituoso responsável pela *distrofia muscular de Duchenne (DMD)*, a forma mais comum e devastadora da doença, foi identificado em 1986. O gene normalmente produz **distrofina**, uma grande proteína que fornece estabilidade estrutural à membrana plasmática da célula muscular. A distrofina faz parte de um complexo de proteínas associadas à membrana que formam um elo mecânico entre a actina, um importante componente do citoesqueleto interno da célula muscular, e a matriz extracelular, uma rede externa de apoio (veja no Capítulo 3). Este reforço mecânico da membrana plasmática permite que a célula muscular aguente as tensões encontradas durante ciclos repetidos de contração e alongamento.

Os músculos distróficos caracterizam-se pela ausência de distrofina. Embora esta proteína represente apenas 0,002 da quantidade total de proteína do músculo esquelético, sua presença é crucial para manutenção de integridade da membrana da célula muscular. A ausência de distrofina permite um vazamento constante de Ca^{2+} para dentro das células musculares. Este Ca^{2+} ativa proteases, enzimas cortadoras de proteína que danificam as fibras musculares. A lesão resultante causa o desgaste muscular e a fibrose que caracterizam a doença.

Com a descoberta do gene da distrofina e sua deficiência na DMD, veio a esperança de que os cientistas conseguissem de alguma forma repor essa proteína ausente nos músculos das jovens vítimas da doença. Embora a doença ainda seja considerada intratável e fatal, várias linhas de pesquisa estão sendo vigorosamente buscadas para intervir na incessante perda muscular.

Abordagem de Terapia Genética
Uma das abordagens seria um possível "reparo genético". Com a terapia genética, genes saudáveis normalmente seriam entregues às células defeituosas através de vírus. Os vírus atuam invadindo uma célula e microgerenciando seu maquinário genético. Desta forma, o vírus leva a célula-hospedeira a sintetizar as proteínas necessárias para a replicação viral. Com a terapia genética, o gene desejado é inserido em um vírus incapacitado e inofensivo, mas que ainda pode entrar na célula-alvo e assumir o controle genético.

Um dos grandes desafios para a terapia genética para a DMD é o tamanho enorme do gene da distrofina. Este gene, com comprimento de mais de três milhões de pares de base, é o maior já encontrado. Ele não caberia dentro dos vírus normalmente utilizados para fornecer genes às células –

- Em contraste, a perda de impulso excitatório, como a que acompanha a destruição de vias excitatórias descendentes que saem do córtex motor primário, causa **paralisia flácida**. Nesta condição, os músculos estão relaxados e a pessoa não consegue contraí-los voluntariamente, embora a atividade reflexa espinhal ainda esteja presente. A lesão ao córtex motor primário em um lado do cérebro, como em um derrame, leva à paralisia flácida na metade oposta do corpo (**hemiplegia**, ou paralisia de um lado do corpo). A interrupção de todas as vias descendentes, como no rompimento traumático da medula espinhal, produz paralisia flácida abaixo do nível da região danificada – a **tetraplegia** (paralisia dos quatro membros), resultado de danos à medula espinhal superior e a **paraplegia** (paralisia das pernas), nos casos de danos à medula espinhal inferior.

- A destruição dos neurônios motores – ou de seus corpos celulares ou fibras eferentes – causa paralisia flácida e falta de reatividade de reflexo nos músculos afetados.

- A lesão ao cerebelo ou aos núcleos basais não resulta em paralisia, e sim na atividade descoordenada e desajeitada e em padrões de movimento inadequados. Essas regiões normalmente acalmam a atividade iniciada voluntariamente.

- A lesão às regiões corticais superiores envolvidas no planejamento de atividade motora resulta na incapacidade de estabelecer os comandos motores adequados para atingir as metas desejadas.

Receptores musculares fornecem informações aferentes necessárias para controlar a atividade do músculo esquelético.

A atividade coordenada e propositada do músculo esquelético depende do impulso aferente de diversas fontes. Em um nível simples, sinais aferentes indicando que o dedo está tocando um forno quente acionam a atividade contrátil reflexa nos músculos adequados do braço para retirar a mão do estímulo danoso. Em um nível mais complexo, ao se apanhar uma bola, os sistemas motores do cérebro devem programar comandos motores sequenciais que moverão e posicionarão seu corpo corretamente para o lance, utilizando previsões sobre a direção da bola e taxas de movimen-

estes apenas teriam espaço suficiente para um gene com um milésimo do tamanho do gene da distrofina. Portanto, os pesquisadores criaram um minigene, com um milésimo do tamanho do gene da distrofina, mas que ainda contém os componentes essenciais para orientar a síntese de distrofina. Este minigene reduzido pode caber dentro da portadora viral. A injeção desses agentes parou e até reverteu à progressão de DM em experimentos com animais. Os ensaios clínicos de terapia genética em humanos ainda não foram concluídos.

Abordagem de Transplante Celular
Outra abordagem envolve a injeção de células que podem resgatar funcionalmente o tecido muscular distrófico. *Mioblastos* são células não diferenciadas que se fundem para formar as grandes células do músculo esquelético com vários núcleos durante o desenvolvimento embrionário. Depois do desenvolvimento, um pequeno grupo das células-tronco conhecidas como *células satélite* permanece perto da superfície muscular. Células satélite podem ser ativadas para formar mioblastos, que podem se fundir para formar um novo músculo esquelético a fim de substituir células danificadas. Contudo, quando a perda de células musculares é ampla, como na DM, este mecanismo limitado não é adequado para substituir todas as fibras perdidas.

Uma abordagem terapêutica para a DM em estudo envolve o transplante de mioblastos produtores de distrofina coletados em biópsias musculares de doadores saudáveis aos músculos definhados do paciente. Outros pesquisadores colocam sua esperança no fornecimento de células satélite ou células-tronco adultas, já parcialmente diferenciadas e que possam se converter em células musculares saudáveis.

Abordagem da Utrofina
Outra estratégia consideravelmente promissora para o tratamento da DM é a regulagem da **utrofina**, uma proteína que ocorre naturalmente no fígado e é bastante relacionada à distrofina. As sequências de aminoácidos da distrofina e da utrofina são 80 idênticas, mas essas duas proteínas têm normalmente funções diferentes. Enquanto a distrofina fica dispersada por toda a membrana superficial da célula muscular, onde contribui para a estabilidade estrutural da membrana, a utrofina concentra-se na placa final motora, onde desempenha um papel na ancoragem dos receptores de acetilcolina.

Quando pesquisadores alteraram geneticamente ratos com deficiência de distrofina que produziam quantidades adicionais de utrofina, esta regulagem da utrofina compensou bastante pela distrofina ausente – isto é, a utrofina adicional dispersou-se pela membrana celular muscular, onde assumiu funções da distrofina. O resultado foi a melhora na homeostase de Ca^{2+} intracelular, maior força muscular e uma redução notável nos sinais microscópicos de degeneração muscular. Os pesquisadores agora tentam descobrir um medicamento que estimule as células musculares a produzir utrofina em excesso em seres humanos, na esperança de evitar ou reparar a degeneração muscular que caracteriza esta condição devastadora.

Abordagem Antimiostatina
Outros grupos exploram táticas diferentes, como intervenções com medicamentos recém-elaborados que aumentam o tamanho das fibras musculares definhadas para enfrentar o declínio funcional dos músculos distróficos. Como exemplo, os cientistas descobriram que a **miostatina**, proteína produzida nas células musculares, normalmente inibe o crescimento muscular na forma de "peso e contrapeso". Eles buscam maneiras de inibir este inibidor nos pacientes com DM, estimulando, assim, o crescimento muscular.

Esses passos em direção a um eventual tratamento significam que talvez, um dia, os garotos afetados consigam dar passos sozinhos em vez de estarem destinados a cadeiras de rodas e morte precoce.

---

to fornecidas pelo impulso visual. Muitos músculos que atuam de forma simultânea ou alternada em articulações diferentes são solicitados para mudar a localização e a posição do corpo rapidamente, enquanto mantêm seu equilíbrio no processo. É essencial ter impulsos contínuos sobre a posição corporal com relação ao ambiente ao redor, além da posição das diversas partes do corpo umas em relação às outras. Essas informações são necessárias para estabelecer um padrão neural de atividade para realizar o movimento desejado. Para programar adequadamente a atividade muscular, o SNC deve saber a posição inicial do corpo. Além disso, ele deve ser informado constantemente sobre a progressão do movimento que iniciou, para poder efetuar ajustes necessários. O cérebro recebe essas informações, conhecidas como impulsos proprioceptivos (veja no Capítulo 5), de receptores nos olhos, articulações, sistema vestibular e pele, além dos próprios músculos.

É possível demonstrar a eficácia dos receptores proprioceptivos de suas articulações e músculos em ação ao fechar os olhos e unir as pontas dos indicadores esquerdo e direito em qualquer ponto no espaço. Você consegue fazer isso sem ver onde suas mãos estão, porque seu cérebro é informado sobre a posição de suas mãos e outras partes corporais o tempo todo por impulsos aferentes dos receptores das articulações e músculos.

Dois tipos de receptores musculares – *fusos musculares* e *órgãos tendinosos de Golgi* – monitoram as mudanças no comprimento e na tensão do músculo. O comprimento do músculo é monitorado por fusos musculares. As mudanças na tensão do músculo são detectadas pelos órgãos tendinosos de Golgi. Ambos esses tipos de receptor são ativados por alongamento muscular, mas transmitem tipos diferentes de informação. Veremos como.

ESTRUTURA DO FUSO MUSCULAR Os **fusos musculares**, distribuídos ao longo da parte carnosa de um músculo esquelético, consistem em grupos de fibras musculares especializadas conhecidas como **fibras intrafusais**, que ficam dentro de cápsulas de tecido conectivo em forma de fuso paralelas às **fibras extrafusais** comuns (*fusus* quer dizer "fuso") (● Figura 8-24a). Diferentemente de uma fibra muscular esquelética extrafusal, que contém elementos contráteis (miofibrilas) em todo o seu comprimento, uma fibra intrafusal tem uma parte central não contrátil, com elementos contráteis limitados às duas extremidades.

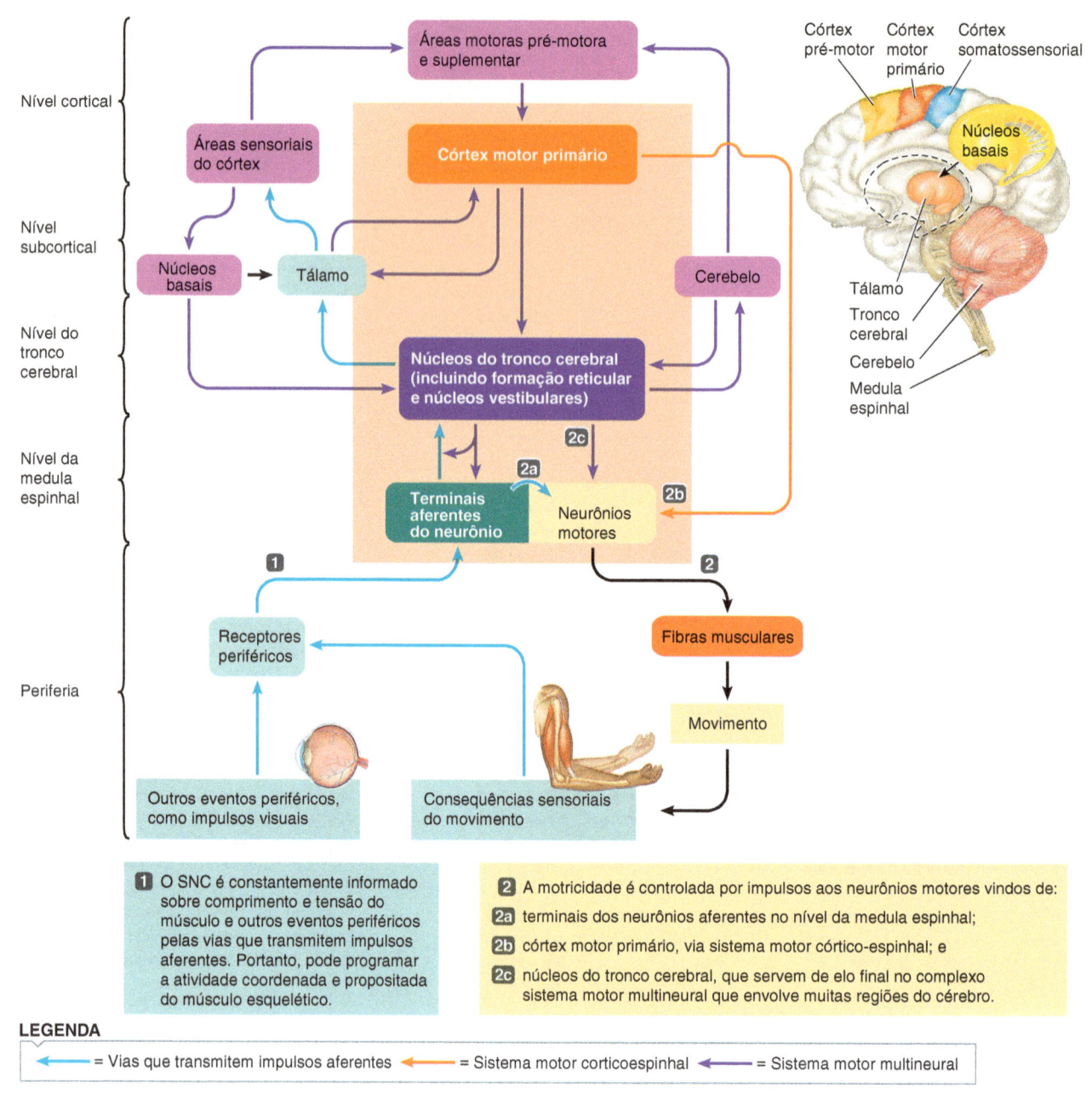

- **Figura 8-23 Controle motor.** As setas indicam a influência, seja excitatória ou inibitória. As conexões não são necessariamente diretas, mas podem envolver interneurônios.

Cada fuso muscular tem seu próprio suprimento de nervos aferentes e eferentes. O neurônio eferente que inerva as fibras intrafusais de um fuso muscular é conhecido como **neurônio motor gama**, enquanto os neurônios motores que alimentam as fibras extrafusais são chamados de **neurônios motores alfa**. Dois tipos de terminações sensoriais aferentes terminam nas fibras intrafusais e servem de receptores do fuso muscular, ambos ativados pelo alongamento. As **terminações primárias (anuloespiral)** são envoltas em torno da parte central das fibras intrafusais. Elas detectam mudanças no comprimento das fibras durante o alongamento, além da velocidade com que ele ocorre. As **terminações secundárias (em flor)**, agrupadas nos segmentos finais de muitas fibras intrafusais, são sensíveis apenas a mudanças no comprimento. Os fusos musculares têm uma função essencial no reflexo de estiramento.

REFLEXO DE ESTIRAMENTO Sempre que um músculo é passivamente alongado, as fibras intrafusais de seu fuso muscular também são estiradas, aumentando a taxa de disparo nas fibras nervosas aferentes cujas terminações sensoriais terminam nas fibras do fuso alongado. O neurônio aferente faz sinapse diretamente no neurônio motor alfa que inerva as fibras extrafusais do mesmo músculo, resultando em contração desse músculo (• Figura 8-25, **1** e **2**). Este **reflexo de estiramento** monossináptico (veja no Capítulo 5) serve de mecanismo local de retroalimentação negativa para resistir a quaisquer mudanças passivas no comprimento do músculo, de modo que o comprimento ideal em repouso possa ser mantido.

O exemplo clássico de reflexo de alongamento é o **reflexo do tendão patelar**, ou **automático** (• Figura 8-26). O músculo extensor do joelho é o *quadríceps femoral*, que forma a

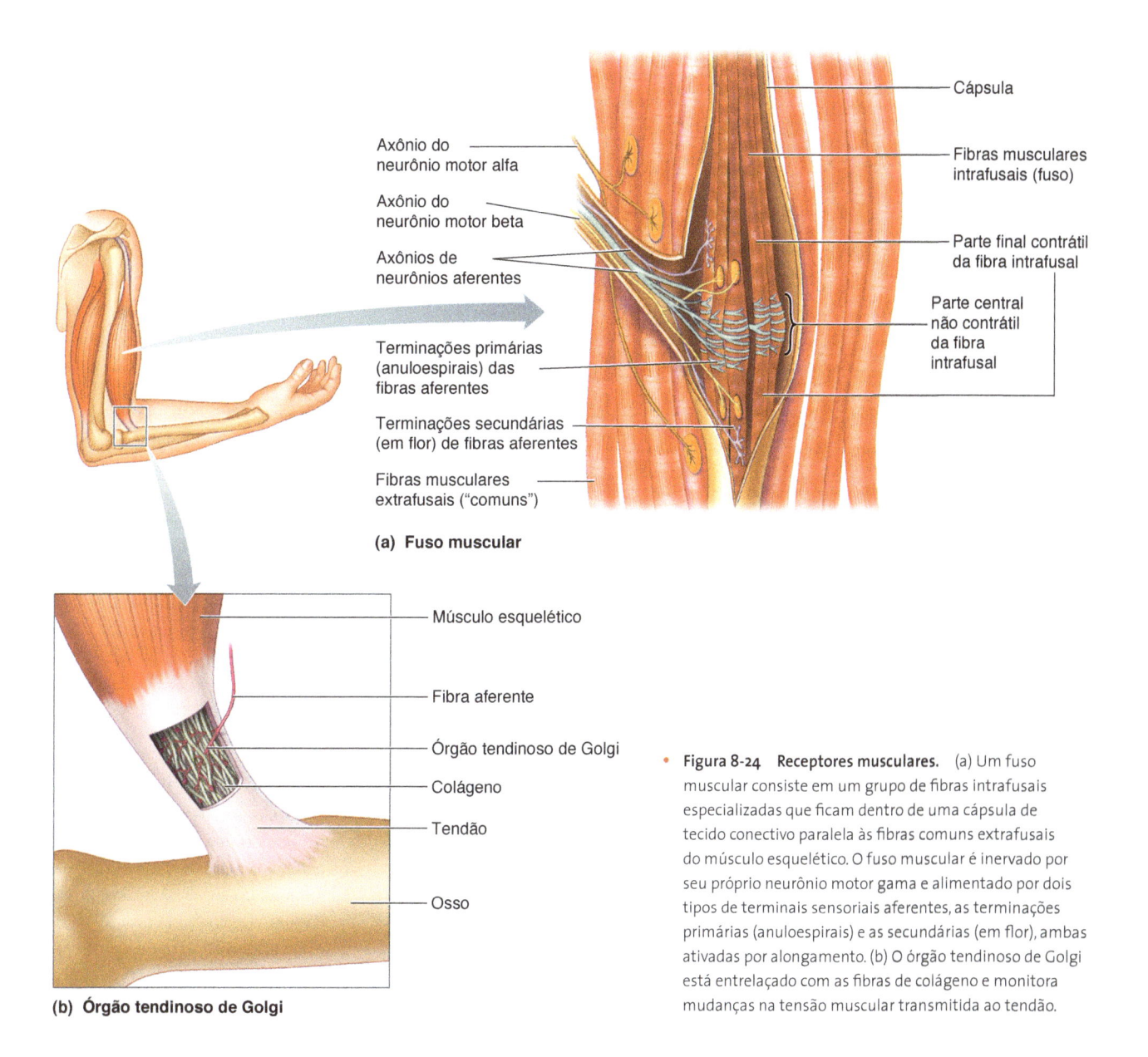

(a) Fuso muscular

- Axônio do neurônio motor alfa
- Axônio do neurônio motor beta
- Axônios de neurônios aferentes
- Terminações primárias (anuloespirais) das fibras aferentes
- Terminações secundárias (em flor) de fibras aferentes
- Fibras musculares extrafusais ("comuns")
- Cápsula
- Fibras musculares intrafusais (fuso)
- Parte final contrátil da fibra intrafusal
- Parte central não contrátil da fibra intrafusal

(b) Órgão tendinoso de Golgi

- Músculo esquelético
- Fibra aferente
- Órgão tendinoso de Golgi
- Colágeno
- Tendão
- Osso

• **Figura 8-24 Receptores musculares.** (a) Um fuso muscular consiste em um grupo de fibras intrafusais especializadas que ficam dentro de uma cápsula de tecido conectivo paralela às fibras comuns extrafusais do músculo esquelético. O fuso muscular é inervado por seu próprio neurônio motor gama e alimentado por dois tipos de terminais sensoriais aferentes, as terminações primárias (anuloespirais) e as secundárias (em flor), ambas ativadas por alongamento. (b) O órgão tendinoso de Golgi está entrelaçado com as fibras de colágeno e monitora mudanças na tensão muscular transmitida ao tendão.

parte anterior (frontal) da coxa e está acoplado à tíbia pelo *tendão patelar,* logo abaixo do joelho. Bater neste tendão com um martelo de borracha alonga passivamente o músculo quadríceps, ativando seus receptores do fuso. O reflexo de estiramento resultante causa contração deste músculo extensor, fazendo com que o joelho estenda-se e a perna se levante com o bastante conhecido chute.

Nota Clínica Este teste é feito rotineiramente como avaliação preliminar do funcionamento do sistema nervoso. Um reflexo patelar normal indica que diversos componentes neurais e musculares – fuso muscular, impulso aferente, neurônios motores, produção eferente, junções neuromusculares e os próprios músculos – estão funcionando normalmente. Ele também indica um equilíbrio adequado de impulso excitatório e inibitório aos neurônios motores dos níveis cerebrais superiores. Reflexos musculares podem estar ausentes ou reduzidos, com a perda de impulsos excitatórios de nível superior, ou bastante exagerados, com a perda de impulso inibitório aos neurônios motores de níveis cerebrais superiores.

A principal finalidade do reflexo de estiramento é resistir à tendência de alongamento passivo dos músculos extensores pelas forças gravitacionais quando se está em pé. Sempre que a articulação do joelho tende a ceder por causa da gravidade, o músculo quadríceps é alongado. A contração aprimorada resultante deste músculo extensor, causada pelo reflexo de estiramento, fortalece rapidamente o joelho, mantendo a perna estendida para que continuemos em pé. O reflexo de estiramento também entra em ação normalmente quando uma carga fica mais pesada enquanto a seguramos, como ao enchermos um balde com água, por exemplo. O alongamento resultante dos bíceps, à medida que o balde fica mais pesado, inicia um reflexo de estiramento nestes músculos que ajuda a manter o balde na posição, em vez de abaixá-lo e, assim, talvez derrubar a água.

COATIVAÇÃO DOS NEURÔNIOS MOTORES GAMA E ALFA Os neurônios motores gama iniciam a contração das regiões terminais musculares das fibras intrafusais (• Figura 8-25, ❸). Esta resposta contrátil é fraca demais para exercer qualquer

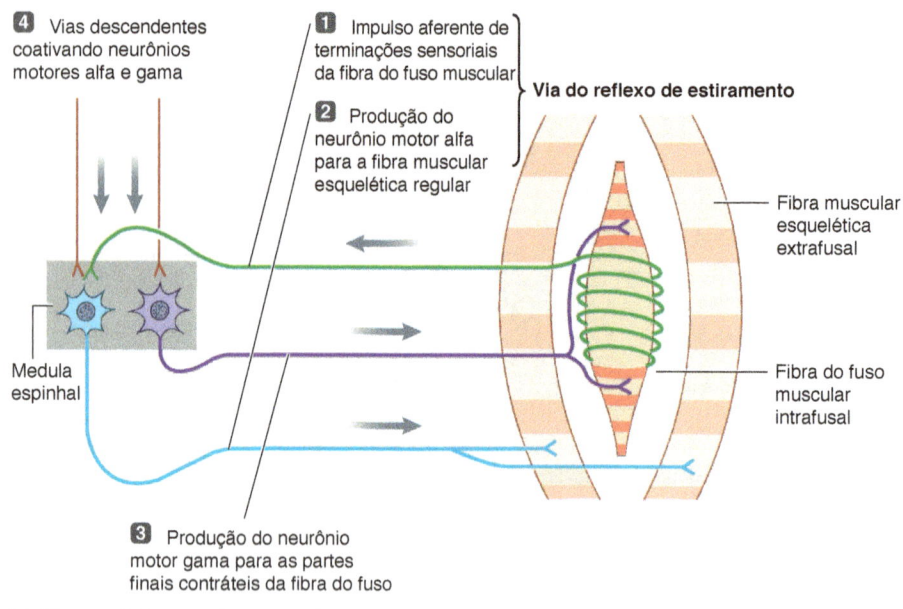

4 Vias descendentes coativando neurônios motores alfa e gama

1 Impulso aferente de terminações sensoriais da fibra do fuso muscular

2 Produção do neurônio motor alfa para a fibra muscular esquelética regular

Via do reflexo de estiramento

Fibra muscular esquelética extrafusal

Medula espinhal

Fibra do fuso muscular intrafusal

3 Produção do neurônio motor gama para as partes finais contráteis da fibra do fuso

(a) Vias envolvidas no reflexo de estiramento monossináptico e na coativação de neurônios motores alfa e gama

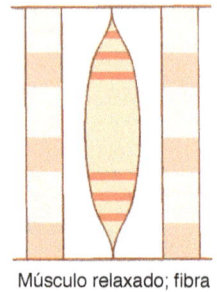

Músculo relaxado; fibra do fuso sensível ao alongamento do músculo

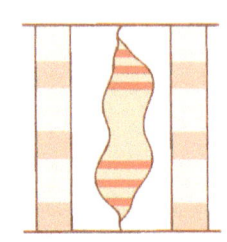

Músculo contraído em situação hipotética de coativação de fuso nula; fibra de fuso relaxada não sensível ao alongamento do músculo

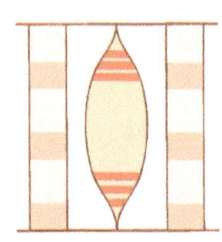

Músculo contraído em situação normal de coativação de fuso; fibra do fuso contraída sensível ao alongamento do músculo

(b) Músculo relaxado

(c) Músculo contraído sem coativação de fuso

(d) Músculo contraído com coativação de fuso

• **Figura 8-25** Função do fuso muscular.

influência sobre a tensão de todo o músculo, mas parece ter um efeito localizado importante sobre o fuso muscular. Se não houvesse mecanismos compensadores, o encurtamento de todo o músculo pela estimulação do neurônio motor alfa das fibras extrafusais relaxaria as fibras dos fusos para que ficassem menos sensíveis ao alongamento e, portanto, não tão eficientes como detectores do comprimento muscular (• Figura 8-25b e c). A **coativação** do sistema de neurônios motores gama, em conjunto com a dos neurônios motores alfa, durante contrações reflexas e voluntárias (• Figura 8-25, **4**), elimina o relaxamento das fibras dos fusos quando o músculo encurta, permitindo que essas estruturas receptoras mantenham sua alta sensibilidade ao alongamento em uma ampla gama de comprimentos de músculos. Quando a estimulação de neurônios motores gama ativa a contração simultânea das duas extremidades musculares de uma fibra intrafusal, a parte central não contrátil é puxada em direções opostas, apertando esta região e removendo a folga (• Figura 8-25d). Enquanto a extensão da ativação do neurônio motor alfa depende da força pretendida da resposta motora, a da atividade simultânea do neurônio motor gama no mesmo músculo depende da distância esperada de encurtamento.

ÓRGÃOS TENDINOSOS DE GOLGI

Em contraste com os fusos musculares, que ficam dentro da parte carnosa do músculo, os **órgãos tendinosos de Golgi** ficam nos tendões do músculo, onde podem responder a mudanças na tensão muscular em vez de a mudanças em seu comprimento. Como diversos fatores determinam a tensão desenvolvida em todo o músculo durante a contração (por exemplo, frequência de estimulação ou comprimento do músculo no início da contração), é essencial que sistemas de controle motor sejam informados sobre a tensão realmente atingida para que eventuais ajustes possam ser feitos.

Os órgãos tendinosos de Golgi consistem em terminações de fibras aferentes entrelaçadas dentro dos feixes de fibras de tecido conectivo (colágeno) que compõem o tendão (• Figura 8-24b). Quando as fibras musculares extrafusais contraem-se, o puxão resultante no tendão aperta os feixes de tecido conectivo, o que, por sua vez, aumenta a tensão exercida sobre o osso ao qual o tendão está ligado. No processo, as terminações receptoras aferentes do órgão de Golgi entrelaçado são alongadas, fazendo as fibras aferentes dispararem – a frequência de disparo está relacionada diretamente à tensão desenvolvida. Esta informação aferente é enviada ao cérebro para processamento. Uma boa parte dessa informação é subconscientemente utilizada para se executar a atividade motora de forma suave, mas, diferentemente das informações dos fusos musculares, a informação aferente do órgão tendinoso de Golgi atinge o nível da consciência. Estamos cientes da tensão dentro de um músculo, mas não de seu comprimento.

Cientistas acreditavam que o órgão tendinoso de Golgi ativava um reflexo espinhal protetor que impedia mais contrações e causava um repentino relaxamento reflexo quando a tensão muscular ficava suficientemente grande, ajudando, assim, a evitar lesões ao músculo ou ao tendão pelas excessivas contrações musculares desenvolvedoras de tensão. Entretanto, os cientistas hoje em dia acreditam que este receptor é apenas um sensor e não inicia nenhum reflexo. Outros mecanismos desconhecidos estão aparentemente envolvidos na inibição de mais contrações, de forma a evitar os danos induzidos pela tensão.

Tendo concluído nossa discussão sobre o músculo esquelético, agora examinaremos os músculos liso e cardíaco.

• **Figura 8-26 Reflexo patelar (um reflexo de alongamento).** Bater no tendão patelar com um martelo de borracha alonga os fusos musculares do músculo quadríceps femoral. O consequente reflexo de estiramento monossináptico resulta na contração deste músculo extensor, causando a característica resposta de chute.

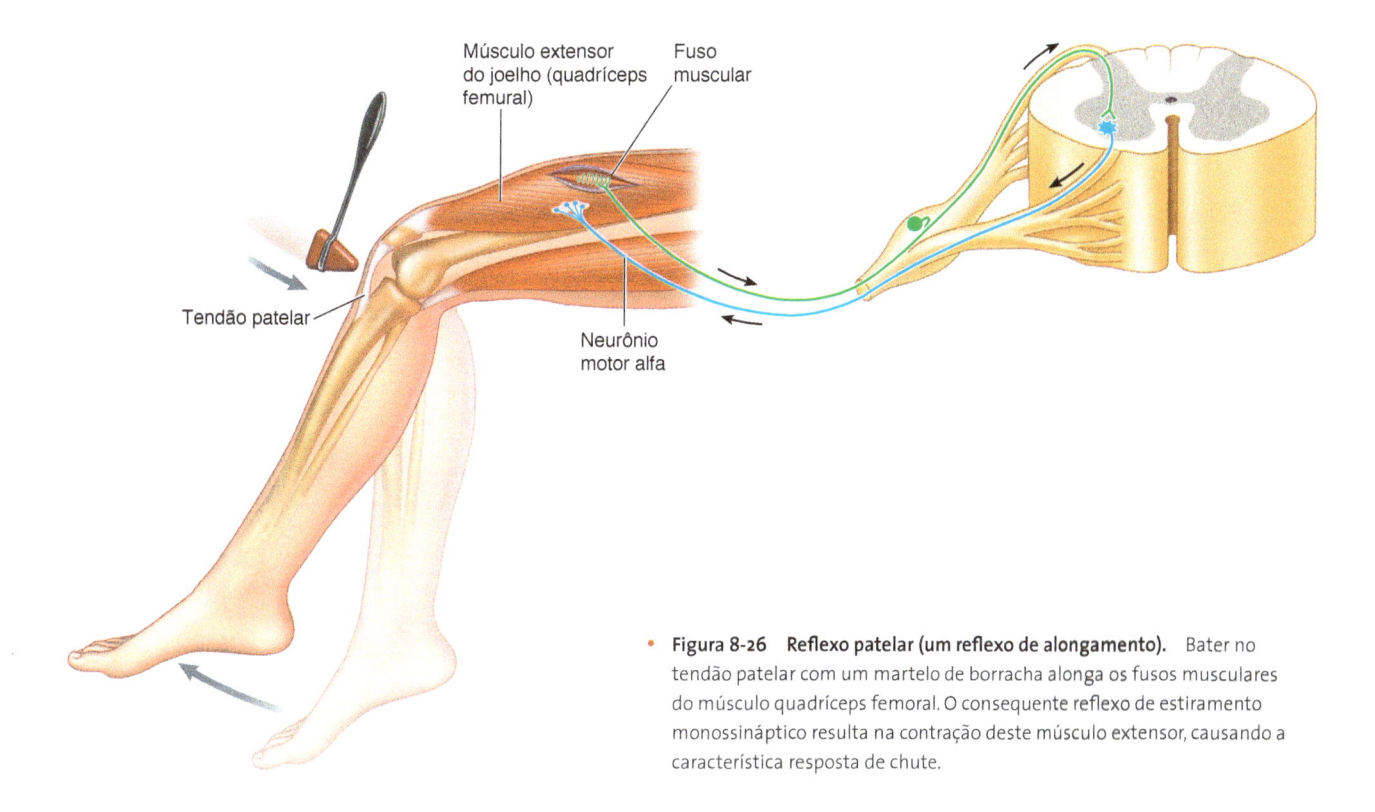

Músculo Liso e Cardíaco

Os dois outros tipos de músculo – liso e cardíaco – compartilham algumas propriedades básicas com o músculo esquelético, mas também têm características peculiares (▲ Tabela 8-3). Todos os três tipos de músculo têm um sistema contrátil especializado composto de filamentos finos de actina que deslizam em relação aos filamentos grossos estacionários de miosina, em resposta a um aumento no Ca^{2+} do citosol para realizar a contração. Além disso, todos utilizam ATP diretamente como fonte de energia para o ciclo de pontes cruzadas. No entanto, a estrutura e a organização de fibras dentro dos diferentes tipos de músculo variam, assim como seus mecanismos de excitação e o meio pelo qual a excitação e a contração são acopladas. Ademais, há diferenças importantes na própria resposta contrátil. O restante deste capítulo destacará as características únicas dos músculos liso e cardíaco em comparação com o músculo esquelético, deixando a discussão mais detalhada sobre seu funcionamento para os capítulos sobre os órgãos que contenham cada tipo de músculo.

Células de músculos lisos são pequenas e sem estrias.

A maioria das células de músculos lisos é encontrada nas paredes de órgãos e tubos ocos. Sua contração exerce pressão e regula a impulsão do conteúdo dessas estruturas.

As células do músculo liso e do esquelético são alongadas, mas, ao contrário de suas colegas cilíndricas do músculo esquelético, as células do músculo liso têm formato de fuso, um único núcleo e são consideravelmente menores (2 a 10 μm de diâmetro e 50 a 400 μm de comprimento). Além disso, diferentemente das células do músculo esquelético, uma única célula muscular lisa não se estende por todo o comprimento de um músculo. Em vez disso, grupos de células musculares lisas são tipicamente organizados em chapas (• Figura 8-27a).

Uma célula de músculo liso tem três tipos de filamentos: (1) filamentos grossos de miosina, que são mais longos do que os do músculo esquelético, (2) filamentos finos de actina, que contêm tropomiosina, mas não a proteína reguladora troponina, e (3) filamentos de tamanho intermediário, que não participam diretamente da contração, mas que fazem parte da estrutura citoesquelética que mantém o formato da célula. Os filamentos do músculo liso não formam miofibrilas nem são organizados no padrão de sarcômero encontrado no músculo esquelético. Assim, as células do músculo liso não mostram as faixas ou estrias do músculo esquelético, daí o termo "liso" para referir-se a este tipo de músculo.

Sem sarcômeros, o músculo liso não tem propriamente linhas Z, e sim **corpos densos**, contendo a mesma proteína constituinte encontrada nas linhas Z (• Figura 8-27b). Os corpos densos estão posicionados por toda a célula do músculo liso e também acoplados à superfície interna da membrana plasmática. Os corpos densos são mantidos no lugar por uma armação de filamentos intermediários. Os filamentos de actina estão ancorados aos corpos densos. Consideravelmente mais actina está presente nas células do músculo liso do que nas do esquelético, com dez a quinze filamentos finos para cada filamento grosso de miosina no músculo liso em comparação com dois filamentos finos para cada filamento grosso no músculo esquelético.

TABELA 8-3 Comparação dos Tipos de Músculo

Característica	TIPO DE MÚSCULO			
	Esquelético	Liso Multiunitário	Liso Unitário	Cardíaco
Localização	Preso ao esqueleto	Grandes vasos sanguíneos, pequenas vias aéreas, olhos e folículos capilares	Paredes de órgãos ocos nos tratos digestório, reprodutivo e urinário e em pequenos vasos sanguíneos	Somente coração
Função	Movimento do corpo em relação ao ambiente externo	Varia conforme a estrutura envolvida	Movimento do conteúdo de órgãos ocos	Bombeia sangue para fora do coração
Mecanismo de Contração	Mecanismo de filamento deslizante	Mecanismo de filamento deslizante	Mecanismo de filamento deslizante	Mecanismo de filamento deslizante
Inervação	Sistema nervoso somático (neurônios motores alfa)	Sistema nervoso autônomo	Sistema nervoso autônomo	Sistema nervoso autônomo
Nível de Controle	Controle voluntário; também sujeito a regulagem subconsciente	Controle involuntário	Controle involuntário	Controle involuntário
Iniciação de Contração	Neurogênica	Neurogênica	Miogênica (potenciais de marcapasso e potenciais de onda lenta)	Miogênica (potenciais de marcapasso)
Função da Estimulação Nervosa	Inicia a contração; realiza a gradação	Inicia a contração; contribui para a gradação	Modifica a contração; pode excitar ou inibir; contribui para a gradação	Modifica a contração; pode excitar ou inibir; contribui para a gradação
Efeito Modificador de Hormônios	Não	Sim	Sim	Sim
Presença de Filamentos Grossos de Miosina e Finos de Actina	Sim	Sim	Sim	Sim
Estriados por Filamentos Organizados Longitudinalmente	Sim	Não	Não	Sim
Presença de Troponina e Tropomiosina	Sim	Somente tropomiosina	Somente tropomiosina	Sim
Presença de Túbulos T	Sim	Não	Não	Sim
Nível de Desenvolvimento do Retículo Sarcoplasmático	Bem desenvolvido	Pouco desenvolvido	Pouco desenvolvido	Moderadamente desenvolvido
Pontes Cruzadas Ativadas por Ca^{2+}	Sim	Sim	Sim	Sim

Característica	TIPO DE MÚSCULO			
	Esquelético	Liso Multiunitário	Liso Unitário	Cardíaco
Fonte de Maior Ca^{2+} Citosólico	Retículo sarcoplasmático	ECF e retículo sarcoplasmático	ECF e retículo sarcoplasmático	ECF e retículo sarcoplasmático
Local de Regulagem de Ca^{2+}	Troponina nos filamentos finos	Miosina nos filamentos grossos	Miosina nos filamentos grossos	Troponina nos filamentos finos
Mecanismo de Ação do Ca^{2+}	Reposiciona fisicamente o complexo troponina–tropomiosina para descobrir locais de ligação de ponte cruzada	Causa quimicamente a fosforilação de pontes cruzadas de miosina para que possam ligar-se à actina	Causa quimicamente a fosforilação de pontes cruzadas de miosina para que possam ligar-se à actina	Reposiciona fisicamente o complexo troponina–tropomiosina
Presença de Junções Comunicantes	Não	Sim (pouquíssimas)	Sim	Sim
ATP Utilizada Diretamente pelo Sistema Contrátil	Sim	Sim	Sim	Sim
Atividade de Miosina ATPase; Velocidade de Contração	Rápida ou lenta, dependendo do tipo de fibra	Muito lenta	Muito lenta	Lenta
Meio pelo qual a Gradação é Atingida	Número variado de unidades motoras em contração (recrutamento da unidade motora) e frequência na qual são estimuladas (somação de abalos)	Número variado de fibras musculares em contração e contração variável de Ca^{2+} no citosol em cada fibra, por influências autônomas e hormonais	Concentração variável de Ca^{2+} no citosol através de atividade miogênica e influências do sistema nervoso autônomo, de hormônios, do alongamento mecânico e de metabólitos locais	Comprimento variável de fibra (dependendo da extensão do enchimento das câmaras cardíacas) e concentração variável de Ca^{2+} no citosol através de influência autônoma, hormonal e de metabólitos locais
Presença de Tônus na Ausência de Estimulação Externa	Não	Não	Sim	Não
Relação Tensão-comprimento Clara	Sim	Não	Não	Sim

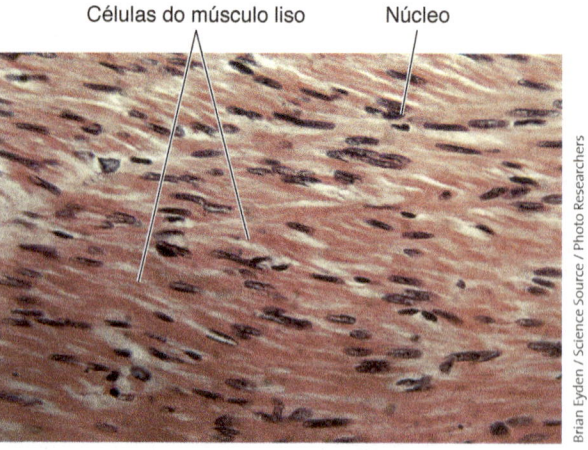

(a) Imagem em microscópio óptico de baixa potência de células do músculo liso

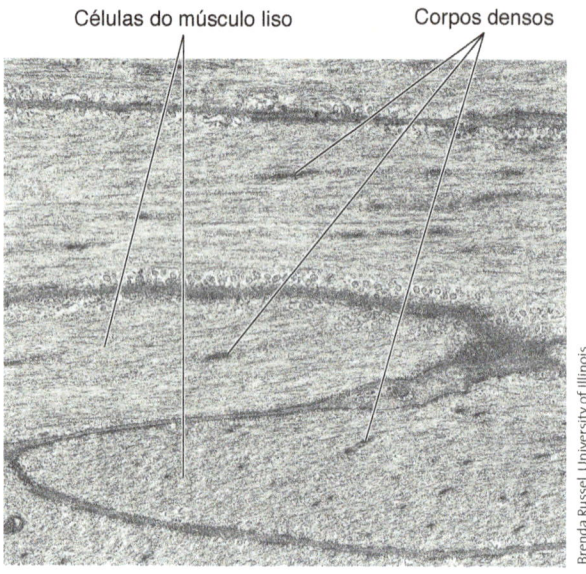

(b) Eletromicrografia de células do músculo liso

• **Figura 8-27** Visão microscópica das células do músculo liso.
(a) Observe o formato de fuso e o único núcleo central. (b) Observe a presença de corpos densos e a falta de faixas.

As unidades contráteis dos filamentos grossos e finos estão orientadas de forma levemente diagonal, lado a lado dentro da célula do músculo liso em uma rede alongada em forma de diamante, e não paralelamente ao eixo longo, como as miofibrilas no músculo esquelético (• Figura 8-28a). O relativo deslizamento dos filamentos finos por sobre os filamentos grossos durante a contração faz a rede de filamentos encurtar e expandir-se de lado a lado. Como resultado, toda a célula encurta e se ressalta entre os pontos onde os filamentos finos são acoplados à superfície interna da membrana plasmática (• Figura 8-28b).

Diferentemente do músculo esquelético, as moléculas de miosina estão organizadas em um filamento grosso do músculo liso e, portanto, pontes cruzadas estão presentes ao longo de todo o filamento (isto é, não há porção descoberta no centro de um filamento grosso do músculo liso). Como resultado, os filamentos finos ao redor podem ser puxados ao longo dos filamentos grossos por distâncias maiores do que no músculo esquelético. Também diferentemente do músculo esquelético, as proteínas de miosina dos filamentos grossos do músculo liso são organizadas de forma que metade dos filamentos lisos ao redor seja puxada em uma direção e a outra metade, puxada na direção oposta (• Figura 8-28b).

Células de músculos lisos são ativadas pela fosforilação dependente de Ca²⁺ da miosina.

Os filamentos finos das células dos músculos lisos não contêm troponina, e a tropomiosina não bloqueia os locais de ligação da ponte cruzada de actina. Então, o que evita que a actina e a miosina se liguem nas pontes cruzada no estado de repouso? E como a atividade de ponte cruzada é ativada no estado excitado? Cadeias leves de proteínas são acopladas às cabeças das moléculas de miosina, perto da região do "pescoço". Essas chamadas **cadeias leves** têm importância secundária no músculo esquelético, mas têm uma função reguladora crucial no músculo liso. As cabeças de miosina do músculo liso podem interagir com a actina apenas quando a cadeia leve de miosina é *fosforilada* (isto é, tem um fosfato inorgânico da ATP acoplado a ela). Durante a excitação, o aumento de Ca^{2+} no citosol atua como mensageiro intracelular, iniciando uma cadeia de eventos bioquímicos que resulta na fosforilação da cadeia leve de miosina (• Figura 8-29). O Ca^{2+} do músculo liso liga-se à **calmodulina**, uma proteína intracelular encontrada na maioria das células e estruturalmente semelhante à troponina (veja no Capítulo 4). Este complexo de Ca^{2+} e calmodulina liga-se e ativa outra proteína, na **quinase de cadeia leve de miosina (MLC quinase)**, que, por sua vez, fosforila a cadeia leve de miosina. Observe que este fosfato inorgânico na cadeia leve da miosina se acrescenta ao fosfato inorgânico que acompanha a ADP no local de ATPase da ponte cruzada de miosina. O P_i no local de ATPase faz parte do ciclo fornecedor de energia que ativa a dobra da ponte cruzada. O P_i na cadeia leve permite que a ponte cruzada de miosina se vincule à actina para que esse ciclo de ponte cruzada possa começar. Portanto, o músculo liso é ativado para contração por um aumento no Ca^{2+} do citosol, semelhantemente ao que acontece no músculo esquelético; no músculo liso, porém, o Ca^{2+} essencialmente ativa as pontes cruzadas ao induzir uma mudança *química* na miosina nos filamentos *grossos*, enquanto no músculo esquelético ele exerce seus efeitos ao invocar uma mudança *física* nos filamentos *finos* (• Figura 8-30). Lembre-se de que, no músculo esquelético, o Ca^{2+} move a troponina e a tropomiosina de sua posição de bloqueio, portanto, deixando a miosina e a actina livres para ligarem-se entre si.

O músculo liso fásico contrai-se em explosões de atividade; o músculo liso tônico mantém um nível contínuo de contração.

O meio pelo qual a concentração de Ca^{2+} no citosol aumenta nas células do músculo liso para acionar as pontes cruzadas também é diferente daquele do músculo esquelético e varia até entre os altamente diversificados músculos lisos encontrados em diferentes órgãos. O músculo liso pode ser classificado de diversas formas, dependendo do tempo e do meio de aumento de Ca^{2+} do citosol: músculo liso fásico ou tônico, multiunitário ou unitário e neurogênico ou miogênico. Cada músculo liso pertence a uma classe de cada uma dessas três categorias. Isto é, o músculo liso de um órgão pode ser fásico, multiunitário e neurogênico e, em outro órgão, ser tônico, unitário e miogênico. Vamos examinar cada uma dessas categorias.

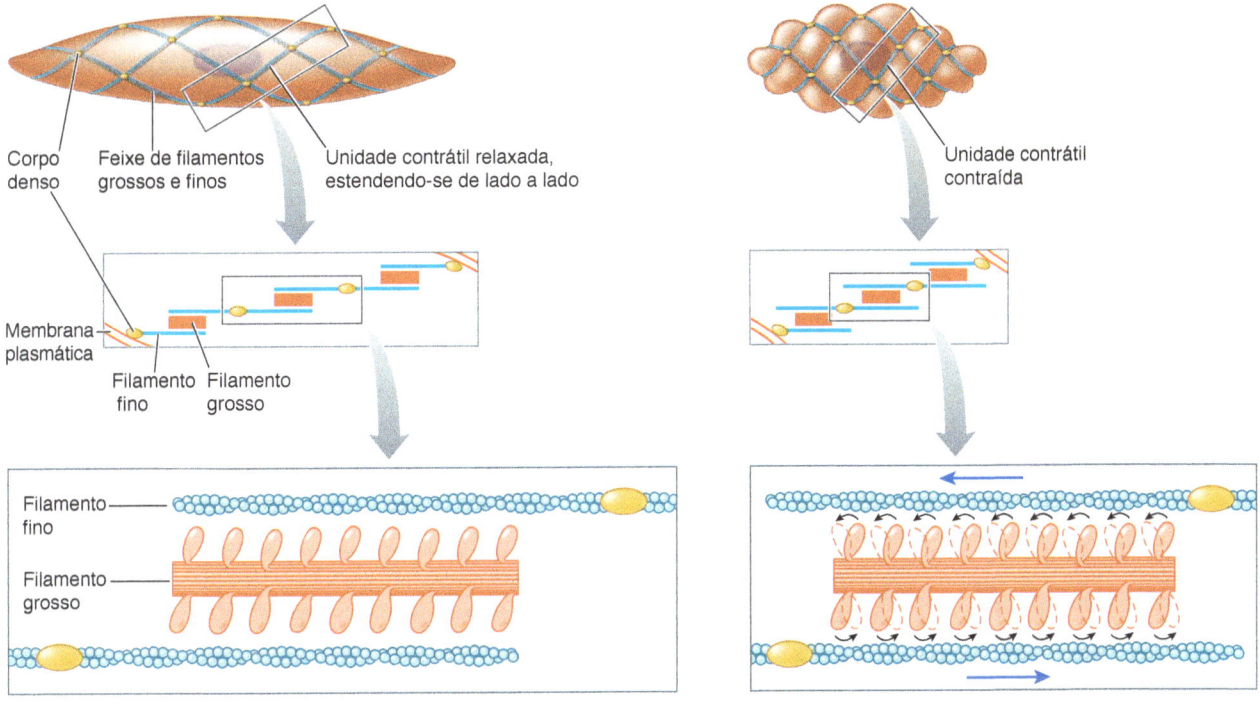

(a) Célula do músculo liso relaxado

(b) Célula do músculo liso contraído

• **Figura 8-28** Organização de filamentos grossos e finos em uma célula de músculo liso nos estados de relaxamento e de contração.

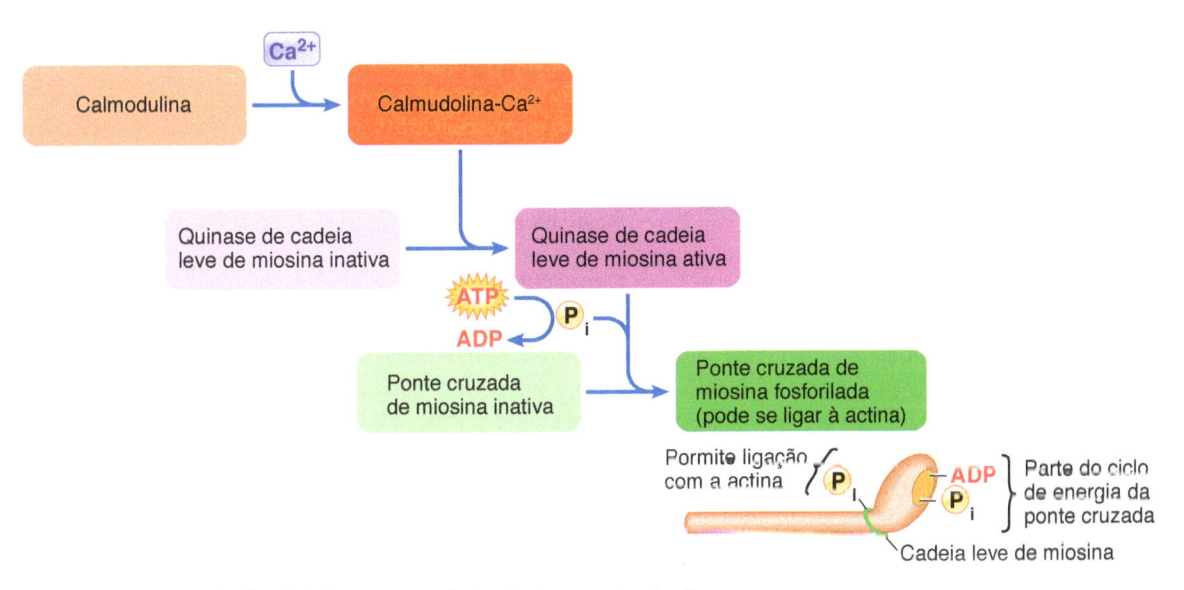

• **Figura 8-29** Ativação de cálcio da ponte cruzada de miosina em músculos lisos.

Em relação à concentração de Ca^{2+} no citosol e ao nível de atividade contrátil contínua, os músculos lisos podem ser agrupados em duas categorias: *músculos lisos fásicos* e *músculos lisos tônicos*. Um **músculo liso fásico** contrai-se em surtos, ativados por potenciais de ação que levam ao aumento no Ca^{2+} do citosol. Esses surtos de contração são caracterizados por aumentos pronunciados na atividade contrátil. O músculo liso fásico é mais abundante nas paredes de órgãos ocos que empurram conteúdo por dentro de si, como os órgãos digestórios. As contrações digestórias fásicas misturam a comida aos sucos digestórios e impelem a massa para frente para posterior processamento. O **músculo liso tônico** em geral é parcialmente contraído em todos os momentos. Este estado de contração parcial é chamado de **tônus**. O tônus existe porque este tipo de músculo liso tem um potencial de repouso relativamente baixo, de –55 mV a –40 mV. Alguns canais de Ca^{2+} regulados por voltagem da membra-

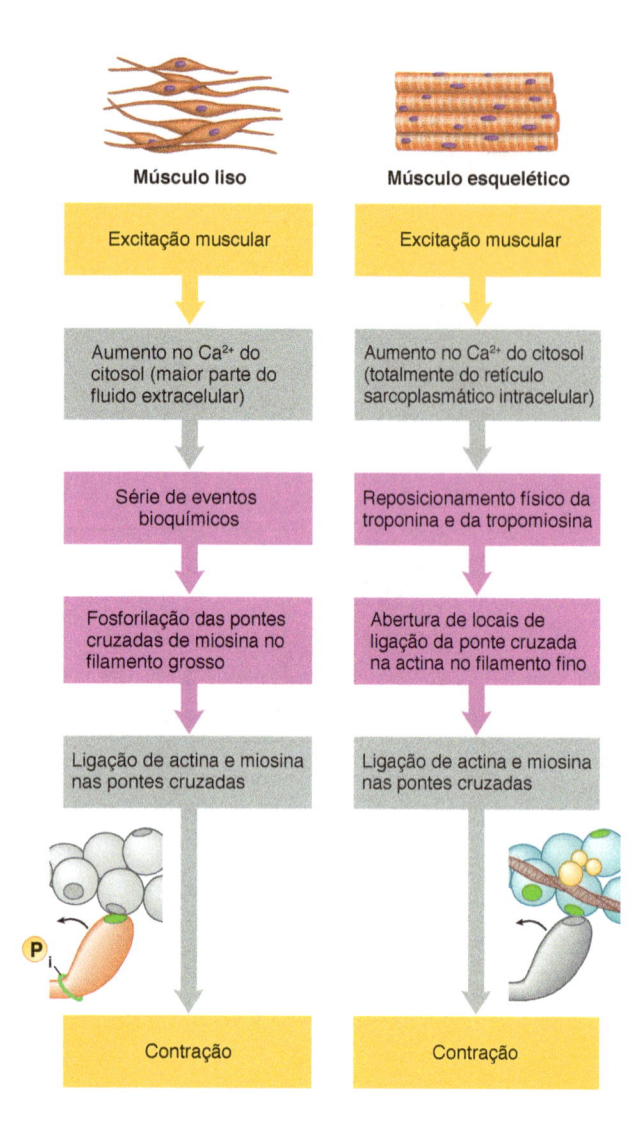

Figura 8-30 Comparação da função do cálcio para a contração de músculos lisos e de músculos esqueléticos.

do músculo liso funcionam como canais Ca^{2+}. Quando esses canais da membrana superficial são abertos em resposta a um potencial de ação, o Ca^{2+} entra na direção de seu gradiente de concentração do ECF. O Ca^{2+} que entra ativa a abertura de canais de Ca^{2+} no retículo sarcoplasmático, de forma que pequenas quantidades adicionais de Ca^{2+} são liberadas intracelularmente por esta fonte escassa. Como as células do músculo liso são muito menores em diâmetro do que as fibras do músculo esquelético, a maior parte do Ca^{2+} que entra do ECF pode influenciar a atividade da ponte cruzada, mesmo nas partes centrais da célula, sem exigir um mecanismo elaborado entre o retículo sarcoplasmático e os túbulos T.

Um dos principais meios de aumentar a concentração de Ca^{2+} no citosol e, assim, aumentar a atividade contrátil no músculo liso tônico é a ligação de um mensageiro químico extracelular, como a norepinefrina ou outros hormônios, a um receptor acoplado à proteína G, o que ativa a via de segundo mensageiro IP_3/Ca^{2+} (veja no Capítulo 4). A membrana do retículo sarcoplasmático no músculo liso tônico tem receptores de IP_3, que, como receptores de rianodina, são canais de liberação de Ca^{2+}. A ligação de IP_3 leva à liberação de Ca^{2+}, indutor de contrações, desse estoque intracelular no citosol. É assim que a norepinefrina liberada pelos terminais nervosos simpáticos atua nas arteríolas para aumentar a pressão sanguínea.

O relaxamento no músculo liso é obtido pela remoção do Ca^{2+}, pois ele é ativamente transportado para fora da membrana plasmática e/ou de volta ao retículo sarcoplasmático, dependendo de sua origem. Quando Ca^{2+} é removido, a miosina é desfosforilada (o fosfato é removido) e não pode mais interagir com a actina, e então o músculo relaxa.

Ainda não abordamos a questão do que causa os potenciais de ação no músculo liso. O músculo liso pode ser agrupado em duas categorias – *músculo liso multiunitário* e *unitário* – com base nas diferenças de como são excitadas as fibras musculares. Vamos comparar esses dois tipos de músculo liso.

O músculo liso multiunitário é neurogênico.

O **músculo liso multiunitário** exibe propriedades semelhantes às do músculo esquelético e do músculo liso unitário. Como o nome indica, um músculo liso multiunitário consiste de diversas unidades separadas que funcionam independentemente umas das outras e que devem ser estimuladas separadamente por nervos para passarem por potenciais de ação e contraírem-se, de forma semelhante às unidades motoras do músculo esquelético. Assim, a atividade contrátil no músculo esquelético e no músculo liso multiunitário é **neurogênica** ("produzida por nervos"). Isto é, a contração desse tipo de músculo se inicia apenas em resposta à estimulação pelos nervos que alimentam o músculo. Todos os músculos lisos multiunitários são fásicos e contraem-se apenas quando estimulados neuralmente. Enquanto o músculo esquelético é inervado pelo sistema nervoso somático voluntário (neurônios motores), o músculo liso multiunitário (e também o unitário) é alimentado pelo sistema nervoso autônomo involuntário.

O músculo liso multiunitário é encontrado: (1) nas paredes de grandes vasos sanguíneos, (2) em pequenas vias aéreas para os pulmões, (3) no músculo do olho que ajusta a lente para visão de perto ou de longe, (4) na íris ocular, alterando o ta-

na superficial são abertos nesses potenciais. A entrada resultante de Ca^{2+} mantém um estado de contração parcial. Portanto, a manutenção de tônus no músculo liso tônico não depende de potenciais de ação. O músculo liso tônico não exibe surtos de atividade contrátil, mas varia sua extensão de contração de modo incremental, para acima ou abaixo do nível tônico, em resposta a fatores reguladores que alteram a concentração de Ca^{2+} no citosol. O músculo liso das paredes de arteríolas é um exemplo de músculo liso tônico. A contração tônica contínua desses pequenos vasos sanguíneos impele o sangue que flui através deles e é um dos principais fatores contribuintes para a manutenção da pressão sanguínea.

Uma célula de músculo liso não tem túbulos T e tem um retículo sarcoplasmático mal desenvolvido. No músculo liso fásico, o aumento no Ca^{2+} do citosol que ativa a contração vem de duas fontes: a maior parte do Ca^{2+} entra a partir do ECF, mas uma parte é liberada intracelularmente dos escassos estoques do retículo sarcoplasmático. Diferentemente de sua função nas células do músculo esquelético, receptores de di-hidropiridina regulados por voltagem na membrana plasmática das células

manho da pupila para ajustar a quantidade de luz que entra no olho, e (5) na base dos folículos capilares, onde sua contração causa os arrepios.

Células do músculo liso unitário formam sincícios funcionais.

A maioria dos músculos lisos é de **músculos lisos unitários**, também chamados de **músculos lisos viscerais**, porque são encontrados nas paredes dos órgãos ocos ou vísceras (por exemplo, nos tratos digestório, reprodutivo e urinário e em pequenos vasos sanguíneos). O termo "músculo liso unitário" vem do fato de as fibras musculares que compõem este tipo de músculo ficarem excitadas e contraírem-se como uma só unidade. As fibras musculares no músculo liso unitário são ligadas eletricamente por junções comunicantes (veja no Capítulo 3). Quando um potencial de ação ocorre em qualquer lugar dentro de uma chapa de músculo liso unitário, é propagado rapidamente por estes pontos especiais de contato elétrico por todo o grupo de células interconectadas, que, então, se contraem como uma única unidade coordenada. Tal grupo de células musculares interconectadas, que funcionam elétrica e mecanicamente como uma unidade, é conhecido como **sincício funcional** (plural: *sincícios*; *syn* quer dizer "junto"; *cytium* refere-se às "células").

Pensar no papel do útero durante o trabalho de parto pode ajudar a entender a significância dessa organização. As células musculares que compõem a parede uterina atuam como um sincício funcional. Elas se tornam repetitivamente excitadas e contraem-se como uma unidade durante o trabalho de parto, exercendo uma série de "empurrões" coordenados que, no fim, expulsam o bebê. Contrações independentes e coordenadas de células musculares individuais na parede uterina não conseguiriam exercer a pressão uniformemente aplicada necessária para expulsar o bebê. O músculo liso unitário em outros lugares no organismo é organizado em sincícios funcionais semelhantes.

O músculo liso unitário é miogênico.

O músculo liso unitário é **autoexcitável**, portanto, não exige estimulação nervosa para a contração. O músculo liso unitário pode ser do tipo tônico ou fásico. No músculo liso unitário fásico, grupos de células de músculo liso especializadas dentro de um sincício funcional exibem atividade elétrica espontânea – isto é, podem sofrer potenciais de ação sem qualquer estímulo externo. Em contraste com as demais células excitáveis que discutimos (como neurônios, fibras do músculo esquelético e do músculo liso multiunitário), as células autoexcitáveis do músculo liso unitário não mantêm um potencial de repouso constante. Em vez disso, seu potencial de membrana flutua por si só, sem qualquer influência de fatores externos à célula. Dois grandes tipos de despolarização espontânea exibidos pelas células autoexcitáveis são *potenciais de marcapasso* e *potenciais de onda lenta*.

POTENCIAIS DE MARCAPASSO Com os **potenciais de marca-passo**, o potencial de membrana gradualmente se despolariza por conta própria, por causa de alterações nos fluxos iônicos passivos que acompanham mudanças automáticas na permeabilidade do canal (● Figura 8-31a). Quando a membrana despolarizou-se até o limiar, um potencial de ação é iniciado. Depois de repolarizar, o potencial de membrana se despolariza

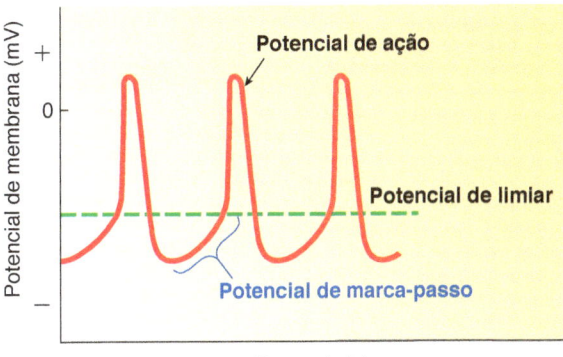

(a) Potencial de marcapasso

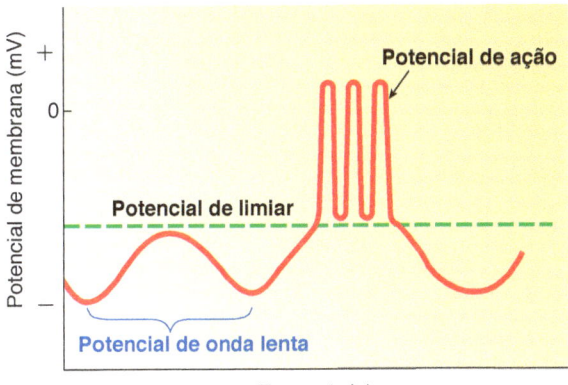

(b) Potencial de onda lenta

● **Figura 8-31 Atividade elétrica autogerada no músculo liso.** (a) Nos potenciais de marca-passo, a membrana periodicamente se despolariza de forma gradual até seu limiar, sem qualquer estimulação nervosa. Essas despolarizações regulares ativam ciclicamente potenciais de ação autoinduzidos. (b) Em potenciais de onda lenta, a membrana sofre graduais oscilações hiperpolarizantes e despolarizantes autoinduzidas no potencial. Um surto de potenciais de ação ocorre quando uma oscilação despolarizante leva a membrana ao seu limiar.

mais uma vez até o limiar, continuando desta maneira ciclicamente para autogerar repetidamente potenciais de ação.

POTENCIAIS DE ONDA LENTA Potenciais de onda lenta são oscilações alternadas espontâneas e gradualmente hiperpolarizantes e despolarizantes de potencial (● Figura 8-31b). O potencial é afastado do limiar durante cada oscilação de hiperpolarização e aproxima-se do limiar durante cada oscilação de despolarização. Se o limiar é atingido, ocorre um surto de potenciais de ação no pico de uma oscilação despolarizante. No entanto, nem sempre o limiar é atingido e, portanto, os potenciais de onda lenta oscilantes podem continuar sem que sejam gerados potenciais de ação. O fato de o limiar ser atingido depende do ponto inicial do potencial de membrana no início de sua oscilação despolarizante. O ponto inicial, por sua vez, é influenciado por fatores neurais e locais. Potenciais de onda lenta ocorrem apenas no músculo liso do trato digestório.

Assim terminamos a discussão sobre os meios pelos quais tecidos excitáveis podem ser levados ao limiar. ▲ A Tabela 8-4 resume os diferentes eventos de ativação que podem iniciar potenciais de ação nos diversos tecidos excitáveis.

TABELA 8-4 — Diversos Meios de Iniciação de Potenciais de Ação em Tecidos Excitáveis

Método de despolarização da membrana até o potencial de limiar	Tipo de tecido excitável envolvido	Descrição do evento de ativação
Somação de potenciais pós-sinápticos excitatórios (PPSEs) (veja no Capítulo 4)	Neurônios eferentes, interneurônios	Somação temporal ou espacial de leves despolarizações (PPSEs) da extremidade do dendrito/corpo celular do neurônio, causadas por mudanças na permeabilidade do canal em resposta à ligação do neurotransmissor excitatório a receptores superficiais na membrana
Potencial de receptor (veja no Capítulo 6)	Neurônios aferentes	Tipicamente, uma despolarização do receptor do neurônio aferente iniciada por mudanças na permeabilidade do canal, em resposta a estímulos adequados no neurônio
Potencial de placa terminal (veja no Capítulo 7)	Músculo esquelético	Despolarização da placa terminal motora causada por mudanças na permeabilidade do canal, em resposta à ligação do neurotransmissor acetilcolina a receptores na membrana da placa terminal
Potencial de marcapasso	Músculo liso, músculo cardíaco	Despolarização gradual por conta própria da membrana, devido a alterações nos fluxos iônicos passivos que acompanham mudanças automáticas na permeabilidade do canal
Potencial de onda lenta	Músculo liso (somente no trato digestório)	Oscilações hiperpolarizantes e despolarizantes de potencial, graduais e alternadas, causadas por mecanismos desconhecidos. A oscilação despolarizante pode ou não atingir o limiar

ATIVIDADE MIOGÊNICA As células autoexcitáveis do músculo liso são especializadas em iniciar potenciais de ação, mas não estão equipadas para contração. Pouquíssimas entre todas as células em um sincício funcional são células de marcapasso não contráteis. Células de marcapasso tipicamente agrupam-se em uma localidade específica. A grande maioria das células do músculo liso de um sincício funcional é especializada para se contraírem, mas não conseguem iniciar potenciais de ação por si mesmos. No entanto, quando uma célula de marcapasso autoexcitável inicia um potencial de ação, este é conduzido para as células restantes contráteis e não marcapasso do sincício funcional, através das junções comunicantes, para que todo o grupo de células conectadas contraia-se como uma unidade, sem qualquer impulso nervoso. Tal atividade nervosa contrátil independente, iniciada pelo próprio músculo, é chamada de atividade **miogênica** ("produzida pelo músculo"), em contraste com a atividade neurogênica do músculo esquelético e do músculo liso multiunitário. Lembre-se de que as células do músculo liso unitário tônico têm níveis suficientes de Ca^{2+} no citosol para manter um baixo nível de tensão mesmo na ausência de potenciais de ação, portanto, elas também são miogênicas. Assim, todos os músculos lisos multiunitários são neurogênicos e fásicos; todos os músculos lisos unitários são miogênicos e podem ser fásicos ou tônicos.

A gradação de contrações do músculo liso unitário difere da do músculo esquelético.

A forma como ocorre a gradação de contrações é diferente no músculo liso unitário e no esquelético. A gradação de contrações do músculo esquelético está totalmente sob controle neural, basicamente envolvendo o recrutamento da unidade motora e a somação de abalos. No músculo liso unitário, junções comunicantes garantem que a massa de todo um músculo liso se contraia como uma única unidade, impossibilitando variar o número de fibras musculares em contração. Apenas a tensão das fibras pode ser modificada para atingir forças variáveis de contração de todo o órgão. A parte de pontes cruzadas ativada e a tensão desenvolvida subsequentemente em um único músculo liso unitário podem ser graduadas pela variação da concentração de Ca^{2+} no citosol. Uma única excitação no músculo liso não faz todas as pontes cruzadas se acionarem, ao contrário dos músculos esqueléticos, em que um único potencial de ação ativa a liberação de Ca^{2+} suficiente para permitir que todas as pontes cruzadas realizem um ciclo. À medida que a concentração de Ca^{2+} aumenta no músculo liso, mais pontes cruzadas são acionadas e maior tensão se desenvolve.

MODIFICAÇÃO DA ATIVIDADE DO MÚSCULO LISO PELO SISTEMA NERVOSO AUTÔNOMO O músculo liso é tipicamente inervado pelos dois ramos do sistema nervoso autônomo. No músculo liso unitário (fásico e tônico), este suprimento de nervos não *inicia* contrações, mas pode *modificar* a frequência e a força da contração, aumentando ou retardando a atividade contrátil inerente a determinado órgão. Lembre-se de que a região isolada da placa motora terminal de uma fibra do músculo esquelético interage com a ACh liberada de um único terminal axônico de um neurônio motor. Em contraste, as proteínas receptoras que se ligam a neurotransmissores autônomos estão dispersas por toda a membrana superficial de uma célula do músculo liso. As células do músculo liso são sensíveis em diversos graus e formas a neurotransmissores autônomos, dependendo da distribuição de receptores colinérgicos e adrenérgicos pelas células.

Cada ramo terminal de uma fibra autônoma pós-ganglionica trafega pela superfície de uma ou mais células do músculo liso, liberando neurotransmissor das vesículas dentro de suas várias **varizes** (ressaltos) à medida que um potencial de ação passa pelo terminal (• Figura 8-32). O neurotransmissor difunde-se para os muitos receptores específicos a ele nas células subjacentes ao terminal. Assim, ao contrário da relação individual e distinta nas placas motoras terminais, uma determinada célula do músculo liso pode ser influenciada por mais de um tipo de neurotransmissor e cada terminal autônomo pode influenciar mais de uma célula do músculo liso.

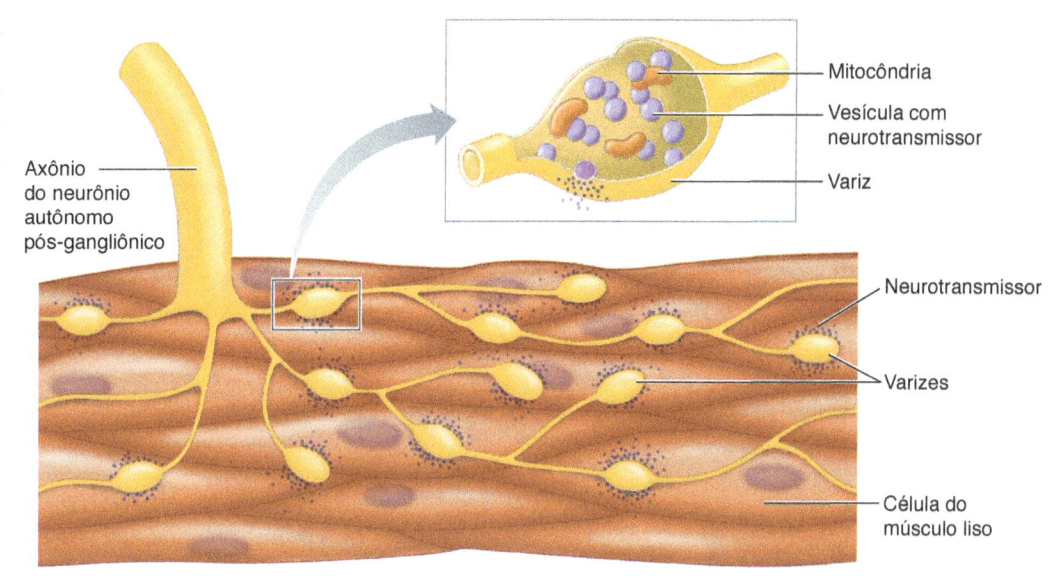

• Figura 8-32 Inervação do músculo liso por terminais do nervo pós-ganglionico autônomo.

OUTROS FATORES QUE INFLUENCIAM A ATIVIDADE DO MÚSCULO LISO Outros fatores (além dos neurotransmissores autônomos) podem influenciar a frequência e a força da contração dos músculos lisos unitários e multiunitários, incluindo alongamento mecânico, determinados hormônios, metabólitos locais e medicamentos específicos. O músculo liso dos órgãos digestórios também é influenciado pelo sistema nervoso entérico, que é uma rede especializada de fibras nervosas embutidas na parede do trato digestório (veja nos capítulos 5 e 16). Alguns músculos lisos são mal inervados – por exemplo, o útero, onde a frequência e a força da contração são reguladas totalmente por mensageiros químicos em circulação e liberados localmente, que variam de acordo com o estágio do ciclo menstrual e com o estágio da gravidez. Todos esses fatores atuam essencialmente ao modificar a permeabilidade de canais de Ca^{2+} na membrana plasmática, no retículo sarcoplasmático ou em ambos, através de diversos mecanismos. Assim, o músculo liso está sujeito a mais influências externas do que o músculo esquelético, embora o músculo liso possa contrair-se por conta própria e o esquelético, não.

A seguir, estudando a relação tensão-comprimento no músculo liso, discutiremos mais detalhadamente apenas o efeito do alongamento mecânico (conforme ocorre durante o enchimento de um órgão oco) sobre a contratilidade do músculo liso. As influências químicas extracelulares sobre a contratilidade do músculo liso serão explicadas em capítulos posteriores, quando discutirmos a regulagem dos vários órgãos que contêm músculos lisos.

O músculo liso pode ainda desenvolver tensão, mas inerentemente relaxa quando alongado.

A relação entre o comprimento das fibras musculares antes da contração e a tensão que pode ser desenvolvida em uma contração subsequente é menos vigorosa no músculo liso que no esquelético. A gama de comprimentos na qual uma fibra do músculo liso pode desenvolver tensão quase máxima é muito maior que no músculo esquelético. Um músculo liso ainda pode desenvolver tensão considerável mesmo quando alongado até 2,5 vezes seu comprimento em repouso, por dois motivos prováveis. Primeiro, ao contrário do músculo esquelético, no qual o comprimento em repouso está em l_o, no músculo liso o comprimento em repouso (não alongado) é muito mais curto que l_o. Portanto, o músculo liso pode ser estirado consideravelmente antes de atingir seu comprimento ideal. Segundo, seus filamentos finos sobrepõem-se aos muito mais longos filamentos grossos mesmo na posição alongada e, portanto, a interação de ponte cruzada e o desenvolvimento de tensão podem ainda ocorrer. Em contraste, quando o músculo esquelético é estirado apenas três quartos a mais do que seu comprimento em repouso, os filamentos finos e grossos ficam completamente separados e não conseguem mais interagir (veja a • Figura 8-19).

A capacidade de uma fibra do músculo liso consideravelmente alongada de ainda desenvolver tensão é importante, porque as fibras do músculo liso dentro da parede de um órgão oco são progressivamente alongadas à medida que o volume do conteúdo desse órgão se expande. Considere a bexiga como exemplo. Embora as fibras musculares da bexiga sejam alongadas enquanto ela gradualmente se enche de urina, elas ainda mantêm seu tônus e podem até desenvolver maior tensão em resposta aos impulsos que regulam o esvaziamento da bexiga. Se um estiramento considerável evitasse o desenvolvimento de tensão, como no músculo esquelético, uma bexiga cheia não seria capaz de se contrair para esvaziar.

RESPOSTA DE RELAXAMENTO DE TENSÃO Quando um músculo liso é alongado repentinamente, sua tensão aumenta inicialmente, da mesma forma que a tensão criada em um elástico esticado. Contudo, o músculo se ajusta rapidamente a este novo comprimento e inerentemente relaxa ao nível de tensão anterior ao alongamento, provavelmente como consequência da reorganização dos acoplamentos de ponte cruzada. As pontes cruzadas do músculo liso desvinculam-se de forma comparativamente lenta. No estiramento repentino, especula-se que qualquer ponte cruzada acoplada se estique contra o alongamento, contribuindo para um aumento passivo (não ativamente gerado) na tensão. À medida que essas pontes cruzadas se destacam, os filamentos poderão deslizar sem esforço para uma posição alongada, retornando a tensão a seu nível original. Esta propriedade peculiar ao músculo liso é chamada de **resposta de relaxamento da tensão**.

VANTAGENS DA RELAÇÃO TENSÃO-COMPRIMENTO DO MÚSCULO LISO Essas duas respostas ao alongamento do músculo liso – poder desenvolver tensão mesmo quando consideravelmente estirado e relaxar inerentemente quando alongado – são altamente vantajosas. Elas permitem que o músculo liso exista em diversos comprimentos com pouca mudança na tensão. Como resultado, um órgão oco envolvido por músculo liso pode acomodar volumes variáveis de conteúdo com pouca mudança na pressão exercida sobre esse conteúdo, exceto quando este precise ser empurrado para fora do órgão. Nesse momento, a tensão é deliberadamente aumentada pelo encurtamento das fibras. As fibras do músculo liso podem se contrair até metade de seu comprimento normal, permitindo que os órgãos ocos esvaziem bruscamente seu conteúdo pela atividade contrátil aumentada. Assim, as vísceras com músculo liso conseguem facilmente acomodar grandes volumes, mas podem esvaziar-se até um volume praticamente zero. Esta variação de comprimento na qual o músculo liso normalmente funciona (de 0,5 a 2,5 vezes o comprimento normal) é muito maior do que a variação de comprimento limitada dentro da qual o músculo esquelético ainda permanece funcional.

O músculo liso contém muito tecido conectivo resistente ao alongamento. Diferentemente do músculo esquelético, no qual os acoplamentos ao esqueleto restringem o quanto o músculo pode ser alongado, este tecido conectivo evita que o músculo liso seja estirado em demasia e, assim, estabelece um limite maior sobre o quanto o órgão oco com musculatura lisa pode suportar.

O músculo liso é lento e econômico.

Uma resposta contrátil do músculo liso ocorre mais lentamente do que um abalo do músculo esquelético. A divisão de ATP pela miosina ATPase é muito mais lenta no músculo liso, portanto, a atividade de ponte cruzada e o deslizamento de filamentos ocorrem cerca de dez vezes mais lentamente no músculo liso que no esquelético. Uma única contração do músculo liso pode durar até 3 segundos (3.000 ms), em comparação com o máximo de 100 ms necessário para uma única resposta contrátil no músculo esquelético. O músculo liso também relaxa mais lentamente, devido à remoção mais lenta de Ca^{2+}. Entretanto, a lentidão não deve ser confundida com fraqueza. O músculo liso pode gerar a mesma tensão contrátil por unidade de área de seção transversal que o esquelético, mas o faz mais lentamente e à custa de consideravelmente menos energia. Devido ao ciclo lento de ponte cruzada durante a contração do músculo liso, as pontes cruzadas permanecem acopladas por mais tempo durante cada ciclo, em comparação com o músculo esquelético – isto é, as pontes cruzadas "se prendem" aos filamentos finos por mais tempo a cada ciclo. Este chamado **fenômeno de acoplamento** permite que o músculo liso mantenha a tensão com comparativamente menos consumo de ATP porque cada ciclo de ponte cruzada utiliza até uma molécula de ATP. A duração da força mantida por uma única interação de ponte cruzada é cerca de oito vezes maior nos músculos lisos que nos esqueléticos. O músculo liso, portanto, é um tecido contrátil econômico, o que o torna bastante adequado para contrações sustentadas de longo prazo, com pouco consumo de energia e sem fadiga. Ao contrário das rapidamente mutáveis exigências feitas sobre os músculos esqueléticos enquanto nos movimentamos e manipulamos o ambiente externo, as atividades de nossos músculos lisos estão voltadas para durações de longo prazo e lentos ajustes à mudança. Devido à sua lentidão e menor organização de seus filamentos, o músculo liso frequentemente é visto erroneamente como uma versão mal desenvolvida do músculo esquelético. Na verdade, o músculo liso é igualmente especializado para as demandas feitas a ele. Ele é um tecido extremamente adaptativo e eficiente.

O fornecimento de nutrientes e de O_2 geralmente é adequado para sustentar o processo contrátil do músculo liso. O músculo liso pode utilizar diversas moléculas de nutriente para a produção de ATP. Não há grupos de armazenamento de energia comparáveis à creatina fosfato no músculo liso – pois eles não são necessários. O fornecimento de oxigênio normalmente é adequado para acompanhar a baixa frequência de fosforilação oxidativa necessária e fornecer ATP ao músculo liso de forma energeticamente eficiente. Se necessário, a glicólise anaeróbia pode sustentar a produção adequada de ATP se os suprimentos de O_2 diminuírem.

O músculo cardíaco mistura características do esquelético e do liso.

O músculo cardíaco, encontrado apenas no coração, divide características estruturais e funcionais com o esquelético e o liso unitário. Como o músculo esquelético, o cardíaco é estriado, com seus filamentos grossos e finos altamente organizados em um padrão de faixas regulares. Os filamentos finos cardíacos contêm troponina e tropomiosina, que formam o local de ação de Ca^{2+} no acionamento da atividade das pontes cruzadas, como no músculo esquelético. Também como o músculo esquelético, o cardíaco tem uma relação tensão-comprimento clara. Como as fibras oxidativas do músculo esquelético, as células do músculo cardíaco têm muitas mitocôndrias e mioglobina. Elas também têm túbulos T e um retículo sarcoplasmático moderadamente bem desenvolvido.

Como no músculo liso, o Ca^{2+} entra no citosol vindo do ECF e do retículo sarcoplasmático durante a excitação cardíaca. A entrada de Ca^{2+} do ECF ocorre através de receptores de di-hidropiridina regulados por voltagem, que também atuam como canais de Ca^{2+} na membrana do túbulo T. Esta entrada de Ca^{2+} do ECF ativa a liberação de Ca^{2+} intracelularmente pelo retículo sarcoplasmático. Como o músculo liso unitário, o coração exibe atividade de marcapasso (mas não de onda lenta), iniciando seus próprios potenciais de ação sem qualquer influência externa. As células cardíacas são interconectadas por junções comunicantes que aumentam o espalhamento de potenciais de ação pelo coração, como no músculo liso unitário. Além disso, o coração também é inervado pelo sistema nervoso autônomo, que, em conjunto com determinados hormônios e fatores locais, pode modificar a frequência e a força de contração.

Exclusivas ao músculo cardíaco, as fibras cardíacas ficam unidas em uma rede ramificada e os potenciais de ação do músculo cardíaco duram muito mais antes de repolarizar. Mais detalhes e a importância das características do músculo cardíaco serão abordados no próximo capítulo.

Capítulo em Perspectiva: Foco na homeostase

Os músculos esqueléticos compõem o sistema muscular em si. Os músculos cardíaco e liso constituem os órgãos que formam os outros sistemas corporais. O músculo cardíaco é encontrado apenas no coração, que faz parte do sistema circulatório. O músculo liso é encontrado nas paredes de órgãos e tubos ocos, como os vasos sanguíneos no sistema circulatório, as vias aéreas no sistema respiratório, a bexiga no sistema urinário, o estômago e os intestinos no sistema digestório e o útero e o duto deferente (através do qual os espermatozoides saem dos testículos) no sistema reprodutivo.

A contração dos músculos esqueléticos realiza movimentos de partes do corpo em relação entre si e o movimento de todo o corpo em relação ao ambiente externo. Assim, esses músculos permitem que nos movamos e manipulemos nosso ambiente externo. Em um nível bastante geral, alguns desses movimentos têm o objetivo de manter a homeostase, como a movimentação do corpo em direção à comida ou para longe do perigo. Exemplos de funções homeostáticas mais específicas realizadas pelos músculos esqueléticos incluem mastigar e engolir alimentos para a futura decomposição pelo sistema digestório em moléculas de nutrientes produtoras de energia utilizável (os músculos da boca e da garganta são esqueléticos) e respirar, para obtenção de O_2 e eliminação de CO_2 (todos os músculos respiratórios são esqueléticos). O calor gerado pela contração dos músculos esqueléticos também é a maior fonte de produção de calor para a manutenção da temperatura corporal. Os músculos esqueléticos também realizam muitas atividades não homeostáticas que tornam possíveis o trabalho e o lazer – por exemplo, usar um computador ou andar de bicicleta – para que possamos contribuir com a sociedade e nos divertir.

Todos os demais sistemas do corpo, exceto o imunológico (defesa), dependem de componentes musculares não esqueléticos para executar suas funções homeostáticas. Por exemplo, a contração do músculo cardíaco no coração impele o sangue sustentador da vida pelos vasos sanguíneos e a contração do músculo liso no estômago e intestinos empurra o alimento digerido através do trato digestório em uma frequência adequada para que os sucos digestórios secretados ao longo da via decomponham o alimento em unidades utilizáveis.

EXERCÍCIOS DE REVISÃO

Perguntas Objetivas (Respostas no Apêndice F)

1. A velocidade com que um músculo encurta depende totalmente da atividade de ATPase de suas fibras. *(Verdadeiro ou falso?)*

2. Na conclusão de um potencial de ação em uma fibra muscular, a atividade contrátil iniciada pelo potencial de ação se encerra. *(Verdadeiro ou falso?)*

3. Um potencial de marcapasso sempre inicia um potencial de ação. *(Verdadeiro ou falso?)*

4. Músculos lisos podem desenvolver tensão mesmo quando consideravelmente alongados, porque os filamentos finos ainda se sobrepõem aos longos filamentos grossos. *(Verdadeiro ou falso?)*

5. Um potencial de onda lenta sempre inicia um potencial de ação. *(Verdadeiro ou falso?)*

6. Quando um músculo esquelético é alongado ao máximo, ele pode desenvolver tensão máxima de contração, porque os filamentos de actina podem deslizar em uma distância máxima. *(Verdadeiro ou falso?)*

7. Neurônios motores _____ alimentam fibras musculares extrafusais, enquanto as fibras intrafusais são inervadas por neurônios motores _____.

8. Uma contração _____ é uma contração isotônica na qual o músculo é encurtado, enquanto o músculo é alongado por uma contração isotônica _____.

9. Os dois tipos de atrofia são _____ e _____.

10. Qual dos seguintes itens *não* está envolvido no relaxamento muscular?
    a. readmissão de Ca^{2+} pelo retículo sarcoplasmático
    b. fim da ATP
    c. fim do potencial de ação
    d. remoção de ACh na placa terminal por acetilcolinesterase
    e. filamentos deslizando de volta à posição de repouso

11. Qual(is) dos seguintes itens fornece(m) impulso direto aos neurônios motores alfa? (Indique todas as respostas corretas.)
    a. córtex motor primário
    b. tronco cerebral
    c. cerebelo
    d. núcleos basais
    e. vias de reflexo espinhal

Capítulo 8 – Fisiologia Muscular

12. Una os seguintes itens, em relação à musculatura esquelética:

    ___1. ATP
    ___2. complexo troponina–tropomiosina
    ___3. túbulo T
    ___4. saco lateral do retículo sarcoplasmático
    ___5. miosina
    ___6. actina
    ___7. Ca^{2+}

    (a) une-se ciclicamente com as pontes cruzadas de miosina durante a contração
    (b) tem atividade de ATPase
    (c) fornece energia para a força de deslocamento de uma ponte cruzada
    (d) transmite rapidamente o potencial de ação à parte central da fibra muscular
    (e) armazena Ca^{2+}
    (f) remove o complexo troponina–tropomiosina de sua posição de bloqueio
    (g) evita que a actina interaja com a miosina quando a fibra muscular não está excitada

13. Utilizando o código de resposta à direita, indique o que acontece no padrão das faixas durante a contração:

    ___1. zona H
    ___2. sarcômero
    ___3. miofilamento grosso
    ___4. banda A
    ___5. miofilamento fino
    ___6. banda I

    (a) continua do mesmo tamanho durante a contração
    (b) diminui em comprimento (encurta) durante a contração

Perguntas Dissertativas

1. Descreva os níveis de organização em um músculo esquelético.
2. O que produz a aparência estriada dos músculos esqueléticos? Descreva ou desenhe a organização de filamentos grossos e finos que origina o padrão de faixas.
3. Qual é a unidade funcional do músculo esquelético?
4. Descreva a composição dos filamentos grossos e finos.
5. Descreva o mecanismo de filamentos deslizantes da contração muscular. Como os deslocamentos de potência da ponte cruzada causam encurtamento da fibra muscular?
6. Compare o processo de acoplamento de excitação-contração no músculo esquelético ao do músculo liso.
7. Como a gradação da contração do músculo esquelético pode ser atingida?
8. O que é uma unidade motora? Compare o tamanho das unidades motoras em músculos controlados finamente com as especializadas para contrações grosseiras e potentes. Descreva o recrutamento da unidade motora.
9. Explique a somação de abalos e o tétano.
10. Como o comprimento de uma fibra do músculo esquelético no início da contração afeta a força da contração subsequente?
11. Compare contrações isotônicas e isométricas.
12. Descreva a função de cada item a seguir na ativação da contração do músculo esquelético: ATP, creatina fosfato, fosforilação oxidativa e glicólise. Diferencie entre exercício aeróbico e anaeróbico.
13. Compare os três tipos de fibras do músculo esquelético.
14. Quais são as funções do sistema córtico-espinhal e do sistema multineural no controle da motricidade?
15. Descreva a estrutura e o funcionamento dos fusos musculares e dos órgãos tendinosos de Golgi.
16. Diferencie entre músculo liso fásico e tônico.
17. Diferencie entre músculo liso multiunitário e unitário.
18. Diferencie entre atividade muscular neurogênica e miogênica.
19. Como a contração do músculo liso pode ser graduada?
20. Compare músculos esqueléticos e músculos lisos quanto à velocidade contrátil e ao gasto relativo de energia.
21. De que formas o músculo cardíaco é funcionalmente semelhante ao músculo esquelético e ao músculo liso unitário?

Exercícios Quantitativos (Soluções no Apêndice F)

1. Considere duas pessoas jogando uma bola de beisebol, um atleta de fim de semana e um atleta profissional.

    a. Dadas as informações a seguir, calcule a velocidade da bola quando ela sai da mão do amador:
       - A distância do soquete do ombro (cabeça umeral) até a bola é de 70 cm.
       - A distância da cabeça umeral até os pontos de inserção dos músculos que movem seu braço para frente (devemos simplificar aqui, porque o ombro é uma articulação muito complexa) é de 9 cm.
       - A velocidade de encurtamento do músculo é de 2,6 m/s.

    b. O atleta profissional joga a bola a 85 milhas por hora. Se seus pontos de inserção também forem de 9 cm a partir da cabeça umeral e a distância de sua cabeça umeral até a bola for de 90 cm, quão mais rapidamente os músculos do atleta profissional se encolheram em relação ao amador?

2. A velocidade pela qual um músculo encurta está relacionada à força que ele pode gerar, da seguinte forma[1]:

    $$v = b(F_o - F)/(F + a)$$

    em que v é a velocidade de encurtamento e F_o pode ser considerado um "limite de carga superior", ou a força máxima que um músculo pode gerar contra uma resistência. O parâmetro a é inversamente proporcional à frequência do ciclo de ponte cruzada e b é proporcional ao número de sarcômeros em linha em um músculo. Desenhe a curva de resistência (carga)-velocidade prevista por esta equação, fazendo um gráfico dos pontos F = 0 e F = F_o. Os valores de v estão no eixo vertical, os valores de F estão no eixo horizontal e a, b e F_o são constantes.

    a. Observe que a curva gerada por esta equação é a mesma da • Figura 8-20. Por que a curva tem este formato? Isto é, o que o formato da curva lhe diz sobre o desempenho muscular em geral?

    b. O que acontece com a curva de resistência (carga)-velocidade quando F_o aumenta? Quando a frequência de ciclo de ponte cruzada aumenta? Quando o tamanho do músculo aumenta? Como cada uma dessas mudanças afeta o desempenho do músculo?

---

1. F. C. Hoppensteadt; C. S. Peskin. *Mathematics in Medicine and the Life Sciences.* Nova York: Springer, 1992. Equação 9.1.1, p. 199.

PONTOS A PONDERAR

(Explicações no Apêndice F)

1. Por que o exercício aeróbico regular fornece mais benefício cardiovascular do que a musculação? (*Dica:* O coração responde às demandas feitas a ele de uma forma semelhante à do músculo esquelético.)

2. Se o músculo bíceps de uma criança insere-se 4 cm a partir do cotovelo e se o comprimento do braço do cotovelo à mão é de 28 cm, quanta força o bíceps deve gerar para que a criança levante uma pilha de livros de 8 kg com uma mão?

3. Coloque-se no lugar dos cientistas que descobriram o mecanismo de filamento deslizante da contração muscular, ao considerar quais mudanças moleculares devem estar envolvidas para responderem pelas alterações observadas no padrão de faixas durante a contração. Se você comparasse uma fibra muscular relaxada e outra contraída em uma eletromicrografia (veja a • Figura 8-3a), como poderia determinar que os filamentos finos não variam em comprimento durante a contração muscular? Não é possível ver ou medir um único filamento fino nesta ampliação. (*Dica:* Que marco no padrão de faixas representa cada extremidade do filamento fino? Se esses marcos tiverem a mesma distância de separação em uma fibra relaxada e contraída, os filamentos finos não devem mudar de comprimento.)

4. Que tipo de treinamento fora da neve você recomendaria a um esquiador competitivo de *downhill* e a um esquiador competitivo de *cross-country*? Que mudanças adaptativas dos músculos esqueléticos você esperaria obter nos atletas em cada caso?

5. Quando a bexiga está cheia e o reflexo de micção (urinação) é iniciado, o suprimento nervoso da bexiga promove a contração da bexiga e o relaxamento do esfíncter uretral externo, um aro de músculo que protege a saída da bexiga. Se o momento for inoportuno para esvaziar a bexiga quando o reflexo de micção é iniciado, o esfíncter uretral externo poderá ser apertado voluntariamente para evitar a micção, embora a bexiga esteja se contraindo. Utilizando seu conhecimento sobre tipos de músculo e sua inervação, de quais tipos de músculo a bexiga e o esfíncter uretral externo são compostos e que ramo da divisão eferente do sistema nervoso periférico alimenta cada um desses músculos?

CONSIDERAÇÃO CLÍNICA

(Explicação no Apêndice F)

Jason W. impacientemente espera que o médico termine de remover o gesso de sua perna, quebrada no último dia de aula há seis semanas. As férias de verão já estão na metade e ele ainda não pôde nadar, jogar ou participar de nenhum de seus esportes favoritos. Quando o gesso finalmente é removido, a empolgação de Jason vira preocupação quando ele vê que a perna machucada tem diâmetro notavelmente menor que o normal. O que explica esta redução de tamanho? Como a perna pode voltar a seu tamanho e capacidade funcional normais?

Sistema Circulatório (Coração)

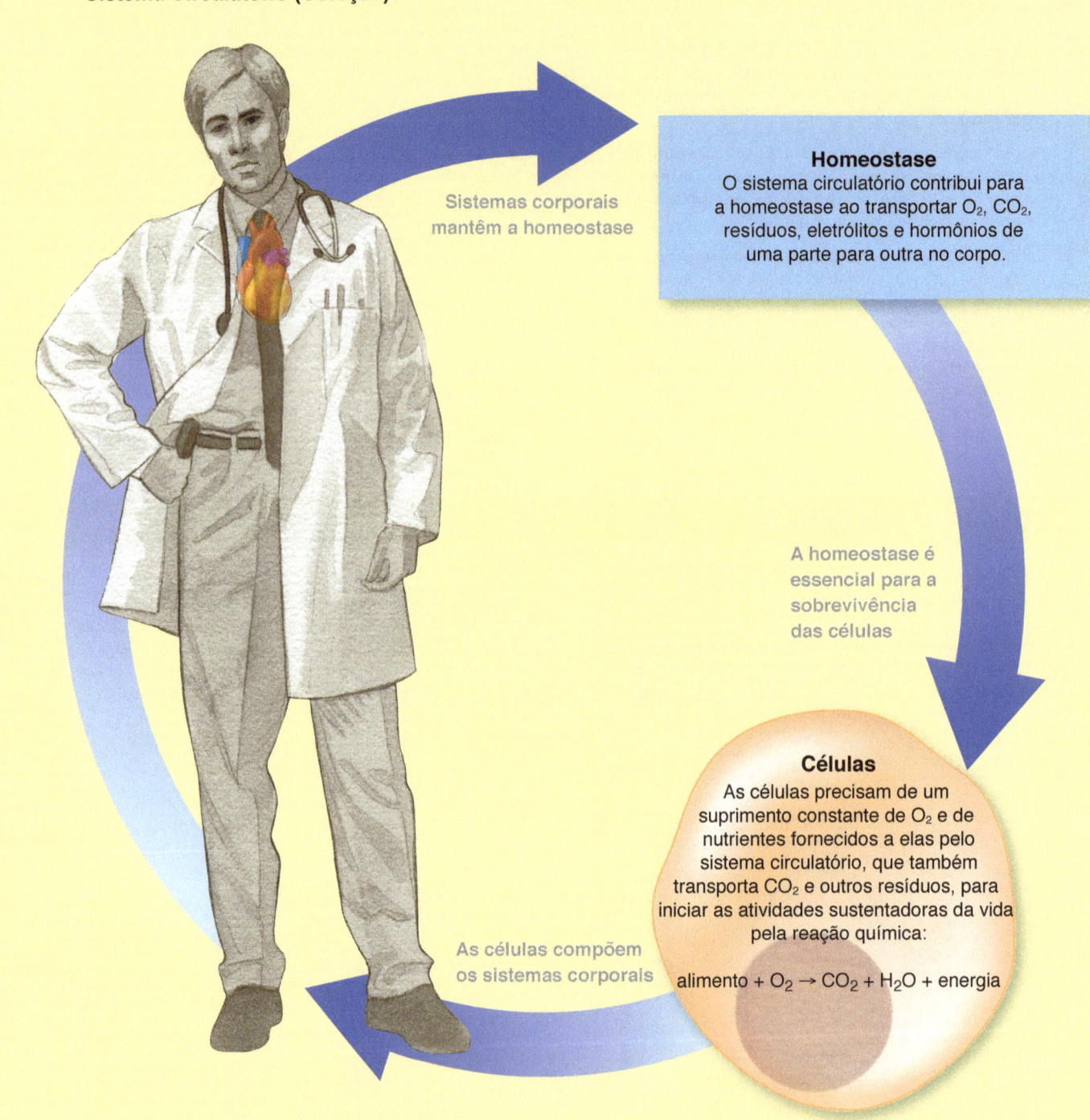

Sistemas corporais mantêm a homeostase

Homeostase
O sistema circulatório contribui para a homeostase ao transportar O_2, CO_2, resíduos, eletrólitos e hormônios de uma parte para outra no corpo.

A homeostase é essencial para a sobrevivência das células

Células
As células precisam de um suprimento constante de O_2 e de nutrientes fornecidos a elas pelo sistema circulatório, que também transporta CO_2 e outros resíduos, para iniciar as atividades sustentadoras da vida pela reação química:

alimento + O_2 → CO_2 + H_2O + energia

As células compõem os sistemas corporais

Para manter a homeostase, materiais essenciais como O_2 e nutrientes devem ser continuamente coletados do ambiente externo e fornecidos às células, enquanto produtos residuais devem ser continuamente removidos. Além disso, o excesso de calor gerado pelos músculos deve ser transportado à pele, onde pode ser perdido pela superfície do corpo, ajudando a manter a temperatura corporal. A homeostase também depende da transferência do local de produção para o local de atuação dos hormônios, que são importantes mensageiros químicos reguladores. O sistema circulatório, formado pelo coração, vasos sanguíneos e o sangue, contribui para a homeostase por servir de sistema de transporte do corpo,.

Todos os tecidos corporais dependem de constante fluxo de sangue, que o coração fornece pelas contrações ou batimentos. O coração leva o sangue através dos vasos sanguíneos e o entrega aos tecidos em quantidades suficientes, esteja o corpo em repouso ou envolvido em exercícios vigorosos.

CAPÍTULO 9

Fisiologia Cardíaca

Anatomia do Coração

Dos primeiros dias após a concepção até a morte, a batida não para. Na verdade, durante toda a vida de uma pessoa, o coração se contrai em média cerca de três bilhões de vezes, não parando nunca, exceto por uma fração de segundo para se encher entre os batimentos. Cerca de três semanas após a concepção, o coração do embrião em desenvolvimento começa a funcionar. É o primeiro órgão a se tornar funcional. Naquele momento, o embrião humano tem poucos milímetros de comprimento, o tamanho de uma letra maiúscula desta página.

Por que o coração se desenvolve tão cedo e por que é tão crucial durante toda a vida? Ele é importante porque o sistema circulatório é o sistema de transporte do corpo. Um embrião humano, com pouquíssima reserva de alimento disponível, depende do estabelecimento imediato de um sistema circulatório que possa interagir com a circulação da mãe para coletar e distribuir aos tecidos em desenvolvimento os suprimentos tão essenciais para a sobrevivência e o crescimento. Assim começa a história do sistema circulatório, que continua por toda a vida sendo uma tubulação vital para o transporte de materiais dos quais as células do corpo dependem absolutamente.

O **sistema circulatório** tem três componentes básicos:

1. O **coração** serve de bomba, fornecendo pressão ao sangue para estabelecer o gradiente de pressão necessário para que o sangue flua até os tecidos. Como todos os líquidos, o sangue flui em favor do gradiente de pressão, de uma área de maior pressão para outra de menor pressão. Este capítulo tratará da fisiologia cardíaca (*cardia* quer dizer "coração").

2. Os **vasos sanguíneos** servem de passagens através das quais o sangue é direcionado e distribuído do coração às demais partes do corpo e, subsequentemente, é devolvido ao coração. Os menores vasos sanguíneos são projetados para a troca rápida de materiais entre os tecidos ao redor e o sangue dentro dos vasos (veja o Capítulo 10).

3. O **sangue** é o meio de transporte dentro do qual estão dissolvidos ou suspensos os materiais transportados por grandes distâncias no organismo (como O_2, CO_2, nutrientes, resíduos, eletrólitos e hormônios) (veja o Capítulo 11).

O sangue viaja continuamente por todo o sistema circulatório, entrando e saindo do coração através de duas alças vasculares (vasos sanguíneos) distintas, ambas com origem

direito e esquerdo, e a circulação sistêmica passa simultaneamente pelas metades superior e inferior do corpo.

O coração está posicionado no meio da cavidade torácica.

O coração é um órgão muscular e oco, do tamanho de um punho fechado. Ele fica na **cavidade torácica** (peito), aproximadamente, entre o **esterno** na parte anterior e as **vértebras** (espinha dorsal) na parte posterior. Coloque a mão sobre seu coração. As pessoas normalmente põem a mão no lado esquerdo do peito, embora o coração fique, na verdade, no centro do peito. O coração tem uma **base** ampla no topo e se estreita até uma ponta, o **ápice**, na parte inferior. Ele está situado inclinado sob o esterno, de forma que sua base fique predominantemente à direita e o ápice, à esquerda do esterno. Quando o coração bate com força, o ápice na verdade bate contra a parte interna da parede peitoral no lado esquerdo. Como percebemos os batimentos cardíacos pelo ápice batendo no lado esquerdo do peito, tendemos a pensar – erroneamente – que todo o coração fica à esquerda.

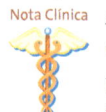

Nota Clínica A posição do coração entre duas estruturas ósseas, o esterno e as vértebras, possibilita levar sangue manualmente, pela depressão rítmica do esterno, para fora do coração se ele não estiver sendo bombeado efetivamente. Esta manobra envolve a compressão do coração entre o esterno e as vértebras, para que sangue seja enviado aos vasos sanguíneos, mantendo-se o fluxo de sangue aos tecidos. Frequentemente, esta *compressão cardíaca externa*, que faz parte da **ressuscitação cardiopulmonar (RCP)**, serve de medida emergencial até que a terapia adequada possa fazer o coração recuperar seu funcionamento normal.

O coração é uma bomba dupla.

Embora anatomicamente o coração seja um só órgão, seus lados esquerdo e direito funcionam como duas bombas separadas. O coração é dividido nas metades direita e esquerda e tem quatro câmaras, uma superior e uma inferior dentro de cada metade (● Figura 9-2a). As câmaras superiores, os **átrios** (singular: **átrio**), recebem o sangue que retorna ao coração e o transferem às câmaras inferiores, os **ventrículos**, que bombeiam sangue para fora do coração. Os vasos que retornam o sangue dos tecidos para os átrios são as **veias**, e os que levam sangue dos ventrículos aos tecidos são as **artérias**. As duas metades do coração são separadas pelo **septo**, uma divisão muscular contínua que evita a mistura de sangue dos dois lados do coração. Esta separação é extremamente importante, porque o lado direito do coração recebe e bombeia sangue pobre em O_2, enquanto o lado direito recebe e bombeia sangue rico em O_2.

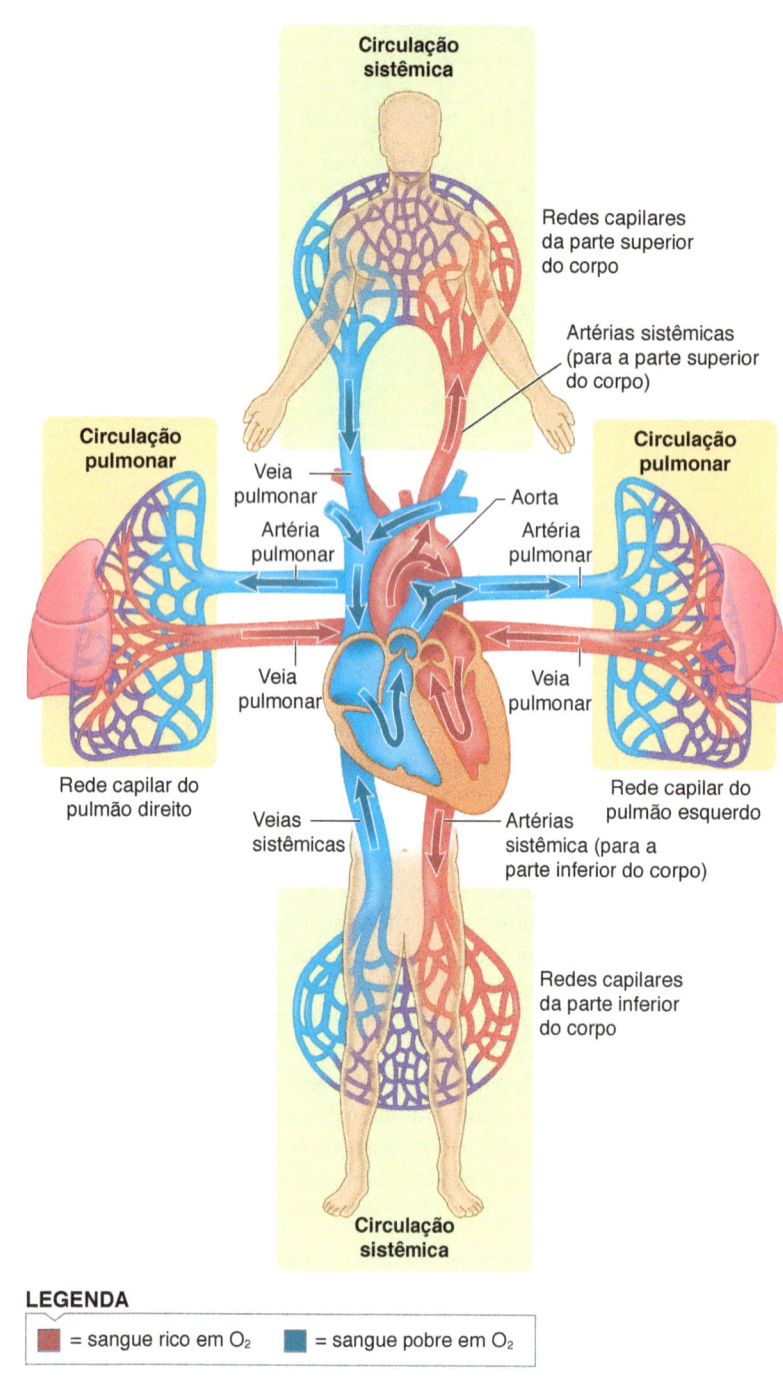

● **FIGURA 9-1 Circulação pulmonar e sistêmica em relação ao coração.** O sistema circulatório consiste de duas alças vasculares separadas: a circulação pulmonar – ou pequena circulação –, que leva sangue entre o coração e os pulmões, e a circulação sistêmica – ou grande circulação –, que leva sangue entre o coração e os sistemas de órgãos. Cada uma dessas alças forma um "8", com a circulação pulmonar alimentando simultaneamente os pulmões esquerdo e direito e a sistêmica alimentando simultaneamente as partes superior e inferior do corpo.

e fim no coração (● Figura 9-1). A **circulação pulmonar**, ou **pequena circulação**, consiste em uma alça fechada de vasos que levam sangue entre o coração e os pulmões. A **circulação sistêmica**, ou **grande circulação**, é um circuito de vasos que levam sangue entre o coração e outros sistemas corporais. Cada um dessas alças vasculares tem o formato de um "8". A circulação pulmonar passa simultaneamente pelos pulmões

(a) Fluxo de sangue através do coração

- Veia cava superior (retorna sangue do cérebro, membros superiores)
- Veias pulmonares direitas (retornam sangue do pulmão direito)
- Válvula semilunar pulmonar (mostrada aberta)
- Átrio direito
- Válvula atrioventricular direita (mostrada aberta)
- Ventrículo direito
- Veia cava inferior (retorna sangue do tronco, pernas)
- Para a circulação sistêmica (parte inferior do corpo)
- Para a circulação sistêmica (parte superior do corpo)
- Aorta
- Artérias pulmonares direita e esquerda (para os pulmões)
- Veias pulmonares esquerdas (retornam sangue do pulmão esquerdo)
- Átrio esquerdo
- Válvula semilunar aórtica (mostrada aberta)
- Válvula atrioventricular esquerda (mostrada aberta)
- Ventrículo esquerdo
- Septo

LEGENDA
- Sangue rico em O_2
- Sangue pobre em O_2

(c) Espessura dos ventrículos esquerdo e direito
- Parede ventricular direita
- Parede ventricular esquerda

(b) Ação de bomba dupla do coração

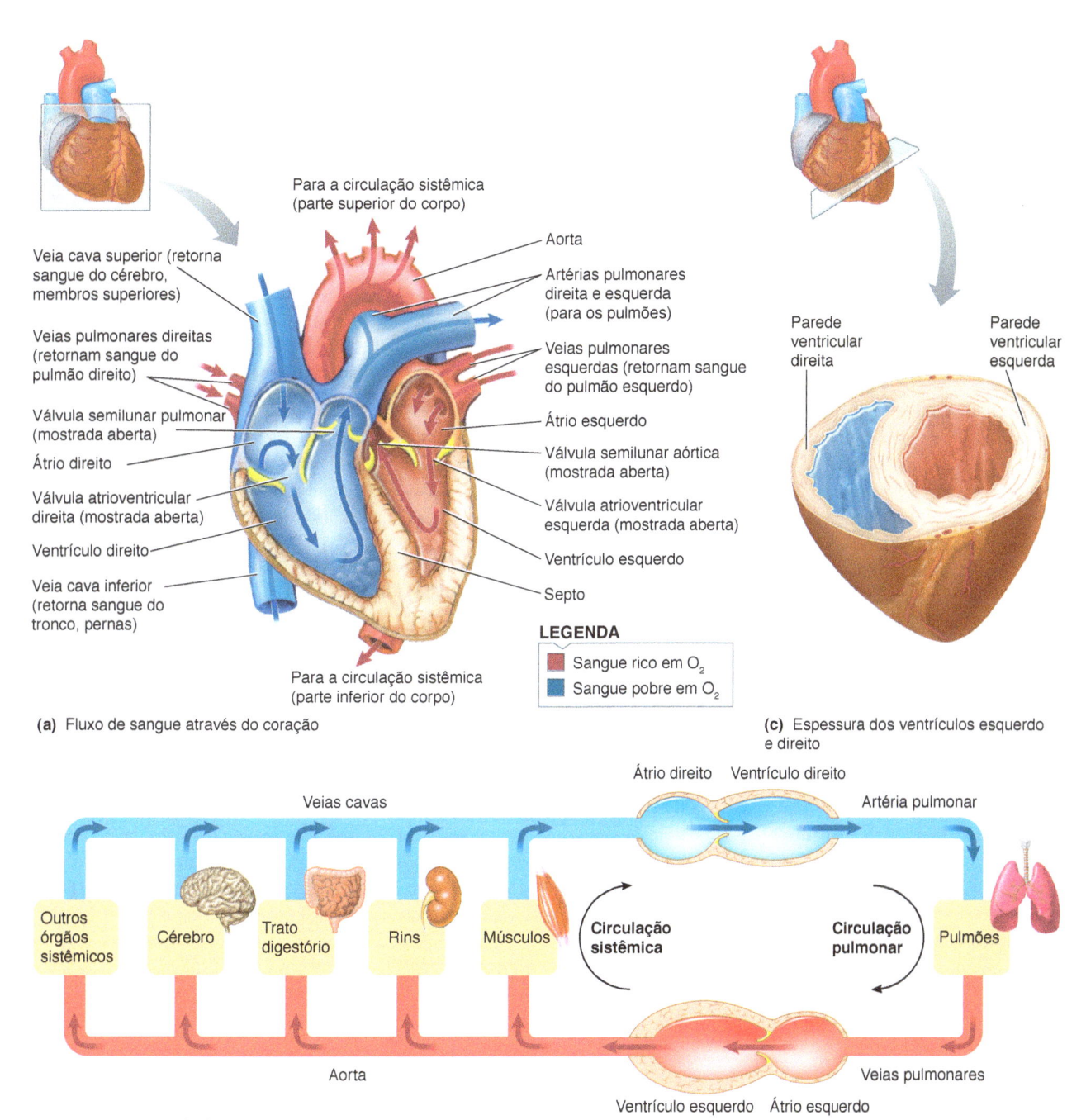

Veias cavas — Átrio direito — Ventrículo direito — Artéria pulmonar — Pulmões — Veias pulmonares — Átrio esquerdo — Ventrículo esquerdo — Aorta — Outros órgãos sistêmicos, Cérebro, Trato digestório, Rins, Músculos

Circulação sistêmica / Circulação pulmonar

- **FIGURA 9-2 Fluxo sanguíneo através de uma ação de bomba do coração.** (a) As setas indicam a direção do fluxo de sangue. Para ilustrar a direção do fluxo sanguíneo através do coração, todas as válvulas cardíacas são mostradas abertas, o que nunca é o caso. O lado direito do coração recebe sangue pobre em O2 da circulação sistêmica e o bombeia para a circulação pulmonar. O lado esquerdo do coração recebe sangue rico em O2 da circulação pulmonar e o bombeia para a circulação sistêmica. (b) Observe as vias paralelas de fluxo sanguíneo através dos órgãos sistêmicos (o volume relativo de sangue que flui através de cada órgão não está desenhado em escala). (c) Observe que a parede ventricular esquerda é muito mais grossa do que a direita.

CIRCUITO COMPLEXO DE FLUXO DO SANGUE Veremos como o coração funciona como uma bomba dupla ao acompanhar uma gota de sangue através de um circuito completo (• Figura 9-2a e b). O sangue que retorna da circulação sistêmica entra no átrio direito via duas veias grandes, as **veias cavas**, uma retornando sangue da parte de cima e a outra, da parte de baixo do corpo, em relação ao nível do coração. A gota de sangue que entra no átrio direito retornou dos tecidos corporais, dos quais retirou-se o O_2 e adicionou-se o CO_2. Este sangue parcialmente desoxigenado flui do átrio direito para o ventrículo direito, que o bombeia para fora através da **artéria pulmonar**, que forma imediatamente dois ramos, que seguem cada um para os dois pulmões. Assim, *o lado direito do coração recebe sangue da circulação sistêmica e o bombeia para a circulação pulmonar.*

Dentro dos pulmões, a gota de sangue perde seu CO_2 adicional e coleta um novo suprimento de O_2 antes de retornar ao átrio esquerdo pelas **veias pulmonares** que vêm dos dois pulmões. Este sangue rico em O_2 que retorna ao átrio esquerdo subsequentemente flui para o ventrículo esquerdo, a câmara de bombeamento que impulsiona o sangue para todos os sistemas corporais, exceto os pulmões – em outras palavras, *o lado esquerdo do coração recebe sangue da circulação pulmonar e o bombeia para a circulação sistêmica.* A grande artéria que transporta sangue para fora do ventrículo esquerdo é a **aorta.** As principais artérias ramificam-se a partir da aorta para alimentar os diversos órgãos do corpo.

Em contraste com a circulação pulmonar, na qual todo o sangue flui através dos pulmões, a circulação sistêmica pode ser vista como uma série de vias paralelas. Parte do sangue bombeado para fora pelo ventrículo esquerdo vai para os músculos, parte para os rins, outra parte para o cérebro, e assim por diante (• Figura 9-2b). Assim, a produção do ventrículo esquerdo é distribuída de forma que cada parte do corpo receba um suprimento novo de sangue – o mesmo sangue arterial não passa de órgão para órgão. Assim, a gota de sangue que estamos rastreando vai para apenas um dos órgãos sistêmicos. As células de tecido dentro dos órgãos absorvem O_2 do sangue e o utilizam para oxidar nutrientes para a produção de energia. No processo, as células dos tecidos produzem CO_2 como resíduo adicionado ao sangue (veja nos Capítulos 1 e 2). A gota de sangue, agora parcialmente depletada do conteúdo de O_2 e com maior conteúdo de CO_2, retorna ao lado direito do coração, que mais uma vez a bombeará para os pulmões. Uma volta do circuito está completa.

COMPARAÇÃO ENTRE AS BOMBAS ESQUERDA E DIREITA Os dois lados do coração bombeiam simultaneamente quantidades iguais de sangue. O volume de sangue pobre em O_2 bombeado aos pulmões pelo lado direito do coração logo se tornará o mesmo volume de sangue rico em O_2 a ser entregue aos tecidos pelo lado esquerdo do coração. A circulação pulmonar é um sistema de baixa pressão e baixa resistência, enquanto a circulação sistêmica é um sistema de alta pressão e alta resistência. A pressão é a força exercida sobre as paredes dos vasos pelo sangue bombeado dentro deles pelo coração. Resistência é a oposição ao fluxo sanguíneo, amplamente causada pela fricção entre o sangue que flui e a parede do vaso. Embora os lados esquerdo e direito do coração bombeiem a mesma quantidade de sangue, o lado esquerdo trabalha mais, porque bombeia um volume igual de sangue a uma maior pressão e por um sistema mais longo e de maior resistência. Assim, o músculo cardíaco no lado esquerdo é muito mais grosso do que no lado direito, o que torna o lado esquerdo uma bomba mais forte (• Figura 9-2c).

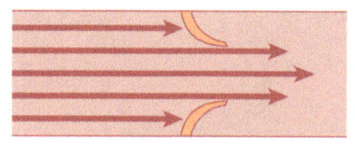

Quando a pressão é maior atrás da válvula, ela se abre.

Válvula aberta

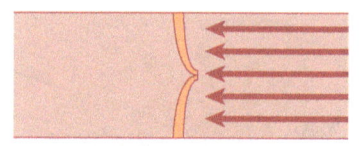

Quando a pressão é maior na frente da válvula, ela se fecha. Observe que quando a pressão é maior na frente da válvula, ela não se abre na direção oposta – ou seja, é uma válvula de mão única.

Válvula fechada; não se abre na direção oposta

• **FIGURA 9-3** Mecanismo de ação da válvula.

Válvulas cardíacas operadas por pressão garantem que o sangue flua pelo coração na direção correta.

O sangue flui através do coração em uma direção fixa das veias para os átrios, destes para os ventrículos e destes para as artérias. A presença de quatro válvulas cardíacas unidirecionais garante este fluxo do sangue em mão única. As válvulas são posicionadas para se abrirem e fecharem passivamente devido a diferenças de pressão, assim como uma porta de passagem única (• Figura 9-3). Um gradiente de pressão para frente (isto é, uma pressão maior atrás da válvula) pressiona para que ela se abra, como uma porta se abre ao empurrarmos um de seus lados, enquanto um gradiente de pressão para trás (isto é, uma pressão maior na frente da válvula) força para que ela se feche, assim como quando aplicamos pressão do lado oposto da porta, fechando-a. Observe que um gradiente para trás pode forçar a válvula a fechar-se, mas não a se abrir na direção oposta – isto é, as válvulas cardíacas não são como portas de vaivém.

VÁLVULAS ATRIOVENTRICULARES ENTRE OS ÁTRIOS E OS VENTRÍCULOS Duas das válvulas cardíacas, as **válvulas atrioventriculares (AV) esquerda** e **direita**, estão posicionadas entre o átrio e o ventrículo nos lados esquerdo e direito, respectivamente (• Figura 9-4a). Essas válvulas deixam o sangue fluir dos átrios para os ventrículos durante o enchimento ventricular (quando a pressão atrial ultrapassa a ventricular), mas evitam o fluxo reverso de sangue dos ventrículos para os átrios durante o esvaziamento ventricular (quando a pressão ventricular excede bastante a atrial). Se a pressão ventricular em ascensão não forçasse o fechamento das válvulas AV quando os ventrículos se contraem para o esvaziamento, uma boa parte do sangue seria forçada, de forma ineficaz, de volta para os átrios e veias, em vez de ser bombeado para as artérias. A válvula AV direita também é chamada de **válvula tricúspide** (*tri* quer dizer "três") porque consiste de três cúspides ou folhas (• Figura 9-4b). Da mesma forma, a válvula AV esquerda, que tem duas cúspides, frequentemente é chamada de **válvula bicúspide** (*bi* significa "dois") ou, também, de **válvula mitral** (devido a sua semelhança física com uma mitra, ou chapéu de bispo).

As bordas das cúspides da válvula AV são fixadas por cordões finos, duros e fibrosos de tecido do tipo tendinoso, as **cordas tendíneas**, que evitam que as válvulas sejam reviradas. Isto é, as cordas tendíneas evitam que a válvula AV seja forçada pela alta pressão ventricular a abrir-se na direção oposta, para dentro dos átrios. Essas cordas estendem-se das bordas de cada cúspide e acoplam-se a pequenos **músculos papilares** em forma de mamilo, que se salientam da superfície interna das paredes ventriculares (*papila* significa "mamilo"). Quando os ventrículos se contraem, os músculos papilares também se contraem, empurrando para baixo as cordas tendíneas. Esse movimento exerce tensão sobre as cúspides da válvula AV fechada para mantê-las na posição, assim como as cordas seguram um balão de ar quente. Esta ação ajuda a manter a válvula hermeticamente vedada quando enfrenta um gradiente de pressão contrária forte (• Figura 9-4c).

VÁLVULAS SEMILUNARES ENTRE OS VENTRÍCULOS E ARTÉRIAS PRINCIPAIS As duas válvulas cardíacas restantes, a **válvula aórtica** e a **pulmonar**, ficam na junção onde as principais artérias saem dos ventrículos (• Figura 9-4a). Elas são conhecidas como **válvulas semilunares**, porque têm três cúspides, cada uma parecida com um bolso raso em forma de meia-lua (*semi* quer dizer "metade"; *lunar* significa "lua") (• Figura 9-4b). Estas válvulas são forçadas a se abrir quando as pressões ventriculares esquerda e direita excedem a pressão na aorta e na artéria pulmonar, durante a contração e o esvaziamento ventricular, respectivamente. O fechamento resulta quando os ventrículos relaxam e as pressões ventriculares caem abaixo das pressões das artérias aórtica e pulmonar. As válvulas fechadas evitam que o sangue flua das artérias de volta aos ventrículos, dos quais acabou de ser bombeado.

As válvulas semilunares têm sua reversão impedida pela estrutura anatômica e pelo posicionamento das cúspides. Quando, no relaxamento ventricular, um gradiente de pressão contrário é criado, o movimento reverso de sangue enche as cúspides e as leva à posição fechada, com suas extremidades não acopladas viradas para cima encaixando-se em uma unidade profunda e impermeável (• Figura 9-4d).

NÃO HÁ VÁLVULA ENTRE OS ÁTRIOS E AS VEIAS Embora não existam válvulas entre os átrios e as veias, o fluxo reverso de sangue dos átrios para as veias normalmente não é um problema significativo, por dois motivos: (1) as pressões atriais normalmente não são muito maiores do que as venosas, e (2) os locais onde as veias cavas entram nos átrios são parcialmente comprimidos durante a contração atrial.

ESQUELETO FIBROSO DAS VÁLVULAS Quatro aros de interconexão de tecido conectivo denso oferecem uma base firme para acoplamento das quatro válvulas cardíacas (• Figura 9-5). Este

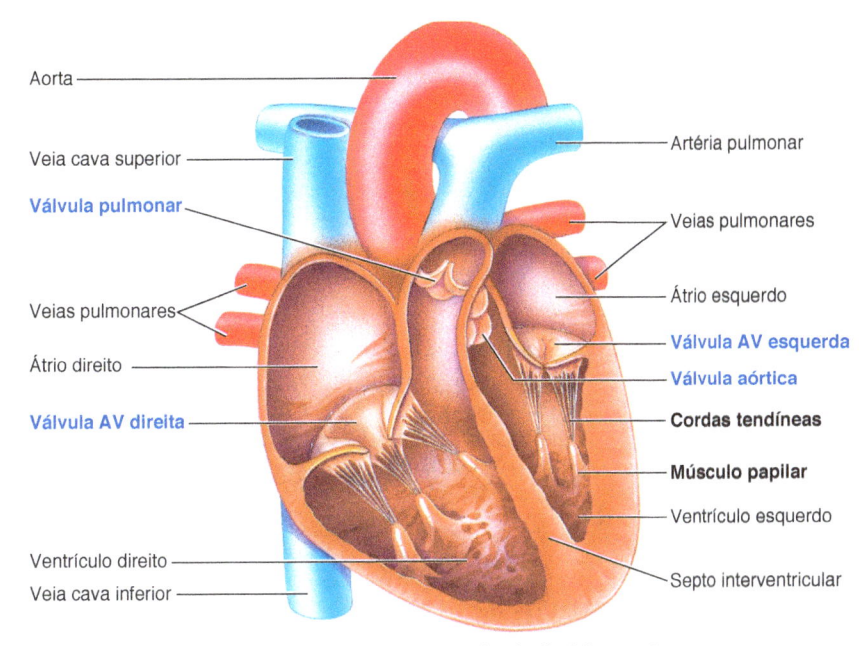

(a) Localização das válvulas cardíacas em uma seção longitudinal do coração

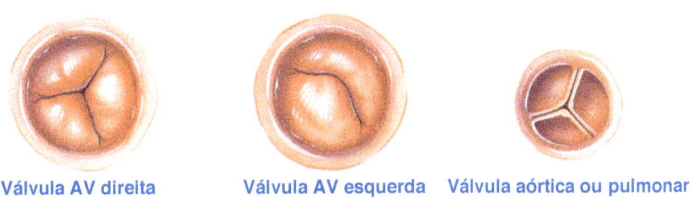

(b) Válvulas cardíacas em posição fechada, vistas de cima

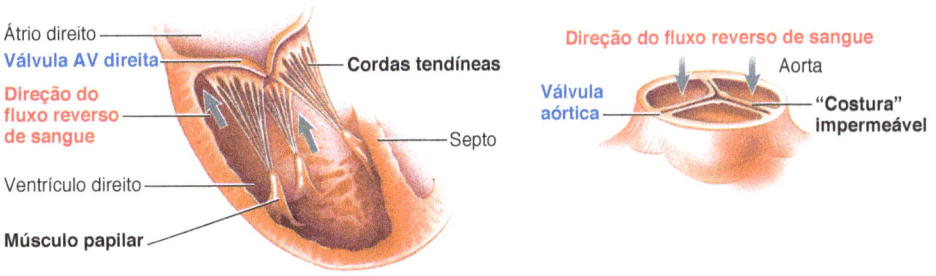

(c) Prevenção de reversão das válvulas AV

(d) Prevenção de reversão de válvulas semilunares

• **FIGURA 9-4 Válvulas cardíacas.** A reversão das válvulas AV é evitada por tensão nas lâminas da válvula exercida pelas cordas tendíneas quando os músculos papilares se contraem. Quando as válvulas semilunares são fechadas, suas bordas voltadas para cima encaixam-se de forma profunda e impermeável, o que evita a reversão da válvula.

Capítulo 9 – Fisiologia Cardíaca **307**

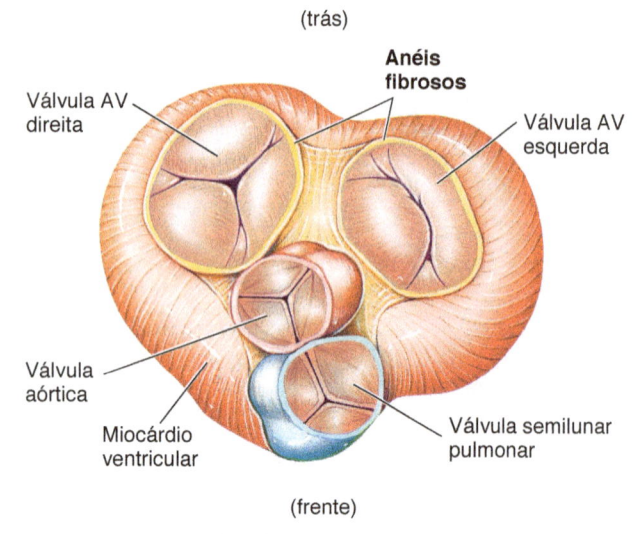

• **FIGURA 9-5 Esqueleto fibroso do coração.** Visão superior do coração, com os átrios e principais vasos removidos para mostrar as válvulas cardíacas e os anéis fibrosos. Observe que as válvulas de entrada e saída para o ventrículo ficam no mesmo plano em todo o coração.

esqueleto fibroso, que separa os átrios dos ventrículos, também fornece uma estrutura um tanto rígida para o acoplamento do músculo cardíaco. A massa do músculo atrial está ancorada acima dos aros, e a do músculo ventricular une-se à parte inferior dos aros.

Pode parecer surpreendente que as válvulas de admissão aos ventrículos (válvulas AV) e as de saída dos ventrículos (válvulas semilunares) fiquem no mesmo plano em todo o coração, conforme delineado pelo esqueleto fibroso. Esta relação ocorre porque o coração forma um único tubo que se dobra sobre si mesmo e se torce sobre seu eixo durante o desenvolvimento embrionário. Embora este movimento dificulte o estudo das relações estruturais do coração, esta estrutura torcida tem importância funcional porque ajuda o coração a bombear de forma mais eficiente. Veremos como ao voltarmos nossa atenção à parte do coração que realmente gera as forças responsáveis pelo fluxo de sangue: o músculo cardíaco dentro das paredes do coração.

As paredes do coração são compostas principalmente de fibras de músculo cardíaco organizadas em espiral.

A parede do coração tem três camadas diferentes

■ Uma camada interna fina, o **endotélio**, um tipo único de tecido epitelial que reveste todo o sistema circulatório;

■ Uma camada intermediária, o **miocárdio**, composta por músculo cardíaco e que constitui a parte principal da parede do coração (*mio* quer dizer "músculo"; *cardia* significa "coração");

■ Uma camada externa fina, o **epicárdio**, que cobre o coração (*epi* quer dizer "sobre")

O miocárdio consiste em feixes entrelaçados de fibras do músculo cardíaco organizadas em espiral em torno da circunferência do coração (● Figura 9-6a). A organização em espiral é resultado da complexa torção do coração durante o desenvolvimento. Como resultado dessa organização, quando o músculo ventricular se contrai e encurta, o diâmetro das câmaras ventri-

culares diminui, enquanto o ápice é simultaneamente puxado para cima, de forma rotatória, em direção ao topo do coração. Isso exerce um efeito "espremedor", que aplica eficiente pressão sobre o sangue dentro das câmaras fechadas levando-o para cima, em direção às aberturas das artérias principais que saem na base dos ventrículos.

Para apoiar sua atividade contrátil rítmica por toda a vida (lembre-se de que as células do músculo cardíaco não podem se dividir, portanto, pelo menos a maioria delas vive tanto quanto você), elas têm mitocôndrias geradoras de energia em abundância e recebem um rico suprimento de sangue, cerca de um capilar para cada fibra miocárdica.

As fibras do músculo cardíaco são interconectadas por discos intercalados e formam sincícios funcionais.

Cada célula do músculo cardíaco é interconectada para formar ramificações de fibras, com as células adjacentes unidas ponta a ponta em estruturas especializadas conhecidas como **discos intercalados**. Dois tipos de junções de membranas estão presentes dentro de um disco intercalado: desmossomos e junções comunicantes (● Figura 9-6b e c). Um *desmossomo*, um tipo de junção aderente que mantém as células unidas mecanicamente, é abundante em tecidos sujeitos a tensão mecânica considerável, como o coração (veja no Capítulo 3). Em intervalos ao longo do disco intercalado, as membranas opostas aproximam-se bastante, formando *junções comunicantes*: áreas de baixa resistência elétrica que permitem que os potenciais de ação se propaguem de uma célula cardíaca para as células adjacentes (veja no Capítulo 3). Algumas células do músculo cardíaco podem gerar potenciais de ação sem qualquer estimulação nervosa. Quando uma das células cardíacas sofre um potencial de ação espontaneamente, o impulso elétrico se propaga para todas as outras células unidas por junções comunicantes na massa muscular ao redor, portanto, ficam excitadas e contraem-se como um único *sincício funcional* (veja no Capítulo 8). Cada átrio e cada ventrículo forma um sincício funcional, contraindo-se como unidades separadas. A contração sincronizada das células musculares que compõem as paredes de cada uma dessas câmaras produz a força necessária para expelir o sangue contido.

Nenhuma junção comunicante une as células contráteis atriais e ventriculares e, além disso, os átrios e ventrículos são separados pelo esqueleto fibroso eletricamente não condutivo que circunda e apoia as válvulas. No entanto, um sistema importante e especializado de condução facilita e coordena a transmissão de excitação elétrica dos átrios aos ventrículos para garantir sincronização entre bombeamento atrial e ventricular.

Devido à natureza sincicial do músculo cardíaco e ao sistema de condução entre átrios e ventrículos, um impulso gerado espontaneamente em uma parte do coração se propaga por todo o coração. Portanto, diferentemente do músculo esquelético, no qual contrações graduadas podem ser produzidas pela variação do número de células musculares esqueléticas que se contraem dentro do músculo (recrutamento de unidades motoras), ou todas as fibras do músculo cardíaco se contraem ou nenhuma o faz. Não é possível uma contração parcial. A contração cardíaca é graduada pela variação da força da contração de todas as células do músculo cardíaco. Aprenderemos mais sobre este processo em uma seção posterior.

O coração é envolvido pelo saco pericárdico.

O coração está envolto em um **saco pericárdico** membranoso de parede dupla (*peri* significa "em volta de"). O saco consiste em duas camadas – uma cobertura rígida e fibrosa e um revestimento secretório. A cobertura externa fibrosa do saco se acopla à divisão de tecido conectivo que separa os pulmões. Este acoplamento ancora o coração para que permaneça adequadamente posicionado dentro do peito. O revestimento secretório do saco secreta um fino **fluido pericárdico**, que fornece lubrificação para evitar fricção entre as camadas pericárdicas quando elas deslizam umas sobre as outras em cada batida do coração.

Nota Clínica — A **pericardite**, inflamação do saco pericárdico que resulta na fricção dolorosa entre as duas camadas pericárdicas, ocorre ocasionalmente, devido a infecções virais ou bacterianas.

A partir desta base sobre a estrutura cardíaca, agora explicaremos como os potenciais de ação são iniciados e se propagam pelo coração; depois, falaremos sobre como esta atividade elétrica causa o bombeamento coordenado no coração.

Atividade Elétrica do Coração

A contração das células do músculo cardíaco para ejetar sangue é ativada por potenciais de ação que perpassam as membranas da célula muscular. O coração se contrai, ou bate, ritmicamente como resultado de potenciais de ação que gera por conta própria, uma propriedade chamada de **autorritmicidade** (*auto* quer dizer "próprio"). Há dois tipos especializados de células no músculo cardíaco:

1. **Células contráteis**, que representam 99% das células do músculo cardíaco e fazem o trabalho mecânico de bombeamento. Essas células operárias normalmente não iniciam potenciais de ação próprios.

2. Em contraste, o pequeno, mas extremamente importante restante, das células cardíacas, as **células autorrítmicas**, não se contraem, mas são especializadas para iniciar e conduzir os potenciais de ação responsáveis pela contração das células trabalhadoras.

Células autorrítmicas cardíacas exibem a atividade de um marca-passo.

Diferentemente das células nervosas e das do músculo esquelético, nas quais a membrana permanece em potencial de repouso constante a não ser que a célula seja estimulada, as células autorrítmicas cardíacas não têm potencial de repouso. Em vez disso, elas exibem *atividade de marca-passo* – isto é, seu potencial de membrana despolariza, ou diminui, lentamente entre potenciais de ação até atingir o limiar e, nesse momento, a membrana dispara ou tem um potencial de ação. A lenta diminuição da membrana de uma célula autorrítmica até seu limiar é chamada de **potencial de marca-passo** (● Figura 9-7; veja também no Capítulo 8). Por meio de ciclos repetidos de redução e disparo, as células autorrítmicas iniciam ciclicamente potenciais de ação, que, então, propagam-se pelo coração, ativando os batimentos rítmicos sem qualquer estimulação nervosa.

POTENCIAL DE MARCA-PASSO E POTENCIAL DE AÇÃO EM CÉLULAS AUTORRÍTMICAS Interações complexas de diversos mecanismos iônicos são responsáveis pelo potencial de marca-

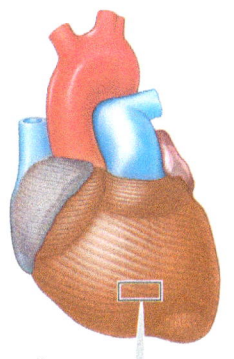

(a) Feixes de músculo cardíaco organizados em espiral em torno do ventrículo. Quando contraídos, "pressionam" sangue do ápice à base, de onde saem as principais artérias.

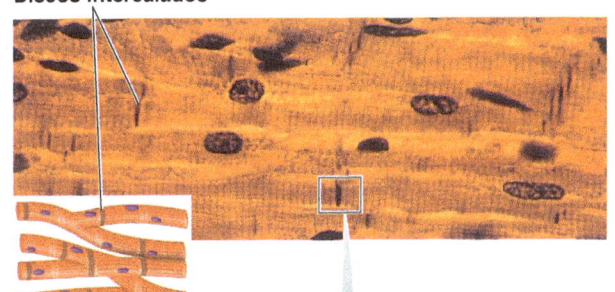

(b) As fibras do músculo cardíaco ramificam-se e são interconectadas por discos intercalados.

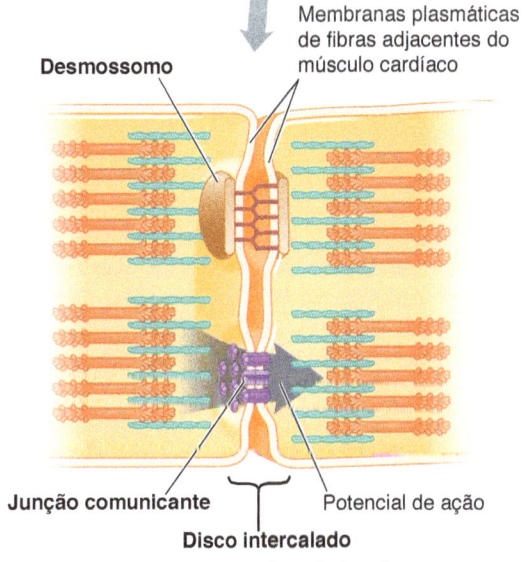

(c) Discos intercalados contêm dois tipos de junções de membranas: os desmossomos, mecanicamente importantes, e as junções comunicantes, importantes eletricamente.

● **FIGURA 9-6 Organização das fibras do músculo cardíaco.**
Os feixes de fibras do músculo cardíaco estão organizados em espiral em torno do ventrículo. As células adjacentes do músculo cardíaco são unidas de ponta a ponta por discos intercalados, que contêm dois tipos de junções especializadas: desmossomos, que atuam como rebites e unem as células mecanicamente; e junções comunicantes, que permitem que potenciais de ação se propaguem de uma célula às adjacentes.

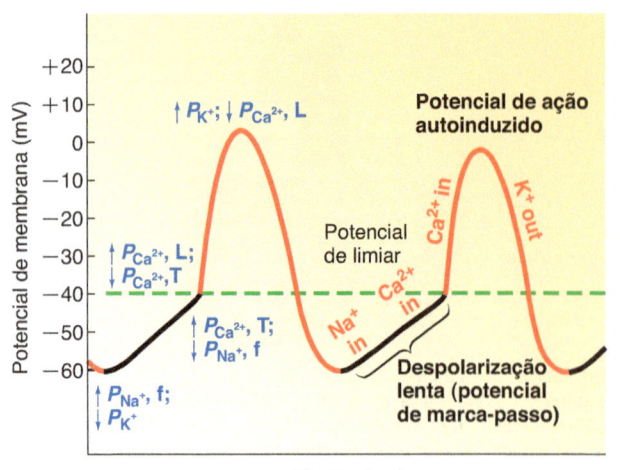

concentração. Como resultado, a taxa de eflúvio de K⁺ diminui lentamente, ao mesmo tempo em que a vazão lenta para dentro de Na⁺ ocorre através dos canais I_f abertos, contribuindo ainda mais para o movimento em direção ao limiar.

A terceira contribuição iônica para o potencial de marca-passo é a maior entrada de Ca^{2+}. Na segunda metade do potencial de marca-passo, os canais I_f se fecham e os canais transientes de Ca^{2+} (**canais de Ca^{2+} tipo T**), um dos dois tipos de canais de Ca^{2+} regulados por voltagem, se abrem antes que a membrana atinja o limiar ("T" é a abreviação de *transiente*). O resultante influxo breve de Ca^{2+} despolariza ainda mais a membrana, levando-a ao limiar e, nesse momento, os canais transientes de Ca^{2+} se fecham.

Quando o limiar é atingido, a fase de ascensão do potencial de ação ocorre em resposta à ativação de um canal longevo de Ca^{2+} regulado por voltagem (**canal de Ca^{2+} tipo L** – "L" é a abreviação de *longevo*) e um subsequentemente grande influxo de Ca^{2+}. A fase de ascensão induzida por Ca^{2+} em uma célula de marca-passo cardíaca é diferente da que ocorre em células nervosas e do músculo esquelético, nas quais o influxo de Na⁺, e não o de Ca^{2+}, leva o potencial na direção positiva.

A fase de queda é o resultado, como sempre, do eflúvio de K⁺ que ocorre quando a permeabilidade a K⁺ aumenta na ativação de canais de K⁺ regulados por voltagem, associada ao fechamento de canais de Ca^{2+} tipo L. Depois que o potencial de ação termina, o fechamento lento desses canais de K⁺ contribui para a próxima despolarização lenta até o limiar.

O nó sinoatrial é o marca-passo normal do coração.

As células cardíacas não contráteis especializadas e capazes de autorritmicidade ficam nos seguintes locais específicos (● Figura 9-8):

1. **Nó sinoatrial (nó SA)**, uma pequena região especializada na parede atrial direita, perto da abertura da veia cava superior;

2. **Nó atrioventricular (nó AV)**, um pequeno feixe de células especializadas do músculo cardíaco localizado na base do átrio direito, perto do septo e logo acima da junção dos átrios e ventrículos.

3. **Feixe de His (feixe atrioventricular)**, um trato de células especializadas que se origina no nó AV e entra no septo interventricular. Ali, ele se divide para formar os ramos esquerdo e direito do feixe que vão até o septo, fazem uma curva em volta da ponta das câmaras ventriculares e retornam em direção ao átrio, ao longo das paredes externas.

4. **Fibras de Purkinje**, pequenas fibras terminais que se estendem do feixe de His e se prolongam por todo o miocárdio ventricular, como pequenos gravetos de um galho de árvore.

ATIVIDADE NORMAL DE MARCA-PASSO Como essas diversas células autorrítmicas têm taxas diferentes de despolarização lenta até o limiar, as taxas nas quais são normalmente capazes de gerar potenciais de ação também variam (▲ Tabela 9-1). As células cardíacas com taxa mais rápida de iniciação de potencial de ação estão localizadas no nó SA. Quando um potencial de ação ocorre em qualquer célula do músculo cardíaco, é propagado para todo o resto do miocárdio via junções comunicantes e pelo sistema de condução especializado. Portanto, o nó SA,

---

● **FIGURA 9-7** Atividade de marca-passo das células autorrítmicas cardíacas. A primeira metade do potencial de marca-passo é o resultado da abertura simultânea de peculiares (funny) canais de corrente marca-passo, o que permite a corrente de Na⁺ para dentro e o fechamento de canais de K⁺, o que reduz a saída de K⁺. A segunda metade do potencial de marca-passo é o resultado da abertura de canais de Ca^{2+} tipo T. Quando o limiar é atingido, a fase de ascensão do potencial de ação é o resultado da abertura de canais de Ca^{2+} tipo L, enquanto a fase de queda é o resultado da abertura de canais K⁺.

LEGENDA

f = Canais de corrente marca-passo (funny)
T = Canais transientes
L = Canais longevos

-passo. As mudanças mais importantes no movimento iônico que originam o potencial de marca-passo são (1) maior fluxo de entrada de Na⁺, (2) menor fluxo de saída de K⁺ e (3) maior fluxo de entrada de Ca^{2+}.

Elaborando: a fase inicial da despolarização lenta até o limiar é causada pela entrada líquida de Na⁺ através de canais regulados por voltagem de um tipo encontrado apenas em células de marca-passo cardíacas. Canais tipicamente regulados por voltagem abrem-se quando a membrana fica menos negativa (despolariza), mas esses canais exclusivos se abrem quando o potencial fica mais negativo (hiperpolariza) ao final da repolarização do potencial de ação anterior. Devido a seu comportamento incomum, eles são chamados de canais *"funny"* (engraçados), corrente marca-passo ou I_f. Quando um potencial de ação termina e os canais I_f se abrem, o fluxo líquido de entrada de Na⁺ através desses canais abertos começa imediatamente a mover o potencial de membrana da célula de marca-passo em direção ao limiar mais uma vez.

O segundo mecanismo iônico que contribui para este potencial de marca-passo é uma redução progressiva no fluxo passivo de saída de K⁺. Nas células autorrítmicas cardíacas, a permeabilidade a K⁺ não permanece constante entre potenciais de ação, como acontece nas células nervosas e do músculo esquelético. Os canais de K⁺ que se abriram durante a fase de queda do potencial de ação anterior fecham-se lentamente em potenciais negativos. Este fechamento lento aos poucos diminui o fluxo de íons positivos de potássio para fora, em favor do gradiente de

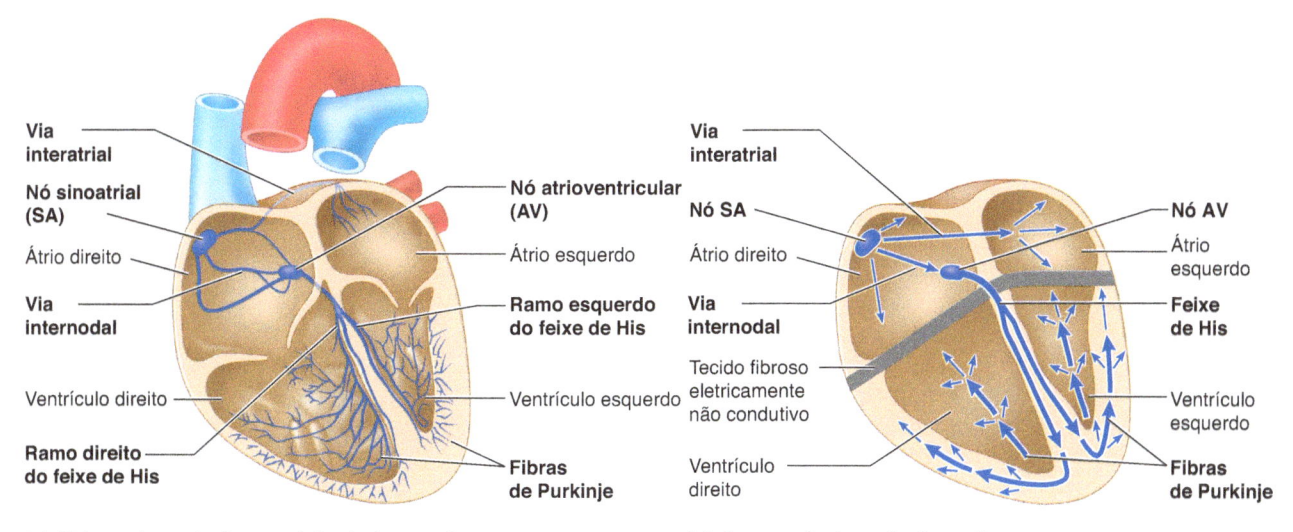

(a) Sistema de condução especializada do coração

(b) Propagação da excitação cardíaca

• **FIGURA 9-8   Sistema de condução especializada do coração e propagação da excitação cardíaca.** Um potencial de ação iniciado no nó SA primeiro se propaga pelos dois átrios. Sua dispersão é facilitada por duas vias de condução atrial especializada, as vias interatrial e internodal. O nó AV é o único ponto no qual um potencial de ação pode se propagar dos átrios aos ventrículos. A partir do nó AV, o potencial de ação se propaga rapidamente pelos ventrículos, acelerado por um sistema de condução ventricular especializada que consiste do feixe de His e das fibras de Purkinje.

que normalmente tem a taxa mais rápida de autorritmicidade, de 70 a 80 potenciais de ação por minuto, conduz o restante do coração nesta taxa e, assim, é conhecido como **marca-passo** do coração. Isto é, todo o coração fica excitado, levando as células contráteis a se contraírem e o coração a bater no ritmo ou frequência determinado pela autorritmicidade do nó SA – normalmente, de 70 a 80 batimentos por minuto. Os outros tecidos autorrítmicos não conseguem assumir suas próprias taxas naturalmente mais lentas, porque são ativados pelos potenciais de ação que se originam no nó SA antes de poderem atingir o limiar em seu próprio ritmo mais lento.

A analogia a seguir mostra como o nó SA conduz o restante do coração em seu próprio ritmo. Suponha que um trem tenha 100 vagões, 3 deles sendo motores capazes de se mover por conta própria – os outros 97 vagões devem ser puxados (• Figura 9-9a). Um motor (o nó SA) pode viajar a 110 km/h sozinho, outro motor (o nó AV) a 80 km/h e o último motor (as fibras de Purkinje), a 50 km/h. Se todos esses vagões forem unidos, o motor que pode viajar a 100 km/h puxará o restante dos carros nessa velocidade. Os motores que podem viajar a velocidades menores por conta própria serão puxados a uma velocidade mais rápida pelo motor mais rápido e, portanto, não poderão assumir sua velocidade mais lenta enquanto forem levados pelo motor mais rápido. Os outros 97 vagões (células contráteis não autorrítmicas), não podendo se mover por conta própria, também viajarão à velocidade com a qual o motor mais rápido os puxar.

Nota Clínica   **ATIVIDADE DE MARCA-PASSO ANORMAL**   Se, por algum motivo, o motor mais rápido quebrar (lesão no nó SA), o segundo motor mais rápido (nó AV) assume e todo o trem viajará a 80 km/h – isto é, se o nó SA tornar-se não funcional, o nó AV assumirá a atividade de marca-passo (• Figura 9-9b). Os tecidos autorrítmicos que não são nós SA são **marca-passos latentes,** que podem assumir – embora a uma taxa mais lenta – se o marca-passo normal falhar.

Se a condução de impulso ficar bloqueada entre os átrios e os ventrículos, os átrios continuam à taxa típica de 70 batimentos por minuto e o tecido ventricular, não sendo conduzido pela taxa nodal SA mais rápida, assume sua própria taxa autorrítmica, muito mais lenta, de cerca de 30 batimentos por minuto, iniciada pelas células autorrítmicas ventriculares (fibras de Purkinje). Esta situação é como uma quebra do segundo motor (nó AV), portanto, o motor principal (nó SA) fica desconectado do terceiro motor lento (fibras de Purkinje) e do restante dos carros (• Figura 9-9c). O motor principal (e os carros conectados diretamente a ele – ou seja, as células atriais) continua a 110 km/h enquanto o restante do trem vai a 30 km/h. Este **bloqueio cardíaco completo** ocorre quando o tecido condutivo entre os átrios e os ventrículos é lesado, como, por exemplo, durante um ataque cardíaco, e torna-se não funcional. Uma taxa ventricular de 30

▲ **TABELA 9-1**   **Taxa Normal de Descarga de Potencial de Ação em Tecidos Autorrítmicos do Coração**

Tecido	Potenciais de Ação por Minuto*
Nó SA (marca-passo normal)	70–80
Nó AV	40–60
Feixe de His e fibras de Purkinje	20–40

*Na presença do tônus parassimpático - veja adiante neste capítulo, e também no Capítulo 7.

Capítulo 9 – Fisiologia Cardíaca   **311**

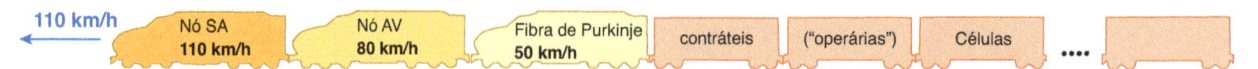

(a) Atividade de marca-passo normal: todo o trem irá a 110 km/h (frequência cardíaca definida pelo nó SA, o tecido autorrítmico mais rápido).

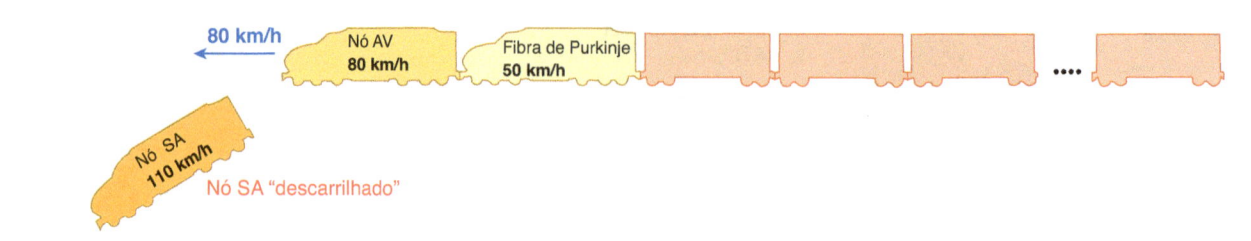

(b) Tomada da atividade de marca-passo pelo nó AV quando o nó SA não está funcional: o trem seguirá a 80 km/h (o tecido autorrítmico seguinte mais rápido, o nó AV, definirá a frequência cardíaca).

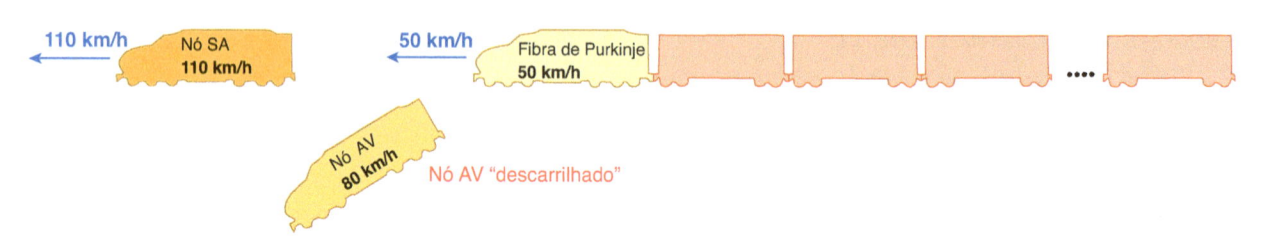

(c) Tomada da taxa ventricular pelo tecido autorrímico ventricular mais lento no bloqueio cardíaco completo: a primeira parte do trem seguirá a 110 km/h; a última seguirá a 50 km/h (os átrios serão levados pelo nó SA e os ventrículos assumirão seu próprio ritmo, muito mais lento).

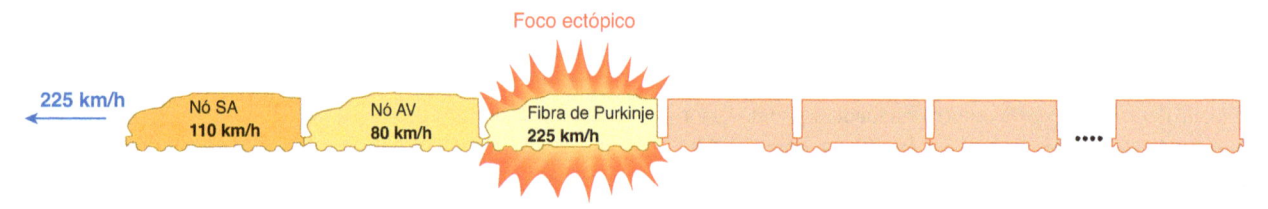

(d) Tomada da atividade de marca-passo por um foco ectópico: o trem será levado por um foco ectópico, que agora vai mais rápido do que o nó SA (todo o coração será levado mais rapidamente por um marca-passo anormal).

• **FIGURA 9-9 Analogia da atividade de marca-passo.** No bloqueio cardíaco completo, em (c), quando a taxa ventricular é assumida pelo tecido autorrítmico ventricular mais lento, a taxa atrial (não mostrada) ainda é determinada pelo nó SA.

batimentos por minuto garantirá apenas uma existência muito sedentária – na verdade, o paciente normalmente fica em coma.

Quando uma pessoa tem uma frequência cardíaca anormalmente baixa, como na falha do nó AS ou em um bloqueio cardíaco, um **marca-passo artificial** pode ser utilizado. Tal dispositivo, quando implantado, gera ritmicamente impulsos que se propagam por todo o coração para guiar os átrios e os ventrículos na taxa típica de 70 batimentos por minuto.

Ocasionalmente, uma área do coração, como a fibra de Purkinje, fica excessivamente excitável e se despolariza mais rapidamente do que o nó SA (o motor lento de repente fica mais rápido do que o motor principal – veja a • Figura 9-9d). Esta área anormalmente excitável, um **foco ectópico**, inicia um potencial de ação prematuro que se propaga por todo o restante do coração antes que o nó SA possa iniciar um potencial de ação normal (*ectópico* significa "fora de lugar"). Um impulso anormal ocasional de um foco ectópico ventricular produz uma **contração ventricular prematura (CVP)**. Se o foco ectópico continua descarregando a sua taxa mais rápida, a atividade de marca-passo muda do nó SA para o foco ectópico. A frequência cardíaca repentinamente fica mais acelerada e continua esta taxa rápida por um período de tempo variável até que o foco ectópico volte ao normal. Tais áreas excessivamente irritáveis podem estar associadas à doença cardíaca orgânica, mas, mais frequentemente, ocorrem em resposta à ansiedade, falta de sono ou consumo excessivo de cafeína, nicotina ou álcool.

Agora, voltaremos nossa atenção a como um potencial de ação, uma vez iniciado, é conduzido por todo o coração.

A dispersão da excitação cardíaca é coordenada para garantir o bombeamento eficiente.

Quando iniciado no nó SA, um potencial de ação se propaga pelo restante do coração. Para a função cardíaca eficiente, a propagação da excitação deve atender a três critérios:

1. *A excitação e a contração atriais devem estar concluídas antes do início da contração ventricular.* O enchimento ventricular completo exige que a contração atrial venha antes da contração ventricular. Durante o relaxamento cardíaco, as válvulas AV estão abertas, portanto, o sangue venoso que entra nos átrios continua fluindo diretamente para dentro dos ventrículos. Quase 80% do enchimento ventricular ocorre por este meio antes da contração atrial. Quando os átrios se contraem, mais sangue é impulsionado para dentro dos ventrículos para completar o enchimento ventricular. A contração ventricular, então, ocorre para ejetar sangue do coração para as artérias.

Se os átrios e os ventrículos se contraíssem simultaneamente, as válvulas AV se fechariam imediatamente, porque as pressões ventriculares excederiam bastante as atriais. Os ventrículos têm paredes muito mais grossas e, assim, podem gerar mais pressão. A contração atrial seria improdutiva, porque os átrios não conseguiriam expulsar sangue para dentro dos ventrículos através de válvulas fechadas. Portanto, para se garantir o enchimento completo dos ventrículos – e obter os 20% restantes do enchimento ventricular que ocorre durante a contração atrial –, os átrios devem ficar excitados e se contraírem antes da excitação e contração ventricular. Durante um batimento cardíaco normal, a contração atrial ocorre cerca de 160 ms antes da contração ventricular.

2. *A excitação das fibras do músculo cardíaco deve ser coordenada para garantir que cada câmara cardíaca se contraia em conjunto, para um bombeamento eficiente.* Se as fibras musculares em uma câmara cardíaca ficassem excitadas e se contraíssem aleatoriamente, em vez de se contraírem simultaneamente e de forma coordenada, não seriam capazes de impelir o sangue. Uma contração ventricular suave e uniforme é essencial para propelir o sangue. Como analogia, presuma que se tenha um conta-gotas cheio d'água. Se você simplesmente cutucar o bulbo de borracha aqui ou ali, não sairá muita água. No entanto, se você comprimir o bulbo de forma suave e coordenada, conseguirá expelir toda a água.

Nota Clínica De forma semelhante, a contração de fibras musculares cardíacas isoladas não é bem-sucedida no bombeamento de sangue. A tal excitação e contração aleatórias e descoordenadas das células cardíacas dá-se o nome de **fibrilação**. A fibrilação dos ventrículos é muito mais grave que a fibrilação atrial. A fibrilação ventricular provoca a morte rapidamente, porque o coração não consegue bombear sangue para as artérias. Esta condição frequentemente pode ser corrigida pela **desfibrilação elétrica**, na qual uma corrente elétrica muito forte é aplicada na parede peitoral. Quando esta corrente atinge o coração, estimula (despolariza) simultaneamente todas as partes do coração. Normalmente, a primeira parte do coração a recuperar-se é o nó SA, que assume a atividade de marca-passo, iniciando novamente os impulsos que ativam a contração sincronizada do restante do coração.

3. *O par de átrios e o par de ventrículos devem ser funcionalmente coordenados para que ambos os membros do par se contraiam simultaneamente.* Esta coordenação permite o bombeamento sincronizado de sangue para o sistema pulmonar e circulatório.

A propagação normal da excitação cardíaca é cuidadosamente orquestrada para garantir que estes critérios sejam atendidos e que o coração funcione efetivamente, da seguinte forma (veja a • Figura 9-8b):

EXCITAÇÃO ATRIAL Um potencial de ação que se origina no nó SA propaga-se primeiro pelos dois átrios, de célula a célula via junções comunicantes, primariamente. Além disso, várias vias de condução especializada mal delineadas aceleram a condução de impulsos através dos átrios.

- A **via interatrial** vai do nó SA dentro do átrio direito para o átrio esquerdo. Como esta via transmite rapidamente o potencial de ação do nó SA à terminação da via no átrio esquerdo, uma onda de excitação pode propagar-se ao longo das junções comunicantes através do átrio esquerdo ao mesmo tempo em que a excitação se propaga de forma semelhante através do átrio direito. Isso garante que os dois átrios fiquem despolarizados, para que a contração ocorra simultaneamente.

- A **via internodal** vai do nó SA até o nó AV. O nó AV é o único ponto de contato elétrico entre os átrios e os ventrículos – em outras palavras, como os átrios e os ventrículos estão conectados estruturalmente por tecido fibroso não condutivo eletricamente, a única forma de um potencial de ação nos átrios poder se propagar para os ventrículos é atravessando-se o nó AV. A via de condução internodal direciona a dispersão de um potencial de ação que se origina no nó SA para o nó AV, garantindo a contração sequencial dos ventrículos após a contração atrial. Acelerado por esta via, o potencial de ação chega ao nó AV dentro de 30 segundos após o disparo do nó SA.

CONDUÇÃO ENTRE OS ÁTRIOS E OS VENTRÍCULOS O potencial de ação é conduzido de forma relativamente lenta através do nó AV. Esta lentidão é vantajosa porque dá tempo para o completo enchimento ventricular. O impulso é retardado em cerca de 100 ms (o **atraso nodal AV**), o que permite que átrios fiquem completamente despolarizados e se contraiam, esvaziando seu conteúdo nos ventrículos antes que a despolarização e a contração ventricular ocorram.

EXCITAÇÃO VENTRICULAR Depois do atraso nodal AV, o impulso vai rapidamente até o septo pelos ramos esquerdo e direito do feixe de His e por todo o miocárdio ventricular via fibras de Purkinje. A rede de fibras neste sistema de condução ventricular é especializada na propagação rápida de potenciais de ação. Sua presença acelera e coordena a propagação de excitação ventricular, garantindo que os ventrículos contraiam-se como uma unidade. O potencial de ação é transmitido através de todo o sistema de fibras de Purkinje em até 30 ms.

Embora este sistema transporte o potencial de ação rapidamente a um grande número de células do músculo cardíaco, ele não termina em cada célula. O impulso propaga-se rapidamente das células excitadas para o restante das células do músculo ventricular através das junções comunicantes.

O sistema de condução ventricular é mais organizado e importante do que as vias de condução interatrial e internodal. Como a massa ventricular é muito maior que a atrial, um sistema de condução rápida é crucial para acelerar a propagação da excitação nos ventrículos. As fibras de Purkinje podem transmitir um potencial de ação seis vezes mais rápido do que conseguiria o sincício ventricular das células contráteis. Se todo o processo de despolarização ventricular dependesse da propagação célula a célula do impulso via junções comunicantes, o tecido ventricular imediatamente após o nó AV ficaria excitado e se contrairia antes que o impulso passasse ao ápice do coração. Isso, claro, não permitiria um bombeamento eficiente. A condução rápida do potencial de ação até o feixe de His e sua distribuição rápida e difusa por toda a rede de Purkinje levam à ativação quase simultânea das células miocárdicas ventriculares, o que garante uma contração única, suave e coordenada, que pode impelir o sangue eficientemente para as circulações sistêmica e pulmonar ao mesmo tempo.

O potencial de ação das células contráteis cardíacas demonstra uma estabilidade característica.

O potencial de ação nas células contráteis cardíacas, embora iniciado pelas células de marca-passo nodais, varia consideravelmente nos mecanismos iônicos e no formato com relação ao potencial do nó SA (compare as • Figuras 9-7 e 9-10). Diferentemente da membrana de células autorrítmicas, a membrana de células contráteis continua essencialmente em repouso, a cerca de −90 mV, até ser excitada por atividade elétrica propagada pelo marca-passo. As células contráteis do miocárdio têm várias subclasses de canais K^+. Em potencial de repouso, o tipo de canal K^+ aberto é especialmente permeável[1]. O resultante fluxo de saída de K^+ desses canais mantém o potencial de repouso perto do potencial de equilíbrio do K^+, a −90 mV. Quando a membrana de uma célula contrátil miocárdica ventricular é despolarizada até o limiar pelo fluxo de corrente através das junções comunicantes, um potencial de ação é gerado por uma inter-relação complexa de mudanças de permeabilidade e de potencial de membrana, como veremos a seguir (• Figura 9-10):

1. Durante a fase de ascensão do potencial de ação, o potencial de membrana reverte-se rapidamente para um valor positivo, de cerca de +20 mV a +30 mV (dependendo da célula miocárdica), como resultado da ativação de canais de Na^+ regulados por voltagem; subsequentemente, o Na^+ entra rápido na célula, como faz em outras células excitáveis que sofrem um potencial de ação (veja no Capítulo 4). Esses são o mesmo tipo de canais de Na^+ com portão duplo encontrados nas células nervosas e do músculo esquelético. No pico do potencial, a permeabilidade de Na^+ decresce rapidamente para seu baixo valor de repouso.

2. No pico de potencial, outra subclasse de canais K^+ se abre temporariamente. O eflúvio limitado resultante de K^+ através desses canais transientes causa uma repolarização breve e pequena quando a membrana fica levemente menos positiva.

3. Exclusivamente nas células do músculo cardíaco, o potencial de membrana é mantido neste nível positivo próximo do pico por várias centenas de milissegundos, produzindo uma *fase de estabilidade* do potencial de ação. Por contraste, o potencial de ação curto dos neurônios e das células do músculo esquelético dura de 1 a 2 ms. Enquanto a fase de ascensão do potencial de ação é causada por ativação de canais de Na^+ comparativamente "rápidos" e a repolarização breve e precoce surge da ativação de canais de K^+ rápidos e transientes, esta estabilidade é mantida por duas mudanças de permeabilidade dependentes

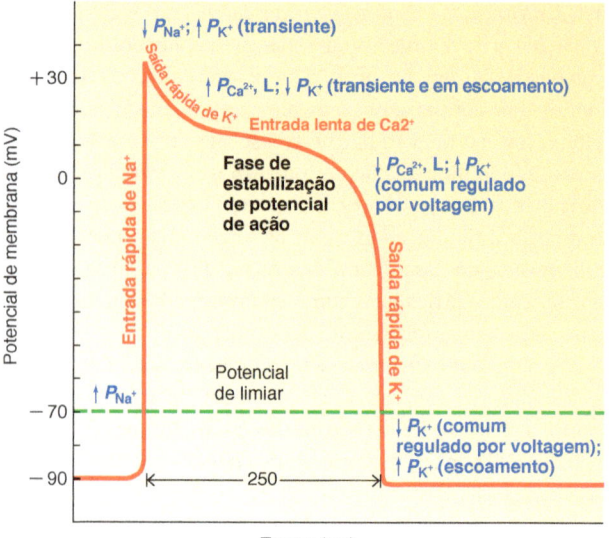

---

[1]. Por motivos além do escopo deste livro, este tipo de canal é conhecido como *canal de K^+ retificador para dentro* e o canal de K^+ "comum" discutido brevemente é chamado de *canal de K^+ retificador atrasado*.

• **FIGURA 9-10 Potencial de ação em células contráteis do músculo cardíaco.** O potencial de ação nas células contráteis cardíacas é consideravelmente diferente do potencial de ação nas células autorrítmicas cardíacas (compare com a Figura 9-7). A fase rápida de ascensão do potencial de ação nas células contráteis é resultado da entrada de Na^+ na abertura de canais rápidos de Na^+ no limiar. A repolarização inicial e breve depois que o potencial atinge seu pico deve-se ao eflúvio limitado de K^+ na abertura de canais transientes de K^+, aliado à desativação dos canais de Na^+. A fase prolongada de estabilização é o resultado da entrada lenta de Ca^{2+} na abertura de canais de Ca^{2+} tipo L, aliada à redução no fluxo de K^+ pelo fechamento de vários tipos de canais de K^+. A fase rápida de queda resulta do eflúvio de K^+ na abertura de canais comuns de K^+ regulados por voltagem, como em outras células excitáveis. O potencial de repouso é mantido pela abertura de canais de K^+ em escoamento.

de voltagem: a ativação de canais de Ca^{2+} tipo L "lentos" e uma notável queda na permeabilidade de K^+ na membrana da célula contrátil cardíaca. Essas mudanças de permeabilidade ocorrem em resposta à mudança repentina na voltagem durante a fase de aumento do potencial de ação. A abertura de canais de Ca^{2+} tipo L resulta em uma difusão lenta para dentro de Ca^{2+}, porque o Ca^{2+} está em maior concentração no ECF. Este influxo contínuo de Ca^{2+} positivamente carregado prolonga a positividade dentro da célula e essencialmente é responsável pela parte estável do potencial de ação. Este efeito é aumentado pela redução concomitante na permeabilidade de K^+ pelo fechamento dos dois canais transientes de K^+ abertos brevemente e da vazão dos canais de K^+ abertos no potencial de repouso. A redução resultante no movimento de saída do K^+ carregado positivamente evita a repolarização rápida da membrana e, assim, contribui para o prolongamento da fase estável.

4. A fase de queda rápida do potencial de ação resulta da desativação de canais de Ca^{2+} e da ativação retardada dos canais de K^+ regulados por voltagem "comuns", outra subclasse de canais de K^+ idênticos aos responsáveis pela repolarização nos neurônios e nas células do músculo esquelético. A redução na permeabilidade de Ca^{2+} diminui o movimento lento de entrada de Ca^{2+} positivo, enquanto o aumento repentino na permea-

bilidade de K⁺ promove simultaneamente a difusão rápida do K⁺ positivo. Assim, como em outras células excitáveis, a célula retorna ao potencial de repouso à medida que o K⁺ sai da célula. No potencial de repouso, os canais de K⁺ comuns regulados por voltagem se fecham e os canais de K⁺ em vazamento se abrem mais uma vez.

Veremos agora como este potencial de ação causa a contração.

A entrada de Ca^{2+} de ECF induz uma liberação muito maior de Ca^{2+} do retículo sarcoplasmático.

Em células contráteis cardíacas, os canais de Ca^{2+} tipo L localizam-se basicamente nos túbulos T. Como acabamos de ver, estes canais regulados por voltagem se abrem durante um potencial de ação local. Assim, diferentemente do que ocorre no músculo esquelético, durante um potencial de ação cardíaco, o Ca^{2+} difunde-se do ECF para o citosol através da membrana do túbulo T. Esta entrada de Ca^{2+} ativa a abertura de canais de liberação de Ca^{2+} de rianodina próximos aos sacos laterais adjacentes do retículo sarcoplasmático (veja no Capítulo 8). Por meio dessa chamada **liberação de Ca^{2+} induzida por Ca^{2+}**, o Ca^{2+} que entra no citosol vindo do ECF induz uma liberação muito maior de Ca^{2+} no citosol a partir de estoques intracelulares (• Figura 9-11). As resultantes irrupções locais de liberação de Ca^{2+}, conhecidas como *sparks de Ca^{2+}*, do retículo sarcoplasmático aumentam coletivamente o grupo de Ca^{2+} no citosol o suficiente para ativar o maquinário contrátil. Noventa por cento do Ca^{2+} necessário para a contração muscular vem do retículo sarcoplasmático. Este suprimento extra de Ca^{2+}, junto com os processos lentos de remoção de Ca^{2+}, é responsável pelo longo período de contração cardíaca, que dura cerca de três vezes mais que a contração de uma única fibra do músculo esquelético (300 ms contra 100 ms). Este maior tempo contrátil garante tempo adequado para impelir o sangue.

FUNÇÃO DO Ca^{2+} DO CITOSOL NO ACOPLAMENTO EXCITAÇÃO-CONTRAÇÃO Como no músculo esquelético, a função do Ca^{2+} dentro do citosol é se vincular com o complexo de troponina-tropomiosina e fisicamente colocá-lo de lado para permitir ciclo de ponte cruzada e contração (• Figura 9-11) (veja no Capítulo 8). Entretanto, diferentemente dos músculos esqueléticos, nos quais Ca^{2+} suficiente sempre é liberado para ativar todas as pontes cruzadas, no músculo cardíaco a extensão de atividade da ponte cruzada varia de acordo com a quantidade de Ca^{2+} no citosol. Como demonstraremos, diversos fatores reguladores podem alterar a quantidade de Ca^{2+} no citosol.

A remoção de Ca^{2+} do citosol por mecanismos dependentes de energia na membrana plasmática e no retículo sarcoplasmático restaura a ação bloqueadora da troponina e da tropomiosina; desta forma, a contração cessa e o músculo cardíaco relaxa.

Nota Clínica **INFLUÊNCIA DE CONCENTRAÇÕES ALTERADAS DE K⁺ E Ca^{2+} NO ECF** Não é de surpreender que mudanças na concentração de K⁺ e Ca^{2+} no ECF possam ter efeitos profundos sobre o coração. Níveis anormais de K⁺ são clinicamente mais importantes, seguidos, em menor grau, por desequilíbrios no Ca^{2+}. Ao alterar o gradiente de concentração entre o ICF e o ECF, as mudanças na concentração de K⁺ no ECF

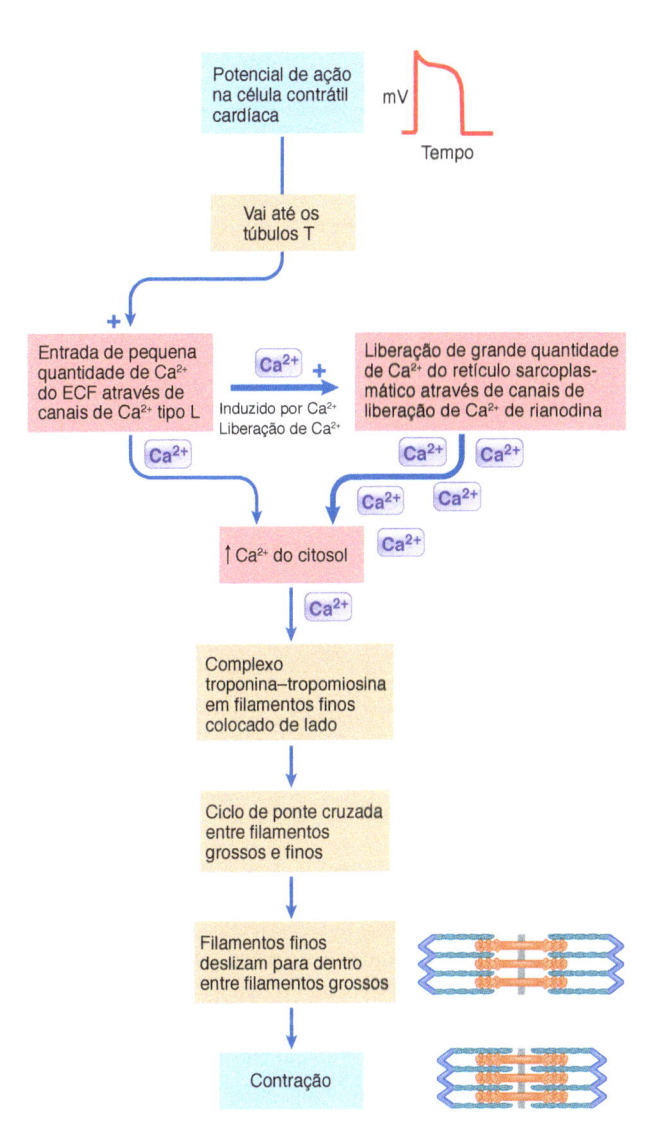

• **FIGURA 9-11** Acoplamento excitação-contração nas células contráteis cardíacas.

(acima ou abaixo do normal) podem causar anormalidades na excitação cardíaca ao alterarem o potencial de repouso (veja no Capítulo 14).

Uma concentração elevada de Ca^{2+} no ECF aumenta a força da contração cardíaca ao prolongar a fase de estabilidade do potencial de ação e aumentar a concentração de Ca^{2+} no citosol. As contrações tendem a durar mais, com pouco tempo para repouso entre elas. Alguns medicamentos alteram a função cardíaca influenciando o movimento de Ca^{2+} pelas membranas das células miocárdicas. Por exemplo, agentes bloqueadores de canais de Ca^{2+}, como o *verapamil*, bloqueiam o influxo de Ca^{2+} através de canais de Ca^{2+} tipo L durante o potencial de ação, reduzindo a força da contração cardíaca. Outros medicamentos, como a *digitalina*, aumentam a contratilidade cardíaca induzindo o acúmulo de Ca^{2+} no citosol.

Um período refratário longo evita tétano do músculo cardíaco.

Como outros tecidos excitáveis, o músculo cardíaco tem um período refratário. Durante o período refratário, um segundo

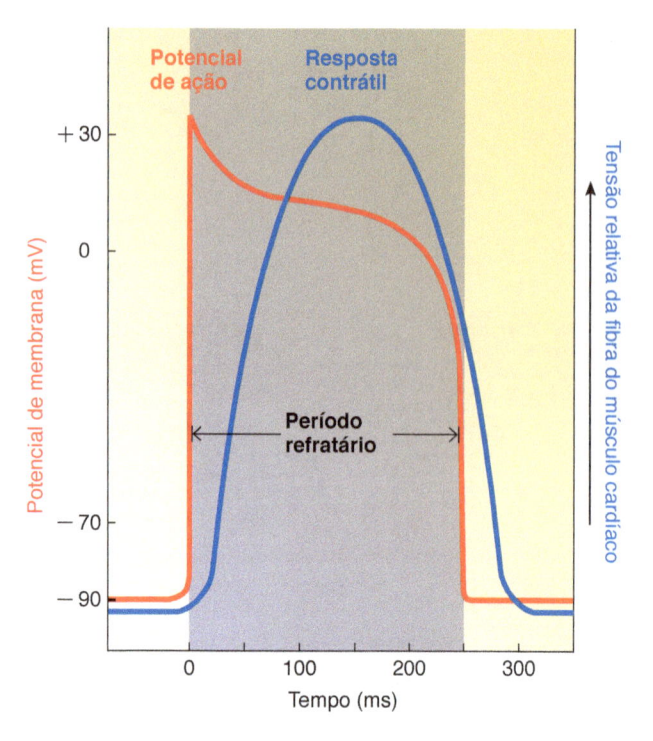

FIGURA 9-12 Relação de um potencial de ação e o período refratário com a duração da resposta contrátil no músculo cardíaco.

O ECG é um registro da propagação geral da atividade elétrica através do coração.

As correntes elétricas geradas pelo músculo cardíaco durante a despolarização e a repolarização propagam-se para os tecidos em volta do coração e são conduzidas pelos fluidos corporais. Uma pequena parte desta atividade elétrica chega à superfície corporal, onde pode ser detectada com o uso de eletrodos de registro. O registro produzido é um **eletrocardiograma**, ou **ECG** (a abreviação **EKG** também é frequentemente utilizada, da palavra grega, "*kardia*", em vez da grafia latina "*cardia*", para "coração").

É importante lembrar três pontos ao considerar o que representa um ECG:

1. Um ECG é um registro daquela parte da atividade elétrica presente nos fluidos corporais que atinge a superfície corporal vinda dos impulsos cardíacos, não um registro direto da atividade elétrica real do coração.

2. O ECG é um registro complexo, que representa a difusão *geral* de atividade por todo o coração durante a despolarização e a repolarização. Não é um registro de um *único* potencial de ação em uma única célula em um único momento. A qualquer momento, o registro representa a soma de atividade elétrica em todas as células do músculo cardíaco, algumas das quais podem sofrer potenciais de ação enquanto outras podem não estar ainda ativadas. Por exemplo, imediatamente após o nó SA disparar, as células atriais sofrem potenciais de ação enquanto as células ventriculares ainda estão em potencial de repouso. Posteriormente, a atividade elétrica se propagará às células ventriculares, enquanto as células atriais se repolarizam. Portanto, o padrão geral de atividade elétrica cardíaca varia com o tempo à medida que o impulso atravessa o coração.

3. O registro representa diferenças na voltagem detectada por eletrodos em dois pontos distintos na superfície corporal, não o potencial real. Por exemplo, o ECG não registra nenhum potencial quando o músculo ventricular está completamente despolarizado ou completamente repolarizado – os dois eletrodos "veriam" o mesmo potencial, portanto, nenhuma diferença de potencial entre os dois eletrodos seria registrada.

O padrão exato de atividade elétrica registrado da superfície corporal depende da orientação dos eletrodos de registro. Os eletrodos podem ser mal comparados a "olhos" que "veem" a atividade elétrica e a traduzem em um registro visível, o registro do ECG. O fato de um desvio para baixo ou para cima ser registrado é determinado pela forma como os eletrodos estão orientados com relação ao fluxo de corrente no coração. Por exemplo, a difusão de excitação ao longo do coração é "vista" diferentemente do braço direito, da perna esquerda ou de um registro diretamente sobre o coração. Embora os mesmos eventos elétricos ocorram no coração, diferentes formas de onda representando a mesma atividade elétrica resultam quando esta atividade é registrada por eletrodos em diferentes pontos do corpo.

Para fornecer comparações-padrão, os registros de ECG consistem rotineiramente de doze sistemas de eletrodos convencionais, ou derivações. Quando um aparelho de eletrocardiograma está conectado entre eletrodos de registro em dois pontos do corpo, a organização específica de cada par de conexões é cha-

potencial de ação não pode ser ativado até que uma membrana excitável tenha se recuperado do potencial de ação anterior. No músculo esquelético, o período refratário é muito curto em comparação com a duração da contração resultante, portanto a fibra pode ser reestimulada antes que a primeira contração seja completa, de forma a produzir soma de contrações. A estimulação rápida e repetitiva, que não deixa a fibra muscular relaxar entre estimulações, resulta em uma contração máxima e sustentada conhecida como *tétano* (veja a • Figura 8-18).

O músculo cardíaco, por outro lado, tem um período refratário longo, que dura cerca de 250 ms, por causa da fase estável prolongada do potencial de ação. Isso é quase tão longo quanto o período de contração iniciado pelo potencial de ação – uma contração da fibra do músculo cardíaco tem, em média, 300 ms (• Figura 9-12). Consequentemente, o músculo cardíaco não pode ser reestimulado até que a contração tenha quase terminado, impedindo a soma de contrações e o tétano do músculo cardíaco. Este é um mecanismo protetor valioso, pois o bombeamento de sangue exige períodos alternados de contração (esvaziamento) e relaxamento (enchimento). Uma contração tetânica prolongada seria fatal. As câmaras cardíacas não conseguiriam se encher e esvaziar novamente.

O principal fator responsável pelo longo período refratário é a desativação, durante a fase estável prolongada, dos canais de Na^+ ativados durante o influxo inicial de Na^+ da fase ascendente – isto é, os canais de Na^+ de portão duplo estão em sua conformação fechada e incapazes de se abrir (veja no Capítulo 4). Só quando a membrana se recupera deste processo de inativação (quando a membrana já se repolarizou até o potencial) é que os canais de Na^+ podem ser novamente ativados para começar outro potencial de ação.

(a) Derivações nos membros
(b) Derivações no peito

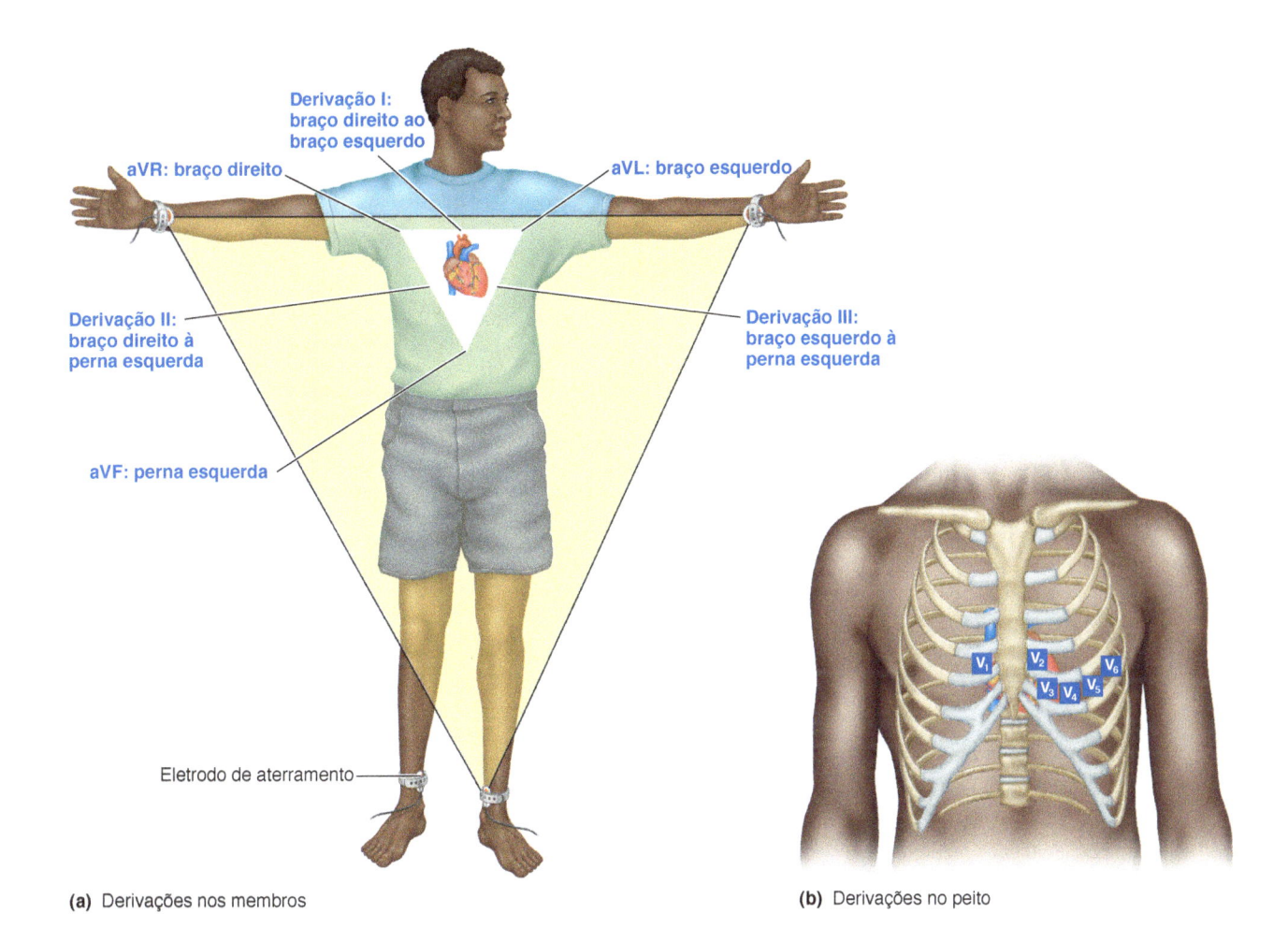

• **FIGURA 9-13 Derivações do eletrocardiograma.** (a) As seis derivações de membros incluem as derivações I, II, III, aVR, aVL e aVF. As derivações I, II e III são bipolares porque dois eletrodos de registro são utilizados. O traço registra a *diferença* no potencial entre dois eletrodos. Por exemplo, a derivação I registra a diferença de potencial detectada nos braços esquerdo e direito. O eletrodo colocado na perna direita serve de aterramento e não é um eletrodo de registro. As derivações aVR, aVL e aVF são unipolares. Embora dois eletrodos sejam utilizados, apenas o potencial real sob um dos eletrodos, o eletrodo explorador, é registrado. O outro eletrodo é ajustado em potencial zero e serve de ponto neutro de referência. Por exemplo, a derivação aVR registra o potencial que chega ao braço direito em comparação com o resto do corpo. (b) As seis derivações do peito, V_1 a V_6, também são unipolares. O eletrodo explorador registra principalmente o potencial elétrico da musculatura cardíaca imediatamente abaixo do eletrodo em seis locais diferentes em volta do coração.

mada de **derivação**. Cada uma das doze derivações diferentes registra atividade elétrica no coração em diferentes locais – seis organizações elétricas diferentes nos membros e seis derivações no peito, em vários locais em volta do coração. Para dar uma base comum para comparação e reconhecimento de desvios do normal, as mesmas doze derivações são utilizadas rotineiramente em todos os registros de ECG (• Figura 9-13).

Diferentes partes do registro do ECG podem ser correlacionadas a eventos cardíacos específicos.

A interpretação das configurações de onda registradas por cada derivação depende de um conhecimento detalhado da sequência de propagação da excitação cardíaca e sobre a posição do coração em relação à colocação dos eletrodos. Um ECG normal tem três formas de onda diferentes: a onda P, o complexo QRS e a onda T (• Figura 9-14) (as letras indicam apenas a sequência ordenada das ondas. O inventor da técnica simplesmente começou no meio do alfabeto ao nomear as ondas).

- A **onda P** representa a despolarização atrial.
- O **complexo QRS** representa a despolarização ventricular.
- A **onda T** representa a repolarização ventricular.

Como essas mudanças de onda de despolarização e repolarização causam a contração e o relaxamento alternados do coração, respectivamente, os eventos mecânicos cardíacos cíclicos ficam um pouco atrás das mudanças rítmicas na atividade elétrica.

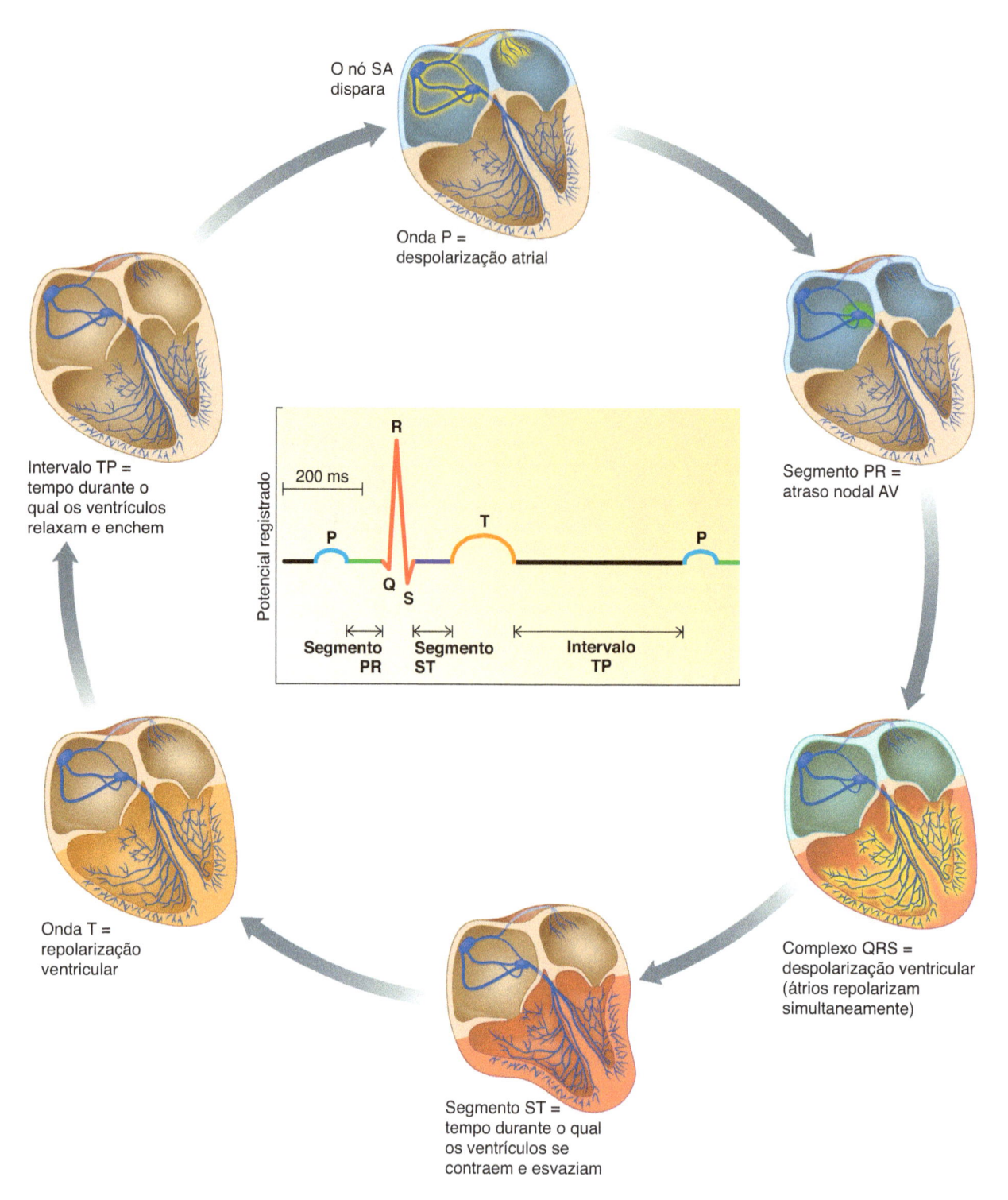

• **FIGURA 9-14** Formas de onda do eletrocardiograma na derivação II e status elétrico do coração associado com cada forma de onda.

Os pontos a seguir sobre o registro de ECG devem também ser observados:

1. O disparo do nó SA não gera atividade elétrica suficiente para atingir a superfície corporal, então nenhuma onda é registrada para despolarização nodal SA. Portanto, a primeira onda registrada, a onda P, ocorre quando o impulso ou onda de despolarização se propaga ao longo dos átrios.

2. Em um ECG normal, nenhuma onda separada para repolarização atrial é visível. A atividade elétrica associada à repolarização atrial normalmente ocorre simultaneamente com a despolarização ventricular e é mascarada pelo complexo de QRS.

3. A onda P é muito menor do que o complexo QRS, porque os átrios têm massa muscular muito menor que os ventrículos e, consequentemente, geram menos atividade elétrica.

4. Nos três momentos a seguir, nenhum fluxo de corrente ocorre na musculatura do coração, portanto, o ECG permanece na base:

   a. *Durante o atraso nodal AV.* Este atraso é representado pelo intervalo de tempo entre o final de P e o início de QRS – este segmento do ECG é conhecido como **segmento PR** (chamado de "segmento PR" em vez de "segmento PQ" porque a deflexão Q é pequena e, às vezes, ausente, enquanto a deflexão R é a onda dominante do complexo). A corrente flui através do nó AV, mas a intensidade é pequena demais para ser detectada pelos eletrodos do ECG.
   b. *Quando os ventrículos estão completamente despolarizados e as células contráteis cardíacas passam pela fase de estabilidade de seu potencial de ação antes de repolarizar*, representado pelo **segmento ST.** Este segmento fica entre QRS e T, e coincide com o tempo durante o qual a ativação ventricular é concluída e os ventrículos se contraem e esvaziam. Observe que o segmento ST *não* é um registro da atividade contrátil cardíaca. O ECG é uma medida da atividade elétrica que aciona a atividade mecânica subsequente.
   c. *Quando o músculo cardíaco está completamente repolarizado e em repouso e o enchimento ventricular ocorre*, depois da onda T e antes da próxima onda P. Este período é chamado de **intervalo TP**.

O ECG pode ser utilizado para diagnosticar frequências cardíacas anormais, arritmias e lesões ao músculo cardíaco.

Nota Clínica Como a atividade elétrica aciona a atividade mecânica, padrões elétricos anormais normalmente são acompanhados por atividade contrátil cardíaca anormal. Assim, a avaliação de padrões de ECG pode fornecer informações úteis sobre a situação do coração. Os principais desvios do normal que podem ser descobertos através do eletrocardiograma são (1) anormalidades na frequência, (2) anormalidades no ritmo e (3) cardiomiopatias (● Figura 9-15).

ANORMALIDADES NA FREQUÊNCIA A frequência cardíaca pode ser determinada pela distância entre dois complexos QRS consecutivos no papel calibrado utilizado no registro do ECG. Uma frequência cardíaca rápida de mais de 100 batimentos por minuto é chamada de **taquicardia** (*taqui* quer dizer "rápida"), enquanto uma frequência cardíaca lenta, de menos de 60 batimentos por minuto, é chamada de **bradicardia** (*bradi* significa "lenta").

ANORMALIDADES NO RITMO *Ritmo* refere-se à regularidade ou espaçamento das ondas de ECG. Qualquer variação do ritmo normal e da sequência de excitação do coração é chamada de **arritmia**. Ela pode resultar de focos ectópicos, de alterações na atividade de marca-passo do nó SA ou de interferência com a condução. A frequência cardíaca também é alterada. *Extrassístoles*, ou *contrações ventriculares prematuras*, com origem em um foco ectópico são desvios comuns do ritmo normal. Outras anormalidades no ritmo facilmente detectadas em um ECG incluem *flutter* atrial, fibrilação atrial, fibrilação ventricular e bloqueio cardíaco.

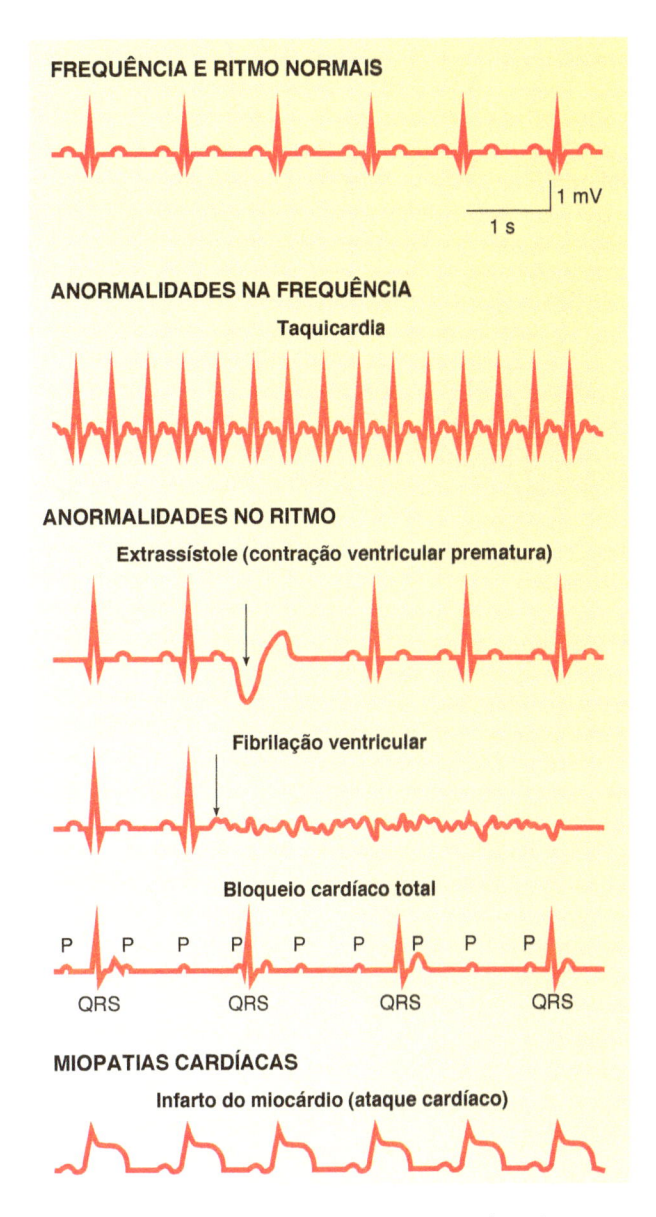

● **FIGURA 9-15** Condições cardíacas representativas detectáveis através do eletrocardiograma.

O *flutter* atrial (palpitação) é caracterizado por uma sequência rápida, mas regular, de despolarização atrial a taxas entre 200 e 380 batimentos por minuto. Os ventrículos raramente acompanham o ritmo dos átrios acelerados. Como o período refratário do tecido condutor é maior do que o do músculo atrial, o nó AV não consegue responder a cada impulso que converge sobre ele vindo dos átrios. Talvez apenas um em cada dois ou três impulsos atriais atravesse com sucesso o nó AV para os ventrículos. Tal situação é conhecida como *ritmo 2:1* ou *3:1*. O fato de que nem todo impulso atrial chega ao ventrículo no *flutter* atrial é importante, porque impede uma frequência rápida ventricular de mais de 200 batimentos por minuto. Uma frequência tão alta não deixaria tempo suficiente para o enchimento ventricular entre batidas. Neste caso, a produção do coração seria reduzida a um ponto tal que a perda de consciência ou até a morte resultariam do menor fluxo de sangue para o cérebro.

DETALHES DA FISIOLOGIA DO EXERCÍCIO

O Que, Quem e Onde dos Testes de Esforço

Testes de estresse, ou **testes de esforço graduado**, são realizados principalmente para ajudar no diagnóstico ou na quantificação de doenças cardíacas ou pulmonares para avaliar a capacidade funcional de indivíduos assintomáticos. Os testes normalmente são feitos em esteiras elétricas ou bicicletas ergométricas (estacionárias e com resistência variável). A intensidade de carga (o quanto a pessoa está se esforçando) é ajustada pelo aumento progressivo da velocidade e da inclinação da esteira ou da frequência de pedaladas e resistência na bicicleta. O teste começa em baixas intensidades e continua até que uma carga pré-especificada seja atingida, sintomas fisiológicos ocorram ou a pessoa esteja cansada demais para continuar.

Durante o teste de diagnóstico, o paciente é monitorado com um ECG e a medição a cada minuto da pressão sanguínea. Um teste é considerado positivo se há anormalidades no ECG (como depressão do segmento ST, ondas T invertidas ou arritmias perigosas) ou se sintomas físicos, como dor no peito, aparecem. Um teste interpretado como positivo em uma pessoa que não tem doença cardíaca é chamado de *teste falso positivo*. Nos homens, falsos positivos ocorrem apenas de 10% a 20% das vezes, portanto, o teste de estresse diagnóstico para os homens tem uma *especificidade* de 80% a 90%. As mulheres têm maior frequência de testes falsos positivos, com uma especificidade menor correspondente a cerca de 70%.

A *sensibilidade* de um teste indica que pessoas com doenças são corretamente identificadas e há poucos falsos negativos. A sensibilidade do teste de esforço é relatada como sendo de 60% a 80% – isto é, se 100 pessoas com doença cardíaca forem testadas, 60 a 80 serão corretamente identificadas, mas 20 a 40 teriam um teste falso negativo. Embora o teste de esforço seja agora uma ferramenta de diagnóstico importante, é apenas um dos vários testes utilizados para determinar a presença de doença arterial coronariana.

Testes de esforço são também realizados em pessoas sem suspeitas de doenças cardíacas ou pulmonares, para determinar a sua capacidade funcional atual. Estes testes funcionais são ministrados da mesma forma que os testes diagnósticos, mas são realizados por fisiologistas do exercício e um médico não precisa estar presente. Tais testes são utilizados para estabelecer recomendações de exercícios seguros, para ajudar atletas a estabelecer programas de treinamento ideais e servem também como ferramentas de pesquisa para avaliar a efetividade de um regime de treinamento em particular. O teste de esforço funcional está cada vez mais difundido, à medida que cada vez mais pessoas participam de programas de bem-estar comunitários ou promovidos por hospitais para a prevenção de doenças.

A **fibrilação atrial** é caracterizada por despolarizações rápidas, irregulares e descoordenadas dos átrios sem ondas P definidas. Assim, as contrações atriais são caóticas e não sincronizadas. Como impulsos chegam ao nó AV erraticamente, o ritmo ventricular também é bastante irregular. Os complexos QRS têm formato normal, mas ocorrem esporadicamente. Períodos de tempo variáveis entre as batidas ventriculares estão disponíveis para enchimento ventricular. Alguns batimentos ventriculares são tão próximos que pouco enchimento ocorre entre eles. Quando há menor enchimento, a contração subsequente será mais fraca. Na verdade, algumas contrações ventriculares podem ser fracas demais para impelir sangue suficiente para produzir um pulso palpável no punho. Nesta situação, se a frequência cardíaca é determinada diretamente pela batida do ápice ou via ECG, e a frequência do pulso é tomada simultaneamente no punho, a frequência cardíaca excederá a frequência do pulso. Tal diferença nas frequências cardíaca e do pulso é conhecida como **déficit de pulso**. Normalmente, a frequência cardíaca coincide com a do pulso, porque cada contração cardíaca inicia uma onda de pulso quando ejeta sangue para dentro das artérias.

A **fibrilação ventricular** é uma anormalidade rítmica muito grave na qual a musculatura ventricular exibe contrações caóticas e descoordenadas. Diversos impulsos viajam erraticamente em todas as direções em volta dos ventrículos. O rastreamento por ECG nas fibrilações ventriculares é bastante irregular, sem ritmo ou padrão detectável. Quando as contrações são tão desorganizadas, os ventrículos são ineficazes como bombas. Se a circulação não for restaurada em menos de quatro minutos mediante compressão cardíaca externa ou desfibrilação elétrica, ocorre lesão cerebral irreversível e a morte é iminente.

Outro tipo de arritmia, o **bloqueio cardíaco**, surge de defeitos no sistema condutor cardíaco. Os átrios ainda batem regularmente, mas os ventrículos ocasionalmente não são estimulados e, assim, não se contraem após a contração atrial. Os impulsos entre os átrios e ventrículos podem ser bloqueados em diversos níveis. Em algumas formas de bloqueio cardíaco, apenas cada segundo ou terceiro impulso atrial passa para os ventrículos. Isso é conhecido como *bloqueio 2:1* ou *3:1*, que pode ser diferenciado do ritmo 2:1 ou 3:1 associado ao *flutter* arterial pelas frequências envolvidas. No bloqueio cardíaco, a frequência atrial é normal, mas a frequência ventricular é consideravelmente abaixo do normal, enquanto no *flutter* atrial a frequência atrial é muito alta, acompanhando uma frequência ventricular normal ou acima do normal. O *bloqueio cardíaco completo* é caracterizado pela dissociação total entre a atividade atrial e a ventricular, com impulsos atriais não sendo conduzidos para os ventrículos. O nó SA continua regendo a despolarização atrial, mas os ventrículos geram seus próprios impulsos a uma taxa muito mais lenta que a dos átrios. No ECG, as ondas P apresentam um ritmo normal. As ondas QRS e T também ocorrem regularmente, mas muito mais lentamente do que as ondas P, e são completamente independentes do ritmo da onda P. Como a atividade atrial e a ventricular não são sincronizadas, ondas para repolarização atrial podem aparecer, não mais mascaradas pelo complexo QRS.

MIOPATIAS CARDÍACAS Ondas anormais no ECG também são importantes para o reconhecimento e a avaliação de **miopatias cardíacas** (lesões do músculo do coração). A **isquemia miocárdica** é o fornecimento inadequado de sangue oxigenado ao tecido cardíaco. A morte efetiva, ou **necrose**, das células do músculo cardíaco ocorre quando um vaso sanguíneo que alimenta aquela área do coração é bloqueado ou rompido. Esta condição é o **infarto agudo do miocárdio**, comumente chamado de **ataque cardíaco**. Formas de onda QRS anormais aparecem quando parte do músculo cardíaco fica necrosado. Além das mudanças no ECG, como as células do músculo cardíaco danificado liberam enzimas características no sangue, o nível dessas enzimas no sangue fornece um maior indicador da extensão da lesão ao miocárdio.

A interpretação de um ECG é uma tarefa complexa que exige amplo conhecimento e treinamento. A discussão acima não tem intenção de formar especialistas em ECG, e sim de fornecer uma visão sobre formas pelas quais o ECG pode ser utilizado como ferramenta de diagnose, além de apresentar um panorama sobre algumas das anormalidades mais comuns do funcionamento cardíaco (para outros usos do ECG, veja o quadro ■ **Detalhes da Fisiologia do Exercício**).

Eventos Mecânicos do Ciclo Cardíaco

Os eventos mecânicos do ciclo cardíaco – contração, relaxamento e as consequentes variações no fluxo de sangue do coração – são causados por mudanças rítmicas na atividade elétrica cardíaca.

O coração alternadamente se contrai para esvaziar e relaxa para encher.

O ciclo cardíaco consiste em períodos alternados de **sístole** (contração e esvaziamento) e **diástole** (relaxamento e enchimento). A contração resulta da propagação de excitação ao longo do coração, enquanto o relaxamento segue a subsequente repolarização da musculatura cardíaca. Os átrios e ventrículos atravessam ciclos separados de sístole e diástole. Exceto se qualificados de outro modo, os termos *sístole* e *diástole* referem-se ao que acontece nos ventrículos.

A discussão a seguir e a correspondente ● Figura 9-16 correlacionam diversos eventos que ocorrem simultaneamente durante o ciclo cardíaco, incluindo características do ECG, variações de pressão, de volume, atividade das válvulas e sons cardíacos. Apenas os eventos no lado esquerdo do coração estão descritos, mas lembre-se de que eventos idênticos ocorrem no lado direito, só que as pressões são menores. Para completar um ciclo cardíaco completo, nossa discussão começará e terminará com a diástole ventricular.

DIÁSTOLE MÉDIO-VENTRICULAR Durante a maior parte da diástole ventricular, o átrio também ainda está em diástole. Este estágio corresponde ao intervalo TP no ECG – o intervalo após repolarização ventricular e antes de outra despolarização atrial. Devido ao fluxo contínuo de sangue do sistema venoso para o átrio, a pressão atrial ultrapassa levemente a ventricular, embora ambas as câmaras estejam relaxadas (ponto **1** na ● Figura 9-16). Devido a este diferencial de pressão, a válvula AV é aberta e o sangue flui diretamente do átrio para o ventrículo por toda a diástole ventricular – coração (a) na ● Figura 9-16. Como resultado deste enchimento passivo, o volume ventricular continua a aumentar lentamente mesmo antes de a contração atrial ocorrer (ponto **2**).

DIÁSTOLE VENTRICULAR TARDIA Depois, ainda na diástole ventricular, o nó SA atinge o limiar e dispara. O impulso se propaga pelos átrios e aparece no ECG como onda P (ponto **3**). A despolarização atrial causa a contração atrial, elevando a curva da pressão atrial (ponto **4**) e enviando mais sangue para o ventrículo. O processo de acoplamento excitação-contração ocorre durante o curto atraso entre a onda P e o aumento na pressão atrial. O aumento correspondente na pressão ventricular (ponto **5**), que ocorre simultaneamente ao aumento na pressão atrial, resulta do volume extra de sangue adicionado ao ventrículo pela contração atrial – ponto **6** e coração (b). Ao longo da contração atrial, a pressão atrial ainda excede levemente a ventricular, portanto, a válvula AV continua aberta.

FIM DA DIÁSTOLE VENTRICULAR A diástole ventricular termina no início da contração ventricular. Neste momento, a contração atrial e o enchimento ventricular estão completos. O volume de sangue no ventrículo ao final da diástole (ponto **7**) é conhecido como **volume diastólico final (VDF)**, que tem, em média, por volta de 135 ml. Nenhum sangue será adicionado ao ventrículo durante este ciclo. Portanto, o volume diastólico final é a quantidade máxima de sangue que o ventrículo conterá durante este ciclo.

EXCITAÇÃO VENTRICULAR E INÍCIO DA SÍSTOLE VENTRICULAR Depois da excitação atrial, o impulso viaja pelo nó AV e pelo sistema de condução especializada para excitar o ventrículo. Simultaneamente, os átrios estão se contraindo. No momento em que a ativação ventricular está completa, a contração atrial já terminou. O complexo QRS representa esta excitação ventricular (ponto **8**), que induz a contração ventricular. A curva de pressão ventricular aumenta bastante depois do complexo QRS, sinalizando o início da sístole ventricular (ponto **9**). O leve atraso entre o complexo QRS e o início real da sístole ventricular é o tempo necessário para que o processo de acoplamento excitação-contração ocorra. Enquanto a contração ventricular começa, a pressão ventricular excede a atrial imediatamente. Este diferencial de pressão para trás força a válvula AV a fechar-se (ponto **9**).

CONTRAÇÃO VENTRICULAR ISOVOLUMÉTRICA Depois que a pressão ventricular excede a atrial e a válvula AV se fecha, para abrir a válvula aórtica, a pressão ventricular deve continuar aumentando até exceder a pressão aórtica. Portanto, depois do fechamento da válvula AV e antes da abertura da válvula aórtica, há um breve período de tempo no qual o ventrículo permanece uma câmara fechada (ponto **10**). Como todas as válvulas estão fechadas, nenhum sangue pode entrar ou sair do ventrículo durante este tempo. Este intervalo é chamado de período de **contração ventricular isovolumétrica** (*isovolumétrico* quer dizer "volume e duração constantes"), representado pelo coração (c). Como nenhum sangue entra ou sai do ventrículo, o volume da câmara ventricular permanece constante e as fibras musculares mantêm comprimento constante. Esta condição isovolumétrica é semelhante a uma contração isométrica no músculo esquelético. Durante a contração ventricular isovolumétrica, a pressão ventricular continua aumentando enquanto o volume permanece constante (ponto **11**).

EJEÇÃO VENTRICULAR Quando a pressão ventricular excede a aórtica (ponto **12**), a válvula aórtica é forçada a se abrir e a ejeção de sangue começa – coração (d). A quantidade de sangue

FIGURA 9-16 Ciclo cardíaco. Este gráfico exibe os diversos eventos que ocorrem simultaneamente durante o ciclo cardíaco. Cada linha horizontal acompanha as variações que ocorrem no eletrocardiograma; pressões aórtica, ventricular e atrial, volume ventricular e sons cardíacos ao longo de todo o ciclo. A última metade da diástole, uma sístole completa e a diástole (um ciclo cardíaco completo) e outra sístole são mostradas para o lado esquerdo do coração. Cada coluna vertical, de cima para baixo, mostra o que acontece simultaneamente com cada um desses fatores durante cada fase do ciclo cardíaco. Veja o texto (p. 321–324) para uma explicação detalhada dos pontos numerados. Os desenhos do coração ilustram o fluxo de sangue pobre em O_2 (azul-escuro) e rico em O_2 (rosa-escuro) para dentro e para fora dos ventrículos durante o ciclo cardíaco.

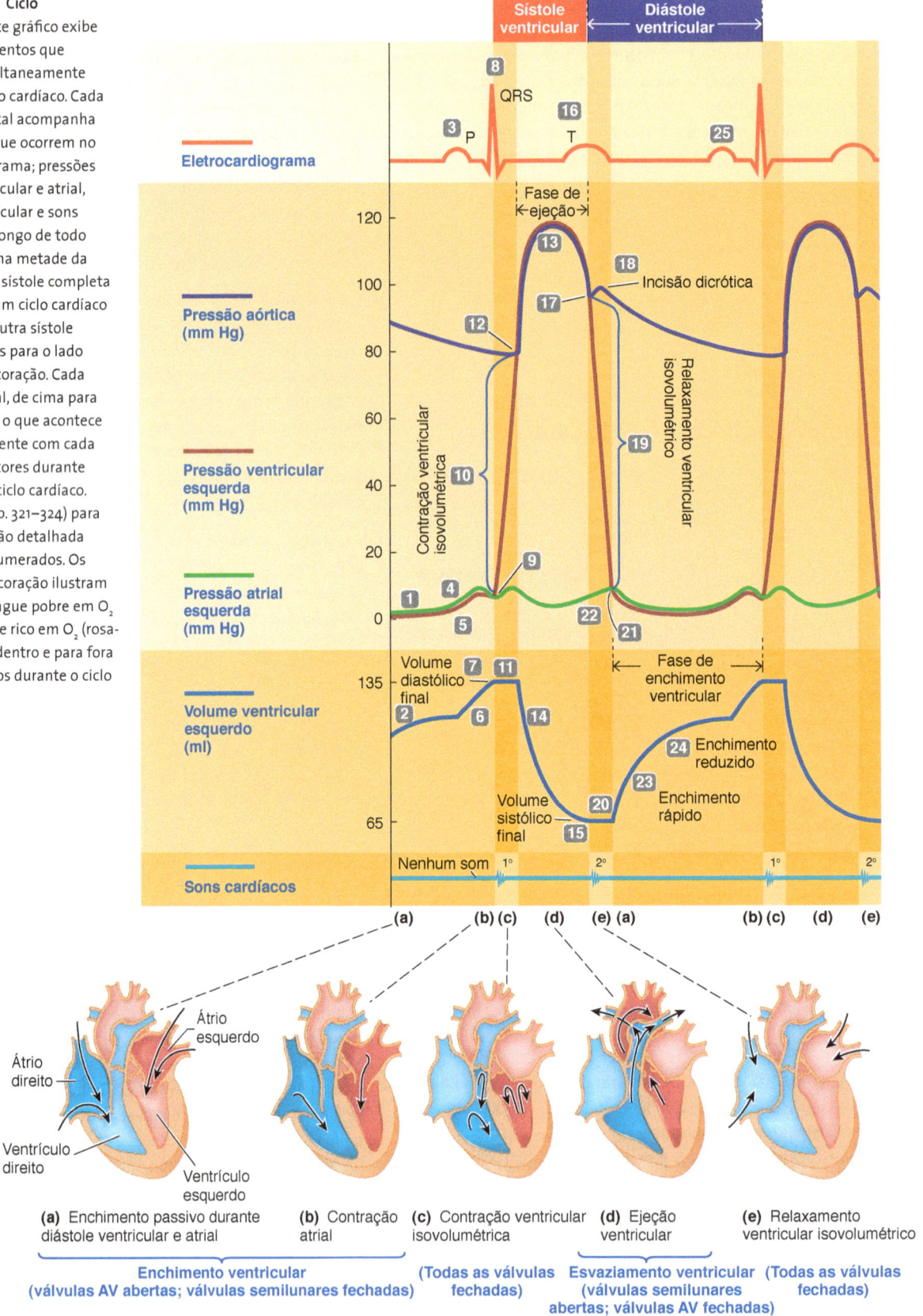

(a) Enchimento passivo durante diástole ventricular e atrial
(b) Contração atrial
(c) Contração ventricular isovolumétrica
(d) Ejeção ventricular
(e) Relaxamento ventricular isovolumétrico

Enchimento ventricular (válvulas AV abertas; válvulas semilunares fechadas)
(Todas as válvulas fechadas)
Esvaziamento ventricular (válvulas semilunares abertas; válvulas AV fechadas)
(Todas as válvulas fechadas)

bombeada para fora de cada ventrículo a cada contração é chamada de **volume sistólico (VS).** A curva de pressão aórtica sobe enquanto o sangue é forçado para dentro da aorta pelo ventrículo mais rapidamente do que é drenado nos vasos menores na outra extremidade (ponto **13**). O volume ventricular diminui substancialmente à medida que o sangue é rapidamente bombeado para fora (ponto **14**). A sístole ventricular inclui o período de contração isovolumétrica e a fase de ejeção ventricular.

FIM DA SÍSTOLE VENTRICULAR O ventrículo não se esvazia completamente durante a ejeção. Normalmente, apenas cerca da metade do sangue dentro do ventrículo no final da diástole é bombeada para fora durante a sístole subsequente. A quantidade de sangue deixado no ventrículo ao final da sístole quando a ejeção é concluída é o **volume sistólico final (VSF)**, que tem, em média, por volta de 65 ml (ponto **15**). Esta é a menor quantidade de sangue que o ventrículo conterá durante este ciclo.

A diferença entre o volume de sangue no ventrículo antes da contração e o volume depois da contração é a quantidade de sangue ejetado durante a contração – isto é, VDF – VSF = VS. Em nosso exemplo, o volume diastólico final é de 135 ml, o volume sistólico final é de 65 ml e o volume sistólico é de 70 ml.

REPOLARIZAÇÃO VENTRICULAR E INÍCIO DA DIÁSTOLE VENTRICULAR A onda T significa repolarização ventricular ao final da sístole ventricular (ponto **16**). Enquanto o ventrículo começa a relaxar, na repolarização, a pressão ventricular cai abaixo da pressão aórtica e a válvula aórtica se fecha (ponto **17**). O fechamento da válvula aórtica produz uma perturbação ou incisão na curva de pressão aórtica, a **incisão dicrótica** (ponto **18**). Não há mais saída de sangue do ventrículo durante este ciclo, porque a válvula aórtica está fechada.

RELAXAMENTO VENTRICULAR ISOVOLUMÉTRICO No momento em que a válvula aórtica se fecha, a válvula AV ainda não está aberta, porque a pressão ventricular ainda excede a atrial, portanto, nenhum volume de sangue pode entrar no ventrículo vindo do átrio. Assim, todas as válvulas ficam novamente fechadas por um breve período de tempo, conhecido como **relaxamento ventricular isovolumétrico** – ponto **19** e coração (e). O comprimento da fibra muscular e o volume da câmara (ponto **20**) permanecem constantes. Não há entrada ou saída de sangue enquanto o ventrículo continua relaxando e a pressão cai constantemente.

ENCHIMENTO VENTRICULAR Quando a pressão ventricular cai para abaixo da arterial, a válvula AV se abre (ponto **21**) e o enchimento ventricular ocorre novamente. A diástole ventricular inclui o período de relaxamento ventricular isovolumétrico e a fase de enchimento ventricular.

A repolarização atrial e a despolarização ventricular ocorrem simultaneamente, portanto, os átrios estão em diástole durante toda a sístole ventricular. O sangue continua fluindo das veias pulmonares para o átrio esquerdo. Enquanto este sangue se acumula no átrio, a pressão atrial aumenta continuamente (ponto **22**). Quando a válvula AV se abre ao final da sístole ven-

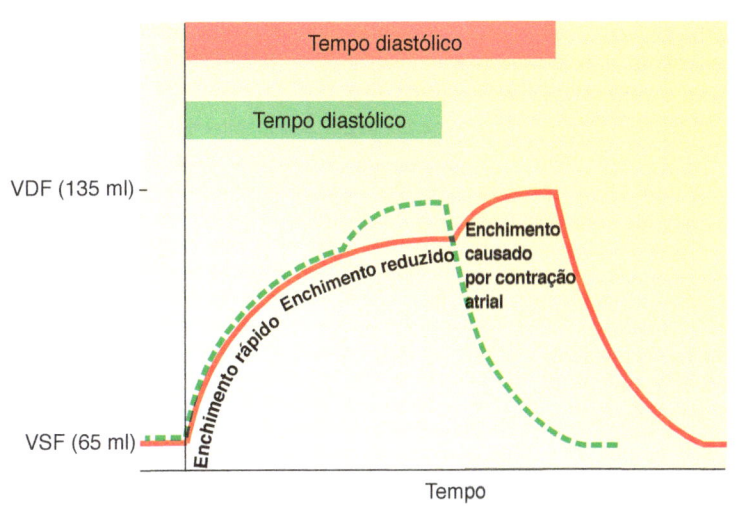

• **FIGURA 9-17 Perfis de enchimento ventricular durante frequências cardíacas normais e rápidas.** Como boa parte do enchimento ventricular ocorre no início da diástole durante a fase de enchimento rápido, o enchimento não é seriamente prejudicado quando o tempo diastólico é reduzido em resultado de um aumento na frequência cardíaca.

tricular, o sangue que se acumulou no átrio durante a sístole ventricular entra rapidamente no ventrículo – coração (a), novamente. O enchimento ventricular, assim, ocorre rapidamente no início (ponto **23**) devido à maior pressão atrial resultante do acúmulo de sangue nos átrios. Então, o enchimento ventricular desacelera (ponto **24**), pois o sangue acumulado já foi entregue ao ventrículo e a pressão atrial começa a cair. Durante este período de enchimento reduzido, o sangue continua fluindo das veias pulmonares para o átrio esquerdo e através da válvula AV aberta para o ventrículo esquerdo. Durante a diástole ventricular tardia, quando o ventrículo se enche lentamente, o nó SA dispara novamente e o ciclo cardíaco recomeça (ponto **25**).

Quando o organismo está em repouso, nosso ciclo cardíaco completo dura 800 ms, com 300 ms dedicados à sístole ventricular e 500 ms ocupados pela diástole ventricular. Significantemente, boa parte do enchimento ventricular ocorre no início da diástole, durante a fase de enchimento rápido. Durante momentos de frequência cardíaca rápida, a duração da diástole é muito mais encurtada que a da sístole. Por exemplo, se a frequência cardíaca aumenta de 75 para 180 batimentos por minuto, a duração da diástole diminui por volta de 75%, de 500 ms para 125 ms. Isso reduz bastante o tempo disponível para relaxamento e enchimento ventricular. No entanto, como boa parte do enchimento ventricular é realizada durante o início da diástole, o enchimento não é seriamente prejudicado durante períodos de maior frequência cardíaca – por exemplo, durante exercícios (• Figura 9-17). No entanto, há um limite para quão rapidamente o coração pode bater sem diminuir o período de diástole a ponto de prejudicar seriamente o enchimento ventricular. Em frequências cardíacas superiores a 200 batimentos por minuto, o tempo diastólico é curto demais para permitir um enchimento ventricular adequado. Com enchimento inadequado, o débito cardíaco resultante é deficiente. Em geral, as frequências ventriculares não excedem 200 batimentos por minuto, porque o período refratário relativamente longo do nó AV não permitirá que impulsos sejam conduzidos aos ventrículos mais frequentemente do que isso.

Os dois sons cardíacos estão associados aos fechamentos de válvulas.

Dois sons cardíacos principais podem ser ouvidos com um estetoscópio durante o ciclo cardíaco. O **primeiro som cardíaco** é grave, suave e relativamente longo – frequentemente diz-se que soa como "lub". O **segundo som cardíaco** é mais agudo e dura menos – frequentemente se diz que é parecido com "dup". Assim, normalmente se ouve um "lub-dup-lub-dup-lub-dup...". O primeiro som cardíaco é associado ao fechamento das válvulas AV, enquanto o segundo som é associado ao fechamento das válvulas semilunares (veja "Sons cardíacos" na • Figura 9-16). A abertura de válvulas não produz nenhum som.

Os sons são causados por vibrações formadas dentro das paredes dos ventrículos e artérias principais durante o fechamento da válvula, não pelas válvulas se fechando. Como as válvulas AV se fecham no início da contração ventricular, quando a pressão ventricular primeiro excede a atrial, o primeiro som cardíaco sinaliza o início da sístole ventricular (ponto **9** na • Figura 9-16). As válvulas semilunares se fecham no início do relaxamento ventricular, enquanto as pressões ventriculares esquerda e direita caem para abaixo das pressões das artérias aórtica e pulmonar, respectivamente. O segundo som cardíaco, portanto, sinaliza o início de diástole ventricular (ponto **17**).

O fluxo sanguíneo turbulento produz sopros no coração.

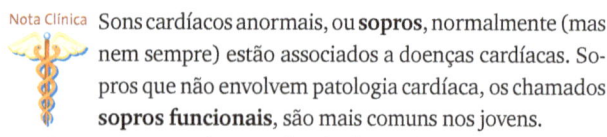

Nota Clínica Sons cardíacos anormais, ou **sopros**, normalmente (mas nem sempre) estão associados a doenças cardíacas. Sopros que não envolvem patologia cardíaca, os chamados **sopros funcionais**, são mais comuns nos jovens.

O sangue normalmente flui de forma *laminar* – isto é, camadas de fluido deslizam suavemente uma sobre a outra (*lamina* quer dizer "camada"). O fluxo laminar não produz nenhum som. No entanto, quando o fluxo sanguíneo se torna turbulento, um som pode ser ouvido (• Figura 9-18). Tal som anormal é resultado de vibrações que o fluxo turbulento gera nas estruturas ao redor.

VÁLVULAS ESTENÓTICAS E INSUFICIENTES A causa mais comum de turbulência é o mau funcionamento da válvula, seja ela estenótica ou insuficiente. Uma **válvula estenótica** é uma válvula rígida e estreita que não se abre completamente. O sangue deve ser forçado através da abertura restrita a uma velocidade tremenda, resultando em turbulência que produz um som de assovio anormal, semelhante ao produzido quando forçamos ar rapidamente entre os lábios para assoviar.

Uma **válvula insuficiente**, ou **incompetente**, é uma que não consegue se fechar completamente, normalmente porque as bordas da válvula estão cicatrizadas e não se encaixam adequadamente. A turbulência é produzida quando o sangue flui para trás

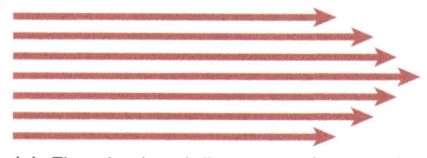

(a) Fluxo laminar (não gera nenhum som)

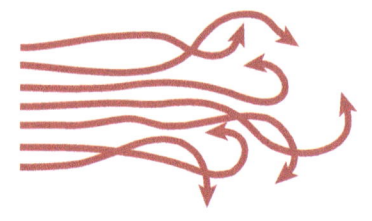

(b) Fluxo turbulento (pode ser ouvido)

• **FIGURA 9-18** Comparação entre fluxo laminar e turbulento.

através da válvula insuficiente e colide com o sangue que flui na direção oposta, criando um sussurro ou murmúrio de gargarejo. Tal fluxo reverso de sangue é conhecido como **regurgitação**. Uma válvula cardíaca insuficiente frequentemente é chamada de **válvula com vazamento**, porque permite que o sangue flua de volta em um momento no qual a válvula deveria estar fechada.

Mais frequentemente, a estenose e a insuficiência valvular são causadas por **febre reumática**, uma doença autoimune ativada por uma infecção de bactérias estreptocócicas. Os anticorpos formados contra as toxinas produzidas por essas bactérias interagem com muitos dos próprios tecidos do corpo, resultando em dano imunológico. As válvulas cardíacas estão entre os tecidos mais suscetíveis neste sentido. Grandes lesões fibrosas hemorrágicas se formam ao longo das bordas inflamadas da válvula cardíaca afetada, fazendo com que ela engrosse, endureça e cicatrize. Às vezes, as bordas de cúspides aderem permanentemente umas às outras. Dependendo da extensão e da natureza específica das lesões, a válvula pode se tornar estenótica, insuficiente ou um pouco de ambas. Às vezes, crianças nascem com mau funcionamento das válvulas.

DURAÇÃO DOS SOPROS A válvula envolvida e o tipo de defeito normalmente podem ser detectados pela *localização* e pela *duração* do sopro. Cada válvula cardíaca pode ser mais bem ouvida em um local específico do peito. Perceber onde um sopro é mais alto ajuda o médico a diagnosticar que válvula está envolvida.

A "duração" do sopro refere-se à parte do ciclo cardíaco durante a qual o sopro é ouvido. Lembre que o primeiro som cardíaco sinaliza o início da sístole ventricular e o segundo som sinaliza o início da diástole ventricular. Assim, um sopro entre o primeiro e o segundo sons cardíacos (lub-sopro-dup, lub-sopro-dup) é um **sopro sistólico**. Um **sopro diastólico**, por sua vez, ocorre entre o segundo e o primeiro sons cardíacos (lub-dup-sopro, lub-dup-sopro). O som do sopro o caracteriza como um sopro estenótico (assovio) ou insuficiente (sussurro). A partir desses fatos, é possível determinar a causa de um sopro valvular (▲ Tabela 9-2). Por exemplo, um sopro de assovio (denotando uma válvula estenótica) que ocorre entre o primeiro e o segundo sons cardíacos (denotando um sopro sistólico) indica a estenose em uma válvula que deveria ser aberta durante a sístole. Pode ser a válvula aórtica ou a semilunar pulmonar através da qual o sangue está

TABELA 9-2 Duração e Tipo de Sopro Associado a Diversas Patologias da Válvula Cardíaca

Padrão ouvido na auscultação	Tipo de defeito de válvula	Duração do sopro	Disfunção valvular	Comentário
Lub-assovio-dup	Estenótica	Sistólica	Válvula semilunar estenótica	Um sopro sistólico de assovio significa que uma válvula que deveria estar aberta durante a sístole (uma válvula semilunar) não se abre completamente.
Lub-dup-assovio	Estenótica	Diastólica	Válvula AV estenótica	Um sopro diastólico de assovio significa que uma válvula que deveria estar aberta durante a diástole (uma válvula AV) não se abre completamente.
Lub-sussurro-dup	Insuficiente	Sistólica	Válvula AV insuficiente	Um sopro sistólico de sussurro significa que uma válvula que deveria estar fechada durante a sístole (uma válvula AV) não se fecha completamente.
Lub-dup-sussurro	Insuficiente	Diastólica	Válvula semilunar insuficiente	Um sopro diastólico de sussurro significa que uma válvula que deveria estar fechada durante a diástole (uma válvula semilunar) não se fecha completamente.

sendo ejetado. A identificação de qual dessas válvulas está estenótica é realizada ao descobrir onde o sopro é mais bem ouvido.

A principal preocupação com os sopros cardíacos, claro, não é com o sopro em si, mas com os resultados circulatórios nocivos do defeito.

Débito Cardíaco e seu Controle

Débito cardíaco (DC) é o volume de sangue bombeado por *cada ventrículo* por minuto (não a quantidade total de sangue bombeada pelo coração). Durante qualquer período de tempo, o volume de sangue que flui pela circulação pulmonar é igual ao volume que flui pela circulação sistêmica. Portanto, o débito cardíaco de cada ventrículo normalmente é o mesmo, embora possa haver pequenas variações entre batimentos.

O débito cardíaco depende da frequência cardíaca e do volume sistólico.

Os dois determinantes do débito cardíaco são a *frequência cardíaca* (batimentos por minuto) e o *volume sistólico* (volume de sangue bombeado por batimento). A frequência cardíaca média em repouso é de 70 batimentos por minuto, estabelecida pela ritmicidade do nó SA. O volume sistólico médio em repouso é de 70 ml por batimento, produzindo um débito cardíaco médio de 4.900 ml/min, ou quase 5 litros/min:

Débito cardíaco = frequência cardíaca x volume sistólico
(DC) = 70 batimentos/min x 70 ml/batimento
= 4.900 ml/min ≈ 5 litros/min

Como o volume total de sangue do corpo é de, em média, 5 a 5,5 litros, cada metade do coração bombeia o equivalente a todo o volume de sangue por minuto. Em outras palavras, a cada minuto o ventrículo direito normalmente bombeia 5 litros de sangue através dos pulmões, e o ventrículo esquerdo bombeia 5 litros através da circulação sistêmica. Nesta taxa, cada metade do coração bombearia cerca de 2,5 milhões de litros de sangue em apenas um ano. E este é apenas o débito cardíaco em repouso! Durante o exercício, o débito cardíaco pode aumentar 20 a 25 litros por minuto, e débitos de até 40 litros por minuto foram registrados em atletas treinados durante exercícios de resistência. A diferença entre o débito cardíaco em repouso e o volume máximo de sangue que o coração pode bombear por minuto é chamada de **reserva cardíaca**.

Como o débito cardíaco pode variar tanto, dependendo das demandas do organismo? É possível responder rapidamente a esta pergunta ao pensarmos em como nosso coração bate rapidamente (maior frequência cardíaca) e com mais força (maior volume sistólico) quando realizamos atividades físicas extenuantes (necessárias para maior débito cardíaco). Assim, a regulação do débito cardíaco depende do controle da frequência cardíaca e do volume sistólico, tópicos que discutiremos a seguir.

A frequência cardíaca é determinada basicamente por influências autônomas no nó SA.

O nó SA normalmente é o marca-passo do coração porque tem a taxa espontânea mais rápida de despolarização até o limiar. Lembre-se de que esta redução gradual automática do potencial de membrana entre batidas é o resultado de uma inter-relação complexa de movimentos iônicos envolvendo um aumento na permeabilidade de Na^+, uma redução na permeabilidade de K^+ e um aumento na permeabilidade de Ca^{2+}. Quando o nó SA atinge o limiar, um potencial de ação é iniciado e se propaga por todo o coração, induzindo-o à contração, ou ao "batimento cardíaco". Isso acontece cerca de 70 vezes por minuto, estabelecendo-se a frequência cardíaca média em 70 batimentos por minuto.

TABELA 9-3 — Efeitos do Sistema Nervoso Autônomo Sobre o Coração e Estruturas que Influenciam o Coração

Área afetada	Efeito da estimulação parassimpática	Efeito da estimulação simpática
Nó SA	Diminui a taxa de despolarização até o limiar; diminui a frequência cardíaca	Aumenta a taxa de despolarização até o limiar; aumenta a frequência cardíaca
Nó AV	Diminui a excitabilidade; aumenta o atraso nodal AV	Aumenta a excitabilidade; diminui o atraso nodal AV
Via de condução ventricular	Nenhum efeito	Aumenta a excitabilidade; acelera a condução através do feixe de His e das células de Purkinje
Músculo atrial	Diminui a contratilidade; enfraquece a contração	Aumenta a contratilidade; fortalece a contração
Músculo ventricular	Nenhum efeito	Aumenta a contratilidade; fortalece a contração
Medula adrenal (uma glândula endócrina)	Nenhum efeito	Promove a secreção adrenomedular de epinefrina, hormônio que aumenta as ações do sistema nervoso simpático no coração.
Veias	Nenhum efeito	Aumenta o retorno venoso, o que aumenta a força da contração cardíaca através do mecanismo de Frank-Starling

O coração é inervado pelas duas divisões do sistema nervoso autônomo, que podem modificar a frequência (bem como a força) de contração, embora a estimulação nervosa não seja necessária para iniciar a contração. O nervo parassimpático para o coração, o **nervo vago**, alimenta principalmente o átrio, especialmente os nós SA e AV. A inervação parassimpática dos ventrículos é escassa. Os nervos simpáticos cardíacos também alimentam os átrios, incluindo os nós SA e AV, e também inervam ricamente os ventrículos.

Os sistemas nervosos simpático e parassimpático causam seus efeitos no coração principalmente ao alterarem a atividade do sistema de segundo mensageiro AMP cíclico nas células cardíacas inervadas. A acetilcolina liberada do nervo vago vincula-se a um receptor muscarínico e é acoplada a uma proteína G inibitória que reduz a atividade da via de AMP cíclico (veja nos Capítulos 4 e 7). Por outro lado, o neurotransmissor simpático norepinefrina vincula-se a um receptor adrenérgico β_1 e é acoplado a uma proteína G estimulatória que acelera a via de AMP cíclico nas células-alvo (veja no Capítulo 7). A via cAMP leva à fosforilação e à atividade alterada de diversas proteínas dentro do músculo cardíaco, mantendo os canais abertos por mais tempo por exemplo.

EFEITO DA ESTIMULAÇÃO PARASSIMPÁTICA SOBRE O CORAÇÃO Vamos examinar os efeitos específicos que as estimulações parassimpática e simpática têm sobre o coração (▲ Tabela 9-3):

- A influência causada pelo sistema nervoso parassimpático sobre o nó SA diminui a frequência cardíaca (● Figura 9-19). Em um mecanismo diferente de sua redução normal na atividade de cAMP, a ACh desacelera a frequência cardíaca principalmente ao aumentar a permeabilidade a K^+ das células marca-passo no nó SA, vinculando-se aos receptores colinérgicos muscarínicos acoplados diretamente a canais de K^+ regulados por ACh por uma proteína G. Como resultado, a frequência com que potenciais de ação espontâneos são iniciados é reduzida, através de um efeito em duas fases:

1. A maior permeabilidade a K^+ hiperpolariza a membrana do nó SA porque saem mais íons positivos de potássio que o normal, tornando a parte interna ainda mais negativa. Como o potencial de "repouso" começa ainda mais longe do limiar, leva mais tempo para o limiar ser atingido.
2. A maior permeabilidade a K^+ induzida pela vaga estimulação também se opõe à redução automática na permeabilidade a K^+ que contribui para o desenvolvimento do potencial de marca-passo. Este efeito contrário diminui a taxa de despolarização espontânea, prolongando o tempo necessário para ir ao limiar. A acetilcolina, ao inibira a via cAMP, também diminui o fluxo de entrada de Na^+ e de Ca^{2+}, através do I_f e de canais tipo T, respectivamente, desacelerando ainda mais a despolarização até o limiar. Portanto, o nó SA atinge o limiar e dispara menos frequentemente, diminuindo a frequência cardíaca.

- A influência parassimpática sobre o nó AV diminui a excitabilidade do nó, prolongando a transmissão de impulsos aos ventrículos ainda mais que o atraso normal AV. Este efeito é causado pelo aumento na permeabilidade a K^+, que hiperpolariza a membrana, retardando, assim, a iniciação de excitação no nó AV.

- A estimulação parassimpática das células contráteis atriais encurta o potencial de ação, reduzindo o lento fluxo de entrada causado pelo Ca^{2+} – isto é, a fase de estabilidade é encurtada. Como resultado, a contração atrial é enfraquecida.

- O sistema parassimpático tem pouco efeito sobre a contração ventricular, devido à escassez de inervação parassimpática aos ventrículos. Assim, o coração fica mais "relaxado" sob influência parassimpática – bate menos rapidamente, o tempo entre as contrações atrial e ventricular é prolongado e a contração atrial é mais fraca. Estas ações são adequadas, considerando que o sistema parassimpático controla a ação do coração em situações tranquilas e relaxadas quando o corpo não exige maior débito cardíaco.

LEGENDA

- - - - = Atividade de marca-passo inerente do nó SA
—— = Atividade de marca-passo do nó SA mediante estimulação parassimpática
—— = Atividade de marca-passo do nó SA mediante estimulação simpática

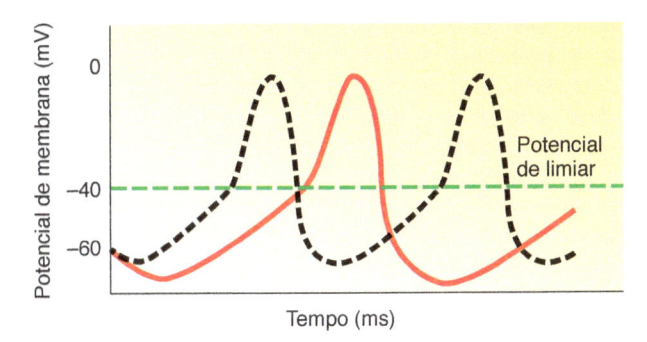

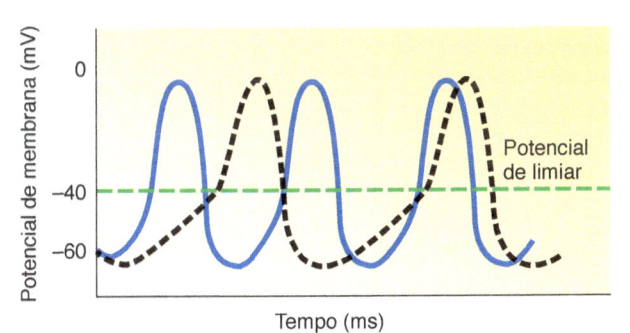

(a) Influência autônoma mediante potencial do nó SA

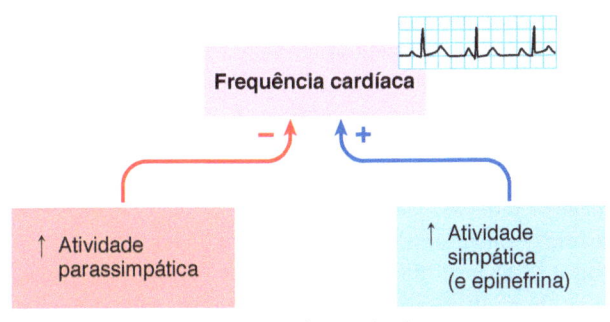

(b) Controle da frequência cardíaca pelo sistema nervoso autônomo

• **FIGURA 9-19 Controle autônomo da atividade do nó SA e da frequência cardíaca.** (a) A estimulação parassimpática diminui a taxa de despolarização nodal SA para que a membrana chegue ao limiar mais lentamente e tenha menos potenciais de ação, enquanto a estimulação simpática aumenta a taxa de despolarização do nó SA para que a membrana atinja o limiar mais rapidamente e tenha potenciais de ação mais frequentes. (b) Como cada potencial de ação do nó SA essencialmente leva a um batimento cardíaco, o aumento na atividade parassimpática diminui a frequência cardíaca, enquanto o aumento na atividade simpática aumenta a frequência cardíaca.

EFEITO DA ESTIMULAÇÃO SIMPÁTICA SOBRE O CORAÇÃO Em contraste, o sistema nervoso simpático, que controla a ação do coração em situações de emergência ou durante exercícios, quando há necessidade de maior fluxo de sangue, acelera a frequência cardíaca por meio de seu efeito sobre o tecido de marca-passo.

■ O principal efeito da estimulação simpática sobre o nó SA é acelerar a despolarização para que o limiar seja atingido mais rapidamente. Em células de marca-passo, a taxa de despolarização aumenta em decorrência do maior fluxo de entrada de Na^+ e Ca^{2+} através dos canais aumentados I_f e de Ca^{2+} tipo T. Este movimento mais rápido em favor do limiar sob a influência simpática permite potenciais de ação mais frequentes e uma frequência cardíaca correspondentemente mais rápida (• Figura 9-19 e ▲ Tabela 9-3).

■ A estimulação simpática do nó AV reduz o atraso nodal AV pelo aumento da velocidade de condução, presumidamente ao aumentar o lento fluxo de entrada de Ca^{2+}.

■ Da mesma forma, a estimulação simpática acelera a propagação do potencial de ação por toda a via de condução especializada.

■ Nas células contráteis atrial e ventricular, ambas com muitas terminações nervosas simpáticas, a estimulação simpática aumenta a força contrátil para que o coração bata com mais força e ejete mais sangue. Este efeito é produzido pelo aumento do movimento de Ca^{2+} para dentro através da abertura prolongada de canais de Ca^{2+} tipo L, o que aumenta o lento influxo de Ca^{2+} e intensifica a participação de Ca^{2+} no acoplamento excitação-contração.

■ A estimulação simpática não apenas aumenta a velocidade de contração, permitindo maior influxo de Ca^{2+} para dentro da célula através de canais de Ca^{2+} tipo L, mas também acelera o relaxamento, ao aprimorar a bomba de Ca^{2+} ativa no retículo sarcoplasmático que remove Ca^{2+} do citosol (veja no Capítulo 8).

O efeito geral da estimulação simpática sobre o coração, portanto, é melhorar sua efetividade como bomba, ao aumentar a frequência cardíaca, diminuir o atraso entre as contrações atrial e ventricular, diminuir o tempo de condução através do coração, aumentar a força de contração e acelerar o processo de relaxamento, de forma que haja mais tempo disponível para o enchimento – isto é, a estimulação simpática "acelera" o coração.

CONTROLE DA FREQUÊNCIA CARDÍACA Assim, como é típico do sistema nervoso autônomo, os efeitos parassimpáticos e simpáticos sobre a frequência cardíaca são antagonistas (opõem-se uns aos outros). A qualquer momento, a frequência cardíaca é determinada em grande parte pelo equilíbrio entre a inibição do nó SA pelo nervo vago e a estimulação pelos nervos simpáticos cardíacos. Em condições de repouso, a descarga parassimpática domina, porque a acetilcolina suprime a atividade simpática, inibindo a liberação de norepinefrina pelas terminações nervosas simpáticas vizinhas. Na verdade, se todos os nervos autônomos até o coração fossem bloqueados, a frequência cardíaca em repouso aumentaria de seu valor médio de 70 batimentos por minuto para cerca de 100 batimentos por minutos, que é a taxa inerente da descarga espontânea do nó SA quando não sujeito a nenhuma influência nervosa (utilizamos 70 batimentos por minuto como taxa normal de descarga do nó SA porque esta é a taxa média em condições normais de repouso quando a atividade parassimpática domina). A frequência cardíaca pode ser alterada além deste nível de repouso nas duas direções mudando-se o equilíbrio da estimulação nervosa autônoma. A frequência cardíaca é acelerada ao aumentar-se a atividade simpática e diminuir-se a parassimpática

Capítulo 9 – Fisiologia Cardíaca **327**

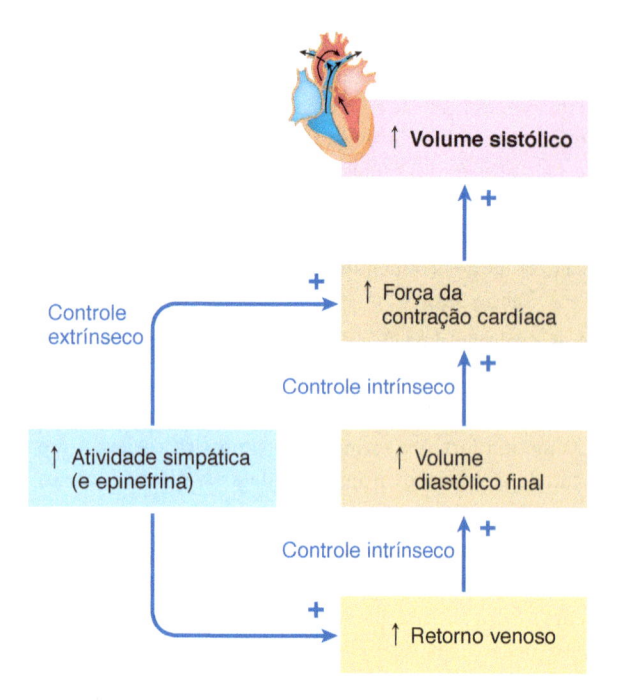

• **FIGURA 9-20** Controle intrínseco e extrínseco do volume sistólico.

simultaneamente, e é desacelerada por um aumento na atividade parassimpática simultâneo ao declínio na atividade simpática. O nível relativo de atividade nestes dois ramos autônomos para o coração, por sua vez, é coordenado principalmente pelo *centro de controle cardiovascular* no tronco cerebral.

Embora a inervação autônoma seja o principal meio pelo qual a frequência cardíaca é regulada, outros fatores também a afetam. O mais importante é a epinefrina, um hormônio secretado no sangue pela medula adrenal mediante estimulação simpática. A epinefrina atua de maneira semelhante à norepinefrina, aumentando a frequência cardíaca e assim reforçando o efeito direto que o sistema nervoso simpático tem sobre o coração.

O volume sistólico é determinado pela extensão do retorno venoso e pela atividade simpática.

O outro componente além da frequência cardíaca que determina o débito cardíaco é o volume sistólico – a quantidade de sangue bombeada por cada ventrículo durante cada batimento. Dois tipos de controle influenciam o volume sistólico: (1) *controle intrínseco*, relacionado à extensão do retorno venoso, e (2) *controle extrínseco*, relacionado à extensão da estimulação simpática do coração. Ambos os fatores aumentam o volume sistólico ao aumentarem a força da contração cardíaca (• Figura 9-20). Vamos examinar cada um desses mecanismos mais detalhadamente.

O aumento no volume diastólico final resulta em aumento no volume sistólico.

O **controle intrínseco** do volume sistólico, que se refere à capacidade inerente do coração de variar seu volume sistólico, depende da correlação direta entre o volume diastólico final e o volume sistólico. À medida que mais sangue retorna ao coração, este bombeia mais sangue para fora, mas o relacionamento não é tão simples quanto parece, porque o coração não expele todo o sangue que contém. Este controle intrínseco depende da relação comprimento-tensão do músculo cardíaco, que é semelhante à encontrada no músculo esquelético. Para o músculo esquelético, o comprimento do músculo em repouso é aproximadamente o comprimento ideal (l_o) no qual a tensão máxima pode ser desenvolvida durante uma contração subsequente. Quando o músculo esquelético for mais longo ou curto do que o l_o, a contração subsequente será mais fraca (veja a • Figura 8-19). Para o músculo cardíaco, o comprimento da fibra do músculo cardíaco em repouso é inferior a l_o. Portanto, o comprimento das fibras do músculo cardíaco normalmente varia ao longo do trecho ascendente da curva de comprimento-tensão. Um aumento no comprimento da fibra do músculo cardíaco, aproximando-se de l_o, aumenta a tensão contrátil do coração na sístole seguinte (• Figura 9-21).

Diferentemente do músculo esquelético, a curva de comprimento-tensão do músculo cardíaco normalmente não opera em comprimentos que ficam dentro da região do trecho descendente. Isto é, dentro dos limites fisiológicos, o músculo cardíaco não se alonga além de seu comprimento ideal até o ponto em que a força contrátil diminua com maior estiramento.

LEI DE FRANK–STARLING DO CORAÇÃO O que faz as fibras do músculo cardíaco mudarem de comprimento antes da contração? O comprimento do músculo esquelético pode variar antes da contração devido ao posicionamento das partes do esqueleto às quais o músculo está ligado, mas o músculo cardíaco não está acoplado a nenhum osso. O principal determinante do comprimento da fibra do músculo cardíaco é o nível de enchimento diastólico. Uma analogia é um balão cheio de água – quanto mais água é colocada, maior ele fica e mais se estica. Da mesma forma, quanto maior o enchimento diastólico, maior o volume diastólico final (VDF) e mais o coração se estica. Quanto mais o coração se alonga, maior é o comprimento inicial da fibra cardíaca antes da contração. O maior comprimento resulta em maior força na contração cardíaca subsequente e, assim, maior volume sistólico. Esta relação intrínseca entre o VDF e o volume sistólico é conhecida como **lei de Frank–Starling**. Dita simplesmente, a lei afirma que o coração normalmente bombeia para fora durante a sístole o volume de sangue retornado a ele durante a diástole – maior retorno venoso resulta em maior volume sistólico. Na • Figura 9-21, presuma que o VDF aumente do ponto A ao ponto B. É possível ver que este aumento no VDF é acompanhado por um aumento correspondente no volume sistólico do ponto A[1] ao ponto B[1]. A extensão de enchimento é denominada **pré-carga**, porque é a carga de trabalho imposta ao coração antes do início da contração.

VANTAGENS DA RELAÇÃO COMPRIMENTO-TENSÃO CARDÍACA A relação inerente que corresponde o volume sistólico ao retorno venoso tem duas vantagens importantes. Primeiro, uma das funções mais importantes deste mecanismo intrínseco é a equalização da produção entre os lados direito e esquerdo do coração, para que o sangue bombeado por este seja igualmente distribuído entre as circulações pulmonar e sistêmica. Se, por exemplo, o lado direito do coração impulsiona um volume sistólico maior, mais sangue entra na circulação pulmonar, portanto, o retorno venoso para o lado esquerdo do coração aumenta de forma correspondente. O maior VDF do lado esquerdo do coração faz com que ele se contraia com mais força e, portanto, ele também bombeia um volume sistólico maior. Desta forma, a produção das duas câmaras ventriculares é mantida igual. Se tal equalização não ocorresse, sangue demais se acumularia no sistema nervoso antes do ventrículo com menor produção.

Segundo, quando maior débito cardíaco é necessário, como durante o exercício, o retorno venoso aumenta através da ação do sistema nervoso simpático e outros mecanismos, a serem descritos no próximo capítulo. O incremento resultante no VDF automaticamente aumenta o volume sistólico de forma correspondente. Como o exercício também aumenta a frequência cardíaca, estes dois fatores atuam em conjunto para aumentar o débito cardíaco, para que mais sangue possa ser fornecido aos músculos exercitados.

MECANISMO DA RELAÇÃO COMPRIMENTO-TENSÃO CARDÍACA Embora a relação comprimento-tensão nas fibras do músculo cardíaco dependa até certo ponto da extensão da sobreposição de filamentos grossos e finos, de forma semelhante à relação comprimento-tensão no músculo esquelético, o principal fator relacionando o comprimento da fibra do músculo cardíaco ao desenvolvimento de tensão é a dependência da sensibilidade a Ca^{2+} do miofilamento no comprimento da fibra. Especificamente, à medida que o comprimento da fibra do músculo cardíaco aumenta ao longo do trecho ascendente da curva comprimento-tensão, o espaçamento lateral entre filamentos grossos e finos adjacentes é reduzido. Dito de forma diferente, ao passo que a fibra do músculo cardíaco é alongada em resultado do maior enchimento ventricular, seus miofilamentos se aproximam. Como resultado desta redução na distância entre filamentos grossos e finos, mais interações de ponte cruzada entre a miosina e a actina podem ocorrer quando o Ca^{2+} afastar o complexo troponina–tropomiosina dos locais de ponte cruzada da actina – isto é, a sensibilidade a Ca^{2+} do miofilamento aumenta. Assim, a relação comprimento-tensão no músculo cardíaco depende não do comprimento da fibra muscular em si, mas das variações resultantes no espaçamento lateral entre filamentos de miosina e actina.

Voltaremos agora nossa atenção do controle intrínseco para o extrínseco do volume sistólico.

A estimulação simpática aumenta a contratilidade do coração.

Além do controle intrínseco, o volume sistólico também está sujeito a **controle extrínseco** por fatores que se originam fora do coração, sendo o mais importante deles as ações dos nervos simpáticos cardíacos e da epinefrina (veja a ▲ Tabela 9-3). A estimulação simpática e a epinefrina aumentam a **contratilidade** do coração, a força da contração a qualquer VDF determinado.

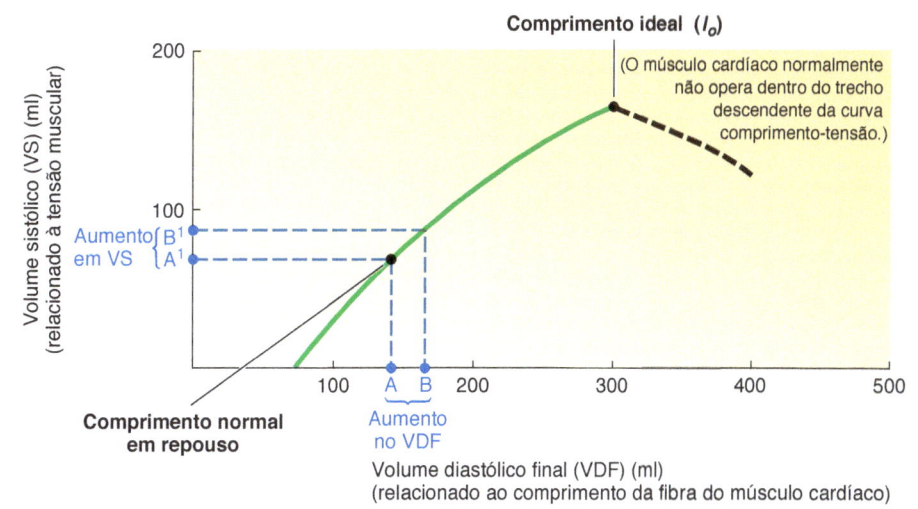

• **FIGURA 9-21 Controle intrínseco do volume sistólico (curva de Frank–Starling).** O comprimento da fibra do músculo cardíaco, determinado pela extensão do enchimento venoso, normalmente é inferior ao comprimento ideal para desenvolvimento de tensão máxima. Portanto, um aumento no volume diastólico final (isto é, um aumento no retorno venoso), ao aproximar o comprimento da fibra do músculo cardíaco do ideal, aumenta a tensão contrátil das fibras da próxima sístole. Uma contração mais forte impele mais sangue. Assim, à medida que mais sangue retorna ao coração e o volume diastólico final aumenta, o coração bombeia para fora automaticamente um volume sistólico correspondentemente maior.

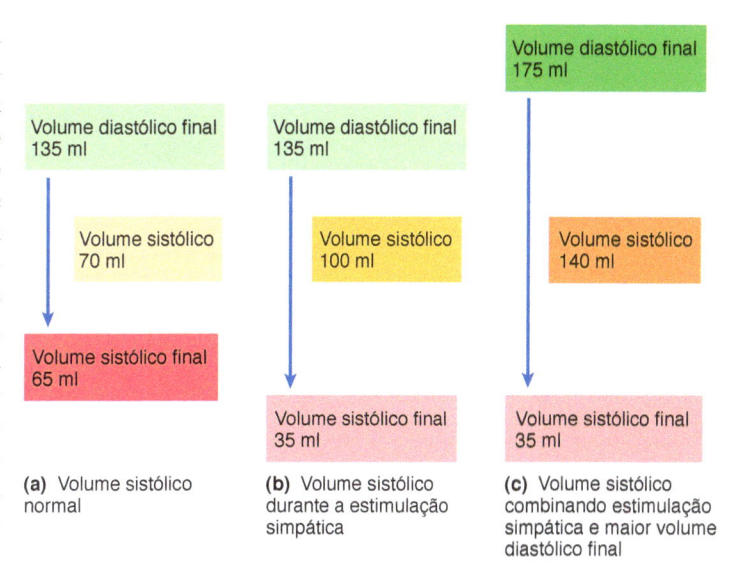

• **FIGURA 9-22** Efeito da estimulação simpática sobre o volume sistólico.

Em outras palavras, mediante estimulação simpática, o coração se contrai com mais força e bombeia um percentual maior do sangue que contém, levando à impulsão mais completa. Esta maior contratilidade resulta do maior influxo de Ca^{2+} ativado pela norepinefrina e pela epinefrina. O Ca^{2+} extra no citosol permite que as fibras do miocárdio gerem mais força, por meio de um maior ciclo de ponte cruzada, do que gerariam sem influência simpática. Normalmente, o VDF é de 135 ml e o volume sistólico final (VSF) é de 65 ml para um volume sistólico de 70 ml (• Figura 9-22a). Sob a influência simpática, para o mesmo VDF de 135 ml, o VSF poderia ser de 35 ml e o volume sistólico, de 100 ml (• Figura 9-22b). Na verdade, a estimulação simpá-

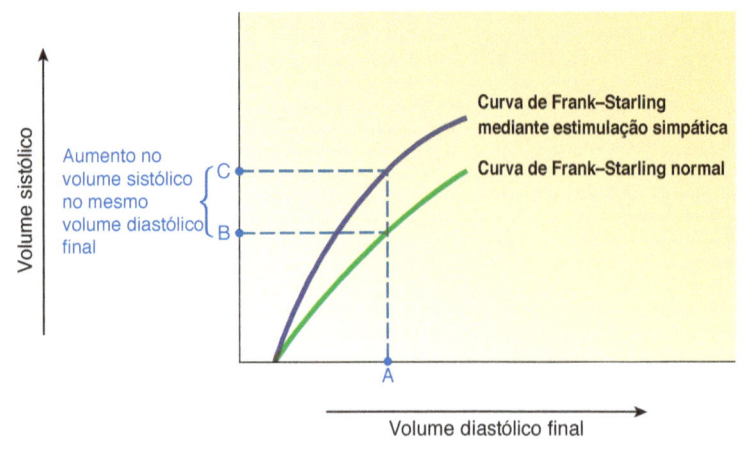

- **FIGURA 9-23** Alteração da curva de Frank–Starling para a esquerda por estimulação simpática. Para o mesmo volume diastólico final (ponto A), há maior volume sistólico (do ponto B ao ponto C) mediante estimulação simpática, em resultado da maior contratilidade do coração. A curva de Frank–Starling move-se para a esquerda em níveis variáveis, dependendo da extensão da estimulação simpática.

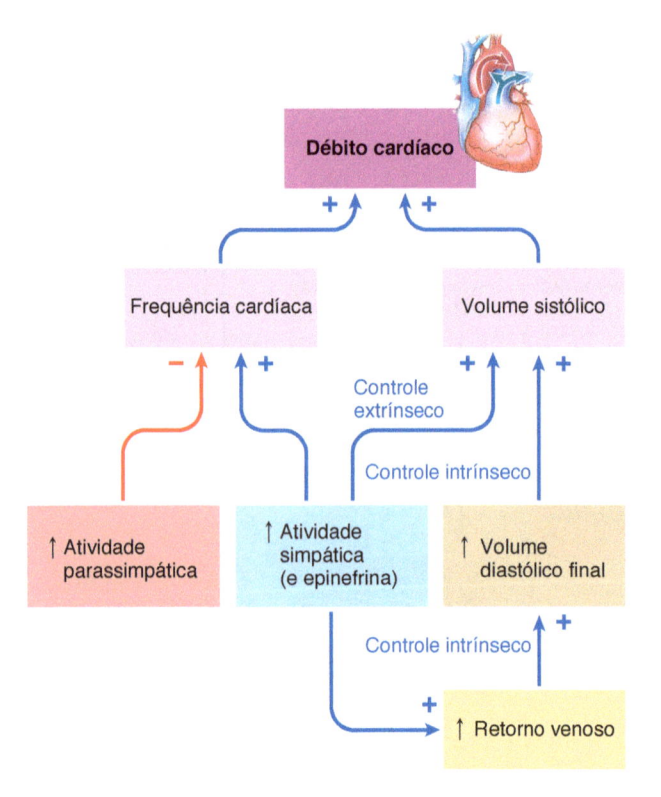

- **FIGURA 9-24** Controle do débito cardíaco. Como o débito cardíaco é igual à frequência cardíaca multiplicada pelo volume sistólico, esta Figura é um composto da Figura 9-19b (controle da frequência cardíaca) e da Figura 9-20 (controle do volume sistólico).

tica altera a curva de Frank–Starling para a esquerda (● Figura 9-23). Dependendo da extensão da estimulação simpática, a curva pode ser movida em vários níveis, até um aumento máximo na força contrátil de cerca de 100% maior do que o normal.

Nota Clínica A **fração de ejeção** é a proporção entre volume sistólico e volume diastólico final (fração de ejeção = VS/VSF) – isto é, a proporção de sangue no ventrículo bombeado para fora. A fração de ejeção é frequentemente utilizada clinicamente como indicação da contratilidade. Um coração saudável normalmente tem fração de ejeção de 50% a 75% em condições normais de repouso e pode chegar a 90% durante exercícios extenuantes, mas um coração com problemas pode bombear 30% ou menos.

A estimulação simpática aumenta o volume sistólico não apenas fortalecendo a contratilidade cardíaca, mas também aumentando o retorno venoso (veja a ● Figura 9-22c). A estimulação simpática contrai as veias, o que propulsiona mais sangue das veias ao coração, aumentando o VDF e, subsequentemente, aumentando ainda mais o volume sistólico.

RESUMO DE FATORES QUE AFETAM O VOLUME SISTÓLICO E O DÉBITO CARDÍACO A força da contração do músculo cardíaco e, assim, o volume sistólico podem ser graduados ao (1) variar-se o comprimento inicial das fibras musculares, o que, por sua vez, depende do nível de enchimento ventricular antes da contração (controle intrínseco), e ao (2) variar-se a extensão da estimulação simpática (controle extrínseco) (veja a ● Figura 9-20). Isso contrasta com a graduação do músculo esquelético, na qual a soma de contorções e o recrutamento de unidades motoras produzem força variável de contração muscular. Esses mecanismos não se aplicam ao músculo cardíaco. A soma de contorções é impossível devido ao longo período refratário. O recrutamento de unidades motoras não é possível, porque as células do músculo cardíaco são organizadas em sincícios funcionais em que todas as células contráteis ficam excitadas e contraem-se a cada batida, em vez de em unidades motoras distintas que podem ser ativadas separadamente.

Todos os fatores que determinam o débito cardíaco ao influenciar a frequência cardíaca ou o volume sistólico estão resumidos na ● Figura 9-24. Observe que a estimulação simpática aumenta o débito cardíaco ao aumentar a frequência cardíaca e o volume sistólico. A atividade simpática para o coração aumenta, por exemplo, durante o exercício, quando os músculos esqueléticos em trabalho precisam de maior fornecimento de sangue repleto de O_2 para sustentar sua alta taxa de consumo de ATP.

A seguir, examinaremos como a pós-carga influencia a capacidade do coração de bombear sangue; depois, como um coração com insuficiência não consegue bombear o sangue necessário, antes de chegarmos à seção final do capítulo, sobre como o músculo cardíaco é nutrido.

A alta pressão sanguínea aumenta a carga de trabalho do coração.

Nota Clínica Quando os ventrículos se contraem para forçar a abertura das válvulas semilunares, eles devem gerar pressão suficiente para exceder a pressão sanguínea nas artérias principais. A pressão do sangue arterial é chamada de **pós-carga**, porque é a carga de trabalho imposta ao coração depois do início da contração. Se a pressão do sangue arterial é cronicamente elevada (hipertensão) ou se a válvula de saída está estenótica, o ventrículo deve gerar mais pressão para ejetar sangue. Por exemplo, em vez de gerar a pressão normal de 120 mm Hg, a pressão ventricular poderia precisar aumentar para até 400 mm Hg para forçar o sangue através de uma válvula aórtica estreitada.

O coração pode compensar um aumento sustentado na pós-carga pelo alargamento, por meio da hipertrofia das fibras do músculo cardíaco – veja a p. 281. Isso permite que ele se contraia com mais força e mantenha um volume sistólico normal apesar do impedimento anormal à ejeção. Entretanto, um coração doente ou enfraquecido pela idade pode não conseguir compensar totalmente – neste caso, há insuficiência cardíaca. Mesmo se o coração conseguir compensar inicialmente por um aumento crônico na pós-carga, a carga de trabalho adicional sustentada sobre o coração poderá causar mudanças patológicas no órgão, levando à insuficiência cardíaca. Na verdade, uma pós-carga cronicamente elevada é uma das duas principais causas de insuficiência cardíaca.

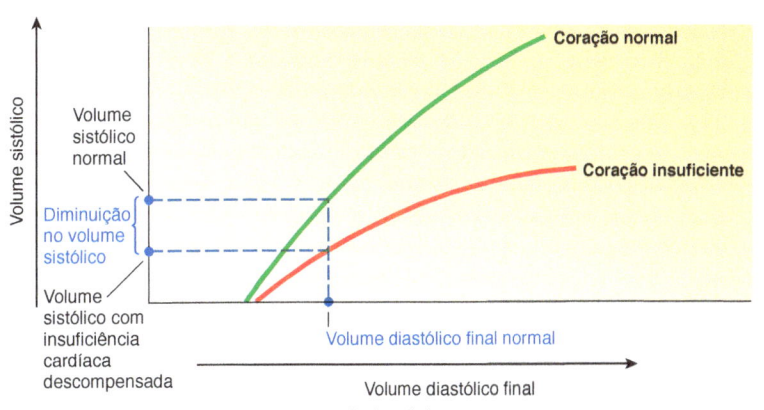

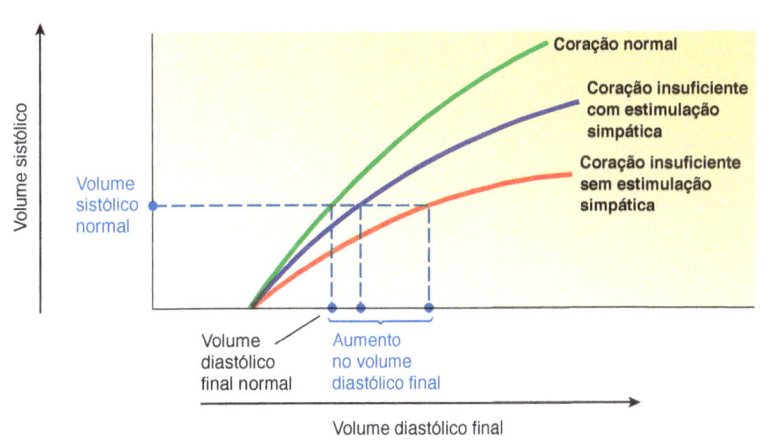

Na insuficiência cardíaca, a contratilidade do coração diminui.

Nota Clínica **Insuficiência cardíaca** é a incapacidade do débito cardíaco de acompanhar o ritmo das demandas corporais de suprimentos e remoção de resíduos. Um ou ambos os ventrículos podem enfraquecer progressivamente e falhar. Quando um ventrículo problemático não consegue bombear para fora todo o sangue retornado a ele, as veias antes dele ficam congestionadas com sangue. A insuficiência cardíaca pode ocorrer por diversos motivos, mas os dois mais comuns são (1) lesões ao músculo cardíaco em decorrência de um ataque cardíaco ou problemas na circulação para o músculo cardíaco, e (2) bombeamento prolongado contra uma pós-carga cronicamente aumentada, como em uma válvula semilunar estenótica ou uma elevação sustentada na pressão sanguínea. A insuficiência cardíaca afeta atualmente quase 5 milhões de norte-americanos, e cerca de 50% deles morrerão dentro de cinco anos após o diagnóstico. Aproximadamente 500.000 novos casos são diagnosticados anualmente, e espera-se que este número aumente à medida que a população envelhece.

FIGURA 9-25 Insuficiência cardíaca compensada. (a) A curva de Frank–Starling desloca-se para baixo e para a direita em um coração com insuficiência. Como sua contratilidade diminui, o coração insuficiente bombeia um volume sistólico menor ao mesmo volume diastólico final do que um coração normal. (b) Durante a compensação pela insuficiência cardíaca, a estimulação simpática reflexa desloca a curva de Frank–Starling de um coração insuficiente para a esquerda, aumentando a contratilidade do coração em direção ao normal. Um aumento compensatório no volume diastólico final como resultado da expansão do volume de sangue aumenta ainda mais a força da contração do coração insuficiente. Operando a um comprimento maior da fibra do músculo cardíaco, um coração insuficiente compensado pode ejetar um volume sistólico normal.

DEFEITO PRINCIPAL NA INSUFICIÊNCIA CARDÍACA O principal defeito na insuficiência cardíaca é uma redução na contratilidade cardíaca – isto é, células do músculo cardíaco enfraquecido se contraem menos efetivamente. A capacidade intrínseca do coração de desenvolver pressão e ejetar um volume sistólico diminui, para que o coração opere em uma curva menor de comprimento-tensão (• Figura 9-25a). A curva de Frank–Starling, assim, desloca-se para baixo e para a direita. Desta forma, para um determinado VDF, um coração com insuficiência bombeia menor volume sistólico que um coração normal saudável.

MEDIDAS COMPENSATÓRIAS PARA INSUFICIÊNCIA CARDÍACA
Nos primeiros estágios da insuficiência cardíaca, duas grandes medidas compensatórias ajudam a retomar o volume sistólico normal. Primeiro, a atividade simpática no coração aumenta de forma reflexa, o que aumenta a contratilidade cardíaca a níveis normais (• Figura 9-25b). A estimulação simpática pode ajudar a compensar apenas por um limitado período de tempo, entretanto, pois o coração fica menos reativo à norepinefrina após a exposição prolongada e, além disso, os estoques de norepinefrina nos terminais dos nervos simpáticos do coração são reduzidos. Segundo, quando o débito cardíaco é reduzido, os rins, em uma tentativa compensatória de melhorar o reduzido fluxo de sangue, retêm sal e água adicionais no corpo durante a formação de urina, para expandir o volume de sangue. O aumento no volume de sangue em circulação aumenta o VDF. O alongamento resultante das fibras do músculo cardíaco permite que o coração enfraquecido bombeie um volume sistólico normal (• Figura 9-25b). O coração agora bombeia para fora o sangue retornado a ele, mas opera a um comprimento maior na fibra do músculo cardíaco.

INSUFICIÊNCIA CARDÍACA DESCOMPENSADA À medida que a doença progride e a contratilidade do coração piora, o coração chega a um ponto no qual não consegue mais bombear um volume sistólico normal (isto é, não pode bombear para fora todo o sangue a ele retornado) apesar das medidas compensatórias. Neste ponto, o coração passa da insuficiência cardíaca compensada para um estado de insuficiência descompensada. Agora, as fibras do músculo cardíaco estão alongadas até o ponto em que operam no trecho descendente da curva de comprimento-tensão. A *falha de encaminhamento* ocorre enquanto o coração não consegue bombear uma quantidade adequada de sangue para os tecidos, porque o volume sistólico se torna progressivamente menor. A *falha de retorno* ocorre simultaneamente à medida que o sangue, que não consegue entrar e ser bombeado para fora pelo coração, continua se acumulando no sistema venoso. A congestão no sistema venoso é o motivo pelo qual esta condição é chamada, às vezes, de **insuficiência cardíaca congestiva**.

A insuficiência no lado esquerdo tem consequências mais graves do que no direito. A falha de retorno do lado esquerdo leva ao edema pulmonar (excesso de fluido no tecido dos pulmões) porque o sangue se acumula nos pulmões. Este acúmulo de fluido nos pulmões reduz a troca de O_2 e CO_2 entre o ar e o sangue nos pulmões, reduzindo a oxigenação arterial e elevando os níveis de CO_2 acidificante no sangue. Além disso, uma das consequências mais graves da falha de encaminhamento no lado esquerdo é um fluxo inadequado de sangue para os rins, o que causa um problema duplo. Primeiro, a função vital renal diminui e, segundo, os rins retêm ainda mais sal e água no corpo durante a formação de urina, enquanto tentam expandir o volume plasmático ainda mais para melhorar seu fluxo de sangue reduzido. A retenção excessiva de fluidos exacerba ainda mais os problemas já existentes de congestão venosa.

Portanto, o tratamento da insuficiência cardíaca congestiva inclui medidas que reduzem a retenção de água e sal e aumentam a produção de urina, além de medicamentos que aumentam a capacidade contrátil do coração enfraquecido – como a digitalina, por exemplo.

INSUFICIÊNCIA CARDÍACA SISTÓLICA VERSUS DIASTÓLICA Cada vez mais médicos categorizam a insuficiência cardíaca como *sistólica*, caracterizada por uma queda na contratilidade cardíaca conforme o descrito, ou *diastólica*, na qual o coração tem problemas para se encher. A insuficiência diastólica é um problema recém-reconhecido. Na insuficiência diastólica, os ventrículos não se enchem normalmente porque o músculo cardíaco não relaxa de forma adequada entre batimentos ou porque o músculo cardíaco endurece e não consegue se expandir tanto quanto o normal. Devido ao problema de enchimento, um coração com insuficiência diastólica bombeia menos sangue do que deveria a cada contração. Ainda não há medicação confiável que ajude o coração a relaxar e, portanto, o tratamento é voltado para o alívio dos sintomas ou para a interrupção das causas subjacentes da doença diastólica.

Nutrição do Músculo Cardíaco

As células do músculo cardíaco contêm abundantes mitocôndrias, organelas energéticas dependentes de O_2. Na verdade, até 40% do volume celular das células do músculo cardíaco é ocupado pelas mitocôndrias, o que indica o quanto o coração depende do fornecimento de O_2 e do metabolismo aeróbio para gerar a energia necessária para a contração. O músculo cardíaco também tem uma abundância de mioglobina, que armazena quantidades limitadas de O_2 dentro do coração para uso imediato.

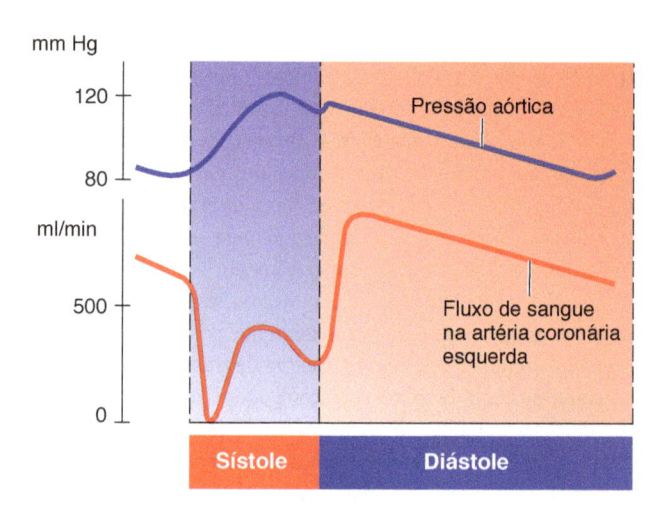

• **FIGURA 9-26 Fluxo de sangue coronariano.** A maioria do fluxo de sangue coronário ocorre durante a diástole porque os vasos coronários são comprimidos até quase fechar totalmente durante a sístole.

O coração recebe a maior parte de seu próprio suprimento sanguíneo através da circulação coronária durante a diástole.

Embora todo o sangue atravesse o coração, o músculo cardíaco não consegue dele extrair O_2 ou nutrientes dentro de suas câmaras por dois motivos. Primeiro, o revestimento endotelial impermeável não permite que o sangue passe da câmara ao miocárdio. Segundo, as paredes do coração são grossas demais para permitir a difusão de O_2 e de outros suprimentos sanguíneos da câmara para as células cardíacas individuais. Portanto, como outros tecidos do corpo, o músculo cardíaco precisa receber sangue através dos vasos sanguíneos, especificamente via **circulação coronária**. As artérias coronárias ramificam-se a partir da aorta, logo após a válvula aórtica (veja a • Figura 9-30), e as veias coronárias se esvaziam no átrio direito.

O músculo cardíaco recebe a maior parte de seu suprimento de sangue durante a diástole. O fluxo de sangue para as células musculares cardíacas é substancialmente reduzido durante a sístole, por dois motivos. Primeiro, o miocárdio em contração, em especial o potente ventrículo esquerdo, comprime os principais ramos das artérias coronárias e, segundo, a válvula aórtica aberta bloqueia parcialmente a entrada para os vasos coronários. Assim, a maior parte do fluxo arterial coronariano (cerca de 70%) ocorre durante a diástole, orientada pela pressão do sangue aórtico, com o fluxo diminuindo à medida que a pressão aórtica cai. Apenas cerca de 30% do fluxo arterial coronariano ocorre durante a sístole (• Figura 9-26).

Este tempo limitado para o fluxo de sangue coronariano torna-se especialmente importante durante frequências cardíacas aceleradas, quando o tempo diastólico é bastante reduzido. Justamente quando as demandas de bombeamento estão aceleradas, o coração tem menos tempo para fornecer O_2 e nutrição à sua própria musculatura para assim realizar a maior carga de trabalho.

CORRESPONDÊNCIA DO FLUXO DE SANGUE CORONARIANO ÀS NECESSIDADES DE O_2 DO MÚSCULO No entanto, em circunstâncias normais, o músculo cardíaco recebe fluxo de sangue adequado para sustentar suas atividades, mesmo durante o exercício, quando a taxa de fluxo de sangue nas coronárias aumenta em até cinco vezes em relação a sua taxa em repouso. Veremos como.

Sangue adicional é fornecido às células cardíacas principalmente pela vasodilatação, ou aumento, dos vasos coronários, o que permite que mais sangue flua através deles, especialmente durante a diástole. O maior fluxo de sangue coronariano é necessário para atender ao aumento nas exigências de O_2 do coração, porque este, diferentemente de outros tecidos, não consegue retirar muito O_2 adicional do sangue que atravessa suas veias para sustentar o aumento nas atividades metabólicas. A maioria dos outros tecidos em condições de repouso extrai apenas 25% do O_2 disponível do sangue que flui através deles, deixando uma reserva considerável de O_2 que pode ser utilizada quando o tecido tem maiores necessidades de O_2 – isto é, o tecido pode aumentar imediatamente o O_2 disponível para ele ao remover uma maior porcentagem de O_2 do sangue que o atravessa. Em contraste, o coração, mesmo em condições de repouso, remove até 65% do O_2 disponível nos vasos coronários, muito mais do que é retirado por outros tecidos. Isso deixa pouco O_2 em reserva no sangue das coronárias caso as demandas cardíacas de O_2 aumentem. Portanto, o principal meio pelo qual O_2 adicional pode ser disponibilizado aos músculos cardíacos é pelo aumento do fluxo de sangue coronariano.

O fluxo de sangue das coronárias é ajustado principalmente em resposta a mudanças nas exigências de O_2 do coração. Um dos elos propostos entre o fluxo de sangue e as necessidades de O_2 é a *adenosina*, formada a partir da adenosina trifosfato (ATP) durante a atividade metabólica cardíaca. As células cardíacas formam e liberam mais adenosina quando a atividade cardíaca aumenta e, assim, o coração precisa de mais O_2 e utiliza mais ATP como fonte de energia. A adenosina liberada, atuando como parácrina (veja no Capítulo 4), induz a dilatação dos vasos sanguíneos coronarianos, permitindo que mais sangue rico em O_2 flua para as células cardíacas mais ativas, a fim de atender à maior demanda por O_2 (● Figura 9-27). A correspondência entre fornecimento de O_2 e as necessidades de O_2 é crucial porque o músculo cardíaco depende de processos oxidativos para gerar energia. O coração não consegue obter ATP suficiente através do metabolismo anaeróbio.

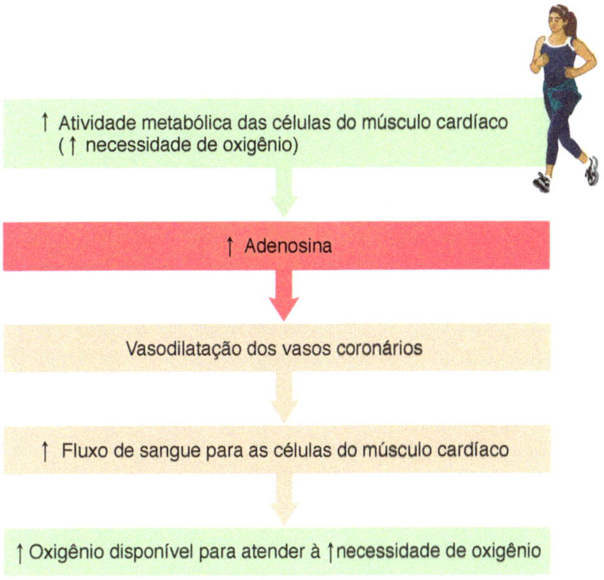

FORNECIMENTO DE NUTRIENTES AO CORAÇÃO Embora o coração tenha pouca capacidade de suprir suas necessidades de energia por meio do metabolismo anaeróbico e deva se fiar bastante em seu suprimento de O_2, ele pode tolerar amplas variações em seu suprimento de nutrientes. Como fontes de combustível, o coração utiliza principalmente ácidos graxos livres e, em menor nível, glicose e lactato, dependendo de sua disponibilidade. Como o músculo cardíaco é notavelmente adaptável e pode mudar de vias metabólicas para utilizar qualquer nutriente disponível, o principal perigo do fluxo insuficiente de sangue coronário não é a falta de combustível, mas a deficiência de O_2.

A doença aterosclerótica coronariana pode privar o coração de oxigênio essencial.

Nota Clínica A adequação do fluxo de sangue coronariano relaciona-se às demandas cardíacas de O_2 daquele momento. No coração normal, o fluxo de sangue coronário aumenta à medida que aumentam as demandas de O_2. Na doen-ça arterial coronariana, o sangue coronário pode não conseguir acompanhar a elevação das necessidades de O_2. O termo **doença arterial coronariana (DAC)** refere-se a mudanças patológicas dentro das paredes da artéria coronariana que diminuem o fluxo de sangue através desses vasos. Uma determinada taxa de fluxo de sangue coronário pode ser adequada no repouso, mas insuficiente em exercícios físicos ou outras situações estressantes.

Complicações da DAC, incluindo ataques cardíacos, fazem com que ela seja a principal causa de morte nos Estados Unidos. A DAC é a causa subjacente de cerca de 50% de todas as mortes naquele país. A DAC pode causar isquemia do miocárdio e possivelmente levar ao infarto agudo do miocárdio, por três mecanismos: (1) espasmo vascular profundo das artérias coronárias, (2) formação de placas ateroscleróticas e (3) tromboembolismo. Discutiremos cada um individualmente.

ESPASMO VASCULAR O **espasmo vascular** é uma constrição espástica anormal que estreita temporariamente os vasos coronários. Os espasmos vasculares estão associados aos estágios iniciais da DAC e são mais frequentemente ativados pela exposição ao frio, esforço físico ou ansiedade. A condição é reversível e normalmente não dura tempo suficiente para danificar o músculo cardíaco.

Quando há pouco O_2 disponível nos vasos coronarianos, o endotélio (revestimento do vaso sanguíneo) libera um *fator ativador de plaquetas (PAF)*. O PAF, que realiza diversas ações, foi assim nomeado por seu primeiro efeito descoberto, a ativação de plaquetas. Entre seus outros efeitos, o PAF, uma vez liberado do endotélio, difunde-se para o músculo liso vascular subjacente e faz com que ele se contraia, causando espasmo vascular.

DESENVOLVIMENTO DA ATEROSCLEROSE A **aterosclerose** é uma doença arterial progressiva e degenerativa que leva à oclusão (bloqueio gradual) dos vasos afetados, reduzindo o fluxo de sangue através deles. A aterosclerose é caracterizada pela formação de placas sob o revestimento do vaso dentro das paredes arteriais. Uma **placa aterosclerótica** consiste de um núcleo rico

● **FIGURA 9-27** Correspondência do fluxo de sangue coronário às necessidades de O_2 das células musculares cardíacas.

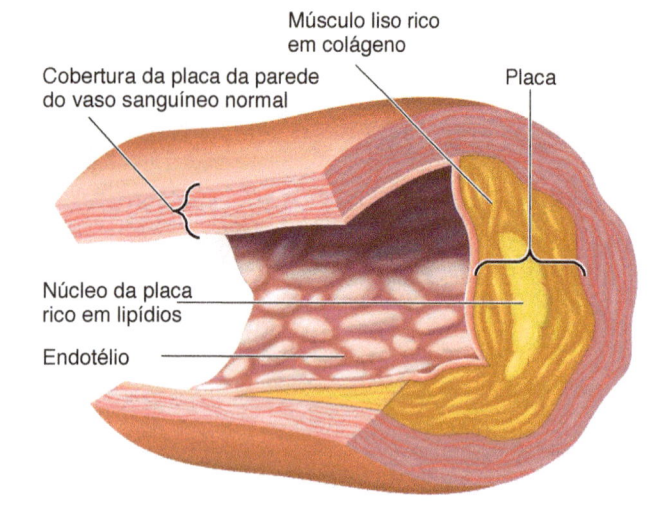

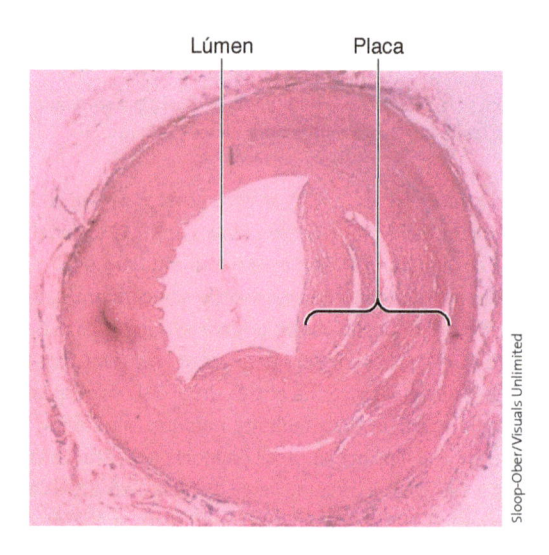

• **FIGURA 9-28** Placa aterosclerótica em um vaso coronário.

em lipídios coberto por um crescimento excessivo anormal de células do músculo liso, coberto por uma tampa de tecido conectivo rica em colágeno. À medida que a placa se forma, ela se ressalta no lúmen do tecido (• Figura 9-28).

Embora nem todos os fatores contribuintes tenham sido identificados, nos últimos anos os pesquisadores identificaram a seguinte sequência complexa de eventos no desenvolvimento gradual da aterosclerose:

1. A aterosclerose começa com um ferimento na parede do vaso sanguíneo, que ativa uma *resposta inflamatória* que inicia o acúmulo de placas. Normalmente, a inflamação é uma resposta protetora que combate infecções e promove o reparo do tecido danificado (veja no Capítulo 12). No entanto, quando a causa do ferimento persiste dentro da parede do vaso, a resposta inflamatória sustentada e de baixo grau no decorrer de décadas pode levar insidiosamente à formação de placa arterial e doença cardíaca. A formação de placas provavelmente tem muitas causas. Entre os agentes suspeitos de abusar das artérias e que podem acionar a resposta inflamatória vascular estão: colesterol oxidado, radicais livres, hipertensão, homocisteína, substâncias químicas liberadas por células adiposas ou até mesmo bactérias e vírus que danificam as paredes dos vasos sanguíneos. O agente de ativação mais comum parece ser o colesterol oxidado (para uma discussão mais detalhada sobre o papel do colesterol e de outros fatores no desenvolvimento da aterosclerose, veja o quadro ■ **Conceitos, Desafios e Controvérsias**).

2. Normalmente, o estágio inicial da aterosclerose é caracterizado pelo acúmulo sob o endotélio de quantidades excessivas de *lipoproteína de baixa densidade (LDL)*, o chamado colesterol ruim, em combinação com uma transportadora de proteína. À medida que o LDL se acumula dentro da parede do vaso, este produto do colesterol é oxidado, principalmente por resíduos oxidativos produzidos pelas células do vaso sanguíneo. Esses detritos são os *radicais livres*, partículas muito instáveis, deficientes em elétrons e altamente reativas. Vitaminas antioxidantes que evitam a oxidação de LDL, como a *vitamina E*, a *vitamina C* e o *betacaroteno*, comprovadamente desaceleram a deposição de placas.

3. Em resposta à presença de LDL oxidado e/ou de outros irritantes, as células endoteliais produzem substâncias químicas que atraem para o local *monócitos*, um tipo de glóbulo branco. Essas células imunológicas ativam uma resposta inflamatória local.

4. Quando saem do sangue e entram na parede do vaso, os monócitos se estabelecem permanentemente, crescem e se tornam grandes células fagocíticas chamadas de *macrófagos*. Os macrófagos fagocitam (veja no Capítulo 2) vorazmente o LDL oxidado até que essas células fiquem tão cheias de gotas de gordura que parecem espumosas em um microscópio. Agora chamados de *células espumosas*, esses macrófagos bastante aumentados acumulam-se sob o revestimento do vaso e formam uma *estria gordurosa* visível, a primeira forma de uma placa aterosclerótica.

5. Assim, o estágio inicial da formação de placas é caracterizado pelo acúmulo sob o endotélio de um depósito rico em colesterol. A doença progride à medida que as células do músculo liso dentro da parede do vaso sanguíneo migram da camada muscular do vaso sanguíneo para uma posição no topo do acúmulo de lipídios, logo abaixo do endotélio. Esta migração é ativada por substâncias químicas liberadas no local de inflamação. Em seu novo local, as células do músculo liso continuam se dividindo e aumentando, produzindo *ateromas*, que são tumores benignos (não cancerosos) das células do músculo liso dentro das paredes do vaso sanguíneo. Juntos, o núcleo rico em lipídio e o músculo liso sobreposto formam uma placa em maturação.

6. À medida que continua a se desenvolver, a placa progressivamente se ressalta no lúmen do vaso. A placa ressaltada estreita a abertura através da qual pode fluir o sangue.

7. Também contribuindo para o estreitamento do vaso, o LDL oxidado inibe a liberação de *óxido nítrico* das células endoteliais. O óxido nítrico é um mensageiro químico local que relaxa a camada subjacente de células normais do músculo liso dentro da parede do vaso. O relaxamento dessas células do músculo liso dilata o vaso. Devido à menor liberação de óxido nítrico, os vasos danificados pelo desenvolvimento de plaquetas não conseguem se dilatar tão imediatamente quanto o normal.

8. Uma placa que engrossa também interfere na troca de nutrientes para as células localizadas dentro da parede arterial envolvida, levando à degeneração da parede nos arredores da placa. A área danificada é invadida por *fibroblastos* (células formadoras

de cicatriz), que formam uma tampa de tecido conectivo rica em colágeno sobre a placa (o termo *esclerose* quer dizer "crescimento excessivo do tecido conectivo fibroso", daí o termo *aterosclerose* para esta condição caracterizada por ateromas e esclerose, em conjunto com o acúmulo anormal de lipídios).

9. Nos últimos estágios da doença, frequentemente há precipitação de Ca^{2+} na placa. Um vaso atingido endurece e não pode se distender facilmente.

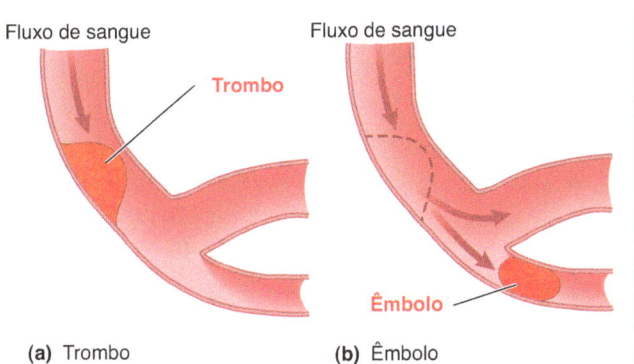

(a) Trombo (b) Êmbolo (c) Lesão tromboembólica

• **FIGURA 9-29 Consequências do tromboembolismo.** (a) Um trombo pode alargar gradualmente até bloquear completamente o vaso no local. (b) Um trombo pode se soltar de sua vinculação, formando um êmbolo que pode bloquear completamente um vaso menor no caminho. (c) Eletromicrografia de um vaso completamente bloqueado por uma lesão tromboembólica.

TROMBOEMBOLISMO E OUTRAS COMPLICAÇÕES DA ATEROSCLEROSE A aterosclerose ataca artérias em todo o corpo, mas as consequências mais graves envolvem lesões aos vasos cerebrais e cardíacos. No cérebro, aterosclerose é a principal causa de derrames, enquanto no coração, ela causa isquemia do miocárdio e suas complicações. Veja a seguir possíveis complicações da aterosclerose coronariana:

- *Angina de peito.* Um alargamento gradual da placa ressaltada continua estreitando o lúmen do vaso e progressivamente diminui o fluxo de sangue coronariano, ativando surtos cada vez mais frequentes de isquemia do miocárdio, à medida que a capacidade de corresponder o fluxo de sangue às necessidades cardíacas de O_2 se torna mais limitada. Embora o coração normalmente não possa ser "sentido", dor é associada à isquemia do miocárdio. Tal dor cardíaca, conhecida como **angina de peito** ("dor no peito"), pode ser sentida abaixo do esterno e frequentemente é refletida (parece vir) do ombro esquerdo e pelo braço esquerdo (veja no Capítulo 5). Os sintomas da angina de peito ocorrem sempre que as demandas de O_2 cardíacas ficam grandes demais em relação ao fluxo de sangue coronariano – por exemplo, durante esforço ou stress emocional. A dor é considerada um resultado da estimulação de terminações nervosas cardíacas pelo acúmulo de lactato quando o coração passa para sua capacidade limitada de realizar metabolismo anaeróbico (veja no Capítulo 8). A isquemia associada aos característicamente breves ataques de angina normalmente é temporária e reversível, e pode ser aliviada com repouso, ingestão de medicamentos vasodilatadores como a *nitroglicerina,* ou ambos. A nitroglicerina causa vasodilatação coronária ao ser metabolicamente convertida em óxido nítrico, que, por sua vez, relaxa o músculo liso vascular.

- *Tromboembolismo.* O aumento das placas ateroscleróticas pode romper o revestimento endotelial enfraquecido que as recobre, expondo o sangue ao colágeno subjacente na tampa de tecido conectivo rico em colágeno da placa. As células espumosas liberam substâncias químicas que podem enfraquecer a tampa fibrosa de uma placa ao decomporem as fibras de tecido conectivo. Placas com tampas fibrosas grossas são consideradas estáveis porque provavelmente não se romperão. No entanto, placas com tampas fibrosas mais finas são instáveis e provavelmente se romperão e ativarão a formação de coágulos.

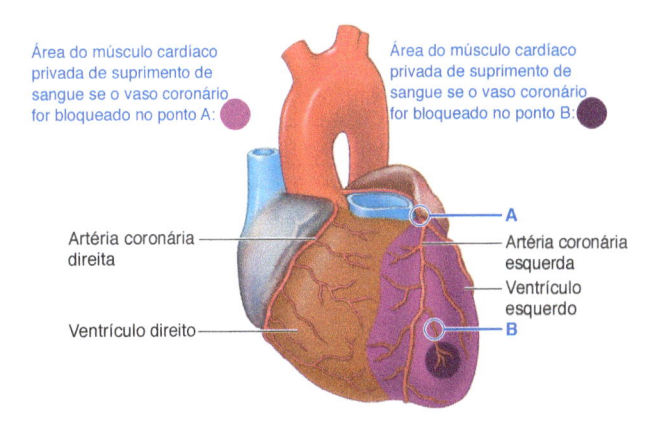

• **FIGURA 9-30** Extensão do dano ao miocárdio como uma função do tamanho do vaso entupido.

As placas de sangue (elementos formados do sangue envolvidos em defeitos de bloqueio de vasos e na formação de coágulos) normalmente não se aderem a revestimentos de vasos lisos e saudáveis. No entanto, quando as placas entram em contato com colágeno no local de dano vascular, aderem-se àquele local e ajudam a promover a formação de um coágulo sanguíneo. Além disso, as células espumosas produzem um potente promotor de coágulos. Tal coágulo anormal acoplado a uma parede vascular é chamado de **trombo.** O trombo pode aumentar gradualmente até bloquear completamente o vaso naquele local, ou o fluxo contínuo de sangue pelo trombo pode soltá-lo. À medida que segue corrente abaixo, tal coágulo de circulação livre, ou **êmbolo,** pode bloquear completamente um vaso pequeno (• Figura 9-29). Assim, por meio do **tromboembolismo,** a aterosclerose pode resultar em uma oclusão gradual ou repentina de um vaso coronariano (ou de qualquer outro vaso).

- *Ataque do coração.* Quando um vaso coronariano está completamente bloqueado, o tecido cardíaco servido pelo vaso morre por privação de O_2 e ocorre um ataque cardíaco, a não ser que a área possa ser alimentada com sangue de vasos vizinhos.

Às vezes, uma área privada tem sorte suficiente de receber sangue de mais de uma via. A circulação colateral existe quando pequenos ramos terminais dos vasos sanguíneos adjacentes nutrem uma mesma área. Esses vasos acessórios não conseguem se

CONCEITOS, DESAFIOS E CONTROVÉRSIAS

Aterosclerose: Além do Colesterol

A causa da aterosclerose ainda não está totalmente clara. Alguns fatores de alto risco foram associados à maior incidência da aterosclerose e da doença coronariana. Dentre eles, predisposição genética, obesidade, idade avançada, fumo, hipertensão, falta de exercício, altas concentrações de proteína C-reativa no sangue, altos níveis de homocisteína, agentes infecciosos e, mais notoriamente, altos níveis de colesterol no sangue.

Fontes de Colesterol
Há duas fontes de colesterol para o organismo: (1) consumo de colesterol na alimentação – produtos animais, como gema de ovo, carnes vermelhas e manteiga, são especialmente ricos neste lipídio (as gorduras animais contêm colesterol, as vegetais normalmente não) – e (2) fabricação de colesterol pelas células, especialmente as hepáticas.

Colesterol "Bom" versus "Ruim"
Na verdade, o mais importante em relação ao risco de desenvolvimento de doença aterosclerótica não é o nível total de colesterol no sangue, mas a quantidade de colesterol vinculada a diversas transportadoras de proteína no plasma. Como o colesterol é um lipídio, é pouco solúvel no sangue. A maior parte do colesterol no sangue está acoplada a transportadoras específicas de proteínas no plasma, na forma de complexos lipoproteicos solúveis no sangue. As três principais lipoproteínas são nomeadas por sua densidade de proteína em comparação ao lipídio: (1) **lipoproteínas de alta densidade (HDL)**, que contêm mais proteína e menos colesterol, (2) **lipoproteínas de baixa densidade (LDL)**, que têm menos proteína e mais colesterol, e (3) **lipoproteínas de muito baixa densidade (VLDL)**, que têm menos proteína e mais lipídio, mas o lipídio que carregam é gordura neutra, não colesterol.

O colesterol carregado nos complexos LDL é chamado de "mau" colesterol porque é transportado às células, incluindo as que revestem as paredes dos vasos sanguíneos, pelo LDL. A propensão ao desenvolvimento de aterosclerose aumenta substancialmente com níveis elevados de LDL. A presença de LDL oxidado dentro de uma parede arterial é um grande gatilho para o processo inflamatório que leva ao desenvolvimento de placas ateroscleróticas.

Em contraste, o colesterol levado nos complexos HDL é chamado de "bom" colesterol, porque o HDL remove colesterol das células e o transporta para o fígado, para eliminação parcial pelo organismo. O HDL não apenas ajuda a remover o excesso de colesterol dos tecidos, mas também protege ao inibir a oxidação de LDL. Além disso, pesquisas recentes sugerem que o HDL também tem ação anti-inflamatória, ajuda a estabilizar as placas ateroscleróticas para que sejam menos propensas ao rompimento e reduz a formação de coágulos – ações que combatem o desenvolvimento progressivo da aterosclerose. O risco da aterosclerose está inversamente relacionado à concentração de HDL no sangue – ou seja, níveis elevados de HDL estão associados a uma baixa incidência de doença arterial aterosclerótica.

Alguns outros fatores que influenciam o risco aterosclerótico podem ser relacionados aos níveis de HDL – por exemplo, fumar reduz o HDL, enquanto a prática regular de exercícios o aumenta.

Admissão de Colesterol pelas Células
Diferentemente da maioria dos lipídios, o colesterol não é utilizado como combustível metabólico pelas células. Em vez disso, ele serve de componente essencial das membranas plasmáticas. Ademais, alguns tipos especiais de células utilizam colesterol como precursor da síntese de produtos secretórios, como os hormônios esteroides e sais da bile. Embora a maioria das células possa sintetizar uma parte do colesterol necessário para suas próprias membranas plasmáticas, não conseguem fabricar quantidades suficientes e, portanto, devem se fiar no colesterol complementar fornecido pelo sangue.

As células realizam a admissão de colesterol do sangue, sintetizando proteínas receptoras especificamente capazes de vincular LDL e inserir essas receptores na membrana plasmática. Quando uma partícula de LDL se vincula a um dos receptores da membrana, a célula engloba a partícula por endocitose mediada por receptor, com receptor e tudo (veja no Capítulo 2). Dentro da célula, as enzimas do lisossomo decompõem o LDL para liberar o colesterol, disponibilizando-o para a célula para síntese da nova membrana celular. O receptor de LDL, que também é liberado dentro da célula, é reciclado de volta à superfície da membrana.

Se excesso de colesterol livre se acumular na célula, a síntese de proteínas receptoras de LDL (para que menos colesterol seja admitido) e a própria síntese de colesterol da célula (para que menos colesterol seja fabricado) serão desativadas. Diante de uma falta de colesterol, por outro lado, a célula fabrica mais receptores de LDL para poder absorver mais colesterol do sangue.

Manutenção do Nível de Colesterol Sanguíneo e Metabolismo do Colesterol
A manutenção de um suprimento de colesterol transportado pelo sangue até as células envolve uma interação entre o colesterol alimentar e a síntese de colesterol pelo fígado. Quando a quantidade de colesterol alimentar aumenta, a síntese hepática (pelo fígado) de colesterol é desativada porque o colesterol no sangue inibe diretamente uma enzima hepática essencial para a síntese do colesterol. Assim, à medida que mais colesterol é ingerido, menos é produzido pelo fígado. De forma inversa, quando a ingestão de colesterol dos alimentos é reduzida, o fígado sintetiza mais desse lipídio, porque o efeito inibitório do colesterol sobre a crucial enzima hepática é removido. Desta forma, a concentração de colesterol no sangue é mantida em um nível razoavelmente constante, apesar das mudanças na ingestão de colesterol. Assim, é difícil diminuir consideravelmente os níveis de colesterol sanguíneo ao diminuir a ingestão de colesterol.

O HDL transporta colesterol até o fígado. O fígado secreta colesterol e também sais derivados do colesterol na bile. A bile entra no trato intestinal, onde seus sais participam do processo digestório. A maior parte do colesterol secretado e dos sais da bile é subsequentemente reabsorvida, do intestino para o sangue, para ser reciclada no fígado. No entanto, o colesterol e os sais de bile não solicitados pela absorção são eliminados pelo organismo nas fezes.

Assim, o fígado tem a função essencial de determinar os níveis totais de colesterol no sangue e a inter-relação entre LDL e HDL determina o fluxo de tráfego de colesterol entre o fígado e as outras células. Sempre que esses mecanismos são alterados, os níveis de colesterol no sangue podem ser afetados de tal forma a influenciar a predisposição de uma pessoa à aterosclerose.

Variar a ingestão de ácidos graxos alimentares pode alterar os níveis totais de colesterol no sangue, ao influenciar um ou mais dos mecanismos que envolvem o equilíbrio de colesterol. O nível de colesterol no sangue tende a aumentar pela ingestão de ácidos graxos saturados – encontrados predominantemente em gorduras animais – porque eles estimulam a síntese de colesterol e inibe sua conversão em sais de bile. Em contraste, a ingestão de ácidos graxos poli-insaturados, os predominantes na maioria das plantas, tende a reduzir os níveis de colesterol no sangue, ao aumentar a eliminação do colesterol e de sais da bile dele derivados nas fezes.

Outros Fatores de Risco além do Colesterol
Apesar dos fortes vínculos entre o colesterol e doenças cardíacas, mais de metade de todos os pacientes com ataques do coração têm um perfil de colesterol normal e nenhum outro fator de risco estabelecido. Claramente, outros fatores estão envolvidos no desenvolvimento de doenças coronarianas nessas pessoas. Estes mesmos fatores, é claro, também podem contribuir para o desenvolvimento de aterosclerose em pessoas com níveis desfavoráveis de colesterol. Veja a seguir os principais outros possíveis fatores de risco:

- Níveis elevados no sangue do aminoácido **homocisteína** foram recentemente relacionados como um forte previsor de doenças cardíacas, independentemente do perfil de colesterol/lipídico da pessoa. A homocisteína é formada como um produto intermediário durante o metabolismo do aminoácido alimentar essencial *metionina*. Pesquisadores acreditam que a homocisteína contribua para a aterosclerose ao promover a proliferação de células do músculo liso vascular, passo inicial no desenvolvimento desta condição bloqueadora de artérias. Além disso, a homocisteína parece danificar células endoteliais e pode causar oxidação de LDL, ambos podendo contribuir para a formação de placas. Três vitaminas B – *ácido fólico, vitamina B_{12} e vitamina B_6* – têm funções essenciais nas vias que eliminam homocisteína do sangue. Portanto, essas vitaminas B são necessárias para manter níveis seguros de homocisteína no sangue.

- Uma indicação da função da inflamação na formação de placas ateroscleróticas é que pessoas com níveis elevados de **proteína C-reativa**, um marcador de inflamação transportado pelo sangue, têm maior risco de desenvolver doenças arteriais coronarianas. Em um estudo, descobriu-se que pessoas com alto nível de proteína C-reativa no sangue possuíam três vezes mais chance de ter um ataque cardíaco nos próximos dez anos do que aquelas com baixo nível dessa proteína anti-inflamatória. Como a inflamação desempenha um papel crucial no desenvolvimento da aterosclerose, medicamentos anti-inflamatórios, como a aspirina, ajudam a evitar ataques cardíacos. Além disso, a aspirina protege contra ataques do coração através de sua função na inibição de coágulos.

- Cada vez mais dados sugerem que um agente infeccioso possa ser responsabilizado em um considerável número de casos da doença aterosclerótica. Entre os principais suspeitos, há a *Chlamydia pneumoniae*, causadora de infecções respiratórias, o *herpes-vírus* e bactérias que causam gengivite. O importante é que, se um elo entre infecções e doença arterial coronariana puder ser confirmado, antibióticos poderão ser adicionados ao regime de estratégias de prevenção de doenças cardíacas.

Como se vê, a relação entre aterosclerose, colesterol e outros fatores está longe de ser esclarecida. Muitas pesquisas sobre esta complexa doença estão em andamento atualmente, porque a incidência de aterosclerose é muito alta e suas consequências, potencialmente fatais.

desenvolver de repente após um bloqueio abrupto, mas podem salvar vidas se já estiverem desenvolvidos. Tais vias vasculares alternativas frequentemente se desenvolvem ao longo de um período no qual uma constrição aterosclerótica progride lentamente ou podem ser induzidas por demandas sustentadas ao coração em resposta ao exercício aeróbico regular.

Na falta de circulação colateral, a extensão da área danificada durante um ataque cardíaco depende do tamanho do vaso bloqueado: quanto maior o vaso bloqueado, maior a área privada de suprimento de sangue. Como a ● Figura 9-30 ilustra, um bloqueio no ponto A na circulação coronariana causaria danos maiores do que um bloqueio no ponto B. Como há apenas duas grandes artérias coronárias, o bloqueio completo de um desses ramos principais resulta em ampla lesão ao miocárdio. O bloqueio da artéria coronariana esquerda é mais devastador, porque este vaso fornece sangue a 85% do tecido cardíaco.

▲ **TABELA 9-4**   **Possíveis Resultados do Infarto Agudo do Miocárdio (Ataque Cardíaco)**

Morte imediata	Morte devido a complicações	Recuperação funcional total	Recuperação com função reduzida
Ocorrência de insuficiência cardíaca aguda, pois o coração está fraco demais para bombear efetivamente e sustentar os tecidos corporais Fibrilação ventricular fatal causada por dano ao tecido condutor especializado ou induzida pela privação de O_2	Ruptura fatal da área morta ou em degeneração da parede cardíaca Lenta e progressiva insuficiência cardíaca congestiva, que ocorre porque o coração enfraquecido não consegue bombear para fora todo o sangue a ele retornado	Substituição da área lesada por uma forte cicatriz, acompanhada por alargamento do tecido contrátil normal remanescente, para compensar pela perda de musculatura cardíaca	Persistência de defeitos funcionais permanentes, como bradicardia ou bloqueios de condução, causados pela destruição de tecidos autorrítmicos ou condutivos insubstituíveis

Um ataque cardíaco tem quatro resultados possíveis: morte imediata, morte devido a complicações, recuperação funcional total ou recuperação com função reduzida (▲ Tabela 9-4).

A descoberta, em 2006, de células-tronco cardíacas, aliada a estudos iniciais demonstrando que a injeção de células-tronco derivadas de outras fontes em corações lesionados melhorava a função geral, gerou esperanças de futuras terapias regenerativas. Embora o coração tenha potencial para produzir novas células do miocárdio por conta própria através da atividade de suas células-tronco, esta capacidade regenerativa aparentemente é apenas minimamente funcional, ou mesmo não funcional, porque as células danificadas do músculo cardíaco são substituídas por cicatrizes, não por novas células. Os cientistas esperam encontrar uma forma de colocar as células-tronco latentes em ação.

Capítulo em Perspectiva: Foco na homeostase

A sobrevivência depende do fornecimento contínuo de suprimentos necessários a todas as células do corpo e da remoção contínua de detritos gerados pelas células. Além disso, mensageiros químicos reguladores, como os hormônios, devem ser transportados de seus locais de produção a seus locais de ação, onde controlam diversas atividades, a maioria das quais voltada à manutenção de um ambiente interno estável. Por fim, para manter a temperatura corporal normal, o excesso de calor produzido durante a contração muscular deve ser levado à pele, onde o calor pode ser dissipado na superfície corporal.

O sistema circulatório contribui para a homeostase ao servir de sistema de transporte do corpo. Ele fornece uma maneira de mover rapidamente materiais de uma parte a outra do corpo. Sem o sistema circulatório, os materiais não chegariam com rapidez suficiente aos locais onde são necessários para apoiar as atividades sustentadoras da vida. Por exemplo, o O_2 levaria de meses a anos para difundir-se da superfície corporal aos órgãos internos, mas através da ação rápida de bombeamento do coração, o sangue consegue coletar e entregar O_2 e outras substâncias para todas as células em poucos segundos.

O coração serve de bomba dupla para circular o sangue continuamente entre os pulmões, onde o O_2 é coletado, e outros tecidos corporais, que utilizam O_2 para suprir suas reações químicas geradoras de energia. Enquanto o sangue é bombeado através de vários tecidos, outras substâncias além do O_2 também são trocadas entre o sangue e os tecidos. Por exemplo, o sangue coleta nutrientes à medida que flui através dos órgãos digestórios. Outros tecidos removem nutrientes do sangue quando ele passa por eles. Até o excesso de calor é transportado pelo sangue dos músculos em exercício à superfície da pele, onde é dissipado para o ambiente externo.

Embora todos os tecidos corporais dependam constantemente do vital fluxo sanguíneo fornecido a eles pelo coração, este é um órgão bastante independente. Ele pode cuidar de muitas de suas próprias necessidades sem qualquer influência externa. A contração deste magnífico músculo é autogerada através de uma inter-relação cuidadosamente orquestrada de permeabilidades iônicas cambiantes. Mecanismos locais dentro do coração garantem que o fluxo de sangue para o músculo cardíaco normalmente atenda às necessidades de O_2 do coração. Além disso, o coração tem capacidades intrínsecas para variar sua força de contração, dependendo da quantidade de sangue a ele retornada. No entanto, o coração não atua de forma totalmente autônoma. Ele é inervado pelo sistema nervoso autônomo e influenciado pelo hormônio epinefrina – ambos permitem variar a frequência cardíaca e a contratilidade, dependendo das necessidades de fornecimento de sangue do corpo. Além disso, como com todos os tecidos, as células que compõem o coração dependem de outros sistemas corporais para manter um ambiente interno estável no qual possam sobreviver e funcionar.

EXERCÍCIOS DE REVISÃO

Perguntas Objetivas (Respostas no Apêndice F)

1. ___ é uma frequência cardíaca anormalmente lenta, enquanto ___ é uma frequência cardíaca rápida.

2. O elo que coordena o fluxo de sangue coronário com as necessidades de oxigênio do miocárdio é ___.

3. As células adjacentes do músculo cardíaco são unidas de ponta a ponta em estruturas especializadas conhecidas como ___, que contêm dois tipos de junções membranosas: ___ e ___

4. O coração fica na metade esquerda da cavidade torácica. (Verdadeiro ou falso?)

5. Cada átrio e ventrículo atua como um sincício funcional. (Verdadeiro ou falso?)

6. O único ponto de contato elétrico entre os átrios e os ventrículos são os anéis esqueléticos fibrosos. (Verdadeiro ou falso?)

7. O ventrículo esquerdo é uma bomba mais potente do que o direito porque mais sangue é necessário para alimentar os tecidos corporais do que para alimentar os pulmões. (Verdadeiro ou falso?)

8. A entrada de Ca^{2+} através da corrente marca-passo é responsável pela fase "funny" de estabilidade do potencial de ação nas células contráteis cardíacas. (Verdadeiro ou falso?)

9. Qual das seguintes é a sequência correta de excitação cardíaca?
    a. Nó SA → nó AV → miocárdio atrial → feixe de His → fibras de Purkinje → miocárdio ventricular.
    b. Nó SA → miocárdio atrial → nó AV → feixe de His → miocárdio ventricular → fibras de Purkinje.
    c. Nó SA → miocárdio atrial → miocárdio ventricular → nó AV → feixe de His → fibras de Purkinje.
    d. Nó SA → miocárdio atrial → nó AV → feixe de His → fibras de Purkinje → miocárdio ventricular.

10. A estimulação simpática do coração
    a. aumenta a frequência cardíaca
    b. aumenta a contratilidade do músculo cardíaco
    c. desloca a curva de Frank-Starling para a esquerda
    d. (a) e (b)
    e. todas as anteriores

11. Que porcentagem de enchimento ventricular normalmente é atingida antes do início da contração atrial?
    a. 0%
    b. 20%
    c. 50%
    d. 80%
    e. 100%

12. Ligue os itens abaixo:
    ___ 1. evitam o fluxo reverso de sangue dos ventrículos para os átrios
    ___ 2. recebe sangue pobre em O_2 das veias cavas
    ___ 3. bombeia sangue pobre em O_2 para a artéria pulmonar
    ___ 4. bombeia sangue rico em O_2 para a aorta
    ___ 5. evita o fluxo reverso de sangue das artérias para os ventrículos
    ___ 6. recebe sangue rico em O_2 das veias pulmonares

    (a) válvulas AV
    (b) válvula semilunar
    (c) átrio esquerdo
    (d) ventrículo esquerdo
    (e) átrio direito
    (f) ventrículo direito

13. Circule a escolha correta em cada caso para completar a afirmação: O primeiro som cardíaco é associado ao fechamento das válvulas (AV/semilunares) e sinaliza o início da (sístole/diástole), enquanto o segundo som cardíaco é associado ao fechamento das válvulas (AV/semilunares) e sinaliza o início da (sístole/diástole).

14. Circule a escolha correta em cada caso para completar as afirmações: Durante o enchimento ventricular, a pressão ventricular deve ser (maior que/menor que) a pressão atrial, enquanto durante a ejeção ventricular a pressão ventricular deve ser (maior que/menor que) a pressão aórtica. A pressão atrial sempre é (maior que/menor que) a pressão aórtica. Durante a contração e o relaxamento isovolumétricos ventriculares, a pressão ventricular é (maior que/menor que) a pressão atrial e (maior que/menor que) a pressão aórtica.

15. Utilize o seguinte código de resposta para comparar as magnitudes relativas do par de itens em questão:
    (a) = O item A é maior do que o item B
    (b) = O item B é maior do que o item A
    (c) = O item A e o item B são aproximadamente iguais

    ___ 1. A. Resistência e pressão na circulação pulmonar
          B. Resistência e pressão na circulação sistêmica
    ___ 2. A. Volume de sangue bombeado pelo lado esquerdo do coração
          B. Volume de sangue bombeado pelo lado direito do coração
    ___ 3. A. Taxa espontânea de despolarização até o limiar no nó SA
          B. Taxa espontânea de despolarização até o limiar nas fibras de Purkinje ventriculares
    ___ 4. A. Velocidade de condução de impulso através do nó AV
          B. Velocidade de condução de impulso através do feixe de His e das células de Purkinje
    ___ 5. A. Taxa de enchimento ventricular na diástole inicial
          B. Taxa de enchimento ventricular na diástole final
    ___ 6. A. Volume sistólico quando o VDF é igual a 130 ml
          B. Volume sistólico quando o VDF é igual a 160 ml
    ___ 7. A. Volume sistólico normal
          B. Volume sistólico na estimulação simpática
    ___ 8. A. Volume sistólico normal
          B. Volume sistólico na estimulação parassimpática
    ___ 9. A. Volume de sangue nos ventrículos no início da contração ventricular isovolumétrica
          B. Volume de sangue nos ventrículos no final da contração ventricular isovolumétrica
    ___ 10. A. Volume de sangue no ventrículo esquerdo quando a válvula aórtica se abre
          B. Volume de sangue no ventrículo esquerdo quando a válvula aórtica se fecha
    ___ 11. A. Volume de sangue no ventrículo esquerdo quando a válvula AV esquerda se abre
          B. Volume de sangue no ventrículo esquerdo quando a válvula AV esquerda se fecha
    ___ 1.2 A. Duração do período refratário no músculo cardíaco
          B. Duração da contração no músculo cardíaco

Perguntas Dissertativas

1. Quais são os três componentes básicos do sistema circulatório?

2. Rastreie uma gota de sangue por um ciclo completo no sistema circulatório.

3. Descreva a localidade e a função das quatro válvulas cardíacas. O que evita que cada uma dessas válvulas se reverta?

4. Quais são as três camadas da parede cardíaca? Descreva as características distintivas de estrutura e organização das células do músculo cardíaco. Quais são os dois tipos especializados de células do músculo cardíaco?

5. Por que o nó SA é o marca-passo do coração?

6. Descreva a propagação normal da excitação cardíaca. Qual é a significância do atraso nodal AV? Por que o sistema de condução ventricular é importante?

7. Compare as mudanças no potencial de membrana associadas a um potencial de ação em uma célula de marca-passo nodal com as de uma célula contrátil do miocárdio. Descreva os mecanismos iônicos responsáveis por essas mudanças no potencial em ambos os tipos de célula do músculo cardíaco.

8. Por que o tétano do músculo cardíaco é impossível? Por que essa incapacidade é vantajosa?

9. Desenhe e legende as formas de onda de um ECG normal. Que evento elétrico representa cada componente do ECG?

10. Descreva os eventos mecânicos (isto é, mudanças de pressão, de volume, atividade da valvula e sons cardíacos) do ciclo cardíaco. Correlacione os eventos mecânicos do ciclo cardíaco às mudanças na atividade elétrica.

11. Diferencie entre uma válvula estenótica e uma insuficiente.

12. Defina os itens abaixo: *volume diastólico final, volume sistólico final, volume sistólico, frequência cardíaca, débito cardíaco, fração de ejeção* e *reserva cardíaca*.

13. Discuta o controle do sistema nervoso autônomo da frequência cardíaca.

14. Descreva o controle intrínseco e extrínseco do volume sistólico.

15. Quais são as mudanças patológicas e as consequências da doença arterial coronariana?

16. Discuta as fontes, transporte e eliminação do colesterol no organismo. Diferencie entre o colesterol "bom" e o "ruim".

Exercícios Quantitativos (Soluções no Apêndice F)

1. Durante exercícios pesados, o débito cardíaco de um atleta treinado pode aumentar para 40 litros por minuto. Se o volume sistólico não pudesse aumentar para acima do valor normal de 70 ml, que frequência cardíaca seria necessária para atingir este débito cardíaco? Tal frequência cardíaca é fisiologicamente possível?

2. Quanto sangue permanecerá no coração depois da sístole se o volume sistólico for de 85 ml e o volume diastólico final for de 125 ml?

3. Calcule a fração de ejeção em cada uma das três circunstâncias ilustradas na Figura 9-22.

PONTOS A PONDERAR

(Explicações no Apêndice F)

1. O volume sistólico ejetado no batimento cardíaco seguinte depois de uma contração ventricular prematura (CVP) normalmente é maior que o normal. Você pode explicar por quê? (*Dica:* A uma determinada frequência cardíaca, o intervalo entre uma CVP e o seguinte batimento normal é maior do que o intervalo entre dois batimentos normais.)

2. Atletas treinados normalmente têm menores frequências cardíacas em repouso do que o normal (por exemplo, 50 batimentos/min em um atleta, em comparação com 70 batimentos/min em uma pessoa sedentária). Considerando que o débito cardíaco em repouso é de 5.000 ml/min em atletas treinados e em sedentários, o que é responsável pela bradicardia nos atletas treinados?

3. Durante a vida fetal, devido à tremenda resistência oferecida pelos pulmões murchos e não funcionais, as pressões na metade direita do coração e na circulação pulmonar são maiores do que na metade esquerda do coração e na circulação sistêmica, situação que se inverte após o nascimento. Também no feto, um vaso chamado de **duto arterioso** conecta a artéria pulmonar e a aorta, no local em que estes grandes vasos saem do coração. O sangue bombeado pelo coração para a circulação pulmonar é desviado da artéria pulmonar para a aorta através do duto arterioso, desviando-se dos pulmões não funcionais. Que força leva o sangue a fluir nesta direção através do duto arterioso?

No nascimento, o duto arterioso normalmente colapsa e por fim se degenera para um filamento fino e ligamentoso. Às vezes, este desvio fetal não se fecha adequadamente no nascimento, levando a um *duto arterioso patente* (aberto). Em que direção o sangue fluiria através de um duto arterioso patente? Que resultados possíveis poderiam ocorrer em decorrência deste fluxo de sangue?

4. Por meio de quais mecanismos reguladores um coração transplantado, que não tem qualquer inervação, pode ajustar o débito cardíaco para atender às necessidades variáveis do organismo?

5. Há dois ramos de feixes de His, o esquerdo e o direito, e cada um vai até seu lado respectivo do septo ventricular (veja a Figura 9-8). Ocasionalmente, a condução através de um desses ramos é bloqueada (o chamado bloqueio de ramo do feixe). Neste caso, a onda de excitação se propaga dos terminais do ramo intacto e por fim despolariza todo o ventrículo, mas o ventrículo normalmente estimulado fica completamente despolarizado por um tempo considerável antes do ventrículo no lado do ramo de feixe defeituoso. Por exemplo, se o ramo esquerdo fosse bloqueado, o ventrículo direito seria completamente despolarizado duas ou três vezes mais rapidamente que o ventrículo esquerdo. Como este defeito afetaria os sons cardíacos?

CONSIDERAÇÃO CLÍNICA

(Explicação no Apêndice F)

Em um exame médico, a frequência cardíaca de Rachel B. estava rápida e bastante irregular. Além disso, sua frequência cardíaca – determinada auscultando-se diretamente o coração com um estetoscópio – excedia a taxa de pulso tomada simultaneamente em seu punho. Nenhuma onda P definida pôde ser detectada no ECG de Rachel. Os complexos QRS tinham formato normal, mas ocorriam esporadicamente. Diante destes achados, qual é o diagnóstico mais provável da condição da Rachel? Explique por que essa condição é caracterizada por um batimento cardíaco irregular e rápido. O débito cardíaco será gravemente prejudicado por esta condição? Por que ou por que não? O que é responsável pelo déficit de pulso?

Sistema Cardiovascular
(Vasos Sanguíneos)

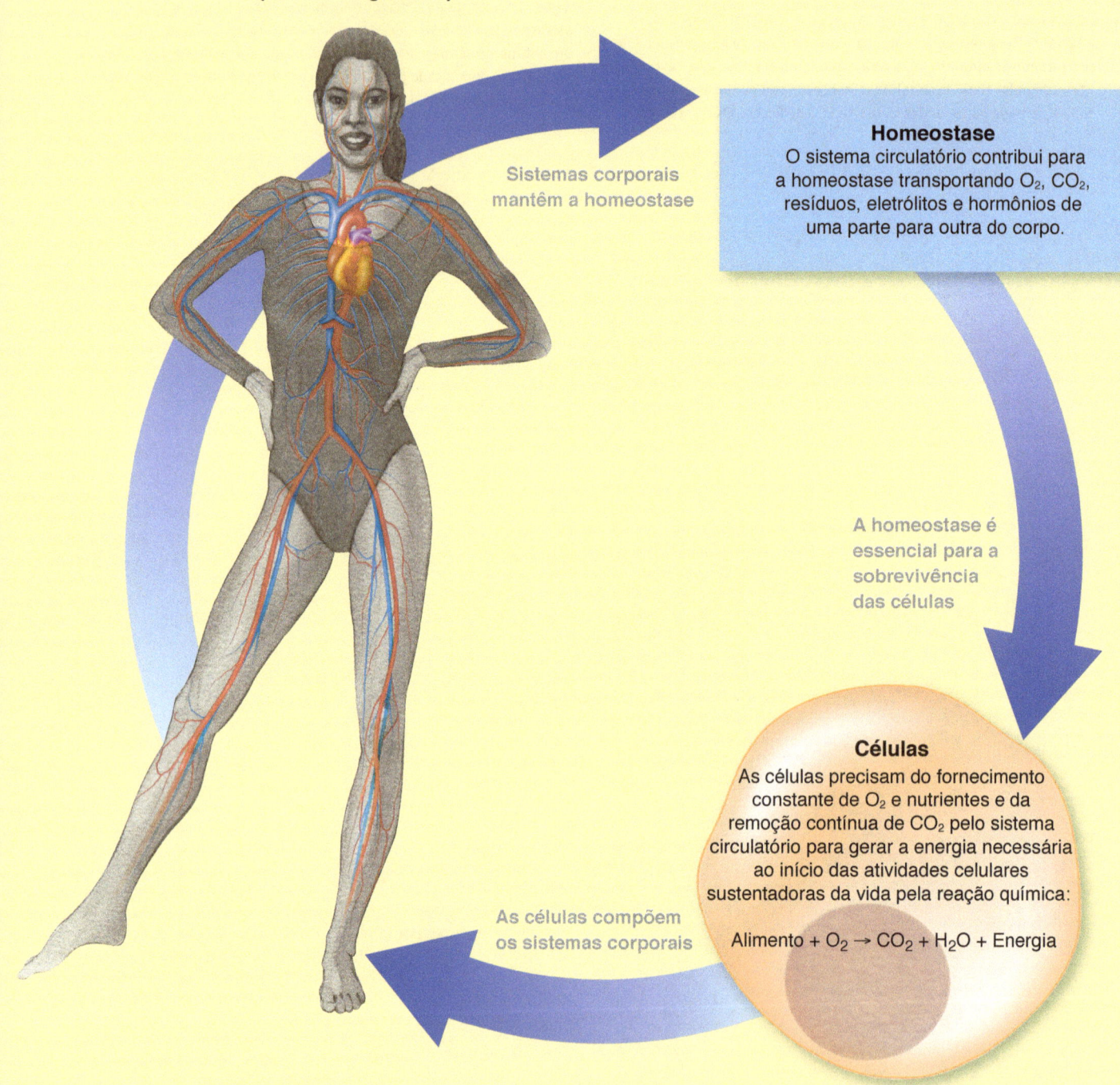

Sistemas corporais mantêm a homeostase

Homeostase
O sistema circulatório contribui para a homeostase transportando O_2, CO_2, resíduos, eletrólitos e hormônios de uma parte para outra do corpo.

A homeostase é essencial para a sobrevivência das células

Células
As células precisam do fornecimento constante de O_2 e nutrientes e da remoção contínua de CO_2 pelo sistema circulatório para gerar a energia necessária ao início das atividades celulares sustentadoras da vida pela reação química:

$$\text{Alimento} + O_2 \rightarrow CO_2 + H_2O + \text{Energia}$$

As células compõem os sistemas corporais

O sistema circulatório contribui para a homeostase ao servir de sistema de transporte do organismo. Os vasos sanguíneos transportam e distribuem o sangue bombeado pelo coração através deles de forma a atender às necessidades corporais de fornecimento de O_2 e nutrientes, remoção de detritos e sinalização hormonal. As altamente elásticas **artérias** transportam sangue do coração aos órgãos e servem de reservatório de pressão para continuar movimentando o sangue quando o coração está relaxando e enchendo. A **pressão sanguínea arterial média** é altamente regulada para garantir o suprimento adequado de sangue para os órgãos. A quantidade de sangue que flui através de determinado órgão depende do calibre (diâmetro interno) das altamente musculares **arteríolas** que o alimentam. O calibre arteriolar está sujeito a controle, de forma que o débito cardíaco possa ser constantemente reajustado para atender melhor às necessidades do organismo no momento. Os **capilares** de paredes finas e revestidos por poros são o verdadeiro local de troca entre o sangue e as células de tecido ao redor. As altamente distensíveis **veias** retornam sangue dos órgãos ao coração e também servem de reservatório de sangue.

CAPÍTULO 10

Vasos Sanguíneos e Pressão Sanguínea

Padrões e física do fluxo sanguíneo

A maioria das células corporais não está em contato direto com o ambiente externo, mas essas células precisam realizar trocas com o ambiente, como a coleta de O_2 e nutrientes e a eliminação de resíduos. Além disso, mensageiros químicos devem ser transportados entre as células para realizar atividades integradas. Para efetuar essas trocas de longa distância, as células estão vinculadas entre si e com o ambiente externo por estradas vasculares – os vasos sanguíneos. O sangue é transportado a todas as partes do corpo através de um sistema de vasos que leva suprimentos frescos às cercanias de todas as células, ao mesmo tempo em que remove seus resíduos.

Relembrando, todo o sangue bombeado pelo lado direito do coração atravessa a circulação pulmonar até os pulmões para coleta de O_2 e remoção de CO_2. O sangue bombeado pelo lado esquerdo do coração na circulação sistêmica é distribuído em várias proporções aos órgãos sistêmicos através de uma organização paralela de vasos que se ramificam da aorta (● Figura 10-1) (veja também a Figura 9-2). Esta organização garante que todos os órgãos recebam sangue da mesma composição – isto é, um órgão não recebe "sobras" do sangue que passou por outro órgão. Devido a essa organização paralela, o fluxo de sangue através de cada órgão sistêmico pode ser ajustado de forma independente conforme necessário.

Neste capítulo, examinaremos primeiro alguns princípios gerais relativos a padrões do fluxo sanguíneo e à física do fluxo de sangue. Depois, voltaremos nossa atenção às funções dos vários tipos de vasos sanguíneos através dos quais o sangue flui. Terminaremos discutindo como a pressão sanguínea é regulada para garantir o fornecimento adequado de sangue aos tecidos.

Para manter a homeostase, órgãos de recondicionamento recebem sangue além de suas necessidades.

O sangue é constantemente "recondicionado" para que sua composição permaneça relativamente constante apesar da drenagem contínua de suprimentos para suprir as atividades metabólicas e apesar do acúmulo contínuo de resíduos dos tecidos. Os órgãos que recondicionam o sangue normalmente recebem muito mais sangue que o necessário para atender a suas necessidades metabólicas básicas, permitindo que ajustem esse sangue adicional para atingir a homeostase. Por exemplo, grandes por-

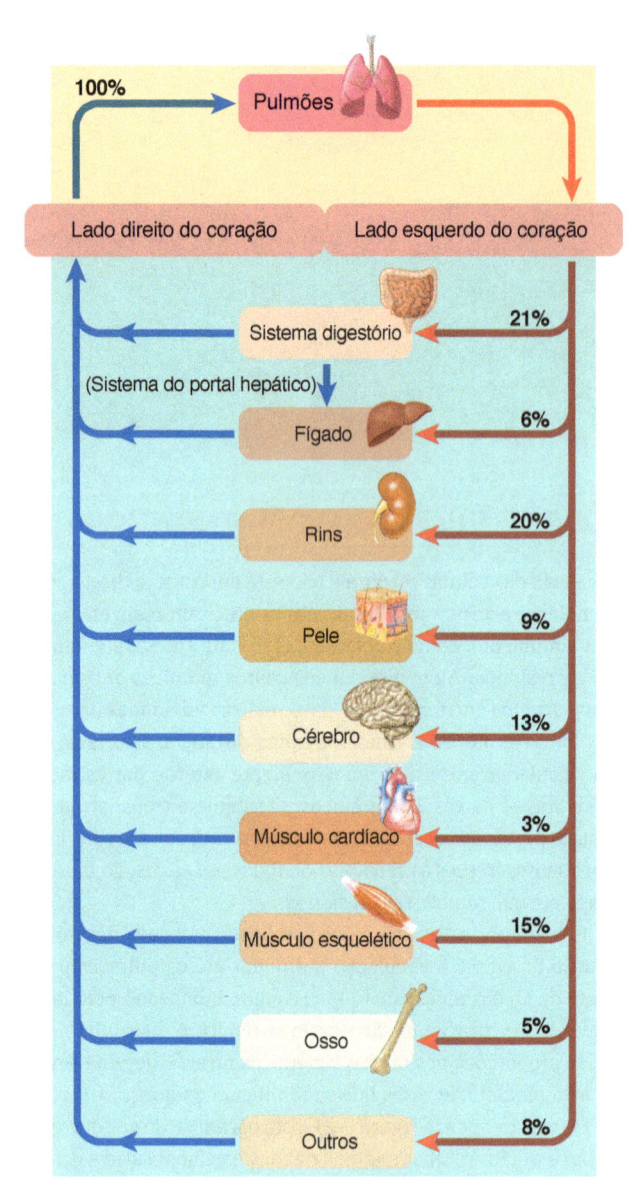

• **FIGURA 10-1 Distribuição do débito cardíaco em repouso.** Os pulmões recebem todo o sangue bombeado pelo lado direito do coração, enquanto cada órgão sistêmico recebe uma parcela do sangue bombeado pelo lado esquerdo. A porcentagem de sangue bombeado recebido pelos vários órgãos em condições de repouso está indicada. Esta distribuição de débito cardíaco pode ser ajustada conforme necessário.

centagens do débito cardíaco são distribuídas ao trato digestório (para coletar suprimentos nutrientes), aos rins (para eliminar resíduos metabólicos e ajustar a composição de água e eletrólitos) e para a pele (para eliminar calor). O fluxo de sangue para outros órgãos – coração, músculos esqueléticos etc. – destina-se unicamente a atender às suas necessidades metabólicas e pode ser ajustado de acordo com seu nível de atividade. Por exemplo, durante o exercício, sangue adicional é fornecido aos músculos ativos para atender a suas maiores necessidades metabólicas.

Como estes órgãos de recondicionamento – os órgãos digestórios, os rins e a pele – recebem fluxo sanguíneo que excede suas próprias necessidades, podem aguentar reduções temporárias no fluxo de sangue muito melhor do que outros órgãos que não têm essa margem adicional de suprimento de sangue. O cérebro, particularmente, sofre lesões irreversíveis quando privado temporariamente do fluxo sanguíneo. Depois de apenas quatro minutos sem O_2, ocorrem lesões cerebrais permanentes. Portanto, o adequado fornecimento constante de sangue ao cérebro, pouco tolerante à interrupção no suprimento, tem alta prioridade na operação geral do sistema circulatório.

Por sua vez, os órgãos de recondicionamento podem tolerar reduções consideráveis no fluxo de sangue por tempo prolongado. Por exemplo, durante o exercício, uma parte do sangue que normalmente flui através dos órgãos digestórios e dos rins é desviada para os músculos esqueléticos. Da mesma forma, para conservar o calor do corpo, o fluxo de sangue pela pele é notavelmente diminuído durante a exposição ao frio.

Mais adiante no capítulo será discutido como a distribuição do débito cardíaco é ajustada de acordo com as necessidades atuais do organismo. Por ora, nosso foco será nos fatores que influenciam o fluxo de sangue através de determinado vaso sanguíneo.

O fluxo de sangue por um vaso depende do gradiente de pressão e da resistência vascular.

A **taxa de fluxo** de sangue através de um vaso (isto é, o volume de sangue que passa por unidade de tempo) é diretamente proporcional ao gradiente de pressão e inversamente proporcional à resistência vascular:

$$F = \triangle P/R$$

em que
F = taxa de fluxo de sangue através de um vaso
$\triangle P$ = gradiente de pressão
R = resistência do vaso sanguíneo

GRADIENTE DE PRESSÃO O **gradiente de pressão** é a diferença de pressão entre o início e o final de um vaso. O sangue flui de uma área de maior pressão para outra de menor pressão em favor do gradiente de pressão. A contração do coração fornece pressão ao sangue e é a principal força motriz para o fluxo através dos vasos. Devido a perdas friccionais (resistência), a pressão cai à medida que o sangue flui por todo o comprimento do vaso. Pela mesma razão, a pressão é maior no início do que no final do vaso, estabelecendo um gradiente de pressão que favorece o avanço do sangue através do vaso. Quanto maior o gradiente de pressão que força o sangue por um vaso, maior é a taxa de fluxo desse vaso (• Figura 10-2a). Pense em uma mangueira de jardim acoplada a uma torneira. Se a torneira é girada levemente, uma pequena corrente de água sairá da extremidade da mangueira, porque a pressão é levemente maior no início que no fim da mangueira. Se toda a torneira for aberta, o gradiente de pressão aumentará tremendamente e, portanto, a água fluirá pela mangueira muito mais rapidamente, esguichando da extremidade. Observe que a *diferença* de pressão entre as duas extremidades de um vaso, não as pressões absolutas dentro dele, é que determina a vazão (• Figura 10-2b).

RESISTÊNCIA O outro fator que influencia a vazão através do vaso é a **resistência**, uma medida do impedimento ou oposição ao fluxo de sangue pelo vaso, causada pela fricção do fluido em movimento contra as paredes vasculares estacionárias. À medida que a resistência ao fluxo aumenta, fica mais difícil para o sangue passar pelo vaso, portanto, a taxa de fluxo diminui (des-

50 mm Hg de pressão → **10 mm Hg de pressão**
ΔP = 40 mm Hg
Vaso 1

90 mm Hg de pressão → **10 mm Hg de pressão**
ΔP = 80 mm Hg
Vaso 2

ΔP no vaso 2 = 2 vezes a do vaso 1

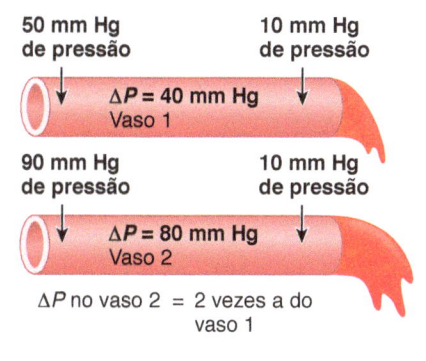

Fluxo no vaso 2 = 2 vezes a do vaso 1

Fluxo ∝ ΔP

(a) Comparação entre taxa de fluxo nos vasos com ΔP diferente

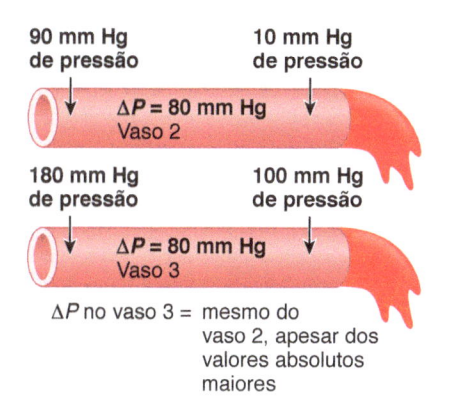

90 mm Hg de pressão → **10 mm Hg de pressão**
ΔP = 80 mm Hg
Vaso 2

180 mm Hg de pressão → **100 mm Hg de pressão**
ΔP = 80 mm Hg
Vaso 3

ΔP no vaso 3 = mesmo do vaso 2, apesar dos valores absolutos maiores

Fluxo no vaso 3 = mesma do vaso 2

Fluxo ∝ ΔP

(b) Comparação entre taxas de fluxo em vasos com o mesmo ΔP

- **FIGURA 10-2 Relação entre fluxo e gradiente de pressão em um vaso.** (a) À medida que a diferença na pressão (ΔP) entre as duas extremidades de um vaso aumenta, a taxa de fluxo aumenta proporcionalmente. (b) A taxa de fluxo é determinada pela diferença na pressão entre as duas extremidades de um vaso, não pela intensidade das pressões em cada ponta.

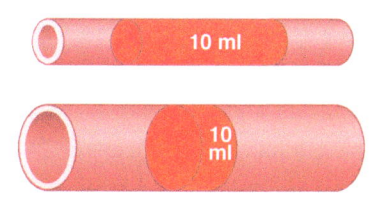

10 ml

10 ml

(a) Comparação entre o contato de dado volume de sangue com a área superficial de um vaso de raio pequeno e um vaso de raio maior

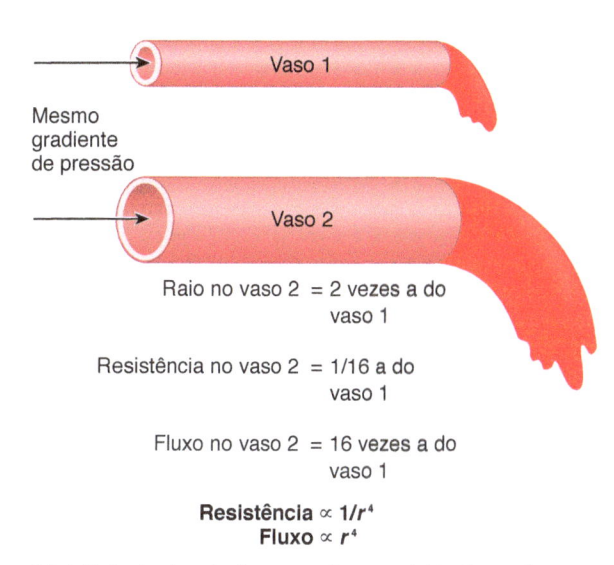

Vaso 1

Mesmo gradiente de pressão

Vaso 2

Raio no vaso 2 = 2 vezes a do vaso 1

Resistência no vaso 2 = 1/16 a do vaso 1

Fluxo no vaso 2 = 16 vezes a do vaso 1

Resistência ∝ $1/r^4$
Fluxo ∝ r^4

(b) Influência do raio do vaso sobre a resistência e o fluxo

- **FIGURA 10-3 Relação entre resistência e fluxo e raio do vaso.** (a) O vaso com menor raio oferece mais resistência ao fluxo sanguíneo, porque o sangue "fricciona" uma menor área superficial. (b) Duplicar o raio diminui a resistência para 1/16 e aumenta o fluxo 16 vezes, porque a resistência é inversamente proporcional à quarta potência do raio.

de que o gradiente de pressão permaneça inalterado). Quando a resistência aumenta, o gradiente de pressão precisa aumentar de forma correspondente para manter a mesma taxa de fluxo. Assim, quando os vasos oferecem mais resistência ao fluxo, o coração deve trabalhar mais para manter a circulação adequada.

A resistência ao fluxo de sangue depende de três fatores: (1) viscosidade do sangue, (2) comprimento do vaso e (3) raio do vaso, que é, de longe, o fator mais importante. O termo **viscosidade** (designado por η) refere-se à fricção desenvolvida entre moléculas de um fluido enquanto deslizam umas sobre as outras durante o fluxo do fluido. Quanto maior a viscosidade, maior é a resistência ao fluxo. Em geral, quanto mais espesso um líquido, mais viscoso ele é. Por exemplo, o melaço flui mais lentamente do que a água porque tem maior viscosidade. A viscosidade do sangue é determinada principalmente pelo número de glóbulos vermelhos em circulação. Normalmente, este fator é relativamente constante e não é importante no controle da resistência. No entanto, às vezes, a viscosidade do sangue e a resistência ao fluxo são alteradas por um número anormal de glóbulos vermelhos. Quando há excesso de glóbulos vermelhos, o fluxo de sangue é mais lento do que o normal.

Como o sangue "fricciona" o revestimento dos vasos ao fluir, quanto maior a área superficial do vaso em contato com o sangue, maior é a resistência ao fluxo. A área superficial é determinada pelo comprimento (L) e pelo raio (r) do vaso. A um raio constante, quanto mais longo o vaso, maior a área superficial e maior a resistência ao fluxo. Como o comprimento dos vasos é constante no corpo, este não é um fator variável no controle da resistência vascular.

Portanto, o principal determinante da resistência ao fluxo é o raio do vaso. O fluido atravessa mais rapidamente grandes vasos do que vasos menores. O motivo é que um determinado volume de sangue entra em contato com uma área de superfície muito maior em um vaso de raio pequeno do que em um vaso de raio maior, resultando em maior resistência (• Figura 10-3a).

CONCEITOS, DESAFIOS E CONTROVÉRSIAS

De humores a Harvey: destaques históricos em circulação

Hoje, mesmo crianças em idade escolar sabem que o sangue é bombeado pelo coração e circula continuamente por todo o organismo em um sistema de vasos sanguíneos. Além disso, as pessoas aceitam sem questionar que o sangue coleta O_2 nos pulmões do ar que respiramos e o fornece a diversos órgãos. Entretanto, este conhecimento comum foi ignorado pela maior parte da História da humanidade. Embora a função do sangue tenha sido descrita já no século V a.C., nosso conceito moderno de circulação não se desenvolveu por dois mil anos, até 1628, quando William Harvey publicou seu agora clássico estudo sobre o sistema circulatório.

Os gregos antigos acreditavam que tudo de material no universo consistia de apenas quatro elementos: terra, ar, fogo e água. Estendendo essa visão para o corpo humano, eles pensavam que estes quatro elementos tomavam a forma de quatro "humores": *bile negra* (representando a terra), *sangue* (representando o ar), *bile amarela* (representando o fogo) e *flegma* (representando água). De acordo com os gregos, as doenças apareciam quando um humor estava fora do equilíbrio normal em relação ao restante. A "cura" era lógica: para restaurar o equilíbrio normal, drenava-se o humor que estava em excesso. Como o humor mais fácil de drenar era o sangue, a sangria tornou-se o procedimento-padrão para o tratamento de muitas doenças – e assim persistiu até o Renascimento (que começou no século XIV e foi até o século XVII).

Embora os gregos antigos estivessem errados sobre a noção dos quatro humores, seu conceito de necessidade de equilíbrio dentro do organismo era notavelmente precisa. Como agora sabemos, a vida depende da homeostase, a manutenção do equilíbrio adequado entre todos os elementos do ambiente interno.

Aristóteles (384–322 a.C.), renomado biólogo e filósofo, foi um dos primeiros a descrever corretamente o coração como centro de um sistema de vasos sanguíneos. No entanto, ele acreditava que o coração era a sede do intelecto (o cérebro só foi identificado como a sede do intelecto mais de um século depois) e um forno que esquentava o sangue. Ele considerava esse calor a força vital, porque o corpo se esfria rapidamente na morte. Aristóteles também teorizou erroneamente que respirar ventilava este "forno", com o ar servindo de agente de refrigeração. Aristóteles podia observar a olho nu as artérias e veias nos cadáveres, mas não dispunha de um microscópio para observar os capilares (o microscópio só seria inventado no século XVII). Assim, não acreditava que as artérias e as veias estivessem conectadas diretamente.

No terceiro século antes de Cristo, Erasístrato, um grego que muitos consideram o primeiro "fisiologista", propôs que o fígado utilizava comida para fabricar o sangue, que as veias forneciam aos outros órgãos. Ele acreditava que as artérias continham ar, não sangue. De acordo com sua visão, o *pneuma* ("ar, sopro divino"), uma força viva, era admitido pelos pulmões, que o transferiam para o coração. O coração transformava o ar em um "espírito vital" que as artérias levavam aos outros órgãos.

Galeno (130–206 d.C.), médico, filósofo e acadêmico romano prolífico, franco e dogmático, desenvolveu o trabalho de Erasístrato e de outros que o precederam e elaborou ainda mais a teoria pneumática. Ele propôs três membros fundamentais no organismo, do mais baixo ao mais alto: fígado, coração e cérebro. Cada um era dominado por um *pneuma*, ou "espírito", em especial (em grego, *pneuma* abrangia as ideias correlatas de "ar", "respiração" e "espírito"). Como Erasístrato, Galeno acreditava que o fígado fabricava sangue a partir dos alimentos, adotando um espírito "natural" ou "físico" (*pneuma physicon*) no processo. O sangue recém-formado, então, seguia das veias até os órgãos. O espírito natural, que Galeno considerava um vapor que emanava do sangue, controlava as funções de nutrição, crescimento e reprodução. Quando esse fornecimento de espírito era esgotado, o sangue se movia na direção oposta pelas mesmas rotas venosas, retornando ao sangue para ser reabastecido. Quando o espírito natural era levado no sangue venoso até o coração, ele se misturava ao ar inspirado e era transferido dos pulmões ao coração. O contato com o ar no coração transformava o espírito natural em um espírito superior, o espírito "vital" (*pneuma zotikon*). O espírito vital, que era levado pelas artérias, transmitia calor e vida por todo o corpo. O espírito vital era transformado ainda em um "animal" ou espírito "psíquico" ainda mais superior (*pneuma psychikon*) no cérebro. Este espírito final regulava o cérebro, nervos, sentimentos, entre outros. Assim, de acordo com a teoria de Galeno, as veias e artérias eram condutores para levar níveis diferentes de pneuma e não havia conexão direta entre veias e artérias. O coração não estava envolvido na movimentação de sangue, mas era o local onde sangue e ar se misturavam (agora sabemos que sangue e ar se encontram nos pulmões para a troca de O_2 e CO_2).

Galeno foi um dos primeiros a entender a necessidade de experimentação, mas, infelizmente, sua impaciência e seu desejo de fama filosófica e literária levou-o a expor teorias abrangentes que nem sempre se basearam na coleta meticulosa de evidências. Embora suas hipóteses sobre estrutura corporal e funções frequentemente fossem incorretas, suas teorias eram convincentes porque pareciam uma maneira lógica de reunir o que se conhecia à época. Além disso, o volume de seus escritos ajudou a estabelecê-lo como autoridade. Na verdade, seus escritos permaneceram como a "verdade" anatômica e fisiológica pelos quinze séculos seguintes, durante toda a Idade Média e por boa parte do Renascimento. A doutrina de Galeno estava tão firmemente entranhada que as pessoas que desafiavam sua precisão arriscavam suas vidas ao serem declaradas hereges seculares.

Só após o Renascimento e com a retomada do aprendizado clássico pesquisadores independentes europeus começaram a desafiar as teorias de Galeno. Mais notavelmente, o médico inglês William Harvey (1578–1657) revolucionou a visão das funções exercidas pelo coração, vasos sanguíneos e sangue. Através de observações detalhadas, experimentações e raciocínio dedutivo, Harvey foi o primeiro a identificar corretamente o coração como uma bomba que move repetidamente um pequeno volume de sangue adiante em uma direção fixa, em uma rota circular através de um sistema fechado de vasos sanguíneos – o *sistema circulatório*. Ele também propôs corretamente que o sangue vai até os pulmões para se misturar com o ar (em vez de o ar ir ao coração para se misturar com o sangue). Embora não conseguisse ver conexões físicas entre artérias e veias, ele especulou sobre sua existência. Só depois da descoberta do microscópio, no final do século, a existência dessas conexões foi confirmada por Marcello Malpighi (1628–1694).

Além disso, uma pequena variação no raio de um vaso causa uma variação notável no fluxo, porque a resistência é inversamente proporcional à quarta potência do raio (multiplicando o raio por si mesmo por quatro vezes):

$$R \propto 1/r^4$$

Assim, duplicar o raio reduz a resistência a 1/16 de seu valor original ($r^4 = 2 \times 2 \times 2 \times 2 = 16; R \propto 1/16$) e aumenta o fluxo através do vaso em 16 vezes (no mesmo gradiente de pressão) (• Figura 10-3b). O inverso também é verdadeiro. Apenas 1/16 de sangue flui através de um vaso na mesma pressão de impulsão quando o raio é dividido ao meio. O importante é que o raio das arteríolas pode ser regulado e este é o fator mais crucial no controle da resistência ao fluxo sanguíneo por todo o circuito vascular.

LEI DE POISEUILLE Os fatores que afetam a taxa de fluxo através de um vaso são integrados na **lei de Poiseuille**:

$$\text{Taxa de fluxo} = \frac{\pi \triangle P r^4}{8 \eta L}$$

A significância das relações entre fluxo, pressão e resistência, amplamente determinada pelo raio do vaso, ficará ainda mais aparente quando embarcarmos em uma viagem pelos vasos na próxima seção.

A vascularidade depende das artérias, arteríolas, capilares, vênulas e veias.

As circulações sistêmica e pulmonar formam um sistema fechado de vasos (• Figura 10-4) (para um histórico que culmina na conclusão de que os vasos sanguíneos formam um sistema fechado, veja o quadro Conceitos, Desafios e Controvérsias). Essas alças vasculares consistem em uma sequência de diferentes tipos de vasos sanguíneos que começa e termina no coração, da forma a seguir. Olhando especificamente a circulação sistêmica, as **artérias**, que levam sangue do coração aos órgãos, ramificam-se ou divergem em uma "árvore" de vasos progressivamente menores, com os diversos ramos fornecendo sangue a regiões diferentes do organismo. Quando uma pequena artéria chega ao órgão que alimenta, ela se ramifica em várias **arteríolas**. O volume de sangue que flui através de um órgão pode ser ajustado pelo calibre (diâmetro interno) das arteríolas daquele órgão. As arteríolas ramificam-se ainda mais dentro dos órgãos em **capilares**, os menores vasos, pelos quais todas as trocas são feitas com as células ao redor. A troca nos capilares é o propósito final do sistema circulatório – todas as outras atividades do sistema são voltadas à garantia de uma distribuição adequada do sangue reabastecido aos capilares, para troca com todas as células. Os capilares reúnem-se para formar diminutas **vênulas**, que se fundem para formar pequenas **veias** que saem dos órgãos. As veias menores se unem ou convergem progressivamente para formar veias maiores que, por fim, desembocam no coração. As arteríolas, capilares e vênulas são conhecidas coletivamente como **microcirculação**, porque são visíveis apenas em microscópio. Todos os vasos microcirculatórios estão localizados dentro dos órgãos. A circulação pulmonar consiste nos mesmos tipos de vaso, exceto que todo o sangue desta alça circula entre o coração e os pulmões. Se todos os vasos no corpo fossem esticados de ponta a ponta, poderiam dar a volta na Terra duas vezes!

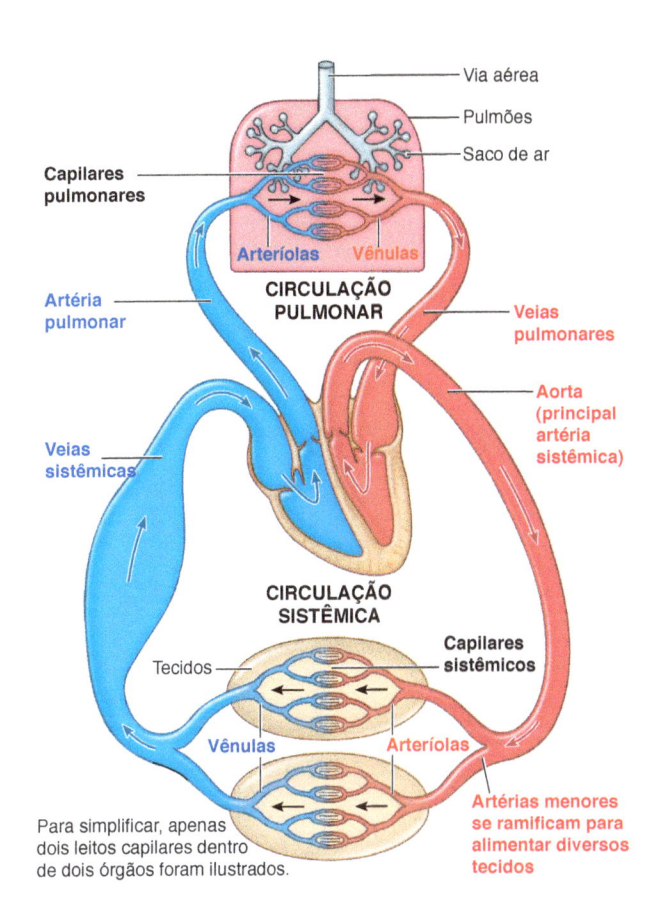

• **FIGURA 10-4** Organização básica do sistema cardiovascular. As artérias ramificam-se progressivamente à medida que levam sangue do coração aos órgãos. Um pequeno ramo arterial distinto fornece sangue a cada um dos vários órgãos. À medida que a pequena artéria entra no órgão que alimenta, ela se ramifica em arteríolas, que se ramificam ainda mais em uma ampla rede de capilares. Os capilares reúnem-se para formar vênulas, que se unem ainda mais para formar pequenas veias que saem do órgão. As veias menores progressivamente se fundem ao levar o sangue de volta ao coração.

Neste capítulo, ao discutirmos os tipos de vasos, mencionaremos suas funções na circulação sistêmica, a começar pelas artérias sistêmicas.

Artérias

Os segmentos consecutivos da árvore vascular especializam-se na realização de tarefas específicas (▲ Tabela 10-1).

As artérias servem de rotas de trânsito rápido até os órgãos e como reservatórios de pressão.

A especialização das artérias permite-lhes (1) servir de rotas de trânsito rápido para o sangue do coração aos órgãos (devido ao seu grande raio, as artérias oferecem pouca resistência ao fluxo sanguíneo) e (2) atuar como **reservatórios de pressão** para fornecer a força motriz ao sangue quando o coração está relaxando.

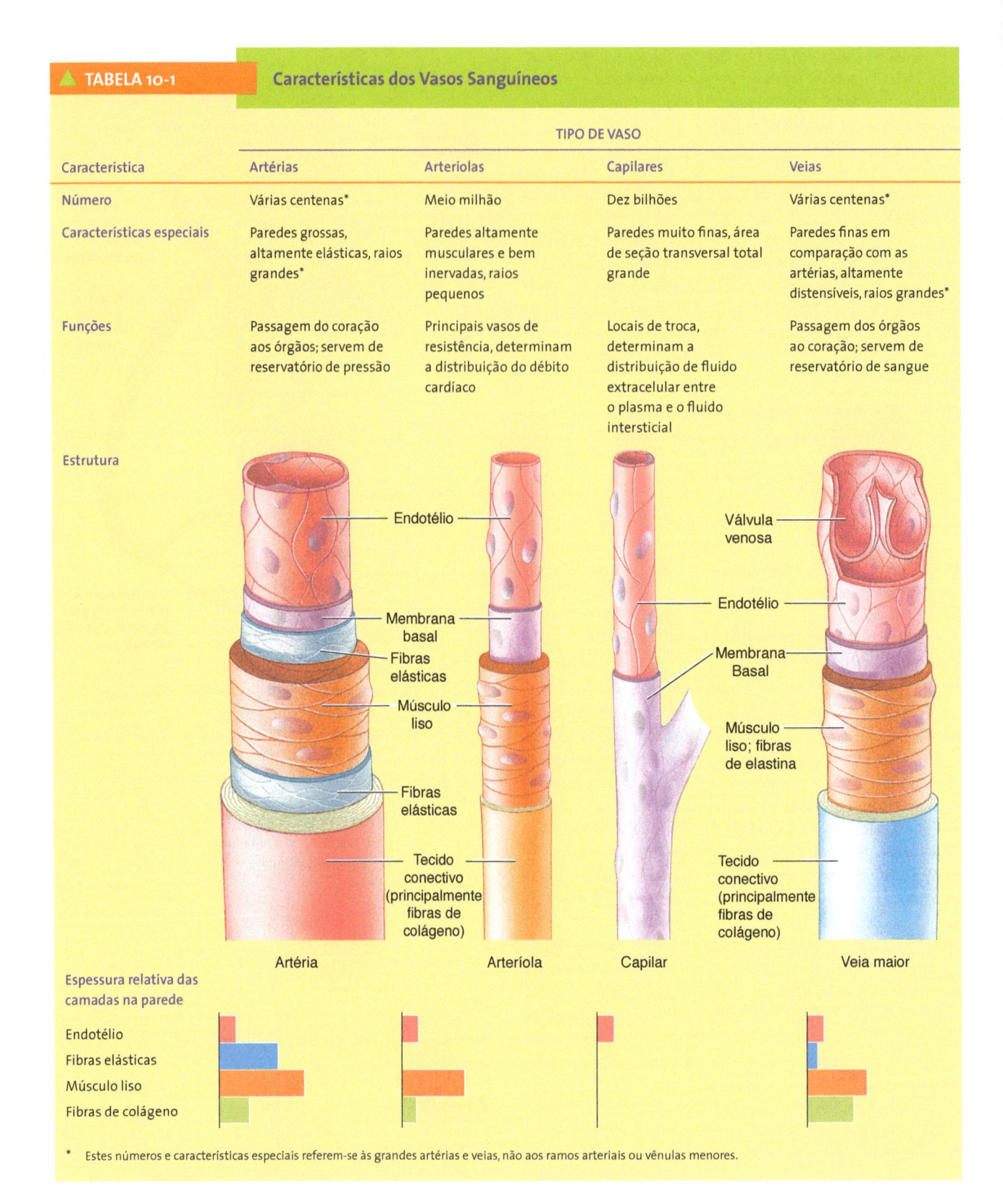

TABELA 10-1   Características dos Vasos Sanguíneos

Característica	TIPO DE VASO			
	Artérias	Arteríolas	Capilares	Veias
Número	Várias centenas*	Meio milhão	Dez bilhões	Várias centenas*
Características especiais	Paredes grossas, altamente elásticas, raios grandes*	Paredes altamente musculares e bem inervadas, raios pequenos	Paredes muito finas, área de seção transversal total grande	Paredes finas em comparação com as artérias, altamente distensíveis, raios grandes*
Funções	Passagem do coração aos órgãos; servem de reservatório de pressão	Principais vasos de resistência, determinam a distribuição do débito cardíaco	Locais de troca, determinam a distribuição de fluido extracelular entre o plasma e o fluido intersticial	Passagem dos órgãos ao coração; servem de reservatório de sangue

Estrutura

Artéria — Endotélio, Membrana basal, Fibras elásticas, Músculo liso, Fibras elásticas, Tecido conectivo (principalmente fibras de colágeno)

Arteríola

Capilar — Válvula venosa, Endotélio, Membrana Basal

Veia maior — Músculo liso; fibras de elastina, Tecido conectivo (principalmente fibras de colágeno)

Espessura relativa das camadas na parede: Endotélio, Fibras elásticas, Músculo liso, Fibras de colágeno

* Estes números e características especiais referem-se às grandes artérias e veias, não aos ramos arteriais ou vênulas menores.

Vamos falar mais sobre a função das artérias como reservatório de pressão. O coração alternadamente se contrai para bombear sangue para as artérias e relaxa para reencher-se com sangue vindo das veias. Quando o coração relaxa e se enche, nenhum sangue é bombeado para fora. No entanto, o fluxo capilar não flutua entre a sístole e a diástole cardíacas – isto é, o fluxo de sangue é contínuo através dos capilares que alimentam os órgãos. A força motriz para o fluxo contínuo de sangue para os órgãos durante o relaxamento cardíaco é fornecida pelas propriedades elásticas das paredes arteriais.

Todos os vasos são revestidos por uma fina camada de células endoteliais lisas e chatas que são contínuas ao revestimento endotelial do coração. Uma parede grossa composta por músculo liso e tecido conectivo cerca o revestimento endotelial das artérias (▲ Tabela 10-1). O tecido conectivo arterial contém uma abundância de dois tipos de fibras de tecido conectivo: *fibras de*

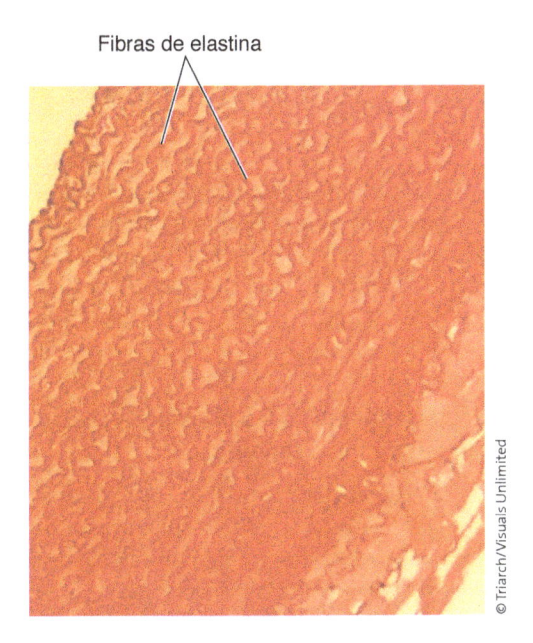

FIGURA 10-5 Fibras de elastina em uma artéria. Imagem de microscópio óptico de uma seção transversal da parede da aorta, mostrando várias fibras de elastina onduladas, comuns a todas as artérias.

colágeno, que fornecem força de tensão contra a alta pressão de impulsão do sangue ejetado do coração, e *fibras de elastina*, que dão elasticidade às paredes arteriais para que elas se comportem praticamente como um balão (• Figura 10-5).

À medida que o coração bombeia sangue para as artérias durante a sístole ventricular, um volume maior de sangue vindo do coração entra nas artérias do que sai delas para ir aos vasos menores, porque os vasos menores têm maior resistência ao fluxo que as artérias. As artérias altamente elásticas expandem-se para reter temporariamente este excesso de volume de sangue ejetado, armazenando uma parte da energia de pressão fornecida pela contração cardíaca em suas paredes esticadas – tal como um balão se expande para acomodar o volume adicional de ar soprado dentro dele (• Figura 10-6a). Quando o coração relaxa e para temporariamente de bombear sangue para as artérias, as paredes arteriais estiradas se recolhem passivamente, como um balão inflado que é solto. Esse recolhimento empurra o excesso de sangue contido nas artérias para os vasos, garantindo o fluxo contínuo de sangue para os órgãos quando o coração relaxa e não bombeia sangue para o sistema (• Figura 10-6b).

A pressão arterial flutua em relação à sístole e à diástole ventricular.

A **pressão sanguínea**, a força exercida pelo sangue contra a parede de um vaso, depende do volume de sangue contido dentro do vaso e da **distensibilidade**, ou conformidade, das paredes do vaso (quão facilmente elas podem ser estiradas). Se o volume de sangue que entra nas artérias fosse igual ao volume que sai delas durante o mesmo período, a pressão sanguínea arterial permaneceria constante. No entanto, este não é o caso. Durante a sístole ventricular, um volume sistólico de sangue entra nas artérias vindo do ventrículo, enquanto apenas cerca de um terço desse sangue sai das artérias para entrar nas arteríolas. Durante a diástole, nenhum sangue entra nas artérias, enquanto o sangue continua saindo, levado pelo recolhimento elástico. A pressão máxima exercida nas artérias quando o sangue é ejetado nelas durante a sístole, a **pressão sistólica**, é de 120 mm Hg, em média. A pressão mínima dentro das artérias quando o sangue é drenado para o restante dos vasos durante a diástole, a **pressão diastólica**, é de, em média, 80 mm Hg. Embora a pressão ventricular caia para 0 mm Hg durante a diástole, a pressão arterial não cai para 0 mm Hg, porque a contração cardíaca seguinte ocorre e reenche as artérias antes que todo o sangue seja drenado (• Figura 10-7; veja também a • Figura 9-16).

A pressão sanguínea pode ser medida indiretamente com o uso de um esfigmomanômetro.

As mudanças na pressão arterial por todo o ciclo cardíaco podem ser medidas diretamente ao conectar-se um dispositivo medidor de pressão a uma agulha inserida em uma artéria. Entretanto, é mais prático e razoavelmente preciso medir a pressão indiretamente com um **esfigmomanômetro**, um bracelete inflável acoplado externamente a um medidor de pressão. Quando o bracelete é envolto no braço e, em seguida, inflado com ar, sua pressão é transmitida através dos tecidos à artéria braquial subjacente, o principal vaso que leva sangue ao antebraço (• Figura 10-8a). A técnica consiste em equilibrar a pressão no bracelete com relação à pressão na artéria. Quando a pressão do bracelete é maior do que a do vaso, o vaso é comprimido e fechado para que nenhum sangue flua através dele. Quando a pressão sanguínea é maior do que a do bracelete, o vaso se abre e o sangue flui.

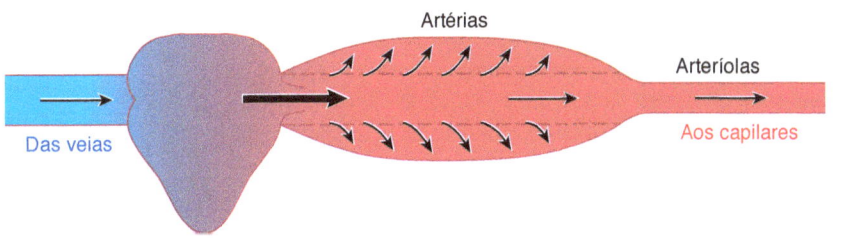

(a) Coração se contrai e esvazia

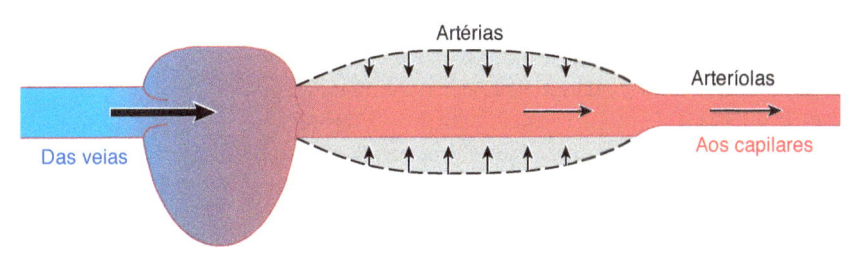

(b) Coração se relaxa e enche

FIGURA 10-6 Artérias como reservatório de pressão. Graças a sua elasticidade, as artérias atuam como reservatório de pressão. (a) As artérias elásticas se distendem durante a sístole cardíaca, à medida que mais sangue entra nelas do que é drenado nas arteríolas estreitas altamente resistentes. (b) O recolhimento elástico das artérias durante a diástole cardíaca continua movimentando o sangue quando o coração não está bombeando.

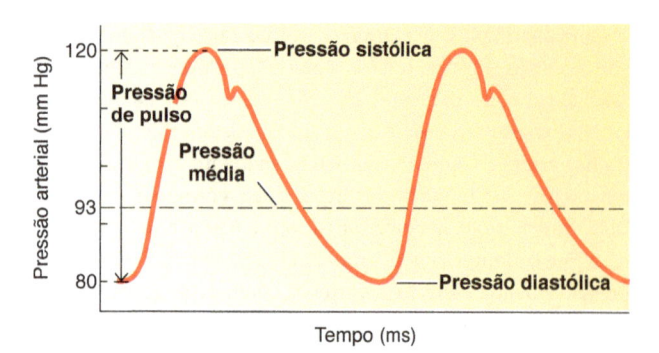

• **FIGURA 10-7 Pressão sanguínea arterial.** A pressão sistólica é a maior pressão exercida nas artérias quando o sangue é bombeado por elas durante a sístole ventricular. A pressão diastólica é a menor pressão exercida nas artérias quando o sangue é drenado para os vasos durante a diástole ventricular. A pressão de pulso é a diferença entre a pressão sistólica e a diastólica. A pressão média é a pressão mediana durante todo o ciclo cardíaco.

DETERMINAÇÃO DA PRESSÃO SISTÓLICA E DIASTÓLICA Durante a determinação da pressão sanguínea, um estetoscópio é colocado sobre a artéria braquial na dobra interna do cotovelo, logo abaixo do bracelete. Nenhum som pode ser detectado quando o sangue não está fluindo pelo vaso ou quando está fluindo na vazão suave laminar normal (veja a p. 324). Por outro lado, o fluxo de sangue turbulento cria vibrações que podem ser ouvidas. Os sons auscultados ao determinar-se a pressão sanguínea, conhecidos como **sons de Korotkoff**, são diferentes dos sons cardíacos associados ao fechamento da válvula quando se ausculta o coração com um estetoscópio.

No início da determinação da pressão sanguínea, o bracelete é inflado até uma pressão maior do que a pressão sanguínea sistólica, para que a artéria braquial se feche. Como a pressão aplicada externamente é maior do que o pico de pressão interna, a artéria permanece completamente fechada por todo o ciclo cardíaco. Nenhum som pode ser ouvido porque não há sangue passando (ponto **1** na • Figura 10-8b). À medida que o ar no bracelete é lentamente liberado, a pressão no bracelete diminui gradualmente. Quando a pressão do bracelete cai para logo abaixo do pico da pressão sistólica, a artéria se abre um pouco temporariamente quando a pressão sanguínea atinge este pico. O sangue escapa através da artéria parcialmente fechada por um breve intervalo antes que a pressão arterial caia abaixo da pressão do bracelete e a artéria se feche novamente. Esse jorro de pressão é turbulento, então pode ser ouvido. Assim, a pressão mais alta do bracelete, na qual o *primeiro som* pode ser ouvido, indica a *pressão sistólica* (ponto **2**). À medida que a pressão do bracelete continua caindo, o sangue jorra intermitentemente através da artéria e produz um som a cada ciclo cardíaco subsequente, sempre que a pressão arterial exceder a do bracelete (ponto **3**).

Quando a pressão do bracelete finalmente cai para abaixo da diastólica, a artéria braquial não é mais fechada durante qualquer parte do ciclo cardíaco e o sangue pode fluir ininterruptamente através do vaso (ponto **5**). Com o retorno do fluxo sanguíneo não turbulento, mais nenhum som pode ser escutado. Portanto, a pressão mais alta do bracelete, na qual o *segundo som* pode ser detectado, indica a *pressão diastólica* (ponto **4**).

Na prática clínica, a pressão sanguínea arterial é expressa como a pressão sistólica sobre a diastólica, com o número para pressão sanguínea desejável sendo inferior a 120/80 mm Hg (12 por 8).

PRESSÃO NO PULSO O pulso, que pode ser sentido em uma artéria próxima da superfície da pele, é resultado da diferença entre as pressões sistólica e diastólica. Esta diferença de pressão é conhecida como **pressão de pulso**. Quando a pressão sanguínea é de 120/80, a pressão de pulso é de 40 mm Hg (120 mm Hg – 80 mm Hg).

A pressão arterial média é a principal força de impulsão para o fluxo sanguíneo.

A **pressão arterial média** é a *pressão média* que move o sangue para frente até os tecidos por todo o ciclo cardíaco. Ao contrário do que seria o esperado, a pressão arterial média não é a média entre a pressão sistólica e a diastólica (por exemplo, para uma pressão sanguínea de 120/80, a pressão média não é de 100 mm Hg). O motivo é que a pressão arterial permanece mais próxima da diastólica do que da sistólica por uma parte mais longa de cada ciclo cardíaco. Na frequência cardíaca em repouso, cerca de dois terços do ciclo cardíaco são gastos na diástole e apenas um terço na sístole. Como analogia, se um carro de corrida viajasse 80 km/h por 40 minutos e 120 km/h por 20 minutos, sua velocidade média seria de 93 km/h, não o valor intermediário de 100 km/h.

Da mesma forma, uma boa aproximação da pressão arterial média pode ser determinada utilizando a seguinte fórmula:

Pressão arterial média =
pressão diastólica + 1/3 da pressão de pulso

A 120/80, pressão arterial média =
80 mm Hg + (1/3) 40 mm Hg = 93 mm Hg

A pressão arterial média, não a pressão sistólica ou diastólica, é monitorada e regulada pelos reflexos de pressão sanguínea descritos mais adiante neste capítulo.

Como as artérias oferecem pouca resistência ao fluxo, apenas uma quantidade irrisória de energia de pressão é perdida nelas por causa da fricção. Portanto, a pressão arterial – sistólica, diastólica, de pulso ou média – é essencialmente a mesma por toda a árvore arterial (• Figura 10-9).

A pressão sanguínea existe em toda a árvore vascular, mas ao discutir a "pressão sanguínea" de alguém sem qualificar que tipo de vaso sanguíneo é mencionado, o termo é tacitamente entendido como indicativo da pressão nas artérias.

Arteríolas

Quando uma artéria chega ao órgão que alimenta, ela se ramifica em diversas arteríolas dentro do órgão.

Arteríolas são os principais vasos de resistência.

As arteríolas são os principais vasos de resistência na árvore vascular porque seu raio é suficientemente pequeno para oferecer considerável resistência ao fluxo (embora os capilares tenham um raio menor que o das arteríolas, discutiremos mais adiante como, coletivamente, os capilares não oferecem tanta

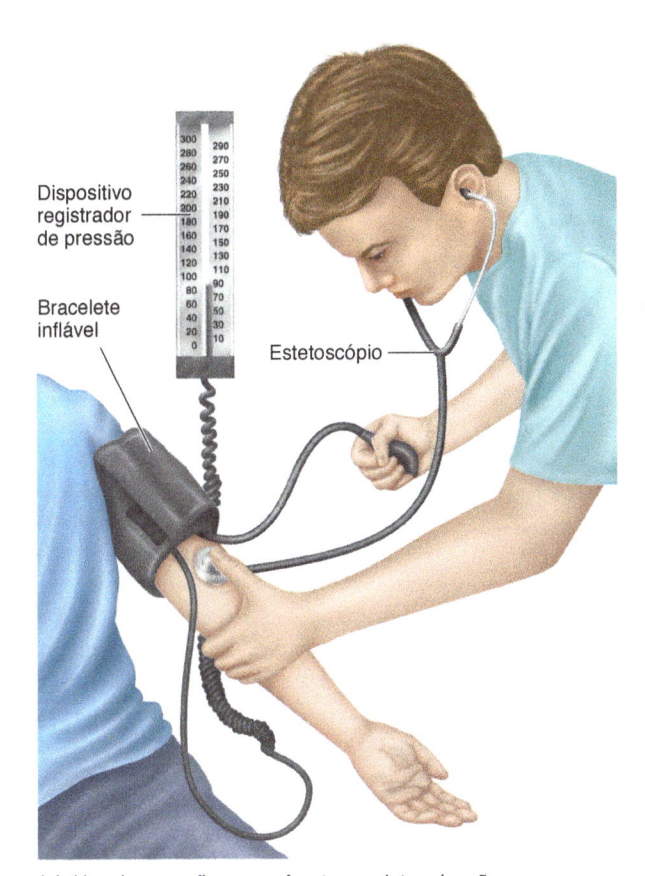

(a) Uso de um esfigmomanômetro na determinação da pressão sanguínea.

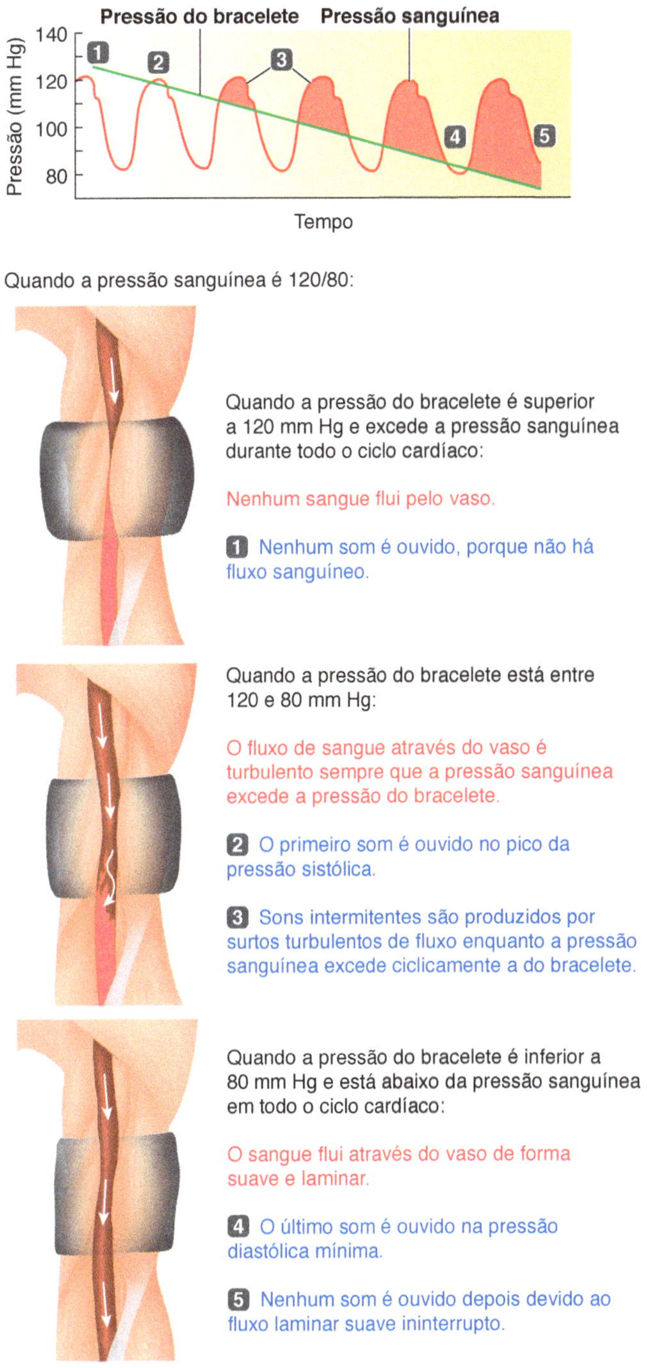

Quando a pressão sanguínea é 120/80:

Quando a pressão do bracelete é superior a 120 mm Hg e excede a pressão sanguínea durante todo o ciclo cardíaco:

Nenhum sangue flui pelo vaso.

1 Nenhum som é ouvido, porque não há fluxo sanguíneo.

Quando a pressão do bracelete está entre 120 e 80 mm Hg:

O fluxo de sangue através do vaso é turbulento sempre que a pressão sanguínea excede a pressão do bracelete.

2 O primeiro som é ouvido no pico da pressão sistólica.

3 Sons intermitentes são produzidos por surtos turbulentos de fluxo enquanto a pressão sanguínea excede ciclicamente a do bracelete.

Quando a pressão do bracelete é inferior a 80 mm Hg e está abaixo da pressão sanguínea em todo o ciclo cardíaco:

O sangue flui através do vaso de forma suave e laminar.

4 O último som é ouvido na pressão diastólica mínima.

5 Nenhum som é ouvido depois devido ao fluxo laminar suave ininterrupto.

(b) Fluxo de sangue através da artéria braquial em relação à pressão do bracelete e sons

- **FIGURA 10-8 Esfigmomanometria.** (a) A pressão no esfigmomanômetro (bracelete inflável) pode variar para permitir ou evitar o fluxo de sangue na artéria braquial subjacente. O fluxo sanguíneo turbulento pode ser detectado com um estetoscópio, enquanto um fluxo laminar suave e nenhum fluxo são inaudíveis. (b) As áreas sombreadas em vermelho neste gráfico são os momentos durante os quais o sangue flui para a artéria braquial.

resistência ao fluxo quanto as arteríolas). Em contraste com a baixa resistência das artérias, o alto nível de resistência arteriolar causa uma queda notável na pressão média quando o sangue flui através desses pequenos vasos. Em média, a pressão cai de 93 mm Hg – a pressão arterial média (pressão do sangue que entra nas arteríolas) – para 37 mm Hg, a pressão do sangue que sai das arteríolas e entra nos capilares (• Figura 10-9). Esta queda na pressão ajuda a estabelecer o diferencial de pressão que estimula o fluxo de sangue do coração aos diversos órgãos. A resistência arteriolar também converte as oscilações de pressão sistólica a diastólica latejantes nas artérias em pressão não flutuante presente nos capilares.

O raio (e assim, as resistências) das arteríolas que alimentam órgãos individuais pode ser ajustado de forma independentemente para realizar duas funções: (1) distribuir variavelmente o débito cardíaco entre os órgãos sistêmicos, dependendo das necessidades momentâneas do organismo, e (2) ajudar a regular a pressão sanguínea arterial. Antes de considerar como tais ajustes são importantes para executar essas duas funções, discutiremos os mecanismos envolvidos no ajuste da resistência arteriolar.

VASOCONSTRIÇÃO E VASODILATAÇÃO Diferentemente das artérias, as paredes arteriolares contêm pouquíssimo tecido

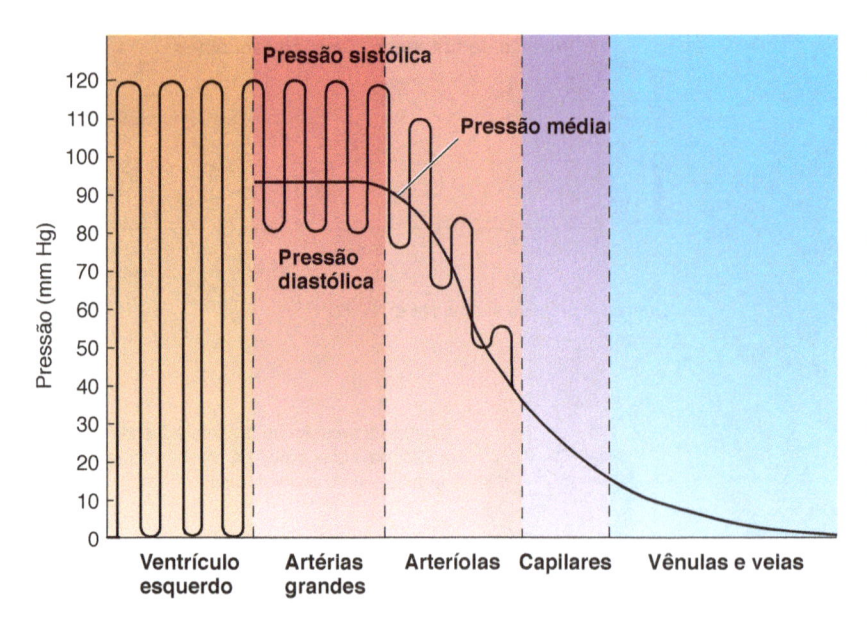

• **FIGURA 10-9 Pressões por toda a circulação sistêmica.** A pressão ventricular esquerda oscila entre uma pressão baixa de 0 mm Hg durante a diástole e uma pressão alta de 120 mm Hg durante a sístole. A pressão sanguínea arterial, que flutua entre uma pressão sistólica máxima de 120 mm Hg e uma pressão diastólica baixa de 80 mm Hg a cada ciclo cardíaco, é da mesma intensidade ao longo das grandes artérias. Devido à alta resistência das arteríolas, a pressão cai bastante e as oscilações sistólica a diastólica na pressão são transformadas em uma pressão não pulsátil quando o sangue flui pelas arteríolas. A pressão continua caindo, mas a uma taxa mais lenta, à medida que sangue flui através dos capilares e do sistema venoso.

ou a vasodilatação, respectivamente. Não fosse o tônus, seria impossível reduzir a tensão em uma parede arteriolar para atingir a vasodilatação – apenas graus variáveis de vasoconstrição seriam possíveis.

Diversos fatores podem influenciar o nível de atividade contrátil no músculo liso arteriolar, alterando substancialmente, assim, a resistência ao fluxo nesses vasos. Diferentemente dos músculos esquelético e cardíaco, nos quais potenciais de ação ativam a contração muscular, o músculo liso vascular pode sofrer mudanças graduais de força em resposta a fatores químicos, físicos e neurais, com pouca ou nenhuma mudança no potencial de membrana. Esses agentes atuam amplamente via sistemas de segundo mensageiro, como a rota IP_3/Ca^{2+}. Os fatores que causam vasoconstrição ou vasodilatação arteriolar caem em duas categorias: controles locais (intrínsecos), importantes para determinar a distribuição de débito cardíaco, e controles extrínsecos, importantes na regulagem da pressão sanguínea. Veremos cada um desses controles por vez.

conectivo elástico. No entanto, elas têm uma camada espessa de músculo liso ricamente inervada por fibras nervosas simpáticas (veja a ▲ Tabela 10-1). O músculo liso também é sensível a muitas mudanças químicas locais, a alguns hormônios circulatórios e a fatores mecânicos, como o estiramento. Essa camada de músculo liso circunda a arteríola (• Figura 10-10a); portanto, quando ela se contrai, a circunferência do vaso (e seu raio) fica menor, aumentando a resistência e diminuindo o fluxo através desse vaso. **Vasoconstrição** é o termo aplicado a esse estreitamento do vaso (• Figura 10-10c). O termo **vasodilatação** refere-se ao alargamento da circunferência e do raio de um vaso em resultado do relaxamento de sua camada de músculo liso (• Figura 10-10d). A vasodilatação resulta em menor resistência e maior fluxo através desse vaso.

TÔNUS VASCULAR A extensão da contração do músculo liso arteriolar depende da concentração de Ca^{2+} no citosol. O músculo liso arteriolar normalmente exibe um estado de constrição parcial conhecido como **tônus vascular**, que estabelece uma base de resistência arteriolar (• Figura 10-10b) (veja também a Figura 8-29). Dois fatores são responsáveis pelo tônus vascular. Primeiro, o músculo liso arteriolar é tônico e sua membrana superficial tem suficientes canais de Ca^{2+} abertos para ativar a contração parcial mesmo no potencial de repouso. Esta atividade miogênica independe de qualquer influência neural ou hormonal e leva à atividade contrátil autoinduzida (veja no Capítulo 8). Segundo, as fibras simpáticas que alimentam a maioria das arteríolas liberam continuamente norepinefrina, que aumenta ainda mais o tônus vascular.

Essa atividade tônica contínua permite aumentar ou diminuir o nível de atividade contrátil para atingir a vasoconstrição

O controle local do raio arteriolar é importante para determinar a distribuição do débito cardíaco.

A fração do débito cardíaco total entregue a cada órgão nem sempre é constante – ela varia, dependendo das demandas por sangue no momento. A quantidade de débito cardíaco recebido por cada órgão é determinada pelo número e calibre das arteríolas que alimentam a área. Lembre que $F = \Delta P/R$. Como o sangue é fornecido a todos os órgãos na mesma pressão arterial média, a força motriz para o fluxo é idêntica para cada órgão. Portanto, diferenças no fluxo para vários órgãos são completamente determinadas pelas diferenças na extensão da vascularização e por diferenças na resistência oferecida pelas arteríolas que alimentam cada órgão. De momento a momento, a distribuição de débito cardíaco pode ser variada ajustando-se diferencialmente a resistência arteriolar nos diversos leitos vasculares.

Como analogia, considere um tubo de água, com diversas válvulas ajustáveis por todo o seu comprimento (• Figura 10-11). Presumindo que a pressão de água no tubo seja constante, diferenças na quantidade de água que flui dentro de uma proveta sob cada válvula dependem totalmente de quais válvulas estão abertas e até que ponto. Nenhuma água entra nas provetas com válvulas fechadas (alta resistência) e mais água flui para as provetas com válvulas abertas completamente (baixa resistência) do que para as provetas com válvulas apenas parcialmente abertas (resistência moderada).

Da mesma forma, mais sangue flui para áreas cujas arteríolas oferecem menos resistência a sua passagem. Durante o exercício, por exemplo, o débito cardíaco não apenas aumenta, mas também, devido à vasodilatação no músculo esquelético e no coração, uma maior porcentagem do sangue bombeado é

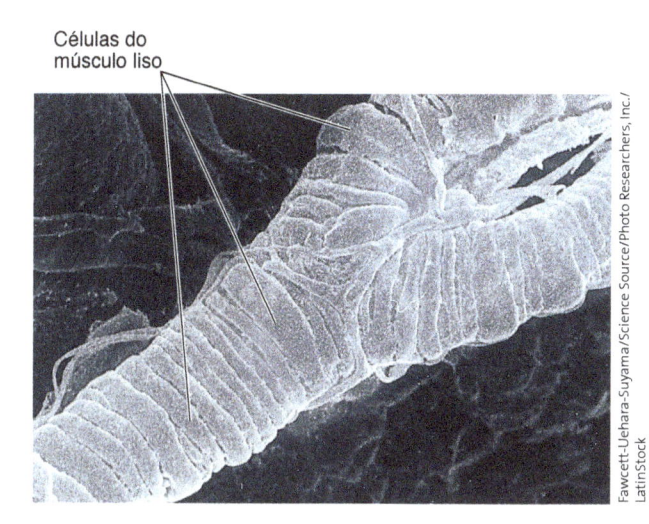

(a) Imagem de microscópio eletrônico de uma arteríola, mostrando como as células do músculo liso estão dispostas circularmente em torno da parede do vaso

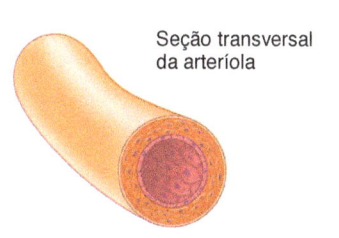

(b) Tônus arteriolar normal

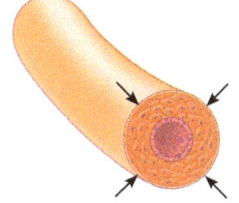

(c) Vasoconstrição (maior contração do músculo liso circular na parede arteriolar, que resulta em maior resistência e menor fluxo através do vaso)

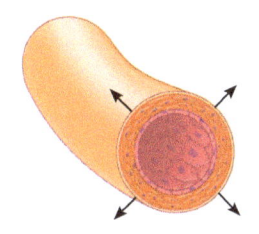

Causada por:
↑ Atividade miogênica
↑ Oxigênio (O_2)
↓ Dióxido de carbono (CO_2) e outros metabólitos
↑ Endotelina
↑ Estimulação simpática
Vasopressina; angiotensina II
Frio

(d) Vasodilatação (menor contração do músculo liso circular na parede arteriolar, que causa menor resistência e maior fluxo através do vaso)

Causada por:
↓ Atividade miogênica
↓ O_2
↑ CO_2 e outros metabólitos
↑ Óxido nítrico
↓ Estimulação simpática
Liberação de histamina
Calor

- **FIGURA 10-10** Vasoconstrição e Vasodilatação Arteriolar.

desviada para esses órgãos para sustentar sua maior atividade metabólica. Simultaneamente, o fluxo de sangue para o trato digestório e para os rins é reduzido em resultado da vasoconstrição arteriolar nesses órgãos (• Figura 10-12). Apenas o suprimento de sangue ao cérebro permanece notavelmente constante, independentemente do que a pessoa faz, seja atividade física vigorosa, concentração mental intensa ou dormir. Embora o fluxo sanguíneo total para o cérebro continue constante, novas técnicas de aquisição de imagens demonstram que o fluxo de sangue regional varia dentro do cérebro em correlação próxima aos padrões de atividade neural local (veja a Figura 5-9).

Controles locais (intrínsecos) são mudanças dentro de um órgão que alteram o raio dos vasos e, assim, ajustam o fluxo de sangue através do órgão, afetando diretamente o músculo liso das arteríolas deste órgão. As influências locais podem ser químicas ou físicas. Entre as influências químicas locais sobre o raio arteriolar, incluem-se (1) mudanças metabólicas locais e (2) liberação de histamina. As influências físicas locais podem ser: (1) aplicação local de calor ou frio, (2) resposta química à tensão pura e (3) resposta miogênica ao alongamento. Vamos examinar a função e o mecanismo de cada uma dessas influências locais.

Influências metabólicas locais sobre o raio arteriolar ajudam a fazer o fluxo sanguíneo corresponder às necessidades dos órgãos.

As influências químicas locais mais importantes sobre o músculo liso arteriolar estão relacionadas a mudanças metabólicas dentro de determinado órgão. A influência dessas mudanças locais no raio arteriolar é importante para fazer o fluxo sanguíneo através de um órgão corresponder às necessidades metabólicas deste. Controles metabólicos locais são especialmente importantes no músculo esquelético e no coração, órgãos cuja atividade metabólica e necessidade de suprimento de sangue normalmente variam mais, e no cérebro, cuja atividade metabólica geral e necessidade de fornecimento de sangue permanecem constantes. Controles locais ajudam a manter a constância de fluxo sanguíneo para o cérebro.

HIPEREMIA ATIVA As arteríolas ficam dentro do órgão que alimentam e podem ser influenciadas por fatores locais dentro do órgão. Durante a maior atividade metabólica – como quando um músculo esquelético se contrai durante o exercício –, as concentrações locais de diversas substâncias químicas do órgão mudam. Por exemplo, a concentração local de O_2 diminui à medida

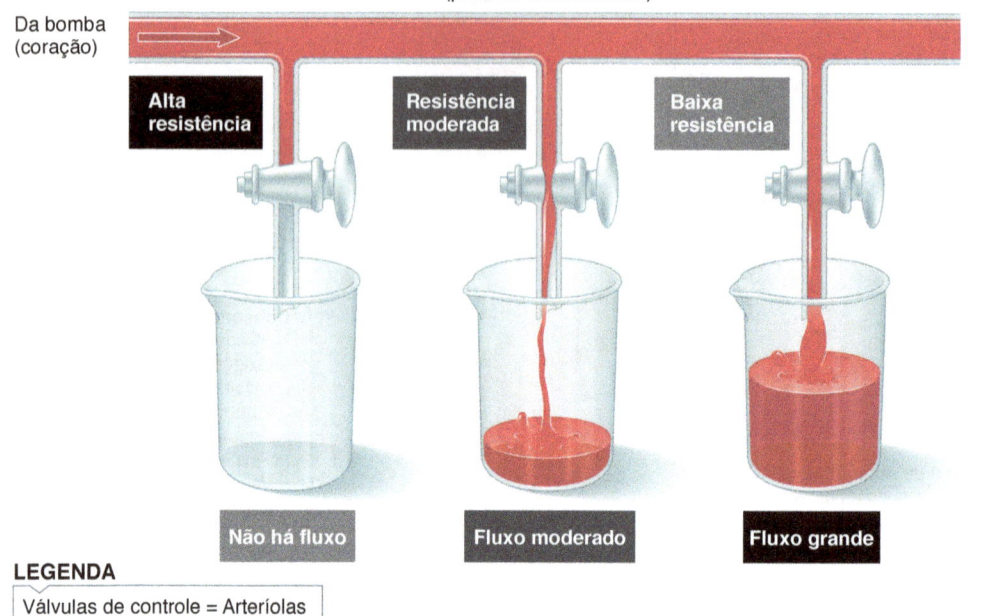

• **FIGURA 10-11** Taxa de fluxo em função da resistência.

que células em metabolismo ativo utilizam mais O_2 para sustentar a fosforilação oxidativa para produção de ATP (veja no Capítulo 2). Estas e outras mudanças químicas locais produzem dilatação arteriolar ao ativar o relaxamento do músculo liso arteriolar nas adjacências. A vasodilatação arteriolar local, então, aumenta o fluxo de sangue para aquela área em particular. Este maior fluxo de sangue em resposta à maior atividade no tecido é chamado de **hiperemia ativa** (*hiper* significa "acima do normal"; *hemia* refere-se a "sangue"). Quando as células são mais ativas metabolicamente, precisam de mais sangue para trazer O_2 e nutrientes e remover resíduos metabólicos. O maior fluxo de sangue atende a essas maiores necessidades locais.

Inversamente, quando um órgão – como um músculo relaxado – está menos ativo metabolicamente e, assim, tem menor necessidade de fornecimento de sangue, as mudanças químicas locais resultantes (por exemplo, maior concentração local de O_2) causam a vasconstrição local arteriolar e uma subsequente redução no fluxo sanguíneo para a área. Mudanças metabólicas locais podem, assim, ajustar o fluxo de sangue conforme necessário, sem envolver nervos nem hormônios.

MUDANÇAS METABÓLICAS LOCAIS QUE INFLUENCIAM O RAIO ARTERIOLAR Diversas mudanças químicas locais atuam em conjunto de forma cooperativa e redundante para causar ajustes locais "egoístas" no calibre arteriolar, que casam o fluxo sanguíneo de um tecido às suas necessidades. Especificamente, os seguintes fatores químicos locais produzem relaxamento do músculo liso arteriolar:

■ *Diminuição de O_2.*

■ *Aumento de CO_2.* Durante o ritmo acelerado da fosforilação oxidativa que acompanha o aumento na atividade, mais CO_2 é gerado como derivado.

■ *Aumento de ácido.* Mais ácido carbônico é gerado do aumento no CO_2 produzido à medida que a atividade metabólica da célula aumenta. Além disso, o lactato (ácido lático) se acumula se for utilizada a rota glicolítica para produção de ATP (veja nos capítulos 2 e 8).

■ *Aumento de K^+.* Potenciais de ação repetidos, que excedem a capacidade da bomba de Na^+–K^+ de restaurar os gradientes de concentração em repouso (veja no Capítulo 4), resultam em um aumento no K^+ no fluido do tecido de um músculo em contração ativa ou em uma região mais ativa do cérebro.

■ *Aumento de osmolaridade.* A osmolaridade (concentração de solutos osmoticamente ativos) aumenta durante metabolismo celular elevado devido à maior formação de partículas osmoticamente ativas.

■ *Liberação de adenosina.* Especialmente no músculo cardíaco, a adenosina é liberada em resposta ao aumento na atividade metabólica ou à privação de O_2 (veja na Figura 9-27).

■ *Liberação de prostaglandina.* Prostaglandinas são mensageiros químicos locais derivados de cadeias de ácidos graxos dentro da membrana plasmática (veja no Capítulo 20).

As contribuições relativas das diversas alterações químicas (e possivelmente de outras) no controle metabólico local do fluxo sanguíneo nas arteríolas sistêmicas ainda estão sendo investigadas.

MEDIADORES VASOATIVOS LOCAIS Essas mudanças químicas locais não atuam diretamente sobre o músculo liso vascular para mudar seu estado contrátil. Em vez disso, **células endoteliais**, a camada simples de células epiteliais especializadas que revestem o lúmen de todos os vasos sanguíneos, liberam mediadores químicos, que têm função essencial na regulagem local do calibre arteriolar. Até recentemente, cientistas consideravam as células epiteliais pouco mais que uma barreira passiva entre o sangue e o restante da parede do vaso. Agora se sabe que as células endoteliais são participantes ativas em diversas atividades relacionadas aos vasos, algumas das quais serão descritas em outra parte (▲ Tabela 10-2). Entre essas funções, as células endoteliais liberam mensageiros químicos de ação local em resposta a mudanças químicas (como redução de O_2) ou físicas (como estiramento da parede do vaso) em seu ambiente. Esses mediadores vasoativos ("atuantes nos vasos") locais atuam sobre o músculo liso subjacente para alterar seu estado de contração.

(a) Em repouso

Percentual do débito cardíaco	Fluxo (ml/min)	Órgão
27%	1350	Trato digestório, fígado
20%	1000	Rins
9%	450	Pele
13%	650	Cérebro
3%	150	Coração
15%	750	Músculo esquelético
13%	650	Osso, outros

Débito cardíaco total 5000

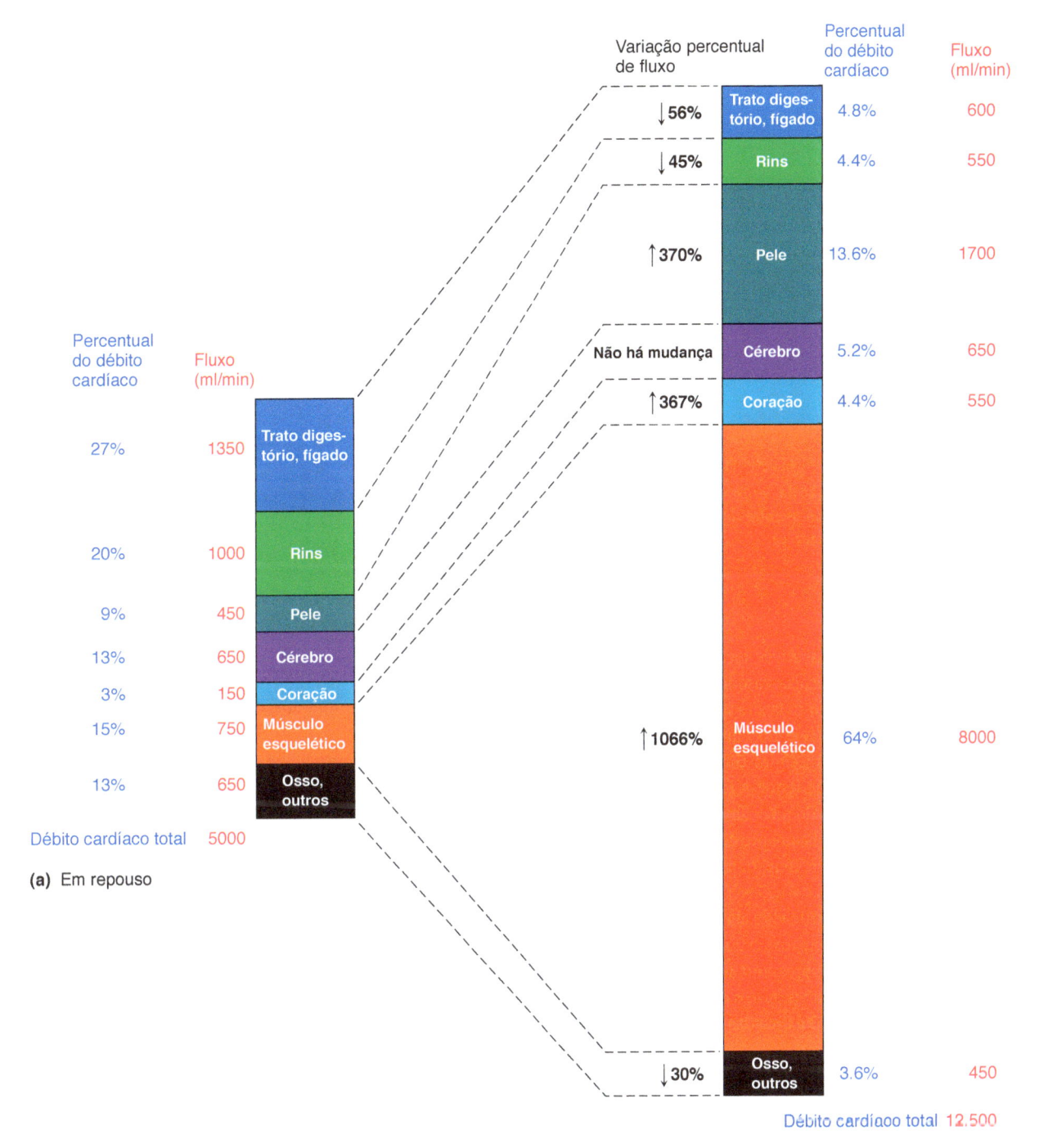

(b) Durante exercício moderado

Variação percentual de fluxo	Órgão	Percentual do débito cardíaco	Fluxo (ml/min)
↓56%	Trato digestório, fígado	4.8%	600
↓45%	Rins	4.4%	550
↑370%	Pele	13.6%	1700
Não há mudança	Cérebro	5.2%	650
↑367%	Coração	4.4%	550
↑1066%	Músculo esquelético	64%	8000
↓30%	Osso, outros	3.6%	450

Débito cardíaco total 12.500

- **FIGURA 10-12 Intensidade e distribuição do débito cardíaco em repouso e durante exercício moderado.** O débito cardíaco não apenas aumenta durante o exercício, mas também a distribuição do débito cardíaco é ajustada para sustentar a maior atividade física. A porcentagem de débito cardíaco que vai para os músculos esqueléticos e o coração aumenta, fornecendo, assim, mais O_2 e nutrientes necessários para aumentar a maior taxa de consumo de ATP por esses músculos. A porcentagem que vai para a pele aumenta, como forma de eliminar da superfície corporal o calor extra gerado pelos músculos em exercício. A porcentagem que vai para a maioria dos outros órgãos aumenta. Apenas a intensidade do fluxo de sangue para o cérebro permanece inalterada nesta redistribuição do débito cardíaco durante o exercício.

▲ TABELA 10-2	Funções das Células Endoteliais

- Revestem os vasos sanguíneos e as câmaras cardíacas; servem de barreira física entre o sangue e o restante da parede do vaso.
- Secretam substâncias vasoativas em resposta a mudanças químicas e físicas locais; essas substâncias causam relaxamento (vasodilatação) ou contração (vasoconstrição) do músculo liso subjacente.
- Secretam substâncias que estimulam o crescimento de novos vasos e proliferação de células do músculo liso nas paredes dos vasos.
- Participam da troca de materiais entre o sangue e as células dos tecidos por capilares através do transporte vesicular (veja no Capítulo 2).
- Influenciam a formação de tampões de plaquetas, coagulação e dissolução de coágulos (veja o Capítulo 11).
- Participam da determinação da permeabilidade capilar, ao variar o tamanho dos poros entre células endoteliais adjacentes por meio da contração.

▲ TABELA 10-3	Funções do Óxido Nítrico (NO)

- Causa relaxamento do músculo liso arteriolar. Por meio dessa ação, o NO desempenha um papel importante no controle de fluxo sanguíneo através dos tecidos e na manutenção da pressão sanguínea arterial média.
- Dilata as arteríolas do pênis e do clitóris, servindo assim de mediador direto da ereção desses órgãos reprodutivos. A ereção é obtida pelo enchimento rápido desses órgãos com sangue.
- Utilizado como arma química contra bactérias e células cancerosas por macrófagos, grandes células fagocíticas do sistema imunológico.
- Interfere na função de plaquetas e coagulação de sangue em locais de lesão nos vasos.
- Serve como um novo tipo de neurotransmissor no cérebro e em outros lugares.
- Desempenha uma função nas mudanças subjacentes da memória.
- Ao promover o relaxamento do músculo liso do trato digestório, ajuda a regular a peristalse, um tipo de contração que impele para frente o conteúdo do trato digestório.
- Relaxa as células do músculo liso nas vias aéreas dos pulmões, ajudando a manter essas passagens abertas para facilitar o movimento de ar para dentro e fora dos pulmões.
- Modula o processo de filtragem envolvido na formação de urina.
- Direciona fluxo sanguíneo para tecidos que precisam de O_2.
- Pode ter uma função no relaxamento do músculo esquelético.

Entre os mediadores vasoativos locais mais estudados, há o **óxido nítrico (NO)**, que causa vasodilatação local arteriolar ao induzir o relaxamento do músculo liso arteriolar nas áreas adjacentes; isso se dá por meio do aumento da concentração do segundo mensageiro intracelular GMP cíclico, o que leva à ativação de uma enzima que reduz a fosforilação da miosina. Lembre-se de que a miosina do músculo liso consegue vincular-se à actina e promover o deslizamento de filamentos através dos ciclos de deslocamentos de potência apenas quando a miosina é fosforilada (veja no Capítulo 8). O NO é uma molécula de gás pequena, altamente reativa e de vida curta, que já foi conhecida principalmente como poluente tóxico do ar. Mesmo assim, estudos revelaram um número impressionante de funções biológicas para o NO, produzido em muitos outros tecidos além das células endoteliais. Na verdade, o NO é uma das moléculas mensageiras mais importantes do organismo, como mostrado pelas diversas funções já identificadas para essa substância química, listadas na ▲ Tabela 10-3. Como se pode ver, a maioria das áreas do corpo é influenciada por esta versátil molécula mensageira intercelular.

As células endoteliais liberam outras substâncias químicas além do NO. A **endotelina**, outra substância vasoativa endotelial, causa a contração do músculo liso arteriolar e é um dos mais potentes vasoconstritores já identificados. Outras substâncias químicas, liberadas pelo endotélio em resposta a mudanças crônicas no fluxo de sangue para um órgão, ativam mudanças vasculares de longo prazo, que influenciam permanentemente o fluxo sanguíneo de uma região. Algumas dessas substâncias químicas, por exemplo, estimulam o crescimento de novos vasos, no processo conhecido como **angiogênese**.

A liberação local de histamina dilata as arteríolas patologicamente.

A histamina é outro mediador químico local que influencia o músculo liso arteriolar, mas não é liberada em resposta a mudanças metabólicas locais e nem deriva de células endoteliais. Embora a histamina normalmente não participe no controle do fluxo sanguíneo, é importante em determinadas condições patológicas.

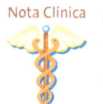

Nota Clínica A histamina é sintetizada e armazenada dentro de células especiais do tecido conectivo em muitos órgãos e em determinados tipos de glóbulos brancos na circulação. Quando os órgãos são feridos, ou durante reações alérgicas, a histamina é liberada e atua como uma parácrina na região danificada (veja a Figura 4-20). Ao promover o relaxamento do músculo liso arteriolar, a histamina é a principal causa da vasodilatação em áreas feridas. O aumento resultante no fluxo de sangue na área produz a vermelhidão e contribui para o inchaço visto em respostas inflamatórias (veja o Capítulo 12 para mais detalhes).

Influências físicas locais sobre o raio arteriolar incluem mudanças de temperatura, tensão de cisalhamento e alongamento.

Entre as influências físicas sobre o músculo liso arteriolar, o efeito das mudanças de temperatura tem utilização clínica, mas a resposta quimicamente mediada à tensão de cisalhamento e a resposta miogênica ao alongamento são fisiologicamente as mais importantes. Examinaremos cada um desses efeitos.

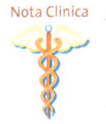

Nota Clínica **APLICAÇÃO LOCAL DE CALOR OU FRIO** A aplicação de calor, causando vasodilatação arteriolar localizada, é um agente terapêutico útil para promover maior fluxo sanguíneo em uma área. De forma inversa, aplicar bolsas de gelo em uma área inflamada produz vasoconstrição, reduzindo o inchaço ao combater a vasodilatação induzida pela histamina.

RESPOSTA QUÍMICA A MUDANÇAS NA TENSÃO DE CISALHAMENTO Devido à fricção, o sangue que flui para a superfície do revestimento do vaso cria uma força longitudinal conhecida como **tensão de cisalhamento** nas células epiteliais. Um aumento na tensão de cisalhamento faz com que as células epiteliais liberem NO, que se difunde para o músculo liso subjacente e promove a vasodilatação. O aumento resultante no diâmetro arteriolar reduz a tensão de cisalhamento no vaso. Em resposta à tensão de cisalhamento em longo prazo, as células endoteliais se voltam na direção paralela à do fluxo sanguíneo.

RESPOSTA MIOGÊNICA AO ALONGAMENTO O músculo liso arteriolar responde a seu estiramento passivo aumentando miogenicamente seu tônus, via vasoconstrição, a fim de resistir, desta forma, ao alongamento passivo inicial. De maneira inversa, uma redução no alongamento arteriolar induz uma redução no tônus do vaso miogênico ao promover a vasodilatação. Substâncias vasoativas derivadas de células endoteliais também podem contribuir para essas respostas induzidas mecanicamente. A extensão do alongamento passivo varia conforme o volume de sangue fornecido às arteríolas pelas artérias. Um aumento na pressão arterial média leva mais sangue às arteríolas e as estira ainda mais, enquanto a oclusão arterial bloqueia o fluxo sanguíneo para as arteríolas e reduz o estiramento arteriolar.

Respostas miogênicas, aliadas a respostas metabolicamente induzidas, são importantes na hiperemia reativa e na autorregulação, tópicos que veremos agora.

HIPEREMIA REATIVA Quando o fornecimento de sangue para uma região é completamente bloqueado, as arteríolas na região dilatam-se devido ao (1) relaxamento miogênico, que ocorre em resposta ao menor alongamento que acompanha a falta de fluxo sanguíneo, e a (2) mudanças na composição química local. Muitas das mesmas mudanças químicas que ocorrem em um tecido privado de sangue também ocorrem durante a hiperemia ativa metabolicamente induzida. Quando o suprimento de sangue de um tecido é bloqueado, seus níveis de O_2 diminuem – o tecido continua consumindo O_2, mas nenhum suprimento novo é entregue. Enquanto isso, as concentrações de CO_2, ácido e outros metabólitos aumentam. Embora sua produção não aumente na mesma proporção quando um tecido é mais ativo metabolicamente, tais substâncias acumulam-se no tecido quando as quantidades normais produzidas não são "arrastadas" pelo sangue.

Depois que a oclusão é removida, o fluxo de sangue para o tecido anteriormente privado é muito maior do que o normal por um tempo, porque as arteríolas estão bastante dilatadas. Este aumento pós-oclusão no fluxo sanguíneo, chamado de **hiperemia reativa**, pode ocorrer em qualquer tecido. Tal resposta é benéfica para retornar rapidamente ao normal a composição química local. Obviamente, o bloqueio prolongado do fluxo sanguíneo causa lesões irreversíveis no tecido.

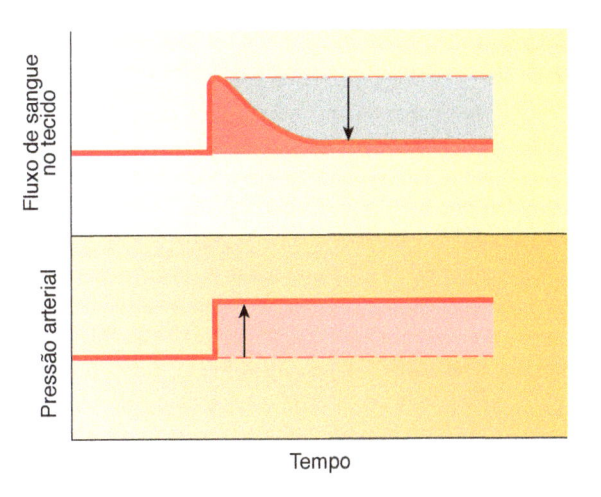

- **FIGURA 10-13** Autorregulação do fluxo de sangue no tecido. Embora o fluxo de sangue através de um tecido aumente imediatamente em resposta a aumentos na pressão arterial, o fluxo de sangue naquele tecido reduz-se gradualmente em resultado da autorregulação dentro do próprio tecido, apesar do aumento sustentado na pressão arterial.

AUTORREGULAÇÃO Quando a pressão arterial média cai (por exemplo, devido à hemorragia ou a um coração enfraquecido), a força motriz é reduzida, portanto, o fluxo de sangue para os órgãos diminui. Isso é uma versão mais suave do que acontece durante a oclusão vascular. As mudanças resultantes nos metabólitos locais e o menor estiramento das arteríolas coletivamente resultam na dilatação arteriolar, que ajude a levar o fluxo sanguíneo do tecido de volta ao normal apesar da menor pressão de impulsão. Pelo lado negativo, a dilatação arteriolar ampla reduz a pressão arterial média ainda mais, o que agrava o problema. De maneira inversa, na presença de elevações sustentadas na pressão arterial média (hipertensão), influências químicas e miogênicas locais, ativadas pelo maior fluxo inicial de sangue aos tecidos, aumentam o tônus e a resistência arteriolar. Este maior nível de vasoconstrição, subsequentemente, reduz de volta ao normal o fluxo sanguíneo do tecido, apesar da maior pressão sanguínea (• Figura 10-13). **Autorregulação** é o termo para esses mecanismos arteriolares locais que mantêm razoavelmente constante o fluxo de sangue aos tecidos, apesar de amplos desvios na pressão de impulsão arterial média. Nem todos os órgãos se autorregulam da mesma forma. Como exemplos, o cérebro se autorregula melhor, os rins são bons na autorregulação, mas o músculo esquelético tem pouca capacidade autorreguladora.

A hiperemia ativa, a hiperemia reativa e a liberação de histamina aumentam deliberadamente o fluxo de sangue para determinado tecido e para uma finalidade específica, ao induzir a vasodilatação arteriolar local. Por outro lado, a autorregulação é um meio pelo qual cada tecido resiste a alterações de seu próprio fluxo sanguíneo secundárias às mudanças na pressão arterial média, a partir de ajustes adequados em seu raio arteriolar.

Isso conclui nossa discussão sobre o controle local do raio arteriolar. A seguir, voltaremos nossa atenção ao controle extrínseco do raio arteriolar.

O controle simpático extrínseco do raio arteriolar é importante na regulagem da pressão sanguínea.

O controle extrínseco do raio arteriolar inclui influências neurais e hormonais, sendo os efeitos do sistema nervoso simpático os mais importantes. As fibras dos nervos simpáticos alimentam o músculo liso arteriolar em todos os lugares na circulação sistêmica, exceto no cérebro. Lembre que certo nível de atividade simpática contínua contribui no tônus vascular. A maior atividade simpática produz vasoconstrição arteriolar generalizada, enquanto a menor atividade simpática leva à vasodilatação arteriolar generalizada. A seguir, discutiremos como essa ampla variação na resistência arteriolar causa alterações na pressão arterial média, devido a sua influência sobre a resistência periférica total.

INFLUÊNCIA DA RESISTÊNCIA PERIFÉRICA TOTAL SOBRE A PRESSÃO ARTERIAL MÉDIA Para descobrir o efeito das mudanças na resistência arteriolar sobre a pressão arterial média, a fórmula $F = \triangle P/R$ pode ser aplicada a toda a circulação e também a um único vaso:

- *F:* Olhando o sistema circulatório como um todo, o fluxo (F) através de todos os vasos na circulação sistêmica ou pulmonar é igual ao *débito cardíaco.*

- $\triangle P$: O gradiente de pressão ($\triangle P$) para toda a circulação sistêmica é a *pressão arterial média.* (O $\triangle P$ é igual à diferença na pressão entre o início e o fim do sistema circulatório sistêmico. A pressão inicial é a pressão arterial média enquanto o sangue sai do ventrículo esquerdo a uma média de 93 mm Hg. A pressão final no átrio direito é de 0 mm Hg. Portanto, $\triangle P$ = 93 mm Hg – 0 mm Hg = 93 mm Hg, o que é equivalente à pressão arterial média.)

- *R:* A resistência total (R) oferecida por todos os vasos periféricos sistêmicos em conjunto é a **resistência periférica total.** De longe, o maior percentual da resistência periférica total deve-se à resistência arteriolar, porque as arteríolas são os principais vasos de resistência.

Portanto, para a circulação sistêmica como um todo, reorganizando-se

$$F = \triangle P/R$$

em

$$\triangle P = F \times R$$

gera-se a seguinte equação:

$$\text{Pressão arterial média (PAM)} = \text{débito cardíaco (DC)} \times \text{resistência periférica total (RPT)}$$

Portanto, a extensão da resistência periférica total oferecida coletivamente por todas as arteríolas sistêmicas influencia bastante a pressão arterial média. Uma represa fornece uma boa analogia para esta relação. Ao mesmo tempo em que uma represa restringe o fluxo de água corrente abaixo, ela aumenta a pressão na parte superior ao elevar o nível de água represada antes dela. Da mesma forma, a vasoconstrição induzida simpaticamente generalizada reduz de forma reflexa o fluxo de sangue para os órgãos enquanto eleva a pressão arterial média, aumentando assim a principal força motriz para o fluxo sanguíneo a todos os órgãos.

Esses efeitos parecem contraproducentes. Por que aumentar a força motriz para fluxo aos órgãos ao aumentar a pressão arterial sanguínea enquanto se reduz o fluxo para os órgãos ao estreitar os vasos que os alimentam? Na verdade, as respostas arteriolares simpaticamente induzidas ajudam a manter a predominância da pressão motriz adequada (isto é, a pressão arterial média) em todos os órgãos. O ponto até o qual cada órgão realmente recebe fluxo sanguíneo é determinado por ajustes arteriolares locais que cancelam o efeito constritor simpático. Se as arteríolas fossem dilatadas, a pressão sanguínea cairia consideravelmente e, portanto, não haveria uma força motriz adequada para o sangue fluir. Uma analogia seria a cabeça de pressão d'água em um encanamento residencial. Se a pressão de água é adequada, é possível obter seletivamente um fluxo satisfatório de água em qualquer uma das torneiras, girando-se o misturador adequado ao abri-la. Se a pressão de água no encanamento é muito baixa, contudo, não é possível obter fluxo satisfatório de nenhuma torneira, mesmo se a torneira estiver aberta na posição máxima. Assim, a atividade simpática tônica contrai a maioria dos vasos (exceto os cerebrais) para ajudar a manter uma "cabeça de pressão" que os órgãos possam utilizar conforme necessário por meio de mecanismos locais que controlam o raio arteriolar.

INFLUÊNCIA DA NOREPINEFRINA SOBRE O MÚSCULO LISO ARTERIOLAR A norepinefrina liberada das terminações dos nervos simpáticos se combina a receptores adrenérgicos α_1 no músculo liso arteriolar para causar a vasoconstrição (veja no Capítulo 7). As arteríolas cerebrais são as únicas que não têm receptores α_1, portanto, a vasoconstrição não ocorre no cérebro. É importante que as arteríolas cerebrais não sejam contraídas de forma reflexa por influências neurais, pois o fluxo de sangue para o cérebro deve permanecer constante a fim de atender às contínuas necessidades de O_2 do cérebro, independentemente do que acontece nos demais locais do corpo. Os vasos cerebrais são quase totalmente controlados por mecanismos locais que mantêm um fluxo sanguíneo constante para sustentar um nível constante de atividade metabólica cerebral. Na verdade, a atividade vasoconstritora reflexa no restante do sistema cardiovascular é voltada à manutenção da cabeça de pressão adequada para o vital fluxo de sangue ao cérebro.

Assim, a atividade simpática contribui de maneira importante para manter a pressão arterial média, garantindo uma força motriz adequada para o fluxo de sangue ao cérebro, às custas de órgãos que podem aguentar melhor o fluxo sanguíneo diminuído. Outros órgãos que realmente precisam de sangue adicional, como os músculos ativos (incluindo o músculo cardíaco ativo), o obtêm por meio de controles locais que cancelam o efeito simpático.

CONTROLES LOCAIS QUE CANCELAM A VASOCONSTRIÇÃO SIMPÁTICA Músculos esqueléticos e cardíaco têm os mecanismos mais potentes de controle local que os permitem cancelar a vasoconstrição simpática generalizada. Por exemplo, ao se andar de bicicleta, a maior atividade nos músculos esqueléticos das pernas causa vasodilatação metabolicamente induzida local de cancelamento naqueles músculos em particular, apesar da vasoconstrição simpática generalizada que acompanha qualquer exercício. Como resultado, mais sangue fluirá pelos músculos das pernas, e não pelos músculos inativos dos braços, por exemplo.

NÃO HÁ INERVAÇÃO PARASSIMPÁTICA NAS ARTERÍOLAS As arteríolas não têm inervação parassimpática significativa, com exceção do abundante suprimento vasodilatador parassimpático nas arteríolas do pênis e do clitóris. A vasodilatação rápida e profusa induzida pela estimulação parassimpática desses órgãos (através da promoção da liberação de NO) é amplamente responsável pela obtenção da ereção. A vasodilatação de outros locais é produzida pela redução na atividade vasoconstritora simpática abaixo de seu nível tônico[1]. Quando a pressão arterial média aumenta acima do normal, a redução reflexa na atividade vasoconstritora simpática realiza a vasodilatação arteriolar geral para ajudar a levar a pressão de volta ao normal.

O centro de controle cardiovascular medular e diversos hormônios regulam a pressão sanguínea.

A principal região do cérebro que ajusta a produção simpática para as arteríolas é o **centro de controle cardiovascular** no bulbo do tronco cerebral. Este é o centro de integração da regulação da pressão sanguínea (descrito mais detalhadamente mais adiante neste capítulo). Várias outras regiões do cérebro também influenciam a distribuição de sangue, sendo a do hipotálamo a mais notável, pois, como parte de sua função reguladora de temperatura, ela controla o fluxo sanguíneo para a pele para regular a perda de calor para o ambiente.

Além da atividade reflexa neural, vários hormônios também influenciam extrinsecamente o raio arteriolar. Tais hormônios incluem os hormônios medulares adrenais *epinefrina* e *norepinefrina*, que geralmente reforçam o sistema nervoso simpático na maioria dos órgãos, além da *vasopressina* e da *angiotensina II*, importantes no controle do equilíbrio de fluidos.

INFLUÊNCIA DA EPINEFRINA E DA NOREPINEFRINA A estimulação simpática da medula adrenal faz com que esta glândula endócrina libere epinefrina e norepinefrina. A norepinefrina medular adrenal combina-se aos mesmos receptores α_1 da norepinefrina simpaticamente liberada para produzir vasoconstrição generalizada. Contudo, a epinefrina, o mais abundante dos hormônios medulares adrenais, alia-se a receptores β_2 e α_1, mas tem uma afinidade muito maior com receptores β_2 (▲ Tabela 10-4). A ativação de receptores β_2 produz a vasodilatação, mas nem todos os tecidos têm receptores β_2 – eles são mais abundantes nas arteríolas do coração e músculos esqueléticos. Durante a descarga simpática, a epinefrina liberada se combina com os receptores β_2 no coração e no músculo esquelético para reforçar mecanismos vasodilatadores locais nesses tecidos. As arteríolas nos órgãos digestórios e rins, em contraste, são equipadas apenas com receptores α_1. Portanto, as arteríolas desses órgãos passam por uma vasoconstrição mais profunda durante a descarga simpática generalizada do que as do coração e do músculo esquelético. Sem receptores β_2, os órgãos digestórios e os rins não passam por uma resposta vasodilatadora canceladora sobre a vasoconstrição induzida por receptor α_1.

INFLUÊNCIA DA VASOPRESSINA E DA ANGIOTENSINA II Os dois outros hormônios que influenciam extrinsecamente o tônus arteriolar são a vasopressina e a angiotensina II. A vasopressina essencialmente está envolvida na manutenção do equilíbrio de água ao regular a quantidade de água que os rins retêm para o organismo durante a formação de urina (veja no Capítulo 14). A angiotensina II faz parte de uma rota hormonal, o *sistema renina–angiotensina–aldosterona*, muito importante na regulagem do equilíbrio de sal do organismo. Esta rota promove a preservação de sal durante a formação de urina e também causa a retenção de água, porque o sal exerce um efeito osmótico retentor de água no ECF (veja no Capítulo 15). Assim, ambos estes hormônios têm papéis importantes na manutenção do equilíbrio de fluidos do organismo, que, por sua vez, é um determinante importante do volume de plasma e da pressão sanguínea.

Além disso, a vasopressina e a angiotensina II são potentes vasoconstritores. Esta função é especialmente crucial durante hemorragias. Uma perda repentina de sangue reduz o volume de plasma, o que ativa um aumento na secreção desses hormônios, a fim de ajudar a restaurar o volume de plasma. Seu efeito vasoconstritor também ajuda a manter a pressão sanguínea apesar de perdas abruptas de volume plasmático (as funções e o controle desses hormônios serão discutidos mais detalhadamente em capítulos posteriores).

Isso conclui nossa discussão sobre os diversos fatores que afetam a resistência periférica total, sendo que os mais importantes são os ajustes controlados no raio arteriolar. Estes fatores estão resumidos na ● Figura 10-14.

Agora, voltaremos nossa atenção aos próximos vasos da árvore vascular, os capilares.

▲ **TABELA 10-4** Receptores Adrenérgicos do Músculo Liso Arteriolar

Característica	TIPO DE RECEPTOR	
	α1	β2
Localização do receptor	Todos os músculos lisos arteriolares, exceto no cérebro	Músculo liso arteriolar no coração e nos músculos esqueléticos
Mediador químico	Norepinefrina das fibras simpáticas e da medula adrenal Epinefrina da medula adrenal (menor afinidade com este receptor)	Epinefrina da medula adrenal (maior afinidade com este receptor)
Resposta do músculo liso arteriolar	Vasoconstrição	Vasodilatação

---

[1]. Uma parte das fibras do músculo esquelético em algumas espécies é alimentada por fibras colinérgicas (liberadoras de ACh) simpáticas que causam vasodilatação antes do exercício. Entretanto, a existência de tais fibras vasodilatadoras nos humanos ainda é questionável.

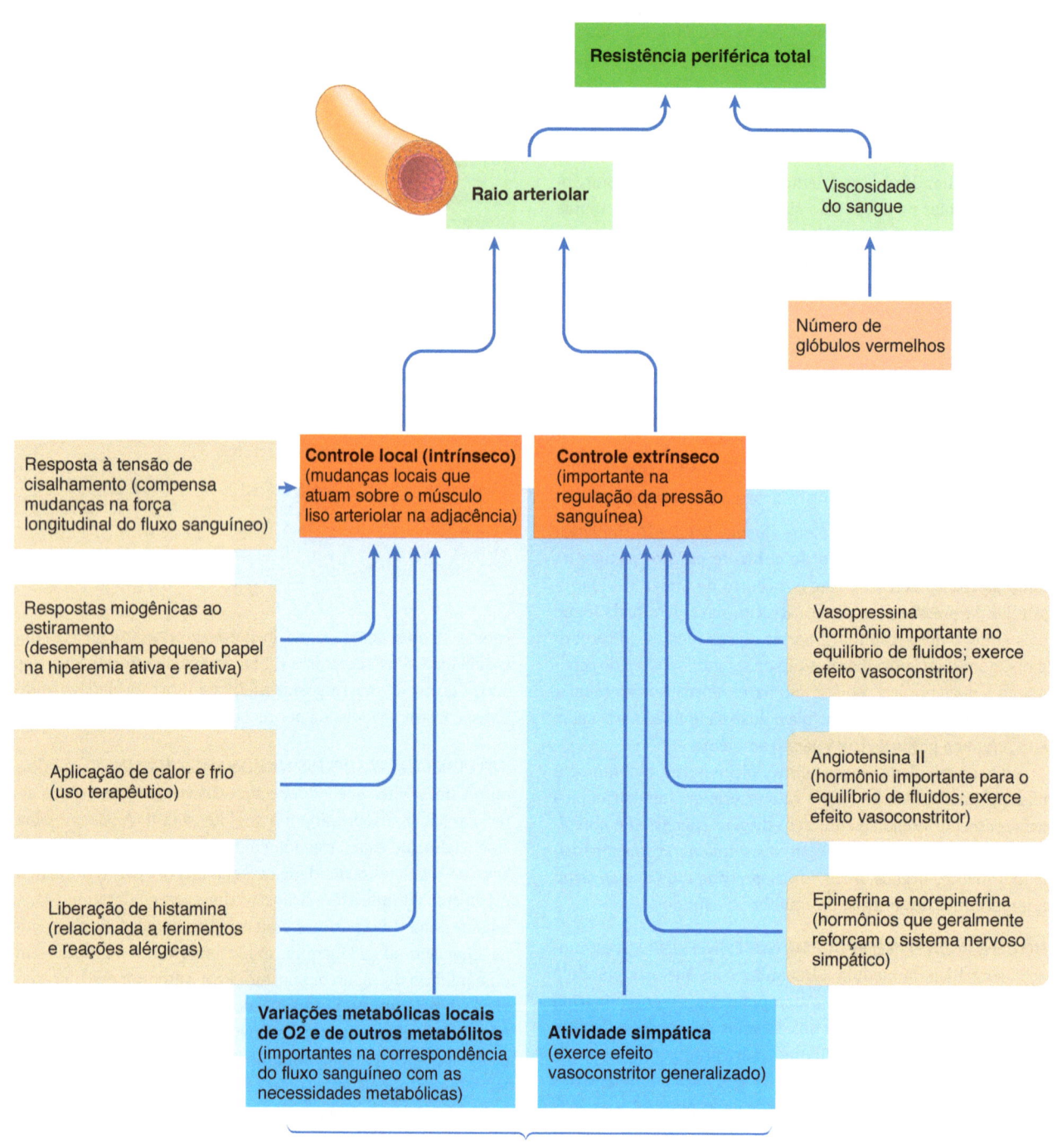

```
                                    Resistência periférica total
                                              ↑
                      ┌───────────────────────┴───────────┐
                      │                                   │
              Raio arteriolar                    Viscosidade
                                                 do sangue
                      ↑                                   ↑
                      │                           Número de
                      │                           glóbulos vermelhos
        ┌─────────────┴─────────────┐
 Controle local (intrínseco)   Controle extrínseco
 (mudanças locais que          (importante na
 atuam sobre o músculo         regulação da pressão
 liso arteriolar na adjacência) sanguínea)
```

- Resposta à tensão de cisalhamento (compensa mudanças na força longitudinal do fluxo sanguíneo)
- Respostas miogênicas ao estiramento (desempenham pequeno papel na hiperemia ativa e reativa)
- Aplicação de calor e frio (uso terapêutico)
- Liberação de histamina (relacionada a ferimentos e reações alérgicas)

- Vasopressina (hormônio importante no equilíbrio de fluidos; exerce efeito vasoconstritor)
- Angiotensina II (hormônio importante para o equilíbrio de fluidos; exerce efeito vasoconstritor)
- Epinefrina e norepinefrina (hormônios que geralmente reforçam o sistema nervoso simpático)

Variações metabólicas locais de O_2 e de outros metabólitos (importantes na correspondência do fluxo sanguíneo com as necessidades metabólicas)

Atividade simpática (exerce efeito vasoconstritor generalizado)

Principais fatores que afetam o raio arteriolar

• **FIGURA 10-14 Fatores que afetam a resistência periférica total.** O principal determinante da resistência periférica total é o raio arteriolar ajustável. Duas grandes categorias de fatores influenciam o raio arteriolar: (1) controle local (intrínseco), cujo principal papel é corresponder o fluxo de sangue às necessidades metabólicas de dado tecido e que é mediado por fatores locais que atuam no músculo liso arteriolar, e (2) controle extrínseco, que é importante na regulação da pressão sanguínea e é essencialmente mediado pela influência simpática sobre o músculo liso arteriolar.

Capilares

Capilares, os locais de troca de materiais entre o sangue e as células dos tecidos[2], ramificam-se extensamente para levar sangue ao alcance de cada célula.

Capilares são adequados para servir como locais de troca.

Não existem sistemas de transporte mediado por transportadoras nos capilares, exceto aqueles no cérebro que desempenham um papel na barreira hemato-encefálica (veja a p. 141). Materiais são trocados através das paredes de capilares principalmente por difusão.

FATORES QUE AUMENTAM A DIFUSÃO AO LONGO DOS CAPILARES Os capilares são adequados para aumentar a difusão de acordo com a lei de difusão de Fick (veja na Tabela 3-1). Eles minimizam as distâncias de difusão enquanto maximizam a área de superfície e o tempo disponível para troca, da seguinte forma:

1. Moléculas em difusão têm apenas uma curta distância para percorrer entre o sangue e as células ao redor devido à parede capilar fina e ao pequeno diâmetro do capilar, aliados à grande proximidade de cada célula com um capilar. Essa curta distância é importante porque a taxa de difusão se desacelera à medida que a distância de difusão aumenta.
    a. Paredes de capilares são muito finas (1 μm de espessura – em comparação, o diâmetro de um cabelo humano é de 100 μm). Capilares consistem apenas de uma camada de células endoteliais planas – essencialmente o revestimento de outros tipos de vasos. Nenhum músculo liso ou tecido conectivo está presente (• Figura 10-15a – veja também a ▲ Tabela 10-1). As células endoteliais são sustentadas por uma *membrana basal* fina, uma camada acelular (sem células) ao redor de matriz extracelular formada por glicoproteínas e colágeno. Os materiais que entram ou saem dos capilares atravessam livremente a membrana basal. Capilares também têm poros através dos quais materiais solúveis em água podem passar. O tamanho e o número de poros capilares variam, dependendo do tecido.
    b. Cada capilar é tão estreito (7 μm de diâmetro em média) que glóbulos vermelhos (8 μm de diâmetro) têm de se espremer em uma fila única (• Figura 10-15b). Consequentemente, o conteúdo do plasma está em contato direto com a parte interna da parede do capilar ou a apenas uma curta distância de difusão dela.
    c. Pesquisadores estimam que, devido à ampla ramificação capilar, nenhuma célula está a mais de 0,01 cm (4/1000 pol.) de um capilar.

---

2. Na verdade, há alguma troca ao longo de outros vasos microcirculatórios, especialmente as vênulas pós-capilares. Toda a vasculatura é uma sequência e não muda abruptamente de um tipo vascular para outro. Quando o termo *troca capilar* é utilizado, tacitamente se refere a todas as trocas no nível microcirculatório, cuja maioria ocorre ao longo dos capilares.

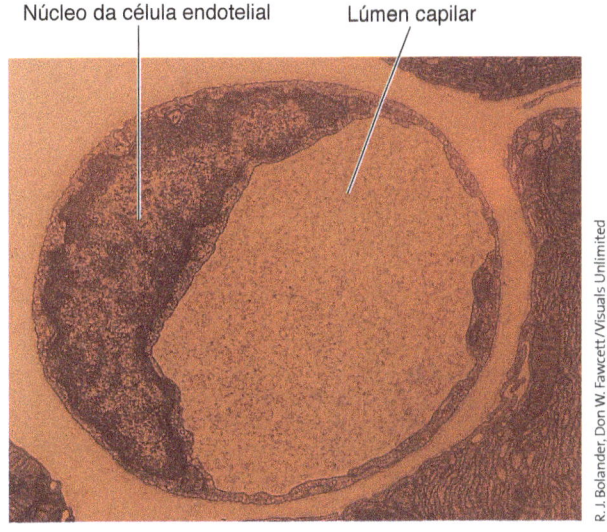

(a) Seção transversal de um capilar

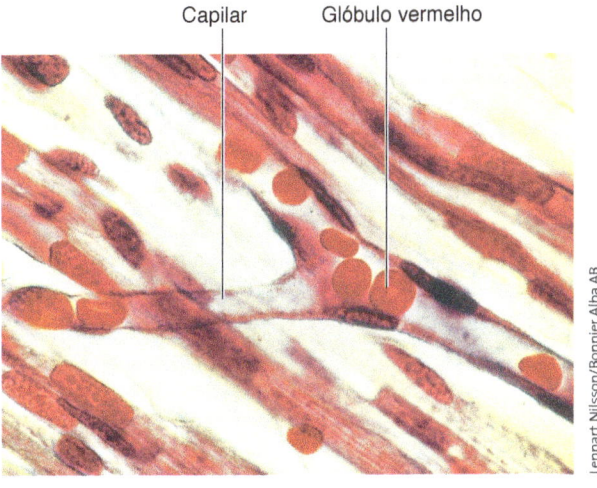

(b) Leito capilar

• **FIGURA 10-15 Anatomia dos capilares.** (a) Imagem de microscópio eletrônico mostrando que a parede capilar consiste de uma única camada de células endoteliais. O núcleo de uma dessas células é mostrado. (b) Os capilares são tão estreitos que glóbulos vermelhos devem atravessar o leito capilar em fila única.

2. Como os capilares estão distribuídos em números tão extraordinários (as estimativas vão de 10 a 40 bilhões de capilares), uma área de superfície total tremenda fica disponível para as trocas (estima-se em 600 m[2]). Apesar deste grande número de capilares, eles contêm a qualquer momento apenas 5% do volume total de sangue (250 ml de um total de 5000 ml). Como resultado, um pequeno volume de sangue é exposto a esta ampla área superficial. Se todas as superfícies capilares fossem esticadas em uma folha plana e o volume de sangue contido dentro dos capilares fosse espalhado por cima, isso seria mais ou menos equivalente a espalhar ¼ de litro de tinta sobre o chão de um ginásio escolar. Pode-se imaginar o quão fina seria essa camada de tinta!

3. O sangue flui mais lentamente nos capilares do que em outros lugares do sistema circulatório. A ampla ramificação capilar é responsável pela lenta velocidade do fluxo de sangue através dos capilares. Vamos ver por que o sangue desacelera nos capilares.

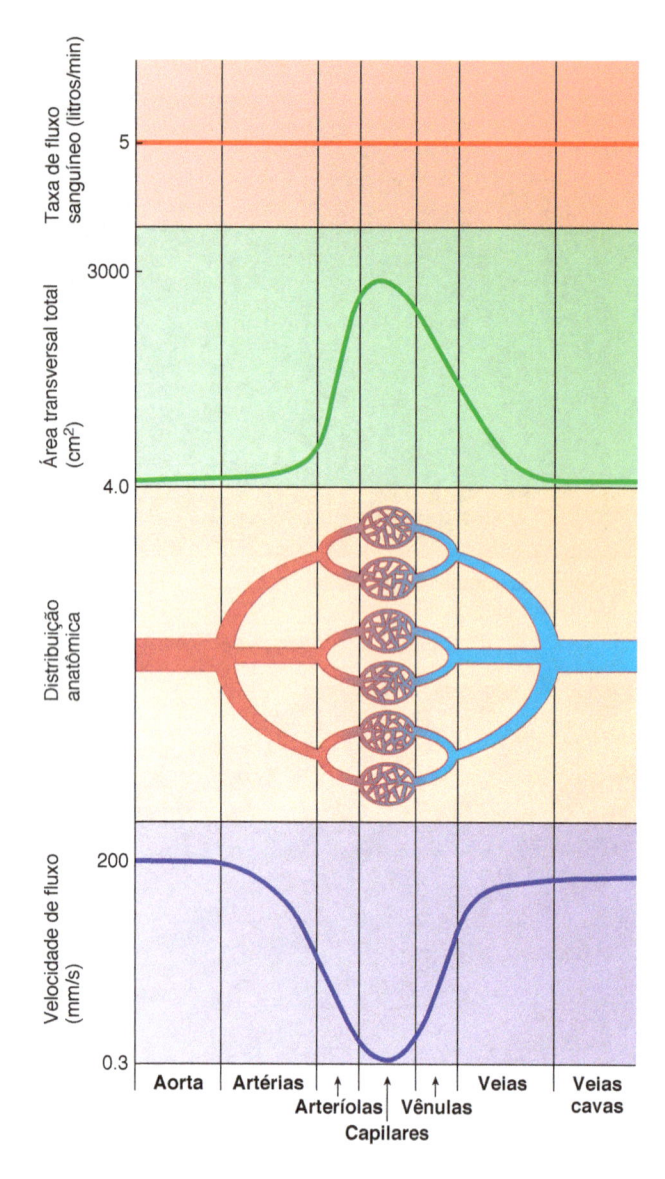

• **FIGURA 10-16 Comparação entre a taxa de fluxo sanguíneo e a velocidade de fluxo em relação à área transversal total.** A taxa de fluxo sanguíneo (curva vermelha) é idêntica em todos os níveis do sistema circulatório e igual ao débito cardíaco (5 litros/min em repouso). A velocidade de fluxo (curva roxa) varia ao longo da árvore vascular e é inversamente proporcional à área transversal total (curva verde) de todos os vasos em um determinado nível. Observe que a velocidade de fluxo é menor nos capilares, que têm a maior área transversal total.

VELOCIDADE LENTA DE FLUXO ATRAVÉS DOS CAPILARES Primeiro, precisamos esclarecer um ponto possivelmente confuso. O termo *fluxo* pode ser utilizado em dois contextos diferentes – taxa de fluxo e velocidade de fluxo. A *taxa de fluxo* refere-se ao *volume* de sangue por unidade de tempo que flui através de determinado trecho do sistema circulatório (este é o fluxo de que falamos em relação ao gradiente de pressão e resistência).

A *velocidade de fluxo* é a *velocidade* linear, ou distância por unidade de tempo, com a qual o sangue flui para frente através de um determinado segmento do sistema circulatório. Como o sistema circulatório é fechado, o volume de sangue que flui através de qualquer nível do sistema deve ser igual ao débito cardíaco. Por exemplo, se o sangue bombear 5 litros de sangue por minuto e 5 litros/minuto retornam ao coração, então 5 litros/minuto devem fluir pelas artérias, arteríolas, capilares e veias. Portanto, a taxa de fluxo é a mesma em todos os níveis do sistema circulatório.

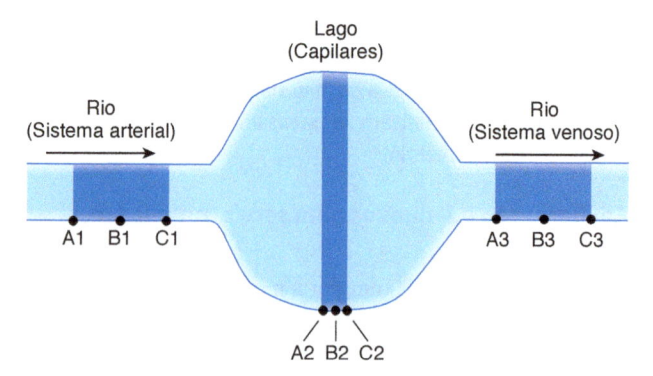

• **FIGURA 10-17 Relação entre a área transversal total e a velocidade de fluxo.** As três áreas em azul-escuro representam volumes iguais de água. Em um minuto, este volume de água vai dos pontos A aos pontos C. Portanto, um volume idêntico de água atravessa os pontos B1, B2 e B3 durante este minuto – isto é, a taxa de fluxo é a mesma em todos os pontos no comprimento desse corpo d'água. No entanto, durante esse minuto, o volume idêntico de água percorre uma distância muito menor no amplo lago (A2 a C2) do que no rio muito mais estreito (A1 a C1 e A3 a C3). Assim, a velocidade do fluxo é muito menor no lago do que no rio. De maneira semelhante, a velocidade do fluxo é muito menor nos capilares do que nos sistemas arterial e venoso.

Contudo, a velocidade com a qual o sangue flui através dos diferentes segmentos da árvore vascular varia porque a velocidade do fluxo é inversamente proporcional à área transversal total de todos os vasos em qualquer nível do sistema circulatório. Embora a área transversal de cada capilar seja extremamente pequena em comparação com a da grande aorta, a área transversal total de todos os capilares juntos é cerca de 750 vezes maior do que a área transversal da aorta, porque há muitos capilares. Assim, o sangue desacelera consideravelmente quando atravessa os capilares (• Figura 10-16). Essa lenta velocidade permite tempo adequado para a troca de nutrientes e produtos finais metabólicos entre o sangue e as células do tecido, o que é a única finalidade de todo o sistema circulatório. À medida que os capilares se unem para formar veias, a área transversal total é reduzida mais uma vez e a velocidade do fluxo sanguíneo aumenta à medida que o sangue retorna ao coração.

Como analogia, considere um rio (o sistema arterial) que se alarga em um lago (capilares), depois se estreita em um rio novamente (sistema venoso) (• Figura 10-17). A taxa de fluxo é a mesma por todo o comprimento deste corpo d'água – isto é, volumes idênticos de água atravessam todos os pontos ao longo da margem do rio e do lago. Entretanto, a velocidade de fluxo é mais lenta no lago amplo do que no rio estreito porque o volume idêntico de água, agora espalhado em uma área transversal maior, vai para frente em uma distância muito mais curta no lago do que no rio durante um determinado período de tempo. É possível observar imediatamente o movimento da água no rio de correnteza rápida, mas esse movimento no lago seria imperceptível.

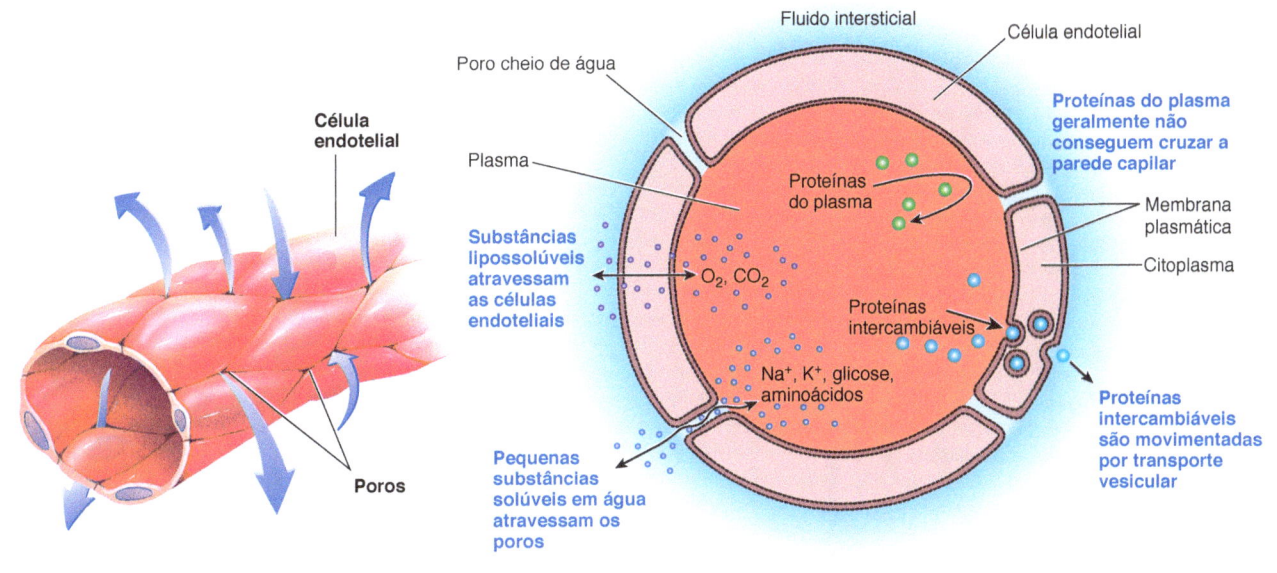

(a) Capilar contínuo **(b) Transporte em uma parede capilar contínua**

- **FIGURA 10-18** Trocas em uma parede capilar contínua, o tipo mais comum de capilar. (a) Fendas entre células endoteliais adjacentes formam poros dentro da parede capilar. (b) Conforme mostrado nesta seção transversal de uma parede capilar, pequenas substâncias solúveis em água são trocadas entre o plasma e o fluido intersticial ao atravessarem os poros cheios de água, enquanto substâncias lipossolúveis são trocadas na parede capilar ao atravessarem as células endoteliais. As proteínas a serem movidas são trocadas por transporte vesicular. Proteínas plasmáticas, em geral, não são capazes de escapar do plasma pela parede capilar.

Além disso, graças à tremenda área transversal total dos capilares, a resistência oferecida por todos os capilares é muito menor do que a oferecida por todas as arteríolas, embora cada capilar tenha um raio menor do que o de cada arteríola. Por este motivo, as arteríolas contribuem bastante para a resistência periférica total. Além disso, o calibre arteriolar (e, assim, a resistência) está sujeito a controle, enquanto o calibre capilar não pode ser ajustado.

Poros capilares cheios de água permitem a passagem de substâncias pequenas solúveis em água.

A difusão ao longo de paredes dos capilares também depende da permeabilidade das paredes aos materiais sendo trocados. As células endoteliais que formam as paredes capilares se encaixam como um quebra-cabeça, mas a proximidade do encaixe varia consideravelmente entre os órgãos. Na maioria dos capilares, as células endoteliais são *contínuas*, ou bastante unidas, com apenas fendas estreitas e cheias de água – os **poros** – nas junções entre as células (● Figura 10-18).

O tamanho dos poros capilares varia de órgão para órgão. A seguir, um exame dos capilares e suas diferentes porosidades, dos mais impermeáveis aos mais permissíveis.

- Em um extremo, as células endoteliais dos capilares cerebrais são unidas por junções firmes – portanto, não apresentam poros. Essas junções evitam a passagem transcapilar ("entre capilares") de materiais entre as células e, assim, fazem parte da barreira hemato-encefálica protetora.

- Na maioria dos tecidos (como os músculos esquelético e cardíaco, pulmões e tecido adiposo), pequenas substâncias hidrossolúveis, como íons, glicose e aminoácidos, podem atravessar rapidamente os poros cheios de água, que têm cerca de 4 nm de largura, mas grandes materiais hidrossolúveis, que não se encaixam nos poros, como as proteínas plasmáticas, não conseguem passar. Substâncias lipossolúveis, como O_2 e CO_2, conseguem atravessar rapidamente as células endoteliais ao se dissolverem na barreira da bicamada lipídica.

- Além de ter estreitas fendas entre as células endoteliais, os capilares mais porosos dos rins e intestinos também possuem orifícios maiores ou **fenestrações** (*fenestra* quer dizer "janela"), de 20 a 100 nm, que se estendem por toda a espessura das próprias células endoteliais. Fenestrações são importantes para o rápido movimento de fluido através dos capilares daqueles órgãos, durante a formação de urina e a absorção de alimentos digeridos, respectivamente.

- No outro extremo, as células endoteliais hepáticas são *descontínuas* – isto é, não estão em contato tão próximo como nos capilares contínuos. Os vãos entre células adjacentes nos capilares contínuos vão de 10 nm a 1000 nm, criando poros muito grandes em comparação com as fendas de 4 nm encontradas em capilares contínuos. Capilares descontínuos formam grandes

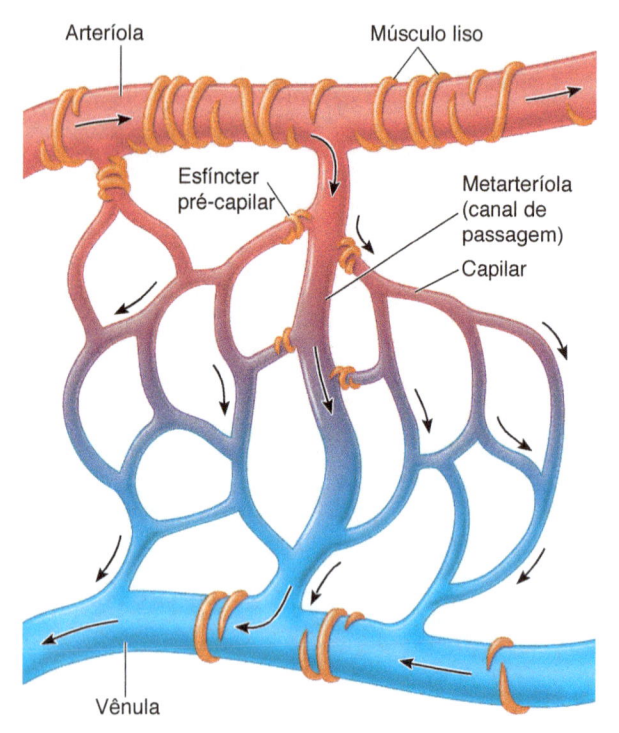

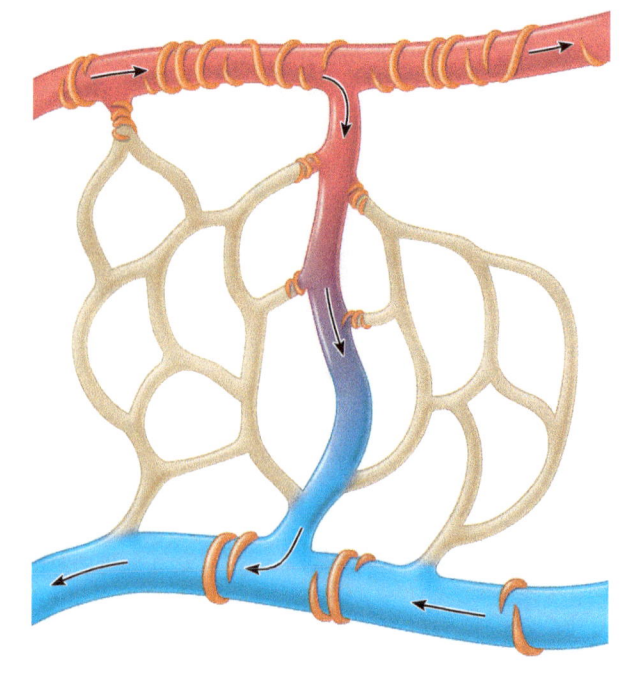

(a) Esfíncteres relaxados

(b) Esfíncteres contraídos

• **FIGURA 10-19 Leito capilar.** Os capilares ramificam-se diretamente de uma arteríola ou de uma metarteríola – um canal de passagem entre uma arteríola e uma vênula. Os capilares reúnem-se em uma vênula ou numa metarteríola. Células do músculo liso formam esfíncteres pré-capilares, que cercam os capilares quando estes surgem de uma metarteríola. (a) Quando os esfíncteres pré-capilares estão relaxados, o sangue flui por todo o leito capilar. (b) Quando os esfíncteres pré-capilares estão contraídos, o sangue flui apenas através da metarteríola, atravessando o leito capilar.

canais, conhecidos como *sinusoides*, que são cinco vezes mais largos que os capilares tradicionais. Os sinusoides do fígado têm fenestrações e poros intercelulares tão grandes que mesmo proteínas atravessam rapidamente. Isso é adaptativo, porque as funções hepáticas incluem a síntese de proteínas plasmáticas e o metabolismo de substâncias vinculadas às proteínas, como o colesterol, e essas proteínas precisam atravessar as paredes dos capilares (sinusoides) do fígado.

A permissividade de vários leitos capilares, portanto, é uma função do quão impermeavelmente são unidas as células endoteliais (de quão amplos são os espaços intercelulares) e se há fenestrações ou não, o que varia conforme as necessidades de diferentes órgãos. Por conveniência, no futuro, agruparemos os espaços e as fenestrações intracelulares na categoria única de "poros capilares".

Os cientistas tradicionalmente consideravam a parede capilar uma peneira passiva, como um muro de tijolos com brechas permanentes no cimento atuando como poros. Entretanto, estudos recentes sugerem que as células endoteliais podem mudar ativamente para regular a permeabilidade capilar – isto é, em resposta aos sinais adequados, os "tijolos" conseguem reajustar-se para variar o tamanho dos orifícios. Assim, o nível de permissividade não permanece necessariamente constante em um determinado leito capilar. Por exemplo, a histamina aumenta a permeabilidade capilar ao ativar respostas contráteis nas células endoteliais, ampliando os vãos intercelulares. Essa não é uma contração muscular, porque não há nenhuma célula de músculo liso nos capilares, mas é resultado do sistema contrátil actina-miosina das células endoteliais não musculares do capilar. Devido a estes poros maiores, a parede capilar afetada é mais permissiva. Em decorrência, proteínas plasmáticas normalmente retidas escapam para o tecido ao redor, onde exercem um efeito osmótico. Em conjunto com a vasodilatação induzida pela histamina, a retenção de fluidos local adicional resultante colabora para o inchaço inflamatório.

O transporte vesicular também tem uma função limitada na passagem de materiais através da parede do capilar. Moléculas não lipossolúveis grandes, como os hormônios proteicos que devem ser trocados entre o sangue e os tecidos ao redor, são transportadas de um lado da parede capilar para o outro nas vesículas endocíticas-exocíticas (veja a p. 75).

Muitos capilares não estão abertos em condições de repouso.

A organização de ramificação e reconversão dentro de leitos capilares varia conforme o tecido. Capilares, em geral, ramificam-se diretamente de uma arteríola ou de um canal de passagem conhecido como **metarteríola**, que liga uma arteríola e uma vênula. Da mesma forma, capilares podem se unir em uma vênula ou uma metarteríola (• Figura 10-19a).

Diferentemente dos verdadeiros capilares dentro de um leito capilar, as metarteríolas são escassamente cercadas por filetes de células do músculo liso em espiral. Essas células também formam **esfíncteres pré-capilares**, cada um consistindo de um anel de músculo liso em torno da entrada de um capilar quando este surge de uma metarteríola[3].

FUNÇÃO DOS ESFÍNCTERES PRÉ-CAPILARES Os esfíncteres pré-capilares não são inervados, mas têm um alto nível de tônus miogênico e são sensíveis a mudanças metabólicas locais. Eles atuam como registros para controlar o fluxo de sangue através do capilar específico que cada um protege. As arteríolas desempenham uma função semelhante para um pequeno grupo de capilares. Os próprios capilares não têm músculo liso e, portanto, não podem participar ativamente da regulagem de seu próprio fluxo sanguíneo.

Geralmente, tecidos mais ativos metabolicamente têm maior densidade de capilares. Os músculos, por exemplo, têm relativamente mais capilares que seus anexos tendinosos. No entanto, nem 10% dos esfíncteres pré-capilares de um músculo em repouso estão abertos em dado momento, portanto, o sangue flui por no máximo 10% dos capilares do músculo ou diretamente através da metarteríola, sem entrar no leito capilar restante (• Figura 10-19b). À medida que as concentrações químicas começam a mudar em uma região do tecido muscular alimentada por capilares fechados, os esfíncteres pré-capilares e as arteríolas da região relaxam. A restauração das concentrações químicas ao normal, como resultado do maior fluxo de sangue para a região, remove o ímpeto de vasodilatação. Desta forma, os esfíncteres pré-capilares mais uma vez se fecham e as arteríolas retornam ao tônus normal. O fluxo de sangue através de qualquer capilar, portanto, é frequentemente intermitente, como resultado da ação arteriolar e do esfíncter pré-capilar em conjunto.

Quando o músculo se torna mais ativo, maior percentual dos esfíncteres pré-capilares fica relaxado, abrindo simultaneamente mais leitos capilares, enquanto a vasodilatação arteriolar simultânea aumenta o fluxo total para o órgão. Como resultado do fluxo de mais sangue através de mais capilares abertos, o volume total e a área de superfície disponíveis para troca aumentam e a distância de difusão entre células e capilares abertos diminui (• Figura 10-20). Assim, o fluxo sanguíneo através de um determinado tecido (assumindo uma pressão sanguínea constante) é regulado (1) pelo nível de resistência oferecido pelas arteríolas no órgão, que é controlado pela atividade simpática e por fatores locais, e (2) pelo número de capilares abertos, que é controlado pela ação dos mesmos fatores metabólicos locais em esfíncteres pré-capilares.

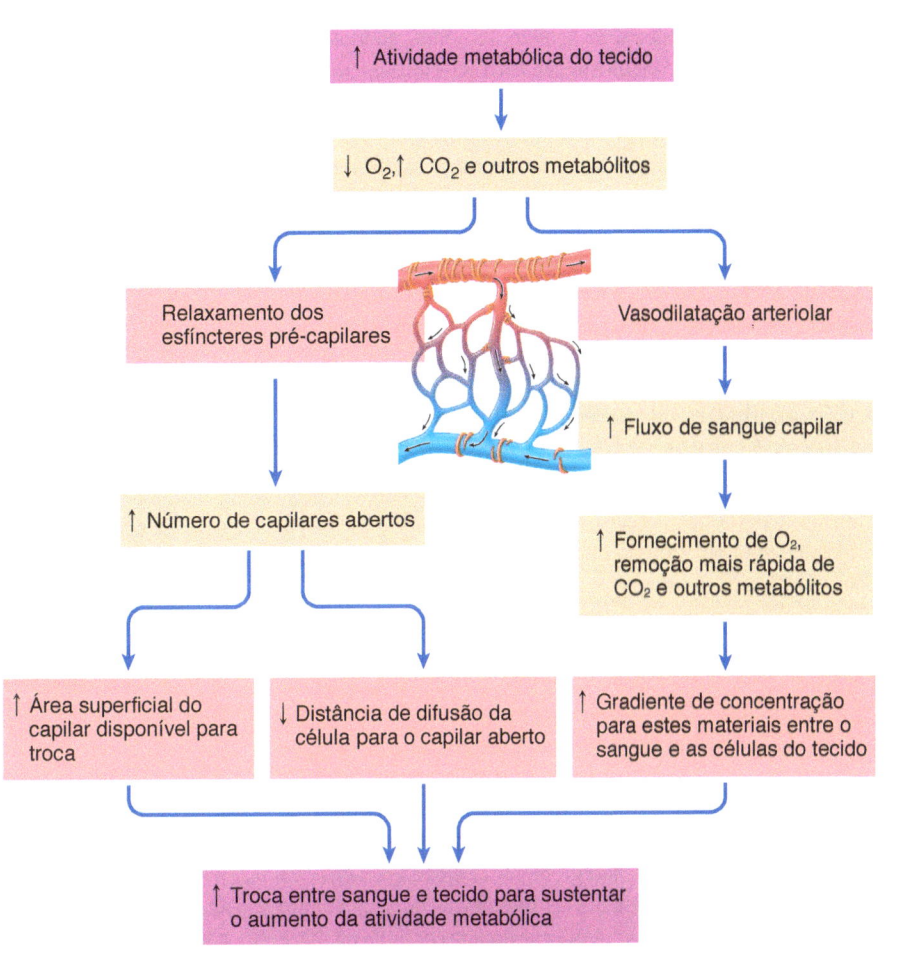

• FIGURA 10-20 Ação complementar dos esfíncteres pré-capilares e arteríolas no ajuste do fluxo de sangue através de um tecido em resposta a mudanças nas necessidades metabólicas.

O fluido intersticial é um intermediário passivo entre o sangue e as células.

Trocas entre sangue e células dos tecidos não são feitas diretamente. O fluido intersticial, o verdadeiro ambiente interno em contato imediato com as células, atua como intermediário. Apenas 20% do ECF circula como plasma. Os 80% restantes consistem em fluido intersticial, que banha todas as células do organismo. As células trocam materiais diretamente com o fluido intersticial, com o tipo e a extensão da troca sendo regidos pelas propriedades das membranas plasmáticas celulares. O movimento ao longo da membrana plasmática pode ser passivo (isto é, por difusão em favor dos gradientes eletroquímicos ou por difusão facilitada) ou ativo (isto é, por transporte mediado por transportadora ou transporte vesicular) (veja a ▲ Tabela 3-2).

Em contraste, as trocas ao longo da parede capilar entre o plasma e o fluido intersticial são amplamente passivas. O único transporte através desta barreira que requer energia é o limitado transporte vesicular. Como as paredes capilares são altamente capilares, a troca é tão completa que o fluxo intersticial assume essencialmente a mesma composição do sangue arterial que entra, com exceção das grandes proteínas plasmáticas que

---

3. Embora geralmente aceita, a existência dos esfíncteres pré-capilares em seres humanos não foi estabelecida de forma definitiva.

normalmente não escapam do sangue. Portanto, quando falamos de trocas entre o sangue e as células dos tecidos, tacitamente incluímos o fluido intersticial como intermediário passivo.

As trocas entre o sangue e os tecidos ao redor através das paredes capilares são realizadas de duas formas: (1) difusão passiva em favor dos gradientes de concentração, o principal mecanismo para troca de solutos individuais, e (2) escoamento, um processo que realiza a função totalmente diferente de determinação da distribuição de volume de ECF entre os compartimentos de fluido vascular e intersticial. A seguir, examinaremos cada mecanismo mais detalhadamente, começando com a difusão.

A difusão através das paredes capilares é importante na troca de solutos.

Como não há sistemas de transporte mediado por transportadora na maioria das paredes capilares, os solutos atravessam principalmente por difusão até gradientes de concentração. A composição química do sangue arterial é cuidadosamente regulada para manter as concentrações individuais de soluto em níveis que promovam o movimento de cada soluto na direção adequada através das paredes capilares. Os órgãos de recondicionamento adicionam continuamente nutrientes e O_2 e removem CO_2 e outros resíduos enquanto o sangue os atravessa. Ao mesmo tempo, as células constantemente utilizam suprimentos e geram resíduos metabólicos. À medida que as células utilizam O_2 e glicose, o sangue constantemente traz suprimentos frescos desses materiais vitais, mantendo gradientes de concentração que favoreçam a difusão líquida dessas substâncias do sangue para as células. Simultaneamente, a difusão líquida contínua de CO_2 e de outros resíduos metabólicos das células ao sangue é mantida pela produção contínua desses resíduos no nível celular e por sua constante remoção pelo sangue em circulação (• Figura 10-21).

Como a parede capilar não limita a passagem de qualquer componente, exceto as proteínas plasmáticas, a extensão de trocas de cada soluto é determinada independentemente pela magnitude de seu gradiente de concentração entre o sangue e as células ao redor. À medida que aumentam seu nível de atividade, as células utilizam mais O_2 e produzem mais CO_2, entre outras coisas. Isso cria maiores gradientes de concentração para O_2 e CO_2 entre essas células e o sangue, portanto, mais O_2 é difundido para fora do sangue e para dentro das células e mais CO_2 vai em direção oposta, a fim de ajudar a sustentar o aumento na atividade metabólica.

O escoamento pelas paredes capilares é importante na distribuição de fluido extracelular.

O segundo meio pelo qual a troca é feita através das paredes capilares é o escoamento. Na verdade, um volume de plasma sem proteínas é filtrado dos capilares, misturado com o fluido intersticial ao redor e, depois, reabsorvido. Este processo é chamado de **escoamento**, porque os diversos componentes do fluido se movem em conjunto, em massa, ao contrário da difusão separada dos solutos individuais na direção dos gradientes de concentração.

A parede capilar atua como uma peneira, com fluido atravessando seus poros repletos de água. Quando a pressão dentro do capilar excede a de fora, o fluido é empurrado através dos poros, no processo conhecido como **ultrafiltração**. Durante este processo, a maioria das proteínas plasmáticas é retida na parte

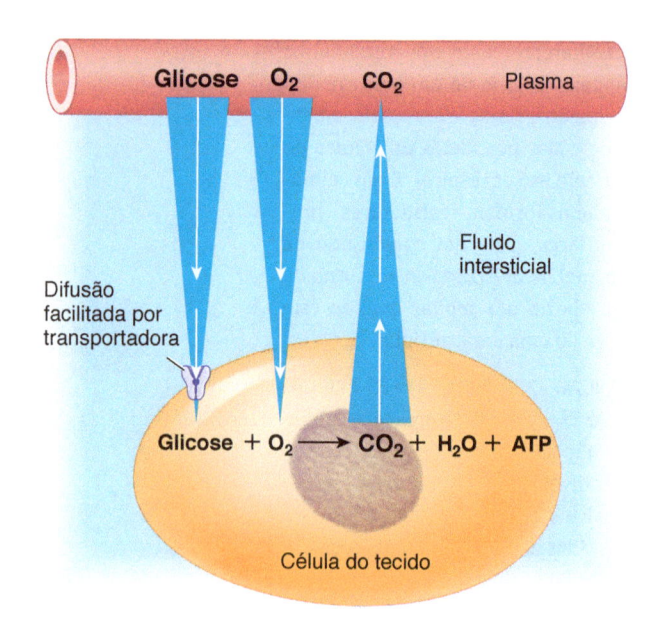

• FIGURA 10-21 Troca independente de solutos individuais em favor de seus próprios gradientes de concentração pela parede capilar.

interna, devido ao efeito filtrante dos poros, embora algumas poucas escapem. Como todos os outros componentes no plasma são arrastados em massa com o volume de fluido que sai do capilar, este filtrado é, essencialmente, um plasma sem proteína. Quando as pressões de movimento para dentro excedem a pressão para fora da parede capilar, se dá o fluxo de fluido intersticial para os capilares através dos poros, no processo conhecido como **reabsorção**.

FORÇAS QUE INFLUENCIAM O ESCOAMENTO O escoamento ocorre devido a diferenças nas pressões hidrostática e osmótica coloide entre o plasma e o fluido intersticial. Embora haja diferenças de pressão entre o plasma e o fluido ao redor em outros locais no sistema circulatório, apenas os capilares têm poros que deixam os fluidos atravessarem. Quatro forças influenciam o movimento de fluido ao longo da parede capilar (• Figura 10-22):

1. A **pressão sanguínea capilar (P_c)** é a pressão do fluido (ou hidrostática) exercida na parte interna das paredes capilares pelo sangue. Esta pressão tende a impelir o fluido *para fora* dos capilares dentro do fluido intersticial. No nível dos capilares, a pressão sanguínea cai substancialmente devido a perdas friccionais na pressão das arteríolas de alta resistência. Em média, a pressão hidrostática é de 37 mm Hg na extremidade arteriolar de um capilar do tecido (em comparação com uma pressão arterial média de 93 mm Hg). Ela cai ainda mais – para 17 mm Hg – na extremidade venular do capilar, graças à ainda maior perda por atrito aliada à saída de fluido pela ultrafiltragem ao longo do comprimento do capilar (veja a • Figura 10-9).

2. A **pressão osmótica coloide do plasma (π_p)**, também conhecida como *pressão oncótica*, é uma força causada pela dispersão coloidal das proteínas do plasma (veja no Apêndice B) – ela estimula o movimento de fluido *para dentro* dos capilares. Como as proteínas do plasma continuam nele em vez de entrarem no fluido intersticial, há uma diferença de concentração de

FORÇAS NA EXTREMIDADE ARTERIOLAR DO CAPILAR

- Pressão para fora
  P_C 37
  π_{IF} 0
         37

- Pressão para dentro
  π_P 25
  P_{IF} 1
         26

Pressão líquida para fora de 11 mm Hg = Pressão de ultrafiltração

Todos os valores em mm Hg.

11 mm Hg (ultrafiltração)

Fluido intersticial → Vaso do sistema linfático inicial

9 mm Hg (reabsorção)

P_{IF} (1) π_{IF} (0)

P_C (37) π_p (25) π_p (25) P_C (17)

Da arteríola   Capilar sanguíneo   Para a vênula

FORÇAS NA EXTREMIDADE VENULAR DO CAPILAR

- Pressão para fora
  P_C 17
  π_{IF} 0
         17

- Pressão para dentro
  π_P 25
  P_{IF} 1
         26

Pressão líquida para dentro de 9 mm Hg = Pressão de reabsorção

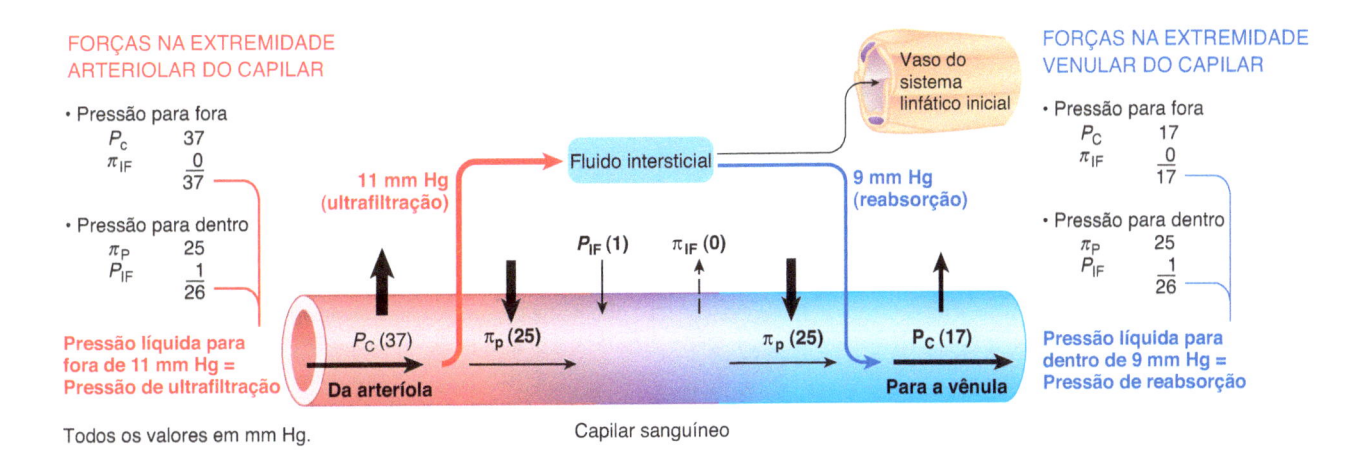

- **FIGURA 10-22** Escoamento pela parede capilar. A ultrafiltração ocorre na extremidade arteriolar e a reabsorção ocorre na extremidade da vênula do capilar, como resultado de desequilíbrios nas forças físicas que agem na parede capilar.

proteína entre o plasma e o fluido intersticial. Assim, também há uma diferença na concentração de água entre essas duas regiões. O plasma tem maior concentração de proteína e menor concentração de água do que o fluido intersticial. Esta diferença exerce um efeito osmótico que tende a levar a água da área de maior concentração no fluido intersticial à área de menor concentração de água (ou maior concentração proteica) no plasma. Os outros componentes do plasma não exercem efeito osmótico, porque atravessam rapidamente a parede capilar, portanto, suas concentrações são iguais no plasma e no fluido intersticial. A pressão osmótica coloide do plasma é, em média, 25 mm Hg.

3. A **pressão hidrostática do fluido intersticial (P_{IF})** é a pressão do fluido exercida na parte externa da parede capilar pelo fluido intersticial. Esta pressão tende a forçar fluido *para dentro* dos capilares. Devido às dificuldades encontradas na medição da pressão hidrostática do fluido intersticial, o valor real da pressão é controverso. Ela gira entre valores pouco acima, pouco abaixo ou iguais à pressão atmosférica. Para fins ilustrativos, estabeleceremos que é de 1 mm Hg acima da pressão atmosférica.

4. A **pressão osmótica coloide do fluido intersticial (π_{IF})** é outra força que não contribui significativamente para o escoamento. A pequena fração de proteínas plasmáticas que atravessam as paredes capilares para os espaços intersticiais normalmente volta ao sangue pelo sistema linfático. Portanto, a concentração de proteína no fluido intersticial é extremamente baixa e a pressão osmótica coloide do fluido intersticial é muito próxima de zero. No entanto, se as proteínas do plasma passam patologicamente para o fluido intersticial, como ocorre quando a histamina amplia os poros capilares durante o ferimento de tecidos, as proteínas vazadas exercem um efeito osmótico que tende a promover o movimento de fluidos *para fora* dos capilares e para dentro do fluido intersticial.

Portanto, as duas pressões que tendem a forçar fluido para fora do capilar são a pressão sanguínea capilar e a pressão osmótica coloide do fluido intersticial. As duas pressões opostas que tendem a forçar fluido para dentro do capilar são a pressão osmótica coloide do plasma e a pressão hidrostática do fluido intersticial. A seguir, analisaremos o movimento de fluido que atravessa uma parede capilar devido a desequilíbrios nestas forças físicas opostas (• Figura 10-22).

TROCA LÍQUIDA DE FLUIDO AO LONGO DA PAREDE CAPILAR A troca líquida em um determinado ponto ao longo da parede capilar pode ser calculada utilizando a seguinte equação:

$$\text{Pressão de troca líquida} = \underbrace{(P_C + \pi_{IF})}_{\text{(pressão para fora)}} - \underbrace{(\pi_P + P_{IF})}_{\text{(pressão para dentro)}}$$

Uma pressão de troca líquida positiva (quando a pressão para fora excede a para dentro) representa uma pressão de ultrafiltração. Uma pressão de troca líquida negativa (quando a pressão para dentro excede a para fora) representa uma pressão de reabsorção.

Na extremidade arteriolar do capilar, a pressão de saída totaliza 37 mm Hg, enquanto a pressão de entrada totaliza 26 mm Hg, para uma pressão líquida para fora de 11 mm Hg. A ultrafiltração ocorre no início do capilar enquanto este gradiente de pressão de saída força um filtrado sem proteína através dos poros capilares.

No momento em que a extremidade venular do capilar é atingida, a pressão sanguínea capilar caiu, mas as outras pressões permaneceram basicamente constantes. Neste ponto, a pressão para fora caiu para um total de 17 mm Hg, enquanto a pressão total para dentro ainda é de 26 mm Hg, para uma pressão líquida de entrada de 9 mm Hg. A reabsorção de fluido ocorre enquanto esse gradiente de pressão para dentro força fluido de volta para o capilar em sua extremidade venular.

A ultrafiltração e a reabsorção, coletivamente denominadas *escoamento*, são, portanto, o resultado de uma mudança no equilíbrio entre as forças físicas passivas que atuam ao longo da parede capilar. Nenhuma força ativa ou gasto de energia local está envolvido no escoamento de fluido entre o plasma e o fluido intersticial ao redor. Com apenas pequenas contribuições das forças do fluido intersticial, a ultrafiltração ocorre no início do capilar porque a pressão sanguínea capilar excede

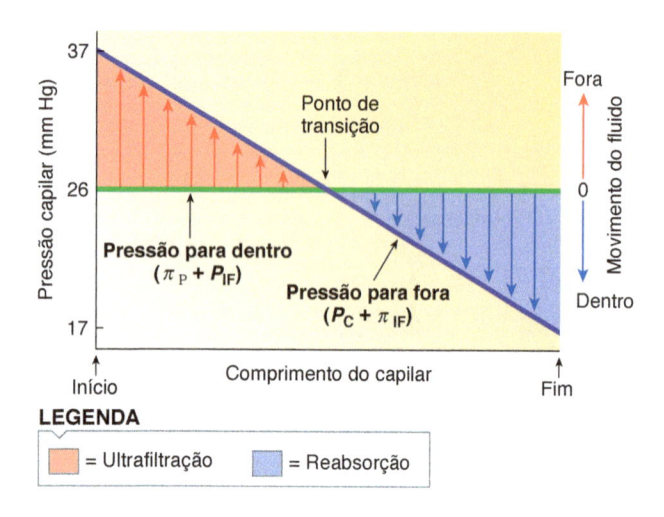

FIGURA 10-23 Filtração líquida e reabsorção líquida ao longo do comprimento do vaso. A pressão para dentro ($\pi_P + P_{IF}$) permanece constante por todo o comprimento do capilar, enquanto a pressão para fora ($P_C + \pi_{IF}$) cai progressivamente ao longo do comprimento do capilar. Na primeira metade do vaso, na qual a pressão de saída em declínio ainda excede a constante pressão de entrada, quantidades cada vez menores de fluido são filtradas (setas vermelhas para cima). Na última metade do vaso, quantidades cada vez maiores de fluido são reabsorvidas (setas azuis para baixo) à medida que a pressão para fora em declínio fica menor que a pressão constante para dentro.

a pressão osmótica coloide do plasma, enquanto ao final do capilar a reabsorção ocorre porque a pressão sanguínea ficou menor que a pressão osmótica.

É importante perceber que fizemos "instantâneos" de dois pontos – do início e do final – de um capilar hipotético. Na verdade, a pressão sanguínea cai gradualmente ao longo do comprimento do capilar, de forma que quantidades cada vez menores de fluido são filtradas na primeira metade do vaso e quantidades cada vez maiores de fluido são reabsorvidas na última metade (• Figura 10-23). Mesmo esta situação é idealizada. As pressões utilizadas nesta figura são valores médios e passíveis de discussão. Alguns capilares têm uma pressão sanguínea tão alta que a filtração ocorre, na verdade, em todo o seu comprimento, enquanto outros têm pressão hidrostática tão baixa que ocorre reabsorção em todo o seu comprimento.

Na verdade, uma teoria recente que vem recebendo considerável atenção é a de que a filtração líquida ocorre por todo o comprimento de todos os capilares *abertos*, enquanto a reabsorção líquida ocorre em todo o comprimento de quase todos os capilares *fechados*. De acordo com esta teoria, quando o esfíncter pré-capilar é relaxado, a pressão sanguínea capilar excede a pressão osmótica do plasma mesmo na extremidade venular do capilar, promovendo a filtração por todo o comprimento. Quando o esfíncter pré-capilar está quase completamente fechado, a redução no fluxo de sangue através do capilar reduz a pressão sanguínea capilar abaixo da pressão osmótica do plasma mesmo no início do capilar e, portanto, a reabsorção ocorre ao longo de todo o capilar. Qualquer que seja o mecanismo envolvido, o efeito líquido é o mesmo. Um filtrado sem proteína deixa o capilar e, por fim, é reabsorvido.

FUNÇÃO DO ESCOAMENTO O escoamento não tem função importante na troca de solutos individuais entre o sangue e os tecidos, pois a quantidade de solutos movidos através da parede capilar pelo escoamento é extremamente pequena comparada à transferência muito maior de solutos por difusão. Assim, a ultrafiltração e a reabsorção não são importantes na troca de nutrientes e resíduos. Entretanto, o escoamento é extremamente importante na regulagem da distribuição de ECF entre o plasma e o fluido intersticial. A manutenção da pressão sanguínea arterial adequada depende parcialmente do volume apropriado de sangue em circulação. Se o volume de plasma diminuir (por hemorragia, por exemplo), a pressão sanguínea cairá. A resultante diminuição da pressão sanguínea capilar altera o equilíbrio de forças nas paredes capilares. Como a pressão líquida para fora diminui enquanto a pressão líquida para dentro permanece inalterada, o fluido adicional passa do compartimento intersticial para o plasma, como resultado da menor filtração e maior reabsorção. O fluido extra, banhado de fluido intersticial, fornece mais fluido para o plasma, compensando temporariamente a perda de sangue. Enquanto isso, mecanismos reflexos que atuam no coração e nos vasos sanguíneos (descritos mais à frente) também entram em ação, ajudando a manter a pressão sanguínea até que mecanismos de longo prazo, como a sede (e sua satisfação) e a redução na produção de urina, possam restaurar o volume de fluido a fim de compensar totalmente a perda.

De maneira inversa, se o volume de plasma aumentar demais – como pelo excesso de absorção de fluido –, o aumento resultante na pressão sanguínea capilar força fluido extra dos capilares para o fluido intersticial, aliviando temporariamente o volume expandido de plasma até que o excesso de fluido possa ser eliminado do organismo por medidas de longo prazo, como o aumento na produção de urina.

Essas mudanças de fluido interno entre os dois compartimentos de ECF ocorrem automaticamente e de forma imediata, sempre que o equilíbrio das forças que atuam nas paredes capilares tiver sido alterado – elas fornecem um mecanismo temporário para ajudar a manter o volume de plasma razoavelmente constante. No processo de restauração do volume de plasma para um nível adequado, o volume de fluido intersticial flutua, mas é muito mais importante que o volume de plasma seja mantido constante, para garantir que o sistema circulatório funcione efetivamente.

O sistema linfático é uma rota acessória pela qual o fluido intersticial pode retornar ao sangue.

Mesmo em circunstâncias normais, um pouco mais de fluido é filtrado dos capilares para o fluido intersticial do que reabsorvido do fluido intersticial de volta ao plasma. Em média, a pressão de ultrafiltração líquida começa em 11 mm Hg no início do capilar, enquanto a pressão de reabsorção líquida atinge apenas 9 mm Hg no final do vaso (veja a • Figura 10-22). Devido a esse diferencial de pressão, em média, mais fluido é filtrado da primeira metade do capilar do que reabsorvido em sua última metade. O fluido extra filtrado resultante desse desequilíbrio de filtração-reabsorção é coletado pelo **sistema linfático**. Esta ampla rede de vasos de via única fornece uma rota acessória pela qual o fluido pode ser retornado do fluido intersticial para o sangue. O sistema linfático funciona como uma calha de chuva que coleta e transporta o excesso de água para que ela não se acumule e inunde uma área.

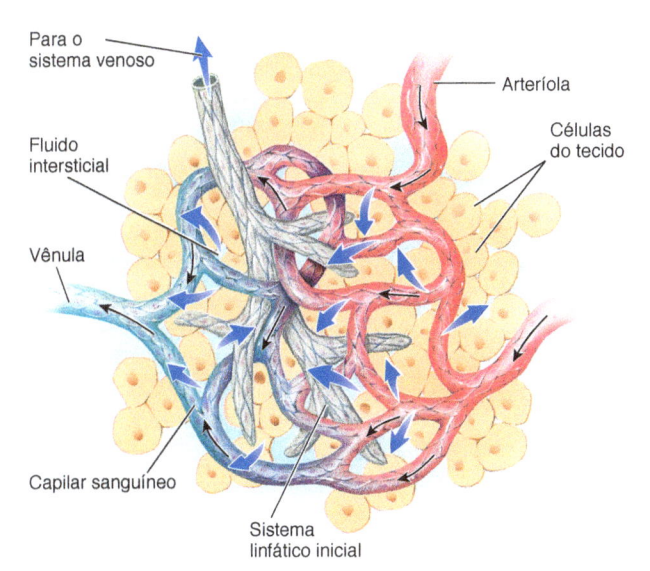

(a) Relação entre sistema linfático inicial e capilares sanguíneos

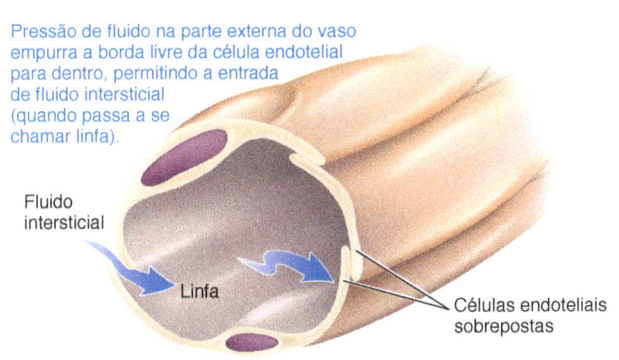

(b) Organização das células endoteliais do sistema linfático inicial

• **FIGURA 10-24 Sistema linfático inicial.** (a) O sistema linfático inicial sem saída coleta o excesso de fluido filtrado pelos capilares sanguíneos e o retorna ao sistema venoso no tórax. (b) Observe que as bordas sobrepostas das células epiteliais criam aberturas semelhantes a válvulas na parede do vaso.

COLETA E FLUXO DE LINFA Pequenos vasos de linfa terminais sem saída, o chamado **sistema linfático inicial**, permeiam quase todos os tecidos do organismo (• Figura 10-24a). As células endoteliais que formam as paredes do sistema linfático inicial sobrepõem-se ligeiramente, como as telhas de um telhado, deixando suas bordas sobrepostas livres em vez de acopladas às células ao redor. Esta organização cria aberturas semelhantes a uma válvula de mão única na parede do vaso. A pressão de fluido na parte externa do vaso empurra para dentro a borda mais interna de um par de bordas sobrepostas, criando um vão entre elas (isto é, abrindo a válvula). Esta abertura permite a entrada de fluido intersticial (• Figura 10-24b). O fluido intersticial que entra em um vaso linfático é chamado de **linfa**. A pressão de fluido na parte interna força as bordas sobrepostas juntas, fechando as válvulas para que a linfa não escape. Essas aberturas linfáticas semelhantes a válvulas são muito maiores do que os poros nos capilares sanguíneos. Consequentemente, partículas grandes no fluido intersticial, como proteínas plasmáticas e bactérias, podem obter acesso ao sistema linfático inicial, mas são excluídas dos capilares sanguíneos.

O sistema linfático inicial se converge para formar **vasos linfáticos** cada vez maiores, que finalmente se esvaziam no sistema venoso, perto de onde o sangue entra no átrio direito (• Figura 10-25a). Como não há um "coração linfático" para fornecer pressão de impulsão, pode-se perguntar como a linfa é direcionada dos tecidos para o sistema venoso na cavidade torácica. O fluxo de linfa é realizado por dois mecanismos. Primeiro, os vasos linfáticos adiante do sistema linfático inicial são cercados por músculo liso, que se contrai ritmicamente como resultado da atividade miogênica. Quando este músculo é estirado porque o vaso está distendido com linfa, inerentemente o músculo se contrai com mais força, empurrando a linfa através do vaso. Esta "bomba de linfa" intrínseca é a principal força de impulsão da linfa. A estimulação do músculo liso linfático pelo sistema nervoso simpático aumenta ainda mais a atividade de bombeamento dos vasos linfáticos. Segundo, como os vasos linfáticos ficam entre os músculos esqueléticos, a contração destes músculos espreme a linfa para fora dos vasos. Válvulas de via única espaçadas em intervalos dentro dos vasos linfáticos direcionam o fluxo de linfa em direção a sua saída venosa no peito.

FUNÇÕES DO SISTEMA LINFÁTICO Acompanhe as funções mais importantes do sistema linfático:

▪ *Retorno do excesso de fluido filtrado.* Normalmente, a filtração capilar excede a reabsorção em cerca de 3 litros por dia (20 litros filtrados, 17 litros reabsorvidos) (• Figura 10-25b). Mesmo assim, o volume total de sangue é de apenas 5 litros, e somente 2,75 litros disso é plasma (as células sanguíneas compõem o volume de sangue restante). Com um débito cardíaco médio, 7.200 litros de sangue atravessam os capilares diariamente em condições de repouso (mais, quando o débito cardíaco aumenta). Embora apenas uma pequena fração do fluido filtrado não seja reabsorvida pelos capilares do sangue, o efeito cumulativo deste processo, repetido a cada batimento cardíaco, resulta no equivalente a mais do que todo o volume de plasma sendo deixado para trás no fluido intersticial todos os dias. Obviamente, este fluido deve ser devolvido ao plasma em circulação, e esta tarefa é realizada pelos vasos linfáticos. A taxa média de fluxo através dos vasos linfáticos é de 3 litros por dia, em comparação com os 7.200 litros por dia que circulam no sistema circulatório.

▪ *Defesa contra doenças.* A linfa é filtrada através de **linfonodos** localizados dentro do sistema linfático. A passagem desse fluido pelos linfonodos é um aspecto importante do mecanismo de defesa do organismo contra doenças. Por exemplo, bactérias coletadas no fluido intersticial são destruídas por fagócitos especiais dentro dos linfonodos (veja o Capítulo 12).

▪ *Transporte de gordura absorvida.* O sistema linfático é importante na absorção de gordura do trato digestório. Os produtos finais da digestão de gorduras alimentares são embalados por células que revestem o trato digestório em partículas de gordura grandes demais para acessar os capilares sanguíneos, mas que podem entrar facilmente no sistema linfático inicial (veja o Capítulo 16).

▪ *Retorno de proteínas filtradas.* A maioria dos capilares permite a vazão de algumas proteínas plasmáticas durante a filtração.

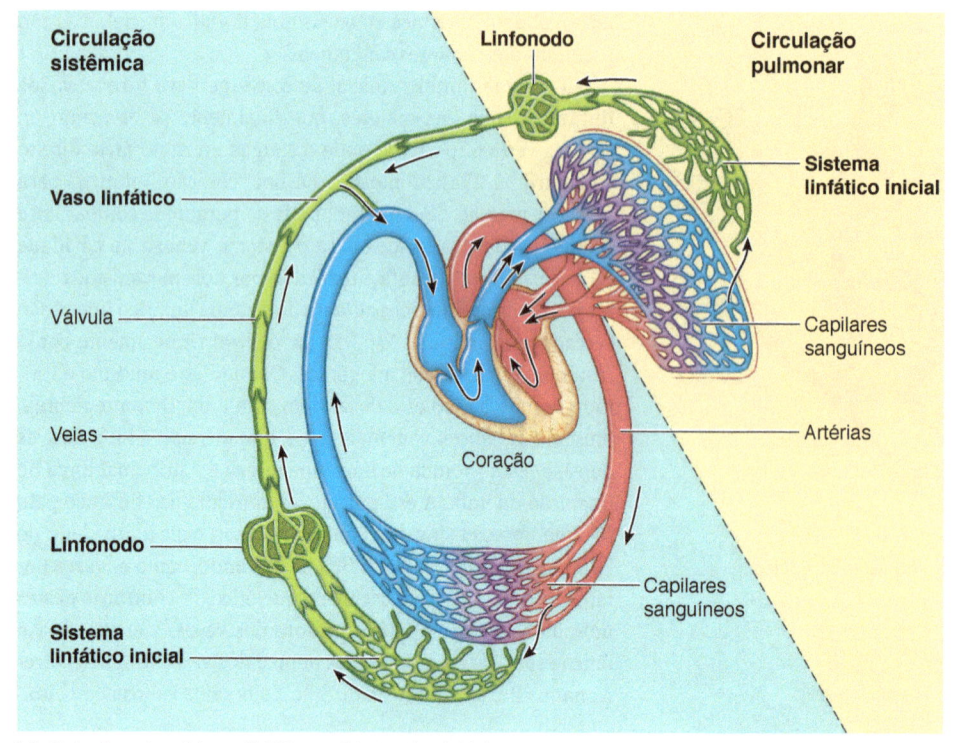

(a) Relação entre sistema linfático e sistema circulatório

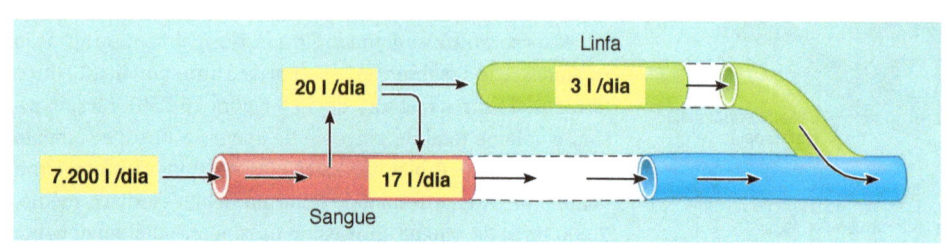

(b) Comparação entre fluxo de sangue e de linfa por dia

• **FIGURA 10-25 Sistema linfático.** (a) A linfa se esvazia no sistema venoso perto de sua entrada para o átrio direito. (b) O fluxo de linfa é, em média, de 3 litros por dia, enquanto o fluxo de sangue é de, em média, 7.200 litros por dia.

Essas proteínas não podem ser reabsorvidas imediatamente pelos capilares sanguíneos, mas podem obter fácil acesso ao sistema linfático inicial. Se as proteínas pudessem se acumular no fluido intersticial em vez de retornarem à circulação via sistema linfático, a pressão osmótica coloide do fluido intersticial (uma pressão de saída) aumentaria progressivamente enquanto a pressão osmótica coloide do plasma (uma pressão de entrada) cairia progressivamente. Como resultado, as forças de filtração aumentariam gradualmente e as de reabsorção diminuiriam gradualmente, resultando em acúmulo progressivo de fluido nos espaços intersticiais, à custa de perda de volume de plasma.

O edema ocorre quando há excesso de acúmulo de fluido intersticial.

Nota Clínica Às vezes, o fluido intersticial é excessivamente acumulado quando uma das forças físicas que atuam nas paredes capilares torna-se anormal por algum motivo. O inchaço dos tecidos devido ao excesso de fluido intersticial é conhecido como **edema**. As causas do edema podem ser agrupadas em quatro categorias gerais:

1. A *redução na concentração de proteínas plasmáticas* diminui a pressão osmótica coloide do plasma. Tal queda na grande pressão de entrada permite a saída de excesso de fluido filtrado, enquanto quantidades abaixo do normal de fluido são reabsorvidas – assim, o fluido adicional permanece nos espaços intersticiais. O edema pode ser causado por uma diminuição na concentração de proteínas plasmáticas por vários fatores: perda excessiva de proteínas plasmáticas na urina, devido a doenças renais; redução na síntese de proteínas plasmáticas, devido a doenças hepáticas (o fígado sintetiza quase todas as proteínas plasmáticas); uma dieta baixa em proteínas; ou perda significativa de proteínas plasmáticas em superfícies extensamente queimadas.

2. A *maior permeabilidade das paredes capilares* permite que mais proteínas plasmáticas que o normal passem do plasma para o fluido intersticial ao redor – por exemplo, pelo alargamento induzido por histamina dos poros capilares durante ferimento nos tecidos ou reações alérgicas. A resultante queda na pressão osmótica coloide do plasma reduz a pressão de entrada efetiva, enquanto o aumento resultante na pressão osmótica coloide do fluido intersticial causada pelo excesso de proteína no fluido intersticial aumenta a força efetiva para dentro. Este desequilíbrio contribui parcialmente para o edema localizado associado a ferimentos (por exemplo, bolhas) e respostas alérgicas (como urticárias).

3. A *maior pressão venosa*, como quando o sangue se acumula nas veias, é acompanhada por um aumento na pressão sanguínea capilar, porque os capilares são drenados nas veias. Esta elevação na pressão para fora ao longo das paredes capilares é amplamente responsável pelo edema que acompanha a insuficiência cardíaca congestiva (veja a p. 331). O edema regional também pode ocorrer devido à restrição localizada do retorno venoso. Um exemplo é o inchaço que frequentemente ocorre nas pernas e nos pés durante a gravidez. O útero dilatado comprime as principais veias que drenam as extremidades inferiores, pois esses vasos entram na cavidade abdominal. O acúmulo de sangue resultante nessas veias aumenta a pressão sanguínea nos capilares dos pés e pernas, o que promove edema regional das extremidades inferiores.

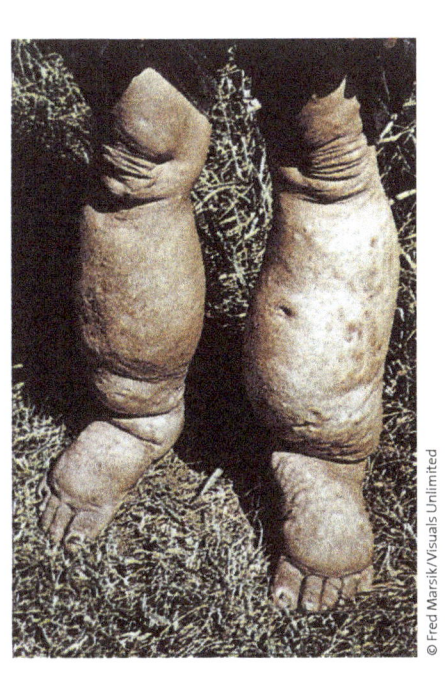

• **FIGURA 10-26 Elefantíase.** Condição tropical causada por um verme parasita, transmitido por mosquitos, que invade os vasos linfáticos. Como resultado da interferência na drenagem linfática, as partes do corpo afetadas, normalmente as extremidades, tornam-se incrivelmente edematosas, parecendo com as de um elefante.

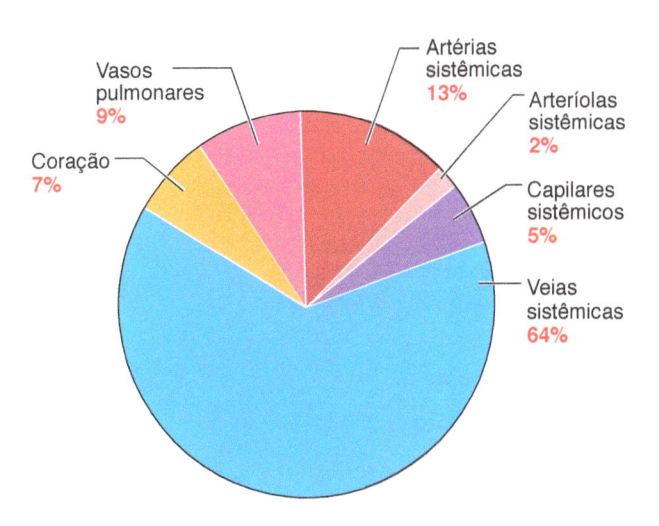

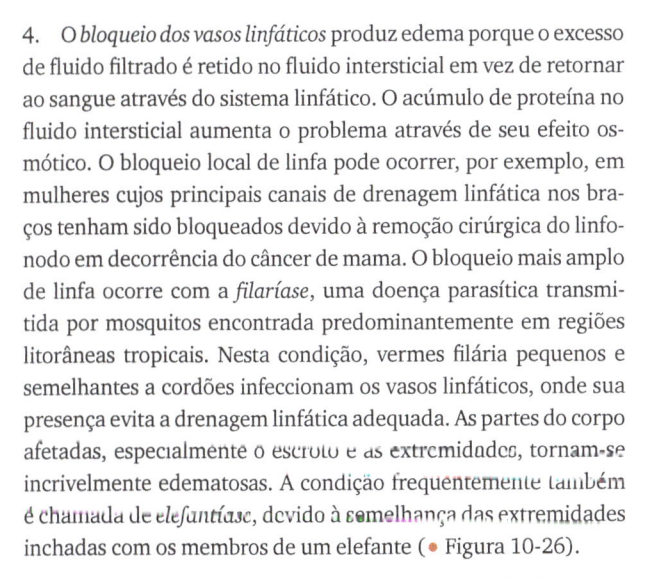

• **FIGURA 10-27** Porcentagem de volume total de sangue em diferentes partes do sistema circulatório.

4. O *bloqueio dos vasos linfáticos* produz edema porque o excesso de fluido filtrado é retido no fluido intersticial em vez de retornar ao sangue através do sistema linfático. O acúmulo de proteína no fluido intersticial aumenta o problema através de seu efeito osmótico. O bloqueio local de linfa pode ocorrer, por exemplo, em mulheres cujos principais canais de drenagem linfática nos braços tenham sido bloqueados devido à remoção cirúrgica do linfonodo em decorrência do câncer de mama. O bloqueio mais amplo de linfa ocorre com a *filaríase*, uma doença parasítica transmitida por mosquitos encontrada predominantemente em regiões litorâneas tropicais. Nesta condição, vermes filária pequenos e semelhantes a cordões infeccionam os vasos linfáticos, onde sua presença evita a drenagem linfática adequada. As partes do corpo afetadas, especialmente o escroto e as extremidades, tornam-se incrivelmente edematosas. A condição frequentemente também é chamada de *elefantíase*, devido à semelhança das extremidades inchadas com os membros de um elefante (• Figura 10-26).

Seja qual for a causa do edema, uma consequência importante é a redução na troca de materiais entre o sangue e as células. À medida que o excesso de fluido intersticial se acumula, aumenta a distância entre o sangue e as células ao longo das quais nutrientes, O_2 e resíduos devem se difundir e, portanto, a taxa de difusão diminui. Sendo assim, células dentro de tecidos edematosos podem não ser adequadamente alimentadas.

Veias

O sistema venoso completa o circuito circulatório. O sangue que sai dos leitos capilares entra no sistema venoso para o transporte de volta ao coração.

Vênulas comunicam-se quimicamente com as arteríolas das proximidades.

No nível microcirculatório, os capilares se drenam nas **vênulas**, que convergem progressivamente para formar pequenas veias que saem dos órgãos. Em contraste com as arteríolas, as vênulas têm pouco tônus e resistência. Há ampla comunicação via sinais químicos entre vênulas e arteríolas próximas. Essa sinalização venular-arteriolar é essencial para harmonizar o fluxo capilar de entrada e de saída dentro de um órgão.

As veias servem como reservatórios de sangue e como passagens de volta ao coração.

As veias têm um grande raio e, portanto, oferecem pouca resistência ao fluxo. Além disso, como a área transversal total do sistema venoso diminui gradualmente à medida que veias menores convergem em vasos cada vez maiores, mas em menor quantidade, o fluxo sanguíneo acelera quando o sangue se aproxima do coração.

Além de servir de passagens de baixa resistência para o retorno de sangue dos tecidos ao coração, as veias sistêmicas também servem de *reservatório de sangue*. Devido a sua capacidade de armazenamento, as veias frequentemente são chamadas de **vasos de capacitância**. As veias têm paredes muito mais finas e com menos músculo liso que as artérias. Além disso, ao contrário das artérias, as veias têm pouquíssima elasticidade, porque o tecido conectivo venoso contém consideravelmente mais fibras de colágeno do que fibras de elastina (veja a ▲ Tabela 10-1). Diferentemente do músculo liso arteriolar, o músculo liso venoso tem pouco tônus miogênico intrínseco. Devido a essas características, as veias são altamente distensíveis, ou esticáveis, e têm pouco recolhimento elástico. Elas se distendem facilmente para acomodar volumes adicionais de sangue com apenas um pequeno aumento na pressão venosa. As artérias alongadas pelo excesso de volume de sangue recolhem-se devido às fibras elásticas de suas paredes, movimentando o sangue para frente. As veias com um volume extra de sangue simplesmente se esticam para acomodar o sangue adicional, sem tender à contração. Por

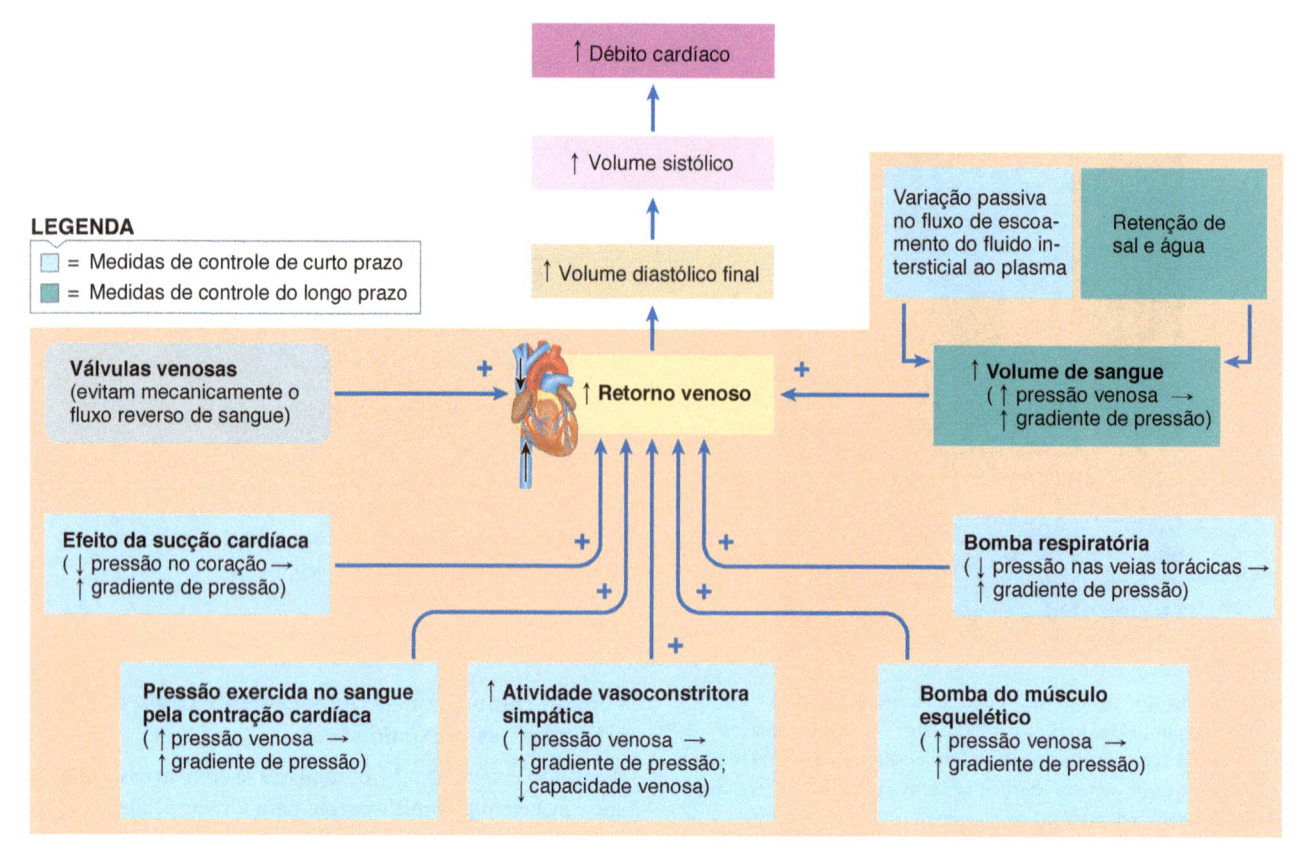

FIGURA 10-28 Fatores que facilitam o retorno venoso.

isso, as veias servem de **reservatório de sangue** – isto é, quando as demandas por sangue estão baixas, as veias podem armazenar sangue adicional na reserva devido a sua distensibilidade passiva. Em condições de repouso, as veias contêm mais de 60% do volume total de sangue (• Figura 10-27).

Devemos esclarecer um possível ponto de confusão. Contrariamente a uma possível concepção errônea, o sangue armazenado nas veias não fica retido em um tanque estagnado. Em geral, todo o sangue fica em circulação o tempo todo. Quando o organismo está em repouso e muitos leitos capilares estão fechados, a capacidade de retorno venoso aumenta, à medida que sangue adicional desvia-se dos capilares e entra nas veias. Quando este volume extra de sangue estica as veias, o sangue se move para frente mais lentamente através delas, porque a área transversal total das veias aumentou em resultado do estiramento. Portanto, o sangue leva mais tempo para cruzá-las. Como resultado desse trânsito mais lento pelas veias, elas essencialmente "armazenam" o volume adicional de sangue, porque este não chega tão rápido ao coração para ser novamente bombeado.

Quando o sangue armazenado se faz necessário, como durante exercícios, fatores extrínsecos (que logo serão descritos) reduzem a capacidade do reservatório venoso e levam o sangue adicional das veias ao coração para que possa ser bombeado para os tecidos. O maior retorno venoso causa um maior volume sistólico cardíaco, de acordo com a lei do coração de Frank–Starling (veja a p. 328). Em contraste, se sangue em demasia se acumula nas veias em vez de voltar ao coração, o débito cardíaco diminui anormalmente. Assim, há um delicado equilíbrio entre a capacidade das veias, a extensão de retorno venoso e o débito cardíaco. Agora, voltaremos nossa atenção aos fatores que afetam a capacidade venosa e contribuem para o retorno venoso.

O retorno venoso é aprimorado por diversos fatores extrínsecos.

A **capacidade venosa** (o volume de sangue que as veias podem acomodar) depende da distensibilidade das paredes venosas (o quanto elas podem se esticar para reter sangue) e da influência de qualquer pressão de entrada aplicada externamente nas veias. A um volume de sangue constante, à medida que aumenta a capacidade venosa, mais sangue continua nas veias em vez de retornar ao coração. Tal armazenamento venoso diminui o volume de sangue em circulação efetiva, o volume de sangue retornado e bombeado do coração. De maneira inversa, quando a capacidade venosa diminui, mais sangue retorna ao coração e é subsequentemente bombeado para fora. Assim, mudanças na capacidade venosa influenciam diretamente a intensidade do retorno venoso, que, por sua vez, é um determinante importante (embora não seja o único) do volume de sangue em circulação efetiva. O volume de sangue em circulação efetiva também é influenciado no curto prazo por mudanças passivas no escoamento entre os compartimentos vascular e o de fluido intersticial e, no longo prazo, por fatores que controlam o volume total de ECF, como o equilíbrio entre sal e água.

O termo **retorno venoso** refere-se ao volume de sangue vindo das veias que entra por minuto em cada átrio. Lembre-se de que a intensidade do fluxo através de um vaso é diretamente proporcional ao gradiente de pressão. Uma boa parte da pressão exercida sobre o sangue pela contração cardíaca é perdida no momento em que o sangue atinge o sistema venoso, devido a perdas friccionais ao longo do caminho, especialmente durante a passagem pelas arteríolas de alta resistência. No momento em que o sangue entra no sistema venoso, a pressão sanguínea é de, em média, 17 mm Hg (veja a • Figura 10-9). No entanto, como a pressão atrial é de aproximadamente 0 mm Hg, uma pressão de impulsão pequena, mas adequada, ainda existe para promover o fluxo de sangue através das veias de raio grande e de baixa resistência.

Nota Clínica Se a pressão atrial se torna patologicamente elevada, como na presença de uma válvula AV em vazamento, o gradiente de pressão venosa a atrial diminui, reduzindo o retorno venoso e fazendo o sangue se acumular no sistema venoso. A pressão atrial elevada é, portanto, uma causa da insuficiência cardíaca congestiva (veja no Capítulo 9).

Além da pressão de impulsão exercida pela contração cardíaca, cinco outros fatores aumentam o retorno venoso: vasoconstrição venosa simpaticamente induzida, atividade muscular esquelética, efeito das válvulas venosas, atividade respiratória e efeito da sucção cardíaca (• Figura 10-28). A maioria desses fatores secundários afeta o retorno venoso ao influenciar o gradiente de pressão entre as veias e o coração. Examinaremos cada um individualmente.

EFEITO DA ATIVIDADE SIMPÁTICA SOBRE O RETORNO VENOSO

As veias não são muito musculadas e têm pouco tônus intrínseco, mas o músculo liso venoso é abundantemente suprido com fibras nervosas simpáticas. A estimulação simpática produz vasoconstrição venosa, que eleva moderadamente a pressão venosa. Isto, por sua vez, aumenta o gradiente de pressão para levar mais do sangue armazenado das veias para o átrio direito, aumentando, assim, o retorno venoso. As veias normalmente têm um raio tão grande que a moderada vasoconstrição resultante da estimulação simpática tem pouco efeito sobre a resistência ao fluxo. Mesmo quando contraídas, as veias ainda têm um raio relativamente grande e ainda são veias de baixa resistência.

Além de mobilizar o sangue armazenado, a vasoconstrição venosa aumenta o retorno venoso ao diminuir a capacidade venosa. Com a capacidade de enchimento das veias reduzida, menos sangue drenado dos capilares permanece nas veias. Em vez disso, continua fluindo em direção ao coração. O maior retorno venoso iniciado pela estimulação simpática leva ao maior débito cardíaco, devido ao aumento no volume diastólico final. A estimulação simpática do coração também aumenta o débito cardíaco ao aumentar a frequência cardíaca e a contratilidade do coração (veja as p. 327 e 329). Enquanto a atividade simpática permanecer elevada, como durante o exercício, o maior débito cardíaco, por sua vez, ajudará a sustentar o maior retorno venoso iniciado pela vasoconstrição venosa simpaticamente induzida. Mais sangue sendo bombeado pelo coração significa maior retorno de sangue para o coração, porque as veias com capacidade reduzida não se esticam para armazenar o sangue adicional sendo bombeado no sistema vascular.

É importante reconhecer os diferentes resultados da vasoconstrição nas arteríolas e veias. A vasoconstrição arteriolar imediatamente *reduz* o fluxo através desses vasos devido à maior resistência (menos sangue pode entrar e fluir através da arteríola estreitada), enquanto a vasoconstrição venosa imediatamente *aumenta* o fluxo através desses vasos devido à sua menor capacidade (o estreitamento das veias expulsa mais do sangue já contido nelas, aumentando o fluxo sanguíneo através desses vasos).

EFEITO DA ATIVIDADE DO MÚSCULO ESQUELÉTICO SOBRE O RETORNO VENOSO

Muitas das grandes veias nas extremidades localizam-se entre os músculos esqueléticos e a contração desses músculos comprime as veias. Esta compressão venosa externa diminui a capacidade e aumenta a pressão das veias, movimentando o fluido venoso em direção ao coração (• Figura 10-29). Esta ação de bombeamento, conhecida como **bomba muscular esquelética**, é uma forma pela qual o sangue adicional

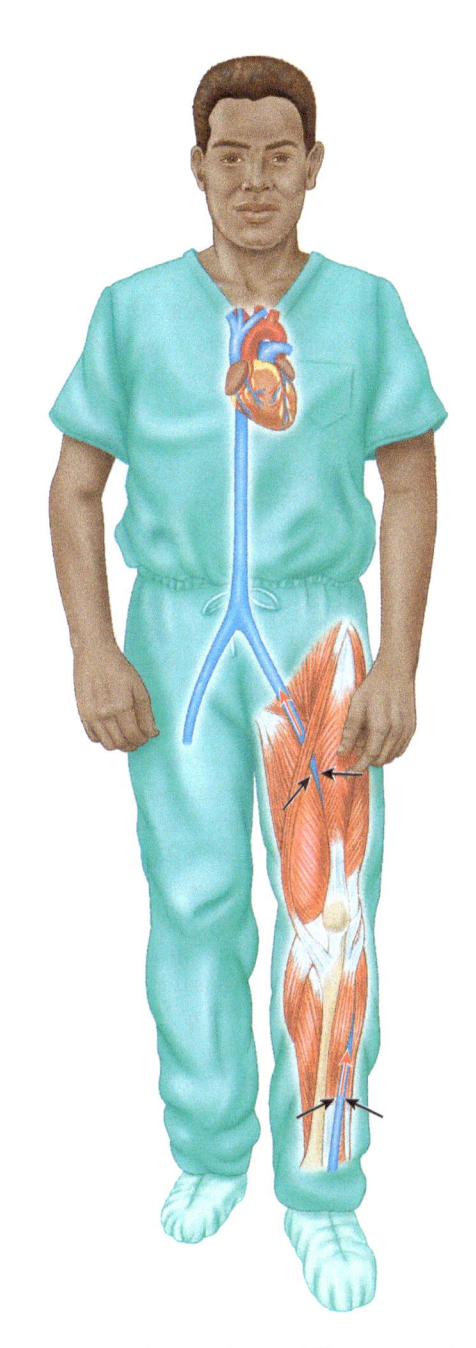

• **FIGURA 10-29** Bomba muscular esquelética, que aumenta o retorno venoso.

armazenado nas veias volta ao coração durante o exercício. A maior atividade muscular leva mais sangue das veias para o coração. A maior atividade simpática e a vasoconstrição venosa resultante também acompanham o exercício, aumentando ainda mais o retorno venoso.

A bomba do músculo esquelético também combate o efeito da gravidade sobre o sistema venoso. Vejamos como.

COMBATE AOS EFEITOS DA GRAVIDADE NO SISTEMA VENOSO

As pressões médias mencionadas até o momento para as diversas regiões da árvore vascular são para uma pessoa na posição horizontal. Quando uma pessoa está deitada, a força da gravidade é aplicada uniformemente e, portanto, não precisa ser considerada. Entretanto, quando uma pessoa está em pé, os efeitos gravitacionais não são uniformes. Além da pressão normal da contração cardíaca, os vasos abaixo do nível do coração ficam submetidos à pressão do peso da coluna de sangue, que se estende do coração ao nível do vaso em questão (• Figura 10-30).

Esta maior pressão tem duas consequências importantes. Primeiramente, as veias distensíveis cedem à maior pressão hidrostática, expandindo ainda mais e aumentando sua capacidade. Embora sujeitas aos mesmos efeitos gravitacionais, as artérias não são tão distensíveis e não se expandem da mesma forma que as veias. Uma boa parte do sangue que vem dos capilares tende a se agrupar nas veias expandidas na parte inferior das pernas em vez de retornar ao coração. Como o retorno venoso é reduzido, o débito cardíaco diminui e o volume em circulação efetiva cai. A segunda consequência é que o notável aumento na pressão sanguínea capilar resultante do efeito da gravidade faz o excesso de fluido se filtrar fora dos leitos capilares nas extremidades inferiores, produzindo edema localizado (isto é, pés e tornozelos inchados).

Duas medidas compensatórias normalmente combatem estes efeitos gravitacionais. Primeiro, a resultante queda na pressão arterial média, que ocorre quando uma pessoa deitada se levanta, ativa a vasoconstrição venosa simpaticamente induzida, o que impele para frente uma parte do sangue agrupado. Além disso, a bomba do músculo esquelético "interrompe" a coluna de sangue ao esvaziar completa e intermitentemente determinados trechos da veia, de forma que dada parte da veia não fique sujeita ao peso de toda a coluna venosa do coração até a altura daquela veia (• Figura 10-31 — veja também a • Figura 10-29). A vasoconstrição venosa reflexa não pode compensar totalmente os efeitos gravitacionais sem a atividade do músculo esquelético. Quando uma pessoa fica em pé por muito tempo, o fluxo de sangue para o cérebro diminui, devido ao declínio no volume em circulação efetiva, apesar dos reflexos voltados para manutenção da pressão arterial média. O menor fluxo de sangue para o cérebro, por sua vez, leva ao desmaio, o que devolve a pessoa a uma posição horizontal, eliminando os efeitos gravitacionais sobre o sistema vascular e restaurando a circulação efetiva. Por este motivo, é contraproducente tentar manter em pé uma pessoa desmaiada. O desmaio é uma solução para o problema, não o problema em si.

Como a bomba muscular esquelética facilita o retorno venoso e ajuda a combater os efeitos prejudiciais da gravidade sobre o sistema circulatório, é uma boa ideia levantar periodicamente quando se está há muito tempo sentado, e quando se está em pé, movimentar-se com frequência. A leve atividade muscular "ajuda a circular o sangue". Também é recomendável que pessoas que devem ficar em pé por longos períodos de tempo usem meias elásticas, que aplicam uma suave e contínua compressão externa, semelhante ao efeito da contração do músculo esquelético, de forma a combater ainda mais o efeito do acúmulo gravitacional de sangue nas veias das pernas.

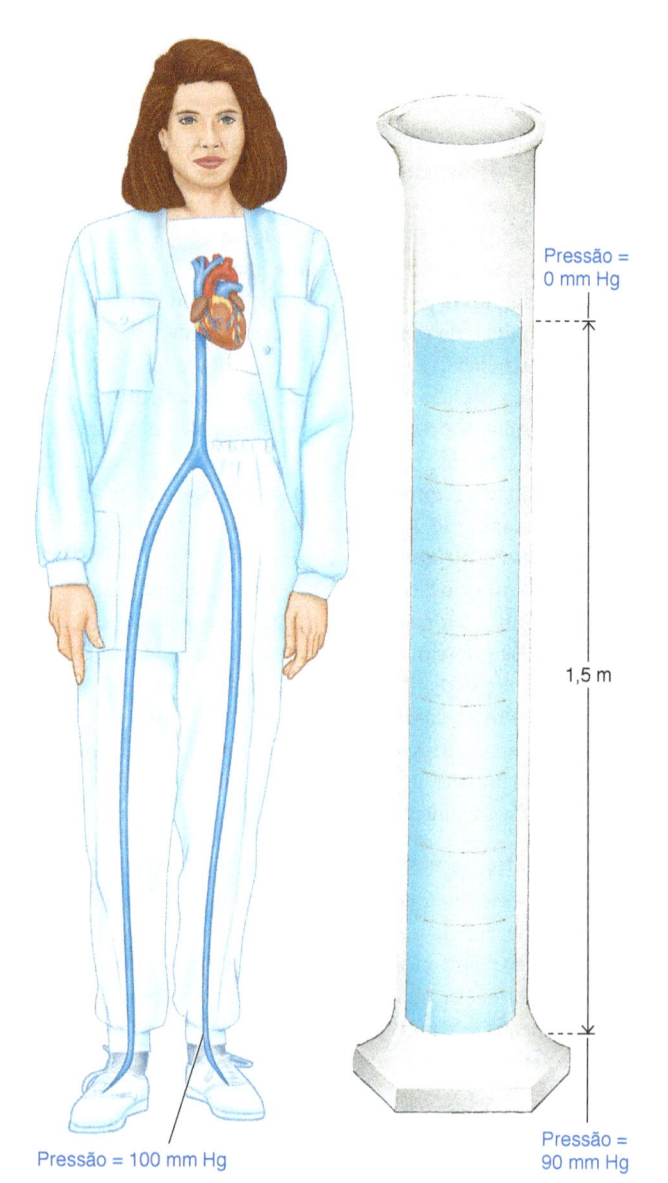

Pressão = 0 mm Hg

1,5 m

Pressão = 100 mm Hg
90 mm Hg causados por efeito gravitacional
10 mm Hg causados por pressão exercida pela contração cardíaca

Pressão = 90 mm Hg

• **FIGURA 10-30 Efeito da gravidade sobre a pressão venosa.** Em um adulto em pé, o sangue nos vasos que se estendem entre o coração e o pé é equivalente a uma coluna de 1,5 m de sangue. A pressão exercida por esta coluna de sangue em resultado do efeito da gravidade é de 90 mm Hg. A pressão exercida no sangue pelo coração cai para cerca de 10 mm Hg nas veias da perna devido a perdas friccionais nos vasos anteriores. Juntas, essas pressões produzem uma pressão venosa de 100 mm Hg nas veias do tornozelo e do pé. Os capilares na região estão sujeitos aos mesmos efeitos gravitacionais.

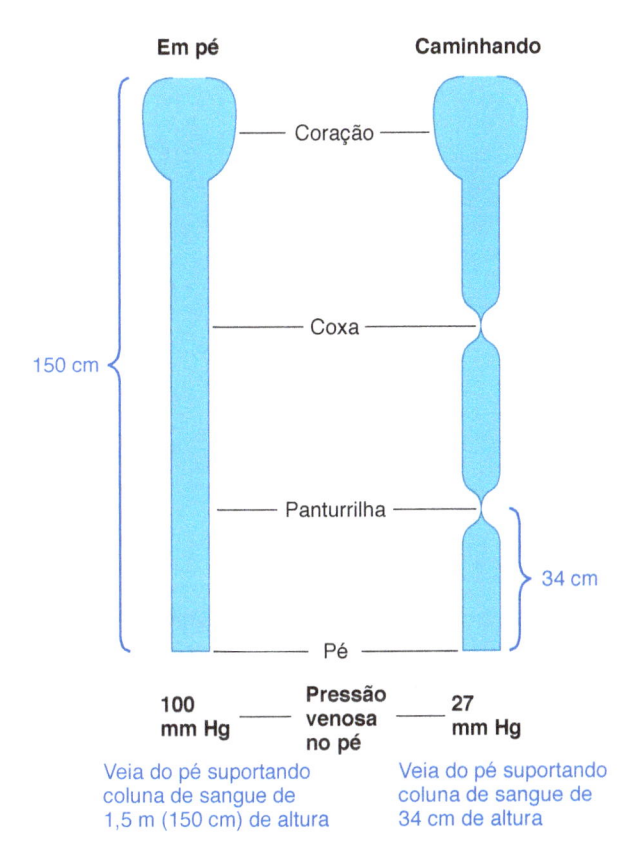

● **FIGURA 10-31** Efeito da contração dos músculos esqueléticos das pernas no combate aos efeitos da gravidade. A contração dos músculos esqueléticos (ao caminharmos, por exemplo) esvazia completamente alguns segmentos da veia, interrompendo a coluna de sangue que as veias inferiores devem suportar.
(Fonte: Adaptado de *Physiology of the Heart and Circulation*, 4. ed., por R. C. Little e W. C. Little. Copyright © 1989 Year Book Medical Publishers, Inc., com permissão de Elsevier.)

EFEITO DAS VÁLVULAS VENOSAS SOBRE O RETORNO VENOSO

A vasoconstrição venosa e a compressão externa venosa levam sangue em direção ao coração. Mesmo assim, ao se espremer o meio de um tubo cheio de fluido, esse fluido é empurrado nas duas direções a partir do ponto de constrição (● Figura 10-32a). Então, por que a vasoconstrição venosa e a bomba do músculo esquelético não impelem o sangue tanto para trás como para frente? O sangue só pode ir para frente porque as grandes veias estão equipadas com válvulas de mão única, separadas de 2 a 4 cm entre si. Essas válvulas permitem que o sangue vá na direção do coração, mas evitam que ele retorne aos tecidos (● Figura 10-32b). Essas válvulas venosas também desempenham uma função no combate aos efeitos gravitacionais da postura ereta, ajudando a minimizar o fluxo reverso de sangue que tende a ocorrer quando uma pessoa fica em pé e também sustentando temporariamente partes da coluna de sangue quando os músculos esqueléticos estão relaxados.

Nota Clínica As **veias varicosas** (varizes) ocorrem quando as válvulas venosas não conseguem mais apoiar a coluna de sangue acima delas. Pessoas predispostas a esta condição normalmente herdaram um excesso de distensibilidade e fraqueza de suas paredes venosas. Agravadas pelo fato de ficar frequentemente em pé por períodos prolongados,

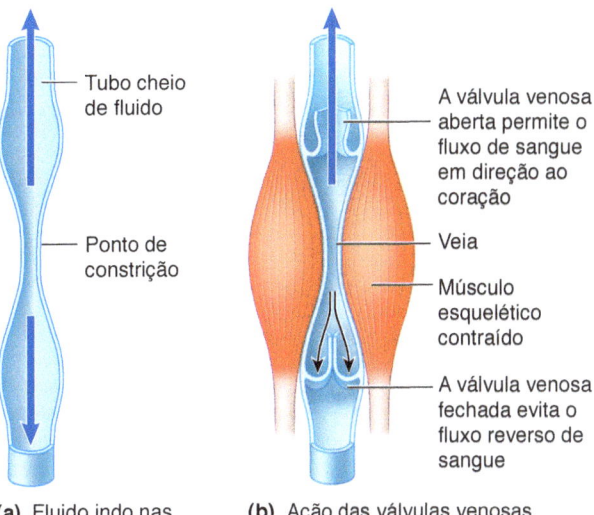

● **FIGURA 10-32 Função das válvulas venosas.** (a) Quando um tubo é espremido no meio, o fluido é empurrado nas duas direções. (b) As válvulas venosas permitem apenas o fluxo de sangue em direção ao coração.

as veias ficam tão distendidas quando o sangue se acumula nelas que as bordas das válvulas não conseguem mais se unir para formar uma vedação. Veias varicosas superficiais das pernas ficam visivelmente superdistendidas e tortuosas. Ao contrário do que se poderia esperar, o agrupamento crônico de sangue nas veias patologicamente distendidas não reduz o débito cardíaco, porque há um aumento compensatório no volume total de sangue em circulação. Em vez disso, a consequência mais grave das varizes é a possibilidade de formação anormal de coágulos no sangue lento acumulado. É especialmente perigoso o risco de esses coágulos se romperem e bloquearem veias pequenas em outros lugares, especialmente os capilares pulmonares.

EFEITO DA ATIVIDADE RESPIRATÓRIA SOBRE O RETORNO VENOSO

Como resultado da atividade respiratória, a pressão interna da cavidade torácica é, em média, 5 mm Hg inferior à pressão atmosférica. À medida que o sistema venoso retorna sangue de regiões inferiores do corpo para o coração, ele percorre a cavidade peitoral, onde fica exposto à pressão subatmosférica. Como o sistema venoso dos membros e do abdômen está sujeito à pressão atmosférica normal, há um gradiente de pressão aplicado externamente entre as veias inferiores (sujeitas à pressão atmosférica) e as veias do tórax (a 5 mm Hg menos do que a pressão atmosférica). Esta diferença de pressão leva sangue das veias inferiores às veias torácicas, promovendo um aumento no retorno venoso (● Figura 10-33). Este mecanismo de facilitação do retorno venoso é chamado de **bomba respiratória**, porque resulta da atividade respiratória. A maior atividade respiratória, além dos efeitos da bomba do músculo esquelético e da vasoconstrição venosa, aumenta o retorno venoso durante o exercício.

EFEITO DA SUCÇÃO CARDÍACA SOBRE O RETORNO VENOSO

A extensão do enchimento cardíaco não depende totalmente de fatores relacionados às veias. O coração desempenha um papel

5 mm Hg menos do que a pressão atmosférica

Pressão atmosférica

5 mm Hg menos do que a pressão atmosférica

Pressão atmosférica

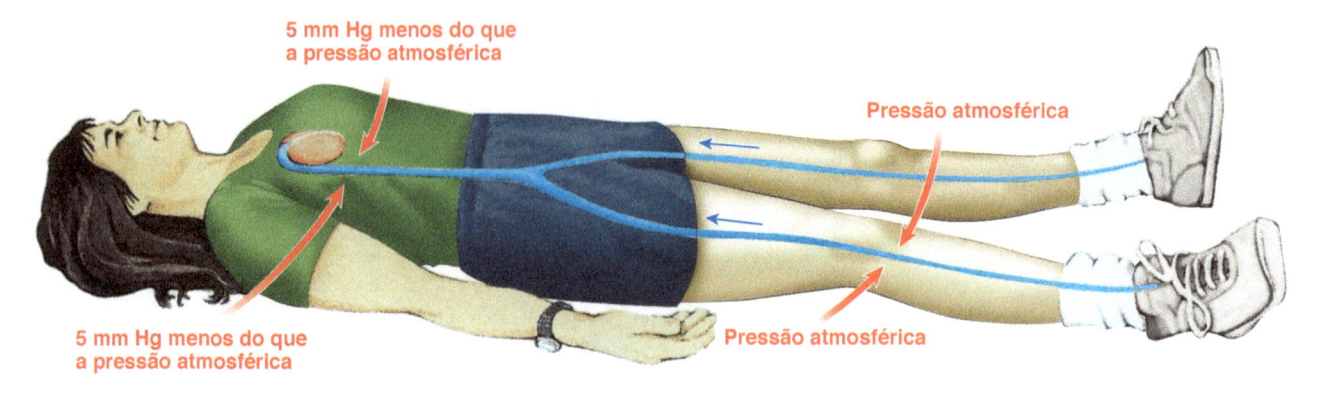

• **FIGURA 10-33** Bomba respiratória aumentando o retorno venoso. Como resultado da atividade respiratória, a pressão que cerca as veias torácicas é inferior à pressão que cerca as veias nas extremidades e no abdômen. Isso estabelece um gradiente de pressão aplicado externamente nas veias, o que leva o sangue em direção ao coração.

em seu próprio enchimento. Durante a contração ventricular, as válvulas AV são levadas para baixo, o que aumenta as cavidades atriais. Como resultado, a pressão atrial cai temporariamente abaixo de 0 mm Hg, aumentando assim o gradiente de pressão veia a átrios para que o retorno venoso aumente. Além disso, a rápida expansão das câmaras ventriculares durante o relaxamento ventricular cria uma pressão negativa transiente nos ventrículos para que o sangue seja "sugado" dos átrios e veias – isto é, a pressão ventricular negativa aumenta o gradiente de pressão entre veia, átrio e ventrículo, aumentando ainda mais o retorno venoso. Assim, o coração funciona como uma "bomba de sucção", facilitando o enchimento cardíaco.

Pressão Sanguínea

A pressão arterial média é a pressão sanguínea monitorada e regulada no organismo, não a pressão arterial sistólica, diastólica ou de pulso nem a pressão de qualquer outra parte da árvore vascular. Medições rotineiras da pressão sanguínea registram as pressões arteriais sistólica e diastólica, que podem ser utilizadas como referência para avaliar a pressão arterial média. O nível normal de pressão sanguínea foi determinado pelos Institutos Nacionais de Saúde (NIH) dos Estados Unidos como inferior a 120/80 mm Hg.

A pressão sanguínea é regulada pelo controle do débito cardíaco, pela resistência periférica total e pelo volume do sangue.

A pressão arterial média é a principal força de impulsão para se levar sangue aos tecidos. Essa pressão deve ser bastante regulada por dois motivos. Primeiro, ela deve ser suficientemente alta para garantir pressão de impulsão suficiente – sem essa pressão, o cérebro e outros órgãos não receberão o fluxo adequado, independentemente de quais ajustes locais sejam feitos na resistência das arteríolas que os alimentam. Segundo, a pressão não pode ser tão alta que gere trabalho adicional para o coração e aumente o risco de lesão vascular e possível ruptura de pequenos vasos sanguíneos.

DETERMINANTES DA PRESSÃO ARTERIAL MÉDIA Mecanismos elaborados, envolvendo a ação integrada dos diversos componentes do sistema circulatório e outros sistemas corporais, são vitais à regulagem desta tão importante pressão arterial média (• Figura 10-34). Lembre-se de que os dois determinantes da pressão arterial média são o débito cardíaco e a resistência periférica total:

Pressão arterial média =
débito cardíaco × resistência periférica total

(Não confunda esta equação, que indica os fatores que *determinam* a pressão arterial média – a intensidade do débito cardíaco e da resistência periférica total – com a equação utilizada para *calcular* a pressão arterial média, ou seja, pressão arterial média = pressão diastólica + 1/3 de pressão do pulso.)

Lembre-se de que diversos fatores, por sua vez, determinam o débito cardíaco (veja a • Figura 9-24) e a resistência periférica total (veja a • Figura 10-14). É facilmente observável, portanto, a complexidade da regulagem da pressão sanguínea. A partir da • Figura 10-34, vamos revisar todos os fatores que afetam a pressão arterial média. Embora tenhamos coberto todos esses fatores antes, será proveitoso reuni-los. Os números no texto correspondem aos números na figura.

■ A pressão arterial média depende do débito cardíaco e da resistência periférica total (**1** na • Figura 10-34).

■ O débito cardíaco depende da frequência cardíaca e do volume sistólico **2**.

■ A frequência cardíaca depende do equilíbrio relativo entre a atividade parassimpática **3**, que diminui a frequência cardíaca, e a atividade simpática (incluindo a epinefrina nesta discussão) **4**, que aumenta a frequência cardíaca.

■ O volume sistólico aumenta em resposta à atividade simpática **5** (controle extrínseco do volume sistólico).

■ O volume sistólico também aumenta à medida que aumenta o retorno venoso **6** (controle intrínseco do volume sistólico de acordo com a lei de Frank-Starling do coração).

■ O retorno venoso é aumentado pela vasoconstrição venosa simpaticamente induzida **7**, a bomba do músculo esquelético **8**, a bomba respiratória **9** e a sucção cardíaca **10**.

■ O volume de sangue em circulação efetiva também influencia o quanto de sangue é retornado ao coração **11**. O volume de

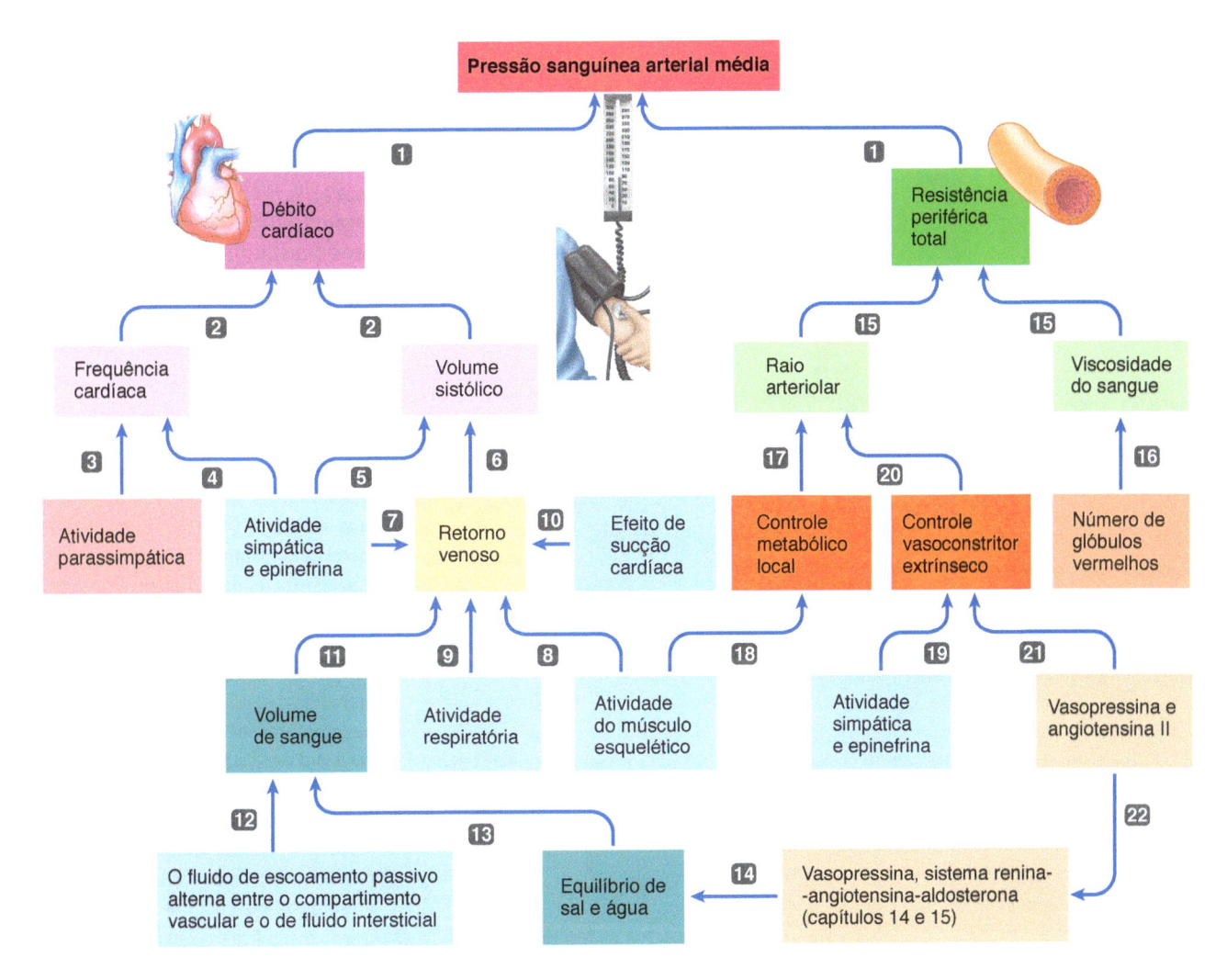

• **FIGURA 10-34 Determinantes de uma pressão sanguínea arterial média.** Observe que esta figura é basicamente uma composição da • Figura 9-24, • Figura 10-14 e • Figura 10-28. Veja o texto para uma discussão sobre cada número.

sangue depende, no curto prazo, do tamanho das trocas de fluido em escoamento passivo entre o plasma e o fluido intersticial nas paredes capilares **12**. No longo prazo, o volume de sangue depende do equilíbrio entre sal e água **13**, controlados hormonalmente pelo sistema renina-angiotensina-aldosterona e pela vasopressina, respectivamente **14**.

▪ O outro grande determinante da pressão sanguínea arterial média, a resistência periférica total, depende do raio de todas as arteríolas, além da viscosidade do sangue **15**. O principal fator que determina a viscosidade do sangue é o número de glóbulos vermelhos **16**. O raio arteriolar, no entanto, é o fator mais importante na determinação da resistência periférica total.

▪ O raio arteriolar é influenciado por controles metabólicos locais (intrínsecos) que fazem o fluxo sanguíneo corresponder às necessidades metabólicas **17**. Por exemplo, mudanças locais que ocorrem nos músculos esqueléticos ativos causam vasodilatação arteriolar local e maior fluxo de sangue para esses músculos **18**.

▪ O raio arteriolar também é influenciado pela atividade simpática **19**, um mecanismo de controle extrínseco que causa vasoconstrição arteriolar **20**, aumentando a resistência periférica total e a pressão sanguínea arterial média.

▪ O raio arteriolar também é controlado extrinsecamente pelos hormônios vasopressina e angiotensina II, que são vasoconstritores potentes **21** e também importantes no equilíbrio entre sal e água **22**.

A alteração de qualquer fator relevante que influencie a pressão sanguínea alterará a pressão sanguínea, exceto se uma mudança compensatória em outra variável a mantiver constante. O fluxo de sangue para qualquer órgão depende da força de impulsão da pressão arterial média e do nível de vasoconstrição das arteríolas do órgão. Como a pressão arterial média depende do débito cardíaco e do nível de vasoconstrição arteriolar, se as arteríolas em um órgão se dilatarem, as arteríolas em outros órgãos devem se contrair para manter uma pressão sanguínea arterial adequada. A pressão adequada é necessária para fornecer uma força de impulsão que leve sangue não apenas ao órgão vasodilatado, mas também ao cérebro, que depende do suprimento constante de sangue. Assim, as variáveis cardiovasculares devem ser continuamente equilibradas para se manter uma pressão sanguínea constante apesar das diversas necessidades de sangue dos órgãos.

MEDIDAS DE CONTROLE DE CURTO E LONGO PRAZO A pressão arterial média é constantemente monitorada por **barorre-**

atenção para os mecanismos de curto prazo envolvidos na regulagem contínua desta pressão.

O reflexo barorreceptor é um mecanismo de curto prazo importante para regular a pressão sanguínea.

Qualquer mudança na pressão arterial média ativa um **reflexo barorreceptor** automaticamente mediado que influencia o coração e os vasos sanguíneos para ajustar o débito cardíaco e a resistência periférica total, em uma tentativa de retornar a pressão sanguínea ao normal. Como qualquer reflexo, o reflexo barorreceptor inclui um receptor, uma rota aferente, um centro de integração, uma rota eferente e órgãos executores.

Os receptores mais importantes envolvidos na regulação momento a momento da pressão sanguínea, os barorreceptores do **seio carotídeo** e do **arco aórtico**, são mecanorreceptores sensíveis a mudanças na pressão arterial média e na pressão do pulso. Suas reações a flutuações na pressão do pulso aumenta sua sensibilidade como sensores de pressão, porque pequenas variações na pressão sistólica ou diastólica podem alterar a pressão do pulso sem alterar a pressão média. Esses barorreceptores estão estrategicamente localizados (● Figura 10-35) para fornecer informações cruciais sobre a pressão sanguínea arterial nos vasos que levam ao cérebro (o barorreceptor seio carotídeo) e no principal tronco arterial antes que ele se divida em ramos que alimentam o restante do organismo (o barorreceptor arco aórtico).

Os barorreceptores fornecem constantes informações sobre a pressão arterial média – em outras palavras, eles geram continuamente potenciais de ação em resposta à pressão contínua dentro das artérias. Quando a pressão arterial (média ou de pulso) aumenta, o potencial de receptor desses barorreceptores cresce, aumentando, assim, a taxa de disparo nos neurônios aferentes correspondentes. De maneira inversa, uma queda na pressão arterial média desacelera a taxa de disparo gerada nos neurônios aferentes pelos barorreceptores (● Figura 10-36).

O centro de integração que recebe os impulsos aferentes sobre o estado da pressão arterial média é o **centro de controle cardiovascular**[4], localizado no bulbo dentro do tronco cerebral.

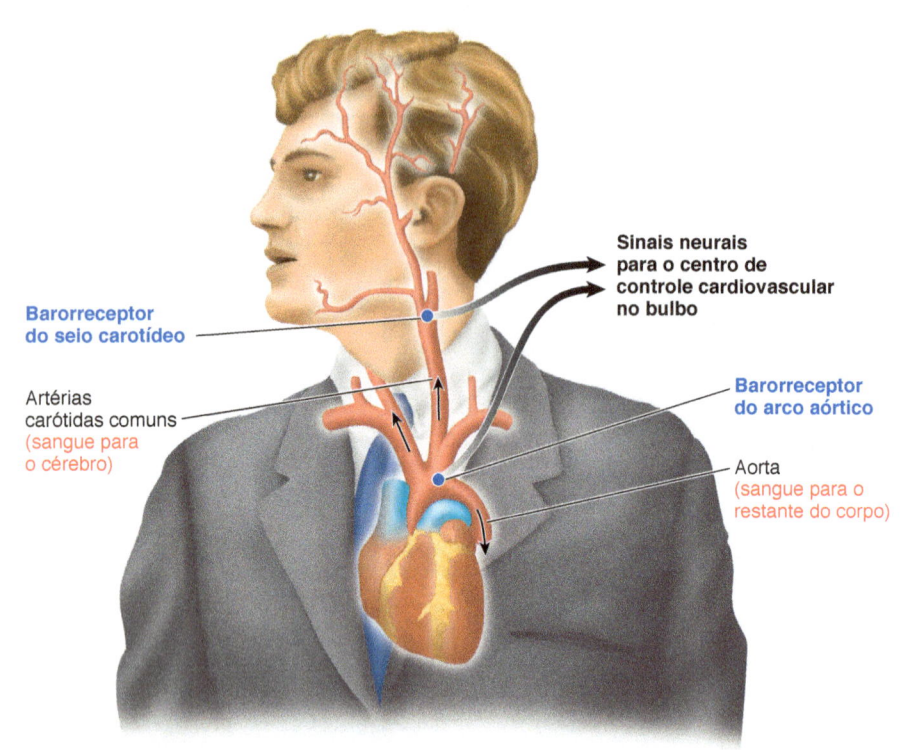

● **FIGURA 10-35 Localização dos barorreceptores arteriais.** Os barorreceptores arteriais estão estrategicamente localizados para monitorar a pressão sanguínea arterial média nas artérias que fornecem sangue ao cérebro (barorreceptor do seio carotídeo) e ao restante do corpo (barorreceptor do arco aórtico).

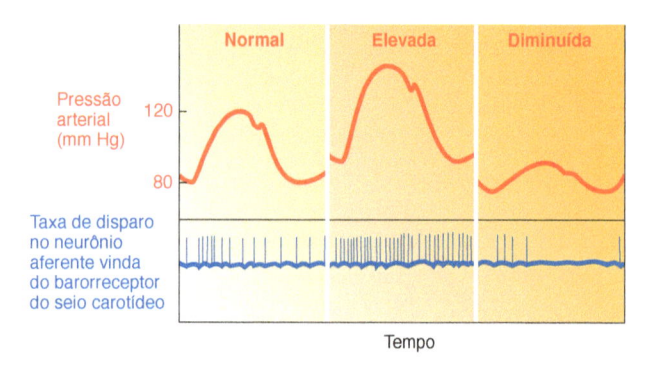

● **FIGURA 10-36 Taxa de disparo no neurônio aferente do barorreceptor do seio carotídeo em relação à magnitude da pressão arterial média**

ceptores (sensores de pressão) dentro do sistema circulatório. Quando desvios do normal são detectados, várias respostas reflexas são iniciadas para voltar à pressão arterial média a seu valor normal. O *ajuste de curto prazo* (efetuados dentro de segundos) é feito por alterações no débito cardíaco e na resistência periférica total, mediadas por influências do sistema nervoso autônomo sobre o coração, veias e arteríolas. O *controle de longo prazo* (que exige de minutos a dias) envolve o ajuste do volume total de sangue ao restaurar o equilíbrio normal entre sal e água através de mecanismos que regulam a produção de urina e a sede (Capítulos 14 e 15). A dimensão do volume total de sangue, por sua vez, tem profundo efeito sobre o débito cardíaco e a pressão arterial média. Voltaremos agora nossa

---

4. O centro de controle cardiovascular às vezes é dividido em centros cardíacos e vasomotores, que ocasionalmente são classificados em subdivisões ainda menores, como centros cardioaceleradores e cardioinibidores e áreas vasoconstritoras e vasodilatadoras. Como essas regiões são altamente interconectadas e inter-relacionadas funcionalmente, aqui serão referidas coletivamente como *centro de controle cardiovascular*.

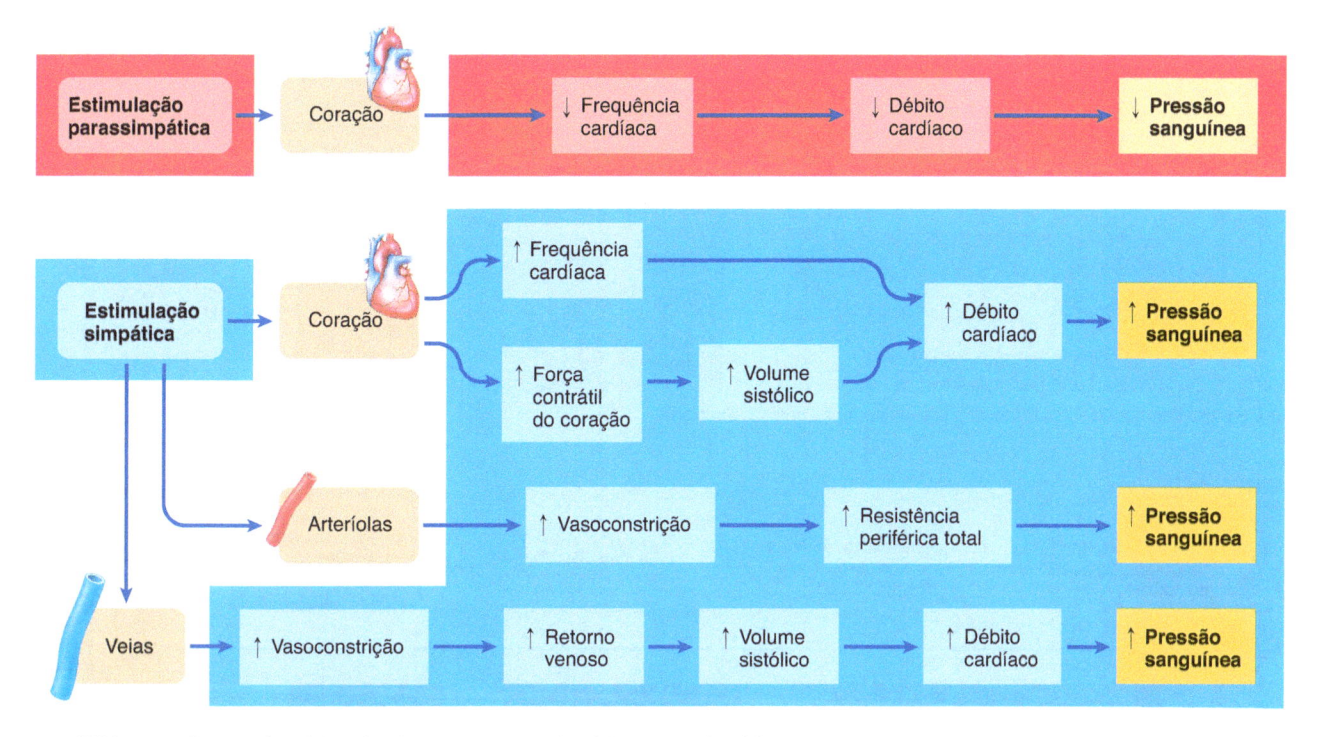

• **FIGURA 10-37** Resumo dos efeitos dos sistemas nervosos simpático e parassimpático sobre fatores que influenciam a pressão sanguínea arterial média.

A rota eferente é o sistema nervoso autônomo. O centro de controle cardiovascular altera a proporção entre atividades simpática e parassimpática e os órgãos executores (coração e vasos sanguíneos). Para revisar como mudanças autônomas alteram a pressão sanguínea arterial, estude a • Figura 10-37, que resume os principais efeitos da estimulação simpática e parassimpática sobre o coração e os vasos sanguíneos.

Agora encaixaremos todas as peças do reflexo barorreceptor rastreando a atividade reflexa que compensa as elevações ou quedas na pressão sanguínea. Se, por qualquer motivo, a pressão arterial média aumentar acima do normal (• Figura 10-38a), o seio carotídeo e os barorreceptores do arco aórtico aumentam a taxa de disparo em seus respectivos neurônios aferentes. Ao ser informado pelo maior disparo aferente que a pressão sanguínea ficou alta demais, o centro de controle cardiovascular responde, diminuindo a atividade simpática e aumentando a parassimpática no sistema cardiovascular. Esses sinais eferentes diminuem a frequência cardíaca, o volume sistólico e produzem vasodilatação arteriolar e venosa, que, por sua vez, levam a uma queda no débito cardíaco e na resistência periférica total, com uma subsequente queda na pressão sanguínea de volta ao normal.

De maneira inversa, quando a pressão sanguínea fica abaixo do normal (• Figura 10-38b), a atividade do barorreceptor diminui, induzindo o centro cardiovascular a aumentar a atividade nervosa cardíaca e vasoconstritora simpática enquanto diminui a produção parassimpática. Este padrão eferente de atividade causa um aumento na frequência cardíaca e no volume sistólico, além de vasoconstrição arteriolar e venosa. Essas mudanças aumentam o débito cardíaco e a resistência periférica total, elevando a pressão sanguínea de volta ao normal.

Outros reflexos e respostas influenciam a pressão sanguínea.

Além do reflexo barorreceptor, cuja única função é a regulagem da pressão sanguínea, vários outros reflexos e respostas influenciam o sistema cardiovascular, embora regulem principalmente outras funções corporais. Algumas dessas outras influências afastam de forma deliberada, mas temporária, a pressão arterial de seu valor normal, cancelando o reflexo barorreceptor para atingir determinada meta. Entre esses fatores, incluem-se:

1. Receptores do volume atrial esquerdo e osmorreceptores do hipotálamo, essencialmente importantes no equilíbrio entre sal e água no organismo – que, assim, afetam a regulagem de longo prazo da pressão sanguínea ao controlar o volume de plasma

2. Quimiorreceptores localizados nas artérias carótida e aórtica – fortemente associados aos barorreceptores, mas deles distintos – são sensíveis a pouco O_2 ou a altos níveis de ácido no sangue. A principal função desses quimiorreceptores é aumentar de forma reflexa a atividade respiratória para trazer mais O_2 ou eliminar mais CO_2 acidulante, mas eles também aumentam de forma reflexa a pressão sanguínea ao enviar impulsos excitatórios ao centro cardiovascular.

3. As respostas cardiovasculares associadas a determinados comportamentos e emoções são mediadas pela via córtex cerebral-hipotálamo e aparecem pré-programadas. Tais respostas incluem as amplas mudanças na atividade cardiovascular que acompanham a resposta "lutar ou fugir" simpática generalizada, o notável aumento característico na frequência cardíaca e na pressão sanguínea associado ao orgasmo sexual e a vasodilatação cutânea localizada característica do rubor.

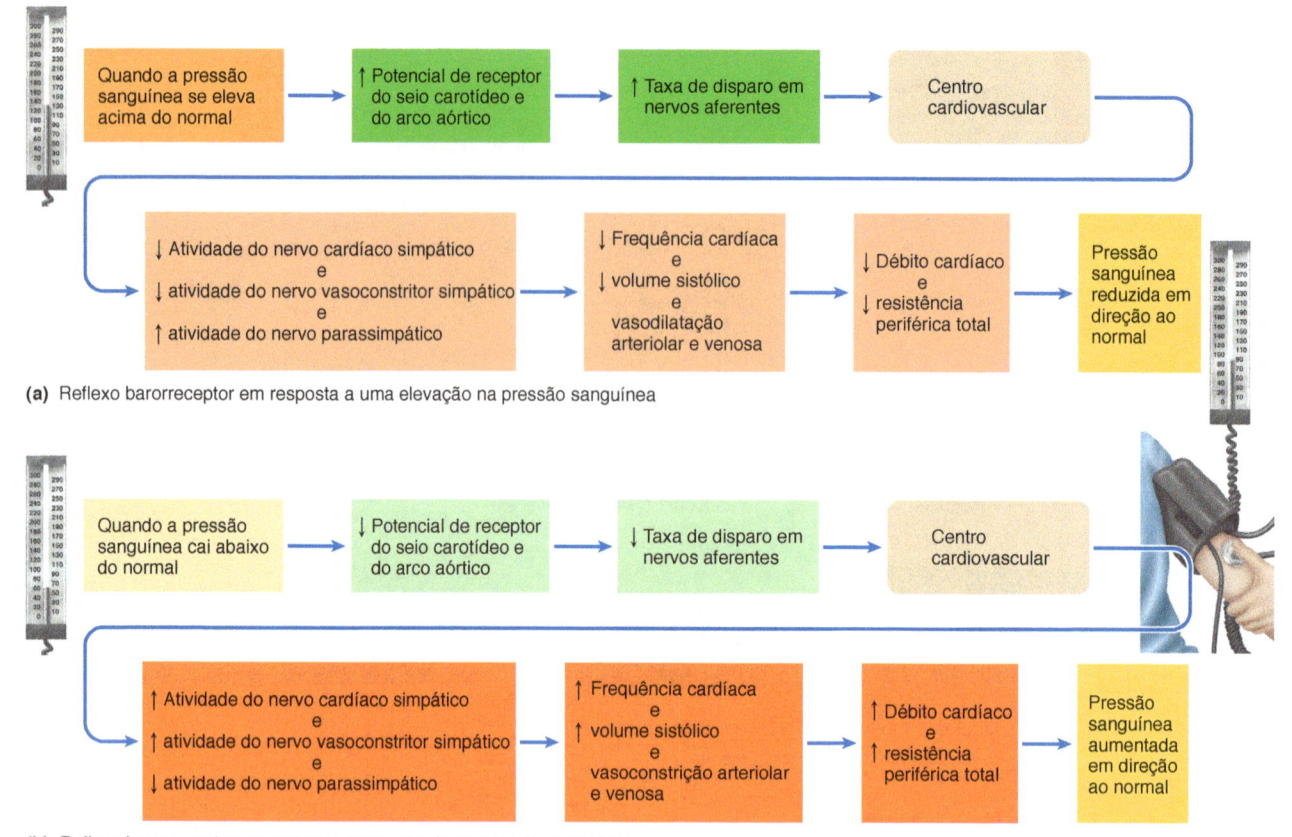

(a) Reflexo barorreceptor em resposta a uma elevação na pressão sanguínea

Quando a pressão sanguínea se eleva acima do normal → ↑ Potencial de receptor do seio carotídeo e do arco aórtico → ↑ Taxa de disparo em nervos aferentes → Centro cardiovascular → ↓ Atividade do nervo cardíaco simpático e ↓ atividade do nervo vasoconstritor simpático e ↑ atividade do nervo parassimpático → ↓ Frequência cardíaca e ↓ volume sistólico e vasodilatação arteriolar e venosa → ↓ Débito cardíaco e ↓ resistência periférica total → Pressão sanguínea reduzida em direção ao normal

(b) Reflexo barorreceptor em resposta a uma queda na pressão sanguínea

Quando a pressão sanguínea cai abaixo do normal → ↓ Potencial de receptor do seio carotídeo e do arco aórtico → ↓ Taxa de disparo em nervos aferentes → Centro cardiovascular → ↑ Atividade do nervo cardíaco simpático e ↑ atividade do nervo vasoconstritor simpático e ↓ atividade do nervo parassimpático → ↑ Frequência cardíaca e ↑ volume sistólico e vasoconstrição arteriolar e venosa → ↑ Débito cardíaco e ↑ resistência periférica total → Pressão sanguínea aumentada em direção ao normal

• **FIGURA 10-38** Reflexos do barorreceptor para retornar a pressão sanguínea ao normal.

---

4. Pronunciadas mudanças cardiovasculares acompanham exercícios, incluindo um aumento substancial no fluxo sanguíneo do músculo esquelético (veja a • Figura 10-12), um aumento considerável no débito cardíaco, uma queda na resistência periférica total (devido à ampla vasodilatação nos músculos esqueléticos, apesar da vasoconstrição generalizada arteriolar na maioria dos órgãos) e um pequeno crescimento na pressão arterial média (▲ Tabela 10-5). Indícios apontam que centros de exercício próprios no cérebro, ainda não identificados, induzem as mudanças cardíacas e vasculares adequadas no início do exercício, ou até mesmo antes dele. Tais efeitos são, então, reforçados por impulsos aferentes ao centro cardiovascular do bulbo vindos dos quimiorreceptores de músculos em exercício, e também de mecanismos locais importantes à manutenção da vasodilatação em músculos ativos. O reflexo barorreceptor modula ainda mais tais respostas cardiovasculares.

5. O controle do hipotálamo sobre arteríolas cutâneas (da pele) para regulagem de temperatura é predominante sobre o controle que o centro cardiovascular tem sobre os mesmos vasos para regulagem da pressão sanguínea. Como resultado, a pressão sanguínea pode cair quando os vasos da pele estão amplamente dilatados para eliminar o excesso de calor do organismo, embora as respostas do barorreceptor solicitem vasoconstrição cutânea para ajudar a manter a resistência periférica total adequada.

6. Substâncias vasoativas liberadas pelas células endoteliais têm uma função na regulagem da pressão sanguínea. Por exemplo, o NO normalmente exerce um efeito vasodilatador contínuo.

Apesar destas medidas de controle, às vezes a pressão sanguínea não é mantida no nível adequado. A seguir, examinaremos anormalidades na pressão sanguínea.

A hipertensão é um grave problema de saúde pública nacional, mas suas causas não são totalmente conhecidas.

Nota Clínica Às vezes, os mecanismos de controle da pressão sanguínea não funcionam adequadamente ou não conseguem compensar totalmente as mudanças sofridas.

A pressão sanguínea pode ser alta demais (**hipertensão**, se acima de 140/90 mm Hg) ou baixa demais (**hipotensão**, se abaixo de 100/60 mm Hg). A hipotensão em sua forma extrema é o *choque circulatório*. Primeiramente, examinaremos a hipertensão, a mais comum anormalidade da pressão sanguínea, e, em seguida, concluiremos este capítulo com uma discussão sobre hipotensão e choque.

Há duas amplas classes de hipertensão, primária e secundária, dependendo da causa.

TABELA 10-5 Mudanças Cardiovasculares durante o Exercício

Variável cardiovascular	Mudança	Comentário
Frequência cardíaca	Aumenta	Ocorre como resultado do aumento na atividade simpática e da diminuição na parassimpática no nó SA
Retorno venoso	Aumenta	Ocorre como resultado da vasoconstrição venosa induzida simpaticamente e da maior atividade da bomba muscular esquelética e da bomba respiratória
Volume sistólico	Aumenta	Ocorre como resultado do maior retorno venoso através do mecanismo de Frank-Starling (exceto se o tempo de enchimento diastólico for significativamente reduzido por uma alta frequência cardíaca) e como resultado de um aumento simpaticamente induzido na contratilidade do miocárdio
Débito cardíaco	Aumenta	Ocorre como resultado de aumentos na frequência cardíaca e no volume sistólico
Fluxo sanguíneo para músculos esqueléticos ativos e músculo cardíaco	Aumenta	Ocorre como resultado da vasodilatação arteriolar localmente controlada, reforçada pelos efeitos vasodilatadores da epinefrina e domina o efeito vasoconstritor simpático mais fraco
Fluxo sanguíneo para o cérebro	Não muda	Ocorre porque a estimulação simpática não tem efeito sobre as arteríolas cerebrais – mecanismos locais de controle mantêm o fluxo sanguíneo cerebral constante, independentemente das circunstâncias
Fluxo sanguíneo para a pele	Aumenta	Ocorre porque o centro de controle de temperatura do hipotálamo induz a vasodilatação das arteríolas cutâneas – o maior fluxo de sangue para a pele leva o calor produzido por músculos em exercício à superfície corporal, onde o calor pode ser perdido para o ambiente externo
Fluxo sanguíneo para o sistema digestório, rins e outros órgãos	Diminui	Ocorre como resultado da vasoconstrição arteriolar generalizada simpaticamente induzida
Resistência periférica total	Diminui	Ocorre porque a resistência nos músculos esqueléticos, coração e pele diminui mais do que aumenta a resistência em outros órgãos
Pressão sanguínea arterial média	Aumenta (pouco)	Ocorre porque o débito cardíaco aumenta mais do que diminui a resistência periférica total

HIPERTENSÃO SECUNDÁRIA Apenas 10% dos casos de hipertensão podem ter um causa claramente estabelecida. A hipertensão que ocorre secundariamente a outro problema primário conhecido é chamada de **hipertensão secundária**. Veja alguns exemplos de hipertensão secundária:

1. *Hipertensão renal.* Por exemplo, lesões ateroscleróticas que se ressaltam no lúmen de uma artéria renal (veja no Capítulo 9) ou a compressão externa de um vaso por um tumor que reduza o fluxo sanguíneo renal. O rim reage ao iniciar a rota hormonal que envolve a angiotensina II. Esta rota promove a retenção de sal e água durante a formação de urina, aumentando, assim, o volume de sangue para compensar o menor fluxo sanguíneo renal. Lembre-se de que a angiotensina II também é um potente vasoconstritor. Embora estes dois efeitos (maior volume de sangue e vasoconstrição induzida pela angiotensina) sejam mecanismos compensatórios para melhorar o fluxo sanguíneo através da artéria renal estreitada, eles também são responsáveis por elevar a pressão arterial.

2. *Hipertensão endócrina.* Por exemplo, um *feocromocitoma* é um tumor de medula adrenal que secreta epinefrina e norepinefrina em excesso. Níveis anormalmente elevados desses hormônios causam um alto débito cardíaco e vasoconstrição periférica generalizada, ambos contribuindo para a hipertensão característica dessa desordem.

3. *Hipertensão neurogênica.* Um exemplo é a hipertensão causada por controle errôneo da pressão sanguínea resultante de um defeito no centro de controle cardiovascular.

HIPERTENSÃO PRIMÁRIA A causa subjacente é desconhecida nos 90% de casos restantes de hipertensão. Tal hipertensão é conhecida como **hipertensão primária** (**essencial** ou **idiopática**). A hipertensão primária é uma denominação abrangente para a pressão sanguínea elevada por diversas causas conhecidas, e não uma única doença. Existe uma forte predisposição genética no desenvolvimento da hipertensão primária, que pode ser acelerada ou agravada por fatores contribuintes, como obesidade, estresse, fumo ou hábitos alimentares. Considere a seguinte gama de possíveis causas de hipertensão primária atualmente em investigação.

- *Defeitos no controle do sal pelos rins.* Problemas na função renal pequenos demais para produzir sinais externos de doença renal podem levar insidiosamente ao acúmulo gradual de sal e água no organismo, resultando em elevação progressiva da pressão arterial.

- *Consumo excessivo de sal.* Como o sal osmoticamente retém água, expandindo assim o volume de plasma e contribuindo para o volume de longo prazo da pressão sanguínea, o consumo excessivo de sal pode contribuir para a hipertensão. Portanto, pessoas hipertensas sensíveis a sal devem limitar o seu consumo. Ainda assim, a controvérsia continua sobre se a restrição ou não ao consumo de sal deve ser recomendada como meio de se evitar a alta pressão sanguínea. Até o momento, os dados de pesquisas foram inconclusivos e sujeitos a interpretações conflitantes.

- *Dietas pobres em frutas, vegetais e laticínios (ou seja, pobres em K^+ e Ca^{2+}).* Fatores alimentares além do sal demonstraram afetar consideravelmente a pressão sanguínea. Os estudos DASH (*Dietary Approaches to Stop Hypertension*, ou Abordagens Alimentares para Conter a Hipertensão) descobriram que uma dieta pobre em gorduras e rica em frutas, vegetais e laticínios pode reduzir a pressão sanguínea em pessoas com hipertensão leve tão bem como qualquer tratamento medicamentoso. Pesquisas indicam que o alto consumo de K^+ associado ao consumo abundante de frutas e vegetais pode reduzir a pressão sanguínea pelo relaxamento das artérias. Além disso, o consumo inadequado de Ca^{2+} dos laticínios foi identificado como o padrão alimentar mais dominante entre pessoas com hipertensão não tratada, embora a função do Ca^{2+} na regulagem da pressão sanguínea seja incerta.

- *Anormalidades na membrana plasmática, como defeito nas bombas de Na^+-K^+.* Tais defeitos, ao alterarem o gradiente eletroquímico nas membranas plasmáticas, podem mudar a excitabilidade e a contratilidade do coração e do músculo liso nas paredes do vaso sanguíneo, de forma a levar à pressão sanguínea alta. Além disso, a bomba de Na^+-K^+ é crucial para a gestão de sal pelos rins. Um defeito genético na bomba de Na^+-K^+ de ratos de laboratório propensos à hipertensão foi o primeiro elo descoberto entre genes e hipertensão.

- *Variação no gene que codifica o angiotensinogênio.* O angiotensinogênio faz parte da rota hormonal que produz o potente vasoconstritor angiotensina II e promove a retenção de sal e água. Uma variante do gene em humanos parece estar associada à maior incidência de hipertensão. Pesquisadores especulam que a versão suspeita do gene causa um leve excesso na produção de angiotensinogênio, aumentando, assim, a atividade dessa rota elevadora de pressão sanguínea. Este foi o primeiro elo entre hipertensão e genes descoberto nos seres humanos.

- *Substâncias endógenas semelhantes à digitalina.* Tais substâncias atuam de forma semelhante ao medicamento digitalina, aumentando a contratilidade cardíaca, contraindo os vasos sanguíneos e reduzindo a eliminação de sal na urina, o que pode causar hipertensão crônica.

- *Anormalidades no NO, na endotelina ou em outras substâncias químicas vasoativas de ação local.* Por exemplo, descobriu-se uma carência de NO nas paredes dos vasos sanguíneos de alguns pacientes hipertensos, que levava à redução na capacidade de realizar a dilatação diminuidora da pressão sanguínea. Além disso, uma anormalidade subjacente no gene que codifica a endotelina, um vasoconstritor de ação local, está altamente envolvida como possível causa de hipertensão, especialmente entre indivíduos de ascendência africana.

- *Excesso de vasopressina.* Indícios experimentais recentes sugerem que a hipertensão pode resultar de um mau funcionamento das células secretoras de vasopressina do hipotálamo. A vasopressina é um potente vasoconstritor que também promove a retenção de água.

Qualquer que seja o defeito subjacente, quando iniciada, a hipertensão parece se autoperpetuar. A exposição constante à pressão sanguínea elevada predispõe as paredes dos vasos ao desenvolvimento da aterosclerose, que aumenta ainda mais a pressão sanguínea.

ADAPTAÇÃO DOS BARORRECEPTORES DURANTE A HIPERTENSÃO Os barorreceptores não respondem ao retorno da pressão sanguínea ao normal durante a hipertensão porque eles se adaptam, ou são "reajustados", para operar no novo nível mais elevado. Na presença de pressão sanguínea cronicamente elevada, os barorreceptores ainda funcionam para regular a pressão sanguínea, mas a mantêm em uma pressão média mais alta.

COMPLICAÇÕES DA HIPERTENSÃO A hipertensão impõe tensões no coração e nos vasos sanguíneos. O coração tem uma carga de trabalho maior, porque bombeia contra uma resistência periférica total maior, enquanto os vasos sanguíneos podem ser danificados pela alta pressão interna, especialmente quando a parede do vaso está enfraquecida pelo processo degenerativo da aterosclerose. Complicações da hipertensão incluem a insuficiência cardíaca congestiva causada pela incapacidade do coração de bombear continuamente contra a constante pressão arterial elevada, acidentes vasculares encefálicos causados pela ruptura de vasos cerebrais e ataques cardíacos causado pela ruptura de vasos coronários. Hemorragias espontâneas causadas pelo rompimento de pequenos vasos em outros lugares no corpo podem também ocorrer, mas com consequências menos graves – um exemplo é a ruptura de vasos sanguíneos no nariz, resultando em sangramentos. Outra complicação grave da hipertensão é a insuficiência renal, causada pelo bloqueio progressivo de fluxo sanguíneo através dos vasos sanguíneos renais danificados. Além disso, lesões retinais devido a mudanças nos vasos sanguíneos que alimentam os olhos podem resultar em perda progressiva da visão.

Até haver complicações, a hipertensão é assintomática, porque os tecidos são supridos adequadamente com sangue. Portanto, a não ser que medições de pressão sanguínea sejam rotineiramente realizadas, a condição pode passar despercebida até que ocorra um evento complicador. Tendo em mente as possíveis complicações da hipertensão e considerando que se

DETALHES DA FISIOLOGIA DO EXERCÍCIO

Altos e baixos da hipertensão e exercício

Quando a pressão sanguínea está alta, uma maneira de reduzi-la é aumentar o nível de atividade física. Pesquisas têm demonstrado que a participação em atividades aeróbicas protege contra o desenvolvimento de hipertensão. Além disso, exercícios podem ser utilizados como terapia para reduzir a hipertensão quando ela já se desenvolveu.

Medicamentos anti-hipertensivos são utilizados para reduzir a pressão sanguínea em vários pacientes hipertensos, mas às vezes há efeitos colaterais indesejáveis. Os efeitos colaterais de diuréticos incluem desequilíbrios de eletrólitos, incapacidade de lidar normalmente com a glicose e aumento nos níveis de colesterol no sangue. Os efeitos colaterais de medicamentos que manipulam a resistência periférica total incluem o aumento nos níveis de triglicérides no sangue, menores níveis de colesterol HDL (a forma "boa" do colesterol), ganho de peso, disfunção sexual e depressão.

Pacientes com hipertensão leve apresentam um dilema para os médicos. Os riscos de tomar os medicamentos podem superar os benefícios obtidos pela redução da pressão sanguínea. Devido aos possíveis efeitos colaterais da terapia medicamentosa, o tratamento sem medicamentos da hipertensão leve pode ser mais benéfico. As terapias não medicamentosas mais comuns são a redução de peso, a restrição ao sal e exercício.

Embora a perda de peso quase sempre reduza a pressão sanguínea, pesquisas demonstraram que programas de perda de peso normalmente resultam na perda de apenas 5,4 kg, e o sucesso geral em longo prazo na manutenção do peso é de apenas cerca de 20%. A restrição ao sal é benéfica para muitos hipertensos, mas a adesão a uma dieta pobre em sal é difícil para muitas pessoas, porque lanches rápidos e refeições preparadas em restaurantes normalmente contêm altas quantidades de sal.

A preponderância de evidências na literatura indica que exercícios aeróbicos modificados realizados por 15 a 60 minutos três vezes por semana representam uma terapia benéfica na maioria dos casos de hipertensão leve a moderada. Portanto, é idealmente aconselhável incluir um programa de exercícios aeróbicos regulares em conjunto com outras medidas terapêuticas para reduzir a pressão sanguínea alta. Se for mais conveniente, o tempo total de exercício em determinado dia pode até ser dividido em sessões menores, ainda fornecendo os mesmos benefícios.

---

estima que um terço dos adultos nos Estados Unidos tenha pressão sanguínea elevada crônica, é possível entender a magnitude deste problema de saúde pública. Além disso, quase 1 bilhão de pessoas em todo o mundo têm pressão sanguínea alta.

TRATAMENTO DA HIPERTENSÃO Quando a hipertensão é detectada, a intervenção terapêutica pode diminuir o progresso e a gravidade do problema. A dieta alimentar, inclusive buscando a perda de peso, em conjunto com diversos medicamentos que controlam a gestão de sal e água ou a atividade autonômica do sistema cardiovascular, pode ser utilizado para tratar a hipertensão. Independentemente da causa original, agentes que reduzem o volume plasmático ou a resistência periférica total (ou ambos) devolverão a pressão sanguínea ao normal. Além disso, um programa de exercícios aeróbicos regulares pode ser utilizado para ajudar a reduzir a pressão sanguínea alta (para mais detalhes, veja o quadro ▪ Detalhes da Fisiologia do Exercício).

PRÉ-HIPERTENSÃO Em suas diretrizes recentes, a NIH identificou a **pré-hipertensão** como uma nova categoria para pressões sanguíneas na faixa entre normal e hipertensão (entre 120/80 e 139/89). As pressões sanguíneas na faixa de pré-hipertensão normalmente podem ser reduzidas por medidas alimentares e de exercício adequadas, enquanto as na faixa de hipertensão normalmente devem ser tratadas com medicamentos para pressão sanguínea, além da mudança nos hábitos alimentares. A meta na gestão das pressões sanguíneas na faixa de pré-hipertensão é tomar medidas antes que a pressão suba para a faixa de hipertensão, quando complicações graves passam a se desenvolver.

A seguir, examinaremos o outro extremo, a hipotensão, vendo primeiro a hipotensão ortostática transiente e, depois, o choque circulatório, mais grave.

A hipotensão ortostática resulta da atividade simpática inadequada, mas transitória.

A hipotensão, ou pressão sanguínea baixa, ocorre quando há uma desproporção entre a capacidade vascular e o volume de sangue (em essência, pouquíssimo sangue para encher os vasos) ou quando o coração está fraco demais para impulsionar o sangue.

A situação mais comum na qual a hipotensão ocorre temporariamente é a hipotensão ortostática. A **hipotensão ortostática (postural)** é uma condição hipotensiva transitória, que resulta de respostas compensatórias insuficientes às mudanças gravitacionais no sangue quando uma pessoa passa da posição horizontal para a vertical, especialmente após períodos prolongados de repouso. Quando uma pessoa deitada se levanta, o agrupamento de sangue nas veias da perna pela gravidade reduz o retorno venoso, diminuindo o volume sistólico e, assim, reduzindo o débito cardíaco e a pressão sanguínea. Esta queda na pressão sanguínea normalmente é detectada pelos barorreceptores, que iniciam respostas compensatórias imediatas para retornar a pressão sanguínea a seu nível adequado. Quando um paciente na cama há muito tempo começa a levantar-se, entretanto, estes ajustes compensatórios reflexos ficam temporariamente perdidos ou reduzidos, devido à falta de uso. O controle simpático das veias das pernas é inadequado, portanto, quando o paciente se levanta pela primeira vez, o sangue se agrupa nas

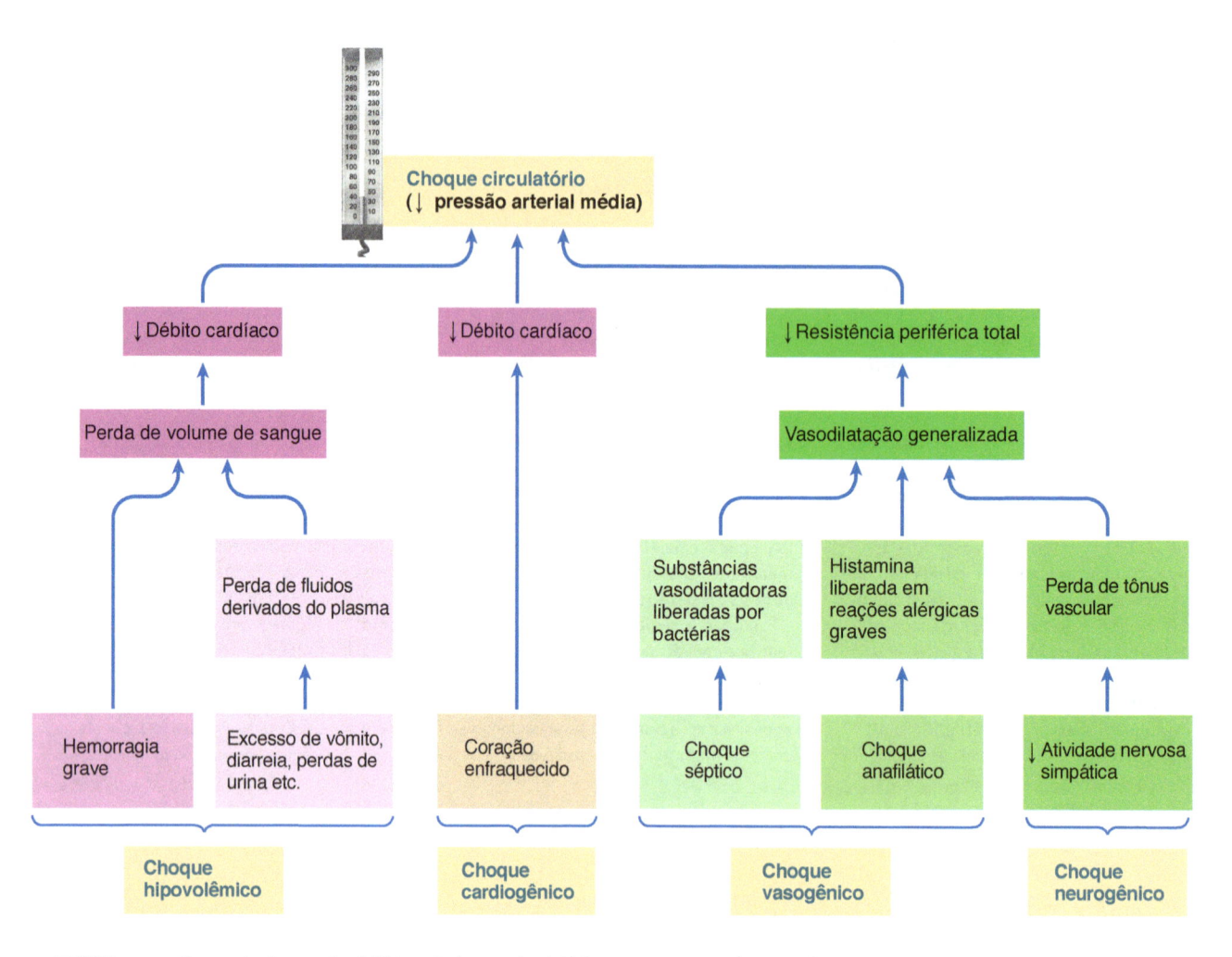

• **FIGURA 10-39 Causas do choque circulatório.** O choque circulatório, que ocorre quando a pressão sanguínea arterial média cai tanto que o fluxo sanguíneo adequado para os tecidos não pode mais ser mantido, pode resultar de (1) ampla perda de volume de sangue (choque hipovolêmico), (2) falha do coração em bombear adequadamente o sangue (choque cardiogênico), (3) ampla vasodilatação arteriolar (choque vasogênico), ou (4) tônus vasoconstritor neuralmente defeituoso (choque neurogênico).

extremidades inferiores. A condição é agravada ainda mais pela queda no volume de sangue que tipicamente acompanha períodos prolongados em repouso. A hipotensão ortostática resultante e a redução no fluxo de sangue para o cérebro causam tontura ou desmaio. Como os mecanismos compensatórios posturais ficam reduzidos durante o confinamento prolongado no leito, às vezes os pacientes são colocados em camas reclináveis para que possam gradualmente ir de uma posição horizontal para a vertical. Isso permite que o corpo se ajuste lentamente às mudanças gravitacionais no sangue.

O choque circulatório pode se tornar irreversível.

Quando a pressão sanguínea cai tanto que o fluxo sanguíneo adequado para os tecidos não pode mais ser mantido, ocorre a condição conhecida como **choque circulatório**. O choque circulatório é categorizado em quatro tipos principais (• Figura 10-39):

1. O *choque hipovolêmico* ("baixo volume") é causado por uma queda no volume de sangue, que ocorre diretamente, através de hemorragia grave, ou indiretamente, através da perda de fluidos derivados do plasma (por exemplo, diarreia grave, perdas excessivas de urina ou suor profuso).

2. O *choque cardiogênico* ("produzido pelo coração") se deve ao bombeamento inadequado de sangue por um coração enfraquecido.

3. O *choque vasogênico* ("produzido pelos vasos") é causado pela ampla vasodilatação ativada pela presença de substâncias vasodilatadoras. Há dois tipos de choque vasogênico: séptico e anafilático. *O choque séptico*, que pode acompanhar infecções intensas, é resultado de substâncias vasodilatadoras liberadas por agentes infecciosos. Da mesma forma, a ampla liberação de histamina em reações alérgicas graves pode causar vasodilatação generalizada no *choque anafilático*.

4. O *choque neurogênico* ("produzido pelos nervos") também envolve vasodilatação extensa, mas não através da liberação de substâncias vasodilatadoras. Neste caso, a perda de tônus vascular simpático leva à vasodilatação generalizada. Isso sem

dúvida é responsável pelo choque que acompanha ferimentos por esmagamento, quando a perda de sangue não foi suficiente para causar choque hipovolêmico. A dor intensa e excruciante aparentemente inibe a atividade vasoconstritora simpática.

Agora, examinaremos as consequências e compensações pelo choque, utilizando a hemorragia como exemplo (• Figura 10-40). Esta figura pode parecer intimidadora, mas trabalharemos nela passo a passo. É um exemplo importante que reúne muitos dos princípios discutidos neste capítulo. Como antes, os números no texto correspondem aos números na figura.

CONSEQUÊNCIAS E COMPENSAÇÕES DO CHOQUE

- Após a perda intensa de sangue, a resultante redução no volume de sangue em circulação leva a uma queda no retorno venoso **1** e a subsequentes quedas no débito cardíaco e na pressão sanguínea arterial (observe as caixas azuis, que indicam as consequências da hemorragia).

- Medidas compensatórias tentam imediatamente manter o fluxo de sangue adequado para o cérebro (observe as caixas rosas, que indicam as compensações pela hemorragia).

- A resposta do reflexo barorreceptor à queda na pressão sanguínea causa maior atividade simpática e menor atividade parassimpática para o coração **2**. O resultado é um aumento na frequência cardíaca **3** para compensar o menor volume sistólico **4** causado pela perda no volume de sangue. Com a perda intensa de fluidos, o pulso fica fraco, devido ao menor volume sistólico, mas rápido, por causa da maior frequência cardíaca.

- A maior atividade simpática nas veias produz vasoconstrição venosa generalizada **5**, aumentando o retorno venoso através do mecanismo de Frank-Starling **6**.

- Simultaneamente, a estimulação simpática do coração aumenta sua contratilidade **7** para que ele bata com mais força e ejete um volume maior de sangue, aumentando assim o volume sistólico.

- O aumento na frequência cardíaca e no volume sistólico aumentam conjuntamente o débito cardíaco **8**.

- A vasoconstrição arteriolar generalizada simpaticamente induzida **9** leva a um aumento na resistência periférica total **10**.

- Em conjunto, o aumento no débito cardíaco e na resistência periférica total causa um aumento compensatório na pressão arterial **11**.

- A queda original na pressão arterial também é acompanhada por uma queda na pressão sanguínea capilar **12**, o que resulta em variações de fluxo nos capilares, a fim de se expandir o volume de plasma **13**. Essa resposta é chamada, às vezes, de *autotransfusão*, porque restaura o volume de plasma da mesma forma que uma transfusão.

- Esta mudança de fluidos no ECF é aumentada pela síntese de proteína plasmática pelo fígado nos dias após a hemorragia **14**. As proteínas plasmáticas exercem uma pressão osmótica coloide que ajuda a reter fluido extra no plasma.

- A produção de urina é reduzida, assim conservando a água que normalmente teria sido eliminada pelo organismo **15**. Essa retenção de fluido adicional ajuda a expandir o reduzido volume de plasma **16**. A expansão no volume de plasma eleva ainda mais o aumento no débito cardíaco causado pelo reflexo barorreceptor **17**. A queda na produção de urina resulta do menor fluxo sanguíneo renal causado pela vasoconstrição arteriolar renal compensatória **18**. O menor volume de plasma também ativa o aumento na secreção do hormônio vasopressina e a ativação da rota hormonal da renina-angiotensina-aldosterona, que preserva sal e água, o que reduz ainda mais a produção de urina **19**.

- O aumento na sede também é estimulado por uma queda no volume de plasma **20**. A maior absorção resultante de fluidos ajuda a restaurar o volume do plasma.

- Ao longo do tempo (em uma semana ou mais), os glóbulos vermelhos perdidos são substituídos através do aumento na produção de glóbulos vermelhos, ativado pela redução no fornecimento de O_2 para os rins **21**.

CHOQUE IRREVERSÍVEL Estes mecanismos compensatórios frequentemente não são suficientes para combater a perda substancial de fluidos. Mesmo se conseguirem manter um nível adequado de pressão sanguínea, as medidas de curto prazo não podem continuar indefinidamente. Essencialmente, o volume de fluidos deve ser substituído externamente através de ingestão de líquidos, transfusão ou uma combinação de ambos. O fornecimento de sangue aos rins, trato digestório, pele e outros órgãos pode ser comprometido para que se mantenha o fluxo sanguíneo por apenas algum tempo antes que esses órgãos sejam danificados. Pode-se atingir um ponto no qual a pressão sanguínea continua caindo rapidamente devido à lesão no tecido, apesar de terapias vigorosas. Esta condição é frequentemente chamada de *choque irreversível*, em contraste com o *choque reversível*, que pode ser corrigido por mecanismos compensatórios e terapias eficazes.

Embora o mecanismo exato da irreversibilidade não seja atualmente conhecido, muitas possibilidades lógicas podem contribuir para a deterioração circulatória progressiva e contínua que caracteriza o choque irreversível. A acidose metabólica surge quando a produção de lactato (ácido lático) aumenta, à medida que os tecidos privados de sangue recorrem ao metabolismo anaeróbio. A acidose desarranja os sistemas enzimáticos responsáveis pela produção de energia, limitando a capacidade do coração e de outros tecidos de produzir ATP. A redução prolongada da função renal resulta em desequilíbrios de eletrólitos que podem levar a arritmias cardíacas. O pâncreas privado de sangue libera uma substância química tóxica (**fator tóxico miocárdico**) que enfraquece ainda mais o coração. Substâncias vasodilatadoras acumulam-se dentro de órgãos isquêmicos, induzindo a vasodilatação local que cancela a vasoconstrição reflexa generalizada. À medida que o débito cardíaco cai progressivamente, devido à reduzida efetividade do coração como bomba, e que a resistência periférica total continua caindo, a hipotensão se torna cada vez mais grave. Isso causa mais insuficiência cardiovascular, que leva a uma maior queda na pressão sanguínea. Assim, quando o choque progride a ponto de o próprio sistema cardiovascular começar a falhar, um ciclo nocivo de retroalimentação positiva se inicia, resultando, por fim, em morte.

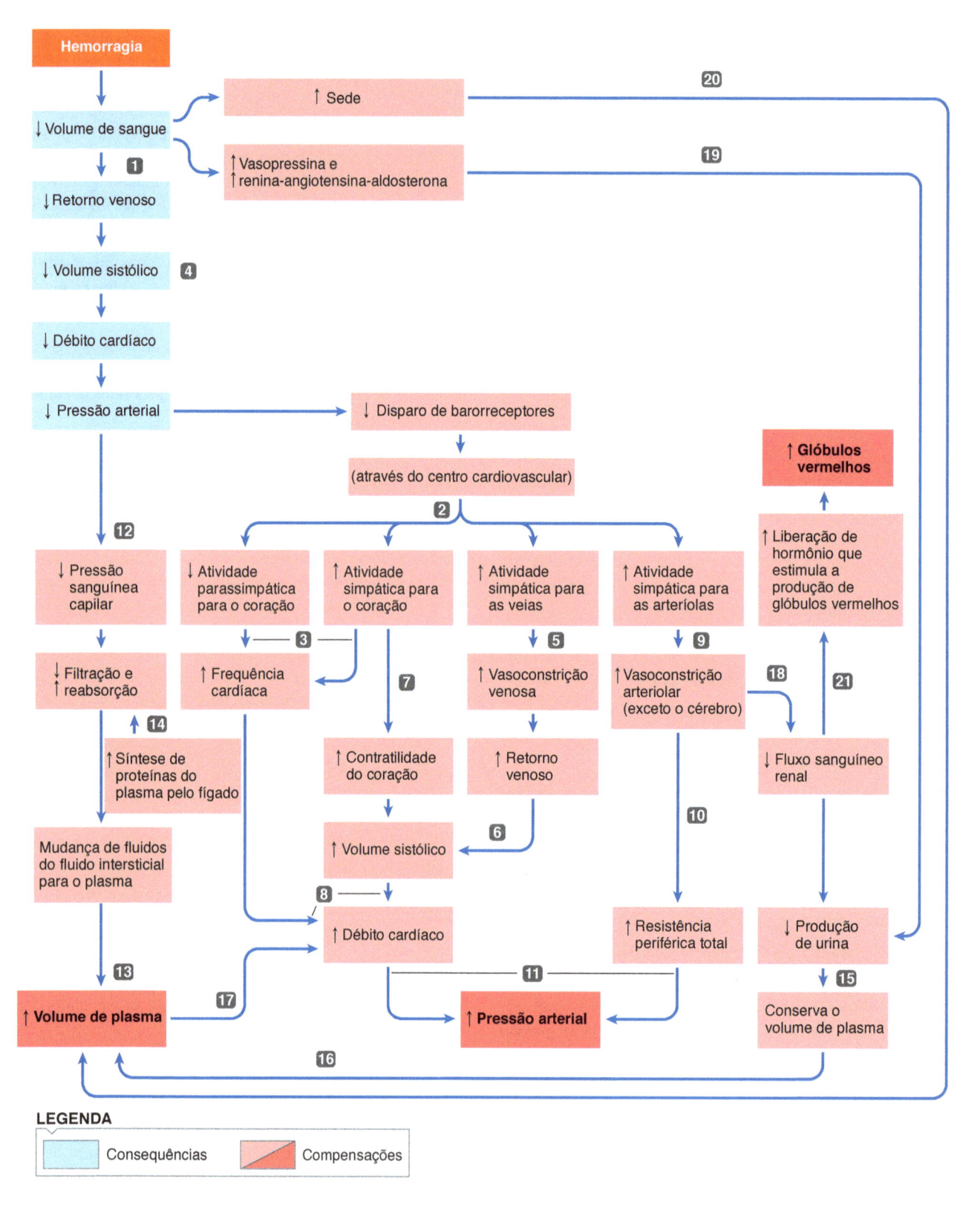

• **FIGURA 10-40 Consequências e compensações hemorrágicas.** A redução no volume de sangue resultante da hemorragia causa uma queda na pressão arterial (observe as caixas azuis, representando as consequências da hemorragia). Uma série de compensações se inicia (caixas rosa-claro) e, basicamente, restaura o volume de plasma, a pressão arterial e o número de glóbulos vermelhos de volta ao normal (caixas rosa-escuro). Veja o texto (p. 385) para uma explicação sobre os números e uma discussão detalhada das compensações.

386 Fisiologia humana

Capítulo em Perspectiva: Foco na homeostase

Homeostaticamente, os vasos sanguíneos servem de passagens para o transporte de sangue de e para as células para fornecimento de O_2 e nutrientes, remoção de detritos, distribuição de fluido e eletrólitos, eliminação do excesso de calor e sinalização hormonal, entre outras funções. As células privadas de seu suprimento de sangue morrem rapidamente – as células cerebrais sucumbem dentro de quatro minutos. O sangue é constantemente reciclado e recondicionado ao passar pelos vários órgãos pelas estradas vasculares e, assim, o organismo precisa apenas de um baixíssimo volume de sangue para manter a composição química adequada de todo o ambiente fluido interno do qual as células dependem para sua sobrevivência. Por exemplo, o O_2 é continuamente coletado pelo sangue nos pulmões e constantemente fornecido a todas as células do corpo.

Os menores vasos sanguíneos, os capilares, são o verdadeiro local de troca entre o sangue e as células ao redor. Os capilares trazem o sangue homeostaticamente mantido a 0,01 cm de cada célula no corpo – esta proximidade é essencial, porque, para manter as atividades sustentadoras da vida, os materiais não conseguem se difundir com rapidez suficiente além de uns poucos centímetros. O oxigênio, que levaria de meses a anos para se difundir dos pulmões para todas as células do organismo, é continuamente entregue na "porta" de cada célula, onde a difusão pode realizar com eficiência curtas trocas locais entre os capilares e as células ao seu redor. Os hormônios, da mesma forma, devem ser rapidamente transportados através do sistema circulatório de seus locais de produção nas glândulas endócrinas para seus locais de ação em outras partes do organismo. De outra forma, esses mensageiros químicos não conseguiriam se difundir com rapidez suficiente até seus órgãos-alvo a fim de exercer seus efeitos controladores, muitos dos quais são voltados para a manutenção da homeostase.

O restante do sistema circulatório é projetado para transportar sangue de e para os capilares. As artérias e arteríolas distribuem o sangue bombeado pelo coração aos capilares para possibilitar as trocas sustentadoras da vida e as vênulas e veias coletam sangue dos capilares e o devolvem ao coração, onde o processo se reinicia.

EXERCÍCIOS DE REVISÃO

Perguntas objetivas (respostas no Apêndice F)

1. Em geral, a organização paralela do sistema vascular permite que cada órgão receba seu próprio suprimento distinto de sangue arterial. *(Verdadeiro ou falso?)*

2. Como as paredes capilares não têm sistemas de transporte por transportadoras, todos os capilares são igualmente permeáveis. *(Verdadeiro ou falso?)*

3. Mais sangue flui através dos capilares durante a sístole cardíaca do que durante a diástole. *(Verdadeiro ou falso?)*

4. Os capilares contêm apenas 5% do volume total de sangue a qualquer momento. *(Verdadeiro ou falso?)*

5. O volume de sangue que atravessa os capilares em um minuto é igual ao que atravessa a aorta, mesmo que o fluxo sanguíneo seja muito mais lento nos capilares. *(Verdadeiro ou falso?)*

6. Qual(is) das seguintes funções é(são) atribuível(is) às arteríolas? *(Indique todas as respostas corretas.)*
   a. produzir uma queda significativa na pressão média, o que ajuda a estabelecer o gradiente de pressão de impulsão entre o coração e os órgãos.
   b. servir de local de troca de materiais entre o sangue e as células dos tecidos ao redor.
   c. atuar como principal determinante da resistência periférica total.
   d. determinar o padrão de distribuição do débito cardíaco.
   e. ajudar a regular a pressão sanguínea arterial média.
   f. converter a natureza pulsátil da pressão sanguínea arterial em uma pressão suave e não flutuante nos vasos mais abaixo.
   g. atuar como reservatório de pressão.

7. Devido aos efeitos gravitacionais, a pressão venosa nas extremidades inferiores é maior quando uma pessoa está em pé do que quando está deitada. *(Verdadeiro ou falso?)*

8. Utilizando o código de respostas à direita, indique se os fatores a seguir aumentam ou diminuem o retorno venoso:

   ___1. maior pressão atrial associada a uma válvula AV com vazamento
   ___2. atividade respiratória
   ___3. vasoconstrição venosa induzida simpaticamente
   ___4. efeitos gravitacionais sobre o sistema venoso
   ___5. atividade do músculo esquelético
   ___6. mudança na pressão ventricular associada ao recolhimento diastólico

   (a) aumenta o retorno venoso
   (b) diminui o retorno venoso
   (c) não tem efeito sobre o retorno venoso

9. Utilizando o código de respostas à direita, indique que mudanças compensatórias ocorrem nos fatores em questão para retornar a pressão sanguínea ao normal em resposta à hipotensão hipovolêmica resultante de hemorragias graves:

   ___ 1. raio arteriolar
   ___ 2. raio venoso
   ___ 3. débito cardíaco
   ___ 4. volume sistólico
   ___ 5. resistência periférica total
   ___ 6. produção simpática pelo centro cardiovascular
   ___ 7. taxa de disparo aferente gerado pelos barorreceptores do seio carotídeo e do arco aórtico
   ___ 8. retorno venoso
   ___ 9. retenção de fluidos dentro do organismo
   ___ 10. movimento de fluidos do fluido intersticial para o plasma ao longo dos capilares
   ___ 11. produção de urina
   ___ 12. frequência cardíaca
   ___ 13. produção parassimpática pelo centro cardiovascular

   (a) aumenta
   (b) diminui
   (c) nenhum efeito

Perguntas dissertativas

1. Compare o fluxo sanguíneo através dos órgãos de recondicionamento e dos órgãos que não recondicionam o sangue.
2. Discuta as relações entre taxa de fluxo, gradiente de pressão e resistência vascular. Qual é o principal determinante da resistência ao fluxo?
3. Descreva a estrutura e as principais funções de cada segmento da árvore vascular.
4. Como as artérias servem de reservatório de pressão?
5. Descreva a técnica indireta de medição da pressão sanguínea arterial por meio de um esfigmomanômetro.
6. Defina *vasoconstrição* e *vasodilatação*.
7. Discuta os controles locais e extrínsecos que regulam a resistência arteriolar.
8. Qual é o principal meio pelo qual os solutos são trocados nas paredes capilares? Que forças produzem o escoamento ao longo das paredes capilares? Qual é a importância do escoamento?
9. Como a linfa é formada? Quais são as funções do sistema linfático?
10. Defina *edema* e discuta suas possíveis causas.
11. Como as veias servem de reservatório de sangue?
12. Compare o efeito da vasoconstrição sobre a taxa de fluxo sanguíneo nas arteríolas e nas veias.
13. Discuta os fatores que determinam a pressão arterial média.
14. Faça uma síntese dos efeitos da estimulação simpática e parassimpática sobre o sistema cardiovascular.
15. Diferencie entre hipertensão secundária e hipertensão primária. Quais são as possíveis consequências da hipertensão?
16. Defina *choque circulatório*. Quais são suas consequências e compensações? O que é choque irreversível?

Exercícios quantitativos (soluções no Apêndice F)

1. A unidade convencional de resistência em sistemas fisiológicos é expressa em URP (unidade de resistência periférica), definida como (1 litro/min)/(1 mm Hg). Em repouso, a resistência periférica total de Tom é de cerca de 20 URP. Na semana passada, enquanto jogava raquetebol, seu débito cardíaco aumentou para 30 litros/min e sua pressão arterial média subiu para 120 mm Hg. Qual foi sua resistência periférica total durante o jogo? Lembre-se de que a taxa de fluxo de sangue é igual ao gradiente de pressão dividido pela resistência periférica total do sistema vascular.

2. A pressão sistólica aumenta à medida que a pessoa envelhece. Aos 85 anos, um indivíduo de estatura média (não tratado para hipertensão) tem pressão sistólica de 180 mm Hg e diastólica de 90 mm Hg.
   a. Qual é a pressão arterial média desse indivíduo de 85 anos?
   b. A partir de seu conhecimento da dinâmica dos capilares, preveja o resultado no nível capilar dessa mudança relacionada à idade na pressão arterial média se nenhum mecanismo homeostático estiver em operação (lembre-se de que a pressão arterial média é de cerca de 93 mm Hg aos 20 anos).

3. Compare as taxas de fluxo nas circulações sistêmica e pulmonar de uma pessoa com as seguintes medições:

   pressão arterial média sistêmica = 95 mm Hg
   resistência sistêmica = 19 URP
   pressão arterial média pulmonar = 20 mm Hg
   resistência pulmonar = 4 URP

4. Quais das seguintes mudanças aumentariam a resistência em uma arteríola? Explique.
   a. maior comprimento
   b. menor calibre
   c. maior estimulação simpática
   d. maior viscosidade do sangue
   e. todas as anteriores

PONTOS A PONDERAR

(Explicações no Apêndice F)

1. Durante a cirurgia de ponte de safena, um pedaço da veia é frequentemente removido da perna do paciente e costurado cirurgicamente no sistema circulatório coronário para que o sangue se desvie, através da veia, em torno de um segmento da artéria coronária bloqueada. Por que o paciente deve usar, por um longo período de tempo após a cirurgia, uma meia de suporte elástico no membro do qual a veia foi removida?

2. Presuma que uma pessoa tenha pressão sanguínea de 125/77:
   a. Qual é a pressão sistólica?
   b. Qual é a pressão diastólica?
   c. Qual é a pressão de pulso?
   d. Qual é a pressão arterial média?
   e. Algum som seria escutado se a pressão em uma braçadeira em volta do braço fosse de 130 mm Hg? *(Sim ou não?)*
   f. Algum som seria escutado se a pressão do bracelete fosse de 118 mm Hg?
   g. Algum som seria escutado se a pressão do bracelete fosse de 75 mm Hg?

3. Um colega de classe que está de pé há várias horas trabalhando em um experimento no laboratório desmaia de repente. Qual é a explicação provável? O que você deveria fazer se a pessoa do lado dele tentasse levantá-lo?

4. Um medicamento aplicado a um pedaço de arteríola removido faz o vaso relaxar, mas um pedaço isolado de músculo arteriolar retirado das outras camadas do vaso não responde ao mesmo medicamento. Qual é a explicação provável?

5. Explique como cada um dos seguintes medicamentos anti-hipertensivos reduziria a pressão sanguínea arterial:
   a. medicamentos que bloqueiam receptores adrenérgicos α_1 (por exemplo, a *fentolamina*)
   b. medicamentos que bloqueiam receptores adrenérgicos β_1 (por exemplo, o *metoprolol*) (*Sugestão:* revise os *receptores adrenérgicos* na p. 243).
   c. medicamentos que relaxam diretamente o músculo liso arteriolar (por exemplo, a *hidralazina*)
   d. diuréticos que aumentam a produção de urina (por exemplo, a *furosemida*)
   e. medicamentos que bloqueiam a liberação de norepinefrina pelas terminações simpáticas (por exemplo, a *guanetidina*)
   f. medicamentos que atuam no cérebro para reduzir a produção simpática (por exemplo, a *clonidina*)
   g. medicamentos que bloqueiam canais de Ca^{2+} (por exemplo, o *verapamil*)
   h. medicamentos que interferem na produção de angiotensina II (por exemplo, o *captopril*)
   i. medicamentos que bloqueiam receptores de angiotensina (por exemplo, o *losartan*)

CONSIDERAÇÃO CLÍNICA

(Explicação no Apêndice F)

Li-Ying C. acabou de ser diagnosticada com hipertensão secundária devido a um *feocromocitoma*, um tumor da medula adrenal que secreta epinefrina em excesso. Explique como esta condição causa a hipertensão secundária, descrevendo o efeito que a epinefrina excessiva teria sobre diversos fatores que determinam a pressão sanguínea arterial.

Sangue

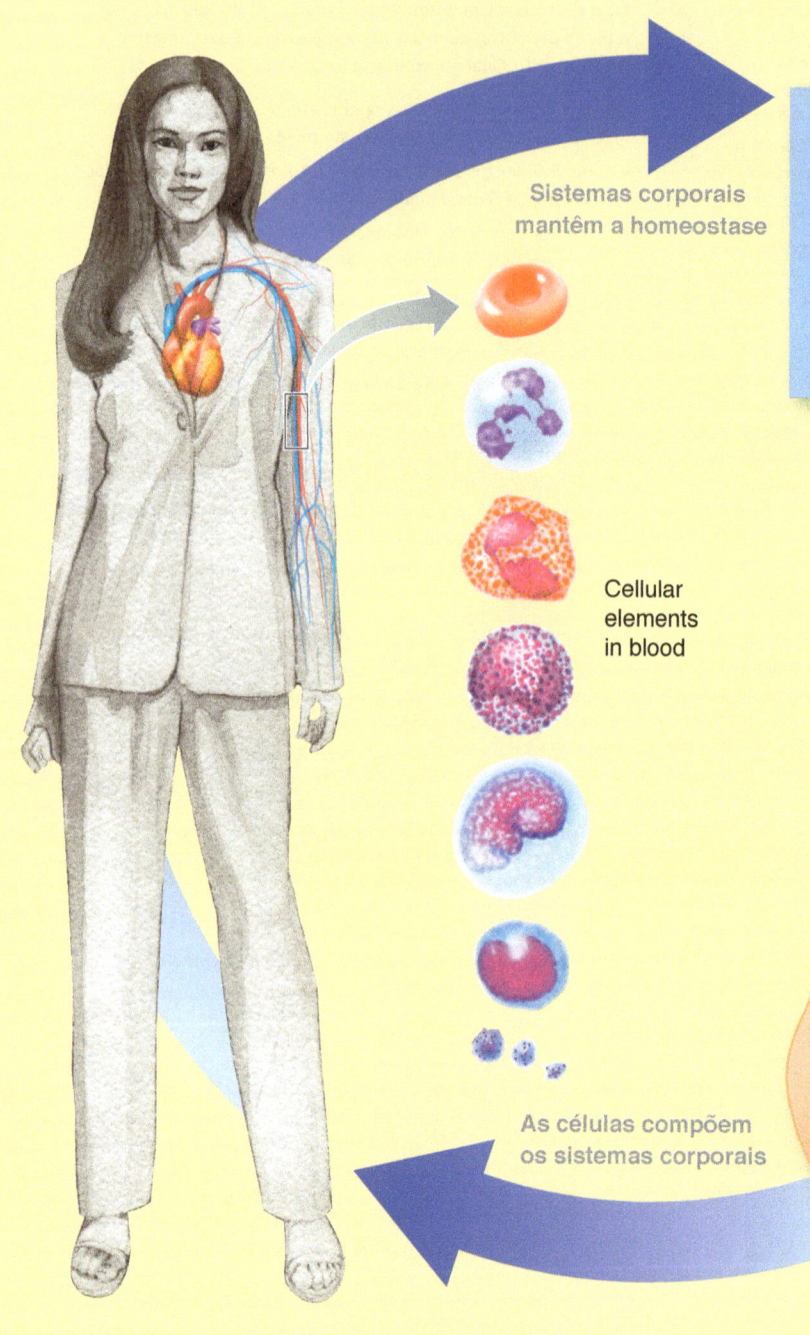

Homeostase
O sangue contribui para a homeostase ao servir de veículo para o transporte de materiais entre as células, tamponar mudanças no pH, levar o excesso de calor à superfície corporal para eliminação, desempenhar um papel importante na defesa do organismo e minimizar a perda de sangue quando um vaso sanguíneo é danificado.

Sistemas corporais mantêm a homeostase

Cellular elements in blood

A homeostase é essencial para a sobrevivência das células

Células
As células precisam de suprimento constante de O_2 fornecido a elas para sustentar as reações químicas geradoras de energia, que produzem CO_2, que deve ser continuamente removido. As células podem sobreviver e funcionar apenas em uma estreita faixa de pH e de temperatura; além disso, devem estar protegidas contra micro-organismos causadores de doenças.

As células compõem os sistemas corporais

O sangue é o veículo para transporte em massa de materiais em longas distâncias entre as células e o ambiente externo ou somente entre as células. Esse transporte é essencial para a manutenção da homeostase. O sangue consiste de um plasma, líquido complexo no qual os elementos celulares – eritrócitos, leucócitos e plaquetas – ficam em suspensão. Os eritrócitos (glóbulos vermelhos, ou GVs) são essencialmente sacos de hemoglobina envoltos por uma membrana plasmática e que transportam O_2 no sangue. Os leucócitos (glóbulos brancos, ou GBs), as unidades de defesa móvel do sistema imunológico, são transportados no sangue para locais feridos ou invadidos por micro-organismos causadores de doenças. As plaquetas (trombócitos) são importantes na hemostasia, a interrupção do sangramento de vasos danificados.

CAPÍTULO 11

Sangue

Plasma

O hematócrito representa o volume celular concentrado de todo o sangue. O plasma é responsável pelo restante do volume.

O sangue representa cerca de 8% do peso total do corpo e tem um volume médio de 5 litros nas mulheres e 5,5 litros nos homens. É formado por três tipos de elementos celulares especializados, *eritrócitos (glóbulos vermelhos), leucócitos (glóbulos brancos)* e *plaquetas (trombócitos)*, suspensos no complexo *plasma* líquido (• Figura 11-1 e ▲ Tabela 11-1). Eritrócitos e leucócitos são células inteiras, enquanto as plaquetas são fragmentos de células.

O movimento constante do sangue, enquanto flui através dos vasos sanguíneos, mantém os elementos celulares dispersos um tanto uniformemente dentro do plasma. No entanto, se você colocar uma amostra de sangue em um tubo de ensaio e tratá-lo para evitar a coagulação, as células mais pesadas se assentam lentamente na parte inferior e o plasma mais leve vai para o topo. Este processo pode ser acelerado pela centrifugação, que rapidamente coloca as células no fundo do tubo (• Figura 11-1). Como mais de 99% das células são eritrócitos, o **hematócrito**, ou **volume de células concentradas,** representa essencialmente a porcentagem de eritrócitos no volume total de sangue. O hematócrito responde por, em média, 42% do volume do sangue para as mulheres e um pouco mais, 45%, para os homens. O plasma é responsável pelo volume restante. Assim, o volume médio de plasma no sangue é de 58% para as mulheres e 55% para os homens. Glóbulos brancos e plaquetas, incolores e menos densos do que os glóbulos vermelhos, estão concentrados em uma camada fina de cor creme, a *camada leuco-plaquetária*, no topo da coluna eritrocítica concentrada. Eles formam menos de 1% do volume total do sangue.

Consideremos primeiro as propriedades da maior parte do sangue, o plasma, antes de voltarmos nossa atenção aos elementos celulares.

A água do plasma é um meio de transporte para muitas substâncias inorgânicas e orgânicas.

O plasma, sendo um líquido, consiste em 90% de água. A água do plasma serve de meio para os materiais carregados pelo sangue. Além disso, como a água tem alta capacidade de reter calor, o plasma não consegue absorver e distribuir boa parte do calor

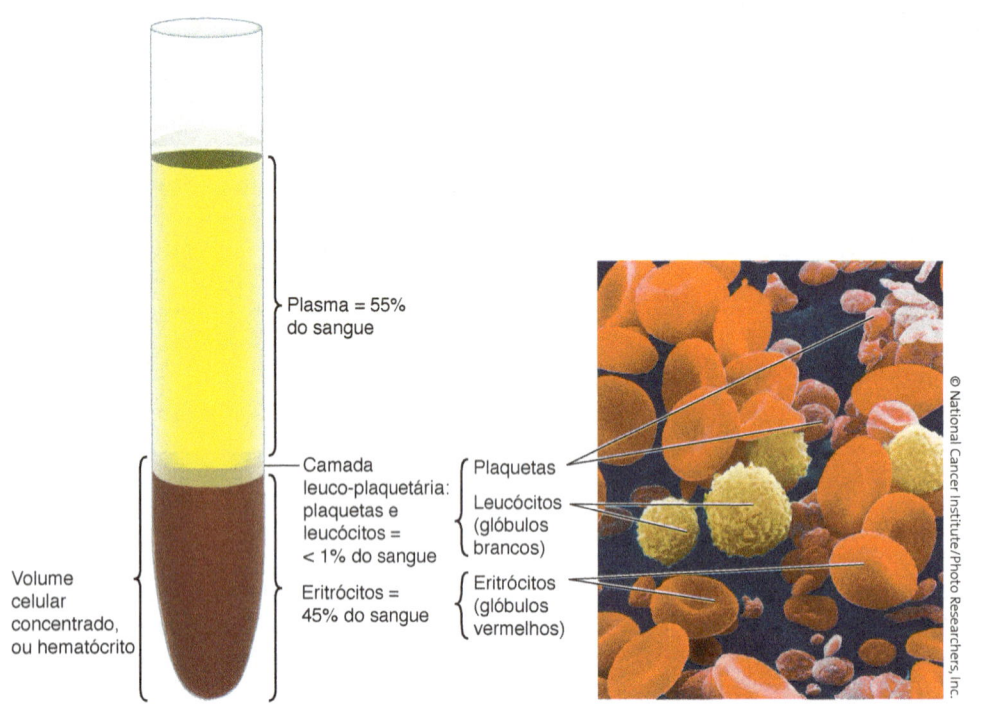

• **FIGURA 11-1 Hematócrito e tipos de células sanguíneas.** Os valores dados são para homens. O hematócrito médio nas mulheres é de 42%, com o plasma ocupando 58% do volume de sangue. Observe o formato bicôncavo dos eritrócitos.

gerado metabolicamente dentro dos tecidos, com mudanças apenas mínimas na temperatura do sangue. Enquanto o sangue viaja perto da superfície da pele, a energia térmica desnecessária à manutenção da temperatura corporal é eliminada para o ambiente.

Um grande número de substâncias inorgânicas e orgânicas está dissolvido no plasma. Componentes inorgânicos são responsáveis por cerca de 1% do peso do plasma. Os eletrólitos (íons) mais abundantes no plasma são Na^+ e Cl^-, componentes do sal comum. Quantidades menores de HCO_3^-, K^+, Ca^{2+} e outros estão presentes. As funções mais notáveis desses íons são seus papéis na excitabilidade da membrana, na distribuição osmótica de fluido entre o ECF e as células e no tamponamento de mudanças de pH – essas funções serão discutidas em outras partes.

Os componentes orgânicos mais abundantes por peso são as proteínas plasmáticas, que formam 6% a 8% do peso total do plasma e que serão examinados mais detalhadamente na próxima seção. A pequena porcentagem restante de plasma é composta por outras substâncias orgânicas, incluindo nutrientes (como glicose, aminoácidos, lipídeos e vitaminas), produtos residuais (creatinina, bilirrubina e substâncias nitrogenadas como a ureia), gases dissolvidos (O_2 e CO_2) e hormônios. A maioria dessas substâncias está sendo meramente transportada pelo plasma. Por exemplo, glândulas endócrinas secretam hormônios no plasma, que leva esses mensageiros químicos a seus locais de ação.

Muitas das funções do plasma são executadas por proteínas plasmáticas.

Proteínas plasmáticas são o único grupo de componentes do plasma que não está simplesmente a passeio. Esses importantes componentes em geral permanecem no plasma, onde executam muitas funções valiosas. Veja as mais importantes, que serão detalhadas mais adiante no texto:

1. Diferente de outros componentes plasmáticos dissolvidos na água do plasma, as proteínas plasmáticas estão dispersas como um coloide (veja no Apêndice B, disponível no site do livro: www.cengage.com.br). Além disso, como são os maiores componentes do plasma, as proteínas plasmáticas normalmente não saem pelos poros estreitos das paredes capilares para entrar no fluido intersticial. Por sua presença como dispersão coloidal no plasma e ausência no fluido intersticial, as proteínas plasmáticas estabelecem um gradiente osmótico entre o sangue e o fluido intersticial. Essa pressão osmótica coloide é a principal força que evita a perda excessiva de plasma pelos capilares para o fluido intersticial e, assim, ajuda a manter o volume do plasma.

2. As proteínas plasmáticas são parcialmente responsáveis pela capacidade do plasma tamponar mudanças no pH (veja a p. 575).

3. Os três grupos de proteínas plasmáticas – *albuminas, globulinas* e *fibrinogênio* – são classificados de acordo com suas várias propriedades físicas e químicas. Além de suas funções gerais recém-listadas, cada tipo de proteína plasmática executa tarefas específicas, da seguinte forma:

   a. **Albuminas**, as proteínas plasmáticas mais abundantes, contribuem especialmente para a pressão osmótica coloide, graças a seus números. Elas também vinculam não especificamente muitas substâncias pouco solúveis no plasma (como bilirrubina, sais de bile e penicilina) para transporte no plasma.

   b. Há três subclasses de **globulinas: alfa (α), beta (β) e gama (γ)**.
      (1) Como as albuminas, algumas alfa e beta-globulinas vinculam substâncias pouco solúveis em água para transporte no plasma, mas essas globulinas são altamente específicas quanto ao passageiro ao qual se vincularão e transportarão. Exemplos de substâncias levadas por globulinas específicas incluem o hormônio da tireoide (veja a p. 694), o colesterol (veja a p. 336) e o ferro (veja a p. 632).
      (2) Muitos dos fatores envolvidos no processo de coagulação do sangue são alfa ou beta-globulinas.
      (3) Proteínas inativas circulatórias, ativadas conforme necessário por impulsos reguladores específicos, pertencem ao grupo das alfa-globulinas (por exemplo, a alfa-globulina *angiotensinogênio* é ativada em *angiotensina*, que tem uma função

392 Fisiologia humana

⚠ TABELA 11-1	Componentes do Sangue e suas Funções
Componente	**Funções**
Plasma	
Água	Meio de transporte; transporta calor
Eletrólitos	Excitabilidade da membrana; distribuição osmótica de fluido entre o ECF e o ICF; tampão de mudanças de pH
Nutrientes, resíduos, gases, hormônios	Transportados no sangue; o CO_2 tem uma função no equilíbrio ácido-básico
Proteínas plasmáticas	Em geral, exercem um efeito osmótico importante na distribuição de ECF entre os compartimentos vascular e intersticial; tampão de mudanças de pH
Albuminas	Transportam muitas substâncias; contribuem mais para a pressão osmótica coloide
Globulinas	
Alfa e beta	Transportam muitas substâncias insolúveis em água; fatores de coagulação; moléculas precursoras inativas
Gama	Anticorpos
Fibrinogênio	Precursor inativo para a malha de fibrina dos coágulos
Elementos celulares	
Eritrócitos	Transportam O_2 e CO_2 (principalmente O_2)
Leucócitos	
Neutrófilos	Fagócitos que capturam bactérias e detritos
Eosinófilos	Atacam vermes parasitas; importantes em reações alérgicas
Basófilos	Liberam histamina, importante em reações alérgicas, e heparina, que ajuda a eliminar gordura do sangue
Monócitos	Em trânsito para se tornarem macrófagos de tecido
Linfócitos	
Linfócitos B	Produzem anticorpos
Linfócitos T	Respostas imunológicas mediadas pela célula
Plaquetas	Hemostasia

importante na regulagem do equilíbrio de sal do organismo).

(4) As gama-globulinas são as imunoglobulinas (anticorpos), cruciais para o mecanismo de defesa do organismo (veja a p. 429).

c. O **fibrinogênio** é um fator essencial para a coagulação sanguínea.

As proteínas plasmáticas são sintetizadas pelo fígado, com exceção das gama-globulinas, produzidas por linfócitos, um dos tipos de glóbulos brancos.

Eritrócitos

Cada mililitro de sangue contém cerca de 5 bilhões de **eritrócitos (glóbulos vermelhos**, ou **GVs**) em média, clinicamente mensurados em uma **contagem de glóbulos vermelhos**, em geral atingindo quantidades de 5 milhões de células por milímetro cúbico (mm^3).

A estrutura dos eritrócitos é adequada a sua função principal de transportadores de O_2 no sangue.

O formato e o conteúdo dos eritrócitos são idealmente adequados para a execução de sua função principal, o transporte de O_2, mas também o de CO_2 e de íons de hidrogênio (H^+) no sangue.

ESTRUTURA DOS ERITRÓCITOS Eritrócitos são células planas, com formato de um disco com uma reentrância em cada um de seus lados, como uma rosca com um centro afundado em vez de vazado (isto é, são discos bicôncavos de 8 μm de diâmetro e 2 μm de espessura nas bordas externas e 1 μm no centro) (● Figura 11-1). Esse formato peculiar contribui de duas maneiras para a eficiência com a qual os glóbulos vermelhos realizam sua função principal de transporte sanguíneo de O_2. (1) O formato bicôncavo oferece maior área superficial para a difusão de O_2 ao longo da membrana que uma célula esférica do mesmo volume permitiria. (2) A pequena espessura da célula permite que o O_2 difunda-se rapidamente entre as regiões externa e interna da célula.

Outra característica estrutural que facilita a função de transporte dos GVs é a flexibilidade de sua membrana. Glóbulos vermelhos, cujo diâmetro é normalmente de 8 μm, podem deformar-se bastante enquanto se comprimem em fila única através de capilares de até 3 μm de diâmetro. Como são extremamente maleáveis, os GVs podem percorrer capilares estreitos e tortuosos para entregar sua carga de O_2 no nível dos tecidos sem se romperem no processo.

A característica anatômica importante que permite que os GVs transportem O_2 é a hemoglobina que eles contêm. Vejamos esta peculiar molécula mais detalhadamente.

PRESENÇA DE HEMOGLOBINA A hemoglobina é encontrada apenas nos glóbulos vermelhos. Uma molécula de **hemoglobina** tem duas partes: (1) a parte de **globina**, uma proteína composta por quatro cadeias de polipeptídeos altamente dobrados (duas subunidades α e duas subunidades β), e (2) quatro grupos não proteicos contendo ferro, conhecidos como **grupos heme**, cada um dos quais vinculado a um dos peptídeos (● Figura 11-2). Cada um dos quatro átomos de ferro pode se combinar

(a) Molécula de hemoglobina

(b) Grupo heme contendo ferro

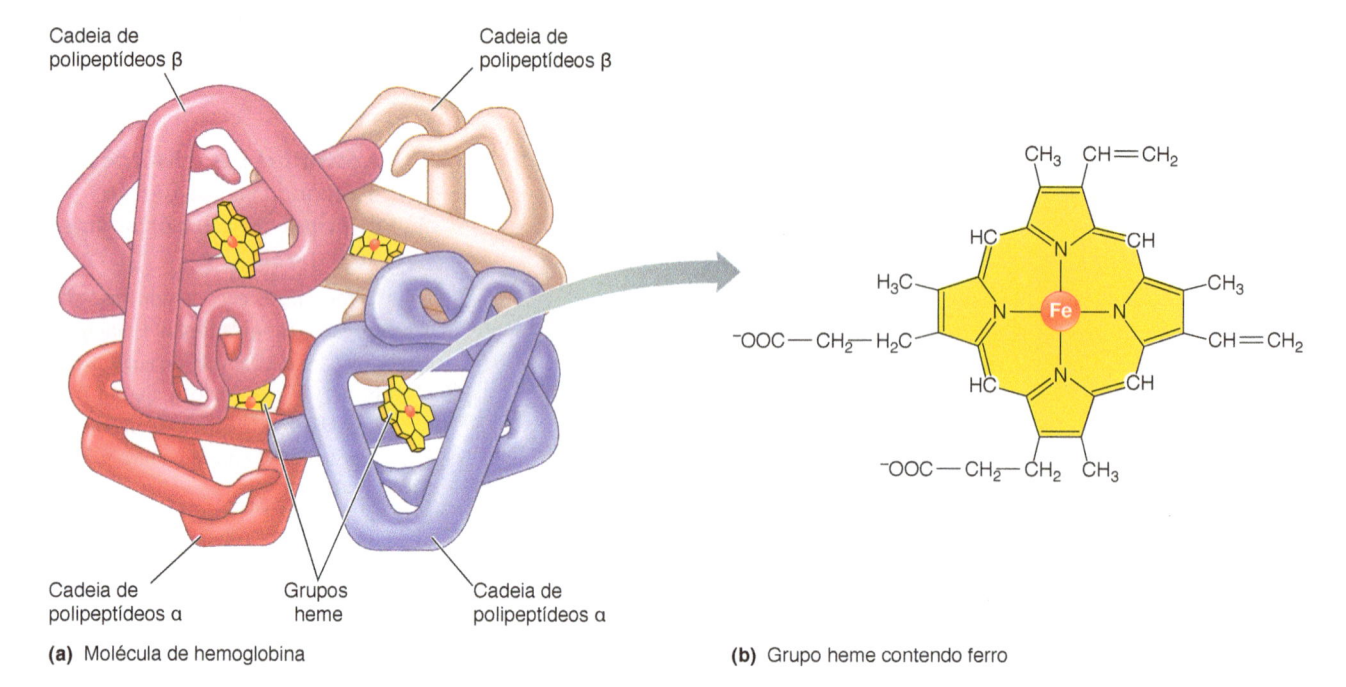

• **FIGURA 11-2 Molécula de hemoglobina.** Uma molécula de hemoglobina é composta por quatro cadeias polipeptídicas altamente retorcidas (na parte da globina) e quatro grupos heme contendo ferro.

reversamente com uma molécula de O_2 – assim, um molécula de hemoglobina pode pegar quatro O_2 como passageiros nos pulmões. Como o O_2 é pouco solúvel no plasma, 98,5% do O_2 transportado no sangue fica ligado à hemoglobina.

A hemoglobina é um pigmento (isto é, naturalmente colorida). Devido a seu conteúdo de ferro, parece avermelhada quando combinada ao O_2 e azulada quando desoxigenada. Assim, o sangue arterial totalmente oxigenado é vermelho e o sangue venoso, que perdeu parte de sua carga de O_2 no nível do tecido, tem coloração azulada.

Além de levar O_2, a hemoglobina também pode se combinar ao:

1. *Dióxido de carbono.* A hemoglobina ajuda a transportar este gás das células dos tecidos de volta aos pulmões.

2. *A parte ácida de íons de hidrogênio (H^+) do ácido carbônico ionizado*, gerada no nível dos tecidos a partir de CO_2. A hemoglobina tampona este ácido para minimizar a alteração de pH do sangue.

3. *Monóxido de carbono (CO).* Este gás não está normalmente no sangue, mas, se inalado, ocupa preferencialmente os locais de vinculação de O_2 na hemoglobina, causando envenenamento por CO.

4. *Óxido nítrico (NO).* Nos pulmões, o vasodilatador óxido nítrico vincula-se à hemoglobina. Este NO é liberado nos tecidos, onde relaxa e dilata as arteríolas locais (veja no Capítulo 10). A vasodilatação ajuda a garantir que o sangue rico em O_2 possa fazer suas rondas vitais e também ajuda a estabilizar a pressão sanguínea.

Portanto, a hemoglobina desempenha papel crucial no transporte de O_2, pois contribui para o transporte de CO_2 e para a capacidade de tamponamento do pH sanguíneo. Além disso, ao levar seu próprio vasodilatador, a hemoglobina ajuda a entregar o O_2 que está carregando.

AUSÊNCIA DE NÚCLEO E DE ORGANELAS Para maximizar seu conteúdo de hemoglobina, um único eritrócito fica repleto com mais de 250 milhões de moléculas de hemoglobina, excluindo quase tudo o mais (permitindo que cada GV carregue mais de um bilhão de moléculas de O_2!). Os glóbulos vermelhos não têm núcleo nem organelas. Durante o desenvolvimento da célula, essas estruturas são eliminadas para que se abra espaço para mais hemoglobina (• Figura 11-3). Assim, um GV é essencialmente um saco envolto por membrana plasmática repleto de hemoglobina.

PRINCIPAIS ENZIMAS DO ERITRÓCITO Apenas poucas enzimas cruciais e não renováveis permanecem dentro de um eritrócito maduro: *enzimas glicolíticas* e *anidrase carbônica*. As **enzimas glicolíticas** são importantes na geração da energia necessária que alimenta os mecanismos de transporte ativo envolvidos na manutenção das concentrações iônicas adequadas dentro da célula. Ironicamente, embora os eritrócitos sejam os veículos de transporte do O_2 a todos os outros tecidos do organismo, eles não conseguem utilizar o O_2 que estão transportando para a produção de energia. Sem as mitocôndrias que abrigariam as enzimas de fosforilação ativa, os eritrócitos precisam se fiar totalmente na glicólise para a formação de ATP.

A outra enzima importante dentro dos GVs, a **anidrase carbônica**, é crucial ao transporte de CO_2. Esta enzima catalisa uma reação essencial que leva à conversão do CO_2 metabolicamente produzido em **íons de bicarbonato (HCO_3^-)**, a principal forma na qual o CO_2 é transportado no sangue. Assim, os eritrócitos contribuem para o transporte de CO_2 de duas formas – por meio de seu carregamento na hemoglobina e por sua conversão, induzida por anidrase carbônica, em HCO_3^-.

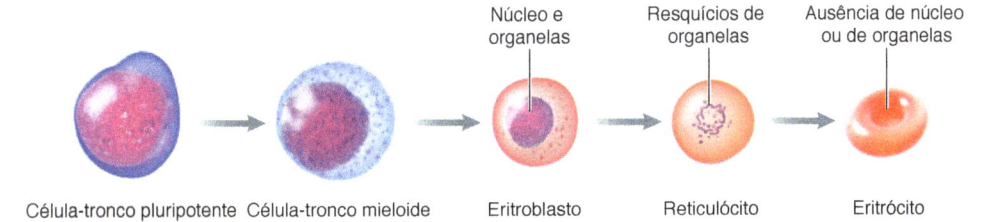

• **FIGURA 11-3** Principais passos na produção de eritrócitos (eritropoese). Os eritrócitos são derivados da medula óssea vermelha de células-tronco pluripotentes, que originam todos os tipos de células sanguíneas. As células-tronco mieloides são células parcialmente diferenciadas que originam os eritrócitos e vários outros tipos de células sanguíneas. Eritroblastos nucleados destinam-se a se tornar eritrócitos maduros. Essas células eliminam seu núcleo e organelas, abrindo mais espaço para a hemoglobina. Os reticulócitos são glóbulos vermelhos imaturos que contêm resquícios de organelas. Eritrócitos maduros são liberados nos capilares abundantes da medula óssea.

Durante o desenvolvimento intrauterino, os eritrócitos são produzidos primeiro pelo saco vitelino e, depois, pelo fígado e baço em desenvolvimento, até que a medula óssea seja formada e assuma a produção exclusiva de eritrócitos. Nas crianças, a maioria dos ossos está repleta de **medula óssea vermelha**, capaz de produção de células sanguíneas. À medida que a pessoa envelhece, entretanto, uma **medula óssea amarela** adiposa, incapaz de praticar eritropoese, substitui gradualmente a medula vermelha, que permanece apenas em alguns locais isolados, como o esterno (osso do peito), costelas, pélvis e extremidades superiores dos ossos de membros longos. É desses locais que a medula óssea é extraída para exames ou para uso em transplantes.

A medula vermelha não apenas produz GVs, mas também é a fonte essencial de leucócitos e plaquetas. **Células-tronco pluripotentes** não diferenciadas, a origem de todas as células sanguíneas, ficam na medula vermelha, onde se dividem continuamente, diferenciando-se para originar cada tipo de célula sanguínea (• Figura 11-3 – veja também a • Figura 11-9). Os diferentes tipos de células sanguíneas imaturas, em conjunto com as células-tronco, estão interligados na medula vermelha em vários estágios de desenvolvimento. Quando maduras, as células sanguíneas são liberadas no suprimento rico de capilares que permeiam a medula vermelha. Os capilares da medula óssea são de um tipo descontínuo, menos comum, que tem grandes vãos entre as células endoteliais (veja no Capítulo 10). Glóbulos vermelhos maduros conseguem atravessar esses grandes poros para entrar no sangue, mas, uma vez em circulação, essas células não conseguem sair do sangue através dos poros bem mais estreitos dos capilares comuns. Fatores reguladores atuam sobre a medula vermelha *hemopoética* ("produtora de sangue") regulando o tipo e o número de células geradas e descarregadas no sangue. Das células sanguíneas, o mecanismo de regulagem da produção de GVs é o mais entendido. Vamos considerá-lo a seguir.

A medula óssea substitui continuamente os eritrócitos desgastados.

Cada pessoa tem um total de 25 a 30 trilhões de GVs percorrendo seus vasos sanguíneos a qualquer momento (um número 100.000 vezes maior que toda a população dos EUA)! Mesmo assim, esses veículos para o transporte de gases vitais têm vida curta e devem ser substituídos a uma taxa média de dois a três milhões de células por segundo.

VIDA CURTA DOS ERITRÓCITOS O preço que os eritrócitos pagam por seu generoso conteúdo de hemoglobina no lugar do maquinário intracelular especializado normal é sua vida curta. Sem DNA, RNA nem ribossomos, os glóbulos vermelhos não conseguem sintetizar proteínas para reparo, crescimento e divisão celular, nem para a renovação dos suprimentos de enzimas. Equipados apenas com os suprimentos iniciais sintetizados antes da remoção de seus núcleos e organelas, os GVs sobrevivem, em média, por apenas 120 dias, diferente das células nervosas e musculares, por exemplo, que duram a vida inteira de uma pessoa. Durante sua curta vida de quatro meses, cada eritrócito percorre cerca de 1.100 km, enquanto circula pela rede vascular.

À medida que o glóbulo vermelho envelhece, sua membrana plasmática não reparável torna-se frágil e propensa a rupturas enquanto a célula comprime-se por pontos apertados do sistema vascular. A maioria dos GVs velhos encontra seu destino final no **baço**, porque a rede capilar estreita e sinuosa deste órgão é um encaixe exato para essas células frágeis. O baço fica na parte esquerda superior do abdômen. Além de retirar a maioria dos eritrócitos antigos de circulação, com seu interior polposo, o baço tem uma capacidade limitada de armazenamento de eritrócitos saudáveis, serve de reservatório para plaquetas e contém uma abundância de linfócitos, um tipo de glóbulo branco.

ERITROPOESE Como os eritrócitos não conseguem se dividir para repor seus próprios números, as células antigas rompidas devem ser substituídas por células novas, produzidas em uma fábrica de eritrócitos – a **medula óssea** –, que é o tecido macio e altamente celular que preenche as cavidades internas dos ossos. A medula óssea normalmente gera novos glóbulos vermelhos, num processo conhecido por **eritropoese**, a uma taxa suficientemente alta para acompanhar o ritmo de demolição das células velhas.

A eritropoese é controlada pela eritropoetina dos rins.

Como o transporte de O_2 no sangue é a principal função dos eritrócitos, seria possível suspeitar, logicamente, que o principal estímulo para maior produção de eritrócitos é a redução no fornecimento de O_2 aos tecidos. E isso estaria correto, mas os níveis baixos de O_2 não estimulam a eritropoese atuando diretamente na medula vermelha. Em vez disso, o fornecimento reduzido de O_2 aos rins os estimula a secretar o hormônio **eritropoetina** no sangue, e esse hormônio, por sua vez, estimula a eritropoese pela medula óssea (• Figura 11-4).

A eritropoetina atua sobre derivados das células-tronco não diferenciados, já destinados a se tornarem GVs, estimulando sua proliferação e maturação em eritrócitos maduros. Essa maior atividade eritropoética eleva o número de GVs em circulação,

DETALHES DA FISIOLOGIA DO EXERCÍCIO

Doping do Sangue: Mais de algo bom é melhor?

Os músculos em exercício exigem fornecimento contínuo de O_2 para gerar energia e sustentar as atividades de resistência (veja no Capítulo 8). O **doping do sangue** é uma técnica desenvolvida para aumentar temporariamente a capacidade de transporte de O_2 sanguíneo em uma tentativa de se ganhar vantagem competitiva. O doping do sangue envolve a coleta do sangue de um atleta e, então, a reinfusão imediata do plasma, congelando-se os GVs para reinfusão de um a sete dias antes de um evento competitivo. De uma a quatro unidades de sangue (uma unidade é igual a 450 ml) são normalmente retiradas, em intervalos de três a oito semanas antes da competição. Nos períodos entre coletas de sangue, o aumento na atividade eritropoética restaura a contagem de GV a um nível normal.

A reinfusão dos GVs armazenados aumenta temporariamente a contagem de glóbulos vermelhos e o nível de hemoglobina acima do normal. Teoricamente, o doping de sangue beneficiaria atletas de resistência ao melhorar a capacidade de transporte de O_2 no sangue. No entanto, se glóbulos vermelhos demais forem injetados, o desempenho pode sofrer porque a maior viscosidade do sangue diminuiria o fluxo sanguíneo.

Pesquisas indicam que, em um teste de exercício em laboratório, atletas que fizeram doping de sangue podem perceber um aumento de 5% a 13% na capacidade aeróbica, uma redução na frequência cardíaca durante o exercício em comparação com a frequência durante o mesmo exercício na ausência de doping do sangue, melhor desempenho e menores níveis de lactato no sangue (lactato é produzido quando os músculos recorrem à glicólise anaeróbia, menos eficiente para a produção de energia – veja no Capítulo 8).

Por motivos éticos e médicos, o doping do sangue, embora eficaz, é ilegal no atletismo e em competições olímpicas. O motivo da preocupação é a competição desleal, trazida pelo uso de qualquer produto aprimorador de desempenho banido. Além disso, a prática já causou a morte de alguns atletas. Contudo, as regras proibitivas são muito difíceis de aplicar. O doping do sangue não pode ser detectado pelos procedimentos de teste disponíveis atualmente. A única forma de expor a prática de doping do sangue é por meio de testemunhas ou de autoadmissão.

O recente desenvolvimento de eritropoetina sintética potencializa o problema de doping do sangue. A injeção deste produto estimula a produção de GVs e, assim, aumenta temporariamente a capacidade de transporte de O_2 do sangue. Estudos rigorosos demonstraram que a eritropoetina injetada pode melhorar o desempenho de um atleta de resistência de 7% a 10%. Embora esteja formalmente banida, o mercado negro da eritropoetina desenvolveu-se entre antiesportistas, quando esse produto foi disponibilizado como medicamento para tratar a anemia. A eritropoetina agora é amplamente utilizada entre competidores de ciclismo, de esqui cross-country e de corrida e natação de longas distâncias. Esta prática, no entanto, não é aconselhável, não apenas devido às implicações legais e éticas, mas por causa dos perigos do aumento da viscosidade do sangue. Acredita-se que a eritropoetina sintética seja responsável pelas mortes de vinte ciclistas europeus desde 1987. Infelizmente, muitos atletas estão dispostos a assumir os riscos. Espera-se que o desenvolvimento recente de um teste para detectar abuso de eritropoetina coíba seu uso.

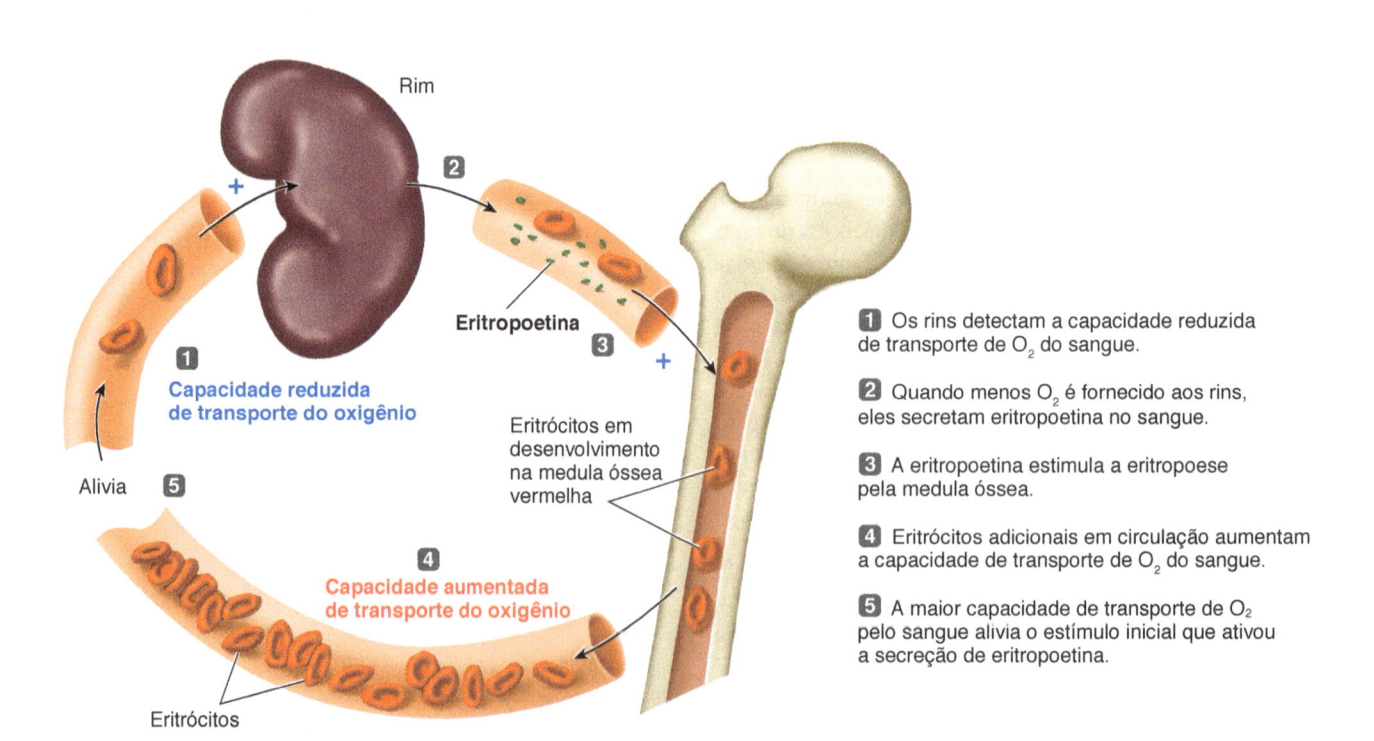

• **FIGURA 11-4** Controle da eritropoese.

1. Os rins detectam a capacidade reduzida de transporte de O_2 do sangue.

2. Quando menos O_2 é fornecido aos rins, eles secretam eritropoetina no sangue.

3. A eritropoetina estimula a eritropoese pela medula óssea.

4. Eritrócitos adicionais em circulação aumentam a capacidade de transporte de O_2 do sangue.

5. A maior capacidade de transporte de O_2 pelo sangue alivia o estímulo inicial que ativou a secreção de eritropoetina.

aumentando, assim, a capacidade de transporte de O_2 do sangue e normalizando o fornecimento de O_2. Quando o nível normal de O_2 aos rins é atingido, a secreção de eritropoetina é desativada até ser novamente necessária. Dessa forma, a produção de eritrócitos é normalmente equilibrada de forma a evitar a destruição ou perda dessas células, mantendo-se a capacidade de transporte de O_2 no sangue razoavelmente constante. Quando há perda significativa de GVs, como nas hemorragias ou pela destruição anormal de eritrócitos jovens em circulação, a taxa de eritropoese pode aumentar em mais de seis vezes em relação ao nível normal (para uma discussão sobre o abuso de eritropoetina por alguns atletas, veja o quadro ■ **Detalhes da Fisiologia do Exercício**).

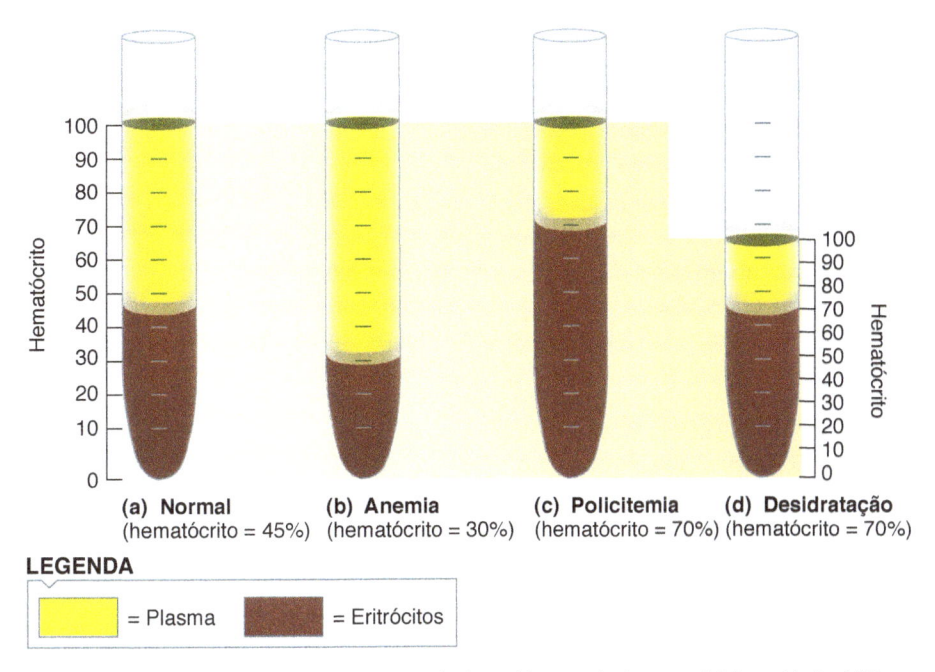

A preparação de um eritrócito para sua saída da medula envolve vários passos, tais como a síntese de hemoglobina e extrusão do núcleo e das organelas. As células mais próximas da maturidade precisam de alguns dias para ser "finalizadas" e liberadas no sangue em resposta à eritropoetina. Células menos desenvolvidas ou recém-proliferadas podem levar várias semanas para atingir a maturidade. Portanto, o tempo necessário para completar a substituição de GVs perdidos depende de quantos serão necessários para que o número volte ao normal. (Quando você doa sangue, seu suprimento de eritrócitos em circulação é reabastecido em menos de uma semana.)

RETICULÓCITOS Quando as demandas de produção de GV são altas (por exemplo, após uma hemorragia), a medula óssea pode liberar grandes números de eritrócitos imaturos, conhecidos como **reticulócitos**, no sangue para suprir rapidamente essa necessidade (veja a ● Figura 11-3). Essas células imaturas podem ser reconhecidas por técnicas de tingimento, que tornam visíveis os remanescentes de organelas residuais ainda não removidos. Sua presença acima do nível normal de 0,5% a 1,5% do número total de eritrócitos em circulação indica uma alta taxa de atividade eritropoética. Em taxas muito rápidas, mais de 30% dos glóbulos vermelhos em circulação podem estar no estágio de reticulócitos imaturos.

Nota Clínica **ERITROPOETINA SINTÉTICA** Pesquisadores identificaram o gene que orienta a síntese de eritropoetina, portanto, esse hormônio agora pode ser produzido em laboratório. Eritropoetina produzida em laboratório (Epogen, Procrit) se tornou o item mais rentável da indústria da biotecnologia, com vendas anuais de mais de US$ 1 bilhão. Este hormônio é frequentemente utilizado para aumentar a produção de GVs em pacientes com atividade eritropoética reduzida, como aqueles com insuficiência renal ou que passam por quimioterapia para o câncer (medicamentos de quimioterapia interferem na divisão celular rápida característica das células cancerígenas e dos GVs em desenvolvimento). Além disso, a disponibilidade imediata desse hormônio diminuiu a necessidade de transfusões de sangue. Por exemplo, a transfusão do sangue coletado do próprio paciente, aliada à eritropoetina para estimular a produção de mais GVs, reduziu o uso de sangue de doadores em até 50% em alguns hospitais.

A anemia pode ser causada por várias desordens.

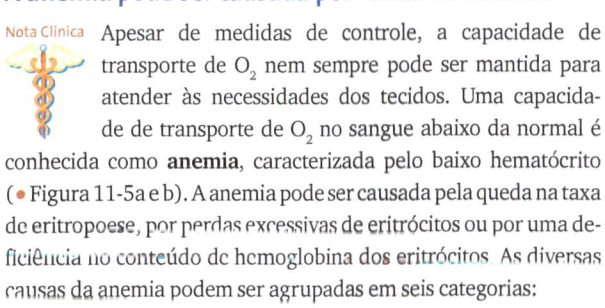

Nota Clínica Apesar de medidas de controle, a capacidade de transporte de O_2 nem sempre pode ser mantida para atender às necessidades dos tecidos. Uma capacidade de transporte de O_2 no sangue abaixo da normal é conhecida como **anemia**, caracterizada pelo baixo hematócrito (● Figura 11-5a e b). A anemia pode ser causada pela queda na taxa de eritropoese, por perdas excessivas de eritrócitos ou por uma deficiência no conteúdo de hemoglobina dos eritrócitos. As diversas causas da anemia podem ser agrupadas em seis categorias:

1. A **anemia nutricional**, causada por uma deficiência alimentar de um fator necessário para a eritropoese. A produção de GVs depende de um suprimento adequado de ingredientes brutos essenciais, alguns dos quais não são sintetizados no organismo e, portanto, devem ser fornecidos pela ingestão alimentar. Por exemplo, a *anemia por deficiência em ferro* ocorre quando não há ferro suficiente disponível para sintetizar a hemoglobina.

2. A **anemia perniciosa**, causada pela incapacidade de o trato digestório absorver vitamina B_{12} suficiente por meio de ingestão. A vitamina B_{12} é essencial para a produção e maturação normais dos GVs. Ela existe em abundância em diversos alimentos. O problema é uma deficiência de *fator intrínseco*, uma substância especial secretada pelo revestimento do estômago (veja

● **FIGURA 11-5 Hematócrito sob várias circunstâncias.** (a) Hematócrito normal. O hematócrito é (b) mais baixo do que o normal na anemia, porque há poucos eritrócitos em circulação, e (c) acima do normal na policitemia, devido ao excesso de eritrócitos em circulação. O hematócrito também pode estar (d) elevado na desidratação, quando o número normal de eritrócitos em circulação fica concentrado em um volume de plasma reduzido.

(a) Normal (hematócrito = 45%) (b) Anemia (hematócrito = 30%) (c) Policitemia (hematócrito = 70%) (d) Desidratação (hematócrito = 70%)

LEGENDA: = Plasma   = Eritrócitos

no Capítulo 16). A vitamina B_{12} pode ser absorvida pelo trato intestinal apenas quando este nutriente está vinculado ao fator intrínseco. Quando o fator intrínseco é deficiente, a vitamina B_{12} é insuficientemente absorvida. O prejuízo resultante da produção e maturação de GVs causa a anemia.

3. A **anemia aplástica**, causada pela falha da medula óssea em produzir GVs suficientes, embora todos os ingredientes necessários para a eritropoese estejam disponíveis. A menor capacidade eritropoética pode ser causada pela destruição de medula óssea vermelha por substâncias químicas tóxicas (como o benzeno), pela alta exposição à radiação (resultante da explosão de uma bomba nuclear, por exemplo, ou exposição excessiva a raios X), pela invasão de células cancerígenas à célula ou pela quimioterapia para câncer. O processo destrutivo pode reduzir seletivamente a produção de eritrócitos pela medula ou também diminuir a capacidade produtiva para leucócitos e plaquetas. A gravidade da anemia depende da extensão da destruição do tecido eritropoético – perdas graves são fatais.

4. A **anemia renal**, que pode resultar de doenças renais. Como a eritropoetina dos rins é o principal estímulo à promoção de eritropoese, a secreção inadequada de eritropoetina por rins doentes leva à produção insuficiente de GVs.

5. A **anemia hemorrágica**, causada pela perda de muito sangue. A perda pode ser aguda, decorrente de um ferimento hemorrágico, ou crônica, devido ao fluxo menstrual excessivo.

6. A **anemia hemolítica**, causada pela ruptura de eritrócitos demais na circulação. A **hemólise**, a ruptura de GVs, ocorre quando células outrora normais são induzidas a se romperem por fatores externos, como na invasão por parasitas da malária nos GVs, ou porque as células estão defeituosas, como na doença falciforme.

A *malária* é causada por parasitas protozoários introduzidos no sangue da vítima pela picada de um mosquito transmissor (daí o uso de mosquiteiros sobre a cama durante a noite em regiões tropicais para se reduzir a incidência de malária). Esses parasitas invadem seletivamente os GVs, onde se multiplicam a ponto das massas de organismos da malária romper as células, liberando centenas de novos parasitas ativos que invadem rapidamente outros GVs. À medida que este ciclo continua e mais eritrócitos são destruídos, a condição anêmica piora progressivamente.

A *doença falciforme* é o exemplo mais conhecido entre várias anormalidades hereditárias dos eritrócitos que tornam essas células muito frágeis. Nos Estados Unidos, ela afeta um a aproximadamente cada 650 indivíduos de ascendência negra. A doença falciforme é causada por uma mutação genética que muda um único aminoácido na cadeia de 146 aminoácidos que compõe a cadeia β da hemoglobina (a valina substitui o glutamato na posição 6 dessa cadeia de aminoácidos). Este tipo defeituoso de hemoglobina se combina para formar cadeias rígidas, deixando o GV duro e com formato anormal, parecido com uma lua crescente ou uma foice (• Figura 11-6). Diferente dos eritrócitos normais, esses GVs deformados tendem a se agrupar. A obstrução resultante bloqueia o fluxo de sangue através de vasos estreitos, causando dor e danos ao tecido no local afetado. Além disso, os eritrócitos defeituosos são frágeis e propensos à ruptura, mesmo em células jovens, enquanto percorrem os capilares estreitos do

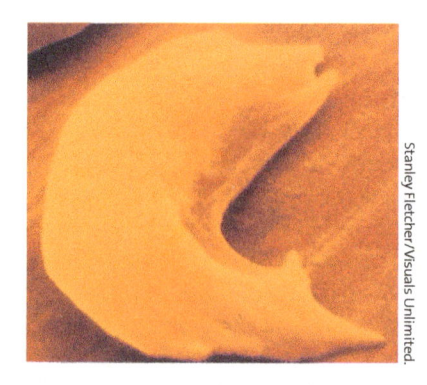

• **FIGURA 11-6** Glóbulo vermelho falciforme ("em forma de foice").

baço. Apesar de uma taxa acelerada de eritropoese, ativada pela perda excessiva e constante de GVs, a produção pode não conseguir acompanhar o ritmo da destruição e pode ocorrer anemia. O interessante é que pacientes com anemia falciforme têm maior probabilidade de sobreviver à malária, porque as células defeituosas contaminadas pela malária são mais facilmente destruídas ao passarem pelo baço, eliminando as células infectadas antes que os parasitas tenham chance de se multiplicar e espalhar. Essa vantagem pode explicar a maior incidência da doença falciforme entre descendentes de pessoas que viveram em regiões tropicais, onde a malária prevalece. Em uma "troca" evolutiva, as desvantagens da doença falciforme podem ser compensadas pelo benefício trazido pela resistência à malária.

A policitemia é o excesso de eritrócitos em circulação.

A **policitemia**, o contrário da anemia, é caracterizada pelo excesso de GVs em circulação e um hematócrito elevado (veja a • Figura 11-5c). Há dois tipos genéricos de policitemia, dependendo das circunstâncias que ativam o excesso de produção de GVs: *policitemia primária* e *policitemia secundária.*

A **policitemia primária** é causada por uma condição da medula óssea semelhante a um tumor, na qual a eritropoese ocorre a uma taxa excessiva e descontrolada, não estando sujeita ao mecanismo regulador normal da eritropoetina. A contagem de GVs pode atingir 11 milhões de células/mm³ (o normal é 5 milhões de células/mm³) e o hematócrito pode alcançar 70% a 80% (o normal é entre 42% a 45%). Nenhum benefício resulta dessa capacidade adicional de transporte de O_2 do sangue, porque o fornecimento de O_2 é mais do que adequado nos números normais de GVs. Entretanto, a policitemia desnecessária tem efeitos nocivos. O número excessivo de glóbulos vermelhos aumenta a viscosidade do sangue para cinco a sete vezes acima do normal (isto é, deixa-o mais espesso), fazendo com que a circulação sanguínea ocorra muito lentamente, o que pode reduzir o fornecimento de O_2 aos tecidos (veja no Capítulo 10). A maior viscosidade também aumenta a resistência periférica total, que pode elevar a pressão sanguínea, aumentando assim a carga de trabalho do coração, a não ser que os mecanismos de controle da pressão sanguínea consigam compensar essa pressão (veja a • Figura 10-14).

A **policitemia secundária**, por sua vez, é um mecanismo adaptativo induzido pela eritropoetina adequado para melhorar a capacidade de transporte de O_2 do sangue, em resposta a uma redução prolongada no fornecimento de O_2 aos tecidos. Ela ocorre normalmente em pessoas que vivem em altas altitudes, onde há menos O_2 disponível no ar, ou em pessoas para quem o fornecimento de O_2 aos tecidos é prejudicado por doenças pulmonares crônicas ou insuficiência cardíaca. A contagem de glóbulos vermelhos na policitemia secundária normalmente é inferior à da policitemia primária, girando em torno de 6 a 8 milhões de células/mm^3. O preço pago pelo melhor fornecimento de O_2 é o aumento na viscosidade do sangue.

Um hematócrito elevado pode também ocorrer quando o corpo perde fluidos, mas não eritrócitos, como na desidratação que acompanha o suor intenso ou uma diarreia forte (veja a • Figura 11-5d). No entanto, essa não é uma policitemia verdadeira, porque o número de GVs em circulação não aumenta. Um número normal de eritrócitos fica simplesmente concentrado em um menor volume plasmático. Esta condição é chamada, às vezes, de **policitemia relativa**.

A seguir, veremos os diferentes tipos de sangue, que dependem de marcadores especiais de carboidrato na membrana superficial dos eritrócitos.

Os tipos sanguíneos dependem de antígenos de superfície nos eritrócitos.

Um **antígeno** é uma molécula grande e complexa que ativa uma resposta imune específica contra si mesma quando entra no organismo. Por exemplo, antígenos são encontrados na superfície de células estranhas, como invasores bacterianos. Alguns tipos de glóbulos brancos reconhecem antígenos e produzem anticorpos específicos contra eles. Um **anticorpo** vincula-se ao antígeno específico para o qual é produzido e causa a destruição deste antígeno por diversos meios. Assim, o corpo rejeita células com antígenos que não respondem aos seus. Aprenderemos mais sobre essas respostas imunológicas no próximo capítulo, sobre defesas corporais. Por enquanto, nosso foco será na reação especial antígeno/anticorpo, que forma a base dos diferentes tipos de sangue.

TIPOS DE SANGUE ABO As membranas superficiais dos eritrócitos humanos contêm antígenos hereditários que variam conforme o tipo sanguíneo. Dentro do principal sistema de grupo sanguíneo, o **sistema ABO**, os eritrócitos de pessoas de sangue tipo A contêm antígenos A, as de sangue tipo B contêm antígenos B, as de sangue tipo AB têm antígenos A e B e as de sangue tipo O não possuem nenhum antígeno superficial A ou B no glóbulo vermelho.

Os anticorpos contra antígenos de eritrócitos não presentes nos próprios eritrócitos do corpo começam a aparecer no plasma humano depois que um bebê completa seis meses. Da mesma forma, o plasma do sangue tipo A contém anticorpos anti-B, o sangue tipo B contém anticorpos anti-A, não há nenhum anticorpo relativo ao sistema ABO no sangue tipo AB e anticorpos anti-A e anti-B estão presentes no sangue tipo O. Em geral, espera-se que a produção de anticorpos contra antígeno A ou B seja induzida apenas se sangue com o antígeno estrangeiro for injetado no corpo. No entanto, altos níveis desses anticorpos são encontrados mesmo no plasma de pessoas que nunca foram expostas a tipos sanguíneos diferentes. Consequentemente, acreditava-se que esses anticorpos tinham ocorrência natural, isto é, eram produzidos sem nenhuma exposição conhecida ao antígeno. Os cientistas agora sabem que pessoas são expostas inadvertidamente, quando muito jovens, a pequenas quantidades de antígenos semelhantes a A e B associados a bactérias intestinais comuns. Os anticorpos produzidos contra esses antígenos invasores coincidentemente também interagem com o quase idêntico antígeno de um grupo sanguíneo estranho, mesmo em sua primeira exposição a ele.

Nota Clínica REAÇÃO À TRANSFUSÃO Se uma pessoa recebe sangue de um tipo incompatível, duas interações antígeno-anticorpo diferentes ocorrem. De longe, as consequências mais graves surgem do efeito dos anticorpos no plasma do receptor sobre os eritrócitos do doador. O efeito dos anticorpos do doador sobre os antígenos vinculados ao eritrócito do receptor é menos importante, a não ser que uma

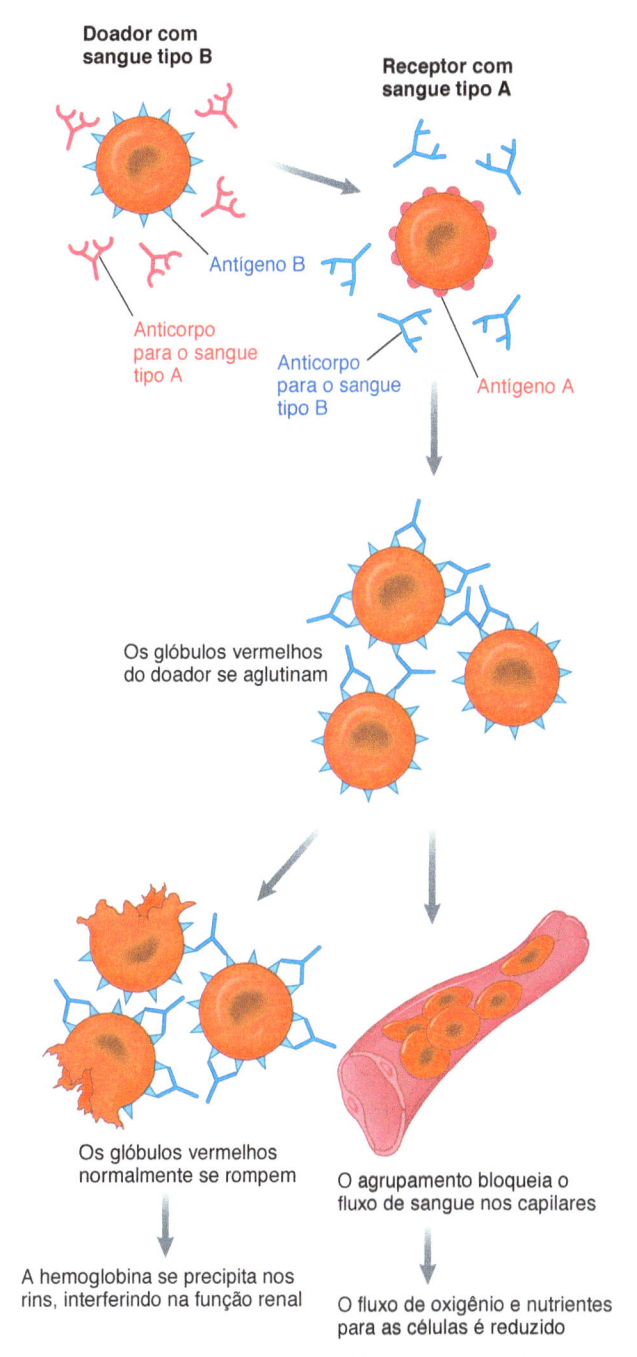

• **FIGURA 11-7 Reação à transfusão.** Uma reação a transfusão resultante da transfusão de sangue tipo B em um receptor com sangue tipo A.

grande quantidade de sangue tenha sido fornecida, porque os anticorpos do doador estão tão diluídos pelo plasma do receptor que há pouco dano aos glóbulos vermelhos do receptor.

A interação de anticorpos com antígenos vinculados a eritrócitos pode resultar em aglutinação (agrupamento) ou hemólise (ruptura) dos glóbulos vermelhos atacados. A aglutinação e a hemólise dos glóbulos vermelhos do doador por anticorpos no plasma do receptor podem levar a uma **reação à transfusão** potencialmente fatal (● Figura 11-7). Os grupos aglutinados de células do doador podem obstruir vasos sanguíneos pequenos. Além disso, uma das consequências mais letais de transfusões incorretas é a insuficiência renal aguda causada pela liberação de grandes quantidades de hemoglobina pelos eritrócitos rompidos do doador. Se a hemoglobina livre no plasma aumentar acima de um nível crítico, ela se concentrará nos rins e bloqueará as estruturas formadoras de urina, levando a uma parada renal aguda.

DOADORES E RECEPTORES UNIVERSAIS DE SANGUE Como pessoas com tipo O não têm antígenos A ou B, seus eritrócitos não serão atacados por anticorpos anti-A nem anti-B, portanto, elas são consideradas **doadoras universais**. Seu sangue pode ser doado a pessoas de qualquer tipo sanguíneo. No entanto, pessoas de tipo O só podem receber sangue tipo O, porque os anticorpos anti-A e anti-B em seu plasma atacarão os antígenos A ou B no sangue recebido. Por outro lado, pessoas do tipo AB são chamadas de **receptores universais**. A falta de anticorpos anti-A e anti-B lhes permite aceitar sangue de doadores de qualquer tipo, embora só possam doar sangue a outros indivíduos AB. Como seus eritrócitos têm antígenos A e B, suas células seriam atacadas se doadas a pessoas com anticorpos contra qualquer um desses antígenos.

Os termos *doador universal* e *receptor universal*, contudo, são equivocados. Além do sistema ABO, muitos outros antígenos de eritrócitos e anticorpos plasmáticos podem causar reações à transfusão, sendo o mais importante o fator Rh.

SISTEMA DE GRUPO SANGUÍNEO Rh Diz-se que pessoas com **fator Rh** (um antígeno de eritrócito observado primeiro nos macacos *rhesus*, daí a designação Rh) têm sangue *Rh positivo*, enquanto as que não possuem o fator Rh são consideradas *Rh negativo*. Em contraste com o sistema ABO, nenhum anticorpo de ocorrência natural se desenvolve contra o fator Rh.

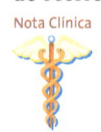

Nota Clínica Anticorpos anti-Rh são produzidos apenas por pessoas Rh negativo quando (e se) expostas pela primeira vez ao antígeno Rh estranho presente em pessoas Rh positivo. Uma transfusão subsequente de sangue Rh positivo pode produzir uma reação à transfusão nessa pessoa Rh negativo sensibilizada. Indivíduos Rh positivo, por sua vez, nunca produzem anticorpos contra o fator Rh que elas mesmas possuem. Portanto, pessoas Rh negativo devem receber apenas sangue Rh negativo, enquanto pessoas Rh positivo podem receber com segurança sangue Rh positivo ou negativo. O fator Rh é de especial importância médica quando uma mãe Rh negativo desenvolve anticorpos contra os eritrócitos do feto Rh positivo que está gestando, uma condição conhecida como **eritroblastose fetal**, ou **doença hemolítica do recém-nascido**. Como os anticorpos maternos destroem muitos eritrócitos fetais, a medula óssea fetal não consegue acompanhar o ritmo de destruição e libera precursores maduros dos eritrócitos, como reticulócitos e, eventualmente, eritroblastos (veja a ● Figura 11-3), daí o nome da condição (veja a Consideração Clínica para uma discussão aprofundada sobre esta condição).

Exceto em emergências extremas, é mais seguro fazer a prova cruzada individual do sangue antes de fazer uma transfusão, mesmo que os tipos ABO e Rh já sejam conhecidos, porque há aproximadamente 23 outros sistemas de antígenos de eritrócitos humanos menores, com centenas de subtipos diferentes. A compatibilidade é determinada pela mistura de glóbulos vermelhos do possível doador com o plasma do receptor. Se não ocorrer aglutinação, o sangue é considerado adequado para a transfusão (veja o quadro ■ Conceitos, Desafios e Controvérsias, para um panorama atualizado das alternativas em investigação para transfusões de todo o sangue).

Além de ser uma consideração importante nas transfusões, os diversos sistemas de grupos sanguíneos também têm importância legal em casos de disputa de paternidade, pois os antígenos de eritrócitos são hereditários. No entanto, nos últimos anos a "impressão digital" do DNA tornou-se um teste mais definitivo.

Leucócitos

Leucócitos (glóbulos brancos, ou **GBs**) são as unidades móveis do sistema de defesa imunológica do organismo. **Imunidade** é a capacidade de o organismo resistir ou eliminar células anormais ou materiais estranhos possivelmente lesivos. Leucócitos e seus derivados, em conjunto com diversas proteínas plasmáticas, compõem o **sistema imunológico**, um sistema interno de defesa que reconhece e destrói ou neutraliza materiais dentro do corpo que são estranhos ao "organismo normal". Especificamente, o sistema imunológico (1) defende contra **patógenos** (micro-organismos produtores de doenças, como bactérias e vírus) invasores, (2) identifica e destrói células cancerígenas que surgem no corpo e (3) funciona como uma "equipe de limpeza" que remove células desgastadas (como glóbulos vermelhos envelhecidos) e resíduos de tecidos (por exemplo, tecido danificado por traumas ou doenças). Esta última função é essencial para a cicatrização de feridas e o reparo de tecidos.

Os leucócitos funcionam basicamente como agentes de defesa fora do sangue.

Para executar suas funções, os leucócitos adotam uma ampla estratégia de "busca e ataque" – isto é, vão aos locais de invasão ou de dano ao tecido. O principal motivo pelo qual GBs estão no sangue é para serem rapidamente transportados de seu local de produção ou armazenamento até onde forem necessários. Diferente dos eritrócitos, os leucócitos conseguem deixar o sangue, assumindo um comportamento ameboide para se espremer através dos poros capilares estreitos e passar para as áreas atacadas (veja a ● Figura 12-2). Por este motivo, para concluir nossa discussão sobre sangue, apresentaremos aqui os tipos específicos de leucócitos na circulação, mas deixaremos a discussão mais detalhada de suas funções fagocíticas e imunológicas – que ocorrem principalmente nos tecidos – para o próximo capítulo.

Há cinco tipos de leucócitos.

Os leucócitos não têm hemoglobina (ao contrário dos eritrócitos), portanto, são incolores (isto é, "brancos"), exceto quando tingidos especificamente para visualização sob microscópio.

Leucócitos					Eritrócito	Plaquetas
Granulócitos polimorfonucleares			Agranulócitos mononucleares			
Neutrófilo	Eosinófilo	Basófilo	Monócito	Linfócito		
60%–70%	1%–4%	0,25%–0,5%	2%–6%	25%–33%	Concentração de eritrócitos = 5 bilhões/ml de sangue	Concentração de plaquetas = 250 milhões/ml de sangue
					Contagem de GVs = 5.000.000/mm³	Contagem de plaquetas = 250.000/mm³

Contagem diferencial de GBs (distribuição de porcentagem de tipos de leucócitos)

Concentração de leucócitos = 7 milhões/ml de sangue

Contagem de GBs = 7.000/mm³

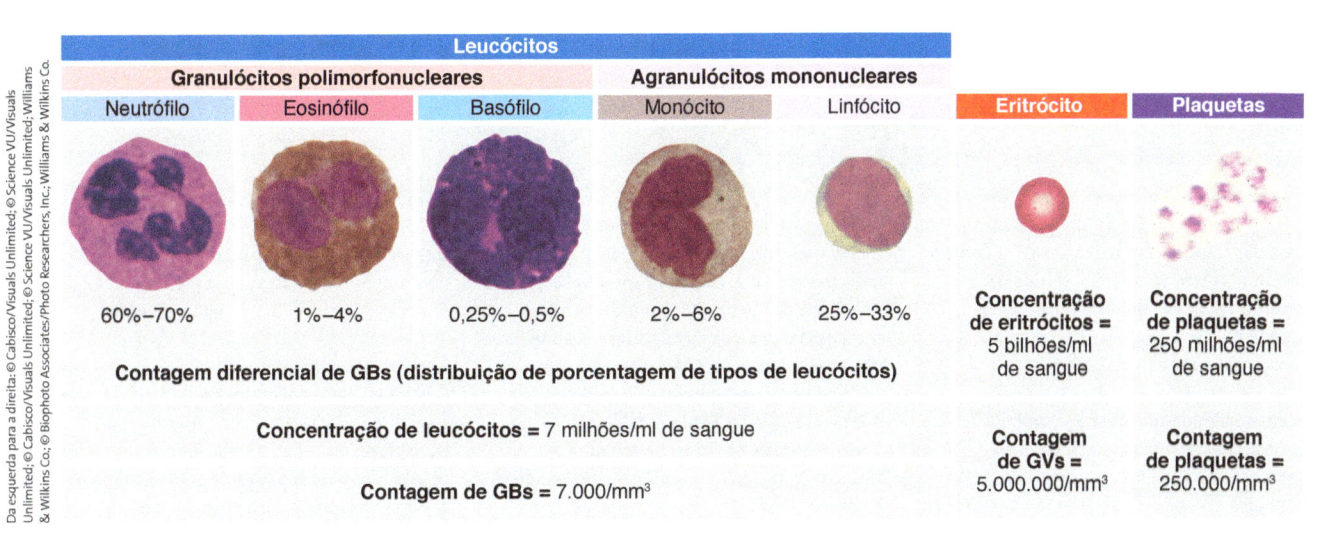

- **FIGURA 11-8** Elementos celulares sanguíneos normais e contagem celular típica dos humanos.

Diferente dos eritrócitos, que têm estrutura uniforme, função idêntica e número constante, os leucócitos variam em estrutura, função e número. Há cinco tipos diferentes de leucócitos em circulação – neutrófilos, eosinófilos, basófilos, monócitos e linfócitos –, cada um com estrutura e função características. Todos são um tanto maiores que os eritrócitos.

Os cinco tipos de leucócitos classificam-se em duas categorias principais, dependendo da aparência de seus núcleos e da presença ou ausência de grânulos em seu citoplasma quando vistos microscopicamente (• Figura 11-8). Neutrófilos, eosinófilos e basófilos são categorizados como **granulócitos** ("células com grânulos") **polimorfonucleares** ("com núcleos de diferentes formatos"). Seus núcleos são segmentados em vários lóbulos de formatos diferentes e seu citoplasma contém vários grânulos envoltos por membranas. Os três tipos de granulócitos são diferenciados com base nas afinidades de seus grânulos em relação a diferentes corantes: *eosinófilos* têm afinidade ao corante vermelho eosina, *basófilos* absorvem preferencialmente um corante azul básico e *neutrófilos* são neutros, não mostrando preferência por nenhum corante. Monócitos e linfócitos são conhecidos como **agranulócitos** ("células sem grânulos") **mononucleares** ("um só núcleo"). Ambos têm um único núcleo grande não segmentado e poucos grânulos. Os monócitos são maiores e têm um núcleo oval ou em formato de rim. *Linfócitos*, os menores leucócitos, caracteristicamente têm um grande núcleo esférico que ocupa a maior parte da célula.

Leucócitos são produzidos em taxas diversas conforme as cambiantes necessidades de defesa do organismo.

Todos os leucócitos se originam essencialmente das mesmas células-tronco pluripotentes não diferenciadas da medula óssea vermelha, que também originam os eritrócitos e as plaquetas (• Figura 11-9). As células destinadas a se tornarem leucócitos em dado momento se diferenciam em várias linhas celulares comprometidas e proliferam-se sob a influência de fatores estimulantes adequados. Granulócitos e monócitos são produzidos apenas na medula óssea, que libera esses leucócitos maduros no sangue. Os linfócitos derivam originalmente de células precursoras na medula óssea, mas a maioria dos linfócitos novos é, na verdade, produzida por linfócitos já nos **tecidos linfoides** (que contêm linfócitos), como os nódulos linfáticos e amídalas.

O número total de leucócitos normalmente varia de 5 a 10 milhões de células por mililitro de sangue, com uma média de 7 milhões de células/ml, expressa como uma **contagem de glóbulos brancos** média de 7.000/mm³. Os leucócitos são as células sanguíneas menos numerosas (cerca de um glóbulo branco para cada 700 glóbulos vermelhos), não porque são produzidos em menor quantidade, mas porque estão meramente em trânsito quando estão no sangue. Normalmente, cerca de dois terços dos leucócitos em circulação são granulócitos, neutrófilos em sua maioria, enquanto um terço é de agranulócitos, com predominância de linfócitos (veja a • Figura 11-8). No entanto, o número total de glóbulos brancos e a porcentagem de cada tipo podem variar consideravelmente para atender a mudanças nas necessidades de defesa. Dependendo do tipo e da extensão do ataque que o organismo está combatendo, diferentes tipos de leucócitos são produzidos seletivamente em diversas taxas. Mensageiros químicos surgidos de tecidos invadidos ou lesados ou de leucócitos ativados regem as taxas de produção dos diversos leucócitos. Mensageiros específicos análogos à eritropoetina orientam a diferenciação e a proliferação de cada tipo de célula. Alguns desses mensageiros foram identificados e podem ser produzidos em laboratório – um exemplo é o **fator estimulante de colônia de granulócitos**, que estimula a maior replicação e liberação de granulócitos, especialmente de neutrófilos, pela medula óssea. Comercializado sob o nome Neulasta, este agente sintético é uma nova e potente ferramenta terapêutica que pode ser utilizada para aumentar a defesa e, assim, diminuir a incidência de infecções em pacientes com câncer tratados com medicamentos para quimioterapia, que suprimem, juntamente com as células cancerosas-alvo, qualquer célula de divisão rápida, incluindo as células hemopoéticas da medula óssea.

FUNÇÕES E CICLO DE VIDA DOS LEUCÓCITOS Veja a seguir as funções e o ciclo de vida dos granulócitos:

- Os **neutrófilos** são especialistas fagocíticos. Além disso, cientistas descobriram recentemente que os neutrófilos também podem atuar como "homens-bomba", passando por um tipo incomum de morte celular programada pela qual liberam dentro

CONCEITOS, DESAFIOS E CONTROVÉRSIAS

Em Busca de um Substituto ao Sangue

Uma das competições médicas mais quentes das últimas três décadas é a corrida para desenvolver um substituto universal do sangue humano que seja seguro, barato, livre de doenças e tenha vida útil longa.

Necessidades de transfusão sanguínea
Só nos Estados Unidos, em média, uma transfusão de sangue é realizada a cada dois segundos. Como regra geral, uma transfusão é feita quando a concentração de hemoglobina cai abaixo de 7 gramas/100 ml de sangue inteiro (a faixa normal é de 13 a 18 gramas/100 ml para os homens e 12 a 16 gramas/100 ml para as mulheres) ou quando há insuficiência de algum componente específico do sangue, como plaquetas ou fatores de coagulação. A necessidade pode surgir em vítimas de emergências de traumatologia, como acidentes de carro ou ferimentos à bala; em pacientes cirúrgicos; em pacientes com câncer em quimioterapia (que suprime a produção de glóbulos vermelhos); em pessoas com desordens no sangue, como leucemia ou anemia falciforme; em pacientes que sofrem transplantes de medula óssea; e em inúmeras outras doenças. Alguns pacientes precisam de transfusões contínuas para sobreviver. Às vezes, o sangue é separado para que componentes diferentes possam ser utilizados por vários receptores. Os especialistas em coleta até desenvolveram uma técnica conhecida como *aférese*, na qual o sangue é colhido em um instrumento que separa seus componentes, e depois que uma parte é selecionada e coletada – as plaquetas, por exemplo – o restante do sangue é devolvido ao doador. Com esta técnica, plaquetas suficientes podem ser colhidas de um único doador para uma transfusão de plaquetas – caso contrário, plaquetas de cinco a dez doadores deveriam ser coletadas para se atingir o volume necessário para uma única transfusão de plaquetas.

Necessidade de um substituto para o sangue
Como apenas cerca de 5% da população é de doadores de sangue, faltas regionais de tipos de sangue específicos exigem o envio e compartilhamento de sangue entre áreas (praticamente qualquer pessoa acima de 18 anos, pesando mais de 50 kg, saudável e que não tenha doado sangue nas últimas oito semanas estaria qualificada a ser uma doadora de sangue, mas a maioria das pessoas não aproveita esta oportunidade de compartilhar o presente da vida). Equipes médicas preveem carências amplas e graves de sangue no futuro próximo, porque o número de doadores continua caindo, ao mesmo tempo em que o número de cidadãos idosos, o grupo de pessoas que mais frequentemente precisa de transfusões, continua crescendo. Os benefícios para a sociedade de um substituto seguro para o sangue, que possa ser ministrado independente do tipo sanguíneo do receptor, seriam grandes, bem como seriam os lucros do fabricante do primeiro produto bem-sucedido. Especialistas estimam que o mercado mundial para um bom substituto para o sangue, mais precisamente chamado de *terapia de oxigênio*, possa ser de até dez bilhões de dólares por ano.

Pesquisadores começaram a trabalhar em substitutos do sangue na década de 1960, mas a busca de uma alternativa a transfusões de sangue recebeu novo ímpeto na década de 1980, diante do aumento na incidência de AIDS e na preocupação concomitante com a segurança do suprimento nacional de sangue. Doenças infecciosas, como AIDS, hepatite viral e infecção pelo vírus do Nilo Ocidental, podem ser transmitidas por doadores infectados aos receptores de transfusões sanguíneas. Além disso, foram feitas restrições a possíveis doadores que moraram ou viajaram pela Europa durante o período em que o mal da vaca louca atingiu a indústria de carnes. Embora a triagem cuidadosa de nosso suprimento de sangue minimize a possibilidade de transmissão de doenças infecciosas através de transfusão, o público continua desconfiado e receberia de bom grado um substituto seguro.

Eliminar o risco de transmissão de doenças é só uma das vantagens da descoberta de uma alternativa à transfusão sanguínea. O sangue deve ser mantido refrigerado e, mesmo assim, tem vida útil de apenas 42 dias. Além disso, uma transfusão de todo o sangue exige tipagem e prova cruzada do sangue, o que não pode ser feito na cena de um acidente ou em um campo de batalha.

Principais abordagens
O objetivo não é encontrar um substituto para o sangue, e sim replicar sua capacidade de transporte de O_2. As transfusões de sangue são necessárias para substituir a perda sanguínea grave em vítimas de acidente, pacientes cirúrgicos e soldados feridos. Essas pessoas precisam de reabastecimento em curto prazo da capacidade de transporte de O_2 do sangue, até que seu próprio organismo sintetize os eritrócitos substitutos. Os diversos outros elementos importantes no sangue não são tão imediatamente cruciais para a sustentação da vida quanto é a hemoglobina dentro dos GVs. Para complicar, os GVs são os componentes do sangue que mais exigem refrigeração, têm menor vida útil e contêm os diversos marcadores de tipos sanguíneos.

Portanto, a busca por um substituto do sangue concentra-se em duas grandes possibilidades: (1) produtos de hemoglobina que existam fora de um GV e possam ser armazenados à temperatura ambiente por seis meses a um ano, e (2) produtos sintetizados quimicamente que servem de hemoglobina artificial, dissolvendo grandes quantidades de O_2 quando os níveis de O_2 estão altos (como nos pulmões) e liberando-os quando os níveis de O_2 estão baixos (como nos tecidos). Muitos possíveis substitutos para o sangue estão em diferentes estágios de desenvolvimento. Alguns já atingiram a fase de ensaios clínicos, mas nenhum produto chegou ao mercado ainda, embora isso esteja se aproximando. Vamos examinar cada uma dessas abordagens.

Produtos de hemoglobina
De longe, o maior número de esforços de pesquisa concentra-se na manipulação da estrutura da hemoglobina para que ela possa ser ministrada de forma eficaz e segura como substituto para transfusões de sangue. Se estabilizada adequadamente e suspensa em solução salina, a hemoglobina pode

---

do ECF uma teia de fibras preparadas, denominadas *redes extracelulares de neutrófilos* (*NETs*), quando a membrana plasmática se rompe. Essas fibras, formadas por proteínas de grânulos do citoplasma do neutrófilo e por cromatina de seu núcleo, aderem às bactérias e contêm substâncias químicas bactericidas, permitindo que as NETs se prendam e, depois, destruam as bactérias extracelularmente. Assim, os neutrófilos podem destruir bactérias intracelularmente pela fagocitose e extracelularmente por meio das NETs que liberam em sua morte. Os neutrófilos invariavelmente são a primeira linha de defesa em uma invasão bacteriana e, assim, são muito importantes em respostas inflamatórias. Além disso, fazem a limpeza de detritos.

ser injetada para aumentar a capacidade de transporte de O_2 do sangue do receptor, independente do tipo sanguíneo. Destacamos as seguintes estratégias entre aquelas adotadas nas tentativas de desenvolvimento de um produto da hemoglobina:

- Um problema é que a hemoglobina comporta-se de forma diferente quando está fora dos GVs. A hemoglobina "nua" se divide em metades que não liberam O_2 para uso pelos tecidos, como o faz a hemoglobina normal. Além disso, esses fragmentos de hemoglobina podem danificar os rins. Um reagente de ligação cruzada foi desenvolvido e mantém as moléculas de hemoglobina intactas quando elas estão fora da confinação dos GVs, vencendo-se assim um grande obstáculo à administração de hemoglobina livre.
- Alguns produtos em investigação derivam de sangue humano doado e vencido. Em vez de o sangue ser descartado, sua hemoglobina é extraída, purificada, esterilizada e estabilizada quimicamente. No entanto, essa estratégia apoia-se na prática contínua de coleta de doações de sangue humano.
- Vários produtos utilizam sangue de vaca como ponto inicial. A hemoglobina bovina está imediata e amplamente disponível em matadouros, é barata e pode ser tratada para administração em seres humanos. Uma grande preocupação com esses produtos é o potencial de introdução nos humanos de micróbios desconhecidos causadores de doenças que possam estar escondidos nos produtos bovinos.
- Outro possível candidato a substituto do sangue é a hemoglobina geneticamente modificada, que evita a necessidade contínua de doadores humanos e o risco de passagem de doenças de vacas aos humanos. Engenheiros genéticos podem inserir o gene da hemoglobina humana em bactérias, que atuam como uma "fábrica" para produzir o produto de hemoglobina desejado. Um ponto negativo da hemoglobina modificada geneticamente é o alto custo envolvido na operação das instalações.
- Uma estratégia promissora encapsula a hemoglobina dentro de lipossomas – contêineres envoltos em membrana plasmática – semelhantes a GVs reais e repletos de hemoglobina. Esses chamados neoglóbulos vermelhos aguardam uma investigação aprofundada.

Transportadores sintéticos de O_2

Outros pesquisadores buscam desenvolver estratégias com base em substâncias químicas conhecidas como *perfluorocarbonos (PFCs)*, compostos artificiais transportadores de O_2 formados por carbono e flúor. PFCs são moléculas completamente inertes, sintetizadas quimicamente, que podem dissolver grandes quantidades de O_2 em proporção direta com a quantidade de O_2 respirado. Como derivam de uma fonte não biológica, PFCs não podem transmitir doenças. Isso, aliado a seu baixo custo, os torna atraentes como substituto do sangue. Mesmo assim, o uso de PFCs tem riscos. Sua administração pode causar sintomas semelhantes aos da gripe e, devido à má excreção, podem ficar retidos e se acumularem no organismo. Ironicamente, a administração de PFC apresenta o perigo de toxicidade por O_2, ao fornecê-lo de forma excessivamente descontrolada aos tecidos (veja no Capítulo 13).

Uma estratégia em desenvolvimento, mais recente, é uma versão plástica sintética, solúvel em água, da hemoglobina. A molécula tem o mesmo tamanho e formato da hemoglobina, vincula-se reversamente a O_2 e é feita de uma substância comprovadamente segura no organismo. No entanto, ela ainda não passou por testes biológicos.

Estratégias para reduzir a necessidade de sangue doado

Outras estratégias, além de substitutos do sangue, voltadas para a redução da necessidade de sangue doado incluem:

- Com as mudanças nas práticas cirúrgicas, a comunidade médica reduziu a necessidade de transfusões. Entre os métodos que economizam sangue incluem-se a reciclagem do sangue do próprio paciente durante a cirurgia (colhendo-se o sangue perdido e reinjetando-o), a utilização de técnicas cirúrgicas menos invasivas e, portanto, menos sangrentas e o tratamento do paciente com eritropoetina, o que aumenta o volume de sangue antes da cirurgia.
- A necessidade de correspondência de tipos sanguíneos para transfusões é uma grande causa de desperdício em bancos de sangue. A transfusão de sangue incorreto gera uma reação grave e até fatal. Portanto, um banco de sangue pode ter de descartar estoques de um tipo de sangue não utilizado enquanto enfrenta uma falta grave de outro tipo. Os diversos tipos sanguíneos no sistema ABO são distinguidos por diferenças em antígenos específicos na superfície da membrana do glóbulo vermelho. Antígenos de GVs incorretos são o alvo de ataque em uma reação à transfusão. Depois de muitas buscas, pesquisadores chegaram recentemente a duas enzimas de diferentes bactérias, uma que pode clivar antígenos A e outra que pode clivar antígenos B dos GVs, convertendo, assim, todo o sangue doado em sangue tipo O, que poderia ser doado com segurança a qualquer pessoa. Se ensaios clínicos utilizando este sangue convertido por enzima forem bem-sucedidos, este produto reduziria o desperdício atual e seria altamente benéfico a cirurgiões em campo de batalha, que frequentemente não têm tempo de fazer a tipagem sanguínea.
- Outros pesquisadores buscam formas de prolongar a vida dos GVs em um banco de sangue ou em pacientes, reduzindo assim a necessidade de sangue novo para transfusão.

Como esta lista de estratégias atesta, progresso considerável foi feito em direção ao desenvolvimento de uma alternativa segura e eficaz às transfusões de sangue. Mesmo assim, depois de três décadas de esforços intensos, ainda há desafios consideráveis e a solução ideal não foi encontrada.

Nota Clínica Como se poderia esperar, devido a essas funções, um aumento nos neutrófilos em circulação (**neutrofilia**) em geral acompanha infecções bacterianas agudas. Na verdade, a contagem diferencial de GBs (uma determinação da proporção de cada tipo de leucócito presente) pode ser útil para fazer uma previsão imediata e razoavelmente precisa sobre a origem, bacteriana ou viral, de uma infecção como a pneumonia ou a meningite. A obtenção da resposta definitiva sobre o agente causador a partir da cultura de uma amostra de fluido do tecido infectado leva vários dias. Como uma contagem elevada de neutrófilos é altamente indicativa de infecção bacteriana, é adequado iniciar a terapia com antibióticos bem antes de

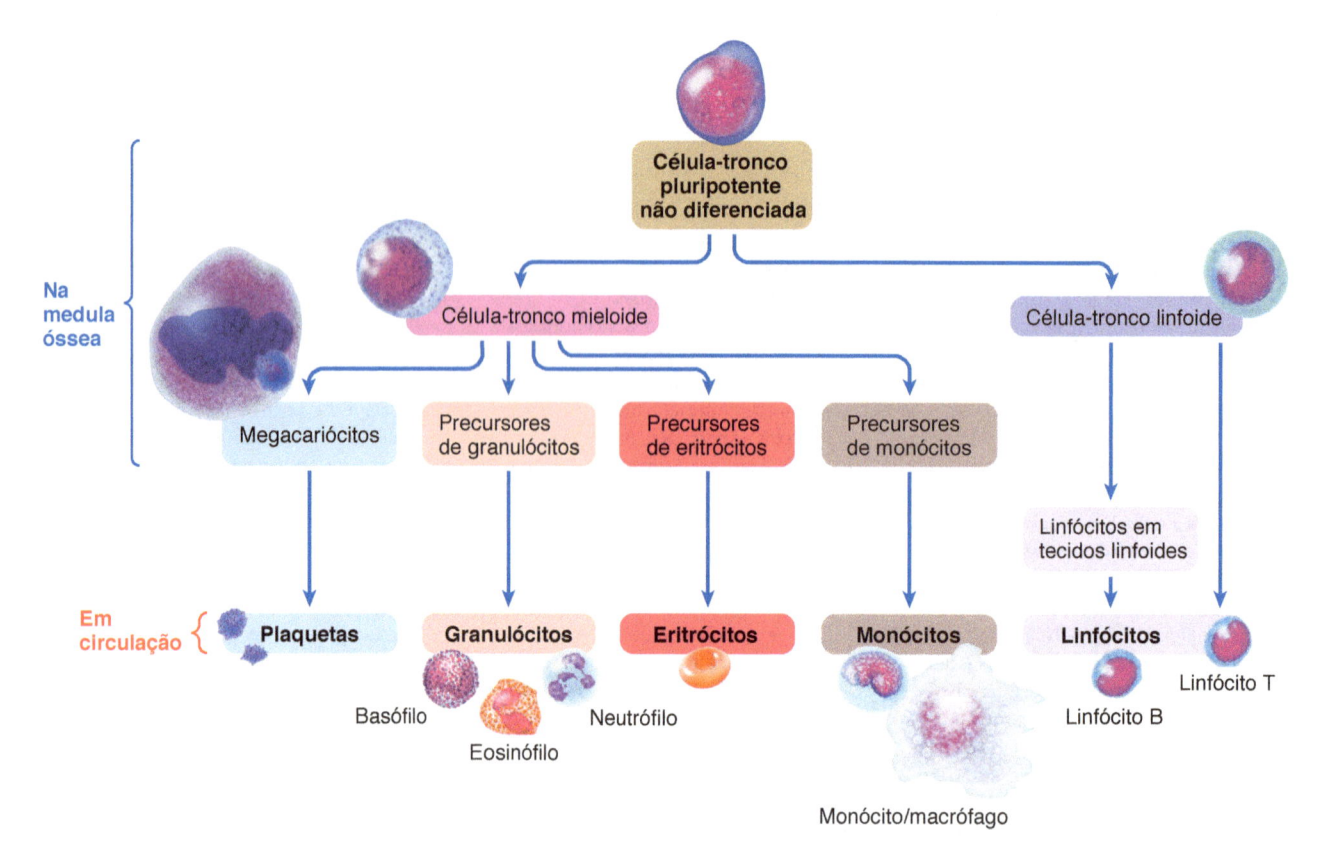

• **FIGURA 11-9 Produção de célula sanguínea (hemopoese).** Todos os tipos de células sanguíneas se originam essencialmente das mesmas células-tronco pluripotentes não diferenciadas na medula óssea vermelha.

conhecer o real agente causador (bactérias geralmente sucumbem a antibióticos, enquanto vírus, não).

- Os **eosinófilos** são especialistas de outro tipo. Um aumento nos eosinófilos em circulação (**eosinofilia**) está associado a condições alérgicas (como asma e febre do feno) e a infestações de parasitas internos (como vermes). Os eosinófilos obviamente não conseguem engolfar um verme parasita maior que eles, mas se acoplam a ele e secretam substâncias que o matam.

- Os **basófilos** são os menos numerosos e menos compreendidos entre os leucócitos. Eles são muito semelhantes estrutural e funcionalmente aos **mastócitos**, que nunca circulam no sangue, mas ficam dispersos no tecido conectivo por todo o corpo. Cientistas já acreditaram que os basófilos tornavam-se mastócitos ao migrarem do sistema circulatório, mas agora sabemos que os basófilos surgem da medula óssea, enquanto os mastócitos são derivados de células precursoras no tecido conectivo. As células precursoras dos mastócitos são originalmente derivadas de células da medula óssea que migraram durante o desenvolvimento para o tecido conectivo, onde se instalam e de onde originam os mastócitos. Os basófilos e os mastócitos sintetizam e armazenam *histamina* e *heparina*, substâncias químicas potentes que podem ser liberadas mediante estimulação adequada. A liberação de histamina é importante em reações alérgicas, enquanto a heparina acelera a remoção de partículas de gordura do sangue após uma refeição gordurosa. A heparina também pode evitar a coagulação de amostras de sangue retiradas para análise clínica e é amplamente utilizada como medicamento anticoagulante, mas ainda é debatida uma possível função fisiológica na prevenção de coágulos.

Quanto liberado no sangue pela medula óssea, um granulócito normalmente fica em trânsito no sangue por menos de um dia antes de deixar os vasos sanguíneos para entrar nos tecidos, onde sobrevive outros três a quatro dias, a não ser que pereça mais cedo na linha de combate.

Como comparação, as funções e o ciclo de vida dos agranulócitos são os seguintes:

- Os **monócitos**, como os neutrófilos, tornam-se fagócitos profissionais. Eles emergem da medula óssea ainda imaturos e circulam por apenas um dia ou dois antes de se instalarem em diversos tecidos por todo o corpo. Em suas novas residências, os monócitos continuam amadurecendo e aumentam muito de tamanho, tornando-se os grandes fagócitos de tecido conhecidos como **macrófagos** (*macro* quer dizer "grande"; *fago* significa "comedor") (• Figura 11-9). O tempo de vida de um macrófago pode variar de meses a anos, a não ser que seja destruído antes, durante a execução de sua atividade fagocítica. Uma célula fagocítica ingere apenas uma quantidade limitada de material estranho antes de sucumbir.

- Os **linfócitos** fornecem defesa imunológica contra alvos para os quais estão especificamente programados. Há dois tipos funcionais de linfócitos, os linfócitos B e os linfócitos T (células B e T), que são parecidos. Os **linfócitos B** produzem anticorpos, que circulam no sangue e são responsáveis pela *imunidade mediada por anticorpos*, ou *humoral*. Um anticorpo vincula-se e marca para destruição (por fagocitose ou outro meio) tipos específicos de matéria estranha, como bactérias, que induziram a produção do anticorpo. Os **linfócitos T** não produzem anticorpos em circulação; em vez disso, destroem diretamente suas células-alvo específicas ao liberar substâncias químicas que perfuram a célula-vítima, um processo chamado de *imunidade mediada por célula*. As células-alvo das células T incluem células corporais invadidas por vírus e células cancerosas. Os linfócitos vivem de 100 a 300 dias. Durante este período, a maioria se recicla continuamente entre os tecidos linfoides, a linfa e o sangue, passando apenas algumas horas por vez no sangue. Portanto, apenas uma pequena parte do total de linfócitos está em trânsito no sangue a qualquer momento.

Nota Clínica **ANORMALIDADES NA PRODUÇÃO DE LEUCÓCITOS** Embora os níveis de leucócitos em circulação possam variar, mudanças nesses níveis são normalmente controladas e ajustadas de acordo com as necessidades do organismo. No entanto, anormalidades na produção de leucócitos podem ocorrer e não estar sujeitas a controle – isto é, pode ocorrer escassez ou produção excessiva de GBs. A medula óssea pode desacelerar bastante ou até parar a produção de glóbulos brancos quando exposta a determinados agentes químicos tóxicos (como o benzeno ou medicamentos anticâncer) ou a radiação excessiva. A consequência mais grave é a redução nos fagócitos profissionais (neutrófilos e macrófagos), o que diminui muito a capacidade de defesa do organismo contra micro-organismos invasores. A única defesa ainda disponível quando a medula óssea falha é a capacidade imunológica dos linfócitos produzidos pelos órgãos linfoides.

Na **mononucleose infecciosa**, o número de linfócitos (mas não de outros leucócitos) no sangue não apenas aumenta, como também muitos desses linfócitos têm estrutura atípica. Esta condição, causada pelo *vírus Epstein-Barr*, é caracterizada por fadiga intensa, uma leve dor de garganta e febre baixa. A recuperação total normalmente leva um mês ou mais.

Surpreendentemente, uma das principais consequências da **leucemia**, condição cancerosa que envolve a proliferação descontrolada de GBs, é a capacidade de defesa inadequada contra invasores externos. Na leucemia, a contagem de GBs pode atingir até 500.000/mm^3, em comparação com os 7.000/mm^3 normais, mas, como a maioria dessas células é anormal ou imatura, não é capaz de desempenhar as funções normais de defesa. Outra consequência devastadora da leucemia é o deslocamento de outras linhas celulares sanguíneas na medula óssea. Isso resulta em anemia, devido a uma redução na eritropoese, e em sangramentos internos, por causa de um déficit de plaquetas. As plaquetas têm papel crucial na prevenção do sangramento pelos muitos rompimentos minúsculos que normalmente ocorrem nas paredes de vasos sanguíneos pequenos. Consequentemente, infecções intensas e hemorragias são as causas mais comuns de morte em pacientes com leucemia. A próxima seção examina, em detalhes, a função das plaquetas, mostrando como elas normalmente minimizam a ameaça de hemorragias.

Plaquetas e Hemostasia

Além dos eritrócitos e leucócitos, as **plaquetas (trombócitos)** são o terceiro tipo de elemento celular presente no sangue. Uma média de 250 milhões de plaquetas está normalmente presente em cada mililitro de sangue (na faixa de 150.000 a 350.000/mm^3).

Plaquetas são fragmentos celulares derivados de megacariócitos.

Plaquetas não são células inteiras, mas pequenos fragmentos celulares (de 2 a 4 μm de diâmetro) removidos das bordas externas de células extraordinariamente grandes (até 60 μm de diâmetro) vinculadas à medula óssea e conhecidas como **megacariócitos**. Um único megacariócito, em geral, produz cerca de mil plaquetas. Os megacariócitos derivam das mesmas células-tronco não diferenciadas que originam as linhas celulares eritrocíticas e leucocíticas (veja a ● Figura 11-9). As plaquetas são basicamente vesículas destacadas com pedaços de citoplasma do megacariócito envoltos em membrana plasmática.

As plaquetas permanecem funcionais por, em média, dez dias, e então são retiradas de circulação pelos macrófagos do tecido, especialmente aqueles no baço e no fígado, e substituídas por plaquetas recém-liberadas pela medula óssea. O hormônio **trombopoetina**, produzido pelo fígado, aumenta o número de megacariócitos na medula óssea e estimula cada megacariócito a produzir mais plaquetas. Os fatores que controlam a secreção da trombopoetina e regulam o nível de plaquetas estão sendo investigados atualmente.

As plaquetas não saem do sangue como os GBs, mas, a qualquer momento, cerca de um terço delas está armazenado em espaços cheios de sangue no baço. Essas plaquetas armazenadas podem ser liberadas do baço para a circulação sanguínea conforme necessário (por exemplo, durante uma hemorragia) pela contração simpaticamente induzida do baço.

Como as plaquetas são fragmentos celulares, não têm núcleos. No entanto, têm organelas e sistemas de enzimas citosólicas para geração de energia e síntese de produtos secretórios, que armazenam em diversos grânulos dispersos no citosol. Além disso, as plaquetas contêm altas concentrações de actina e miosina, que permitem sua contração. Suas capacidades secretória e contrátil são importantes na hemostasia, tópico que veremos a seguir.

A hemostasia evita a perda de sangue através de pequenos vasos danificados.

Hemostasia é o bloqueio de sangramento de um vaso sanguíneo rompido – isto é, a interrupção da hemorragia (*hemo* quer dizer "sangue"; *stasia* significa "retenção"). Para que haja sangramento de um vaso, deve haver uma ruptura em sua parede e a pressão interna do vaso deve ser maior do que a externa, forçando o sangue para fora através da ruptura.

Os pequenos capilares, arteríolas e vênulas são frequentemente rompidos por pequenos traumas cotidianos – esses traumas são a fonte mais comum de sangramento, embora frequentemente nem saibamos que houve algum dano. Os mecanismos hemostáticos intrínsecos do organismo normalmente são suficientes para reparar os defeitos e evitar a perda de sangue através desses vasos microcirculatórios pequenos.

Nota Clínica A ocorrência mais rara de sangramentos em vasos médios e grandes normalmente não pode ser contida apenas pelos mecanismos hemostáticos do organismo. O sangramento de uma artéria rompida é mais profuso e, portanto, mais perigoso, do que um sangramento venoso, porque a pressão de impulsão é maior nas artérias (isto é, a pressão sanguínea arterial é muito maior do que a pressão venosa). Medidas de primeiros socorros para uma artéria rompida

1 As plaquetas aderem e são ativadas pelo colágeno exposto no local do ferimento vascular.

2 As plaquetas ativadas liberam ADP e tromboxano A₂.

3 Estes mensageiros químicos trabalham em conjunto para ativar outras plaquetas que passam.

4 As plaquetas recém-ativadas agregam-se em um tampão de plaquetas crescente, liberando substâncias químicas que atraem ainda mais plaquetas.

5 O endotélio normal (ileso) libera prostaciclina e óxido nítrico, inibindo a agregação de plaquetas. Assim, o tampão de plaquetas restringe-se ao local do ferimento.

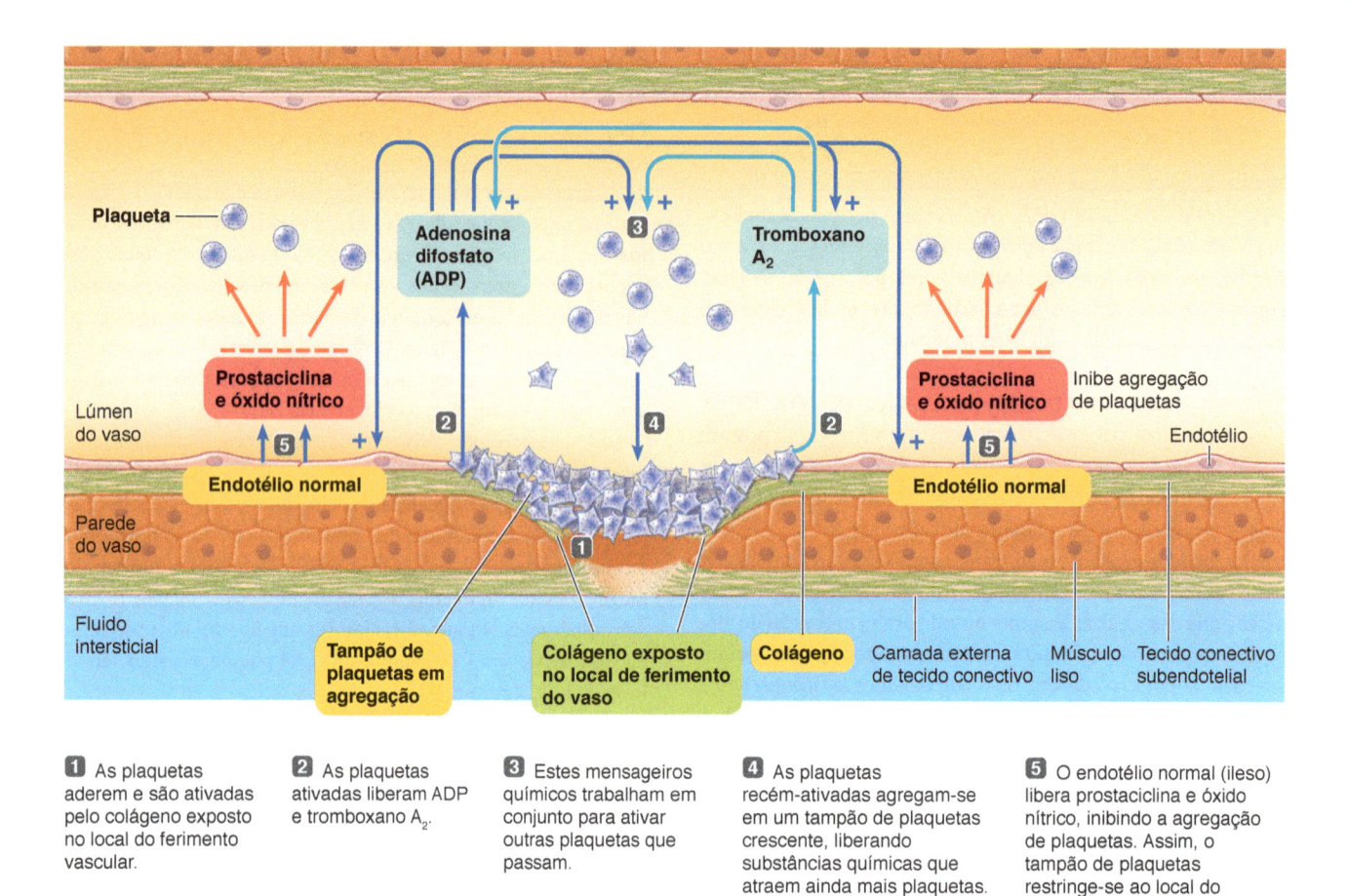

• **FIGURA 11-10 Formação de um tampão de plaquetas.** As plaquetas agregam-se no vaso danificado por meio de um mecanismo de retroalimentação positiva envolvendo a liberação de adenosina difosfato (ADP) e tromboxano A₂ das plaquetas, que aderem ao colágeno exposto no local de ferimento. As plaquetas são impedidas de se agregar ao revestimento do vaso normal adjacente pela liberação de prostaciclina e de óxido nítrico pelas células endoteliais não danificadas.

incluem a aplicação de pressão externa ao ferimento maior do que a pressão sanguínea arterial, de forma a interromper temporariamente o sangramento até que o vaso rompido possa ser cirurgicamente fechado. A hemorragia de uma veia danificada frequentemente pode ser interrompida simplesmente ao elevar-se a parte do corpo em sangramento, reduzindo os efeitos da gravidade sobre a pressão na veia (veja a • Figura 10-30). Se a queda na pressão venosa não for suficiente para parar o sangramento, uma compressão externa leve normalmente é adequada.

A hemostasia envolve três passos principais: (1) *espasmo vascular*, (2) *formação de tampão de plaquetas* e (3) *coagulação sanguínea*. As plaquetas têm uma importante função na hemostasia. Elas obviamente têm um papel importante na formação do tampão de plaquetas, mas também contribuem consideravelmente para os outros dois passos.

O espasmo vascular reduz o fluxo sanguíneo através de um vaso danificado.

Um vaso cortado ou rompido contrai-se imediatamente. O mecanismo subjacente não é claro, mas se acredita que seja uma resposta intrínseca ativada por uma parácrina liberada localmente pelo revestimento interior (endotélio) do vaso ferido. Essa constrição, ou **espasmo vascular**, desacelera o fluxo sanguíneo através da lesão e, assim, minimiza a perda de sangue. Além disso, à medida que as superfícies endoteliais opostas do vaso são pressionadas juntas por esse espasmo vascular inicial, tornam-se pegajosas e aderem uma à outra, vedando o vaso danificado. Somente estas medidas físicas não poderiam evitar completamente mais perdas de sangue, mas minimizam o fluxo de sangue através da ruptura no vaso até que outras medidas hemostáticas possam tampar o furo.

As plaquetas agregam-se para formar um tampão em um rasgo ou corte no vaso.

As plaquetas normalmente não se aderem à superfície endotelial lisa dos vasos sanguíneos, mas quando esse revestimento é rompido devido a um ferimento no vaso, as plaquetas são ativadas pelo *colágeno* exposto e aderem-se a ele. O colágeno é uma proteína fibrosa no tecido conectivo subjacente (veja a Tabela 10-1) (o tecido conectivo fica entre o endotélio e a camada circular de músculo liso em todos os tipos de vaso, exceto nos capilares – este tecido conectivo contém quantidades variáveis de fibras de colágeno e de elastina, dependendo do tipo de vaso). Quando plaquetas, de passagem no sangue, são expostas ao colágeno, ficam presas a ele através de proteínas de membrana específicas, como a integrina, uma molécula de adesão celular (CAM; veja no Capítulo 3) que se vincula ao colágeno. Essa adesão evita que essas plaquetas retornem à circulação. Esta camada de plaquetas unidas forma a base de um **tampão de plaquetas** hemostático no local do ferimento. O colágeno ativa as plaquetas vinculadas e estas rapidamente reorganizam seus elementos citoesqueléticos de actina, em um processo agudo que as ajuda a aderir ao colágeno e às outras plaquetas. As plaquetas ativadas também liberam várias substâncias químicas importantes a partir de seus grânulos de armazenamento. Entre essas substâncias químicas, há a *adenosina difosfato (ADP)*, que ativa outras plaquetas em circulação nas proximidades, tornando suas superfícies pegajosas, o que causa sua adesão à primeira camada de plaquetas agregadas. Essas plaquetas recém-agregadas liberam mais ADP, o que faz com que mais plaquetas se juntem, assim gerando um tampão de plaquetas que se acumula rapidamente no local defeituoso, por retroalimentação positiva (• Figura 11-10). Esse processo de agregação é reforçado pela formação, estimulada pela ADP, de uma parácrina semelhante às prostaglandinas, o *tromboxano A_2*, por um componente da membrana plasmática da plaqueta (veja no Capítulo 20). O tromboxano A_2 promove diretamente a agregação de plaquetas, aumentando-a mais ainda indiretamente, por meio da liberação de mais ADP pelos grânulos das plaquetas. Assim, a formação de um tampão de plaqueta envolve os três eventos sucessivos altamente integrados de adesão, ativação e agregação.

Dada a natureza autoperpetuadora da agregação das plaquetas, como o tampão de plaquetas não continua a se desenvolver e expandir-se pela superfície do revestimento do vaso normal adjacente? Um grande motivo é que a ADP e outras substâncias químicas liberadas pelas plaquetas ativadas estimulam a liberação de *prostaciclina* e *óxido nítrico* pelo endotélio normal adjacente. Essas substâncias químicas inibem profundamente a agregação de plaquetas. Assim, o tampão de plaquetas fica limitado à ruptura e não se propaga pelo tecido vascular ileso ao redor (• Figura 11-10).

O tampão de plaquetas agregadas não apenas veda fisicamente a ruptura no vaso, mas também desempenha outras três funções importantes. (1) O complexo actina-miosina dentro das plaquetas agregadas se contrai para compactar e fortalecer o que era originalmente um tampão levemente solto. (2) Entre as substâncias químicas liberadas pelo tampão de plaquetas, incluem-se vários potentes vasoconstritores (serotonina, epinefrina e tromboxano A_2), que induzem a constrição profunda do vaso afetado para reforçar o espasmo vascular inicial. (3) O tampão de plaquetas libera outras substâncias químicas que aumentam a coagulação do sangue, o próximo passo da hemostasia. Embora somente o mecanismo de tampão de plaquetas frequentemente seja suficiente para vedar as diversas minúsculas rupturas em capilares e outros vasos pequenos que ocorrem várias vezes ao dia, rupturas maiores nos vasos exigem a formação de um coágulo sanguíneo para interromper completamente o sangramento.

A formação de coágulos resulta da ativação de uma reação em cadeia envolvendo fatores de coagulação de plasma.

A **coagulação do sangue** é a transformação do sangue de um líquido para um gel sólido. A formação de um coágulo no topo do tampão de plaquetas fortalece e consolida o tampão, reforçando a vedação em uma ruptura no vaso. Além disso, à medida que sangue na vizinhança do defeito do vaso se solidifica, não consegue fluir mais. A coagulação é o mecanismo hemostático mais poderoso do organismo. Ela é necessária para interromper o sangramento de praticamente qualquer ferimento.

FORMAÇÃO DE COÁGULO O passo principal na formação do coágulo é a conversão do **fibrinogênio**, uma grande proteína plasmática solúvel produzida pelo fígado e normalmente sempre presente no plasma, em **fibrina**, uma molécula insolúvel semelhante a uma corda. Essa conversão em fibrina é catalisada pela enzima **trombina** no local do ferimento. As moléculas de fibrina aderem à superfície do vaso danificado, formando uma rede frouxa que prende as células sanguíneas, incluindo as plaquetas agregadas. A massa resultante, ou **coágulo**, normalmente parece vermelha devido à abundância de GVs presos, mas a base do coágulo é formada de fibrina derivada do plasma. Exceto pelas plaquetas, que têm uma função importante na ativação da conversão de fibrinogênio em fibrina, a coagulação pode ocorrer na ausência de todas as outras células sanguíneas.

A rede de fibrina original é um tanto fraca, porque as cordas de fibrina estão apenas frouxamente entrelaçadas. No entanto, ligações químicas se formam rapidamente entre as cordas adjacentes, fortalecendo e estabilizando a malha de coágulo. Esse processo de ligação cruzada é catalisado por um fator de coagulação conhecido como **fator XIII (fator estabilizante de fibrina)**, que normalmente está presente no plasma em forma inativa.

A fibrina é a proteína natural mais maleável que os cientistas já estudaram. Em média, fibras de fibrina podem ser passivamente esticadas até 2,8 vezes seu comprimento original e ainda retornar ao comprimento original, e esticadas até 4,3 vezes seu comprimento original antes de se romperem. Essa propriedade altamente elástica é responsável pela extraordinária maleabilidade dos coágulos sanguíneos.

FUNÇÕES DA TROMBINA A trombina, além de converter fibrinogênio em fibrina (passo **1a** na Figura 11-11), também ativa o fator XIII para estabilizar a malha de fibrina resultante (passo **1b**), atua em retroalimentação positiva para facilitar sua própria formação (passo **1c**) e aumenta a agregação de

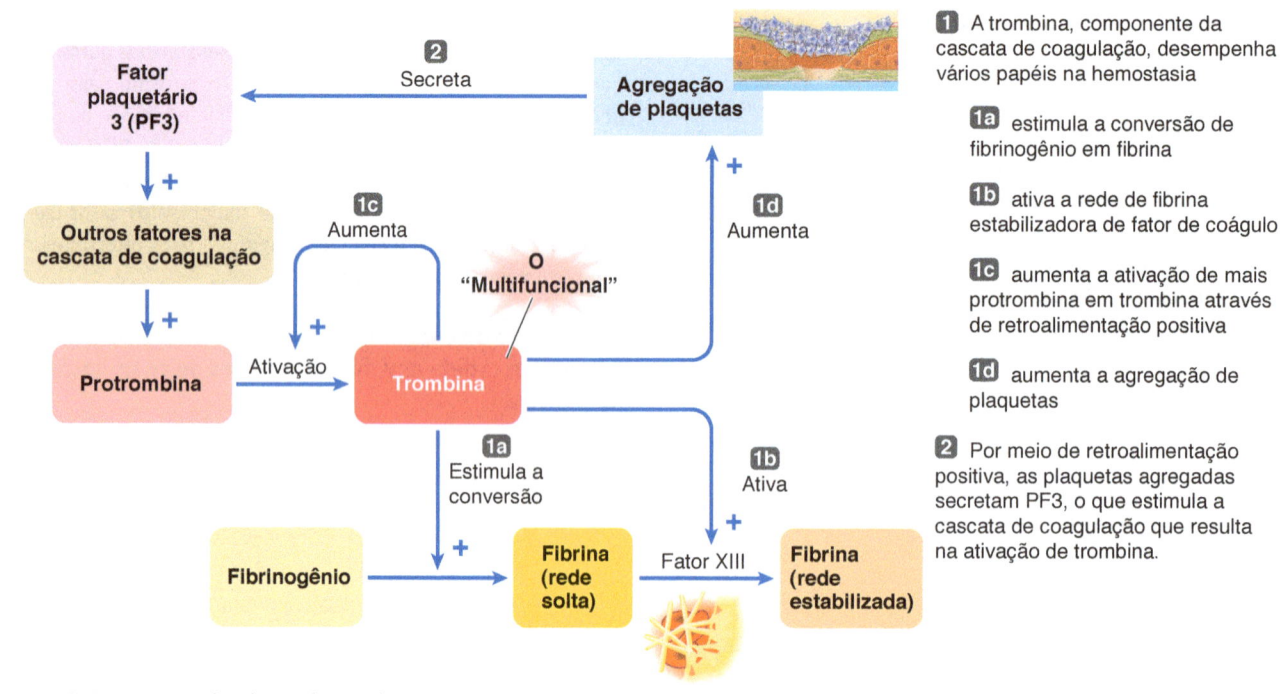

• **FIGURA 11-11** Funções da trombina na hemostasia.

1 A trombina, componente da cascata de coagulação, desempenha vários papéis na hemostasia

1a estimula a conversão de fibrinogênio em fibrina

1b ativa a rede de fibrina estabilizadora de fator de coágulo

1c aumenta a ativação de mais protrombina em trombina através de retroalimentação positiva

1d aumenta a agregação de plaquetas

2 Por meio de retroalimentação positiva, as plaquetas agregadas secretam PF3, o que estimula a cascata de coagulação que resulta na ativação de trombina.

---

plaquetas (passo **1d**), o que, por sua vez, é essencial ao processo de coagulação (passo **2**).

Como a trombina converte as onipresentes moléculas de fibrinogênio no plasma em um coágulo interruptor de sangue, a trombina normalmente deve estar ausente do plasma, exceto nas cercanias do vaso danificado. Caso contrário, o sangue sempre seria coagulado – uma situação que impossibilitaria a vida. Como a trombina pode estar normalmente ausente do plasma, mas ser imediatamente disponibilizada para ativar a formação de fibrina quando um vaso é danificado? A solução está na existência da trombina no plasma na forma de um precursor inativo chamado de **protrombina**. O que converte a protrombina em trombina quando a coagulação sanguínea é desejável? Essa conversão envolve a cascata de coagulação.

CASCATA DE COAGULAÇÃO Outro fator de coagulação ativado do plasma, o **fator X**, converte a protrombina em trombina. O fator X em si normalmente está presente no sangue em forma inativa e deve ser convertido para a forma ativa por outro fator ativado, e assim por diante. No total, doze fatores de coagulação do plasma participam dos passos essenciais que causam a conversão final de fibrinogênio em uma malha de fibrina estabilizada (• Figura 11-12). Esses fatores são designados por numerais romanos na ordem em que os fatores foram descobertos, não na ordem em que participam do processo de coagulação[1]. A maioria desses fatores de coagulação é de proteínas plasmáticas sintetizadas pelo fígado. Uma consequência da doença hepática é que o tempo de coagulação é prolongado pela produção reduzida de fatores de coagulação. Normalmente, eles estão sempre presentes no plasma em uma forma inativa, como fibrinogênio e protrombina. Em contraste com o fibrinogênio, convertido em cordas de fibrina insolúveis, a protrombina e os outros precursores, quando convertidos para sua forma ativa, atuam como enzimas proteolíticas (divisoras de proteína). Essas enzimas ativam outro fator específico na sequência de coagulação. Quando o primeiro fator da sequência é ativado, ele aciona, por sua vez, o fator seguinte, e assim por diante, em uma série de reações sequenciais conhecidas como **cascata de coagulação**, até que a trombina catalise a conversão final do fibrinogênio em fibrina. Vários desses passos exigem a presença de Ca^{2+} do plasma e do *fator plaquetário 3 (PF3)*, um fosfolipídio secretado pelo tampão de plaquetas agregadas. Assim, as plaquetas também contribuem para a formação de coágulo.

VIAS INTRÍNSECAS E EXTRÍNSECAS A cascata de coágulos pode ser ativada pela *via intrínseca* ou pela *via extrínseca*:

▪ A **via intrínseca** precipita a coagulação dentro dos vasos lesionados, além da coagulação de amostras de sangue em tubos de ensaio. Todos os elementos necessários para causar a coagulação através da via intrínseca estão presentes no sangue. Esta via, que envolve sete passos separados (mostrados em azul na • Figura 11-12), é iniciada quando o **fator XII (fator de Hageman)** é ativado ao entrar em contato com o colágeno exposto em um vaso ferido ou com uma superfície estranha, como um tubo de ensaio de vidro. Lembre que o colágeno exposto também inicia a agregação de plaquetas. Assim, a formação de um tampão de plaquetas e a reação em cadeia que causa a formação de coágulos são simultaneamente acionadas quando um vaso é danificado. Além disso, esses mecanismos hemostáticos complementares reforçam um ao outro. As plaquetas agregadas secretam PF3, essencial para a cascata de coagulação, que, por

---

[1]. O termo fator VI não é mais utilizado. O que era considerado o fator separado VI foi agora determinado como sendo uma forma ativada do fator V.

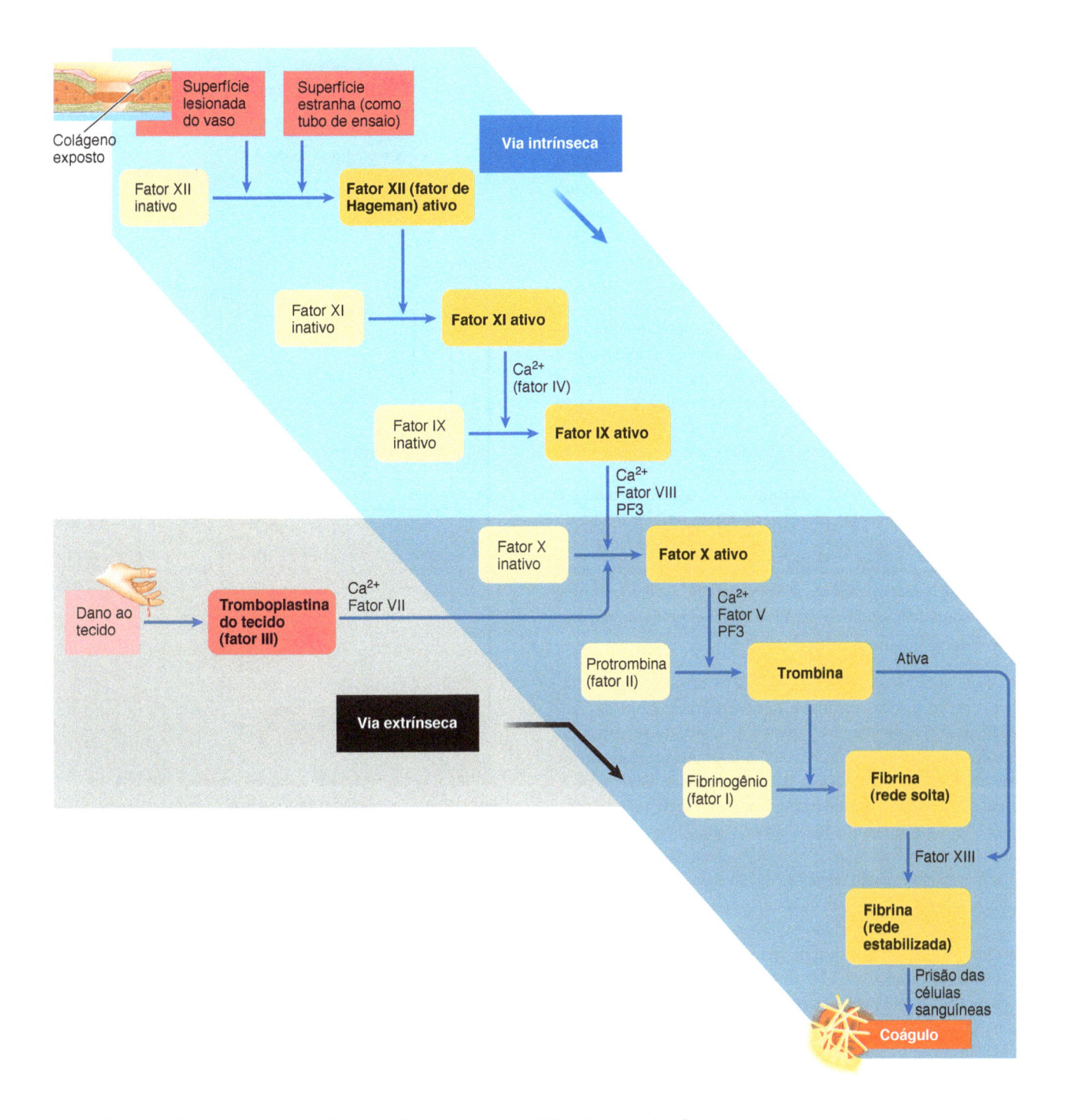

• **FIGURA 11-12 Vias do coágulo.** A via de coagulação intrínseca (em azul) é iniciada quando o fator XII (fator de Hageman) é ativado pelo contato com o colágeno exposto em uma superfície vascular lesionada ou pelo contato com uma superfície estranha. Esta via causa coagulação dentro dos vasos danificados e a coagulação de amostras de sangue em tubos de ensaio. A via extrínseca de coagulação mais curta (em cinza) é iniciada quando o fator X, um fator ativado na metade da via intrínseca, é ativado pela tromboplastina do tecido liberada pelo tecido danificado. A via extrínseca causa a coagulação de sangue que escapa dos vasos sanguíneos no tecido ao redor durante o ferimento. Os passos nas duas vias são idênticos a partir do fator X (em cinza-azulado).

sua vez, potencializa a agregação de plaquetas (• Figura 11-13; veja também a • Figura 11-11).

- A **via extrínseca** toma um atalho e exige apenas quatro passos (mostrados em cinza na • Figura 11-12). Esta via, que exige contato com fatores do tecido externos ao sangue, inicia a coagulação do sangue que escapou para os tecidos. Quando um tecido é traumatizado, libera um complexo proteico conhecido como **tromboplastina do tecido.** A tromboplastina do tecido ativa diretamente o fator X, dispensando os passos anteriores da via intrínseca. A partir deste ponto, as duas vias são idênticas.

Os mecanismos intrínseco e extrínseco normalmente operam simultaneamente. Quando o ferimento do tecido envolve a ruptura de vasos, o mecanismo intrínseco interrompe o sangue no vaso ferido e o mecanismo extrínseco coagula o sangue que escapou para o tecido antes de o vaso ser vedado. Em geral, um coágulo é totalmente formado entre três e seis minutos.

RETRAÇÃO DO COÁGULO Quando um coágulo é formado, a contração das plaquetas presas dentro dele retrai a malha de fibrina, aproximando as bordas do vaso lesionado. Durante a **retração do coágulo**, o fluido é espremido do coágulo. Este fluido, que é essencialmente plasma sem fibrinogênio e outros precursores de coagulação que foram removidos durante o processo de coagulação, é chamado de **soro**.

AMPLIFICAÇÃO DURANTE O PROCESSO DE COAGULAÇÃO Embora um processo de coagulação que envolva tantos passos pareça ineficaz, a vantagem é a amplificação realizada durante muitos dos passos. Uma molécula de um fator ativado pode ativar talvez centenas de moléculas do fator seguinte na sequência, cada uma com capacidade para ativar muito mais moléculas do próximo fator, e assim sucessivamente. Desta forma, grandes números de fatores finais envolvidos na coagulação são ativados rapidamente como resultado da ativação inicial de algumas poucas moléculas no passo inicial da sequência.

Então, uma vez iniciado o processo de coagulação, como este fica confinado ao local de ferimento no vaso? Se os fatores de coagulação ativados pudessem circular, induziriam uma coagulação ampla inadequada, que entupiria os vasos de todo o corpo. Felizmente, depois de participar do processo de coagulação local, os inúmeros fatores ativados nas cercanias do ferimento vascular são rapidamente desativados por enzimas e outros fatores presentes no plasma ou no tecido.

A plasmina fibrinolítica dissolve coágulos.

Um coágulo não deve ser uma solução permanente para uma ruptura em um vaso. É um dispositivo temporário para parar o sangramento até que o vaso possa ser reparado.

REPARO DO VASO As plaquetas agregadas secretam uma substância química que ajuda a promover a invasão de fibroblastos ("formadores de fibra") pelo tecido conectivo em torno da área ferida do vaso. Os fibroblastos formam uma cicatriz no vaso rompido.

DISSOLUÇÃO DO COÁGULO Simultaneamente ao processo de cura, o coágulo, quando não é mais necessário para evitar a hemorragia, é lentamente dissolvido por uma enzima fibrinolítica (divisora de fibrina) denominada **plasmina**. Se os coágulos não fossem removidos depois de executar sua função hemostática, os vasos, especialmente os pequenos, que sofrem rupturas minúsculas regularmente, mais cedo ou mais tarde ficariam obstruídos por coágulos.

A plasmina, como os fatores de coagulação, é uma proteína plasmática produzida pelo fígado e presente no sangue em uma forma precursora inativa, o **plasminogênio**. A plasmina é ativada por uma rápida cascata de reações envolvendo muitos fatores, entre eles o fator XII (fator de Hageman), que também ativa a reação em cadeia que leva à formação de coágulos (• Figura 11-14). Quando um coágulo está sendo rapidamente formado, a plasmina ativada fica presa nele e, mais tarde, dissolve-o, lentamente decompondo a rede de fibrina.

Glóbulos brancos fagocíticos gradualmente removem os produtos da dissolução de coágulos. É possível observar a lenta remoção do sangue coagulado nas camadas de tecido epitelial depois de um ferimento. As marcas roxas da pele ferida resultam do sangue coagulado desoxigenado dentro da pele. Após um tempo, este sangue é eliminado pela ação da plasmina, seguida pela equipe de limpeza fagocítica.

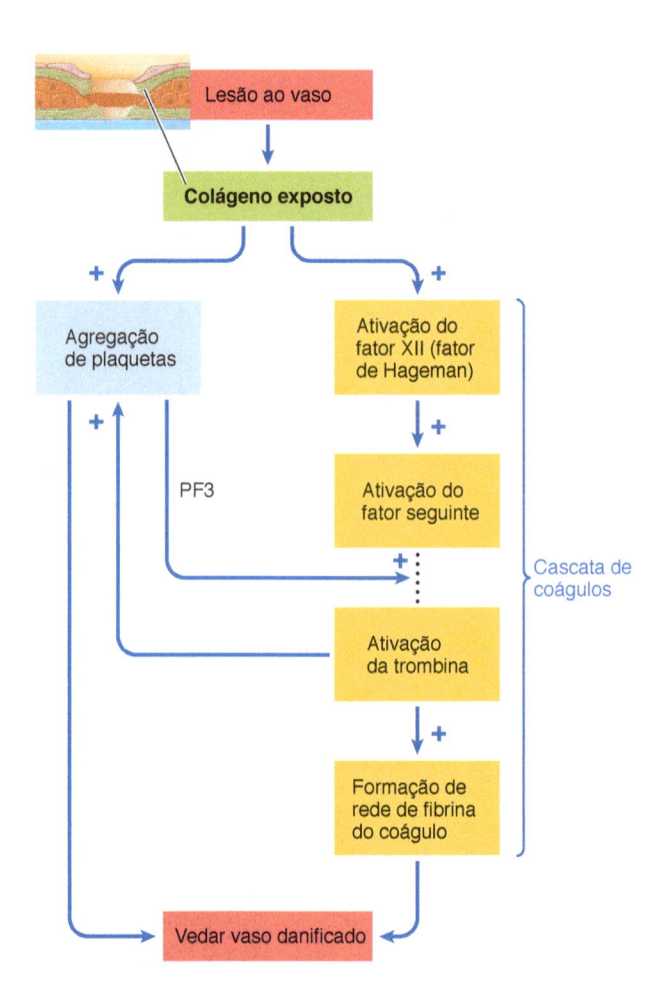

• **FIGURA 11-13 Agregação de plaquetas e formação simultânea de coágulo.** O colágeno exposto no local de lesão no vaso inicia simultaneamente a agregação de plaquetas e a cascata de coagulação. Esses dois mecanismos hemostáticos reforçam positivamente um ao outro enquanto vedam o vaso danificado.

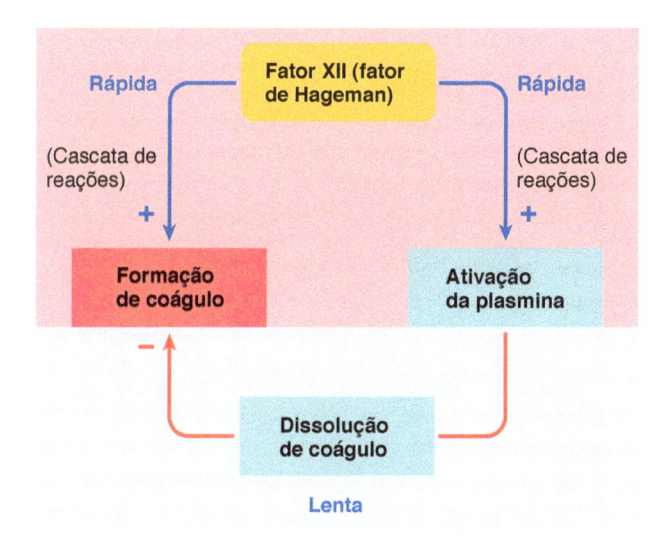

• **FIGURA 11-14 Função do fator XII na formação e dissolução de coágulos.** A ativação do fator XII (fator de Hageman) inicia simultaneamente uma rápida cascata de reações que resulta na formação de coágulos e uma rápida cascata de reações que resulta na ativação da plasmina. A plasmina, presa no coágulo, subsequentemente dissolve-o lentamente. Essa ação remove o coágulo quando ele não é mais necessário, depois que o vaso é reparado.

PREVENÇÃO DA FORMAÇÃO INADEQUADA DE COÁGULOS
Além de remover coágulos que não são mais necessários, a plasmina atua continuamente para evitar a formação indesejável de coágulos. Por toda a vasculatura, pequenas quantidades de fibrinogênio são constantemente convertidas em fibrina, ativadas por mecanismos desconhecidos. Entretanto, os coágulos não se desenvolvem porque a fibrina é rapidamente descartada pela plasmina ativada pelo **ativador tecidual do plasminogênio (tPA)** dos tecidos, especialmente dos pulmões. Normalmente, o baixo nível de formação de fibrina é contrabalançado por um baixo nível de atividade fibrinolítica e, portanto, a coagulação inadequada não ocorre. Apenas quando um vaso é lesionado os fatores adicionais precipitam a reação em cadeia explosiva que leva à formação mais ampla de fibrina e resulta em coagulação local no ferimento.

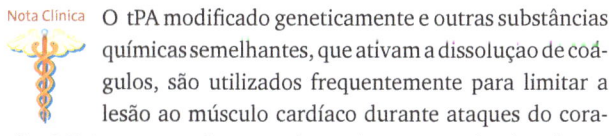

Nota Clínica O tPA modificado geneticamente e outras substâncias químicas semelhantes, que ativam a dissoluçao de coágulos, são utilizados frequentemente para limitar a lesão ao músculo cardíaco durante ataques do coração. Ministrar uma droga anticoagulante nas primeiras horas depois que um coágulo bloqueou um vaso coronário (cardíaco) frequentemente dissolve o coágulo, restaurando o fluxo de sangue ao músculo cardíaco alimentado pelo vaso bloqueado antes que o músculo morra por privação de O_2. Nos últimos anos, tPA e medicamentos relacionados também foram utilizados com sucesso para dissolver imediatamente coágulos causadores de acidentes vasculares encefálicos dentro de um vaso sanguíneo cerebral, minimizando a perda de tecido cerebral insubstituível depois de um AVE (veja o quadro "Conceitos, Desafios e Controvérsias" do Capítulo 5).

A coagulação inadequada produz o tromboembolismo.

Nota Clínica Apesar de medidas protetoras, coágulos ocasionalmente se formam em vasos intactos. A formação anormal ou excessiva de coágulos dentro dos vasos sanguíneos – que foi chamada de "hemostasia no lugar errado" – pode comprometer o fluxo de sangue a órgãos vitais. Os sistemas de coagulação e anticoagulação do organismo normalmente funcionam de forma a "verificar e totalizar".

Atuando em conjunto, eles permitem a formação imediata de "bons" coágulos sanguíneos, minimizando assim a perda de sangue pelos vasos lesados, enquanto evitam que coágulos "ruins" se formem e bloqueiem o fluxo sanguíneo em vasos intactos.

Um coágulo intravascular anormal acoplado à parede de um vaso é conhecido como **trombo** e coágulos que flutuam livremente são chamados de **trombos móveis.** Um trombo em crescimento estreita e pode até bloquear completamente o vaso no qual se forma. Ao entrar e entupir completamente um vaso menor, um trombo móvel em circulação pode bloquear repentinamente o fluxo sanguíneo (veja a • Figura 9-29).

Vários fatores, atuando independentemente ou simultaneamente, podem causar o *tromboembolismo*. (1) Superfícies endurecidas do vaso, associadas à aterosclerose, podem causar a formação de trombos (veja no Capítulo 9). (2) Desequilíbrios nos sistemas de coagulação-anticoagulação podem ativar a formação de coágulos. (3) O sangue que se movimenta lentamente está mais propenso a coagular, provavelmente porque quantidades pequenas de fibrina se acumulam no sangue estagnado – por exemplo, no sangue acumulado em veias varicosas das pernas (veja no Capítulo 10). (4) A coagulação ampla é ocasionalmente ativada pela liberação de tromboplastina dos tecidos no sangue por grandes quantidades de tecido traumatizado. Uma coagulação ampla semelhante pode ocorrer no **choque septicêmico**, no qual bactérias ou suas toxinas iniciam a cascata de coagulação.

Medicamentos anticoagulantes são, às vezes, ministrados para se evitar o tromboembolismo em pessoas com condições que as tornam mais propensas ao desenvolvimento de coágulos. Por exemplo, a *heparina* de baixo peso molecular, que deve ser injetada, acelera a ação de um inibidor normal da trombina transportado pelo sangue, interrompendo esse multifuncional promotor de coágulos. A *varfarina* (Coumadin), que pode ser ministrada oralmente, é um antagonista da vitamina K. A vitamina K, comumente conhecida como vitamina da coagulação do sangue, é essencial para a formação normal de coágulos. Em uma sequência complexa de eventos bioquímicos, a vitamina K combina-se com O_2, liberando energia livre que é essencialmente utilizada nos processos de ativação da cascata de coagulação. Ao interferir na ação da vitamina K, o Coumadin leva à formação de fatores de coagulação II, VII, IX e X estruturalmente incompletos.

A hemofilia é a principal condição que produz sangramento excessivo.

Nota Clínica Em contraste com a formação inadequada de coágulos em vasos intactos, a desordem hemostática oposta é a não formação imediata de coágulos em vasos feridos, resultando em hemorragias perigosas mesmo em ferimentos relativamente leves. A causa mais comum do sangramento excessivo é a **hemofilia**, causada por uma deficiência em um dos fatores na cascata de coagulação. Embora a deficiência em qualquer fator de coagulação possa bloquear o processo de coagulação, 80% de todos os hemofílicos não têm a capacidade genética de sintetizar o fator VIII.

Pessoas com deficiência de plaquetas, em vez do sangramento mais profuso que acompanha defeitos no mecanismo de coagulação, continuamente desenvolvem centenas de áreas hemorrágicas pequenas e confinadas nos tecidos corporais, à medida que o sangue vaza de rupturas minúsculas nos pequenos vasos sanguíneos antes que ocorra a coagulação. As plaquetas normalmente são as principais vedações dessas constantes e minúsculas rupturas. Na pele de uma pessoa com deficiência de plaquetas, as hemorragias capilares difusas são visíveis como pequenas manchas arroxeadas, daí o termo púrpura trombocitopênica ("o roxo da deficiência de trombócitos") para esta condição (lembre-se de que *trombócito* é outro nome para a plaqueta).

A deficiência de vitamina K também pode causar uma tendência a sangramento devido à ativação incompleta de fatores de coagulação dependentes da vitamina K.

Capítulo em Perspectiva: Foco na homeostase

O sangue contribui para a homeostase de diversas formas. Primeiro, a composição do fluido intersticial, o verdadeiro ambiente interno que cerca e troca diretamente materiais com as células, depende da composição do plasma sanguíneo. Devido à intensa troca que ocorre entre os compartimentos intersticial e vascular, o fluido intersticial tem a mesma composição do plasma, com exceção das proteínas plasmáticas, que não podem escapar pelas paredes dos capilares. Assim, o sangue serve de veículo para transporte em massa, rápido e de longa distância, de materiais entre as células, e o fluido intersticial atua como intermediário.

A homeostase depende do transporte pelo sangue de suprimentos essenciais, como O_2 e nutrientes, para as células na mesma velocidade com que elas os consomem, e do transporte de materiais, como resíduos metabólicos, para fora das células com a mesma rapidez com que esses produtos são produzidos. A homeostase também depende do transporte de mensageiros hormonais pelo sangue – de seus locais de produção até seus distantes locais de ação. Quando uma substância entra no sangue, pode ser transportada por todo o corpo em questão de segundos, enquanto a mera difusão dessa substância por longas distâncias, em um organismo multicelular grande como o humano, levaria de meses a anos – uma situação incompatível com a vida. No entanto, a difusão pode realizar, de maneira eficaz, trocas de materiais curtas e locais entre o sangue e as células ao redor através do fluido intersticial em intervenção.

O sangue tem capacidades de transporte essenciais que permitem que movimente sua carga eficientemente por todo o organismo. Por exemplo, o O_2 sustentador da vida é pouco solúvel em água, mas o sangue está especialmente equipado para o transporte de O_2, com eritrócitos (glóbulos vermelhos) repletos de hemoglobina, uma molécula complexa que transporta O_2. Da mesma forma, mensageiros hormonais homeostaticamente importantes e insolúveis em água são levados no sangue por transportadoras de proteína plasmática.

Componentes específicos do sangue realizam as seguintes atividades homeostáticas adicionais, não relacionadas à função de transporte do sangue:

- O sangue ajuda a manter o pH adequado no ambiente interno, ao tamponar as mudanças no equilíbrio ácido-basico do corpo.
- O sangue ajuda a manter a temperatura corporal, absorvendo o calor produzido por tecidos geradores de calor, como músculos esqueléticos em contração, e distribuindo-o por todo o corpo. O excesso de calor é levado pelo sangue à superfície do corpo para dissipação ao ambiente externo.
- Os eletrólitos no plasma são importantes na excitabilidade da membrana, essencial às funções nervosa e muscular.
- Os eletrólitos no plasma são importantes para a distribuição osmótica de fluido entre o fluido extracelular e o intracelular. As proteínas plasmáticas desempenham um papel crucial na distribuição de fluido extracelular entre o plasma e o fluido intersticial.
- Por meio de suas funções hemostáticas, as plaquetas e os fatores de coagulação minimizam a perda do sangue sustentador da vida após ferimento nos vasos.
- Os leucócitos (glóbulos brancos), seus produtos secretórios e determinados tipos de proteínas plasmáticas, como os anticorpos, constituem o sistema de defesa imunológica. Este sistema defende o corpo contra agentes invasores causadores de doenças, destrói células cancerosas e abre caminho para a cura de feridas e reparo dos tecidos, eliminando detritos de células mortas ou feridas. Essas ações contribuem indiretamente para a homeostase ao ajudar os órgãos que mantêm diretamente a homeostase a permanecerem saudáveis. Não poderíamos sobreviver após os primeiros meses de vida se não fosse pelos mecanismos de defesa do organismo.

EXERCÍCIOS DE REVISÃO

Perguntas Objetivas (Respostas no Apêndice F, disponível no site do livro, www.cengage.com.br)

1. O tipo de leucócito primariamente produzido no tecido linfoide é _____.

2. Eritrócitos, leucócitos e plaquetas originam-se das mesmas células-tronco não diferenciadas. *(Verdadeiro ou falso?)*

3. O sangue pode absorver calor metabólico, sofrendo apenas pequenas mudanças de temperatura. *(Verdadeiro ou falso?)*

4. A hemoglobina pode transportar apenas O_2. *(Verdadeiro ou falso?)*

5. Os glóbulos brancos passam a maior parte de seu tempo no sangue. *(Verdadeiro ou falso?)*

6. Os eritrócitos não conseguem utilizar o O_2 que contêm para sua própria formação de ATP. *(Verdadeiro ou falso?)*

7. A maior parte dos fatores de coagulação é sintetizada pelo _____.

8. Qual das seguintes *não* é uma função das proteínas plasmáticas?
    a. facilitar a retenção de fluido nos vasos sanguíneos
    b. desempenhar um papel importante na coagulação sanguínea
    c. transportar substâncias insolúveis em água no sangue
    d. transportar O_2 no sangue
    e. atuar como anticorpos
    f. contribuir para a capacidade de tamponamento do sangue

9. Qual dos seguintes itens *não* é ativado diretamente pelo colágeno exposto em um vaso ferido?
    a. espasmo vascular inicial
    b. agregação de plaquetas
    c. ativação da cascata de coagulação
    d. ativação de plasminogênio

10. Ligue os itens abaixo *(uma resposta pode ser utilizada mais de uma vez)*:

    ___ 1. inibe a agregação de plaquetas
    ___ 2. enzima fibrinolítica
    ___ 3. primeiro fator ativado na via intrínseca de coagulação
    ___ 4. ativa o fibrinogênio
    ___ 5. forma a rede do coágulo
    ___ 6. estabiliza o coágulo
    ___ 7. ativado pela tromboplastina do tecido
    ___ 8. ativa a protrombina
    ___ 9. faz as plaquetas se agregarem em retroalimentação positiva

    (a) prostaciclina
    (b) plasmina
    (c) ADP
    (d) fibrina
    (e) trombina
    (f) fator X
    (g) fator XII
    (h) fator XIII

11. Ligue as seguintes anormalidades do sangue com suas causas:

    ___ 1. deficiência do fator intrínseco
    ___ 2. quantidade insuficiente de ferro para sintetizar a hemoglobina adequada
    ___ 3. condição semelhante a tumor da medula óssea
    ___ 4. destruição da medula óssea
    ___ 5. associada à vida em altas altitudes
    ___ 6. ruptura excessiva de eritrócitos em circulação
    ___ 7. secreção inadequada de eritropoetina
    ___ 8. perda anormal de sangue

    (a) anemia hemolítica
    (b) anemia aplástica
    (c) anemia nutricional
    (d) anemia hemorrágica
    (e) anemia perniciosa
    (f) anemia renal
    (g) policitemia primária
    (h) policitemia secundária

Perguntas Dissertativas

1. Qual é o volume médio de sangue nos homens e nas mulheres?

2. Qual é a porcentagem normal do sangue ocupada pelos eritrócitos e pelo plasma? O que é o hematócrito? O que é a camada leuco-plaquetária?

3. Qual é a composição do plasma?

4. Liste os três principais grupos de proteínas plasmáticas e dê suas funções.

5. Descreva a estrutura e as funções dos eritrócitos.

6. Por que os eritrócitos só podem sobreviver por 120 dias?

7. Descreva o processo e o controle da eritropoese.

8. Liste os antígenos e anticorpos presentes no sangue dos quatro tipos sanguíneos principais ABO. Descreva o que acontece em uma reação à transfusão. O receptor precisa ter sofrido exposição anterior ao sangue incompatível do tipo ABO para que haja uma reação à transfusão? O receptor deve ter sofrido exposição anterior ao sangue incompatível do tipo Rh para que haja uma reação à transfusão? Explique.

9. Compare a estrutura, as funções e os tempos de vida dos cinco tipos de leucócitos.

10. Discuta a derivação das plaquetas.

11. Descreva os três passos da hemostasia, incluindo uma comparação entre as vias intrínseca e extrínseca pelas quais a cascata de coagulação pode ser ativada.

12. Compare o plasma ao soro.

13. O que normalmente evita a coagulação indesejável nos vasos?

Exercícios Quantitativos (Soluções no Apêndice F)

1. A concentração normal de hemoglobina no sangue (conforme medições clínicas) é de 15 g/100 ml de sangue.
   a. Como 1 mol de hemoglobina pesa 66.000 gramas, qual é a concentração de hemoglobina em milimols (mM)?
   b. Cada molécula de hemoglobina pode vincular a si quatro moléculas de O_2. Qual é a concentração de O_2 vinculado à hemoglobina na saturação máxima (em mM)?
   c. Como 1 mol de um gás ideal ocupa 22,4 litros, qual é a capacidade máxima de transporte de O_2 no sangue normal (normalmente expressa em ml de O_2/litro de sangue)?

2. Presuma que a amostra de sangue na • Figura 11-5b seja de um paciente com anemia hemorrágica. Com um volume de sangue normal de 5 litros, uma concentração normal de glóbulos vermelhos de 5 bilhões/ml e uma taxa de produção de GVs de 3 milhões de células/segundo, quanto tempo levará para o sangue retornar o hematócrito ao normal?

3. Observe que, na amostra de sangue na • Figura 11-5c de um paciente com policitemia, o hematócrito aumentou para 70%. Um maior hematócrito aumenta a viscosidade do sangue, o que, por sua vez, aumenta a resistência periférica total e a carga de trabalho sobre o coração. O efeito do hematócrito (h) sobre a viscosidade relativa do sangue (v, viscosidade relativa à da água) é dado aproximadamente pela seguinte equação:

$$V = 1,5 \times \exp(2h)$$

Observe que, nesta equação, h, o hematócrito, é uma fração, não uma porcentagem. Dado um hematócrito normal de 0,40, que aumento percentual na viscosidade resultaria da policitemia na • Figura 11-5c? Que mudança percentual isso causaria na resistência periférica total?

PONTOS A PONDERAR

(Explicações no Apêndice F)

1. Uma pessoa tem hematócrito de 62. A partir deste dado, você pode concluir que ela tem policitemia? Explique.

2. Há diferentes formas de hemoglobina. A *hemoglobina A* é a hemoglobina adulta normal, com duas cadeias α e duas cadeias β. A forma anormal, *hemoglobina S*, que tem um único "erro tipográfico" no código genético para as cadeias β, faz com que os GVs se deformem em células frágeis em formato de foice. GVs fetais contêm *hemoglobina F*, cuja produção para logo após o nascimento. A hemoglobina F contém duas cadeias γ em vez de duas cadeias β, além de duas cadeias α. Esta substituição aumenta a afinidade da hemoglobina com o O_2. Agora, os pesquisadores estão tentando estimular os genes que orientam a síntese de hemoglobina F de volta à ação como uma forma de tratamento da anemia falciforme. Explique como a ativação desses genes fetais pode ser uma solução útil (Na verdade, a primeira terapia medicamentosa eficaz para tratamento da anemia falciforme, a *hidroxiureia*, atua na medula óssea para aumentar a produção de hemoglobina fetal.)

3. Os morcegos vampiros, sanguessugas e carrapatos não estão no topo da lista de popularidade dos animais, mas esses bichos podem, um dia, salvar indiretamente a sua vida. Os cientistas estão atualmente examinando a "saliva" dessas criaturas sugadoras de sangue em busca de novas substâncias químicas que possam limitar o dano aos músculos cardíacos em vítimas de ataque do coração. Qual é sua suspeita quanto à natureza das substâncias químicas investigadas?

4. Com os métodos de triagem utilizados atualmente por bancos de sangue, cerca de uma entre 225.000 unidades de sangue utilizadas para transfusão pode conter HIV, o vírus causador da AIDS (veja no Capítulo 12). O sangue contaminado pelo HIV que escapa do processo de triagem vem em geral de doadores recentemente infectados. Os testes de triagem empregados atualmente apenas detectam anticorpos contra o HIV, que só aparecem no sangue quase um mês após a infecção pelo vírus. Portanto, há uma janela de cerca de um mês durante a qual o sangue pode estar infectado, mas mesmo assim ser aprovado no processo de triagem. Estima-se que dez pessoas sejam infectadas com o HIV anualmente dessa forma.
Há testes disponíveis para se detectar o HIV mais cedo do que os métodos com base em anticorpos dos bancos de sangue – por exemplo, pela busca da presença de uma proteína específica na superfície do HIV. Entretanto, esses testes são caros e atualmente utilizados apenas para pesquisas. Se os bancos de sangue empregassem esses testes mais sensíveis, poderiam detectar cerca de metade do sangue contaminado por HIV que vai para os pacientes atualmente. O custo estimado da implantação desses testes mais caros está entre US$ 70 milhões e US$ 200 milhões. Você acha que o sistema de saúde deveria assumir mais esse ônus financeiro para evitar quatro ou cinco casos de infecção por HIV em transfusões por ano?

5. A *porfiria* é uma desordem genética que aparece em uma em cada 25.000 pessoas, aproximadamente. As pessoas afetadas não têm determinadas enzimas que fazem parte da via metabólica que leva à formação de heme, o grupo que contém ferro na hemoglobina. Um acúmulo de porfirinas, os intermediários da via, causa diversos sintomas, especialmente após exposição à luz solar. Lesões e cicatrizes se formam na pele. Pelos grossos crescem no rosto e nas mãos. À medida que as gengivas se retraem, os caninos alongados assumem uma aparência de presas. Os sintomas pioram com a exposição a diversas substâncias, incluindo alho e álcool. As pessoas atingidas evitam a luz solar e substâncias agravadoras e recebem injeções de heme de glóbulos vermelhos normais.
Se você está familiarizado com as histórias de vampiro, que têm origem anterior à Idade Média, especule sobre como elas podem ter evoluído entre povos supersticiosos que não tinham conhecimento médico sobre a porfiria.

CONSIDERAÇÃO CLÍNICA

(Explicação no Apêndice F)

Heather L., que tem sangue Rh negativo, acabou de dar à luz seu primeiro filho, de sangue Rh positivo. Mãe e bebê estão bem, mas o médico ministra uma preparação de imunoglobulina Rh para que eventuais bebês Rh positivo que Heather venha a ter no futuro não sofram de eritroblastose fetal (doença hemolítica do recém-nascido) (veja a p. 400). Durante a gravidez, o sangue fetal e o materno não se misturam. Em vez disso, materiais são trocados entre os dois sistemas circulatórios através da placenta, um órgão especial que se desenvolve durante a gestação a partir de estruturas maternas e fetais (veja no Capítulo 20). Os glóbulos vermelhos não são capazes de atravessar a placenta, mas os anticorpos conseguem. Durante o processo de nascimento, uma pequena quantidade do sangue do bebê pode entrar na circulação materna.

1. Por que o primogênito de Heather não teve eritroblastose fetal – isto é, por que os anticorpos maternos contra o fator Rh não atacaram os glóbulos vermelhos fetais Rh positivo durante a gravidez?

2. Por que há a probabilidade de que futuros bebês Rh positivo que Heather possa ter desenvolvam eritroblastose fetal se ela não for tratada com a imunoglobulina Rh?

3. Como a administração de imunoglobulina Rh imediatamente após a primeira gravidez de Heather com um bebê Rh positivo evita a eritroblastose fetal em outro bebê Rh positivo em uma gestação posterior? De forma semelhante, por que a imunoglobulina Rh deve ser ministrada a Heather depois do nascimento de cada filho Rh positivo que tiver?

4. Suponha que Heather não seja tratada com a imunoglobulina Rh após o nascimento de seu primeiro filho Rh positivo e que um segundo filho Rh positivo desenvolva eritroblastose fetal. A administração de imunoglobulina Rh a Heather imediatamente após o segundo parto evitaria essa condição em um terceiro filho Rh positivo? Por que ou por que não?

**Sistema Imunológico
Sistema Tegumentar (Pele)**

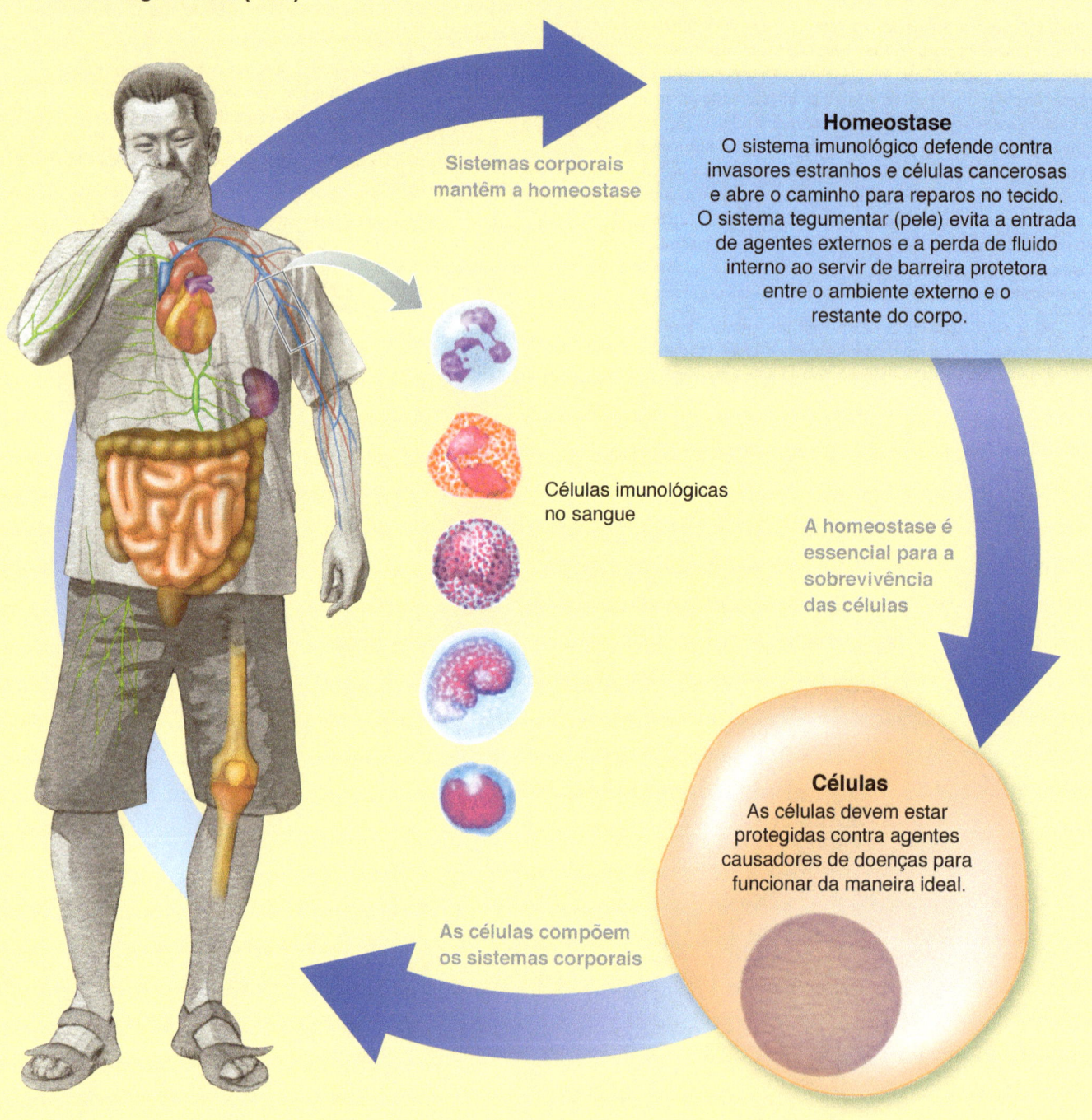

Sistemas corporais mantêm a homeostase

Homeostase
O sistema imunológico defende contra invasores estranhos e células cancerosas e abre o caminho para reparos no tecido. O sistema tegumentar (pele) evita a entrada de agentes externos e a perda de fluido interno ao servir de barreira protetora entre o ambiente externo e o restante do corpo.

Células imunológicas no sangue

A homeostase é essencial para a sobrevivência das células

Células
As células devem estar protegidas contra agentes causadores de doenças para funcionar da maneira ideal.

As células compõem os sistemas corporais

Os seres humanos entram constantemente em contato com agentes externos que podem ser lesivos se entrarem no organismo. Os mais perigosos são os micro-organismos causadores de doenças. Se bactérias ou vírus conseguirem entrar, o corpo possui um complexo e multifacetado sistema interno de defesa – o **sistema imunológico** –, que fornece proteção contra a invasão de agentes estranhos. Além disso, as superfícies corporais expostas ao ambiente externo, como o **sistema tegumentar (pele)**, atuam como primeira linha de defesa para resistir à penetração por micro-organismos estranhos. O sistema imunológico também protege contra o câncer e abre caminho para o reparo de tecidos danificados.

O sistema imunológico contribui com a homeostase indiretamente, ao ajudar a manter a saúde dos órgãos que a influenciam diretamente.

CAPÍTULO 12

Defesas Corporais

Sistema imunológico: alvos, efetores, componentes

Imunidade é a capacidade do organismo de ser resistente ou eliminar materiais estranhos e células anormais possivelmente lesivos. A primeira linha de defesa contra invasores é formada pelas barreiras epiteliais que cercam a superfície externa do corpo (a pele) e revestem as cavidades corporais (como trato digestório e pulmões) que estão em contato com o ambiente externo. Essas barreiras epiteliais não fazem parte do sistema imunológico. Discutiremos suas funções nos mecanismos gerais de defesa do organismo depois de examinar o sistema imunológico detalhadamente. A seguir, um panorama das atividades atribuíveis ao **sistema imunitário**, o sistema interno de defesa que desempenha um papel crucial no reconhecimento e na destruição ou neutralização de materiais que não são "normais", sejam eles materiais estranhos que entraram no corpo ou células anormais surgidas dentro do próprio corpo:

1. Defesa contra **patógenos** (micro-organismos produtores de doenças, como bactérias e vírus) invasores;

2. Remoção de células "gastas" e tecidos danificados por traumas ou doenças, abrindo o caminho para cura da ferida e reparo do tecido;

3. Identificação e destruição de células anormais ou mutantes que se originaram no organismo. Esta função, chamada de *vigilância imunológica*, é o principal mecanismo de defesa interna contra o câncer;

4 Elaboração de respostas imunológicas causadoras de *alergias*, que ocorrem quando o organismo se volta contra uma entidade química ambiental normalmente inofensiva, ou de *doenças autoimunes*, que ocorrem quando o sistema de defesa produz erroneamente anticorpos contra um tipo específico de células do próprio organismo.

Bactérias patogênicas e vírus são os principais alvos do sistema imunológico.

Os principais inimigos estranhos contra os quais o sistema imunológico defende o organismo são as bactérias e os vírus. Comparando seus tamanhos relativos, se uma bactéria média tivesse o tamanho de um monte de terra, um vírus seria do tamanho de uma bola de beisebol. O poder produtor de doença de um patógeno é conhecido como **virulência**. **Bactérias** são micro-organismos unicelulares sem núcleo, dotados de todo o maquinário essencial para sua própria sobrevivência e reprodução. Bactérias patogênicas produzem doenças ou causam lesões aos tecidos do organismo invadido em grande parte pela liberação de enzimas ou toxinas que danificam fisicamente ou interrompem funcionalmente as células e os órgãos afetados.

Ao contrário das bactérias, os **vírus** não são entidades celulares autossustentadas. Eles consistem apenas de ácidos nucleicos (material genético – DNA ou RNA) envolvidos por uma camada de proteína. Como não têm o maquinário celular para produção de energia e síntese proteica, os vírus não conseguem realizar o metabolismo e se reproduzir, a não ser que invadam uma **célula hospedeira** (uma célula do corpo da pessoa infectada) e assumam as instalações bioquímicas da célula para seu próprio uso. Os vírus não apenas consomem os recursos energéticos da célula hospedeira, mas também os ácidos nucleicos virais orientam a célula hospedeira a sintetizar proteínas necessárias para replicação viral.

Quando um vírus é incorporado a uma célula hospedeira, os próprios mecanismos de defesa do organismo podem destruir a célula, porque não a reconhece mais como uma célula "normal". Outras formas pelas quais os vírus podem levar à lesão ou à morte celular são pela eliminação dos componentes celulares essenciais, ditando a produção de substâncias tóxicas à célula, e pela transformação desta em uma célula cancerosa.

Leucócitos são as células efetoras do sistema imunológico.

Os leucócitos (glóbulos brancos, ou GBs) e seus derivados, em conjunto com diversas proteínas plasmáticas, são responsáveis pelas diferentes estratégias de defesa imunológica.

FUNÇÕES DOS LEUCÓCITOS Como breve revisão, as funções dos cinco tipos de leucócitos são (veja as ● Figuras 11-8 e 11-9):

1. **Neutrófilos** são especialistas fagocíticos altamente móveis que engolfam e destroem materiais indesejados.

2. **Eosinófilos** secretam substâncias químicas que destroem vermes parasitas e estão envolvidos nas reações alérgicas.

3. **Basófilos** liberam histamina e heparina e também estão envolvidos em reações alérgicas.

4. **Monócitos** são transformados em **macrófagos**, que são grandes especialistas fagocíticos ligados aos tecidos.

5. Os **linfócitos** são de dois tipos.

    a. **Linfócitos B** (**células B**) são transformados em células plasmáticas, que secretam anticorpos que levam indiretamente à destruição de material estranho (imunidade mediada por anticorpos).

    b. **Linfócitos T** (**células T**) destroem diretamente células invadidas por vírus e células mutantes, liberando substâncias químicas que fazem furos letais nas células vitimadas (imunidade mediada por células).

Um leucócito permanece no sangue apenas temporariamente. A maioria dos leucócitos está nos tecidos, em missões de defesa. Como resultado, as células efetoras do sistema imunológico são altamente dispersas pelo organismo e podem defender em qualquer local.

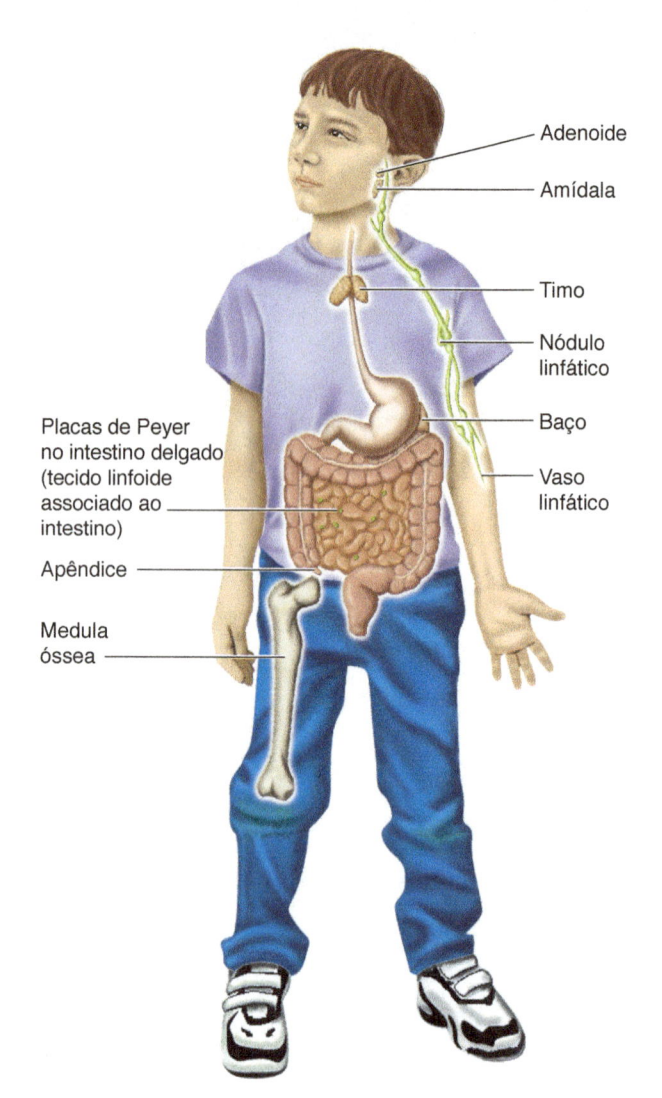

● **FIGURA 12-1 Tecidos linfoides.** Os tecidos linfoides, que ficam dispersos pelo corpo, produzem, armazenam ou processam linfócitos.

TECIDOS LINFOIDES Quase todos os leucócitos se originam de células-tronco precursoras comuns na medula óssea e subsequentemente são liberados no sangue. A única exceção são os linfócitos, que surgem parcialmente de colônias de linfócitos em vários tecidos linfoides originalmente povoados por células derivadas da medula óssea.

Tecidos linfoides, coletivamente, são os tecidos que produzem, armazenam ou processam linfócitos. Entre eles, incluem-se a medula óssea, os linfonodos, o baço, o timo, as amídalas, as adenoides, o apêndice e grupos de tecido linfoide no revestimento do trato digestório chamados de **placas de Peyer** ou **tecido linfoide associado ao intestino (GALT)** (● Figura 12-1). Tecidos linfoides são estrategicamente situados para interceptar micro-organismos invasores antes que tenham chance de se espalhar em demasia. Por exemplo, os linfócitos que povoam as *amídalas* e as *adenoides* estão vantajosamente localizados para reagir a micróbios inalados, enquanto micro-organismos que invadem o organismo pelo sistema digestório encontram imediatamente linfócitos no *apêndice* e no *GALT*. Possíveis patógenos que obtêm acesso à linfa são filtrados através dos *linfonodos*, onde estão expostos a linfócitos e também a macrófagos que revestem as passagens simpáticas. O *baço*, o maior tecido linfoide, executa funções imunológicas no sangue semelhantes àquelas que os linfonodos realizam na linfa. Por meio de ações de sua população de linfócitos e macrófagos, o baço elimina do sangue que o atravessa micro-organismos e outros materiais estranhos, além de remover células sanguíneas desgastadas. O *timo* e a *medula óssea* desempenham papéis importantes no processamento de linfócitos T e B, respectivamente, para prepará-los para executar suas estratégias imunes específicas. A ▲ Tabela 12-1 resume as principais funções dos diversos tecidos linfoides, algumas delas descritas no Capítulo 11 e outras a serem posteriormente discutidas neste capítulo.

Agora, voltaremos nossa atenção aos dois principais componentes da resposta do sistema imunológico a invasores e outros alvos – respostas imunológicas inatas e adaptativas. No processo, examinaremos mais a fundo as funções de cada tipo de leucócito.

Respostas imunológicas podem ser inatas e não específicas, ou adaptativas e específicas.

A imunidade protetora é conferida pelas ações complementares de dois componentes distintos, mas interdependentes, do sistema imunológico: o *sistema imunológico inato* e o *sistema imunológico adaptativo*, ou *adquirido*. As respostas desses dois sistemas diferem nos tempos e na seletividade dos mecanismos de defesa.

O **sistema imunológico inato** abrange as respostas imunológicas *não específicas* do organismo, que entram em ação imediatamente quando da exposição a um agente ameaçador. Essas respostas não específicas são mecanismos de defesa inerentes (inatas ou constitutivas) que defendem de forma não seletiva contra material anormal ou estranho de qualquer tipo, mesmo na exposição inicial a ele. Tais respostas oferecem uma primeira linha de defesa interna contra uma ampla gama de ameaças, incluindo agentes infecciosos, químicos irritantes, ferimentos por trauma mecânico e queimaduras no tecido. Todos nascem com essencialmente os mesmos mecanismos de resposta imunológica inata, embora haja algumas diferenças genéticas sutis. O **sistema imunológico adaptativo**, ou **adquirido**, por sua vez, utiliza respostas imunológicas *específicas*, voltadas seletivamente contra um determinado material estranho ao qual o organismo já foi exposto e teve oportunidade de se preparar para um ataque discriminado contra o inimigo. O sistema imunológico adaptativo, assim, leva consideravelmente mais tempo para ser preparado e atacar seus adversários específicos. Os sistemas imunológicos inato e adaptativo trabalham em harmonia para conter e, depois, eliminar agentes danihhos.

SISTEMA IMUNOLÓGICO INATO Os componentes do sistema inato estão sempre a postos, prontos para lançar seu repertório limitado e um tanto rudimentar de mecanismos de defesa contra todo e qualquer invasor. Das células efetoras imunológicas, os neutrófilos e os macrófagos – ambos especialistas fagocíticos – são especialmente importantes na defesa inata. Vários grupos de proteínas plasmáticas também desempenham funções essenciais, como discutiremos em breve. As diversas respostas imunológicas não específicas são acionadas em resposta a padrões moleculares genéricos associados a agentes ameaçadores – por exemplo, carboidratos geralmente encontrados nas paredes de células bacterianas, mas não em células humanas. As células fagocíticas reativas são repletas de proteínas da membrana plasmática conhecidas como **receptores *toll-like* (TLRs)**, que reconhecem esses padrões moleculares associados a patógenos. Há cerca de uma dezena de diferentes TLRs, cada um reconhecendo um diferente conjunto específico de padrões moleculares nos patógenos. Por exemplo, alguns reconhecem bactérias gram-positivo (bactérias que podem ser tingidas com a coloração Gram azul-escura), outros reconhecem bactérias gram-negativo (bactérias cuja parede celular não absorve a coloração Gram), outros ainda reconhecem DNA ou RNA viral, e assim por diante. Os TLRs já foram chamados de "olhos do sistema imunológico inato", porque esses sensores imunológicos reconhecem e se vinculam a marcadores de patógeno peculiares e reveladores, permitindo assim que as células efetoras do sistema imunológico "vejam" os patógenos como diferentes das "próprias" células. Os TLRs funcionam na superfície celular reconhecendo patógenos no ECF, mas a maioria dos vírus se esconde dentro de células-hospedeiras em vez de estar livre no ECF. Cientistas descobriram recentemente outro tipo de receptor inato de reconhecimento de padrões, o **gene induzível por acido retinoico I (RIG-I)**, localizado dentro das células e que reconhece RNA viral.

O reconhecimento por um TLR de um patógeno leva o fagócito a engolfar e destruir o micro-organismo infeccioso. Além

▲ **TABELA 12-1** — Funções dos Tecidos Linfoides

Tecido linfoide	Funções
Medula óssea	Origem de todas as células sanguíneas
	Local de processamento de maturação para linfócitos B
Linfonodos, amídalas, adenoides, apêndice, tecido linfoide associado ao intestino	Trocam linfócitos com a linfa (removem, armazenam, produzem e os adicionam)
	Linfócitos residentes produzem anticorpos e células T ativadas, que são liberados na linfa
	Macrófagos residentes removem micróbios e outros resíduos de partículas da linfa
Baço	Troca linfócitos com o sangue (os remove, armazena, produz e adiciona)
	Linfócitos residentes produzem anticorpos e células T ativadas, que são liberados no sangue
	Macrófagos residentes removem micróbios e outros resíduos de partículas, mais notavelmente glóbulos vermelhos desgastados, do sangue
	Armazena uma pequena porcentagem de glóbulos vermelhos, que podem ser adicionados ao sangue pela contração do baço, conforme necessário
Timo	Local de processamento de maturação para linfócitos T
	Secreta o hormônio timosina

disso, a ativação do TLR induz a célula fagocítica a secretar substâncias químicas, algumas das quais contribuem para a inflamação, uma resposta inata importante à invasão microbiana. Os TLRs unem os ramos inato e adaptativo do sistema imunológico, porque outras substâncias químicas secretadas pelos fagócitos são importantes no recrutamento de células do sistema imunológico adaptativo. Devido a seu importante papel no sistema imunológico, os TLRs são alvo de muitos novos medicamentos e vacinas em desenvolvimento.

Como outro elo entre os ramos inato e adaptativo do sistema imunológico, partículas estranhas são deliberadamente marcadas para ingestão fagocítica ao serem cobertas por anticorpos produzidos pelas células B do sistema imunológico adaptativo. Estes são alguns exemplos de como os vários componentes do sistema imunológico são altamente interativos e interdependentes. As relações cooperativas mais significativas entre os executores imunológicos serão indicadas ao longo deste capítulo.

Os mecanismos inatos nos dão uma resposta rápida, mas limitada e não seletiva, a choques inimigos de todos os tipos, como guardas medievais utilizando armas de força bruta contra um inimigo que se aproximava das paredes do castelo que defendiam. A imunidade inata contém e limita amplamente o alastramento da infecção. Essas respostas não específicas são importantes para manter o adversário afastado até que o sistema imunológico adaptativo, com suas armas altamente seletivas, possa estar preparado para assumir e elaborar estratégias avançadas para eliminar o vilão.

SISTEMA IMUNOLÓGICO ADAPTATIVO As respostas do sistema imunológico adaptativo, ou adquirido, são mediadas pelos linfócitos B e T. Cada célula B e T pode reconhecer e defender contra um único material estranho específico, como determinado tipo de bactéria. Entre os milhões de células B e T no organismo, apenas aquelas equipadas especificamente para reconhecer as peculiares características moleculares de um agente infeccioso em particular são chamadas à ação para defender de forma discriminada contra esse agente. Esta especialização assemelha-se a tropas militares especialmente treinadas e chamadas ao dever para realizar tarefas muito específicas. Os linfócitos escolhidos se multiplicam, expandindo o grupo de especialistas que podem lançar um ataque altamente focado contra o invasor.

O sistema imunológico adaptativo é a melhor arma contra a maioria dos patógenos. O repertorio de células B e T ativadas e expandidas muda constantemente em resposta aos diversos patógenos encontrados. Assim, o sistema imunológico adaptativo se adapta para travar uma batalha contra os patógenos específicos ao ambiente de cada pessoa. Os alvos do sistema imunológico adaptativo variam entre indivíduos, dependendo dos tipos de ataques imunológicos que cada pessoa enfrenta. Além disso, esse sistema adquire uma capacidade de erradicar de forma mais eficiente um determinado adversário quando novamente desafiado pelo mesmo patógeno no futuro. Ele faz isso ao estabelecer um grupo de células de memória como resultado de um encontro com determinado patógeno, para que, quando exposto posteriormente ao mesmo agente, possa defender-se com rapidez contra a invasão.

Primeiro, examinaremos mais detalhadamente as respostas imunológicas inatas; depois, veremos mais de perto a imunidade adaptativa.

Imunidade Inata

As defesas inatas envolvem:

1. *Inflamação*, uma resposta não específica a ferimentos no tecido na qual especialistas fagocíticos – neutrófilos e macrófagos – desempenham um importante papel, auxiliados por outros tipos de células imunológicas.

2. *Interferon*, uma família de proteínas que defende de modo não específico as infecções virais.

3. *Células NK (natural killer)* ou *células exterminadoras naturais*, uma classe especial de células semelhantes a linfócitos que dissolvem (rompem) de forma espontânea e não específica e, desta forma, eliminam células hospedeiras infectadas por vírus e células cancerosas.

4. O *sistema complemento*, um grupo de proteínas plasmáticas inativas que, quando ativadas sequencialmente, causam a destruição de células estranhas ao atacar suas membranas plasmáticas.

Discutiremos cada uma delas por vez, começando pela inflamação.

Inflamação é uma reação não específica à invasão externa ou lesão ao tecido.

O termo **inflamação** se refere a uma série inata e não específica de eventos altamente inter-relacionados iniciados em resposta a uma invasão externa, uma lesão ao tecido ou ambas. A meta essencial da inflamação é transportar até a área invadida ou ferida fagócitos e proteínas plasmáticas que (1) isolem, destruam ou desativem os invasores, (2) removam detritos e (3) preparem para a cura e o reparo subsequentes. A resposta inflamatória geral é notavelmente semelhante, independente do evento de ativação (invasão bacteriana, ferimento químico ou trauma mecânico), embora algumas diferenças sutis possam estar evidentes, dependendo do agente nocivo ou do local da lesão. A sequência de eventos a seguir normalmente ocorre durante a inflamação. Como exemplo, utilizaremos a entrada bacteriana por um ferimento na pele (• Figura 12-2).

DEFESA POR MACRÓFAGOS RESIDENTES NO TECIDO Quando bactérias invadem o organismo através de um ferimento na barreira externa da pele, os macrófagos que já estão na área começam imediatamente a fagocitar os micróbios estranhos. Embora normalmente não haja macrófagos residentes suficientes para enfrentar o desafio sozinhos, eles defendem contra a infecção durante a primeira hora, antes que outros mecanismos possam ser mobilizados. Os macrófagos em geral são um tanto estacionários, devorando detritos e contaminantes que chegam até eles, mas, quando necessário, se tornam móveis e migram para locais de batalha contra invasores.

VASODILATAÇÃO LOCALIZADA Quase imediatamente após a invasão microbiana, as arteríolas dentro da área se dilatam, aumentando o fluxo sanguíneo para o local do ferimento. Esta vasodilatação localizada é induzida principalmente pela **histamina** liberada pelos mastócitos na área do lesão ao tecido (os "primos" dos basófilos em circulação ligados ao tecido conectivo). O maior fornecimento local de sangue traz mais leucócitos fagocíticos e proteínas plasmáticas, ambos essenciais para a reação de defesa.

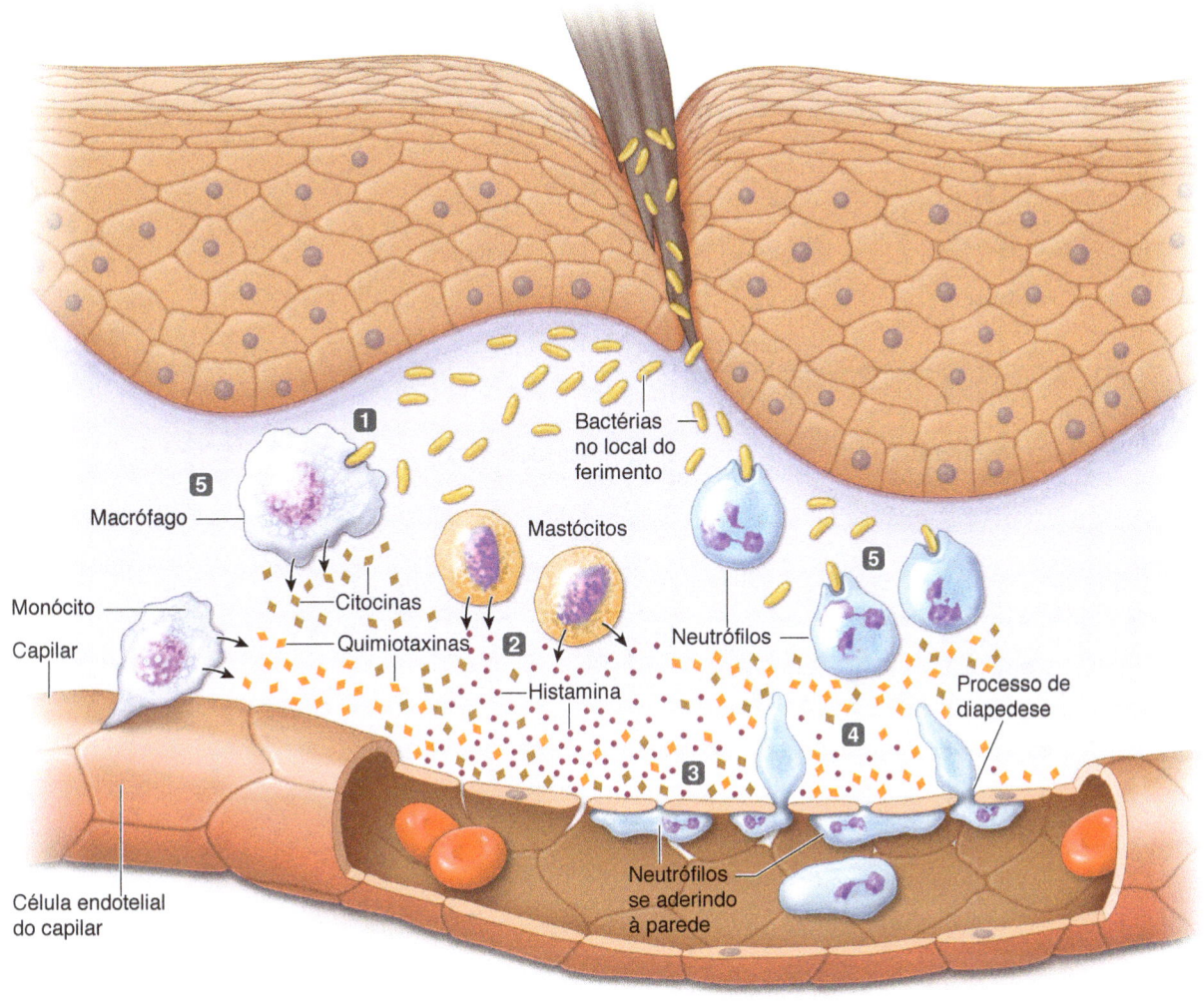

FIGURA 12-2 Passos da produção de inflamação. As quimiotaxinas liberadas no local do dano atraem fagócitos para a cena. Observe os leucócitos que emigram do sangue para os tecidos assumirem um comportamento ameboide e se espremerem através dos poros capilares, no processo conhecido como diapedese. Mastócitos secretam histamina vasodilatadora e ampliadora de poros. Os macrófagos secretam citocinas que têm múltiplos efeitos locais e sistêmicos.

1 Uma ruptura na pele permite a entrada de bactérias, que se reproduzem no local da ferida. Macrófagos residentes ativados engolfam os patógenos e secretam citocinas e quimiotaxinas.

2 Os mastócitos ativados liberam histamina.

3 A histamina e citocinas dilatam os vasos sanguíneos locais e alargam os poros capilares. As citocinas também tornam a parede do vaso sanguíneo pegajosa, fazendo os neutrófilos e monócitos se acoplarem.

4 As quimiotaxinas atraem neutrófilos e monócitos, que se espremem entre as células da parede do vaso sanguíneo, no processo denominado diapedese, e migram para o local da infecção

5 Os monócitos desenvolvem-se em macrófagos. Macrófagos e neutrófilos recém-chegados engolfam os patógenos e os destroem.

MAIOR PERMEABILIDADE CAPILAR A histamina liberada também aumenta a permeabilidade dos capilares ao aumentar os poros capilares (os espaços entre as células endoteliais) para que as proteínas plasmáticas, normalmente impedidas de deixar o sangue, consigam escapar para o tecido inflamado (veja no Capítulo 10).

EDEMA LOCALIZADO O acúmulo de proteínas plasmáticas extravasadas no fluido intersticial aumenta a pressão osmótica coloide do fluido intersticial local. Além disso, o maior fluxo sanguíneo local eleva a pressão sanguínea capilar. Como ambas estas pressões tendem a remover fluido dos capilares, tais mudanças favorecem a maior ultrafiltração e a menor reabsorção de fluido pelos capilares envolvidos. O resultado final dessa mudança no equilíbrio de fluido é o edema localizado. Portanto, o inchaço costumeiro que acompanha a inflamação é resultado das mudanças vasculares induzidas pela histamina. Da mesma forma, as outras manifestações conhecidas de inflamação, como rubor e calor, são amplamente causadas pelo maior fluxo de sangue arterial quente ao tecido lesado (*inflamar* quer dizer "atear fogo"). A dor é causada pela distensão local dentro do tecido edemaciado e pelo efeito direto de substâncias produzidas localmente nas terminações receptoras de neurônios aferentes que alimentam a área. Tais características observáveis do processo inflamatório (edema, rubor, calor e dor) coincidem com o objetivo primário das mudanças vasculares na área ferida –

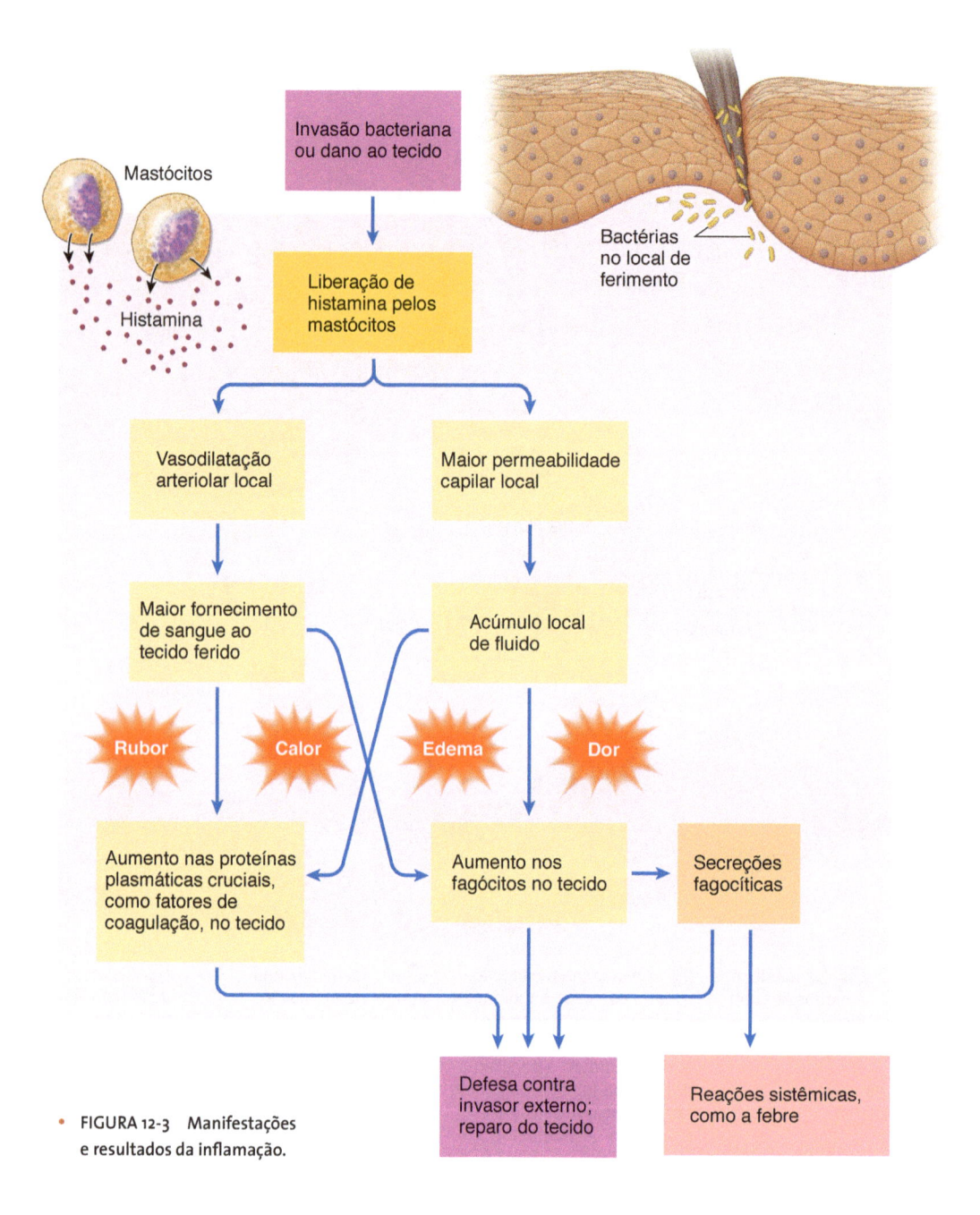

• **FIGURA 12-3** Manifestações e resultados da inflamação.

aumentar o número de fagócitos leucocíticos e proteínas plasmáticas cruciais na área (• Figura 12-3).

PROTEÇÃO DA ÁREA INFLAMADA As proteínas plasmáticas extravasadas mais essenciais à resposta imunológica são aquelas no sistema complemento, além dos fatores coagulantes e anticoagulantes. Mediante exposição à tromboplastina de tecido e a substâncias químicas específicas secretadas por fagócitos no tecido ferido, o fibrinogênio – o fator final no sistema de coagulação – é convertido em fibrina (veja no Capítulo 11). A fibrina forma coágulos de fluido intersticial nos espaços em volta dos invasores bacterianos e células lesadas. Essa proteção da região ferida pelos tecidos ao redor evita, ou pelo menos retarda, o alastramento de invasores bacterianos e de seus produtos tóxicos. Mais tarde, os fatores anticoagulação mais lentamente ativados dissolvem gradualmente esses coágulos, depois que eles não são mais necessários.

EMIGRAÇÃO DE LEUCÓCITOS Em até uma hora depois do ferimento, a área fica repleta de leucócitos que saíram dos vasos. Os neutrófilos chegam primeiro, seguidos, nas próximas oito a doze horas, pelos monócitos mais lentos. Estes crescem e amadurecem em macrófagos durante outro período de oito a doze horas. Quando os neutrófilos ou monócitos deixam a corrente sanguínea, nunca se reciclam de volta ao sangue.

Os leucócitos podem emigrar do sangue para os tecidos pelos seguintes passos:

- Leucócitos transportados pelo sangue, especialmente neutrófilos e monócitos, aderem ao revestimento endotelial interno dos capilares no tecido afetado, no processo chamado de **marginação**. As *selectinas*, um tipo de molécula de adesão celular (CAM – veja no Capítulo 3) que se ressalta do revestimento endotelial interno, fazem com que os leucócitos fluindo no sangue desacelerem e sigam para o interior do vaso, assim como uma ruga em um carpete desacelera o carrinho de brinquedo de uma criança. Essa desaceleração dá aos leucócitos tempo suficiente para verificar os fatores de ativação local – os "sinais de S.O.S." dos tecidos feridos ou infectados nas proximidades. Quando presentes, estes fatores de ativação fazem com que os leucócitos adiram firmemente ao revestimento endotelial por meio da interação com outro tipo de CAM, as *integrinas*.

- Logo os leucócitos aderidos começam a sair, por um mecanismo conhecido como **diapedese**. Assumindo um *comportamento ameboide*, um leucócito aderido empurra uma projeção longa e estreita através de um poro capilar. Então, o restante da célula flui para dentro da projeção (veja a ● Figura 12-2). Desta forma, o leucócito consegue atravessar o poro capilar – embora seja muito maior do que ele. Fora do vaso, o leucócito rasteja em direção à área atacada. Os neutrófilos chegam à cena inflamatória antes porque são mais móveis do que os monócitos.

- A **quimiotaxia** guia as células fagocíticas na direção da migração – isto é, as células são atraídas para determinados mediadores químicos, conhecidos como *quimiotaxinas*, liberados no local da lesão (*taxia* quer dizer "atração"). A ligação das quimiotaxinas com receptores de proteína na membrana plasmática de uma célula fagocítica aumenta a entrada de Ca^{2+} na célula. O cálcio, por sua vez, aciona o sistema contrátil celular que leva ao rastejar ameboide. Como a concentração de quimiotaxinas aumenta progressivamente em direção ao local de ferimento, as células fagocíticas se movem sem erro em direção a esse local em favor de um gradiente de concentração de quimiotaxinas.

PROLIFERAÇÃO DE LEUCÓCITOS Os macrófagos residentes do tecido, bem como os leucócitos que saíram do sangue e migraram para o local inflamatório, logo são unidos aos novos recrutas fagocíticos da medula óssea. Poucas horas depois do início da resposta inflamatória, o número de neutrófilos no sangue pode aumentar para quatro a cinco vezes o normal. Este aumento é o resultado da transferência para o sangue de grandes números de neutrófilos pré-formados armazenados na medula óssea e da maior produção de novos neutrófilos pela medula óssea. Também ocorre um aumento de início mais lento, porém mais duradouro, na produção de monócitos pela medula óssea, disponibilizando mais dessas células precursoras de macrófagos. Além disso, a multiplicação dos macrófagos residentes aumenta a reserva dessas importantes células imunológicas. A proliferação de novos neutrófilos, monócitos e macrófagos e a mobilização de neutrófilos armazenados são estimuladas por diversos mediadores químicos (*fatores estimulantes de colônia*; veja no Capítulo 11) liberados pela região inflamada.

MARCAÇÃO DE BACTÉRIAS PARA DESTRUIÇÃO POR OPSONINAS
Obviamente, os fagócitos devem poder diferenciar entre células normais e estranhas ou anormais antes de cumprir sua missão destrutiva. Caso contrário, não poderiam engolfar e destruir seletivamente apenas os materiais indesejados. Primeiro, como já discutido, os fagócitos, por meio de seus TLRs, reconhecem e subsequentemente engolfam infiltradores que têm componentes-padrão da parede celular bacteriana não encontrados nas células humanas. Segundo, partículas estranhas são deliberadamente marcadas para ingestão fagocítica ao serem cobertas por mediadores químicos gerados pelo sistema imunológico.

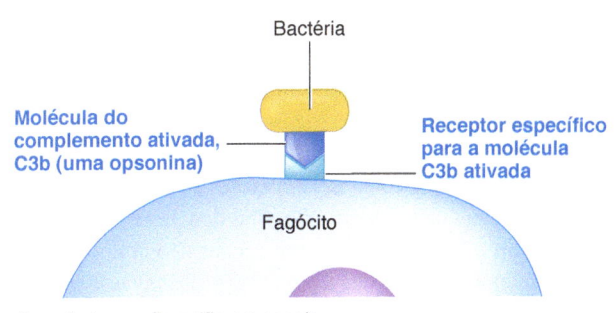

As estruturas não estão em escala.

● **FIGURA 12-4 Mecanismo de ação da opsonina.** Uma das moléculas do complemento ativadas, a C3b, une uma célula estranha, como uma bactéria, e uma célula fagocítica, ligando-se de modo não específico com a célula estranha e especificamente com um receptor no fagócito. Este elo garante que a vítima estranha não escape antes de ser engolfada pelo fagócito.

Estas substâncias químicas produzidas pelo corpo que tornam as bactérias mais suscetíveis à fagocitose são conhecidas como **opsoninas** (*opsonina* quer dizer "preparar-se para comer"). As opsoninas mais importantes são os anticorpos e uma das proteínas ativadas do sistema complemento.

Uma opsonina propicia a fagocitose ao unir a célula estranha a uma célula fagocítica (● Figura 12-4). Uma parte de uma molécula de opsonina se liga não especificamente à superfície de uma bactéria invasora, enquanto outra parte da molécula de opsonina se vincula a locais receptores específicos para ela na membrana plasmática da célula fagocítica. Este elo garante que a vítima bacteriana não tenha chance de "fugir" antes que o fagócito possa realizar seu ataque letal.

DESTRUIÇÃO LEUCOCÍTICA DAS BACTÉRIAS Os neutrófilos e os macrófagos eliminam da área inflamada agentes infecciosos e tóxicos, além de resíduos de tecidos, por meios fagocíticos e não fagocíticos. Esta ação de limpeza é a principal função da resposta inflamatória.

A **fagocitose** envolve a deglutição e a degradação (decomposição) intracelular de partículas estranhas e detritos de tecidos. Os macrófagos podem engolfar uma bactéria em menos de 0,01 segundo. Lembre que as células fagocíticas contêm abundantes lisossomos, que são organelas cheias de enzimas hidrolíticas. Depois que um fagócito internalizou o material-alvo, um lisossomo se funde com a membrana que envolve a matéria engolfada e libera suas enzimas hidrolíticas dentro ddo confinamento da vesícula, onde as enzimas começam a decompor o material aprisionado. Os fagócitos por fim morrem pelo acúmulo de derivados tóxicos da degradação de partículas estranhas ou pela liberação inadvertida de substâncias químicas lisossômicas destrutivas no citosol. Os neutrófilos normalmente sucumbem após fagocitar de cinco a 25 bactérias, enquanto os macrófagos sobrevivem muito mais tempo e chegam a engolfar 100 bactérias ou mais. Na verdade, os macrófagos de vida mais longa até eliminam da área os neutrófilos mortos, além de outros resíduos do tecido. O **pus** que se forma em uma ferida infeccionada é um agregado dessas células fagocíticas, vivas e mortas, e de tecido necrótico (morto) liquefeito pelas enzimas lisossômicas liberadas pelos fagócitos e bactérias.

MEDIAÇÃO DA RESPOSTA INFLAMATÓRIA PELAS SUBSTÂNCIAS QUÍMICAS SECRETADAS PELO FAGÓCITO Os fagócitos estimulados por micróbios liberam inúmeras substâncias químicas que funcionam como mediadores da inflamação. Todas as substâncias químicas que os leucócitos secretam são coletivamente chamadas de **citocinas**, com exceção dos anticorpos. Os macrófagos, monócitos, neutrófilos, um tipo de célula T denominado célula T auxiliar e algumas células não imunológicas, como células endoteliais (células que revestem os vasos sanguíneos) e fibroblastos (formadoras de fibra no tecido conectivo), secretam citocinas. Algumas citocinas são secretadas por mais de um tipo de célula e algumas citocinas têm várias funções. Mais de 100 citocinas foram identificadas, e a lista continua a crescer enquanto pesquisadores descobrem os meios químicos complicados pelos quais células efetoras imunológicas se comunicam entre si para coordenar suas atividades. Diferente dos anticorpos, as citocinas não interagem diretamente com o antígeno (material estranho) que induz sua produção. Em vez disso, as citocinas chamam outras células imunológicas à ação para ajudar a eliminar o invasor. As citocinas, em geral, atuam localmente como autócrinas ou parácrinas em células da vizinhança, mas algumas circulam no sangue, a fim de exercer efeitos endócrinos em locais distantes (veja no Capítulo 4). As citocinas liberadas pelos fagócitos induzem uma ampla gama de atividades imunológicas inter-relacionadas – variando de reações locais a manifestações sistêmicas – que acompanham a invasão microbiana. Veja a seguir algumas das mais importantes funções de secreções fagocíticas:

1. Algumas dessas substâncias químicas, que são muito destrutivas, matam diretamente os micróbios por meios não fagocíticos. Por exemplo, macrófagos secretam *óxido nítrico (NO)*, uma substância química multifuncional tóxica aos micróbios na proximidade (veja no Capítulo 10). Como um meio mais sutil de destruição, os neutrófilos secretam **lactoferrina**, uma proteína que se liga fortemente com o ferro, tornando-o indisponível para uso pelas bactérias invasoras. A multiplicação bacteriana depende da disponibilidade de altas concentrações de ferro.

2. Diversas substâncias químicas liberadas pelos macrófagos, a **interleucina 1 (IL-1)**, a **interleucina 6 (IL-6)** e o **fator de necrose tumoral (TNF)**, atuam coletivamente para causar uma ampla gama de efeitos localmente e em todo o organismo, todos voltados para a defesa do corpo contra infecção ou ferimento no tecido. Elas promovem a inflamação e são amplamente responsáveis pelas manifestações sistêmicas que acompanham uma infecção (*interleucina* significa "entre leucócitos" – 35 interleucinas foram identificadas até o momento, numeradas pela ordem de descoberta. As interleucinas orquestram uma ampla variedade de atividades imunológicas independentes e sobrepostas. O *fator de necrose tumoral* recebe este nome por sua função na eliminação de células cancerosas, mas também exerce outros efeitos).

3. A IL-1, a IL-6 e o TNF funcionam como **pirogênio endógeno (PE)**, que induz o desenvolvimento de febre (*endógeno* significa "de dentro do corpo"; *piro* quer dizer "fogo" ou "calor"; *genia* indica "produção"). Esta resposta ocorre especialmente quando os organismos invasores já se espalharam no sangue. O pirogênio endógeno causa a liberação no hipotálamo de *prostaglandinas*, mensageiros químicos de ação local que "ativam" o "termostato" do hipotálamo que regula a temperatura corporal. A função da elevação resultante da temperatura corporal no combate a infecções continua incerta. O fato de a febre ser uma manifestação sistêmica tão comum de inflamação sugere que a maior temperatura tem uma importante função benéfica na reação inflamatória geral, suposição sustentada por evidências recentes. Por exemplo, temperaturas mais altas aumentam a fagocitose e aumentam a taxa das muitas atividades inflamatórias dependentes de enzimas. Ademais, uma temperatura corporal elevada pode interferir na multiplicação bacteriana ao aumentar as necessidades de ferro das bactérias. Solucionar a questão controversa de se uma febre pode ser benéfica é extremamente importante, dado o amplo uso de medicamentos que a suprimem.

Nota Clínica Embora uma leve febre possa ser benéfica, não há dúvida de que uma febre extremamente alta pode ser prejudicial, especialmente por danificar o sistema nervoso central. Crianças pequenas, cujos mecanismos reguladores de temperatura não são tão estáveis quanto os de adultos, ocasionalmente têm convulsões associadas a febres altas.

4. A IL-1, a IL-6 e o TNF também diminuem a concentração de ferro no plasma ao alterar o metabolismo do ferro dentro do fígado, baço e outros tecidos. Esta ação reduz a quantidade de ferro disponível para sustentar a multiplicação bacteriana.

5. Além disso, o mesmo trio de substâncias químicas estimula a liberação de **proteínas de fase aguda** pelo fígado. Este conjunto de proteínas, que ainda não foram classificadas pelos cientistas, exerce diversos efeitos amplos associados ao processo inflamatório, ao reparo de tecidos e às atividades das células imunológicas. Uma das mais conhecidas proteínas da fase aguda é a *proteína C-reativa*, considerada clinicamente um marcador de inflamação transportado pelo sangue (veja no quadro ■ **Conceitos, Desafios e Controvérsias** do Capítulo 9). A proteína C-reativa serve de opsonina não específica que se liga à superfície de muitos tipos de bactérias.

6. O TNF estimula a liberação de *histamina* por mastócitos próximos. A histamina, por sua vez, induz a vasodilatação local e aumenta a permeabilidade capilar da inflamação.

7. A IL-1 aumenta a proliferação e a diferenciação dos *linfócitos B e T*, que, por sua vez, são responsáveis pela produção de anticorpos e pela imunidade mediada por células, respectivamente.

8. O fator estimulante de colônias, provindo de macrófagos, linfócitos, células endoteliais e fibroblastos, estimula a síntese e a liberação de *neutrófilos* e *monócitos* pela medula óssea. Este efeito é especialmente proeminente em resposta a infecções bacterianas.

9. Outros mediadores químicos fagocíticos ativam *sistemas de coagulação* e *anticoagulação* para aumentar o processo de proteção e, então, facilitar a dissolução gradual do coágulo fibroso depois que ele não é mais necessário.

10. Uma substância química secretada pelos neutrófilos, a **calicreína**, converte precursores de proteínas plasmáticas específicas produzidas pelo fígado em **quininas ativadas**. As quininas ativadas aumentam diversos eventos inflamatórios. Por exemplo, o produto final da cascata de quinina, a bradicinina, ativa os receptores de dor nas proximidades e, assim, produz parcialmente a dor associada à inflamação. A bradicinina também dilata vasos sanguíneos na área, reforçando os efeitos da histamina. Em retro-

alimentação positiva, as quininas também atuam como quimiotaxinas poderosas para recrutar mais neutrófilos para a batalha.

Esta lista de eventos intensificados por substâncias químicas secretadas por fagócitos não está completa, mas ilustra a diversidade e a complexidade das respostas que tais mediadores provocam. Além destas, outras interações macrófago-linfócito importantes, que não dependem da liberação de substâncias químicas por células fagocíticas, serão descritas posteriormente. Portanto, o efeito que os fagócitos, especialmente os macrófagos, têm essencialmente sobre invasores microbianos excede bastante as técnicas de "engolfar e destruir".

REPARO DO TECIDO O objetivo essencial do processo inflamatório é isolar e destruir agentes nocivos e limpar a área para reparo do tecido. Em alguns tecidos (pele, ossos e fígado, por exemplo), as células saudáveis específicas aos órgãos que cercam a área ferida passam por divisão celular para substituir as células perdidas, com frequência reparando a ferida perfeitamente. Entretanto, em tecidos não regenerativos, como nervos e músculos, as células perdidas são substituídas por **tecido de cicatrização**. Os fibroblastos, um tipo de célula do tecido conectivo, começam a dividir-se rapidamente nas proximidades e secretam grandes quantidades da proteína colágeno, o que preenche a região desocupada pelas células perdidas e resulta na formação do tecido de cicatrização. Até em um tecido tão imediatamente substituível como a pele se formam cicatrizes às vezes, quando estruturas subjacentes complexas, como folículos capilares e glândulas sudoríparas, são permanentemente destruídas por feridas profundas.

Inflamação é um culpado subjacente em muitas doenças crônicas comuns.

Reações inflamatórias agudas (de curto prazo) têm uma finalidade útil para a eliminação de patógenos do organismo, mas os cientistas cada vez mais estão cogitando que a inflamação crônica de baixo grau (de longo prazo) pode ser uma teoria unificadora para diversas doenças crônicas. A inflamação crônica ocorre quando o agente de ativação persiste em longo prazo, porque não é totalmente eliminado ou está constantemente presente ou é continuamente renovado. A inflamação crônica tem papel importante no mal de Alzheimer (p. 164), na aterosclerose e na doença arterial coronariana (veja a p. 333), na asma (veja p. 474), na artrite reumatoide (veja a p. 433), na obesidade (veja a p. 645), possivelmente no câncer, e em vários outros problemas de saúde. Coletivamente, essas condições são responsáveis pela maior parte da morbidade (doença) e da mortalidade (morte). O controle desse processo inflamatório subjacente pode ter um enorme impacto sobre a qualidade e a quantidade da vida para boa parte da população mundial.

Anti-inflamatórios não esteroides e drogas glicocorticoides suprimem a resposta inflamatória.

Nota Clínica Muitos medicamentos podem suprimir o processo inflamatório. Os mais eficazes são os *medicamentos anti-inflamatórios não esteroides*, ou *NSAIDs* (aspirina, ibuprofeno e compostos relacionados), e os *glicocorticoides* (medicamentos semelhantes ao hormônio esteroide cortisol, secretado pelo córtex adrenal – veja a p. 701). Por exemplo, a aspirina interfere na reação inflamatória ao diminuir a liberação de histamina, reduzindo assim a dor, o edema e o rubor. Além disso, a aspirina reduz a febre ao inibir a produção de prostaglandinas, os mediadores locais de febre induzida por pirogênio endógeno.

Os glicocorticoides, que são medicamentos anti-inflamatórios potentes, suprimem quase todos os aspectos da resposta inflamatória. Além disso, destroem linfócitos dentro do tecido linfoide e reduzem a produção de anticorpos. Esses agentes terapêuticos são úteis para o tratamento de respostas imunológicas indesejáveis, como reações alérgicas (por exemplo, urticária e asma) e a inflamação associada à artrite. No entanto, ao suprimir as respostas inflamatórias e outras reações imunológicas que localizam e eliminam bactérias, tal terapia também reduz a capacidade de o organismo resistir a infecções. Por este motivo, os glicocorticoides devem ser utilizados de forma discriminada.

O cortisol secretado naturalmente também pode atrapalhar o sistema de defesa imunológica? Tradicionalmente, o cortisol encontrado em concentrações normais no sangue não teria ação anti-inflamatória. Em vez disso, sua ação anti-inflamatória seria atribuível apenas a concentrações no sangue maiores que a faixa fisiológica normal, devido à administração de medicamentos exógenos ("de fora do corpo") semelhantes ao cortisol. No entanto, indícios recentes apontam que o cortisol, cuja secreção aumenta em resposta a qualquer situação estressante, exerce atividade anti-inflamatória mesmo em níveis fisiológicos normais. De acordo com esta proposta, o efeito anti-inflamatório do cortisol modularia respostas imunológicas ativadas por estresse, evitando seu excesso, e, assim, protegendo-nos contra lesões por mecanismos de defesa que possam reagir exageradamente.

Agora, voltamos nossa atenção da inflamação para o interferon, outro componente da imunidade inata.

O interferon inibe temporariamente a multiplicação de vírus na maioria das células.

Além da resposta inflamatória, outro mecanismo de defesa inato é a liberação de **interferon** por células infectadas por vírus. O interferon, um grupo de três citocinas relacionadas, brevemente fornece resistência não específica a infecções virais, interferindo temporariamente na replicação dos mesmos vírus ou de vírus não relacionados em outras células hospedeiras. Na verdade, o interferon recebeu este nome por sua capacidade de "interferir" na replicação viral.

EFEITO ANTIVIRAL DO INTERFERON Quando um vírus invade uma célula, esta sintetiza e secreta interferon, em resposta à sua exposição ao ácido nucleico viral. Quando liberado no ECF por uma célula infectada por vírus, o interferon se vincula a receptores nas membranas plasmáticas de células vizinhas saudáveis ou mesmo de células distantes que atinge através do sangue, sinalizando a elas que se preparem para um possível ataque viral. Assim, o interferon atua como um "vigia", alertando antecipadamente as células sobre possível ataque de vírus e ajudando-as a preparar a resistência. O interferon não tem efeito antiviral direto – em vez disso, ativa a produção de enzimas bloqueadoras de vírus por possíveis células hospedeiras. Quando o interferon se vincula a essas outras células, elas sintetizam enzimas que podem decompor o RNA mensageiro viral e inibir a síntese

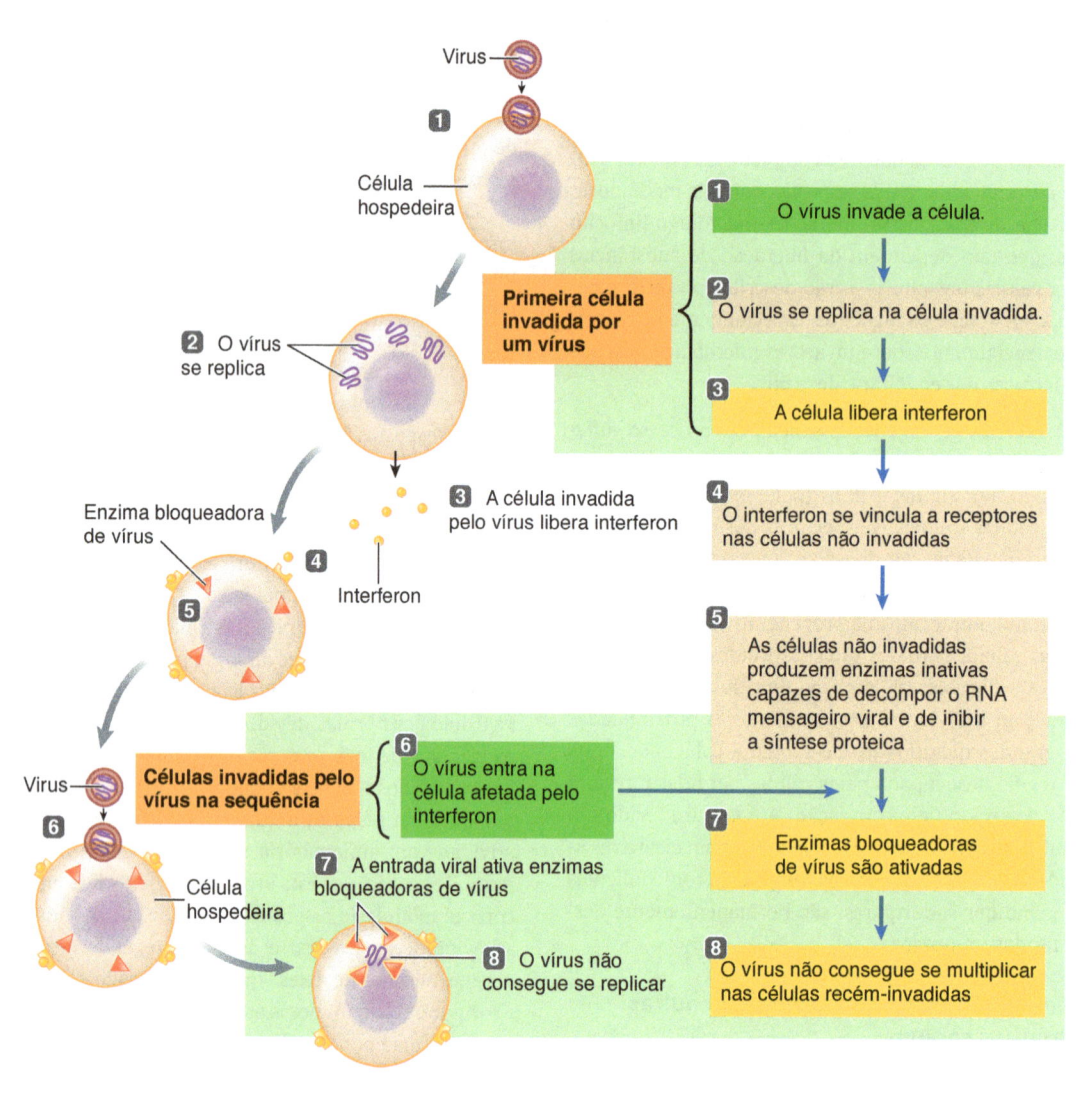

• **FIGURA 12-5 Mecanismo de ação do interferon na prevenção da replicação viral.** O interferon, liberado por células infectadas por vírus, une-se a outras células hospedeiras não invadidas e as induz a produzir enzimas capazes de bloquear a replicação viral. As enzimas inativas são ativadas apenas se um vírus invadir subsequentemente uma das células preparadas.

proteica, dois processos essenciais à replicação viral. Embora os vírus ainda consigam invadir essas células avisadas, os patógenos não conseguem assumir a síntese de proteína celular para sua própria replicação (• Figura 12-5).

As enzimas inibidoras recém-sintetizadas permanecem inativas dentro da possível célula hospedeira avisada, a não ser que ela seja realmente invadida por um vírus, quando as enzimas são então ativadas pela presença do ácido nucleico viral. Tal exigência de ativação protege o próprio RNA mensageiro da célula e o maquinário da síntese proteica contra inibição desnecessária por tais enzimas se a invasão viral não acontecer. Como a ativação pode ocorrer apenas durante um tempo limitado, este é um mecanismo de defesa de curto prazo.

O interferon é liberado não especificamente em qualquer célula infectada por qualquer vírus e, por sua vez, pode induzir a atividade autoprotetora temporária contra muitos vírus diferentes em quaisquer outras células que atingir. Assim, ele oferece uma estratégia de defesa geral de reação rápida contra invasão viral, até que entrem em jogo mecanismos imunológicos mais específicos, porém, com reação mais lenta.

Além de facilitar a inibição da replicação viral, o interferon reforça outras atividades imunológicas. Por exemplo, aumenta a atividade fagocítica dos macrófagos, estimula a produção de anticorpos e aumenta a potência das células exterminadoras.

EFEITOS ANTICÂNCER DO INTERFERON O interferon exerce efeitos anticâncer e também antivirais. Ele aumenta notavelmente as ações das células exterminadoras de células – as células *natural killer* e um tipo especial de linfócito T, as *células T citotóxicas* – que atacam e destroem células cancerosas ou infectadas por vírus. Além disso, o próprio interferon desacelera a divisão celular e suprime o crescimento de tumores.

Células *natural killer* destroem células infectadas por vírus e células cancerosas na primeira exposição a elas.

As **células *natural killer*** (NK) são células semelhantes a linfócitos que ocorrem naturalmente e destroem não especificamente células infectadas por vírus e cancerosas ao liberar substâncias químicas que destroem (rompem) diretamente as membranas de tais células na primeira exposição a elas. As células NK não têm

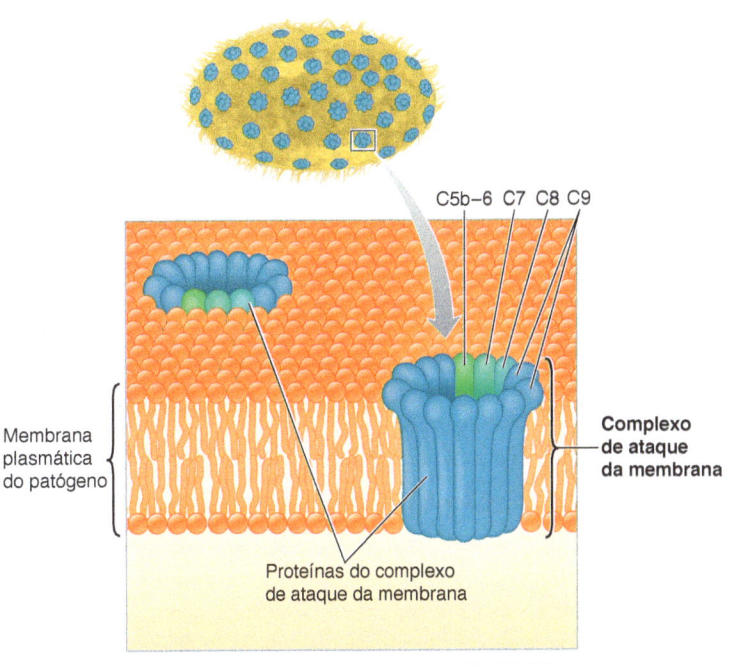

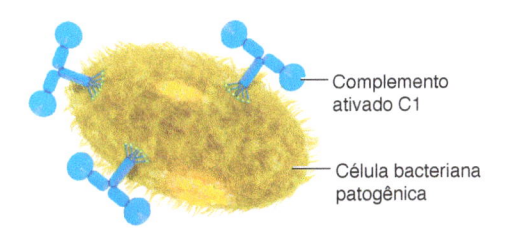

Via alternativa do complemento: a ligação direta e não específica com um invasor ativa a cascata do complemento (resposta imunológica inata).

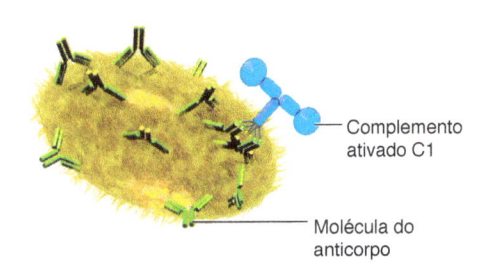

- Complemento ativado C1
- Célula bacteriana patogênica

Via clássica do complemento: a ligação a anticorpos (moléculas em formato de Y) produzidos contra invasores específicos e a eles acoplados ativa especificamente a cascata do complemento (resposta imunológica adaptativa).

- Complemento ativado C1
- Molécula do anticorpo

(a) Ativação do sistema complemento

- Membrana plasmática do patógeno
- C5b–6 C7 C8 C9
- Complexo de ataque da membrana
- Proteínas do complexo de ataque da membrana

Proteínas ativadas do complemento C5, C6, C7, C8 e diversas C9s se agregam para formar um canal semelhante a um poro na membrana plasmática da célula-alvo. O extravasamento resultante causa a destruição da célula.

(b) Formação do complexo de ataque da membrana

- **FIGURA 12-6 Sistema complemento.** (a) Ativação do sistema complemento pela via alternativa e via clássica. (b) Formação de complexo de ataque da membrana do sistema complemento.

TLRs, como os macrófagos, ou receptores para vírus específicos, como as células T citotóxicas. Por meios não totalmente conhecidos, as células NK podem reconhecer características gerais de células infectadas por vírus e cancerosas. Seu modo de ação e principais alvos assemelham-se aos das células T citotóxicas, mas estas podem atacar fatalmente apenas tipos específicos de células infectadas por vírus e cancerosas aos quais foram expostas anteriormente. Além disso, depois da exposição, as células T citotóxicas exigem um período de maturação antes de poderem lançar seu ataque letal. As células NK fornecem uma defesa imediata e não específica contra células cancerosas e invadidas por vírus, antes que as células T citotóxicas mais específicas e abundantes se tornem funcionais.

O sistema complemento abre furos em micro-organismos.

O **sistema complemento** é outro mecanismo de defesa não especificamente acionado em resposta a organismos invasores. Este sistema pode ser ativado de duas maneiras (• Figura 12-6a):

1. Pela exposição a determinadas cadeias de carboidrato presentes nas superfícies de micro-organismos, mas não encontradas em células humanas, uma resposta imunológica inata não específica conhecida como **via alternativa do complemento**

2. Pela exposição a anticorpos produzidos contra um invasor estranho específico, uma resposta imunológica adaptativa conhecida como **via clássica do complemento**

Na verdade, o sistema deve seu nome ao fato de que "complementa" a ação dos anticorpos – ele é o mecanismo primário ativado pelos anticorpos para matar células estranhas. O sistema complemento destrói células ao formar complexos de ataque a membranas que perfuram as células-alvo. Além de causar a lise direta do invasor, a cascata de complemento reforça outras táticas inflamatórias gerais. Pela via alternativa, o poderoso sistema complemento fica disponível imediatamente de forma não específica, na primeira exposição a micro-organismos invasores, mesmo antes da geração de anticorpos específicos.

FORMAÇÃO DO COMPLEXO DE ATAQUE À MEMBRANA Do mesmo modo que os sistemas de coagulação e anticoagulação, o sistema complemento consiste em um grupo interativo de mais de 30 proteínas plasmáticas produzidas pelo fígado e que circulam no sangue em sua forma inativa. Quando o primeiro componente, C1, é ativado, ele ativa o componente seguinte, C2, e assim por diante, em cascata sequencial de reações de ativação. Cinco dos componentes, C5 a C9, unem-se em um complexo proteico grande em formato de rosca, o **complexo de ataque à membrana (MAC)**, que se introduz na membrana superficial dos micro-organismos nas proximidades, criando um largo canal através da membrana (• Figura 12-6b). Em outras palavras, "as partes fazem o furo". Essa técnica de perfuração torna a membrana extremamente permissiva. O fluxo osmótico de água resultante para dentro da célula vítima faz com que ela inche e se rompa. Tal lise induzida pelo complemento é o principal meio de matar micróbios diretamente, sem sua fagocitose.

AUMENTO DA INFLAMAÇÃO Diferente de outros sistemas em cascata, nos quais a única função dos vários componentes que levam ao passo final é a ativação do precursor seguinte na sequência, várias proteínas ativadas na cascata do complemento também atuam por conta própria para aumentar o processo inflamatório, mediante os seguintes métodos:

- *Funcionar como quimiotaxinas*, que atraem e guiam os fagócitos profissionais até o local de ativação de complemento (isto é, o local de invasão microbiana);

- *Atuar como opsoninas* ao se ligar a micróbios e, portanto, aumentar sua fagocitose;

- *Promover a vasodilatação e a maior permeabilidade vascular*, aumentando assim o fluxo de sangue para as áreas invadidas;

- *Estimular a liberação de histamina* pelos mastócitos na vizinhança, o que, por sua vez, intensifica as mudanças vasculares locais características da inflamação;

- *Ativar quininas*, que reforçam ainda mais as reações inflamatórias.

Vários componentes ativados na cascata são muito instáveis, conseguindo ativar o componente seguinte na sequência menos de 0,1 milissegundo antes de assumirem uma forma inativa. Como esses componentes estáveis podem executar a sequência apenas nas cercanias imediatas da área na qual são ativados antes de se decomporem, o ataque do complemento restringe-se à membrana superficial do micróbio cuja presença iniciou a ativação do sistema. As células hospedeiras próximas são, assim, poupadas do ataque devastador.

Desta forma, concluímos a discussão sobre imunidade inata e voltamos nossa atenção para a imunidade adaptativa.

Imunidade Adaptativa: Conceitos Gerais

Uma resposta imunológica adaptativa específica é um ataque seletivo voltado a conter ou neutralizar um alvo ofensor específico contra o qual o organismo se preparou especialmente após ter sido exposto a ele.

Respostas imunológicas adaptativas incluem a imunidade mediada por anticorpos e a imunidade mediada por célula.

Há duas classes de respostas imunológicas adaptativas: **imunidade mediada por anticorpos**, ou **humoral**, envolvendo a produção de anticorpos por derivados do linfócito B conhecidos como *células plasmáticas*, e **imunidade mediada por células**, envolvendo a produção de *linfócitos T ativados*, que atacam diretamente as células indesejadas. Como os anticorpos são transportados pelo sangue, a imunidade por eles mediada às vezes é chamada de imunidade humoral, remetendo ao uso na Grécia antiga do termo *humores* para os vários fluidos corporais (veja o quadro **Conceitos, Desafios e Controvérsias** do Capítulo 10).

Os linfócitos podem reconhecer especificamente e reagir seletivamente a uma variedade quase ilimitada de agentes estranhos e de células cancerosas. Os processos de reconhecimento e reação são diferentes nas células B e T. Em geral, as células B reconhecem invasores estranhos livres, como bactérias e suas toxinas e alguns vírus, que combatem pela secreção de anticorpos específicos aos invasores. As células T especializam-se no reconhecimento e na destruição de células corporais que desandaram, incluindo as infectadas por vírus e as cancerosas. Examinaremos cada um desses

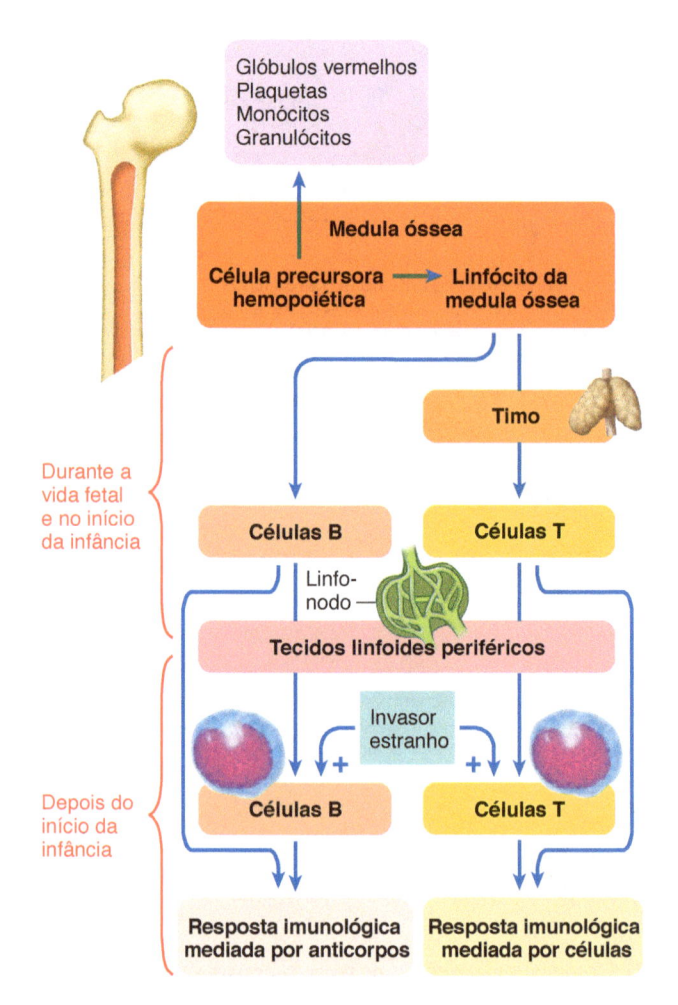

- **FIGURA 12-7 Origens das células B e T.** As células B derivam dos linfócitos amadurecidos e diferenciados na medula óssea, enquanto as células T são derivadas de linfócitos originados na medula óssea, mas amadurecidos e diferenciados no timo. Depois do início da infância, novas células B e T são produzidas principalmente por colônias de células B e T estabelecidas durante a vida fetal e no início da infância em tecidos linfoides periféricos.

processos detalhadamente nas próximas seções. Começaremos explorando as diferentes histórias de vida das células B e T.

ORIGENS DAS CÉLULAS B E T Ambos os tipos de linfócitos, como todas as células sanguíneas, são derivados de células-tronco comuns na medula óssea (veja no Capítulo 11). O fato de um linfócito e toda a sua prole ser destinado a ser células B ou T depende do local de diferenciação final e maturação da célula original na linhagem (• Figura 12-7). As células B se diferenciam e amadurecem na medula óssea. Quanto às células T, durante a vida fetal e no início da infância, alguns linfócitos imaturos da medula óssea migram através do sangue até o timo, onde passam por mais processamento para se tornarem linfócitos T (que recebe este nome devido a seu local de maturação). O **timo** é um tecido linfoide localizado na linha média dentro da cavidade torácica acima do coração, no espaço entre os pulmões (veja a • Figura 12-1).

Ao serem liberadas no sangue pela medula óssea ou pelo timo, células B e T maduras instalam-se e estabelecem colônias de linfócitos nos tecidos linfoides periféricos. Lá, mediante estimulação adequada, sofrem divisão celular para produzir novas gerações de células B ou T, dependendo de seus ancestrais. Depois do início da infância, a maioria dos novos linfócitos deriva de tais colônias periféricas de linfócitos, não da medula óssea.

Estima-se que cada pessoa tenha 2 trilhões de linfócitos que, se agrupados, teriam o tamanho do cérebro. A qualquer momento, a maioria dos linfócitos concentra-se nos diversos tecidos linfoides estrategicamente localizados, mas as células B e T circulam entre a linfa, o sangue e os tecidos corporais, onde efetuam constante patrulhamento.

FUNÇÃO DA TIMOSINA Como a maior parte da migração e da diferenciação das células T ocorre no início do desenvolvimento, à medida que a pessoa amadurece, o timo gradualmente se atrofia e perde importância. No entanto, continua produzindo a **timosina**, um hormônio importante na manutenção da linhagem das células T. A timosina aumenta a proliferação de novas células T dentro dos tecidos linfoides periféricos e aumenta as capacidades imunológicas das células T existentes. A secreção da timosina diminui depois dos 30 ou 40 anos de idade. Sugeriu-se que essa queda seja um fator que contribui para o envelhecimento. Os cientistas também especulam que a reduzida capacidade das células T com o aumento da idade possa estar ligada à maior suscetibilidade a infecções virais e ao câncer, uma vez que as células T desempenham uma função especialmente importante na defesa contra vírus e cânceres.

A seguir, veremos como os linfócitos detectam seu alvo selecionado.

Um antígeno induz uma resposta imunológica contra si mesmo.

As células B e T devem ser capazes de especificamente reconhecer células indesejadas e outros materiais a serem destruídos ou neutralizados como diferentes das células normais do organismo. A presença de antígenos permite que os linfócitos façam essa distinção. Um **antígeno** é uma molécula grande, estranha e peculiar que ativa uma resposta imunológica específica contra si mesma – como a geração dos anticorpos que causarão a sua destruição – quando consegue entrar no organismo (*antígeno* indica *g*erador de *anti*corpos, embora alguns antígenos ativem respostas imunológicas mediadas por células em vez de produção de anticorpos). Em geral, quanto mais complexa uma molécula, maior sua antigenicidade. Proteínas estranhas são os antígenos mais comuns devido a seu tamanho e complexidade estrutural, embora outras macromoléculas, como polissacarídeos e lipídeos grandes, também possam atuar como antígenos. Os antígenos podem existir como moléculas isoladas, como as toxinas bacterianas, ou ser parte integrante de uma estrutura multimolecular, como quando estão na superfície de um micróbio invasor.

Primeiro veremos como as células B reagem a seu antígeno-alvo e, em seguida, analisaremos a resposta das células T a seus antígenos.

Linfócitos B: Imunidade Mediada por Anticorpos

Cada célula B ou T tem receptores – **receptores de células B (BCRs)** e **receptores de células T (TCRs)** – em sua superfície para ligação com um tipo particular entre os diversos possíveis de antígenos (• Figura 12-8). Esses receptores são os "olhos do sistema imunológico adaptativo", embora determinado linfócito só possa enxergar um antígeno particular. Isso contrasta com os TLRs das células efetoras inatas, que reconhecem "marcas registradas" genéricas características de qualquer invasor microbiano.

Os antígenos aos quais as células B respondem podem ser T-independentes ou T-dependentes.

As células B podem se ligar e ser ativadas diretamente por antígenos polissacarídeos, sem qualquer assistência das células T. Esses antígenos, conhecidos como **antígenos T-independentes**, estimulam a produção de anticorpos sem qualquer envolvimento das células T. Por sua vez, os **antígenos T-dependentes**, que são, em geral, antígenos de proteína, não estimulam diretamente a produção de anticorpos sem a ajuda de um tipo especial de célula T conhecido como *célula T auxiliar*. A maioria dos antígenos aos quais a célula B responde é dependente de antígenos T. Por ora, consideraremos a ativação das células B pela ligação a antígenos, sem considerar se as células T auxiliares devem ou não estar presentes. Discutiremos como as células T auxiliares estão envolvidas na resposta das células B a antígenos T-dependentes mais tarde, quando considerarmos os diferentes tipos de células T.

Antígenos estimulam as células B a converterem-se em células plasmáticas produtoras de anticorpos.

Quando receptores das células B (• Figura 12-8a) unem-se ao antígeno, a maioria das células B se diferencia em *células plasmáticas* ativas, enquanto outras tornam-se *células de memória dormentes*. Primeiro, examinaremos o papel das células plasmáticas e de seus anticorpos, depois estudaremos as células de memória.

CÉLULAS PLASMÁTICAS Uma **célula plasmática** produz **anticorpos** que podem se combinar ao tipo específico de antígeno que estimulou a ativação da célula plasmática. Durante a diferenciação em célula plasmática, uma célula B aumenta de tamanho enquanto seu retículo endoplasmático rugoso (local da síntese de proteínas a serem exportadas) se expande sobremaneira. Como os anticorpos são proteínas, as células plasmáticas basicamente se tornam prolíficas fábricas de proteínas, produzindo até 2.000 moléculas de anticorpos por segundo. A dedicação do maquinário de síntese de proteínas da célula plasmática à produção de anticorpos é tão grande que ela não consegue manter uma síntese proteica suficiente para sua própria viabilidade e desenvolvimento. Por isso, ela morre depois de um ciclo de vida breve (de cinco a sete dias) e altamente produtivo.

Os anticorpos são secretados no sangue ou na linfa, dependendo da localização das células plasmáticas ativadas, mas todos os anticorpos por fim obtêm acesso ao sangue, no qual são conhecidos como **gamaglobulinas**, ou **imunoglobulinas** (veja no Capítulo 11).

SUBCLASSES DE ANTICORPOS Os anticorpos estão agrupados em cinco subclasses, com base nas diferenças em sua atividade biológica:

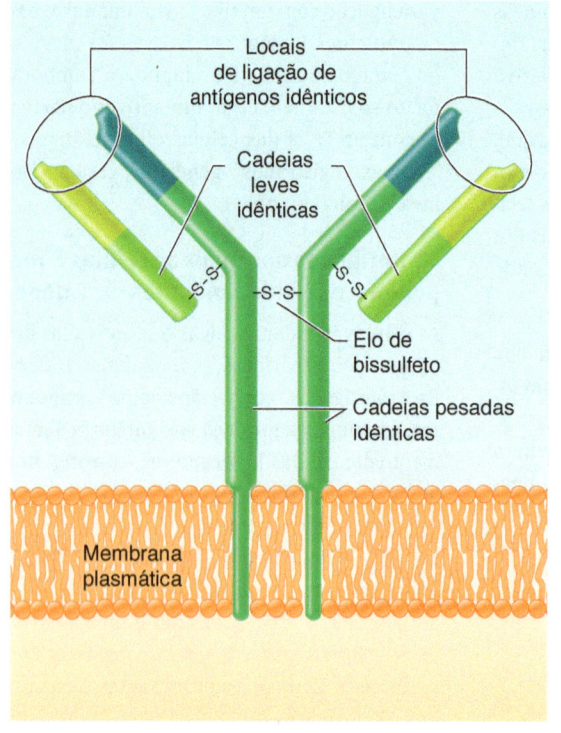

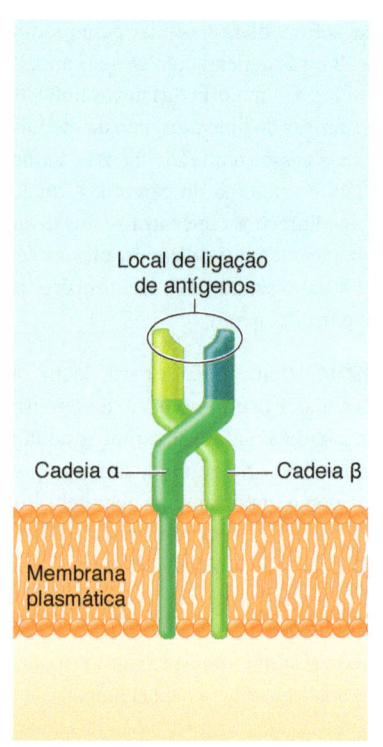

(a) Receptor de células B (BCR)   (b) Receptor de células T (TCR)

• **FIGURA 12-8** Receptores de células B e T.

■ A imunoglobulina **IgM** atua como receptor de célula B para acoplamento de antígenos e é produzida nos estágios iniciais da resposta da célula plasmática.

■ A **IgG**, a imunoglobulina mais abundante no sangue, é produzida copiosamente quando o corpo é subsequentemente exposto ao mesmo antígeno. Juntos, os anticorpos da IgM e da IgG produzem a maioria das respostas imunológicas específicas contra invasores bacterianos e alguns tipos de vírus.

■ A **IgE** ajuda a proteger contra vermes parasitas e é o mediador de anticorpos para reações alérgicas comuns, como febre do feno, asma e urticária.

■ As imunoglobulinas **IgA** são encontradas em secreções dos sistemas digestório, respiratório e urogenital (urinário e reprodutivo), bem como no leite e nas lágrimas.

■ A **IgD** está presente na superfície de muitas células B, mas sua função ainda é incerta.

Observe que esta classificação baseia-se nas diferentes formas como os anticorpos funcionam. Isso não implica que existam apenas cinco diferentes de anticorpos. Dentro de cada subclasse funcional há milhões de anticorpos diferentes, cada um capaz de ligar-se a apenas um antígeno específico.

Anticorpos têm formato de Y e são classificados de acordo com as propriedades de parte da sua cauda.

Anticorpos de todas as cinco subclasses são compostos por quatro cadeias polipeptídicas interligadas – duas cadeias longas e pesadas e duas curtas e leves – organizadas em formato de Y (• Figura 12-9). As características das regiões dos braços do Y determinam a *especificidade* do anticorpo (isto é, com qual antígeno o anticorpo poderá unir-se). As propriedades de parte da cauda do anticorpo determinam suas *propriedades funcionais* (o que o anticorpo faz quando se une a seu antígeno).

Um anticorpo tem dois locais de ligação antigênica idênticos, um na ponta de cada braço. Estes **fragmentos ligadores de antígenos (Fab)** são peculiares a cada diferente anticorpo, para que cada anticorpo possa interagir apenas com o antígeno que corresponda especificamente a ele, assim como uma chave abre uma única fechadura. A tremenda variação nos fragmentos ligadores de antígenos de diferentes anticorpos leva ao número extremamente grande de anticorpos peculiares que podem ligar-se especificamente a milhões de antígenos diferentes.

Em contraste com essas regiões Fab variáveis nas pontas dos braços, a parte da cauda de todo anticorpo dentro de cada subclasse de imunoglobina é idêntica. A cauda, a chamada **região constante (Fc)** do anticorpo, contém locais de ligação para mediadores específicos de atividades induzidas por anticorpos, que variam entre as diferentes subclasses. Na verdade, diferenças na região constante são a base para a diferenciação entre as várias subclasses de imunoglobulina. Por exemplo, a região constante da cauda de anticorpos de IgG, quando ativada pela ligação do antígeno na região Fab, une-se a células fagocíticas e serve como opsonina para aumentar a fagocitose. Em comparação, a região constante da cauda de anticorpos de IgE acopla-se aos mastócitos e basófilos, mesmo na ausência de antígeno. Quando o antígeno adequado consegue entrada para o corpo e se liga aos anticorpos acoplados, isso ativa a liberação de histamina pelos mastócitos e basófilos afetados. A histamina, por sua vez, induz as manifestações alérgicas que se seguem.

Anticorpos amplificam bastante as reações imunológicas inatas para promover a destruição de antígenos.

Os anticorpos não conseguem destruir diretamente organismos estranhos ou outros materiais indesejados na ligação com antígenos em suas superfícies. Em vez disso, exercem sua influência protetora prejudicando fisicamente os antígenos ou, mais comumente, amplificando respostas imunológicas inatas (● Figura 12-10).

NEUTRALIZAÇÃO E AGLUTINAÇÃO Por meio da neutralização e da aglutinação, os anticorpos podem impedir fisicamente que alguns antígenos exerçam seus efeitos prejudiciais.

■ Na **neutralização**, os anticorpos combinam-se a toxinas bacterianas, evitando que estas substâncias químicas prejudiciais interajam com células suscetíveis (● Figura 12-10a). Da mesma forma, os anticorpos podem neutralizar alguns tipos de vírus unindo-se a seus antígenos superficiais e evitando que esses vírus entrem nas células, onde poderiam exercer seus efeitos daninhos.

■ Na **aglutinação**, várias moléculas de anticorpos estabelecem ligação cruzada com diversas moléculas antigênicas em cadeias ou redes de complexos antígeno-anticorpo (● Figura 12-10b). Desta forma, células estranhas, como bactérias ou células sanguíneas de transfusão errônea, unem-se em agrupamentos (veja no Capítulo 11). Quando complexos antígeno-anticorpo ligados envolvem antígenos solúveis, como a toxina do tétano, a rede pode ficar tão grande que se precipita para fora da solução (**precipitação** é o processo pelo qual uma substância se separa de uma solução).

Dentro do organismo, tais mecanismos de impedimento físico desempenham apenas um pequeno papel protetor contra agentes invasores.

Nota Clínica No entanto, a tendência de alguns antígenos à aglutinação ou precipitação ao formar complexos grandes com seus respectivos anticorpos é clínica e experimentalmente útil para detectar a presença de antígenos ou anticorpos específicos. Testes de diagnóstico de gravidez, por exemplo, utilizam este princípio para detectar a presença na urina de um hormônio secretado logo após a concepção.

AMPLIFICAÇÃO DE RESPOSTAS IMUNOLÓGICAS INATAS A função mais importante dos anticorpos é, de longe, aumentar

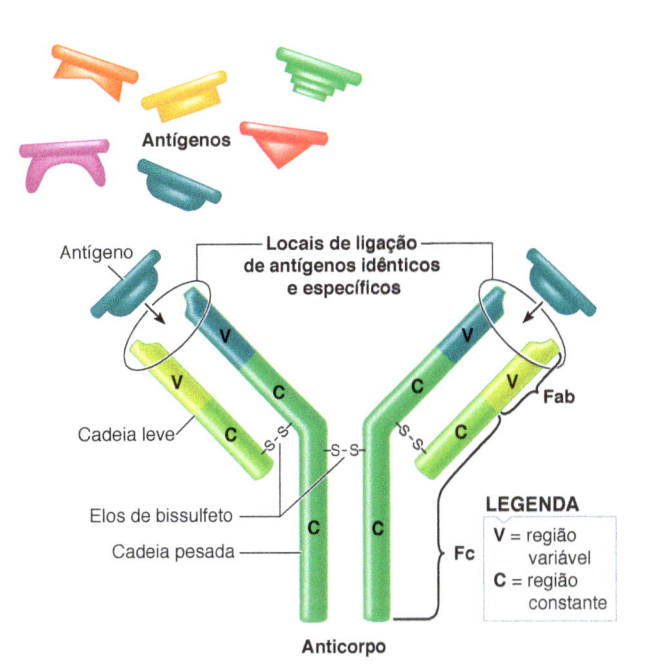

● **FIGURA 12-9 Estrutura do anticorpo.** Um anticorpo tem o formato de um Y. Ele consegue ligar-se apenas ao antígeno específico que se "encaixa" em seus locais de ligação de antígeno (Fab), nas pontas de seus braços. A região da cauda (Fc) liga-se a determinados mediadores de atividades induzidas por anticorpos.

profusamente as respostas imunológicas inatas já iniciadas pelos invasores. Os anticorpos marcam materiais estranhos como alvos para destruição real pelo sistema complemento, fagócitos ou células *natural killer*, ao mesmo tempo em que aumentam a atividade desses outros sistemas de defesa pelos seguintes métodos:

1. *Ativação do sistema complemento*. Quando um antígeno adequado se liga a um anticorpo, os receptores na parte da cauda do anticorpo se ligam e ativam o C1, o primeiro componente do sistema complemento. Isso ativa a cascata de eventos que leva à formação do complexo de ataque da membrana, especificamente voltado à membrana da célula invasora que possui o antígeno que iniciou o processo de ativação (● Figura 12-10c). Na verdade, os anticorpos são os ativadores mais poderosos do sistema complemento – lembre-se de que esta é a via clássica do complemento. O ataque bioquímico lançado subsequentemente contra a membrana do invasor é o mecanismo mais importante pelo qual os anticorpos exercem sua influência protetora. Além disso, diversos componentes complementares ativados aumentam praticamente todos os aspectos do processo inflamatório. O mesmo sistema complemento é ativado por um complexo antígeno-anticorpo, independente do tipo de antígeno. Embora a ligação do antígeno ao anticorpo seja altamente específica, o resultado, determinado pela região da cauda constante do anticorpo, é idêntico para todos os anticorpos ativados dentro de uma determinada subclasse – por exemplo, todos os anticorpos IgG ativam o mesmo sistema complemento.

2. *Aumento da fagocitose*. Os anticorpos, especialmente a IgG, atuam como opsoninas. A parte da cauda de um anticorpo de

(a) Neutralização

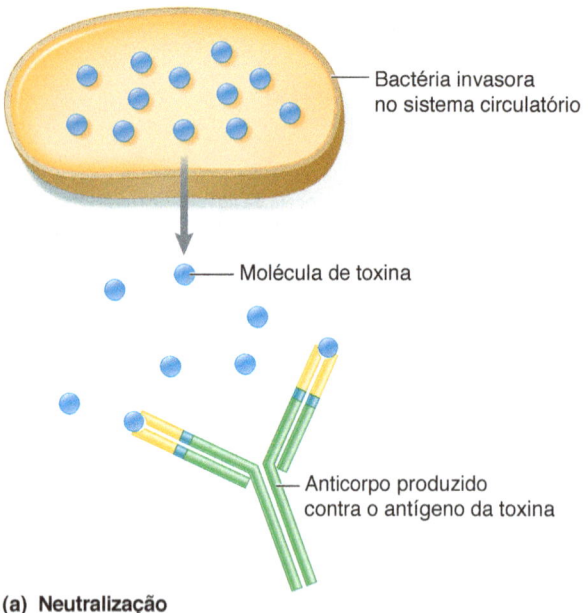

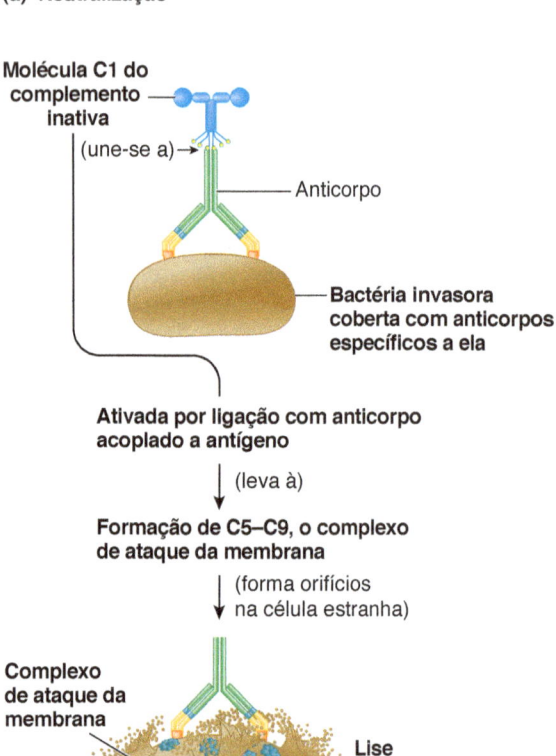

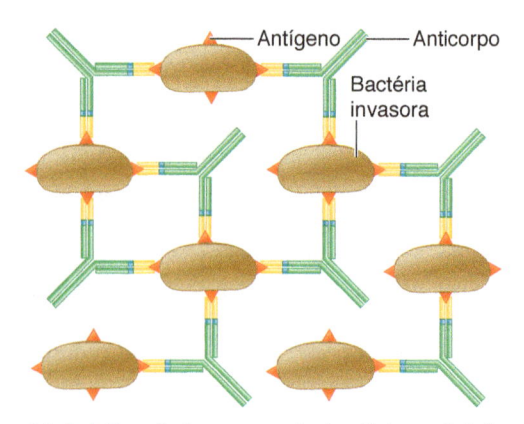

(b) Aglutinação (agrupamento de células antigênicas) e precipitação (se o complexo antígeno-anticorpo solúvel for grande demais para ficar na solução)

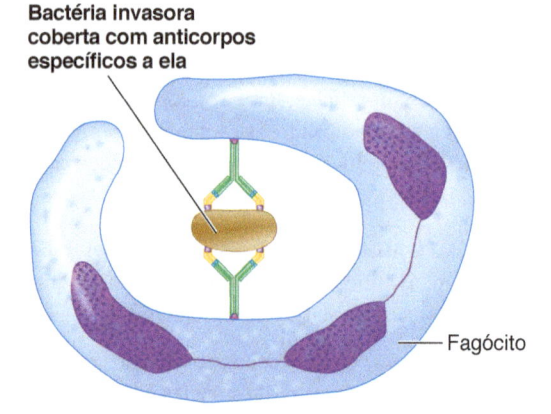

(c) Ativação do sistema complemento

(d) Aumento da fagocitose (opsonização)

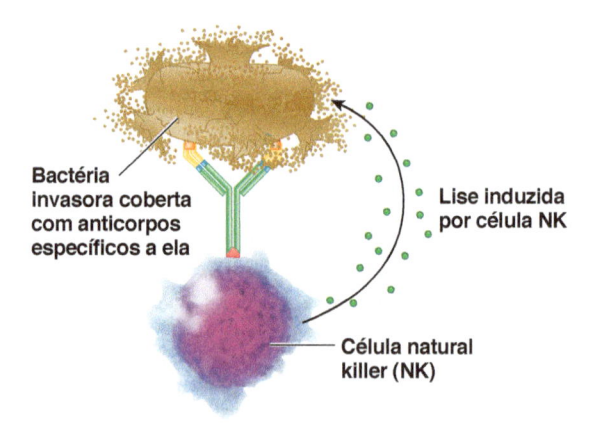

(e) Estimulação de células natural killer (NK): citotoxicidade celular dependente de anticorpos

As estruturas não estão em escala.

• **FIGURA 12-10 Como os anticorpos ajudam a eliminar micróbios invasores.** Os anticorpos impedem fisicamente os antígenos através de (a) neutralização ou de (b) aglutinação e precipitação. Os anticorpos amplificam as respostas imunológicas inatas pela (c) ativação do sistema complemento, pelo (d) aumento da fagocitose, ao atuarem como opsoninas e pela (e) estimulação de células *natural killer*.

IgG ligado ao antígeno se une a um receptor na superfície de um fagócito e, subsequentemente, promove a fagocitose da vítima (possuidora do antígeno) acoplada ao anticorpo (• Figura 12-10d).

3. *Estímulo das células natural killer (NK).* A ligação do anticorpo ao antígeno também induz o ataque da célula-alvo possuidora do antígeno pelas células NK. As células NK têm receptores para a parte constante da cauda dos anticorpos. Neste caso, quando a célula-alvo é coberta pelos anticorpos, as partes da cauda desses anticorpos unem a célula-alvo às células NK, que destroem a célula-alvo ao romper sua membrana plasmática (• Figura 12-10e). Este processo é conhecido como **citotoxicidade celular dependente de anticorpos (ADCC)**.

Embora incapazes de destruir diretamente bactérias invasoras ou outros materiais indesejáveis, por meio de tais mecanismos os anticorpos podem causar a destruição dos antígenos aos quais são acoplados especificamente, amplificando outros mecanismos de defesa letais e menos específicos. Observe que cada um desses mecanismos inatos é ativado originalmente por meios não específicos – suas ações são potencializadas pelos anticorpos do sistema adaptativo.

Nota Clínica **DOENÇAS DO COMPLEXO IMUNE** Às vezes, uma resposta antígeno-anticorpo excessivamente cautelosa danifica acidentalmente tanto células normais como células invasoras. Em geral, os complexos antígeno-anticorpo formados em resposta à invasão externa são removidos por células fagocíticas depois de as estratégias de defesa não específicas terem sido potencializadas. Entretanto, se grandes números desses complexos forem continuamente produzidos, os fagócitos não conseguem eliminar todos os complexos imunológicos formados. Os complexos antígeno-anticorpo não removidos continuam a ativar o sistema complemento – entre outras medidas. Quantidades excessivas do complemento ativado e de outros agentes inflamatórios podem "transbordar", danificando também as células normais ao redor, além das células indesejadas. Além disso, a destruição não necessariamente restringe-se ao local inicial de inflamação. Os complexos antígeno-anticorpo podem circular livremente, ficando presos nos rins, articulações, cérebro, pequenos vasos na pele e em outros lugares, causando inflamação generalizada e danificando o tecido. O dano produzido pelos complexos imunológicos é denominado **doença do complexo imune**, o que pode ser um fator complicador de infecções bacterianas, virais ou parasitárias.

Mais insidiosamente, a doença do complexo imunológico pode também surgir de atividade inflamatória excessivamente zelosa ativada por complexos imunológicos formados por "autoantígenos" (proteínas sintetizadas pelo próprio organismo da pessoa) e anticorpos produzidos erroneamente contra eles. A **artrite reumatoide** se desenvolve desta forma.

A seleção clonal é responsável pela especificidade da produção de anticorpos.

Considere a diversidade de moléculas estranhas que um indivíduo pode encontrar durante sua vida. Mesmo assim, cada célula B é pré-programada para reagir a apenas um entre provavelmente mais de 100 milhões de antígenos diferentes. Outros antígenos não podem combinar-se com a mesma célula B e induzi-la a secretar diferentes anticorpos. A impressionante implicação é que cada um de nós está equipado com cerca de 100 milhões de diferentes tipos de linfócitos B pré-formados, pelo menos um para cada antígeno possível que poderíamos encontrar – incluindo aqueles específicos para substâncias sintéticas inexistentes na natureza. A teoria da seleção clonal propõe uma explicação para como uma célula B "correspondente" responde a seu antígeno.

Os primeiros pesquisadores da teoria imunológica acreditavam que os anticorpos eram "feitos sob demanda", sempre que um antígeno estranho conseguia entrar no corpo. Em contraste, a **teoria de seleção clonal**, aceita atualmente, propõe que diferentes linfócitos B são produzidos durante o desenvolvimento fetal, cada um capaz de sintetizar um anticorpo contra um antígeno em particular antes de ser exposto a ele. Todos os descendentes de um linfócito B ancestral formam uma família de células idênticas, ou um **clone**, comprometida com a produção do mesmo anticorpo específico. As células B continuam dormentes, não secretando realmente seu produto anticorpo particular nem passando por divisão rápida até que (ou a não ser que) entrem em contato com o antígeno adequado. Os linfócitos ainda não expostos ao antígeno específico são conhecidos como **linfócitos naïve**. Quando um antígeno consegue entrar no organismo, o clone da célula B que traz em sua superfície receptores (BCRs) específicos para tal antígeno é ativado, ou "selecionado", pela ligação do antígeno aos BCRs – daí o termo *teoria da seleção clonal* (• Figura 12-11).

Os primeiros anticorpos produzidos por uma célula B recém-formada são imunoglobulinas IgM, inseridas na membrana plasmática da célula em vez de secretadas. Aqui, elas servem como BCRs para a ligação com um tipo específico de antígeno, quase como "anúncios" para o tipo de anticorpo que a célula pode produzir. A ligação do antígeno adequado a uma célula B é responsável por "encomendar" a fabricação e a secreção de grandes quantidades daquele anticorpo em particular.

Clones selecionados diferenciam-se em células plasmáticas ativas e células de memória dormentes.

A ligação do antígeno faz com que o clone da célula B ativado se multiplique e se diferencie em dois tipos de célula – células plasmáticas e de memória. O clone se expande à taxa de duas a três divisões celulares por dia. A maior parte da produção se torna células plasmáticas ativas, que são produtoras prolíficas de anticorpos personalizados que contêm os mesmos locais de ligação de antígenos dos receptores superficiais. No entanto, as células plasmáticas passam a produzir anticorpos de IgG, que são secretados em vez de continuarem ligados à membrana. No sangue, os anticorpos secretados combinam-se ao antígeno invasor livre (não ligado a linfócitos), marcando-o para destruição pelo sistema complemento, pela ingestão fagocítica ou por células NK.

CÉLULAS DE MEMÓRIA Nem todos os linfócitos B novos produzidos pelo clone especificamente ativado diferenciam-se em células plasmáticas secretoras de anticorpos. Uma pequena parte se torna **células de memória**, que não participam do ataque imunológico atual contra o antígeno, mas permanecem dormentes e expandem este clone específico. Se a pessoa for novamente exposta ao mesmo antígeno, essas células de memória ficam preparadas e prontas para a ação ainda mais imediatamente do que os linfócitos originais no clone.

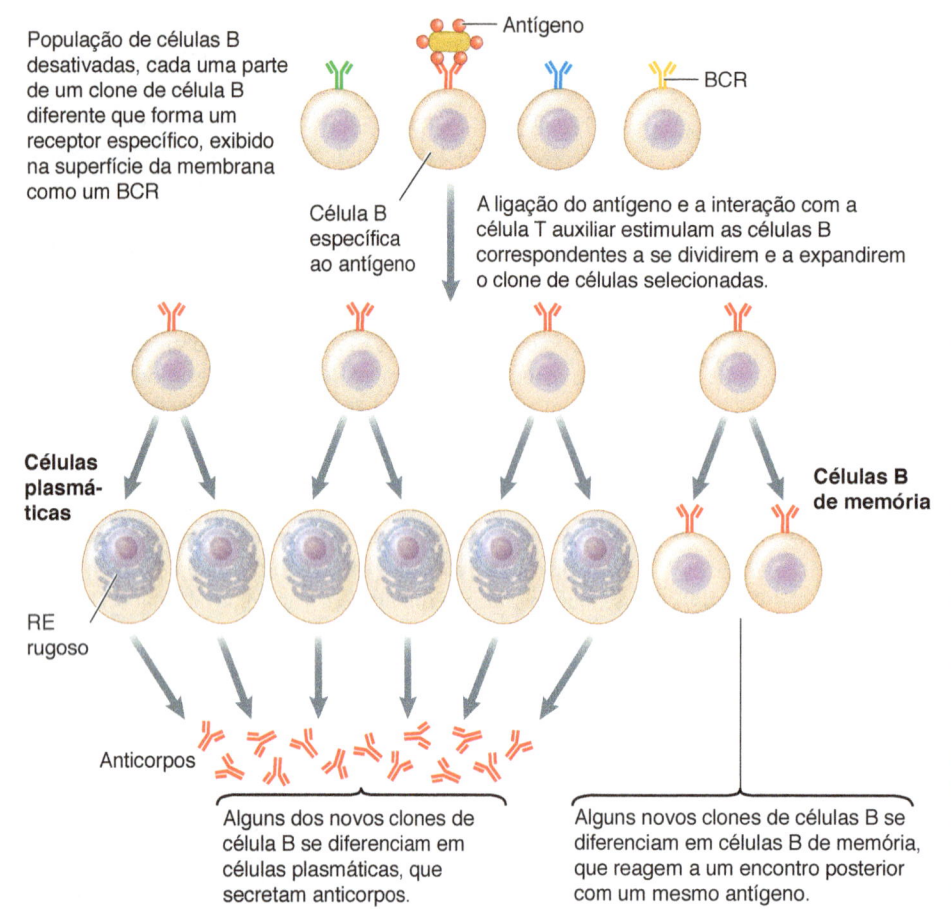

- **FIGURA 12-11 Teoria de seleção clonal.** O clone da célula B específico ao antígeno prolifera-se e diferencia-se em células plasmáticas e de memória. As células plasmáticas secretam anticorpos que se unem ao antígeno livre não acoplado às células B. As células de memória são preparadas para exposições subsequentes ao mesmo antígeno.

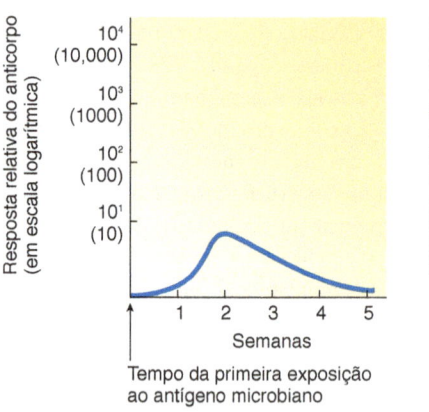

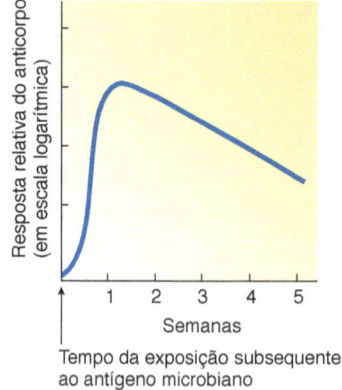

- **FIGURA 12-12 Respostas imunológicas primária e secundária.** (a) Resposta primária na primeira exposição a um antígeno microbiano. (b) Resposta secundária em exposições subsequentes ao mesmo antígeno microbiano. A resposta primária só atinge o pico depois de algumas semanas, enquanto a secundária atinge o pico em uma semana. A intensidade da resposta secundária é 100 vezes maior do que a primária (a resposta relativa do anticorpo está em escala logarítmica).

Embora cada um de nós tenha essencialmente o mesmo grupo original de clones de diferentes células B, aos poucos o grupo adequadamente se especializa na reação eficiente ao ambiente antigênico próprio de cada indivíduo. Os clones específicos para antígenos aos quais uma pessoa nunca foi exposta continuam dormentes a vida toda, enquanto aqueles específicos para antígenos encontrados no ambiente individual normalmente se expandem e aumentam, pela formação de células de memória altamente reativas. Os diferentes clones naïve fornecem proteção contra novos patógenos desconhecidos e as populações de células de memória em evolução protegem contra a recorrência de infecções encontradas no passado.

RESPOSTAS PRIMÁRIAS E SECUNDÁRIAS Durante o contato inicial com um antígeno microbiano, a resposta do anticorpo é atrasada em vários dias até que as células plasmáticas se formem e só atinge seu pico em algumas semanas. Esta resposta é conhecida como **resposta primária** (• Figura 12-12a). Enquanto isso, sintomas característicos próprios àquela invasão microbiana persistem até que o invasor sucumba ao crescente ataque imunológico específico contra ele ou até que a pessoa infectada morra. Depois de atingir o pico, os níveis de anticorpo diminuem gradualmente durante um período de tempo, embora alguns anticorpos em circulação dessa resposta primária possam persistir por um período prolongado. Entretanto, a proteção de longo prazo contra o mesmo antígeno é essencialmente atribuível às células de memória. Se o mesmo antígeno reaparecer, as células de memória de longa vida lançam uma **resposta secundária** mais rápida, potente e duradoura do que a ocorrida durante a resposta primária (• Figura 12-12b). Este ataque imunológico mais rápido e potente é frequentemente suficiente para evitar ou minimizar a infecção escancarada causada por exposições subsequentes ao mesmo micróbio, formando a base da imunidade de longo prazo contra uma doença específica.

Nota Clínica A exposição antigênica original que induz à formação de células de memória ocorre quando a pessoa realmente tem a doença ou quando é

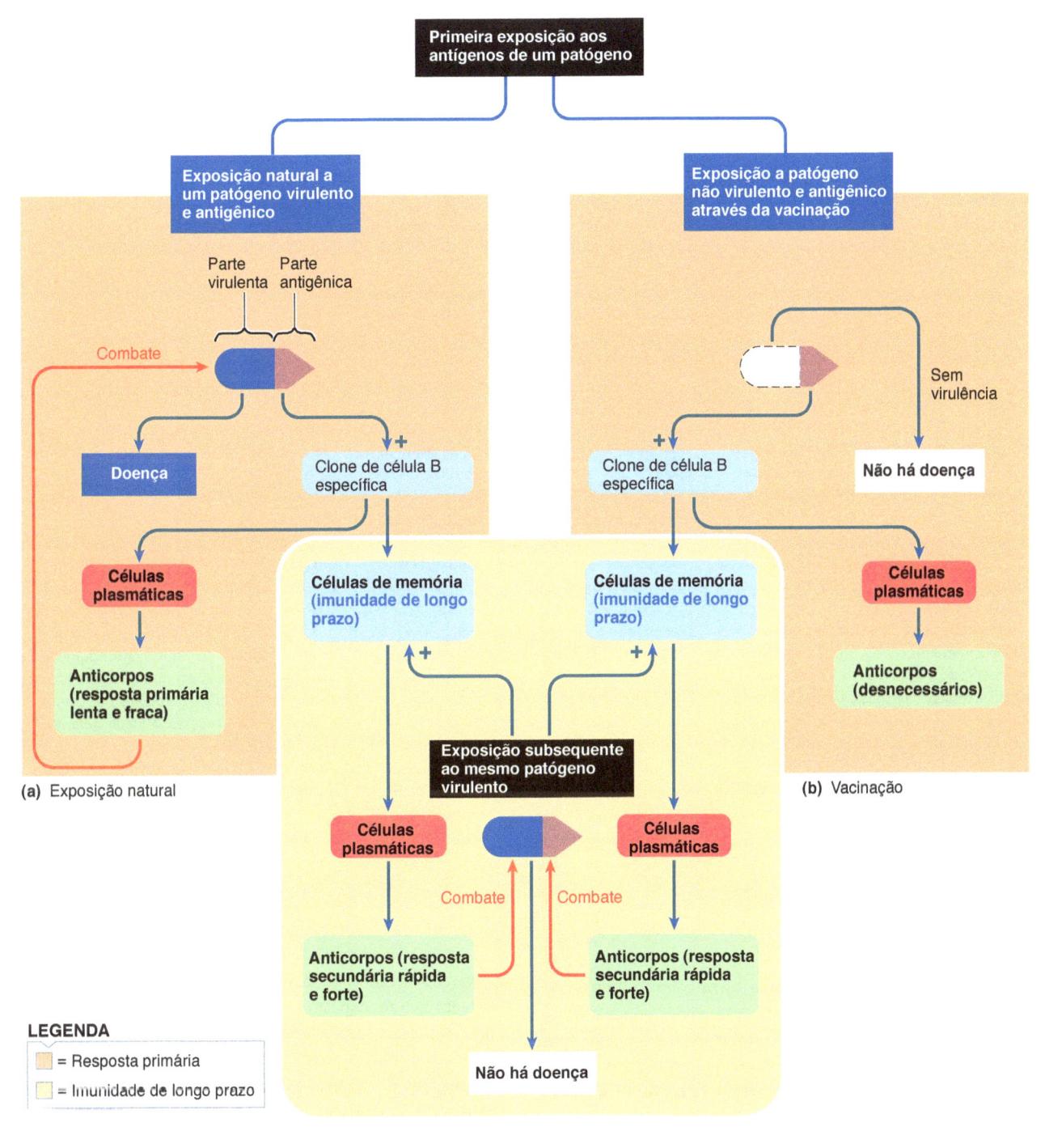

• **FIGURA 12-13 Meios de aquisição de imunidade de longo prazo.** A imunidade de longo prazo contra um patógeno pode ser adquirida ao se ter a doença ou após vacinação contra ela. (a) Exposição a um patógeno virulento (produtor de doenças). (b) Vacinação com o patógeno atenuado (isto é, não mais virulento, não produzindo mais a doença), mas ainda antigênico. Em ambos os casos, as células de memória de longo prazo são produzidas e elaboram uma resposta rápida e secundária que evita ou minimiza sintomas em caso de exposição natural subsequente ao mesmo patógeno virulento.

vacinada (• Figura 12-13). A **vacinação (imunização)** expõe deliberadamente a pessoa a um patógeno com capacidade patológica atenuada, mas que ainda pode induzir à formação de anticorpos contra si mesmo (Para o início da história do desenvolvimento da vacinação, veja o quadro ■ **Conceitos, Desafios e Controvérsias**).

As células de memória não são formadas para determinadas doenças, como a faringite, portanto, a imunidade duradoura não é gerada por uma primeira exposição. O progresso e a gravidade da doença são os mesmos a cada vez que a pessoa é reinfectada com um micróbio do qual o sistema imunológico não se "lembra", independente do número de exposições anteriores.

CONCEITOS, DESAFIOS E CONTROVÉRSIAS

Vacinação: Uma vitória sobre muitas doenças temidas

A sociedade moderna tem esperanças e mesmo exige que vacinas sejam desenvolvidas para nos proteger de quase toda doença infecciosa temida. Tal expectativa foi colocada em foco direto por nossa frustração atual com a incapacidade de desenvolver, até o momento, uma vacina bem-sucedida contra o HIV, o vírus causador da AIDS.

Há quase 2.500 anos, nossos ancestrais já estavam cientes da existência da proteção imunológica. Escrevendo sobre uma praga que atingiu Atenas em 430 a.C., Tucídides observou que uma mesma pessoa nunca era atacada duas vezes por tal doença. Entretanto, os antigos não entendiam a base dessa proteção, portanto, não podiam manipulá-la em seu favor.

As primeiras tentativas de deliberadamente adquirir proteção permanente contra a varíola, uma doença altamente infecciosa e temida, frequentemente fatal (até 40% dos doentes morriam), consistiam na exposição deliberada a uma pessoa que sofria de uma forma atenuada da doença. A esperança era de proteger-se contra um futuro surto de varíola pela indução deliberada de um caso leve da doença. No início do século XVII, esta técnica evoluiu para o uso de uma agulha para extrair pequenas quantidades de pus das pústulas de varíola ativas (as bolhas cheias de fluido na pele, que deixam uma cicatriz característica, ou marca, depois de curadas) e a introdução desse material infeccioso em indivíduos saudáveis. Este processo de inoculação era realizado pela aplicação direta do pus em pequenos cortes na pele ou pela inalação do pus seco.

Edward Jenner, um médico inglês, foi o primeiro a demonstrar que a imunidade à varíola bovina, uma doença semelhante, mas menos grave que a varíola humana, também poderia proteger os humanos contra a varíola. Tendo observado que as ordenhadoras que pegaram varíola bovina pareciam protegidas contra a variedade humana da varíola, Jenner inoculou, em 1796, um garoto saudável com o pus que extraíra das bolhas de varíola bovina (de fato, o "*vac*", de *vacinação*, vem de "vaca"). Depois que o garoto se recuperou, Jenner (não restringido pelos modernos padrões éticos da pesquisa em seres humanos) inoculou-o deliberadamente com o que era considerada uma dose normalmente fatal de material infeccioso da varíola. O garoto sobreviveu.

No entanto, os resultados de Jenner só foram levados a sério um século mais tarde, quando, na década de 1880, Louis Pasteur, o primeiro grande imunologista experimental, estendeu a técnica de Jenner. Pasteur demonstrou que a capacidade patológica dos organismos poderia ser bastante reduzida (atenuada) de forma que eles não fossem mais capazes de produzir a doença, mas que ainda pudessem induzir a formação de anticorpos quando introduzidos no organismo – o princípio básico das vacinas modernas. Sua primeira vacina foi contra o antraz, uma doença mortal em ovelhas e vacas. Pasteur isolou e aqueceu bactérias de antraz e depois injetou esses organismos atenuados em um grupo de ovelhas saudáveis. Poucas semanas depois, em um encontro de cientistas, Pasteur injetou nessas ovelhas vacinadas e em um grupo de ovelhas não vacinadas bactérias de antraz totalmente potentes. O resultado foi drástico – todas as ovelhas vacinadas sobreviveram, enquanto as não vacinadas morreram. As notórias demonstrações públicas de Pasteur, como esta, aliadas à sua personalidade carismática, chamaram a atenção de médicos e cientistas da época, iniciando o desenvolvimento da imunologia moderna.

A imunidade ativa é autogerada, a imunidade passiva é "emprestada".

A produção de anticorpos como resultado da exposição a um antígeno é chamada de **imunidade ativa** contra o antígeno. Uma segunda forma pela qual uma pessoa pode adquirir anticorpos é por meio da transferência direta dos anticorpos formados ativamente em outra pessoa (ou animal). A imunidade imediata "emprestada" conferida pelo recebimento de anticorpos pré-formados é conhecida como **imunidade passiva**. Tais transferências de anticorpos de classe IgG normalmente ocorrem da mãe para o feto, através da placenta, durante o desenvolvimento intrauterino. Além disso, o colostro (primeiro leite) da mãe contém anticorpos de IgA que fornecem proteção adicional a bebês amamentados com leite materno. Os anticorpos transferidos passivamente normalmente decompõem-se em menos de um mês, mas, enquanto isso, o recém-nascido recebe proteção imunológica importante (essencialmente, a mesma da mãe) até começar a construir de forma ativa suas próprias respostas imunológicas. A capacidade de síntese de anticorpos só se desenvolve cerca de um mês depois do nascimento.

Nota Clínica A imunidade passiva é clinicamente utilizada às vezes para fornecer proteção imediata ou para aumentar a resistência contra um agente infeccioso extremamente virulento ou uma toxina potencialmente letal à qual uma pessoa tenha sido exposta (por exemplo, o vírus da raiva, a toxina do tétano em pessoas não imunizadas e o veneno de cobras venenosas). Em geral, os anticorpos pré-formados ministrados foram colhidos de outra fonte (frequentemente não humana) que foi exposta a uma forma atenuada do antígeno. Com frequência, cavalos ou ovelhas são utilizados na produção deliberada de anticorpos para serem coletados para imunização passiva. Embora a injeção de soro contendo estes anticorpos (**antissoros** ou **antitoxinas**) seja benéfica por fornecer proteção imediata contra a doença ou toxina específica, o receptor pode desenvolver uma reação imunológica contra os próprios anticorpos injetados, já que estes são proteínas estranhas. O resultado pode ser uma reação alérgica grave ao tratamento, uma condição conhecida como **doença do soro**.

O amplo repertório de células B é formado pela reorganização de um pequeno conjunto de fragmentos de genes.

Considerando os milhões de diferentes antígenos contra os quais cada um de nós tem potencial para produzir anticorpos ativamente, como é possível que uma pessoa tenha uma diversidade tão grande de linfócitos B, cada um capaz de produzir um anticorpo diferente? Os anticorpos são proteínas sintetizadas de acordo com um mapa do DNA nuclear. Como todas as células do corpo, incluindo as produtoras de anticorpos, contêm o mesmo DNA nuclear, é difícil imaginar como DNA suficiente poderia ser contido dentro dos núcleos de cada célula para codificar os 100 milhões de diferentes anticorpos (uma parte diferente do código genético sendo utilizada por cada clone da célula B), além das demais instruções genéticas utilizadas por outras células. Na verdade, apenas um número relativamente pequeno de fragmentos de genes codifica a síntese de anticorpos, mas, durante o desenvolvimento de células B, estes fragmentos são cortados, reorganizados e divididos em um vasto número de diferentes combinações. Cada combinação distinta origina um clone de célula B exclusivo. Os genes de anticorpos são posteriormente ainda mais diversificados pela mutação somática (veja o Apêndice C, disponível no site do livro www.cengage.com.br). Os genes de anticorpos de células B já formadas são altamente propensos a mutações na região que codifica os locais variáveis de ligação antigênica nos anticorpos. Cada célula mutante diferente, por sua vez, origina um novo clone. Assim, a grande diversidade de anticorpos é possibilitada pela reorganização de um pequeno conjunto de fragmentos de genes durante o desenvolvimento da célula B e também pela posterior mutação somática de células B já formadas. Desta forma, um imenso repertório de anticorpos é possível utilizando apenas uma modesta parte do mapa genético.

A seguir, voltaremos nossa atenção às células T.

Linfócitos T: Imunidade Mediada por Células

Tão importantes quanto os linfócitos B e seus produtos de anticorpos sejam na defesa específica contra bactérias invasoras e outros materiais estranhos, eles representam apenas metade das defesas imunológicas específicas do organismo. Os linfócitos T são igualmente importantes na defesa contra a maioria das infecções virais e também desempenham um papel regulador importante em mecanismos imunológicos.

As células T se ligam diretamente a seus alvos.

Enquanto as células B e os anticorpos defendam contra invasores declarados no ECF, as células T defendem contra invasores disfarçados que se esconderam dentro de células onde os anticorpos e o sistema complemento não conseguem alcançá-los. Diferente das células B, que secretam anticorpos que podem atacar antígenos a longas distâncias, as células T não secretam anticorpos. Ao invés disso, elas devem entrar em contato direto com seus alvos, um processo conhecido como *imunidade mediada pela célula*. As células T do tipo assassino liberam substâncias químicas que destroem as células-alvo que contatam, como células infectadas por vírus e cancerosas.

Como as células B, as células T são clonais e incrivelmente específicas a antígenos. Em sua membrana plasmática, cada célula T conta com proteínas receptoras peculiares chamadas de *receptores da célula T (TCRs)*, semelhantes, mas não idênticas, aos receptores superficiais nas células B (veja a ● Figura 12-8b). Os linfócitos imaturos adquirem seus TCRs no timo durante sua diferenciação em células T. Diferente das células B, as células T são ativadas por antígeno estranho apenas quando este está na superfície de uma célula que também carrega um marcador da própria identidade da pessoa – isto é, os antígenos estranhos e os **autoantígenos** conhecidos como **moléculas do complexo principal de histocompatibilidade (MHC)** devem estar na superfície de uma célula antes que uma célula T possa se ligar a eles. Durante a educação do timo, as células T aprendem a reconhecer antígenos estranhos apenas em combinação com os antígenos do próprio tecido da pessoa – uma lição transmitida a toda a futura prole das células T. A importância dessa exigência dupla de antígenos e a natureza dos antígenos MHC serão descritas em breve.

Um atraso de alguns dias geralmente segue a exposição ao antígeno adequado antes que as **células T ativadas** estejam preparadas para lançar um ataque imunológico mediado pela célula. Quando expostas a uma combinação específica de antígenos, as células do clone da célula T complementar se proliferam e se diferenciam por vários dias, produzindo grandes números de células T efetoras que realizam diversas reações mediadas por célula.

Como as células B, as células T formam um grupo de memória e exibem respostas primárias e secundárias. As respostas primárias tendem a ser iniciadas nos tecidos linfoides. Durante um período de poucas semanas depois que a infecção é eliminada, mais de 90% do imenso número de células T geradas durante a resposta primária morre por meio da *apoptose* (morte celular – veja o quadro Conceitos, Desafios e Controvérsias do Capítulo 4). Para se manterem vivos, os linfócitos T ativados exigem a presença contínua de seu antígeno específico e sinais estimulatórios adequados. Quando o inimigo sucumbe, a grande maioria dos agora supérfluos linfócitos T comete suicídio porque seu antígeno de apoio e sinais estimulatórios são retirados. A eliminação da maior parte das células T efetoras após uma resposta primária é essencial para evitar a congestão nos tecidos linfoides (esse pareamento não é necessário para as células B – as que se tornam células plasmáticas e não células B de memória mediante estimulação do antígeno rapidamente trabalham até a morte produzindo anticorpos). As células T efetoras sobreviventes se tornam células T de memória de longa vida que migram para todas as áreas do corpo, onde são preparadas para uma resposta secundária rápida ao mesmo patógeno no futuro.

Os três tipos de células T são células T citotóxicas, células T auxiliares e células T regulatórias.

Há três subpopulações de células T, que podem ser designadas de duas formas: por suas funções ou por proteínas específicas associadas a sua membrana externa. Por função, os três tipos de células T são *células T citotóxicas, células T auxiliares* e *células T regulatórias*. Por tipo específico de membrana de proteína, essas mesmas células são *células T CD8+, células T CD4+* e *células T CD4+CD25+*, respectivamente. Os vários tipos de células imunológicas têm várias proteínas de membrana superficial específicas relacionadas à imunidade, que recebem *números de denominação de agrupamento (CD)* oficiais que ajudam a caracterizá-las.

- As **células T citotóxicas**, ou *killer*, destroem as células hospedeiras que abrigam qualquer coisa estranha e, assim, levam antígenos estranhos, como células corporais invadidas por vírus, células cancerosas com proteínas mutantes resultantes de transformações malignas e células transplantadas. Os receptores de célula T para células T citotóxicas são associados a *correceptores* chamados de CD8, inseridos na membrana plasmática

1 Vírus invade a célula hospedeira.
- Vírus
- Cobertura de proteína antigênica viral
- Célula hospedeira

2 Antígeno viral (pedaço do revestimento proteico viral) é exibido na superfície da célula hospedeira em conjunto com o autoantígeno da célula.
- Antígeno viral estranho
- Autoantígeno MHC
- Célula hospedeira invadida por vírus

3 A célula T citotóxica reconhece e se liga a um antígeno estranho específico (antígeno viral) em associação com o autoantígeno.
- Célula T citotóxica
- Receptor de célula T
- Autoantígeno MHC e complexo de antígeno estranho
- Vírus invadiu a célula hospedeira

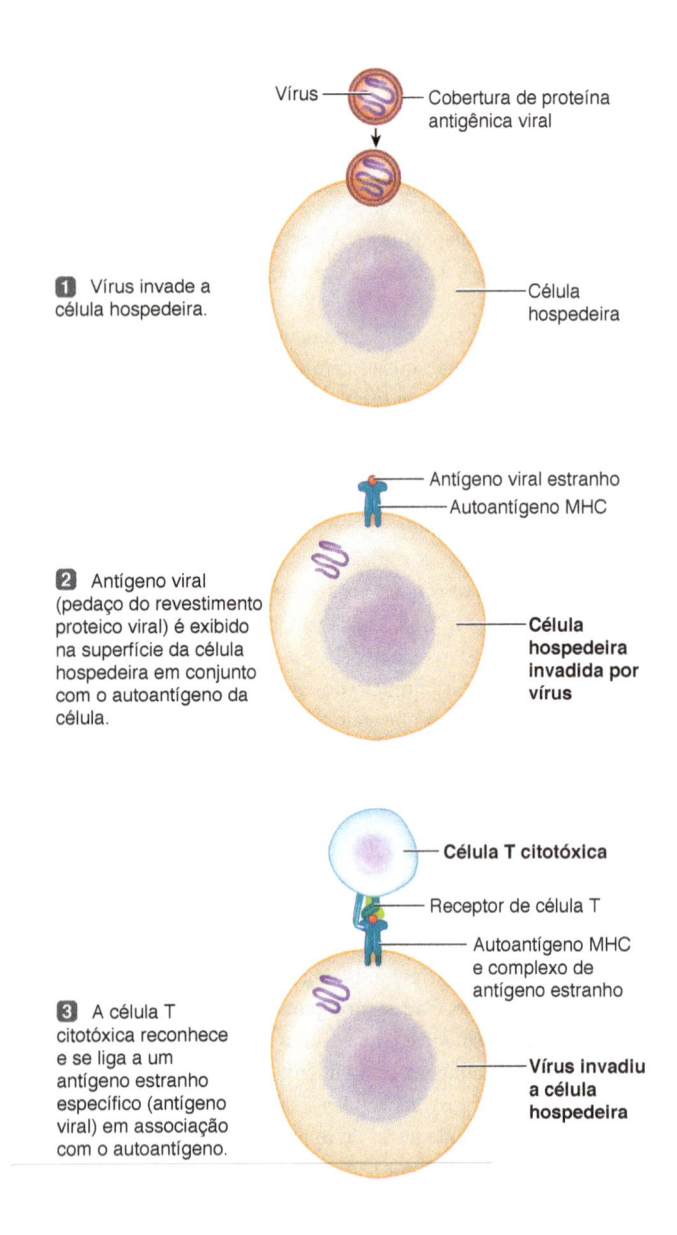

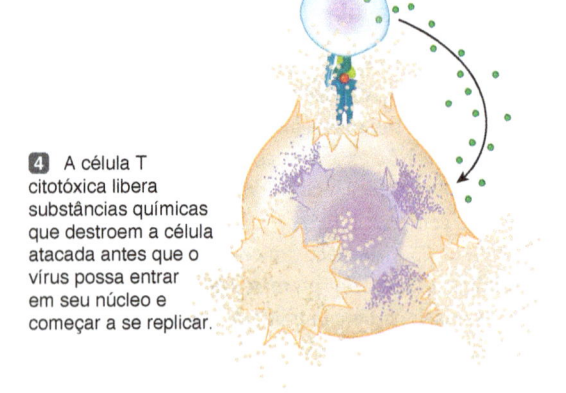

4 A célula T citotóxica libera substâncias químicas que destroem a célula atacada antes que o vírus possa entrar em seu núcleo e começar a se replicar.

• **FIGURA 12-14** Uma célula T citotóxica rompendo uma célula invadida por vírus.

enquanto essas células passam pelo timo. Portanto, essas células também são conhecidas como **células T CD8+**.

■ As **células T auxiliares** não participam diretamente da destruição imunológica de patógenos invasores. Em vez disso, modulam atividades de outras células imunológicas. Graças à função importante que executam na "ativação" de toda a potência de todos os outros linfócitos e macrófagos ativados, as células T auxiliares constituem a "chave mestra" do sistema imunológico. As células T auxiliares são, de longe, as células T mais numerosas, formando 60% a 80% das células T em circulação. Os receptores de célula T para as células T auxiliares são associados a correceptores chamados CD4. Assim, as células T auxiliares também são chamadas de **células CD4+**.

■ As **células T regulatórias (T_{reg})**, originalmente chamadas **células T supressoras**, são um pequeno conjunto recém-identificado de células CD4+. Elas têm os mesmos correceptores CD4 das células T auxiliares, mas, além disso, também têm CD25, um componente de um receptor de IL-2 que promove as atividades da T_{reg}. Assim, essas células também são chamadas de **células T CD4+CD25+**. As células T regulatórias, que representam de 5% a 10% das células CD4, suprimem as respostas imunológicas. Elas mantêm o restante do sistema imunológico sob controle rígido. As T_{regs} são especializadas para inibir reações imunológicas inatas e adaptativas de forma a "verificar e totalizar" para minimizar a patologia imunológica lesiva. As T_{regs} contêm grandes quantidades da proteína intracelular **Foxp3**, que, de alguma forma, transforma células T em T_{regs} e dá a essas células supressoras a capacidade de silenciar outras células imunológicas. Os pesquisadores esperam que a capacidade de as T_{regs} refrearem células T auxiliares, células B, células NK e células dendríticas (semelhantes a macrófagos) de alguma forma possa ser utilizada terapeuticamente para combater doenças autoimunes e evitar a rejeição de órgãos transplantados.

Agora, examinaremos mais detalhadamente as funções das duas células T mais abundantes e conhecidas, as células T citotóxicas e as células T auxiliares.

As células T citotóxicas secretam substâncias químicas que destroem as células-alvo.

As células T citotóxicas são "atiradoras" microscópicas. Os alvos destas células destruidoras mais frequentemente são células hospedeiras infectadas com vírus. Quando um vírus invade uma célula, como deve fazer para sobreviver, a célula decompõe o envelope de proteínas que cerca o vírus e leva a tiracolo um fragmento deste antígeno viral até um autoantígeno MHC recém-sintetizado. Este complexo de autoantígeno e antígeno viral é inserido na membrana superficial da célula hospedeira, onde serve como bandeira vermelha, indicando que a célula está abrigando o invasor (• Figura 12-14, passos **1** e **2**). Para atacar o vírus intracelular, as células T citotóxicas devem destruir a célula hospedeira infectada no processo. As células T citotóxicas do clone específicas para este vírus em particular reconhecem e se ligam ao antígeno viral e ao autoantígeno de uma célula infectada (• Figura 12-14, passo **3**). Ativada assim por um antígeno viral, uma célula T citotóxica pode matar a célula infectada por meios diretos ou indiretos, dependendo do tipo de substâncias químicas letais que a célula T ativada pode liberar. Vamos elaborar.

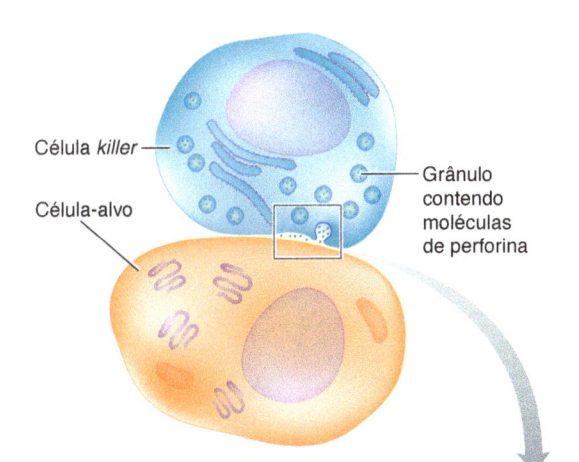

1 A célula *killer* se une a seu alvo.

2 Como resultado da ligação, os grânulos de perforina da célula *killer* se fundem com a membrana plasmática.

3 Os grânulos expelem sua perforina por exocitose em um pequeno bolso de espaço intracelular entre a célula killer e seu alvo.

4 Mediante exposição a Ca^{2+} neste espaço, moléculas individuais de perforina mudam de formato esférico para cilíndrico.

5 As moléculas de perforina remodeladas se unem à membrana celular alvo e a penetram.

6 Moléculas individuais de perforina se agrupam como as ripas de um barril para formar poros.

7 Os poros admitem sal e H_2O, fazendo a célula-alvo inchar e se romper.

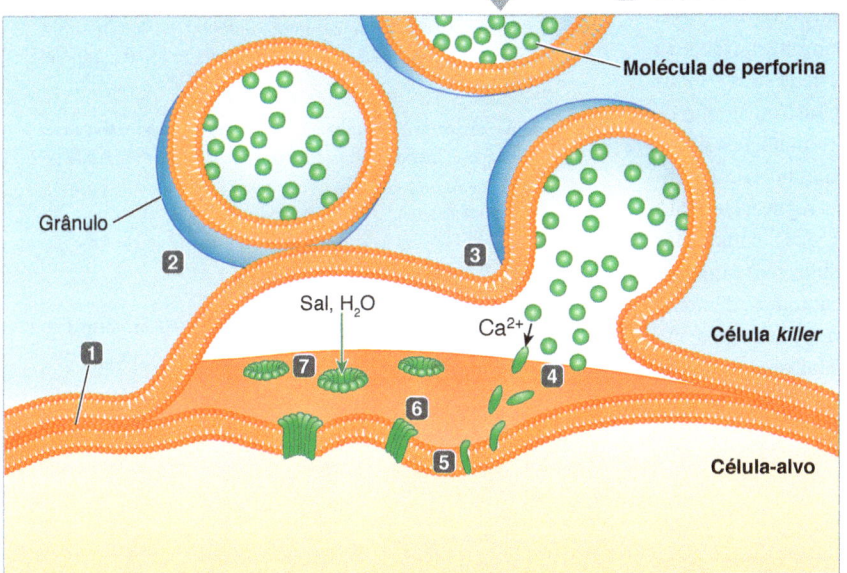

(a) Detalhes do processo de extermínio por células T citotóxicas e células NK

(b) Aumento dos poros formados por perforina em uma célula-alvo

• **FIGURA 12-15 Mecanismo de extermínio por *células killer*.** Observe a semelhança dos poros formados por perforina em uma célula-alvo com o complexo de ataque da membrana formado por moléculas do complemento (veja a • Figura 12-5b).
(*Fonte*: Adaptado da ilustração de Dana Burns-Pizer em "How *Killer* Cells Kill", de John Ding-E Young e Zanvil A. Cohn, em *Scientific America*, 1988)

■ Uma célula T citotóxica ativada pode matar a célula-vítima diretamente, liberando substâncias químicas que rompem a célula atacada antes que a replicação viral possa se iniciar (• Figura 12-14, passo **4**). Especificamente, as células T citotóxicas, além das células NK, destroem uma célula alvo ao liberarem moléculas de **perforina**, que penetram na membrana superficial da célula-alvo e se unem para formar canais semelhantes a poros (• Figura 12-15). Esta técnica de matar uma célula por meio de furos em sua membrana é semelhante ao método utilizado pelo complexo de ataque à membrana da cascata do complemento. Este mecanismo de extermínio dependente de contato foi apelidado de "beijo da morte".

■ Uma célula T citotóxica também pode causar indiretamente a morte de uma célula hospedeira infectada, liberando **granzimas**, que são enzimas semelhantes às enzimas digestórias. As granzimas entram na célula-alvo através de seus canais de perforina. Quando entram, essas substâncias químicas fazem a célula infectada pelo vírus se autodestruir, mediante apoptose.

O vírus liberado pela destruição da célula hospedeira por um desses métodos é diretamente eliminado no ECF pelas células fagocíticas, por anticorpos neutralizantes e pelo sistema complemento. Enquanto isso, a célula T citotóxica, que não foi danificada no processo, pode prosseguir com a matança de outras células hospedeiras infectadas.

As células saudáveis ao redor substituem as células perdidas por meio da divisão celular. Normalmente, para impedir uma infecção viral, apenas algumas das células hospedeiras devem ser destruídas. Entretanto, se o vírus tiver chance de se multiplicar, com o vírus replicado deixando a célula original e se espalhando para as outras células hospedeiras, o mecanismo de defesa da célula T citotóxica pode ter de sacrificar tantas células hospedeiras que pode haver grave mau funcionamento posterior.

Lembre-se de que outros mecanismos de defesa não específicos também entram em ação para combater infecções virais – mais notavelmente, as células NK, o interferon, os macrófagos e o sistema complemento. Como de costume, há uma elaborada rede de inter-relações entre as defesas imunológicas lançadas contra invasores virais (▲ Tabela 12-2).

DEFESA ANTIVIRAL NO SISTEMA NERVOSO O método comum de destruição de células hospedeiras infectadas por vírus não é adequado para o sistema nervoso. Se as células T citotóxicas destruíssem neurônios infectados por vírus, as células perdidas não poderiam ser substituídas, porque os neurônios não podem se reproduzir. Felizmente, neurônios infectados por vírus são eximidos de exterminação pelo sistema imunológico, mas como os neurônios são protegidos dos vírus? Por muito tempo, os imunologistas pensavam que as únicas defesas antivirais para neurônios fossem as que miravam vírus livres no ECF. Novas e surpreendentes pesquisas revelaram, entretanto, que os anticorpos não apenas miram vírus para destruição no ECF, mas também podem eliminar vírus dentro dos neurônios. Não está claro se os anticorpos realmente entram nos neurônios e interferem diretamente na replicação viral (demonstrou-se que os neurônios coletam anticorpos perto de suas terminações sinápticas) ou se eles se unem à superfície das células nervosas e ativam mudanças intracelulares que reprimem a replicação viral.

Nota Clínica No entanto, o fato de que alguns vírus, como o do herpes, persistem por anos nas células nervosas e às vezes "se acendem" para produzir sintomas, demonstra que o mecanismo intraneural dos anticorpos não fornece aos neurônios uma defesa antiviral infalível.

Células T auxiliares secretam substâncias químicas que amplificam a atividade de outras células imunológicas.

Em contraste com as células T citotóxicas, as células T auxiliares não são células *killer*. Em vez disso, as células T auxiliares secretam citocinas que "ajudam" ou aumentam quase todos os aspectos da resposta imunológica. A maioria das citocinas é produzida por células T auxiliares. As células B estimuladas por antígeno T-dependente não conseguem se desenvolver dentro de células plasmáticas secretoras de anticorpos sem o auxílio das células T auxiliares. Na rede normal de interação entre executores imunológicos, os anticorpos de células B podem influenciar a capacidade das células T citotóxicas de destruírem uma célula vítima. Além disso, as células T auxiliares secretam citocinas que aumentam a atividade das células T citotóxicas adequadas e ativam macrófagos.

Nota Clínica É por isso que a **síndrome da imunodeficiência adquirida (AIDS)**, causada pelo **vírus da imunodeficiência humana (HIV)**, é tão devastadora para o sistema de defesa imunológica. O vírus da AIDS invade seletivamente as células T auxiliares, destruindo ou incapacitando as células que normalmente orquestram boa parte da resposta imunológica (● Figura 12-16). O vírus também invade os macrófagos, prejudicando ainda mais o sistema imunológico e, às vezes, entra também no cérebro, levando à demência (perda grave da capacidade intelectual) notada em algumas vítimas da AIDS.

Veja a seguir as citocinas de células T auxiliares mais conhecidas, embora a lista cresça rapidamente à medida que pesquisadores descobrem mais citocinas com outras funções:

1. As células T auxiliares secretam várias interleucinas que servem coletivamente como **fator de crescimento das células B (IL-4, IL-5 e IL-6)**, o que contribui para o funcionamento das células B em conjunto com o IL-1 secretado por macrófagos. A secreção de anticorpos sem a assistência das células T auxiliares fica bastante reduzida ou ausente, especialmente na defesa contra antígenos T-dependentes.

2. Similarmente, as células T auxiliares secretam **fator de crescimento de células T (IL-2)**, o que aumenta a atividade de células T citotóxicas e até de outras células T auxiliares em reação ao antígeno invasor. Na forma típica de inter-relação, o IL-1 secretado por macrófagos não apenas aumenta a atividade dos clones adequados das células B e T, mas também estimula a secreção de IL-2 por células T auxiliares ativadas.

3. Algumas substâncias químicas secretadas por células T atuam como *quimiotaxinas* para atrair mais neutrófilos e futuros macrófagos para a área invadida. As citocinas que atuam como quimiotaxinas são especificamente denominadas **quimiocinas**.

▲ **TABELA 12-2** — **Defesas contra Invasão Viral**

Quando o vírus está livre no ECF,

Macrófagos
- Destroem o vírus livre por fagocitose
- Processam e apresentam o antígeno viral às células T auxiliares
- Secretam interleucina 1, que ativa clones de células B e T específicos ao antígeno viral

Células plasmáticas derivadas de células B específicas ao antígeno viral secretam anticorpos que
- Neutralizam o vírus para evitar sua entrada em uma célula hospedeira
- Ativam a cascata do complemento que destrói diretamente o vírus livre e aumenta a fagocitose do vírus ao atuar como uma opsonina

Quando o vírus entrou em uma célula hospedeira (o que deve fazer para sobreviver e se multiplicar, com os vírus replicados saindo da célula hospedeira original para entrar no ECF em busca de outras células hospedeiras),

Interferon
- É secretado por células infectadas por vírus
- Une-se a e evita a replicação viral em outras células hospedeiras
- Aumenta o poder de eliminação dos macrófagos, de células *natural killer* e células T citotóxicas

Células Natural Killer
- Rompem não especificamente células hospedeiras infectadas por vírus

Células T citotóxicas
- São ativadas especificamente pelo antígeno viral e rompem as células hospedeiras infectadas antes que o vírus tenha uma chance de se replicar

Células T auxiliares
- Secretam citocinas, que aumentam a atividade das células T citotóxicas e a produção de anticorpos das células B

Quando uma célula infectada por vírus é destruída, o vírus livre é liberado no ECF, onde é atacado diretamente por macrófagos, anticorpos e os componentes complementares ativados.

4. Quando macrófagos são atraídos para a área, o **fator de inibição de migração de macrófagos**, outra citocina importante liberada por células T auxiliares, mantém essas grandes células fagocíticas na região ao inibir sua migração para fora. Como resultado, um grande número de macrófagos atraídos quimiotaticamente se acumula na área infectada. Este fator também confere maior poder fagocítico aos macrófagos coletados. Esses chamados **macrófagos ativados** têm uma capacidade destrutiva mais potente. Eles são especialmente importantes na defesa contra as bactérias que causam a tuberculose, porque tais micróbios podem sobreviver à fagocitose simples por macrófagos não ativados.

5. Uma citocina secretada por células T auxiliares (**IL-5**) ativa *eosinófilos* e outra (**IL-4**) promove o desenvolvimento de *anticorpos de IgE* para a defesa contra vermes parasitas.

CÉLULAS T AUXILIARES 1 E CÉLULAS T AUXILIARES 2 Nem todas as células auxiliares secretam as mesmas citocinas. Dois subconjuntos de células T auxiliares – células **T auxiliares 1 (T_H1)** e **T auxiliares 2 (T_H2)** – aumentam diferentes padrões de respostas imunológicas ao secretarem diferentes tipos de citocinas. As células T_H1 provocam uma resposta mediada por célula (célula T citotóxica), que é adequada para infecções com micróbios intracelulares, como vírus, enquanto as células T_H2 promovem a imunidade mediada por anticorpos por células B e estimulam a atividade dos eosinófilos para defesa contra vermes parasitas.

As células T auxiliares produzidas no timo estão em estado puro até encontrarem o antígeno que estão preparadas para reconhecer. O fato de uma célula T auxiliar pura tornar-se uma célula T_H1 ou T_H2 depende de quais citocinas são secretadas por macrófagos e células dendríticas (semelhantes a macrófagos) do sistema imunológico inato que "apresentam" o antígeno à célula T não comprometida. Será discutida a apresentação de antígenos na próxima seção. O **IL-12** leva uma célula T pura específica para o antígeno a se tornar uma célula T_H1, enquanto o **IL-4** favorece o desenvolvimento de uma célula pura em uma célula T_H2. Assim, as células apresentadoras de antígenos do sistema imunológico não específico podem influenciar todo o teor da resposta imunológica específica ao determinar se o subconjunto celular T_H1 ou T_H2 domina. No caso normal, as citocinas secretadas promovem a resposta imunológica específica adequada contra a ameaça em particular à mão.

Cientistas descobriram recentemente um terceiro conjunto, muito menor, de células T auxiliares em algumas pessoas: as células T_H17, que produzem IL-17. O IL-6 dos macrófagos parece guiar o desenvolvimento de células T_H17, mas os fatores subjacentes que ativam esta via são incertos. As células T_H17 promovem a inflamação e são moléculas executoras no desenvolvimento de doenças autoimunes inflamatórias.

A seguir, examinaremos como as células T são ativadas por células que revelam os antígenos e as funções das moléculas MHC.

Linfócitos T respondem apenas aos antígenos a eles apresentados por células apresentadoras de antígenos.

As células T não conseguem realizar suas tarefas sem assistência de células apresentadoras de antígenos. Isto é, células T relevantes não conseguem reconhecer antígenos estranhos "brutos" que entram no organismo – antes de reagir a eles, um clone

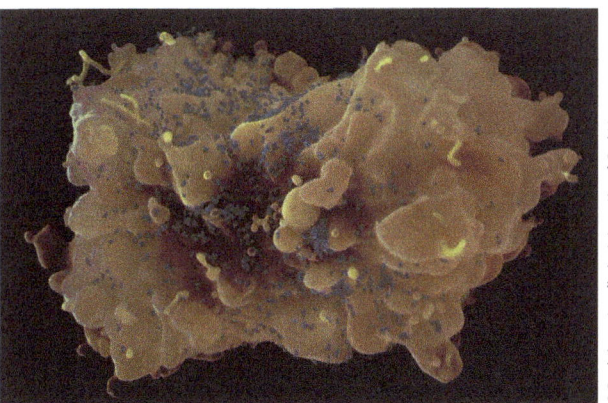

• **FIGURA 12-16 Vírus da AIDS.** Vírus da imunodeficiência humana (HIV) (em cinza), o causador da AIDS, em um linfócito T auxiliar, o principal alvo do HIV.

de célula T deve ser "apresentado" formalmente ao antígeno. As **células apresentadoras de antígenos (APCs)** lidam com a introdução formal. Elas processam e revelam em sua superfície o antígeno, complexado com moléculas MHC, às células T. As APCs incluem macrófagos e células dendríticas altamente relacionadas, ambos células efetoras do sistema de defesa inato, mas que também desempenham um papel essencial na ativação da imunidade adaptativa mediada por células. As células T auxiliares do ramo mediado por células da imunidade adaptativa, por sua vez, aumentam o ramo mediado por anticorpos da imunidade adaptativa. Assim, as APCs são importantes para os componentes inatos e adaptativos do sistema imunológico.

Já estamos familiarizados com os macrófagos. As **células dendríticas** são APCs especializadas que atuam como sentinelas em quase qualquer tecido. Elas têm este nome porque possuem muitas projeções superficiais, ou ramos, que se parecem com os dendritos de neurônios (*dendros* quer dizer "árvore") (• Figura 12-17). As células dendríticas são especialmente abundantes na pele e nos revestimentos das mucosas dos pulmões e do trato digestório – localizações estratégicas por onde micróbios provavelmente entrarão no organismo. Depois da exposição ao antígeno adequado, as células dendríticas deixam seu lar no tecido e migram através do sistema linfático até os linfonodos nas proximidades, onde se agrupam e ativam células T.

Utilizaremos uma célula dendrítica engolfando uma bactéria e a apresentando a uma célula T auxiliar como exemplo de uma APC (• Figura 12-18). As bactérias invasoras são fagocitadas por células dendríticas (ou macrófagos) (passo **1**). Dentro da célula dendrítica, a vesícula endocítica que contém a bactéria engolfada se funde com um lisossomo, que decompõe enzimaticamente as proteínas da bactéria em peptídeos antigênicos (pequenos fragmentos de proteína) (passo **2**). Cada peptídeo antigênico então se liga a uma molécula MHC recém-sintetizada dentro do retículo endoplasmático/complexo de Golgi (passos **3** e **4**). Uma molécula MHC tem um sulco profundo dentro do qual vários peptídeos antigênicos podem se ligar, dependendo do que o macrófago engolfou. A carga do peptídeo antigênico em uma molécula MHC ocorre em uma organela especializada recém-descoberta dentro das APCs, o **compartimento para**

Quando a célula T auxiliar se liga à APC, a APC secreta as citocinas IL-1 e TNF, o que ativa a célula T associada, entre outros efeitos. A célula T ativada, então, secreta diversas citocinas, que atuam de forma autócrina para estimular a expansão clonal desta célula T auxiliar em particular e de forma parácrina em células B, células T citotóxicas e NK adjacentes para aumentar suas respostas ao mesmo antígeno estranho.

Para serem ativadas, as células T devem se ligar ao antígeno estranho apresentado na superfície de APCs e complexado com autoantígenos MHC. Qual é a natureza dos autoantígenos que o sistema imunológico aprende a reconhecer como marcadores das próprias células de uma pessoa? Este será o tópico da próxima seção.

O complexo principal de histocompatibilidade é o código para autoantígenos.

Autoantígenos são glicoproteínas (com açúcares acoplados) ligadas à membrana plasmática e conhecidos como moléculas MHC, porque sua síntese é orientada por um grupo de genes chamado de **complexo principal de histocompatibilidade**, ou **MHC**. Este complexo abrange 4 milhões de pares de base dentro da molécula de DNA e contém 128 genes. Os genes do MHC são muito variáveis nos seres humanos. Mais de 100 moléculas MHC diferentes foram identificadas no tecido humano, porém cada pessoa tem um código para apenas três ou seis desses antígenos possíveis. Devido ao tremendo número de combinações diferentes possíveis, o padrão exato de moléculas MHC varia de uma pessoa para outra, como uma "impressão digital bioquímica" ou "cartão de identidade molecular", exceto em gêmeos idênticos, que têm os mesmos autoantígenos MHC.

O complexo de histocompatibilidade (*histo* significa "tecido"; *compatibilidade* quer dizer "afinidade") maior recebeu esse nome porque esses genes e os autoantígenos que codificam foram discernidos pela primeira vez em relação à tipagem de tecido (semelhante à tipagem sanguínea), feita para obter as correspondências mais compatíveis para enxerto e transplante de tecidos. No entanto, a transferência de tecido de uma pessoa para outra não ocorre normalmente na natureza. O funcionamento natural dos antígenos MHC depende de sua capacidade de orientar as reações das células T, não de sua função artificial na rejeição de tecido transplantado.

GLICOPROTEÍNAS MHC CLASSE I E CLASSE II As células T se tornam ativas apenas quando correspondem a uma determinada combinação de MHC-peptídeo estranho. Além de ter de encaixar um peptídeo estranho específico, o receptor de célula T também deve corresponder à proteína de MHC adequada. Cada

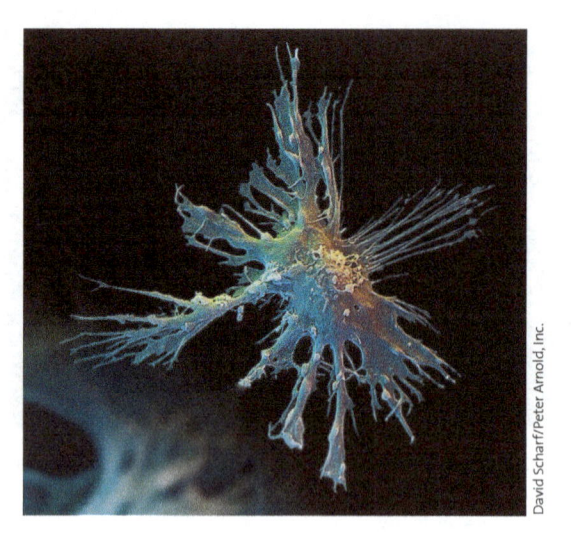

• FIGURA 12-17 Célula dendrítica.

1 A célula dendrítica engolfa uma bactéria.

2 Moléculas grandes da bactéria engolfada são rompidas por lisossomos para produzir peptídeos antigênicos.

3 A nova molécula MHC é sintetizada pelo retículo endoplasmático/complexo de Golgi.

4 Peptídeos antigênicos se unem às proteínas MHC recém-formadas.

5 O antígeno é exibido na superfície celular ligada à proteína MHC – a célula agora é uma célula apresentadora de antígeno (APC).

• FIGURA 12-18 Geração de uma célula apresentadora de antígeno quando uma célula dendrítica engolfa uma bactéria.

carregamento de peptídeos. A molécula MHC, então, transporta o antígeno ligado até a superfície celular, onde é apresentada aos linfócitos T que passam (passo **5**). Quando exibida na superfície celular, a presença combinada desses antígenos e autoantígenos alerta o sistema imunológico para a presença de um agente indesejável dentro da célula. Diferente das células B, as células T não podem se ligar a um antígeno estranho não associado ao autoantígeno. Seria inútil se as células T se ligassem a um antígeno extracelular livre – elas não conseguem combater material estranho que não seja intracelular. Apenas uma célula T CD4+ (auxiliar) específica, com um receptor de célula T que se encaixa de forma complementar com o complexo antígeno-MHC específico, pode se ligar àquela APC.

(a) Autoantígenos MHC clássico I

1 Célula T (CD8+) citotóxica
3 Correceptor CD8
Receptor de célula T
Antígeno estranho
1 Molécula MHC classe I (autoantígeno)
4 Célula hospedeira invadida

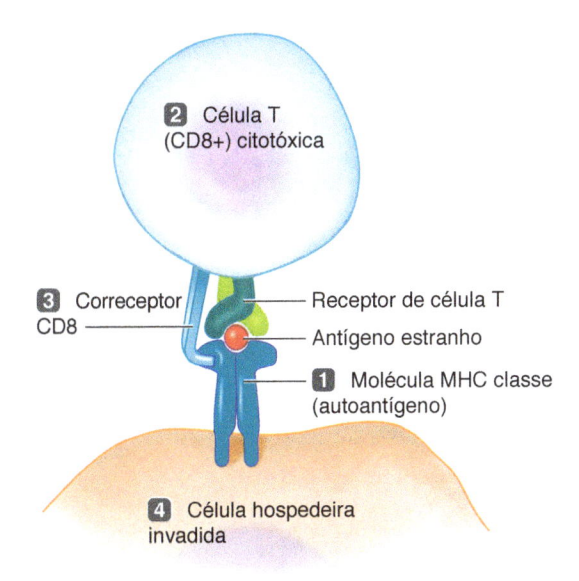

1 As moléculas MHC classe I são encontradas na superfície de todas as células.

2 Elas são reconhecidas apenas por células T citotóxicas (CD8+).

3 O correceptor CD8 une as duas células.

4 Unidas dessa forma, as células T citotóxicas podem destruir células corporais se invadidas por antígeno estranho (viral).

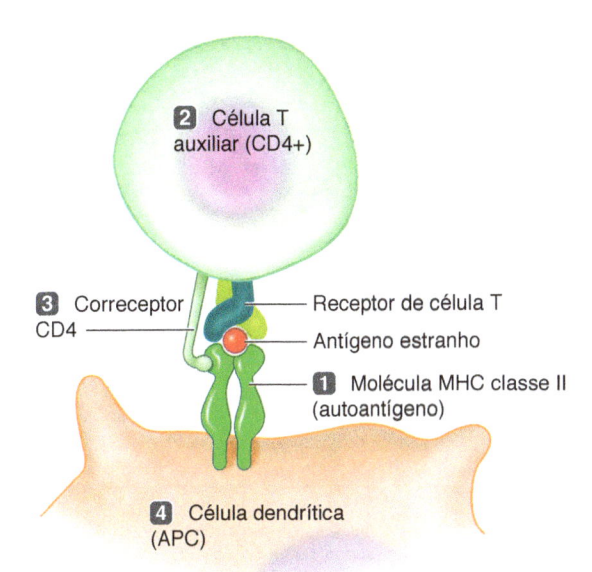

(b) Autoantígenos MHC classe II

2 Célula T auxiliar (CD4+)
3 Correceptor CD4
Receptor de célula T
Antígeno estranho
1 Molécula MHC classe II (autoantígeno)
4 Célula dendrítica (APC)

1 As moléculas MHC classe II são encontradas na superfície de células imunológicas com as quais as células T auxiliares interagem: células dendríticas, macrófagos e células B.

2 Elas são reconhecidas apenas por células T auxiliares (CD4+).

3 O correceptor CD4 une as duas células.

4 Para serem ativadas, as células T auxiliares devem se ligar a uma APC com MHC classe II (célula dendrítica ou macrófago). Para ativar células B, a célula T auxiliar deve se ligar a uma célula B com MHC classe II com o antígeno estranho exibido.

• **FIGURA 12-19 Diferenças entre complexo principal de histocompatibilidade (MHC) classe I e classe II.** As exigências específicas de ligação para os dois tipos de células T garantem que elas se vinculem apenas às células-alvo com as quais podem interagir. As células T citotóxicas (CD8+) podem reconhecer e se unir a um antígeno estranho apenas quando esse antígeno está associado a glicoproteínas MHC classe I encontradas na superfície de todas as células do corpo. Essa exigência é atendida quando um vírus invade uma célula, quando a célula é então destruída por células T citotóxicas. As células T auxiliares (CD4+), ativadas por e/ou que aumentam as atividades das células dendríticas, macrófagos e células B, podem reconhecer e se ligar ao antígeno estranho apenas quando este está associado a glicoproteínas MHC classe II, encontradas somente na superfície dessas outras células imunológicas. O correceptor CD8 ou CD4 da célula T CD8+ ou CD4+ une essas células às moléculas MHC classe I ou classe II da célula-alvo, respectivamente.

pessoa tem duas classes principais de moléculas codificadas por MHC reconhecidas diferencialmente por células T citotóxicas e auxiliares – as glicoproteínas MHC classe I e classe II, respectivamente (• Figura 12-19). Os marcadores classe I e II servem de sinais para guiar células T citotóxicas e auxiliares até os locais celulares precisos onde suas capacidades imunológicas podem ser mais eficazes. Os correceptores nas células T se ligam com as moléculas MHC na molécula-alvo, unindo as duas células.

As células T citotóxicas (células T CD8+) podem reagir a antígenos estranhos apenas em associação com **glicoproteínas MHC classe I**, encontradas na superfície de todas as células nucleadas do organismo. Esta especificidade de ligação ocorre porque o correceptor CD8 da célula citotóxica pode interagir apenas com moléculas MHC classe I. Para executar sua função de lidar com patógenos que invadiram células hospedeiras, é adequado que as células T citotóxicas se liguem apenas às células corporais que os vírus infectaram – ou seja, a antígenos estranhos associados a autoantígenos. Além disso, essas células T mortais também podem se unir a qualquer célula cancerosa do organismo, pois moléculas MHC classe I também exibem as características proteínas celulares alteradas (e, assim, com aparência "estranha") dessas células anormais. Como qualquer célula corporal nucleada pode ser invadida por vírus ou se tornar cancerosa, essencialmente todas as células exibem glicoproteínas MHC classe I, permitindo que as células T citotóxicas ataquem qualquer célula hospedeira invadida por vírus ou por câncer. No caso de células T citotóxicas, o resultado dessa ligação é a destruição da célula corporal infectada. Como as células T citotóxicas não se ligam a autoantígenos MHC na ausência de antígeno estranho, as células corporais normais estão protegidas contra o ataque imunológico letal.

Ativação das células T auxiliares por apresentação de antígeno

1 A bactéria é admitida por fagocitose e degradada em um lisossomo.

2 Peptídeos antigênicos bacterianos são exibidos na superfície da célula APC ligados a proteínas MHC classe II e apresentados a células T auxiliares (CD4+) com TCRs que reconhecem o antígeno.

3 A APC secreta interleucinas, o que ativa a célula T.

4 A célula T ativada secreta citocinas, que estimulam a célula T a se proliferar para expandir o clone de células selecionadas.

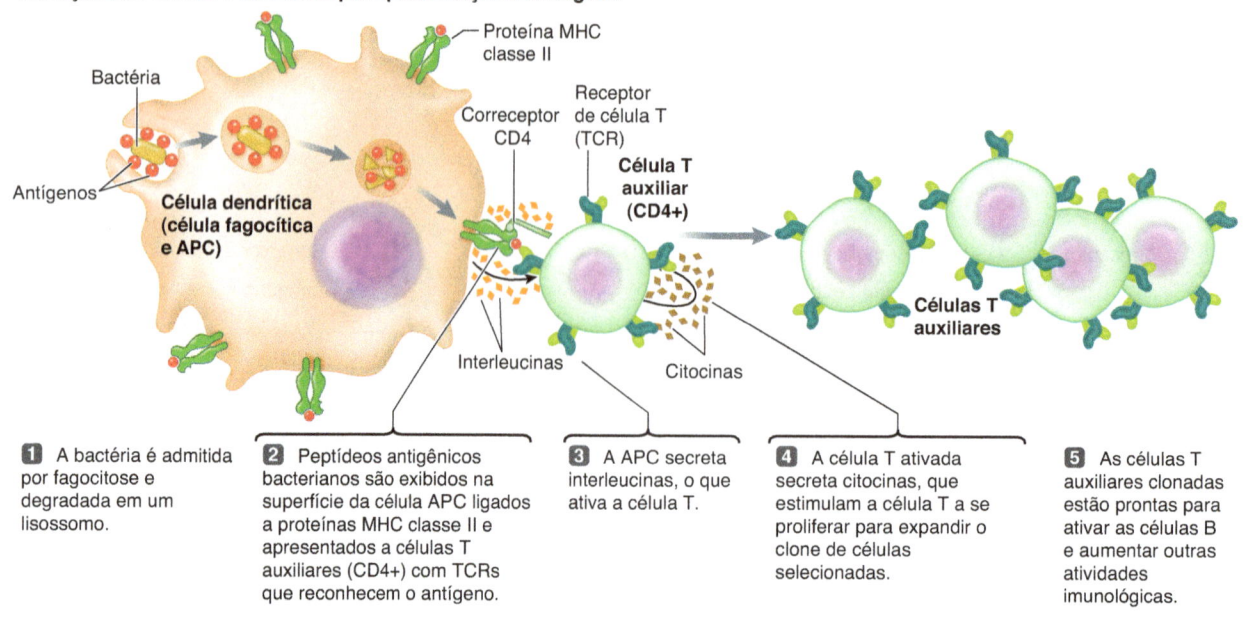

5 As células T auxiliares clonadas estão prontas para ativar as células B e aumentar outras atividades imunológicas.

• **FIGURA 12-20** Interações entre grandes células fagocíticas (APCs), células T auxiliares e células B reativas a antígeno T-dependente.

Em contraste, as **glicoproteínas MHC classe II**, reconhecidas por células T auxiliares (células T CD4+), restringem-se à superfície de alguns poucos tipos especiais de células imunológicas. O correceptor CD4 associado a essas células auxiliares pode interagir apenas com moléculas MHC classe II. Assim, as exigências de ligação específica para células T citotóxicas e auxiliares garantem respostas adequadas das células T. Uma célula T auxiliar pode se vincular a um antígeno estranho apenas quando este é encontrado nas superfícies das células imunológicas com as quais a célula T auxiliar interage diretamente – *macrófagos, células dendríticas e células B*. Moléculas MHC classe II são encontradas em macrófagos e células dendríticas, que apresentam antígenos a células T auxiliares, e também nas células B, cujas atividades são aumentadas pelas citocinas secretadas por células T auxiliares. As células B não fagocitam partículas antigênicas como os macrófagos e as células dendríticas, mas podem internalizar antígeno T-dependente ligado ao seu receptor superficial por endocitose mediada por receptor; depois, exibem os antígenos complexados com MHC classe II em sua superfície. A ligação da célula B que contém antígeno com a célula T auxiliar correspondente faz com que a célula T secrete citocinas que ativam esta célula B específica, levando à expansão clonal e à conversão deste clone da célula B em células plasmáticas produtoras de anticorpos e células de memória (• Figura 12-20). As capacidades das células T auxiliares seriam desperdiçadas se essas células pudessem se ligar com células corporais que não fossem as células imunológicas B e APC especiais. Esta é a principal via pela qual o sistema imunológico adaptativo combate bactérias.

▲ A Tabela 12-3 resume as estratégias imunológicas inata e adaptativa que realizam a defesa contra invasão bacteriana.

Nota Clínica **REJEIÇÃO A TRANSPLANTE** As células T se unem a antígenos MHC presentes na superfície de *células transplantadas* na ausência de antígeno viral estranho. A destruição das células transplantadas ativa a rejeição dos tecidos transplantados ou enxertados. Presumivelmente, algumas células T do receptor "confundem" os antígenos MHC das células do doador com uma combinação bastante semelhante a um antígeno estranho viral convencional complexado com os autoantígenos MHC do receptor.

Para minimizar o fenômeno de rejeição, técnicos combinam os tecidos do doador e do receptor de acordo com antígenos MHC da forma mais compatível possível. Procedimentos terapêuticos para suprimir o sistema imunológico se seguem. No passado, as principais ferramentas imunossupressoras incluíam radioterapia e medicamentos voltados para a destruição das populações de linfócitos que se multiplicavam ativamente, além de medicamentos anti-inflamatórios que suprimiam o crescimento de todos os tecidos linfoides. Entretanto, tais medidas não apenas suprimiam as células T que eram principalmente responsáveis pela rejeição do tecido transplantado, mas também eliminavam as células B secretoras de anticorpos. Infelizmente, a pessoa tratada ficava com pouca proteção imunológica específica contra infecções bacterianas e virais. Nos últimos anos, novos agentes terapêuticos mostraram-se extremamente úteis, deprimindo seletivamente a atividade imunológica mediada por células T, ao mesmo tempo deixando intacta a imunidade mediada por anticorpos das células B. Por exemplo, a *ciclosporina* bloqueia IL-2, a citocina secretada por células T auxiliares necessária para a expansão do clone da célula T citotóxica selecionada. Além disso, uma nova técnica, em fase de pesquisas, pode evitar completamente a rejeição de tecidos transplantados até de doadores não compatíveis. Esta técnica envolve o uso de anticorpos feitos sob medida, que bloqueiam facetas específicas do processo de rejeição. Se comprovadamente segura e eficaz, esta técnica terá tremendo impacto sobre o transplante de tecidos.

Que fatores normalmente evitam que o sistema imunológico adaptativo libere suas potentes capacidades de defesa contra os próprios autoantígenos do organismo? Examinaremos esta questão a seguir.

Ativação de células B reativas a antígeno T-dependente

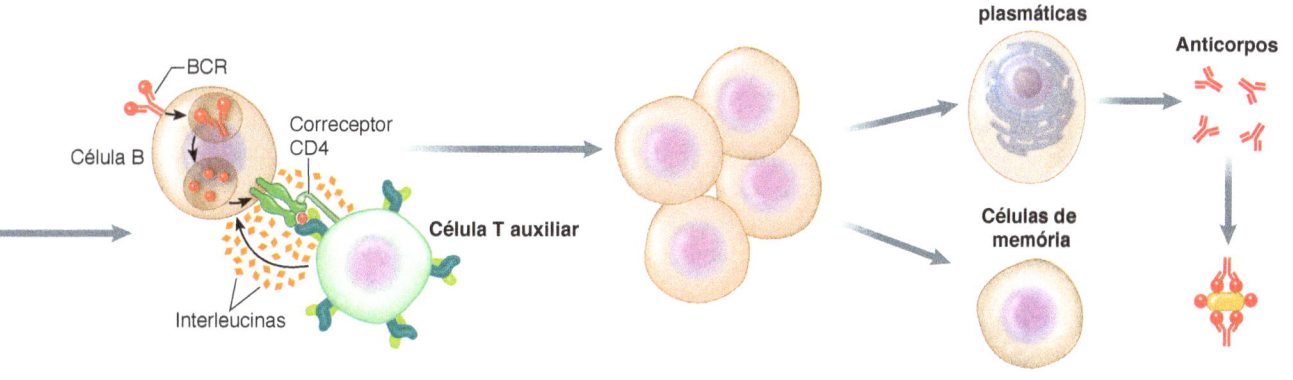

6 BCR se liga ao antígeno. O antígeno é internalizado por endocitose mediada por receptor e suas macromoléculas, degradadas. Os peptídeos antigênicos produzidos são exibidos em uma superfície celular ligada a proteínas MHC classe II.

7 O TCR de uma célula T auxiliar reconhece o antígeno específico na célula B e o correceptor CD4 une as duas células.

8 A célula T auxiliar secreta interleucinas, que estimulam a proliferação de células B para produzir o clone das células selecionadas.

9 Algumas células B clonadas se diferenciam em células plasmáticas, que secretam anticorpos específicos para o antígeno, enquanto outras se diferenciam em células B de memória.

10 Os anticorpos se ligam ao antígeno, mirando o invasor antigênico para destruição pelo sistema imunológico inato.

▲ TABELA 12-3 — Respostas Imunológicas Inatas e Adaptativas à Invasão Bacteriana

Mecanismos da imunidade inata	Mecanismos da imunidade adaptativa

Inflamação
 Macrófagos dos tecidos residentes engolfam as bactérias invasoras
 	
 Reações vasculares induzidas por histamina aumentam o fluxo de sangue para a área, trazendo células efetoras imunológicas adicionais e proteínas plasmáticas.
 	
 Um coágulo de fibrina protege a área invadida.
 	
 Neutrófilos e monócitos/macrófagos migram do sangue para a área a fim de engolfar e destruir invasores estranhos e remover detritos celulares.
 	
 As células fagocíticas secretam citocinas, que aumentam as respostas imunológicas adaptativas e inatas e induzem sintomas locais e sistêmicos associados a uma infecção.
 	
 Ativação não específica do sistema complemento
 Componentes complementares formam um complexo de ataque à membrana perfuradora que rompe as células bacterianas.
 	
 Os componentes complementares aumentam muitos passos da inflamação.
	Células B específicas ao antígeno T-independente são ativadas na ligação com o antígeno.
	
	 Células B específicas ao antígeno T-dependente apresentam o antígeno às células T auxiliares. Na ligação com as células B, as células T auxiliares ativam as células B.
	
	 O clone da célula B ativada se prolifera e se diferencia em células plasmáticas e de memória.
	
	 As células plasmáticas secretam anticorpos personalizados, que se ligam especificamente às bactérias invasoras. A atividade da célula plasmática é aumentada por:
	     Interleucina 1 secretada por macrófagos
	     Células T auxiliares, que foram ativadas pelo mesmo antígeno bacteriano processado e a elas apresentado por macrófagos ou células dendríticas
	
	 Os anticorpos se ligam a bactérias invasoras e aumentam os mecanismos inatos que levam à destruição das bactérias. Especificamente, os anticorpos:
	     Atuam como opsoninas para aumentar a atividade fagocítica
	     Ativam o sistema complemento letal
	     Estimulam as células *natural killer*, que rompem diretamente as bactérias
	
	 As células de memória que persistem serão capazes de reagir mais rapidamente e com mais força se as mesmas bactérias forem encontradas novamente.

O sistema imunológico normalmente tolera autoantígenos.

O termo **tolerância,** neste contexto, refere-se ao fenômeno de evitar que o sistema imunológico ataque os próprios tecidos do indivíduo. Durante o "processo de cortar, organizar e colar" genético que ocorre durante o desenvolvimento de linfócitos, algumas células B e T são formadas por acaso e podem reagir contra antígenos dos próprios tecidos do organismo. Se esses clones de linfócitos pudessem funcionar, destruiriam o próprio organismo da pessoa. Felizmente, o sistema imunológico normalmente não produz anticorpos ou células T ativadas contra os próprios autoantígenos do corpo, mas direciona suas táticas destrutivas apenas contra antígenos estranhos.

Pelo menos oito mecanismos diferentes estão envolvidos na tolerância:

1. *Deleção clonal.* Em resposta à exposição contínua aos antígenos do organismo no início do desenvolvimento, clones de linfócitos B e T, capazes especificamente de atacar esses autoantígenos, na maioria dos casos são permanentemente destruídos dentro do timo. Esta **deleção clonal** é realizada ao ativar a apoptose de células imaturas que reagiriam com as próprias proteínas do organismo. Essa eliminação física é o principal mecanismo pelo qual a tolerância é desenvolvida.

2. *Anergia clonal.* A premissa de **anergia clonal** é a de que um linfócito T deve receber dois sinais simultâneos específicos a serem ativados (acionados), um de seu antígeno compatível e outro de uma molécula estimulatória de cossinal conhecida como **B7**, encontrada apenas na superfície de uma APC. Os dois sinais estão presentes em antígenos estranhos, que são introduzidos a células T por APCs. Quando uma célula T é acionada ao encontrar seu correspondente antígeno acompanhado do cossinal, a célula não precisa mais do cossinal para interagir com outras células. Por exemplo, uma célula T citotóxica ativada pode destruir qualquer célula invadida por vírus que leve o antígeno viral, embora essa célula infectada não possua o cossinal. Em contraste, esses sinais duplos – antígeno mais cossinal – nunca estão presentes para autoantígenos, porque esses antígenos não são tratados por APCs que levam cossinais. A primeira exposição a um único sinal de um autoantígeno *desativa* a célula T compatível, deixando a célula não reativa a exposição posterior ao antígeno, em vez de fazer a célula se proliferar. Esta reação é chamada de *anergia clonal* (anergia quer dizer "falta de energia"), porque as células T estão sendo desativadas (em outras palavras, "ficam preguiçosas") em vez de serem ativadas por seus antígenos. A anergia clonal é um respaldo à deleção clonal. Os clones de linfócitos T não energizados sobrevivem, mas não podem funcionar.

3. *Edição do receptor.* Um meio recém-identificado de livrar o organismo de células B autorreativas é a **edição do receptor**. Com este mecanismo, quando uma célula B que leva um receptor para um dos próprios antígenos do corpo encontra o autoantígeno, a célula B escapa da morte ao mudar rapidamente seu receptor de antígeno para uma versão não própria. Desta forma, uma célula B originalmente autorreativa sobrevive, mas é "reabilitada", para que nunca mais mire os próprios tecidos do organismo.

4. *Supressão ativa por células T regulatórias.* As células T_{reg} desempenham uma função na tolerância ao inibirem por toda a vida alguns clones de linfócitos específicos para os próprios tecidos do corpo.

5. *Ignorância imunológica*, também conhecida como *sequestro de antígenos*. Algumas automoléculas normalmente são escondidas do sistema imunológico, porque nunca entram em contato direto com o ECF por onde as células imunológicas e seus produtos circulam. Um exemplo de tal antígeno segregado é a tireoglobulina, uma proteína complexa sequestrada dentro das estruturas secretoras de hormônio da glândula tireoide (veja no início do Capítulo 19).

6. *Privilégio imunológico*. Poucos tecidos – mais notavelmente, os testículos e os olhos – têm **privilégio imunológico**, porque escapam do ataque imunológico mesmo quando transplantados para uma pessoa não aparentada. Cientistas descobriram recentemente que as membranas plasmáticas celulares destes tecidos imunologicamente privilegiados têm uma molécula específica que aciona a apoptose de linfócitos ativados que se aproximam e que poderiam atacar os tecidos.

7. A *morte celular induzida por ativação* ocorre, em alguns casos, como resultado da ativação excessiva de células B autorreativas.

8. *Liberação de IL-10 anti-inflamatória.* Diversas células imunológicas – T_H2, células T citotóxicas, T_{regs}, células B, mastócitos e eosinófilos – liberam IL-10, uma citocina com amplas propriedades anti-inflamatórias que inibe macrófagos e células dendríticas, inclusive reduzindo sua produção de citocinas produtoras de inflamação. Através desta ação inibitória, a IL-10 ajuda a frear, por meio de *"checks and balances"*, os ataques imunológicos contra autoantígenos e antígenos ambientais.

Doenças autoimunes surgem da perda de tolerância a autoantígenos.

Nota Clínica Às vezes, o sistema imunológico não diferencia entre autoantígenos e antígenos estranhos e lança sua ação mortal contra um ou mais tecidos do próprio organismo. Uma condição na qual o sistema imunológico não reconhece e não tolera autoantígenos associados a tecidos particulares é conhecida como **doença autoimune** (*auto* quer dizer "próprio"). Doenças autoimunes surgem de uma combinação de predisposição genética e agravos ambientais que levam a uma falha dos mecanismos de tolerância do sistema imunológico. A autoimunidade engloba mais de 80 doenças, muitas delas muito conhecidas. Dentre outras, *esclerose múltipla, artrite reumatoide, diabete mellitus tipo 1* e *psoríase.* Cerca de 50 milhões de norte-americanos sofrem de algum tipo de doença autoimune, com incidência cerca de três vezes mais alta nas mulheres do que nos homens. Doenças autoimunes afetam uma em cada vinte pessoas no mundo todo.

As doenças autoimunes podem ter várias causas diferentes:

1. A exposição a autoantígenos normalmente inacessíveis às vezes induz um ataque imunológico contra tais antígenos. Como o sistema imunológico normalmente não é exposto a estes autoantígenos escondidos, ele não "aprende" a tolerá-los. A exposição inadvertida desses antígenos normalmente inacessíveis ao sistema imunológico, devido à ruptura de tecido causada por ferimentos ou por doenças, pode levar a um rápido ataque imunológico contra o tecido afetado, como se essas autoproteínas fossem inva-

sores estranhos. A *doença de Hashimoto*, que envolve a produção de anticorpos contra a tireoglobulina e a destruição da capacidade secretória de hormônio da glândula tireoide, é um exemplo.

2. Autoantígenos normais podem ser modificados por fatores como medicamentos, substâncias químicas ambientais, vírus ou mutações genéticas, de forma que não são mais reconhecidos e tolerados pelo sistema imunológico.

3. A exposição do sistema imunológico a um antígeno estranho estruturalmente quase idêntico a um autoantígeno pode induzir a produção de anticorpos ou linfócitos T ativados que não apenas interagem com o antígeno estranho, mas também têm uma reação cruzada com o bastante semelhante antígeno corporal. As bactérias estreptococos responsáveis pela faringite exemplificam esta mímica molecular. Estas bactérias têm antígenos estruturalmente muito semelhantes aos autoantígenos no tecido que recobre as válvulas cardíacas de algumas pessoas, e, nestes casos, os anticorpos produzidos contra os organismos estreptococos também se ligam a esse tecido cardíaco. A resposta inflamatória resultante é responsável pelas lesões na válvula cardíaca associadas à *febre reumática*.

4. Novos estudos apontam outro possível gatilho de doenças autoimunes, que pode explicar por que um grupo dessas desordens é mais comum em mulheres do que em homens. Tradicionalmente, cientistas especularam que o viés sexual das doenças autoimunes estava de alguma forma relacionado a diferenças hormonais. Contudo, achados recentes indicam que a maior incidência dessas condições autodestrutivas nas mulheres pode ser um legado da gravidez. Pesquisadores descobriram que células fetais, que frequentemente obtêm acesso à corrente sanguínea da mãe durante o trauma do parto, às vezes permanecem na mãe por décadas após a gravidez. O sistema imunológico normalmente elimina essas células do organismo da mãe após o parto, mas estudos envolvendo doenças autoimunes demonstraram que mulheres com tais condições tinham maior probabilidade de reter células fetais persistentes em seu sangue do que mulheres saudáveis. A persistência de antígenos fetais semelhantes, mas não idênticos, que não foram logo eliminados como estranhos pode, de alguma forma, ativar um ataque imunológico mais sutil e gradual, que eventualmente se volta contra os antígenos altamente relacionados da própria mãe. Por exemplo, este fenômeno pode ser o gatilho subjacente para o *lúpus sistêmico eritematoso*, um ataque autoimune contra o DNA – condição que pode afetar muitos órgãos, mais comumente a pele, as articulações e os rins.

Agora, vejamos mais detalhadamente a função das células T na defesa contra o câncer.

A vigilância imunológica contra células cancerosas envolve uma mútua influência entre células imunológicas e o interferon.

Além de destruir células hospedeiras infectadas por vírus, outra função importante do sistema de células T é o reconhecimento e a destruição de células cancerosas recém-surgidas e possivelmente tumorais, antes que tenham chance de se multiplicar e se espalhar, um processo conhecido como **vigilância imunológica**. Pelo menos uma vez por dia, em média, seu sistema imunológico destrói uma célula mutante que poderia se tornar cancerosa. Qualquer célula normal pode se transformar em célula cancerosa se tiver mutações dentro de seus genes que regem a divisão e o crescimento celular. Tais mutações podem ocorrer sozinhas, por acaso ou, mais frequentemente, por exposição a **fatores carcinogênicos** (causadores de câncer), como radiação ionizante, algumas substâncias químicas ambientais ou irritantes físicos. Além disso, alguns cânceres são causados por vírus tumorais, que transformam as células que invadem em células cancerosas. O sistema imunológico reconhece as células cancerosas porque elas têm antígenos superficiais novos e diferentes, em conjunto com os autoantígenos normais da célula, devido à mutação genética ou à invasão por um vírus tumoral.

Nota Clínica **TUMORES BENIGNOS E MALIGNOS** A multiplicação e o crescimento celular normalmente estão sob controle rígido, mas os mecanismos reguladores são amplamente desconhecidos. A multiplicação celular em adultos, em geral, está restrita à substituição de células perdidas. Além disso, as células normalmente respeitam seu próprio lugar e espaço na "sociedade" de células do organismo. No entanto, se uma célula que se tornou tumorosa consegue escapar da destruição imunológica, ela desafia os controles regulares sobre sua proliferação e posição. A multiplicação irrestrita de uma única célula tumoral resulta em um **tumor** que consiste de um clone de células idênticas à célula modificada original.

Se a massa tem crescimento lento, permanece em seu local original e não infiltra o tecido ao seu redor, é considerada um **tumor benigno**. Em contraste, a célula transformada pode multiplicar-se rapidamente e formar uma massa invasiva que não tem o comportamento "altruísta" característico das células normais. Tais tumores invasivos são **tumores malignos**, ou **cânceres**. Células de tumores malignos normalmente não aderem bem às células vizinhas normais, portanto, com frequência algumas células cancerosas se soltam do tumor original. Essas células cancerosas "emigrantes" são transportadas através do sangue para novos territórios, onde continuam a proliferar-se, formando diversos tumores malignos. O termo **metástase** é aplicado a esse alastramento do câncer para outras partes do corpo.

Se um tumor maligno for detectado no início, antes da metástase, ele pode ser removido cirurgicamente. Quando as células cancerosas se dispersam e semeiam diversos locais cancerosos, a eliminação cirúrgica da malignidade é impossível. Neste caso, agentes que interferem nas células que se dividem e crescem rapidamente, como alguns medicamentos de quimioterapia, são utilizados na tentativa de destruir as células malignas. Infelizmente, esses agentes também danificam as células corporais normais, especialmente células de proliferação rápida, como as sanguíneas e as que revestem o trato digestório.

Na maioria dos casos, o câncer não tratado mostra-se, por fim, fatal, por diversos motivos inter-relacionados. A massa maligna de crescimento incontrolável substitui células normais, competindo vigorosamente com elas por espaço e nutrientes, mas as células cancerosas não conseguem assumir as funções das células que destroem. As células cancerosas continuam imaturas e não se especializam, frequentemente se parecendo com células embrionárias (● Figura 12-21). Tais células malignas mal diferenciadas não têm a capacidade de executar as funções especializadas do tipo de célula normal a partir da qual sofreram mutação. Os órgãos afetados são gradualmente perturbados

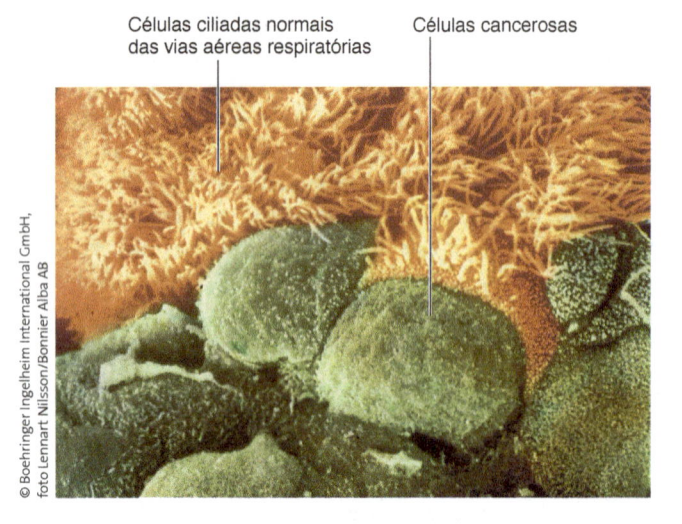

• **FIGURA 12-21 Comparação entre células normais e cancerosas nas vias aéreas respiratórias superiores.** As células normais exibem cílios especializados, que se contraem constantemente em um movimento como o de um chicote para eliminar detritos e micro-organismos das vias aéreas respiratórias, de forma que eles não consigam entrar nas partes mais profundas dos pulmões. As células cancerosas não são ciliadas, portanto, não conseguem desempenhar esta tarefa especializada de defesa.

até o ponto de não conseguirem mais executar suas funções sustentadoras da vida, e a pessoa morre.

MUTAÇÕES GENÉTICAS QUE NÃO CAUSAM CÂNCER Embora muitas células corporais passem por mutações ao longo da vida de uma pessoa, a maior parte dessas mutações não resulta em malignidade, por três motivos:

1. Apenas uma parte das mutações envolve a perda de controle sobre o crescimento e a multiplicação celular. Mais frequentemente, são outras as facetas da função celular alteradas.

2. Uma célula normalmente se torna cancerosa apenas depois de um acúmulo de várias mutações independentes. Tal exigência contribui, ao menos parcialmente, para a incidência muito mais alta de câncer em pessoas mais velhas, nas quais as mutações tiveram mais tempo para acumular-se em uma mesma linhagem celular.

3. Células potencialmente cancerosas que surgem são normalmente destruídas pelo sistema imunológico no início do desenvolvimento.

EFETORES DE VIGILÂNCIA IMUNOLÓGICA A vigilância imunológica contra o câncer depende de uma inter-relação entre três tipos de células imunológicas – *células T citotóxicas, células NK e macrófagos* –, além do *interferon*. Esses três tipos de células imunológicas não apenas podem atacar e destruir células cancerosas diretamente, mas também secretam o interferon. O interferon, por sua vez, inibe a multiplicação de células cancerosas e aumenta a capacidade letal das células imunológicas (• Figura 12-22).

Como as células NK não precisam de exposição anterior e ativação em reação a uma célula cancerosa antes de lançarem um ataque letal, elas são a primeira linha de defesa contra o câncer. Além disso, células T citotóxicas miram células cancerosas depois de serem ativadas por proteínas superficiais modificadas em conjunto com moléculas MHC classe I normais. Ao entrar em contato com uma célula cancerosa, essas células *killer* liberam perforina e outras substâncias químicas tóxicas que destroem a célula mutante desejada (• Figura 12-22). Os macrófagos, além de eliminarem os restos da célula-alvo exterminada, podem engolfar e destruir células cancerosas intracelularmente.

O fato de que o câncer às vezes ocorre demonstra que as células cancerosas ocasionalmente escapam desses mecanismos imunológicos. Acredita-se que algumas células cancerosas sobrevivam evitando a detecção imunológica, por exemplo, por não exibirem antígenos identificadores em sua superfície ou por serem cercadas de **anticorpos bloqueadores** contraproducentes que interferem no funcionamento das células T. Embora se acredite que as células B e os anticorpos não desempenhem função direta na defesa contra o câncer, as células B, ao identificarem uma célula cancerosa mutante como um estranho, podem produzir anticorpos contra ela. Esses anticorpos, por motivos desconhecidos, não ativam o sistema complemento, que poderia destruir as células cancerosas. Em vez disso, os anticorpos se ligam aos locais alergênicos na célula cancerosa, "camuflando" esses lugares do reconhecimento pelas células T citotóxicas. O revestimento de uma célula tumoral com anticorpos bloqueadores protege, assim, a célula daninha contra ataques por células T do tipo *killer*. Um novo achado revela que outras células cancerosas bem-sucedidas frustram o ataque imunológico ao acionarem seus perseguidores. Elas induzem as células T citotóxicas a elas ligadas a cometerem suicídio. Além disso, algumas células cancerosas secretam grandes quantidades de um mensageiro químico específico, que recruta as células T regulatórias e as programa para suprimir as células T citotóxicas.

Concluímos aqui nossa discussão sobre células B e T. A ▲ Tabela 12-4 compara as propriedades dessas duas células efetoras adaptativas.

Um loop regulador une o sistema imunológico aos sistemas nervoso e endócrino.

Pela discussão anterior, fica óbvio que fatores de controle complexos operam dentro do próprio sistema imunológico. Até recentemente, acreditava-se que o sistema imunológico funcionasse independente dos outros sistemas de controle no organismo. Agora, as pesquisas apontam que o sistema imunológico influencia e é influenciado pelos dois principais sistemas reguladores, o nervoso e o endócrino. Por exemplo, a IL-1 pode acionar respostas ao estresse pela ativação de uma sequência de eventos nervosos e endócrinos que resultam na secreção de cortisol, um dos principais hormônios liberados durante períodos de estresse. Esse elo entre um mediador da resposta imunológica e um da resposta ao estresse é adequado. O cortisol mobiliza os estoques de nutriente do organismo para que o combustível metabólico acompanhe o ritmo das demandas de energia do corpo em um momento em que a pessoa está doente e pode não estar comendo o suficiente (ou, no caso de um animal, pode não conseguir procurar alimento). Além disso, o cortisol mobiliza os aminoácidos, que servem de blocos construtores para reparar qualquer lesão aos tecidos decorrente do encontro que disparou a resposta imunológica.

Na direção inversa, os linfócitos e macrófagos são reativos a sinais transportados do sistema nervoso e de determinadas glândulas endócrinas pelo sangue. Essas importantes células imunológicas possuem receptores para uma ampla variedade de

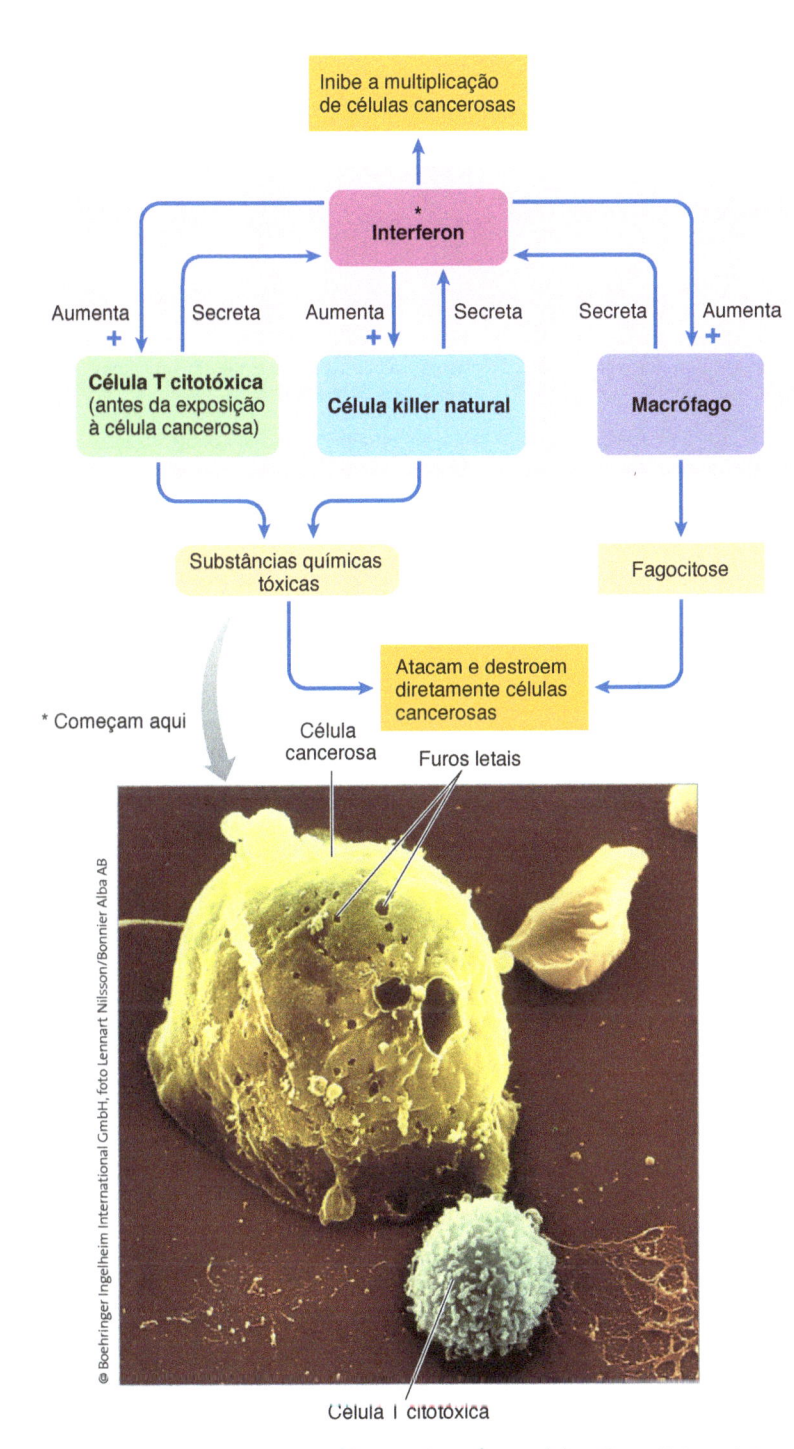

FIGURA 12-22 Vigilância imunológica contra o câncer. Interações anticancer das células T citotóxicas, natural killers, macrófagos e interferon. A foto é de uma célula cancerosa sendo destruída por furos letais produzidos pela perforina liberada por uma célula T citotóxica.

neurotransmissores, hormônios e outros mediadores químicos. Por exemplo, o cortisol e outros mediadores químicos da resposta ao estresse têm efeito imunossupressor profundo, inibindo muitas funções dos linfócitos e macrófagos e diminuindo a produção de citocinas. Assim, um loop de retroalimentação negativa parece existir entre o sistema imunológico e os sistemas nervoso e endócrino. As citocinas liberadas pelas células imunológicas potencializam respostas ao estresse controladas neural e hormonalmente, enquanto o cortisol e mediadores químicos relacionados liberados durante a resposta ao estresse suprimem o sistema imunológico. Em grande parte porque o estresse suprime o sistema imunológico, eventos estressantes físicos, psicológicos e sociais da vida estão relacionados à maior suscetibilidade a infecções e cânceres. Assim, a resistência orgânica a doenças *pode* ser influenciada pelo estado mental da pessoa – um caso de "mente sobre matéria".

Há outros elos importantes entre os sistemas imunológico e nervoso além da conexão com o cortisol. Por exemplo, muitos órgãos do sistema imunológico, como o timo, o baço e os linfonodos, são inervados pelo sistema nervoso simpático, o ramo do sistema nervoso chamado à ação durante situações "lutar ou fugir" relacionadas ao estresse (veja no Capítulo 7). Além disso, uma via anti-inflamatória colinérgica ajuda a domar a resposta inflamatória. O nervo vago, o principal nervo do sistema nervoso parassimpático, alimenta o baço e outros locais onde macrófagos são abundantes. Os macrófagos, orquestradores de muitos aspectos do processo inflamatório, têm receptores para acetilcolina, o neurotransmissor pós-ganglionico parassimpático. Através desse meio, a acetilcolina suprime a inflamação. Na direção oposta, secreções do sistema imunológico atuam no cérebro para produzir febre e outros sintomas gerais que acompanham infecções. Além disso, as células imunológicas secretam alguns hormônios que se pensava serem produzidos pelo sistema endócrino. Por exemplo, muitos dos hormônios secretados pela glândula pituitária são também produzidos pelos linfócitos. Os cientistas estão apenas começando a desvendar os mecanismos e implicações das muitas interações neuro-endócrino-imunológicas complexas (para uma discussão sobre os possíveis efeitos do exercício sobre a defesa imunológica, veja o quadro ■ **Detalhes da Fisiologia do Exercício**).

Doenças Imunológicas

O funcionamento anormal do sistema imunológico pode causar doenças imunológicas de duas formas gerais: **doenças de imunodeficiência** (pouquíssima resposta imunológica) e **ataques imunológicos inadequados** (resposta imunológica excessiva ou incorreta).

Doenças de imunodeficiência resultam de respostas imunológicas insuficientes.

Nota Clínica As doenças de imunodeficiência ocorrem quando o sistema imunológico não responde adequadamente à invasão estranha. A condição pode ser congênita (presente no nascimento) ou adquirida (não hereditária) e pode envolver especificamente o prejuízo da imunidade mediada por anticorpos, por células ou ambas.

Em uma condição hereditária rara conhecida como **imunodeficiência combinada grave**, há ausência de células B e T.

TABELA 12-4 — Linfócitos B versus T

Característica	Linfócitos B	Linfócitos T
Origem ancestral	Medula óssea	Medula óssea
Local de processamento de maturação	Medula óssea	Timo
Receptores para antígeno	Os receptores de célula B são anticorpos inseridos na membrana plasmática; altamente específicos	Os receptores de célula T presentes na membrana plasmática não são os mesmos dos anticorpos; altamente específicos
Vinculam-se a	Antígenos extracelulares como bactérias, vírus livres e outros materiais estranhos em circulação	Antígeno estranho associado a autoantígeno, como células infectadas por vírus
Tipos de células ativas	Células plasmáticas	Células T citotóxicas, células T auxiliares, células T regulatórias
Formação de células de memória	Sim	Sim
Tipo de imunidade	Imunidade mediada por anticorpos	Imunidade mediada por células
Produção secretória	Anticorpos	Citocinas
Funções	Ajudam a eliminar invasores estranhos livres ao aumentar respostas imunológicas inatas contra eles; fornecem imunidade contra a maioria das bactérias e alguns vírus	Rompem células cancerosas e infectadas por vírus; fornecem imunidade contra a maioria dos vírus e algumas bactérias; ajudam as células B na produção de anticorpos; modulam respostas imunológicas
Tempo de vida	Curto	Longo

Tais pessoas têm defesas extremamente limitadas contra organismos patogênicos e morrem na infância se não forem mantidas em um ambiente livre de germes (isto é, devem viver em uma "bolha"). No entanto, essa sentença mudou, em decorrência de recentes sucessos com a utilização de terapia genética para curar a doença em alguns pacientes.

Estados de imunodeficiência adquirida (não hereditária) podem surgir da destruição inadvertida de tecido linfoide durante terapia prolongada com agentes anti-inflamatórios, como derivados de cortisol, ou de terapia contra o câncer voltada para a destruição de células em rápida divisão (que, infelizmente, incluem linfócitos, além de células cancerosas). A doença de imunodeficiência adquirida mais atual e, tragicamente, mais comum é a AIDS, que, como descrito anteriormente, é causada pelo HIV, um vírus que invade e incapacita as indispensáveis células T auxiliares.

Estudaremos, em seguida, os ataques imunológicos inadequados.

Alergias são ataques imunológicos inadequados contra substâncias ambientais inofensivas.

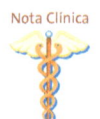

Nota Clínica Ataques imunológicos adaptativos inadequados causam reações lesivas ao organismo. Eles incluem (1) *respostas autoimunes*, nas quais o sistema imunológico se volta contra um dos próprios tecidos do corpo, (2) *doenças do complexo imunológico*, que envolvem reações excessivamente exuberantes do organismo que "transbordam" e danificam tecidos normais, e (3) *alergias*. As primeiras duas condições já foram descritas neste capítulo, portanto, nos concentraremos agora nas alergias.

Uma **alergia** é a aquisição de uma reatividade imunológica específica inadequada, ou **hipersensibilidade**, a uma substância ambiental normalmente inofensiva, como poeira ou pólen. O agente agressor é conhecido como **alérgeno**. A reexposição subsequente de uma pessoa sensibilizada ao mesmo alérgeno causa um ataque imunológico, que pode variar de uma reação leve e irritante a uma mais grave e lesiva ao organismo, que pode até ser fatal.

As reações alérgicas são classificadas em duas categorias: *hipersensibilidade imediata* e *hipersensibilidade tardia*. Na **hipersensibilidade imediata**, a reação alérgica aparece cerca de 20 minutos depois que uma pessoa sensibilizada é exposta a um alérgeno. Na **hipersensibilidade tardia**, a reação geralmente só aparece cerca de um dia depois da exposição. A diferença de tempo é resultado dos diferentes mediadores envolvidos. Um alérgeno em particular pode ativar uma resposta da célula B ou T. Reações alérgicas imediatas envolvem células B e são causadas por interações de anticorpos com um alérgeno. As reações tardias envolvem células T e o processo de resposta mais lento da imunidade mediada por células contra o alérgeno. Vamos examinar mais detalhadamente as causas e consequências de cada uma dessas reações.

GATILHOS DA HIPERSENSIBILIDADE IMEDIATA Na hipersensibilidade imediata, os anticorpos envolvidos e os eventos que ocorrem na exposição a um alérgeno são diferentes da resposta típica mediada pelos anticorpos às bactérias. Os mais comuns alérgenos que provocam hipersensibilidade imediata são grãos de pólen, picadas de abelha, penicilina, alguns alimentos, mofo,

DETALHES DA FISIOLOGIA DO EXERCÍCIO

Exercícios ajudam ou atrapalham a defesa imunológica?

Há anos, pessoas que adotam regimes de exercício moderado alegam que têm menos resfriado quando estão em boa condição aeróbica. Por outro lado, atletas de elite e seus treinadores frequentemente reclamam do número de infecções nas vias respiratórias superiores que os atletas parecem contrair no pico de suas temporadas competitivas. Os resultados de estudos científicos recentes embasam ambas as alegações. O impacto do exercício sobre a defesa imunológica depende de sua intensidade.

Estudos em animais demonstraram que exercícios de alta intensidade depois de infecções experimentalmente induzidas resultam em infecções mais graves. Exercícios moderados previamente realizados ao início de uma infecção ou ao desenvolvimento de um tumor, por sua vez, resultam em infecção menos grave e crescimento tumoral mais lento em cobaias animais.

Estudos em humanos dão maior embasamento à hipótese de que o exercício exaustivo suprime a defesa imunológica, enquanto exercícios moderados estimulam o sistema imunológico. Uma pesquisa com 2.300 corredores que competiam em uma grande maratona indicou que os que haviam treinado mais de 96,5 km por semana tinham duas vezes mais infecções respiratórias do que quem havia treinado menos de 30 km por semana nos dois meses antes da prova. Em outro estudo, pediu-se a dez atletas de elite que corressem em uma esteira por três horas no mesmo ritmo que correriam em uma competição. Exames de sangue depois da corrida indicavam que a atividade de células *natural killer* havia diminuído de 25% a 50%, e que essa queda durou seis horas. Os corredores também demonstraram um aumento de 60% no hormônio do estresse cortisol, um reconhecido supressor da imunidade. Outros estudos demonstraram que atletas têm, em repouso, níveis menores de IgA na saliva em comparação com indivíduos de um grupo de controle e que as imunoglobulinas da mucosa respiratória diminuem depois de exercícios exaustivos prolongados. Tais resultados sugerem uma menor resistência a infecções respiratórias após exercícios de alta intensidade. Diante desses resultados, os pesquisadores recomendam que atletas minimizem sua exposição a vírus respiratórios, evitando lugares lotados ou pessoas gripadas ou resfriadas, nas primeiras seis horas após uma competição extenuante.

Entretanto, um estudo que avaliou os efeitos de um programa de exercícios moderados no qual um grupo de mulheres caminhou 45 minutos por dia, cinco dias por semana, por 15 semanas constatou que os níveis de anticorpos e a atividade das células *natural killer* das caminhantes aumentaram durante toda a duração do programa de exercício. Outros estudos, expondo pessoas acima de 65 anos a exercícios moderados em bicicletas ergométricas, mostraram atividade aumentada das células *natural killer* tão grande quanto a encontrada em jovens.

Infelizmente, os poucos estudos realizados com pessoas infectadas com o vírus da imunodeficiência humana (HIV, o vírus da AIDS) não constataram uma melhora no funcionamento imunológico em decorrência de exercícios. Os estudos demonstraram, porém, que pacientes HIV positivos podem ganhar força através de treinamento de resistência e aumentar seu bem-estar psicológico através de exercícios, e que não sofrem efeitos prejudiciais com exercícios moderados.

---

poeira, penas e pelos de animais (na verdade, pessoas alérgicas a gatos não são alérgicas ao pelo em si. O verdadeiro alérgeno está na saliva do gato, que se deposita no pelo quando o animal o lambe. Da mesma forma, as pessoas não são alérgicas à poeira ou a penas em si, mas aos minúsculos ácaros que ali habitam e que comem as escamas constantemente eliminadas pela pele). Por motivos pouco claros, esses alérgenos se ligam e causam a síntese de anticorpos de IgG associados a antígenos bacterianos. Os anticorpos de IgE são a pouco abundante imunoglobulina, mas sua presença indica problemas. Sem anticorpos de IgE, não haveria hipersensibilidade imediata. Quando uma pessoa com uma tendência alérgica é exposta pela primeira vez a um determinado alérgeno, células T auxiliares compatíveis secretam *IL-4*, uma citocina que incita células B compatíveis a sintetizarem anticorpos de IgE específicos para o alérgeno. Durante este **período de sensibilização** inicial, nenhum sintoma se evidencia, mas células de memória são formadas e preparadas para uma resposta mais potente na subsequente reexposição ao mesmo alérgeno.

Diferente da resposta mediada por anticorpos provocada por antígenos bacterianos, os anticorpos de IgE não circulam livremente. Em vez disso, suas partes de cauda acoplam-se a mastócitos e basófilos, ambos produtores e armazenadores de um arsenal de substâncias químicas inflamatórias potentes, como histamina, em grânulos pré-formados. Os mastócitos são mais abundantes em regiões que entram em contato com o ambiente externo, como a pele, a superfície externa dos olhos e os revestimentos do sistema respiratório e do trato digestório. A ligação do alérgeno adequado com as regiões dos braços estendidos de anticorpos IgE alojados, cauda primeiro, em um mastócito ou basófilo ativa a ruptura dos grânulos da célula. Como resultado, a histamina e outros mediadores químicos vão para o tecido ao redor.

Um único mastócito (ou basófilo) pode ser coberto com vários anticorpos de IgE diferentes, cada um capaz de se ligar a um alérgeno diferente. Assim, o mastócito pode ser ativado para liberar seus produtos químicos por diversos alérgenos diferentes (● Figura 12-23).

MEDIADORES QUÍMICOS DA HIPERSENSIBILIDADE IMEDIATA
Essas substâncias químicas liberadas causam as reações que caracterizam a hipersensibilidade imediata. Veja a seguir algumas das substâncias químicas mais importantes liberadas durante reações alérgicas imediatas:

1. *Histamina*, que causa vasodilatação e maior permeabilidade capilar, além de maior produção de muco.

2. **Substância de reação lenta da anafilaxia (SRS-A)**, que induz contração prolongada e profunda do músculo liso, especialmente das vias aéreas respiratórias inferiores. A SRS-A é um conjunto de três leucotrienos relacionados, mediadores de ação local semelhantes a prostaglandinas (veja no Capítulo 20).

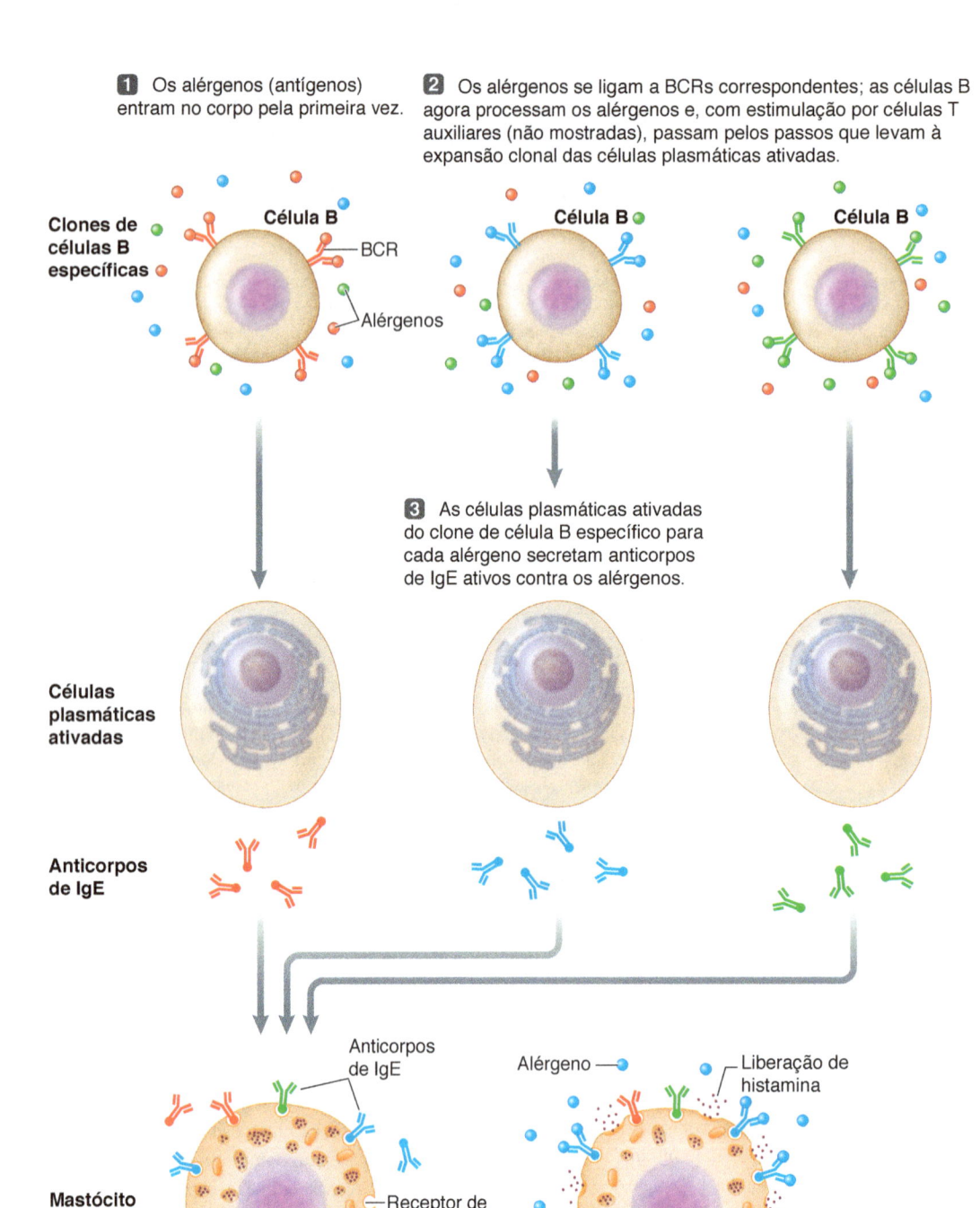

1 Os alérgenos (antígenos) entram no corpo pela primeira vez.

2 Os alérgenos se ligam a BCRs correspondentes; as células B agora processam os alérgenos e, com estimulação por células T auxiliares (não mostradas), passam pelos passos que levam à expansão clonal das células plasmáticas ativadas.

Clones de células B específicas

Célula B — BCR — Alérgenos

Célula B

Célula B

3 As células plasmáticas ativadas do clone de célula B específico para cada alérgeno secretam anticorpos de IgE ativos contra os alérgenos.

Células plasmáticas ativadas

Anticorpos de IgE

Mastócito

Anticorpos de IgE
Receptor de cauda de IgE
Grânulos de histamina
Mitocôndria

Alérgeno
Liberação de histamina

4 A parte da cauda de Fc de todos os anticorpos de IgE, independentemente da especificidade de suas regiões de braços de Fab, une-se aos receptores de cauda de IgE nos mastócitos e basófilos.

5 Na exposição subsequente, quando um alérgeno entra no organismo, ele se liga a seus correspondentes anticorpos de IgE nos mastócitos; a ligação estimula o mastócito a liberar por exocitose histamina e outras substâncias. Qualquer alérgeno para o qual IgEs pré-formadas e correspondentes estejam acopladas ao mastócito podem ativar a liberação de histamina.

6 Histamina e outras substâncias químicas liberadas causam a reação alérgica.

• **FIGURA 12-23 Função dos anticorpos de IgE e mastócitos na hipersensibilidade imediata.** Clones de células B são convertidos em células plasmáticas, que secretam anticorpos de IgE mediante contato com o alérgeno para o qual são específicos. Todos os anticorpos de IgE, independente de sua especificidade de antígeno, unem-se a mastócitos ou basófilos. Quando um alérgeno se combina com o receptor de IgE específico para ele na superfície de um mastócito, o mastócito libera por exocitose histamina e outras substâncias químicas. Essas substâncias causam a reação alérgica.

3. **Fator quimiotático dos eosinófilos**, que atrai especificamente eosinófilos para a área. O interessante é que os eosinófilos liberam enzimas que desativam a SRS-A e podem também inibir a histamina, talvez servindo como um "botão de desligar" para limitar a reação alérgica.

SINTOMAS DE HIPERSENSIBILIDADE IMEDIATA Os sintomas da hipersensibilidade imediata variam dependendo do local, do alérgeno e dos mediadores envolvidos. Mais frequentemente, a reação está localizada na parte do corpo em que as células portadoras de IgE entram em contato pela primeira vez com o alérgeno. Se a reação limita-se às passagens respiratórias superiores depois que uma pessoa inala um alérgeno, como pólen de erva, as substâncias químicas liberadas causam os sintomas característicos da **febre do feno** – por exemplo, congestão nasal causada por edema localizado induzido por histamina, espirros e nariz escorrendo por causa da maior secreção de muco. Se a reação concentra-se principalmente dentro dos bronquíolos (as pequenas passagens aéreas respiratórias que levam aos minúsculos sacos de ar dentro dos pulmões), o resultado é a **asma**. A contração do músculo liso nas paredes dos bronquíolos em resposta à SRS-A estreita ou contrai essas passagens, dificultando a respiração. O edema localizado na pele devido à liberação de histamina induzida por alergia é a causa da **urticária**. Uma reação alérgica no trato digestório em reação a um alérgeno ingerido pode levar à diarreia.

TRATAMENTO DA HIPERSENSIBILIDADE IMEDIATA O tratamento de reações alérgicas imediatas e localizadas com anti-histamínicos frequentemente oferece alívio apenas parcial dos sintomas, porque algumas das manifestações são invocadas por outros mediadores químicos não bloqueados por tais medicamentos. Por exemplo, anti-histamínicos não são particularmente eficazes no tratamento da asma, cujos sintomas mais graves são trazidos pela SRS-A. Medicamentos adrenérgicos (que imitam o sistema nervoso simpático) são úteis, pois combatem os efeitos da histamina e da SRS-A por meio de suas ações vasoconstritoras-broncodilatadoras. Medicamentos anti-inflamatórios, como os derivados do cortisol, são frequentemente utilizados como tratamento primário para a inflamação contínua induzida por alérgenos, como a associada à asma. Medicamentos como o Singulair, que inibem os leucotrienos, incluindo a SRS-A, foram mais recentemente acrescentados ao arsenal de combate das alergias imediatas.

CHOQUE ANAFILÁTICO Uma reação sistêmica ameaçadora à vida pode ocorrer se o alérgeno é transportado pelo sangue ou se quantidades muito grandes de substâncias químicas são liberadas na circulação a partir do local específico. Quando grandes quantidades desses mediadores químicos obtêm acesso ao sangue, há a reação sistêmica (envolvendo todo o organismo) extremamente grave conhecida como **choque anafilático**. A hipotensão grave que pode levar ao choque circulatório (veja a p. 384) resulta da ampla vasodilatação e do amplo deslocamento do fluido plasmático para os espaços intersticiais em decorrência do aumento generalizado da permeabilidade capilar. Simultaneamente, ocorre uma constrição bronquiolar pronunciada que pode levar à insuficiência respiratória. A pessoa pode sufocar devido à incapacidade de movimentar ar através das vias aéreas estreitadas. Se contramedidas, como a injeção de um medicamento vasoconstritor-broncodilatador, não forem tomadas imediatamente, o choque anafilático é frequentemente fatal. Esta reação é o motivo pelo qual mesmo uma simples picada de abelha ou uma única dose de penicilina podem ser tão perigosas para pessoas sensíveis a esses alérgenos.

HIPERSENSIBILIDADE IMEDIATA E AUSÊNCIA DE VERMES PARASITAS Embora a reação de hipersensibilidade imediata difira consideravelmente da reação típica de anticorpos de IgG a infecções bacterianas, ela é incrivelmente semelhante à resposta imunológica provocada por vermes parasitas. Características compartilhadas entre reações imunológicas a alérgenos e vermes parasitas incluem a produção de anticorpos de IgE e maior atividade basofílica e eosinofílica. Esta descoberta levou à proposta de que alérgenos inofensivos de alguma forma ativariam uma resposta imunológica voltada ao combate de vermes. Os mastócitos estão concentrados em áreas nas quais vermes parasitas (e alérgenos) podem entrar em contato com o organismo. Vermes parasitas podem penetrar na pele ou no trato digestório ou acoplar-se ao revestimento do trato digestório. Alguns vermes migram pelos pulmões durante uma parte de seu ciclo de vida. Cientistas suspeitam que a reação do IgE ajudaria a eliminar esses invasores da seguinte forma: a reação inflamatória na pele poderia afastar vermes parasitas que tentem invadir o organismo. A tosse e o espirro poderiam expelir vermes que migraram para os pulmões. A diarreia poderia ajudar a evacuar os vermes antes que eles pudessem penetrar ou acoplar-se ao revestimento do trato digestório. O interessante é que estudos epidemiológicos sugerem que a incidência de alergias em um país aumenta à medida que a presença de parasitas diminui. Desta forma, reações de hipersensibilidade imediata supérfluas a alérgenos normalmente inofensivos poderiam representar a exibição desnecessária de um sistema de resposta imunológica bem afiado, "sem nada melhor para fazer" na ausência de vermes parasitas.

HIPERSENSIBILIDADE TARDIA Alguns alérgenos invocam a hipersensibilidade tardia, uma resposta imunológica mediada por célula T, em vez de uma reação de anticorpos de IgE da célula B. Entre esses alérgenos, há a toxina da hera venenosa e algumas substâncias químicas às quais a pele é frequentemente exposta, como cosméticos e agentes de limpeza doméstica. Mais comumente, a resposta é caracterizada por uma erupção tardia na pele que atinge seu pico de intensidade de um a três dias após o contato com um alérgeno ao qual o sistema T já foi sensibilizado. Para ilustrar, a toxina da hera venenosa não machuca a pele no contato, mas ativa células T específicas para a toxina, acarretando a formação de um componente de memória. Na exposição subsequente à toxina, as células T ativadas difundem-se na pele, em um ou dois dias, combinando-se com a toxina da hera venenosa presente. A interação resultante origina a lesão ao tecido e desconforto típicos da condição. O melhor alívio é obtido com a aplicação de anti-inflamatórios, como os que contêm derivados de cortisol.

▲ A Tabela 12-5 resume as diferenças entre hipersensibilidades imediata e tardia. Isso conclui nossa discussão sobre o sistema de defesa imunológica interna. A seguir, voltaremos nossa atenção para as defesas externas que combatem a entrada de invasores estranhos como uma primeira linha de defesa.

TABELA 12-5 — Reações da Hipersensibilidade Imediata *versus* Tardia

Característica	Reação da hipersensibilidade imediata	Reação da hipersensibilidade tardia
Tempo do início dos sintomas após exposição ao alérgeno	Até 20 minutos	De um a três dias
Tipo de resposta imunológica	Imunidade mediada por anticorpos contra o alérgeno	Imunidade mediada por célula contra o alérgeno
Executores imunológicos envolvidos	Células B, anticorpos de IgE, mastócitos, basófilos, histamina, substância de reação lenta da anafilaxia, fator quimiotático do eosinófilos	Células T
Alergias comumente envolvidas	Febre do feno, asma, urticária, choque anafilático em casos extremos	Alergias de contato, como aquelas à hera venenosa, cosméticos e agentes de limpeza doméstica

Defesas Externas

As defesas do organismo contra micróbios externos não se limitam a mecanismos imunológicos intrincados e inter-relacionados que destroem micro-organismos que efetivamente invadiram o corpo. Além do sistema de defesa imunológica interna, o corpo está equipado com mecanismos de defesa externa, projetados para evitar a penetração microbial nos locais em que tecidos corporais ficam expostos ao ambiente externo. Todas as nossas superfícies epiteliais, como a pele e os revestimentos do trato digestório, dos tratos urogenitais (urinário e reprodutivo), das vias aéreas respiratórias e dos pulmões, são protegidas por peptídeos antimicrobianos chamados de **defensinas**. As células epiteliais dessas superfícies secretam defensinas no ataque por um patógeno microbiano, eliminando, pelo rompimento de suas membranas, o aspirante a invasor.

A defesa externa mais óbvia do organismo é a **pele**, ou **tegumento**, que recobre a parte externa do corpo (*tegumentum* quer dizer "cobertura, proteção").

A pele consiste de uma epiderme protetora externa e de uma derme interna de tecido conectivo.

A pele, que é o maior órgão do corpo, serve não apenas de barreira mecânica entre o ambiente externo e os tecidos subjacentes, mas também está envolvida dinamicamente em mecanismos de defesa e outras funções importantes. A pele de um adulto médio pesa 4 kg e recobre uma área de 1,95 m². Sua camada mais profunda contém muitos vasos sanguíneos que, se unidos ponta a ponta, se estenderiam por mais de 17 km. A pele consiste de duas camadas, uma *epiderme* externa e uma *derme* interna (• Figura 12-24).

EPIDERME A **epiderme** é formada por diversas camadas de células epiteliais. Em média, a epiderme substitui a si mesma a cada dois meses e meio, aproximadamente. As camadas internas epidérmicas são compostas de células em formato de cubo que vivem e se dividem rapidamente, enquanto as células das camadas externas são mortas e achatadas. A epiderme não tem suprimento direto de sangue. Suas células são nutridas apenas pela difusão de nutrientes por uma rica rede vascular na derme subjacente. As células recém-formadas nas camadas internas constantemente aproximam as mais antigas da superfície, cada vez mais longe de seu suprimento de nutrientes. Isso, aliado ao fato de que as camadas externas estão continuamente sujeitas à pressão e ao "desgaste", faz com que as células mais velhas morram e fiquem achatadas. As células epidérmicas são rebitadas firmemente por desmossomos, que se interconectam com filamentos de queratina intracelulares para formar uma cobertura forte e coesa. Durante a maturação de uma célula produtora de queratina, os filamentos de queratina acumulam-se progressivamente e fazem ligação cruzada entre si dentro do citosol. À medida que as células mais velhas morrem, este centro fibroso de queratina permanece, formando escamas achatadas e endurecidas que fornecem uma **camada queratinizada** dura e protetora. Embora as escamas da camada mais externa queratinizada se soltem ou se esfarelem por abrasão, elas são continuamente substituídas por meio da divisão celular nas camadas epidérmicas mais profundas. A taxa de divisão celular e, consequentemente, a espessura dessa camada queratinizada, varia nas diferentes regiões do corpo. É mais espessa nas áreas em que a pele está sujeita à maior pressão, como na planta dos pés. A camada queratinizada é impermeável, razoavelmente à prova d'água e impenetrável à maioria das substâncias. Ela opõe resistência a qualquer coisa que passe em qualquer direção entre o corpo e o ambiente externo. Por exemplo, ela minimiza a perda de água e de outros componentes vitais do organismo e evita que a maior parte dos materiais estranhos penetrem no corpo.

Nota Clínica O valor desta camada protetora na retenção de fluidos corporais se torna óbvio após queimaduras graves. Infecções bacterianas podem ocorrer no tecido subjacente desprotegido, mas ainda mais sérias são as consequências sistêmicas da perda de água e proteínas plasmáticas do organismo, que escapam pela superfície queimada e exposta. Os problemas circulatórios resultantes podem ameaçar a vida.

Da mesma forma, a barreira da pele impede o ingresso da maioria dos materiais que entram em contato com a superfície corporal, incluindo bactérias e substâncias químicas tóxicas. Em muitos casos, a pele modifica os compostos que entram em contato com ela. Por exemplo, enzimas epidérmicas podem converter muitos potenciais carcinógenos em compostos inofensivos. No entanto, alguns materiais, especialmente substâncias lipossolúveis, são capazes de penetrar a pele intacta

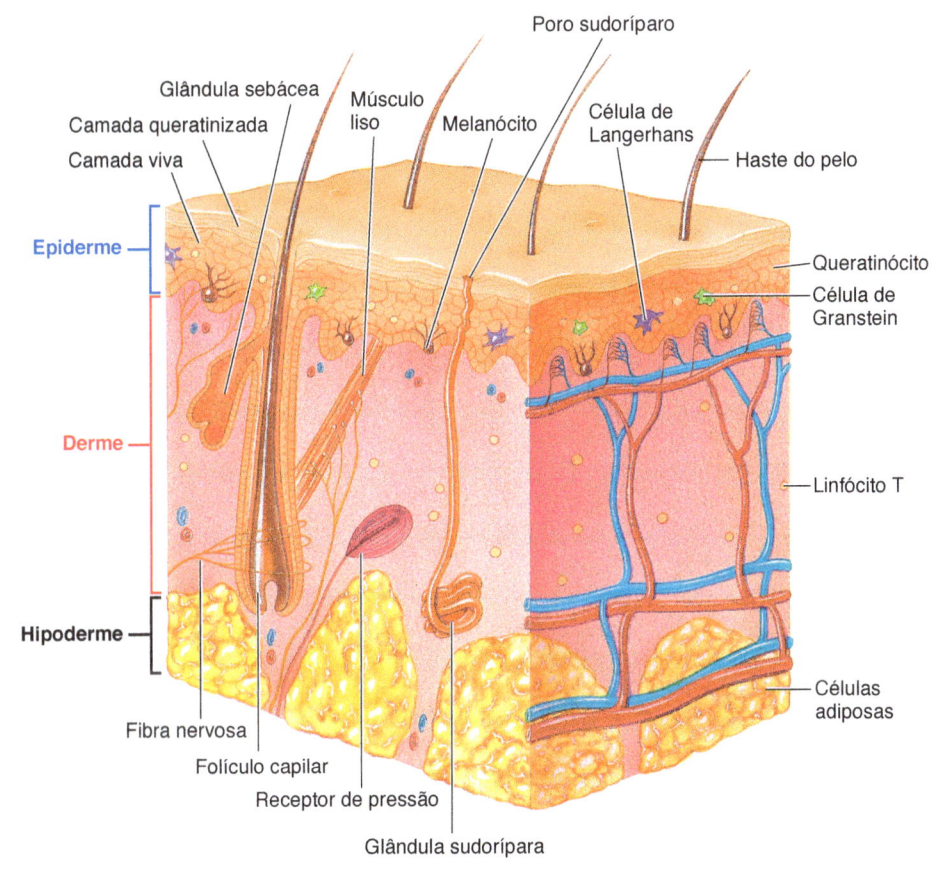

• **FIGURA 12-24 Anatomia da pele.** A pele é formada por duas camadas, uma epiderme externa queratinizada e uma derme de tecido conectivo interna ricamente vascularizada. Dobras especiais da epiderme formam as glândulas sudoríparas e sebáceas e os folículos capilares. A epiderme contém quatro tipos de células: queratinócitos, melanócitos, células de Langerhans e células de Granstein. A pele está ancorada aos músculos ou ossos subjacentes pela hipoderme, uma camada solta e gordurosa de tecido conectivo.

paras e sebáceas – e também os folículos capilares. As **glândulas sudoríparas**, distribuídas pela maior parte do corpo, liberam uma solução diluída de sal através de pequenas aberturas – os poros sudoríparos – na superfície da pele. A evaporação desse suor resfria a pele e é importante na regulagem da temperatura.

A quantidade de suor produzida está sujeita à regulação e depende da temperatura ambiente, da quantidade de atividade do músculo esquelético gerador de calor e de diversos fatores emocionais (por exemplo, as pessoas frequentemente suam quando estão nervosas). Um tipo especial de glândula sudorípara localizado na axila e na região púbica produz um suor rico em proteínas que sustenta o crescimento de bactérias superficiais, que originam um odor característico. Por sua vez, a maior parte do suor, bem como as secreções das glândulas sebáceas, contêm substâncias químicas que geralmente são altamente tóxicas para as bactérias.

As células das **glândulas sebáceas** produzem **sebo**, uma secreção oleosa liberada dentro dos folículos capilares adjacentes. Dali, sebo flui para a superfície da pele, tornando oleosos os pelos e as camadas queratinizadas externas da pele, o que ajuda a impermeabilizá-las e evita que sequem e rachem. Mãos ou lábios rachados indicam proteção insuficiente de sebo. As glândulas sebáceas são especialmente ativas durante a adolescência, causando a pele oleosa comum entre os adolescentes.

Cada **folículo capilar** está revestido por células especiais produtoras de queratina, que secretam queratina e outras proteínas que formam a haste capilar. Os pelos aumentam a sensibilidade na superfície da pele a estímulos táteis (de toque). Em algumas outras espécies, essa função é mais ajustada. Por exemplo, os bigodes de um gato são incrivelmente sensíveis neste sentido. Uma função ainda mais importante do pelo em espécies mais peludas é a conservação de calor, mas ela não é significativa nos humanos, que são relativamente pelados. Como o pelo, as **unhas** são outro produto queratinizado especial derivado de estruturas epidérmicas vivas, os leitos das unhas.

HIPODERME A pele está ancorada ao tecido subjacente (músculo ou osso) pela **hipoderme** (*hipo* quer dizer "abaixo"), também conhecida como **tecido subcutâneo** (*sub* significa "embaixo de"; *cutâneo* quer dizer "pele"), uma camada solta de tecido conectivo. A maioria das células de gordura está abrigada dentro da hipoderme. Esses depósitos de gordura em todo o corpo são chamados coletivamente de **tecido adiposo**.

através das bicamadas lipídicas das membranas plasmáticas das células epidérmicas. Drogas e medicamentos que podem ser absorvidos pela pele, como a nicotina ou o estrogênio, são utilizados, às vezes, na forma de "adesivos" cutâneos impregnados com o medicamento.

DERME Sob a epiderme fica a **derme**, uma camada de tecido conectivo que contém muitas fibras de elastina (para alongamento) e de colágeno (para resistência), além de uma abundância de vasos sanguíneos e terminações nervosas especializadas. Os vasos sanguíneos dérmicos não apenas alimentam a derme e a epiderme, mas também desempenham um papel importante na regulação da temperatura. O calibre desses vasos e, assim, o volume de sangue que flui através deles estão sujeitos ao controle para regular a quantidade de troca de calor entre esses vasos na superfície da pele e o ambiente externo (Capítulo 17). Receptores nas terminações periféricas das fibras nervosas aferentes na derme detectam pressão, temperatura, dor e outros impulsos somatossensoriais. As terminações nervosas eferentes na derme controlam o calibre dos vasos sanguíneos, a ereção de pelos e a secreção pelas glândulas exócrinas da pele.

GLÂNDULAS EXÓCRINAS DA PELE E FOLÍCULOS CAPILARES Dobras especiais na epiderme para dentro da derme subjacente formam as glândulas exócrinas da pele – as glândulas sudorí-

Células especializadas na epiderme produzem queratina e melanina e participam da defesa imunológica.

A epiderme contém quatro tipos de células residentes diferentes – *melanócitos, queratinócitos, células de Langerhans* e *células de Granstein* –, além de linfócitos T transitórios espalhados por toda a epiderme e a derme. Cada um dos tipos de célula residentes executa funções especializadas.

MELANÓCITOS Os **melanócitos** produzem o pigmento **melanina**, que dispersam para as células da pele ao seu redor. A quantidade e o tipo de melanina, que podem variar entre pigmentos negro, marrom, amarelo e vermelho, são responsáveis pelos diferentes tons de pele encontrados nos seres humanos. Pessoas de pele clara têm aproximadamente o mesmo número de melanócitos das de pele escura – a diferença na cor da pele depende da quantidade de melanina produzida por cada melanócito. A melanina é produzida através de vias bioquímicas complexas nas quais a enzima do melanócito *tirosinase* tem uma função essencial. A maioria das pessoas, independente da cor da pele, possui tirosinase suficiente que, se totalmente funcional, poderia resultar em melanina suficiente para tornar a pele muito escura. Contudo, nas pessoas com pele mais clara, dois fatores genéticos evitam que essa enzima do melanócito funcione em sua capacidade total: (1) boa parte da tirosinase produzida está na forma inativa e (2) são produzidos diversos inibidores que bloqueiam a ação da tirosinase. Como resultado, menos melanina é produzida. Uma empresa de cosméticos solicitou a patente de uma técnica que desenvolveu para desativar o gene da tirosina, o que significa que agentes genéticos de clareamento da pele podem chegar logo ao mercado. Os impactos sociais de tal produto certamente serão amplos.

Além da determinação hereditária do conteúdo de melanina, a quantidade desse pigmento pode ser temporariamente aumentada em reação à exposição aos raios de luz ultravioleta (UV) do sol. Esta melanina adicional, cuja aparência externa constitui o "bronzeado", executa a função protetora de absorção de raios UV nocivos.

QUERATINÓCITOS As células epidérmicas mais abundantes são os **queratinócitos**, que, como o nome sugere, são especialistas na produção de queratina. À medida que elas morrem, formam a camada queratinizada protetora externa. Geram também os pelos e cabelos. Uma surpreendente função recém-descoberta é a de que os queratinócitos também são imunologicamente importantes. Eles secretam IL-1 (um produto também secretado por macrófagos), o que influencia a maturação das células T que tendem a se localizar na pele. O interessante é que as células epiteliais do timo demonstraram ter semelhanças anatômicas, moleculares e funcionais com as da pele. Aparentemente, alguns passos pós-tímicos na maturação das células T ocorrem na pele sob a orientação dos queratinócitos.

OUTRAS CÉLULAS IMUNOLÓGICAS DA PELE Os dois outros tipos de células epidérmicas têm uma função na imunidade. As **células de Langerhans**, que migram da medula óssea para a pele, são células dendríticas que atuam como células apresentadoras de antígenos. Assim, a pele não somente é uma barreira mecânica, mas também alerta os linfócitos se a barreira for violada por micro-organismos invasores. As células de Langerhans apresentam o antígeno às células T auxiliares, facilitando sua reatividade a antígenos associados à pele. Por outro lado, as **células de Granstein** parecem atuar como um "freio" nas respostas imunológicas ativadas pela pele. Essas são as células imunológicas da pele descobertas mais recentemente e menos compreendidas. Significativamente, as células de Langerhans são mais suscetíveis a lesões pela radiação UV (do sol) do que as células de Granstein. A perda de células de Langerhans em resultado da exposição à radiação UV pode levar de forma prejudicial a um sinal supressor predominante no lugar do sinal auxiliar normalmente dominante, deixando a pele mais vulnerável à invasão microbiana e a células cancerosas.

Os diversos componentes epidérmicos do sistema imunológico são chamados coletivamente de **tecido linfoide associado à pele**, ou **SALT**. Pesquisas recentes sugerem que a pele provavelmente tem uma função ainda mais elaborada na defesa imunológica adaptativa do que a aqui descrita. Isso seria adequado, porque a pele serve como uma grande interface com o ambiente externo.

SÍNTESE DE VITAMINA D PELA PELE A epiderme também sintetiza vitamina D na presença de luz solar. O tipo de célula que produz a vitamina D ainda não está determinado. A vitamina D, derivada de uma molécula precursora altamente relacionada ao colesterol, promove a absorção de Ca^{2+} do trato digestório para o sangue (Capítulo 16). Suplementos alimentares de vitamina D normalmente são necessários porque, em geral, a pele não é exposta a luz solar suficiente para produzir quantidades adequadas dessa substância química essencial.

Medidas protetoras dentro das cavidades corporais desestimulam a invasão de patógenos no organismo.

O sistema de defesa do corpo humano deve proteger contra a entrada de possíveis patógenos não apenas através da superfície externa do organismo, mas também através das cavidades internas que se comunicam diretamente com o ambiente externo – como o sistema digestório, o urogenital e o respiratório. Esses sistemas utilizam várias táticas para destruir micro-organismos que entram por essas vias.

DEFESAS DO SISTEMA DIGESTÓRIO A saliva secretada na boca, na entrada do sistema digestório, contém uma enzima que rompe algumas bactérias ingeridas. Bactérias "amistosas" que vivem na parte de trás da língua convertem nitrato derivado de alimentos em nitrito, que é engolido. A acidificação do nitrito ao chegar no estômago altamente ácido gera o óxido nítrico, tóxico para vários micro-organismos. Além disso, muitas das bactérias sobreviventes engolidas são mortas diretamente pelo suco gástrico fortemente ácido no estômago. Mais abaixo no trato digestório, o revestimento intestinal conta com tecido linfoide associado ao intestino. Entretanto, esses mecanismos defensores não são 100% eficazes. Algumas bactérias conseguem sobreviver e chegar ao intestino grosso (a última parte do trato digestório), onde continuam a se desenvolver. Surpreendentemente, esta população microbiana normal oferece uma barreira natural contra infecções dentro do intestino grosso. Esses inofensivos micróbios residentes suprimem, de forma competitiva, o crescimento de possíveis patógenos que conseguiram fugir das medidas antimicrobianas nas partes prévias do trato digestório.

Nota Clínica Às vezes, terapia antibiótica ministrada oralmente contra uma infecção em outras partes do corpo pode, na verdade, induzir uma infecção intestinal. Ao eliminar algumas bactérias intestinais normais, um antibiótico pode permitir que espécies patogênicas resistentes a antibióticos cresçam no intestino.

DEFESAS DO SISTEMA UROGENITAL Dentro do sistema urogenital, possíveis invasores encontram condições hostis nas secreções ácidas da urina e da vagina. Os órgãos urogenitais também produzem um muco pegajoso que, como armadilhas para moscas, prende pequenas partículas invasoras. Subsequentemente, as partículas são engolfadas por fagócitos ou eliminadas à medida que o órgão se esvazia (por exemplo, evacuadas com o fluxo da urina).

DEFESAS DO SISTEMA RESPIRATÓRIO O sistema respiratório também é equipado com diversos mecanismos importantes de defesa contra partículas inaladas. O sistema respiratório é a maior superfície do corpo que entra em contato direto com o cada vez mais poluído ambiente externo. A área superficial do sistema respiratório exposta ao ar é, na verdade, 30 vezes maior que a da pele. Partículas maiores transportadas pelo ar são filtradas do ar inalado por pelos na entrada das passagens nasais. Tecidos linfoides, as *amídalas* e as *adenoides*, fornecem proteção imunológica perto do início do sistema respiratório contra patógenos inalados. Mais abaixo nas vias aéreas respiratórias, milhões de minúsculas projeções semelhantes a pelos, conhecidas como *cílios,* batem constantemente na direção de "saída". As vias aéreas respiratórias são revestidas por uma camada de muco espesso e pegajoso secretado por células epiteliais dentro do revestimento das vias aéreas. Essa camada de muco, repleta de detritos de partículas inspiradas (como poeira) que a ela se aderem, é constantemente movida para cima, até a garganta, pela ação ciliar. Essa passagem de muco é conhecida como **escada rolante mucociliar**. O muco sujo é expectorado (cuspido) ou, na maioria dos casos, engolido, sem que a pessoa tenha noção disso – qualquer partícula estranha não digerível é mais tarde eliminada pelas fezes. Além de manter os pulmões limpos, este mecanismo é uma defesa importante contra infecção bacteriana, porque muitas bactérias entram no organismo em partículas de poeira. Os anticorpos secretados no muco também contribuem na defesa contra infecções respiratórias. Além disso, diversos especialistas fagocíticos, chamados de **macrófagos alveolares**, escavam dentro dos sacos de ar (alvéolos) dos pulmões. Outras defesas respiratórias incluem a tosse e os espirros. Esses mecanismos reflexos comumente vivenciados implicam na forte expulsão para fora de material, em uma tentativa de remover agentes irritantes da traqueia (*tosses*) ou do nariz (*espirros*). Um espirro pode lançar ar e partículas das vias aéreas respiratórias a até 9 m de distância a velocidades de mais de 140 km/h.

Nota Clínica Fumar suprime essas defesas respiratórias normais. A fumaça de um único cigarro pode paralisar os cílios por várias horas, com a exposição repetida levando, por fim, à destruição ciliar. A falha na atividade ciliar de eliminar o fluxo constante de muco repleto de partículas permite que os carcinogênios inalados continuem por períodos prolongados em contato com as vias aéreas respiratórias. Ademais, a fumaça do cigarro incapacita os macrófagos alveolares. As partículas na fumaça do cigarro não apenas sobrecarregam os macrófagos, mas alguns componentes dessa fumaça têm efeito tóxico direto sobre os macrófagos, reduzindo sua capacidade de engolfar material estranho. Além disso, agentes nocivos na fumaça do tabaco irritam os revestimentos mucosos do trato respiratório, resultando na produção excessiva de muco, o que pode obstruir parcialmente as vias aéreas. A "tosse de fumante" é uma tentativa de se deslocar este excesso de muco parado. Esses e outros efeitos tóxicos diretos no tecido pulmonar levam à maior incidência de câncer de pulmão e doenças respiratórias crônicas associadas ao fumo. Algumas das mesmas substâncias encontradas na fumaça do cigarro são poluentes do ar e também podem afetar o sistema respiratório.

Examinaremos o sistema respiratório mais detalhadamente no próximo capítulo.

Capítulo em Perspectiva: Foco na homeostase

Não poderíamos sobreviver após os primeiros meses de vida se não fosse pelos mecanismos de defesa do organismo. Esses mecanismos resistem e eliminam agentes estranhos potencialmente lesivos com os quais estamos continuamente em contato em nosso ambiente externo hostil e também destroem células anormais que frequentemente surgem dentro do corpo. A homeostase pode ser mantida idealmente e, assim, assegura-se a vida, apenas se as células corporais não forem fisicamente ou funcionalmente prejudicadas por micro-organismos patogênicos ou não forem substituídas por células de funcionamento anormal, como as traumatizadas ou cancerosas. O sistema de defesa imunológica – uma rede complexa, multifacetada e interativa de leucócitos, seus produtos secretórios e proteínas plasmáticas – contribui indiretamente para a homeostase ao manter outras células vivas para que possam realizar suas atividades especializadas de manutenção de um ambiente interno estável. O sistema imunológico protege as outras células saudáveis contra agentes estranhos que conseguiram entrar no corpo, elimina células cancerosas recém-surgidas e elimina células mortas e feridas para cimentar o caminho para a substituição por novas células saudáveis.

A pele contribui indiretamente com a homeostase ao servir de barreira protetora entre o ambiente externo e o restante das células corporais. Ela ajuda a evitar que agentes estranhos lesivos, como patógenos e substâncias químicas tóxicas, entrem no organismo e ajuda a evitar a perda de fluidos internos preciosos pelo corpo. A pele também contribui diretamente para a homeostase ao ajudar a manter a temperatura corporal através das glândulas sudoríparas e de ajustes no fluxo sanguíneo da pele. A quantidade de calor levada à superfície corporal para dissipação no ambiente externo é determinada pelo volume de sangue aquecido que flui para a pele.

Outros sistemas que possuem cavidades internas em contato com o ambiente externo, como os sistemas digestório, urogenital e respiratório, também têm capacidades de defesa, para evitar que agentes externos lesivos invadam o corpo através dessas vias.

EXERCÍCIOS DE REVISÃO

Perguntas Objetivas (Respostas no Apêndice F)

1. A imunidade ativa contra uma doença em particular pode ser adquirida apenas ao se realmente ter a doença. *(Verdadeiro ou falso?)*
2. O tecido danificado é sempre substituído por cicatriz. *(Verdadeiro ou falso?)*
3. Uma resposta secundária tem um início mais rápido, é mais potente e tem maior duração do que uma primária. *(Verdadeiro ou falso?)*
4. O sistema complemento pode ser ativado apenas por anticorpos. *(Verdadeiro ou falso?)*
5. Respostas imunológicas adaptativas específicas são obtidas por neutrófilos. *(Verdadeiro ou falso?)*
6. _____ é um agregado de células fagocíticas, tecido necrótico e bactérias.
7. _____ é a resposta localizada à invasão microbiana ou ferimento no tecido acompanhada de edema, calor, rubor e dor.
8. _____ são receptores na membrana plasmática dos fagócitos que reconhecem e se ligam com padrões moleculares informantes presentes na superfície de micro-organismos, mas ausentes em células humanas.
9. O _____ do sistema complemento forma um complexo em forma de rosca que se embute em uma membrana superficial microbiana, causando a lise osmótica da célula vítima.
10. _____, coletivamente, são todos os mensageiros químicos diferentes dos anticorpos secretados por linfócitos.
11. Uma substância que aumenta a fagocitose ao servir de elo entre um micróbio e a célula fagocítica é conhecida como _____.
12. Qual(is) das seguintes afirmações sobre leucócitos é/são *incorreta(s)*?
    a. Monócitos são transformados em macrófagos.
    b. Os linfócitos T são transformados em células plasmáticas que secretam anticorpos.
    c. Os neutrófilos são especialistas fagocíticos altamente móveis.
    d. Os basófilos liberam histamina.
    e. Os linfócitos surgem, em grande parte, dos tecidos linfoides.
13. Ligue os itens abaixo:
    ___1. uma família de proteínas que defende não especificamente contra infecção viral
    ___2. um grupo de proteínas plasmáticas que, quando ativadas, causam a destruição de células estranhas ao atacar suas membranas plasmáticas
    ___3. uma resposta ao ferimento no tecido na qual neutrófilos e macrófagos desempenham um papel importante
    ___4. entidades semelhantes a linfócitos que rompem espontaneamente células tumorais e hospedeiras infectadas por vírus

    (a) sistema complemento
    (b) células *natural killer*
    (c) interferon
    (d) inflamação

14. Utilizando o código de resposta à direita, indique se as características numeradas do sistema imunológico adaptativo se aplicam à imunidade mediada por anticorpos ou à mediada por células (ou ambas):
    ___1. ativada pela ligação de antígenos específicos a receptores de linfócitos complementares
    ___2. envolve a formação de células de memória em resposta à exposição inicial a um antígeno
    ___3. primordialmente voltada contra as células hospedeiras infectadas por vírus
    ___4. mediada por células T
    ___5. envolve secreção de anticorpos
    ___6. exige ligação dupla de um linfócito com o antígeno estranho e autoantígenos presentes na superfície de uma célula hospedeira
    ___7. realizada pelos linfócitos educados pelo timo
    ___8. protege principalmente contra invasores bacterianos
    ___9. destrói diretamente as células-alvo
    ___10. mediada por células B
    ___11. envolvida na rejeição do tecido transplantado
    ___12. exige ligação de um linfócito a um antígeno extracelular livre

    (a) imunidade mediada por anticorpos
    (b) imunidade mediada por células
    (c) imunidade mediada por anticorpos e por células

15. Utilizando o código de resposta à direita, indique se as características numeradas se aplicam à epiderme ou à derme:
    ___1. contém terminações nervosas sensoriais
    ___2. tem camadas de células epiteliais mortas e achatadas
    ___3. não tem suprimento direto de sangue
    ___4. é a camada interna da pele
    ___5. é majoritariamente tecido conectivo
    ___6. contém células de divisão rápida
    ___7. contém melanócitos
    ___8. contém queratinócitos

    (a) epiderme
    (b) derme

Perguntas Dissertativas

1. Diferencie bactérias de vírus.
2. Resuma as funções de cada um dos tecidos linfoides.
3. Diferencie respostas imunológicas inata e adaptativa.
4. Compare a história de vida das células B e das células T.
5. O que é um antígeno?
6. Descreva a estrutura de um anticorpo. Liste e descreva as cinco subclasses de imunoglobulinas.
7. De que formas os anticorpos exercem seu efeito?
8. Descreva a teoria da seleção clonal.
9. Compare as funções das células B e T. Quais são os papéis dos três tipos de células T?

10. Resuma as funções dos macrófagos na defesa imunológica.

11. Que mecanismos estão envolvidos na tolerância?

12. Qual é a importância das glicoproteínas MHC classe I e classe II?

13. Descreva os fatores que contribuem para a vigilância imunológica contra células cancerosas.

14. Diferencie entre doença de imunodeficiência, doença autoimune, doença do complexo imune, hipersensibilidade imediata e hipersensibilidade tardia.

15. Quais são as funções imunológicas da pele?

Exercícios Quantitativos (Soluções no Apêndice F)

1. Como resultado da resposta imunológica inata à infecção de um corte na pele, por exemplo, as paredes capilares perto do local da infecção tornam-se muito permeáveis a proteínas plasmáticas que normalmente permanecem no sangue. Essas proteínas se difundem para o fluido intersticial, aumentando a pressão osmótica coloide do fluido intersticial. Essa maior pressão osmótica coloide faz com que o fluido saia da circulação e se acumule no tecido, formando uma dobra ou uma saliência. Este processo é chamado de *resposta de saliência*. A resposta de saliência é mediada, em parte, pela histamina secretada pela maioria das células na área de infecção. A histamina se liga a receptores, chamados de *receptores H-1*, nas células endoteliais capilares. O sinal de histamina é transduzido pela via do segundo mensageiro Ca^{2+} envolvendo a fosfolipase C (veja no Capítulo 4). Em resposta a este sinal, as células endoteliais capilares se contraem (via interação interna actina-miosina), o que causa um alargamento dos vãos intercelulares (poros) entre as células endoteliais capilares (veja no Capítulo 10). Além disso, a substância P (veja no Capítulo 6) também contribui para o aumento dos poros. As proteínas plasmáticas conseguem atravessar esses poros ampliados e saem dos capilares. Observando a ● Figura 10-22, compare a intensidade da resposta da batida (isto é, a extensão do edema localizado) se P_{IF} aumentasse (a) de 0 mm Hg a 5 mm Hg e (b) de 0 mm Hg a 10 mm Hg. Em ambos os casos, compare a pressão de troca líquida (NEP) na extremidade arteriolar do capilar, na extremidade venular do capilar e a NEP média (assuma que as demais forças que atuam na parede capilar permaneçam inalteradas).

PONTOS A PONDERAR

(Explicações no Apêndice F)

1. Compare os mecanismos de defesa que entram em jogo em reação às pneumonias bacteriana e viral.

2. Quase 30 anos se passaram desde que os primeiros casos de AIDS foram relatados nos Estados Unidos e milhões de dólares foram gastos em pesquisas que estudam esta doença. Muito se aprendeu, e medicamentos que retardam ou gerenciam a condição foram desenvolvidos, mas nenhuma vacina contra AIDS foi aprovada, apesar de muitas tentativas malsucedidas. Por que a frequente mutação do HIV (o causador da AIDS) dificulta o desenvolvimento de uma vacina contra este vírus?

3. Que impacto a incapacidade de desenvolvimento embrionário do timo teria sobre o sistema imunológico após o nascimento?

4. Pesquisadores médicos estão atualmente estudando formas de "ensinar" o sistema imunológico a ver tecidos estranhos como "próprio". Que útil aplicação clínica tal técnica terá?

5. Quando alguém olha para você, as células de seu corpo que a pessoa enxerga estão mortas ou vivas?

CONSIDERAÇÃO CLÍNICA

(Explicação no Apêndice F)

Linda P. é alérgica a mofo e a ácaros da poeira. Ela toma medicamentos contra alergia conforme o necessário para manter os sintomas controlados, mas, na esperança de livrar-se das incômodas alergias, está tomando injeções de alergia (dessensibilização). As injeções de alergia consistem em injeções semanais de doses minúsculas, mas progressivamente maiores, dos alérgenos ofensores. Como injetar o agente ofensor deliberadamente pode levar a uma redução na reação alérgica ao alérgeno? A principal teoria relativa ao mecanismo de ação de injeções de alergia é que a resposta imunológica ao alérgeno muda gradualmente da produção de anticorpos de IgE à de anticorpos de IgG contra aquele antígeno. Como tal mudança causaria a redução nos sintomas alérgicos mediante exposição ambiental a doses mais altas do antígeno?

Sistema Respiratório

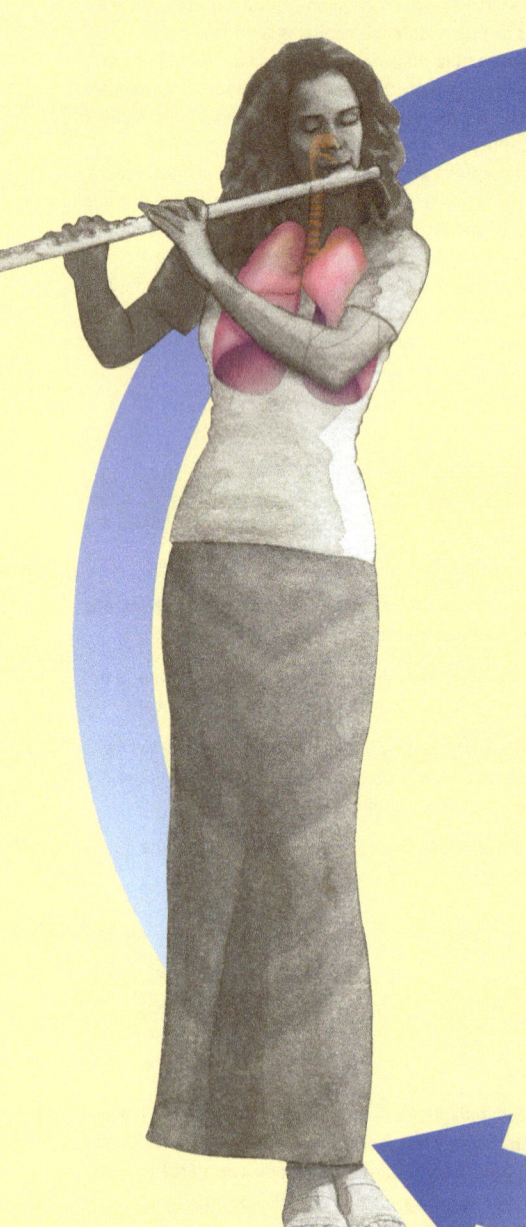

Sistemas corporais mantêm a homeostase

Homeostase
O sistema respiratório contribui para a homeostase ao obter O_2 do ambiente externo e eliminar CO_2 para ele. Também ajuda a regular o pH do ambiente interno ao ajustar a taxa de remoção de CO_2, acidificante.

A homeostase é essencial para a sobrevivência das células

Células
As células precisam de um suprimento constante de O_2 para sustentar suas reações químicas geradoras de energia, que produzem CO_2, que deve ser removido continuamente. Ademais, o CO_2 gera ácido carbônico, que o organismo deve combater continuamente para manter o pH adequado no ambiente interno. As células podem sobreviver apenas dentro de uma estreita faixa de pH.

As células compõem os sistemas corporais

Energia é essencial para sustentar as atividades celulares de apoio à vida, como a síntese proteica e o transporte ativo pelas membranas plasmáticas. As células do corpo precisam de um suprimento contínuo de O_2 para dar suporte a suas reações químicas geradoras de energia. O CO_2 produzido durante essas reações deve ser eliminado do corpo no mesmo ritmo em que é produzido para evitar flutuações perigosas no pH (isto é, para manter o equilíbrio acidobásico), porque o CO_2 gera ácido carbônico.

A **respiração** envolve o conjunto de processos que realizam o ininterrupto movimento passivo de O_2 da atmosfera para os tecidos para sustentar o metabolismo celular, bem como o contínuo movimento passivo de CO_2 produzido metabolicamente pelos tecidos para a atmosfera. O **sistema respiratório** contribui para a homeostase ao trocar O_2 e CO_2 entre a atmosfera e o sangue. O sangue transporta O_2 e CO_2 entre o sistema respiratório e os tecidos.

CAPÍTULO 13

Sistema Respiratório

Anatomia Respiratória

A principal função da respiração é obter O_2 para uso das células corporais e eliminar o CO_2 que as células produzem.

O sistema respiratório não participa de todos os passos da respiração.

A maioria das pessoas pensa na respiração como o processo de inspirar e expirar. No entanto, para a fisiologia, a respiração tem um significado muito mais amplo. A respiração abrange dois processos distintos, mas relacionados: respiração celular e respiração externa.

RESPIRAÇÃO CELULAR O termo **respiração celular** refere-se aos processos metabólicos intracelulares executados dentro das mitocôndrias, que utilizam O_2 e produzem CO_2 enquanto retiram energia das moléculas de nutrientes. O **quociente respiratório (QR)**, a proporção entre o CO_2 produzido e o O_2 consumido, varia dependendo dos alimentos consumidos. Quando estão sendo utilizados carboidratos, o QR é 1 – isto é, para cada molécula de O_2 consumida, uma molécula de CO_2 é produzida. Na utilização de gorduras, o QR é 0,7 e, na de proteínas, é 0,8. Na dieta estadunidense típica, composta de uma mistura desses três nutrientes, o consumo de O_2 em repouso é de, em média, cerca de 250 ml/min, e a produção de CO_2 em média é de 200 ml/min, para um QR médio de 0,8:

$$QR = \frac{CO_2 \text{ produzido}}{CO_2 \text{ consumido}} = \frac{(200 \text{ ml/min})}{(250 \text{ ml/min})} = 0,8$$

RESPIRAÇÃO EXTERNA O termo **respiração externa** refere-se a toda a sequência de eventos na troca de O_2 e CO_2 entre o ambiente externo e as células do corpo. A respiração externa, o tópico deste capítulo, abrange quatro passos (• Figura 13-1):

1. O ar é alternadamente movido para dentro e para fora dos pulmões, com o intuito de ser trocado entre a atmosfera (ambiente externo) e os sacos de ar (*alvéolos*) dos pulmões. Esta troca é realizada pelo ato mecânico de **respiração**, ou **ventilação**. A taxa de ventilação é regulada para se ajustar o fluxo de ar entre a atmosfera e os alvéolos de acordo com as necessidades metabólicas do organismo para admissão de O_2 e remoção de CO_2.

2. Oxigênio e CO_2 são trocados entre o ar nos alvéolos e o sangue dentro dos capilares pulmonares pelo processo de difusão.

Atmosfera
O_2 CO_2

Alvéolos dos pulmões
O_2 CO_2

CO_2
O_2

Circulação pulmonar

Coração

Circulação sistêmica

CO_2
O_2

Alimento + O_2 → CO_2 + H_2O + ATP

Células dos tecidos

PASSOS DA RESPIRAÇÃO EXTERNA

1 Ventilação ou trocas gasosas entre a atmosfera e os sacos de ar (alvéolos) nos pulmões

2 Troca de O_2 e CO_2 entre o ar nos alvéolos e o sangue nos capilares pulmonares

3 Transporte de O_2 e CO_2 pelo sangue entre os pulmões e os tecidos

4 Troca de O_2 e CO_2 entre os capilares sistêmicos e as células dos tecidos

RESPIRAÇÃO CELULAR

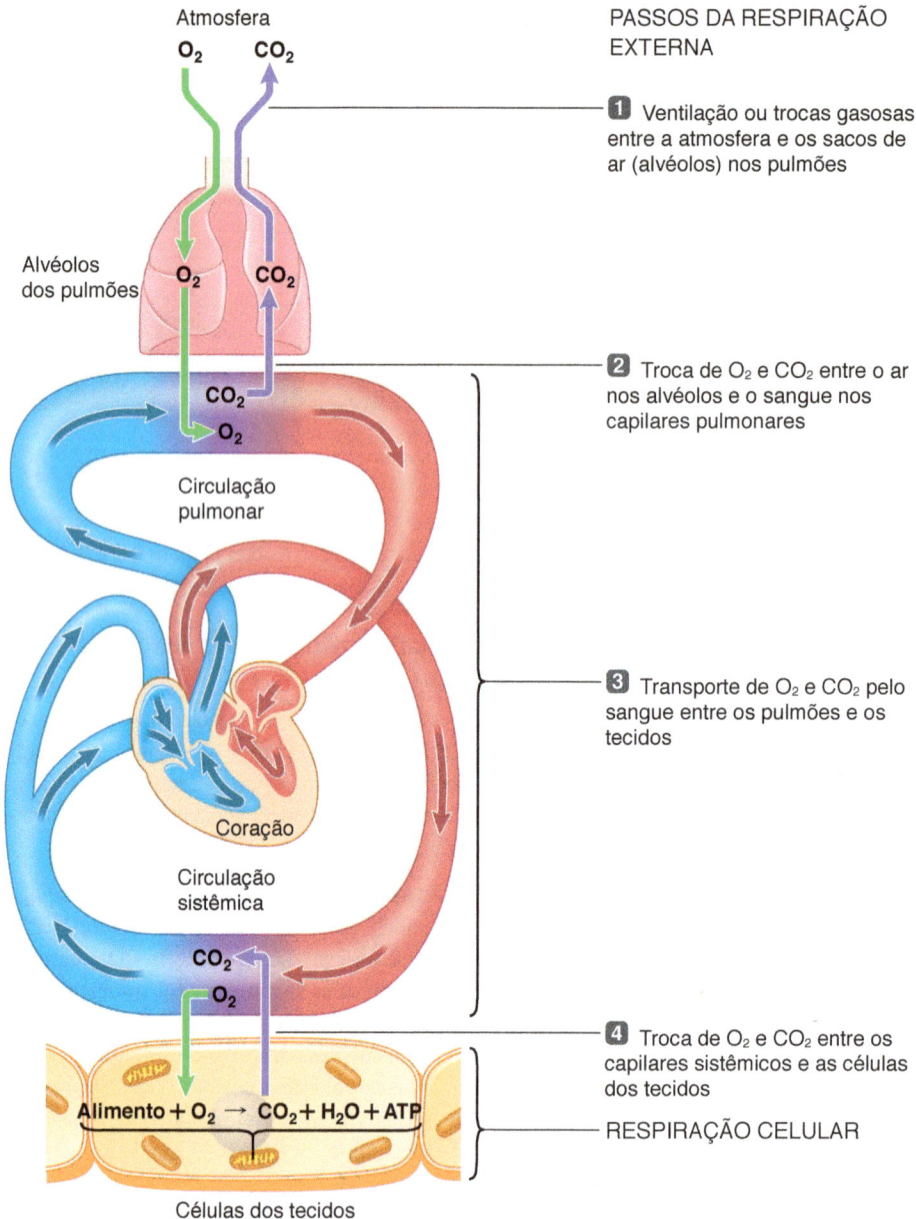

• **FIGURA 13-1 Respiração externa e respiração celular.** A respiração externa abrange os passos envolvidos na troca de O_2 e CO_2 entre o ambiente externo e as células dos tecidos (passos 1 a 4). A respiração celular abrange as reações metabólicas intracelulares que envolvem o uso de O_2 para retirar energia (ATP) dos alimentos, produzindo-se CO_2 como derivado.

3. O sangue transporta O_2 e CO_2 entre os pulmões e os tecidos.

4. Oxigênio e CO_2 são trocados entre as células do tecido e o sangue pelos capilares sistêmicos (dos tecidos) por meio do processo de difusão.

O sistema respiratório não realiza todos os passos da respiração – ele está envolvido somente na ventilação e na troca de O_2 e CO_2 entre os pulmões e o sangue (passos **1** e **2**). Os passos restantes são executados pelo sistema circulatório.

FUNÇÕES NÃO RESPIRATÓRIAS DO SISTEMA RESPIRATÓRIO O sistema respiratório também desempenha as seguintes funções não respiratórias:

■ É uma rota para perda de água e eliminação de calor. O ar atmosférico inspirado (inalado) é umedecido e aquecido pelas vias aéreas respiratórias antes de ser expirado. O umedecimento do ar inspirado é essencial para evitar o ressecamento dos revestimentos alveolares. O oxigênio e o CO_2 não conseguem se difundir através de membranas secas;

■ Aumenta o retorno venoso (veja "bomba respiratória", p. 375);

■ Ajuda a manter o equilíbrio acido-básico normal ao alterar a quantidade de CO_2 gerador de H^+ exalado (veja a p. 575);

■ Permite a fala, o canto e outras vocalizações;

■ Protege contra materiais estranhos inalados (veja no final do Capítulo 12);

■ Remove, modifica, ativa ou desativa diversos materiais que atravessam a circulação pulmonar. Todo o sangue que retorna ao coração vindo dos tecidos deve atravessar os pulmões antes de voltar à circulação sistêmica. Os pulmões, portanto, estão preparados de maneira única para atuar sobre materiais específicos que foram adicionados ao sangue no nível dos tecidos antes de terem uma chance de atingir outras partes do corpo por meio do sistema arterial. Por exemplo, as prostaglandinas, um grupo de mensageiros químicos liberados em muitos tecidos para mediar reações locais específicas (veja no Capítulo 20), podem passar para o sangue, mas são *desativadas* durante a passagem pelos pulmões para que não possam exercer efeitos sistêmicos. Por outro lado, os pulmões *ativam* a angiotensina II, um hormônio que desempenha uma importante função na regulagem da concentração de Na^+ no ECF (veja no próximo capítulo);

■ O nariz, uma parte do sistema respiratório, serve como órgão do olfato (veja a Figura 6-45).

As vias respiratórias conduzem ar entre a atmosfera e os alvéolos.

O **sistema respiratório** inclui as vias aéreas respiratórias que levam aos pulmões, os próprios pulmões e as estruturas do tórax (peito) envolvidas na produção de movimento de ar através das vias aéreas, para dentro e para fora dos pulmões. As **vias aéreas respiratórias** são tubos que transportam o ar entre a atmosfera e sacos de ar, sendo este o único local onde os gases podem ser

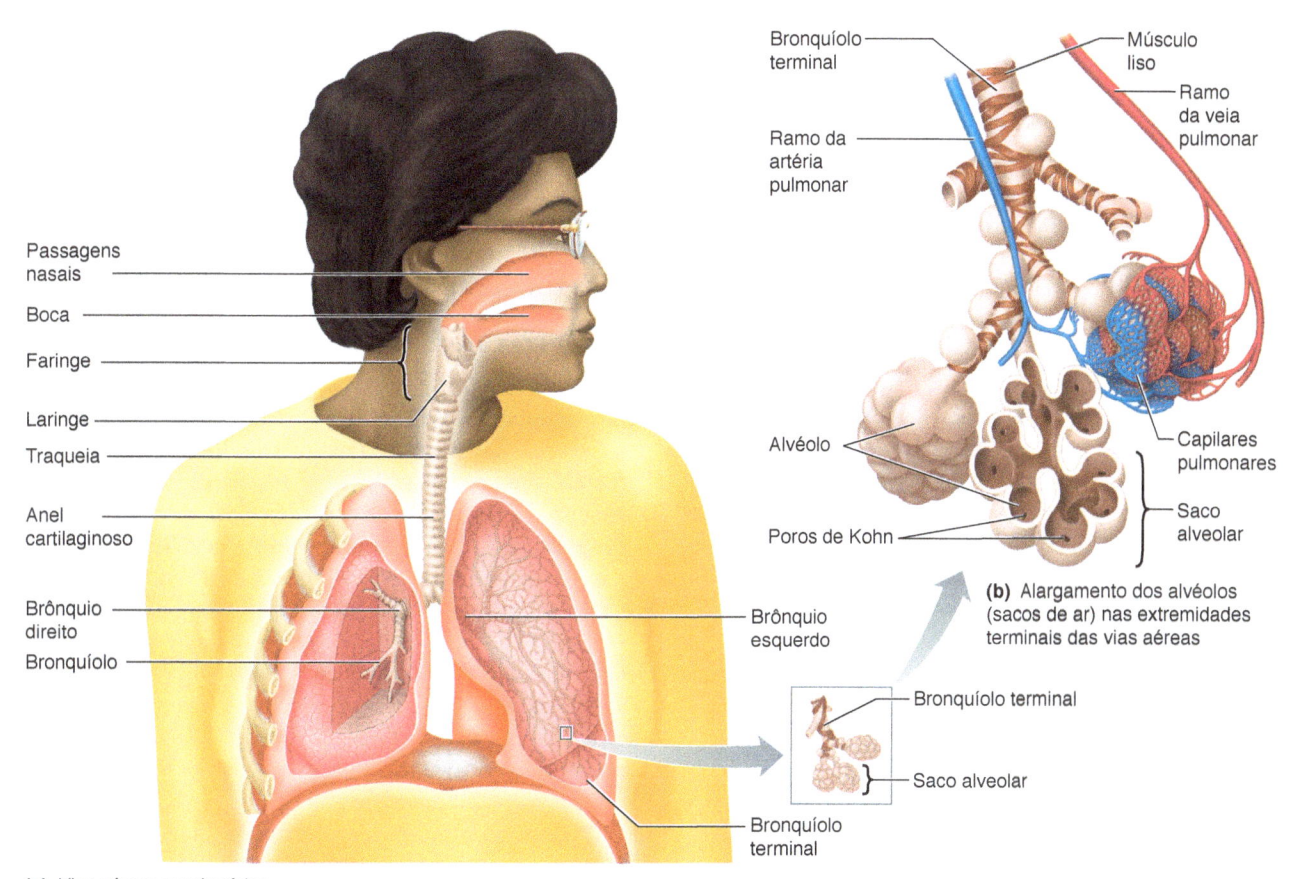

(a) Vias aéreas respiratórias

• **FIGURA 13-2 Anatomia do sistema respiratório.** (a) As vias aéreas respiratórias incluem as passagens nasais, faringe, laringe, traqueia, brônquios e bronquíolos. (b) A maioria dos alvéolos (sacos de ar) está agrupada como cachos de uvas na extremidade dos bronquíolos terminais.

trocados entre o ar e o sangue. As vias aéreas começam nas **passagens nasais (nariz)** (•Figura 13-2a). As passagens nasais se abrem na **faringe (garganta)**, que serve de rota comum para os sistemas respiratório e digestório. Dois tubos saem da faringe – a **traqueia**, através da qual o ar é conduzido para os pulmões, e o **esôfago**, o tubo através do qual o alimento passa para o estômago. O ar normalmente entra na faringe pelo nariz, mas também pode entrar pela boca quando as passagens nasais estão congestionadas – ou seja, é possível respirar pela boca quando se tem um resfriado. Como a faringe serve de passagem comum para alimentos e ar, mecanismos reflexos fecham a traqueia durante a deglutição para que o alimento entre no esôfago e não nas vias aéreas. O esôfago permanece fechado exceto durante a deglutição para evitar que ar entre no estômago durante a respiração.

A **laringe**, ou **caixa de voz**, está localizada na entrada da traqueia. A protrusão anterior da laringe forma o "pomo de Adão". As **pregas vocais**, duas faixas de tecido elástico que ficam em frente à abertura da laringe, podem ser alongadas e posicionadas em diferentes formatos pelos músculos laríngeos (•Figura 13-3a). O ar passa pela laringe através do espaço entre as pregas vocais. Essa abertura laríngea é conhecida como **glote**. À medida que o ar atravessa a glote aberta e passa pelas pregas vocais tensas e de posição variada, elas vibram para produzir os diversos e diferentes sons da fala. Os lábios, a língua e o palato mole

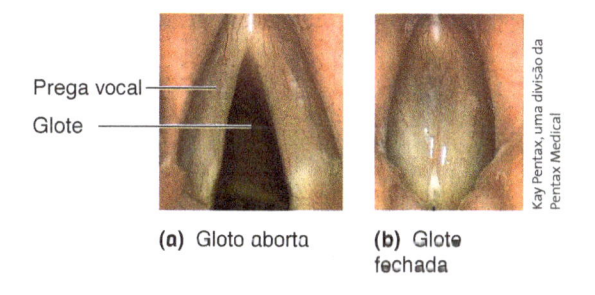

• **FIGURA 13-3 Pregas vocais.** Foto das pregas vocais vistas de cima na abertura laríngea, mostrando as pregas vocais (a) separadas quando a glote está aberta e (b) em sobreposição quando a glote está fechada.

modificam os sons em padrões sonoros reconhecíveis. Durante a deglutição, as pregas vocais assumem uma função não relacionada à fala: elas fecham a glote. Isto é, os músculos laríngeos fazem com que as pregas vocais se justaponham firmemente para fechar a entrada para a traqueia, evitando que o alimento entre nas vias aéreas (•Figura 13-3b).

Além da laringe, a traqueia divide-se em dois ramos principais, os **brônquios** esquerdo e direito, que entram nos pulmões esquerdo e direito, respectivamente. Dentro de cada pulmão, o brônquio continua a se ramificar em vias aéreas cada vez mais estreitas, curtas e numerosas, como as ramificação de uma árvore. Estes ramos menores são conhecidos como **bronquíolos**. Agrupados nas extremidades dos bronquíolos terminais estão os **alvéolos**, os minúsculos sacos de ar nos quais os gases são trocados entre o ar e o sangue (veja a ● Figura 13-2b).

Para permitir o fluxo de ar para dentro e para fora nas regiões de trocas gasosas dos pulmões, a sequência de vias aéreas condutoras da entrada até os bronquíolos terminais e os alvéolos deve permanecer aberta. A traqueia e os brônquios maiores são tubos relativamente rígidos e não musculares cercados por uma série de anéis cartilaginosos que evitam que esses tubos se comprimam. Os bronquíolos menores não têm cartilagens para mantê-los abertos. Suas paredes contêm músculos lisos inervados pelo sistema nervoso autônomo e sensíveis a determinados hormônios e substâncias químicas locais. Esses fatores, ao variarem o nível de contração do músculo liso bronquiolar e, assim, o calibre dessas pequenas vias aéreas terminais, regulam a quantidade de ar que passa entre a atmosfera e cada grupo de alvéolos.

Os alvéolos de troca de gás são sacos de ar infláveis de paredes finas, envolvidos por capilares pulmonares.

Os pulmões são estruturados idealmente para a troca de gases. De acordo com a lei de difusão de Fick, quanto menor a distância através da qual a difusão deve ocorrer, maior será a taxa de difusão. Além disso, quanto maior a área superficial ao longo da qual a difusão pode ocorrer, maior será a taxa de difusão.

Os alvéolos são grupos de sacos semelhantes a uvas, infláveis e de parede fina, situados nos ramos terminais das vias aéreas condutoras. As paredes alveolares consistem de uma única camada de **células alveolares tipo I**, achatadas e parecidas com um ovo frito (● Figura 13-4a). Cada alvéolo é cercado por uma rede de capilares pulmonares, cujas paredes também têm apenas uma célula de espessura (● Figura 13-4b). O espaço intersticial entre um alvéolo e a rede capilar ao redor forma uma barreira extremamente fina, com apenas 0,5 μm separando o ar nos alvéolos do sangue nos capilares pulmonares (uma folha de papel é cerca de 50 vezes mais grossa do que essa barreira de ar no sangue). A fineza dessa barreira facilita as trocas gasosas.

Além disso, a interface entre o ar e o sangue alveolar apresenta uma enorme área superficial para troca. Os pulmões contêm cerca de 500 milhões de alvéolos, cada um com cerca de 300 μm de diâmetro. As redes capilares pulmonares são tão densas que cada alvéolo é envolvido por uma camada quase contínua de sangue (● Figura 13-4c). A área superficial total exposta assim entre o ar alveolar e o sangue capilar pulmonar é de aproximadamente 75 m² (por volta do tamanho de uma quadra de tênis). Em contraste, se os pulmões consistissem de uma única câmara oca das mesmas dimensões em vez de estarem divididos em diversas unidades alveolares, a área superficial total seria de apenas 0,01 m².

Além das células tipo I finas formadoras da parede, 5% do epitélio superficial alveolar é coberto por **células alveolares tipo II** (● Figura 13-4a). Essas células secretam *surfactante pulmonar*, um complexo fosfolipoproteico que facilita a expansão pulmonar (descrita mais adiante). Além disso, macrófagos alveolares defensivos fazem guarda dentro do lúmen dos sacos de ar (veja no final do Capítulo 12).

Minúsculos **poros de Kohn** existem nas paredes entre os alvéolos adjacentes (veja a ● Figura 13-2b). Sua presença permite o fluxo de ar entre alvéolos adjacentes, no processo conhecido como **ventilação colateral**. Essas passagens são especialmente importantes, pois permitem que ar fresco entre em um alvéolo cuja via aérea condutora terminal esteja bloqueada por motivo de doença.

Os pulmões ocupam uma boa parte da cavidade torácica.

Há dois **pulmões**, cada um dividido em vários lóbulos e alimentado por um dos brônquios. O próprio tecido do pulmão consiste em séries de vias aéreas altamente ramificadas, alvéolos, vasos sanguíneos pulmonares e grandes quantidades de tecido conectivo elástico. O único músculo dentro dos pulmões é o músculo liso nas paredes das arteríolas e dos bronquíolos, ambos sujeitos a controle. Não há nenhum músculo dentro das paredes alveolares para fazê-las inflar e desinflar durante o processo de respiração. Em vez disso, mudanças no volume dos pulmões (e as consequentes alterações no volume alveolar) são causadas mediante mudanças nas dimensões da cavidade torácica. Este mecanismo será tratado depois de concluirmos nossa discussão sobre a anatomia respiratória.

Os pulmões ocupam a maior parte do volume da **cavidade torácica (peitoral)**, sendo as únicas outras estruturas do peito o coração e os vasos associados, o esôfago, o timo e alguns nervos. A parede torácica externa (**tórax**) é formada por 12 pares de **costelas** curvadas, que se unem ao **esterno** (osso do peito) na parte anterior e à **vértebra torácica** (espinha dorsal) na posterior. A caixa torácica oferece proteção óssea aos pulmões e ao coração. O **diafragma**, que forma a base da cavidade torácica, é uma grande camada de músculo esquelético em formato de abóbada que separa completamente a cavidade torácica da abdominal. Ele é penetrado apenas pelo esôfago e vasos sanguíneos que atravessam as cavidades torácica e abdominal. No pescoço, músculos e tecido conectivo envolvem a cavidade torácica. A única comunicação entre o tórax e a atmosfera se dá através das vias aéreas respiratórias dentro dos alvéolos. Como os pulmões, a parede torácica contém consideráveis quantidades de tecido conectivo elástico.

Um saco pleural separa cada pulmão da parede torácica.

Um saco fechado de parede dupla, chamado de **saco pleural**, separa cada pulmão da parede torácica e de outras estruturas ao redor (● Figura 13-5). O interior do saco pleural é conhecido como **cavidade pleural**. Na ilustração, as dimensões da cavidade pleural estão bastante exageradas para ajudar na visualização – na verdade, as camadas do saco pleural estão em contato próximo entre si. As superfícies da pleura secretam um **fluido intrapleural** fino (*intra* quer dizer "dentro"), que lubrifica as superfícies pleurais enquanto elas deslizam umas sobre as outras durante os movimentos respiratórios.

> **Nota Clínica** A **pleurisia**, uma inflamação do saco pleural, é acompanhada por respiração dolorosa, porque cada inflação e deflação dos pulmões causam um "atrito".

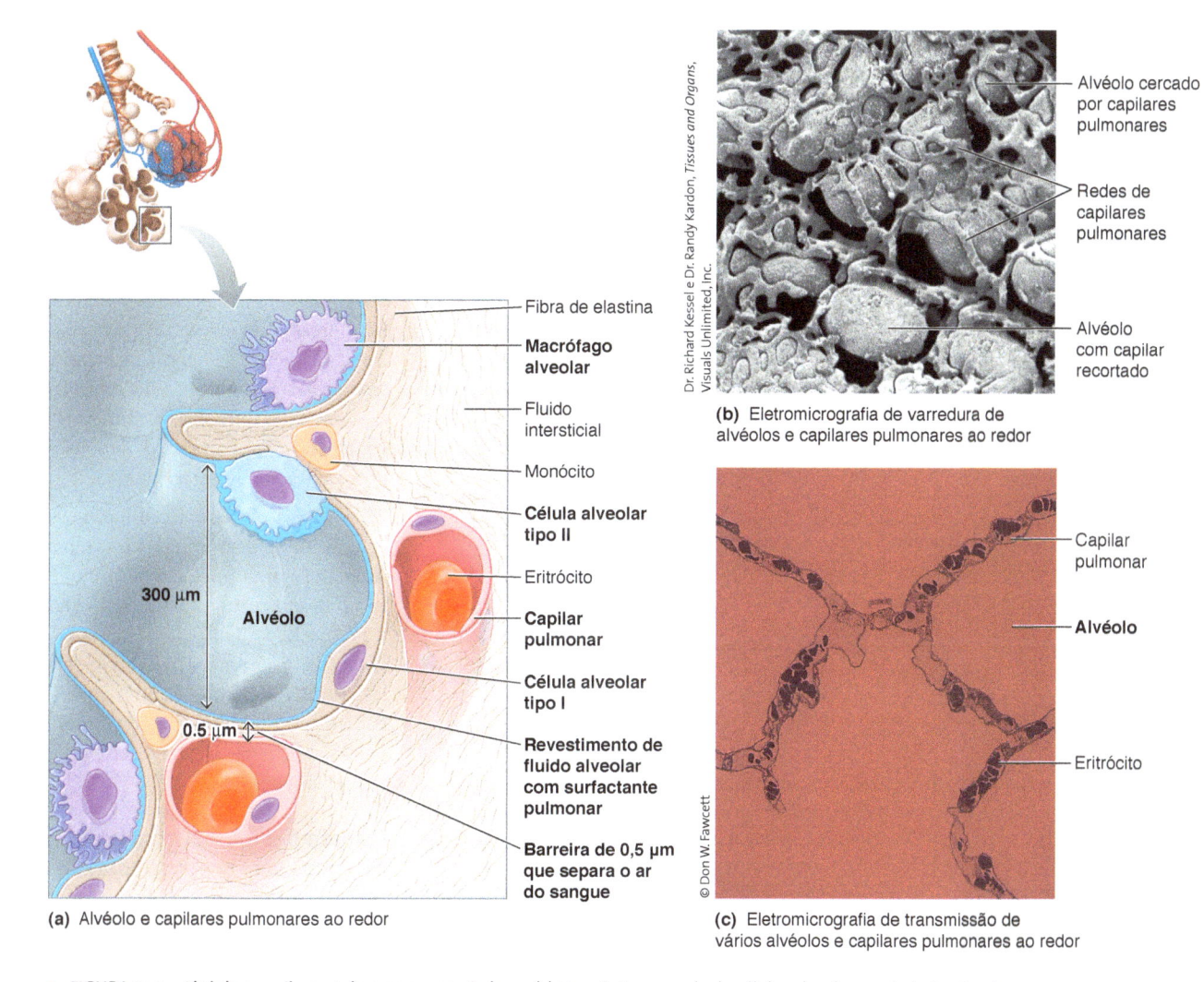

- **FIGURA 13-4 Alvéolo e capilares pulmonares associados.** (a) Uma única camada de células alveolares achatadas tipo I forma as paredes alveolares. As células alveolares tipo II embutidas dentro da parede alveolar secretam surfactante pulmonar. Macrófagos alveolares em trânsito são encontrados dentro do lúmen alveolares. O tamanho das células e da membrana respiratória está exagerado em comparação com o tamanho dos lumens alveolares e dos capilares pulmonares. O diâmetro de um alvéolo, na verdade, é cerca de 600 vezes maior (300 μm) do que o espaço de intervenção entre o ar e o sangue (0,5 μm). (b) Cada alvéolo é envolto por uma rede densa de capilares pulmonares. (c) Observe que cada alvéolo é cercado por uma camada quase contínua de sangue.

Mecânica respiratória

O ar tende a mover-se de uma região de maior pressão para outra de menor pressão, isto é, em favor de um **gradiente de pressão**.

Inter-relações entre pressões dentro e fora dos pulmões são importantes na ventilação.

O ar flui para dentro e para fora dos pulmões durante a respiração ao ir alternadamente em favor dos gradientes de pressão inversos entre os alvéolos e a atmosfera estabelecidos pela atividade cíclica do músculo respiratório. Três diferentes considerações sobre pressão são importantes na ventilação (• Figura 13-6):

1. A **pressão atmosférica (barométrica)** é a pressão exercida pelo peso do ar na atmosfera sobre objetos na superfície da Terra. Ao nível do mar, ela é igual a 760 mm Hg (• Figura 13-7). A pressão atmosférica diminui com o aumento da altitude a partir do nível do mar, à medida que a camada de ar sobre a superfície da Terra fica correspondentemente mais rarefeita. Pequenas flutuações na pressão atmosférica ocorrem a qualquer altura devido a mudanças nas condições climáticas (isto é, quando a pressão barométrica sobe ou desce).

2. A **pressão intra-alveolar**, também conhecida como **pressão intrapulmonar**, é a pressão dentro dos alvéolos. Como os alvéolos se comunicam com a atmosfera através das vias aéreas condutoras, o ar rapidamente flui em favor de seu gradiente de pressão cada vez que a pressão intra-alveolar fica diferente da atmosférica – o fluxo de ar continua até que as duas pressões se equilibrem (fiquem iguais).

3. A **pressão intrapleural** é a pressão dentro do saco pleural. Também conhecida como **pressão intratorácica**, é a pressão exercida fora dos pulmões dentro da cavidade torácica. A pressão intrapleural normalmente é inferior à atmosférica, sendo de, em média, 756 mm Hg em repouso. Assim como registra-se

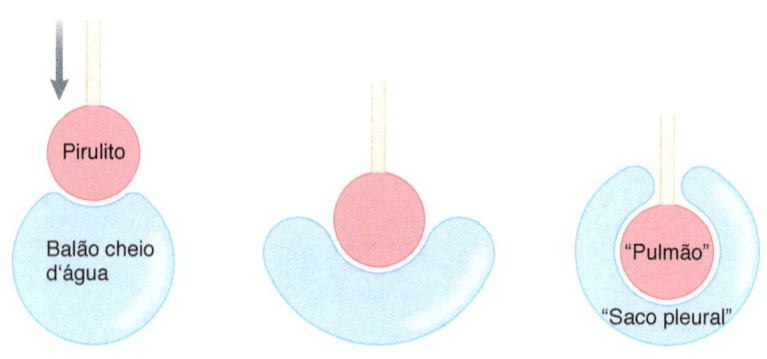

(a) Analogia da relação entre o pulmão e o saco pleural

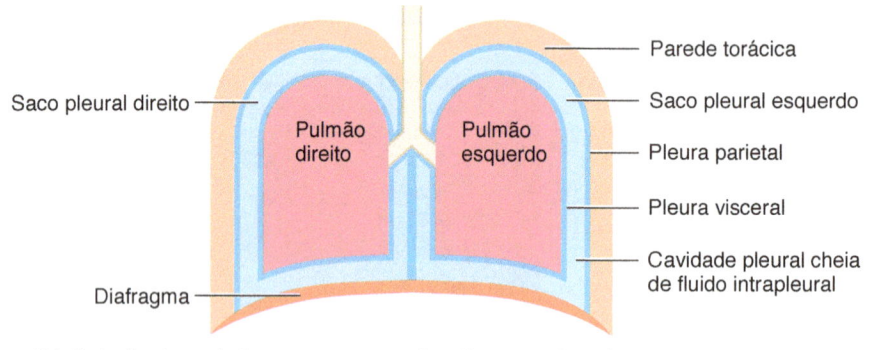

- Pirulito
- Balão cheio d'água
- "Pulmão"
- "Saco pleural"

(b) Relação dos pulmões com os sacos pleurais, a parede torácica e o diafragma

- Saco pleural direito
- Pulmão direito
- Pulmão esquerdo
- Diafragma
- Parede torácica
- Saco pleural esquerdo
- Pleura parietal
- Pleura visceral
- Cavidade pleural cheia de fluido intrapleural

• **FIGURA 13-5 Pleura.** (a) Empurrar um pirulito contra um pequeno balão cheio d'água produz uma relação análoga àquela entre cada pleura fechada de parede dupla e o pulmão que ela cerca e separa da cavidade torácica. (b) Uma camada da pleura, a *pleura visceral*, adere-se firmemente à superfície do pulmão (*viscus* quer dizer "órgão") e, depois, *reflete de volta em si mesma* para formar outra camada, a *pleura parietal*, que reveste a superfície interna da caixa torácica (*paries* significa "parede"). O tamanho relativo da cavidade pleural entre essas duas camadas está bastante exagerado para facilitar a visualização.

a pressão sanguínea utilizando-se a pressão atmosférica como referência (ou seja, uma pressão sanguínea sistólica de 120 mm Hg é 120 mm Hg maior do que a atmosférica de 760 mm Hg ou, na verdade, 880 mm Hg), o valor 756 mm Hg é às vezes mencionado como uma pressão de – 4 mm Hg. Entretanto, não há, na verdade, algo como uma pressão negativa absoluta. Uma pressão de – 4 mm Hg é apenas negativa quando comparada à pressão atmosférica normal de 760 mm Hg. Para evitar confusões, utilizaremos valores absolutos negativos por toda nossa discussão sobre respiração.

A pressão intrapleural não se equilibra com a atmosférica ou com a intra-alveolar porque não há comunicação direta entre a cavidade pleural e a atmosfera ou os pulmões. Como o saco pleural é um saco fechado sem aberturas, o ar não pode entrar ou sair, não obstante quaisquer gradientes de pressão que possam existir entre ele e as regiões ao redor.

Os pulmões normalmente são estirados para ocupar o tórax aumentado.

A cavidade torácica é maior do que os pulmões não estirados porque a parede torácica cresce mais rapidamente do que os pulmões durante o desenvolvimento. No entanto, duas forças – a

- Atmosfera 760 mm Hg
- 760 mm Hg
- 756 mm Hg

- **Pressão atmosférica** (a pressão exercida pelo peso do gás na atmosfera sobre objetos na superfície da Terra – 760 mm Hg ao nível do mar)
- **Pressão intra-alveolar** (pressão dentro dos alvéolos – 760 mm Hg quando equilibrada com a pressão atmosférica)
- **Pressão intrapleural** (pressão dentro da pleura – a pressão exercida fora dos pulmões e dentro da cavidade torácica, normalmente inferior à pressão atmosférica, a 756 mm Hg)

- **Vias aéreas** (representando coletivamente todas as vias aéreas)
- **Parede torácica** (representando toda a caixa torácica)
- **Saco pleural** (o espaço representa a cavidade pleural)
- **Pulmões** (representando coletivamente todos os alvéolos)

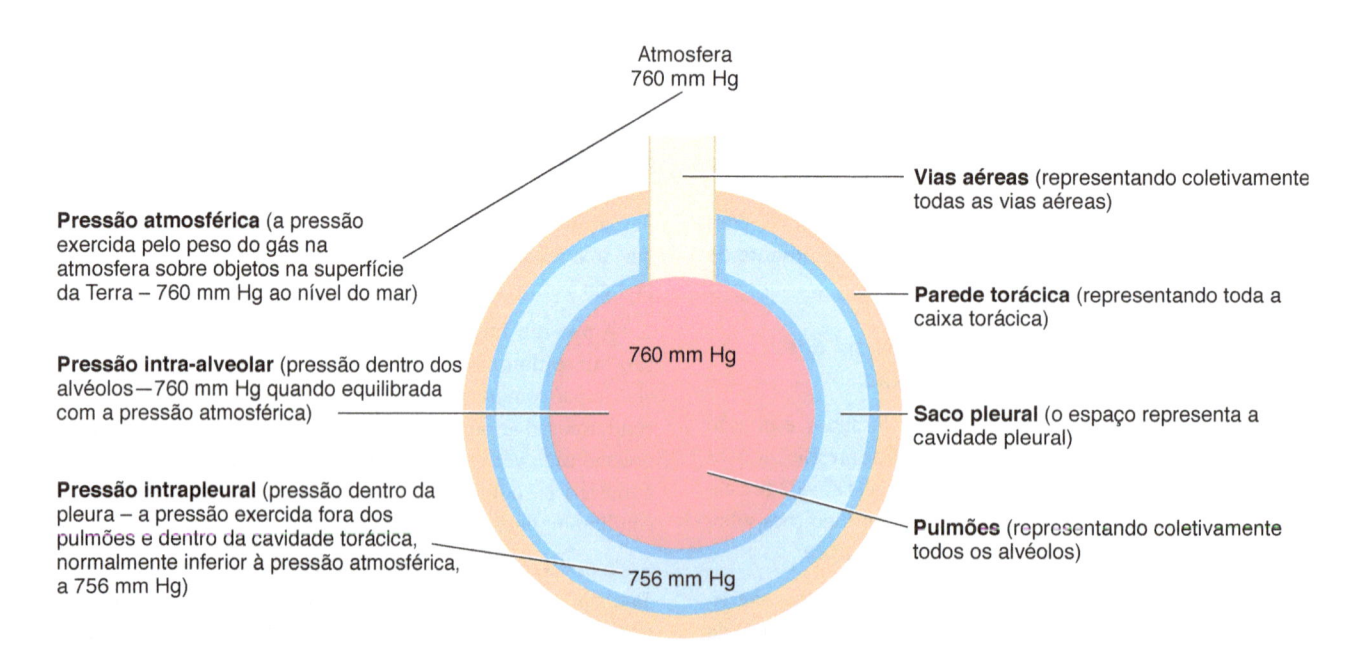

• **FIGURA 13-6** Pressões importantes na ventilação.

coesão do fluido intrapleural e o *gradiente de pressão transmural* – mantêm a parede torácica e os pulmões em justaposição, estirando os pulmões para preencher a cavidade torácica aumentada.

COESÃO DO FLUIDO INTRAPLEURAL As moléculas de água no fluido intrapleural resistem à separação porque são polares e atraídas umas às outras (veja no Apêndice B, disponível no site do livro, em www.cengage.com.br). A coesão resultante do fluido intrapleural tende a manter as superfícies pleurais unidas. Assim, o fluido intrapleural pode ser muito livremente considerado um "adesivo" ou "cola" entre o revestimento da parede torácica e o pulmão. Caso se tente separar duas superfícies lisas unidas por uma camada fina de líquido, como duas lâminas de vidro úmidas, é perceptível que as duas superfícies agem como se estivessem presas pela camada fina de água. Embora se possa deslizar facilmente as lâminas para frente e para trás (assim como o fluido intrapleural facilita o movimento dos pulmões contra a superfície interior da parede torácica), só é possível separá-las com bastante dificuldade, porque as moléculas dentro do líquido intermediário resistem à separação. Essa relação é parcialmente responsável pelo fato de que as mudanças na dimensão torácica são sempre acompanhadas por correspondentes alterações na dimensão do pulmão; ou seja, quando o tórax se expande, os pulmões – presos à parede torácica pela coesão do fluido intrapleural – também se expandem. Um motivo ainda mais importante para os pulmões seguirem os movimentos da parede torácica é o gradiente de pressão transmural que existe na parede pulmonar.

GRADIENTE DE PRESSÃO TRANSMURAL A pressão intra-alveolar, equilibrada com a pressão atmosférica a 760 mm Hg, é maior do que a pressão intrapleural de 756 mm Hg; portanto, na parede pulmonar, uma pressão mais alta age para fora do que para dentro. Este diferencial líquido de pressão para fora, o **gradiente de pressão transmural**, empurra os pulmões para fora, alongando-os ou distendendo-os (*trans* quer dizer "além de"; *mural* remete a "parede") (• Figura 13-8). Devido a este gradiente de pressão, os pulmões são sempre forçados a se expandir para preencher a cavidade torácica.

Um gradiente de pressão transmural semelhante existe ao longo da parede torácica. A pressão atmosférica que empurra para dentro na parede torácica é maior do que a intrapleural que empurra para fora nessa mesma parede, portanto, a parede torácica tende a ser "espremida" ou comprimida em relação ao que seria em um estado não restringido. Contudo, o efeito do gradiente de pressão transmural ao longo da parede pulmonar é muito mais pronunciado, porque os pulmões altamente distensíveis são muito mais influenciados por esse modesto diferencial de pressão do que a parede torácica, mais rígida.

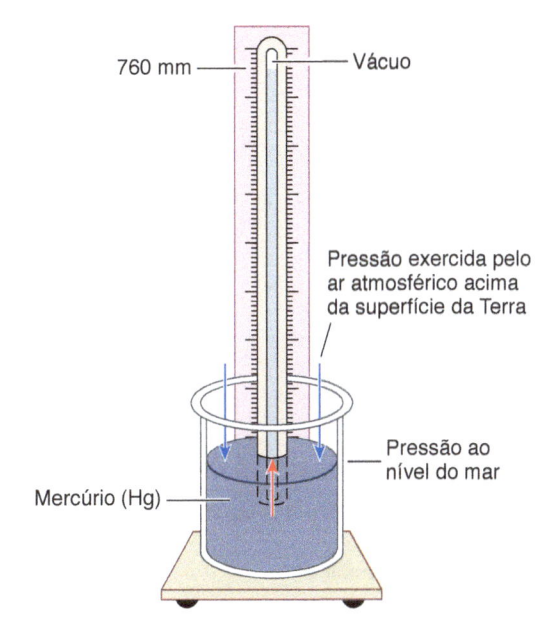

• **FIGURA 13-7 Pressão atmosférica.** A pressão exercida sobre os objetos pelo ar atmosférico acima da superfície da Terra ao nível do mar pode empurrar uma coluna de mercúrio até uma altura de 760 mm. Portanto, diz-se que a pressão atmosférica ao nível do mar é de 760 mm Hg.

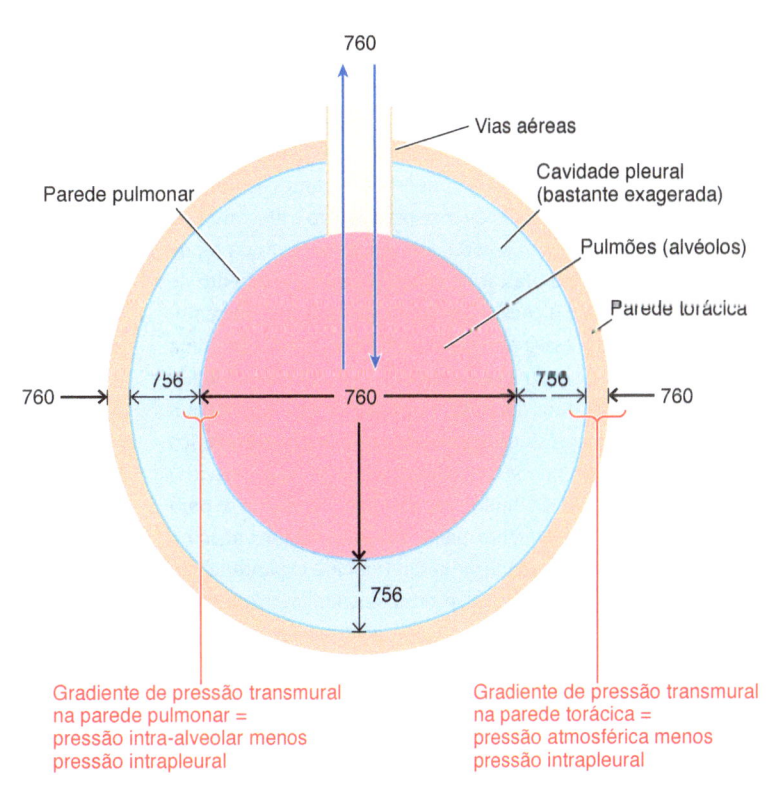

• **FIGURA 13-8 Gradiente de pressão transmural.** Na parede pulmonar, a pressão intra-alveolar de 760 mm Hg empurra para fora, enquanto a pressão intrapleural de 756 mm Hg empurra para dentro. Esta diferença de 4 mm Hg na pressão constitui um gradiente de pressão transmural que atua para fora dos pulmões, estirando-os para preencher a maior cavidade torácica. Na parede torácica, a pressão atmosférica de 760 mm Hg empurra para dentro, enquanto a pressão intrapleural de 756 mm Hg empurra para fora. Esta diferença de 4 mm Hg na pressão constitui um gradiente de pressão transmural que empurra para dentro e comprime a parede torácica.

Os números estão em mm Hg de pressão.

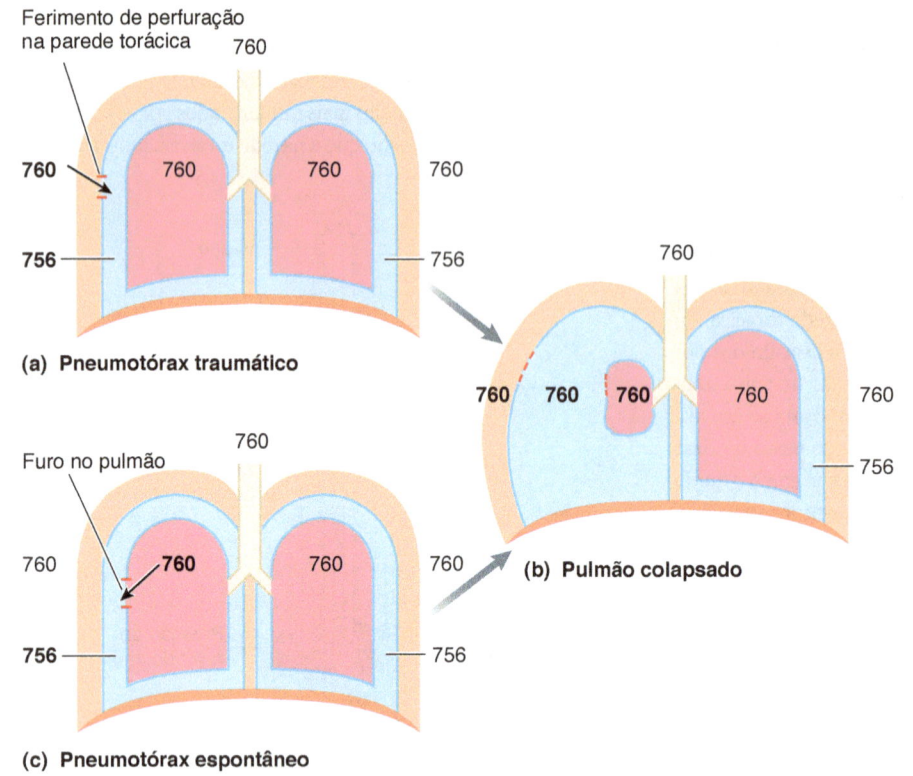

(a) Pneumotórax traumático

Ferimento de perfuração na parede torácica

(c) Pneumotórax espontâneo

Furo no pulmão

(b) Pulmão colapsado

Os números estão em mm Hg de pressão.

• **FIGURA 13-9 Pneumotórax.** (a) No *pneumotórax traumático*, uma perfuração na parede torácica permite que ar atmosférico vá em favor de seu gradiente de pressão e entre na cavidade pleural, abolindo o gradiente de pressão transmural. (b) Quando o gradiente de pressão transmural é abolido, o pulmão encolhe até seu tamanho não estirado e a parede torácica se move para fora. (c) No *pneumotórax espontâneo*, um furo na parede pulmonar permite que o ar vá em favor de seu gradiente de pressão e entre na cavidade pleural vindo dos pulmões, abolindo o gradiente de pressão transmural. Assim como no pneumotórax traumático, o pulmão retorna a seu tamanho não estirado.

POR QUE A PRESSÃO INTRAPLEURAL É SUBATMOSFÉRICA Como nem a parede torácica nem os pulmões estão em sua posição natural quando são mantidos em justaposição, eles constantemente tentam assumir suas próprias dimensões inerentes. O pulmão estirado tem a tendência de mover-se para dentro e afastar-se da parede torácica, enquanto a parede torácica comprimida tende a mover-se para fora e afastar-se dos pulmões. O gradiente de pressão transmural e a coesão do fluido intrapleural, entretanto, só permitem que essas estruturas se afastem ao mínimo uma da outra. Mesmo assim, a leve expansão resultante da cavidade pleural é suficiente para diminuir a pressão nessa cavidade em 4 mm Hg, levando a pressão intrapleural ao nível subatmosférico de 756 mm Hg. Essa queda de pressão ocorre porque a cavidade pleural fica repleta de fluido, que não pode expandir-se para preencher o volume levemente maior. Portanto, há um vácuo no minúsculo espaço da cavidade pleural levemente expandida não ocupada pelo fluido intrapleural, produzindo uma leve queda na pressão intrapleural para abaixo da pressão atmosférica.

Observe a inter-relação entre o gradiente de pressão transmural e a pressão intrapleural subatmosférica. Os pulmões são estirados e o tórax é comprimido por um gradiente de pressão transmural que existe em suas paredes devido à presença de pressão intrapleural subatmosférica. A pressão intrapleural, por sua vez, é subatmosférica porque os pulmões estirados e o tórax comprimido tendem a se afastar uns dos outros, expandindo levemente a cavidade pleural e derrubando a pressão intrapleural para abaixo da atmosférica.

Nota Clínica PNEUMOTÓRAX Normalmente, o ar não entra na cavidade pleural porque aqui não há comunicação entre a cavidade e a atmosfera ou os alvéolos. Entretanto, se a parede torácica for perfurada (por exemplo, por uma punção ou uma costela quebrada), o ar flui da pressão atmosférica mais alta em favor de seu gradiente de pressão e entra no espaço pleural (• Figura 13-9a). A condição anormal de entrada de ar na cavidade pleural é conhecida como **pneumotórax** ("ar no peito"). As pressões intrapleural e intra-alveolar agora estão equilibradas com a pressão atmosférica, portanto, não há mais um gradiente de pressão transmural na parede pulmonar ou na torácica. Sem nenhuma força presente para estirar o pulmão, ele contrai-se para seu tamanho não estirado (• Figura 13-9b) (a coesão do fluido intrapleural não consegue manter os pulmões e a parede torácica em justaposição na ausência do gradiente de pressão transmural). Da mesma forma, a parede torácica se move para fora até suas dimensões irrestritas, mas isso tem consequências muito menos graves do que o colapso do pulmão. De modo semelhante, o pneumotórax e o colapso pulmonar podem ocorrer se ar entrar na cavidade pleural através de um furo no pulmão, produzido, por exemplo, por um processo patológico (• Figura 13-9c).

O fluxo de ar para dentro e fora dos pulmões ocorre por causa de mudanças cíclicas na pressão intra-alveolar.

Como o ar flui em favor do gradiente de pressão, a pressão intra-alveolar deve ser inferior à atmosférica para que o ar flua para dentro dos pulmões durante a inspiração. Da mesma forma, a pressão intra-alveolar deve ser superior à atmosférica para que o ar flua para fora dos pulmões durante a expiração. A pressão intra-alveolar pode ser alterada mudando-se o volume dos pulmões, de acordo com a lei de Boyle. A **lei de Boyle** afirma que, a qualquer temperatura constante, a pressão exercida por um gás varia inversamente com o volume do gás (• Figura 13-10), isto é, à medida que o volume de um gás aumenta, a pressão exercida por ele diminui proporcionalmente. De maneira inversa, a pressão aumenta proporcionalmente à medida que diminui o volume. Variações no volume pulmonar e, assim, na pressão intra-alveolar, são causadas indiretamente pela atividade muscular respiratória.

Os músculos respiratórios que realizam a respiração não atuam diretamente nos pulmões para mudar seu volume. Em vez disso, esses músculos alteram o volume da cavidade torácica, causando uma variação correspondente no volume pulmonar porque a parede torácica e os pulmões são unidos pela coesão do fluido intrapleural e pelo gradiente de pressão transmural.

Vamos acompanhar as mudanças que ocorrem durante todo um ciclo respiratório, isto é, durante uma **inspiração** e uma **expiração**.

INÍCIO DA INSPIRAÇÃO: CONTRAÇÃO DOS MÚSCULOS INSPIRATÓRIOS

Os **músculos inspiratórios** principais – aqueles que se contraem para realizar uma inspiração durante a respiração silenciosa – incluem o *diafragma* e os *músculos intercostais externos* (● Figura 13-11). Antes do início da inspiração, os músculos respiratórios estão relaxados, nenhum ar está fluindo e a pressão intra-alveolar é igual à atmosférica (● Figura 13-12a). No início da inspiração, esses músculos têm sua contração estimulada, o que incha a cavidade torácica. O principal músculo inspiratório é o **diafragma**, uma lâmina de músculo esquelético que forma a base da cavidade torácica e que é inervada pelo **nervo frênico**. O diafragma relaxado tem formato de abóbada, ressaltando-se para cima e para dentro da cavidade torácica. Quando o diafragma se contrai (mediante estimulação pelo nervo frênico), ele desce, aumentando o volume da cavidade torácica ao ampliar sua dimensão vertical (de cima para baixo) (● Figura 13-12b). Durante a respiração silenciosa, o diafragma desce cerca de 1 cm durante a inspiração, mas durante a respiração pesada pode descer até 10 cm. A parede abdominal, relaxada, move-se para fora durante a inspiração enquanto o diafragma descendente empurra o conteúdo abdominal para baixo e para frente. Setenta e cinco por cento do alargamento da cavidade torácica durante a inspiração silenciosa é resultado da contração do diafragma.

Dois conjuntos de **músculos intercostais** localizam-se entre os ossos da costela (*inter* quer dizer "entre"; *costa* significa "costela"). Os *músculos intercostais externos* ficam sobre os *músculos intercostais internos*. A contração dos **músculos intercostais externos**, cujas fibras vão para baixo e para frente entre as costelas adjacentes, aumenta a cavidade torácica nas dimensões lateral (lado a lado) e anteroposterior (de frente para trás). Quando se contraem, os músculos intercostais externos elevam as costelas e, subsequentemente, o esterno para cima e para fora (● Figura 13-12b). Esses músculos intercostais são ativados pelos **nervos intercostais**.

Antes da inspiração, ao final da expiração anterior, a pressão intra-alveolar está igual à atmosférica, portanto, nenhum ar

Recipiente A
Pistão
Volume = 1/2
Pressão = 2

Recipiente B
Recipiente fechado com determinado número de moléculas de gás
Manômetro
Volume = 1
Pressão = 1

Recipiente C
Volume = 2
Pressão = 1/2

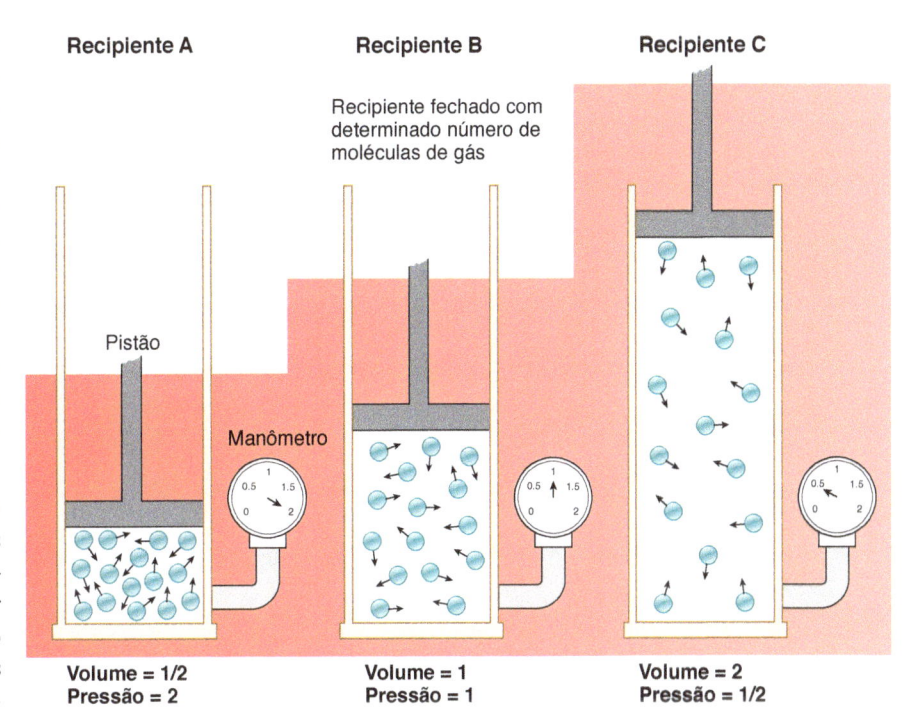

● **FIGURA 13-10 Lei de Boyle.** Cada recipiente tem o mesmo número de moléculas de gás. Dado o movimento aleatório das moléculas de gás, a probabilidade de uma molécula de gás atingir a parede interna do recipiente e exercer pressão varia inversamente de acordo com o volume do recipiente a qualquer temperatura constante. O gás no recipiente B exerce maior pressão do que o mesmo gás no maior recipiente C, mas menos pressão que o mesmo gás no recipiente menor A. Esta relação foi estabelecida pela lei de Boyle: $P_1V_1=P_2V_2$. À medida que o volume de um gás aumenta, a pressão desse gás diminui proporcionalmente; de maneira inversa, a pressão aumenta à medida que o volume diminui.

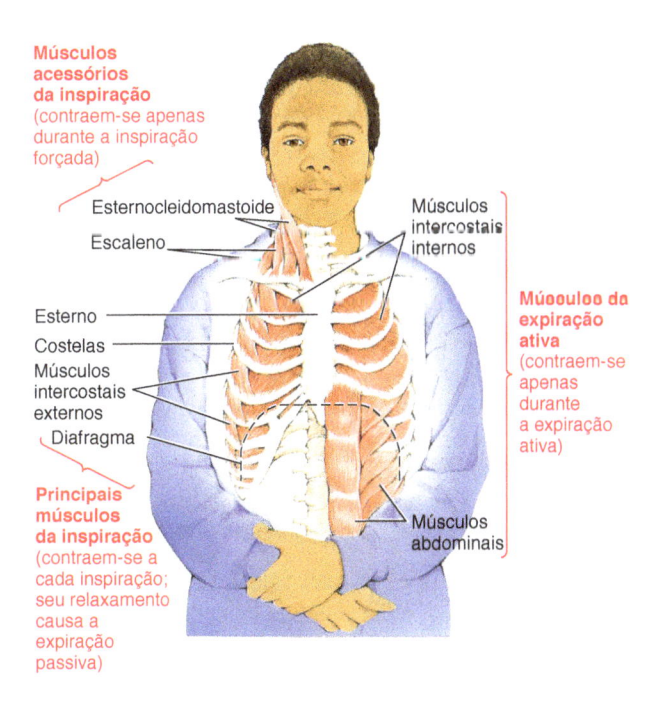

● **FIGURA 13-11** Anatomia dos músculos respiratórios.

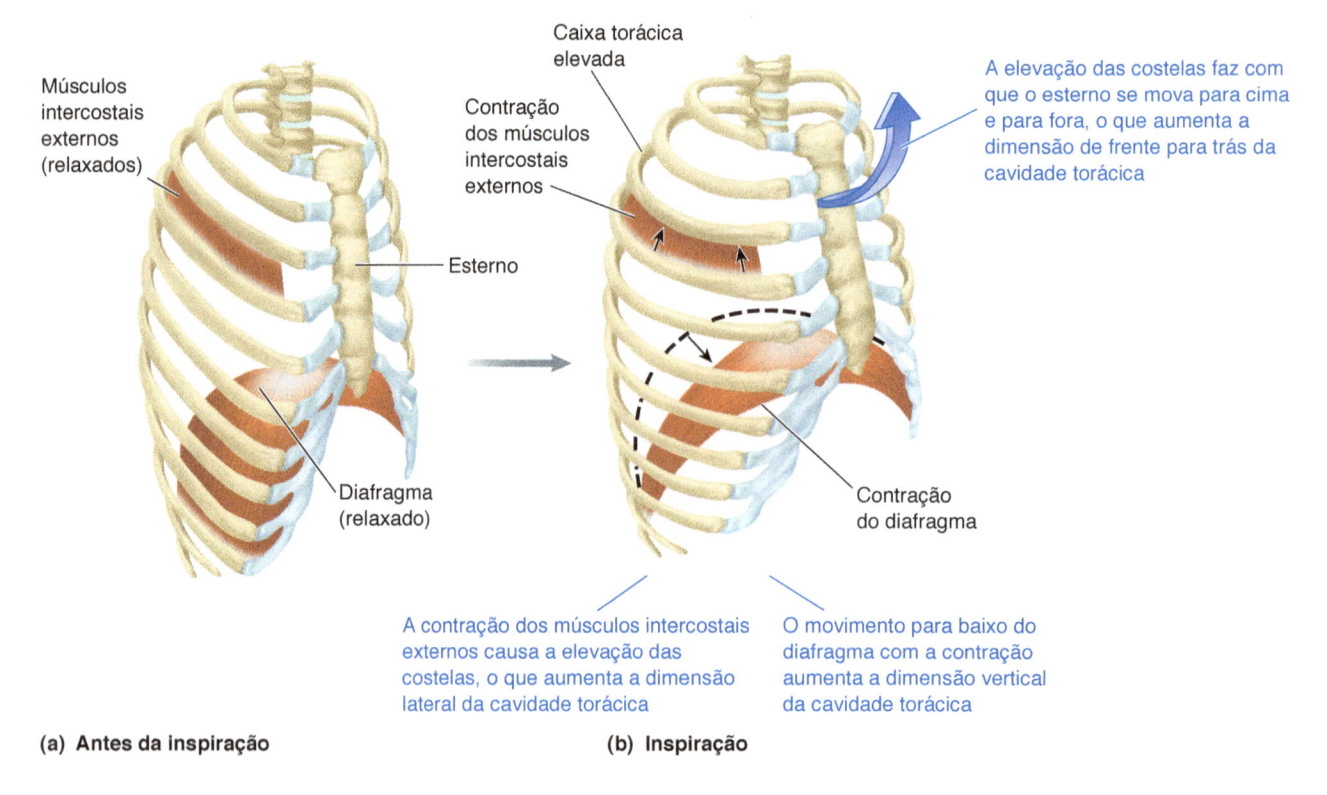

● **FIGURA 13-12 Atividade dos músculos respiratórios durante a inspiração e a expiração.** (a) Antes da inspiração, todos os músculos respiratórios estão relaxados. (b) Durante a *inspiração*, o diafragma desce com a contração, aumentando a dimensão vertical da cavidade torácica. A contração dos músculos intercostais externos eleva as costelas e, subsequentemente, o esterno, alargando a cavidade torácica da frente para trás e lateralmente.

flui para dentro ou para fora dos pulmões (● Figura 13-13a). À medida que a cavidade torácica aumenta, os pulmões também são forçados a se expandir para preencher a cavidade torácica mais larga. À medida que os pulmões alargam, a pressão intra-alveolar cai, porque o mesmo número de moléculas de ar agora ocupa um volume pulmonar maior. Em uma excursão inspiratória típica, a pressão intra-alveolar cai em 1 mm Hg, para 759 mm Hg (● Figura 13-13b). Como a pressão intra-alveolar agora é inferior à atmosférica, o ar flui para dentro dos pulmões, em favor do gradiente de pressão, da pressão mais alta para a mais baixa. O ar continua entrando nos pulmões até não haver mais qualquer gradiente, isto é, até a pressão intra-alveolar se igualar à atmosférica. Portanto, a expansão pulmonar não é causada pelo movimento de ar para dentro dos pulmões; ao contrário, o ar flui para dentro dos pulmões devido à queda na pressão intra-alveolar causada pela expansão pulmonar.

Durante a inspiração, a pressão intrapleural cai para 754 mm Hg como resultado da expansão do tórax. O resultante aumento no gradiente de pressão transmural durante a inspiração garante que os pulmões estejam estirados para preencher a cavidade torácica expandida.

FUNÇÃO DOS MÚSCULOS INSPIRATÓRIOS ACESSÓRIOS Inspirações mais profundas (mais ar inspirado) podem ser atingidas ao contrairem-se o diafragma e os músculos intercostais externos com mais força e ao entrarem em ação os **músculos inspiratórios acessórios,** para aumentar ainda mais a cavidade torácica. A contração destes músculos acessórios, localizados no pescoço (veja a ● Figura 13-11), levanta o esterno e eleva as primeiras duas costelas, aumentando a parte superior da cavidade torácica. À medida que a cavidade torácica tem seu volume aumentado em relação às condições de repouso, os pulmões também se expandem mais, diminuindo ainda mais a pressão intra-alveolar. Consequentemente, um fluxo maior de ar para dentro ocorre antes que o equilíbrio com a pressão atmosférica seja atingido, isto é, realiza-se uma respiração mais profunda.

INÍCIO DA EXPIRAÇÃO: RELAXAMENTO DOS MÚSCULOS INSPIRATÓRIOS Ao final da inspiração, os músculos inspiratórios relaxam. O diafragma assume sua posição original, em formato de abóbada quando relaxado. A caixa torácica elevada desce, devido à gravidade, quando os músculos intercostais externos relaxam (veja a ● Figura 13-12c). Sem nenhuma força causando a expansão da parede torácica (e, assim, a expansão dos pulmões), a parede torácica e os pulmões estirados retraem-se até seu tamanho pré-inspiratório devido a suas propriedades elásticas, assim como ocorreria com um balão cheio ao ser solto. À medida que os pulmões retraem-se e diminuem de volume, a pressão intra-alveolar aumenta, porque o maior número de moléculas de ar contido dentro do maior volume pulmonar ao final da inspiração agora está comprimido em um volume menor. Em uma expiração em repouso, a pressão intra-alveolar aumenta cerca de 1 mm Hg acima do nível atmosférico, atingindo 761 mm Hg (● Figura 13-13c). O ar agora sai dos pulmões em favor de seu gradiente de pressão, da pressão intra-alveolar maior para a pressão atmosférica menor. O fluxo de ar para fora

(c) **Expiração passiva** (d) **Expiração ativa**

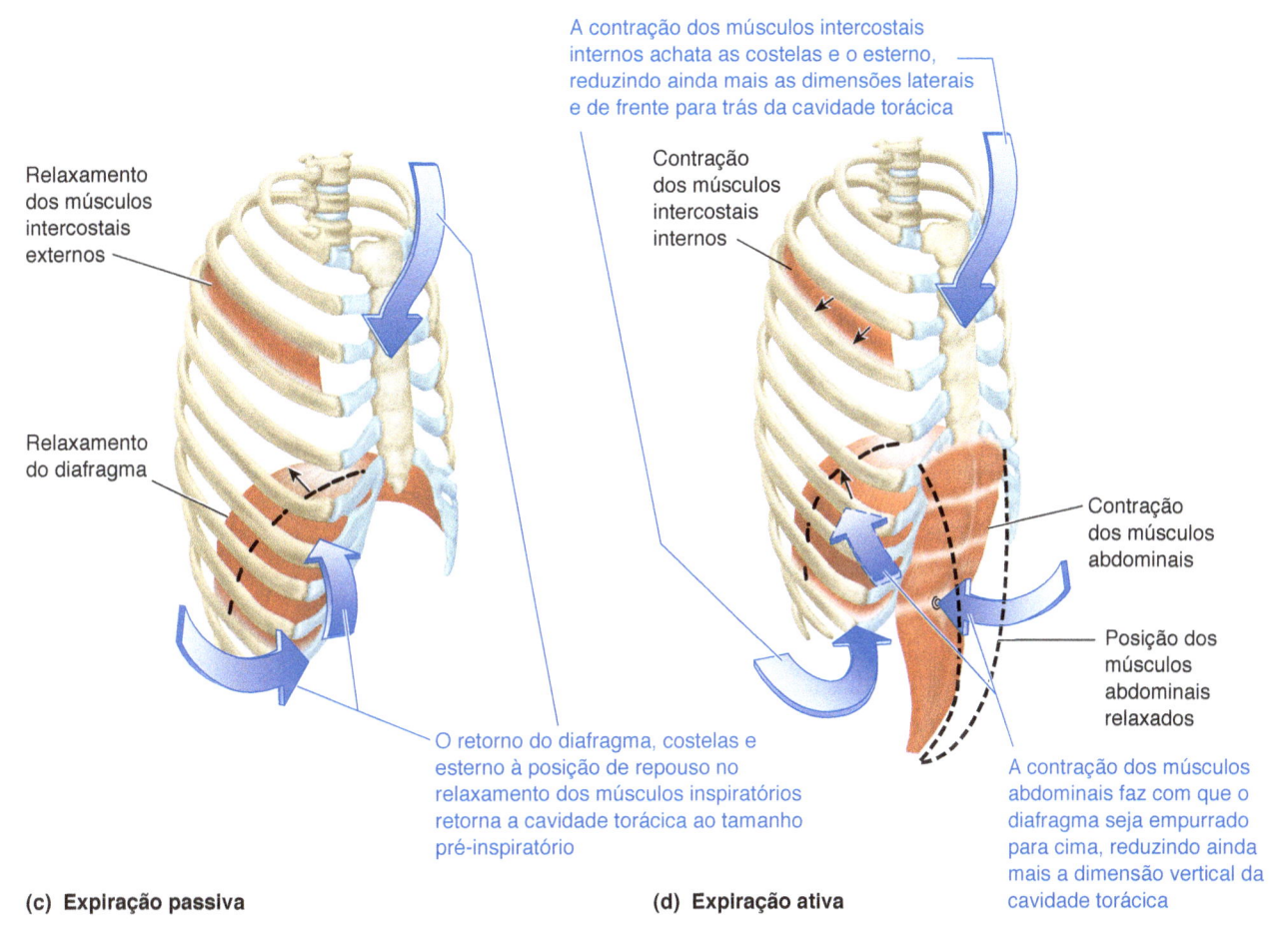

- **FIGURA 13-12** Atividade dos músculos respiratórios durante a inspiração e a expiração. (*continuação*)
(c) Durante a *expiração passiva silenciosa*, o diafragma relaxa, reduzindo o volume da cavidade torácica em relação ao seu maior tamanho inspiratório. À medida que os músculos intercostais externos relaxam, a caixa torácica elevada desce, devido à força da gravidade. Isso também reduz o volume da cavidade torácica. (d) Durante a *expiração ativa*, a contração dos músculos abdominais aumenta a pressão intra-abdominal, exercendo uma força para cima sobre o diafragma. Isso reduz a dimensão vertical da cavidade torácica mais intensamente do que ela aconteceria durante a expiração passiva silenciosa. A contração dos músculos intercostais internos diminui as dimensões de frente para trás e de um lado ao outro ao achatar as costelas e o esterno.

(a) **Antes da inspiração** (b) **Durante a inspiração** (c) **Durante a expiração**

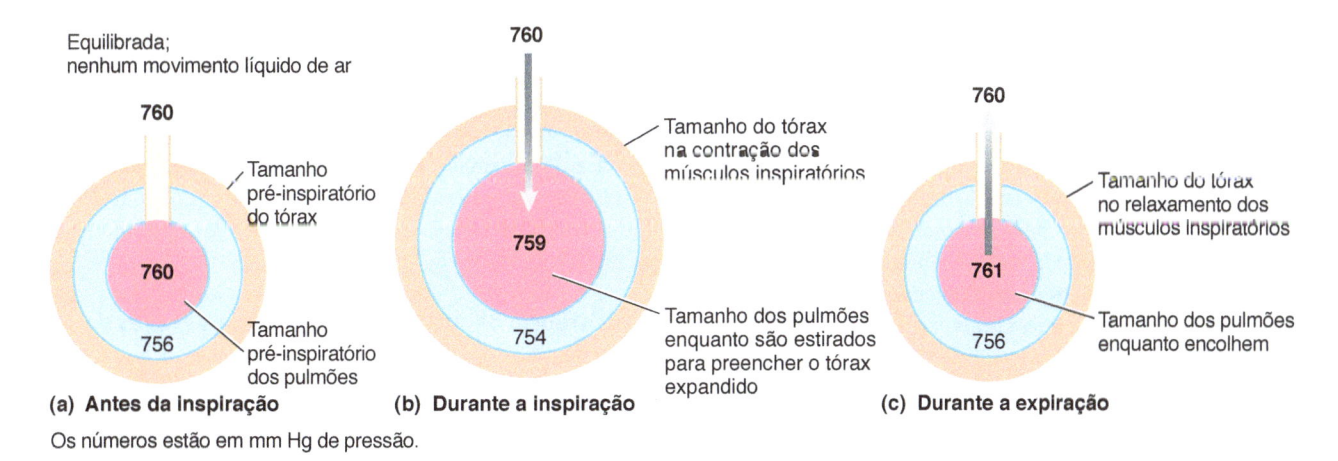

Os números estão em mm Hg de pressão.

- **FIGURA 13-13** Mudanças no volume pulmonar e na pressão intra-alveolar durante a inspiração e a expiração.
(a) Antes da inspiração, ao final da expiração anterior, a pressão intra-alveolar é equilibrada com a pressão atmosférica e nenhum ar flui. (b) À medida que os pulmões aumentam de volume durante a inspiração, a pressão intra-alveolar diminui, estabelecendo um gradiente de pressão que favorece o fluxo de ar da atmosfera para dentro dos alvéolos; isto é, há uma inspiração. (c) À medida que os pulmões retornam para seu tamanho pré-inspiratório no relaxamento dos músculos inspiratórios, a pressão intra-alveolar aumenta, estabelecendo um gradiente de pressão que favorece o fluxo de ar para fora dos alvéolos e para a atmosfera; isto é, uma expiração ocorre.

cessa quando a pressão intra-alveolar se torna igual à atmosférica e o gradiente de pressão não existe mais. A • Figura 13-14 resume as mudanças nas pressões intra-alveolar e intrapleural que ocorrem durante um ciclo respiratório.

Nota Clínica Como o diafragma é o principal músculo inspiratório e seu relaxamento também causa a expiração, somente a paralisia dos músculos intercostais não influencia seriamente a respiração silenciosa. No entanto, a interrupção da atividade do diafragma causada por desordens nervosas ou musculares leva à paralisia respiratória. Felizmente, o nervo frênico surge da medula espinhal na região do pescoço (segmentos cervicais 3, 4 e 5) e, depois, desce até o diafragma na base do tórax, em vez de surgir da região torácica da medula, como poderia ser esperado. Por este motivo, pessoas completamente paralisadas abaixo do pescoço devido ao rompimento traumático da medula espinhal ainda são capazes de respirar, embora tenham perdido o uso de todos os músculos esqueléticos no tronco e nos membros.

EXPIRAÇÃO FORÇADA: CONTRAÇÃO DOS MÚSCULOS EXPIRATÓRIOS Durante a respiração silenciosa, a expiração normalmente é um processo passivo porque é realizado pelo retorno elástico dos pulmões consequente ao relaxamento dos músculos inspiratórios, sem que esforço muscular ou gasto de energia sejam necessários. Em contraste, a inspiração é *sempre* ativa, porque é causada apenas pela contração de músculos inspiratórios à custa de uso de energia. A expiração se torna ativa para esvaziar os pulmões de forma mais rápida e completa do que a realizada durante a respiração silenciosa, como durante as respirações profundas que acompanham exercícios. Para forçar mais ar para fora, a pressão intra-alveolar deve ficar mais acima da pressão atmosférica do que poderia ser obtido pelo relaxamento simples dos músculos inspiratórios e pelo retorno elástico dos pulmões. A fim de produzir tal **expiração forçada**, ou **ativa**, os músculos expiratórios devem se contrair para reduzir o volume da cavidade torácica e dos pulmões (veja as • Figuras 13-11 e 13-12d). Os **músculos expiratórios** mais importantes são (embora possa parecer inacreditável) os *músculos da parede abdominal*. Enquanto os músculos abdominais se contraem, o aumento resultante na pressão intra-abdominal exerce uma força para cima sobre o diafragma, empurrando-o ainda mais para dentro da cavidade torácica do que sua posição relaxada, diminuindo assim a dimensão vertical da cavidade torácica. Os outros músculos expiratórios são os **músculos intercostais internos**, cuja contração puxa as costelas para baixo e para dentro, achatando a parede torácica e diminuindo ainda mais o tamanho da cavidade torácica. Esta ação é o oposto da ação observada nos músculos intercostais externos.

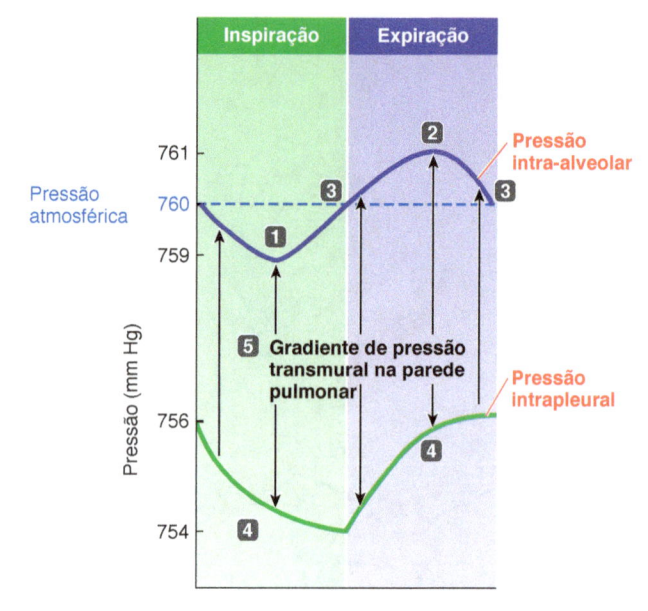

Enquanto a contração ativa dos músculos expiratórios reduz o volume da cavidade torácica, os pulmões também diminuem mais de volume porque não têm de ser tão estirados para preencher a cavidade torácica menor – isto é, podem retrair-se para um volume ainda menor. A pressão intra-alveolar aumenta ainda mais enquanto o ar nos pulmões fica confinado dentro desse volume menor. O diferencial entre as pressões intra-alveolar e atmosférica é agora ainda maior do que durante a expiração passiva, portanto, mais ar deve sair na direção do gradiente de pressão antes que o equilíbrio seja atingido.

1 Durante a inspiração, a pressão intra-alveolar é inferior à atmosférica.

2 Durante a expiração, a pressão intra-alveolar é superior à atmosférica.

3 Ao final da inspiração e da expiração, a pressão intra-alveolar é igual à atmosférica porque os alvéolos estão em comunicação direta com a atmosfera e o ar continua fluindo em favor de seu gradiente de pressão até que as duas pressões se equilibrem.

4 Por todo o ciclo respiratório, a pressão intrapleural é inferior à intra-alveolar.

5 Assim, um gradiente de pressão transmural sempre existe e o pulmão sempre é estirado a certo ponto, mesmo durante a expiração.

• **FIGURA 13-14** Mudanças na pressão intra-alveolar e intrapleural em todo o ciclo respiratório.

Desta forma, os pulmões são esvaziados mais completamente durante a expiração forçada e ativa do que durante a expiração silenciosa e passiva.

Durante a expiração forçada, a pressão intrapleural excede a atmosférica, mas os pulmões não diminuem. Como a pressão intra-alveolar também aumenta de forma correspondente, um gradiente de pressão transmural ainda existe nas paredes dos pulmões, mantendo-os estirados para preencher a cavidade torácica. Por exemplo, se a pressão dentro do tórax aumentar 10 mm Hg, a pressão intrapleural se tornará de 766 mm Hg e a intra-alveolar se tornará de 770 mm Hg – ainda uma diferença de pressão de 4 mm Hg.

A resistência das vias aéreas influencia as taxas de fluxo de ar.

Até o momento, discutimos o fluxo de ar para dentro e fora dos pulmões como uma função da intensidade do gradiente de pressão entre os alvéolos e a atmosfera. Contudo, assim como o fluxo de sangue pelos vasos sanguíneos depende não apenas do gradiente de pressão, mas também da resistência ao fluxo oferecida pelos vasos, o mesmo ocorre com o fluxo de ar:

$$F = \frac{\Delta P}{R}$$

TABELA 13-1 — Fatores que afetam a resistência das vias aéreas

Status das vias aéreas	Efeito sobre a resistência	Fatores produtores do efeito
Broncoespasmo	↓ raio, ↑ resistência ao fluxo de ar	*Fatores patológicos:* Espasmo induzido por alergia das vias aéreas causado por 　Substância de reação lenta da anafilaxia (leucotrienos) 　Histamina Bloqueio físico das vias aéreas causado por: 　Excesso de muco 　Edema das paredes 　Colapso das vias aéreas *Fatores de controle fisiológico:* Controle neural: estimulação parassimpática Controle químico local: ↓ concentração de CO_2
Broncodilatação	↑ raio, ↓ resistência ao fluxo de ar	*Fatores patológicos:* nenhum *Fatores de controle fisiológico:* Controle neural: estimulação simpática (efeito mínimo) Controle hormonal: epinefrina Controle químico local: ↑ concentração de CO_2

em que

　F = taxa do fluxo de ar

　ΔP = diferença entre a pressão atmosférica e a intra-alveolar (gradiente de pressão)

　R = resistência das vias aéreas, determinada por seu raio

O principal determinante da resistência ao fluxo de ar é o raio das vias aéreas condutoras. Ignoramos a resistência das vias aéreas em nossa discussão anterior sobre taxas de fluxo de ar induzidas pelo gradiente de pressão porque, em um sistema respiratório saudável, o raio do sistema condutor é grande o suficiente para que a resistência continue extremamente baixa. Portanto, o gradiente de pressão entre os alvéolos e a atmosfera normalmente é o principal fator determinante da taxa do fluxo de ar. Na verdade, as vias aéreas normalmente oferecem tão pouca resistência que apenas gradientes de pressão muito pequenos, de 1 a 2 mm Hg, precisam ser criados para atingir taxas adequadas de fluxo de ar para dentro e fora dos pulmões (por comparação, um gradiente de pressão 250 vezes maior seria necessário para mover o ar através de um cachimbo do que através das vias aéreas respiratórias na mesma taxa de fluxo).

Normalmente, ajustes pequenos no tamanho das vias aéreas podem ser realizados por regulagem do sistema nervoso autônomo para atender às necessidades do corpo. A estimulação parassimpática – que ocorre em situações tranquilas e relaxadas, nas quais a demanda por fluxo de ar é baixa – promove a contração do músculo liso bronquiolar, o que aumenta a resistência das vias aéreas ao produzir **broncoespasmo** (uma redução no raio dos bronquíolos). Em contraste, a estimulação simpática e, em uma maior extensão, seu hormônio associado, a epinefrina, causam a **broncodilatação** (um aumento no raio bronquiolar) e menor resistência das vias aéreas, ao promoverem o relaxamento do músculo liso bronquiolar (▲Tabela 13-1). Assim, durante períodos de dominação simpática, quando maiores demandas de admissão de O_2 são efetiva ou possivelmente feitas sobre o organismo, a broncodilatação garante que os gradientes de pressão estabelecidos pela atividade muscular respiratória possam atingir taxas máximas de fluxo de ar com resistência mínima. Devido a essa ação broncodilatadora, a epinefrina ou medicamentos relacionados (como albuterol, um agonista adrenérgico β_2 mais seletivo que relaxa o músculo liso bronquiolar sem afetar os alvos adrenérgicos β_1, como o coração; veja no Capítulo 7) são ferramentas terapêuticas úteis para combater a constrição das vias aéreas em pacientes com espasmos brônquicos.

A resistência se torna um impedimento extremamente importante ao fluxo de ar quando os lumens da via aérea se tornam anormalmente estreitadas por uma doença. Todos experimentamos temporariamente o efeito que a maior resistência das vias aéreas tem sobre a respiração quando estamos resfriados. Sabemos como é difícil produzir uma taxa de fluxo de ar adequada através de um "nariz entupido", quando as passagens nasais são estreitadas pelo edema e pelo acúmulo de muco. Mais severa é a doença pulmonar obstrutiva crônica, que estudaremos agora.

Na doença pulmonar obstrutiva crônica, a resistência das vias aéreas aumenta anormalmente.

Nota Clínica A **doença pulmonar obstrutiva crônica (DPOC)** é um grupo de doenças pulmonares caracterizado pela maior resistência das vias aéreas resultante de um estreitamento do lúmen das vias aéreas inferiores. Quando a resistência das vias aéreas aumenta, um maior gradiente de pressão deve ser estabelecido para se manter até mesmo uma taxa normal de fluxo de ar. Por exemplo, se, pelo estreitamento dos lumens das vias aéreas, a resistência for duplicada, a ΔP deverá também dobrar, por meio de maior esforço do músculo respiratório, a fim de induzir a mesma taxa de fluxo de ar nos pulmões que uma pessoa saudável conseguiria durante a respiração silenciosa. Em decorrência disso, pacientes com DPOC devem se esforçar mais para respirar.

A doença pulmonar obstrutiva crônica abrange três doenças crônicas (de longo prazo): *bronquite crônica, asma* e *enfisema*.

BRONQUITE CRÔNICA A **bronquite crônica** é uma condição inflamatória de longo prazo das vias aéreas respiratórias inferiores, geralmente desencadeada pela exposição frequente a fumaça de cigarro, ar poluído ou alérgenos irritantes. Em reação à irritação crônica, as vias aéreas se estreitam pelo espessamento edematoso prolongado dos revestimentos das vias aéreas, aliado ao excesso de produção de muco grosso. Apesar da tosse frequente associada à irritação crônica, o muco espesso com frequência não é removido satisfatoriamente, especialmente porque os agentes irritantes imobilizam a escada de muco ciliar (veja no final do Capítulo 12). Infecções bacterianas pulmonares são frequentes, porque o muco acumulado serve como um excelente meio para crescimento bacteriano.

ASMA Na **asma**, a obstrução das vias aéreas é resultado de (1) espessamento das paredes das vias aéreas, causado por inflamação e edema induzido por histamina (veja a p. 421), (2) obstrução das vias aéreas por secreção excessiva de muco muito espesso e (3) hiper-reatividade das vias aéreas, caracterizada por constrição profunda das vias aéreas menores causada por espasmo induzido do músculo liso nas paredes dessas vias aéreas (veja a p. 453). Entre os gatilhos que causam essas mudanças inflamatórias e/ou a reação broncoconstritora exagerada, incluem-se a exposição repetida a alérgenos (como ácaros ou pólen) e agentes irritantes (como fumaça de cigarro), as infecções respiratórias e os exercícios vigorosos. Um número crescente de estudos sugere que infecções de longo prazo pela *Chlamydia pneumoniae*, uma causa comum de infecções pulmonares, podem ser a base de até metade dos casos de asma em adultos. Em ataques asmáticos graves, a obstrução pronunciada e o estreitamento das vias aéreas podem cortar todo o fluxo de ar, levando à morte. Estima-se que 15 milhões de pessoas nos Estados Unidos sofram de asma, e este número aumenta constantemente. A asma é a doença infantil crônica mais comum. Os cientistas ainda não têm certeza dos motivos para o aumento na incidência da asma.

ENFISEMA O **enfisema** caracteriza-se pelo (1) colapso das vias aéreas menores e pelo (2) rompimento das paredes alveolares. Esta condição irreversível pode surgir de duas formas diferentes. Mais comumente, o enfisema resulta da liberação excessiva de enzimas digestoras de proteínas – por exemplo, a *tripsina* dos macrófagos alveolares – como mecanismo de defesa em resposta à exposição crônica à fumaça de cigarro inalada ou a outros agentes irritantes. Os pulmões normalmente se protegem contra essas enzimas com a α_1-antitripsina, uma proteína que inibe a tripsina. No entanto, a secreção excessiva de tais enzimas destrutivas em resposta à irritação crônica pode sobrecarregar a capacidade protetora da α_1-antitripsina, de forma que as enzimas destruam não apenas materiais estranhos, mas também o tecido pulmonar. A perda de tecido pulmonar leva à decomposição das paredes alveolares e ao colapso das pequenas vias aéreas que caracterizam o enfisema.

Menos frequentemente, o enfisema surge de uma incapacidade genética de se produzir α_1-antitripsina, de forma que o pulmão não tem proteção de tripsina nenhuma. O tecido pulmonar desprotegido desintegra-se gradualmente mesmo sob a influência de quantidades ínfimas das enzimas liberadas por macrófagos, na ausência de exposição crônica aos irritantes inalados.

DIFICULDADE PARA EXPIRAR Quando a DPOC de qualquer tipo aumenta a resistência das vias aéreas, a expiração é mais difícil do que a inspiração. As vias aéreas menores, sem os anéis cartilaginosos que mantêm as vias aéreas maiores abertas, são mantidas abertas pelo mesmo gradiente de pressão transmural que distende os alvéolos. A expansão da cavidade torácica durante a inspiração dilata indiretamente as vias aéreas ainda mais do que suas dimensões expiratórias, como a expansão alveolar, portanto, a resistência das vias aéreas é menor durante a inspiração do que durante a expiração. Em uma pessoa saudável, a resistência das vias aéreas é tão baixa que a menor variação entre a inspiração e a expiração não é perceptível. Entretanto, quando a resistência das vias aéreas aumenta substancialmente, como durante um ataque asmático, a diferença torna-se bastante notável. Assim, uma pessoa com asma tem mais dificuldade para expirar do que para inspirar, originando o "chiado" característico de quando o ar é forçado para fora através das vias aéreas estreitadas.

Normalmente, as vias aéreas menores continuam abertas durante a respiração silenciosa e até durante a expiração ativa quando a pressão intrapleural está elevada, como durante o exercício (● Figura 13-15a e b). Em pessoas sem doença pulmonar obstrutiva crônica, as vias aéreas menores colapsam e o subsequente fluxo de ar para fora fica restrito apenas a baixíssimos volumes pulmonares, mesmo durante a expiração forçada máxima (● Figura 13-15c). Devido a esse colapso das vias aéreas, os pulmões nunca podem ser esvaziados completamente. Por outro lado, em pessoas que têm DPOC, especialmente o enfisema, as vias aéreas menores podem colapsar rotineiramente durante a expiração, evitando a subsequente saída de ar através dessas passagens (● Figura 13-15d). Devido ao ar adicional preso atrás dessas vias aéreas colapsadas, as pessoas com enfisema têm pulmões maiores e tendem a ter o peito com a aparência de um barril. Em relação ao normal, as pessoas com enfisema pronunciado, ironicamente, sofrem por terem mais ar nos pulmões, mas menos trocas de gás (devido à perda de área superficial decorrente do rompimento das paredes alveolares) e menor capacidade de inspirar ar novo (porque, devido à posição em repouso anormalmente dilatada, a parede torácica não pode expandir-se suficientemente, sendo incapaz de reduzir a pressão intra-alveolar para efetuar a inspiração de forma adequada).

O comportamento elástico dos pulmões é resultado do tecido conectivo elástico e da tensão da superfície alveolar.

Durante o ciclo respiratório, os pulmões alternadamente se expandem durante a inspiração e se contraem durante a expiração. Que propriedades dos pulmões permitem que se comportem como balões, distendendo-os e, depois, retornando à posição de repouso quando as forças de estiramento são removidas? Dois conceitos inter-relacionados estão envolvidos na elasticidade pulmonar: *complacência* e *retração elástica*.

• **FIGURA 13-15 Colapso das vias aéreas durante expiração forçada.** (a) Durante a respiração normal silenciosa, a resistência das vias aéreas é baixa, portanto, há pouca perda de pressão por atrito dentro das vias aéreas. A pressão intrapleural continua inferior à das vias aéreas por todo o comprimento destas, portanto, elas continuam sempre abertas.
(b) Embora a pressão intrapleural seja elevada durante a expiração ativa que acompanha atividades vigorosas rotineiras, a pressão intra-alveolar também é elevada e a resistência das vias aéreas ainda é baixa. Desta forma, a queda de pressão das vias aéreas induzida pela fricção fica acima da elevada pressão intrapleural e não atinge o nível no qual as vias aéreas são mantidas abertas pelos anéis cartilaginosos. Portanto, o colapso das vias aéreas não ocorre. (c) Durante a expiração forçada máxima, as pressões intra-alveolar e intrapleural aumentam consideravelmente. Quando as perdas por fricção fazem com que a pressão das vias aéreas caia abaixo da elevada pressão intrapleural ao redor, as pequenas vias aéreas flexíveis são comprimidas e se fecham, bloqueando a continuada expiração de ar através delas. Em pessoas saudáveis, esta compressão dinâmica das vias aéreas só ocorre em volumes pulmonares muito baixos. (d) Na doença pulmonar obstrutiva, o colapso prematuro das vias aéreas ocorre por dois motivos: (1) a queda de pressão nas vias aéreas aumenta diante da maior resistência das vias aéreas e (2) a pressão intrapleural fica maior que a normal, devido à perda do tecido pulmonar responsável pela tendência de os pulmões encolherem e se afastarem da parede torácica, como pelo enfisema. O excesso de ar preso nos alvéolos atrás dos segmentos bronquiolares comprimidos reduz a quantidade de gás trocado entre os alvéolos e a atmosfera. Portanto, em pacientes com doença pulmonar obstrutiva, quando as vias aéreas encolhem em volumes pulmonares maiores, menos ar alveolar é "renovado" a cada respiração.

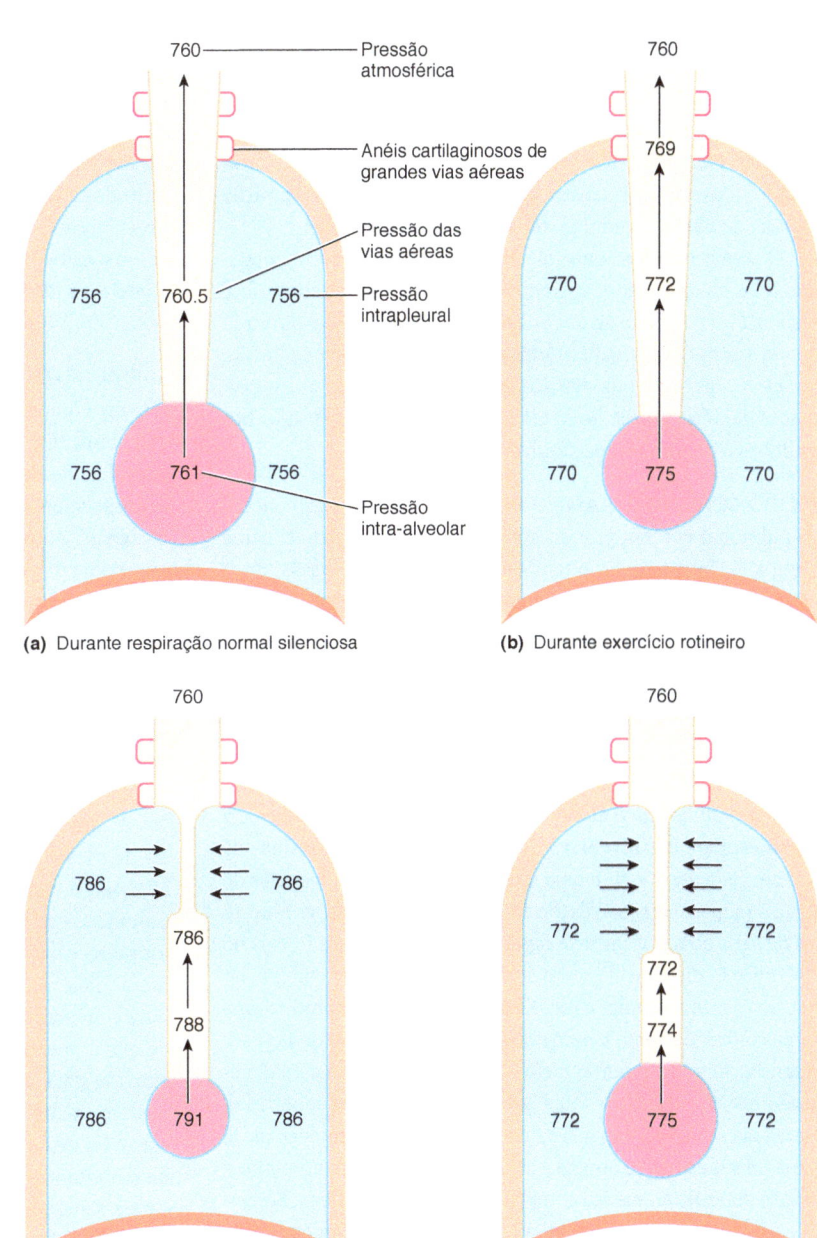

(a) Durante respiração normal silenciosa
(b) Durante exercício rotineiro
(c) Durante expiração forçada máxima
(d) Na doença pulmonar obstrutiva

Os números estão em mm Hg de pressão.

O termo **complacência** refere-se à quantidade de esforço necessária para alongar ou distender os pulmões. É análogo a quanto é necessário se esforçar para encher um balão (comparativamente, uma pressão 100 vezes mais distensora é exigida para inflar o balão de uma criança do que para inflar os pulmões). Especificamente, a complacência é a medida da variação de volume pulmonar resultante de determinada alteração no gradiente de pressão transmural, a força que expande os pulmões. Um pulmão altamente complacente distende-se mais para um determinado aumento na diferença de pressão do que um menos complacente.

Dito de outra forma, quanto menor a complacência dos pulmões, maior é o gradiente de pressão transmural que deve ser gerado durante a inspiração para produzir expansão pulmonar normal. Por sua vez, um gradiente de pressão transmural maior do que o normal durante a inspiração pode ser atingido apenas tornando-se a pressão intrapleural mais subatmosférica do que o normal. Isso é obtido pela maior expansão do tórax, através da contração mais vigorosa dos músculos inspiratórios.

Portanto, quanto menos complacentes os pulmões, mais trabalho é necessário para produzir um determinado grau de intumescência. Um pulmão com complacência diminuída é chamado de "duro" porque não tem a capacidade normal de estiramento.

Nota Clínica A complacência respiratória pode diminuir por diversos fatores, como na **fibrose pulmonar**, na qual o tecido pulmonar normal é substituído por tecido conectivo fibroso cicatricial em decorrência da inspiração crônica de fibras de amianto ou agentes irritantes afins.

O termo **recolhimento elástico** refere-se a quão imediatamente os pulmões se recuperam depois de serem estirados. Ele é responsável pelo retorno dos pulmões ao volume pré-inspiratório quando os músculos inspiratórios relaxam ao final da inspiração.

O comportamento elástico pulmonar depende principalmente de dois fatores: do *tecido conectivo altamente elástico* nos pulmões e da *tensão superficial alveolar*.

TECIDO CONECTIVO ELÁSTICO PULMONAR O tecido conectivo pulmonar contém grandes quantidades de fibras de elastina (veja a • Figura 13-4a, e também no Capítulo 3). Essas fibras não apenas têm propriedades elásticas, mas também são organizadas em uma malha que amplifica seu comportamento elástico, assim como os fios em um tecido flexível. Todo o tecido (ou pulmão) é mais estirável e tende mais a retornar a sua forma original do que os fios individuais (fibras de elastina).

TENSÃO SUPERFICIAL ALVEOLAR Um fator ainda mais importante que influencia o comportamento elástico dos pulmões é a **tensão superficial alveolar** exibida pela película líquida fina que reveste cada alvéolo. Em uma interface ar-água, as moléculas de água na superfície são mais fortemente atraídas às outras moléculas de água ao redor (através das ligações de hidrogênio – veja no Apêndice B, disponível no site do livro www.cengage.com.br) do que ao ar acima da superfície. Essa atração desigual produz uma força conhecida como *tensão superficial* na superfície do líquido. A tensão superficial tem um efeito duplo. Primeiro, a camada líquida resiste a qualquer força que aumente sua área superficial, isto é, ela se opõe à expansão do alvéolo porque as moléculas de água da superfície se opõem à separação. Assim, quanto maior a tensão superficial, menos complacentes são os pulmões. Segundo, a área superficial líquida tende a retrair-se o máximo possível porque as moléculas de água da superfície, sendo preferencialmente atraídas umas às outras, tentam aproximar-se o máximo possível. Assim, a tensão superficial no líquido que reveste um alvéolo tende a reduzir seu tamanho, espremendo o ar dentro dele. Esta propriedade, associada ao retorno das fibras de elastina estiradas, produz o recolhimento elástico dos pulmões de volta a seu tamanho pré-inspiratório quando a inspiração termina.

Nota Clínica Com o enfisema, a retração elástica diminui pela perda de fibras de elastina e pela redução na tensão superficial alveolar resultante da quebra das paredes alveolares. A diminuição na retração elástica contribui, em conjunto com a maior resistência das vias aéreas, para a dificuldade de expiração do paciente.

O surfactante pulmonar diminui a tensão da superfície e contribui para a estabilidade dos pulmões.

As forças coesivas entre moléculas de água são tão fortes que, se os alvéolos fossem revestidos somente com água, a tensão superficial seria tão grande que os pulmões entrariam em colapso. A força de retração atribuível às fibras de elastina e à alta tensão superficial excederia a força de estiramento oposta do gradiente de pressão transmural. Além disso, os pulmões seriam pouquíssimo complacentes e, portanto, esforços musculares exaustivos seriam necessários para a obtenção do estiramento e do aumento de volume dos alvéolos. Dois fatores opõem-se à tendência de os alvéolos colapsarem, mantendo assim a estabilidade alveolar e reduzindo o esforço de respiração. Eles são o *surfactante pulmonar* e a *interdependência alveolar*. A enorme tensão superficial da água pura é normalmente combatida pelo surfactante pulmonar.

SURFACTANTE PULMONAR O **surfactante pulmonar** é uma mistura complexa de lipídios e proteínas secretada pelas células alveolares tipo II (veja a • Figura 13-4a). Ele se intercala entre as moléculas de água no fluido que reveste os alvéolos e diminui a tensão superficial alveolar (*surfactante* deriva de "*surface active agent*", ou agente ativo na superfície). Como a força coesa entre uma molécula de água e uma molécula de surfactante pulmonar adjacente é muito baixa, o surfactante pulmonar diminui a extensão da ligação de hidrogênio entre moléculas na interface ar-água alveolar. Ao reduzir a tensão superficial alveolar, o surfactante pulmonar fornece dois importantes benefícios: (1) aumenta a complacência pulmonar, reduzindo o trabalho de inflar os pulmões, e (2) reduz a tendência de os pulmões se recolherem, para que não encolham tão imediatamente.

A função do surfactante pulmonar na redução da tendência de os alvéolos se retraírem, desencorajando assim o colapso alveolar, é importante para ajudar a manter a estabilidade dos pulmões. A divisão do pulmão em diversos sacos de ar minúsculos oferece a vantagem de uma área superficial tremendamente maior para troca de O_2 e CO_2, mas também apresenta o problema de manter a estabilidade de todos esses alvéolos. Lembre-se de que a pressão gerada pela tensão superficial alveolar é direcionada para dentro, espremendo-se o ar nos alvéolos. Se for possível visualizar os alvéolos como bolhas esféricas, de acordo com a **lei de LaPlace**, a intensidade da pressão de colapso voltada para dentro é diretamente proporcional à tensão superficial e inversamente proporcional ao raio da bolha:

$$P = \frac{2T}{r}$$

em que

P = pressão de colapso direcionada para dentro
T = tensão superficial
r = raio da bolha (alvéolo)

Como a pressão de colapso é inversamente proporcional ao raio, quanto menor o alvéolo, menor é seu raio e maior sua tendência de encolher-se a uma determinada tensão superficial. Assim, se dois alvéolos de diferentes tamanhos, mas com a mesma tensão superficial, forem conectados pela mesma via aérea terminal, o alvéolo menor – por gerar maior pressão de colapso – tem a tendência de contrair-se e esvaziar seu ar dentro do alvéolo maior (• Figura 13-16a).

Alvéolos pequenos normalmente não colapsam e, ao contrário, enchem alvéolos maiores porque o surfactante pulmonar reduz a tensão superficial dos alvéolos pequenos mais do que a dos alvéolos grandes. O surfactante pulmonar diminui a tensão superficial em um nível maior nos alvéolos pequenos do que nos maiores porque as moléculas de surfactante estão agrupadas de forma mais unida nos alvéolos menores. Quanto maior um alvéolo, mais espalhadas são suas moléculas de surfactante e menos efeito elas têm sobre a redução da tensão superficial. A menor tensão superficial induzida pelo surfactante dos alvéolos pequenos compensa o efeito de seu raio menor na determinação da pressão direcionada para dentro. Portanto, a presença do surfactante faz com que a pressão de colapso dos alvéolos pequenos se torne comparável à dos alvéolos maiores e minimiza a tendência de os alvéolos pequenos encolherem e esvaziarem seu conteúdo dentro dos alvéolos maiores (● Figura 13-16b). Portanto, o surfactante pulmonar ajuda a estabilizar os tamanhos dos alvéolos e a mantê-los abertos e disponíveis para participar das trocas gasosas.

INTERDEPENDÊNCIA ALVEOLAR Um segundo fator que contribui para a estabilidade alveolar é a interdependência entre alvéolos vizinhos. Cada alvéolo é cercado por outros alvéolos e é a eles interconectado por tecido conectivo. Se um alvéolo começa a ceder, os alvéolos ao redor se estiram na medida em que suas paredes são puxadas na direção do alvéolo que se encolhe (● Figura 13-17a). Esses alvéolos vizinhos, ao se recolherem, em resistência, diante do estiramento, exercem forças de expansão no alvéolo em colapso e, desta forma, ajudam a mantê-lo aberto (● Figura 13-17b). Este fenômeno, que pode ser comparado a um "cabo de guerra" empatado entre os alvéolos adjacentes, é chamado de **interdependência alveolar**.

As forças opostas que atuam sobre o pulmão (isto é, as forças que mantêm os alvéolos abertos e as forças contrárias que promovem o colapso alveolar) estão resumidas na ▲ Tabela 13-2.

Nota Clínica **SÍNDROME DE DESCONFORTO RESPIRATÓRIO DO RECÉM-NASCIDO** Os pulmões fetais em desenvolvimento só conseguem sintetizar surfactante pulmonar no final da gravidez. Especialmente em um bebê prematuro, a produção de surfactante pode ser insuficiente para reduzir a tensão superficial alveolar a níveis administráveis. O grupo resultante de sintomas é chamado de **síndrome de desconforto respiratório do recém-nascido.** O bebê deve fazer esforços inspiratórios extenuantes para superar a alta tensão de superfície na tentativa de encher os pulmões mal complacentes. Além disso, o trabalho de respirar aumenta porque os alvéolos, na ausência de surfactante, tendem a colapsar quase completamente durante cada expiração. É mais difícil (ou seja, exige maior diferencial de pressão transmural) expandir um alvéolo colapsado para um determinado volume do que aumentar um alvéolo já parcialmente expandido para o mesmo volume. A situação é semelhante a inflar um balão novo.

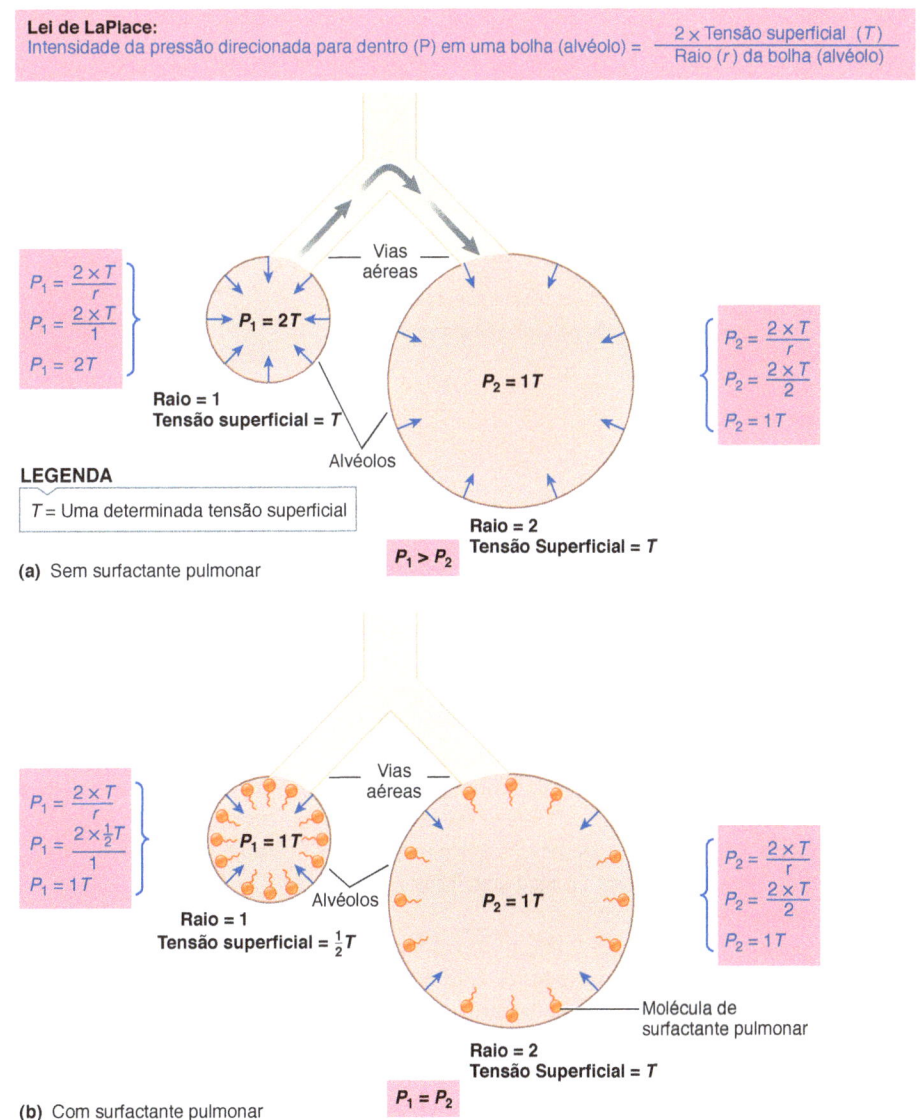

Lei de LaPlace: Intensidade da pressão direcionada para dentro (P) em uma bolha (alvéolo) = $\dfrac{2 \times \text{Tensão superficial } (T)}{\text{Raio } (r) \text{ da bolha (alvéolo)}}$

● **FIGURA 13-16** Função do surfactante pulmonar no combate à tendência de alvéolos pequenos colapsarem dentro de alvéolos maiores. (a) De acordo com a lei de LaPlace, se dois alvéolos de tamanhos diferentes, mas de igual tensão superficial, estiverem conectados pela mesma via aérea terminal, o alvéolo menor – por gerar maior pressão de colapso voltada para dentro – tem uma tendência (sem surfactante pulmonar) de encolher-se e esvaziar seu ar dentro do alvéolo maior. (b) O surfactante pulmonar reduz a tensão superficial do alvéolo menor mais do que a do alvéolo maior. Esta redução na tensão superficial compensa o efeito do menor raio na determinação da pressão voltada para dentro. Consequentemente, as pressões menores dos alvéolos grande e pequeno são comparáveis. Portanto, na presença do surfactante pulmonar, um alvéolo pequeno não encolhe e esvazia seu ar dentro do alvéolo maior.

Alvéolo pequeno (a): $P_1 = \dfrac{2 \times T}{r}$; $P_1 = \dfrac{2 \times T}{1}$; $P_1 = 2T$
Raio = 1, Tensão superficial = T, $P_1 = 2T$

Alvéolo grande (a): $P_2 = \dfrac{2 \times T}{r}$; $P_2 = \dfrac{2 \times T}{2}$; $P_2 = 1T$
Raio = 2, Tensão Superficial = T, $P_2 = 1T$

$P_1 > P_2$

LEGENDA T = Uma determinada tensão superficial

(a) Sem surfactante pulmonar

Alvéolo pequeno (b): $P_1 = \dfrac{2 \times T}{r}$; $P_1 = \dfrac{2 \times \frac{1}{2}T}{1}$; $P_1 = 1T$
Raio = 1, Tensão superficial = $\frac{1}{2}T$, $P_1 = 1T$

Alvéolo grande (b): $P_2 = \dfrac{2 \times T}{r}$; $P_2 = \dfrac{2 \times T}{2}$; $P_2 = 1T$
Raio = 2, Tensão Superficial = T, $P_2 = 1T$

Molécula de surfactante pulmonar

$P_1 = P_2$

(b) Com surfactante pulmonar

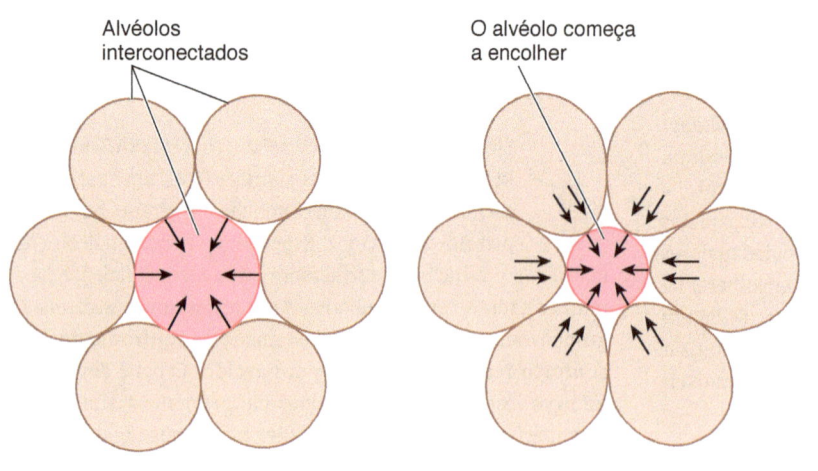

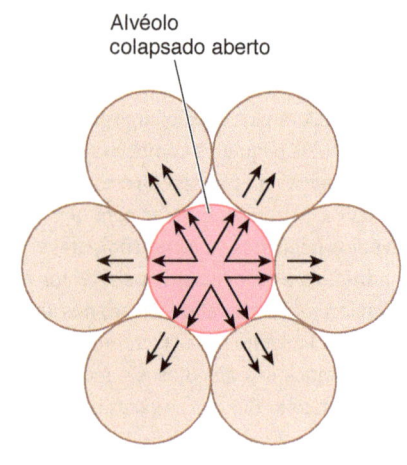

(a) O alvéolo em colapso estira os alvéolos ao redor

(b) Os alvéolos ao redor estirados se encolhem, distendendo o alvéolo em colapso

• **FIGURA 13-17 Interdependência alveolar.** (a) Quando um alvéolo (em rosa) de um grupo de alvéolos interconectados começa a colapsar, os alvéolos ao redor são estirados pelo alvéolo em colapso. (b) Quando esses alvéolos vizinhos se retraem, em resistência a seu estiramento, eles puxam para fora sobre o alvéolo em colapso. Essa força de expansão distende o alvéolo colapsado.

▲ **TABELA 13-2 — Forças opostas que atuam no pulmão**

Forças que mantêm os alvéolos abertos	Forças que promovem o colapso alveolar
Gradiente de pressão transmural	Elasticidade das fibras do tecido conectivo pulmonar estirado
Surfactante pulmonar (que se opõe à tensão superficial alveolar)	Tensão superficial alveolar
Interdependência alveolar	

É necessário mais esforço para o primeiro sopro de ar quando se começa a encher um novo balão do que inflar ainda mais um balão já parcialmente expandido. Com a síndrome de desconforto respiratório dos recém-nascidos, é como se, a cada fôlego, o bebê devesse começar a encher um novo balão. A expansão pulmonar pode exigir gradientes de pressão transmural de 20 a 30 mm Hg (em comparação com os 4 a 6 mm Hg normais) para superar a tendência de encolhimento dos alvéolos privados de surfactante. O pior é que os músculos do recém-nascido ainda estão fracos. A tensão respiratória com a deficiência de surfactante pode levar logo à morte, caso os esforços de respiração se tornem por demais exaustivos ou inadequados para suprir suficientemente as trocas gasosas.

Esta grave condição afeta de 30.000 a 50.000 recém-nascidos, principalmente prematuros, todos os anos nos Estados Unidos. Até que as células secretoras de surfactante amadureçam o suficiente, a condição é tratada pela substituição de surfactante. Além disso, medicamentos podem acelerar o processo de maturação.

O trabalho de respirar normalmente exige apenas 3% do gasto total de energia.

Durante a respiração silenciosa normal, os músculos respiratórios devem trabalhar durante a inspiração para expandir os pulmões contra suas forças elásticas e superar a resistência das vias aéreas, enquanto a expiração é passiva. Normalmente, os pulmões são altamente complacentes e a resistência das vias aéreas é baixa, portanto, apenas cerca de 3% do total de energia gasta pelo corpo é utilizado na respiração silenciosa.

Nota Clínica O esforço de respirar pode aumentar em quatro situações diferentes:

1. *Quando a complacência pulmonar diminui*, como na fibrose pulmonar, é necessário mais trabalho para expandir os pulmões.

2. *Quando a resistência das vias aéreas aumenta*, como na DPOC, mais trabalho é exigido para atingir os maiores gradientes de pressão necessários para superar a resistência, de forma que o fluxo de ar adequado possa ocorrer.

3. *Quando a retração elástica diminui*, como no enfisema, a expiração passiva pode ser inadequada para expelir o volume de ar normalmente exalado durante a respiração silenciosa. Assim, os músculos abdominais devem se esforçar para ajudar a esvaziar os pulmões, mesmo quando a pessoa está em repouso.

4. *Quando há necessidade de maior ventilação*, como durante o exercício, mais trabalho é necessário para atingir uma maior profundidade de respiração (um maior volume de ar entrando e saindo a cada respiração) e uma frequência respiratória mais rápida (mais respirações por minuto).

Durante o exercício extenuante, a quantidade de energia necessária para ativar a ventilação pulmonar pode aumentar até 25 vezes. No entanto, como o gasto total de energia pelo corpo aumenta de 15 a 20 vezes durante exercícios pesados, a energia utilizada para a maior ventilação ainda representa apenas cerca de 5% da energia total gasta. Por outro lado, em pacientes com pulmões mal complacentes ou doença pulmonar obstrutiva, a energia necessária para respirar até em repouso pode aumentar para 30% do gasto total de energia. Em tais casos, a capacidade de exercitar-se da pessoa fica seriamente limitada, pois a própria respiração se torna exaustiva.

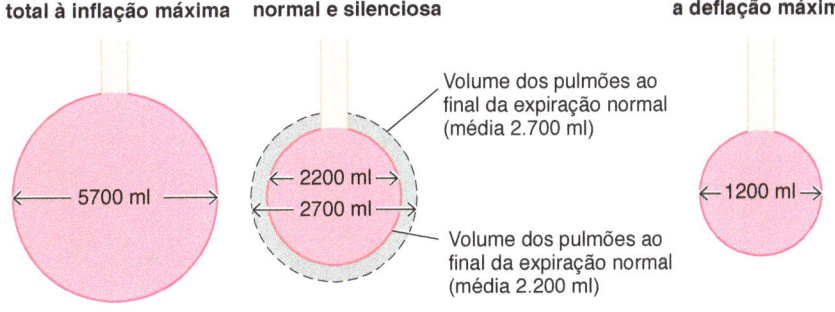

Os pulmões normalmente operam à "meia carga".

Em média, em jovens adultos saudáveis, o máximo de ar que os pulmões podem conter é de aproximadamente 5,7 litros nos homens e 4,2 litros nas mulheres. A constituição anatômica, a idade, a distensibilidade dos pulmões e a presença ou ausência de doenças respiratórias afetam essa capacidade pulmonar total. Normalmente, durante a respiração silenciosa, os pulmões não estão nem próximos da inflação máxima e nem desinflam até seu volume mínimo. Assim, os pulmões, em geral, continuam moderadamente inflados por todo o ciclo respiratório. Ao final de uma expiração silenciosa normal, os pulmões ainda contêm cerca de 2.200 ml de ar. Durante cada respiração típica em condições de repouso, cerca de 500 ml de ar são inspirados e a mesma quantidade é expirada, portanto, durante a respiração silenciosa, o volume pulmonar varia entre 2.200 ml ao final da expiração e 2.700 ml ao final da inspiração (• Figura 13-18a). Durante a expiração máxima, o volume pulmonar pode diminuir para 1.200 ml nos homens (1.000 ml nas mulheres), mas os pulmões nunca podem ser completamente desinflados, porque as vias aéreas pequenas encolhem durante expirações forçadas a volumes pulmonares baixos, bloqueando o futuro fluxo para fora (veja a • Figura 13-15c).

Um importante resultado de não ser possível esvaziarmos os pulmões completamente é que, mesmo durante esforços expiratórios máximos, a troca de gás ainda pode continuar entre o sangue que flui através dos pulmões e o ar alveolar restante. Como resultado, o conteúdo de gás do sangue que sai dos pulmões para entrega aos tecidos normalmente permanece notavelmente constante por todo o ciclo respiratório. Por contraste, se os pulmões se enchessem e esvaziassem completamente com cada respiro, a quantidade de O_2 admitida e de CO_2 eliminada pelo sangue flutuaria bastante. Outra vantagem de os pulmões não se esvaziarem completamente a cada respiração é uma redução no esforço para se respirar. Lembre-se de que é necessário menos esforço para inflar um alvéolo parcialmente inflado que um totalmente colapsado.

As mudanças no volume pulmonar que ocorrem em diferentes esforços respiratórios podem ser medidas utilizando um espirômetro, um dispositivo que determina os diversos volumes e capacidades pulmonares.

(a) Faixa normal e extremos de volume pulmonar de um jovem adulto saudável

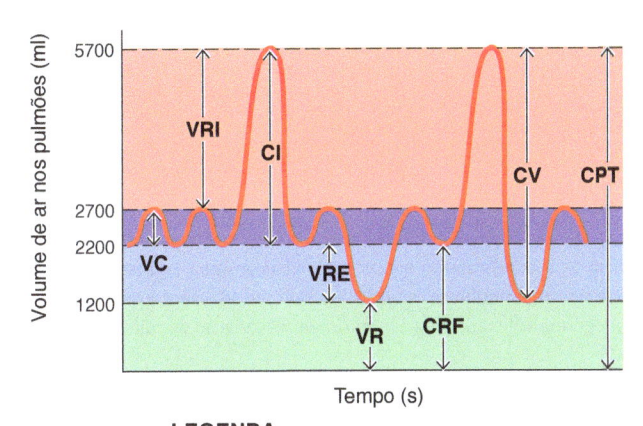

(b) Espirograma normal de um jovem adulto saudável

• **FIGURA 13-18** Variações no volume pulmonar em um jovem adulto saudável. Os valores para as mulheres são um pouco inferiores (repare que o volume residual não pode ser medido com um espirômetro, mas deve ser determinado por outros meios).

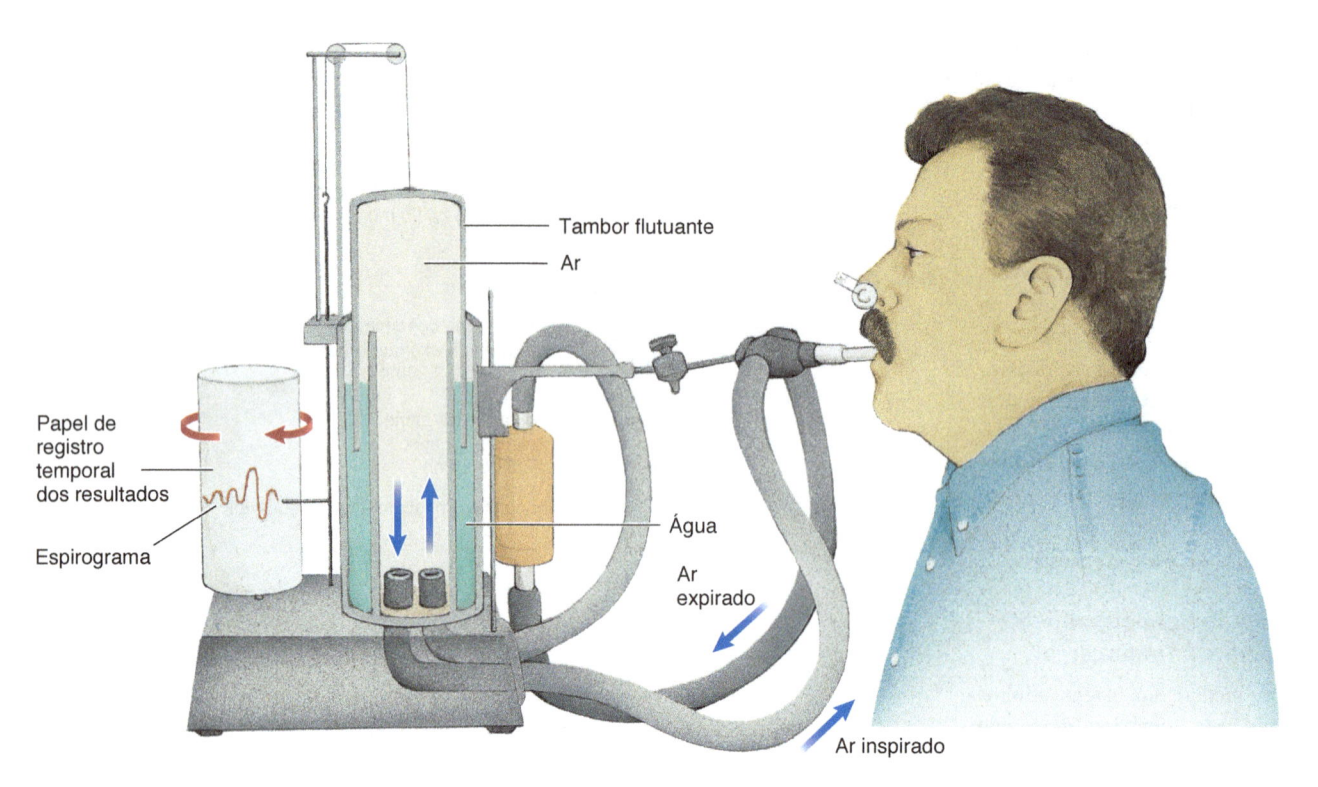

- **FIGURA 13-19 Espirômetro.** O espirômetro é um dispositivo que mede o volume inspirado e expirado. Consiste em um tambor cheio de ar que flutua em uma câmara cheia de água. Enquanto a pessoa inspira e expira dentro do tambor através de um tubo de conexão, as resultantes subidas e descidas do tambor são registradas em um espirograma, calibrado para a intensidade da variação de volume.

VOLUMES E CAPACIDADES PULMONARES Basicamente, um **espirômetro** consiste em um tambor cheio de ar que flutua em uma câmara cheia de água. À medida que a pessoa inspira e expira ar do tambor através de um tubo que conecta a boca à câmara de ar, o tambor sobe e desce na câmara de água (• Figura 13-19). Estas subida e descida podem ser registradas em um **espirograma**, calibrado para mudanças de volume. O marcador registra a inspiração como um desvio para cima e a expiração como um desvio para baixo.

A • Figura 13-18b é um exemplo hipotético de um espirograma em um jovem adulto saudável. Geralmente, os valores são menores para mulheres. Os seguintes volumes pulmonares e capacidades pulmonares (uma capacidade pulmonar é a soma de dois ou mais volumes pulmonares) podem ser determinados.

- **Volume corrente (VC).** O volume de ar que entra ou sai dos pulmões durante uma única respiração. Volume médio em condições de repouso = 500 ml.

- **Volume de reserva inspiratória (VRI).** O volume adicional de ar que pode ser inspirado maximamente acima do volume corrente típico em repouso. O VRI é obtido pela contração máxima do diafragma, músculos intercostais externos e músculos inspiratórios acessórios. Valor médio = 3.000 ml.

- **Capacidade inspiratória (CI).** O volume máximo de ar que pode ser inspirado ao final de uma expiração silenciosa normal (CI = VRI + VC). Valor médio = 3.500 ml.

- **Volume de reserva expiratória (VRE).** O volume extra de ar que pode ser expirado ativamente ao se contrairem maximamente os músculos expiratórios além do que é normalmente expirado passivamente ao final de um volume corrente típico em repouso. Valor médio = 1.000 ml.

- **Volume residual (VR).** Volume mínimo de ar que permanece nos pulmões mesmo depois de uma expiração máxima. Valor médio = 1.200 ml. O volume residual não pode ser medido diretamente com um espirômetro, porque este volume de ar não entra ou sai dos pulmões. Ele pode ser determinado indiretamente, no entanto, por meio de técnicas de diluição de gás envolvendo a inspiração de uma quantidade conhecida de um gás rastreador inofensivo, como o hélio.

- **Capacidade residual funcional (CRF).** O volume de ar nos pulmões ao final de uma expiração passiva (CRF = VRE + VR). Valor médio = 2.200 ml.

- **Capacidade vital (CV).** O volume máximo de ar que pode ser movido para fora durante uma única respiração após uma inspiração máxima. A pessoa primeiro inspira ao máximo, depois expira ao máximo (CV = VRI + VT + VRE). A CV representa a mudança de volume máxima possível dentro dos pulmões (• Figura 13-20). Ela é raramente utilizada, porque as contrações musculares máximas envolvidas tornam-se exaustivas, mas é útil para avaliar a capacidade funcional dos pulmões. Valor médio = 4.500 ml.

- **Capacidade pulmonar total (CPT).** O volume máximo de ar que os pulmões podem manter (CPT = CV + VR). Valor médio = 5.700 ml.

- **Volume expiratório forçado em um segundo (VEF_1).** O volume de ar que pode ser expirado durante o primeiro segundo da expiração em uma determinação de CV. Em geral, o VEF_1 é cerca de 80% da CV – isto é, normalmente é possível expirar em até um segundo 80% do ar que pode ser forçadamente expirado pelos pulmões inflados ao máximo. Esta medida indica a taxa de fluxo de ar máxima possível pelos pulmões.

Nota Clínica **DISFUNÇÃO RESPIRATÓRIA** A medição dos diversos volumes e capacidades dos pulmões é útil para a medicina diagnóstica. Duas categorias gerais de disfunção respiratória produzem resultados anormais durante a espirometria – a *doença pulmonar obstrutiva* e a *doença pulmonar restritiva* (• Figura 13-21). Contudo, essas não são as únicas categorias de disfunção respiratória e a espirometria não é o único teste de função pulmonar. Outras condições que afetam a função respiratória incluem (1) doenças que prejudicam a difusão de O_2 e CO_2 pelas membranas pulmonares, (2) menor ventilação devido a falhas mecânicas, como desordens neuromusculares que afetam os músculos respiratórios, (3) perfusão inadequada (falha no fluxo de sangue pulmonar adequado) ou (4) desequilíbrios entre ventilação e perfusão, envolvendo uma má correspondência de ar e sangue de forma que a troca eficiente de gás não pode ocorrer. Algumas doenças pulmonares são, na verdade, uma complexa mistura de tipos diferentes de problemas funcionais. Para determinar quais anormalidades estão presentes, na medicina diagnóstica, são realizados diversos testes de função respiratória além da espirometria, incluindo exame de raios-X, determinação dos gases no sangue e testes para medir a capacidade de difusão da membrana capilar alveolar.

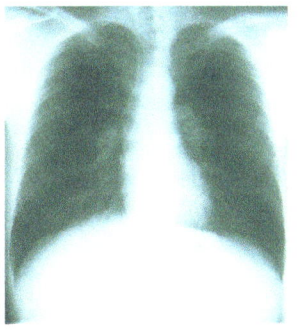

(a) Volume máximo dos pulmões à inspiração máxima

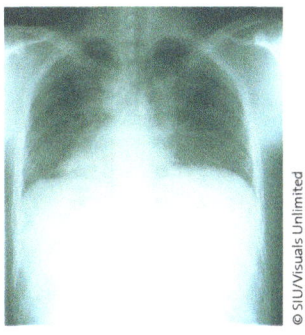

(b) Volume mínimo dos pulmões à expiração máxima

• **FIGURA 13-20 Raios-X dos pulmões mostrando a variação máxima de volume pulmonar.** A diferença entre o volume máximo dos pulmões à inspiração máxima e o volume mínimo dos pulmões à expiração máxima é a capacidade vital, ou seja, o volume máximo de ar que pode ser expirado durante uma única respiração após máxima inspiração.

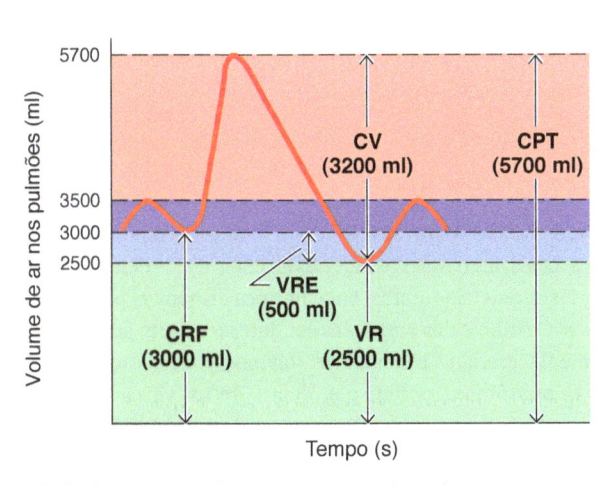

(a) Espirograma na doença pulmonar obstrutiva

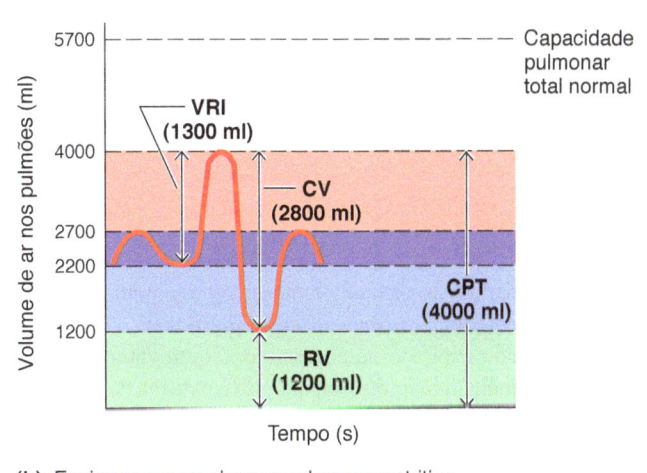

(b) Espirograma em doença pulmonar restritiva

• **FIGURA 13-21 Espirogramas anormais associados a doenças pulmonares obstrutivas e restritivas.** (a) Como um paciente com doença pulmonar obstrutiva tem mais dificuldade para esvaziar do que para encher os pulmões, a capacidade pulmonar total (CPT) é basicamente normal, mas a capacidade residual funcional (CRF) e o volume residual (VR) são elevados, em resultado do ar adicional preso nos pulmões após a expiração. Como o VR é maior, a capacidade vital (CV) é reduzida. Com mais ar permanecendo nos pulmões, menos CPT está disponível para uso na troca de ar com a atmosfera. Outro achado comum é um volume expiratório forçado em um segundo (VEF_1) notavelmente reduzido, porque a taxa de fluxo de ar fica reduzida pela obstrução das vias aéreas. Embora a CV e o VEF_1 sejam reduzidos, o VEF_1 é visivelmente mais reduzido que a CV. Como resultado, a VEF_1/CV percentual é muito inferior aos 80% normais; isto é, muito menos de 80% da CV reduzida podem ser expirados durante o primeiro segundo. (b) Na doença pulmonar restritiva, os pulmões são menos complacentes que o habitual. A capacidade pulmonar total, a capacidade inspiratória e a CV são reduzidas porque os pulmões não podem ser expandidos como o normal. A porcentagem da CV que pode ser exalada em um segundo é normal, 80% ou até mais, porque o ar pode fluir livremente nas vias aéreas. Portanto, a VEF_1/CV percentual é especialmente útil na diferenciação entre doença pulmonar obstrutiva e restritiva. Além disso, em contraste com a doença pulmonar obstrutiva, o VR é geralmente normal em doenças pulmonares restritivas.

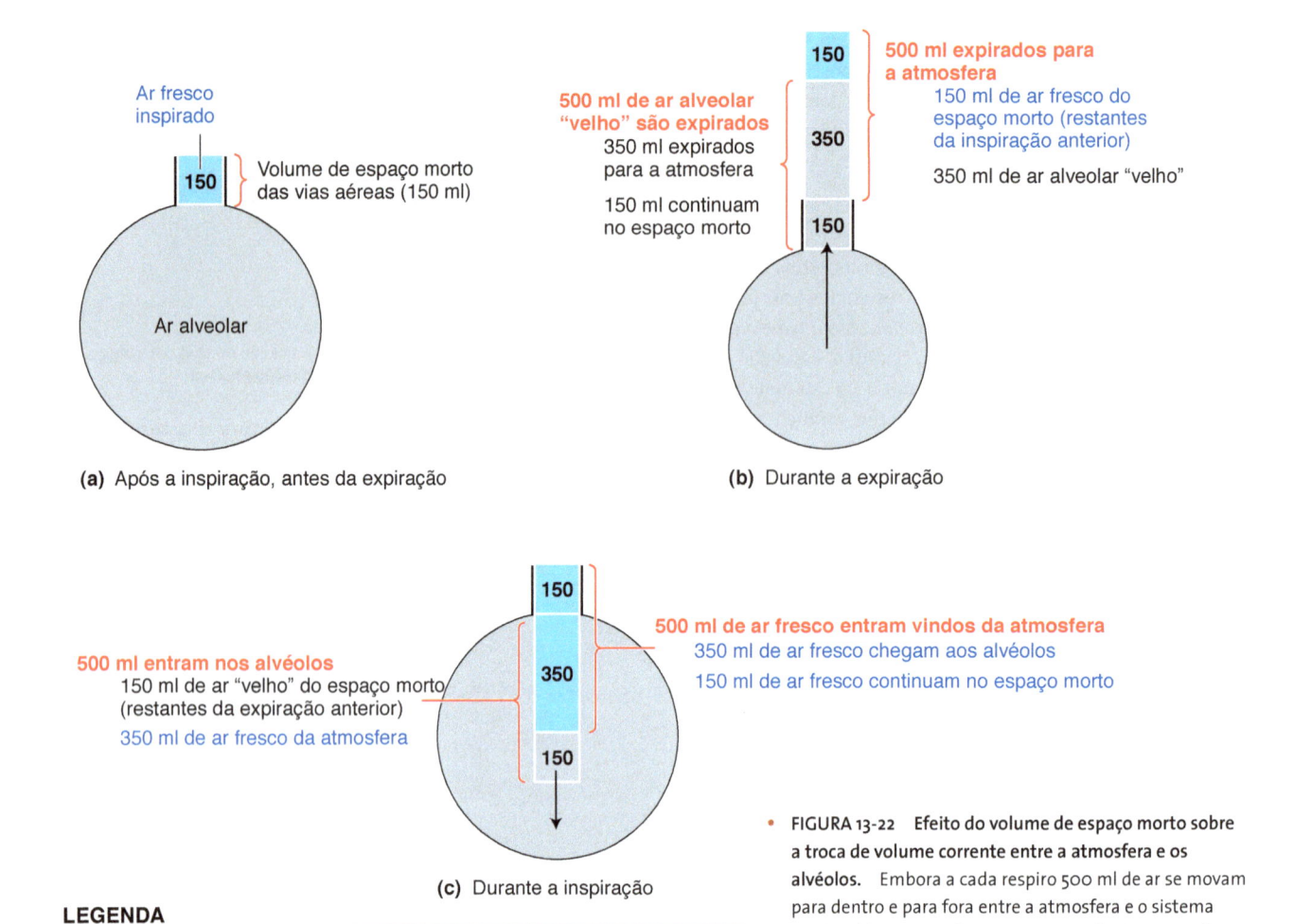

(a) Após a inspiração, antes da expiração

- 150 ml: Volume de espaço morto das vias aéreas (150 ml) — Ar fresco inspirado
- Ar alveolar

(b) Durante a expiração

- 500 ml de ar alveolar "velho" são expirados
  - 350 ml expirados para a atmosfera
  - 150 ml continuam no espaço morto
- 500 ml expirados para a atmosfera
  - 150 ml de ar fresco do espaço morto (restantes da inspiração anterior)
  - 350 ml de ar alveolar "velho"

(c) Durante a inspiração

- 500 ml entram nos alvéolos
  - 150 ml de ar "velho" do espaço morto (restantes da expiração anterior)
  - 350 ml de ar fresco da atmosfera
- 500 ml de ar fresco entram vindos da atmosfera
  - 350 ml de ar fresco chegam aos alvéolos
  - 150 ml de ar fresco continuam no espaço morto

LEGENDA
- Ar alveolar "velho", que trocou O_2 e CO_2 com o sangue
- Ar atmosférico fresco, que não trocou O_2 e CO_2 com o sangue

• **FIGURA 13-22** Efeito do volume de espaço morto sobre a troca de volume corrente entre a atmosfera e os alvéolos. Embora a cada respiro 500 ml de ar se movam para dentro e para fora entre a atmosfera e o sistema respiratório, e 500 ml se movam para dentro e para fora dos alvéolos, apenas 350 ml são realmente trocados entre a atmosfera e os alvéolos devido ao espaço morto anatômico (o volume de ar nas vias aéreas respiratórias).

A ventilação alveolar é menor que a ventilação pulmonar devido ao espaço morto.

Diversas mudanças no volume pulmonar representam apenas um fator na determinação da **ventilação pulmonar**: o volume de ar inspirado e expirado em um minuto. O outro fator importante é a **frequência respiratória**, que gira em média de 12 respirações por minuto.

Ventilação pulmonar = volume corrente × frequência respiratória
 (ml/min)   (ml/respiro)   (respiros/min)

A um volume corrente médio de 500 ml/respiro e uma frequência respiratória de 12 respiros/minuto, a ventilação pulmonar em condições de repouso é de 6.000 ml, ou 6 litros, de ar inspirado e expirado em um minuto. Por um breve período de tempo, um homem jovem e saudável pode aumentar voluntariamente sua ventilação pulmonar total em 25 vezes, para 150 litros/min. Para tanto, o volume corrente e a frequência respiratória aumentam, mas a profundidade da respiração aumenta mais que sua frequência. Em geral, é mais vantajoso ter um maior aumento no volume corrente do que na frequência respiratória, em decorrência do espaço morto anatômico.

ESPAÇO MORTO ANATÔMICO Nem todo o ar inspirado chega até os locais das trocas gasosas nos alvéolos. Parte dele continua nas vias aéreas condutoras, onde não fica disponível para trocas de gás. O volume das passagens condutoras em um adulto é de, em média, cerca de 150 ml. Este volume é considerado **espaço morto anatômico**, porque o ar dentro dessas vias aéreas condutoras é inútil para troca. O espaço morto anatômico afeta bastante a eficiência da ventilação pulmonar. Na verdade, embora 500 ml de ar entrem e saiam a cada respiro, apenas 350 ml são efetivamente trocados entre a atmosfera e os alvéolos, devido aos 150 ml ocupados pelo espaço morto anatômico.

Analisando-se a • Figura 13-22, observa-se que, ao final da inspiração, as vias aéreas respiratórias estão cheias de 150 ml de ar atmosférico fresco da inspiração. Durante a expiração subsequente, 500 ml de ar são expirados para a atmosfera. Os primeiros 150 ml expirados são o ar fresco retido nas vias aéreas e nunca utilizado. Os 350 ml expirados restantes são ar alveolar "velho", que participou da troca de gás com o sangue. Durante a mesma expiração, 500 ml de gás também saem dos alvéolos. Os primeiros 350 ml são expirados para a atmosfera e os outros 150 ml de ar alveolar velho nunca chegam à parte externa, mas continuam nas vias aéreas condutoras.

TABELA 13-3 — Efeito dos diferentes padrões de respiração sobre a ventilação alveolar

Padrão de respiração	Volume corrente (ml/respiração)	Frequência respiratória (respiração/min)	Volume de espaço morto (ml)	Ventilação pulmonar (ml/min)*	Ventilação alveolar (ml/min)**
Respiração silenciosa em repouso	500	12	150	6.000	4.200
Respiração lenta e profunda	1.200	5	150	6.000	5.250
Respiração rápida e curta	150	40	150	6.000	0

*Igual a volume corrente × frequência respiratória.
**Igual a (volume corrente − volume de espaço morto) × frequência respiratória.

Na próxima inspiração, 500 ml de gás entram nos alvéolos. Os primeiros 150 ml a penetrar os alvéolos são o ar alveolar velho que permaneceu no espaço morto durante a expiração anterior. Os outros 350 ml que entram nos alvéolos são de ar fresco inspirado da atmosfera. Simultaneamente, entram 500 ml de ar, vindos da atmosfera. Os primeiros 350 ml de ar atmosférico atingem os alvéolos. Os outros 150 ml continuam nas vias aéreas condutoras para serem expirados sem o benefício de serem trocados com o sangue, à medida que o ciclo se repete.

VENTILAÇÃO ALVEOLAR Como a quantidade de ar atmosférico que chega aos alvéolos e efetivamente é disponibilizada para troca com o sangue é mais importante que a quantidade total inspirada e expirada, a **ventilação alveolar** – o volume de ar trocado entre a atmosfera e os alvéolos por minuto – é mais importante que a pulmonar. Ao determinar-se a ventilação alveolar, a quantidade de ar desperdiçado que entra e sai do espaço morto anatômico deve ser considerada, da seguinte forma:

Ventilação alveolar = (volume corrente − volume de espaço morto) × frequência respiratória

Para valores médios em repouso,

Ventilação alveolar = (500 ml/respiro − 150 ml de volume de espaço morto) × 12 respiros/min

= 4.200 ml/min

Assim, com a respiração silenciosa, a ventilação alveolar é de 4.200 ml/min, enquanto a pulmonar é de 6.000 ml/min.

EFEITO DE PADRÕES DE RESPIRAÇÃO SOBRE A VENTILAÇÃO ALVEOLAR Para entender o quanto o volume do espaço morto é importante para se determinar a intensidade da ventilação alveolar, examine o efeito dos diversos padrões de respiração sobre a ventilação alveolar, como mostrado na ▲ Tabela 13-3. Se uma pessoa respira profundamente de forma deliberada (por exemplo, um volume corrente de 1.200 ml) e lenta (por exemplo, uma frequência respiratória de 5 respirações/min), a ventilação pulmonar é de 6.000 ml/min, a mesma durante a respiração silenciosa em repouso, mas a ventilação alveolar aumenta para 5.250 ml/min, em comparação à frequência em repouso de 4.200 ml/min. Por outro lado, se uma pessoa respirar deliberadamente de forma curta (por exemplo, um volume corrente de 150 ml) e rápida (uma frequência de 40 respiros/min), a ventilação pulmonar ainda será de 6.000 ml/min, mas a alveolar será de 0 ml/min. Na verdade, a pessoa só colocaria e tiraria ar do espaço morto anatômico, sem que nenhum ar atmosférico fosse trocado com os alvéolos, onde poderia ser útil. A pessoa pode manter voluntariamente esse padrão de respiração por apenas alguns minutos, antes de perder a consciência e, nesse momento, a respiração normal retornaria.

Parece claro agora qual é o valor de se causar de forma reflexa um maior aumento na profundidade da respiração que na frequência de respiração quando a ventilação pulmonar está aumentada durante o exercício. Este é o meio mais eficiente de elevar a ventilação alveolar. Quando o volume corrente se eleva, todo esse aumento direciona-se para a elevação da ventilação alveolar, enquanto um aumento na frequência respiratória não é transmitido totalmente para a elevação da ventilação alveolar. Quando a frequência respiratória aumenta, a taxa com que o ar é desperdiçado no espaço morto também aumenta, porque parte de *cada* respiração deve entrar e sair do espaço morto. À medida que as necessidades variam, a ventilação normalmente é ajustada até um volume corrente e à frequência respiratória que atende a essas necessidades de forma mais eficiente em termos de custo energético.

ESPAÇO MORTO ALVEOLAR Seria presumível que todo o ar atmosférico que entra nos alvéolos participasse das trocas de O_2 e CO_2 com o sangue pulmonar. No entanto, a correspondência entre ar e sangue nem sempre é perfeita, porque nem todos os alvéolos são igualmente ventilados com ar e alimentados com sangue. Quaisquer alvéolos ventilados que não participam da troca de gás com o sangue porque estão inadequadamente alimentados são considerados **espaço morto alveolar**. Em pessoas saudáveis, o espaço morto alveolar é bastante pequeno e pouco relevante, mas pode atingir níveis letais em vários tipos de doença pulmonar.

A seguir, veremos por que o espaço morto alveolar é mínimo em pessoas saudáveis.

Os controles locais atuam no músculo liso das vias aéreas e arteríolas para combinar o fluxo de ar ao fluxo de sangue.

Quando discutimos o papel da resistência das vias aéreas na determinação da taxa de fluxo de ar para dentro e fora dos pulmões, nos referimos coletivamente à resistência geral de todas as vias

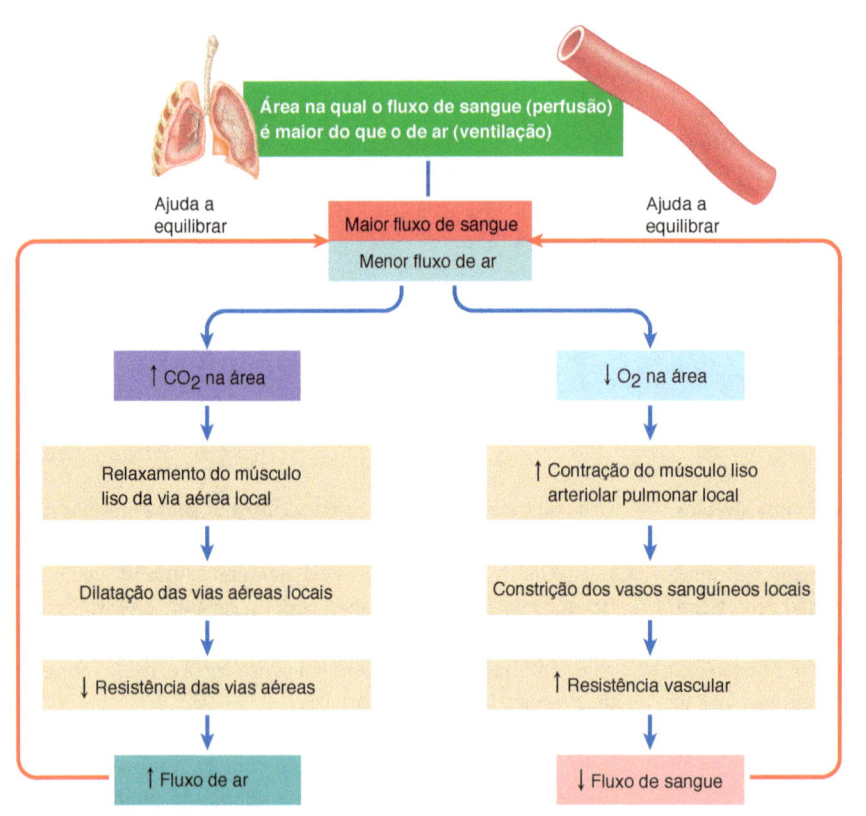

(a) Controles locais para ajustar a ventilação e a perfusão para a área dos pulmões com grande fluxo de sangue e pouco fluxo de ar

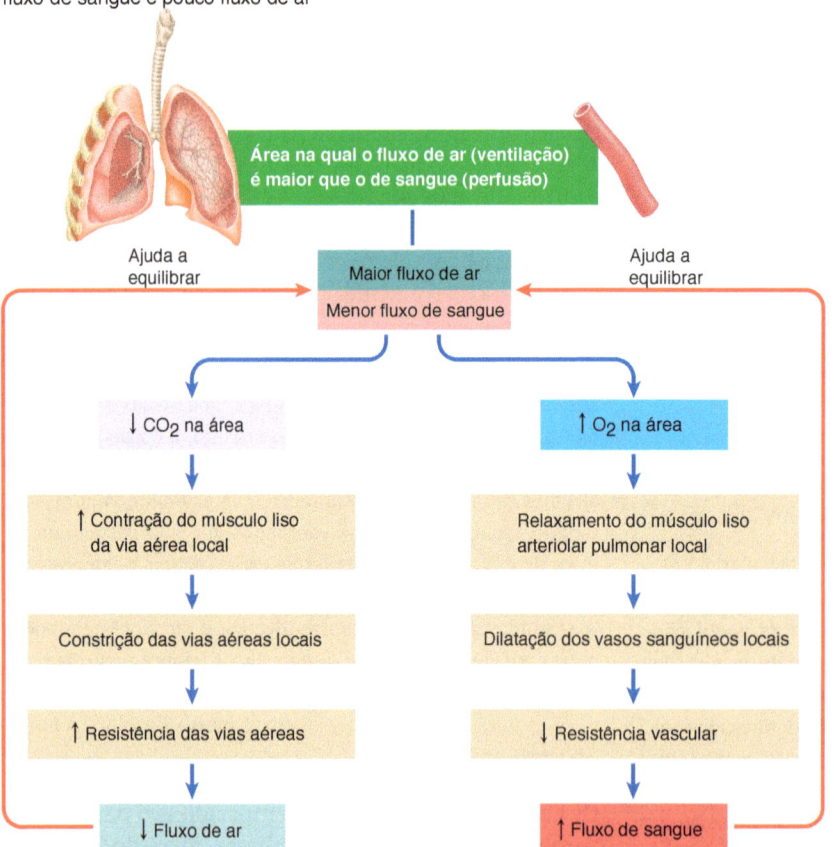

(b) Controles locais para ajustar a ventilação e a perfusão para uma área do pulmão com grande fluxo de ar e pequeno fluxo de sangue

aéreas. Entretanto, a resistência de vias aéreas individuais que alimentam alvéolos específicos pode ser ajustada de forma independente em resposta a mudanças no ambiente local da via aérea. Esta situação compara-se ao controle das arteríolas sistêmicas. Lembre-se de que a resistência geral arteriolar sistêmica (isto é, a resistência periférica total) é um importante determinante do gradiente de pressão sanguínea que orienta o fluxo de sangue por todo o sistema circulatório sistêmico (veja no Capítulo 10). Mesmo assim, o raio das arteríolas individuais que alimentam diversos tecidos pode ser ajustado localmente para atender às diferentes necessidades metabólicas dos tecidos (veja no Capítulo 10).

EFEITO DO CO_2 SOBRE O MÚSCULO LISO BRONQUIOLAR Semelhante ao músculo liso arteriolar, o músculo liso bronquiolar é sensível a mudanças locais dentro de seu ambiente imediato, especialmente aos níveis locais de CO_2. Se um alvéolo recebe pouco fluxo de ar em relação ao seu fluxo de sangue, os níveis de CO_2 aumentarão no alvéolo e no tecido ao redor, à medida que o sangue libera mais CO_2 do que este é exalado para a atmosfera. Este aumento local no CO_2 promove diretamente o relaxamento do músculo liso bronquiolar, causando a dilatação da via aérea que alimenta o alvéolo mal aerado. A resultante queda na resistência da via aérea leva a um maior fluxo de ar (para o mesmo ΔP) para o alvéolo envolvido e, em consequência, seu fluxo de ar passa agora a corresponder a seu suprimento de sangue (● Figura 13-23a). O inverso também é verdadeiro. Uma queda localizada no CO_2, associada a um alvéolo que recebe ar em demasia em relação a seu suprimento de sangue, aumenta diretamente a atividade contrátil do músculo liso da via aérea envolvida, contraindo a via aérea que alimenta este alvéolo excessivamente aerado. O resultado é o menor fluxo de ar para o alvéolo excessivamente aerado (● Figura 13-23b).

● **FIGURA 13-23 Controles locais para corresponder o fluxo de ar e de sangue em uma área do pulmão.** O CO_2 atua localmente no músculo liso bronquiolar e o O_2 atua localmente no músculo liso arteriolar para ajustar a ventilação e a perfusão para combinar, respectivamente, o fluxo de ar e de sangue de uma área do pulmão.

TABELA 13-4	Efeitos de mudanças locais no O_2 sobre as arteríolas pulmonar e sistêmica	
	EFEITO DE UMA MUDANÇA LOCAL NO O_2	
Vasos	Diminuição de O_2	Aumento de O_2
Arteríolas pulmonares	Vasoconstrição	Vasodilatação
Arteríolas sistêmicas	Vasodilatação	Vasoconstrição

EFEITO DO O_2 SOBRE O MÚSCULO LISO ARTERIOLAR PULMONAR

Simultaneamente, sobre o músculo liso vascular pulmonar ocorre um efeito semelhante, localmente induzido, a fim de serem equiparados ao máximo o fluxo de ar e o de sangue. Os dois mecanismos para casar o fluxo de ar e de sangue funcionam simultaneamente, portanto, normalmente pouquíssimo ar ou sangue é desperdiçado nos pulmões. Assim como na circulação sistêmica, a distribuição do débito cardíaco para diferentes redes capilares alveolares pode ser controlada ajustando-se a resistência do fluxo de sangue através de arteríolas pulmonares específicas. Se o fluxo de sangue for maior que o de ar em um determinado alvéolo, o nível de O_2 no alvéolo e nos tecidos ao redor cai para abaixo do normal, pois o excesso de sangue extrai mais O_2 do que o normal do alvéolo. A queda local na concentração de O_2 causa vasoconstrição da arteríola pulmonar que alimenta este leito capilar em particular, reduzindo-se, assim, o fluxo de sangue para corresponder ao menor fluxo de ar (• Figura 13-23a). Inversamente, um aumento na concentração alveolar de O_2 causado por um fluxo grande de ar descompensado e pequeno fluxo de sangue provoca a vasodilatação pulmonar, que aumenta o fluxo de sangue para corresponder a este maior fluxo de ar (• Figura 13-23b).

Este efeito local do O_2 sobre o músculo liso arteriolar pulmonar é, adequadamente, o oposto de seu efeito sobre o músculo liso arteriolar sistêmico (▲ Tabela 13-4). Na circulação sistêmica, uma queda no O_2 em um tecido causa vasodilatação localizada para aumentar o fluxo de sangue na área privada, e vice-versa, o que é importante para corresponder o suprimento de sangue às necessidades metabólicas locais.

Devido aos efeitos gravitacionais, existem algumas diferenças locais na ventilação e na perfusão em relação ao topo e à parte inferior do pulmão. Quando uma pessoa está em pé, a ventilação e a perfusão são menores no topo do pulmão e maiores na parte inferior, mas a gravidade exerce um efeito mais marcante no fluxo de sangue do que no de ar. Portanto, a proporção ventilação-perfusão (a taxa de fluxo de ar em comparação com a de fluxo de sangue) diminui de cima para baixo no pulmão (• Figura 13-24). Em outras palavras, a parte superior do pulmão recebe menos ar e sangue do que a inferior, mas menor proporção de ar que de sangue, comparativamente. A parte inferior do pulmão recebe mais ar e sangue do que a superior, mas menor proporção de ar que de sangue, comparativamente. Em pulmões saudáveis, o efeito desta discrepância entre ar e sangue tem efeito irrisório sobre a admissão de O_2 e a eliminação de CO_2 gerais. Os fluxos de ar e de sangue em uma interface alveolar, em particular, normalmente são correspondidos o máximo possível por controles locais para obter-se a troca eficiente de O_2 e CO_2. No entanto, em condições patológicas, as discrepâncias de ventilação-perfusão podem exceder a capacidade de compensação dos controles locais, portanto, o impacto sobre a admissão de O_2 e eliminação de CO_2 pode tornar-se considerável – como no entupimento generalizado das vias aéreas pela secreção de muco inflamatório ou os danos aos vasos pulmonares.

Concluímos esta discussão sobre a mecânica respiratória e sobre todos os fatores envolvidos na ventilação. A seguir, examinaremos as trocas de gases entre o ar alveolar e o sangue e, depois, entre o sangue e os tecidos sistêmicos.

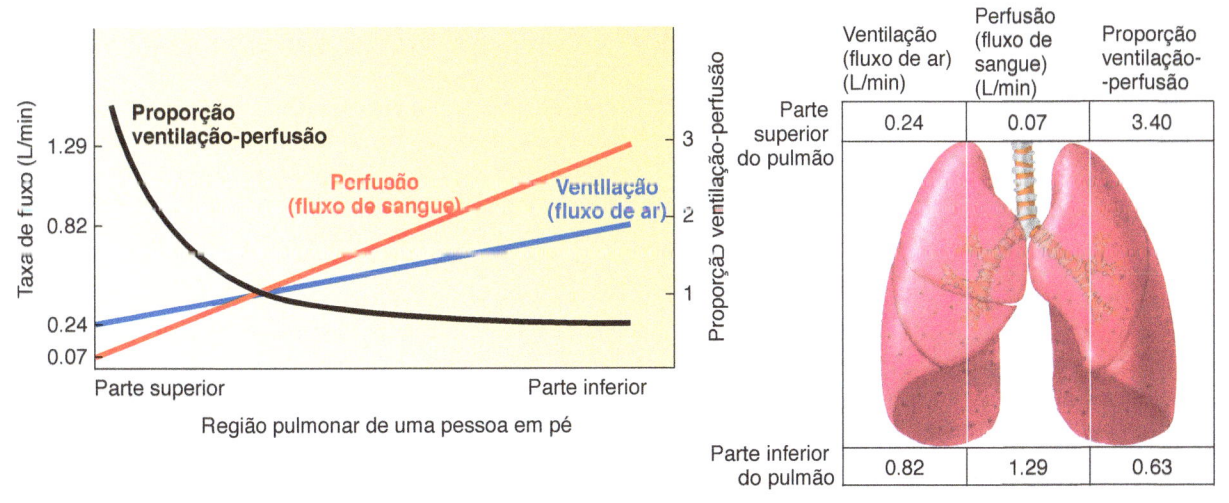

	Ventilação (fluxo de ar) (L/min)	Perfusão (fluxo de sangue) (L/min)	Proporção ventilação-perfusão
Parte superior do pulmão	0.24	0.07	3.40
Parte inferior do pulmão	0.82	1.29	0.63

(a) Taxas regionais de ventilação e perfusão e proporções ventilação-perfusão nos pulmões

(b) Taxas de ventilação e perfusão e proporções ventilação-perfusão nas partes superior e inferior dos pulmões

• **FIGURA 13-24** Diferenças de ventilação, perfusão e proporções ventilação-perfusão nas partes superior e inferior dos pulmões resultantes de efeitos gravitacionais. Observe que o topo dos pulmões recebe menos ar e sangue do que a parte inferior, mas recebe relativamente mais ar do que sangue, e que a parte inferior dos pulmões recebe relativamente menos ar do que sangue.

Trocas Gasosas

A finalidade essencial da respiração é fornecer um suprimento contínuo de O_2 fresco para coleta pelo sangue e remover constantemente CO_2 descarregado pelo coração. O sangue atua como um sistema de transporte de O_2 e CO_2 entre os pulmões e tecidos, com as células dos tecidos extraindo O_2 do sangue e eliminando CO_2 dentro dele.

Os gases fluem na direção dos gradientes de pressão parcial.

A troca de gás nos níveis dos capilares pulmonares e dos tecidos envolve difusão passiva simples de O_2 e CO_2 até *gradientes de pressão parcial*. Não há nenhum mecanismo de transporte ativo para esses gases. Vamos ver o que são gradientes de pressão parcial e como são estabelecidos.

PRESSÕES PARCIAIS O ar atmosférico é uma mistura de gases. Em geral, o ar seco contém aproximadamente 79% de nitrogênio (N_2) e 21% de O_2, com porcentagens quase irrisórias de CO_2, vapor de H_2O, outros gases e poluentes. Juntos, esses gases exercem uma pressão atmosférica total de 760 mm Hg ao nível do mar. Esta pressão total é igual à soma das pressões com que cada gás na mistura contribui parcialmente. A pressão exercida por um gás em particular é diretamente proporcional à porcentagem desse gás na mistura total do ar. Cada molécula de gás, independente de seu tamanho, exerce a mesma pressão – por exemplo, uma molécula de N_2 exerce a mesma pressão que uma de O_2. Como 79% do ar consistem de moléculas de N_2, 79% da pressão atmosférica de 760 mm Hg, ou 600 mm Hg, são exercidos pelas moléculas de N_2. Da mesma forma, como o O_2 representa 21% da atmosfera, 21% da pressão atmosférica de 760 mm Hg, ou 160 mm Hg, são exercidos pelo O_2 (● Figura 13-25). A pressão individual exercida de forma independente por um gás em particular dentro de uma mistura de gases é conhecida como sua **pressão parcial**, designada por $P_{gás}$. Assim, a pressão parcial de O_2 no ar atmosférico, P_{O_2}, normalmente é de 160 mm Hg. A pressão parcial atmosférica do CO_2, P_{CO_2}, é irrisória, de 0,23 mm Hg.

Os gases dissolvidos em um líquido como o sangue ou outro fluido corporal também exercem uma pressão parcial. Quanto maior a pressão parcial de um gás em um líquido, mas desse gás é dissolvido.

GRADIENTES DE PRESSÃO PARCIAL Uma diferença na pressão parcial entre o sangue capilar e as estruturas ao redor é conhecida como **gradiente de pressão parcial**. Há gradientes de pressão parcial entre o ar alveolar e o sangue capilar pulmonar. Da mesma forma, existem gradientes de pressão parcial entre o sangue capilar sistêmico e os tecidos ao redor. Um gás sempre se difunde em favor de seu gradiente de pressão parcial, da área de maior pressão parcial à de menor pressão parcial, semelhante à difusão em favor de um gradiente de concentração.

O oxigênio entra e o CO_2 sai do sangue nos pulmões passivamente, por gradientes de pressão parcial.

Primeiro, consideraremos a magnitude da P_{O_2} e da P_{CO_2} alveolares e, depois, veremos os gradientes de pressão parcial que movem esses dois gases entre os alvéolos e o sangue capilar pulmonar que entra.

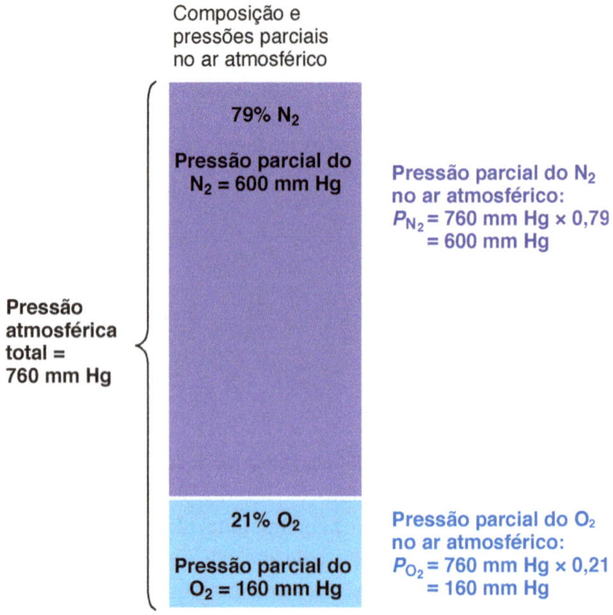

● **FIGURA 13-25 Conceito de pressões parciais.** A pressão parcial exercida por cada gás em uma mistura é igual à pressão total multiplicada pela fração proporcional do gás na composição da mistura.

P_{O_2} E P_{CO_2} ALVEOLARES O ar alveolar não tem a mesma composição do ar atmosférico inspirado, por dois motivos. Primeiro, assim que o ar atmosférico entra nas passagens respiratórias, a exposição às vias aéreas úmidas o satura com H_2O. Como qualquer outro gás, o vapor d'água exerce uma pressão parcial. À temperatura corporal, a pressão parcial do vapor de H_2O é de 47 mm Hg. O umedecimento do ar inspirado, na verdade, "dilui" a pressão parcial dos gases inspirados em 47 mm Hg, porque o total da soma das pressões parciais deve ser a pressão atmosférica de 760 mm Hg. No ar úmido, P_{H_2O} = 47 mm Hg, P_{N_2} = 563 mm Hg e P_{O_2} = 150 mm Hg.

Segundo, a P_{O_2} é também inferior à P_{O_2} atmosférica, porque o ar fresco inspirado se mistura ao grande volume de ar velho que permaneceu nos pulmões e no espaço morto ao final da expiração anterior (a capacidade residual funcional). Ao final da inspiração, menos de 15% do ar nos alvéolos é de ar fresco. Como resultado do umedecimento e da baixa rotatividade do ar alveolar, a P_{O_2} alveolar média é de 100 mm Hg, contra a P_{O_2} atmosférica de 160 mm Hg.

Seria lógico pensar que a P_{O_2} alveolar aumente durante a inspiração com a chegada de ar fresco e diminua durante a expiração. Entretanto, apenas pequenas flutuações ocorrem, por dois motivos. Primeiro, apenas uma pequena proporção do ar alveolar total é trocada a cada respiração. O volume relativamente pequeno de ar inspirado com alta P_{O_2} rapidamente se mistura ao volume muito maior de ar alveolar retido, que tem menor P_{O_2}. Assim, o O_2 no ar inspirado só pode elevar levemente o nível da P_{O_2} alveolar total. E mesmo esta potencialmente pequena elevação de P_{O_2} diminui por outro motivo. O oxigênio move-se continuamente por difusão passiva dos alvéolos para o sangue, em favor do gradiente de pressão parcial. O O_2 que chega aos alvéolos no ar recém-inspirado simplesmente substi-

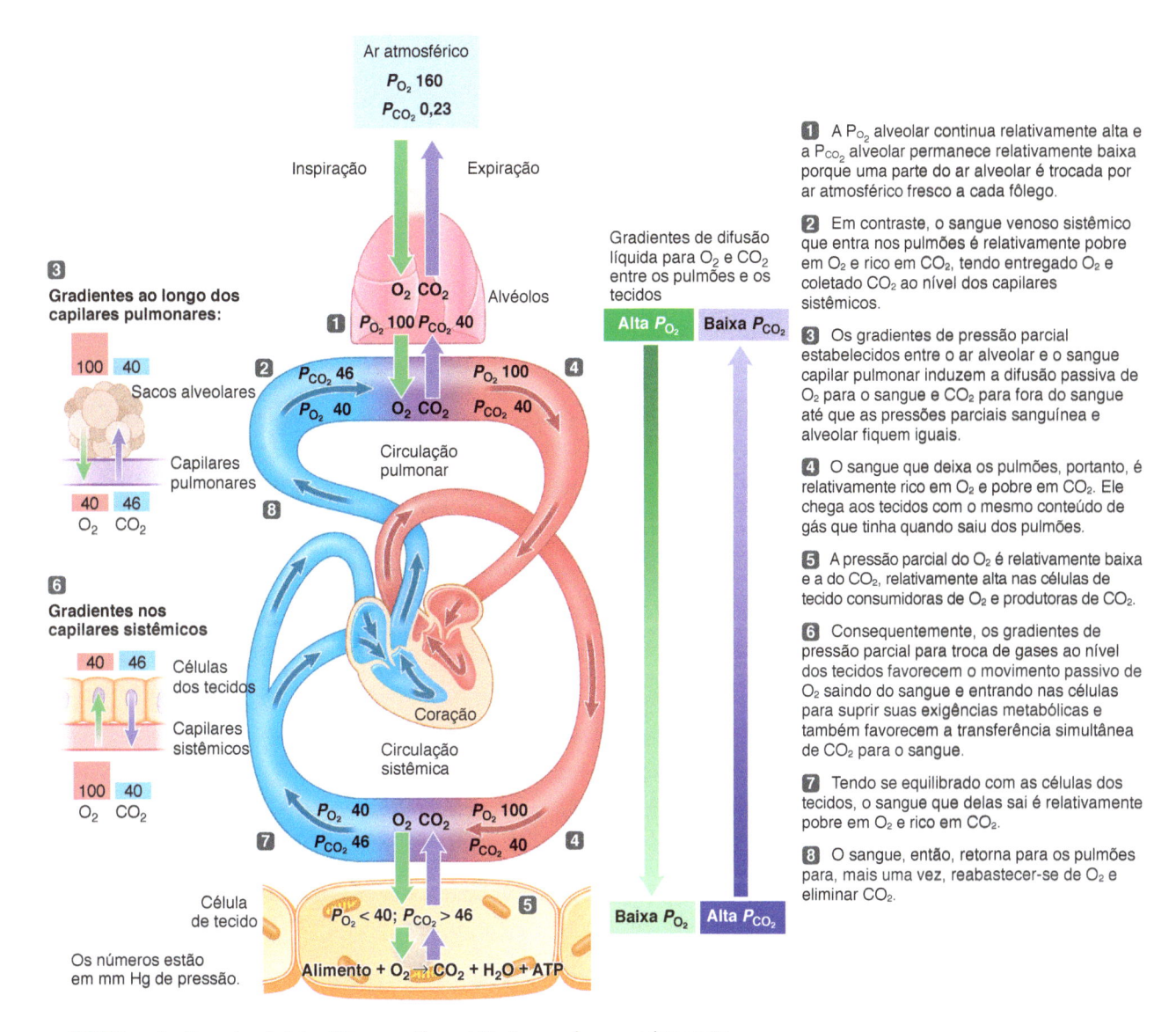

FIGURA 13-26 Troca de oxigênio e CO₂ nos capilares sistêmicos e pulmonares decorrente de gradientes de pressão parcial.

Ar atmosférico
P_{O_2} 160
P_{CO_2} 0,23

Inspiração — Expiração

Alvéolos
P_{O_2} 100 P_{CO_2} 40

P_{CO_2} 46 P_{O_2} 100
P_{O_2} 40 P_{CO_2} 40

Circulação pulmonar

Coração

Circulação sistêmica

P_{O_2} 40 P_{O_2} 100
P_{CO_2} 46 P_{CO_2} 40

Célula de tecido
$P_{O_2} < 40; P_{CO_2} > 46$
Alimento + O_2 → CO_2 + H_2O + ATP

Os números estão em mm Hg de pressão.

3 Gradientes ao longo dos capilares pulmonares:
100 40 Sacos alveolares
40   46 Capilares pulmonares
O_2 CO_2

6 Gradientes nos capilares sistêmicos
40 46 Células dos tecidos
100 40 Capilares sistêmicos
O_2 CO_2

Gradientes de difusão líquida para O_2 e CO_2 entre os pulmões e os tecidos
Alta P_{O_2} — Baixa P_{CO_2}
Baixa P_{O_2} — Alta P_{CO_2}

1 A P_{O_2} alveolar continua relativamente alta e a P_{CO_2} alveolar permanece relativamente baixa porque uma parte do ar alveolar é trocada por ar atmosférico fresco a cada fôlego.

2 Em contraste, o sangue venoso sistêmico que entra nos pulmões é relativamente pobre em O_2 e rico em CO_2, tendo entregado O_2 e coletado CO_2 ao nível dos capilares sistêmicos.

3 Os gradientes de pressão parcial estabelecidos entre o ar alveolar e o sangue capilar pulmonar induzem a difusão passiva de O_2 para o sangue e CO_2 para fora do sangue até que as pressões parciais sanguínea e alveolar fiquem iguais.

4 O sangue que deixa os pulmões, portanto, é relativamente rico em O_2 e pobre em CO_2. Ele chega aos tecidos com o mesmo conteúdo de gás que tinha quando saiu dos pulmões.

5 A pressão parcial do O_2 é relativamente baixa e a do CO_2, relativamente alta nas células de tecido consumidoras de O_2 e produtoras de CO_2.

6 Consequentemente, os gradientes de pressão parcial para troca de gases ao nível dos tecidos favorecem o movimento passivo de O_2 saindo do sangue e entrando nas células para suprir suas exigências metabólicas e também favorecem a transferência simultânea de CO_2 para o sangue.

7 Tendo se equilibrado com as células dos tecidos, o sangue que delas sai é relativamente pobre em O_2 e rico em CO_2.

8 O sangue, então, retorna para os pulmões para, mais uma vez, reabastecer-se de O_2 e eliminar CO_2.

tui o O_2 que se difunde dos alvéolos para dentro dos capilares pulmonares. Portanto, a P_{O_2} alveolar permanece relativamente constante, a cerca de 100 mm Hg, por todo o ciclo respiratório. Como a P_{O_2} do sangue pulmonar se equilibra com a P_{O_2} alveolar, a P_{O_2} do sangue que sai dos pulmões também continua relativamente constante nesse mesmo valor. Assim, a quantidade de O_2 no sangue disponível para os tecidos varia apenas ligeiramente durante o ciclo respiratório.

Existe uma situação semelhante, mas contrária, para o CO_2. O dióxido de carbono, continuamente produzido pelos tecidos corporais como resíduo metabólico, é constantemente adicionado ao sangue ao nível dos capilares sistêmicos. Nos capilares pulmonares, o CO_2 se difunde do sangue para os alvéolos, em favor do gradiente de pressão parcial, e é subsequentemente removido do organismo durante a expiração. Como com o O_2, a P_{CO_2} alveolar permanece relativamente constante durante todo o ciclo respiratório, mas a um valor mais baixo, de 40 mm Hg.

GRADIENTES DE P_{O_2} E P_{CO_2} NOS CAPILARES PULMONARES À medida que o sangue atravessa os pulmões, ele coleta O_2 e entrega CO_2 por difusão simples em favor dos gradientes de pressão parcial que existem entre o sangue e os alvéolos. A ventilação reabastece constantemente o O_2 alveolar e remove CO_2, mantendo, assim, os gradientes de pressão parcial adequados entre o sangue e os alvéolos. O sangue que entra nos capilares pulmonares é sangue venoso sistêmico bombeado para os pulmões através das artérias pulmonares. Este sangue, que acabou de retornar dos tecidos corporais, é relativamente pobre em O_2, com P_{O_2} de 40 mm Hg, e relativamente rico em CO_2, com P_{CO_2} de 46 mm Hg. Enquanto flui pelos capilares pulmonares, esse sangue é exposto ao ar alveolar (• Figura 13-26). Como a P_{O_2} alveolar a 100 mm Hg é mais alta que a P_{O_2} de 40 mm Hg no sangue que entra nos pulmões, o O_2 se difunde dos alvéolos para o sangue, em favor de seu gradiente de pressão parcial, até que não haja mais nenhum gradiente. Quando o sangue deixa os capilares pulmonares, ele tem uma P_{O_2} igual à P_{O_2} alveolar a 100 mm Hg.

TABELA 13-5 — Fatores que influenciam a taxa de transferência de gás pela membrana alveolar

Fator	Influência sobre a taxa de transferência de gás pela membrana alveolar	Comentários
Gradientes de pressão parcial de O_2 e CO_2	Taxa de transferência ↑ à medida que o gradiente de pressão parcial ↑	Principal determinante da taxa de transferência
Área de superfície da membrana alveolar	Taxa de transferência ↑ à medida que a área de superfície ↑	A área de superfície permanece constante em condições de repouso A área de superfície ↑ durante o exercício, à medida que mais capilares pulmonares se abrem quando o débito cardíaco aumenta e os alvéolos se expandem quando a respiração se aprofunda A área de superfície ↓ sob condições patológicas, como enfisema e colapso pulmonar
Espessura da barreira que separa ar e sangue na membrana alveolar	Taxa de transferência ↓ à medida que a espessura ↑	A espessura normalmente permanece constante A espessura ↑ sob condições patológicas, como edema pulmonar, fibrose pulmonar e pneumonia
Constante de difusão (em relação à solubilidade e ao peso molecular do gás)	Taxa de transferência ↑ à medida que a constante de difusão ↓	A constante de difusão para o CO_2 é 20 vezes maior que a do O_2, compensando o menor gradiente de pressão parcial do CO_2. Portanto, quantidades aproximadamente iguais de CO_2 e O_2 são transferidas pela membrana

O gradiente de pressão parcial para CO_2 está na direção oposta. O sangue que entra nos capilares pulmonares tem P_{CO_2} de 46 mm Hg, enquanto a P_{CO_2} alveolar é de apenas 40 mm Hg. O dióxido de carbono se difunde do sangue para os alvéolos até que a P_{CO_2} do sangue se equilibre com a P_{CO_2} alveolar. Assim, o sangue que sai dos capilares pulmonares tem P_{CO_2} de 40 mm Hg. Depois de sair dos pulmões, o sangue, que agora tem P_{O_2} de 100 mm Hg e P_{CO_2} de 40 mm Hg, retorna para o coração, sendo então bombeado para os tecidos corporais como sangue arterial sistêmico.

Observe que o sangue que retorna aos pulmões vindo dos tecidos ainda contém O_2 (P_{O_2} do sangue venoso sistêmico = 40 mm Hg) e que o sangue que sai dos pulmões ainda contém CO_2 (P_{CO_2} do sangue arterial sistêmico = 40 mm Hg). O O_2 adicional transportado no sangue, além do entregue normalmente aos tecidos, representa uma reserva de O_2 imediatamente disponível que pode ser utilizada pelas células sempre que sua demanda por O_2 aumenta. O CO_2 que permanece no sangue mesmo depois da passagem pelos pulmões tem uma função importante no equilíbrio ácido-básico do organismo porque o CO_2 gera ácido carbônico. Além disso, a P_{CO_2} arterial é importante na orientação da respiração. Este mecanismo será descrito mais à frente.

A quantidade do O_2 coletado no pulmão corresponde à extraída e utilizada pelos tecidos. Quando os tecidos metabolizam de forma mais ativa (por exemplo, durante o exercício), extraem mais O_2 do sangue, reduzindo a P_{O_2} venosa sistêmica para abaixo de 40 mm Hg – por exemplo, para uma P_{O_2} de 30 mm Hg. Quando este sangue retorna aos pulmões, há um gradiente de P_{O_2} maior que o normal entre o sangue que acabou de entrar e o ar alveolar. A diferença de P_{O_2} entre os alvéolos e o sangue agora é de 70 mm Hg (P_{O_2} alveolar de 100 mm Hg e P_{O_2} do sangue de 30 mm Hg), contra o gradiente de P_{O_2} normal de 60 mm Hg (P_{O_2} alveolar de 100 mm Hg e P_{O_2} do sangue de 40 mm Hg). Portanto, mais O_2 se difunde dos alvéolos para o sangue, em favor do gradiente de pressão parcial maior, antes que a P_{O_2} do sangue se iguale à P_{O_2} alveolar. Esta transferência adicional de O_2 para o sangue substitui a maior quantidade de O_2 consumido, portanto, a absorção de O_2 corresponde ao uso de O_2 mesmo quando o consumo de O_2 aumenta. Ao mesmo tempo em que mais O_2 se difunde dos alvéolos para o sangue, devido ao maior gradiente de pressão parcial, a ventilação é estimulada de forma que o O_2 atmosférico entre nos alvéolos mais rapidamente para substituir o O_2 que se difunde até o sangue. Da mesma forma, a quantidade de CO_2 entregue pelo sangue aos alvéolos corresponde à quantidade de CO_2 coletado nos tecidos.

Fatores além do gradiente de pressão parcial influenciam a taxa de transferência de gases.

Discutimos a difusão de O_2 e CO_2 entre os alvéolos e o sangue como se os gradientes de pressão parcial desses gases fossem os únicos determinantes de suas taxas de difusão. De acordo com a lei de difusão de Fick, a taxa de difusão de um gás através de uma camada de tecido também depende da área de superfície, da espessura da membrana através da qual o gás se difunde e da constante de difusão do gás em particular (▲ Tabela 13-5). As mudanças na taxa de troca de gases normalmente são determinadas, principalmente, por alterações nos gradientes de pressão parcial entre o sangue e os alvéolos, porque esses outros fatores são relativamente constantes em condições de repouso. Entretanto, em circunstâncias nas quais esses outros fatores se alteram, tais variações mudam a taxa de transferência de gases nos pulmões.

EFEITO DA ÁREA DE SUPERFÍCIE SOBRE AS TROCAS GASOSAS Durante o exercício, a área de superfície disponível para troca pode crescer fisiologicamente para aumentar a taxa de transferência de gases. Em condições de repouso, alguns dos capilares pulmonares se fecham, porque a pressão normalmente baixa da circulação pulmonar é insuficiente para manter todos os capilares abertos. Durante o exercício, quando a pressão do sangue pulmonar aumenta pelo maior débito cardíaco, muitos dos capilares pulmonares anteriormente fechados são forçados a se abrir. Isso aumenta a área de superfície do sangue disponível para troca. Além disso, as membranas alveolares ficam mais estiradas que o normal durante o exercício, devido aos maiores volumes correntes (respiração mais profunda). Tal estiramento aumenta a área superficial alveolar e diminui a espessura da membrana alveolar. Coletivamente, essas mudanças aceleram a troca de gases durante o exercício.

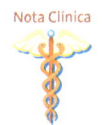

Nota Clínica Entretanto, várias condições patológicas podem reduzir bastante a área de superfície pulmonar e, por sua vez, diminuir a taxa de troca de gases. Mais notavelmente, no **enfisema** a área de superfície é reduzida porque muitas paredes alveolares são perdidas, resultando em câmaras maiores, mas em menor número (● Figura 13-27). A perda de área de superfície para trocas está também associada a regiões colapsadas no pulmão e também ocorre se uma parte do tecido pulmonar é removida cirurgicamente – para refrear o avanço de câncer no pulmão, por exemplo.

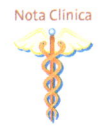

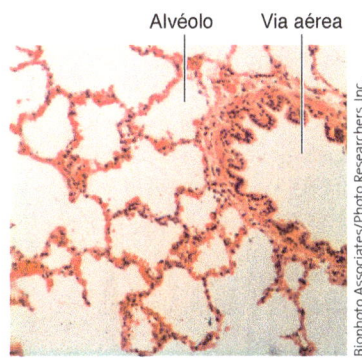

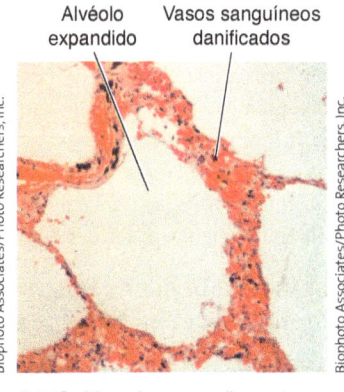

Nota Clínica **EFEITO DA ESPESSURA SOBRE A TROCA DE GASES** A troca inadequada de gases também pode ocorrer quando a espessura da barreira que separa o ar do sangue aumenta de forma patológica. À medida que a espessura aumenta, a taxa de transferência de gás diminui porque um gás demora mais para se difundir através de uma espessura maior. As causas habituais de aumento da espessura são: (1) **edema pulmonar**, um acúmulo excessivo de fluido intersticial entre os alvéolos e os capilares pulmonares causado por inflamação pulmonar ou insuficiência congestiva no lado esquerdo do coração (veja no Capítulo 9), (2) **fibrose pulmonar**, que envolve a substituição de tecido pulmonar delicado por tecido fibroso e espesso em reação a determinados agentes irritantes crônicos, e (3) **pneumonia**, caracterizada por acúmulo de fluido inflamatório dentro ou em volta dos alvéolos. Mais comumente, a pneumonia é resultado de infecção bacteriana ou viral dos pulmões, mas também pode surgir com a *aspiração* (Inspiração) acidental de alimentos, vômito ou agentes químicos.

EFEITO DA CONSTANTE DE DIFUSÃO SOBRE A TROCA DE GASES
A taxa de transferência de gás é diretamente proporcional à constante de difusão (D), um valor constante relacionado à solubilidade de um gás em particular nos tecidos pulmonares e a seu peso molecular ($D \propto$ sol/$\sqrt{PM}$). A constante de difusão para CO_2 é 20 vezes a do O_2 porque o CO_2 é muito mais solúvel nos tecidos corporais do que o O_2. A taxa de difusão do CO_2 pelas membranas respiratórias, portanto, é vinte vezes mais rápida do que a do O_2 para um determinado gradiente de pressão parcial. Esta diferença de constantes de difusão normalmente é compensada pela diferença nos gradientes de pressão parcial que existem para O_2 e CO_2 na membrana capilar alveolar. O gradiente de pressão parcial do CO_2 é de 6 mm Hg (P_{CO_2} de 46 mm Hg no sangue, P_{CO_2} de 40 mm Hg nos alvéolos), contra o gradiente do O_2 de 60 mm Hg (P_{O_2} de 100 mm Hg nos alvéolos; P_{O_2} de 40 mm Hg no sangue).

Em geral, quantidades aproximadamente iguais de O_2 e CO_2 são trocadas – o valor de um quociente respiratório. Embora um determinado volume de sangue passe três quartos de um segundo atravessando o leito capilar pulmonar, a P_{O_2} e a P_{CO_2} normalmente estão em equilíbrio com as pressões parciais alveolares quando o sangue atravessou apenas um terço do comprimento dos capilares pulmonares. Isso significa que, normalmente, o pulmão tem enormes reservas de difusão, um fato que se torna extremamente importante durante exercícios pesados. O tempo que o sangue passa em trânsito nos capilares pulmonares diminui à medida que o fluxo de sangue pulmonar aumenta diante do maior débito cardíaco que acompanha o exercício. Mesmo quando há menos tempo para a troca, as P_{O_2} e P_{CO_2} do sangue em geral conseguem equilibrar-se com os níveis alveolares devido às reservas de difusão dos pulmões.

Nota Clínica Em um pulmão doente, no qual a difusão é impedida porque a área de superfície diminuiu ou a barreira sangue-ar tornou-se mais espessa, a transferência de O_2 em geral é mais gravemente prejudicada que a de CO_2, devido à maior constante de difusão do CO_2. No momento em que o sangue atinge o fim da rede capilar pulmonar, é mais provável que tenha se equilibrado com a P_{CO_2} alveolar do que com a P_{O_2} alveolar, porque o CO_2 consegue difundir-se mais rapidamente através da barreira respiratória. Em condições mais leves, a difusão de O_2 e CO_2 pode permanecer adequada em repouso, mas, durante exercícios, quando o tempo de trânsito pulmonar diminui, os gases sanguíneos, especialmente o O_2, podem não ter se equilibrado completamente com os gases alveolares antes do sangue deixar os pulmões.

A troca de gases entre os capilares sistêmicos também ocorre nos gradientes de pressão parcial.

Assim como fazem nos capilares pulmonares, o O_2 e o CO_2 se movem entre o sangue capilar sistêmico e as células do tecido

● **FIGURA 13-27** Comparação entre tecido pulmonar normal e enfisematoso. (a) Cada um dos menores espaços claros é um lúmen alveolar no tecido pulmonar normal. (b) Observe a perda de paredes alveolares no tecido pulmonar com enfisema, resultando em câmaras alveolares maiores, mas em menor número.

(a) Tecido pulmonar normal
(b) Tecido pulmonar enfisematoso

por difusão passiva simples em favor de gradientes de pressão parcial. Veja novamente a • Figura 13-26. O sangue arterial que atinge os capilares sistêmicos é essencialmente o mesmo que saiu dos pulmões através das veias pulmonares, porque os únicos dois locais em todo o sistema circulatório em que a troca de gases pode ocorrer são os capilares pulmonares e os capilares sistêmicos. A P_{O_2} arterial é de 100 mm Hg e a P_{CO_2} arterial é de 40 mm Hg, iguais às P_{O_2} e P_{CO_2} alveolares.

GRADIENTES DE P_{O_2} E P_{CO_2} NOS CAPILARES SISTÊMICOS As células constantemente consomem O_2 e produzem CO_2 através do metabolismo oxidativo. A P_{O_2} celular é de, em média, cerca de 40 mm Hg e a P_{CO_2}, de cerca de 46 mm Hg, embora esses valores variem bastante, dependendo do nível de atividade metabólica celular. O oxigênio se move por difusão em favor de seu gradiente de pressão parcial da entrada no sangue capilar sistêmico (P_{O_2} = 100 mm Hg) para as células adjacentes (P_{O_2} = 40 mm Hg) até que o equilíbrio seja atingido. Portanto, a P_{O_2} do sangue venoso que sai dos capilares sistêmicos é igual à P_{O_2} do tecido em uma média de 40 mm Hg.

A situação inversa existe para o CO_2. O dióxido de carbono difunde-se rapidamente para fora das células (P_{CO_2} = 46 mm Hg) e para dentro do sangue capilar que entra (P_{CO_2} = 40 mm Hg) até o gradiente de pressão parcial criado pela produção contínua de CO_2. A transferência de CO_2 continua até que a P_{CO_2} do sangue se equilibre com a P_{CO_2} do tecido[1]. Assim, o sangue que sai dos capilares sistêmicos tem uma P_{CO_2} média de 46 mm Hg. Esse sangue venoso sistêmico, relativamente pobre em O_2 (P_{O_2} = 40 mm Hg) e relativamente rico em CO_2 (P_{CO_2} = 46 mm Hg), retorna ao coração e subsequentemente é bombeado para os pulmões enquanto o ciclo se repete.

Quanto mais ativamente um tecido metaboliza, mais a P_{O_2} celular cai e mais a P_{CO_2} celular aumenta. Como consequência dos maiores gradientes de pressão parcial do sangue para a célula, mais O_2 se difunde do sangue para as células e mais CO_2 se move na direção oposta, antes que a P_{O_2} e a P_{CO_2} do sangue atinjam o equilíbrio com as células ao redor. Assim, a quantidade de O_2 transferido para as células e a quantidade de CO_2 levado das células dependem da taxa de metabolismo celular.

DIFUSÃO LÍQUIDA DE O_2 E CO_2 ENTRE OS ALVÉOLOS E OS TECIDOS A difusão líquida de O_2 ocorre primeiro entre os alvéolos e o sangue e, depois, entre o sangue e os tecidos, devido aos gradientes de pressão parcial de O_2 criados pelo reabastecimento contínuo de O_2 alveolar fresco fornecido pela ventilação alveolar e pelo uso contínuo de O_2 nas células. A difusão líquida de CO_2 ocorre na direção oposta, primeiro entre os tecidos e o sangue e, depois, entre o sangue e os alvéolos, por causa dos gradientes de pressão parcial de CO_2 criados pela produção contínua de CO_2 nas células e remoção contínua de CO_2 alveolar através do processo de ventilação alveolar (veja a • Figura 13-26).

Agora, veremos como O_2 e CO_2 são transportados no sangue entre os alvéolos e os tecidos.

---

1. Na verdade, as pressões parciais dos gases do sangue sistêmico nunca se equilibram completamente com as P_{O_2} e P_{CO_2} do tecido. Como essas células constantemente consomem O_2 e produzem CO_2, a P_{O_2} do tecido sempre é levemente inferior à P_{O_2} do sangue que sai dos capilares sistêmicos e a P_{CO_2} do tecido sempre excede levemente a P_{CO_2} venosa sistêmica.

Transporte de gases

O oxigênio coletado pelo sangue nos pulmões deve ser transportado aos tecidos para uso celular. Inversamente, o CO_2 produzido ao nível celular deve ser transportado aos pulmões para eliminação.

A maior parte do O_2 no sangue é transportada ligada à hemoglobina.

O oxigênio está presente no sangue de duas formas: fisicamente dissolvido e ligado quimicamente à hemoglobina (▲ Tabela 13-6).

O_2 DISSOLVIDO FISICAMENTE Pouquíssimo O_2 se dissolve fisicamente na água plasmática porque o O_2 é pouco solúvel em fluidos corporais. A quantidade dissolvida é diretamente proporcional à P_{O_2} do sangue: quanto maior a P_{O_2}, mais O_2 é dissolvido. Em uma P_{O_2} arterial normal de 100 mm Hg, apenas 3 ml de O_2 se dissolvem em 1 litro de sangue. Assim, apenas 15 ml de O_2/min podem se dissolver no fluxo de sangue pulmonar normal de 5 litros/min (débito cardíaco em repouso). Mesmo em condições de repouso, as células consomem 250 ml de O_2/min, e o consumo pode aumentar em até 25 vezes durante exercícios extenuantes. Para entregar o O_2 exigido pelos tecidos mesmo em repouso, o débito cardíaco teria de ser de 83,3 litros/min se o O_2 só pudesse ser transportado na forma dissolvida. Obviamente, deve haver um mecanismo adicional para transportar O_2 aos tecidos. Este transporte se dá pela *hemoglobina (Hb)*. Apenas 1,5% do O_2 no sangue é dissolvido – os 98,5% restantes são transportados combinados à Hb. *O O_2 vinculado à Hb não contribui para a P_{O_2} do sangue*; assim, a P_{O_2} do sangue não é uma medida do conteúdo total de O_2 do sangue, mas apenas da parte dissolvida do O_2.

OXIGÊNIO VINCULADO À HEMOGLOBINA A hemoglobina, uma molécula de proteína com ferro dentro dos glóbulos vermelhos, pode formar uma combinação suave e facilmente reversível com o O_2 (veja no Capítulo 11). Quando não está ligada ao O_2, a Hb é conhecida como **hemoglobina reduzida**, ou **desoxiemoglobina**. Quando combinada com O_2, é chamada de **oxihemoglobina (HbO_2)**:

▲ TABELA 13-6	Métodos de transporte de gás no sangue	
Gás	Método de transporte no sangue	Porcentagem transportada desta forma
O_2	Dissolvido fisicamente	1,5
	Vinculado à hemoglobina	98,5
CO_2	Dissolvido fisicamente	10
	Vinculado à hemoglobina	30
	Como bicarbonato (HCO_3^-)	60

$$\text{Hb} + \text{O}_2 \rightleftharpoons \text{HbO}_2$$
hemoglobina reduzida   oxihemoglobina

Precisamos responder a várias perguntas sobre a função da Hb no transporte de O_2. O que determina se o O_2 e a Hb são combinados ou dissociados (separados)? Por que a Hb se vincula ao O_2 nos pulmões e libera O_2 nos tecidos? Como uma quantidade variável de O_2 pode ser liberada nos tecidos, dependendo do nível de atividade nos tecidos? Como podemos falar sobre a transferência de O_2 entre o sangue e os tecidos ao redor em termos de gradientes de pressão parcial do O_2 quando 98,5% do O_2 estão vinculados à Hb e, portanto, não contribuem para a P_{O_2} do sangue?

A P_{O_2} é o fator primário que determina a porcentagem de saturação da hemoglobina.

Cada um dos quatro átomos de ferro dentro das partes de heme de uma molécula de hemoglobina pode combinar-se com uma molécula de O_2, assim cada molécula de Hb pode levar até quatro moléculas de O_2. A hemoglobina é considerada *totalmente saturada* quando toda a Hb presente leva sua carga máxima de O_2. A **porcentagem de saturação de hemoglobina (% Hb)**, uma medida da extensão até a qual a Hb presente se combina com O_2, pode variar de 0% a 100%.

O fator mais importante para determinar o percentual de saturação de Hb é a P_{O_2} do sangue, que, por sua vez, está relacionada à concentração de O_2 fisicamente dissolvido no sangue. De acordo com a **lei da ação das massas**, se a concentração de uma substância envolvida em uma reação reversível aumenta, a reação é orientada em direção ao lado oposto. Inversamente, se a concentração de uma substância diminui, a reação é orientada para esse lado. Aplicando esta lei à reação reversível que envolve Hb e O_2 (Hb + O_2 $\rightleftharpoons$ HbO_2), quando a P_{O_2} do sangue aumenta, como nos capilares pulmonares, a reação é orientada para o lado direito da equação, aumentando a formação de HbO_2 (maior % de saturação de Hb). Quando a P_{O_2} do sangue diminui, como nos capilares sistêmicos, a reação é voltada para o lado esquerdo da equação e o oxigênio é liberado da Hb à medida que a HbO_2 se dissocia (menor % de saturação da Hb). Assim, devido à diferença da P_{O_2} nos pulmões e em outros tecidos, a Hb automaticamente "se enche" de O_2 nos pulmões, onde a ventilação fornece continuamente suprimentos novos de O_2, e o "descarrega" nos tecidos, que constantemente utilizam O_2.

CURVA DE DISSOCIAÇÃO O_2–Hb Contudo, a relação entre a P_{O_2} do sangue e o percentual de saturação da Hb não é linear, um ponto muito importante fisiologicamente. Duplicar a pressão parcial não duplica o percentual de saturação da Hb. Em vez disso, a relação entre essas variáveis segue uma curva em S, a **curva de dissociação** (ou **saturação**) **de O_2–Hb** (● Figura 13-28). Na extremidade superior, entre uma P_{O_2} do sangue de 60 e 100 mm Hg, a curva se achata, ou estabiliza. Dentro dessa faixa de pressão, um aumento na P_{O_2} produz apenas um pequeno aumento em até quanto a Hb se vincula ao O_2. Na faixa de P_{O_2} de 0 a 60 mm Hg, por sua vez, uma pequena alteração na P_{O_2} resulta em uma grande mudança na extensão até a qual a Hb se combina com o O_2, conforme mostrado pela parte inferior íngreme da curva. O plano superior e a parte íngreme inferior da curva têm importância fisiológica.

SIGNIFICÂNCIA DA PARTE ESTÁVEL DA CURVA O_2–Hb A parte estável da curva está na faixa de P_{O_2} do sangue que existe nos capilares pulmonares nos quais o O_2 é carregado na Hb. O sangue arterial sistêmico que sai dos pulmões, tendo se equilibrado com a P_{O_2} alveolar, normalmente tem P_{O_2} de 100 mm Hg. Olhando para a curva O_2–Hb, observe que a uma P_{O_2} do sangue de 100 mm Hg, a Hb está 97,5% saturada. Portanto, a Hb no sangue arterial sistêmico normalmente está quase totalmente saturada.

Se a P_{O_2} alveolar e, consequentemente, a P_{O_2} arterial caem abaixo do normal, há pouca redução na quantidade total de O_2 transportado pelo sangue até que a P_{O_2} caia abaixo de 60 mm Hg, devido à região estável da curva. Se a P_{O_2} arterial cai 40%, de 100 para 60 mm Hg, a concentração do O_2 dissolvido conforme refletido pela P_{O_2} também diminui 40%. Entretanto, a uma P_{O_2} do sangue de 60 mm Hg, o percentual de saturação da Hb ainda é notavelmente alto, a 90%. Da mesma forma, o conteúdo total de O_2 do sangue diminui apenas levemente apesar da redução de 40% na P_{O_2} porque a Hb ainda leva uma

LEGENDA
- = Molécula de O_2
- = Molécula de hemoglobina parcialmente saturada
- = Molécula de hemoglobina totalmente saturada

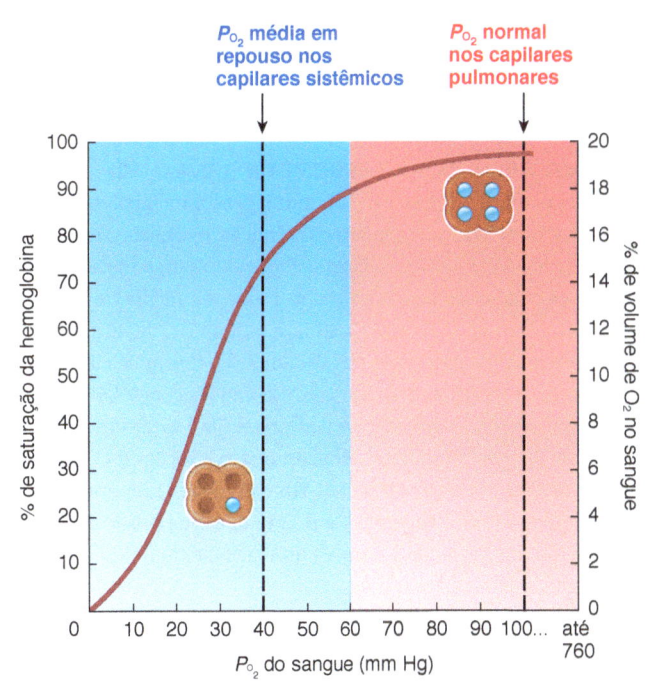

● **FIGURA 13-28** Curva de dissociação (saturação) oxigênio-hemoglobina (O_2–Hb). O % de saturação da hemoglobina (escala no lado esquerdo do gráfico) depende da P_{O_2} do sangue. A relação entre essas duas variáveis é representada por uma curva em S com uma região estável, entre uma P_{O_2} sanguínea de 60 a 100 mm Hg, e uma parte íngreme, entre 0 e 60 mm Hg. Outra forma de expressar o efeito da P_{O_2} do sangue sobre a quantidade de O_2 vinculado à hemoglobina é o percentual de volume de O_2 no sangue (ml de O_2 ligados à hemoglobina a cada 100 ml de sangue). Esta relação está representada pela escala no lado direito do gráfico.

carga quase completa de O_2 e, conforme mencionado antes, a grande maioria do O_2 é transportada pela Hb, e não dissolvida. Contudo, mesmo se a P_{O_2} do sangue aumentar bastante – para 600 mm Hg, digamos – ao se respirar O_2 puro, pouquíssimo O_2 adicional é acrescentado ao sangue. Uma pequena quantidade adicional de O_2 se dissolve, mas o percentual de saturação de Hb pode aumentar maximamente em apenas outros 2,5%, para 100% de saturação. Portanto, na faixa de P_{O_2} entre 60 e 600 mm Hg ou até mais, há uma diferença de apenas 10% na quantidade de O_2 levada pela Hb. Assim, a parte estável da curva O_2–Hb fornece uma boa margem de segurança na capacidade de transporte de O_2 do sangue.

Nota Clínica A P_{O_2} arterial pode ser reduzida por doenças pulmonares acompanhadas de ventilação inadequada, trocas gasosas deficientes ou desordens circulatórias que resultam em fluxo inadequado de sangue para os pulmões. Ela também pode cair em pessoas saudáveis em duas circunstâncias: (1) em altas altitudes, onde a pressão atmosférica total e, portanto, a P_{O_2} do ar inspirado são reduzidas, ou (2) em ambientes privados de O_2 ao nível do mar, como se alguém ficasse trancado acidentalmente em um cofre. A menos que a P_{O_2} arterial se torne notavelmente reduzida (caindo abaixo de 60 mm Hg) em condições patológicas ou circunstâncias anormais, quantidades de O_2 quase normais ainda podem ser levadas aos tecidos.

SIGNIFICÂNCIA DA PARTE ÍNGREME DA CURVA O_2–Hb A parte íngreme da curva, entre 0 e 60 mm Hg, está na faixa de P_{O_2} do sangue que existe nos capilares sistêmicos, nos quais o O_2 é descarregado da Hb. Nos capilares sistêmicos, o sangue se equilibra com as células do tecido ao redor a uma P_{O_2} média de 40 mm Hg. Observe na ● Figura 13-28 que, a uma P_{O_2} de 40 mm Hg, o percentual de saturação da Hb é de 75%. O sangue chega aos capilares dos tecidos a uma P_{O_2} de 100 mm Hg com 97,5% de saturação de Hb. Como a Hb só pode estar 75% saturada à P_{O_2} de 40 mm Hg nos capilares sistêmicos, quase 25% da HbO_2 devem se dissociar, produzindo menos Hb e O_2. Este O_2 liberado está livre para difundir-se, em favor do gradiente de pressão parcial dos glóbulos vermelhos, através do plasma e do fluido intersticial até as células dos tecidos.

A Hb no sangue venoso que retorna para os pulmões normalmente ainda está 75% saturada. Se as células dos tecidos se metabolizam mais ativamente, a P_{O_2} do sangue capilar sistêmico cai (por exemplo, de 40 para 20 mm Hg) porque as células consomem O_2 mais rapidamente. Observe na curva que esta queda de 20 mm Hg na P_{O_2} diminui o percentual de saturação de Hb de 75% para 30%. Isto é, por volta de 45% do total de HbO_2 acima do normal direciona seu O_2 para uso pelos tecidos. A queda normal de 60 mm Hg na P_{O_2} de 100 para 40 mm Hg nos capilares sistêmicos faz com que aproximadamente 25% da HbO_2 total descarregue seu O_2. Em comparação, uma queda adicional de apenas 20 mm Hg na P_{O_2} resulta em mais 45% da HbO_2 total descarregando seu O_2, porque as pressões parciais de O_2 nesta faixa operam na parte íngreme da curva. Nesta faixa, apenas uma pequena queda na P_{O_2} do capilar sistêmico pode disponibilizar imediatamente grandes quantidades de O_2 para atender às necessidades de O_2 dos tecidos com metabolização mais ativa. Até 85% da Hb pode entregar seu O_2 a células de metabolização ativa durante exercícios extenuantes. Além dessa retirada mais profunda de O_2 do sangue, ainda mais O_2 é disponibilizado para células de metabolização ativa (como músculos em exercício) por ajustes circulatório e respiratório que aumentam a taxa de fluxo de sangue oxigenado através dos tecidos ativos.

A hemoglobina promove a transferência líquida de O_2 tanto ao nível alveolar como dos tecidos.

Ainda não esclarecemos totalmente a função da Hb nas trocas gasosas. Como a P_{O_2} do sangue depende totalmente da concentração de O_2 *dissolvido*, poderíamos ignorar o O_2 vinculado à Hb em nossa discussão anterior sobre o O_2 sendo levado dos alvéolos ao sangue por um gradiente de P_{O_2}. Entretanto, a Hb tem uma função crucial, permitindo a transferência de grandes quantidades de O_2 antes que a P_{O_2} se equilibre com os tecidos ao redor (● Figura 13-29).

FUNÇÃO DA HEMOGLOBINA AO NÍVEL ALVEOLAR A hemoglobina atua como um "armazém" de O_2, removendo O_2 da solução assim que ele entra no sangue vindo dos alvéolos. Como apenas o O_2 dissolvido contribui para a P_{O_2}, o O_2 armazenado na Hb não influencia a P_{O_2} sanguínea. Quando o sangue venoso sistêmico entra nos capilares pulmonares, sua P_{O_2} é consideravelmente mais baixa que a P_{O_2} alveolar, portanto, o O_2 imediatamente se difunde para o sangue, aumentando a P_{O_2} sanguínea. Assim que esta P_{O_2} aumenta, a porcentagem de Hb que pode se vincular ao O_2 também aumenta, como se vê na curva O_2–Hb. Consequentemente, a maior parte do O_2 que se difundiu para o sangue se combina ao Hb e não contribui mais para a P_{O_2} sanguínea. À medida que o O_2 é removido da solução ao se combinar com Hb, a P_{O_2} do sangue cai para aproximadamente o mesmo nível que tinha quando o sangue entrou nos pulmões, embora a quantidade total de O_2 no sangue tenha, na verdade, aumentado. Como o P_{O_2} do sangue mais uma vez está consideravelmente abaixo da P_{O_2}, mais O_2 se difunde dos alvéolos para o sangue para ser absorvido pela Hb outra vez.

Embora tenhamos considerado este processo passo a passo para fins didáticos, a difusão líquida de O_2 dos alvéolos para o sangue ocorre continuamente até que a Hb se torne tão completamente saturada de O_2 quanto pode ser naquela P_{O_2} em particular. A uma P_{O_2} normal de 100 mm Hg, a Hb está 97,5% saturada. Assim, ao absorver O_2, a Hb mantém a P_{O_2} do sangue baixa e prolonga a existência de um gradiente de pressão parcial para que uma grande transferência líquida de O_2 para o sangue possa ocorrer. Só quando a Hb não consegue armazenar mais O_2 (isto é, a Hb está maximamente saturada para aquela P_{O_2}) é que todo o O_2 transferido para o sangue continua dissolvido e contribuindo diretamente para a P_{O_2}. Apenas agora a P_{O_2} do sangue se equilibra rapidamente com a P_{O_2} alveolar e interrompe a transferência de mais O_2, mas este ponto não é atingido até que a Hb já esteja carregada ao máximo. Quando a P_{O_2} do sangue se equilibra com a P_{O_2} alveolar, nenhuma outra transferência de O_2 pode ocorrer, independente de quanto O_2 já tenha sido transferido.

FUNÇÃO DA HEMOGLOBINA AO NÍVEL DOS TECIDOS A situação inversa ocorre ao nível do tecido. Como a P_{O_2} do sangue que entra nos capilares sistêmicos é consideravelmente maior que a P_{O_2} do tecido ao redor, o O_2 imediatamente se difunde do san-

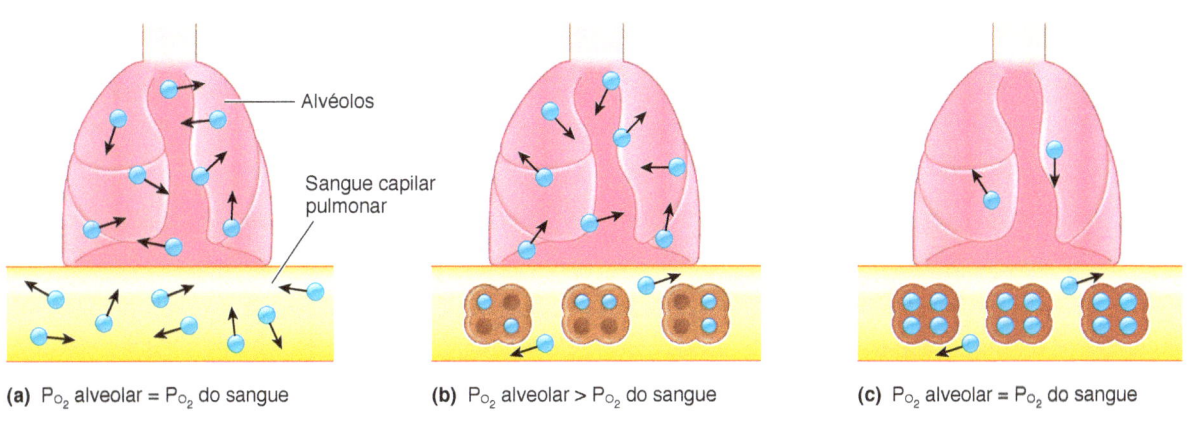

(a) P_{O_2} alveolar = P_{O_2} do sangue **(b)** P_{O_2} alveolar > P_{O_2} do sangue **(c)** P_{O_2} alveolar = P_{O_2} do sangue

LEGENDA

○ = Molécula de O_2 ▢ = Molécula de hemoglobina parcialmente saturada   ▣ = Molécula de hemoglobina totalmente saturada

• **FIGURA 13-29 Hemoglobina facilitando uma grande transferência líquida de O_2 ao atuar como depósito para manter a P_{O_2} baixa.** (a) Na situação hipotética de nenhuma hemoglobina estar presente no sangue, a P_{O_2} alveolar e a P_{O_2} do sangue capilar pulmonar estão em equilíbrio. (b) A hemoglobina foi adicionada ao sangue capilar pulmonar. À medida que a Hb começa a se vincular com O_2, ela remove O_2 da solução. Como apenas o O_2 dissolvido contribui para a P_{O_2} do sangue, a P_{O_2} do sangue torna-se mais baixa que a dos alvéolos, embora o mesmo número de moléculas de O_2 esteja presente no sangue, como na parte (a). Ao "absorver" parte do O_2 dissolvido, a Hb favorece a difusão líquida de mais O_2 em favor de seu gradiente de pressão parcial dos alvéolos para o sangue. (c) A hemoglobina está totalmente saturada de O_2 e a P_{O_2} alveolar e do sangue estão em equilíbrio novamente. A P_{O_2} do sangue resultante do O_2 dissolvido é igual à P_{O_2} alveolar, apesar do fato de o conteúdo total de O_2 no sangue ser muito maior do que na parte (a), quando a P_{O_2} do sangue era igual à P_{O_2} alveolar na ausência de Hb.

gue para os tecidos, reduzindo a P_{O_2} sanguínea. Quando a P_{O_2} do sangue cai, a Hb deve descarregar uma parte do O_2 armazenado porque o percentual de saturação da Hb está reduzido. Enquanto o O_2 liberado pela Hb se dissolve no sangue, a P_{O_2} sanguínea aumenta e, mais uma vez, excede a P_{O_2} dos tecidos ao redor. Isso favorece o movimento de saída de O_2 do sangue, embora a quantidade total de O_2 no sangue já tenha caído. Apenas quando a Hb não pode mais liberar qualquer O_2 na solução (quando a Hb está descarregada o máximo possível para a P_{O_2} existente nos capilares sistêmicos) é que a P_{O_2} sanguínea cai para o nível do tecido ao redor. Neste momento, a transferência de O_2 cessa. A hemoglobina, por armazenar uma grande quantidade de O_2 que pode ser liberado por uma pequena redução na P_{O_2} ao nível capilar sistêmico, permite a transferência de muito mais O_2 do sangue para as células do que seria possível em sua ausência.

Assim, a Hb desempenha um importante papel na *quantidade total* de O_2 que o sangue pode coletar nos pulmões e liberar nos tecidos. Se os níveis de Hb caírem para metade do normal, como em um paciente gravemente anêmico (veja a p. 397), a capacidade de transporte de O_2 do sangue cai cerca de 50%, embora a P_{O_2} arterial atinja os 100 mm Hg normais com 97,5% de saturação da Hb. Apenas metade da Hb está disponível para ser saturada, enfatizando, mais uma vez, o quão crucial é a Hb na determinação de quanto O_2 pode ser coletado nos pulmões e disponibilizado aos tecidos.

Fatores ao nível dos tecidos promovem a descarga de O_2 da hemoglobina.

Embora o principal fator determinante do percentual de saturação da Hb seja a P_{O_2} do sangue, outros fatores podem afetar a afinidade, ou força da ligação, entre a Hb e o O_2 e, desta forma, podem mudar a curva O_2–Hb (isto é, alterar o percentual de saturação da Hb a uma determinada P_{O_2}). Esses outros fatores são CO_2, acidez, temperatura e 2,3-bisfosfoglicerato, que examinaremos separadamente. A curva de dissociação O_2–Hb, já vista anteriormente (veja a • Figura 13-28), é uma curva típica a níveis normais de CO_2 arterial e acidez, temperatura corporal normal e concentração normal de 2,3-bisfosfoglicerato.

EFEITO DO CO_2 SOBRE O PERCENTUAL DE SATURAÇÃO DA Hb
Um aumento na P_{CO_2} move a curva O_2–Hb para a direita (• Figura 13-30). O percentual de saturação da Hb ainda depende da P_{O_2}, mas, para qualquer P_{O_2}, menos O_2 e Hb podem ser combinados. Este efeito é importante porque a P_{CO_2} do sangue aumenta nos capilares sistêmicos à medida que o CO_2 se difunde das células para o sangue, em favor de seu gradiente. A presença deste CO_2 adicional no sangue, na verdade, diminui a afinidade da Hb pelo O_2, portanto, a Hb descarrega ainda mais O_2 ao nível do tecido do que o faria se a redução na P_{O_2} nos capilares sistêmicos fosse o único fator que afeta o percentual de saturação da hemoglobina.

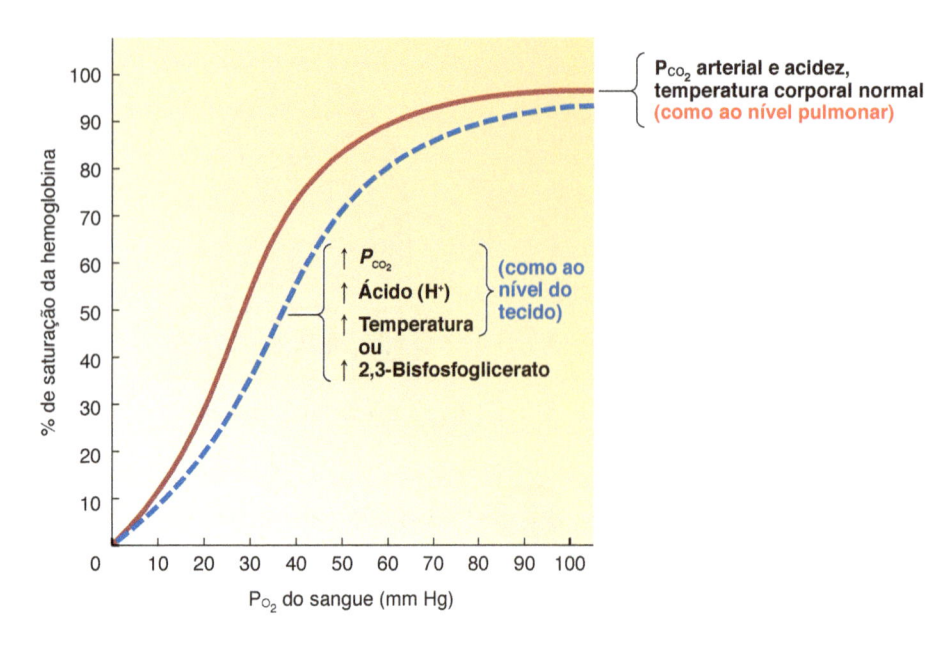

• **FIGURA 13-30** Efeito de aumentos de P_{CO_2}, H^+, temperatura e 2,3-bisfosfoglicerato sobre a curva O_2–Hb.

O aumento da P_{O_2}, da acidez e da temperatura, como encontrados ao nível dos tecidos, move a curva O_2–Hb para a direita. Como resultado, menos O_2 e Hb podem se combinar àquela determinada P_{O_2} para que mais O_2 seja descarregado da Hb para uso pelos tecidos. Da mesma forma, 2,3-bisfosfoglicerato, cuja produção nos glóbulos vermelhos aumenta quando a HbO_2 está cronicamente abaixo do normal, move a curva O_2–Hb para a direita, disponibilizando mais do limitado O_2 ao nível dos tecidos.

EFEITO DA ACIDEZ SOBRE O PERCENTUAL DE SATURAÇÃO DA Hb Um aumento na acidez também move a curva para a direita. Como o CO_2 gera ácido carbônico (H_2CO_3), o sangue se torna mais ácido à medida que coleta CO_2 dos tecidos ao nível capilar sistêmico. A redução resultante na afinidade da Hb por O_2 na presença da maior acidez ajuda a liberar ainda mais O_2 ao nível do tecido para um determinado P_{O_2}. Em células com metabolismo ativo, como músculos em exercício, mais CO_2 gerador de ácido carbônico não apenas é produzido, mas também o lactato (ácido lático) pode ser produzido se as células recorrerem ao metabolismo anaeróbio (veja as p. 37 e 278) A elevação local resultante do ácido nos músculos em trabalho facilita o maior descarregamento de O_2 nos tecidos que precisam de mais O_2.

EFEITO DE BOHR A influência do CO_2 e do ácido sobre a liberação de O_2 é conhecida como **efeito de Bohr**. O componente CO_2 e o íon de hidrogênio (H^+) dos ácidos podem se combinar reversivelmente com a Hb em locais diferentes dos da vinculação de O_2. O resultado é uma mudança na estrutura molecular da Hb que reduz sua afinidade por O_2 (repare que o percentual de saturação da Hb refere-se apenas à extensão até a qual a Hb é combinada com O_2, não à extensão até a qual ela se vincula com CO_2, H^+ ou outras moléculas. Na verdade, o percentual de saturação da Hb diminui quando CO_2 e H^+ se ligam à Hb, porque sua presença na Hb facilita a maior liberação de O_2 pela Hb).

EFEITO DA TEMPERATURA SOBRE O PERCENTUAL DE SATURAÇÃO DA Hb De forma semelhante, um aumento na temperatura move a curva O_2–Hb para a direita, resultando em maior descarregamento de O_2 a uma determinada P_{O_2}. Um músculo em exercício ou outra célula em metabolização ativa produz calor. O aumento local resultante na temperatura aumenta a liberação de O_2 pela Hb para uso por tecidos mais ativos.

COMPARAÇÃO ENTRE ESSES FATORES NOS NÍVEIS DO TECIDO E PULMONAR Como acabamos de ver, aumentos no CO_2, na acidez e na temperatura ao nível do tecido, associados à elevação do maior metabolismo celular e do consumo de O_2, aumentam o efeito de uma queda na P_{O_2} na facilitação da liberação de O_2 pela Hb. Tais efeitos são amplamente revertidos ao nível pulmonar, onde o CO_2 adicional formador de ácido é eliminado e o ambiente aerado local é mais frio. Apropriadamente, portanto, a Hb tem maior afinidade com o O_2 no ambiente capilar pulmonar, aumentando o efeito da maior P_{O_2} no carregamento de O_2 para a Hb.

EFEITO DO 2,3-BISFOSFOGLICERATO SOBRE O PERCENTUAL DE SATURAÇÃO DA Hb As mudanças anteriores ocorrem no *ambiente* dos glóbulos vermelhos, mas um fator *dentro* deles também pode afetar o nível de vinculação O_2–Hb: o **2,3-bisfosfoglicerato (BPG)**. Este componente do eritrócito, produzido durante o metabolismo dos glóbulos vermelhos, pode vincular-se reversivelmente à Hb e reduzir sua afinidade com o O_2, assim como o CO_2 e o H^+ o fazem. Desta forma, um maior nível de BPG, como os demais fatores mencionados, move a curva O_2–Hb para a direita, aumentando o descarregamento de O_2 enquanto o sangue flui através dos tecidos.

A produção de BPG pelos glóbulos vermelhos aumenta gradualmente sempre que a Hb no sangue arterial está pouco saturada de forma crônica – isto é, quando a HbO_2 arterial está bem abaixo do normal. Esta condição pode ocorrer em pessoas que vivem em altas altitudes ou que sofrem de determinados tipos de doenças circulatórias e respiratórias, além de anemia. Ao ajudar a descarregar O_2 da Hb ao nível do tecido, o maior BPG ajuda a manter a disponibilidade de O_2 para uso pelos tecidos, embora o suprimento de O_2 arterial esteja cronicamente reduzido.

Entretanto, diferente de outros fatores – que normalmente estão presentes apenas ao nível dos tecidos e, assim, movem a curva O_2–Hb para a direita somente nos capilares sistêmicos, onde este movimento é vantajoso na descarga de O_2 –, o BPG está presente nos glóbulos vermelhos em todo o sistema circulatório e, assim, move a curva para a direita no mesmo grau nos tecidos e nos pulmões. Como resultado, o BPG diminui a capacidade de carregar O_2 ao nível pulmonar: este é o lado negativo da maior produção de BPG.

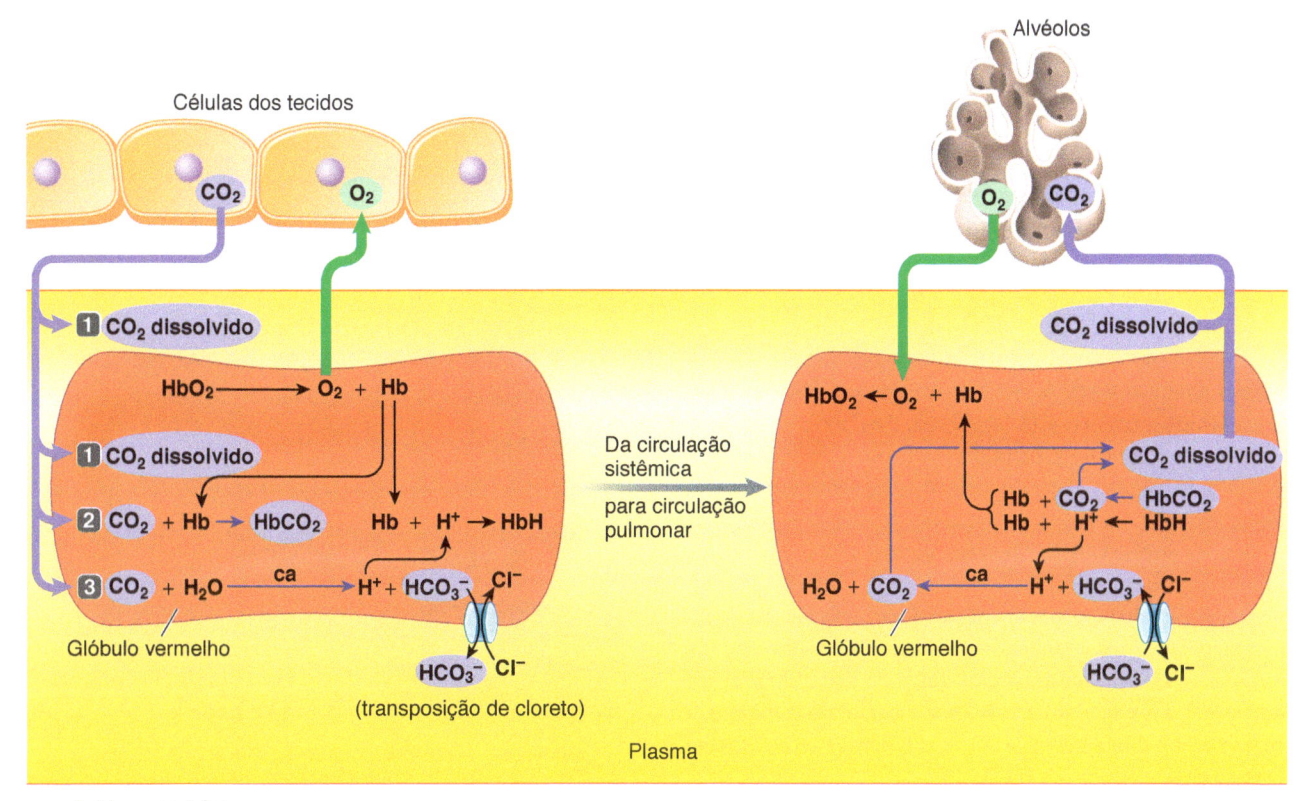

ca = Anidrase carbônica

- **FIGURA 13-31 Transporte de dióxido de carbono no sangue.** O dióxido de carbono (CO_2) coletado ao nível dos tecidos é transportado no sangue para os pulmões de três formas: (1) fisicamente dissolvido, (2) vinculado à hemoglobina (Hb) e (3) como íon de bicarbonato (HCO_3^-). A hemoglobina está presente apenas nos glóbulos vermelhos, assim como a anidrase carbônica, a enzima que catalisa a produção de HCO_3^-. O H^+ gerado durante a produção de HCO_3^- também se vincula à Hb. O bicarbonato se move por difusão facilitada para fora do glóbulo vermelho e para dentro do plasma, na direção de seu gradiente de concentração, e o cloreto (Cl^-) se move por meio do mesmo transportador passivo no glóbulo vermelho em favor do gradiente elétrico criado pela saída de HCO_3^- por difusão. As reações que ocorrem no nível dos tecidos são revertidas no nível pulmonar, no qual o CO_2 se difunde para fora do sangue para entrar nos alvéolos.

A hemoglobina tem uma afinidade muito maior com o monóxido de carbono do que com o O_2.

Nota Clínica O **monóxido de carbono (CO)** e o O_2 competem pelos mesmos locais de vinculação na Hb, mas a afinidade da Hb com o CO é 240 vezes maior do que a com o O_2. A combinação de CO com a Hb é conhecida como **carboxihemoglobina (HbCO)**. Como a Hb preferencialmente se liga ao CO, mesmo quantidades pequenas de CO podem bloquear uma parte desproporcionalmente grande de Hb, indisponibilizando a Hb para transporte de O_2. Embora as concentrações de Hb e P_{O_2} sejam normais, o conteúdo de O_2 do sangue diminui severamente.

Felizmente, o CO não é um componente normal do ar inspirado. É um gás venenoso produzido durante a combustão (queima) incompleta de derivados de carbono, como gasolina, carvão, madeira e tabaco. O monóxido de carbono é especialmente perigoso porque é muito capcioso. Se CO estiver sendo produzido em um ambiente fechado de forma que sua concentração continue aumentando (por exemplo, em um carro estacionado com motor funcionando e janelas fechadas), poderá atingir níveis letais sem que a vítima tenha noção do perigo. Como é inodoro, incolor, insípido e não irritante, o CO não é detectável.

Além disso, por motivos a serem descritos posteriormente, a vítima não tem a sensação de perda de fôlego e não tenta aumentar a ventilação – embora suas células estejam privadas de O_2.

A maior parte do CO_2 é transportada no sangue como bicarbonato.

Quando o sangue arterial flui através dos capilares dos tecidos, o CO_2 se difunde na direção de seu gradiente de pressão parcial das células do tecido para o sangue. O dióxido de carbono é transportado no sangue de três formas (● Figura 13-31 e ▲ Tabela 13-6):

1. *Dissolvido fisicamente*. Da mesma forma que com o O_2 dissolvido, a quantidade de CO_2 dissolvida fisicamente no sangue depende da P_{CO_2}. Como o CO_2 é mais solúvel na água do plasma que o O_2, uma maior proporção de CO_2 do que de O_2 é dissolvida fisicamente no sangue. Mesmo assim, apenas 10% do conteúdo total de CO_2 no sangue é transportado dessa forma no nível da P_{CO_2} venosa sistêmica normal.

2. *Vinculado à hemoglobina*. Outros 30% do CO_2 combinam-se à Hb para formar a **carbamino-hemoglobina ($HbCO_2$)**. O

dióxido de carbono vincula-se com a parte de globina da Hb, ao contrário do O_2, que se combina com as partes de heme. A Hb reduzida tem maior afinidade com o CO_2 do que a HbO_2. A descarga de O_2 pela Hb nos capilares dos tecidos, portanto, facilita a coleta de CO_2 pela Hb.

3. *Como bicarbonato.* De longe, o meio mais importante de transporte de CO_2 é na forma de **bicarbonato (HCO_3^-)**, com 60% do CO_2 sendo convertido em HCO_3^- pela seguinte reação química:

$$CO_2 + H_2O \rightleftharpoons H_2CO_3 \rightleftharpoons H^+ + HCO_3^-$$

No primeiro passo, o CO_2 se combina com H_2O para formar o **ácido carbônico (H_2CO_3)**. Como é característico dos ácidos, algumas moléculas de ácido carbônico dissociam-se espontaneamente em íons de hidrogênio (H^+) e íons de bicarbonato (HCO_3^-). O carbono e os dois átomos de oxigênio da molécula original de CO_2 estão, assim, presentes no sangue como parte integrante do HCO_3^-. Isso é benéfico porque o HCO_3^- é mais solúvel no sangue do que o CO_2.

Esta reação ocorre lentamente no plasma, mas acontece rapidamente dentro dos glóbulos vermelhos devido à presença da enzima de eritrócito **anidrase carbônica**, que catalisa (acelera) a reação. Na verdade, sob a influência da anidrase carbônica, a reação ocorre diretamente de $CO_2 + H_2O$ para $H^+ + HCO_3^-$ sem o passo de intervenção do H_2CO_3:

$$CO_2 + H_2O \xrightarrow{\text{anidrase carbônica}} H^+ + HCO_3^-$$

DESVIO DE CLORETO À medida que essa reação ocorre, o HCO_3^- e o H^+ começam a se acumular dentro dos glóbulos vermelhos nos capilares sistêmicos. A membrana dos glóbulos vermelhos tem um transportador de $HCO_3^- – Cl^-$ que facilita passivamente a difusão desses íons em direções opostas ao longo da membrana. A membrana é relativamente impermeável ao H^+. Consequentemente, o HCO_3^-, mas não o H^+, difunde-se para fora dos eritrócitos e para dentro do plasma, na direção de seu gradiente de concentração. Como o HCO_3^- é um íon negativamente carregado, o eflúvio de HCO_3^- desacompanhado por uma comparável difusão para fora de íons positivamente carregados gera um gradiente elétrico. Os íons de cloreto (Cl^-), os ânions dominantes no plasma, difundem-se para dentro dos glóbulos vermelhos em favor deste gradiente elétrico, a fim de restaurar a neutralidade elétrica. Este desvio de Cl^- para dentro em troca pelo eflúvio de HCO_3^- gerado por CO_2 é conhecido como **desvio do cloreto (Cl^-)**.

EFEITO HALDANE A hemoglobina vincula-se com a maior parte do H^+ formado dentro dos eritrócitos. Como com o CO_2, a Hb reduzida tem maior afinidade com H^+ do que com a HbO_2. Portanto, o descarregamento de O_2 facilita a coleta pela Hb de H^+ gerado pelo CO_2. Como apenas o H^+ livre e dissolvido contribui para a acidez de uma solução, o sangue venoso seria consideravelmente mais ácido do que o arterial se a Hb não eliminasse a maioria do H^+ gerado ao nível dos tecidos.

O fato de que a remoção do O_2 da Hb aumenta a capacidade de a Hb coletar CO_2 e H^+ gerado por CO_2 é conhecido como **efeito Haldane**. O efeito Haldane e o efeito de Bohr trabalham em sincronia para facilitar a liberação de O_2 e a coleta de CO_2 e H^+ gerado por CO_2 ao nível dos tecidos. Mais CO_2 e H^+ resultam em maior liberação de O_2 da Hb pelo efeito de Bohr. A maior liberação de O_2 da Hb, por sua vez, causa maior coleta de CO_2 e H^+ pela Hb através do efeito Haldane. O processo todo é muito eficiente. A Hb reduzida deve ser levada de volta aos pulmões para reabastecer-se de O_2 de qualquer forma. Enquanto isso, depois de liberar o O_2, a Hb coleta novos "caronas" – CO_2 e H^+ – que precisam seguir na mesma direção, para os pulmões.

As reações ao nível dos tecidos quando o CO_2 entra no sangue vindo dos tecidos são invertidas no momento em que o sangue chega aos pulmões e o CO_2 deixa o sangue para entrar nos alvéolos (• Figura 13-31).

Diversos estados respiratórios são caracterizados por níveis anormais de gás no sangue.

▲ A Tabela 13-7 é um glossário de termos utilizados para descrever diversos estados associados a anormalidades respiratórias.

TABELA 13-7 — Miniglossário de Estados Respiratórios Clinicamente Importantes

Termo	Definição
Apneia	Interrupção temporária da respiração
Asfixia	Privação de O_2 dos tecidos, causada por falta de O_2 no ar, problemas respiratórios ou incapacidade de utilização de O_2 pelos tecidos
Cianose	Coloração azul da pele resultante de sangue insuficientemente oxigenado nas artérias
Dispneia	Respiração difícil ou trabalhosa
Eupneia	Respiração normal
Hipercapnia	Excesso de CO_2 no sangue arterial
Hiperpneia	Maior ventilação pulmonar resultante de maiores demandas metabólicas, como no exercício
Hiperventilação	Ventilação pulmonar aumentada além das exigências metabólicas, resultando em menor P_{CO_2} e alcalose respiratória
Hipocapnia	CO_2 abaixo do normal no sangue arterial
Hipoventilação	Ventilação insuficiente em relação às exigências metabólicas, resultando em maior P_{CO_2} e acidose respiratória
Hipóxia	O_2 insuficiente no nível celular
Hipóxia anêmica	Capacidade reduzida de transporte de O_2 do sangue
Hipóxia circulatória	Pouquíssimo sangue oxigenado entregue aos tecidos. Também conhecida como hipóxia de estagnação
Hipóxia histotóxica	Incapacidade de as células utilizarem o O_2 a elas disponibilizado
Hipóxia hipóxica	Baixa P_{O_2} do sangue arterial acompanhada de saturação inadequada da Hb
Parada respiratória	Interrupção permanente da respiração (a menos que regularizada clinicamente)
Sufocamento	Privação de O_2 resultante de uma incapacidade de respirar ar oxigenado

Nota Clínica **ANORMALIDADES NA P_{O_2} ARTERIAL** O termo **hipóxia** refere-se à condição de insuficiência de O_2 ao nível celular. Há quatro categorias gerais de hipóxia:

1. A *hipóxia hipóxica* é caracterizada por uma baixa P_{O_2} do sangue arterial acompanhada de saturação inadequada da Hb. Ela é causada por (a) um problema respiratório que envolve a troca inadequada de gases, tipificada por uma P_{O_2} alveolar normal, mas uma P_{O_2} arterial reduzida, ou por (b) exposição a grandes altitudes ou a um ambiente sufocante no qual a P_{O_2} esteja reduzida, de forma que a P_{O_2} alveolar e a arterial também estejam reduzidas.

2. A *hipóxia anêmica* é a capacidade reduzida de transporte de O_2 do sangue. Ela pode resultar de (a) uma queda nos glóbulos vermelhos em circulação, de (b) uma quantidade inadequada de Hb dentro dos glóbulos vermelhos ou do (c) envenenamento por CO. Em todos os casos de hipóxia anêmica, a P_{O_2} arterial está normal, mas o conteúdo de O_2 do sangue arterial é inferior ao normal devido à redução na Hb disponível.

3. A *hipóxia circulatória* surge quando pouquíssimo sangue oxigenado é entregue aos tecidos. A hipóxia circulatória pode estar restrita a uma área limitada por um espasmo ou bloqueio vascular local. O corpo também pode passar por hipóxia circulatória em geral, em decorrência da insuficiência cardíaca congestiva ou de choque circulatório. A P_{O_2} arterial e o conteúdo de O_2 são normais, mas pouquíssimo sangue oxigenado chega às células.

4. Na *hipóxia histotóxica*, o fornecimento de O_2 aos tecidos é normal, mas as células não conseguem utilizar o O_2 disponível para elas. O exemplo clássico é o *envenenamento por cianeto*. O cianeto bloqueia as enzimas celulares essenciais para a respiração celular (enzimas no sistema de transporte de elétrons).

A **hiperoxia**, uma P_{O_2} arterial acima do normal, não pode ocorrer quando uma pessoa está respirando ar atmosférico ao nível do mar. Contudo, a respiração de O_2 suplementar pode aumentar a P_{O_2} alveolar e, consequentemente, a arterial. Como mais do ar inspirado é O_2, mais da pressão total do ar inspirado é atribuível à pressão parcial de O_2, portanto, mais O_2 se dissolve no sangue antes que a P_{O_2} arterial se equilibre com a P_{O_2} alveolar. Embora a P_{O_2} arterial aumente, o conteúdo total de O_2 no sangue não aumenta de forma considerável, porque a Hb está quase totalmente saturada na P_{O_2} arterial normal. Em algumas doenças pulmonares associadas à menor P_{O_2} arterial, entretanto, a respiração de O_2 suplementar pode ajudar a estabelecer um gradiente de orientação dos alvéolos ao sangue maior, melhorando a P_{O_2} arterial. Longe de ser vantajosa, por sua vez, uma P_{O_2} arterial notavelmente elevada pode ser perigosa. Se a P_{O_2} arterial for alta demais, pode ocorrer **toxicidade por oxigênio**. Embora o conteúdo total de O_2 no sangue aumente apenas ligeiramente, a exposição a uma P_{O_2} alta pode danificar algumas células. Em particular, o dano cerebral e o dano às retinas, causando cegueira, estão associados à toxicidade por O_2. Portanto, a terapia com O_2 deve ser ministrada cautelosamente.

Nota Clínica **ANORMALIDADES NA P_{CO_2} ARTERIAL** O termo **hipercapnia** refere-se à condição de excesso de CO_2 no sangue arterial. Ela é causada pela **hipoventilação** (ventilação inadequada para atender às necessidades metabólicas de fornecimento de O_2 e remoção de CO_2). Na maioria das doenças pulmonares, o CO_2 se acumula no sangue arterial simultaneamente a um déficit de O_2, porque a troca de O_2 e CO_2 entre os pulmões e a atmosfera também é afetada (● Figura 13-32). No entanto, quando uma queda na P_{O_2} arterial é resultado de menor capacidade de difusão pulmonar, como em edemas ou enfisemas pulmonares, a transferência de O_2 é mais prejudicada que a de CO_2, porque a constante de difusão para o CO_2 é 20 vezes maior que a do O_2. Como resultado, nestas circunstâncias a hipóxia hipóxica ocorre muito mais rapidamente do que a hipercapnia.

A **hipocapnia**, ou níveis de P_{CO_2} arterial abaixo do normal, é causada pela hiperventilação. A **hiperventilação** ocorre quando uma pessoa "respira demais", isto é, quando a taxa de ventilação excede as necessidades metabólicas de remoção do CO_2 do organismo. Como resultado, o CO_2 é eliminado para a atmosfera mais rapidamente do que é produzido nos tecidos e a P_{CO_2} arterial cai. A hiperventilação pode ser desencadeada por estados de ansiedade, febre e envenenamento por aspirina. A P_{O_2} aumenta durante a hiperventilação à medida que mais O_2 fresco é entregue aos alvéolos pela atmosfera do que o sangue extrai dos alvéolos para consumo pelos tecidos, e a P_{O_2} arterial aumenta de forma correspondente (● Figura 13-32). Entretanto, como a Hb está quase totalmente saturada na P_{O_2} normal arterial, pouquíssimo O_2 adicional é acrescentado ao sangue. Exceto pela pequena quantidade extra de O_2 dissolvido, o conteúdo de O_2 no sangue continua essencialmente inalterado durante a hiperventilação.

Maior ventilação não é sinônimo de hiperventilação. A maior ventilação que atende a uma demanda metabólica elevada, como o aumento na necessidade de fornecimento de O_2 e de eliminação de CO_2 durante o exercício, é chamada de **hiperpneia**. Durante o exercício, as P_{O_2} e P_{CO_2} alveolares e arteriais continuam constantes, sendo que a elevada troca atmosférica simplesmente acompanha o ritmo de maior consumo de O_2 e produção de CO_2.

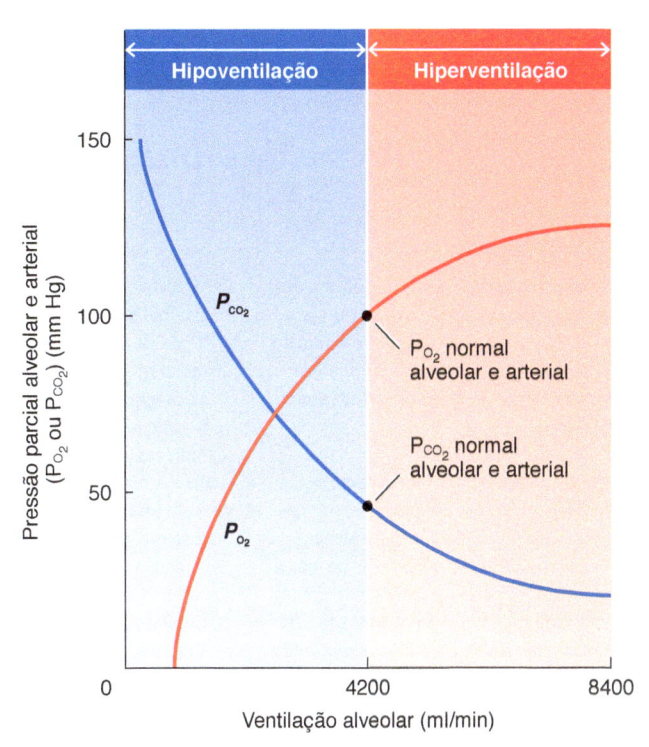

● **FIGURA 13-32** Efeitos da hiperventilação e da hipoventilação sobre a P_{O_2} e P_{CO_2} arteriais.

CONCEITOS, DESAFIOS E CONTROVÉRSIAS

Efeitos da altura e da profundidade sobre o organismo

Nossos corpos estão idealmente equipados para existência sob pressão atmosférica normal. Escalar montanhas muito acima do nível do mar ou descer até as profundezas do oceano pode gerar efeitos adversos sobre o organismo.

Efeitos da alta altitude sobre o corpo

A pressão atmosférica diminui progressivamente à medida que a altitude aumenta. A 5.486 m acima do nível do mar, a pressão atmosférica é de apenas 380 mm Hg – metade de seu valor normal acima do mar. Como a proporção de O_2 e N_2 no ar continua a mesma, a P_{O_2} do ar inspirado a essa altitude é 21% de 380 mm Hg, ou 80 mm Hg, com uma P_{O_2} alveolar ainda mais baixa, de 45 mm Hg. Em qualquer altitude acima de 3.048 m, a P_{O_2} arterial cai para a parte íngreme da curva O_2–Hb, abaixo da faixa de segurança da região estável. Como resultado, o percentual de saturação da Hb no sangue arterial cai tremendamente em altitudes ainda mais elevadas.

Pessoas que sobem rapidamente para altitudes de 3.048 m ou mais sentem os sintomas da **doença aguda das montanhas** (ou **mal das montanhas**) atribuível à hipóxia hipóxica e à alcalose induzida por hipocapnia resultante. O maior impulso ventilador para se obter mais O_2 causa alcalose respiratória, porque o CO_2 formador de ácido é eliminado mais rapidamente do que é produzido. Os sintomas da doença da montanha incluem fadiga, náusea, perda de apetite, respiração trabalhosa, frequência cardíaca rápida (ativada pela hipóxia como medida compensatória para aumentar a entrega circulatória de O_2 disponível aos tecidos) e disfunção nervosa, caracterizada por mau julgamento, tontura e falta de coordenação.

Apesar dessas reações agudas às grandes altitudes, milhões de pessoas vivem em locais acima dos 3.000 m, e algumas vilas localizadas nos Andes estão a altitudes acima de 4.880 m. Como elas vivem e funcionam normalmente? Por meio do processo de **aclimatação**. Quando uma pessoa permanece em uma altitude elevada, as reações compensatórias agudas da maior ventilação e do maior débito cardíaco são gradualmente substituídas, em alguns dias, por medidas compensatórias de desenvolvimento mais lento que permitem a oxigenação adequada dos tecidos e a restauração do equilíbrio ácido-básico normal. A produção de glóbulos vermelhos (GV) aumenta, estimulada pela eritropoietina em reação ao menor fornecimento de O_2 aos rins (veja a p. 395). O aumento no número de GVs aumenta a capacidade de transporte de O_2 do sangue. A hipóxia também promove a síntese de BPG dentro dos GVs, de forma que o O_2 seja descarregado da Hb mais facilmente nos tecidos. O número de capilares dentro dos tecidos aumenta, reduzindo a distância em que o O_2 deve se difundir a partir do sangue para atingir as células. Além disso, as células endoteliais de habitantes de grandes altitudes liberam até dez vezes mais óxido nítrico (NO) do que o liberado por quem vive perto do nível do mar. Este NO extra mais do que duplica o fluxo de sangue nos indivíduos aclimatados.

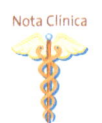

Nota Clínica — **CONSEQUÊNCIAS DE ANORMALIDADES NOS GASES DO SANGUE ARTERIAL** As consequências da menor disponibilidade de O_2 para os tecidos durante a hipóxia são evidentes. As células precisam de suprimentos adequados de O_2 para sustentar as atividades metabólicas geradoras de energia. As consequências de níveis anormais de CO_2 no sangue são menos óbvias. As alterações na concentração de CO_2 no sangue afetam, principalmente, o equilíbrio ácido-básico. A hipercapnia eleva a produção de H^+ gerado por CO_2. A geração subsequente de excesso de H^+ produz uma condição ácida chamada de *acidose respiratória*. Inversamente, quantidades de H^+ inferiores às normais são geradas pelo CO_2 em conjunto com a hipocapnia. A condição alcalótica (menos ácida do que o normal) resultante é chamada de *alcalose respiratória* (Capítulo 15) (para aprender sobre os efeitos do montanhismo e do mergulho em mares profundos sobre os gases do sangue, veja o quadro ■ **Conceitos, Desafios e Controvérsias**).

Controle da respiração

Como o batimento cardíaco, a respiração deve ocorrer em um padrão contínuo e cíclico para sustentar os processos da vida. O músculo cardíaco deve contrair-se ritmicamente e relaxar para alternadamente esvaziar sangue do coração e enchê-lo mais uma vez. Da mesma forma, os músculos inspiratórios devem se contrair e relaxar ritmicamente para encher os pulmões de ar e esvaziá-los alternadamente. Ambas as atividades são realizadas automaticamente, sem esforço consciente. Entretanto, os mecanismos subjacentes e o controle desses dois sistemas são bastante diferentes.

Os centros respiratórios no tronco cerebral estabelecem um padrão respiratório rítmico.

Enquanto o coração pode gerar seu próprio ritmo por meio de sua intrínseca atividade de marcapasso, os músculos respirató-

Ademais, as células aclimatadas conseguem utilizar O_2 mais eficientemente, através de um aumento no número de mitocôndrias, as organelas de energia do corpo. Os rins retornam o pH arterial ao nível quase normal ao conservarem ácido que, em geral, teria sido eliminado na urina.

Tais medidas compensatórias não são isentas de trocas indesejáveis. Por exemplo, o maior número de GVs aumenta a viscosidade do sangue (deixa-o "mais grosso"), aumentando assim a resistência ao fluxo sanguíneo. Como resultado, o coração tem de trabalhar mais para bombear sangue através dos vasos (veja no Capítulo 10).

Efeitos do mergulho em profundidades sobre o organismo

Quando um mergulhador de mar profundo entra na água, seu corpo é exposto a uma pressão atmosférica maior que a normal. A pressão aumenta rapidamente com a profundidade do mar como resultado do peso da água. A pressão já se duplica a cerca de 9 m abaixo do nível do mar. O ar fornecido pelos equipamentos de mergulho é entregue aos pulmões a essas pressões altas. Lembre-se de que (1) a quantidade de gás em solução é diretamente proporcional à pressão parcial do gás e de que (2) o ar é composto por 79% de N_2. O nitrogênio é pouco solúvel nos tecidos corporais, mas a alta P_{N_2} que ocorre durante o mergulho em mar profundo faz com que mais gás do que o normal se dissolva nos tecidos corporais. A pequena quantidade de N_2 dissolvido nos tecidos ao nível do mar não tem efeito conhecido, mas à medida que mais N_2 se dissolve em maiores profundidades, ocorre a **narcose por nitrogênio**, ou "**êxtase das profundezas**". Acredita-se que a narcose por nitrogênio resulte de uma redução na excitabilidade dos neurônios devido à dissolução do N_2 altamente lipossolúvel em suas membranas lipídicas. A 45 m de profundidade, os mergulhadores têm uma sensação de euforia e ficam sonolentos, como se tivessem tomado alguns drinques. Em profundidades maiores, os mergulhadores ficam fracos e estabanados e, a 106 m a 121 m, perdem a consciência. A **toxicidade por oxigênio** resultante da alta P_{O_2} é outro possível efeito nocivo do mergulho em grandes profundidades.

Outro problema associado ao mergulho em mar profundo ocorre durante a subida. Se um mergulhador que ficou submergido tempo suficiente para que uma quantidade significativa de N_2 se dissolva nos tecidos subir repentinamente para a superfície, a rápida redução na P_{N_2} faz com que o N_2 saia rapidamente da solução e forme bolhas de N_2 gasoso no organismo, como as bolhas de CO_2 gasoso se formam em uma garrafa de champanhe quando a rolha é removida. As consequências dependem da quantidade e da localização da formação de bolhas no corpo. Esta condição é chamada de **doença de descompressão** ou **mal dos mergulhadores**. A doença de descompressão pode ser evitada pela subida lenta até a superfície ou pela descompressão gradual em um tanque para que o excesso de N_2 possa escapar lentamente através dos pulmões sem formação de bolhas.

---

rios, sendo esqueléticos, contraem-se apenas quando estimulados por seu suprimento de nervos. O padrão rítmico da respiração é estabelecido pela atividade neural cíclica para os músculos respiratórios. Em outras palavras, a atividade de marcapasso que estabelece o ritmo da respiração está nos centros de controle respiratório no cérebro, não nos pulmões ou nos próprios músculos respiratórios. O suprimento de nervos para o coração, não sendo necessário para iniciar os batimentos cardíacos, apenas modifica a frequência e a força da contração cardíaca. Por sua vez, o suprimento de nervos para o sistema respiratório é absolutamente essencial para a manutenção do reflexo e no ajuste reflexo do nível de ventilação para atender às diferentes necessidades de coleta de O_2 e remoção de CO_2. Ademais, diferente da atividade cardíaca, que não está sujeita a controle voluntário, a atividade respiratória pode ser modificada voluntariamente para que possamos falar, cantar, assobiar, tocar um instrumento de sopro ou prender a respiração quando nadamos.

COMPONENTES DO CONTROLE NEURAL DA RESPIRAÇÃO

O controle neural da respiração envolve três componentes diferentes: (1) fatores que geram o ritmo alternado de inspiração/expiração, (2) fatores que regulam a intensidade da ventilação (isto é, a frequência e a profundidade da respiração) e (3) fatores que modificam a atividade respiratória para servir a outras finalidades. As últimas modificações podem ser voluntárias, como o controle da respiração exigido para a fala, ou involuntárias, como as manobras respiratórias envolvidas na tosse ou no espirro.

Os centros de controle respiratório alojados no tronco cerebral geram o padrão rítmico da respiração. O principal centro de controle respiratório, o *centro respiratório medular*, consiste em diversos agrupamentos de corpos celulares neurais dentro do bulbo que fornecem saída para os músculos respiratórios. Além dele, dois outros centros respiratórios ficam mais altos no tronco cerebral na ponte – o *centro pneumotáxico* e o *centro apnêustico*. Esses centros na ponte influenciam a saída do centro respiratório medular (• Figura 13-33). Veja uma descrição de como essas diversas regiões interagem para estabelecer o ritmo respiratório.

NEURÔNIOS INSPIRATÓRIOS E EXPIRATÓRIOS NO CENTRO MEDULAR Inspiramos e expiramos ritmicamente durante a respiração silenciosa devido à contração e ao relaxamento alternados dos músculos inspiratórios – o diafragma e os músculos intercostais externos –, alimentados pelo nervo frênico e pelos nervos intercostais, respectivamente. Os corpos celulares das fibras neurais que compõem esses nervos estão localizados na medula espinhal. Os impulsos que se originam no centro medular terminam nos corpos celulares dos neurônios motores. Quando esses neurônios motores são ativados, estimulam, por sua vez, os músculos inspiratórios, levando à inspiração. Quando não estão disparando, os músculos inspiratórios relaxam e a expiração ocorre.

O **centro respiratório medular** consiste em dois conjuntos neurais conhecidos como *grupo respiratório dorsal* e o *grupo respiratório ventral* (• Figura 13-33).

▪ O **grupo respiratório dorsal (GRD)** é formado, na maior parte, por *neurônios inspiratórios* cujas fibras descendentes terminam nos neurônios motores que alimentam os músculos inspiratórios. Quando os neurônios inspiratórios do GRD disparam, a inspiração ocorre. Quando param de disparar, a expiração ocorre. A expiração é concluída assim que os neurônios inspiratórios atingem mais uma vez o limiar e disparam. O GRD tem interconexões importantes com o grupo respiratório ventral.

▪ O **grupo respiratório ventral (GRV)** é composto por *neurônios inspiratórios* e *neurônios expiratórios*, e ambos permanecem inativos durante a respiração silenciosa normal. Esta região é chamada à ação pelo GRD como um mecanismo de "sobremarcha" durante períodos nos quais as demandas por ventilação aumentam. É especialmente importante na expiração ativa. Nenhum impulso é gerado nas vias descendentes a partir dos neurônios inspiratórios durante a respiração silenciosa. Apenas durante a expiração ativa é que os neurônios expiratórios estimulam os neurônios motores que alimentam os músculos expiratórios (os músculos abdominais e intercostais internos). Ademais, os neurônios inspiratórios do GRV, quando estimulados pelo GRD, aceleram a atividade respiratória quando as demandas por ventilação são altas.

GERAÇÃO DE RITMO RESPIRATÓRIO Até recentemente, pensava-se em geral que o GRD gerava o ritmo básico da ventilação. Entretanto, agora se acredita amplamente que a geração do ritmo respiratório está no **complexo pré-Bötzinger**, uma região localizada perto da extremidade superior (cabeça) do centro respiratório medular (• Figura 13-33). Uma rede de neurônios nesta região exibe atividade de marcapasso, passando por potenciais de ação autoinduzidos semelhantes aos do nó SA do coração. Os cientistas acreditam que a taxa a que os neurônios inspiratórios do GRD disparam ritmicamente é orientada por impulso sináptico deste complexo.

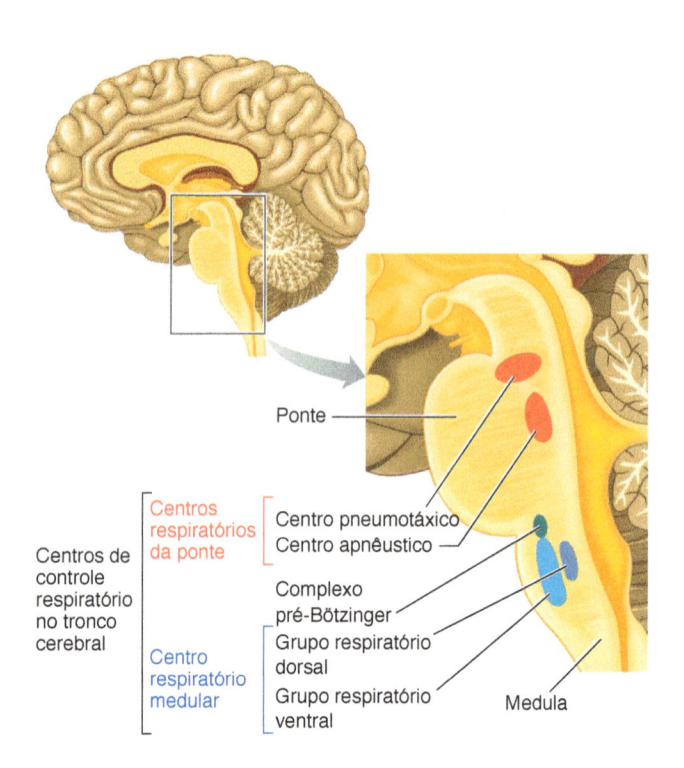

• **FIGURA 13-33** Centros de controle respiratório no tronco cerebral.

INFLUÊNCIAS DOS CENTROS PNEUMOTÁXICO E APNÊUSTICO
Os centros respiratórios na ponte exercem influências de "sintonia fina" sobre o centro medular para ajudar a produzir inspirações e expirações normais e suaves. O **centro pneumotáxico** envia impulsos ao GRD que ajudam a "desligar" os neurônios inspiratórios, limitando a duração da inspiração. Em contraste, o **centro apnêustico** evita que os neurônios inspiratórios sejam desligados, fornecendo, assim, um ânimo adicional ao impulso inspiratório. Neste sistema de "checks and balances", o centro pneumotáxico domina o apnêustico, ajudando a interromper a inspiração e deixando que a expiração ocorra normalmente. Sem as pausas pneumotáxicas, o padrão de respiração consiste de arfadas inspiratórias prolongadas interrompidas abruptamente por expirações muito breves. Esse padrão anormal de respiração é conhecido como **apneuse**; assim, o centro que promove este tipo de respiração se chama centro apnêustico. A apneuse ocorre em alguns tipos de dano cerebral grave.

REFLEXO DE HERING–BREUER Quando o volume corrente é grande (maior do que 1 litro), como durante exercícios, o **reflexo de Hering–Breuer** é ativado para evitar a inflação excessiva dos pulmões. Os **receptores de estiramento pulmonar** dentro da camada de músculo liso das vias aéreas são ativados pelo estiramento dos pulmões a grandes volumes correntes. Os potenciais de ação desses receptores de estiramento percorrem as fibras dos nervos aferentes até o centro medular e inibem os neurônios inspiratórios. Esta retroalimentação negativa dos pulmões altamente estirados ajuda a cortar a inspiração pouco antes que o pulmão fique superinflado.

▲ TABELA 13-8	Influência de fatores químicos sobre a respiração	
Fator químico	Efeito sobre os quimiorreceptores periféricos	Efeito sobre os quimiorreceptores centrais
↓ P_{O_2} no sangue arterial	Estimula apenas quando a P_{O_2} arterial caiu até o ponto de ameaçar a vida (< 60 mm Hg); um mecanismo de emergência	Deprime diretamente os quimiorreceptores centrais e o próprio centro respiratório quando < 60 mm Hg
↑ P_{CO_2} no sangue arterial (↑ H^+ no ECF cerebral)	Estimula fracamente	Estimula fortemente; é o controle dominante da ventilação (Níveis > 70 a 80 mm Hg deprimem diretamente os quimiorreceptores do centro respiratório e centrais)
↑ H^+ no sangue arterial	Estimula; importante no equilíbrio ácido-base	Não afeta; não consegue penetrar na barreira hematoencefálica

A intensidade da ventilação é ajustada em resposta a três fatores químicos: P_{O_2}, P_{CO_2} e H^+.

Independente de quanto O_2 é extraído do sangue ou quanto CO_2 é a ele adicionado no nível dos tecidos, a P_{O_2} e a P_{CO_2} do sangue arterial sistêmico que sai dos pulmões se mantêm notavelmente constantes, indicando que o conteúdo de gás do sangue arterial é regulado precisamente. Os gases do sangue arterial são mantidos dentro da faixa normal pela variação da intensidade da ventilação (frequência e profundidade da respiração) para atender às necessidades do organismo de admissão de O_2 e remoção de CO_2. Se mais O_2 for extraído dos alvéolos e mais CO_2 for eliminado pelo sangue, porque os tecidos estão metabolizando mais ativamente, a ventilação aumentará de forma correspondente para admitir-se mais O_2 fresco e eliminar-se mais CO_2.

O centro respiratório medular recebe impulsos que fornecem informações sobre as necessidades de troca de gases do organismo. Ele reage ao enviar sinais adequados aos neurônios motores que alimentam os músculos respiratórios, para ajustar a frequência e a profundidade da respiração que atendam a essas necessidades. Os dois sinais mais óbvios para se aumentar a ventilação são uma menor P_{O_2} arterial ou uma maior P_{CO_2} arterial. Intuitivamente, seria de suspeitar que, se os níveis de O_2 no sangue arterial caíssem ou se o CO_2 se acumulasse, a ventilação seria estimulada para obter-se mais O_2 ou eliminar-se o excesso de CO_2. Estes dois fatores realmente influenciam a intensidade da ventilação, mas não no mesmo grau nem através da mesma via. Além disso, um terceiro fator químico, o H^+, influencia notavelmente o nível de atividade respiratória. Examinaremos a função de cada um desses fatores químicos importantes no controle da ventilação (▲ Tabela 13-8).

A menor P_{O_2} arterial aumenta a ventilação apenas como um mecanismo de emergência.

A P_{O_2} arterial é monitorada por **quimiorreceptores periféricos** conhecidos como **corpos carotídeos** e **corpos aórticos**, que ficam no entroncamento das artérias carótidas comuns nos lados direito e esquerdo e no arco da aorta, respectivamente (● Figura 13-34). Estes quimiorreceptores reagem a mudanças específicas no conteúdo químico do sangue arterial que os banha. Eles são notavelmente diferentes dos barorreceptores do seio carotídeo e

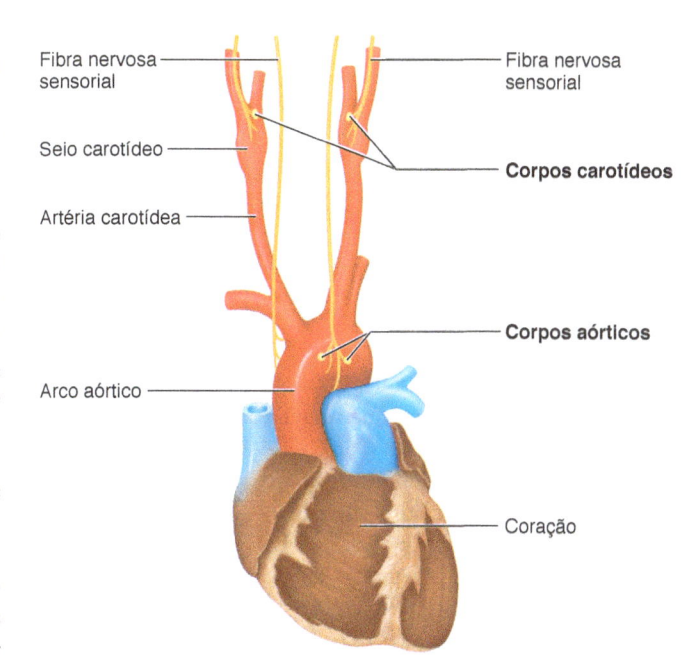

● **FIGURA 13-34** Localização dos quimiorreceptores periféricos. Os corpos carotídeos estão localizados no seio carotídeo e os corpos aórticos encontram-se no arco aórtico.

do arco aórtico localizados nas mesmas adjacências. Os últimos monitoram alterações de pressão em vez de mudanças químicas e são importantes na regulagem da pressão sanguínea arterial sistêmica (veja a Figura 10-35).

EFEITO DE UMA GRANDE QUEDA DE P_{O_2} NOS QUIMIORRECEPTORES PERIFÉRICOS Os quimiorreceptores periféricos não são sensíveis a pequenas reduções na P_{O_2} arterial. A P_{O_2} arterial deve cair abaixo de 60 mm Hg (> 40% de redução) antes que os quimiorreceptores periféricos reajam enviando impulsos aferentes aos neurônios inspiratórios medulares, aumentando, assim, a ventilação de forma reflexa. Como a P_{O_2} arterial cai abaixo de 60 mm Hg apenas nas circunstâncias incomuns de doença pulmonar grave ou com P_{O_2} atmosférica reduzida, não desempenha um papel na regulagem contínua normal da respiração. Este fato pode parecer surpreendente de início porque uma função primária da ventilação é fornecer O_2 suficiente para coleta pelo sangue. Contudo, não há necessidade de aumentar-se a ventilação até que a P_{O_2} arterial caia abaixo de 60 mm Hg, devido à margem de segurança no percentual de saturação da Hb permitido pela parte estável da curva O_2–Hb. A hemoglobina ainda está 90% saturada a uma P_{O_2} arterial de 60 mm Hg, mas o percentual de saturação da Hb despenca bastante quando a P_{O_2} cai abaixo deste nível. Portanto, a estimulação reflexa da respiração pelos quimiorreceptores periféricos serve de mecanismo de emergência importante em estados de P_{O_2} arterial perigosamente baixa. Na verdade, este mecanismo reflexo é um salva-vidas porque uma P_{O_2} arterial baixa tende a deprimir diretamente o centro respiratório, como o faz com todo o restante do cérebro.

Nota Clínica Como os quimiorreceptores periféricos respondem à P_{O_2} do sangue, *não* ao conteúdo total de O_2 do sangue, o conteúdo de O_2 no sangue arterial pode cair para níveis perigosamente baixos, ou mesmo fatais, sem que os quimiorreceptores periféricos reajam para estimular a respiração de forma reflexa. Lembre-se de que apenas o O_2 dissolvido fisicamente contribui para a P_{O_2} do sangue. O conteúdo total de O_2 no sangue arterial pode ser reduzido nos estados anêmicos, nos quais a Hb que transporta O_2 é reduzida, ou no envenenamento por CO, quando a Hb vincula-se preferencialmente a esta molécula em vez de ao O_2. Em ambos os casos, a P_{O_2} arterial é normal, portanto, a respiração não é estimulada, embora o fornecimento de O_2 aos tecidos possa ser tão reduzido que a pessoa morre pela privação celular de O_2.

EFEITO DIRETO DE UMA GRANDE QUEDA NA P_{O_2} SOBRE O CENTRO RESPIRATÓRIO Exceto pelos quimiorreceptores periféricos, o nível de atividade em todo o tecido nervoso cai quando privado de O_2. Não fosse pela intervenção estimulatória dos quimiorreceptores periféricos quando a P_{O_2} arterial fica ameaçadoramente baixa, um ciclo vicioso encerrado na parada da respiração se iniciaria. A depressão direta do centro respiratório pela P_{O_2} arterial notavelmente baixa reduziria ainda mais a ventilação, levando a uma queda ainda maior na P_{O_2} arterial, que deprimiria ainda mais o centro respiratório até que a ventilação parasse e ocorresse a morte.

O H+ gerado por dióxido de carbono no cérebro normalmente é o principal regulador da ventilação.

Em contraste com a P_{O_2} arterial, que não contribui para a regulagem minuto a minuto da respiração, a P_{CO_2} arterial é o impulso mais importante na regulagem da magnitude da ventilação em condições de repouso. Esta função é adequada, porque mudanças na ventilação alveolar têm um efeito imediato e pronunciado sobre a P_{CO_2} arterial. Em contraste, mudanças na ventilação têm pouco efeito sobre o percentual de saturação da Hb e sobre a disponibilidade de O_2 para os tecidos até que a P_{O_2} arterial caia em mais de 40%. Mesmo leves alterações em relação à P_{CO_2} arterial normal induzem um efeito reflexo significativo sobre a ventilação. Um aumento na P_{CO_2} arterial estimula de forma reflexa o centro respiratório, com o resultante aumento na ventilação promovendo a eliminação do excesso de CO_2 para a atmosfera. Inversamente, uma queda na P_{CO_2} arterial reduz de forma reflexa o impulso respiratório. A subsequente queda na ventilação deixa o CO_2 produzido metabolicamente se acumular, para que a P_{CO_2} possa voltar ao normal.

EFEITO DA MAIOR P_{CO_2} SOBRE OS QUIMIORRECEPTORES CENTRAIS Surpreendentemente, dado o papel essencial da P_{CO_2} arterial na regulagem da respiração, nenhum receptor importante monitora a P_{CO_2} arterial em si. Os corpos carotídeo e aórtico são apenas fracamente reativos a mudanças na P_{CO_2} arterial, portanto, também têm apenas uma função pequena na estimulação reflexa da ventilação em resposta a uma elevação na P_{CO_2} arterial. Mais importantes na ligação das mudanças na P_{CO_2} arterial aos ajustes compensatórios na ventilação são os **quimiorreceptores centrais**, localizados no bulbo perto do centro respiratório. Esses quimiorreceptores centrais não monitoram o CO_2 em si. Entretanto, são sensíveis a mudanças na concentração de H^+ induzida por CO_2 no fluido extracelular (ECF) cerebral que os banha.

O movimento de materiais ao longo dos capilares cerebrais está restringido pela barreira hemato-encefálica. Como esta barreira é imediatamente permeável a CO_2, qualquer aumento na P_{CO_2} arterial causa um aumento semelhante na P_{CO_2} do ECF do cérebro, à medida que o CO_2 se difunde até seu gradiente de pressão dos vasos sanguíneos cerebrais para o ECF cerebral. Sob a influência da anidrase carbônica, a maior P_{CO_2} dentro do ECF cerebral aumenta de forma correspondente a concentração de H^+, de acordo com a lei de ação de massa da forma que se aplica a esta reação: $CO_2 + H_2O \rightleftharpoons H^+ + HCO_3^-$. Uma elevação na concentração de H^+ no ECF do cérebro estimula diretamente os quimiorreceptores centrais, que, por sua vez, aumentam a ventilação ao estimularem o centro respiratório através de conexões sinápticas (• Figura 13-35). À medida que o excesso de CO_2 é eliminado subsequentemente, a P_{CO_2} arterial e a concentração de P_{CO_2} e H^+ do ECF cerebral retornam ao normal. De maneira inversa, uma queda na P_{CO_2} arterial abaixo do normal é paralela a uma queda na P_{CO_2} e no H^+ no ECF do cérebro, cujo resultado é uma redução mediada por quimiorreceptores centrais na ventilação. Como o CO_2 produzido pelo metabolismo celular consequentemente pode se acumular, a P_{CO_2} arterial e a P_{CO_2} e o H^+ do ECF cerebral retornam ao normal.

Diferente do CO_2, o H^+ não consegue permear imediatamente a barreira hemato-encefálica, portanto, o H^+ no plasma não consegue ter acesso aos quimiorreceptores centrais. Da mesma forma, os quimiorreceptores centrais reagem apenas ao H^+ gerado dentro do ECF cerebral em si como resultado da entrada de CO_2. Assim, o principal mecanismo que controla a ventilação em condições de repouso é voltado especificamente para a regulagem da concentração de H^+ no ECF do cérebro, o que, por sua vez, reflete diretamente a P_{CO_2} arterial. Exceto sob circunstâncias extenuantes, como menor disponibilidade de O_2 no ar inspirado, a P_{O_2} arterial também é mantida coincidentemente no valor normal pelo mecanismo de impulso ventilatório de H^+ do ECF cerebral.

A poderosa influência dos quimiorreceptores centrais sobre o centro respiratório é responsável pela dificuldade de prender-se deliberadamente a respiração por mais de um minuto. Enquanto se prende a respiração, o CO_2 produzido metabolicamente continua se acumulando no sangue e, então, a concentração de H^+ aumenta no ECF cerebral. Finalmente, a maior P_{CO_2}–H^+ estimulante da respiração se torna tão potente que o impulso excitatório dos quimiorreceptores centrais cancela o impulso inibitório voluntário à respiração, portanto, a respiração é retomada apesar de tentativas deliberadas de evitá-la.

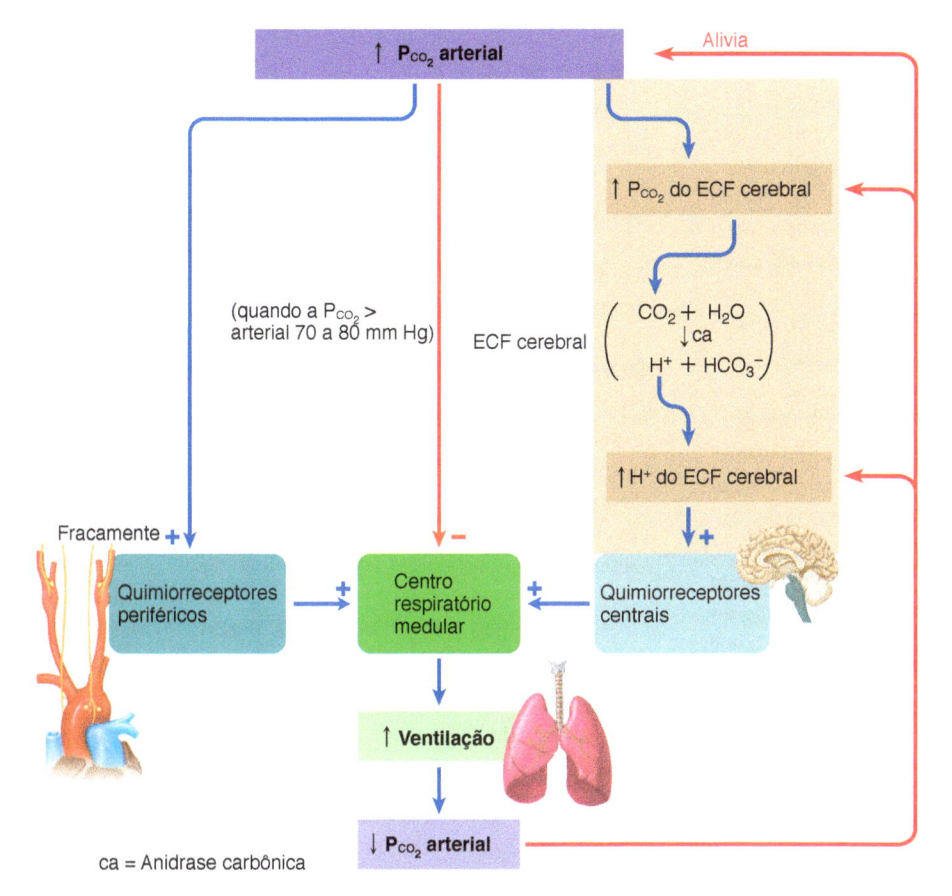

• **FIGURA 13-35** Efeito da maior P_{CO_2} arterial sobre a ventilação.

A respiração é retomada muito antes que a P_{O_2} arterial caia para os níveis ameaçadoramente baixos que ativam os quimiorreceptores periféricos. Portanto, não é possível prender a respiração deliberadamente por tempo suficiente para criar um nível perigosamente alto de CO_2 ou baixo de O_2 no sangue arterial.

EFEITO DIRETO DE UM GRANDE AUMENTO NA P_{CO_2} SOBRE O CENTRO RESPIRATÓRIO Em contraste com o efeito estimulatório reflexo normal do maior mecanismo de P_{CO_2}–H^+ sobre a atividade respiratória, níveis muito altos de CO_2 deprimem diretamente todo o cérebro, incluindo o centro respiratório, assim como níveis muito baixos de O_2. Até uma P_{CO_2} de 70 a 80 mm Hg, níveis cada vez maiores de P_{CO_2} induzem a esforços respiratórios correspondentemente mais vigorosos, em uma tentativa de eliminar-se o excesso de CO_2. Contudo, um maior aumento na P_{CO_2} acima de 70 a 80 mm Hg não aumenta mais a ventilação, e sim deprime os neurônios respiratórios. Por este motivo, o CO_2 deve ser removido e o O_2 suprido em ambientes fechados como em circuitos fechados de anestesia, submarinos ou cápsulas espaciais. Caso contrário, o CO_2 pode atingir níveis letais, não apenas por deprimir a respiração, mas também por produzir acidose respiratória grave.

Nota Clínica **PERDA DE SENSIBILIDADE À P_{CO_2} POR DOENÇAS PULMONARES** Durante a hipoventilação prolongada causada por determinados tipos de doença pulmonar crônica, uma P_{CO_2} elevada ocorre simultaneamente a uma P_{O_2} notavelmente reduzida. Na maioria dos casos, a P_{CO_2} elevada (atuando via quimiorreceptores centrais) e a menor P_{O_2} (atuando via quimiorreceptores periféricos) são *sinérgicas*, isto é, o efeito estimulatório combinado sobre a respiração exercido por esses dois impulsos juntos é maior do que a soma de seus efeitos independentes.

No entanto, alguns pacientes com doença pulmonar crônica grave perdem a sensibilidade a uma P_{CO_2} arterial elevada. Em um aumento prolongado na geração de H^+ no ECF cerebral, a partir da retenção prolongada de CO_2, HCO_3^- suficiente pode atravessar a barreira hematoencefálica para obstruir, ou "neutralizar", o excesso de H^+. O HCO_3^- adicional se combina ao excesso de H^+, removendo-o da solução de forma que não contribua mais para a concentração livre de H^+. Quando a concentração de HCO_3^- no EFC cerebral aumenta, a de H^+ no ECF cerebral volta ao normal, embora a P_{CO_2} arterial e a P_{CO_2} do ECF continuem altas. Os quimiorreceptores centrais não estão mais cientes da P_{CO_2} elevada, porque o H^+ do ECF cerebral está normal. Como os quimiorreceptores centrais não mais estimulam reflexamente o centro respiratório em reação à P_{CO_2} elevada, o impulso de eliminar CO_2 é reduzido em tais pacientes, isto é, seu nível de ventilação é anormalmente baixo considerando-se sua alta P_{CO_2} arterial. Nesses pacientes, o impulso hipóxico para a ventilação se torna seu principal estímulo respiratório, em contraste com os indivíduos normais, nos quais o nível de P_{CO_2} arterial é o fator dominante que rege a magnitude da ventilação. Ironicamente, ministrar O_2 a tais pacientes para aliviar a condição hipóxica pode deprimir notavelmente seu impulso de respirar ao elevar-se a P_{O_2} arterial e remover-se o estímulo de impulso primário para a respiração. Assim, a terapia com O_2 deve ser ministrada cautelosamente em pacientes com doenças pulmonares prolongadas.

Ajustes na ventilação em reação a mudanças no H^+ arterial são importantes no equilíbrio ácido-básico.

Mudanças na concentração de H^+ arterial não podem influenciar os quimiorreceptores centrais porque o H^+ não atravessa imediatamente a barreira hemato-encefálica. Entretanto, os quimiorreceptores periféricos dos corpos aórtico e carotídeo são altamente reativos a flutuações na concentração de H^+ arterial, em contraste com sua baixa sensibilidade a desvios na P_{CO_2} arterial e sua falta de reatividade à P_{O_2} arterial até que ela caia 40% abaixo do normal.

Qualquer alteração na P_{CO_2} arterial causa uma alteração correspondente na concentração de H^+ do sangue, além de na do ECF cerebral. Essas alterações no H^+ induzidas pelo CO_2 no sangue arterial são detectadas pelos quimiorreceptores periféricos. O resultado é a ventilação estimulada reflexamente em resposta à maior concentração de H^+ arterial e menor ventilação em associação à menor concentração de H⁺ arterial. Entretanto, essas mudanças na ventilação mediadas pelos quimiorreceptores periféricos são muito menos importantes que o poderoso mecanismo dos quimiorreceptores centrais no ajuste da ventilação em resposta a alterações na concentração de H⁺ gerada pelo CO_2.

Os quimiorreceptores periféricos têm uma função importante no ajuste da ventilação em resposta a alterações na concentração arterial de H⁺ não relacionadas a flutuações na P_{CO_2}. Em muitas situações, embora a P_{CO_2} seja normal, a concentração de H⁺ arterial é alterada pela adição ou perda de ácido não gerado por CO_2 pelo organismo. Por exemplo, a concentração arterial de H⁺ aumenta durante a diabetes melito porque ceto-ácidos geradores de H⁺ em excesso são anormalmente produzidos e adicionados ao sangue. Um aumento na concentração arterial de H⁺ estimula de forma reflexa a ventilação por meio dos quimiorreceptores periféricos. Inversamente, os quimiorreceptores periféricos suprimem reflexamente a atividade respiratória em reação a uma queda na concentração de H⁺ arterial resultante de causas não respiratórias. As mudanças na ventilação por este mecanismo são extremamente importantes na regulagem do equilíbrio ácido-básico do organismo. Alterar a intensidade da ventilação pode variar a quantidade de CO_2 gerador de H⁺ eliminada. O ajuste resultante na quantidade de H⁺ adicionado ao sangue pelo CO_2 pode compensar pela anormalidade induzida de forma não respiratória na concentração de H⁺ arterial que causou inicialmente a reação respiratória (veja o Capítulo 15 para mais detalhes).

O exercício aumenta profundamente a ventilação, mas os mecanismos envolvidos não são claros.

A ventilação alveolar pode aumentar até 20 vezes durante exercícios pesados para acompanhar o ritmo da demanda crescente por coleta de O_2 e eliminação de CO_2 (a ▲ Tabela 13-9 destaca as mudanças em variáveis relativas ao O_2 e ao CO_2 durante o exercício). A causa da maior ventilação durante o exercício ainda é amplamente especulativa. Pareceria lógico que as alterações nos "três principais" fatores químicos – menor P_{O_2}, maior P_{CO_2} e maior H⁺ – seriam responsáveis pelo aumento na ventilação. Contudo, este não parece ser o caso.

- Apesar do notável aumento no uso de O_2 durante o exercício, a P_{O_2} arterial não diminui, mas continua normal ou pode até aumentar levemente porque o aumento na ventilação alveolar acompanha o ritmo ou até excede levemente a taxa acelerada de consumo de O_2.

- Da mesma forma, apesar do notável aumento na produção de CO_2 durante o exercício, a P_{CO_2} arterial não aumenta, mas sim continua normal ou diminui levemente porque o CO_2 extra é removido tão ou mais rapidamente do que é produzido pelo aumento na ventilação.

- Durante exercícios leves ou moderados, a concentração de H⁺ não aumenta, porque o CO_2 gerador de H⁺ é mantido constante. Durante exercícios pesados, a concentração de H⁺ aumenta um pouco pela liberação de lactato (ácido lático) gerador de H⁺ no sangue ou pelo metabolismo anaeróbico nos músculos em exercício. Mesmo assim, a elevação na concentração de H⁺ resultante da formação de ácido lático não é suficiente para ser responsabilizada pelo grande aumento na ventilação que acompanha o exercício.

Alguns pesquisadores argumentam que a constância dos três fatores reguladores químicos durante o exercício demonstra que as reações ventilatórias ao exercício na verdade são controladas por esses fatores – especialmente pela P_{CO_2}, porque ela normalmente é o controle dominante em condições de repouso. De acordo com esse raciocínio, de que outra forma a ventilação alveolar poderia aumentar em proporção exata com a produção de CO_2, mantendo assim a P_{CO_2} constante? Contudo, esta proposta não considera a observação de que, durante exercícios pesados, a ventilação alveolar pode aumentar relativamente mais do que a produção de CO_2, na verdade causando, assim, um leve declínio na P_{CO_2}. Além disso, a ventilação aumenta repentinamente no início do exercício (dentro de segundos), muito antes de mudanças nos gases do sangue arterial se tornarem influências importantes sobre o centro respiratório (o que leva minutos).

Diversos fatores podem aumentar a ventilação durante o exercício.

Pesquisadores sugeriram que diversos outros fatores, incluindo os seguintes, desempenham um papel importante na reação ventilatória ao exercício:

1. *Reflexos originados de movimentos corporais.* Os receptores de articulações e músculos excitados durante a contração muscular estimulam de forma reflexa o centro respiratório, aumentando repentinamente a ventilação. Até o movimento passivo dos membros (por exemplo, outra pessoa flexionando e estendendo alternadamente o joelho de alguém) pode aumentar a ventilação em várias vezes através da ativação desses receptores, embora nenhum exercício realmente ocorra. Assim, acredita-se que os eventos mecânicos do exercício tenham uma função importante na coordenação entre atividade respiratória e as maiores exigências metabólicas dos músculos ativos.

2. *Aumento na temperatura corporal.* Boa parte da energia gerada durante a contração muscular é convertida em calor em vez de em trabalho mecânico real. Os mecanismos de perda de calor, como o suor frequente, não conseguem acompanhar o ritmo da maior produção de calor que acompanha a maior atividade física, portanto, a temperatura corporal frequentemente aumenta um pouco durante o exercício (veja no Capítulo 17). Como a temperatura corporal maior estimula a ventilação, esta produção de calor relacionada ao exercício sem dúvida contribui para a reação respiratória ao exercício. Pelo mesmo motivo, a maior ventilação frequentemente acompanha uma febre.

3. *Liberação de epinefrina.* O hormônio medular adrenal epinefrina também estimula a ventilação. O nível de epinefrina em circulação aumenta durante o exercício, em resposta à descarga do sistema nervoso simpático que acompanha a maior atividade física.

4. *Impulsos do córtex cerebral.* Especialmente no início do exercício, acredita-se que as áreas motoras do córtex cerebral simultaneamente estimulem os neurônios respiratórios medulares e ativem os neurônios motores dos músculos em exercício. Isso é semelhante aos ajustes cardiovasculares iniciados pelo córtex motor no início do exercício. Desta forma, a região

TABELA 13-9 — Variáveis relativas ao oxigênio e ao dióxido de carbono durante o exercício

Variável relacionada ao O_2 ou CO_2	Mudança	Comentário
Uso de O_2	Aumento considerável	Os músculos ativos oxidam moléculas de nutrientes mais rapidamente para atender a suas maiores necessidades de energia.
Produção de CO_2	Aumento considerável	Músculos em metabolização mais ativa produzem mais CO_2.
Ventilação alveolar	Aumento considerável	Por mecanismos não totalmente compreendidos, a ventilação alveolar acompanha ou excede levemente as maiores demandas metabólicas durante o exercício.
P_{O_2} arterial	Normal ou levemente ↑	Apesar de um aumento notável no uso de O_2 e na produção de CO_2 durante o exercício, a ventilação alveolar acompanha ou excede levemente a taxa acelerada de consumo de O_2 e produção de CO_2.
P_{CO_2} arterial	Normal ou levemente ↓	
Fornecimento de O_2 aos músculos	Aumento considerável	Embora a P_{O_2} arterial permaneça normal, o fornecimento de O_2 aos músculos aumenta bastante pelo maior fluxo de sangue até os músculos em exercício, realizado pelo maior débito cardíaco aliado à vasodilatação local dos músculos ativos.
Extração de O_2 pelos músculos	Aumento considerável	O maior uso de O_2 reduz a P_{O_2} no nível dos tecidos, o que resulta em maior descarga de O_2 pela hemoglobina; isso é potencializado por aumentos de P_{CO_2}, H^+ e temperatura.
Remoção de CO_2 dos músculos	Aumento considerável	O maior fluxo de sangue para os músculos em exercício remove o excesso de CO_2 produzido por esses tecidos de metabolização mais ativa.
Concentração arterial de H^+		
Exercício leve a moderado	Normal	Como o CO_2 gerador de H^+ é mantido constante no sangue arterial, a concentração arterial de H^+ não muda.
Exercício pesado	Aumento moderado	No exercício pesado, quando os músculos recorrem ao metabolismo anaeróbio, o ácido lático é adicionado ao sangue.

motora do cérebro provoca maiores reações ventilatória e circulatória para sustentar a maior atividade física que está prestes a orquestrar. Esses ajustes antecipatórios são mecanismos reguladores de alimentação, isto é, ocorrem *antes* que qualquer fator homeostático realmente mude. Isso contrasta com o caso mais comum, no qual os ajustes reguladores para restaurar a homeostase ocorrem *depois* que um fator é alterado.

Nenhum desses fatores ou combinações de fatores é totalmente satisfatório para explicar o efeito abrupto e profundo que o exercício tem sobre a ventilação, nem pode ser totalmente responsabilizado pelo alto nível de correlação entre a atividade respiratória e as necessidades corporais de troca de gases durante o exercício (para uma discussão sobre como o consumo de O_2 durante o exercício pode ser medido para determinar a capacidade máxima de trabalho de uma pessoa, veja o quadro ■ **Detalhes da Fisiologia do Exercício**).

A ventilação pode ser influenciada por fatores não relacionados à necessidade de troca de gases.

A frequência e a profundidade respiratória podem ser modificadas por motivos diferentes da necessidade de suprir O_2 ou remover CO_2. Veja alguns exemplos de influências involuntárias nesta categoria:

■ Reflexos protetores, como espirrar e tossir, regem temporariamente a atividade respiratória em um esforço para expelir materiais irritantes das passagens respiratórias.

■ A inalação de agentes particularmente nocivos com frequência ativa a interrupção imediata da ventilação.

■ A dor originada em qualquer lugar do corpo estimula reflexamente o centro respiratório (por exemplo, quando uma pessoa "arfa" de dor).

■ A modificação involuntária da respiração também ocorre durante a expressão de diversos estados emocionais, como riso, choro, suspiro e grunhido. As modificações induzidas emocionalmente são mediadas através de conexões entre o sistema límbico no cérebro (responsáveis pelas emoções) e o centro respiratório.

■ Os soluços ocorrem quando há contrações involuntárias e espasmódicas do diafragma, causando-se a admissão rápida de ar, interrompida repentinamente pelo fechamento abrupto da glote, o que resulta num som como *"hic"*. O gatilho subjacente dos soluços não é conhecido.

■ O centro respiratório é reflexamente inibido durante a deglutição, quando as vias aéreas são fechadas para evitar que o alimento entre nos pulmões (veja no Capítulo 16).

DETALHES DA FISIOLOGIA DO EXERCÍCIO

Como descobrir quanto trabalho se consegue realizar

O melhor previsor da capacidade de trabalho de uma pessoa é a determinação do **consumo máximo de O$_2$**, ou **VO$_2$ máx**, o volume máximo de O$_2$ que a pessoa consegue usar por minuto para oxidar moléculas de nutrientes para produção de energia. O VO$_2$ máximo é medido ao se fazer uma pessoa exercitar-se, normalmente em uma esteira ou bicicleta ergométrica (com resistência variável). A carga de trabalho aumenta gradativamente até que a pessoa fique exausta. Amostras do ar expirado coletadas nos últimos minutos de exercício, quando o consumo de O$_2$ está no máximo porque a pessoa está trabalhando o máximo possível, são analisadas quanto ao percentual de O$_2$ e CO$_2$ que contêm. Além disso, o volume de ar expirado é medido. Equações são, então, empregadas para determinar a quantidade de O$_2$ consumido, levando-se em conta as porcentagens de O$_2$ e CO$_2$ no ar inspirado, o volume total de ar expirado e as porcentagens de O$_2$ e CO$_2$ no ar exalado.

O consumo máximo de O$_2$ depende de três sistemas. O sistema respiratório é essencial para a ventilação e a troca de O$_2$ e CO$_2$ entre o ar e o sangue nos pulmões. O sistema circulatório é necessário para fornecer O$_2$ aos músculos em exercício. Por fim, os músculos devem ter as enzimas oxidativas disponíveis para utilizar o O$_2$ assim que ele foi entregue.

O exercício aeróbico regular pode melhorar o VO$_2$ máx ao tornar o coração e o sistema respiratório mais eficientes, entregando, assim, mais O$_2$ aos músculos em exercício. Os próprios músculos exercitados se tornam mais bem equipados para utilizar O$_2$ quando ele é entregue. O número de capilares funcionais aumenta, assim como o número e o tamanho das mitocôndrias, que contêm as enzimas oxidativas.

O consumo máximo de O$_2$ é medido em litros por minuto e, depois, convertido em mililitros por quilo de peso corporal por minuto, para que pessoas grandes e pequenas possam ser comparadas. Como seria de se esperar, atletas têm os maiores valores para consumo máximo de O$_2$. O VO$_2$ máx registrado para esquiadores da modalidade "cross-country" atingiu valores tão altos quanto 94 ml de O$_2$/kg/min. Fundistas consomem maximamente entre 65 e 85 ml de O$_2$/kg/min e jogadores de futebol americano têm VO$_2$ máx entre 45 e 65 ml de O$_2$/kg/min, dependendo da posição em que jogam. Jovens sedentários consomem, no máximo, entre 25 e 45 ml de O$_2$/kg/min. Os valores de VO$_2$ máx para as mulheres são 20% a 25% inferiores aos dos homens quando expressos em ml/kg/min do peso corporal total. Entretanto, a diferença no VO$_2$ máx entre homens e mulheres é de apenas 8% a 10% quando expresso em ml/kg/min de peso magro corporal, porque as mulheres geralmente têm maior porcentagem de gordura corporal (o hormônio sexual feminino estrogênio promove a deposição de gordura).

Normas disponíveis são utilizadas para classificar as pessoas como tendo baixa, razoável, média, boa ou excelente capacidade aeróbica para sua faixa etária. Os fisiologistas do exercício utilizam medições de VO$_2$ máx para recomendar ou ajustar regimes de treinamento e ajudar as pessoas a atingir seu nível ideal de condicionamento aeróbico.

Os seres humanos também têm controle voluntário considerável sobre a ventilação. O controle voluntário da respiração é realizado pelo córtex cerebral, que não atua no centro respiratório no tronco cerebral, mas envia impulsos diretamente aos neurônios motores da medula espinhal que alimentam os músculos respiratórios. Podemos hiperventilar ("respirar demais") voluntariamente ou, no outro extremo, prender a respiração, mas apenas por pouco tempo. As mudanças químicas resultantes no sangue arterial influenciam de forma direta e reflexa o centro respiratório, o que, por sua vez, cancela o impulso voluntário para os neurônios motores dos músculos respiratórios. Além dessas formas extremas de controle deliberado da ventilação, também controlamos nossa respiração para executar atos voluntários, como cantar, falar e assobiar.

Durante a apneia, uma pessoa "se esquece de respirar"; durante a dispneia, uma pessoa se sente "sem fôlego".

A **apneia** é a interrupção temporária da ventilação, com o retorno espontâneo da respiração. Se a respiração não for retomada, a condição é chamada de **parada respiratória**. Como a ventilação normalmente diminui e os quimiorreceptores centrais são menos sensíveis à flutuação da P_{CO_2} arterial durante o sono, especialmente no sono paradoxal, é mais provável que a apneia ocorra durante este período. Vítimas da **apneia do sono** podem parar de respirar por alguns segundos ou até por um ou dois minutos até 500 vezes por noite. A apneia leve do sono só é perigosa se a vítima tem uma doença pulmonar ou circulatória, que pode ser exacerbada por surtos frequentes de apneia.

Nota Clínica **SÍNDROME DA MORTE SÚBITA INFANTIL** Em casos exagerados de apneia do sono, a vítima pode não conseguir se recuperar de um período de apneia e o resultado é a morte. É este o caso da **síndrome da morte súbita infantil (SMSI)**, ou "morte no berço", a principal causa de morte no primeiro ano de vida. Nesta forma trágica de apneia do sono, um bebê previamente saudável, de dois a quatro meses, é encontrado morto no berço sem motivo aparente. A causa subjacente da SMSI ainda é tópico de investigações intensas. A maior parte dos indícios sugere que o bebê "se esquece de respirar" porque os mecanismos de controle respiratório são imaturos, no tronco cerebral ou nos quimiorreceptores que monitoram o *status* respiratório do bebê. Por exemplo, na autópsia, mais de metade das vítimas tem corpos carotídeos, os mais importantes quimiorreceptores periféricos, mal desenvolvidos. O desenvolvimento anormal dos pulmões foi sugerido como o responsável em pelo menos alguns casos. Alguns bebês que morreram de SMSI tinham níveis reduzidos de um fator de crescimento crucial para os pulmões. Além disso, alguns pesquisadores acreditam que a condição possa ser ativada por uma insuficiência cardiovascular inicial em vez de por uma parada inicial na respiração. Outros investigadores ainda propõem que alguns casos podem se dever à aspiração de suco gástrico (estomacal) contendo a bactéria *Helicobacter pylori*. Em um estudo, este micro-organismo estava presente em 88% dos bebês que morreram de SMSI. Os cientistas especulam que a *H. pylori* possa causar a produção de amônia, que pode ser letal se conseguir acesso ao sangue a partir dos pulmões. Talvez uma combinação de fatores possa estar envolvida, ou talvez a SMSI seja um conjunto de mortes no início da vida atribuíveis a diversas causas.

Seja qual for a causa subjacente, determinados fatores de risco tornam os bebês mais vulneráveis à SMSI. Entre eles, figuram a posição de dormir (uma incidência quase 40% maior de SMSI está associada a dormir de barriga para baixo em vez de barriga para cima ou de lado) e a exposição à nicotina durante a vida fetal ou após o nascimento. Bebês cujas mães fumaram durante a gravidez ou que respiram fumaça de cigarro em casa têm probabilidade três vezes maior de morrer de SMSI do que aqueles não expostos à fumaça.

Nota Clínica **DISPNEIA** Pessoas com dispneia têm a sensação subjetiva de que não estão recebendo ar suficiente, isto é, sentem "falta de fôlego". A **dispneia** é a angústia mental associada ao desejo insaciado por ventilação mais adequada. Com frequência, um dos sintomas é a respiração trabalhosa, característica da doença pulmonar obstrutiva ou do edema pulmonar associados à insuficiência cardíaca congestiva. Em contraste, durante o exercício, uma pessoa pode respirar muito rapidamente sem ter dispneia porque tal esforço não é acompanhado por uma sensação de ansiedade sobre a adequação da ventilação. Surpreendentemente, a dispneia não está relacionada diretamente à elevação crônica da P_{CO_2} arterial ou à redução da P_{O_2}. A sensação subjetiva de necessidade de ar pode ocorrer mesmo quando a ventilação alveolar e os gases do sangue estão normais. Algumas pessoas têm dispneia quando *percebem* que estão com falta de ar, embora este não seja realmente o caso, como em um elevador lotado.

Capítulo em Perspectiva: Foco na homeostase

O sistema respiratório contribui para a homeostase ao obter O_2 e eliminar CO_2 no ambiente externo. Todas as células corporais essencialmente precisam de um suprimento adequado de O_2 para uso na oxidação de moléculas de nutrientes a fim de gerar ATP. As células cerebrais, que dependem especialmente de um suprimento contínuo de O_2, morrem se privadas de O_2 por mais de 4 minutos. Mesmo células que podem recorrer ao metabolismo anaeróbio ("sem O_2") para produção de energia, como músculos em exercício extenuante, só podem fazê-lo ao incorrer num déficit de O_2, que essencialmente deve ser elaborado durante o período de consumo de O_2 após o excesso de exercício (veja no Capítulo 8).

Como resultado dessas reações metabólicas produtoras de energia, o organismo produz grandes quantidades de CO_2 que devem ser eliminadas. Como o CO_2 e a H_2O formam o ácido carbônico, ajustes na taxa de eliminação do CO_2 pelo sistema respiratório são importantes para regular o equilíbrio ácido-básico no ambiente interno. As células só podem sobreviver dentro de uma estreita faixa de pH.

EXERCÍCIOS DE REVISÃO

Perguntas Objetivas (Respostas no Apêndice F)

1. A respiração é realizada pela contração e relaxamento alternados dos músculos dentro do tecido pulmonar. *(Verdadeiro ou falso?)*

2. A hemoglobina tem maior afinidade com o O_2 do que com qualquer outra substância. *(Verdadeiro ou falso?)*

3. A ventilação alveolar nem sempre aumenta quando aumenta a ventilação pulmonar. *(Verdadeiro ou falso?)*

4. Normalmente, os alvéolos se esvaziam completamente durante esforços expiratórios máximos. *(Verdadeiro ou falso?)*

5. O oxigênio e o CO_2 têm constantes de difusão iguais. *(Verdadeiro ou falso?)*

6. As três forças que tendem a manter os alvéolos abertos são ____, ____ e ____.

7. Os neurônios expiratórios enviam impulsos aos neurônios motores que controlam os músculos expiratórios durante a respiração normal silenciosa. *(Verdadeiro ou falso?)*

8. ____ é uma medida da intensidade da variação no volume pulmonar obtida por determinada alteração no gradiente de pressão transmural.

9. As duas forças que promovem o colapso alveolar são ____ e ____.

10. ____ é a enzima eritrocítica que catalisa a conversão de CO_2 em HCO_3^-.

11. ____ é o fenômeno de os pulmões retomarem seu tamanho em repouso após terem sido estirados.

12. Qual(is) das seguintes reações ocorre(m) nos capilares pulmonares?
    a. $Hb + O_2 \rightarrow HbO_2$
    b. $CO_2 + H_2O \rightarrow H^+ + HCO_3^-$
    c. $Hb + CO_2 \rightarrow HbCO_2$
    d. $Hb + H^+ \rightarrow HbH$

13. Indique as relações de pressão parcial de O_2 e CO_2 importantes na troca de gases fazendo um círculo em torno de > (maior que),

< (menor que) ou = (igual a), conforme o adequado para cada afirmação a seguir:

a. A P_{CO_2} nos alvéolos é (>, <, =) a P_{CO_2} no sangue que sai dos capilares pulmonares.
b. A P_{O_2} nos alvéolos é (>, <, =) a P_{O_2} no sangue que sai dos capilares pulmonares.
c. A P_{CO_2} no sangue que entra nos capilares pulmonares é (>, <, =) a P_{CO_2} nos alvéolos.
d. A P_{O_2} no sangue que entra nos capilares pulmonares é (>, <, =) a P_{O_2} nos alvéolos.
e. A P_{CO_2} no sangue que entra nos capilares sistêmicos é (>, <, =) a P_{CO_2} nas células dos tecidos.
f. A P_{O_2} no sangue que entra nos capilares sistêmicos é (>, <, =) a P_{O_2} nas células dos tecidos.
g. A P_{CO_2} no sangue que sai dos capilares pulmonares é (>, <, =) a P_{CO_2} no sangue que entra nos capilares sistêmicos.
h. A P_{O_2} no sangue que sai dos capilares pulmonares é (>, <, =) a P_{O_2} no sangue que entra nos capilares sistêmicos.
i. A P_{O_2} no sangue que sai dos capilares sistêmicos é (>, <, =) a P_{O_2} no sangue que entra nos capilares pulmonares.
j. A P_{CO_2} no sangue que sai dos capilares sistêmicos é (>, <, =) a P_{CO_2} no sangue que entra nos capilares pulmonares.
k. A P_{CO_2} nas células dos tecidos é (>, <, aproximadamente =) a P_{CO_2} no sangue que sai dos capilares sistêmicos.
l. A P_{O_2} nas células dos tecidos é (>, <, aproximadamente =) a P_{O_2} no sangue que sai dos capilares sistêmicos.

14. O ritmo de respiração é causado pela atividade de marcapasso exibida pelos músculos respiratórios. *(Verdadeiro ou falso?)*

15. Utilizando o código de resposta à direita, indique que quimiorreceptores estão sendo descritos:

___ 1. deprimidos diretamente por uma P_{O_2} arterial de 55 mm Hg
___ 2. estimulados por uma P_{O_2} arterial de 55 mm Hg
___ 3. estimulados por uma P_{O_2} arterial de 80 mm Hg
___ 4. estimulados por uma concentração de H⁺ arterial elevada
___ 5. fortemente estimulados por uma concentração elevada de H⁺ no ECF cerebral induzida por uma P_{CO_2} arterial elevada
___ 6. pouco estimulados por uma P_{CO_2} arterial elevada

(a) quimiorreceptores periféricos
(b) quimiorreceptores centrais
(c) quimiorreceptores periféricos e centrais
(d) nem quimiorreceptores periféricos nem centrais

Perguntas Dissertativas

1. Diferencie entre respiração interna e externa. Liste os estágios da respiração externa.
2. Descreva os componentes do sistema respiratório. Qual é o local das trocas gasosas?
3. Compare as pressões atmosférica, intra-alveolar e intrapleural.
4. Por que os pulmões estão normalmente estirados mesmo durante a expiração?
5. Explique por que o ar entra nos pulmões durante a inspiração e sai durante a expiração.
6. Por que a inspiração normalmente é ativa e a expiração normalmente é passiva?
7. Por que a resistência das vias aéreas se torna um determinante importante de taxas de fluxo de ar na doença pulmonar obstrutiva crônica?
8. Explique a elasticidade pulmonar em termos de complacência e retração elástica.
9. Diga a origem e a função do surfactante pulmonar.
10. Defina os vários volumes e capacidades pulmonares.
11. Compare a ventilação pulmonar e a alveolar. Qual é a consequência do espaço morto anatômico e alveolar?
12. Compare ventilação, perfusão e proporção ventilação-perfusão nas partes superior e inferior do pulmão. Explique o que é responsável por essa diferença.
13. O que determina as pressões parciais de um gás no ar e no sangue?
14. Liste os métodos de transporte de O_2 e CO_2 no sangue.
15. Qual é o fator primário que determina o percentual de saturação da hemoglobina? Quais são as importâncias das partes estável e íngreme da curva de dissociação O_2–Hb?
16. Como a hemoglobina promove a transferência líquida de O_2 dos alvéolos para o sangue?
17. Explique os efeitos de Bohr e Haldane.
18. Defina os itens a seguir: *hipóxia hipóxica, hipóxia anêmica, hipóxia circulatória, hipóxia histotóxica, hipercapnia, hipocapnia, hiperventilação, hipoventilação, hiperpneia, apneia e dispneia*.
19. Quais são os locais e as funções dos três centros de controle respiratório? Diferencie entre GRD e GRV.
20. Que região cerebral estabelece o ritmo da respiração?

Exercícios Quantitativos (Soluções no Apêndice F)

1. As duas curvas na • Figura 13-32 mostram as pressões parciais para O_2 e CO_2 a diversas taxas de ventilação alveolar. Tais curvas podem ser calculadas a partir das duas seguintes equações:

$$P_{AO_2} = P_{IO_2} - (V_{O_2}/V_A)\, 863\ mm\ Hg$$
$$P_{ACO_2} = (V_{CO_2}/V_A)\, 863\ mm\ Hg$$

Nessas equações, P_{AO_2} representa a pressão parcial do O_2 nos alvéolos, P_{ACO_2}, a pressão parcial do CO_2 nos alvéolos, P_{IO_2}, a pressão parcial do O_2 no ar inspirado, V_{O_2}, a taxa de consumo de O_2 pelo organismo, V_{CO_2}, a taxa de produção de CO_2 pelo organismo, V_A, a taxa de ventilação alveolar e 863 mm Hg é uma constante responsável pela pressão atmosférica e temperatura.

John está em treinamento para uma maratona amanhã e acabou de comer massa (presuma que seja carboidrato puro, metabolizado a um QR de 1). Sua taxa de ventilação alveolar é de 3,0 litros/min e ele consome O_2 a uma taxa de 300 ml/min. Qual é o valor da P_{ACO_2} de John?

2. Presuma que você esteja voando em um avião a 5.480 metros de altura, sendo a pressão exterior equivalente a 380 mm Hg.
   a. Calcule a pressão parcial do O_2 no ar fora do avião, ignorando a pressão do vapor d'água.
   b. Se o avião se despressurizasse, qual seria o valor de sua P_{AO_2}? Presuma que a taxa de seu consumo de O_2 para a ventilação não mudou (isto é, igualou-se a 0,06) e observe que, nessas condições, a constante na equação responsável pelas quedas na pressão atmosférica e na temperatura cai de 863 mm Hg para 431,5 mm Hg.

c. Calcule sua P_{ACO_2}, presumindo que suas taxas de produção de CO_2 e de ventilação permaneceram inalteradas a 200 ml/min e 4,2 litros/min, respectivamente.

3. Uma estudante tem volume corrente de 350 ml. Enquanto respira a uma taxa de 12 respiros/min, sua ventilação alveolar é de 80% da ventilação pulmonar. Qual é seu volume de espaço morto anatômico?

PONTOS A PONDERAR

(Explicações no Apêndice F)

1. Por que é importante que os interiores de aviões sejam pressurizados (isto é, que a pressão seja mantida ao nível do mar, embora a pressão atmosférica ao redor seja consideravelmente menor)? Explique o valor fisiológico do uso de máscaras de O_2 se a pressão no interior do avião não puder ser mantida.

2. A hipercapnia acompanharia a hipóxia produzida em cada uma das seguintes situações? Explique por que ou por que não.
    a. envenenamento por cianeto
    b. edema pulmonar
    c. doença pulmonar restritiva
    d. alta altitude
    e. anemia grave
    f. insuficiência cardíaca congestiva
    g. doença pulmonar obstrutiva

3. Se uma pessoa vive a 1.600 m acima do nível do mar em Denver, Colorado, onde a pressão atmosférica é de 630 mm Hg, qual seria a P_{O_2} do ar inspirado depois que este é umedecido nas vias aéreas respiratórias e antes de chegar aos alvéolos?

4. Com base no que se sabe sobre o controle da respiração, explique por que é perigoso hiperventilar voluntariamente para reduzir a P_{CO_2} arterial antes de se mergulhar na água. A finalidade da hiperventilação é garantir a submersão por mais tempo antes que a P_{CO_2} aumente acima do normal e leve o nadador à superfície para respirar.

5. Se uma pessoa cujas membranas alveolares foram espessadas por uma doença tem uma P_{O_2} alveolar de 100 mm Hg e uma P_{CO_2} alveolar de 40 mm Hg, quais dos seguintes valores dos gases do sangue arterial sistêmico mais provavelmente existirão?
    a. P_{O_2} = 105 mm Hg, P_{CO_2} = 35 mm Hg
    b. P_{O_2} = 100 mm Hg, P_{CO_2} = 40 mm Hg
    c. P_{O_2} = 90 mm Hg, P_{CO_2} = 45 mm Hg

Se a pessoa receber 100% de O_2, a P_{O_2} arterial aumentará, diminuirá ou continuará igual? A P_{CO_2} arterial aumentará, diminuirá ou continuará igual?

CONSIDERAÇÃO CLÍNICA

(Explicação no Apêndice F)

Keith M., um ex-fumante inveterado, tem enfisema grave. Como esta condição afeta a resistência das suas vias aéreas? Como esta mudança na resistência das vias aéreas influencia os esforços inspiratórios e expiratórios de Keith? Descreva como suas mudanças na atividade muscular respiratória e pressão intra-alveolar se comparam com as normais para atingir-se um volume corrente normal. Como seu espirograma se compararia a um normal? Que influência a condição de Keith teria sobre a troca de gases em seus pulmões? Que anormalidades no gás no sangue provavelmente existirão? Seria adequado ministrar O_2 a Keith para tratar sua condição hipóxica?

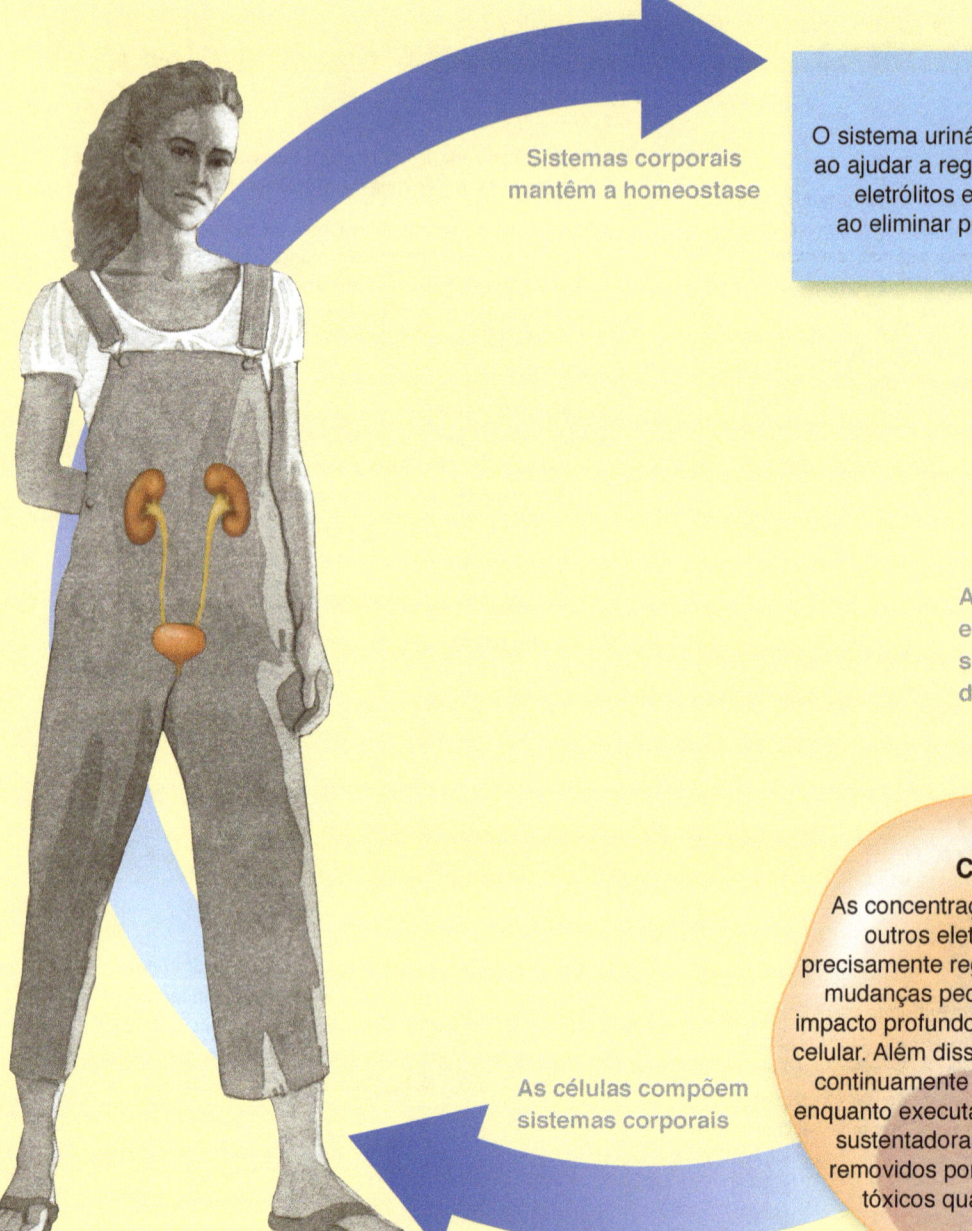

Sistema urinário

Sistemas corporais mantêm a homeostase

Homeostase
O sistema urinário contribui para a homeostase ao ajudar a regular o volume, a composição de eletrólitos e o pH do ambiente interno e ao eliminar produtos residuais metabólicos.

A homeostase é essencial para a sobrevivência das células

Células
As concentrações de sal, ácidos e outros eletrólitos devem ser precisamente reguladas porque mesmo mudanças pequenas podem ter um impacto profundo sobre o funcionamento celular. Além disso, os produtos residuais continuamente gerados pelas células enquanto executam as reações químicas sustentadoras da vida devem ser removidos porque tais detritos são tóxicos quando acumulados.

As células compõem sistemas corporais

A sobrevivência e o funcionamento adequado das células dependem da manutenção de concentrações estáveis de sal, ácidos e outros eletrólitos no ambiente fluido interno. A sobrevivência das células também depende da remoção contínua de dejetos metabólicos produzidos pelas células enquanto realizam as reações químicas sustentadoras da vida. Os rins desempenham um papel importante na manutenção da homeostase ao regular a concentração de muitos componentes plasmáticos, especialmente eletrólitos e água, e ao eliminar todos os dejetos metabólicos (exceto o CO_2, removido pelos pulmões). Enquanto o plasma é repetidamente filtrado nos rins, estes retêm componentes valiosos para o organismo e eliminam na urina os materiais indesejáveis ou em excesso. Especialmente importante é a capacidade dos rins de regularem o volume e a osmolaridade (concentração de soluto) do ambiente fluido interno, controlando o equilíbrio entre sal e água. Também crucial é a sua capacidade de ajudar a regular o pH ao regular a eliminação de ácidos e bases na urina.

CAPÍTULO 14

Sistema Urinário

Rins: Funções, Anatomia e Processos Básicos

A composição do fluido que banha todas as células poderia ser drasticamente alterada pelas trocas entre as células e o ambiente fluido externo se não existissem mecanismos que mantivessem o ECF estável.

Os rins realizam diversas funções com o objetivo de manter a homeostase.

Os rins, em conjunto com os impulsos hormonais e neurais que controlam seu funcionamento, são os principais órgãos responsáveis pela manutenção da estabilidade do volume do ECF, pela composição dos eletrólitos e pela osmolaridade (concentração de solutos). Ao regular a quantidade de água e de diversos componentes do plasma preservados pelo organismo ou eliminados na urina, os rins conseguem manter o equilíbrio entre água e eletrólitos dentro da faixa muito estreita compatível com a vida, apesar da grande variedade de ingestões e perdas desses constituintes através de diversas vias. Os rins não apenas se ajustam para as amplas variações na ingestão de água (H_2O), sal e outros eletrólitos, mas também regulam a produção urinária desses componentes do ECF, assim compensando perdas anormais decorrentes de suor intenso, vômito, diarreia ou hemorragia. Assim, para que os rins cumpram seu papel na manutenção da homeostase, a composição da urina varia bastante.

Quando o ECF tem um acúmulo de H_2O ou de um eletrólito específico, como o sal (NaCl), os rins podem eliminar este excesso na urina. Se houver deficiência, os rins não poderão fornecer quantidades adicionais do componente escasso, mas são capazes de limitar as perdas urinárias do material em pouca quantidade e, assim, preservá-lo até que a pessoa possa ingerir mais da substância em falta. Portanto, os rins podem compensar mais eficientemente os excessos do que as faltas. Na verdade, em alguns casos, os rins não conseguem interromper completamente a perda de uma substância valiosa pela urina, embora esta possa estar em falta. Um grande exemplo é o caso do déficit de H_2O. Mesmo se uma pessoa não puder ingerir nenhuma água, os rins precisam expelir cerca de meio litro de H_2O na urina todos os dias para cumprir outra de suas funções principais, como limpadores do organismo.

Além da importante função reguladora dos rins na manutenção do equilíbrio de fluidos e eletrólitos, eles são a principal via de eliminação de detritos metabólicos potencialmente tóxicos e compostos estranhos do organismo. Esses detritos não podem ser eliminados na forma sólida – devem ser excretados em solução, obrigando, assim, os rins a produzir um volume mínimo de cerca de 500 ml de urina cheia de resíduos diariamente. Como a H_2O eliminada na urina deriva do plasma sanguíneo, após algum tempo uma pessoa privada de H_2O urina até a morte: o volume do plasma cai para níveis fatais à medida que sua reserva de H_2O é inexoravelmente expelida junto com os resíduos.

VISÃO GERAL DAS FUNÇÕES RENAIS Os rins realizam as seguintes funções específicas, a maioria das quais ajuda a preservar a constância do ambiente do fluido interno:

1. *Manutenção do equilíbrio de H_2O no organismo* (Capítulo 15).

2. *Manutenção da osmolaridade adequada dos fluidos corporais, principalmente por meio da regulagem do equilíbrio de H_2O.*

Esta função é importante para evitar fluxos osmóticos para dentro ou para fora das células, o que poderia levar ao inchaço ou retração nociva das células, respectivamente (Capítulo 15).

3. *Regulagem da quantidade e da concentração da maioria dos íons do ECF*, incluindo sódio (Na^+), cloreto (Cl^-), potássio (K^+), cálcio (Ca^{2+}), íon de hidrogênio (H^+), bicarbonato (HCO_3^-), fosfato (PO_4^{3-}), sulfato (SO_4^{2-}) e magnésio (Mg^{2+}). Mesmo pequenas flutuações nas concentrações de alguns desses eletrólitos no ECF podem ter influências profundas. Por exemplo, mudanças na concentração do ECF do K^+ podem causar disfunções cardíacas fatais.

4. *Manutenção do volume adequado do plasma*, importante na regulação de longo prazo da pressão sanguínea arterial. Esta função é realizada através da função reguladora dos rins no equilíbrio entre sal (Na^+ e Cl^-) e H_2O (Capítulo 15).

5. *Auxilia na manutenção do equilíbrio ácido-básico* do organismo, ao regular a produção urinária de H^+ e HCO_3^- (Capítulo 15).

6. *Excreção (eliminação) de produtos finais (resíduos) do metabolismo corporal*, como ureia (das proteínas), ácido úrico (dos ácidos nucleicos), creatinina (da creatina muscular), bilirrubina (da hemoglobina) e metabólitos hormonais. Se puderem se acumular, muitos desses resíduos são tóxicos, especialmente para o cérebro.

7. *Excreção de diversos componentes estranhos*, como medicamentos, aditivos alimentícios, pesticidas e outros materiais exógenos não nutritivos que entraram no organismo.

8. *Produção de eritropoietina*, um hormônio que estimula a produção de glóbulos vermelhos (Capítulo 11).

9. *Produção de renina*, hormônio enzimático que ativa uma reação em cadeia importante na preservação do sal pelos rins.

10. *Conversão de vitamina D em sua forma ativa* (Capítulo 19).

Os rins formam a urina; o restante do sistema urinário transporta a urina para o exterior.

O **sistema urinário** é formado pelos órgãos formadores de urina – os **rins** – e pelas estruturas que levam a urina dos rins para o ambiente externo para posterior eliminação (● Figura 14-1a). Os rins são um par de órgãos em formato de feijão, com 10 cm a 12,50 cm de comprimento, localizados na parte posterior da cavidade abdominal, um em cada lado da coluna vertebral, pouco acima da linha da cintura. Cada rim é alimentado por uma **artéria renal** e uma **veia renal**, que, respectivamente, entram e saem do rim no entalho medial que dá a este órgão seu formato. Os rins atuam no plasma, que flui através dele para produzir urina, preservando os materiais a serem retidos no organismo e eliminando materiais indesejáveis pela urina.

Depois que a urina é formada, ela é direcionada a uma cavidade de coleta central, a **pélvis renal**, localizada no centro interno medial de cada rim (● Figura 14-1b). Dali, a urina é canalizada para dentro do **ureter**, um duto com paredes de músculo liso que sai na borda medial bastante próximo à artéria e à veia renais. Há dois ureteres, cada um levando a urina de cada rim para a única bexiga.

A **bexiga**, que armazena a urina temporariamente, é um saco oco e expansível, com paredes de músculo liso. Periodicamente, a urina é esvaziada da bexiga para a parte externa através de outro tubo, a **uretra**, como resultado da contração da bexiga. A uretra nas mulheres é reta e curta, passando diretamente do gargalo da bexiga para a parte externa (● Figura 14-2; veja também a ● Figura 20-2). Nos homens, a uretra é muito mais longa e segue um percurso curvo da bexiga para a parte externa, atravessando a próstata e o pênis (● Figuras 14-1a e 14-2b; veja também a ● Figura 20-1). A uretra masculina tem a função dupla de fornecer uma via de eliminação de urina pela bexiga e uma passagem para o sêmen a partir dos órgãos reprodutivos. A próstata fica abaixo do gargalo da bexiga e envolve completamente a uretra.

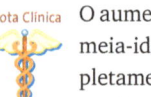

Nota Clínica O aumento da próstata, que frequentemente ocorre na meia-idade ou depois, pode bloquear parcial ou completamente a uretra, impedindo o fluxo de urina.

As demais partes do sistema urinário, além dos rins, servem meramente de dutos para o transporte da urina para o ambiente externo. Depois de formada pelos rins, a urina não muda sua composição ou volume enquanto se move pelo restante do trato.

O néfron é a unidade funcional do rim.

Cada rim consiste em cerca de 1 milhão de microscópicas unidades funcionais conhecidas como **néfrons**, unidas por tecido conectivo. Lembre-se de que uma unidade funcional é a menor unidade dentro de um órgão capaz de executar todas as funções desse órgão. Como a principal função dos rins é produzir urina e, assim, manter a constância na composição do ECF, um néfron é a menor unidade capaz de formar urina.

A organização dos néfrons dentro dos rins origina duas regiões diferentes – uma região externa, chamada de **córtex renal**, de aparência granular, e uma região interna, a **medula renal**, composta por triângulos estriados, as **pirâmides renais** (veja a ● Figura 14-1b).

O conhecimento sobre a organização estrutural de um néfron individual é essencial para o entendimento da diferença entre as regiões cortical e medular do rim e, mais importante, para o entendimento da função renal. Cada néfron consiste de um *componente vascular* e um *componente tubular*, ambos intimamente relacionados, tanto em termos de estrutura como de função (● Figura 14-3).

COMPONENTE VASCULAR DO NÉFRON A parte dominante do componente vascular do néfron é o **glomérulo**, um aglomerado es-

(a) Componentes do sistema urinário

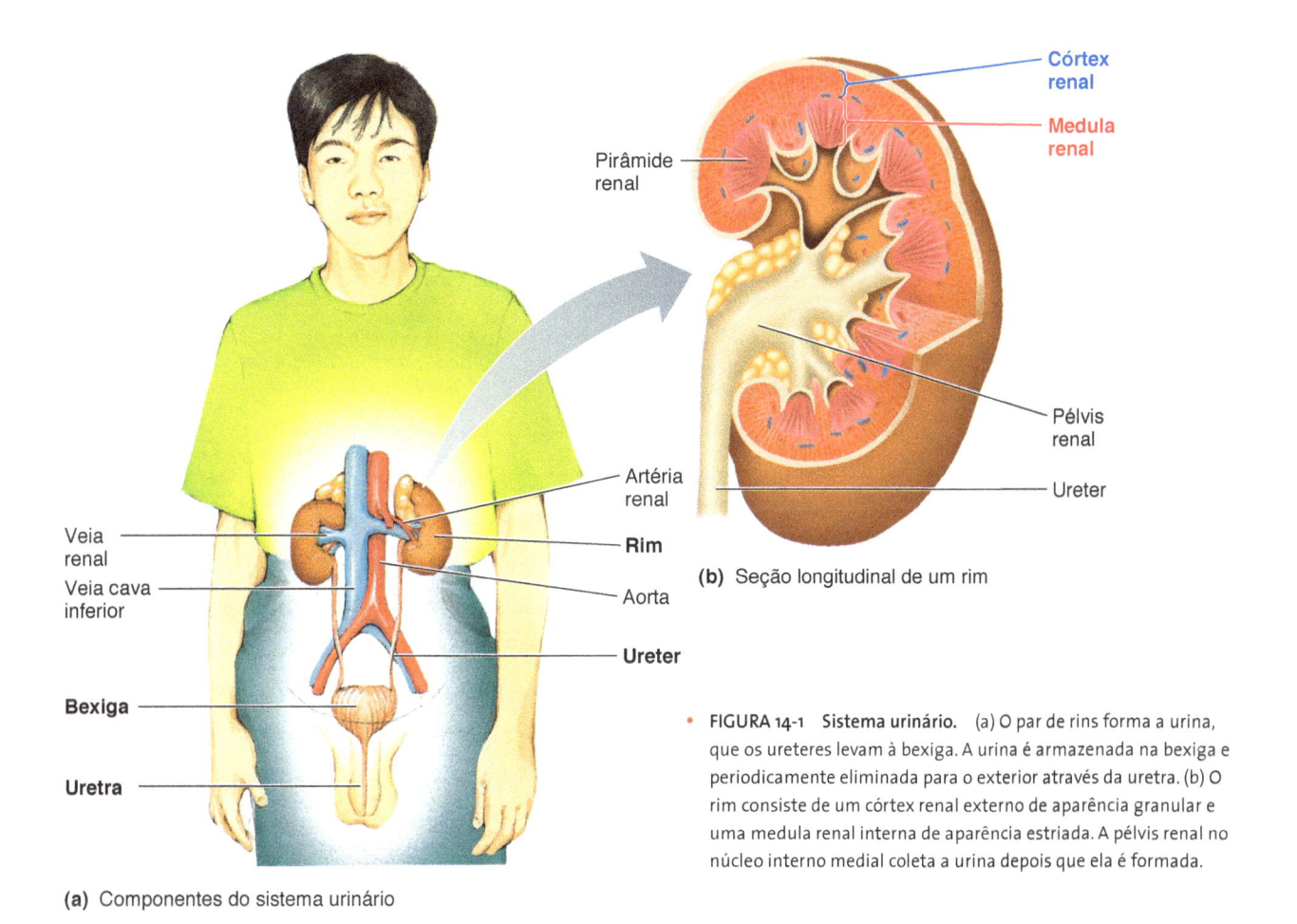

Labels: Veia renal; Veia cava inferior; Bexiga; Uretra; Artéria renal; **Rim**; Aorta; **Ureter**

(b) Seção longitudinal de um rim

Labels: Pirâmide renal; Córtex renal; Medula renal; Pélvis renal; Ureter

• **FIGURA 14-1 Sistema urinário.** (a) O par de rins forma a urina, que os ureteres levam à bexiga. A urina é armazenada na bexiga e periodicamente eliminada para o exterior através da uretra. (b) O rim consiste de um córtex renal externo de aparência granular e uma medula renal interna de aparência estriada. A pélvis renal no núcleo interno medial coleta a urina depois que ela é formada.

férico de capilares através do qual parte da água e dos solutos é filtrada do sangue que passa por eles. Este fluido filtrado, que possui composição quase idêntica à do plasma, atravessa então o componente tubular do néfron, onde diversos processos de transporte o convertem em urina.

Ao entrar no rim, a artéria renal subdivide-se para, ao final, formar diversos pequenos vasos conhecidos como **arteríolas aferentes**, cada uma alimentando um néfron. A arteríola aferente fornece sangue ao glomérulo. Os capilares glomerulares reúnem-se para formar outra arteríola, a **arteríola eferente**, através da qual o sangue que não foi filtrado no componente tubular sai do glomérulo (• Figuras 14-3 e 14-4). As arteríolas eferentes são as únicas no organismo que drenam dos capilares. Em geral, as arteríolas se dividem em capilares que se reúnem para formar vênulas. Nos capilares glomerulares, nem O_2 nem nutrientes são extraídos do sangue para uso pelos tecidos renais e tampouco produtos residuais são coletados do tecido ao redor. Portanto, o sangue arterial entra nos capilares glomerulares através da arteríola aferente, e o sangue arterial sai do glomérulo através da arteríola eferente.

A arteríola eferente rapidamente se subdivide em um segundo conjunto de capilares, os **capilares peritubulares**, que suprem o tecido renal de sangue e

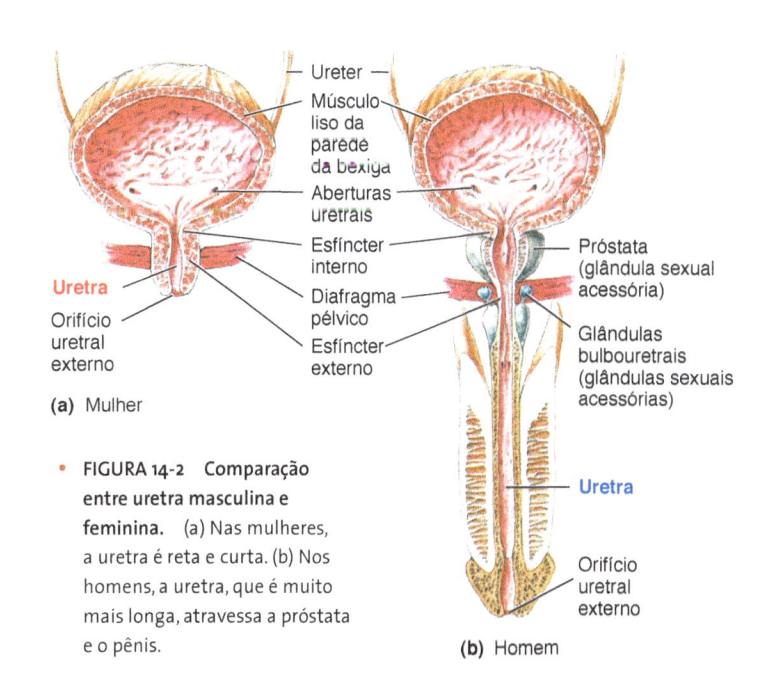

(a) Mulher

Labels: Uretra; Orifício uretral externo

(b) Homem

Labels: Ureter; Músculo liso da parede da bexiga; Aberturas uretrais; Esfíncter interno; Diafragma pélvico; Esfíncter externo; Próstata (glândula sexual acessória); Glândulas bulbouretrais (glândulas sexuais acessórias); Uretra; Orifício uretral externo

• **FIGURA 14-2 Comparação entre uretra masculina e feminina.** (a) Nas mulheres, a uretra é reta e curta. (b) Nos homens, a uretra, que é muito mais longa, atravessa a próstata e o pênis.

Capítulo 14 – Sistema Urinário

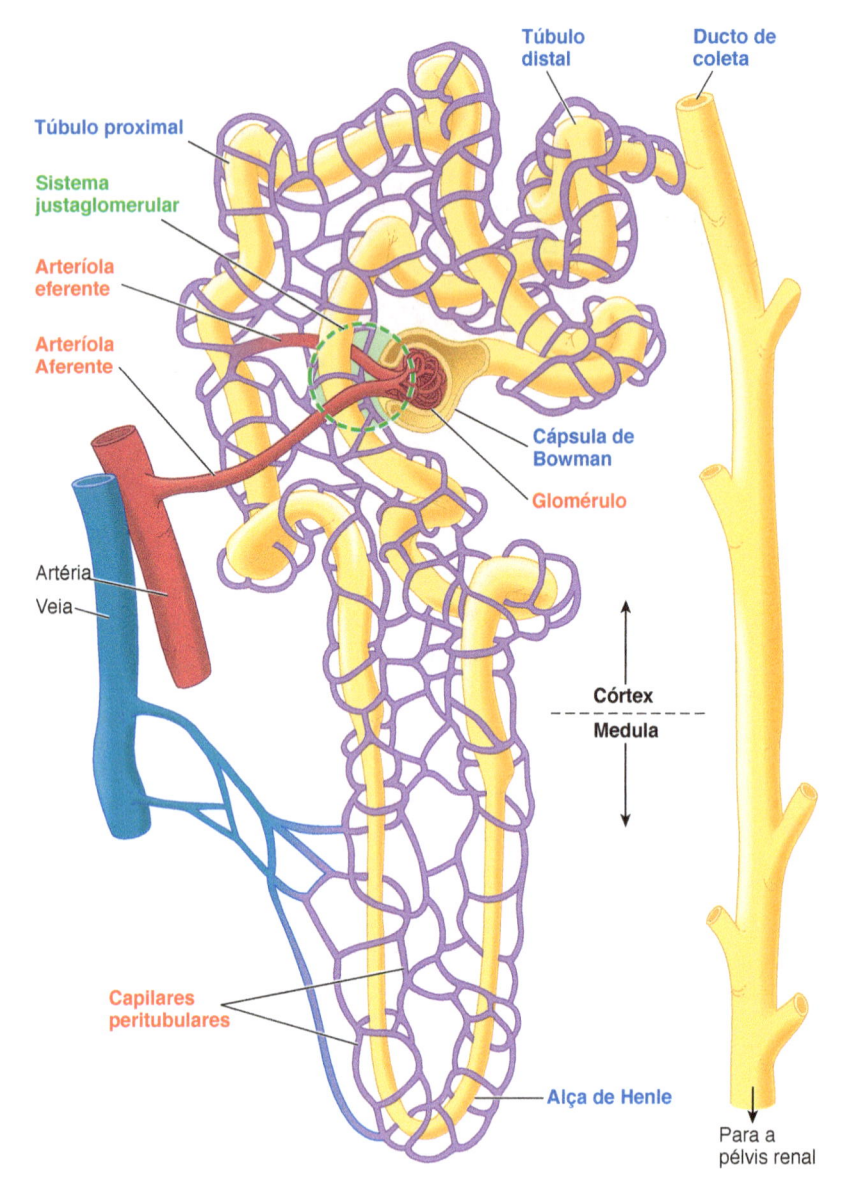

- **FIGURA 14-3 Néfron.** Componentes de um néfron cortical, o tipo mais abundante de néfron nos humanos.

Visão Geral das Funções das Partes de um Néfron

Componente vascular
- Arteríola aferente—leva sangue para o glomérulo
- Glomérulo—emaranhado de capilares que filtra o plasma sem proteínas no componente tubular
- Arteríola eferente—leva sangue do glomérulo
- Capilares peritubulares—alimentam o tecido renal; envolvidos em trocas com o fluido no lúmen tubular

Componente tubular
- Cápsula de Bowman—coleta o filtrado glomerular
- Túbulo proximal—a reabsorção e a secreção descontroladas de algumas substâncias ocorrem aqui
- Alça de Henle—estabelece um gradiente osmótico na medula renal importante para a capacidade do rim de produzir urina em concentrações variáveis
- Túbulo distal e duto de coleta—a reabsorção controlada e variável de Na^+ e H_2O e a secreção de K^+ e H^+ ocorrem aqui. O fluido que deixa o duto de coleta é a urina, que entra na pélvis renal

Componente vascular/tubular combinado
- Sistema justaglomerular—produz substâncias envolvidas no controle da função renal

---

são importantes nas trocas entre o sistema tubular e o sangue durante a conversão do fluido filtrado em urina. Esses capilares peritubulares, como o nome sugere, são entrelaçados em torno do sistema tubular (*peri* quer dizer "em volta"). Os capilares peritubulares reúnem-se para formar vênulas que, por fim, direcionam-se à veia renal, pela qual o sangue deixa o rim.

COMPONENTE TUBULAR DO NÉFRON O componente tubular do néfron é um tubo oco cheio de fluido formado por uma única camada de células epiteliais. Embora o túbulo seja contínuo, de seu início perto do glomérulo até o final na pélvis renal, é arbitrariamente dividido em diversos segmentos com base nas diferenças de estrutura e função por todo o comprimento (veja a ● Figura 14-3). O componente tubular começa com a **cápsula de Bowman**, uma dobra para dentro expandida e de parede dupla que se acomoda em volta do glomérulo para coletar o fluido filtrado dos capilares glomerulares.

A partir da cápsula de Bowman, o fluido filtrado passa para o **túbulo proximal**, que fica totalmente dentro do córtex e é extremamente espiralado ou enrolado por boa parte do percurso. O próximo segmento, a **alça de Henle**, forma uma alça em formato de U que mergulha dentro da medula renal. O *trecho descendente* da alça de Henle mergulha do córtex para dentro da medula, e o *trecho ascendente* retorna ao córtex. O trecho ascendente retorna à região glomerular do próprio néfron, onde atravessa a bifurcação formada pelas arteríolas aferente e eferente. As células tubulares e vasculares neste ponto são especializadas para formar o **sistema justaglomerular**, uma estrutura situada próxima ao glomérulo (*juxta* quer dizer "contíguo a"). Essa região especializada desempenha um papel importante na regulação da função renal. Além do sistema justaglomerular, o túbulo se enrola firmemente mais uma vez para formar o **túbulo distal**, que também fica totalmente dentro do córtex. O túbulo distal esvazia-se em

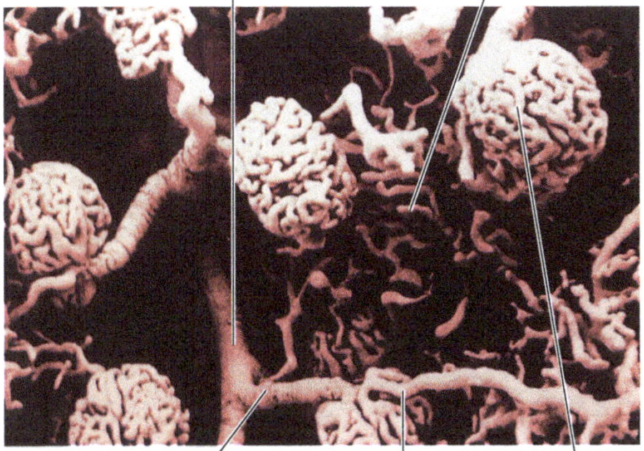

FIGURA 14-4 Eletromicrografia de varredura de um glomérulo e das arteríolas associadas.

um **duto** ou **túbulo de coleta**, e cada duto coletor drena fluido de até oito néfrons diferentes. Cada duto de coleta atravessa a medula para esvaziar seu conteúdo de fluido (agora convertido em urina) dentro da pélvis renal.

NÉFRONS CORTICAIS E JUSTAMEDULARES Dois tipos de néfrons – os *néfrons corticais* e os *néfrons justamedulares* – diferenciam-se pela localização e comprimento de algumas de suas estruturas (• Figura 14-5). Todos os néfrons originam-se no córtex, mas os glomérulos dos **néfrons corticais** ficam na camada externa do córtex, enquanto os glomérulos dos **néfrons justamedulares** ficam na camada interna do córtex, perto da medula (observe a diferenciação entre néfrons *justamedulares* e o sistema *justaglomerular*). A presença de todos os glomérulos e cápsulas de Bowman associadas no córtex é responsável pela aparência granular dessa região. Esses dois tipos de néfrons são mais notadamente diferentes nas alças de Henle. A alça fina dos néfrons corticais entra apenas levemente na medula. Em contraste, a alça dos néfrons justamedulares entra por toda a profundidade da medula. Além disso, os capilares peritubulares dos néfrons justamedulares formam pequenas alças vasculares conhecidas como **vasa recta** ("vasos retos"), bastante associadas às longas alças de Henle. Nos néfrons corticais, os capilares peritubulares não formam *vasa recta*, mas se entrelaçam em volta das alças curtas de Henle desses néfrons. À medida que percorrem a medula, os dutos de coleta dos néfrons corticais e justamedulares seguem paralelamente aos trechos ascendente e descendente das alças longas de Henle e das *vasa recta* dos néfrons justamedulares. A organização paralela de túbulos e vasos na medula cria a aparência estriada desta região. O mais importante, como será visto, é que essa organização – aliada à permeabilidade e às características de transporte das alças longas de Henle e das *vasa recta* – desempenha um papel essencial na capacidade de os rins produzirem urina em diversas concentrações, dependendo das necessidades do organismo. Cerca de 80% dos néfrons humanos são do tipo cortical. Espécies com maior capacidade de concentração de urina do que os humanos, como o rato do deserto, têm maior proporção de néfrons justamedulares.

Os três processos renais básicos são a filtração glomerular, a reabsorção tubular e a secreção tubular.

Três processos básicos estão envolvidos na formação de urina: *filtração glomerular, reabsorção tubular* e *secreção tubular*. Para ajudar na visualização das relações entre esses processos renais, é útil destrinchar esquematicamente o néfron, como na • Figura 14-6.

FILTRAÇÃO GLOMERULAR À medida que o sangue flui através do glomérulo, o plasma sem proteína é filtrado através dos capilares glomerulares para dentro da cápsula de Bowman. Normalmente, cerca de 20% do plasma que entra no glomérulo é filtrado. Este processo, conhecido como **filtração glomerular**, é o primeiro passo na formação da urina. Em média, a cada minuto, 125 ml do filtrado glomerular (fluido filtrado) são formados coletivamente por todos os glomérulos. Isso dá um total de 180 litros diários. Considerando que o volume médio do plasma em um adulto é de 2,75 litros, isso significa que os rins filtram todo o volume do plasma aproximadamente 65 vezes por dia. Se tudo que é filtrado passasse à urina, o volume total de plasma seria excretado na urina em menos de meia hora! Isso não acontece, contudo, porque os túbulos renais e os capilares peritubulares estão altamente relacionados por todo o comprimento, de forma que os materiais podem ser transferidos entre o fluido dentro dos túbulos e o sangue dentro dos capilares peritubulares.

REABSORÇÃO TUBULAR À medida que o filtrado flui através dos túbulos, substâncias valiosas para o organismo retornam ao plasma dos capilares peritubulares. Este movimento seletivo de substâncias de dentro do túbulo (o lúmen tubular) para o sangue é chamado de **reabsorção tubular**. As substâncias reabsorvidas não são perdidas pelo organismo na urina, mas transportadas pelos capilares peritubulares até o sistema venoso e, depois, para o coração, de onde são recirculadas. Dos 180 litros de plasma filtrados por dia, em média 178,5 litros são reabsorvidos. O 1,5 litro restante, que fica nos túbulos, passa para a pélvis renal para ser eliminado como urina. Em geral, as substâncias que o organismo precisa preservar são seletivamente reabsorvidas, enquanto substâncias indesejadas que devem ser eliminadas permanecem na urina.

SECREÇÃO TUBULAR O terceiro processo renal, a **secreção tubular**, é a transferência seletiva de substâncias do sangue capilar peritubular para dentro do lúmen tubular. Ela fornece uma segunda via para substâncias entrarem nos túbulos renais vindas do sangue, sendo a primeira a filtração glomerular. Apenas cerca de 20% do plasma que flui através dos capilares glomerulares é filtrado para dentro da cápsula de Bowman; os 80% restantes fluem através da arteríola eferente para dentro dos capilares tubulares. A secreção tubular fornece um mecanismo que elimina mais rapidamente as substâncias selecionadas do plasma, extraindo uma quantidade adicional de uma determinada substância dos 80% de plasma não filtrado nos capilares peritubulares e juntando-a à quantidade da substância já presente no túbulo como resultado da filtração.

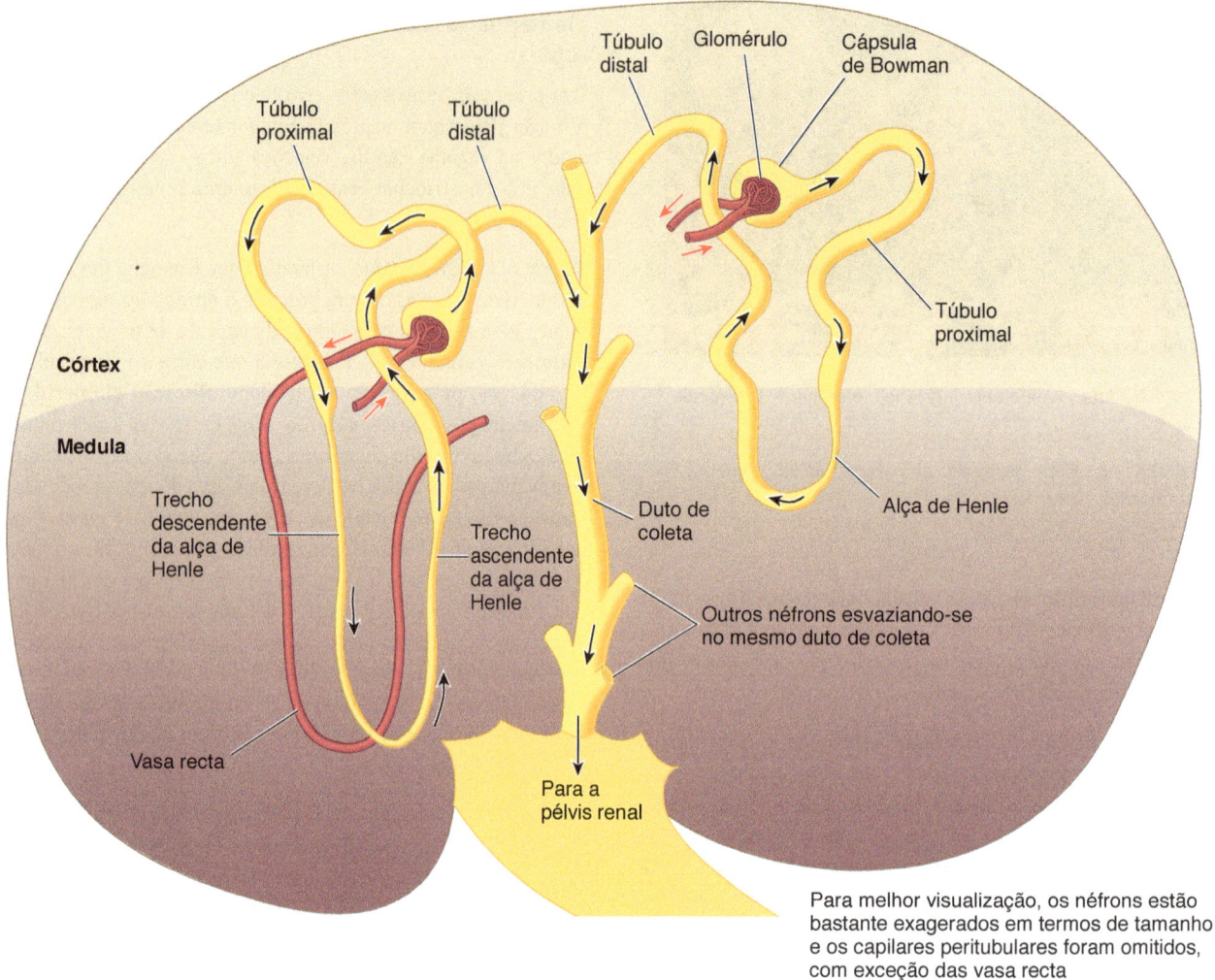

• **FIGURA 14-5 Comparação entre néfron justamedular e néfron cortical.** Os glomérulos de néfrons corticais estão no córtex externo, enquanto os glomérulos de néfrons justamedulares ficam na parte interna do córtex perto da medula. As alças de Henle dos néfrons corticais mergulham apenas levemente dentro da medula. Os capilares peritubulares dos néfrons formam alças finas conhecidas como *vasa recta*.

EXCREÇÃO DE URINA A **excreção de urina** é a eliminação de substâncias do organismo por meio da urina. Ela não é realmente um processo distinto, e sim o resultado dos primeiros três processos. Todos os componentes do plasma filtrados ou secretados, mas não reabsorvidos, continuam nos túbulos e passam para a pélvis renal para serem excretados como urina e eliminados do organismo (• Figura 14-6) (não confunda excreção com secreção). Observe que qualquer substância não filtrada, ou filtrada e subsequentemente reabsorvida, entra no sangue venoso a partir dos capilares peritubulares e é, assim, preservada para o organismo, em vez de ser excretada na urina – mesmo atravessando os rins.

PANORAMA DOS PROCESSOS RENAIS BÁSICOS A filtração glomerular é um processo amplamente indiscriminado. Com exceção das células sanguíneas e das proteínas plasmáticas, todos os componentes dentro do sangue – H_2O, nutrientes, eletrólitos, detritos etc. – entram não seletivamente no lúmen tubular, como unidades a granel, durante a filtração. Isto é, tudo dentro da parcela de 20% do plasma filtrada no glomérulo entra na cápsula de Bowman, com exceção das proteínas plasmáticas. Processos tubulares altamente discriminatórios, então, trabalham no filtrado para retornar ao sangue um fluido de composição e volume necessários para manter a constância do ambiente do fluido interno. O material filtrado indesejado é deixado para

Arteríola aferente
Arteríola eferente
80% do plasma que entra no glomérulo não é filtrado e sai através da arteríola eferente
Glomérulo
Cápsula de Bowman
FG
20% do plasma que entra no glomérulo é filtrado
RT
Capilar peritubular
ST
Túbulo renal (todo o comprimento; não espiralado)

Para o sistema venoso (conservado para o organismo)

Excreção de urina (eliminada do organismo)

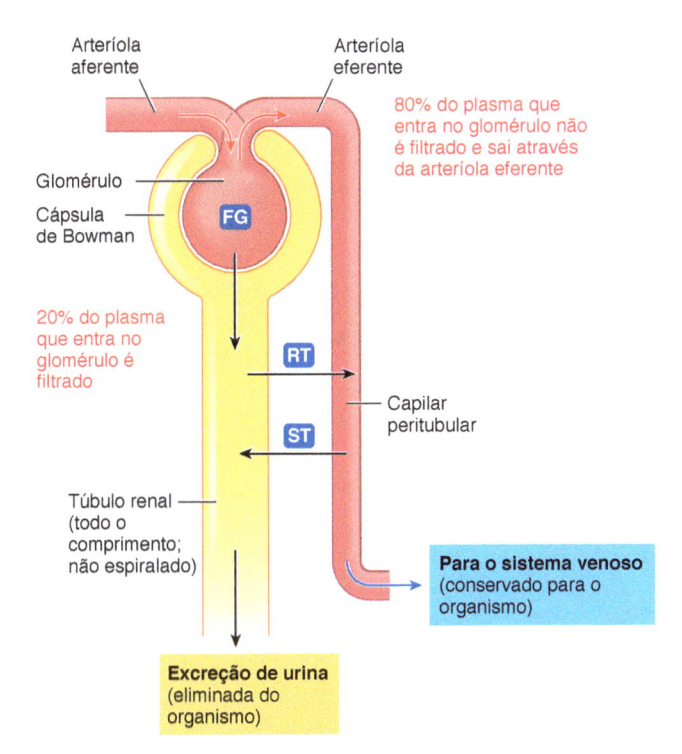

FG = **Filtração glomerular**—filtração indiscriminada do plasma livre de proteínas do glomérulo para a cápsula de Bowman

RT = **Reabsorção tubular**—movimentação seletiva de substâncias filtradas do lúmen tubular para os capilares peritubulares

ST = **Secreção tubular**—movimentação seletiva de substâncias não filtradas dos capilares peritubulares para o lúmen tubular

• **FIGURA 14-6 Processos renais básicos.** Qualquer substância filtrada ou secretada, mas não reabsorvida, é excretada na urina e perdida pelo organismo. Qualquer coisa filtrada e subsequentemente reabsorvida, ou não filtrada, entra no sangue venoso e é acumulada para o organismo.

trás no fluido tubular, para ser excretado como urina. Pode-se considerar a filtração glomerular a propulsão de uma parte do plasma, com todos os seus componentes essenciais e aqueles que precisam ser eliminados do organismo, por uma "esteira rolante" tubular que termina na pélvis renal, o ponto de coleta para a urina dentro dos rins. Todos os componentes do plasma que entram nessa esteira que não sejam subsequentemente retornados ao plasma ao final da linha serão expulsos do rim como urina. Cabe ao sistema tubular salvar por reabsorção os materiais filtrados que precisam ser preservados para o organismo, deixando para trás as substâncias que devem ser excretadas. Além disso, algumas substâncias não são apenas filtradas, mas também secretadas nessa esteira tubular – portanto, as quantidades dessas substâncias excretadas na urina são maiores que as quantidades filtradas. Para muitas substâncias, esses processos renais estão sujeitos a controles fisiológicos. Assim, os rins lidam com cada componente no plasma de forma característica por uma combinação específica de filtração, reabsorção e secreção.

Os rins atuam somente sobre o plasma, mas o ECF consiste de plasma e fluido intersticial. O fluido intersticial, na verdade, é o verdadeiro ambiente de fluido interno do organismo, porque é o único componente do ECF que entra em contato direto com as células. No entanto, devido à livre troca entre o plasma e o fluido intersticial ao longo das paredes capilares (com exceção das proteínas plasmáticas), a composição do fluido intersticial reflete a do plasma. Assim, ao desempenhar as funções reguladora e excretora do plasma, os rins mantêm um ambiente do fluido intersticial adequado para o funcionamento ideal das células. A maior parte do restante deste capítulo será dedicada à consideração de como são realizados os processos renais básicos e os mecanismos pelos quais eles são cuidadosamente regulados para auxiliar a manutenção da homeostase.

Filtração Glomerular

O fluido filtrado do glomérulo para dentro da cápsula de Bowman deve atravessar as três camadas que compõem a **membrana glomerular** (• Figura 14-7): (1) a parede capilar glomerular, (2) a membrana basal e (3) a camada interna da cápsula de Bowman. Coletivamente, essas camadas funcionam como uma peneira molecular fina que retém as células do sangue e as proteínas do plasma, mas permite que H_2O e solutos de pequena dimensão molecular sejam filtrados. Vejamos cada camada em mais detalhes.

A membrana glomerular é consideravelmente mais permeável que os capilares de qualquer outro lugar.

A *parede capilar glomerular* consiste de uma única camada de células endoteliais achatadas. Ela é perfurada por muitos grandes poros (fenestrações – veja no Capítulo 10), que a tornam pelo menos 100 vezes mais permeável à H_2O e solutos do que os capilares de qualquer outro local do corpo.

A *membrana basal* é uma camada acelular gelatinosa (sem células) composta por colágeno e glicoproteínas entre o glomérulo e a cápsula de Bowman. O colágeno fornece resistência estrutural e as glicoproteínas desestimulam a filtração de pequenas proteínas plasmáticas. As maiores proteínas do plasma não podem ser filtradas, porque não conseguem atravessar os poros capilares, mas os poros são suficientemente grandes para permitir a passagem de albumina, a menor proteína plasmática. Contudo, como são negativamente carregadas, as glicoproteínas repelem a albumina e outras proteínas plasmáticas também carregadas negativamente. Portanto, as proteínas do plasma são quase completamente excluídas do filtrado, com menos de 1% das moléculas de albumina escapando para a cápsula de Bowman. As pequenas proteínas que escapam para o filtrado são coletadas por endocitose pelo túbulo proximal e, depois, degradadas em aminoácidos constituintes, que retornam ao sangue. Assim, normalmente a urina não tem proteínas.

Nota Clínica Algumas doenças renais caracterizadas pelo excesso de albumina na urina (*albuminúria*) são resultado do rompimento das cargas negativas dentro da membrana basal, o que torna a membrana glomerular mais permeável à albumina, embora o tamanho dos poros capilares permaneça constante.

A camada final da membrana glomerular é a *camada interna da cápsula de Bowman*. Ela consiste de **podócitos**, células semelhantes a um polvo que envolvem o emaranhado glomerular. Cada podócito tem vários prolongamentos de pés alongados

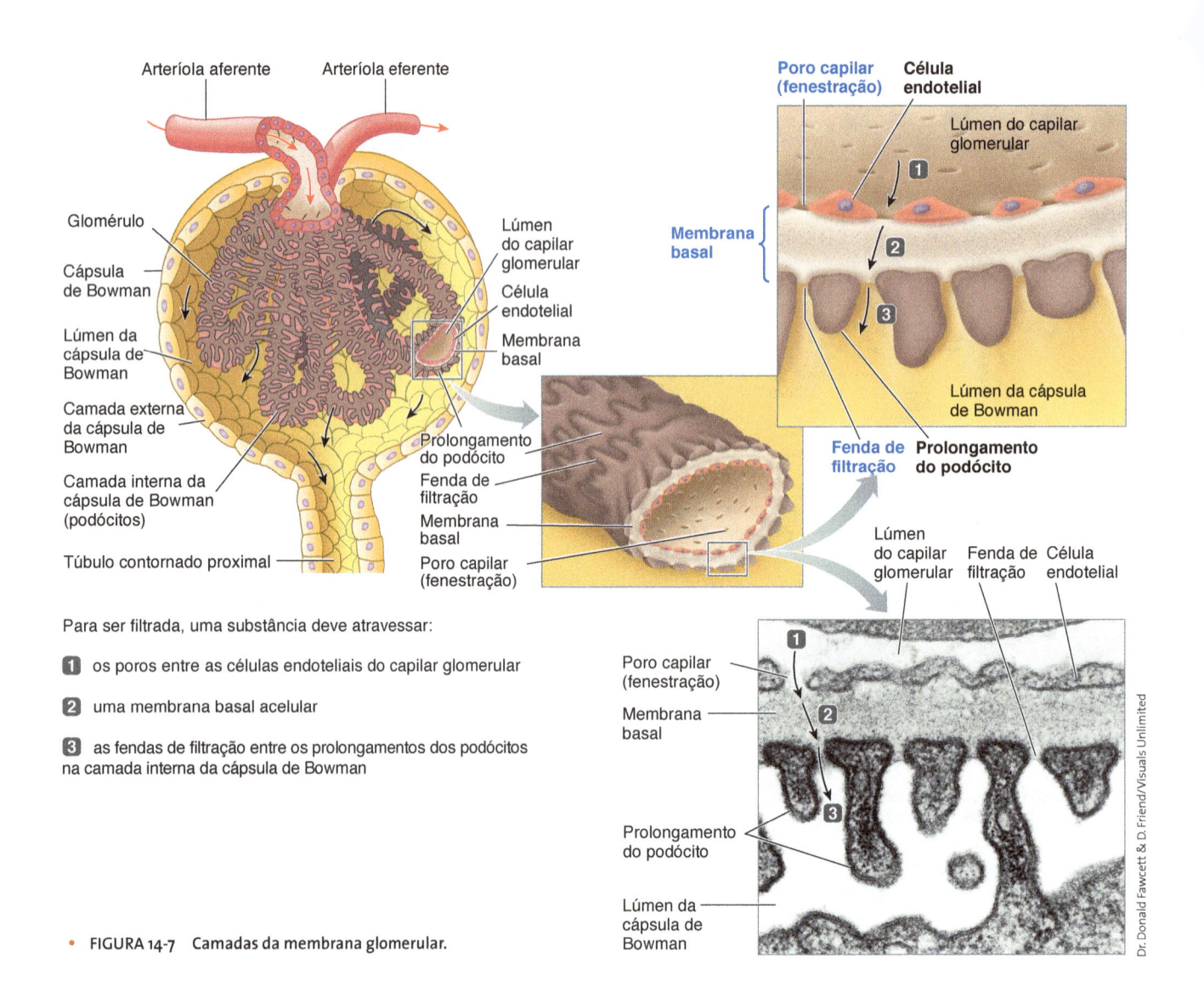

Para ser filtrada, uma substância deve atravessar:

1 os poros entre as células endoteliais do capilar glomerular

2 uma membrana basal acelular

3 as fendas de filtração entre os prolongamentos dos podócitos na camada interna da cápsula de Bowman

• **FIGURA 14-7** Camadas da membrana glomerular.

(*podo* quer dizer "pé"; um *prolongamento* é uma projeção ou um apêndice) que se entrelaçam aos prolongamentos de pés de podócitos adjacentes, assim como os dedos se entrelaçam quando seguramos uma pequena bola com ambas as mãos (• Figura 14-8). As fendas estreitas entre prolongamentos de pés adjacentes, conhecidas como **fendas de filtração**, fornecem uma via através da qual o fluido que sai dos capilares glomerulares pode entrar no lúmen da cápsula de Bowman.

Assim, a via que as substâncias filtradas tomam na membrana glomerular é completamente extracelular – primeiro, através dos poros capilares, depois, através da membrana basal acelular e, por fim, através das fendas de filtração capsular (veja a • Figura 14-7).

A pressão do sangue no capilar glomerular é a principal força que provoca a filtração glomerular.

Para realizar a filtração glomerular, uma força deve impelir uma parte do plasma no glomérulo através das aberturas na membrana glomerular. Nenhum mecanismo de transporte ativo ou gasto de energia local atua na movimentação de fluido do plasma através da membrana glomerular para a cápsula de Bowman. A filtração glomerular é realizada por forças físicas passivas, semelhantes às que atuam nos capilares em outros locais.

Como o glomérulo é um emaranhado de capilares, os mesmos princípios da dinâmica dos fluidos que causam a ultrafiltração em outros capilares se aplicam aqui (veja no Capítulo 10), exceto por duas diferenças importantes: (1) Os capilares glomerulares são muito mais permeáveis que os capilares de outros locais, portanto, mais fluido é filtrado em uma determinada pressão de filtração; e (2) o equilíbrio de forças na membrana glomerular é tal que a filtração ocorre por todo o capilar. Em contraste, o equilíbrio de forças em outros capilares se altera, de forma que a filtração ocorre na parte inicial do vaso, mas ocorre reabsorção na extremidade final do vaso (veja a • Figura 10-23).

FORÇAS ENVOLVIDAS NA FILTRAÇÃO GLOMERULAR Três forças físicas atuam na filtração glomerular (▲ Tabela 14-1): a pressão sanguínea no capilar glomerular, a pressão osmótica coloide do plasma e a pressão hidrostática da cápsula de Bowman. Vamos examinar a função de cada uma.

Corpo celular do podócito

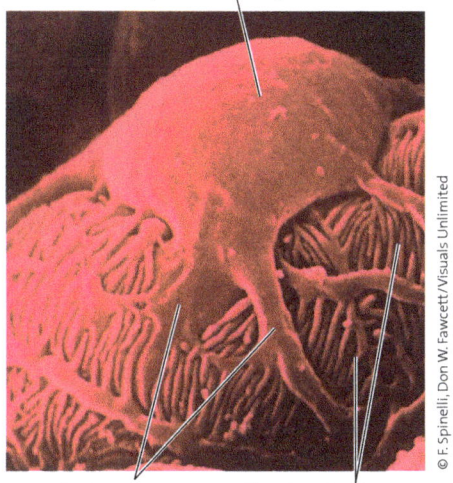

Prolongamentos   Fendas de filtração

• **FIGURA 14-8 Podócitos da cápsula de Bowman com prolongamento e fendas de filtração.** Observe as fendas de filtração entre prolongamentos adjacentes nesta micrografia eletrônica de varredura. Os podócitos e seus prolongamentos envolvem os capilares glomerulares.

▲ **TABELA 14-1 Forças Envolvidas na Filtração Glomerular**

Força	Efeito	Intensidade (mm Hg)
Pressão Sanguínea do Capilar Glomerular	Favorece a filtração	55
Pressão osmótica coloide do plasma	Opõe-se à filtração	30
Pressão hidrostática da cápsula de Bowman	Opõe-se à filtração	15
Pressão de filtração líquida (diferença entre favorecimento de filtração e forças que se opõem à filtração)	Favorece a filtração	10

$55 - (30 + 15) = 10$

1. A *pressão sanguínea do capilar glomerular* é a pressão do fluido (hidrostática) exercida pelo sangue dentro dos capilares glomerulares. Ela depende basicamente da contração do coração (fonte de energia que produz a filtração glomerular) e da resistência ao fluxo sanguíneo oferecida pelas arteríolas aferente e eferente. A pressão sanguínea do capilar glomerular, a um valor médio estimado de 55 mm Hg, é maior do que a pressão sanguínea de capilares em qualquer outro local. O motivo para a maior pressão nos capilares glomerulares é o maior diâmetro da arteríola aferente em relação ao da arteríola eferente. Como mais sangue entra no glomérulo através da larga arteríola aferente do que sai através da arteríola eferente mais estreita, a pressão sanguínea do capilar glomerular é mantida alta, em decorrência do sangue represado nos capilares glomerulares. Além disso, devido à alta resistência oferecida pelas arteríolas eferentes, a pressão sanguínea não tem a mesma tendência de diminuir conforme a extensão dos capilares glomerulares, como ocorre em outros capilares. Esta pressão sanguínea glomerular elevada e não redutora tende a empurrar fluido para fora do glomérulo e para dentro da cápsula de Bowman por todo o percurso do capilar glomerular, sendo a principal força que produz a filtração glomerular.

Enquanto a pressão sanguínea do capilar glomerular *favorece* a filtração, as duas outras forças que atuam na membrana glomerular (pressão osmótica coloide do plasma e pressão hidrostática da cápsula de Bowman) *opõem-se* à filtração.

2. A *pressão osmótica coloide do plasma* é causada pela distribuição desigual das proteínas do plasma ao longo da membrana glomerular. Como as proteínas do plasma não podem ser filtradas, estão presentes nos capilares glomerulares, mas não na cápsula de Bowman. Assim, a concentração de H_2O é maior na cápsula de Bowman do que nos capilares glomerulares. A tendência resultante da H_2O de mover-se osmoticamente até atingir seu próprio gradiente de concentração, da cápsula de Bowman para o glomérulo, opõe-se à filtração glomerular. Essa força osmótica oponente tem, em média, 30 mm Hg, levemente maior que em outros capilares. Ela é maior porque muito mais H_2O é filtrada para fora do sangue glomerular, portanto, a concentração de proteínas plasmáticas é mais alta que em outros lugares.

3. Estima-se que a *pressão hidrostática da cápsula de Bowman*, a pressão exercida pelo fluido nesta parte inicial do túbulo, seja de aproximadamente 15 mm Hg. Esta pressão, que tende a impelir o fluido para fora da cápsula de Bowman, opõe-se à filtração de fluidos do glomérulo para a cápsula de Bowman.

TAXA DE FILTRAÇÃO GLOMERULAR Como pode ser visto na ▲ Tabela 14-1, as forças que atuam na membrana glomerular não estão em equilíbrio. A força total que favorece a filtração é a pressão sanguínea do capilar glomerular a 55 mm Hg. O total das duas forças que se opõem à filtração é 45 mm Hg. A diferença líquida que favorece a filtração (10 mm Hg de pressão) é a chamada **pressão de filtração líquida**. Esta modesta pressão impele grandes volumes de fluido proveniente do sangue através da altamente permeável membrana glomerular. A taxa real de filtração, a **taxa de filtração glomerular (TFG)**, dependerá não apenas da pressão de filtração líquida, mas também de quanta área superficial glomerular estiver disponível para penetração e de quão permeável for a membrana glomerular (isto é, de quão "esburacada" é). Estas propriedades da membrana glomerular são conjuntamente denominadas **coeficiente de filtração (K_f)**. Assim,

TFG = K_f × pressão de filtração líquida

Normalmente, à pressão de filtração líquida de 10 mm Hg, cerca de 20% do plasma que entra no glomérulo é filtrado, produzindo em todos os glomérulos, conjuntamente, 180 litros de filtrado glomerular diários para uma TFG média de 125 ml/min nos homens (ou, nas mulheres, 160 litros de filtrado por dia, para uma TFG média de 115 ml/min).

• FIGURA 14-9 Efeito direto da pressão sanguínea arterial sobre a taxa de filtração glomerular (TFG).

Mudanças na TFG resultam, principalmente, de mudanças na pressão sanguínea no capilar glomerular.

Como a pressão de filtração líquida que realiza a filtração glomerular é simplesmente o resultado de um desequilíbrio de forças físicas opostas entre o plasma do capilar glomerular e o fluido da cápsula de Bowman, alterações em qualquer uma dessas forças físicas podem afetar a TFG. Examinaremos o efeito que mudanças em cada uma dessas forças físicas têm sobre a TFG.

INFLUÊNCIAS SEM REGULAÇÃO SOBRE A TFG A pressão osmótica coloide do plasma e a pressão hidrostática da cápsula de Bowman não estão sujeitas à regulação e, em condições normais, não variam muito.

Nota Clínica No entanto, elas podem estar patologicamente alteradas e, assim, afetar inadvertidamente a TFG. Como a pressão osmótica coloide do plasma opõe-se à filtração, uma queda na concentração de proteína do plasma, reduzindo esta pressão, leva a um aumento na TFG. Uma redução incontrolável na concentração de proteína do plasma pode ocorrer, por exemplo, em pacientes com queimaduras graves, que perdem grande quantidade de fluido plásmico rico em proteína através da superfície epitelial queimada e exposta. Inversamente, em situações nas quais a pressão osmótica coloide do plasma é elevada, como em casos de diarreia com desidratação, a TFG é reduzida.

A pressão hidrostática da cápsula de Bowman pode tornar-se incontrolavelmente elevada e a filtração pode subsequentemente diminuir, devido a obstruções no trato urinário, como cálculos renais ou aumento da próstata. O represamento de fluido atrás da obstrução eleva a pressão hidrostática capsular.

AJUSTES CONTROLADOS NA TFG Diferente da pressão osmótica coloide do plasma e da pressão hidrostática da cápsula de Bowman – que podem ser alteradas descontroladamente por várias doenças, assim alterando-se inadequadamente a TFG –, a pressão sanguínea do capilar glomerular pode ser controlada para ajustar-se a TFG conforme as necessidades do organismo. Presumindo que os demais fatores permaneçam constantes, à medida que a pressão do sangue capilar glomerular sobe, a pressão de filtração líquida aumenta e a TFG aumenta de forma correspondente. A intensidade da pressão sanguínea do capilar glomerular depende da taxa de fluxo de sangue dentro de cada glomérulo. A quantidade de sangue que flui para dentro do glomérulo a cada minuto é determinada principalmente pela intensidade da pressão sanguínea arterial sistêmica média e pela resistência oferecida pelas arteríolas aferentes. Se a resistência aumenta na arteríola aferente, menos sangue flui para dentro do glomérulo, diminuindo a TFG. Inversamente, se a resistência arteriolar aferente diminui, mais sangue flui para dentro do glomérulo e a TFG aumenta. Com o intuito de regular o fluxo sanguíneo glomerular, a TFG está sujeita a dois grandes mecanismos de controle, ambos por meio do gerenciamento do raio da arteríola aferente e, consequentemente, de sua resistência. Esses mecanismos são: (1) autorregulação, voltada para a prevenção de mudanças espontâneas na TFG, e (2) controle simpático extrínseco, voltado para a regulação de longo prazo da pressão sanguínea arterial.

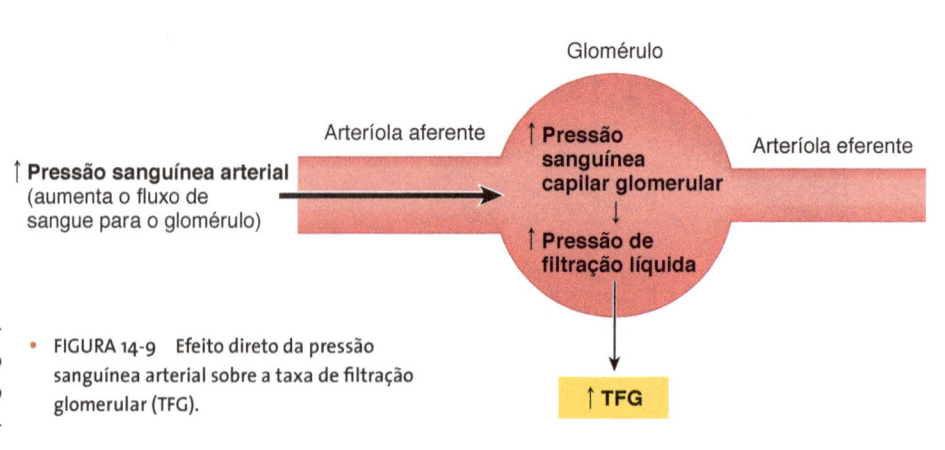

MECANISMOS RESPONSÁVEIS PELA AUTORREGULAÇÃO DA TFG Como a pressão sanguínea arterial é a força que leva o sangue para dentro do glomérulo, a pressão sanguínea do capilar glomerular e, assim, a TFG aumentariam em proporção direta a um aumento na pressão arterial se tudo o mais continuasse constante (• Figura 14-9). Da mesma forma, uma queda na pressão sanguínea arterial seria acompanhada por um declínio na TFG. Tais mudanças espontâneas e inadvertidas na TFG são em geral evitadas por mecanismos reguladores intrínsecos iniciados pelos próprios rins, em um processo de **autorregulação** (*auto* quer dizer "próprio"). Os rins podem, dentro dos limites, manter um fluxo de sangue constante para os capilares glomerulares (e, portanto, uma pressão sanguínea do capilar glomerular constante e uma TFG estável), apesar de mudanças na pressão arterial impulsora. Isso é feito principalmente pela alteração do calibre arteriolar aferente, ajustando-se, assim, a resistência ao fluxo através desses vasos. Por exemplo, se a TFG aumenta em resultado direto de uma elevação na pressão arterial, a pressão de filtração líquida e a TFG podem ser reduzidas ao normal pela constrição da arteríola aferente, o que diminui o fluxo de sangue para o glomérulo (• Figura 14-10a). Este ajuste local reduz a pressão sanguínea glomerular e a TFG até níveis normais.

Inversamente, quando a TFG cai, em decorrência de uma queda na pressão arterial, a pressão glomerular pode elevar-se ao nível normal por meio da vasodilatação da arteríola aferente, o que permite que mais sangue entre, apesar da redução na pressão impulsora (• Figura 14-10b). O acúmulo de volume de sangue glomerular resultante aumenta a pressão sanguínea glomerular, o que, por sua vez, retorna a TFG ao normal.

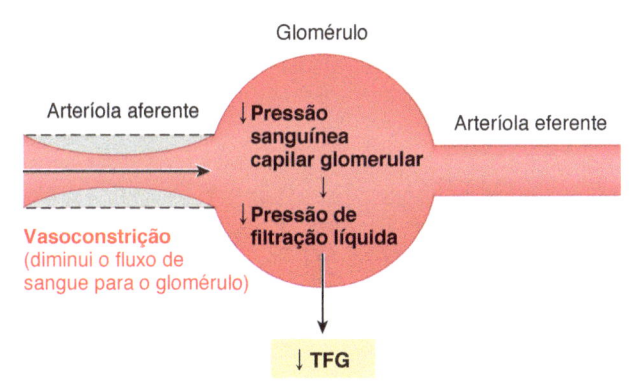

(a) A vasoconstrição arteriolar diminui o TFG

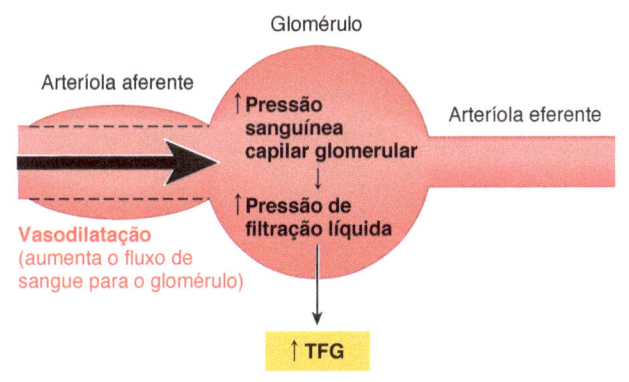

(b) A vasodilatação arteriolar aumenta a TFG

- **FIGURA 14-10** Ajustes do calibre da arteríola aferente para alterar a TFG.

Dois mecanismos intrarrenais contribuem para a autorregulação: (1) um mecanismo *miogênico*, que responde a mudanças de pressão dentro do componente vascular do néfron, e um (2) mecanismo de *retroalimentação tubuloglomerular*, que percebe mudanças no nível de sal no fluido que passa pelo componente tubular do néfron.

- O mecanismo **miogênico** é uma propriedade comum do músculo liso vascular (*miogênico* quer dizer "produzido pelo músculo"). O músculo liso vascular arteriolar se contrai automaticamente em resposta ao estiramento que acompanha o aumento da pressão dentro do vaso (veja no Capítulo 10). Da mesma forma, a arteríola aferente se contrai por conta própria quando é estirada devido à maior pressão impulsora arterial. Esta resposta ajuda a limitar ao normal o fluxo para o glomérulo apesar da pressão arterial elevada. Inversamente, o relaxamento inerente de uma arteríola aferente não estirada quando a pressão dentro do vaso é reduzida aumenta o fluxo de sangue para o glomérulo, apesar da queda na pressão arterial.

- O mecanismo de **retroalimentação tubuloglomerular (TGF)** envolve o *sistema justaglomerular,* que compreende a combinação especializada de células tubulares e vasculares onde o túbulo, depois de se dobrar, atravessa o ângulo formado pelas arteríolas aferente e eferente quando estas se juntam no glomérulo (● Figura 14-11; veja também a ● Figura 14-3). As células do músculo liso dentro da parede da arteríola aferente nesta região são especializadas na formação de **células granulares**, que têm este nome porque contêm muitos grânulos secretórios. Células tubulares especializadas nesta região são coletivamente conhecidas como **mácula densa**. As células da mácula densa detectam mudanças no nível de sal do fluido que passa por elas através do túbulo.

Se a TFG aumentar após uma elevação na pressão arterial, mais fluido do que o normal será filtrado e atravessará o túbulo distal. Em resposta ao aumento resultante no fornecimento de sal ao túbulo distal, as células da mácula densa liberam *ATP* e *adenosina*, ambas atuando localmente como uma parácrina na arteríola aferente adjacente, fazendo com que esta se contraia, reduzindo, assim, o fluxo de sangue glomerular e retornando a TFG ao normal. Na situação oposta, quando menos sal é fornecido ao túbulo distal devido a uma queda espontânea na TFG após uma queda de pressão, menos ATP e adenosina são liberadas pelas células da mácula densa. A vasodilatação arteriolar aferente resultante aumenta a taxa de fluxo glomerular, retornando a TFG ao normal. Para exercer um controle ainda mais sofisticado sobre a retroalimentação tubuloglomerular, as células da mácula densa também secretam o vasodilatador *óxido nítrico*, que freia a ação da ATP e da adenosina na arteríola aferente. Através do mecanismo de TGF, o túbulo de um néfron consegue monitorar o nível de sal no fluido que o atravessa e, da mesma forma, ajustar a filtração através do próprio glomérulo, assim mantendo constantes o fluido tubular distal inicial e o fornecimento de sal.

IMPORTÂNCIA DA AUTORREGULAÇÃO DA TFG Os mecanismos miogênico e de retroalimentação tubuloglomerular trabalham em conjunto para autorregular a TFG dentro da faixa de pressão sanguínea arterial média de 80 a 180 mm Hg. Dentro dessa faixa, ajustes autorreguladores intrínsecos da resistência arteriolar aferente podem compensar mudanças na pressão arterial, evitando-se, assim, flutuações inadequadas de TFG, embora a pressão glomerular tenda a acompanhar mudanças na pressão arterial. A pressão arterial normal média é de 93 mm Hg, portanto, esta faixa abrange as mudanças temporárias na pressão sanguínea que acompanham atividades diárias desvinculadas da necessidade de regulação da excreção de H_2O e sal pelos rins, como a elevação normal na pressão sanguínea resultante de exercícios. A autorregulação é importante porque mudanças não intencionais na TFG podem causar desequilíbrios perigosos de fluido, de eletrólitos e de resíduos. Como pelo menos certa parte do fluido filtrado é sempre excretada, a quantidade de fluido excretado na urina aumenta automaticamente à medida que a TFG aumenta. Se a autorregulação não acontecesse, a TFG aumentaria e H_2O e solutos seriam desnecessariamente perdidos como resultado do aumento na pressão arterial após exercícios pesados. Se, ao contrário, a TFG fosse baixa demais, os rins não poderiam eliminar adequadamente detritos, excesso de eletrólitos e outros materiais que deveriam ser excretados. A autorregulação, portanto, reduz imensamente o efeito direto que mudanças na pressão arterial teriam de outra forma sobre a TFG e, subsequentemente, sobre a excreção de H_2O, solutos e resíduos.

Quando mudanças na pressão arterial média saem da faixa autorreguladora, esses mecanismos não podem compensá-las. Portanto, mudanças drásticas na pressão arterial média (< 80 mm Hg ou >180 mm Hg) aumentam ou diminuem diretamente a pressão capilar glomerular – e, consequentemente, a TFG –, em proporção à variação da pressão arterial.

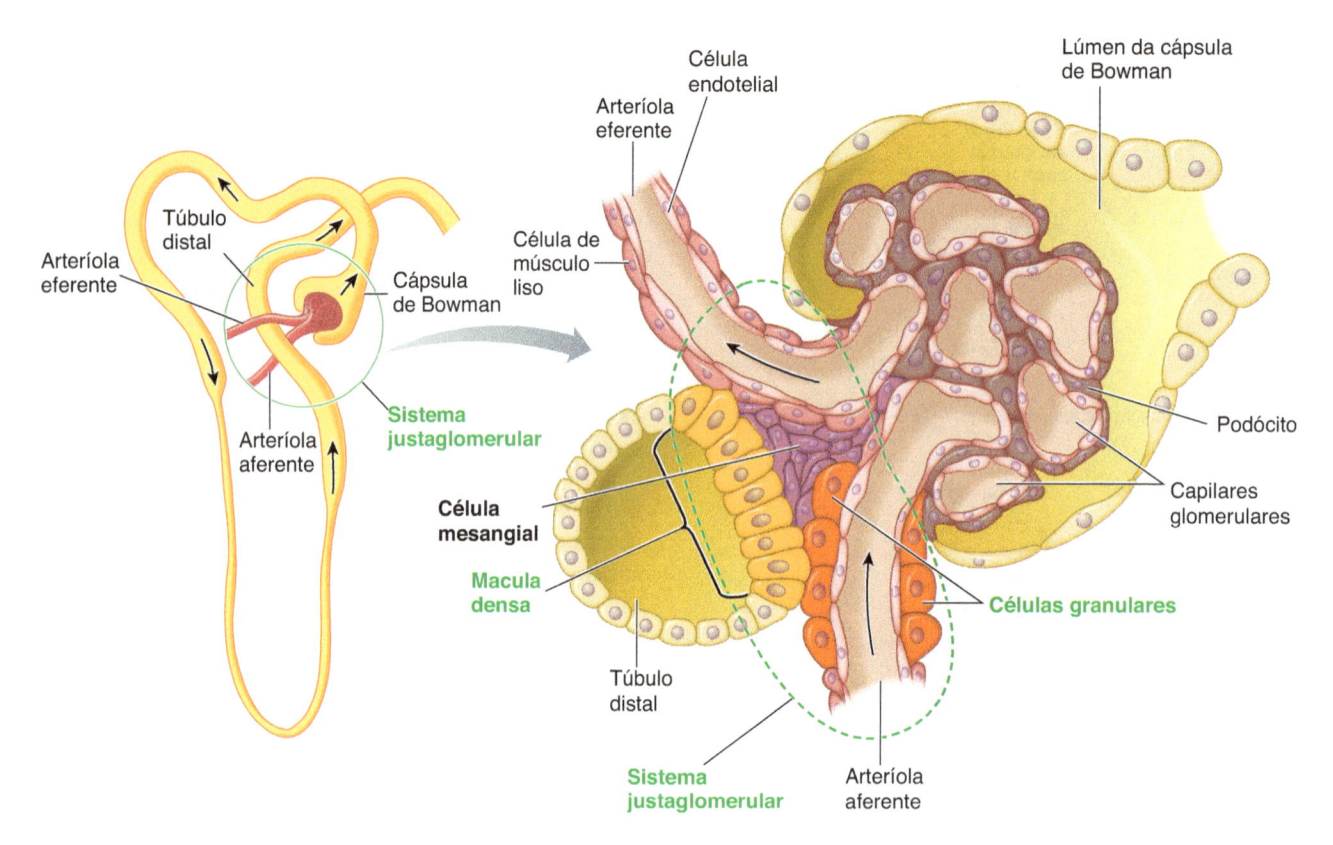

• **FIGURA 14-11 Sistema justaglomerular.** O sistema justaglomerular é formado por células vasculares especializadas (as células granulares) e células tubulares especializadas (a mácula densa) em um ponto no qual o túbulo distal atravessa a bifurcação formada pelas arteríolas aferente e eferente do mesmo néfron.

IMPORTÂNCIA DO CONTROLE SIMPÁTICO EXTRÍNSECO DA TFG
Além dos mecanismos autorreguladores intrínsecos projetados para manter a TFG constante a despeito de flutuações na pressão sanguínea arterial, a TFG pode ser *alterada propositadamente* – mesmo quando a pressão sanguínea arterial média está dentro da faixa autorreguladora – por mecanismos de controle extrínseco que cancelam as respostas autorreguladoras. O controle extrínseco da TFG, mediado pelo impulso do sistema nervoso simpático nas arteríolas aferentes, é voltado para a regulação da pressão sanguínea arterial. O sistema nervoso parassimpático não exerce nenhuma influência sobre os rins.

Se o volume de plasma diminuir – por exemplo, devido a uma hemorragia –, a queda resultante na pressão sanguínea arterial é detectada por barorreceptores do seio carotídeo arterial e do arco aórtico, que iniciam reflexos neurais para aumentar a pressão sanguínea em direção ao normal (veja no Capítulo 10). Estas respostas reflexas são coordenadas pelo centro de controle cardiovascular no tronco cerebral e são mediadas principalmente pela maior atividade simpática no coração e nos vasos sanguíneos. Embora o aumento resultante no débito cardíaco e na resistência periférica total ajude a elevar a pressão sanguínea de volta ao normal, o volume do plasma ainda está reduzido. No longo prazo, o volume do plasma deve retornar ao normal. Uma compensação pelo volume reduzido do plasma é a menor produção de urina, de forma que mais fluido que o normal seja preservado pelo organismo. A produção de urina é reduzida parcialmente ao diminuir-se a TFG – se menos fluido for filtrado, menos estará disponível para excreção.

FUNÇÃO DO REFLEXO DO BARORRECEPTOR NO CONTROLE EXTRÍNSECO DA TFG Nenhum mecanismo novo é necessário para diminuir a TFG. Ele é reduzido em resposta ao reflexo do barorreceptor a uma queda na pressão sanguínea (• Figura 14-12). Durante este reflexo, a vasoconstrição simpaticamente induzida ocorre na maioria das arteríolas do corpo (incluindo as arteríolas aferentes), como mecanismo compensatório para aumentar a resistência periférica total. As arteríolas aferentes têm receptores adrenérgicos $α_1$ (veja no Capítulo 7) e são inervadas com muito mais fibras vasoconstritoras simpáticas do que as arteríolas aferentes. Quando as arteríolas aferentes que levam sangue para os glomérulos contraem-se com a maior atividade simpática, menos sangue flui para os glomérulos, reduzindo a pressão sanguínea do capilar glomerular (veja a • Figura 14-10a). A queda resultante na TFG, por sua vez, reduz o volume de urina. Desta forma, uma parte da H_2O e do sal que teria sido perdida na urina é conservada para o organismo, ajudando, no longo prazo, a retomar o volume de plasma normal, de forma que os ajustes cardiovasculares de curto prazo que foram feitos não sejam mais necessários. Outros mecanismos, como a maior reabsorção tubular de H_2O e de sal, além do aumento da sede (descrita detalhadamente em outra parte), também contribuem para a manutenção em longo prazo da pressão sanguínea apesar de perdas de volume plasmático, ajudando a restaurar esse volume.

Inversamente, se a pressão sanguínea estiver elevada (por exemplo, devido a uma expansão do volume do plasma após a ingestão de excesso de fluido), reações opostas acontecem. Quando os barorreceptores detectam um aumento na pressão sanguínea, a atividade vasoconstritora simpática para as arteríolas, incluindo as arteríolas aferentes renais, é reduzida reflexamente, permitindo a ocorrência da vasodilatação arteriolar. À medida que mais sangue entra nos glomérulos através das arteríolas aferentes dilatadas, a pressão sanguínea do capilar glomerular aumenta, aumentando a TFG (veja a ● Figura 14-10b). À medida que mais fluido é filtrado, mais fluido fica disponível para ser eliminado na urina. Uma redução ajustada hormonalmente na reabsorção tubular de H$_2$O e sal contribui também para o aumento no volume de urina. Estes dois mecanismos renais – maior filtração glomerular e menor reabsorção tubular de H$_2$O e sal – aumentam o volume de urina e eliminam o excesso de fluido do organismo. Menos sede e ingestão de fluidos também ajudam a retornar ao normal uma pressão sanguínea elevada.

A TFG pode ser influenciada por mudanças no coeficiente de filtração.

Até o momento, discutimos mudanças na TFG como resultado de alterações na pressão de filtração líquida. A taxa de filtração glomerular, entretanto, depende do coeficiente de filtração (K_f) e também da pressão de filtração líquida. Por anos, o K_f foi considerado constante, exceto em situações patológicas nas quais a membrana glomerular se torna mais permeável que o normal. Pesquisas indicam que, ao contrário, o K_f está sujeito a mudanças de ordem fisiológica. Ambos os fatores dos quais depende o K_f – a área superficial e a permeabilidade da membrana glomerular – podem ser modificados pela atividade contrátil interna da membrana.

A área superficial disponível para filtração dentro do glomérulo é representada pela superfície interna dos capilares glomerulares que entra em contato com o sangue. Cada emaranhado de capilares glomerulares é unido por **células mesangiais** (veja a ● Figura 14-11). Estas células contêm elementos contráteis (isto é, filamentos semelhantes à actina). A contração dessas células mesangiais fecha uma parte dos capilares filtrantes, reduzindo a área superficial disponível para filtração dentro do emaranhado glomerular. Quando a pressão da filtração líquida continua inalterada, esta redução no K_f diminui a TFG. A estimulação simpática faz as células mesangiais se contraírem,

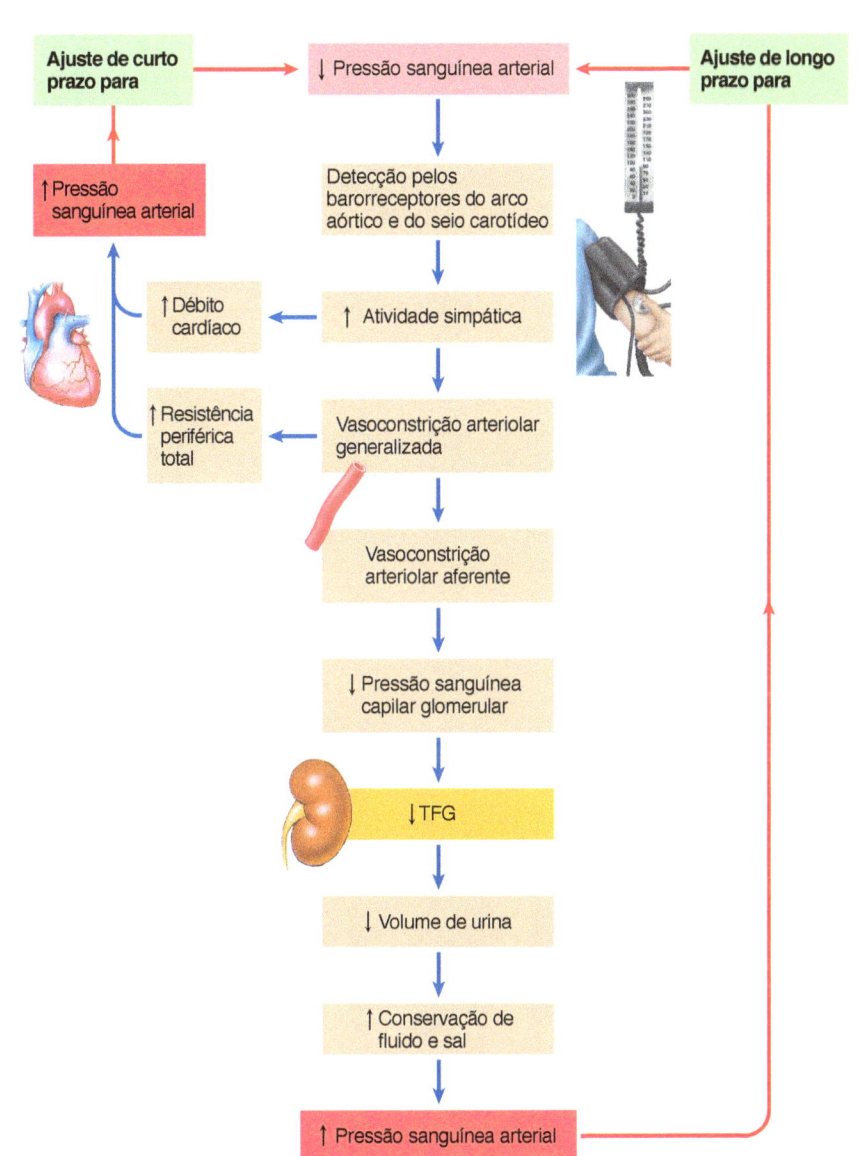

● **FIGURA 14-12** Influência do reflexo de barorreceptores sobre a TFG na regulação de longo prazo da pressão sanguínea arterial.

fornecendo, assim, um segundo mecanismo (além da promoção de vasoconstrição arteriolar aferente) por meio do qual a TFG pode ser diminuída pela atividade simpática.

Os podócitos também têm filamentos contráteis semelhantes à actina, cuja contração ou relaxamento podem, respectivamente, diminuir ou aumentar o número de fendas de filtração abertas na membrana interna da cápsula de Bowman, alterando os formatos e a proximidade dos prolongamentos (● Figura 14-13). O número de fendas é um determinante da permeabilidade – quanto mais fendas abertas, maior a permeabilidade. A atividade contrátil dos podócitos, que por sua vez afeta a permeabilidade e o K_f, está sujeita a um controle fisiológico cujo mecanismo ainda não foi completamente compreendido.

Antes de voltarmos nossa atenção ao processo de reabsorção tubular, examinaremos a porcentagem de débito cardíaco que vai para os rins, de forma a explicitar a quantidade de sangue que flui através dos rins e quanto deste fluido é filtrado e subsequentemente influenciado pelos túbulos.

Os rins normalmente recebem 20% a 25% do débito cardíaco.

À pressão de filtração líquida e K_f médios, 20% do plasma que entra nos rins é convertido em filtrado glomerular. Isso significa que, a uma TFG média de 125 ml/min, o fluxo total renal de plasma deve ser de, em média, cerca de 625 ml/min. Como 55% de todo o sangue consiste de plasma (isto é, hematócrito = 45; veja no início do Capítulo 11), o fluxo total de sangue através dos rins é de, em média, 1.140 ml/min. Esta quantidade é cerca de 22% do débito cardíaco total de 5 litros (5.000 ml)/min, embora os rins representem menos de 1% do peso corporal total.

Os rins precisam receber uma parte aparentemente bastante desproporcional do débito cardíaco porque devem realizar continuamente as funções regulatórias e excretoras sobre os imensos volumes de plasma por eles recebidos, a fim de manter-se a estabilidade do ambiente fluido interno. A maior parte do sangue vai para os rins não para alimentar o tecido renal, mas para ser regulada e purificada. Em média, 20% a 25% do sangue bombeado pelo coração a cada minuto "vai para os limpadores" ao invés de servir ao propósito normal de trocar materiais com os tecidos. Apenas pelo processamento contínuo de uma proporção tão grande do sangue é que os rins são capazes de regular precisamente o volume e a composição de eletrólitos do ambiente interno e de eliminar adequadamente as grandes quantidades de resíduos metabólicos constantemente produzidas.

Reabsorção Tubular

Todos os componentes do plasma, exceto as proteínas, são filtrados indiscriminadamente pelos capilares glomerulares. Além dos produtos residuais e do excesso de materiais que o organismo deve eliminar, o fluido filtrado contém nutrientes, eletrólitos e outras substâncias que o corpo não pode perder na urina. Na verdade, por meio da filtração glomerular contínua, maiores quantidades desses materiais são filtradas por dia do que as presentes em todo o corpo. Os materiais essenciais filtrados retornam ao sangue pela *reabsorção tubular*, a transferência seleta de substâncias do lúmen tubular para os capilares peritubulares.

A reabsorção tubular é tremenda, altamente seletiva e variável.

A reabsorção tubular é um processo altamente seletivo. Todos os componentes, exceto as proteínas plasmáticas, estão na mesma concentração no filtrado glomerular e no plasma. Na maioria dos casos, a quantidade reabsorvida de cada substância é a quantidade necessária para manter a composição adequada e o volume do ambiente fluido interno. Em geral, os túbulos têm uma capacidade altamente reabsorvente para as substâncias necessárias pelo organismo e pouca ou nenhuma capacidade reabsorvente para as substâncias sem valor (▲ Tabela 14-2). Assim, somente uma pequena porcentagem – eventual – de componentes úteis para o corpo filtrados do plasma está presente na urina, a maioria tendo sido reabsorvida e devolvida ao sangue. Apenas os excessos de materiais essenciais, como os eletrólitos, são excretadas na urina. Dependendo das necessidades do organismo,

(a) Maior K_f no relaxamento de podócitos

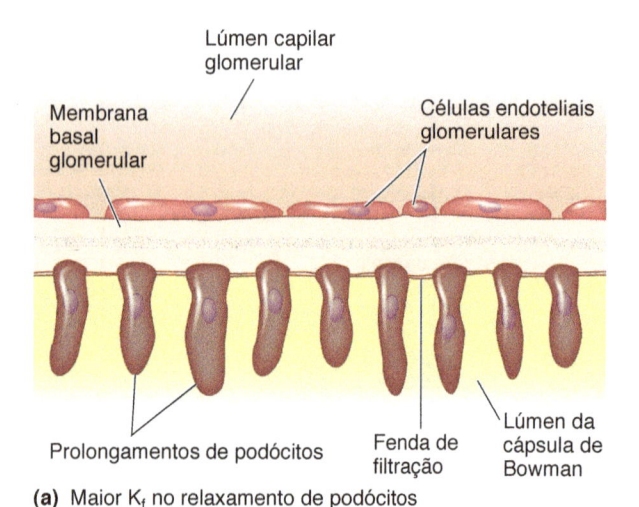

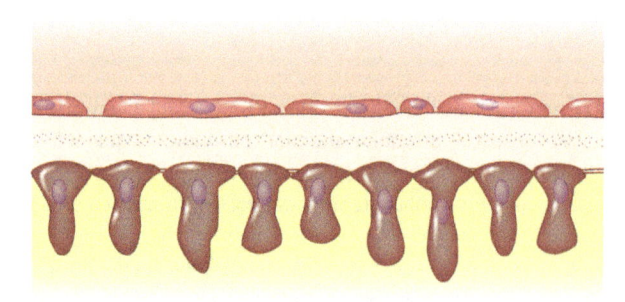

(b) Menor K_f na contração de podócitos

• **FIGURA 14-13** Variação no número de fendas de filtração abertas causada pelo relaxamento ou contração de podócitos. (a) O relaxamento dos podócitos estreita as bases dos prolongamentos, aumentando o número de fendas de filtração de intervenção totalmente abertas em uma determinada área. (b) A contração dos podócitos achata os prolongamentos e, assim, diminui o número de fendas de filtração de intervenção.

(*Fonte:* Adaptado de *Federation Proceedings*, vol. 42, p. 3046–3052, 1983. Reimpresso mediante permissão.)

▲ TABELA 14-2	Destino de diversas substâncias filtradas pelos rins	
Substância	Porcentagem média de substância filtrada reabsorvida	Porcentagem média de substância filtrada excretada
Água	99	1
Sódio	99,5	0,5
Glicose	100	0
Ureia (produto residual)	50	50
Fenol (produto residual)	0	100

a capacidade absorvente dos componentes essenciais do plasma regulados pelos rins pode variar. Em contraste, uma grande porcentagem dos produtos residuais filtrados está presente na urina. Esses detritos, inúteis ou potencialmente nocivos para o organismo caso se acumulem, não são reabsorvidos. Em vez disso, ficam nos túbulos para serem eliminados na urina. À medida que H_2O e outros componentes valiosos são reabsorvidos, os produtos residuais restantes no fluido tubular ficam altamente concentrados.

Dos 125 ml/min filtrados, 124 ml/min são reabsorvidos. Considerando a magnitude da filtração glomerular, a extensão da reabsorção tubular é tremenda: os túbulos em geral reabsorvem 99% da H_2O (178 litros/dia) filtrada, 100% do açúcar filtrado (1,13 quilos/dia) e 99,5% do sal filtrado (0,16 quilos/dia).

A reabsorção tubular envolve o transporte transepitelial.

Por todo o seu comprimento, a parede do túbulo tem espessura de uma célula e fica bastante próxima de um capilar peritubular ao redor (• Figura 14-14). Células tubulares adjacentes só entram em contato umas com as outras se forem unidas por junções firmes nas bordas laterais perto das *membranas luminais*, voltadas para o lúmen tubular. O fluido intersticial fica nos vãos entre células adjacentes – os **espaços laterais** – e também entre os túbulos e os capilares. A *membrana basolateral* está voltada para o fluido intersticial na base e nas bordas laterais da célula. As junções firmes evitam quase totalmente que substâncias se movam *entre* as células, portanto, os materiais devem passar *através* das células para sair do lúmen tubular e entrar no sangue.

TRANSPORTE TRANSEPITELIAL Para ser reabsorvida, uma substância deve atravessar cinco barreiras distintas:

- A substância deve deixar o fluido tubular atravessando a membrana luminal da célula tubular (• Figura 14-14, passo ❶).
- Deve atravessar o citosol de um lado da célula tubular para o outro (passo ❷).
- Deve cruzar a membrana basolateral da célula tubular para entrar no fluido intersticial (passo ❸).
- Deve difundir-se pelo fluido intersticial (passo ❹).
- Deve penetrar na parede capilar para entrar no plasma sanguíneo (passo ❺).

Toda esta sequência de passos é conhecida como **transporte transepitelial** ("através do epitélio").

ABSORÇÃO PASSIVA *VERSUS* ABSORÇÃO ATIVA Os dois tipos de reabsorção tubular – *reabsorção passiva* e *ativa* – dependem do gasto de energia local necessário para reabsorver uma substância em particular. Na **reabsorção passiva**, todos os passos do transporte transepitelial de uma substância do lúmen tubular para o plasma são passivos, isto é, nenhuma energia é gasta para o movimento líquido da substância, que ocorre por gradientes eletroquímicos ou osmóticos. A **reabsorção ativa**, ao contrário, ocorre se qualquer passo do transporte transepitelial de uma substância exigir energia, mesmo se os quatro demais passos forem passivos. Na reabsorção ativa, o movimento líquido da substância do lúmen tubular para o plasma ocorre *contra* um gradiente eletroquímico. Substâncias ativamente reabsorvidas têm especial importância para o organismo, como a glicose, os aminoácidos e outros

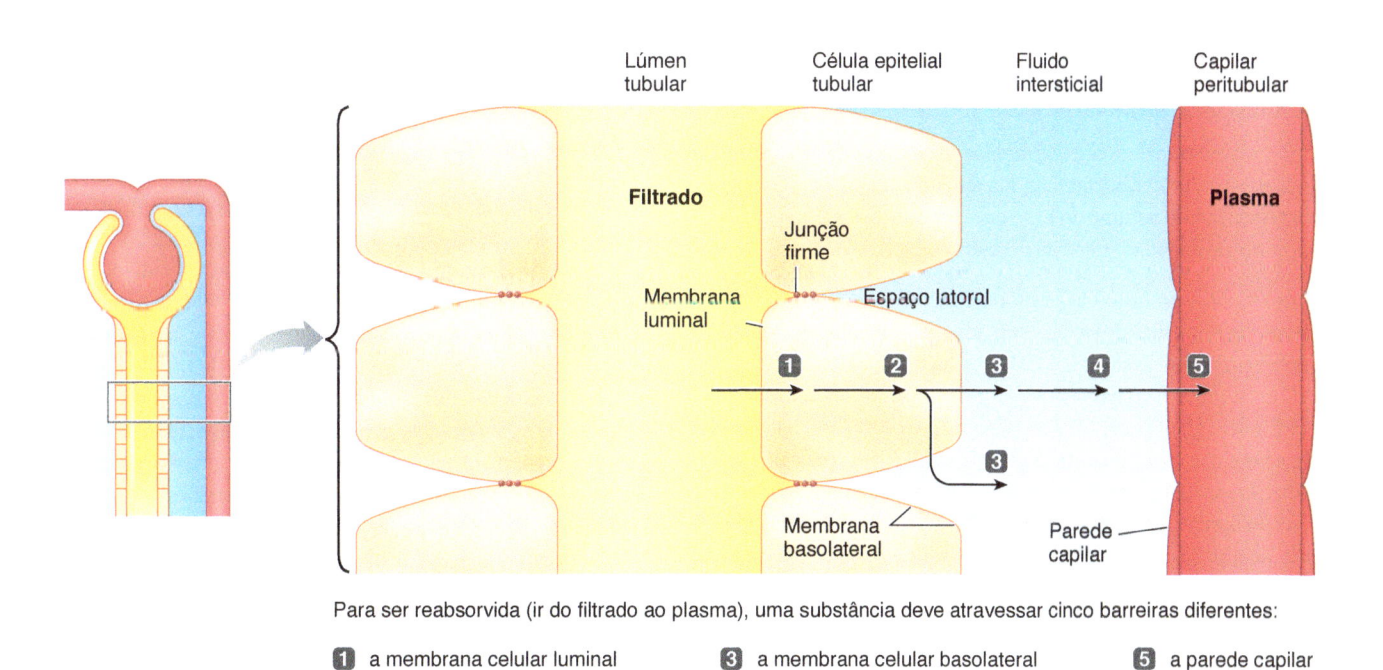

• **Figura 14-14** Passos do transporte transepitelial.

nutrientes orgânicos, além de Na⁺ e outros eletrólitos, como PO_4^{3-}. Em vez de descrever especificamente o processo de reabsorção para cada uma das muitas substâncias filtradas devolvidas ao plasma, daremos exemplos ilustrativos dos mecanismos gerais envolvidos, depois de destacar o peculiar e importante caso da reabsorção de Na⁺.

Uma bomba ATPase Na⁺–K⁺ ativa na membrana basolateral é essencial para a reabsorção de Na⁺.

A reabsorção de sódio é única e complexa. Da energia total gasta pelos rins, 80% são utilizados para transportar o Na⁺, indicando a importância deste processo. Diferente da maioria dos solutos filtrados, o Na⁺ é reabsorvido por quase todo o túbulo, mas em diferentes extensões e regiões. Do Na⁺ filtrado, 99,5% são reabsorvidos normalmente. Do Na⁺ reabsorvido, em média 67% são reabsorvidos no túbulo proximal, 25% na alça de Henle e 8% nos túbulos distal e de coleta. A reabsorção de sódio tem funções diferentes e importantes em cada um desses segmentos, como ficará aparente à medida que nossa discussão continuar. Eis uma prévia dessas funções:

- A reabsorção de sódio no *túbulo proximal* desempenha um papel crucial na reabsorção de glicose, aminoácidos, H₂O, Cl⁻ e ureia e está parcialmente vinculada à secreção de K⁺.

- A reabsorção de sódio no trecho ascendente da *alça de Henle*, em conjunto com a reabsorção de Cl⁻, desempenha um papel crucial na capacidade dos rins de produzir urina em diversas concentrações e volumes, dependendo da necessidade de o organismo preservar ou eliminar H₂O.

- A reabsorção de sódio nos *túbulos distal e de coleta* é variável e sujeita a controles hormonais. Ela tem uma importante função na regulação do volume do ECF, que, por sua vez, é importante no controle de longo prazo da pressão sanguínea arterial.

O sódio é reabsorvido por todo o túbulo, exceto no trecho descendente da alça de Henle. Mais adiante, comentaremos a importância dessa exceção. Por todos os segmentos de reabsorção de Na⁺ do túbulo, o passo ativo na reabsorção de Na⁺ envolve a transportadora ATPase Na⁺–K⁺ dependente de energia localizada na membrana basolateral da célula tubular (●Figura 14-15). Esta transportadora é a mesma bomba Na⁺–K⁺ presente em todas as células que ativamente removem Na⁺ da célula. À medida que esta bomba basolateral transporta Na⁺ para fora da célula tubular e para dentro do espaço lateral, ela mantém a concentração de Na⁺ intracelular baixa, ao mesmo tempo em que concentra Na⁺ no espaço lateral – isto é, move o Na⁺ contra um gradiente de concentração. Como a concentração de Na⁺ intracelular é mantida baixa pela atividade da bomba basolateral, é estabelecido um gradiente de concentração que favorece o movimento passivo de Na⁺ da concentração maior no lúmen tubular ao longo da borda

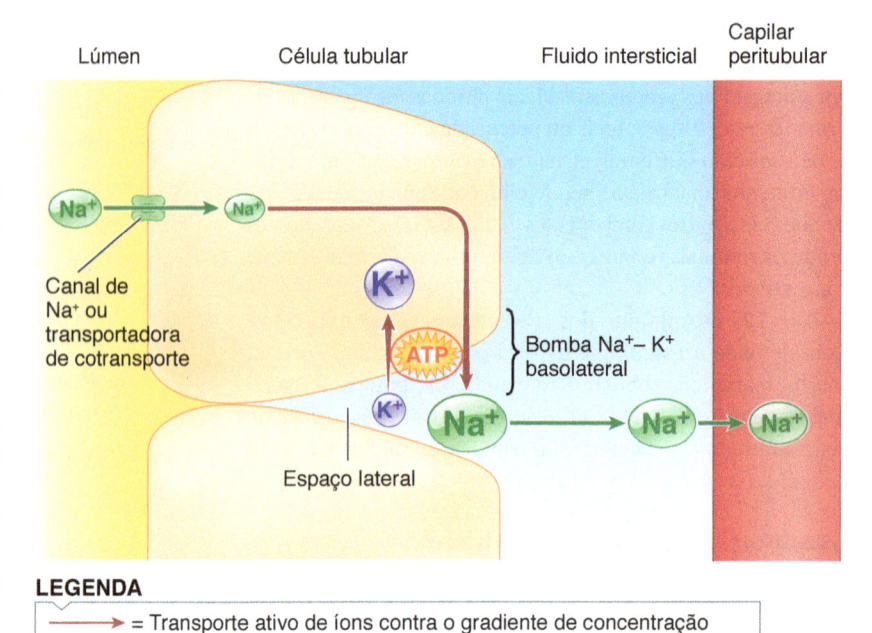

● **FIGURA 14-15 Reabsorção de sódio.** A bomba basolateral Na⁺K⁺ transporta ativamente Na⁺ da célula tubular para o fluido intersticial dentro do espaço lateral. Este processo estabelece um gradiente de concentração para o movimento passivo de Na⁺ do lúmen para a célula tubular e do espaço lateral para o capilar peritubular, realizando o transporte líquido de Na⁺ do lúmen tubular para o sangue à custa de energia.

luminal para dentro da célula tubular. A natureza dos canais de Na⁺ luminais e/ou transportadoras, que permitem o movimento de Na⁺ do lúmen para a célula, varia em diferentes partes do túbulo, porém, em cada caso, o movimento de Na⁺ pela membrana luminal é sempre um passo passivo. Por exemplo, no túbulo proximal, o Na⁺ atravessa a borda luminal por um transportador simporte que move simultaneamente Na⁺ e um nutriente orgânico, como a glicose, do lúmen para a célula. Em breve, este cotransporte será pormenorizado. No duto coletor, diferentemente, o Na⁺ atravessa a fronteira luminal por meio de um canal de extravasamento de Na⁺. Quando o Na⁺ entra na célula pela fronteira luminal por qualquer meio, ele é removido para o espaço lateral pela bomba Na⁺–K⁻ basolateral. Este passo é o mesmo por todo o túbulo. O sódio continua a se difundir, contra o gradiente de concentração, a partir de sua alta concentração no espaço lateral e em direção ao fluido intersticial ao redor e, por fim, até o sangue capilar peritubular. Assim, o transporte líquido de Na⁺ do lúmen tubular até o sangue ocorre à custa de energia.

Primeiro, vamos considerar a importância de regular a absorção de Na⁺ na parte distal do néfron e examinar como é realizado este controle. Em seguida, exploraremos em detalhes as funções da reabsorção de Na⁺ no túbulo proximal e na alça de Henle.

A aldosterona estimula a reabsorção de Na⁺ nos túbulos distal e de coleta.

No túbulo proximal e na alça de Henle, uma porcentagem constante do Na⁺ filtrado é reabsorvida, independente da **carga de Na⁺** (*quantidade total* de Na⁺ nos fluidos corporais, *não a concentração* de Na⁺ nesses fluidos). Na parte distal do túbulo, a reabsorção de uma pequena porcentagem do Na⁺ filtrado está sujeita a controle hormonal. A extensão dessa reabsorção controlada e separada está inversamente relacionada à intensidade da carga de Na^+ no organismo. Se houver Na^+ em demasia, pouco deste Na^+ controlado é reabsorvido – pelo contrário, o íon será expelido na urina, removendo-se, assim, o excesso de Na^+ do organismo. Entretanto, se o Na^+ estiver em falta, a maior parte ou todo este Na^+ controlado será reabsorvido, preservando-se para o corpo Na^+ que de outra forma teria sido perdido na urina.

A carga de Na^+ no organismo reflete-se no volume de ECF. O sódio e seu ânion associado Cl^- são responsáveis por mais de 90% da atividade osmótica do ECF. Sempre que falamos de carga de Na^+, implicitamente queremos dizer carga salina também, porque o Cl^- segue com o Na^+ (o composto NaCl é o sal de cozinha comum). A carga de Na^+ está sujeita a controle e o Cl^- segue passivamente. Lembre-se de que a pressão osmótica pode ser considerada livremente como uma força de "empuxo" que atrai e retém H_2O. Quando a carga de Na^+ está acima do normal e a atividade osmótica da ECF, portanto, aumenta, o Na^+ extra "retém" H_2O adicional, expandindo o volume do ECF. Inversamente, quando a carga de Na^+ está abaixo do normal, diminuindo, assim, a atividade osmótica do ECF, menos H_2O que o normal pode ser retido no ECF e, portanto, o volume do ECF é reduzido. Como o plasma faz parte do ECF, o resultado mais importante de uma alteração no volume de ECF é a mudança correspondente na pressão sanguínea com a expansão (↑ pressão sanguínea) ou redução (↓ pressão sanguínea) do volume do plasma. Assim, o controle de longo prazo da pressão sanguínea arterial depende essencialmente dos mecanismos de regulação do Na^+. Voltaremos agora nossa atenção a esses mecanismos.

ATIVAÇÃO DO SISTEMA RENINA-ANGIOTENSINA-ALDOSTERONA

O mais importante e conhecido sistema hormonal envolvido na regulação do Na^+ é o **sistema renina-angiotensina-aldosterona (SRAA)**. As células granulares do sistema justaglomerular (veja a • Figura 14-11) secretam no sangue um hormônio enzimático, a **renina**, em resposta a uma queda de NaCl/volume do ECF/pressão sanguínea. Esta função se junta ao papel das células da mácula densa do sistema justaglomerular na autorregulação. Especificamente, os seguintes três impulsos para as células granulares aumentam a secreção de renina:

1. As próprias células granulares funcionam como *barorreceptores intrarrenais*, sensíveis a mudanças de pressão dentro da arteríola aferente. Quando as células granulares detectam uma queda na pressão sanguínea, secretam mais renina.

2. As células da mácula densa na parte tubular do sistema justaglomerular são sensíveis ao NaCl que passa por elas através do lúmen tubular. Em resposta a uma queda no NaCl, as células da mácula densa ativam as células granulares para secretarem mais renina.

3. As células granulares são inervadas pelo sistema nervoso simpático. Quando a pressão sanguínea cai abaixo do normal, o reflexo do barorreceptor aumenta a atividade simpática. Como parte desta reação reflexa, a maior atividade simpática estimula as células granulares a secretarem mais renina.

Esses sinais inter-relacionados para maior secreção de renina indicam a necessidade de expandir-se o volume do plasma para elevar-se em longo prazo a pressão arterial até o normal.

Através de uma complexa série de eventos envolvendo o SRAA, a maior secreção de renina causa maior reabsorção de Na^+ pelos túbulos distal e de coleta. O cloreto sempre segue passivamente o Na^+ a favor do gradiente elétrico estabelecido pelo movimento ativo do sódio. O principal benefício desta retenção de sal é que ela promove osmoticamente a retenção de H_2O, o que ajuda a restaurar o volume plasmático, sendo importante, assim, no controle de longo prazo da pressão sanguínea.

Vamos examinar mais detalhadamente o mecanismo do SRAA pelo qual a secreção de renina leva à maior reabsorção de Na^+ (• Figura 14-16). Quando secretada no sangue, a renina atua como uma enzima para ativar o **angiotensinogênio** em **angiotensina I**. O angiotensinogênio é uma proteína plasmática sintetizada pelo fígado e sempre presente em alta concentração no plasma. Ao atravessar os pulmões via circulação pulmonar, a angiotensina I é convertida em **angiotensina II** pela **enzima conversora de angiotensina (ACE)**, abundante nos capilares pulmonares. A ACE está localizada em pequenos poços na superfície luminal das células endoteliais dos capilares pulmonares. A angiotensina II é o principal estímulo para a secreção do hormônio *aldosterona* do córtex adrenal. O *córtex adrenal* é uma glândula endócrina que produz vários hormônios diferentes, cada um secretado em reação a estímulos diferentes.

FUNÇÕES DO SISTEMA RENINA-ANGIOTENSINA-ALDOSTERONA

Dois tipos diferentes de células tubulares estão localizados nos túbulos distal e de coleta: as *células principais* e as *células intercaladas*. As mais abundantes **células principais** são o local de ação da aldosterona e da vasopressina e, assim, estão envolvidas na reabsorção de Na^+ e na secreção de K^+ (ambas reguladas pela aldosterona) e na reabsorção de H_2O (regulada pela vasopressina). As **células intercaladas**, por outro lado, estão relacionadas com o equilíbrio ácido-básico.

Entre suas ações, a **aldosterona** aumenta a reabsorção de Na^+ pelas células principais dos túbulos distal e de coleta. Ela faz isso ao promover a inserção de canais adicionais de Na^+ nas membranas luminais e bombas Na^+–K^+ adicionais nas membranas basolaterais dessas células. O resultado líquido é um maior fluxo passivo de Na^+ para dentro dessas células tubulares distais e de coleta a partir do lúmen e maior bombeamento ativo de Na^+ para fora das células e dentro do plasma – isto é, um aumento na reabsorção de Na^+, com o Cl^- seguindo passivamente. Assim, o SRAA promove a retenção de sal e uma retenção resultante de H_2O e o aumento na pressão sanguínea arterial. Atuando em retroalimentação negativa, este sistema alivia os fatores que ativaram a liberação inicial de renina – ou seja, falta de sal, redução do volume do plasma e menor pressão sanguínea arterial (• Figura 14-16).

Além de estimular a secreção de aldosterona, a angiotensina II é um potente constritor das arteríolas sistêmicas, elevando diretamente a pressão sanguínea ao aumentar a resistência periférica total (veja no Capítulo 10). Além disso, ela estimula a sede (aumentando a ingestão de fluidos) e a vasopressina (um hormônio que aumenta a retenção de H_2O pelos rins), ambos contribuindo para a expansão do volume do plasma e elevação da pressão arterial (como se verá mais adiante, outros mecanismos relacionados à regulação de longo prazo da pressão sanguínea e da osmolaridade do ECF também são importantes no controle da sede e da secreção de vasopressina).

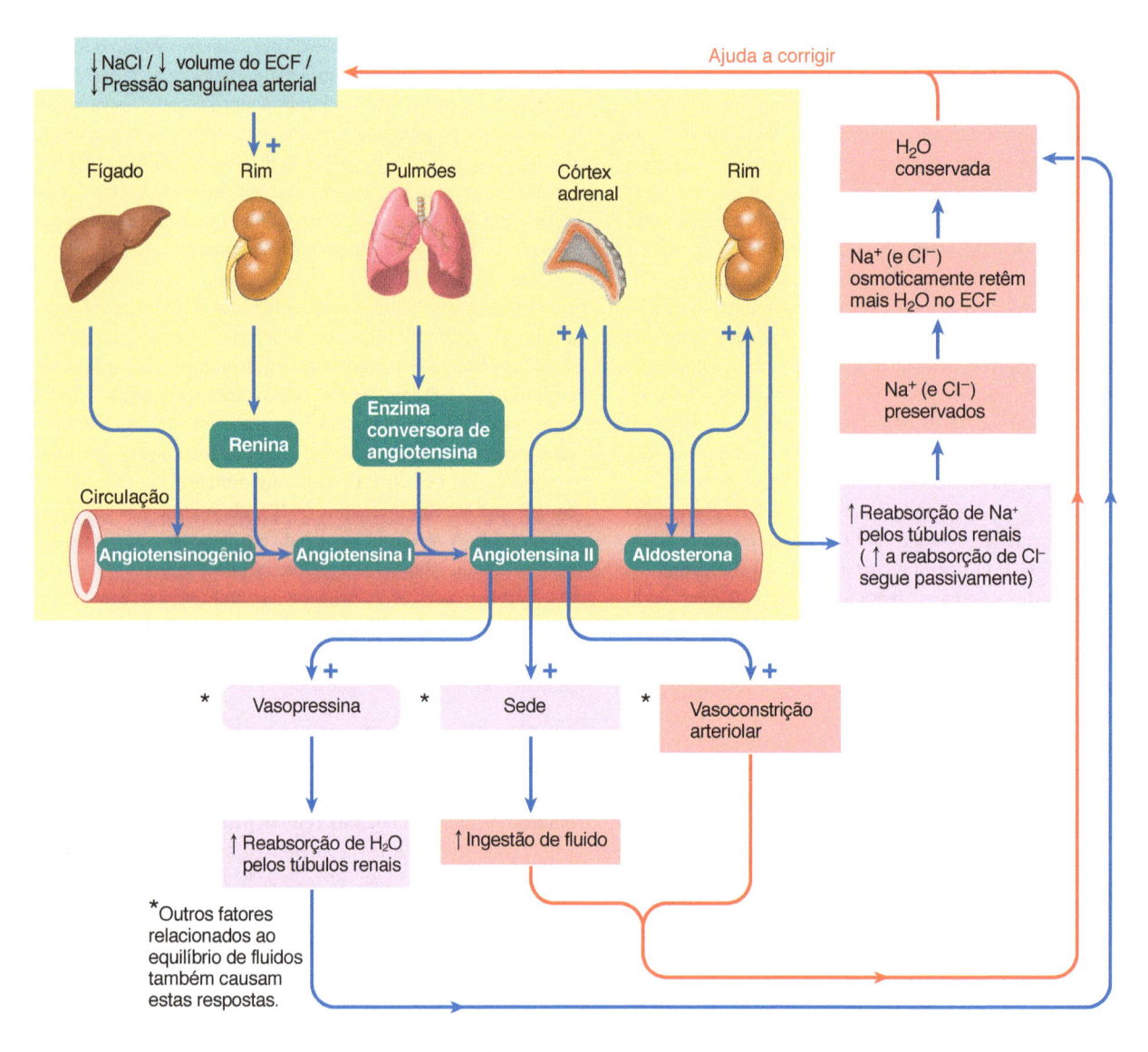

- **Figura 14-16 Sistema renina-angiotensina-aldosterona (SRAA).** Os rins secretam o hormônio enzimático renina em reação à redução no NaCl, no volume de ECF e na pressão sanguínea arterial. A renina ativa o angiotensinogênio, uma proteína plasmática produzida pelo fígado, em angiotensina I. A angiotensina I é convertida em angiotensina II pela enzima conversora de angiotensina (ACE) produzida nos pulmões. A angiotensina II estimula o córtex adrenal para secretar o hormônio aldosterona, que estimula a reabsorção de Na^+ pelos rins. A retenção resultante de Na^+ exerce um efeito osmótico que retém mais H_2O no ECF. Juntos, o Na^+ e a H_2O preservados ajudam a corrigir os estímulos originais que ativaram este sistema hormonal. A angiotensina II também exerce outros efeitos que ajudam a corrigir os estímulos originais, como a promoção de vasoconstrição arteriolar.

A situação contrária existe quando a carga de Na^+, os volumes de ECF e de plasma e a pressão sanguínea arterial estão acima do normal. Nessas circunstâncias, a secreção de renina é inibida. Portanto, como o angiotensinogênio não é ativado para angiotensina I e II, a secreção de aldosterona não é estimulada. Sem a aldosterona, a pequena parte dependente de aldosterona da reabsorção de Na^+ nos segmentos distais do túbulo não ocorre. Em vez disso, esse Na^+ não reabsorvido é perdido na urina. Na ausência de aldosterona, a perda contínua desta pequena porcentagem de Na^+ filtrado pode rapidamente eliminar o excesso de Na^+ do organismo. Embora apenas por volta de 8% do Na^+ filtrado dependa da aldosterona para reabsorção, esta pequena perda, multiplicada muitas vezes à medida que todo o volume do plasma é filtrado através dos rins diversas vezes por dia, pode causar uma perda considerável de Na^+.

Na ausência completa de aldosterona, 20 g de sal podem ser excretados por dia. Com a secreção máxima de aldosterona, todo o Na^+ filtrado (e, assim, todo o Cl^- filtrado) é reabsorvido, portanto, a excreção de sal na urina é zero. A quantidade de aldosterona secretada e, consequentemente, a quantidade relativa de sal conservado em contrapartida ao sal excretado normalmente variam entre estes extremos, dependendo das necessidades do corpo. Por exemplo, um consumidor médio de sal excreta cerca de 10 g de sal por dia na urina, um consumidor excessivo de sal excretaria mais e alguém que perdeu uma considerável quantidade de sal em decorrência de suor intenso excreta menos sal na urina. Ao variar a quantidade de renina e aldosterona secretadas de acordo com a carga de fluido determinada pelo sal no organismo, os rins podem ajustar precisamente a quantidade de sal conservada ou eliminada, mantendo assim a carga de sal e o volume de ECF/pressão sanguínea arterial em níveis relativamente constantes, apesar de amplas variações no consumo de sal e perdas anormais de fluido repleto de sal.

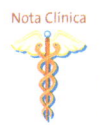

Nota Clínica **A FUNÇÃO DO SISTEMA RENINA-ANGIOTENSINA-ALDOSTERONA EM VÁRIAS DOENÇAS** Alguns casos de hipertensão (alta pressão sanguínea) são resultado de aumentos anormais na atividade do SRAA. Este sistema também é parcialmente responsável pela retenção de fluidos e pelo edema que acompanham a insuficiência cardíaca congestiva. Devido a uma falha no coração, o débito cardíaco é reduzido e a pressão sanguínea arterial é baixa, apesar de um volume de plasma normal ou até mesmo elevado. Quando uma queda na pressão sanguínea é resultado de problema cardíaco em vez de uma redução da carga de sal/fluidos no organismo, os reflexos de retenção de sal e fluidos ativados pela baixa pressão sanguínea tornam-se inadequados. A excreção de sal pode cair para praticamente zero apesar da ingestão e do acúmulo contínuos de sal no organismo. A expansão resultante do ECF produz edemas e potencializa a insuficiência cardíaca congestiva, já que o coração enfraquecido não é capaz de bombear o volume adicional de plasma.

Nota Clínica **MEDICAMENTOS QUE AFETAM A REABSORÇÃO DE Na$^+$** Como os mecanismos retentores de sal estão sendo inadequadamente ativados, pacientes com insuficiência cardíaca congestiva são colocados em dietas pobres em sal. Frequentemente, o tratamento é feito com **diuréticos**, agentes terapêuticos que causam a *diurese* (maior produção urinária) e que, assim, promovem a perda de fluidos pelo organismo. Muitos desses medicamentos atuam inibindo a reabsorção tubular do Na$^+$. À medida que mais Na$^+$ é excretado, mais H$_2$O também é perdida pelo organismo, ajudando a remover o excesso de ECF.

Medicamentos inibidores de ACE, que bloqueiam a ação da enzima conversora de angiotensina (ACE), e **bloqueadores de receptores de aldosterona** são úteis no tratamento da hipertensão e da insuficiência cardíaca congestiva. Respectivamente bloqueando a geração de angiotensina II ou bloqueando a ligação de aldosterona aos receptores renais, estas duas classes de medicamentos interrompem as ações essenciais de preservação de sal e de fluidos e os efeitos constritores arteriolares do SRAA.

O peptídeo natriurético atrial inibe a reabsorção de Na$^+$.

Enquanto o SRAA exerce poderosa influência sobre a utilização renal do Na$^+$, este sistema retentor de Na$^+$ e elevador da pressão sanguínea é oposto por um sistema liberador de Na$^+$ e redutor da pressão sanguínea que envolve o hormônio **peptídeo natriurético atrial (ANP)** e o **peptídeo natriurético cerebral (BNP)** (*natriurético* quer dizer "indutor da excreção de grandes quantidades de sódio na urina"). O coração, além da ação de bombeamento, produz ANP e BNP. Como o nome sugere, o ANP é produzido nas células do músculo cardíaco atrial. O BNP foi descoberto primeiro no cérebro (daí seu nome), mas é produzido principalmente nas células do músculo cardíaco ventricular. O ANP e o BNP são armazenados em grânulos e liberados

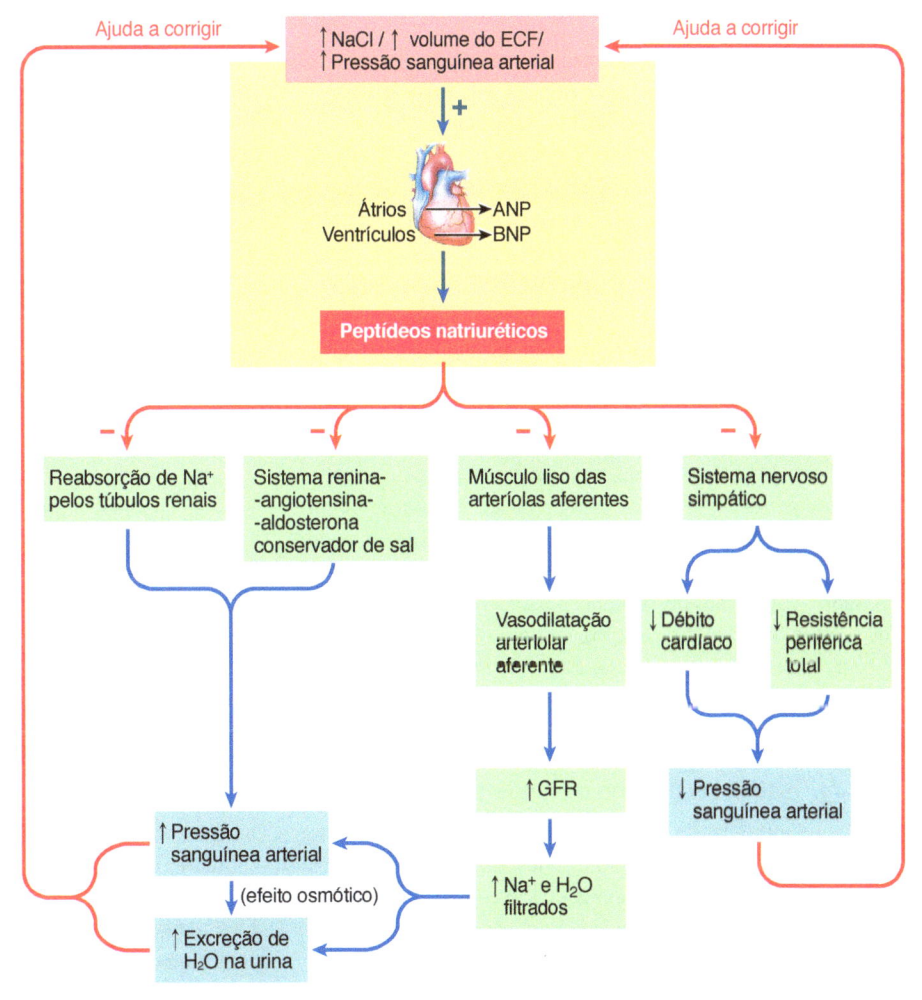

• **Figura 14-17 Peptídeo natriurético atrial e cerebral.** Os átrios cardíacos secretam o hormônio peptídeo natriurético atrial (ANP) e os ventrículos cardíacos secretam o peptídeo natriurético cerebral (BNP) em resposta ao estiramento pela retenção de Na$^+$, expansão do volume de ECF e aumento na pressão sanguínea arterial. O ANP e o BNP, por sua vez, promovem efeitos natriuréticos, diuréticos e hipotensivos para ajudar a corrigir os estímulos originais que resultaram em sua liberação.

quando as células do músculo cardíaco são alongadas mecanicamente por uma expansão do volume do plasma em circulação quando o volume do ECF aumenta. Esta expansão, que ocorre como resultado da retenção de Na^+ e H_2O, aumenta a pressão sanguínea arterial. Por sua vez, os NPs promovem a natriurese e a diurese que se segue, diminuindo o volume do plasma, e também influenciam o sistema cardiovascular para reduzir a pressão sanguínea (• Figura 14-17).

A principal ação do ANP e do BNP é inibir diretamente a reabsorção de Na^+ nas partes distais do néfron, aumentando, assim, a excreção de Na^+ e a de H_2O osmótica na urina. Eles também aumentam a excreção de Na^+ na urina ao inibirem dois passos do SRAA preservador de Na^+. Os NPs inibem a secreção de renina pelos rins e atuam sobre o córtex adrenal para inibir a secreção de aldosterona. Além disso, inibem a secreção e ações da vasopressina, o hormônio preservador de H_2O. O ANP e o BNP também promovem a natriurese e a diurese ao aumentarem a TFG. Eles dilatam as arteríolas aferentes e contraem as arteríolas eferentes, aumentando, assim, a pressão sanguínea dos capilares glomerulares e a TFG. Eles também aumentam a TFG pelo relaxamento das células mesangiais glomerulares, levando a um aumento no K_f. À medida que mais sal e água são filtrados, mais sal e água são excretados na urina. O ANP é mais poderoso na produção de natriurese e diurese do que o BNP. Além de diminuir indiretamente a pressão sanguínea pela redução da carga de Na^+ e, assim, da carga de fluido no organismo, o ANP e o BNP reduzem diretamente a pressão sanguínea, ao diminuírem o débito cardíaco e reduzirem a resistência vascular periférica ao inibirem a atividade nervosa simpática para o coração e vasos sanguíneos.

As contribuições relativas do ANP e do BNP para a manutenção do equilíbrio de sal e H_2O e a regulação da pressão sanguínea estão sendo intensamente investigadas. O importante é que, logicamente, transtornos deste sistema podem contribuir para a hipertensão. Na verdade, estudos recentes sugerem que uma deficiência no sistema natriurético de contrabalanço pode explicar alguns casos de hipertensão de longo prazo por deixar o potente sistema de preservação de Na^+ sem oposição. A retenção de sal resultante, especialmente associada ao alto consumo de sal, pode expandir o volume de ECF e elevar a pressão sanguínea.

Agora, voltaremos nossa atenção para a reabsorção dos outros solutos filtrados. Entretanto, continuaremos discutindo a reabsorção de Na^+, porque a reabsorção de muitos outros solutos está vinculada de alguma forma à reabsorção de Na^+.

Glicose e aminoácidos são reabsorvidos por transporte ativo secundário dependente de Na^+.

Grandes quantidades de moléculas orgânicas nutricionalmente importantes, como glicose e aminoácidos, são filtradas todos os dias. Como essas substâncias em geral são completamente reabsorvidas no sangue por mecanismos dependentes de energia e Na^+ localizados no túbulo proximal, nenhum desses materiais é normalmente excretado na urina. Esta reabsorção rápida e detalhada no início dos tubos protege contra a perda desses nutrientes orgânicos importantes.

Embora a glicose e os aminoácidos sejam transportadas contra os gradientes de concentração do lúmen tubular para o sangue até que a concentração no fluido tubular seja praticamente zero, nenhuma energia é diretamente utilizada para operar as transportadoras de glicose ou aminoácido. Glicose e aminoácidos são transferidos por **transporte ativo secundário**. Com este processo, *transportadores simporte* especializados, como o *cotransportador de sódio e glicose (SGLT)*, localizados apenas no túbulo proximal, transferem simultaneamente Na^+ e a molécula orgânica específica do lúmen para a célula. Esta transportadora de cotransporte luminal é o meio pelo qual o Na^+ atravessa passivamente a membrana luminal no túbulo proximal. O gradiente de concentração de Na^+ do lúmen para a célula mantido pela bomba basolateral Na^+–K^+, que consome energia, orienta este sistema de cotransporte e puxa a molécula orgânica contra o gradiente de concentração sem o gasto direto de energia. Como o processo geral de reabsorção de glicose e aminoácido depende do uso de energia, essas moléculas orgânicas são consideradas ativamente reabsorvidas, embora a energia não seja utilizada diretamente para transportá-las ao longo da membrana. O transporte ativo secundário exige a presença de Na^+ no lúmen – sem Na^+, o cotransportador é inoperável. Quando transportados para as células tubulares, glicose e aminoácidos se difundem, passivamente e em favor dos gradientes de concentração, ao longo da membrana basolateral e para dentro do plasma, facilitados por um transportador, como o *transportador de glicose (GLUT)*, que não depende de energia.

Em geral, substâncias ativamente reabsorvidas apresentam um máximo tubular.

Todas as substâncias reabsorvidas ativamente ligam-se a transportadores da membrana plasmática que as transferem pela membrana contra o gradiente de concentração. Cada transportador é específico para determinados tipos de substâncias – por exemplo, o cotransportador de glicose não pode transportar aminoácidos, ou vice-versa. Como um número limitado de cada tipo de transportador está presente nas células que revestem os túbulos, há um limite máximo do quanto de uma substância em particular pode ser ativamente transportada a partir do fluido tubular em um determinado período de tempo. A taxa de reabsorção máxima é atingida quando todos os transportadores específicos para dada substância estão totalmente ocupados ou saturados, de forma que não podem lidar com nenhum passageiro adicional naquele momento. Este máximo de transporte é designado **tubular máxima**, ou T_m. Qualquer quantidade além da T_m da substância filtrada não é reabsorvida e, em vez disso, é expelida pela a urina. Com exceção do Na^+, todas as substâncias reabsorvidas ativamente têm tubular máxima (embora cada transportador de Na^+ possa ficar saturado, os túbulos não exibem tubular máxima para o Na^+, porque a aldosterona promove a síntese de transportadores de Na^+–K^+ mais ativos nas células tubulares distais e de coleta conforme a necessidade).

As concentrações de plasma de algumas substâncias que exibem reabsorção limitada por transportador são reguladas pelos rins. Como os rins podem regular algumas substâncias ativamente reabsorvidas, mas não outras, quando os túbulos renais limitam a quantidade de cada uma dessas substâncias que podem ser reabsorvidas e devolvidas ao plasma? Compararemos a glicose, uma substância que tem T_m, mas que *não é regulada* pelos rins, com o fosfato, uma substância de T_m limitada *regulada pelos rins*.

A glicose é um exemplo de substância ativamente reabsorvida que não é regulada pelos rins.

A concentração normal de glicose no plasma é de 100 mg de glicose para 100 ml de plasma. Como a glicose é livremente filtrável no glomérulo, ela entra na cápsula de Bowman na mesma concentração em que está no plasma. Da mesma forma, 100 mg de glicose estarão presentes em cada 100 ml de plasma filtrado. Com 125 mg de plasma normalmente sendo filtrados por minuto (TFG média = 25 ml/min), a cada minuto, 125 mg de glicose entram na cápsula de Bowman com este filtrado. A quantidade de qualquer substância filtrada por minuto, conhecida como **carga filtrada**, pode ser calculada da seguinte forma:

Carga filtrada de uma substância = concentração da substância no plasma × TFG

Carga filtrada da glicose = 100 mg / 100 ml × 125 ml/min
= 125 mg/min

A uma TFG constante, a carga filtrada de glicose é diretamente proporcional à concentração de glicose no plasma. Duplicar a concentração de glicose no plasma para 200 mg/100 ml dobra a carga filtrada de glicose para 250 mg/min, e assim por diante (• Figura 14-18).

TUBULAR MÁXIMA PARA A GLICOSE A T_m para a glicose é de, em média, 375 mg/min; isto é, o mecanismo transportador de glicose é capaz de reabsorver ativamente até 375 mg de glicose por minuto antes de atingir sua capacidade máxima de transporte. A uma concentração normal de glicose no plasma de 100 mg/100 ml, os 125 mg de glicose filtrados por minuto podem ser rapidamente reabsorvidos pelo mecanismo transportador de glicose, porque a carga filtrada está bem abaixo da T_m para a glicose. Normalmente, portanto, não há glicose na urina. A T_m só é atingida quando a carga filtrada de glicose excede 375 mg/min. Quando for filtrada mais glicose por minuto do que puder ser reabsorvida – porque a T_m foi excedida –, a quantidade máxima será reabsorvida, enquanto o restante permanecerá no filtrado para ser excretado. Assim, a concentração de glicose do plasma deve ser maior do que 300 mg/100 ml – mais de três vezes o valor normal – antes que a quantidade filtrada exceda 375 mg/min e a glicose comece a passar para a urina.

LIMIAR RENAL PARA A GLICOSE A concentração de plasma na qual a T_m de uma substância em particular é atingida e a substância começa a aparecer na urina é chamada de **limiar renal**. À T_m média de 375 mg/min e TFG de 125 ml/min, o limiar renal para a glicose é 300 mg/100 ml[1]. Além da T_m, a reabsorção permanece constante à taxa máxima e qualquer outro aumento

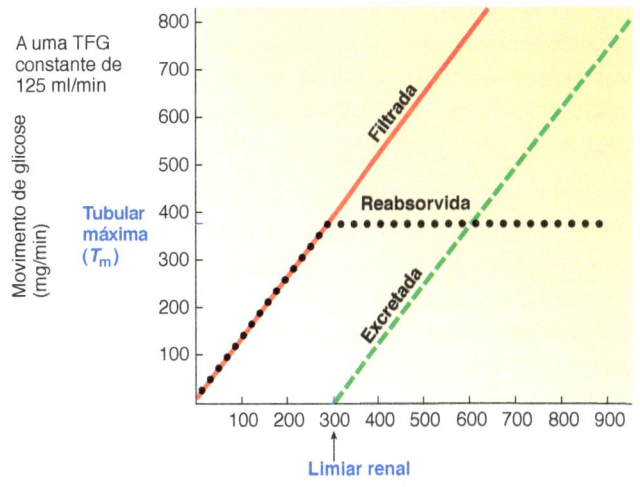

---

1   Esta é uma situação idealizada. Na realidade, a glicose frequentemente começa a passar para a urina em concentrações acima de 180 mg/100 ml. A glicose é, com frequência, excretada antes que o limiar renal médio de 300 mg/100 ml seja atingido por dois motivos. Primeiro, nem todos os néfrons têm a mesma T_m, portanto, alguns néfrons podem ter excedido a T_m, excretando glicose, enquanto outros ainda não atingiram a mesma T_m. Segundo, a eficiência do cotransportador de glicose pode não funcionar em sua capacidade máxima para valores elevados inferiores à T_m verdadeira. Portanto, parte da glicose filtrada pode não ser reabsorvida, passando para a urina, embora o limiar renal médio não tenha sido atingido.

• **Figura 14-18** Tratamento renal da glicose como função da concentração de glicose no plasma. A uma TFG constante, a quantidade de glicose filtrada por minuto é diretamente proporcional à concentração plasmática da glicose. Toda a glicose filtrada pode ser reabsorvida até a tubular máxima (T_m). Se a quantidade de glicose filtrada por minuto exceder a T_m, a quantidade máxima de glicose será reabsorvida (no valor da T_m) e o restante continuará no filtrado para ser excretado na urina. O limiar renal é a concentração plasmática na qual a T_m é atingida e a glicose passa a aparecer na urina.

na carga filtrada leva a um aumento diretamente proporcional na quantidade da substância excretada. Por exemplo, a uma concentração de glicose no plasma de 400 mg/100 ml, a carga filtrada de glicose é de 500 mg/min, dos quais 375 mg/min podem ser reabsorvidos (valor da T_m), os 125 mg/min restantes serão excretados na urina. A uma concentração de glicose no plasma de 500 mg/100 ml, a carga filtrada é de 625 mg/min; mesmo assim, apenas 375 mg/min serão reabsorvidos e 250 mg/min passarão para a urina (• Figura 14-18).

Nota Clínica A concentração de glicose no plasma pode se tornar extremamente alta na *diabete mellitus*, uma desordem endócrina que envolve a ação inadequada da insulina. A insulina é um hormônio pancreático que facilita o transporte de glicose para muitas células corporais. Quando a admissão de glicose celular é prejudicada, a glicose que não consegue entrar nas células permanece no plasma, aumentando a concentração de glicose plasmática. Consequentemente, embora a glicose não apareça normalmente na urina, é encontrada na urina de diabéticos não tratados quando a concentração de glicose plasmática excede o limiar renal, embora as funções renais não tenham se alterado.

O que acontece quando a concentração de glicose no plasma cai para abaixo do normal? Os túbulos renais, é claro, reabsorvem toda a glicose filtrada porque a capacidade de reabsorção da glicose está longe de ser excedida. Os rins nada podem fazer para aumentar um nível baixo de glicose, trazendo-o de volta ao normal. Eles simplesmente devolvem toda a glicose filtrada para o plasma.

MOTIVO PELO QUAL OS RINS NÃO REGULAM A GLICOSE Os rins não influenciam a concentração de glicose no plasma em uma ampla gama de valores, de níveis anormalmente baixos até três vezes o nível normal. Como a T_m para a glicose está muito acima da carga filtrada normal, os rins normalmente conservam toda a glicose, protegendo, assim, o organismo contra a perda deste nutriente importante pela urina. Os rins não regulam a glicose porque não mantêm a glicose a uma concentração específica no plasma. Em vez disso, esta concentração normalmente é regulada por mecanismos endócrinos e hepáticos, com os rins meramente mantendo a concentração de glicose no plasma definida por esses outros mecanismos (exceto quando níveis excessivamente altos sobrecarregam a capacidade de reabsorção dos rins). O mesmo princípio geral é verdadeiro para outros nutrientes orgânicos do plasma, como os aminoácidos e as vitaminas solúveis em água.

O fosfato é um exemplo de substância reabsorvida ativamente regulada pelos rins.

Os rins contribuem diretamente para a regulação de muitos eletrólitos, como o fosfato (PO_4^{3-}) e o cálcio (Ca^{2+}), porque os limiares renais desses íons inorgânicos são iguais às suas concentrações normais no plasma. Os transportadores desses eletrólitos estão localizados no túbulo proximal. Utilizaremos o PO_4^{3-} como exemplo. Nossas dietas geralmente são ricas em PO_4^{3-}, mas, como os túbulos só podem reabsorver até o valor da concentração normal no plasma de PO_4^{3-}, o excesso de PO_4^{3-} ingerido passa rapidamente para a urina, retornando ao normal a concentração no plasma. Quanto maior a quantidade de PO_4^{3-} ingerido além das necessidades orgânicas, maior será a quantidade excretada. Desta forma, os rins mantêm a concentração de PO_4^{3-} desejada enquanto eliminam qualquer excesso de PO_4^{3-} ingerido.

Diferente da reabsorção de nutrientes orgânicos, a reabsorção de PO_4^{3-} e de Ca^{2+} também está sujeita a controle hormonal. O hormônio da paratireoide pode alterar os limiares renais para PO_4^{3-} e Ca^{2+}, regulando, assim, a quantidade desses eletrólitos conservada, dependendo das necessidades momentâneas do organismo (Capítulo 19).

A reabsorção ativa de Na^+ é responsável pela reabsorção passiva de Cl^-, H_2O e ureia.

A bomba basolateral Na^+–K^+ não somente está vinculada à reabsorção ativa secundária de glicose e aminoácidos –; a reabsorção passiva de Cl^-, de H_2O e da ureia também depende deste mecanismo de reabsorção ativa de Na^+.

REABSORÇÃO DE CLORETO Os íons de cloreto negativamente carregados são reabsorvidos passivamente em favor do gradiente elétrico criado pela reabsorção ativa dos íons de sódio positivamente carregados. Em sua maior parte, os íons de cloreto passam entre as células tubulares (por meio de junções firmes de "extravasamento"), e não através delas. A quantidade reabsorvida de Cl^- é determinada pela taxa de reabsorção ativa de Na^+ em vez de ser controlada diretamente pelos rins.

REABSORÇÃO DE ÁGUA A água é passivamente reabsorvida por todo o comprimento do túbulo enquanto o líquido acompa-

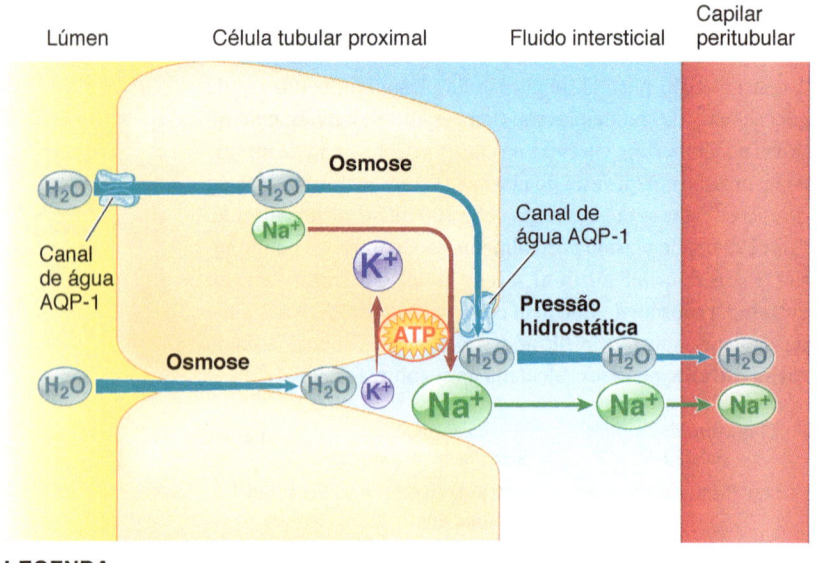

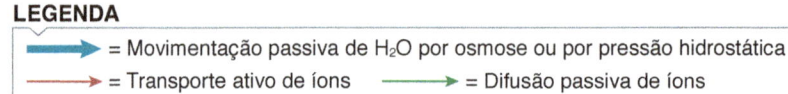

• **Figura 14-19** Reabsorção de água no túbulo proximal. A força para reabsorção de H_2O é o compartimento de hipertonicidade nos espaços laterais estabelecido pela extrusão ativa de Na^+ pela bomba basolateral. As setas azuis mostram a direção do movimento osmótico de H_2O.

nha por osmose o Na^+ ativamente reabsorvido. Da H_2O filtrada, 65% – ou 117 litros por dia – são passivamente reabsorvidos ao final do túbulo proximal. Outros 15% da H_2O filtrada são obrigatoriamente reabsorvidos pela alça de Henle. Estes 80% da H_2O filtrada são reabsorvidos no túbulo proximal e na alça de Henle independente da carga de H_2O no organismo e não estão sujeitos a regulagem. Quantidades variáveis dos 20% restantes são absorvidas nas partes distais do túbulo. A extensão da reabsorção nos túbulos distal e de coleta está sob controle hormonal direto, dependendo do estado de hidratação do organismo. Nenhuma parte do túbulo exige energia diretamente para esta tremenda reabsorção de H_2O.

Durante a reabsorção, a H_2O atravessa principalmente as **aquaporinas (AQPs)**, ou **canais de água**, formadas por proteínas específicas da membrana plasmática nas células tubulares. Tipos diferentes de canais de água estão presentes em diversas partes do néfron. Os canais de água no túbulo proximal, *AQP-1*, estão sempre abertos, sendo responsáveis pela alta permeabilidade à H_2O desta região. Os canais *AQP-2* nas células principais nas partes distais do néfron, por outro lado, são regulados pelo hormônio *vasopressina*, sendo responsáveis pela reabsorção variável de H_2O nesta região.

A principal força impulsora para a reabsorção de H_2O no túbulo proximal é um compartimento de hipertonicidade nos espaços laterais entre as células tubulares estabelecidas pela extrusão ativa da bomba basolateral de Na^+ (• Figura 14-19). Como resultado desta atividade da bomba, a concentração de Na^+ rapidamente diminui no fluido tubular e nas células tubulares, enquanto simultaneamente aumenta na região localizada dentro dos espaços laterais. Este gradiente osmótico induz o fluxo líquido passivo de H$_2$O do lúmen para os espaços laterais, através das células, ou intercelularmente, através de junções firmes "em extravasamento". O acúmulo de fluido nos espaços laterais resulta em um acúmulo de pressão hidrostática (do fluido), que elimina H$_2$O dos espaços laterais para o fluido intersticial e, finalmente, para os capilares peritubulares. A água também segue osmoticamente outros solutos reabsorvidos preferencialmente, como a glicose (que também depende do Na$^+$), mas a influência direta da reabsorção de Na$^+$ sobre a reabsorção passiva de H$_2$O é quantitativamente mais importante.

Este retorno de H$_2$O filtrada ao plasma aumenta pelo fato de que a pressão osmótica coloide do plasma é maior nos capilares peritubulares do que em outros lugares. A concentração de proteínas plasmáticas, responsável pela pressão osmótica coloide do plasma, é elevada no sangue que entra nos capilares peritubulares, devido à ampla filtração de H$_2$O através dos capilares glomerulares no contrafluxo. As proteínas plasmáticas que ficaram para trás no glomérulo são concentradas em um volume menor de H$_2$O no plasma, aumentando a pressão osmótica coloide do plasma do sangue não filtrado que sai do glomérulo e entra nos capilares peritubulares. Esta força tende a "puxar" H$_2$O para dentro dos capilares peritubulares, simultaneamente ao "empurrão" da pressão hidrostática nos espaços laterais que leva a H$_2$O em direção aos capilares. Por este meio, 65% da H$_2$O filtrada – ou 117 litros por dia – são passivamente reabsorvidos ao final do túbulo proximal.

Os mecanismos responsáveis pela reabsorção de H$_2$O além do túbulo proximal serão descritos posteriormente.

REABSORÇÃO DE UREIA Além de Cl$^-$ e de H$_2$O, a reabsorção passiva de ureia também está indiretamente vinculada à reabsorção ativa de Na$^+$. A **ureia** é um produto residual da decomposição proteica. A reabsorção induzida osmoticamente de H$_2$O no túbulo proximal, secundária à reabsorção ativa de Na$^+$, produz um gradiente de concentração para a ureia que favorece a reabsorção passiva deste resíduo, da seguinte forma (● Figura 14-20): a ampla reabsorção de H$_2$O no túbulo proximal reduz gradualmente os 125 ml/min originais de filtrado até que apenas 44 ml/min de fluido permaneçam no lúmen ao final do túbulo proximal (lembre-se de que 65% da água no filtrado original, ou 81 ml/min, foi reabsorvida). À medida que a H$_2$O é reabsorvida, são deixadas para trás substâncias filtradas, não reabsorvidas, que ficam cada vez mais concentradas no fluido tubular. A ureia é uma dessas substâncias. A concentração de ureia enquanto é filtrada no glomérulo é idêntica à concentração no plasma que entra nos capilares peritubulares. A quantidade de ureia presente nos 125 ml de fluido filtrado no início do túbulo proximal, entretanto, fica quase três vezes concentrada nos 44 ml restantes ao final do túbulo proximal. Como resultado, essa concentração de ureia no fluido tubular torna-se muito maior que nos capilares adjacentes. Portanto, um gradiente de concentração é criado para que a ureia possa difundir-se passivamente do lúmen tubular para o plasma do capilar peritubular. Como as paredes dos túbulos proximais são pouco permeáveis à ureia, apenas cerca de 50% da ureia filtrada é reabsorvida passivamente por este meio.

Nota Clínica Embora somente metade da ureia filtrada seja eliminada do plasma a cada passagem pelos néfrons, esta taxa de remoção é suficiente. A concentração de ureia no plasma fica elevada apenas se a função renal estiver prejudicada,

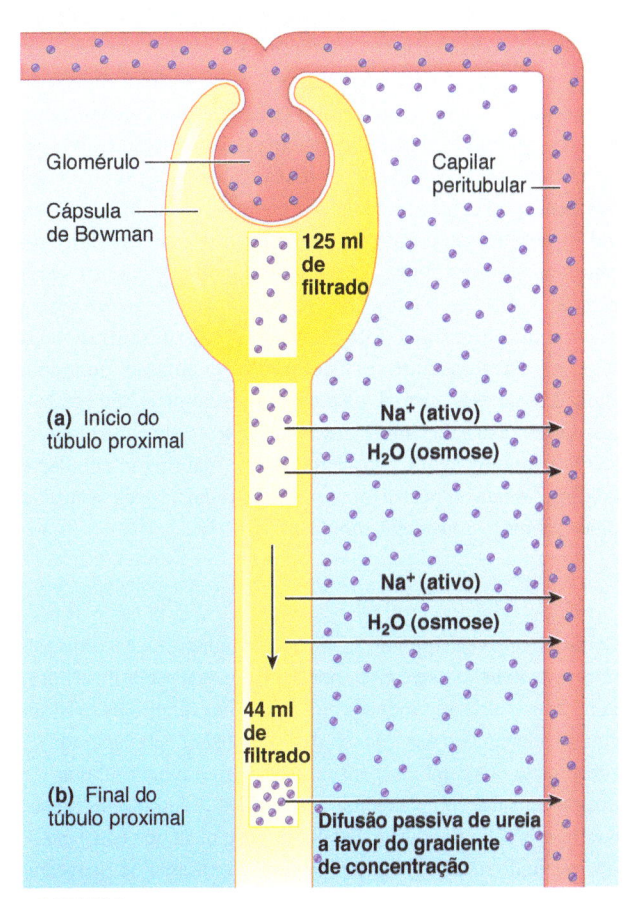

● **Figura 14-20 Reabsorção passiva de ureia no final do túbulo proximal.** (a) Na cápsula de Bowman e no início do túbulo proximal, a ureia está na mesma concentração que no plasma e no fluido intersticial circundante. (b) Ao final do túbulo proximal, 65% do filtrado original foi reabsorvido, concentrando a ureia filtrada no filtrado restante. Isso estabelece um gradiente de concentração que favorece a reabsorção passiva de ureia.

quando muito menos de metade da ureia for removida. Um nível elevado de ureia foi uma das primeiras características químicas identificadas no plasma de pacientes com insuficiência renal grave. Assim, a medição clínica de **nitrogênio da ureia no sangue (BUN)** começou a ser utilizada como uma avaliação bruta da função renal. Agora se sabe que as consequências mais graves da insuficiência renal não são atribuíveis à retenção de ureia, que em si não é especialmente tóxica, mas ao acúmulo de outras substâncias não excretadas adequadamente devido à secreção inadequada – mais notadamente o H$^+$ e o K$^+$. Profissionais de saúde ainda se referem frequentemente à insuficiência renal como **uremia** ("ureia no sangue"), indicando o excesso de ureia no sangue, embora a retenção de ureia não seja a principal ameaça nesta condição.

Em geral, produtos residuais indesejados não são reabsorvidos.

Os outros produtos residuais filtrados além da ureia, como o *ácido úrico*, a *creatinina* e os *fenóis* (derivados de muitos alimentos), também ficam concentrados no fluido tubular à medida que a H₂O sai do filtrado para entrar no plasma, mas não são passivamente reabsorvidos como a ureia. As moléculas de ureia, sendo as menores entre os produtos residuais, são os únicos resíduos passivamente reabsorvidos por este efeito concentrador. Embora os outros detritos também estejam concentrados no fluido tubular, eles não podem deixar o lúmen na direção dos gradientes de concentração para serem passivamente reabsorvidos, porque não conseguem permear a parede tubular. Portanto, os produtos residuais, não sendo reabsorvidos, em geral permanecem nos túbulos e são excretados na urina em forma altamente concentrada. Esta excreção de resíduos metabólicos não está sujeita a controles fisiológicos. No entanto, quando a função renal está normal, os processos excretórios são realizados a uma taxa suficiente – mesmo que não sejam controlados.

Concluímos agora a discussão sobre reabsorção tubular e voltamos nossa atenção a outro processo renal básico executado pelos túbulos – a secreção tubular.

Secreção Tubular

Como a reabsorção tubular, a secreção tubular envolve o transporte transepitelial – neste caso, porém, os passos estão invertidos. Por fornecer uma segunda via de entrada nos túbulos às substâncias selecionadas, a *secreção tubular* – a transferência separada de substâncias dos capilares peritubulares para o lúmen tubular – é um mecanismo complementar que acelera a eliminação desses compostos pelo organismo. Qualquer substância que consiga entrar no fluido tubular – seja por filtração glomerular ou por secreção tubular – e que não seja reabsorvida será eliminada na urina.

As substâncias mais importantes secretadas pelos túbulos são o *íon de hidrogênio (H^+)*, o *íon de potássio (K^+)* e *ânions e cátions orgânicos*, muitos dos quais são compostos estranhos ao corpo.

A secreção de íons de hidrogênio é importante no equilíbrio ácido-básico.

A secreção renal de H^+ é extremamente importante na regulação do equilíbrio entre ácidos e bases no organismo. O íon de hidrogênio secretado no fluido tubular é eliminado do organismo pela urina. O íon de hidrogênio pode ser secretado pelos túbulos proximais, distais e de coleta, com a extensão da secreção de H^+ dependendo da acidez dos fluidos corporais. Quando os fluidos corporais estão demasiadamente ácidos, a secreção de H^+ aumenta. Inversamente, a secreção de H^+ diminui quando a concentração de H^+ nos fluidos corporais está baixa demais (veja mais detalhes no Capítulo 15).

A secreção de íons de potássio é controlada pela aldosterona.

O potássio é um dos cátions mais abundantes no organismo, mas aproximadamente 98% dos íons de K^+ estão no ICF, porque a bomba Na^+–K^+ transporta ativamente K^+ para dentro das células. Como apenas uma quantidade relativamente pequena de K^+ está no ECF, mesmo mudanças leves na carga de K^+ no ECF podem ter um efeito notável sobre a concentração de K^+ no plasma. Mudanças na concentração de K^+ plasmático têm uma grande influência sobre a excitabilidade da membrana. Portanto, as concentrações de K^+ no plasma são bastante controladas, principalmente pelos rins.

O íon de potássio é seletivamente movido em direções opostas por diferentes partes do túbulo – é ativamente reabsorvido no túbulo proximal e ativamente secretado pelas células principais nos túbulos distal e de coleta. Além disso, um tipo de célula intercalada secreta ativamente K^+, enquanto outro tipo reabsorve ativamente esses íons nos túbulos distal e de coleta, junto com o transporte de H^+ (Capítulo 15). No início do túbulo, o K^+ é reabsorvido de forma constante e desregulada, enquanto a secreção posterior de K^+ no túbulo pelas células principais é variável e sujeita a controles. Como o K^+ filtrado é quase completamente reabsorvido no túbulo proximal, a maior parte do K^+ na urina vem da secreção controlada de K^+ nas partes distais do néfron em vez de na da filtração.

Na falta de K^+, a secreção de K^+ nas partes distais do néfron é reduzida ao mínimo, portanto, somente a pequena porcentagem de K^+ filtrado que escapa da reabsorção pelo túbulo proximal é excretada na urina. Desta forma, o K^+ que normalmente teria sido perdido na urina é conservado para o organismo. Inversamente, quando os níveis de K^+ do plasma estão elevados, a secreção de K^+ é ajustada, de forma que apenas K^+ suficiente seja adicionado ao filtrado para eliminação, visando reduzir a concentração de K^+ no plasma de volta ao normal. Assim, é a secreção de K^+, não a filtração ou a reabsorção de K^+, que varia de forma controlada para regular a taxa de excreção de K^+ e manter a concentração desejada desses íons no plasma.

MECANISMO DE SECREÇÃO DE K^+ A secreção de íons de potássio nas células principais dos túbulos distal e de coleta é aliada à reabsorção de Na^+ pela bomba Na^+–K^+ basolateral dependente de energia (● Figura 14-21). Esta bomba não apenas move Na^+ para fora da célula e para dentro do espaço lateral, mas também transporta K^+ do espaço lateral para dentro das células tubulares. A alta concentração de K^+ intracelular resultante favorece o movimento líquido de K^+ das células para dentro do lúmen tubular. O movimento ao longo da membrana luminal ocorre passivamente através do grande número de canais de extravasamento de K^+ nesta barreira nos túbulos distal e de coleta. Ao manter baixa a concentração de K^+ no fluido intersticial enquanto transporta o K^+ para dentro das células tubulares a partir do fluido intersticial ao redor, a bomba basolateral estimula o movimento passivo de K^+ para fora do plasma do capilar peritubular e para dentro do fluido intersticial. Um íon de potássio que sai do plasma desta maneira é posteriormente bombeado para dentro das células, de onde se move passivamente para o lúmen. Desta forma, a bomba basolateral induz ativamente a secreção líquida de K^+ do plasma do capilar peritubular para o lúmen tubular nas partes distais do néfron.

Como a secreção de K^+ está vinculada à reabsorção de Na^+ pela bomba Na^+–K^+, por que o K^+ não é secretado por todos os segmentos de reabsorção de Na^+ do túbulo, em vez de ocorrer apenas nas partes distais do néfron? A resposta está na localização dos canais passivos de K^+. Nos túbulos distal e de coleta, os canais de K^+ concentram-se na membrana luminal, fornecendo uma via para que o K^+ bombeado para dentro da célula saia no lúmen, sendo, assim, secretado. Nos outros segmentos tubulares, os canais de extravasamento de K^+ estão localizados principalmente na membrana basolateral. Como resultado, o K^+ bombeado do espaço lateral para dentro da célula pela bomba Na^+–K^+

simplesmente sai e retorna ao espaço lateral através desses canais. Esta reciclagem de K⁺ permite a operação contínua da bomba Na⁺–K⁺ para realizar a reabsorção de Na⁺ sem efeito líquido local sobre o K⁺.

CONTROLE DA SECREÇÃO DE K⁺ Diversos fatores podem alterar a taxa de secreção de K⁺, sendo a aldosterona o mais importante dentre eles. Este hormônio estimula a secreção de K⁺ pelas células tubulares principais no final do néfron enquanto aumenta simultaneamente a reabsorção de Na⁺ por essas células. Um aumento na concentração de K⁺ no plasma estimula diretamente o córtex adrenal a elevar a produção de aldosterona, o que, por sua vez, promove a secreção e a excreção e eliminação urinária finais do excesso de K⁺. Inversamente, uma queda na concentração de K⁺ no plasma causa uma redução na secreção de aldosterona e uma redução correspondente na secreção de K⁺ renal estimulada pela aldosterona. A quantidade de K⁺ filtrado excretada na urina varia de 1% a 80%, dependendo das necessidades momentâneas do organismo.

Observe que um aumento na concentração de K⁺ no plasma estimula diretamente a secreção de aldosterona pelo córtex adrenal, enquanto uma queda na concentração de Na⁺ no plasma estimula a secreção de aldosterona através da via complexa do SRAA. Assim, a secreção de aldosterona pode ser estimulada por duas vias distintas (• Figura 14-22). Entretanto, independente do estímulo, a maior secreção de aldosterona sempre promove a reabsorção de Na⁺ e a secreção simultânea de K⁺. Por este motivo, a secreção de K⁺ pode ser inadvertidamente estimulada em decorrência da maior atividade da aldosterona causada pela falta de Na⁺, pela redução no volume do ECF ou por uma queda na pressão sanguínea arterial totalmente desvinculada do equilíbrio de K⁺. A perda inadequada de K⁺ resultante pode causar a deficiência de K⁺.

EFEITO DA SECREÇÃO DE H⁺ SOBRE A SECREÇÃO DE K⁺ Outro fator que pode alterar inadvertidamente a intensidade da secreção de K⁺ é o estado ácido-básico do organismo. As células intercaladas nas partes distais do néfron secretam K⁺ ou H⁺. Uma maior taxa de secreção de K⁺ ou H⁺ é acompanhada por uma taxa reduzida da secreção do outro íon. Normalmente, os rins secretam uma preponderância de K⁺, mas, quando os fluidos corporais estão ácidos demais e a secreção de H⁺ aumenta como medida compensatória, a secreção de K⁺ é reduzida de forma correspondente. Esta menor secreção leva à retenção inadequada de K⁺ nos fluidos corporais.

IMPORTÂNCIA DA REGULAÇÃO DA CONCENTRAÇÃO DE K⁺ NO PLASMA Exceto nas circunstâncias impositivas de desequilíbrios de K⁺ inadvertidamente induzidos durante compensações renais de Na⁺, por déficits no volume do ECF ou por desequilíbrios ácido-básicos, os rins normalmente detêm um bom grau de controle sobre a concentração de K⁺ no plasma. Isso é extremamente

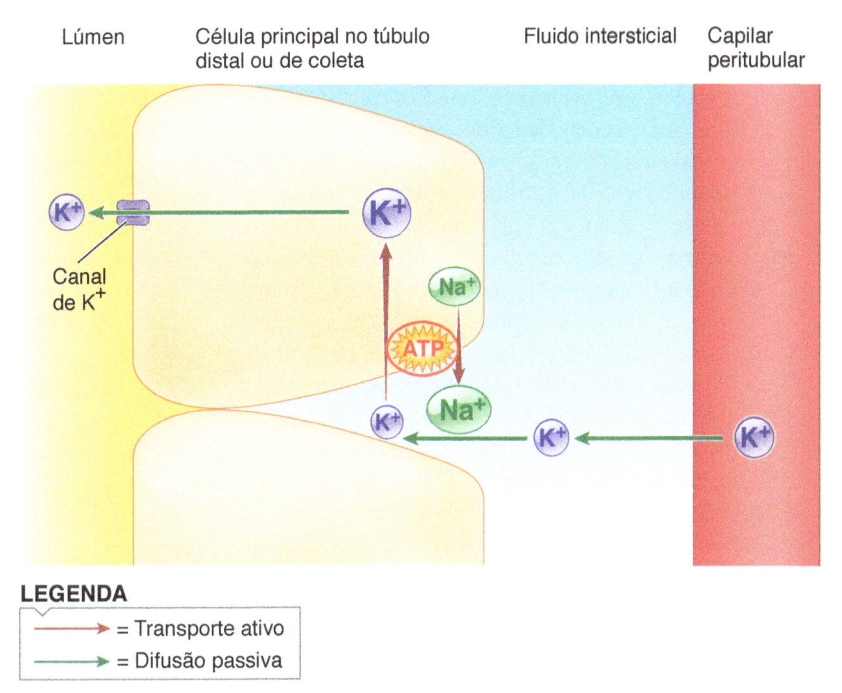

• **Figura 14-21 Secreção de íons de potássio.** A bomba basolateral transporta simultaneamente Na⁺ para o espaço lateral e K⁺ para a célula tubular. Nas partes do túbulo que secretam K⁺, este íon deixa a célula por canais localizados na fronteira luminal, sendo assim secretados (nas partes do túbulo que não secretam K⁺, o K⁺ bombeado na célula durante a reabsorção de Na⁺ sai da célula através de canais localizados na fronteira basolateral, sendo, assim, retido no organismo).

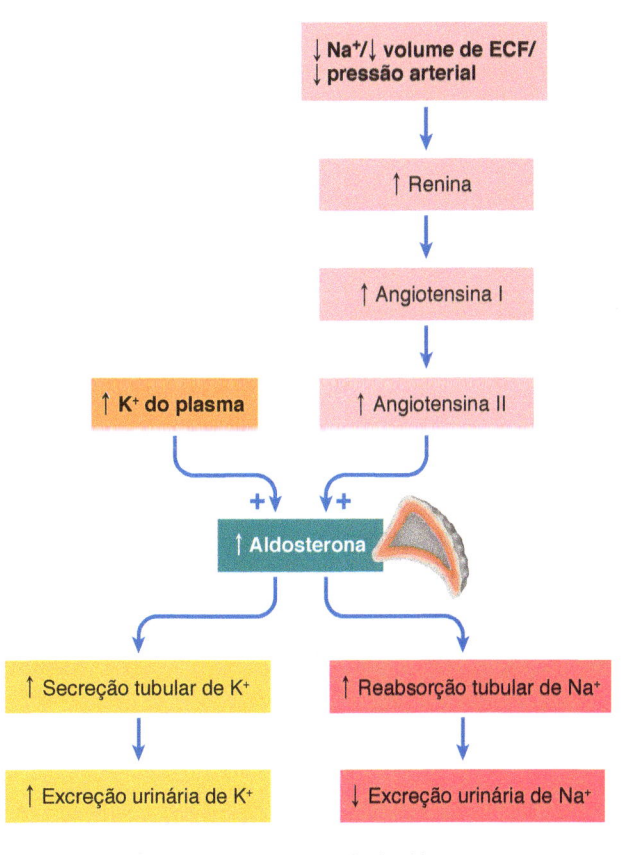

• **Figura 14-22** Controle duplo da secreção de aldosterona por K⁺ e Na⁺.

importante, porque mesmo pequenas flutuações na concentração de K⁺ no plasma podem ter consequências prejudiciais.

Nota Clínica O potássio exerce um papel essencial na atividade elétrica na membrana de tecidos excitáveis. Aumentos e quedas na concentração de K^+ no plasma (ECF) podem alterar o gradiente de concentração de K^+ intracelular para extracelular, que, por sua vez, pode mudar o potencial da membrana em repouso. As consequências mais graves do excesso de K^+ e da deficiência de K^+ estão relacionadas ao impacto sobre o coração. Ambas as condições resultam em menor excitabilidade cardíaca, por motivos diferentes. Um aumento na concentração de K^+ no ECF reduz o potencial de repouso (torna-o menos negativo), o que reduz a excitabilidade dos neurônios, das células do músculo esquelético e, mais importante, das células do músculo cardíaco, ao manter os canais de Na^+ regulados por voltagem responsáveis pela fase de ascensão do potencial de ação cardíaco no estado inativo (fechado e incapaz de abrir). A membrana celular não consegue repolarizar-se completamente depois da despolarização para devolver ao canal a conformação fechada e a capacidade de abertura. Alguns canais de Na^+ são mais sensíveis que outros ao efeito despolarizante. À medida que cada vez mais canais de Na^+ são desativados por níveis crescentes de K^+, a excitabilidade cardíaca cai progressivamente. Em casos leves, as taxas de aumento e amplitude dos potenciais de ação cardíacos diminuem e a velocidade de condução é reduzida. Em casos graves, ocorrem arritmias cardíacas que podem causar uma fibrilação fatal (veja a p. 320), ou então a morte pode resultar de parada cardíaca. Uma queda na concentração de K^+ no ECF resulta em hiperpolarização das membranas de células nervosas e musculares, o que também reduz a excitabilidade. Uma despolarização maior do que o normal é necessária para levar a membrana ao potencial de limiar. São indícios da falta de K^+ no ECF: fraqueza dos músculos esqueléticos, diarreia e distensão abdominal causada pela disfunção do músculo liso, além de anormalidades no ritmo cardíaco e na condução de impulsos.

A secreção de ânions e cátions orgânicos ajuda a eliminar de maneira eficiente compostos estranhos ao organismo.

O túbulo proximal contém dois tipos diferentes de transportadoras secretórias, uma para secreção de ânions orgânicos e um sistema separado para secreção de cátions orgânicos.

FUNÇÕES DOS SISTEMAS SECRETÓRIOS DE ÍONS ORGÂNICOS Os sistemas secretórios de íons orgânicos têm três funções importantes:

1. Ao elevar a quantidade de íons orgânicos específicos ao montante deles já inserido no fluido tubular por meio da filtração glomerular, as vias secretórias orgânicas propiciam a excreção dessas substâncias. Incluídos entre esses íons orgânicos estão certos mensageiros químicos transportados pelo sangue, como as prostaglandinas e a epinefrina, que, após cumprirem sua finalidade, devem ser rapidamente removidos do sangue para que sua atividade biológica não seja prolongada indevidamente.

2. Em alguns casos importantes, íons orgânicos são pouco solúveis em água. Para serem transportados no sangue, eles são amplamente – mas não de forma irreversível – ligados às proteínas do plasma. Como estão ligadas às proteínas do plasma, essas substâncias não podem ser filtradas através dos glomérulos. A secreção tubular facilita a eliminação pela urina desses íons orgânicos não filtráveis. Mesmo que determinado íon orgânico esteja amplamente ligado a proteínas plasmáticas, uma pequena porcentagem do íon sempre existe em sua forma livre no plasma. A remoção destes íons orgânicos livres pela secreção permite o "descarregamento" de alguns dos íons ligados, que então ficam livres para serem secretados. Isso, por sua vez, estimula o descarregamento de ainda mais íons orgânicos, e assim por diante.

3. O mais importante é que os sistemas secretórios de íons orgânicos do túbulo proximal desempenham uma função essencial na eliminação de muitos compostos estranhos ao organismo. Esses sistemas podem secretar um grande número de íons orgânicos diferentes, tanto os produzidos endogenamente (dentro do organismo) quanto íons orgânicos estranhos que entraram nos fluidos corporais. Essa não seletividade permite que os sistemas secretórios de íons orgânicos acelerem a remoção de muitas substâncias químicas orgânicas estranhas, incluindo aditivos alimentares, poluentes ambientais (como pesticidas), medicamentos e outras substâncias orgânicas não nutritivas que entraram no organismo. Embora este mecanismo ajude a eliminar do corpo compostos estranhos potencialmente lesivos, não está sujeito a ajustes fisiológicos. Os transportadores não conseguem seguir o ritmo secretório ao confrontarem uma carga elevada desses íons orgânicos.

O fígado desempenha um papel importante para ajudar a livrar o organismo de compostos estranhos. Muitas substâncias químicas orgânicas estranhas não são iônicas em sua forma original, portanto, não podem ser secretadas pelos sistemas de íons orgânicos. O fígado converte essas substâncias estranhas em uma forma atômica que facilita a secreção pelo sistema de ânions orgânicos e, assim, acelera sua eliminação.

Nota Clínica Muitos medicamentos, como a penicilina e os anti-inflamatórios não esteroides (AINEs), são eliminados do organismo por sistemas secretórios de íons orgânicos. Para manter a concentração desses medicamentos no plasma em níveis eficazes, a dosagem deve ser repetida de uma forma regular e frequente que acompanhe o ritmo da rápida remoção desses compostos na urina.

Como os transportadores secretórios de íons orgânicos não são muito seletivos, medicamentos diferentes podem competir por locais de ligação no mesmo transportador. Por exemplo, a cimetidina (medicamento utilizado para tratar úlceras do estômago; veja no quadro **Conceitos, Desafios e Controvérsias** do Capítulo 16) e a procainamida (medicamento utilizado para tratar arritmias cardíacas) são ambas secretadas pelos transportadores secretórios de cátions orgânicos. Se esses medicamentos fossem ministrados ao mesmo paciente, a taxa de excreção urinária de ambas as substâncias diminuiria porque eles competiriam por eliminação pelos transportadores secretórios. Assim, a coadministração desses medicamentos levaria a concentrações muito maiores no sangue dessas substâncias do que quando cada uma é ministrada sozinha. Assim, para evitar possível toxicidade medicamentosa, remédios eliminados pela mesma via secretória não devem ser tomados juntos.

RESUMO DOS PROCESSOS REABSORTIVOS E SECRETÓRIOS Isso completa nossa discussão sobre os processos reabsortivos e secre-

TABELA 14-3 — Resumo de Transporte nas Partes Proximais e Distais do Néfron

TÚBULO PROXIMAL

Reabsorção	Secreção
67% do Na$^+$ filtrado é reabsorvido ativamente; não sujeita a controle; o Cl$^-$ segue passivamente	Secreção variável de H$^+$ dependendo da condição ácido-básica do corpo
Toda glicose e aminoácidos filtrados são reabsorvidos pelo transporte ativo secundário; não sujeita a controle	Secreção de íons orgânicos; não sujeita a controle
Quantidades variáveis de PO$_4^{3-}$ filtrado e de outros eletrólitos reabsorvidas; sujeita a controle	
65% da H$_2$O filtrada osmoticamente reabsorvida; não sujeita a controle	
50% da ureia filtrada passivamente reabsorvida; não sujeita a controle	
Quase todo o K$^+$ filtrado reabsorvido; não sujeita a controle	

TÚBULO DISTAL E TÚBULO DE COLETA

Reabsorção	Secreção
Reabsorção variável de Na$^+$, controlada pela aldosterona; o Cl$^-$ segue passivamente	Secreção variável de H$^+$, dependendo da condição ácido-básica do corpo
Reabsorção variável de H$_2$O, controlada pela vasopressina	Secreção variável de K$^+$, controlada pela aldosterona

---

tórios que ocorrem nas partes proximal e distal do néfron. Esses processos estão resumidos na ▲ Tabela 14-3. Para generalizar, o túbulo proximal efetua a maior parte da reabsorção. Este reabsorvente de massa transfere boa parte da água filtrada e dos solutos necessários de volta ao sangue, de maneira desregulada. De forma semelhante, o túbulo proximal é o principal secretor, com exceção da secreção de K$^+$. Os túbulos distal e de coleta, por sua vez, determinam as quantidades finais de H$_2$O, Na$^+$, K$^+$ e H$^+$ excretadas na urina e, assim, eliminadas pelo organismo. Eles fazem isso pelo ajuste da quantidade de Na$^+$ e H$_2$O reabsorvida e da quantidade de K$^+$ e H$^+$ secretada. Esses processos na parte distal do néfron estão sujeitos a controle, dependendo das necessidades momentâneas do corpo. Os produtos residuais filtrados indesejados são deixados para trás para serem eliminados na urina, junto com quantidades excessivas de produtos não residuais filtrados ou secretados que não são reabsorvidos.

Excreção de Urina e Depuração Plasmática

Dos 125 ml de plasma filtrados por minuto, 124 ml/min são reabsorvidos; portanto, a quantidade final da urina formada é de, em média, 1 ml/min. Assim, dos 180 litros filtrados por dia, 1,5 litro de urina é excretado.

A urina contém altas concentrações de diversos produtos residuais mais quantidades variáveis das substâncias reguladas pelos rins, e qualquer excesso delas é passada para a urina. Substâncias úteis são preservadas pela reabsorção e, portanto, não aparecem na urina.

Uma mudança relativamente pequena na quantidade de filtrado reabsorvido pode causar grandes mudanças no volume de urina formado. Por exemplo, uma redução de menos de 1% na taxa de reabsorção total, de 124 para 123 ml/min, aumenta a taxa de excreção urinaria em 100%, de 1 a 2 ml/min.

A depuração plasmática é o volume de plasma depurado por minuto de uma determinada substância.

Comparado com o plasma que entra nos rins através das artérias renais, o plasma que sai dos rins através das veias renais não contém os materiais que ficaram para trás para eliminação pela urina. Ao excretar substâncias na urina, os rins limpam ou "depuram" dessas substâncias o plasma que flui através deles. A **depuração plasmática** de qualquer substância é definida como o volume de plasma completamente depurado daquela substância pelos rins por minuto[2]. Isso se refere não à *quantidade de substância* removida, mas ao *volume de plasma* do qual essa quantidade foi removida. A depuração plasmática, na verdade, é uma medida mais útil do que a excreção urinária. É mais importante saber que efeito a excreção de urina tem sobre a remoção de materiais de fluidos corporais do que saber o volume e a composição da urina descartada. A depuração plasmática expressa a eficácia dos rins na remoção de diversas substâncias do ambiente do fluido interno.

A depuração plasmática pode ser calculada para qualquer componente do plasma da seguinte forma:

$$\text{Taxa de depuração de uma substância (ml/min)} = \frac{\text{concentração da substância na urina (quantidade/ml de urina)} \times \text{taxa de fluxo da urina (ml/min)}}{\text{concentração plasmática da substância (quantidade/ml de plasma)}}$$

A taxa de depuração plasmática varia entre diferentes substâncias, dependendo de como os rins lidam com cada substância.

Se uma substância for filtrada, mas não absorvida ou secretada, a taxa de depuração plasmática será igual à TFG.

Presuma que um componente do plasma, a substância X, seja livremente filtrável no glomérulo, mas não seja reabsorvido ou secretado. À medida que 125 ml/min de plasma são filtrados e subsequentemente reabsorvidos, a quantidade da substância X originalmente contida dentro dos 125 ml fica para trás nos

---

[2] Na verdade, a depuração plasmática é um conceito artificial, porque quando uma substância específica é excretada na urina, a concentração dessa substância no plasma diminui uniformemente em resultado da mistura total no sistema circulatório. No entanto, é útil para fins comparativos considerar a depuração em vigor como o volume de plasma que teria incluído a quantidade total da substância (à concentração da substância antes da excreção) que os rins excretaram em um minuto, isto é, o volume hipotético de plasma completamente depurado daquela substância por minuto.

Glomérulo

Túbulo

Capilar peritubular

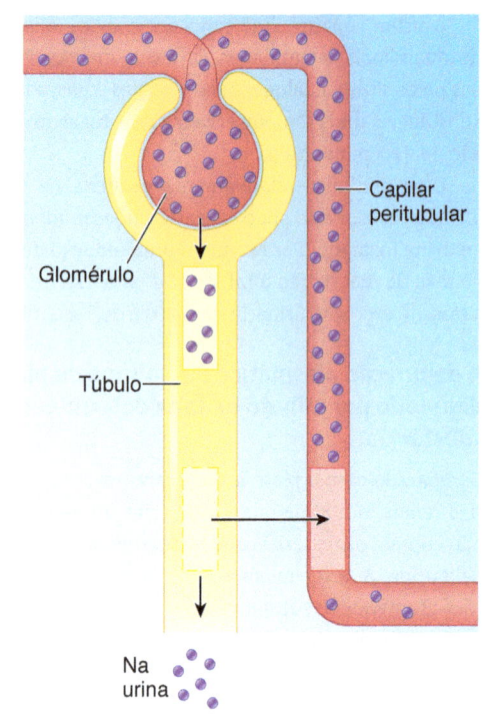

Na urina

(a) Para uma substância filtrada e não reabsorvida ou secretada, como a inulina, todo o plasma filtrado é depurado da substância.

(b) Para uma substância filtrada, não secretada, e completamente reabsorvida, como a glicose, nada do plasma filtrado é depurado da substância.

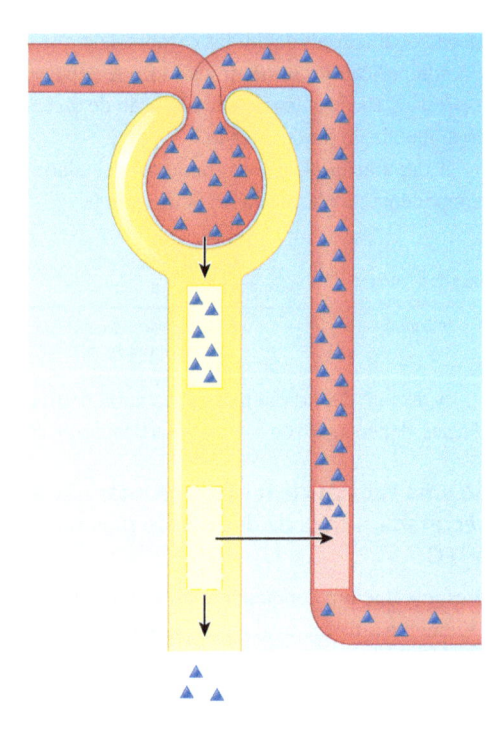

(c) Para uma substância filtrada, não secretada e parcialmente reabsorvida, como a ureia, apenas parte do plasma filtrado é depurada da substância.

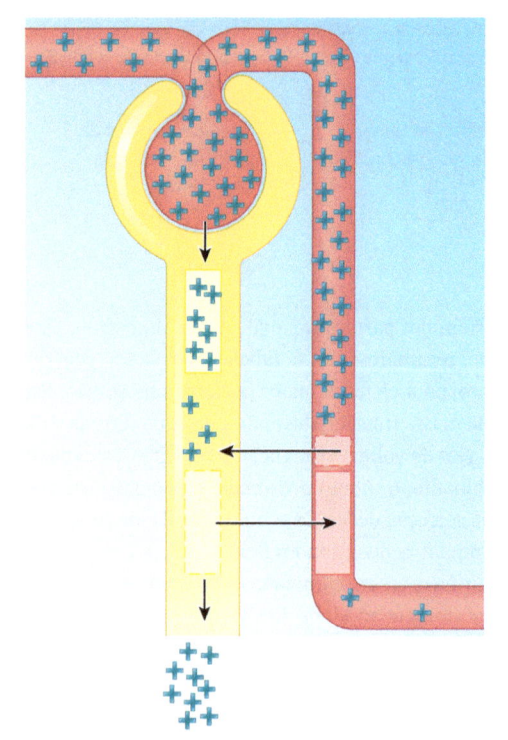

(d) Para uma substância filtrada e secretada, mas não reabsorvida, como o íon de hidrogênio, todo o plasma filtrado é depurado da substância e o plasma peritubular de onde a substância é secretada também é depurado.

• **Figura 14-23** Depuração plasmática de substâncias tratadas de diferentes formas pelos rins.

túbulos para ser excretada. Assim, 125 ml de plasma são depurados da substância X a cada minuto (● Figura 14-23a) (dos 125 ml/min de plasma filtrados, 124 ml/min do fluido filtrado são devolvidos ao plasma, através de reabsorção, menos a substância X, depurando-se, assim, esses 124 ml/min de substância X. Além disso, o 1 ml/min de fluido perdido na urina é em dado momento substituído por um volume equivalente de H_2O ingerida e já depurada da substância X. Portanto, 125 ml do plasma depurado da substância X são, na verdade, devolvidos ao plasma para cada 125 ml de plasma filtrado por minuto).

Nota Clínica Não há substância química endógena com as características da substância X. Todas as substâncias naturalmente presentes no plasma, até detritos, são reabsorvidas e secretadas até determinado ponto. Contudo, a **inulina** (não confunda com a insulina), um carboidrato inofensivo estranho produzido abundantemente por alcachofras-de-Jerusalém (ou tupinambor) e, em um grau menor, por outros legumes de raiz, como cebolas e alho, é filtrado livremente e não reabsorvido ou secretado – uma substância X ideal. A injeção de inulina e a determinação de sua depuração plasmática pode ser usada como método clínico de avaliação da TFG. Como todo o filtrado glomerular formado está livre de inulina, o volume de plasma depurado de inulina por minuto é igual ao volume de plasma filtrado por minuto – isto é, a TFG.

$$\text{Taxa de depuração para inulina} = \frac{30 \text{ mg/ml de urina} \times 1{,}25 \text{ ml de urina/min}}{0{,}30 \text{ mg/ml plasma}}$$

$$= 125 \text{ ml de plasma/min}$$

Embora a determinação da depuração plasmática da inulina seja precisa e direta, não é muito conveniente, porque a inulina deve ser injetada continuamente durante toda a determinação para manter-se uma concentração plasmática constante. Portanto, a depuração plasmática de uma substância endógena, a **creatinina**, frequentemente é utilizada em seu lugar para encontrar uma estimativa bruta da TFG. A creatinina, produto final do metabolismo muscular, é produzida a uma taxa relativamente constante. Ela é livremente filtrada e não reabsorvida, mas é levemente secretada. Assim, a depuração de creatinina não é um reflexo absolutamente preciso da TFG, mas fornece uma boa aproximação e pode ser mais imediatamente determinada do que a depuração da inulina.

Se uma substância for filtrada e reabsorvida, mas não secretada, a taxa de depuração plasmática será sempre inferior à TFG.

Uma parte, ou o total, de uma substância reabsorvível que foi filtrada retorna ao plasma. Como menos do que o volume filtrado de plasma terá sido depurado da substância, a taxa de depuração plasmática de uma substância reabsorvível será sempre inferior à TFG. Por exemplo, a depuração plasmática para glicose normalmente é zero. Toda a glicose filtrada é reabsorvida com o restante do filtrado que retorna; assim, em relação à glicose, nada é depurado do plasma (● Figure 14-23b).

Para uma substância parcialmente reabsorvida, como ureia, apenas parte do plasma filtrado é depurado desta substância. Com cerca de 50% da ureia filtrada sendo passivamente reabsorvida, apenas metade do plasma filtrado, ou 62,5 ml, é depurada da ureia a cada minuto (● Figura 14-23c).

Se uma substância for filtrada e secretada, mas não reabsorvida, a taxa de depuração plasmática será sempre superior à TFG.

A secreção tubular permite que os rins depurem determinados materiais do plasma mais eficientemente. São filtrados apenas 20% do plasma que entra nos rins. Os 80% restantes passam sem filtragem para os capilares peritubulares. O único meio pelo qual este plasma não filtrado pode ser depurado de qualquer substância durante o percurso pelos rins antes de retornar à circulação geral é pela secreção. Um exemplo é o H^+. O plasma filtrado não apenas é depurado de H^+ não reabsorvível, mas o plasma do qual esse íon foi secretado também é depurado de H^+. Por exemplo, se a quantidade de H^+ secretada é equivalente à quantidade de H^+ presente em 25 ml de plasma, a taxa de depuração para H^+ será de 150 ml/min na TFG normal de 125 ml/min. A cada minuto, 125 ml do plasma perderão H^+ por meio de filtração e falha na reabsorção e outros 25 ml de plasma perderão H^+ por meio de secreção. A depuração plasmática para uma substância secretada sempre é superior à TFG (● Figura 14-23d).

Nota Clínica Assim como a inulina pode ser clinicamente utilizada para determinar a TFG, a depuração plasmática de outro composto estranho, o ânion orgânico **ácido para-amino-hipúrico (PAH)**, pode ser utilizada para medir o fluxo de plasma renal. Como a inulina, o PAH é livremente filtrável e não reabsorvível. Ele, no entanto, é diferente, pois todo o PAH no plasma que escapa da filtração é secretado dos capilares peritubulares pela via secretória de ânions orgânicos no túbulo proximal. Assim, o PAH é removido de todo o plasma que flui através dos rins – do plasma filtrado e subsequentemente reabsorvido sem o PAH e do plasma não filtrado que continua nos capilares peritubulares e perde PAH por secreção ativa dentro dos túbulos. Como todo o plasma que flui através dos rins é depurado de PAH, a depuração plasmática para o PAH é uma estimativa razoável da taxa de fluxo de plasma através dos rins. Em geral, o fluxo de plasma renal é de, em média, 625 ml/min, para um fluxo de sangue renal (plasma mais células corporais) de 1.140 ml/min – mais de 20% do débito cardíaco.

FRAÇÃO DE FILTRAÇÃO Sabendo-se a depuração de PAH (fluxo de plasma renal) e a depuração de inulina (TFG), é facilmente possível determinar a **fração de filtração**, a fração de plasma que flui através dos glomérulos e é filtrada para dentro dos túbulos.

$$\text{Fração de filtração} = \frac{\text{TFG (depuração de inulina do plasma)}}{\text{fluxo de plasma renal (depuração de PAH do plasma)}}$$

$$= \frac{125 \text{ ml/min}}{625 \text{ ml/min}} = 20\%$$

Assim, 20% do plasma que entra nos glomérulos é filtrado.

Os rins podem excretar urina com diversas concentrações, dependendo do estado de hidratação do organismo.

Após considerar como os rins trabalham com diversos solutos no plasma, nos concentraremos agora no tratamento renal da H_2O do plasma. A osmolaridade do ECF (concentração de soluto) depende da quantidade relativa de H_2O em relação ao soluto.

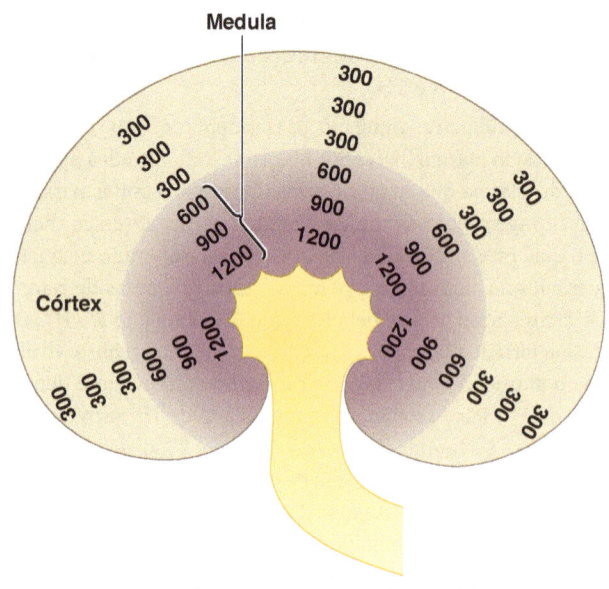

• **Figura 14-24 Gradiente osmótico vertical na medula renal.** Representação esquemática do rim rotacionado a 90° da posição normal em uma pessoa em pé para melhor visualização do gradiente osmótico vertical na medula renal. Todos os valores estão em mOsm. A osmolaridade do fluido intersticial por todo o córtex renal é isotônica a 300 mOsm, mas a osmolaridade do fluido intersticial na medula renal aumenta progressivamente de 300 mOsm no limite com o córtex para um máximo de 1.200 mOsm na junção com a pélvis renal.

Em equilíbrio de fluidos e concentração de soluto normais, os fluidos corporais são **isotônicos** a uma osmolaridade de 300 miliosmoles/litro (mOsm) (veja no Capítulo 3 e no Apêndice B, disponível no site do livro www.cengage.com.br). Se H_2O excessiva estiver presente em relação à carga de soluto, os fluidos corporais são **hipotônicos**, o que significa que estão por demais diluídos, em uma osmolaridade inferior a 300 mOsm. Entretanto, se houver déficit de H_2O com relação à carga de soluto, os fluidos corporais estão concentrados demais, ou são **hipertônicos**, com uma osmolaridade superior a 300 mOsm.

Sabendo que a força impulsora para a reabsorção de H_2O por todo o comprimento dos túbulos é um gradiente osmótico entre o lúmen tubular e o fluido intersticial ao redor, seria possível esperar, dadas as considerações osmóticas, que os rins não pudessem excretar urina mais ou menos concentrada do que os fluidos corporais. Na verdade, este seria o caso se o fluido intersticial que cerca os túbulos renais fosse idêntico em osmolaridade aos demais fluidos corporais. A reabsorção de água aconteceria apenas até o fluido tubular equilibrar-se osmoticamente com o fluido intersticial, e o organismo não teria como eliminar o excesso de H_2O quando os fluidos corporais estivessem hipertônicos ou para preservar H_2O na presença de hipertonicidade.

Felizmente, um grande **gradiente osmótico vertical** é mantido exclusivamente no fluido intersticial da medula de cada rim. A concentração do fluido intersticial aumenta progressivamente da fronteira cortical pela profundidade da medula renal até atingir um máximo de 1.200 mOsm, em humanos, na junção com a pélvis renal (• Figura 14-24).

Por um mecanismo a ser descrito em breve, este gradiente permite que os rins produzam urina que varia em concentração entre 100 e 1.200 mOsm, dependendo do estado de hidratação do organismo. Quando o corpo está em equilíbrio ideal de fluidos, 1 ml/min de urina isotônica é formado. Quando o organismo está super-hidratado (excesso de H_2O), os rins podem produzir um grande volume de urina diluída (até 25 ml/min e hipotônica a 100 mOsm), eliminando o excesso de H_2O na urina. Inversamente, os rins podem eliminar um pequeno volume de urina concentrada (até 0,3 ml/min e hipertônica a 1.200 mOsm) quando o organismo está desidratado (pouquíssima H_2O), preservando H_2O para o organismo.

Organizações anatômicas peculiares e interações funcionais complexas entre os diversos componentes do néfron na medula renal estabelecem e utilizam o gradiente osmótico vertical. Lembre-se de que a alça pequena de Henle mergulha apenas levemente na medula dos néfrons corticais, mas nos néfrons justamedulares essa alça mergulha por toda a profundidade da medula, de forma que a ponta da alça fica próxima da pélvis renal (veja a • Figura 14-5). Além disso, as *vasa recta* dos néfrons justamedulares seguem o mesmo trajeto da alça grande de Henle. O fluxo, tanto nas alças longas de Henle como nas *vasa recta*, é considerado contracorrente, pois, nos dois trechos adjacentes da alça, o fluxo se move em direções opostas. Os dutos de coleta que servem os dois tipos de néfrons também percorrem a medula apenas na direção descendente, a caminho da pélvis renal. Esta organização, aliada à permeabilidade e às características de transporte desses segmentos tubulares, exerce uma função essencial na capacidade dos rins de produzir urina com diversas concentrações, dependendo das necessidades do corpo de conservar ou eliminar água. Em resumo, as longas alças de Henle nos néfrons justamedulares *estabelecem* o gradiente osmótico vertical, as *vasa recta preservam* este gradiente enquanto fornecem sangue às medulas renais e os dutos de coleta de todos os néfrons *utilizam* o gradiente, em conjunto com o hormônio vasopressina, para produzir urina de diferentes concentrações. Coletivamente, toda essa organização funcional é conhecida como **sistema de contracorrente medular.** Examinaremos cada um desses aspectos mais detalhadamente.

O gradiente osmótico vertical medular é estabelecido pela multiplicação de contracorrente.

Seguiremos o filtrado através de um néfron de alça longa para ver como esta estrutura estabelece um gradiente osmótico vertical na medula. Imediatamente após a formação do filtrado, a reabsorção osmótica descontrolada da H_2O filtrada ocorre no túbulo proximal secundária à reabsorção ativa de Na^+. Como resultado, ao final do túbulo proximal, por volta de 65% do filtrado foi reabsorvido, mas os 35% restantes no lúmen tubular ainda têm a mesma osmolaridade dos fluidos corporais. Portanto, o fluido que entra na alça de Henle ainda é isotônico. Da H_2O filtrada, outros 15% são obrigatoriamente reabsorvidos da alça de Henle durante o estabelecimento e a manutenção do gradiente osmótico vertical, com a osmolaridade do fluido tubular sendo alterada no processo.

PROPRIEDADES DOS TRECHOS ASCENDENTE E DESCENDENTE DE UMA ALÇA LONGA DE HENLE As seguintes distinções funcionais entre o trecho descendente de uma alça longa de Henle (que leva fluido do túbulo proximal até as profundidades da medula) e o trecho ascendente (que leva fluido para cima e para fora da medula e para dentro do túbulo distal) são cruciais para estabelecer o gradiente osmótico incremental no fluido intersticial medular.

O *trecho descendente:*

1. é altamente permeável à H_2O (via canais de água AQP-1 abundantes e sempre abertos).

2. não remove Na^+ ativamente (isto é, não reabsorve o Na^+. É o único segmento de todo o túbulo que não faz isso).

O *trecho ascendente:*

1. transporta ativamente NaCl para fora do lúmen tubular e para dentro do fluido intersticial ao redor.

2. é sempre impermeável à H_2O, portanto, o sal sai do fluido tubular sem que a H_2O o siga osmoticamente.

MECANISMO DE MULTIPLICAÇÃO CONTRACORRENTE A grande proximidade e o fluxo em contracorrente dos dois trechos permitem interações importantes entre eles. Embora o fluxo de fluidos seja contínuo através da alça de Henle, visualizaremos o que acontece passo a passo, como um filme rodado em câmera lenta em que cada quadro possa ser visto.

Inicialmente, antes que o gradiente osmótico vertical seja estabelecido, a concentração de fluido intersticial medular está uniformemente a 300 mOsm, assim como o restante dos fluidos corporais (• Figura 14-25).

A bomba de sal ativa no trecho descendente pode transportar NaCl para fora do lúmen até que o fluido intersticial ao redor esteja 200 mOsm mais concentrado que o fluido tubular neste trecho. Quando a bomba do trecho ascendente começa a remover ativamente o sal, o fluido intersticial medular torna-se hipertônico. A água não pode seguir osmoticamente a partir do trecho ascendente, porque ele é impermeável à H_2O. Entretanto, a difusão líquida de H_2O ocorre do trecho ascendente para o fluido intersticial. O fluido tubular que entra no trecho descendente vindo do túbulo proximal é isotônico. Como o trecho descendente é altamente permeável à H_2O, a difusão líquida de H_2O ocorre por osmose para fora do trecho descendente e para dentro do fluido intersticial mais concentrado. O movimento passivo de H_2O para fora do trecho descendente continua até que as osmolaridades do fluido no trecho descendente e do fluido intersticial fiquem equilibradas. Assim, o fluido tubular que entra na alça de Henle imediatamente começa a se tornar mais concentrado à medida que perde H_2O. Em equilíbrio, a osmolaridade do fluido do trecho ascendente é de 200 mOsm e as osmolaridades do fluido intersticial e do fluido do trecho descendente são iguais a 400 mOsm (• Figura 14-25, passo **1**).

Se, agora, avançarmos toda a coluna de fluido pela alça de Henle em vários quadros (passo **2**), uma massa de fluido com 200 mOsm sairá do topo do trecho ascendente para o túbulo distal e uma nova massa de fluido isotônico a 300 mOsm entrará no topo do trecho descendente, vinda do túbulo proximal. Na parte inferior da alça, uma massa comparável de fluido com 400 mOsm do trecho descendente aproxima-se pela ponta e para dentro do trecho ascendente, colocando-o em oposição a uma região de 400 mOsm no trecho descendente. Observe que a diferença de concentração de 200 mOsm foi perdida nas partes superior e inferior da alça.

A bomba do trecho ascendente transporta novamente NaCl para fora enquanto a H_2O sai passivamente do trecho descendente até que uma diferença de 200 mOsm seja restabelecida entre o trecho ascendente e entre tanto o fluido intersticial como entre o trecho descendente em cada nível horizontal (passo **3**). Observe, entretanto, que a concentração do fluido tubular aumenta progressivamente no trecho descendente e diminui progressivamente no trecho ascendente.

À medida que o fluido tubular avança ainda mais (passo **4**), o gradiente de concentração de 200 mOsm é interrompido mais uma vez em todos os níveis horizontais. Novamente, a extrusão ativa do NaCl do trecho ascendente, aliada à difusão líquida de H_2O para fora do trecho descendente, restabelece o gradiente de 200 mOsm em cada nível horizontal (passo **5**).

À medida que o fluxo se move levemente para frente outra vez e este processo em passos continua (passo **6**), o fluido no trecho descendente torna-se cada vez mais hipertônico, até atingir uma concentração máxima de 1.200 mOsm na parte inferior da alça, quatro vezes a concentração normal dos fluidos corporais. Como o fluido intersticial sempre atinge equilíbrio com o trecho descendente, um gradiente de concentração vertical incremental, que varia entre 300 e 1.200 mOsm, também é estabelecido no fluido intersticial. Em contraste, a concentração do fluido tubular diminui progressivamente no trecho ascendente à medida que o sal é bombeado para fora, mas a H_2O não consegue segui-lo. Na verdade, o fluido tubular chega a se tornar hipertônico antes de sair do trecho descendente para entrar no túbulo distal, a uma concentração de 100 mOsm, um terço da concentração normal de fluidos corporais.

Observe que, embora haja um gradiente de apenas 200 mOsm entre o trecho ascendente e os fluidos ao redor em cada nível horizontal medular, um gradiente vertical muito maior existe do topo à parte inferior da medula. Embora a bomba do trecho ascendente possa gerar um gradiente de apenas 200 mOsm, este efeito é multiplicado em um grande gradiente vertical, devido ao fluxo de contracorrente dentro da alça. Este mecanismo de concentração realizado pela alça de Henle é conhecido como **multiplicação contracorrente**.

Descrevemos artificialmente a multiplicação contracorrente em um fluxo controlado de passos para facilitar a compreensão. É importante perceber que, assim que o gradiente medular incremental é estabelecido, permanece constante devido ao movimento contínuo de fluido aliado ao transporte ativo contínuo do trecho ascendente e aos fluxos passivos do trecho descendente que o acompanham.

BENEFÍCIOS DA MULTIPLICAÇÃO CONTRACORRENTE Se considerarmos apenas o que acontece ao fluido tubular enquanto ele atravessa a alça de Henle, todo o processo parecerá um exercício fútil. O fluido isotônico que entra na alça se torna cada vez mais concentrado enquanto vai até o trecho descendente, atingindo uma concentração máxima de 1.200 mOsm, apenas para ficar cada vez mais diluído enquanto sobe pelo trecho descendente, finalmente saindo da alça a uma concentração mínima de 100 mOsm. De que adianta concentrar o fluido quatro vezes e, depois, dilui-lo até que ele saia a um terço da concentração com a qual entrou? Este mecanismo oferece dois benefícios. Primeiro, estabelece um gradiente osmótico vertical no fluido intersticial medular. Este gradiente, por sua vez, é utilizado pelos dutos de coleta para concentrar o fluido tubular de forma que uma urina *mais concentrada* que os fluidos corporais normais possa ser excretada. Segundo, o fato de que o fluido está hipotônico quando entra nas partes

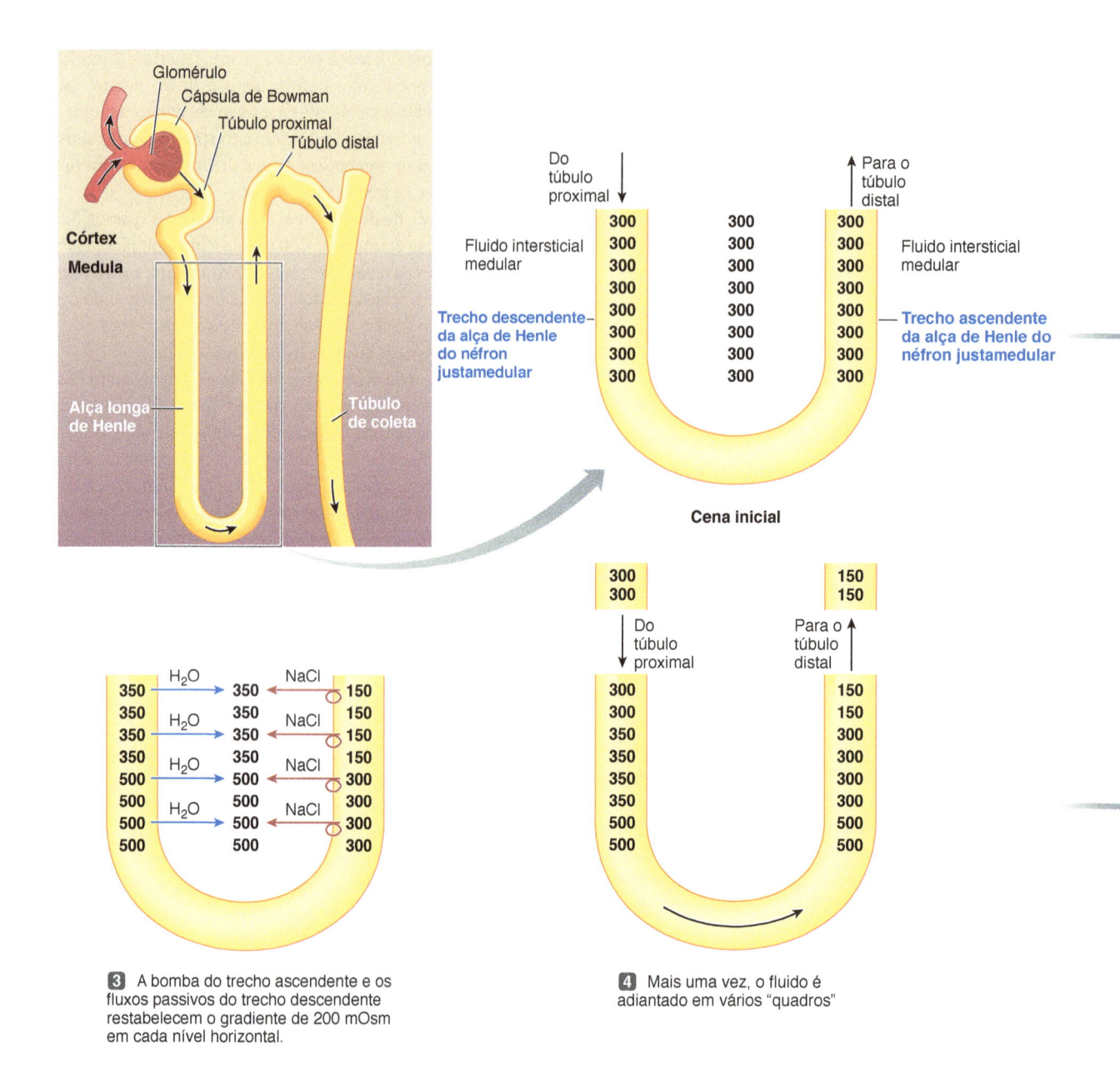

FIGURA 14-25 Multiplicação contracorrente na medula renal. Todos os valores estão em mOsm.

3 A bomba do trecho ascendente e os fluxos passivos do trecho descendente restabelecem o gradiente de 200 mOsm em cada nível horizontal.

4 Mais uma vez, o fluido é adiantado em vários "quadros"

distais do túbulo permite que os rins excretem uma urina *mais diluída* que os fluidos corporais normais. Veremos como.

A reabsorção variável e controlada por vasopressina de H_2O ocorre nos segmentos tubulares finais.

Depois da reabsorção obrigatória de H_2O do túbulo proximal (65% da H_2O filtrada) e da alça de Henle (15% da H_2O filtrada), 20% da H_2O filtrada permanece no lúmen para entrar nos túbulos distal e de coleta para reabsorção variável que esteja sob controle hormonal. Este ainda é um grande volume de H_2O filtrada sujeito à reabsorção regulada: 20% X TFG (180 litros/dia) = 36 litros por dia a serem reabsorvidos em vários graus, dependendo do estado de hidratação do organismo. Isso é mais de treze vezes a quantidade de H_2O no plasma em todo o sistema circulatório.

O fluido que sai da alça de Henle entra no túbulo distal a 100 mOsm, portanto, é hipotônico para o fluido intersticial isotônico (300 mOsm) do córtex renal que o túbulo distal atravessa. O túbulo distal, então, esvazia-se no duto de coleta, que é banhado por concentrações cada vez maiores (300 a 1.200 mOsm) de fluido intersticial à medida que desce pela medula.

FUNÇÃO DA VASOPRESSINA Para que a absorção de H_2O ocorra em um segmento do túbulo, dois critérios devem ser atendidos: (1) um gradiente osmótico deve existir no túbulo e (2) o segmento tubular deve ser permeável à H_2O. Os túbulos distal e de coleta são *impermeáveis* à H_2O, exceto na presença de **vasopressina**, também conhecida como **hormônio antidiurético** (*anti* quer dizer "contra"; *diurético* indica "aumento na produção de urina")[3], o que aumenta a sua permeabilidade à H_2O. A vasopressina é produzida por vários corpos celulares

---

[3] Embora em livros tradicionalmente tenda-se a utilizar o nome *hormônio antidiurético* para este hormônio na discussão de suas ações sobre o rim, os pesquisadores da área hoje preferem usar *vasopressina*.

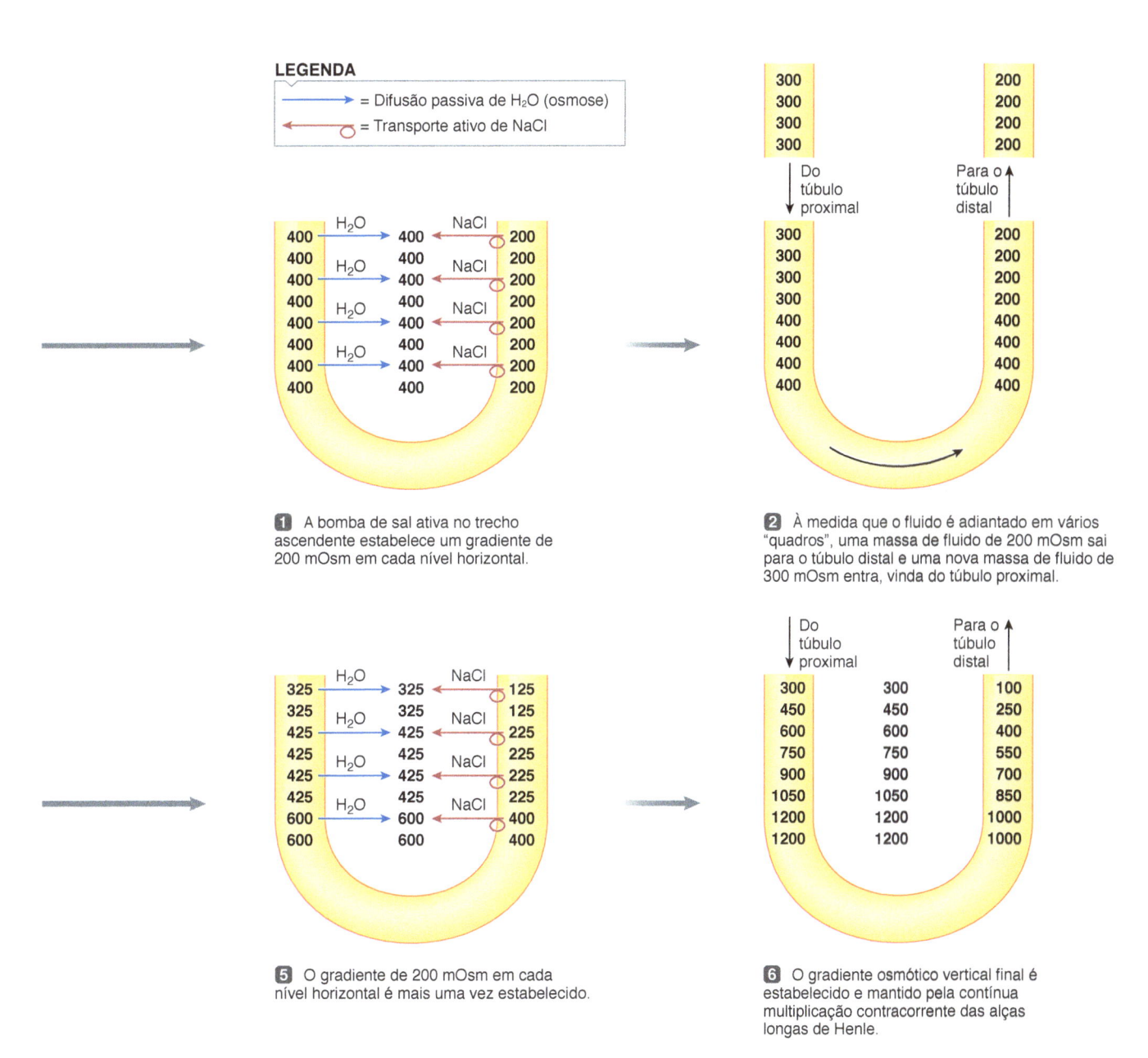

LEGENDA

→ = Difusão passiva de H₂O (osmose)
← = Transporte ativo de NaCl

1 A bomba de sal ativa no trecho ascendente estabelece um gradiente de 200 mOsm em cada nível horizontal.

2 À medida que o fluido é adiantado em vários "quadros", uma massa de fluido de 200 mOsm sai para o túbulo distal e uma nova massa de fluido de 300 mOsm entra, vinda do túbulo proximal.

5 O gradiente de 200 mOsm em cada nível horizontal é mais uma vez estabelecido.

6 O gradiente osmótico vertical final é estabelecido e mantido pela contínua multiplicação contracorrente das alças longas de Henle.

---

neurais específicos no *hipotálamo*, depois armazenada na *pituitária posterior*, que está ligada ao hipotálamo por um fino talo. O hipotálamo controla a liberação de vasopressina pela hipófise posterior no sangue. Em retroalimentação negativa, a secreção de vasopressina é estimulada por um déficit de H₂O quando o ECF está concentrado demais (isto é, hipertônico) e a H₂O deve ser preservada para o organismo, e é inibida por um excesso de H₂O quando o ECF está diluído demais (isto é, hipotônico) e o superávit de H₂O deve ser eliminado na urina.

A vasopressina atinge a membrana basolateral das células principais que revestem os túbulos distais e de coleta por meio do sistema circulatório. Aqui, ela se vincula a *receptores V_2* específicos para ela (• Figura 14-26) (a vasopressina vincula-se a *receptores V_1* diferentes no músculo liso vascular para exercer efeitos vasoconstritores; veja no Capítulo 10). A vinculação da vasopressina aos receptores V_2, receptores acoplados à proteína G (veja no Capítulo 4), ativa o sistema de segundo mensageiro AMP cíclico (cAMP) dentro dessas células tubulares. Esta ligação basicamente aumenta a permeabilidade à H₂O da membrana luminal oposta ao promover a inserção de aquaporinas (especificamente *AQP-2*) nesta membrana por meio da exocitose. Sem essas aquaporinas, a membrana luminal é impermeável à H₂O. Quando a H₂O entra nas células tubulares do filtrado através desses canais de água luminais regulados pela vasopressina, a água sai passivamente das células na direção do gradiente osmótico ao longo da membrana basolateral das células, entrando no fluido intersticial. As aquaporinas na membrana basolateral dos túbulos distal e de coleta (*AQP-3* e *AQP-4*) estão sempre presentes e abertas, portanto, esta membrana é sempre permeável à H₂O. Ao permitir que mais H₂O seja permeada do lúmen para as células tubulares, os canais luminais regulados por vasopressina adicionais aumentam, assim, a reabsorção de H₂O do filtrado para o fluido intersticial. A reação tubular à vasopressina é gradativa: quanto mais vasopressina estiver presente, mais canais de água luminais serão inseridos e maior será a permeabilidade dos túbulos de coleta e distal à H$_2$O. Contudo, o aumento nos canais de água da membrana luminal não é permanente. Os canais são recuperados por endocitose quando a secreção de vasopressina e a atividade de cAMP diminuem. Da mesma forma, a permeabilidade à H$_2$O é reduzida quando a secreção de vasopressina diminui. Esses canais de H$_2$O são armazenados em vesículas internalizadas prontas para reinserção na próxima vez que a secreção da vasopressina aumentar. Esse transporte de AQP-2 para dentro e fora da membrana luminal sob o comando da vasopressina fornece um meio de controlar rapidamente a permeabilidade a H$_2$O dos túbulos distais e de coleta, dependendo das necessidades momentâneas do organismo.

A vasopressina só influencia a permeabilidade à H$_2$O na parte distal do néfron, especialmente os dutos de coleta. Ela não tem influência sobre os 80% da H$_2$O filtrados e obrigatoriamente reabsorvidos, sem controle, no túbulo proximal e na alça de Henle. O trecho ascendente da alça de Henle é sempre impermeável à H$_2$O, mesmo na presença de vasopressina.

REGULAÇÃO DA REABSORÇÃO DE H$_2$O EM RESPOSTA A UM DÉFICIT DE H$_2$O Quando a secreção de vasopressina aumenta em resposta a um déficit de H$_2$O e a permeabilidade dos túbulos distal e de coleta a H$_2$O também aumenta, o fluido tubular hipotônico que entra na parte distal do néfron pode perder cada vez mais H$_2$O por osmose no fluido intersticial, na medida em que o fluido tubular primeiro atravessa o córtex isotônico e, depois, é exposto à crescente osmolaridade do fluido intersticial modular enquanto mergulha em direção à pélvis renal (● Figura 14-27a). Enquanto o fluido tubular de 100 mOsm entra no túbulo distal e é exposto a um fluido intersticial ao redor de 300 mOsm, a H$_2$O sai do fluido tubular por osmose pelas agora permeáveis células tubulares, até que o fluido tubular atinja uma concentração máxima de 300 mOsm ao final do túbulo distal. À medida que este fluido tubular de 300 mOsm avança no duto de coleta, ele é exposto a osmolaridade ainda maior no fluido intersticial medular ao redor. Consequentemente, o fluido tubular perde mais H$_2$O por osmose e fica cada vez mais concentrado, apenas para mais adiante ser exposto a uma osmolaridade de fluido intersticial ainda maior e perder ainda mais H$_2$O, e assim progressivamente.

Sob a influência de níveis máximos de vasopressina, é possível concentrar o fluido tubular até 1.200 mOsm ao final dos dutos de coleta. Nenhuma outra modificação do fluido tubular

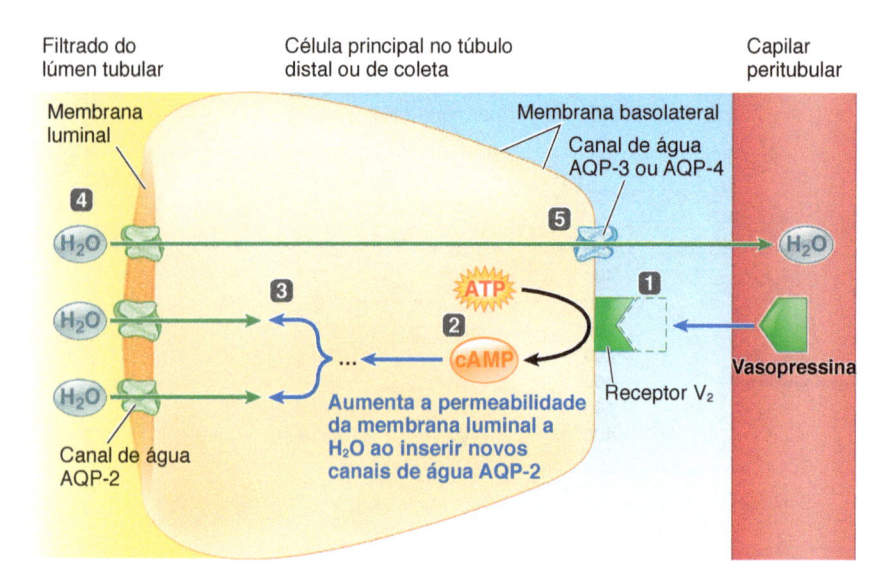

1 A vasopressina transportada pelo sangue vincula-se aos locais de seu receptor na membrana basolateral de uma célula principal no túbulo distal ou de coleta.

2 Esta ligação ativa o sistema de segundo mensageiro AMP cíclica (cAMP) dentro da célula.

3 A AMP cíclica aumenta a permeabilidade da membrana luminal oposta à H$_2$O ao promover a inserção de canais de água AQP-2 na membrana. Esta membrana é impermeável à água na ausência de vasopressina.

4 A água entra na célula tubular vinda do lúmen tubular através dos canais de água inseridos.

5 A água sai da célula através de um canal de água diferente (AQP-3 ou AQP-4) permanentemente posicionado na fronteira basolateral e, depois, entra no sangue, sendo reabsorvida desta forma.

• **FIGURA 14-26** Mecanismo de ação da vasopressina.

ocorre além do duto de coleta, portanto, o que permanece nos túbulos neste ponto é a urina. Como resultado dessa ampla reabsorção de H$_2$O promovida pela vasopressina nos segmentos finais do túbulo, um pequeno volume de urina concentrado em até 1.200 mOsm pode ser excretado. Pode ocorrer a formação de até 0,3 ml de urina por minuto, menos de um terço da taxa de fluido de urina normal, de 1 ml/min. A H$_2$O reabsorvida que entra no fluido intersticial medular é coletada pelos capilares peritubulares e retornada à circulação geral, sendo conservada assim para o organismo.

Embora a vasopressina promova a conservação de H$_2$O pelo organismo, não pode interromper completamente a produção de urina, mesmo quando uma pessoa não ingere nenhuma quantidade de água, porque um volume mínimo de H$_2$O deve ser excretado com os detritos de soluto. Coletivamente, os produtos residuais e outros componentes eliminados na urina atingem, em média, 600 miliosmoles diários. Como a concentração máxima da urina é de 1.200 mOsm (miliosmoles/litro), o volume mínimo de urina necessário para excretar esses detritos é de 500 ml/dia (600 miliosmoles de detritos/dia ÷ 1.200 miliosmoles/litro de urina = 0,5 litro, ou 500 ml/dia, ou 0,3 ml/min). Assim, sob a influência máxima da vasopressina, 99,7% dos 180 litros de H$_2$O no plasma filtrados por dia retornam ao sangue, com uma perda obrigatória de meio litro de H$_2$O.

A capacidade dos rins de concentrar urina em grande quantidade para minimizar a perda de H$_2$O quando necessário só é

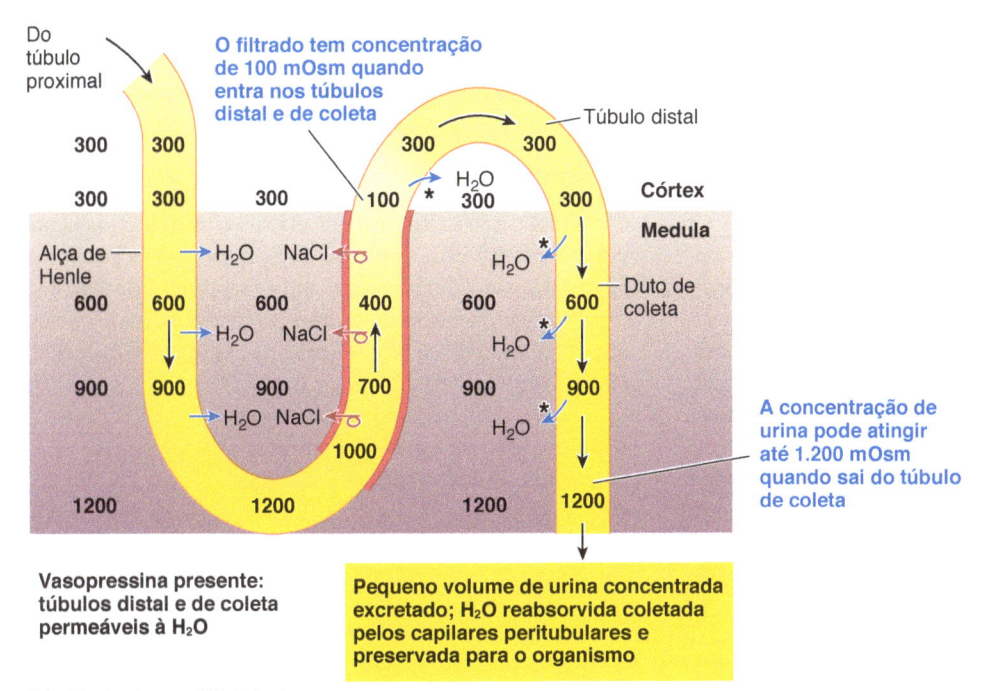

(a) Diante de um défict de água

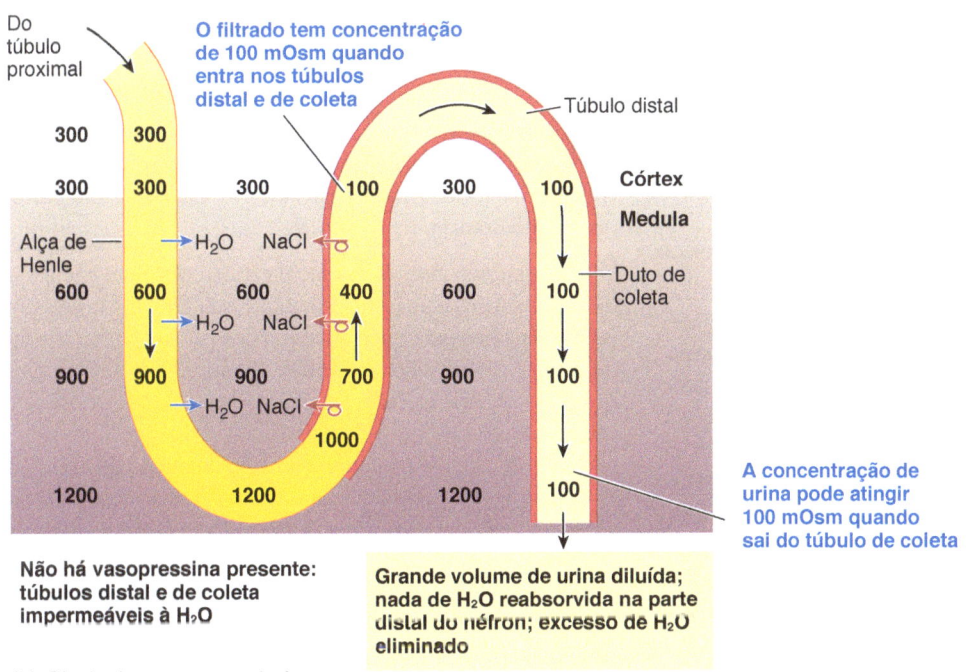

(b) Diante de um excesso de água

- **FIGURA 14-27** Excreção da urina em concentração variável, dependendo das necessidades corporais. Todos os valores em mOsm.

possível graças à presença do gradiente osmótico vertical na medula. Se este gradiente não existisse, os rins não poderiam produzir uma urina mais concentrada que os fluidos corporais, independente de quanta vasopressina fosse secretada, porque a única força impulsora para reabsorção de H_2O seria um diferencial de concentração entre o fluido tubular e o fluido intersticial.

REGULAÇÃO DA ABSORÇÃO DE H_2O EM RESPOSTA A UM EXCESSO DE H_2O Inversamente, quando uma pessoa ingere grandes quantidades de H_2O, o excesso de H_2O deve ser removido do organismo sem que se perca simultaneamente solutos essenciais para a manutenção da homeostase. Nessas circunstâncias, a vasopressina não é secretada e, portanto, os túbulos distais e de coleta continuam impermeáveis à H_2O. O fluido tubular que entra no túbulo distal é hipotônico (100 mOsm), tendo perdido sal sem uma perda concomitante de H_2O no trecho ascendente da alça de Henle. À medida que este fluido hipotônico atravessa os túbulos distais e de coleta (• Figura 14-27b), o gradiente osmótico medular não pode exercer nenhuma influência, devido à impermeabilidade dos segmentos tubulares finais à H_2O. Em outras palavras, nada da H_2O restante nos túbulos pode sair do lúmen para ser reabsorvida, embora o fluido tubular seja menos concentrado do que o fluido intersticial ao redor. Assim, na ausência da vasopressina, os 20% do fluido filtrado que chegam ao túbulo distal não são reabsorvidos. Enquanto isso, a excreção de resíduos e de outros solutos urinários permanece constante. O resultado líquido é um grande volume de urina diluída, o que ajuda a eliminar do organismo o excesso de H_2O. A osmolaridade da urina pode ser tão baixa quanto 100 mOsm, a mesma do fluido que entra no túbulo distal. O fluxo de urina pode aumentar até 25 ml/min na ausência de vasopressina, em comparação com a produção normal de urina de 1 ml/min.

A capacidade de produzir urina menos concentrada que os fluidos corporais depende do fato de o fluido tubular ser hipotônico quando entra na parte distal do néfron. Essa diluição é realizada no trecho ascendente, à medida que o NaCl é removido ativamente, mas a H_2O não pode segui-lo. Portanto, ao simultaneamente estabelecer o gradiente osmótico medular e diluir o fluido medular antes que entre nos segmentos distais, a alça de Henle desempenha um papel crucial, pois possibilita que os rins excretem urina com concentração variável entre 100 e 1.200 mOsm.

A troca contracorrente dentro das *vasa recta* preserva o gradiente osmótico vertical medular.

Obviamente, a medula renal deve ser alimentada com sangue para nutrir os tecidos desta área, além de transportar a água reabsorvida pelas alças de Henle e pelos dutos de coleta de volta à circulação geral. No entanto, ao fazer isso, é importante que a circulação de sangue através da medula não perturbe o gradiente vertical de hipertonicidade estabelecido pelas alças de Henle. Considere o que aconteceria se o sangue fluísse diretamente do córtex para a medula interna e, depois, diretamente para a veia renal (• Figura 14-28a). Como os capilares são livremente permeáveis a NaCl e H_2O, o sangue coletaria progressivamente o sal e perderia a H_2O através de fluxos passivos na direção dos gradientes de concentração e osmótico enquanto atravessasse as profundezas da medula. O sangue isotônico que entra na medula, atingindo o equilíbrio com cada nível medular, sairia da medula muito hipertônico, a 1.200 mOsm. Seria impossível estabelecer e manter o gradiente hipertônico medular porque o NaCl bombeado para dentro do fluido intersticial medular seria continuamente levado embora pela circulação.

Este dilema é evitado pela configuração das *vasa recta*, que, ao fazê-los retornar revertidos através do gradiente de concentração, permite que o sangue deixe a medula e entre na veia renal essencialmente isotônico frente ao sangue arterial que entra (• Figura 14-28b). À medida que o sangue atravessa o trecho descendente das *vasa recta*, equilibrando-se com a concentração cada vez maior do fluido intersticial ao redor, ele coleta sal e libera H_2O até ficar muito hipertônico ao final da alça.

Então, quando o sangue flui pelo trecho ascendente, o sal difunde-se de volta no interstício e a H_2O entra novamente nas *vasa recta*, enquanto concentrações cada vez menores são encontradas no fluido intersticial ao redor. Esta troca passiva de solutos e de H_2O entre os dois trechos das *vasa recta* e o fluido intersticial é conhecida como **troca contracorrente**. Diferente da multiplicação contracorrente, ela não *estabelece* o gradiente de concentração. Em vez disso, ela *preserva* (*evita a dissolução de*) o gradiente. Como o sangue entra e sai da medula à mesma osmolaridade, como resultado da troca contracorrente, o tecido medular é alimentado com sangue, mas o gradiente incremental de hipertonicidade na medula é preservado.

A reabsorção de água está apenas parcialmente vinculada à reabsorção de solutos.

É importante distinguir a reabsorção de H_2O que obrigatoriamente segue a reabsorção de solutos da reabsorção de H_2O "livre", não vinculada à reabsorção de soluto.

■ *Nos segmentos tubulares permeáveis a H_2O, a reabsorção de soluto é sempre acompanhada por comparável reabsorção de H_2O, devido a considerações osmóticas.* Portanto, o volume total de H_2O reabsorvido é determinado em grande parte pela massa total de soluto reabsorvida. Isso é especialmente verdadeiro para o NaCl, que é o soluto mais abundante no ECF.

■ *A excreção de soluto é sempre acompanhada por uma comparável excreção de H_2O, devido a considerações osmóticas.* Este fato é responsável pela excreção obrigatória de, pelo menos, um volume mínimo de H_2O, mesmo quando uma pessoa está gravemente desidratada.

Pelo mesmo motivo, quando o excesso de soluto não reabsorvido está presente no fluido tubular, sua presença exerce um efeito osmótico para reter o excesso de H_2O no lúmen. Este fenômeno é conhecido como diurese osmótica. Diurese é a maior excreção urinária e ocorre em duas formas: diurese osmótica e diurese aquosa.

Nota Clínica A **diurese osmótica** envolve o aumento de excreção de H_2O e de soluto, causado por excesso de soluto não reabsorvido no fluido tubular, como ocorre na *diabetes mellitus*. A grande quantidade de glicose não reabsorvida que continua no fluido tubular em pessoas diabéticas arrasta a H_2O osmoticamente com ela na urina. Alguns diuréticos atuam bloqueando a reabsorção de solutos específicos para que a H_2O adicional passe para a urina junto com o soluto não reabsorvido.

A **diurese aquosa**, por sua vez, é a maior produção urinária de H_2O com pouco ou nenhum aumento na excreção de solutos.

■ *Uma perda ou um ganho de H_2O pura que não seja acompanhada por uma deficiência ou excesso comparável de soluto no organismo (isto é, H_2O "livre") causa alterações na osmolaridade do ECF.* Tal desequilíbrio entre a H_2O e o soluto é corrigido ao dissociar-se parcialmente a reabsorção de H_2O da reabsorção de soluto nas partes distais do néfron através dos efeitos combinados da secreção da vasopressina e do gradiente osmótico medular. Por meio deste mecanismo, a H_2O livre pode ser reabsorvida sem comparável reabsorção do soluto para corrigir a hipertoni-

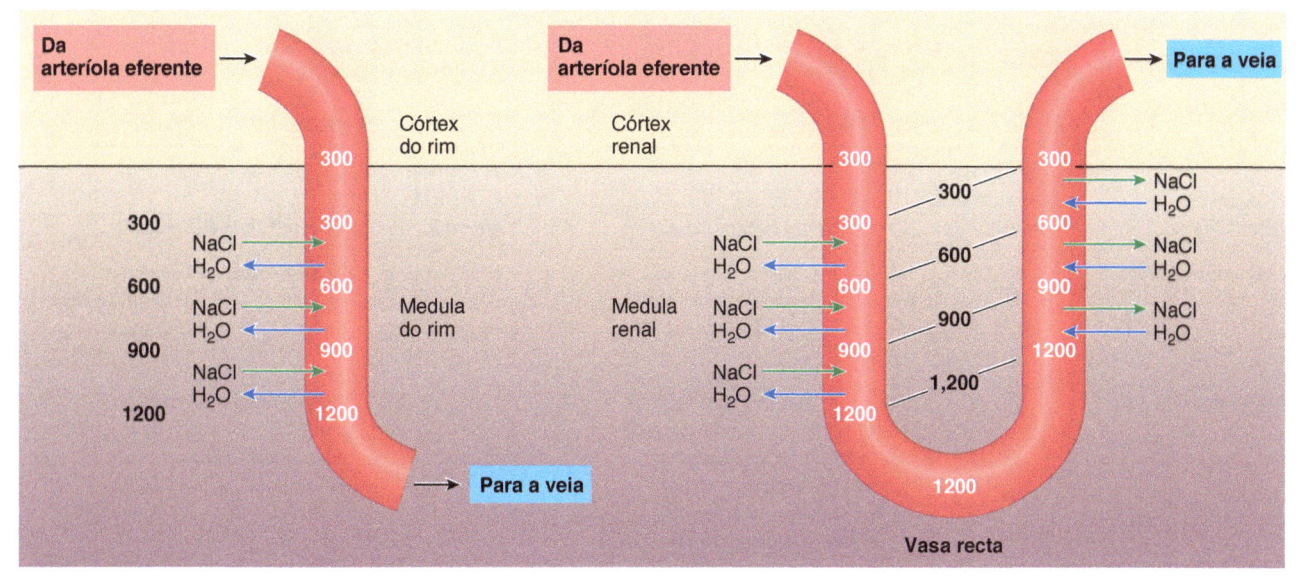

(a) Padrão hipotético de fluxo sanguíneo.

(b) Padrão real de fluxo renal.

LEGENDA

⟵ = Difusão passiva de H$_2$O (osmose)   ⟶ = Difusão passiva de NaCl

- **FIGURA 14-28 Troca contracorrente na medula renal.** Todos os valores em mOsm. (a) Se o suprimento de sangue para a medula renal fosse diretamente do córtex para a medula interna, o sangue seria isotônico ao entrar, mas muito hipertônico ao sair, tendo coletado sal e perdido H$_2$O enquanto se equilibrava com o fluido intersticial do entorno em cada nível horizontal incremental. Seria impossível manter o gradiente osmótico vertical, porque o sal bombeado pelo trecho ascendente da alça de Henle seria continuamente eliminado pelo sangue que flui através da medula. (b) O sangue equilibra-se com o fluido intersticial em cada nível incremental horizontal nos trechos ascendente e descendente das vasa recta, de forma que o sangue é isotônico quando entra e quando sai da medula. Esta troca contracorrente evita a dissolução do gradiente osmótico medular enquanto ao mesmo tempo fornece sangue para a medula renal.

cidade dos fluidos corporais. Inversamente, uma grande quantidade de H$_2$O livre pode ser excretada sozinha pela excreção comparável de soluto (isto é, **diurese aquosa**) para eliminar do organismo o excesso de H$_2$O pura, corrigindo-se, assim, a hipotonicidade dos fluidos corporais. A diurese aquosa normalmente é uma compensação pela ingestão de excesso de H$_2$O.

A diurese aquosa excessiva acompanha a ingestão de álcool. Como o álcool inibe a secreção de vasopressina, os rins perdem H$_2$O de forma excessiva e inadequada. Normalmente, mais fluido é perdido na urina do que o consumido na bebida alcoólica, portanto, o organismo fica desidratado, apesar da ingestão considerável de líquidos.

▲ A Tabela 14-4 resume como vários segmentos tubulares do néfron lidam com Na$^+$ e H$_2$O e a importância desses processos.

A insuficiência renal tem uma ampla gama de consequências.

A excreção de urina e a depuração resultante de detritos e excesso de eletrólitos do plasma são cruciais para a manutenção da homeostase. Quando as funções dos dois rins são de tal maneira prejudicadas que eles não conseguem desempenhar suas funções reguladoras e excretoras para manter adequadamente a homeostase, há **insuficiência renal**. A insuficiência renal tem diversas causas, algumas das quais originam-se em outras partes do corpo e afetam a função renal secundariamente. Entre as causas, há:

1. *Organismos infecciosos*, transportados pelo sangue ou que adentram o trato urinário pela uretra.

2. *Agentes tóxicos*, como chumbo, arsênico, pesticidas ou a exposição prolongada a altas doses de aspirina.

3. *Respostas imunológicas inadequadas*, como a **glomerulonefrite**, que ocasionalmente acompanha infecções por estreptococos na garganta, à medida que complexos antígeno-anticorpo que causam dano inflamatório localizado são depositados nos glomérulos (veja no Capítulo 12).

4. *Obstrução do fluxo urinário* por pedras nos rins, tumores ou aumento da próstata, com a pressão posterior reduzindo a filtração glomerular e danificando o tecido renal.

5. *Suprimento insuficiente de sangue renal*, que leva à pressão de filtração inadequada, que pode ser efeito secundário de desordens circulatórias como insuficiência cardíaca, hemorragia, choques ou estreitamento e endurecimento das artérias renais por aterosclerose.

TABELA 14-4 — Tratamento do sódio e da água por diversos segmentos tubulares do néfron

Segmento tubular	REABSORÇÃO DE Na⁺ — Porcentagem de reabsorção neste segmento	REABSORÇÃO DE Na⁺ — Características diferenciadoras	REABSORÇÃO DE H_2O — Porcentagem de reabsorção neste segmento	REABSORÇÃO DE H_2O — Características diferenciadoras
Túbulo proximal	67	Ativa; sem controle; tem importante papel na reabsorção de glicose, aminoácidos, Cl^-, H_2O e ureia	65	Passiva; reabsorção osmótica obrigatória após a reabsorção ativa de Na^+
Alça de Henle	25	Ativa, sem controle; reabsorção de Na^+ em conjunto com Cl^- do trecho ascendente ajuda a estabelecer o gradiente osmótico vertical intersticial medular, importante para a capacidade dos rins de produzir urina com diversas concentrações e volumes, conforme as necessidades do organismo	15	Passiva; reabsorção osmótica obrigatória do trecho descendente enquanto o trecho ascendente remove NaCl para o fluido intersticial (isto é, reabsorve NaCl)
Túbulos distal e de coleta	8	Ativa; variável e sujeita ao controle da aldosterona; importante para a regulação do volume do ECF e para o controle em longo prazo da pressão sanguínea; vinculada à secreção de K^+ e de H^+	20	Passiva; não vinculada à reabsorção de solutos; reabsorção de quantidades variáveis de H_2O "livre" sujeita a controle da vasopressina; a força impulsora é o gradiente osmótico vertical no fluido intersticial medular, estabelecido pelas alças longas de Henle; importante na regulação da osmolaridade do ECF

Embora essas condições tenham diferentes origens, quase todas podem causar certo grau de dano aos néfrons. Os glomérulos e os túbulos podem ser afetados independentemente ou ambos podem ficar disfuncionais. Independente da causa, a insuficiência renal pode se manifestar como *insuficiência renal aguda*, caracterizada por um início repentino com rápida redução na formação de urina até que menos que o mínimo essencial de cerca de 500 ml de urina seja produzido por dia, ou como *insuficiência renal crônica*, caracterizada pela perda lenta, progressiva e insidiosa da função renal. Uma pessoa pode morrer de insuficiência renal aguda ou a condição pode ser revertida e resultar na recuperação total. A insuficiência renal crônica, por sua vez, é irreversível. A destruição gradual e permanente do tecido renal acaba por mostrar-se fatal. A insuficiência renal crônica é insidiosa porque até 75% do tecido renal pode ser destruído antes que a perda da função renal seja perceptível. Devido às reservas abundantes da função renal, é necessário apenas 25% do tecido renal para que se mantenham adequadamente todas as funções excretoras e reguladoras renais essenciais. Com menos de 25% do tecido renal funcional restante, contudo, a insuficiência renal torna-se aparente. A *insuficiência renal em estágio final* ocorre quando 90% da função renal foi perdida. Mais de 20 milhões de pessoas nos Estados Unidos têm algum grau de doença renal, que causa mais de 80.000 mortes por ano.

Não detalharemos os diferentes estágios e sintomas associados às diversas desordens renais, mas a ▲ Tabela 14-5, que resume as possíveis consequências da insuficiência renal, dá uma ideia dos amplos efeitos que o problema renal pode ter. A extensão desses efeitos não deve ser surpreendente, considerando o papel central que os rins desempenham na manutenção da homeostase. Quando os rins não conseguem manter um ambiente interno normal, a interrupção de atividades celulares também pode causar o funcionamento anormal de outros sistemas de órgãos. No momento em que ocorre o estágio terminal da insuficiência renal, literalmente cada sistema corporal foi até certo ponto prejudicado (um sintoma da doença renal ocorre após exercícios intensos, mas neste caso ele se mostra temporário e inofensivo. Veja o quadro • **Detalhes da Fisiologia do Exercício**).

Como a insuficiência renal crônica é irreversível e, finalmente, fatal, o tratamento é voltado para a manutenção da função renal por outros métodos, como diálise e transplante de rins (para mais explicações sobre esses procedimentos, veja o quadro • **Conceitos, Desafios e Controvérsias**).

Isso conclui nossa discussão sobre a função renal. No restante do capítulo, o foco será a tubulação que armazena e leva para o exterior a urina formada pelos rins.

TABELA 14-5 — Possíveis ramificações da insuficiência renal

Toxicidade urêmica causada por retenção de produtos residuais
    Náusea, vômito, diarreia e úlceras, causados por uma ação tóxica sobre o sistema digestório
    Tendência a sangramento devido a uma ação tóxica sobre a função das plaquetas
    Alterações mentais – como redução da vigilância, insônia e diminuição da atenção, progredindo para convulsões e coma – causadas pela ação tóxica sobre o sistema nervoso central
    Atividade sensorial e motora anormal causada por uma ação tóxica sobre os nervos periféricos
Acidose metabólica causada pela incapacidade dos rins de secretar adequadamente H^+, continuamente adicionado aos fluidos corporais como resultado da atividade metabólica *(uma das mais graves consequências da insuficiência renal)*
    Alteração na atividade enzimática causada pela ação do excesso de acidez nas enzimas
    Depressão do sistema nervoso central causado pela ação do excesso de acidez que interfere na excitabilidade neural
Retenção de potássio resultante da secreção tubular inadequada de K^+ *(uma das mais graves consequências da insuficiência renal)*
    Excitabilidade cardíaca e neural afetada como resultado da alteração do potencial de membrana em repouso das células excitáveis
Desequilíbrios de sódio causados pela incapacidade dos rins de ajustar a excreção de Na^+ para equilibrar alterações no consumo de Na^+
    Pressão sanguínea elevada, edema generalizado e insuficiência cardíaca congestiva se um excesso de Na^+ for consumido
    Hipotensão e, se suficientemente grave, choque circulatório se pouquíssimo Na^+ for consumido
Desequilíbrios de fosfato e cálcio resultantes da absorção prejudicada desses eletrólitos
    Problemas nas estruturas esqueléticas causadas por anormalidades no depósito de cristais de fosfato de cálcio, que endurecem os ossos
Perda de proteínas plasmáticas como resultado do maior "extravasamento" da membrana glomerular
    Edema causado por uma redução na pressão osmótica coloide do plasma
Incapacidade de variar a concentração de urina como resultado de problema no sistema contracorrente
    Hipotonicidade dos fluidos corporais se H_2O for ingerida em excesso
    Hipertonicidade dos fluidos corporais se pouquíssima H_2O for ingerida
Hipertensão resultante dos efeitos combinados da retenção de sal e fluidos e da ação vasoconstritora do excesso de angiotensina II
Anemia causada por produção inadequada de eritropoietina
Depressão do sistema imunológico, mais provavelmente causada por níveis tóxicos de ácidos e detritos
    Maior suscetibilidade a infecções

A urina é temporariamente armazenada na bexiga, de onde é esvaziada pela micção.

Depois da sua formação pelos rins, a urina é transmitida através dos ureteres para a bexiga. Ela não flui através dos ureteres apenas pela ação gravitacional. As contrações peristálticas do músculo liso dentro da parede uretral impelem a urina dos rins até a bexiga. Os ureteres penetram obliquamente na parede da bexiga, percorrendo essa parede por vários centímetros antes de se abrirem na cavidade da bexiga. Esta organização anatômica evita o fluxo reverso da urina da bexiga até os rins quando a pressão se acumula na bexiga. À medida que a bexiga se enche, as extremidades ureterais dentro da parede são comprimidas e se fecham. Entretanto, a urina ainda pode entrar, porque as contrações ureterais geram pressão suficiente para superar a resistência e mover a urina através das extremidades obstruídas.

FUNÇÃO DA BEXIGA A bexiga pode acomodar grandes variações no volume de urina. A parede da bexiga consiste de músculo liso revestido por um tipo especial de epitélio. Antigamente, a crença era de que a bexiga era um saco inerte. Contudo, o epitélio e o músculo liso participam ativamente da capacidade da bexiga de acomodar grandes volumes de urina. O revestimento epitelial pode aumentar e diminuir a área superficial pelo processo organizado da reciclagem da membrana à medida que a bexiga se enche e se esvazia, alternadamente. Vesículas citoplasmáticas envoltas por membranas são inseridas por exocitose na área superficial durante o enchimento da bexiga. Depois, são retiradas por endocitose, encolhendo a área superficial após o esvaziamento (veja nos capítulos 2 e 3). Como é característico dos músculos lisos, o músculo da bexiga pode estirar-se muito sem acumular tensão na parede do órgão (veja no final do Capítulo 8). Além disso, a altamente enrugada parede da bexiga fica lisa durante o enchimento, aumentando a capacidade de armazenamento. Como os rins formam urina continuamente, a bexiga deve ter capacidade de armazenamento suficiente para impedir a necessidade contínua de eliminação da urina.

O músculo liso da bexiga é ricamente alimentado por fibras parassimpáticas, cuja estimulação causa a contração da bexiga. Se a passagem pela uretra para a parte externa está aberta, a contração da bexiga esvazia o conteúdo de urina por ela. A saída da bexiga, no entanto, é protegida por dois esfíncteres, o *esfíncter uretral interno* e o *esfíncter uretral externo*.

DETALHES DA FISIOLOGIA DO EXERCÍCIO

Quando a presença de proteína na urina não indica doença renal

A perda de proteínas na urina normalmente significa doença renal (nefrite). Entretanto, uma perda proteica na urina semelhante à da nefrite ocorre frequentemente após exercícios, mas esta condição é inofensiva, temporária e reversível. O termo *pseudonefrite atlética* é utilizado para descrever esta proteinúria (proteína na urina) pós-exercício. Estudos indicam que 70% a 80% dos atletas têm proteinúria após exercícios muito extenuantes. Esta condição ocorre em participantes de esportes com e sem contato, portanto, ela não decorre de trauma físico aos rins. Em um estudo, as pessoas que praticavam corrida intensa de curta duração excretaram mais proteína do que quando andavam de bicicleta, remavam ou nadavam na mesma intensidade de esforço. O motivo para esta diferença é desconhecido.

Normalmente, apenas uma parte muito pequena das proteínas plasmáticas que entram no glomérulo é filtrada – as proteínas plasmáticas filtradas são reabsorvidas nos túbulos, portanto, nenhuma proteína plasmática aparece na urina. Dois mecanismos básicos podem causar proteinúria: (1) maior permeabilidade glomerular, sem alteração na reabsorção tubular, ou (2) problemas na reabsorção tubular. Pesquisas demonstraram que a proteinúria que ocorre durante exercícios leves e moderados resulta de alterações na permeabilidade glomerular, enquanto a proteinúria que ocorre durante exercícios exaustivos de longa duração parece ser causada pela maior permeabilidade glomerular e por disfunção tubular.

Acredita-se que esta disfunção renal reversível resulte de mudanças circulatórias e hormonais que acompanham os exercícios. Diversos estudos mostram que o fluxo de sangue renal fica reduzido durante o exercício, na medida em que os vasos renais são contraídos e o sangue é desviado para os músculos em exercício. Esta redução foi positivamente correlacionada à intensidade do exercício. Com exercícios intensos, o fluxo de sangue renal pode ser reduzido a 20% do normal. Como resultado, o fluxo sanguíneo glomerular também fica reduzido, mas não ao mesmo ponto do fluxo de sangue renal, presumidamente devido a mecanismos autorreguladores. Alguns investigadores propõem que o menor fluxo de sangue glomerular aumenta a difusão de proteínas para o lúmen tubular porque, à medida que o sangue de fluxo mais lento passa mais tempo no glomérulo, uma maior proporção de proteínas plasmáticas tem tempo de escapar através da membrana glomerular. Mudanças hormonais que ocorrem durante os exercícios também podem afetar a permeabilidade glomerular. Por exemplo, a injeção de renina é uma forma bastante conhecida de induzir experimentalmente à proteinúria. A atividade da renina no plasma aumenta durante exercícios extenuantes e pode contribuir para a proteinúria pós-exercício. Pesquisadores também especulam que a reabsorção tubular máxima é atingida durante exercícios intensos, o que pode prejudicar a reabsorção de proteínas.

FUNÇÃO DOS ESFÍNCTERES URETRAIS Um **esfíncter** é um anel de músculo que, quando contraído, veda a passagem por uma abertura. O **esfíncter uretral interno** – músculo liso e, assim, de controle involuntário – não é, na verdade, um músculo separado, mas consiste da última parte da bexiga. Embora não seja verdadeiramente um esfíncter, possui essa mesma função. Quando a bexiga está relaxada, a organização anatômica da região do esfíncter uretral interno fecha a saída da bexiga.

Mais abaixo na passagem, a uretra é envolta por uma camada de músculo esquelético, o **esfíncter uretral externo**. Este esfíncter é reforçado por todo o **diafragma pélvico**, uma camada de músculo esquelético que forma a base da pélvis e ajuda a sustentar os órgãos pélvicos (veja a • Figura 14-2). Os neurônios motores que alimentam o esfíncter externo e o diafragma pélvico disparam continuamente a uma taxa moderada a não ser que sejam inibidos, mantendo esses músculos contraídos de forma a evitar que a urina escape através da uretra. Normalmente, quando a bexiga está relaxada e enchendo, os esfíncteres uretrais externo e interno são fechados para evitar o escape de urina. Além disso, como o esfíncter externo e o diafragma pélvico são músculos esqueléticos e, assim, estão sob controle voluntário, a pessoa pode contraí-los à vontade para evitar a micção, mesmo quando há contração da bexiga e o esfíncter interno está aberto.

REFLEXO DE MICÇÃO A **micção**, ou **urinação**, o processo de esvaziamento da bexiga, é regido por dois mecanismos: o reflexo de micção e o controle voluntário. O **reflexo de micção** é iniciado quando receptores de estiramento dentro da parede da bexiga são estimulados (• Figura 14-29). A bexiga de um adulto pode acomodar entre 250 e 400 ml de urina antes que a tensão interna das paredes suba o suficiente para ativar os receptores de estiramento (• Figura 14-30). Quanto maior a distensão além desse ponto, maior a extensão da ativação do receptor. As fibras aferentes dos receptores de estiramento levam impulsos para a medula espinhal e, ao final, via interneurônios, estimulam o suprimento parassimpático para a bexiga e inibem o suprimento dos neurônios motores para o esfíncter externo. A estimulação parassimpática da bexiga faz com que ela se contraia. Nenhum mecanismo especial é necessário para abrir o esfíncter interno – alterações no formato da bexiga durante a concentração o abrem mecanicamente. Simultaneamente, o esfíncter externo relaxa, quando seu suprimento de neurônios motores é inibido. Agora, os dois esfíncteres estão abertos e a urina é expelida através da uretra pela força de contração da bexiga. Este reflexo de micção, um reflexo totalmente espinhal, rege o esvaziamento da bexiga nos bebês. Assim que a bexiga se enche o suficiente para ativar o reflexo, o bebê urina automaticamente.

CONCEITOS, DESAFIOS E CONTROVÉRSIAS

Diálise: Tubulação de celofane ou revestimento abdominal como um rim artificial

Como a insuficiência renal crônica é irreversível e, em última instância, fatal, o tratamento é voltado para a manutenção da função renal por métodos alternativos, como diálise e transplante de rins. Mais de 300 mil pessoas nos Estados Unidos passam atualmente por diálise, e este número deve aumentar à medida que a população envelhece e a incidência de *diabetes mellitus*, uma das principais causas da insuficiência renal, continua a subir. A insuficiência renal de estágio final (menos de 10% de função renal) causada pela *diabetes mellitus* aumenta a uma taxa anual de mais de 11%.

O processo de diálise artificialmente toma o lugar dos rins na manutenção do equilíbrio normal de fluido e eletrólitos e na remoção de detritos. No método original de diálise, a **hemodiálise**, o sangue de um paciente é bombeado através de tubos de celofane cercados por um grande volume de fluido de composição semelhante ao plasma normal. Depois da diálise, o sangue retorna ao sistema circulatório do paciente. Durante a hemodiálise, cerca de 250 ml de sangue ficam fora do organismo a qualquer momento.

Como os capilares, o celofane é altamente permeável à maioria dos componentes do plasma, mas impermeável às proteínas plasmáticas. À medida que o sangue flui através dos tubos, os solutos se movem pelo celofane na direção de seus gradientes de concentração individuais. As proteínas plasmáticas, no entanto, permanecem no sangue. A ureia e outros resíduos, ausentes no fluido de diálise, difundem-se para fora do plasma e para dentro do fluido do enterno, depurando o sangue desses detritos. Os componentes do plasma que não são regulados pelos rins e estão em concentração normal, como a glicose, não se movem pelo celofane até o fluido de diálise, porque não há força de impulsão para produzir esse movimento (a concentração de glicose do fluido de diálise é igual à do plasma normal). Os eletrólitos, como K^+ e PO_4^{3-}, que estão em concentrações maiores do que as normais no plasma, porque os rins doentes não conseguem eliminar as quantidades excessivas dessas substâncias, deixam o plasma até que seja atingido o equilíbrio entre o plasma e o fluido de diálise. Como as concentrações de soluto do fluido de diálise são mantidas em valores plasmáticos normais, a concentração de soluto do sangue que retorna ao paciente após a diálise é essencialmente normal.

A hemodiálise é repetida na frequência necessária para se manter a composição do plasma dentro de patamares aceitáveis. Convencionalmente, é feita três vezes por semana, em sessões de várias horas em um centro de tratamento ou em casa, mas métodos mais recentes e convenientes de diálise em casa depuram o sangue até seis vezes por semana durante o dia ou à noite enquanto a pessoa está dormindo. Os métodos de maior frequência mantêm maior estabilidade dos componentes do plasma do que os menos frequentes.

Outro método de diálise, a **diálise peritoneal ambulatória contínua (DPAC)**, utiliza a membrana peritoneal (o revestimento da cavidade abdominal) como membrana de diálise. Com este método, dois litros de fluido de diálise são inseridos na cavidade abdominal do paciente através de um cateter implantado permanentemente. A ureia, K^+ e outros resíduos e eletrólitos em excesso difundem-se do plasma pela membrana peritoneal até o fluido de diálise, drenado e substituído várias vezes ao dia. O método DPAC oferece diversas vantagens: o paciente pode aplicá-lo em si mesmo, o sangue do paciente é continuamente purificado e ajustado e o paciente pode realizar atividades normais enquanto a diálise é feita. Um ponto negativo é o maior risco de infecção peritoneal.

Embora a diálise possa remover detritos metabólicos e componentes estranhos e ajudar a manter o equilíbrio entre fluidos e eletrólitos dentro de limites aceitáveis, esta técnica de limpeza do plasma não pode compensar a menor capacidade dos rins problemáticos de produzir hormônios (eritropoietina e renina) e ativar a vitamina D. Uma nova técnica experimental incorpora células vivas renais derivadas de porcos dentro de uma máquina semelhante à diálise. Uma tecnologia de ultrafiltração padrão como a utilizada na hemodiálise purifica e ajusta o plasma como sempre, mas o mais importante é que essas células vivas não apenas ajudam a manter um controle ainda maior sobre os componentes do plasma, especialmente K^+, como também adicionam os hormônios renais deficientes ao plasma que atravessa a máquina, além de ativar a vitamina D. Esta nova e promissora tecnologia ainda precisa ser testada em ensaios clínicos de larga escala.

Enquanto isso, o transplante de um rim saudável de um doador é outra opção para tratar a insuficiência renal crônica. Um transplante de rim é um dos poucos transplantes que podem ser feitos por um doador vivo. Como a manutenção do organismo é possível com 25% do tecido renal total, o doador e o receptor mantêm ampla função renal com apenas um rim cada. O maior problema com os transplantes é a possibilidade de rejeição do órgão pelo sistema imunológico do paciente. Esse risco pode ser minimizado pela maior compatibilidade possível entre os tipos de tecido do doador e do receptor (a melhor opção de doador normalmente é um parente próximo), aliada a medicamentos imunossupressores. Mais de quinze mil transplantes de rim são realizados anualmente nos Estados Unidos, e outras 60 mil pessoas estão em listas de espera por um doador.

Outra nova técnica para tratamento de insuficiência renal em estágio final no horizonte é um rim artificial em contínuo funcionamento, que emula a função renal natural. Utilizando nanotecnologia (dispositivos em escala microscópica), pesquisadores estão trabalhando em um dispositivo que contém duas membranas – a primeira para filtrar sangue, como o glomérulo, e a segunda para imitar os túbulos renais, alterando seletivamente o filtrado. O dispositivo, que processará o sangue de forma contínua e direta sem o uso de fluido de diálise, devolverá substâncias importantes ao organismo enquanto eliminará as substâncias desnecessárias em um saco descartável, que servirá de bexiga externa. Os cientistas desenvolveram modelos em computador para tal dispositivo e, até o momento, já desenvolveram a membrana filtradora.

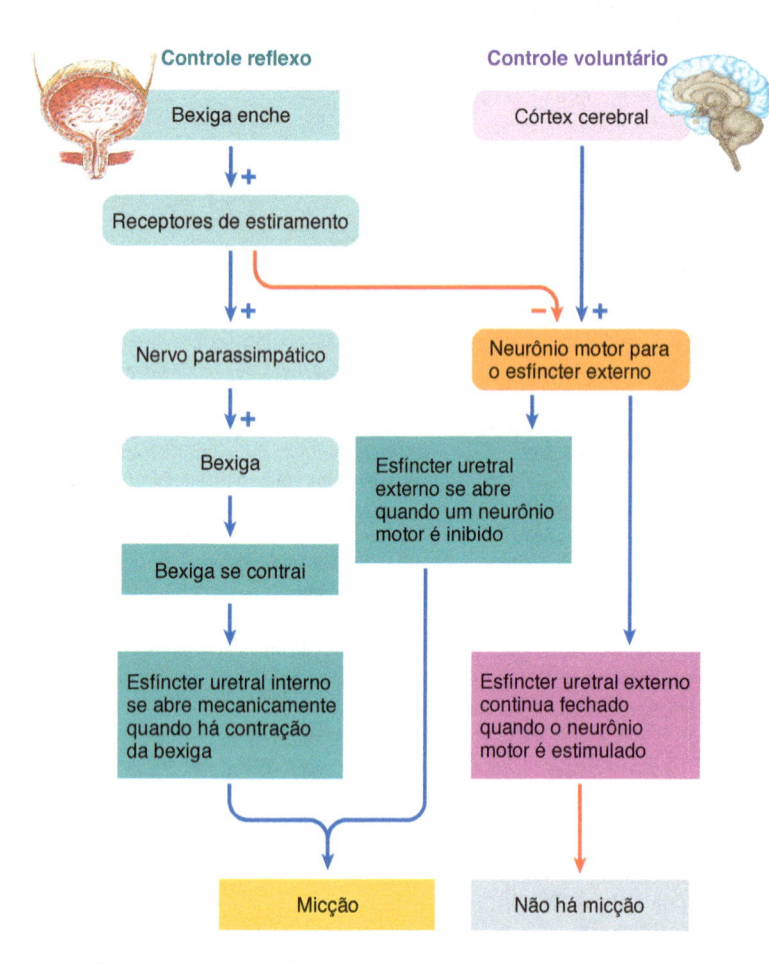

• **FIGURA 14-29** Controles reflexo e voluntário da micção.

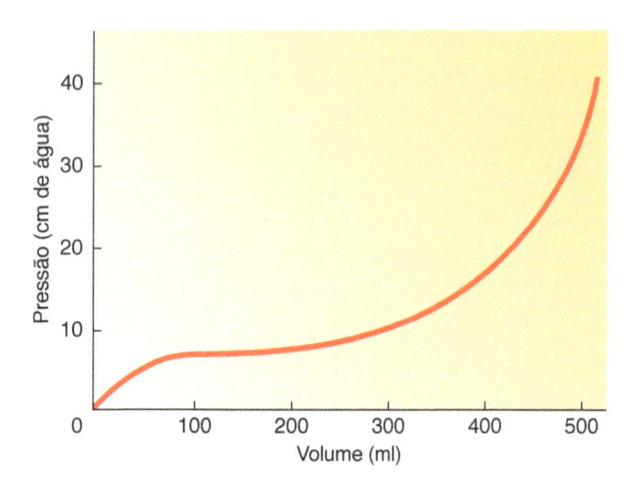

• **FIGURA 14-30** Mudanças de pressão dentro da bexiga enquanto se enche de urina.

CONTROLE VOLUNTÁRIO DA MICÇÃO Além de ativar o reflexo de micção, o enchimento da bexiga também origina a vontade consciente de urinar. A percepção de enchimento da bexiga aparece antes que o esfíncter externo relaxe de forma reflexa, avisando que a micção é iminente. Como resultado, o controle voluntário da micção, aprendido na infância durante o período de uso de penicos ou assentos, pode suspender o reflexo de micção para que o esvaziamento da bexiga ocorra conforme o desejo da pessoa, em vez de quando o enchimento da bexiga ativar pela primeira vez os receptores de estiramento. Se o momento no qual o reflexo de micção for iniciado é inoportuno para tal, a pessoa pode evitar voluntariamente o esvaziamento da bexiga, contraindo deliberadamente o esfíncter externo e o diafragma pélvico. Os impulsos excitatórios voluntários do córtex cerebral cancelam o impulso inibitório reflexo dos receptores de estiramento para os neurônios motores envolvidos (o equilíbrio relativo entre PPSEs e PIPSs), mantendo esses músculos contraídos para que a urina não seja expelida (veja no Capítulo 4).

A micção não pode ser adiada indefinidamente. À medida que a bexiga continua a encher, com o tempo o impulso reflexo dos receptores de estiramento aumenta. Finalmente, o impulso inibitório reflexo para o neurônio motor do esfíncter externo torna-se tão potente que não pode mais ser cancelado por um impulso excitatório voluntário, portanto, o esfíncter relaxa e a bexiga esvazia-se descontroladamente.

A micção também pode ser deliberadamente iniciada, embora a bexiga não esteja totalmente distendida, pelo relaxamento voluntário do esfíncter externo e do diafragma pélvico. Relaxar o assoalho pélvico faz com que a bexiga desloque-se para baixo, o que abre simultaneamente o esfíncter uretral interno e estira a parede da bexiga. A ativação subsequente dos receptores de estiramento causa a contração da bexiga pelo reflexo de micção. O esvaziamento voluntário da bexiga também pode ser auxiliado pela contração da parede abdominal e do diafragma respiratório. O aumento resultante na pressão intra-abdominal comprime a bexiga, facilitando o esvaziamento.

Nota Clínica **INCONTINÊNCIA URINÁRIA** A **incontinência urinária**, ou incapacidade de evitar a descarga de urina, ocorre quando as vias descendentes na medula espinhal que fazem a mediação do controle voluntário do esfíncter externo e do diafragma pélvico são interrompidas, como por um ferimento na medula espinhal. Como os componentes do arco reflexo de micção ainda estão intactos na medula espinhal inferior, o esvaziamento da bexiga é regido por um reflexo espinhal incontrolável, como nos bebês. Um grau inferior de incontinência, caracterizado pelo vazamento de urina quando a pressão na bexiga aumenta de forma rápida e temporária, como durante a tosse ou um espirro, pode resultar de problemas no funcionamento do esfíncter. Isso é comum em mulheres com filhos ou em homens cujos esfíncteres foram afetados durante cirurgia na próstata.

Capítulo em Perspectiva: Foco na homeostase

Os rins contribuem para a homeostase mais amplamente do que qualquer outro órgão. Eles regulam a composição de eletrólitos, volume, osmolaridade e pH do ambiente interno e eliminam todos os produtos residuais do metabolismo corporal, exceto o CO_2 removido pela respiração. Essas funções reguladoras são realizadas pela eliminação na urina de substâncias de que o corpo não necessita, como os detritos metabólicos e quantidades de sal ou água ingeridas excessivamente, enquanto preservam substâncias úteis. Os rins podem manter os componentes plasmáticos que regulam dentro da estreita faixa compatível com a vida, apesar de amplas variações na ingestão e nas perdas dessas substâncias por outras vias. Demonstrando a importância da tarefa dos rins, cerca de um quarto de todo o sangue bombeado para a circulação sistêmica vai para os rins para ajustes e purificação, enquanto os três quartos remanescentes do sangue são utilizados para alimentar todos os outros tecidos.

Os rins contribuem para a homeostase das seguintes formas específicas:

Funções Reguladoras

- Os rins regulam a quantidade e a concentração da maior parte dos eletrólitos do ECF, incluindo os mais importantes para a manutenção da excitabilidade neuromuscular adequada.
- Eles ajudam a manter o pH adequado ao eliminarem o excesso de H^+ (ácido) ou de HCO_3^- (base) na urina.
- Eles ajudam a manter o volume plasmático adequado, importante na regulação de longo prazo da pressão sanguínea arterial, controlando o equilíbrio de sal no organismo. O volume do ECF, incluindo o plasmático, reflete a carga total de sal no ECF, porque o Na^+ e seu ânion acompanhante, o Cl^-, são responsáveis por mais de 90% da atividade osmótica do ECF (retentora de água).
- Os rins mantêm o equilíbrio de água no organismo, o que é importante para manter a osmolaridade adequada do ECF (concentração de solutos). Este papel é crucial na manutenção da estabilidade do volume celular ao evitar que a água entre ou saia das células por osmose, prevenindo, assim, que elas inchem ou encolham-se, respectivamente.

Funções Excretoras

- Os rins excretam os produtos finais do metabolismo na urina. Se puderem se acumular, esses detritos são tóxicos para as células.
- Os rins também excretam muitos compostos estranhos que entram no organismo.

Funções Hormonais

- Os rins produzem eritropoietina, o hormônio que estimula a medula óssea a produzir glóbulos vermelhos. Esta ação contribui para a homeostase, ajudando a manter o conteúdo ideal de O_2 do sangue. Mais de 98% do O_2 no sangue estão ligados à hemoglobina dentro dos glóbulos vermelhos.
- Eles também produzem renina, o hormônio que inicia a via renina-angiotensina-aldosterona para controle da reabsorção tubular renal de Na^+, importante na manutenção de longo prazo do volume do plasma e da pressão sanguínea arterial.

Funções Metabólicas

- Os rins ajudam a converter vitamina D em sua forma ativa. A vitamina D é essencial para a absorção do Ca^{2+} pelo trato digestório. O cálcio, por sua vez, exerce uma ampla variedade de funções homeostáticas.

EXERCÍCIOS DE REVISÃO

Perguntas Objetivas (Respostas no Apêndice F)

1. Glicose e aminoácidos são reabsorvidos por transporte ativo secundário. *(Verdadeiro ou falso?)*
2. Parte do suprimento de energia dos rins é utilizada para realizar a filtração glomerular. *(Verdadeiro ou falso?)*
3. A reabsorção de sódio está sob controle hormonal por todo o comprimento do túbulo. *(Verdadeiro ou falso?)*
4. A excreção de água pode ocorrer sem excreção comparável de soluto. *(Verdadeiro ou falso?)*
5. A excreção de soluto sempre é acompanhada por excreção comparável de H_2O. *(Verdadeiro ou falso?)*
6. O volume mínimo diário de perda obrigatória de H_2O que deve acompanhar a excreção de detritos é de _____ ml.
7. A unidade funcional dos rins é o _____.
8. _____ é o único íon ativamente reabsorvido no túbulo proximal e ativamente secretado nos túbulos distal e de coleta.
9. Indique se cada um dos fatores a seguir (a) aumentaria ou (b) diminuiria a TFG, se tudo o mais se mantivesse constante.
    ___ 1. resposta de retroalimentação tubuloglomerular ao menor fornecimento de sal ao túbulo distal
    ___ 2. vasoconstrição arteriolar aferente
    ___ 3. uma queda drástica na pressão sanguínea arterial após hemorragia grave (< 80 mm Hg)
    ___ 4. uma queda na concentração de proteínas no plasma, resultante da perda dessas proteínas devido à queimadura de uma ampla superfície da pele
    ___ 5. contração de podócitos
    ___ 6. contração das células mesangiais
    ___ 7. um aumento na pressão da cápsula de Bowman resultante da obstrução ureteral por um cálculo renal
    ___ 8. resposta miogênica de uma arteríola aferente estirada como resultado de uma maior pressão sanguínea impulsora
    ___ 9. ↑atividade simpática nas arteríolas aferentes
10. A reabsorção de qual das substâncias a seguir *não* está de alguma forma vinculada à reabsorção ativa de Na^+?
    a. glicose
    b. PO_4^{3-}
    c. H_2O
    d. ureia
    e. Cl^-

11. Qual das substâncias filtradas a seguir normalmente *não* está presente na urina?
    a. Na⁺
    b. PO_4^{3-}
    c. ureia
    d. H⁺
    e. glicose

Nas questões 12 a 14, indique, escrevendo as letras identificadoras na ordem correta nos espaços em branco, a sequência adequada através da qual o fluido se move enquanto atravessa as estruturas em questão.

12. a. arteríola eferente ___ ___ ___ ___ ___ ___
    b. capilares peritubulares
    c. artéria renal
    d. glomérulo
    e. arteríola aferente
    f. veia renal

13. a. ureter ___ ___ ___ ___ ___
    b. rim
    c. uretra
    d. bexiga
    e. pélvis renal

14. a. alça de Henle ___ ___ ___ ___ ___ ___ ___
    b. duto de coleta
    c. cápsula de Bowman
    d. túbulo proximal
    e. pélvis renal
    f. túbulo distal
    g. glomérulo

15. Utilizando o código à direita, indique qual é a osmolaridade do fluido tubular em cada um dos pontos do néfron designados:

    ___ 1. cápsula de Bowman
    ___ 2. extremidade da alça de Henle do néfron justamedular (antes da entrada no túbulo distal)
    ___ 3. extremidade do duto de coleta
    ___ 4. ponta da alça de Henle do néfron justamedular (na parte inferior do U)
    ___ 5. final do túbulo proximal

    (a) isotônica (300 mOsm)
    (b) hipotônica (100 mOsm)
    (c) hipertônica (1.200 mOsm)
    (d) de hipotônica a hipertônica (de 100 mOsm a 1.200 mOsm)

Perguntas Dissertativas

1. Liste as funções dos rins.
2. Descreva a anatomia do sistema urinário. Descreva os componentes de um néfron.
3. Descreva os três processos renais básicos e indique como se relacionam à excreção de urina.
4. Diferencie entre *secreção* e *excreção*.
5. Discuta as forças envolvidas na filtração glomerular. Qual é a TFG média?
6. Como a TFG é regulada como parte do reflexo barorreceptor?
7. Por que os rins recebem uma parte aparentemente desproporcional do débito cardíaco? Que porcentagem do fluxo de sangue renal é normalmente filtrada?
8. Liste os passos no transporte transepitelial.
9. Diferencie entre reabsorção ativa e passiva.
10. Descreva todos os processos de transporte tubular vinculados à transportadora basolateral Na⁺–K⁺ ATPase.
11. Descreva o sistema renina-angiotensina-aldosterona. Quais são as funções da aldosterona e da angiotensina II? Discuta a origem e as funções do ANP e do BNP.
12. A quê se referem os termos *tubular máxima* (T_m) e *limiar renal*? Compare duas substâncias que exibem T_m, uma que *é* e outra que *não é* regulada pelos rins.
13. Qual é a importância da secreção tubular? Quais são os mais importantes processos secretórios?
14. Qual é a taxa média de formação de urina?
15. Defina *depuração plasmática*.
16. O que estabelece um gradiente osmótico vertical no fluido intersticial medular? Qual é a importância deste gradiente?
17. Discuta a função e o mecanismo de ação da vasopressina.
18. Descreva a transferência, o armazenamento e o esvaziamento de urina na bexiga.

Exercícios Quantitativos (Soluções no Apêndice F)

1. Dois pacientes estão eliminando proteína pela urina. Para determinar se esta proteinúria indica ou não um problema grave, um médico injeta pequenas quantidades de inulina e PAH em cada um. Lembre que a inulina é livremente filtrada, mas não é nem secretada nem absorvida no néfron, e que o PAH nesta concentração é totalmente removido do sangue por secreção tubular. Os dados coletados foram organizados na tabela a seguir, em que $[I]_u$ e $[PAH]_u$ são as concentrações de inulina ou PAH na urina (em mM), respectivamente, $[I]_p$ e $[PAH]_p$ são as concentrações dessas substâncias no plasma e v_u é a taxa de fluxo de urina (em ml/min).

Paciente	$[I]_u$	$[I]_p$	$[PAH]_u$	$[PAH]_p$	V_u
1	25	2	186	3	10
2	31	1,5	300	4,5	6

   a. Calcule a TFG e o fluxo de plasma renal de cada paciente.
   b. Calcule o fluxo de sangue renal para cada paciente, presumindo que ambos tenham hematócrito de 0,45.
   c. Calcule a fração de filtração para cada paciente.
   d. Quais dos valores calculados para cada paciente estão dentro da faixa normal? Que valores são anormais? O que pode causar esses desvios?

2. Qual é a carga filtrada de sódio se a depuração de inulina é de 125 ml/min e a concentração de sódio no plasma é de 145 mM?

3. Calcule a taxa de produção de urina de um paciente, dado que a depuração de inulina é de 125 ml/min e a urina e concentrações plasmática de urina estão em 300 mg/litro e 3 mg/litro, respectivamente.

4. Se a concentração de uma substância na urina é de 7,5 mg/ml de urina, a concentração plasmática é de 0,2 mg/ml de plasma e a taxa de fluxo de urina é de 2 ml/min, qual é a taxa de depuração da substância? A substância está sendo reabsorvida ou secretada pelos rins?

PONTOS A PONDERAR

(Explicações no Apêndice F)

1. Os néfrons justamedulares de animais adaptados para sobreviver com consumo mínimo de água, como ratos do deserto, têm alças de Henle relativamente muito mais longas do que as dos humanos. Qual é o benefício dessas alças mais longas?

2. Se a concentração plasmática da substância X é de 200 mg/100 ml e a TFG é de 125 ml/min, qual é a carga filtrada desta substância? Se a T_m para a substância X for de 200 mg/min, quanto dessa substância será reabsorvido a uma concentração plasmática de 200 mg/100 ml e uma TFG de 125 ml/min? Quanto da substância X será excretado?

3. A *síndrome de Conn* é uma desordem endócrina causada por um tumor do córtex adrenal que secreta descontroladamente um excesso de aldosterona. A partir do que você sabe sobre as funções da aldosterona, descreva quais seriam as características mais notáveis desta condição.

4. Devido a uma mutação, uma criança nasceu com um trecho ascendente da alça de Henle permeável à água. Quais as osmolaridades mínima e máxima da urina (em unidades de mOsm) que essa criança poderia produzir?
   a. 100/300
   b. 300/1.200
   c. 100/100
   d. 1200/1.200
   e. 300/300

5. A vítima de um acidente sofre dano permanente à medula espinhal inferior e fica paralisada da cintura para baixo. Descreva o que rege o esvaziamento da bexiga nesta pessoa.

CONSIDERAÇÃO CLÍNICA

(Explicação no Apêndice F)

Marcus T. notou uma queda gradual na taxa de fluxo de urina e, agora, tem dificuldade para iniciar a micção. Ele precisa urinar frequentemente e, muitas vezes, sente que a bexiga não está vazia mesmo quando acaba de urinar. Análises da urina de Marcus não revelam nenhuma anormalidade. É mais provável que os sintomas do trato urinário sejam causados por doença renal, por infecção na bexiga ou por um aumento da próstata?

Sistemas de Maior Importância na Manutenção do Equilíbrio Ácido-básico e de Fluidos

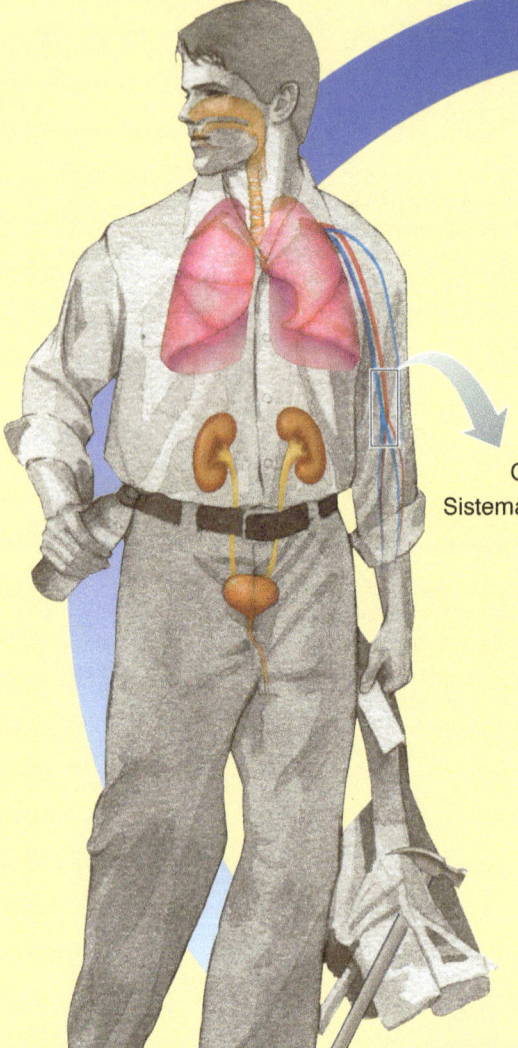

Sistemas corporais mantêm a homeostase

Homeostase
Os rins, associados aos hormônios envolvidos no equilíbrio de sal e água, são responsáveis pela manutenção do volume e da osmolaridade do fluido extracelular (ambiente interno). Os rins, em conjunto com o sistema respiratório e sistemas de tampão químico nos fluidos corporais, também contribuem para a homeostase ao manterem o pH adequado no ambiente interno.

$$CO_2 + H_2O \rightleftharpoons H_2CO_3 \rightleftharpoons H^+ + HCO_3^-$$
Sistemas de tampão químico nos fluidos corporais

A homeostase é essencial para a sobrevivência das células

Células
O volume de sangue em circulação deve ser mantido para ajudar a garantir a pressão adequada para levar o sangue sustentador da vida às células. A osmolaridade do fluido que cerca as células deve ser altamente regulada para evitar movimento osmótico prejudicial de água entre as células e o ECF. O pH do ambiente interno deve permanecer estável porque mudanças no pH alteram a excitabilidade neuromuscular e a atividade das enzimas, entre outras consequências graves.

As células compõem sistemas corporais

A homeostase depende da manutenção de um equilíbrio entre a entrada e a saída de todos os componentes no ambiente do fluido interno. A regulação do **equilíbrio de fluidos** envolve dois componentes distintos: controle do volume do ECF, do qual o volume de plasma em circulação faz parte, e controle da osmolaridade do ECF (concentração de solutos). Os rins controlam o volume de ECF pela manutenção do **equilíbrio de sal** e a osmolaridade do ECF pela manutenção de um **equilíbrio de água**. Os rins mantêm este equilíbrio ao ajustarem a produção de sal e de água na urina conforme necessário para compensar pela entrada variável e por perdas anormais destes componentes.

Da mesma forma, os rins ajudam a manter o **equilíbrio ácido-básico** ao ajustarem a produção urinária de íon de hidrogênio (ácido) e íon de bicarbonato (base) conforme necessário. Os pulmões também contribuem para o equilíbrio ácido-básico, ao poderem ajustar a taxa com que excretam CO_2, um gerador de íons de hidrogênio, e os sistemas de tampão químico dos fluidos corporais.

CAPÍTULO 15

Equilíbrio ácido-básico e de fluidos

Conceito de equilíbrio

As células de organismos multicelulares complexos conseguem sobreviver e funcionar apenas dentro de uma faixa muito estreita de composição de fluido extracelular (ECF), o ambiente de fluido interno que os banha.

O grupo interno de uma substância é a quantidade de tal substância no ECF.

A quantidade de qualquer substância em particular no ECF é considerada um **grupo interno imediatamente disponível**. A quantidade da substância no grupo pode aumentar pela transferência de mais dessa substância do ambiente externo (mais comumente pela ingestão) ou pela produção metabólica dentro do corpo (● Figura 15-1). Substâncias podem ser removidas do organismo ao serem excretadas para o exterior ou serem utilizadas em uma reação metabólica. Se a quantidade de uma substância deve permanecer estável dentro do organismo, sua **entrada**, por meio da ingestão ou produção metabólica, deve ser balanceada por uma igual **saída**, por meio da excreção ou do consumo metabólico. Esta relação, conhecida como **conceito de equilíbrio**, é extremamente importante para manter a homeostase. Nem todas as vias de entrada e saída se aplicam para cada componente dos fluidos corporais. Por exemplo, o sal não é sintetizado nem consumido pelo organismo, portanto, a estabilidade da concentração salina nos fluidos corporais depende totalmente de um equilíbrio entre a ingestão e a excreção de sal.

O grupo do ECF pode ser alterado ainda mais pela transferência de um componente em particular do ECF para armazenamento no organismo. Se o organismo tem um superávit ou um déficit de uma substância particular armazenada, o local de armazenamento pode ser expandido ou parcialmente reduzido para manter a concentração da substância no ECF dentro de limites homeostaticamente recomendados. Por exemplo, após a absorção de uma refeição, quando mais glicose entra no plasma do que é consumida pelas células, a glicose extra pode ser armazenada temporariamente, na forma de glicogênio, nas células musculares e hepáticas. Este armazenamento pode ser utilizado entre refeições, conforme necessário, para se manter o nível de glicose no plasma, quando nenhum nutriente novo é adicionado ao sangue pela alimentação. Entretanto, esta capacidade interna de armazenamento é limitada. Embora uma troca interna entre o ECF e um depósito possa restaurar temporariamente a concentração plasmática de uma

Entradas para grupo interno

- Entrada do ambiente externo (através da ingestão, inalação, absorção pela superfície corporal ou por injeção artificial)
- Metabolicamente produzido pelo organismo

(Dentro do corpo)

- Armazenamento no organismo (nenhuma função além de estoque)
- Grupo interno (concentração de fluido extracelular) de uma substância
- Incorporação reversível em estruturas moleculares mais complexas (realizando uma função específica)

Saídas do grupo interno

- Excreção para o ambiente externo (pelos rins, pulmões, trato digestório ou superfície corporal, como suor, lágrimas, pele ressecada)
- Consumido metabolicamente no organismo (irrecuperavelmente alterado)

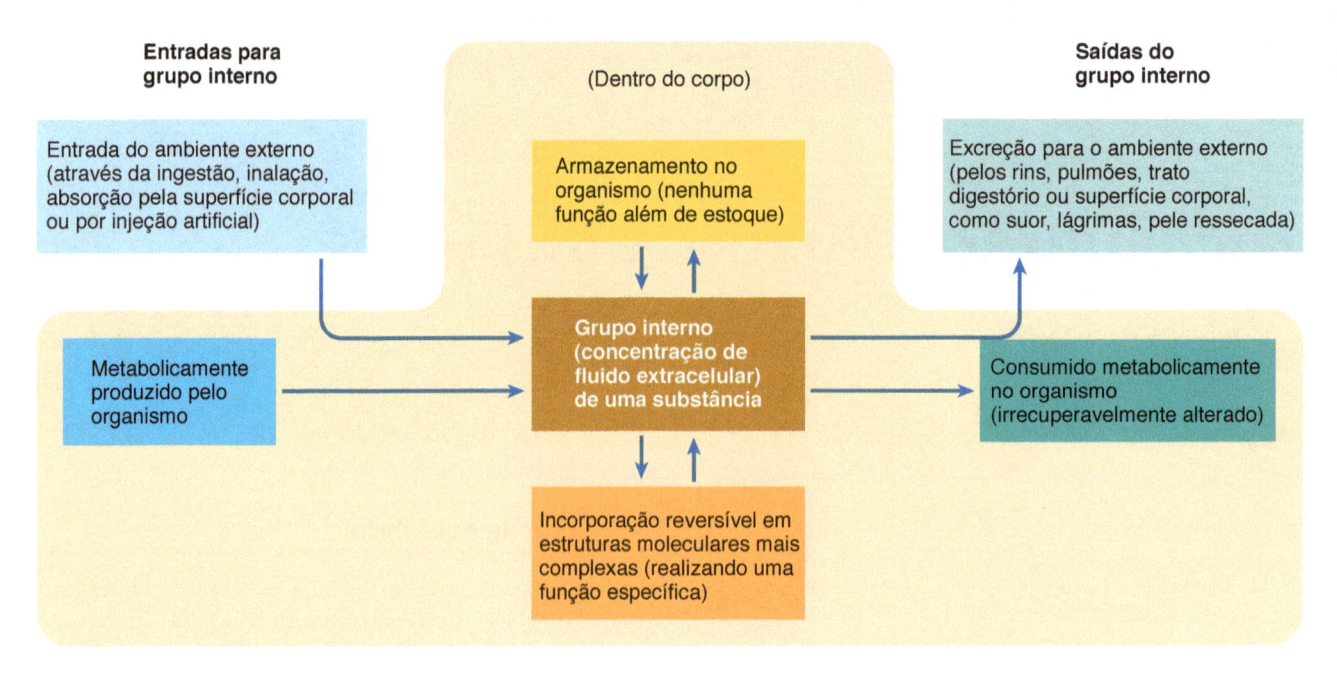

• **FIGURA 15-1** Entradas e saídas de grupo interno de um componente do organismo.

substância em particular, no longo prazo, qualquer excesso ou déficit de tal componente deve ser compensado por ajustes adequados em sua entrada ou saída total do organismo.

Outra troca interna possível entre o grupo e o restante do organismo é a incorporação reversível de determinados componentes plasmáticos em estruturas moleculares mais complexas. Por exemplo, o ferro é incorporado à hemoglobina dentro dos glóbulos vermelhos durante a síntese, mas liberado intacto de volta aos fluidos corporais quando os glóbulos vermelhos se degeneram. Este processo é diferente do consumo metabólico de uma substância, no qual esta é irreversivelmente convertida em outra forma – por exemplo, glicose convertida em CO_2 mais H_2O mais energia. Ele também é diferente do armazenamento, pois este não tem nenhuma finalidade além do armazenamento, enquanto a incorporação reversível em uma estrutura mais complexa tem uma finalidade específica.

Para se manter o equilíbrio estável de um componente do ECF, a entrada deve ser igual à saída.

Quando a entrada total de determinada substância no organismo é igual à saída total, há um **equilíbrio estável**. Quando os ganhos pela entrada de uma substância excedem as perdas pela saída, existe um **equilíbrio positivo**. O resultado é um aumento na quantidade total da substância no organismo. Por sua vez, quando as perdas de uma substância excedem os ganhos, há um **equilíbrio negativo** e a quantia total da substância no organismo diminui.

A alteração da intensidade de qualquer via de entrada ou saída para uma determinada substância pode alterar sua concentração no plasma. Para manter a homeostase, qualquer alteração na entrada deve ser balanceada por uma correspondente mudança na saída (por exemplo, o maior consumo de sal deve estar vinculado a um aumento correspondente na excreção de sal na urina) e, inversamente, perdas maiores devem ser compensadas por ingestão maior. Portanto, a manutenção de um equilíbrio estável exige controle. No entanto, nem todas as vias de entrada e saída são reguladas para manutenção do equilíbrio. Em geral, a entrada de diversos componentes do plasma é pouco ou nada controlada. Com frequência, ingerimos sal e H_2O, por exemplo, não porque precisamos deles, mas sim porque os queremos – assim, a ingestão de sal e H_2O é altamente variável. Da mesma forma, o íon de hidrogênio (H^+) é descontroladamente gerado e acrescentado aos fluidos corporais no meio interno. Sal, H_2O e H^+ também podem ser perdidos para o ambiente externo em diferentes graus por meio do trato digestório (vômito), da pele (suor) e de outros lugares independente do equilíbrio de sal, H_2O ou H^+ no organismo. Ajustes compensatórios na excreção urinária dessas substâncias mantêm o volume e a composição de sal e de ácido dos fluidos corporais dentro da bastante estreita faixa homeostática compatível com a vida, apesar das amplas variações na entrada e nas perdas desreguladas desses componentes plasmáticos.

O restante deste capítulo será dedicado à discussão sobre a regulação do equilíbrio de fluidos (manutenção do equilíbrio de sal e H_2O) e do equilíbrio ácido-básico (manutenção do equilíbrio de H^+).

Equilíbrio de fluidos

A água é, de longe, o componente mais abundante no corpo humano, compondo 60% do peso corporal, em média, mas variando entre 40% e 80%. O conteúdo de H_2O de um indivíduo permanece relativamente constante, em grande parte porque os rins regulam eficientemente o equilíbrio de H_2O, mas a porcentagem de H_2O corporal varia de pessoa para pessoa. O motivo para a ampla variação de H_2O entre indivíduos é a variabilidade na quantidade de tecido adiposo (gordura). O tecido adiposo tem baixa porcentagem de H_2O, se comparado a outros tecidos. O plasma, como se pode suspeitar, é mais de 90% de H_2O. Mesmo tecidos moles como a pele, músculos e órgãos internos consistem em 70% a 80% de H_2O. O esqueleto, relativamente mais seco, é apenas 22% de H_2O. A gordura, contudo, é o tecido mais seco de todos, com apenas 10% de conteúdo de H_2O. Assim, uma alta porcentagem de H_2O no corpo está associada à magreza, e uma baixa porcentagem de H_2O, à obesidade, porque uma proporção maior do corpo obeso consiste em gordura relativamente seca.

A porcentagem de H_2O no organismo também é influenciada pelo sexo e pela idade da pessoa. Mulheres têm menor percentual de H_2O no corpo do que os homens, principalmente porque o hormônio sexual feminino, o estrogênio, promove a deposição de gordura nos seios, glúteos e outros lugares. Isso origina não apenas a figura típica feminina, mas também dá às mulheres uma maior proporção de tecido adiposo e, portanto, menor proporção de H_2O no organismo. A porcentagem de H_2O corporal também diminui progressivamente com a idade.

A água no corpo é distribuída entre compartimentos no ICF e no ECF.

A H_2O do organismo está distribuída em dois grandes compartimentos de fluidos: o fluido dentro das células, ou **fluido intracelular (ICF)**, e o fluido em volta das células, ou **fluido extracelular (ECF)** (▲ Tabela 15-1) (Os termos "H_2O" e "fluido" são comumente utilizados de forma intercambiável. Embora este uso não seja totalmente preciso, porque ignora os solutos nos fluidos corporais, é aceitável na discussão do volume total de fluidos porque a maior parte desses fluidos consiste em H_2O.)

PROPORÇÃO DE H_2O NOS PRINCIPAIS COMPARTIMENTOS DE FLUIDOS O compartimento de ICF compõe cerca de dois terços da H_2O total no corpo. Embora cada célula contenha sua própria mistura exclusiva de componentes, estes trilhões de minúsculos compartimentos de fluido são suficientemente semelhantes para serem considerados coletivamente um grande compartimento de fluido.

O terço restante da H_2O do corpo encontrada no compartimento de ECF é subdividido ainda mais em plasma e fluido intersticial. O **plasma**, que compõe cerca de um quinto do volume do ECF, é a parte fluida do sangue. O **fluido intersticial**, que representa os outros quatro quintos do compartimento de ECF, é o fluido nos espaços entre as células. Ele banha e realiza trocas com as células de tecidos.

COMPARTIMENTOS MENORES DE ECF Duas outras categorias menores estão incluídas no compartimento de ECF: linfa e fluido transcelular. A **linfa** é o fluido que retorna do fluido intersticial ao plasma por meio do sistema linfático, onde é filtrado através dos nódulos linfáticos para fins de defesa imunológica (veja nos capítulos 10 e 12) O **fluido transcelular** é formado por vários volumes pequenos de fluidos especializados, todos secretados por células específicas em uma cavidade corporal em particular para realizar alguma função especializada. O fluido transcelular inclui o *fluido cerebrospinal* (que cerca, protege e nutre o cérebro e a medula espinhal), *fluido intraocular* (que mantém o formato e nutre o olho), *fluido sinovial* (que lubrifica e serve de amortecedor para as articulações), *fluidos pericárdico, intrapleural* e *peritoneal* (que lubrificam movimentos do coração, pulmões e intestinos, respectivamente) e os *sucos digestórios* (que digerem alimentos ingeridos).

Embora esses fluidos sejam de extrema importância funcionalmente, representam uma fração insignificante do total de H_2O do organismo. Além disso, o compartimento transcelular normalmente não reflete mudanças no equilíbrio de fluidos do organis-

▲ **TABELA 15-1** — **Classificação de Fluidos Corporais**

Compartimento	Volume de fluido (em litros)	Porcentagem de fluido corporal	Porcentagem de peso corporal
Total de fluido corporal	42	100	60
Fluido intracelular (ICF)	28	67	40
Fluido extracelular (ECF)	14	33	20
Plasma	2,8	6,6 (20% do ECF)	4
Fluido intersticial	11,2	26,4 (80% do ECF)	16
Linfa	Irrisório	Irrisório	Irrisório
Fluido transcelular	Irrisório	Irrisório	Irrisório

mo. Por exemplo, o fluido cerebrospinal não diminui de volume quando o corpo sofre um equilíbrio negativo de H_2O. Isso não quer dizer que esses volumes de fluido nunca mudem. Alterações localizadas em um compartimento de fluido em particular podem ocorrer patologicamente (como o acúmulo de fluido intraocular nos olhos de pessoas com glaucoma; veja no Capítulo 6), mas tal problema de fluido localizado não afeta o equilíbrio de fluidos do corpo. Portanto, o compartimento transcelular normalmente pode ser ignorado quando se lida com problemas de equilíbrio de fluidos. A principal exceção a esta generalização ocorre quando sucos digestórios são perdidos anormalmente durante vômito ou diarreia intensos, que podem causar um desequilíbrio de fluidos.

O plasma e o fluido intersticial têm composição semelhante, mas o ECF e o ICF são bastante diferentes.

Diversas barreiras separam os compartimentos de fluido corporal, limitando o movimento de H_2O e solutos entre os vários compartimentos em diferentes graus.

A BARREIRA ENTRE PLASMA E FLUIDO INTERSTICIAL: PAREDES DE VASOS SANGUÍNEOS Os dois componentes do ECF – plasma e fluido intersticial – são separados pelas paredes dos vasos sanguíneos. Entretanto, a H_2O e todos os componentes do plasma, exceto as proteínas plasmáticas, são trocados de forma contínua e livre entre o plasma e o fluido intersticial por meios passivos nas paredes capilares finas revestidas de poros. Assim, plasma e fluido intersticial têm composições praticamente idênticas, mas o fluido intersticial não tem proteínas plasmáticas. Qualquer alteração em um desses compartimentos de ECF é refletida rapidamente no outro compartimento porque eles se misturam constantemente.

BARREIRA ENTRE ECF E ICF: MEMBRANAS PLASMÁTICAS CELULARES Em contraste com a composição muito semelhante dos compartimentos de fluido vascular e intersticial, a composição do ECF é consideravelmente diferente da do ICF (• Figura 15-2). Cada célula é revestida por uma membrana plasmática altamente seletiva que permite a passagem de determinados materiais enquanto exclui outros. O movimento através da barreira da membrana ocorre por meios passivos e ativos e pode ser altamente discriminatório. Algumas das principais diferenças entre o ECF e o ICF são (1) a presença de proteínas celulares no ICF que não podem permear as membranas envolventes para sair das células e (2) a distribuição desigual de Na^+ e K^+ e seus ânions participantes, como resultado da ação da bomba Na^+–K^+ ATPase vinculada à membrana presente em todas as células. Esta bomba transporta ativamente Na^+ para fora e K^+ para dentro das células, portanto, o Na^+ é o principal cátion do ECF e o K^+ é principalmente encontrado no ICF. Esta distribuição desigual de Na^+ e K^+, aliada a diferenças na permeabilidade da membrana a esses íons, é responsável pelas propriedades elétricas das células, incluindo a iniciação e a propagação de potenciais de ação nos tecidos excitáveis (veja os Capítulos 3 e 4).

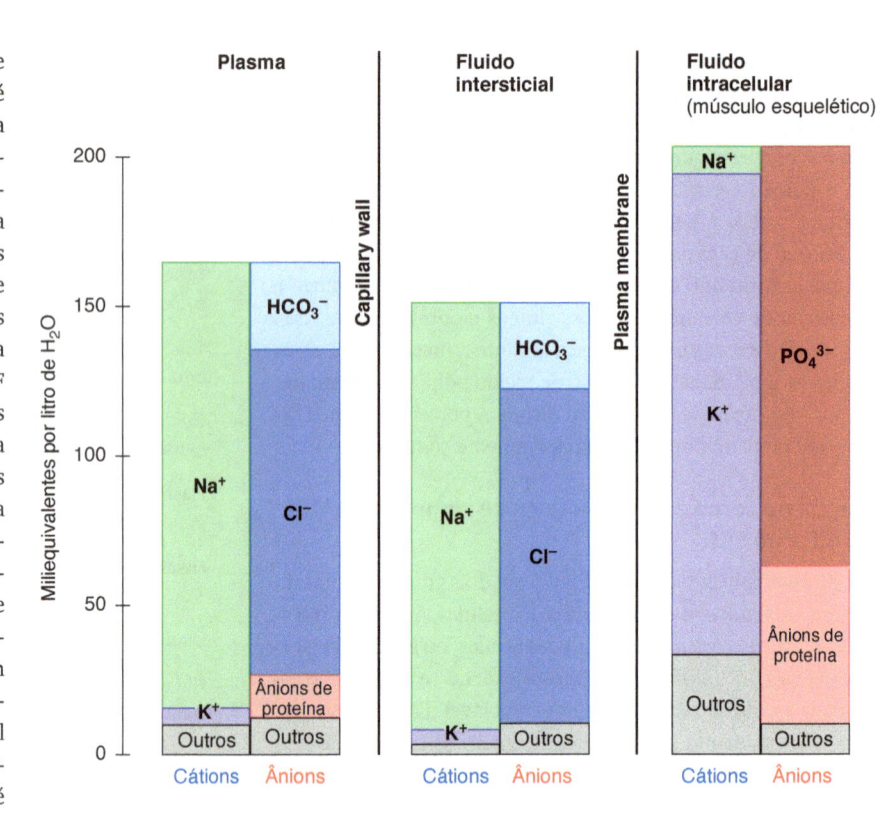

• **FIGURA 15-2** Composição iônica dos principais compartimentos de fluido corporal.

Exceto pela parte extremamente pequena e eletricamente desequilibrada do total de íons intracelulares e extracelulares envolvidos no potencial de membrana, a maioria dos íons do ECF e do ICF é balanceada eletricamente. No ECF, o Na^+ é acompanhado principalmente pelo ânion Cl^- (cloreto) e, em menor grau, por HCO_3^- (bicarbonato). Os principais ânions intracelulares são o PO_4^{3-} (fosfato) e as proteínas carregadas negativamente presas dentro da célula.

Todas as células são livremente permeáveis à H_2O. O movimento de H_2O entre o plasma e o fluido intersticial pelas paredes capilares é regido por desequilíbrios relativos entre a pressão sanguínea capilar (uma pressão de fluido, ou hidrostática) e a pressão osmótica coloide (veja no Capítulo 10). Por sua vez, a transferência líquida de H_2O entre o fluido intersticial e o ICF ao longo das membranas plasmáticas celulares ocorre como resultado apenas dos efeitos osmóticos. As pressões hidrostáticas do fluido intersticial e do ICF são extremamente baixas e relativamente constantes.

O equilíbrio de fluidos é mantido pela regulagem do volume de ECF e da osmolaridade.

O fluido extracelular serve de intermediário entre as células e o ambiente externo. Todas as trocas de H_2O e outros componentes entre o ICF e o mundo externo devem ocorrer por meio do ECF. A água adicionada aos fluidos corporais sempre entra no compartimento do ECF primeiro e o fluido sempre deixa o corpo via ECF.

O plasma é o único fluido que pode ser diretamente manipulado para controlar volume e composição. Este fluido circula por todos os órgãos de recondicionamento que realizam ajustes homeostáticos (veja no Capítulo 10). Entretanto, devido à troca livre entre as paredes capilares, se o volume e a composição do plasma forem regulados, o volume e a composição do fluido intersticial que banha as células serão também regulados. Assim, qualquer mecanismo de controle que opera no plasma na verdade regula todo o ECF. O ICF, por sua vez, é influenciado por alterações no ECF até o ponto permitido pela permeabilidade das barreiras da membrana que cerca as células.

Dois fatores são regulados para se manter o **equilíbrio de fluidos** no organismo: o volume do ECF e a osmolaridade do ECF. Embora a regulagem desses dois fatores esteja altamente inter-relacionada, sendo ambos dependentes da carga relativa de NaCl e H_2O no organismo, os motivos e os mecanismos pelos quais são tão controlados e muito diferentes:

1. O *volume do ECF* deve ser estritamente regulado para ajudar a *manter a pressão sanguínea*. A manutenção do *equilíbrio de sal* é essencial à regulagem de longo prazo do volume de ECF.

2. A *osmolaridade do ECF* deve ser altamente regulada para *evitar o edema ou a retração das células*. A manutenção do *equilíbrio hídrico* é fundamental à regulagem da osmolaridade do ECF.

Examinaremos cada um desses fatores mais detalhadamente.

O controle de volume de ECF é importante na regulagem de longo prazo da pressão sanguínea.

Uma redução no volume do ECF causa uma queda na pressão sanguínea arterial ao diminuir o volume do plasma. Inversamente, a expansão do volume do ECF aumenta a pressão sanguínea arterial ao aumentar o volume do plasma. Duas medidas compensatórias entram em jogo para ajustar temporariamente a pressão sanguínea até que o volume do ECF possa voltar ao normal. Vamos analisá-las:

MEDIDAS DE CONTROLE DE CURTO PRAZO PARA MANTER A PRESSÃO SANGUÍNEA

1. *O reflexo barorreceptor altera o débito cardíaco e a resistência periférica total* para ajustar a pressão sanguínea na direção adequada por meio dos efeitos do sistema nervoso autônomo sobre o coração e os vasos sanguíneos (veja no Capítulo 10). O débito cardíaco e a resistência periférica total aumentam para elevar a pressão sanguínea quando ela cai em demasia e, inversamente, ambos diminuem para reduzir a pressão sanguínea quando ela sobe demasiadamente.

2. *Movimentos de fluido ocorrem de forma automática e temporária entre o plasma e o fluido intersticial* como resultado de alterações no equilíbrio de forças hidrostáticas e osmóticas que atuam nas paredes capilares e que surgem quando o volume de plasma sai do normal. Uma redução no volume plasmático é compensada parcialmente por um movimento de fluido para fora do compartimento intersticial e para dentro dos vasos sanguíneos, expandindo o volume de plasma em circulação à custa do compartimento intersticial. Inversamente, quando o volume de plasma é grande demais, boa parte do excesso de fluido vai para o compartimento intersticial.

Estas duas medidas fornecem alívio temporário para ajudar a manter a pressão sanguínea relativamente constante, mas não são soluções de longo prazo. Além disso, tais medidas compensatórias de curto prazo têm capacidade limitada de minimizar uma alteração na pressão sanguínea. Por exemplo, se o volume de plasma estiver por demais inadequado, a pressão sanguínea continuará excessivamente baixa, independente de quão vigorosa é a ação da bomba do coração, de quão contraídos estão os vasos de resistência ou de qual proporção de fluido intersticial entra nos vasos sanguíneos.

MEDIDAS DE CONTROLE DE LONGO PRAZO PARA MANTER A PRESSÃO SANGUÍNEA É importante, portanto, que outras medidas compensatórias entrem em ação no longo prazo para devolver ao normal o volume de ECF. A regulagem de longo prazo da pressão sanguínea é responsabilidade dos rins e do mecanismo da sede, que controlam a produção urinária e a ingestão de fluidos, respectivamente. Ao fazê-lo, orientam as necessárias trocas de fluidos entre o ECF e o ambiente externo para regular o volume total de fluido do organismo. Portanto, têm uma influência importante de longo prazo sobre a pressão sanguínea arterial. Dentre estas medidas, o controle de produção urinária pelos rins é a mais crucial para se manter a pressão sanguínea. O porquê será explicado quando discutirmos mais detalhadamente esses mecanismos de longo prazo.

O controle do equilíbrio de sal é essencialmente importante para a regulagem do volume de ECF.

Revisando, o sódio e seus ânions acompanhantes são responsáveis por mais de 90% da atividade osmótica do ECF. Ao mesmo tempo em que os rins preservam sal, preservam automaticamente H_2O, porque a H_2O segue o Na^+ por osmose. Essa solução salina retida é isotônica. Quanto mais sal há no ECF, mais H_2O está presente no ECF. A concentração salina não é alterada

TABELA 15-2 — Equilíbrio Diário de Sal

INGESTÃO DE SAL		ELIMINAÇÃO DE SAL	
Via	Quantidade (g/dia)	Via	Quantidade (g/dia)
Ingestão	10,5	Perda obrigatória no suor e nas fezes	0,5
		Excreção controlada na urina	10,0
Ingestão total	10,5	Eliminação total	10,5

por variações na quantidade de sal no organismo, porque a H_2O sempre segue o sal para manter o equilíbrio osmótico – isto é, para manter a concentração normal de sal. Uma reduzida carga de sal leva a menor retenção de H_2O, portanto, o ECF continua isotônico, mas com menor volume. Portanto, a massa total de sais Na^+ no ECF (isto é, a *carga de* Na^+) determina o volume de ECF e, apropriadamente, a regulação do ECF depende principalmente do controle do equilíbrio de sal.

Para manter o equilíbrio de sal em um nível estável, a entrada deve ser igual à saída de sal, evitando-se assim o acúmulo ou o déficit de sal no organismo. A seguir, veremos as vias e o controle de entrada e saída de sal.

DESCONTROLE NA INGESTÃO DE SAL A única via para a entrada de sal é a ingestão, que, em geral, excede bastante a necessidade do organismo de substituir perdas obrigatórias de sal. No exemplo de um equilíbrio diário típico de sal (▲ Tabela 15-2), a ingestão de sal é de 10,5 g por dia (a ingestão média de sal dos norte-americanos é de cerca de 10 a 15 g por dia, embora muitas pessoas estejam procurando reduzir o consumo de sal). Mesmo assim, meio grama de sal por dia é suficiente para substituir as pequenas quantidades de sal normalmente perdidas nas fezes e no suor.

Como os humanos consomem sal além das necessidades, obviamente a ingestão de sal não é bem controlada. Carnívoros e onívoros (que comem carnes e vegetais, como os humanos), que naturalmente obtêm sal suficiente da carne fresca (que contém uma abundância de ECF rico em sal), normalmente não sentem um apetite fisiológico de buscar sal adicional. Em contraste, herbívoros, que não têm naturalmente o sal em sua dieta, desenvolvem uma fome por sal e percorrem quilômetros em busca de reservas de sal. Os humanos, em geral, têm um apetite hedonista (de busca de prazer), em vez de regulador, pelo sal – consumimos sal porque gostamos, não porque temos necessidade fisiológica dele, exceto na circunstância incomum de carência grave de sal causada por uma deficiência na aldosterona, o hormônio preservador do sal.

CONTROLE PRECISO DA ELIMINAÇÃO DE SAL NA URINA Para manter o equilíbrio de sal, o excesso de sal ingerido deve ser excretado na urina. As três vias de saída de sal são a perda obrigatória de sal pelo *suor* e pelas *fezes* e a excreção controlada de sal pela *urina* (▲ Tabela 15-2). A quantidade total de suor produzida não está relacionada ao equilíbrio de sal, sendo determinada por fatores que controlam a temperatura corporal. O pouco sal perdido nas fezes não está sujeito a controle. Exceto pelo suor intenso ou durante uma diarreia, normalmente o sangue perde de forma descontrolada apenas cerca de 0,5 g de sal por dia. Esta quantidade, na verdade, é o único sal que normalmente precisaria ser reposto pela ingestão de sal.

Como o consumo de sal é muito maior do que a ínfima quantidade necessária para compensar as perdas descontroladas, os rins excretam com precisão o excesso de sal na urina para que se mantenha o equilíbrio salino. No exemplo, 10 g de sal são eliminados na urina por dia, portanto, essa eliminação total é igual ao consumo de sal. Ao regular a taxa de excreção urinária do sal (isto é, ao regular a taxa de excreção de Na^+, acompanhado do Cl^-), os rins normalmente mantêm constante a massa total de Na^+ no ECF, apesar de eventuais alterações notáveis no consumo alimentar de sal ou perdas incomuns por meio de suor ou diarreia. Como um reflexo de manter-se constante a massa total de Na^+ (tacitamente também incluindo a massa total de Cl^-) no ECF, o volume de ECF, por sua vez, é mantido dentro dos limites estreitamente recomendados para a função circulatória normal.

Desvios no volume do ECF que acompanham alterações na carga de sal ativam respostas compensatórias renais que rapidamente trazem a carga de Na^+ e o volume do ECF de volta ao equilíbrio. O sódio é livremente filtrado no glomérulo e ativamente reabsorvido, mas não é secretado pelos túbulos, portanto, a quantidade de Na^+ excretado na urina representa a quantidade de Na^+ filtrado, mas não subsequentemente reabsorvido:

Na^+ excretado = Na^+ filtrado – Na^+ reabsorvido

Os rins ajustam a quantidade de sal eliminada mediante o controle de dois processos: (1) a taxa de filtração glomerular (GFR) e, mais importante, (2) a reabsorção tubular do Na^+. Mesmo que já se tenha dado a explicação sobre estes mecanismos regulatórios, eles serão aqui relembrados, visto que se relacionam ao controle de longo prazo do volume do ECF e da pressão sanguínea.

■ *A quantidade de Na^+ filtrada é controlada pela regulação da GFR.* A quantidade de Na^+ filtrada é igual à concentração de Na^+ no plasma multiplicada pela GFR. Em qualquer concentração de Na^+ no plasma, qualquer alteração na GFR mudará, de forma correspondente, a quantidade de Na^+ e os fluidos filtrados acompanhantes. Assim, o controle da GFR pode ajustar a quantidade de Na^+ filtrado a cada minuto. Lembre-se de que a GFR é alterada deliberadamente para variar a quantidade de sal e fluido filtrado, como parte da reação do reflexo barorreceptor geral à mudança na pressão sanguínea (veja a ● Figura 14-12). A quantidade de sal filtrada, portanto, é ajustada como parte dos reflexos gerais de regulagem da pressão sanguínea. Mudanças na carga de Na^+ no organismo não são sentidas como tais – em vez disso, são monitoradas indiretamente por meio do efeito que o Na^+ essencialmente exerce sobre a pressão sanguínea via sua função na determinação do volume do ECF. Adequadamente, barorreceptores que monitoram flutuações na pressão sanguínea causam ajustes nas quantidades de Na^+ filtrado e eventualmente excretado.

■ *A quantidade de Na^+ reabsorvida é controlada por meio do sistema renina-angiotensina-aldosterona.* A quantidade de Na^+ reabsorvida também depende de sistemas reguladores que têm uma importante função no controle da pressão sanguínea. Embora o Na^+ seja reabsorvido na maior parte do comprimento do túbulo, apenas a reabsorção nas partes distais do túbulo está sujeita a controle. O principal fator que controla a extensão da reabsorção de Na^+ nos túbulos distal e de coleta é o potente sistema renina-angiotensina-aldosterona (RAAS), que promove a reabsorção de Na^+ e, consequentemente, a retenção de Na^+. A retenção de sódio, por sua vez, promove a retenção osmótica de H_2O e a subsequente expansão do volume do plasma e a elevação da pressão sanguínea arterial. Adequadamente, este sistema de preservação de Na^+ é ativado por uma redução no NaCl, no volume do ECF e na pressão sanguínea arterial (veja a ● Figura 14-16).

Assim, o controle da GFR e a reabsorção de Na^+ são altamente inter-relacionados, e ambos estão muito vinculados à regulagem de longo prazo do volume do ECF como refletido pela pressão sanguínea. Por exemplo, uma queda na pressão sanguínea arterial causa (1) uma redução reflexa na GFR para

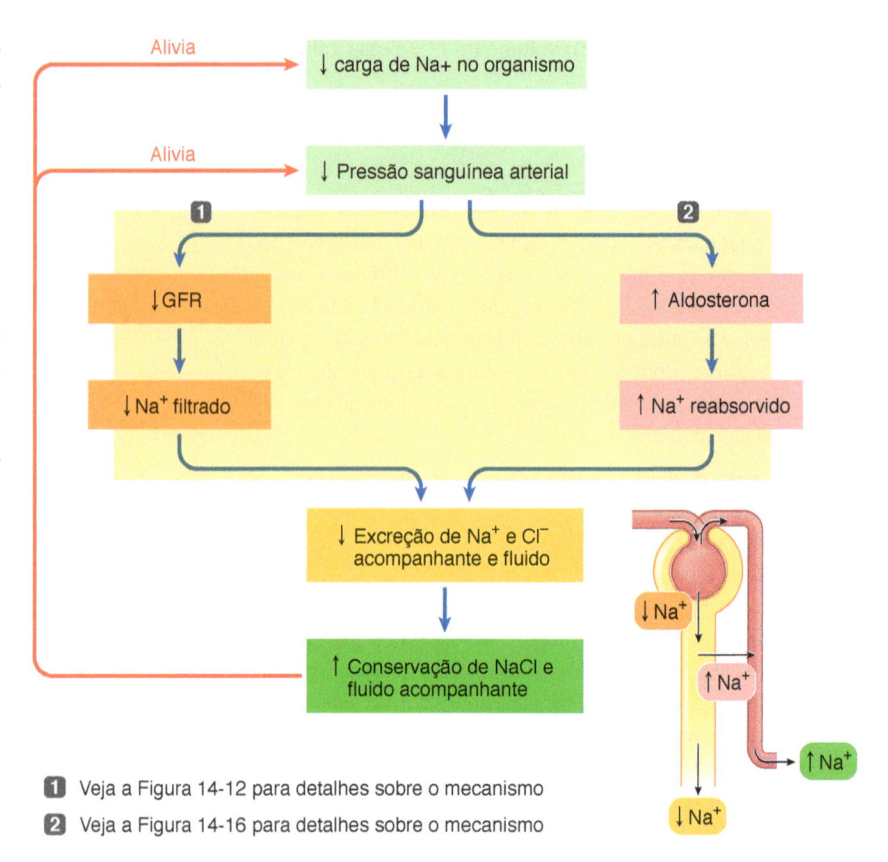

1 Veja a Figura 14-12 para detalhes sobre o mecanismo
2 Veja a Figura 14-16 para detalhes sobre o mecanismo

● **FIGURA 15-3** Efeito duplo de uma queda na pressão sanguínea arterial sobre o tratamento do Na^+ pelos rins.

DETALHES DA FISIOLOGIA DO EXERCÍCIO

Uma colisão potencialmente fatal: quando músculos em exercício e mecanismos de resfriamento competem por um volume insuficiente de plasma

Um número cada vez maior de pessoas de todas as idades está participando de programas de caminhada ou corrida para melhorar seus níveis de condicionamento físico e reduzir o risco de doenças cardiovasculares. Para pessoas que vivem em ambientes que sofrem mudanças de temperatura sazonais, a perda de fluidos pode fazer com que se exercitar ao ar livre seja perigoso durante a transição dos dias frescos da primavera para os dias quentes e úmidos do verão. Se a intensidade do exercício não for alterada até que o participante se adapte gradualmente às condições ambientais mais quentes, a desidratação e a perda de sal podem levar indiretamente a câimbras, exaustão por calor ou, em casos extremos, a colapso por calor e à morte.

O termo **aclimatação** refere-se às adaptações graduais que o organismo faz para manter a homeostase de longo prazo em reação a uma mudança física prolongada no ambiente ao redor, como uma variação de temperatura. Quando uma pessoa se exercita no calor sem adaptar-se gradualmente ao ambiente mais quente, o corpo enfrenta um dilema terrível. Durante o exercício, grandes quantidades de sangue devem ser enviadas aos músculos para fornecer O_2 e nutrientes e remover os resíduos que se acumulam devido à alta taxa de atividade. Os músculos em exercício também produzem calor. Para manter a temperatura corporal diante desse calor extremo, o fluxo de sangue para a pele aumenta de forma que o calor do sangue aquecido possa ser eliminado pela pele para o ambiente ao redor. Se a temperatura ambiental é maior do que a temperatura corporal, o calor não pode ser dissipado do sangue para o ambiente ao redor, apesar da vasodilatação máxima da pele.

Ao invés disso, o organismo ganha calor dos arredores mais quentes, agravando o dilema. Como sangue adicional é desviado para os músculos e para a pele quando a pessoa se exercita no calor, menos sangue retorna ao coração e este bombeia menos sangue por batimento, de acordo com o mecanismo de Frank-Starling (veja no Capítulo 9). Portanto, para fornecer a mesma quantidade de sangue por minuto, o coração deve bater mais rápido do que bateria em um ambiente mais frio. A maior frequência de bombeamento cardíaco contribui ainda mais para a produção de calor.

A taxa de sudorese também aumenta, de forma que possa ocorrer o resfriamento evaporador que ajuda a manter a temperatura corporal durante o período de aumento excessivo de calor. Em uma pessoa não aclimatada, a taxa máxima de suor é de aproximadamente 1,5 litro por hora. Durante a sudorese, o sal e, também, a água nele retida são perdidos. A resultante perda de volume plasmático decorrente da sudorese reduz ainda mais o suprimento de sangue disponível para o exercício muscular e para o resfriamento por meio de vasodilatação cutânea.

O coração tem uma frequência máxima com que pode bombear. Se o exercício continuar a uma alta intensidade e essa frequência máxima for atingida, os músculos em exercício vencerão a competição por suprimento de sangue. O resfriamento é sacrificado à medida que o fluxo de sangue na pele diminui. Se o exercício continuar, o calor corporal continuará aumentando e a exaustão por calor (pulso rápido e fraco, hipertensão, suor profuso e desorientação) ou o colapso por calor (falha do centro de controle de temperatura no hipotálamo, pele quente e seca, confusão extrema ou perda de consciência e possível morte) podem ocorrer. Na verdade, todos os anos pessoas morrem de colapso por calor em maratonas realizadas em ambientes quentes e úmidos (algumas pessoas pioram as coisas ao ingerir energéticos com cafeína durante exercício ou competição. A cafeína pode gerar uma energia adicional, mas também atua como diurético e pode causar a desidratação, reduzindo o desempenho – efeito oposto ao que as pessoas imaginam que estariam conseguindo ao ingerir tais bebidas).

Por sua vez, se uma pessoa se exercita no calor por duas semanas a intensidades reduzidas e seguras, o corpo faz os seguintes ajustes para que, depois da aclimatação, a pessoa consiga retomar a mesma quantidade de exercício possível em um ambiente frio: (1) O volume de plasma aumenta em até 12%. A expansão do volume plasmático fornece sangue suficiente tanto para alimentar os músculos em exercício como para levar o sangue à pele para resfriamento; (2) a sudorese começa em uma temperatura mais baixa, para que o organismo não fique tão quente antes do início do resfriamento; (3) a taxa de sudorese aumenta em até três vezes, para 4 litros por hora, com uma distribuição ainda mais equilibrada por todo o corpo. Este aumento no resfriamento por evaporação reduz a necessidade de resfriamento pela vasodilatação da pele; (4) o suor fica mais diluído, portanto, menos sal é eliminado nele. O sal retido exerce um efeito osmótico, retendo água no organismo e ajudando a manter o volume de plasma em circulação. Essas adaptações levam 14 dias e ocorrem apenas se a pessoa se exercita no calor. Ser paciente até que essas mudanças ocorram pode permitir que a pessoa se exercite com segurança durante todo o verão.

---

diminuir a quantidade de Na^+ filtrado e (2) um aumento ajustado hormonalmente na quantidade de Na^+ reabsorvido (● Figura 15-3). Juntos, esses efeitos reduzem a quantidade de Na^+ excretado, assim preservando para o organismo o Na^+ e a H_2O acompanhante necessários para se compensar pela queda na pressão arterial (para ver como músculos em exercício e mecanismos de resfriamento competem por um volume de plasma inadequado, veja o quadro ■ Detalhes da Fisiologia do Exercício).

O controle da osmolaridade do ECF evita mudanças no volume de ICF.

A manutenção do equilíbrio dos fluidos depende da regulação do volume e da osmolaridade do ECF. Embora a regulação do volume do ECF seja importante no controle de longo prazo da pressão sanguínea, a regulação da osmolaridade do ECF é importante na prevenção de mudanças no volume celular. A **osmolaridade** de um fluido é a medida da concentração de partículas do soluto individual nele dissolvidas. Quanto maior a osmolaridade, maior a concentração de solutos ou, visto de outra forma, menor a concentração de H_2O. Lembre-se de que a água tende a mover-se por osmose em favor do gradiente de concentração, de uma área de menor concentração de solutos (mais H_2O) para uma área mais concentrada em termos de soluto (menos H_2O).

ÍONS RESPONSÁVEIS PELA OSMOLARIDADE DO ECF E DO ICF A osmose ocorre nas membranas plasmáticas celulares apenas quando há uma diferença de concentração de solutos não penetrantes entre o ECF e o ICF. Solutos que podem penetrar uma barreira que separa dois compartimentos de fluido em pouco tempo tornam-se igualmente distribuídos entre os dois compartimentos e, portanto, não contribuem para as diferenças osmóticas.

O sódio e seus ânions acompanhantes, de longe os solutos mais abundantes no ECF em termos de números de partículas, são responsáveis pela vasta maioria da atividade osmótica do ECF. Por sua vez, o K^+ e seus ânions intracelulares acompanhantes são responsáveis pela atividade osmótica do ICF. Embora pequenas quantidades de Na^+ e K^+ se difundam passivamente na membrana plasmática o tempo todo, esses íons se comportam como se fossem não penetrantes, devido à atividade da bomba Na^+–K^+. Qualquer Na^+ que se difunde passivamente até o gradiente eletroquímico para dentro da célula é imediatamente bombeado para fora, portanto, o resultado é o mesmo de se o Na^+ fosse barrado nas células. Por outro lado, o K^+, em termos práticos, continua preso dentro das células. A resultante distribuição desigual de Na^+ e K^+ e de seus ânions acompanhantes entre o ECF e o ICF é responsável pela atividade osmótica desses dois compartimentos de fluido.

Em geral, as osmolaridades do ECF e do ICF são as mesmas porque a concentração total de K^+ e outros solutos efetivamente não penetrantes dentro das células é igual à concentração total de Na^+ e de outros solutos efetivamente não penetrantes no fluido em volta das células. Embora os solutos não penetrantes do ECF e do ICF sejam diferentes, as concentrações normalmente são idênticas, e o número (mas não a natureza) das partículas desigualmente distribuídas por volume determina a osmolaridade do fluido. Como as osmolaridades do ECF e do ICF normalmente são iguais, e não ocorre movimento líquido de H_2O para dentro ou para fora das células. Portanto, em geral, o volume celular permanece constante.

IMPORTÂNCIA DA REGULAÇÃO DA OSMOLARIDADE DO ECF Qualquer circunstância que resulte na perda ou ganho de *H_2O livre* (isto é, perda ou ganho de H_2O não acompanhado por comparável déficit ou excesso de soluto) causa alterações na osmolaridade do ECF. Se houver um déficit de H_2O livre no ECF, os solutos ficam concentrados demais e a osmolaridade do ECF fica anormalmente alta (isto é, fica *hipertônica*). Se houver um excesso de H_2O livre no ECF, os solutos ficam diluídos demais e a osmolaridade do ECF fica anormalmente baixa (isto é, fica *hipotônica*). Quando a osmolaridade do ECF muda em relação à do ICF, há osmose, com H_2O entrando ou saindo das células, dependendo, respectivamente, de o ECF estar mais ou menos concentrado que o ICF.

A osmolaridade do ECF, portanto, deve ser regulada para evitar tais movimentos indesejáveis de H_2O para dentro ou para fora das células. Com relação ao próprio ECF, a concentração dos solutos, na verdade, não importa. Entretanto, é crucial que a osmolaridade do ECF seja mantida dentro de limites muito estreitos para evitar-se que as células encolham (perdendo água osmoticamente para o ECF) ou inchem (obtendo osmoticamente fluido do ECF).

Vamos examinar as movimentações de fluido que ocorrem entre o ECF e o ICF quando a osmolaridade do ECF se torna hipertônica ou hipotônica em relação ao ICF. Depois, consideraremos como o equilíbrio de água e, consequentemente, a osmolaridade do ECF normalmente são mantidos para minimizar mudanças lesivas ao volume celular.

Na hipertonicidade do ECF, as células encolhem à medida que são esvaziadas de H_2O.

A **hipertonicidade** do ECF, o excesso de concentração de solutos do ECF, normalmente está associada à **desidratação** ou a um equilíbrio negativo de H_2O livre.

CAUSAS DA HIPERTONICIDADE (DESIDRATAÇÃO) A desidratação, acompanhada da hipertonicidade, ocorre por três principais motivos:

1. *Ingestão insuficiente de H_2O*, como pode ocorrer durante viagens no deserto ou acompanhando a dificuldade na deglutição.

2. *Perda excessiva de H_2O*, como pode ocorrer pelo suor intenso, vômito ou diarreia (embora H_2O e solutos sejam perdidos durante essas condições, relativamente mais H_2O é perdida, portanto, os solutos restantes se tornam mais concentrados).

3. *Diabetes insípida.*

Nota Clínica **Diabetes insípida** é uma doença caracterizada por uma deficiência de vasopressina. A **vasopressina (hormônio antidiurético)** aumenta a permeabilidade à H_2O dos túbulos distal e de coleta e, assim, aumenta a preservação hídrica, ao reduzir a produção urinária de água (veja no Capítulo 14). Na ausência de vasopressina, os rins não conseguem conservar H_2O porque não podem reabsorver H_2O das partes distais do néfron. Tais pacientes produzem até 20 litros de urina muito diluída diariamente, em comparação com a média normal de 1,5 litro por dia. Exceto se a ingestão de H_2O acompanhar o ritmo dessa tremenda perda de H_2O na urina, a pessoa se desidrata rapidamente. Tais pacientes reclamam que passam muito tempo do dia e da noite indo ao banheiro e bebendo. Felizmente, podem ser tratados pela reposição de vasopressina ministrada por spray nasal.

Nota Clínica **DIREÇÃO E SINTOMAS RESULTANTES DO MOVIMENTO DE ÁGUA DURANTE A HIPERTONICIDADE** Sempre que o compartimento do ECF se torna hipertônico, a H_2O sai das células por osmose para o ECF mais concentrado até que a osmolaridade do ICF se equilibre com a do ECF. As células encolhem à medida que H_2O as deixa. Especialmente preocupante é a considerável redução de neurônios cerebrais, que atrapalha o funcionamento do cérebro, o que pode ser manifestado como confusão mental e irracionalidade em casos moderados e como possível delírio, convulsões ou coma em condições hipertônicas mais graves.

De igual gravidade nos sintomas neurais são os problemas circulatórios que surgem de uma redução no volume do plasma associada à desidratação. Problemas circulatórios podem ir de uma leve redução na pressão sanguínea ao choque circulatório e à morte.

Outros sintomas mais comuns tornam-se aparentes mesmo em casos leves de desidratação. Por exemplo, pele seca e olhos fundos indicam perda de H_2O dos tecidos moles subjacentes e a língua fica seca e ressecada devido à supressão da secreção salivar.

Na hipotonicidade do ECF, as células incham à medida que são enchidas de H_2O.

A **hipotonicidade** do ECF normalmente está associada ao **excesso de hidratação**, ou seja, ao excesso de H_2O livre. Quando há um equilíbrio positivo de H_2O livre, o ECF é menos concentrado (mais diluído) que o normal.

CAUSAS DA HIPOTONICIDADE (EXCESSO DE HIDRATAÇÃO) Em geral, qualquer superávit de H_2O livre é imediatamente excretado na urina, portanto, a hipotonicidade normalmente não ocorre. Contudo, a hipotonicidade pode surgir por três motivos:

1. Pacientes com *insuficiência renal* que não conseguem excretar uma urina diluída ficam hipotônicos quando consomem relativamente mais H_2O do que solutos.

2. A hipotonicidade pode ocorrer temporariamente em pessoas saudáveis *se H_2O for ingerida rapidamente* em um excesso tal que os rins não conseguem reagir com rapidez suficiente para eliminar a H_2O extra.

3. A hipotonicidade pode ocorrer quando um excesso de H_2O sem soluto é retido no organismo como resultado da *síndrome da secreção inadequada de vasopressina*.

A vasopressina normalmente é secretada em reação a um déficit de H_2O, que é atenuado pelo aumento na reabsorção de H_2O pela parte distal dos néfrons. No entanto, a secreção de vasopressina e, portanto, a reabsorção de H_2O tubular controlada hormonalmente, pode aumentar em resposta a infecções agudas, dor, trauma e outras situações estressantes, mesmo quando o organismo não tem déficit de H_2O. A maior secreção de vasopressina e a resultante retenção de H_2O provocadas pelo estresse são adequadas em antecipação à possível perda de sangue na situação estressante. A H_2O adicional retida pode minimizar o efeito da perda de volume de sangue sobre a pressão sanguínea. Entretanto, como situações estressantes nos dias atuais, em geral, não envolvem perda de sangue, a maior secreção de vasopressina é inadequada em relação ao equilíbrio de fluidos no organismo. A reabsorção e a retenção de excesso de H_2O diluem os solutos do organismo. Além de o estresse promover inadequadamente a secreção de vasopressina de sua fonte normal, alguns tipos de câncer de pulmão surpreendentemente secretam vasopressina, levando à diluição inadequada dos fluidos corporais.

Nota Clínica **DIREÇÃO E SINTOMAS RESULTANTES DO MOVIMENTO DE ÁGUA DURANTE A HIPOTONICIDADE** Seja como for causada, a retenção do excesso de H_2O livre dilui primeiro o compartimento do ECF, tornando-o hipotônico. A diferença resultante na atividade osmótica entre ECF e ICF induz a H_2O a mover-se por osmose, do ECF mais diluído para as células, com as células se inchando à medida que são preenchidas por H_2O. Como a retração dos neurônios cerebrais, o inchaço pronunciado de células cerebrais também causa disfunção cerebral. Os sintomas incluem confusão, irritabilidade, letargia, dor de cabeça, tontura, vômito, náusea e, em casos graves, convulsões, coma e morte.

Sintomas não neurais do excesso de hidratação incluem fraqueza, causada pelo inchaço das células musculares, e problemas circulatórios, incluindo hipertensão e edema, causados pela expansão do volume plasmático.

A condição de excesso de hidratação, a hipotonicidade, e o edema celular resultante da retenção de excesso de H_2O livre são conhecidos como **intoxicação por água**. Ela não deve ser confundida com a retenção de fluidos decorrente da retenção do excesso de sal. Neste último caso, o ECF ainda está isotônico porque o aumento no sal é correspondido por um aumento na H_2O. Como o fluido intersticial ainda está isotônico, não há um gradiente osmótico para levar a H_2O adicional para dentro das células. O ônus do excesso de sal e H_2O é, portanto, restrito ao compartimento do ECF, com as consequências circulatórias sendo as mais preocupantes. Na intoxicação por água, além de quaisquer problemas circulatórios, os sintomas causados pelo inchaço celular se tornam um problema.

Em seguida, compararemos as situações de hipertonicidade e hipotonicidade com o que ocorre em resultado do ganho ou da perda de fluido isotônico.

A água não entra ou sai das células durante ganho ou perda de fluido isotônico do ECF.

Nota Clínica Um exemplo de ganho de fluido isotônico é a administração intravenosa terapêutica de uma solução isotônica, como o soro isotônico. Quando um fluido isotônico é injetado no compartimento de ECF, o volume do ECF aumenta, mas a concentração de solutos do ECF permanece inalterada – em outras palavras, o ECF ainda está isotônico. Como a osmolaridade do ECF não mudou, o ECF e o ICF ainda estão em equilíbrio osmótico, portanto, não há movimentação líquida de fluido entre os dois compartimentos. O compartimento do ECF aumentou de volume sem mover H_2O para dentro das células. Assim, a menos que se esteja tentando corrigir um desequilíbrio osmótico, a terapia por fluido intravenoso deve ser isotônica para evitar flutuações no volume intracelular e possíveis sintomas neurais.

Da mesma forma, em uma perda de fluido isotônico, como por hemorragia, a perda restringe-se ao ECF, sem correspondente perda de fluido do ICF. O fluido não sai das células porque o ECF que permanece no organismo ainda é isotônico, portanto, não há um gradiente osmótico que remova H_2O das células. Muitos outros mecanismos combatem a perda de sangue, mas o compartimento de ICF não é afetado diretamente pela perda.

Assim, quando o ECF e o ICF estão em equilíbrio osmótico, não há qualquer movimento líquido de H_2O para dentro ou fora das células, independente de o volume do ECF aumentar ou diminuir. Movimentações de H_2O entre o ECF e o ICF ocorrem apenas quando o ECF se torna mais ou menos concentrado do que as células e isso, em geral, resulta em uma perda ou ganho, respectivamente, de H_2O livre.

Veremos agora como normalmente é mantido o equilíbrio de H_2O livre.

O controle do equilíbrio de água através da vasopressina é importante na regulagem da osmolaridade do ECF.

O controle do equilíbrio de H_2O livre é crucial para a regulagem da osmolaridade do ECF. Como aumentos na H_2O livre fazem com

TABELA 15-3 — Equilíbrio Diário de Água

INGESTÃO DE ÁGUA		ELIMINAÇÃO DE ÁGUA	
Via	Quantidade (ml/dia)	Via	Quantidade (ml/dia)
Ingestão de fluidos	1.250	Perda insensível (dos pulmões e pele sem suar)	900
H_2O no alimento ingerido	1.000	Suor	100
H_2O metabolicamente produzida	350	Fezes	100
		Urina	1.500
Ingestão total	2.600	Eliminação total	2.600

que o ECF se torne demasiadamente diluído e déficits de H_2O livre fazem com que o ECF se torne por demais concentrado, a osmolaridade do ECF deve ser imediatamente corrigida pela restauração do equilíbrio estável de H_2O livre, evitando-se movimentos danosos de fluido osmótico para dentro ou para fora das células.

Para manter um equilíbrio hídrico estável, entradas e saídas de H_2O devem ser equivalentes.

FONTES DE INGESTÃO DE H_2O

■ No equilíbrio diário típico de H_2O de uma pessoa (▲ Tabela 15-3), pouco mais de um litro de H_2O é adicionado ao organismo pelo *consumo de líquidos*.

■ Surpreendentemente, uma quantidade quase igual a esta é obtida pelo *consumo de alimentos sólidos*. Lembre-se de que os músculos consistem de cerca de 75% de H_2O; a carne (músculo animal), portanto, é composta de 75% de H_2O. Frutas e vegetais têm 60% a 90% de H_2O. Portanto, as pessoas normalmente obtêm quase tanta H_2O de alimentos sólidos quanto das bebidas que consomem.

■ A terceira fonte de ingestão de H_2O é a *H_2O produzida metabolicamente*. Reações químicas dentro das células convertem alimento e O_2 em energia, produzindo CO_2 e H_2O no processo. Esta **H_2O metabólica** produzida durante o metabolismo celular e liberada no ECF é de, em média, cerca de 350 ml/dia.

A ingestão média de H_2O dessas três fontes totaliza 2.600 ml/dia. Outra fonte de H_2O frequentemente utilizada de forma terapêutica é a infusão intravenosa de fluidos.

FONTES DE ELIMINAÇÃO DE H_2O

■ No lado da eliminação da conta do equilíbrio de H_2O, o organismo perde cerca de um litro de H_2O diariamente sem ter noção disso. A chamada **perda inconsciente** (perda da qual a pessoa não tem conscientização sensorial) ocorre nos *pulmões* e na *pele sem suor*. Durante a respiração, o ar inspirado fica saturado de H_2O dentro das vias aéreas. Este H_2O é perdido quando o ar úmido é subsequentemente expirado. Normalmente, não estamos cientes desta perda de H_2O, mas podemos percebê-la em dias frios, quando o vapor de H_2O se condensa e podemos "ver a respiração".

A outra perda insensível é a perda contínua de H_2O pela pele, mesmo na ausência de suor. Moléculas de água podem difundir-se e evaporar através das células da pele sem serem notadas. Felizmente, a pele é relativamente impermeabilizada pela camada externa queratinizada, que protege contra uma perda muito maior de H_2O por esta via. Quando esta camada superficial protetora é perdida, como quando uma pessoa sofre amplas queimaduras, a maior perda de fluido pela superfície queimada pode causar graves problemas no equilíbrio de fluidos.

■ A perda consciente (da qual a pessoa fica ciente) de H_2O pela pele ocorre por meio do *suor*, que representa outra via de eliminação de H_2O. A uma temperatura do ar de 20°C, uma média de 100 ml de H_2O é perdida diariamente pela sudorese. A perda de água pelo suor pode variar substancialmente, de modo evidente, dependendo da temperatura e da umidade ambientais e do nível de atividade física; ela pode ir de zero a muitos litros por hora em tempo muito quente.

■ Outra via de perda de H_2O pelo organismo é por meio das *fezes*. Normalmente, apenas cerca de 100 ml de H_2O são perdidos diariamente desta forma. Durante a formação fecal no intestino grosso, a maior parte da H_2O é absorvida do lúmen do trato digestório para o sangue, preservando-se, assim, o fluido e solidificando o conteúdo do trato digestório para eliminação. H_2O adicional pode ser perdida pelo trato digestório por meio de vômito ou diarreia.

■ De longe, o mecanismo de eliminação mais importante é a *excreção de urina*, que produz diariamente 1.500 ml (1,5 litro) de urina, em média.

A eliminação total de H_2O será de 2.600 ml/dia, igual ao volume de H_2O ingerido no exemplo. Este equilíbrio não é por acaso. Normalmente, a ingestão de H_2O corresponde à eliminação de H_2O, de forma que a H_2O no organismo continue em equilíbrio.

FATORES REGULADOS PARA SE MANTER O EQUILÍBRIO DE ÁGUA

Das muitas fontes de ingestão e eliminação de H_2O, apenas duas podem ser reguladas para manter o equilíbrio de H_2O. No lado da ingestão, a sede influencia a quantidade de fluido ingerido e, no lado da eliminação, os rins podem ajustar quanta urina é formada. O controle da eliminação de H_2O na urina é o mecanismo mais importante no controle do equilíbrio de H_2O.

Alguns dos outros fatores são regulados, mas não para manutenção do equilíbrio de H_2O. A ingestão de alimentos está sujeita a regulação para que se mantenha o equilíbrio de energia e o controle do suor é importante na manutenção da temperatura corporal. A produção metabólica de H_2O e perdas insensíveis são completamente desreguladas.

CONTROLE DE ELIMINAÇÃO DE ÁGUA NA URINA POR VASOPRESSINA Flutuações na osmolaridade do ECF causadas por desequilíbrios entre ingestão e eliminação de H_2O são rapidamente compensadas ajustando-se a excreção urinária de H_2O sem que se mude a excreção normal de sal. Ou seja, a reabsorção e a excreção de H_2O são parcialmente dissociadas da reabsorção e da excreção de solutos, portanto, a quantidade de H_2O livre retida ou eliminada pode variar para retornar rapidamente a osmolaridade do ECF ao normal. A reabsorção e a excreção de H_2O livre são ajustadas por meio de alterações na secreção de vasopressina (veja na ● Figura 14-27).

Na maior parte do néfron, a reabsorção de H_2O é importante na regulação do volume de ECF porque a reabsorção de sal é acompanhada por comparável reabsorção de H_2O. No entanto, nos túbulos distal e de coleta, a reabsorção de H_2O livre variável pode ocorrer sem comparável reabsorção de sal devido ao gradiente osmótico vertical na medula renal ao qual esta parte do túbulo está exposta. A vasopressina aumenta a permeabilidade à H_2O desta parte final do túbulo. Dependendo da quantidade de vasopressina presente, a quantidade de H_2O livre reabsorvida pode ser ajustada conforme o necessário para retornar ao normal a osmolaridade do ECF.

A vasopressina é produzida pelo hipotálamo e armazenada na hipófise posterior. Ela é liberada pela hipófise posterior mediante comando hipotalâmico.

CONTROLE DA INGESTÃO DE ÁGUA PELA SEDE A **sede** é a sensação subjetiva que leva uma pessoa a ingerir H_2O. O **centro da sede** está localizado no hipotálamo, muito próximo das células secretoras de vasopressina.

A seguir, discutiremos os mecanismos que regulam a secreção de vasopressina e a sede.

A secreção de vasopressina e a sede são acionadas quase simultaneamente.

Os centros de controle do hipotálamo que regulam a secreção de vasopressina (e, assim, a produção de urina) e a sede (e, assim, a ingestão de líquidos) atuam em conjunto. A secreção de vasopressina e a sede são estimuladas por um déficit de H_2O livre e suprimidas por um excesso de H_2O livre. Assim, adequadamente, as mesmas circunstâncias que pedem a redução da produção urinária para preservar a H_2O no organismo também originam a sensação de sede para repor a H_2O no corpo.

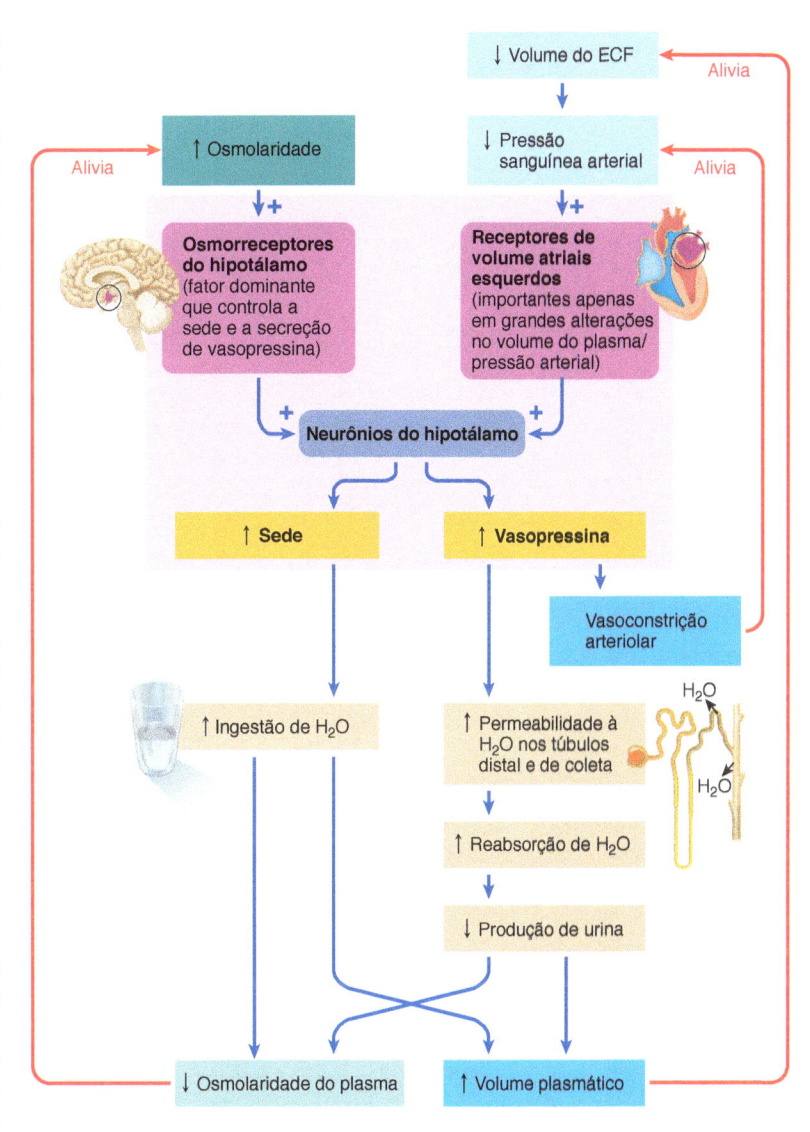

FIGURA 15-4 Controle do aumento da sede e da secreção de vasopressina durante um déficit de H_2O.

FUNÇÃO DOS OSMORRECEPTORES DO HIPOTÁLAMO O impulso excitatório predominante para a secreção da vasopressina e a sede vem dos **osmorreceptores do hipotálamo**, localizados perto das células secretoras de vasopressina e do centro da sede. Esses osmorreceptores monitoram a osmolaridade do fluido que os cerca, o que, por sua vez, reflete a concentração de todo o ambiente do fluido interno. À medida que a osmolaridade aumenta (pouca H_2O) e a necessidade de preservação de H_2O também aumenta, a secreção de vasopressina e a sede são estimuladas (• Figura 15-4). Como resultado, a reabsorção de H_2O nos túbulos distal e de coleta aumenta de forma que a produção urinária é reduzida e a H_2O é preservada, enquanto a ingestão de H_2O é simultaneamente estimulada. Estas ações repõem os estoques de H_2O em escassez, aliviando-se, assim, a condição hipertônica ao diluírem os solutos até a concentração normal. Por sua vez, o excesso de H_2O, manifestado pela menor osmolaridade do ECF, leva à maior produção de urina (mediante menor liberação de vasopressina) e suprime a sede, que, em conjunto, reduzem a carga de água no organismo.

FUNÇÃO DOS RECEPTORES ATRIAIS ESQUERDOS DE VOLUME Embora o principal estímulo à secreção de vasopressina e à sede seja um aumento na osmolaridade do ECF, as células secretoras de vasopressina e o centro da sede são influenciados moderadamente por mudanças no volume de ECF mediadas por impulso dos **receptores atriais esquerdos de volume**. Localizados no átrio esquerdo, esses receptores de volume reagem a estiramento induzido por pressão causado pelo fluxo de sangue, o que reflete o volume do ECF. Isto é, eles monitoram o "enchimento" do sistema vascular. Por sua vez, os barorreceptores do arco aórtico e do seio carotídeo monitoram a pressão de impulsão média no sistema vascular (veja no Capítulo 10). Em resposta a uma grande redução no volume do ECF (>7% de perda de volume) e, assim, na pressão arterial, como durante a hemorragia, os receptores atriais esquerdos de volume estimulam reflexamente a secreção de vasopressina e a sede (por comparação, uma variação tão pequena quanto um aumento de 1% na osmolaridade do ECF ativa a maior secreção de vasopressina, e um aumento na osmolaridade de 2%, ou mais, produz um forte desejo de beber, o que

TABELA 15-4 — Fatores que Controlam a Secreção de Vasopressina e a Sede

Fator	Efeito sobre a secreção de vasopressina	Efeito sobe a sede	Comentário
↑ Osmolaridade do ECF	↑	↑	Principal estímulo para secreção de vasopressina e sede
↓ Volume do ECF	↑	↑	Importante apenas para grandes mudanças no volume do ECF/pressão sanguínea arterial
Angiotensina II	↑	↑	Parte da via dominante de promoção da retenção compensatória de sal e H_2O quando o volume do ECF ou a pressão sanguínea arterial são reduzidos
Infecção aguda, dor, trauma e outros impulsos relacionados ao estresse	↑ inadequado, não relacionado ao equilíbrio de H_2O do organismo	Nenhum efeito	Promove a retenção de H_2O em excesso e a hipotonicidade do ECF (a retenção de H_2O resultante tem possível valor na manutenção da pressão sanguínea arterial em caso de perda de sangue na situação estressante)
Álcool e cafeína	↓ inadequado, não relacionado ao equilíbrio de H_2O do organismo	Nenhum efeito	Promovem perda de H_2O em excesso e hipertonicidade do ECF
Boca seca	Nenhum efeito	↑	Terminações nervosas na boca que essencialmente originam a sensação de sede são estimuladas diretamente pela secura

indica uma maior influência dos osmorreceptores do hipotálamo do que dos receptores atriais esquerdos de volume no controle da secreção de vasopressina e da sede). Devido à grande redução no volume do ECF, a liberação de vasopressina e a maior sede levam a menor produção de urina e maior ingestão de fluidos, respectivamente. Além disso, a vasopressina, nos níveis circulatórios provocados por uma grande queda no volume do ECF e na pressão arterial, tem um poderoso efeito vasoconstritor sobre as arteríolas (o que explica seu nome; veja a p. 359 [Bater página]). Ao ajudar a expandir o volume de ECF e de plasma e ao aumentar a resistência periférica total, a vasopressina ajuda a aliviar a baixa pressão sanguínea que causou a secreção. Simultaneamente, a baixa pressão sanguínea é detectada pelos barorreceptores do arco aórtico e do seio carotídeo, que ajudam a aumentar a pressão ao aumentar a atividade simpática para o coração e vasos sanguíneos. Além disso, a atividade simpática também contribui para a sensação de sede e a maior atividade da vasopressina.

Inversamente, a vasopressina e a sede são inibidas quando o volume de ECF/plasma e a pressão sanguínea arterial são elevados. A supressão resultante da ingestão de H_2O, aliada à eliminação do excesso de volume de ECF/plasma na urina, ajuda a devolver a pressão sanguínea ao normal.

Lembre-se de que o baixo volume de ECF/plasma e a baixa pressão sanguínea arterial também aumentam de forma reflexa a secreção de aldosterona via RAAS. O aumento resultante na reabsorção de Na^+ ao final leva à retenção osmótica de H_2O, à expansão do volume do ECF e a um aumento na pressão sanguínea arterial. Na verdade, a reabsorção de Na^+ controlada pela aldosterona é o fator mais importante na regulação do volume do ECF, com a vasopressina e o mecanismo da sede tendo apenas um papel coadjuvante.

FUNÇÃO DA ANGIOTENSINA II Outro estímulo ao aumento da sede e da vasopressina é a angiotensina II (▲ Tabela 15-4). Quando o RAAS é ativado para preservar Na^+, a angiotensina II, além de estimular a secreção de aldosterona, atua diretamente no cérebro para originar a vontade de beber e estimula simultaneamente a vasopressina para aumentar a absorção renal de H_2O (veja no Capítulo 14). A maior ingestão de H_2O resultante e a menor produção urinária ajudam a corrigir a redução no volume do ECF que ativou o RAAS.

FATORES REGULADORES QUE NÃO RELACIONAM VASOPRESSINA À SEDE Diversos fatores afetam a secreção de vasopressina, mas não a sede. Como descrito anteriormente, a vasopressina é estimulada por impulsos relacionados ao estresse, como infecções agudas, dor e trauma que não têm nada diretamente a ver com a manutenção do equilíbrio de H_2O. Na verdade, a retenção de H_2O pela secreção inadequada de vasopressina pode causar um desequilíbrio hipotônico de H_2O. Por sua vez, o álcool e a cafeína inibem a secreção de vasopressina e podem levar à hipertonicidade do ECF ao promoverem a excreção excessiva de H_2O livre.

Um estímulo que promove a sede, mas não a secreção de vasopressina, é um efeito direto da secura da boca. Terminações nervosas na boca são diretamente estimuladas pela secura, o que causa uma sensação intensa de sede que, em geral, pode ser aliviada simplesmente ao molhar-se a boca, mesmo se nada de H_2O for efetivamente ingerido. A boca seca pode ocorrer quando a salivação é eliminada por fatores não relacionados ao conteúdo de H_2O do organismo, como nervosismo, fumo em excesso ou determinados medicamentos.

Fatores que afetam a secreção de vasopressina ou a sede, mas não têm nada a ver diretamente com a necessidade de H_2O do organismo, em geral têm curta duração. O controle dominante e duradouro da vasopressina e da sede está diretamente correlacionado ao estado de H_2O do organismo – ou seja, ao *status* da osmolaridade do ECF e, em menor grau, ao volume do ECF.

MEDIÇÃO ORAL Algum tipo de "medição oral de H_2O" parece existir, pelo menos nos animais. Um animal com sede beberá rapidamente apenas H_2O suficiente para satisfazer seu déficit

TABELA 15-5	Resumo da Regulação do Volume e da Osmolaridade do ECF		
Variável regulada	Necessidade de regular a variável	Resultados se a variável não for normal	Mecanismo de regulação da variável
Volume do ECF	Importante no controle de longo prazo da pressão sanguínea arterial	↓Volume do ECF → ↓pressão sanguínea arterial ↑Volume do ECF → ↑pressão sanguínea arterial	Manutenção do equilíbrio de sal; o sal "retém" osmoticamente H_2O, portanto, a carga de Na^+ determina o volume do ECF. Realizada principalmente por ajustes controlados por aldosterona na excreção urinária de Na^+
Osmolaridade do ECF	Importante para evitar o movimento osmótico nocivo de H_2O entre o ECF e o ICF	↓Osmolaridade do ECF (hipotonicidade) → H_2O entra nas células → as células incham ↑Osmolaridade do ECF (hipertonicidade) → H_2O sai das células → as células encolhem	Manutenção do equilíbrio de H_2O livre. Realizada principalmente por ajustes controlados pela vasopressina na excreção de H_2O na urina

de H_2O. Ele para de beber antes que a H_2O ingerida tenha tido tempo de ser absorvida pelo trato digestório e efetivamente retornar ao normal o compartimento de ECF. Receptores na boca, na faringe (garganta) e no trato digestório superior parecem estar envolvidos na sinalização de que H_2O suficiente foi ingerida. Este mecanismo parece ser menos efetivo nos humanos, porque, com frequência, bebemos mais que o necessário para atender às necessidades do organismo ou, inversamente, podemos não beber o suficiente para compensar um déficit.

INFLUÊNCIAS NÃO FISIOLÓGICAS SOBRE A INGESTÃO DE FLUIDOS Embora o mecanismo da sede exista para controlar a ingestão de H_2O, o consumo de fluidos pelos humanos frequentemente é influenciado mais por hábitos e fatores sociológicos do que pela necessidade de se regular o equilíbrio de H_2O. Assim, embora o consumo de H_2O seja crucial para a manutenção do equilíbrio de fluidos, ele não é precisamente controlado nos humanos, que erram, especialmente no caso do consumo de H_2O em excesso. Em geral, bebemos quando estamos com sede, mas frequentemente bebemos mesmo quando não estamos com sede porque, por exemplo, estamos em nossa pausa para o café.

Com a ingestão de H_2O sendo inadequadamente controlada e até contribuindo para desequilíbrios de H_2O no organismo, o principal fator envolvido na manutenção do equilíbrio de H_2O é a produção urinária regulada pelos rins. Assim, a *reabsorção controlada por vasopressina de H_2O é fundamental na regulagem da osmolaridade do ECF*.

Antes de voltarmos a atenção ao equilíbrio ácido-básico, examine a ▲ Tabela 15-5, que resume a regulação do volume e da osmolaridade do ECF, dois importantes fatores na manutenção do equilíbrio de fluidos.

Equilíbrio ácido–base

O termo **equilíbrio ácido-básico** refere-se à regulação precisa da **concentração de íons de hidrogênio (H^+) livres** (isto é, não ligados) nos fluidos corporais. Para indicar a concentração de uma substância química, seu símbolo químico é colocado entre colchetes. Assim, [H^+] designa a concentração de H^+.

Ácidos liberam íons de hidrogênio livres, enquanto bases os aceitam.

Os **ácidos** compõem um grupo especial de substâncias que contêm hidrogênio e que se *dissociam*, ou se separam, quando em solução, liberando íons de H^+ e ânions (íons negativamente carregados). Muitas outras substâncias (como carboidratos) também contêm hidrogênio, mas não são classificadas como ácidos, porque o hidrogênio está solidamente ligado à estrutura molecular e nunca é liberado como H^+ livre.

Um ácido forte tem maior tendência a dissociar-se em solução do que um ácido fraco – isto é, uma porcentagem maior das moléculas de um ácido forte se separa em H^+ livre e ânions. O ácido clorídrico (HCl) é um exemplo de ácido forte. Cada molécula de HCl dissocia-se em H^+ livre e Cl^- (cloreto) quando dissolvida em H_2O. Com um ácido mais fraco, como o ácido carbônico (H_2CO_3), apenas uma parte das moléculas em solução dissocia-se em H^+ e HCO_3^- (ânions de bicarbonato). As moléculas de H_2CO_3 restantes permanecem intactas. Como somente os íons livres de hidrogênio contribuem para a acidez de uma solução, o H_2CO_3 é um ácido mais fraco que o HCl porque não produz tantos íons de hidrogênio livres por número de moléculas de ácido contidos na solução (● Figura 15-5).

A extensão da dissociação para um determinado ácido é sempre constante, isto é, quando em solução, sempre a mesma proporção das moléculas de um determinado ácido se separa em íons livres de H^+, com a outra parte permanecendo sempre intacta. O grau constante de dissociação para um ácido em particular (neste exemplo, o H_2CO_3) é expressado por sua **constante de dissociação (K),** da seguinte forma:

(a) Ácido forte (HCl)

(b) Ácido fraco (H_2CO_3)

LEGENDA

= Ácido não dissociado

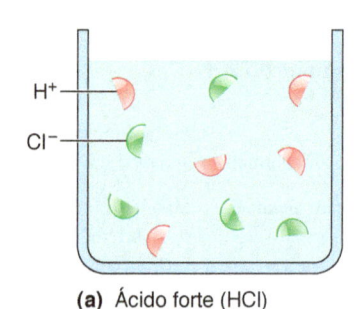

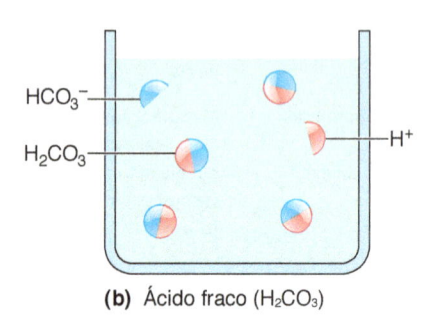

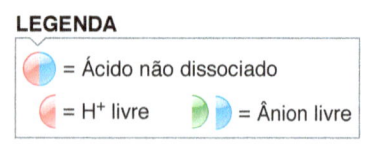

= H^+ livre

= Ânion livre

• **FIGURA 15-5 Comparação entre ácidos fortes e fracos.** (a) Cinco moléculas de um ácido forte. Um ácido forte como o HCl (ácido clorídrico) se dissocia completamente em H^+ livre e ânions na solução. (b) Cinco moléculas de um ácido fraco. Um ácido fraco como o H_2CO_3 (ácido carbônico) só se dissocia parcialmente em H^+ livre e ânions na solução.

$$[H^+][HCO_3^-]/[H_2CO_3] = K$$

em que

$[H^+][HCO_3^-]$ representa a concentração de íons resultante da dissociação de H_2CO_3

$[H_2CO_3]$ representa a concentração de H_2CO_3 intacto (não dissociado)

A constante de dissociação varia para ácidos diferentes.

Uma **base** é uma substância que pode se combinar a um H^+ livre e, assim, removê-lo da solução. Uma base forte pode ligar-se mais rapidamente ao H^+ do que uma fraca.

O pH é a representação utilizada para se expressar a [H^+].

A [H^+] no ECF normalmente é de 4×10^{-8} ou 0,00000004 equivalentes por litro, cerca de 3 milhões de vezes menos do que a [Na^+] no ECF. O conceito de pH foi desenvolvido para se expressar mais convenientemente o baixo valor de [H^+]. Especificamente, o **pH** é igual ao logaritmo (log) de base 10 da recíproca da concentração do íon de hidrogênio:

$$pH = \log 1/[H^+]$$

Dois importantes pontos devem ser observados sobre esta fórmula:

1. Como [H^+] está no denominador, *uma [H^+] alta corresponde a um pH baixo e uma [H^+] baixa corresponde a um pH alto*. Quanto maior a [H^+], maior o número pelo qual 1 será dividido e menor o pH.

2. *Cada mudança de unidade no pH na verdade representa uma variação de dez vezes da [H^+]*, mais uma vez devido à relação logarítmica. Um log de base 10 indica quantas vezes 10 deve ser multiplicado por si mesmo para produzir determinado número. Por exemplo, log 10 = 1, enquanto log 100 = 2. O número 10 deve ser multiplicado por si mesmo duas vezes para produzir 100 (10 × 10 = 100). Números inferiores a 10 têm logs inferiores a 1. Números entre 10 e 100 têm logs entre 1 e 2, e assim por diante. Assim, cada unidade de mudança no pH indica uma mudança de 10 vezes na [H^+]. Por exemplo, uma solução com pH de 7 tem uma [H^+] 10 vezes inferior à de uma solução com pH de 6 (uma diferença de uma unidade de pH) e 100 vezes inferior à de uma solução com pH de 5 (uma diferença de duas unidades de pH).

SOLUÇÕES ÁCIDAS E BÁSICAS NA QUÍMICA O pH da H_2O pura é 7,0 e considerado quimicamente neutro. Uma proporção extremamente pequena de moléculas de H_2O se dissocia em íons de hidrogênio e íons de hidroxila (OH^-). Como a OH^- tem a capacidade de ligar-se ao H^+ para formar novamente uma molécula de H_2O, ela é considerada básica. Como um igual número de íons de hidrogênio ácidos e íons de hidroxila básicos são formados, a H_2O é neutra, não sendo ácida nem básica. Soluções com pH inferior a 7,0 contêm mais [H^+] do que a H_2O pura e são consideradas **ácidas**. Inversamente, soluções com valor de pH superior a 7,0 têm menos [H^+] e são consideradas **básicas**, ou **alcalinas** (• Figura 15-6a). A • Figura 15-7 compara os valores de pH de soluções comuns.

ACIDOSE E ALCALOSE NO ORGANISMO O pH do sangue arterial normalmente é 7,45 e o pH do sangue venoso é 7,35, para um pH médio do sangue de 7,4. O pH do sangue venoso é levemente mais baixo (mais ácido) que o do sangue arterial porque H^+ é gerado pela formação de H_2CO_3 a partir do CO_2 coletado nos capilares dos tecidos. A **acidose** existe sempre que o pH do sangue cai abaixo de 7,35, enquanto a **alcalose** ocorre quando o pH do sangue está acima de 7,45 (veja a • Figura 15-6b). Observe que o ponto de referência para se determinar o *status* ácido-básico do organismo não é o pH quimicamente neutro de 7,0, mas sim o pH normal do sangue de 7,4. Assim, um pH de 7,2 no sangue é considerado ácido mesmo que, na química, um pH de 7,2 seja considerado básico.

Um pH arterial de menos de 6,8 ou mais de 8,0 não é compatível com a vida. Como a morte ocorre se o pH arterial ficar fora da faixa de 6,8 a 8,0 por mais que alguns segundos, a [H^+] nos fluidos corporais deve ser regulada cuidadosamente.

Flutuações na [H^+] alteram a atividade de nervos, enzimas e K^+.

Apenas uma estreita faixa de pH é compatível com a vida, porque mesmo mudanças pequenas na [H^+] têm efeitos drásticos sobre o funcionamento celular normal. Algumas das principais consequências de flutuações na [H^+]:

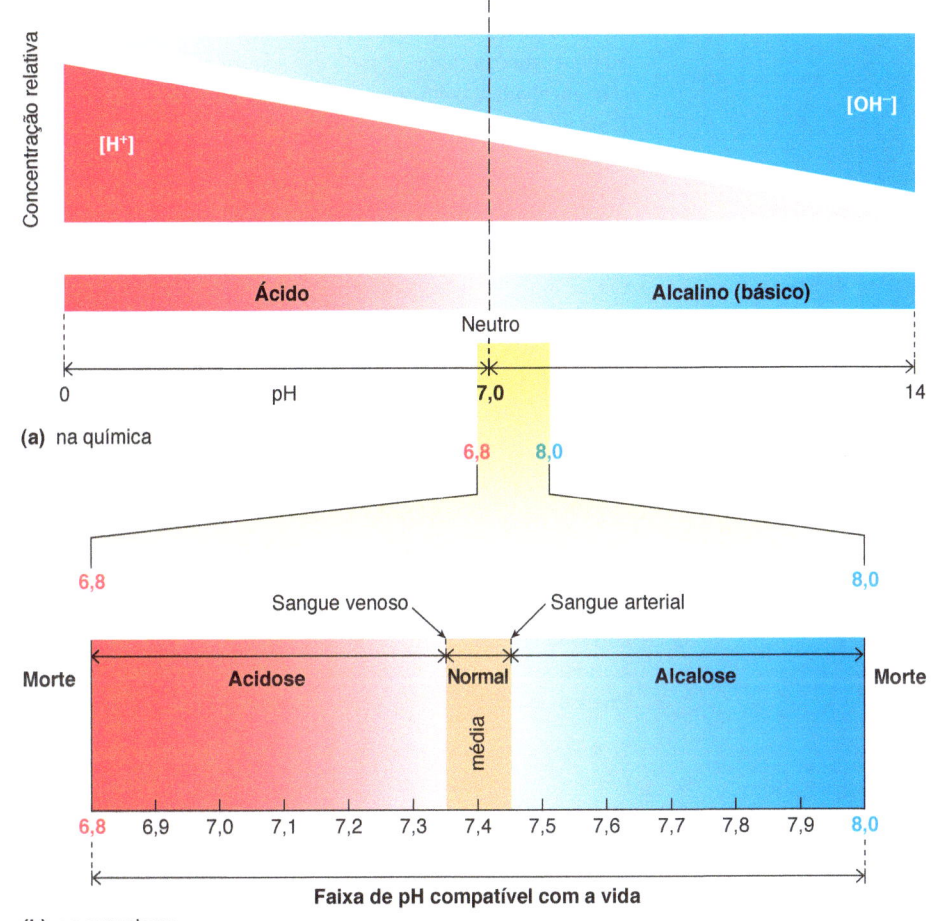

FIGURA 15-6 Considerações sobre pH na química e na fisiologia. (a) Relação do pH com as concentrações relativas de ácido (H⁺) e base (OH⁻) em condições quimicamente neutras, ácidas e alcalinas. (b) Faixa de pH do sangue em condições normais, ácidas e alcalinas.

1. *Mudanças na excitabilidade de células nervosas e musculares* estão entre as principais manifestações clínicas de anormalidades no pH.

- O principal efeito clínico do aumento de [H⁺] (acidose) é a depressão do sistema nervoso central (SNC). Pacientes com acidose ficam desorientados e, em casos mais graves, morrem em um estado de coma.

- Em contraste, o principal efeito clínico da redução de [H⁺] (alcalose) é a superexcitabilidade do sistema nervoso, primeiro do sistema nervoso periférico e, depois, do SNC. Os nervos periféricos ficam tão excitáveis que disparam até na ausência de estímulos normais. Tal superexcitabilidade dos nervos aferentes (sensoriais) origina sensações de formigamento doloroso anormais. A superexcitabilidade dos nervos eferentes (motores) causa contorções musculares e, em casos mais pronunciados, espasmos musculares graves. A morte pode ocorrer em alcalose extrema porque o espasmo dos músculos respiratórios prejudica seriamente a respiração. Além disso, pacientes com alcalose grave podem morrer pelas convulsões resultantes da superexcitabilidade do SNC. Em situações menos graves, a superexcitabilidade do SNC é manifestada como nervosismo extremo.

2. A concentração de íons de hidrogênio exerce uma *importante influência sobre a atividade enzimática*. Mesmo leves desvios na [H⁺] alteram o formato e a atividade das moléculas de proteína. Como enzimas são proteínas, uma mudança no equilíbrio ácido-básico do organismo atrapalha o padrão normal da atividade metabólica catalisada por essas enzimas. Algumas reações químicas celulares são aceleradas e outras, reduzidas.

3. Mudanças na [H⁺] *influenciam os níveis de K⁺* no organismo. Devido à grande relação entre secreção de H⁺ e K⁺ pelos rins, a maior [H⁺] (acidose) leva à menor secreção de K⁺ e a menor [H⁺] (alcalose) leva à maior secreção de K⁺. As alterações resultantes na [K⁺] do ECF podem causar anormalidades cardíacas, entre outras consequências prejudiciais (veja no Capítulo 14).

Íons de hidrogênio são continuamente acrescentados aos fluidos corporais como resultado de atividades metabólicas.

Assim como com qualquer outro componente, a entrada de íons de hidrogênio deve ser balanceada por uma igual saída para se manter uma [H⁺] constante nos fluidos corporais. No lado da entrada, apenas uma pequena quantidade de ácido capaz de dissociar-se para liberar H⁺ é ingerida com o alimento, como o fraco ácido cítrico encontrado nas laranjas. A maior parte do H⁺ nos fluidos corporais é gerada internamente por atividades metabólicas.

FONTES DE H⁺ NO ORGANISMO Em geral, o H⁺ é continuamente agregado aos fluidos corporais pelas três seguintes fontes:

1. *Formação de ácido carbônico.* A principal fonte de H⁺ ocorre pelo CO_2 produzido metabolicamente. A oxidação celular de nutrientes produz energia, com CO_2 e H_2O como produtos finais. Sem influência do catalisador, o CO_2 e a H_2O lentamente formam H_2CO_3, que, então, dissocia-se rapidamente para liberar H⁺ livre e HCO_3^-.

$$CO_2 + H_2O \underset{}{\overset{\text{lenta}}{\rightleftharpoons}} H_2CO_3 \underset{}{\overset{\text{rápida}}{\rightleftharpoons}} H^+ + HCO_3^-$$

A primeira reação, lenta, é o passo limitador da taxa no plasma, mas a hidratação (combinação com H_2O) do CO_2 é bastante acelerada pela enzima *anidrase carbônica*, abundante nos glóbulos vermelhos (veja no Capítulo 13), algumas células secretórias especiais do estômago e do pâncreas (veja no Capítulo 16) e nas células tubulares renais. Sob a influência da anidrase carbônica, estas células convertem diretamente CO_2 e

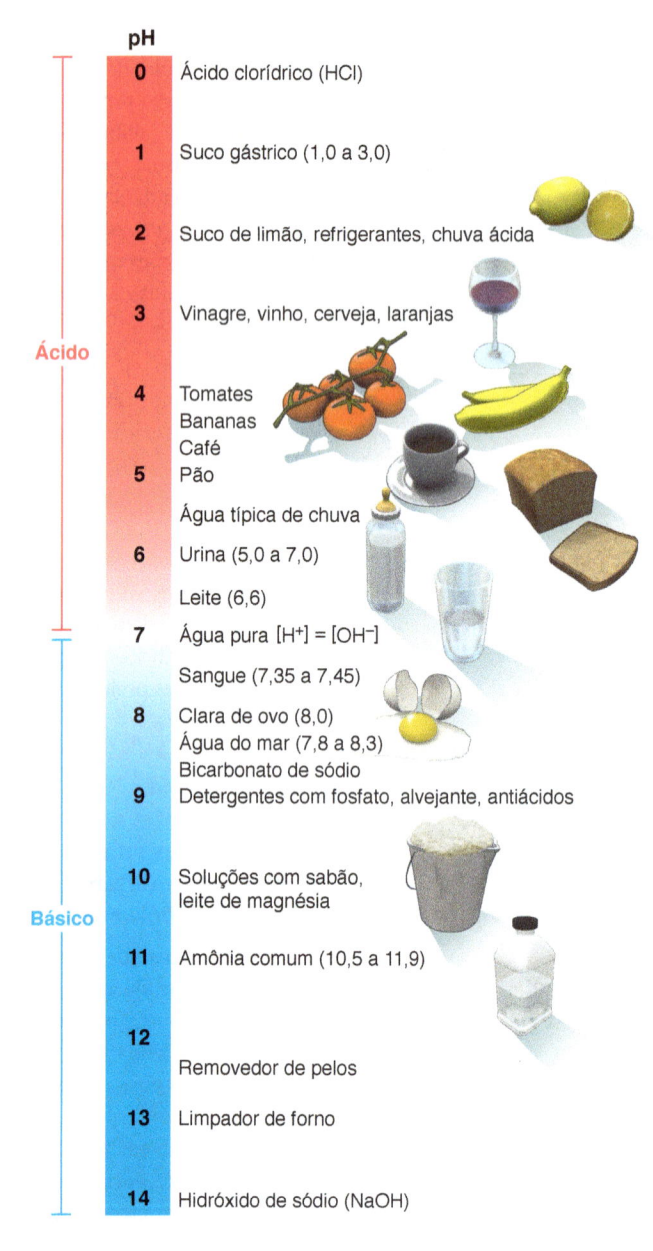

pH	
0	Ácido clorídrico (HCl)
1	Suco gástrico (1,0 a 3,0)
2	Suco de limão, refrigerantes, chuva ácida
3	Vinagre, vinho, cerveja, laranjas
4	Tomates Bananas Café
5	Pão
	Água típica de chuva
6	Urina (5,0 a 7,0) Leite (6,6)
7	Água pura [H$^+$] = [OH$^-$]
	Sangue (7,35 a 7,45)
8	Clara de ovo (8,0) Água do mar (7,8 a 8,3) Bicarbonato de sódio
9	Detergentes com fosfato, alvejante, antiácidos
10	Soluções com sabão, leite de magnésia
11	Amônia comum (10,5 a 11,9)
12	Removedor de pelos
13	Limpador de forno
14	Hidróxido de sódio (NaOH)

(Ácido: 0–6; Básico: 8–14)

• **FIGURA 15-7** Comparação dos valores de pH de soluções comuns.

H_2O em H^+ e HCO_3^- (sem a interveniente produção de H_2CO_3) da seguinte forma:

Passo 1. A anidrase carbônica catalisa a formação de HCO_3^- pelo CO_2 produzido metabolicamente na reação:

$$CO_2 + OH^- \overset{ca}{\rightleftharpoons} HCO_3^-$$

Passo 2. A água se dissocia, formando mais OH^- do que pode ser utilizado no Passo 1, produzindo H^+ no processo:

$$H_2O \rightleftharpoons OH^- + H^+$$

Coletivamente, esses passos podem ser resumidos como:

$$CO_2 + H_2O \overset{ca}{\rightleftharpoons} H^+ + HCO_3^-$$

A OH^- utilizada no passo 1 é gerada pelo passo 2; como resultado, não há perda ou ganho líquido de OH^-, então podemos ignorá-la na equação resumida.

Essas reações são reversíveis porque podem ocorrer em qualquer direção, dependendo das concentrações das substâncias envolvidas, conforme ditado pela *lei da ação das massas* (veja no Capítulo 13). Dentro dos capilares sistêmicos, o nível de CO_2 no sangue aumenta à medida que CO_2 produzido metabolicamente entra vindo dos tecidos. Isso leva a reação (com ou sem anidrase carbônica) para o lado ácido, gerando H^+ e também HCO_3^- no processo. Nos pulmões, a reação é revertida: o CO_2 se difunde do sangue que flui através dos capilares pulmonares para os alvéolos (sacos de ar), de onde é expirado para a atmosfera. A resultante redução do CO_2 sanguíneo direciona a reação para o lado do CO_2. O íon de hidrogênio e HCO_3^- formam mais uma vez CO_2 e H_2O. O CO_2 é exalado enquanto os íons de hidrogênio gerados no nível do tecido são incorporados em moléculas de H_2O.

Quando o sistema respiratório consegue acompanhar o ritmo da taxa de metabolismo, não há perda ou ganho líquido de H^+ nos fluidos corporais do CO_2 metabolicamente produzido. Contudo, quando a taxa de remoção de CO_2 pelos pulmões não corresponde à taxa de produção de CO_2 ao nível dos tecidos, o acúmulo ou o déficit resultante de CO_2 gera, respectivamente, excesso ou falta de H^+ livre nos fluidos corporais.

2. *Ácidos inorgânicos produzidos durante a decomposição de nutrientes.* Proteínas alimentares encontradas abundantemente na carne contêm grandes quantidades de enxofre e fósforo. Quando essas moléculas de nutrientes se decompõem, ácido sulfúrico e ácido fosfórico são produzidos como derivados. Sendo ácidos moderadamente fortes, esses dois ácidos inorgânicos se dissociam bastante, liberando H^+ nos fluidos corporais. Em contraste, a decomposição de frutas e vegetais produz bases que, até certo ponto, neutralizam os ácidos derivados do metabolismo proteico. Entretanto, geralmente mais ácidos do que bases são produzidos durante a decomposição de alimentos ingeridos, causando um excesso desses ácidos.

3. *Ácidos orgânicos resultantes do metabolismo intermediário.* Diversos ácidos orgânicos são produzidos durante o metabolismo intermediário normal. Por exemplo, ácidos graxos são produzidos durante o metabolismo de gorduras e o ácido lático (lactato) é produzido pelos músculos durante exercícios pesados. Esses ácidos dissociam-se parcialmente para produzir H^+ livre.

A geração de íons de hidrogênio, portanto, em geral ocorre continuamente, como resultado das atividades metabólicas contínuas. Em algumas doenças, ácidos adicionais podem ser produzidos, contribuindo ainda mais para o total de H^+ no organismo. Por exemplo, na diabetes melito, grandes quantidades de cetoácidos podem ser produzidas pelo metabolismo anormal de gorduras. Alguns tipos de medicamentos acidificantes também podem aumentar a carga total de H^+ com que o organismo deve lidar. Assim, a entrada de H^+ é contínua, altamente variável e essencialmente desregulada.

TRÊS LINHAS DE DEFESA CONTRA MUDANÇAS NA [H$^+$] A chave para o equilíbrio de H^+ está na manutenção da alcalinidade normal do ECF (pH 7,4) apesar desse ataque constante de ácido. O H^+ livre gerado deve ser amplamente removido da solução enquanto estiver no organismo e, por fim, ser eliminado para que o pH dos fluidos corporais possa permanecer dentro da estreita faixa compatível com a vida. Também deve haver mecanismos para compensar rapidamente pela ocasional situação de o ECF ficar alcalino demais.

Três linhas de defesa contra mudanças na [H$^+$] atuam para manter a [H$^+$] dos fluidos corporais em um nível quase constante apesar da entrada desregulada: (1) os *sistemas de tampão químico*, (2) o *mecanismo respiratório de controle do pH* e (3) o *mecanismo renal de controle do pH*. Vejamos agora cada um desses métodos.

Sistemas de tampão químico minimizam mudanças no pH ao produzirem ou se ligarem ao H$^+$ livre.

Um **sistema de tampão químico** é uma mistura, em uma solução, de dois compostos químicos que minimizam mudanças no pH quando um ácido ou uma base é adicionado ou removido dessa solução. Um sistema de tampão consiste em um par de substâncias envolvidas em uma reação reversível – uma substância que pode produzir H$^+$ livre quando a [H$^+$] começa a cair e outra que pode ligar-se ao H$^+$ livre (removendo-o, assim, da solução) quando a [H$^+$] começa a aumentar.

Um importante exemplo de tal sistema de tampão é o par tampão ácido carbônico: bicarbonato (H$_2$CO$_3$:HCO$_3^-$), envolvido na seguinte reação reversível:

$$H_2CO_3 \rightleftharpoons H^+ + HCO_3^-$$

Quando um ácido forte como HCl é adicionado a uma solução não tamponada, todo o H$^+$ dissociado continua livre na solução (• Figura 15-8a). Por sua vez, quando HCl é adicionado a uma solução contendo o par de tamponamento H$_2$CO$_3$:HCO$_3^-$, o HCO$_3^-$ se liga imediatamente ao H$^+$ livre para formar H$_2$CO$_3$ (• Figura 15-8b). Este H$_2$CO$_3$ fraco se dissocia apenas levemente em comparação à grande redução no pH que ocorreu quando o sistema de tamponamento não estava presente e o H$^+$ adicional continuou desligado. No caso oposto, quando o pH da solução começa a aumentar com a adição de base ou perda de ácido, o membro produtor de H$^+$ do par tampão, H$_2$CO$_3$, libera H$^+$ para minimizar o aumento no pH.

O organismo tem quatro diferentes sistemas de tampão: (1) o sistema de tampão H$_2$CO$_3$:HCO$_3^-$, (2) o sistema de tampão de proteína, (3) o sistema de tampão de hemoglobina e (4) o sistema de tampão de fosfato. Cada um tem uma importante e diferente função, como se verá quando examinarmos cada um individualmente (▲ Tabela 15-6).

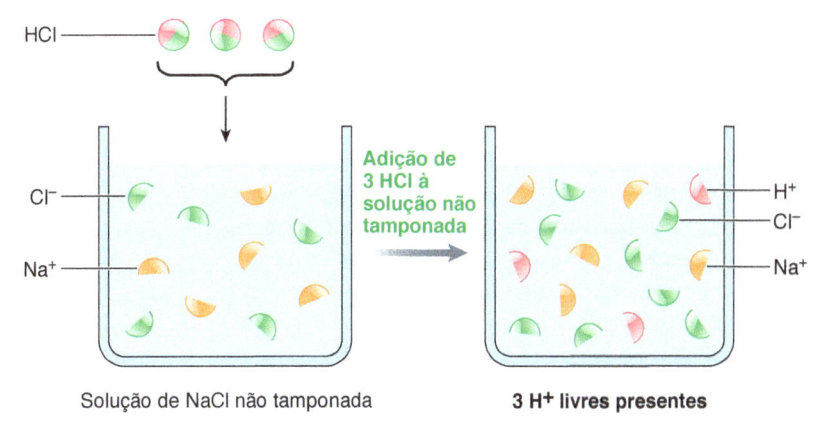

(a) Adição de HCl a uma solução não tamponada

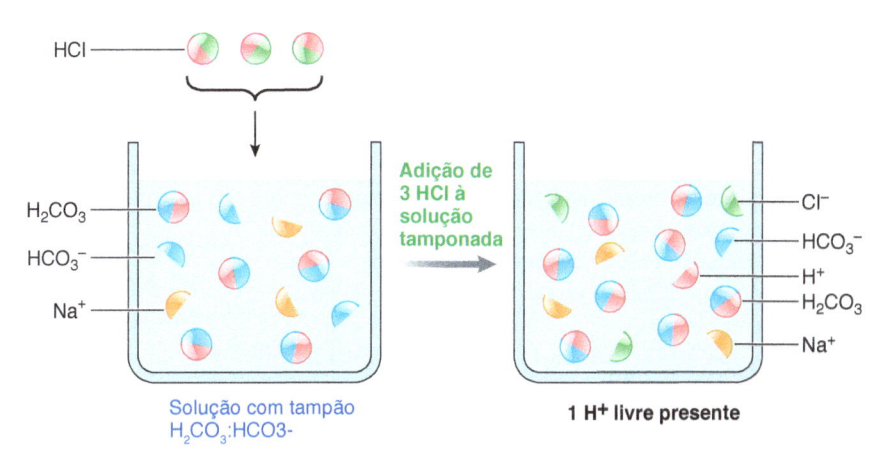

(b) Adição de HCl a uma solução tamponada

• **FIGURA 15-8 Ação de tampões químicos.** (a) Adição de HCl a uma solução não tamponada. Todos os íons de hidrogênio (H$^+$) adicionados continuam livres e contribuem para a acidez da solução. (b) Adição de HCl a uma solução tamponada. Íons de bicarbonato (HCO3$^-$), o membro básico do par do tamponamento, unem-se a uma parte do H$^+$ adicionado e o removem da solução para que não contribuam em sua acidez.

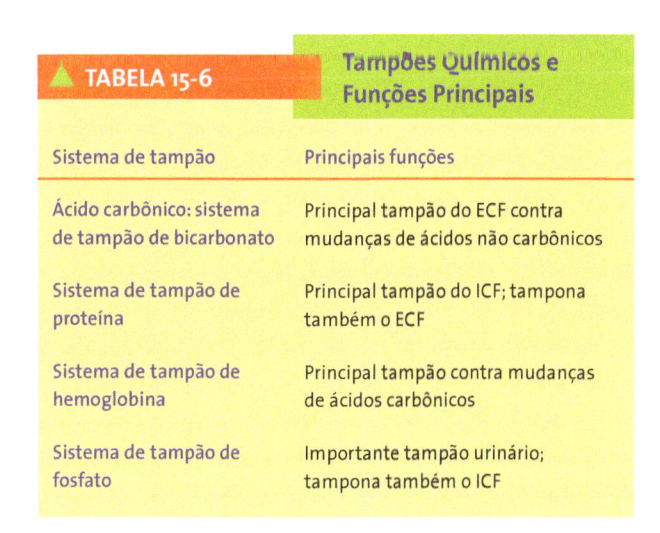

▲ TABELA 15-6	Tampões Químicos e Funções Principais
Sistema de tampão	Principais funções
Ácido carbônico: sistema de tampão de bicarbonato	Principal tampão do ECF contra mudanças de ácidos não carbônicos
Sistema de tampão de proteína	Principal tampão do ICF; tampona também o ECF
Sistema de tampão de hemoglobina	Principal tampão contra mudanças de ácidos carbônicos
Sistema de tampão de fosfato	Importante tampão urinário; tampona também o ICF

O par de tamponamento $H_2CO_3:HCO_3^-$ é o principal tampão do ECF para ácidos não carbônicos.

O par $H_2CO_3:HCO_3^-$ é o sistema de tampão mais importante no ECF para tamponar mudanças no pH causadas por razões além de flutuações no H_2CO_3 gerado por CO_2. É um sistema de tamponamento de ECF muito eficiente por dois motivos. Primeiro, H_2CO_3 e HCO_3^- são abundantes no ECF, portanto, este sistema está imediatamente disponível para resistir a alterações no pH. Segundo, e mais importante, cada componente deste par é estritamente regulado. Os rins regulam HCO_3^- e o sistema respiratório regula o CO_2, o que gera H_2CO_3. Assim, no organismo, o sistema de tamponamento $H_2CO_3:HCO_3^-$ inclui o envolvimento de CO_2 pela seguinte reação, como já descrito:

$$CO_2 + H_2O \rightleftharpoons H_2CO_3 \rightleftharpoons H^+ + HCO_3^-$$

Quando novo H^+ é adicionado ao plasma por qualquer fonte que não seja CO_2 (por exemplo, por meio do ácido lático liberado no ECF por músculos em exercício), a reação anterior é direcionada para o lado esquerdo da equação. À medida que H^+ adicional se liga ao HCO_3^-, ele não contribui para a acidez dos fluidos corporais, portanto, o aumento na $[H^+]$ é contido. Na situação inversa, quando a $[H^+]$ do plasma ocasionalmente cai abaixo do normal por algum motivo que não seja uma alteração no CO_2 (como a perda de HCl derivado do plasma nos sucos gástricos durante o vômito), a reação é direcionada para o lado direito da equação. O CO_2 e a H_2O dissolvidos no plasma formam H_2CO_3, que gera H^+ adicional para compensar pelo déficit de H^+. Ao fazer isso, o sistema de tampão $H_2CO_3:HCO_3^-$ resiste à queda na $[H^+]$.

Este sistema não pode tamponar alterações no pH induzidas por flutuações no H_2CO_3. Um sistema de tampão não pode se tamponar. Considere, por exemplo, a situação na qual a $[H^+]$ do plasma é elevada por retenção de CO_2 por um problema respiratório. O aumento no CO_2 leva a reação para a direita de acordo com a lei de ação em massa, elevando a $[H^+]$. O aumento na $[H^+]$ ocorre como resultado do direcionamento da reação para a *direita* por um aumento no CO_2, portanto, a $[H^+]$ elevada não pode levar a reação para a *esquerda* para tamponar o aumento na $[H^+]$. Somente quando o aumento na $[H^+]$ é causado por algum mecanismo diferente do acúmulo de CO_2 é que este sistema de tampão pode ser direcionado para o lado de CO_2 da equação e efetivamente reduzir a $[H^+]$. Da mesma forma, na situação oposta, o sistema de tampão $H_2CO_3:HCO_3^-$ não consegue compensar por uma redução na $[H^+]$ por déficit de CO_2 gerando mais H_2CO_3 produtor de H^+ quando o problema é, em primeiro lugar, uma falta de CO_2 formador de H_2CO_3. Outros mecanismos, a serem descritos em breve, estão disponíveis para resistir a flutuações no pH causadas por mudanças nos níveis de CO_2.

EQUAÇÃO DE HENDERSON-HASSELBALCH A relação entre a $[H^+]$ e os membros de um par de tamponamento pode ser expressa de acordo com a **equação de Henderson-Hasselbalch**, que, para o sistema de tampão $H_2CO_3:HCO_3^-$, é a seguinte:

$$pH = pK + \log[HCO_3^-]/[H_2CO_3]$$

Embora não seja necessário saber as manipulações matemáticas envolvidas, é útil entender de onde esta fórmula é derivada. Recorde que a constante de dissociação K para o ácido H_2CO_3 é

$$[H^+][HCO_3^-]/[H_2CO_3] = K$$

e que a relação entre pH e $[H^+]$ é

$$pH = \log 1/[H^+]$$

Então, resolvendo a fórmula de constante de dissociação para $[H^+]$ (isto é, $[H^+] = K \times [H_2CO_3]/[HCO_3^-]$) e substituindo este valor por $[H^+]$ na fórmula do pH, chega-se à equação de Henderson-Hasselbalch.

Em termos práticos, a $[H_2CO_3]$ reflete diretamente a concentração de CO_2 dissolvido, de agora em diante mencionado como $[CO_2]$, porque a maior parte do CO_2 no plasma é convertida em H_2CO_3 (a concentração de CO_2 dissolvido é equivalente à P_{CO_2}, conforme descrito no capítulo sobre respiração). Portanto, a equação se torna

$$pH = pK + \log[HCO_3^-]/[CO_2]$$

O pK é o logaritmo de 1/K e, como K, pK sempre permanece constante para qualquer ácido determinado. Para H_2CO_3, o pK é 6,1. Como pK sempre é uma constante, mudanças no pH estão associadas a alterações na relação entre $[HCO_3^-]$ e $[CO_2]$.

- Normalmente, a relação entre $[HCO_3^-]$ e $[CO_2]$ no ECF é de 20:1, isto é, há 20 vezes mais HCO_3^- do que CO_2. Inserimos esta relação na fórmula:

$$pH = pK + \log[HCO_3^-]/[CO_2]$$
$$= 6,1 + \log 20/1$$

O log de 20 é 1,3. Portanto, pH = 6,1 + 1,3 = 7,4, o pH normal do plasma.

- Quando a relação de $[HCO_3^-]$ para $[CO_2]$ aumenta acima de 20:1, o pH aumenta. Da mesma forma, um aumento em $[HCO_3^-]$ ou uma queda em $[CO_2]$, ambas aumentando a relação $[HCO_3^-]:[CO_2]$ se o outro componente permanecer constante, direciona o equilíbrio ácido-básico para o lado alcalino.

- Em contraste, quando a relação $[HCO_3^-]:[CO_2]$ cai para abaixo de 20:1, o pH diminui em direção ao lado ácido. Isso pode ocorrer se a $[HCO_3^-]$ diminui ou se a $[CO_2]$ aumenta enquanto o outro componente permanece constante.

Como a $[HCO_3^-]$ é regulada pelos rins e a $[CO_2]$ pelos pulmões, o pH do plasma pode aumentar ou diminuir por influências dos rins e dos pulmões. Os rins e os pulmões regulam o pH (e, assim, a $[H^+]$ livre) largamente ao controlarem a $[HCO_3^-]$ e a $[CO_2]$ do plasma, respectivamente, para devolver a relação ao normal. Assim,

$$pH \propto \frac{[HCO_3^-] \text{ controlada pela função renal}}{[CO_2] \text{ controlada pela função respiratória}}$$

Graças a esta relação, os rins e os pulmões não apenas participam normalmente do controle do pH, como também disfunções renais ou respiratórias podem induzir desequilíbrios ácido-básicos ao alterarem a relação $[HCO_3^-]/[CO_2]$. Retornaremos a este princípio quando examinarmos o controle respiratório e renal do pH e anormalidades ácido-básicas mais adiante no capítulo. Por ora, continuaremos a discussão sobre os papéis dos diferentes sistemas de tamponagem.

O sistema de tampão de proteína é essencialmente importante intracelularmente.

Os tampões mais abundantes dos fluidos corporais são as proteínas, incluindo as intracelulares e as plasmáticas. Proteínas são tampões excelentes porque contêm grupos ácidos e básicos que podem ceder ou receber H^+. Quantitativamente, o sistema de proteína é mais importante no tamponamento de mudanças na $[H^+]$ no ICF graças à simples abundância de proteínas intracelulares. Um número mais limitado de proteínas do plasma reforça o sistema $H_2CO_3:HCO_3^-$ no tamponamento extracelular.

O sistema de tampão de hemoglobina tampona H^+ gerado do CO_2.

A hemoglobina (Hb) tampona o H^+ gerado pelo CO_2 metabolicamente produzido em trânsito entre os tecidos e os pulmões. No nível capilar sistêmico, o CO_2 difunde-se continuamente no sangue vindo das células de tecidos onde é produzido. A maior porcentagem deste CO_2, em conjunto com H_2O, forma H^+ e HCO_3^- sob a influência da anidrase carbônica dentro dos glóbulos vermelhos. A maior parte do H^+ gerado por CO_2 no nível dos tecidos se liga a menos Hb e não contribui mais para a acidez de fluidos corporais (veja no Capítulo 13). Se não fosse pela Hb, o sangue se tornaria ácido demais ao coletar CO_2 nos tecidos. Com a tremenda capacidade de tamponamento do sistema de Hb, o sangue venoso é apenas levemente mais ácido que o arterial, apesar do grande volume de CO_2 gerador de H^+ levado no sangue venoso. Nos pulmões, as reações são invertidas e o CO_2 resultante é exalado.

O sistema de tampão de fosfato é um importante tampão urinário.

O sistema de tampão de fosfato consiste em um fosfato de sódio ácido (NaH_2PO_4) que pode doar um H^+ livre quando a $[H^+]$ cai e um fosfato de sódio básico (Na_2HPO_4) que pode aceitar um H^+ livre quando a $[H^+]$ aumenta. Basicamente, este par de tamponamento pode trocar alternadamente um H^+ por um Na^+ conforme exigido pela $[H^+]$:

$$Na_2HPO_4 + H^+ \rightleftharpoons NaH_2PO_4 + Na^+$$

Embora o par fosfato seja um bom tampão, sua concentração no ECF é um tanto baixa, portanto, ele não é muito importante como tampão do ECF. Como fosfatos são mais abundantes dentro das células, este sistema contribui significativamente para o tamponamento intracelular, sendo rivalizado apenas pelas proteínas intracelulares mais abundantes.

Ainda mais importante, o sistema de fosfato serve como um excelente tampão urinário. Os seres humanos normalmente consomem mais fosfato do que o necessário. O excesso de fosfato filtrado através dos rins não é reabsorvido, mas permanece no fluido tubular para ser excretado (porque o limiar renal para fosfato foi excedido; veja no Capítulo 14). Este fosfato excretado tampona a urina enquanto ela é formada ao remover da solução o H^+ secretado no fluido tubular. Nenhum outro sistema de tampão de fluidos corporais está presente no fluido tubular para exercer uma função no tamponamento de urina durante a formação. A maior parte ou todo o HCO_3^- e o CO_2 filtrados (assim H_2CO_3) é reabsorvido, enquanto a Hb e as proteínas plasmáticas nem são filtradas.

Sistemas de tampão químico atuam como a primeira linha de defesa contra mudanças na $[H^+]$.

Todos os sistemas de tampão químico atuam imediatamente, em frações de segundo, para minimizar alterações no pH. Quando a $[H^+]$ é alterada, as reações químicas reversíveis dos sistemas de tampão envolvidos mudam de uma vez só para compensar pela alteração na $[H^+]$. Assim, os sistemas de tampão são a *primeira linha de defesa* contra mudanças na $[H^+]$ porque são os primeiros mecanismos a reagir.

Por meio do mecanismo de tamponamento, a maior parte dos íons de hidrogênio parece desaparecer dos fluidos corporais entre a geração e a eliminação. Entretanto, é necessário enfatizar que nenhum dos sistemas de tampão químico realmente elimina H^+ do organismo. Esses íons são meramente removidos da solução ao serem incorporados dentro de um dos membros do par do tampão, evitando, assim, que os íons de hidrogênio contribuam para a acidez de fluidos corporais. Como cada sistema de tampão tem capacidade limitada para absorver H^+, o H^+ incessantemente produzido deve essencialmente ser removido do organismo. Se H^+ não fosse eliminado em dado momento, logo todos os tampões de fluidos corporais já estariam ligados à H^+ e não restaria qualquer capacidade de tamponamento.

Os mecanismos renal e respiratório de controle de pH na verdade eliminam ácido do organismo em vez de meramente suprimi-lo, mas reagem mais lentamente do que os sistemas de tampão químico. Agora, voltemos nossa atenção a essas outras defesas contra alterações no equilíbrio ácido-básico.

O sistema respiratório regula a $[H^+]$ ao controlar a taxa de remoção de CO_2.

O sistema respiratório desempenha um importante papel no equilíbrio ácido-básico através da sua capacidade de alterar a ventilação pulmonar e, consequentemente, a excreção de CO_2 gerador de H^+. O nível de atividade respiratória é regido parcialmente pela $[H^+]$ arterial, como visto a seguir (▲ Tabela 15-7):

- Quando a $[H^+]$ arterial aumenta como resultado de uma causa *não respiratória* (ou *metabólica*), o centro respiratório no tronco cerebral é estimulado reflexamente para aumentar a ventilação pulmonar (a taxa na qual o gás é trocado entre os pulmões e a atmosfera) (veja no Capítulo 13). À medida que a frequência e a profundidade aumentam, mais CO_2 que o normal é eliminado. Como a hidratação de CO_2 gera H^+, a remoção de CO_2 basicamente remove ácido desta fonte do organismo, descompensando H^+ adicional presente de uma fonte não respiratória.

- Inversamente, quando a $[H^+]$ cai, a ventilação pulmonar é reduzida. Como resultado da respiração mais lenta e superficial, o CO_2 produzido se difunde das células para o sangue mais rápido do que é removido do sangue pelos pulmões, portanto, quantidades acima do normal de CO_2 acidificante se acumulam no sangue, devolvendo, assim, a $[H^+]$ ao normal.

TABELA 15-7 — Ajustes Respiratórios a Acidose e Alcalose Induzidos por Causas Não Respiratórias

Compensações respiratórias	STATUS ÁCIDO-BÁSICO		
	Normal (pH 7,4)	Acidose não respiratória (metabólica) (pH 7,1)	Alcalose não respiratória (metabólica) (pH 7,7)
Ventilação	Normal	↑	↓
Taxa de remoção de CO_2	Normal	↑	↓
Taxa de formação de H_2CO_3	Normal	↓	↑
Taxa de geração de H^+ do CO_2	Normal	↓	↑

Os pulmões são extremamente importantes na manutenção da [H^+]. Diariamente, eles removem dos fluidos corporais cerca de 100 vezes mais H^+ derivado do CO_2 do que os rins removem de diferentes fontes do CO_2-H^+. Além disso, o sistema respiratório, por meio da capacidade de regular a [CO_2] arterial, pode ajustar a quantidade de H^+ adicionada aos fluidos corporais por esta fonte conforme necessário para devolver o pH ao normal quando há flutuações na [H^+] de diferentes fontes do CO_2-H^+.

O sistema respiratório atua como a segunda linha de defesa contra variações na [H^+].

A regulação respiratória atua em velocidade moderada, entrando em jogo apenas quando os sistemas químicos de tamponamento não conseguem minimizar por si sós as alterações na [H^+]. Quando há desvios de [H^+], os tampões reagem imediatamente, enquanto ajustes na ventilação exigem alguns minutos para começarem. Se um desvio na [H^+] não for corrigido de forma rápida e completa pelos sistemas de tampão, o sistema respiratório entra em ação minutos depois, servindo, assim, de *segunda linha de defesa* contra alterações na [H^+].

O sistema respiratório sozinho pode retornar o pH a apenas 50% a 75% do normal. Dois motivos contribuem para a incapacidade de o sistema respiratório compensar totalmente por um desequilíbrio ácido-básico induzido por causa não respiratória. Primeiro, durante a compensação respiratória por um desvio de pH, os quimiorreceptores periféricos, que aumentam a ventilação em resposta a uma [H^+] arterial elevada, e os quimiorreceptores centrais, que aumentam a ventilação em resposta a um aumento na [CO_2] (ao monitorarem o H^+ gerado por CO_2 no ECF cerebral; veja no Capítulo 13) trabalham fora de sintonia. Considere o que acontece em resposta à acidose que surge de uma causa não respiratória. Quando os quimiorreceptores periféricos detectam um aumento na [H^+] arterial, eles *estimulam* de forma reflexa o centro respiratório para aumentar a ventilação, fazendo com que mais CO_2 acidificante seja eliminado. Em resposta à queda resultante no CO_2, entretanto, os quimiorreceptores centrais começam a *inibir* o centro respiratório. Ao opor a ação dos quimiorreceptores periféricos, os quimiorreceptores centrais param o aumento compensatório na ventilação pouco antes de devolverem o pH totalmente ao normal.

Segundo, a força impulsora para o aumento compensatório na ventilação é diminuída à medida que o pH retorna ao normal. A ventilação é aumentada pelos quimiorreceptores periféricos em reação a um aumento na [H^+] arterial, mas à medida que a [H^+] é gradualmente reduzida pela remoção acelerada CO_2 formador de H^+, a maior resposta ventiladora também diminui gradualmente.

É claro que, quando alterações na [H^+] vêm de flutuações na [CO_2] advindas de anormalidades respiratórias, o mecanismo respiratório não pode contribuir em nada no controle do pH. Por exemplo, se a acidose existe devido ao acúmulo de CO_2 causado por uma doença pulmonar, os pulmões doentes não conseguem compensar pela acidose aumentando a taxa de remoção de CO_2. Os sistemas de tampão (diferentes do par H_2CO_3:HCO_3^-) mais a regulação renal são os únicos mecanismos disponíveis para defesa contra anormalidades ácido-básicas induzidas por causas respiratórias.

Veremos agora como os rins ajudam a manter o equilíbrio ácido-básico.

Os rins ajustam a taxa de excreção de H^+ ao variarem a extensão da secreção de H^+.

Os rins controlam o pH de fluidos corporais ao ajustarem três fatores inter-relacionados: (1) excreção de H^+, (2) excreção de HCO_3^- e (3) secreção de amônia (NH_3). Examinaremos cada um desses mecanismos mais detalhadamente.

Ácidos são continuamente adicionados a fluidos corporais como resultado de atividades metabólicas, mas o H^+ gerado não deve poder se acumular. Embora os sistemas de tampão do organismo possam resistir a alterações no pH ao removerem H^+ da solução, a produção persistente de produtos metabólicos ácidos finalmente sobrecarregaria os limites da capacidade de tamponamento. Portanto, o H^+ gerado de forma constante deve essencialmente ser eliminado do organismo. Os pulmões só podem remover H^+ gerado por CO_2 ao eliminarem CO_2. A tarefa de eliminar o H^+ derivado de ácidos sulfúrico, fosfórico, lático e outros é dos rins. Além disso, os rins também podem eliminar H^+ adicional derivado do CO_2.

Quase todo o H^+ excretado entra na urina via secreção. Lembre-se de que a taxa de filtração de H^+ é igual à [H^+] do plasma vezes GFR. Como a [H^+] do plasma é extremamente baixa (menor que em H_2O pura, exceto durante a acidose extrema, quando o pH cai abaixo de 7,0), a taxa de filtração de H^+ também é extremamente baixa. Esta minúscula quantia de H^+

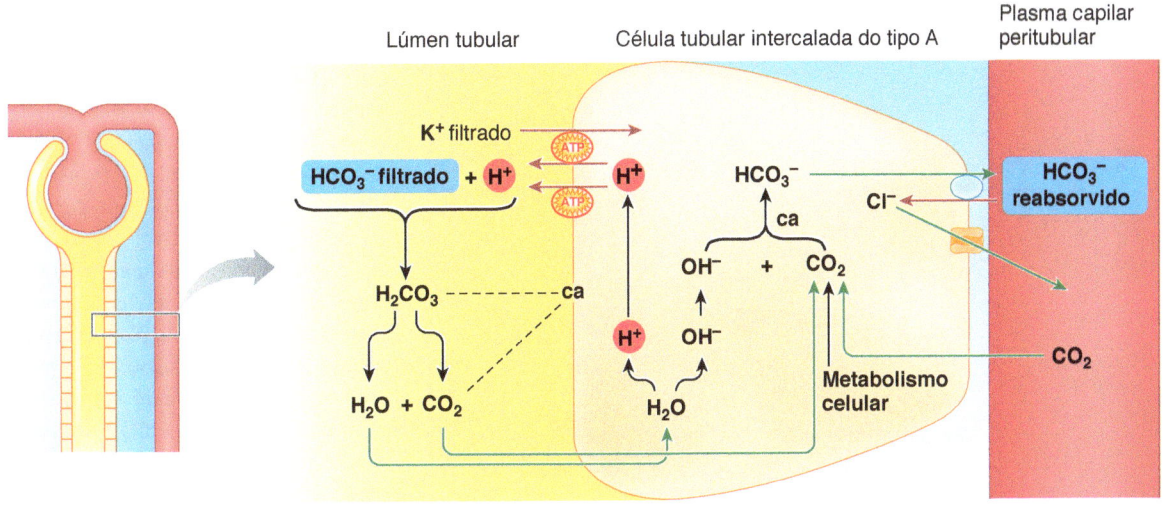

LEGENDA

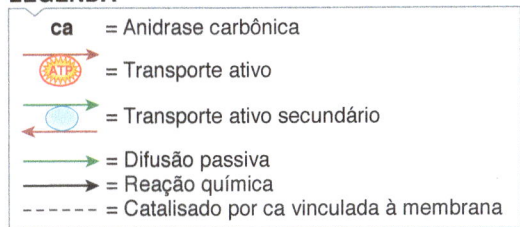

ca	= Anidrase carbônica
(ATP) →	= Transporte ativo
◯ →	= Transporte ativo secundário
→	= Difusão passiva
➤	= Reação química
-----	= Catalisado por ca vinculada à membrana

• **FIGURA 15-9** Secreção de íons hidrogênio aliada à reabsorção de bicarbonato em uma célula intercalada do tipo A. As bombas secretoras de H⁺ estão localizadas na membrana luminal e os antiportadores reabsorventes de HCO_3^- estão localizados na membrana basolateral. Como o desaparecimento de um HCO_3^- filtrado do fluido tubular associa-se ao aparecimento de outro HCO_3^- no plasma, o HCO_3^- é considerado "reabsorvido".

filtrado é excretada na urina. Entretanto, a maior parte do H⁺ excretado entra no fluido tubular ao ser ativamente secretada. Os túbulos proximal, distal e de coleta secretam H⁺. Como os rins normalmente excretam H⁺, a urina normalmente é ácida, com pH médio de 6,0.

O processo secretório de H⁺ começa nas células tubulares com o CO_2 de três origens: CO_2 difundido para as células tubulares vindo do (1) plasma ou do (2) fluido tubular ou do (3) CO_2 produzido metabolicamente dentro das células tubulares. Catalisados pela anidrase carbônica dentro das células tubulares, CO_2 e H_2O formam H⁺ e HCO_3^-. Para secretar H⁺, uma transportadora dependente de energia na membrana luminal leva os íons de H⁺ para fora da célula e para dentro do lúmen tubular. A transportadora da membrana luminal é diferente em várias partes do néfron.

MECANISMO DE SECREÇÃO RENAL DE H⁺ NO TÚBULO PROXIMAL No túbulo proximal, o H⁺ é secretado via transporte ativo primário por meio de bombas de H⁺ ATPase (veja no Capítulo 3) e via transporte ativo secundário por antiportadores Na⁺–H⁺. Os antiportadores transportam Na⁺ derivado de um filtrado glomerular na direção oposta da secreção de H⁺, portanto, a secreção de H⁺ e a reabsorção de Na⁺ estão parcialmente vinculadas no túbulo proximal.

MECANISMO DE SECREÇÃO RENAL DE H⁺ NOS TÚBULOS DISTAL E DE COLETA Lembre que dois tipos de célula estão localizados nos túbulos distal e de coleta, as *células principais* e as *células intercaladas* (veja no Capítulo 14). As células principais já nos são conhecidas. Elas são as células que desempenham um papel importante no equilíbrio de Na⁺ (e, subsequentemente, Cl⁻; ou seja, sal) e no equilíbrio de K⁺ sob a influência da aldosterona. Elas são também as células envolvidas na manutenção do equilíbrio de H_2O sob a influência da vasopressina.

Células intercaladas, espalhadas entre as principais, estão envolvidas na regulagem fina do equilíbrio ácido-básico. Há dois tipos de células intercaladas, células do tipo A e do tipo B:

- **Células intercaladas do tipo A** secretam H⁺, reabsorvem HCO_3^- e reabsorvem K⁺. Elas secretam ativamente H⁺ no lúmen tubular por meio de dois tipos de mecanismos de transporte ativo primário: as bombas de H⁺ ATPase e as bombas de H⁺–K⁺ ATPase. Estas últimas secretam H⁺ na troca pela absorção de K⁺. Ambos estes tipos de transportadores estão localizados na membrana luminal em células do tipo A (• Figura 15-9). O HCO_3^- gerado no processo de formação de H⁺ por CO_2 sob a influência da anidrase carbônica entra no sangue em troca de Cl⁻ na membrana basolateral via antiportadores Cl⁻–HCO_3^-.

- **Células intercaladas do tipo B** secretam HCO_3^-, reabsorvem H⁺ e secretam K⁺, em ação oposta às células intercaladas tipo A. Em contraste com as células Tipo A, as bombas de H⁺ ATPase ativas e as bombas de H⁺–K⁺ ATPase estão localizadas na membrana basolateral e os antiportadores Cl⁻–HCO_3^- estão localizados na membrana luminal. Neste caso, quando H⁺ e HCO_3^- são gerados da hidratação de CO_2 sob a influência da anidrase carbônica, o HCO_3^- entra no lúmen tubular (é secretado) em troca de Cl⁻, e o H⁺ é reabsorvido no plasma em troca de K⁺ na membrana basolateral (• Figura 15-10). Embora K⁺ seja secretado ativamente por células intercaladas do tipo B, quantitativamente muito mais K⁺ é secretado ativamente pelas células principais sob controle da aldosterona.

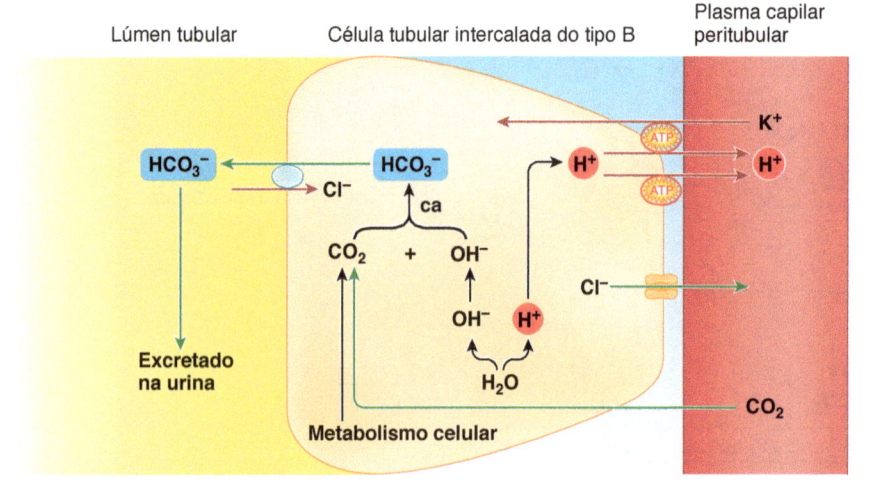

• **FIGURA 15-10** Secreção de bicarbonato aliada à reabsorção de íons hidrogênio em uma célula intercalada do tipo B. Os antiportadores de secreção de HCO_3^- estão localizados na membrana luminal e as bombas de reabsorção de H^+ estão localizadas na membrana basolateral.

As células intercaladas do tipo A são mais ativas do que as do tipo B em circunstâncias normais e sua atividade aumenta ainda mais durante a acidose. As células intercaladas do tipo B ficam mais ativas durante a alcalose.

Os rins preservam ou excretam HCO_3^- dependendo da [H^+] no plasma.

Antes de ser eliminado pelos rins, o H^+ gerado de ácidos não carbônicos é bastante tamponado pelo HCO_3^- do plasma. Adequadamente, portanto, o tratamento renal do equilíbrio ácido-básico também envolve o ajuste da excreção de HCO_3^-, dependendo da carga de H^+ no plasma.

Os rins regulam a [HCO_3^-] do plasma por três mecanismos inter-relacionados: (1) reabsorção variável do HCO_3^- filtrado de volta no plasma em conjunto com a secreção de H^+, (2) adição variável de novo HCO_3^- ao plasma em conjunto com a secreção de H^+ e (3) secreção variável de HCO_3^- em conjunto com a reabsorção de H^+. Os primeiros dois mecanismos de tratamento renal do HCO_3^- são inextricavelmente ligados à secreção de H^+, principalmente por células tubulares proximais e, em menor grau, por células intercaladas do tipo A. Cada vez que um H^+ é secretado no fluido tubular, um HCO_3^- é simultaneamente transferido para o plasma capilar peritubular. O fato de um HCO_3^- filtrado ser reabsorvido ou um novo HCO_3^- ser adicionado ao plasma em conjunto com a secreção de H^+ depende de o HCO_3^- estar presente no fluido tubular para reagir com o H^+ secretado.

VINCULAÇÃO DA REABSORÇÃO DE HCO_3^- COM A SECREÇÃO DE H^+

O bicarbonato é filtrado livremente, mas, como as membranas luminais das células tubulares são impermeáveis ao HCO_3^- filtrado, ele não pode se difundir para dentro dessas células. Portanto, a reabsorção de HCO_3^- deve ocorrer indiretamente. Utilizaremos uma célula intercalada do tipo A como exemplo (veja a • Figura 15-9). Um íon de hidrogênio secretado no fluido tubular se combina ao HCO_3^- filtrado para formar H_2CO_3. Sob a influência da anidrase carbônica, que está presente na superfície da membrana luminal, o H_2CO_3 decompõe-se em CO_2 e H_2O dentro do filtrado. Diferente do HCO_3^-, o CO_2 pode penetrar facilmente nas membranas celulares tubulares. Dentro das células, CO_2 e H_2O, sob a influência da anidrase carbônica intracelular, formam H^+ e HCO_3^-. Como o HCO_3^- pode permear na membrana basolateral dessas células tubulares por meio do antiportador Cl^-–HCO_3^-, ele se difunde para fora das células e para dentro do plasma capilar peritubular. Enquanto isso, o H^+ gerado é ativamente secretado. Como o desaparecimento de um HCO_3^- do fluido tubular é vinculado ao aparecimento de outro HCO_3^- no plasma, um HCO_3^- foi, na verdade, "reabsorvido". Embora o HCO_3^- que entra no plasma não seja o mesmo HCO_3^- que foi filtrado, o resultado líquido é o mesmo da reabsorção direta do HCO_3^-.

Os mesmos passos estão envolvidos na reabsorção do HCO_3^- nas células tubulares proximais, exceto pelo fato de que, além de terem antiportadores basolaterais Cl^-–HCO_3^-, essas células têm simportadores basolaterais Na^+–HCO_3^- que reabsorvem simultaneamente Na^+ e HCO_3^-.

Normalmente, um pouco mais de íons de hidrogênio são secretados no fluido tubular do que íons de bicarbonato são filtrados. Assim, todo o HCO_3^- normalmente filtrado é reabsorvido, porque o H^+ secretado está disponível no fluido tubular que se combina com ele para formar CO_2 altamente reabsorvível. De longe, a maior parte do H^+ secretado combina-se com HCO_3^- e não é excretada, porque é "utilizada" na reabsorção do HCO_3^-. No entanto, o leve excesso de H^+ secretado que não é correspondido pelo HCO_3^- filtrado é excretado na urina. Esta taxa de excreção normal de H^+ acompanha o ritmo da taxa normal de produção de H^+ de ácido não carbônico.

A secreção de H^+ *excretado* é aliada à *adição de novo HCO_3^- ao plasma*, em contraste com o H^+ secretado aliado à *reabsorção de HCO_3^- e não é excretado*, sendo incorporado em moléculas de H_2O reabsorvíveis. Quando todo o HCO_3^- filtrado foi reabsorvido e mais H^+ secretado é gerado pela dissociação de H_2CO_3, o HCO_3^- produzido por esta reação difunde-se no plasma como "novo" HCO_3^-. Ele é chamado de "novo" porque o seu aparecimento no plasma não está associado à reabsorção de HCO_3^- filtrado (• Figura 15-11). Enquanto isso, o H^+ secretado combina-se com tampões urinários, especialmente fosfato básico (HPO_4^{2-}), e é excretado.

TRATAMENTO RENAL DO H^+ DURANTE A ACIDOSE E A ALCALOSE

Os rins conseguem exercer um fino controle sobre o pH do organismo. O tratamento renal de H^+ e HCO_3^- depende principalmente de um efeito direto do *status* ácido-básico do plasma sobre as células tubulares dos rins. Em circunstâncias normais, as células tubulares proximais e as células intercaladas do tipo A são predominantemente ativas, promovendo a secreção líquida de H^+ e a reabsorção de HCO_3^-. Este padrão de atividade é ajustado quando o pH se desvia do ponto definido.

Vamos ver, primeiro, a influência da acidose e da alcalose sobre a secreção de H+ (● Figura 15-12):

■ Quando a [H+] do plasma que atravessa os capilares peritubulares fica acima do normal, as células tubulares proximais e as células intercaladas do tipo A reagem secretando quantidades maiores do que o normal de H+ do plasma no fluido tubular para serem excretadas na urina.

■ De forma inversa, quando a [H+] do plasma está abaixo do normal, os rins preservam H+ ao reduzirem a secreção por células proximais e células intercaladas do tipo A. Além disso, células intercaladas do tipo B ficam mais ativas para compensar a alcalose, aumentando a reabsorção de H+. Juntas, essas ações reduzem a excreção de H+ na urina.

Como as reações químicas para secreção de H+ começam com CO_2, a taxa na qual ocorrem também é influenciada pela [CO_2].

■ Quando a [CO_2] do plasma aumenta, a taxa de secreção de H+ é acelerada (● Figura 15-12).

■ Inversamente, a taxa de secreção de H+ diminui quando a [CO_2] do plasma cai abaixo do normal.

Tais respostas são especialmente importantes em compensações renais por anormalidades ácido-básicas envolvendo uma alteração no H_2CO_3 causada por problemas respiratórios. Assim, os rins podem ajustar a excreção de H+ para compensar por mudanças nos ácidos carbônico e não carbônico.

TRATAMENTO RENAL DE HCO_3^- DURANTE A ACIDOSE E A ALCALOSE Quando a [H+] do plasma é elevada durante a acidose, mais H+ do que o normal é secretado. Ao mesmo tempo, menos HCO_3^- é filtrado do que o normal, porque mais do HCO_3^- do plasma é utilizado no tamponamento do excesso de H+ no ECF. Essa desigualdade acima do normal entre o HCO_3^- filtrado e o H+ secretado tem duas consequências. Primeiro, mais do H+ secretado é excretado na urina, porque mais íons de hidrogênio entram no fluido tubular em um momento no qual menos são necessários para reabsorver as quantidades reduzidas de HCO_3^- filtrado. Desta forma, o H+ adicional é eliminado do organismo, tornando a urina mais ácida do que o normal. Segundo, como a excreção de H+ está vinculada à adição de novo HCO_3^- ao plasma, mais HCO_3^- do que o normal entra no plasma através dos rins. Este HCO_3^- adicional está disponível para tamponar o excesso de H+ presente no organismo.

Na situação oposta da alcalose, a taxa de secreção de H+ diminui, enquanto a taxa de filtração de HCO_3^- aumenta em relação ao normal. Quando a [H+] do plasma está abaixo do normal, uma menor proporção do grupo de HCO_3^- fica dedicada ao tamponamento do H+, portanto, a [HCO_3^-] sobe para além do normal. Em resultado, a taxa de filtração de HCO_3^- aumenta de forma correspondente. Nem todo o HCO_3^- filtrado é reabsorvido, porque íons de bicarbonato excedem os íons de hidrogênio secretados no fluido tubular e HCO_3^- não pode ser reabsorvido sem reagir primeiro com o H+. HCO_3^- excedente é deixado

● **FIGURA 15-11** Secreção e excreção de íons de hidrogênio aliadas à adição de novo HCO_3^- ao plasma. O H+ secretado não combina com o HPO_4^{2-} filtrado e não é excretado subsequentemente até que todo o HCO_3^- filtrado tenha sido "reabsorvido", como mostrado na ● Figura 15-9. Quando todo o HCO_3^- filtrado tiver se combinado com o H+ secretado, mais H+ secretado é excretado na urina, principalmente associado a tampões urinários, como o fosfato básico. A excreção de H+ está aliada ao aparecimento de novo HCO_3^- no plasma. O "novo" HCO_3^- representa um ganho líquido em vez de meramente uma reposição do HCO_3^- filtrado.

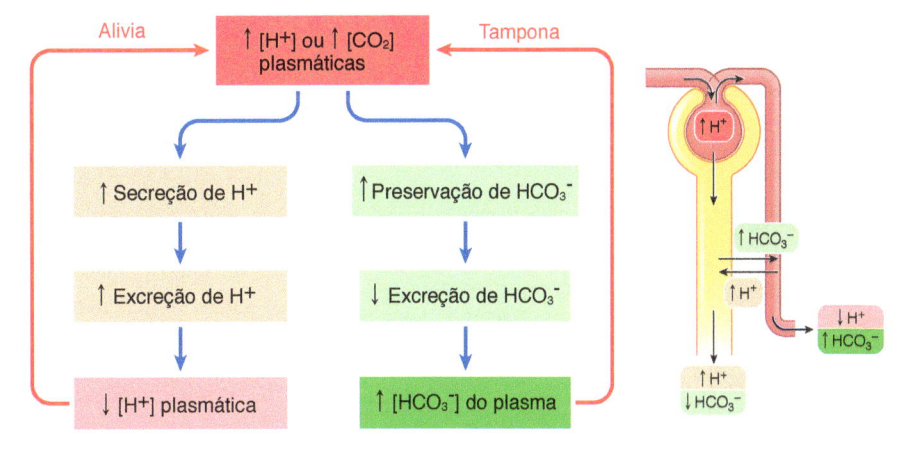

● **FIGURA 15-12** Controle da taxa de secreção tubular de H+ e reabsorção de HCO_3^-.

TABELA 15-8 — Resumo das Reações Renais à Acidose e à Alcalose

Anormalidade ácido-básicas	Secreção de H^+	Excreção de H^+	Reabsorção de HCO_3^- e adição de novo HCO_3^- ao plasma	Excreção de HCO_3^-	pH da urina	Mudança compensatória no pH do plasma
Acidose	↑	↑	↑	Normal (zero; todo o filtrado é reabsorvido)	Ácido	Alcalinização em direção ao normal
Alcalose	↓	↓	↓	↑	Alcalino	Acidificação em direção ao normal

no fluido tubular para ser excretado na urina, reduzindo, assim, a [HCO_3^-] plasmática e ao mesmo tempo tornando a urina alcalina. Além disso, células intercaladas do tipo B entram em jogo durante a alcalose, diminuindo ainda mais a carga de HCO_3^- em excesso no organismo ao secretarem HCO_3^- na urina.

Em resumo, quando a [H^+] do plasma aumenta mais que o normal durante a *acidose*, entre as compensações renais estão as seguintes (▲ Tabela 15-8):

1. Maior secreção e, subsequentemente, maior excreção de H^+ na urina, eliminando-se, assim, o excesso de H^+ e reduzindo-se a [H^+] do plasma;

2. Reabsorção de todo o HCO_3^- filtrado, mais adição de novo HCO_3^- ao plasma, resultando em maior [HCO_3^-] no plasma.

Quando a [H^+] no plasma fica abaixo do normal durante a *alcalose*, as respostas renais incluem:

1. Menor secreção e, subsequentemente, menor excreção de H^+ na urina, preservando-se o H^+ e aumentando-se a [H^+] do plasma;

2. Reabsorção incompleta do HCO_3^- filtrado aliada à secreção de HCO_3^-, causando maior excreção de HCO_3^- e menos [HCO_3^-] no plasma.

Observe que, para compensar a acidose, os rins acidificam a urina (ao se livrarem do H^+ adicional) e alcalinizam o plasma (ao preservarem HCO_3^-) para levar o pH ao normal. No caso oposto – a alcalose –, os rins tornam a urina alcalina (ao eliminarem o excesso de HCO_3^-) enquanto acidificam o plasma (ao preservarem H^+).

Os rins secretam amônia durante a acidose para tamponarem o H^+ secretado.

Os transportadores de H^+ dependentes de energia nas células tubulares podem secretar H^+ contra um gradiente de concentração até que o fluido tubular (urina) fique 800 vezes mais ácido que o plasma. Neste ponto, a secreção de H^+ para porque o gradiente fica grande demais para que o processo secretório continue. Os rins não podem acidificar urina além de um pH urinário limitado por gradiente de 4,5. Se ficassem sem tamponamento, como íons de H^+ livres, apenas cerca de 1% do excesso de H^+ normalmente excretado por dia produziria um pH urinário desta magnitude em taxas normais de fluxo de urina, e a eliminação dos outros 99% da carga de H^+ normalmente secretada não ocorreria – uma situação impensável. Para que a secreção de H^+ continue, a maior parte do H^+ secretado deve ser tamponada no fluido tubular, de forma que não mais exista como H^+ livre e, assim, não contribua para a acidez tubular.

O bicarbonato não pode tamponar o H^+ urinário como o ECF, porque o HCO_3^- não é excretado na urina simultaneamente com o H^+ (a substância que estiver em excesso no plasma é excretada na urina). No entanto, há dois importantes tampões urinários: o (1) tampão de fosfato filtrado e a (2) amônia secretada.

FOSFATO FILTRADO COMO TAMPÃO URINÁRIO Normalmente, o H^+ secretado é primeiro tamponado pelo sistema de tampão de fosfato, que está no fluido tubular porque o excesso de fosfato ingerido foi filtrado, mas não reabsorvido. O membro básico do par do tampão de fosfato se liga ao H^+ secretado. O fosfato básico está presente no fluido tubular devido ao excesso alimentar e não a algum mecanismo específico para tamponar o H^+ secretado. Quando a secreção de H^+ é alta, a capacidade de tamponamento dos fosfatos urinários é excedida, mas os rins não conseguem reagir excretando mais fosfato básico. Apenas a quantidade de fosfato reabsorvido, não a quantidade excretada, está sujeita a controle. Assim que todos os íons de fosfato básico coincidentemente excretados absorveram H^+, a acidez do fluido tubular aumenta rapidamente à medida que mais íons H^+ são secretados. Sem a capacidade de tamponamento adicional de outra fonte, a secreção de H^+ logo seria interrompida abruptamente, pois a [H^+] livre no fluido tubular aumentou rapidamente ao nível limitador crítico.

NH_3 SECRETADA COMO TAMPÃO URINÁRIO Quando há acidose, as células tubulares secretam **amônia (NH_3)** no fluido tubular assim que os tampões normais de fosfato urinários ficam saturados. Esta NH_3 permite que os rins continuem secretando íons H^+ adicionais porque a NH_3 se combina ao H^+ livre no fluido tubular para formar **íon amônio (NH_4^+)**, da seguinte forma:

$$NH_3 + H^+ \rightleftharpoons NH_4^+$$

As membranas tubulares não são muito permeáveis a NH_4^+, portanto, os íons amônio continuam no fluido tubular e são perdidos na urina, cada um levando um H^+ consigo. Assim, a NH_3 secretada durante a acidose tampona o excesso de H^+ no fluido tubular, para que grandes quantidades de H^+ possam ser secretadas na urina antes que o pH caia até o valor limitador de 4,5. Não fosse pela secreção de NH_3, a extensão da secreção de H^+ seria limitada a qualquer capacidade de tamponamento de fosfato que estivesse coincidentemente presente como resultado do excesso alimentar.

Em contraste com os tampões de fosfato, que estão no fluido tubular porque foram filtrados, mas não reabsorvidos, a NH_3 é deliberadamente sintetizada do aminoácido *glutamina* dentro das células tubulares. Uma vez sintetizada, a NH_3 difunde-se imediatamente de forma passiva em favor do gradiente de concentração para o fluido tubular, ou seja, é secretada. A taxa de secreção de NH_3 é controlada por um efeito direto sobre as células tubulares da quantidade de H^+ em excesso a ser transportado na urina. Quando alguém está com acidose há mais de dois ou três dias, a taxa de produção de NH_3 aumenta substancialmente. Esta NH_3 extra fornece capacidade de tamponamento adicional para permitir que a secreção de H^+ continue depois que a capacidade normal de tamponamento de fosfato fica sobrecarregada durante a compensação renal pela acidose.

Os rins são uma poderosa terceira linha de defesa contra mudanças na [H⁺].

Os rins exigem de horas a dias para compensarem mudanças no pH do fluido corporal, diferente das reações imediatas dos sistemas de tampão e dos poucos minutos de demora antes que o sistema respiratório reaja. Portanto, são a *terceira linha de defesa* contra variações na [H^+] em fluidos corporais. Entretanto, os rins são o mecanismo regulador ácido-básico mais potente – eles não apenas podem variar a remoção de H^+ de qualquer fonte, mas também podem conservar ou eliminar variavelmente o HCO_3^-, dependendo do *status* ácido-básico do organismo. Ao simultaneamente removerem acidez (H^+) e adicionarem alcalinidade (HCO_3^-) aos fluidos corporais, os rins conseguem devolver o pH ao normal mais efetivamente do que os pulmões, que podem ajustar apenas a quantidade de CO_2 formador de H^+ no corpo.

O que também contribui para a potência regulatória ácido-básica dos rins é a sua capacidade de retornar o pH quase exatamente ao normal. Comparando-se à incapacidade do sistema respiratório de compensar totalmente anormalidades no pH, os rins podem continuar reagindo a uma mudança no pH até que a compensação esteja efetivamente concluída.

Desequilíbrios ácido-básicos podem surgir de disfunções respiratórias ou problemas metabólicos.

Nota Clínica Os desvios do *status* ácido-básico normal dividem-se em quatro categorias gerais, dependendo da fonte e da direção da mudança anormal na [H^+]. Essas categorias são *acidose respiratória, alcalose respiratória, acidose metabólica* e *alcalose metabólica*.

Graças à relação entre [H^+] e concentrações dos membros de um par tampão, alterações na [H^+] são refletidas por mudanças na proporção entre [HCO_3^-] e [CO_2]. Lembre que a proporção normal é 20:1. Utilizando a equação de Henderson-Hasselbalch, com pK de 6,1 e o log 20 sendo 1,3, pH normal = 6,1 + 1,3 = 7,4. Determinações de [HCO_3^-] e [CO_2] fornecem informações mais significativas sobre os fatores subjacentes responsáveis por um status ácido-básico em particular do que apenas as medições diretas da [H^+]. As seguintes regras se aplicam ao examinarmos desequilíbrios ácido-básicos *antes que ocorram quaisquer compensações:*

1. Uma mudança no pH que tem causa respiratória está associada a uma [CO_2] anormal, originando-se uma alteração no H^+ gerado por ácido carbônico. Em contraste, um desvio no pH de origem metabólica está associado a uma [HCO_3^-] anormal resultante de uma desigualdade entre a quantidade de HCO_3^- disponível e a quantidade de H^+ gerado de ácidos não carbônicos que o HCO_3^- deve tamponar.

2. Sempre que a proporção [HCO_3^-]:[CO_2] cair abaixo de 20:1, há acidose. O log de qualquer número inferior a 20 é menos de 1,3 e, quando acrescentado a pK de 6,1, produz-se pH ácido abaixo de 7,4. Sempre que a proporção exceder 20:1, há uma alcalose. O log de qualquer número superior a 20 é mais de 1,3 e, quando acrescentado a pK de 6,1, produz-se pH alcalino acima de 7,4.

Vamos unir esses dois pontos:

- A *acidose respiratória* tem uma proporção de menos de 20:1 devido a um aumento na [CO_2].
- A *alcalose respiratória* tem uma proporção superior a 20:1 devido a uma queda na [CO_2].
- A *acidose metabólica* tem uma proporção de menos de 20:1 associada a uma queda na [HCO_3^-].
- A *alcalose metabólica* tem uma proporção superior a 20:1 devido a uma elevação na [HCO_3^-].

Examinaremos cada uma dessas categorias separadamente em mais detalhes, prestando particular atenção a possíveis causas e compensações que ocorrem. O conceito de "barra de equilíbrio", apresentado na ● Figura 15-13, em conjunto com a equação de Henderson-Hasselbalch, ajuda a visualizar melhor as contribuições dos pulmões e dos rins às causas e compensações de várias desordens ácido-básicas. A situação normal está representada na ● Figura 15-13a.

A acidose respiratória surge de um aumento na [CO₂].

A **acidose respiratória** é o resultado da retenção anormal de CO_2 causada pela *hipoventilação* (veja no Capítulo 13). À medida que quantidades de CO_2 menores que o normal são perdidas através dos pulmões, o resultante aumento no CO_2 gera mais H^+ desta fonte.

CAUSAS DA ACIDOSE RESPIRATÓRIA Possíveis causas incluem doença pulmonar, depressão do centro respiratório por drogas ou doenças, desordens nervosas ou musculares que reduzem a capacidade do músculo respiratório ou (temporariamente) até o simples ato de se prender a respiração.

Na acidose respiratória descompensada (● Figura 15-13b, esquerda), a [CO_2] é elevada (no exemplo dado, duplicada), enquanto a [HCO_3^-] é normal, portanto, a proporção é 20:2 (10:1) e o pH é reduzido. Vamos esclarecer um ponto possivelmente confuso. É válido questionar por que, quando [CO_2] é elevada e leva a reação $CO_2 + H_2O \rightleftharpoons H^+ + HCO_3^-$ para a direita, dizemos que a [H^+] se torna elevada, mas a [HCO_3^-] continua normal, embora as mesmas quantidades de H^+ e HCO_3^- sejam produzidas por esta reação. A resposta está no fato de que, normalmente, a [HCO_3^-] é 600.000 vezes a [H^+]. Para cada íon de hidrogênio e 600.000 íons de bicarbonato presentes no ECF, a geração de um H^+ adicional e um HCO_3^- adicional duplica a [H^+] (um aumento de 100%), mas apenas aumenta a [HCO_3^-] em 0,00017% (de 600.000 para 600.001 íons). Portanto, uma elevação na [CO_2] causa um pronunciado aumento na [H^+], mas a [HCO_3^-] continua essencialmente normal.

COMPENSAÇÕES PELA ACIDOSE RESPIRATÓRIA Medidas compensatórias atuam para devolver o pH ao normal.

- Os tampões químicos coletam imediatamente H^+ adicional;

- O mecanismo respiratório normalmente não pode reagir com maior ventilação compensatória, porque a respiração prejudicada é o problema inicial;

- Consequentemente, os rins são mais importantes na compensação da acidose respiratória. Eles preservam todo o HCO_3^- filtrado e adicionam HCO_3^- novo ao plasma enquanto ao mesmo tempo secretam e, assim, excretam mais H^+.

Como resultado, os estoques de HCO_3^- no organismo ficam elevados. No exemplo dado (• Figura 15-13b, direita), a [HCO_3^-] do plasma é duplicada, portanto, a proporção [HCO_3^-]:[CO_2] é 40:2 em vez de 20:2, como estava no estado descompensado. Uma proporção de 40:2 é equivalente a uma proporção normal de 20:1, portanto, o pH novamente está no nível normal, 7,4. A maior conservação renal de HCO_3^- compensou totalmente o acúmulo de CO_2, devolvendo-se, assim, o pH ao normal, embora a [CO_2] e a [HCO_3^-] estejam agora distorcidas. Observe que a manutenção do pH normal depende da preservação de uma proporção normal entre [HCO_3^-] e [CO_2], independente dos valores absolutos de cada um desses componentes do tampão (a compensação nunca é totalmente completa porque o pH pode voltar para perto, mas não exatamente, do nível normal. Entretanto, nos exemplos dados aqui, presumimos compensação total para facilitar os cálculos matemáticos. Lembre-se também de que os valores utilizados são apenas representativos. Desvios no pH ocorrem, na verdade, sobre uma faixa, e o nível no qual a compensação pode ser atingida varia).

A alcalose respiratória surge de uma redução na [CO2].

O principal problema na **alcalose respiratória** é a perda excessiva de CO_2 pelo organismo como resultado da *hiperventilação* (veja no Capítulo 13). Quando a ventilação pulmonar aumenta fora de proporção com a taxa de produção de CO_2, o CO_2 é eliminado em demasia. Consequentemente, menos [H^+] é formada por esta fonte.

CAUSAS DA ALCALOSE RESPIRATÓRIA Possíveis causas da alcalose respiratória incluem febre, ansiedade e envenenamento por aspirina, e todas estimulam excessivamente a ventilação sem considerar o *status* de O_2, CO_2 ou H^+ nos fluidos corporais. A alcalose respiratória também ocorre como resultado de mecanismos fisiológicos em grandes altitudes. Quando a baixa concentração de O_2 no sangue arterial estimula de forma reflexa a ventilação para maior obtenção de O_2, o CO_2 em excesso é eliminado, levando inadvertidamente a um estado alcalino.

Se olharmos para as anormalidades bioquímicas na alcalose respiratória descompensada (• Figura 15-13c, esquerda), o aumento no pH reflete uma redução na [CO_2] (metade do valor normal do exemplo dado aqui), enquanto a [HCO_3^-] continua normal. Isso produz uma proporção alcalina de 20:0,5, que se compara a 40:1.

COMPENSAÇÕES PELA ALCALOSE RESPIRATÓRIA Determinadas medidas compensatórias atuam para levar o pH de volta ao normal:

- Os sistemas de tampão químico liberam H^+ para reduzir a gravidade da alcalose.

- À medida que a [CO_2] e a [H^+] do plasma caem abaixo do normal devido à ventilação excessiva, dois dos normalmente potentes estímulos para orientar a ventilação são removidos. Este efeito tende a "frear" a extensão sob a qual alguns fatores não respiratórios, como febre ou ansiedade, podem acelerar a ventilação. Portanto, a hiperventilação não continua completamente imperturbada.

- Se a situação continua por alguns dias, os rins compensam preservando o H^+ e excretando mais HCO_3^-. Se, como no exemplo dado (• Figura 15-13c, direita), os estoques de HCO_3^- forem reduzidos pela metade pela perda de HCO_3^- na urina, a proporção [HCO_3^-]:[CO_2] se torna 10:0,5, equivalente à normal de 20:1. Portanto, o pH retorna ao normal reduzindo-se a carga de HCO_3^- para compensar pela perda de CO_2.

A acidose metabólica está associada a uma queda na [HCO_3^-].

A **acidose metabólica** (também conhecida como **acidose não respiratória**) abrange todos os tipos de acidose que não a causada pelo excesso de CO_2 nos fluidos corporais. No estado descompensado (• Figura 15-13d, esquerda), a acidose metabólica sempre é caracterizada por uma redução na [HCO_3^-] do plasma (no exemplo dado aqui, é reduzida pela metade), enquanto

- **FIGURA 15-13** Relação entre [HCO_3^-] e [CO_2] com o pH em vários *status* ácido-básico, mostrada visualmente como uma barra de equilíbrio e matematicamente como uma solução à equação de Henderson-Hasselbalch. Observe que os comprimentos dos braços das barras de equilíbrio não estão em escala. (a) Quando o equilíbrio ácido-básico é normal, a proporção [HCO_3^-]:[CO_2] é 20:1. Cada um dos quatro tipos de desordens ácido-básicas tem um estado descompensado e um compensado. (b) Na acidose respiratória descompensada, a proporção [HCO_3^-]:[CO_2] é reduzida (20:2) porque o CO_2 se acumulou. Na acidose respiratória compensada, o HCO_3^- é retido para balancear o acúmulo de CO_2, o que devolve a proporção [HCO_3^-]:[CO_2] a um equivalente normal (40:2). (c) Na alcalose respiratória descompensada, a proporção [HCO_3^-]:[CO_2] é elevada (20:0,5) por uma redução no CO_2. Na alcalose respiratória compensada, HCO_3^- é eliminado para balancear o déficit de CO_2, o que devolve a proporção [HCO_3]:[CO_2] a um equivalente normal (10:0,5). (d) Na acidose metabólica descompensada, a proporção [HCO_3^-]:[CO_2] é reduzida (10:1) por um déficit no HCO_3^-. Na acidose metabólica compensada, o HCO_3^- é preservado, o que compensa parcialmente o déficit de HCO_3^-, e o CO_2 é reduzido. Essas alterações devolvem a proporção [HCO_3^-]:[CO_2] a um equivalente normal (15:0,75). (e) Na alcalose metabólica descompensada, a proporção [HCO_3^-]:[CO_2] aumenta (40:1) pelo excesso de HCO_3^-. Na alcalose metabólica compensada, uma parte do HCO_3^- extra é eliminada e o CO_2 aumenta. Essas alterações devolvem a proporção [HCO_3^-]:[CO_2] a um equivalente normal (25:1,25).

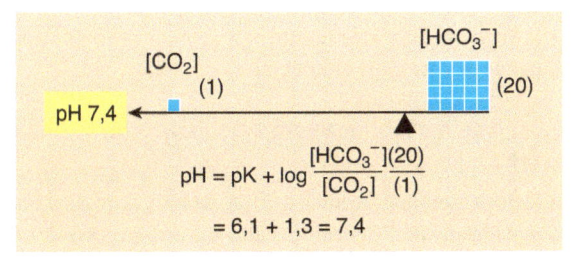

(a) Equilíbrio ácido-básico normal

$$pH = pK + \log \frac{[HCO_3^-]}{[CO_2]} \frac{(20)}{(1)}$$
$$= 6,1 + 1,3 = 7,4$$

Desordens ácido-básicas descompensadas   **Desordens ácido-básicas compensadas**

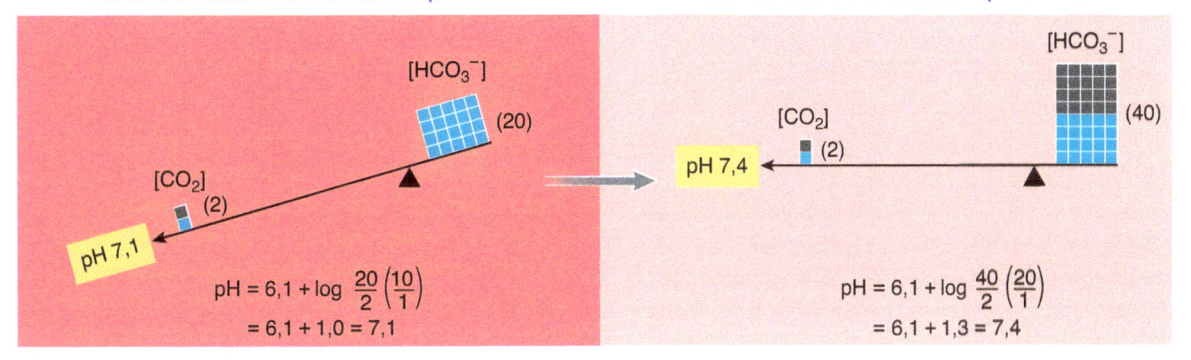

(b) Acidose respiratória

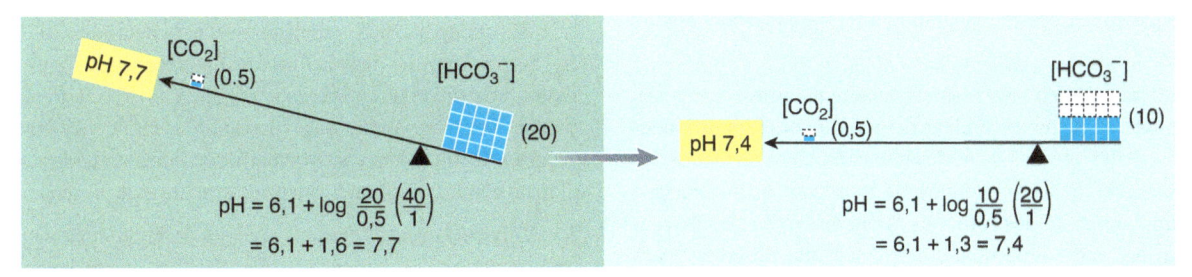

$$pH = 6,1 + \log \frac{20}{2} \left(\frac{10}{1}\right)$$
$$= 6,1 + 1,0 = 7,1$$

$$pH = 6,1 + \log \frac{40}{2} \left(\frac{20}{1}\right)$$
$$= 6,1 + 1,3 = 7,4$$

(c) Alcalose respiratória

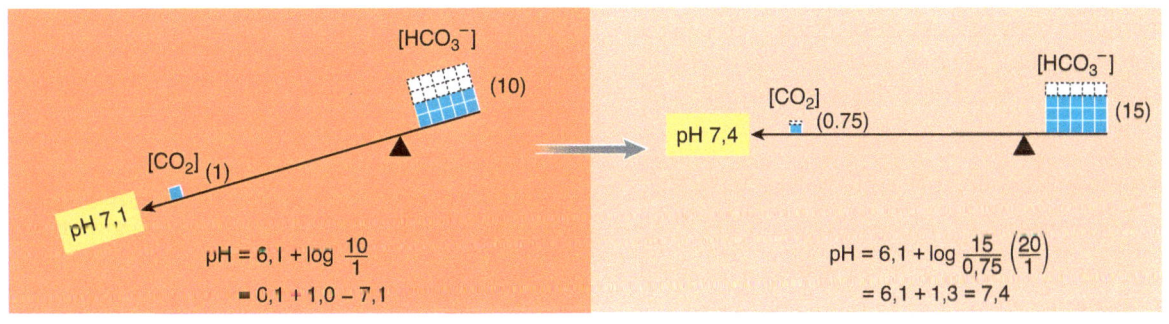

$$pH = 6,1 + \log \frac{20}{0,5} \left(\frac{40}{1}\right)$$
$$= 6,1 + 1,6 = 7,7$$

$$pH = 6,1 + \log \frac{10}{0,5} \left(\frac{20}{1}\right)$$
$$= 6,1 + 1,3 = 7,4$$

(d) Acidose metabólica

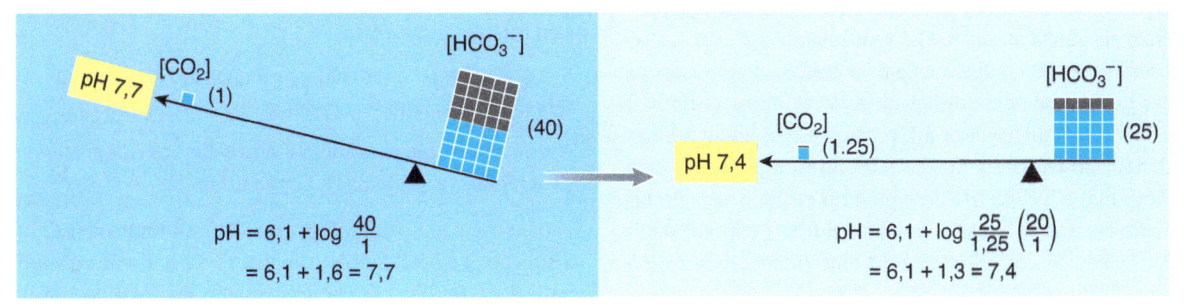

$$pH = 6,1 + \log \frac{10}{1}$$
$$= 6,1 + 1,0 = 7,1$$

$$pH = 6,1 + \log \frac{15}{0,75} \left(\frac{20}{1}\right)$$
$$= 6,1 + 1,3 = 7,4$$

(e) Alcalose metabólica

$$pH = 6,1 + \log \frac{40}{1}$$
$$= 6,1 + 1,6 = 7,7$$

$$pH = 6,1 + \log \frac{25}{1,25} \left(\frac{20}{1}\right)$$
$$= 6,1 + 1,3 = 7,4$$

a [CO_2] continua normal, produzindo uma proporção ácida de 10:1. O problema pode surgir da perda excessiva de fluidos ricos em HCO_3^- pelo organismo ou de um acúmulo de ácidos não carbônicos. No último caso, o HCO_3^- do plasma é utilizado ao tamponar-se o H^+ adicional.

CAUSAS DA ACIDOSE METABÓLICA A acidose metabólica é o tipo de desordem acido-básica mais frequentemente encontrado. Veja as causas mais comuns:

1. *Diarreia grave*. Durante a digestão, um suco gástrico rico em HCO_3^- normalmente é secretado no trato digestório e, depois, reabsorvido de volta ao plasma, onde a digestão é concluída. Durante a diarreia, este HCO_3^- é perdido do organismo em vez de ser reabsorvido. Devido à perda de HCO_3^-, menos HCO_3^- está disponível para tamponar o H^+, resultando em mais H^+ livre nos fluidos corporais. Vendo a situação de forma diferente, a perda de HCO_3^- leva a reação $CO_2 + H_2O \rightleftharpoons H^+ + HCO_3^-$ para a direita, para compensar pelo déficit de HCO_3^-, aumentando a [H^+] para acima do normal.

2. *Diabetes melito*. O metabolismo anormal de gordura resultante da incapacidade de as células utilizarem preferencialmente glicose por causa da ação inadequada da insulina leva à formação de excesso de cetoácidos, cuja dissociação aumenta a [H^+] do plasma.

3. *Exercício extenuante*. Quando os músculos recorrem à glicólise anaeróbia durante exercícios extenuantes, ácido lático é produzido em excesso, aumentando a [H^+] do plasma (veja no Capítulo 8).

4. *Acidose urêmica*. Na insuficiência renal grave (uremia), os rins não conseguem eliminar do corpo nem as quantidades normais de H^+ geradas de ácidos não carbônicos formados por processos metabólicos contínuos, de forma que o H^+ começa a se acumular nos fluidos corporais. Além disso, os rins não conseguem preservar uma quantidade adequada de HCO_3^- para tamponar a carga normal de ácido.

COMPENSAÇÕES PELA ACIDOSE METABÓLICA Exceto na acidose urêmica, a acidose metabólica é compensada por mecanismos respiratórios e renais, bem como por tampões químicos.

- Os tampões coletam H^+ adicional;
- Os pulmões eliminam CO_2 adicional gerador de H^+;
- Os rins excretam mais H^+ e preservam mais HCO_3^-.

No exemplo dado (• Figura 15-13d, direita), essas medidas compensatórias devolvem a proporção ao normal ao reduzirem a [CO_2] para 75% do normal e aumentarem a [HCO_3^-] pela metade, de volta ao normal (de 50% para 75% do valor normal). Isso leva a proporção para 15:0,75 (equivalente a 20:1).

Observe que, na compensação pela acidose metabólica, os pulmões deliberadamente deslocam a [CO_2] do nível normal em uma tentativa de devolver a [H^+] ao normal. Enquanto nas desordens ácido-básicas induzidas por causas respiratórias uma [CO_2] anormal é a *causa* do desequilíbrio de [H^+], nas desordens ácido-básicas de causa metabólica a [CO_2] é intencionalmente desviada do normal como uma importante *compensação* do desequilíbrio de [H^+].

Quando uma doença renal causa a acidose metabólica, a compensação completa não é possível, porque o mecanismo renal não está disponível para regulação do pH. Lembre-se de que o sistema respiratório pode compensar apenas até 75% do normal. A acidose urêmica é muito grave, porque os rins não podem ajudar a retornar o pH totalmente ao normal.

A alcalose metabólica está associada a uma elevação na [HCO_3^-].

A **alcalose metabólica** é uma redução na [H^+] do plasma causada por uma relativa deficiência de ácidos não carbônicos. Este problema ácido-básico está associado a um aumento na [HCO_3^-], que, no estado descompensado, não é acompanhado por uma alteração na [CO_2]. No exemplo dado (• Figura 15-13e, esquerda), a [HCO_3^-] é duplicada, produzindo uma proporção alcalina de 40:1.

CAUSAS DA ALCALOSE METABÓLICA Esta condição surge mais comumente dos seguintes casos:

1. O *vômito* causa perda anormal de H^+ pelo organismo como resultado dos sucos gástricos ácidos perdidos. O ácido clorídrico é secretado no lúmen estomacal durante a digestão. O bicarbonato é adicionado ao plasma durante a secreção gástrica de HCl. Este HCO_3^- é neutralizado por H^+ à medida que as secreções gástricas são por fim reabsorvidas de volta no plasma, portanto, normalmente não há adição líquida de HCO_3^- ao plasma por esta fonte. No entanto, quando este ácido é perdido pelo organismo durante o vômito, a [H^+] do plasma não apenas diminui, mas também o H^+ reabsorvido não fica mais disponível para neutralizar o HCO_3^- extra adicionado ao plasma durante a secreção gástrica de HCl. Assim, a perda de HCl na verdade aumenta a [HCO_3^-] do plasma (por sua vez, com vômito mais "profundo", o HCO_3^- nos sucos digestórios secretados na parte superior do intestino pode ser perdido no vômito, resultando em acidose ao invés de alcalose).

2. A *ingestão de medicamentos alcalinos* pode produzir alcalose, como quando o bicarbonato de sódio ($NaHCO_3$, que se dissocia em Na^+ e HCO_3^-) é utilizado como remédio autoministrado para tratar o excesso de acidez gástrica. Ao neutralizar o excesso de ácido no estômago, o HCO_3^- alivia os sintomas de irritação estomacal e da azia, mas quando se ingere mais HCO_3^- que o necessário, o HCO_3^- extra é absorvido pelo trato digestório e aumenta a [HCO_3^-] do plasma. O HCO_3^- extra se liga a uma parte do H^+ livre normalmente no plasma de fontes de ácido não carbônico, reduzindo a [H^+] livre (por sua vez, produtos alcalinos comerciais para tratamento do excesso de acidez gástrica não são absorvidos pelo trato digestório e, portanto, não alteram o *status* ácido-básico do organismo).

COMPENSAÇÕES PELA ALCALOSE METABÓLICA

- Na alcalose metabólica, sistemas de tampão químico liberam H^+ imediatamente;
- A ventilação é reduzida para que CO_2 extra gerador de H^+ seja retido nos fluidos corporais;
- Se a condição persistir por vários dias, os rins preservam H^+ e excretam o excesso de HCO_3^- na urina.

Juntos, o aumento compensatório resultante na [CO_2] (25% acima no exemplo dado – • Figura 15-13e, direita) e a redução parcial na [HCO_3^-] (75% do caminho de volta ao normal no exemplo) devolvem a proporção [HCO_3^-]:[CO_2] ao equivalente de 20:1 em 25:1,25.

TABELA 15-9 — Resumo de [CO₂], [HCO₃⁻] e pH em Anormalidades Ácido-básicas Compensadas e Descompensadas

Status ácido-básico	pH	[CO₂] (em comparação com normal)	[HCO₃⁻] (em comparação com normal)	[HCO₃⁻]:[CO₂]
Normal	Normal	Normal	Normal	20:1
Acidose respiratória descompensada	Menor	Maior	Normal	20:2 (10:1)
Acidose respiratória compensada	Normal	Maior	Maior	40:2 (20:1)
Alcalose respiratória descompensada	Maior	Menor	Normal	20:0.5 (40:1)
Alcalose respiratória compensada	Normal	Menor	Menor	10:0.5 (20:1)
Acidose metabólica descompensada	Menor	Normal	Menor	10:1
Acidose metabólica compensada	Normal	Menor	Menor	15:0.75 (20:1)
Alcalose metabólica descompensada	Maior	Normal	Maior	40:1
Alcalose metabólica compensada	Normal	Maior	Maior	25:1.25 (20:1)

PANORAMA DE DESORDENS ÁCIDO-BÁSICAS COMPENSADAS

O *status* ácido-básico de um indivíduo não pode ser avaliado apenas com base no pH. Anormalidades ácido-básicas descompensadas podem ser diferenciadas imediatamente com base nos desvios da [CO₂] ou da [HCO₃⁻] em relação ao normal (▲ Tabela 15-9). No entanto, quando a compensação foi atingida e o pH está essencialmente normal, determinações da [CO₂] e da [HCO₃⁻] podem revelar uma desordem ácido-básica, mas o tipo de desordem pode não ser diferenciado. Por exemplo, na acidose respiratória compensada e na alcalose metabólica compensada, [CO₂] e [HCO₃⁻] estão acima do normal. Na acidose respiratória, o problema original é um aumento anormal na [CO₂], e um aumento compensatório na [HCO₃⁻] devolve a proporção [HCO₃⁻]:[CO₂] a 20:1. A alcalose metabólica, por sua vez, é caracterizada por um aumento anormal na [HCO₃⁻] em primeiro lugar, depois um aumento compensatório na [CO₂] devolve a proporção ao normal. Da mesma forma, a alcalose respiratória compensada e a acidose metabólica compensada compartilham padrões semelhantes de [CO₂] e [HCO₃⁻]. A alcalose respiratória começa com a [CO₂] reduzida, compensada por uma redução na [HCO₃⁻]. Com a acidose metabólica, a [HCO₃⁻] cai abaixo do normal, seguida por uma queda compensatória na [CO₂]. Assim, em desordens ácido-básicas compensadas, o problema original deve ser determinado por sinais clínicos e sintomas diferentes dos desvios de [CO₂] e [HCO₃⁻] do normal.

Capítulo em Perspectiva: Foco na homeostase

A homeostase depende da manutenção de um equilíbrio entre a entrada e a saída de todos os componentes presentes no ambiente fluido interno. A regulação do equilíbrio de fluidos envolve dois componentes separados: controle do equilíbrio de sal e controle do equilíbrio de H₂O. O controle do equilíbrio de sal é essencialmente importante na regulação de longo prazo da pressão sanguínea arterial porque a carga de sal do organismo afeta a determinação osmótica do volume do ECF, do qual o volume do plasma faz parte. Uma maior carga de sal no ECF leva a uma expansão no volume do ECF, incluindo o volume do plasma, o que, por sua vez, causa um aumento na pressão sanguínea. De maneira inversa, uma redução na carga de sal do ECF causa uma queda na pressão sanguínea. O equilíbrio salino é mantido por ajustes constantes na secreção de sal na urina para corresponder à ingestão desregulada e variável de sal.

O controle do equilíbrio de H₂O é importante para prevenir alterações na osmolaridade da ECF, o que induziria movimentos osmóticos de H₂O prejudiciais entre as células e o ECF. Tais movimentos de H₂O para dentro ou fora das células faz com que inchem ou encolham, respectivamente. As células, especialmente os neurônios cerebrais, não funcionam normalmente quando inchadas ou encolhidas. O equilíbrio hídrico é mantido amplamente ao controlar-se o volume de H₂O livre (água não acompanhada por um soluto) perdido na urina para compensar as perdas descontroladas de volumes variáveis de H₂O de outras vias, como por meio do suor ou da diarreia, e pela ingestão mal regulada de H₂O. Embora haja um mecanismo de sede para controlar a ingestão de H₂O com base nas necessidades, a quantidade que uma pessoa bebe é frequentemente influenciada por costumes e hábitos sociais em vez de somente pela sede.

Um equilíbrio entre a entrada e a saída de H⁺ é crucial para se manter o equilíbrio ácido-básico do organismo dentro dos estreitos limites compatíveis com a vida. Desvios no pH do ambiente do fluido interno levam a excitabilidade neuromuscular alterada, mudanças na atividade metabólica controlada enzimaticamente e desequilíbrios de K⁺, o que pode causar arritmias cardíacas. Esses efeitos são fatais se o pH ficar fora da faixa entre 6,8 e 8,0.

Íons de hidrogênio são adicionados de forma descontrolada e contínua aos fluidos corporais como resultado de atividades metabólicas contínuas, mas o pH do ECF deve ser mantido constante, a um nível levemente alcalino de 7,4, para funcionamento ideal do organismo. Como o equilíbrio de sal e de

H_2O, o controle da eliminação de H^+ pelos rins é o principal fator regulador na obtenção do equilíbrio de H^+. Os pulmões, que podem ajustar a taxa de excreção de CO_2 gerador de H^+, também ajudam a eliminar H^+ do organismo. Além disso, sistemas de tamponamento químico podem coletar ou liberar H^+, temporariamente mantendo a concentração constante no organismo até que sua eliminação se nivele com a ingestão. Tal mecanismo não está disponível para equilíbrio de sal ou H_2O.

EXERCÍCIOS DE REVISÃO

Perguntas objetivas (respostas no Apêndice F)

1. O equilíbrio de sal nos humanos é mal regulado devido ao particular apetite hedonista por sal. *(Verdadeiro ou falso?)*
2. A única via pela qual materiais podem ser trocados entre as células e o ambiente externo é o ECF. *(Verdadeiro ou falso?)*
3. A água é levada para dentro das células quando o volume do ECF é expandido por um ganho de fluido isotônico. *(Verdadeiro ou falso?)*
4. O H^+ aliado à reabsorção de HCO_3^- não é excretado, enquanto o H^+ secretado e excretado está vinculado à adição de novo HCO_3^- ao plasma. *(Verdadeiro ou falso?)*
5. Um aumento não intencional no CO_2 é uma causa de acidose respiratória, mas um aumento deliberado no CO_2 compensa a alcalose metabólica. *(Verdadeiro ou falso?)*
6. Dos dois membros do sistema de tamponamento por H_2CO_3:HCO_3^-, _____ é regulado pelos pulmões e _____ é regulado pelos rins.
7. O maior compartimento de fluidos corporais é o _____.
8. Quais dos seguintes fatores *não* aumenta a secreção de vasopressina?
    a. hipertonicidade do ECF
    b. álcool
    c. situações estressantes
    d. um déficit no volume do ECF
    e. angiotensina II
9. Quais dos seguintes indivíduos teria menor porcentagem de H_2O no organismo?
    a. um bebê rechonchudo
    b. uma universitária de boas proporções
    c. um universitário musculoso
    d. uma idosa obesa
    e. um idoso magro
10. Indique todas as respostas corretas: o pH
    a. é igual a log 1/[H^+]
    b. é igual a pK + log [CO_2]/[HCO_3^-]
    c. é alto na acidose
    d. diminui à medida que a [H^+] aumenta
    e. é normal quando a proporção [HCO_3^-]:[CO_2] é 20:1
11. Indique todas as respostas corretas: as células tubulares renais secretam NH_3
    a. quando o pH urinário fica alto demais
    b. quando o organismo está em estado de alcalose
    c. para permitir mais secreção renal de H^+
    d. para tamponar o excesso de HCO_3^- filtrado
    e. quando há excesso de NH_3 nos fluidos corporais
12. Indique todas as respostas corretas: a acidose
    a. causa superexcitabilidade do sistema nervoso
    b. existe quando o pH do plasma cai abaixo de 7,35
    c. ocorre quando a proporção [HCO_3^-]:[CO_2] excede 20:1
    d. ocorre quando CO_2 é eliminado mais rapidamente do que produzido nas atividades metabólicas
    e. ocorre quando HCO_3^- em excesso é perdido pelo organismo, como na diarreia
13. Complete a tabela a seguir:

$\dfrac{[HCO_3^-]}{[CO_2]}$	Anormalidade descompensada	Possível causa	pH
10/1	1._____	2._____	3._____
20/0,5	4._____	5._____	6._____
20/2	7._____	8._____	9._____
40/1	10._____	11._____	12._____

Perguntas Dissertativas

1. Explique o conceito de equilíbrio.
2. Descreva a distribuição de H_2O no organismo.
3. Defina *fluido transcelular* e identifique seus componentes. O compartimento transcelular reflete mudanças no equilíbrio de fluidos do organismo?
4. Compare a composição iônica do plasma, do fluido intersticial e do fluido intracelular.
5. Que fatores são regulados para se manter o equilíbrio de fluidos do organismo?
6. Por que a regulação do volume do ECF é importante? Como ele é regulado?
7. Por que a regulação da osmolaridade do ECF é importante? Como ela é regulada? Quais são as causas e consequências da hipertonicidade e da hipotonicidade do ECF?
8. Descreva as fontes de entrada e saída em um equilíbrio diário de sal e um equilíbrio diário de H_2O. O que está sujeito a controle para manter o equilíbrio de fluidos do organismo?
9. Diferencie ácidos de bases.
10. Qual é a relação entre [H^+] e pH?
11. Qual é o pH normal dos fluidos corporais? Como isso se compara ao pH da H_2O? Defina *acidose* e *alcalose*.
12. Quais são as consequências das flutuações na [H^+]?
13. Quais são as fontes de H^+ do organismo?
14. Descreva as três linhas de defesa contra alterações na [H^+] em termos dos mecanismos e velocidade de ação.
15. Liste e indique as funções de cada sistema de tampão químico do corpo.

16. Compare os meios pelos quais H⁺ e HCO₃⁻ são tratados nos túbulos proximais e nas células intercaladas do tipo A e do tipo B dos túbulos distal e de coleta.

17. Quais são as causas das quatro categorias de desequilíbrio ácido-básico?

18. Por que a acidose urêmica é tão grave?

Exercícios quantitativos (soluções no Apêndice F)

1. Dado que o pH do plasma = 7,4, a P_{CO_2} arterial = 40 mm Hg e cada pressão parcial em mm Hg de CO_2 é equivalente a uma [CO_2] do plasma de 0,03 mM, qual é o valor da [HCO_3^-] do plasma?

2. Se o pH do plasma ficar fora da faixa de 6,8 a 8,0 por um tempo prolongado, o resultado é a morte. Qual é a faixa de concentração de H⁺ representada por esta faixa de pH?

3. Uma pessoa bebe 1 litro de água destilada. Utilize os dados na ▲ Tabela 15-1 para calcular o resultante aumento percentual no total de água no corpo, ICF, ECF, plasma e fluido intersticial. Repita os cálculos para ingestão de 1 litro de NaCl isotônico. Que solução seria melhor na expansão do volume do plasma em um paciente que acabou de sofrer hemorragia?

PONTOS A PONDERAR

(Explicações no Apêndice F)

1. Bebidas alcoólicas inibem a secreção de vasopressina. Diante deste fato, preveja o efeito do álcool sobre a taxa de formação de urina. Preveja as ações do álcool sobre a osmolaridade do ECF. Explique por que uma pessoa ainda sente sede após o consumo excessivo de bebidas alcoólicas.

2. Se uma pessoa perder 1.500 ml de suor rico em sal e ingerir 1.000 ml de água durante o mesmo período, o que acontecerá com a secreção de vasopressina? Por que é importante repor a água e o sal?

3. Se um soluto que pode penetrar na membrana plasmática, como a dextrose (um tipo de açúcar), for dissolvido em água estéril a uma concentração igual à de fluidos corporais normais e, depois, injetado na veia, qual será o impacto sobre o equilíbrio de fluidos do organismo?

4. Explique por que é mais seguro tratar o excesso de acidez gástrica com antiácidos pouco absorvidos pelo trato digestório do que com o bicarbonato de sódio, que por sua vez é um bom tampão para o ácido, mas imediatamente absorvido.

5. Quais das seguintes reações tamponaria a acidose que acompanha a pneumonia grave?

   a. $H^+ + HCO_3^- \rightarrow H_2CO_3 \rightarrow CO_2 + H_2O$
   b. $CO_2 + H_2O \rightarrow H_2CO_3 \rightarrow H^+ + HCO_3^-$
   c. $H^+ + Hb \rightarrow HHb$
   d. $HHb \rightarrow H^+ + Hb$
   e. $NaH_2PO_4 + Na^+ \rightarrow Na_2HPO_4 + H^+$

CONSIDERAÇÃO CLÍNICA

(Explicação no Apêndice F)

Marilyn Y. vem sofrendo de diarreia intensa há mais de uma semana como resultado da salmonelose, uma infecção bacteriana intestinal causada por alimentos mal cozidos. Que impacto esta diarreia prolongada tem sobre o equilíbrio de fluidos e o ácido-básico? De que formas o organismo de Marilyn vem tentando compensar por esses desequilíbrios?

Sistema digestório

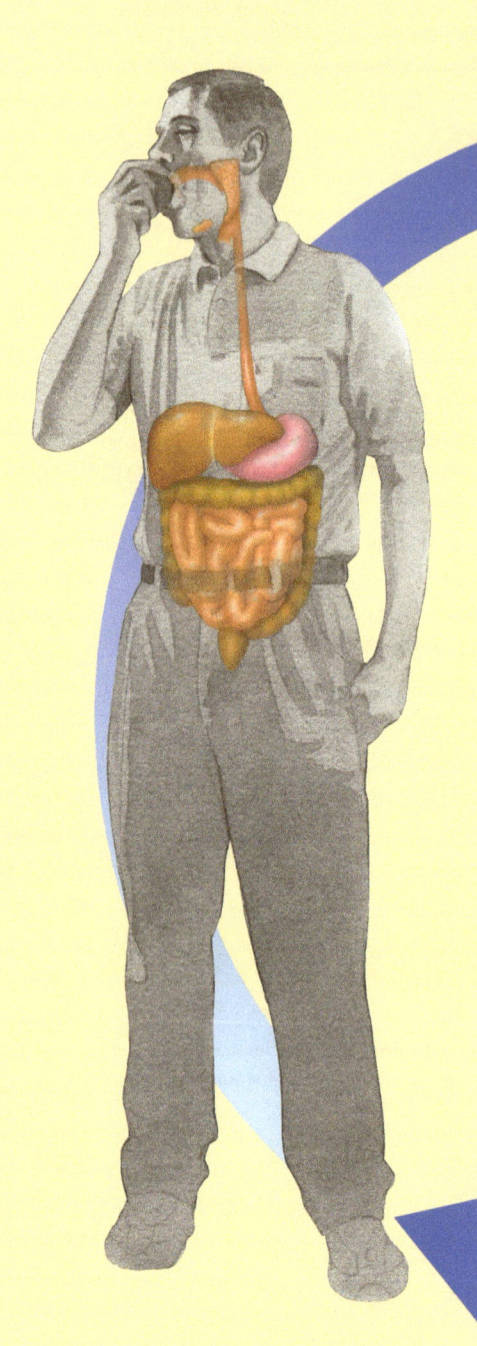

Sistemas corporais mantêm a homeostase

Homeostase
O sistema digestório contribui para a homeostase ao transferir nutrientes, água e eletrólitos do ambiente externo para o ambiente interno

A homeostase é essencial para a sobrevivência das células

Células
As células precisam de um suprimento constante de nutrientes para sintetizar novas partes celulares e produtos secretórios e sustentar suas reações químicas geradoras de energia.

Alimento + O_2 → CO_2 + H_2O + Energia

Além disso, o funcionamento celular adequado depende da manutenção da disponibilidade de água e de diversos eletrólitos.

As células compõem sistemas corporais

Para manter a homeostase, as moléculas de nutrientes utilizadas para a produção de energia devem ser continuamente substituídas por novos nutrientes ricos em energia. Além disso, moléculas de nutrientes, especialmente proteínas, são necessárias para a síntese contínua de novas células e de partes de células no decorrer da reciclagem e do crescimento de tecidos. Da mesma forma, água e eletrólitos – constantemente perdidos na urina, no suor e de outras formas – devem ser regularmente repostos. O **sistema digestório** contribui para a homeostase transferindo nutrientes, água e eletrólitos do ambiente externo para o interno. O sistema digestório não regula diretamente a concentração de nenhum desses componentes no ambiente interno. Ele não varia a absorção de nutrientes, água ou eletrólitos com base nas necessidades corporais (com poucas exceções), mas sim otimiza as condições da digestão e da absorção do que é ingerido.

CAPÍTULO 16

Sistema digestório

Aspectos gerais da digestão

A principal função do **sistema digestório** é transferir nutrientes, água e eletrólitos dos alimentos que ingerimos para o ambiente interno do organismo. O alimento ingerido é essencial como fonte de energia, ou combustível, de onde as células podem gerar ATP para executar suas atividades dependentes de energia, como o transporte ativo, a contração, a síntese e a secreção. Alimentos também são uma fonte de construção de suprimentos para renovação e adição de tecidos corporais.

O ato de comer não disponibiliza automaticamente as moléculas orgânicas pré-formadas nos alimentos como combustível ou blocos construtores para as células corporais. O alimento precisa, primeiro, ser digerido, ou decomposto bioquimicamente, em moléculas mais simples e menores que possam ser absorvidas do trato digestório para o sistema circulatório para distribuição às células. Normalmente, por volta de 95% do alimento ingerido é disponibilizado para uso pelo organismo. Portanto, a sequência de aquisição de nutrientes é ingestão, digestão, absorção, distribuição e utilização.

Primeiro, veremos um panorama do sistema digestório, examinando as características comuns dos diversos componentes do sistema, antes de começarmos uma viagem detalhada do início ao fim do trato.

O sistema digestório realiza quatro processos digestivos básicos.

Há quatro processos digestivos básicos: *mobilidade*, *secreção*, *digestão* e *absorção*.

MOBILIDADE O termo **mobilidade** refere-se às contrações musculares que misturam e movimentam o conteúdo do trato digestório. Embora o músculo liso nas paredes do trato digestório seja músculo liso fásico que exibe surtos de contração induzidos por potencial de ação, ele também mantém um nível baixo constante de contração conhecido como **tônus**. O tônus é importante na manutenção de uma pressão estável sobre o conteúdo do trato digestório e também para evitar que suas paredes fiquem permanentemente estiradas após a distensão.

Dois tipos básicos de mobilidade digestiva fásica são sobrepostos nesta atividade tônica contínua: movimentos propulsores e movimentos de mistura. *Movimentos propulsores* impulsionam ou empurram o conteúdo para frente no trato digestório, com variável taxa de propulsão, dependendo das funções realizadas pelas diferentes regiões. Ou seja, o conteúdo é impelido para frente na velocidade adequada para permitir que determinado segmento cumpra sua função. Por exemplo, o trânsito de alimento através do esôfago é rápido, o que é adequado, porque esta estrutura serve meramente de passagem da boca para o estômago. Por outro lado, no intestino delgado – o principal local de digestão e absorção – o conteúdo é movido lentamente para frente, havendo tempo para a decomposição e absorção dos alimentos.

Os *movimentos de mistura* têm uma função dupla. Primeiro, promovem a digestão dos alimentos ao misturá-los com os sucos digestivos. Segundo, facilitam a absorção ao exporem todas as partes do conteúdo intestinal às superfícies absorventes do trato digestório.

A contração do músculo liso dentro das paredes dos órgãos digestórios realiza o movimento de material na maior parte do trato digestório. As exceções estão nas extremidades do trato – da boca até o início do esôfago no início e no esfíncter externo anal ao final –, onde a mobilidade envolve atividade de músculos esqueléticos e não lisos. Consequentemente, os atos de mastigar, engolir e defecar têm componentes voluntários, porque o músculo esquelético está sob controle voluntário. Em contraste, a mobilidade realizada pelo músculo liso no restante do trato é controlada por mecanismos involuntários complexos.

SECREÇÃO Diversos sucos digestivos são secretados no lúmen do trato digestório por glândulas exócrinas ao longo do caminho, cada um com seu produto secretório específico. Cada **secreção digestiva** consiste de água, eletrólitos e componentes orgânicos específicos importantes ao processo digestivo, como enzimas, sais biliares ou muco. As células secretórias extraem do plasma grandes volumes de água e as matérias-primas necessárias para produzir sua secreção particular. A secreção de todos os sucos digestivos exige energia, tanto para o transporte ativo de algumas matérias-primas para dentro da célula (outras se difundem de forma passiva) quanto para a síntese de produtos secretórios pelo retículo endoplasmático. Mediante estimulação neural ou hormonal adequada, as secreções são liberadas no lúmen do trato digestório. Normalmente, as secreções digestórias são reabsorvidas de uma forma ou de outra no sangue depois de sua participação na digestão. A impossibilidade disso – devido a vômito ou diarreia, por exemplo – resulta na perda desse fluido que foi "emprestado" do plasma.

Além disso, células endócrinas localizadas no trato digestório secretam hormônios gastrointestinais no sangue que ajudam a controlar a mobilidade digestiva e a secreção de glândulas exócrinas.

DIGESTÃO Os seres humanos consomem três diferentes categorias bioquímicas de alimentos ricos em energia: *carboidratos, proteínas* e *gorduras*. Estas grandes moléculas não conseguem atravessar intactas as membranas plasmáticas para serem absorvidas do lúmen do trato digestório para o sangue ou a linfa. O termo **digestão** refere-se à ação realizada pelas enzimas produzidas no sistema digestório, causando a decomposição bioquímica destes alimentos estruturalmente complexos em unidades menores e absorvíveis, da seguinte forma:

1. Os **carboidratos** mais simples são os açúcares simples, ou **monossacarídeos** (moléculas de "um açúcar"), como **glicose, frutose** e **galactose,** dos quais pouquíssimos são normalmente encontrados na dieta (veja no Apêndice B, disponível no site do livro www.cengage.com.br). A maioria dos carboidratos ingeridos está na forma de **polissacarídeos** (moléculas de "muitos açúcares"), que consistem em cadeias de moléculas de glicose interconectadas. O polissacarídeo consumido mais comum é o **amido** derivado de plantas. Além disso, a carne contém **glicogênio**, a forma de armazenamento polissacarídeo da glicose no músculo. A **celulose**, outro polissacarídeo alimentar encontrado nas paredes de plantas, não pode ser digerida em seus componentes monossacarídeos pelos sucos digestivos secretados pelo ser humano. Assim, representa as *fibras* não digeríveis, ou o "volume", em nossas dietas. Além dos polissacarídeos, uma fonte menor de carboidrato alimentar está na forma de **dissacarídeos** (moléculas de "dois açúcares"), que inclui a **sacarose** (açúcar de cozinha, que consiste em uma molécula de glicose e uma de frutose) e a **lactose** (açúcar do leite composto de uma molécula de glicose e uma galactose). Pelo processo da digestão, amido, glicogênio e dissacarídeos são convertidos em seus componentes monossacarídeos, principalmente a glicose, com poucas quantidades de frutose e galactose. Esses monossacarídeos são as unidades absorvíveis dos carboidratos.

2. **Proteínas** alimentares consistem em várias combinações de **aminoácidos** unidos por ligações peptídicas (veja no Apêndice B). Através do processo de digestão, as proteínas são degradadas primariamente em seus componentes aminoácidos, bem como alguns **pequenos polipeptídeos** (vários aminoácidos unidos por ligações peptídicas), ambos sendo unidades absorvíveis de proteína.

3. A maioria das **gorduras** alimentares está na forma de **triglicérides**. Eles são gorduras neutras, cada um formado por uma molécula de glicerol acoplada a três de **ácido graxo** (*tri* refere-se a "três") (veja no Apêndice B). Durante a digestão, duas das moléculas de ácido graxo são separadas, gerando um **monoglicéride**, uma molécula de glicerol acoplada a uma de ácido graxo (*mono* quer dizer "um"). Assim, os produtos finais da digestão de gordura são monoglicérides e ácidos graxos livres, as unidades absorvíveis de gordura.

A digestão é realizada por **hidrólise** enzimática ("decomposição por água"; veja no Apêndice B). Ao adicionar-se H_2O no local de ligação, as enzimas nas secreções digestivas decompõem as ligações que unem as pequenas subunidades moleculares dentro das moléculas de nutrientes, liberando, assim, as moléculas pequenas (• Figura 16-1). A remoção de H_2O nos locais de ligação originalmente unia essas pequenas subunidades para formar moléculas de nutrientes. A hidrólise substitui H_2O e libera as pequenas unidades absorvíveis. As enzimas digestivas são específicas nas ligações que podem hidrolisar. À medida que o alimento se move através do trato digestório, é sujeito à ação de várias enzimas, cada uma decompondo ainda mais suas moléculas. Desta forma, moléculas grandes de alimento são convertidas em unidades absorvíveis simples de forma progressiva e em passos, como uma linha de montagem reversa, enquanto o conteúdo do trato digestório é movido adiante.

ABSORÇÃO No intestino delgado, a digestão é concluída e a maior parte da absorção ocorre. Através do processo de **absorção**, as pequenas unidades absorvíveis que resultam da digestão, em conjunto com água, vitaminas e eletrólitos, são transferidas do lúmen do trato digestório para o sangue ou a linfa. Quando examinarmos o trato digestório do início ao fim, discutiremos a fundo os quatro processos de mobilidade – secreção,

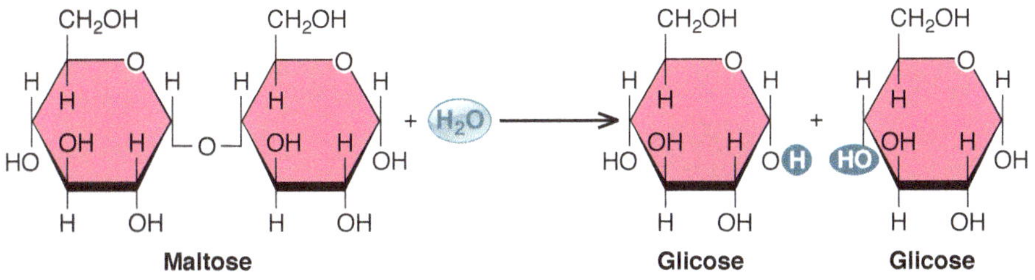

• **FIGURA 16-1 Exemplo de hidrólise.** Neste exemplo, o dissacarídeo maltose (produto intermediário da decomposição de polissacarídeos) é quebrado em duas moléculas de glicose pela adição de H_2O ao local de ligação.

digestão e absorção – à medida que ocorrem dentro de cada órgão digestório (▲ Tabela 16-1).

O trato digestório e órgãos digestórios acessórios compõem o sistema digestório.

O sistema digestório é composto pelo *trato digestório* (ou *gastrointestinal*) e pelos órgãos digestórios acessórios (*gastro* quer dizer "estômago"). São **órgãos digestórios acessórios** as *glândulas salivares*, o *pâncreas exócrino* e o *sistema biliar*, composto pelo *fígado* e pela *vesícula biliar*. Esses órgãos exócrinos ficam fora do trato digestório e despejam suas secreções através de dutos no lúmen do trato digestório.

O **trato digestório** é essencialmente um tubo de cerca de 4,6 m de comprimento em seu estado contrátil normal[1]. Percorrendo a parte média do corpo, o trato digestório inclui os seguintes órgãos (▲ Tabela 16-1): *boca, faringe* (garganta), *esôfago, estômago, intestino delgado* (formado por *duodeno, jejuno* e *íleo*), *intestino grosso* (formado por *ceco, apêndice, cólon* e *reto*) e *ânus*. Embora esses órgãos sejam contínuos entre si, são consideradas entidades distintas devido às suas modificações regionais, que permitem que se especializem em atividades digestivas específicas.

Por ser o trato digestório contínuo da boca ao ânus, o lúmen deste tubo, como o revestimento de um canudo, é contínuo com o ambiente externo. Como resultado, o conteúdo dentro do lúmen do trato digestório tecnicamente está fora do organismo, assim como o refrigerante sugado por meio de um canudo não passa a fazer parte deste. Apenas depois que a substância é absorvida do lúmen na parede do trato digestório é que ela é considerada parte do corpo. Isto é importante, porque condições essenciais ao processo digestivo que não poderiam ser toleradas no organismo em si são toleradas no lúmen do trato digestório. Considere os seguintes exemplos:

■ O pH do conteúdo estomacal cai até 2 como resultado da secreção gástrica do ácido clorídrico (HCl), mas nos fluidos corporais a faixa de pH compatível com a vida vai de 6,8 a 8,0.

■ As enzimas digestivas que hidrolisam as proteínas nos alimentos também poderiam destruir os próprios tecidos do corpo que as produzem (a proteína é o principal componente estrutural das células). Portanto, essas enzimas são sintetizadas em forma inativa e não são ativadas até atingirem o lúmen, onde na verdade atacam o alimento fora do corpo (ou seja, dentro do lúmen), protegendo, assim, os tecidos corporais contra autodigestão.

■ Na parte inferior do intestino há quatrilhões de micro-organismos vivos que normalmente são inofensivos e até benéficos, mas se estes mesmos micro-organismos entrarem no corpo (como pode acontecer quando o apêndice se rompe), podem ser extremamente danosos ou até letais.

■ Os alimentos são partículas estranhas complexas, que seriam atacadas pelo sistema imunológico se estivessem em contato com o organismo em si. Entretanto, os alimentos são digeridos dentro do lúmen em unidades absorvíveis, como glicose, aminoácidos e ácidos graxos, indiferenciáveis das mesmas moléculas simples e ricas em energia já presentes no corpo.

A parede do trato digestório tem quatro camadas.

A parede do trato digestório tem a mesma estrutura geral na maior parte de seu comprimento, do esôfago ao ânus, com algumas variações locais características a cada região. Um corte transversal do tubo digestório revela quatro camadas principais de tecido (● Figura 16-2). Da camada mais interna para a mais externa, elas são a *mucosa*, a *submucosa*, a *muscularis externa* e a *serosa*.

MUCOSA A **mucosa** reveste a superfície luminal do trato digestório. Ela é dividida em três camadas:

■ O componente principal da mucosa é uma **membrana mucosa**, uma camada epitelial interna que serve de superfície protetora. Ela também é modificada em determinadas áreas para secreção e absorção. A membrana mucosa contém *células glandulares exócrinas*, para secreção de sucos digestivos, *células glandulares endócrinas*, para secreção de hormônios gastrointestinais transportados pelo sangue, e *células epiteliais especializadas*, para a absorção dos nutrientes digeridos.

■ A **lâmina própria** é uma fina camada intermediária de tecido conectivo sobre a qual está o epitélio. Ela abriga o **tecido linfoide associado ao intestino (GALT)**, importante na defesa contra bactérias intestinais causadoras de doenças (veja no Capítulo 12).

■ A **muscularis mucosae**, uma camada fina de músculo liso, é a camada mais externa da mucosa, adjacente à submucosa.

A superfície da mucosa, em geral, é altamente dobrada, com muitos picos e vales que aumentam bastante a área de superfície disponível para absorção. O nível de dobramento varia em diferentes áreas do trato digestório, sendo mais amplo no intestino delgado, onde há absorção máxima, e menos amplo no esôfago, onde meramente serve como tubo de trânsito. O padrão de dobramento superficial pode ser modificado pela contração da muscularis mucosae. Isso é importante na exposição das diferentes áreas de superfície absorvente ao conteúdo luminal.

---

[1] Como o trato digestório não contraído em um cadáver é cerca de duas vezes mais longo que o trato contraído em uma pessoa viva, textos de anatomia registram que o trato digestório tem 9 m de comprimento, em comparação aos 4,6 m de comprimento mencionados em textos de fisiologia.

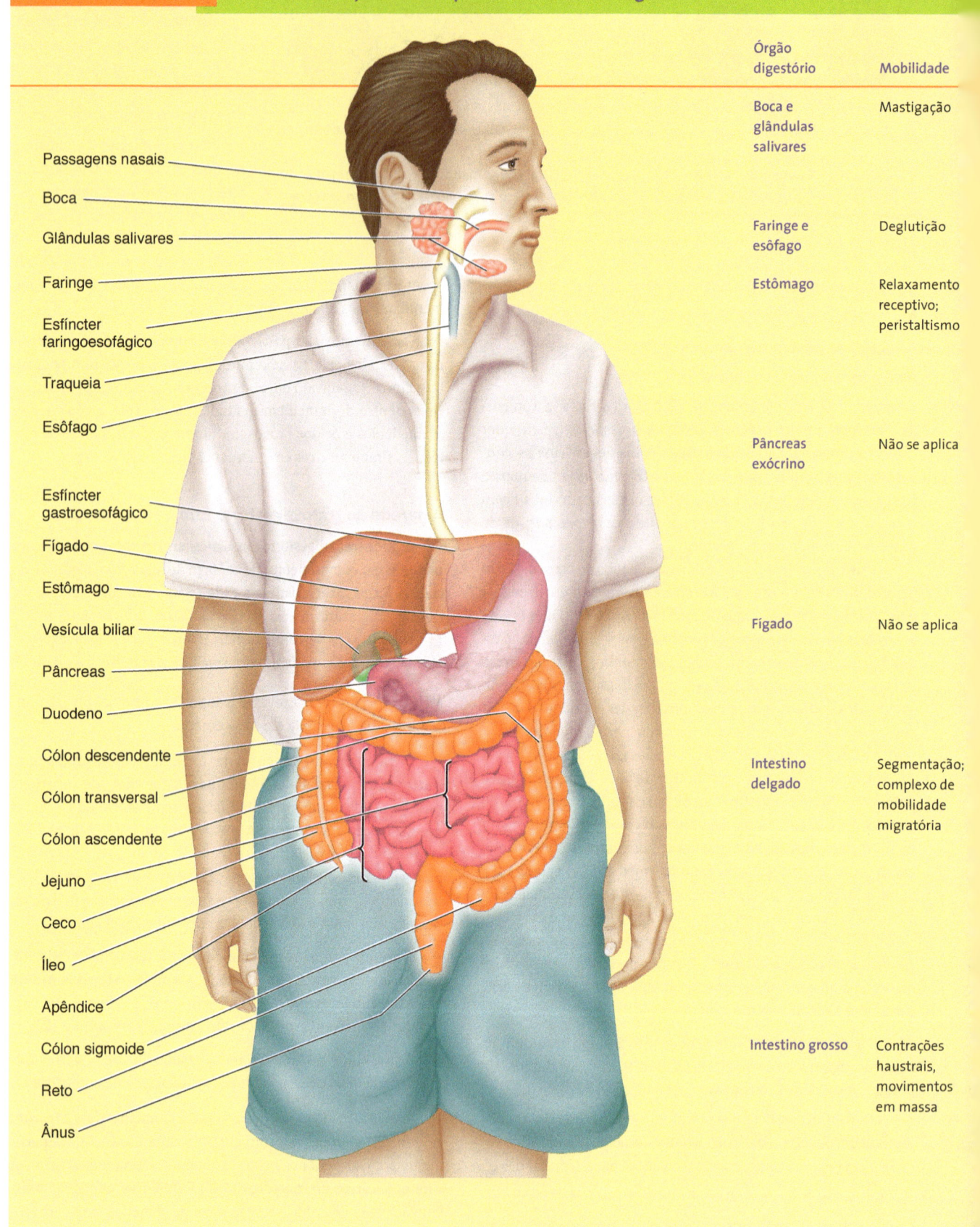

▲ **TABELA 16-1** **Anatomia e funções dos componentes do sistema digestório**

Labels (esquerda, de cima para baixo):
- Passagens nasais
- Boca
- Glândulas salivares
- Faringe
- Esfíncter faringoesofágico
- Traqueia
- Esôfago
- Esfíncter gastroesofágico
- Fígado
- Estômago
- Vesícula biliar
- Pâncreas
- Duodeno
- Cólon descendente
- Cólon transversal
- Cólon ascendente
- Jejuno
- Ceco
- Íleo
- Apêndice
- Cólon sigmoide
- Reto
- Ânus

Órgão digestório	Mobilidade
Boca e glândulas salivares	Mastigação
Faringe e esôfago	Deglutição
Estômago	Relaxamento receptivo; peristaltismo
Pâncreas exócrino	Não se aplica
Fígado	Não se aplica
Intestino delgado	Segmentação; complexo de mobilidade migratória
Intestino grosso	Contrações haustrais, movimentos em massa

592 Fisiologia humana

ção	Digestão	Absorção
ilase co zima	A digestão de carboidratos começa	Nenhum alimento; alguns medicamentos – por exemplo, nitroglicerina
o	Nenhum	Nenhum
gástrico l psina co cor intrínseco	A digestão de carboidratos continua no corpo do estômago; a digestão de proteínas começa no antro do estômago	Nenhum alimento; algumas substâncias lipossolúveis, como álcool e aspirina
mas digestivas creáticas psina, quimotripsina, rboxipeptidase milase pase creção de NaHCO₃ ncreática aquosa	Essas enzimas pancreáticas realizam a digestão no lúmen duodenal	Não se aplica
ais biliares creção alcalina lirrubina	A bile não digere nada, mas os sais biliares facilitam a digestão e a absorção de gorduras no lúmen duodenal	Não se aplica
o entérico uco al nzimas do intestino elgado – dissacaridases e minopeptidases – não são ecretadas, mas funcionam entro da membrana de orda em escova)	No lúmen, sob influência das enzimas pancreáticas e biliares, a digestão de carboidratos e proteínas continua e a digestão de gorduras é completamente realizada; na membrana de borda em escova, a digestão de carboidratos e proteínas é concluída	Todos os nutrientes, a maioria dos eletrólitos e água
uco	Nenhum	Sal e água, convertendo-se o conteúdo em fezes

SUBMUCOSA A **submucosa** ("sob a mucosa") é uma camada grossa de tecido conectivo que fornece ao trato digestório sua distensibilidade e elasticidade. Ela contém os maiores vasos sanguíneos e linfáticos, ambos ramificando-se para dentro, até a camada da mucosa, e para fora, até a espessa camada muscular ao redor. Além disso, uma rede nervosa conhecida como *plexo submucoso* fica dentro da submucosa (*plexo* quer dizer "rede").

MUSCULARIS EXTERNA A **muscularis externa**, o maior revestimento de músculo liso do tubo digestório, circunda a submucosa. Na maior parte do trato, a muscularis externa é formada por duas camadas: uma *camada circular interna* e uma *camada longitudinal externa*. As fibras da camada interna de músculo liso (adjacente à submucosa) envolvem o tubo. A contração dessas fibras circulares reduz o diâmetro do lúmen, contraindo o tubo no ponto de contração. A contração das fibras na camada externa, que percorrem longitudinalmente seu comprimento, encurta o tubo. Conjuntamente, a atividade contrátil dessas camadas de músculo liso produz os movimentos de propulsão e de mistura. Outra rede nervosa, o *plexo mioentérico*, fica entre as duas camadas de músculo (*mio* significa "músculo"; *entérico* quer dizer "intestino"). Juntos, os plexos submucoso e mioentérico, além dos hormônios e mediadores químicos locais, ajudam a regular a atividade intestinal local.

SEROSA O tecido conectivo externo que cobre o trato digestório é a **serosa**, que secreta um fluido aquoso e escorregadio (**fluido seroso**) que lubrifica a evita fricção entre os órgãos digestórios e as vísceras ao redor. Em boa parte do trato, a serosa é contínua com o **mesentério**, que suspende os órgãos digestórios da parede interna da cavidade abdominal como uma correia (• Figura 16-2). Este acoplamento oferece uma relativa fixação, sustentando os órgãos digestórios na posição adequada, ao mesmo tempo em que lhes dá liberdade para os movimentos de mistura e de propulsão.

A regulação da função digestiva é complexa e sinérgica.

A mobilidade e a secreção digestivas são cuidadosamente reguladas para maximizar a digestão e a absorção dos alimentos ingeridos. Quatro fatores estão envolvidos na regulagem do funcionamento do sistema digestório: (1) função do músculo liso autônomo, (2) plexos nervosos intrínsecos, (3) nervos extrínsecos e (4) hormônios gastrointestinais.

FUNÇÃO DO MÚSCULO LISO AUTÔNOMO Como as células autoexcitáveis do músculo cardíaco, algumas células especializadas do músculo liso são células marca-passo que exibem variações rítmicas e espontâneas no potencial de membrana. O tipo dominante de atividade elétrica autoinduzida no músculo liso digestório é o de **potenciais de onda lenta** (veja no Capítulo 8), também chamada de **ritmo elétrico básico (REB)** do trato digestório. Células semelhantes às do músculo, mas não contráteis, conhecidas como **células intersticiais de Cajal**, são as células marca-passo que instigam a atividade cíclica de ondas lentas. Essas células marca-passo ficam na fronteira entre as camadas longitudinal e circular do músculo liso. Ondas lentas não são potenciais de ação e não induzem diretamente a contração muscular – são flutuações rítmicas e ondulantes no

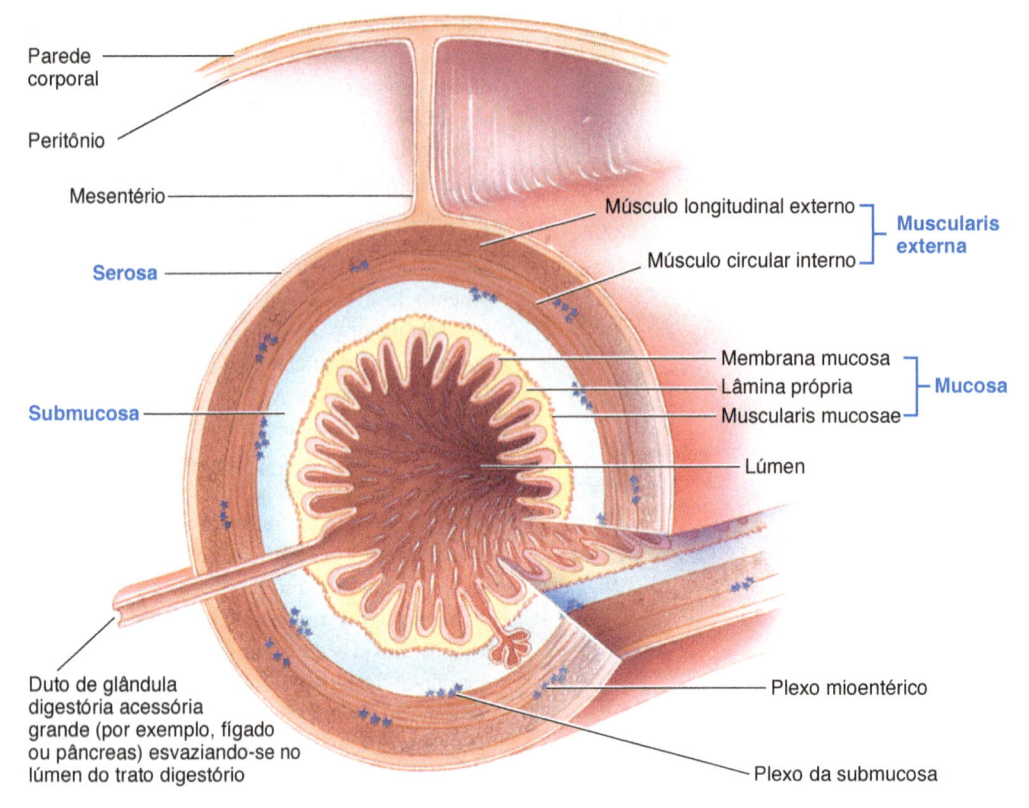

• **FIGURA 16-2 Camadas da parede do trato digestório.** A parede do trato digestório consiste em quatro camadas principais – mucosa, submucosa, muscularis externa e serosa, da mais interna para a mais externa.

potencial de membrana que aproximam ou afastam ciclicamente a membrana do potencial de limiar. O mecanismo subjacente responsável por oscilações de ondas lentas é incerto. Se essas ondas atingem o limiar nos picos de despolarização, um surto de potenciais de ação é ativado a cada pico, resultando em ciclos rítmicos de contração muscular.

As células intersticiais de Cajal estão conectadas a células do músculo liso por junções comunicantes, através das quais íons transportadores de carga podem fluir. Além disso, como no músculo cardíaco, camadas de células do músculo liso são conectadas por junções comunicantes. Desta forma, a atividade elétrica iniciada em uma célula marca-passo do trato digestório se espalha para as células contráteis adjacentes do músculo liso. Assim, toda a camada muscular comporta-se como um sincício funcional, ficando excitada e contraindo-se como uma unidade quando o limiar é atingido (veja no Capítulo 8). Se o limiar não for atingido, a atividade elétrica oscilante de ondas lentas continua a percorrer a camada muscular sem ser acompanhada pela atividade contrátil.

O fato de o limiar ser atingido depende do efeito de diversos fatores mecânicos, neurais e hormonais que influenciam o ponto inicial em torno do qual o ritmo de onda lenta oscila. Se o ponto inicial está mais próximo do nível de limiar, como quando alimento está presente no trato digestório, o pico de despolarização de onda lenta atinge o limiar e, portanto, a frequência do potencial de ação e a que acompanha a atividade contrátil aumentam. De maneira inversa, se o ponto inicial está mais longe do limiar, como quando não há alimento presente, existe menos probabilidade de se atingir o limiar, portanto, a frequência do potencial de ação e a atividade contrátil são reduzidas.

A *taxa* (frequência) das atividades contráteis digestivas rítmicas autoinduzidas, como o peristaltismo no estômago, a segmentação no intestino delgado e as contrações haustrais no intestino grosso, depende da taxa inerente estabelecida pelas células marca-passo envolvidas (detalhes específicos sobre essas contrações rítmicas serão discutidos quando examinarmos os órgãos envolvidos). A *intensidade* (força) dessas contrações depende do número de potenciais de ação que ocorre quando o potencial de onda lenta atinge o limiar, o que, por sua vez, depende de por quanto tempo o limiar é sustentado. No limiar, canais de Ca^{2+} regulados por voltagem são ativados, resultando no influxo de Ca^{2+} para a célula do músculo liso. A entrada de Ca^{2+} resultante tem dois efeitos: (1) é responsável pela fase de ascensão do potencial de ação, com a fase de queda sendo causada, como normal, pelo eflúvio de K^+, e (2) ativa uma resposta contrátil (veja no Capítulo 12). Quanto maior o número de potenciais de ação, maior a concentração de Ca^{2+} no citosol, maior a atividade de ponte cruzada e mais forte a contração. Outros fatores que influenciam a atividade contrátil também o fazem alterando a concentração de Ca^{2+} no citosol. Assim, o nível de contratilidade pode ir de tônus de baixo nível a movimentos vigorosos de mistura e propulsão ao variar-se a concentração de Ca^{2+} no citosol.

PLEXOS NERVOSOS INTRÍNSECOS Os **plexos nervosos intrínsecos** são as duas principais redes de fibras nervosas – o **plexo submucoso** e o **plexo mioentérico** – que ficam totalmente dentro do trato digestório e percorrem todo o seu comprimento. Assim, diferente de qualquer outro sistema corporal, o trato digestório tem seu próprio sistema nervoso intramural ("dentro de paredes"), que contém tantos neurônios quanto a medula espinhal (cerca de 100 milhões de neurônios) e permite ao trato um considerável nível de autorregulagem. Juntos, esses dois plexos frequentemente são chamados de **sistema nervoso entérico** (veja no Capítulo 5).

Os plexos intrínsecos influenciam todas as facetas da atividade do trato digestório. Diversos tipos de neurônios estão presentes nos plexos intrínsecos. Alguns são neurônios sensoriais, que têm receptores que reagem a estímulos locais específicos no trato digestório. Outros neurônios locais inervam as células do músculo liso e as células endócrinas e exócrinas do trato digestório para afetarem diretamente a mobilidade do trato digestório, a secreção de sucos digestivos e a secreção de hormônios gastrointestinais. Assim como no sistema nervoso central, esses neurônios de entrada e saída do sistema nervoso entérico são ligados por interneurônios. Alguns dos neurônios de saída são excitatórios e outros, inibitórios. Por exemplo, neurônios que liberam *acetilcolina* como um neurotransmissor promovem a contração do músculo liso do trato digestório, enquanto os neurotransmissores *óxido nítrico* e *peptídeo intestinal vasoativo* atuam em conjunto para causar seu relaxamento. Essas redes nervosas intrínsecas coordenam essencialmente a atividade local dentro do trato digestório. Para ilustrar, se um pedaço grande de alimento ficar preso no esôfago, os plexos intrínsecos coordenam as reações locais para mover o alimento para frente. Aumentando a complexidade de controle e a realização de coordenação ampla por todo o trato digestório, a atividade dos nervos intrínsecos pode ser influenciada por uma vasta gama de sinais endócrinos, parácrinos e de nervos extrínsecos.

NERVOS EXTRÍNSECOS Os **nervos extrínsecos** são as fibras nervosas dos dois ramos do sistema nervoso autônomo que se originam fora do trato digestório e inervam os diversos órgãos digestórios. Os nervos autônomos influenciam a mobilidade e a secreção do trato digestório ao modificarem a atividade contínua nos plexos intrínsecos, alterando o nível de secreção de hormônios gastrointestinais, ou, em alguns casos, atuando diretamente sobre o músculo liso e as glândulas.

Lembre-se de que, em geral, os nervos simpáticos e parassimpáticos que alimentam qualquer tecido exercem ações opostas sobre ele. O sistema simpático, que domina em situações de "lutar ou fugir", tende a inibir ou desacelerar a contração e a secreção do trato digestório. Esta ação é adequada, considerando que os processos digestivos não são os mais prioritários quando o organismo enfrenta uma emergência. O sistema nervoso parassimpático, por sua vez, domina em situações tranquilas de "sentar e digerir", quando tipos de manutenção em geral de atividades como a digestão podem ocorrer da maneira ideal. Assim, as fibras nervosas parassimpáticas, que alimentam o trato digestório e que chegam principalmente através do nervo vago, tendem a aumentar a mobilidade do músculo liso e a promover a secreção de enzimas digestivas e hormônios. Exclusivas do suprimento de nervos parassimpáticos ao trato digestório, as fibras nervosas parassimpáticas pós-ganglionares na verdade fazem parte dos plexos nervosos intrínsecos. Eles são os neurônios de saída secretores de acetilcolina dentro dos plexos. Assim, a acetilcolina é liberada em reação a reflexos locais totalmente coordenados pelos plexos intrínsecos e também à estimulação vagal, que atua através dos plexos intrínsecos.

Além de entrarem em jogo durante a descarga generalizada simpática ou parassimpática, os nervos autônomos, especialmente o nervo vago, podem ser ativados separadamente para modificar apenas a atividade digestiva. Uma das principais finalidades da ativação específica da inervação extrínseca é coordenar a atividade entre diferentes regiões do sistema digestório. Por exemplo, o ato de mastigar alimentos aumenta de forma reflexa não apenas a secreção salivar, mas também a secreção estomacal, pancreática e hepática, via reflexos vagais em antecipação à chegada do alimento.

HORMÔNIOS GASTROINTESTINAIS Dentro da mucosa de algumas partes do trato digestório existem células glandulares endócrinas que, mediante estimulação adequada, liberam hormônios no sangue. Esses **hormônios gastrointestinais** são levados pelo sangue a outras áreas do trato digestório, onde exercem influências excitatórias ou inibitórias sobre o músculo liso e as células glandulares exócrinas. O interessante é que muitos desses mesmos hormônios são liberados pelos neurônios no cérebro, onde atuam como neurotransmissores e neuromoduladores. Durante o desenvolvimento embrionário, algumas células do tecido neural em desenvolvimento migram para o sistema digestório, onde se tornam células endócrinas.

A ativação do receptor altera a atividade digestiva através de reflexos neurais e vias hormonais.

A parede do trato digestório contém três tipos de receptores sensoriais que reagem a mudanças locais no trato digestório: (1) *quimiorreceptores*, sensíveis a componentes químicos dentro do lúmen; (2) *mecanorreceptores* (receptores de pressão), sensíveis ao estiramento ou à tensão dentro da parede; e (3) *osmorreceptores*, sensíveis à osmolaridade do conteúdo luminal.

A estimulação destes receptores provoca reflexos neurais ou de secreção de hormônios, ambos alterando o nível de atividade das células executoras do sistema digestório. Essas células executoras incluem células do músculo liso (para modificar a mobilidade), células glandulares exócrinas (para controlar a secreção de sucos digestivos) e células glandulares endócrinas (para variar a secreção de hormônios gastrointestinais) (● Figura 16-3). A ativação do receptor pode causar dois tipos de reflexos neurais – reflexos curtos e reflexos longos. Quando as redes nervosas intrínsecas influenciam a mobilidade ou a secreção local em resposta a um estímulo local específico, todos os elementos do reflexo estão localizados dentro da parede do trato digestório em si – ou seja, ocorre um **reflexo curto**. A atividade nervosa autônoma extrínseca pode ser sobreposta sobre os controles locais para modificar as reações do músculo liso e glandulares, para correlacionar a atividade entre diferentes regiões do sistema digestório ou para modificar a atividade do sistema digestório em resposta a influências externas. Como os reflexos autônomos envolvem longas vias entre o sistema nervoso central e o sistema digestório, são conhecidos como **reflexos longos**.

Além dos receptores sensoriais dentro da parede do trato digestório que monitoram o conteúdo luminal e a tensão da parede, as membranas plasmáticas das células executoras do sistema digestório possuem proteínas receptoras que se ligam e reagem com hormônios gastrointestinais, neurotransmissores e mediadores químicos locais.

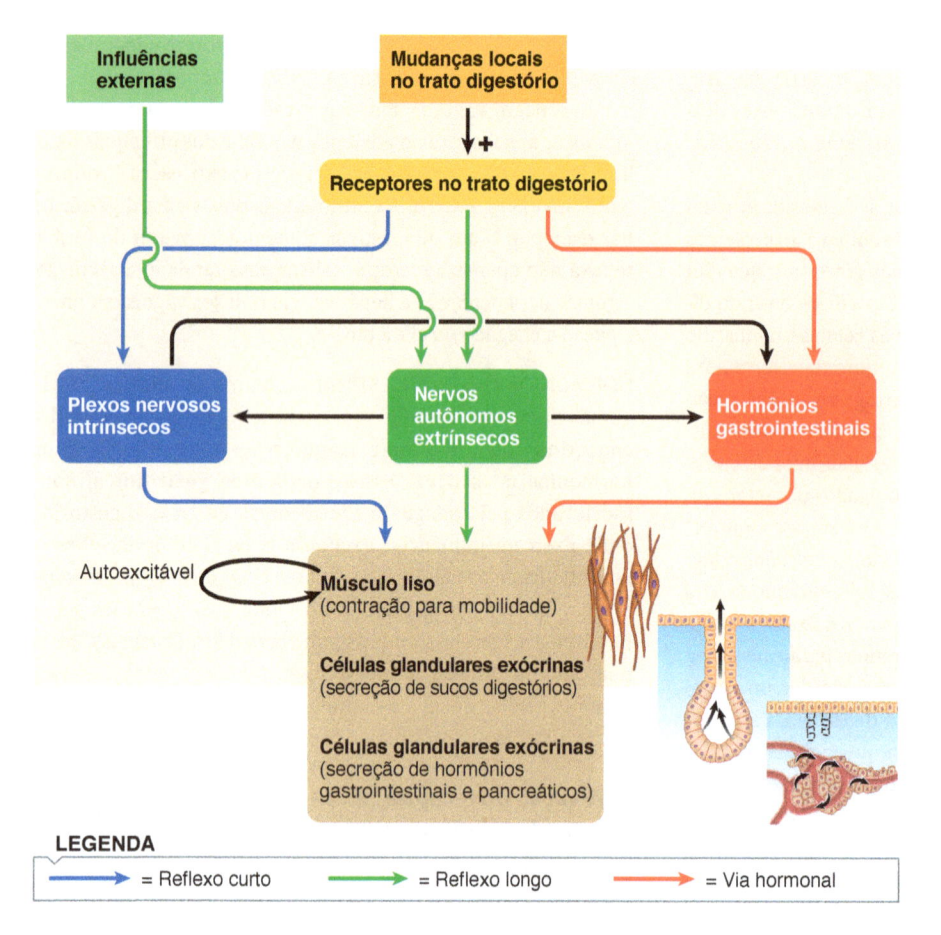

• **FIGURA 16-3** Resumo das vias que controlam as atividades do sistema digestório.

ção e a mastigação ou a ingestão de líquidos ocorram simultaneamente. Suspensa no palato, na parte traseira da garganta, há uma projeção móvel, a **úvula**, que desempenha um importante papel na vedação das passagens nasais durante a deglutição (a úvula é a estrutura que se levanta ao se dizer "ahhh" para que o médico possa examinar melhor a garganta).

A **língua**, que forma o piso da cavidade oral, é composta por músculo esquelético de controle voluntário. Os movimentos da língua são importantes no direcionamento do alimento dentro da boca durante a mastigação e a deglutição e também têm um papel importante na fala. Além disso, as principais **papilas gustativas** estão localizadas na língua (veja no Capítulo 9).

A **faringe** é a cavidade na parte de trás da garganta. Ela atua como passagem comum ao sistema digestório (servindo de elo entre a boca e o esôfago para o alimento) e ao sistema respiratório (fornecendo acesso para o ar entre as passagens nasais e a traqueia). Essa organização exige mecanismos (que serão descritos em breve) para guiar alimento e ar para as passagens adequadas após a faringe. Abrigadas dentro das paredes laterais da faringe estão as **tonsilas**, ou **amígdalas**, tecidos linfoides que fazem parte da equipe de defesa do organismo.

Os dentes são responsáveis pela mastigação.

O primeiro passo no processo digestivo é a **mastigação**, a movimentação da boca que envolve o ato de roer, cortar, esmagar e misturar o alimento ingerido e que é realizada pelos **dentes**. Os dentes estão firmemente embutidos nas mandíbulas e delas se projetam. A parte exposta de um dente é coberta por **esmalte**, a estrutura mais dura do corpo. O esmalte se forma antes do surgimento do dente por células especiais que se perdem à medida que o dente cresce.

Nota Clínica Como o esmalte não pode ser regenerado depois que os dentes nascem, quaisquer falhas (**cáries dentais** ou "cavidades") que se desenvolvam neles devem ser corrigidas por preenchimentos artificiais, ou a superfície continuará erodindo até a polpa viva subjacente.

Os dentes superiores e inferiores normalmente se encaixam quando as mandíbulas se fecham. Esta **oclusão** permite que o alimento seja moído e esmagado entre as superfícies dos dentes.

Nota Clínica Quando os dentes não entram em contato adequadamente, não conseguem realizar sua ação normal de corte e trituração adequadamente. Tal **oclusão defeituosa** resulta do posicionamento anormal dos dentes

A partir deste ponto de vista, é possível perceber que a regulação do funcionamento gastrointestinal é bastante complexa, sendo influenciada por muitas vias sinérgicas inter-relacionadas e projetadas para garantir que as respostas adequadas ocorram para a digestão e absorção dos alimentos ingeridos. Em nenhum outro lugar do organismo é exercido tanto controle sobreposto.

Agora, faremos um "passeio" pelo trato digestório, começando pela boca e terminando no ânus. Pelo caminho, examinaremos os quatro processos digestivos básicos de mobilidade, secreção, digestão e absorção em cada órgão digestório. A ▲ Tabela 16-1 resume essas atividades e servirá de referência útil ao restante do capítulo.

Boca

A cavidade oral é a entrada para o trato digestório.

A entrada para o trato digestório se dá através da **boca** ou **cavidade oral**. A abertura é formada pelos **lábios** musculares, que ajudam a adquirir, guiar e conter o alimento na boca. Os lábios também têm funções não digestivas – são importantes para a fala (a articulação de muitos sons depende de uma formação labial em particular) e como receptor sensorial nas relações interpessoais (como no beijo, por exemplo). Os lábios têm sensação tátil especialmente bem desenvolvida.

O **palato**, que forma o teto arqueado da cavidade oral, separa a boca das passagens nasais. Sua presença permite que a respira-

e é frequentemente causada por dentes excessivamente grandes para o espaço mandibular disponível ou quando uma mandíbula está deslocada em relação à outra. Além da mastigação ineficaz, a oclusão defeituosa pode causar o desgaste anormal das superfícies dos dentes afetados e disfunção e dor da **articulação temporomandibular (ATM)**, local em que as mandíbulas se articulam entre si. Oclusões defeituosas, em geral, podem ser corrigidas pelo uso de aparelhos que exercem pressão suave e prolongada contra os dentes, a fim de movê-los gradualmente até a posição desejada.

Os dentes podem exercer forças muito maiores que as necessárias para mastigar alimentos comuns. Por exemplo, os molares em um homem adulto podem exercer uma força de esmagamento de até 200 libras, suficiente para quebrar uma noz dura, mas normalmente essas forças tão potentes não são utilizadas. Na verdade, o grau de oclusão é mais importante que a força da mordida na determinação da eficiência da mastigação.

As funções de mastigação são (1) moer e romper alimentos em pedaços menores para facilitar a deglutição e aumentar a área superficial do alimento sobre a qual enzimas salivares atuarão, (2) misturar os alimentos à saliva e (3) estimular as papilas gustativas. Esta última não apenas origina a sensação subjetiva e agradável do gosto, mas também, como um estímulo de processo ulterior, aumenta reflexamente as secreções salivar, gástrica, pancreática e biliar, em preparação à chegada do alimento.

O ato de mastigar pode ser voluntário, mas a maior parte da mastigação durante uma refeição é um reflexo rítmico causado pela ativação dos músculos esqueléticos das mandíbulas, lábios, bochechas e língua em resposta à pressão do alimento contra os tecidos orais.

A saliva inicia a digestão de carboidratos, é importante na higiene oral e facilita a fala.

A **saliva**, a secreção associada à boca, é produzida amplamente por três grandes pares de glândulas salivares que ficam fora da cavidade oral e descarregam saliva através de dutos curtos dentro da boca.

A saliva é aproximadamente 99,5% de H_2O e 0,5% de eletrólitos e proteínas. A concentração salivar de NaCl (sal) é apenas um sétimo do plasma, o que é importante na percepção de sabores salgados. Da mesma forma, a discriminação de sabores doces aumenta pela ausência de glicose na saliva. As proteínas salivares mais importantes são *amilase*, *muco* e *lisozima*. Elas contribuem para as funções da saliva da seguinte forma:

1. A saliva começa a digestão do carboidrato na boca por meio da ação da **amilase salivar**, uma enzima que decompõe polissacarídeos em **maltose**, um dissacarídeo formado por duas moléculas de glicose (veja a • Figura 16-1).

2. A saliva facilita a deglutição ao umedecer partículas de alimento, mantendo-as grudadas por conseguinte, e fornecendo lubrificação mediante a presença de **muco**, espesso e escorregadio.

3. A saliva exerce alguma ação antibacteriana por um efeito quádruplo – primeiro, pela **lisozima**, uma enzima que faz lise, ou destrói, algumas bactérias ao decompor suas paredes celulares; segundo, por uma *glicoproteína ligante* que liga os anticorpos IgA (veja no Capítulo 12); terceiro, pela *lactoferrina*, que se une fortemente ao ferro necessário para multiplicação bacteriana; e quarto, ao eliminar material que possa servir de fonte de alimento para bactérias.

4. A saliva serve de solvente para moléculas que estimulam as papilas gustativas. Apenas moléculas na solução podem reagir com os receptores das papilas gustativas. É possível demonstrar isso facilmente: seque a língua e coloque um pouco de açúcar nela – você não conseguirá sentir o sabor até que ela fique umedecida. O fluxo de saliva também elimina as partículas de alimento nas papilas gustativas para que se consiga saborear a próxima garfada.

5. A saliva ajuda na fala, facilitando os movimentos dos lábios e da língua. É mais difícil falar quando se tem a sensação de boca seca.

6. A saliva desempenha um papel importante na higiene oral, ajudando a manter a boca e os dentes limpos. O fluxo constante de saliva ajuda a eliminar resíduos de alimento, partículas estranhas e células epiteliais velhas descartadas pela mucosa oral. A contribuição da saliva para isso é aparente para qualquer pessoa que ficou com gosto ruim na boca quando a salivação é suprimida por um tempo, como durante uma febre ou estados de ansiedade prolongada.

7. A saliva é rica em tampões de bicarbonato, que neutralizam os ácidos nos alimentos e também os produzidos por bactérias na boca, ajudando, assim, a prevenir cáries dentais.

Apesar dessas muitas funções, a saliva não é essencial para digerir e absorver alimentos, pois as enzimas produzidas pelo pâncreas e pelo intestino delgado podem concluir a digestão alimentar mesmo na ausência de secreção salivar e gástrica.

Nota Clínica Os principais problemas associados à redução da secreção salivar, uma condição conhecida como **xerostomia**, são a dificuldade para mastigar e engolir, fala inarticulada (a não ser que goles frequentes de água sejam ingeridos enquanto se fala) e um grande aumento nos casos de cáries dentais se precauções especiais não forem tomadas.

A secreção salivar é contínua e pode aumentar de forma reflexa.

Em média, cerca de 1 a 2 litros de saliva são secretados por dia, variando-se de uma taxa basal espontânea contínua de 0,5 ml/min a uma taxa de fluxo máximo de aproximadamente 5 ml/min em resposta a um estímulo potente, como chupar limão. A secreção basal contínua de saliva, na ausência de estímulos aparentes, é causada pela estimulação constante em baixo nível das terminações nervosas parassimpáticas que terminam nas glândulas salivares. Esta secreção basal é importante para manter a boca e a garganta úmidas o tempo todo. Além dessa secreção contínua de baixo nível, a secreção salivar pode aumentar por dois tipos de reflexos salivares, os reflexos salivares simples e condicionados (• Figura 16-4).

REFLEXOS SALIVARES SIMPLES E CONDICIONADOS O **reflexo salivar simples** ocorre quando quimiorreceptores e receptores de pressão dentro da cavidade oral reagem à presença de alimento. Mediante ativação, esses receptores iniciam impulsos nas fibras nervosas aferentes que levam as informações ao **centro salivar**, localizado no bulbo do tronco cerebral, assim como todos os centros cerebrais que controlam atividades digestivas. O centro salivar, por sua vez, envia impulsos via nervos autônomos extrínsecos às glândulas salivares para promover a maior salivação. Procedimentos odontológicos promovem a secreção salivar na ausência de alimento porque essas manipulações ativam receptores de pressão na boca.

Com o **reflexo salivar condicionado**, ou **adquirido**, a salivação ocorre sem estimulação oral. Simplesmente imaginar, ver, cheirar ou ouvir o preparo de um prato agradável inicia a salivação por meio deste reflexo. Todos nós ficamos com "água na boca" ao esperarmos algo delicioso para comer. Este reflexo é uma reação aprendida com base em experiências anteriores. Impulsos que surgem fora da boca e estão associados mentalmente ao prazer de comer atuam por meio do córtex cerebral para estimular o centro salivar do bulbo.

INFLUÊNCIA AUTÔNOMA SOBRE A SECREÇÃO SALIVAR   O centro salivar controla o grau de produção de saliva através dos nervos autônomos que alimentam as glândulas salivares. Diferente do sistema nervoso autônomo em outras partes do corpo, respostas simpáticas e parassimpáticas nas glândulas salivares não são antagonistas. A estimulação simpática e a parassimpática aumentam a secreção salivar, mas a quantidade, as características e os mecanismos são diferentes. A estimulação parassimpática, que exerce a função dominante na secreção salivar, produz um fluxo imediato e abundante de saliva aquosa e rica em enzimas. A estimulação simpática, por sua vez, produz um volume muito menor de saliva espessa e rica em muco. Como a estimulação simpática gera um volume menor de saliva, a boca parece mais seca do que o normal durante circunstâncias nas quais o sistema simpático é dominante, como situações de estresse. Por esta razão, as pessoas frequentemente sentem a boca seca quando estão nervosas e precisam fazer um discurso.

A secreção salivar é a única secreção digestiva sob controle totalmente neural. Todas as demais secreções digestivas são controladas por reflexos do sistema nervoso e hormônios.

A digestão na boca é mínima, não há absorção de nutrientes.

A digestão na boca envolve a hidrólise de polissacarídeos em dissacarídeos pela amilase. Entretanto, a maior parte da digestão por esta enzima é realizada no corpo do estômago depois que a massa de alimento e a saliva foram engolidas. O ácido desativa a amilase, mas, no centro da massa alimentar, aonde o ácido estomacal ainda não chegou, a enzima salivar continua funcionando por várias horas.

Não há absorção de alimentos na boca. O importante é que alguns medicamentos podem ser absorvidos pela mucosa oral, com um ótimo exemplo sendo a *nitroglicerina*, um vasodilatador utilizado às vezes por pacientes cardíacos para aliviar os ataques de angina associados à isquemia do miocárdio (veja no Capítulo 9).

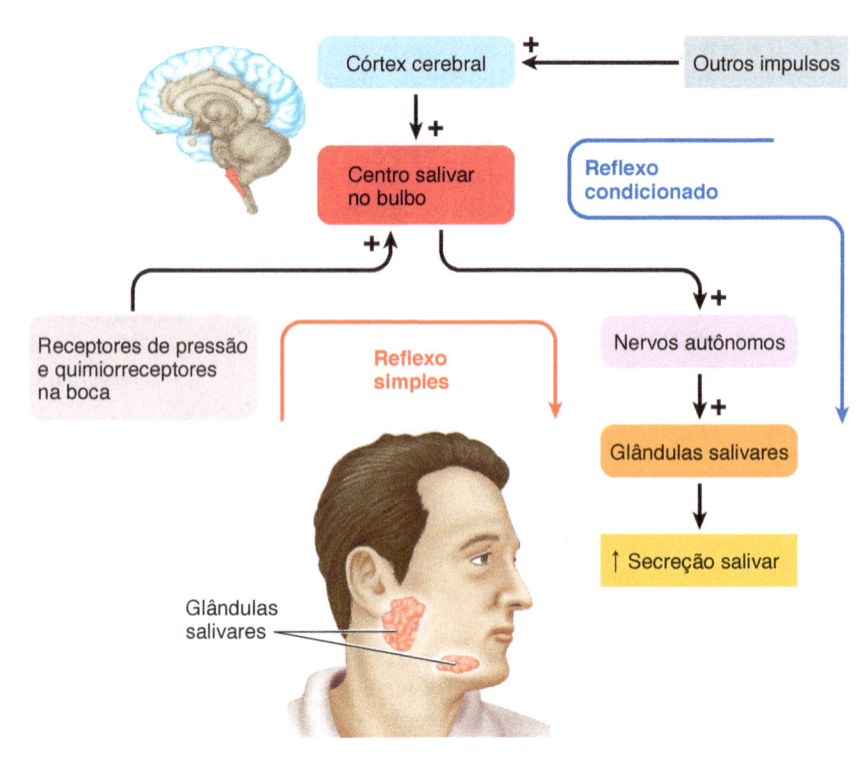

• **FIGURA 16-4**   Controle da secreção salivar.

Faringe e Esôfago

A mobilidade associada à faringe e ao esôfago é a **deglutição**. A maioria das pessoas pensa na deglutição meramente como o ato de mover alimento da boca para o esôfago. Entretanto, a deglutição é, na verdade, todo o processo de levar alimento da boca através de todo o esôfago até o estômago.

A deglutição é um reflexo do tipo "tudo ou nada" programado sequencialmente.

A deglutição é iniciada quando um **bolo**, uma bola de alimento mastigado ou líquido, é forçado voluntariamente pela língua, passando parte traseira da boca e chegando à faringe. A pressão do bolo estimula os receptores de pressão da faringe, que enviam impulsos aferentes ao **centro de deglutição** localizado no bulbo do tronco cerebral. O centro de deglutição, então, ativa, de forma reflexa e na sequência adequada, os músculos envolvidos na deglutição. A deglutição é o reflexo mais complexo no organismo. Diversas reações altamente coordenadas são ativadas em um padrão específico "tudo ou nada" em um período de tempo para realizar o ato de engolir. A deglutição é iniciada voluntariamente, mas quando começa, não pode ser interrompida. Talvez você já tenha passado por isso quando um pedaço grande de bala ficou preso inadvertidamente na parte de trás da sua garganta, ativando uma deglutição não intencional.

Durante a fase orofaríngea da deglutição, o alimento é impedido de entrar nas vias erradas.

A deglutição é dividida em fase orofaríngea e fase esofágica. A **fase orofaríngea** dura cerca de um segundo e consiste na movimentação do bolo da boca através da faringe e até o esôfago.

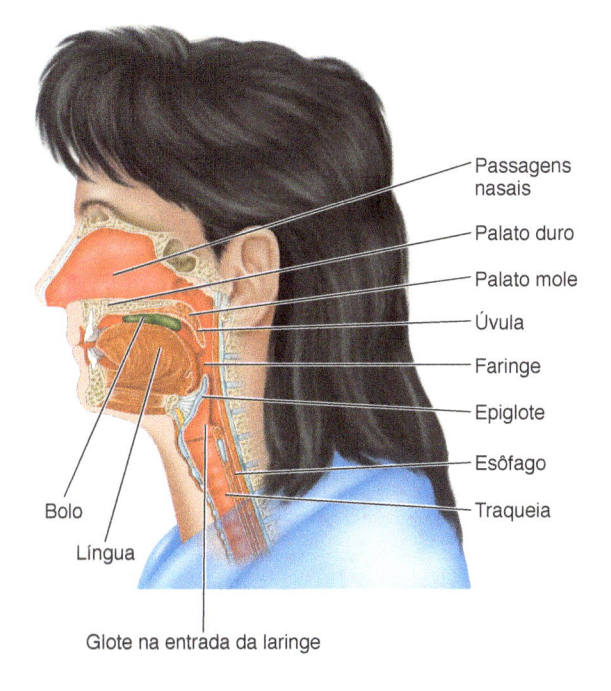

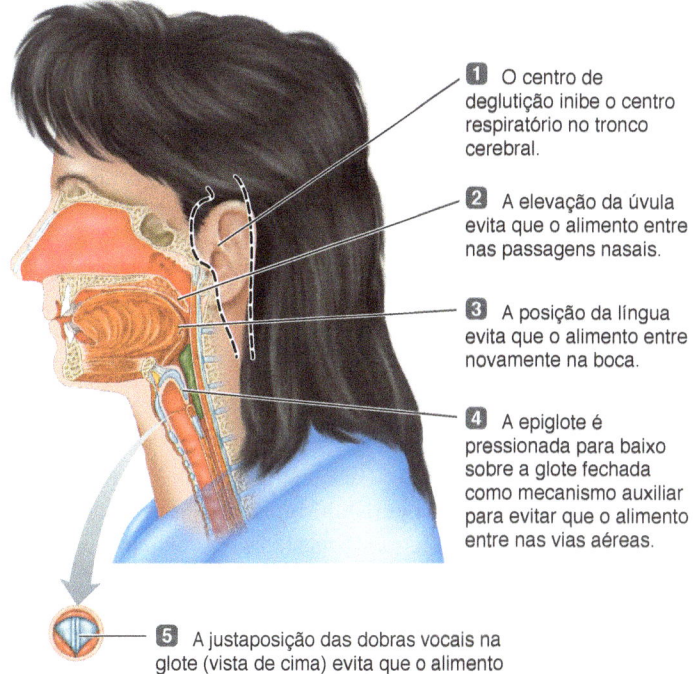

(a) Posição das estruturas orofaríngeas em repouso

(b) Alterações durante o estágio orofaríngeo da deglutição para evitar que o alimento entre nas passagens erradas

• **FIGURA 16-5** Fase orofaríngea da deglutição.

Quando o bolo entra na faringe, deve ser direcionado ao esôfago e impedido de entrar nas outras aberturas que se comunicam com a faringe. Em outras palavras, o alimento não deve retornar novamente à boca, entrar nas passagens nasais e nem na traqueia. Isso é gerenciado pelas seguintes atividades coordenadas (• Figura 16-5):

■ A posição da língua contra o palato duro evita que o alimento retorne à boca durante a deglutição.

■ A úvula é elevada e se aloja na parte de trás da garganta, vedando a passagem nasal da faringe para que o alimento não entre no nariz.

■ O alimento é impedido de entrar na traqueia principalmente pela elevação da laringe e pelo fechamento impermeável das pregas vocais na abertura da laringe, ou **glote**. A primeira parte da traqueia é a *laringe*, ou *caixa de voz*, na qual as *pregas vocais* são estiradas. Durante a deglutição, as pregas vocais têm uma finalidade não relacionada à fala. A contração dos músculos da laringe alinha as pregas vocais em justaposição firme, vedando-se, assim, a entrada da glote (veja a • Figura 13-3). Além disso, o bolo move uma pequena aba de tecido cartilaginoso, a **epiglote** (*epi* quer dizer "sobre"), para trás e para baixo sobre a glote fechada, para maior garantia de que o alimento não entre nas vias aéreas respiratórias.

■ A pessoa não efetua esforços inúteis de respiração quando as passagens respiratórias são fechadas temporariamente durante a deglutição, porque o centro de deglutição inibe brevemente o centro respiratório na proximidade.

■ Com a laringe e a traqueia fechadas, os músculos da faringe se contraem para forçar o bolo para dentro do esôfago.

O esfíncter faringoesofágico evita que ar entre no trato digestório durante a respiração.

O **esôfago** é um tubo muscular relativamente reto que se estende entre a faringe e o estômago (veja a ▲ Tabela 16-1). Estendendo-se pela maior parte na cavidade torácica, ele penetra no diafragma e se une ao estômago na cavidade abdominal, alguns centímetros abaixo do diafragma.

O esôfago é protegido por esfíncteres em suas duas extremidades. Um esfíncter é uma estrutura muscular anelar que, quando fechada, evita a passagem através do tubo que protege. O esfíncter esofágico superior é o *esfíncter faringoesofágico* e o esfíncter esofágico inferior é o *esfíncter gastroesofágico*. Discutiremos primeiro o papel do esfíncter faringoesofágico, depois o processo de trânsito esofágico do alimento e, por fim, a importância do esfíncter gastroesofágico.

Como o esôfago é exposto à pressão intrapleural subatmosférica como resultado da atividade respiratória (veja a • Figura 13-6), há um gradiente de pressão entre a atmosfera e o esôfago. Exceto durante uma deglutição, o **esfíncter faringoesofágico** permanece fechado, como resultado da contração neuralmente induzida do músculo esquelético circular do esfíncter. A contração tônica desse esfíncter esofágico superior mantém a entrada para o esôfago fechada para evitar que grandes volumes de ar entrem no esôfago e no estômago durante a respiração. Em vez disso, o ar é direcionado apenas para as vias aéreas respiratórias. Caso contrário, o trato digestório seria sujeito à entrada de grandes volumes de gás, o que levaria à **eructação** (arroto) excessiva. Durante a deglutição, este esfíncter se abre e permite que o bolo passe para dentro do esôfago. Quando o bolo entra no esôfago, o esfíncter faringoesofágico se fecha, as vias aéreas respiratórias se abrem e a respiração é retomada. A fase orofaríngea está completa e cerca de um segundo se passou desde que a deglutição iniciou-se.

Ondas peristálticas empurram o alimento pelo esôfago.

A **fase esofágica** da deglutição começa agora. O centro de deglutição ativa uma **onda peristáltica primária** que vai do início ao fim do esôfago, forçando o bolo para frente através do esôfago até o estômago. O termo **peristaltismo** refere-se às contrações anelares do músculo liso circular que progressivamente impelem o bolo para frente, empurrando-o para uma área relaxada à frente da contração (• Figura 16-6). A onda peristáltica leva de cinco a nove segundos para atingir a extremidade inferior do esôfago. A progressão da onda é controlada pelo centro de deglutição, com inervação pelo nervo vago, ou pneumogástrico.

Se um bolo grande ou pegajoso que foi engolido, como um pedaço de sanduíche de manteiga de amendoim, não é levado até o estômago pela onda peristáltica primária, o bolo alojado distende o esôfago, estimulando receptores de pressão dentro de suas paredes. Como resultado, uma segunda onda peristáltica mais forte é iniciada, mediada pelos plexos nervosos intrínsecos no nível da distensão. Essas **ondas peristálticas secundárias** não envolvem o centro de deglutição e a pessoa não fica sabendo da ocorrência. A distensão do esôfago também aumenta de forma reflexa a secreção salivar. O bolo preso por fim é deslocado e movido para frente através da combinação da lubrificação pela saliva adicional engolida e as fortes ondas peristálticas secundárias. O peristaltismo esofágico é tão efetivo que se pode comer uma refeição inteira de cabeça para baixo e ela seria imediatamente empurrada até o estômago.

O esfíncter gastroesofágico evita refluxo do conteúdo gástrico.

Exceto durante a deglutição, o **esfíncter gastroesofágico**, um músculo liso em contraste com o esfíncter esofágico superior, fica tonicamente contraído através de atividade miogênica (veja no Capítulo 8) para manter uma barreira entre o estômago e o esôfago, reduzindo-se a chance de refluxo do conteúdo gástrico ácido para o esôfago. Se o conteúdo gástrico retornar, apesar do esfíncter, a acidez desse conteúdo irrita o esôfago, causando o desconforto esofágico conhecido como **azia**.

À medida que a onda peristáltica percorre o esôfago, o esfíncter gastroesofágico relaxa, de forma que o bolo possa passar para o estômago. Depois que o bolo entra no estômago, a deglutição é concluída e esse esfíncter esofágico inferior se contrai novamente.

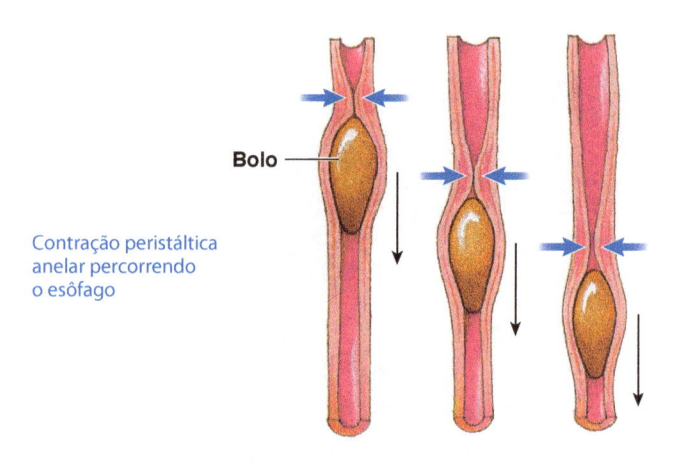

• **FIGURA 16-6 Peristaltismo no esôfago.** À medida que a contração peristáltica desce pelo esôfago, ela empurra o bolo para área relaxada à frente, impulsionando o bolo em direção ao estômago.

A secreção esofágica é totalmente protetora.

A secreção esofágica é simplesmente muco. Na verdade, o muco é secretado em todo o comprimento do trato digestório por células glandulares secretoras de muco na mucosa. Ao lubrificar a passagem de alimento, o muco esofágico diminui a probabilidade de o esôfago ser danificado por quaisquer bordas agudas no alimento que acabou de entrar. Além disso, ele protege a parede do esôfago contra ácidos e enzimas do suco gástrico se houver refluxo gástrico.

Todo o tempo de trânsito na faringe e no esôfago leva, em média, apenas 6 a 10 segundos, pouquíssimo para que ocorra qualquer digestão ou absorção nesta região. Agora, faremos nossa próxima parada, no estômago.

Estômago

O **estômago** é uma câmara, em forma de letra jota e semelhante a uma bolsa, situada entre o esôfago e o intestino delgado. Ele é dividido arbitrariamente em três partes, com base em distinções anatômicas, histológicas e funcionais (• Figura 16-7). O **fundo** é a parte do estômago que fica acima da abertura esofágica. O meio, ou parte média do estômago, é o **corpo**. As camadas de músculo liso no estômago são relativamente finas, mas a parte inferior do estômago, o **antro**, tem musculatura muito mais pesada. Esta diferença na espessura muscular desempenha um importante papel na mobilidade gástrica dessas duas regiões, como se verá em breve. Também há diferenças glandulares na mucosa dessas regiões, conforme será descrito mais tarde. A parte terminal do estômago é o **esfíncter pilórico**, que atua como barreira entre o estômago e a parte superior do intestino delgado, o duodeno.

O estômago armazena alimentos e inicia a digestão de proteínas.

O estômago desempenha três principais funções:

1. A função mais importante do estômago é armazenar alimentos ingeridos até que possam ser esvaziados no intestino delgado a uma taxa adequada para digestão e absorção ideais. Mesmo

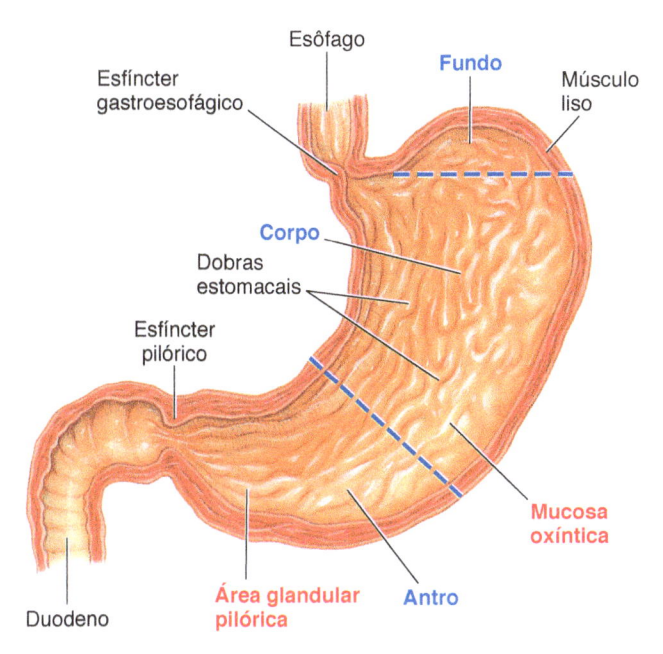

• **FIGURA 16-7 Anatomia do estômago.** O estômago está dividido em três partes, com base em diferenças estruturais e funcionais – fundo, corpo e antro. O revestimento da mucosa do estômago é dividido em mucosa oxíntica e área glandular pilórica, com base em diferenças na secreção glandular.

uma refeição consumida em minutos necessita de horas para ser digerida e absorvida. Como o intestino delgado é o local primário para esta digestão e absorção, é importante que o estômago armazene o alimento e o regule no duodeno a uma taxa que não exceda as capacidades do intestino delgado.

2. O estômago secreta ácido clorídrico (HCl) e enzimas que dão início à digestão de proteínas.

3. Por meio dos movimentos de mistura do estômago, o alimento ingerido é pulverizado e misturado a secreções gástricas para que se produza uma mistura líquida espessa conhecida como **quimo**. O conteúdo estomacal deve ser convertido em quimo antes de poder ser esvaziado no duodeno.

A seguir, discutiremos como o estômago realiza essas funções enquanto examinamos os quatro processos digestivos básicos – mobilidade, secreção, digestão e absorção – e a forma como se relacionam ao estômago. Iniciaremos com a discussão sobre a mobilidade.

A mobilidade gástrica é complexa e sujeita a diversos impulsos reguladores. Os quatro aspectos da mobilidade gástrica são (1) enchimento, (2) armazenamento, (3) mistura e (4) esvaziamento. Começaremos com o enchimento gástrico.

O enchimento gástrico envolve o relaxamento receptivo.

Quando vazio, o estômago tem um volume de cerca de 50 ml, mas pode se expandir até uma capacidade de aproximadamente 1 litro (1.000 ml) durante uma refeição. O estômago pode acomodar essa mudança de 20 vezes no volume com pouca alteração na tensão em suas paredes e pouco aumento na pressão intragástrica por meio do mecanismo a seguir. O interior do estômago tem dobras profundas. Durante uma refeição, as dobras ficam menores e quase achatadas, à medida que o estômago se relaxa levemente a cada garfada, semelhante à expansão gradual de uma bolsa de água vazia à medida que é preenchida. Este relaxamento reflexo do estômago enquanto recebe alimento é chamado de **relaxamento receptivo**. Ele aumenta a capacidade do estômago de acomodar o volume adicional de alimento com pouco aumento na pressão estomacal. Entretanto, se mais de um litro de alimento é consumido, o estômago fica excessivamente distendido, a pressão intragástrica aumenta e a pessoa sente desconforto. O relaxamento receptivo é ativado pelo ato de comer e mediado pelo nervo vago.

O armazenamento gástrico ocorre no corpo do estômago.

Um grupo de células marca-passo (células intersticiais de Cajal) localizado na região superior do fundo do estômago gera potenciais de onda lenta que percorrem o estômago em direção ao esfíncter pilórico a um ritmo de três por minuto. Este padrão sucessivo de despolarizações espontâneas – o ritmo elétrico básico, ou REB, do estômago – ocorre continuamente e pode ou não ser acompanhado pela contração da camada de músculo liso circular do estômago. Dependendo do nível de excitabilidade no músculo liso, ele pode ser levado ao limiar por este fluxo de corrente e sofrer potenciais de ação, que, por sua vez, iniciam ondas peristálticas que percorrem o estômago acompanhando o ritmo do REB a uma taxa de três por minuto.

Quando iniciada, a onda peristáltica se propaga pelo fundo e pelo corpo até o antro e o esfíncter pilórico. Como as camadas de músculo são finas no fundo e no corpo, as contrações peristálticas nesta região são fracas. Quando as ondas atingem o antro, ficam muito mais fortes e vigorosas, porque o músculo ali é muito mais espesso.

Como apenas fracos movimentos de mistura ocorrem no corpo e no fundo, o alimento entregue ao estômago pelo esôfago é armazenado no relativamente tranquilo corpo sem ser misturado. A área do fundo normalmente não armazena alimentos, mas contem apenas um bolso de gás. O alimento é gradualmente levado do corpo para o antro, onde ocorre a mistura.

A mistura gástrica ocorre no antro do estômago.

As fortes contrações peristálticas do antro misturam o alimento com secreções gástricas para produzir quimo. Cada onda peristáltica do antro empurra para frente o quimo, em direção ao esfíncter pilórico. A contração tônica do esfíncter pilórico normalmente o mantém quase fechado, embora não totalmente. A abertura é suficientemente grande para que água e outros fluidos atravessem com facilidade, mas pequena demais para que o quimo mais espesso atravesse, exceto quando empurrado por uma forte contração peristáltica do antro. Mesmo assim, dos 30 ml de quimo que o antro pode reter, normalmente alguns mililitros do conteúdo do antro vão para o duodeno a cada onda peristáltica. Antes que mais quimo possa ser expulso, a onda peristáltica chega ao esfíncter pilórico e faz com que ele se contraia com mais força, vedando a saída e bloqueando a passagem para o duodeno. O volume de quimo do antro que estava sendo impelido, mas que não chegou ao duodeno, é repentinamente bloqueado no esfíncter fechado e retorna ao antro, apenas para ser movido para

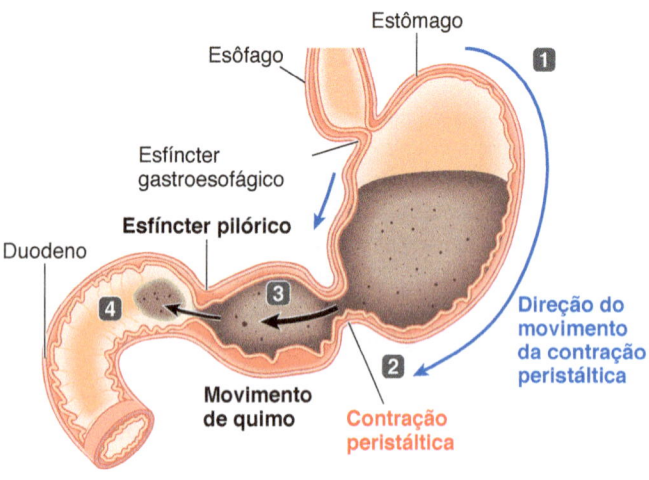

Esvaziamento gástrico

1 Uma contração peristáltica se origina no fundo superior e vai em direção ao esfíncter pilórico.

2 A contração fica mais vigorosa à medida que atinge o antro de músculo espesso.

3 A forte contração peristáltica do antro impulsiona o quimo para frente.

4 Uma pequena parte de quimo é empurrada através do esfíncter parcialmente aberto para o duodeno. Quanto mais forte a contração do antro, mais quimo é esvaziado a cada onda contrátil.

Bolo gástrico

5 Quando a contração peristáltica chega ao esfíncter pilórico, o esfíncter se fecha firmemente e não ocorre mais esvaziamento.

6 Quando o quimo impelido chega ao esfíncter fechado, ele é retornado ao antro. A mistura de quimo é realizada à medida que ele é movido para frente e devolvido para o antro a cada contração peristáltica.

- **FIGURA 16-8** Esvaziamentos e misturas no estômago como resultado das contrações peristálticas do antro.

---

frente e retornar de novo, à medida que a nova onda peristáltica progride (• Figura 16-8). O movimento para frente e para trás mistura completamente o quimo no antro.

O esvaziamento gástrico é amplamente controlado por fatores no duodeno.

Além de misturar o conteúdo gástrico, as contrações peristálticas do antro também são a força de impulsão para o esvaziamento gástrico. A quantidade de quimo que escapa para o duodeno com cada onda peristáltica antes que o esfíncter pilórico se feche totalmente depende bastante da força do peristaltismo. A intensidade do peristaltismo do antro pode variar notavelmente sob a influência de diferentes sinais do estômago e do duodeno. Assim, o esvaziamento gástrico é regulado por fatores gástricos e duodenais (▲ Tabela 16-2). Esses fatores influenciam a excitabilidade do estômago ao despolarizarem ou hiperpolarizarem levemente o músculo liso gástrico. Esta excitabilidade, por sua vez, é um determinante do nível de atividade peristáltica do antro. Quanto maior a excitabilidade, mais frequentemente o REB gerará potenciais de ação, maior será o grau de atividade peristáltica no antro e mais rápida a taxa de esvaziamento gástrico.

FATORES NO ESTÔMAGO QUE INFLUENCIAM A TAXA DE ESVAZIAMENTO GÁSTRICO O principal fator gástrico que influencia a força da contração é a quantidade de quimo no estômago.

Se os demais fatores mantiverem-se iguais, o estômago se esvazia a qualquer momento a uma taxa proporcional ao volume de quimo dentro dele. A distensão do estômago ativa maior mobilidade gástrica por meio de um efeito direto do estiramento no músculo liso, bem como por meio do envolvimento dos plexos intrínsecos, do nervo vago e do hormônio estomacal *gastrina* (a fonte, o controle e outras funções deste hormônio serão descritos mais adiante).

Além disso, o nível de fluidez do quimo no estômago influencia o esvaziamento gástrico. O conteúdo estomacal deve ser convertido em um líquido espesso altamente dividido antes de ser esvaziado. Quanto antes o nível adequado de fluidez puder ser atingido, mais rapidamente o conteúdo está pronto para ser evacuado.

FATORES NO DUODENO QUE INFLUENCIAM A TAXA DE ESVAZIAMENTO GÁSTRICO Apesar dessas influências gástricas, fatores no duodeno são essenciais no controle da taxa de esvaziamento gástrico. O duodeno deve estar pronto para receber o quimo e pode adiar o esvaziamento gástrico ao reduzir a atividade peristáltica no estômago até que o duodeno esteja pronto para acomodar mais quimo. Mesmo se o estômago estiver distendido e seu conteúdo estiver na forma líquida, não poderá ser esvaziado até que o duodeno esteja pronto para lidar com o quimo.

Os quatro fatores duodenais mais importantes que influenciam o esvaziamento gástrico são *gordura, ácido, hipertonicidade* e *distensão*. A presença de um ou mais desses estímulos no duodeno ativa os receptores duodenais adequados, disparando uma reação neural ou hormonal que refreia a mobilidade gástrica, reduzindo a excitabilidade do músculo liso gástrico. A redu-

TABELA 16-2 Fatores que regulam a mobilidade e o esvaziamento gástrico

Fatores	Modo de regulação	Efeitos sobre a mobilidade e o esvaziamento gástrico
Dentro do estômago		
Volume de quimo	A distensão tem um efeito direto sobre a excitabilidade do músculo liso gástrico, além de atuar por meio dos plexos intrínsecos, do nervo vago e da gastrina	O maior volume estimula a mobilidade e o esvaziamento
Grau de fluidez	Efeito direto; o conteúdo deve estar em forma fluida para ser evacuado	Maior fluidez permite esvaziamento mais rápido
Dentro do duodeno		
Presença de gordura, ácido, hipertonicidade ou distensão	Inicia o reflexo enterogástrico ou ativa a liberação de enterogastronas (secretina, colecistoquinina)	Esses fatores no duodeno inibem maior mobilidade gástrica e esvaziamento até que o duodeno tenha lidado com fatores já presentes
Fora do sistema digestório		
Emoção	Altera o equilíbrio autônomo	Estimula ou inibe a mobilidade e o esvaziamento
Dor intensa	Aumenta a atividade simpática	Inibe a mobilidade e o esvaziamento

ção subsequente na atividade peristáltica do antro desacelera a taxa de esvaziamento gástrico.

■ A *resposta neural* é mediada pelos plexos nervosos intrínsecos (reflexo curto) e pelos nervos autônomos (reflexo longo). Coletivamente, esses reflexos são chamados de **reflexo enterogástrico**.

■ A *resposta hormonal* envolve a liberação pela mucosa do intestino delgado de vários hormônios conhecidos coletivamente como **enterogastronas**. O sangue leva esses hormônios até o estômago, onde inibem as contrações do antro para reduzir o esvaziamento gástrico. As duas enterogastronas mais importantes são a **secretina** e a **colecistoquinina (CCK)**. A secretina é produzida por células endócrinas conhecidas como **células S** e a CCK por células endócrinas conhecidas como **células I** na mucosa duodenal e jejunal. A secretina foi o primeiro hormônio a ser descoberto, em 1902. Como era um produto secretório que entrava no sangue, foi chamado de *secretina*. O nome *colecistoquinina* vem do fato de que este mesmo hormônio também causa contração da vesícula biliar (*cole* quer dizer "bile", *cisto* significa "vesícula" e *quinina* quer dizer "contração"). A secretina e a CCK são os principais hormônios gastrointestinais que executam outras funções importantes além de servirem como enterogastronas.

Vamos examinar por que é importante que cada um desses estímulos no duodeno (gordura, ácido, hipertonicidade e distensão) adie o esvaziamento gástrico (atuando através do reflexo enterogástrico ou de uma das enterogastronas).

■ *Gordura*. A gordura é digerida e absorvida mais lentamente do que os outros nutrientes. Além disso, a digestão e a absorção de gordura ocorrem dentro do lúmen do intestino delgado. Portanto, quando gordura já está no duodeno, maior esvaziamento gástrico de mais conteúdos gordurosos do estômago no duodeno é evitado até que o intestino delgado tenha processado a gordura já ali. Na verdade, a gordura é o estímulo mais potente para a inibição da mobilidade gástrica. Isso fica evidente ao compararmos a taxa de esvaziamento de uma refeição rica em gorduras (depois de seis horas, parte de uma refeição de bacon e ovos pode ainda estar no estômago) com a de uma refeição com proteínas e carboidratos (uma refeição de carne magra e batatas pode se esvaziar em três horas) (para uma discussão sobre a refeição pré-jogo antes da participação em um evento atlético, veja o quadro ■ **Detalhes da Fisiologia do Exercício**);

■ *Ácido*. Como o estômago secreta ácido clorídrico (HCl), o quimo altamente ácido é esvaziado no duodeno, onde é neutralizado pelo bicarbonato de sódio ($NaHCO_3$), secretado no lúmen duodenal principalmente pelo pâncreas. O ácido não neutralizado irrita a mucosa duodenal e desativa as enzimas digestivas pancreáticas secretadas no lúmen duodenal. Portanto, adequadamente, o ácido não neutralizado no duodeno inibe maior esvaziamento do conteúdo de ácido gástrico até que a neutralização completa possa ser atingida.

■ *Hipertonicidade*. À medida que moléculas de proteína e amido são digeridas no lúmen duodenal, grandes números de moléculas de aminoácido e glicose são liberados. Se a absorção dessas moléculas de aminoácido e glicose não acompanha o ritmo da taxa na qual a digestão de proteínas e carboidratos ocorre, esses grandes números de moléculas permanecem no quimo e aumentam a osmolaridade do conteúdo duodenal. A osmolaridade depende do número de moléculas presentes, não de seu tamanho, e uma molécula de proteína pode ser dividida em várias centenas de moléculas de aminoácido, cada uma com a mesma atividade osmótica da molécula de proteína original. O mesmo é verdadeiro para uma grande molécula de amido, que produz muitas moléculas de glicose menores, mas também

DETALHES DA FISIOLOGIA DO EXERCÍCIO

Refeição pré-jogo: o que é e o que não é permitido?

Muitos técnicos e atletas acreditam cegamente em rituais alimentícios especiais antes de uma competição. Por exemplo, um time de futebol americano pode sempre comer bife no café da manhã antes de um jogo. Outro sempre incluirá bananas em sua refeição pré-jogo. Esses rituais funcionam?

Muitos estudos foram realizados para determinar o efeito da refeição pré-jogo sobre o desempenho atlético. Embora estudos em laboratório tenham demonstrado que substâncias como a cafeína melhorem a resistência, nenhuma substância alimentícia que aumente drasticamente o desempenho foi identificada. O treinamento anterior do atleta é o mais importante determinante do desempenho. Embora nenhum alimento em particular dê benefícios especiais antes de uma competição atlética, algumas opções alimentares podem, na verdade, prejudicar os competidores. Por exemplo, uma refeição de carne é rica em gordura e pode demorar tanto para ser digerida que pode prejudicar o desempenho do time de futebol – assim, deveria ser evitada. Entretanto, rituais alimentícios que não prejudiquem o desempenho, mas deem ânimo ou confiança extra aos atletas, como comer bananas, são inofensivos e devem ser respeitados. As pessoas podem dar significados especiais à ingestão de determinados alimentos e sua fé nessas práticas pode fazer a diferença entre ganhar e perder um jogo.

O maior benefício da refeição pré-jogo é evitar a fome durante a competição. Como o estômago pode levar de uma a quatro horas para esvaziar-se, um atleta deve comer pelo menos três a quatro horas antes do início da competição. Quantidades excessivas de alimento não devem ser consumidas antes da prova. O alimento que permanece no estômago durante a competição pode causar diarreia e possivelmente vômito. Esta condição pode ser agravada pelo nervosismo, que desacelera a digestão e adia o esvaziamento gástrico por meio do sistema nervoso simpático.

As melhores opções são os alimentos ricos em carboidrato e pobres em gordura e proteína. A meta é manter os níveis de glicose no sangue e os estoques de carboidrato e não ter muito alimento não digerido no estômago durante a prova ou partida. Alimentos ricos em carboidrato são recomendados porque são esvaziados do estômago mais rapidamente do que a gordura ou a proteína. Carboidratos não inibem o esvaziamento gástrico por meio da liberação de enterogastrona, ao contrário das gorduras e proteínas. As gorduras, em particular, adiam o esvaziamento gástrico e são lentamente digeridas. O processamento metabólico de proteínas produz resíduos nitrogenados como a ureia, cuja atividade osmótica retira água do organismo e aumenta o volume de urina, ambos fatores indesejáveis durante um evento atlético. Boas opções para uma refeição pré-jogo incluem pães, massas, arroz, batatas, gelatinas e sucos de fruta. Esses carboidratos complexos não apenas serão esvaziados do estômago se consumidos de uma a quatro horas antes de uma competição, como também ajudarão a manter o nível de glicose no sangue durante a prova.

Embora possa parecer lógico consumir algo açucarado imediatamente antes de um evento competitivo para dar um "aumento de energia", bebidas e alimentos ricos em açúcar devem ser evitados, porque disparam a liberação de insulina. A insulina é o hormônio que aumenta a entrada de glicose na maioria das células do corpo. Quando a pessoa começa a se exercitar, a sensibilidade à insulina aumenta, o que reduz o nível de glicose no sangue. Um nível reduzido de glicose no sangue induz sensações de fadiga e um maior uso dos estoques de glicogênio dos músculos, o que pode limitar o desempenho em provas de resistência como a maratona. Portanto, o consumo de açúcar logo antes de uma competição pode, na verdade, prejudicar o desempenho ao invés de dar o aumento de energia pretendido.

Até uma hora antes da prova, é melhor que os atletas bebam apenas água, para garantir a hidratação adequada.

---

osmoticamente ativas. Como a água se difunde livremente na parede duodenal, ela entra no lúmen duodenal, advinda do plasma, à medida que a osmolaridade duodenal aumenta. Grandes volumes de água que entram no intestino vindos do plasma causam a distensão intestinal e, mais importante, resultam em problemas circulatórios, devido à redução no volume do plasma. Para evitar tais efeitos, o esvaziamento gástrico é inibido de forma reflexa quando a osmolaridade do conteúdo duodenal começa a subir. Assim, a quantidade de alimento que entra no duodeno para maior digestão em diversas partículas osmoticamente ativas adicionais é reduzida até que os processos de absorção tenham oportunidade de se atualizar.

- *Distensão*. O excesso de quimo no duodeno inibe o esvaziamento de ainda mais conteúdo gástrico, dando ao duodeno distendido tempo para lidar com o volume excessivo de quimo que já contém antes de obter mais.

As emoções podem influenciar a mobilidade gástrica.

Outros fatores não relacionados à digestão, como as emoções, também podem alterar a mobilidade gástrica, ao atuarem por meio dos nervos autônomos para influenciar o nível de excitabilidade do músculo liso gástrico. Embora o efeito das emoções sobre a mobilidade gástrica varie de uma pessoa para outra e nem sempre seja previsível, tristeza e medo geralmente tendem a reduzir a mobilidade, enquanto raiva e agressão tendem a aumentá-la. Além das influências emocionais, dor intensa de qualquer parte do corpo tende a inibir a mobilidade, não apenas no estômago, mas também em todo o trato digestório. Esta reação é causada pela maior atividade simpática.

O estômago não participa ativamente do vômito.

Nota Clínica O **vômito**, ou **êmese**, a expulsão forçada do conteúdo gástrico pela boca, não é realizada por peristaltismo reverso do estômago, como poderia ser imaginado. Na verdade, o estômago em si não participa ativamente do vômito. O estômago, o esôfago e esfíncteres associados ficam relaxados durante o vômito. A principal força de expulsão vem, surpreendentemente, da contração dos músculos respiratórios – o diafragma (o principal músculo inspiratório) e os músculos abdominais (os músculos da expiração ativa).

O ato complexo de vomitar é coordenado por um **centro de vômito** no bulbo do tronco cerebral. O vômito começa com uma inspiração profunda e o fechamento da glote. O diafragma em contração se move para baixo sobre o estômago enquanto a contração simultânea dos músculos abdominais comprime a cavidade abdominal, aumentando a pressão intra-abdominal e forçando as vísceras abdominais para cima. À medida que o estômago flácido é espremido entre o diafragma por cima e a cavidade abdominal comprimida por baixo, o conteúdo gástrico é forçado para cima através dos esfíncteres relaxados e do esôfago e sai pela boca. A glote está fechada e, portanto, o material vomitado não entra nas vias aéreas respiratórias. Além disso, a úvula se levanta para fechar a cavidade nasal. O ciclo de vômito pode ser repetido várias vezes até que o estômago seja esvaziado. O vômito normalmente é precedido por salivação profusa, suor, frequência cardíaca rápida e sensação de náusea, todos sintomas característicos de uma descarga generalizada do sistema nervoso autônomo.

CAUSAS DO VÔMITO O vômito pode ser iniciado pelo impulso aferente de vários receptores por todo o corpo para o centro de vômito. As causas do vômito incluem:

- Estimulação tátil da parte de trás da garganta, que é um dos estímulos mais potentes. Por exemplo, enfiar o dedo na garganta ou mesmo a presença de um depressor de língua ou um instrumento odontológico no fundo da boca são estimulação suficiente para causar engasgo e até vômito em algumas pessoas.

- Irritação ou distensão do estômago e do duodeno.

- Pressão intracraniana elevada, como a causada pela hemorragia cerebral. Assim, o vômito após um ferimento na cabeça é considerado um mau sinal – sugere inchaço ou sangramento dentro da cavidade craniana.

- Rotação ou aceleração da cabeça produzindo tontura, como no enjoo de movimento.

- Agentes químicos, incluindo medicamentos ou substâncias nocivas que iniciam o vômito (isto é, **eméticas**) atuando nas partes superiores do trato gastrointestinal ou estimulando quimiorreceptores em uma **zona de ativação de quimiorreceptores** perto do centro de vômito no cérebro. A ativação dessa zona dispara o reflexo de vômito. Por exemplo, agentes quimioterápicos utilizados no tratamento do câncer frequentemente causam vômito pois atuam sobre a zona de ativação de quimiorreceptores.

- Vômito psicogênico, induzido por fatores emocionais, incluindo os que resultam de visões e odores nauseabundos, a ansiedade antes de se fazer um exame ou outras situações estressantes.

EFEITOS DO VÔMITO Com o vômito excessivo, o organismo sofre grandes perdas de fluidos e ácidos secretados que normalmente seriam reabsorvidos. A resultante redução no volume do plasma pode causar desidratação e problemas circulatórios, e a perda de ácido do estômago pode levar à alcalose metabólica (veja no Capítulo 15).

Entretanto, nem sempre o vômito é nocivo. O vômito limitado, ativado pela irritação do trato digestório, pode ser útil para remover material nocivo do estômago em vez de deixá-lo ficar e ser absorvido. Na verdade, eméticos são, às vezes, ingeridos após a ingestão acidental de venenos, a fim de se remover rapidamente a substância nociva do organismo.

Concluímos aqui a discussão sobre mobilidade gástrica e passamos para as secreções gástricas.

O suco digestivo gástrico é secretado por glândulas localizadas na base das fovéolas.

Todos os dias, o estômago secreta cerca de dois litros de suco gástrico. As células que secretam suco gástrico ficam no revestimento do estômago, a mucosa gástrica, dividida em duas áreas diferentes: (1) a **mucosa oxíntica**, que reveste o corpo e o fundo, e (2) a **área da glândula pilórica (PGA)**, que reveste o antro. A superfície luminal do estômago é repleta de bolsos profundos formados por dobras da mucosa gástrica. As chamadas **fovéolas**, em cujas bases ficam as **glândulas gástricas**, compõem a primeira parte das dobras. Diversas células secretórias revestem essas dobras, algumas exócrinas e outras endócrinas ou parácrinas (▲ Tabela 16-3). Vejamos primeiro as células secretórias gástricas exócrinas.

Três tipos de células secretórias gástricas exócrinas são encontrados nas paredes das fovéolas e das glândulas na mucosa oxíntica.

- As **células mucosas** revestem as fovéolas nas entradas das glândulas. Elas secretam um *muco* fino e aquoso.

- As partes mais profundas das glândulas gástricas são revestidas por células principais e parietais. As mais numerosas **células principais** secretam o precursor de enzima *pepsinogênio*.

- As **células parietais** (ou **oxínticas**) secretam *HCl e fator intrínseco* (*oxíntico* quer dizer "afiado", uma referência ao potente HCl produzido e secretado por essas células).

Estas secreções exócrinas são liberadas no lúmen gástrico. Coletivamente, elas compõem o suco digestivo gástrico.

Algumas **células-tronco** também são encontradas nas fovéolas. Essas células se dividem rapidamente e servem de células-mãe para todas as novas células da mucosa gástrica. As células-filhas que resultam da divisão celular migram para fora da fovéola para se tornarem células epiteliais superficiais ou migram mais profundamente, até as glândulas gástricas, onde se diferenciam em células principais ou parietais. Por meio desta atividade, toda a mucosa estomacal é substituída a cada três dias, aproximadamente. Esta frequente rotatividade é importante, porque o conteúdo estomacal ácido pungente expõe as células mucosas a um severo desgaste.

Entre as fovéolas, a mucosa gástrica é coberta por **células epiteliais superficiais**, que secretam um muco grosso, viscoso e alcalino que forma uma camada visível de vários milímetros de espessura sobre a superfície da mucosa.

As glândulas gástricas da PGA secretam primariamente muco e uma pequena quantidade de pepsinogênio. Nenhum ácido é secretado nesta área, em contraste com a mucosa oxíntica.

Vamos considerar mais detalhadamente esses produtos exócrinos e suas funções na digestão.

O ácido clorídrico ativa o pepsinogênio.

As células parietais secretam ativamente HCl no lúmen das fovéolas, que, por sua vez, esvaziam-se no lúmen do estômago. Como resultado desta secreção de HCl, o pH do conteúdo luminal cai até 2. Íons hidrogênio (H^+) e íons cloreto (Cl^-) são transportados

Mucosa oxíntica

Área glandular pilórica

Lúmen do estômago

Fovéola

Mucosa

Submucosa

Na mucosa oxíntica

Células epiteliais superficiais

Fovéola

Glândula gástrica

Na área glandular pilórica

TABELA 16-3 — Mucosa estomacal e glândulas gástricas

Tipo de célula secretória	Produto secretado	Estímulos para secreção	Funções do produto secretório
Células exócrinas			
Células mucosas	Muco alcalino	Estimulação mecânica pelo conteúdo	Protege a mucosa contra ferimentos mecânicos, da pepsina e do ácido
Células principais	Pepsinogênio	ACh, gastrina	Quando ativado, inicia a digestão de proteínas
Células parietais	Ácido clorídrico	ACh, gastrina, histamina	Ativa o pepsinogênio, decompõe tecido conjuntivo, desnatura proteínas, mata micro-organismos
	Fator intrínseco		Facilita a absorção de vitamina B_{12}
Células endócrinas/parácrinas			
Células semelhantes à enterocromafim (ECL)	Histamina	ACh, gastrina	Estimula células parietais
Células G	Gastrina	Produtos proteicos, ACh	Estimula células parietais, principais e ECL
Células D	Somatostatina	Ácido	Inibe células parietais, G e ECL

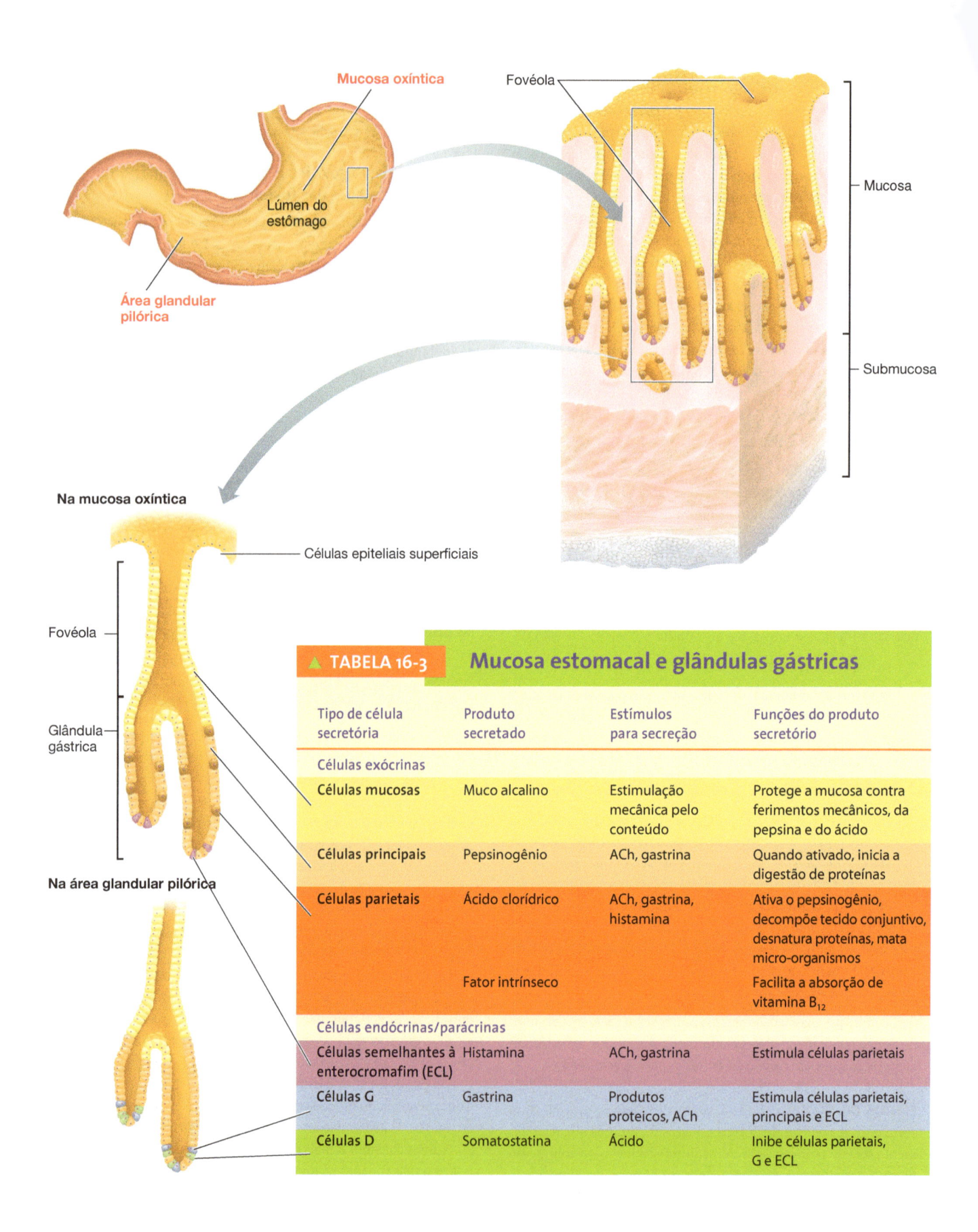

ativamente por diferentes bombas na membrana plasmática das células parietais. Os íons de hidrogênio são transportados ativamente contra um enorme gradiente de concentração, com a concentração de H$^+$ sendo até três milhões de vezes maior no lúmen que no sangue. O cloreto é secretado por um mecanismo de transporte ativo secundário contra um gradiente de concentração muito menor, de apenas 1,5 vez.

MECANISMO DA SECREÇÃO DE H$^+$ E Cl$^-$ O H$^+$ secretado não é transportado do plasma, e sim derivado de processos metabólicos dentro das células parietais (● Figura 16-9). Especificamente, o H$^+$ a ser secretado vem da decomposição de moléculas de H$_2$O em H$^+$ e OH$^-$ (íons hidroxila) dentro das células parietais. Este H$^+$ é secretado no lúmen por uma bomba H$^+$–K$^+$ ATPase na membrana luminal da célula parietal. Esta transportadora de transporte ativo primário também bombeia K$^+$ do lúmen para dentro da célula. O K$^+$ transportado, então, vaza passivamente de volta ao lúmen através de canais luminais de K$^+$, deixando, assim, os níveis de K$^+$ inalterados pelo processo de secreção de H$^+$.

As células parietais contêm uma abundância da enzima anidrase carbônica (ca) (veja nos capítulos 13 e 15). Na presença de anidrase carbônica, o OH$^-$ gerado pela decomposição de H$_2$O se combina imediatamente com CO$_2$ (que foi produzido dentro da célula parietal por processos metabólicos ou se difundiu do sangue) para formar HCO$_3^-$.

O HCO$_3^-$ gerado é levado para dentro do plasma por um antiportador Cl$^-$–HCO$_3^-$ na membrana basolateral das células parietais. Orientado pelo gradiente do HCO$_3^+$, este transportador remove HCO$_3^-$ da célula para dentro do plasma em favor de seu gradiente eletroquímico e simultaneamente transporta Cl$^-$ do plasma para a célula parietal contra seu gradiente eletroquímico. Ao acumular a concentração de Cl$^-$ dentro da célula parietal, o antiportador Cl$^-$–HCO$_3^-$ estabelece um gradiente de concentração de Cl$^-$ entre a célula parietal e o lúmen gástrico. Devido a este gradiente de concentração e porque o interior da célula é negativo em comparação ao conteúdo luminal, o Cl$^-$ carregado negativamente bombeado para dentro da célula pelo antiportador basolateral se difunde para fora da célula em favor de seu gradiente eletroquímico através de canais de Cl$^-$ na membrana luminal para dentro do lúmen gástrico, concluindo o processo secretório de Cl$^-$. No meio tempo, o sangue que sai do estômago é alcalino, porque HCO$_3^-$ foi acrescentado a ele.

FUNÇÕES DO HCl Embora o HCl na verdade não digira nada (isto é, não quebra ligações químicas de nutrientes), ele realiza as seguintes funções especiais que auxiliam a digestão:

1. O HCl ativa o precursor de enzima pepsinogênio em uma enzima ativa, a pepsina, e fornece um meio ácido ideal para atividade da pepsina.

2. Ele auxilia na decomposição do tecido conectivo e fibras musculares, reduzindo partículas grandes de alimento em partículas menores.

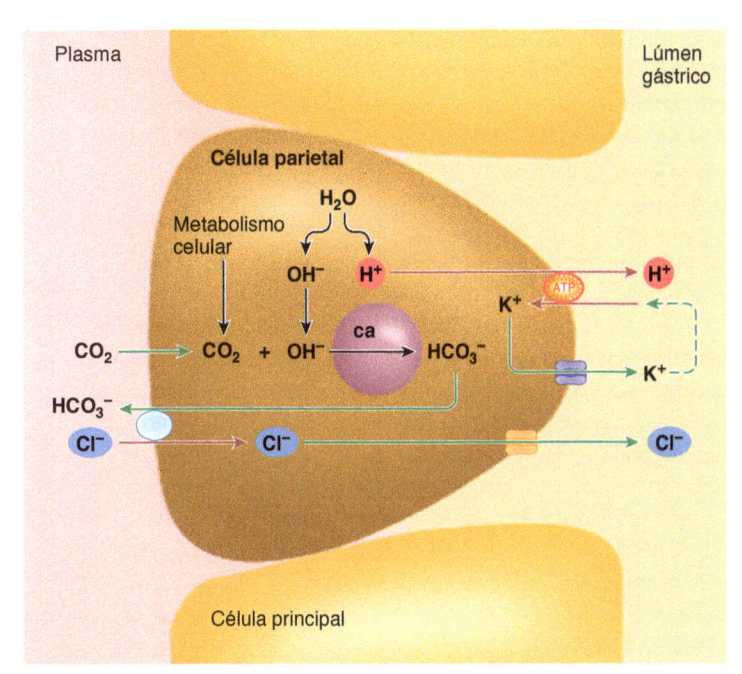

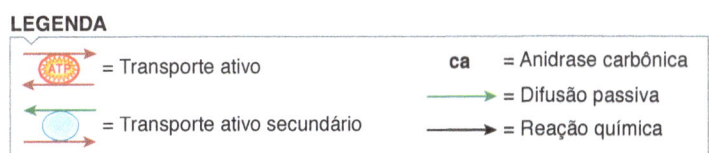

● **FIGURA 16-9 Mecanismo de secreção de HCl.** As células parietais do estômago ativamente secretam H$^+$ e Cl$^-$ pelas ações de duas bombas distintas. O íon hidrogênio é secretado no lúmen por uma bomba de transporte ativo primário ATPase H$^+$–K$^+$ na margem luminal da célula parietal. O K$^+$ transportado para a célula pela bomba sai imediatamente através de um canal de K$^+$ luminal, sendo reciclado, assim, entre a célula e o lúmen. O H$^+$ secretado deriva da decomposição de H$_2$O em H$^+$ e OH$^-$. Catalisada pela anidrase carbônica, o OH$^-$ se combina com CO$_2$ (produzido metabolicamente na célula ou difundido do plasma) para formar HCO$_3^-$. O cloreto é secretado por transporte ativo secundário. Orientado pelo gradiente de concentração do HCO$_3^-$, um antiportador Cl$^-$–HCO$_3^-$ na membrana basolateral transporta HCO$_3^-$ até o gradiente de concentração para o plasma e transporta simultaneamente Cl$^-$ para a célula parietal contra o gradiente de concentração. A secreção de cloreto é concluída quando o Cl$^-$ que veio do plasma se difunde para fora da célula em favor do gradiente eletroquímico através de um canal de Cl$^-$ luminal e para dentro do lúmen.

3. Ele desnatura a proteína, ou seja, desenrola proteínas de sua altamente retorcida forma final, expondo, assim, mais das ligações peptídicas para ataque enzimático.

4. Em conjunto com a lisozima salivar, o HCl mata a maior parte dos micro-organismos ingeridos com o alimento, embora alguns escapem e continuem crescendo e se multiplicando no intestino grosso.

O pepsinogênio, quando ativado, inicia a digestão de proteínas.

O principal componente digestivo da secreção gástrica é o **pepsinogênio**, uma molécula enzimática inativa produzida pelas células principais. O pepsinogênio é armazenado no citoplasma das células principais dentro de vesículas secretórias conhecidas como **grânulos zimogênios**, de onde é liberado por exocitose mediante estimulação adequada. Quando o pepsinogênio é secretado no lúmen gástrico, o HCl cliva um pequeno fragmento da molécula, convertendo-a na forma ativa da enzima **pepsina** (● Figura 16-10). Uma vez formada, a pepsina atua sobre outras moléculas de pepsinogênio para produzir mais pepsina. Um mecanismo como este, no qual uma forma ativa de uma enzima aciona outras moléculas da mesma enzima, é chamado de **processo autocatalisador** ("autoativador").

A pepsina inicia a digestão de proteínas ao dividir diversas ligações de aminoácidos em proteínas para produzir fragmentos de peptídeos (pequenas cadeias de aminoácidos). Ela funciona mais efetivamente no ambiente ácido fornecido pelo HCl. Como a pepsina pode digerir proteínas, ela deve ser armazenada e secretada na forma inativa para que não digira as proteínas das células nas quais é formada. Portanto, a pepsina é mantida inativa na forma de pepsinogênio até atingir o lúmen gástrico, onde é ativada pelo HCl secretado no lúmen por um tipo diferente de célula.

O muco é protetor.

A superfície da mucosa gástrica é coberta por uma camada de muco derivada das células epiteliais superficiais e de células mucosas. Este muco serve de barreira protetora contra várias formas de possíveis danos à mucosa gástrica:

- Graças a suas propriedades lubrificantes, o muco protege a mucosa gástrica contra ferimentos mecânicos.

- Ele ajuda a proteger a parede do estômago contra a autodigestão, pois a pepsina é inibida quando entra em contato com a camada de muco que cobre o revestimento do estômago (entretanto, o muco não afeta a atividade da pepsina no lúmen, onde a digestão de proteínas alimentares ocorre sem interferência).

- Sendo alcalino, o muco ajuda na proteção contra ferimentos por ácido ao neutralizar o HCl perto do revestimento gástrico, mas não interfere no funcionamento do HCl no lúmen. Enquanto o pH no lúmen pode ser de até 2, o pH na camada de muco adjacente à superfície da célula da mucosa gira em torno de 7.

O fator intrínseco é essencial para a absorção da vitamina B_{12}.

O **fator intrínseco**, outro produto secretório das células parietais além do HCl, é importante na absorção da vitamina B_{12}. Esta vitamina pode ser absorvida apenas quando combinada ao fator intrínseco. A ligação do complexo fator intrínseco-vitamina B_{12} a um receptor especial localizado apenas no íleo terminal, a última parte do intestino delgado, ativa a endocitose mediada por receptor do complexo nesta localidade.

A vitamina B_{12} é essencial para a formação normal de glóbulos vermelhos.

Nota Clínica Na ausência do fator intrínseco, a vitamina B_{12} não é absorvida, portanto, a produção de eritrócitos é defeituosa e o resultado é a *anemia perniciosa* (veja no Capítulo 11). A anemia perniciosa é causada por um ataque autoimune contra as células parietais (veja no Capítulo 12). Esta condição é tratada por injeções regulares de vitamina B_{12}, desviando-se, assim, do mecanismo absorvente defeituoso no trato digestório.

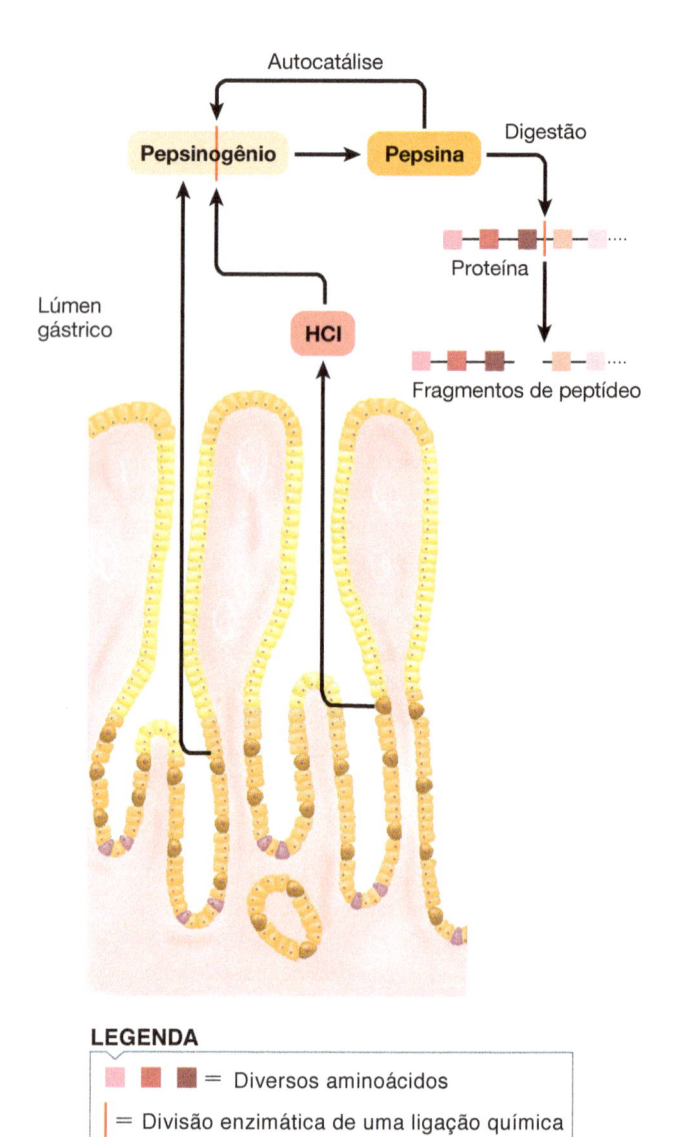

● **FIGURA 16-10 Ativação do pepsinogênio no lúmen estomacal.** No lúmen, o ácido clorídrico (HCl) ativa o pepsinogênio na forma ativa, a pepsina, pela clivagem de um pequeno fragmento. Uma vez ativada, a pepsina ativa automaticamente mais pepsinogênio e começa a digestão das proteínas. A secreção de pepsinogênio na forma inativa evita que ele digira as estruturas proteicas das células nas quais ele é produzido.

Diversas vias reguladoras influenciam as células parietais e principais.

Além das células secretórias exócrinas gástricas, outras células secretórias nas glândulas gástricas liberam fatores reguladores endócrinos e parácrinos ao invés de produtos envolvidos na digestão de nutrientes no lúmen gástrico (veja no Capítulo 4). Essas outras células secretórias são apresentadas na ▲ Tabela 16-3:

- Células endócrinas conhecidas como **células G** encontradas nas fovéolas apenas na PGA secretam o hormônio *gastrina* no sangue.

- **Células semelhantes à enterocromafim (ECL)** dispersadas entre as células parietais e principais nas glândulas gástricas da mucosa oxíntica secretam a parácrina *histamina*.

- **Células D**, distribuídas nas glândulas perto do piloro, mas mais numerosas no duodeno, secretam a parácrina *somatostatina*.

- Esses três fatores reguladores das fovéolas, em conjunto com o neurotransmissor *acetilcolina (ACh)*, são os principais controladores da secreção de sucos digestivos gástricos. As células parietais têm receptores distintos para cada um desses mensageiros químicos. Três deles – ACh, gastrina e histamina – são estimulantes. O quarto agente regulador – somatostatina – inibe a secreção de HCl. A ACh e a gastrina também aumentam a secreção de pepsinogênio através de seu efeito estimulante sobre as células principais. A seguir, consideraremos cada um desses mensageiros químicos mais detalhadamente (▲ Tabela 16-3).

- A **acetilcolina** é um neurotransmissor liberado pelos plexos nervosos intrínsecos em resposta a reflexos locais curtos e à estimulação vagal. A ACh estimula as células parietais e principais, além das células G e ECL.

- As células G secretam o hormônio **gastrina** no sangue em reação a produtos proteicos no lúmen estomacal e em resposta à ACh. Como a secretina e a CCK, a gastrina é um importante hormônio gastrointestinal. Depois de ser levada pelo sangue de volta ao corpo e ao fundo do estômago, a gastrina estimula as células parietais e principais, promovendo a secreção de um suco gástrico altamente ácido. Além de estimular diretamente as células parietais, a gastrina promove indiretamente a secreção de HCl ao estimular as células ECL a liberarem histamina. A gastrina é o principal fator que causa aumento na secreção de HCl durante a digestão de uma refeição. A gastrina também é *trófica* (promotora de crescimento) para a mucosa do estômago e do intestino delgado, mantendo, assim, suas capacidades secretoras.

- A **histamina**, uma parácrina, é liberada por células ECL em resposta à ACh e à gastrina. A histamina atua localmente nas células parietais próximas para acelerar a secreção de HCl e potencializa (fortalece) as ações da ACh e da gastrina.

A ACh e a gastrina operam através de vias de segundo mensageiro IP_3/Ca^{2+}. A histamina ativa uma via de segundo mensageiro cAMP para causar seus efeitos (veja no Capítulo 4). Esses mensageiros causam maior secreção de HCl ao promoverem a inserção de ATPases H^+, K^+ adicionais na membrana plasmática das células parietais. Um grupo dessas bombas é armazenado dentro da célula parietal nas vesículas intracelulares, que se fundem com a membrana luminal via exocitose para adicionar mais desses transportadores ativos à membrana conforme necessário para aumentar a secreção de HCl.

- A **somatostatina** é liberada pelas células D em resposta ao ácido. Ela atua localmente como uma parácrina de retroalimentação negativa para inibir a secreção pelas células parietais, células G e célula ECL, desativando, assim, as células secretoras de HCl e sua via estimulante mais potente.

Desta lista, fica óbvio não apenas que diversos mensageiros químicos influenciam as células principais e parietais, mas também que essas substâncias químicas influenciam umas às outras. A seguir, enquanto examinamos as fases da secreção gástrica, se verá sob quais circunstâncias cada um desses agentes reguladores é liberado.

O controle da secreção gástrica envolve três fases.

A taxa de secreção gástrica pode ser influenciada por (1) fatores que surgem antes que o alimento chegue ao estômago, (2) fatores resultantes da presença de alimento no estômago e (3) fatores no duodeno depois que o alimento saiu do estômago. Assim, a secreção gástrica é dividida em três fases – as fases cefálica, gástrica e intestinal.

FASE CEFÁLICA A *fase cefálica da secreção gástrica* refere-se à maior secreção de HCl e pepsinogênio que ocorre como ativação de processo ulterior em resposta a estímulos que atuam na cabeça antes mesmo de o alimento chegar ao estômago (*cefálico* quer dizer "cabeça"). Provar, cheirar, mastigar, engolir e mesmo pensar em um alimento aumenta a secreção gástrica pela atividade do nervo vago de duas formas. Primeiro, a estimulação vagal dos plexos intrínsecos promove maior secreção de ACh, o que, por sua vez, leva à maior secreção de HCl e pepsinogênio pelas células secretórias. Segundo, a estimulação vagal das células G dentro da PGA causa a liberação de gastrina, o que, por sua vez, aumenta a secreção de HCl e pepsinogênio, com o efeito sobre o HCl sendo potencializado pela gastrina promovendo a liberação de histamina (▲ Tabela 16-4).

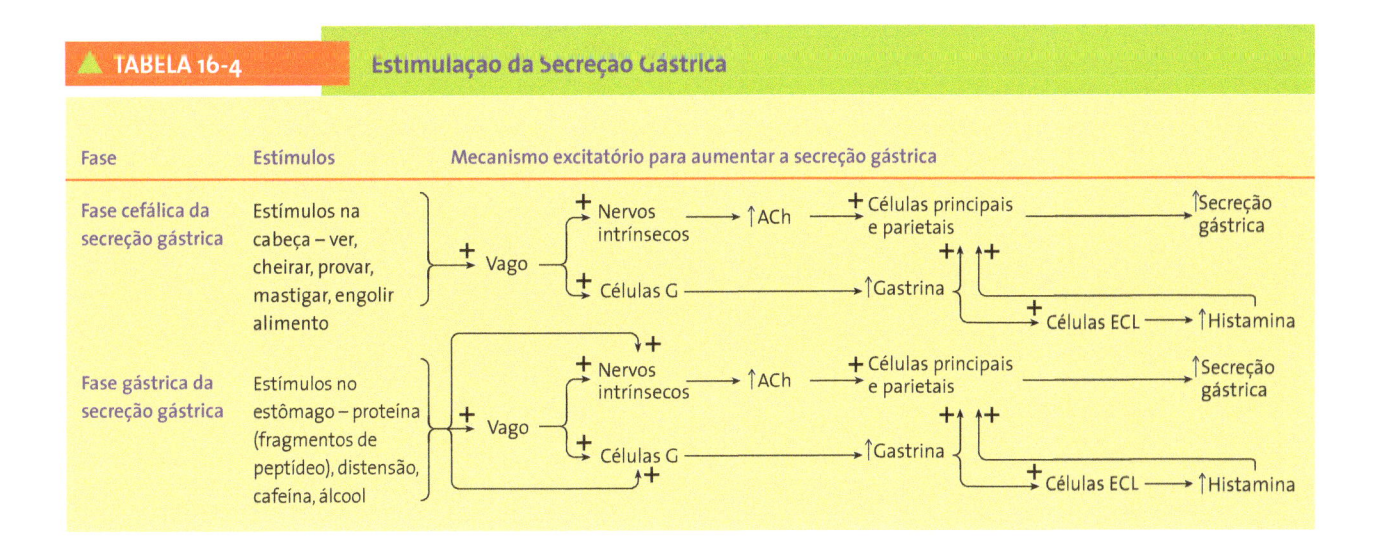

▲ **TABELA 16-4** Estimulação da Secreção Gástrica

Fase	Estímulos	Mecanismo excitatório para aumentar a secreção gástrica
Fase cefálica da secreção gástrica	Estímulos na cabeça – ver, cheirar, provar, mastigar, engolir alimento	+ Vago → + Nervos intrínsecos → ↑ACh → + Células principais e parietais → ↑Secreção gástrica; + Células G → ↑Gastrina → + Células ECL → ↑Histamina
Fase gástrica da secreção gástrica	Estímulos no estômago – proteína (fragmentos de peptídeo), distensão, cafeína, álcool	+ Vago → + Nervos intrínsecos → ↑ACh → + Células principais e parietais → ↑Secreção gástrica; + Células G → ↑Gastrina → + Células ECL → ↑Histamina

FASE GÁSTRICA A *fase gástrica da secreção gástrica* começa quando o alimento realmente chega ao estômago. Estímulos que atuam no estômago – ou seja, *proteínas*, especialmente fragmentos de peptídeo, *distensão, cafeína* e *álcool* – aumentam a secreção gástrica ao sobreporem vias eferentes. Por exemplo, a proteína no estômago, o estímulo mais potente, estimula quimiorreceptores que ativam os plexos nervosos intrínsecos, que, por sua vez, estimulam suas células secretoras. Além disso, a proteína causa a ativação das fibras vagais extrínsecas ao estômago. A atividade vagal aumenta ainda mais a estimulação nervosa intrínseca das células secretórias e ativa a liberação de gastrina. A proteína também estimula diretamente a liberação de gastrina. A gastrina, por sua vez, é um estímulo potente para maior secreção de HCl e pepsinogênio e também provoca a liberação de histamina, o que aumenta ainda mais a secreção de HCl. Através dessas vias sinérgicas e sobrepostas, a proteína induz a secreção de um suco gástrico altamente ácido rico em pepsina, que continua a digestão da proteína que iniciou o processo (▲ Tabela 16-4).

Quando o estômago é distendido com alimento rico em proteínas que precisa ser digerido, estas respostas secretórias são adequadas. A cafeína e, em menor grau, o álcool também estimulam a secreção de um suco gástrico altamente ácido, mesmo quando não há alimento presente. Este ácido desnecessário pode irritar os revestimentos do estômago e do duodeno. Por este motivo, pessoas com úlceras ou hiperacidez gástrica devem evitar bebidas com cafeína ou alcoólicas.

FASE INTESTINAL A *fase intestinal da secreção gástrica* abrange os fatores que se originam no intestino delgado que influenciam a secreção gástrica. Enquanto outras fases são excitatórias, esta fase é inibitória. A fase intestinal é importante para ajudar a parar o fluxo de suco gástrico enquanto o quimo começa a ser esvaziado no intestino delgado, tópico que veremos a seguir.

A secreção gástrica diminui gradualmente à medida que o alimento vai do estômago ao intestino.

Agora já se sabe quais fatores ativam a secreção gástrica antes e durante uma refeição, mas como o fluxo de sucos gástricos é interrompido quando eles não são mais necessários? A secreção gástrica é gradualmente reduzida de três formas diferentes à medida que o estômago se esvazia (▲ Tabela 16-5):

- Ao passo que a refeição gradualmente é esvaziada no duodeno, o principal estímulo para maior secreção gástrica – a presença de proteína no estômago – é removido.

- Depois que os alimentos saem do estômago, sucos gástricos se acumulam a tal ponto que o pH gástrico cai bastante. Esta queda no pH dentro do lúmen estomacal ocorre em grande parte porque as proteínas alimentares que estavam tamponando o HCl não estão mais presentes no lúmen quando o estômago se esvazia (lembre-se de que as proteínas são excelentes tampões; veja no Capítulo 15). A somatostatina é liberada em reação a esta alta acidez gástrica (pH inferior a 3). Em retroalimentação negativa, a secreção gástrica cai, como resultado dos efeitos inibitórios da somatostatina.

- Os mesmos estímulos que inibem a mobilidade gástrica (gordura, ácido, hipertonicidade ou distensão no duodeno causados pelo esvaziamento do conteúdo estomacal no duodeno) inibem também a secreção gástrica. O reflexo enterogástrico e as enterogastronas suprimem as células secretórias gástricas enquanto simultaneamente reduzem a excitabilidade das células do músculo liso gástrico. Esta resposta inibitória é a fase intestinal da secreção gástrica.

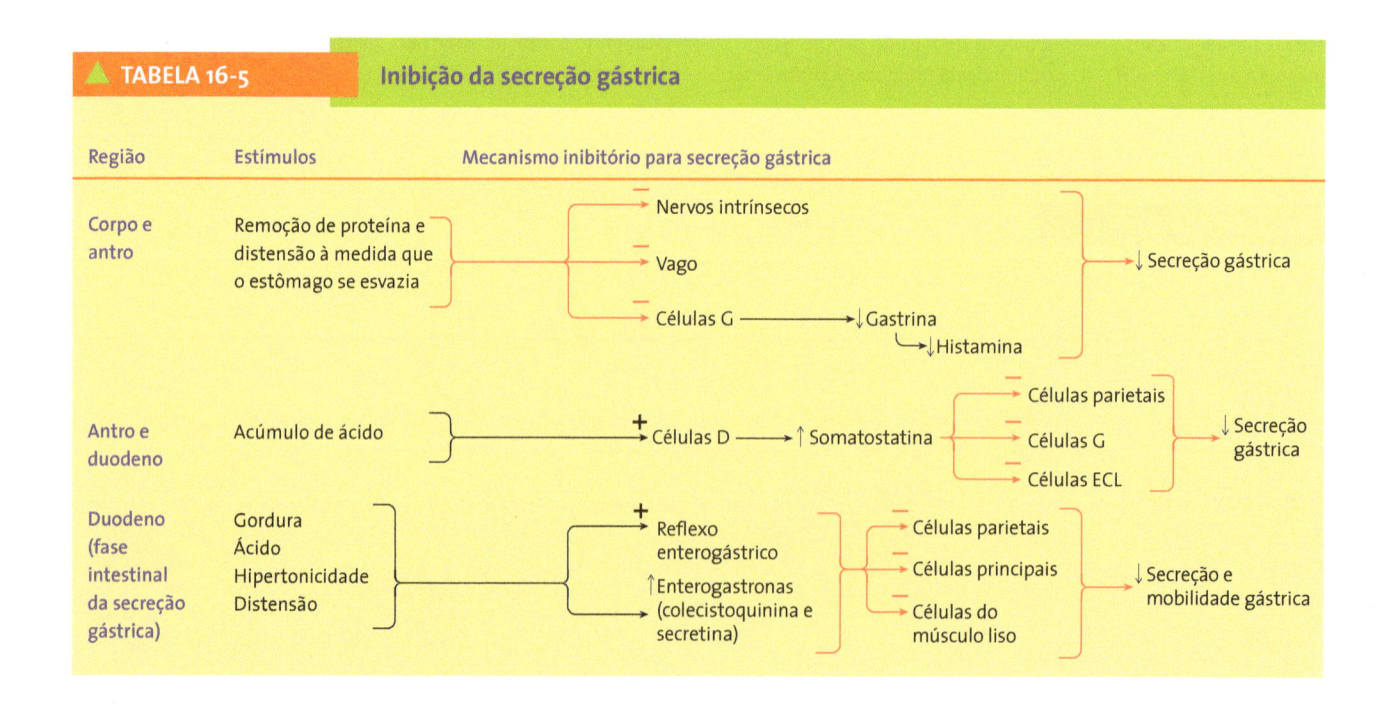

A barreira mucosa gástrica protege o revestimento do estômago contra as secreções gástricas.

Como o estômago pode ter conteúdo de ácido forte e enzimas proteolíticas sem se destruir? Já foi descrito que o muco fornece uma cobertura física protetora. Além disso, as células su-

---

▲ TABELA 16-5   Inibição da secreção gástrica

Região	Estímulos	Mecanismo inibitório para secreção gástrica
Corpo e antro	Remoção de proteína e distensão à medida que o estômago se esvazia	→ Nervos intrínsecos → Vago → Células G → ↓Gastrina → ↓Histamina ↓ Secreção gástrica
Antro e duodeno	Acúmulo de ácido	+ Células D → ↑Somatostatina → Células parietais, Células G, Células ECL ↓ Secreção gástrica
Duodeno (fase intestinal da secreção gástrica)	Gordura Ácido Hipertonicidade Distensão	+ Reflexo enterogástrico ↑Enterogastronas (colecistoquinina e secretina) → Células parietais, Células principais, Células do músculo liso ↓ Secreção e mobilidade gástrica

Conteúdo luminal

Cobertura de muco

Os componentes da barreira mucosa gástrica permitem que o estômago contenha ácido sem se ferir:

1 As membranas luminais das células mucosas gástricas são impermeáveis a H⁺ para que o HCl possa penetrar nas células.

2 As células são unidas por junções de adesão que evitam que o HCl penetre entre elas.

3 Uma cobertura de muco sobre a mucosa gástrica serve de barreira física à penetração de ácido.

4 O muco rico em HCO_3^- também serve de barreira química que neutraliza o ácido nos arredores da mucosa. Mesmo quando o pH luminal é 2, o pH do muco é 7.

LEGENDA

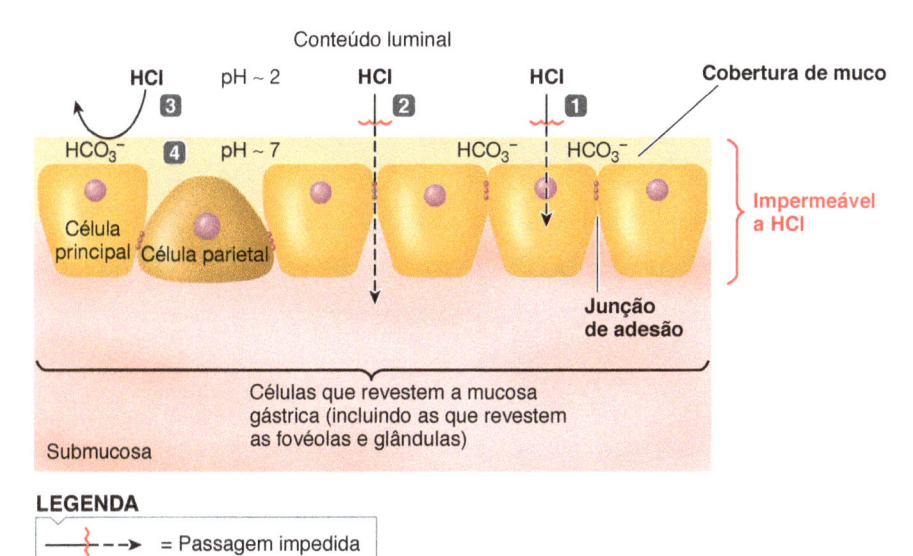

⇢ = Passagem impedida

• **FIGURA 16-11** Barreira mucosa gástrica.

---

perficiais secretoras de muco secretam HCO_3^-, que fica preso no muco e neutraliza o ácido nos arredores. Além disso, outras barreiras ao dano pelo ácido da mucosa são fornecidas pelo próprio revestimento da mucosa. Primeiro, as membranas luminais das células da mucosa gástrica são quase impermeáveis a H⁺, portanto, o ácido não pode penetrar nas células e danificá-las. Além disso, as margens laterais dessas células são unidas por junções de adesão perto de suas margens luminais, de forma que o ácido não possa difundir-se entre as células do lúmen para a submucosa subjacente. As propriedades da mucosa gástrica que permitem que o estômago contenha ácido sem se prejudicar constituem a **barreira mucosa gástrica** (• Figura 16-11). Esses mecanismos protetores são aumentados ainda mais pelo fato de que todo o revestimento do estômago é substituído a cada três dias. Graças à rotatividade rápida da mucosa, as células normalmente são substituídas antes de serem expostas ao desgaste pelas condições gástricas pungentes por tempo suficiente para sofrerem dano.

Nota Clínica Apesar da proteção fornecida pelo muco, pela barreira mucosa gástrica e pela frequente reciclagem de células, a barreira ocasionalmente é rompida e a parede gástrica é ferida pelo conteúdo ácido e enzimático. Quando isso ocorre, o resultado é uma erosão, ou **úlcera péptica**, da parede estomacal. O refluxo gástrico excessivo para o esôfago e a passagem de conteúdo gástrico ácido excessivo para o duodeno também podem levar ao surgimento de úlceras pépticas nesses locais (para uma discussão mais detalhada sobre as úlceras, veja o quadro ▪ **Conceitos, Desafios e Controvérsias**).

Agora, veremos os dois processos digestivos estomacais remanescentes, a digestão e a absorção gástricas.

A digestão de carboidratos continua no corpo do estômago; a digestão de proteínas começa no antro.

Dois processos digestivos distintos ocorrem dentro do estômago. No corpo do estômago, o alimento permanece uma massa semissólida, pois as contrações peristálticas nesta região são fracas demais para que ocorra a mistura. Como o alimento não é misturado com secreções gástricas no corpo estomacal, pouquíssima digestão de proteínas ocorre aqui. No entanto, no interior da massa, a digestão de carboidratos continua, sob a influência da amilase salivar. Embora o ácido desative a amilase salivar, o interior não misturado da massa alimentar está protegido da acidez.

A digestão pelo suco gástrico em si é realizada no antro do estômago, onde o alimento é completamente misturado com HCl e pepsina, iniciando-se a digestão das proteínas.

O estômago absorve álcool e aspirina, mas não alimentos.

Nenhum alimento ou água é absorvido no sangue através da mucosa estomacal. Entretanto, duas substâncias não nutritivas dignas de nota são absorvidas diretamente pelo estômago – *álcool etílico* e *aspirina*. O álcool é um tanto lipossolúvel, então pode difundir-se através das membranas lipídicas das células epiteliais que revestem o estômago, entrando no sangue através dos capilares da submucosa. Embora o álcool possa ser absorvido pela mucosa gástrica, pode ser absorvido ainda mais rapidamente pela mucosa do intestino delgado, porque a área superficial para absorção do intestino delgado é muito maior que a do estômago. Assim, a absorção de álcool ocorre mais lentamente se o esvaziamento gástrico é adiado para que o álcool permaneça no estômago, de absorção mais lenta, por mais tempo. Como a gordura é o estímulo duodenal mais potente para a inibição da mobilidade gástrica, o consumo de alimentos ricos em gordura (por exemplo, leite integral, pizza ou nozes) antes ou durante a ingestão de álcool adia o esvaziamento gástrico e evita que o álcool produza efeitos tão rapidamente.

Nota Clínica Outra categoria de substâncias absorvidas pela mucosa gástrica inclui os ácidos fracos, mais notavelmente o *ácido acetilsalicílico* (aspirina). No ambiente altamente ácido do lúmen estomacal, ácidos fracos são quase totalmente desionizados, isto é, o H⁺ e o ânion associado do ácido são unidos. Na forma desionizada, esses ácidos fracos são lipossolúveis, para que possam ser absorvidos rapidamente ao

CONCEITOS, DESAFIOS E CONTROVÉRSIAS

Úlceras: quando invasores rompem a barreira

Úlceras pépticas são erosões que, em geral, começam no revestimento mucoso do estômago e podem penetrar nas camadas mais profundas da parede estomacal. Elas ocorrem quando a barreira mucosa gástrica é rompida e, assim, a pepsina e o HCl atuam na parede estomacal e não no alimento no lúmen. O fluxo reverso frequente de sucos gástricos ácidos para o esôfago ou o excesso de ácido não neutralizado do estômago no duodeno também podem causar úlceras pépticas nesses locais.

Em uma descoberta surpreendente no início dos anos 1990, a bactéria *Helicobacter pylori* foi apontada como a causa de mais de 80% de todos os casos de úlcera péptica. Trinta por cento da população dos Estados Unidos são portadores de *H. pylori*. Quem tem esta bactéria lenta corre um risco 3 a 12 vezes maior de desenvolver uma úlcera de 10 a 20 anos após adquirir a infecção do que pessoas sem a bactéria. Elas também têm maior risco de desenvolver câncer de estômago.

Durante anos, cientistas ignoraram a possibilidade de úlceras serem provocadas por um agente infeccioso, porque bactérias não conseguem sobreviver em um ambiente fortemente ácido como o lúmen estomacal. Uma exceção à regra, a *H. pylori* aproveita-se de várias estratégias para sobreviver neste ambiente hostil. Primeiro, esses organismos são móveis, equipados com quatro a seis flagelos (apêndices semelhantes a chicotes – veja a figura), que possibilitam que eles atravessem e se instalem sob a camada espessa de muco alcalino do estômago. Ali, ficam protegidos do conteúdo gástrico altamente ácido. Além disso, a *H. pylori* se instala preferencialmente no antro, que não tem células parietais acidificantes, embora o HCl das partes superiores do estômago atinja o antro. Ademais, essas bactérias produzem urease, uma enzima que decompõe a ureia, um produto final do metabolismo de proteínas, em amônia (NH_3) e CO_2. A amônia serve de tampão (veja no Capítulo 15) que neutraliza o ácido estomacal dos locais próximos à *H. pylori*.

A *H. pylori* contribui parcialmente para a formação de úlceras ao secretar toxinas que causam uma inflamação persistente, ou *gastrite superficial crônica*, no local que coloniza. A *H. pylori* também enfraquece a barreira mucosa gástrica ao interromper as junções de adesão entre as células epiteliais gástricas, tornando a mucosa gástrica, assim, mais permissiva do que o normal.

Sozinhos ou em conjunto com este culpado infeccioso, outros fatores contribuem para a formação de úlceras. A exposição frequente a algumas substâncias químicas pode romper a barreira gástrica. As mais importantes delas são o álcool etílico e anti-inflamatórios não esteroidais (AINEs), como aspirina, ibuprofeno ou medicamentos mais potentes para o tratamento da artrite ou de outros processos inflamatórios crônicos. A barreira frequentemente se rompe em pacientes com condições debilitantes preexistentes, como ferimentos graves ou infecções. Situações estressantes persistentes, em geral, estão associadas à formação de úlceras, presumivelmente porque a reação emocional ao estresse pode estimular o excesso de secreção gástrica.

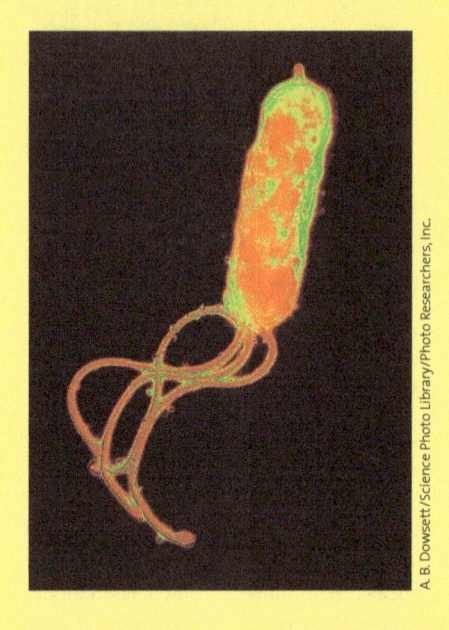

Heliobacter pylori. *Heliobacter pylori*, bactéria responsável para a maioria dos casos de úlcera péptica, tem um flagelo que permite passar pela camada de mucosa protetora que cobre o revestimento estomacal.

Quando a barreira mucosa gástrica é rompida, ácido e pepsina difundem-se para a mucosa e a submucosa subjacente, com consequências patofisiológicas graves. A erosão superficial, ou úlcera, aumenta progressivamente à medida que níveis cada vez maiores de ácido e pepsina continuam danificando a parede do estômago. Duas das consequências mais graves das úlceras são (1) hemorragias resultantes de danos aos capilares da submucosa e (2) perfuração ou erosão completa da parede do estômago, resultando na fuga de conteúdo gástrico potente para a cavidade abdominal.

O tratamento de úlceras inclui antibióticos, bloqueadores de receptores de histamina H-2 e inibidores de bomba de prótons. Com a descoberta do componente infeccioso da maioria das úlceras, antibióticos agora são uma opção de tratamento. Os outros medicamentos também são utilizados sozinhos ou em combinação com antibióticos.

Duas décadas antes da descoberta da *H. pylori*, pesquisadores descobriram um anti-histamínico (*cimetidina*) que bloqueia especificamente receptores H-2, o tipo de receptores que ligam a histamina liberada pelo estômago. Esses receptores são diferentes dos receptores H-1, que se ligam à histamina envolvida em desordens respiratórias alérgicas. Assim, anti-histamínicos tradicionais utilizados para alergias respiratórias (como febre do feno e asma) não são eficazes contra úlceras, nem a cimetidina é útil para problemas respiratórios. Como a histamina potencializa as ações promotoras de ácido da ACh e da gastrina, o tratamento com bloqueadores de histamina H-2 suprime significativamente a secreção de ácido, apesar de não interferir diretamente nas ações desses dois mensageiros estimulantes.

Outra recente classe de medicamentos utilizada no tratamento de úlceras inibe a secreção de ácido ao bloquear diretamente a bomba que transporta H^+ para o lúmen do estômago. Esses chamados inibidores de bomba de próton (o H^+ é um próton nu, sem elétrons) ajudam a reduzir o efeito corrosivo do HCl sobre o tecido exposto.

atravessarem as membranas plasmáticas das células epiteliais que revestem o estômago. A maior parte dos outros medicamentos não é absorvida até chegar ao intestino delgado, portanto, não começa a fazer efeito tão rapidamente.

Tendo concluído as discussões sobre o estômago, passaremos para a próxima parte do trato digestório, o intestino delgado e os órgãos digestórios acessórios que liberam suas secreções no lúmen do intestino delgado.

Secreções pancreáticas e biliares

Quando o conteúdo gástrico é esvaziado no intestino delgado, ele se mistura não apenas ao suco secretado pela mucosa do intestino delgado, mas também às secreções do pâncreas exócrino e do fígado liberadas no lúmen duodenal. Discutiremos as funções de cada um dos órgãos digestórios acessórios antes de examinarmos as contribuições do próprio intestino delgado.

O pâncreas é uma mistura de tecido exócrino e endócrino.

O **pâncreas** é uma glândula alongada que fica atrás e abaixo do estômago, acima da primeira alça do duodeno (• Figura 16-12). Esta glândula mista contém tecido exócrino e endócrino. A parte exócrina predominante consiste de agregados de células secretórias semelhantes a cachos de uva que formam sacos conhecidos como **ácinos**, que se conectam a dutos que se esvaziam no duodeno. A menor parte endócrina consiste de ilhas isoladas de tecido endócrino, as **ilhotas de Langerhans**, dispersas por todo o pâncreas. Os hormônios mais importantes secretados por estas células são a insulina e o glucagon (Capítulo 19). Os tecidos exócrino e endócrino do pâncreas derivam de diferentes tecidos durante o desenvolvimento embrionário e têm em comum apenas sua localização. Embora ambos estejam envolvidos no metabolismo de moléculas de nutrientes, têm funções diferentes, controladas por diferentes mecanismos reguladores.

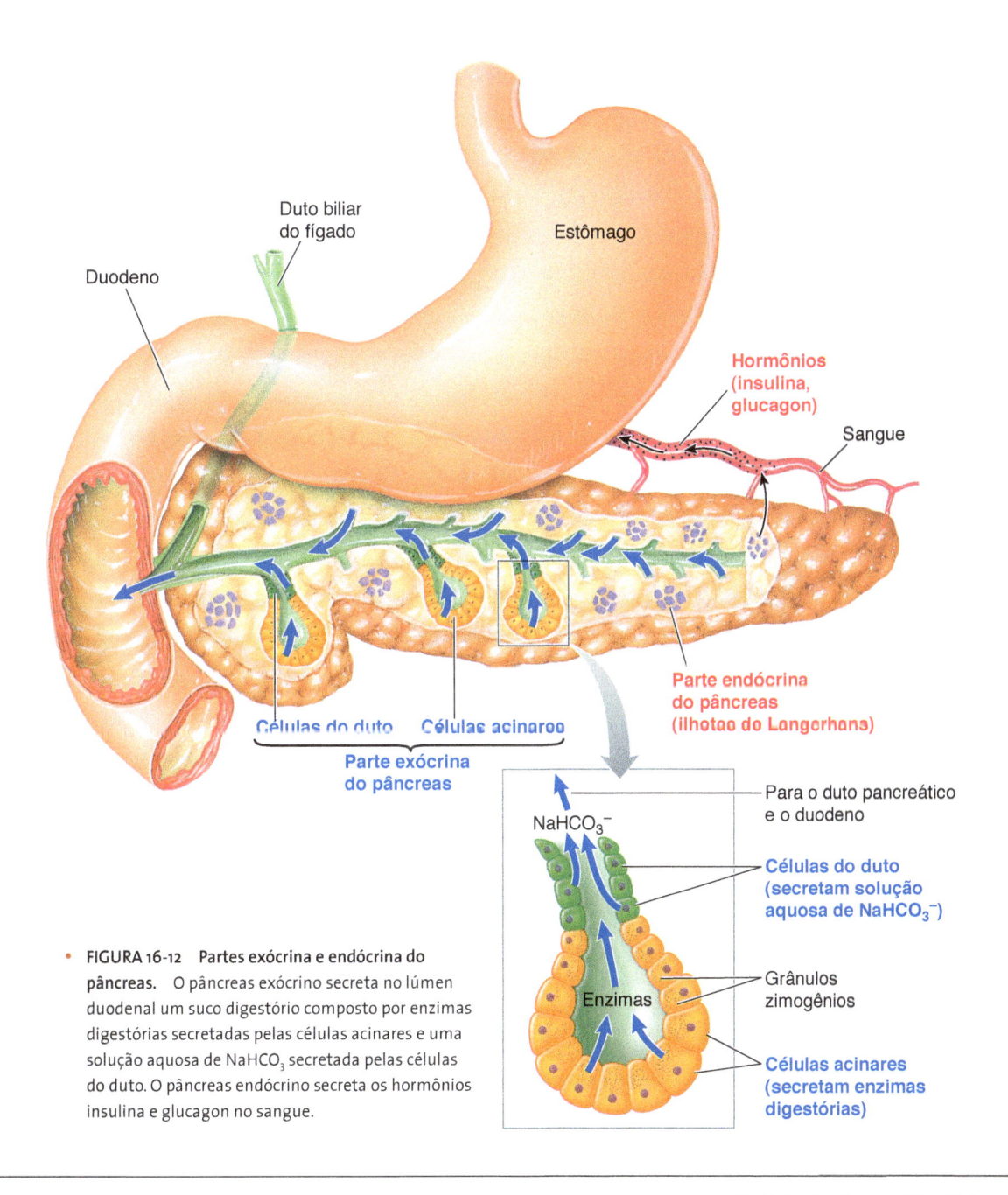

- **FIGURA 16-12 Partes exócrina e endócrina do pâncreas.** O pâncreas exócrino secreta no lúmen duodenal um suco digestório composto por enzimas digestórias secretadas pelas células acinares e uma solução aquosa de $NaHCO_3$ secretada pelas células do duto. O pâncreas endócrino secreta os hormônios insulina e glucagon no sangue.

O pâncreas exócrino secreta enzimas digestivas e um fluido alcalino aquoso.

O suco pancreático secretado pelo **pâncreas exócrino** tem dupla composição: (1) *enzimas pancreáticas* ativamente secretadas pelas *células acinares* que formam os ácinos e (2) uma *solução alcalina aquosa* secretada ativamente pelas *células do duto* que revestem os dutos pancreáticos. O componente alcalino aquoso é rico em bicarbonato de sódio ($NaHCO_3$).

Como o pepsinogênio, as enzimas pancreáticas são armazenadas dentro de grânulos zimogênios depois de serem produzidas e então são liberadas por exocitose conforme necessário. Essas enzimas pancreáticas são importantes porque conseguem digerir alimentos quase completamente na ausência de qualquer outra secreção digestiva. As células acinares secretam três diferentes tipos de enzimas pancreáticas capazes de digerir as três categorias de itens alimentícios: (1) **enzimas proteolíticas** para a digestão de proteínas, (2) **amilase pancreática** para a digestão de carboidratos e (3) **lipase pancreática** para a digestão de gorduras.

ENZIMAS PROTEOLÍTICAS PANCREÁTICAS As três principais enzimas proteolíticas pancreáticas são o *tripsinogênio*, o *quimotripsinogênio* e a *procarboxipeptidase*, cada uma secretada em forma inativa. Quando o **tripsinogênio** é secretado no lúmen duodenal, é ativado em sua forma enzimática ativa, a **tripsina**, pela **enteroquinase** (também conhecida como **enteropeptidase**), uma enzima embutida na membrana luminal das células que revestem a mucosa duodenal. A tripsina, então, ativa de forma autocatalítica mais tripsinogênio. Como o pepsinogênio, o tripsinogênio deve permanecer inativo dentro do pâncreas para evitar que esta enzima proteolítica digira as proteínas das células nas quais é formada. O tripsinogênio permanece inativo, portanto, até atingir o lúmen duodenal, onde a enteroquinase dispara o processo de ativação, que ocorre então de forma autocatalítica. Para maior proteção, o pâncreas também produz uma substância química conhecida como **inibidora de tripsina**, que bloqueia as ações da tripsina se a ativação espontânea do tripsinogênio ocorrer inadvertidamente dentro do pâncreas.

O **quimotripsinogênio** e a **procarboxipeptidase**, as outras enzimas proteolíticas pancreáticas, são convertidas pela tripsina em suas formas ativas, **quimotripsina** e **carboxipeptidase**, respectivamente, dentro do lúmen duodenal. Assim, quando a enteroquinase ativa uma parte da tripsina, esta executa o restante do processo de ativação.

Cada uma dessas enzimas proteolíticas ataca ligações de peptídeo diferentes. Os produtos finais que resultam desta ação são uma mistura de aminoácidos e cadeias de peptídeos pequenas. O muco secretado pelas células intestinais protege contra a digestão das paredes do intestino delgado pelas enzimas proteolíticas ativadas.

AMILASE PANCREÁTICA Como a amilase salivar, a amilase pancreática contribui para a digestão de carboidratos ao converter polissacarídeos no dissacarídeo maltose. A amilase é secretada no suco pancreático na forma ativa, pois a amilase ativa não ameaça as células secretórias, já que estas células não contêm nenhum polissacarídeo.

LIPASE PANCREÁTICA A lipase pancreática é extremamente importante porque é a única enzima secretada em todo o sistema digestório que pode digerir gordura (em seres humanos, quantidades insignificantes de lipase são secretadas na saliva e no suco gástrico – a *lipase lingual* e a *lipase gástrica*). A lipase pancreática hidrolisa os triglicérides alimentares em monoglicérides e ácidos graxos livres, as unidades absorvíveis de gordura. Como a amilase, a lipase é secretada em sua forma ativa porque não há risco de autodigestão pancreática pela lipase, pois os triglicérides não são componentes estruturais das células pancreáticas.

Nota Clínica **INSUFICIÊNCIA PANCREÁTICA** Quando as enzimas pancreáticas são deficientes, a digestão de alimentos é incompleta. Como o pâncreas é a única fonte significativa de lipase, a deficiência de enzimas pancreáticas resulta em grave má digestão de gorduras. A principal manifestação clínica da insuficiência exócrina pancreática é a **esteatorreia**, ou excesso de gordura não digerida nas fezes. Até 60% a 70% da gordura não ingerida podem ser excretados nas fezes. A digestão de proteína e carboidratos é prejudicada em menor grau porque enzimas salivares, gástricas e do intestino delgado contribuem para a digestão desses dois itens alimentares.

SECREÇÃO ALCALINA AQUOSA PANCREÁTICA As enzimas pancreáticas funcionam melhor em um ambiente neutro ou levemente alcalino, mas o conteúdo gástrico altamente ácido é esvaziado no lúmen duodenal nos arredores do local de entrada da enzima pancreática no duodeno. Este quimo ácido deve ser rapidamente neutralizado no lúmen duodenal, não apenas para permitir o funcionamento ideal das enzimas pancreáticas, mas também para evitar dano ácido à mucosa duodenal. O fluido alcalino (rico em $NaHCO_3$) secretado pelas células do duto pancreático no lúmen duodenal tem a importante função de neutralizar o quimo ácido à medida que este é esvaziado no duodeno vindo do estômago. Esta secreção aquosa de $NaHCO_3$ é, de longe, o principal componente da secreção pancreática. O volume de secreção pancreática varia entre um e dois litros por dia, dependendo do tipo e do grau de estimulação.

Todos os detalhes da secreção pancreática de $NaHCO_3$ não são ainda conhecidos, mas sabe-se que a anidrase carbônica está envolvida e que a bomba Na^+-K^+ fornece a energia de impulsão para o transporte ativo secundário. Pelo modelo atual, sob a influência da anidrase carbônica, o CO_2 na célula do duto pancreático combina-se à OH^- gerada da H_2O para produzir HCO_3^-, que sai pela membrana luminal para entrar no lúmen do duto, via antiportador Cl^-–HCO_3^-. O sódio se difunde através das "permissivas" junções de adesão no lúmen. Juntas, essas ações realizam a secreção de $NaHCO_3$. O H^+ gerado pela H_2O dentro da célula do duto entra no sangue através da fronteira basolateral por transporte ativo ou um antiportador Na^+–H^+. Assim, as células do duto pancreático secretam HCO_3^- e absorvem H^+, enquanto as células parietais gástricas secretam H^+ e absorvem HCO_3^-, portanto, o status ácido-básico do organismo não é alterado pela secreção digestiva.

A secreção exócrina pancreática é regulada pela secretina e pela CCK.

A secreção exócrina pancreática é regulada principalmente por mecanismos hormonais. Uma pequena quantidade de secreção pancreática parassimpaticamente induzida ocorre durante a fase cefálica da digestão, com um maior aumento simbólico ocorrendo durante a fase gástrica em resposta à gastrina. Entretanto, a estimulação predominante da secreção pancreática ocorre durante a fase intestinal da digestão, quando o quimo está no intestino delgado. A liberação das duas principais enterogastronas, a secretina e a colecistoquinina (CCK), em resposta ao quimo no duodeno, desempenha um papel central no controle da secreção pancreática (• Figura 16-13).

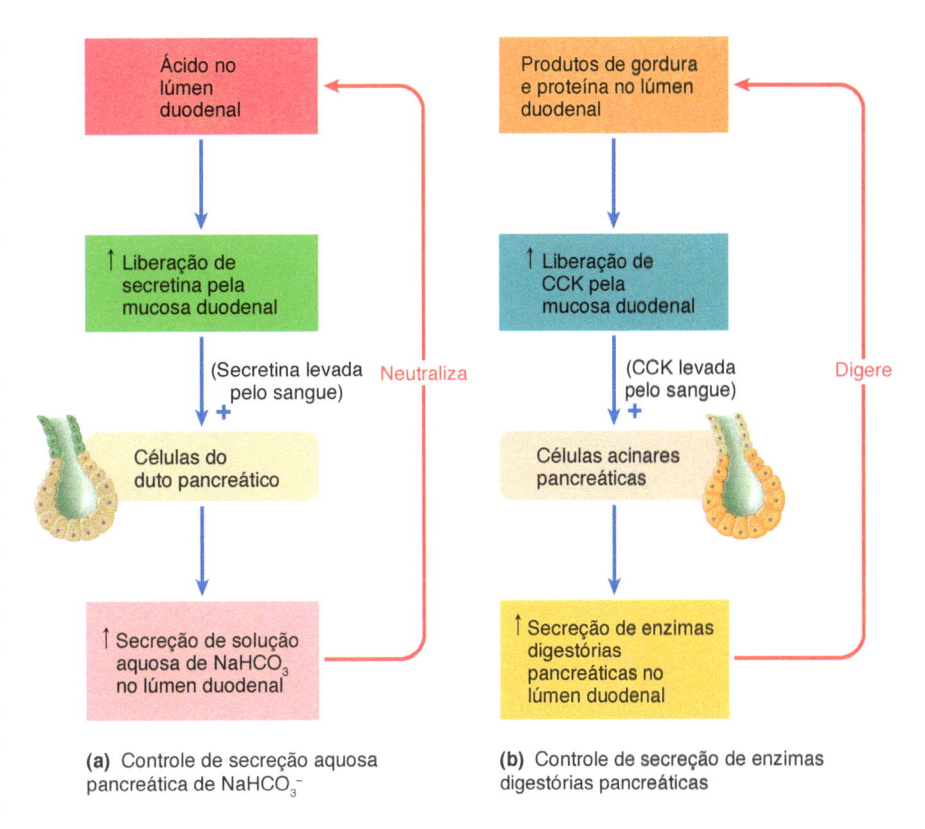

FUNÇÃO DA SECRETINA NA SECREÇÃO PANCREÁTICA Dos fatores que estimulam a liberação de enterogastrona (gordura, ácido, hipertonicidade e distensão), o principal estímulo especificamente à liberação de secretina é o ácido no duodeno. A secretina, por sua vez, é levada pelo sangue ao pâncreas, onde estimula as células do duto a aumentarem consideravelmente a secreção de um fluido aquoso rico em $NaHCO_3^-$ no duodeno. Embora outros estímulos possam causar a liberação de secretina, é adequado que o estímulo mais potente seja o ácido, porque a secretina promove a secreção pancreática alcalina que neutraliza a acidez. Este mecanismo fornece um sistema de controle para manter neutro o quimo no intestino. A quantidade de secretina liberada é proporcional à quantidade de ácido que entra no duodeno, de forma que a quantidade de $NaHCO_3$ secretada seja paralela à atividade duodenal.

FUNÇÃO DA CCK NA SECREÇÃO PANCREÁTICA A colecistoquinina é importante na regulação da secreção de enzimas digestivas pancreáticas. O principal estímulo para a liberação de CCK pela mucosa duodenal é a presença de gordura e, em menor grau, de produtos proteicos. O sistema circulatório transporta CCK até o pâncreas, onde ela estimula as células acinares pancreáticas a aumentarem a secreção de enzimas digestivas. Entre essas enzimas, estão a lipase e as enzimas proteolíticas, que digerem adequadamente ainda mais a gordura e a proteína que iniciaram a reação e também ajudam na digestão dos carboidratos. Ao contrário da gordura e da proteína, o carboidrato não tem qualquer influência direta sobre a secreção de enzimas digestivas pancreáticas.

Todos os três tipos de enzimas digestivas pancreáticas são embalados nos grânulos zimogênios, portanto, todas as enzimas pancreáticas são liberadas juntas na exocitose dos grânulos. Portanto, embora a *quantidade total* de enzimas liberadas varie conforme o tipo de refeição consumida (a maioria sendo secretada em resposta à gordura), a *proporção* de enzimas liberadas não varia de refeição para refeição. Isto é, uma refeição rica em proteínas não causa a liberação de maior proporção de enzimas proteolíticas. Entretanto, indícios apontam que ajustes de longo prazo na proporção dos tipos de enzimas produzidas podem ocorrer como resposta adaptativa a mudanças prolongadas na dieta. Por exemplo, como mudança de longo prazo para uma dieta rica em proteínas, seria produzida uma maior proporção de enzimas proteolíticas. A colecistoquinina pode desempenhar um papel na adaptação das enzimas digestivas pancreáticas a alterações na dieta.

Assim como a gastrina é trófica ao estômago e ao intestino delgado, a CCK e a secretina exercem efeitos tróficos sobre o pâncreas exócrino para manter sua integridade.

Vejamos agora as contribuições da unidade digestória acessória restante, composta pelo fígado e pela vesícula biliar.

O fígado executa diversas funções importantes, incluindo a produção de bile.

Além do suco pancreático, o outro produto secretório esvaziado no lúmen duodenal é a **bile**. O **sistema biliar** inclui o *fígado*, a *vesícula biliar* e os dutos associados.

FUNÇÕES DO FÍGADO O **fígado** é o maior e mais importante órgão metabólico do corpo. Ele pode ser visto como a principal fábrica bioquímica do organismo. Sua importância para o sistema digestório é sua secreção de *sais biliares*, que ajudam na digestão e absorção de gorduras. O fígado também desempenha várias funções não relacionadas à digestão, incluindo:

1. Processamento metabólico das principais categorias de nutrientes (carboidratos, proteínas e lipídios) depois de sua absorção no trato digestório;

2. Desintoxicação ou degradação de detritos corporais e hormônios, bem como de medicamentos e outros compostos estranhos;

3. Síntese de proteínas plasmáticas, incluindo as necessárias para a coagulação sanguínea (veja no Capítulo 11), as que

transportam hormônios esteroides e da tireoide e colesterol no sangue (veja no Capítulo 4 e no quadro "Conceitos, desafios e controvérsias" do Capítulo 9), e angiotensinogênio, importante para a preservação de sal pelo sistema renina-angiotensina-aldosterona (veja no Capítulo 14);

4. Armazenamento de glicogênio, gorduras, ferro, cobre e muitas vitaminas;

5. Ativação da vitamina D, o que o fígado faz em conjunto com os rins (veja no Capítulo 19);

6. Remoção de bactérias e de glóbulos vermelhos desgastados, graças a macrófagos residentes;

7. Secreção dos hormônios trombopoietina (estimula a produção de plaquetas; veja no Capítulo 11), hepcidina (inibe a absorção de ferro pelo intestino) e fator de crescimento semelhante à insulina I (estimula o crescimento; veja no Capítulo 18);

8. Produção de proteínas da fase aguda importantes na inflamação (veja no Capítulo 12);

9. Excreção de colesterol e bilirrubina, sendo esta um produto de decomposição derivado da destruição de glóbulos vermelhos desgastados.

Diante desta gama de funções complexas, é impressionante que haja tão pouca especialização entre as células do fígado. Cada célula hepática, ou **hepatócito**, realiza a mesma ampla variedade de tarefas metabólicas e secretórias (*hepato* quer dizer "fígado"; *cito* significa "célula"). A especialização vem de organelas altamente desenvolvidas dentro de cada hepatócito. A única função hepática não realizada pelos hepatócitos é a atividade fagocítica conduzida pelos macrófagos residentes, conhecidos como **células de Kupffer**.

FLUXO DE SANGUE NO FÍGADO Para executar estas variadas tarefas, a organização anatômica do fígado permite que cada hepatócito esteja em contato direto com o sangue de duas fontes: sangue arterial vindo da aorta e sangue venoso vindo diretamente do trato digestório. Como outras células, os hepatócitos recebem sangue arterial fresco via artéria hepática, que fornece oxigênio e entrega metabólitos transportados pelo sangue para processamento hepático. O sangue venoso também entra no fígado pelo **sistema porta hepático**, uma conexão vascular peculiar e complexa entre o trato digestório e o fígado (● Figura 16-14). As veias que drenam o trato digestório não se unem diretamente à veia cava inferior, a grande veia que devolve sangue ao coração. Em vez disso, as veias do estômago e do intestino entram na veia porta hepática, que leva os produtos absorvidos do trato digestório diretamente ao fígado para processamento, armazenamento ou desintoxicação, antes de obterem acesso à circulação geral. Dentro do fígado, a veia porta se ramifica mais uma vez em uma rede capilar (os *sinusoides* do fígado) para permitir troca entre o sangue e hepatócitos antes de drenar na veia hepática, que se une à veia cava inferior.

Os lobos do fígado são delineados por canais vasculares e biliares.

O fígado está organizado em unidades funcionais conhecidas como **lobos**, padrões hexagonais de tecido em volta de uma veia central (● Figura 16-15a). Em cada um dos seis cantos externos do lobo há três vasos: um ramo da artéria hepática, um ramo da veia porta hepática e um duto biliar. O sangue dos ramos da artéria hepática e da veia porta flui da periferia do lobo para grandes espaços capilares expandidos chamados de **sinusoides** (veja no Capítulo 10), que seguem entre filas de células hepáticas até a veia central como raios da roda de uma bicicleta (● Figura 16-15b). As células de Kupffer revestem as sinusoides e engolfam e destroem glóbulos vermelhos velhos e bactérias

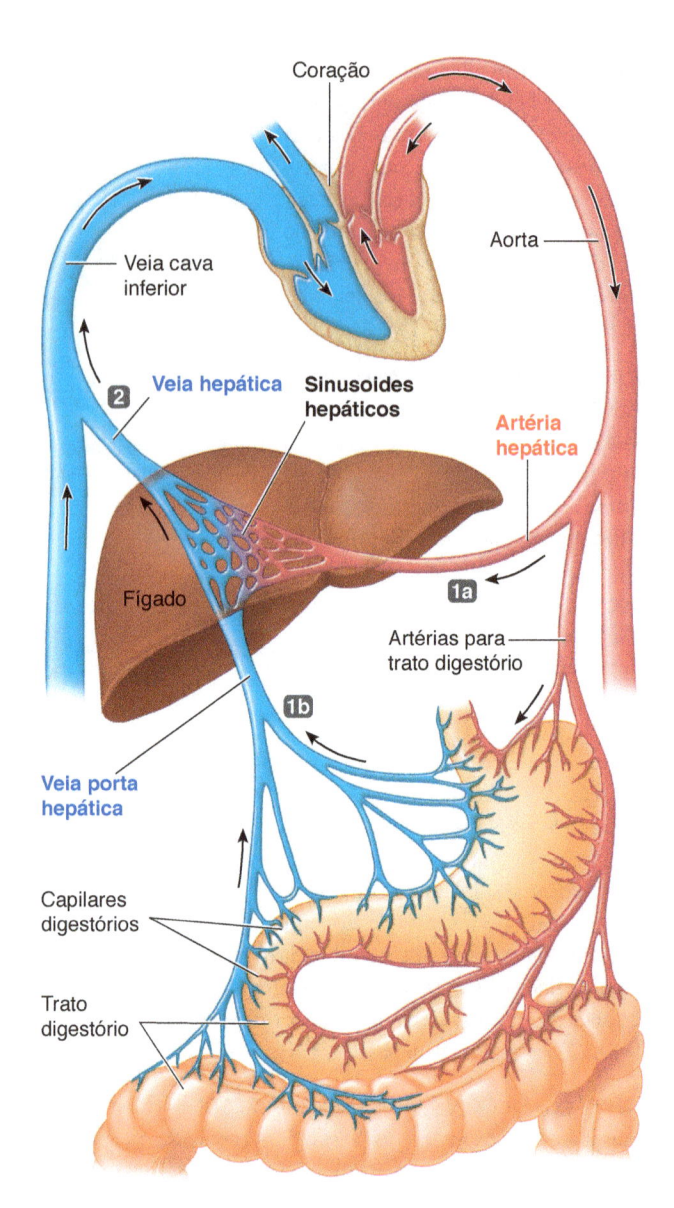

O fígado recebe sangue de duas fontes:

1a O sangue arterial, que fornece suprimento de O_2 ao fígado e leva metabólitos transportados pelo sangue para processamento hepático, é entregue pela **artéria hepática**.

1b O sangue venoso drenado do trato digestório é levado pela **veia porta hepática** ao fígado para processamento e armazenamento de nutrientes recém-absorvidos.

2 O sangue sai do fígado via **veia hepática**.

● **FIGURA 16-14** Representação esquemática do fluxo de sangue no fígado.

(a) Lobo hepático

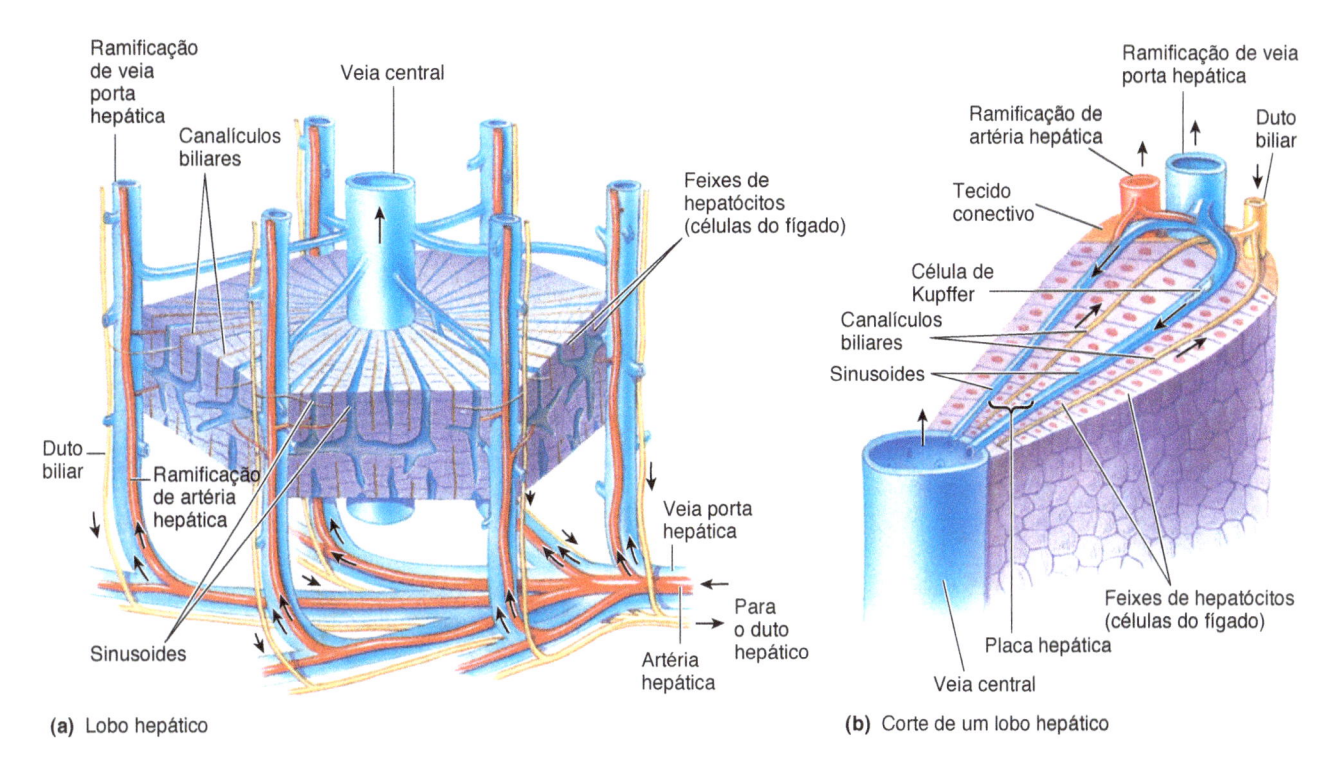

(b) Corte de um lobo hepático

• **FIGURA 16-15** Anatomia do fígado.

---

que pessam pelo sangue. Os hepatócitos estão organizados entre os sinusoides em placas com espessura de duas camadas celulares, portanto, cada margem lateral está voltada para uma reservatório sinusoidal de sangue. As veias centrais de todos os lobos hepáticos se convergem para formar a veia hepática, que leva sangue para longe do fígado. O fino canal transportador de bile, um **canalículo biliar**, passa entre as células dentro de cada placa hepática. Os hepatócitos secretam continuamente bile nesses canais finos, que levam essa bile a um duto biliar na periferia do lobo. Os dutos biliares dos diversos lobos se convergem, culminando em um *duto biliar comum*, que transporta a bile do fígado para o duodeno. Cada hepatócito está em contato com um sinusoide de um lado e um canalículo biliar do outro.

A bile é continuamente secretada pelo fígado e direcionada para a vesícula biliar entre refeições.

A abertura do duto biliar no duodeno é protegida pelo **esfíncter de Oddi**, que evita que a bile entre no duodeno, exceto durante a digestão das refeições (• Figura 16-16). Quando este esfíncter está fechado, a maior parte da bile secretada pelo fígado é direcionada de volta para a **vesícula biliar**, uma pequena estrutura semelhante a um saco escondida abaixo do fígado, mas não diretamente conectada a ele. Assim, a bile não é transportada diretamente do fígado à vesícula. Subsequentemente, entre as refeições, a bile fica armazenada e concentrada na vesícula biliar. Depois de uma refeição, a bile entra no duodeno, como resultado dos efeitos combinados do esvaziamento da vesícula e do aumento da secreção de bile pelo fígado. A quantidade de bile secretada por dia varia de 250 ml a 1 litro, dependendo do grau de estimulação.

Os sais biliares são reciclados através da circulação entero-hepática.

A bile contém vários componentes orgânicos, como *sais biliares, colesterol, lecitina* (um fosfolipídio) e *bilirrubina* (todos derivados da atividade de hepatócitos), em um *fluido alcalino aquoso* (adicionado pelas células do duto) semelhante à secreção de NaHCO$_3$ pancreática. Embora a bile não contenha nenhuma enzima digestiva, é importante para a digestão e absorção de gorduras, principalmente através da atividade dos sais biliares.

Sais de bile são derivados do colesterol. Eles são secretados ativamente na bile e, por fim, entram no duodeno em conjunto com os outros componentes da bile. Após sua participação na digestão e absorção de gordura, a maior parte dos sais biliares é reabsorvida no sangue por mecanismos especiais de transporte ativo localizados no íleo terminal. Dali, os sais biliares retornam via sistema porta hepático ao fígado, que os secreta novamente na bile. Esta reciclagem de sais biliares (e de alguns outros componentes da bile) entre o intestino delgado e o fígado é chamada de **circulação entero-hepática** (*entero* refere-se a "intestino"; *hepática* significa "fígado") (• Figura 16-16).

A quantidade total de sais biliares no organismo varia de cerca de 3 g a 4 g, mas de 3 g a 15 g de sais biliares podem ser esvaziados no duodeno em uma única refeição. Em média, os sais da bile circulam entre o fígado e o intestino delgado duas vezes durante a digestão de uma refeição típica. Normalmente, apenas cerca de 5% da bile secretada escapa para as fezes diariamente. Esses sais biliares perdidos são repostos por novos sais sintetizados pelo fígado. Assim, a reserva de sais biliares é mantida constante.

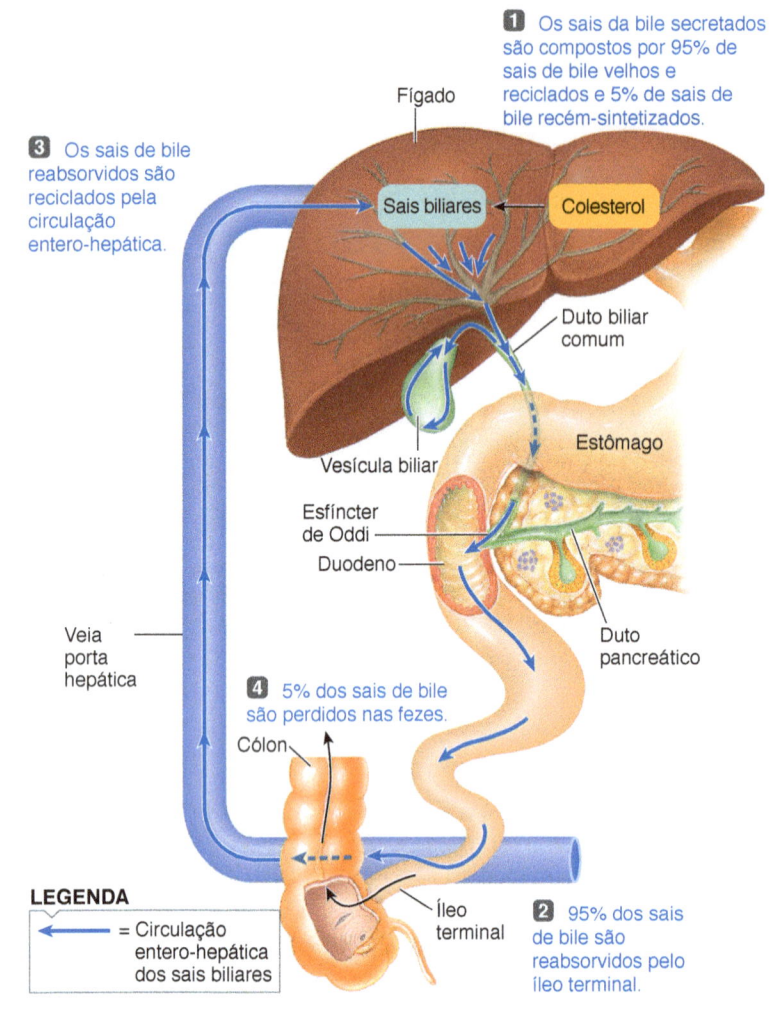

FIGURA 16-16 Circulação entero-hepática dos sais biliares. A maior parte dos sais da bile é reciclada entre o fígado e o intestino delgado através da circulação entero-hepática (setas azuis). Depois de participar da digestão e absorção de gorduras, a maior parte dos sais biliares é reabsorvida por transporte ativo no íleo terminal e retorna através da veia porta hepática ao fígado, que as secreta novamente na bile.

1 Os sais da bile secretados são compostos por 95% de sais de bile velhos e reciclados e 5% de sais de bile recém-sintetizados.

2 95% dos sais de bile são reabsorvidos pelo íleo terminal.

3 Os sais de bile reabsorvidos são reciclados pela circulação entero-hepática.

4 5% dos sais de bile são perdidos nas fezes.

LEGENDA
← = Circulação entero-hepática dos sais biliares

Sais biliares ajudam na digestão e na absorção de gorduras.

Os sais da bile ajudam na digestão de gorduras por meio de sua ação detergente (emulsificação) e facilitam a absorção de gorduras ao participarem da formação de micelas. Ambas as funções estão relacionadas à estrutura dos sais biliares. Vejamos como.

AÇÃO DETERGENTE DOS SAIS BILIARES O termo **ação detergente** refere-se à capacidade de os sais biliares transformarem grandes glóbulos de gordura em uma **emulsão lipídica** composta por muitas pequenas gotas de gordura suspensas no quimo aquoso, aumentando, assim, a área superficial disponível para ataque pela lipase pancreática. Glóbulos de gordura, independente do tamanho, são compostos principalmente por moléculas de triglicérides não digeridas. Para digerir gordura, a lipase deve entrar em contato direto com a molécula de triglicéride. Como triglicérides não são solúveis em água, tendem a agregar-se em grandes gotas no ambiente aquoso do lúmen do intestino delgado. Se os sais de bile não emulsificassem essas gotas grandes, a lipase poderia agir sobre a molécula de triglicéride apenas na superfície das gotas grandes e a digestão de gordura seria bastante demorada.

Os **sais biliares** exercem uma ação detergente semelhante à do detergente utilizado para eliminar a gordura quando lavamos a louça. Uma molécula de sal de bile contém uma parte lipossolúvel (um esteroide derivado do colesterol) e uma parte carregada negativamente solúvel em água. Os sais biliares *adsorvem* na superfície de uma gota de gordura – isto é, a parte lipossolúvel do sal biliar se dissolve na gota de gordura, deixando a parte carregada solúvel em água projetando-se da superfície da gota (● Figura 16-17a). Os movimentos de mistura intestinais quebram gotas grandes de gordura em partículas menores. Essas gotas pequenas se reaglutinariam rapidamente se não fosse pelos sais da bile adsorvendo a superfície e criando uma casca de cargas negativas solúveis em água na superfície de cada gota. Como cargas semelhantes se repelem, estes grupos negativamente carregados nas superfícies das gotas fazem com que as gotas de gordura se afastem (● Figura 16-17b). Esta repulsão elétrica evita que as pequenas gotas aglutinem-se novamente em gotas grandes de gordura e, assim, produz uma emulsão lipídica que aumenta a área superficial disponível para ação da lipase. As pequenas gotas emulsificadas de gordura têm diâmetro entre 200 nm e 5.000 nm, com uma média de cerca de 1.000 nm (1 μm).

Embora os sais da bile aumentem a área superficial disponível para ataque pela lipase pancreática, a lipase sozinha não é capaz de penetrar na camada de sais biliares adsorvida na superfície das pequenas gotas de gordura emulsificadas. Para resolver este dilema, o pâncreas secreta o polipeptídeo **colipase** em conjunto com a lipase. Como os sais biliares, a colipase tem uma parte lipossolúvel e outra solúvel em água. A colipase move alguns sais de bile e os aloja na superfície das gotas de gordura, onde se liga à lipase, ancorando, assim, esta enzima ao local de ação em meio à cobertura dos sais biliares.

FORMAÇÃO MICELAR Sais biliares – em conjunto com o colesterol e a lecitina, que também são componentes da bile – têm um papel importante na facilitação da absorção de gorduras através da formação micelar. Como os sais da bile, a lecitina (um fosfolipídio semelhante àqueles na bicamada lipídica da membrana plasmática) tem uma parte lipossolúvel e uma hidrossolúvel, enquanto o colesterol é quase totalmente insolúvel em água. Em uma **micela**, os sais biliares e a lecitina agregam-se em conjuntos pequenos com suas partes lipossolúveis unidas no meio para formar um núcleo hidrofóbico ("que não gosta de água"), enquanto suas partes solúveis em água formam uma couraça hidrofílica ("que gosta de água") (● Figura 16-18). Uma micela tem de 3 nm a 10 nm de diâmetro, em comparação com um diâmetro médio de 1.000 nm para uma gota de lipídio emulsificada. As micelas são solúveis em água graças a suas couraças hidrofílicas, mas podem dissolver substâncias insolúveis em água (e, assim, lipossolúveis) nos núcleos lipossolúveis. Assim, as micelas oferecem um veículo útil para levar substâncias insolúveis em água através do conteúdo luminal aquoso. As substâncias lipossolúveis mais importantes carregadas dentro das micelas são os produtos da digestão de gordura (monoglicérides e ácidos graxos livres), bem como vitaminas lipossolúveis, transportados a seus locais de absorção por este meio. Se não pegassem carona nas micelas solúveis em água, esses nutrientes flutuariam na superfície do quimo aquoso (como óleo flutua sobre a água), nunca atingindo as superfícies absorventes do intestino delgado.

Além disso, o colesterol, uma substância altamente insolúvel em água, dissolve-se no núcleo hidrofóbico da micela. Este mecanismo é importante na homeostase do colesterol. A quantidade de colesterol que pode ser levada em formação micelar depende da quantidade relativa de sais de bile e lecitina em comparação com o colesterol.

Nota Clínica Quando a secreção de colesterol pelo fígado é desproporcional em relação à secreção de sais biliares e lecitina (colesterol demais ou sais de bile e lecitina de menos), o excesso de colesterol na bile se precipita em microcristais, que podem agregar-se em **pedras na vesícula**, ou **cálculos biliares**. Um tratamento para cálculos biliares com colesterol envolve a ingestão de sais da bile para aumentar o grupo de sais biliares, em uma tentativa de dissolver as pedras de colesterol. Entretanto, apenas aproximadamente 75% das pedras da vesícula derivam do colesterol. Os outros 25% são compostos de precipitados anormais de outro componente da bile, a bilirrubina.

(a) Estrutura dos sais biliares e respectiva adsorção na superfície de uma pequena gota de lipídio

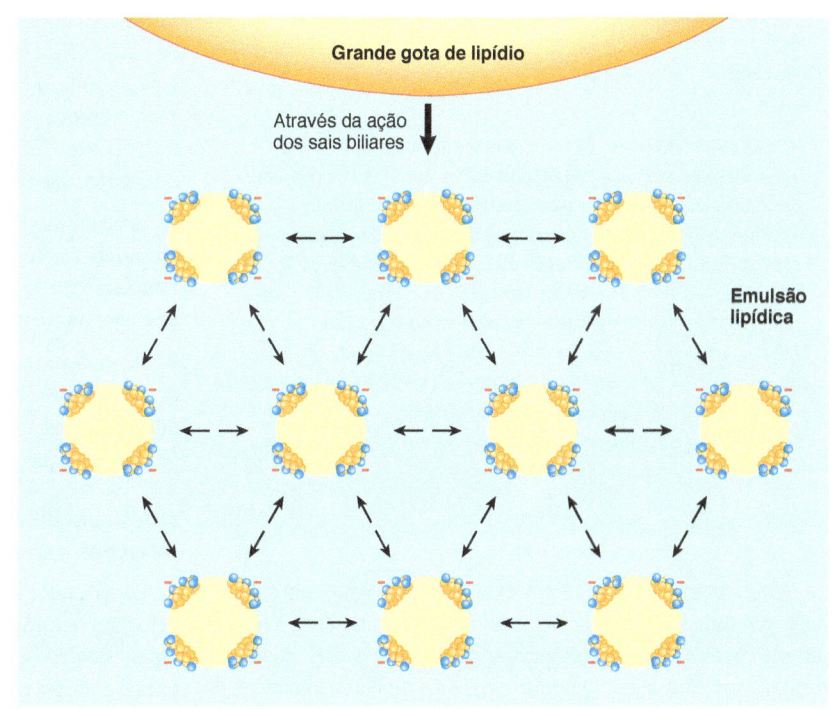

(b) Formação de uma emulsão lipídica através da ação dos sais biliares

• **FIGURA 16-17 Estrutura esquemática e funcionamento dos sais biliares.** (a) Um sal biliar consiste de uma parte lipossolúvel, que se dissolve na gota de gordura, e uma parte solúvel em água negativamente carregada que se projeta da superfície da gota. (b) Quando uma gota grande de gordura é decomposta em gotas de gordura menores por contrações intestinais, os sais biliares se fixam na superfície de gotas pequenas, criando couraças de componentes de sais de bile solúveis em água carregados negativamente que fazem as gotas de gordura se repelir. Essa ação emulsificante mantém as gotas de gordura afastadas e evita que se aglutinem novamente, aumentando-se a área superficial de gordura exposta disponível para digestão pela lipase pancreática.

A bilirrubina é um produto residual excretado na bile.

A **bilirrubina**, o outro grande componente da bile, não desempenha um papel na digestão, mas sim é um produto residual excretado na bile. A bilirrubina é o principal pigmento biliar, derivado da decomposição de glóbulos vermelhos desgastados. O tempo de vida típico de um glóbulo vermelho no sistema circulatório é de 120 dias. Glóbulos vermelhos desgastados são removidos do sangue pelos macrófagos que revestem os sinusoides do fígado e residem em outras áreas do organismo. A bilirrubina é o produto final da degradação da parte da heme (com ferro) da hemoglobina dentro desses glóbulos vermelhos velhos (veja no Capítulo 11). Esta bilirrubina é extraída do sangue pelos hepatócitos e ativamente excretada na bile. A bilirrubina não é um produto residual totalmente inútil. Recentemente, cientistas descobriram que é um antioxidante transitório, mas poderoso. Como a bilirrubina é lipossolúvel enquanto outros antioxidantes naturais no organismo são hidrossolúveis, ela pode desempenhar um papel na proteção de membranas lipídicas contra danos por radicais livres (veja no Capítulo 5).

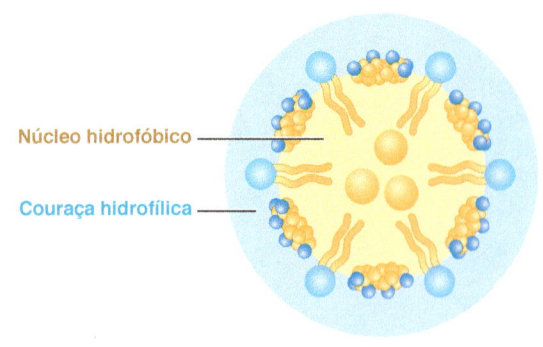

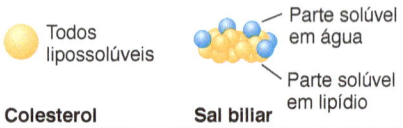

FIGURA 16-18 Micela. Os componentes da bile (sais biliares, lecitina e colesterol) se agregam para formar micelas, que consistem em uma couraça hidrofílica (solúvel em água) e um núcleo hidrofóbico (lipossolúvel). Como a couraça externa de uma micela é solúvel em água, os produtos da digestão de gordura, que não são solúveis em água, podem ser levados através do conteúdo luminal aquoso até a superfície absorvente do intestino delgado ao se dissolverem no núcleo lipossolúvel da micela. Esta figura não está desenhada em escala em relação às gotas da emulsão lipídica na
• Figura 16-17b. Uma gota de gordura emulsificada tem diâmetro de 200 nm a 5.000 nm (média de 1.000 nm); em comparação, uma micela tem de 3 nm a 10 nm de diâmetro.

A bilirrubina é um pigmento amarelo que dá à bile sua coloração amarela. Dentro do trato intestinal, este pigmento é modificado por enzimas bacterianas, o que origina a cor marrom característica das fezes. Quando a secreção de bile não ocorre, como quando o duto biliar está completamente obstruído por uma pedra, as fezes são de cor branco-acinzentada. Uma pequena quantidade de bilirrubina é normalmente reabsorvida pelo intestino de volta ao sangue, e quando é por fim excretada na urina, é a principal responsável por sua cor amarela. Os rins só podem excretar bilirrubina depois que ela é modificada durante sua passagem pelos rins e intestino.

Nota Clínica Se a bilirrubina é formada mais rapidamente do que consegue ser excretada, ela se acumula no organismo e causa **icterícia**. Pacientes com esta condição parecem amarelados e esta cor é percebida mais facilmente no branco dos olhos. A icterícia pode ser causada por três diferentes causas:

1. A *icterícia pré-hepática* (quando o problema ocorre "antes do fígado"), ou *hemolítica*, surge da quebra excessiva (hemólise) de glóbulos vermelhos, o que resulta no fígado recebendo mais bilirrubina do que é capaz de excretar.

2. A *icterícia hepática* (quando o problema está "no fígado") ocorre quando o fígado está doente e não consegue lidar nem com a carga normal de bilirrubina.

3. A *icterícia pós-hepática* (o problema acontece "depois do fígado"), ou *obstrutiva*, ocorre quando o duto biliar está obstruído, como por uma pedra, de forma que a bilirrubina não pode ser eliminada nas fezes.

Sais biliares são o mais potente estímulo para aumentar a secreção de bile.

A secreção biliar pode aumentar por mecanismos químicos, hormonais e neurais:

■ *Mecanismo químico (sais de bile)*. Qualquer substância que aumenta a secreção de bile pelo fígado é chamada de **colerética**. O colerético mais potente são os próprios sais da bile. Entre refeições, a bile é armazenada na vesícula biliar, mas, durante uma refeição, é esvaziada no duodeno à medida que a vesícula se contrai. Depois que os sais biliares participam da digestão e da absorção de gorduras, são reabsorvidos e retornam pela circulação entero-hepática ao fígado, onde atuam como coleréticos potentes para estimular maior secreção de bile. Portanto, durante uma refeição, quando os sais de bile são necessários e utilizados, a secreção de bile pelo fígado aumenta.

■ *Mecanismo hormonal (secretina)*. Além de aumentar a secreção de $NaHCO_3$ aquoso pelo pâncreas, a secretina estimula uma secreção de bile alcalina aquosa pelos dutos hepáticos, sem qualquer aumento correspondente nos sais de bile.

■ *Mecanismo neural (nervo vago)*. A estimulação vagal do fígado tem um pequeno papel na secreção de bile durante a fase cefálica da digestão, promovendo um aumento no fluxo de bile do fígado antes que o alimento chegue ao estômago ou ao intestino.

A vesícula biliar armazena e concentra bile entre refeições e se esvazia durante as refeições.

Embora os fatores recém-descritos aumentem a secreção de bile pelo fígado durante e após uma refeição, a secreção de bile pelo fígado ocorre continuamente. Entre as refeições, a bile secretada é transportada para a vesícula biliar, onde é armazenada e concentrada. O transporte ativo de sal para fora da vesícula, com a água seguindo osmoticamente, resulta em uma concentração de 5 a 10 vezes dos componentes orgânicos. A vesícula pode reter no máximo até 50 ml de bile, mas o fígado pode secretar mais do que esse volume de bile durante um longo jejum entre refeições (isto é, entre períodos de esvaziamento da vesícula). Entretanto, como a vesícula biliar concentra a bile, pode acomodar o maior volume secretado pelo fígado.

Nota Clínica Como a vesícula biliar armazena esta bile concentrada, é o principal local para precipitação dos componentes concentrados da bile em pedras. Felizmente, a vesícula biliar não desempenha um papel digestivo importante, portanto, sua remoção como tratamento para pedras ou outras doenças nela não apresenta um problema em particular. A bile secretada entre refeições é armazenada dentro do duto biliar comum, que fica dilatado.

Durante a digestão de uma refeição, quando o quimo atinge o intestino delgado, a presença de alimento, especialmente produtos de gordura, no lúmen duodenal ativa a liberação de CCK. Este hormônio estimula a contração da vesícula e o relaxamento do esfíncter de Oddi, de forma que a bile seja descarregada no duodeno, onde auxilia adequadamente na digestão e na absorção da gordura que iniciou a liberação de CCK.

Hepatite e cirrose são as doenças hepáticas mais comuns.

Nota Clínica A **hepatite** é uma doença inflamatória do fígado que resulta de diversas causas, incluindo infecções virais, obesidade (*doença hepática gordurosa*) ou, mais comumente, exposição a agentes tóxicos, como álcool, tetracloreto de carbono e alguns tranquilizantes. A hepatite tem gravidade variável, de sintomas leves e reversíveis a dano maciço e agudo do fígado, com possível morte resultante de insuficiência hepática aguda.

Inflamação hepática repetida ou prolongada, normalmente associada ao alcoolismo crônico, pode levar à **cirrose**, uma condição na qual os hepatócitos danificados são permanentemente substituídos por tecido conectivo. O tecido hepático tem a capacidade de regenerar-se, passando normalmente por uma reciclagem gradual das células. Se parte do tecido hepático for destruída, o tecido perdido poderá ser substituído por um aumento na taxa de divisão celular. Entretanto, há um limite para a velocidade de substituição dos hepatócitos. Além dos hepatócitos, um pequeno número de fibroblastos (células de tecido conectivo) fica espalhado entre as placas hepáticas, formando uma estrutura de apoio para o fígado. Se o fígado é exposto a substâncias tóxicas como o álcool com uma frequência tão grande que impede que novos hepatócitos sejam gerados com rapidez suficiente para substituir as células danificadas, os fibroblastos mais robustos se aproveitam da situação e se produzem em excesso. Este tecido conectivo adicional deixa pouco espaço para o novo crescimento de hepatócitos. Assim, à medida que a cirrose se desenvolve lentamente ao longo do tempo, o tecido ativo do fígado é gradualmente reduzido, causando por fim a insuficiência hepática crônica. Encorajados por novas e empolgantes descobertas sobre os mecanismos subjacentes da fibrose hepática, cientistas estão trabalhando atualmente em formas de, talvez, evitar ou mesmo reverter a cirrose.

Depois de analisarmos os órgãos digestórios acessórios que esvaziam seus produtos exócrinos no lúmen do intestino delgado, examinaremos as contribuições deste órgão em si.

Intestino Delgado

O **intestino delgado** é o local em que ocorre a maior parte da digestão e da absorção. Nenhuma outra digestão é realizada depois que o conteúdo luminal atravessa o intestino delgado e nenhuma outra absorção de nutrientes ingeridos ocorre, embora o intestino grosso absorva pequenas quantidades de sal e água. O intestino delgado está enrolado dentro da cavidade abdominal, estendendo-se entre o estômago e o intestino grosso. Ele é dividido arbitrariamente em três segmentos – **duodeno**, **jejuno** e **íleo**.

Como de costume, examinaremos a mobilidade, a secreção, a digestão e a absorção no intestino delgado, nesta ordem. A mobilidade do intestino delgado inclui a *segmentação* e o *complexo de mobilidade migratória*. Vejamos primeiro a segmentação.

Contrações de segmentação misturam e impulsionam lentamente o quimo.

A **segmentação**, o principal método de mobilidade do intestino delgado durante a digestão de uma refeição, mistura e impulsiona lentamente o quimo. A segmentação consiste de contrações oscilantes anelares do músculo liso circular por todo o comprimento do intestino delgado. Entre os segmentos contraídos, há áreas relaxadas com um pequeno bolo de quimo. Os anéis contráteis ficam a poucos centímetros de distância, dividindo o intestino delgado em segmentos, como um cordão de linguiças. Esses aros contráteis não percorrem o comprimento do intestino como as ondas peristálticas. Na verdade, após um breve período de tempo, os segmentos contraídos relaxam e contrações anelares aparecem nas áreas anteriormente relaxadas (• Figura 16-19). A nova contração força o quimo em um segmento anteriormente relaxado a mover-se nas duas direções nos segmentos adjacentes agora relaxados. Um segmento recém-relaxado, portanto, recebe quimo do segmento em contração imediatamente à sua frente e do imediatamente atrás dele. Logo depois, as áreas de contração e relaxamento se alternam mais uma vez. Desta forma, o quimo é cortado, agitado e completamente misturado. Essas contrações podem ser comparadas ao ato de se apertar uma bisnaga de massa com as mãos para misturar o conteúdo.

INICIAÇÃO E CONTROLE DA SEGMENTAÇÃO As contrações da segmentação são iniciadas pelas células marca-passo do intestino delgado, que produzem um ritmo elétrico básico (REB) semelhante ao REB gástrico que rege o peristaltismo no estômago. Se o REB do intestino delgado leva a camada de músculo liso circular ao limiar, as contrações de segmentação são induzidas, com a frequência de segmentação seguindo a frequência do REB.

O grau de reatividade do músculo liso circular e, assim, a intensidade das contrações de segmentação pode ser influenciada pela distensão do intestino, pelo hormônio gastrina e pela atividade nervosa extrínseca. Todos esses fatores influenciam a excitabilidade das células do músculo liso do intestino delgado ao se aproximarem ou se afastarem do limiar o potencial inicial em torno do qual o REB oscila. A segmentação é leve ou ausente entre refeições, mas se torna bastante vigorosa imediatamente após

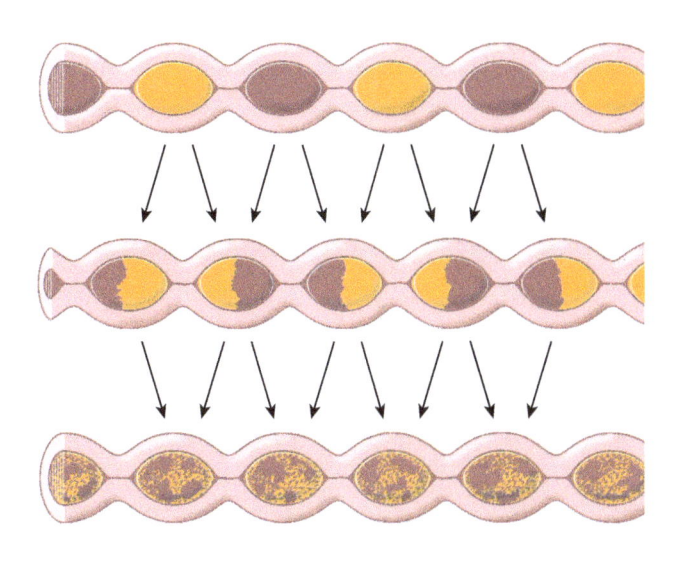

• **FIGURA 16-19 Segmentação.** A segmentação consiste em contrações anelares por todo o comprimento do intestino delgado. Em questão de segundos, os segmentos contraídos relaxam e as áreas anteriormente relaxadas contraem. Essas contrações oscilantes misturam completamente o quimo dentro do lúmen do intestino delgado.

uma refeição. O duodeno e o íleo começam a segmentar-se simultaneamente quando a refeição começa a entrar no intestino delgado. O duodeno começa a segmentar-se principalmente em resposta à distensão local causada pela presença de quimo. A segmentação do íleo vazio, por sua vez, é causada pela gastrina secretada em reação à presença de quimo no estômago, um mecanismo conhecido como **reflexo gastroileal**. Os nervos extrínsecos podem modificar a força dessas contrações. A estimulação parassimpática aumenta a segmentação, enquanto a estimulação simpática deprime a atividade segmentar.

FUNÇÕES DA SEGMENTAÇÃO A mistura realizada pela segmentação tem a dupla função de misturar o quimo aos sucos digestivos secretados no lúmen do intestino delgado e de expor todo o quimo às superfícies absorventes da mucosa do intestino delgado.

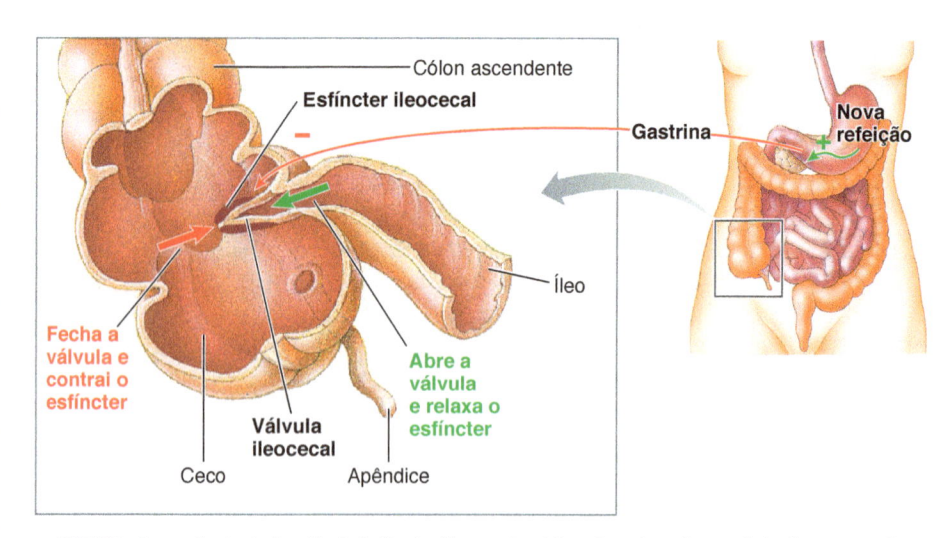

• **FIGURA 16-20 Controle de válvula/esfíncter ileocecal.** A junção entre o íleo e o intestino grosso é a válvula ileocecal, que é cercada de músculo liso espessado, o esfíncter ileocecal. A pressão sobre o lado cecal fecha a válvula e contrai o esfíncter, evitando que o conteúdo cheio de bactérias do cólon contamine o intestino delgado, rico em nutrientes. A válvula/esfíncter se abre em resposta a uma pressão no lado ileal da válvula e ao hormônio gastrina secretado quando uma nova refeição entra no estômago, permitindo que o conteúdo ileal chegue ao intestino grosso.

A segmentação não apenas realiza a mistura, mas também move quimo lentamente através do intestino delgado. Como isso pode acontecer, quando cada contração segmentar impulsiona o quimo para frente e para trás? O quimo avança lentamente porque a frequência de segmentação diminui ao longo do comprimento do intestino delgado. As células marca-passo no duodeno se despolarizam espontaneamente mais rápido do que as mais à frente do trato, com contrações de segmentação ocorrendo no duodeno a uma taxa de 12 por minuto, contra apenas 9 por minuto no íleo terminal. Como a segmentação ocorre com maior frequência na parte superior do intestino delgado do que na inferior, mais quimo, em média, é empurrado para frente do que para trás. Como resultado, o quimo é movido muito lentamente da parte superior para a inferior do intestino delgado, movimentando-se para frente e para trás, o que assegura a mistura e a absorção completas no processo. Este mecanismo impulsor lento é vantajoso porque garante tempo suficiente para que ocorram os processos digestivos e absorventes. O conteúdo normalmente leva de três a cinco horas para atravessar o intestino delgado.

O complexo de mobilidade migratória limpa o intestino entre as refeições.

Quando a maior parte da refeição foi absorvida, entre as refeições, as contrações de segmentação param e são substituídas pelo **complexo de mobilidade migratória**, uma espécie de "faxineira intestinal". Esta mobilidade entre refeições consiste em ondas peristálticas fracas e reiteradas que percorrem uma curta distância pelo intestino até se extinguirem. As ondas começam no estômago e migram pelo intestino – ou seja, cada nova onda peristáltica é iniciada em um local um pouco mais abaixo no intestino delgado. Essas ondas peristálticas curtas levam de 100 a 150 minutos aproximadamente para migrarem de forma gradual do estômago até o final do intestino delgado. Cada contração varre quaisquer restos da refeição anterior, além de detritos da mucosa e bactérias, em direção ao cólon, como uma boa "faxineira intestinal". Após chegar ao final do intestino delgado, o ciclo recomeça e continua se repetindo até a próxima refeição. O complexo de mobilidade migratória entre refeições é regulado pelo hormônio **motilina**, secretado durante o estado não alimentado pelas células endócrinas da mucosa do intestino delgado. Quando a refeição seguinte chega, a atividade segmentar é ativada novamente e o complexo de mobilidade migratória cessa. A liberação de motilina é inibida pela alimentação.

A junção ileocecal evita a contaminação do intestino delgado por bactérias do cólon.

Na junção entre os intestinos delgado e grosso, a última parte do íleo se esvazia no ceco (• Figura 16-20). Dois fatores contribuem para a capacidade desta região de atuar como uma barreira entre os intestinos delgado e grosso. Primeiro, a organização anatômica é tal que dobras de tecido semelhantes a válvulas se ressaltam do íleo para o lúmen do ceco. Quando o conteúdo do íleo é movido para frente, esta **válvula ileocecal** é facilmente aberta, mas as dobras de tecido são vigorosamente fechadas quando o conteúdo do ceco tenta se mover para trás. Segundo, o músculo liso dentro dos últimos centímetros da parede do íleo é espessado, formando um esfíncter que fica sob controle neural e hormonal. Na maior parte do tempo, este **esfíncter ileocecal** permanece ao menos levemente contraído. A pressão sobre o lado cecal do esfíncter faz com que ele se contraia mais fortemente. A distensão do lado ileal faz o esfíncter relaxar, uma reação mediada pelos plexos intrínsecos na área. Desta forma, a junção ileocecal evita que o conteúdo carregado de bactérias do intestino grosso contamine o intestino delgado e, ao mesmo tempo, permite que o conteúdo do íleo passe para o cólon. Se as bactérias do cólon conseguissem acesso ao intestino delgado rico em nutrientes, elas se multiplicariam rapidamente. O relaxamento do esfíncter é aumentado pela liberação de gastrina no início de uma refeição, quando há maior atividade gástrica. Este relaxamento permite que fibras não digeridas e solutos não absorvidos da refeição anterior sejam movidos para frente quando a nova refeição entra no trato.

Secreções do intestino delgado não contêm nenhuma enzima digestiva.

Todos os dias, as células glandulares exócrinas na mucosa do intestino delgado secretam no lúmen aproximadamente 1,5 litro de uma solução aquosa de sal e muco chamada de **suco entérico** ("suco do intestino"). A secreção aumenta depois de uma refeição em resposta à estimulação local da mucosa do intestino delgado pela presença de quimo.

O muco na secreção fornece proteção e lubrificação. Além disso, esta secreção aquosa fornece bastante H_2O para participação na digestão enzimática de alimentos. Lembre-se de que a digestão envolve hidrólise – quebra de ligações pela reação com H_2O –, que ocorre mais eficientemente quando todos os reagentes estão em solução.

Nenhuma enzima digestiva é secretada neste suco intestinal. O intestino delgado não sintetiza enzimas digestivas, mas elas atuam dentro da membrana de borda em escova das células epiteliais que revestem o lúmen ao invés de serem secretadas diretamente no lúmen.

As enzimas do intestino delgado completam a digestão dentro da membrana de borda em escova.

A digestão dentro do lúmen do intestino delgado é realizada pelas enzimas pancreáticas, com a digestão de gordura sendo aumentada pela secreção biliar. Como resultado da atividade enzimática pancreática, gorduras são completamente reduzidas até suas unidades absorvíveis de monoglicérides e ácidos graxos livres, proteínas são decompostas em pequenos fragmentos de peptídeo e em alguns aminoácidos e carboidratos são reduzidos a dissacarídeos e a alguns monossacarídeos. Assim, a digestão de gorduras é concluída dentro do lúmen do intestino delgado, mas a digestão de carboidratos e proteínas ainda não foi concluída.

Projeções especiais, semelhantes a pelos, na superfície luminal das células epiteliais do intestino delgado, as **microvilosidades**, formam a **borda em escova**. A membrana plasmática de borda em escova contém três categorias de proteínas integrais que funcionam como enzimas:

1. **Enteroquinase**, que ativa a enzima proteolítica pancreática tripsinogênio.

2. As **dissacaridases (maltase, sacarase e lactase)**, que completam a digestão de carboidratos ao hidrolisarem os dissacarídeos restantes (maltose, sacarose e lactose, respectivamente) em seus componentes monossacarídeos.

3. As **aminopeptidases**, que hidrolisam a maior parte dos pequenos fragmentos de peptídeos em seus componentes aminoácidos, concluindo, assim, o processo de digestão.

Deste modo, a digestão de carboidratos e proteínas é concluída dentro dos confins da borda em escova (A ▲Tabela 16-6 fornece um resumo dos processos digestivos para as três principais categorias de nutrientes).

Nota Clínica Uma desordem relativamente comum, a **intolerância à lactose**, envolve uma deficiência de lactase, a dissacaridase específica para a digestão da lactose, ou açúcar do leite. A maioria das crianças abaixo dos quatro anos de idade tem lactase adequada, mas ela pode ser gradualmente perdida, de forma que, em muitos adultos, a atividade da lactase é reduzida ou ausente. Quando leite rico em lactose ou seus derivados são consumidos por uma pessoa com deficiência de lactase, a lactose não digerida permanece no lúmen e causa várias consequências relacionadas. Primeiro, o acúmulo de lactose não digerida cria um gradiente osmótico que atrai H_2O para o lúmen intestinal. Segundo, bactérias que vivem no intestino grosso têm capacidade de dividir lactose, então a atacam como uma fonte de energia, produzindo grandes quantidades de CO_2 e gás metano no processo. A distensão do intestino por fluido e gás produz dor (cólica) e diarreia. Crianças com intolerância à lactose também podem sofrer de desnutrição.

Finalmente, estamos prontos para discutir a absorção de nutrientes. Repare que, até este momento, nada foi absorvido em termos de alimento, água ou eletrólitos.

O intestino delgado é notavelmente bem adaptado para sua função primária de absorção.

Todos os produtos da digestão de carboidratos, proteínas e gorduras, bem como a maior parte dos eletrólitos, vitaminas e água ingerida, são absorvidos normalmente pelo intestino delgado, de forma indiscriminada. Em geral, apenas a absorção de cálcio e ferro é ajustada às necessidades do organismo. Assim, quanto mais alimento consumido, mais será digerido e absorvido, como as pessoas que tentam controlar o peso já estão dolorosamente cientes.

A maior parte da absorção ocorre no duodeno e no jejuno. Pouquíssimo acontece no íleo, não porque ele não tenha capacidade de absorção, mas porque a maior parte da absorção já foi realizada antes do conteúdo intestinal chegar ao íleo. O intestino delgado tem uma abundante capacidade de absorção de reservas. Cerca de 50% do intestino delgado pode ser removido com pouca interferência na absorção – com uma exceção. Se o íleo terminal for removido, vitamina B_{12} e sais de bile não são mais adequadamente absorvidos, porque os mecanismos de transporte especializado para estas duas substâncias ficam localizados apenas nesta região. Todas as demais substâncias podem ser absorvidas em todo o intestino delgado.

O revestimento mucoso do intestino delgado é notavelmente bem adaptado para esta particular função absorvente por dois motivos: (1) tem uma área superficial muito grande e (2) as células epiteliais neste revestimento têm vários mecanismos especializados de transporte.

ADAPTAÇÕES QUE AUMENTAM A ÁREA DE SUPERFÍCIE DO INTESTINO DELGADO As seguintes modificações especiais da mucosa do intestino delgado aumentam bastante a área de superfície disponível para absorção (● Figura 16-21):

- A superfície interna do intestino delgado tem dobras circulares permanentes visíveis a olho nu e que triplicam a área de superfície.

TABELA 16-6   Processos digestivos das três principais categorias de nutrientes

Nutrientes	Enzima para digestão do nutriente	Fonte de enzimas	Local de ação das enzimas	Ação das Enzimas	Unidades de nutrientes absorvíveis
Carboidratos	Amilase	Glândulas salivares	Boca e (majoritariamente) corpo do estômago	Hidrolisa polissacarídeos em dissacarídeos	
		Pâncreas exócrino	Lúmen do intestino delgado		
	Dissacaridases (maltase, sacarase, lactase)	Células epiteliais do intestino delgado	Borda em escova do intestino delgado	Hidrolisam dissacarídeos em monossacarídeos	Monossacarídeos, especialmente glicose
Proteínas	Pepsina	Células principais do estômago	Antro do estômago	Hidrolisa proteína em fragmentos de peptídeo	
	Tripsina, quimotripsina, carboxipeptidase	Pâncreas exócrino	Lúmen do intestino delgado	Atacam diferentes fragmentos de peptídeos	
	Aminopeptidases	Células epiteliais do intestino delgado	Borda em escova do intestino delgado	Hidrolisam fragmentos de peptídeos em aminoácidos	Aminoácidos e alguns peptídeos pequenos
Gorduras	Lipase	Pâncreas exócrino	Lúmen do intestino delgado	Hidrolisa triglicérides em ácidos graxos e monoglicérides	Ácidos graxos e monoglicérides
	Sais biliares (não são enzimas)	Fígado	Lúmen do intestino delgado	Emulsificam grandes glóbulos de gordura para ataque pela lipase pancreática	

- Ressaltam-se desta superfície dobrada projeções microscópicas semelhantes a dedos conhecidas como **vilosidades**, que dão ao revestimento uma aparência aveludada e aumentam a área superficial em mais dez vezes (● Figura 16-22). A superfície de cada vilosidade é revestida de células epiteliais, alternadas ocasionalmente com células mucosas.

- Projeções ainda menores, semelhantes a pelos, a "borda em escova" ou microvilosidades, surgem da superfície luminal dessas células epiteliais, aumentando a área superficial em outras 20 vezes. Cada célula epitelial tem de 3.000 a 6.000 dessas microvilosidades, visíveis apenas via microscópio eletrônico. As enzimas do intestino delgado executam suas funções dentro da membrana desta borda em escova.

Em conjunto, as dobras, vilosidades e microvilosidades fornecem ao intestino delgado uma área superficial luminal 600 vezes maior do que se ele fosse um tubo do mesmo comprimento e diâmetro revestido por uma superfície lisa. Na verdade, se a área superficial efetiva do intestino delgado fosse espalhada, cobriria uma quadra de tênis inteira.

Nota Clínica   A **má absorção** (problema de absorção) pode ser causada por dano ou redução na área superficial do intestino delgado. Uma das causas mais comuns é a **enteropatia por glúten**, também conhecida como **doença celíaca**. Nesta condição, o intestino delgado da pessoa é anormalmente sensível ao *glúten*, um componente proteico do trigo, cevada e centeio. Esses produtos de grãos estão amplamente presentes em alimentos processados. Esta condição é uma desordem imunológica complexa na qual a exposição ao glúten ativa erroneamente uma resposta de célula T que danifica as vilosidades intestinais: a gama normalmente abundante de vilosidades é reduzida, a mucosa fica achatada e a margem em membrana fica curta e grossa (● Figura 16-23). Como esta perda de vilosidades diminui a área superficial disponível para absorção, a absorção de todos os nutrientes é prejudicada. A condição é tratada pela eliminação de glúten da dieta.

ESTRUTURA DE UMA VILOSIDADE   A absorção na parede do trato digestório envolve o transporte transepitelial semelhante ao movimento de material pelos túbulos renais (veja a Figura 14-14). Cada vilosidade tem os seguintes componentes principais (veja a ● Figura 16-21c):

- *Células epiteliais que cobrem a superfície da vilosidade.* As células epiteliais são unidas em suas margens laterais por junções de adesão, que limitam a passagem de conteúdo luminal entre as células, embora as junções de adesão no intestino delgado sejam mais permissivas que as do estômago. Dentro de suas bordas em escova luminais, essas células epiteliais têm transportadores para absorção de nutrientes e eletrólitos específicos do lúmen, bem como das enzimas digestivas ligadas à membrana que completam a digestão de carboidratos e proteínas.

(a) Intestino delgado
— Intestino delgado
— Dobra circular

(b) Dobra circular
— Dobra circular
— Vilosidade

(c) Vilosidade
— Célula epitelial
— Célula mucosa
— Capilares
— Vilosidade
— Lacteal central
— Cripta de Lieberkühn
— Arteríola
— Vênula
— Vaso linfático

(d) Célula epitelial
— Microvilosidades (borda em escova)
— Célula epitelial

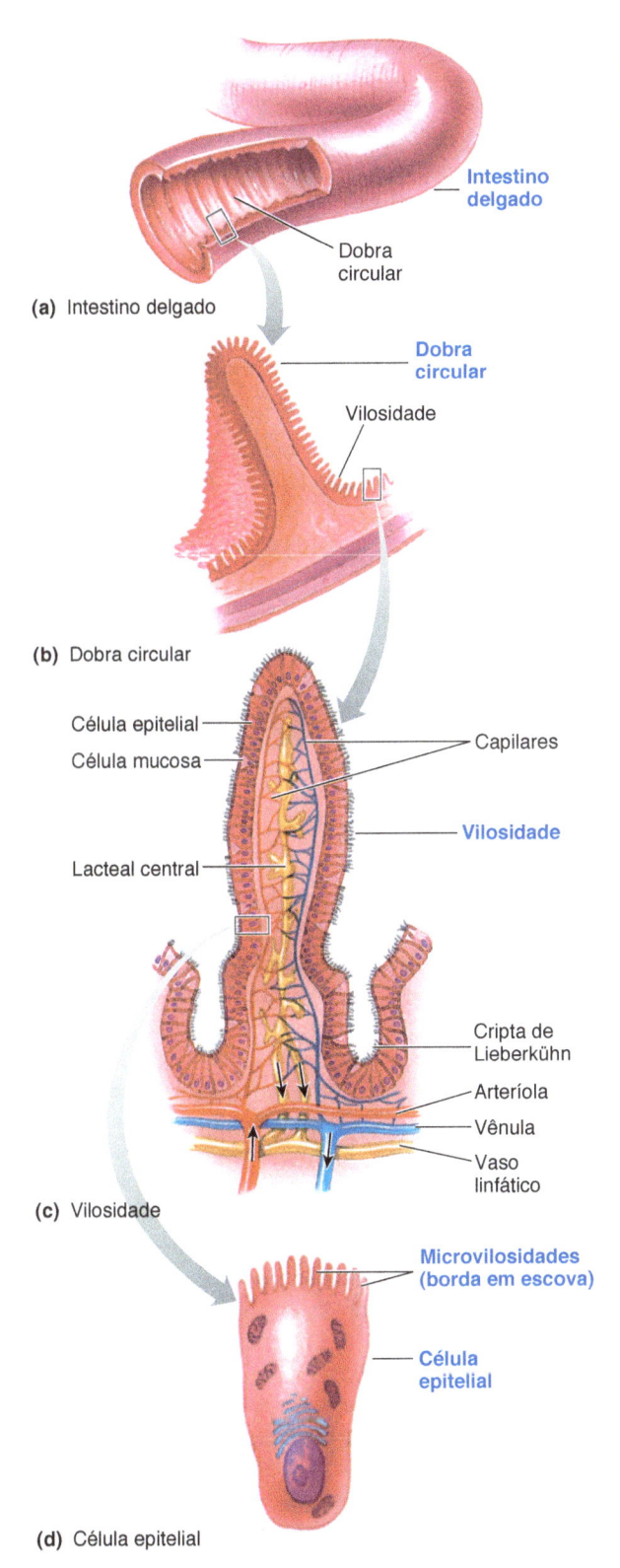

• **FIGURA 16-21 Superfície absorvente do intestino delgado.** (a) Estrutura aproximada do intestino delgado. (b) As dobras circulares da mucosa do intestino delgado, coletivamente, triplicam a área de superfície absorvente. (c) Projeções microscópicas semelhantes a dedos conhecidas como vilosidades aumentam coletivamente a área superficial em mais dez vezes. (d) Cada célula epitelial de uma vilosidade tem microvilosidades na borda luminal. As microvilosidades aumentam a área superficial em outras 20 vezes. Juntas, essas modificações na superfície aumentam a área superficial absorvente do intestino delgado em 600 vezes.

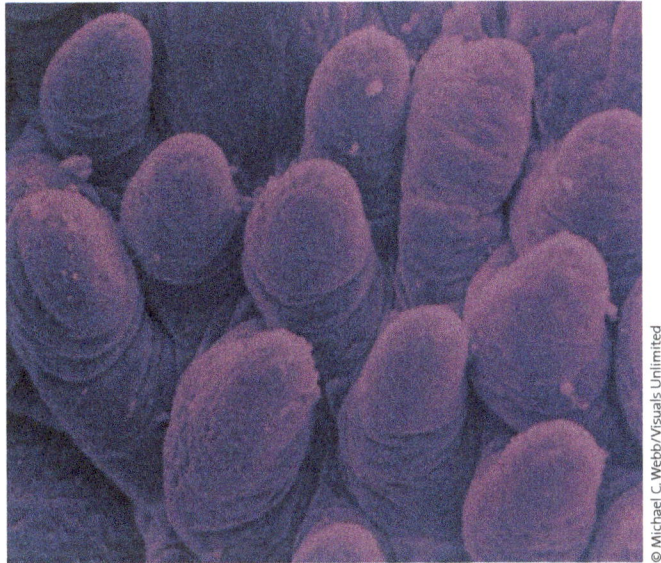

• **FIGURA 16-22** Eletromicrografia por varredura das vilosidades que se projetam da mucosa do intestino delgado.

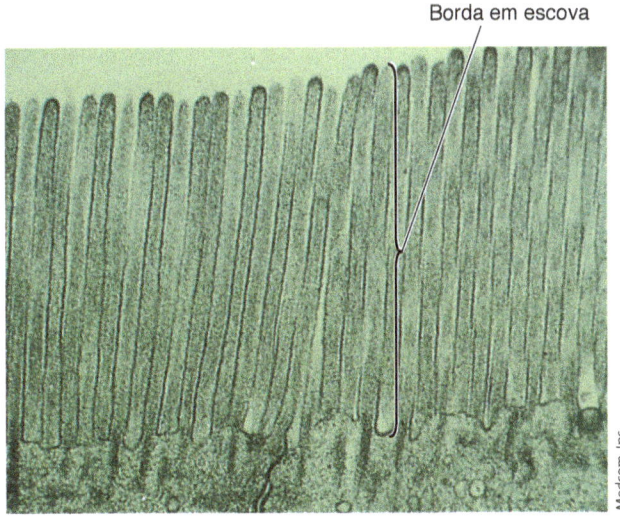

(a) Normal — Borda em escova

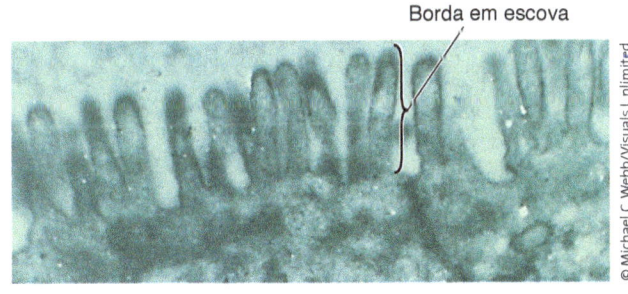

(b) Enteropatia por glúten — Borda em escova

• **FIGURA 16-23 Redução na borda em escova com a enteropatia por glúten.** (a) Eletromicrografia da borda em escova de uma célula epitelial do intestino delgado em uma pessoa normal. (b) Eletromicrografia da borda em escova, curta e grossa, de uma célula epitelial no intestino delgado de um paciente com enteropatia por glúten. (Fonte: Thomas W. Sheehy, M.D.; Robert L. Slaughter, M.D.: The Malabsorption Syndrome. Medcom, Inc. Reproduzido com permissão da Medcom, Inc.)

- *Um núcleo de tecido conectivo.* Este núcleo é formado pela lâmina própria.

- *Uma rede capilar.* Cada vilosidade é alimentada por uma arteríola que se ramifica em uma rede capilar dentro do núcleo da vilosidade. Os capilares se reúnem para formar uma vênula drenada longe da vilosidade.

- *Um vaso linfático terminal.* Cada vilosidade é alimentada por um único vaso linfático sem saída conhecido como **lacteal central**, que ocupa o centro do núcleo da vilosidade.

Durante o processo de absorção, substâncias digeridas entram na rede capilar ou no lacteal central. Para ser absorvida, uma substância deve atravessar completamente a célula epitelial, difundir-se através do fluido intersticial dentro do núcleo de tecido conectivo da vilosidade e, então, cruzar a parede de um capilar ou de um vaso linfático. Como o transporte renal, a absorção intestinal pode ser ativa ou passiva, com a absorção ativa envolvendo gasto de energia durante pelo menos um dos passos do transporte transepitelial.

O revestimento da mucosa tem uma rotatividade rápida.

Mergulhando dentro da superfície da mucosa entre as vilosidades, há dobras rasas conhecidas como **criptas de Lieberkühn** (veja a ● Figura 16-21c). Diferente das fovéolas, essas criptas intestinais não secretam enzimas digestivas, mas água e eletrólitos, que, em conjunto com o muco secretado pelas células na superfície da vilosidade, constituem o suco entérico.

Além disso, as criptas funcionam como berçários. As células epiteliais que revestem o intestino delgado são eliminadas e substituídas rapidamente como resultado da alta atividade mitótica das *células-tronco* nas criptas. Novas células, continuamente produzidas nas criptas, migram até as vilosidades e, no processo, removem as células mais velhas das pontas das vilosidades para dentro do lúmen. Desta maneira, mais de 100 milhões de células intestinais são eliminadas por minuto. Toda a viagem da cripta para a ponta leva, em média, três dias, portanto, o revestimento epitelial do intestino delgado é substituído aproximadamente a cada três dias. Devido a esta alta taxa de divisão celular, as células-tronco da cripta são muito sensíveis a danos por radiação e medicamentos anticâncer, ambos com capacidade de inibir a divisão celular.

As novas células passam por várias mudanças enquanto migram pela vilosidade. A concentração das enzimas da borda em escova aumenta e a capacidade de absorção melhora, portanto, as células na ponta da vilosidade têm maior capacidade digestiva e absorvente. Em seu pico, essas células são removidas pelas células recém-migradas. Assim, o conteúdo luminal é constantemente exposto a células idealmente equipadas para concluir as funções digestivas e absorventes da forma mais eficiente. Ademais, como no estômago, a rápida rotatividade das células no intestino delgado é essencial devido às difíceis condições luminais. Células expostas ao conteúdo luminal abrasivo e corrosivo são facilmente danificadas e não conseguem viver muito, devem, portanto, ser substituídas constantemente por um suprimento novo de células recém-nascidas.

As células velhas eliminadas no lúmen não são totalmente perdidas para o organismo. Tais células são digeridas e seus componentes celulares são absorvidos no sangue e empregados na síntese de novas células, entre outras coisas.

Além das células-tronco, as células de Paneth também são encontradas nas criptas. As **células de Paneth** têm uma função defensiva, protegendo as células-tronco. Elas produzem duas substâncias químicas que combatem bactérias: (1) *lisozima*, a enzima de lise bacteriana também encontrada na saliva, e (2) *defensinas*, pequenas proteínas com ação antimicrobiana (veja no Capítulo 12).

Agora, voltamos nossa atenção às formas com que o revestimento epitelial do intestino delgado se especializa para realizar a absorção do conteúdo luminal e os mecanismos por meio dos quais os componentes alimentares específicos são normalmente absorvidos.

A absorção de Na^+ dependente de energia orienta a absorção passiva de H_2O.

O sódio pode ser absorvido de forma passiva e ativa. Quando o gradiente eletroquímico favorece o movimento de Na^+ do lúmen para o sangue, a difusão passiva de Na^+ pode ocorrer *entre* as células epiteliais intestinais, através de "vazamentos" nas junções de adesão, para dentro do fluido intersticial na vilosidade. O movimento de Na^+ *através* das células depende de energia e envolve transportadores ou canais diferentes nas membranas luminal e basolateral, semelhante ao processo de reabsorção de Na^+ nos túbulos renais (veja no Capítulo 14). O sódio entra passivamente nas células epiteliais pela margem luminal por si só, através de canais de Na^+, ou na companhia de outro íon ou molécula de nutriente, via transporte ativo secundário por três diferentes transportadores: simportador Na^+–Cl^-, antiportador Na^+–H^+ ou simportador Na^+–glicose (ou aminoácido). O sódio é bombeado ativamente para fora da célula pela bomba Na^+–K^+ na membrana basolateral e para dentro do fluido intersticial nos espaços laterais entre as células, onde não são unidas por junções de adesão. A partir do fluido intersticial, o Na^+ se difunde para os capilares.

Como com os túbulos renais na parte inicial do néfron, a absorção de Cl^-, H_2O, glicose e aminoácidos no intestino delgado está vinculada a esta absorção de Na^+ dependente de energia. O cloreto segue passivamente na direção do gradiente elétrico criado pela absorção de Na^+ e pode também ser absorvido por transporte ativo secundário, se necessário. A maior parte da absorção de H_2O no trato digestório depende do transportador ativo que bombeia Na^+ nos espaços laterais, resultando em uma área concentrada de alta pressão osmótica naquela região localizada entre as células, semelhante à situação nos rins (veja no Capítulo 14). Esta alta pressão osmótica localizada induz a H_2O a mover-se do lúmen até o espaço lateral, atravessando a célula (e, possivelmente, permeando o lúmen pelas junções de adesão). A água que entra no espaço reduz a pressão osmótica, mas aumenta a pressão hidrostática (de fluido). Como resultado, H_2O é enviada do espaço lateral para o interior da vilosidade, onde é coletada pela rede capilar. Enquanto isso, mais Na^+ é bombeado no espaço lateral para encorajar a absorção de mais H_2O.

Carboidratos e proteínas são absorvidos pelo transporte ativo secundário e entram no sangue.

A absorção dos produtos finais da digestão de carboidratos e proteínas é realizada por simporte dependente de Na^+, e ambas as categorias de produtos finais são absorvidas no sangue.

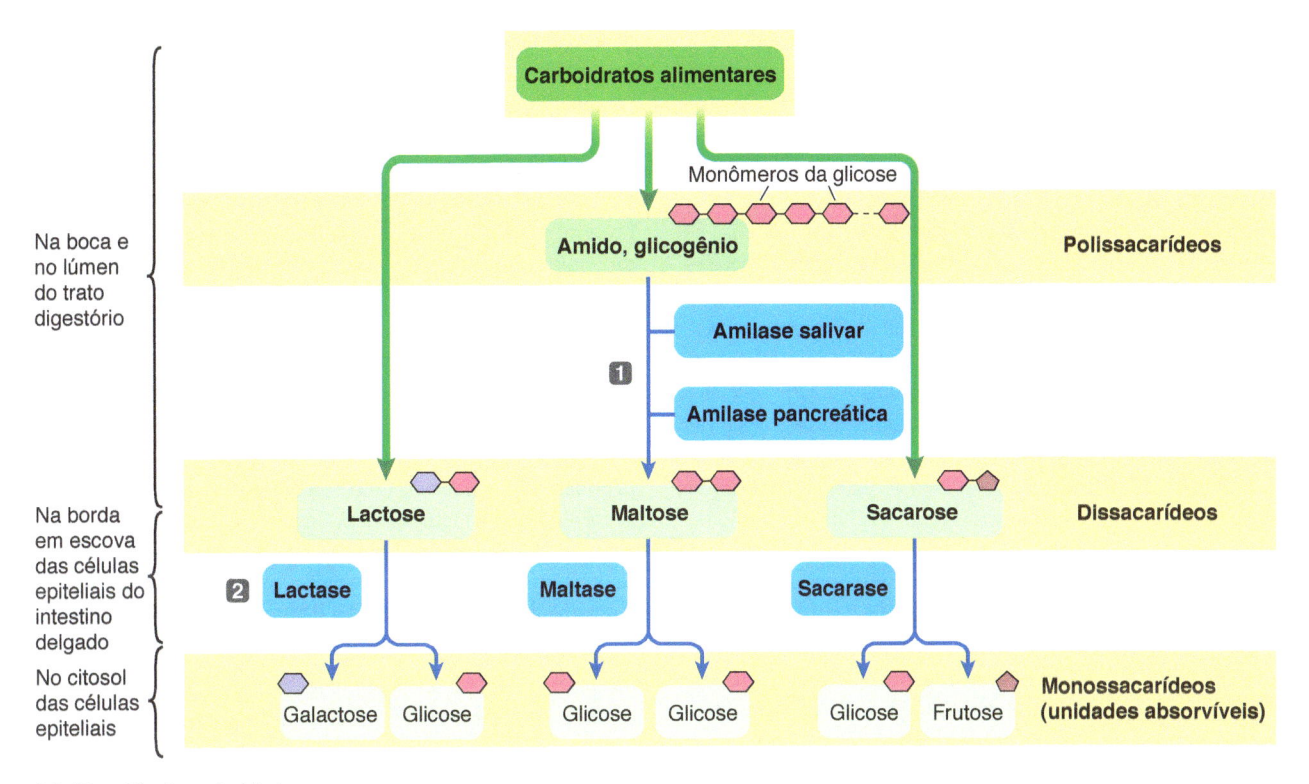

(a) Digestão de carboidratos

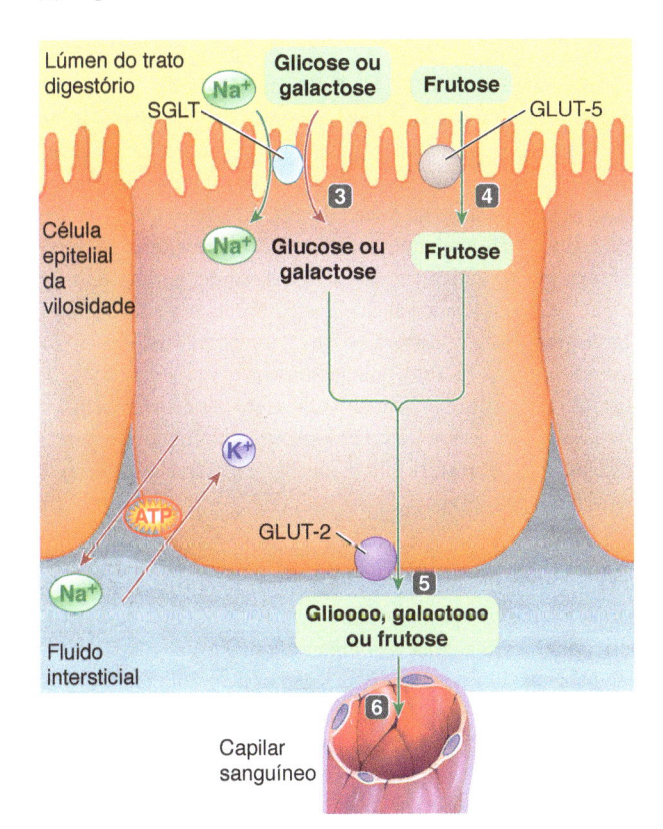

(b) Absorção de carboidrato

- **FIGURA 16-24** Digestão e absorção de carboidratos.

1 Os polissacarídeos alimentares amido e glicogênio são convertidos no dissacarídeo maltose pela ação da amilase salivar e pancreática.

2 Maltose e os dissacarídeos alimentares lactose e sacarose são convertidos nos respectivos monossacarídeos pelas dissacaridases (maltase, lactase e sacarase) localizadas nas bordas em escova das células epiteliais do intestino delgado.

3 Os monossacarídeos glicose e galactose são absorvidos nas células epiteliais por transporte ativo secundário de Na+ e dependente de energia (via simportador SGLT) localizado na membrana luminal.

4 O monossacarídeo frutose entra na célula por difusão passiva facilitada via GLUT-5.

5 A glicose, a galactose e a frutose saem da célula na membrana basal por difusão passiva facilitada via GLUT-2.

6 Esses monossacarídeos entram no sangue por difusão simples.

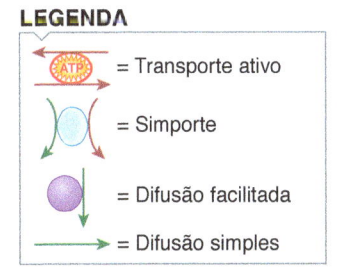

LEGENDA

- = Transporte ativo
- = Simporte
- = Difusão facilitada
- = Difusão simples

Capítulo 16 – Sistema Digestório

ABSORÇÃO DE CARBOIDRATOS Os carboidratos alimentares são apresentados ao intestino delgado para absorção principalmente nas formas dos dissacarídeos maltose (produto da digestão de polissacarídeos), sacarose e lactose (• Figura 16-24a). Os dissacarídeos localizados na membrana de borda em escova das células do intestino delgado reduzem ainda mais esses dissacarídeos em unidades de monossacarídeos absorvíveis de glicose, galactose e frutose.

A glicose e a galactose são absorvidas por transporte ativo secundário, no qual transportadores de simporte, como o *cotransportador de sódio e glicose (SGLT)*, na membrana luminal transportam o monossacarídeo e Na^+ do lúmen para o interior da célula intestinal (• Figura 16-24b). A operação desses simportadores, que não utilizam diretamente energia, depende do gradiente de concentração de Na^+ estabelecido pela bomba basolateral Na^+–K^+ consumidora de energia. A glicose (ou a galactose), tendo sido concentrada nas células por esses simportadores, deixa a célula na direção de seu gradiente de concentração por difusão facilitada (transporte mediado por transportador passivo) via *transportador de glicose GLUT-2* na fronteira basal, entrando no sangue através das vilosidades. Além da glicose ser absorvida através das células por meio do simportador, evidências recentes sugerem que uma significativa quantidade de glicose cruza a barreira epitelial através do extravasamento entre as células epiteliais pelas junções de adesão.

A frutose é absorvida no sangue somente mediante difusão facilitada. Ela entra nas células epiteliais vinda do lúmen via GLUT-5 e sai dessas células para entrar no sangue via GLUT-2 (• Figura 16-24b).

ABSORÇÃO DE PROTEÍNAS Tanto proteínas ingeridas como endógenas (dentro do organismo) que chegaram ao lúmen do trato digestório por uma das três seguintes fontes são digeridas e absorvidas:

1. Enzimas digestivas, todas proteínas, secretadas no lúmen;

2. Proteínas intracelulares que são levadas ao lúmen pelas vilosidades durante o processo de regeneração da mucosa;

3. Pequenas quantidades de proteínas plasmáticas que normalmente passam dos capilares para o lúmen do trato digestório.

Diariamente, de 20 a 40 g de proteínas endógenas entram no lúmen advindas dessas três fontes. Esta quantidade pode superar a quantidade de proteínas ingeridas nos alimentos. Todas as proteínas endógenas devem ser digeridas e absorvidas em conjunto com as alimentares para garantir os estoques de proteína do organismo. Os aminoácidos absorvidos de proteínas alimentares e endógenas são utilizados principalmente para sintetizar novas proteínas no organismo.

As proteínas que chegam ao intestino delgado para absorção estão principalmente na forma de aminoácidos e de alguns fragmentos de peptídeos (• Figura 16-25a). Os aminoácidos são absorvidos nas células intestinais por simportadores, semelhantemente à absorção de glicose e galactose (• Figura 16-25b). Os simportadores de açúcar são diferentes dos de aminoácidos e os simportadores de aminoácidos são seletivos para diferentes aminoácidos. Pequenos peptídeos obtêm entrada mediante outro transportador dependente de Na^+, em um processo conhecido como **transporte ativo terciário** (*terciário* por causa da essencial importância do terceiro passo vinculado, determinado pela energia utilizada no primeiro passo). Neste caso, o simportador transporta simultaneamente H^+ e o peptídeo do lúmen para a célula, orientado pelo movimento do H^+ em favor de seu gradiente de concentração e do peptídeo contra seu gradiente de concentração (• Figura 16-25b). O gradiente do H^+ é estabelecido por um antiportador na membrana luminal, orientado pelo movimento de Na^+ para dentro da célula em favor do gradiente de concentração deste íon e de H^+ para fora da célula contra seu gradiente de concentração. O gradiente de concentração de Na^+ que orienta o antiportador, por sua vez, é estabelecido pela bomba Na^+–K^+, dependente de energia, na membrana basolateral. Assim, glicose, galactose, aminoácidos e pequenos peptídeos, de "carona", se aproveitam da energia gasta para transportar o Na^+. Os pequenos peptídeos são decompostos em seus componentes aminoácidos pelas aminopeptidases na membrana de borda em escova ou por peptidases intracelulares (• Figura 16-25a). Como os monossacarídeos, os aminoácidos entram pela rede capilar dentro das vilosidades.

A gordura digerida entra na linfa por absorção passiva

A absorção de gorduras é muito diferente da de carboidratos e proteínas, porque a insolubilidade das gorduras em água apresenta um problema em especial. A gordura deve ser transferida do quimo aquoso através dos fluidos corporais aquosos, embora a gordura não seja hidrossolúvel. Portanto, ela deve sofrer uma série de transformações físicas e químicas para enfrentar este problema durante sua digestão e absorção (• Figura 16-26).

ANÁLISE DA EMULSIFICAÇÃO E DA DIGESTÃO DE GORDURAS Quando o conteúdo do estômago é esvaziado no duodeno, a gordura ingerida é agregada em gotas grandes e oleosas de triglicérides, que flutuam no quimo. Lembre-se de que, pela ação detergente dos sais biliares no lúmen do intestino delgado, as grandes gotas são dispersas em uma emulsificação lipídica de gotas menores, expondo-se uma maior área superficial de gordura para digestão pela lipase pancreática. Os produtos da digestão da lipase (monoglicérides e ácidos graxos livres) também não são muito solúveis em água, portanto, pouquíssimo desses produtos finais da digestão de gorduras podem difundir-se através do quimo aquoso para chegar ao revestimento absorvente. Entretanto, ao formar micelas, os componentes biliares facilitam a absorção desses produtos finais gordurosos.

ABSORÇÃO DE GORDURA Lembre-se de que as micelas são partículas solúveis em água que podem carregar, dentro de seus interiores lipossolúveis, os produtos finais da digestão de gordura. Quando essas micelas chegam às membranas luminais das células epiteliais, os monoglicérides e os ácidos graxos livres difundem-se passivamente das micelas para o componente lipídico das membranas celulares epiteliais, atingindo o interior dessas células. À medida que esses produtos de gordura saem das micelas e são absorvidos nas membranas celulares epiteliais, as micelas podem coletar mais monoglicérides e ácidos graxos livres, produzidos pela digestão de outras moléculas de triglicérides na emulsão gordurosa.

Os sais da bile repetem continuamente sua função de dissolução de gordura em todo o intestino delgado, até que toda a gordura seja absorvida, quando finalmente os próprios sais biliares são reabsorvidos no íleo terminal, por transporte especial ativo. Este é um processo eficiente, porque quantidades relativamente pequenas de sais biliares podem facilitar a digestão e

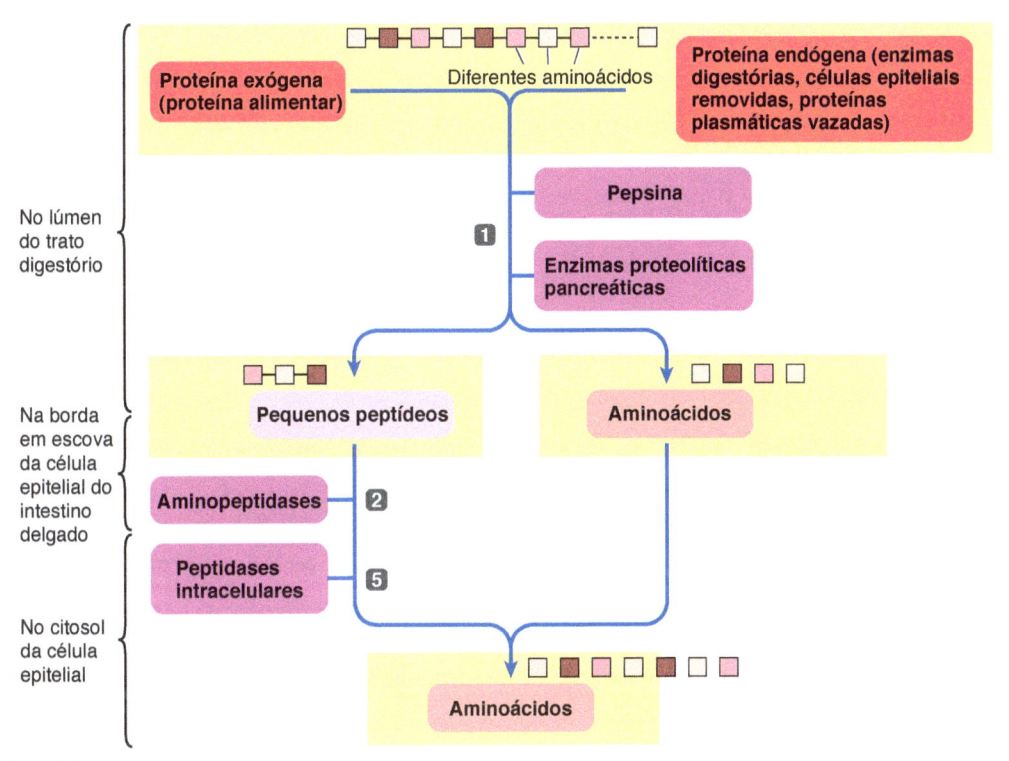

(a) Digestão de proteínas

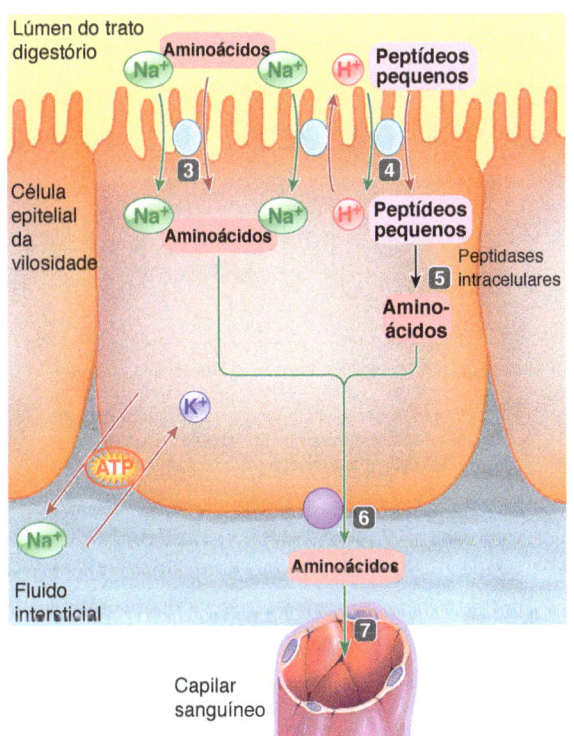

(b) Absorção de proteínas

• **FIGURA 16-25** Digestão e absorção de proteínas.

① Proteínas alimentares e endógenas são hidrolisadas em seus aminoácidos constitutivos e em alguns fragmentos pequenos de peptídeos pela pepsina gástrica e pelas enzimas proteolíticas pancreáticas.

② Muitos peptídeos pequenos são convertidos em seus respectivos aminoácidos pelas aminopeptidases localizadas nas bordas em escova das células epiteliais do intestino delgado.

③ Os aminoácidos são absorvidos nas células epiteliais por meio do transporte ativo secundário de Na^+ dependente de energia via simportador. Diversos aminoácidos são levados por transportadores específicos.

④ Alguns peptídeos pequenos são absorvidos por um diferente tipo de simportador, orientado pelo transporte ativo terciário de H^+, Na^+ e dependente de energia.

⑤ A maior parte dos peptídeos pequenos absorvidos é decomposta em aminoácidos pelas peptidases intracelulares.

⑥ Os aminoácidos saem da célula na membrana basal por meio de diversos transportadores passivos.

⑦ Os aminoácidos entram no sangue por difusão simples (um pequeno percentual de di e tripeptídeos também entra no sangue intacto).

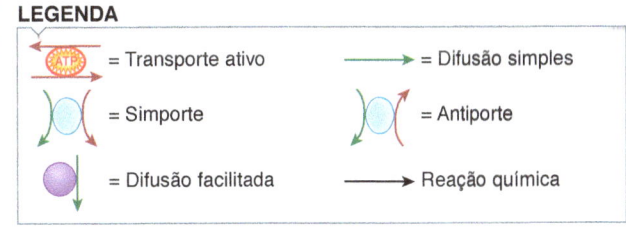

LEGENDA

- = Transporte ativo
- = Difusão simples
- = Simporte
- = Antiporte
- = Difusão facilitada
- = Reação química

Capítulo 16 – Sistema Digestório

1 A gordura alimentar, na forma de grandes glóbulos de gordura compostos de triglicérides, é emulsificada pela ação detergente dos sais da bile em uma suspensão de gotas de gordura menores. A emulsão lipídica evita que as gotas de gordura se aglutinem e, desta maneira, aumenta a área superficial disponível para ataque pela lipase pancreática.

2 A lipase hidrolisa os triglicérides em monoglicérides e ácidos graxos livres.

3 Esses produtos insolúveis em água são levados à superfície luminal das células epiteliais do intestino delgado dentro de micelas solúveis em água, que são formadas por sais e outros componentes da bile.

4 Quando uma micela se aproxima da superfície absorvente epitelial, os monoglicérides e ácidos graxos saem da micela e difundem-se passivamente através da bicamada lipídica das membranas luminais.

5 Os monoglicérides e ácidos graxos livres são sintetizados em triglicérides dentro das células epiteliais.

6 Esses triglicérides se agregam e são recobertos por uma camada de lipoproteínas do retículo endoplasmático para formar quilomícrons solúveis em água.

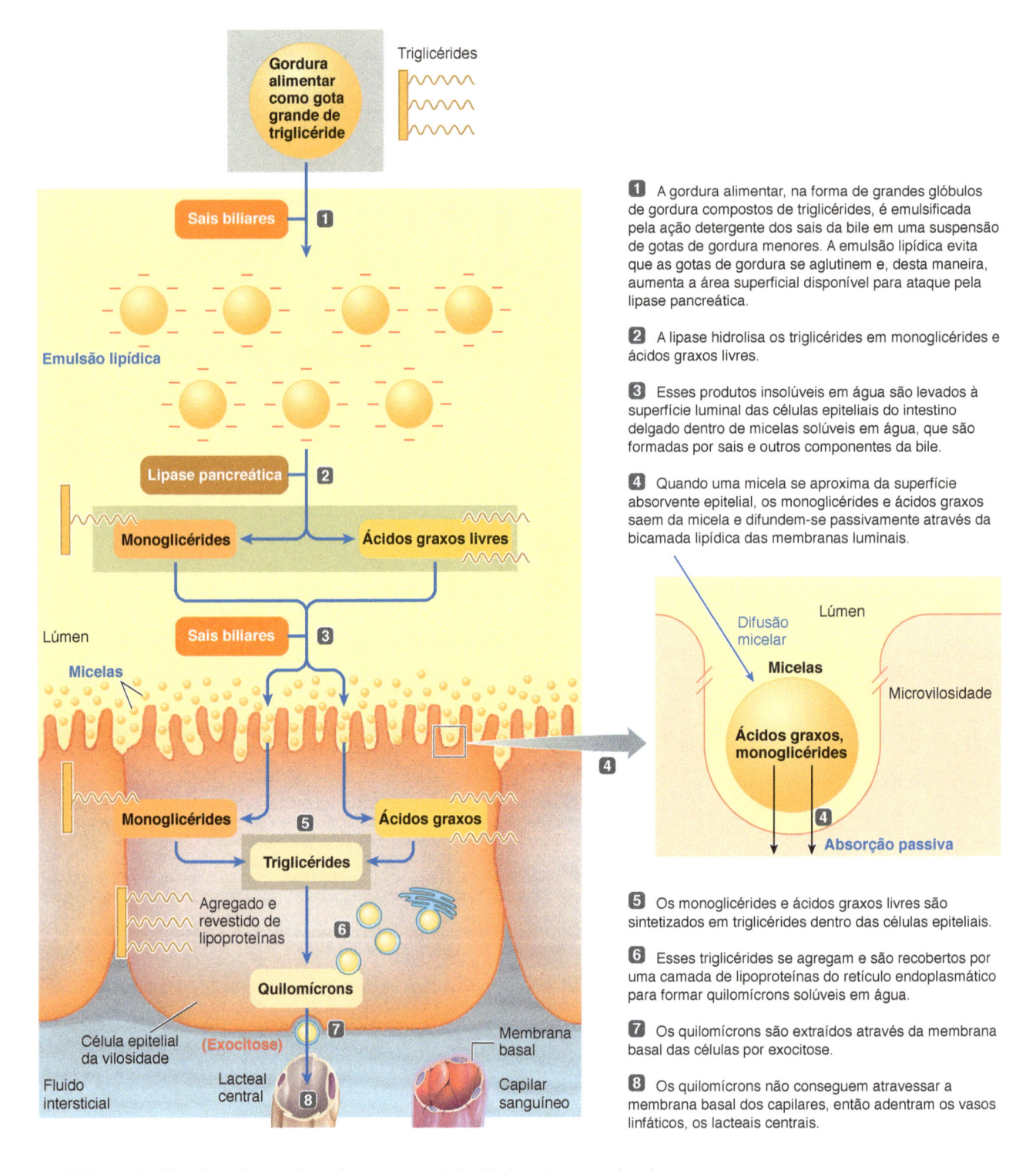

7 Os quilomícrons são extraídos através da membrana basal das células por exocitose.

8 Os quilomícrons não conseguem atravessar a membrana basal dos capilares, então adentram os vasos linfáticos, os lacteais centrais.

- **FIGURA 16-26 Digestão e absorção de gorduras.** Como não é solúvel em água, a gordura deve passar por uma série de transformações antes de ser digerida e absorvida.

a absorção de grandes quantidades de gordura, com cada molécula de sal da bile realizando sua função de transporte repetidamente antes de ser reabsorvida.

Uma vez no interior das células epiteliais, os monoglicérides e ácidos graxos livres são ressintetizados em triglicérides. Esses triglicérides agrupam-se em gotas e são recobertos por uma camada de lipoproteína (sintetizada pelo retículo endoplasmático da célula epitelial), que torna estas gotas de gordura solúveis em água. As grandes e recobertas gotas de gordura, conhecidas como **quilomícrons**, são removidas por exocitose das células epiteliais para o fluido intersticial dentro da vilosidade. Quilomícrons têm de 75 nm a 500 nm de diâmetro, comparativamente maiores que as micelas, que têm de 3 nm a 10 nm de diâmetro. Os quilomícrons subsequentemente entram nos lacteais centrais e não nos capilares, devido às diferenças estruturais entre esses dois vasos. Os capilares têm uma membrana basal (uma camada

FIGURA 16-27 Absorção de ferro.

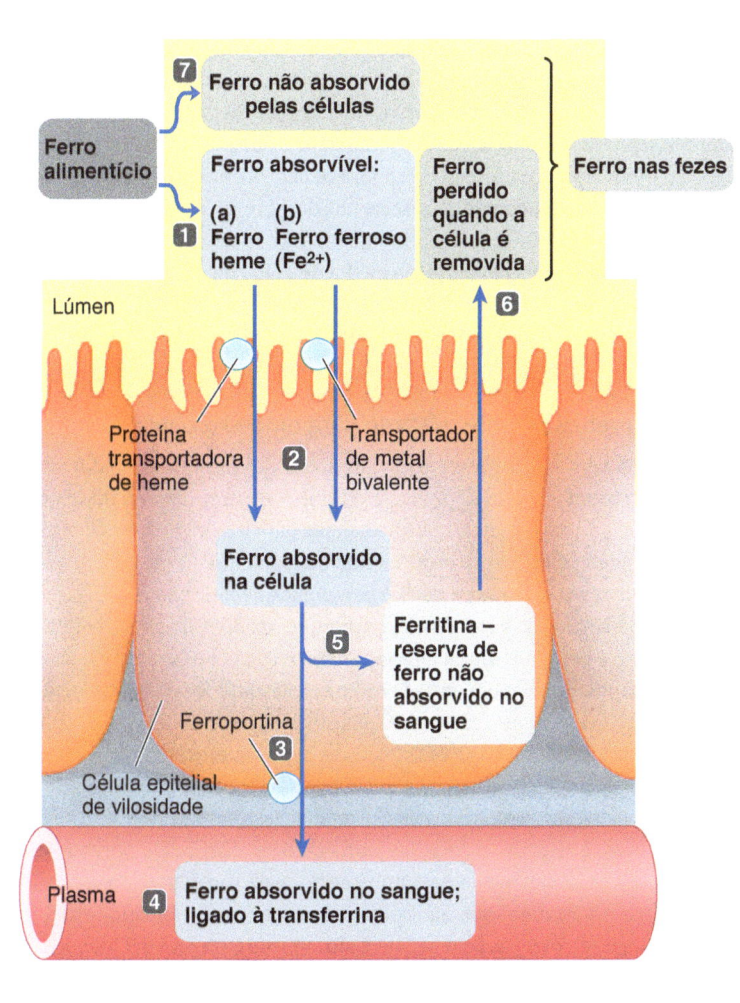

Diagrama (Figura 16-27):
- Ferro alimentício
- 7 Ferro não absorvido pelas células
- Ferro absorvível: (a) Ferro heme, (b) Ferro ferroso (Fe²⁺) — 1
- Ferro perdido quando a célula é removida
- Ferro nas fezes
- Lúmen
- Proteína transportadora de heme
- Transportador de metal bivalente — 2
- Ferro absorvido na célula
- 5 Ferritina – reserva de ferro não absorvido no sangue
- 6
- Ferroportina — 3
- Célula epitelial de vilosidade
- Plasma — 4 Ferro absorvido no sangue; ligado à transferrina

1. Apenas uma parte do ferro ingerido está em uma forma que pode ser absorvida, heme ou ferro ferroso (Fe^{2+}).

2. O ferro é absorvido na membrana luminal das células epiteliais do intestino delgado por diferentes transportadores dependentes de energia para heme e Fe^{2+}.

3. O ferro alimentar absorvido nas células epiteliais do intestino delgado e imediatamente necessário para a produção de glóbulos vermelhos é transferido ao sangue pelo transportador de ferro da membrana ferroportina.

4. No sangue, o ferro absorvido é levado à medula óssea ligado à transferrina, um transportador de proteína plasmática.

5. O ferro alimentar absorvido que não é imediatamente exigido fica armazenado nas células epiteliais como ferritina, que não pode ser transferida para o sangue.

6. Este ferro não utilizado é perdido nas fezes quando as células epiteliais que contêm ferritina são removidas.

7. O ferro alimentar que não foi absorvido também é perdido nas fezes.

---

externa de polissacarídeos; veja no Capítulo 10) que impede a entrada dos quilomícrons, enquanto os vasos linfáticos não possuem esta barreira. Assim, a gordura pode ser absorvida pelo sistema linfático, mas não diretamente no sangue.

A efetiva absorção ou transferência de monoglicérides e ácidos graxos livres do quimo na membrana luminal das células epiteliais do intestino delgado é tradicionalmente considerada um processo passivo, porque os produtos finais gordurosos lipossolúveis meramente se dissolvem e atravessam a parte lipídica da membrana. Entretanto, a sequência geral de eventos necessários para a absorção de gordura exige energia. Por exemplo, os sais biliares são ativamente secretados pelo fígado, a ressíntese de triglicérides e a formação de quilomícrons dentro das células epiteliais são processos ativos e a exocitose de quilomícrons exige dispêndio de energia.

A absorção de vitaminas é amplamente passiva.

Vitaminas solúveis em água são principalmente absorvidas passivamente com a água, enquanto vitaminas lipossolúveis são levadas nas micelas e absorvidas de forma passiva com os produtos finais da digestão de gordura. Algumas das vitaminas podem também ser absorvidas por transportadores, se necessário. A vitamina B$_{12}$ é peculiar, pois deve estar combinada ao fator intrínseco gástrico para ser absorvida por endocitose mediada por receptor no íleo terminal.

A absorção de ferro e cálcio é regulada.

Em contraste com a absorção quase completa e desregulada dos outros eletrólitos ingeridos, o ferro e o cálcio alimentares podem não ser totalmente absorvidos porque sua absorção está sujeita a regulação, isto é, depende das necessidades desses eletrólitos pelo organismo.

ABSORÇÃO DE FERRO O ferro é essencial para a produção de hemoglobina. Em geral, a ingestão de ferro é de 15 a 20 mg/dia, mas os homens normalmente absorvem cerca de 0,5 a 1 mg/dia pelo sangue e as mulheres, um pouco mais, de 1,0 a 1,5 mg/dia (as mulheres precisam de mais ferro porque o perdem periodicamente na menstruação).

Dois passos principais compõem a absorção de ferro no sangue: (1) absorção de ferro do lúmen pelas células epiteliais do intestino delgado e (2) absorção de ferro das células epiteliais no sangue (● Figura 16-27).

O ferro é transportado ativamente do lúmen para as células epiteliais, com as mulheres tendo cerca de quatro vezes mais locais de transporte ativo para o ferro do que os homens. A extensão da coleta do ferro ingerido pelas células epiteliais depende do tipo de ferro consumido. O ferro alimentar existe em duas formas: *ferro heme*, no qual o ferro é ligado como parte de um grupo heme encontrado na hemoglobina (veja no Capítulo 11) e que é encontrado na carne, e *ferro inorgânico*, presente nos vegetais. O ferro heme alimentar é absorvido mais eficientemente que o inorgânico. O ferro inorgânico alimentar existe principalmente na forma de ferro férrico oxidado (Fe^{3+}), mas a forma ferro ferroso reduzido (Fe^{2+}) é absorvida mais facilmente. O Fe^{3+} alimentar é reduzido a Fe^{2+} por uma enzima ligada à membrana na membrana luminal antes da absorção. A presença de outras substâncias no lúmen pode promover ou reduzir a absorção de ferro. Por exemplo, a vitamina C aumenta a absorção de ferro, principalmente ao reduzir Fe^{3+} a Fe^{2+}. Fosfato e oxalato, por outro lado, combinam-se ao ferro ingerido para formar sais de ferro insolúveis que não podem ser absorvidos.

O ferro heme e o Fe^{2+} são levados na membrana luminal por transportadores dependentes de energia separados na borda em escova: o ferro heme entra na célula intestinal por *proteína transportadora de heme 1* e o Fe^{2+} é levado via *transportador de metal bivalente 1*, que também transporta outros metais que tenham valência de 12. Uma enzima dentro da célula libera o ferro do complexo heme.

Depois da absorção nas células epiteliais do intestino delgado, o ferro tem dois destinos possíveis:

1. O ferro imediatamente exigido para a produção de glóbulos vermelhos é absorvido no sangue para entrega à medula óssea, local de produção dos glóbulos vermelhos. O ferro sai da célula epitelial do intestino delgado via transportador de ferro na membrana conhecido como **ferroportina**. A absorção de ferro é amplamente controlada por um hormônio recém-descoberto, a **hepcidina**, liberado pelo fígado quando os níveis de ferro no organismo ficam altos demais. A hepcidina evita a maior exportação de ferro da célula epitelial do intestino delgado para o sangue ao ligar-se à ferroportina e promover sua internalização na célula por endocitose e degradação subsequente por lisossomos. Assim, a hepcidina é o principal regulador da homeostase do ferro. Uma deficiência de hepcidina causa a sobrecarga de ferro no tecido, porque a ferroportina continua transferindo ferro para o organismo de forma descontrolada.

O ferro que sai da célula epitelial do intestino delgado é levado no sangue por uma transportadora de proteína plasmática conhecida como **transferrina**. O ferro absorvido é então utilizado na síntese de hemoglobina para os recém-produzidos glóbulos vermelhos.

2. O ferro não imediatamente necessário é armazenado de forma irreversível dentro das células epiteliais do intestino delgado em uma forma granular chamada de **ferritina**, que não pode ser absorvida no sangue. O ferro armazenado como ferritina é perdido nas fezes dentro de três dias, à medida que as células epiteliais que contêm esses grânulos são eliminadas durante a regeneração da mucosa. Grandes quantidades de ferro deixam as fezes com uma coloração escura, quase negra.

ABSORÇÃO DE CÁLCIO A quantidade de cálcio (Ca^{2+}) absorvida também é regulada. O cálcio entra na membrana luminal das células epiteliais do intestino delgado em favor de seu gradiente eletroquímico através de um canal de Ca^{2+} especializado, é transportado dentro da célula por uma proteína ligadora de Ca^{2+}, a **calbindina**, e deixa a membrana basolateral por dois mecanismos dependentes de energia: uma bomba ATPase de transporte ativo primário de Ca^{2+} e um antiportador de transporte ativo secundário de Na^+–Ca^{2+}. A vitamina D incrementa bastante todos esses passos na absorção de Ca^{2+}. A vitamina D pode exercer este efeito apenas depois de ser ativada no fígado e nos rins, um processo aprimorado pelo hormônio da paratireoide. Adequadamente, a secreção de hormônio da paratireoide aumenta em reação a uma queda na concentração de Ca^{2+} no sangue. Normalmente, da média de 1.000 mg de Ca^{2+} ingeridos diariamente, apenas cerca de dois terços são absorvidos no intestino delgado, enquanto o restante passa para as fezes.

A maioria dos nutrientes absorvidos atravessa imediatamente o fígado para processamento.

As vênulas que saem das vilosidades do intestino delgado, em conjunto com as do restante do trato digestório, esvaziam-se na veia porta hepática, que leva sangue para o fígado. Consequentemente, qualquer coisa absorvida nos capilares digestivos primeiro deve atravessar a fábrica bioquímica hepática antes de entrar na circulação geral. Assim, os produtos da digestão de carboidratos e proteínas são canalizados para o fígado, onde muitos desses produtos ricos em energia estão sujeitos a processamento metabólico imediato. Além disso, substâncias danosas que podem ter sido absorvidas são desintoxicadas pelo fígado antes de obterem acesso à circulação em geral. Depois de atravessar a circulação portal, o sangue venoso do sistema digestório se esvazia na veia cava e retorna ao coração, para então ser distribuído por todo o corpo, levando glicose e aminoácidos para uso dos tecidos.

A gordura, que não consegue penetrar nos capilares intestinais, é coletada pelo lacteal central e entra no sistema linfático, desviando-se do sistema porta hepático. As contrações das vilosidades, realizadas pela muscularis mucosae, comprimem periodicamente o lacteal central e "ordenham" a linfa para fora deste vaso. Os vasos linfáticos em dado momento convergem, formando o *duto torácico*, um grande vaso linfático que se esvazia no sistema venoso do tórax. Essencialmente, a gordura obtém acesso ao sangue desta forma. A gordura absorvida é levada pela circulação sistêmica até o fígado e a outros tecidos do corpo. Portanto, o fígado tem uma chance de atuar sobre a gordura digerida, mas só depois que esta é diluída pelo sangue no sistema circulatório em geral. A diluição da gordura protege o fígado contra a inundação por mais gordura do que ele poderia administrar de uma vez.

A ampla absorção pelo intestino delgado acompanha o ritmo da secreção.

O intestino delgado normalmente absorve cerca de nove litros de fluido por dia, na forma de H_2O e solutos, incluindo as unidades absorvíveis de nutrientes, vitaminas e eletrólitos. Como isso é possível, se os seres humanos normalmente ingerem apenas cerca de 1.250 ml de fluido e consomem 1.250 g de alimentos sólidos (dos quais 80% é H_2O) por dia (veja no Capítulo 15)? A ▲ Tabela 16-7 ilustra a tremenda absorção diária realizada pelo intestino delgado. Diariamente, cerca de 9.500 ml de H_2O e solutos entram no intestino delgado. Observe que, desses 9.500 ml, apenas 2.500 ml são ingeridos do ambiente externo. Os 7.000 ml (sete litros) restantes de fluido são sucos digestivos derivados do plasma. Lembre-se de que o plasma é a fonte essencial de secreções digestivas porque as células secretórias extraem do plasma as matérias-primas necessárias para seu produto secretório. Considerando-se

TABELA 16-7 — Volumes Absorvidos pelos Intestinos Delgado e Grosso por Dia

Volume diário que entra no intestino delgado

Fontes:
- Ingerido
  - Alimento consumido .... 1.250 g*
  - Líquido ingerido .... 1.250 ml
- Secretado do plasma
  - Saliva .... 1.500 ml
  - Suco gástrico .... 2.000 ml
  - Suco pancreático .... 1.500 ml
  - Bile .... 500 ml
  - Suco intestinal .... 1.500 ml

Total: 9.500 ml

Volume diário absorvido pelo intestino delgado	9.000 ml
Volume diário que entra no cólon vindo do intestino delgado	500 ml
Volume diário absorvido pelo cólon por dia	350 ml
Volume diário de fezes eliminadas do cólon	150 g*

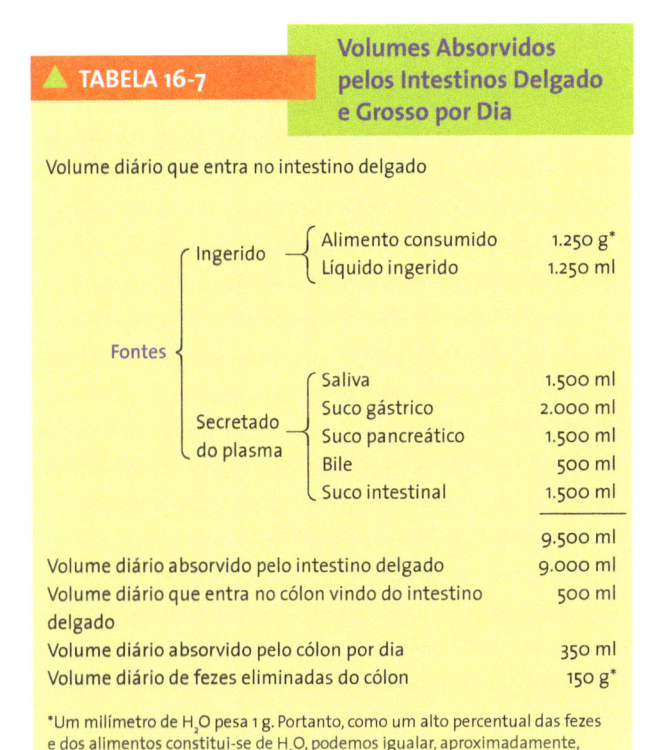

*Um milímetro de H_2O pesa 1 g. Portanto, como um alto percentual das fezes e dos alimentos constitui-se de H_2O, podemos igualar, aproximadamente, gramas de alimentos ou de fezes a milímetros de líquido.

---

que o volume total do plasma é de apenas 2,75 litros, aproximadamente, a absorção deve ser altamente proporcional à secreção para evitar que o volume de plasma caia abruptamente.

Dos 9.500 ml de fluido que entram no lúmen do intestino delgado por dia, cerca de 95%, ou 9.000 ml de fluido, são normalmente absorvidos pelo intestino delgado de volta ao plasma, com apenas 500 ml do conteúdo do intestino delgado passando para o cólon. Assim, o organismo não perde os sucos digestivos. Depois que os componentes dos sucos são secretados no lúmen do trato digestório e realizam sua função, retornam ao plasma. O único produto secretório que escapa do organismo é a bilirrubina, um produto residual que deve ser eliminado.

O equilíbrio bioquímico entre o estômago, o pâncreas e o intestino delgado é normalmente mantido.

Como os sucos normalmente secretados são absorvidos de volta ao plasma, o equilíbrio ácido-básico do organismo não é alterado por processos digestivos. Dentro do lúmen do intestino delgado, o HCl secretado pelas células parietais do estômago é neutralizado pelo $NaHCO_3$ secretado pelas células do duto pancreático:

$$HCl + NaHCO_3 \rightarrow NaCl + H_2CO_3$$

O H_2CO_3 resultante decompõe-se em $CO_2 + H_2O$:

$$H_2CO_3 \rightarrow CO_2 + H_2O$$

Os produtos finais dessas reações – Na^+, Cl^-, CO_2 e H_2O – são absorvidos pelo epitélio intestinal no sangue. Assim, através dessas interações, o organismo normalmente não tem perda ou ganho líquido de ácido ou base durante a digestão.

A diarreia resulta em perda de fluidos e eletrólitos.

Nota Clínica Entretanto, quando a secreção e a absorção não estão em paralelo, anormalidades ácido-básicas podem resultar, pois esses processos normais de neutralização não podem ocorrer. Já descrevemos o vômito e a subsequente perda de conteúdo gástrico ácido que levam à alcalose metabólica na seção sobre mobilidade gástrica. O outro problema comum do trato digestório que pode levar a uma perda de fluidos e desequilíbrio ácido-básico é a **diarreia**. Esta condição é caracterizada pela passagem de matéria fecal altamente fluída, muitas vezes acompanhada de maior frequência de defecação. Assim como com o vômito, os efeitos da diarreia podem ser benéficos ou lesivos. A diarreia é benéfica quando o esvaziamento rápido do intestino acelera a eliminação de materiais daninhos do organismo. Entretanto, não apenas estes materiais ingeridos são perdidos, mas também algumas substâncias secretadas que normalmente teriam sido reabsorvidas. A perda excessiva de conteúdo intestinal causa desidratação, perda de material nutriente e acidose metabólica, resultante da perda de HCO_3^- (veja no Capítulo 15). A fluidez anormal das fezes normalmente ocorre porque o intestino delgado não consegue absorver fluidos de forma tão ampla quanto a normal. Este fluido extra não absorvido passa às fezes.

As causas da diarreia são:

1. A causa mais comum de diarreia é a mobilidade excessiva do intestino delgado, que surge de irritação local da parede visceral por uma infecção bacteriana ou viral do intestino delgado ou por tensão emocional. O trânsito rápido do conteúdo do intestino delgado não dá tempo suficiente para a absorção adequada de fluidos.

2. A diarreia também ocorre quando há um excesso de partículas osmoticamente ativas, como as encontradas na deficiência de lactase, no lúmen do trato digestório. Essas partículas fazem com que o excesso de fluido entre e fique retido no lúmen, aumentando, assim, a fluidez das fezes.

3. Toxinas da bactéria *Vibrio cholera* (agente causador da cólera) e alguns outros micro-organismos promovem a secreção de quantidades excessivas de fluido pela mucosa do intestino delgado, resultando em diarreia profusa. A diarreia produzida em reação a toxinas de agentes infecciosos é a principal causa de mortalidade infantil em países em desenvolvimento. Felizmente, uma *terapia de reidratação oral* barata e eficaz que aproveita o transportador de simporte de glicose do intestino está salvando a vida de milhões de crianças (para mais detalhes sobre a terapia de reidratação oral, veja o quadro ■ **Conceitos, Desafios e Controvérsias**).

Intestino grosso

Cólon, ceco, apêndice e reto (● Figura 16-28) formam o **intestino grosso**. O **ceco** forma um bolso sem saída abaixo da junção entre os intestinos delgado e grosso na válvula ileocecal. A pequena projeção semelhante a um dedo na parte inferior do ceco é o **apêndice**, um tecido linfoide que abriga linfócitos (veja no Capítulo 12). O **cólon**, que compõe a maior parte do intestino grosso, não é enrolado como o intestino delgado, mas consiste em três partes relativamente retas – o *cólon ascendente, o cólon transversal* e o *cólon descendente*. A parte final do cólon descendente assume o formato de um S, formando o *cólon sigmoide* (*sigmoide* quer dizer "em S"), e depois se endireita para formar o **reto**.

CONCEITOS, DESAFIOS E CONTROVÉRSIAS

Terapia de reidratação oral: beber esta solução simples pode salvar vidas

Micro-organismos indutores de diarreia como o *Vibrio cholera*, causador da cólera, são a principal causa da morte de crianças com menos de cinco anos no mundo inteiro. O problema é especialmente grave em países subdesenvolvidos, campos de refugiados e outros locais nos quais más condições sanitárias estimulem a disseminação de micro-organismos e suprimentos médicos e funcionários de saúde sejam escassos. Felizmente, um remédio barato, simples e fácil de obter – a terapia de reidratação oral – foi desenvolvido para combater a diarreia potencialmente fatal. Este tratamento explora os importadores localizados na margem luminal das células epiteliais da vilosidade.

Vamos examinar a patofisiologia da diarreia grave e, depois, veremos como a simplíssima terapia de reidratação oral pode salvar vidas. Durante a digestão de uma refeição, as células da cripta do intestino delgado normalmente secretam suco entérico, uma solução de sal e muco, no lúmen. Essas células transportam ativamente Cl^- para o lúmen, promovendo o transporte passivo paralelo de Na^+ e H_2O do sangue para o lúmen. O fluido fornece o ambiente aquoso necessário para decomposição enzimática dos nutrientes ingeridos em unidades absorvíveis. Glicose e aminoácidos, respectivamente, as unidades absorvíveis de carboidratos e proteínas alimentares, são absorvidos por transporte ativo secundário. Este mecanismo de absorção utiliza os transportadores de cotransporte de Na^+–glicose (ou aminoácido) (SGLT) localizados na membrana luminal das células epiteliais da vilosidade. Além disso, transportadores ativos de Na^+ distintos, desvinculados da absorção de nutrientes, transferem Na^+, acompanhado passivamente de Cl^- e H_2O, do lúmen para o sangue.

O resultado dessas várias atividades de transportadores é a absorção de sal e H_2O secretados em conjunto com os nutrientes digeridos. Normalmente, a absorção de sal e H_2O excede sua secreção, portanto, não apenas os fluidos secretados são salvos, mas ocorre também a absorção de sal e H_2O adicionais ingeridos.

A cólera e a maior parte dos micróbios indutores de diarreia causam a diarreia ao estimularem a secreção de Cl^- e/ou prejudicarem a absorção de Na^+. Como resultado, mais fluido é secretado do sangue no lúmen do que é subsequentemente transferido de volta ao sangue. O excesso de fluido é perdido nas fezes, produzindo o excremento aquoso característico da diarreia. O mais importante é que a perda de fluidos e eletrólitos que vieram do sangue causam a desidratação. A redução subsequente no volume do plasma em circulação pode levar à morte em questão de dias, ou mesmo horas, dependendo da gravidade da perda de fluidos.

Há cerca de 50 anos, os médicos descobriram que a reposição intravenosa dos fluidos e eletrólitos perdidos podia salvar a vida da maioria das vítimas de diarreia. Contudo, em muitas partes do mundo, instalações adequadas, equipamentos e pessoas não estavam disponíveis para ministrar a terapia de reidratação intravenosa. Consequentemente, todos os anos, milhões de crianças ainda sucumbiam à diarreia.

Em 1966, pesquisadores descobriram que o SGLT não é afetado por micróbios causadores de diarreia. Esta descoberta levou ao desenvolvimento da **terapia de reidratação oral (TRO)**. Quando Na^+ e glicose estão presentes no lúmen, este simportador os transporta do lúmen para as células epiteliais da vilosidade, de onde entram no sangue.

Como a H_2O segue osmoticamente o Na^+ absorvido, a ingestão de uma solução de glicose e sal promove a absorção de fluido do trato intestinal para o sangue sem a necessidade de reposição intravenosa de fluidos.

A primeira prova da capacidade da TRO de salvar vidas veio em 1971, quando milhões de refugiados fugiram de Bangladesh, devastado por guerras, para a Índia. Dos milhares de refugiados vitimados pela cólera e por outras diarreias patológicas, mais de 30% morreram devido à escassez de fluidos e de agulhas estéreis para a terapia intravenosa. Entretanto, em um campo de refugiados, sob a supervisão de um grupo de cientistas que estavam experimentando com a terapia de reidratação oral, famílias foram ensinadas a ministrar TRO às vítimas de diarreia, que, em sua maioria, eram crianças pequenas. As escassas soluções intravenosas foram reservadas para aqueles que não conseguiam ingerir líquidos. O número de mortes por diarreia foi reduzido para 3% neste campo, contra uma mortalidade dez vezes maior entre os refugiados de outros campos.

Com base nesta evidência, a Organização Mundial de Saúde (OMS) começou a promover intensamente a TRO. Pacotes de ingredientes secos para TRO são agora fabricados localmente em mais de 60 países. A OMS estima que cerca de 30% das crianças no mundo que contraem diarreia são tratadas com a mistura pré-pronta ou com versões caseiras. Nos Estados Unidos, soluções orais preparadas comercialmente estão amplamente disponíveis em farmácias e supermercados. Estima-se que 1 milhão de crianças no mundo inteiro sejam salvas todos os anos graças à TRO.

O intestino grosso é basicamente um órgão de secagem e armazenamento.

O cólon geralmente recebe cerca de 500 ml de quimo do intestino delgado por dia. Como a maior parte da digestão e da absorção foi realizada no intestino delgado, o conteúdo fornecido para o cólon consiste de resíduos alimentares não digeríveis (como celulose), componentes biliares não absorvidos e do fluido restante. O cólon extrai mais H_2O e sal do conteúdo. O que permanece para ser eliminado é conhecido como **fezes**. A principal função do intestino grosso é armazenar as fezes antes da defecação. A celulose e outras substâncias indigeríveis na dieta fornecem volume e ajudam a manter os movimentos viscerais regulares ao contribuírem para o volume do conteúdo do cólon.

Contrações haustrais movem lentamente o conteúdo do cólon para frente e para trás.

A camada longitudinal externa de músculo liso não cerca completamente o intestino grosso. Em vez disso, consiste de apenas três faixas longitudinais separadas e conspícuas de músculo, as *taeniae coli*, que percorrem o comprimento do intestino grosso. Essas *taeniae coli* são mais curtas do que seriam as camadas do músculo liso circular subjacente e da mucosa se fossem estica-

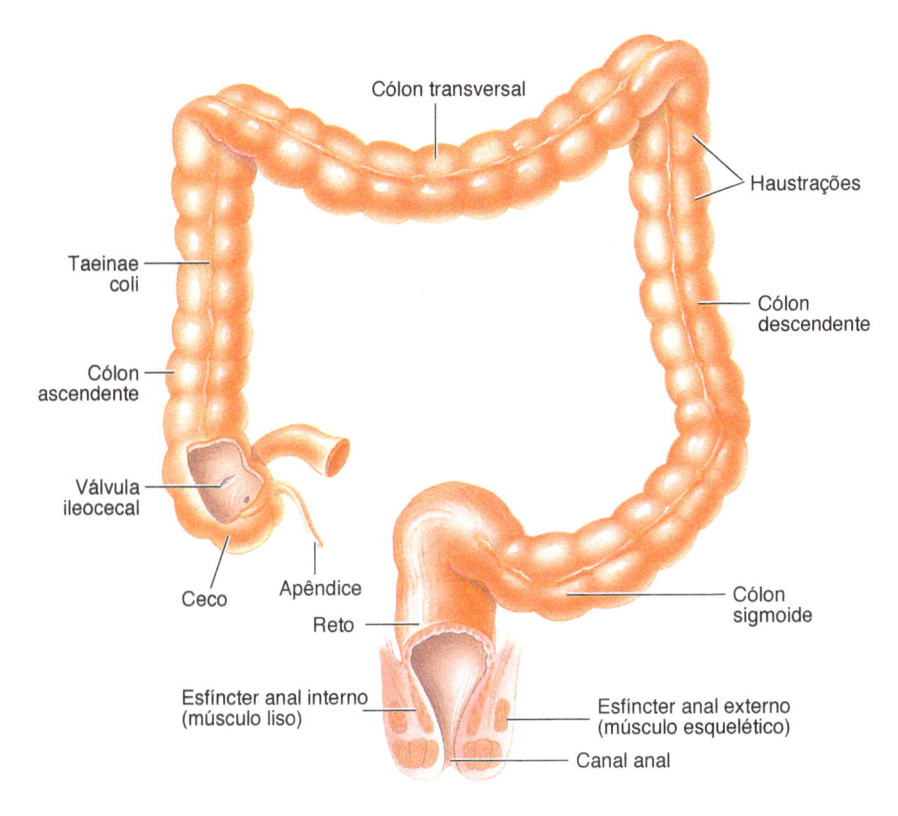

• **FIGURA 16-28** Anatomia do intestino grosso.

simultaneamente, impelindo as fezes de um terço a três quartos do comprimento do cólon em questão de segundos. Essas contrações maciças, adequadamente chamadas de **movimentos de massa**, levam o conteúdo do cólon para a parte distal do intestino grosso, onde o material fica armazenado até a defecação.

Quando o alimento entra no estômago, os movimentos de massa são ativados no cólon principalmente pelo **reflexo gastrocólico**, mediado do estômago ao cólon pela gastrina e pelos nervos autônomos extrínsecos. Em muitas pessoas, este reflexo é mais evidente depois da primeira refeição do dia e frequentemente é seguido pela vontade de defecar. Assim, quando uma nova refeição entra no trato digestório, reflexos são iniciados para se mover o conteúdo existente mais adiante no trato para abrir caminho para o alimento que entra. O reflexo gastroileal move o conteúdo restante do intestino delgado para o grosso, e o reflexo gastrocólico empurra o conteúdo do cólon para o reto, ativando o reflexo da defecação.

das e achatadas. Graças a isso, as camadas subjacentes ficam agrupadas em bolsos ou sacos chamados de **haustrações**, assim como o tecido de uma saia é cingido na cintura. No entanto, as haustrações não são meramente grupos permanentes passivos – eles mudam ativamente de localização, como resultado da contração da camada de músculo liso circular.

Na maior parte do tempo, os movimentos do intestino grosso são lentos e não propulsores, como seria adequado para suas funções de absorção e armazenamento. A principal mobilidade do cólon são as **contrações haustrais**, iniciadas pela ritmicidade autônoma das células de músculo liso do cólon. Essas contrações, que movem o intestino grosso para dentro das haustrações, são semelhantes às segmentações do intestino delgado, mas ocorrem com frequência muito menor. Podem transcorrer 30 minutos entre contrações haustrais, enquanto as contrações de segmentação no intestino delgado ocorrem a taxas de nove a 12 por minuto. A localização dos sacos haustrais muda gradualmente à medida que um segmento relaxado que formou um saco contrai-se lentamente enquanto uma área anteriormente contraída relaxa simultaneamente, formando um novo saco. Esses movimentos movem lentamente o conteúdo em um movimento de mistura para frente e para trás, expondo o conteúdo do cólon à mucosa absorvente. As contrações haustrais são principalmente controladas por reflexos localmente mediados envolvendo os plexos intrínsecos.

Os movimentos de massa impulsionam as fezes por longas distâncias.

De três a quatro vezes por dia, geralmente após as refeições, ocorre um aumento notável na mobilidade, durante o qual grandes segmentos do cólon ascendente e transversal contraem-se

As fezes são eliminadas pelo reflexo da defecação.

Quando os movimentos de massa do cólon movem as fezes para o reto, a distensão resultante do reto estimula os receptores de estiramento na parede retal, iniciando o **reflexo da defecação**. Este reflexo faz o **esfíncter anal interno** (de músculo liso) relaxar e o reto e o cólon sigmoide contraírem-se mais vigorosamente. Se o **esfíncter anal externo** (de músculo esquelético) também estiver relaxado, há a defecação. Sendo de músculo esquelético, o esfíncter anal externo está sob controle voluntário. A distensão inicial da parede retal é acompanhada pela vontade consciente de defecar. Se as circunstâncias forem desfavoráveis à defecação, a contração voluntária do esfíncter anal externo pode evitar a defecação, apesar do reflexo. Se a defecação for adiada, a parede retal distendida se relaxa gradualmente e a vontade de defecar passa até o movimento de massa seguinte impulsionar mais fezes para o reto, mais uma vez distendendo-o e ativando o reflexo de defecação. Durante períodos de inatividade, os dois esfíncteres anais ficam contraídos para garantir a continência fecal.

Quando a defecação ocorre, ela é em geral auxiliada por movimentos voluntários de estiramento que envolvem a contração simultânea dos músculos abdominais e uma expiração forçada contra uma glote fechada. Esta manobra aumenta bastante a pressão intra-abdominal, o que expulsa as fezes.

A constipação ocorre quando as fezes se tornam excessivamente secas.

Se a defecação for adiada por muito tempo, pode ocorrer a **constipação**. Quando o conteúdo do cólon é retido por períodos maiores de tempo que o normal, mais do que a quantidade normal de H_2O é absorvida das fezes, portanto, estas ficam duras e secas. Variações normais na frequência da defecação entre indivíduos vão de após cada refeição a até uma vez por semana. Quando a frequência é adiada mais do que o normal para aquele indivíduo, a constipação e seus sintomas podem ocorrer. Esses sintomas incluem desconforto abdominal, dor de cabeça, perda de apetite, às vezes acompanhados por náusea e depressão mental. Contrariamente à crença popular, tais sintomas não são causados por toxinas absorvidas pelo material fecal retido. Embora o metabolismo bacteriano produza algumas substâncias potencialmente tóxicas no cólon, elas normalmente atravessam o sistema porta e são removidas pelo fígado antes de conseguirem atingir a circulação sistêmica. Em vez disso, os sintomas associados à constipação são causados pela distensão prolongada do intestino grosso, especialmente do reto, e os sintomas desaparecem rapidamente após a distensão ser aliviada.

Possíveis causas do adiamento da defecação e que podem levar à constipação incluem: (1) ignorar a vontade de defecar; (2) menor mobilidade do cólon que acompanha o envelhecimento, emoções ou uma dieta leve; (3) obstrução do movimento fecal no intestino grosso causado por um tumor local ou um espasmo do cólon; e (4) problema no reflexo de defecação, como o decorrente de danos nas vias nervosas envolvidas.

Nota Clínica Se o material fecal endurecido ficar alojado no apêndice, ele pode obstruir a circulação normal e a secreção de muco neste anexo estreito sem saída. Este bloqueio leva à **apendicite**. O apêndice inflamado frequentemente fica inchado e cheio de pus e o tecido pode necrosar como resultado da interferência circulatória local. Se não for removido cirurgicamente, o apêndice doente pode se romper, despejando seu conteúdo infeccioso na cavidade abdominal.

A secreção do intestino grosso é totalmente protetora.

O intestino grosso não secreta qualquer enzima digestiva. Elas são desnecessárias, porque a digestão está concluída antes de o quimo chegar ao cólon. A secreção do cólon consiste em uma solução de muco alcalino (com $NaHCO_3$), cuja função é proteger a mucosa do intestino grosso contra ferimentos mecânicos e químicos. Esse muco fornece lubrificação para facilitar a passagem das fezes, enquanto o $NaHCO_3$ neutraliza os ácidos irritantes produzidos pela fermentação bacteriana local. A secreção aumenta em resposta a uma estimulação mecânica e química da mucosa do cólon mediada por reflexos curtos e inervação parassimpática.

Nenhuma digestão ocorre dentro do intestino grosso porque este não tem enzimas digestivas. Entretanto, as bactérias do cólon digerem uma parte da celulose para seu uso.

O cólon contém diversas bactérias benéficas.

Devido ao movimento lento do cólon, as bactérias têm tempo para crescer e se acumular no intestino grosso. Por sua vez, no intestino delgado, o conteúdo é movimentado rápido demais para que haja crescimento bacteriano. Além disso, a boca, o estômago e o intestino delgado secretam agentes antibacterianos, mas não o cólon. Não obstante, nem todas as bactérias ingeridas são destruídas por lisozimas e HCl. As bactérias sobreviventes continuam prosperando no intestino grosso. Cerca de dez vezes mais bactérias vivem no cólon humano do que o corpo humano tem de células. Estima-se que 500 a 1.000 diferentes espécies de bactérias vivam no cólon. Esses micro-organismos do cólon não apenas são inofensivos, mas, na verdade, são benéficos. Por exemplo, as bactérias nativas (1) aumentam a imunidade intestinal ao competirem por nutrientes e espaço com micróbios possivelmente patogênicos (veja no Capítulo 12), (2) promovem a mobilidade do cólon, (3) ajudam a manter a integridade da mucosa e (4) fazem contribuições nutricionais. Por exemplo, as bactérias sintetizam vitamina K absorvível e aumentam a acidez do cólon, promovendo, assim, a absorção de cálcio, magnésio e zinco. Ademais, ao contrário do que se acreditava anteriormente, uma parte da glicose liberada durante o processamento bacteriano de fibra alimentar é absorvido pela mucosa do cólon.

O intestino grosso absorve sal e água, convertendo o conteúdo luminal em fezes.

Alguma absorção ocorre dentro do cólon, embora não na mesma extensão que no intestino delgado. Como a superfície luminal do cólon é relativamente lisa, tem consideravelmente menor área absorvente que o intestino delgado. Ademais, o cólon não está equipado com os mecanismos de transporte especializado do intestino delgado. Quando a mobilidade excessiva do intestino delgado fornece conteúdo ao cólon antes da conclusão da absorção de nutrientes, o cólon é incapaz de absorver a maior parte desses materiais, que são perdidos na diarreia.

O cólon normalmente absorve sal e H_2O. O sódio é absorvido de forma ativa, o Cl^- segue passivamente na direção do gradiente elétrico e a H_2O segue por osmose. O cólon absorve quantidades simbólicas de outros eletrólitos e também vitamina K sintetizada por bactérias do cólon.

Em decorrência da absorção de sal e H_2O, uma massa fecal firme é formada. Dos 500 ml de material que entram no cólon diariamente, advindos do intestino delgado, o cólon normalmente absorve cerca de 350 ml, deixando 150 g de fezes para serem eliminadas do organismo todos os dias (veja a ▲ Tabela 16-7). Este material fecal normalmente consiste de 100 g de H_2O e 50 g de sólidos, incluindo celulose não digerida, bilirrubina, bactérias e pequenas quantidades de sal. Assim, ao contrário do pensamento popular, o trato digestório não é uma grande passagem excretora para a eliminação de resíduos do organismo. O principal produto residual excretado nas fezes é a bilirrubina. Os outros componentes fecais são resíduos alimentares não absorvidos e bactérias, que nunca foram realmente parte do corpo. As bactérias são responsáveis por quase um terço do peso seco das fezes.

Gases intestinais são absorvidos ou expelidos.

Ocasionalmente, em vez de fezes passarem pelo ânus, ocorre a liberação de gás intestinal, ou **flato**. Estes gases provêm principalmente (1) do ar engolido (até 500 ml de ar podem ser engolidos durante uma refeição) e (2) do gás produzido por fermentação bacteriana no cólon. A presença de gás filtrado através do conteúdo luminal origina sons borbulhantes conhecidos como **borborigmos**. A eructação (arroto) remove a maior parte do ar engolido do estômago, mas uma parte vai para o intestino. Normalmente, pouquíssimo gás está presente no intestino delgado porque o gás é rapidamente absorvido ou passa para o cólon. A maior parte do gás no cólon é o resultado de atividade bacteriana, com a quantidade e a natureza do gás dependendo do tipo de alimento ingerido e das características das bactérias do cólon. Alguns alimentos, como feijões, contêm tipos de carboidratos que os humanos não podem digerir, mas que podem ser atacados por bactérias produtoras de gases. Uma boa parte do gás é absorvida através da mucosa intestinal. O restante é expelido através do ânus.

Para expelir gás seletivamente quando as fezes também estão presentes no reto, a pessoa contrai voluntariamente os músculos abdominais e o esfíncter anal externo ao mesmo tempo. Quando a contração abdominal aumenta suficientemente a pressão contra o esfíncter anal contraído, o gradiente de pressão força o ar para fora, expulsando-o em grande velocidade através de uma abertura anal em forma de fenda, estreita demais para que as fezes sólidas escapem. Esta passagem de ar em alta velocidade faz com que as margens da abertura anal vibrem, originando o característico som que acompanha a flatulência.

Visão geral dos hormônios gastrointestinais

Diversas vezes mencionamos diferentes funções dos três principais hormônios gastrointestinais: gastrina, secretina e CCK. Vamos agora encaixar todas essas funções para que seja possível compreender a importância adaptativa geral dessas interações. Além disso, apresentaremos um hormônio gastrointestinal identificado mais recentemente, o GIP. Todos esses hormônios são pequenos peptídeos que realizam suas funções ligando-se a receptores acoplados a proteínas G na membrana plasmática de suas células-alvo, ativando, desta forma, vias de segundo mensageiro que causam as reações desejadas (veja no Capítulo 4).

GASTRINA A proteína no estômago estimula a liberação de gastrina, que desempenha as seguintes funções:

1. Atua de diversas formas para aumentar a secreção de HCl e pepsinogênio, duas substâncias essenciais na iniciação da digestão das proteínas que promoveram sua secreção.

2. Aumenta a mobilidade gástrica, estimula a mobilidade ileal, relaxa o esfíncter ileocecal e induz os movimentos de massa no cólon – funções voltadas para manter o conteúdo movendo-se através do trato com a chegada de uma nova refeição.

3. Além disso, é trófica não apenas à mucosa do estômago, mas também à mucosa do intestino delgado, ajudando a manter um revestimento bem desenvolvido e funcionalmente viável do trato digestório.

Previsivelmente, a secreção de gastrina é inibida por um acúmulo de ácido no estômago e pela presença no lúmen duodenal de ácidos e outros componentess que precisam de atraso na secreção gástrica.

SECRETINA À medida que o estômago se esvazia no duodeno, a presença de ácido naquele local estimula a liberação de secretina, que executa as seguintes funções inter-relacionadas:

1. Inibe o esvaziamento gástrico, evitando que mais ácido entre no duodeno antes que o ácido já presente seja neutralizado.

2. Inibe a secreção gástrica para reduzir a quantidade de ácido sendo produzida.

3. Estimula as células do duto pancreático a produzirem um grande volume de secreção aquosa de $NaHCO_3$, esvaziada no duodeno para neutralizar o ácido.

4. Estimula a secreção pelo fígado de uma bile rica em $NaHCO_3$, que também é esvaziada no duodeno para auxiliar no processo de neutralização. A neutralização do quimo ácido no duodeno ajuda a evitar danos às paredes duodenais e fornece um ambiente adequado para o funcionamento ideal das enzimas digestivas pancreáticas, inibidas por ácido.

5. A secretina e a CCK são tróficas ao pâncreas exócrino.

CCK À medida que o quimo deixa o estômago, gordura e outros nutrientes entram no duodeno. Esses nutrientes, principalmente produtos de gordura, mas também, em menor grau, de proteína, causam a liberação de CCK, que executa as seguintes funções inter-relacionadas:

1. Inibe a mobilidade e a secreção gástricas, garantindo, assim, o tempo adequado para que os nutrientes já no duodeno sejam digeridos e absorvidos.

2. Estimula as células acinares pancreáticas a aumentarem a secreção de enzimas pancreáticas, que continuam a digestão desses nutrientes no duodeno (esta ação é especialmente importante para a digestão de gorduras, porque a lipase pancreática é a única enzima que digere a gordura).

3. Causa contração da vesícula biliar e o relaxamento do esfíncter de Oddi para que a bile seja esvaziada no duodeno para auxiliar na digestão e absorção de gordura. A ação detergente dos sais da bile é especialmente importante para permitir à lipase pancreática realizar sua tarefa digestiva. Mais uma vez, os diversos efeitos da CCK são notavelmente bem adaptados para lidar com gorduras, cuja presença no duodeno ativou a liberação desse hormônio.

4. A CCK também está envolvida nas mudanças adaptativas de longo prazo na proporção de enzimas pancreáticas produzidas em resposta a alterações prolongadas na dieta.

5. Além de facilitar a digestão de nutrientes não digeridos, a CCK é uma importante reguladora da ingestão de alimentos. Ela desempenha um papel essencial na sensação de saciedade (veja no Capítulo 17).

GIP Recentemente, foi reconhecido um hormônio liberado pelo duodeno, o **GIP**, que ajuda a promover o processamento metabólico dos nutrientes quando são absorvidos. O hormônio foi originalmente chamado de *peptídeo inibidor gástrico* (GIP) devido a seu presumido papel como enterogastrona. Acreditava-se que ele inibisse a mobilidade e a secreção gástricas, de forma semelhante à secretina e à CCK. A contribuição do GIP neste sentido agora é considerada mínima. Em vez disso, este hormônio estimula a liberação de insulina pelo pâncreas e, portanto, ele é agora chamado de **peptídeo insulinotrófico dependente de glicose** (novamente, **GIP**). Mais uma vez, isto é notável do ponto de vista adaptativo. Assim que a refeição é absorvida, o organismo tem de mudar a marcha metabólica para utilizar e armazenar os nutrientes recém-chegados. As atividades metabólicas desta fase absorvente estão principalmente sob o controle da insulina (veja no Capítulo 19). Estimulado pela presença de uma refeição, especialmente pela glicose, no trato digestório, o GIP inicia a liberação da insulina em antecipação à absorção da refeição, como estimulação de processo ulterior. A insulina é especialmente importante na promoção da absorção e armazenamento de glicose.

Esta visão geral das várias funções integradas e adaptativas dos hormônios gastrointestinais fornece um excelente exemplo da impressionante eficiência do corpo humano.

Capítulo em Perspectiva: Foco na homeostase

Para manter a estabilidade no ambiente interno, materiais utilizados no organismo (como nutrientes ricos em energia e O_2) ou perdidos incontrolavelmente pelo corpo (como a H_2O evaporada perdida pelas vias aéreas ou a perda de sal no suor) devem ser constantemente repostos por novos suprimentos desses materiais vindos do ambiente externo. Toda esta reposição, exceto a de O_2, se dá através do sistema digestório. Novos suprimentos de O_2 são transferidos para o ambiente interno pelo sistema respiratório, mas todos os nutrientes, H_2O e os diversos eletrólitos necessários para se manter a homeostase são adquiridos por meio do sistema digestório. Os grandes e complexos alimentos ingeridos são decompostos pelo sistema digestório em pequenas unidades absorvíveis. Essas pequenas moléculas nutrientes ricas em energia são transferidas do epitélio do intestino delgado até o sangue, para fornecimento às células a fim de repor os nutrientes constantemente utilizados na produção de ATP e no reparo e crescimento dos tecidos corporais. Da mesma forma, H_2O, sal e outros eletrólitos ingeridos são absorvidos no intestino e transferidos para o sangue.

Diferente da regulação na maior parte dos sistemas corporais, a regulação das atividades do sistema digestório não é voltada para a manutenção da homeostase. A quantidade de nutrientes e H_2O ingeridos é sujeita a controle, mas a quantidade de materiais ingeridos absorvida pelo trato digestório não é controlada, com poucas exceções. O mecanismo da fome rege o consumo de alimentos para ajudar a manter o equilíbrio de energia (Capítulo 17) e o mecanismo da sede controla a ingestão de H_2O para ajudar a manter o equilíbrio de H_2O (Capítulo 15). Entretanto, frequentemente não prestamos atenção a esses mecanismos de controle e comemos e bebemos mesmo quando não estamos com fome ou sede. Quando estes materiais estão no trato digestório, o sistema digestório não varia sua taxa de absorção de nutrientes, H_2O ou eletrólitos de acordo com as necessidades corporais (com exceção de ferro e cálcio), mas otimiza as condições para digestão e absorção do que é ingerido. Na verdade, o que se come é o que se tem. O sistema digestório está sujeito a muitos processos reguladores, mas eles não são influenciados pelo estado nutricional ou de hidratação do organismo. Ao invés disso, esses mecanismos de controle são regidos pela composição e pelo volume do conteúdo do trato digestório para que a taxa de mobilidade e secreção de sucos digestivos sejam ideais para a digestão e a absorção do alimento ingerido.

Se um excesso de nutrientes ricos em energia for ingerido e absorvido, o adicional é colocado em estoque – por exemplo, no tecido adiposo (gordura) – e, desta forma, o nível de moléculas de nutrientes no sangue é mantido constante. O excesso de H_2O e eletrólitos ingeridos é eliminado na urina para que se mantenham homeostaticamente os níveis destes componentes no sangue.

EXERCÍCIOS DE REVISÃO

Perguntas objetivas (respostas no Apêndice F, disponível no site do livro: www.cengage.com.br)

1. O estômago está relaxado durante o vômito. *(Verdadeiro ou falso?)*
2. A extensão da absorção de nutrientes do trato digestório depende das necessidades do organismo. *(Verdadeiro ou falso?)*
3. Ácidos normalmente não conseguem penetrar ou cruzar as células que revestem o estômago, o que permite que este contenha ácido sem se danificar. *(Verdadeiro ou falso?)*
4. Itens alimentícios não absorvidos pelo intestino delgado são absorvidos pelo intestino grosso. *(Verdadeiro ou falso?)*
5. O pâncreas endócrino secreta secretina e CCK. *(Verdadeiro ou falso?)*
6. Proteínas são continuamente perdidas pelo organismo por meio de secreções digestivas e células epiteliais removidas, que são depositadas nas fezes. *(Verdadeiro ou falso?)*
7. Quando alimento é decomposto mecanicamente e misturado com secreções gástricas, a mistura espessa e líquida resultante é conhecida como _____.
8. Um reflexo digestivo que envolve nervos autônomos é conhecido como reflexo _____, enquanto um reflexo no qual todos os elementos do arco reflexo estão localizados dentro da parede visceral é conhecido como reflexo _____.
9. As duas substâncias absorvidas por mecanismos de transporte especializado localizados apenas no íleo terminal são _____ e _____.
10. Todo o revestimento do intestino delgado é substituído aproximadamente a cada _____ dias.
11. O colerético mais potente é _____.
12. Qual das seguintes *não* é uma função da saliva?
    a. iniciar a digestão de carboidratos
    b. facilitar a absorção de glicose na mucosa oral
    c. facilitar a fala
    d. exercer um efeito antibacteriano
    e. desempenhar um importante papel na higiene oral
13. Ligue os itens abaixo:
    ___ 1. evita que ar entre no esôfago durante a respiração
    ___ 2. evita que o conteúdo gástrico retorne ao esôfago
    ___ 3. fecha as vias aéreas respiratórias durante a deglutição
    ___ 4. ativa o reflexo de deglutição
    ___ 5. evita a reentrada de alimento na boca durante a deglutição
    ___ 6. fecha as passagens nasais durante a deglutição

    (a) fechamento do esfíncter faringoesofágico
    (b) elevação da úvula
    (c) posição da língua contra o palato duro
    (d) fechamento do esfíncter gastroesofágico
    (e) bolo empurrado para a parte de trás da boca pela língua
    (f) justaposição das pregas vocais

14. Utilize o código de respostas à direita para identificar as características das substâncias listadas:

___1. ativa o pepsinogênio
___2. decompõe o tecido conectivo e fibras musculares
___3. é alcalino(a)
___4. pode atuar de forma autocatalítica
___5. inicia a digestão de proteínas
___6. é essencial para absorção da vitamina B_{12}
___7. inibe a amilase
___8. recobre a mucosa gástrica
___9. é deficiente na anemia perniciosa
___10. serve de lubrificante
___11. mata bactérias ingeridas
___12. é um potente estimulante para a secreção de ácido

(a) pepsina
(b) muco
(c) HCl
(d) fator intrínseco
(e) histamina

Perguntas dissertativas

1. Descreva os quatro processos digestivos básicos.
2. Liste as três categorias de itens alimentícios ricos em energia e as unidades absorvíveis de cada uma.
3. Liste os componentes do sistema digestório. Descreva a anatomia transversal do trato digestório.
4. Quais quatro fatores gerais estão envolvidos na regulagem do funcionamento do sistema digestório? Qual é a função de cada um?
5. Descreva os tipos de mobilidade em cada componente do trato digestório. Que fatores controlam cada tipo de mobilidade?
6. Forneça a composição do suco digestivo secretado por cada componente do sistema digestório. Descreva os fatores que controlam cada secreção digestória.
7. Liste as enzimas envolvidas na digestão de cada categoria de item alimentício. Indique a fonte e o controle de secreção de cada uma dessas enzimas.
8. Por que algumas enzimas digestivas são secretadas em forma inativa? Como são ativadas?
9. Que processos de absorção ocorrem dentro de cada componente do trato digestório? Que adaptações especiais do intestino delgado aumentam sua capacidade absorvente?
10. Descreva os mecanismos absorventes para sal, água, carboidrato, proteína e gordura.
11. Quais são as contribuições dos órgãos digestórios acessórios? Quais são as funções não digestivas do fígado?
12. Resuma as funções de cada um dos três principais hormônios gastrointestinais. Qual é a função do GIP?
13. Que produto residual é excretado nas fezes?
14. Como o vômito é realizado? Quais são as causas e consequências do vômito, da diarreia e da constipação?
15. Descreva o processo de rotatividade da mucosa no estômago e intestino delgado.

Exercícios Quantitativos (Soluções no Apêndice F)

1. Suponha que uma gota de gordura nas vísceras seja essencialmente uma esfera com diâmetro de 1 cm.
   a. Qual é a proporção entre a área superficial e o volume da gota? (*Observação:* A área de uma esfera é $4\pi r^2$, e o volume é $4/3\pi r^3$.)
   b. Agora, suponha que esta esfera fosse emulsificada em 100 gotas de tamanho basicamente igual. Qual é a proporção média entre a área superficial e o volume de cada gota?
   c. Quão maior é a área superficial total dessas 100 gotas em relação à única gota original?
   d. Quanto variou o volume total em decorrência da emulsificação?

PONTOS A PONDERAR

(Explicações no Apêndice F)

1. Por que pacientes que têm uma grande parte do estômago removida para conter o câncer estomacal ou a úlcera péptica severa devem comer diversas vezes em pequenas quantidades, em vez de consumir três grandes refeições por dia?
2. O número de células imunológicas no *tecido linfoide associado ao intestino (GALT)* localizado na mucosa é estimado como igual ao número total dessas células de defesa no restante do corpo. Especule sobre a significância adaptativa dessa ampla capacidade de defesa do sistema digestório.
3. Como a defecação seria realizada em um paciente paralisado da cintura para baixo por um ferimento na medula espinhal inferior?
4. Depois que a bilirrubina é extraída do sangue pelo fígado, é conjugada (combinada) ao ácido glucurônico pela enzima glucuronil transferase dentro do fígado. Apenas quando conjugada é que a bilirrubina pode ser ativamente excretada na bile. Nos primeiros dias de vida, o fígado não produz quantidades adequadas de glucuronil transferase. Explique como esta deficiência enzimática temporária leva à condição comum de icterícia em recém-nascidos.
5. Explique por que a remoção do estômago ou do íleo terminal leva à anemia perniciosa.

CONSIDERAÇÃO CLÍNICA

(Explicação no Apêndice F)

Thomas W. sente uma dor aguda no abdômen direito superior depois de comer uma refeição rica em gordura. Além disso, ele percebeu que suas fezes estão branco-acinzentadas em vez de marrons. Qual é a causa mais provável de seus sintomas? Explique por que cada um desses sintomas ocorre com esta condição.

Componentes importantes ao equilíbrio energético e à regulagem da temperatura

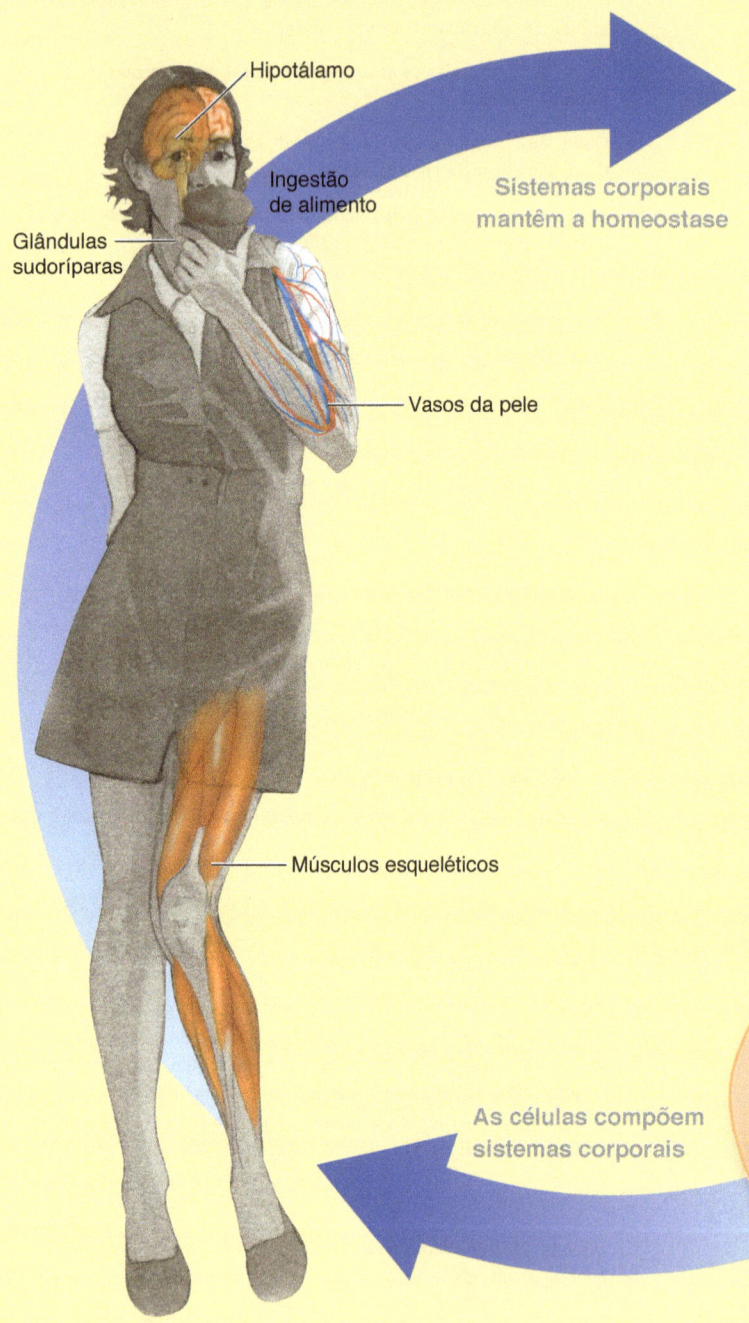

- Hipotálamo
- Ingestão de alimento
- Glândulas sudoríparas
- Vasos da pele
- Músculos esqueléticos

Sistemas corporais mantêm a homeostase

Homeostase
Entre os fatores homeostaticamente mantidos, há a disponibilidade de nutrientes ricos em energia para as células e a temperatura do ambiente interno. O hipotálamo ajuda a regular a ingestão de alimentos, essencial ao equilíbrio energético. O hipotálamo também ajuda a manter a temperatura corporal. Ele pode variar a produção de calor pelos músculos esqueléticos e ajustar a perda de calor pela superfície da pele ao variar a quantidade de sangue aquecido que flui através dos vasos da pele e controlar a produção de suor.

A homeostase é essencial para a sobrevivência das células

Células
Cada célula precisa de energia para executar as funções essenciais a sua própria sobrevivência e dar sua contribuição especializada para a manutenção da homeostase. Toda a energia utilizada pelas células é essencialmente fornecida pela ingestão de alimentos, regulada para manter o equilíbrio energético. A temperatura corporal deve ser mantida em um nível relativamente constante para evitar mudanças indesejadas na taxa de reações químicas dentro das células e danos às proteínas celulares causados pelo calor.

As células compõem sistemas corporais

A ingestão de alimentos é essencial para energizar as atividades celulares. Para que o peso corporal permaneça constante, o valor calórico do alimento deve ser igual às necessidades de energia totais. O **equilíbrio energético** e, assim, o peso corporal são mantidos principalmente pelo controle da ingestão de alimentos.

O gasto de energia gera calor, importante para a **regulação da temperatura**, ou **termorregulação**. Os seres humanos, normalmente em ambientes mais frios que seus corpos, devem gerar calor constantemente para manter a temperatura corporal. Além disso, devem ter mecanismos para resfriar o corpo se ele obtiver calor demais da atividade geradora de calor dos músculos esqueléticos ou de um ambiente externo quente. A temperatura corporal deve ser regulada porque a taxa de reações químicas celulares depende da temperatura e porque o aquecimento excessivo danifica as proteínas celulares.

O hipotálamo é o principal centro de integração para manter o equilíbrio energético e a temperatura corporal.

CAPÍTULO 17
Equilíbrio Energético e Regulação de Temperatura

Equilíbrio energético

Cada célula corporal precisa de energia para realizar as funções essenciais para sua própria sobrevivência (como transporte ativo e reparos celulares) e para efetuar suas contribuições especializadas à manutenção da homeostase (como a secreção glandular ou as contrações musculares). Toda a energia utilizada pelas células é fornecida basicamente pela ingestão de alimentos.

A maior parte da energia dos alimentos é convertida em calor no organismo.

De acordo com a **primeira lei da termodinâmica**, a energia não pode ser criada nem destruída. Portanto, a energia está sujeita ao mesmo tipo de equilíbrio de entrada-saída dos demais componentes físicos do organismo, como H_2O e sal (veja no início do Capítulo 15).

ENTRADA E SAÍDA DE ENERGIA A energia no alimento ingerido constitui a *entrada de energia* no organismo. A energia química presa nas ligações que unem os átomos nas moléculas de nutrientes é liberada quando essas moléculas são decompostas no organismo. As células capturam uma parte desta energia de nutrientes nas ligações de fosfato altamente energéticas da ATP (veja no Capítulo 2 e no Apêndice B, disponível no site do livro www.cengage.com.br). A energia coletada do processamento bioquímico de nutrientes ingeridos é utilizada imediatamente para realizar o trabalho biológico ou armazenada no organismo para uso posterior, conforme necessário durante períodos nos quais os alimentos não estejam sendo digeridos e absorvidos.

A *saída* (*dispêndio*, *consumo* ou *gasto*) *de energia* corporal se encaixa em duas categorias (● Figura 17-1): trabalho externo e trabalho interno. **Trabalho externo** é a energia gasta quando os músculos esqueléticos são contraídos para que possamos mover objetos externos ou o nosso corpo em relação ao ambiente. Por **trabalho interno**, subentendem-se todas as demais formas de gasto energético biológico que não realizam trabalho mecânico fora do corpo. O trabalho interno abrange dois tipos de atividades dependentes de energia: (1) atividade do músculo esquelético utilizada para fins diferentes do trabalho externo, como as contrações associadas à manutenção da postura e o tremor, e (2) todas as atividades com dispêndio de energia que devem acontecer o tempo todo só para sustentar a vida. Estas últimas incluem o trabalho de bombear sangue e respirar, a energia

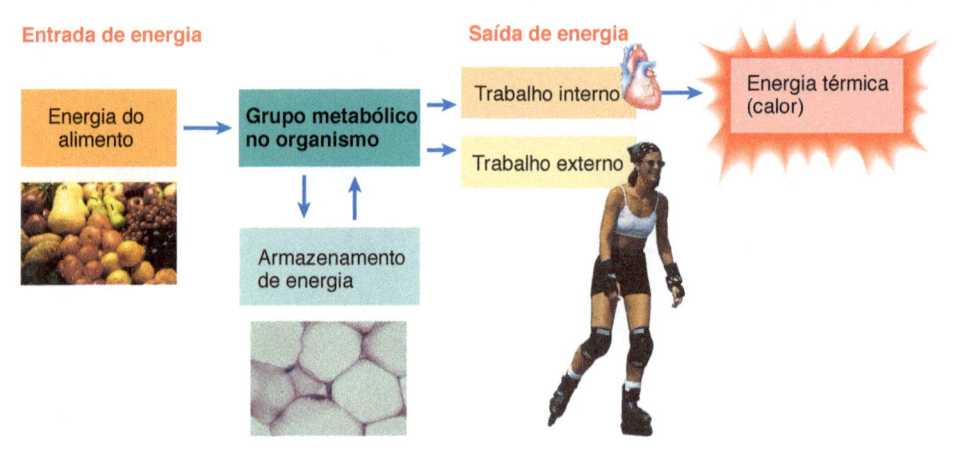

FIGURA 17-1 Entrada e saída de energia. (Fotos: *esquerda*, Ralph Pleasant/FPG/Getty Images; *centro*, Ed Reschke; *direita*, Gary Head).

necessária para o transporte ativo de materiais cruciais na membrana plasmática e a energia utilizada durante reações sintéticas essenciais à manutenção, ao reparo e ao crescimento de estruturas celulares – em resumo, o "custo de vida metabólico".

CONVERSÃO DA ENERGIA DOS NUTRIENTES EM CALOR Nem toda a energia nas moléculas de nutrientes pode ser coletada para realizar trabalho biológico. A energia não pode ser criada ou destruída, mas pode ser convertida de uma forma para outra. A energia nas moléculas de nutrientes não utilizada para energizar o trabalho é transformada em **energia térmica**, ou **calor**. Durante o processamento bioquímico, apenas cerca de 50% da energia nas moléculas de nutrientes é transferida para a ATP; os 50% remanescentes são dissipados imediatamente como calor. Durante o gasto de ATP pelas células, outros 25% da energia proveniente do alimento ingerido se torna calor. Como o corpo não é uma motor térmico, não consegue converter calor em trabalho. Portanto, não mais que 25% da energia dos nutrientes é disponibilizada para trabalho, seja interno ou interno. Os 75% restantes são perdidos como calor durante a transferência sequencial da energia das moléculas de nutrientes para a ATP e desta para os sistemas celulares.

Além disso, da energia efetivamente armazenada para uso pelo organismo, quase toda a energia gasta por fim se tornará calor. Para exemplificar, a energia gasta pelo coração para bombear sangue é transformada gradualmente em calor pela fricção gerada pelo sangue ao fluir pelos vasos. Da mesma forma, a energia utilizada na síntese de proteína estrutural se tornará calor quando a proteína for degradada durante o curso normal da reciclagem dos componentes corporais. Mesmo na realização de trabalho externo, os músculos esqueléticos convertem energia química em mecânica de forma ineficiente – até 75% da energia consumida é perdida como calor. Assim, toda a energia liberada pelo alimento ingerido e não diretamente utilizada para mover objetos externos ou armazenada em depósitos de gordura no tecido adiposo (ou, no caso do crescimento, como proteína) por fim se tornará calor corporal. Entretanto, este calor não é energia totalmente desperdiçada, porque boa parte dele é utilizada na manutenção da temperatura corporal.

A taxa metabólica é a taxa de uso de energia.

A taxa pela qual a energia é consumida pelo organismo em decorrência de trabalho interno e externo é conhecida como **taxa metabólica**:

Taxa metabólica = gasto energético/unidade de tempo

Como a maior parte do gasto de energia do corpo eventualmente aparece como calor, a taxa metabólica normalmente é expressa em termos de taxa de produção de calor, dada em quilocalorias por hora. A unidade básica de energia térmica é a **caloria**, a quantidade de calor necessária para aumentar em 1°C a temperatura de 1 g de H_2O. Esta unidade é pequena demais para ser conveniente ao discutir-se o corpo humano, diante da magnitude de calor envolvida, portanto, utiliza-se como unidade a **quilocaloria** (**kcal** ou **Cal**), equivalente a 1.000 calorias. Quando nutricionistas falam de "calorias" na quantificação do conteúdo energético de vários alimentos, na verdade se referem às quilocalorias. Quatro quilocalorias de energia térmica são liberadas quando 1 g de glicose é oxidado ou "queimado", ocorra esta oxidação dentro ou fora do corpo.

CONDIÇÕES PARA MEDIÇÃO DA TAXA METABÓLICA BASAL A taxa metabólica e, consequentemente, a quantidade de calor produzida variam dependendo de vários fatores, como exercício, ansiedade, tremor e ingestão de alimentos. A maior atividade do músculo esquelético é o fator que mais pode aumentar a taxa metabólica. Até pequenos aumentos no tônus muscular elevam notavelmente a taxa metabólica, e diversos níveis de atividade física alteram bastante o gasto energético e a produção de calor (▲ Tabela 17-1). Por este motivo, a taxa metabólica é determinada para condições basais padronizadas, estabelecidas a fim de se manter o máximo controle possível sobre as variáveis que possam alterar a taxa metabólica. A partir disto, pode ser determinada a atividade metabólica necessária para manter as funções corporais básicas em repouso. A chamada **taxa metabólica basal (TMB)** é um reflexo do "ponto morto" do organismo, ou taxa mínima de acionamento do gasto energético interno. A TMB é medida sob as seguintes condições específicas:

1. A pessoa deve estar em repouso físico, não tendo se exercitado por, pelo menos, 30 minutos, para eliminar qualquer contribuição do esforço muscular à produção de calor.

2. A pessoa deve estar em repouso mental, para minimizar o tônus do músculo esquelético (as pessoas ficam "tensas" quando estão nervosas) e evitar um aumento na epinefrina, hormônio secretado em resposta ao estresse e que aumenta a taxa metabólica.

3. A medição deve ser feita em temperatura ambiente confortável, de forma que a pessoa não trema. O tremor pode aumentar notavelmente a produção de calor.

4. A pessoa não deve ter comido nada até 12 horas antes da determinação da TMB, a fim de evitar a **termogênese induzida por dieta** (*termo* quer dizer "calor"; *gênese* significa "produção") ou o aumento obrigatório na taxa metabólica que ocorre em consequência da ingestão de alimentos. Este curto aumento (de menos

TABELA 17-1 — Taxa de gasto energético para uma pessoa de 70 kg durante diferentes tipos de atividade

Forma de atividade	Gasto energético (kcal/h)
Dormir	65
Acordado e deitado	77
Sentar em repouso	100
Ficar em pé relaxado	105
Vestir-se	118
Digitar	140
Andar lentamente em superfície plana (aprox. 1,2 m/s)	200
Carpintaria, pintura de uma casa	240
Relação sexual	280
Andar de bicicleta em superfície plana (aprox. 2,5 m/s)	304
Remover neve, serrar madeira	480
Nadar	500
Correr (aprox. 2,4 m/s)	570
Remar (20 remadas/min)	828
Subir escadas	1.100

de doze horas) na taxa metabólica é resultado não de atividades digestórias, mas da maior atividade metabólica associada ao processamento e ao armazenamento dos nutrientes ingeridos, especialmente pela principal fábrica bioquímica, o fígado.

MÉTODOS DE MEDIÇÃO DA TAXA METABÓLICA BASAL A taxa de produção de calor nas determinações da TMB podem ser medidas direta ou indiretamente. Na **calorimetria direta**, a pessoa se senta em uma câmara isolada com água circulando pelas paredes. A diferença na temperatura da água que entra e sai da câmara reflete a quantidade de calor liberado pela pessoa e coletado pela água enquanto atravessa a câmara. Embora este método forneça uma medição direta da produção de calor, não é prático, porque uma câmara calorimétrica é cara e ocupa muito espaço. Portanto, um método mais prático de determinar indiretamente a taxa de produção de calor foi desenvolvido para uso amplo. Na **calorimetria indireta**, é medida apenas a absorção de O_2 da pessoa por unidade de tempo, o que é uma tarefa simples que utiliza o mínimo de equipamentos. Lembre-se de que

Alimento + $O_2 \rightarrow CO_2$ + H_2O + energia (primordialmente transformada em calor)

Assim, há uma relação direta entre o volume de O_2 utilizado e a quantidade de calor produzida. Esta relação também depende do tipo de alimento sendo oxidado. Embora carboidratos, proteínas e gorduras exijam quantidades diferentes de O_2 para oxidação e produzam quantidades diferentes de quilocalorias quando oxidados, uma estimativa média pode ser feita sobre a quantidade de calor produzida por litro de O_2 consumido em uma típica dieta norte-americana mista. Este valor aproximado, conhecido como **equivalente energético de O_2**, é de 4,8 quilocalorias de energia liberada por litro de O_2 consumido. Utilizando este método, a taxa metabólica de uma pessoa que consome 15 litros/h de O_2 pode ser estimada da seguinte forma:

```
   15      litros/h           = Consumo de O2
×  4,8     quilocalorias/litro = equivalente energético de O2
   72      quilocalorias/h    = taxa metabólica estimada
```

Assim, uma medição simples do consumo de O_2 pode ser utilizada para se aproximar razoavelmente a produção de calor na determinação da taxa metabólica.

Após determinar a taxa de produção de calor nas condições basais recomendadas, deve-se compará-la a valores normais para pessoas do mesmo sexo, idade, altura e peso, porque todos esses fatores afetam a taxa basal de gasto de energia. Por exemplo, um homem grande, na verdade, tem maior taxa de produção de calor que um pequeno, mas, expressa em termos de área superficial total (um reflexo de altura e peso), a produção em quilocalorias por hora por metro quadrado de área superficial de ambos é quase igual, normalmente.

FATORES QUE INFLUENCIAM A TAXA METABÓLICA BASAL O hormônio da tireoide é o principal, mas não o único, determinante da taxa de metabolismo basal. À medida que a taxa do hormônio da tireoide aumenta, a TMB aumenta de forma correspondente. Conforme mencionado, a epinefrina também aumenta a TMB.

Surpreendentemente, a TMB não é a taxa metabólica mais baixa do organismo. A taxa de gasto de energia durante o sono é de 10% a 15% mais baixa que a da TMB, presumivelmente devido ao relaxamento muscular mais completo que ocorre durante o estágio paradoxal do sono (veja no Capítulo 5).

A entrada de energia deve ser igual à saída de energia para que se mantenha um equilíbrio energético neutro.

Como a energia não pode ser criada ou destruída, a entrada de energia deve ser igual à saída de energia, da seguinte forma:

```
Entrada de energia    = saída de energia
Energia no alimento   = trabalho  +  produção    ±  energia
   consumido            interno     interna de calor  armazenada
```

Há três estados possíveis de equilíbrio energético:

- *Equilíbrio energético neutro*. Se a quantidade de energia no consumo de alimento for exatamente igual à quantidade de energia gasta pelos músculos na realização de trabalho interno mais o dispêndio de energia interna basal que pode aparecer como calor corporal, a entrada e a saída de energia estarão exatamente em equilíbrio e o peso corporal permanecerá constante.

- *Equilíbrio energético positivo*. Se a quantidade de energia na ingestão de alimentos for maior que a quantidade de energia gasta em decorrência do trabalho externo e do funcionamento interno, a energia adicional admitida, mas não utilizada, será armazenada no corpo, principalmente como tecido adiposo e, portanto, o peso corporal aumentará.

- *Equilíbrio energético negativo*. De forma inversa, se a energia retirada da ingestão de alimentos for inferior às exigências de energia imediatas do organismo, este deverá utilizar a energia armazenada para suprir suas necessidades energéticas e, como decorrência, o peso corporal diminuirá.

Para uma pessoa manter um peso corporal constante (com exceção das pequenas flutuações causadas por alterações no conteúdo de H_2O), a energia adquirida por meio da ingestão de alimentos deve ser igual ao gasto energético pelo corpo. Como o adulto médio mantém um peso relativamente constante por longos períodos de tempo, isso quer dizer que há mecanismos homeostáticos precisos que mantêm um equilíbrio de longo prazo entre a entrada e o gasto de energia. Teoricamente, o conteúdo total de energia do organismo poderia ser mantido em níveis constantes regulando-se a ingestão de alimentos, a atividade física, o trabalho interno e a produção de calor. O controle da ingestão de alimentos para equipará-la aos gastos metabólicos variáveis é o principal meio de manutenção de um equilíbrio energético neutro. O nível de atividade física está basicamente sob controle voluntário e mecanismos que alteram o grau de trabalho interno e produção de calor estão voltados, principalmente, à termorregulação corporal e não ao equilíbrio energético total.

Entretanto, após várias semanas comendo menos ou mais do que o desejado, podem ocorrer pequenas mudanças metabólicas. Por exemplo, um aumento compensatório na eficiência do uso de energia pelo organismo em resposta à falta de alimentação explica parcialmente por que algumas pessoas em dieta ficam presas em um nível estável depois de perderem com certa facilidade os primeiros cinco quilos de peso. Da mesma forma, uma redução compensatória na eficiência do uso de energia em resposta ao excesso de alimentação é parcialmente responsável pela dificuldade sofrida por pessoas muito magras que tentam deliberadamente ganhar peso. Apesar dessas pequenas mudanças compensatórias no metabolismo, a regulação da ingestão de alimentos é o fator mais importante na manutenção de longo prazo do equilíbrio energético e do peso corporal.

A ingestão de alimentos é controlada essencialmente pelo hipotálamo.

Embora a ingestão de alimentos esteja ajustada para equilibrar os gastos energéticos variáveis em um período de tempo, não há diretamente receptores de caloria para monitorar a entrada, a saída ou a reserva total de energia do corpo. Em vez disso, diferentes fatores químicos transportados pelo sangue – e que sinalizam o estado nutricional do organismo, como quanta gordura é armazenada ou o *status* da alimentação – são importantes na regulação da ingestão de alimentos. O controle da ingestão de alimentos não depende de alterações em um único sinal, mas é determinado pela integração de muitos impulsos que fornecem informações sobre o *status* de energia do organismo. Diversos sinais moleculares juntos garantem que o compartimento de alimentação esteja sincronizado com as necessidades de energia imediatas e de longo prazo do organismo. Algumas informações são utilizadas no controle de curto prazo da ingestão de alimento, ajudando a regular o volume e a frequência das refeições. Mesmo assim, em um período de 24 horas, a energia no alimento ingerido raramente corresponde ao gasto de energia para aquele dia. Contudo, a correlação entre a ingestão calórica total e a saída total de energia é excelente em longos períodos.

Como resultado, o conteúdo total de energia do organismo – e, consequentemente, o peso corporal – permanece relativamente constante em longo prazo. Assim, a homeostase energética, isto é, o equilíbrio de energia é cuidadosamente regulado.

FUNÇÃO DO NÚCLEO ARQUEADO: NPY E MELANOCORTINAS

O controle do equilíbrio energético e da ingestão de alimentos é essencialmente uma função do hipotálamo. O **núcleo arqueado** do hipotálamo desempenha um papel crucial no controle de longo prazo do equilíbrio energético e do peso corporal e no controle de curto prazo da ingestão de alimentos a cada refeição. O núcleo arqueado é um grupo de neurônios em forma de arco localizados ao lado da base do terceiro ventrículo. Diversas vias redundantes e altamente integradas se cruzam dentro e fora do núcleo arqueado, o que indica a complexidade dos sistemas envolvidos na alimentação e na saciedade. **Sinais de alimentação**, ou de **apetite**, originam a sensação de **fome**, levando-nos a comer. Por sua vez, a **saciedade** é a sensação de se estar cheio. **Sinais de saciedade** nos dizem quando comemos o suficiente e eliminam o desejo de comer.

O núcleo arqueado tem dois subconjuntos de neurônios que funcionam de maneira oposta. Um subconjunto libera o *neuropeptídeo Y* e o outro libera *melanocortinas* derivadas da pro-opiomelanocortina (POMC), uma molécula precursora que pode ser clivada de diferentes formas para produzir vários produtos hormonais diferentes (veja no Capítulo18)[1]. O **neuropeptídeo Y (NPY)**, um dos estimulantes mais potentes do apetite, causa a maior ingestão de alimentos, promovendo, assim, o ganho de peso. As **melanocortinas**, um grupo de hormônios tradicionalmente conhecidos como importantes na variação da cor da pele para camuflagem em algumas espécies, demonstraram exercer um papel inesperado na homeostase energética em humanos. As melanocortinas, mais notavelmente o *hormônio estimulante de melanócitos α (α-MSH)* do hipotálamo, suprimem o apetite, levando, assim, à ingestão reduzida de alimentos e à perda de peso. As melanocortinas não desempenham um papel na determinação da coloração de pele herdada nos humanos, mas o α-MSH produzido na pele em resposta à luz ultravioleta do sol atua localmente sobre células produtoras de melanina (pigmento) para causar o bronzeamento. No entanto, a maior importância da melanocortina na espécie humana é a função do α-MSH do hipotálamo na regulação do apetite.

No entanto, o NPY e as melanocortinas não são os executores finais no controle do apetite. Estes mensageiros químicos do núcleo arqueado, por sua vez, influenciam a liberação de neuropeptídeos em outras partes do cérebro que exercem controle mais direto sobre a ingestão de alimentos. Atualmente, cientistas procuram desvendar os outros fatores que influenciam nos dois sentidos de atuação do NPY e das melanocortinas na regulagem do apetite.

Com base em evidências atuais, os seguintes impulsos reguladores para o núcleo arqueado e além são importantes na manuten-

---

1 Os dois subconjuntos de neurônios no núcleo arqueado são a população de **NPY/AgRP** e a população de **POMC/CART**. *AgRP* é a sigla para *Proteína Relacionada ao Agouti*. O NPY e a AgRP estimulam o apetite. *CART* é a sigla para *transcrito regulado por cocaína e anfetamina*. As melanocortinas e o peptídeo CART suprimem o apetite. Para simplificar, discutiremos apenas a função do NPY e das melanocortinas, mas reconhecemos que outros sinais químicos liberados pelo núcleo arqueado exercem funções semelhantes.

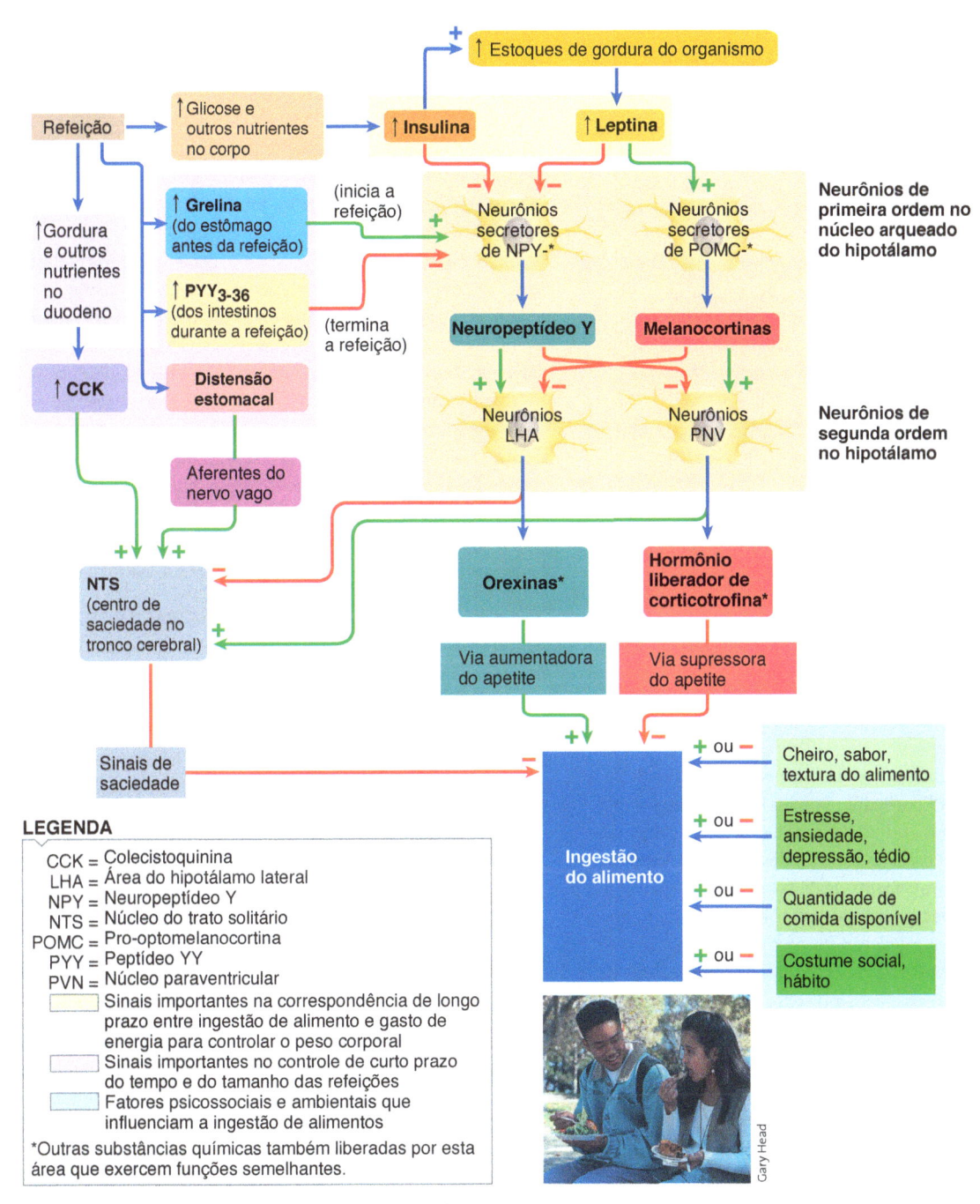

• **FIGURA 17-2** Fatores que influenciam a ingestão de alimentos.

ção de longo prazo do equilíbrio energético e no controle de longo prazo da ingestão de alimentos em refeições (• Figura 17-2).

MANUTENÇÃO DE LONGO PRAZO DO EQUILÍBRIO ENERGÉTICO: LEPTINA E INSULINA A noção científica das células de gordura (**adipócitos**) do tecido adiposo como meros espaços de armazenamento para gordura triglicéride sofreu uma drástica mudança no final do século passado, com a descoberta de seu papel ativo na homeostase energética. Os adipócitos secretam diversos hormônios, chamados coletivamente de **adipocinas**, que desempenham papéis importantes no equilíbrio e no metabolismo de energia. Assim, o tecido adiposo é agora considerado uma glândula endócrina. A ▲ Tabela 17-2 resume as funções das adipocinas mais conhecidas. Algumas adipocinas são liberadas apenas a partir da gordura armazenada – a *leptina*, por exemplo,

tem uma importante função no equilíbrio energético. Algumas, como o *fator de necrose tumoral* e a *interleucina 6*, relacionados a inflamações, são liberadas pelo tecido adiposo e por células imunológicas e contribuem para a inflamação crônica de baixo grau em depósitos excessivos de gordura. Algumas, como a *visfatina*, são liberadas apenas da **gordura visceral**, a gordura profunda e "ruim" que cerca os órgãos abdominais. A gordura visceral tem maior probabilidade de ficar cronicamente inflamada e está associada ao aumento de doenças cardíacas, em contraste com a mais superficial e menos daninha **gordura subcutânea**, depositada sob a pele (a gordura subcutânea é aquela que se consegue apertar). Outras, como a *adiponectina*, são adipocinas "boas". A adiponectina aumenta a sensibilidade à insulina (o que ajuda a proteger contra a diabetes melito tipo 2), diminui o peso corporal

TABELA 17-2 — Principais Adipocinas

Adipocina	Função
Leptina	Liberada pela gordura armazenada, suprime o apetite; reguladora dominante de longo prazo do equilíbrio energético e do peso corporal
Adiponectina	Secreção dos adipócitos suprimida na obesidade; promove a oxidação de ácidos graxos pelo músculo; aumenta a sensibilidade à insulina; reduz o peso corporal ao aumentar o gasto de energia; tem ações anti-inflamatórias
Resistina	Liberada principalmente na obesidade; leva à resistência à insulina
Visfatina	Liberada principalmente pela gordura visceral; estimula a ingestão de glicose; une-se ao receptor de insulina em um local diferente do local de vinculação da insulina
Fator de necrose tumoral α (TNF-α) e interleucina 6 (IL-6)	Promovem inflamação de nível baixo na gordura do corpo todo

e exerce ações anti-inflamatórias. Infelizmente, a obesidade suprime a secreção de adiponectina. Por sua vez, outras, como a *resistina*, são adipocinas "ruins". A resistina, liberada principalmente na obesidade, causa a resistência à insulina (aumentando, assim, o risco de desenvolvimento de diabetes tipo 2).

Uma das adipocinas mais importantes é a **leptina**, um hormônio essencial para a regulação do peso corporal normal (o prefixo da palavra *leptina* quer dizer "magro"). A quantidade de leptina no sangue é um excelente indicador da quantidade total de gordura triglicéride armazenada no tecido adiposo – quanto maiores os estoques de gordura, mais leptina é liberada no sangue. Este sinal transmitido pelo sangue, descoberto em meados da década de 1990, foi o primeiro sinal de saciedade molecular identificado. Este achado foi a revelação que incentivou diversas pesquisas, responsáveis pela recente grande expansão no conhecimento sobre a inter-relação complexa dos sinais químicos que regulam a ingestão de alimentos e o tamanho corporal.

O núcleo arqueado é o principal local de ação da leptina. Atuando em retroalimentação negativa, a leptina, elevada pelos depósitos de gordura em expansão, serve como um sinal de "corte". A leptina suprime o apetite, diminuindo, assim, o consumo de alimentos e promovendo a perda de peso, ao inibir a saída do estimulante de apetite NPY do hipotálamo e estimular a saída de melanocortinas supressoras de apetite. De maneira inversa, uma queda nos estoques de gordura e o declínio resultante na secreção de leptina causam um aumento no apetite, levando ao ganho de peso. O sinal da leptina geralmente é considerado o fator dominante responsável pela correspondência em longo prazo da ingestão de alimentos com o gasto de energia, de forma que o conteúdo total de energia do organismo continue equilibrado e o peso corporal permaneça constante.

O interessante é que, recentemente, a leptina demonstrou ser importante também na reprodução. Ela é um dos gatilhos para o início da puberdade, sinalizando que a mulher tem estoques de energia de longo prazo (adiposos) suficientes para sustentar uma gravidez.

Além da leptina, outro sinal transportado pelo sangue que desempenha uma função importante no controle de longo prazo do peso corporal é a **insulina**. A insulina é um hormônio secretado pelo pâncreas em resposta a um aumento na concentração de glicose e outros nutrientes no sangue após uma refeição que estimula a absorção, a utilização e o armazenamento celulares desses nutrientes. Assim, o aumento na secreção de insulina que acompanha a abundância, o uso e o armazenamento de nutrientes inibe adequadamente as células secretoras de NPY do núcleo arqueado, suprimindo, assim, maior ingestão de alimentos.

Além da importância da leptina, da insulina e talvez de outros chamados **sinais de adiposidade** (relacionados à gordura) no controle de longo prazo do peso corporal, outros fatores têm um papel no controle do tempo e do tamanho das refeições. Diversos mensageiros transportados pelo sangue do trato digestório e do pâncreas são importantes na regulação da frequência e da quantidade do que comemos em um determinado dia.

COMPORTAMENTO ALIMENTAR DE CURTO PRAZO: SECREÇÃO DE GRELINA E PYY_{3-36} Dois peptídeos importantes no controle de curto prazo da ingestão de alimentos foram recentemente identificados: *grelina* e *peptídeo YY_{3-36}* (PYY_{3-36}), indicadores de fome e saciedade, respectivamente. Ambos são secretados pelo trato digestório. A **grelina**, o chamado hormônio da fome, é um potente estimulante do apetite produzido pelo estômago e regulado pelo *status* da alimentação (*grelina* vem de *ghrelin*, palavra em hindu para "crescimento"). A secreção deste estimulante da hora da refeição atinge o pico antes das refeições e faz as pessoas sentirem vontade de comer, e cai depois que o alimento é ingerido. A grelina estimula o apetite ativando os neurônios secretores de NPY do hipotálamo.

O PYY_{3-36} é a contraparte da grelina. A secreção de PYY_{3-36}, produzido pelos intestinos delgado e grosso, está em seu nível mais baixo antes de uma refeição, mas aumenta durante refeições e sinaliza saciedade. Este peptídeo atua inibindo os neurônios secretores de NPY estimulantes de apetite no núcleo arqueado. Por impedir o apetite, acredita-se que o PYY_{3-36} seja importante para sinalizar que não é mais hora de comer.

Os seguintes outros fatores também ajudam a indicar o ponto em que o organismo está na escala de saciedade ou de fome.

ALÉM DO NÚCLEO ARQUEADO: OREXINAS E OUTROS Duas áreas do hipotálamo são ricamente supridas por axônios neuroniais secretores de NPY e de melanocortina do núcleo arqueado. Estas áreas neurais de segunda ordem envolvidas no equilíbrio energético e na ingestão de alimentos são a **área do hipotálamo lateral (LHA)** e o **núcleo paraventricular do hipotálamo (PVN)**. Em um modelo recentemente proposto, a LHA e o PVN liberam mensageiros químicos em resposta a impulsos dos neurônios do núcleo arqueado. Esses mensageiros atuam a jusante dos sinais do NPY e da melanocortina para regular o apetite. A LHA produz dois neuropeptídeos altamente relacionados conhecidos como **orexinas**, potentes estimulantes da ingestão de alimentos (*orexis* quer dizer "apetite"). O NPY estimula e as melanocortinas inibem a liberação de orexinas, levando a um aumento no apetite e à maior ingestão de alimentos. Por sua vez, o PVN libera mensageiros químicos, como o **hormônio liberador de corticotrofina**, que reduzem o apetite e a ingestão de alimentos (como o nome sugere, o hormônio liberador de corticotrofina é mais conhecido pela função como hormônio. A função endócrina desta substância química será discutida mais a fundo no próximo capítulo). As melanocortinas estimulam e o NPY inibe a liberação desses neuropeptídeos supressores de apetite.

Em contraste com a função essencial do hipotálamo na manutenção do equilíbrio energético e do controle de longo prazo do peso corporal, uma região no tronco cerebral conhecida como **núcleo do trato solitário (NTS)** processa sinais importantes para a sensação de saciedade. Ele é considerado o *centro de saciedade*. O NTS não apenas recebe impulsos dos neurônios superiores do hipotálamo envolvidos na homeostase de energia, mas também recebe impulsos aferentes do trato digestório e de outros lugares que sinalizam saciedade (por exemplo, impulso neural aferente indicando a extensão da distensão estomacal). Agora, voltaremos nossa atenção para a colecistoquinina, o mais importante destes sinais de saciedade.

COLECISTOQUININA COMO SINAL DE SACIEDADE A **colecistoquinina (CCK)**, um dos hormônios gastrointestinais liberados pela mucosa duodenal durante a digestão de uma refeição, é um sinal de saciedade importante para a regulação do tamanho das refeições. A CCK é secretada em resposta à presença de nutrientes no intestino delgado. Por meio de diversos efeitos sobre o sistema digestório, a CCK facilita a digestão e a absorção desses nutrientes (veja no Capítulo 16). É adequado que este sinal transportado pelo sangue, cuja taxa de secreção está correlacionada à quantidade de nutrientes ingerida, também contribua para a sensação de saciedade depois que uma refeição é consumida, mas antes de ser realmente digerida e absorvida. Nós nos sentimos satisfeitos quando alimentos o suficiente para repor os estoques estão no trato digestório, embora os estoques de energia do organismo ainda estejam baixos. Isso explica por que paramos de comer antes que o alimento ingerido seja disponibilizado para atender às necessidades de energia do organismo.

A ▲ Tabela 17-3 resume o efeito dos sinais regulatórios involuntários sobre o apetite.

INFLUÊNCIAS PSICOSSOCIAIS E AMBIENTAIS Até o momento, descrevemos sinais involuntários que ocorrem automaticamente para controlar a ingestão de alimentos. Entretanto, assim como a ingestão de água, os hábitos alimentares das pessoas também são moldados por fatores psicológicos, sociais e ambientais. Com frequência, a decisão de comer ou parar de comer não é meramente determinada por estarmos famintos ou satisfeitos. Em geral, comemos por hábito (fazer três refeições por dia nos horários tradicionais, independente de fome ou saciedade) ou devido a costumes sociais (muitas vezes o alimento tem um papel de destaque em atividades de entretenimento, lazer e negócios). Até a bem-intencionada pressão familiar – "limpe o prato antes de sair da mesa" – pode ter um impacto sobre a quantia consumida.

Além disso, o prazer derivado de comer pode reforçar o comportamento alimentar. Comer alimentos com sabor, aroma e textura agradáveis pode aumentar o apetite e a ingestão de alimentos. Isso foi demonstrado em um experimento no qual se ofereceu a ratos a escolha de alimentos humanos altamente palatáveis. Eles comeram até 70% a 80% a mais e tornaram-se obesos. Quando os ratos voltaram a comer a ração regular insossa, mas nutricionalmente

▲ **TABELA 17-3** — Efeito dos sinais regulatórios involuntários sobre o apetite

Sinal regulatório	Fonte do sinal	Efeito do sinal sobre o apetite
Neuropeptídeo Y	Núcleo arqueado do hipotálamo	Aumenta
Melanocortinas	Núcleo arqueado do hipotálamo	Diminui
Leptina	Tecido adiposo	Diminui
Insulina	Pâncreas endócrino	Diminui
Grelina	Estômago	Aumenta
PPY_{3-36}	Intestinos delgado e grosso	Diminui
Orexinas	Hipotálamo lateral	Aumenta
Hormônio liberador de corticotrofina	Núcleo paraventricular do hipotálamo	Diminui
Colecistoquinina	Intestino delgado	Diminui
Distensão do estômago	Estômago	Diminui

balanceada, a obesidade foi rapidamente revertida, pois a ingestão de alimentos foi controlada mais uma vez por orientações fisiológicas e não por vontades hedonistas por iguarias mais saborosas.

Estresse, ansiedade, depressão e tédio também alteram comprovadamente o comportamento alimentar de formas não relacionadas às necessidades de energia em cobaias animais e humanas. As pessoas frequentemente comem para satisfazer necessidades psicológicas ao invés de satisfazer a fome. Ademais, influências ambientais, como a quantidade de alimento disponível, têm um papel importante na determinação da extensão da ingestão de alimentos. Assim, qualquer explicação abrangente sobre como a ingestão de alimentos é controlada deve levar em consideração tais atos voluntários de comer que reforçam ou cancelam os sinais internos que regem o comportamento alimentar.

A obesidade ocorre quando mais calorias são consumidas do que queimadas.

Nota Clínica A **obesidade** é definida como o conteúdo excessivo de gordura nos estoques do tecido adiposo. Em geral, a fronteira arbitrária da obesidade é considerada como acima de 20% do excesso de peso em relação aos padrões normais. Mais de dois terços dos adultos nos Estados Unidos estão clinicamente acima do peso e um terço é clinicamente obeso. Para piorar as coisas, a obesidade está aumentando. O número de adultos obesos nos Estados Unidos é 75% maior agora do que há quinze anos. Uma boa parte do mundo está seguindo a mesma tendência, levando a Organização Mundial da Saúde a cunhar recentemente o novo termo *globesidade* para descrever a situação global.

A obesidade ocorre quando, em um período de tempo, mais quilocalorias são ingeridas dos alimentos do que utilizadas para sustentar as necessidades energéticas do organismo, que armazena este excesso de energia como triglicérides no tecido adiposo. No início do desenvolvimento da obesidade, as células de gordura existentes ficam maiores. Um adulto médio tem entre 40 bilhões e 50 bilhões de adipócitos. Cada célula de gordura pode armazenar no máximo por volta de 1,2 g de triglicérides. Quando as células de gordura existentes ficam túrgidas, se o indivíduo continua consumindo mais calorias do que gasta, mais adipócitos se formam, ao contrário das crenças anteriores.

Há muitas causas para a obesidade, e algumas continuam incertas. Alguns fatores que podem estar envolvidos incluem:

- *Problemas na via de sinalização da leptina.* Alguns casos de obesidade foram vinculados à resistência à leptina. Para muitas pessoas com sobrepeso, o excesso de entrada de energia ocorre apenas durante o tempo em que a obesidade está de fato se desenvolvendo. Alguns pesquisadores sugerem que os centros do hipotálamo envolvidos na manutenção da homeostase da energia são "colocados em nível superior" em pessoas obesas. Quando a obesidade se desenvolve, a única coisa necessária para manter a condição é que a entrada de energia seja igual à saída. Por exemplo, o problema pode estar em uma falha nos receptores de leptina no cérebro que não respondem adequadamente aos altos níveis de leptina em circulação, provenientes dos abundantes estoques adiposos. Assim, o cérebro não detecta a leptina como um sinal para desligar o apetite até que um ponto mais elevado seja atingido, assim gerando um maior depósito de gordura. Isto poderia explicar por que pessoas com sobrepeso tendem a manter o peso, mas em um nível acima do normal. Em vez de receptores de leptina defeituosos, outros problemas na via de leptina podem ser os culpados, como falhas no transporte de leptina pela barreira hematoencefálica ou a deficiência de um dos mensageiros químicos na via da leptina.

- *Falta de exercício.* Diversos estudos demonstraram que, em média, pessoas gordas não comem mais do que as magras. Uma possível explicação é que pessoas acima do peso não comem em excesso, mas "se exercitam de menos" – a síndrome do "sedentarismo". Níveis muito baixos de atividade física em geral não são acompanhados por comparável redução na ingestão de alimentos.

  Por este motivo, a tecnologia moderna é parcialmente culpada pela atual epidemia de obesidade. Os ancestrais humanos tinham de efetuar esforços físicos para garantir sua subsistência. Em comparação, temos agora máquinas que substituem boa parte do trabalho manual, controles remotos que operam essas máquinas com mínimo esforço e computadores que nos estimulam a passar longas horas sentados. Temos de fazer um esforço consciente para nos exercitarmos.

- *Diferenças no "fator inquietação".* A **atividade termogênica sem exercício (NEAT)**, ou "fator inquietação", pode explicar alguma variação no armazenamento de gordura entre as pessoas. A NEAT refere-se à energia gasta por atividades físicas que não são exercícios planejados. Alguém que tenha o costume de bater o pé, ou outros tipos de atividades físicas repetitivas e espontâneas, gasta uma considerável quantidade de quilocalorias durante todo o dia, sem esforço consciente.

- *Diferenças na extração de energia dos alimentos.* Outro motivo pelo qual pessoas magras e obesas podem ter pesos corporais drasticamente diferentes, apesar de consumirem o mesmo número de quilocalorias, pode estar na eficiência com a qual cada uma extrai energia dos alimentos. Estudos sugerem que pessoas mais magras tendem a extrair menos energia dos alimentos que consomem porque convertem mais energia do alimento em calor do que em energia para uso ou armazenamento imediato. Por exemplo, pessoas mais magras têm mais **proteínas de desacoplamento**, que permitem que as células convertam mais das calorias dos nutrientes em calor, e não em gordura. São essas pessoas que podem comer muito sem ganhar peso. Por outro lado, pessoas obesas podem ter sistemas metabólicos mais eficientes para a extração de energia dos alimentos – uma característica útil em tempos de falta de alimento, mas um problema quando se tenta manter um peso desejável se houver fartura de alimento.

- *Tendências hereditárias.* Frequentemente, diferenças nas vias regulatórias do equilíbrio energético – as que regem a ingestão de alimentos ou influenciam o gasto de energia – decorrem de variações genéticas. Por exemplo, pessoas com uma cópia defeituosa de um gene chamado *FTO* têm 30% maior probabilidade de serem obesas do que aquelas com duas cópias normais do gene FTO. Para pessoas com duas cópias defeituosas do FTO, o risco de se tornarem obesas salta para 70%. Cientistas ainda não sabem o que o gene FTO controla.

- *Desenvolvimento de um número excessivo de células de gordura como resultado do excesso de alimentação.* Um dos problemas no combate à obesidade é que, uma vez que as células de gordura são criadas, elas não desaparecem com dieta e perda de peso. Mesmo se uma pessoa em dieta perder grande parte da gordura triglicéride armazenada nessas células, as células esvaziadas subsistem, prontas para reabastecimento. Portanto, o ganho de peso após a perda é difícil de evitar e é desencorajador para qualquer pessoa em dieta.

- *Existência de certas doenças endócrinas, como o hipotireoidismo* (veja no Capítulo 19). O hipotireoidismo envolve uma deficiência do hormônio da tireoide, o principal fator que estimula a TMB para que o corpo queime mais calorias no estado ocioso.

- *Abundância de alimentos convenientes, altamente palatáveis, energéticos e baratos.* A atual facilidade na obtenção de alimentos, especialmente se comparada com a maior parte da história humana, faz com que comer em excesso seja mais fácil do que nunca.

- *Problemas emocionais,* nos quais comer em excesso substitui outras gratificações.

- *Estresse.* Evidências sugerem que o estresse crônico leva à maior liberação de NPY pelos nervos simpáticos, causando, por sua vez, maiores depósitos de gordura visceral.

- *Poucas horas de sono.* Alguns estudos sugerem que o tempo reduzido de sono pode ser um fator contribuinte no recente aumento da obesidade. Em média, atualmente, as pessoas nos Estados Unidos estão dormindo uma ou duas horas a menos por noite do que há 40 anos. Pesquisadores descobriram que pessoas que dormem seis horas por noite têm 23% mais chance de se tornarem obesas, as que dormem em média cinco horas têm 50% mais probabilidade de ficarem obesas e as que dormem quatro horas têm 75% mais chance de serem obesas do que aquelas que dormem as sete a oito horas "tradicionais" de sono. Estudos demonstraram que os níveis de leptina (o sinal para parar de comer) são inferiores e os de grelina (o sinal para começar a comer) são mais elevados em pessoas que dormem menos do que naquelas que dormem as tradicionais oito horas.

DETALHES DA FISIOLOGIA DO EXERCÍCIO

O que as balanças não contam

A composição corporal é a porcentagem de peso corporal composta de tecido magro e de tecido adiposo. Avaliar a composição corporal é um passo importante na avaliação da saúde de uma pessoa. Um meio aproximado de avaliar a composição corporal é calcular o **índice de massa corporal (IMC)** utilizando a seguinte fórmula:

$$IMC = \frac{(peso\ em\ libras) \times 700}{(altura\ em\ polegadas)^2}$$

OBS: No Brasil, este índice é calculado como (peso em quilos)/(altura em metros)²

Um IMC de 25 ou menos é considerado saudável, enquanto um IMC de 30 ou mais coloca a pessoa em maior risco para diversas doenças e morte prematura. IMCs dentro deste intervalo são considerados limítrofes.

A determinação do IMC e as tabelas de idade-altura-peso utilizadas por seguradoras podem ser enganosas na determinação do peso corporal saudável. Por essas tabelas, muitos atletas, por exemplo, seriam considerados acima do peso. Um jogador de futebol americano pode ter 1,98 m de altura e pesar 136 kg, mas ter apenas 12% de gordura corporal. O peso extra deste jogador é músculo, não gordura, e, portanto, não prejudica sua saúde. Uma pessoa sedentária, por sua vez, pode ser normal nas tabelas de altura-peso, mas ter 30% de gordura corporal. Esta pessoa deveria manter seu peso corporal, mas ao mesmo tempo aumentar sua massa muscular e reduzir a gordura. Idealmente, os homens devem ter 15% de gordura ou menos e as mulheres, 20% ou menos.

O método mais preciso para avaliar a composição corporal é a hidrodensitometria (pesagem debaixo d'água). Esta técnica baseia-se no fato de que o tecido magro é mais denso do que a água e o adiposo, menos denso (pode-se demonstrar isso facilmente jogando-se um pedaço de carne magra e um pedaço de gordura em um copo de água – a carne afundará e a gordura flutuará). Na pesagem subaquática, a pessoa expira o máximo possível de ar e, depois, mergulha completamente em um tanque de água, enquanto se senta em um balanço acoplado a uma balança. Os resultados são utilizados para determinar a densidade corporal, usando equações que levam em consideração a densidade da água, a diferença entre o peso da pessoa dentro e fora d'água e o volume residual de ar que permanece nos pulmões. Devido a essa diferença na densidade entre tecido magro e gordo, pessoas com mais gordura têm menor densidade e pesam relativamente menos debaixo d'água do que no ar, em comparação às magras. A composição corporal, então, é determinada através de uma equação que correlaciona a porcentagem de gordura e a densidade corporal.

Outra forma comum de se avaliar a composição corporal é a espessura da dobra cutânea. Como aproximadamente metade do conteúdo total de gordura do corpo está localizada logo abaixo da pele, a gordura corporal total pode ser estimada por medições da espessura da dobra cutânea efetuadas em diversos locais do corpo. A espessura da dobra cutânea é determinada pinçando-se uma dobra de pele em um dos locais designados e medindo-se a espessura com uma pinça especial, um instrumento que se encaixa sobre a dobra e está calibrado para medir essa espessura. Equações matemáticas específicas para a idade e o sexo da pessoa são utilizadas para prever a porcentagem de gordura a partir de pontuações de espessura da dobra cutânea. Uma grande crítica às avaliações da dobra cutânea é que a precisão depende da habilidade do investigador.

Há diferentes formas de ser gordo, e uma delas é mais perigosa do que a outra. Pacientes obesos podem ser classificados em duas categorias – *andróide*, um tipo masculino de distribuição do tecido adiposo, e *ginecóide*, um tipo feminino de distribuição –, com base na distribuição anatômica do tecido adiposo, medida como a proporção entre a circunferência da cintura e a dos quadris. A **obesidade andróide** é caracterizada pela distribuição de gordura abdominal (pessoas em forma de "maçã"), enquanto a **obesidade ginecóide** é caracterizada pela distribuição de gordura nos quadris e coxas (pessoas em forma de "pera"). Ambos os sexos podem exibir obesidade andróide ou ginecóide.

A obesidade andróide está associada a diversas desordens, incluindo resistência à insulina, diabetes *mellitus* tipo 2 (adulta), níveis excessivos de lipídios no sangue, pressão alta, doença coronária e derrame. A obesidade ginecóide não está associada ao alto risco para essas doenças. Como a obesidade andróide está associada ao maior risco de doenças, é mais importante que pessoas acima do peso e em forma de maçã reduzam seus estoques de gordura. Entre as "maçãs", uma maior proporção de gordura visceral é mais preocupante que o acúmulo de gordura subcutânea. **Gordura visceral** é o tecido adiposo que cerca as vísceras, ou órgãos, abdominais. **Gordura subcutânea** é o tecido adiposo que fica abaixo da pele (veja no Capítulo 17). A gordura visceral libera mais dos sinais químicos "ruins" que promovem a resistência à insulina e aumentam a inflamação de baixo nível, favorecendo o desenvolvimento da aterosclerose (veja no Capítulo 9).

Pesquisas sobre o sucesso de programas de redução de peso indicam que é muito difícil que as pessoas percam peso, mas quando essa perda ocorre, isso se dá nas áreas com os maiores estoques. Como dietas de baixíssima caloria são difíceis de manter, uma alternativa ao corte drástico da ingestão calórica para perda de peso é aumentar o gasto de energia por meio de exercício físico. Fisiologistas do exercício frequentemente avaliam a composição corporal como um auxílio na prescrição e avaliação de programas de exercício. Os exercícios geralmente reduzem a porcentagem de gordura corporal e, ao aumentarem a massa muscular, aumentam a porcentagem de tecido magro. Um programa de exercícios aeróbicos ajuda ainda mais a reduzir o risco das desordens associadas à obesidade andróide.

- *Um possível elo viral*. Uma nova e intrigante proposta liga um vírus de resfriado relativamente comum à propensão a ficar acima do peso, tornando-o um possível responsável por parte da epidemia de obesidade atual. Um estudo demonstrou que o vírus do resfriado *adenovírus-36* pode levar à obesidade, ao transformar específicas células-tronco de tecidos adultos em adipócitos armazenadores de gordura.

- *Composição das comunidades bacterianas no cólon*. Estudos demonstram que pessoas obesas têm maior proporção de determinado tipo de bactéria no cólon – cujo papel é decompor fibras indigeríveis em uma forma de mais fácil absorção pelo trato digestório –, quando comparadas às comunidades bacterianas intestinais de pessoas magras. Ao disponibilizar mais unidades absorvíveis para absorção pelo trato digestório, as bactérias promotoras de gordura ajudam os a obter mais energia do mesmo número de quilocalorias consumido por hospedeiros humanos obesos do que por pessoas mais magras, que têm no cólon uma preponderância de bactérias com menor eficiência energética. Embora o cólon não tenha muita capacidade absorvente, qualquer quantidade ínfima a mais de energia absorvida de alimentos "indigeríveis" (para os quais os humanos não têm enzimas digestórias) pode resultar em mais quilos no decorrer do tempo.

Apesar desta lista um tanto longa, o conhecimento sobre as causas e o controle da obesidade ainda é bem limitado, conforme evidenciado pelo número de pessoas que constantemente tentam estabilizar o peso em níveis mais desejáveis. Isso é importante de um ponto de vista mais do que estético. Sabe-se que a obesidade, especialmente a do tipo androide, pode predispor uma pessoa a problemas de saúde e à morte prematura por diversas doenças (para aprender sobre as diferenças entre obesidade androide e ginecoide, veja o quadro ■ Detalhes da Fisiologia do Exercício).

Pessoas que sofrem de anorexia nervosa têm um medo patológico de ganhar peso.

Nota Clínica O inverso da obesidade é a deficiência nutricional generalizada. As causas óbvias para a redução da ingestão de alimentos para abaixo das necessidades energéticas são a falta de disponibilidade de alimentos, interferência na deglutição ou na digestão e problemas de apetite.

Uma desordem ainda mal compreendida, na qual a falta de apetite é uma característica predominante, é a **anorexia nervosa**. Pacientes com esta desordem, mais comumente adolescentes e mulheres jovens, têm um medo mórbido de ficarem gordos. Eles têm uma imagem corporal distorcida, tendendo a ver-se como muito mais gordos do que realmente o são. Como têm aversão ao alimento, comem muito pouco e, consequentemente, perdem peso considerável, às vezes jejuando até a morte. Outras características da condição incluem a secreção alterada de diversos hormônios, a ausência de períodos menstruais e a baixa temperatura corporal. Não está claro se esses sintomas ocorrem secundariamente, como resultado da má nutrição geral, ou se surgem independente do problema alimentar, como parte de um mau funcionamento do hipotálamo primário. Muitos pesquisadores creem que o problema subjacente seja psicológico e não biológico. Alguns especialistas suspeitam que as anoréxicas possam sofrer de vício em opioides endógenos, substâncias autoproduzidas semelhantes à morfina (veja no Capítulo 6) que, acredita-se, seriam liberadas durante o jejum prolongado.

Regulação de temperatura

Os seres humanos normalmente estão em ambientes mais frios que seus corpos, mas constantemente geram calor interno, o que ajuda a manter a temperatura corporal. A produção de calor depende essencialmente da oxidação do combustível metabólico derivado dos alimentos.

Mudanças na temperatura corporal em qualquer direção alteram a atividade celular – um aumento na temperatura acelera as reações químicas celulares, enquanto uma queda desacelera essas reações. Como o funcionamento celular é sensível a flutuações na temperatura interna, os seres humanos mantêm homeostaticamente a temperatura corporal em um nível ideal para que o metabolismo celular ocorra de maneira estável. O superaquecimento é mais grave do que o esfriamento. Mesmo elevações moderadas na temperatura corporal começam a causar mau funcionamento nervoso e desnaturação irreversível das proteínas. A maioria das pessoas sofre convulsões quando a temperatura corporal interna atinge cerca de 41°C, e 43,3°C é considerado o limite superior compatível com a vida.

Nota Clínica Por outro lado, a maior parte dos tecidos corporais pode suportar temporariamente um resfriamento substancial. Esta característica é útil durante cirurgias cardíacas, quando o coração deve ser parado. A temperatura corporal do paciente é reduzida de maneira deliberada. Os tecidos resfriados precisam de menos nutrição do que na temperatura corporal normal, devido à atividade metabólica reduzida. Entretanto, uma queda pronunciada e prolongada na temperatura corporal pode desacelerar o metabolismo até um nível fatal.

A temperatura central interna é mantida homeostaticamente a 37,8°C.

Tradicionalmente, considera-se 37°C a temperatura corporal normal (tomada oralmente). Entretanto, um estudo recente indica que a temperatura corporal normal varia de pessoa para pessoa e mesmo durante o dia, indo de 35,5°C pela manhã a 37,7°C à noite, com uma média geral de 36,7°C.

Ademais, não há efetivamente uma temperatura corporal, porque a temperatura varia de órgão para órgão. De um ponto de vista termorregulador, o corpo pode ser convenientemente visto como um *núcleo central* cercado por uma *casca externa*. A temperatura dentro do núcleo interno, englobando os órgãos abdominais e torácicos, o sistema nervoso central e os músculos esqueléticos, permanece relativamente constante, de forma geral. Esta **temperatura central** interna está sujeita a regulação precisa para se manter a constância homeostática. Os tecidos centrais funcionam melhor a uma temperatura relativamente constante de aproximadamente 37,8°C.

A pele e a gordura subcutânea constituem a casca externa. Ao contrário da alta temperatura constante no núcleo, a temperatura dentro da casca, em geral, é menor e pode variar substancialmente. Por exemplo, a temperatura cutânea pode flutuar entre 20° e 40°C sem causar danos. Na verdade, como se verá, a temperatura da pele é deliberadamente variada como uma medida de controle para ajudar a manter a constância térmica do núcleo.

LOCAIS DE MANUTENÇÃO DA TEMPERATURA CORPORAL Diversos locais facilmente acessíveis são utilizados para monitorar a temperatura corporal. As temperaturas oral e axilar (sob as axilas) são comparáveis, enquanto a temperatura retal é, em média, 0,56°C maior. Um monitor de temperatura, que varre o calor gerado pelo tímpano e converte esta temperatura ao nível oral equivalente, também está disponível. Um dispositivo mais recente é o scanner temporal, que mede a temperatura do sangue na artéria temporal. O scanner temporal sente o calor irradiado naturalmente pelo corpo. O instrumento computadorizado é levemente passado de um lado ao outro da testa sobre a artéria temporal, que fica menos de 2 mm abaixo da superfície da pele nesta região, depois é colocado momentaneamente na área do pescoço atrás do lóbulo da orelha para comparação. A temperatura temporal é mais próxima à retal do que à oral e é o melhor determinante da temperatura central por ser quase idêntica à temperatura do sangue que sai do coração. Contudo, nenhuma dessas medições é uma indicação absoluta da temperatura central interna, que é um pouco mais alta, 37,8°C, do que a dos locais monitorados.

VARIAÇÕES NORMAIS NA TEMPERATURA CENTRAL Embora a temperatura central seja mantida relativamente constante, diversos fatores fazem com que ela varie levemente:

1. A temperatura central da maioria das pessoas varia por volta de 1°C durante o dia, com o ponto mais baixo pela manhã (entre 6 e 7 da manhã) e o auge no final da tarde (entre 5 da tarde e 7 da noite). Esta variação é resultado de um ritmo biológico inato, ou "relógio biológico" (veja no Capítulo 18).

2. As mulheres também têm um ritmo mensal na temperatura central, vinculado ao ciclo menstrual. A temperatura central é, em média, 0,5°C mais alta durante a última metade do ciclo, do momento da ovulação à menstruação. Já se acreditou que a leve elevação sustentada na temperatura durante este período fosse causada pela maior secreção de progesterona, um dos hormônios ovarianos, mas este não é mais o caso. A causa real ainda não foi determinada.

3. A temperatura central aumenta durante o exercício, devido ao tremendo aumento na produção de calor pelos músculos em contração. Durante exercícios pesados, a temperatura central pode aumentar para até 40°C. Em uma pessoa em repouso, esta temperatura seria considerada febril, mas é normal durante exercícios extenuantes.

3. Mais velho é mais frio. Os idosos têm naturalmente temperaturas mais baixas, com uma média no meio do dia de 36,4°C.

4. Como os mecanismos reguladores da temperatura não são 100% eficazes, a temperatura central pode variar levemente com a exposição a extremos de temperatura. Por exemplo, a temperatura central pode cair vários graus no tempo frio ou aumentar cerca de um grau no tempo quente.

Assim, a temperatura central pode variar em extremos de 35,5°C e 40°C, mas normalmente os desvios são de apenas alguns graus. Esta constância relativa é possibilitada por diversos mecanismos termorreguladores coordenados pelo hipotálamo.

A entrada de calor deve equilibrar a saída de calor para manter estável a temperatura central.

A temperatura central é um reflexo do conteúdo total de calor do organismo. A entrada de calor no organismo deve equilibrar a saída de calor para manter um nível total de calor constante e, assim, uma temperatura central estável (• Figura 17-3). A *entrada de calor* ocorre por meio do ganho de calor do ambiente externo e da produção de calor interno, este sendo a fonte de calor mais importante para o organismo. Lembre-se de que a maior parte do gasto energético do organismo se dá essencialmente como calor. Este calor é importante para a manutenção da temperatura central. Na verdade, normalmente mais calor é gerado do que o necessário para manter-se a temperatura corporal. Este excesso de calor, portanto, deve ser eliminado. A *saída de calor* ocorre por meio da perda de calor pelas superfícies corporais expostas ao ambiente externo.

O equilíbrio entre a entrada e a saída de calor frequentemente é perturbado por (1) alterações na produção interna de calor para fins não relacionados à termorregulação, mais notavelmente por exercícios, que aumentam notavelmente a produção de calor, e (2) mudanças na temperatura ambiente externa que influenciam a taxa de ganho ou perda de calor entre o corpo e os arredores. Ajustes compensatórios devem ocorrer nos mecanismos de perda e ganho de calor para manter-se a temperatura corporal dentro de limites estreitos, apesar de mudanças na produção de calor metabólica e na temperatura ambiente. Se a temperatura central começar a cair, a produção de calor aumenta e a perda de calor é minimizada, de forma que a temperatura normal possa ser restaurada. De maneira inversa, se a temperatura começar a subir acima do normal, ela poderá ser corrigida pelo aumento na perda de calor ao mesmo tempo em que se reduz simultaneamente a produção de calor.

A seguir, detalharemos os meios pelos quais ganhos e perdas de calor podem ser ajustados para manutenção da temperatura corporal.

A troca de calor ocorre por radiação, condução, convecção e evaporação.

Toda a perda ou ganho de calor entre o corpo e o ambiente externo deve ocorrer entre a superfície corporal e os arredores. As mesmas leis físicas da natureza que regem a transferência de calor entre objetos inanimados também controlam a transferência de calor entre a superfície corporal e o ambiente. A temperatura de um objeto é uma medida da concentração de calor dentro dele. Assim, o calor sempre desce em favor do gradiente de concentração – isto é, na direção do **gradiente térmico**, de uma região mais quente para uma mais fria (*termo* quer dizer "calor"). O organismo utiliza quatro mecanismos para a transferência de calor: *radiação, condução, convecção* e *evaporação*.

RADIAÇÃO Radiação é a emissão de energia térmica a partir da superfície de um corpo quente, na forma de **ondas eletromagnéticas**, ou **ondas de calor**, que viajam pelo espaço (• Figura 17-4a). Quando a energia radiante atinge um objeto e é absorvida, a energia do movimento da onda é transformada em calor dentro do objeto. O corpo humano emite (fonte de perda de calor) e absorve (fonte de ganho de calor) energia radiante. O fato de o corpo perder ou ganhar calor por radiação depende da diferença de temperatura entre a superfície cutânea e as superfícies de outros objetos no ambiente do corpo. Como a transferência líquida de calor sempre é de objetos mais quentes para mais frios, o corpo ganha calor pela radiação de objetos mais quentes que a superfície da pele, como o sol, um radiador ou lenha sendo queimada. Por sua vez, o corpo perde calor por radiação para objetos no ambiente cujas superfícies sejam mais frias que a pele, como paredes, móveis ou árvores. Em média, os humanos perdem quase metade da energia térmica por meio da radiação.

CONDUÇÃO Condução é a transferência de calor entre objetos de diferentes temperaturas que estão em contato direto entre si, com o calor caindo na direção do gradiente térmico, do objeto mais quente para o mais frio, ao ser transferido de molécula para molécula. Todas as moléculas estão em constante movimento vibratório, sendo que as mais quentes movem-se mais rapidamente que as mais frias. Quando moléculas de conteúdos térmicos diferentes se tocam, a molécula mais quente e rápida

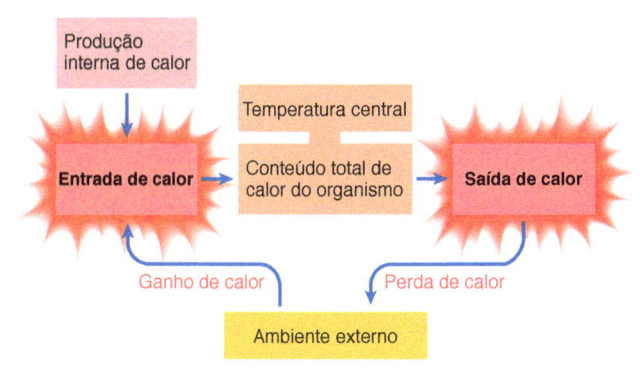

• **FIGURA 17-3** Entrada e saída de calor.

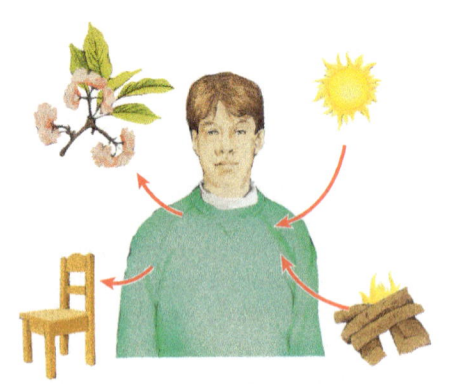

(a) Radiação — transferência de energia térmica de um objeto mais quente para um mais frio, na forma de ondas eletromagnéticas ("ondas de calor"), que viajam pelo espaço.

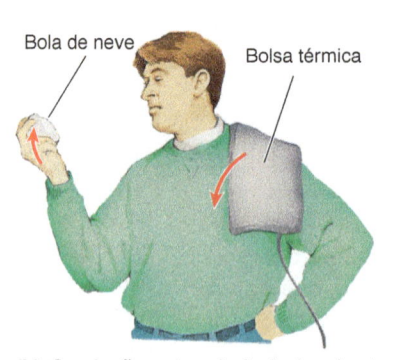

(b) Condução — transferência de calor de um objeto mais quente para um mais frio em contato direto com o primeiro. O calor é transferido por meio do movimento de energia térmica entre moléculas adjacentes.

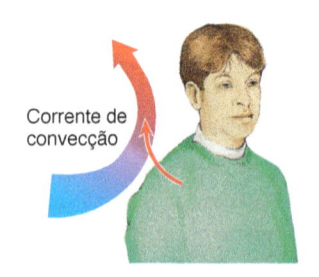

(c) Convecção — transferência de energia térmica por correntes de ar. O ar frio, aquecido pelo corpo por meio da condução, sobe e é substituído por mais ar frio. Este processo é potencializado pelo movimento forçado de ar pela superfície corporal

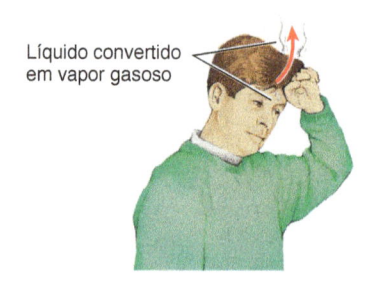

(d) Evaporação — conversão de um líquido, como o suor, em vapor gasoso, um processo que exige calor (o calor da evaporação), absorvido da pele.

• **FIGURA 17-4 Mecanismos de transferência de calor.** As setas mostram a direção da transferência de calor.

agita a mais fria para um movimento mais rápido, aquecendo, desta forma, a molécula mais fria. Neste processo, a molécula mais quente original perde parte de sua energia térmica, desacelerando-se e esfriando um pouco. Com tempo suficiente, portanto, a temperatura dos dois objetos em contato se igualarão.

A taxa de transferência de calor por condução depende da *diferença de temperatura* entre os objetos em contato e da *condutividade térmica* das substâncias envolvidas (isto é, de quão facilmente o calor é conduzido pelas moléculas das substâncias). O ganho ou a perda de calor ocorre por condução quando a pele está em contato com um bom condutor (• Figura 17-4b). Quando se segura uma bola de neve, por exemplo, a mão fica fria porque o calor se transfere por condução da mão para a bola. Inversamente, quando se coloca uma bolsa térmica sobre uma parte do corpo, esta é aquecida à medida que o calor é diretamente transferido da bolsa para o corpo.

De forma semelhante, o contato direto com a camada de ar ao redor faz com que o corpo ganhe ou perca calor por condução. A direção da transferência de calor depende de o ar estar mais frio ou mais quente que a pele. No entanto, apenas um pequeno percentual da troca total de calor entre a pele e o ambiente ocorre somente por condução, porque o ar não é um bom condutor de calor (por este motivo, a água na piscina a 26,7°C parece mais fria que o ar à mesma temperatura – o calor é conduzido mais rapidamente da superfície corporal para a água, melhor condutora que o ar).

CONVECÇÃO O termo **convecção** refere-se à transferência de energia térmica por *correntes de ar* (ou *água*). À medida que o organismo perde calor por condução para o ar mais frio ao redor, o ar em contato imediato com a pele é aquecido. Como o ar quente é mais leve (menos denso) que o ar frio, o ar aquecido sobe à medida que mais ar frio se aproxima da pele para substituir o ar quente que afastou-se. O processo é, então, repetido (• Figura 17-4c). Estes movimentos de ar, conhecidos como *correntes de convecção*, ajudam a dissipar o calor do corpo. Sem as correntes de convecção, não seria mais possível dissipar calor por condução pela pele quando a temperatura da camada de ar imediatamente em volta do corpo se equilibrasse com a temperatura cutânea.

O processo combinado de condução-convecção da dissipação de calor do corpo é potencializado pelo movimento forçado de ar na superfície corporal, por movimentos externos de ar, como os causados pelo vento ou um ventilador, ou pelo movimento do corpo através do ar, como ao andar de bicicleta. Como o movimento de ar forçado afasta o ar aquecido por condução e o substitui rapidamente por ar mais frio, uma maior quantidade de calor pode ser afastada do corpo em um determinado período de tempo. Assim, o vento nos refresca em dias quentes, e, no inverno, dias com vento são mais arrepiantes do que dias calmos na mesma temperatura fria. Por este motivo, meteorologistas desenvolveram o conceito de *fator vento* (sensação térmica de frio).

EVAPORAÇÃO Durante a **evaporação** na superfície da pele, o calor exigido para transformar água de um estado líquido para o gasoso é absorvido pela pele, resfriando-se, assim, o corpo (• Figura 17-4d). A perda de calor por evaporação explica a razão de sentirmos mais frio quando a roupa de banho está molhada do que quando está seca. A perda de calor por evaporação ocorre continuamente nos revestimentos das vias aéreas respiratórias e na superfície da pele. O calor é continuamente perdido no ar expirado, como resultado do ar recebendo vapor d'água durante a passagem pelo sistema respiratório. Da mesma forma, como a pele não é completamente impermeável à água, moléculas de H_2O difundem-se constantemente através da pele e evaporam. Esta evaporação contínua da pele não tem relação alguma com as glândulas sudoríparas. Processos passivos de perda de calor por evaporação não estão sujeitos ao controle fisiológico e ocorrem mesmo em tempo muito frio, quando o ideal seria a conservação do calor corporal.

A **sudorese** ou **transpiração** é o processo ativo de perda de calor por evaporação mediante controle nervoso simpático. A

Fisiologia humana

taxa de perda de calor por evaporação pode ser deliberadamente ajustada variando-se a intensidade do suor, um mecanismo homeostático importante para eliminar o excesso de calor conforme necessário. Na verdade, quando a temperatura ambiente excede a da pele, suar é a única via para se perder calor, porque o corpo ganha calor por radiação e condução nestas circunstâncias. A uma temperatura normal, uma média de 100 ml de suor é produzida diariamente. Este valor aumenta para 1,5 litro durante o tempo quente e sobe para até 4 litros durante exercício pesado.

O **suor** é uma solução salina diluída, levada ativamente para a superfície da pele por **glândulas sudoríparas écrinas** espalhadas pelo corpo. Este líquido claro e salgado é o suor importante para o resfriamento do corpo. As **glândulas sudoríparas apócrinas**, localizadas principalmente nas axilas e na área genital, produzem um suor grosso, leitoso e rico em componentes orgânicos, como proteínas e lipídios. O odor corporal é gerado quando bactérias na vizinhança decompõem esses compostos orgânicos. Não há importância fisiológica conhecida para as glândulas sudoríparas apócrinas. Elas são remanescentes de glândulas odoríferas sexuais encontradas em outras espécies.

O suor écrino deve ser evaporado da pele para que haja perda de calor. Se o suor meramente pingar da superfície da pele ou for enxuto, não há perda de calor. O fator mais importante para determinar a extensão da evaporação do suor é a *umidade relativa* do ar ao redor (a porcentagem de vapor de H_2O efetivamente presente no ar em comparação com a maior quantidade que o ar poderia manter àquela temperatura. Por exemplo, uma umidade relativa de 70% significa que o ar contém 70% do vapor de H_2O que é capaz de reter). Quando a umidade relativa é alta, o ar já está quase totalmente saturado de H_2O, portanto, tem capacidade limitada de coletar umidade adicional da pele. Assim, haverá pouca perda de calor por evaporação em dias quentes e úmidos. As glândulas sudoríparas continuam a secretar, mas o suor simplesmente permanece na pele ou pinga, em vez de evaporar e produzir o efeito refrigerador. Como medida do desconforto associado à combinação entre calor e alta umidade, os meteorologistas elaboraram o *índice temperatura-umidade*, ou *índice de calor* (sensação de calor).

O hipotálamo integra diversos impulsos termossensores.

O hipotálamo é o termostato do corpo. Um termostato residencial mede a temperatura de um ambiente e ativa um mecanismo de aquecimento (o aquecedor) ou de resfriamento (o ar-condicionado) conforme necessário para manter a temperatura ambiente no nível definido. Da mesma forma, o hipotálamo, como centro de integração termorregulador do organismo, recebe informações aferentes sobre a temperatura em várias regiões do corpo e inicia ajustes extremamente complexos e coordenados nos mecanismos de ganho e perda de calor, conforme o necessário para corrigir quaisquer desvios na temperatura central. O hipotálamo é bem mais sensível que um termostato residencial. Ele pode reagir a mudanças na temperatura do sangue de até 0,01°C.

Para ajustar adequadamente o delicado equilíbrio entre os mecanismos de perda de calor e os mecanismos opostos de produção e conservação de calor, o hipotálamo deve ser informado continuamente sobre a temperatura central e a da pele por receptores especializados sensíveis à temperatura chamados de **termorreceptores**. A temperatura central é monitorada por *termorreceptores centrais*, localizados no próprio hipotálamo e também nos órgãos abdominais e em outros locais. *Termorreceptores periféricos* monitoram a temperatura da pele em todo o corpo.

O hipotálamo possui dois centros de termorregulação. A *região posterior*, ativada pelo frio, ativa reflexos que mediam a produção e a conservação de calor. A *região anterior*, ativada por calor, inicia reflexos que mediam a perda de calor. Vamos examinar os meios pelos quais o hipotálamo cumpre as funções termorreguladoras (• Figura 17-5).

O tremor é o principal meio involuntário de aumentar a produção de calor.

O corpo pode ganhar calor pela produção interna de calor, resultado da atividade metabólica, ou pelo ambiente externo, se este for mais quente que a temperatura corporal. Como a temperatura corporal normalmente é maior do que a ambiente, a produção metabólica de calor é a principal fonte de calor do corpo. Em uma pessoa em repouso, a maior parte do calor corporal é produzida pelos órgãos torácicos e abdominais, como resultado das atividades metabólicas permanentes e indispensáveis à vida. Acima e além deste nível basal, a taxa de produção metabólica de calor pode variar, principalmente por mudanças na atividade dos músculos esqueléticos ou, em menor grau, por determinadas ações hormonais. Assim, as alterações na atividade dos músculos esqueléticos constituem a principal maneira através da qual o ganho de calor é controlado para regular-se a temperatura.

AJUSTES NA PRODUÇÃO DE CALOR PELOS MÚSCULOS ESQUELÉTICOS Em resposta a uma queda na temperatura central causada pela exposição ao frio, o hipotálamo aproveita o fato de a maior atividade do músculo esquelético gerar mais calor. Atuando por meio de vias descendentes que terminam nos neurônios motores que controlam os músculos esqueléticos, o hipotálamo primeiro aumenta gradualmente o tônus do músculo esquelético (o tônus muscular é o nível constante de tensão dentro dos músculos). Logo o tremor começa. Os **tremores** consistem em contrações rítmicas e oscilantes do músculo esquelético que ocorrem a uma taxa rápida, de 10 a 20 por segundo. Este mecanismo é muito eficaz para aumentar a produção de calor – toda a energia liberada durante os tremores musculares é convertida em calor, porque nenhum trabalho externo é realizado. Em questão de segundos a minutos, a produção interna de calor pode aumentar de duas a cinco vezes como resultado dos tremores.

Frequentemente, essas mudanças reflexas na atividade do músculo esquelético são aumentadas por maiores ações voluntárias produtoras de calor, como pular ou bater palmas. O hipotálamo influencia tais respostas comportamentais, além das reações fisiológicas involuntárias. Como parte do sistema límbico, o hipotálamo está amplamente envolvido no controle do comportamento motivado (veja no Capítulo 5).

Na situação oposta – um aumento na temperatura central causado pela exposição ao calor –, dois mecanismos reduzem a atividade produtora de calor do músculo esquelético: o tônus muscular é reduzido de forma reflexa e o movimento voluntário é abreviado. Quando o ar fica muito quente, as pessoas ficam lânguidas, frequentemente reclamando que está "quente demais até para se mexer". Tais reações não são tão eficazes na redução da produção de calor durante a exposição ao calor quanto

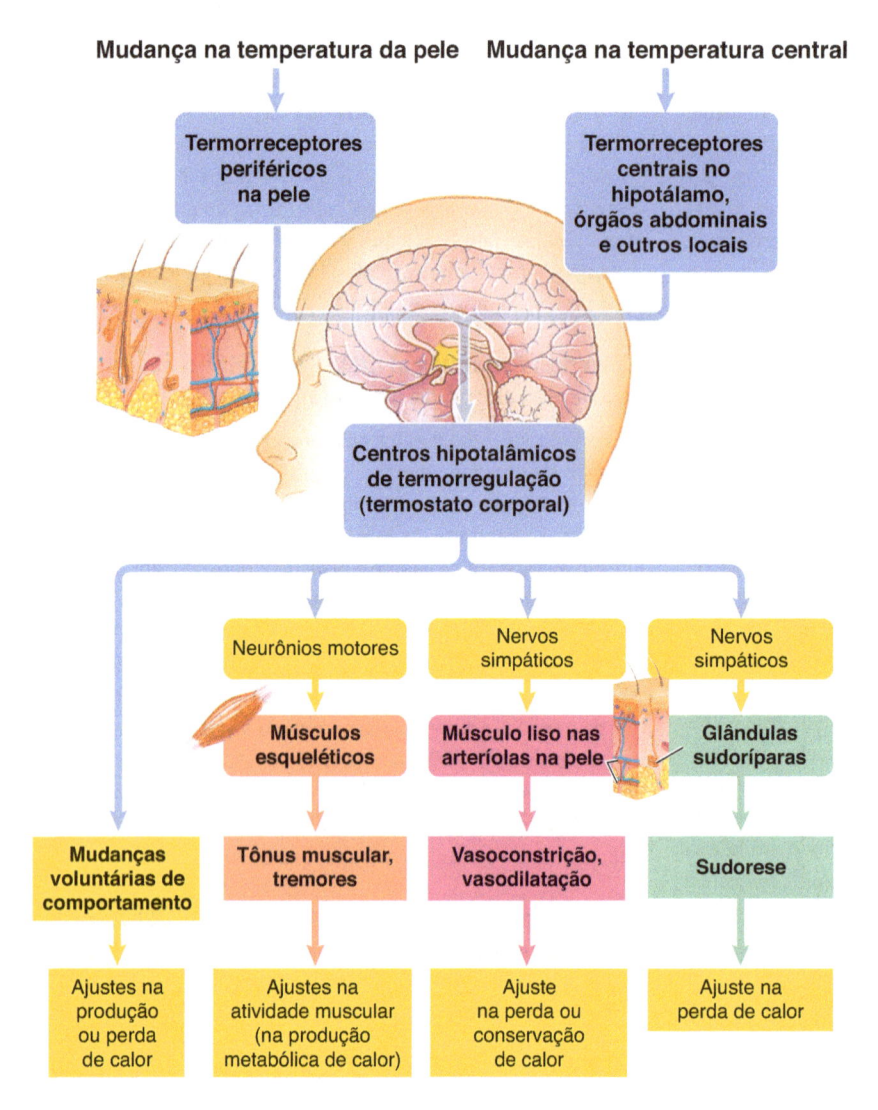

FIGURA 17-5 Principais vias termorreguladoras.

Fluxograma:
- Mudança na temperatura da pele → Termorreceptores periféricos na pele
- Mudança na temperatura central → Termorreceptores centrais no hipotálamo, órgãos abdominais e outros locais
- Ambos → Centros hipotalâmicos de termorregulação (termostato corporal)
- Centros hipotalâmicos enviam sinais para:
  - Mudanças voluntárias de comportamento → Ajustes na produção ou perda de calor
  - Neurônios motores → Músculos esqueléticos → Tônus muscular, tremores → Ajustes na atividade muscular (na produção metabólica de calor)
  - Nervos simpáticos → Músculo liso nas arteríolas na pele → Vasoconstrição, vasodilatação → Ajuste na perda ou conservação de calor
  - Nervos simpáticos → Glândulas sudoríparas → Sudorese → Ajuste na perda de calor

---

às reações musculares que aumentam a produção de calor durante a exposição ao frio, por dois motivos. Primeiro, como o tônus muscular normalmente é um tanto baixo, a capacidade de reduzi-lo ainda mais é limitada. Segundo, a temperatura corporal elevada tende a aumentar a taxa de produção metabólica de calor.

TERMOGÊNESE METABÓLICA Embora mudanças reflexas e voluntárias na atividade muscular sejam os principais meios de aumentar a taxa de produção de calor, a **termogênese metabólica (química)** também desempenha um papel na termorregulação. Na maioria das cobaias animais, a exposição crônica ao frio causa um aumento na produção metabólica de calor independente da contração muscular, sendo causada por mudanças na atividade química geradora de calor. Nos humanos, a termogênese metabólica é mais importante nos recém-nascidos porque eles não têm a capacidade de tremer. A termogênese metabólica é mediada pelos hormônios epinefrina e da tireoide, ambos aumentando a produção de calor ao estimularem o metabolismo de gorduras. Os recém-nascidos têm depósitos de um tipo especial de tecido adiposo conhecido como **gordura marrom**, especialmente capaz de converter energia química em calor. O papel da termogênese metabólica nos adultos é controverso.

Tendo examinado os mecanismos para ajuste da produção de calor, vamos agora para o outro lado da equação: ajustes na perda de calor.

A intensidade da perda de calor pode ser ajustada pela variação do fluxo de sangue através da pele.

Mecanismos de perda de calor também estão sujeitos a controle, mais uma vez pelo hipotálamo principalmente. Quando estamos com calor, precisamos aumentar a perda de calor para o ambiente. Quando estamos com frio, precisamos diminuir a perda de calor. A quantidade de calor perdido para o ambiente por radiação e por condução-convecção é em grande parte determinada pelo gradiente de temperatura entre a pele e o ambiente externo. O núcleo central do organismo é uma câmara geradora de calor na qual a temperatura deve ser mantida a aproximadamente 37,8°C. Em volta do núcleo há uma casca isolante por meio da qual ocorrem as trocas de calor entre o corpo e o ambiente externo. Para manter uma temperatura central constante, a capacidade isolante e a temperatura da casca podem ser ajustadas para variar o gradiente de temperatura entre a pele e o ambiente externo, assim influenciando a extensão da perda de calor.

A capacidade isolante da casca pode ser variada pelo controle da quantidade de sangue que flui pela pele. O fluxo de sangue na pele tem duas funções. Primeiro, ele fornece um suprimento de sangue nutritivo à pele. Segundo, a maior parte do fluxo de sangue cutâneo destina-se à função termorreguladora. A uma temperatura ambiente normal, 20 a 30 vezes mais sangue flui pela pele do que o necessário para a nutrição. No processo de termorregulação, o fluxo de sangue na pele pode variar tremendamente, de 400 ml/min a até 2.500 ml/min. Quanto mais sangue chega à pele vindo do núcleo quente, mais perto a temperatura cutânea está da temperatura central. Os vasos sanguíneos cutâneos diminuem a eficácia da pele como isolante ao levarem calor até a superfície, onde este pode ser dissipado pelo corpo por radiação e por condução-convecção. Assim, a vasodilatação arteriolar cutânea, que permite maior fluxo do sangue aquecido através da pele, aumenta a perda de calor. Da maneira inversa, a vasoconstrição cutânea, que reduz o fluxo de sangue na pele, diminui a perda de calor ao manter o sangue quente no núcleo central, onde fica isolado do ambiente externo. Esta reação preserva calor que teria sido perdido de outra forma. A pele fria e relativamente sem sangue fornece um isolamento excelente entre o núcleo e o ambiente.

TABELA 17-4	Ajustes Coordenados em Resposta à Exposição ao Frio ou ao Calor		
RESPOSTAS À EXPOSIÇÃO AO FRIO (COORDENADAS PELO HIPOTÁLAMO POSTERIOR)		RESPOSTAS À EXPOSIÇÃO AO CALOR (COORDENADAS PELO HIPOTÁLAMO ANTERIOR)	
Maior produção de calor	Menor perda de calor (conservação de calor)	Menor produção de calor	Maior perda de calor
Maior tônus muscular Tremores Estímulo ao exercício voluntário* Termogênese metabólica	Vasoconstrição cutânea Mudanças posturais para reduzir a área superficial exposta (encolher os ombros etc.)* Roupas quentes*	Menor tônus muscular Desestímulo ao exercício voluntário*	Vasodilatação cutânea Suor Roupas leves*

*Adaptações comportamentais

Entretanto, a pele não é um isolante perfeito, mesmo com vasoconstrição máxima. Apesar do fluxo mínimo de sangue para a pele, algum calor ainda pode ser transferido por condução dos órgãos mais profundos para a superfície cutânea e, então, perdido pela pele para o ambiente.

Essas reações vasomotoras cutâneas são coordenadas pelo hipotálamo por meio de saídas do sistema nervoso simpático. A maior atividade simpática para as arteríolas da pele produz vasoconstrição preservadora de calor em resposta à exposição ao frio, enquanto a menor atividade simpática produz vasodilatação, dissipando calor desses vasos em resposta à exposição ao calor.

Lembre-se de que o centro de controle cardiovascular no bulbo também exerce controle sobre as arteríolas cutâneas (bem como sobre as arteríolas de todo o corpo) por meio de ajustes da atividade simpática nesses vasos para regulagem da pressão sanguínea (veja no Capítulo 10). O controle do hipotálamo sobre as arteríolas da pele para a termorregulação tem precedência sobre o controle do centro de controle cardiovascular sobre estes mesmos vasos. Assim, mudanças na pressão sanguínea podem resultar das reações vasomotoras termorreguladoras pronunciadas da pele. Por exemplo, a pressão sanguínea pode cair diante da exposição a um ambiente muito quente porque a resposta vasodilatadora da pele, acionada pelo centro termorregulador do hipotálamo, cancela a reação vasoconstritora da pele provocada pelo centro de controle cardiovascular do bulbo.

O hipotálamo coordena simultaneamente os mecanismos de produção e de perda de calor.

Agora, agruparemos os ajustes coordenados na produção e na perda de calor em resposta à exposição a um ambiente quente ou frio (▲ Tabela 17-4).

REAÇÕES COORDENADAS À EXPOSIÇÃO AO FRIO Em resposta à exposição ao frio, a região posterior do hipotálamo orienta a maior produção de calor, como por tremor, enquanto diminui simultaneamente a perda de calor (isto é, conserva o calor) por vasoconstrição da pele e por outras medidas.

Como há um limite à capacidade do corpo de reduzir a temperatura cutânea por vasoconstrição, mesmo a vasoconstrição máxima não é suficiente para evitar a perda excessiva de calor quando a temperatura externa é baixa demais. Assim, outras medidas devem ser instituídas para reduzir ainda mais a perda de calor. Nos animais com coberturas espessas de pelos ou penas, o hipotálamo, atuando por meio do sistema nervoso simpático, causa a contração de minúsculos músculos na base da haste do pelo ou da pena, eriçando o pelo ou as penas na superfície da pele. Este eriçamento prende uma camada de ar pouco condutivo entre a superfície da pele e o ambiente, assim aumentando a barreira isolante entre o núcleo e o ar frio e reduzindo a perda de calor. Embora os músculos da haste do pelo se contraiam nos humanos em resposta à exposição ao frio, este mecanismo de retenção de calor é pouco eficaz devido à baixa densidade e à textura fina da maior parte dos pelos corporais humanos. O resultado, ao invés disso, é o inútil *arrepio*.

Depois que a vasoconstrição máxima da pele é atingida em resultado da exposição ao frio, a maior dissipação de calor nos humanos pode ser evitada apenas por adaptações comportamentais, como mudanças de postura que reduzem ao máximo possível a área exposta da qual o calor pode escapar. Tais mudanças de postura incluem manobras como encolher os ombros, cruzar os braços na frente do tronco ou se curvar.

O uso de roupas mais quentes e pesadas isola ainda mais o corpo contra a perda excessiva de calor. As roupas prendem camadas de ar pouco condutor entre a superfície da pele e o ambiente, reduzindo desta forma a perda de calor por condução da pele para o ar externo frio e restringindo o fluxo das correntes de convecção.

REAÇÕES COORDENADAS À EXPOSIÇÃO AO CALOR Na circunstância oposta – exposição ao calor –, a parte anterior do hipotálamo reduz a produção de calor diminuindo a atividade dos músculos esqueléticos e promove maior perda de calor induzindo a vasodilatação cutânea. Quando mesmo a vasodilatação máxima da pele é insuficiente para livrar o corpo do excesso de calor, o suor entra em ação para realizar maior perda de calor através da evaporação. Na verdade, se a temperatura do ar subir acima da temperatura da pele vasodilatada ao máximo, o gradiente de temperatura se reverte, a fim de que o calor seja recebido do ambiente. O suor é o único meio de perda de calor nessas condições.

Os seres humanos também dispõem de medidas voluntárias, como utilizar ventiladores, molhar o corpo, tomar bebidas geladas e vestir roupas leves, para potencializar a perda de calor. Ao contrário da crença popular, usar roupas folgadas e de cores claras traz mais frescor do que ficar nu. A pele nua absorve quase toda a energia radiante que a atinge, ao passo que roupas claras refletem quase toda a energia radiante que recai sobre elas. Assim, se as roupas claras forem soltas e finas o suficiente para permitir o livre fluxo das correntes de convecção e a perda de calor por evaporação, usá-las, na verdade, é mais refrescante do que ficar sem roupa nenhuma.

ZONA DE CONFORTO TÉRMICO A atividade vasomotora da pele é altamente eficaz no controle da perda de calor em temperaturas ambientais entre 20°C e 30°C. Esta faixa, dentro da qual a temperatura central pode ser mantida constante por reações vasomotoras sem exigir a produção complementar de calor ou mecanismos de perda de calor, é chamada de **zona de conforto térmico**. Quando a temperatura do ar externo cai para abaixo dos limites inferiores da capacidade da vasoconstrição cutânea de reduzir ainda mais a perda de calor, a maior produção de calor, especialmente pelos tremores, torna-se necessária na manutenção da temperatura central. No outro extremo, quando a temperatura do ar externo excede os limites superiores da capacidade da vasodilatação cutânea de aumentar ainda mais a perda de calor, o suor se torna essencial para manutenção da temperatura central (para uma discussão sobre os efeitos da exposição a calor ou frio extremo, veja o quadro ■ **Conceitos, Desafios e Controvérsias**).

Durante uma febre, o termostato do hipotálamo é "reajustado" em uma temperatura elevada.

Nota Clínica O termo **febre** refere-se a uma elevação na temperatura corporal de origem infecciosa ou inflamatória. Em resposta à invasão microbiana, algumas células fagocíticas (macrófagos) liberam substâncias químicas que atuam como **pirogênios endógenos**, que, entre diversos efeitos de combates a infecções (veja no Capítulo 12), agem sobre o centro termorregulador do hipotálamo para aumentar a temperatura definida no "termostato" (● Figura 17-6). O hipotálamo agora mantém a temperatura neste novo nível, em vez de manter a temperatura corporal normal. Se, por exemplo, o pirogênio endógeno aumentar o ponto definido para 38,9°C, o hipotálamo sente que a temperatura normal pré-febre é fria demais e, portanto, inicia mecanismos de resposta ao frio que elevem a temperatura a até 38,9°C. Especificamente, ele inicia tremores para aumentar rapidamente a produção de calor e promove a vasoconstrição da pele para reduzir rapidamente a perda de calor, ambos aumentando a temperatura. Esses eventos são responsáveis pelos *calafrios* repentinos sofridos no início de uma febre. Sentindo frio, a pessoa pode voluntariamente cobrir-se com mais cobertores para ajudar a elevar a temperatura corporal, conservando o calor do corpo. Quando a nova temperatura é atingida, a temperatura corporal é regulada como normal em resposta ao frio e ao calor, mas em um ponto mais alto. Assim, a produção de febre em resposta a uma infecção é um resultado deliberado e não causado por uma falha da termorregulação. Embora a importância fisiológica de uma febre ainda não esteja clara, muitos especialistas médicos acreditam que um aumento na temperatura corporal tenha um papel benéfico no combate a infecções. Uma febre aumenta a resposta inflamatória e pode interferir na proliferação bacteriana.

Durante a produção de febre, o pirogênio endógeno aumenta o ponto de ajuste definido no termostato do hipotálamo ao ativar a liberação local de *prostaglandinas*, mediadores químicos locais que atuam diretamente sobre o hipotálamo. A aspirina reduz uma febre ao inibir a síntese de prostaglandinas. A aspirina

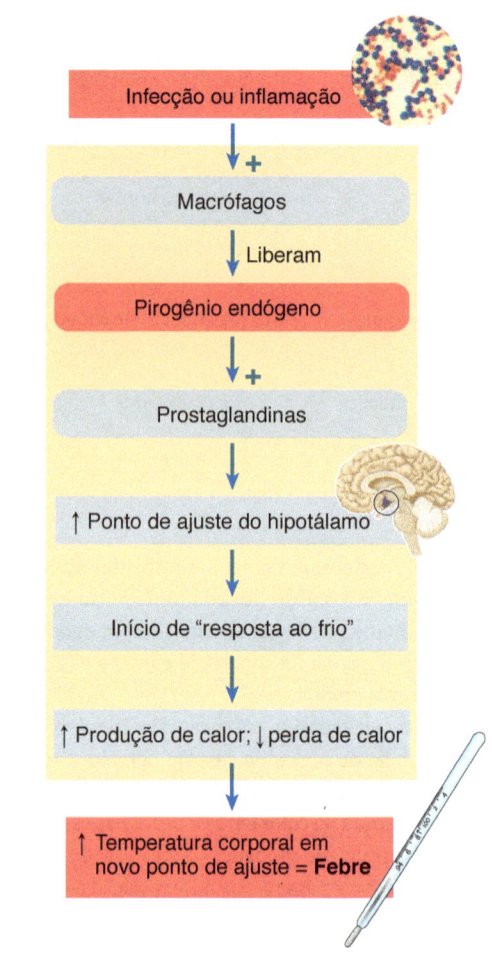

• **FIGURA 17-6 Produção de febre.** (Foto: L. J. Le Beau/ Biological Photo Service).

não reduz a temperatura em uma pessoa não febril porque, na ausência do pirogênio endógeno, as prostaglandinas não estão presentes no hipotálamo em quantidades significativas.

A causa molecular exata de uma febre "surgir" naturalmente é desconhecida, embora presuma-se que resulte da liberação reduzida do pirogênio ou da menor síntese de prostaglandina. Quando o ponto de ajuste no hipotálamo retorna ao normal, a temperatura a 38,9°C (conforme o exemplo) é alta demais. Mecanismos de resposta ao calor são instituídos para resfriar o corpo. Ocorre a vasodilatação da pele e o suor se precipita. A pessoa sente calor e retira os cobertores extras. O acionamento desses mecanismos de perda de calor pelo hipotálamo reduz a temperatura até o normal.

A hipertermia não relacionada a infecções pode ocorrer.

Uma **hipertermia** denota qualquer elevação na temperatura corporal acima da faixa normalmente aceita. O termo *febre* com frequência é reservado para uma elevação na temperatura causada pela alteração do ponto de ajuste do hipotálamo pelo pirogênio endógeno decorrente de uma infecção ou inflamação. *Hipertermia* refere-se aos demais desequilíbrios entre perda e ganho de calor que aumentam a temperatura corporal. A hipertermia tem diversas causas, algumas normais e inofensivas e outras, patológicas e fatais.

HIPERTERMIA INDUZIDA PELO EXERCÍCIO A causa mais comum de hipertermia é o exercício sustentado. Como consequência física

CONCEITOS, DESAFIOS E CONTROVÉRSIAS

Extremos de calor e frio podem ser fatais

A exposição prolongada a extremos de temperatura em ambas as direções pode sobrecarregar os mecanismos termorreguladores do corpo, causando desordens e mesmo a morte.

Desordens relacionadas ao calor

A **exaustão por calor** é um estado de colapso, normalmente manifestado por desmaio, causado pela queda na pressão sanguínea resultante de sobrecarga dos mecanismos de perda de calor. O suor profuso reduz o débito cardíaco ao diminuir o volume do plasma e a vasodilatação pronunciada da pele causa uma queda na resistência periférica total. Como a pressão sanguínea é determinada pelo débito cardíaco multiplicado pela resistência periférica total, a pressão cai e uma quantidade insuficiente de sangue é fornecida ao cérebro, causando o desmaio. Assim, a exaustão por calor é uma consequência da superatividade dos mecanismos de perda de calor e não uma falha desses mecanismos. Como os mecanismos de perda de calor estão muito ativos, a temperatura corporal é apenas levemente elevada na exaustão por calor. Ao forçar a interrupção da atividade quando os mecanismos de perda de calor não conseguem mais lidar com o ganho de calor decorrente de exercícios ou de um ambiente quente, a exaustão por calor serve de válvula de segurança para ajudar a evitar as consequências mais graves do colapso por calor.

O **colapso por calor** é uma situação extremamente perigosa que surge da falha completa dos sistemas termorreguladores do hipotálamo. A exaustão por calor pode progredir em colapso por calor se os mecanismos de perda de calor continuarem sobrecarregados. É mais provável que o colapso por calor ocorra no esforço exagerado durante uma exposição prolongada a um ambiente quente e úmido. Os idosos, em quem as reações termorreguladoras são geralmente mais lentas e menos eficientes, são particularmente vulneráveis ao colapso por calor durante ondas de calor prolongadas e sufocantes. O mesmo acontece com pessoas que tomam alguns tranquilizantes comuns, como Valium, porque esses medicamentos interferem na atividade neurotransmissora dos centros termorreguladores do hipotálamo.

A característica mais impressionante do colapso por calor é a ausência de medidas compensatórias para a perda de calor, como suor, devido a um rápido aumento na temperatura corporal **(hipertermia)**. Não ocorre sudorese, apesar da temperatura corporal notavelmente elevada, porque os centros de controle termorreguladores do hipotálamo não estão funcionando adequadamente e não podem iniciar os mecanismos de perda de calor. Durante o desenvolvimento do colapso por calor, a temperatura corporal começa a subir à medida que os mecanismos de perda de calor são cada vez mais sobrecarregados pelo ganho prolongado e excessivo de calor. Quando a temperatura central atinge o ponto no qual os centros de controle de temperatura do hipotálamo são danificados pelo calor, a temperatura corporal aumenta rapidamente ainda mais devido ao desligamento completo dos mecanismos de perda de calor. Além disso, à medida que a temperatura corporal aumenta, a taxa de metabolismo aumenta de forma correspondente, porque temperaturas mais altas aceleram a taxa de todas as reações químicas – o resultado é a produção ainda maior de calor. Este estado de retroalimentação positiva eleva a temperatura em uma espiral ascendente. O colapso por calor é uma situação muito perigosa e rapidamente fatal se não for tratada. Mesmo com o tratamento para interromper e reverter o aumento galopante na temperatura corporal, a taxa de mortalidade ainda é alta. A taxa de invalidez permanente nos sobreviventes também é alta, devido à desnaturação irreversível das proteínas causadas pelo elevado calor interno.

Desordens relacionadas ao frio

No outro extremo, o corpo pode ser prejudicado pela exposição ao frio de duas formas: queimadura por gelo e hipotermia generalizada. A **queimadura pelo frio** envolve o resfriamento excessivo de determinada parte do corpo até o ponto em que o tecido dessa área seja lesionado. Se os tecidos expostos realmente se congelarem, a lesão no tecido resulta do rompimento das células pela formação de cristais de gelo ou pela falta de água líquida.

A **hipotermia**, uma queda na temperatura corporal, ocorre quando o resfriamento generalizado do corpo excede a capacidade de compensar a perda excessiva de calor pelos mecanismos reguladores normais de produção e conservação de calor. À medida que a hipotermia se estabelece, as taxas de todos os processos metabólicos desaceleram devido ao declínio na temperatura. Funções cerebrais superiores são as primeiras a serem afetadas pelo resfriamento do corpo, levando à perda de julgamento e à prostração, desorientação e cansaço, todos diminuindo a capacidade da vítima do frio de iniciar mecanismos voluntários para reverter essa queda na temperatura corporal. À medida que a temperatura corporal continua a cair, ocorre uma depressão do centro respiratório, que reduz o impulso ventilador e, portanto, deixa a respiração mais lenta e fraca. A atividade do sistema cardiovascular também é gradualmente reduzida. O coração é desacelerado e o débito cardíaco diminui. O ritmo cardíaco é perturbado, o que acarreta por fim à fibrilação ventricular e a morte.

---

da tremenda carga de calor gerada pelos músculos em exercício, a temperatura corporal aumenta durante o estágio inicial do exercício porque o ganho de calor supera sua perda (• Figura 17-7). A elevação na temperatura central ativa de forma reflexa os mecanismos de perda de calor (vasodilatação da pele e suor), que eliminam a discrepância entre a produção e a perda de calor. Assim que os mecanismos de perda de calor são acionados de forma suficiente para equalizar a produção de calor, a temperatura central se estabiliza em um nível levemente acima do ponto de ajuste, a despeito do continuado exercício produtor de calor. Assim, durante o exercício sustentado, a temperatura corporal inicialmente aumenta e depois é mantida no nível superior enquanto o exercício continuar.

Nota Clínica **HIPERTERMIA PATOLÓGICA** A hipertermia também pode ser causada de uma forma completamente diferente: a produção excessiva de calor vinculada a níveis anormalmente altos em circulação do hormônio da tireoide ou da epinefrina, resultantes de disfunções da glândula tireoide ou da medula adrenal, respectivamente. Ambos esses hormônios elevam a temperatura central ao aumentarem a taxa geral de atividade metabólica e de produção de calor.

A hipertermia também pode resultar do mau funcionamento dos centros de controle do hipotálamo. Algumas lesões cerebrais, por exemplo, destroem a capacidade reguladora normal do termostato do hipotálamo. Quando os mecanismos termorreguladores não

Temperatura central

Vários graus acima do ponto de ajuste em repouso

Temperatura no ponto de ajuste em repouso

1 **2** **Hipertermia**

Exercício

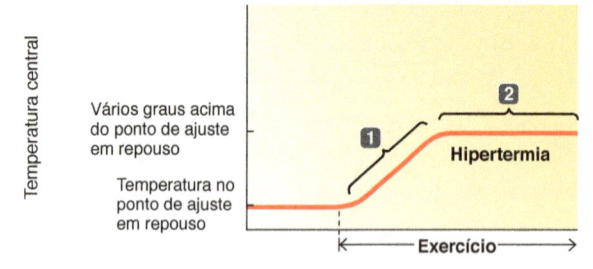

1 No início do exercício, a taxa de produção de calor inicialmente excede a taxa de perda de calor e, portanto, a temperatura central aumenta.

2 Quando os mecanismos de perda de calor aumentam de forma reflexa em nível suficiente para serem igualados à produção de calor elevada, a temperatura central se estabiliza levemente acima do ponto de repouso durante o exercício.

• **FIGURA 17-7** Hipertermia no exercício sustentado.

estão funcionais, a hipertermia letal pode ocorrer muito rapidamente. O metabolismo normal produz calor suficiente para matar uma pessoa em menos de cinco horas se os mecanismos de perda de calor forem completamente desligados. Além de causar lesões cerebrais, a exposição ao estresse térmico grave e prolongado pode também prejudicar a função da termorregulação no hipotálamo. Da mesma forma, o corpo pode ser prejudicado pela exposição ao frio extremo (para uma discussão sobre os efeitos da exposição a calor ou frio extremo, veja o quadro ■ **Conceitos, Desafios e Controvérsias**).

Capítulo em Perspectiva: Foco na homeostase

Como a energia não pode ser criada nem destruída, para que o peso e a temperatura corporais permaneçam constantes, a entrada deve ser igual à saída no que diz respeito ao equilíbrio energético total do corpo e ao equilíbrio de energia térmica, respectivamente. Se a entrada total de energia exceder a saída total, a energia extra é armazenada no corpo e o peso corporal aumenta. Da mesma forma, se a entrada de energia térmica exceder a saída, a temperatura corporal aumentará. Inversamente, se a saída total exceder a entrada, o peso corporal diminuirá ou a temperatura corporal cairá. O hipotálamo é o principal centro integrador para a manutenção de um equilíbrio energético total constante (e, portanto, de um peso corporal constante) e um equilíbrio constante de energia térmica (e, portanto, de uma temperatura corporal constante).

A temperatura corporal, um dos fatores homeostaticamente regulados do ambiente interno, deve ser mantida dentro de estreitos limites, porque a estrutura e a reatividade das substâncias químicas que compõem o organismo são sensíveis à temperatura. Desvios na temperatura corporal fora de uma limitada faixa resultam em desnaturação proteica e morte do indivíduo se a temperatura subir demais, ou em desaceleração metabólica e morte se a temperatura ficar baixa demais.

O peso corporal, por sua vez, varia bastante entre as pessoas. Apenas os extremos de desequilíbrios entre entrada e saída total de energia se tornam incompatíveis com a vida. Por exemplo, diante da entrada de energia insuficiente na forma de alimento ingerido durante um jejum prolongado, o corpo recorre à decomposição das proteínas dos músculos para atender às necessidades de gasto de energia quando seus estoques adiposos são eliminados. O peso corporal diminui devido a este mecanismo de autocanibalismo até que a morte finalmente ocorra, como resultado da perda de músculo cardíaco, entre outras coisas. No outro extremo, quando a energia dos alimentos consumidos excede bastante a energia gasta, a entrada de energia adicional é armazenada como tecido adiposo e o peso corporal aumenta. A obesidade resultante pode também levar à insuficiência cardíaca. O coração não apenas tem de trabalhar mais para bombear sangue para o excesso de tecido adiposo, mas a obesidade também predispõe a pessoa à aterosclerose e a ataques cardíacos (veja no Capítulo 9).

EXERCÍCIOS DE REVISÃO

Perguntas objetivas (respostas no Apêndice F, disponível no site do livro www.cengage.com.br)

1. Cada litro de O_2 contém 4,8 quilocalorias de energia térmica. *(Verdadeiro ou falso?)*

2. Se mais energia dos alimentos for consumida do que gasta, o excesso de energia é perdido como calor. *(Verdadeiro ou falso?)*

3. Toda a energia dentro das moléculas de nutrientes pode ser utilizada para realizar trabalho biológico. *(Verdadeiro ou falso?)*

4. Suor que pinga do corpo não tem efeito refrigerante. *(Verdadeiro ou falso?)*

5. Uma temperatura corporal superior a 36,78°C sempre indica uma febre. *(Verdadeiro ou falso?)*

6. A temperatura central é relativamente constante, mas a temperatura cutânea pode variar bastante. *(Verdadeiro ou falso?)*

7. A produção de "arrepios" não tem valor na termorregulação corporal. *(Verdadeiro ou falso?)*

8. A região posterior do hipotálamo aciona o tremor e a vasoconstrição da pele. *(Verdadeiro ou falso?)*

9. O _____ do hipotálamo contém duas populações de neurônios, uma que secreta o NPY que aumenta o apetite e outra que secreta melanocortinas supressoras do apetite.

10. A maior produção de calor independente da contração muscular é conhecida como _____.

11. O único meio de perda de calor quando a temperatura ambiental excede a temperatura central é _____.

12. O principal meio de aumentar involuntariamente a produção de calor é _____.

13. Qual das seguintes afirmações sobre troca de calor entre o corpo e o ambiente externo está *incorreta*?
    a. O ganho de calor se dá principalmente por meio da produção interna de calor.
    b. A radiação serve de meio de ganho de calor, mas não de perda de calor.
    c. A energia térmica sempre cai em favor do gradiente de concentração, de um objeto mais quente para um mais frio.
    d. O gradiente de temperatura entre a pele e o ar externo está sujeito a controle.
    e. Pouquíssimo calor corporal é perdido somente por condução.

14. Utilizando o código de resposta à direita, indique que mecanismo de transferência de calor está sendo descrito:

___1. suar
___2. andar de carro com os vidros abertos
___3. sentar-se em uma cadeira fria de metal
___4. sentar-se à frente de uma lareira
___5. deitar-se sob um cobertor elétrico
___6. sentir uma brisa suave
___7. tomar sol na praia
___8. mergulhar em água fria
___9. sentar com a roupa de banho molhada
___10. abanar-se

(a) radiação
(b) condução
(c) convecção
(d) evaporação

Perguntas dissertativas

1. Diferencie entre trabalho externo e interno.
2. Defina *taxa metabólica* e *taxa metabólica basal*. Explique o processo de calorimetria indireta.
3. Descreva os três estados de equilíbrio energético.
4. Por qual meio o equilíbrio energético é principalmente mantido?
5. Liste as fontes de entrada e saída de calor para o organismo.
6. Descreva a fonte e o papel dos seguintes itens na regulação de longo prazo do equilíbrio energético e no controle de curto prazo do tempo e tamanho das refeições: neuropeptídeo Y, melanocortinas, leptina, insulina, grelina, PYY_{3-36}, orexinas, hormônio liberador de corticotrofina, colecistoquinina e distensão estomacal.
7. Discuta as medidas compensatórias que ocorrem em resposta a uma queda na temperatura central como resultado da exposição ao frio e em resposta a um aumento na temperatura central como resultado da exposição ao calor.
8. Descreva a sequência de eventos na produção da febre.

Exercícios quantitativos (soluções no Apêndice F)

1. A taxa metabólica basal (TMB) é uma medida de quanta energia o organismo consome para manter o "ponto morto" (TMB normal = aproximadamente 72 kcal/h). A grande maioria desta energia é convertida em calor. Os sistemas termorreguladores trabalham para eliminar este calor e manter a temperatura corporal constante. Se o organismo não fosse capaz de perder este calor, a temperatura aumentaria até a fervura (obviamente, uma pessoa morreria antes de atingir tal temperatura). É relativamente fácil calcular quanto tempo demoraria para atingir-se este hipotético ponto de ebulição. Se uma quantidade de energia ΔU for colocada em um líquido de massa m, a mudança da temperatura ΔT (em °C) é dada pela seguinte fórmula:

$$\Delta T = \Delta U / m \times C$$

Nesta equação, C é o calor específico do líquido. Para a água, $C = 1{,}0$ kcal/kg-°C. Calcule quanto tempo levaria para o calor da TMB ferver os fluidos corporais (presuma 42 litros de água no organismo e um ponto inicial de temperatura corporal normal a 37°C). Exercitando-se ao máximo, uma pessoa consome cerca de 1.000 kcal/h. Neste caso, quanto tempo levaria para ferver?

PONTOS A PONDERAR

(Explicações no Apêndice F)

1. Explique como medicamentos que inibem seletivamente a CCK aumentam o comportamento alimentar em cobaias animais.
2. Que conselho você daria a um amigo acima do peso que lhe pede ajuda para elaborar um programa seguro, sensato e barato para perder peso?
3. Por que é perigoso fazer exercícios pesados em dias quentes e úmidos?
4. Descreva as vias de perda de calor em uma pessoa que toma banho quente na banheira.
5. Considere a diferença entre uma pessoa e um peixe em um lago local com relação ao controle da temperatura corporal. Os seres humanos são termorreguladores – conseguem manter uma temperatura corporal interna notavelmente constante e um tanto alta, apesar da exposição do corpo a uma ampla gama de temperaturas ambientais. Para manter a homeostase térmica, os humanos manipulam fisiologicamente mecanismos dentro de seus corpos para ajustar a produção, a conservação e a perda de calor. Por sua vez, os peixes são termoconformadores – suas temperaturas corporais se ajustam à temperatura dos arredores. Assim, as temperaturas corporais variam bastante com as alterações na temperatura ambiental. Embora peixes produzam calor, não conseguem regular fisiologicamente sua produção interna de calor, nem podem controlar a troca de calor com o ambiente para manter uma temperatura corporal constante quando a temperatura nos arredores aumenta ou diminui. Sabendo disso, é possível afirmar que os peixes têm febre quando sofrem uma infecção sistêmica? Por que ou por que não?

CONSIDERAÇÃO CLÍNICA

(Explicação no Apêndice F)

Michael F., uma vítima de quase afogamento, foi retirado da água gelada por uma equipe de resgate 15 minutos depois de cair por uma fina camada de gelo enquanto patinava. Michael agora está alerta e recuperando-se no hospital. Como se pode explicar a sobrevivência "milagrosa", embora tenha ficado submerso por 15 minutos e lesões cerebrais irreversíveis, logo seguidas por morte, normalmente ocorram quando o cérebro fica sem O_2 por mais de quatro ou cinco minutos?

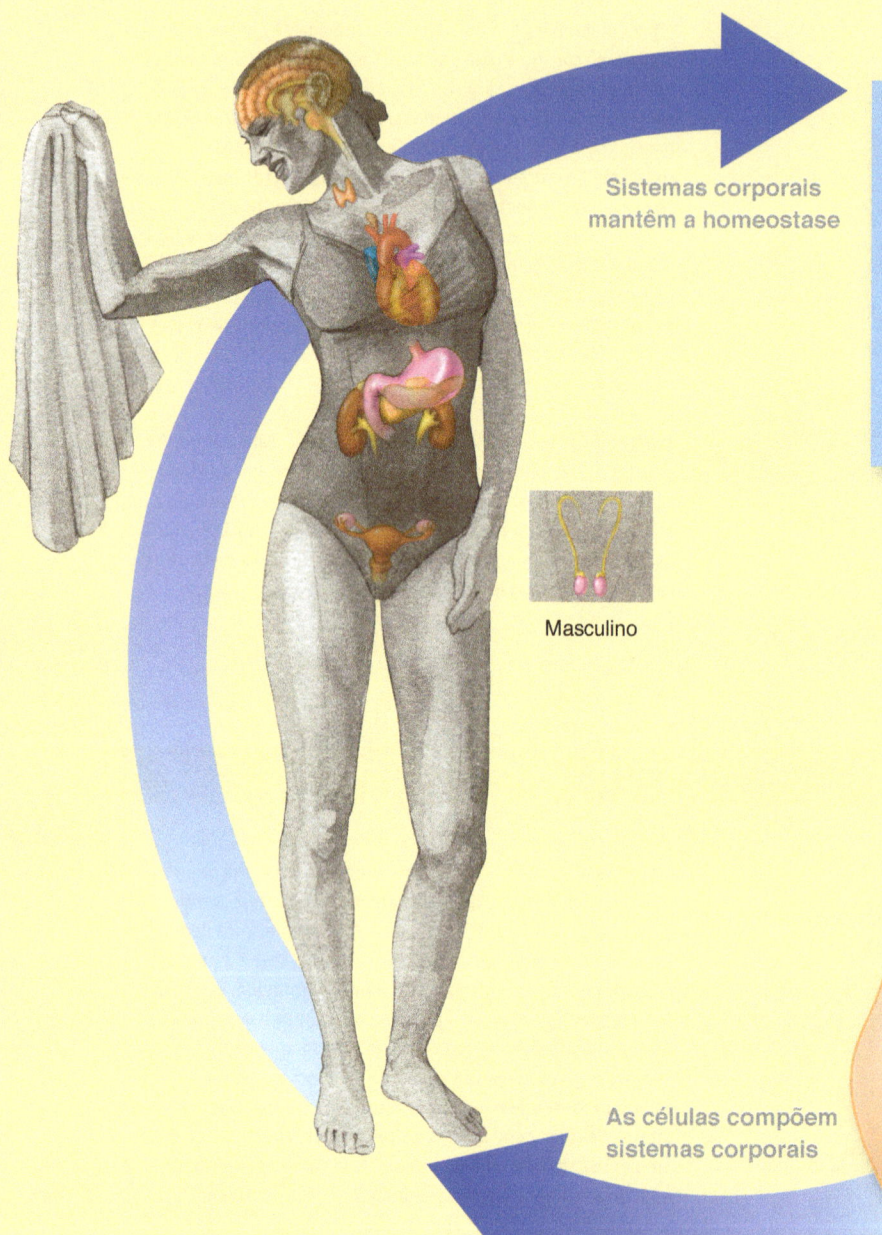

Sistema endócrino

Homeostase
O sistema endócrino, um dos dois principais sistemas reguladores do organismo, secreta hormônios que atuam sobre suas células-alvo para regular as concentrações sanguíneas de moléculas de nutrientes, água, sal e outros eletrólitos, entre outras atividades homeostáticas. Os hormônios também desempenham um papel essencial no controle do crescimento e da reprodução e na adaptação ao estresse.

Sistemas corporais mantêm a homeostase

A homeostase é essencial para a sobrevivência das células

Células
As células precisam de um suprimento constante de nutrientes para sustentar suas reações químicas geradoras de energia. O funcionamento celular normal também depende do equilíbrio adequado de água e de diversos eletrólitos.

As células compõem sistemas corporais

Masculino

O **sistema endócrino** regula as atividades que exigem duração ao invés de velocidade. As glândulas endócrinas liberam **hormônios**, mensageiros químicos transportados pelo sangue que atuam em células-alvo localizadas a uma longa distância da glândula endócrina. A maior parte das atividades da célula-alvo sob o controle hormonal é voltada à manutenção da homeostase. As glândulas endócrinas centrais, situadas no cérebro ou bastante associadas a ele, incluem o hipotálamo, a hipófise e a glândula pineal. O **hipotálamo** (uma parte do cérebro) e a **hipófise posterior** atuam como uma unidade para liberar hormônios essenciais à manutenção do equilíbrio de água, ao parto e à amamentação. O hipotálamo também secreta hormônios reguladores que controlam a produção hormonal da **hipófise anterior**. Esta, por sua vez, secreta seis hormônios que controlam largamente a produção hormonal de várias glândulas endócrinas periféricas. Um hormônio da hipófise anterior, o hormônio do crescimento, promove o crescimento e influencia a homeostase dos nutrientes. A **glândula pineal** é uma parte do cérebro que secreta um hormônio importante para o estabelecimento dos ritmos biológicos do organismo.

CAPÍTULO 18

Princípios de Endocrinologia; Glândulas Endócrinas Centrais

Princípios gerais de endocrinologia

O **sistema endócrino** consiste das glândulas endócrinas sem duto dispersas por todo o corpo (●Figura 18-1). Embora as glândulas endócrinas na maior parte não estejam anatomicamente conectadas, constituem um sistema no sentido funcional. Todas realizam suas funções ao secretarem hormônios no sangue e inúmeras interações funcionais se dão entre as várias glândulas endócrinas. Quando secretados, os hormônios viajam no sangue até suas distantes células-alvo, onde regulam ou orientam uma determinada função. A **endocrinologia** é o estudo dos ajustes químicos homeostáticos e outras atividades que os hormônios realizam.

Embora o sangue distribua hormônios por todo o corpo, apenas **células-alvo** específicas podem reagir a cada hormônio, porque somente estas células-alvo têm receptores para ligação com aquele hormônio em particular (veja no Capítulo 4).

A ligação de um hormônio aos receptores de sua célula-alvo específica inicia uma cadeia de eventos dentro das células-alvo para causar o efeito final do hormônio. Lembre-se de que o meio pelo qual um hormônio causa efeito fisiológico final depende de o hormônio ser hidrofílico (hormônios peptídicos, catecolaminas e indolaminas) ou lipofílico (hormônios esteroides e hormônio da tireoide). *Hormônios peptídicos*, a mais abundante categoria química de hormônios, são cadeias de aminoácidos de diferentes comprimentos. As *catecolaminas*, produzidas pela medula adrenal, são derivadas do aminoácido tirosina. As *indolaminas* são produzidas pela glândula pineal e derivadas do aminoácido triptofano. Os *hormônios esteroides*, produzidos pelo córtex adrenal e pelas glândulas endócrinas reprodutivas, são lipídios neutros derivados do colesterol. O *hormônio da tireoide,* produzido pela glândula tireoide, é um derivado iodado da tirosina.

É interessante revisar algumas características dos dois principais grupos de hormônios, os peptídicos e os esteroides. Os hormônios peptídicos hidrofílicos são produzidos e processados pelo retículo endoplasmático e pelo complexo de Golgi da célula endócrina e ficam armazenados em vesículas secretórias até que sua liberação por exocitose seja sinalizada. Na ligação com os receptores superficiais da membrana de suas células-alvo, a fim de produzir sua reação fisiológica, os hormônios hidrofílicos atuam principalmente por meio de vias de segundo mensageiro, alterando a atividade das proteínas preexistentes, como as enzimas. As catecolaminas e indolaminas são produzidas por

- FIGURA 18-1   O sistema endócrino.

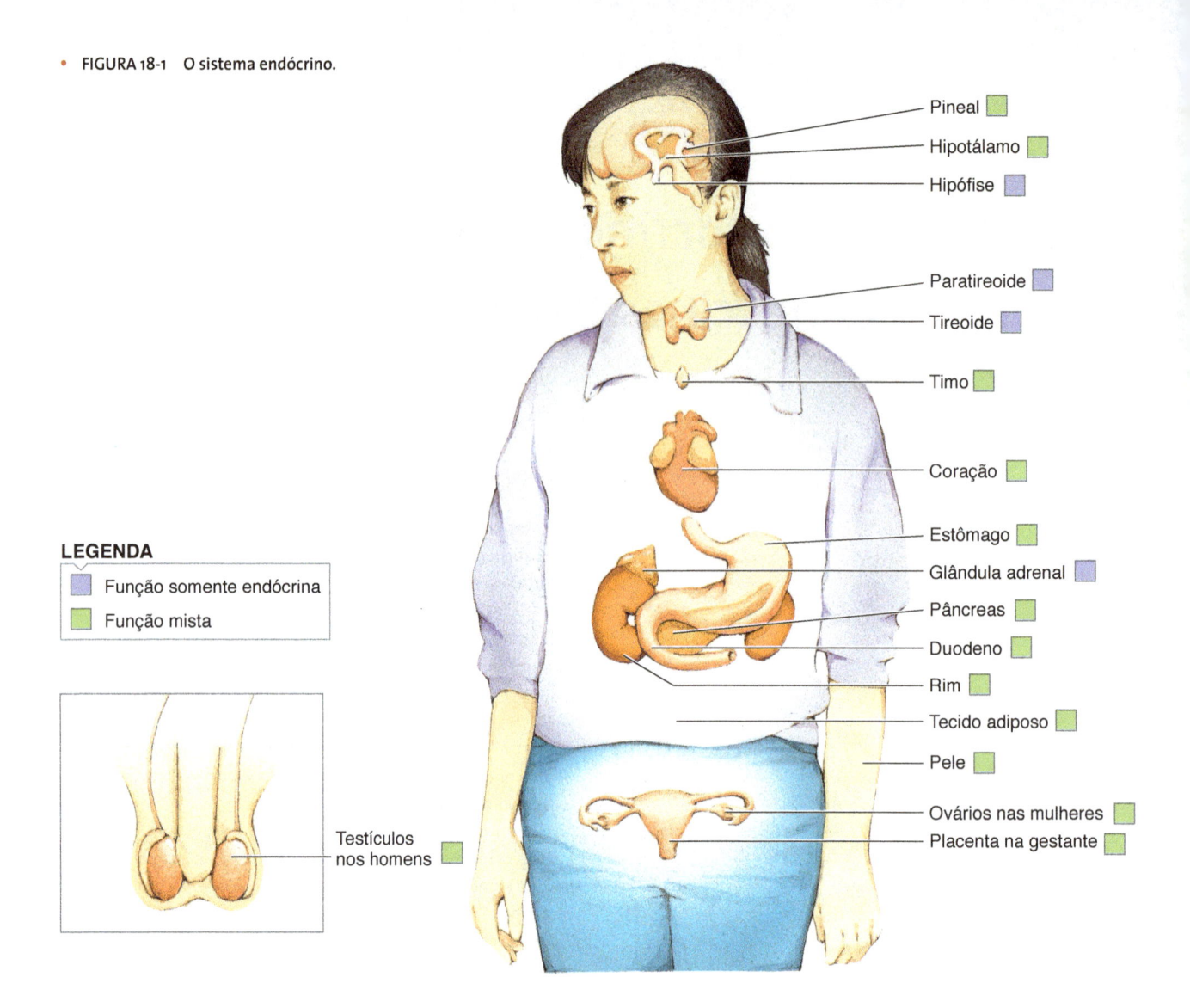

Pineal
Hipotálamo
Hipófise
Paratireoide
Tireoide
Timo
Coração
Estômago
Glândula adrenal
Pâncreas
Duodeno
Rim
Tecido adiposo
Pele
Ovários nas mulheres
Placenta na gestante
Testículos nos homens

LEGENDA
- Função somente endócrina
- Função mista

mecanismos diferentes (a serem descritos mais tarde) daqueles dos hormônios peptídicos, mas esses hormônios hidrofílicos atuam em suas células-alvo pelo mesmo mecanismo dos peptídeos hidrofílicos. Os hormônios esteroides lipofílicos, por sua vez, são produzidos dentro da célula endócrina por modificações graduais da molécula precursora básica do colesterol; órgãos esteroidogênicos ("produtores de esteroides") especializam-se na produção de determinado tipo de hormônio, porque cada um desses órgãos tem somente as enzimas necessárias para produzir um ou vários hormônios esteroides, mas nunca todos. Quando se ligam a receptores dentro da célula, os hormônios esteroides atuam principalmente ativando genes e, desta forma, causando a formação de novas proteínas na célula-alvo, que, por sua vez, executam a resposta desejada. O hormônio da tireoide lipofílico é sintetizado por uma via exclusiva dentro da glândula tireoide (que será discutida em detalhes mais adiante), mas age em suas células-alvo por meios semelhantes aos utilizados por esteroides lipofílicos. Os hormônios hidrofílicos circulam no sangue amplamente dissolvidos no plasma, enquanto os hormônios lipofílicos são fortemente ligados a proteínas plasmáticas (Veja o Capítulo 4 para mais detalhes).

Os hormônios exercem diversos efeitos reguladores em todo o organismo.

O sistema endócrino é um dos dois principais sistemas reguladores do organismo – o outro é o já discutido sistema nervoso (Capítulos 4 a 7). Lembre-se de que os sistemas nervoso e endócrino especializam-se no controle de tipos diferentes de atividades. Em geral, o sistema nervoso coordena reações rápidas e precisas e é especialmente importante na mediação das interações do corpo com o ambiente externo. O sistema endócrino, por sua vez, controla principalmente as atividades que envolvem duração em vez de velocidade. Ele remotamente regula, coordena e integra o funcionamento celular e dos órgãos.

FUNÇÕES GERAIS DO SISTEMA ENDÓCRINO   No papel regulatório, o sistema endócrino exerce efeitos variados por todo o corpo, incluindo:

1. Regulagem do metabolismo orgânico e do equilíbrio de H_2O e eletrólitos, importantes coletivamente para se manter um ambiente interno constante.

2. Indução de mudanças adaptativas para ajudar o corpo a lidar com situações de estresse.

3. Promoção do crescimento e desenvolvimento homogêneo e gradual.

4. Controle da reprodução.

5. Regulação da produção de glóbulos vermelhos.

6. Em conjunto com o sistema nervoso autônomo, controle e integração das atividades dos sistemas circulatório e digestório.

HORMÔNIOS TRÓFICOS Alguns hormônios regulam a produção e a secreção de outros hormônios. Um hormônio cuja principal função é regular a secreção hormonal de outra glândula endócrina é funcionalmente classificado como **hormônio trófico** (*trófico* quer dizer "nutridor"). Hormônios tróficos estimulam e mantêm tecidos-alvos endócrinos. Por exemplo, o hormônio trófico hormônio estimulante da tireoide (TSH), da hipófise anterior, estimula a secreção do hormônio da tireoide pela glândula tireoide e também mantém a integridade estrutural desta glândula. Na ausência do TSH, a glândula tireoide se atrofia (encolhe) e produz níveis hormonais muito baixos.

COMPLEXIDADE DA FUNÇÃO ENDÓCRINA Os seguintes fatores aumentam a complexidade do sistema:

- Uma única glândula endócrina pode produzir diversos hormônios. A hipófise anterior, por exemplo, secreta seis diferentes hormônios, cada um possuindo um mecanismo de controle diferente e funções distintas.

- Um único hormônio pode ser secretado por mais de uma glândula endócrina. Por exemplo, o hipotálamo e o pâncreas secretam o hormônio somatostatina, que atua como uma parácrina no estômago.

- Frequentemente, um único hormônio tem mais de um tipo de célula-alvo e, portanto, pode induzir mais de um tipo de efeito, ao se ligar a diferentes subtipos de receptores. Por exemplo, a vasopressina promove a reabsorção de H_2O pelos túbulos renais quando se liga a receptores V_2 (vasopressina 2) nos túbulos distal e de coleta e causa a vasoconstrição das arteríolas de todo o corpo quando se liga aos receptores V_1 no músculo liso arteriolar. Algumas vezes, estes hormônios com tipos diversos de célula-alvo podem coordenar e integrar as atividades de vários tecidos em direção a um fim comum. Por exemplo, os efeitos da insulina sobre os músculos, o fígado e a gordura atuam em conjunto para armazenar nutrientes depois da absorção de uma refeição.

- A taxa de secreção de alguns hormônios varia consideravelmente no decorrer do tempo em um padrão cíclico. Portanto, sistemas endócrinos também fornecem coordenação temporal (tempo) da função. Isso é especialmente aparente no controle endócrino dos ciclos reprodutivos, como o ciclo menstrual, no qual o funcionamento normal exige padrões altamente específicos de variação na secreção de diversos hormônios.

- Uma única célula-alvo pode ser influenciada por mais de um hormônio. Algumas células contêm uma gama de receptores para reagir de diferentes formas a diferentes hormônios. Por exemplo, a insulina promove a conversão da glicose em glicogênio dentro de células do fígado ao estimular uma enzima hepática em particular, enquanto outro hormônio, o glucagon, aumenta a degradação do glicogênio em glicose dentro das células hepáticas ao ativar outra enzima hepática.

- O mesmo mensageiro químico pode ser um hormônio ou um neurotransmissor, dependendo de sua fonte e do modo de entrega à célula-alvo. A norepinefrina, secretada como um hormônio pela medula adrenal e liberada como um neurotransmissor pelas fibras nervosas pós-gangliônicas simpáticas, é um excelente exemplo.

- Alguns órgãos são exclusivamente endócrinos em suas funções (especializados somente em secreção hormonal; por exemplo, a hipófise anterior), enquanto outros órgãos do sistema endócrino realizam funções não endócrinas além de secretar hormônios. Por exemplo, os testículos produzem espermatozoides e também secretam o hormônio sexual masculino testosterona.

A concentração plasmática efetiva de um hormônio é influenciada pela secreção, conversão periférica, transporte, desativação e excreção desse hormônio.

A principal função da maioria dos hormônios é a regulação de diversas atividades homeostáticas. Como os efeitos dos hormônios são proporcionais às suas concentrações no plasma, tais concentrações estão sujeitas a controle de acordo com a necessidade homeostática. Além disso, a intensidade da resposta hormonal depende da disponibilidade e da sensibilidade dos receptores das células-alvo ao hormônio. Primeiro examinaremos os fatores que influenciam a concentração plasmática do hormônio antes de voltarmos nossa atenção à reatividade das células-alvo ao hormônio.

A concentração plasmática efetiva do hormônio livre e ativo biologicamente – e, portanto, a disponibilidade do hormônio aos receptores específicos – depende de diversos fatores:

- *Taxa de secreção do hormônio no sangue pela glândula endócrina.* A taxa de secreção, um fator que aumenta a concentração plasmática do hormônio, está sujeita a controle para manutenção da concentração do hormônio em um ponto desejável.

- *Para alguns hormônios, a taxa de ativação ou conversão metabólica.* Depois de serem secretados no sangue pela glândula endócrina, os hormônios lipofílicos em particular são frequentemente modificados em outros órgãos. Às vezes, esta modificação periférica (distante da glândula endócrina) resulta em uma forma mais ativa do hormônio. Por exemplo, a forma mais abundante do hormônio da tireoide secretado pela glândula tireoide é a tiroxina (que contém quatro iodos), mas a forma mais potente do hormônio da tireoide no sangue é a tri-iodotironina (que contém três iodos). Quando secretada, a tiroxina é convertida na forma mais ativa como resultado da remoção periférica de um de seus iodos, principalmente pelo fígado e pelos rins. Normalmente, a própria taxa de ativação de tal hormônio está sob controle hormonal. Às vezes, a ação periférica na verdade transforma um hormônio em outro, com diferente função. Por exemplo, uma pequena proporção de testosterona, um potente hormônio sexual masculino, é convertida perifericamente pela ação da enzima aromatase em tecido adiposo e, em outros locais, em estrogênio, um potente hormônio sexual feminino.

- *Para hormônios lipofílicos, a extensão de ligação a proteínas plasmáticas.* Como os hormônios lipofílicos são pouco solúveis em água, circulam no plasma ligados a proteínas plasmáticas específicas. Apenas a pequena parte desvinculada do hormônio está livre para interagir com suas células-alvo. A quantidade deste grupo livre, e não do grupo total do hormônio, é monitorada e ajustada para manutenção da função endócrina normal. Ensaios clínicos utilizados para determinar a concentração plasmática de um determinado hormônio medem a concentração total do hormônio, mas não consideram a extensão da ligação desse hormônio. Tais resultados às vezes podem ser enganosos. Por exemplo, durante a gravidez, mais da proteína plasmática específica que liga o hormônio da tireoide é produzida. Como mais hormônio da tireoide está ligado a esta proteína plasmática, a concentração total do hormônio da tireoide no plasma aumenta (chegando até a duplicar), mas a concentração do hormônio ativo livre permanece inalterada, portanto, a gestante tem funcionamento normal da tireoide, apesar dos níveis elevados desse hormônio no plasma.

- *A taxa de remoção do sangue por desativação metabólica e pela excreção na urina.* Todos os hormônios são finalmente desativados por enzimas no fígado, nos rins, no sangue ou nas células-alvo. A quantidade de tempo para a desativação de um hormônio depois que ele é secretado, e o meio pelo qual isso ocorre, varia entre as diversas classes de hormônios. Peptídeos hidrofílicos são mais comumente desativados por hidrólise das ligações de peptídeos. No caso de alguns hormônios peptídicos, como a insulina, a célula-alvo na verdade engolfa o hormônio por endocitose mediada por receptor e o degrada intracelularmente. As catecolaminas são enzimaticamente convertidas em moléculas inativas biologicamente relacionadas. Hormônios esteroides lipofílicos e o hormônio da tireoide são desativados pela alteração da parte ativa da molécula por vários meios bioquímicos. Depois que os hormônios lipofílicos são desativados, o fígado normalmente adiciona grupos carregados, a fim de torná-los mais hidrossolúveis, para que se liberem de seus transportadores de proteínas plasmáticas e sejam eliminados na urina.

Em geral, os peptídeos e catecolaminas hidrofílicos são alvos fáceis para enzimas do sangue e de tecidos, portanto, permanecem no sangue por pouco tempo (de poucos minutos a algumas horas) antes de serem enzimaticamente desativados. Por sua vez, a ligação dos hormônios lipofílicos a proteínas plasmáticas os torna menos vulneráveis à desativação metabólica e evita que sejam eliminados pela urina. Portanto, os hormônios lipofílicos são removidos do plasma muito mais lentamente. Eles podem continuar no sangue por horas (esteroides) ou até por uma semana (hormônio da tireoide).

Os hormônios e seus metabólitos são eliminados do plasma pela excreção urinária. Em contraste com os rígidos controles de secreção hormonal, a desativação e a excreção hormonais não são reguladas.

Nota Clínica Como o fígado e os rins são importantes na remoção de hormônios do plasma, pacientes com doenças hepáticas ou renais podem sofrer com o excesso de atividade de alguns hormônios apenas porque a desativação e/ou eliminação desses hormônios fica reduzida.

Quando o funcionamento dos rins e do fígado é normal, a medição de concentrações urinárias de hormônios e de seus metabólitos oferece uma forma útil e não invasiva de se avaliar a função endócrina, pois a taxa de excreção desses produtos na urina reflete diretamente sua taxa de secreção pelas glândulas endócrinas.

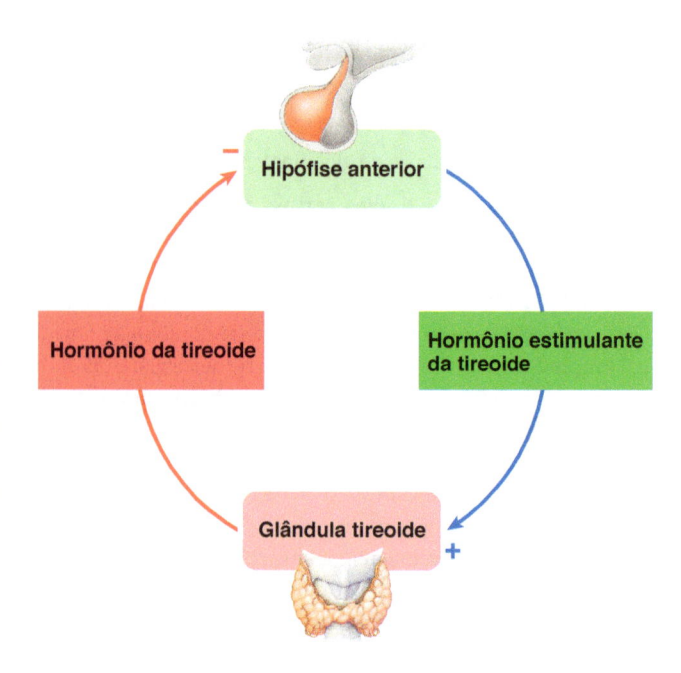

- **FIGURA 18-2** Controle de retroalimentação negativa.

A concentração plasmática efetiva de um hormônio é normalmente regulada por variações na taxa de sua secreção.

Normalmente, a concentração plasmática efetiva de um hormônio é regulada por ajustes adequados na taxa de sua secreção. As glândulas endócrinas não secretam hormônios a uma taxa constante. As taxas de secreção de todos os hormônios variam, sujeitas frequentemente a controle por uma combinação de diversos mecanismos complexos. O sistema regulador de cada hormônio será considerado mais detalhadamente em seções posteriores. Por ora, abordaremos os mecanismos gerais de controle de secreção comuns a diversos hormônios: o controle de retroalimentação negativa, os reflexos neuroendócrinos e os ritmos diurnos (circadianos).

CONTROLE DE RETROALIMENTAÇÃO NEGATIVA A retroalimentação negativa é uma característica proeminente dos sistemas de controle hormonal. Dito de maneira simples, a *retroalimentação negativa existe quando a saída de um sistema contrasta com uma mudança na entrada*, mantendo-se uma variável controlada dentro de uma estreita faixa em torno de um nível definido. A retroalimentação negativa mantém a concentração plasmática de um hormônio em um nível determinado, semelhante à forma com que um termostato mantém o ambiente aquecido à temperatura especificada. O controle da secreção hormonal fornece alguns exemplos fisiológicos clássicos de retroalimentação negativa. Por exemplo, quando a concentração plasmática do hormônio da tireoide em livre circulação cai para abaixo de um "ponto definido" determinado, a hipófise anterior secreta o hormônio estimulante da tireoide (TSH), que estimula a tireoide a aumentar sua secreção hormonal (• Figura 18-2). O hormônio da tireoide, por sua vez, inibe mais secreção de TSH pela hipófise anterior. A retroalimentação negativa garante que, uma vez que o TSH tenha

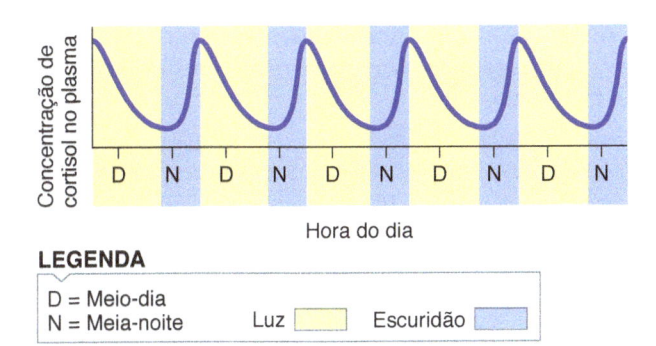

• **FIGURA 18-3** Ritmo diurno da secreção de cortisol.
(*Fonte*: Adaptado de George A. Hedge, Howard D. Colby e Robert L. Goodman, *Clinical Endocrine Physiology*, Figura 1-13, p. 28. © 1987, sob permissão da Elsevier.)

LEGENDA
D = Meio-dia
N = Meia-noite
Luz
Escuridão

TABELA 18-1 — Meios pelos quais podem surgir desordens endócrinas

Atividade hormonal escassa	Atividade hormonal excessiva
Pouquíssimo hormônio secretado pela glândula endócrina (hipossecreção)*	Excesso de hormônio secretado pela glândula endócrina (hipersecreção)*
Maior remoção do hormônio no sangue	Ligação reduzida do hormônio à proteína plasmática (excesso de hormônio livre e biologicamente ativo)
Reatividade anormal do tecido ao hormônio	Menor remoção do hormônio no sangue
Falta de receptores na célula-alvo	Menor desativação
Falta de uma enzima essencial à resposta na célula-alvo	Menor excreção

*Causas mais comuns de disfunção endócrina.

---

estimulado a secreção da glândula tireoide, esta não continuará secretando indefinidamente, mas será "desativada" quando o nível adequado de hormônio da tireoide livre em circulação for atingido. Assim, o efeito das ações de um hormônio pode inibir sua própria secreção. A execução circular da retroalimentação pode frequentemente se tornar bastante complexa.

REFLEXOS NEUROENDÓCRINOS Muitos sistemas de controle endócrino envolvem **reflexos neuroendócrinos**, que incluem componentes neurais e também hormonais. A finalidade de tais reflexos é produzir um aumento repentino na secreção do hormônio (em outras palavras, "aumentar o termostato") em resposta a um estímulo específico, frequentemente um estímulo externo ao organismo. Em alguns casos, o impulso neural para a glândula endócrina é o único fator que regula a secreção do hormônio. Por exemplo, a secreção da epinefrina pela medula adrenal é unicamente controlada pelo sistema nervoso simpático. Alguns sistemas de controle endócrino, por outro lado, incluem controle de retroalimentação (que mantém um nível basal constante do hormônio) e reflexos neuroendócrinos (que causam surtos repentinos de secreção em resposta a uma maior necessidade súbita do hormônio). Um exemplo é a maior secreção de cortisol, o "hormônio do estresse", pelo córtex adrenal durante uma reação ao estresse (veja a • Figura 19-9).

RITMOS DIURNOS (CIRCADIANOS) As taxas de secreção de muitos hormônios flutuam ritmicamente, para cima e para baixo, em função do tempo. O ritmo endócrino mais comum é o **ritmo diurno** ("dia-noite"), ou **circadiano** ("em torno de um dia"), caracterizado por oscilações repetitivas e regulares nos níveis hormonais, ocorrendo a cada 24 horas. Esta ritmicidade é causada por osciladores endógenos semelhantes aos neurônios respiratórios de ritmo próprio no tronco cerebral, responsáveis por controlar os movimentos rítmicos de respiração, só que estes osciladores de contagem de tempo têm ciclos em uma escala de tempo muito mais longa. Ademais, diferente da ritmicidade da respiração, os ritmos endócrinos estão ligados, ou **arrastados**, por sinais externos, como o ciclo luz-escuridão. Ou seja, os ciclos inerentes de 24 horas de pico e queda da secreção de um hormônio são ajustados para "acompanhar" os ciclos de luz e escuridão. Por exemplo, a secreção de cortisol aumenta durante a noite, atinge seu pico de secreção pela manhã, antes de a pessoa levantar-se, depois cai durante o dia até seu nível mais baixo, na hora de dormir (• Figura 18-3). A ritmicidade hormonal inerente e a ligação não são realizadas pelas glândulas endócrinas em si, mas resultam de mudanças no ponto de ajuste dessas glândulas efetuadas pelo sistema nervoso central. Discutiremos o relógio biológico principal mais adiante, em uma seção posterior. Os mecanismos de controle de retroalimentação negativa operam para manter o ponto de ajuste estabelecido para aquela hora do dia. Alguns ciclos endócrinos operam em diferentes escalas de tempo do ritmo circadiano, com um exemplo bastante conhecido sendo o ciclo menstrual mensal.

Desordens endócrinas resultam do excesso ou deficiência de hormônio ou diminuição na reatividade da célula-alvo.

Nota Clínica Anormalidades na concentração plasmática efetiva de um hormônio podem surgir a partir de diversos fatores (▲ Tabela 18-1). As desordens endócrinas resultam mais comumente de concentrações plasmáticas anormais de um hormônio causadas por taxas de secreção inadequadas – isto é, pouquíssimo hormônio secretado (**hipossecreção**) ou excesso de hormônio secretado (**hipersecreção**). Às vezes, a disfunção endócrina surge porque a reatividade da célula-alvo ao hormônio é anormalmente baixa, embora a concentração plasmática do hormônio seja normal.

HIPOSSECREÇÃO A *hipossecreção primária* ocorre quando, devido a uma anormalidade interna, uma glândula endócrina secreta pouquíssimo de seu hormônio. A *hipossecreção secundária* ocorre quando uma glândula endócrina está normal, mas secreta baixíssimas quantidades de hormônio devido a uma deficiência de seu hormônio trófico.

Veja abaixo alguns dos muitos fatores diferentes (cada um listado com um exemplo) que podem causar hipossecreção primária: (1) genético (ausência inata de uma enzima que catalisa a síntese do hormônio, como a incapacidade de sintetizar cortisol devido à falta de uma enzima específica no córtex adrenal), (2) alimentar (falta de iodo, necessário para a síntese do hormônio da tireoide), (3) químico ou tóxico (os resíduos de alguns inseticidas podem destruir o córtex adrenal), (4) imunológico (anticorpos autoimunes podem destruir o tecido da tireoide do próprio organismo), (5) outros processos patológicos (câncer ou tuberculose podem coincidentemente destruir glândulas endócrinas), (6) *iatrogênico* (induzido por médicos, como a remoção cirúrgica de uma glândula tireoide cancerosa) e (7) *idiopático* (cuja causa não é conhecida).

O método mais comum de tratamento da hipossecreção hormonal é a administração de um hormônio igual (ou semelhante a ele, como o proveniente de outra espécie) ao hormônio deficiente ou ausente. Tal terapia de reposição parece objetiva, mas a fonte e o meio de administração do hormônio apresentam alguns problemas práticos. As fontes de preparação do hormônio para uso clínico incluem (1) tecidos endócrinos de animais domésticos, (2) tecido da placenta e da urina de gestantes, (3) síntese de hormônios em laboratório e (4) "fábricas de hormônios", ou bactérias nas quais a codificação genética para produção de hormônios humanos tenha sido introduzida. O método selecionado para um determinado hormônio é estabelecido amplamente por sua complexidade estrutural e pelo nível de especificidade da espécie.

HIPERSECREÇÃO Como a *hipos*secreção, a *hiper*secreção por uma glândula endócrina em particular é designada primária ou secundária, dependendo de se o defeito está na glândula ou se resulta de estimulação excessiva externa, respectivamente. A hipersecreção pode ser causada por (1) tumores que ignoram o impulso regulador normal e secretam continuamente excesso de hormônio e (2) fatores imunológicos, como a estimulação excessiva da glândula tireoide por um anticorpo anormal que emula a ação do TSH, o hormônio trófico da tireoide. Níveis excessivos de um hormônio em particular podem também surgir do abuso de substâncias, como a prática ilegal de certos atletas, que empregam determinados esteroides que aumentam a massa muscular ao promoverem a síntese de proteínas nas células musculares (veja o quadro ■ **Detalhes da Fisiologia do Exercício** do Capítulo 8).

Há várias formas de se tratar a hipersecreção hormonal. Se um tumor for o culpado, pode ser removido cirurgicamente ou destruído com radioterapia. Em alguns casos, a hipersecreção pode ser limitada por medicamentos que bloqueiam a síntese do hormônio ou inibem a secreção hormonal. Às vezes, a condição pode ser tratada com a administração de medicamentos que inibem a ação do hormônio sem realmente reduzirem sua secreção excessiva.

REATIVIDADE ANORMAL DA CÉLULA-ALVO A disfunção endócrina também pode ocorrer porque células-alvo não respondem adequadamente ao hormônio, embora a concentração plasmática efetiva de um hormônio seja normal. Esta falta de reatividade pode ser causada, por exemplo, por uma falta congênita de receptores para o hormônio, como na **síndrome de feminização testicular**. Nesta condição, os receptores para testosterona, um hormônio masculinizante produzido pelos testículos, não são produzidos devido a um defeito genético específico. Embora a quantidade adequada de testosterona esteja disponível, a masculinização não ocorre, como se não houvesse testosterona. A reatividade anormal também pode ocorrer se as células-alvo para um hormônio em particular não tiverem uma enzima essencial para transmitir a resposta.

A reatividade de uma célula-alvo pode ser variada pela regulagem do número de receptores específicos do hormônio.

Em contraste com a disfunção endócrina causada por anormalidades *não intencionais* do receptor, os receptores da célula-alvo para um hormônio em particular podem ser *deliberadamente alterados* como resultado de mecanismos de controle fisiológico. A resposta de uma célula-alvo a um hormônio está correlacionada ao número de receptores da célula ocupados por moléculas desse hormônio, o que, por sua vez, depende não apenas da concentração plasmática do hormônio, mas também do número de receptores na célula-alvo para esse hormônio. Assim, a resposta de uma célula-alvo a uma determinada concentração plasmática pode ser ajustada para cima ou para baixo variando-se o número de receptores disponíveis para ligação do hormônio.

REGULAGEM PARA BAIXO Como exemplo desse ajuste, quando a concentração plasmática da insulina fica cronicamente elevada, o número total de receptores da célula-alvo para insulina é gradualmente reduzido, como resultado direto do efeito de uma elevação sustentada que a insulina tem sobre os receptores de insulina. Este fenômeno, conhecido como **regulagem para baixo**, constitui um mecanismo de retroalimentação negativa importante de ação local que evita que as células-alvo reajam excessivamente a uma concentração alta prolongada de insulina – isto é, as células-alvo ficam *dessensibilizadas* para a insulina, ajudando a reduzir o efeito da hipersecreção de insulina.

A regulagem para baixo de insulina é realizada pelo seguinte mecanismo: a ligação da insulina nos receptores superficiais ativa, primeiro, a resposta celular ditada, depois induz a endocitose mediada por receptor do complexo receptor de hormônio, subsequentemente atacado por enzimas lisossômicas intracelulares. Esta internalização tem uma dupla finalidade: fornecer uma via para a degradação do hormônio depois que ele exerceu seu efeito e ajudar a regular o número de receptores disponíveis para ligação na superfície da célula-alvo. Mediante altas concentrações de insulina no plasma, o número de receptores superficiais para insulina é gradualmente reduzido pela taxa acelerada de internalização e degradação do receptor causada pela maior ligação hormonal. A taxa de síntese de novos receptores dentro do retículo endoplasmático e sua inserção na membrana plasmática não acompanham o ritmo de sua taxa de destruição. Com o tempo, esta perda autoinduzida de receptores da célula-alvo para insulina reduz a sensibilidade da célula-alvo à concentração elevada do hormônio.

PERMISSIVIDADE, SINERGISMO E ANTAGONISMO Os efeitos de um determinado hormônio são influenciados não apenas pela concentração do hormônio em si, mas também pelas concentrações dos outros hormônios que interagem com ele. Como os hormônios são amplamente distribuídos pelo sangue, as células-alvo podem ser expostas simultaneamente a muitos hormônios diferentes, originando diversas interações hormonais complexas sobre células-alvo. Os hormônios frequentemente alteram os receptores para outros tipos de hormônios como parte de sua atividade fisiológica normal. Um hormônio pode influenciar a atividade de outro hormônio em uma determinada célula-alvo em uma de três formas: permissividade, sinergismo e antagonismo.

Pela **permissividade**, um hormônio deve estar presente em quantidades adequadas para a execução total do efeito de outro hormônio. Em essência, o primeiro hormônio, ao aumentar a reatividade de uma célula-alvo a outro hormônio, "permite" que este outro hormônio exerça todo seu efeito. Por exemplo, o hormônio da tireoide aumenta o número de receptores para epinefrina nas células-alvo da epinefrina, aumentando a eficácia desta. Na ausência do hormônio da tireoide, a epinefrina seria apenas marginalmente eficaz.

O **sinergismo** ocorre quando ações de diversos hormônios são complementares e seu efeito combinado é maior que a soma de seus efeitos separados. Um exemplo é a ação sinérgica do hormônio estimulante de folículos e da testosterona, ambos necessários para manutenção da taxa normal de produção de espermatozoides. O sinergismo resulta da influência de cada hormônio sobre o número ou afinidade de receptores para o outro hormônio.

O **antagonismo** ocorre quando um hormônio causa a perda dos receptores de outro hormônio, reduzindo a eficácia do segundo hormônio. Para ilustrar, a progesterona (hormônio secretado durante a gestação que diminui as contrações do útero) inibe a reatividade uterina ao estrogênio (outro hormônio secretado durante a gravidez, mas que aumenta as contrações uterinas). Ao causar a perda de receptores de estrogênio do músculo liso uterino, a progesterona evita que o estrogênio exerça seus efeitos excitatórios durante a gravidez e, assim, mantém o útero um ambiente tranquilo (não contrátil) adequado para o feto em desenvolvimento.

Este foi um breve panorama das funções gerais do sistema endócrino. A ▲ Tabela 18-2 resume as funções específicas mais importantes dos principais hormônios. Embora pareça abrangente, a tabela deixa de fora diversos hormônios "candidatos" ou potenciais que não foram totalmente qualificados como hormônios, porque não se encaixam completamente na definição clássica de um hormônio ou porque foram descobertos tão recentemente que seu *status* hormonal ainda não foi documentado de forma conclusiva. A tabela também exclui as citocinas secretadas pelas células executoras do sistema de defesa (glóbulos brancos e macrófagos; veja o Capítulo 12) e diversos

▲ TABELA 18-2 Resumo dos principais hormônios

Glândula endócrina	Hormônios	Células-alvo	Principais funções dos hormônios
Hipotálamo	Liberação e inibição de hormônios (TRH, CRH, GnRH, GHRH, somatostatina, PRH, dopamina)	Hipófise anterior	Controla a liberação de hormônios da hipófise anterior
Hipófise posterior (hormônios armazenados nela)	Vasopressina (hormônio antidiurético, ADH)	Túbulos renais	Aumenta a reabsorção de H_2O
		Arteríolas	Produz vasoconstrição
	Ocitocina	Útero	Aumenta a contratilidade
		Glândulas mamárias (seios)	Causa ejeção de leite
Hipófise anterior	Hormônio estimulante da tireoide (TSH)	Células foliculares da tireoide	Estimula a secreção de T_3 e T_4
	Hormônio adrenocorticotrófico (ACTH)	Zona fasciculada e zona reticular do córtex adrenal	Estimula a secreção de cortisol
	Hormônio do crescimento (GH)	Osso; tecidos moles	Essencial, mas não unicamente responsável pelo crescimento; por meio do IGF-I, estimula indiretamente o anabolismo de proteínas e o crescimento de ossos e tecidos moles; os efeitos metabólicos diretos incluem mobilização de gordura e conservação de glicose
		Fígado	Estimula a secreção de IGF-I
	Hormônio folículo-estimulante (FSH)	Mulheres: folículos ovarianos	Promove o crescimento e o desenvolvimento folicular; estimula a secreção de estrogênio
		Homens: túbulos seminíferos nos testículos	Estimula a produção de espermatozoides
	Hormônio luteinizante (LH)	Mulheres: folículo ovariano e corpo lúteo	Estimula a ovulação, o desenvolvimento do corpo lúteo e a secreção de estrogênio e progesterona

(continua)

TABELA 18-2 Resumo dos principais hormônios (continuação)

Glândula endócrina	Hormônios	Células-alvo	Principais funções dos hormônios
Hipófise anterior (continuação)	Hormônio luteinizante (LH) (continuação)	Homens: células intersticiais de Leydig nos testículos	Estimula a secreção de testosterona
	Prolactina (PRL)	Mulheres: glândulas mamárias	Promove o desenvolvimento dos seios; estimula a secreção de leite
		Homens	Incerta
Glândula pineal	Melatonina	Cérebro; hipófise anterior; órgãos reprodutivos; sistema imunológico; possivelmente outras	Liga o ritmo biológico do organismo a sinais externos; inibe as gonadotrofinas; sua redução provavelmente inicia a puberdade; atua como antioxidante; aumenta a imunidade
Células foliculares da glândula tireoide	Tetraiodotironina (T_4 ou tiroxina); tri-iodotironina (T_3)	Maioria das células	Aumenta a taxa metabólica; essencial para crescimento normal e desenvolvimento dos nervos
Células C da glândula tireoide	Calcitonina	Osso	Diminui a concentração plasmática de Ca^{2+}
Córtex adrenal			
Zona glomerulosa	Aldosterona (mineralocorticoide)	Túbulos renais	Aumenta a reabsorção de Na^+ e a secreção de K^+
Zona fasciculada e zona reticular	Cortisol (glucocorticoide)	Maioria das células	Aumenta a glicose no sangue à custa de estoques de proteína e gordura; contribui para a adaptação ao estresse
	Androgênios (desidroepiandrosterona)	Mulheres: osso e cérebro	Responsável pelo estirão de crescimento na puberdade e pela libido nas mulheres
Medula adrenal	Epinefrina e norepinefrina	Locais receptores simpáticos em todo o corpo	Reforça o sistema nervoso simpático; contribui para a adaptação ao estresse e à regulagem da pressão sanguínea
Pâncreas endócrino (Ilhotas de Langerhans)	Insulina (células β)	Maioria das células	Promove a admissão, utilização e estocagem de nutrientes absorvidos pelas células
	Glucagon (células α)	Maioria das células	Importante para a manutenção de níveis de nutrientes no sangue durante o estado pós-absorção
	Somatostatina (células D)	Sistema digestório	Inibe a digestão e a absorção de nutrientes
		Células das ilhotas pancreáticas	Inibe a secreção de todos os hormônios pancreáticos
Glândula paratireoide	Hormônio da paratireoide (PTH)	Osso, rins, intestino	Aumenta a concentração plasmática de Ca^{2+}; diminui a concentração plasmática de PO_4^{3-}; estimula a ativação de vitamina D
Gônadas			
Mulher: ovários	Estrogênio (estradiol)	Órgãos sexuais femininos; o corpo como um todo	Promove o desenvolvimento folicular; rege o desenvolvimento de características sexuais secundárias; estimula o crescimento do útero e dos seios

Glândula endócrina	Hormônios	Células-alvo	Principais funções dos hormônios
Mulher: ovários *(continuação)*	Estrogênio (estradiol) *(continuação)*	Osso	Promove o fechamento da placa epifisária
	Progesterona	Útero	Prepara para a gestação
Homem: testículos	Testosterona	Órgãos sexuais masculinos; o corpo como um todo	Estimula a produção de espermatozoides; rege o desenvolvimento de características sexuais secundárias; promove a libido
		Osso	Aumenta o estirão de crescimento na puberdade; promove o fechamento da placa epifisária
Testículos e ovários	Inibina	Hipófise anterior	Inibe a secreção de hormônio folículo-estimulante
Placenta	Estrogênio (estriol); progesterona	Órgãos sexuais femininos	Ajudam a manter a gravidez; preparam os seios para a lactação
	Gonadotrofina coriônica humana (hCG)	Corpo lúteo ovariano	Mantém o corpo lúteo da gravidez
Rins	Renina (ao ativar a angiotensina)	Zona glomerulosa do córtex adrenal (influenciada pela angiotensina, ativada pela renina)	Estimula a secreção de aldosterona; a angiotensina II também é um potente vasoconstritor e estimula a sede
	Eritropoetina	Medula óssea	Estimula a produção de eritrócitos
Estômago	Grelina	Hipotálamo	Sinaliza a fome; estimula o apetite
	Gastrina	Glândulas exócrinas do trato digestório e músculos lisos; pâncreas; fígado; vesícula biliar	Controlam a mobilidade e a secreção para facilitar processos digestivos e absorventes
Intestino delgado	Secretina; colecistoquinina (CCK)		
	Peptídeo insulinotrófico dependente de glicose (GIP)	Pâncreas endócrino	Estimula a secreção de insulina
	PYY_{3-36}	Hipotálamo	Sinaliza a saciedade; suprime o apetite
Fígado	Fator de crescimento semelhante à insulina (IGF-I)	Osso; tecidos moles	Promove o crescimento
	Trombopoetina	Medula óssea	Estimula a produção de plaquetas
	Hepcidina	Intestino	Inibe a absorção de ferro no sangue
Pele	Vitamina D	Intestino	Aumenta a absorção de Ca^{2+} e PO_4^{3-} ingeridos
Timo	Timosina	Linfócitos T	Aumenta a proliferação e o funcionamento de linfócitos T
Coração	Peptídeos natriuréticos atriais e cerebrais (ANP; BNP)	Túbulos renais	Inibem a reabsorção de Na^+
Tecido adiposo	Leptina	Hipotálamo	Suprime o apetite; importante no controle de longo prazo do peso corporal
	Outras adipocinas	Diversos locais	Desempenham um papel no metabolismo e nas inflamações

fatores do crescimento que promovem o desenvolvimento de tecidos específicos, como o *fator de crescimento epidérmico* e o *fator de crescimento dos nervos*. Além disso, novos hormônios provavelmente serão descobertos e podem ser descobertas funções adicionais para hormônios conhecidos. Como exemplo, primeiro determinou-se o papel da vasopressina na conservação de H_2O durante a formação de urina e só mais tarde deu-se a descoberta de seu efeito constritor sobre as arteríolas. Mais recentemente, também se descobriu que a vasopressina desempenhava papéis na febre, no aprendizado, na memória e no comportamento.

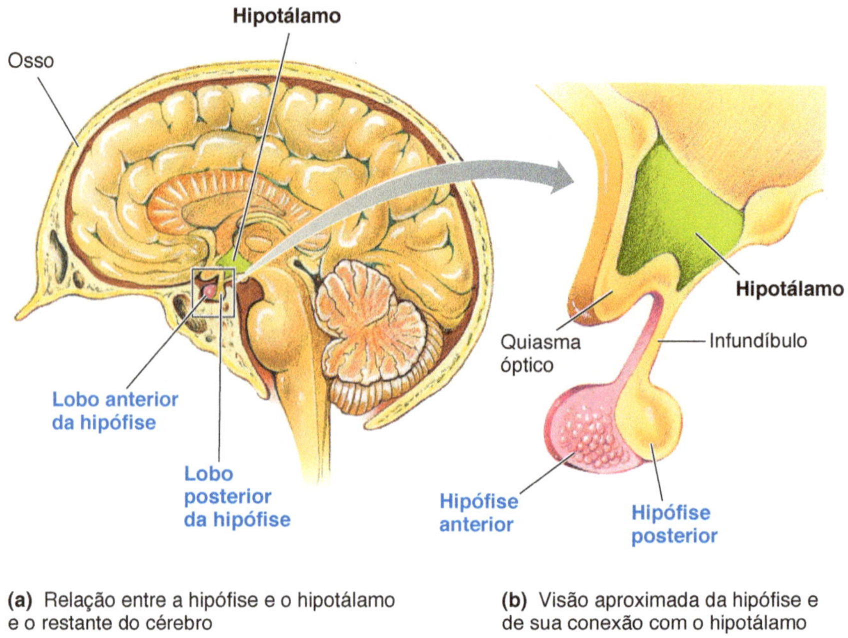

Alguns dos hormônios listados na tabela foram discutidos em outros lugares e não serão tratados aqui: os hormônios renais (a eritropoietina no Capítulo 11 e a renina no Capítulo 14), os hormônios hepáticos (a trombopoetina no Capítulo 11 e a hepcidina no Capítulo 16), os hormônios gastrointestinais (Capítulo 16), a timosina do timo (Capítulo 12), peptídeos natriuréticos atriais e cerebrais do coração (Capítulo 15) e a leptina e outras adipocinas do tecido adiposo (Capítulo 17). O restante dos hormônios será descrito mais detalhadamente neste e nos próximos dois capítulos. Começamos neste capítulo com as glândulas endócrinas centrais – que ficam no próprio cérebro ou em forte associação com ele – ou seja, o hipotálamo, a hipófise e a glândula pineal. As glândulas endócrinas periféricas serão discutidas nos capítulos seguintes.

Hipotálamo e hipófise

A **hipófise** é uma pequena glândula endócrina localizada em uma cavidade óssea na base do cérebro, logo abaixo do hipotálamo (• Figura 18-4). A hipófise está conectada ao hipotálamo por um fino talo conector. Se você colocar um dedo entre os olhos e outro dedo perto de uma das orelhas, o ponto imaginário onde essas linhas se cruzariam é a localização aproximada da hipófise.

Os lobos anterior e posterior formam a hipófise.

A hipófise tem dois lobos anatômica e funcionalmente diferentes, a **hipófise posterior** e a **hipófise anterior**. A hipófise posterior é composta por tecido nervoso e, portanto, também é chamada de **neuro-hipófise**. A hipófise anterior consiste em tecido epitelial glandular e, portanto, também é chamada de **adeno-hipófise** (*adeno* quer dizer "glandular"). Os lobos posterior e anterior da hipófise têm somente sua localização em comum. Eles surgem de tecidos embrionariamente diferentes, têm funções diferentes e estão sujeitos a mecanismos de controle diferentes.

A liberação de hormônios pelas hipófises posterior e anterior é diretamente controlada pelo hipotálamo, mas a natureza da relação é totalmente diversa. A hipófise posterior conecta-se ao hipotálamo por uma via neural, enquanto a hipófise anterior conecta-se ao hipotálamo por um elo vascular exclusivo. Veremos primeiro a hipófise posterior.

• FIGURA 18-4 Anatomia da hipófise.

(a) Relação entre a hipófise e o hipotálamo e o restante do cérebro

(b) Visão aproximada da hipófise e de sua conexão com o hipotálamo

O hipotálamo e a hipófise posterior agem como uma unidade para secretar vasopressina e ocitocina.

O hipotálamo e a hipófise posterior formam um sistema neuroendócrino formado por uma população de neurônios neurossecretores cujos corpos celulares ficam em dois agrupamentos bem definidos no hipotálamo, os **núcleos supraóptico** e **paraventricular**. Os axônios desses neurônios atravessam o fino talo conector para terminarem nos capilares na hipófise posterior (• Figura 18-5). A hipófise posterior é formada por esses terminais neurais e por células de apoio semelhantes a glias conhecidas como **pituícitos**. Funcionalmente e anatomicamente, a hipófise posterior é simplesmente uma extensão do hipotálamo.

A hipófise posterior não produz efetivamente nenhum hormônio. Ela simplesmente armazena e, mediante estimulação adequada, libera dois pequenos hormônios peptídicos no sangue, a *vasopressina* e a *ocitocina*, sintetizados pelos corpos celulares neurais no hipotálamo. Estes dois peptídeos hidrofílicos são formados nos núcleos supraóptico e paraventricular, mas um único neurônio só pode produzir um desses hormônios. Os hormônios sintetizados são embalados em grânulos secretores transportados por motores moleculares até o citoplasma do axônio e armazenados em terminais neurais dentro da hipófise posterior. Cada terminal armazena vasopressina ou ocitocina, mas não ambas. Assim, esses hormônios podem ser liberados independentemente, conforme necessário. Mediante impulsos estimulantes ao hipotálamo, a vasopressina ou a ocitocina são liberadas no sangue sistêmico pela hipófise posterior, por meio

As ações da vasopressina e da ocitocina serão brevemente resumidas aqui para completar a história endócrina. Elas estão descritas mais detalhadamente em outros locais – a vasopressina nos Capítulos 14 e 15 e a ocitocina no Capítulo 20.

VASOPRESSINA A vasopressina (hormônio antidiurético, ADH) tem dois grandes efeitos que correspondem a seus dois nomes: (1) ela aumenta a retenção de H_2O pelos néfrons dos rins durante a formação de urina (um efeito antidiurético) e (2) causa contração do músculo liso arteriolar (um efeito vasopressor). O primeiro efeito tem mais importância fisiológica. Nas condições normais, a vasopressina é o principal fator endócrino que regula a perda urinária de H_2O e o equilíbrio geral de H_2O. Por outro lado, níveis típicos de vasopressina desempenham apenas um pequeno papel na regulagem da pressão sanguínea por meio do efeito pressor do hormônio.

O principal controle para liberação induzida pelo hipotálamo de vasopressina da hipófise posterior é o impulso de osmorreceptores do hipotálamo, que aumentam a secreção de vasopressina em resposta a um aumento na osmolaridade plasmática. Um impulso menos potente dos receptores atriais de volume esquerdos aumenta a secreção de vasopressina em resposta a uma queda no volume de ECF e da pressão sanguínea arterial (veja no Capítulo 15) (para mais informações sobre a importância da secreção de vasopressina durante exercícios no calor, veja o quadro ■ **Detalhes da Fisiologia do Exercício**).

OCITOCINA A ocitocina estimula a contração do músculo liso uterino que ajuda a expelir o bebê durante o parto e promove a ejeção de leite pelas glândulas mamárias (seios) durante a amamentação. Apropriadamente, a secreção de ocitocina aumenta por reflexos que se originam dentro do canal vaginal durante o parto e por reflexos acionados quando o bebê mama no peito.

Além desses dois grandes efeitos fisiológicos, recentemente a ocitocina demonstrou influenciar uma série de comportamentos, especialmente comportamentos maternais. Por exemplo, este hormônio facilita adequadamente o vínculo, ou ligação, entre uma mãe e seu bebê.

A maioria dos hormônios da hipófise anterior é trófica.

Diferente da hipófise posterior, que libera hormônios sintetizados pelo hipotálamo, a hipófise anterior em si sintetiza os hormônios que libera no sangue. Cinco populações de células diferentes dentro da hipófise anterior secretam seis grandes hormônios peptídicos. As ações de cada um desses hormônios serão descritas detalhadamente em seções posteriores. Por ora, aqui está uma breve descrição de sua fonte e principais efeitos para fornecer uma explicação sobre seus nomes (● Figura 18-6):

1. O tipo de células da hipófise anterior conhecido como **somatotrofos** secreta **hormônio do crescimento (GH, somatotropina)**, o principal hormônio responsável pela regulagem do crescimento geral do corpo (*somato* quer dizer "corpo"). O GH também exerce ações metabólicas importantes.

2. **Tireotrofos** secretam o **hormônio estimulante da tireoide (TSH, tireotrofina)**, que estimula a secreção do hormônio da tireoide e o crescimento da glândula tireoide.

• **FIGURA 18-5** Relação entre o hipotálamo e a hipófise posterior.

da exocitose dos grânulos secretórios adequados. Esta liberação hormonal é ativada em resposta a potenciais de ação que se originam no corpo celular do hipotálamo e que varrem o axônio até o terminal neural na hipófise posterior. Como em qualquer outro neurônio, potenciais de ação são gerados nesses neurônios neurossecretores em resposta a impulso sináptico para seus corpos celulares.

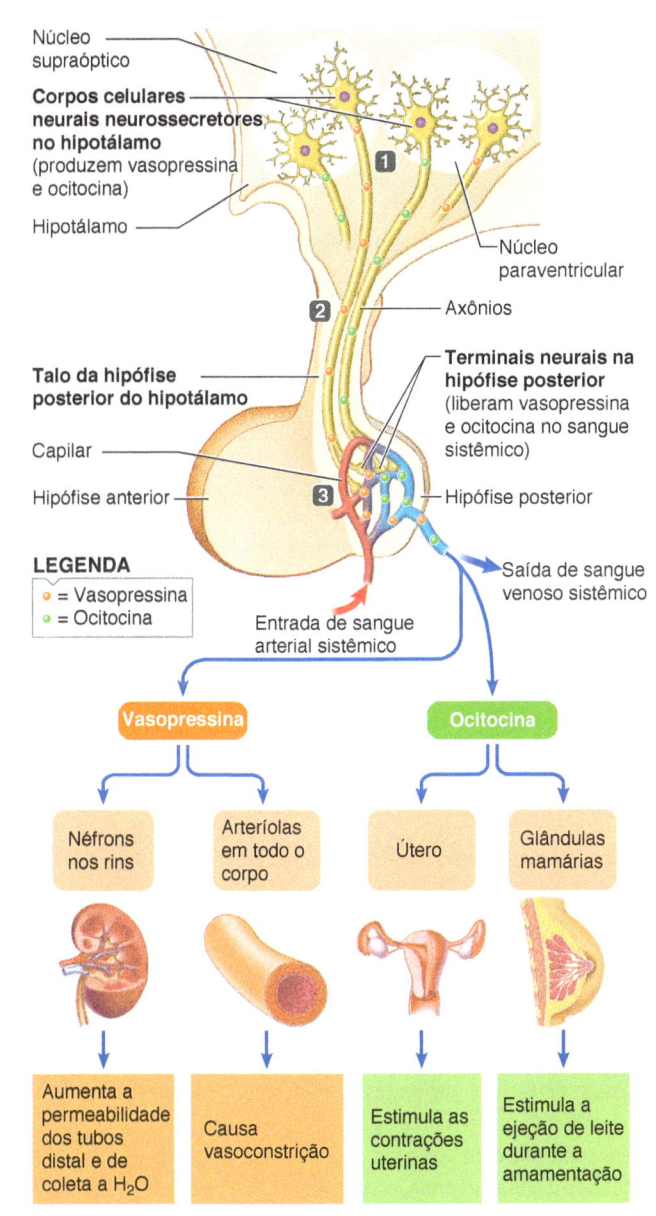

DETALHES DA FISIOLOGIA DO EXERCÍCIO

Resposta endócrina ao desafio de combinar calor e pés em marcha

Quando alguém se exercita em ambientes quentes, manter o volume plasmático deve ser uma preocupação homeostática essencial. O exercício no calor resulta na perda de grandes quantidades de fluido pelo suor. Simultaneamente, é necessário que o sangue seja transportado à pele, para resfriamento, e que ocorra maior fluxo sanguíneo para nutrir os músculos em exercício. Para manter o débito cardíaco, o retorno venoso deve também ser adequado. O sistema neurossecretor hipotálamo-hipófise posterior reage a essas necessidades conflitantes de fluido através da liberação da vasopressina conservadora de água, reduzindo a perda de fluido urinário a fim de se preservar o volume plasmático.

Estudos têm demonstrado que, em geral, exercitar-se no calor estimula a liberação de vasopressina, o que resulta em menor perda de fluido urinário. Em um estudo conduzido durante uma marcha de 28,97 km no calor, a produção média de urina dos participantes caiu para 134 ml (a produção normal de urina durante o mesmo período seria aproximadamente o dobro), enquanto a perda de suor foi, em média, de 4 litros. O excesso de hidratação antes do exercício parece reduzir a intensidade desta reação, sugerindo que a maior liberação de vasopressina está relacionada à osmolaridade do plasma. Se o fluido perdido não for adequadamente reposto, a osmolaridade plasmática aumentará. Quando os osmorreceptores do hipotálamo detectam esta condição hipertônica, promovem a secreção elevada de vasopressina pela hipófise posterior. Alguns pesquisadores acreditam, contudo, que a maior liberação de vasopressina resulte de outros fatores, como mudanças na pressão sanguínea ou no fluxo de sangue renal. Independente do mecanismo, a liberação de vasopressina é uma resposta fisiológica importante ao exercício no calor.

---

3. **Corticotrofos** produzem e liberam o **hormônio adrenocorticotrófico (ACTH, adrenocorticotrofina)**, o hormônio que estimula a secreção de cortisol pelo córtex adrenal e promove o crescimento do córtex adrenal.

4. **Gonadotrofos** secretam dois hormônios que atuam sobre as gônadas (órgãos reprodutivos, ou seja, ovários e testículos) – o hormônio folículo-estimulante e o hormônio luteinizante. O **hormônio folículo-estimulante (FSH)** ajuda a regular a produção de gametas (células reprodutivas, ou seja, óvulos e espermatozoides) nos dois sexos. Nas mulheres, ele estimula o crescimento e o desenvolvimento de folículos ovarianos, dentro dos quais os óvulos se desenvolvem. Ele também promove a secreção do hormônio estrogênio pelos ovários. Nos homens, o FSH é necessário para a produção de espermatozoides.

5. O **hormônio luteinizante (LH)** ajuda a controlar a secreção de hormônios sexuais nos dois sexos, além de outras ações importantes para o sexo feminino. Nas mulheres, o LH é responsável pela ovulação e pela luteinização (isto é, a formação de um corpo lúteo secretor de hormônio no ovário após a ovulação). O LH também regula a secreção ovariana dos hormônios sexuais femininos, estrogênio e progesterona. Nos homens, o mesmo hormônio estimula as células intersticiais de Leydig nos testículos para que estes secretem o hormônio sexual masculino testosterona. Repare que o FSH e o LH têm o nome de suas funções nas mulheres.

6. Os **lactotrofos** secretam **prolactina (PRL)**, que aumenta o desenvolvimento dos seios e a produção de leite (isto é, a lactação) nas mulheres. Sua função nos homens é incerta, embora indícios apontem que ele pode induzir a produção de receptores testiculares de LH. Ademais, estudos recentes sugerem que a prolactina pode melhorar o sistema imunológico e apoiar o desenvolvimento de novos vasos sanguíneos no nível do tecido nos dois sexos – ambas as ações totalmente não relacionadas a suas funções conhecidas na fisiologia reprodutiva.

O interessante é que o ACTH é sintetizado como parte de uma grande molécula precursora conhecida como **pro-opio-melancortina (POMC)**. A POMC pode ser clivada em três produtos ativos: *ACTH, hormônio estimulante de melanócito (MSH)* e *endorfina*. Diversos tipos de células produzem POMC e a dividem de formas peculiares, dependendo das enzimas de processamento que possuem, para gerar produtos ativos diferentes em conjunto com "sucatas" de peptídeos que não têm função conhecida. Por exemplo, como seu principal produto ativo dessa mesma molécula precursora, os corticotrofos produzem ACTH; em resposta à luz UV do sol, os queratinócitos na pele produzem α-MSH, que promove dispersão dos melanócitos vizinhos do pigmento melanina para causar o bronzeamento (veja no Capítulo 12); neurônios supressores de apetite no hipotálamo secretam α-MSH para controlar a ingestão de alimentos (veja no Capítulo 17); e outros neurônios no SNC produzem endorfina, um opioide endógeno que suprime a dor (veja no Capítulo 6).

GH, TSH, ACTH, FSH e LH são hormônios tróficos porque cada um regula a secreção de outra glândula endócrina específica. FSH e LH são chamados coletivamente de **gonadotrofinas** porque controlam a secreção dos hormônios sexuais pelas gônadas. Como o hormônio do crescimento indiretamente exerce seus efeitos promotores do crescimento, ao estimular a liberação de um hormônio do fígado, o *fator de crescimento semelhante à insulina I (IGF-I)* (antigamente conhecido como *somatomedina*) também é considerado um hormônio trófico. Entre os hormônios da hipófise anterior, o PRL é o único que não estimula a secreção de outro hormônio. Ele atua diretamente sobre o tecido não endócrino para exercer seus efeitos. Dos hormônios tróficos, FSH, LH e GH exercem efeitos sobre

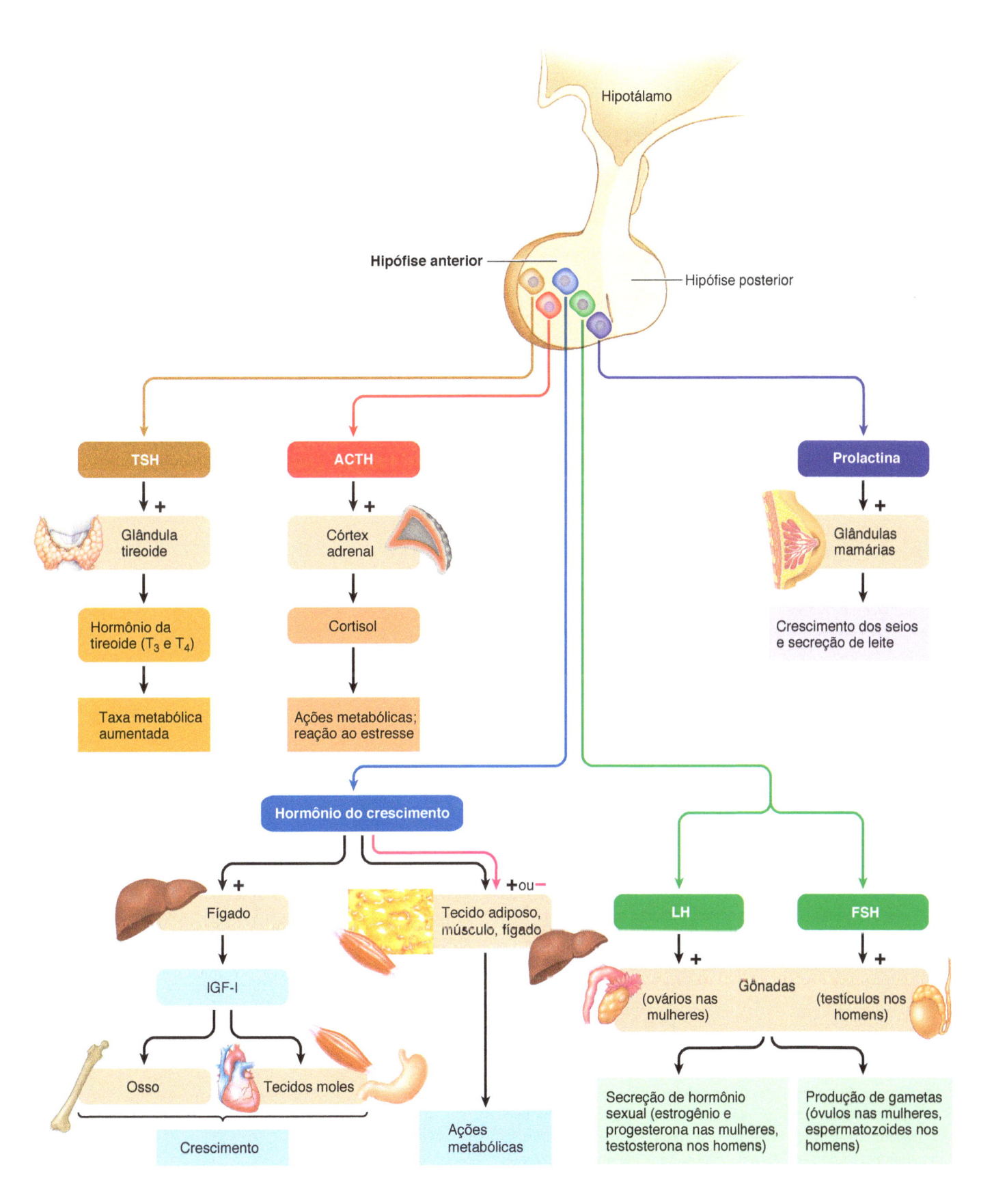

• **FIGURA 18-6 Funções dos hormônios da hipófise anterior.** Cinco diferentes tipos de células endócrinas produzem os seis hormônios da hipófise anterior – TSH, ACTH, hormônio do crescimento, LH e FSH (produzidos pelo mesmo tipo de célula) e prolactina –, que exercem uma vasta gama de efeitos por todo o corpo.

TABELA 18-3 — Vias de transdução de sinal utilizadas pelos principais hormônios

Via de transdução de sinal	Tipo de receptor envolvido	Resultado da ligação do hormônio ao receptor	Hormônios que utilizam esta via
AMP/PKA cíclico	Receptor acoplado à proteína G na membrana superficial	Altera a proteína designada preexistente	LH, FSH, TSH, ACTH, vasopressina, epinefrina, norepinefrina, glucagon, PTH, CRH, GHRH, somatostatina, calcitonina
IP_3/Ca^{2+} e DAG/PKC	Receptor acoplado à proteína G na membrana superficial	Altera a proteína designada preexistente	TRH, GnRH, ocitocina
Tirosina quinase	Receptor da membrana superficial que exerce atividade de tirosina quinase	Altera a proteína designada preexistente	Insulina, fatores de crescimento semelhantes à insulina (IGF-I e IGF-II)
JAK/STAT	Receptor da membrana superficial que está ligado a e ativa enzimas JAK, que fosforilam STAT	Ativa a transcrição do gene, levando à síntese da proteína designada	Hormônio do crescimento, prolactina
Elementos de resposta hormonal no DNA	Receptores nucleares intracelulares ou citoplasmáticos	Ativa a transcrição do gene, levando à síntese da proteína designada	Todos os hormônios lipofílicos: hormônio da tireoide, cortisol, aldosterona, testosterona, estrogênio, progesterona, vitamina D

células-alvo não endócrinas, além de estimularem a secreção de outros hormônios.

TSH, ACTH, FSH e LH atuam em seus órgãos-alvo ligando-se a receptores acoplados à proteína G que ativam o sistema de segundo mensageiro cAMP (veja na • Figura 4-24). GH e PRL exercem seus efeitos via uma via de segundo mensageiro diferente que ainda não foi discutida – a via **JAK/STAT**. A ligação desses hormônios a receptores da membrana superficial de sua célula-alvo no ECF ativa a enzima *Janus quinase (JAK)* acoplada ao lado do citosol do receptor. A JAK fosforila *transdutores de sinal e ativadores de transcrição (STAT)* dentro do citosol. O STAT fosforilado passa para o núcleo e aciona a transcrição de genes, resultando na síntese de novas proteínas que executam a reação celular. A ▲ Tabela 18-3 resume as vias de transdução de sinal pelas quais os principais hormônios causam seus efeitos. Algumas dessas vias serão discutidas neste e nos demais capítulos relacionados à endocrinologia. Outras já foram discutidas quando esses hormônios foram cobertos em capítulos anteriores. Esta tabela é uma tentativa de agrupar estas várias discussões em um único lugar.

Hormônios liberados e inibidos pelo hipotálamo ajudam a regular a secreção de hormônios da hipófise anterior.

Nenhum dos hormônios da hipófise anterior é secretado a uma taxa constante. Embora cada um desses hormônios tenha um sistema de controle específico, há alguns padrões regulatórios comuns. Os dois fatores mais importantes que regulam a secreção de hormônios da hipófise anterior são (1) hormônios do hipotálamo e (2) *feedback* por hormônios das glândulas-alvo.

Como a hipófise anterior secreta hormônios que controlam a secreção de vários outros hormônios, por muito tempo ela levou o indevido título de "glândula principal". Os cientistas agora sabem

TABELA 18-4 — Principais hormônios hipofisiotróficos

Hormônio	Efeito sobre a hipófise anterior
Hormônio liberador de tireotrofina (TRH)	Estimula a liberação de TSH (tireotrofina) e prolactina
Hormônio liberador de corticotrofina (CRH)	Estimula a liberação de ACTH (corticotrofina)
Hormônio liberador de gonadotrofina (GnRH)	Estimula a liberação de FSH e LH (gonadotrofinas)
Hormônio liberador do hormônio do crescimento (GHRH)	Estimula a liberação de hormônio do crescimento
Somatostatina (hormônio liberador do hormônio do crescimento; GHIH)	Inibe a liberação do hormônio do crescimento e TSH
Hormônio liberador de prolactina (PRH)	Estimula a liberação de prolactina
Dopamina (hormônio inibidor de prolactina; PIH)	Inibe a liberação de prolactina

que a liberação de cada hormônio da hipófise anterior é amplamente controlada por outros hormônios produzidos pelo hipotálamo. A secreção desses neuro-hormônios reguladores, por sua vez, é controlada por diversos impulsos neurais e hormonais às células neurossecretoras do hipotálamo.

FUNÇÃO DOS HORMÔNIOS LIBERADORES E INIBIDORES DO HIPOTÁLAMO A secreção de cada hormônio da hipófise anterior é estimulada ou inibida por um ou mais dos sete **hormônios hipofisiotróficos** do hipotálamo (*trófico* significa "nutridor", portanto, "nutridor da hipófise"). Esses pequenos hormônios peptídicos estão listados na ▲Tabela 18-4. Dependendo de suas ações, esses hormônios são chamados de **hormônios liberadores** ou **inibidores**. Em cada caso, a ação primária do hormônio é aparente por seu nome. Por exemplo, o **hormônio liberador de tireotrofina (TRH)** estimula a liberação de TSH (ou seja, tireotrofina) pela hipófise anterior, enquanto o **hormônio inibidor de prolactina (PIH)**, a **dopamina** (a mesma do neurotransmissor nas vias de "prazer" do cérebro; veja no Capítulo 5), inibe a liberação de prolactina pela hipófise anterior. Observe que os hormônios hipofisiotróficos na maioria dos casos estão envolvidos em uma cadeia de comando hierárquico de três hormônios (●Figura 18-7): o hormônio hipofisiotrófico do hipotálamo (*hormônio 1*) controla a saída de um hormônio trófico da hipófise anterior (*hormônio 2*). Este hormônio trófico, por sua vez, regula a secreção do hormônio da glândula endócrina-alvo (*hormônio 3*), que exerce o efeito fisiológico final. Esta sequência de três hormônios é chamada de **eixo endócrino**, como no eixo hipotálamo-hipófise-tireoide.

Embora os endocrinologistas originalmente especulassem que havia um hormônio hipofisiotrófico para cada hormônio da hipófise anterior, muitos hormônios do hipotálamo têm mais de um efeito, portanto, seus nomes indicam apenas a função inicialmente identificada. Ademais, um único hormônio da hipófise anterior pode ser regulado por dois ou mais hormônios hipofisiotróficos, que podem até exercer efeitos opostos. Por exemplo, o **hormônio liberador do hormônio do crescimento (GHRH)** estimula a secreção do hormônio do crescimento, enquanto o **hormônio inibidor do hormônio do crescimento (GHIH)**, também conhecido como **somatostatina**, o inibe. A saída dos somatotrofos da hipófise anterior (isto é, a taxa de secreção do hormônio do crescimento) em resposta a esses dois impulsos opostos depende das concentrações relativas desses hormônios do hipotálamo, além da intensidade de outros impulsos reguladores.

Mensageiros químicos de estrutura idêntica aos hormônios liberadores e inibidores do hipotálamo e à vasopressina são produzidos em muitas áreas do cérebro fora do hipotálamo. Em vez de serem liberados no sangue, esses mensageiros atuam

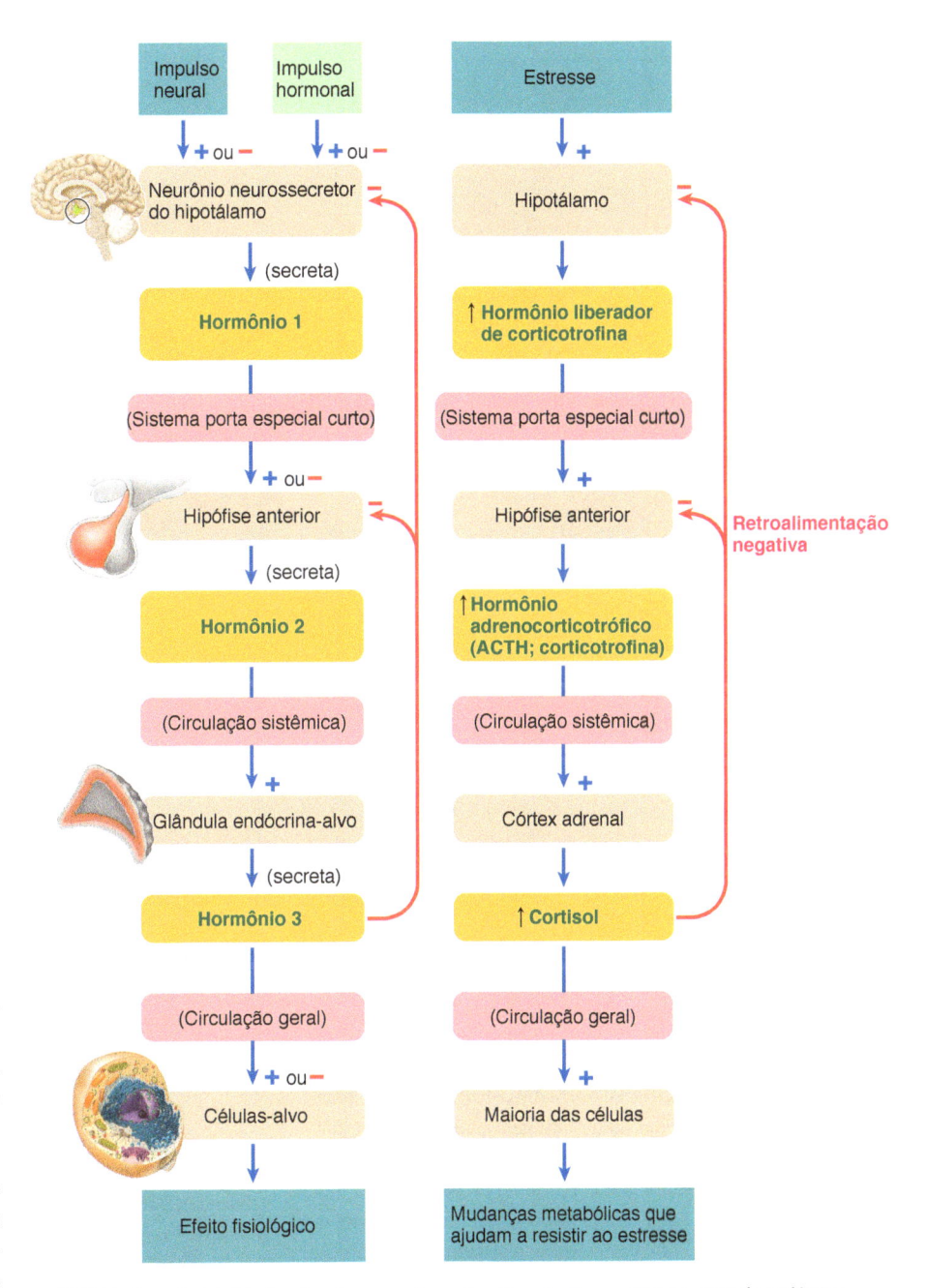

● **FIGURA 18-7** Cadeia hierárquica de comando e retroalimentação negativa no controle endócrino. A via geral envolvida na cadeia hierárquica de comando no eixo hipotálamo-hipófise anterior-glândula endócrina periférica alvo é apresentada à esquerda. A via à direita levando à secreção de cortisol oferece um exemplo específico desta cadeia de comando endócrina. O hormônio finalmente secretado pela glândula endócrina-alvo – no exemplo, o cortisol – atua em retroalimentação negativa para reduzir a secreção dos hormônios reguladores mais acima na cadeia de comando.

Neurônios neurossecretores no hipotálamo (secretam hormônios liberadores e inibidores no sistema porta)

Hipotálamo

Capilares no hipotálamo

Entrada de sangue arterial sistêmico

Hormônios liberadores e inibidores

Células endócrinas da hipófise anterior (secretam hormônios da hipófise anterior no sangue sistêmico)

Capilares na hipófise anterior

Saída de sangue venoso sistêmico

Sistema porta hipotálamo-hipófise

Hipófise posterior

Hipófise anterior

LEGENDA
• • = Hormônios hipofisiotróficos   • = Hormônio da hipófise anterior

1 Os hormônios hipofisiotróficos (hormônios liberadores e inibidores) produzidos por neurônios neurossecretores no hipotálamo entram nos capilares do hipotálamo.

2 Estes capilares do hipotálamo se reúnem para formar o sistema porta hipotálamo-hipófise, um elo vascular com a hipófise anterior.

3 O sistema porta se ramifica em capilares da hipófise anterior.

4 Os hormônios hipofisiotróficos, que saem do sangue pelos capilares da hipófise anterior, controlam a liberação de hormônios da hipófise anterior.

5 Quando estimulada pelo hormônio liberador adequado do hipotálamo, a hipófise anterior secreta um determinado hormônio nesses capilares.

6 Os capilares da hipófise anterior se reúnem para formar uma veia, através da qual os hormônios da hipófise anterior saem para distribuição final por todo o corpo pela circulação sistêmica.

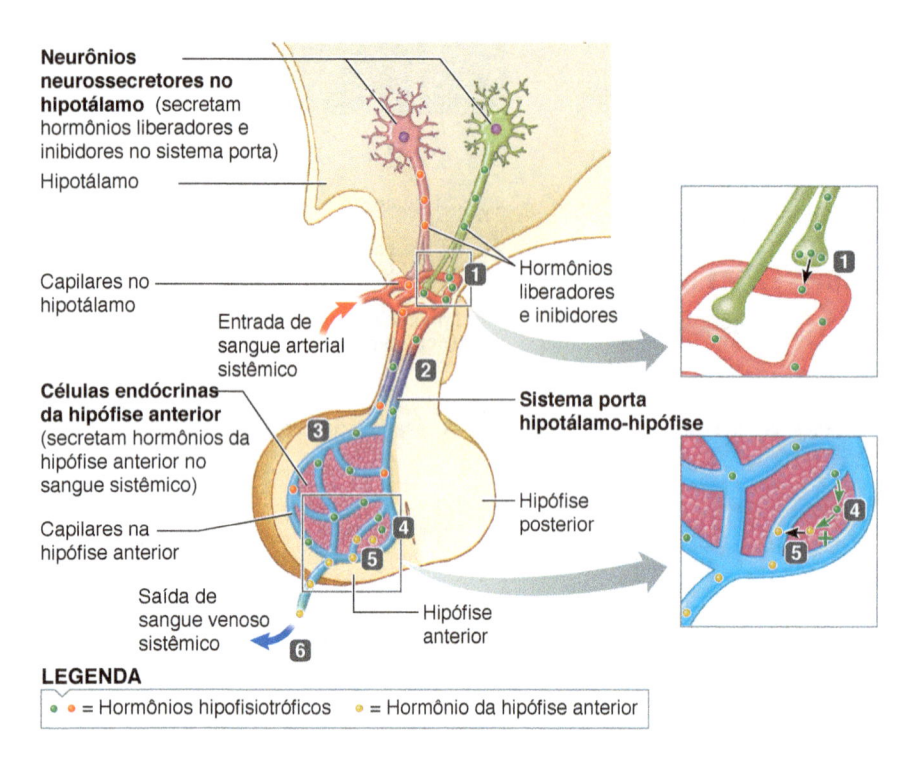

• **FIGURA 18-8** Elo vascular entre o hipotálamo e a hipófise anterior.

---

localmente como neurotransmissores e como neuromoduladores nesses outros locais. Por exemplo, o PIH é idêntico à dopamina, um grande neurotransmissor nos núcleos basais e em outros locais. Acredita-se que outros modulem diversas funções que vão da atividade motora (TRH) à libido (GnRH) e ao aprendizado (vasopressina). Esses exemplos ilustram ainda mais as múltiplas formas com que agem os mensageiros químicos.

FUNÇÃO DO SISTEMA PORTA HIPOTÁLAMO-HIPÓFISE Os hormônios reguladores do hipotálamo atingem a hipófise anterior através de um único elo vascular. Em contraste com a conexão neural direta entre o hipotálamo e a hipófise posterior, o elo anatômico e funcional entre o hipotálamo e a hipófise anterior é uma conexão capilar a capilar incomum, o **sistema porta hipotálamo-hipófise.** Um sistema porta é uma organização vascular na qual o sangue venoso flui diretamente de um leito capilar através de um vaso conector a outro leito capilar. O maior e mais conhecido sistema porta é o sistema porta hepático, que drena sangue venoso intestinal diretamente no fígado para processamento imediato dos nutrientes absorvidos (veja no Capítulo 16). Embora muito menor, o sistema porta hipotálamo-hipófise não é menos importante, porque fornece um elo essencial entre o cérebro e uma boa parte do sistema endócrino. Ele começa na base do hipotálamo com um grupo de capilares que se recombinam em pequenos vasos porta, que atravessam o talo conector até a hipófise anterior. Aqui, os vasos porta se ramificam para formar a maior parte dos capilares da hipófise anterior, que, por sua vez, drenam no sistema venoso sistêmico (• Figura 18-8).

Como resultado, quase todo o sangue fornecido à hipófise anterior deve atravessar primeiro o hipotálamo. Como materiais podem ser trocados entre o sangue e o tecido dos arredores apenas no nível capilar, o sistema porta hipotálamo-hipófise fornece uma via "particular" na qual hormônios liberadores e inibidores podem ser coletados no hipotálamo e fornecidos imediata e diretamente à hipófise anterior em concentrações relativamente altas, desviando completamente da circulação geral. Se o sistema porta não existisse, quando os hormônios hipofisiotróficos fossem coletados no hipotálamo, eles seriam devolvidos ao coração pelo sistema venoso sistêmico. Dali, iriam até os pulmões e de volta ao coração através da circulação pulmonar e, finalmente, entrariam no sistema arterial sistêmico para fornecimento por todo o corpo, incluindo a hipófise anterior. Este processo não apenas demoraria mais, mas também os hormônios hipofisiotróficos seriam consideravelmente diluídos pelo volume muito maior de sangue que flui através da via circulatória comum.

Os axônios dos neurônios neurossecretores que produzem os hormônios reguladores do hipotálamo terminam nos capilares na origem do sistema porta. Esses neurônios hipotalâmicos secretam seus hormônios da mesma forma que neurônios que produzem vasopressina e ocitocina, também no hipotálamo. O hormônio é sintetizado no corpo celular e, depois, transportado em vesículas por motores moleculares ao terminal do axônio. Ali é armazenado até sua liberação por exocitose em um capilar adjacente, mediante o estímulo adequado. A principal diferença é que os hormônios hipofisiotróficos são liberados nos vasos porta, que os fornecem à hipófise anterior, onde controlam a liberação de hormônios da hipófise anterior na circulação em geral. Por sua vez, os hormônios do hipotálamo armazenados na hipófise anterior são liberados na circulação geral.

CONTROLE DOS HORMÔNIOS LIBERADORES E INIBIDORES DO HIPOTÁLAMO O que regula a secreção desses hormônios hipofisiotróficos? Como outros neurônios, os neurônios que secretam esses hormônios reguladores recebem quantidades abundantes

de informações (neurais e hormonais, excitatórias e inibitórias) que devem integrar. Estudos ainda estão em andamento para desvendar o impulso neural complexo de diversas áreas do cérebro para os neurônios secretórios hipofisiotróficos. Alguns desses impulsos levam informações sobre diversas condições ambientais. Um exemplo é o notável aumento na secreção de hormônio liberador de corticotrofina (CRH) em resposta ao estresse (veja a
• Figura 18-7b). Diversas conexões neurais também existem entre o hipotálamo e as partes do cérebro relacionadas a emoções (o sistema límbico; veja o Capítulo 5). Assim, as emoções influenciam bastante a secreção de hormônios hipofisiotróficos. As irregularidades menstruais às vezes sofridas por mulheres com problemas emocionais são uma manifestação comum desta relação.

Além de serem regulados por regiões diferentes do cérebro, os neurônios hipofisiotróficos são controlados por diversos impulsos químicos que chegam ao hipotálamo através do coração. Diferente de outras regiões do cérebro, partes do hipotálamo não são protegidas pela barreira hemato-encefálica, portanto, o hipotálamo pode monitorar facilmente alterações químicas no sangue. Os fatores mais comuns transportados pelo sangue que influenciam a neurossecreção pelo hipotálamo são os efeitos de retroalimentação negativa sobre hormônios da glândula-alvo, que veremos a seguir.

Hormônios da glândula-alvo inibem a secreção de hormônios do hipotálamo e da hipófise anterior via retroalimentação negativa.

Na maioria dos casos, os hormônios hipofisiotróficos iniciam uma sequência de três hormônios: (1) hormônio hipofisiotrófico, (2) hormônio trófico da hipófise anterior e (3) hormônio da glândula endócrina-alvo periférica. Em geral, além de produzir seus efeitos fisiológicos, o hormônio da glândula-alvo suprime a secreção do hormônio trófico que o orienta. Esta retroalimentação negativa é realizada pelo hormônio da glândula-alvo atuando diretamente sobre a hipófise em si ou mediante liberação de hormônios do hipotálamo, que, por sua vez, regulam a função da hipófise anterior (veja a • Figura 18-7). Como exemplo, considere o sistema CRH-ACTH-cortisol. O CRH (hormônio liberador de corticotrofina) do hipotálamo estimula a hipófise anterior a secretar ACTH (hormônio adrenocorticotrófico, ou corticotrofina), que, por sua vez, estimula o córtex adrenal a secretar cortisol. O hormônio final no sistema, o cortisol, inibe o hipotálamo para reduzir a secreção de CRH e também atua diretamente sobre os corticotrofos na hipófise anterior para reduzir a síntese de pro-opiomelanocortina e a secreção de ACTH. Através dessa abordagem de barril duplo, o cortisol exerce controle de retroalimentação negativa para estabilizar sua própria concentração plasmática. Se os níveis de cortisol no plasma começarem a subir acima de um nível prescrito, o cortisol suprime sua própria secreção por ações inibitórias no hipotálamo e na hipófise anterior. Este mecanismo garante que, uma vez que um sistema hormonal seja ativado, sua secreção não continue sem pausa. Se os níveis de cortisol no plasma caírem abaixo do ponto desejado, as ações inibitórias do cortisol no hipotálamo e na hipófise anterior são reduzidas, portanto, as forças impulsoras para secreção de cortisol (CRH-ACTH) aumentam consequentemente. Os outros hormônios de glândulas-alvo atuam por circuitos semelhantes de retroalimentação negativa para manter seus níveis plasmáticos relativamente constantes no ponto definido.

Os ritmos diurnos se sobrepõem a este tipo de regulação de retroalimentação negativa estabilizante; ou seja, o ponto de ajuste muda em função da hora do dia. Além disso, outros impulsos controladores podem romper o controle de retroalimentação negativo para alterar a secreção hormonal (isto é, mudar o nível definido) em momentos de necessidade especial. Por exemplo, o estresse aumenta o ponto de ajuste para a secreção do cortisol.

As funções detalhadas e o controle de todos os hormônios da hipófise anterior, exceto o hormônio do crescimento, são discutidos em outras partes, junto com os tecidos-alvo que influenciam – por exemplo, o hormônio estimulante da tireoide será tratado no próximo capítulo, com a discussão sobre a glândula tireoide. Assim, o hormônio do crescimento é o único hormônio da hipófise anterior sobre o qual elaboraremos neste momento.

Controle endócrino do crescimento

Em crianças em crescimento, a síntese líquida contínua de proteínas ocorre sob a influência do hormônio do crescimento, à medida que o organismo fica cada vez maior. Somente ganho de peso não é sinônimo de crescimento, porque isso pode decorrer da retenção de excesso de H_2O ou do armazenamento de gordura, sem desenvolvimento estrutural real dos tecidos. O crescimento exige a síntese líquida de proteínas e inclui crescimento dos ossos longos (os ossos das extremidades), além de aumentos no número e no tamanho das células dos tecidos moles.

O crescimento depende do hormônio do crescimento, mas é influenciado também por outros fatores.

Embora, como o nome sugere, o hormônio do crescimento (GH) seja absolutamente essencial ao crescimento, ele não é totalmente responsável por determinar a taxa e a magnitude final do crescimento em uma pessoa. Os seguintes fatores afetam o crescimento:

- *Determinação genética* da capacidade máxima de crescimento de cada indivíduo. Atingir este potencial de crescimento máximo depende ainda dos demais fatores listados aqui.

- Uma *dieta adequada*, incluindo proteína total suficiente e muitos aminoácidos essenciais para realizar a síntese proteica necessária para o crescimento. Crianças desnutridas nunca atingem seu potencial de crescimento total. Os efeitos prejudiciais ao crescimento da nutrição inadequada são mais profundos quando ocorrem na infância. Em casos graves, a criança pode ter seu crescimento corporal e seu desenvolvimento cerebral irreversivelmente comprometidos. Cerca de 70% do crescimento cerebral total ocorre nos primeiros dois anos de vida. Por outro lado, uma pessoa não pode exceder seu crescimento máximo geneticamente determinado por meio de uma dieta mais do que adequada. A ingestão excessiva de alimentos produz obesidade, não crescimento.

- *Ausência de doenças crônicas e condições ambientais estressantes*. O crescimento reduzido em circunstâncias adversas é resultado, em grande parte, da secreção prolongada induzida por estresse do cortisol pelo córtex adrenal. O cortisol exerce vários efeitos anticrescimento potentes, como a promoção da quebra de proteínas, a inibição do crescimento dos ossos longos e o bloqueio da secreção de GH. Embora crianças doentes ou estressadas não cresçam direito, se a condição subjacente for corrigida antes de se chegar ao tamanho adulto final, a curva de crescimento normal pode ser rapidamente retomada por meio de um notável estirão no crescimento.

- *Níveis normais de hormônios influenciadores do crescimento.* Além do absolutamente essencial GH, outros hormônios, incluindo o hormônio da tireoide, a insulina e os hormônios sexuais, desempenham papéis secundários na promoção do crescimento.

A taxa de crescimento não é contínua, nem os fatores responsáveis pela promoção do crescimento são os mesmos por todo o período de crescimento. O *crescimento fetal* é promovido amplamente por determinados hormônios da placenta (o órgão secretor de hormônios de troca entre os sistemas circulatórios fetal e materno; veja no Capítulo 20) e o tamanho no nascimento é determinado, principalmente, por fatores genéticos e ambientais. O GH não tem nenhum papel no desenvolvimento fetal. Depois do nascimento, o GH e outros fatores hormonais fora da placenta assumem sua importante função na regulagem do crescimento. Fatores genéticos e nutricionais também afetam bastante o crescimento durante este período.

As crianças têm dois períodos de crescimento rápido – um *estirão de crescimento pós-natal*, durante seus primeiros dois anos de vida, e um *estirão de crescimento na puberdade,* durante a adolescência (• Figura 18-9). Dos dois anos de idade até a puberdade, a *taxa* de crescimento linear cai progressivamente, embora a criança ainda esteja crescendo. Antes da puberdade, há pouca diferença sexual no peso ou na altura. Durante a puberdade, ocorre uma notável aceleração no crescimento linear porque os ossos longos se esticam. A puberdade começa aproximadamente aos 11 anos nas meninas e aos 13 nos meninos e dura muitos anos em ambos os sexos. Os mecanismos responsáveis pelo estirão de crescimento na puberdade não são claramente compreendidos. Aparentemente, fatores genéticos e hormonais estão envolvidos. Algumas evidências indicam que a secreção de GH é elevada durante a puberdade e, assim, pode contribuir para a aceleração do crescimento durante este tempo. Ademais, os **androgênios** (hormônios sexuais "masculinos"), cuja secreção aumenta drasticamente na puberdade, também contribuem para o estirão de crescimento na puberdade ao promoverem a síntese proteica e o crescimento dos ossos. O potente androgênio dos testículos masculinos, a testosterona, tem a maior importância na promoção de um rápido aumento na altura dos adolescentes, enquanto os androgênios adrenais menos potentes da glândula adrenal, que também demonstram um aumento considerável na secreção durante a adolescência, provavelmente são mais importantes no estirão de crescimento na puberdade feminina. Embora a secreção de estrogênio pelos ovários também comece durante a puberdade, não está claro qual é o papel que este hormônio sexual "feminino" pode desempenhar no estirão de crescimento na puberdade das meninas. A testosterona e o estrogênio essencialmente atuam sobre os ossos para interromper seu maior crescimento de forma que a altura total adulta seja atingida até o final da adolescência.

O hormônio do crescimento é essencial para o crescimento, mas também exerce de forma direta outros efeitos metabólicos não relacionados.

O GH é o hormônio mais abundante produzido pela hipófise anterior, mesmo nos adultos nos quais o crescimento já parou, em-

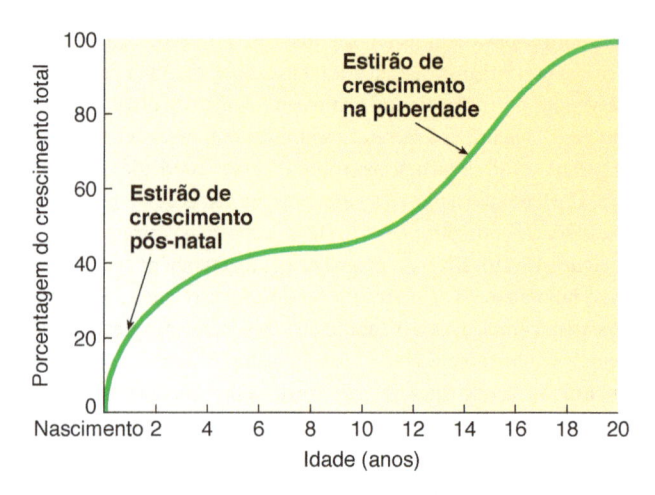

• FIGURA 18-9   Curva de crescimento normal.

bora a secreção de GH comece a cair depois da meia-idade. A alta secreção contínua de GH além do período de crescimento sugere que este hormônio influencia outras áreas além do crescimento. Além de promover o crescimento, o GH tem efeitos metabólicos importantes e melhora o sistema imunológico. Descreveremos brevemente as ações metabólicas do GH antes de voltarmos nossa atenção para suas ações promotoras do crescimento.

Para exercer seus efeitos metabólicos, o GH se liga diretamente a seus órgãos-alvo, ou seja, o tecido adiposo, os músculos esqueléticos e o fígado. O GH aumenta os níveis de ácidos graxos no sangue, aumentando a decomposição da gordura triglicéride armazenada no tecido adiposo e aumentando os níveis de glicose no sangue ao diminuir a absorção de glicose pelos músculos e aumentar a saída de glicose do fígado. Os músculos passam a usar como combustível metabólico os ácidos graxos mobilizados, em vez da glicose. Assim, o efeito metabólico geral do GH é mobilizar estoques de gordura como uma grande fonte de energia enquanto conserva glicose para tecidos dependentes de glicose, como o cérebro. O cérebro pode somente utilizar glicose como combustível metabólico, mas o tecido nervoso não é capaz de armazenar nada de glicogênio (glicose armazenada). Este padrão metabólico é adequado para se manter o organismo durante o jejum prolongado ou em outras situações nas quais as necessidades de energia do corpo excedam os estoques de glicose disponíveis. O GH também estimula a absorção de aminoácidos e a síntese proteica, mas não atua diretamente para realizar essas ações metabólicas promotoras do crescimento ou qualquer outra ação relacionada a isto. Antes de examinarmos os meios pelos quais o GH promove o crescimento, podemos resumir seus efeitos metabólicos da seguinte forma: aumenta os ácidos graxos no sangue, aumenta a glicose no sangue, poupando-a para o cérebro, e estimula a síntese proteica (diminuindo aminoácidos no sangue no processo).

O hormônio do crescimento exerce seus efeitos promotores do crescimento indiretamente ao estimular fatores de crescimento semelhantes à insulina.

O GH não atua diretamente para efetuar suas ações produtoras de crescimento (maior divisão celular, maior síntese proteica e crescimento dos ossos). Ao invés disso, as ações promotoras do crescimento do GH são mediadas diretamente por **fatores de crescimento semelhantes à insulina (IGFs)**, que atuam sobre as células-alvo para causar o crescimento dos tecidos moles e dos ossos. Os IGFs são produzidos em muitos tecidos e têm ações endócrinas, parácrinas e autócrinas. Originalmente chamados de **somatomedinas**, esses mediadores peptídicos são agora preferencialmente chamados de fatores de crescimento semelhantes à insulina, porque têm estrutura e função semelhantes à insulina. Como ela, os IGFs exercem seus efeitos ligando-se a enzimas receptoras, que por sua vez ativam as proteínas executoras designadas dentro da célula-alvo por meio da fosforilação das tirosinas (um tipo de aminoácido) na proteína (a via da tirosina quinase; veja no Capítulo 4). Há dois IGFs – o **IGF-I** e o **IGF-II**.

IGF-I A síntese do IGF-I é estimulada pelo GH e media as ações promotoras de crescimento deste hormônio. A principal fonte do IGF-I em circulação é o fígado, que libera este produto peptídico no sangue em resposta à estimulação do GH. O IGF-I também é produzido pela maioria dos outros tecidos, embora estes não o liberem no sangue. Pesquisadores propõem que o IGF-I produzido localmente nos tecidos-alvo possa atuar através de meios parácrinos. Tal mecanismo poderia explicar por que os níveis de GH no sangue não são mais altos e os níveis de IGF-I em circulação são mais baixos durante os primeiros anos de vida em comparação com os valores em adultos, embora o crescimento seja bastante rápido durante o período pós-natal. A produção local de IGF-I nos tecidos-alvo pode ser mais importante que o fornecimento de IGF-I ou GH transportado pelo sangue durante esta época.

A produção de IGF é controlada por diversos fatores além do GH, incluindo *status* nutricional, idade e fatores histológicos específicos, da seguinte forma:

- A produção de IGF-I depende da nutrição adequada. A ingestão inadequada de alimentos reduz a produção de IGF-I. Como resultado, mudanças nos níveis de IGF-I em circulação nem sempre coincidem com alterações na secreção de GH. Por exemplo, o jejum diminui os níveis de IGF-I, embora aumente a secreção de GH.

- Fatores relativos à idade influenciam a produção de IGF-I. Um aumento drástico nos níveis de IGF-I em circulação acompanha o aumento moderado do GH na puberdade, o que pode, claro, ser um ímpeto ao estirão de crescimento na puberdade.

- Por fim, diversos fatores estimulantes específicos ao tecido podem aumentar a produção de IGF-I em tecidos específicos. Por exemplo, as gonadotrofinas e os hormônios sexuais estimulam a produção de IGF-I dentro de órgãos reprodutivos, como os testículos nos homens e ovários e útero nas mulheres.

Assim, o controle da produção de IGF-I é complexo e sujeito a diversos fatores sistêmicos e locais.

IGF-II Contrastando com o IGF-I, a produção de IGF-II não é influenciada pelo GH. O IGF-II é essencialmente importante durante o desenvolvimento fetal. Embora o IGF-II continue sendo produzido durante a vida adulta, sua função nos adultos permanece incerta.

A seguir, descreveremos os efeitos promotores de crescimento do GH, mediados pelo IGF-I.

O hormônio do crescimento e o IGF-I promovem o crescimento de tecidos moles ao estimular a hiperplasia e a hipertrofia.

Quando os tecidos reagem a seus efeitos promotores de crescimento, o GH (atuando através do IGF-I) estimula o crescimento de tecidos moles e do esqueleto. O GH promove o crescimento de tecidos moles ao (1) aumentar o número de células (**hiperplasia**) e (2) aumentar o tamanho das células (**hipertrofia**). O GH aumenta o número de células ao estimular a divisão celular e evitar a apoptose (morte celular programada; veja no quadro **Conceitos, Desafios e Controvérsias** do Capítulo 4). O GH aumenta o tamanho das células ao favorecer a síntese de proteínas, o principal componente estrutural das células. O GH estimula quase todos os aspectos da síntese proteica e simultaneamente inibe a degradação de proteínas. Ele promove a absorção de aminoácidos (as matérias-primas para síntese proteica) pelas células, diminuindo os níveis de aminoácido no sangue no processo. Ademais, estimula a maquinaria celular responsável por realizar a síntese proteica de acordo com o código genético da célula. Ele aumenta a síntese de DNA e RNA e a incorporação de aminoácidos nas novas proteínas no nível ribossômico.

O crescimento dos ossos longos, que resulta no aumento da altura, é o efeito mais dramático do GH. Antes de entendermos o meio pelo qual o GH estimula o crescimento dos ossos, é preciso que primeiro nos familiarizemos com a estrutura do osso e como se dá seu crescimento.

O osso cresce em espessura e comprimento por mecanismos diferentes, ambos estimulados pelo hormônio do crescimento.

O **osso** é um tecido vivo. Sendo uma forma de tecido conectivo, consiste em células e em uma matriz orgânica extracelular produzida pelas células e conhecida como **osteoide**. As células ósseas que produzem a matriz orgânica são conhecidas como **osteoblastos** ("formadoras de ossos"). A osteoide é composta de fibras de colágeno em um gel semissólido. Esta matriz orgânica tem consistência emborrachada e é responsável pela resistência dos ossos à tração (resiliência do osso ao rompimento quando tensão é aplicada). O osso é endurecido pela precipitação de *cristais de fosfato de cálcio* dentro da osteoide. Estes cristais inorgânicos fornecem ao osso resistência a compressão (a capacidade do osso de manter seu formato quando espremido ou comprimido). Se os ossos fossem feitos totalmente de cristais inorgânicos, seriam quebradiços, como pedaços de giz. Os ossos têm força estrutural próxima à do concreto reforçado, mas não são quebradiços e são muito mais leves porque têm a mistura estrutural de uma armação orgânica endurecida por cristais inorgânicos. A **cartilagem** é semelhante ao osso, exceto pelo fato de a cartilagem viva não ser calcificada.

Um osso longo consiste basicamente de um eixo cilíndrico relativamente uniforme, a **diáfise**, com uma saliência articulada curva nas duas extremidades, uma **epífise.** Em um osso em crescimento, a diáfise é separada em cada extremidade da epífise por uma camada de cartilagem conhecida como **placa epifisária** (• Figura 18-10a). A cavidade central do osso é repleta de medula óssea, o local de produção de células sanguíneas (veja no Capítulo 11).

CRESCIMENTO DOS OSSOS O crescimento em *espessura* dos ossos é atingido pela adição de novo osso sobre a superfície externa do osso já existente. Este crescimento é produzido por osteoblastos

(a) Anatomia de um osso longo

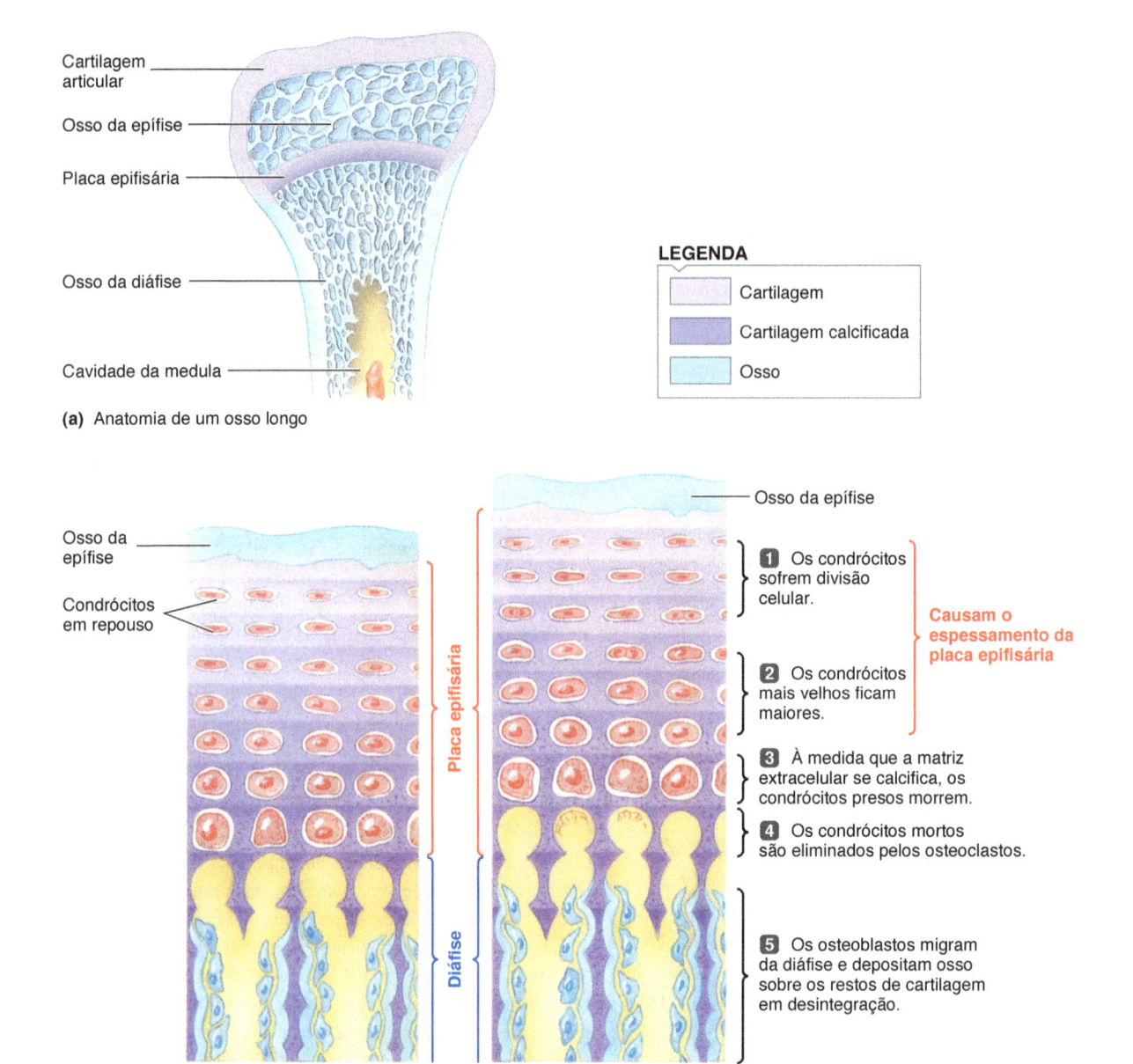

- Cartilagem articular
- Osso da epífise
- Placa epifisária
- Osso da diáfise
- Cavidade da medula

LEGENDA
- Cartilagem
- Cartilagem calcificada
- Osso

(b) Duas partes da mesma placa epifisária em momentos distintos, mostrando o alongamento de ossos longos.

- Osso da epífise
- Condrócitos em repouso
- Placa epifisária
- Diáfise

1. Os condrócitos sofrem divisão celular.
2. Os condrócitos mais velhos ficam maiores.

Causam o espessamento da placa epifisária

3. À medida que a matriz extracelular se calcifica, os condrócitos presos morrem.
4. Os condrócitos mortos são eliminados pelos osteoclastos.
5. Os osteoblastos migram da diáfise e depositam osso sobre os restos de cartilagem em desintegração.

- **FIGURA 18-10** Anatomia e crescimento dos ossos longos.

dentro do **periósteo**, uma lâmina de tecido conectivo que recobre o osso externo. À medida que a atividade do osteoblasto deposita nova camada óssea sobre a superfície externa, outras células dentro do osso, os **osteoclastos** ("quebradores de osso"), dissolvem o tecido ósseo na superfície interna perto da cavidade da medula. Desta forma, a cavidade da medula se alarga para acompanhar o ritmo da maior circunferência do eixo ósseo.

O crescimento no *comprimento* dos ossos longos é realizado por um mecanismo diferente. Os ossos crescem em comprimento como resultado da atividade de células de cartilagem, ou **condrócitos**, nas placas epifisárias (• Figura 18-10b). Durante o crescimento, as células de cartilagem na borda externa da placa perto da epífise se dividem e multiplicam, alargando temporariamente a placa epifisária. À medida que novos condrócitos são formados na borda epifisária, as células de cartilagem mais antigas em direção da borda da diáfise se alargam. Esta combinação de proliferação de novas células de cartilagem e da hipertrofia dos condrócitos em amadurecimento alarga temporariamente a placa epifisária. O espessamento da placa cartilaginosa de intervenção empurra a epífise óssea para mais longe da diáfise. Logo, a matriz que cerca a cartilagem hipertrofiada mais antiga fica calcificada. Como a cartilagem não tem rede própria de capilares, a sobrevivência das células de cartilagem depende da difusão de nutrientes e O_2 através da matriz, um processo evitado pela deposição de sais de cálcio. Como resultado, as células de cartilagem antigas sem nutrientes na borda da diáfise morrem. À medida que os osteoclastos eliminam os condrócitos mortos e a matriz calcificada que os prendia, a área é invadida por osteoblastos, que migram da diáfise, arrastando com eles seu suprimento de capilares. Esses novos ocupantes depositam osso em volta dos restos persistentes de cartilagem em desintegração até que o osso reponha totalmente a região interna de cartilagem no lado da diáfise da placa. Quando a **ossificação** ("formação de osso") está completa, o osso no lado da diáfise se esticou e a placa epifisária retomou sua espessura original. A cartilagem que o osso substituiu na extremidade de diáfise da placa tem a espessura da nova cartilagem na extremidade da epífise da placa. Assim, o crescimento ósseo é possibilitado pelo crescimento e morte de cartilagem, que atua como um "espaçador" para afastar a epífise enquanto fornece uma estrutura para futura formação de osso na extremidade da diáfise.

OSSO MADURO SEM CRESCIMENTO À medida que a matriz celular produzida por um osteoblasto se calcifica, o osteoblasto – como seu predecessor condrócito – fica enterrado pela matriz que se depositou em volta dele. No entanto, diferente dos condrócitos, os osteoblastos presos dentro de uma matriz calcificada não morrem, porque são alimentados por nutrientes transportados até eles através de pequenos canais que os próprios osteoblastos formam ao enviar as extensões citoplasmáticas em torno das quais a matriz óssea é depositada. Assim, dentro do produto ósseo final, uma rede de túneis penetrantes se irradia de cada osteoblasto preso, servindo como um duto de fornecimento de nutrientes e remoção de detritos. Os osteoblastos presos, agora denominados **osteócitos**, aposentam-se do dever de formação óssea ativa, porque sua prisão evita que continuem depositando osso novo. Contudo, eles estão envolvidos na troca hormonalmente regulada de cálcio entre o osso e o sangue. Esta troca está sob o controle do hormônio da paratireoide (discutido no próximo capítulo), não do GH.

O hormônio do crescimento e o IGF-I promovem o crescimento do osso em comprimento e espessura.

O GH faz com que os ossos cresçam tanto em comprimento como em espessura. O GH, por intermédio do IGF-I, estimula a proliferação da cartilagem epifisária, abrindo espaço, assim, para a formação de mais ossos, e estimula também a atividade dos osteoblastos. O GH pode promover o estiramento de ossos longos desde que a placa epifisária continue cartilaginosa – ou seja, "aberta". No final da adolescência, sob a influência dos hormônios sexuais, essas placas se ossificam completamente, se "fechando" de forma que os ossos não possam esticar ainda mais, apesar da presença de GH. Consequentemente, depois que as placas são fechadas, a pessoa não cresce mais.

A secreção do hormônio do crescimento é regulada por dois hormônios hipofisiotróficos.

O controle da secreção de GH é complexo, com dois hormônios hipofisiotróficos do hipotálamo desempenhando um papel essencial.

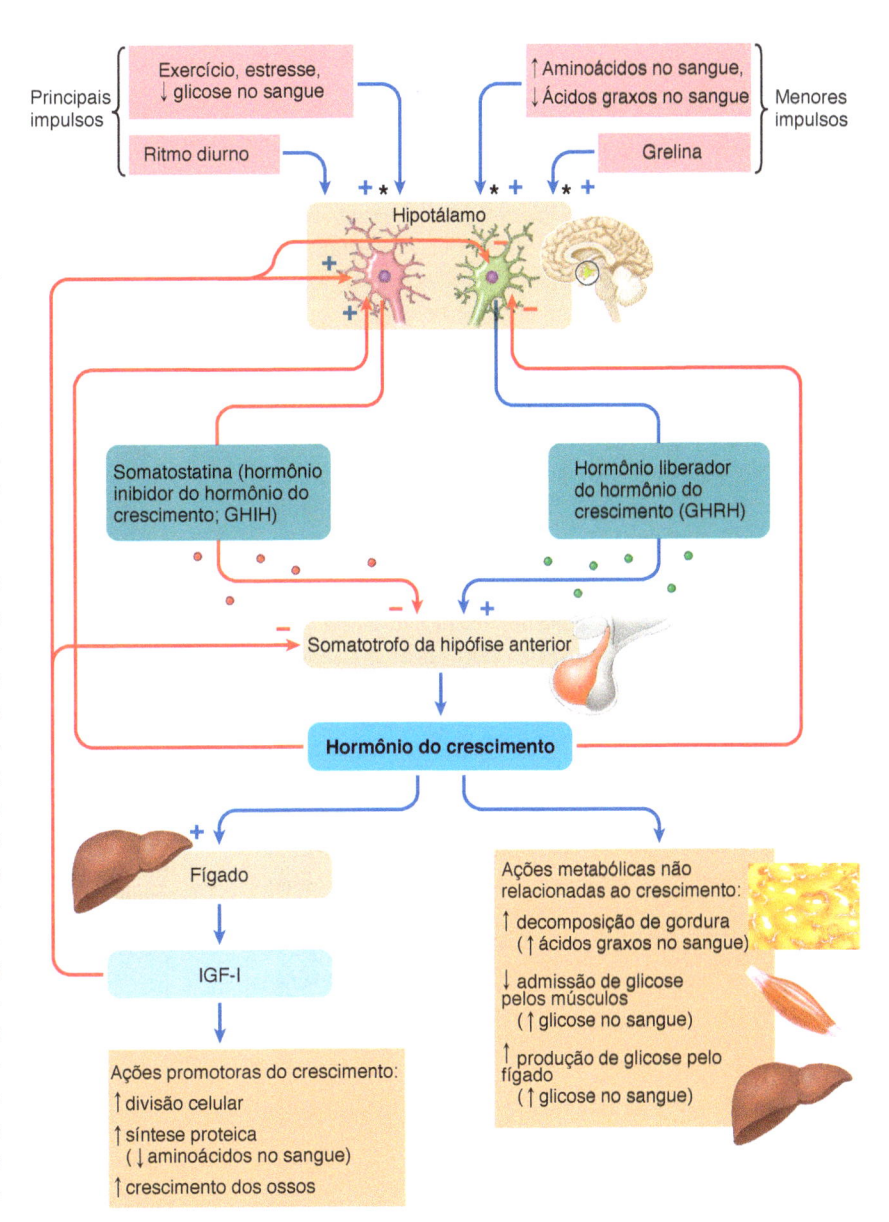

*Todos estes fatores aumentam a secreção do hormônio do crescimento, mas é incerto se fazem isso estimulando o GHRH ou inibindo a somatostatina GHIH ou ambos.

• **FIGURA 18-11** Controle da secreção do hormônio do crescimento.

HORMÔNIO LIBERADOR DO HORMÔNIO DO CRESCIMENTO E HORMÔNIO INIBIDOR DO HORMÔNIO DO CRESCIMENTO Dois hormônios reguladores antagonistas do hipotálamo estão envolvidos no controle da secreção do hormônio do crescimento: o hormônio liberador do hormônio do crescimento (GHRH), a influência estimulante e dominante, e o hormônio inibidor do hormônio do crescimento (GHIH, ou somatostatina), inibitório (• Figura 18-11). Observe as distinções entre a *somatotropina*, ou hormônio do crescimento, a *somatomedina*, um hormônio hepático (também conhecido como IGF-I) que faz a mediação direta dos efeitos do GH, e a *somatostatina*, que inibe a secreção de GH. O GHRH e a somatostatina atuam sobre os somatotrofos da hipófise anterior por ligação com receptores acoplados à proteína G ligados à via de segundo mensageiro cAMP, com o GHRH aumentando a cAMP e a somatostatina diminuindo a cAMP.

Assim como com o controle de outros hormônios da hipófise anterior, circuitos de retroalimentação negativa participam do controle da secreção de GH. O que complica os circuitos de retroalimentação no eixo hipotálamo-hipófise-fígado é o fato de a secreção de GH ser diretamente regulada por fatores estimulantes e inibidores. Portanto, as voltas de retroalimentação negativa envolvem a inibição de fatores estimulantes e a estimulação de fatores inibidores. O GH estimula a secreção de IGF-I pelo fígado e o IGF-I, por sua vez, é o principal inibidor de secreção de GH pela hipófise anterior. O IGF-I inibe os somatotrofos na hipófise diretamente e diminui ainda mais a secreção de GH ao inibir as células secretoras de GHRH e estimular as células secretoras de somatostatina no hipotálamo, reduzindo, assim, a estimulação dos somatotrofos pelo hipotálamo. Ademais, o próprio GH inibe a secreção de GHRH pelo hipotálamo e estimula a liberação de somatostatina.

FATORES QUE INFLUENCIAM A SECREÇÃO DE GH Diversos fatores que atuam sobre o hipotálamo influenciam a secreção de GH. A secreção de GH exibe um ritmo diurno bem caracterizado. Durante a maior parte do dia, os níveis de GH tendem a ser baixos e relativamente constantes. No entanto, cerca de uma hora após o início do sono profundo, a secreção de GH notavelmente atinge níveis até cinco vezes mais altos que o baixo valor diurno.

Sobrepostos a essa flutuação diurna na secreção de GH estão outros surtos de secreção que ocorrem em resposta a exercícios, ao estresse e à baixa taxa de glicose no sangue, os principais estímulos para aumento de secreção. Os benefícios da maior secreção de GH durante essas situações, quando as demandas de energia eliminam as reservas de glicose do organismo, são, presumidamente, que a glicose é preservada para o cérebro e os ácidos graxos são fornecidos como fonte alternativa de energia para os músculos.

O GH utiliza depósitos de gordura e promove a síntese de proteínas corporais, encorajando uma mudança na composição do organismo, diminuindo a deposição de gordura e estimulando um aumento na proteína dos músculos. Assim, o aumento na secreção de GH que acompanha o exercício pode, pelo menos parcialmente, mediar os efeitos do exercício ao reduzir a porcentagem de gordura corporal enquanto aumenta a massa magra.

Um aumento nos aminoácidos no sangue depois de uma refeição rica em proteínas também aumenta a secreção de GH. Por sua vez, o GH promove o uso desses aminoácidos na síntese proteica. O GH também é estimulado por um declínio nos ácidos graxos do sangue. Como o GH mobiliza gorduras, tal regulação ajuda a manter níveis relativamente constantes de ácido graxo no sangue.

Por fim, a grelina, um potente estimulante do apetite liberado pelo estômago, também estimula a secreção de GH (veja no Capítulo 17). Este "hormônio da fome" pode desempenhar um papel na coordenação do crescimento com a aquisição de nutrientes.

Observe que os impulsos reguladores conhecidos para secreção de GH estão voltados ao ajuste dos níveis de glicose, aminoácidos e ácidos graxos no sangue. Nenhum sinal conhecido relacionado ao crescimento influencia a secreção de GH. Toda a questão sobre o que realmente controla o crescimento é complicada pelo fato de que os níveis de GH no início da infância, um período de crescimento um tanto rápido e linear, são semelhantes àqueles em adultos normais. Conforme mencionado anteriormente, o mal compreendido controle das atividades do IGF-I

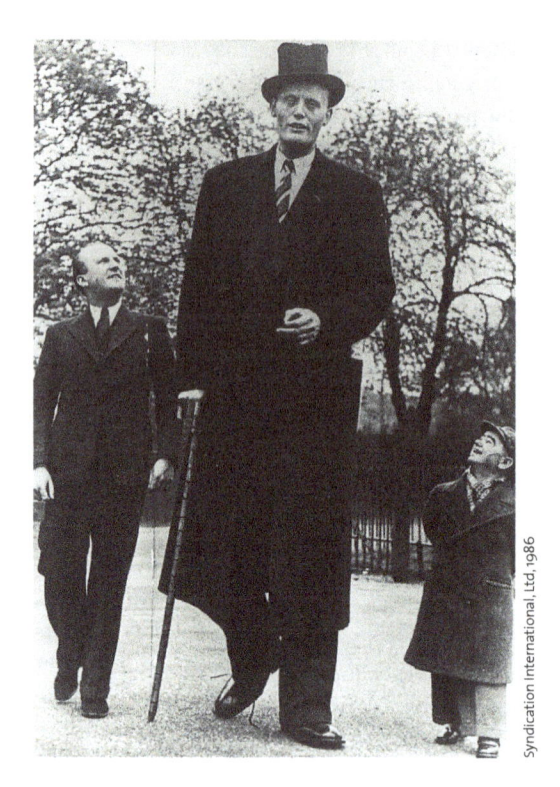

• **FIGURA 18-12 Exemplos do efeito de anormalidades na secreção de hormônio de crescimento sobre o crescimento.** O homem à direita tem nanismo da hipófise anterior, resultante da pouca produção do hormônio do crescimento na infância. O homem ao centro da foto tem gigantismo, causado por secreção excessiva de hormônio do crescimento na infância. O homem à esquerda tem estatura média.

pode ser importante neste sentido. Outra questão relacionada é: por que tecidos adultos não reagem aos efeitos promotores do crescimento do GH? Sabemos que não crescemos mais depois da adolescência, porque as placas epifisárias se fecharam, mas por que os tecidos moles não continuam a crescer, através de hipertrofia e hiperplasia, sob a influência do GH? Uma especulação é que os níveis de GH só podem ser suficientemente altos para produzir seus efeitos promotores do crescimento durante os surtos de secreção que ocorrem no sono profundo. É interessante observar que o tempo gasto no sono profundo é maior na infância e declina gradualmente com a idade. Entretanto, mesmo quando envelhecemos, passamos algum tempo em sono profundo, mas isso não nos torna gradualmente maiores. Mais pesquisas serão necessárias para desvendar esses mistérios.

A secreção anormal do hormônio do crescimento resulta em padrões de crescimento aberrantes.

Nota Clínica Existem doenças relacionadas a deficiências e a excessos do hormônio do crescimento. Os efeitos sobre o padrão de crescimento são muito mais pronunciados que as consequências metabólicas.

DEFICIÊNCIA DO HORMÔNIO DO CRESCIMENTO A deficiência de GH pode ser causada por um defeito da hipófise (falta de GH) ou ocorrer secundária a disfunções do hipotálamo (falta de GHRH). A hipossecreção de GH em crianças é uma causa do **nanismo**. A característica predominante é a baixa estatura, causada pelo crescimento retardado do esqueleto (● Figura 18-12). Características menos óbvias incluem músculos mal desenvolvidos (síntese de proteínas no músculo reduzida) e excesso de gordura subcutânea (menor mobilização de gordura).

Além disso, o crescimento pode ser prejudicado porque os tecidos não conseguem reagir normalmente ao GH. Um exemplo é o **nanismo de Laron**, caracterizado por receptores de GH anormais que não reagem ao hormônio. Os sintomas desta condição se parecem com aqueles da deficiência grave de GH, embora os níveis de GH no sangue na verdade sejam altos.

Em alguns casos, os níveis de GH são adequados e a reatividade das células-alvo é normal, mas há falta de IGFs. Os pigmeus africanos são um exemplo interessante. Sua baixa estatura característica é atribuível a uma carência de IGF-I.

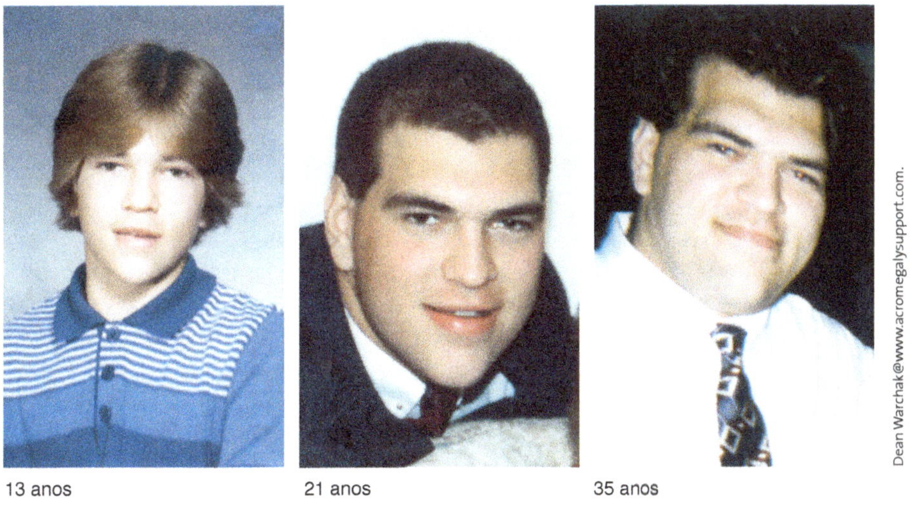

O início da deficiência de GH na vida adulta depois que o crescimento já foi concluído produz relativamente poucos sintomas. Adultos deficientes em GH tendem a ter menor massa e menor força muscular esquelética (menos proteína nos músculos), além de menor densidade óssea (menor atividade dos osteoblastos durante a remodelação óssea contínua). Ademais, como o GH é essencial para a manutenção da massa e do desempenho do músculo cardíaco na vida adulta, adultos deficientes em GH podem ter maior risco de desenvolver insuficiência cardíaca (para uma discussão sobre a terapia com GH, veja o quadro ■ **Conceitos, Desafios e Controvérsias**).

EXCESSO DE HORMÔNIO DO CRESCIMENTO A hipersecreção de GH é mais frequentemente causada por um tumor das células produtoras de GH da hipófise anterior. Os sintomas dependem da idade da pessoa quando a secreção anormal começa. Se a superprodução de GH começa na infância antes de as placas epifisárias fecharem, a principal manifestação é um crescimento rápido na altura sem distorção das proporções corporais. Adequadamente, esta condição é conhecida como **gigantismo** (● Figura 18-12). Se não for tratada pela remoção do tumor ou por medicamentos que bloqueiem o efeito do GH, a pessoa pode atingir alturas de mais de 2,40 m. Todos os tecidos moles crescem adequadamente, então o corpo ainda tem boas proporções.

Se a hipersecreção de GH ocorre após a adolescência, quando as placas epifisárias já se fecharam, o maior crescimento em altura é evitado. Sob a influência do excesso de GH, no entanto, os ossos ficam mais espessos e os tecidos moles, especialmente o tecido conectivo e a pele, proliferam. Este padrão de crescimento desproporcional produz uma condição desfigurante conhecida como **acromegalia** (*acro* quer dizer "extremidade"; *megalia* significa "grande"). O espessamento dos ossos é mais óbvio nas extremidades e na face. Um enrijecimento notável dos traços, até uma aparência quase simiesca, se desenvolve gradualmente, à medida que as mandíbulas e as maçãs do rosto se tornam mais proeminentes devido ao espessamento dos ossos faciais e da pele (● Figura 18-13). As mãos e os pés aumentam e os dedos ficam bastante grossos. Problemas nos nervos periféricos ocorrem frequentemente, pois os nervos ficam presos por tecido conectivo ou ossos excessivamente grandes.

● **FIGURA 18-13 Desenvolvimento progressivo da acromegalia.** Nesta série de fotos da infância aos dias atuais, observe como os ossos da testa, das maçãs do rosto e das mandíbulas ficam cada vez mais proeminentes como resultado do espessamento contínuo dos ossos e da pele causado pela secreção excessiva de GH.

Outros hormônios além do de crescimento são essenciais para o crescimento normal.

Vários outros hormônios além do GH contribuem de maneiras especiais para o crescimento geral:

■ O *hormônio da tireoide* é essencial para o crescimento, mas não é diretamente responsável por sua promoção. Ele desempenha um papel permissivo no crescimento do esqueleto. As ações do GH se manifestam totalmente apenas quando há hormônio da tireoide suficiente presente. Como resultado, o crescimento é gravemente prejudicado em crianças com hipotireoidismo, mas a hipersecreção do hormônio da tireoide não causa crescimento excessivo.

■ A *insulina* é um importante promotor do crescimento. A deficiência de insulina muitas vezes bloqueia o crescimento e o hiperinsulinismo frequentemente incentiva o crescimento excessivo. Como a insulina promove a síntese proteica, seus efeitos promotores do crescimento não deveriam surpreender. Entretanto, tais efeitos também podem surgir de um mecanismo distinto do efeito direto da insulina sobre a síntese proteica. A insulina é estruturalmente parecida com os IGFs e pode interagir com o receptor de IGF-I, bastante semelhante ao receptor de insulina.

■ Os *androgênios*, que, acredita-se, desempenham um importante papel no estirão de crescimento na puberdade, estimulam a síntese proteica de forma potente em muitos órgãos. Os androgênios estimulam o crescimento linear, promovem o ganho de peso e aumentam a massa muscular. O androgênio mais potente, a testosterona testicular, é responsável por homens desenvolverem musculatura mais pesada do que mulheres. Esses efeitos promotores do crescimento dependem da presença de GH. Os androgênios praticamente não têm nenhum efeito sobre o crescimento

CONCEITOS, DESAFIOS E CONTROVÉRSIAS

Crescimento e juventude engarrafados?

Diferente da maioria dos hormônios, a estrutura e a atividade do hormônio do crescimento são distintas entre as espécies. Como resultado, o hormônio do crescimento (GH) de fontes animais é ineficaz para o tratamento da deficiência de GH nos humanos. No passado, a única fonte de GH humano eram as hipófises de cadáveres humanos. Este suprimento nunca era adequado e finalmente foi retirado do mercado estadunidense pela *Food and Drug Administration* (FDA), devido ao medo de contaminação viral. Hoje em dia, porém, as técnicas de engenharia genética disponibilizaram um suprimento ilimitado de GH humano. O gene que orienta a síntese de GH nos humanos foi introduzido em bactérias, transformando-as em "fábricas" que sintetizam o GH humano.

Embora o GH humano adequado agora esteja disponível através de engenharia genética, o novo problema para a comunidade médica é determinar quais as circunstâncias em que tratamento com GH sintético é adequado. Até recentemente, apenas os seguintes tratamentos foram aprovados pela FDA: (1) para crianças com deficiência de GH, (2) para adultos com tumor na hipófise ou outras doenças que causem deficiência grave de GH e (3) para pacientes com AIDS que sofrem de degeneração muscular grave. Embora não aprovada pela FDA para este uso, a terapia com GH também é amplamente empregada para promover a recuperação mais rápida da pele em pacientes com queimaduras graves. Em 2003, entre debates inflamados, a FDA aprovou injeções de GH para outro grupo, o 1,2% de crianças incomumente baixas sem nenhum motivo aparente. Esta terapia envolve múltiplas injeções semanais de GH, por vários anos e sob a supervisão atenta de endocrinologistas pediátricos, culminando em um ganho médio de altura de 2,5 cm a 7,62 cm. Crianças com deficiência de GH têm ganhos de altura mais dramáticos, de 15 cm a 20 cm, através da terapia de GH.

Outro grupo que pode se beneficiar da terapia com GH são os idosos. A secreção de GH atinge seu pico quando uma pessoa está na casa dos 20 anos, depois pode começar a cair após os 40. Este declínio pode contribuir para alguns dos sinais característicos do envelhecimento:

- Menor massa muscular (o GH promove a síntese de proteínas, incluindo proteína dos músculos);
- Maior deposição de gordura (o GH promove a magreza ao mobilizar estoques de gordura para uso como fonte de energia);
- Menor densidade óssea (o GH promove a atividade de células formadoras de ossos);
- Pele mais fina e flácida (o GH promove a proliferação das células cutâneas).

(Entretanto, acredita-se também que a inatividade tenha um papel central nas reduções de massa muscular, da densidade óssea e da força relacionadas à idade.)

Vários estudos no início dos anos de 1990 sugeriram que algumas dessas consequências do envelhecimento podem ser combatidas através do uso de GH sintético em pessoas acima dos 60 anos. Idosos tratados com suplementos de GH mostraram maior massa muscular, menos tecido adiposo e pele mais espessa. Em estudos semelhantes em idosas, a terapia com suplementos de GH não aumentou significativamente a massa muscular, mas reduziu a massa gorda e protegeu contra perdas ósseas.

Embora esses resultados iniciais tenham sido estimulantes, outros estudos foram menos empolgantes. Por exemplo, apesar do aumento na massa magra corporal, muitas pessoas tratadas, surpreendentemente, não têm aumento de força muscular ou de capacidade de exercício. Além disso, quando o GH é tomado como suplemento por um período prolongado de tempo ou em grandes doses, entre os efeitos colaterais nocivos incluem-se maior probabilidade de diabetes, cálculos renais, pressão alta, dores de cabeça, dores nas articulações e síndrome do túnel do carpo (síndrome que envolve o engrossamento e o estreitamento do túnel no punho através do qual o suprimento de nervos para os músculos da mão passa. *Carpo* quer dizer "punho"). Ademais, o GH sintético é caro (de 15 a 20 mil dólares ao ano) e deve ser injetado regularmente. Além disso, alguns cientistas acreditam que a administração sustentada de GH sintético possa aumentar o risco de desenvolvimento de câncer ao promover a proliferação celular descontrolada. Por esses motivos, muitos pesquisadores não veem mais o GH sintético como uma possível "fonte da juventude". Em vez disso, esperam que ele possa ser utilizado de forma mais limitada para fortalecer músculos e ossos o suficiente nos muitos idosos que têm déficits de GH para ajudar a reduzir a incidência de quedas com fraturas que frequentemente levam à invalidez e à perda da independência. O *National Institute of Aging* ("Instituto Nacional do Envelhecimento") atualmente está patrocinando uma série de estudos nos EUA envolvendo a terapia com GH em idosos para ajudar a desvendar funções potencialmente legítimas desse suplemento hormonal. Não dispostos a esperar, 30 mil idosos estão tomando GH atualmente, segundo estimativas.

Um dilema ético é se a droga deve ser utilizada por outras pessoas com níveis normais de GH, mas que desejem as ações promotoras do crescimento do produto por motivos cosméticos ou atléticos, como adolescentes com crescimento normal que desejam ficar mais altos. A droga já está sendo utilizada ilegalmente por alguns atletas e fisiculturistas. Ademais, um estudo recente revelou que apenas quatro entre dez crianças que recebem terapia com GH legitimamente sob supervisão médica realmente têm deficiência de GH ou estão na faixa de 1,2% de altura inferior. As outras recebem o tratamento porque pais, médicos e as próprias crianças estão sendo influenciados mais por pressões culturais que favorecem a altura do que por fatores médicos.

O uso da droga em crianças com níveis normais de GH pode ser problemático porque o GH sintético é um produto de dois gumes. Embora promova o crescimento e a massa muscular, ele também tem efeitos negativos, com efeitos colaterais potencialmente problemáticos. Ademais, um estudo revelou que a terapia com suplementos de GH em crianças que não têm carência do hormônio redistribui a gordura e a proteína do organismo. Os pesquisadores compararam dois grupos de crianças saudáveis de seis a oito anos que estavam entre as mais baixas para sua faixa etária. Um grupo era formado por crianças que receberam GH, o outro por crianças que não o receberam. Ao final de seis meses, as crianças que tomaram o hormônio sintético tinham ultrapassado o grupo não tratado em crescimento em mais de 3,8 cm por ano. Entretanto, as crianças não tratadas ganharam músculo e gordura enquanto cresceram, ao passo que as tratadas ficaram incomumente musculosas e perderam até 76% de sua gordura corporal. A perda de gordura tornou-se especialmente óbvia em seus rostos e membros, dando a elas uma aparência magra e abatida. Ainda não está claro quais efeitos de longo prazo – nocivos ou desejáveis – tais mudanças drásticas na composição corporal podem ter. Cientistas também expressaram preocupação de que essas mudanças físicas imediatamente observáveis poderiam ser acompanhadas por anormalidades mais sutis em órgãos e células. Assim, o debate sobre o uso de GH em crianças normais, mas de baixa estatura, provavelmente continuará.

corporal na ausência de GH, mas, em sua presença, aumentam o crescimento linear de forma sinérgica. Embora os androgênios estimulem o crescimento, eles afinal interrompem o crescimento posterior, ao promoverem o fechamento das placas epifisárias.

- Os *estrogênios*, como os androgênios, por fim interrompem o crescimento linear, ao estimularem a conversão completa das placas epifisárias em ossos. Contudo, os efeitos do estrogênio sobre o crescimento antes da maturação dos ossos não são bem compreendidos. Alguns estudos sugerem que grandes doses de estrogênio podem até prejudicar o crescimento corporal, ao inibirem a proliferação de condrócitos enquanto as placas epifisárias ainda estão abertas.

Vários fatores contribuem para as diferenças de altura média entre homens e mulheres. Primeiro, como a puberdade ocorre aproximadamente dois anos antes nas meninas do que nos meninos, em média, eles têm dois anos a mais de crescimento pré-puberdade do que elas. Como resultado, os meninos são normalmente vários centímetros mais altos do que as meninas no início de seus respectivos estirões de crescimento. Segundo, como já mencionado, meninos têm um maior estirão de crescimento induzido por androgênio do que meninas, antes que seus respectivos esteroides gonadais vedem seus ossos longos de crescimento posterior. Isso resulta em maiores alturas nos homens do que nas mulheres, em média. Terceiro, o aumento no estrogênio na puberdade pode reduzir o estirão de crescimento na puberdade feminino. Quarto, evidências recentes sugerem que os androgênios "marcam" os cérebros dos homens durante o desenvolvimento, originando um padrão secretório "masculino" de GH caracterizado por maiores picos cíclicos, que, especula-se, contribuem para a maior altura dos homens.

Além desses hormônios que exercem efeitos gerais sobre o crescimento corporal, diversos *fatores de crescimento* peptídicos mal compreendidos foram identificados e estimulam a atividade mitótica de tecidos específicos (por exemplo, o fator de crescimento da epiderme).

Agora, voltaremos nossa atenção à outra glândula endócrina central – a glândula pineal.

Glândula pineal e ritmos circadianos

A **glândula pineal**, uma estrutura minúscula em formato de pinha localizada no centro do cérebro (veja a ● Figura 5-7b e a ● Figura 18-1), secreta o hormônio **melatonina**, uma indolamina derivada do aminoácido triptofano (não confunda a melatonina com o pigmento escurecedor da pele *melanina*). Embora a melatonina tenha sido descoberta em 1959, pesquisadores só começaram a desvendar recentemente suas muitas funções. Um dos papéis mais universalmente aceitos da melatonina é ajudar a manter os ritmos circadianos inerentes ao corpo em sincronia com o ciclo luz-escuridão. Em princípio, examinemos os ritmos circadianos em geral, antes de vermos a função da melatonina neste sentido e considerarmos outras funções deste hormônio.

O núcleo supraquiasmático é o principal relógio biológico.

As taxas de secreção hormonal não são o único fator no organismo que flutua ciclicamente em um período de 24 horas. Os seres humanos têm relógios biológicos semelhantes para muitas outras funções corporais, desde a expressão genética até processos fisiológicos como a regulagem de temperatura (veja no Capítulo 17) e o comportamento. O principal relógio biológico, que serve de marca-passo para os ritmos circadianos do organismo, é o **núcleo supraquiasmático (SCN)**. Ele consiste em um agrupamento de corpos celulares nervosos no hipotálamo acima do quiasma óptico, o ponto no qual parte das fibras nervosas de cada olho cruza para a metade oposta do cérebro (*supra* quer dizer "acima"; *quiasma* significa "cruzar") (veja o Capítulo 6, a ● Figura 5-7b e a ● Figura 18-4). Esse disparo rítmico autoinduzido dos neurônios do SCN desempenha um papel essencial para o estabelecimento de muitos dos ritmos diários inerentes do corpo.

FUNÇÃO DAS PROTEÍNAS CLOCK Cientistas agora desvendaram os mecanismos moleculares subjacentes responsáveis pelas oscilações circadianas do SCN. Genes autoiniciantes específicos dentro dos núcleos dos neurônios do SCN acionam uma série de eventos que causa a síntese de **proteínas Clock**[*] no citosol em volta do núcleo. À medida que o dia transcorre, essas proteínas Clock continuam se acumulando, finalmente atingindo uma massa crítica, quando são transportadas para o núcleo. Aqui, elas bloqueiam o processo genético responsável por sua própria produção. O nível de proteínas Clock diminui gradualmente à medida que elas se degradam dentro do núcleo, removendo, assim, sua influência inibitória do maquinário genético das proteínas Clock. Não mais bloqueados, esses genes mais uma vez ativam a produção de mais proteínas Clock enquanto o ciclo se repete. Cada ciclo leva cerca de um dia. Os níveis flutuantes de proteínas Clock causam alterações cíclicas na saída neural do SCN, que, por sua vez, levam a mudanças cíclicas nos órgãos executores durante todo o dia. Um exemplo é a variação diurna na secreção de cortisol (veja a ● Figura 18-3). Os ritmos circadianos estão, portanto, ligados a flutuações nas proteínas Clock, que utilizam um circuito de retroalimentação para controlar sua própria produção. Desta forma, a marcação de tempo interna é um mecanismo autossustentador embutido na composição genética dos neurônios do SCN.

SINCRONIZAÇÃO DO RELÓGIO BIOLÓGICO A SINAIS AMBIENTAIS
Por conta própria, este relógio biológico geralmente tem um ciclo um pouco mais lento que o ciclo ambiental de 24 horas. Sem nenhum sinal externo, o SCN configura ciclos que duram, em média, 25 horas. Os ciclos são consistentes em cada indivíduo, mas variam bastante entre pessoas diferentes. Se este relógio principal não fosse continuamente ajustado para acompanhar o ritmo externo, os ritmos circadianos do organismo ficariam cada vez mais fora de sincronia com os ciclos de luz (períodos de atividade) e escuridão (períodos de descanso). Assim, o SCN deve ser reiniciado diariamente por sinais externos para que os ritmos biológicos do corpo fiquem sincronizados aos níveis de atividade orientados pelo ambiente em redor. O efeito de não se manter a sincronia entre o relógio interno e o ambiente é bem conhecido por pessoas que sofrem de *jet lag*, quando seu ritmo inerente está em descompasso com os sinais externos. O SCN trabalha em conjunto com a glândula pineal e seu produto hormonal melatonina para sincronizar os vários ritmos circadianos com o ciclo

---

[*] Acrônimo para *Circadian Locomotor Output Cycle Kaput*. (N.E.)

CONCEITOS, DESAFIOS E CONTROVÉRSIAS

Mexer com relógios biológicos

Pesquisas mostram que o ritmo intenso da vida moderna, estresse, barulho, poluição e os horários irregulares que muitos trabalhadores seguem podem atrapalhar os ritmos internos, ilustrando como um ambiente externo saudável afeta nosso próprio ambiente interno – e a nossa saúde.

O Dr. Richard Restak, neurologista e escritor, afirma que os "ritmos normais de despertar e dormir [...] parecem exercer um efeito estabilizante sobre a saúde física e psicológica". O maior interruptor dos ritmos circadianos naturais é o horário de trabalho variável, surpreendentemente comum em países industrializados. Hoje, um de cada quatro trabalhadores e uma de cada seis trabalhadoras têm horário de trabalho variável – alternando frequentemente entre trabalho diurno e noturno. Em muitos setores, para utilizar equipamentos e edifícios da maneira ideal, os trabalhadores estão em serviço dia e noite. Como consequência, mais restaurantes e lojas ficam abertos 24 horas por dia e mais trabalhadores do setor de saúde devem estar de plantão à noite para atender vítimas de acidentes.

Para minimizar o ônus, muitas companhias que mantêm turnos 24 horas por dia alteram os horários de seus funcionários. Em uma semana, os funcionários trabalham no turno diurno. Na seguinte, vão para o turno da noite, da meia-noite às oito da manhã. Na outra ainda, trabalham no turno das quatro da tarde à meia-noite. Muitos trabalhadores de turno se sentem cansados na maior parte do tempo e têm problemas para permanecerem despertos em serviço. O desempenho no trabalho cai bastante devido à fadiga dos funcionários. Quando os trabalhadores chegam em casa, estão exaustos, mas não conseguem dormir, porque tentam fazê-lo em uma hora em que o corpo está tentando acordá-los. Infelizmente, mudanças semanais de horário nunca permitem que os alarmes internos dos trabalhadores sejam totalmente ajustados. A maioria das pessoas precisa de quatro a 14 dias para ajustar-se a um novo cronograma.

Trabalhadores em turnos alternados sofrem mais úlceras, insônia, irritabilidade, depressão e tensão do que aqueles em turnos fixos. Suas vidas nunca são iguais. Para piorar as coisas, trabalhadores cansados e irritáveis, cujo julgamento está prejudicado pela fadiga, representam uma ameaça à sociedade. Considere um exemplo.

Às quatro da manhã, na sala de controle do reator nuclear em Three Mile Island, na Pensilvânia, três operadores cometeram o primeiro de uma série de erros que levou ao pior acidente nuclear na história dos EUA. Os operadores não notaram luzes de advertência nem observaram que uma válvula crucial tinha ficado aberta. Quando os operadores do turno da manhã entraram na sala de controle no dia seguinte, descobriram os problemas rapidamente, mas já era tarde demais. Os tubos no sistema haviam se rompido, enviando vapor e água radioativos para o ar e para dentro de dois edifícios. Ironicamente, este acidente, em 1979, ocorreu 12 dias depois do lançamento do popular filme *Síndrome da China*, sobre um acidente em um reator nuclear, aumentando a conscientização e o alarme público. Felizmente, nenhum habitante dos arredores foi ferido imediatamente e nenhum estudo de longo prazo encontrou um elo conclusivo entre a maior incidência de câncer e o baixo nível de radiação ao qual os moradores das áreas próximas ao reator com problema foram expostos. A limpeza do acidente durou de 1970 a 1993 e custou 975 milhões de dólares.

No final de abril de 1986, outra usina nuclear foi arruinada. Este acidente, em Chernobyl, na antiga União Soviética, foi muito mais grave. No início da manhã, dois engenheiros testavam o reator. Violando o protocolo operacional padrão, eles desativaram os principais sistemas de segurança. Este único erro de julgamento (possivelmente causado pela fadiga) resultou no maior e mais caro acidente nuclear da História. O vapor acumulou-se dentro do reator e estourou o teto do edifício de contenção. Uma nuvem espessa de radiação subiu ao céu e depois se espalhou por toda a Europa e pelo mundo. O reator queimou por dez dias, expelindo 400 vezes mais radiação do que a liberada pela bomba atômica lançada em Hiroshima na Segunda Guerra Mundial. O mundo inteiro assistiu horrorizado enquanto trabalhadores lutavam para cobrir o núcleo radioativo derretido que lançava radiação para o céu.

O desastre de Chernobyl, como o acidente em Three Mile Island, pode ter sido resultado de funcionários trabalhando em um horário inadequado para o raciocínio claro. É de se perguntar quantos desastres de avião, acidentes de carro e atos de imperícia médica podem ser causados por erros de julgamento resultantes da insistência em se trabalhar contra os ritmos inerentes do organismo.

Graças a estudos de ritmos biológicos, os pesquisadores estão encontrando maneiras de reiniciar os relógios biológicos, que podem ajudar a reduzir o sofrimento dos trabalhadores de turno e melhorar o desempenho dos trabalhadores do turno da noite. Por exemplo, uma medida simples é colocar trabalhadores de turno em ciclos de três semanas para dar a seus relógios tempo de se ajustar. Ou, em vez de passar os funcionários do turno diurno para o noturno, transferi-los para frente, e não para trás (por exemplo, de um turno diurno para um vespertino). É um ajuste muito mais fácil. Luzes intensas também podem ser utilizadas para reajustar o relógio biológico. É um pequeno preço a se pagar por uma força de trabalho saudável e uma sociedade mais segura. Ademais, o uso de suplementos de melatonina, o hormônio que ajusta o relógio interno para funcionar em sintonia com os ciclos ambientais, pode ser útil no reajuste do relógio do organismo quando este está fora de sincronia com os sinais externos.

---

dia-noite de 24 horas (para uma discussão sobre os problemas associados à falta de sincronia com os sinais ambientais, veja o quadro ■ **Conceitos, Desafios e Controvérsias**).

A melatonina ajuda a manter os ritmos circadianos do organismo em dia com o ciclo de luz-escuridão.

Mudanças diárias na intensidade de luz são o principal sinal ambiental utilizado para se ajustar o relógio principal do SCN. Fotorreceptores especiais na retina capturam sinais de luz e os transmitem diretamente para o SCN. Esses fotorreceptores são diferentes dos bastonetes e cones utilizados para perceber, ou ver, a luz (veja a ● Figura 6-26). A **melanopsina**, uma proteína encontrada em uma célula de gânglio especial da retina (veja no Capítulo 6), é o receptor de luz que mantém o corpo em sintonia com o horário externo. A grande maioria das células do gânglio da retina recebe impulsos dos cones e bastonetes fotorreceptores. Os axônios dessas células do gânglio formam o *nervo óptico* que leva informações para o córtex visual no lobo occipital (veja no Capítulo 5). Entrelaçadas entre as células de gânglio da retina visualmente orientadas, cerca de 1% a 2% das células de gânglio da retina formam um sistema de detecção de luz totalmente independente que reage a níveis de iluminação, como o fotômetro de uma câmera fotográfica, em vez dos contrastes, cores e contornos detectados pelo sistema visual formador de imagens. As células de gânglio da retina detectoras de iluminação com melanopsina indicam para a glândula pineal a ausência ou a presença de luz enviando seus sinais ao longo do **trato retino-hipotalâmico** até o SCN. Esta via é diferente dos sistemas neurais que resultam na percepção da visão. O SCN transmite a mensagem relativa ao *status* de luz à glândula pineal. Esta é a principal forma de coordenar o relógio interno para um dia de 24 horas. A melatonina é o hormônio da escuridão. A secreção de melatonina aumenta até dez vezes durante a escuridão noturna e, depois, cai para níveis baixos durante a luz diurna. Flutuações na secreção de melatonina, por sua vez, ajudam a ligar os ritmos biológicos do corpo com os sinais externos de luz-escuridão.

Entre os papéis propostos para a melatonina, além da regulagem do relógio biológico do organismo, incluem-se:

- Ingerida de forma exógena (em uma pílula), a melatonina induziria um sono natural sem os efeitos colaterais que acompanham sedativos hipnóticos, portanto, poderia desempenhar um papel normal na promoção do sono.

- Acredita-se que a melatonina iniba os hormônios que estimulam a atividade reprodutiva. A puberdade pode ser iniciada por uma redução na secreção de melatonina.

- Em uma função relacionada, em algumas espécies, flutuações sazonais na secreção de melatonina, associadas a mudanças no número de horas de luz diurna, são gatilhos importantes para a reprodução, a migração e a hibernação sazonais.

- Em outra função relacionada, a melatonina está sendo utilizada em ensaios clínicos como um método contraceptivo, pois em altos níveis ela interrompe a ovulação. Um contraceptivo masculino utilizando a melatonina para interromper a produção de espermatozoides está também em desenvolvimento.

- A melatonina parece ser um **antioxidante** bastante eficaz, uma ferramenta de defesa contra os radicais livres biologicamente prejudiciais. Os *radicais livres* são partículas muito instáveis deficientes em elétrons, altamente reativas e destrutivas. Os radicais livres estão envolvidos em várias doenças crônicas, como doença arterial coronariana (veja no Capítulo 9) e câncer, e acredita-se que contribuam para o processo de envelhecimento.

- Indícios sugerem que a melatonina possa desacelerar o processo de envelhecimento, pela remoção de radicais livres ou por outros meios.

- A melatonina parece aumentar a imunidade e demonstrou reverter parte do encolhimento do timo relacionado à idade, a fonte dos linfócitos T (veja no Capítulo 12) em cobaias animais mais velhas.

Nota Clínica Graças aos muitos papéis propostos da melatonina, o uso de suplementos de melatonina para diversas condições parece bastante promissor. Entretanto, a maioria dos pesquisadores é cautelosa quanto à recomendação destes suplementos até que sua eficácia como medicamento seja mais substanciada. Enquanto isso, muitas pessoas recorrem à melatonina como suplemento alimentar – nesta forma, ela não é regulada pela *Food and Drug Administration* quanto à segurança e eficácia. Os dois principais usos autoprescritos da melatonina são para a prevenção do *jet lag* e para facilitar o sono

Capítulo em Perspectiva: Foco na homeostase

O sistema endócrino é um dos dois principais sistemas reguladores do organismo – o outro é o sistema nervoso. Por meio de seus mensageiros hormonais de ação relativamente lenta, o sistema endócrino em geral regula atividades que exigem duração em vez de velocidade. A maioria dessas atividades é voltada para a manutenção da homeostase. As contribuições específicas dos órgãos endócrinos centrais à homeostase são:

- A unidade hipotálamo-hipófise posterior secreta vasopressina, que atua nos rins durante a formação de urina para manter o equilíbrio de H_2O. O controle do equilíbrio de H_2O, por sua vez, é essencial para manutenção da osmolaridade do ECF e do volume celular adequado.

- Em sua maioria, os hormônios secretados pela hipófise anterior não contribuem diretamente para a homeostase. Ao invés disso, são em geral tróficos, isto é, estimulam a secreção de outros hormônios.

- Entretanto, o hormônio de crescimento da hipófise anterior, além de suas ações promotoras do crescimento, também exerce efeitos metabólicos que ajudam a manter a concentração plasmática de aminoácidos, glicose e ácidos graxos.

- A glândula pineal secreta melatonina, que ajuda a vincular o ritmo circadiano do organismo ao ciclo ambiental de luz (período de atividade) e escuridão (período de inatividade).

As glândulas endócrinas periféricas também ajudam a manter a homeostase das seguintes formas:

- Os hormônios ajudam a manter a concentração adequada de nutrientes no ambiente interno ao orientarem reações químicas envolvidas na admissão, estocagem e liberação dessas moléculas pelas células. Ademais, a taxa com que esses nutrientes são metabolizados é controlada em grande parte pelo sistema endócrino.

- O equilíbrio de sal, importante na manutenção do volume adequado do ECF e da pressão sanguínea arterial, é atingido por ajustes hormonalmente controlados na reabsorção de sal pelos rins durante a formação de urina.

- Da mesma forma, os hormônios atuam sobre diversas células-alvo para manter a concentração plasmática de cálcio e de outros eletrólitos. Esses eletrólitos, por sua vez, desempenham papéis essenciais em atividades homeostáticas. Por exemplo, a manutenção de níveis de cálcio dentro de limites estreitos é crucial para a excitabilidade neuromuscular e a coagulação de sangue, entre outras ações de sustentação à vida.

- O sistema endócrino orquestra uma ampla variedade de ajustes que ajudam o organismo a manter a homeostase em resposta a situações estressantes.

- Os sistemas endócrino e nervoso trabalham em conjunto para controlar os sistemas circulatório e digestório, que, por sua vez, executam atividades homeostáticas importantes.

Sem relação com a homeostase, os hormônios orientam o processo de crescimento e controlam a maioria dos aspectos do sistema reprodutivo.

EXERCÍCIOS DE REVISÃO

Perguntas objetivas (respostas no Apêndice F, disponível no site do livro www.cengage.com.br)

1. Um hormônio pode influenciar mais de um tipo de célula-alvo. *(Verdadeiro ou falso?)*
2. A hipossecreção ou hipersecreção de um hormônio específico pode ocorrer embora sua glândula endócrina seja perfeitamente normal. *(Verdadeiro ou falso?)*
3. Uma glândula endócrina pode secretar mais de um hormônio. *(Verdadeiro ou falso?)*
4. Uma única célula-alvo pode ser influenciada por mais de um hormônio. *(Verdadeiro ou falso?)*
5. Todas as glândulas endócrinas são exclusivamente endócrinas em suas funções. *(Verdadeiro ou falso?)*
6. O _____ no hipotálamo é o relógio biológico principal do organismo.
7. A redução autoinduzida no número de receptores para um hormônio específico é conhecida como _____.
8. Os níveis de hormônio do crescimento no sangue não são mais altos durante os anos de crescimento no início da infância do que durante a vida adulta. *(Verdadeiro ou falso?)*
9. Um hormônio cuja função primária é a regulação de outra glândula endócrina é classificado funcionalmente como hormônio _____.
10. A atividade dentro da camada cartilaginosa de osso conhecida como _____ é responsável pelo alongamento dos ossos longos.
11. Indique as relações entre os hormônios no sistema hipotálamo/hipófise anterior/córtex adrenal utilizando o código de resposta a seguir para identificar que hormônio pertence a cada espaço em branco:

    (a) cortisol
    (b) ACTH
    (c) CRH

    O (1) ___ do hipotálamo estimula a secreção de (2) ___ da hipófise anterior. O (3) ___, por sua vez, estimula a secreção de (4) ___ do córtex adrenal. Em retroalimentação negativa, o (5) ___ inibe a secreção do hormônio liberador (6) ___ e também inibe a secreção do hormônio trófico (7) ___.

Perguntas dissertativas

1. Liste as funções gerais do sistema endócrino.
2. Como a concentração plasmática de um hormônio é normalmente regulada?
3. Liste e descreva brevemente a fonte e as funções dos hormônios da hipófise posterior.
4. Liste e descreva brevemente a fonte e as funções dos hormônios da hipófise anterior.
5. Compare a relação entre o hipotálamo e a hipófise posterior com a relação entre o hipotálamo e a hipófise anterior. Descreva a função do sistema porta hipotálamo-hipófise e dos hormônios liberadores e inibidores do hipotálamo.
6. Descreva as ações do hormônio do crescimento não relacionadas ao crescimento. Quais são as ações promotoras do crescimento do hormônio do crescimento? Qual é a função dos IGFs?
7. Discuta o controle da secreção do hormônio do crescimento.
8. Descreva o papel das proteínas Clock.
9. Quais são a origem, as funções e o estímulo para a secreção de melatonina?

PONTOS A PONDERAR

(Explicações no Apêndice F)

1. É de se esperar que a concentração de hormônios liberadores e inibidores do hipotálamo em uma amostra de sangue venoso sistêmico seja maior, menor ou igual à concentração desses hormônios em uma amostra de sangue do sistema porta hipotálamo-hipófise?
2. Pensando na volta de controle de retroalimentação entre TRH, TSH e hormônio da tireoide, seria de se esperar uma concentração de TSH normal, acima ou abaixo do normal em uma pessoa cuja dieta é deficiente em iodo (um elemento essencial para a síntese do hormônio da tireoide)?
3. Um paciente exibe sintomas de secreção excessiva de cortisol. Que fatores podem ser medidos em uma amostra de sangue para determinar se esta condição é causada por um defeito no nível hipotálamo/hipófise anterior ou no nível do córtex adrenal?
4. Por que homens com síndrome de feminização testicular são incomumente altos?
5. Já existe um mercado negro que promove uso abusivo do hormônio do crescimento entre fisiculturistas e outros atletas. Que ações do hormônio do crescimento induziriam um atleta adulto a tomar doses suplementares deste hormônio? Quais são os possíveis efeitos colaterais nocivos?

CONSIDERAÇÃO CLÍNICA

(Explicação no Apêndice F)

Aos 18 anos de idade e com 2,44 m de altura, Anthony O. foi diagnosticado com gigantismo causado por um tumor na hipófise. A condição foi tratada com a remoção cirúrgica de sua hipófise. De que terapia de reposição hormonal Anthony precisaria?

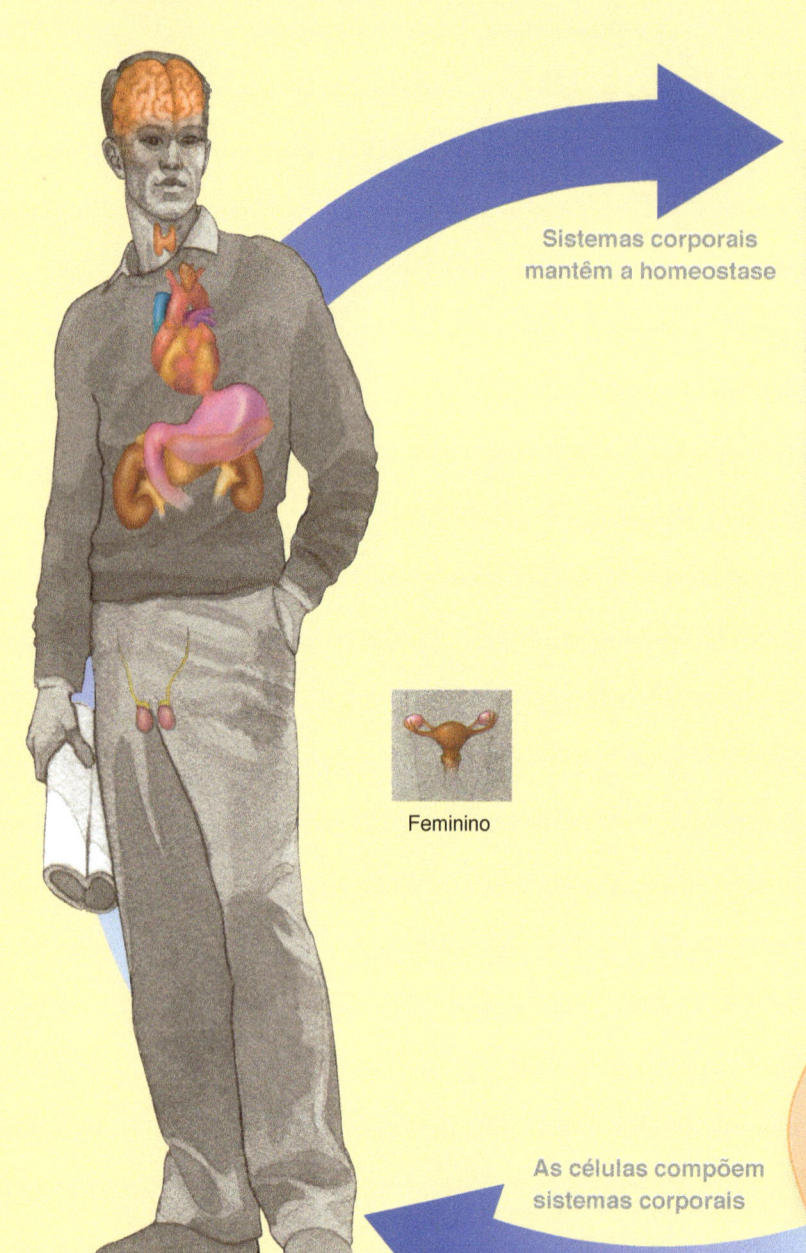

Sistema Endócrino

Sistemas corporais mantêm a homeostase

Homeostase
O sistema endócrino, um dos dois principais sistemas reguladores do corpo, secreta hormônios que agem em suas células-alvo com o intuito de regular as concentrações de moléculas de nutrientes, água, sal e outros eletrólitos no sangue, entre outras atividades homeostáticas. Os hormônios também desempenham um papel essencial no controle do crescimento e da reprodução e na adaptação ao estresse.

A homeostase é essencial para a sobrevivência das células

Feminino

Células
As células precisam de um suprimento constante de nutrientes para sustentar suas reações químicas geradoras de energia. O funcionamento celular normal também depende de um equilíbrio adequado entre água e diversos eletrólitos.

As células compõem sistemas corporais

O **sistema endócrino**, através da secreção de **hormônios** transportados pelo sangue, em geral regula atividades que exigem duração em vez de velocidade. As glândulas endócrinas periféricas incluem a **glândula tireoide**, que controla a taxa metabólica basal do organismo, as **glândulas adrenais**, que secretam hormônios importantes no metabolismo de moléculas de nutrientes, na adaptação ao estresse e na manutenção do equilíbrio de sal, o **pâncreas endócrino**, que secreta hormônios importantes para metabolizar moléculas de nutrientes, e as **glândulas paratireoides**, que secretam um hormônio importante para o metabolismo do Ca^{2+}.

CAPÍTULO 19

Glândulas Endócrinas Periféricas

Glândula tireoide

A **glândula tireoide** consiste em dois lobos de tecido endócrino unidos ao meio por uma parte estreita da glândula, o *istmo*, que lhe dá a aparência de uma gravata borboleta (● Figura 19-1a). A glândula estaria mesmo situada no lugar adequado para uma gravata borboleta, estando localizada na traqueia, logo abaixo da laringe.

As principais células que secretam o hormônio da tireoide organizam-se em folículos cheios de coloides.

As principais células secretoras da tireoide, conhecidas como **células foliculares**, estão organizadas em esferas ocas, cada uma formando uma unidade funcional chamada **folículo**. Em uma secção microscópica (● Figura 19-1b), os folículos aparecem como anéis compostos por uma única camada de células foliculares envolvendo um lúmen interno repleto de **coloide**, substância que serve como local de armazenamento extracelular para o hormônio da tireoide. Observe que o coloide dentro do lúmen folicular é extracelular (isto é, de fora das células da tireoide), embora esteja localizado dentro da parte interna do folículo. O coloide não está em contato direto com o fluido extracelular que cerca o folículo, semelhante a um lago que não está em contato direto com os oceanos que cercam um continente.

O principal componente do coloide é uma grande molécula de glicoproteína conhecida como **tireoglobulina (Tg)**, dentro da qual os hormônios da tireoide em seus vários estágios de síntese são incorporados. As células foliculares produzem dois hormônios que contêm iodo derivados do aminoácido tirosina: **tetraiodotironina (T_4, ou tiroxina)** e **tri-iodotironina (T_3)**. Os prefixos *tetra* e *tri* e os subscritos *4* e *3* denotam o número de átomos de iodo incorporados a cada um desses hormônios. Esses dois hormônios, chamados coletivamente de **hormônio da tireoide**, são importantes reguladores da taxa metabólica basal geral.

Espalhado nos espaços intersticiais entre os folículos há outro tipo de células secretórias, as **células C**, que secretam o hormônio peptídico **calcitonina**. A calcitonina desempenha um papel no metabolismo do cálcio e não está de forma alguma relacionada aos dois outros principais hormônios da tireoide. Aqui, discutiremos o T_4 e o T_3 e falaremos sobre a calcitonina mais adiante, quando tratarmos do controle endócrino do equilíbrio de cálcio.

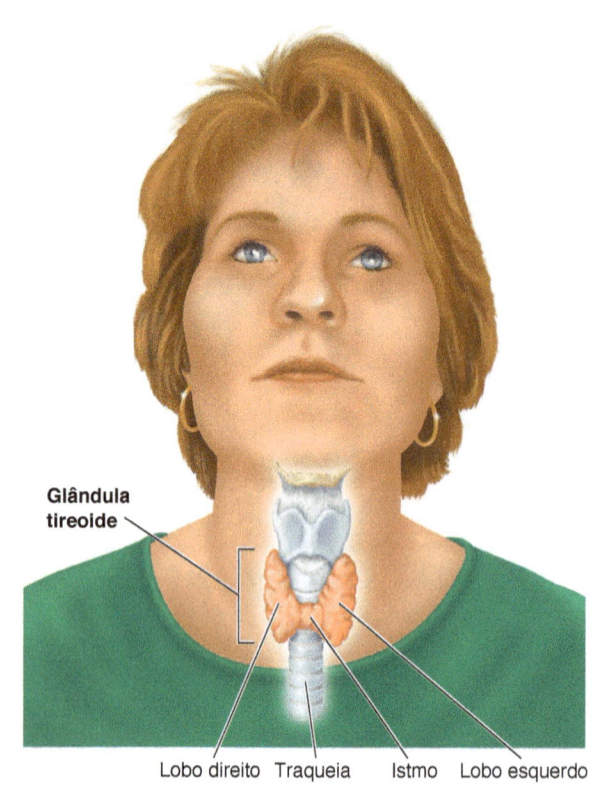

(a) Anatomia aproximada da glândula tireoide

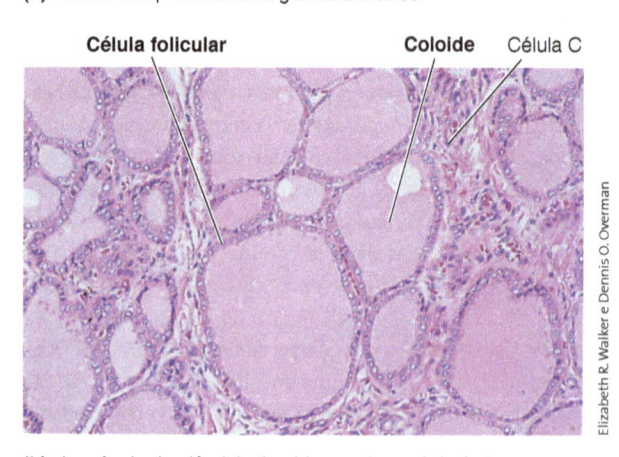

(b) Aparência da glândula tireoide ao microscópio óptico

• **FIGURA 19-1 Anatomia da glândula tireoide.** (a) Anatomia aproximada da glândula tireoide, em vista anterior. A glândula tireoide fica sobre a traqueia, logo abaixo da laringe, consistindo em dois lobos conectados por uma fina tira denominada istmo. (b) Aparência em microscópio óptico da glândula tireoide. A glândula tireoide é composta principalmente de esferas cheias de coloide envoltas por uma única camada de células foliculares.

O hormônio da tireoide é sintetizado e armazenado na molécula tireoglobulina.

Os ingredientes básicos para a síntese do hormônio da tireoide são tirosina e iodo, ambos devendo ser absorvidos do sangue pelas células foliculares. A tirosina, um aminoácido, é sintetizada em quantidades suficientes pelo organismo e, portanto, não é essencial à dieta. Por sua vez, o iodo necessário para síntese do hormônio da tireoide deve ser obtido da alimentação. O iodo alimentar (I) é reduzido a iodeto (I⁻) antes de sua absorção pelo intestino delgado. A seguir, examinaremos os passos envolvidos na síntese, armazenamento, secreção e transporte do hormônio da tireoide.

A maioria dos passos da síntese do hormônio da tireoide ocorre nas moléculas de tireoglobulina dentro do coloide. A tireoglobulina em si é produzida pelo retículo endoplasmático/complexo de Golgi das células foliculares da tireoide. O aminoácido tirosina é incorporado às muito maiores moléculas de tireoglobulina à medida que estas são produzidas. Uma vez produzida, a tireoglobulina com tirosina é exportada em vesículas das células foliculares para o coloide, por exocitose (passo **1** da • Figura 19-2). A tireoide captura I⁻ do sangue e o transfere para o coloide por uma *bomba de iodeto* – as potentes proteínas transportadoras utilizadoras de energia nas membranas externas das células foliculares (passo **2**). A bomba de iodeto é um simportador orientado pelo gradiente de concentração de Na^+ estabelecido pela bomba $Na^+–K^+$ na membrana basolateral (a membrana externa da célula folicular em contato com o fluido intersticial). A bomba de iodeto transporta Na^+ para a célula folicular em favor de seu gradiente de concentração e I⁻ para a célula contra seu gradiente de concentração. Quase todo o I⁻ no organismo é movido contra seu gradiente de concentração para ficar preso na tireoide para síntese do hormônio da tireoide. O iodeto é normalmente cerca de 30 vezes mais concentrado nas células foliculares da tireoide do que no sangue. O iodeto não tem nenhuma outra função no organismo.

Dentro da célula folicular, o iodeto é oxidado em iodeto "ativo" por uma enzima ligada à membrana, a **tireoperoxidase (TPO)**, localizada na membrana luminal, a membrana da célula folicular em contato com o coloide (passo **3**). Este iodeto ativo sai através de um canal na membrana luminal para entrar no coloide (passo **4**).

Dentro do coloide, a TPO, ainda ligada à membrana, rapidamente acopla iodeto a uma tirosina dentro da molécula de tireoglobulina. O acoplamento de um iodeto à tirosina produz **monoiodotirosina (MIT)** (passo **5a**). O acoplamento de dois iodetos à tirosina produz **di-iodotirosina (DIT)** (passo **5b**). Depois que a MIT e a DIT são formadas, ocorre um processo de acoplamento dentro da molécula de tireoglobulina entre as moléculas de tirosina iodadas para formar os hormônios da tireoide. O acoplamento de uma MIT (com um iodeto) e uma DIT (com dois iodetos) produz **tri-iodotironina**, ou T_3 (com três iodetos) (passo **6a**). O acoplamento de duas DITs (cada uma carregando dois átomos de iodeto) produz **tetraiodotironina** (T_4, ou **tiroxina**), a forma de quatro iodetos do hormônio da tireoide (passo **6b**). O acoplamento não ocorre entre duas moléculas de MIT. Todos esses produtos permanecem acoplados à tireoglobulina por ligações peptídicas. Os hormônios da tireoide permanecem armazenados nesta forma no coloide até serem separados e secretados. O hormônio da tireoide normalmente armazenado é suficiente para suprir as necessidades do corpo por vários meses.

Para secretar o hormônio da tireoide, as células foliculares fagocitam coloides carregados de tireoglobulina.

A liberação do hormônio da tireoide na circulação sistêmica é um processo um tanto complexo, por dois motivos. Primeiro, antes de sua liberação, T_3 e T_4 ainda estão ligados dentro da molécula de tireoglobulina. Segundo, esses hormônios ficam

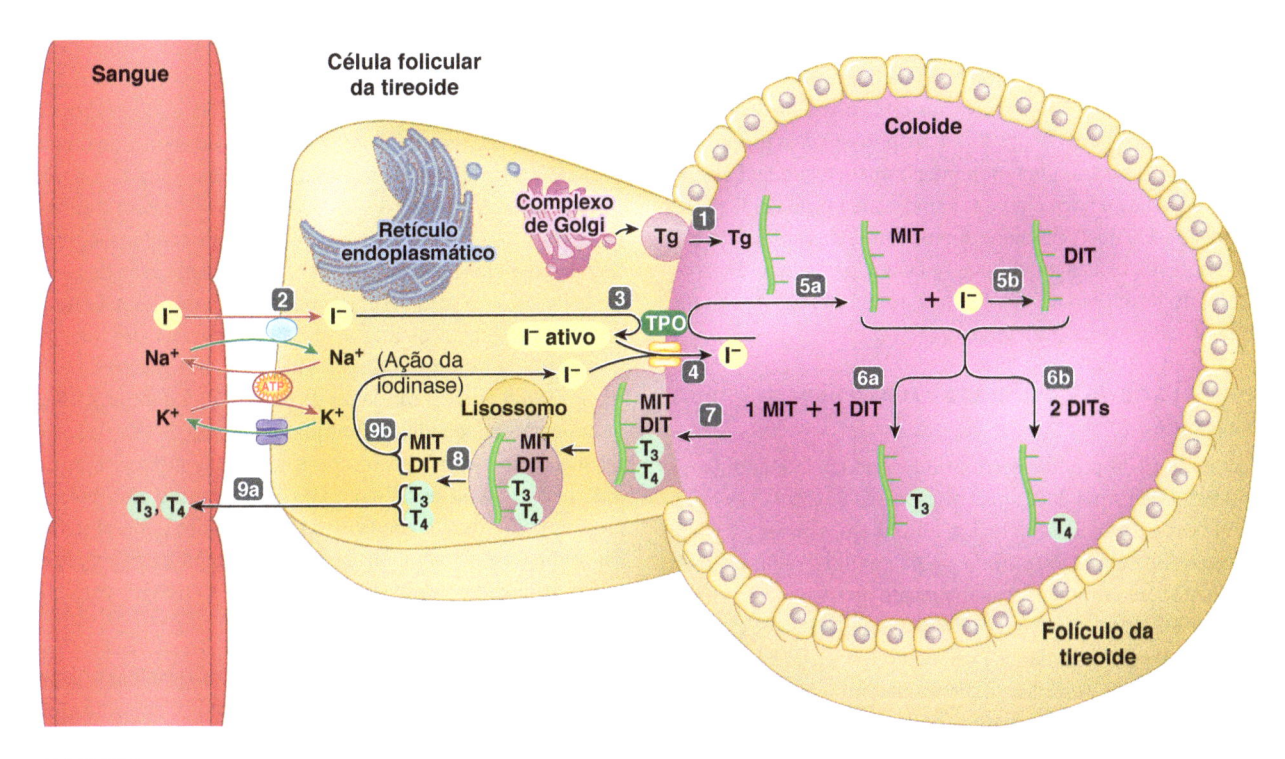

LEGENDA

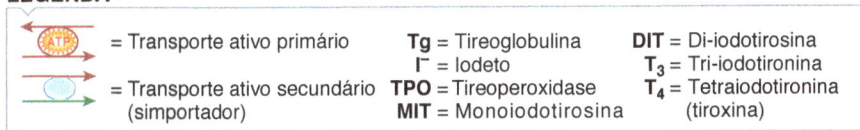

- = Transporte ativo primário
- = Transporte ativo secundário (simportador)

- **Tg** = Tireoglobulina
- **I⁻** = Iodeto
- **TPO** = Tireoperoxidase
- **MIT** = Monoiodotirosina
- **DIT** = Di-iodotirosina
- **T$_3$** = Tri-iodotironina
- **T$_4$** = Tetraiodotironina (tiroxina)

1 A Tg contendo tirosina produzida dentro das células foliculares da tireoide pelo retículo endoplasmático/complexo de Golgi é transportada por exocitose para o coloide.

2 O iodeto é levado, mediante transporte ativo secundário, do sangue para o coloide por simportadores na membrana basolateral das células foliculares.

3 Na célula folicular, o iodeto é oxidado na forma ativa pela TPO na membrana luminal.

4 O iodeto ativo deixa a célula por um canal luminal para entrar no coloide.

5a Catalisado pela TPO, o acoplamento de um iodeto à tirosina dentro da molécula de Tg produz MIT.

5b O acoplamento de dois iodetos produz DIT.

6a O acoplamento de uma MIT e uma DIT produz T$_3$.

6b O acoplamento de duas DITs produz T$_4$.

7 Mediante estimulação adequada, as células foliculares da tireoide engolfam por fagocitose uma parte do coloide que contém Tg.

8 Lisossomos atacam a vesícula engolfada e separam os produtos iodados da Tg.

9a T$_3$ e T$_4$ se difundem para o sangue (secreção).

9b MIT e DIT são deionizadas e o iodeto livre é reciclado para sintetizar mais hormônio.

- **FIGURA 19-2 Síntese, armazenamento e secreção do hormônio da tireoide.** Observe que as organelas não estão desenhadas em escala. O retículo endoplasmático/complexo de Golgi estão, proporcionalmente, pequenos demais.

armazenados em um local extracelular, o lúmen folicular, e, portanto, devem ser completamente transportados pelas células foliculares para chegarem aos capilares que percorrem os espaços intersticiais entre os folículos.

O processo de secreção do hormônio da tireoide essencialmente se trata de células foliculares "arrancando" um pedaço do coloide, decompondo a molécula de tireoglobulina em suas partes componentes, e "cuspindo" para o sangue o T$_3$ e o T$_4$ liberados. Mediante estimulação adequada para secreção do hormônio da tireoide, as células foliculares internalizam uma parte do complexo tireoglobulina-hormônio ao fagocitarem um pedaço do coloide (passo **7** da • Figura 19-2). Dentro das células, as gotas envoltas por membrana coloidal aglutinam-se com os lisossomos, cujas enzimas separam os hormônios biologicamente ativos da tireoide, T$_3$ e T$_4$, bem como as iodotirosinas inativas, MIT e DIT (passo **8**). Os hormônios da tireoide, bastante lipofílicos, atravessam livremente as membranas externas das células foliculares e entram no sangue (passo **9a**).

A MIT e a DIT não possuem valor endócrino. As células foliculares contêm uma enzima, a **iodinase**, que rapidamente remove o iodeto da MIT e da DIT, permitindo que o iodeto livre seja reciclado para a síntese de mais hormônio (passo **9b**). Esta enzima altamente específica removerá iodeto apenas das MIT e DIT inúteis, não dos valiosos T$_3$ ou T$_4$.

Uma vez liberado no sangue, as altamente lipofílicas (e, portanto, insolúveis em água) moléculas do hormônio da tireoide ligam-se muito rapidamente a várias proteínas plasmáticas. A maioria do T_4 e T_3 em circulação é transportada pela **globulina ligadora de tiroxina**, uma proteína plasmática que liga seletivamente apenas o hormônio da tireoide. Menos de 0,1% do T_4 e menos de 1% do T_3 permanecem na forma desligada (livre). Isso é notável, considerando que apenas a parte livre do grupo total do hormônio da tireoide tem acesso aos receptores da célula-alvo e, assim, pode exercer qualquer efeito.

A maior parte do T_4 secretado é convertida em T_3 fora da tireoide.

Cerca de 90% do produto secretório liberado pela glândula tireoide está na forma de T_4, mas o T_3 é cerca de dez vezes mais potente em sua atividade biológica. Entretanto, a maior parte do T_4 é convertida em T_3, ou *ativada*, ao perder um de seus iodetos fora da glândula tireoide, principalmente no fígado e nos rins. Cerca de 80% do T_3 em circulação deriva de T_4 secretado que foi removido perifericamente. Portanto, o T_3 é a principal forma biologicamente ativa do hormônio da tireoide no nível celular, embora a glândula tireoide secrete majoritariamente T_4.

O hormônio da tireoide é o principal determinante da taxa metabólica basal e exerce também outros efeitos.

O hormônio da tireoide não tem um órgão-alvo definido. Ele afeta praticamente todos os tecidos no corpo. Como todos os hormônios lipofílicos, o hormônio da tireoide atravessa a membrana plasmática e se liga a um receptor intracelular, neste caso um receptor nuclear ligado ao **elemento de resposta da tireoide** do DNA. Essa ligação altera a transcrição de mRNAs específicos e, em consequência, a síntese de novas proteínas específicas, normalmente enzimas, que executam a resposta celular. O receptor do hormônio da tireoide nuclear tem dez vezes mais afinidade ao T_3 que ao T_4. Como a potência de um hormônio depende de quão fortemente ele se liga aos receptores de sua célula-alvo, o T_3 é mais potente do que o T_4.

Em comparação com outros hormônios, a ação do hormônio da tireoide é "lenta". A resposta a um aumento no hormônio da tireoide só é detectável após várias horas e a resposta máxima não fica evidente por vários dias. A duração da resposta também é bastante longa, parcialmente porque o hormônio da tireoide não é degradado rapidamente, mas também porque a resposta a um aumento na secreção continua sendo expressiva por dias, ou mesmo semanas, depois de as concentrações do hormônio da tireoide no plasma retornarem ao normal.

Todas as células do corpo são afetadas direta ou indiretamente pelo hormônio da tireoide. Os efeitos do T_3 e do T_4 podem ser agrupados em várias categorias sobrepostas.

EFEITO SOBRE A TAXA METABÓLICA E A PRODUÇÃO DE CALOR O hormônio da tireoide aumenta a taxa metabólica basal (TMB) geral, ou "ponto morto", do corpo (veja no Capítulo 17). É o mais importante regulador da taxa de consumo de O_2 e do gasto de energia em condições de repouso.

Altamente relacionado ao efeito metabólico geral do hormônio da tireoide é seu **efeito calorigênico** ("produtor de calor"). A maior atividade metabólica resulta em maior produção de calor.

EFEITO SOBRE O METABOLISMO INTERMEDIÁRIO Além de aumentar a taxa metabólica geral, o hormônio da tireoide modula as taxas de muitas reações específicas envolvidas no metabolismo de combustíveis metabólicos. Os efeitos do hormônio da tireoide sobre esses combustíveis são múltiplos – ele pode não apenas influenciar a síntese e a degradação de carboidratos, gordura e proteína, mas também diferentes quantidades do hormônio podem induzir efeitos opostos. Por exemplo, a conversão de glicose em glicogênio, a forma de armazenamento da glicose, é facilitada com pequenas quantidades de hormônio da tireoide, mas o inverso – a decomposição de glicogênio em glicose – ocorre diante de grandes quantidades do hormônio. Da mesma forma, quantidades adequadas de hormônio da tireoide são essenciais à síntese proteica necessária para o crescimento corporal normal, mas em altas doses, como na hipersecreção da tireoide, o hormônio da tireoide vai favorecer a degradação de proteínas. Em geral, o efeito metabólico geral do hormônio da tireoide em níveis fisiológicos normais é favorecer o consumo em vez do armazenamento de combustíveis corporais.

EFEITO SIMPATOMIMÉTICO Qualquer ação semelhante à produzida pelo sistema nervoso simpático é conhecida como **efeito simpatomimético** ("imitador do simpático"). O hormônio da tireoide aumenta a reatividade da célula-alvo a catecolaminas (epinefrina e norepinefrina), os mensageiros químicos utilizados pelo sistema nervoso simpático e seus reforços hormonais da medula adrenal. O hormônio da tireoide realiza esta ação permissiva causando uma proliferação de receptores de célula-alvo específicos da catecolamina (veja no Capítulo 18). Devido a esta ação, muitos dos efeitos observados quando a secreção do hormônio da tireoide é elevada são semelhantes àqueles que acompanham a ativação do sistema nervoso simpático.

EFEITO SOBRE O SISTEMA CARDIOVASCULAR Por meio de seu efeito de aumentar a reatividade do coração às catecolaminas em circulação, o hormônio da tireoide eleva a frequência cardíaca e a força de contração, aumentando, assim, o débito cardíaco (veja no Capítulo 9). Além disso, em resposta à carga de calor gerada pelo efeito calorigênico do hormônio da tireoide, ocorre vasodilatação periférica para se levar o calor extra à superfície corporal para eliminação no ambiente (veja no Capítulo 17).

EFEITO SOBRE O CRESCIMENTO E O SISTEMA NERVOSO O hormônio da tireoide é essencial para o crescimento normal, graças a seus efeitos sobre o hormônio do crescimento (GH) e o IGF-I (veja no Capítulo 18). O hormônio da tireoide não apenas estimula a secreção de GH e aumenta a produção de IGF-I pelo fígado, como também promove os efeitos do GH e do IGF-I sobre a síntese de novas proteínas estruturais e o crescimento esquelético. Crianças com deficiência na tireoide têm o crescimento prejudicado, que pode ser revertido pela terapia de reposição da tireoide. Diferente do excesso de GH, entretanto, o excesso de hormônio da tireoide não produz crescimento excessivo.

O hormônio da tireoide desempenha um papel crucial no desenvolvimento normal do sistema nervoso, em especial o SNC, um efeito impedido em crianças com deficiência congênita na tireoide. O hormônio da tireoide também é essencial para a atividade normal do SNC em adultos.

O hormônio da tireoide é regulado pelo eixo hipotálamo-hipófise-tireoide.

O **hormônio estimulante da tireoide (TSH)**, o hormônio trófico da tireoide da hipófise anterior, é o regulador fisiológico mais importante da secreção do hormônio da tireoide (● Figura 19-3) (veja no Capítulo 18). O TSH atua aumentando a cAMP nos tireotrofos. Quase todos os passos da síntese e liberação do hormônio da tireoide são estimulados pelo TSH: captação de iodeto, oxidação de iodeto, iodação da tirosina, acoplamento dos produtos iodados para produzir T_3 e T_4, captação fagocítica do coloide pelas células foliculares e difusão dos produtos hormonais liberados no sangue (isto é, secreção).

Além de aumentar a secreção de hormônio da tireoide, o TSH mantém a integridade estrutural da glândula tireoide. Na ausência de TSH, a tireoide se atrofia (diminui de tamanho) e secreta seus hormônios a uma taxa muito baixa. De maneira inversa, ela se hipertrofia (cada célula folicular aumenta de tamanho) e sofre hiperplasia (aumento no número de células foliculares) em resposta à estimulação excessiva do TSH.

O **hormônio liberador de tireotrofina (TRH)**, de forma trófica, "aciona" a secreção de TSH pela hipófise anterior (veja no Capítulo 18), enquanto o hormônio da tireoide, em retroalimentação negativa, "desliga" a secreção de TSH ao inibir a hipófise anterior e o hipotálamo. O TRH funciona pela via de segundo mensageiro $IP_3/DAG/Ca^{2+}$ (veja no Capítulo 4). Como outros circuitos de retroalimentação negativa, aquele entre o hormônio da tireoide e o TSH tende a manter uma produção estável de hormônio da tireoide.

A retroalimentação negativa entre a tireoide e a hipófise anterior realiza regulação dia a dia dos níveis de hormônio da tireoide livre, enquanto o hipotálamo faz a mediação de ajustes de longo alcance. Diferente da maioria dos sistemas hormonais, os hormônios no eixo hipotálamo-hipófise-tireoide em um adulto normalmente não sofrem oscilações repentinas e grandes na secreção. A taxa relativamente estável de secreção do hormônio da tireoide acompanha as respostas lentas e duradouras que este hormônio induz. Não haveria valor adaptativo no aumento ou na queda repentina dos níveis de hormônio da tireoide no plasma.

O único fator conhecido que aumenta a secreção de TRH (e, assim, a secreção de TSH e hormônio da tireoide) é a exposição de recém-nascidos ao frio, um mecanismo altamente adaptativo. Cientistas acreditam que o aumento drástico na secreção do hormônio da tireoide produtor de calor ajude a manter a temperatura corporal durante a queda repentina na temperatura ao redor durante o parto, quando o bebê passa do corpo quente da mãe para o ar ambiente mais frio. Uma semelhante resposta aguda do TSH à exposição ao frio não ocorre em adultos, embora faça sentido fisiologicamente e ocorra em muitos tipos de cobaias animais. Algumas evidências sugerem que, em prazo mais longo durante a aclimatação para um ambiente frio, a concentração de hormônios neste eixo aumente como meio de aumentar a TMB e a produção de calor.

Diversos tipos de estresse, incluindo estresse físico, fome prolongada e infecções, inibem a secreção de TSH e do hormônio da tireoide, presumidamente por meio de influências neurais sobre o hipotálamo, embora a importância adaptativa dessa inibição seja incerta.

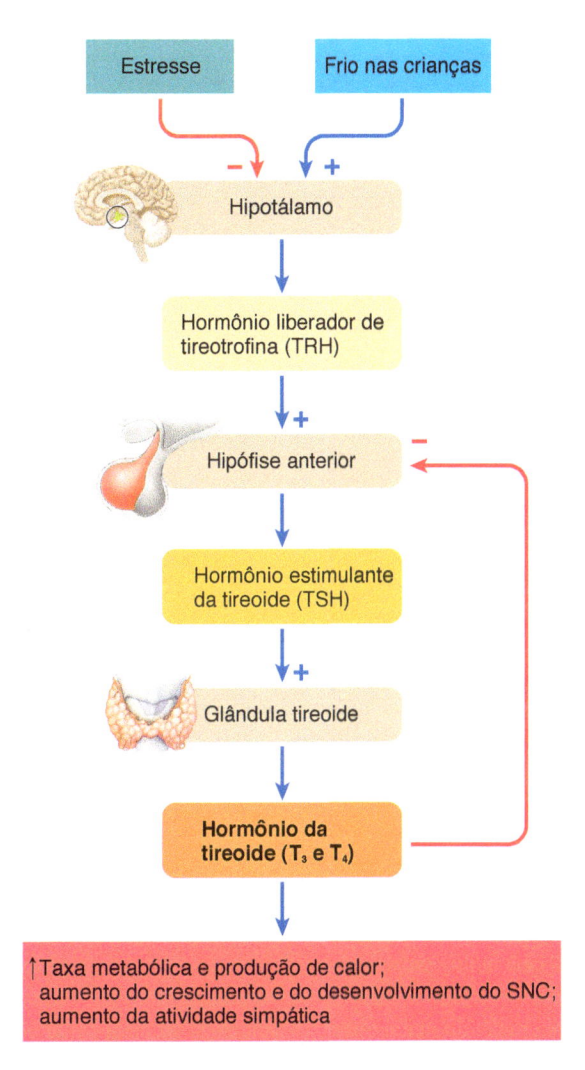

● **FIGURA 19-3** Regulação da secreção do hormônio da tireoide.

Anormalidades da função da tireoide incluem hipotireoidismo e hipertireoidismo.

Nota Clínica As anormalidades da função da tireoide estão entre as doenças endócrinas mais comuns. Elas recaem em duas categorias principais – **hipotireoidismo** e **hipertireoidismo** –, que refletem secreção deficiente ou excessiva do hormônio da tireoide, respectivamente. Diversas causas específicas podem originar cada uma dessas condições (▲ Tabela 19-1). Seja qual for a causa, as consequências da falta ou do excesso de secreção do hormônio da tireoide são altamente previsíveis, dado o conhecimento sobre as funções do hormônio da tireoide.

HIPOTIREOIDISMO O hipotireoidismo pode resultar (1) da falência primária da glândula tireoide em si, (2) ser decorrente de uma deficiência de TRH, TSH ou de ambos ou (3) de uma dieta alimentar pobre em iodo.

Os sintomas do hipotireoidismo são amplamente causados por uma redução na atividade metabólica geral. Entre outras coisas, um paciente com hipotireoidismo tem redução na TMB (menor gasto de energia em repouso), exibe pouca tolerância ao frio (falta do efeito calorigênico), tem tendência a ganhar

▲ TABELA 19-1 — Tipos de disfunções da tireoide

Disfunção da tireoide	Causa	Concentrações plasmáticas dos hormônios pertinentes	Há bócio?
Hipotireoidismo	Falha primária da glândula tireoide	↓T_3 e T_4, ↑TSH	Sim
	Decorrência de falha no hipotálamo ou na hipófise	↓T_3 e T_4, ↓TRH e/ou ↓TSH	Não
	Falta de iodo na dieta	↓T_3 e T_4, ↑TSH	Sim
Hipertireoidismo	Presença anormal de imunoglobulina estimulante da tireoide (TSI) (doença de Graves)	↑T_3 e T_4, ↓TSH	Sim
	Decorrência do excesso de secreção no hipotálamo ou na hipófise	↑T_3 e T_4, ↑TRH e/ou ↑TSH	Sim
	Tumor hipersecretor na tireoide	↑T_3 e T_4, ↓TSH	Não

excesso de peso (a queima de combustíveis não ocorre a uma taxa normal), fica cansado facilmente (menor produção de energia), tem pulso lento e fraco (causado por uma redução na frequência e na força da contração cardíaca e pelo menor débito cardíaco) e exibe reflexos lentos e reatividade mental lenta (devido ao efeito sobre o sistema nervoso). Os efeitos mentais são caracterizados por redução do alerta, fala lenta e memória ruim.

Outra característica notável é uma condição edematosa causada pela infiltração da pele por moléculas de carboidrato complexas e retentoras de água, presumidamente como resultado da alteração do metabolismo. A aparência inchada resultante, principalmente do rosto, mãos e pés, é conhecida como **mixedema**. Na verdade, o termo *mixedema* frequentemente é utilizado como sinônimo para hipotireoidismo em um adulto, devido à proeminência deste sintoma.

Se uma pessoa tem hipotireoidismo congênito, uma condição conhecida como **cretinismo** se desenvolve. Como níveis adequados do hormônio da tireoide são essenciais para o crescimento normal e o desenvolvimento do SNC, o cretinismo é caracterizado por nanismo e retardo mental, além de outros sintomas gerais de deficiência da tireoide. O retardo mental é evitável se a terapia de reposição for imediatamente iniciada, mas não é reversível depois de se desenvolver por alguns meses após o nascimento, mesmo com posterior tratamento com hormônio da tireoide.

O tratamento do hipotireoidismo, com uma exceção, consiste na terapia de reposição pela administração de hormônio da tireoide exógeno. A exceção é o hipotireoidismo causado por deficiência de iodo, para o qual o remédio é uma dieta com níveis adequados de iodo.

HIPERTIREOIDISMO A causa mais comum de hipertireoidismo é a **doença de Graves**. Esta é uma doença autoimune na qual o organismo erroneamente produz **imunoglobulina estimulante da tireoide (TSI)**, também conhecida como **estimulante da tireoide de ação prolongada (LATS)**, um anticorpo cujos alvos são os receptores de TSH nas células da tireoide. A TSI estimula a secreção e o crescimento da tireoide de forma semelhante ao

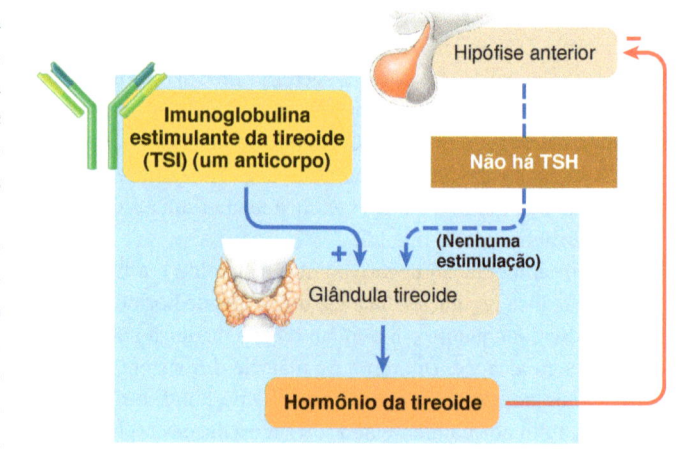

• **FIGURA 19-4** Função da imunoglobulina estimulante da tireoide na doença de Graves. A imunoglobulina estimulante da tireoide (TSI), um anticorpo erroneamente produzido na condição autoimune da doença de Graves, une-se aos receptores de TSH na glândula tireoide e estimula de forma contínua a secreção de hormônio da tireoide fora do controle do sistema de retroalimentação negativa normal.

TSH. Entretanto, diferente do TSH, a TSI não está sujeita à inibição de retroalimentação negativa pelo hormônio da tireoide e, portanto, a secreção e o crescimento da tireoide continuam desimpedidos (• Figura 19-4). Menos frequente, o hipertireoidismo ocorre como decorrência do excesso de TRH ou TSH ou em associação com um tumor hipersecretor na tireoide.

Como esperado, um paciente com hipertireoidismo tem TMB elevada. O resultante aumento na produção de calor leva à perspiração excessiva e à pouca tolerância ao calor. Apesar do maior apetite e da maior ingestão de alimentos que ocorrem em resposta às maiores demandas metabólicas, o peso corporal geralmente cai, porque o corpo queima combustível a uma taxa anormalmente alta. Há degradação líquida dos estoques de carboidratos, gorduras e proteínas. A resultante perda de proteínas do músculo esquelético resulta em fraqueza. Diversas anorma-

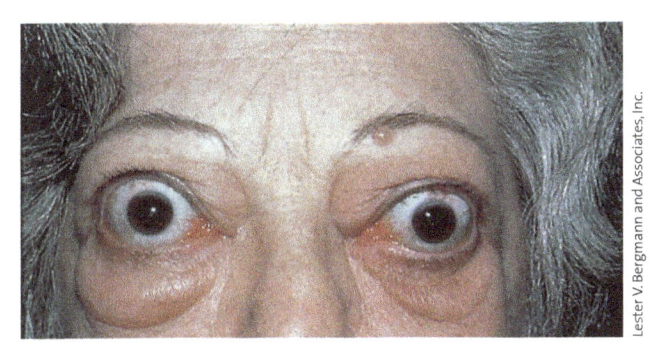

• **FIGURA 19-5 Paciente exibindo exoftalmo.** Retenção anormal de fluido atrás dos globos oculares faz com que se salientem.

lidades cardiovasculares estão associadas ao hipertireoidismo, causadas pelos efeitos diretos do hormônio da tireoide e por suas interações com as catecolaminas. A frequência cardíaca e a força de contração podem aumentar de tal forma que a pessoa sofre palpitações (uma conscientização desagradável da atividade cardíaca). Em casos graves, o coração pode não conseguir atender às demandas metabólicas do corpo, apesar do maior débito cardíaco. Os efeitos sobre o SNC são caracterizados por um grau excessivo de alerta mental, ao ponto de o paciente ficar irritável, tenso, ansioso e excessivamente emotivo.

Uma proeminente característica da doença de Graves, mas não de outros tipos de hipertireoidismo, é o **exoftalmo** (projeção dos olhos) (• Figura 19-5). Carboidratos complexos retentores de água são depositados atrás dos olhos, embora os motivos por que isso ocorre ainda não sejam claros. A resultante retenção de fluidos empurra os globos oculares para frente, o que faz com que eles se sobressaiam de sua órbita óssea. Os globos oculares podem se projetar tanto que as pálpebras não conseguem fechar totalmente, e, nesses casos, os olhos ficam secos, irritados e propensos a ulcerações na córnea. Mesmo após a correção da condição do hipertireoidismo, esses problemas oculares podem persistir.

Três métodos gerais de tratamento podem suprimir a secreção excessiva de hormônio da tireoide: uso de medicamentos antitireoide que interferem especificamente na síntese do hormônio da tireoide (como medicamentos que bloqueiam a captação pelo simportador de I ou que inibem a tireoperoxidase), remoção cirúrgica da parte da glândula tireoide excessivamente secretora ou a administração de iodo radioativo, que, depois de ser concentrado na glândula tireoide pela bomba de iodeto, destrói seletivamente o tecido glandular da tireoide.

O bócio se desenvolve quando a glândula tireoide é excessivamente estimulada.

Nota Clínica O **bócio** é uma glândula tireoide aumentada. Como a tireoide fica sobre a traqueia, um bócio é imediatamente palpável e costuma ser altamente visível (• Figura 19-6). Esta condição ocorre sempre que o TSH ou a TSI estimulam excessivamente a glândula tireoide. Observe na ▲ Tabela 19-1 que o bócio pode acompanhar hipertireoidismo ou hipotireoidismo, mas não precisa estar presente em nenhuma dessas condições. Conhecendo o eixo hipotála-

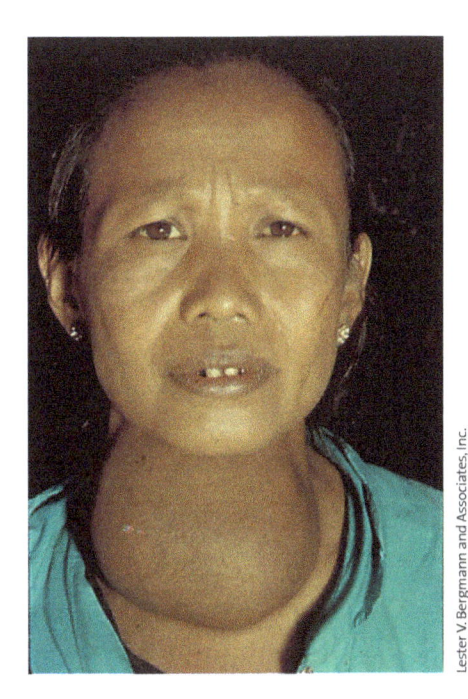

• **FIGURA 19-6 Paciente com bócio.**

mo-hipófise-tireoide e o controle de retroalimentação, podemos prever que tipos de disfunção da tireoide produzirão bócio. Consideraremos o hipotireoidismo primeiro.

■ O hipotireoidismo secundário à falha no hipotálamo ou na hipófise anterior não será acompanhado de bócio, porque a glândula tireoide não está sendo adequadamente estimulada, muito menos excessivamente estimulada.

■ Com o hipotireoidismo causado por falha na glândula tireoide ou falta de iodo, um bócio se desenvolve porque o nível de hormônio da tireoide em circulação é tão baixo que há pouca inibição da retroalimentação negativa sobre a hipófise anterior e o hipotálamo e, portanto, a secreção de TSH fica elevada. O TSH atua na tireoide para aumentar o tamanho e o número de células foliculares e aumentar sua taxa de secreção. Se as células da tireoide não puderem secretar hormônio devido à falta de uma enzima crucial ou de iodo, nenhuma quantidade de TSH poderá induzir essas células a secretar T_3 e T_4. Entretanto, o TSH ainda pode promover a hipertrofia e a hiperplasia da tireoide, com um aumento paradoxal consequente da glândula (isto é, bócio), embora a glândula ainda esteja produzindo pouco.

■ Da mesma forma, o bócio pode ou não acompanhar o hipertireoidismo.

■ A secreção excessiva de TSH resultante de um defeito no hipotálamo ou na hipófise anterior seria obviamente acompanhada por bócio e excesso de secreção de T_3 e T_4 devido à estimulação excessiva do crescimento da tireoide. Como a glândula tireoide nesta circunstância também é capaz de reagir ao excesso de TSH com maior secreção de hormônio, o hipertireoidismo está presente com este bócio.

■ Na doença de Graves, um bócio hipersecretor ocorre porque a TSI promove o crescimento da tireoide além de aumentar a secreção do hormônio da tireoide. Como os altos níveis de T_3 e

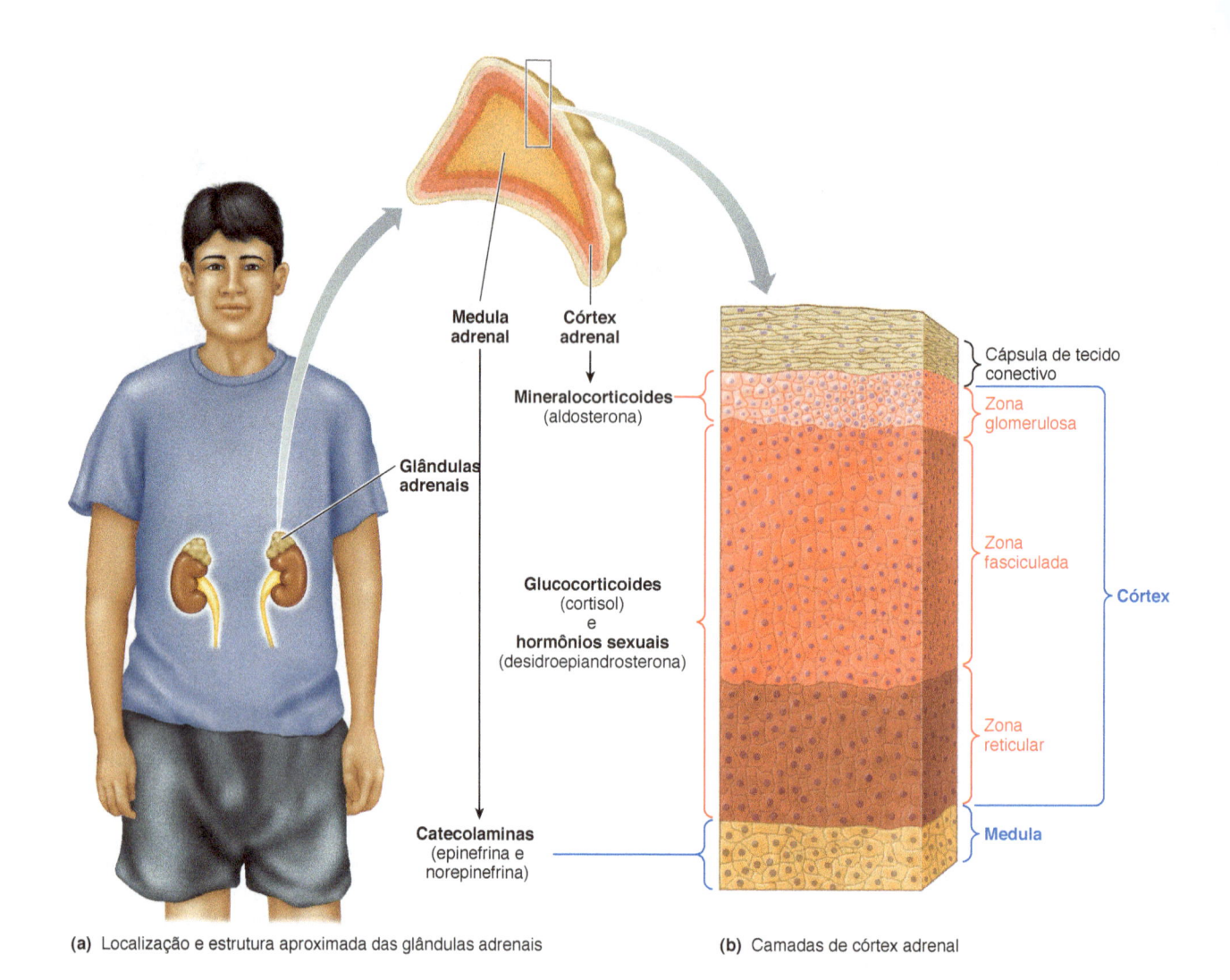

(a) Localização e estrutura aproximada das glândulas adrenais

(b) Camadas de córtex adrenal

• **FIGURA 19-7** Anatomia e secreção hormonal das glândulas adrenais.

T_4 em circulação inibem a hipófise anterior, a secreção de TSH em si é baixa. Em todos os demais casos em que há presença de bócio, os níveis de TSH ficam elevados e são diretamente responsáveis pelo crescimento excessivo da tireoide.

■ O hipertireoidismo resultante do excesso de atividade da tireoide na ausência da estimulação excessiva, como a causada por um tumor descontrolado da tireoide, não é acompanhado por bócio. A secreção espontânea de quantidades excessivas de T_3 e T_4 inibe o TSH, portanto, não há impulso estimulatório para promover o crescimento da tireoide (embora um bócio não se desenvolva, um tumor pode causar o aumento da tireoide, dependendo da natureza ou do tamanho do tumor).

Glândulas adrenais

Há duas **glândulas adrenais**, engastadas em uma cápsula de gordura, uma sobre cada rim (*ad* quer dizer "perto de"; *renal* significa "rim") (• Figura 19-7a).

Cada glândula adrenal consiste em um córtex secretor de esteroide e uma medula secretora de catecolamina.

Cada adrenal é composta por dois órgãos endócrinos, um cercando o outro. As camadas externas que compõem o **córtex adrenal** secretam diversos hormônios esteroides. A parte interna, a **medula adrenal**, secreta catecolaminas. Assim, o córtex adrenal e a medula adrenal secretam hormônios pertencentes a diferentes categorias químicas, cujas funções, mecanismos de ação e regulação são totalmente diferentes. Examinaremos primeiro o córtex adrenal e depois voltaremos nossa atenção à medula adrenal.

O córtex adrenal secreta mineralocorticoides, glucocorticoides e hormônios sexuais.

O córtex adrenal é formado por três camadas ou zonas: a **zona glomerulosa**, a camada mais externa, a **zona fasciculada**, a parte intermediaria e maior, e a **zona reticular**, a zona mais interna (• Figura 19-7b). O córtex adrenal produz vários hormô-

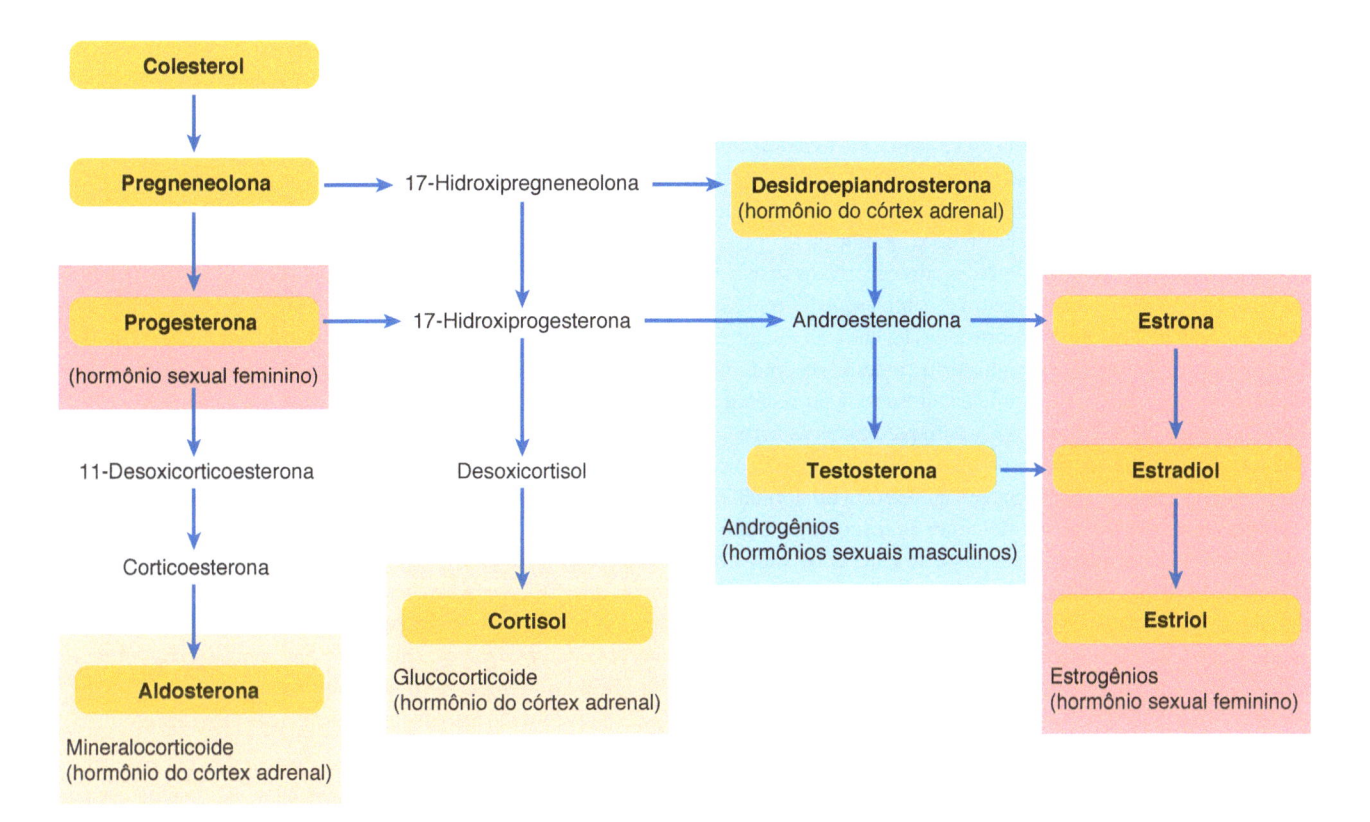

```
Colesterol
   │
   ▼
Pregneneolona ──────► 17-Hidroxipregneneolona ──────► Desidroepiandrosterona
   │                         │                        (hormônio do córtex adrenal)
   ▼                         ▼                                 │
Progesterona ──────► 17-Hidroxiprogesterona ──────► Androestenediona ──────► Estrona
(hormônio sexual feminino)   │                                 │                │
   │                         ▼                                 ▼                ▼
11-Desoxicorticoesterona  Desoxicortisol                   Testosterona     Estradiol
   │                         │                        Androgênios              │
   ▼                         ▼                        (hormônios sexuais        ▼
Corticoesterona           Cortisol                    masculinos)          Estriol
   │                      Glucocorticoide                              Estrogênios
   ▼                      (hormônio do córtex adrenal)                 (hormônio sexual feminino)
Aldosterona
Mineralocorticoide
(hormônio do córtex adrenal)
```

- **FIGURA 19-8 Vias esteroidogênicas para os principais hormônios esteroides.** Todos os hormônios esteroides são produzidos por uma série de reações enzimáticas que modificam moléculas de colesterol, tais como a variação dos grupos laterais a eles acoplados. Cada órgão esteroidogênico pode produzir apenas os hormônios esteroides para os quais tem um conjunto completo das enzimas necessárias para modificar o colesterol adequadamente, depois de convertê-lo em pregneneolona. Os hormônios ativos produzidos nas vias esteroidogênicas estão em destaque nas caixas. Os intermediários que não são ativos biologicamente nos humanos não estão destacados. O córtex adrenal tem as enzimas necessárias para converter colesterol no mineralocorticoide aldosterona, o cortisol glucocorticoide e o androgênio fraco desidroepiandrosterona. Os testículos podem sintetizar o potente androgênio testosterona. Os ovários produzem progesterona e diversos estrogênios.

nios adrenocorticais diferentes, todos esteroides derivados da molécula precursora comum, o colesterol. Todos os tecidos esteroidogênicos ("produtores de esteroides") convertem primeiro colesterol em *pregnenolona*, depois modificam esta molécula central comum por reações enzimáticas graduais a fim de produzir hormônios esteroides ativos. Cada tecido esteroidogênico tem um complemento de enzimas para produzir um ou vários, mas não todos, hormônios (• Figura 19-8). O córtex adrenal produz maior variedade de hormônios que qualquer outro tecido esteroidogênico. Pequenas variações na estrutura conferem diferentes capacidades funcionais aos diversos hormônios adrenocorticais. Com base em suas capacidades primárias, os esteroides adrenais podem ser divididos em três categorias:

1. **Mineralocorticoides**, principalmente *aldosterona*, influenciam o equilíbrio de minerais (eletrólitos), especificamente o equilíbrio de Na^+ e K^+.

2. **Glucocorticoides**, principalmente *cortisol*, têm um importante papel no metabolismo da glicose e também no de proteínas e lipídios, além de na adaptação ao estresse.

3. **Hormônios sexuais** são idênticos ou semelhantes aos produzidos pelas gônadas (testículos nos homens, ovários nas mulheres). O mais abundante e fisiologicamente importante dentre os hormônios sexuais adrenocorticais é a *desidroepiandrosterona*, um androgênio, ou hormônio sexual "masculino".

As três categorias de esteroides adrenais são produzidas em partes anatomicamente diferentes do córtex adrenal, como resultado da distribuição diferencial das enzimas necessárias para catalisar as vias biossintéticas diferentes que levam à formação de cada um desses esteroides. Dos dois principais hormônios adrenocorticais, a aldosterona é produzida exclusivamente na zona glomerulosa, enquanto a síntese de cortisol é limitada às duas camadas internas do córtex, com a zona fasciculada sendo a principal fonte deste glucocorticoide (veja a • Figura 19-7b). Nenhum outro tecido esteroidogênico tem a capacidade de produzir mineralocorticoides ou glucocorticoides. Por sua vez, os hormônios sexuais adrenais, também produzidos pelas duas zonas corticais internas, são produzidos com muito mais abundância nas gônadas.

Como os hormônios adrenocorticais são lipofílicos e difundem-se através da membrana plasmática da célula esteroidogênica até o sangue imediatamente depois de serem sintetizados, sua taxa de secreção é regulada pelo controle da taxa de síntese.

Sendo lipofílicos, os hormônios adrenocorticais são transportados no sangue principalmente ligados a proteínas plasmáticas. O cortisol em geral se liga a uma proteína plasmática específica a ele, chamada **globulina de ligação a corticosteroide (transcortina)**, enquanto a aldosterona e a desidroepiandrosterona são principalmente ligadas à albumina, que se liga de forma não específica a diversos hormônios lipofílicos.

Cada um dos hormônios esteroides adrenocorticais se liga a um receptor específico para ele dentro do citoplasma das células-alvo do hormônio: Os mineralocorticoides ligam-se ao **receptor de mineralocorticoide (MR)**, os glucocorticoides ao **receptor de glucocorticoide (GR)** e a desidroepiandrosterona ao **receptor de androgênio (AR)**. Como é verdadeiro para todos os hormônios esteroides, cada complexo receptor de hormônio se move para o núcleo e se une a um elemento de resposta do hormônio complementar no DNA, como o **elemento de resposta do mineralocorticoide**, o **elemento de resposta do glucocorticoide** e o **elemento de resposta do androgênio**. Esta ligação inicia uma transcrição genética específica que resulta na síntese de novas proteínas que executam os efeitos do hormônio.

Os principais efeitos de mineralocorticoides são sobre o equilíbrio de Na⁺ e K⁺ e na homeostase da pressão sanguínea.

As ações e a regulação do mineralocorticoide adrenocortical primário, a **aldosterona**, são descritas detalhadamente em outros lugares (Capítulos 14 e 15). O principal local de ação da aldosterona é nos túbulos distal e de coleta do rim, onde promove a retenção de Na^+ e aumenta a eliminação de K^+ durante a formação de urina. A promoção da retenção de Na^+ pela aldosterona induz de forma secundária a retenção osmótica de H_2O, expandindo o volume de ECF, importante para a regulação de longo prazo da pressão sanguínea.

Os mineralocorticoides são *essenciais à vida*. Sem a aldosterona, uma pessoa morreria rapidamente de choque circulatório devido à queda acentuada no volume plasmático causada por perdas excessivas de Na^+ retentor de H_2O. Com a maioria das outras deficiências hormonais, a morte não é imediata, embora uma deficiência hormonal crônica possa culminar em uma morte prematura.

A secreção de aldosterona é aumentada pela (1) ativação do sistema renina-angiotensina-aldosterona (RAAS) por fatores relacionados a uma redução no Na^+ e uma queda na pressão sanguínea e pela (2) estimulação direta do córtex adrenal por um aumento na concentração de K^+ no plasma (veja a ● Figura 14-22). Além de seu efeito sobre a secreção de aldosterona, a angiotensina promove o crescimento da zona glomerulosa, em uma forma semelhante ao efeito do TSH sobre a tireoide. O hormônio adrenocorticotrófico (ACTH) da hipófise anterior promove primariamente a secreção de cortisol, não de aldosterona. Assim, diferente da regulação de cortisol, a regulação da secreção de aldosterona é amplamente independente do controle da hipófise anterior.

Glucocorticoides exercem efeitos metabólicos e têm uma função essencial na adaptação ao estresse.

O **cortisol**, o glucocorticoide primário, desempenha um importante papel no metabolismo de carboidratos, proteínas e gordura, exerce significativas atividades permissivas para outras atividades hormonais e ajuda as pessoas a resistirem ao estresse.

EFEITOS METABÓLICOS O efeito geral das ações metabólicas do cortisol é aumentar a concentração de glicose no sangue utilizando os estoques de proteína e gordura. Especificamente, o cortisol executa as seguintes funções:

- Estimula a **gliconeogênese** hepática, a conversão de fontes de não carboidratos (ou seja, de aminoácidos) em carboidratos dentro do fígado (*gluco* vem de "glicose"; *neo* significa "novo"; *gênese* quer dizer "produção"). Entre refeições ou durante períodos de jejum, quando nenhum nutriente novo está sendo absorvido no sangue para uso e armazenamento, o glicogênio (glicose armazenada) do fígado tende a acabar enquanto é decomposto para liberar glicose no sangue. A gliconeogênese é um fator importante na reposição dos estoques de glicogênio hepáticos e, assim, na manutenção dos níveis normais de glicose no sangue entre refeições. Isso é essencial porque o cérebro só pode utilizar glicose como seu combustível metabólico, entretanto o tecido nervoso não é capaz de armazenar glicogênio. A concentração de glicose no sangue deve, portanto, ser mantida em um nível para fornecimento adequado de nutrientes ao cérebro.

- Inibe a absorção e a utilização de glicose por muitos tecidos, mas não pelo cérebro, poupando, assim, a glicose para uso por este órgão, que absolutamente precisa dela como combustível metabólico. Esta ação contribui para o aumento na concentração de glicose no sangue causada pela gliconeogênese.

- Estimula a degradação de proteína em muitos tecidos, especialmente nos músculos. Ao decompor uma parte das proteínas musculares em seus componentes aminoácidos, o cortisol aumenta a concentração de aminoácidos no sangue. Esses aminoácidos mobilizados estão disponíveis para uso na gliconeogênese ou onde forem necessários, como para o reparo de tecidos danificados ou na síntese de novas estruturas celulares.

- Facilita a lipólise, a quebra de estoques de lipídios (gordura) em tecido adiposo, liberando, assim, ácidos graxos livres no sangue (*lise* quer dizer "quebra"). Os ácidos graxos mobilizados estão disponíveis como um combustível metabólico alternativo para tecidos que podem utilizar esta fonte de energia em vez da glicose, reservando, assim, glicose para o cérebro.

AÇÕES PERMISSIVAS O cortisol é extremamente importante por sua permissividade. Por exemplo, o cortisol deve estar presente em quantidades adequadas para permitir que as catecolaminas induzam a vasoconstrição. Uma pessoa com falta de cortisol, se não tratada, pode entrar em choque circulatório em uma situação estressante que exija a vasoconstrição ampla e imediata.

FUNÇÃO NA ADAPTAÇÃO AO ESTRESSE O cortisol desempenha um papel essencial na adaptação ao estresse. O estresse de qualquer tipo é um dos principais estímulos para a maior secreção de cortisol. Embora o papel exato do cortisol na adaptação ao estresse ainda não seja conhecido, uma explicação especulativa, mas plausível, pode ser a seguinte. Um humano primitivo ou um animal ferido ou enfrentando uma situação de risco deve abrir mão da alimentação. O afastamento dos estoques de proteína e gordura, induzido pelo cortisol em favor de maiores estoques de carboidrato e maior disponibilidade de glicose no sangue, ajudaria a proteger o cérebro contra a desnutrição durante o período necessário de jejum. Além disso, os aminoácidos liberados pela degradação de proteínas forneceriam um suprimento imediatamente disponível de blocos construtores para reparo de tecido caso ocorresse um ferimento físico. Assim, um maior grupo de glicose, aminoácidos e ácidos graxos estaria disponível para uso conforme necessário.

EFEITOS ANTI-INFLAMATÓRIOS E IMUNOSSUPRESSORES Quando o estresse é acompanhado por ferimentos no tecido, respostas inflamatórias e imunológicas acompanham a reação a ele. O cortisol exerce efeitos *anti-inflamatórios* e *imunossupressores* para ajudar a manter essas respostas do sistema imunológico atualizadas. Uma resposta inflamatória exagerada é potencialmente danosa. O cortisol interfere em quase todos os passos da inflamação. Por exemplo, entre outras ações anti-inflamatórias, o cortisol bloqueia parcialmente a produção de mediadores químicos inflamatórios, como prostaglandinas e leucotrienos (veja no Capítulo 20), suprime a migração de neutrófilos para o local do ferimento e interfere em sua atividade fagocítica (veja no Capítulo 12) e inibe a proliferação dos fibroblastos no reparo de ferimentos. O cortisol também inibe respostas imunológicas ao interferir na produção de anticorpos pelos linfócitos. Rompendo distinções entre controle endócrino e imunológico, os linfócitos demonstraram secretar ACTH, e algumas das citocinas (como IL-1, IL-2 e IL-6; veja no Capítulo 12) liberadas pelas células imunológicas podem estimular o eixo hipotálamo-hipófise-adrenal. Em retroalimentação, o cortisol, por sua vez, tem um profundo impacto amortecedor (redutor) no sistema imunológico. Essas interações entre sistema imunológico e a secreção de cortisol ajudam a manter a homeostase imunológica, uma área que só está começando a ser explorada agora.

Nota Clínica A administração de grandes quantidades de glucocorticoides inibe quase todos os passos da resposta inflamatória, fazendo com que esses esteroides medicamentos sejam eficazes no tratamento de condições nas quais a própria resposta inflamatória tornou-se destrutiva, como na *artrite reumatoide*. Os glucocorticoides utilizados desta maneira não afetam o processo de doença subjacente – meramente suprimem a resposta do organismo à doença. Como os glucocorticoides também exercem diversos efeitos inibitórios sobre o processo imunológico geral, do tipo "retirar do serviço" os glóbulos brancos responsáveis pela produção de anticorpos, bem como aqueles que destroem diretamente células estranhas, tais agentes também se mostraram úteis no gerenciamento de várias desordens alérgicas e na prevenção à rejeição de órgãos transplantados.

Quando os glucocorticoides são ministrados em níveis farmacológicos (isto é, em concentrações superiores às fisiológicas), seus efeitos imunossupressores não apenas aumentam, mas também se ampliam seus efeitos metabólicos. Portanto, foram desenvolvidos glucocorticoides sintéticos que maximizam os efeitos anti-inflamatórios e imunossupressores desses esteroides, ao mesmo tempo em que minimizam os efeitos metabólicos.

Mesmo assim, quando esses esteroides são utilizados terapeuticamente, devem ser empregados apenas quando houver garantia e, mesmo assim, com moderação, por inúmeros motivos importantes. Primeiro, como esses medicamentos suprimem as respostas inflamatórias e imunológicas normais que formam a espinha dorsal do sistema de defesa corporal, uma pessoa tratada com glucocorticoides tem capacidade limitada de resistir a infecções. Segundo, efeitos colaterais incômodos podem ocorrer com a exposição prolongada a concentrações de glucocorticoides acima do normal. Tais efeitos incluem o desenvolvimento de úlceras gástricas, pressão alta, aterosclerose, irregularidades menstruais e afinamento dos ossos. Terceiro, altos níveis de glucocorticoides exógenos atuam em retroalimentação negativa para suprimir o eixo hipotálamo-hipófise-adrenal que orienta a secreção normal de glucocorticoides e mantém a integridade do córtex adrenal. A supressão prolongada deste eixo pode levar à atrofia irreversível das células secretoras de cortisol da glândula adrenal e, assim, à incapacidade permanente do organismo de produzir seu próprio cortisol.

A secreção de cortisol é regulada pelo eixo hipotálamo-hipófise-córtex adrenal.

A secreção de cortisol pelo córtex adrenal é regulada por um sistema de retroalimentação negativa envolvendo o hipotálamo e a hipófise anterior (● Figura 19-9). O ACTH dos corticotrofos da hipófise anterior, atuando através da via cAMP, estimula o córtex adrenal a secretar cortisol. Sendo trófico à zona fasciculada

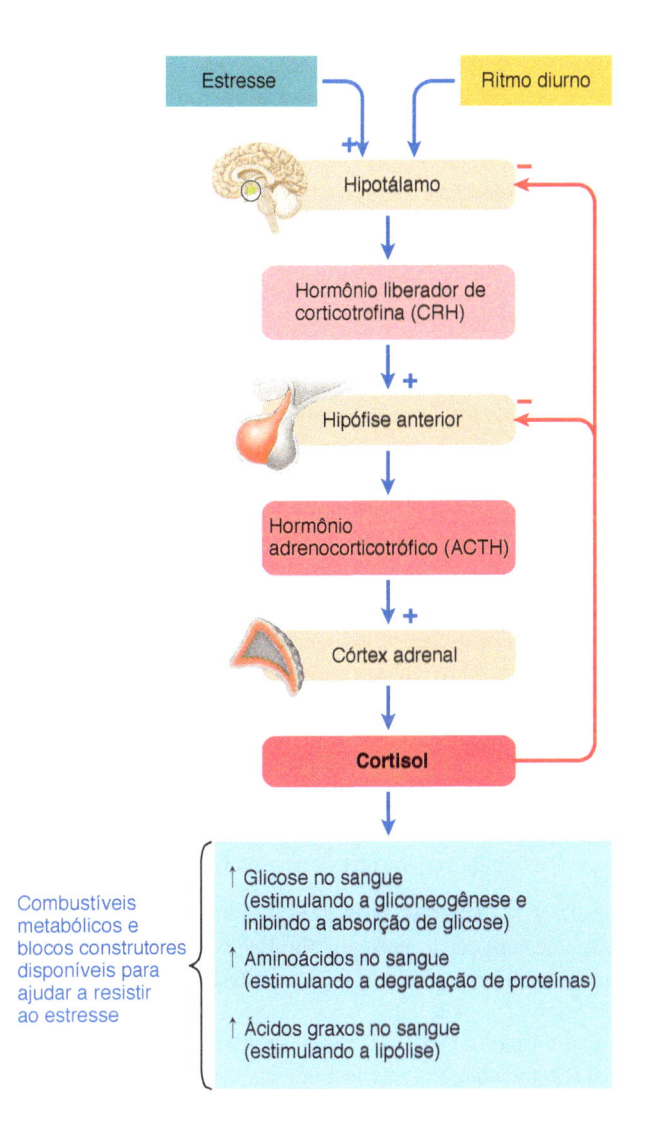

• **FIGURA 19-9** Controle da secreção de cortisol.

e à zona reticular, o ACTH estimula o crescimento e a produção secretória dessas duas camadas internas do córtex. Na ausência de quantidades adequadas de ACTH, essas camadas diminuem consideravelmente e a secreção de cortisol é drasticamente reduzida. Lembre-se de que a angiotensina, e não o ACTH, mantém o tamanho da zona glomerulosa. Como as ações do TSH sobre a glândula tireoide, o ACTH aumenta muitos passos na síntese do cortisol. O ACTH mobiliza o colesterol das gotas de lipídio armazenadas nas zonas fasciculada e reticular, aumenta a produção de pregneneolona pelo colesterol e aumenta a concentração de enzimas necessárias para converter pregneneolona em primariamente cortisol, com menores quantidades de desidroepiandrosterona. As células produtoras de ACTH, por sua vez, secretam apenas mediante comando do hormônio liberador de corticotrofina (CRH) do hipotálamo. O CRH estimula os corticotrofos pela via cAMP. A volta de controle de retroalimentação é concluída pelas ações inibitórias do cortisol sobre a secreção de CRH e ACTH pelo hipotálamo e pela hipófise anterior, respectivamente.

O sistema de retroalimentação negativa para o cortisol mantém o nível de secreção de cortisol relativamente constante em torno do ponto de ajuste. Dois fatores adicionais que influenciam as concentrações plasmáticas de cortisol mudando o ponto de ajuste estão sobrepostos ao sistema de controle de retroalimentação negativa: *ritmo diurno* e *estresse*, ambos atuando no hipotálamo para variar a taxa de secreção de CRH.

INFLUÊNCIA DO RITMO DIURNO SOBRE A SECREÇÃO DE CORTISOL Lembre que a concentração plasmática de cortisol exibe um ritmo diurno característico, com o nível mais alto ocorrendo de manhã e o mais baixo, à noite (veja a • Figura 18-3). Este ritmo diurno, regido pelo núcleo supraquiasmático (o principal relógio biológico, que serve de marcapasso para os ritmos circadianos do organismo; veja no Capítulo 18), está relacionado principalmente com o ciclo sono-vigília. Os níveis superior e inferior são invertidos em uma pessoa que trabalha à noite e dorme durante o dia. Tais variações dependentes de tempo na secreção são de interesse mais do que acadêmico, porque é importante clinicamente saber em que hora do dia uma amostra de sangue foi tomada ao interpretar-se a significância de um valor em particular. Além disso, o elo entre secreção de cortisol e padrões de atividade dia-noite levanta questões sérias sobre a prática comum de turnos de trabalho alternados (isto é, a troca constante de turnos diurnos e noturnos entre funcionários). Ademais, como o cortisol ajuda uma pessoa a resistir ao estresse, é importante atentar à hora do dia em que diversos procedimentos cirúrgicos são realizados.

INFLUÊNCIA DO ESTRESSE SOBRE A SECREÇÃO DE CORTISOL O outro principal fator independente do controle de retroalimentação negativa e que, de fato, pode cancelá-lo, é o estresse. Aumentos drásticos na secreção do cortisol, mediados pelo sistema nervoso central por meio da maior atividade do sistema CRH-ACTH-cortisol, ocorrem em resposta a todos os tipos de situações estressantes. A intensidade do aumento na concentração plasmática do cortisol é geralmente proporcional à intensidade da estimulação estressante: Um maior aumento nos níveis de cortisol é evocado em resposta a níveis mais elevados de estresse.

O córtex adrenal secreta hormônios sexuais masculinos e femininos em ambos os sexos.

Em ambos os sexos, o córtex adrenal produz *androgênios*, ou hormônios sexuais "masculinos", e *estrogênios*, ou hormônios sexuais "femininos". O principal local de produção dos hormônios sexuais são as gônadas: os testículos para os androgênios e os ovários para os estrogênios. Assim, os homens têm preponderância de androgênios na circulação, enquanto os estrogênios predominam nas mulheres. Entretanto, nenhum hormônio é exclusivo a homens ou mulheres (exceto aqueles da placenta durante a gestação), porque o córtex adrenal nos dois sexos produz pequenas quantidades do hormônio sexual do sexo oposto. Quantidades adicionais de hormônio sexual do sexo oposto vêm de fontes não adrenais. Alguma testosterona nos homens é convertida em estrogênio pela enzima *aromatase*, encontrada especialmente no tecido adiposo (veja no Capítulo 20). Nas mulheres, os ovários produzem um androgênio como passo intermediário na produção de estrogênio (veja a • Figura 19-8). Um pouco de estrogênio é liberado no sangue em vez de ser convertido em estrogênio.

Em circunstâncias normais, os androgênios e estrogênios adrenais não são suficientemente abundantes ou potentes para induzir efeitos masculinizantes ou feminilizantes. O único hormônio sexual adrenal que tem alguma importância biológica é o androgênio **desidroepiandrosterona (DHEA)**. O produto androgênio primário dos testículos é a potente testosterona, mas o androgênio adrenal mais abundante é o muito mais fraco DHEA (a testosterona exerce uma "androgeneidade" cerca de 100 vezes maior que o DHEA). O DHEA adrenal é superado pela testosterona testicular nos homens, mas é de significância fisiológica nas mulheres, que teriam pouquíssimos androgênios de outra forma. Este androgênio adrenal rege processos dependentes de androgênio nas mulheres, como crescimento de pelos púbicos e nas axilas, aumento do estirão de crescimento na puberdade e o desenvolvimento e a manutenção da libido feminina.

Como as enzimas necessárias para produção de estrogênios são encontradas em concentrações muito baixas nas células adrenocorticais, os estrogênios são normalmente produzidos em quantidades muito pequenas nesta fonte.

Além de controlar a secreção de cortisol, o ACTH (e não os hormônios gonadotróficos da hipófise) controla a secreção de androgênio adrenal. Em geral, as produções de cortisol e de DHEA pelo córtex adrenal são paralelas. Entretanto, os androgênios adrenais retroalimentam o eixo hipotálamo-hipófise-adrenal para fora. Em vez de inibir o CRH, o DHEA inibe o hormônio liberador de gonadotrofina, assim como os androgênios testiculares. Ademais, às vezes as produções de androgênio adrenal e de cortisol divergem entre si – por exemplo, na puberdade a secreção de androgênio adrenal sofre uma variação notável, mas a de cortisol não muda. Esta maior secreção inicia o desenvolvimento de processos dependentes de androgênio nas mulheres. Nos homens, o mesmo se dá primariamente pela secreção do androgênio testicular, que também é aumentada na puberdade. A natureza dos impulsos da puberdade para as adrenais e gônadas ainda não foi determinada.

Uma onda na secreção de DHEA começa na puberdade e atinge o pico entre os 25 e 30 anos. Depois dos 30, a secreção de DHEA cai de forma gradual e lenta até que, por volta dos 60 anos, a concentração plasmática de DHEA está a menos de 15% de seu nível de pico.

Nota Clínica Alguns cientistas suspeitam que o declínio relacionado à idade do DHEA e de outros hormônios como GH (veja no quadro ▪ **Conceitos, Desafios e Controvérsias** do Capítulo 18) e melatonina (veja no fim do Capítulo 18) tenha um papel em alguns problemas do envelhecimento. Estudos iniciais com a terapia de reposição de DHEA demonstraram alguma melhora física, como um certo aumento de massa muscular magra e uma redução na gordura, mas o efeito mais pronunciado foi um notável aumento no bem-estar psicológico e a melhor capacidade de lidar com o estresse. Defensores da terapia de reposição de DHEA não sugerem que manter os níveis deste hormônio seja uma fonte da juventude (isto é, ele não prolongará o tempo de vida), mas propõem que pode ajudar as pessoas a se sentirem mais jovens e a agirem como tal à medida que envelhecem. Outros cientistas advertem que evidências embasando o DHEA como terapia antienvelhecimento ainda são escassas. Ademais, eles também se preocupam com os possíveis efeitos colaterais daninhos causados pela suplementação de DHEA antes que ela tenha sido completamente estudada. Por exemplo, algumas pesquisas sugerem um potencial aumento no risco de doenças cardíacas entre mulheres que tomam DHEA, devido a uma redução observada no HDL, o "bom" colesterol (veja no quadro ▪ **Conceitos, Desafios e Controvérsias** do Capítulo 9). Ademais, altas doses de DHEA foram ligadas a um aumento nos pelos faciais nas mulheres. Além disso, alguns especialistas temem que a suplementação de DHEA possa aumentar as chances de câncer de ovário ou de mama nas mulheres e de próstata nos homens.

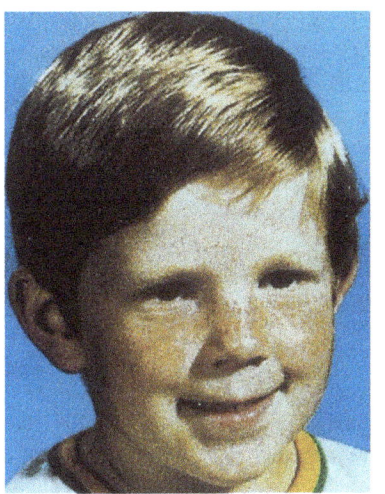

Ironicamente, embora a *Food and Drug Administration* (FDA) tenha banido as vendas de DHEA como um medicamento sem prescrição em 1985 devido a preocupações com riscos bastante reais aliadas às poucas provas de benefícios, o produto é, hoje, amplamente disponível como suplemento alimentar não regulado. O DHEA pode ser comercializado como suplemento alimentar sem aprovação pela FDA desde que o rótulo do produto não faça nenhuma alegação médica específica.

O córtex adrenal pode secretar qualquer um de seus hormônios escassamente ou em demasia.

Nota Clínica Embora sejam incomuns, há um número razoável de diferentes desordens da função adrenocortical. A secreção excessiva pode ocorrer em qualquer uma das três categorias de hormônios adrenocorticais. Da mesma forma, três padrões principais de sintomas resultantes do hiperadrenalismo podem ser distinguidos, dependendo de qual tipo de hormônio está em excesso: hipersecreção de aldosterona, hipersecreção de cortisol e hipersecreção de androgênio adrenal.

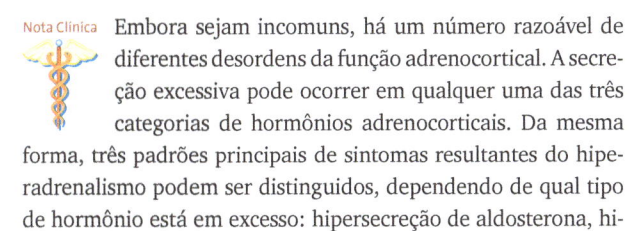

HIPERSECREÇÃO DE ALDOSTERONA A secreção excessiva de mineralocorticoide pode ser causada por (1) um tumor adrenal hipersecretor composto por células secretoras de aldosterona (**hiperaldosteronismo primário**, ou **síndrome de Conn**) ou

(a) Garoto antes do início da condição

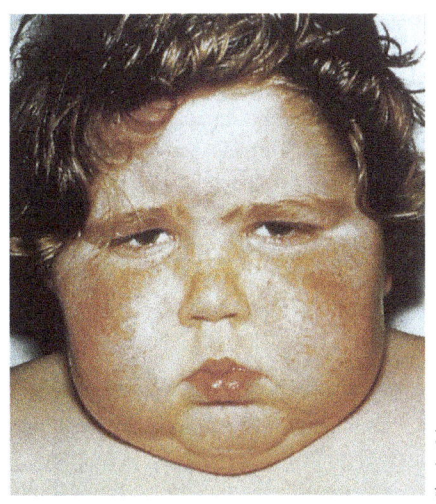

(b) Apenas quatro meses depois, o mesmo garoto apresenta a "cara de lua" característica da síndrome de Cushing

• **FIGURA 19-10** Paciente com síndrome de Cushing.

(2) atividade inadequadamente alta do sistema renina-angiotensina-aldosterona (**hiperaldosteronismo secundário**). Este último pode ser produzido por diversas condições que causam uma redução crônica no fluxo de sangue arterial para os rins, ativando, assim, o RAAS de forma excessiva. Um exemplo é o estreitamento aterosclerótico das artérias renais.

Os sintomas do hiperaldosteronismo primário e do secundário estão relacionados aos efeitos potencializados da aldosterona – ou seja, a retenção excessiva de Na$^+$ (*hipernatremia*) e o esgotamento excessivo de K$^+$ (*hipocalcemia*). Além disso, a pressão alta (hipertensão) geralmente está presente, pelo menos em parte, devido à retenção excessiva de Na$^+$ e fluidos.

HIPERSECREÇÃO DE CORTISOL A secreção excessiva de cortisol (**síndrome de Cushing**) pode ser causada por (1) estimulação excessiva do córtex adrenal por quantidades excessivas de CRH e/ou ACTH, (2) tumores adrenais que secretam descontroladamente o cortisol independente do ACTH ou (3) tumores secretores de ACTH localizados em locais diferentes da hipófise, mais comumente nos pulmões. Seja qual for a causa, as características predominantes desta síndrome estão relacionadas aos efeitos exagerados do glucocorticoide, sendo os principais sintomas reflexos da gliconeogênese excessiva. Quando aminoácidos demais são convertidos em glicose, o organismo sofre com a combinação de excesso de glicose (alta glicose no sangue) e falta de proteínas. Como a hiperglicemia e a glicosúria (glicose na urina) resultantes imitam a diabetes *mellitus*, a condição às vezes é chamada de *diabetes adrenal*. Por motivos incertos, uma parte da glicose extra é depositada como gordura corporal em locais característicos à doença, tipicamente no abdômen, acima das omoplatas e no rosto. As distribuições anormais de gordura nestes últimos dois locais são chamadas descritivamente de "corcunda de búfalo" e "cara de lua", respectivamente (• Figura 19-10). Os membros, por sua vez, continuam finos devido à decomposição muscular.

Além dos efeitos atribuíveis à produção excessiva de glicose, outros efeitos surgem da ampla mobilização de aminoácidos de proteínas corporais para uso como precursores da glicose. A perda de proteína muscular leva à fraqueza muscular e à fadiga. A pele fina e pobre em proteínas do abdômen fica estirada demais pelo excesso de depósitos de gordura subjacentes, formando estrias lineares irregulares e roxo-avermelhadas. A perda de proteína estrutural dentro das paredes dos pequenos vasos sanguíneos leva à facilidade para o surgimento de hematomas. As feridas se cicatrizam mal, porque a formação de colágeno, uma grande proteína estrutural encontrada em cicatrizes, está reduzida. Ademais, a perda da estrutura de colágeno do osso enfraquece o esqueleto, portanto, fraturas podem resultar de ferimentos pequenos ou não aparentes.

HIPERSECREÇÃO DE ANDROGÊNIO ADRENAL O excesso de secreção de androgênio adrenal, uma condição masculinizante, é mais comum que a condição feminilizante extremamente rara da secreção de excesso de estrogênio adrenal. Ambas as condições são chamadas de **síndrome adrenogenital**, e enfatizam os efeitos pronunciados que o excesso de hormônios sexuais adrenais têm sobre a genitália e características sexuais associadas.

Os sintomas que resultam do excesso de secreção de androgênio dependem do sexo da pessoa e da idade do início da hiperatividade.

- *Em mulheres adultas.* Como os androgênios exercem efeitos masculinizantes, uma mulher com esta doença tende a desenvolver um padrão masculino de pelos corporais, uma condição chamada **hirsutismo**. Ela normalmente também adquire outras características sexuais masculinas secundárias, como engrossamento da voz e braços e pernas mais musculosos. Os seios ficam menores e a menstruação pode parar, como resultado da supressão de androgênio do eixo hipotálamo-hipófise-ovários da mulher para a secreção de seu próprio hormônio sexual feminino.

- *Em recém-nascidas.* As meninas nascidas com síndrome androgenital manifestam genitália externa do tipo masculino porque a secreção excessiva de androgênio ocorre no início da vida fetal para induzir o desenvolvimento da genitália nas linhas masculinas, semelhante ao desenvolvimento dos homens sob influência do androgênio testicular. O clitóris, o homólogo feminino do pênis, aumenta sob influência do androgênio e assume uma aparência peniana. Portanto, em alguns casos, é inicialmente difícil determinar o sexo da criança. Assim, esta anormalidade hormonal é uma das principais causas do **pseudo-hermafroditismo feminino**, uma condição na qual as gônadas femininas (ovários) estão presentes, mas a genitália externa é parecida com a masculina (um hermafrodita verdadeiro tem as gônadas de ambos os sexos).

- *Em meninos pré-puberdade.* A secreção excessiva de androgênio adrenal nos meninos pré-puberdade faz com que eles desenvolvam prematuramente características sexuais secundárias – por exemplo, voz grave, barba, pênis aumentado e libido. Esta condição é chamada de **pseudopuberdade precoce** para diferenciá-la da puberdade real, que ocorre em decorrência da maior atividade testicular. Na pseudopuberdade precoce, a secreção de androgênio do córtex adrenal não é acompanhada pela produção de espermatozoides ou qualquer outra atividade gonadal, porque os testículos ainda estão em seu estado pré-púbere não funcional.

- *Em homens adultos.* O excesso de atividade dos androgênios adrenais nos adultos não tem efeito aparente, porque qualquer efeito masculinizante induzido pelo fraco DHEA, mesmo em excesso, é imperceptível diante dos potentes efeitos masculinizantes da muito mais abundante e potente testosterona dos testículos.

A síndrome adrenogenital é mais comumente causada por um defeito enzimático herdado na via esteroidogênica do cortisol. A via para síntese de androgênios se ramifica da via normal biossintética para o cortisol (veja a • Figura 19-8). Quando uma enzima especificamente essencial para síntese de cortisol está deficiente, o resultado é a menor secreção de cortisol. O declínio na secreção de cortisol remove o efeito de retroalimentação negativa no hipotálamo e na hipófise anterior, de forma que os níveis de CRH e ACTH aumentam consideravelmente (• Figura 19-11). O córtex adrenal defeituoso é incapaz de reagir a essa maior secreção de ACTH com a produção de cortisol e, em vez disso, leva mais de seu precursor de colesterol para a via do androgênio. O resultado é a produção excessiva de DHEA. Este excesso de androgênio não inibe o ACTH, mas inibe as gonadotrofinas. Como a produção de gametas não é estimulada na ausência de gonadotrofinas, pessoas com síndrome adrenogenital são estéreis. Obviamente, elas também exibem sintomas de deficiência de cortisol.

Os sintomas de virilização adrenal, esterilidade e deficiência de cortisol são revertidos pela terapia com glucocorticoide. A administração de glucocorticoide exógeno repõe o déficit de cortisol e, mais drasticamente, inibe o hipotálamo e a hipófise para que a secreção de ACTH seja suprimida. Quando a secreção de ACTH é reduzida, a estimulação profunda do córtex adrenal para e a secreção de androgênio cai notavelmente. A remoção de grandes quantidades de androgênios adrenais da circulação permite que as características masculinizantes gradualmente diminuam e a secreção normal de gonadotrofina seja retomada. Sem compreender como esses sistemas hormonais são relacionados, seria muito difícil entender como a administração de glucocorticoides pode reverter drasticamente os sintomas da masculinização e da esterilidade.

INSUFICIÊNCIA ADRENOCORTICAL Se uma glândula adrenal não estiver funcional ou for removida, o outro órgão saudável pode assumir a função das duas por meio de hipertrofia e hiperplasia. Portanto, as duas glândulas devem ser afetadas para que ocorra a insuficiência adrenocortical.

Na **insuficiência adrenocortical primária**, também conhecida como **doença de Addison**, todas as camadas do córtex adrenal secretam pouco. Esta condição é mais comumente causada pela destruição autoimune do córtex em virtude da produção errônea de anticorpos que atacam o córtex adrenal – neste caso, a aldosterona e o cortisol são deficientes. A insuficiência **adrenocortical secundária** pode ocorrer em razão de uma anormalidade na hipófise ou no hipotálamo, resultando em secreção insuficiente de ACTH. Neste caso, apenas o cortisol é deficiente, porque a secreção de aldosterona não depende da estimulação de ACTH.

Os sintomas associados à deficiência de aldosterona na doença de Addison são mais ameaçadores. Se for suficientemente grave, esta condição é fatal porque a aldosterona é essencial à vida. Entretanto, a perda de função adrenal pode desenvolver-se de forma lenta e ardilosa, de forma que a secreção de aldosterona fique abaixo do normal, mas não totalmente ausente. Pacientes com deficiência de aldosterona exibem retenção de K^+ (*hipercalemia*), causada pela redução na perda de K^+ na urina, e esgotamento de

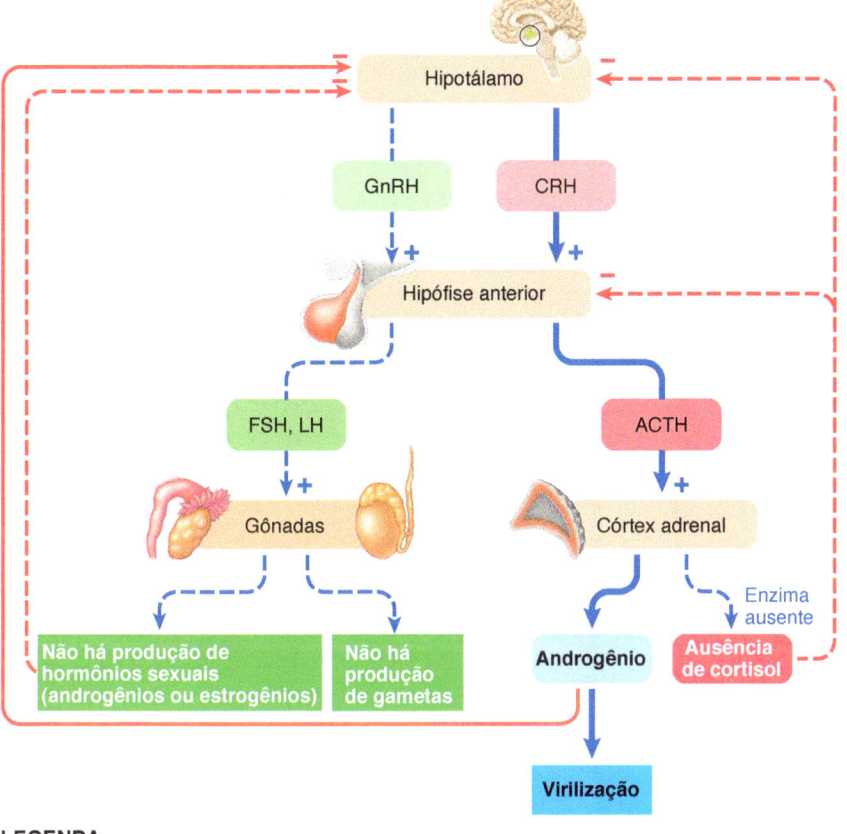

Tendo concluído a discussão sobre o córtex adrenal, voltaremos nossa atenção à medula adrenal.

A medula adrenal consiste em neurônios pós-ganglionicos simpáticos modificados.

A medula adrenal é, na verdade, uma parte modificada do sistema nervoso simpático. Uma via simpática consiste de dois neurônios em sequência – um neurônio pré-ganglionico que se origina no SNC, cuja fibra do axônio termina em um segundo neurônio pós-ganglionico localizado perifericamente, que, por sua vez, termina no órgão executor (veja o Capítulo 7). O neurotransmissor liberado pelas fibras pós-ganglionicas simpáticas é a norepinefrina, que interage localmente com o órgão inervado ligando-se a receptores-alvo específicos, conhecidos como *receptores adrenérgicos*.

A medula adrenal consiste de neurônios simpáticos pós-ganglionicos modificados, denominados **células cromafins** devido a sua afinidade ao tingimento com íons de cromo. Diferente dos neurônios simpáticos pós-ganglionicos comuns, as células cromafins não têm fibras axônicas que terminam em órgãos executores. Em vez disso, mediante estimulação pela fibra pré-ganglionica, as células cromafins liberam seu transmissor químico diretamente na circulação (veja a • Figura 7-2). Neste caso, o transmissor se qualifica como um hormônio em vez de um neurotransmissor. Como as fibras simpáticas, a medula adrenal libera norepinefrina, mas sua produção secretória mais abundante é um mensageiro químico semelhante conhecido como **epinefrina**. A epinefrina e a norepinefrina pertencem à classe química das catecolaminas, derivadas do aminoácido tirosina (veja no início do Capítulo 18). A epinefrina e a norepinefrina são iguais, só que a epinefrina possui também um grupo metil.

ARMAZENAMENTO DE CATECOLAMINAS NOS GRÂNULOS DE CROMAFINS A catecolamina é sintetizada quase totalmente dentro do citosol das células secretórias adrenomedulares. Uma vez produzidas, a epinefrina e a norepinefrina são armazenadas nos **grânulos cromafins**, semelhantes às vesículas de armazenamento de transmissores encontradas nas terminações nervosas simpáticas. A segregação de catecolaminas em grânulos cromafins os protege da destruição por enzimas do citosol durante o armazenamento.

SECREÇÃO DE CATECOLAMINAS DA MEDULA ADRENAL As catecolaminas são secretadas no sangue por exocitose dos grânulos cromafins. Sua liberação é análoga ao mecanismo de liberação para vesículas secretórias que contêm hormônios peptídicos

LEGENDA

- - - -▶ = Vias normais que não ocorrem
ACTH = Hormônio adrenocorticotrófico
GnRH = Hormônio liberador de gonadotrofina
FSH = Hormônio estimulante de folículos
LH = Hormônio luteinizante
CRH = Hormônio liberador de corticotrofina

• **FIGURA 19-11 Inter-relações hormonais na síndrome adrenogenital.** As células adrenocorticais que deveriam produzir cortisol produzem androgênios no lugar dele, devido a uma deficiência de uma enzima específica essencial à síntese do cortisol. Como o cortisol não é secretado para atuar na retroalimentação negativa, os níveis de CRH e ACTH são elevados. O córtex adrenal responde a mais ACTH aumentando ainda mais a secreção de androgênio. O excesso de androgênio produz a virilização e inibe a via da gonadotrofina, resultando no impedimento da produção de hormônios sexuais e gametas pelas gônadas.

Na$^+$ (*hiponatremia*), causado pela perda excessiva de Na$^+$ na urina. A primeira atrapalha o ritmo cardíaco. A última reduz o volume do ECF, incluindo o volume de sangue em circulação, o que, por sua vez, diminui a pressão sanguínea (hipotensão).

Os sintomas da deficiência de cortisol são os esperados: má resposta ao estresse, hipoglicemia (baixa glicose no sangue) causada pela atividade gliconeogênica reduzida e falta de ação permissiva para muitas atividades metabólicas. A forma primária da doença também produz hiperpigmentação (escurecimento da pele), resultante da secreção excessiva de ACTH. Como a hipófise está normal, a queda na secreção de cortisol causa uma elevação desenfreada na produção de ACTH (resultante da menor retroalimentação negativa). Lembre que o ACTH e um hormônio estimulante de melanócito (α-MSH, hormônio escurecedor da pele que promove a dispersão do pigmento melanina) podem ser clivados da mesma molécula precursora pro-opiomelanocortina (mas não ao mesmo tempo nem no mesmo órgão; veja no Capítulo 18). Entretanto, sendo altamente relacionados, em altos níveis o ACTH pode também se ligar a receptores de α-MSH na pele, causando seu escurecimento.

armazenados ou à liberação de norepinefrina em terminais pós-ganglônicos simpáticos.

A epinefrina é responsável por 80% e a norepinefrina, por 20% da produção total de catecolamina adrenomedular. Enquanto a epinefrina é produzida exclusivamente pela medula adrenal, a maior parte da norepinefrina é produzida pelas fibras pós-ganglônicas simpáticas. A norepinefrina adrenomedular geralmente é secretada em quantidades pequenas demais para exercer efeitos significativos sobre as células-alvo. Portanto, para fins práticos, podemos assumir que os efeitos da norepinefrina são predominantemente mediados diretamente pelo sistema nervoso simpático e que os da epinefrina são causados exclusivamente pela medula adrenal.

A epinefrina e a norepinefrina variam em suas afinidades aos diferentes tipos de receptores adrenérgicos.

A epinefrina e a norepinefrina têm afinidades diferentes para quatro tipos distintos de receptores: α_1, α_2, β_1 e β_2 adrenérgicos (veja as ▲ Tabelas 7-3 e 7-4 para revisar a distribuição desses tipos de receptores entre órgãos-alvo).

A norepinefrina se liga predominantemente a receptores α e β_1 localizados perto de terminais de fibra simpática pós-ganglônicos. A epinefrina hormonal, que pode atingir todos os receptores α e β_1 por meio de sua distribuição circular, interage com esses mesmos receptores. A norepinefrina tem afinidade um pouco maior do que a epinefrina com receptores α, e os dois hormônios têm aproximadamente a mesma potência nos receptores β_1. Assim, a epinefrina e a norepinefrina exercem efeitos semelhantes em muitos tecidos, com a epinefrina geralmente reforçando a atividade nervosa simpática. Além disso, a epinefrina ativa receptores β_2, sobre os quais o sistema nervoso simpático exerce pouca influência. Muitos dos receptores β_2 essencialmente exclusivos à epinefrina estão localizados em tecidos sequer alimentados pelo sistema nervoso simpático, mas atingidos pela epinefrina através do sangue. Os exemplos incluem os músculos esqueléticos, onde a epinefrina exerce efeitos metabólicos como a promoção da decomposição do glicogênio armazenado, e os músculos lisos bronquiolares, onde causa a broncodilatação.

Às vezes, a epinefrina, através da ativação de seu receptor β_2 exclusivo, causa uma ação diferente daquela provocada pela ação da norepinefrina e da epinefrina através de sua ativação mútua em outros receptores adrenérgicos. Como exemplo, a norepinefrina e a epinefrina causam um efeito vasoconstritor generalizado mediado pela estimulação do receptor α_1. Por sua vez, a epinefrina promove a vasodilatação dos vasos sanguíneos que alimentam os músculos esqueléticos e o coração através da ativação do receptor β_2 (veja no Capítulo 10).

Entretanto, note que a epinefrina funciona apenas na ativação do sistema nervoso simpático, unicamente responsável por estimular sua secreção pela medula adrenal. A secreção de epinefrina sempre acompanha uma descarga do sistema nervoso simpático generalizado, portanto, as ações da epinefrina são indiretamente controladas pela atividade simpática. Por ter a mais versátil epinefrina em circulação à sua disposição, o sistema nervoso simpático tem um meio de reforçar seus próprios efeitos neurotransmissores, uma outra forma de executar ações adicionais sobre os tecidos que não inerva diretamente.

A epinefrina reforça o sistema nervoso simpático e exerce efeitos metabólicos adicionais.

Os hormônios adrenomedulares não são essenciais à vida, mas praticamente todos os órgãos no corpo são afetados por essas catecolaminas. Eles desempenham funções importantes na montagem de respostas ao estresse, na regulagem da pressão sanguínea arterial e no controle do metabolismo de combustível. As seções a seguir discutem os principais efeitos da epinefrina, alcançados em colaboração com o transmissor simpático norepinefrina ou sozinha, complementando a resposta simpática direta.

EFEITOS SOBRE OS SISTEMAS DE ÓRGÃOS Juntos, o sistema nervoso simpático e a epinefrina adrenomedular mobilizam os recursos do organismo para suportar o pico de esforço físico em situações emergenciais ou estressantes. As ações simpáticas e da epinefrina constituem uma resposta do tipo "lutar ou fugir" que prepara a pessoa para combater um inimigo ou fugir do perigo (veja no Capítulo 7). Especificamente, o sistema simpático e a epinefrina aumentam a frequência e a força da contração cardíaca, aumentando o débito cardíaco, e seus efeitos vasoconstritores generalizados aumentam a resistência periférica total. Juntos, esses efeitos elevam a pressão arterial, garantindo, assim, a pressão impulsora adequada para forçar o sangue até os órgãos mais vitais e atender à emergência. Enquanto isso, a vasodilatação dos vasos sanguíneos coronários e do músculo esquelético, induzida pela epinefrina e fatores metabólicos locais, desviam o sangue de regiões do corpo sob o efeito vasoconstritor, levando-o para o coração e para os músculos esqueléticos.

Devido à sua profunda influência sobre o coração e os vasos sanguíneos, o sistema simpático e a epinefrina também têm uma importante função na manutenção contínua da pressão sanguínea arterial.

A epinefrina (mas não a norepinefrina) dilata as vias aéreas respiratórias para reduzir a resistência encontrada na movimentação do ar para dentro e para fora dos pulmões. A epinefrina e a norepinefrina também reduzem a atividade digestiva e inibem o esvaziamento da bexiga, ambas atividades que podem ser "deixadas de lado" durante uma situação de luta ou de fuga.

EFEITOS METABÓLICOS A epinefrina exerce alguns efeitos metabólicos importantes. Em geral, ela causa a mobilização de carboidratos e gorduras armazenados para fornecer energia imediatamente disponível para uso conforme necessário para alimentar o trabalho muscular. Especificamente, a epinefrina aumenta o nível de glicose no sangue por vários mecanismos diferentes. Primeiro, estimula a gliconeogênese e a **glicogenólise** hepáticas, sendo esta última a decomposição do glicogênio armazenado em glicose, liberada no sangue. A epinefrina também estimula a glicogenólise nos músculos esqueléticos. Contudo, devido à diferença no conteúdo enzimático entre fígado e músculo, o glicogênio do músculo não pode ser convertido diretamente em glicose. Em vez disso, a decomposição de glicogênio do músculo libera lactato no sangue. O fígado remove lactato do músculo e o converte em glicose, portanto, as ações da epinefrina sobre o músculo esquelético ajudam indiretamente a aumentar os níveis de glicose no sangue. A epinefrina e o sistema simpático podem aumentar este efeito hiperglicêmico ao inibirem a secreção de insulina, o hormônio pancreático responsável principalmente pela remoção da glicose do sangue, e ao estimularem o glucagon, outro hormônio pancreático que promove a glicogenólise e a gliconeogênese hepáticas. Além de aumentar os níveis de glicose no sangue, a epinefrina também aumenta o nível de ácidos graxos no sangue ao promover a lipólise.

Os efeitos metabólicos da epinefrina são adequados para situações de "lutar ou fugir". Os níveis elevados de glicose e ácidos graxos fornecem combustível adicional para acionar o movimento muscular exigido pela situação e também garantir a nutrição adequada para o cérebro durante a crise, quando mais nenhum nutriente novo está sendo consumido. Os músculos, ao contrário do cérebro, podem utilizar os ácidos graxos para produzir energia.

Devido a suas outras amplas ações, a epinefrina também aumenta a taxa metabólica geral. Sob a influência da epinefrina, muitos tecidos metabolizam de forma mais rápida. Por exemplo, o trabalho do coração e dos músculos respiratórios aumenta e o ritmo do metabolismo do fígado acelera. Consequentemente, a epinefrina, tal como o hormônio da tireoide, pode aumentar a taxa metabólica.

OUTROS EFEITOS A epinefrina afeta o sistema nervoso central para promover um estado de excitação e de mais alerta no SNC. Isso permite o "raciocínio rápido" para ajudar a lidar com a emergência iminente. Muitos medicamentos utilizados como estimulantes ou sedativos exercem seus efeitos ao alterarem os níveis de catecolamina no SNC.

A epinefrina e a norepinefrina causam suor, o que ajuda o corpo a livrar-se do calor extra gerado pela maior atividade muscular. Além disso, a epinefrina atua sobre os músculos lisos dentro dos olhos para dilatar a pupila e aplainar a lente. Essas ações ajustam os olhos para uma visão mais abrangente, permitindo que toda a cena ameaçadora seja visualizada rapidamente.

A estimulação simpática da medula adrenal é a única responsável pela liberação de epinefrina.

A secreção de catecolamina pela medula adrenal é controlada totalmente pelo impulso simpático sobre a glândula. Quando o sistema simpático é ativado por condições de medo ou de estresse, aciona simultaneamente uma onda de liberação de catecolamina adrenomedular. A concentração de epinefrina no sangue pode aumentar até 300 vezes o normal, com a quantidade de epinefrina liberada dependendo do tipo e da intensidade do estímulo estressante.

Como os dois componentes da glândula adrenal desempenham um papel amplo na resposta ao estresse, este é um local adequado para agrupar os principais fatores envolvidos na resposta a ele.

Resposta integrada ao estresse

Estresse é a resposta generalizada e não específica do organismo a qualquer fator que sobrecarregue, ou ameace sobrecarregar, as capacidades compensatórias de se manter a homeostase neste organismo. Ao contrário do uso popular, o agente indutor da resposta é corretamente chamado de *estressor*, enquanto *estresse* refere-se ao estado induzido pelo estressor. Os seguintes tipos de estímulos nocivos ilustram a gama de fatores que podem induzir uma resposta ao estresse: *físicos* (trauma, cirurgia, frio ou calor intenso), *químicos* (menor suprimento de O_2, desequilíbrio ácido-básico), *fisiológicos* (exercícios pesados, choque hemorrágico, dor), *infecciosos* (invasão bacteriana), *psicológicos* ou *emocionais* (ansiedade, medo, tristeza) e *sociais* (conflitos pessoais, mudanças no estilo de vida).

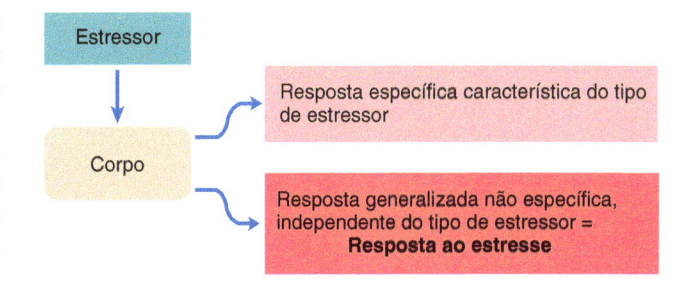

- **FIGURA 19-12** Ação de um estressor sobre o organismo.

A resposta ao estresse é um padrão generalizado de reações a qualquer situação que ameace a homeostase.

Estressores diferentes podem produzir certas respostas específicas características – por exemplo, a resposta específica do organismo à exposição ao frio é o tremor e a vasoconstrição da pele, enquanto a resposta específica à invasão bacteriana inclui atividade fagocítica elevada e a produção de anticorpos. No entanto, além de sua resposta específica, todos os estressores produzem uma resposta semelhante generalizada e não específica (• Figura 19-12). Este conjunto de respostas comuns a todos os estímulos nocivos é chamado de **síndrome geral de adaptação.** Quando um estressor é reconhecido, respostas nervosas e hormonais causam medidas defensivas para se lidar com a emergência. O resultado é um estado de prontidão intensa e de mobilização dos recursos bioquímicos.

Para entender o valor da resposta multifacetada ao estresse, imagine um primitivo homem das cavernas que percebeu um grande animal se escondendo nas sombras. Consideraremos as respostas neurais e hormonais que ocorreriam neste cenário. O corpo reage da mesma maneira aos estressores dos dias atuais. Já conhecemos todas essas respostas – agora, apenas examinaremos como atuam em conjunto.

FUNÇÕES DO SISTEMA NERVOSO SIMPÁTICO E DA EPINEFRINA NO ESTRESSE A principal resposta neural a tal estímulo estressante é a ativação generalizada do sistema nervoso simpático. O decorrente aumento no débito cardíaco e na ventilação, além do desvio de sangue das regiões com atividades suprimidas por vasoconstrição, como o trato digestório e os rins, para os mais ativos músculos esqueléticos e coração vasodilatados, que preparam o corpo para uma resposta de "lutar ou fugir". Simultaneamente, o sistema simpático solicita reforços hormonais na forma de uma liberação maciça de epinefrina da medula adrenal. A epinefrina fortalece as respostas simpáticas e chega a locais não inervados pelo sistema simpático para realizar funções adicionais, como mobilizar estoques de carboidrato e de gordura.

FUNÇÕES DO SISTEMA CRH-ACTH-CORTISOL NO ESTRESSE Além da epinefrina, diversos outros hormônios estão envolvidos na resposta geral ao estresse (▲ Tabela 19-2). A resposta hormonal predominante é a ativação do sistema CRH-ACTH-cortisol. Lembre-se de que o papel do cortisol ao ajudar o organismo a lidar

▲ **TABELA 19-2**   **Principais respostas hormonais durante a reação ao estresse**

Hormônio	Mudança	Objetivo
Epinefrina	↑	Reforça o sistema nervoso simpático para preparar o organismo para "lutar ou fugir"
		Mobiliza estoques de carboidrato e gordura; aumenta a glicose e os ácidos graxos no sangue
CRH-ACTH-cortisol	↑	Mobiliza estoques de energia e blocos construtores metabólicos para uso conforme necessário; aumenta a glicose, os aminoácidos e os ácidos graxos no sangue
		O ACTH favorece o aprendizado e o comportamento
Glucagon	↑	Atuam em conjunto para aumentar a glicose e os ácidos graxos no sangue
Insulina	↓	
Renina-angiotensina-aldosterona; vasopressina	↑	Conservam sal e H_2O para expandir o volume plasmático; ajudam a sustentar a pressão sanguínea quando há perda severa de volume plasmático
		A angiotensina II e a vasopressina causam vasoconstrição arteriolar para aumentar a pressão sanguínea
		A vasopressina facilita o aprendizado

com o estresse presumidamente está relacionado a seus efeitos metabólicos. O cortisol decompõe estoques de gordura e proteína enquanto expande estoques de carboidrato e aumenta a disponibilidade de glicose no sangue. Uma hipótese lógica é que um volume maior de glicose, aminoácidos e ácidos graxos fica disponível para eventuais necessidades, como sustentar a nutrição para o cérebro e fornecer blocos construtores para o reparo de tecidos lesionados.

Além dos efeitos do cortisol sobre o eixo hipotálamo-hipófise-córtex adrenal, o ACTH também pode ter um papel na resistência ao estresse. O ACTH é um de vários peptídeos que facilitam o aprendizado e o comportamento. Assim, um aumento no ACTH durante estresse psicossocial pode ajudar o corpo a lidar mais imediatamente com estressores semelhantes no futuro, ao facilitar o aprendizado de respostas comportamentais adequadas.

FUNÇÃO DE OUTRAS RESPOSTAS HORMONAIS AO ESTRESSE
Além do sistema CRH-ACTH-cortisol, outros sistemas hormonais desempenham papéis essenciais na resposta ao estresse:

■ *Elevação da glicose e dos ácidos graxos no sangue, resultantes de menos insulina e mais glucagon.* O sistema nervoso simpático e a epinefrina secretados em sua utilização inibem a insulina e estimulam o glucagon. Essas mudanças hormonais atuam em conjunto para elevar os níveis de glicose e de ácidos graxos no sangue. A epinefrina e o glucagon, cujos níveis no sangue são elevados durante o estresse, promovem a glicogenólise e, em conjunto com o cortisol, a gliconeogênese no fígado. Entretanto, a insulina, cuja secreção é suprimida durante o estresse, opõe-se à decomposição dos estoques hepáticos de glicogênio. Todos esses efeitos ajudam a aumentar a concentração de glicose no sangue. O estímulo primário para a secreção de insulina é um aumento na glicose sanguínea; por sua vez, um efeito primário da insulina é reduzir a glicose sanguínea. Não fosse pela inibição deliberada da insulina durante a resposta ao estresse, a hiperglicemia causada por ele estimularia a secreção de insulina redutora de glicose. Como resultado, a elevação na glicose sanguínea não poderia ser sustentada. Respostas hormonais relacionadas ao estresse também promovem uma liberação de ácidos graxos dos estoques de gordura, porque a lipólise é favorecida pela epinefrina, pelo glucagon e pelo cortisol, mas combatida pela insulina.

■ *Manutenção do volume e da pressão sanguínea por meio da maior atividade do sistema renina-angiotensina-aldosterona e da vasopressina.* Além das mudanças hormonais que mobilizam estoques de energia durante o estresse, outros hormônios são simultaneamente chamados à ação para sustentar o volume e a pressão sanguínea durante a emergência. O sistema simpático e a epinefrina desempenham papéis importantes, atuando diretamente sobre o coração e os vasos sanguíneos para melhorar a função circulatória. Além disso, o RAAS é ativado como consequência de uma redução simpaticamente induzida do fornecimento de sangue aos rins (veja no Capítulo 14). A secreção de vasopressina também aumenta durante situações estressantes (veja no Capítulo 15). Coletivamente, esses hormônios expandem o volume plasmático ao promoverem a retenção de sal e de H_2O. Presumivelmente, o maior volume plasmático serve como medida protetora para ajudar a sustentar a pressão sanguínea se ocorrer a perda severa de fluido plasmático em decorrência de hemorragia ou de suor intenso durante o estado de perigo iminente. A vasopressina e a angiotensina também têm efeitos vasopressores, que seriam benéficos à manutenção de uma pressão arterial adequada em caso de perda severa de sangue (veja no Capítulo 10). Acredita-se também que a vasopressina facilite o aprendizado, o que tem implicações para adaptações futuras ao estresse.

A resposta multifacetada ao estresse é coordenada pelo hipotálamo.

Todas as respostas individuais ao estresse recém-descritas são direta ou indiretamente influenciadas pelo hipotálamo (● Figura 19-13). O hipotálamo recebe o impulso relativo a estressores

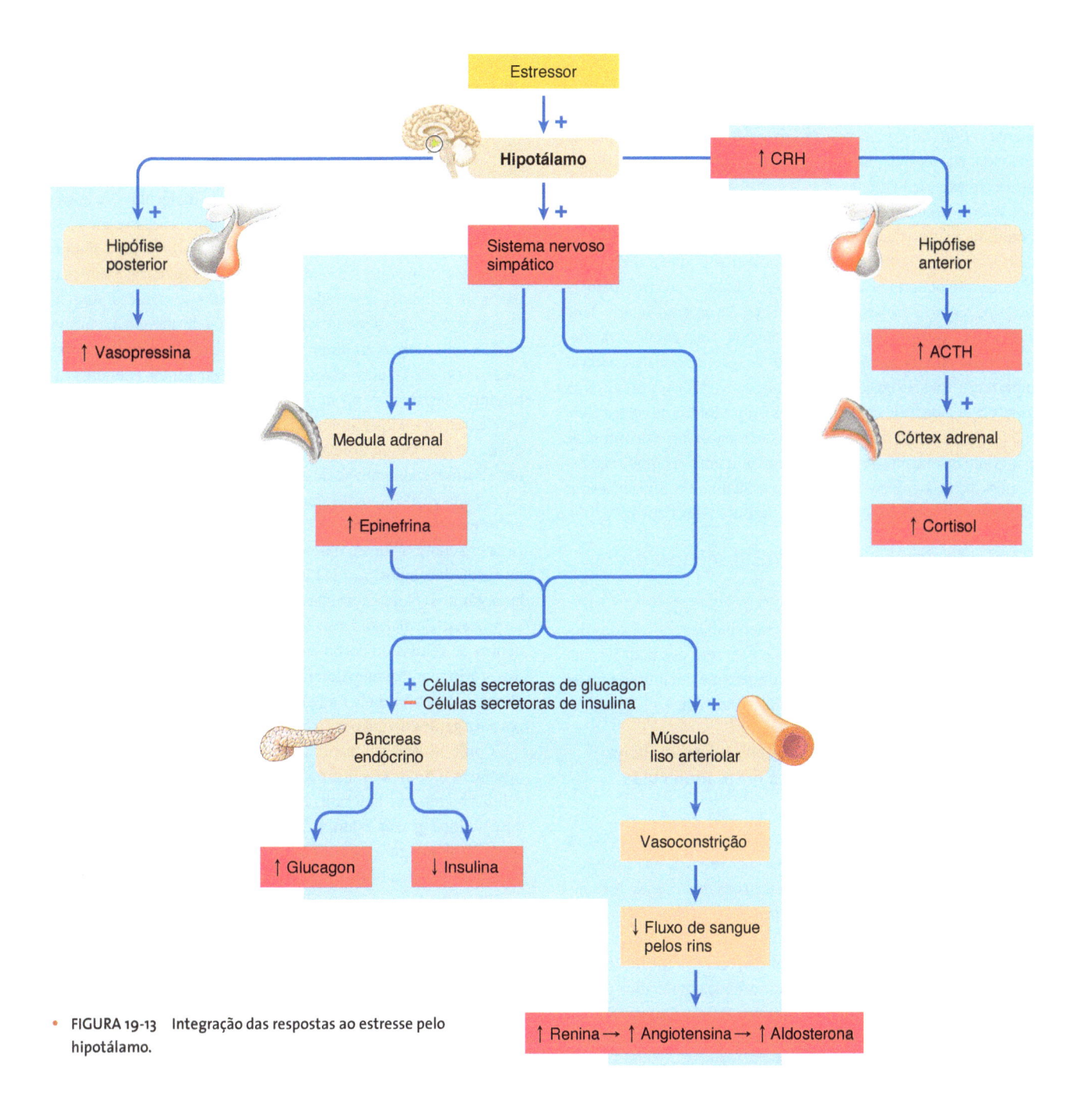

• **FIGURA 19-13** Integração das respostas ao estresse pelo hipotálamo.

físicos e emocionais de quase todas as áreas do cérebro e de muitos receptores por todo o corpo. Em resposta, o hipotálamo ativa diretamente o sistema nervoso simpático, secreta CRH para estimular a liberação de ACTH e cortisol e ativa a liberação de vasopressina. A estimulação simpática, por sua vez, causa a secreção de epinefrina, com a qual exerce um efeito conjunto sobre a secreção pancreática de insulina e glucagon. Ademais, a vasoconstrição das arteríolas aferentes renais pelas catecolaminas aciona indiretamente a secreção da renina ao reduzir o fluxo de sangue oxigenado pelos rins. A renina, por sua vez, aciona o RAAS. Desta maneira, o hipotálamo integra respostas do sistema nervoso simpático e do sistema endócrino durante o estresse.

A ativação da resposta ao estresse por estressores psicossociais crônicos pode ser danosa.

A aceleração da atividade cardiovascular e respiratória, a retenção de sal e de H_2O e a mobilização de combustíveis metabólicos e blocos construtores podem ser benéficas em resposta a um estressor físico, como uma competição atlética. A maior parte dos estressores na vida cotidiana tem natureza psicossocial. Entretanto, eles induzem essas mesmas reações ampliadas. Estressores como ansiedade quanto a uma prova, conflitos com a pessoa amada ou impaciência durante um congestionamento podem provocar respostas ao estresse. Embora a mobilização rápida de recursos corporais seja adequada diante de perigos físicos reais ou potenciais, geralmente é inadequada em resposta a estresse não físico. Se nenhuma energia extra for exigida e nenhum sangue perdido, os estoques corporais são decompostos e o fluido é desnecessariamente retido, talvez em prejuízo da pessoa emocionalmente estressada. Na verdade, há fortes evidências circunstanciais de um elo entre exposição crônica a estressores psicossociais e o desenvolvimento de condições patológicas como pressão alta, embora nenhuma relação de causa e efeito definitiva tenha sido estabelecida. Como resultado das respostas ao estresse "não utilizadas", a hipertensão poderia resultar do excesso de vasoconstrição simpática? De retenção excessiva de sal e H_2O? De excesso de atividade pressora da vasopressina e da angiotensina? Uma combinação deles? Ou de outros fatores? Lembre-se de que pode-se desenvolver hipertensão pela exposição prolongada a níveis farmacológicos de glucocorticoides. Elevações menores e duradouras de cortisol, como as que ocorrem diante de estressores psicossociais contínuos, poderiam fazer o mesmo, embora mais lentamente? Ainda são necessários consideráveis esforços para avaliar-se a contribuição dos estressores da vida cotidiana para a produção de doenças.

Controle endócrino do metabolismo de combustível

Acabamos de discutir as alterações metabólicas provocadas durante a resposta ao estresse. Agora, o foco será nos padrões metabólicos que ocorrem na ausência de estresse, incluindo fatores hormonais que regem este metabolismo normal.

O metabolismo de combustível inclui anabolismo, catabolismo e interconversões entre moléculas orgânicas ricas em energia.

O termo **metabolismo** refere-se a todas as reações químicas que ocorrem dentro das células corporais. Tais reações, envolvendo a degradação, a síntese e a transformação das três classes de moléculas orgânicas ricas em energia – proteínas, carboidratos e gorduras – são coletivamente conhecidas como **metabolismo intermediário** ou **metabolismo de combustíveis** (▲ Tabela 19-3).

Durante o processo de digestão, grandes moléculas de nutrientes (**macromoléculas**) são decompostas em suas menores subunidades absorvíveis da seguinte forma: proteínas são convertidas em aminoácidos, carboidratos complexos em monossacarídeos (principalmente glicose) e triglicérides (gorduras alimentares) em monoglicérides e ácidos graxos livres. Essas unidades absorvíveis são transferidas do lúmen do trato digestório ao sangue, diretamente ou através da linfa (Capítulo 16).

ANABOLISMO E CATABOLISMO Tais moléculas orgânicas são trocadas constantemente entre o sangue e as células do corpo. As reações químicas das quais participam as moléculas orgânicas dentro das células estão categorizadas em dois processos metabólicos: anabolismo e catabolismo (● Figura 19-14). **Anabolismo** é o acúmulo ou síntese de macromoléculas orgânicas maiores a partir de pequenas subunidades moleculares orgânicas. As reações anabólicas geralmente exigem entrada de energia, na forma de ATP. Tais reações resultam na (1) fabricação dos materiais necessários pelas células, como proteínas estruturais celulares ou produtos secretórios, ou no (2) armazenamento de excesso de nutrientes ingeridos não imediatamente necessários para a produção de energia ou utilizados como blocos construtores celulares. O armazenamento se dá na forma de glicogênio (a forma de estoque da glicose) ou de depósitos de gordura. **Catabolismo** é a decomposição, ou degradação, de grandes moléculas orgânicas ricas em energia dentro das células. O catabolismo abrange dois níveis de decomposição: (1) hidrólise de grandes macromoléculas orgânicas celulares em suas subunidades menores, semelhante ao processo de digestão, exceto pelo fato de as reações ocorrerem dentro de células do corpo em vez de dentro do lúmen do trato digestório (por exemplo, liberação de glicose pelo catabolismo do glicogênio armazenado) e (2) oxidação das subunidades menores para gerar energia para a produção de ATP.

Como alternativa à produção de energia, as subunidades orgânicas menores e multipotentes derivadas da hidrólise intracelular podem ser liberadas no sangue. Essas moléculas de glicose, ácidos graxos e aminoácidos mobilizadas podem, então, ser utilizadas conforme necessário para produção de energia ou síntese celular em outros locais do organismo.

Em um adulto, as taxas de anabolismo e catabolismo geralmente estão em equilíbrio, portanto, o corpo adulto permanece em um estado estável dinâmico e parece inalterado, embora as moléculas orgânicas que determinam sua estrutura e função sejam continuamente substituídas. Durante o crescimento, o anabolismo excede o catabolismo.

INTERCONVERSÕES ENTRE MOLÉCULAS ORGÂNICAS Além de serem capazes de ressintetizar moléculas orgânicas catabolizadas

▲ TABELA 19-3 Resumo das reações no metabolismo de combustíveis

Processo metabólico	Reação	Consequência
Glicogênese	Glicose → glicogênio	↓ Glicose no sangue
Glicogenólise	Glicogênio → glicose	↑ Glicose no sangue
Gliconeogênese	Aminoácidos → glicose	↑ Glicose no sangue
Síntese proteica	Aminoácidos → proteína	↓ Aminoácidos no sangue
Degradação proteica	Proteína → aminoácidos	↑ Aminoácidos no sangue
Síntese de gordura (lipogênese ou síntese de triglicérides)	Ácidos graxos e glicerol → triglicérides	↓ Ácidos graxos no sangue
Decomposição de gordura (lipólise ou degradação de triglicérides)	Triglicérides → ácidos graxos e glicerol	↑ Ácidos graxos no sangue

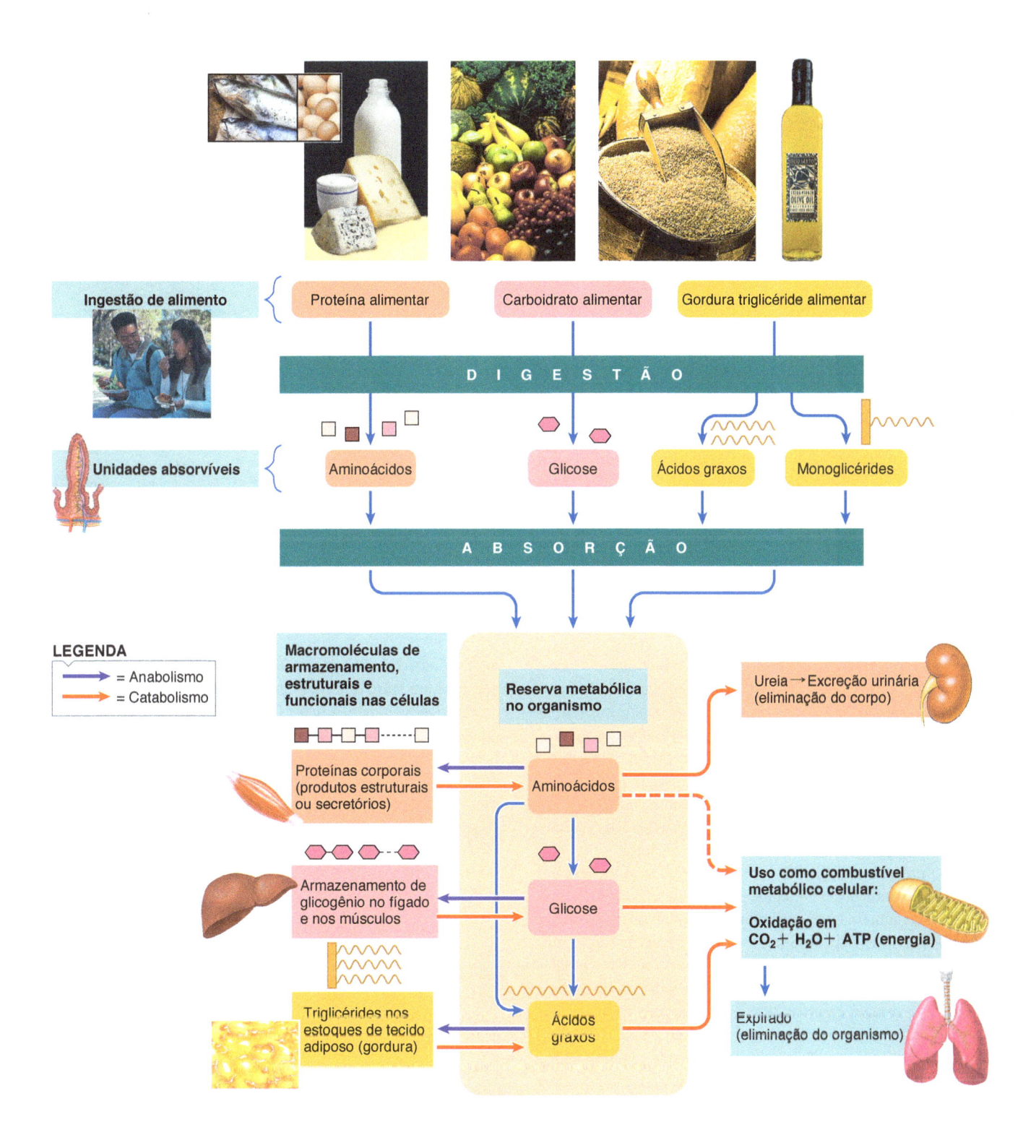

• **FIGURA 19-14** Resumo das principais vias envolvendo moléculas de nutrientes orgânicos.

TABELA 19-4 — Combustível metabólico armazenado no organismo

Combustível metabólico	Forma em circulação	Forma de armazenamento	Principal local de armazenamento	Porcentagem de conteúdo energético total no corpo (e em calorias*)	Capacidade de armazenamento	Função
Carboidrato	Glicose	Glicogênio	Fígado, músculo	1% (1.500 calorias)	Valor energético de menos de um dia	Primeira fonte de energia; essencial para o cérebro
Gordura	Ácidos graxos livres	Triglicérides	Tecido adiposo	77% (143.000 calorias)	Valor energético de cerca de dois meses	Reservatório primário de energia; fonte de energia durante jejum
Proteína	Aminoácidos	Proteínas corporais	Músculo	22% (41.000 calorias)	A morte é causada muito antes de a capacidade ser totalmente utilizada, resultante de prejuízos estruturais e funcionais	Fonte de glicose para o cérebro durante um jejum; último recurso para atender a outras necessidades de energia

*Na verdade, em quilocalorias; veja no Capítulo 17.

de volta ao mesmo tipo de moléculas, muitas células do corpo, especialmente as hepáticas, podem converter a maioria dos tipos de molécula orgânica em outros tipos – por exemplo, transformar aminoácidos em glicose ou ácidos graxos. Devido a essas interconversões, a nutrição adequada pode ser fornecida por uma ampla gama de moléculas presentes em diferentes tipos de alimentos. Existem limites, todavia. **Nutrientes essenciais**, como vitaminas e aminoácidos essenciais, não podem ser formados no organismo pela conversão de outros tipos de molécula orgânica.

O principal destino dos carboidratos e das gorduras ingeridos é o catabolismo para produção de energia. Os aminoácidos são predominantemente utilizados na síntese proteica, mas podem ser usados para fornecer energia depois de serem convertidos em carboidratos ou gorduras. Assim, todas as três categorias de itens alimentícios podem ser utilizadas como combustível, e quaisquer excessos delas podem ser depositados como combustível armazenado, como veremos em breve.

Em um nível superficial, o metabolismo de combustível parece relativamente simples: a quantidade de nutrientes na dieta deve ser suficiente para atender as necessidades do corpo de produção de energia e síntese celular. Esta relação aparentemente simples é complicada, no entanto, por duas importantes considerações: (1) os nutrientes ingeridos nas refeições devem ser armazenados e, depois, liberados entre refeições e (2) o cérebro deve ser continuamente alimentado com glicose. Examinaremos as implicações de ambas.

Como o consumo de alimentos é intermitente, os nutrientes devem ser armazenados para o uso entre as refeições.

A ingestão de combustível alimentar é intermitente e não contínua. Como resultado, o excesso de energia deve ser absorvido durante refeições e armazenado para o uso durante os períodos de jejum entre refeições, quando as fontes alimentares de combustível metabólico não estão disponíveis. Apesar da ingestão descontínua de energia, a demanda de energia das células corporais é constante e flutuante. Isto é, a energia deve estar constantemente disponível para as células, para utilização conforme necessário, independente do *status* da ingestão de alimento. A energia armazenada preenche os espaços entre as refeições. O armazenamento de energia toma três formas (▲ Tabela 19-4):

- O *excesso de glicose em circulação* é armazenado no fígado e no músculo como *glicogênio*, uma grande molécula formada por moléculas de glicose interconectadas. Cerca de duas vezes mais glicogênio é armazenado coletivamente nos músculos esqueléticos do que no fígado. Como o glicogênio é um depósito de energia relativamente pequeno, as necessidades energéticas de menos de um dia podem ser armazenadas desta forma. Quando os estoques de glicogênio do fígado e dos músculos estão "cheios", a glicose adicional é transformada em ácidos graxos e glicerol, utilizados para sintetizar *triglicérides* (glicerol com três ácidos graxos acoplados), primariamente no tecido adiposo (gordura).

- O *excesso de ácidos graxos em circulação*, derivados da ingestão alimentar, também é incorporado em triglicérides.

- O *excesso de aminoácidos em circulação* desnecessários à síntese proteica não é armazenado como proteína extra, mas convertido em glicose e ácidos graxos, que acabam sendo armazenados como triglicérides.

Assim, o principal local de armazenamento de energia para o excesso de nutrientes de todas as três classes é o tecido adiposo. Normalmente, armazena-se triglicérides suficientes para fornecer energia por cerca de dois meses, mais ainda em uma pessoa acima do peso. Consequentemente, durante qualquer período prolongado de jejum, os ácidos graxos liberados pelo catabolismo de triglicérides servem como fonte primária de energia para a maioria dos tecidos. O catabolismo dos triglicérides armazenados libera glicerol e também ácidos graxos, mas, quantitativamente falando, os ácidos graxos são bem mais importantes. O catabolismo da gordura armazenada produz 90% de ácidos graxos e 10% de glicerol em termos de peso. O glicerol (mas não os ácidos graxos) pode ser convertido em glicose pelo fígado e contribui de uma pequena forma para a manutenção da glicose no sangue durante um jejum.

Como terceiro depósito energético, uma quantidade substancial de energia é armazenada como *proteínas estruturais*, primariamente no músculo, a massa proteica mais abundante no corpo. Contudo, a proteína não é a primeira escolha para utilização como fonte de energia, porque tem outras funções essenciais. Por outro lado, os depósitos de glicogênio e triglicéride servem apenas como reservas de energia.

O cérebro deve ser continuamente suprido com glicose.

O segundo fator que complica o metabolismo de combustível, além da ingestão intermitente de nutrientes e da necessidade resultante de armazenamento de nutrientes, é que o cérebro normalmente depende da entrega de glicose adequada no sangue como sua única fonte de energia. Consequentemente, a concentração de glicose no sangue deve ser mantida acima de um nível crítico. A concentração de glicose no sangue é de 100 mg de glicose/100 ml de plasma e normalmente é mantida dentro de limites estreitos de 70 a 110 mg/100 ml[1]. O glicogênio do fígado é um reservatório importante para manter os níveis de glicose no sangue durante um jejum curto. Entretanto, o glicogênio no fígado se esgota relativamente rápido, portanto, durante um jejum mais longo outros mecanismos devem atender às exigências de energia do cérebro dependente de glicose. Primeiro, quando nenhuma nova glicose alimentar entra no sangue, os tecidos não obrigados a utilizar a glicose mudam suas marchas metabólicas para queimar ácidos graxos, poupando glicose para o cérebro. Os ácidos graxos são disponibilizados por catabolismo de estoques de triglicérides como uma fonte de energia alternativa para tecidos que não dependem de glicose. Segundo, os aminoácidos podem ser convertidos em glicose pela gliconeogênese, enquanto os ácidos graxos não. Assim, quando os estoques de glicogênio são esgotados apesar da poupança de glicose, novos suprimentos de glicose para o cérebro são fornecidos pelo catabolismo de proteínas do organismo e conversão dos aminoácidos liberados em glicose.

Combustíveis metabólicos são armazenados durante o estado absortivo e mobilizados durante o estado pós-absortivo.

A discussão anterior deve deixar claro que a disposição de moléculas orgânicas depende do estado metabólico do organismo. Os dois estados metabólicos funcionais – o *estado absortivo* e o *estado pós-absortivo* – estão relacionados aos ciclos de alimentação e jejum, respectivamente (▲ Tabela 19-5).

ESTADO ABSORTIVO Depois de uma refeição, os nutrientes ingeridos são absorvidos e entram no sangue durante o **estado absortivo** ou **alimentado**. Durante este período, a glicose é abundante e serve como principal fonte de energia. Pouquíssimo da gordura e dos aminoácidos absorvidos é utilizado para produção de energia durante o estado absortivo, porque a maioria das células utiliza a glicose quando está disponível. Os nutrientes adicionais não utilizados imediatamente para produção de energia ou em reparos estruturais são canalizados para armazenamento como glicogênio ou triglicérides.

ESTADO PÓS-ABSORTIVO A refeição média é completamente absorvida em cerca de quatro horas. Portanto, em uma dieta típica de três refeições diárias, nenhum nutriente está sendo absorvido do trato digestório no final da manhã, ao final da tarde e por toda a noite. Estes momentos constituem o **estado pós-absortivo** ou **de jejum**. Durante este estado, os estoques endógenos de energia são mobilizados para fornecer energia, enquanto a gliconeogênese e a reserva de glicose mantêm a glicose em um nível adequado no sangue para nutrir o cérebro. A síntese de proteínas e gorduras é abreviada. Em vez disso, os estoques dessas moléculas orgânicas são catabolizados para formar glicose e produzir energia, respectivamente. A síntese de carboidratos ocorre por meio de glicogênese, mas a utilização da glicose como energia está reduzida.

▲ **TABELA 19-5** Comparação entre estados absortivo e pós-absortivo

Combustível metabólico	Estado absortivo	Estado pós-absortivo
Carboidrato	Glicose como principal fonte de energia	Degradação e esgotamento de glicogênio
	Síntese e armazenamento de glicogênio	Economia de glicose para reservá-la para o cérebro
	Excesso convertido e armazenado como gordura triglicéride	Produção de nova glicose mediante gliconeogênese
Gordura	Síntese e armazenamento de triglicéride	Catabolismo de triglicéride
		Ácidos graxos como principal fonte de energia para tecidos não dependentes de glicose
Proteína	Síntese proteica	Catabolismo de proteína
	Excesso convertido e armazenado como gordura triglicéride	Aminoácidos utilizados para gliconeogênese

---

1 Às vezes, a concentração de glicose no sangue é dada em termos de molaridade, com a concentração normal de glicose no sangue girando em torno de 5 mM (veja no Apêndice A, disponível no site do livro www.cengage.com.br).

Observe que a concentração sanguínea de nutrientes não flutua de forma significativa entre os estados absortivo e pós-absortivo. Durante o estado absortivo, a maior parte dos nutrientes absorvidos é removida do sangue rapidamente e colocada em armazenamento; durante o estado pós-absortivo, esses estoques são catabolizados para manter as concentrações do sangue em níveis necessários e atender totalmente as demandas de energia dos tecidos.

FUNÇÕES DOS PRINCIPAIS TECIDOS NOS ESTADOS METABÓLICOS Durante esses estados metabólicos alternados, diversos tecidos desempenham papéis diferentes, conforme resumido aqui.

- O *fígado* desempenha o papel primário na manutenção de níveis normais de glicose no sangue. Ele armazena glicogênio quando há excesso de glicose disponível, libera glicose no sangue conforme necessário e é o principal local de interconversões metabólicas, como a gliconeogênese.

- O *tecido adiposo* serve de local primário de armazenamento de energia e é importante na regulação dos níveis de ácido graxo no sangue.

- O *músculo* é o principal local de armazenamento de aminoácido e é o principal utilizador de energia.

- O *cérebro* normalmente só pode utilizar glicose como fonte de energia, mas não armazena glicogênio, o que torna a manutenção dos níveis de glicose no sangue obrigatória.

Fontes menores de energia são utilizadas conforme necessário.

Vários outros intermediários orgânicos desempenham um papel menor como fontes de energia: o glicerol, o lactato e os corpos cetônicos.

- Conforme mencionado anteriormente, o *glicerol* derivado da hidrólise de triglicérides (é a espinha dorsal à qual são acopladas cadeias de ácidos graxos) pode ser convertido em glicose pelo fígado.

- De maneira semelhante, o *lactato*, produzido pelo catabolismo incompleto de glicose via glicólise no músculo (veja no Capítulo 8), também pode ser convertido em glicose no fígado.

- Os **corpos cetônicos** (ou seja, acetona, ácido acetoacético e o ácido beta-hidroxibutírico) são um grupo de compostos produzidos pelo fígado durante a poupança de glicose. Diferente de outros tecidos, quando o fígado utiliza ácidos graxos como fonte de energia, oxida-os apenas para acetil coenzima A (acetil-CoA), o qual é incapaz de processar através do ciclo do ácido cítrico para maior extração de energia. Assim, o fígado não degrada ácidos graxos totalmente até CO_2 e H_2O para liberação máxima de energia. Em vez disso, ele extrai parcialmente a energia disponível e converte as moléculas restantes de acetil-CoA portadoras de energia em corpos cetônicos, os quais libera no sangue. Os corpos cetônicos servem como fonte alternativa de energia para tecidos capazes de oxidá-los através do ciclo do ácido cítrico.

Durante jejum longo, o cérebro começa a utilizar cetonas em vez de glicose como principal fonte de energia. Como a morte resultante da fome normalmente é o resultado do esgotamento de proteínas em vez de hipoglicemia (baixa glicose no sangue), a sobrevivência prolongada sem qualquer ingestão calórica exige que a gliconeogênese seja mantida no mínimo, desde que as necessidades energéticas do cérebro não sejam comprometidas. Uma porção considerável da proteína celular pode ser catabolizada sem mau funcionamento celular grave, mas um ponto finalmente é atingido no qual uma célula canibalizada não consegue mais funcionar adequadamente. Para evitar o ponto fatal de falha o máximo possível durante fome prolongada, o cérebro começa a utilizar cetonas como principal fonte de energia, diminuindo de forma correspondente seu uso de glicose. O uso pelo cérebro destes "farelos" de ácido graxo deixados pela "refeição" do fígado limita a necessidade de mobilizar proteínas do corpo para produção de glicose para nutrição do cérebro. As principais adaptações metabólicas à fome prolongada – uma queda no catabolismo de proteínas e o uso de cetonas pelo cérebro – são atribuíveis aos altos níveis de cetonas no corpo no momento. O cérebro utiliza cetonas apenas quando o nível de cetona no sangue está alto. Os altos níveis de cetonas no sangue também inibem diretamente a degradação de proteína nos músculos. Assim, as cetonas poupam as proteínas do corpo enquanto satisfazem as necessidades de energia do cérebro.

Os hormônios pancreáticos, insulina e glucagon, são os mais importantes na regulagem do metabolismo de combustíveis.

Como o corpo "sabe" quando mudar de marcha metabólica, de um sistema de anabolismo líquido e armazenamento de nutrientes para um de catabolismo líquido e poupança de glicose? O fluxo de nutrientes orgânicos pelas vias metabólicas é influenciado por diversos hormônios – dentre eles, insulina, glucagon, epinefrina, cortisol e hormônio do crescimento. Na maioria das circunstâncias, os hormônios pancreáticos, a insulina e o glucagon, são os reguladores hormonais dominantes que direcionam as vias metabólicas do anabolismo líquido ao catabolismo líquido e à reserva de glicose, dependendo de o organismo estar em estado de alimentação ou de jejum, respectivamente.

ILHOTAS DE LANGERHANS O **pâncreas** é um órgão composto de tecidos exócrinos e endócrinos. A parte exócrina secreta uma solução aquosa alcalina e enzimas digestivas através do duto pancreático no lúmen do trato digestório. Espalhados pelo pâncreas entre as células exócrinas há um milhão de agrupamentos, ou "ilhas", de células endócrinas conhecidas como **ilhotas de Langerhans** (● Figura 19-15a). As ilhotas compõem cerca de 1% a 2% da massa pancreática total. As células endócrinas pancreáticas mais abundantes são as **células β (beta)**, o local de síntese e secreção da *insulina*, que constituem cerca de 60% da massa total de ilhotas. As **células α (alfa)** produzem o hormônio *glucagon* e compõem 25% da massa de ilhotas. Menos comuns (formando 10% da massa de ilhotas), as **células D (delta)** são o local pancreático de síntese da *somatostatina*. As células menos comuns das ilhotas (1% da massa de ilhotas), as **células F**, secretam *polipeptídeo pancreático*, que desempenha um possível papel na redução do apetite e da ingestão de alimentos, mas é ainda pouco compreendido e não será mais discutido (os 4% restantes da massa de ilhotas consistem de tecido conectivo, vasos sanguíneos e nervos). As células β estão concentradas centralmente nas ilhotas, com as outras células agrupadas pela

(a) Localização e estrutura do pâncreas e tipos de células nas ilhotas de Langerhans

(b) Tipos de células na ilhota de Langerhans

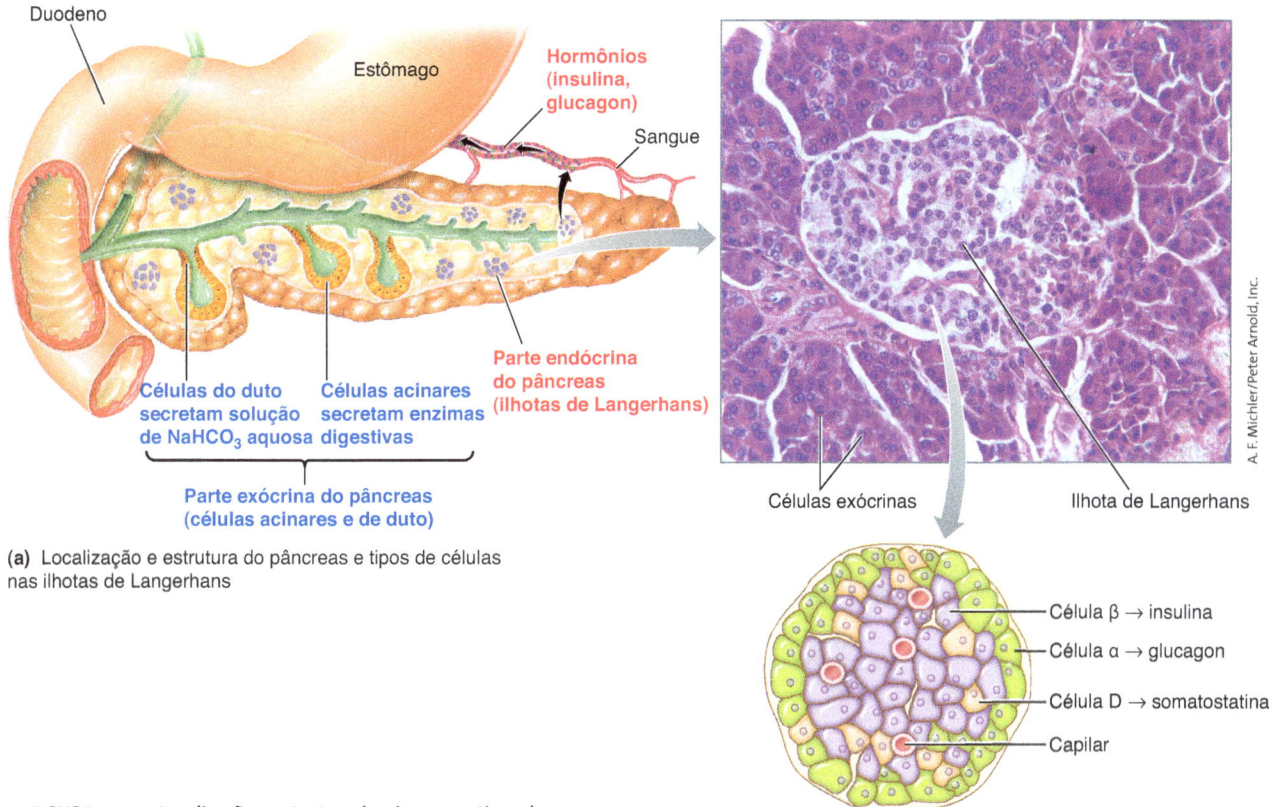

• **FIGURA 19-15** Localização e estrutura do pâncreas e tipos de células nas ilhotas de Langerhans.

periferia (• Figura 19-15b). Destacaremos brevemente a somatostatina agora e, depois, daremos mais atenção à insulina e ao glucagon, os hormônios mais importantes no metabolismo de combustíveis.

SOMATOSTATINA Atuando como um hormônio, a **somatostatina** pancreática inibe o sistema digestório de várias formas, com o efeito geral de inibir a digestão de nutrientes e diminuir sua absorção. A somatostatina é liberada pelas células D pancreáticas em resposta direta a um aumento na glicose e nos aminoácidos no sangue durante a absorção de uma refeição. Ao exercer seus efeitos inibitórios, a somatostatina pancreática atua em retroalimentação negativa para frear a taxa com que a digestão é digerida e absorvida, evitando, assim, níveis excessivos de nutrientes no plasma. A somatostatina pancreática também atua como parácrina na regulagem da secreção do hormônio pancreático. A presença local de somatostatina diminui a secreção de insulina, glucagon e da própria somatostatina, mas a importância fisiológica de tal função parácrina ainda não foi determinada.

A somatostatina também é produzida pelas células que revestem o trato digestório, onde atua localmente como uma parácrina para inibir a maioria dos processos digestivos (veja no Capítulo 16). Ademais, a somatostatina (como GHIH) é produzida pelo hipotálamo, onde inibe a secreção do hormônio do crescimento e do TSH (veja no Capítulo 18).

A seguir, consideraremos a insulina e, depois, o glucagon, seguido por uma discussão sobre como a insulina e o glucagon funcionam como uma unidade endócrina para mudar as marchas metabólicas entre os estados absortivo e pós-absortivo.

A insulina reduz os níveis de glicose, ácidos graxos e aminoácidos no sangue e promove seu armazenamento.

A **insulina** tem efeitos importantes sobre o metabolismo de carboidratos, gorduras e proteínas. Ela reduz os níveis de glicose, ácidos graxos e aminoácidos no sangue e promove seu armazenamento. À medida que essas moléculas de nutrientes entram no sangue durante o estado absortivo, a insulina promove sua captação celular e conversão em glicogênio, triglicérides e proteína, respectivamente. A insulina exerce muitos efeitos ao alterar o transporte de nutrientes específicos levados pelo sangue às células ou ao alterar a atividade das enzimas envolvidas em vias metabólicas específicas. Para obter seus efeitos, em alguns casos a insulina aumenta a atividade de uma enzima, como a *glicogênio sintase*, a principal enzima regulada que sintetiza glicogênio a partir de moléculas de glicose, no processo conhecido como **glicogênese**. Entretanto, em outros casos, a insulina diminui a atividade de uma enzima, ao inibir, por exemplo, a *lipase sensível a hormônio*, uma enzima que catalisa a decomposição de triglicérides armazenados de volta em ácidos graxos livres e glicerol.

AÇÕES SOBRE CARBOIDRATOS A manutenção da homeostase da glicose no sangue é uma função pancreática particularmente importante. As concentrações de glicose em circulação são determinadas pelo equilíbrio entre os seguintes processos (• Figura 19-16): absorção de glicose do trato digestório, transporte de glicose para as células, produção de glicose hepática e (anormalmente) excreção urinária de glicose. Entre esses fatores, apenas o transporte de glicose para as células e a produção hepática de glicose estão sujeitos a controle.

Fatores que aumentam a glicose no sangue

Absorção de glicose pelo trato digestório

Produção de glicose hepática:
— mediante glicogenólise do glicogênio armazenado
— mediante gliconeogênese

Glicose no sangue

Fatores que diminuem a glicose no sangue

Transporte de glicose para as células:
— para utilização para produção de energia
— para armazenamento
• como glicogênio através da glicogênese
• como triglicérides

Excreção urinária da glicose (ocorre somente de modo anormal, quando a concentração de glicose se torna tão alta que excede a capacidade de reabsorção dos túbulos renais durante a formação da urina)

LEGENDA

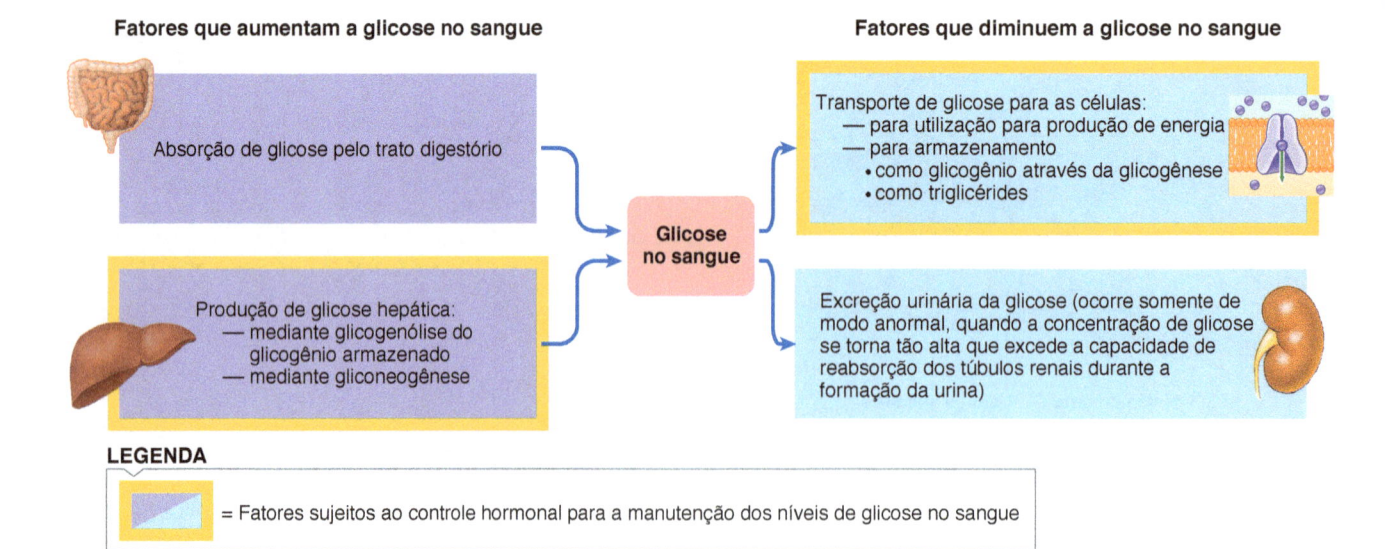

= Fatores sujeitos ao controle hormonal para a manutenção dos níveis de glicose no sangue

• **FIGURA 19-16** Fatores que afetam a concentração de glicose no sangue.

A insulina exerce quatro efeitos que reduzem os níveis de glicose no sangue e promovem o armazenamento de carboidratos:

1. A insulina facilita o transporte de glicose para a maioria das células (o mecanismo desta maior captação de glicose será explicado depois que os demais efeitos redutores de glicose no sangue da insulina forem listados).

2. A insulina estimula a glicogênese, a produção de glicogênio a partir da glicose, no músculo esquelético e no fígado.

3. A insulina inibe a glicogenólise, a decomposição de glicogênio em glicose. Ao inibir a decomposição de glicogênio em glicose, a insulina também favorece o armazenamento de carboidratos e diminui a produção de glicose pelo fígado.

4. A insulina também reduz a produção hepática de glicose ao inibir a gliconeogênese, a conversão de aminoácidos em glicose no fígado. A insulina faz isso ao reduzir a quantidade de aminoácidos no sangue disponíveis ao fígado para gliconeogênese e ao inibir as enzimas hepáticas necessárias para converter aminoácidos em glicose.

Desta forma, a insulina reduz a concentração de glicose no sangue ao promover a captação celular da glicose para uso e armazenamento, enquanto bloqueia simultaneamente os dois mecanismos pelos quais o fígado libera glicose no sangue (glicogenólise e gliconeogênese). A insulina é o único hormônio capaz de reduzir o nível de glicose no sangue. A insulina promove a absorção de glicose pela maioria das células por meio do recrutamento do transportador de glicose, tópico que discutiremos agora.

O transporte de glicose entre o sangue e as células é realizado através de um transportador de membrana plasmática conhecido como **transportador de glicose (GLUT)**. Foram identificadas 14 formas de transportadores de glicose, nomeados na ordem em que foram descobertos – GLUT-1, GLUT-2 etc. Todos esses transportadores de glicose realizam a difusão passiva facilitada de glicose pela membrana plasmática. Quando o GLUT transporta glicose até uma célula, uma enzima dentro desta fosforila imediatamente a glicose em **glicose-6-fosfato**, que não tem como deixar a célula, diferente da glicose "simples", que poderia sair por meio do transportador bidirecional de glicose. Portanto, essa glicose fica presa dentro da célula. Ademais, a fosforilação de glicose enquanto entra na célula mantém baixa a concentração intracelular de glicose simples, de forma a manter um gradiente que favoreça a difusão facilitada de glicose para dentro da célula.

Cada membro da família GLUT executa funções ligeiramente diferentes. Por exemplo, o *GLUT-1* transporta glicose pela barreira hemato-encefálica, o *GLUT-2* transfere para a corrente sanguínea adjacente a glicose que entrou nas células renais e intestinais através do cotransportador de sódio e glicose (SGLT; veja no Capítulo 3) e o *GLUT-3* é o principal transportador de glicose até os neurônios. O transportador de glicose responsável por grande parte da captação de glicose em inúmeras células do corpo é o *GLUT-4*, que só funciona sob a influência de insulina. Na ausência de insulina, as moléculas de glicose não conseguem penetrar rapidamente na maioria das membranas celulares, o que torna a maior parte dos tecidos altamente dependente da insulina para a captação de glicose no sangue e para seu subsequente uso. O GLUT-4 é especialmente abundante nos tecidos responsáveis pelo maior percentual da captação celular de glicose sanguínea durante o estado absortivo – ou seja, nas células do músculo esquelético e no tecido adiposo.

O GLUT-4 é o único tipo de transportador de glicose que reage à insulina. Diferente de outros tipos de moléculas GLUT, que sempre estão presentes nas membranas plasmáticas dos locais em que executam suas funções, o GLUT-4, na ausência de insulina, é excluído da membrana plasmática. A insulina promove a captação de glicose por **recrutamento de transportadores**. As células dependentes de insulina mantêm um grupo de vesículas intracelulares contendo GLUT-4. Quando a insulina se liga a seu receptor (um receptor que atua como enzima tirosina quinase; veja no Capítulo 4) na membrana superficial da célula-alvo, a subsequente via de sinalização induz estas vesículas a seguirem para a membrana plasmática e fundirem-se a ela, inserindo, assim, as moléculas GLUT-4 na membrana plasmática. Desta forma, a maior secreção de insulina promove um rápido aumento de dez a 30 vezes na captação de glicose pelas células dependentes de insulina. Quando a secreção de insulina diminui, esses transportadores de glicose são recuperados da membrana por endocitose e devolvidos ao grupo intracelular.

Vários tecidos não dependem da insulina para sua absorção de glicose – como o cérebro, os músculos em exercício e o fígado. O cérebro, que exige a cada instante um suprimento constante de glicose para suas necessidades energéticas, é livremente permeável a glicose, a qualquer momento, através das moléculas GLUT-1 e GLUT-3. As células do músculo esquelético não dependem da insulina para absorver glicose durante o exercício, embora dela sejam dependentes no repouso. A contração muscular aciona a inserção de GLUT-4 nas membranas plasmáticas das células musculares em exercício na ausência de insulina. Este fato é importante no gerenciamento da diabetes mellitus (deficiência de insulina), conforme veremos posteriormente. O fígado também não depende da insulina para captar glicose, pois não utiliza GLUT-4. No entanto, a insulina aumenta o metabolismo de glicose pelo fígado ao estimular o primeiro passo no metabolismo da glicose, a fosforilação de glicose para formação de glicose-6-fosfato.

A insulina também tem importante atuação sobre gorduras e proteínas.

AÇÕES SOBRE A GORDURA A insulina exerce diversos efeitos para reduzir os ácidos graxos no sangue e promover o armazenamento de triglicérides:

1. Ela aumenta a entrada de ácidos graxos vindos do sangue nas células do tecido adiposo.

2. Ela aumenta o transporte de glicose para as células do tecido adiposo por meio do recrutamento de GLUT-4. A glicose serve de precursora para a formação de ácidos graxos e glicerol, as matérias-primas da síntese de triglicérides.

3. Ela promove reações químicas que resultam na utilização de derivados de ácidos graxos e glicose para a síntese de triglicérides.

4. Ela inibe a lipólise (decomposição de gordura), reduzindo a liberação de ácidos graxos do tecido adiposo no sangue.

Coletivamente, essas ações favorecem a remoção de ácidos graxos e de glicose do sangue e promovem seu armazenamento como triglicérides.

AÇÕES SOBRE A PROTEÍNA A insulina reduz os níveis de aminoácido no sangue e aumenta a síntese proteica por meio de diversos efeitos:

1. Ela promove o transporte ativo de aminoácidos do sangue para os músculos e outros tecidos. Este efeito reduz o nível de aminoácido em circulação e fornece os blocos construtores para a síntese proteica dentro das células.

2. Ela aumenta a taxa de incorporação de aminoácidos em proteína ao estimular a maquinaria sintetizadora de proteínas das células.

3. Ela inibe a degradação de proteínas.

O resultado coletivo dessas ações é um efeito anabólico de proteínas. Por este motivo, a insulina é essencial ao crescimento normal.

RESUMO DAS AÇÕES DA INSULINA Em suma, a insulina exerce primariamente seus efeitos ao atuar sobre o músculo esquelético em repouso, o fígado e o tecido adiposo. Ela estimula as vias biossintéticas que levam ao maior uso de glicose, maior armazenamento de carboidratos e gordura e maior síntese proteica. Ao fazer isso, este hormônio reduz os níveis de glicose, ácidos graxos e aminoácidos no sangue. Este padrão metabólico é característico do estado absortivo. Na verdade, a secreção de insulina aumenta durante este estado e altera as vias metabólicas para o anabolismo líquido.

Quando a secreção de insulina é baixa, ocorre o efeito oposto. A taxa de entrada de glicose nas células é reduzida e ocorre o catabolismo líquido, em vez da síntese líquida de glicogênio, triglicérides e proteína. Este padrão é característico do estado pós-absortivo – na verdade, a secreção de insulina é reduzida durante o estado pós-absortivo. Entretanto, o outro principal hormônio pancreático, o glucagon, também desempenha um papel importante na mudança dos padrões absortivos para os pós-absortivos, como veremos mais à frente.

O estímulo principal para a maior secreção de insulina é um aumento na concentração de glicose no sangue.

O controle primário da secreção de insulina é um sistema direto de retroalimentação negativa entre as células β pancreáticas e a concentração de glicose no sangue que flui até elas. Um nível elevado de glicose no sangue, como durante a absorção de uma refeição, estimula diretamente as células β a sintetizarem e liberarem insulina. A insulina elevada, por sua vez, reduz a glicose no sangue até o normal e promove o uso e o armazenamento deste nutriente. De maneira inversa, uma queda na glicose no sangue para abaixo do normal, como durante o jejum, inibe diretamente a secreção de insulina. Reduzir a taxa de secreção de insulina muda o metabolismo do padrão absortivo para o pós-absortivo. Desta forma, este simples sistema de retroalimentação negativa pode manter um suprimento relativamente constante de glicose para os tecidos, sem necessidade da participação dos nervos ou de outros hormônios.

A glicose estimula a secreção de insulina por meio de um processo de acoplamento excitação-secreção. Isto é, a glicose inicia uma cadeia de eventos que muda o potencial de membrana das células β, levando à secreção de insulina. Este é um dos poucos exemplos conhecidos nos quais outras células que não as nervosas ou musculares sofrem alterações no potencial de membrana relacionadas à sua função. Especificamente, a glicose entra na célula β através do GLUT-2 (• Figura 19-17, passo **1**). Uma vez lá dentro, a glicose é imediatamente fosforilada em glicose-6-fosfato (passo **2**) e oxidada pela célula β para produzir ATP (passo **3**). Uma célula β tem dois tipos de canais: um **canal de K⁺ sensível a ATP**, canal de extravasamento que permanece aberto a não ser que ATP se ligue a ele, e um **canal de Ca²⁺ regulado por voltagem**, que se fecha no potencial de repouso. O canal de K⁺ sensível a ATP se fecha quando a ATP gerada da glicose-6-fosfato se liga a ele (passo **4**). A resultante queda na permeabilidade de K⁺ leva à despolarização da célula β (devido ao menor movimento de saída de K⁺ carregado positivamente) (passo **5**). Esta despolarização faz os canais de Ca²⁺ regulados por voltagem se abrirem (passo **6**). A subsequente entrada de Ca²⁺ (passo **7**) ativa a exocitose das vesículas secretórias que contêm insulina (passo **8**), resultando na secreção de insulina (passo **9**).

Além da concentração de glicose no sangue, o principal fator controlador, outros impulsos estão envolvidos na regulação da secreção de insulina (• Figura 19-18):

Canal de K⁺ sensível a ATP

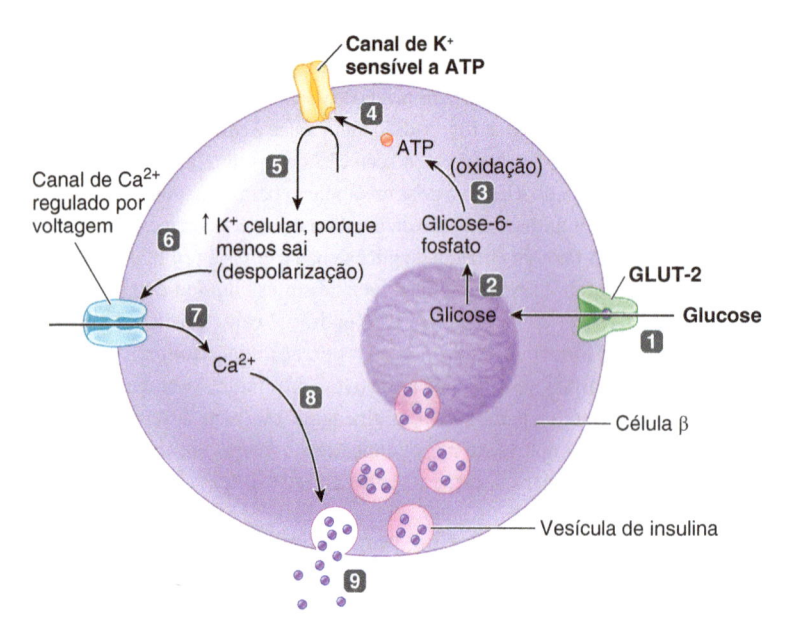

1. A glicose entra na célula por difusão facilitada via GLUT-2.
2. A glicose é fosforilada em glicose-6-fosfato.
3. A oxidação de glicose-6-fosfato gera ATP.
4. ATP atua sobre o canal de K⁺ sensível a ATP, fechando-o.
5. Saída reduzida de K⁺ despolariza a membrana.
6. A despolarização abre canais de Ca²⁺ regulados por voltagem.
7. Ca²⁺ entra na célula β.
8. Ca²⁺ ativa a exocitose das vesículas de insulina.
9. Insulina é secretada.

• **FIGURA 19-17** Estimulação da secreção de insulina por glicose via acoplamento excitação-secreção.

▪ Um nível elevado de aminoácido, como depois de uma refeição rica em proteína, estimula diretamente as células β a aumentarem a secreção de insulina. Em retroalimentação negativa, a maior quantidade de insulina aumenta a entrada desses aminoácidos nas células, reduzindo o nível de aminoácido no sangue enquanto promove a síntese proteica. Os aminoácidos aumentam a secreção de insulina da mesma forma que a glicose, gerando ATP, que leva ao acoplamento excitação-secreção.

▪ Hormônios gastrointestinais secretados pelo trato digestório em resposta à presença de alimento, especialmente o *peptídeo insulinotrófico dependente de glicose (GIP)* (veja no Capítulo 16) e um hormônio candidato semelhante, o *peptídeo semelhante a glucagon (GLP)*, estimulam a secreção de insulina pancreática, além de terem efeitos reguladores diretos sobre o sistema digestório. Por meio deste controle, a secreção de insulina é aumentada como estímulo de atividade posterior, ou antecipatória, mesmo antes que a absorção de nutrientes aumente a concentração de glicose e de aminoácidos no sangue. Os hormônios liberados pelo trato digestório que "notificam" a célula β pancreática sobre o aumento iminente nos nutrientes do sangue (glicose primária no sangue) são chamados de **incretinas**. As incretinas aumentam a secreção de insulina ao aumentarem o cAMP, o que aumenta a liberação de insulina induzida por Ca²⁺.

▪ O sistema nervoso autônomo também influencia diretamente a secreção de insulina. As ilhotas são ricamente inervadas por fibras nervosas parassimpáticas (vagais) e simpáticas. O aumento na atividade parassimpática, que ocorre em resposta ao alimento no trato digestório, estimula a liberação de insulina, com o neurotransmissor parassimpático acetilcolina atuando por meio da via IP₃/Ca²⁺. Esta também é uma resposta de estímulo de atividade posterior que antecipa a absorção de nutrientes. Em contraste, a estimulação simpática e o aumento simultâneo na epinefrina inibem a secreção de insulina ao diminuírem o cAMP. A queda no nível de insulina permite que o nível de glicose no sangue aumente, uma resposta adequada às circunstâncias sob as quais ocorre a ativação simpática generalizada – ou seja, situações de estresse ("lutar ou fugir") e exercício. Em ambos os casos, combustível adicional é necessário para aumentar a atividade muscular.

Os sintomas da diabetes mellitus são característicos de um estado pós-absortivo exagerado.

Nota Clínica A **diabetes *mellitus*** é de longe a mais comum de todas as desordens endócrinas. Os sintomas agudos da diabetes *mellitus* são atribuíveis à ação inadequada da insulina. Como a insulina é o único hormônio capaz de reduzir os níveis de glicose no sangue, uma das mais proeminentes características da diabetes *mellitus* é o elevado nível de glicose no sangue, ou *hiperglicemia*. Diabetes significa literalmente "sifão" ou "passagem", uma referência ao grande volume de urina que acompanha esta condição. Tanto portadores de diabetes *mellitus* (resultado da insuficiência de insulina) como de diabetes insípido (resultado da deficiência de vasopressina) apresentam elevado volume de urina (*mellitus* quer dizer "doce"; *insípido* significa "sem gosto"). A urina na diabetes melito adquire sua doçura do excesso de glicose no sangue que passa para a urina, enquanto a urina de pacientes com diabetes insípido não contém açúcar e, portanto, não tem gosto (não é animador ser um profissional de saúde ao saber que essas duas condições foram diferenciadas com base no gosto da urina?)

A diabetes *mellitus* tem duas grandes variantes, diferenciando-se pela capacidade de secreção pancreática de insulina: a *diabetes tipo 1*, caracterizada pela ausência de secreção de insulina, e a *diabetes tipo 2*, caracterizada pela secreção normal ou até elevada de insulina, mas menor sensibilidade das células-alvo da insulina à sua presença (para uma maior discussão sobre as características diferenciadoras desses dois tipos de diabetes melito, veja o quadro ▪ **Conceitos, Desafios e Controvérsias**).

As consequências agudas da diabetes *mellitus* podem ser agrupadas de acordo com os efeitos da ação inadequada da insulina sobre o metabolismo de carboidratos, gorduras e proteínas (• Figura 19-19). A quantia pode parecer esmagadora, mas os números, que correspondem aos números na discussão

[Diagrama – Figura 19-18]

- ↑ Hormônios gastrointestinais (incretinas)
- Ingestão de alimento
- Estimulação parassimpática
- ↑ Concentração de glicose no sangue
- ↑ Concentração de aminoácido no sangue
- Controle principal
- Células β das ilhotas
- Estimulação simpática (e epinefrina) −
- Secreção de insulina
- ↓ Glicose no sangue
- ↓ Ácidos graxos no sangue
- ↓ Aminoácidos no sangue
- ↑ Síntese de proteínas
- ↑ Estoque de combustível

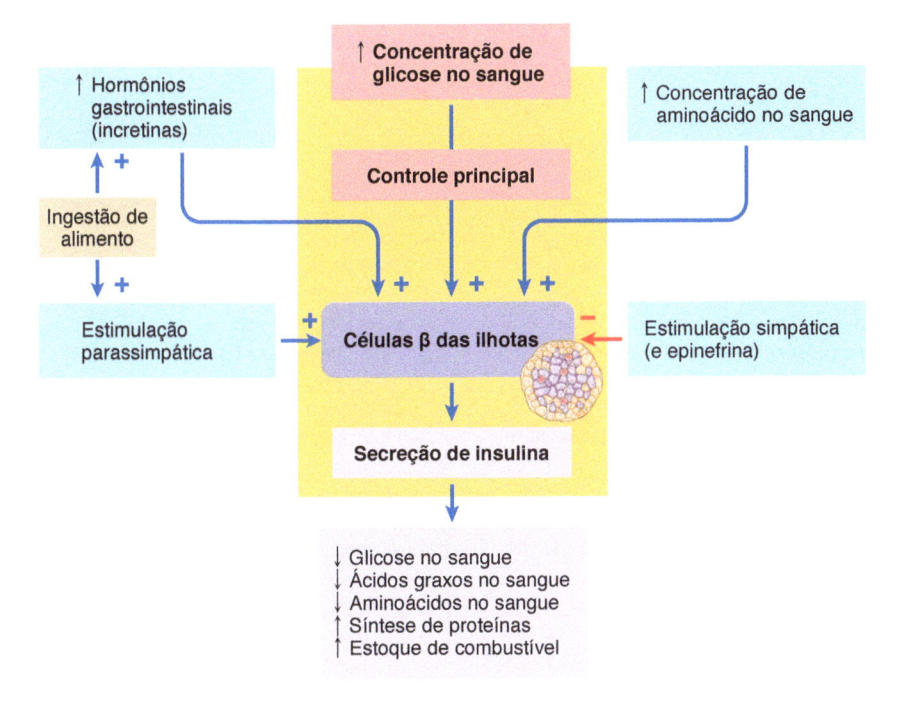

• **FIGURA 19-18** Fatores que controlam a secreção de insulina.

a seguir, ajudam a compreender passo a passo esta complexa doença.

CONSEQUÊNCIAS RELACIONADAS AOS EFEITOS SOBRE O METABOLISMO DE CARBOIDRATOS Como o padrão metabólico pós-absortivo é induzido pela baixa atividade da insulina, as mudanças que ocorrem na diabetes melito são um exagero deste estado, com exceção da hiperglicemia. No estado normal de jejum, o nível de glicose no sangue está pouco abaixo do normal. A hiperglicemia, marca da diabetes *mellitus*, surge da absorção reduzida de glicose pelas células, aliada à maior produção de glicose pelo fígado (passo **1** na • Figura 19-19). Como os processos produtores de glicose, glicogenólise e gliconeogênese, ocorrem sem verificação da ausência de insulina, a produção de glicose hepática aumenta. Como muitas das células corporais não podem utilizar glicose sem ajuda da insulina, um irônico excesso de glicose extracelular ocorre, simultâneo à carência de glicose intracelular – "fome em meio à abundância". Embora o cérebro, não dependente de insulina, seja adequadamente nutrido durante a diabetes *mellitus*, futuras consequências da doença causam disfunção cerebral, como veremos em breve.

Quando a glicose no sangue aumenta até o nível no qual a quantidade filtrada excede a capacidade de reabsorção das células tubulares, a glicose aparece na urina (*glucosúria*) (passo **2**). A glicose na urina exerce um efeito osmótico que leva com ela H_2O, produzindo uma diurese osmótica caracterizada pela *poliúria* (urinação frequente) (passo **3**). O excesso de fluido perdido pelo organismo causa desidratação (passo **4**), que, por sua vez, pode culminar em falha circulatória periférica, devido à notável redução no volume sanguíneo (passo **5**). A falha circulatória, se não corrigida, pode levar à morte, devido ao baixo fluxo de sangue cerebral (passo **6**) ou à insuficiência renal secundária resultante da pressão de filtração inadequada (passo **7**). Ademais, as células perdem água à medida que o corpo fica desidratado por uma mudança osmótica de água das células para o fluido extracelular hipertônico (passo **8**). As células cerebrais são especialmente sensíveis à retração, portanto, ocorrem falhas no sistema nervoso (passo **9**) (veja no Capítulo 15). Outro sintoma característico da diabetes *mellitus* é a *polidipsia* (sede excessiva) (passo **10**), que, na verdade, é um mecanismo compensatório de combate à desidratação.

E não é só isso. Pela deficiência de glicose intracelular, o apetite é estimulado, levando à *polifagia* (ingestão excessiva de alimento) (passo **11**). Entretanto, apesar da maior ingestão de alimento, ocorre progressiva perda de peso, decorrente dos efeitos da deficiência de insulina sobre o metabolismo de gordura e proteína.

CONSEQUÊNCIAS RELACIONADAS AOS EFEITOS SOBRE O METABOLISMO DE GORDURAS A síntese de triglicérides diminui ao passo que a lipólise aumenta, resultando em mobilização em grande escala dos ácidos graxos dos estoques de triglicérides (passo **12**). Essa maior quantidade de ácidos graxos no sangue é largamente utilizada pelas células como fonte de energia alternativa. O maior uso de ácidos graxos pelo fígado resulta na liberação de excesso de corpos cetônicos no sangue, causando *cetose* (passo **13**). Os corpos cetônicos incluem vários ácidos diferentes, como o ácido acetoacético, que resultam da decomposição incompleta de gordura durante a produção de energia hepática. Portanto, esta cetose em desenvolvimento causa acidose metabólica progressiva (passo **14**). A acidose deprime o cérebro e, se suficientemente grave, pode levar ao coma diabético e à morte (passo **15**).

Uma medida compensatória para a acidose metabólica é a maior ventilação para expulsar-se o excesso de CO_2 acidificante (passo **16**). A exalação de um dos corpos cetônicos, a acetona, causa um odor de respiração "frutado", que cheira como uma combinação de jujuba e removedor de esmalte. Infelizmente, às vezes, devido a este odor, as pessoas confundem um paciente desmaiado em coma diabético com uma pessoa desmaiada por ter bebido vinho demais (esta situação ilustra os méritos de pingentes com identificação de alerta médico). Pessoas com diabetes tipo 1 são muito mais propensas a desenvolver cetose que os diabéticos do tipo 2.

CONSEQUÊNCIAS RELACIONADAS AOS EFEITOS DO METABOLISMO DE PROTEÍNAS Os efeitos de uma falta de insulina sobre o metabolismo de proteínas resulta em uma mudança líquida em direção ao catabolismo de proteína. A decomposição líquida das proteínas musculares leva ao desgaste e à fraqueza dos músculos esqueléticos (passo **17**) e, em crianças diabéticas, uma redução no crescimento geral. A menor absorção de aminoácidos aliada à maior degradação de proteínas resulta em excesso de aminoácidos no sangue (passo **18**). A maior quantidade de aminoácidos em circulação pode ser utilizada para gliconeogênese adicional, o que agrava ainda mais a hiperglicemia (passo **19**).

Como você já pôde perceber com este panorama, a diabetes *mellitus* é uma doença complicada que pode atrapalhar o me-

CONCEITOS, DESAFIOS E CONTROVÉRSIAS

Diabéticos e insulina: alguns têm, outros não

Há dois tipos diferentes de diabetes *mellitus* (veja a tabela). A **diabetes *mellitus* tipo 1 (insulinodependente,** ou **juvenil)**, responsável por cerca de 10% de todos os casos de diabetes, é caracterizada por uma falta de secreção de insulina. Como suas células β pancreáticas secretam nada ou quase nada de insulina, diabéticos tipo 1 precisam de insulina exógena para sobrevivência. Na **diabetes *mellitus* tipo 2 (não insulinodependente,** ou **da maturidade)**, a secreção de insulina pode ser normal ou até elevada, mas as células-alvo da insulina são menos sensíveis que o normal a este hormônio. Noventa por cento dos diabéticos têm a forma tipo 2. Embora os dois tipos possam se manifestar em qualquer idade, a de tipo 1 é mais prevalente em crianças, enquanto o tipo 2 surge mais normalmente na vida adulta, daí suas designações relacionadas à idade.

A diabetes dos dois tipos afeta atualmente mais de 20 milhões de pessoas nos Estados Unidos, custando a este país cerca de 132 bilhões de dólares anuais em despesas com saúde. A doença é responsável por 10% do dinheiro gasto em saúde nos Estados Unidos. A taxa de mortalidade relacionada à diabetes nos EUA aumentou em 30% desde 1980, principalmente porque a incidência da doença vem crescendo. Como a diabetes é tão prevalecente e representa um fardo econômico tão grande, além do fato de que força uma mudança no estilo de vida das pessoas afetadas e as coloca em maior risco de desenvolvimento de diversas condições problemáticas e até de morte, extensas pesquisas são direcionadas para a melhor compreensão e controle ou prevenção das duas formas da doença.

Defeito subjacente na diabetes tipo 1
A diabetes tipo 1 é um processo autoimune que envolve a destruição errônea e seletiva das células β pancreáticas por linfócitos T inadequadamente ativados (veja no Capítulo 12). A causa exata deste autoataque é incerta. Algumas pessoas têm suscetibilidade genética para a diabetes tipo 1. Gatilhos ambientais parecem também possuir um papel, mas os pesquisadores ainda não conseguiram apontar nenhum culpado definitivo.

Defeito subjacente na diabetes tipo 2
Os diabéticos do tipo 2 secretam insulina, mas as pessoas afetadas exibem **resistência à insulina**. Ou seja, o problema básico na diabetes tipo 2 não é a falta de insulina, mas a menor sensibilidade das células-alvo da insulina à sua presença. Diversos fatores genéticos e de estilo de vida parecem importantes no desenvolvimento da diabetes tipo 2. A obesidade é o maior fator de risco – 90% dos diabéticos tipo 2 são obesos.

Muitos diabéticos tipo 2 têm **síndrome metabólica,** ou **síndrome X**, como um predecessor da diabetes. A **síndrome metabólica** abrange um agrupamento de características que predispõem a pessoa a desenvolver diabetes tipo 2 e aterosclerose (veja no Capítulo 9). Entre essas características estão obesidade, grande circunferência da cintura (isto é, formatos de "maçã"; veja a p. 649), altos níveis de triglicérides, baixo HDL (o "bom" colesterol; veja a p. 336), alta glicose no sangue e pressão alta. Estima-se que 20% da população dos EUA tenha síndrome metabólica, e este número aumenta para 45% entre aqueles acima de 50 anos.

A causa básica da diabetes tipo 2 continua imprecisa, apesar de intensas investigações, mas pesquisadores identificaram diversos elos possíveis entre a obesidade e a menor sensibilidade à insulina. Estudos recentes indicam que a reatividade dos músculos esqueléticos e do fígado à insulina pode ser modulada pelas adipocinas (hormônios secretados pelas células adiposas) em circulação. As adipocinas envolvidas são diferentes da leptina, o hormônio adiposo que desempenha um papel no controle da ingestão de alimentos (veja a p. 646). Por exemplo, o tecido adiposo secreta o hormônio **resistina**, que promove a resistência à insulina ao interferir em sua ação. A produção de resistina aumenta na obesidade. Por sua vez, a adipocina **adiponectina** aumenta a sensibilidade à insulina ao ampliar seus efeitos, mas sua produção diminui na obesidade. Ademais, os ácidos graxos livres liberados pelo tecido adiposo podem acumular-se anormalmente no músculo, interferindo na ação de insulina no músculo ao diminuir a capacidade desta em promover a absorção de glicose mediada por GLUT-4 no músculo esquelético. Além disso, indícios apontam que o excesso de ácidos graxos pode ativar indiretamente a apoptose das células β.

No início do desenvolvimento da doença, a resultante queda na sensibilidade à insulina é superada pela secreção adicional de insulina. Entretanto, a sobrecarga sustentada das células β geneticamente fracas por fim excede sua capacidade secretória de reserva. Embora a secreção de insulina possa ser normal ou até elevada, sintomas de insuficiência de insulina se desenvolvem porque a quantidade de insulina ainda é inadequada para evitar-se a hiperglicemia. Os sintomas da diabetes tipo 2 normalmente têm início mais lento e são menos severos do que na diabetes tipo 1.

Tratamento da diabetes
O tratamento da diabetes tipo 1 é um equilíbrio controlado entre injeções regulares de insulina feitas em torno do horário das refeições, gerenciamento de quantidades e tipos de alimentos ingeridos e exercício. A insulina é injetada porque, se ingerida, este hormônio peptídico seria digerido por enzimas proteolíticas no estômago e no intestino delgado. A insulina inalada esteve disponível por um tempo, mas foi retirada do mercado por razões financeiras. Empresas farmacêuticas estão nos últimos estágios de ensaios clínicos com um spray oral de insulina que pode ser absorvido na boca. Exercícios também são úteis no gerenciamento de ambos os tipos de diabetes, porque os músculos em exercício não são dependentes de insulina. Os músculos em exercício absorvem parte do excesso de glicose no sangue, reduzindo a necessidade geral de insulina.

Enquanto diabéticos tipo 1 são permanentemente insulinodependentes, o controle alimentar e a redução do peso podem ser as únicas medidas necessárias para se reverterem completamente os sintomas em diabéticos tipo 2. Seis classes de medicamentos orais estão atualmente disponíveis para uso eventual no tratamento da diabetes tipo 2, em conjunto com um regime alimentar e de exercício. As diferentes pílulas ajudam o corpo do paciente a utilizar sua própria insulina de forma mais eficaz, cada uma por um mecanismo diferente:

1. Estimulando as células β a secretarem mais insulina do que o fariam normalmente por conta própria (*sulfonilureias*; por exemplo, Glucotrol)

2. Suprimindo a produção de glicose pelo fígado (*metformina*; por exemplo, Glucophage)

3. Bloqueando enzimas que digerem carboidratos complexos, desacelerando, assim, a absorção de glicose no sangue do trato digestório e reduzindo o aumento de glicose imediatamente depois de uma refeição (*inibidores de alfa-glicosidase*; por exemplo, Precose)

4. Tornando células musculares e adiposas mais receptivas à insulina (*tiazolidinedionas*; por exemplo, Avandia)

5. Emulando as incretinas que ocorrem naturalmente (*miméticos de incretina*; por exemplo, Byetta). Os miméticos de incretina são uma classe recém-aprovada de medicamentos para tratamento de diabéticos tipo 2. As incretinas são hormônios liberados pelo trato digestório em resposta ao alimento que atuam em forma de estímulo

Comparação entre Diabetes *Mellitus* Tipo 1 e Tipo 2

Característica	Diabetes Tipo 1	Diabetes Tipo 2
Nível de secreção de insulina	Nenhum ou quase nenhum	Pode ser normal ou acima do normal
Idade típica do início	Infância	Vida adulta
Porcentagem de diabéticos	10%–20%	80%–90%
Defeito básico	Destruição de células β	Menor sensibilidade nas células-alvo da insulina
Tratamento	Injeções de insulina; gerenciamento alimentar; exercício	Controle alimentar e redução do peso; exercício; às vezes, medicamentos hipoglicêmicos orais

para atividade posterior sobre o pâncreas endócrino visando reduzir o aumento antecipado da glicose no sangue. O primeiro medicamento deste tipo no mercado, o *Byetta*, imita o hormônio *peptídeo semelhante a glucagon 1 (GLP-1)* liberado pelo intestino. O GLP-1 é liberado pelas células L do intestino delgado em resposta à ingestão de alimento e tem vários efeitos redutores da glicose. O próprio GLP-1 tem vida curta demais para ser adequado como medicamento. O Byetta, uma versão do peptídeo encontrado no veneno do monstro-de-gila, deve ser injetado. Como o GLP-1, este medicamento estimula a secreção de insulina quando a glicose no sangue está alta, mas não quando está na faixa normal. Ele também suprime a produção de glucagon elevador de glicose e desacelera o esvaziamento gástrico. Ao promover a saciedade, o Byetta diminui a ingestão de alimentos e, no longo prazo, causa perda de peso (veja no Capítulo 17). Evidências sugerem que o Byetta pode até estimular a regeneração das células β pancreáticas.

    6. Aumentando os níveis endógenos de GLP-1 (*inibidores de dipeptidil peptidase-4 ou DPP-4*; por exemplo, Januvia). A mais recente classe aprovada de medicamentos, os inibidores de DPP-4 aumentam os níveis endógenos de GLP-1 ao bloquearem DPP-4, uma enzima que decompõe GLP-1, prolongando, assim, a ação desta incretina. A atividade prolongada do GLP-1 aumenta a secreção de insulina até que os níveis de glicose retornem ao normal. O Januvia também suprime a liberação de glicose pelo fígado e desacelera a digestão.

Como nenhum desses medicamentos fornece nova insulina para o corpo, não podem substituir a insulinoterapia para pessoas com diabetes tipo 1. Além disso, às vezes as células β enfraquecidas dos diabéticos tipo 2 por fim se desgastam e não conseguem mais produzir insulina. Em tal caso, o paciente anteriormente não insulinodependente deve ser colocado em insulinoterapia pelo resto da vida.

Novas abordagens no gerenciamento da diabetes

Várias abordagens mais recentes estão atualmente disponíveis para diabéticos insulinodependentes e eliminam a necessidade das injeções de insulina diárias.

- Bombas de insulina implantadas podem fornecer regularmente a quantidade prescrita de insulina, mas o paciente deve controlar bem o horário das refeições para corresponder ao fornecimento automático de insulina.
- Transplantes de pâncreas também são agora mais amplamente realizados, com crescentes taxas de sucesso. O ponto negativo é que os recipientes de transplantes de pâncreas devem tomar imunossupressores por toda a vida para evitar a rejeição dos órgãos transplantados. Além disso, há poucos doadores do órgão.

Pesquisas atuais em diversas frentes podem mudar drasticamente a abordagem terapêutica para a diabetes no futuro próximo. Os seguintes novos tratamentos estão no horizonte:

- Alguns métodos em desenvolvimento eliminam a necessidade de injeções de insulina ao utilizarem vias alternativas de administração que desviam as enzimas destrutivas do trato digestório, como para forçar a insulina através da pele com a utilização de ultrassom, por meio de um adesivo impregnado de insulina. Alguns pesquisadores buscam métodos de proteger a insulina ingerida contra destruição pelo trato digestório – por exemplo, acoplando insulina oral à vitamina B_{12}, que protegeria a insulina contra as enzimas digestivas até que o complexo vitamina-insulina fosse absorvido por endocitose induzida pelo fator intrínseco no íleo terminal (veja no Capítulo 16).
- Também se identificou um possível substituto oral para a insulina – um não peptídeo químico que se liga aos receptores insulínicos e causa as mesmas respostas intracelulares da insulina. Como este imitador de insulina não é uma proteína, não seria destruído pelas enzimas digestivas proteolíticas se ingerido como pílula.
- Outra esperança é um transplante de ilhotas pancreáticas. Cientistas desenvolveram diversos tipos de dispositivos que isolam do sistema imunológico do receptor células de ilhotas doadas. Tal imunoisolamento das células de ilhotas permite o uso de enxertos de outros animais, eliminando-se a necessidade de células de doadores humanos. Células de ilhotas suínas são uma fonte especialmente boa, porque a insulina suína é quase idêntica à humana.
- Alguns pesquisadores extraíram células-tronco para desenvolverem células secretoras de insulina que talvez possam ser implantadas.
- Em uma abordagem semelhante, outros estão recorrendo à engenharia genética na esperança de desenvolver substitutos para as células β pancreáticas. Um exemplo é a possível reprogramação das células endócrinas do intestino delgado que produzem GIP. A meta é fazer com que essas células não β cossecretem insulina e GIP na alimentação.
- Outra abordagem em desenvolvimento é a implantação de um "pâncreas artificial" liberador de insulina e detector de glicose, que monitoraria continuamente o nível de glicose no sangue do paciente e forneceria insulina de acordo com a necessidade.
- Em outra frente, cientistas têm esperança de, um dia, desenvolver imunoterapias que bloqueiem especificamente o ataque do sistema imunológico contra células β, prevenindo ou diminuindo, assim, a diabetes tipo 1.
- Quase 400 novos medicamentos para diabetes, a maioria para a diabetes tipo 2, estão em desenvolvimento.

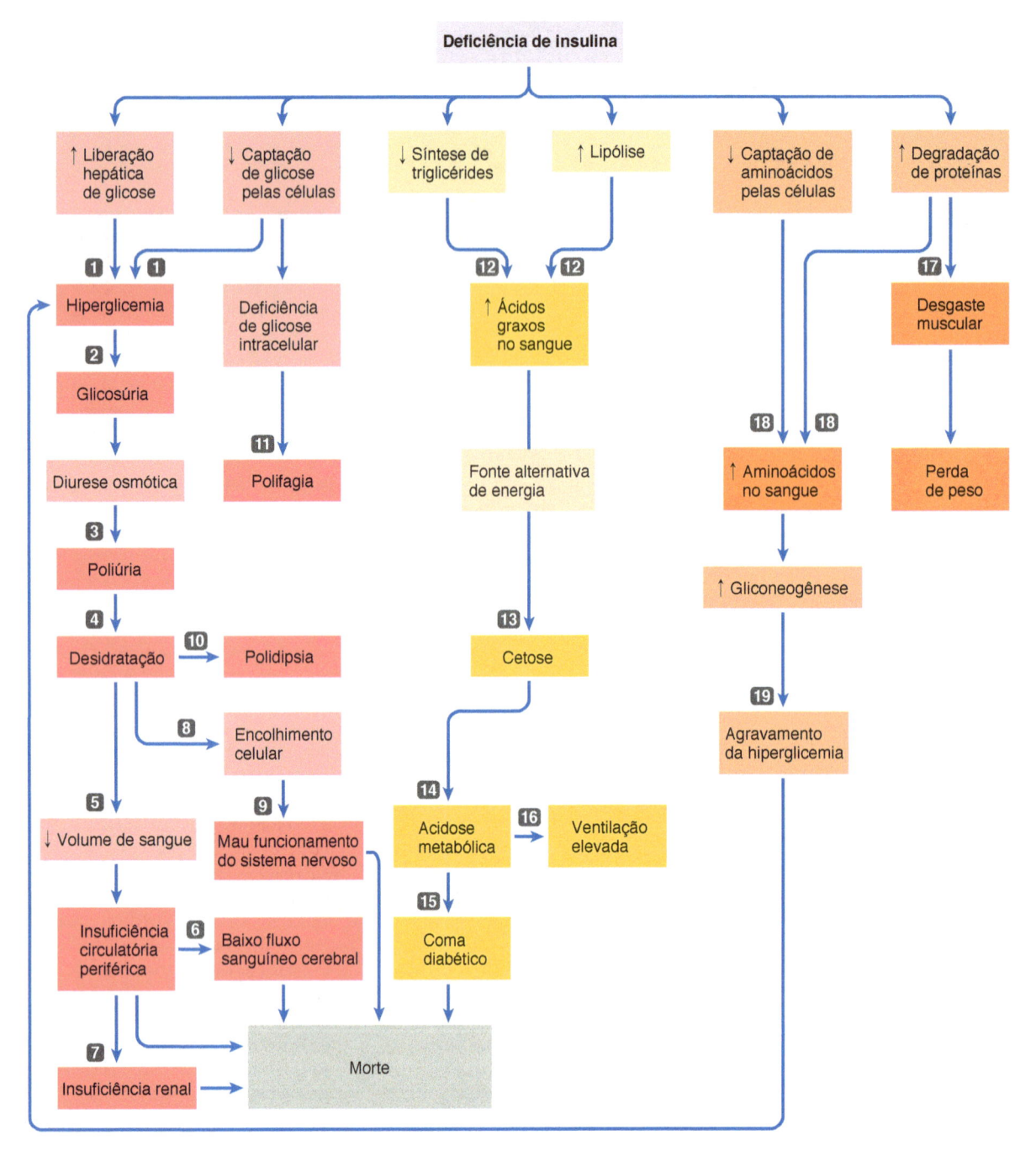

• **FIGURA 19-19 Efeitos agudos da diabetes *mellitus*.** As consequências agudas da diabetes *mellitus* podem ser agrupadas de acordo com os efeitos da ação inadequada da insulina sobre o metabolismo de carboidratos, gorduras e proteínas. Tais efeitos finalmente causam a morte através de diversas vias. Veja as páginas 718 e 719 para uma explicação sobre os números.

tabolismo de carboidratos, gorduras e proteínas e o equilíbrio ácido-base e de fluidos. Ela também pode ter repercussões nos sistemas circulatório, renal, respiratório e nervoso.

COMPLICAÇÕES DE LONGO PRAZO Além dessas possíveis consequências agudas da diabetes não tratada, que podem ser explicadas com base nos efeitos metabólicos de curto prazo da insulina, diversas complicações de longo alcance desta doença frequentemente ocorrem, depois de 15 a 20 anos, apesar dos tratamentos para se prevenirem os efeitos de curto prazo. Tais complicações crônicas, responsáveis pela menor expectativa de vida dos diabéticos, envolvem primariamente desordens degenerativas dos vasos sanguíneos e do sistema nervoso. Lesões cardiovasculares são a causa mais comum de morte prematura em diabéticos. Doenças cardíacas e derrames ocorrem com maior incidência do que em não diabéticos. Como lesões vasculares frequentemente se desenvolvem nos rins e nas retinas oculares, a diabetes é a principal causa de insuficiência renal e de cegueira nos Estados Unidos. O fornecimento prejudicado de sangue para as extremidades pode fazer com que esses tecidos se tornem gangrenosos, e dedos ou mesmo membros inteiros podem exigir amputação. Além de problemas circulatórios, lesões degenerativas nos nervos levam a diversas neuropatias que resultam em disfunção do cérebro, medula espinhal e nervos periféricos. Esta última é mais frequentemente caracterizada por dor, dormência e formigamento, especialmente nas extremidades.

A exposição regular dos tecidos ao excesso de glicose no sangue por tempo prolongado resulta em alterações nos tecidos responsáveis pelo desenvolvimento dessas complicações degenerativas vasculares e neurais de longo prazo. Assim, o melhor gerenciamento para a diabetes *mellitus* é manter continuamente os níveis de glicose no sangue dentro de limites normais, a fim de se reduzir a incidência destas anormalidades crônicas. Entretanto, os níveis de glicose sanguínea de pacientes diabéticos em terapia tradicional flutuam em uma faixa mais ampla que a normal, expondo seus tecidos a um nível moderadamente elevado de glicose sanguínea durante uma parte do dia. Felizmente, avanços recentes na compreensão e no aprendizado de como manipular defeitos moleculares subjacentes na diabetes oferecem esperança de que terapias mais eficazes sejam desenvolvidas nesta década para gerenciar melhor ou mesmo curar casos existentes e, talvez, evitar novos casos desta devastadora doença (veja, no quadro ■ **Conceitos, Desafios e Controvérsias**, estratégias de tratamento atuais e potenciais para a diabetes).

O excesso de insulina causa dano cerebral por hipoglicemia.

Nota Clínica   Agora, veremos o oposto da diabetes *mellitus*, o excesso de insulina, caracterizado pela *hipoglicemia* (baixa glicose no sangue) e que pode surgir de duas diferentes maneiras. Primeiro, o excesso de insulina pode ocorrer em um paciente diabético quando insulina em excesso foi injetada para o nível de ingestão de alimentos e de exercício da pessoa, resultando no chamado **choque insulínico**. Segundo, o nível de insulina no sangue pode ficar anormalmente alto em uma pessoa não diabética com tumor na célula β ou cujas células β reagem demais à glicose, uma condição conhecida como **hipoglicemia reativa**. Tais células β "disparam em excesso" e secretam mais insulina que o necessário, em resposta ao nível elevado de glicose no sangue depois de uma refeição rica em carboidratos. O excesso de insulina leva glicose demais às células, resultando em hipoglicemia.

As consequências do excesso de insulina são principalmente manifestações dos efeitos da hipoglicemia sobre o cérebro. Lembre-se de que o cérebro se fia em um suprimento contínuo de glicose no sangue para sua nutrição e que a absorção de glicose pelo cérebro não depende da insulina. Com o excesso de insulina, mais glicose que o necessário é levada para as demais células dependentes de insulina. O resultado é uma redução no nível de glicose sanguínea, de forma que não resta glicose suficiente no sangue para suprir o cérebro. Na hipoglicemia, o cérebro fica literalmente com fome. Portanto, os sintomas referem-se principalmente à diminuição da função cerebral, que, se suficientemente severa, pode progredir de forma rápida para inconsciência e morte. Pessoas com células β excessivamente reativas normalmente não ficam suficientemente hipoglicêmicas para manifestar consequências mais graves, mas demonstram sintomas mais leves de atividade reduzida do SNC.

A verdadeira incidência da hipoglicemia reativa é assunto de intensas polêmicas, porque medições em laboratório para confirmar a presença de baixa glicose no sangue durante o aparecimento dos sintomas não foram realizadas na maioria dos casos diagnosticados desta condição. Em casos leves, os sintomas de hipoglicemia, como tremor, fadiga, dormência e incapacidade de se concentrar, são não específicos. Como tais sintomas também poderiam ser atribuíveis a problemas emocionais ou outros fatores, um diagnóstico definitivo apenas com base sintomática é impossível.

O tratamento da hipoglicemia depende da causa. Na primeira indicação de um ataque hipoglicêmico com overdose de insulina, o diabético deve comer ou beber algo açucarado. O tratamento imediato da hipoglicemia grave é imperativo para que se evitem danos cerebrais. Observe que um diabético pode perder a consciência e morrer de coma cetoacidótico diabético causado por deficiência prolongada de insulina ou de hipoglicemia aguda causada pelo choque insulínico. Felizmente, os outros sinais e sintomas são suficientemente característicos para permitir que o atendimento médico empregue medidas adequadas, seja administrando insulina ou glicose. Por exemplo, o coma cetoacidótico é acompanhado por respiração profunda e trabalhosa (para compensar a acidose metabólica) e hálito frutado (dos corpos cetônicos exalados), enquanto o choque insulínico não apresenta tais sintomas.

Ironicamente, embora a hipoglicemia reativa seja caracterizada por baixos níveis de glicose no sangue, pessoas com esta desordem são tratadas por meio da limitação do consumo de açúcar e de outros carboidratos produtores de glicose, de forma a evitar que suas células β reajam demasiadamente à alta ingestão de glicose. Com a baixa ingestão de carboidratos, a glicose sanguínea não aumenta tanto durante o estado absortivo. Como a elevação da glicose no sangue é o principal regulador da secreção de insulina, as células β não são tão estimuladas com uma refeição pobre em carboidratos quanto com uma refeição típica. Assim, é menos provável que ocorra a hipoglicemia reativa. Dar a uma pessoa sintomática com hipoglicemia reativa algo açucarado alivia temporariamente os sintomas. O nível de glicose sanguínea retorna temporariamente ao normal para que as necessidades de energia do cérebro sejam novamente atendidas. Entretanto, assim que esta glicose extra ativa uma maior liberação de insulina, a situação é agravada.

Em geral, o glucagon opõe-se às ações da insulina.

Embora a insulina desempenhe papel central no controle dos ajustes metabólicos entre o estado absortivo e o pós-absortivo, o produto secretório das células α das ilhotas pancreáticas, o **glucagon**, é também muito importante. Muitos fisiologistas veem as células β secretoras de insulina e as células α secretoras de glucagon como um sistema endócrino pareado cuja produção secretória combinada é um grande fator na regulação do metabolismo de combustíveis.

O glucagon afeta muitos dos mesmos processos metabólicos que a insulina influencia, mas, na maioria dos casos, as ações do glucagon são opostas às da insulina. O principal local de ação do glucagon é o fígado, onde ele exerce diversos efeitos sobre o metabolismo de carboidratos, gorduras e proteínas. O glucagon atua aumentando a cAMP.

AÇÕES SOBRE O CARBOIDRATO   Os efeitos gerais do glucagon sobre o metabolismo de carboidratos resulta em um aumento na produção e liberação de glicose hepática e, assim, um aumento nos níveis de glicose sanguínea. O glucagon exerce seus efeitos hiperglicêmicos ao reduzir a síntese de glicogênio, promovendo a glicogenólise e estimulando a gliconeogênese.

AÇÕES SOBRE A GORDURA O glucagon também antagoniza as ações da insulina com relação ao metabolismo de gordura promovendo a decomposição de gordura e inibindo a síntese de triglicérides. O glucagon aumenta a produção de cetona hepática (**cetogênese**) ao promover a conversão de ácidos graxos em corpos cetônicos. Desta forma, os níveis de ácidos graxos e cetonas no sangue aumentam sob a influência do glucagon.

AÇÕES SOBRE A PROTEÍNA O glucagon inibe a síntese hepática de proteínas e promove a degradação da proteína hepática. A estimulação da gliconeogênese também contribui para o efeito catabólico do glucagon sobre o metabolismo hepático de proteínas. O glucagon promove o catabolismo de proteínas no fígado, mas não tem nenhum efeito significativo sobre os níveis sanguíneos de aminoácidos, porque não afeta a proteína muscular, principal estoque orgânico de proteínas.

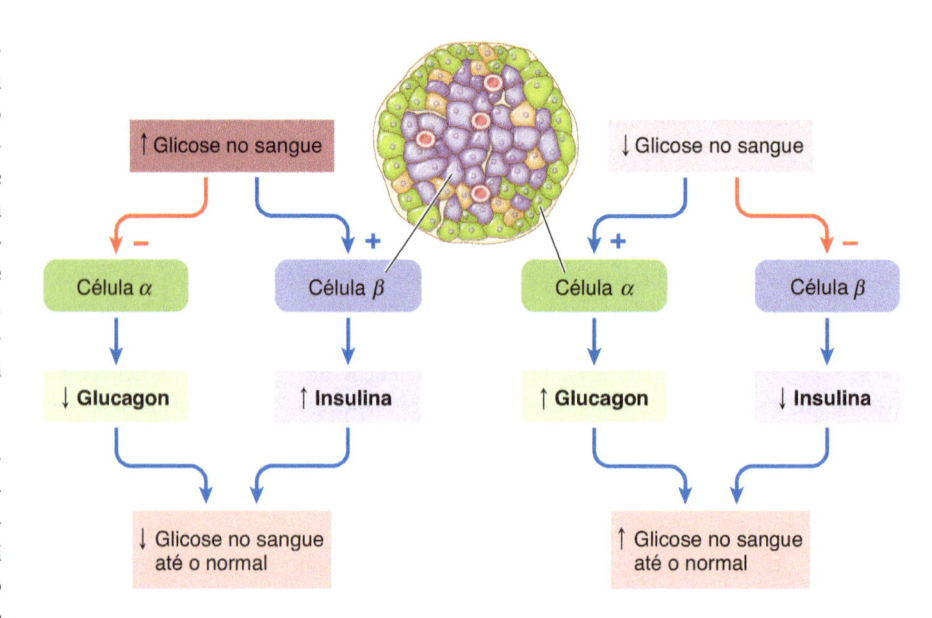

- **FIGURA 19-20** Interações complementares do glucagon e da insulina.

A secreção de glucagon aumenta durante o estado pós-absortivo.

Considerando os efeitos catabólicos do glucagon sobre estoques de energia, seria correto presumir que a secreção do glucagon aumenta durante o estado pós-absortivo e diminui durante o estado absortivo, o oposto da secreção da insulina. Na verdade, a insulina é chamada às vezes de "hormônio da comilança" e o glucagon, de "hormônio do jejum". A insulina tende a estocar nutrientes quando seus níveis no sangue estão altos, como depois de uma refeição, enquanto o glucagon promove o catabolismo de estoques de nutrientes entre refeições para manter os níveis dos nutrientes, especialmente de glicose, no sangue.

Como na secreção de insulina, o principal fator que regula a secreção de glucagon é um efeito direto da concentração de glicose no sangue sobre o pâncreas endócrino. Neste caso, as células α pancreáticas aumentam a secreção de glucagon em resposta a uma queda da glicose no sangue. As ações hiperglicêmicas deste hormônio tendem a aumentar o nível de glicose no sangue de volta ao normal. De maneira inversa, um aumento na concentração de glicose no sangue – por exemplo, depois de uma refeição – inibe a secreção de glucagon, o que tende a reduzir o nível de glicose no sangue de volta ao normal.

A insulina e o glucagon trabalham em conjunto para manter os níveis de glicose e ácidos graxos no sangue.

Assim, há uma relação de retroalimentação negativa direta entre a concentração de glicose e as taxas de secreção das células α e β, mas em direções opostas. Um nível elevado de glicose no sangue estimula a secreção de insulina, mas inibe a secreção de glucagon, enquanto uma queda no nível de glicose no sangue leva à menor secreção de insulina e à maior secreção de glucagon (• Figura 19-20). Como a insulina reduz e o glucagon aumenta a glicose no sangue, as mudanças na secreção desses hormônios pancreáticos em resposta a desvios na glicose no sangue trabalham em conjunto homeostaticamente para retornar os níveis de glicose no sangue ao normal.

Da mesma forma, uma queda na concentração de ácidos graxos no sangue inibe a produção de insulina e estimula a produção de glucagon pelo pâncreas, ambos sendo mecanismos de controle de retroalimentação negativa para retornar ao normal o nível de ácidos graxos no sangue.

Os efeitos opostos exercidos pelas concentrações de glicose e ácidos graxos no sangue sobre as células α e β pancreáticas são adequados para regular os níveis circulatórios dessas moléculas de nutrientes, porque as ações da insulina e do glucagon sobre o metabolismo de carboidratos e gorduras se opõem. O efeito da concentração de aminoácidos no sangue sobre a secreção desses dois hormônios é uma outra história. Um aumento na concentração de aminoácidos no sangue estimula a secreção da insulina *e* do glucagon. Se o glucagon não exerce nenhum efeito sobre a concentração de aminoácidos no sangue, qual a razão deste aparente paradoxo? O efeito idêntico dos altos níveis de aminoácido no sangue na secreção de insulina e glucagon faz sentido se considerarmos os efeitos concomitantes destes dois hormônios sobre os níveis de glicose no sangue (• Figura 19-21). Se, durante a absorção de uma refeição rica em proteína, o aumento nos aminoácidos sanguíneos estimulasse apenas a secreção de insulina, a hipoglicemia poderia ser o resultado. Como pouco carboidrato está disponível para absorção após o consumo de uma refeição rica em proteína, o aumento na secreção de insulina induzido por aminoácidos levaria glicose demais para as células, causando uma queda repentina e inadequada no nível de glicose no sangue. Entretanto, o aumento simultâneo na secreção de glucagon provocado pelos níveis elevados de aminoácido no sangue aumenta a produção de glicose hepática. Como os efeitos hiperglicêmicos do glucagon combatem as ações hipoglicêmicas da insulina, o resultado líquido é a manutenção de níveis normais de glicose no sangue (e prevenção da privação hipoglicêmica do cérebro) durante a absorção de uma refeição rica em proteínas, mas pobre em carboidratos.

• **FIGURA 19-21** Ações contrárias do glucagon e da insulina sobre a glicose no sangue durante a absorção de uma refeição rica em proteínas.

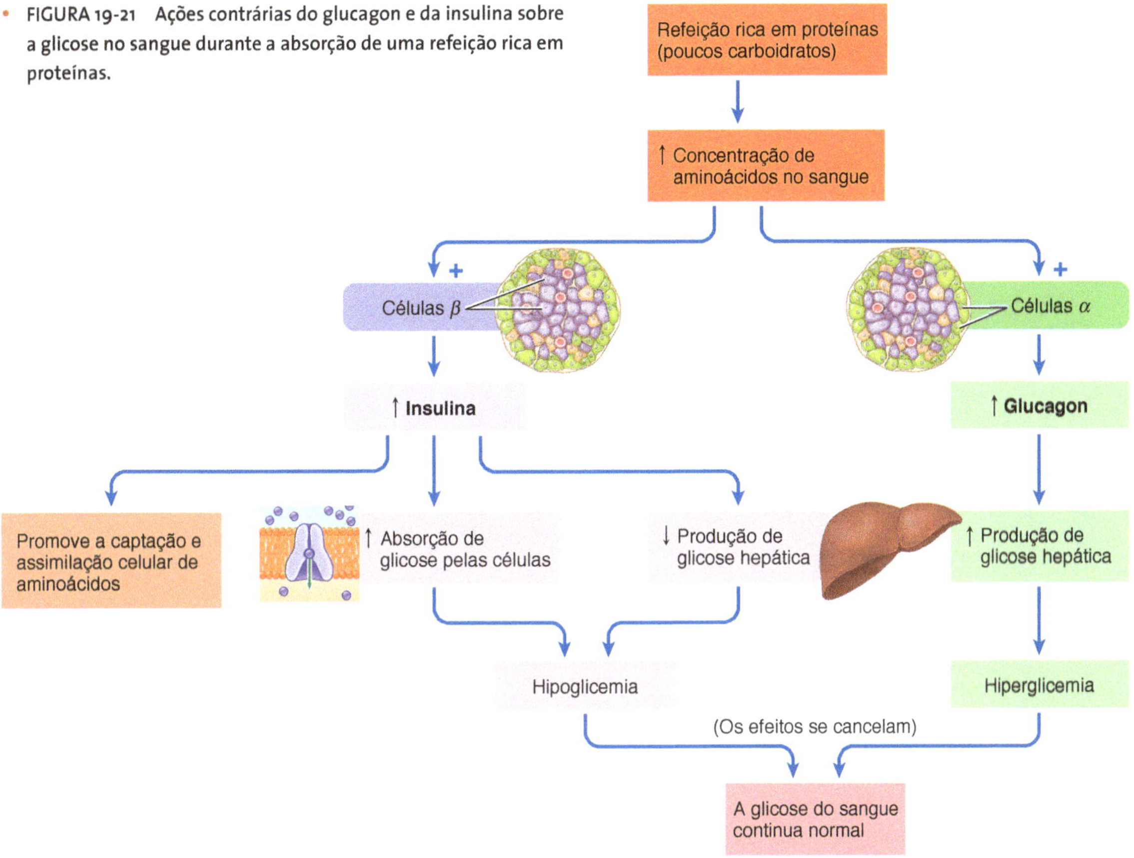

O excesso de glucagon pode agravar a hiperglicemia da diabetes *mellitus*.

Nota Clínica Nenhuma anormalidade clínica conhecida é causada apenas por deficiência ou excesso de glucagon. Entretanto, a diabetes *mellitus* é frequentemente acompanhada pela secreção excessiva de glucagon, porque a insulina é necessária para que a glicose entre nas células α, onde pode exercer controle sobre a secreção de glucagon. Como resultado, diabéticos com frequência têm uma alta taxa de secreção de glucagon simultânea à sua insuficiência de insulina, porque o elevado nível de glicose no sangue não pode inibir a secreção de glucagon como normalmente o faria. Como o glucagon é um hormônio que aumenta a glicose no sangue, seu excesso intensifica a hiperglicemia da diabetes *mellitus*. Por este motivo, alguns diabéticos insulinodependentes reagem melhor a uma combinação de insulina e terapia com somatostatina. Ao inibir a secreção de glucagon, a somatostatina ajuda indiretamente a se atingir uma melhor redução da concentração elevada de glicose no sangue do que a que pode ser obtida apenas pela insulinoterapia.

Epinefrina, cortisol e hormônio do crescimento também exercem efeitos metabólicos diretos.

Os hormônios pancreáticos são os mais importantes reguladores do metabolismo normal de combustíveis. No entanto, vários outros hormônios exercem efeitos metabólicos diretos, embora o controle de sua secreção esteja vinculado a diferentes fatores de transição no metabolismo entre os estados de alimentação e de jejum (▲ Tabela 19-6).

Os hormônios do estresse, epinefrina e cortisol, aumentam os níveis de glicose e de ácidos graxos no sangue através de diversos efeitos metabólicos. Além disso, o cortisol mobiliza os aminoácidos ao promover o catabolismo de proteínas. Nenhum dos hormônios desempenha um papel importante na regulagem de metabolismo de combustíveis em condições de repouso, mas ambos são importantes para as respostas metabólicas ao estresse. Durante um longo período de fome, o cortisol também parece ajudar a manter a concentração de glicose no sangue.

O hormônio do crescimento (GH), atuando através do IGF-I, tem efeitos anabólicos da proteína nos músculos. Na verdade, esta é uma das características promotoras do crescimento. Embora o GH possa elevar os níveis de glicose e ácidos graxos no sangue, normalmente é pouco importante para a regulação geral do metabolismo de combustíveis. Sono profundo, estresse, exercício e hipoglicemia grave estimulam a secreção de GH, possivelmente para fornecer ácidos graxos como fonte de energia e poupar a glicose para o cérebro em tais circunstâncias. O GH, como o cortisol, parece ajudar a manter as concentrações de glicose no sangue durante a privação.

Embora o hormônio da tireoide aumente a taxa metabólica geral e tenha ações anabólicas e catabólicas, alterações na secreção do hormônio da tireoide normalmente não são importantes para a homeostase de combustíveis, por dois motivos. Primeiro, o controle da secreção do hormônio da tireoide não é voltado à manutenção de níveis adequados de nutrientes no sangue. Segundo, o início da ação do hormônio da tireoide é lento demais para ter qualquer efeito significativo sobre os rápidos ajustes necessários para manter os níveis normais de nutrientes no sangue.

Observe que, com exceção dos efeitos anabólicos do GH sobre o metabolismo de proteínas, todas as ações metabólicas desses outros hormônios são opostas às da insulina. A insulina sozinha

TABELA 19-6 — Resumo do controle hormonal do metabolismo de combustíveis

Hormônio	PRINCIPAIS EFEITOS METABÓLICOS				CONTROLE DA SECREÇÃO	
	Efeito sobre a Glicose no Sangue	Efeito sobre Ácidos Graxos no Sangue	Efeito sobre Aminoácidos no Sangue	Efeito sobre Proteínas nos Músculos	Principais Estímulos para a Secreção	Função Primária no Metabolismo
Insulina	↓ +Captação de glicose +Glicogênese −Glicogenólise −Gliconeogênese	↓ +Síntese de triglicérides −Lipólise	↓ +Captação de aminoácidos	↑ +Síntese de proteínas −Degradação de proteínas	↑ Glicose no sangue ↑ Aminoácidos no sangue	Principal regulador dos ciclos absortivo e pós-absortivo
Glucagon	↑ +Glicogenólise +Gliconeogênese −Glicogênese	↑ +Lipólise −Síntese de triglicérides	Sem efeito	Sem efeito	↓ Glicose no sangue ↑ Aminoácidos no sangue	Regulação dos ciclos absortivo e pós-absortivo em conjunto com a insulina; proteção contra hipoglicemia
Epinefrina	↑ +Glicogenólise +Gliconeogênese −Secreção de insulina +Secreção de glucagon	↑ +Lipólise	Sem efeito	Sem efeito	Estimulação simpática durante estresse e exercício	Provisão de energia para emergências e exercício
Cortisol	↑ +Gliconeogênese −Captação de glicose por outros tecidos que não o cérebro; reserva de glicose	↑ +Lipólise	↑ +Degradação de proteínas	↓ +Degradação de proteínas	Estresse	Mobilização de combustíveis metabólicos e blocos construtores durante a adaptação ao estresse
Hormônio do crescimento	↑ −Captação de glicose pelos músculos; reserva de glicose	↑ +Lipólise	↓ +Captação de aminoácidos	↑ +Síntese de proteínas −Degradação de proteínas +Síntese de DNA e RNA	Sono profundo, estresse, exercício, hipoglicemia	Promoção do crescimento; papel normalmente pequeno no metabolismo; mobilização de combustíveis mais reserva de glicose em circunstâncias extenuantes

↑ = aumenta   ↓ = diminui

pode reduzir os níveis de glicose e ácidos graxos no sangue, enquanto o glucagon, a epinefrina, o cortisol e o GH aumentam os níveis sanguíneos desses nutrientes. Esses outros hormônios são, portanto, considerados **antagonistas da insulina**. Assim, o principal motivo pelo qual a diabetes melito tem consequências metabólicas tão devastadoras é que nenhum outro mecanismo de controle está disponível para compensar sua deficiência e promover o anabolismo quando a atividade insulínica é insuficiente, portanto, as reações catabólicas promovidas por estes outros hormônios ocorrem sem oposição. A única exceção é o anabolismo proteico estimulado pelo GH.

Controle endócrino do metabolismo do cálcio

Além de regular a concentração de moléculas de nutrientes orgânicos no sangue ao manipular vias anabólicas e catabólicas, o sistema endócrino regula a concentração plasmática de diversos eletrólitos inorgânicos. Como já vimos, a aldosterona controla as concentrações de Na^+ e K^+ no ECF. Três outros hormônios – *hormônio da paratireoide, calcitonina* e *vitamina D* – controlam o metabolismo de cálcio (Ca^{2+}) e de fosfato (PO_4^{3-}). Esses agentes hormonais ocupam-se da regulação do Ca^{2+} no plasma e, no processo, o PO_4^{3-} no plasma também é mantido. A concentração de Ca^{2+} no plasma é uma das variáveis mais rigorosamente controladas no organismo. A necessidade de regulação precisa do Ca^{2+} plasmático decorre de sua influência crucial em muitas atividades corporais.

O Ca^{2+} plasmático deve ser bem regulado para evitar mudanças na excitabilidade neuromuscular.

Quase 99% do Ca^{2+} no organismo está em forma cristalina dentro do esqueleto e dos dentes. Do 1% restante, aproximadamente 0,9% é encontrado intracelularmente dentro dos tecidos moles e menos de 0,1% está presente no ECF. Aproximadamente metade do Ca^{2+} do ECF está ligada a proteínas plasmáticas – e, portanto, adstrita ao plasma – ou ligada ao PO_4^{3-}, não estando livre para participar de reações químicas. A outra metade do Ca^{2+} do ECF difunde-se livremente e rapidamente pode passar do plasma para o fluido intersticial e interagir com as células. O Ca^{2+} livre no plasma e no fluido intersticial é considerado um único grupo. Apenas este Ca^{2+} livre no ECF é biologicamente ativo e sujeito à regulação – constituindo menos de um milésimo do Ca^{2+} total no organismo.

Esta pequena fração livre de Ca^{2+} no ECF desempenha um papel vital em diversas atividades essenciais, incluindo:

1. *Excitabilidade neuromuscular.* Mesmo pequenas variações na concentração de Ca^{2+} livre no ECF têm um impacto profundo e imediato sobre a sensibilidade dos tecidos excitáveis. Uma queda no Ca^{2+} livre resulta em excitabilidade excessiva de nervos e músculos. De maneira inversa, um aumento no Ca^{2+} deprime a excitabilidade neuromuscular. Tais efeitos resultam da influência do Ca^{2+} sobre a permeabilidade da membrana ao Na^+. Uma redução no Ca^{2+} livre aumenta a permeabilidade a Na^+, com o influxo resultante de Na^+ aproximando o potencial de repouso do limiar. Consequentemente, na presença de *hipocalcemia* (baixo Ca^{2+} no sangue), tecidos excitáveis podem ser levados ao limiar por estímulos fisiológicos normalmente insuficientes para que músculos esqueléticos descarreguem e se contraiam (entrem em espasmo) "espontaneamente" (na ausência de estimulação normal). Se for suficientemente grave, a contração espástica dos músculos respiratórios resulta em morte por asfixia. A *hipercalcemia* (Ca^{2+} elevado no sangue) também ameaça a vida, porque causa arritmias cardíacas e depressão generalizada da excitabilidade neuromuscular.

2. *Acoplamento excitação-contração nos músculos cardíaco e liso.* A entrada de Ca^{2+} do ECF nas células dos músculos cardíaco e liso, resultante da maior permeabilidade a Ca^{2+} em resposta a um potencial de ação, ativa o mecanismo contrátil. O cálcio também é necessário para o acoplamento excitação-contração nas fibras do músculo esquelético, mas, neste caso, o Ca^{2+} é liberado de estoques intracelulares de Ca^{2+} em resposta a um potencial de ação. Uma parte considerável do aumento no Ca^{2+} do citosol em células do músculo cardíaco também vem de estoques internos.

Observe que um *aumento no Ca^{2+} do citosol* dentro de uma célula muscular causa contração, enquanto um *aumento no Ca^{2+} livre do ECF* diminui a excitabilidade neuromuscular e reduz a probabilidade de contração. Sem este dado em mente, é difícil entender por que níveis baixos de Ca^{2+} no plasma induzem a hiperatividade muscular quando o Ca^{2+} é necessário para ativar o sistema contrátil. Estamos falando de dois diferentes grupos de Ca^{2+}, que exercem efeitos diversos.

3. *Acoplamento estímulo-secreção.* A entrada de Ca^{2+} nas células secretórias, que resulta da maior permeabilidade a Ca^{2+} em resposta à estimulação adequada, aciona a liberação do produto secretório por exocitose. Este processo é importante para a secreção de neurotransmissores por células nervosas e para a secreção de hormônio peptídico e de catecolamina por células endócrinas.

4. *Acoplamento excitação-secreção.* Nas células β pancreáticas, a entrada de Ca^{2+} do ECF em resposta à despolarização da membrana leva à secreção de insulina.

5. *Manutenção das junções firmes entre as células.* O cálcio forma parte do cimento intercelular que une determinadas células.

6. *Coagulação do sangue.* O cálcio serve de cofator em vários passos da cascata de reações que resulta na formação dos coágulos.

Além dessas funções do Ca^{2+} livre do ECF, o Ca^{2+} intracelular serve de segundo mensageiro em muitas células e está envolvido na mobilidade celular e na ação ciliar. Finalmente, o Ca^{2+} nos ossos e dentes é essencial para a integridade estrutural e funcional desses tecidos.

Devido aos profundos efeitos dos desvios no Ca^{2+} livre, especialmente sobre a excitabilidade neuromuscular, a concentração plasmática desse eletrólito é regulada com precisão extraordinária. Vejamos como.

O controle do metabolismo de Ca^{2+} inclui a regulagem de homeostase de Ca^{2+} e do equilíbrio de Ca^{2+}.

A manutenção da concentração plasmática adequada do Ca^{2+} livre é diferente da regulação de Na^+ e K^+ de duas formas importantes. A homeostase de Na^+ e K^+ é mantida principalmente pela regulagem da excreção urinária desses eletrólitos, de forma que a saída regulada corresponda à entrada não regulada. Embora a excreção urinária de Ca^{2+} seja controlada hormonalmente, em contraste com Na^+ e K^+, nem todo o Ca^{2+} ingerido é absorvido pelo trato digestório. Em vez disso, a extensão de absorção é controlada hormonalmente e depende do nível de Ca^{2+} no organismo. Além disso, a ossatura serve como um grande reservatório de Ca^{2+}, que pode ser utilizado para se manter a concentração plasmática de Ca^{2+} livre dentro dos limites estreitos compatíveis com a vida se a ingestão alimentar tornar-se baixa demais. A troca de Ca^{2+} entre o ECF e os ossos também está sujeita a controle hormonal. Estoques internos semelhantes não estão disponíveis para Na^+ e K^+.

A regulação do metabolismo de Ca^{2+} depende do controle hormonal de trocas entre o ECF e três outros compartimentos: ossos, rins e intestino. O controle do metabolismo do Ca^{2+} abrange dois aspectos:

- Primeiro, a regulação da **homeostase do cálcio** envolve os ajustes imediatos necessários para se manter uma *concentração plasmática constante de Ca^{2+} livre* minuto a minuto. Isso é amplamente obtido por trocas rápidas entre o osso e o ECF e, em menor grau, por modificações na excreção urinária de Ca^{2+}.

- Segundo, a regulação do **equilíbrio do cálcio** envolve ajustes de resposta mais lentos exigidos para se manter uma *quantidade total constante de Ca^{2+} no organismo*. O controle do equilíbrio de Ca^{2+} garante que a ingestão de Ca^{2+} seja equivalente à excreção de Ca^{2+} no longo prazo (de semanas a meses). O equilíbrio de cálcio é mantido ao se ajustar a extensão da absorção intestinal de Ca^{2+} à excreção urinária de Ca^{2+}.

O hormônio da paratireoide (PTH), o principal regulador do metabolismo de Ca^{2+}, atua direta ou indiretamente sobre esses três locais executores. Ele é o hormônio primário responsável pela manutenção da homeostase de Ca^{2+} e essencial para manter o equilíbrio de Ca^{2+}, embora a vitamina D também contribua de maneiras importantes para o equilíbrio de Ca^{2+}. O terceiro hormônio influenciador de Ca^{2+}, a calcitonina, não é essencial para a manutenção da homeostase ou do equilíbrio de Ca^{2+}. Ele tem uma função reserva durante os raros momentos de hipercalcemia extrema. Examinaremos os efeitos específicos de cada um desses sistemas hormonais mais detalhadamente.

O hormônio da paratireoide aumenta os níveis de Ca^{2+} livre no plasma por seus efeitos sobre ossos, rins e intestino.

O **hormônio da paratireoide (PTH)** é um hormônio peptídico secretado pelas **glândulas paratireoides**, quatro glândulas do tamanho de grãos de arroz localizadas na superfície posterior da glândula tireoide, uma em cada canto (veja a • Figura 19--25). Como a aldosterona, o PTH *é essencial para a vida*. O efeito geral do PTH é aumentar a concentração de Ca^{2+} do plasma (e, assim, de todo o ECF), evitando-se assim, a hipocalcemia. Na ausência completa de PTH, a morte ocorre em poucos dias, normalmente devido à asfixia causada por espasmo hipocalcêmico dos músculos respiratórios. Por suas ações nos ossos, rins e intestino, o PTH aumenta o nível de Ca^{2+} plasmático quando este começa a cair, de forma que a hipocalcemia e seus efeitos sejam normalmente evitados. Este hormônio também atua para reduzir a concentração plasmática de PO_4^{3-}. Consideraremos cada um desses mecanismos, começando com um panorama da remodelação dos ossos e as ações do PTH sobre eles.

Os ossos sofrem contínua remodelação.

Como 99% do Ca^{2+} do organismo está nos ossos, o esqueleto serve de reserva de Ca^{2+} (Veja a ▲ Tabela 19-7 para outras funções do esqueleto). O osso é um tecido vivo composto por uma matriz extracelular orgânica ou *osteoide* (veja no Capítulo 18) impregnada com **cristais de hidroxiapatita**, que consistem primariamente em sais de $Ca_3(PO_4)_2$ (fosfato de cálcio) precipitados. Normalmente, sais de $Ca_3(PO_4)_2$ estão em solução no ECF, mas as condições dentro do osso são adequadas para que esses sais se precipitem (cristalizem) em torno das fibras de colágeno na matriz. Ao mobilizar uma parte desses estoques de Ca^{2+} dos ossos, o PTH aumenta a concentração plasmática de Ca^{2+} quando ela começa a cair.

REMODELAÇÃO ÓSSEA Apesar da natureza aparentemente inanimada dos ossos, seus componentes estão em viação contínua. A **deposição** (formação) e a **reabsorção** (remoção) **ósseas** normalmente ocorrem ao mesmo tempo, de forma que o osso seja constantemente remodelado, como as pessoas reformam edifícios, derrubando paredes e substituindo-as. Através da remodelação, o esqueleto humano adulto é completamente regenerado a cada dez anos, aproximadamente. A remodelação dos ossos tem duas finalidades: (1) ela mantém o esqueleto adequadamente "projetado" para efetividade máxima em seus usos mecânicos e (2) ajuda a manter o nível de Ca^{2+} no plasma. Examinaremos mais detalhadamente os mecanismos subjacentes e os fatores de controle para cada uma dessas finalidades.

Lembre que três tipos de células ósseas estão presentes no osso (veja no Capítulo 18). Os *osteoblastos* secretam a matriz orgânica extracelular dentro da qual os cristais de $Ca_3(PO_4)_2$ se precipitam. Os *osteócitos* são os osteoblastos aposentados presos dentro da parede ossuda que depositaram em torno de si mesmos. Os *osteoclastos* reabsorvem osso em sua vizinhança. Os grandes e multinucleados osteoclastos acoplam-se à matriz orgânica e formam uma "membrana ondulada" que aumenta a superfície em contato com

▲ TABELA 19-7	Funções do Esqueleto
Suporte	
Proteção de órgãos vitais internos	
Assistência no movimento corporal ao dar ligação aos músculos e fornecer alavanca	
Fabricação de células sanguíneas (medula óssea)	
Reserva para Ca^{2+} e PO_4^{3+}, que podem ser trocados com o plasma para manter as concentrações plasmáticas desses eletrólitos.	

o osso. Acoplado dessa forma, o osteoclasto secreta ativamente ácido clorídrico, que dissolve os cristais de $Ca_3(PO_4)_2$ e as enzimas que decompõem a matriz orgânica. Depois de criar uma cavidade, o osteoclasto passa para um local adjacente para fazer outro buraco ou morre por apoptose (suicídio celular; veja no quadro ▪ **Conceitos, Desafios e Controvérsias** do Capítulo 4), dependendo do sinais reguladores que receber. Os osteoblastos entram na cavidade e secretam osteoide para preencher o buraco. A subsequente mineralização desta matriz orgânica resulta em novo osso para substituir o anterior dissolvido pelo osteoclasto. Assim, acontece um cabo de guerra celular constante nos ossos, com osteoblastos formadores de osso combatendo os esforços dos osteoclastos destruidores de osso. Essas equipes de construção e demolição, trabalhando lado a lado, remodelam os ossos continuamente. A qualquer momento, cerca de um milhão de locais microscópicos em todo o esqueleto sofrem reabsorção ou deposição. Durante a maior parte da vida adulta, as taxas de formação e reabsorção dos ossos são quase iguais, portanto, a massa óssea total permanece relativamente constante durante este período.

Osteoblastos e osteoclastos têm suas origens na medula óssea. Osteoblastos são derivados de *células estromais*, um tipo de célula do tecido conectivo na medula óssea, enquanto osteoclastos se diferenciam dos *macrófagos*, derivados de monócitos ligados a tecidos, um tipo de glóbulo branco (veja no Capítulo 11). Em um sistema de comunicação peculiar, osteoblastos e seus precursores imaturos produzem dois sinais químicos que regem o desenvolvimento e a atividade de osteoclastos de formas opostas – *ligante RANK* e *osteoprotegerina* –, como segue (• Figura 19-22):

▪ O **ligante RANK (RANKL)** acelera a ação do osteoclasto (um *ligante* é uma pequena molécula que se liga a uma molécula maior de proteína. Um exemplo é a ligação de um mensageiro químico extracelular com um receptor de membrana plasmática). Como o nome sugere, o ligante RANK vincula-se ao **RANK** (acrônimo para *Receptor Activator of NF-κB*, "ativador de receptor do NF-κB"), um receptor de proteína na superfície da membrana dos macrófagos próximos. Esta ligação induz os macrófagos a se diferenciarem em osteoclastos e os ajuda a viver por mais tempo suprimindo a apoptose. Como resultado, a reabsorção dos ossos é acelerada e a massa óssea diminui.

▪ Além disso, os osteoblastos vizinhos podem secretar **osteoprotegerina (OPG)**, que, por sua vez, suprime a atividade dos osteoclastos. A OPG secretada na matriz serve como um "receptor-isca" livre que se liga com o RANKL. Ao retirar o RANKL de

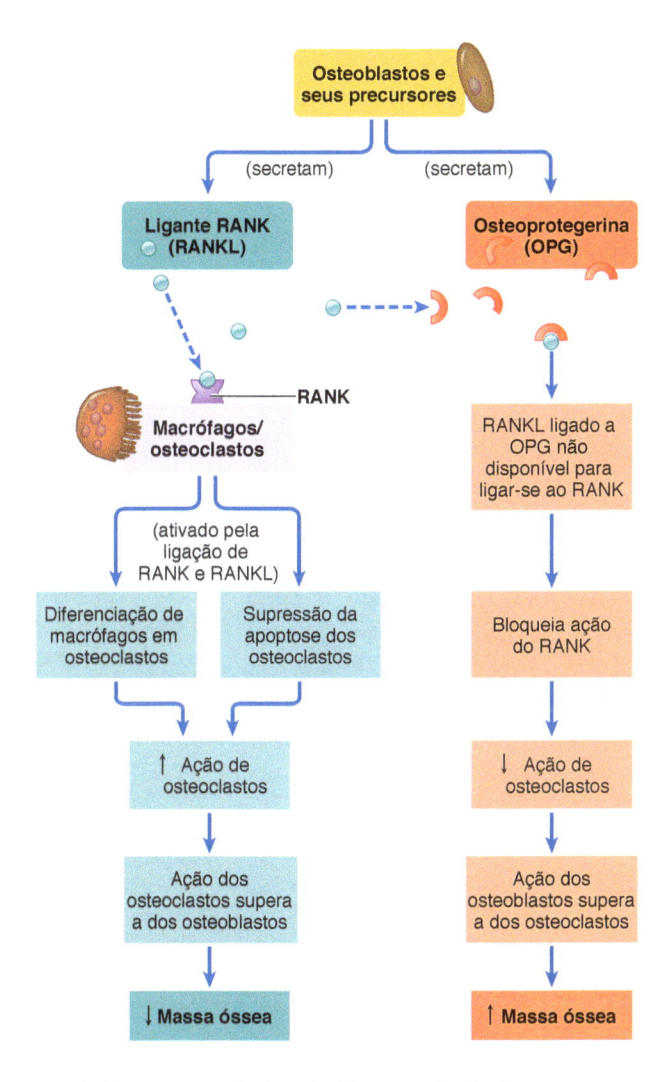

• **FIGURA 19-22** Função dos osteoblastos na direção do desenvolvimento e da atividade de osteoclastos.

ação, de forma que ele não possa ligar-se a seus receptores de RANK pretendidos, a OPG evita que o RANKL estimule a atividade de reabsorção óssea dos osteoclastos. Como resultado, os osteoblastos formadores de matriz conseguem superar os osteoclastos removedores de matriz. Em decorrência disto, a massa óssea aumenta. O equilíbrio entre RANKL e OPG, portanto, é um essencial determinante da densidade óssea. Se os osteoblastos produzem mais RANKL, quanto maior a ação dos osteoclastos, menor será a massa óssea. Se os osteoblastos produzem mais OPG, quanto menor a ação dos osteoclastos, maior será a massa óssea. O importante é que cientistas atualmente estão desvendando a influência de diversos fatores sobre este equilíbrio. Por exemplo, o hormônio sexual feminino estrogênio estimula a atividade do gene produtor de OPG nos osteoblastos e também promove a apoptose de osteoclastos, ambos mecanismos pelos quais este hormônio preserva a massa óssea.

A tensão mecânica favorece a deposição dos ossos.

À medida que a criança cresce, os construtores de ossos mantêm-se à frente dos destruidores de ossos com a ajuda do GH e do IGF-I (veja no Capítulo 18).

A tensão mecânica também pende a balança em favor da deposição dos ossos, fazendo com que a massa óssea aumente e os ossos se fortaleçam. Fatores mecânicos ajustam a força óssea em resposta às demandas feitas a ele. Quanto maior a tensão física e a compressão às quais o osso está sujeito, maior é a taxa de deposição óssea. Por exemplo, os ossos de atletas são mais fortes e maciços que os de pessoas sedentárias.

Por outro lado, a massa óssea diminui e os ossos enfraquecem quando a reabsorção óssea ganha uma vantagem competitiva sobre a deposição óssea, em resposta à remoção da tensão mecânica. Por exemplo, a massa óssea diminui em pessoas que ficam confinadas à cama por períodos prolongados ou submetem-se a voos espaciais. Os primeiros astronautas perderam até 20% de sua massa óssea durante o tempo em órbita. Exercícios terapêuticos podem limitar ou evitar tal perda óssea.

Nota Clínica A massa óssea também diminui à medida que a pessoa envelhece. A densidade óssea atinge o pico quando uma pessoa tem por volta de 30 anos e começa a cair após os 40. Dos 50 aos 60, a reabsorção óssea frequentemente excede a formação de ossos. O resultado é uma redução na massa óssea conhecida como **osteoporose** (que quer dizer "ossos porosos"). Essa condição afinadora dos ossos é caracterizada por menor deposição de matriz orgânica como resultado da menor atividade de osteoblastos e/ou maior atividade de osteoclastos em vez da calcificação óssea anormal. A causa subjacente da osteoporose é incerta. Os níveis de Ca^{2+} e PO_4^{3-} no plasma são normais, assim como o de PTH. A osteoporose ocorre com mais frequência em mulheres pós-menopausa, devido à perda associada do estrogênio preservador dos ossos (para mais detalhes sobre a osteoporose, veja o quadro ■ **Detalhes da Fisiologia do Exercício**).

O PTH aumenta o Ca^{2+} do plasma ao retirar Ca^{2+} das reservas ósseas.

Além dos fatores voltados ao controle da eficácia mecânica dos ossos, durante toda a vida o PTH utiliza o osso como um "banco", de onde retira Ca^{2+} conforme necessário para manter o nível de Ca^{2+} no plasma. O hormônio da paratireoide tem dois grandes efeitos sobre os ossos, que aumentam a concentração plasmática de Ca^{2+}. Primeiro, ele induz um rápido efluxo de Ca^{2+} para o plasma a partir do pequeno *grupo lábil* de Ca^{2+} no fluido ósseo. Segundo, ao estimular a dissolução óssea, ele promove uma transferência lenta de Ca^{2+} e PO_4^{3-} para o plasma, a partir do *grupo estável* de minerais ósseos no próprio osso. Como resultado, a remodelação óssea contínua pende em favor da reabsorção óssea, e não da deposição óssea. Vamos examinar mais detalhadamente as ações do PTH na mobilização de Ca^{2+} de seus grupos lábil e estável no osso.

O efeito imediato do PTH é promover a transferência de Ca^{2+} do fluido dos ossos para o plasma.

O **osso compacto** forma a parte externa densa de um osso. Espículas de interconexão de **osso trabecular** compõem o núcleo interno de aparência mais rendada de um osso (• Figura 19-23). O osso compacto é organizado em unidades de **ósteon**, cada uma consistindo de um **canal central** cercado por **lamelas organizadas de forma concêntrica** (• Figura 19-23b).

DETALHES DA FISIOLOGIA DO EXERCÍCIO

Osteoporose: A Maldição dos Ossos Quebradiços

A osteoporose, uma redução na densidade óssea resultante da deposição reduzida da matriz orgânica do osso (veja a figura), é um grave problema de saúde que afeta 38 milhões de pessoas nos Estados Unidos. A condição é especialmente predominante em mulheres na perimenopausa e na pós-menopausa (*perimenopausa* é o período de transição entre os ciclos menstruais normais e o fim dos ciclos, durante a redução da função ovariana; *menopausa* é a interrupção permanente e final da menstruação). Durante este período, as mulheres começam a perder 1% ou mais de densidade óssea a cada ano. Os esqueletos de mulheres idosas, em geral, têm apenas 50% a 80% da densidade de seu pico, por volta dos 35 anos, enquanto os esqueletos dos idosos homens retêm de 80% a 90% de sua densidade juvenil.

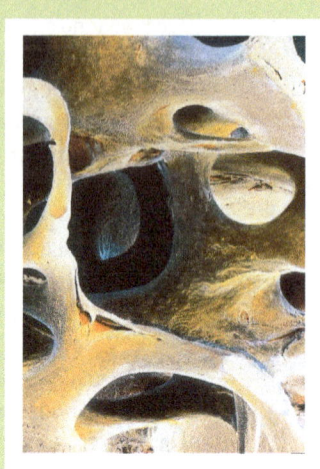

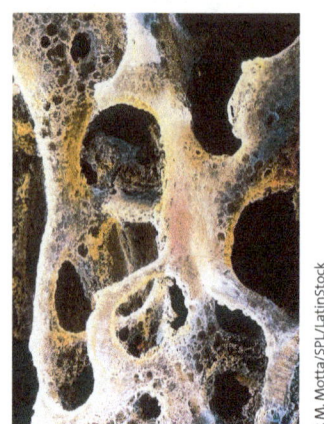

A osteoporose é responsável pela maior incidência de fraturas ósseas entre mulheres acima dos 50 anos do que entre a população em geral. Como a massa óssea é reduzida, os ossos são mais quebradiços e suscetíveis à fratura em resposta a uma queda, um golpe e uma ação de levantamento que normalmente não prejudicaria ossos mais fortes. Para cada 10% de massa óssea perdida, o risco de fratura duplica. A osteoporose é a causa subjacente de aproximadamente 1,5 milhão de fraturas anualmente, das quais 530.000 são fraturas vertebrais e 227.000, dos quadris. O custo com atendimento médico e reabilitação é de 14 bilhões de dólares por ano. O custo em dor, sofrimento e perda de independência é imensurável. Metade das norte-americanas tem dores e deformidades na espinha aos 75 anos.

Terapia Medicamentosa para a Osteoporose
A terapia de reposição de estrogênio, a suplementação de Ca^{2+} e um programa regular de exercícios com levantamento de peso têm sido as mais comuns abordagens terapêuticas utilizadas para minimizar ou reverter a perda óssea. O estrogênio desacelera a perda óssea ao promover a apoptose (suicídio celular) de osteoclastos e aumentar a atividade de osteoblastos. Entretanto, a terapia com estrogênio foi ligada a um maior risco de câncer de mama e de doença cardiovascular, e o Ca^{2+} sozinho não é tão eficaz para interromper o afinamento ósseo como se esperava.

A *Food and Drug Administration* aprovou recentemente quatro novas classes de medicamentos para tratar a osteoporose: bisfosfonatos, calcitonina em forma de spray nasal, raloxifeno e teriparatida e diversos outros medicamentos promissores estão na fila, como se pode ver a seguir:

- *Alendronato* (Fosamax), um bisfosfonato, foi o primeiro medicamento não hormonal para a osteoporose. Ele funciona bloqueando as ações destruidoras de ossos dos osteoclastos. Pílulas de alendronato devem ser tomadas todos os dias, ou uma versão mais recente pode ser ingerida semanalmente. Bisfosfatos mais recentes podem até ser tomados a intervalos maiores, como o *ibandronato* (Boniva) (pílula mensal) e o *ácido zoledrônico* (Reclast) (infusão intravenosa anual).
- A *calcitonina* (Miacalcin), o hormônio da célula C da tireoide que desacelera a atividade dos osteoclastos, é utilizada para tratar osteoporose avançada, mas tradicionalmente tinha de ser injetada diariamente, um obstáculo à sua adoção. Agora, a calcitonina está disponível em

Comparação entre osso normal e osso com osteoporose. Observe a densidade reduzida do osso trabecular com osteoporose comparado ao osso trabecular normal.

Lamelas são camadas de osteócitos enterradas dentro do osso que depositaram em volta de si mesmas (● Figura 19-23c). Em geral, os ósteons situam-se paralelamente ao eixo longitudinal do osso. Os vasos sanguíneos penetram no osso pela superfície externa ou pela cavidade da medula e percorrem os canais centrais. Os osteoblastos estão presentes ao longo da superfície externa do osso e nas superfícies internas que revestem os canais centrais. Os osteoclastos também estão localizados nas superfícies ósseas que sofrem reabsorção. Os osteoblastos superficiais e os osteócitos enterrados são conectados por uma ampla rede de pequenos canais com fluido, os **canalículos**, que permitem que substâncias sejam trocadas entre os osteócitos presos e a circulação. Esses pequenos canais também contêm extensões citoplasmáticas longas e membranosas, ou "braços", de osteócitos e osteoblastos conectados entre si, como se essas células estivessem "de mãos dadas". As "mãos" das células adjacentes estão conectadas por junções comunicantes, que permitem a comunicação e a troca de materiais entre essas células ósseas. A rede celular de interconexão, chamada **membrana óssea osteocítica-osteoblástica**, separa o osso mineralizado dos vasos sanguíneos dentro dos canais centrais (● Figura 19-24a). O pequeno grupo lábil de Ca^{2+} está no **fluido ósseo** que fica entre esta membrana óssea e o osso adjacente, ambos dentro dos canalículos e na superfície do canal central.

- um spray nasal, mais cômodo e fácil para os pacientes (Fortical).
- O *raloxifeno* (Evista) pertence a uma nova classe de medicamentos conhecida como *moduladores receptores de estrogênio seletivos (SERMs)*. O raloxifeno não se liga aos receptores de estrogênio nos órgãos reprodutivos, mas sim com os que ficam fora do sistema reprodutivo, como nos ossos. Por meio dessa ligação seletiva a receptor, o raloxifeno imita os efeitos benéficos do estrogênio sobre os ossos para fornecer proteção contra a osteoporose, mantendo os osteoclastos em dia ao mesmo tempo em que evita os possíveis efeitos danosos do estrogênio sobre os órgãos reprodutivos, como o maior risco de câncer de mama.
- A *teriparatida* (Forteo) é a classe mais recente de medicamentos para a osteoporose e o primeiro tratamento aprovado que estimula a formação de ossos em vez de atuar para evitar a perda óssea, como os demais medicamentos. A teriparatida, que deve ser injetada, é um fragmento ativo do hormônio da paratireoide (PTH). Embora a exposição contínua ao PTH, como com o hiperparatireoidismo, aumente a atividade dos osteoclastos e, assim, promova a decomposição óssea, evidências sugerem que, por sua vez, a administração de PTH (ou seu fragmento ativo teriparatida) aumenta a formação de osteoblastos e prolonga a sobrevivência desses construtores de ossos ao bloquear a apoptose de osteoblastos.
- As *estatinas* (por exemplo, Lipitor) são outro grupo de medicamentos com alguma promessa para tratar a osteoporose. As estatinas já são comumente utilizadas como agentes redutores de colesterol. Elas também estimulam a atividade de osteoblastos, promovendo a formação de ossos e reduzindo a taxa de fratura: benefícios colaterais a suas ações favoráveis no colesterol. Elas ainda não foram aprovadas especificamente para uso na prevenção de perdas ósseas.
- ANGELS (*ativadores de sinalização semelhante ao estrogênio não genômica*) são uma nova classe de medicamento para osteoporose em desenvolvimento. A maior parte dos efeitos do estrogênio é causada por sua ligação com seus receptores no núcleo da célula-alvo, ativando-se, assim, genes específicos, como todos os esteroides fazem (veja no Capítulo 4). Entretanto, cientistas descobriram recentemente que o estrogênio bloqueia a apoptose entre osteoblastos utilizando uma via diferente. Nesta via alternativa de sinalização citoplasmática, o estrogênio se liga a um receptor citoplasmático em vez de ligar-se com seu receptor nuclear para causar seu efeito. O Estren, o primeiro medicamento com ANGELS, ativa a via de sinalização citoplasmática do estrogênio para bloquear a apoptose de osteoblastos. O termo "ANGELS" refere-se à ativação desta via não gênica, em contraste com os SERMs, que ativam a via genética nuclear tradicional do estrogênio no osso.

Benefícios do Exercício sobre os Ossos
Apesar de progressos na terapia para osteoporose, o tratamento ainda é frequentemente menos do que satisfatório, e todos os agentes terapêuticos atuais estão associados a alguns efeitos colaterais indesejados. Portanto, a prevenção é, de longe, a melhor abordagem para se gerenciar a doença. O desenvolvimento de ossos fortes, antes da menopausa, através de uma boa dieta rica em Ca^{2+} e exercício adequado, parece ser a melhor medida preventiva. Um grande reservatório ósseo na meia-idade pode retardar as manifestações clínicas da osteoporose na idade avançada. A atividade física contínua por toda a vida parece retardar ou evitar a perda óssea, mesmo em idosos.

É bem documentado que a osteoporose pode resultar do desuso – isto é, da menor carga mecânica do esqueleto. Viagens no espaço demonstraram claramente que a falta de gravidade resulta em queda na densidade óssea. Estudos em atletas, por sua vez, demonstram que a atividade física com pesos aumenta a densidade óssea. Dentro de grupos de atletas, a densidade óssea correlaciona-se diretamente com a carga que o osso deve suportar. Examinando-se os fêmures (ossos da coxa) de atletas, a maior densidade óssea é encontrada em levantadores de peso, seguida, na ordem, por arremessadores, corredores, jogadores de futebol e, por fim, nadadores. Na verdade, a densidade óssea de nadadores não é diferente daquela de grupos de controle não atléticos. A natação não exerce nenhuma tensão sobre os ossos. Descobriu-se que a densidade óssea no braço de jogo dos tenistas é até 35% maior do que a no outro braço. Nas tenistas, há densidade 28% maior em seu braço de jogo do que no outro. Um estudo descobriu que a atividade muito leve em pacientes de asilo, cuja idade média era de 82 anos, não apenas desacelerava a perda óssea, mas até resultava em acúmulo ósseo em um período de 36 meses. Assim, o exercício é uma boa defesa contra a osteoporose.

O PTH exerce seus efeitos via cAMP. O primeiro efeito do PTH é ativar bombas de Ca^{2+} ligadas à membrana localizadas nas membranas plasmáticas dos osteócitos e osteoblastos. Tais bombas promovem o movimento de Ca^{2+}, sem o acompanhamento do PO_4^{3-}, do fluido ósseo para dentro dessas células, que, por sua vez, transferem o Ca^{2+} para o plasma dentro do canal central. Assim, o PTH estimula a transferência de Ca^{2+} do fluido ósseo pela membrana óssea osteocítica-osteoblástica para o plasma. O movimento de Ca^{2+} para fora do grupo labial na membrana óssea é responsável pela troca rápida entre o osso e o plasma (● Figura 19-24b). Devido à ampla área superficial da membrana osteocítica-osteoblástica, pequenos movimentos de Ca^{2+} ao longo de células individuais são amplificados em grandes fluxos de Ca^{2+} entre o fluido ósseo e o plasma.

Depois que o Ca^{2+} é bombeado para fora, o fluido ósseo é substituído por Ca^{2+} do osso parcialmente mineralizado na superfície do osso adjacente. Assim, a troca rápida de Ca^{2+} não envolve reabsorção de osso completamente mineralizado e a massa óssea não diminui. Por este meio, o PTH retira Ca^{2+} do "caixa rápido" do banco do osso e aumenta rapidamente o nível de Ca^{2+} no plasma sem realmente entrar no banco (isto é, sem decompor o osso mineralizado em si). Normalmente, esta troca é muito mais importante para a manutenção da concentração plasmática de Ca^{2+} do que a troca lenta.

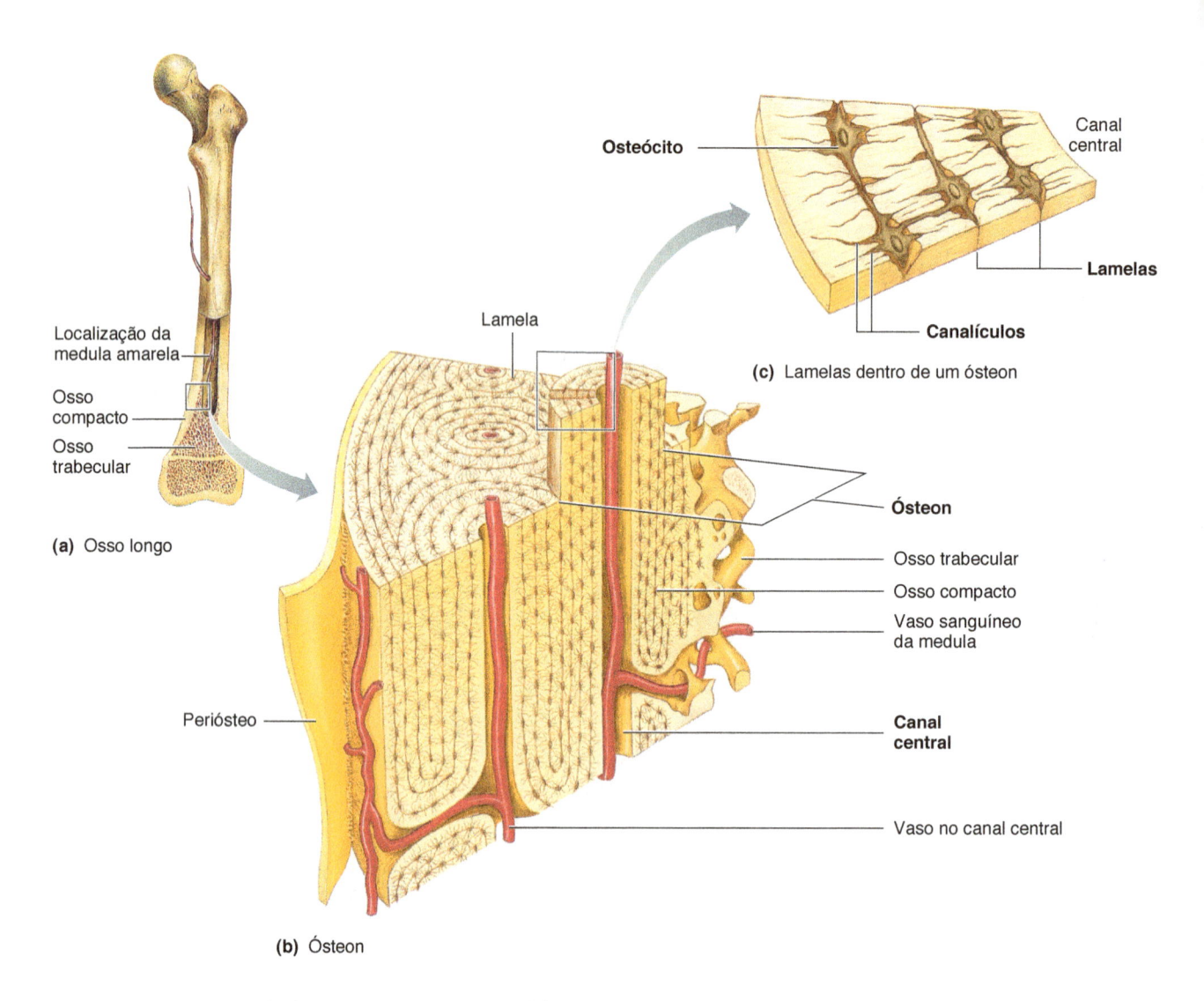

- **FIGURA 19-23 Organização do osso compacto em ósteons.** (a) Estrutura de um osso longo, mostrando a localização do osso compacto e do osso trabecular. (b) Um ósteon, unidade estrutural do osso compacto, consiste em lamelas concêntricas (camadas de osteócitos enterradas pelo osso que se depositaram em torno de si mesmas) em torno de um canal central. Um pequeno vaso sanguíneo atravessa o canal central. (c) Ampliação das lamelas, mostrando os osteócitos incrustados.

(*Fonte*: Modificada e redesenhada sob permissão de *Human Anatomy and Physiology*, 3ª edição, de A. Spence e E. Mason. Copyright © 1987 por The Benjamin/Cummings Publishing Company. Reimpressa mediante permissão de Pearson Education, Inc.)

O efeito crônico do PTH é promover a dissolução localizada do osso para liberar Ca^{2+} no plasma.

Em condições de hipocalcemia crônica, como pode ocorrer na deficiência alimentar de Ca^{2+}, o PTH influencia a troca lenta de Ca^{2+} entre o próprio osso e o ECF ao promover a efetiva dissolução localizada do osso. Ele faz isso ao atuar sobre osteoblastos, fazendo-os secretar RANKL, estimulando indiretamente, desta forma, os osteoclastos a devorar osso e aumentando a formação de mais osteoclastos enquanto inibe temporariamente a atividade formadora de osso dos osteoblastos. O osso contém tanto Ca^{2+} em comparação com o plasma (mais de mil vezes) que, mesmo quando o PTH promove maior reabsorção óssea, não há efeito discernível imediato sobre o esqueleto, já que uma quantidade ínfima de osso é afetada. Mesmo assim, a quantidade de irrisória de Ca^{2+} "emprestada" do banco do osso pode salvar a vida em termos de retorno do nível de Ca^{2+} livre no plasma ao normal. O Ca^{2+} emprestado é, então, redepositado no osso em outro momento, quando os suprimentos de Ca^{2+} forem mais abundantes. Enquanto isso, o nível de Ca^{2+} no plasma vem sendo mantido sem sacrificar-se a integridade do osso. Entretanto, a secreção excessiva prolongada de PTH durante meses ou anos por fim leva à formação de cavidades em todo o esqueleto, cavidades estas repletas de osteoclastos muito largos e inchados.

Quando o PTH promove a dissolução dos cristais de $Ca_3(PO_4)_2$ no osso para coletar seu conteúdo de Ca^{2+}, Ca^{2+} e PO_4^{3-} são liberados no plasma. Uma elevação no PO_4^{3-} é indesejável, mas o PTH lida com este dilema por suas ações nos rins.

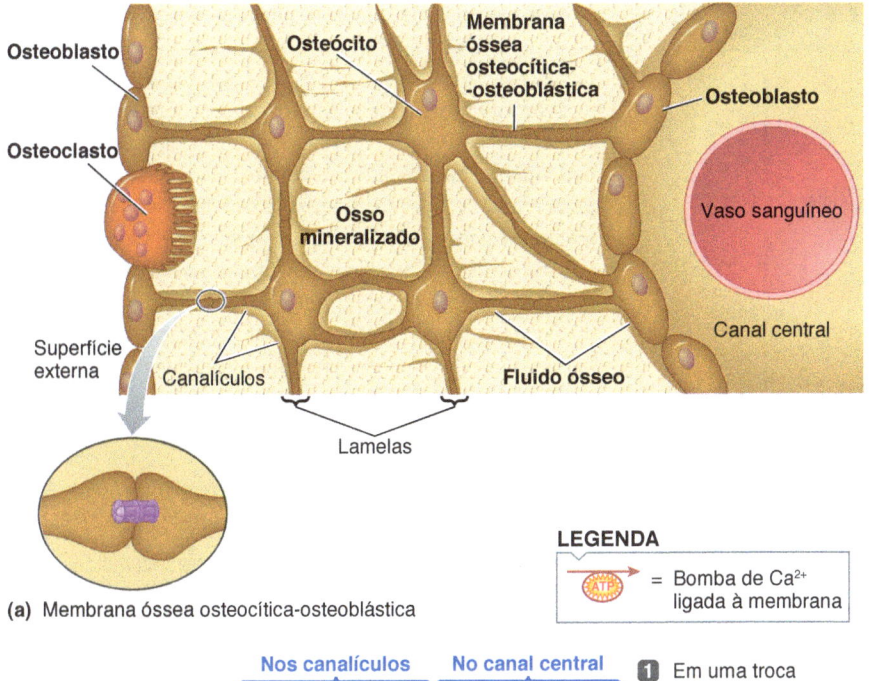

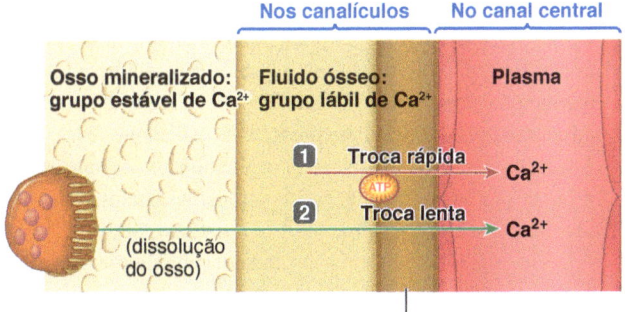

FIGURA 19-24 Trocas rápidas e lentas de Ca^{2+} pela membrana óssea osteocítica-osteoblástica. (a) Os osteócitos enterrados e os osteoblastos superficiais são interconectados por longos processos citoplasmáticos que se estendem dessas células e se conectam entre si dentro dos canalículos. Esta rede de células em interconexão, a membrana óssea osteocítica-osteoblástica, separa o osso mineralizado do plasma no canal central. O fluido ósseo fica entre a membrana e o osso mineralizado. (b) A troca rápida de Ca^{2+} entre o osso e o plasma é realizada por bombas de Ca^{2+} na membrana óssea osteocítica-osteoblástica, que transportam Ca^{2+} do fluido ósseo para essas células ósseas, que por uma vez transferem Ca^{2+} para o plasma. A troca lenta de Ca^{2+} entre o osso e o plasma é realizada por dissolução do osso pelos osteoclastos.

O PTH atua nos rins para preservar o Ca^{2+} e eliminar PO_4^{3-}.

O PTH promove a conservação de Ca^{2+} e a eliminação de PO_4^{3-} pelos rins durante a formação de urina. Sob a influência do PTH, os rins podem reabsorver mais do Ca^{2+} filtrado, portanto, menos Ca^{2+} escapa para a urina. Este efeito aumenta o nível de Ca^{2+} no plasma e diminui as perdas urinárias de Ca^{2+} (seria contraproducente dissolver o osso para se obter mais Ca^{2+} e simplesmente perdê-lo na urina). Por sua vez, o PTH diminui a reabsorção de PO_4^{3-}, aumentando, assim, a excreção urinária de PO_4^{3-}. Como resultado, o PTH reduz os níveis de PO_4^{3-} no plasma ao mesmo tempo em que aumenta as concentrações de Ca^{2+} no plasma.

Esta remoção induzida pelo PTH de PO_4^{3-} extra dos fluidos corporais é essencial para evitar a reprecipitação do Ca^{2+} liberado pelo osso. Devido às características de solubilidade do sal $Ca_3(PO_4)_2$, o produto da concentração plasmática de Ca^{2+} multiplicado pela concentração plasmática de PO_4^{3-} deve permanecer razoavelmente constante. Portanto, há uma relação inversa entre as concentrações plasmáticas de Ca^{2+} e PO_4^{3-}. Por exemplo, quando o nível de PO_4^{3-} no plasma aumenta, uma parte do Ca^{2+} plasmático é forçada de volta ao osso por meio da formação de cristais de hidroxiapatita, reduzindo-se o nível plasmático de Ca^{2+} e mantendo-se constante o produto fosfato de cálcio. Esta relação inversa ocorre porque as concentrações de íons Ca^{2+} livres e PO_4^{3-} no ECF estão em equilíbrio com os cristais do osso.

Tenha em mente que Ca^{2+} e PO_4^{3-} são liberados pelo osso quando o PTH promove a dissolução óssea. Como o PTH é secretado apenas quando o Ca^{2+} plasmático cai abaixo do normal, o Ca^{2+} liberado é necessário para retornar o Ca^{2+} plasmático ao normal, mas o PO_4^{3-} liberado tende a aumentar os níveis de PO_4^{3-} no plasma acima do normal. Se os níveis de PO_4^{3-} no plasma pudessem aumentar acima do normal, uma parte do Ca^{2+} liberado teria de ser redepositada de volta no osso em conjunto com o PO_4^{3-} para manter-se o produto fosfato de cálcio constante. Esta reposição autodestrutiva de Ca^{2+} reduziria o Ca^{2+} no plasma, o oposto do efeito necessário. Portanto, o PTH atua nos rins para diminuir a reabsorção de PO_4^{3-} pelos túbulos renais. Isso aumenta a excreção urinária de PO_4^{3-} e reduz sua concentração no plasma, embora PO_4^{3-} adicional seja liberado pelo osso no sangue.

A terceira ação importante do PTH sobre os rins (além de aumentar a reabsorção de Ca^{2+} e reduzir a reabsorção de PO_4^{3-}) é aumentar a ativação da vitamina D pelos rins.

O PTH promove indiretamente a absorção de Ca^{2+} e PO_4^{3-} pelo intestino.

Embora o PTH não tenha efeito direto no intestino, aumenta indiretamente a absorção de Ca^{2+} e PO_4^{3-} pelo intestino delgado ao ajudar a ativar a vitamina D. Esta vitamina, por sua vez, aumenta diretamente a absorção intestinal de Ca^{2+} e PO_4^{3-}, tópico que discutiremos mais detalhadamente em breve.

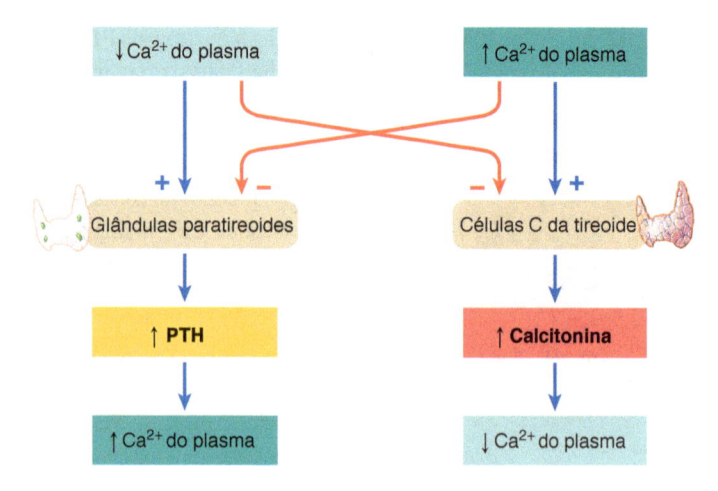

FIGURA 19-25 Circuitos de retroalimentação negativa que controlam o hormônio da paratireoide (PTH) e a secreção de calcitonina.

O regulador principal de secreção do PTH é a concentração plasmática de Ca²⁺ livre.

Todos os efeitos do PTH aumentam os níveis plasmáticos de Ca^{2+}. Adequadamente, a secreção de PTH aumenta quando o Ca^{2+} do plasma cai e diminui quando o Ca^{2+} plasmático aumenta. As células secretórias das glândulas paratireoides são diretamente e sofisticadamente sensíveis a mudanças no Ca^{2+} livre no plasma. Como o PTH regula a concentração de Ca^{2+} no plasma, esta relação forma um circuito de retroalimentação negativa simples para controle da secreção de PTH, sem envolvimento de nenhuma outra intervenção hormonal ou outra nervosa (• Figura 19-25).

A calcitonina diminui a concentração de Ca²⁺ no plasma, mas não é importante no controle normal do metabolismo do Ca²⁺.

A **calcitonina**, o hormônio produzido pelas células C da glândula tireoide, também exerce influência sobre os níveis de Ca^{2+} no plasma. Como o PTH, a calcitonina tem dois efeitos sobre o osso, mas, neste caso, ambos *diminuem* os níveis plasmáticos de Ca^{2+}. Primeiro, no curto prazo, a calcitonina reduz o movimento de Ca^{2+} do fluido ósseo para o plasma. Segundo, no longo prazo, a calcitonina reduz a reabsorção óssea ao inibir a atividade de osteoclastos pela via cAMP. A supressão da reabsorção óssea reduz os níveis de PO_4^{3+} no plasma, além de reduzir a concentração de Ca^{2+} no plasma. A calcitonina também inibe a reabsorção de Ca^{2+} e PO_4^{3-} pelo néfron, reforçando ainda mais seus efeitos hipocalcêmicos e hipofosfatêmicos. A calcitonina não tem efeito sobre o intestino.

Como com o PTH, o principal regulador da liberação de calcitonina é a concentração plasmática de Ca^{2+} livre, mas, diferente do PTH, um aumento do Ca^{2+} no plasma estimula a secreção de calcitonina e uma queda do Ca^{2+} no plasma inibe a secreção de calcitonina (• Figura 19-25). Como a calcitonina reduz os níveis de Ca^{2+} no plasma, este sistema constitui um segundo controle de retroalimentação negativa simples sobre a concentração plasmática de Ca^{2+}, oposto ao sistema PTH.

Entretanto, a maioria das evidências sugere que a calcitonina desempenha um papel pequeno ou nulo no controle normal do metabolismo do Ca^{2+} ou do PO_4^{3-}. Embora a calcitonina proteja contra hipercalcemia, esta condição raramente ocorre em circunstâncias normais. Ademais, nem a remoção da tireoide nem tumores secretores de calcitonina alteram os níveis de Ca^{2+} ou PO_4^{3-} em circulação, o que significa que este hormônio normalmente não é essencial para manutenção da homeostase do Ca^{2+} ou do PO_4^{3-}. Contudo, a calcitonina pode desempenhar um papel na proteção da integridade do esqueleto quando há grande demanda por Ca^{2+}, como durante a gestação ou a amamentação. Além disso, alguns especialistas especulam que a calcitonina possa acelerar o armazenamento de Ca^{2+} recém-absorvido após uma refeição.

A vitamina D é, na verdade, um hormônio que aumenta a absorção de cálcio no intestino.

O fator final envolvido na regulação do metabolismo do Ca^{2+} é o **colecalciferol**, ou **vitamina D**, um composto semelhante a um esteroide, essencial para a absorção de Ca^{2+} no intestino. Falando estritamente, a vitamina D deveria ser considerada um hormônio porque o organismo pode produzi-la na pele a partir de um precursor relacionado ao colesterol (7-dehidrocolesterol) mediante exposição à luz do sol. Ela é subsequentemente liberada no sangue para atuar em um local-alvo distante, o intestino. A pele, portanto, na verdade é uma glândula endócrina e a vitamina D, um hormônio. Entretanto, tradicionalmente este mensageiro químico é considerado uma vitamina, por dois motivos. Primeiro, ela foi descoberta e isolada originalmente a partir de uma fonte alimentar e rotulada como uma vitamina. Segundo, embora a pele seja uma fonte adequada de vitamina D caso seja exposta a luz solar suficiente, a vida em ambientes fechados e roupas em resposta ao tempo frio e a costumes sociais impedem a exposição significativa da pele à luz solar nos Estados Unidos e em muitas outras partes do mundo na maior parte do tempo. Pelo menos parte desta vitamina D essencial deve, portanto, ser derivada de fontes alimentares.

ATIVAÇÃO DA VITAMINA D Independente de sua fonte, a vitamina D é biologicamente inativa quando entra no sangue vinda da pele ou do trato digestório. Ela deve ser ativada por duas alterações bioquímicas sequenciais que envolvem a adição de dois grupos hidroxila (–OH) (• Figura 19-26). A primeira dessas reações ocorre no fígado e a segunda, nos rins. O resultado final é a produção da forma ativa da vitamina D, *1,25-(OH)$_2$-vitamina D$_3$*, também conhecida como *calcitriol*. As enzimas renais envolvidas no segundo passo da ativação da vitamina D são estimuladas pelo PTH em resposta a uma queda no Ca^{2+} no plasma. Em menor grau, uma queda no PO_4^{3-} plasmático também aumenta o processo de ativação.

FUNÇÃO DA VITAMINA D O efeito mais dramático da vitamina D ativada é o aumento da absorção de Ca^{2+} no intestino. Diferente da maioria dos componentes alimentares, o Ca^{2+} alimentar não é absorvido de forma indiscriminada pelo sistema digestório. Na verdade, a maior parte do Ca^{2+} ingerido não é absorvida, e sim perdida nas fezes. Quando necessário, mais Ca^{2+} alimentar é absorvido no plasma sob a influência da vitamina D. Independente de seus efeitos sobre o transporte de

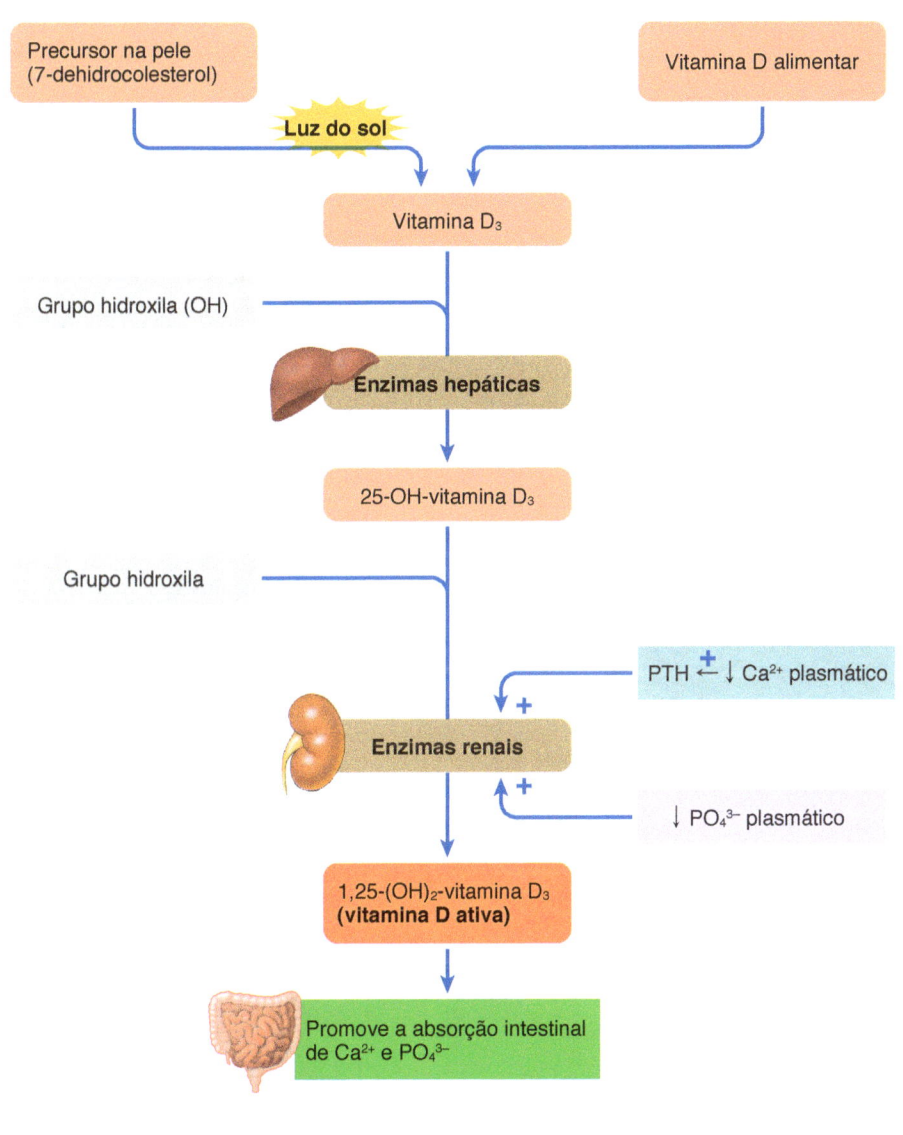

FIGURA 19-26 Ativação da vitamina D.

[Fluxograma da figura:
- Precursor na pele (7-dehidrocolesterol) + Luz do sol
- Vitamina D alimentar
- → Vitamina D_3
- Grupo hidroxila (OH) + Enzimas hepáticas → 25-OH-vitamina D_3
- Grupo hidroxila + Enzimas renais (estimuladas por PTH ← ↓ Ca^{2+} plasmático e ↓ PO_4^{3-} plasmático) → 1,25-$(OH)_2$-vitamina D_3 (vitamina D ativa)
- → Promove a absorção intestinal de Ca^{2+} e PO_4^{3-}]

Ca^{2+}, a forma ativa da vitamina D também aumenta a absorção de PO_4^{3-} intestinal. Além disso, a vitamina D aumenta a reatividade do osso ao PTH. Assim, a vitamina D e o PTH são altamente interdependentes (● Figura 19-27). Como os hormônios esteroides, a vitamina D exerce seus efeitos ao se ligar com um receptor nuclear de vitamina D, com este complexo regulando a transcrição de gene nas células-alvo ao se ligar com o elemento de resposta à vitamina D no DNA.

O PTH é principalmente responsável pelo controle da homeostase do Ca^{2+}, porque as ações da vitamina D são lentas demais para que ela contribua substancialmente com a regulação minuto a minuto da concentração plasmática de Ca^{2+}. Entretanto, o PTH e a vitamina D são essenciais para o equilíbrio de Ca^{2+}, e o processo garante que, a longo prazo, a entrada de Ca^{2+} no organismo seja equivalente à saída de Ca^{2+}. Quando a ingestão de Ca^{2+} alimentar é reduzida, a resultante queda temporária no nível de Ca^{2+} no plasma estimula a secreção de PTH. O maior PTH tem dois efeitos importantes para a manutenção do equilíbrio do Ca^{2+}: (1) ele estimula a reabsorção de Ca^{2+} pelos rins, diminuindo, assim, a saída de Ca^{2+}, e (2) ativa a vitamina D, o que aumenta a eficiência da captação do Ca^{2+} ingerido. Como o PTH também promove a reabsorção óssea, há uma substancial perda de minerais do osso se a ingestão de Ca^{2+} for reduzida por períodos prolongados, embora o osso não esteja envolvido diretamente na manutenção de entrada e saída de Ca^{2+} no equilíbrio.

Pesquisas recentes indicam que as funções da vitamina D são muito mais abrangentes que seus efeitos sobre a captação de Ca^{2+} e PO_4^{3-} ingeridos. A vitamina D, em concentrações sanguíneas mais altas que as suficientes para proteger os ossos, parece aumentar a força muscular e também é uma força importante no metabolismo energético e para a saúde imunológica. Ela ajuda a retardar o desenvolvimento da diabetes mellitus, combate alguns tipos de câncer e doenças autoimunes como a esclerose múltipla, por mecanismos atualmente desconhecidos. Graças a essas ações recém-descobertas, cientistas e nutricionistas estão reavaliando o valor diário recomendado (VDR) para a vitamina D na dieta, especialmente quando a exposição suficiente ao sol não é possível. O VDR provavelmente aumentará, mas o valor ideal ainda está para ser determinado.

O metabolismo de fosfato é controlado pelos mesmos mecanismos que regulam o metabolismo de Ca^{2+}.

O PO_4^{3-} intracelular é importante nas ligações de fosfato ricas em energia de ATP, desempenha um papel regulador essencial na fosforilação das proteínas designadas em vias de segundo mensageiro e ajuda a formar a base das moléculas de DNA. O PO_4^{3-} excretado é um importante tampão urinário. No ECF, a concentração plasmática de PO_4^{3-} não é tão controlada quanto a concentração plasmática de Ca^{2+}. O fosfato é diretamente regulado pela vitamina D e indiretamente pelo circuito de retroalimentação Ca^{2+}–PTH do plasma. Para ilustrar, uma queda na concentração plasmática de PO_4^{3-} exerce um efeito duplo para ajudar a elevar o nível de PO_4^{3-} em circulação de volta ao normal (● Figura 19-28). Primeiro, devido à relação inversa entre as concentrações de PO_4^{3-} e Ca^{2+} no plasma, uma queda no PO_4^{3-} plasmático aumenta o Ca^{2+} plasmático, o que suprime diretamente a secreção de PTH. Na presença de menos PTH,

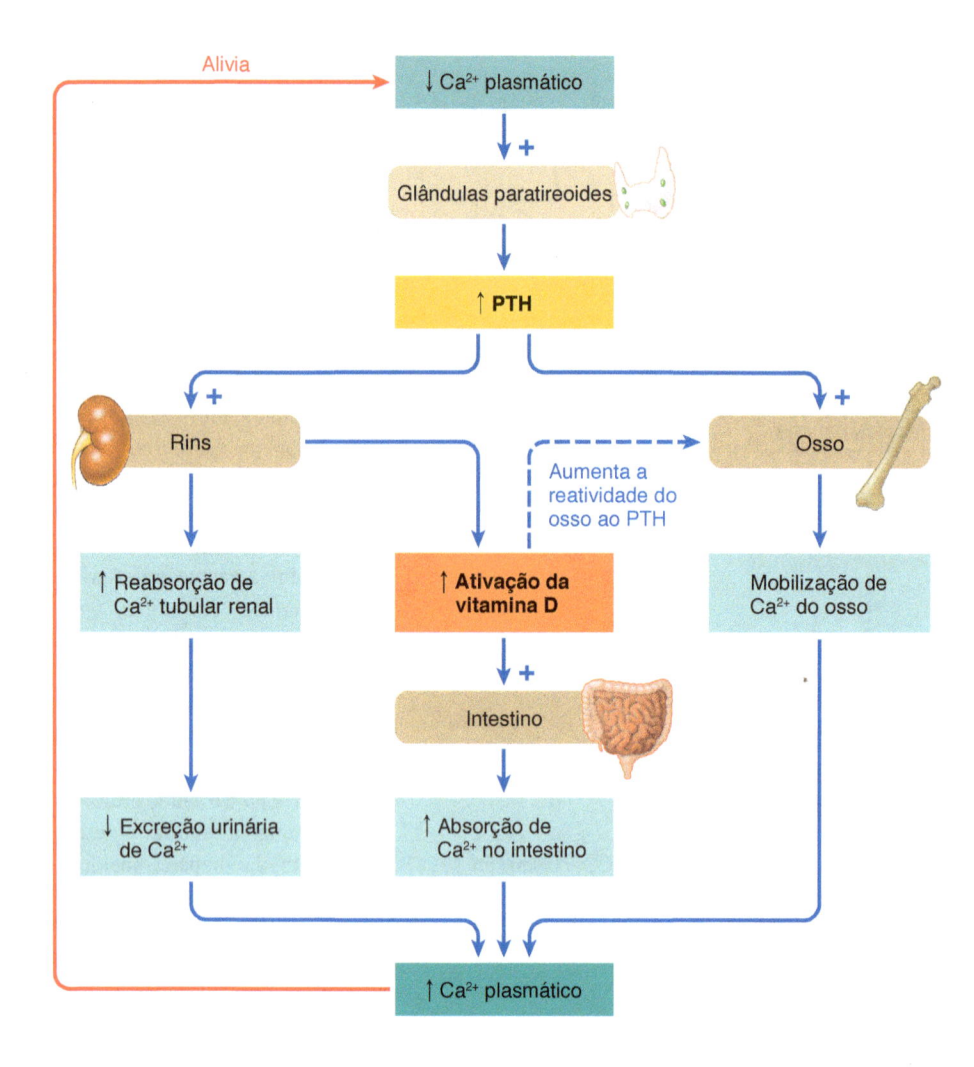

• **FIGURA 19-27** Interações entre PTH e vitamina D no controle do cálcio no plasma.

por um tumor hipersecretor em uma das glândulas paratireoides, é caracterizada por hipercalcemia e hipofosfatemia. A pessoa afetada pode ser assintomática ou os sintomas podem ser graves, dependendo da magnitude do problema. A seguir, algumas das possíveis consequências:

■ A hipercalcemia reduz a excitabilidade dos tecidos muscular e nervoso, gerando fraqueza muscular e desordens neurológicas, incluindo estado de alerta diminuído, memória ruim e depressão. Também podem ocorrer problemas cardíacos.

■ A mobilização excessiva de Ca^{2+} e PO_4^{3-} dos estoques esqueléticos leva à debilidade dos ossos, o que pode resultar em deformidades esqueléticas e maior incidência de fraturas.

■ Ocorre maior incidência de pedras renais contendo Ca^{2+}, porque a quantidade excessiva de Ca^{2+} sendo filtrado através dos rins pode precipitar-se e formar pedras. Essas pedras podem prejudicar a função renal. A passagem das pedras através dos ureteres causa dor extrema. Devido a estas possíveis múltiplas consequências, o hiperparatireoidismo é considerado uma doença de "ossos, pedras e gemidos abdominais".

a reabsorção de PO_4^{3-} pelos rins aumenta, retornando a concentração plasmática de PO_4^{3-} de volta ao normal. Segundo, uma queda no PO_4^{3-} do plasma também aumenta a ativação da vitamina D, que, então, promove a absorção de PO_4^{3-} no intestino. Isso ajuda ainda mais a se aliviar a hipofosfatemia inicial. Observe que essas alterações não comprometem o equilíbrio do Ca^{2+}. Embora o aumento na vitamina D ativada estimule a absorção de Ca^{2+} pelo intestino, a queda simultânea no PTH produz um aumento compensatório na excreção urinária de Ca^{2+}, já que menos do Ca^{2+} filtrado é reabsorvido. Portanto, o Ca^{2+} plasmático permanece inalterado à medida que o PO_4^{3-} plasmático aumenta em direção ao normal.

Desordens no metabolismo de Ca^{2+} podem surgir de níveis anormais de PTH ou vitamina D.

Nota Clínica As principais desordens que afetam o metabolismo de Ca^{2+} são o excesso ou a falta de PTH ou uma deficiência de vitamina D.

HIPERSECREÇÃO DE PTH A secreção excessiva de PTH, ou **hiperparatireoidismo**, que normalmente é causada

■ Para aumentar ainda mais os "gemidos abdominais", a hipercalcemia pode causar úlceras pépticas, náusea e constipação.

HIPOSSECREÇÃO DE PTH Devido à estreita relação anatômica entre as glândulas paratireoides e a tireoide, a causa mais comum de secreção deficiente de PTH, ou **hipoparatireoidismo**, costumava ser a remoção inadvertida das glândulas paratireoides (antes que os médicos soubessem de sua existência) durante a remoção cirúrgica da glândula tireoide (para tratamento das doenças da tireoide). Quando todo o tecido paratireoide era removido, os pacientes morriam – obviamente, já que hoje sabemos que o PTH é essencial à vida. Os médicos ficavam confusos porque alguns pacientes morriam logo após a remoção da tireoide, enquanto outros não. Agora que a localização e a importância das glândulas paratireoides são conhecidas, os cirurgiões tomam o cuidado de manter o tecido paratireoide durante a remoção da tireoide. Raramente a hipossecreção de PTH resulta de um ataque autoimune contra as glândulas paratireoides.

O hipoparatireoidismo leva à hipocalcemia e à hiperfosfatemia. Os sintomas são causados principalmente pela maior excitabilidade neuromuscular, devido ao reduzido nível de Ca^{2+} livre

Diagrama (Figura 19-28)

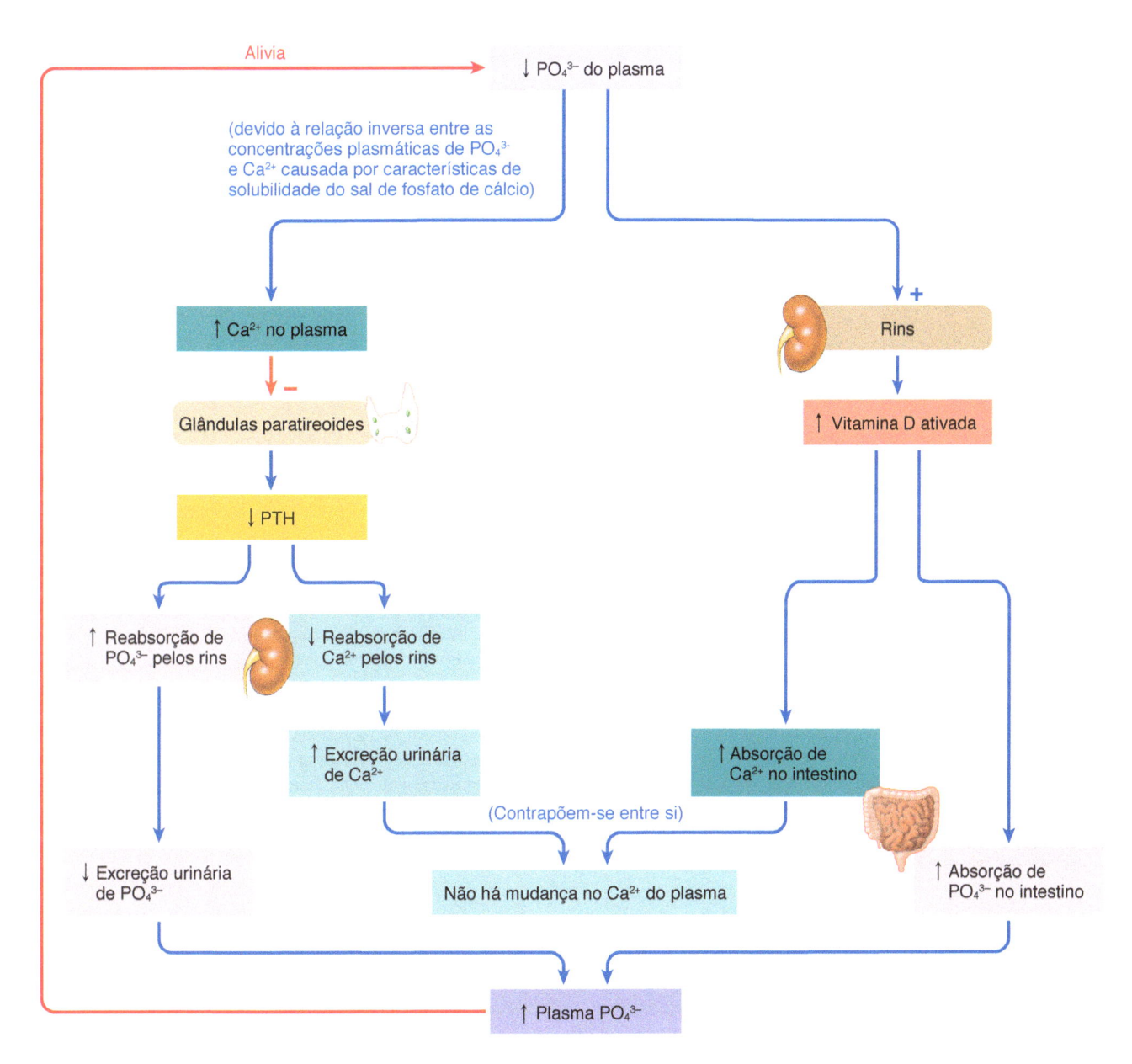

Alivia → ↓ PO₄³⁻ do plasma

(devido à relação inversa entre as concentrações plasmáticas de PO₄³⁻ e Ca²⁺ causada por características de solubilidade do sal de fosfato de cálcio)

↑ Ca²⁺ no plasma → (−) Glândulas paratireoides → ↓ PTH

Rins (+) → ↑ Vitamina D ativada

↓ PTH leva a:
- ↑ Reabsorção de PO₄³⁻ pelos rins → ↓ Excreção urinária de PO₄³⁻
- ↓ Reabsorção de Ca²⁺ pelos rins → ↑ Excreção urinária de Ca²⁺

↑ Vitamina D ativada → ↑ Absorção de Ca²⁺ no intestino; ↑ Absorção de PO₄³⁻ no intestino

(Contrapõem-se entre si) → Não há mudança no Ca²⁺ do plasma

↑ Plasma PO₄³⁻

• **FIGURA 19-28** Controle do fosfato no plasma.

---

no plasma. Na ausência completa de PTH, a morte é iminente. Com uma relativa deficiência de PTH, os sintomas mais leves da maior excitabilidade neuromuscular se tornam evidentes. Câimbras e contorções musculares ocorrem pela atividade espontânea nos nervos motores, enquanto sensações de formigamento e comichão resultam da atividade espontânea nos nervos sensoriais. As alterações mentais incluem irritabilidade e paranoia.

DEFICIÊNCIA DE VITAMINA D A principal consequência da deficiência de vitamina D é a menor absorção intestinal de Ca²⁺. Devido à absorção reduzida de Ca²⁺, o PTH mantém o nível de Ca²⁺ no plasma à custa dos ossos. Como resultado, a matriz óssea não é adequadamente mineralizada, pois os sais de Ca²⁺ não estão disponíveis para deposição. Os ossos desmineralizados tornam-se moles e deformados, arqueando-se sob a pressão do peso, especialmente em crianças. Esta condição é conhecida como **raquitismo** em crianças e **osteomalácia** em adultos (• Figura 19-29).

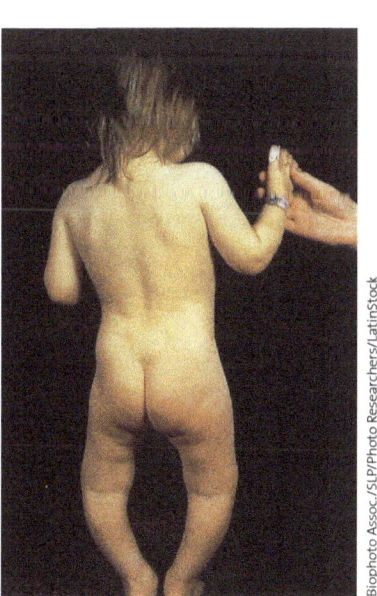

• **FIGURA 19-29** Raquitismo.

Capítulo em Perspectiva: Foco na homeostase

Diversas glândulas endócrinas localizadas perifericamente desempenham papéis essenciais à manutenção da homeostase, principalmente através de suas influências reguladoras sobre a taxa de diversas reações metabólicas e sobre o equilíbrio de eletrólitos. Tais glândulas endócrinas secretam hormônios em resposta a estímulos específicos. Os hormônios, por sua vez, exercem efeitos que atuam em retroalimentação negativa para resistir às alterações que induziram sua secreção, mantendo, desta forma, a estabilidade do ambiente interno. Entre as contribuições específicas das glândulas endócrinas periféricas à homeostase, incluem-se:

- Dois hormônios altamente relacionados secretados pela glândula tireoide, tetraiodotironina (T_4) e tri-iodotironina (T_3), aumentam a taxa metabólica geral. Esta ação não apenas influencia a taxa com que as células utilizam moléculas de nutrientes e O_2 dentro do ambiente interno, mas também produz calor, o que ajuda a manter a temperatura corporal.
- O córtex adrenal secreta três classes de hormônios. A aldosterona, o mineralocorticoide primário, é essencial para o equilíbrio de Na^+ e K^+. Devido ao efeito osmótico do Na^+, o equilíbrio de Na^+ é crucial para manter o volume adequado do ECF e a pressão sanguínea arterial. Esta ação é essencial à vida. Sem o efeito preservador de Na^+ e H_2O da aldosterona, tanto volume plasmático seria perdido na urina que a morte resultaria rapidamente. A manutenção do equilíbrio de K^+ é essencial à homeostase porque alterações no K^+ extracelular impactam profundamente a excitabilidade neuromuscular, arriscando a função cardíaca normal, entre outros efeitos prejudiciais.
- O cortisol, o principal glucocorticoide secretado pelo córtex adrenal, aumenta as concentrações plasmáticas de glicose, ácidos graxos e aminoácidos acima do normal. Embora tais ações desestabilizem as concentrações dessas moléculas no ambiente interno, elas afetam indiretamente a homeostase ao disponibilizarem as moléculas imediatamente como fontes de energia ou blocos construtores para reparo do tecido e para ajudar o organismo a adaptar-se a situações de estresse.
- Os hormônios sexuais secretados pelo córtex adrenal não contribuem para a homeostase.
- O principal hormônio secretado pela medula adrenal, a epinefrina, geralmente reforça atividades do sistema nervoso simpático. Ele contribui diretamente para a homeostase por seu papel na regulação da pressão sanguínea. A epinefrina também contribui indiretamente para a homeostase ao ajudar a preparar o organismo para seu pico de reatividade física em situações de luta ou fuga. Isso inclui o aumento acima do normal das concentrações plasmáticas de glicose e ácidos graxos, o que fornece fonte adicional de energia para maior atividade física.
- Os dois principais hormônios secretados pelo pâncreas endócrino, insulina e glucagon, são importantes na movimentação de vias metabólicas entre os estados absortivo e pós-absortivo, o que mantém os níveis plasmáticos adequados das moléculas de nutrientes.
- O hormônio da paratireoide das glândulas paratireoides é crucial para se manter a concentração plasmática de Ca^{2+}. O PTH é essencial para a vida devido ao efeito do Ca^{2+} sobre a excitabilidade neuromuscular. Na ausência de PTH, a morte ocorre rapidamente por asfixia, causada por espasmos pronunciados dos músculos respiratórios.

EXERCÍCIOS DE REVISÃO

Perguntas Objetivas (Respostas no Apêndice F, disponível no site do livro www.cengage.com.br)

1. A resposta ao hormônio da tireoide é detectável poucos minutos depois de sua secreção. *(Verdadeiro ou falso?)*
2. A hipersecreção de androgênio adrenal é causada pelo déficit de uma enzima crucial para a síntese do cortisol. *(Verdadeiro ou falso?)*
3. Hormônios sexuais "masculinos" são produzidos em homens e mulheres pelo córtex adrenal. *(Verdadeiro ou falso?)*
4. A consequência mais perigosa da hipocalcemia é a redução na coagulação do sangue. *(Verdadeiro ou falso?)*
5. O excesso de glicose e de aminoácidos, além de ácidos graxos, podem ser armazenados como triglicérides. *(Verdadeiro ou falso?)*
6. A insulina é o único hormônio que pode reduzir os níveis de glicose no sangue. *(Verdadeiro ou falso?)*
7. Os cristais de $Ca_3(PO_4)_2$ no osso formam um grupo lábil a partir do qual o Ca^{2+} pode ser extraído rapidamente sob a influência do PTH. *(Verdadeiro ou falso?)*
8. Todo o Ca^{2+} ingerido é indiscriminadamente absorvido no intestino. *(Verdadeiro ou falso?)*
9. O lúmen do folículo da tireoide está cheio de _____, cujo principal componente é uma grande molécula de proteína conhecida como _____.
10. Os três principais tecidos que *não* dependem da insulina para sua absorção de glicose são _____, _____ e _____.
11. _____ é a conversão de glicose em glicogênio. _____ é a conversão de glicogênio em glicose. _____ é a conversão de aminoácidos em glicose.
12. Os três compartimentos com os quais o Ca^{2+} do ECF é trocado são _____, _____ e _____.
13. Entre as células ósseas, _____ são construtores de ossos, _____ são solventes de ossos e _____ estão enterrados.
14. Quais das seguintes são características do estado pós-absortivo? *(Selecione todas as que se aplicam.)*
    a. glicogenólise
    b. gliconeogênese
    c. lipólise
    d. glicogênese
    e. síntese proteica
    f. síntese de triglicérides
    g. degradação de proteínas
    h. maior secreção de insulina
    i. maior secreção de glucagon
    j. reserva de glicose

15. Qual dos seguintes hormônios *não* exerce efeito metabólico direto?
    a. epinefrina
    b. hormônio do crescimento
    c. aldosterona
    d. cortisol
    e. hormônio da tireoide

Perguntas Dissertativas

1. Descreva os passos da síntese do hormônio da tireoide.
2. Quais são os efeitos do T_3 e do T_4? Qual é o mais potente? Qual é a fonte da maior parte do T_3 em circulação?
3. Descreva a regulação do hormônio da tireoide.
4. Discuta as causas e os sintomas do hipotireoidismo e do hipertireoidismo. Para cada causa, indique se há bócio ou não e explique o porquê.
5. Que hormônios são secretados pelo córtex adrenal? Quais são as funções e o controle de cada um desses hormônios?
6. Discuta as causas e os sintomas de cada tipo de disfunção adrenocortical.
7. Qual é a relação entre a medula adrenal e o sistema nervoso simpático? Quais são as funções da epinefrina? Como a liberação de epinefrina é controlada?
8. Defina estresse. Descreva as respostas neurais e hormonais a um estressor.
9. Defina *metabolismo de combustíveis, anabolismo e catabolismo*.
10. Indique a principal forma em circulação e de armazenamento de cada uma das três classes de nutrientes orgânicos.
11. Diferencie entre os estados absortivo e pós-absortivo com relação ao tratamento de moléculas de nutrientes.
12. Nomeie os dois tipos principais de células das ilhotas de Langerhans e indique o produto hormonal de cada uma.
13. Compare as funções e o controle da secreção de insulina com os da secreção de glucagon.
14. Quais são as consequências da diabetes *mellitus*? Diferencie entre diabetes *mellitus* tipo 1 e tipo 2.
15. Por que o Ca^{2+} plasmático deve ser altamente regulado?
16. Explique como os osteoblastos influenciam a função dos osteoclastos.
17. Discuta as contribuições do hormônio da paratireoide, da calcitonina e da vitamina D para o metabolismo de Ca^{2+}. Descreva a origem e o controle de cada um desses hormônios.
18. Discuta as principais desordens no metabolismo do Ca^{2+}.

PONTOS A PONDERAR

(Explicações no Apêndice F)

1. O iodo está naturalmente presente na água salgada e é abundante no solo de regiões costeiras. Peixes e moluscos que vivem no oceano e plantas que crescem em solo litorâneo absorvem iodo de seu ambiente. A água doce não contém iodo e o solo se torna mais pobre em ferro quanto mais longe do litoral. Sabendo disto, explique por que o meio-oeste dos Estados Unidos era conhecido como um cinturão de bócio endêmico. Por que esta região não é mais um cinturão de bócio endêmico, apesar de o solo ainda ser pobre em iodo.
2. Por que os médicos recomendam que pessoas alérgicas a picadas de abelha e, assim, sob risco de choque anafilático (veja no Capítulo 12) carreguem um frasco de epinefrina para injeção imediata em caso de picadas?
3. Por que uma infecção tenderia a aumentar o nível de glicose no sangue de um diabético?
4. Estimular o nervo facial no ângulo da mandíbula em um paciente com hipossecreção moderada de um determinado hormônio provoca um trejeito característico naquele lado do rosto. Que anormalidade endócrina pode originar este chamado sinal de Chvostek?
5. Logo depois que uma técnica para medir os níveis de Ca^{2+} no plasma foi desenvolvida na década de 1920, médicos observaram que a hipercalcemia acompanhava uma ampla gama de cânceres. Os primeiros pesquisadores propuseram que a hipercalcemia associada à malignidade surgia de células tumorais em metástase (veja no Capítulo 12) que invadiam e destruíam os ossos, liberando Ca^{2+} no sangue. Esta estrutura conceitual foi derrubada quando os médicos observaram que a hipercalcemia frequentemente aparecia na ausência de lesões ósseas. Ademais, pacientes com câncer, com frequência, manifestavam hipofosfatemia além da hipercalcemia. Esta descoberta levou os pesquisadores a suspeitar que tumores pudessem produzir uma substância semelhante ao PTH. Explique como eles chegaram a esta conclusão. (Em 1987, esta substância foi identificada e chamada de peptídeo relacionado ao hormônio da paratireoide (PTHrP), que se liga a e ativa receptores de PTH.)

CONSIDERAÇÃO CLÍNICA

(Explicação no Apêndice F)

Najma G. procurou atendimento médico depois que sua menstruação parou e ela começou a apresentar excesso de pelos faciais. Além disso, ela sentia mais sede que o normal e urinava mais frequentemente. Uma avaliação clínica revelou que Najma era hiperglicêmica. Seu médico lhe disse que ela tinha uma desordem endócrina chamada "diabetes das mulheres barbadas". Que defeito subjacente pode ser responsável pela condição de Najma?

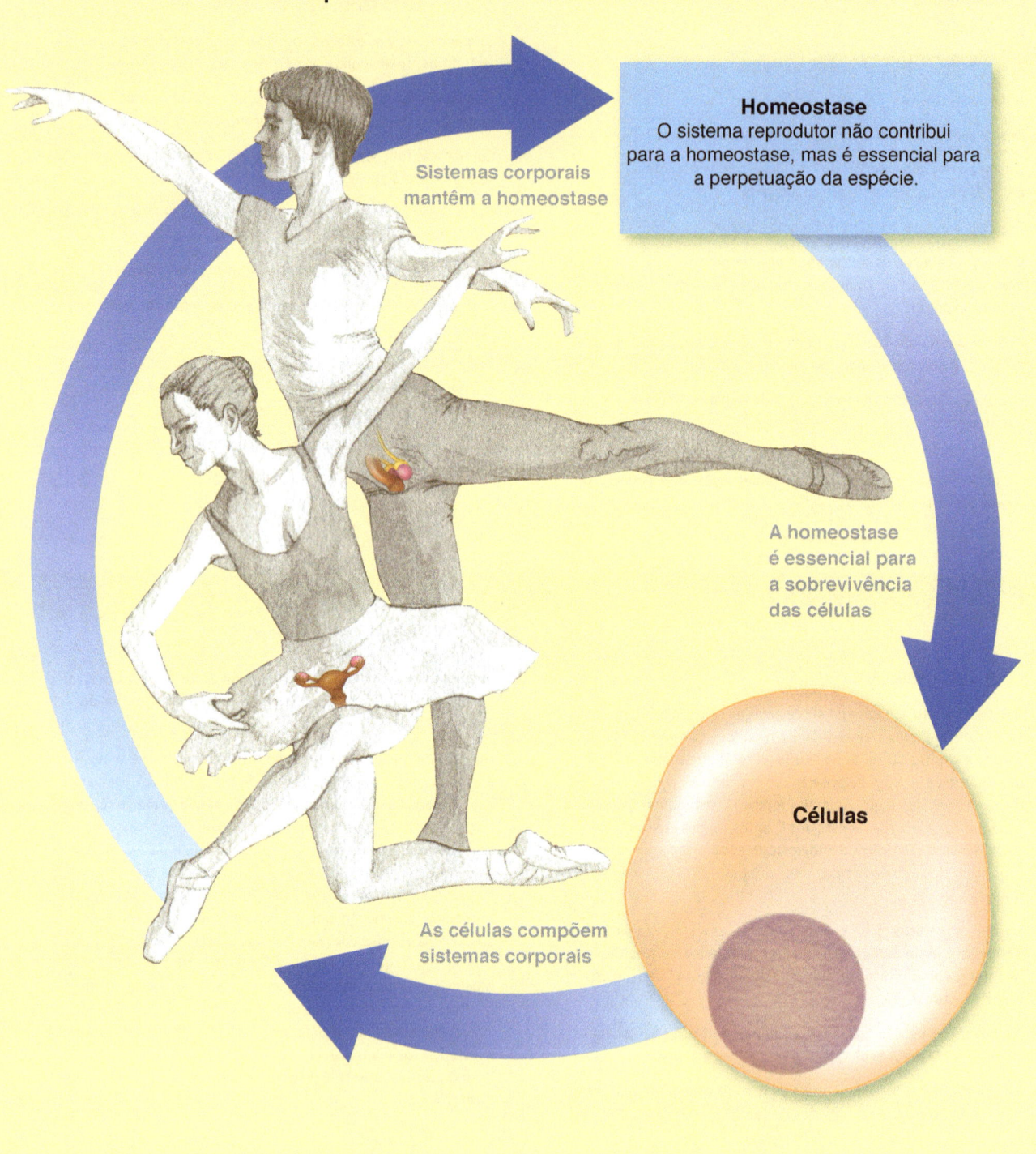

Sistema Reprodutor

Homeostase
O sistema reprodutor não contribui para a homeostase, mas é essencial para a perpetuação da espécie.

Sistemas corporais mantêm a homeostase

A homeostase é essencial para a sobrevivência das células

Células

As células compõem sistemas corporais

O funcionamento normal do **sistema reprodutor** não é voltado à homeostase e não é necessário para a sobrevivência do indivíduo, mas é essencial para a sobrevivência das espécies. Apenas pela reprodução, a complexa planta genética da espécie pode ser preservada para além das vidas de seus membros individuais.

CAPÍTULO 20

Sistema Reprodutor

Especificidade do sistema reprodutor

O tema central deste livro volta-se aos processos fisiológicos destinados à manutenção da homeostase para garantir a sobrevivência do indivíduo. Neste capítulo, nos afastaremos deste tema para discutir o sistema reprodutor, que tem a finalidade primária de perpetuar a espécie.

Único entre os sistemas corporais, o sistema reprodutor não contribui para a homeostase, mas exerce outros efeitos importantes.

Embora o sistema reprodutor não contribua para a homeostase e não seja essencial para a sobrevivência do indivíduo, ele ainda desempenha papel importante na vida de uma pessoa. Por exemplo, o modo pelo qual as pessoas se relacionam enquanto seres sexuais contribui significativamente para o comportamento psicossocial e tem influências importantes sobre o modo como elas veem a si mesmas e como interagem com os outros. A função reprodutiva tem também profundo efeito na sociedade. A organização universal de nossas sociedades em unidades familiares fornece um ambiente estável, que contribui para perpetuar a espécie humana. Por outro lado, a explosão populacional e o consumo resultante dos recursos cada vez menores levaram a uma preocupação mundial com os meios pelos quais a reprodução poderia ser limitada.

A capacidade reprodutiva depende de intricadas relações entre o hipotálamo, a hipófise anterior, os órgãos reprodutores e as células-alvo dos hormônios sexuais. Estas relações podem empregar muitos dos mecanismos reguladores usados por outros sistemas corporais para manutenção da homeostase, como o controle por retroalimentação negativa. Além destes processos biológicos básicos, o comportamento e as atitudes sexuais são profundamente influenciados por fatores emocionais e pelas tradições socioculturais da sociedade na qual o indivíduo vive. Examinaremos as funções sexuais e reprodutivas básicas que estão sob controle nervoso e hormonal, mas não as ramificações psicológicas e sociais do comportamento sexual.

O sistema reprodutor inclui as gônadas, o trato reprodutor e as glândulas sexuais acessórias, diferentes em homens e mulheres.

A **reprodução** depende da união de **gametas** masculinos e femininos (**células reprodutivas** ou **germinativas**), cada um com metade de um conjunto cromossômico, para a formação de um novo indivíduo com um conjunto completo e único de cromossomos.

Ao contrário dos demais sistemas corporais, essencialmente idênticos nos dois sexos, o sistemas reprodutores de homens e mulheres são acentuadamente diferentes, o que é conveniente para seus diversos papéis no processo reprodutivo. Os **sistemas reprodutores masculino e feminino** são projetados para permitir a união de material genético de dois parceiros sexuais e, além disso, o sistema feminino é equipado para alojar e nutrir a descendência até o ponto do desenvolvimento no qual ela possa sobreviver independente no ambiente externo.

Os **órgãos reprodutores primários**, ou **gônadas**, consistem em um par de **testículos** nos homens e um par de **ovários** nas mulheres. Nos dois sexos, as gônadas maduras realizam a dupla função de (1) produzir gametas (**gametogênese**), ou seja, **espermatozoides (esperma)** nos homens e **óvulos (ovos)** nas mulheres, e (2) secretar hormônios sexuais, especificamente **testosterona** nos homens e **estrogênio** e **progesterona** nas mulheres.

Além das gônadas, o sistema reprodutor de cada sexo inclui um **trato reprodutor**, que abrange um sistema de ductos especializado para transportar ou alojar os gametas após sua produção, mais **glândulas sexuais acessórias**, que esvaziam suas secreções de suporte nestas vias de passagem. Nas mulheres, as *mamas* também são consideradas órgãos reprodutores acessórios. As porções externamente visíveis do sistema reprodutor são conhecidas como **genitália externa**.

CARACTERÍSTICAS SEXUAIS SECUNDÁRIAS As **características sexuais secundárias** constituem as diversas características externas que não estão diretamente envolvidas na reprodução, mas que diferenciam homens e mulheres, como a configuração corporal e a distribuição de pelos. Nos seres humanos, por exemplo, os homens possuem ombros mais largos, enquanto as mulheres têm quadris mais curvos; e os homens têm barbas, ausentes nas mulheres. A testosterona nos homens e o estrogênio nas mulheres governam o desenvolvimento e a manutenção destas características. A progesterona não tem influência sobre as características sexuais secundárias. Embora o crescimento de pelos axilares e pubianos na puberdade seja promovido por androgênios nos dois sexos – testosterona nos homens e deidroepiandrosterona adrenocortical nas mulheres –, este crescimento de pelos não constitui uma característica sexual secundária, pois ambos os sexos exibem essa característica. Portanto, testosterona e estrogênio governam isoladamente as características diferenciais não relacionadas à reprodução.

Em algumas espécies, as características sexuais secundárias têm muita importância no comportamento de corte e acasalamento. Por exemplo, a cobertura ou crista na cabeça do galo atrai a atenção da fêmea e a galhada de um veado adulto é útil para intimidar outros machos. Em humanos, as marcas de diferenciação entre homens e mulheres servem para atrair o sexo oposto. Porém, a atração também é fortemente influenciada pelas complexidades da sociedade humana e do comportamento cultural.

VISÃO GERAL DAS FUNÇÕES E DOS ÓRGÃOS REPRODUTIVOS MASCULINOS As funções de reprodução essenciais dos homens são as seguintes:

1. Produção de espermatozoides (*espermatogênese*)

2. Fornecimento de espermatozoides para a mulher.

Os órgãos produtores de espermatozoides, os testículos, estão suspensos fora da cavidade abdominal em um saco recoberto de pele, o **escroto**, que fica situado no ângulo entre as pernas. O sistema reprodutor masculino é projetado para fornecer espermatozoides ao trato reprodutor feminino em um veículo líquido, o *sêmen*, que contribui para a viabilidade dos espermatozoides. As principais **glândulas sexuais acessórias masculinas**, cujas secreções fornecem o maior volume do sêmen, são as *vesículas seminais, a próstata* e as *glândulas bulbouretrais* (• Figura 20-1). O **pênis** é o órgão usado para depositar o sêmen na parceira do sexo feminino. Os espermatozoides deixam cada testículo por meio do **trato reprodutor masculino**, que, em cada lado, é formado por um *epidídimo,* um *ducto (vaso) deferente* e um *ducto ejaculatório*. Estes pares de tubos reprodutores esvaziam-se em uma única *uretra*, o canal que percorre a extensão do pênis e desemboca no exterior. As partes do sistema reprodutor masculino serão posteriormente descritas com mais detalhes, quando suas funções forem discutidas.

VISÃO GERAL DAS FUNÇÕES E DOS ÓRGÃOS REPRODUTIVOS FEMININOS O papel da mulher na reprodução é mais complicado que o do homem. As funções de reprodução femininas essenciais incluem as seguintes:

1. Produção de óvulos (*oogênese*)

2. Recepção do esperma

3. Transporte dos espermatozoides e do óvulo até um local comum para união (*fertilização* ou *concepção*)

4. Manutenção do feto em desenvolvimento até que ele possa sobreviver no mundo externo (*gestação* ou *gravidez*), incluindo a formação da *placenta,* o órgão que efetua as trocas entre a mãe e o feto

5. Nascimento do bebê (*parto*)

6. Nutrição do bebê após o nascimento, por meio da produção de leite (*lactação*).

O produto da fertilização é conhecido como **embrião** durante os dois primeiros meses de desenvolvimento intrauterino, quando a diferenciação dos tecidos está ocorrendo. A partir deste momento, o ser vivo em desenvolvimento pode ser reconhecido como ser humano e como **feto** durante o restante da gestação. Embora não ocorra qualquer diferenciação adicional dos tecidos durante a vida fetal, este é um momento de intenso crescimento e maturação de tecidos.

Os ovários e o trato reprodutor feminino estão situados na cavidade pélvica (• Figura 20-2a e b). O **trato reprodutor feminino** consiste nos seguintes componentes. Duas **tubas uterinas (trompas** ou **tubas de Falópio)**, que estão intimamente associadas aos dois ovários, recolhem os óvulos após a ovulação (a liberação de um óvulo de um ovário) e servem como local de fertilização. O **útero**, oco e de paredes espessas, é responsável principalmente pela manutenção do feto durante seu desenvolvimento e por sua expulsão ao final da gravidez. A **vagina** é um tubo muscular e expansível, que conecta o útero ao ambiente externo. A porção mais baixa do útero, o colo do útero, projeta-se para a vagina e contém uma única pequena abertura, o **canal**

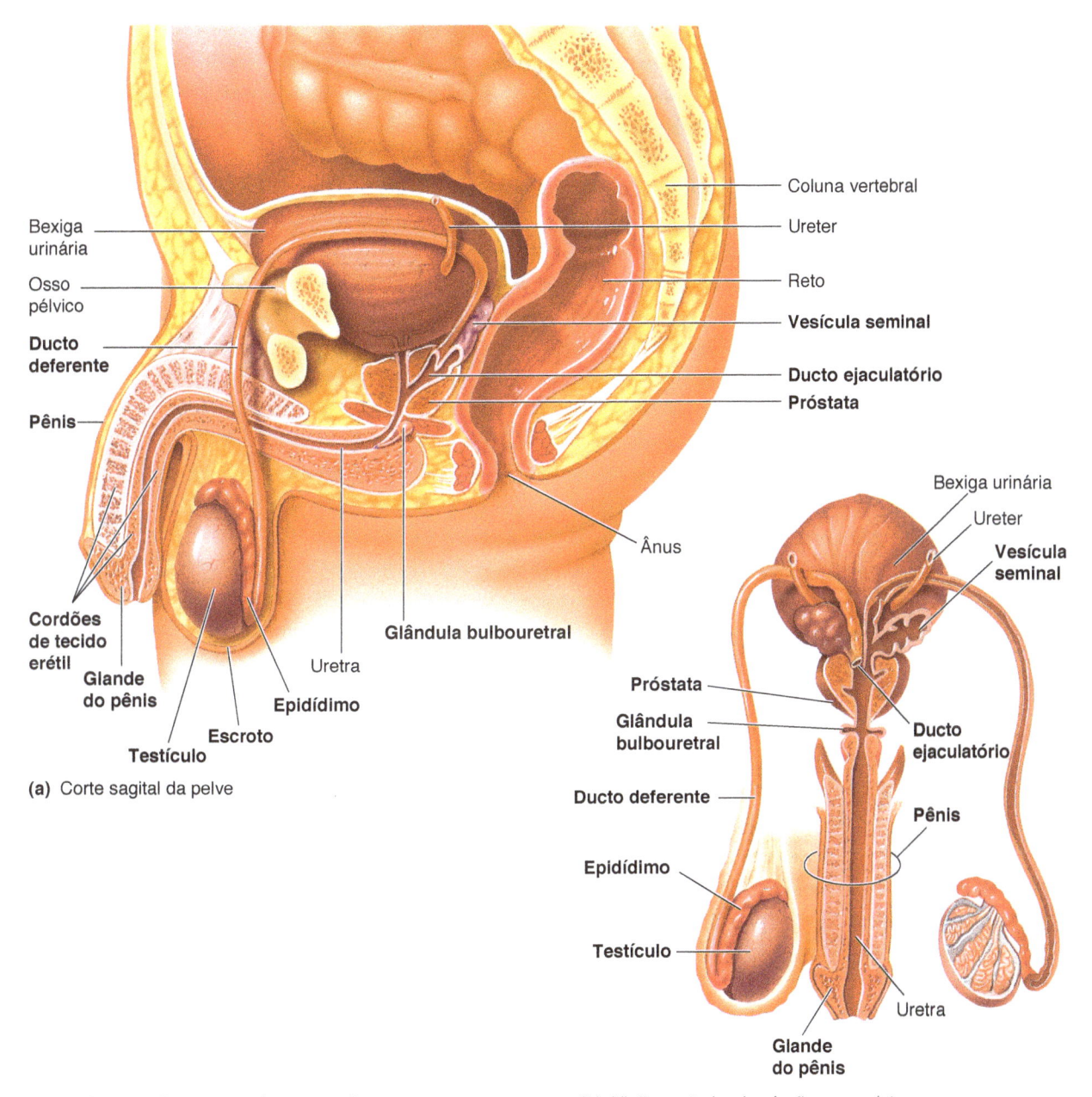

FIGURA 20-1 Sistema reprodutor masculino. (a) Corte sagital da pelve. (b) Visão posterior dos órgãos reprodutores.

cervical. Os espermatozoides são depositados na vagina pelo pênis durante a relação sexual. O canal do colo do útero serve como um corredor para a passagem dos espermatozoides pelo útero até o local de fertilização na tuba uterina e, quando muito dilatado durante o parto, serve como via de passagem para a saída do bebê do útero.

O **óstio da vagina** está localizado na **região perineal**, entre o óstio externo da uretra na parte anterior e a abertura anal na parte posterior (● Figura 20-2c). Ele é parcialmente coberto por uma fina membrana mucosa, o **hímen**, que em geral é fisicamente rompido na primeira relação sexual.

Os óstios vaginal e uretral são circundados lateralmente por dois pares de pregas cutâneas, os **pequenos lábios** e os **grandes lábios**. Os pequenos lábios, de menor tamanho, estão localizados medialmente aos grandes lábios, mais proeminentes. A parte externamente visível do **clitóris**, uma estrutura erótica composta por tecido semelhante ao do pênis, está situada na extremidade anterior das dobras dos pequenos lábios. A genitália externa feminina é coletivamente referida como **vulva**.

Cada célula reprodutiva contém meio conjunto de cromossomos.

As moléculas de DNA que carregam o código genético da célula não estão aglomeradas aleatoriamente no núcleo, mas são organizadas com precisão em **cromossomos** (veja no Apêndice C, disponível no site do livro: www.cengage.com.br). Cada cromossomo consiste em uma diferente molécula de DNA que contém um conjunto único de genes. As células somáticas (corporais) contêm 46 cromossomos (o **número diploide**), que podem ser divididos em 23 pares, com base em diversas características distintivas. Os cromossomos que compõem um par correspondente são chamados de **cromossomos homólogos**, sendo que um dos membros de cada par é derivado da mãe do indivíduo e o outro, do pai. Os gametas (ou seja, espermatozoides e ovos)

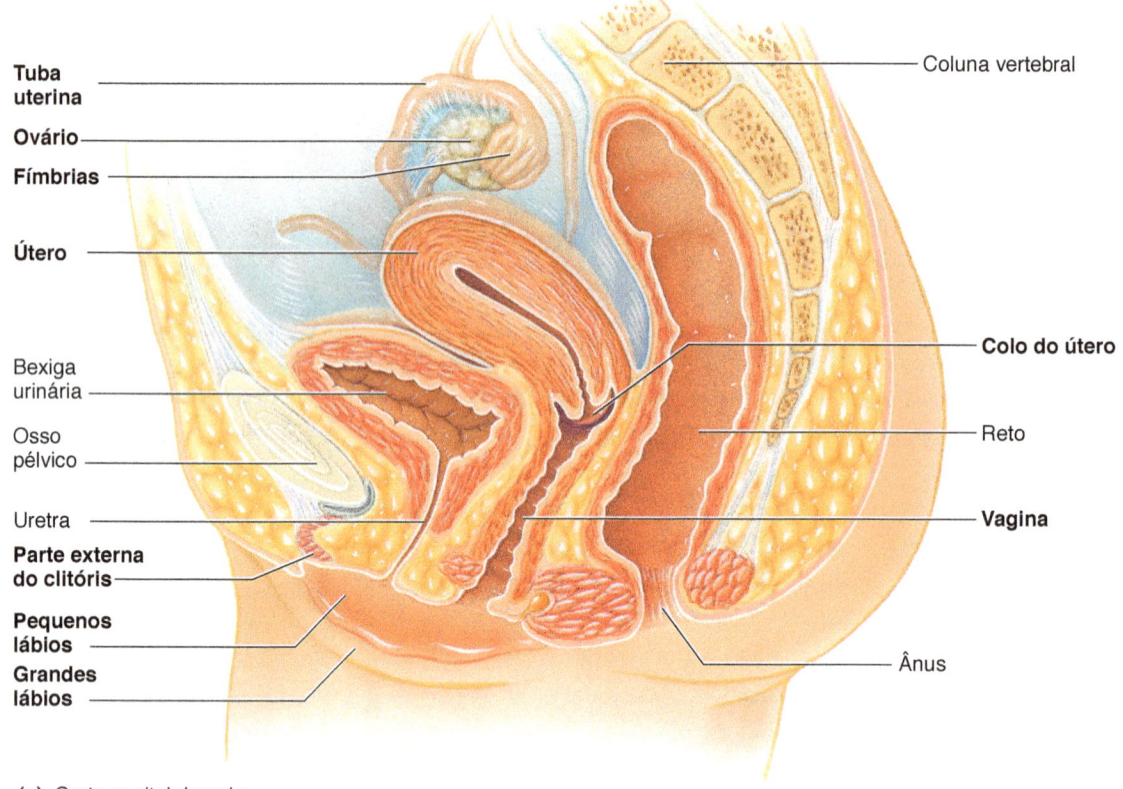

(a) Corte sagital da pelve

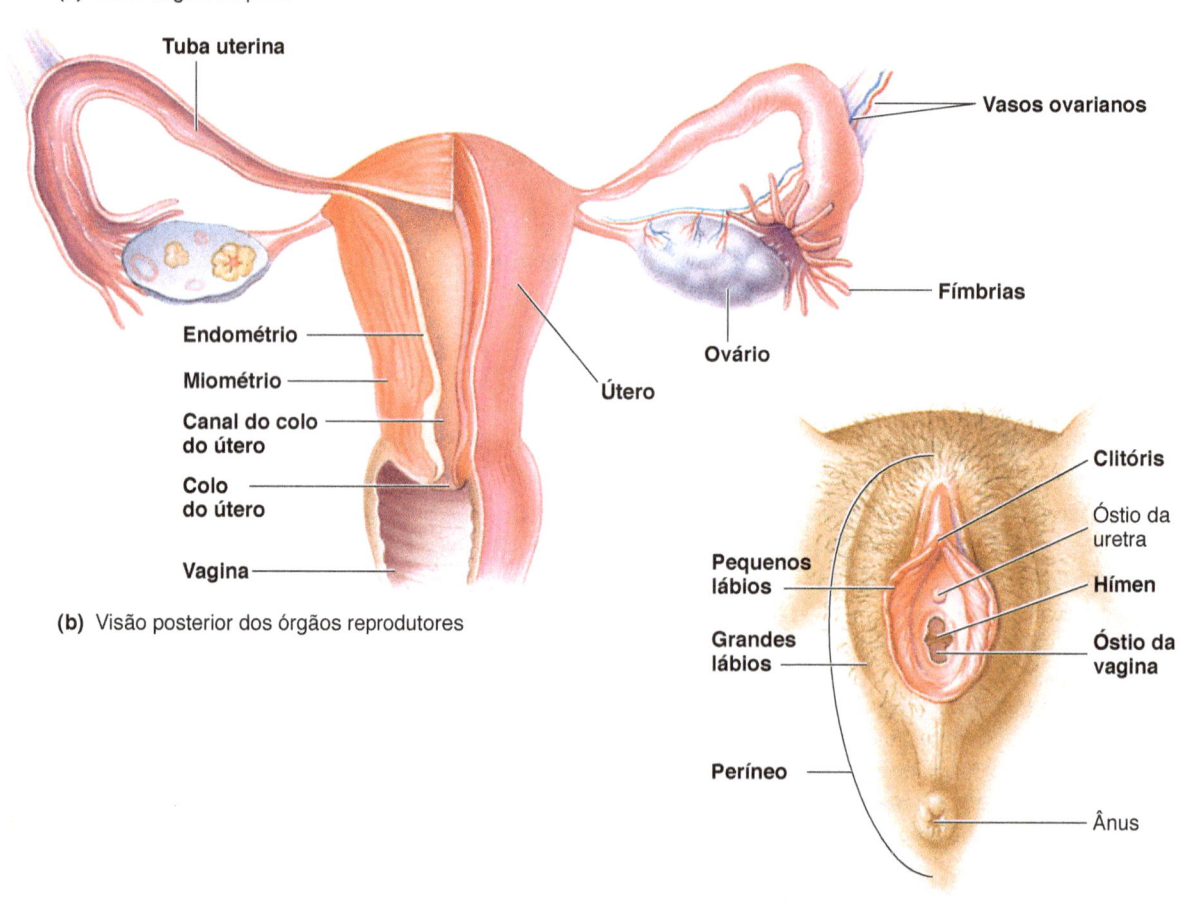

(b) Visão posterior dos órgãos reprodutores

(c) Visão perineal da genitália externa

• FIGURA 20-2 Sistema reprodutor feminino.

744 Fisiologia humana

contêm apenas um membro de cada par homólogo, totalizando 23 cromossomos (o **número haploide**).

A gametogênese é realizada por meiose, resultando em espermatozoides e óvulos geneticamente singulares.

A maioria das células do corpo humano tem a capacidade de reproduzir-se, um processo importante para o crescimento, substituição e reparo dos tecidos. A divisão celular envolve dois componentes: divisão do núcleo e divisão do citoplasma.

A divisão nuclear nas células somáticas é realizada pela **mitose**. Na mitose, os cromossomos são replicados (fazem cópias duplicadas de si mesmos) e então são separados em cromossomos idênticos, de modo que um conjunto completo de informações genéticas (ou seja, o número cromossômico diploide) fique distribuído em cada uma das duas novas células-filhas. A divisão nuclear, no caso especializado dos gametas, é realizada por **meiose**, na qual apenas metade do conjunto de informações genéticas (ou seja, o número cromossômico haploide) é distribuída em cada uma das quatro novas células-filhas (veja no Apêndice C, dsiponível no site do livro www.cengage.com.br).

Durante a meiose, uma célula germinativa diploide especializada sofre uma replicação de cromossomos seguida por duas divisões nucleares. Na primeira divisão meiótica, os cromossomos replicados não se separam em dois cromossomos individuais idênticos, mas permanecem unidos. Os cromossomos duplos são organizados em pares homólogos e os pares são separados, de modo que cada uma das duas células-filhas receba metade do conjunto dos cromossomos duplos. Durante a segunda divisão meiótica, os cromossomos duplos dentro de cada uma das duas células-filhas são separados e distribuídos em duas células, produzindo quatro células-filhas, cada uma contendo meio conjunto de cromossomos, um único membro de cada par. Durante este processo, os cromossomos de origem materna e paterna de cada par homólogo são distribuídos para as células-filhas em sortimentos aleatórios contendo um membro de cada par cromossômico, sem considerar sua derivação de origem. Ou seja, nem todos os cromossomos derivados da mãe vão para uma célula-filha e os cromossomos derivados do pai para outra célula. São possíveis mais de oito milhões (2^{23}) de diferentes misturas dos 23 cromossomos paternos e maternos. Esta mistura genética fornece novas combinações cromossômicas. A permutação contribui ainda mais para a diversidade genética. O *crossing-over* refere-se à troca física de material dos cromossomos entre os pares homólogos antes de sua separação durante a primeira divisão meiótica (veja no Apêndice C).

Portanto, espermatozoides e óvulos possuem um número haploide único de cromossomos. Quando ocorre a fertilização, um espermatozoide e um óvulo são fundidos para formar o início de um novo indivíduo com 46 cromossomos, sendo que um membro de cada par de cromossomos é herdado da mãe e o outro membro, do pai (● Figura 20-3).

O sexo de um indivíduo é determinado pela combinação dos cromossomos sexuais.

Os indivíduos são destinados a ser do sexo masculino ou do feminino como resultado de um fenômeno genético determinado

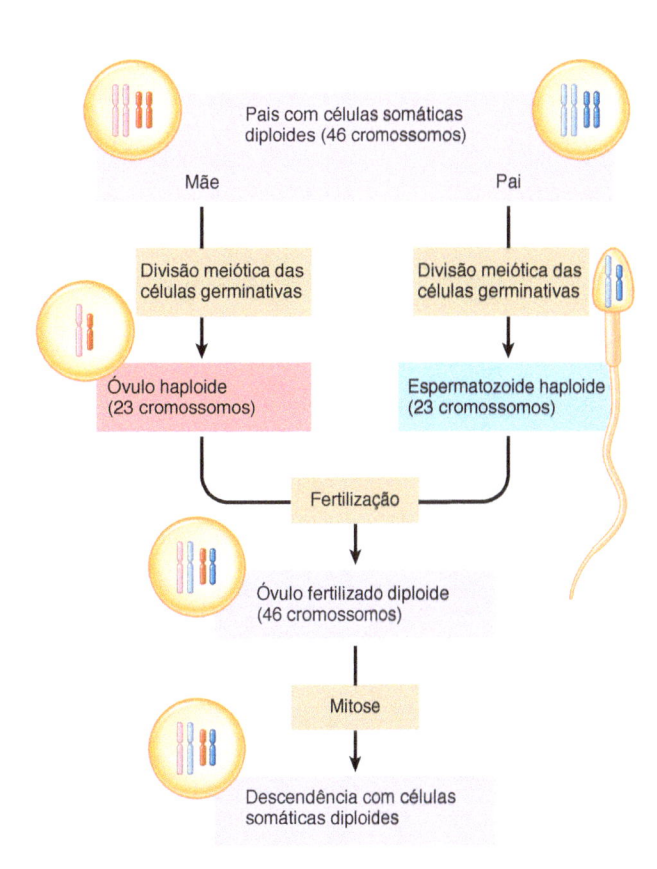

● **FIGURA 20-3** Distribuição cromossômica na reprodução sexual.

por seus cromossomos sexuais. Quando os 23 pares de cromossomos são separados durante a meiose, cada espermatozoide ou óvulo recebe apenas um membro de cada par cromossômico. Dos pares de cromossomos, 22 constituem **cromossomos autossômicos**, que codificam características humanas gerais, traços específicos como a cor dos olhos, por exemplo. O par cromossômico restante consiste nos **cromossomos sexuais**, dos quais existem dois tipos geneticamente distintos – um **cromossomo X**, maior, e um **cromossomo Y**, menor.

A **determinação do sexo** depende da combinação de cromossomos sexuais: indivíduos **geneticamente masculinos** possuem tanto o cromossomo sexual X como o Y; indivíduos **geneticamente femininos** possuem dois cromossomos sexuais X. Portanto, a diferença genética responsável por todas as distinções anatômicas e funcionais entre homens e mulheres corresponde a um único cromossomo Y. Os homens o possuem; as mulheres, não.

Como resultado da meiose durante a gametogênese, todos os pares cromossômicos são separados de modo que cada célula-filha contenha apenas um membro de cada par, incluindo o par de cromossomos sexuais. Quando o par de cromossomos sexuais XY se separa durante a espermatogênese, metade dos espermatozoides recebe um cromossomo X e a outra metade, um cromossomo Y. Por sua vez, durante a oogênese, cada óvulo recebe um cromossomo X, porque a separação do par de cromossomos sexuais XX produz apenas cromossomos X. Durante a fertilização, a combinação de um espermatozoide portador de X com um óvulo portador de X produz um indivíduo geneticamente feminino, XX, enquanto a união de um espermatozoide portador de Y com um óvulo portador de X resulta em um indivíduo

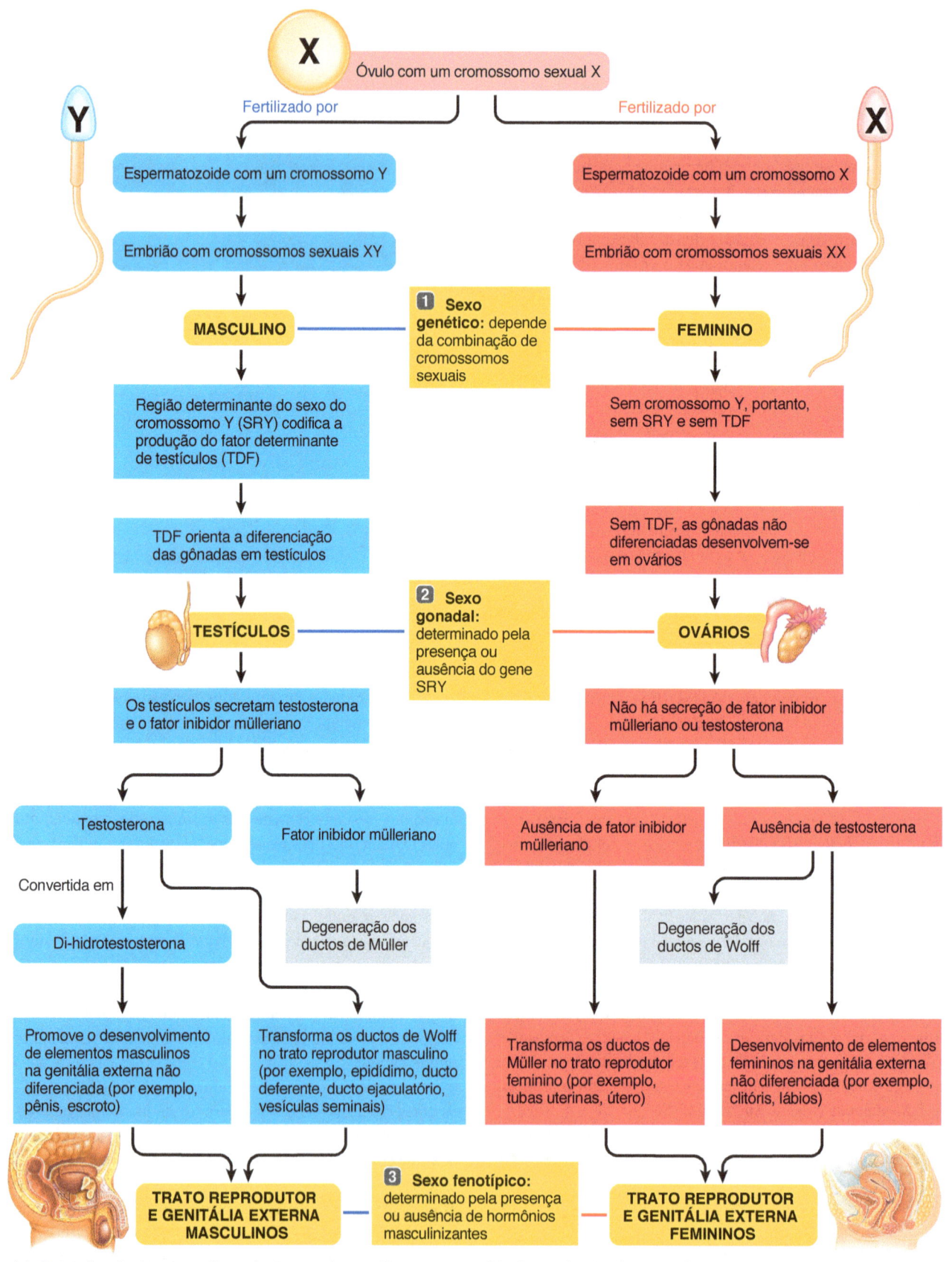

Óvulo com um cromossomo sexual X

Fertilizado por Espermatozoide com um cromossomo Y → Embrião com cromossomos sexuais XY → **MASCULINO**

Fertilizado por Espermatozoide com um cromossomo X → Embrião com cromossomos sexuais XX → **FEMININO**

1 Sexo genético: depende da combinação de cromossomos sexuais

Lado masculino (XY)
- Região determinante do sexo do cromossomo Y (SRY) codifica a produção do fator determinante de testículos (TDF)
- TDF orienta a diferenciação das gônadas em testículos
- **TESTÍCULOS**
- Os testículos secretam testosterona e o fator inibidor mülleriano
  - Testosterona → Convertida em Di-hidrotestosterona → Promove o desenvolvimento de elementos masculinos na genitália externa não diferenciada (por exemplo, pênis, escroto)
  - Fator inibidor mülleriano → Degeneração dos ductos de Müller
  - Transforma os ductos de Wolff no trato reprodutor masculino (por exemplo, epidídimo, ducto deferente, ducto ejaculatório, vesículas seminais)
- **TRATO REPRODUTOR E GENITÁLIA EXTERNA MASCULINOS**

2 Sexo gonadal: determinado pela presença ou ausência do gene SRY

Lado feminino (XX)
- Sem cromossomo Y, portanto, sem SRY e sem TDF
- Sem TDF, as gônadas não diferenciadas desenvolvem-se em ovários
- **OVÁRIOS**
- Não há secreção de fator inibidor mülleriano ou testosterona
  - Ausência de fator inibidor mülleriano → Transforma os ductos de Müller no trato reprodutor feminino (por exemplo, tubas uterinas, útero)
  - Ausência de testosterona → Degeneração dos ductos de Wolff
  - Desenvolvimento de elementos femininos na genitália externa não diferenciada (por exemplo, clitóris, lábios)
- **TRATO REPRODUTOR E GENITÁLIA EXTERNA FEMININOS**

3 Sexo fenotípico: determinado pela presença ou ausência de hormônios masculinizantes

(a) Determinação do sexo e diferenciação sexual masculina

(b) Determinação do sexo e diferenciação sexual feminina

• **FIGURA 20-4** Determinação do sexo e diferenciação sexual.

geneticamente masculino, XY. Portanto, o sexo é geneticamente determinado no momento da concepção e depende do tipo de cromossomo sexual contido no espermatozoide fertilizante.

A diferenciação sexual de linhagens masculinas ou femininas depende da presença ou ausência de determinantes masculinizantes.

As diferenças entre homens e mulheres existem em três níveis: sexo genético, gonadal e fenotípico (anatômico) (● Figura 20-4).

SEXO GENÉTICO E GONADAL O **sexo genético**, que depende da combinação de cromossomos sexuais no momento da concepção, determina o **sexo gonadal**, ou seja, se ocorrerá o desenvolvimento de testículos ou de ovários. A presença ou ausência de um cromossomo Y determina a diferenciação gonadal. No primeiro mês e meio de gestação, todos os embriões têm o potencial de se diferenciar em linhagens masculinas ou femininas, porque os tecidos reprodutores em desenvolvimento ainda são idênticos e não diferenciados nos dois sexos. A especificidade gonadal aparece durante a sétima semana de vida intrauterina, quando o tecido gonadal não diferenciado de um indivíduo geneticamente masculino começa a diferenciar-se em testículos sob a influência da **região determinante do sexo** do cromossomo Y (**SRY**), o gene específico responsável pela determinação do sexo. Este gene estimula uma série de reações que provoca o desenvolvimento físico masculino. A SRY "masculiniza" as gônadas ao codificar a produção do **fator determinante de testículo (TDF)** (também conhecido como **proteína SRY**) nas células gonadais primitivas. O TDF aciona uma série de eventos que leva à diferenciação das gônadas em testículos.

Uma vez que indivíduos geneticamente femininos não possuem o gene SRY e, consequentemente, não produzem TDF, suas células gonadais nunca recebem o sinal para formação de testículos e, portanto, como padrão, durante a nona semana o tecido gonadal não diferenciado começa a desenvolver-se em ovários.

SEXO FENOTÍPICO O **sexo fenotípico**, o sexo anatômico aparente de um indivíduo, é mediado hormonalmente e depende do sexo gonadal determinado geneticamente. O termo **diferenciação sexual** refere-se ao desenvolvimento embrionário da genitália externa e do trato reprodutor nas linhagens masculinas ou femininas. Como ocorre com as gônadas não diferenciadas, os embriões dos dois sexos têm potencial de desenvolver genitália externa e tratos reprodutivos masculinos ou femininos. A diferenciação em um sistema reprodutor do tipo masculino é induzida pelos **androgênios**, hormônios masculinizantes secretados pelos testículos em desenvolvimento. A testosterona é o mais potente androgênio. A ausência destes hormônios testiculares nos fetos femininos resulta no desenvolvimento de um sistema reprodutor de tipo feminino. Por volta de 10 e 12 semanas de gestação, os sexos já podem ser facilmente distinguidos pelo aspecto anatômico da genitália externa.

DIFERENCIAÇÃO SEXUAL DA GENITÁLIA EXTERNA As genitálias externas masculina e feminina desenvolvem-se a partir do mesmo tecido embrionário. Nos dois sexos, os genitais externos não diferenciados consistem em um *tubérculo genital, pregas uretrais* pareadas ao redor de um sulco uretral e, mais lateralmente, *saliências genitais (labioescrotais)* (● Figura 20-5). O **tubérculo genital** origina o tecido erótico extremamente sensível – nos homens, a **glande do pênis** (o topo da extremidade distal do pênis), e, nas mulheres, a glande do clitóris. As principais distinções entre a glande do pênis e a glande do clitóris são o menor tamanho da glande do clitóris e a presença do óstio uretral, que penetra a glande do pênis. A uretra é o tubo pelo qual a urina é transportada da bexiga para o exterior e também serve, nos homens, como via de passagem para a saída do sêmen pelo pênis até o exterior. Nos homens, as **pregas uretrais** são fundidas ao redor do sulco uretral para formar o pênis, que envolve a uretra. As **saliências genitais** fundem-se de modo semelhante para formar o escroto e o **prepúcio**, uma dobra de pele que se estende sobre a extremidade do pênis e cobre, de modo mais ou menos completo, a glande peniana. Nas mulheres, as dobras uretrais e as saliências genitais não são fundidas na linha média, mas, em vez disso, se desenvolvem nos pequenos e grandes lábios, respectivamente. O sulco uretral permanece aberto, fornecendo acesso ao interior, tanto pela abertura uretral como pelo óstio vaginal.

DIFERENCIAÇÃO SEXUAL DO TRATO REPRODUTOR Embora genitálias externas masculinas e femininas desenvolvam-se a partir do mesmo tecido embrionário não diferenciado, o mesmo não se dá com os tratos reprodutores. Dois sistemas primitivos de ductos – os ductos de Wolff e os ductos de Müller – desenvolvem-se em todos os embriões. Nos homens, o trato reprodutor desenvolve-se a partir dos **ductos de Wolff** e os ductos de Müller se degeneram, enquanto nas mulheres os **ductos de Müller** diferenciam-se no trato reprodutor e os ductos de Wolff regridem (● Figura 20-6). Uma vez que os dois sistemas de ductos estão presentes antes que ocorra a diferenciação sexual, o embrião inicial tem o potencial de desenvolver tanto o trato reprodutor masculino como o feminino.

O desenvolvimento do trato reprodutor ao longo da linhagem masculina ou feminina é determinado pela presença ou ausência de dois hormônios secretados por dois tipos diferentes de células no testículo fetal – a *testosterona*, produzida pelas células de Leydig recém-desenvolvidas, e o *fator inibidor mülleriano* (também conhecido como *hormônio antimülleriano*), produzido pelas primitivas células de Sertoli (veja ● Figura 20-4). Um hormônio liberado pela placenta, a *gonadotrofina coriônica humana*, é o estímulo para a secreção testicular precoce. A testosterona induz o desenvolvimento dos ductos de Wolff no trato reprodutor masculino (epidídimo, ducto deferente e vesículas seminais). Este hormônio, após ser convertido em **di-hidrotestosterona (DHT)**, também é responsável pela diferenciação da genitália externa em pênis e em escroto. Enquanto isso, o fator inibidor mülleriano causa a regressão dos ductos de Müller.

Na ausência da testosterona e do fator inibidor mülleriano nas mulheres, os ductos de Wolff regridem e os ductos de Müller se desenvolvem, formando o trato reprodutor feminino (tubas uterinas, útero e parte superior da vagina), enquanto a genitália externa sofre diferenciação em clitóris e lábios.

Observe que o tecido reprodutor embrionário não diferenciado se desenvolve passivamente em uma estrutura feminina, exceto quando estimulado ativamente por fatores masculinizantes. Na ausência de hormônios testiculares masculinos, um trato reprodutor e uma genitália externa de caráter feminino desenvolvem-se independente do sexo genético do indivíduo. Para a

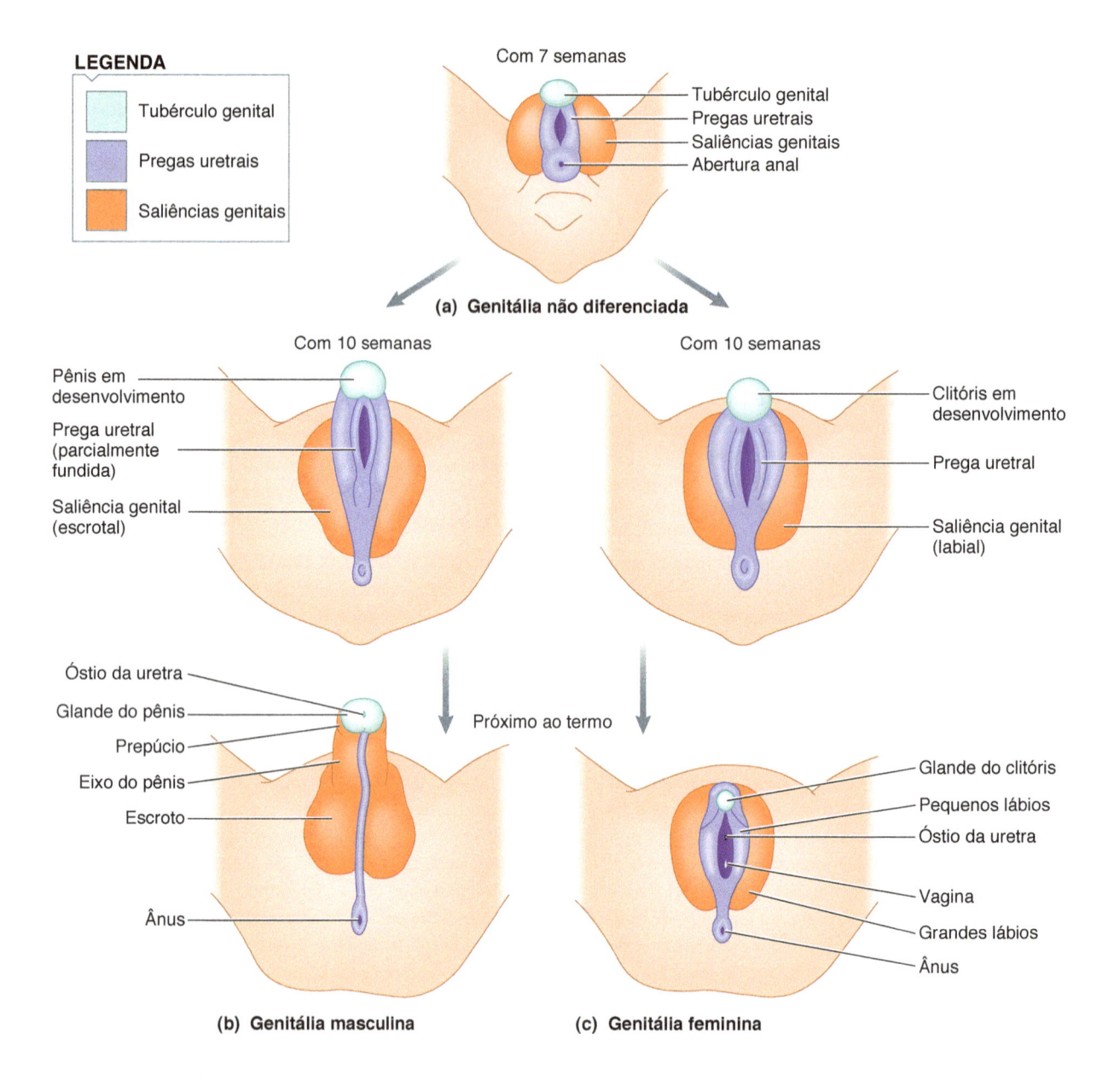

• **FIGURA 20-5** Diferenciação sexual da genitália externa.

feminilização do tecido genital fetal, os ovários nem precisam estar presentes. Este padrão de controle para a determinação da diferenciação sexual é apropriado, considerando que os fetos de ambos os sexos são expostos a altas concentrações de hormônios sexuais femininos durante toda a gestação. Se os hormônios sexuais femininos influenciassem o desenvolvimento do trato reprodutor e da genitália externa, todos os fetos seriam feminilizados.

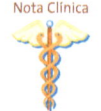

Nota Clínica **ERROS NA DIFERENCIAÇÃO SEXUAL** O sexo genético e o sexo fenotípico geralmente são compatíveis; ou seja, um indivíduo geneticamente masculino tem o aspecto anatômico de um homem e as funções masculinas, e a mesma compatibilidade é válida para as mulheres. Contudo, ocasionalmente, ocorrem discrepâncias entre o sexo genético e o anatômico, em função de falhas na diferenciação sexual, como ilustrado nos exemplos a seguir:

- Se os testículos de um indivíduo geneticamente masculino não conseguirem se diferenciar e secretar hormônios adequadamente, o resultado é o desenvolvimento de uma mulher anatomicamente aparente em um indivíduo geneticamente masculino, que, obviamente, será estéril. Do mesmo modo, indivíduos geneticamente masculinos cujas células-alvo não possuam receptores para testosterona são feminilizados, embora seus testículos secretem testosterona de forma adequada (veja *síndrome de feminilização testicular* no Capítulo 18).

- Uma vez que a testosterona atua sobre os ductos de Wolff para convertê-los no trato reprodutor masculino, e como o derivado da testosterona DHT é responsável pela masculinização da genitália externa, uma deficiência genética da enzima que converte a testosterona em DHT resulta em um indivíduo geneticamente masculino com testículos e trato reprodutor masculino, porém com genitália externa feminina.

- A glândula adrenal normalmente secreta um androgênio fraco, a *deidroepiandrosterona*, em quantidades insuficientes para masculinizar as mulheres. Contudo, a secreção patologica-

Fisiologia do sistema reprodutor masculino

No embrião, os testículos desenvolvem-se a partir da crista gonadal, localizada na parte posterior da cavidade abdominal. Nos últimos meses da vida fetal, eles iniciam uma lenta descida, passando para fora da cavidade abdominal pelo **canal inguinal** até o escroto, ficando um testículo localizado em cada bolsão do saco escrotal. A testosterona do testículo fetal induz a descida dos testículos para o escroto.

Após a descida dos testículos para o escroto, a abertura na parede abdominal pela qual o canal inguinal passa fecha-se firmemente em torno do ducto transportador de espermatozoides e dos vasos sanguíneos que percorrem cada testículo até a cavidade abdominal. O fechamento incompleto ou a ruptura desta abertura permite o deslizamento de vísceras abdominais, resultando em uma **hérnia inguinal**.

Embora o tempo varie um pouco, a descida geralmente está finalizada por volta do sétimo mês de gestação. Como resultado, a descida está completa em 98% dos bebês do sexo masculino nascidos a termo.

Nota Clínica — Contudo, em uma substancial porcentagem de bebês prematuros do sexo masculino, os testículos ainda estão no interior do canal inguinal ao nascimento. Na maioria dos casos de testículos retidos, a descida ocorre naturalmente antes da puberdade ou pode ser estimulada mediante a administração de testosterona. Raramente, a descida de um testículo não ocorre até a vida adulta, uma condição conhecida como **criptorquidia** ("testículo oculto").

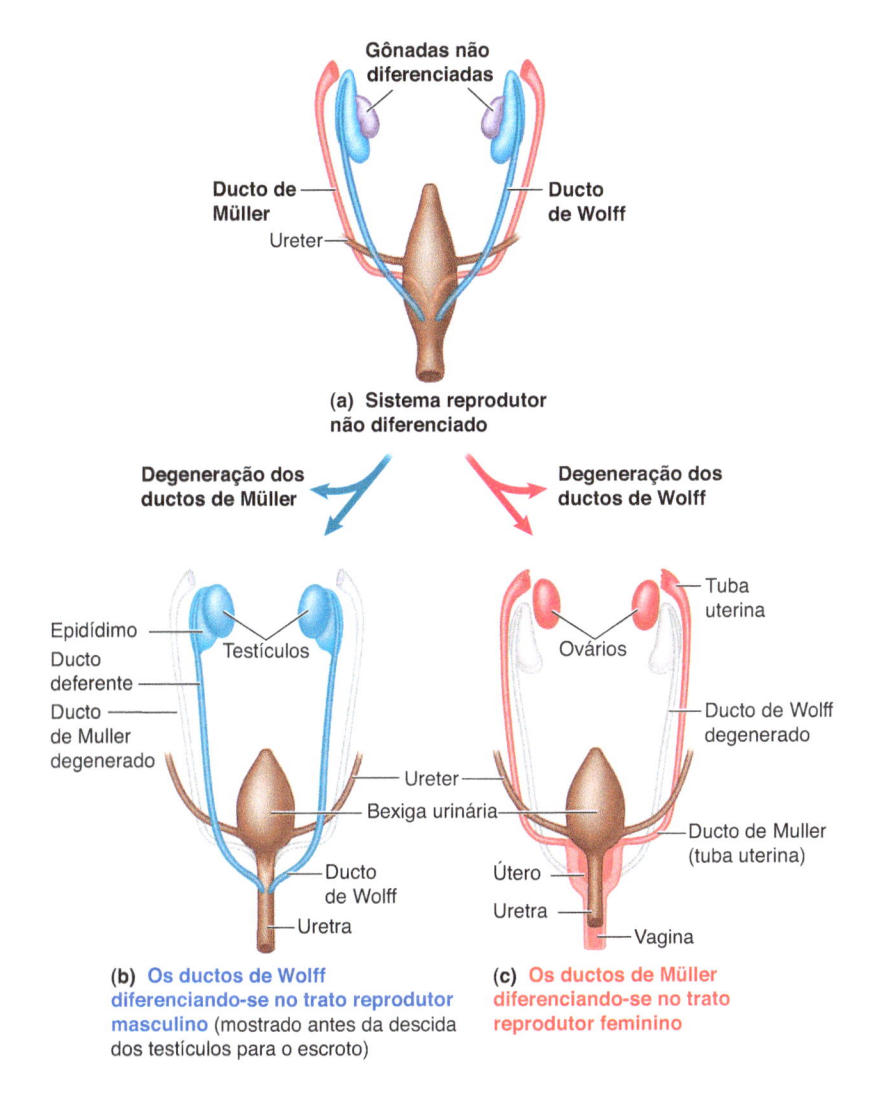

• FIGURA 20-6 Diferenciação sexual do trato reprodutor.

(a) Sistema reprodutor não diferenciado

(b) Os ductos de Wolff diferenciando-se no trato reprodutor masculino (mostrado antes da descida dos testículos para o escroto)

(c) Os ductos de Müller diferenciando-se no trato reprodutor feminino

mente excessiva deste hormônio em um feto geneticamente feminino durante os estágios críticos do desenvolvimento impõe a diferenciação do trato reprodutor e da genitália ao longo das linhas masculinas (veja *síndrome adrenogenital* no Capítulo 19).

Algumas vezes, estas discrepâncias entre sexo genético e sexo aparente não são reconhecidas até a puberdade, quando a descoberta produz uma crise de identidade sexual psicologicamente traumática. Por exemplo, um indivíduo geneticamente feminino e masculinizado, com ovários, porém com genitália externa do tipo masculino, pode ser criado como um menino até a puberdade, quando o aumento das mamas (causado pela secreção de estrogênio pelos ovários agora ativos) e a ausência de crescimento da barba (resultado da falta de secreção de testosterona na ausência de testículos) sinalizariam um problema aparente. Por isso, é importante diagnosticar qualquer questão de diferenciação sexual no início da infância. Quando o sexo for designado, ele pode ser reforçado, se necessário, por tratamento cirúrgico e hormonal, de modo que o desenvolvimento psicossexual possa proceder da forma mais normal possível. Casos menos dramáticos de diferenciação sexual inadequada frequentemente aparecem como problemas de esterilidade.

A localização escrotal dos testículos fornece um ambiente mais frio, essencial para a espermatogênese.

A temperatura no interior do escroto é, em média, muitos graus centígrados menor que a temperatura corporal (central) normal. A descida dos testículos para este ambiente mais frio é essencial, pois a espermatogênese é sensível à temperatura e não pode ocorrer na temperatura corporal normal. Portanto, um indivíduo criptorquídico não consegue produzir espermatozoides viáveis.

A posição do escroto em relação à cavidade abdominal pode ser modificada por um mecanismo de reflexo espinhal que desempenha um importante papel na regulação da temperatura testicular. A contração reflexa dos músculos escrotais durante exposição a um ambiente frio eleva o saco escrotal, aproximando os testículos do abdômen mais quente. Inversamente, o relaxamento dos músculos com a exposição ao calor permite que o saco escrotal se torne mais pendular, afastando os testículos do centro quente do corpo.

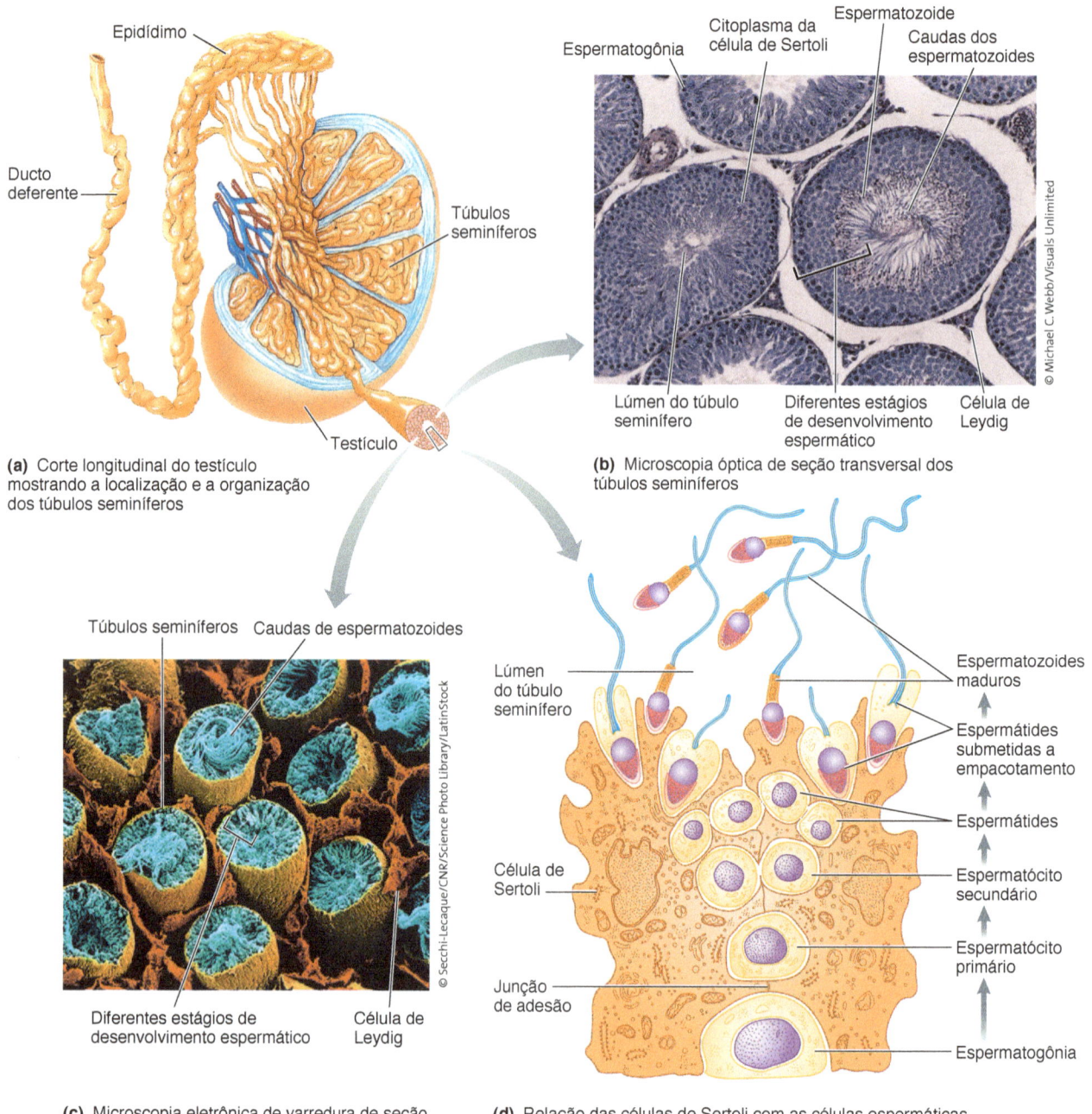

FIGURA 20-7 Anatomia do testículo, ilustrando o local da espermatogênese. (a) Os túbulos seminíferos constituem a porção produtora de espermatozoides do testículo. (b) As células germinativas não diferenciadas (espermatogônias) estão situadas na periferia do túbulo e os espermatozoides diferenciados estão no lúmen, com diversos estágios de desenvolvimento no intervalo. (c) Observar a presença de espermatozoides altamente diferenciados (reconhecíveis por suas caudas) no lúmen dos túbulos seminíferos. (d) Relação das células de Sertoli com as células espermáticas em desenvolvimento.

As células testiculares de Leydig secretam a testosterona masculinizante.

Os testículos desempenham a dupla função de produzir espermatozoides e de secretar testosterona. Aproximadamente 80% da massa testicular consiste em **túbulos seminíferos** altamente espiralados, dentro dos quais ocorre a espermatogênese. As células endócrinas produtoras de testosterona – as **células de Leydig** ou **intersticiais** – estão situadas no tecido conjuntivo (tecido intersticial), entre os túbulos seminíferos (● Figura 20-7b). Portanto, as porções dos testículos que produzem espermatozoides e secretam testosterona são estrutural e funcionalmente distintas.

A testosterona é um hormônio esteroide derivado de uma molécula precursora de colesterol, assim como os hormônios sexuais femininos, estrogênio e progesterona (veja ● Figura 19-8). Após sua produção, parte da testosterona é secretada no

▲ TABELA 20-1	Efeitos da testosterona

Efeitos antes do nascimento
Masculiniza o trato reprodutor e a genitália externa
Promove a descida dos testículos para o escroto

Efeitos sobre tecidos específicos do sexo após o nascimento
Promove o crescimento e a maturação do sistema reprodutor na puberdade
É essencial para a espermatogênese
Mantém o trato reprodutor durante toda a vida adulta

Outros efeitos relacionados à reprodução
Desenvolve o impulso sexual na puberdade
Controla a secreção do hormônio gonadotrofina

Efeitos sobre características sexuais secundárias
Induz o padrão masculino de crescimento de pelos (por exemplo, barba)
Causa o aprofundamento da voz em razão do espessamento das cordas vocais
Promove o crescimento muscular responsável pela configuração corporal masculina

Ações não reprodutivas
Exerce um efeito anabólico proteico
Promove o crescimento ósseo na puberdade
Fecha as placas epifisárias após ser convertido em estrogênio pela aromatase
Pode induzir comportamento agressivo

---

sangue, onde é transportada, primariamente ligada a proteínas plasmáticas, até seus locais pretendidos de ação. Uma porção substancial da testosterona recém-sintetizada passa para o lúmen dos túbulos seminíferos, onde desempenha um papel importante na produção dos espermatozoides.

Para exercer seus efeitos, a testosterona (e outros androgênios) liga-se a receptores androgênicos no citoplasma das células-alvo. O complexo androgênio-receptor move-se para o núcleo, onde se liga ao elemento de resposta androgênica no DNA, levando à transcrição dos genes que orientam a síntese das novas proteínas que efetuam a resposta celular desejada.

A maioria, porém não todas, das ações da testosterona funciona em última análise para garantir a transferência dos espermatozoides ao corpo da mulher.

Os efeitos da testosterona podem ser agrupados em cinco categorias: (1) efeitos sobre o sistema reprodutor antes do nascimento; (2) efeitos sobre tecidos sexuais específicos após o nascimento; (3) outros efeitos relacionados à reprodução; (4) efeitos sobre as características sexuais secundárias; e (5) ações não reprodutivas (▲ Tabela 20-1).

EFEITOS SOBRE O SISTEMA REPRODUTOR ANTES DO NASCIMENTO Antes do nascimento, a secreção de testosterona pelas células de Leydig nos testículos fetais masculiniza o trato reprodutor e a genitália externa e promove a descida dos testículos para o escroto, como já descrito. Após o nascimento, a secreção de testosterona cessa e os testículos e o restante do sistema reprodutor permanecem pequenos e não funcionais até a puberdade.

EFEITOS SOBRE TECIDOS SEXUAIS ESPECÍFICOS APÓS O NASCIMENTO A **puberdade** é o período de estimulação e maturação do sistema reprodutor previamente não funcional, culminando na maturidade sexual e na capacidade de reprodução. Geralmente inicia-se em algum ponto entre 10 e 14 anos de idade; em média, começa aproximadamente dois anos antes nas mulheres do que nos homens. Durante, em geral, de três a cinco anos, a puberdade engloba uma sequência complexa de eventos endócrinos, físicos e comportamentais. A **adolescência** é um conceito mais amplo, que se refere a todo o período de transição entre a infância e a vida adulta, e não apenas à maturação sexual. Nos dois sexos, as alterações reprodutivas que ocorrem durante a puberdade são (1) aumento e maturação das gônadas, (2) desenvolvimento das características sexuais secundárias, (3) aquisição da fertilidade (produção de gametas), (4) crescimento e maturação do trato reprodutor e (5) obtenção da libido (impulso sexual). Um esporão de crescimento também ocorre na puberdade.

Na puberdade de meninos, as células de Leydig começam novamente a secretar testosterona. A testosterona é responsável pelo crescimento e a maturação de todo o sistema reprodutor masculino. Sob a influência do pico de secreção de testosterona na puberdade, os testículos crescem e começam a produzir espermatozoides pela primeira vez, as glândulas sexuais acessórias crescem e tornam-se secretoras e o pênis e o escroto crescem.

A secreção contínua de testosterona é essencial para a espermatogênese e para a manutenção do trato reprodutor masculino maduro em toda a vida adulta. Após seu início na puberdade, a secreção de testosterona e a espermatogênese ocorrem continuamente por toda a vida do homem. A eficiência testicular declina gradualmente entre 45 e 50 anos de idade, embora homens acima dos 60 anos possam continuar desempenhando uma vida sexual ativa e alguns cheguem mesmo a gerar filhos nesta idade avançada. A redução gradual nos níveis circulantes de testosterona e na produção de espermatozoides não é causada por uma diminuição na estimulação dos testículos, mas provavelmente origina-se de alterações degenerativas associadas ao envelhecimento, que ocorrem nos pequenos vasos sanguíneos testiculares. Este declínio gradual relacionado à idade, algumas vezes, é denominado erroneamente como "menopausa masculina" ou "andropausa", mas não é comparável à menopausa feminina, que é programada e resulta na cessação completa e abrupta da capacidade reprodutiva. Recentemente, o declínio de androgênios em homens tem sido chamado, mais adequadamente, de **deficiência androgênica em homens em envelhecimento (ADAM)**.

Nota Clínica Após a **castração** (remoção cirúrgica dos testículos) ou alguma insuficiência testicular causada por doença, os demais órgãos sexuais regridem em tamanho e função.

OUTROS EFEITOS RELACIONADOS À REPRODUÇÃO A testosterona controla o desenvolvimento da libido sexual na puberdade e ajuda a manter o impulso sexual em homens adultos. A estimulação deste comportamento pela testosterona é importante para facilitar o fornecimento de espermatozoides às mulheres. Em humanos, a libido também é influenciada pela interação de muitos fatores sociais e emocionais. Após o desenvolvimento da libido, a testosterona já não é absolutamente necessária para sua manutenção. Homens castrados muitas vezes continuam sexualmente ativos, porém em nível reduzido.

Em outra função relacionada à reprodução, a testosterona participa do controle de retroalimentação negativa normal da secreção do hormônio gonadotrofina pela hipófise anterior, tópico que será tratado com mais detalhes posteriormente.

EFEITOS SOBRE AS CARACTERÍSTICAS SEXUAIS SECUNDÁRIAS Todas as características sexuais secundárias masculinas dependem da testosterona para o seu desenvolvimento e manutenção. Estas características masculinas não relacionadas à reprodução induzidas pela testosterona incluem (1) o padrão masculino de crescimento de pelos (por exemplo, barba e pelos no peito e, em homens geneticamente predispostos, calvície); (2) uma voz profunda causada pelo aumento da laringe e espessamento das cordas vocais; (3) pele espessa; e (4) configuração corporal masculina (por exemplo, ombros largos e musculatura pesada nos braços e pernas) como resultado da deposição de proteínas. Um homem castrado antes da puberdade (um **eunuco**) não apresenta maturação sexual, nem desenvolve as características sexuais secundárias.

AÇÕES NÃO REPRODUTIVAS A testosterona exerce vários efeitos importantes não relacionados à reprodução. Possui um efeito anabólico proteico geral (síntese) e promove o crescimento ósseo, contribuindo assim para o físico mais musculoso dos homens e o esporão de crescimento da puberdade. Ironicamente, a testosterona não apenas estimula o crescimento ósseo, mas por fim impede o crescimento adicional, vedando as extremidades em crescimento dos ossos longos (isto é, ossificando, ou "fechando", as placas epifisárias; veja no Capítulo 18).

A testosterona também estimula a secreção oleosa pelas glândulas sebáceas. Este efeito é mais notável durante o pico de secreção de testosterona na adolescência, predispondo rapazes jovens ao desenvolvimento de acne.

Em animais, a testosterona induz comportamentos agressivos, mas se isto influencia o comportamento humano em alguma outra área além do comportamento sexual é uma questão não resolvida. Embora tenha sido observado que alguns atletas e fisiculturistas que utilizam esteroides androgênicos anabólicos semelhantes à testosterona para aumentar a massa muscular exibam comportamento mais agressivo (veja no Capítulo 8), não se pode afirmar o quanto diferenças comportamentais gerais entre os sexos são induzidas por hormônios ou resultam de condicionamento social.

CONVERSÃO DE TESTOSTERONA EM ESTROGÊNIO EM HOMENS Embora a testosterona seja classicamente considerada o hormônio sexual masculino e o estrogênio o hormônio sexual feminino, as distinções não são tão nítidas quanto se acreditava anteriormente. Além da pequena quantidade de estrogênio produzida pelo córtex adrenal (veja no Capítulo 19), uma porção da testosterona secretada pelos testículos é convertida fora dos testículos em estrogênio pela enzima **aromatase**, amplamente distribuída, porém mais abundante no tecido adiposo. Em decorrência desta conversão, algumas vezes é difícil distinguir os efeitos da testosterona em si e da testosterona transformada em estrogênio no interior das células. Por exemplo, cientistas descobriram recentemente que o fechamento das placas epifisárias em homens não é induzido pela testosterona em si, mas pela testosterona transformada em estrogênio pela aromatização. Os receptores estrogênicos foram identificados nos testículos, na próstata, nos ossos e em outros locais nos homens. Descobertas recentes sugerem que o estrogênio desempenha um papel essencial na saúde reprodutiva masculina; por exemplo, é importante na espermatogênese e, surpreendentemente, contribui para a heterossexualidade masculina. Além disso, provavelmente contribui para a homeostase óssea (veja no Capítulo 19). A profundidade, a amplitude e os mecanismos de ação dos estrogênios em homens estão apenas começando a ser explorados (do mesmo modo, além do fraco hormônio androgênico DHEA produzido pelo córtex adrenal nos dois sexos, os ovários das mulheres secretam uma pequena quantidade de testosterona, cujas funções permanecem incertas).

Agora desviaremos nossa atenção da secreção da testosterona para a outra função dos testículos – a produção de espermatozoides.

A espermatogênese produz uma abundância de espermatozoides móveis altamente especializados.

Aproximadamente 250 m de túbulos seminíferos produtores de espermatozoides estão contidos no interior dos testículos (● Figura 20-7a). Dois tipos celulares funcionalmente importantes estão presentes nestes túbulos: as *células germinativas*, cuja maioria está em diversos estágios de desenvolvimento de espermatozoides, e as *células de Sertoli*, que fornecem o suporte crucial para a espermatogênese (● Figura 20-7b, c, e d). A **espermatogênese** é um processo complexo pelo qual células germinativas primordiais relativamente não diferenciadas, as **espermatogônias** (cada uma contendo um complemento diploide de 46 cromossomos), proliferam-se e são convertidas em espermatozoides móveis extremamente especializados, cada um portando um conjunto haploide aleatoriamente distribuído de 23 cromossomos.

O exame microscópico de um túbulo seminífero revela camadas de células germinativas em uma progressão anatômica de desenvolvimento de espermatozoides, começando com os menos diferenciados na camada externa e movendo-se internamente por vários estágios de divisão até o lúmen, onde espermatozoides altamente diferenciados estão prontos para deixar o testículo (● Figura 20-7b, c, e d). A espermatogênese leva 64 dias, desde o desenvolvimento de uma espermatogônia até o espermatozoide maduro. Os passos da espermatogênese não ocorrem sincronicamente em todos os túbulos seminíferos. Em determinado momento, diferentes túbulos seminíferos estão em diferentes estágios de espermatogênese, de modo que até várias centenas de milhões de espermatozoides podem diariamente atingir a maturidade. A espermatogênese engloba três estágios principais: a *proliferação mitótica*, a *meiose* e o *empacotamento* (● Figura 20-8).

PROLIFERAÇÃO MITÓTICA As espermatogônias localizadas na camada mais externa do túbulo dividem-se continuamente por mitose, com todas as novas células contendo o complemento total de 46 cromossomos idênticos aos da célula original. Esta proliferação fornece um suprimento contínuo de novas células germinativas. Após a divisão mitótica de uma espermatogônia, uma das células-filhas permanece na margem externa do túbulo como uma espermatogônia não diferenciada, mantendo assim a linhagem de células germinativas. A outra célula-filha começa a mover-se na direção do lúmen enquanto passa pelos vários passos necessários

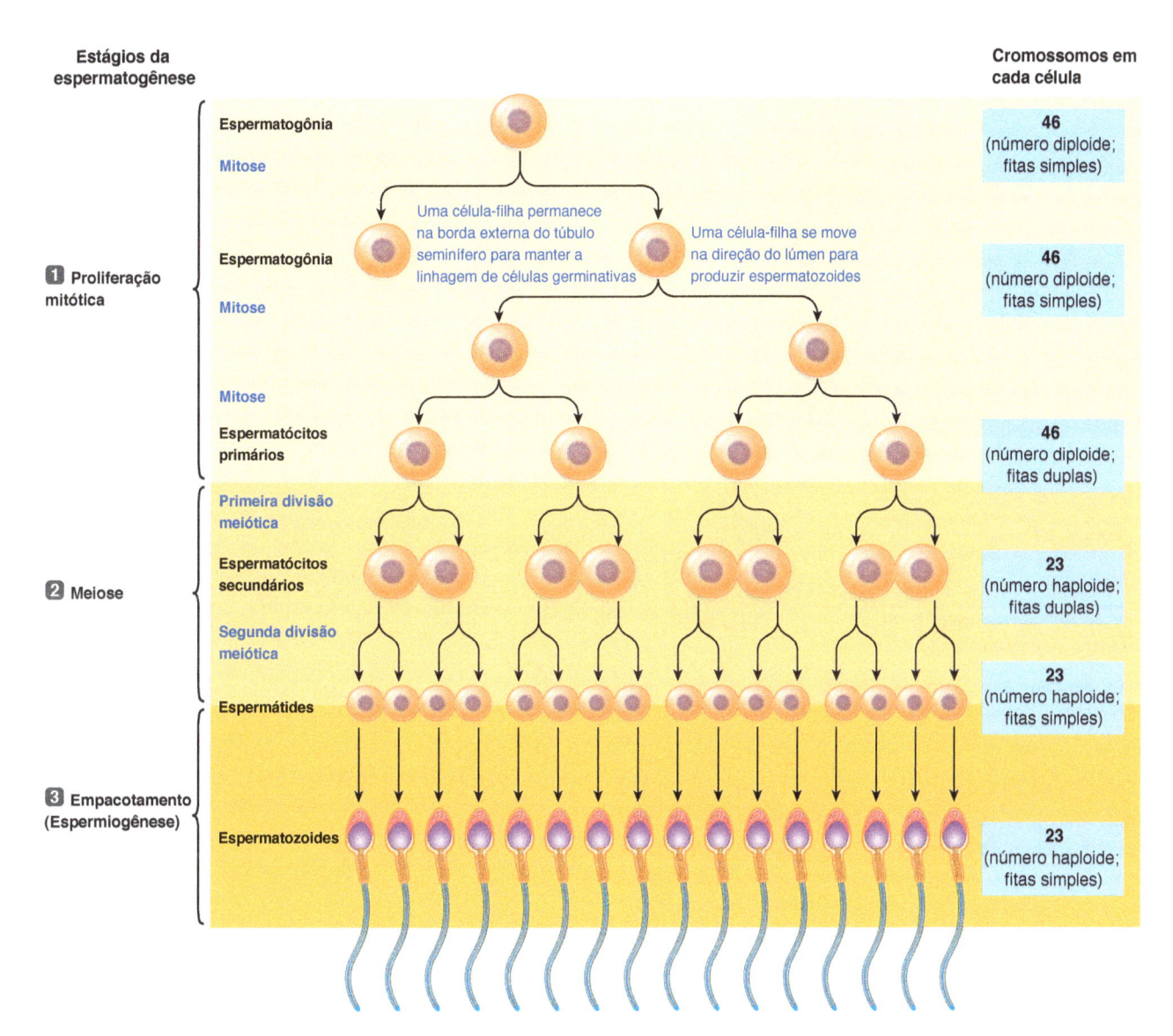

• FIGURA 20-8 Espermatogênese.

para a formação do espermatozoide, que será liberado no lúmen. Em humanos, a célula-filha formadora de espermatozoides sofre divisão mitótica mais duas vezes, formando quatro **espermatócitos primários** idênticos. Após a última divisão mitótica, os espermatócitos primários entram em uma fase de repouso, durante a qual os cromossomos são duplicados e as duplas fitas permanecem juntas, em preparação para a primeira divisão meiótica.

MEIOSE Durante a meiose, cada espermatócito primário (com um número diploide de 46 cromossomos duplos) forma dois **espermatócitos secundários** (cada um com um número haploide de 23 cromossomos duplos) durante a primeira divisão meiótica, finalmente produzindo quatro **espermátides** (cada uma com 23 cromossomos únicos) como resultado da segunda divisão meiótica.

Não ocorre divisão subsequente além deste estágio de espermatogênese. Cada espermátide é remodelada em um único espermatozoide. Uma vez que cada espermatogônia produtora de espermatozoide produz mitoticamente quatro espermatócitos primários e cada espermatócito primário produz por meiose quatro espermátides (futuros espermatozoides), a sequência espermatogênica em humanos teoricamente pode produzir 16 espermatozoides cada vez que uma espermatogônia inicia o processo. Em geral, no entanto, algumas células são perdidas nos vários estágios, portanto, a eficiência da produtividade raramente é tão elevada.

EMPACOTAMENTO Mesmo após a meiose, as espermátides ainda lembram estruturalmente as espermatogônias não diferenciadas, com exceção de seu meio complemento de cromossomos. A produção de espermatozoides móveis extremamente especializados a partir de espermátides requer remodelamento extenso, ou **empacotamento**, dos elementos celulares, um processo alternativamente conhecido como **espermiogênese**. Os espermatozoides são essencialmente células "despojadas", das quais foram expelidas a maior parte do citosol e quaisquer organelas não necessárias para o fornecimento da informação genética dos espermatozoides para o óvulo. Portanto, os espermatozoides viajam com bagagem leve, carregando apenas o essencial para a fertilização.

Um **espermatozoide** possui três partes (• Figura 20-9): uma cabeça, recoberta por um acrossomo, uma porção média e uma cauda. A **cabeça** consiste primariamente no núcleo, que contém

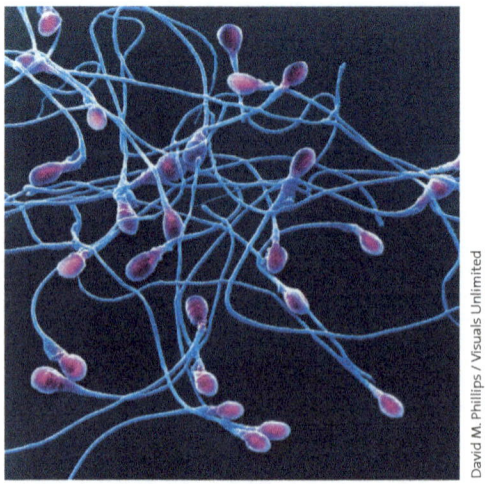

(a) Fotomicrografia de espermatozoides humanos

(b) Partes do espermatozoide

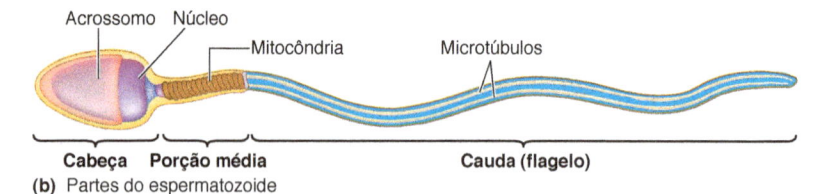

- **FIGURA 20-9 Anatomia de um espermatozoide.** (a) Uma fotomicrografia de fase contrastada de um espermatozoide humano. (b) Um espermatozoide tem três partes funcionais: uma cabeça com seu "capuz" acrossômico, uma porção média e uma cauda.

o complemento de informação genética do espermatozoide. O **acrossomo**, uma vesícula repleta de enzimas que cobre a ponta da cabeça, é usado como "furadeira enzimática" para penetrar o óvulo. O acrossomo – um lisossomo modificado – é formado pela agregação de vesículas produzidas pelo retículo endoplasmático/complexo de Golgi antes de estas organelas serem descartadas. As enzimas acrossômicas permanecem inativas até que o espermatozoide entre em contato com um óvulo, quando então são liberadas. A mobilidade do espermatozoide é fornecida por uma longa **cauda** em forma de chicote (um flagelo), cujo movimento é acionado pela energia gerada por mitocôndrias concentradas no interior da **porção média** do espermatozoide.

Até que a maturação dos espermatozoides esteja completa, as células germinativas em desenvolvimento, originadas de um único espermatócito primário, permanecem unidas por pontes citoplasmáticas. Estas conexões, que resultam da divisão citoplasmática incompleta, permitem que os quatro espermatozoides em desenvolvimento permutem citoplasmas. Esta união é importante porque, ao contrário do cromossomo Y, o cromossomo X contém genes que codificam os produtos celulares essenciais para o desenvolvimento do espermatozoide (enquanto o grande cromossomo X contém vários milhares de genes, o pequeno cromossomo Y possui apenas algumas dúzias, sendo os mais importantes o gene SRY e outros que desempenham papéis críticos na fertilidade masculina). Durante a meiose, metade dos espermatozoides recebe um X e a outra metade um cromossomo Y. Se não fosse pelo compartilhamento de citoplasmas, de modo que todas as células haploides recebam os produtos codificados pelos cromossomos X até que o desenvolvimento do espermatozoide esteja completo, os espermatozoides portadores do cromossomo Y, produtor de sexo masculino, não poderiam se desenvolver e sobreviver.

Durante todo o seu desenvolvimento, os espermatozoides permanecem intimamente associados às células de Sertoli.

Os túbulos seminíferos alojam as **células de Sertoli**, além das espermatogônias e células espermáticas em desenvolvimento. As células de Sertoli, células epiteliais, estão situadas lado a lado e formam um anel que se estende da superfície externa do túbulo até o lúmen. Cada célula de Sertoli percorre toda a distância da membrana superficial externa do túbulo seminífero até o lúmen repleto de fluido (veja • Figura 20-7b e d). As células de Sertoli adjacentes são unidas por junções de adesão em um ponto levemente abaixo da membrana externa. As células espermáticas em desenvolvimento ficam comprimidas entre células de Sertoli adjacentes, com as espermatogônias situadas no perímetro externo do túbulo, fora da junção de adesão (• Figura 20-7b e d). Durante a espermatogênese, as células espermáticas em desenvolvimento originadas da atividade mitótica das espermatogônias passam pelas junções de adesão, que se separam temporariamente criando um caminho para elas, e então migram na direção do lúmen, em associação próxima às células de Sertoli adjacentes, sofrendo as divisões adicionais durante a migração. O citoplasma das células de Sertoli envolve as células espermáticas migratórias, que permanecem enterradas no interior destes recessos citoplasmáticos durante todo o seu desenvolvimento. As células de Sertoli formam junções de adesão e junções comunicantes com as células espermáticas em desenvolvimento. Lembre-se de que as junções comunicantes entre as células excitadas permitem a difusão do potencial de ação de uma célula para a seguinte quando íons carregados passam por esses túneis de conexão. As células nos túbulos seminíferos não são excitáveis, portanto, as junções comunicantes aqui têm um papel diferente da transferência de atividade elétrica. Em todos os estágios da maturação espermatogênica, os espermatozoides em desenvolvimento e as células de Sertoli trocam pequenas moléculas e comunicam-se entre si por meio desta ligação direta entre as células. A liberação final de um espermatozoide maduro da célula de Sertoli, um processo chamado **espermiação**, requer a ruptura das junções de adesão e das junções comunicantes entre as células de Sertoli e os espermatozoides.

As células de Sertoli realizam as seguintes funções essenciais à espermatogênese:

1. As junções firmes entre as células de Sertoli adjacentes formam uma **barreira hematotesticular** que impede que substâncias carregadas pelo sangue passem entre as células e entrem no lúmen do túbulo seminífero. Em decorrência dessa barreira, apenas moléculas selecionadas que consigam passar pelas células de Sertoli atingem o líquido intratubular. Como resultado, a composição do líquido intratubular varia consideravelmente daquela observada no sangue. A composição singular deste líquido que banha as células é essencial para os estágios posteriores do desenvolvimento do espermatozoide. A barreira hema-

totesticular também impede que células produtoras de anticorpos no ECF atinjam a fábrica de espermatozoides tubulares, prevenindo assim a formação de anticorpos contra os altamente diferenciados espermatozoides.

2. Uma vez que as isoladas células espermáticas em desenvolvimento não têm acesso direto aos nutrientes transportados pelo sangue, as células de Sertoli servem de "amas-secas", fornecendo sua nutrição. As células espermáticas em desenvolvimento não conseguem utilizar a glicose de modo eficiente. As células de Sertoli captam a glicose pelo simportador GLUT-1, metabolizam a glicose em lactato e então transferem o lactato para as células espermáticas, que podem usar o lactato como fonte de energia.

3. As células de Sertoli possuem uma função fagocitária importante. Elas englobam o citoplasma expelido das espermátides durante o seu remodelamento e destroem células germinativas defeituosas que não consigam completar com sucesso todos os estágios da espermatogênese.

4. As células de Sertoli secretam no lúmen o **fluido do túbulo seminífero**, que "descarrega" os espermatozoides liberados do túbulo ao epidídimo para armazenamento e processamento adicional.

5. Um componente importante desta secreção de Sertoli é a **proteína de ligação a androgênios**. Como o nome implica, esta proteína liga-se a androgênios (ou seja, testosterona), consequentemente mantendo um nível muito elevado deste hormônio no interior do lúmen do túbulo seminífero. A testosterona é 100 vezes mais concentrada no líquido do túbulo seminífero que no sangue. Esta alta concentração local de testosterona é essencial para manter-se a produção de espermatozoides.

A proteína de ligação a androgênios é necessária para a retenção da testosterona no interior do lúmen, porque este hormônio esteroide é solúvel em lípidios e poderia ser facilmente difundido pelas membranas plasmáticas e deixar o lúmen. A própria testosterona estimula a produção da proteína de ligação a androgênios.

6. As células de Sertoli constituem o local de ação do controle da espermatogênese, tanto pela testosterona quanto pelo hormônio folículo estimulante (FSH). As células de Sertoli possuem receptores distintos para cada um destes hormônios. As próprias células de Sertoli liberam outro hormônio, a *inibina*, que atua em um retroalimentação negativa para regular a secreção de FSH.

7. Durante o desenvolvimento fetal, as células de Sertoli também secretam o fator inibidor mülleriano.

LH e FSH da hipófise anterior controlam a secreção de testosterona e a espermatogênese.

Os testículos são controlados por dois hormônios gonadotróficos secretados pela hipófise anterior, o **hormônio luteinizante (LH)** e o **hormônio folículo estimulante (FSH)**, produzidos pelo mesmo tipo celular, o gonadotrofo. Os dois hormônios atuam sobre as gônadas nos dois sexos pela ativação de cAMP.

CONTROLE POR RETROALIMENTAÇÃO DA FUNÇÃO TESTICULAR
LH e FSH agem em componentes separados dos testículos (• Figu-

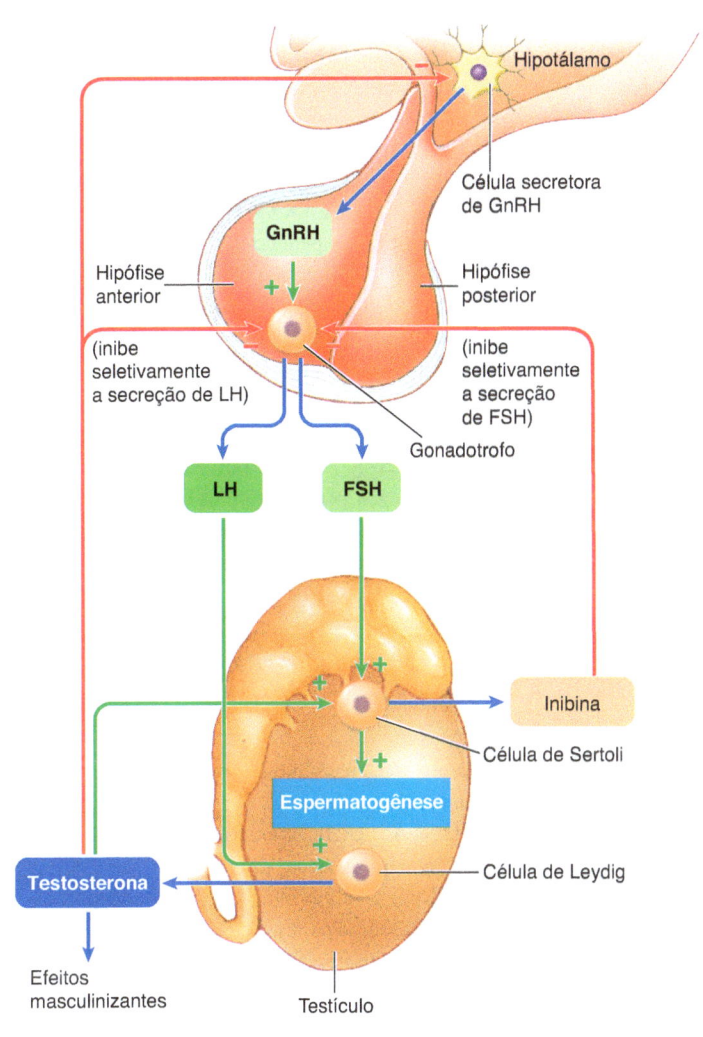

• **FIGURA 20-10** Controle da função testicular.

ra 20-10). O LH atua nas células de Leydig para regular a secreção de testosterona. O FSH atua sobre as células de Sertoli para aumentar a espermatogênese. A secreção de LH e FSH pela hipófise anterior é estimulada, por sua vez, por um único hormônio hipotalâmico, o **hormônio liberador de gonadotrofina (GnRH)** (veja no Capítulo 18). Contudo, FSH e LH são em grande parte secretados em vesículas secretoras separadas no gonadotrofo e não são secretados em quantidades iguais, porque outros fatores reguladores influenciam o quanto de cada gonadotrofina será secretado.

Dois fatores – *testosterona* e *inibina* – influenciam diferentemente as taxas de secreção de LH e FSH. A testosterona, o produto da estimulação por LH das células de Leydig, atua em retroalimentação negativa, inibindo a secreção de LH de dois modos. O efeito de retroalimentação negativa predominante da testosterona consiste em diminuir a liberação de GnRH por ação no hipotálamo, diminuindo assim indiretamente a liberação tanto de LH quanto de FSH pela hipófise anterior. Além disso, a testosterona atua diretamente na hipófise anterior para reduzir seletivamente a secreção de LH. Esta última ação explica por que a testosterona exerce um maior efeito inibitório sobre a secreção de LH do que sobre a secreção de FSH.

O sinal inibitório testicular dirigido especificamente para o controle da secreção de FSH consiste no hormônio peptídico

inibina, secretado pelas células de Sertoli. A inibina atua diretamente sobre a hipófise anterior para inibir seletivamente a secreção de FSH. Esta inibição de FSH via retroalimentação por um produto de célula de Sertoli é apropriada, já que o FSH estimula a espermatogênese por sua ação nas células de Sertoli.

PAPÉIS DA TESTOSTERONA E DO FSH NA ESPERMATOGÊNESE

Tanto testosterona quanto FSH desempenham papéis decisivos no controle da espermatogênese, cada um exercendo seu efeito por ação nas células de Sertoli. A testosterona é essencial para a mitose e meiose das células germinativas, enquanto o FSH é necessário para o remodelamento das espermátides. A concentração de testosterona é muito maior nos testículos do que no sangue, porque uma porção substancial deste hormônio produzido localmente pelas células de Leydig é retida no líquido intratubular formando complexos com a proteína de ligação a androgênios secretada pelas células de Sertoli. Apenas esta alta concentração de testosterona testicular é adequada para se manter a produção de espermatozoides.

A atividade do hormônio liberador de gonadotrofina aumenta na puberdade.

Embora os testículos fetais secretem testosterona, que orienta o desenvolvimento masculino do sistema reprodutor, após o nascimento os testículos ficam dormentes até a puberdade. Durante o período pré-puberdade, LH e FSH não são secretados em níveis adequados para estimular qualquer atividade testicular significativa.

O retardo pré-puberal do início da capacidade de reprodução permite que o indivíduo tenha tempo para um amadurecimento físico (embora não necessariamente psicológico) suficiente que permita a geração de um descendente (esta maturação física é especialmente importante nas mulheres, cujo corpo deve suportar o feto em desenvolvimento).

Durante o período pré-puberdade, a atividade de GnRH é inibida. O processo da puberdade é iniciado por um aumento na atividade de GnRH em algum ponto entre os 8 e os 12 anos de idade. No início da puberdade, a secreção de GnRH ocorre apenas à noite, causando um breve aumento noturno na secreção de LH e, consequentemente, na secreção de testosterona. A extensão da secreção de GnRH aumenta gradualmente à medida que a puberdade progride, até que seja estabelecido o padrão adulto de secreção de GnRH, FSH, LH e de testosterona. Sob a influência dos crescentes níveis de testosterona durante a puberdade, as alterações físicas que envolvem características sexuais secundárias e a maturação reprodutiva tornam-se evidentes.

Os fatores responsáveis pelo início da puberdade em humanos permanecem incertos. A principal proposta focaliza um possível papel do hormônio *melatonina*, secretado pela *glândula pineal* no interior do cérebro (veja no Capítulo 18). A melatonina, cuja secreção diminui durante a exposição à luz e aumenta durante a exposição ao escuro, possui um efeito antigonadotrófico em muitas espécies. A luz que atinge os olhos inibe as vias nervosas que estimulam a secreção de melatonina. Em muitas espécies de acasalamento sazonal, a diminuição geral na secreção de melatonina que ocorre em associação aos dias mais longos e às noites mais curtas inicia a estação de acasalamento. Alguns pesquisadores sugeriram que a redução observada na taxa geral de secreção de melatonina na puberdade em humanos – particularmente durante a noite, quando os picos da secreção de GnRH ocorrem pela primeira vez – constitui o gatilho para o início da puberdade.

Tendo completado a discussão sobre a função testicular, agora dedicaremos nossa atenção aos papéis dos demais componentes do sistema reprodutor masculino.

O trato reprodutor armazena e concentra os espermatozoides e aumenta sua fertilidade.

O restante do sistema reprodutor masculino (além dos testículos) é projetado para fornecer espermatozoides ao trato reprodutor feminino. Essencialmente, consiste em (1) uma via tortuosa de tubos (o trato reprodutor), que transporta os espermatozoides dos testículos até o exterior do corpo; (2) várias glândulas sexuais acessórias, que contribuem com secreções importantes para a viabilidade e a motilidade dos espermatozoides; e (3) o pênis, projetado para penetrar e depositar os espermatozoides no interior da vagina da mulher. Examinaremos cada uma destas partes em mais detalhes, começando pelo trato reprodutor.

COMPONENTES DO TRATO REPRODUTOR MASCULINO

Um **epidídimo** em forma de vírgula está fixado frouxamente à superfície posterior de cada testículo (veja Figuras 20-1 e 20-7a). Após a produção dos espermatozoides nos túbulos seminíferos, eles são varridos para o epidídimo como resultado da pressão criada pela secreção contínua do líquido tubular pelas células de Sertoli. Os ductos epididimais de cada testículo convergem para formar um grande ducto muscular de paredes espessas, chamado **ducto (vaso) deferente**. O ducto deferente de cada testículo segue para cima saindo do saco escrotal e volta novamente pelo canal inguinal para a cavidade abdominal, onde por fim esvazia-se na uretra no colo da bexiga (veja • Figura 20-1). A uretra transporta os espermatozoides para fora do pênis durante a ejaculação, a expulsão forçosa do sêmen do organismo.

FUNÇÕES DO EPIDÍDIMO E DO DUCTO DEFERENTE

Estes ductos realizam diversas funções importantes. O epidídimo e o ducto deferente servem como vias de saída dos espermatozoides no testículo. Quando deixam o testículo, os espermatozoides não são capazes de qualquer movimento nem de fertilização. Eles obtêm estas duas capacidades durante sua passagem pelo epidídimo. Este processo de maturação é estimulado pela testosterona retida no líquido tubular, ligada à proteína de ligação a androgênios. A capacidade de fertilização dos espermatozoides é ainda mais ampliada pela exposição a secreções do trato reprodutor feminino. Esta potencialização da capacidade do espermatozoide nos tratos reprodutores masculino e feminino é conhecida como **capacitação**. Os cientistas acreditam que a *defensina*, uma proteína secretada pelo epidídimo e que defende os espermatozoides dos micro-organismos, possa ter um segundo papel de impulsionar a motilidade dos espermatozoides. O epidídimo também concentra os espermatozoides em 100 vezes, absorvendo a maior parte do fluido que chega dos túbulos seminíferos. Os espermatozoides em maturação são movidos lentamente pelo epidídimo para o ducto deferente por contrações rítmicas da musculatura lisa nas paredes destes tubos.

O ducto deferente serve como um importante local de armazenamento de espermatozoides. Uma vez que os espermatozoides firmemente aglomerados são relativamente inativos e suas necessidades metabólicas são, consequentemente, baixas, eles podem ficar armazenados no ducto deferente por até dois meses, embora

▲ TABELA 20-2	Localização e funções dos componentes do sistema reprodutor masculino	
Componentes	Número e localização	Funções
Testículo	Par; localizados no escroto, um saco recoberto de pele, suspenso no ângulo entre as pernas	Produção de espermatozoides Secreção de testosterona
Epidídimo e ducto deferente	Par; um epidídimo fixado na parte posterior de cada testículo; um ducto deferente segue para cima de cada epidídimo até sair do saco escrotal pelo canal inguinal, esvaziando-se na uretra no colo da bexiga	Funciona como via de saída do espermatozoide no testículo Serve como local de maturação do espermatozoide para motilidade e fertilidade Concentra e armazena os espermatozoides
Vesícula seminal	Par; ambas esvaziam-se na última porção do ducto deferente, uma em cada lado	Fornece frutose para nutrir o espermatozoide ejaculado Secreta prostaglandinas que estimulam a motilidade para ajudar a transportar os espermatozoides no interior dos tratos masculino e feminino Fornece o volume do sêmen Fornece precursores para a coagulação do sêmen
Próstata	Única; envolve completamente a uretra no colo da bexiga	Secreta um líquido alcalino que neutraliza as secreções vaginais ácidas Desencadeia a coagulação do sêmen para manter o esperma na vagina durante a retirada do pênis
Glândula bulbouretral	Par; ambas se esvaziam na uretra, uma em cada lado, imediatamente antes de a uretra entrar no pênis	Secretam muco para lubrificação

não recebam suprimento sanguíneo de nutrientes e sejam nutridos apenas por açúcares simples presentes nas secreções tubulares.

Nota Clínica **VASECTOMIA** Na **vasectomia**, procedimento de esterilização comum em homens, um pequeno segmento de cada ducto deferente (também chamado de *vaso deferente*, daí o termo *vasectomia*) é removido cirurgicamente após sua saída do testículo, mas antes de entrar no canal inguinal, bloqueando assim a saída de espermatozoides dos testículos. Os espermatozoides que se acumulam atrás da extremidade testicular atada dos ductos cortados são eliminados por fagocitose. Embora este procedimento bloqueie a saída dos espermatozoides, ele não interfere com a atividade da testosterona, porque as células de Leydig secretam testosterona no sangue e não pelo ducto deferente. Portanto, a masculinidade e a libido, dependentes de testosterona, não devem diminuir após a vasectomia.

As glândulas sexuais acessórias contribuem para o volume do sêmen.

Várias glândulas sexuais acessórias – as vesículas seminais e a próstata – esvaziam suas secreções no sistema de ductos antes que estes cheguem à uretra (veja ● Figura 20-1). Um par de *vesículas seminais* em forma de saco se esvazia na última porção dos dois ductos deferentes, uma em cada lado. O curto segmento do ducto que passa além do ponto de entrada da vesícula seminal para unir-se à uretra é chamado de *ducto ejaculatório*. A *próstata* é uma grande glândula única que cerca completamente os ductos ejaculatórios e a uretra. Em um número significativo de homens, a próstata aumenta a partir da meia-idade até uma idade avançada (uma condição chamada **hipertrofia prostática benigna**). A dificuldade para urinar é frequentemente encontrada quando a próstata aumentada comprime a porção da uretra que passa pela próstata.

Outro par de glândulas sexuais acessórias, as *glândulas bulbouretrais*, drenam para a uretra após sua passagem pela próstata e imediatamente antes da entrada no pênis. Numerosas glândulas secretoras de muco também estão situadas ao longo da extensão da uretra.

SÊMEN Durante a ejaculação, as glândulas sexuais acessórias contribuem com secreções que fornecem apoio para a viabilidade contínua dos espermatozoides no interior do trato reprodutor feminino. Estas secreções constituem o volume do sêmen, uma mistura de secreções de glândulas sexuais acessórias, espermatozoides e muco. Os espermatozoides compõem apenas um pequeno percentual do total do líquido ejaculado.

FUNÇÕES DAS GLÂNDULAS SEXUAIS ACESSÓRIAS MASCULINAS Embora as secreções das glândulas sexuais acessórias não sejam absolutamente essenciais à fertilização, elas facilitam bastante o processo:

- As **vesículas seminais** (1) fornecem frutose, que serve como fonte de energia primária para os espermatozoides ejaculados; (2) secretam *prostaglandinas*, que estimulam as contrações da musculatura lisa dos tratos reprodutores masculino e feminino, ajudando assim a transportar os espermatozoides do seu local de armazenamento no homem até o local de fertilização na tuba feminina; (3) fornecem aproximadamente 60% do volume do sêmen, o que ajuda a carregar os espermatozoides para a uretra e também dilui a massa espessa de espermatozoides, permitindo sua mobilidade; e (4) secretam fibrinogênio, um precursor da fibrina, que forma a malha de um coágulo (veja no Capítulo 11).

- A **próstata** (1) secreta um líquido alcalino que neutraliza as secreções vaginais ácidas, uma função importante porque os espermatozoides são mais viáveis em um ambiente ligeiramente alcalino; (2) fornece enzimas de coagulação; e (3) libera o antígeno prostático específico. As enzimas de coagulação prostática agem sobre o fibrinogênio das vesículas seminais para produz fibrina, que "coagula" o sêmen, ajudando assim a manter os espermatozoides ejaculados no trato reprodutor feminino durante a retirada do pênis. Pouco depois, o coágulo seminal é decomposto pelo **antígeno prostático específico (PSA)**, uma enzima de degradação da fibrina derivada da próstata, liberando assim os espermatozoides móveis no trato feminino.

Nota Clínica Uma vez que o PSA é produzido apenas na próstata, a medida dos níveis de PSA no sangue é usada como um tipo de teste de triagem para possível câncer de próstata. Uma elevação dos níveis de PSA no sangue está associada a câncer de próstata, hipertrofia prostática benigna ou infecções da próstata.

- Durante a estimulação sexual, as **glândulas bulbouretrais** secretam uma substância semelhante ao muco que fornece lubrificação para a relação sexual.

A ▲ Tabela 20-2 resume as localizações e as funções dos componentes do sistema reprodutor masculino.

Antes de abordar o ato de fornecimento de espermatozoides para a mulher (a relação sexual), nos desviaremos brevemente para discutir os vários papéis das prostaglandinas, descobertas pela primeira vez no sêmen, mas abundantes em todo o organismo.

As prostaglandinas são onipresentes mensageiros químicos de ação local.

Embora as **prostaglandinas** tenham sido identificadas pela primeira vez no sêmen e fossem consideradas de origem prostática (daí seu nome, embora na realidade sejam secretadas no sêmen pelas vesículas seminais), sua produção e ações de modo algum estão limitadas ao sistema reprodutor. Estes derivados de ácidos graxos de 20 carbonos estão entre os mensageiros químicos mais onipresentes no organismo. São produzidos em virtualmente todos os tecidos a partir do ácido araquidônico, um componente de ácido graxo dos fosfolipídios no interior da membrana plasmática. Com a estimulação apropriada, o ácido araquidônico é separado da membrana plasmática por uma enzima ligada à membrana e, em seguida, é convertido na prostaglandina adequada, que atua localmente como uma secreção parácrina em seu ponto de produção ou próximo a ele. Após a ação das prostaglandinas, estas são rapidamente desativadas por enzimas locais antes que tenham acesso ao sangue ou, se atingirem o sistema circulatório, são rapidamente degradadas em sua primeira passagem pelos pulmões para que não sejam dispersadas pelo sistema arterial sistêmico.

As prostaglandinas são designadas como pertencentes a um de três grupos – PGA, PGE ou PGF –, de acordo com variações estruturais no anel de cinco carbonos que contêm em uma extremidade (● Figura 20-11). Em cada grupo, as prostaglandinas são adicionalmente identificadas pelo número de ligações duplas presentes nas duas cadeias laterais que se projetam a partir da estrutura do anel (por exemplo, PGE_1 possui dupla ligação e PGE_2 tem duas duplas ligações).

As prostaglandinas, assim como as *prostaciclinas,* os *tromboxanos* e os *leucotrienos* (outros derivados do ácido araquidônico intimamente relacionados), são conhecidas coletivamente como **eicosanoides** e estão entre os compostos mais biologicamente ativos conhecidos. As prostaglandinas exercem uma impressionante variedade de efeitos. Não apenas as discretas variações na estrutura das prostaglandinas são acompanhadas por profundas diferenças na ação biológica, como também a mesma molécula de prostaglandina pode exercer efeitos opostos em diferentes tecidos. Além de potencializar o transporte de espermatozoides no sêmen, sabe-se ou suspeita-se de que estes mensageiros químicos abundantes exerçam outras funções no sistema reprodutor feminino e nos sistemas respiratório, urinário, digestório, nervoso e endócrino, além de afetar a agregação plaquetária, o metabolismo das gorduras e as inflamações (▲ Tabela 20-3).

▲ TABELA 20-3	Ações das prostaglandinas
Sistema corporal afetado	Ações das prostaglandinas
Sistema reprodutor	Promovem transporte de espermatozoides por ação na musculatura lisa nos tratos reprodutores masculino e feminino Desempenham um papel na ovulação Desempenham um papel importante na menstruação Contribuem para a preparação da porção materna da placenta Contribuem para o parto
Sistema respiratório	Algumas promovem broncodilatação; outras, broncoconstrição
Sistema urinário	Aumentam o fluxo sanguíneo renal Aumentam a excreção de água e sal
Sistema digestório	Inibem a secreção de HCl pelo estômago Estimulam a motilidade intestinal
Sistema nervoso	Influenciam a liberação e a ação de neurotransmissores Atuam como "termostato" hipotalâmico para aumentar a temperatura corporal Exacerbam a sensação de dor
Sistema endócrino	Potencializam a secreção de cortisol Influenciam a resposta do tecido aos hormônios em muitos casos
Sistema circulatório	Influenciam a agregação plaquetária
Metabolismo das gorduras	Inibem a decomposição de gorduras
Sistema de defesa	Promovem muitos aspectos da inflamação, incluindo o desenvolvimento de febre

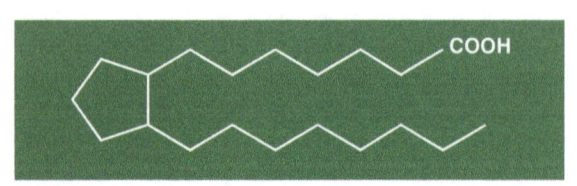

A **designação da letra** (PGA, PGE, PGF) indica variações estruturais no anel de cinco carbonos

A **designação do número** (por exemplo, PGE_1, PGF_2) indica o número de ligações duplas presentes nas duas cadeias laterais

● FIGURA 20-11 Estrutura e nomenclatura das prostaglandinas.

Nota Clínica À medida que as várias ações das prostaglandinas tornam-se mais bem compreendidas, se apresentam novas formas para sua utilização terapêutica. Um exemplo clássico é o uso da aspirina, que bloqueia a conversão de ácido araquidônico em prostaglandina, para reduzir a febre e aliviar a dor. A ação da prostaglandina também é terapeuticamente inibida no tratamento de sintomas pré-menstruais e das cólicas menstruais. Além disso, prostaglandinas específicas são administradas clinicamente em situações tão diversas quanto a indução de parto, o tratamento de asma e o tratamento de úlceras gástricas.

A seguir, antes de considerarmos o sistema feminino em mais detalhes, examinaremos o modo pelo qual homens e mulheres se reúnem para a reprodução.

Relação sexual entre homens e mulheres

Em última análise, a união de gametas masculinos e femininos para obtenção da reprodução em humanos requer a transferência do sêmen carregado de espermatozoides para a vagina da mulher durante o **ato sexual**, também conhecido como **relação sexual**, **coito** ou **cópula**.

O ato sexual masculino é caracterizado por ereção e ejaculação.

O *ato sexual masculino* envolve dois componentes: (1) **ereção**, ou o enrijecimento do normalmente flácido pênis para possibilita a sua entrada na vagina, e (2) **ejaculação**, ou a expulsão forçada do sêmen pela uretra e para fora do pênis (▲ Tabela 20-4). Além destes componentes estritamente relacionados à reprodução, o **ciclo de resposta sexual** aborda respostas fisiológicas mais amplas, que podem ser divididas em quatro fases:

1. A *fase de excitação* inclui ereção e elevação da consciência sexual.

2. A *fase de platô* é caracterizada pela intensificação destas respostas, além de respostas corporais mais generalizadas, como um aumento estável da frequência cardíaca, da pressão arterial, da frequência respiratória e da tensão muscular.

3. A *fase orgástica* inclui a ejaculação, assim como outras respostas que culminam no acúmulo de excitação sexual e são vivenciadas coletivamente como um intenso prazer físico.

4. Na *fase de resolução*, a genitália e os sistemas corporais retornam a seu estado pré-excitação.

A resposta sexual humana é uma experiência de múltiplos componentes que, além do fenômeno fisiológico, engloba fatores emocionais, psicológicos e sociológicos. Examinaremos aqui apenas os aspectos fisiológicos do sexo.

A ereção é obtida pela congestão vascular do pênis.

A ereção é obtida pelo ingurgitamento do pênis com sangue. O pênis consiste quase totalmente de **tecido erétil**, composto por três colunas ou cordões de espaços vasculares semelhantes a uma esponja que se estendem pelo comprimento do órgão (● Figura 20-12a). Na ausência de excitação sexual, os tecidos eréteis contêm pouco sangue, porque as arteríolas que suprem estas câmaras vasculares ficam contraídas. Como resultado, o pênis permanece pequeno e flácido. Durante a estimulação sexual, estas arteríolas dilatam-se de forma reflexa e o tecido erétil é preenchido com sangue, fazendo com que o pênis aumente tanto em comprimento quanto em largura e fique mais rígido. As veias que drenam o tecido erétil são mecanicamente comprimidas por este ingurgitamento e esta expansão dos espaços vasculares, reduzindo-se o fluxo de saída venoso e, consequentemente, contribuindo ainda mais para o acúmulo de sangue, ou *vasocongestão*. Estas respostas vasculares locais transformam o pênis em um órgão enrijecido e alongado, capaz de penetrar a vagina.

REFLEXO DE EREÇÃO O reflexo de ereção é um reflexo espinhal desencadeado pela estimulação de mecanorreceptores altamente sensíveis localizados na *glande do pênis*, que recobre a extremidade peniana. Recentemente, identificou-se um **centro gerador de ereção** situado na medula espinhal inferior. A estimulação tátil da glande desencadeia, reflexamente, por meio deste centro, um aumento da atividade vasodilatadora parassimpática e uma diminuição da atividade vasoconstritora simpática nas arteríolas penianas. O resultado é a vasodilatação rápida e pronunciada destas arteríolas e a consequente ereção (● Figura 20-13). Enquanto este arco reflexo espinhal permanecer intacto, a ereção é possível mesmo em homens paralisados por uma lesão mais alta na medula espinhal.

Esta vasodilatação induzida por via parassimpática é o maior exemplo de controle parassimpático direto sobre o diâmetro de um

▲ **TABELA 20-4** Componentes do ato sexual masculino

Componentes do ato sexual masculino	Definição	Como é efetuado
Ereção	Enrijecimento do pênis, normalmente flácido, para possibilitar sua entrada na vagina	Ingurgitamento do tecido erétil do pênis com sangue, como resultado de acentuada vasodilatação das arteríolas penianas induzida por via parassimpática e compressão mecânica das veias
Ejaculação		
Fase de emissão	Descarregamento dos espermatozoides e secreções das glândulas sexuais acessórias (sêmen) pela uretra	Contração induzida por via simpática da musculatura lisa das paredes dos dutos e das glândulas sexuais acessórias
Fase de expulsão	Expulsão forçada do sêmen pelo pênis	Contração induzida por neurônios motores para os músculos esqueléticos na base do pênis

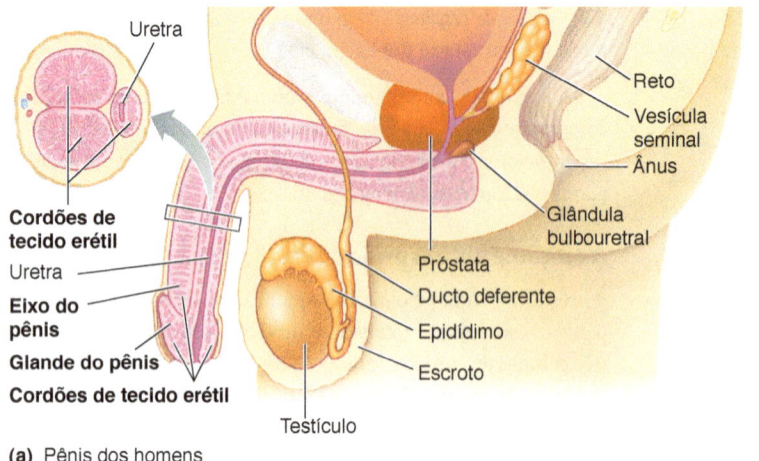

(a) Pênis dos homens

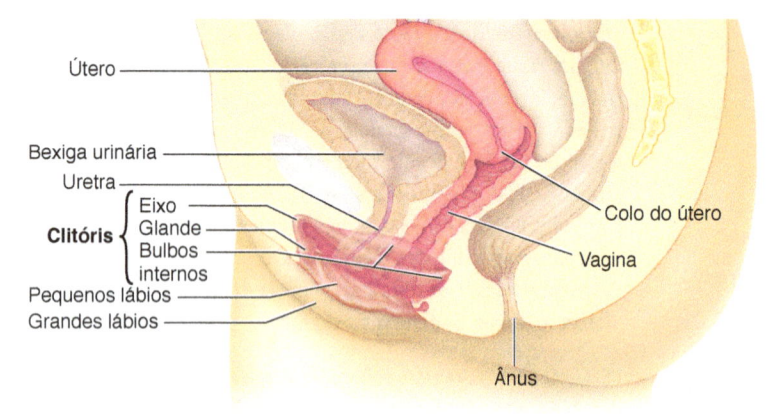

(b) Clitóris das mulheres

• **FIGURA 20-12** Tecido erétil em homens e mulheres.

vaso sanguíneo no corpo. A estimulação parassimpática provoca o relaxamento da musculatura lisa arteriolar peniana por meio do óxido nítrico, que causa a vasodilatação arteriolar em resposta a alterações tissulares locais em outros pontos do organismo (veja no Capítulo 10). As arteríolas geralmente são supridas apenas por nervos simpáticos, com o aumento da atividade simpática produzindo vasoconstrição e a diminuição da atividade simpática resultando em vasodilatação (veja no Capítulo 10).

A estimulação parassimpática e a inibição simpática simultâneas das arteríolas penianas obtêm uma vasodilatação mais rápida e de maior intensidade do que seria possível em outras arteríolas supridas apenas por nervos simpáticos. Por meio deste eficiente método para aumentar com rapidez o fluxo sanguíneo peniano, o pênis pode ficar completamente ereto em um curto espaço de tempo, de cinco a dez segundos. Ao mesmo tempo, os impulsos parassimpáticos promovem a secreção de muco lubrificante pelas glândulas bulbouretrais e uretrais em preparação para o coito.

Uma enormidade de pesquisas recentes resultou na descoberta de numerosas regiões por todo o cérebro que podem influenciar a resposta sexual masculina. As regiões cerebrais que influenciam a ereção parecem estar extensivamente interconectadas e funcionam como uma rede unificada para facilitar ou inibir o reflexo espinhal básico de ereção, dependendo das circunstâncias momentâneas. Como exemplo de facilitação, estímulos psíquicos, como a visualização de algo sexualmente excitante, podem induzir uma ereção mesmo na ausência completa da estimulação tátil do pênis. Em contraste, a falha em obter uma ereção apesar da estimulação apropriada pode resultar da inibição do reflexo de ereção por centros cerebrais mais elevados. Vamos examinar a disfunção erétil em mais detalhes.

Nota Clínica **DISFUNÇÃO ERÉTIL** Falhas reiteradas em obter ou manter uma ereção adequada para a relação sexual – uma **disfunção erétil**, ou **impotência** – podem ser atribuídas a fatores psicológicos ou físicos. Um episódio ocasional de falha de ereção não constitui impotência, porém um homem que fique excessivamente ansioso sobre sua capacidade de desempenho no ato sexual pode também estar fadado ao insucesso crônico. A ansiedade pode provocar a disfunção erétil, que amplia o nível de ansiedade do homem e, consequentemente, perpetua o problema. A impotência também pode ser originada de limitações físicas, incluindo lesões nervosas, de algumas medicações que interferem com a função autônoma e de problemas no fluxo sanguíneo peniano.

A disfunção erétil é bem disseminada. Mais de 50% dos homens entre 40 e 70 anos apresentam algum grau de impotência, aumentando para quase 70% por volta dos 70 anos. Por isso, não é surpreendente que tenham sido feitas mais prescrições do famoso medicamento para o tratamento de disfunção erétil *sildenafil* (Viagra) durante seu primeiro ano de comercialização, após a aprovação em 1998, que para qualquer outro novo medicamento na história. O sildenafil não produz uma ereção, mas amplifica e prolonga a resposta erétil desencadeada por meios usuais de estimulação. Vejamos como funciona este medicamento. O óxido nítrico liberado em resposta à estimulação parassimpática ativa uma enzima ligada à membrana, a *guanilato ciclase,* no interior das células musculares lisas arteriolares próximas. Esta enzima ativa a *guanosina monofosfato cíclica (GMPc),* um segundo mensageiro intracelular semelhante ao cAMP. A GMP cíclica, por sua vez, provoca o relaxamento da musculatura lisa arteriolar peniana, causando uma vasodilatação local pronunciada. Em circunstâncias normais, quando a GMPc é ativada e provoca uma ereção, este segundo mensageiro é degradado pela enzima intracelular *fosfodiesterase 5 (PDE5)*. O sildenafil inibe a PDE5. Como resultado, GMPc permanece ativa por mais tempo, de modo que a vasodilatação arteriolar peniana continua e a ereção é mantida por um período suficiente para que o homem anteriormente impotente possa consumar o ato sexual. Exatamente como o uso de um pedal no piano não faz com que a nota seja tocada, mas a prolonga, o sildenafil não causa a liberação de óxido nítrico e a subsequente ativação de GMPc produtora de ereção, mas pode prolongar a resposta desencadeada. O medicamento não tem benefício para indivíduos sem disfunção erétil, mas a taxa de sucesso é elevada entre pessoas que sofrem desta condição.

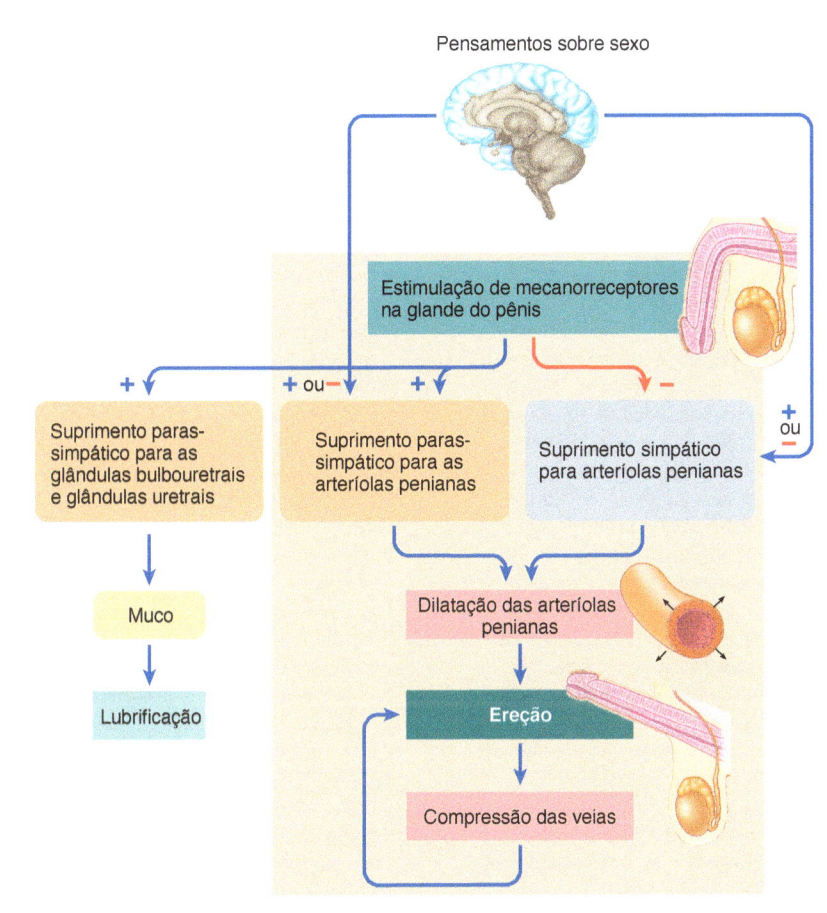

• **FIGURA 20-13** Reflexo da ereção.

Os efeitos colaterais são limitados porque o medicamento fica concentrado no pênis e, consequentemente, tem mais impacto neste órgão do que em outras partes do organismo.

A ejaculação inclui a emissão e a expulsão.

O segundo componente do ato sexual masculino é a *ejaculação*. Assim como a ereção, a ejaculação é um reflexo espinhal. Os mesmos tipos de estímulos táteis e psíquicos que induzem a ereção causam a ejaculação quando o nível de excitação se intensifica até um pico crítico.

A resposta ejaculatória geral ocorre em duas fases: *emissão* e *expulsão* (veja ▲ Tabela 20-4).

EMISSÃO Em primeiro lugar, os impulsos simpáticos causam a contração sequencial dos músculos lisos na próstata, dos ductos reprodutores e das vesículas seminais. Esta atividade contrátil fornece líquido prostático, depois os espermatozoides e finalmente o líquido das vesículas seminais (coletivamente, o sêmen) para a uretra. Esta fase do reflexo ejaculatório é chamada de **emissão**. Durante este período, o esfíncter no colo da bexiga é firmemente fechado para impedir que o sêmen entre na bexiga e que a urina seja expelida juntamente com o ejaculado pela uretra.

EXPULSÃO Em uma segunda fase, o preenchimento da uretra com sêmen desencadeia impulsos nervosos que ativam uma série de músculos esqueléticos na base do pênis. As contrações rítmicas destes músculos ocorrem em intervalos de 0,8 segundo e aumentam a pressão no interior do pênis, expelindo forçosamente o sêmen pela uretra para o exterior. Esta é a fase de **expulsão** da ejaculação.

ORGASMO As contrações rítmicas que ocorrem durante a expulsão do sêmen são acompanhadas pela pulsação rítmica e involuntária dos músculos pélvicos e a intensidade máxima das respostas corporais gerais que estavam se acumulando durante as fases anteriores. As características são respiração pesada, frequência cardíaca de até 180 batimentos por minuto, contração generalizada acentuada dos músculos esqueléticos e emoções intensas. Estas respostas pélvicas e sistêmicas gerais que culminam o ato sexual estão associadas a um intenso prazer, caracterizado pela sensação de liberação e gratificação completa, uma experiência conhecida como **orgasmo**.

RESOLUÇÃO Durante a fase de resolução após um orgasmo, os impulsos vasoconstritores simpáticos diminuem a velocidade do fluxo de sangue para o pênis, fazendo com que a ereção termine. Ocorre um relaxamento profundo, frequentemente acompanhado por sensação de fadiga. O tônus muscular volta ao normal, enquanto os sistemas cardiovascular e respiratório voltam ao nível de atividade pré-excitação. Após a ejaculação, um período refratário temporário, de duração variável, ocorre antes que a estimulação sexual possa desencadear outra ereção. Portanto, os homens não conseguem ter orgasmos múltiplos em questão de minutos, como ocorre algumas vezes com as mulheres.

VOLUME E CONCENTRAÇÃO DE ESPERMATOZOIDES DO EJACULADO O volume e a concentração de espermatozoides do ejaculado dependem do período de tempo entre as ejaculações. O volume médio de sêmen corresponde a 2,75 ml, variando de 2 a 6 ml, com os maiores volumes seguindo períodos de abstinência. Um ejaculado humano médio contém aproximadamente 180 milhões de espermatozoides (66 milhões/ml), porém alguns ejaculados podem conter até 400 milhões de espermatozoides.

Nota Clínica Tanto a quantidade quanto a qualidade dos espermatozoides são importantes determinantes da fertilidade. Um homem é considerado clinicamente infértil se sua concentração de espermatozoides cair para menos de 20 milhões/ml de sêmen. Embora apenas um espermatozoide efetivamente fertilize o óvulo, é necessário um grande número de espermatozoides acompanhantes para fornecer enzimas acrossômicas suficientes para degradar as barreiras que cercam o óvulo até que o espermatozoide vitorioso adentre o citoplasma do óvulo. A qualidade dos espermatozoides também deve ser considerada ao avaliar-se o potencial de fertilidade de uma amostra de sêmen. A presença de números substanciais de espermatozoides com motilidade ou estrutura anormais, como espermatozoides com caudas distorcidas, reduz a possibilidade de fertilização (para uma discussão sobre como os estrogênios ambientais podem diminuir as contagens de espermatozoides, bem como afetar negativamente

CONCEITOS, DESAFIOS E CONTROVÉRSIAS

"Estrogênios" ambientais: más notícias para o sistema reprodutor

Sem saber, nos últimos 60 anos, estivemos poluindo o meio ambiente com produtos químicos sintéticos que prejudicam o sistema endócrino, um efeito colateral não pretendido da industrialização. Conhecidos como **interruptores endócrinos**, estes poluentes semelhantes a hormônios ligam-se aos receptores em locais normalmente reservados aos hormônios de ocorrência natural. Dependendo do modo como interagem com os receptores, estes interruptores podem mimetizar ou bloquear a atividade hormonal normal. A maioria dos interruptores endócrinos exerce efeitos feminilizantes. Muitos destes contaminantes ambientais mimetizam ou alteram a ação do estrogênio, o hormônio esteroide feminilizante produzido pelos ovários femininos. Embora ainda não sejam conclusivos, estudos laboratoriais e de campo sugerem que estes interruptores estrogênicos possam ser responsáveis por algumas tendências perturbadoras em problemas da saúde reprodutiva, como a queda nas contagens de espermatozoides em homens e a maior incidência de câncer de mama em mulheres.

Os poluentes estrogênicos estão em toda parte. Contaminam os alimentos, a água potável e o ar. Os compostos sintéticos feminilizantes comprovados incluem (1) alguns herbicidas e inseticidas, (2) alguns produtos de decomposição de detergentes, (3) derivados de petróleo encontrados no escapamento de carros, (4) um conservante alimentar comum usado para retardar o ranço e (5) amaciantes que tornam os plásticos flexíveis. Estes amaciantes de plástico são comumente encontrados nas embalagens dos alimentos e facilmente podem vazar para os alimentos com os quais entram em contato, especialmente durante o aquecimento.

Também foi constatado que vazam de alguns brinquedos plásticos usados como mordedores para bebês quando em contato com a saliva. Estão presentes em numerosos produtos médicos, assim como nas bolsas em que o sangue é armazenado. Os amaciantes de plásticos estão entre os mais abundantes contaminantes industriais no nosso ambiente.

Os pesquisadores apenas começam a identificar e compreender as implicações para a saúde reprodutiva da miríade de produtos químicos sintéticos que se tornaram parte integrante das sociedades modernas. Estima-se que 87 mil produtos químicos sintéticos já estejam no ambiente. Os cientistas suspeitam que os produtos mimetizadores estrogênicos possam constituir a base de distúrbios reprodutivos surgidos nos últimos 60 anos – o mesmo período de tempo durante o qual grandes quantidades destes poluentes foram introduzidas no meio ambiente. Eis alguns exemplos de disfunções masculinas de reprodução que podem estar circunstancialmente ligadas à exposição a interruptores estrogênicos ambientais:

- *Queda nas contagens de espermatozoides.* A contagem de espermatozoides média caiu de 113 milhões de espermatozoides/ml de sêmen em 1940 para 66 milhões/ml em 1990. Agravando ainda mais a situação, o volume de um único ejaculado diminuiu de 3,40 ml para 2,75 ml. Isto significa que, atualmente, os homens estão ejaculando, em média, menos que a metade do número de espermatozoides que os homens de 50 anos atrás – uma queda de mais de 380 milhões de espermatozoides para aproximadamente 180 milhões de espermatozoides por ejaculado. Além disso, o número de espermatozoides móveis também diminuiu. Notavelmente, a contagem de espermatozoides não diminuiu nas áreas menos poluídas do mundo durante o mesmo período de tempo.
- *Maior incidência de câncer testicular e de próstata.* Os casos de câncer testicular triplicaram desde 1940 e a taxa continua a subir. O câncer de próstata também aumentou durante esse mesmo período de tempo.
- *Elevação no número de anomalias do trato reprodutor masculino no nascimento.* A incidência de *criptorquidia* (testículos não descidos) quase dobrou da década de 1950 para 1970. O número de casos de *hipospádia*, uma malformação do pênis, mais que dobrou entre a metade da década de 1960 e a metade da década de 1990. A hipospádia ocorre quando as pregas uretrais não conseguem se fechar na fusão durante o desenvolvimento de um feto do sexo masculino.
- *Evidência de distorção de sexo em animais.* Alguns peixes e populações de animais selvagens severamente expostos a estrogênios ambientais – como aqueles que vivem perto de águas muito poluídas com resíduos químicos mimetizadores de hormônio – exibem altas taxas de sistemas reprodutores grosseiramente prejudicados. Os exemplos incluem peixes machos hermafroditas (que possuem as partes reprodutivas masculinas e femininas) e crocodilos machos com pênis anormalmente pequenos. Foram identificadas anormalidades de reprodução semelhantes em

os sistemas reprodutores masculino e feminino de outros modos, veja o quadro ■ Conceitos, Desafios e Controvérsias).

O ciclo sexual feminino é muito semelhante ao ciclo masculino.

Os dois sexos apresentam as mesmas quatro fases do ciclo sexual – excitação, platô, orgasmo e resolução. Além disso, os mecanismos fisiológicos responsáveis pelo orgasmo são fundamentalmente os mesmos em homens e mulheres.

A fase de excitação nas mulheres pode ser iniciada por estímulos físicos ou psicológicos. A estimulação tátil da porção externamente exposta da glande do clitóris e da área perineal vizinha constitui um estímulo sexual especialmente poderoso. Este estímulo desencadeia reflexos espinhais que provocam uma vasodilatação induzida por via parassimpática das arteríolas ao longo de toda a vagina e da genitália externa, especialmente no clitóris. O resultante fluxo de sangue se torna evidente como uma tumefação dos lábios e a ereção do clitóris. Este último – como seu homólogo masculino, o pênis – é composto em grande parte por tecido erétil. Contrariamente a uma concepção errônea comum, o clitóris é muito maior que sua porção externamente visível. Sua maior parte está localizada internamente e consiste em grandes bulbos internos altamente vascularizados que cercam a uretra e a vagina (veja ● Figura 20-12b). Estes bulbos ficam túrgidos de sangue durante a ereção. A significância funcional desta ereção é incerta. Cientistas

mamíferos terrestres. Supostamente, a exposição excessiva a estrogênio estaria emasculando estas populações.

- *Declínio nos nascimentos de homens.* Muitos países relatam um ligeiro declínio na taxa de meninos nascidos em relação a meninas. Nos Estados Unidos, menos 17 meninos nasceram por dez mil nascimentos em 2007 em comparação às taxas de 1970, e o Japão observou uma queda geral de 37 homens a cada dez mil nascimentos durante o mesmo período de tempo. Embora várias explicações plausíveis tenham sido apresentadas, muitos pesquisadores atribuem esta perturbadora tendência à interrupção do desenvolvimento fetal masculino normal pelos estrogênios ambientais. Em um instigante elemento de prova circunstancial, todas as pessoas inadvertidamente expostas a níveis elevados de um agente interruptor endócrino durante um acidente industrial subsequentemente tiveram filhas e nenhum filho, enquanto aqueles menos expostos apresentaram proporção normal de meninos e meninas. Do mesmo modo, um estudo realizado em 2004 no Ártico russo encontrou uma notável proporção de 2,5:1 nascimentos de meninas em relação a meninos entre mulheres que apresentavam concentrações sanguíneas de 4 µg/L ou mais de um conhecido poluente mimetizador de estrogênio.

Os estrogênios ambientais também estão implicados na crescente incidência de câncer de mama em mulheres. O câncer de mama é 25% a 30% mais prevalente agora do que na década de 1940. Muitos dos fatores de risco estabelecidos para o câncer de mama, como o início da menstruação mais cedo que o normal e a apresentação da menopausa mais tarde que o normal, estão associados a uma elevação na exposição vitalícia total ao estrogênio. Uma vez que a maior exposição ao estrogênio natural aumenta o risco de câncer de mama, a exposição prolongada a estrogênios ambientais pode também estar contribuindo para a elevação da prevalência desta malignidade entre mulheres (e homens).

Além dos interruptores estrogênicos, os cientistas identificaram recentemente uma nova classe de agressores químicos – os interruptores androgênicos, que mimetizam ou suprimem a ação dos hormônios masculinos. Por exemplo, estudos sugerem que as bactérias presentes no esgoto de moinhos de polpa possam converter os esteróis da polpa do pinho em androgênios. Em contraste, compostos antiandrogênicos foram encontrados em fungicidas comumente borrifados em lavouras de vegetais e frutas. Uma outra causa de preocupação são os androgênios usados pela indústria de gado para aumentar a produção de músculos (ou seja, de carne) no gado de corte (os androgênios têm um efeito anabólico em proteínas). Estes medicamentos não passam para a carne, mas podem chegar à água potável e outros alimentos quando as fezes carregadas de hormônios contaminam rios e córregos.

Em resposta às crescentes evidências que emergiram ligando circunstancialmente uma grande variedade de poluentes ambientais a perturbadoras anormalidades de reprodução, em 1996, o Congresso dos EUA ordenou legalmente que a Agência de Proteção Ambiental (EPA) determinasse quais produtos químicos sintéticos poderiam constituir interruptores endócrinos. Em resposta, a EPA formou um comitê de aconselhamento que, em 1998, propôs um ambicioso plano para iniciar um teste completo de compostos fabricados em relação a seu potencial de alterar os hormônios em humanos e na vida selvagem. Embora todos os 87 mil compostos sintéticos existentes sejam testados ao final, a triagem inicial foi estreitada para avaliar o potencial de perturbação endócrina de 15 mil produtos químicos amplamente utilizados. Ao declarar isso como prioridade de saúde nacional, o governo alocou milhões de dólares para esta pesquisa. Ainda assim, neste processo demorado, apenas alguns milhares de produtos químicos foram testados nos primeiros dez anos de investigação, à medida que o *Toxic Release Inventory* ("Inventário de Liberação Tóxica") da EPA cresce lentamente e outros compostos químicos são considerados seguros. Para complicar ainda mais esta situação, cientistas recentemente descobriram que produtos químicos individuais presentes em níveis inofensivos no organismo podem ter efeitos sinérgicos e exercer efeitos nocivos quando interagem. Portanto, pode não ser suficiente avaliar o risco individual dos produtos químicos sintéticos. Os cientistas e as agências regulatórias talvez precisem considerar o risco cumulativo de misturas de produtos químicos. Cada vez mais, os "cães de guarda" ambientais exigem mais medidas para limitar a exposição a produtos químicos sintéticos (como a utilização de mamadeiras de vidro e não de plástico) e uma melhor rotulagem dos fabricantes para que os consumidores possam tomar decisões mais embasadas sobre os produtos que utilizam.

---

especulam que ela possa (1) fechar a uretra por compressão, para prevenir a contaminação do trato urinário durante a atividade sexual, (2) sustentar a parede vaginal durante a penetração peniana e/ou (3) aumentar a sinalização de prazer.

A vasocongestão dos capilares vaginais força o líquido dos vasos para o lúmen vaginal. Este líquido, a primeira indicação positiva de excitação sexual, serve como lubrificante primário para a relação. A lubrificação adicional é fornecida por secreções mucosas do homem e pelo muco liberado durante a excitação sexual por glândulas localizadas na abertura externa da vagina. Também durante a fase de excitação nas mulheres, os mamilos ficam eretos e as mamas aumentam em decorrência da vasocongestão. Além disso, a maioria das mulheres exibe um *rubor sexual* durante este período, causado por um aumento do fluxo sanguíneo na pele.

Durante a fase de platô, são intensificadas as alterações iniciadas durante a fase de excitação, enquanto ocorrem respostas sistêmicas semelhantes às masculinas (como aumento da frequência cardíaca, da pressão arterial, da frequência respiratória e da tensão muscular). A vasocongestão adicional do terço inferior da vagina durante este período reduz a capacidade interna de modo que ela se contrai ao redor do pênis introduzido, aumentando a sensação tátil tanto para a mulher quanto para o homem. Simultaneamente, o útero é elevado, levantando o colo do útero e ampliando os dois terços superiores da vagina. Este balonamento, ou **efeito de tenda**, cria um espaço para o depósito do ejaculado.

Se a estimulação erótica continuar, a resposta sexual culmina no orgasmo, quando impulsos simpáticos desencadeiam contrações rítmicas da musculatura pélvica em intervalos de 0,8 segundo, a mesma taxa observada em homens. As contrações ocorrem mais intensamente no terço inferior ingurgitado do canal vaginal.

Respostas sistêmicas idênticas às do orgasmo masculino também ocorrem. Na verdade, a experiência orgástica das mulheres é paralela à dos homens, com duas exceções. Primeiro, não existe um equivalente feminino para a ejaculação. Em segundo lugar, as mulheres não ficam refratárias após um orgasmo, por isso, podem responder imediatamente à estimulação erótica continuada e obter orgasmos múltiplos. Se a estimulação continuar, a intensidade sexual apenas diminui para o nível de platô após o orgasmo e pode ser rapidamente levada ao pico outra vez. Sabe-se de mulheres que podem obter até 12 orgasmos sucessivos desta maneira.

Durante a resolução, a congestão pélvica e as manifestações sistêmicas cedem gradualmente. Como ocorre nos homens, este é um período de grande relaxamento físico para as mulheres.

Examinaremos agora como as mulheres cumprem sua parte no processo reprodutivo.

Fisiologia do sistema reprodutor feminino

A fisiologia do sistema reprodutor feminino é muito mais complexa que a masculina.

Ciclos complexos caracterizam a fisiologia do sistema reprodutor feminino.

Ao contrário da produção contínua de espermatozoides e da secreção praticamente constante de testosterona características dos homens, a liberação dos óvulos é intermitente e a secreção de hormônios sexuais femininos observa grandes oscilações cíclicas. Os tecidos influenciados por estes hormônios sexuais também sofrem alterações cíclicas, das quais a mais óbvia é o ciclo menstrual mensal (menstruum significa "mensal"). Durante cada ciclo, o trato reprodutor feminino é preparado para a fertilização e a implantação de um óvulo liberado do ovário durante a ovulação. Se a fertilização não ocorre, o ciclo é reiniciado. Se a fertilização ocorre, o ciclo é interrompido enquanto o sistema feminino se adapta para nutrir e proteger o ser humano recém-concebido até seu desenvolvimento em um indivíduo capaz de viver fora do ambiente materno. Além disso, a mulher continua suas funções reprodutivas após o nascimento, produzindo leite (lactação) para a nutrição do bebê. Portanto, o sistema reprodutor feminino é caracterizado por ciclos complexos, interrompidos por alterações ainda mais complexas quando ocorre uma gravidez.

Os ovários, como órgão primário de reprodução nas mulheres, realizam a dupla função de produzir óvulos (oogênese) e de secretar os hormônios sexuais femininos, estrogênio e progesterona. Estes hormônios agem em conjunto para promover a fertilização do óvulo e preparar o sistema reprodutor feminino para a gravidez. O estrogênio nas mulheres governa muitas funções, semelhantes àquelas realizadas pela testosterona nos homens, como a maturação e a manutenção de todo o sistema reprodutor feminino e o estabelecimento das características sexuais secundárias femininas. Em geral, as ações do estrogênio são importantes para os eventos preconcepção. O estrogênio é essencial para a maturação e a liberação do óvulo, o desenvolvimento de características físicas sexualmente atraentes para os homens e o transporte dos espermatozoides da vagina até o local de fertilização na tuba uterina. Além disso, o estrogênio contribui para o desenvolvimento das mamas, antecipando a lactação. O outro esteroide ovariano, a progesterona, é importante para a preparação de um ambiente adequado para a nutrição de um embrião e, depois, do feto em desenvolvimento, e contribui para a capacidade de produção de leite nas mamas.

Sendo esteroides, o estrogênio e a progesterona exercem seus múltiplos efeitos por ligação aos respectivos receptores no citoplasma das células-alvo, com o complexo hormônio-receptor movendo-se para o núcleo, onde é ligado a um elemento de resposta hormonal de DNA específico para o hormônio. Esta ligação produz uma transcrição genética e a síntese de proteínas designadas que exercem a resposta orientada pelos hormônios nas células-alvo. O estrogênio tem dois receptores citoplasmáticos diferentes, que apresentam uma distribuição diferencial em vários tecidos e permitem ações seletivas em tecidos específicos. Os **moduladores seletivos de receptor estrogênico (SERMs)**, como o raloxifeno, são medicamentos que se ligam seletivamente a um determinado receptor estrogênico. O raloxifeno é aprovado para tratar osteoporose porque se liga seletivamente a receptores estrogênicos nos ossos, onde mimetiza os efeitos benéficos do estrogênio sobre a manutenção da densidade óssea, sem exercer ao mesmo tempo qualquer efeito sobre os órgãos reprodutores, onde uma influência adicional semelhante à do estrogênio poderia aumentar o risco de câncer (veja no Capítulo 19). O estrogênio também se liga aos receptores superficiais de membrana, onde atua por meio da cAMP para estimular efeitos não genômicos rápidos (veja no Capítulo 4).

Como nos homens, a capacidade de reprodução começa na puberdade nas mulheres, mas ao contrário dos homens, que apresentam um potencial reprodutivo por toda vida, o potencial reprodutivo feminino cessa durante a meia-idade, na menopausa.

Os passos da gametogênese são os mesmos nos dois sexos, mas o momento e o resultado diferem drasticamente.

A **oogênese** contrasta intensamente com a espermatogênese em vários aspectos importantes, embora os passos idênticos de replicação cromossômica e de divisão ocorram durante a produção de gametas nos dois sexos. As células germinativas primordiais não diferenciadas nos ovários fetais, as **oogônias** (comparáveis às espermatogônias), sofrem divisão mitótica para originar seis a sete milhões de oogônias por volta do quinto mês de gestação, quando a proliferação mitótica termina.

FORMAÇÃO DE OÓCITOS PRIMÁRIOS E FOLÍCULOS PRIMÁRIOS Durante a última parte da vida fetal, as oogônias iniciam as primeiras etapas de divisão meiótica, mas não as completam. Conhecidas agora como **oócitos primários**, elas contêm o número diploide de 46 cromossomos replicados, reunidos em pares homólogos, mas não se separam. Os oócitos primários permanecem neste estado de **parada meiótica** por anos até que sejam preparados para a ovulação.

Antes do nascimento, cada oócito primário é circundado por uma camada única de **células da granulosa** derivadas de tecido conjuntivo. Juntos, um oócito e as células da granulosa circundantes constituem um **folículo primário**. Os oócitos não incorporados em folículos sofrem autodestruição por apoptose (suicídio celular). Ao nascimento, apenas cerca de dois milhões de folículos primários permanecem, cada um contendo um único oócito primário, capaz de produzir um único óvulo. Nenhum oócito ou folículo novo aparece após o nascimento, com os folículos já presentes nos ovários ao nascimento funcionando como reservatório a partir do qual devem ser originados todos os óvulos durante toda a vida reprodutiva de uma mulher. O conjunto folicular gradualmente diminui como resultado de processos que "utilizam" os folículos contendo oócitos.

A reserva de folículos primários origina uma série gradual e contínua de folículos em desenvolvimento, estimulados por fatores parácrinos pouco compreendidos e produzidos tanto pelos oócitos quanto por células da granulosa. Quando começa a se desenvolver, um folículo pode ter um de dois destinos: atingir a maturidade e ovular ou sofrer degeneração para formar um tecido cicatricial, processo conhecido como **atresia**. Até a puberdade, todos os folículos que começam a se desenvolver sofrem atresia nos estágios iniciais, sem nunca ovular. Mesmo nos primeiros anos após a puberdade, muitos dos ciclos são **anovulatórios** (ou seja, nenhum óvulo é liberado). Do agrupamento original total de folículos no nascimento, aproximadamente 300 mil permanecem na puberdade e apenas cerca de 400 amadurecerão e liberarão óvulos; 99,97% deles nunca ovularão, em vez disso sofrendo atresia em algum estágio do desenvolvimento. Na menopausa, que ocorre em média no início da sexta década de vida, poucos folículos primários permanecem, tendo já sido ovulados ou sofrido atresia. A partir deste ponto, a capacidade reprodutiva de uma mulher termina.

Este potencial limitado de gametas nas mulheres tem um nítido contraste com o processo contínuo de espermatogênese nos homens, que têm o potencial de produzir várias centenas de milhões de espermatozoides em um único dia. Além disso, ocorre um gasto de cromossomos considerável na oogênese em comparação à espermatogênese. Vejamos como.

FORMAÇÃO DE OÓCITOS SECUNDÁRIOS E FOLÍCULOS SECUNDÁRIOS O oócito primário no interior do folículo primário ainda é uma célula diploide que contém 46 cromossomos duplicados. A partir da puberdade até a menopausa, uma porção da restante de folículos será desenvolvida em folículos mais avançados de modo cíclico. Os mecanismos que determinam quais folículos da reserva serão desenvolvidos em cada ciclo são desconhecidos. O desenvolvimento de um folículo é caracterizado pelo crescimento do oócito primário e pela expansão e diferenciação das camadas celulares circundantes. O oócito aumenta aproximadamente mil vezes. Este aumento do oócito é causado pelo acúmulo dos materiais citoplasmáticos que serão necessários ao embrião inicial.

Imediatamente antes da ovulação, o oócito primário, cujo núcleo esteve em parada meiótica por anos, completa sua primeira divisão meiótica. Esta divisão produz duas células-filhas, cada uma recebendo um conjunto haploide de 23 cromossomos duplos, analogamente à formação de espermatócitos secundários (• Figura 20-14). Contudo, quase todo o citoplasma permanece com uma das células-filhas, destinada a se transformar no óvulo, agora chamada de **oócito secundário**. Os cromossomos da outra célula-filha, juntamente com uma pequena porção do citoplasma, formam o **primeiro corpo polar**. Deste modo, o futuro óvulo perde metade de seus cromossomos para formar um gameta haploide, mas retém todo seu citoplasma rico em nutrientes. O corpo polar pobre em nutrientes logo sofre degeneração.

FORMAÇÃO DE UM ÓVULO MADURO Na verdade, é o oócito secundário, e não o óvulo maduro, que é ovulado e fertilizado, porém o uso comum refere-se ao gameta feminino em desenvolvimento como um óvulo, mesmo em seus estágios de oócito primário e secundário. A entrada do espermatozoides no oócito secundário é necessária para desencadear a segunda divisão meiótica. Oócitos secundários não fertilizados nunca completam sua divisão final. Durante esta divisão, metade do conjunto de cromossomos juntamente com uma fina camada de citoplasma são expelidos como o **segundo corpo polar**. A outra metade do conjunto de 23 cromossomos não pareados permanece no que é conhecido como **óvulo maduro** (algumas vezes chamado de *oótide*, comparável à espermátide, até que os corpos polares sejam desintegrados e permaneça apenas o óvulo maduro). Estes 23 cromossomos maternos unem-se aos 23 cromossomos paternos derivados do espermatozoide penetrante para completar a fertilização. Se o primeiro corpo polar ainda não tiver degenerado, ele também sofre a segunda divisão meiótica ao mesmo tempo em que o oócito secundário fertilizado estará dividindo seus cromossomos.

COMPARAÇÃO ENTRE OS PASSOS DA OOGÊNESE E DA ESPERMATOGÊNESE Os passos envolvidos na distribuição cromossômica durante a oogênese são paralelos ao da espermatogênese, com exceção das diferenças na distribuição citoplasmática e no período de tempo necessário para sua conclusão (• Figura 20-15). Assim como quatro espermátides haploides são produzidas por cada espermatócito primário, quatro células haploides filhas são produzidas por cada oócito primário (se o primeiro corpo polar não sofrer degeneração antes de completar a segunda divisão meiótica). Na espermatogênese, cada célula-filha desenvolve-se em um espermatozoide móvel altamente especializado, não onerado por um citoplasma não essencial e organelas, sendo que seu único destino é fornecer metade dos genes para o novo indivíduo. Na oogênese, contudo, das quatro células-filhas, apenas aquela que se transformará em um óvulo maduro recebe o citoplasma. Esta distribuição desigual do citoplasma é importante porque o óvulo, além de fornecer metade dos genes, fornece todos os componentes citoplasmáticos necessários para sustentar o desenvolvimento inicial do óvulo fertilizado. O grande óvulo relativamente não diferenciado contém abundantes nutrientes, organelas e proteínas estruturais e enzimáticas. As outras três células-filhas com citoplasma escasso, os corpos polares, são rapidamente degeneradas e seus cromossomos são deliberadamente consumidos.

Observe também a considerável diferença no tempo necessário para completar a espermatogênese e a oogênese. O desenvolvimento de uma espermatogônia em um espermatozoide completamente remodelado leva aproximadamente dois meses. Em contraste, o desenvolvimento de uma oogônia (presente antes do nascimento) até um óvulo maduro requer um período de 11 anos (início da ovulação na chegada da puberdade) até 50 anos (final da ovulação no início de menopausa). A duração real dos passos ativos da meiose é a mesma em homens e mulheres, porém nas mulheres os óvulos em desenvolvimento permanecem em parada meiótica por um número variável de anos.

Estágios da oogênese

Oogônia — 46 (número diploide; fitas simples)

1 Proliferação mitótica antes do nascimento

Oócitos primários — (Parada na primeira divisão meiótica) — 46 (número diploide; fitas duplas)

Após a puberdade, um oócito primário atinge a maturidade e é ovulado aproximadamente uma vez por mês até que ocorra a menopausa

Oócito primário aumentado — 46 (número diploide; fitas duplas)

(Primeira divisão meiótica concluída imediatamente antes da ovulação)

2 Meiose

Primeiro corpo polar

Oócito secundário — 23 (número haploide; fitas duplas)

(Segunda divisão meiótica concluída após a fertilização)

Segundo corpo polar

Óvulo maduro — 23 (número haploide; fitas simples) do óvulo mais 23 (número haploide; fitas simples) do espermatozoide, para um ovo fertilizado diploide com 46 cromossomos

Degeneração dos corpos polares

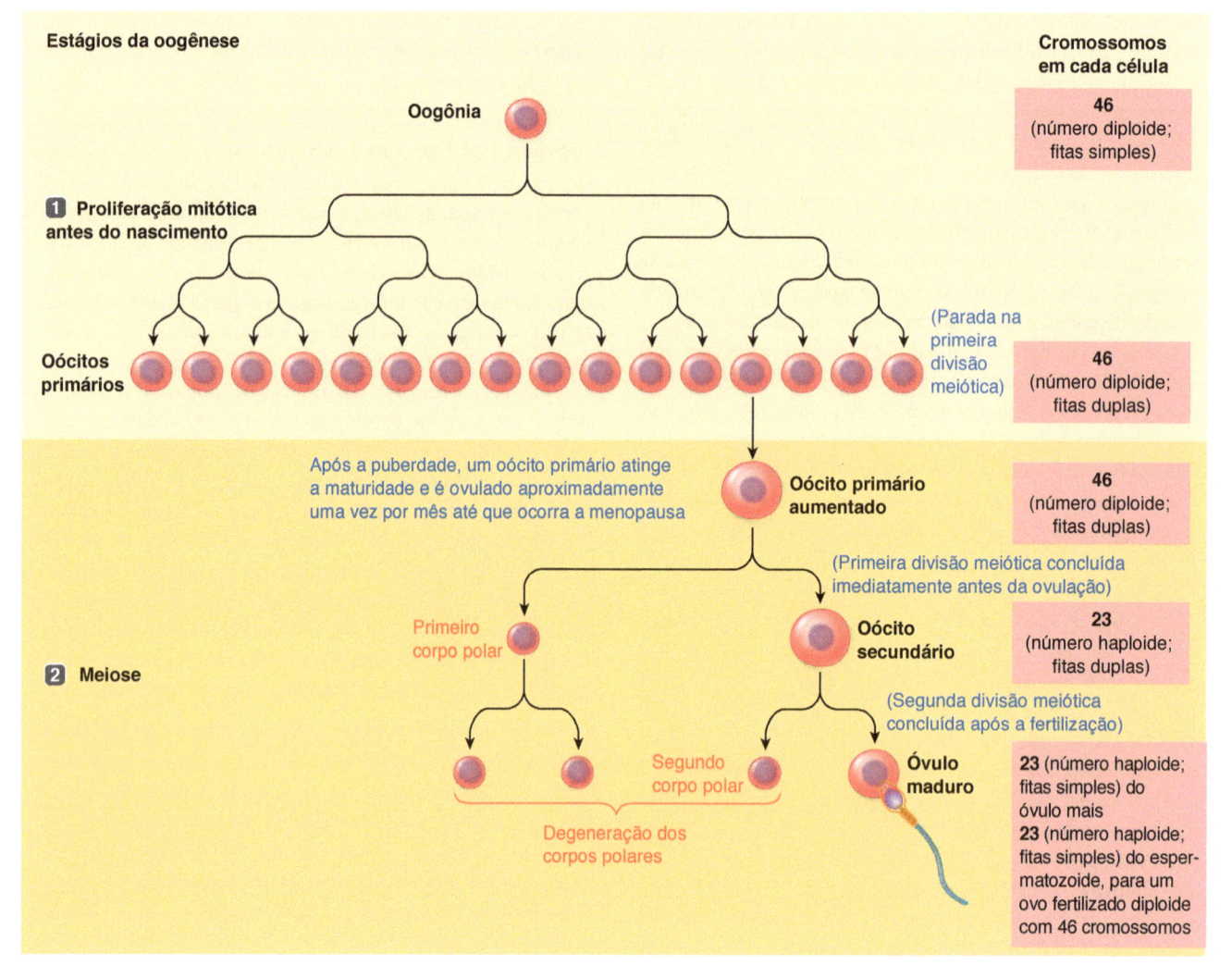

- **FIGURA 20-14** Oogênese. Comparar com a ● Figura 20-8, *Espermatogênese*.

Nota Clínica Acredita-se que a maior idade dos óvulos liberados por mulheres pouco antes e pouco depois dos 40 anos explique a maior incidência de anormalidades genéticas, como a síndrome de Down, em crianças nascidas de mulheres nesta faixa etária.

O ciclo ovariano consiste em fases foliculares e lúteas alternadas.

Após o início da puberdade, o ovário alterna constantemente entre duas fases: a **fase folicular**, dominada pela presença de *folículos em maturação;* e a **fase lútea**, caracterizada pela presença do *corpo lúteo* (que será em breve descrito). Normalmente, este ciclo é interrompido apenas se ocorrer gravidez e finalmente é encerrado pela menopausa. O ciclo ovariano médio dura 28 dias, mas isso varia entre as mulheres e entre os ciclos de qualquer mulher em particular.

O folículo opera na primeira metade do ciclo para produzir um óvulo maduro pronto para a ovulação na metade do ciclo. O corpo lúteo assume na última metade do ciclo, a fim de preparar o trato reprodutor feminino para a gravidez, se ocorrer a fertilização do óvulo liberado.

A fase folicular é caracterizada pelo desenvolvimento de folículos em maturação.

A qualquer determinado momento durante o ciclo, uma porção de folículos primários está começando a se desenvolver (● Figura 20-16b, passo **1**). Contudo, apenas aqueles que o fazem durante a fase folicular, quando o ambiente hormonal é adequado para promover sua maturação, continuam além dos estágios iniciais de desenvolvimento. Os outros, não recebendo sustentação hormonal, sofrem atresia. Durante o desenvolvimento folicular, enquanto o oócito primário está sintetizando e armazenando material para uso futuro se fertilizado, alterações importantes ocorrem nas células em torno do oócito reativado, na preparação para a liberação do óvulo do ovário.

PROLIFERAÇÃO DAS CÉLULAS DA GRANULOSA E FORMAÇÃO DA ZONA PELÚCIDA Inicialmente, a camada única de células da granulosa em um folículo primário se prolifera para formar várias camadas, que cercam o oócito. Estas células da granulosa secretam uma "crosta" espessa semelhante a um gel que cobre o oócito e o separa das células da granulosa ao seu redor. Esta membrana interposta é conhecida como **zona pelúcida** (passo **2**).

Mitose

Célula germinativa masculina (diploide)

Célula germinativa feminina (diploide)

Espermatogônia (diploide)

Oogônia (diploide)

A mitose produz grandes números de espermatogônias

A mitose produz grandes números de oogônias

Meiose I

Espermatócito primário (diploide; cromossomos mostrados como replicados)

Oócito primário (diploide; cromossomos mostrados como replicados)

(imediatamente antes da ovulação)

Espermatócito secundário (haploide)

Oócito secundário (haploide)

Primeiro corpo polar

Meiose II

(imediatamente após a fertilização)

Espermátide (haploide)

Oótide (haploide)

Do primeiro corpo polar

Segundo corpo polar

Espermatozoide (haploide)

Óvulo maduro (haploide)

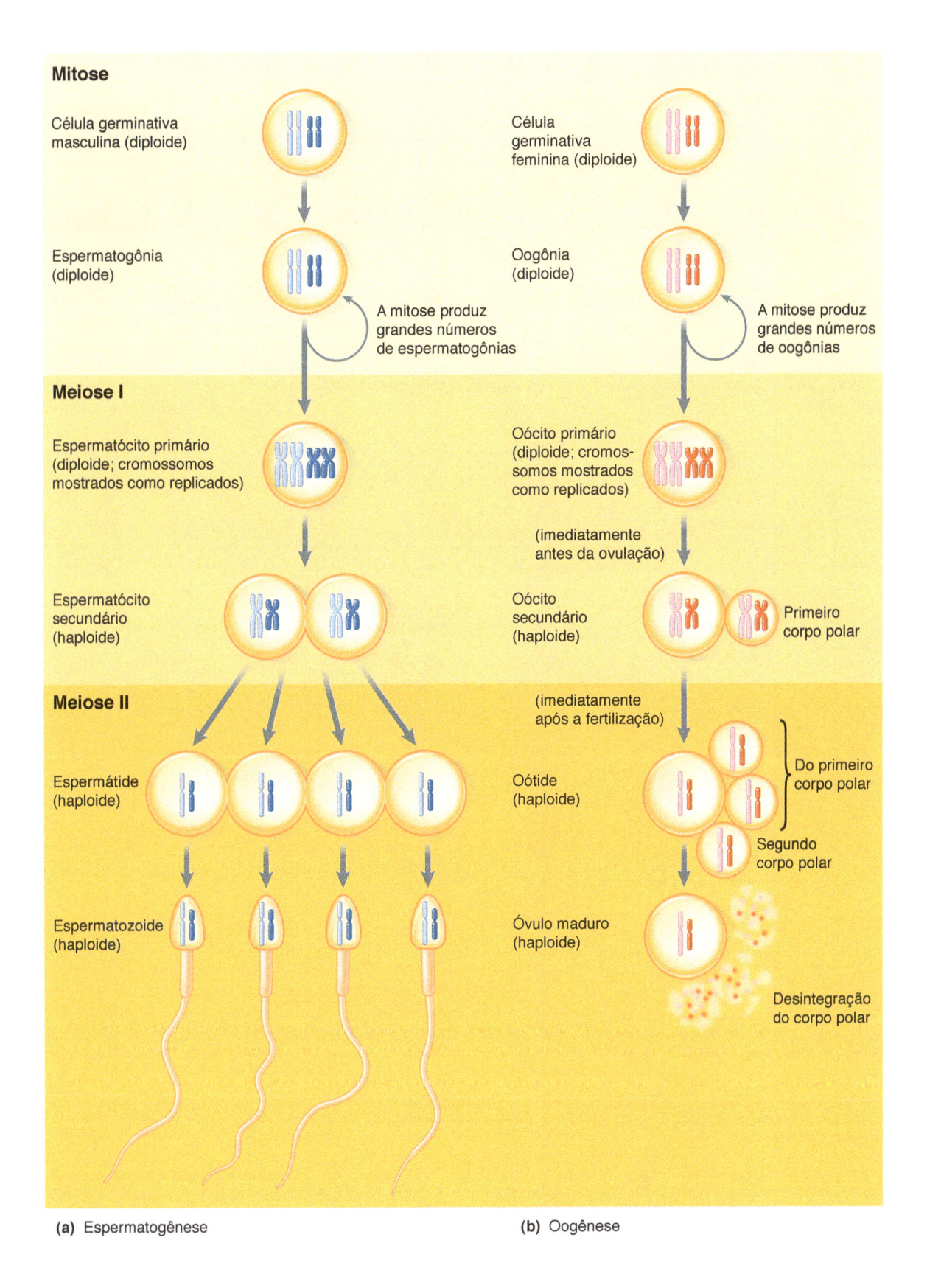

Desintegração do corpo polar

(a) Espermatogênese

(b) Oogênese

- **FIGURA 20-15** Comparação das divisões mitóticas e meióticas que produzem espermatozoides e óvulos a partir das células germinativas.

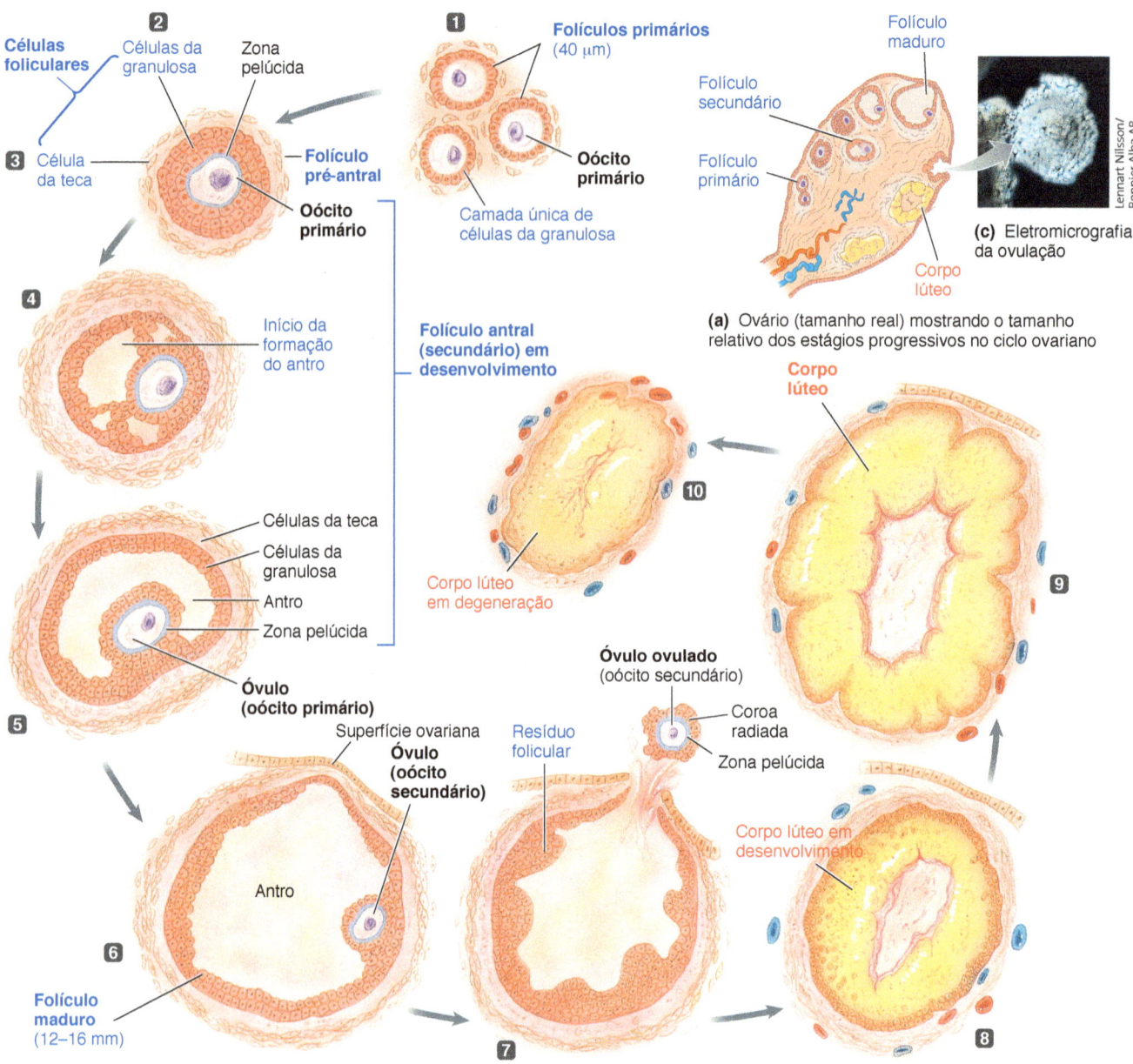

(a) Ovário (tamanho real) mostrando o tamanho relativo dos estágios progressivos no ciclo ovariano

(c) Eletromicrografia da ovulação

(b) Desenvolvimento de um folículo, ovulação e formação e degeneração de um corpo lúteo

1 Em um folículo primário, um oócito primário é cercado por uma única camada de células da granulosa.

2 Sob a influência de parácrinos locais, as células da granulosa proliferam e formam a zona pelúcida ao redor do oócito.

3 O tecido conjuntivo ovariano circundante diferencia-se nas células da teca, convertendo um folículo primário em um folículo secundário pré-antral.

4 Os folículos que chegam ao estágio pré-antral são recrutados para desenvolvimento adicional sob a influência de FSH no início da fase folicular do ciclo ovariano. Um folículo recrutado desenvolve-se em um folículo antral, ou secundário, quando um antro rico em estrógeno começa a se formar.

5 O antro continua a se expandir enquanto o folículo secundário cresce rapidamente.

6 Após aproximadamente duas semanas de crescimento rápido sob a influência de FSH, o folículo já se desenvolveu em um folículo maduro, que apresenta um antro muito expandido; o oócito, que nesse momento já se desenvolveu em um oócito secundário, é deslocado para um lado.

7 Na metade do ciclo, em resposta a um pico na secreção de LH, o folículo maduro, fazendo uma saliência na superfície ovariana, rompe-se e libera o oócito, resultando na ovulação e encerrando a fase folicular.

8 Introduzindo a fase lútea, o folículo rompido desenvolve-se em um corpo lúteo sob a influência de LH.

9 O corpo lúteo continua a crescer e secretar progesterona e estrógeno, que preparam o útero para a implantação de um óvulo fertilizado.

10 Após 14 dias, se um óvulo fertilizado não se implantar no útero, o corpo lúteo se degenera, a fase lútea termina e uma nova fase folicular começa, sob a influência de um ambiente hormonal mutável.

FIGURA 20-16 Ciclo ovariano. (a) O ovário, mostrando os estágios progressivos de um ciclo ovariano. Todos estes estágios ocorrem sequencialmente em um único local, mas os estágios são representados em uma alça na periferia do ovário de modo que todos os estágios possam ser vistos em progressão simultânea. (b) Visão ampliada dos estágios de um ciclo ovariano. (c) Micrografia de um oócito secundário sendo liberado (ovulação).

Junções comunicantes penetram na zona pelúcida e estendem-se entre o oócito e células da granulosa circundantes em um folículo em desenvolvimento. Íons e pequenas moléculas podem se deslocar por estes túneis de conexão. Glicose, aminoácidos e outras moléculas importantes são fornecidos ao oócito a partir das células da granulosa por estes túneis, permitindo que o óvulo armazene estes nutrientes essenciais. Além disso, moléculas sinalizadoras passam pelas junções comunicantes nas duas direções, ajudando a coordenar as alterações que ocorrem no oócito e em células ao redor enquanto ambas amadurecem e são preparadas para a ovulação. A relação de nutrição entre as células da granulosa e um óvulo em desenvolvimento é em muitos modos semelhante à relação entre as células de Sertoli e o espermatozoide em desenvolvimento.

PROLIFERAÇÃO DAS CÉLULAS DA TECA; SECREÇÃO DE ESTROGÊNIO Ao mesmo tempo em que os oócitos estão aumentando e as células da granulosa estão se proliferando, células especializadas do tecido conjuntivo ovariano, em contato com as células da granulosa em expansão, se proliferam e são diferenciadas para formar uma camada externa de **células da teca** em resposta aos parácrinos secretados pelas células da granulosa (passo **3**). As células da teca e da granulosa, coletivamente conhecidas como **células foliculares**, atuam como uma unidade na secreção de estrogênio. Dos três estrogênios fisiologicamente importantes em ordem de potência – *estradiol*, *estrona* e *estriol* –, o **estradiol** representa o principal estrogênio ovariano.

FORMAÇÃO DO ANTRO Os estágios iniciais do desenvolvimento folicular que ocorrem sem influência de gonadotrofinas levam aproximadamente dois meses e não fazem parte da fase folicular do ciclo ovariano. Apenas folículos pré-antrais que tenham se desenvolvido o suficiente para responder à estimulação por FSH são "recrutados" no início da fase folicular, quando os níveis de FSH aumentam. Geralmente, durante cada ciclo, aproximadamente 15 a 20 folículos são recrutados. O ambiente hormonal da fase folicular promove aumento rápido e o desenvolvimento da capacidade secretora das células foliculares recrutadas, convertendo o folículo primário em um **folículo antral** ou **secundário**, capaz de secretar estrogênio (passo **4**). Durante este estágio de desenvolvimento folicular, uma cavidade preenchida por fluidos, ou **antro**, é formada na metade das células da granulosa (●Figura 20-17). O fluido folicular é originado parcialmente por transudação (passagem pelos poros capilares) de plasma e parcialmente por secreções das células foliculares. Quando as células foliculares começam a produzir estrogênio, parte deste hormônio é secretada no sangue para distribuição por todo o corpo. Contudo, uma porção do estrogênio é coletada no líquido antral, rico em hormônios.

O oócito atinge o tamanho final no momento em que o antro começa a se formar. A passagem para um folículo antral inicia um período de crescimento folicular rápido (●Figura 20-16, passo **5**). Durante este período, o tamanho do folículo aumenta de um diâmetro de menos de 1 mm para 12 a 16 mm logo antes da ovulação. Parte do crescimento folicular é resultante da proliferação contínua das células da granulosa e tecais, porém a maior parte resulta da expansão dramática do antro. Enquanto o folículo cresce, o estrogênio é produzido em quantidades crescentes.

FORMAÇÃO DE UM FOLÍCULO MADURO Um dos folículos, o folículo "dominante", geralmente cresce mais rapidamente que os demais, desenvolvendo-se em um **folículo maduro (pré-ovulatório, terciário** ou **de Graaf)** dentro de aproximadamente 14 dias após o início do desenvolvimento folicular (passo **6**). O folículo dominante que se desenvolve em um folículo maduro geralmente possui mais receptores de FSH e, consequentemente, é mais sensível à estimulação hormonal. O antro ocupa a maior parte do espaço em um folículo maduro. O oócito, cercado pela zona pelúcida e por uma única camada de células da granulosa, é deslocado assimetricamente para um lado do folículo em crescimento, em um pequeno monte que faz protrusão para o antro.

OVULAÇÃO O folículo maduro muito expandido fica saliente na superfície ovariana, criando uma área fina que se rompe para liberar o oócito na **ovulação** (passo **7**). A ruptura do folículo é facilitada pela liberação de enzimas pelas células foliculares (desencadeadas em um pico de secreção de LH, que será descrito mais tarde), que digerem o tecido conjuntivo na parede folicular. A parede saliente, portanto, fica enfraquecida, de modo que sofre uma dilatação ainda maior, até o ponto em que já não consegue conter o conteúdo folicular em rápida expansão.

Imediatamente antes da ovulação, o oócito completa sua primeira divisão meiótica. O óvulo (o oócito secundário), ainda circundado por sua zona pelúcida firmemente aderida e por células da granulosa (agora chamada de **coroa radiada**), é eliminado do folículo rompido para a cavidade abdominal pelo vazamento

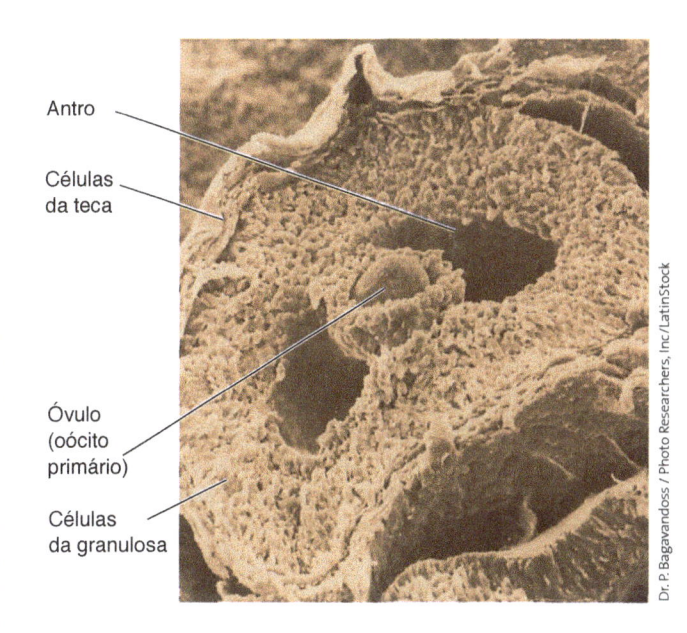

FIGURA 20-17 Micrografia eletrônica de varredura de um folículo secundário em desenvolvimento.

do líquido antral. O óvulo liberado é rapidamente recolhido na tuba uterina, onde a fertilização pode ou não ocorrer.

Os outros folículos em desenvolvimento que não conseguem atingir a maturação e ovular sofrem degeneração, nunca sendo reativados. Ocasionalmente, dois folículos (ou talvez mais) atingem a maturação e ovulam aproximadamente ao mesmo tempo. Se ambos forem fertilizados, a fecundação resultará em **gêmeos fraternos** (ou multivitelinos). Uma vez que gêmeos fraternos são originados de óvulos separados fertilizados por espermatozoides distintos, não compartilham nada em comum além do que seria esperado de quaisquer outros dois irmãos, com exceção da mesma data de nascimento. **Gêmeos idênticos** (ou univitelinos), por sua vez, desenvolvem-se a partir de um único óvulo fertilizado que se divide completamente em dois embriões separados e geneticamente idênticos em um estágio muito inicial do desenvolvimento.

A ruptura do folículo na ovulação sinaliza o final da fase folicular e anuncia a fase lútea.

A fase lútea é caracterizada pela presença de um corpo lúteo.

O folículo rompido deixado para trás no ovário após a liberação do óvulo sofre rápidas alterações. As células da granulosa e da teca restantes no folículo remanescente inicialmente sofrem colapso para o espaço antral esvaziado, parcialmente preenchido por sangue coagulado.

FORMAÇÃO DO CORPO LÚTEO; SECREÇÃO DE ESTROGÊNIO E PROGESTERONA As antigas células foliculares logo sofrem uma transformação estrutural dramática para formar o **corpo lúteo**, em um processo chamado **luteinização** (passo ❽). As células foliculares transformadas em luteais aumentam e são convertidas em um tecido produtor de hormônios esteroides bastante ativo. Um armazenamento abundante de colesterol, a molécula precursora de esteroides, em gotículas lipídicas no interior do corpo lúteo dá ao tecido um aspecto amarelado, de onde vem seu nome (*corpus* significando "corpo"; *luteum* significando "amarelo").

O corpo lúteo torna-se altamente vascularizado quando os vasos sanguíneos da região tecal invadem a granulosa luteinizante. Estas alterações são apropriadas para a função do corpo lúteo: secretar no sangue quantidades abundantes de progesterona, juntamente com menores quantidades de estrogênio. A secreção de estrogênios na fase folicular seguida pela secreção de progesterona na fase lútea é essencial para preparar o útero para a implantação de um óvulo fertilizado. O corpo lúteo torna-se totalmente funcional dentro de quatro dias após a ovulação, mas continua a aumentar de tamanho por mais quatro ou cinco dias (passo ❾).

DEGENERAÇÃO DO CORPO LÚTEO Se o óvulo liberado não for fertilizado e implantado, o corpo lúteo sofre degeneração dentro de aproximadamente 14 dias após sua formação (passo ❿). As células lúteas se degeneram e são fagocitadas, o suprimento vascular é removido e o tecido conjuntivo é rapidamente preenchido para formar uma massa de tecido fibroso conhecida como **corpo albicans** ("corpo branco"). A fase lútea agora termina e um ciclo ovariano está completo. Uma nova onda de desenvolvimento folicular, que começa quando a degeneração do antigo corpo lúteo está completa, sinaliza o início de uma nova fase folicular.

CORPO LÚTEO DA GRAVIDEZ Se ocorrer a fertilização e a implantação, o corpo lúteo continua a crescer e a produzir quantidades crescentes de progesterona e estrogênio, em vez de sofrer degeneração. Agora chamado de *corpo lúteo da gravidez,* esta estrutura ovariana persiste até o final da gravidez. Ela fornecerá os hormônios essenciais para a manutenção da gravidez até que a placenta em desenvolvimento assuma esta função crucial. Posteriormente discutiremos mais a fundo o papel destas estruturas.

O ciclo ovariano é regulado por interações hormonais complexas.

O ovário tem duas unidades endócrinas relacionadas: o folículo secretor de estrogênios, durante a primeira metade do ciclo, e o corpo lúteo, que secreta progesterona e estrogênio na última metade do ciclo. Estas unidades são desencadeadas sequencialmente por relações hormonais cíclicas complexas entre o hipotálamo, a hipófise anterior e estas duas unidades endócrinas ovarianas.

Como ocorre em homens, a função gonadal nas mulheres é controlada diretamente pelos hormônios gonadotróficos da hipófise anterior, a saber, o hormônio folículo estimulante (FSH) e o hormônio luteinizante (LH). Estes hormônios, por sua vez, são regulados pelo hormônio liberador de gonadotrofinas (GnRH) do hipotálamo e por ações de retroalimentação dos hormônios gonadais. Diferente dos homens, porém, o controle das gônadas femininas é complicado pela natureza cíclica da função ovariana. Por exemplo, os efeitos de FSH e LH nos ovários dependem do estágio do ciclo ovariano. Além disso, o estrogênio exerce efeitos de retroalimentação negativa durante partes do ciclo e efeitos de retroalimentação positiva durante outras partes do ciclo, dependendo da concentração de estrogênio. Também em contraste com o sexo masculino, o FSH não é estritamente responsável pela gametogênese, nem o LH é unicamente responsável pela secreção dos hormônios gonadais. Consideraremos o controle da função folicular, da ovulação e do corpo lúteo separadamente, usando a ● Figura 20-18 como um meio para integrar as várias atividades simultâneas e sequenciais que ocorrem em todo o ciclo. Para facilitar a correlação entre esta figura um tanto intimidante e o texto associado que descreve este ciclo complexo, os números na figura e suas legendas correspondem aos números na descrição do texto.

CONTROLE DA FUNÇÃO FOLICULAR Começaremos pela fase folicular do ciclo ovariano (● Figura 20-18, passo ❶). Os estágios iniciais do crescimento folicular pré-antral e de maturação de oócitos não requerem estimulação gonadotrófica. Contudo, o suporte hormonal é necessário para a formação do antro, o desenvolvimento folicular subsequente (passo ❷) e a secreção de estrogênio (passo ❸). Estrogênio, FSH (passo ❹) e LH (passo ❺) são todos necessários. A formação do antro é induzida por FSH. Tanto FSH como estrogênio estimulam a proliferação de células da granulosa. Tanto LH quanto FSH são necessários para a síntese e a secreção de estrogênios para o folículo, porém estes hormônios agem em células diferentes e em diferentes passos da via de produção estrogênica (● Figura 20-19). Tanto células da granulosa como da teca participam da produção de estrogênio. A conversão de colesterol em estrogênio requer um número de passos sequenciais, dos quais o último é a conversão de androgênios em estrogênios (veja ● Figura 19-8). As células tecais produzem rapidamente androgênios, mas têm uma capacidade limitada de convertê-los em estrogênios. As células da granulosa, por sua vez, contêm a enzima *aromatase* e, por conta disto, podem

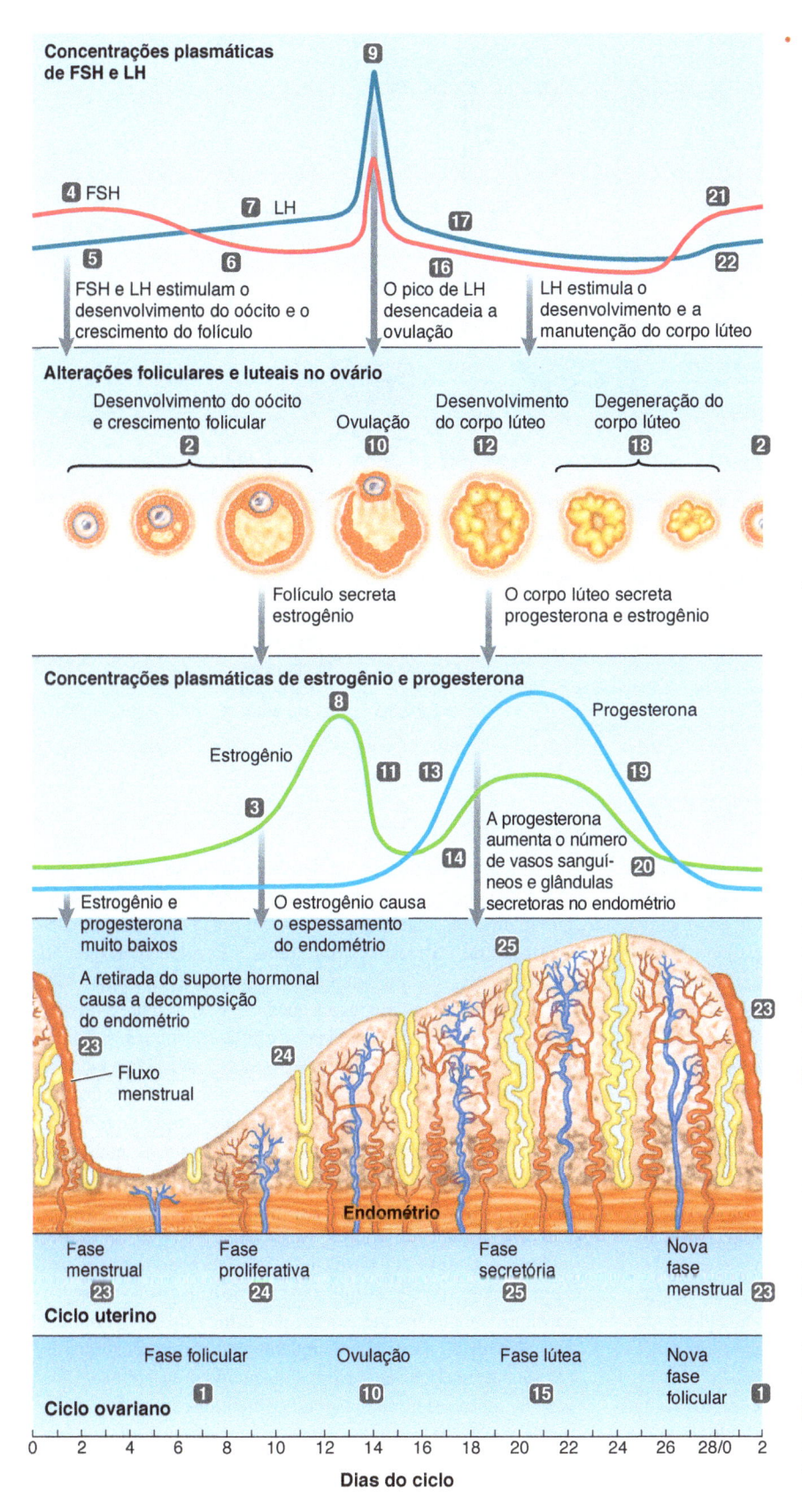

FIGURA 20-18 Correlação entre os níveis hormonais e as alterações ovarianas e uterinas cíclicas. Na primeira metade do ciclo ovariano, na fase folicular (passo ❶), o folículo ovariano (passo ❷) secreta estrogênio (passo ❸) sob a influência de FSH (passo ❹), de LH (passo ❺) e do próprio estrogênio. Os níveis crescentes e moderados de estrogênio inibem a secreção de FSH, que declina (passo ❻) durante a última parte da fase folicular e suprime de forma incompleta a secreção tônica de LH, que continua a aumentar (passo ❼) durante toda a fase folicular. Quando a produção folicular de estrogênio atinge seu pico (passo ❽), os altos níveis de estrogênio desencadeiam um pico na secreção de LH na metade do ciclo (passo ❾). Este pico de LH causa a ovulação do folículo maduro (passo ❿). A secreção do estrogênio cai abruptamente (passo ⓫) quando o folículo encontra seu fim na ovulação.

As antigas células foliculares são transformadas no corpo lúteo (passo ⓬), que secreta tanto progesterona (passo ⓭) como estrogênio (passo ⓮) durante a última metade do ciclo ovariano, a fase lútea (passo ⓯). A progesterona inibe fortemente tanto o FSH (passo ⓰) quanto o LH (passo ⓱), que continuam a diminuir por toda a fase lútea. O corpo lúteo se degenera (passo ⓲) em aproximadamente duas semanas se o óvulo liberado não for fertilizado e implantado no útero. Os níveis de progesterona (passo ⓳) e estrogênio (passo ⓴) diminuem drasticamente quando o corpo lúteo se degenera, removendo as influências inibitórias sobre FSH e LH. Quando os níveis destes hormônios da hipófise anterior começam a aumentar novamente (passos ㉑ e ㉒), após a remoção da inibição, eles estimulam o desenvolvimento de um novo lote de folículos, quando se inicia uma nova fase folicular (passos ❶ e ❷).

As fases uterinas simultâneas refletem as influências dos hormônios ovarianos sobre o útero. No início da fase folicular, o revestimento endometrial altamente vascularizado e rico em nutrientes é descamado (fase menstrual uterina) (passo ㉓). Esta descamação resulta da retirada de estrogênio e de progesterona (passos ⓳ e ⓴) quando o antigo corpo lúteo é degenerado no final da fase lútea precedente (passo ⓲). Ao final da fase folicular, os níveis crescentes de estrogênio (passo ❸) causam o espessamento do endométrio (fase proliferativa uterina) (passo ㉔). Após a ovulação (passo ❿), a progesterona do corpo lúteo (passo ⓭) causa alterações vasculares e secretoras no endométrio, preparado pelo estrogênio para produzir um ambiente adequado para a implantação (a fase secretora uterina ou progestacional) (passo ㉕). Após a degeneração do corpo lúteo (passo ⓲), começam uma nova fase folicular ovariana (passos ❶ e ❷) e uma nova fase menstrual uterina (passo ㉓).

```
         LH                                              FSH
          │                                               │
          │ ❶                                             │ ❹
          ▼ +                                             ▼ +
   Células da teca                                 Células da granulosa  ◄── + ──┐
          │                                               │                      ❼
          │ ❷                                             │ ❺
          ▼ +             ❸                              ▼ +
      (convertido   (difunde-se das células         (converte-se
          em)        da teca para as células            em)
Colesterol → Androgênio → da granulosa) → Androgênio → **Estrogênio**
                                                         │
                                                    ┌────┴────┐
                                                   ❻a        ❻b
                                                    ▼         ▼
                                                Secretado  Permanece
                                                no sangue  no folículo
                                                    │         │
                                                    ▼         ▼
                                                 Exerce    Contribui
                                                 efeitos    para a
                                                 em todo   formação
                                                organismo  do antro
```

❶ O LH estimula as células da teca no folículo ovariano.

❷ Após a estimulação, as células da teca convertem colesterol em androgênio.

❸ O androgênio difunde-se das células da teca para as células da granulosa adjacentes.

❹ O FSH estimula as células da granulosa no folículo ovariano.

❺ Estimuladas, as células da granulosa convertem androgênio em estrogênio.

❻a Após a estimulação, as células da granulosa convertem androgênio em estrogênio.

❻b Parte do estrogênio permanece no folículo e contribui para a formação do antro.

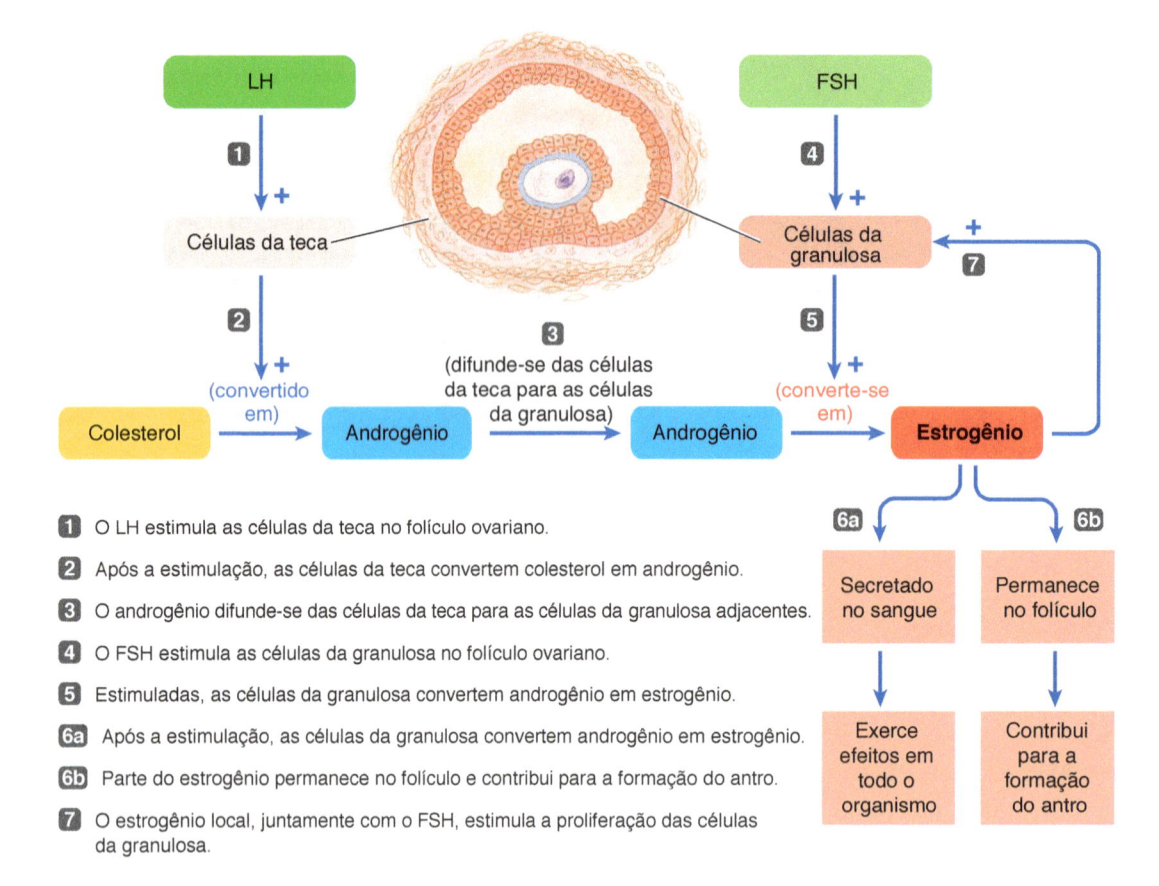

❼ O estrogênio local, juntamente com o FSH, estimula a proliferação das células da granulosa.

• **FIGURA 20-19** Produção de estrogênio por um folículo ovariano.

---

converter rapidamente os androgênios em estrogênios, mas não podem produzir os androgênios em primeiro lugar. O LH atua nas células da teca para estimular a produção de androgênios, enquanto o FSH atua nas células da granulosa para promover a conversão de androgênios tecais (difundidos para as células da granulosa a partir das células da teca) em estrogênios. Uma vez que baixos níveis basais de FSH (• Figura 20-18, passo ❻) são suficientes para promover esta conversão final em estrogênios, a taxa de secreção estrogênica pelo folículo depende primariamente do nível circulante de LH, que continua a aumentar durante a fase folicular (passo ❼). Além disso, enquanto o folículo continua a crescer, mais estrogênio é produzido simplesmente porque mais células foliculares produtoras de estrogênio estão presentes.

Parte do estrogênio produzido pelo folículo em crescimento é secretada no sangue e é responsável pelo aumento estável dos níveis plasmáticos de estrogênio durante a fase folicular (passo ❽). O restante do estrogênio permanece no folículo, contribuindo para o fluido antral e estimulando a proliferação adicional das células da granulosa (veja • Figura 20-19).

O estrogênio secretado, além de atuar sobre tecidos sexuais específicos, como o útero, inibe o hipotálamo e a hipófise anterior em um modo de retroalimentação negativa típica (• Figura 20-20). Os níveis crescentes moderados de estrogênio que caracterizam a fase folicular atuam diretamente no hipotálamo para inibir a secreção de GnRH, consequentemente suprimindo a liberação de FSH e LH estimulada por GnRH na hipófise anterior.

Contudo, o efeito primário do estrogênio ocorre diretamente na própria hipófise. O estrogênio inibe seletivamente a secreção de FSH pelos gonadotrofos.

Esta secreção diferencial de FSH e LH pelos gonadotrofos, induzida por estrogênio, é parcialmente responsável pelo declínio do nível plasmático de FSH, ao contrário da crescente concentração de LH plasmático, durante a fase folicular, quando os níveis de estrogênio aumentam (• Figura 20-18, passo ❻). Outro fator contribuinte para a queda de FSH durante a fase folicular é a secreção de *inibina* pelas células foliculares. A inibina inibe preferencialmente a secreção de FSH por ação na hipófise anterior, do mesmo modo que no sexo masculino (• Figura 20-20). O declínio da secreção de FSH causa atresia de todos os folículos em desenvolvimento, com exceção do mais maduro.

Em contraste com o FSH, a secreção de LH continua a aumentar lentamente durante a fase folicular (• Figura 20-18, passo ❼), apesar da inibição da secreção de GnRH (e consequentemente de LH, de forma indireta). Este aparente paradoxo é um resultado do fato de que o estrogênio isolado não consegue suprimir completamente a **secreção tônica de LH** (contínua, em baixo nível); para inibir completamente a secreção tônica de LH, são necessários tanto estrogênio quanto progesterona. Uma vez que a progesterona não aparece até a fase lútea do ciclo, o nível basal de LH circulante aumenta lentamente durante a fase folicular apenas pela inibição incompleta por estrogênio.

CONTROLE DA OVULAÇÃO A ovulação e a subsequente luteinização do folículo rompido são desencadeadas por um aumento abrupto e maciço na secreção de LH (passo ❾). Este **pico de LH** causa quatro grandes alterações no folículo:

1. Interrompe a síntese de estrogênios pelas células foliculares (passo ⓫).

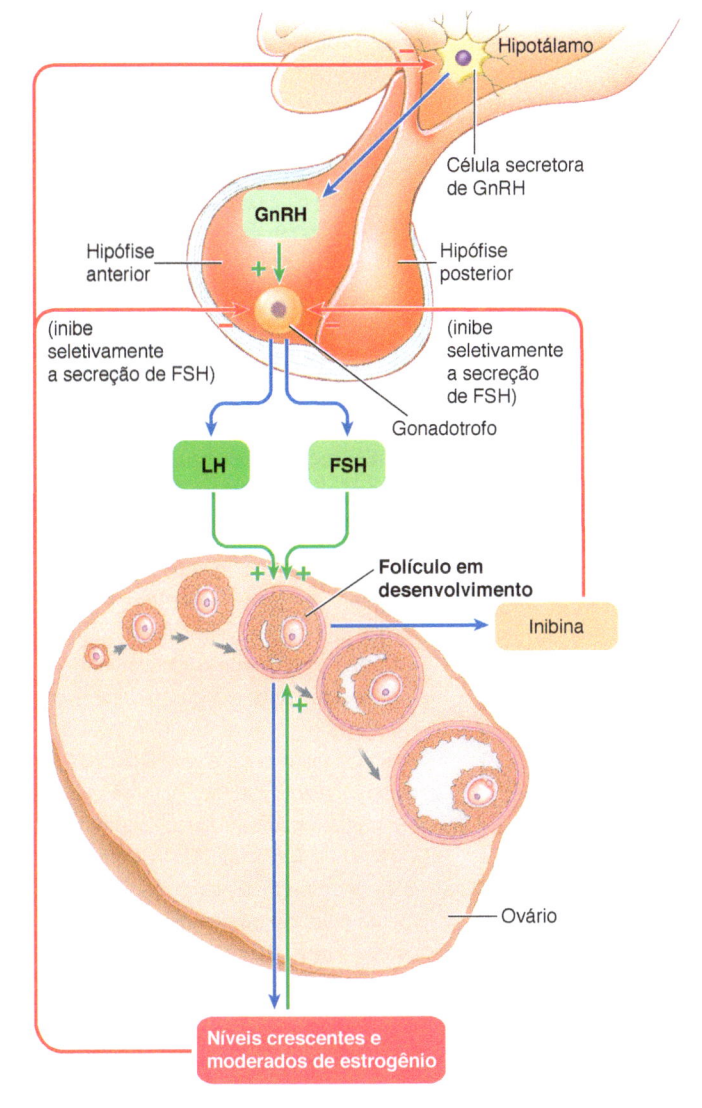

• **FIGURA 20-20** Controle por retroalimentação da secreção de FSH e tônica de LH durante a fase folicular.

2. Reinicia a meiose no oócito do folículo em desenvolvimento pelo bloqueio da liberação de uma *substância inibidora de maturação do oócito* produzida pelas células da granulosa. Esta substância é responsável pela parada da meiose nos oócitos primários quando eles são envolvidos por células da granulosa no ovário fetal.

3. Desencadeia a produção de prostaglandinas locais, que induzem a ovulação promovendo alterações vasculares que causam uma rápida tumefação do folículo, ao mesmo tempo induzindo a digestão enzimática da parede folicular. Em conjunto, estas ações levam à ruptura da parede enfraquecida que cobre o folículo saliente (passo 10).

4. Causa a diferenciação de células foliculares em células luteais. Uma vez que o pico de LH desencadeia tanto a ovulação quanto a luteinização, a formação do corpo lúteo automaticamente segue a ovulação (passo 12). Portanto, o pico da secreção de LH na metade do pico é um ponto crucial do ciclo – ele encerra a fase folicular e inicia a fase lútea (passo 15).

Os dois diferentes modos de secreção de LH – a secreção tônica de LH (passo 7), responsável pela promoção da secreção de hormônios ovarianos, e o pico de LH (passo 9), que causa a ovulação – não apenas ocorrem em momentos diferentes e produzem efeitos diferentes, mas também são controlados por mecanismos diferentes. A secreção tônica de LH é parcialmente suprimida (passo 7) pela ação inibitória de níveis crescentes, mas moderados, de estrogênio (passo 3) durante a fase folicular e é completamente suprimida (passo 17) pelos níveis crescentes de progesterona durante a fase lútea (passo 13).

Uma vez que a secreção tônica de LH estimula a secreção tanto de estrogênio quanto de progesterona, este é um típico efeito de retroalimentação negativa.

Em contraste, o pico de LH é desencadeado por um *efeito de retroalimentação positiva*. Enquanto os níveis crescentes e moderados de estrogênio iniciais na fase folicular *inibem* a secreção de LH, o alto nível de estrogênio que ocorre durante o pico de secreção estrogênica no final da fase folicular (passo 8) *estimula* a secreção de LH e inicia o pico de LH (• Figura 20-21). Portanto, o LH aumenta a produção de estrogênio pelo folículo e a concentração máxima de estrogênio resultante estimula a secreção de LH. A elevada concentração plasmática de estrogênios age diretamente no hipotálamo aumentando GnRH e, consequentemente, aumentando tanto a secreção de LH quanto de FSH. Também atua diretamente na hipófise anterior para aumentar especificamente a secreção de LH pelos gonadotrofos. O último efeito explica em grande parte o pico de secreção de LH muito maior em comparação à secreção de FSH na metade do ciclo (• Figura 20-18, passo 9). Além disso, a secreção contínua de inibina pelas células foliculares inibe preferencialmente a secreção de FSH, impedindo que os níveis de FSH aumentem tanto quanto os níveis de LH. Não há um papel conhecido para o modesto pico de FSH que acompanha o pico pronunciado e central de LH na metade do ciclo.

Uma vez que apenas um folículo maduro pré-ovulatório, e não os folículos dos estágios anteriores de desenvolvimento, pode secretar níveis de estrogênio suficientemente elevados para desencadear o pico de LH, a ovulação não é induzida até que um folículo tenha atingido o tamanho e o grau de maturação adequados. De certo modo, então, o folículo deixa o hipotálamo saber quando ele está pronto para ser estimulado para ovular. O pico de LH dura aproximadamente um dia, na metade do ciclo, imediatamente antes da ovulação.

CONTROLE DO CORPO LÚTEO O LH "mantém" o corpo lúteo; ou seja, após desencadear o desenvolvimento do corpo lúteo, o LH estimula a secreção contínua de hormônios esteroides por esta estrutura ovariana. Sob influência de LH, o corpo lúteo secreta tanto progesterona (passo 13) quanto estrogênio (passo 14), sendo que a progesterona é o produto hormonal mais abundante. O nível plasmático de progesterona aumenta pela primeira vez durante a fase lútea. Nenhuma progesterona é secretada durante a fase folicular. Portanto, a fase folicular é dominada por estrogênio e a fase lútea, por progesterona.

Uma queda transitória no nível de estrogênio circulante ocorre na metade do ciclo (passo 11), quando o folículo secretor de estrogênio encontra seu fim na ovulação. O nível de estrogênio

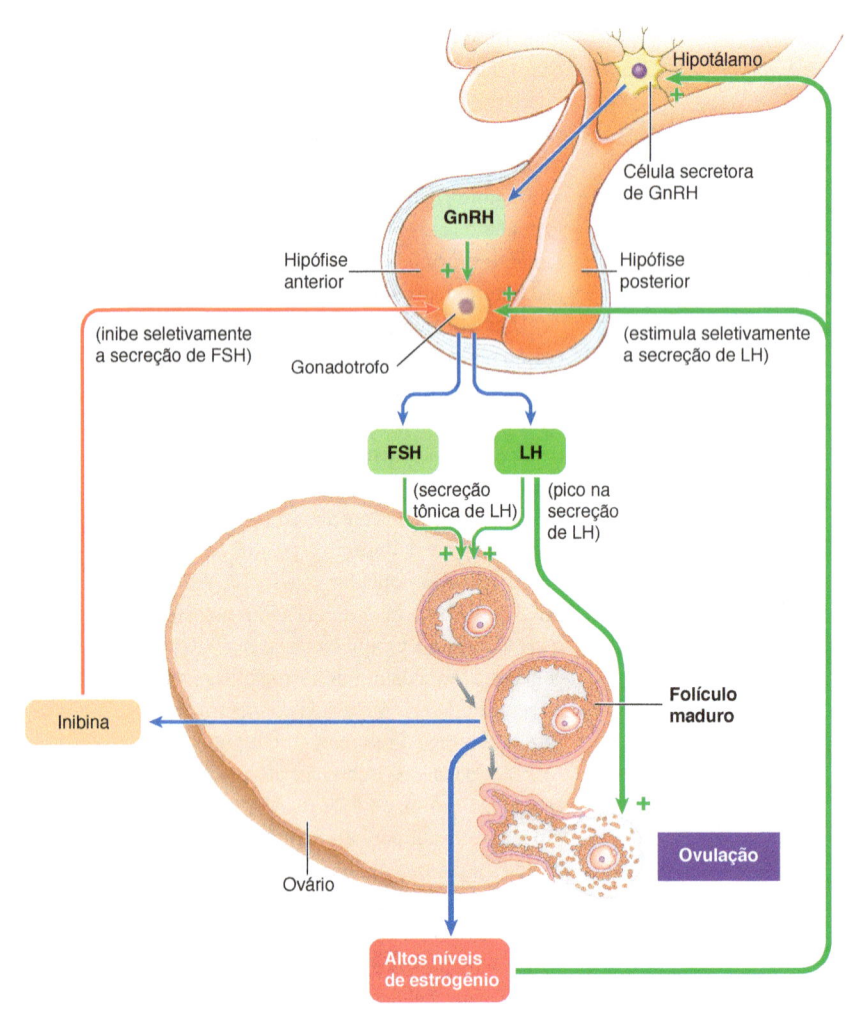

• **FIGURA 20-21** Controle do pico de LH na ovulação.

sobe novamente durante a fase lútea, devido à atividade do corpo lúteo, embora não atinja o mesmo pico que o observado durante a fase folicular. O que impede que o nível modestamente elevado de estrogênio durante a fase lútea desencadeie outro pico de LH? Progesterona. Embora um alto nível de estrogênio estimule a secreção de LH, a progesterona, que domina a fase lútea, inibe de maneira radical a secreção de LH (passo ⑰), assim como a secreção de FSH (passo ⑯), agindo tanto no hipotálamo como na hipófise anterior (● Figura 20-22). A inibição de FSH e LH pela progesterona impede nova maturação folicular e nova ovulação durante a fase lútea. Sob a influência da progesterona, o sistema reprodutor está se equipando para suportar o óvulo recém-liberado, se este for fertilizado, em vez de preparar outros óvulos para liberação. Nenhuma inibina é secretada pelas células lúteas.

O corpo lúteo funciona em média por duas semanas e então sofre degeneração, se não ocorrer a fertilização (● Figura 20-18, passo ⑱). Os mecanismos que controlam a degeneração do corpo lúteo não são totalmente compreendidos. O nível decrescente de LH circulante (passo ⑰), reduzido pelas ações inibitórias da progesterona, indubitavelmente contribuem para a decadência do corpo lúteo. As prostaglandinas e o estrogênio liberados pelas próprias células lúteas podem desempenhar algum papel. A eliminação do corpo lúteo encerra a fase lútea e prepara o palco para uma nova fase folicular. Quando o corpo lúteo se degene-

ra, os níveis plasmáticos de progesterona (passo ⑲) e estrogênio (passo ⑳) caem rapidamente porque estes hormônios já não são produzidos. A retirada dos efeitos inibitórios destes hormônios sobre o hipotálamo permite que a secreção de FSH (passo ㉑) e de LH tônico (passo ㉒) aumente discretamente mais uma vez.

Sob a influência destes hormônios gonadotróficos, outro lote de folículos primários (passo ❷) é induzido ao amadurecimento, no começo de uma nova fase folicular (passo ❶).

As alterações uterinas cíclicas são causadas por alterações hormonais durante o ciclo ovariano.

As flutuações nos níveis circulantes de estrogênio e progesterona durante o ciclo ovariano induzem alterações profundas no útero, originando o **ciclo menstrual** ou **uterino**. Uma vez que reflete alterações hormonais durante o ciclo ovariano, o ciclo menstrual dura em média 28 dias, como o ciclo ovariano, embora mesmo em mulheres adultas normais esta média varie consideravelmente. As alterações cíclicas no útero se manifestam externamente pelo sangramento menstrual que ocorre a cada ciclo (ou seja, uma vez ao mês). Alterações menos óbvias ocorrem durante todo o ciclo, porém, enquanto o útero é preparado para implantação no caso de um óvulo liberado ser fertilizado, é despojado de seu revestimento preparado (menstruação) se a implantação não ocorrer, apenas para se reparar e começar a se preparar para o óvulo que será liberado no ciclo seguinte.

Examinaremos brevemente as influências do estrogênio e da progesterona sobre o útero e então consideraremos os efeitos das flutuações cíclicas destes hormônios sobre a estrutura e as função uterinas.

INFLUÊNCIAS DO ESTROGÊNIO E DA PROGESTERONA SOBRE O ÚTERO O útero consiste em duas camadas principais: o **miométrio**, a camada de músculo liso externa, e o **endométrio**, o revestimento interno que contém numerosos vasos sanguíneos e glândulas. O estrogênio estimula o crescimento tanto do miométrio quanto do endométrio. Também induz a síntese dos receptores de progesterona no endométrio. Portanto, a progesterona somente pode exercer um efeito sobre o endométrio após este ter sido "preparado" pelo estrogênio. A progesterona age sobre o endométrio preparado pelo estrogênio para convertê-lo em um revestimento hospitaleiro e nutritivo, adequado para a implantação de um óvulo fertilizado. Sob a influência da progesterona, o tecido conjuntivo endometrial se torna frouxo e edematoso, como resultado do acúmulo de eletrólitos e água, o que facilita a implantação do óvulo fertilizado. A progesterona também prepara o endométrio para manter um embrião no

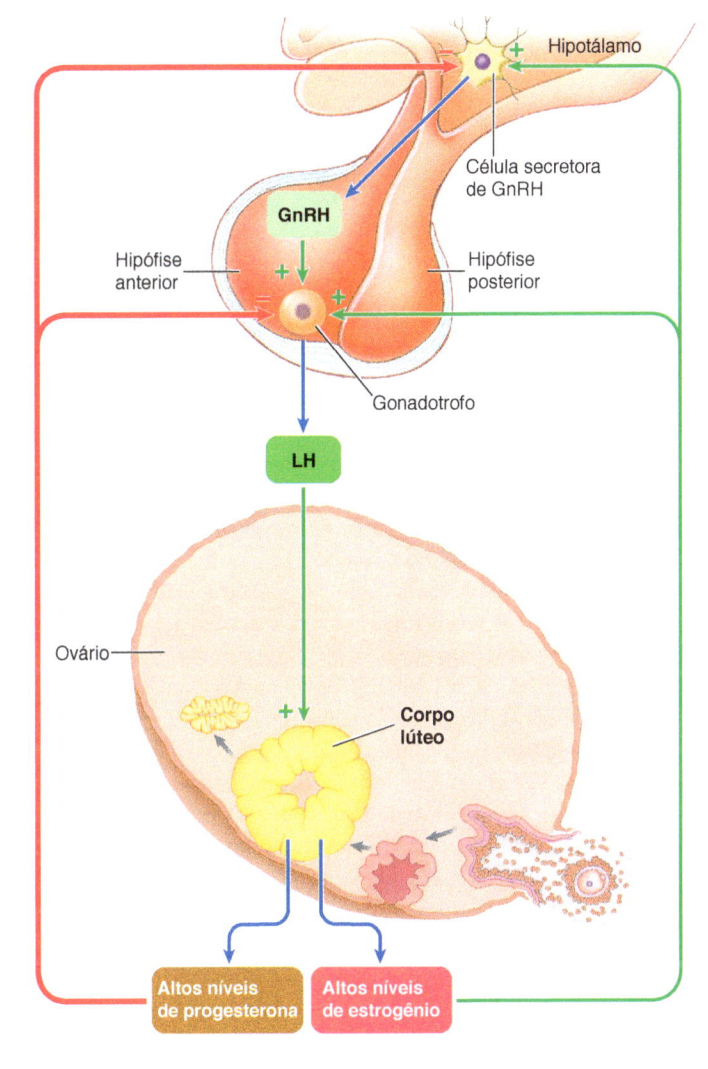

• **FIGURA 20-22** Controle de retroalimentação durante a fase lútea.

início do desenvolvimento induzindo as glândulas endometriais a secretar e armazenar grandes quantidades de glicogênio e causando um tremendo crescimento dos vasos sanguíneos endometriais. A progesterona também reduz a contratilidade do útero para fornecer um ambiente tranquilo para a implantação e o crescimento embrionário.

O ciclo menstrual consiste em três fases: a *fase menstrual*, a *fase proliferativa* e a *fase secretória* ou *progestacional*.

FASE MENSTRUAL A **fase menstrual** é a fase mais evidente, caracterizada pela secreção do sangue e de resíduos endometriais pela vagina (• Figura 20-18, passo 23). Por convenção, o primeiro dia da menstruação é considerado o começo de um novo ciclo. Ele coincide com o fim da fase lútea ovariana e o início de uma nova fase folicular. Quando o corpo lúteo sofre degeneração porque não houve fertilização e implantação do óvulo liberado durante o ciclo anterior (passo 18), os níveis circulantes de progesterona e estrogênio caem abruptamente (passos 19 e 20).

Uma vez que o efeito líquido da progesterona e do estrogênio consiste em preparar o endométrio para a implantação de um óvulo fertilizado, a retirada destes esteroides priva o revestimento uterino altamente vascular e rico em nutrientes de seu suporte hormonal.

A queda nos níveis de hormônios ovarianos também estimula a liberação de uma prostaglandina uterina que causa vasoconstrição dos vasos endometriais, interrompendo o suprimento sanguíneo para o endométrio. A subsequente redução no fornecimento de O_2 causa a morte do endométrio, incluindo seus vasos sanguíneos. O sangramento resultante pelos vasos em desintegração elimina o tecido endometrial morto para o lúmen uterino. A maior parte do revestimento uterino descama durante cada período menstrual, com exceção de uma fina e profunda camada de células e glândulas epiteliais, a partir da qual o endométrio será regenerado. A mesma prostaglandina uterina local também estimula leves contrações rítmicas do miométrio uterino. Estas contrações ajudam a expelir o sangue e os resíduos endometriais da cavidade uterina pela vagina na forma do **fluxo menstrual**. Contrações uterinas excessivas causadas pela superprodução de prostaglandinas produzem as cólicas menstruais (**dismenorreia**) que algumas mulheres apresentam.

A perda sanguínea média durante um único período menstrual corresponde a 50 a 150 ml. O sangue que escorre lentamente pelo endométrio em degeneração é coagulado no interior da cavidade uterina, e então é influenciado por fibrinolisina, um solvente de fibrina que decompõe a fibrina que forma a malha do coágulo. Portanto, o sangue do fluxo menstrual geralmente não coagula, porque já coagulou e os coágulos formados já foram dissolvidos antes de sua passagem pela vagina. Quando o fluxo sanguíneo corre rapidamente pelos vasos, porém, pode não ser exposto à fibrinolisina por tempo suficiente; por isso, quando o fluxo menstrual é mais abundante, podem aparecer coágulos sanguíneos. Além de sangue e de resíduos endometriais, grandes números de leucócitos são encontrados no fluxo menstrual. Estas células brancas desempenham um papel de defesa importante para ajudar o endométrio descamado a resistir a infecções.

A menstruação, em geral, dura aproximadamente de cinco a sete dias após a degeneração do corpo lúteo, coincidindo em tempo com a porção inicial da fase folicular ovariana (veja passos 23 e 1). A retirada da progesterona e do estrogênio (passos 19 e 20) após a degeneração do corpo lúteo leva simultaneamente à descamação do endométrio (menstruação) (passo 23) e ao desenvolvimento de novos folículos no ovário (passos 1 e 2), sob a influência de níveis crescentes dos hormônios gonadotróficos (passos 21 e 22). A queda na secreção do hormônio gonadal remove as influências inibitórias do hipotálamo e da hipófise anterior, portanto, a secreção de FSH e LH aumenta e uma nova fase folicular começa. Após cinco a sete dias sob a influência de FSH e LH, os novos folículos em crescimento estão secretando estrogênio suficiente (passo 3) para induzir o reparo e o crescimento do endométrio.

FASE PROLIFERATIVA Deste modo, o fluxo menstrual cessa e a **fase proliferativa** do ciclo uterino começa, simultaneamente ao último estágio da fase folicular ovariana, enquanto o endométrio começa a se reparar e proliferar (passo 24) sob a influência do estrogênio derivado dos novos folículos em crescimento. Quando o fluxo menstrual cessa, uma fina camada endometrial com menos de 1 mm de espessura permanece. O estrogênio estimula a proliferação de células epiteliais, glândulas e vasos sanguíneos no endométrio, aumentando este revestimento até uma espessura de 3 a 5 mm. A fase proliferativa, com predomínio de estrogênio, dura do fim da menstruação até a ovulação. Os níveis máximos de estrogênio (passo **8**) desencadeiam o pico de LH (passo **9**) responsável pela ovulação (passo **10**).

FASE SECRETÓRIA OU PROGESTACIONAL Após a ovulação, quando um novo corpo lúteo é formado (passo **12**), o útero entra na **fase secretória** ou **progestacional**, que coincide em tempo com a fase lútea ovariana (passos **25** e **15**). O corpo lúteo secreta grandes quantidades de progesterona (passo **13**) e de estrogênio (passo **14**).

A progesterona converte o endométrio espessado, preparado por estrogênios, em um tecido ricamente vascularizado e rico em glicogênio. Este período é chamado de *fase secretória*, porque as glândulas endometriais estão secretando ativamente glicogênio para o lúmen uterino, visando à nutrição inicial de um embrião em desenvolvimento antes de sua implantação, ou *fase progestacional* ("antes da gravidez"), referindo-se ao desenvolvimento de um revestimento endometrial próspero capaz de suportar um embrião novo após implantação. Se a fertilização e a implantação não ocorrerem, o corpo lúteo se degenera e novas fases folicular e menstrual começarão novamente.

Vários fatores podem interferir com o delicado equilíbrio do eixo hipotálamo-hipófise-ovário-órgão-alvo periférico, resultando em irregularidades menstruais e problemas de fertilidade. Entre estes fatores estão a inanição (problema que ocorre, por exemplo, com a anorexia nervosa; veja no Capítulo 17), o estresse e o exercício intenso (para o efeito de exercícios sobre este ciclo, veja o quadro ■ **Detalhes da Fisiologia do Exercício**).

A flutuação dos níveis de estrogênio e progesterona produz alterações cíclicas no muco cervical.

Alterações hormonalmente induzidas também ocorrem no colo do útero durante o ciclo ovariano. Sob a influência do estrogênio durante a fase folicular, o muco secretado pelo colo do útero torna-se abundante, transparente e fino. Esta alteração, mais pronunciada quando o estrogênio está em seu pico e a ovulação está próxima, facilita a passagem dos espermatozoides pelo canal do colo uterino. Após a ovulação, sob a influência da progesterona do corpo lúteo, o muco se torna espesso e pegajoso, essencialmente tampando a abertura cervical. Este tampão é um mecanismo de defesa importante, pois impede que bactérias (que poderiam ameaçar uma possível gravidez) entrem no útero pela vagina. Espermatozoides também não conseguem penetrar essa barreira de muco espessa.

As alterações puberais nas mulheres são semelhantes às dos homens.

Ciclos menstruais regulares estão ausentes tanto em mulheres jovens quanto após o envelhecimento, porém por motivos diferentes. O sistema reprodutor feminino não se torna ativo até a puberdade. Ao contrário dos testículos fetais, os ovários fetais não precisam ser funcionais, uma vez que, na ausência da secreção de testosterona fetal nas mulheres, o sistema reprodutor é automaticamente feminilizado, sem que se exija a presença de hormônios sexuais femininos. O sistema reprodutor feminino permanece quiescente do nascimento até a puberdade, que ocorre aproximadamente aos 12 anos de idade quando a atividade do GnRH hipotalâmico aumenta pela primeira vez. Como no sexo masculino, os mecanismos que governam o início da puberdade não são claramente compreendidos, mas acredita-se que envolvam a glândula pineal e a secreção de melatonina. Além disso, estudos científicos recentes sugerem que a leptina, um hormônio secretado pelo tecido adiposo (veja no Capítulo 17), possa desempenhar um papel permissivo na maturação hipotalâmica na puberdade. Esta ação poderia explicar ao menos em parte o fato de que, em média, meninas magras tendem a entrar na puberdade mais tarde que aquelas de maior peso. Na história evolutiva, este mecanismo pode ter sido um modo de garantir que as mulheres tivessem energia armazenada suficiente para manter uma gravidez quando os suprimentos de alimentos eram imprevisíveis.

O GnRH começa a estimular a liberação dos hormônios gonadotróficos da hipófise anterior, que, por sua vez, estimulam a atividade ovariana. A secreção resultante de estrogênios pelos ovários ativados induz o crescimento e a maturação do trato reprodutor feminino, assim como o desenvolvimento das características sexuais secundárias femininas. A ação proeminente do estrogênio no último quesito destina-se a promover a deposição de gordura em locais estratégicos, como nas mamas, nádegas e coxas, originando a figura feminina geralmente curvilínea. O aumento das mamas na puberdade é resultado primariamente da deposição de gordura no tecido mamário, e não do desenvolvimento funcional das glândulas mamárias. O aumento puberal do estrogênio também fecha as placas epifisárias, interrompendo o crescimento subsequente em altura, de modo semelhante ao efeito da testosterona transformada em estrogênio nos homens. Três outras alterações puberais em mulheres – crescimento de pelos axilares e púbicos, o esporão de crescimento puberal e o desenvolvimento da libido – são atribuíveis a um pico na secreção adrenal de androgênios na puberdade e não aos estrogênios.

A menopausa é própria das mulheres.

A cessação dos ciclos menstruais da mulher na **menopausa**, em algum momento entre as idades de 45 e 55 anos, tradicionalmente é atribuída ao suprimento limitado de folículos ovarianos presentes no nascimento. De acordo com esta proposta, quando este reservatório fosse exaurido, os ciclos ovarianos, e consequentemente os ciclos menstruais, cessariam. Portanto, o encerramento do potencial reprodutor de uma mulher de meia-idade estaria "programado" desde seu próprio nascimento. Contudo, evidências recentes sugerem que uma alteração hipotalâmica na metade da vida – e não o envelhecimento dos ovários – possa desencadear o início da menopausa. Evolutivamente, a menopausa pode ter-se desenvolvido como um mecanismo para evitar que a gravidez ocorresse em uma idade na qual talvez não fosse possível criar a criança antes da morte da mãe.

Os homens não apresentam uma insuficiência gonadal completa como as mulheres por dois motivos. Em primeiro lugar, o suprimento de células germinativas de um homem é ilimitado, uma vez que a atividade mitótica das espermatogônias continua. Em segundo lugar, a secreção de hormônios gonadais em homens não é inextricavelmente dependente da gametogênese, como ocorre nas mulheres. Se os hormônios sexuais femininos fossem produzidos por tecidos distintos não relacionados aos que governam a gametogênese, como ocorre com os hormônios sexuais masculinos, a secreção de estrogênio e progesterona não pararia automaticamente com o fim da oogênese.

DETALHES DA FISIOLOGIA DO EXERCÍCIO

Irregularidades Menstruais:
A Ausência de Ciclos em Ciclistas e outras Atletas do Sexo Feminino

Desde a década de 1970, quando mais mulheres começaram a participar de uma variedade de esportes que exigem regimes de treinamento vigorosos, os pesquisadores ficaram cada vez mais cientes de que muitas delas apresentam alterações em seus ciclos menstruais como resultado da participação atlética. Estas alterações são conhecidas como *irregularidades do ciclo menstrual atlético* (AMI, em inglês). A disfunção do ciclo menstrual pode variar em severidade, de amenorreia (cessação do período menstrual) e oligomenorreia (ciclos em intervalos irregulares ou menos frequentes) até ciclos de extensão normais, porém anovulatórios (sem ovulação) ou apresentando uma fase lútea curta ou inadequada.

Em estudos de pesquisas iniciais usando levantamentos e questionários para determinar a prevalência do problema, a frequência destes distúrbios relacionados ao esporte variou de 2% a 51%. Em contraste, a taxa de ocorrência de disfunção do ciclo menstrual em mulheres em idade reprodutiva na população geral gira em torno de 2% a 5%. Um problema importante do uso de questionários para se determinar a frequência de irregularidades do ciclo menstrual é a duvidosa exatidão da memória dos períodos menstruais. Além disso, sem exames sanguíneos para determinar os níveis de hormônios por todo o ciclo, uma mulher não sabe se foi anovulatória ou se teve uma fase lútea encurtada. Estudos nos quais os níveis de hormônios foram determinados durante o ciclo menstrual demonstraram que ciclos aparentemente normais em atletas frequentemente apresentam uma fase lútea curta (menos de dois dias de duração, com baixos níveis de progesterona).

Em um estudo conduzido para determinar se o exercício extenuante durante dois ciclos menstruais poderia causar distúrbios menstruais, 28 universitárias mulheres inicialmente não treinadas, com ovulação e adequação lútea documentadas, serviram como cobaias. As mulheres participaram de um programa de exercícios de oito semanas no qual inicialmente corriam 6,4 quilômetros por dia e progrediam para 16 quilômetros por dia na quinta semana. Esperava-se que participassem diariamente de 3,5 horas de esportes de intensidade moderada. Apenas quatro mulheres apresentaram ciclos menstruais normais durante o treinamento. As anormalidades resultantes do treinamento incluíram sangramento anormal, retardo dos períodos menstruais, função lútea anormal e perda do pico de LH. Todas as mulheres retornaram a seus ciclos normais dentro de seis meses após o treinamento. Os resultados deste estudo sugerem que a frequência de AMI com exercício extenuante pode ser muito maior que o indicado apenas por questionários. Em outros estudos usando regimes de exercícios de baixa intensidade, a AMI foi muito menos frequente.

Os mecanismos da AMI são desconhecidos atualmente, embora estudos tenham implicado a rápida perda de peso, a diminuição da porcentagem de gordura corporal, insuficiências dietéticas, disfunção menstrual prévia, estresse, idade no início do treinamento e intensidade do treinamento como fatores que desempenham certo papel. Os epidemiologistas demonstraram que, se meninas participarem de esportes vigorosos antes da **menarca** (o primeiro período menstrual), a menarca será adiada. Em média, as atletas têm seu primeiro período aproximadamente três anos mais tarde que suas colegas não atléticas. Além disso, as mulheres que participam de esportes antes da menarca parecem apresentar maior frequência de AMI durante toda a sua carreira atlética que aquelas que começam seu treino após a menarca. As alterações hormonais encontradas em atletas do sexo feminino incluem (1) níveis drasticamente deprimidos de FSH, (2) níveis elevados de LH, (3) baixa progesterona durante a fase lútea, (4) baixos níveis de estrogênio na fase folicular e (5) um ambiente de FSH-LH totalmente desequilibrado em comparação ao de mulheres não atléticas de idades equivalentes. A grande maioria dos resultados indica que os ciclos voltam ao normal assim que o treinamento vigoroso é interrompido.

O principal problema associado à amenorreia atlética é uma redução na densidade mineral óssea. Estudos mostraram que a densidade mineral nas vértebras da parte inferior da coluna de atletas com amenorreia é menor que nas vértebras de atletas com ciclos menstruais normais e menor que na de não atletas de idade correspondente. Contudo, corredoras amenorreicas apresentam maior densidade mineral óssea que não atletas amenorreicas, supostamente porque o estímulo mecânico do exercício ajuda a retardar a perda óssea. Estudos mostraram que atletas amenorreicas correm maior risco de sofrer fraturas relacionadas a estresse que atletas com ciclos menstruais normais. Um estudo, por exemplo, encontrou fraturas por estresse em seis de 11 corredoras amenorreicas, mas em apenas uma entre seis corredoras com ciclos menstruais normais. O mecanismo para perda óssea provavelmente é o mesmo encontrado na osteoporose pós-menopausa – a ausência de estrogênio (veja no Capítulo 19). O problema é sério o suficiente para que uma atleta amenorreica precise discutir a possibilidade de terapia de reposição estrogênica com seu médico.

Pode haver alguns benefícios positivos na disfunção menstrual das atletas. Um estudo epidemiológico recente para determinar se a saúde reprodutiva e geral em longo prazo em mulheres que tinham sido atletas universitárias diferia de não atletas universitárias mostrou que as antigas atletas tinham menos da metade da taxa de ocorrência de câncer do sistema reprodutivo e metade da ocorrência de câncer de mama em comparação a não atletas da mesma idade. Uma vez que estes cânceres são sensíveis a hormônios, o retardamento da menarca e os menores níveis de estrogênio encontrados em atletas do sexo feminino podem desempenhar um papel essencial na diminuição do risco de câncer do sistema reprodutor e das mamas.

A menopausa é precedida por um período de insuficiência ovariana progressiva, caracterizada por ciclos cada vez mais irregulares e níveis de estrogênio decrescentes. Todo este período de transição da maturidade sexual até a cessação da capacidade reprodutiva é conhecido como **climatério** ou **perimenopausa**. A produção de estrogênios ovarianos declina de até 300 mg por dia para praticamente zero. Entretanto, as mulheres na pós-menopausa não são completamente isentas de estrogênio porque o tecido adiposo, o fígado e o córtex adrenal continuam a produzir até 20 mg de estrogênio por dia. Além do fim dos ciclos ovarianos e menstruais, a perda do estrogênio ovariano após a menopausa causa muitas alterações físicas e emocionais. Estas alterações incluem o ressecamento vaginal, que pode causar desconforto durante o sexo, e a atrofia gradual dos órgãos genitais. Contudo, mulheres na pós-menopausa ainda possuem impulso sexual, graças a seus androgênios adrenais.

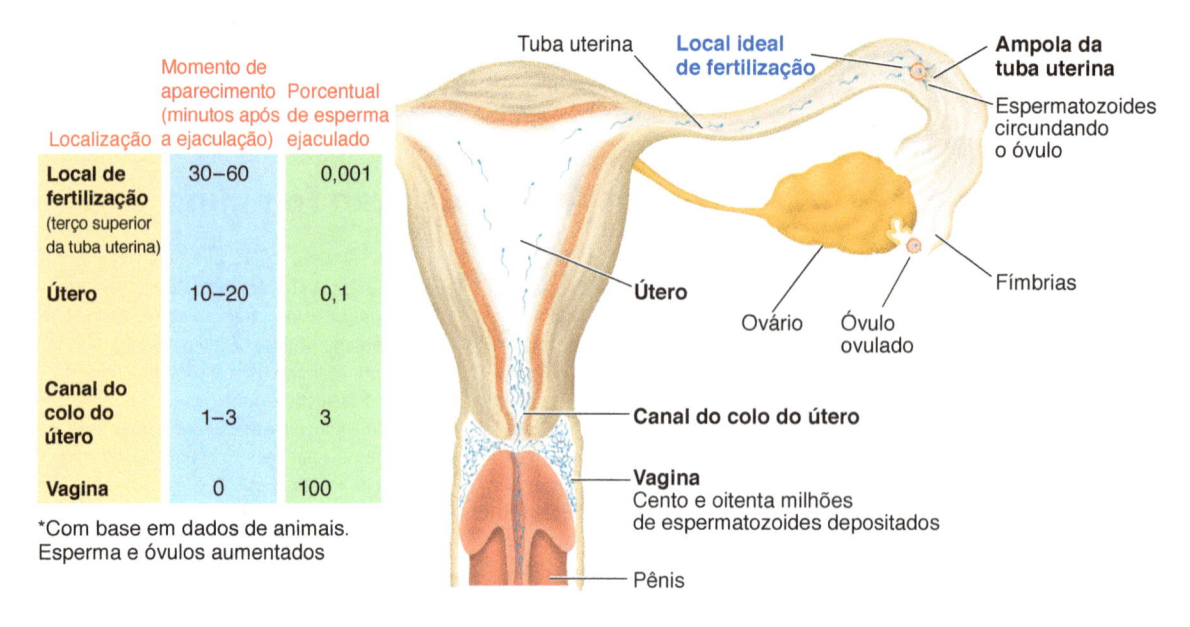

Localização	Momento de aparecimento (minutos após a ejaculação)	Porcentual de esperma ejaculado
Local de fertilização (terço superior da tuba uterina)	30–60	0,001
Útero	10–20	0,1
Canal do colo do útero	1–3	3
Vagina	0	100

*Com base em dados de animais. Esperma e óvulos aumentados

- **FIGURA 20-23** Transporte do óvulo e dos espermatozoides até o local de fertilização.

Nota Clínica Uma vez que o estrogênio tem ações fisiológicas difusas fora do sistema reprodutor, a perda dramática do estrogênio ovariano na menopausa afeta outros sistemas orgânicos, mais notavelmente o esqueleto e o sistema cardiovascular. O estrogênio ajuda a construir ossos fortes, protegendo as mulheres na pré-menopausa da condição de afinamento ósseo da osteoporose. A redução pós-menopausa do estrogênio aumenta a atividade dos osteoclastos, que dissolvem os ossos e diminuem a atividade de osteoblastos construtores de ossos. O resultado é uma diminuição da densidade óssea e uma maior incidência de fraturas ósseas.

O estrogênio também ajuda a modular as ações da epinefrina e da norepinefrina nas paredes arteriolares, promovendo a liberação local do vasodilatador óxido nítrico (veja no Capítulo 10). A diminuição de estrogênios na menopausa provoca o controle instável do fluxo sanguíneo, especialmente nos vasos da pele. Aumentos transitórios no fluxo de sangue quente destes vasos superficiais são responsáveis pelas "**ondas de calor**" que frequentemente acompanham a menopausa. A estabilidade vasomotora é restaurada gradualmente em mulheres na pós-menopausa, de modo que as ondas de calor em dado momento desaparecem.

Assim terminamos a análise dos eventos que ocorrem quando não ocorre a fertilização. Uma vez que a função primária do sistema reprodutor obviamente é a reprodução, a seguir dedicaremos nossa atenção à sequência de eventos que se sucedem quando acontece a fertilização.

A tuba uterina é o local da fertilização.

A **fertilização,** a união dos gametas masculino e feminino, normalmente ocorre na **ampola**, o terço superior da tuba uterina (●Figura 20-23). Portanto, tanto o óvulo como os espermatozoides devem ser transportados de seu local de produção nas gônadas até a ampola.

TRANSPORTE DO ÓVULO ATÉ A TUBA UTERINA Ao contrário do trato reprodutor masculino, que apresenta um lúmen contínuo do local da produção de espermatozoides nos túbulos seminíferos até a saída dos espermatozoides da uretra para a ejaculação, os ovários não estão em contato direto com o trato reprodutor. O óvulo é liberado na cavidade peritoneal na ovulação. Normalmente, porém, o óvulo é rapidamente capturado pela tuba uterina. A extremidade dilatada da tuba projeta-se ao redor do ovário e contém **fímbrias**, projeções semelhantes a dedos que se contraem em um movimento de varredura para conduzir o óvulo liberado até a tuba uterina (● Figuras 20-2b e 20-23). Além disso, as fímbrias são revestidas por cílios – projeções finas semelhantes a pelos que batem em ondas no sentido do interior da tuba uterina –, o que garante ainda mais a passagem do óvulo para a tuba uterina. No interior da tuba uterina, o óvulo é rapidamente propelido por contrações peristálticas e ação ciliar para a ampola.

A concepção pode ocorrer durante um período de tempo muito limitado em cada ciclo (o **período fértil**). Se não fertilizado, o óvulo começa a se desintegrar dentro de 12 a 24 horas e é subsequentemente fagocitado por células que revestem o trato reprodutor. Portanto, a fertilização deve ocorrer dentro de 24 horas após a ovulação, quando o óvulo ainda está viável. Os espermatozoides, em geral, sobrevivem aproximadamente 48 horas, mas podem sobreviver até cinco dias no trato reprodutor feminino, portanto, os espermatozoides depositados a partir de cinco dias antes da ovulação até 24 horas após a ovulação podem ser capazes de fertilizar o óvulo liberado, embora estes períodos variem consideravelmente.

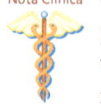

Nota Clínica Ocasionalmente, um óvulo deixa de ser transportado para a tuba uterina e, em vez disso, permanece na cavidade peritoneal. Raramente, este óvulo é fertilizado, resultando em uma **gravidez abdominal ectópica**, na qual o óvulo fertilizado implanta-se no rico suprimento vascular dos órgãos digestórios e não no local usual no útero (*ectópico* significa "fora do lugar"). Uma gravidez abdominal frequentemente provoca uma hemorragia com risco à vida porque o suprimento sanguíneo dos órgãos digestórios não é preparado para responder adequadamente à implantação, ao contrário do endométrio. Se esta gravidez incomum prosseguir até o termo, o bebê deve ser retirado cirurgicamente, porque a saída vaginal normal não estará disponível. A probabilidade de complicações maternas no nascimento aumenta muito porque a vascularização digestória não é projetada para "fechar" após o nascimento, como ocorre com o endométrio.

TRANSPORTE DE ESPERMATOZOIDES ATÉ A TUBA UTERINA Depois que o esperma é depositado pela ejaculação na vagina, os espermatozoides devem se deslocar pelo canal do colo do útero, pelo útero e então até o óvulo, para cima, no terço superior da tuba uterina (• Figura 20-23). O primeiro espermatozoide chega à tuba uterina dentro de meia hora após a ejaculação. Embora os espermatozoides se movimentem por meio de contrações semelhantes a chicotadas de suas caudas, 30 minutos é muito cedo para que a mobilidade do próprio espermatozoide o tenha transportado até o local de fertilização. Para fazer esta jornada formidável, o espermatozoide precisa da ajuda do trato reprodutor feminino.

O primeiro obstáculo é a passagem pelo canal do colo do útero. Por todo ciclo, devido aos altos níveis de progesterona ou baixos de estrogênio, o muco cervical é muito espesso para permitir a penetração do espermatozoide. O muco cervical torna-se fino e aquoso o suficiente para permitir que o espermatozoide penetre apenas quando os níveis de estrogênio forem elevados, como ocorre na presença de um folículo maduro prestes a ovular. Os espermatozoides migram para cima pelo canal do colo do útero por conta própria. O canal permanece penetrável por apenas dois ou três dias durante cada ciclo, ao redor do momento da ovulação.

Quando os espermatozoides entram no útero, contrações do miométrio fazem com que sejam agitados de um modo semelhante a uma "máquina de lavar roupas". Esta ação dispersa rapidamente os espermatozoides por toda a cavidade uterina. Quando os espermatozoides atingem a tuba uterina, são propelidos para o local de fertilização na extremidade superior da tuba por contrações ascendentes da musculatura lisa da tuba uterina. Estas contrações do miométrio e da tuba, que facilitam o transporte dos espermatozoides, são induzidas pelo alto nível de estrogênio imediatamente antes da ovulação, auxiliado pelas prostaglandinas seminais.

Novas pesquisas indicam que, quando os espermatozoides atingem a ampola, os óvulos não são parceiros passivos na concepção. Cientistas já identificaram um quimioatraente (veja no Capítulo 12), liberado por óvulos maduros em sapos, que atrai espermatozoides e faz com que eles se impulsionem na direção do gameta feminino que está aguardando. Ainda não foi identificado um quimioatraente específico liberado pelo óvulo humano, mas suspeita-se que ele possa existir. Nos espermatozoides humanos, foi encontrado um receptor comparável ao que detecta e responde ao quimioatraente liberado pelo óvulo de sapos. Curiosamente, este receptor, chamado **hOR17-4**, é um receptor olfatório (OR) semelhante aos encontrados no nariz para a percepção de odores (veja no Capítulo 6). Portanto, acredita-se que os espermatozoides "farejem" o óvulo. De acordo com as ideias atuais, a ativação do receptor hOR17-4 durante a ligação com o quimioatraente do óvulo desencadeia uma via de segundo mensageiro nos espermatozoides que causa a liberação intracelular de Ca^{2+}. Este Ca^{2+} ativa o deslizamento de microtúbulos, provocando o movimento da cauda e a ação natatória dos espermatozoides na direção do sinal químico (veja no Capítulo 2).

Mesmo por volta do momento da ovulação, quando os espermatozoides podem penetrar no canal do colo do útero, dos

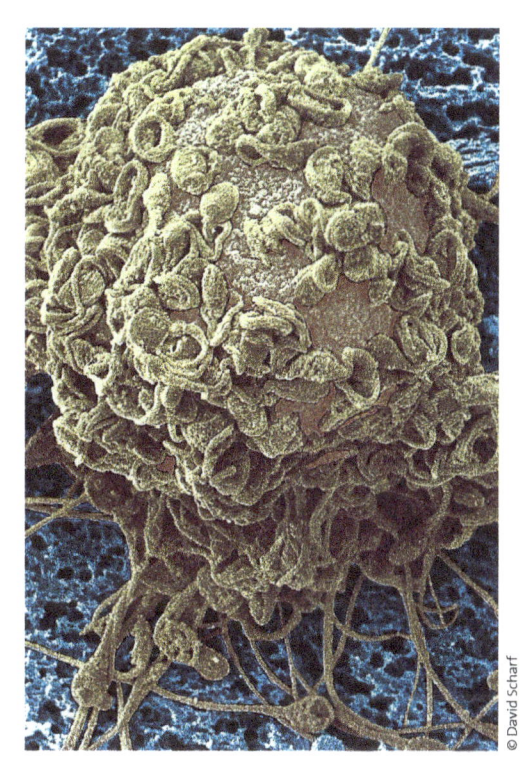

• **FIGURA 20-24** Eletromicrografia de varredura de espermatozoides aglomerados na superfície de um óvulo.

quase duzentos milhões de espermatozoides em geral depositados em uma única ejaculação, apenas alguns milhares chegam à tuba uterina (• Figura 20-23). Esta porcentagem muito pequena de espermatozoides depositados que chega a seu destino é o motivo pelo qual a concentração de espermatozoides deve ser tão elevada (20 milhões/ml de sêmen) para que um homem seja fértil. O outro motivo é que as enzimas acrossômicas de muitos espermatozoides são necessárias para decompor a barreira que circunda o óvulo (• Figura 20-24).

FERTILIZAÇÃO No momento da penetração no óvulo, a cauda do espermatozoide é usada para manobras. Para fertilizar um óvulo, um espermatozoide deve inicialmente passar pela coroa radiada e pela zona pelúcida ao seu redor. O espermatozoide penetra a coroa radiada por meio de enzimas de ligação membranosa na superfície da membrana que circunda a cabeça (• Figura 20-25a, passo ❶). Os espermatozoides conseguem penetrar na zona pelúcida apenas após a ligação a sítios específicos na superfície desta camada. Os parceiros de ligação entre os espermatozoides e o óvulo foram identificados recentemente. A **fertilina**, uma proteína encontrada na membrana plasmática do espermatozoide, liga-se a glicoproteínas conhecidas como **ZP3** na camada externa da zona pelúcida. Apenas espermatozoides da mesma espécie conseguem se ligar a esta zona pelúcida e atravessar. A ligação dos espermatozoides desencadeia a **reação acrossômica**, na qual a membrana acrossômica se rompe e as enzimas acrossômicas são liberadas (passo ❷). As enzimas acrossômicas digerem a zona pelúcida, permitindo que o espermatozoide, com sua cauda ainda batendo, crie um caminho em túnel através dessa barreira protetora (passo ❸). O primeiro espermatozoide a atingir o óvulo funde-se à membrana plasmática do óvulo (na verdade, um oócito secundário) e sua cabeça entra no citoplasma do óvulo (passo ❹). A cauda do espermatozoide frequentemente é

1 O espermatozoide fertilizante penetra na coroa radiada por meio das enzimas ligadas à membrana na membrana plasmática de sua cabeça e liga-se a receptores ZP3 na zona pelúcida.

2 A ligação dos espermatozoides a estes receptores desencadeia a reação acrossômica, na qual são liberadas enzimas hidrolíticas no acrossomo para a zona pelúcida.

3 As enzimas acrossômicas digerem a zona pelúcida, criando um trajeto até a membrana plasmática do óvulo. Quando o espermatozoide atinge o óvulo, a membrana plasmática das duas células é fundida.

4 O núcleo do espermatozoide entra no citoplasma do óvulo.

5 O espermatozoide estimula a estimulação de Ca^{2+} armazenado em grânulos corticais do óvulo que, por sua vez, desativa os receptores ZP3 levando ao bloqueio da poliespermia.

(a) Espermatozoide criando um túnel pelas barreiras em torno do óvulo

(b) Micrografia eletrônica de varredura de um espermatozoide, com as enzimas acrossômicas (em vermelho) expostas após a reação acrossômica

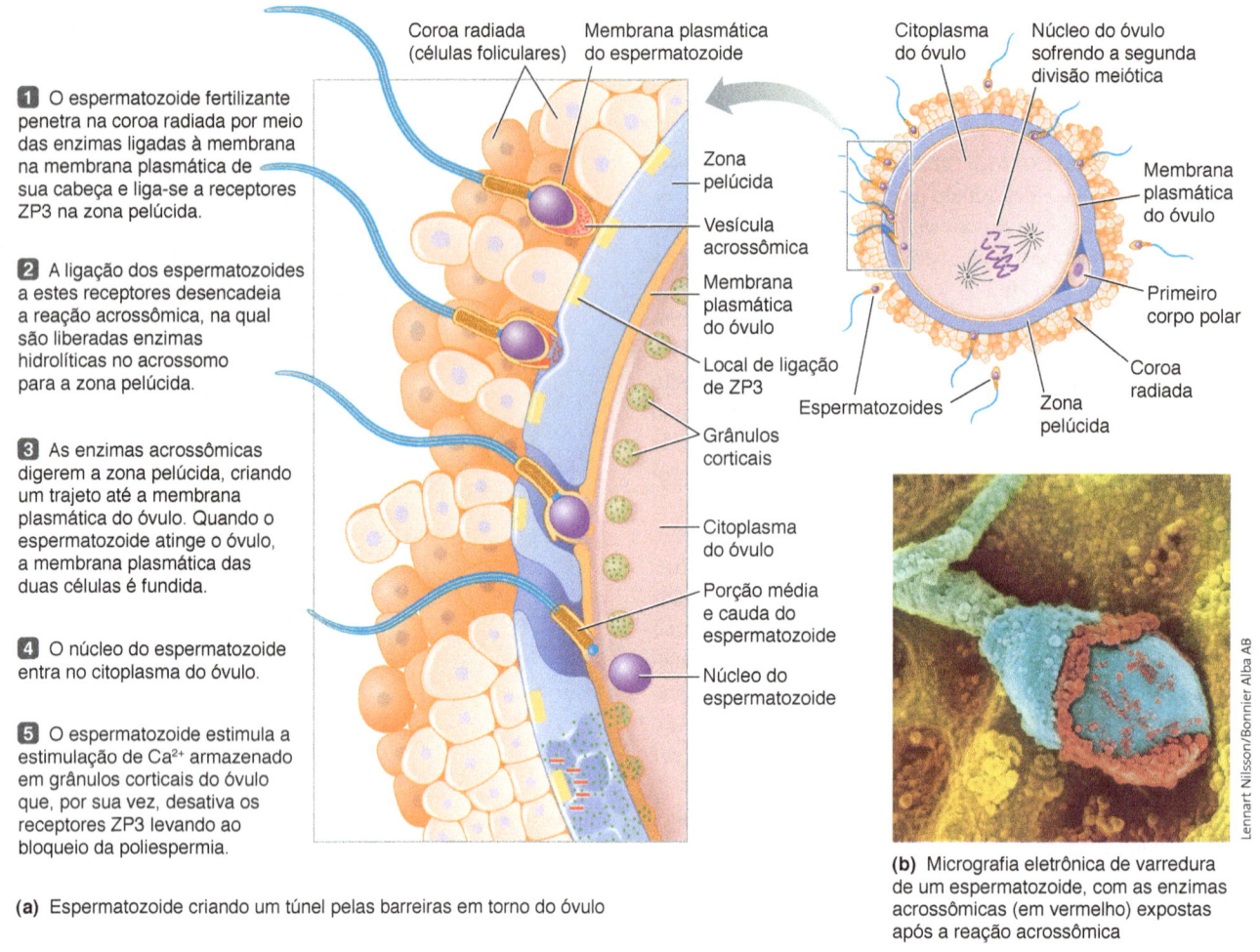

• FIGURA 20-25 Processo de fertilização.

perdida neste processo, mas é a cabeça que carrega a informação genética crucial. A fusão espermatozoide-óvulo desencadeia uma alteração química na membrana que envolve o óvulo que torna esta camada externa impenetrável a qualquer outro espermatozoide. Este fenômeno é conhecido como **bloqueio da poliespermia** ("muitos espermatozoides"). Especificamente, a liberação de Ca^{2+} intracelular, induzida pela fertilização para o citosol, desencadeia a exocitose dos **grânulos corticais** repletos de enzimas que estão localizados na parte mais externa (ou região cortical), do óvulo para o espaço entre a membrana do óvulo e a zona pelúcida (passo **5**). Estas enzimas difundem-se para a zona pelúcida, onde desativam os receptores ZP3, de modo que outros espermatozoides que cheguem à zona pelúcida não consigam ligar-se a eles. As enzimas também se ligam de modo cruzado a moléculas da zona pelúcida, endurecendo e lacrando os túneis em progresso para impedir que outros espermatozoides penetrantes prossigam. Além disso, o Ca^{2+} liberado desencadeia a segunda divisão meiótica do óvulo, que agora está pronto para se unir ao espermatozoide e completar o processo de fertilização.

Dentro de uma hora, os núcleos do espermatozoide e do óvulo se fundem, graças a um centrossomo (centro organizador do microtúbulo; veja no Capítulo 2) fornecido pelo espermatozoide, que forma os microtúbulos que aproximam os conjuntos de cromossomos masculinos e femininos para a união. Além de contribuir com sua metade dos cromossomos para a fertilização do óvulo, agora chamado de **zigoto**, o espermatozoide vitorioso também ativa as enzimas do óvulo essenciais para o programa de desenvolvimento embrionário inicial. Portanto, a fertilização realiza os eventos duplos de combinação dos genes de dois pais para formar um organismo geneticamente único e o desencadeamento do desenvolvimento deste organismo.

O blastocisto implanta-se no endométrio pela ação das enzimas trofoblásticas.

Durante os primeiros três a quatro dias após a fertilização, o zigoto permanece no interior da ampola porque uma constrição entre a ampola e o restante do canal da tuba uterina impede o movimento adicional do zigoto para o útero.

PASSOS INICIAIS NA AMPOLA O zigoto não fica ocioso durante este período, porém. Ele sofre rapidamente várias divisões celulares mitóticas para formar uma bola sólida de células chamada *mórula* (• Figura 20-26). Enquanto isso, os níveis crescentes de progesterona do corpo lúteo de desenvolvimento recente, formado após a ovulação, estimulam a liberação de glicogênio do endométrio para o lúmen do trato reprodutor, que será usado como energia pelo embrião inicial. Os nutrientes armazenados no citoplasma do óvulo podem sustentar o produto da concepção por menos de um dia. A concentração de nutrientes secretados aumenta mais rapidamente nos pequenos confins da ampola do que no lúmen uterino.

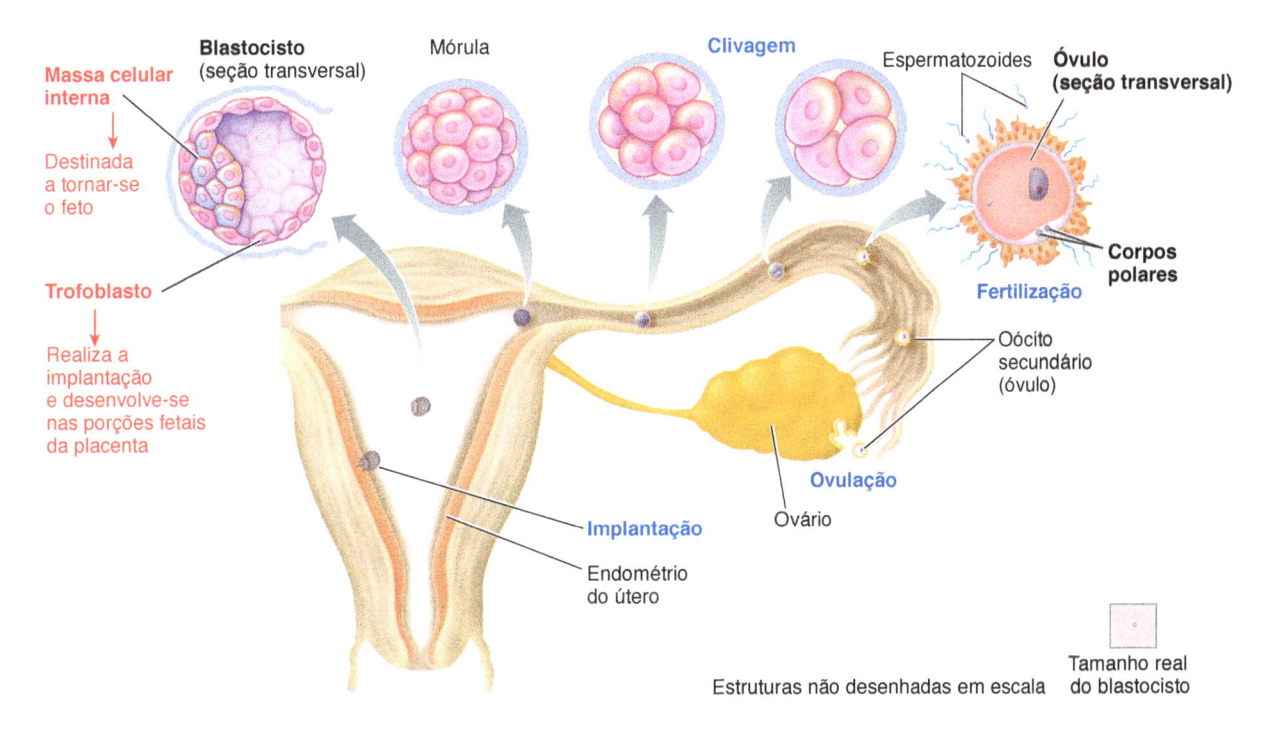

• **FIGURA 20-26** Estágios iniciais do desenvolvimento da fertilização até a implantação. Observe que o óvulo fertilizado divide-se progressivamente, diferenciando-se em um blastocisto enquanto se desloca do local de fertilização na parte superior da tuba uterina até o local de implantação no útero.

DESCIDA DA MÓRULA PARA O ÚTERO Aproximadamente três a quatro dias após a ovulação, a progesterona está sendo produzida em quantidade suficiente para relaxar a constrição da tuba uterina, permitindo, portanto, que a mórula seja rapidamente impelida para o útero por meio de contrações peristálticas da tuba e de atividade ciliar. A demora temporária antes que o embrião em desenvolvimento passe para o útero permite o acúmulo de nutrientes suficientes no lúmen uterino para sustentar o embrião até que ocorra a implantação. Se a mórula chegar prematuramente, ela morrerá.

Quando a mórula desce para o útero, flutua livremente no interior da cavidade uterina por mais três ou quatro dias, vivendo das secreções endometriais e continuando a sofrer divisões. Durante os primeiros seis a sete dias após a ovulação, enquanto o embrião em desenvolvimento está em trânsito na tuba uterina, flutuando para o lúmen uterino, o revestimento do útero está simultaneamente sendo preparado para a implantação sob a influência da progesterona de fase lútea.

Neste período, o útero está em sua fase secretória ou progestacional, armazenando glicogênio e tornando-se ricamente vascularizado.

Nota Clínica Ocasionalmente, a mórula não consegue descer para o útero e continua seu desenvolvimento e implantação no revestimento da tuba uterina. Isto provoca uma **gravidez tubária ectópica**, que deve ser encerrada. Noventa e cinco por cento das gestações ectópicas são tubárias. Uma gravidez deste tipo nunca tem sucesso, porque a tuba uterina não consegue expandir-se como o útero para acomodar o embrião em crescimento. O primeiro sinal de alarme de uma gravidez tubária é a dor causada pelo embrião em crescimento, devido à distensão da tuba uterina. Se não removido, o embrião em crescimento romperá a tuba uterina, possivelmente causando uma hemorragia letal.

IMPLANTAÇÃO DO BLASTOCISTO NO ENDOMÉTRIO PREPARADO
No momento em que o endométrio está adequado para a implantação (aproximadamente uma semana após a ovulação), a mórula já desceu para o útero e continuou a proliferar-se e diferenciar-se em um *blastocisto* capaz de implantação. A demora de uma semana após a fertilização e antes da implantação permite tempo suficiente para que tanto o endométrio como o embrião em desenvolvimento se preparem para a implantação.

Um **blastocisto** é uma esfera oca de camada única, composta por aproximadamente 50 células cercando uma cavidade repleta de fluidos, com uma densa massa de células agrupadas em um lado (• Figura 20-26). Esta massa densa, conhecida como a **massa celular interna**, transforma-se no embrião/feto em si. O restante do blastocisto nunca é incorporado ao feto, apresentando em vez disso uma função de apoio durante a vida intrauterina. A camada fina mais externa, o **trofoblasto**, realiza a implantação, após a qual se desenvolve na porção fetal da placenta.

Quando o blastocisto está pronto para a implantação, sua superfície torna-se pegajosa. Neste momento, o endométrio está pronto para aceitar o novo embrião e também já se tornou mais aderente pela maior formação de moléculas de adesão celular (CAMs), que ajudam a prender o blastocisto como um "velcro" quando ele entra em contato pela primeira vez com o revestimento uterino. O blastocisto adere ao revestimento uterino no lado de sua massa celular interna (• Figura 20-27, passo ❶). A **implantação** começa quando, após o contato com o endométrio, as células trofoblásticas que estão sobre a massa celular interna liberam enzimas que digerem proteínas. Estas enzimas digerem as vias entre as células endometriais, permitindo que cordões de células trofoblásticas semelhantes a dedos penetrem nas profundidades do endométrio, onde continuarão a digerir as células uterinas (passo ❷). Por esta ação canibalesca, o

Estimulado pelo trofoblasto invasor, o tecido endometrial no local de contato sofre alterações dramáticas que aumentam sua capacidade de suporte ao embrião implantado. Em resposta ao mensageiro químico liberado pelo blastocisto, as células endometriais subjacentes secretam prostaglandinas, que aumentam localmente a vascularização, produzem edema e aumentam o armazenamento de nutrientes.

O tecido endometrial modificado deste modo no local de implantação é chamado de **decídua**. É neste tecido decidual extremamente rico que o blastocisto será incrustado. Após o blastocisto cavar a decídua por meio da atividade trofoblástica, uma camada de células endometriais cobre a superfície do orifício, enterrando completamente o blastocisto no interior do revestimento uterino (passo ❸). A camada trofoblástica continua a digerir as células deciduais vizinhas, fornecendo energia para o embrião até que a placenta esteja desenvolvida.

PREVENINDO A REJEIÇÃO DO EMBRIÃO/FETO O que impede a mãe de rejeitar imunologicamente o embrião/feto, que na verdade é um "estranho" para o sistema imunológico materno, já que metade dele provém de cromossomos paternos geneticamente diferentes? A seguir estão várias propostas em investigação. Novas evidências indicam que os trofoblastos produzem o **ligando Fas**, que se liga ao **Fas**, um receptor especializado na superfície das células T citotóxicas maternas ativadas próximas. As células T citotóxicas são as células imunológicas que realizam a tarefa de destruir células estranhas (veja no Capítulo 12). Esta ligação estimula as células imunológicas destinadas a destruir o invasor em desenvolvimento a sofrer apoptose, poupando o embrião/feto da rejeição imunológica. Outros pesquisadores constataram que a porção fetal da placenta, derivada de trofoblastos, produz uma enzima, a **indoleamina 2,3-dioxigenase (IDO)**, que destrói triptofano. O triptofano, um aminoácido, é um fator essencial para a ativação das células T citotóxicas maternas. Portanto, acredita-se que o embrião/feto, por meio de sua conexão trofoblástica, defenda-se contra a rejeição interrompendo a atividade das células T citotóxicas da mãe no interior da placenta, que de outro modo atacariam os tecidos estranhos em desenvolvimento. Além disso, estudos recentes demonstraram que a produção de **células T reguladoras** é duplicada ou triplicada em cobaias animais durante a gestação. Células T reguladoras suprimem as células T citotóxicas maternas que poderiam ser direcionadas ao feto.

CONTRACEPÇÃO Casais que desejem se envolver em uma relação sexual e evitar a gravidez têm à disposição vários métodos de **contracepção** ("contra a concepção"). Estes métodos agem bloqueando um dos três passos principais do processo reprodutor: o transporte de espermatozoides até o óvulo, a ovulação ou a implantação. (Veja a apresentação no quadro ■ **Conceitos, Desafios e Controvérsias** para mais detalhes sobre o modo e os métodos de contracepção.)

A seguir, examinaremos a placenta com mais detalhes.

A placenta é o órgão de troca entre o sangue materno e o sangue fetal.

Os depósitos de glicogênio no endométrio são suficientes para nutrir o embrião apenas durante suas primeiras semanas. Para manter o embrião/feto em crescimento por toda a duração de sua

• **FIGURA 20-27** Implantação do blastocisto.

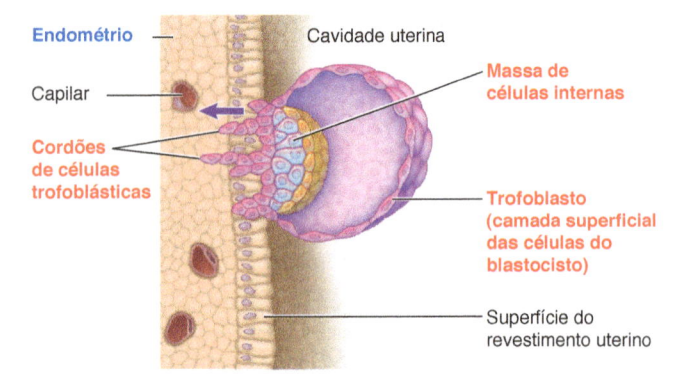

❶ Quando o blastocisto flutuando livremente adere ao revestimento endometrial, os cordões de células trofoblásticas começam a penetrar no endométrio

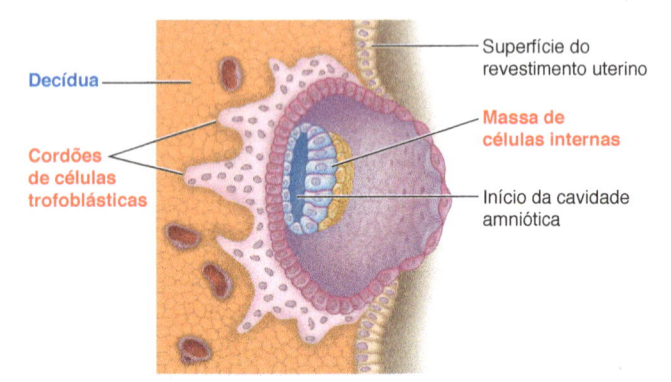

❷ Os cordões progressivos de células trofoblásticas criam um túnel mais profundo para o endométrio, escavando um orifício para o blastocisto. Os limites entre as células do tecido trofoblástico em progressão se desintegram.

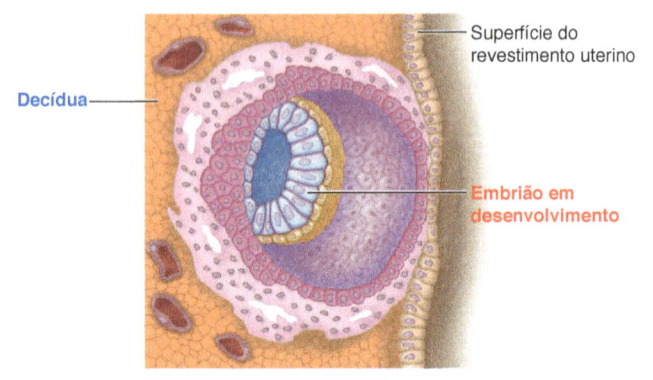

❸ Quando a implantação está terminada, o blastocisto está completamente incrustado no endométrio.

trofoblasto realiza as funções duplas de (1) realizar a implantação enquanto cava um orifício no endométrio para o blastocisto e de (2) disponibilizar combustível metabólico e matéria-prima para o embrião em desenvolvimento enquanto as projeções trofoblásticas avançam e decompõem o tecido endometrial rico em nutrientes. As membranas plasmáticas das células trofoblásticas em progresso se degeneram, formando um sincício multinucleado que se transformará na porção fetal da placenta.

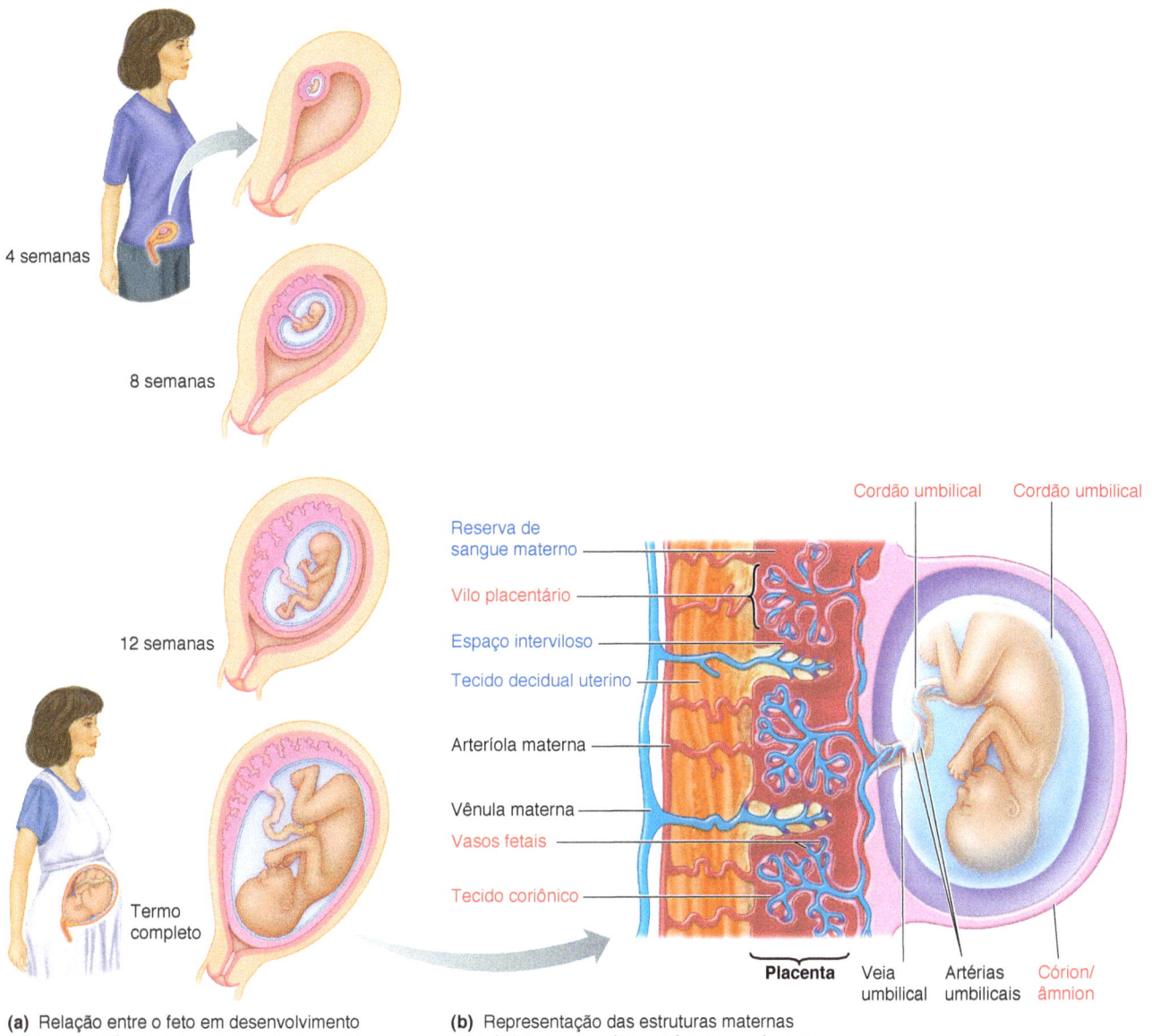

(a) Relação entre o feto em desenvolvimento e o útero, conforme a progressão da gravidez

(b) Representação das estruturas maternas e fetais interconectadas que formam a placenta

Legendas da figura (b):
- Cordão umbilical
- Reserva de sangue materno
- Vilo placentário
- Espaço interviloso
- Tecido decidual uterino
- Arteríola materna
- Vênula materna
- Vasos fetais
- Tecido coriônico
- **Placenta**
- Veia umbilical
- Artérias umbilicais
- Córion/âmnion

Estágios: 4 semanas; 8 semanas; 12 semanas; Termo completo

- **FIGURA 20-28 Placentação.** Projeções digitiformes de tecido coriônico (fetal) formam os vilos placentários, que sofrem protrusão para uma coleção de sangue materno. As paredes dos capilares deciduais (maternos) são degradadas pelo córion em expansão de modo que o sangue materno vaza pelos espaços entre os vilos placentários. Os capilares placentários fetais ramificam-se a partir das artérias umbilicais e se projetam para os vilos placentários. O sangue fetal que flui por estes vasos é separado do sangue materno apenas pela parede do capilar e pela fina camada coriônica que forma os vilos placentários. O sangue da mãe entra pelas arteríolas maternas, e então permeia a reserva de sangue nos espaços intervilosos. Aqui ocorrem as trocas entre o sangue fetal e o sangue materno, antes que o sangue fetal siga pela veia umbilical e o sangue materno saia pelas vênulas maternas.

vida intrauterina, a placenta, um órgão especializado de troca entre o sangue materno e o sangue fetal, rapidamente se desenvolve (● Figura 20-28). A placenta é derivada de tecido trofoblástico e decidual. É um órgão incomum, uma vez que é composto por tecidos de dois organismos: do embrião/feto e da mãe.

FORMAÇÃO DA PLACENTA E DA BOLSA AMNIÓTICA Por volta do décimo segundo dia, o embrião está completamente incluído na decídua. Neste momento, a camada trofoblástica consiste em duas camadas celulares espessas e é chamada de **córion**. Na medida em que o córion continua a liberar enzimas e a expandir-se, forma uma rede externa de cavidades no interior da decídua. À medida que o córion em expansão provoca a erosão das paredes capilares da decídua, o sangue materno vaza destes capilares e preenche estas cavidades. A coagulação do sangue é impedida por um anticoagulante produzido pelo córion. Projeções semelhantes a dedos de tecido coriônico estendem-se em coleções de sangue materno. Logo o embrião em desenvolvimento enviará capilares para estas projeções coriônicas, formando os **vilos placentários**.

Alguns vilos estendem-se completamente pelos espaços preenchidos com sangue para ancorar a porção fetal da placenta no tecido endometrial, porém a maioria simplesmente se projeta para coletar o sangue materno. Cada vilo placentário contém

CONCEITOS, DESAFIOS E CONTROVÉRSIAS

Modos e métodos de contracepção

O termo **contracepção** refere-se ao processo de evitar a gravidez quando os indivíduos se envolvem em relações sexuais. Vários métodos de contracepção estão disponíveis, variando quanto à facilidade de uso e à eficácia (veja a tabela abaixo). Estes métodos podem ser agrupados em três categorias, com base no meio pelo qual previnem a gravidez: bloqueio do transporte de espermatozoides para o óvulo, prevenção da ovulação ou bloqueio da implantação. Após ter examinado os modos mais comuns pelos quais a contracepção pode ser obtida por cada um destes métodos, examinaremos as possíveis possibilidades contraceptivas do futuro, antes de concluirmos com uma discussão sobre o encerramento de gestações não desejadas.

Bloqueio do transporte de espermatozoides até o óvulo

- A *contracepção natural, método do ritmo* ou da *tabela* de controle da fertilidade depende da abstinência de relações sexuais durante o período fértil da mulher. A mulher pode prever quando a ovulação ocorrerá com base na manutenção de registros cuidadosos de seus ciclos menstruais. Devido à variabilidade dos ciclos, esta técnica tem eficácia limitada. O momento da ovulação pode ser determinado com mais precisão pelo registro da temperatura corporal todas as manhãs, antes de a mulher levantar-se. A temperatura corporal sofre um ligeiro aumento aproximadamente um dia após a ovulação ter ocorrido. O método do ritmo de temperatura não é útil para determinar quando é seguro realizar uma relação sexual antes da ovulação, mas pode ser útil para determinar quando é seguro reiniciar a atividade sexual após a ovulação.
- O *coito interrompido* envolve a retirada do pênis da vagina antes que a ejaculação ocorra. Este método é apenas moderadamente eficaz, porém, porque a determinação do momento correto é difícil e alguns espermatozoides podem passar pela uretra antes da ejaculação.
- *Contraceptivos químicos,* como espermicidas ("exterminadores de espermatozoides") na forma de geleias, espumas, cremes e supositórios inseridos na vagina, são tóxicos para os espermatozoides por aproximadamente uma hora após a aplicação.
- Os *métodos de barreira* impedem mecanicamente o transporte de espermatozoides até a tuba uterina. Para homens, o *preservativo* é uma borracha fina e forte ou uma lâmina de látex colocada no pênis ereto antes da ejaculação, impedindo que os espermatozoides entrem na vagina. Para as mulheres, o *diafragma,* que deve ser adaptado por um profissional treinado, é uma cúpula de borracha flexível que deve ser inserida pela vagina e posicionada sobre o colo do útero para bloquear a entrada de espermatozoides no canal do colo uterino. Ele é mantido na posição pelo encaixe justo contra a parede vaginal e deve ser mantido no local por pelo menos seis horas, mas no máximo 24 horas após a relação. Os métodos de barreira costumam ser usados em conjunto com agentes espermicidas para aumentar a eficácia. O *tampão cervical* é uma alternativa para o diafragma. Menor que um diafragma, o tampão cervical, revestido por uma camada de espermicida, cobre o colo do útero e é mantido no lugar por sucção.
- O *preservativo feminino* (ou *bolsa vaginal*) é o método de barreira mais recentemente desenvolvido. É uma bolsa cilíndrica de poliuretano, de aproximadamente 18 centímetros de comprimento, fechada em uma extremidade e aberta na outra, com um anel flexível nas duas extremidades. O anel na extremidade fechada do dispositivo é inserido na vagina e encaixado sobre o colo do útero, de modo semelhante a um diafragma. O anel na extremidade aberta da bolsa é posicionado fora da vagina, sobre a genitália externa.
- A *esterilização,* que envolve a ruptura cirúrgica do ducto deferente (*vasectomia*) em homens ou da tuba uterina (*ligação tubária* ou *laqueadura*) em mulheres, é considerada um método permanente para impedir a união entre o espermatozoide e o óvulo.

Prevenção da ovulação

- *Contraceptivos orais ou pílulas anticoncepcionais,* disponíveis apenas por prescrição, impedem a ovulação primariamente pela supressão da secreção de gonadotrofinas. Estas pílulas, que contêm esteroides sintéticos semelhantes a estrogênio e semelhantes a progesterona, são tomadas por três semanas, em combinação ou em sequência, e são então suspensas por uma semana. Estes esteroides, como os esteroides naturais produzidos durante o ciclo ovariano, inibem GnRH e, consequentemente, a secreção de FSH e LH. Como resultado, a maturação do folículo e a ovulação não ocorrem e a concepção é impossível. O endométrio responde aos esteroides exógenos por espessamento e desenvolvimento de capacidade secretora, como ocorreria com os hormônios naturais. Quando estes esteroides sintéticos são retirados após três semanas, o revestimento endometrial descama e a menstruação ocorre, como ocorreria normalmente com a degeneração do corpo lúteo. Além de bloquear a ovulação, os contraceptivos orais impedem a gravidez aumentando a viscosidade do muco cervical, o que torna a penetração dos espermatozoides mais difícil, e pela diminuição das contrações musculares no trato reprodutor feminino, o que reduz o transporte de espermatozoides até a tuba uterina. Foi demonstrado que contraceptivos orais aumentam o risco de coagulação intravascular, especialmente em mulheres que também consomem tabaco.
- Vários outros métodos contraceptivos contêm hormônios sexuais femininos sintéticos e agem de modo semelhante às pílulas anticoncepcionais para prevenir a ovulação. Entre estes, incluem-se a

Taxa de falha média das várias técnicas contraceptivas

Método contraceptivo	Taxa de falha média (gestações anuais/ 100 mulheres)
Nenhum	90
Métodos naturais (ritmo)	20–30
Coito interrompido	23
Contraceptivos químicos	20
Métodos de barreira	10–15
Dispositivo intrauterino	4
Contraceptivos orais	2–2,5
Contraceptivos implantados	1

implantação subcutânea ("sob a pele") de cápsulas contendo hormônios de longa ação (não amplamente disponíveis), que liberam gradualmente os hormônios em uma taxa estável por cinco anos, e os adesivos de *controle da natalidade*, impregnados com hormônios absorvíveis pela pele.

Bloqueio da implantação

Do ponto de vista médico, não se considera que a gravidez tenha começado até a implantação. De acordo com esta visão, costuma-se dizer que qualquer mecanismo que interfira com a implantação impede a gravidez. Contudo, nem todos têm esta opinião. Alguns acreditam que a gravidez começa no momento da fertilização. Para estes, qualquer interferência com a implantação seria uma forma de aborto. Portanto, os métodos de contracepção que dependem do bloqueio da implantação são mais controversos que os métodos que impedem a ocorrência da fertilização.

- O bloqueio da implantação é mais comumente realizado pela inserção de um pequeno *dispositivo intrauterino (DIU)* dentro do útero. O mecanismo de ação do DIU não é completamente compreendido, embora a maior parte das evidências sugira que a presença deste objeto estranho no útero induza uma resposta inflamatória local que impede a implantação de um óvulo fertilizado.
- A implantação também pode ser bloqueada pela chamada *pílula do dia seguinte*, conhecida como **contracepção de emergência**. O primeiro termo é na verdade um nome um pouco equivocado, uma vez que estas pílulas podem impedir a gravidez se tomadas dentro de 72 horas após a relação sexual sem proteção, e não apenas no dia seguinte. A forma mais comum de contracepção de emergência é um kit que consiste em altas doses de pílulas anticoncepcionais. Estas pílulas, disponíveis apenas com receita médica, funcionam de diferentes modos para impedir a gravidez, dependendo do ponto do ciclo em que a mulher estiver quando tomar a pílula. Elas podem suprimir a ovulação ou causar a degeneração prematura do corpo lúteo, prevenindo assim a implantação do óvulo fertilizado pela retirada do suporte hormonal do endométrio em desenvolvimento. Estes kits destinam-se apenas para o uso em emergências – por exemplo, se o preservativo se romper ou em casos de estupro – e não devem ser usados como substituto dos métodos contraceptivos contínuos.

Possibilidades futuras

- No horizonte delineiam-se variedades aprimoradas das técnicas contraceptivas disponíveis atualmente, como uma nova pílula anticoncepcional que suprima a ovulação e os períodos menstruais por vários meses de uma vez.
- Uma futura técnica de controle da natalidade é a *imunocontracepção* – o uso de vacinas que estimulem o sistema imunológico a produzir anticorpos direcionados contra uma proteína específica crítica ao processo reprodutivo. Espera-se que os efeitos contraceptivos das vacinas durem aproximadamente um ano. Por exemplo, existe uma vacina em estágio de testes que induz a formação de anticorpos contra a gonadotrofina coriônica humana, de modo que este hormônio essencial para suporte do corpo lúteo não seja eficaz na ocorrência de uma gravidez. Outra abordagem de imunocontracepção promissora é voltada ao bloqueio das enzimas acrossômicas, para que os espermatozoides não consigam entrar no óvulo. Outros pesquisadores ainda desenvolveram uma vacina experimental direcionada a uma proteína adicionada pelo epidídimo à superfície do espermatozoide durante sua maturação.
- Alguns pesquisadores estão explorando um modo de bloquear a união do espermatozoide e do óvulo, interferindo com uma interação específica que normalmente ocorre entre os gametas masculino e feminino. Por exemplo, estão sendo estudados produtos químicos introduzidos na vagina que desencadeiam a liberação prematura das enzimas acrossômicas, impedindo o espermatozoide de fertilizar o óvulo liberado.
- Alguns cientistas buscam modos de manipular hormônios para bloquear a produção de espermatozoides em homens sem privar o homem da testosterona. Um exemplo de contracepção masculina em desenvolvimento consiste na combinação de testosterona e progestina que inibe GnRH e os hormônios gonadotróficos, desligando assim os sinais que estimulam a espermatogênese. Ainda outros pesquisadores tentam interferir com a ligação entre as células de Sertoli e os espermatozoides em desenvolvimento para que a espermatogênese não prossiga até sua conclusão.
- Outra perspectiva em contracepção masculina é a esterilização química, projetada para ser reversível, ao contrário da esterilização cirúrgica, considerada irreversível. Nesta técnica experimental, um polímero atóxico é injetado no ducto deferente, onde o produto químico interfere na capacidade de fertilização do espermatozoide. A eliminação do polímero do ducto deferente por um solvente reverte o efeito contraceptivo.
- Um caminho interessante que está sendo estudado cria a esperança de um contraceptivo unissex, que deteria o espermatozoide em seu caminho e poderia ser usado tanto por homens quanto por mulheres. A ideia é usar medicamentos bloqueadores de Ca^{2+} para prevenir a entrada de Ca^{2+} na cauda do espermatozoide. Como nas células musculares, o Ca^{2+} ativa o aparelho contrátil responsável pela motilidade do espermatozoides. Sem o Ca^{2+}, o espermatozoide não conseguiria realizar as manobras necessárias para a fertilização.

Encerramento de gestações não desejadas

- Quando as práticas contraceptivas falham ou não são usadas e uma gravidez indesejada acontece, muitas vezes as mulheres se voltam para o *aborto* para encerrar essa gravidez. Mais da metade das aproximadamente 6,4 milhões de gestações nos Estados Unidos todos os anos não é intencional e cerca de 1,6 milhões destas terminam com um aborto. Embora a remoção cirúrgica de um embrião/feto seja legal nos Estados Unidos, a prática do aborto é repleta de controvérsias emocionais, éticas e políticas.
- No final de 2000, a "pílula do aborto", *RU 486*, ou *mifepristona*, foi aprovada para uso nos Estados Unidos, em meio a consideráveis controvérsias, embora estivesse disponível em outros países desde 1988. Este medicamento encerra uma gravidez inicial por interferência química e não por cirurgia. A RU 486, um antagonista da progesterona, liga-se firmemente aos receptores de progesterona nas células-alvo, mas não evoca os efeitos usuais da progesterona, impedindo que a progesterona se ligue e exerça suas ações. Privado da atividade da progesterona, o tecido endometrial altamente desenvolvido é descamado, carregando com ele o embrião implantado. A administração de RU 486 é seguida em 48 horas pela de uma prostaglandina que induz contrações uterinas para ajudar a expelir o endométrio e o embrião.

capilares embrionários (mais tarde, fetais) cercados por uma fina camada de tecido coriônico que separa o sangue embrionário/fetal do sangue materno nos espaços intervilosos. O sangue materno e o sangue fetal não se misturam realmente, mas a barreira entre eles é extremamente fina. Para visualizar esta relação, pense em suas mãos (os vasos sanguíneos capilares fetais) em luvas de borracha (o tecido coriônico) imersas em água (a coleção de sangue materno). Apenas as luvas de borracha separam suas mãos da água. Do mesmo modo, apenas o fino tecido coriônico (mais a parede capilar dos vasos fetais) separa o sangue fetal e o sangue materno. Todas as trocas entre estas duas correntes sanguíneas ocorrem através desta barreira extremamente fina. Todo o sistema de estruturas maternas (deciduais) e fetais (coriônicas) interligadas compõe a placenta.

Embora não totalmente desenvolvida, a placenta já está bem estabelecida e operacional cinco semanas após a implantação. Por volta deste período, o coração do embrião em desenvolvimento está bombeando sangue para os vilos placentários, bem como para os tecidos embrionários. Por toda a gestação, o sangue fetal passa continuamente entre o vilos placentários e o sistema circulatório do feto por meio de duas **artérias umbilicais** e uma **veia umbilical**, envoltas em um **cordão umbilical**, a linha vital entre o feto e a placenta (• Figura 20-28). O sangue materno na placenta é continuamente substituído à medida que sangue fresco entra pelas arteríolas uterinas; ele permeia os espaços intervilosos, onde troca substâncias com o sangue fetal nos vilos circundantes, e então sai pela veia uterina.

Enquanto isso, durante o período de implantação e desenvolvimento placentário inicial, a massa celular interna forma uma **cavidade amniótica**, repleta de fluidos, entre o córion e a porção da massa celular interna destinada a se tornar o feto (veja • Figura 20-27, passo ❷). A camada epitelial que envolve a cavidade amniótica é chamada de **saco amniótico** ou **âmnio**. À medida que continua a se desenvolver, o saco amniótico termina fundindo-se ao córion, formando uma única membrana combinada que cerca o embrião/feto. O fluido na cavidade amniótica, o **líquido amniótico**, semelhante em composição ao ECF normal, cerca e reveste o feto por toda a gestação (• Figuras 20-28 e 20-29).

FUNÇÕES DA PLACENTA Durante a vida intrauterina, a placenta realiza as funções do sistema digestório, do sistema respiratório e dos rins para o feto "parasitário". O feto tem estes sistemas orgânicos, mas no ambiente uterino estes não podem (e não precisam) funcionar. Os nutrientes e o O_2 passam pela fina barreira placentária, do sangue materno para o sangue fetal, enquanto CO_2 e outros resíduos metabólicos movem-se simultaneamente do sangue fetal para o sangue materno. Os nutrientes e o O_2 trazidos para o feto no sangue materno são adquiridos pelos sistemas digestório e respiratório da mãe e o CO_2 e resíduos transferidos para o sangue materno são eliminados pelos pulmões e rins da mãe, respectivamente. Portanto, o trato digestório, o sistema respiratório e os rins da mãe servem tanto às necessidades do feto quanto às suas próprias.

O meio pelo qual os materiais se movem pela placenta depende da substância. Algumas substâncias que podem permear a membrana placentária, como O_2, CO_2, água e eletrólitos, atravessam por difusão simples. Alguns atravessam a barreira placentária por sistemas de transporte mediados especiais nas membranas placentárias, como a glicose, por difusão facilitada, e os aminoácidos, por transporte ativo secundário. Outras substâncias, como o colesterol, na forma de LDL (veja no Capítulo 9), movem-se por endocitose mediada por receptor.

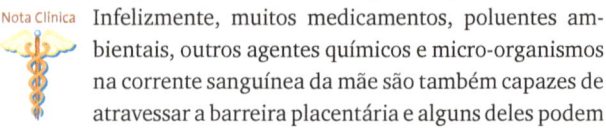

Nota Clínica Infelizmente, muitos medicamentos, poluentes ambientais, outros agentes químicos e micro-organismos na corrente sanguínea da mãe são também capazes de atravessar a barreira placentária e alguns deles podem prejudicar o feto em desenvolvimento. Indivíduos nascidos sem membros como resultado da exposição à *talidomida,* um tranquilizante que era prescrito para gestantes antes que os efeitos devastadores deste medicamento sobre os fetos em desenvolvimento fossem conhecidos, serve como trágico lembrete deste fato. Do mesmo modo, recém-nascidos que se tornam "viciados" em heroína devido ao uso da droga pela mãe durante a gestação sofrem de sintomas de abstinência após o nascimento. Até mesmo produtos químicos mais comuns, como aspirina, álcool e agentes presentes na fumaça do cigarro, podem atingir o feto e ter efeitos adversos. Do mesmo modo, os fetos podem adquirir AIDS antes do nascimento se suas mães estiverem infectadas pelo vírus. Portanto, uma mãe deve ser muito cuidadosa sobre possíveis exposições nocivas a quaisquer fontes.

A placenta tem ainda outra responsabilidade importante – tornar-se um órgão endócrino temporário durante a gravidez, tópico ao qual nos dedicaremos agora. Durante a gravidez, três sistemas endócrinos interagem para suportar e otimizar o crescimento e o desenvolvimento do feto, coordenar o momento do

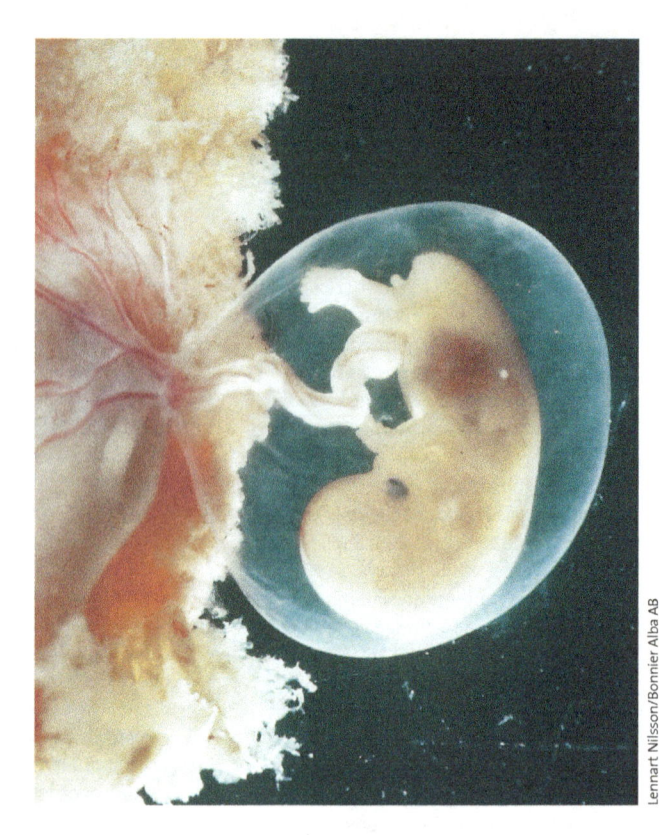

• **FIGURA 20-29 Feto humano cercado pelo saco amniótico.** O feto está perto do final do primeiro trimestre de desenvolvimento.

⚠ TABELA 20-5	Hormônios placentários
Hormônio	Função
Gonadotrofina coriônica humana (hCG)	Mantém o corpo lúteo da gravidez
	Estimula a secreção de testosterona pelos testículos em desenvolvimento nos embriões XY
Estrogênio (também secretado pelo corpo lúteo da gravidez)	Estimula o crescimento do miométrio, aumentando a força uterina para o parto
	Ajuda a preparar as glândulas mamárias para a lactação
Progesterona (também secretada pelo corpo lúteo da gravidez)	Suprime as contrações uterinas para fornecer um ambiente tranquilo para o feto
	Promove a formação de um tampão de muco cervical para impedir a contaminação uterina
	Ajuda a preparar as glândulas mamárias para a lactação
Somatomamotropina Coriônica Humana (de estrutura semelhante à do hormônio do crescimento e da prolactina)	Reduz o uso materno da glicose e promove a decomposição de gorduras armazenadas (de modo semelhante ao hormônio do crescimento), para que maiores quantidades de glicose e ácidos graxos livres possam ser direcionadas para o feto
	Ajuda a preparar as glândulas mamárias para a lactação (semelhante à prolactina)
Relaxina (também secretada pelo corpo lúteo da gravidez)	Amolece o colo do útero em preparação para a dilatação cervical para o parto
	Afrouxa o tecido conjuntivo entre os ossos pélvicos em preparação para o parto
PTHrp placentário (peptídeo relacionado ao hormônio paratireoidiano)	Aumenta o nível plasmático materno de Ca_{2+} para uso na calcificação dos ossos fetais; se necessário, promove a dissolução localizada dos ossos maternos, mobilizando seus depósitos de Ca_{2+} para uso pelo feto em desenvolvimento

parto e preparar as glândulas mamárias para a nutrição do bebê após o nascimento: os hormônios placentários, os hormônios maternos e os hormônios fetais.

Hormônios secretados pela placenta desempenham um papel crítico na manutenção da gravidez.

A porção da placenta derivada do feto tem a notável capacidade de secretar vários peptídeos e hormônios esteroides essenciais à manutenção da gravidez. Os mais importantes são a *gonadotrofina coriônica humana*, o *estrogênio* e a *progesterona* (● Tabela 20-5). Servindo como principal órgão endócrino da gravidez, a placenta é única entre os tecidos endócrinos, por dois aspectos. Em primeiro lugar, é um tecido temporário. Em segundo lugar, a secreção de seus hormônios não está sujeita a um controle extrínseco, em contraste com os mecanismos restritivos e muitas vezes complexos que regulam a secreção dos outros hormônios. Em vez disso, o tipo e a taxa de secreção de hormônios placentários dependem primariamente do estágio da gravidez.

SECREÇÃO DA GONADOTROFINA CORIÔNICA HUMANA Um dos primeiros eventos endócrinos é a secreção pelo córion em desenvolvimento da **gonadotrofina coriônica humana (hCG)**, um hormônio peptídico que prolonga o ciclo de vida do corpo lúteo. Lembre-se de que durante o ciclo ovariano, o corpo lúteo se degenera e o revestimento uterino altamente preparado e dependente da fase lútea é descamado se a fertilização e a implantação não ocorrerem. Quando ocorre a fertilização, o blastocisto implantado se previne de ser eliminado no fluxo menstrual produzindo hCG. Este hormônio, semelhante ao LH e que se liga ao mesmo receptor do LH, estimula e mantém o corpo lúteo e, por isso, ele não se degenera. Agora chamado de **corpo lúteo da gravidez**, esta unidade endócrina ovariana cresce ainda mais e produz quantidades cada vez maiores de estrogênio e progesterona por mais dez semanas até que a placenta assuma a secreção destes hormônios esteroides. Devido à persistência do estrogênio e da progesterona, o tecido endometrial espesso e polpudo é mantido em vez de descamar. Coerentemente, a menstruação cessa durante a gravidez.

A estimulação por hCG é necessária para se manter o corpo lúteo da gravidez porque o LH, que mantém o corpo lúteo durante a fase lútea normal do ciclo uterino, é suprimido pela inibição por retroalimentação graças aos altos níveis de progesterona.

A manutenção de uma gravidez normal depende de altas concentrações de progesterona e estrogênio. Portanto, a produção de hCG é crítica durante o primeiro trimestre para se manter a produção ovariana destes hormônios. Em um feto do sexo masculino, a hCG também estimula as células de Leydig precursoras no testículo fetal a secretar testosterona, o que masculiniza o trato reprodutor em desenvolvimento.

A taxa de secreção de hCG aumenta rapidamente durante o início da gravidez para salvar-se o corpo lúteo da destruição. A secreção máxima de hCG ocorre aproximadamente 60 dias após o fim do último período menstrual (● Figura 20-30). Por volta da décima semana de gravidez, a produção de hCG diminui para uma baixa taxa de secreção, mantida por toda a duração da gestação. A queda da produção de hCG ocorre em um momento em que o corpo lúteo já não é mais necessário para a produção de hormônios esteroides, porque a placenta começou a secretar

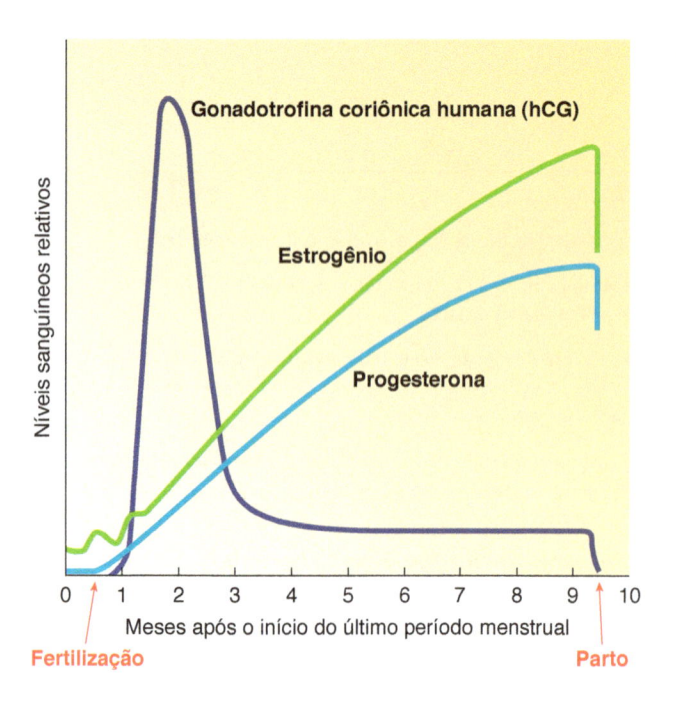

• **FIGURA 20-30** Taxas de secreção dos hormônios placentários.

quantidades suficientes de estrogênio e progesterona. O corpo lúteo da gravidez regride parcialmente quando a secreção de hCG diminui, mas não é convertido em tecido cicatricial até depois do nascimento do bebê.

Nota Clínica A gonadotrofina coriônica humana é eliminada do corpo pela urina. Testes diagnósticos de gravidez podem detectar hCG na urina já no primeiro mês de gravidez, aproximadamente duas semanas após a primeira ausência de período menstrual. Uma vez que isto ocorre antes que o embrião em crescimento possa ser detectado pelo exame físico, o teste permite a confirmação precoce da gravidez.

Um sinal clínico inicial frequente da gravidez é o enjoo matinal, um surto diário de náusea e vômitos que frequentemente ocorre pela manhã, mas que pode ocorrer a qualquer momento do dia. Uma vez que esta condição em geral aparece imediatamente após a implantação e coincide com o momento de pico da produção de hCG, cientistas especulam que este hormônio placentário inicial possa desencadear os sintomas, talvez agindo na zona de gatilho de quimiorreceptores no centro do vômito (veja no Capítulo 16).

SECREÇÃO DE ESTROGÊNIO E PROGESTERONA Por que a placenta em desenvolvimento não começa a produzir estrogênio e progesterona em primeiro lugar em vez de secretar hCG, que por sua vez estimula o corpo lúteo a secretar estes dois hormônios críticos? A resposta é que, por diferentes motivos, a placenta não consegue produzir estrogênio ou progesterona suficientes no primeiro trimestre da gravidez. No caso do estrogênio, a placenta não possui todas as enzimas necessárias para a síntese completa deste hormônio. A síntese do estrogênio requer uma interação complexa entre a placenta e o feto (• Figura 20-31). A placenta converte o hormônio androgênio produzido pelo córtex adrenal fetal, deidroepiandrosterona (DHEA), em estrogê-

nio. A placenta não consegue produzir estrogênio até que o feto tenha se desenvolvido ao ponto em que o córtex adrenal esteja secretando DHEA no sangue. A placenta extrai o DHEA do sangue fetal convertendo-o em estrogênio, que então é secretado no sangue materno. O estrogênio primário sintetizado por este meio é o **estriol**, em contraste com o principal produto estrogênico dos ovários, estradiol. Consequentemente, a medida dos níveis de estriol na urina materna pode ser usada clinicamente para se avaliar a viabilidade do feto.

No caso da progesterona, a placenta pode sintetizar este hormônio logo após a implantação. Embora a placenta inicial tenha as enzimas necessárias para converter o colesterol extraído do sangue materno em progesterona, ela não produz muito deste hormônio, porque a quantidade de progesterona produzida é proporcional ao peso da placenta. A placenta é simplesmente pequena demais nas primeiras dez semanas de gravidez para produzir progesterona suficiente para manter o tecido endometrial. O aumento notável da progesterona circulante nos últimos sete meses de gestação reflete o crescimento placentário durante este período.

PAPÉIS DO ESTROGÊNIO E DA PROGESTERONA DURANTE A GRAVIDEZ Como observado anteriormente, altas concentrações de estrogênio e progesterona são essenciais para se manter uma gravidez normal. O estrogênio estimula o crescimento do miométrio, que aumenta em tamanho por toda a gravidez. Uma musculatura uterina mais forte é necessária para expelir-se o feto durante o trabalho de parto. O estriol também promove o desenvolvimento dos ductos no interior das glândulas mamárias, pelos quais o leite será ejetado durante a lactação.

A progesterona tem várias ações ao longo da gravidez. Sua principal função é prevenir o aborto, suprimindo as contrações do miométrio uterino. A progesterona também promove a formação de um tampão mucoso no canal do colo do útero para impedir que contaminantes vaginais atinjam o útero. Finalmente, a progesterona placentária estimula o desenvolvimento das glândulas mamárias em preparação para a lactação.

Os sistemas orgânicos maternos respondem às maiores demandas da gestação.

O período de **gestação (gravidez)** dura aproximadamente 38 semanas a partir da concepção (40 semanas a partir do final do último período menstrual). Durante a gestação, o embrião/feto se desenvolve e cresce até o ponto de ser capaz de deixar o seu sistema materno de suporte de vida. Enquanto isso, várias alterações físicas na mãe acomodam as demandas da gravidez. A alteração mais óbvia é o aumento uterino. O útero se expande e aumenta de peso mais de 20 vezes, sem contar seu conteúdo. As mamas crescem e desenvolvem a capacidade de produzir leite. Outros sistemas orgânicos além do sistema reprodutor também fazem os ajustes necessários. O volume de sangue aumenta em 30% e o sistema cardiovascular responde às demandas crescentes da massa placentária em desenvolvimento.

O ganho de peso durante a gravidez é resultado apenas em parte do peso do feto. O restante é derivado principalmente do aumento do peso do útero, incluindo a placenta, e ao aumento do volume sanguíneo. A atividade respiratória aumenta em aproximadamente 20% para lidar com as exigências fetais adi-

As alterações no final da gestação preparam para o parto.

O **parto** (**trabalho de parto**, **parto** ou **nascimento**) requer (1) dilatação do canal do colo do útero para acomodar a passagem do feto do útero pela vagina e para o exterior e (2) contrações do miométrio uterino que sejam suficientemente fortes para expelir o feto.

Várias alterações ocorrem no final da gestação em preparação para o início do parto. Nos primeiros dois trimestres da gestação, o útero permanece relativamente tranquilo, devido ao efeito inibitório dos altos níveis de progesterona sobre o músculo uterino. Durante o último trimestre, porém, o útero torna-se progressivamente mais excitável, de modo que leves contrações (**contrações de Braxton-Hicks**) ocorrem com força e frequência crescentes. Algumas vezes, estas contrações tornam-se regulares o suficiente para serem confundidas com o início do trabalho de parto, um fenômeno chamado "falso trabalho de parto".

Por toda a gestação, a saída do útero permanece selada por um colo do útero rígido, firmemente fechado. Quando o parto se aproxima, o colo do útero começa a amolecer (ou "amadurecer"), como resultado da dissociação de suas fibras de tecido conjuntivo rígido (colágeno). Devido a este amolecimento, o colo uterino se torna maleável, para que possa gradualmente ceder, dilatando-se a saída, quando o feto fizer força contra ele durante o trabalho de parto. Este amolecimento cervical é causado em grande parte pela **relaxina**, um hormônio peptídico produzido pelo corpo lúteo da gravidez e pela placenta. Outros fatores, a serem descritos em breve, contribuem para o amolecimento cervical. A relaxina também "relaxa" o canal de parto pelo afrouxamento do tecido conjuntivo entre os ossos pélvicos.

Enquanto isso, o feto é desviado para baixo (o bebê "cai") e fica normalmente orientado de modo que a cabeça esteja em contato com o colo do útero, preparando sua saída pelo canal de parto. Em um **parto distócico**, qualquer parte do corpo além da cabeça aproxima-se primeiro do canal de parto.

A ciência ainda está determinando os fatores que desencadeiam o início do parto.

Contrações rítmicas e coordenadas, geralmente indolores no princípio, começam no início do verdadeiro trabalho de parto. À medida que o trabalho de parto progride, as contrações aumentam

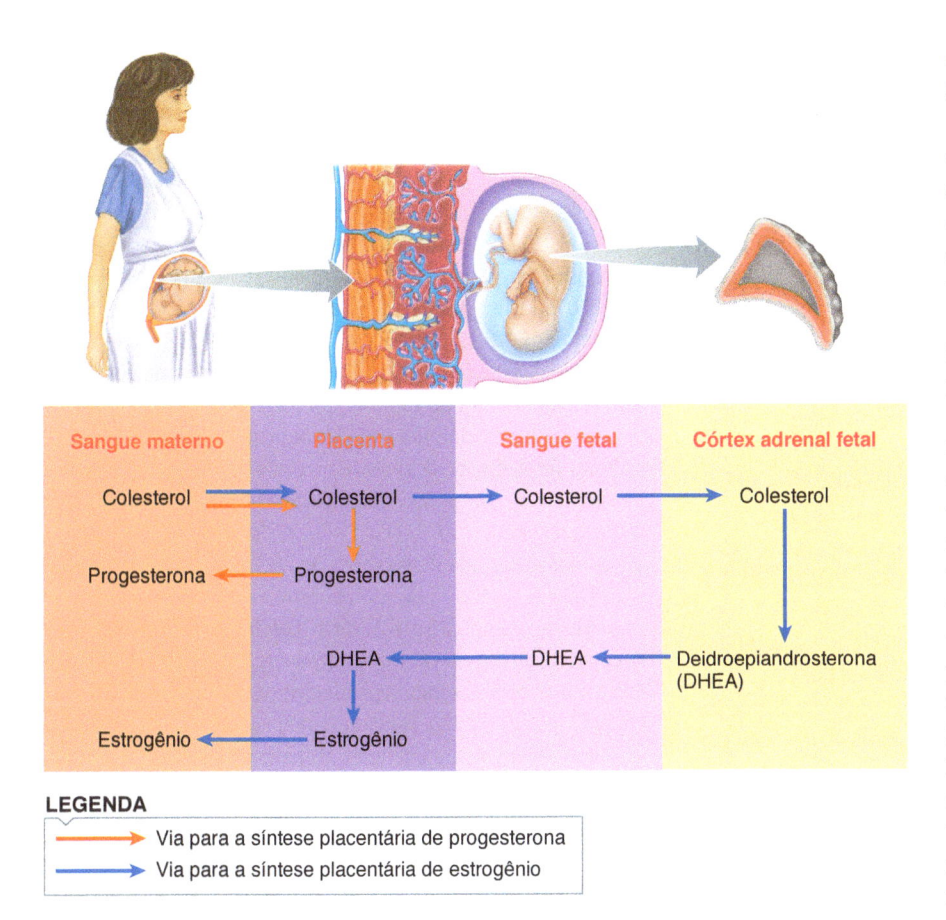

• **FIGURA 20-31 Secreção de estrogênio e progesterona pela placenta.** A placenta secreta quantidades crescentes de progesterona e estrogênio no sangue materno após o primeiro trimestre. A própria placenta é capaz de converter o colesterol em progesterona (*via laranja*), mas não possui algumas das enzimas necessárias para converter o colesterol em estrogênio. No entanto, a placenta pode converter a DHEA derivada do colesterol no córtex adrenal fetal em estrogênio quando a DHEA atinge a placenta por meio do sangue fetal (*via azul*).

cionais para utilização de O_2 e remoção de CO_2. O débito urinário aumenta e os rins excretam os resíduos adicionais do feto.

O aumento das demandas metabólicas do feto em crescimento amplia as exigências nutricionais da mãe. Em geral, o feto tira o que precisa da mãe, mesmo que isto deixe a mãe com um déficit nutricional. Por exemplo, o hormônio placentário **somatomamotropina coriônica humana (hCS)** é responsável pela diminuição do uso da glicose pela mãe e pela mobilização de ácidos graxos livres dos depósitos adiposos maternos, de modo semelhante às ações do hormônio do crescimento (veja no Capítulo 18) (na verdade, a hCS tem uma estrutura semelhante tanto à do hormônio do crescimento quanto à da prolactina, exercendo ações semelhantes). As alterações metabólicas induzidas pela hCS na mãe disponibilizam maiores quantidades de glicose e ácido graxos, que serão destinadas para o feto. Além disso, se a mãe não consumir Ca^{2+} suficiente, ainda outro hormônio placentário semelhante ao hormônio da paratireoide, o **peptídeo relacionado ao hormônio paratireoidiano (PTHrp)**, mobiliza Ca^{2+} dos ossos maternos para garantir a calcificação adequada dos ossos fetais (▲ Tabela 20-5).

em frequência, intensidade e desconforto. Estas fortes contrações rítmicas forçam o feto contra o colo do útero, causando sua dilatação. Então, quando o colo do útero estiver dilatado o suficiente para permitir a passagem do feto, estas contrações forçam o feto para fora pelo canal de parto.

Os fatores exatos que desencadeiam o aumento da contratilidade uterina e, consequentemente, o início do parto ainda não foram totalmente estabelecidos, embora tenham sido feitos muitos progressos nos últimos anos para se desvendar a sequência de eventos. Vamos analisar o que se sabe sobre este processo.

PAPEL DOS ALTOS NÍVEIS DE ESTROGÊNIO No início da gestação, os níveis de estrogênio materno são relativamente baixos, mas à medida que a gestação progride, a secreção de estrogênio placentário continua a aumentar. Nos dias imediatamente antes do início do parto, níveis elevados de estrogênio causam alterações no útero e no colo do útero, preparando-os para o trabalho de parto e para o nascimento (• Figuras 20-30 e 20-32). Em primeiro lugar, altos níveis de estrogênio promovem a síntese de conexões nas células musculares lisas uterinas. Estas células miometriais não são funcionalmente ligadas em qualquer grau durante a maior parte da gestação. As recém-geradas conexões são inseridas nas membranas plasmáticas miometriais para formar junções comunicantes que vinculam eletricamente as células da musculatura lisa uterina, de modo que sejam capazes de contrair-se coordenadamente (veja no Capítulo 3).

Simultaneamente, altos níveis de estrogênio aumentam drástica e progressivamente a concentração de receptores miometriais para ocitocina. Juntas, estas alterações miometriais coletivamente provocam a maior resposta uterina à ocitocina que, em última análise, inicia o trabalho de parto.

Além de preparar o útero para o trabalho de parto, os crescentes níveis de estrogênio promovem a produção de prostaglandinas locais que contribuem para o amadurecimento cervical pela estimulação de enzimas cervicais que degradam localmente fibras de colágeno. Além disso, as próprias prostaglandinas aumentam a resposta uterina à ocitocina.

PAPEL DA OCITOCINA A ocitocina é um hormônio peptídico produzido pelo hipotálamo, armazenado na hipófise posterior e liberado para o sangue a partir da hipófise posterior após estimulação nervosa pelo hipotálamo (veja p. 670). A ocitocina exerce seus efeitos pela via $IP_3/Ca^{2+}/DAG$. Um poderoso estimulante muscular uterino, a ocitocina desempenha um papel essencial na progressão do trabalho de parto. Contudo, este hormônio já foi descartado como gatilho para o parto porque os níveis circulantes de ocitocina permanecem constantes antes do início do trabalho de parto. A descoberta de que a resposta uterina à ocitocina é 100 vezes maior no termo que em mulheres não grávidas (devido às conexões e à maior concentração de receptores miometriais para ocitocina) levou à conclusão atualmente aceita de que o trabalho de parto é iniciado quando a resposta miometrial à ocitocina atinge um limiar crítico, que permite o início de contrações fortes e coordenadas em resposta a níveis ordinários de ocitocina circulante.

PAPEL DO HORMÔNIO LIBERADOR DE CORTICOTROFINA Até recentemente, os cientistas ficavam atordoados pelos fatores que elevam os níveis de secreção do estrogênio placentário. Pesquisas recentes lançaram uma nova luz sobre o provável mecanismo. Evidências sugerem que o *hormônio liberador de corticotrofina (CRH)* secretado pela porção fetal da placenta na circulação materna e fetal não apenas estimule a fabricação de estrogênio placentário, portanto, em última análise orientando assim o início do trabalho de parto, mas também promova as alterações nos pulmões fetais necessárias à inalação de ar (• Figura 20-32). Lembre-se de que o CRH é normalmente secretado pelo hipotálamo e regula a produção de ACTH pela hipófise anterior (veja as p. 674 e 702). Por sua vez, o ACTH estimula a produção de cortisol e de DHEA pelo córtex adrenal. No feto, grande parte do CRH é originada da placenta, em vez de unicamente do hipotálamo fetal. A secreção adicional de cortisol intimada pelo CRH extra promove a maturação do pulmão fetal. Especificamente, o cortisol estimula a síntese do surfactante pulmonar, que facilita a expansão do pulmão e reduz o trabalho respiratório (veja no Capítulo 13).

A taxa acelerada de secreção de DHEA pelo córtex adrenal em resposta ao CRH placentário provoca níveis crescentes de secreção de estrogênio placentário. Lembre-se de que a placenta converte DHEA da glândula adrenal fetal em estrogênio, que entra na corrente sanguínea materna (veja • Figura 20-31). Quando os níveis são suficientemente altos, este estrogênio aciona os eventos que iniciam o trabalho de parto. Portanto, a duração da gravidez e o momento do parto são determinados em última análise pela taxa de produção de CRH na placenta. Ou seja, um "**relógio placentário**" estabelece o período de tempo até o parto. O momento do parto é estabelecido no início da gravidez, com o parto no ponto final de um processo de maturação que se estende por toda a gestação. O funcionamento do relógio placentário é medido pela taxa de secreção placentária. Na medida em que a gravidez progride, os níveis de CRH no plasma materno aumentam. Os pesquisadores podem precisar com exatidão o momento do parto medindo os níveis plasmáticos maternos de CRH já no início do primeiro trimestre. Níveis acima do normal estão associados a partos prematuros, enquanto níveis abaixo do normal indicam partos tardios. Estes e outros dados sugerem que, quando um nível crítico de CRH placentário é atingido, o parto é desencadeado. Este nível crítico de CRH garante que, quando o trabalho de parto começar, o bebê estará pronto para a vida fora do útero. Isto ocorre pelo aumento simultâneo do cortisol fetal, necessário para a maturação dos pulmões, e do estrogênio, necessário para as alterações uterinas que provocam o trabalho de parto. A dúvida que permanece sem resposta sobre o relógio placentário é: o que controla a secreção placentária de CRH?

PAPEL DA INFLAMAÇÃO Surpreendentemente, pesquisas recentes sugerem que a inflamação desempenhe um papel central no processo de trabalho de parto, no início tanto de partos a termo como de partos prematuros. A chave para esta resposta inflamatória é a ativação do **fator nuclear κB (NF-κB)** no útero. O NF-κB estimula a produção de citocinas inflamatórias, como a *interleucina 8 (IL-8)* (veja no Capítulo 12), e de prostaglandinas que aumentam a sensibilidade do útero aos mensageiros químicos indutores de contração e ajudam a amolecer o colo do útero. O que ativa o NF-κB, desencadeando a cascata inflamatória que ajuda a iniciar o parto? Vários fatores associados ao início do parto a termo e do parto prematuro podem causar um pico de NF-κB. Entre eles, incluem-se a distensão da musculatura uterina e a pre-

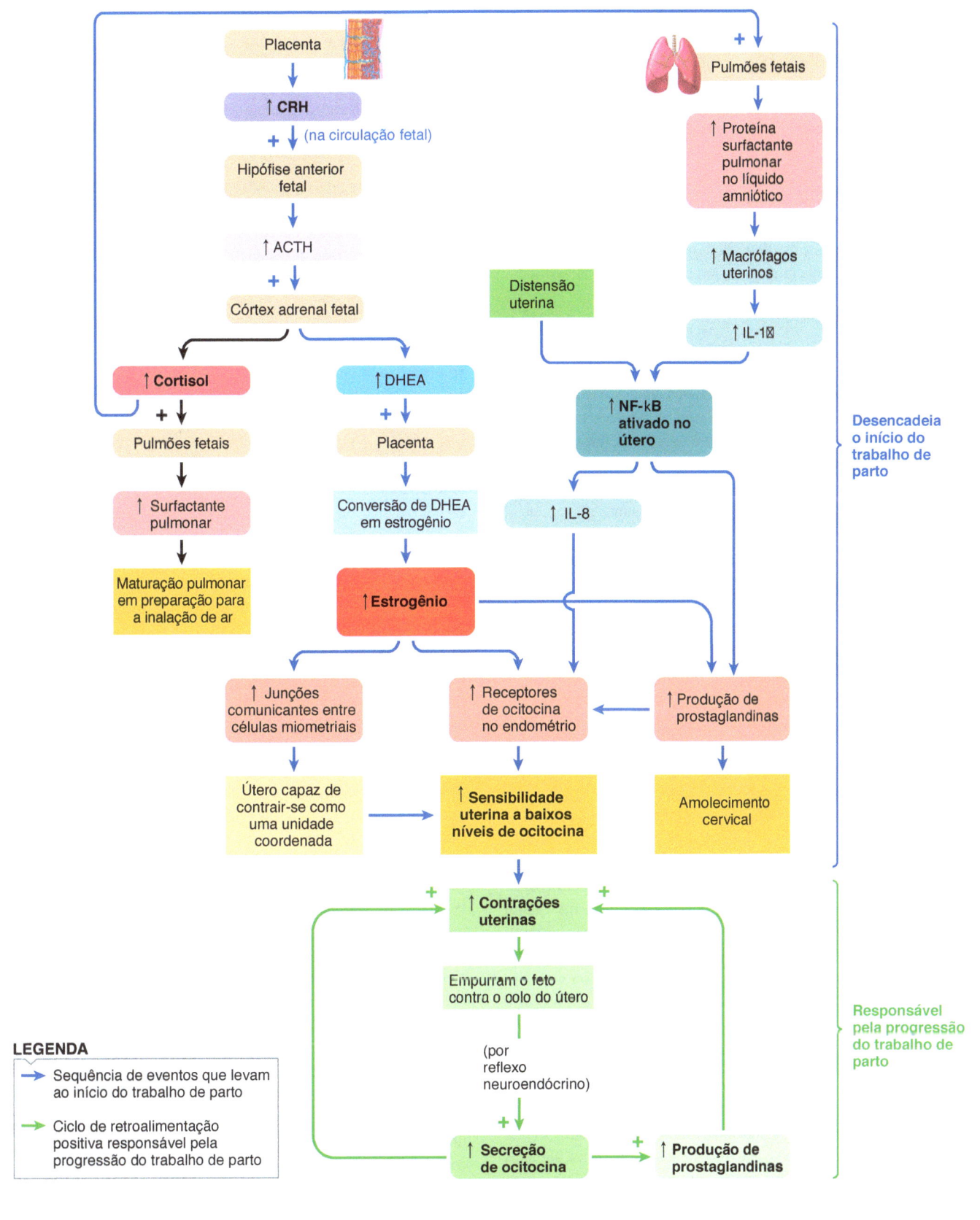

• FIGURA 20-32 Início e progressão do parto.

sença da proteína surfactante pulmonar *SP-A* (estimulada pela ação de CRH nos pulmões fetais) no líquido amniótico do feto. A SP-A promove a migração de macrófagos fetais para o útero.

Estes macrófagos, por sua vez, produzem a citocina inflamatória *interleucina 1β (IL-1β)*, que ativa o NF-κB. Deste modo, a maturação do pulmão fetal contribui para o início do trabalho de parto.

Nota Clínica Infecções bacterianas e reações alérgicas podem provocar o parto prematuro pela ativação de NF-κB. Além disso, gestações de múltiplos fetos correm risco de parto prematuro, provavelmente porque a maior extensão uterina desencadeia uma ativação mais precoce de NF-κB.

O parto é realizado por um ciclo de retroalimentação positiva.

Quando níveis elevados de estrogênio e citocinas inflamatórias aumentam a resposta uterina à ocitocina até um nível crítico e as contrações uterinas regulares começam, as contrações do miométrio aumentam progressivamente em frequência, força e duração por todo o trabalho de parto até que consigam expelir o conteúdo uterino. No início do parto, contrações durando 30 segundos ou menos ocorrem a cada 25 a 30 minutos, aproximadamente; no final, elas duram 60 a 90 segundos e ocorrem a cada 2 a 3 minutos.

À medida que o trabalho de parto progride, ocorre um ciclo de retroalimentação positiva envolvendo ocitocina e prostaglandina, aumentando incessantemente as contrações miometriais (• Figura 20-32). Cada contração uterina começa no topo do útero e segue para baixo, forçando o feto em direção ao colo do útero. A pressão do feto contra o colo do útero faz duas coisas. Em primeiro lugar, a cabeça fetal empurra o colo do útero amolecido e força uma abertura no canal do colo do útero. Em segundo lugar, a distensão cervical estimula a liberação de ocitocina por um reflexo neuroendócrino. A estimulação dos receptores no colo do útero em resposta à pressão fetal envia um sinal neural ascendente pela medula espinhal para o hipotálamo, que, por sua vez, desencadeia a liberação de ocitocina da hipófise posterior. Esta ocitocina adicional promove contrações uterinas mais potentes. Como resultado, o feto é empurrado com mais força contra o colo do útero, estimulando a liberação de ainda mais ocitocina e assim sucessivamente. Este ciclo é reforçado quando a ocitocina estimula a produção de prostaglandinas pela decídua. Como um poderoso estimulante miometrial, a prostaglandina otimiza mais ainda as contrações uterinas. A secreção de ocitocina, a produção de prostaglandinas e as contrações uterinas continuam a aumentar, em retroalimentação positiva, durante todo o trabalho de parto, até que o nascimento alivie a pressão sobre o colo do útero.

ESTÁGIOS DO PARTO O parto é dividido em três estágios: (1) dilatação cervical, (2) nascimento do bebê e (3) liberação da placenta (• Figura 20-33). No início do trabalho de parto ou, algumas vezes, durante o primeiro estágio, a membrana que cerca o saco amniótico, ou "bolsa das águas", se rompe. Quando o líquido amniótico escapa da vagina, ele ajuda a lubrificar o canal de parto.

- *Primeiro estágio*. Durante o primeiro estágio, o colo do útero é forçado a dilatar-se para acomodar o diâmetro da cabeça do bebê, geralmente para até um máximo de 10 cm. Este estágio é o mais longo, durando de algumas horas até um dia inteiro na primeira gravidez. Se outra parte do corpo do feto, e não a cabeça, estiver orientada contra o colo do útero, a eficácia em geral é menor que a obtida com a pressão da cabeça. A cabeça tem o maior diâmetro do corpo do bebê. Se o bebê se aproximar do canal de parto com os pés primeiro, os pés podem não dilatar o colo do útero suficientemente para deixar a cabeça passar. Neste caso, sem intervenção médica, a cabeça do bebê permaneceria presa atrás da abertura cervical muito estreita.

- *Segundo estágio*. O segundo estágio do trabalho de parto, o nascimento efetivo do bebê, começa quando a dilatação cervical está completa. Quando ele começa a se mover pelo colo do útero e pela vagina, receptores de distensão na vagina ativam um reflexo neural que desencadeia contrações da parede abdominal em sincronia com as contrações uterinas. Estas contrações abdominais aumentam muito a força para empurrar o bebê pelo canal de parto. A mãe pode ajudar o nascimento contraindo voluntariamente os músculos abdominais neste momento, em uníssono com cada contração uterina (ou seja, "empurrando" em cada "dor de parto"). O segundo estágio é geralmente muito mais curto que o primeiro e dura de 30 a 90 minutos. O bebê ainda está fixado na placenta pelo cordão umbilical no nascimento. O cordão é amarrado e cortado, e o toco murcha dentro de poucos dias, formando a **cicatriz umbilical (umbigo)**.

- *Terceiro estágio*. Logo após o nascimento do bebê, uma segunda série de contrações uterinas separa a placenta do miométrio, expelindo-a pela vagina. A eliminação da placenta, ou **secundinas**, constitui o terceiro estágio do trabalho de parto, geralmente o mais curto, sendo completado de 15 a 30 minutos após o nascimento do bebê. Após a placenta ser expelida, contrações contínuas do miométrio contraem os vasos sanguíneos uterinos que suprem o local de fixação placentária para se prevenir em hemorragias.

INVOLUÇÃO UTERINA Após o parto, o útero encolhe até seu tamanho pré-gestacional, um processo conhecido como **involução**, que leva de quatro a seis semanas até estar completo. Durante a involução, o tecido endometrial restante não expelido com a placenta é gradualmente desintegrado e descamado, produzindo uma secreção vaginal chamada **lóquia**, que continua por três a seis semanas após o parto. Após este período, o endométrio é restaurado ao seu estado não gestacional.

A involução ocorre em grande parte devido a uma queda acentuada nos níveis circulantes de estrogênio e progesterona, quando a fonte placentária destes esteroides é perdida no parto. O processo é facilitado em mães que amamentam seus bebês, uma vez que a ocitocina é liberada em resposta à sucção. Além de desempenhar um papel importante na lactação, esta liberação periódica de ocitocina induzida pela amamentação promove contrações miometriais que ajudam a manter o tônus muscular uterino, otimizando a involução. A involução geralmente está completa em aproximadamente quatro semanas em mães que amamentam, mas leva aproximadamente seis semanas naquelas que não amamentam.

A lactação requer múltiplas contribuições hormonais.

O sistema reprodutor feminino sustenta o novo ser desde o momento da concepção até a gestação e continua a nutri-lo durante o início de sua vida fora do ambiente uterino de suporte. O leite (ou seu equivalente) é essencial para a sobrevivência do recém-nasci-

(a) Posição do feto perto do final da gravidez

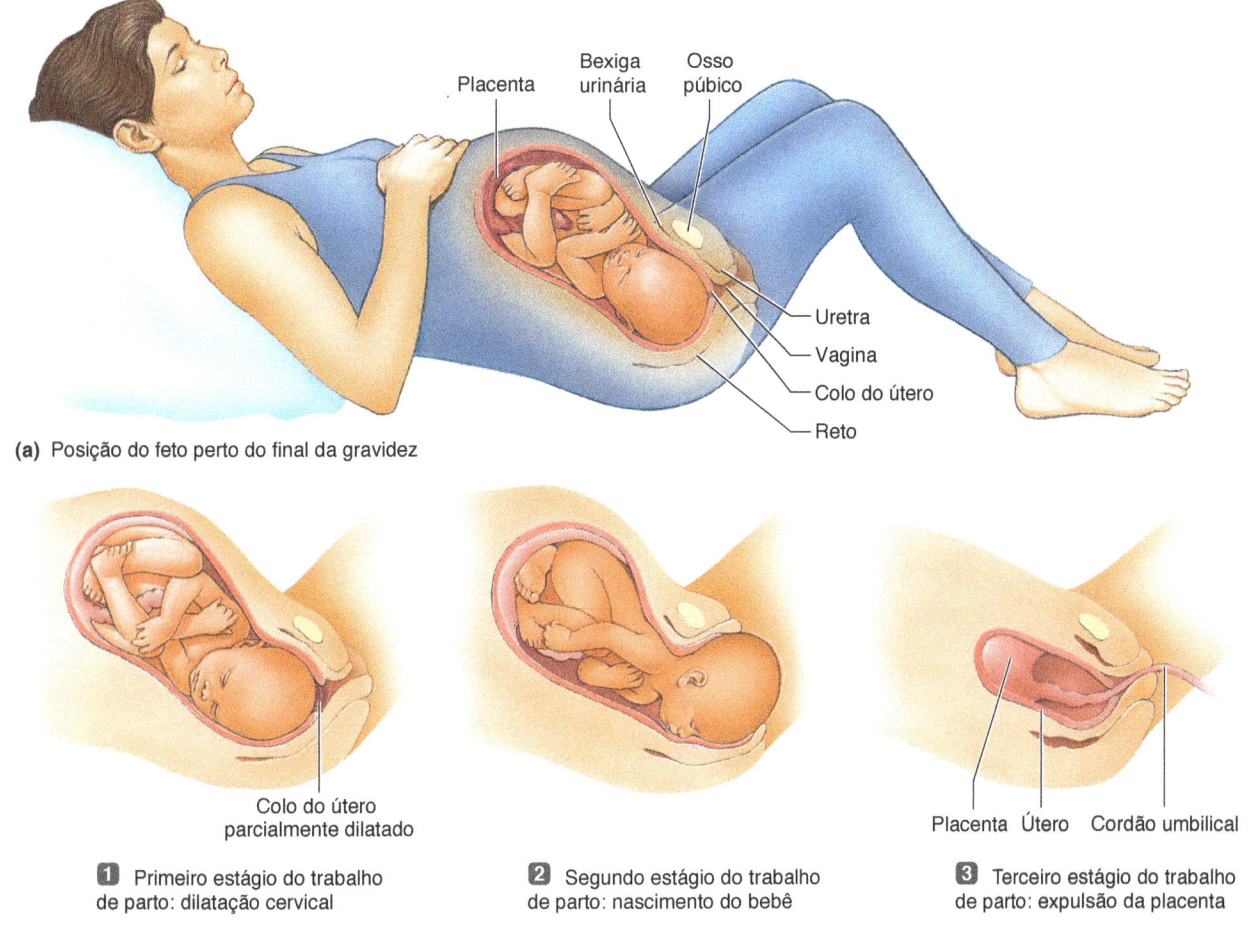

① Primeiro estágio do trabalho de parto: dilatação cervical

② Segundo estágio do trabalho de parto: nascimento do bebê

③ Terceiro estágio do trabalho de parto: expulsão da placenta

(b) Estágios do trabalho de parto

• **FIGURA 20-33** Estágios do trabalho de parto.

do. Coerentemente, durante a gestação, as **glândulas mamárias** ou **mamas**, são preparadas para a **lactação** (produção de leite).

As mamas de mulheres não grávidas consistem principalmente em tecido adiposo e um sistema rudimentar de ductos. O tamanho da mama é determinado pela quantidade de tecido adiposo e não tem relação com a capacidade de produção de leite.

PREPARAÇÃO DAS MAMAS PARA A LACTAÇÃO Sob o ambiente hormonal presente na gravidez, as glândulas mamárias desenvolvem a estrutura glandular interna e a função necessárias para a produção de leite. Uma mama capaz de lactação possui uma rede de ductos progressivamente menores, que se ramificam a partir do mamilo e terminam em lóbulos (• Figura 20-34a). Cada lóbulo é composto por um agrupamento de glândulas saculares produtoras de leite e revestidas por epitélio conhecidas como **alvéolos**. O leite é sintetizado pelas células epiteliais e então secretado no lúmen alveolar, sendo drenado por um ducto coletor de leite que transporta o leite até a superfície do mamilo (• Figura 20-34b).

Durante a gravidez, a alta concentração de *estrogênios* promove o desenvolvimento extenso dos ductos, enquanto o alto nível de *progesterona* estimula a formação alveolar-lobular abundante. Concentrações elevadas de *prolactina* (um hormônio da hipófise anterior estimulado pelos níveis crescentes de estrogênio) e de *somatomamotropina coriônica humana* (*hCS,* um hormônio placentário que tem a estrutura semelhante à do hormônio do crescimento e da prolactina) também contribuem para o desenvolvimento das glândulas mamárias, induzindo assim a síntese das enzimas necessárias para a produção de leite. O comprometimento na preparação das mamas para a nutrição do bebê é tão grande que a glândula hipófise dobra ou triplica de tamanho durante a gravidez, como resultado do aumento induzido pelo estrogênio no número de células secretoras de prolactina.

Além de preparar as glândulas mamárias para a lactação, a prolactina e a hCS também promovem o crescimento fetal estimulando a produção dos fatores de crescimento semelhantes a insulina, IGF-I e IGF-II (veja p. 678). Surpreendentemente, o hormônio de crescimento secretado pela hipófise anterior fetal parece não controlar o crescimento do feto.

PREVENÇÃO DA LACTAÇÃO DURANTE A GESTAÇÃO A maioria destas alterações nas mamas ocorre durante a primeira metade da gestação, portanto, as glândulas mamárias são totalmente capazes de produzir leite na metade da gravidez. Contudo, a secreção de leite não ocorre até o parto. As elevadas concentrações de estrogênio e progesterona durante a última metade da gravidez impedem a lactação, bloqueando a ação estimulante da prolactina sobre a secreção de leite. A prolactina é o estimulante

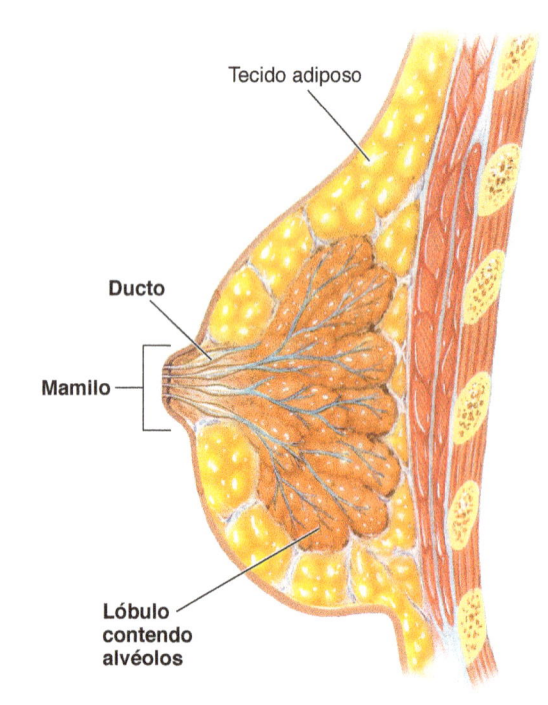

(a) Estrutura interna da glândula mamária, visão lateral

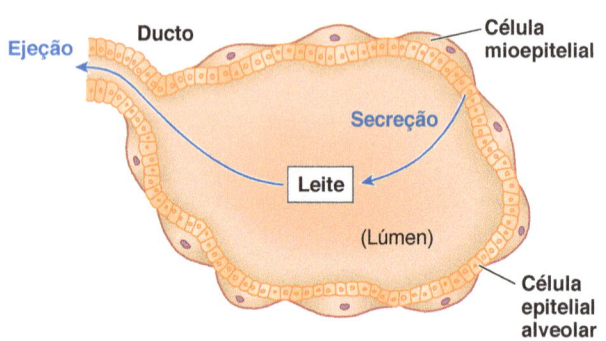

(b) Alvéolo no interior da glândula mamária

• **FIGURA 20-34 Anatomia da glândula mamária.** As células epiteliais alveolares secretam o leite no lúmen. A contração das células mioepiteliais vizinhas ejeta o leite secretado pelo ducto.

TABELA 20-6	Ações do estrogênio e da progesterona
Estrogênio	
Efeitos sobre tecidos sexuais específicos	
É essencial para a maturação e a liberação do óvulo	
Estimula o crescimento e a manutenção de todo o trato reprodutor feminino	
Estimula a proliferação das células da granulosa, provocando a maturação do folículo	
Afina o muco cervical para permitir a penetração do espermatozoide	
Otimiza o transporte de espermatozoides até a tuba uterina, estimulando contrações ascendentes do útero e da tuba uterina	
Estimula o crescimento do endométrio e do miométrio	
Induz a síntese de receptores endometriais para progesterona	
Desencadeia o início do parto, aumentando a sensibilidade uterina à ocitocina no final da gestação por um efeito duplo: indução da síntese de receptores miometriais de ocitocina e aumento das junções comunicantes miometriais, de modo que o útero possa contrair-se coordenadamente em resposta à ocitocina	
Outros efeitos reprodutivos	
Promove o desenvolvimento de características sexuais secundárias	
Controla a secreção de GnRH e gonadotrofina	
Baixos níveis inibem a secreção	
Altos níveis são responsáveis pela estimulação do pico de LH	
Estimula o desenvolvimento dos ductos mamários durante a gestação	
Inibe as ações secretoras de leite da prolactina durante a gestação	
Efeitos não reprodutivos	
Promove a deposição de gordura	
Aumenta a densidade óssea	
Fecha as placas epifisárias	
Melhora o perfil de colesterol sanguíneo, aumentando HDL e diminuindo LDL	
Promove a vasodilatação pelo aumento da produção de óxido nítrico nas arteríolas (cardioprotetor)	
Progesterona	
Prepara um ambiente adequado para a nutrição do embrião/feto em desenvolvimento	
Promove a formação de um tampão de muco espesso no canal do colo do útero	
Inibe a secreção de GnRH hipotalâmico e gonadotrofinas	
Estimula o desenvolvimento alveolar nas mamas durante a gestação	
Inibe as ações secretoras de leite da prolactina durante a gestação	
Inibe as contrações uterinas durante a gestação	

primário da secreção de leite. Portanto, embora os níveis elevados de esteroides placentários induzam o desenvolvimento do maquinário produtor de leite nas mamas, eles também impedem que estas glândulas entrem em operação até que o bebê tenha nascido e o leite seja necessário. O declínio abrupto nos níveis de estrogênio e de progesterona que se segue à perda da placenta no parto dá início à lactação.

Assim concluímos a discussão sobre as funções do estrogênio e da progesterona durante a gestação e a lactação, bem como no ciclo reprodutivo completo das mulheres. Estas funções estão resumidas na ▲ Tabela 20-6.

ESTIMULAÇÃO DA LACTAÇÃO PELA SUCÇÃO Quando a produção de leite começa após o parto, dois hormônios são críticos para manter-se a lactação: (1) *prolactina,* que promove a secreção do leite, e (2) *ocitocina,* que causa a ejeção do leite. A **ejeção do leite** ou **descida do leite**, refere-se à expulsão forçada do leite para o lúmen dos alvéolos através dos dutos. A liberação destes dois hormônios é estimulada por um reflexo

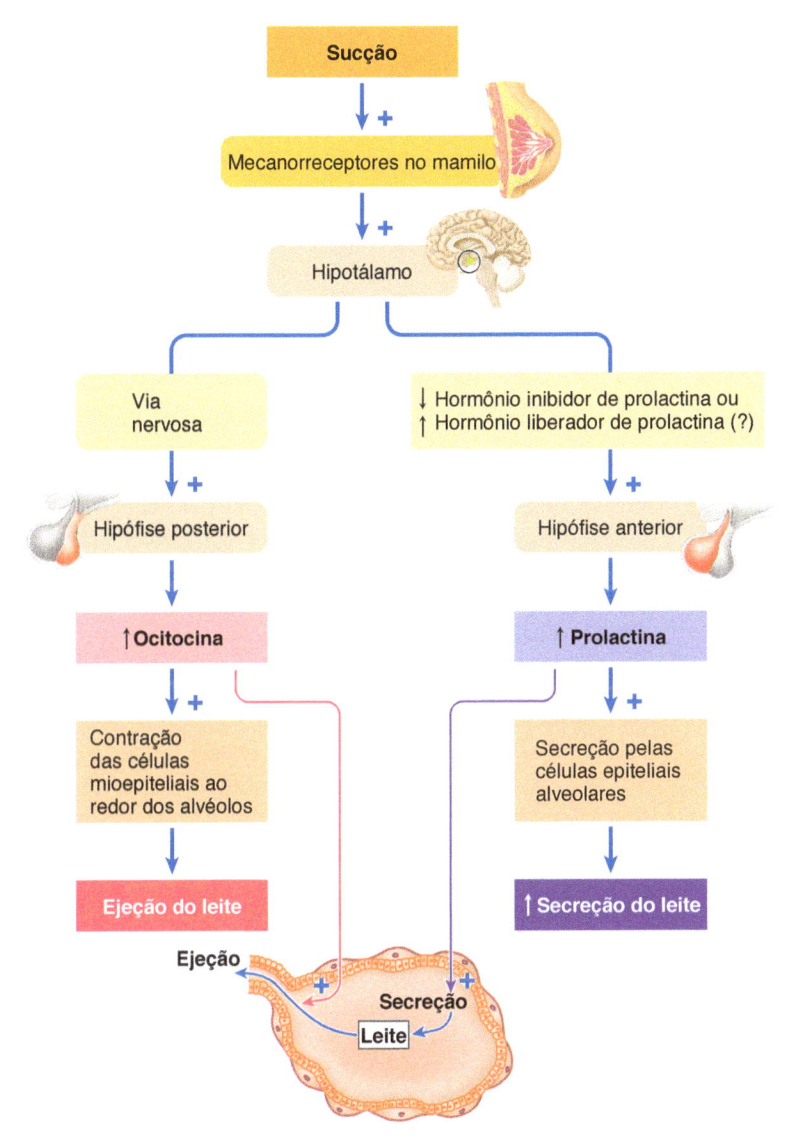

• **FIGURA 20-35** Reflexos de sucção.

neuroendócrino desencadeado pela sucção (● Figura 20-35). Vamos examinar cada um destes hormônios e seus papéis com mais detalhes.

■ *Liberação de ocitocina e ejeção do leite.* O bebê não consegue sugar o leite diretamente do lúmen alveolar. Em vez disso, o leite deve ser ativamente espremido dos alvéolos para os ductos e, em seguida, para o mamilo, por meio da contração de **células mioepiteliais** especializadas (células epiteliais semelhantes ao músculo liso) que envolvem cada alvéolo (veja ● Figura 20-34b). A sucção da mama pelo bebê estimula as terminações nervosas sensoriais do mamilo, iniciando potenciais de ação que percorrem a medula espinhal até o hipotálamo. Ativado deste modo, o hipotálamo desencadeia um pico de liberação de ocitocina da hipófise posterior. A ocitocina, por sua vez, estimula a contração das células mioepiteliais nas mamas para induzir a ejeção do leite. A descida do leite continua apenas enquanto o bebê continuar a mamar. Deste modo, o reflexo de ejeção de leite garante que as mamas liberem leite apenas quando exigido pelo bebê, e na quantidade certa. Embora os alvéolos possam estar cheios de leite, o leite não pode ser liberado sem a ocitocina. Contudo, este reflexo pode ser condicionado a outros estímulos além da sucção. Por exemplo, o choro do bebê pode desencadear a descida do leite, causando o vazamento de leite pelos mamilos. Em contraste, o estresse psicológico, agindo no hipotálamo, pode facilmente inibir a ejeção do leite. Por este motivo, uma atitude positiva em relação ao aleitamento e um ambiente relaxado são essenciais para o aleitamento bem-sucedido.

■ *Liberação de prolactina e secreção de leite.* A sucção não apenas desencadeia a liberação de ocitocina, mas também estimula a secreção de prolactina. A produção de prolactina na hipófise anterior é controlada por duas secreções hipotalâmicas: o **hormônio inibidor de prolactina (PIH)** e o **hormônio liberador de prolactina (PRH)**. Atualmente, sabe-se que o PIH é a *dopamina*, que também atua como neurotransmissor cerebral. A natureza química do PRH não foi identificada com certeza, mas os cientistas suspeitam que o PRH seja a *ocitocina* secretada pelo hipotálamo no sistema porta hipotalâmico-hipofisário para estimular a secreção de prolactina pela hipófise anterior (veja no Capítulo 18). Este papel da ocitocina é diferente dos papéis da ocitocina produzida pelo hipotálamo e armazenada na hipófise posterior.

Na maior parte da vida de uma mulher, o PIH é a influência dominante e, portanto, as concentrações de prolactina normalmente permanecem baixas. Durante a lactação, um pico na secreção de prolactina ocorre cada vez que o bebê suga. Impulsos aferentes iniciados no mamilo durante a sucção são transportados pela medula espinhal até o hipotálamo. Este reflexo finalmente provoca a liberação de prolactina pela hipófise anterior, embora não esteja certo se isso decorre da inibição de PIH, da estimulação de PRH ou de ambas. A prolactina atua então sobre o epitélio alveolar promovendo a secreção de leite para substituir o leite ejetado (● Figura 20-35). A prolactina exerce seu efeito por meio da via de sinalização JAK/STAT.

A simultânea estimulação por sucção tanto da ejeção como da produção de leite garante que a taxa de síntese do leite mantenha o mesmo ritmo da necessidade láctea do bebê. Quanto mais o bebê mamar, mais leite será removido pela descida e mais leite será produzido para a alimentação seguinte.

Além da prolactina, o fator mais importante que controla a síntese láctea, pelo menos outros quatro hormônios são essenciais devido a seu papel permissivo na produção contínua de leite: cortisol, insulina, hormônio paratireoidiano e hormônio do crescimento.

O aleitamento é vantajoso tanto para o bebê quanto para a mãe.

Nutricionalmente, o **leite** é composto por água, gorduras triglicérides, o carboidrato lactose (o açúcar do leite), várias proteínas, vitaminas e os minerais cálcio e fosfato.

VANTAGENS DO ALEITAMENTO PARA O BEBÊ Além dos nutrientes, o leite contém grande quantidade de células imunológicas, anticorpos e outros produtos químicos que ajudam a proteger o bebê contra infecções até que ele consiga montar uma resposta imunológica eficaz por si só alguns meses após o nascimento. O **colostro**, o leite produzido nos primeiros cinco dias após o parto, contém baixas concentrações de gordura e lactose, porém maiores concentrações de componentes imunoprotetores. Todos os bebês humanos adquirem alguma imunidade passiva durante a gestação graças a anticorpos que atravessam a placenta da mãe para o feto (veja no Capítulo 18). Estes anticorpos, porém, têm vida curta e frequentemente não persistem até que o lactente possa defender-se sozinho imunologicamente. Bebês amamentados obtêm proteção adicional durante este período vulnerável por uma variedade de mecanismos:

- O leite materno contém uma abundância de *células imunológicas* – linfócitos B e T, macrófagos e neutrófilos (veja no Capítulo 11) – que produzem anticorpos e destroem os micro-organismos patogênicos imediatamente. Estas células são especialmente abundantes no colostro.

- *IgA secretora,* um tipo especial de anticorpo, está presente em grandes quantidades no leite materno. A IgA secretora consiste em duas moléculas do anticorpo IgA unidas por um chamado componente secretor que ajuda a proteger os anticorpos da destruição pelo ácido gástrico do bebê e pelas enzimas digestórias. O conjunto de anticorpos IgA recebido por um bebê amamentado é dirigido especificamente contra patógenos específicos no ambiente da mãe – e, coerentemente, também do bebê. Portanto, de modo apropriado, estes anticorpos protegem contra os micróbios infecciosos que este bebê mais provavelmente encontrará.

- Alguns componentes no leite materno, como o *muco,* aderem a micro-organismos potencialmente nocivos, impedindo que se fixem e atravessem a mucosa intestinal.

- A *lactoferrina* é um componente do leite que impede o desenvolvimento de bactérias nocivas diminuindo a disponibilidade de ferro, um mineral necessário para a multiplicação destes patógenos.

- O *fator bífido* no leite materno, em contraste com a lactoferrina, promove a multiplicação do micro-organismo não patogênico *Lactobacillus bifidus* no trato digestório do bebê. O crescimento desta bactéria inofensiva ajuda a eliminar bactérias potencialmente nocivas.

- Outros componentes do leite materno promovem a maturação do sistema digestório do bebê de modo que ele seja menos vulnerável a bactérias e vírus causadores de diarreia.

- Ainda outros fatores no leite materno aceleram o desenvolvimento das próprias capacidades imunológicas do bebê.

Portanto, o leite materno ajuda a proteger os lactentes de doenças de várias maneiras.

Alguns estudos sugerem que, além dos benefícios do leite materno durante o período de lactação, o aleitamento pode reduzir o risco do desenvolvimento de algumas doenças graves mais tarde na vida. Exemplos incluem alergias como asma, doenças autoimunes como diabetes *mellitus* tipo 1 e cânceres como o linfoma.

Bebês alimentados em mamadeira usando uma fórmula preparada a partir de leite de vaca ou outro substituto não têm a vantagem protetora fornecida pelo leite humano e, deste modo, apresentam maior incidência de infecções do trato digestório, do trato respiratório e dos ouvidos do que os bebês amamentados. Além disso, o sistema digestório de um recém-nascido é mais bem equipado para lidar com leite humano do que com a fórmula derivada do leite de vaca, portanto, bebês alimentados com mamadeira tendem a apresentar mais perturbações digestivas.

VANTAGENS DO ALEITAMENTO PARA A MÃE O aleitamento também é vantajoso para a mãe. A liberação de ocitocina desencadeada pelo aleitamento acelera a involução uterina. Além disso, a sucção suprime o ciclo menstrual porque a prolactina (algumas vezes chamada de "contraceptivo natural") inibe GnRH, consequentemente suprimindo a secreção de FSH e de LH. Portanto, a lactação tende a evitar a ovulação, diminuindo a probabilidade de outra gravidez (embora não seja um método de contracepção confiável). Este mecanismo permite que todos os recursos da mãe sejam dirigidos ao recém-nascido em vez de serem compartilhados com um novo embrião.

INTERRUPÇÃO DA PRODUÇÃO DE LEITE NO DESMAME Quando o bebê é desmamado, dois mecanismos contribuem para a interrupção da produção de leite. Em primeiro lugar, sem a sucção, a secreção de prolactina não é estimulada, removendo-se o principal estímulo para a síntese e a secreção contínuas do leite. Além disso, uma vez que não há sucção e, consequentemente, nenhuma ocitocina é liberada, a descida do leite não ocorre. Uma vez que a produção de leite não acaba imediatamente, o leite é acumulado nos alvéolos, ingurgitando as mamas. O acúmulo de pressão resultante atua diretamente sobre as células epiteliais alveolares para suprimir ainda mais a produção de leite. A cessação da lactação no desmame, portanto, resulta da remoção do estímulo às secreções de prolactina e ocitocina, induzidas pela sucção.

O fim é um novo começo.

A reprodução é um modo apropriado de se terminar a discussão sobre fisiologia, das células até os sistemas. Uma única célula resultante da união dos gametas masculino e feminino sofre divisão mitótica e diferencia-se em um indivíduo multicelular composto por vários sistemas orgânicos diferentes, que interagem de modo cooperativo para manter a homeostase (ou seja, a estabilidade do ambiente interno). Com o início de uma nova vida, todos os processos homeostáticos de sustentação da vida apresentados ao longo deste livro recomeçam mais uma vez.

Capítulo em Perspectiva: Foco na homeostase

O sistema reprodutor é único pelo fato de não ser essencial para a homeostase ou para a sobrevida do indivíduo, mas ser essencial para manter-se a linha da vida de uma geração para outra. A reprodução depende da união de gametas masculinos e femininos (células reprodutivas), cada qual com metade de um conjunto cromossômico, para formar um novo indivíduo com um conjunto único e completo de cromossomos. Ao contrário de outros sistemas orgânicos, essencialmente idênticos nos dois sexos, os sistemas reprodutores dos homens e das mulheres são notavelmente diferentes, adaptados para seus diferentes papéis no processo reprodutivo.

O sistema masculino é projetado para produzir continuamente grandes números de espermatozoides móveis, fornecidos à mulher durante o ato sexual.

Os gametas masculinos devem ser produzidos em abundância por dois motivos: (1) apenas um pequeno percentual deles sobrevive durante a perigosa jornada pelo trato reprodutor feminino até o local de fertilização e (2) o esforço cooperativo de muitos espermatozoides é necessário para que decomponham as barreiras que cercam o gameta feminino (ovo ou óvulo), a fim de permitir que um espermatozoide penetre e se una ao óvulo.

O sistema reprodutor feminino sofre complexas alterações cíclicas mensalmente. Durante a primeira metade do ciclo, um único óvulo imóvel é preparado para liberação. Durante a segunda metade, o sistema reprodutor se volta para a preparação de um ambiente adequado para o suporte do óvulo, se ocorrer a fertilização (união com um espermatozoide). Se a fertilização não ocorrer, o ambiente de suporte preparado no útero é descamado e o ciclo começa novamente, quando um novo óvulo é preparado para a liberação. Se a fertilização ocorrer, o sistema reprodutor feminino ajusta-se para sustentar o crescimento e o desenvolvimento de um novo indivíduo até que ele possa sobreviver por si só no mundo exterior.

Há três paralelos importantes nos sistemas reprodutores masculino e feminino, embora estes difiram consideravelmente em estrutura e função. Em primeiro lugar, o mesmo conjunto de tecidos reprodutores não diferenciados do embrião pode se desenvolver em um sistema masculino ou feminino, dependendo da presença ou ausência, respectivamente, de fatores determinantes da masculinidade. Em segundo lugar, os mesmos hormônios – a saber, GnRH hipotalâmico e FSH e LH da hipófise anterior – controlam as funções reprodutivas nos dois sexos. Nos dois casos, esteroides gonadais e inibina agem em retroalimentação negativa para controlar a produção no hipotálamo e na hipófise anterior. Em terceiro lugar, os mesmos eventos ocorrem no núcleo do gameta em desenvolvimento durante a formação do espermatozoide e a formação do óvulo, embora os homens produzam milhões de espermatozoides em um dia, enquanto as mulheres produzem apenas aproximadamente 400 óvulos em toda a sua vida.

EXERCÍCIOS DE REVISÃO

Questões objetivas (respostas no Apêndice F, disponível no site do livro www.cengage.com.br)

1. A secreção de testosterona basicamente cessa a partir do nascimento até a puberdade. *(Verdadeiro ou falso?)*

2. É possível que um indivíduo geneticamente masculino tenha a aparência anatômica de uma mulher. *(Verdadeiro ou falso?)*

3. As prostaglandinas são derivadas do ácido araquidônico encontrado na membrana plasmática. *(Verdadeiro ou falso?)*

4. A maior parte da lubrificação para a relação sexual é fornecida pela mulher. *(Verdadeiro ou falso?)*

5. Mulheres não apresentam ereção. *(Verdadeiro ou falso?)*

6. Níveis crescentes e moderados de estrogênio inibem a secreção tônica de LH, enquanto altos níveis de estrogênio estimulam o pico de LH. *(Verdadeiro ou falso?)*

7. Se um folículo não atingir a maturidade durante um ciclo ovariano, ele pode terminar sua maturação no ciclo seguinte. *(Verdadeiro ou falso?)*

8. A espermatogênese ocorre no _____ dos testículos, estimulada pelos hormônios _____ e _____.

9. A detecção de _____ na urina constitui a base dos testes diagnósticos para gravidez.

10. Durante a produção de estrogênio pelo folículo, as células _____, sob influência do hormônio _____, produzem androgênios, e as células _____, sob influência do hormônio _____, convertem estes androgênios em estrogênios.

11. A fonte de estrogênio e progesterona nas primeiras dez semanas de gestação é o _____.

12. Qual das seguintes declarações sobre a distribuição dos cromossomos é *incorreta*?
    a. Todas as células somáticas humanas contêm 23 pares de cromossomos, com um número diploide total de 46 cromossomos.
    b. Cada gameta contém 23 cromossomos, um membro de cada par de cromossomos.
    c. Durante a divisão meiótica, os membros dos pares de cromossomos se reagrupam em combinações originais derivadas do pai e da mãe do indivíduo para separação em gametas haploides.
    d. A determinação do sexo depende da combinação de cromossomos sexuais, com uma combinação XY constituindo um indivíduo geneticamente masculino, e uma combinação XX, um geneticamente feminino.
    e. O conteúdo do cromossomo sexual do espermatozoide fertilizante determina o sexo da descendência.

13. Quando o corpo lúteo se degenera,
    a. os níveis circulantes de estrogênio e progesterona diminuem rapidamente.
    b. a secreção de FSH e LH começa a aumentar após a retirada dos efeitos inibitórios dos esteroides gonadais.
    c. o endométrio descama.
    d. tanto (a) como (b).
    e. todas as anteriores.

14. Usando o código da resposta à direita, indique quando se dá cada evento durante o ciclo ovariano:

    ___1. desenvolvimento de folículos antrais
    ___2. secreção de progesterona
    ___3. menstruação
    ___4. secreção de estrogênio
    ___5. reparo e proliferação do endométrio
    ___6. aumento da vascularização e armazenamento de glicogênio no endométrio

    (a) ocorre durante a fase folicular
    (b) ocorre durante a fase lútea
    (c) ocorre durante as fases folicular e lútea

15. Indique a correspondência entre os itens:

    ___1. local de armazenamento dos espermatozoides
    ___2. concentra os espermatozoides em 100 vezes
    ___3. fornece enzimas de coagulação
    ___4. secreta um líquido alcalino
    ___5. contém tecido erétil
    ___6. aumenta a motilidade e a fertilidade dos espermatozoides
    ___7. fornece frutose
    ___8. secreta fibrinogênio
    ___9. secreta prostaglandinas

    (a) epidídimo e ducto deferente
    (b) próstata
    (c) vesículas seminais
    (d) glândulas bulbouretrais
    (e) pênis

Questões dissertativas

1. Quais são os órgãos reprodutores primários, gametas, hormônios sexuais, trato reprodutor, glândulas sexuais acessórias, genitália externa e características sexuais secundárias de homens e de mulheres?
2. Relacione as funções reprodutivas essenciais de homens e mulheres.
3. Discuta as diferenças entre homens e mulheres em relação ao sexo genético, gonadal e fenotípico.
4. Que partes dos sistemas reprodutores masculino e feminino desenvolvem-se a partir de cada uma das seguintes estruturas: tubérculo genital, pregas uretrais, saliência genital, dutos de Wolff e dutos de Müller?
5. Qual é a importância funcional da localização escrotal dos testículos?
6. Discuta a fonte e as funções da testosterona.
7. Descreva os três principais estágios da espermatogênese. Discuta as funções de cada parte de um espermatozoide. Quais são as funções das células de Sertoli?
8. Discuta o controle da função testicular.
9. Compare o ato sexual em homens e mulheres.
10. Compare a oogênese e a espermatogênese.
11. Descreva os eventos das fases folicular e lútea do ciclo ovariano. Correlacione as fases do ciclo uterino às do ciclo ovariano.
12. Como o óvulo e os espermatozoides são transportados até o local de fertilização? Descreva o processo de fertilização.
13. Descreva o processo de implantação e formação da placenta.
14. Quais são as funções da placenta? Que hormônios a placenta secreta?
15. Qual é o papel da gonadotrofina coriônica humana?
16. Que fatores contribuem para o início do parto? Quais são os estágios do trabalho de parto? Qual é o papel da ocitocina?
17. Descreva os fatores hormonais que atuam na lactação.
18. Resuma as ações do estrogênio e da progesterona.

PONTOS A PONDERAR

(Explicação no Apêndice F)

1. O hipotálamo libera GnRH em picos pulsáteis uma vez a cada duas a três horas, com nenhuma secreção ocorrendo entre eles. A concentração sanguínea de GnRH depende da frequência destes picos de secreção. Uma promissora linha de pesquisa para um novo método de contracepção envolve a administração de medicamentos semelhantes ao GnRH. De que modo estes medicamentos poderiam atuar como contraceptivos, se o GnRH é o hormônio hipotalâmico que estimula a cadeia de eventos que leva à ovulação? (Dica: a hipófise anterior é "programada" para responder apenas ao padrão pulsátil normal de GnRH.)
2. Ocasionalmente, tumores testiculares compostos por células intersticiais de Leydig podem secretar mais de 100 vezes a quantidade normal de testosterona. Quando um tumor deste tipo se desenvolve em crianças novas, elas crescem muito menos que seu potencial genético. Explique por quê. Que outros sintomas estariam presentes?
3. Que tipo de disfunção sexual poderia surgir em homens tomando medicamentos que inibam a atividade do sistema nervoso simpático como parte do tratamento para pressão arterial elevada?
4. Explique a base fisiológica para a administração de um extrato de hipófise posterior para induzir ou facilitar o trabalho de parto.
5. Os sintomas da menopausa são algumas vezes tratados com suplementação de estrogênio e progesterona. Por que o tratamento com GnRH ou FSH e LH também não seria efetivo?

CONSIDERAÇÃO CLÍNICA

(Explicação no Apêndice F)

Maria A., que está em seu segundo mês de gestação, tem apresentado fortes cólicas abdominais. Seu médico diagnosticou sua condição como uma gravidez tubária: o embrião em desenvolvimento está implantado na tuba uterina em vez de no endométrio uterino. Por que esta gravidez deve ser cirurgicamente encerrada?

Glossário

absorção Transferência de nutrientes digeridos e líquidos ingeridos do lúmen do trato digestório para o sangue ou para a linfa.

acetilcolina (ACh) Neurotransmissor liberado por todas as fibras pré-ganglionicas autônomas, fibras pós-ganglionicas parassimpáticas e neurônios motores.

acetilcolinesterase (AChE) Enzima presente na membrana da placa final motora de uma fibra de músculo esquelética que desativa a acetilcolina.

ACh Veja *acetilcolina*.

AChE Veja *acetilcolinesterase*.

ácido desoxirribonucleico (DNA) Material genético da célula, encontrado dentro do núcleo; fornece códigos para a síntese proteica e serve de mapa para a replicação celular.

ácido ribonucleico (RNA) Ácido nucleico que existe em três formas (RNA mensageiro, RNA ribossômico e RNA de transferência), que participam na transcrição genética e na síntese proteica.

ácido Uma substância que contém hidrogênio e, em sua dissociação, produz um íon hidrogênio livre e um ânion.

acidose metabólica Acidose resultante de qualquer causa que não o acúmulo excessivo de ácido carbônico no organismo.

acidose pH do sangue inferior a 7,35.

acidose respiratória Acidose resultante da retenção anormal de CO_2 em decorrência da hipoventilação.

ácinos Componente secretório das glândulas exócrinas semelhante a um saco, como as glândulas pancreáticas, produtoras de enzimas digestórias, ou as glândulas mamárias, produtoras de leite.

acomodação Capacidade de ajustar a força da lente ocular para que origens próximas e distantes possam ser focadas na retina.

acoplamento excitação-contração Série de eventos que liga a excitação muscular (a presença de um potencial de ação) à contração muscular (deslizamento de filamentos e encurtamento de sarcômero).

ACTH Veja *hormônio adrenocorticotrófico*.

actina Proteína contrátil que forma a estrutura dos filamentos finos nas fibras musculares.

acuidade Capacidade discriminativa; capacidade de discernir entre dois pontos de estimulação diferentes.

adaptação Redução no potencial de receptor apesar da estimulação sustentada da mesma intensidade.

adenilil ciclase Enzima ligada à membrana ativada por um intermediário de proteína G em resposta à ligação de um mensageiro extracelular com um receptor de membrana superficial que, por sua vez, ativa a AMP cíclica, um segundo mensageiro intracelular.

adenosina difosfato (ADP) Produto de dois fosfatos formado pela divisão de ATP para produzir energia para uso pela célula.

adenosina monofosfato cíclica (AMP cíclica ou cAMP) Um segundo mensageiro intracelular derivado do ATP.

adenosina trifosfato (ATP) A "moeda comum" de energia no organismo, que consiste em uma adenosina com três grupos fosfato acoplados; a quebra da ligação de fosfato terminal, altamente energética, fornece energia para alimentar as atividades celulares.

ADH Veja *vasopressina*.

adipocinas Hormônios secretados pelo tecido adiposo que desempenham papéis importantes no equilíbrio e no metabolismo energético.

adipócitos Células de gordura no tecido adiposo; armazenam gordura triglicéride e secretam hormônios chamados de *adipocinas*.

ADP Veja *adenosina difosfato*.

aeróbio Refere-se a uma condição na qual há oxigênio disponível.

aferente sensorial Vias para o sistema nervoso central que levam informações que atingem o nível da consciência.

aferente visceral Via para o sistema nervoso central que leva informações subconscientes derivadas das vísceras internas.

afinação O tom de um som, determinado pela frequência das vibrações (é o que determina se dado som é uma nota dó ou sol).

agonista Uma substância que se liga aos receptores de um neurotransmissor e imita a reação daquele neurotransmissor.

agranulócitos Leucócitos que não contêm grânulos, como linfócitos e monócitos.

albumina Menor e mais abundante proteína plasmática; ela se liga a e transporta no sangue muitas substâncias insolúveis em água; contribui amplamente para a pressão osmótica coloide plasmática.

alça de Henle Uma alça fina que se estende entre o túbulo proximal e distal do néfron renal.

alcalose metabólica Alcalose causada por uma deficiência relativa de ácido não carbônico.

alcalose pH do sangue superior a 7,45.

alcalose respiratória Alcalose causada pela perda excessiva de CO_2 do organismo em decorrência da hiperventilação.

aldosterona Hormônio adrenocortical que estimula a reabsorção de Na^+ pelos túbulos distal e de coleta do néfron renal durante a formação de urina.

alergia Aquisição de uma reatividade imune específica inadequada a uma substância ambiental normalmente inofensiva.

alvéolos Sacos de ar nos quais O_2 e CO_2 são trocados entre o sangue e o ar nos pulmões.

ambiente externo Ambiente que cerca o corpo.

ambiente interno Ambiente extracelular aquoso do organismo; consiste de plasma e fluido intersticial e deve ser homeostaticamente mantido de forma que as células mantenham trocas sustentadoras da vida com ele.

amilase salivar Enzima produzida pelas glândulas salivares; inicia a digestão de carboidratos na boca e a continua no estômago, depois que o alimento e a saliva são engolidos.

aminas Hormônios derivados do aminoácido tirosina, incluindo o hormônio da tireoide e catecolaminas.

AMP cíclica Veja *adenosina monofosfato cíclica*.

anabolismo Acúmulo, ou síntese, de moléculas orgânicas maiores a partir de subunidades moleculares orgânicas menores.

anaeróbio Refere-se a uma condição na qual oxigênio não está presente.

analgésico Redutor da dor.

anatomia Estudo da estrutura corporal.

androgênio Hormônio sexual "masculino" masculinizante; inclui a testosterona dos testículos e a desidroepiandrosterona do córtex adrenal.

anemia Uma redução abaixo do normal na capacidade de transporte de O_2 do sangue.

anidrase carbônica Enzima encontrada nos eritrócitos, células tubulares renais, células parietais gástricas e células do ducto pancreático; catalisa a conversão de CO_2 e H_2O em H^+ e HCO_3^-.

ânion Íon negativamente carregado que ganhou um ou mais elétrons em sua camada externa

ANP Veja *peptídeo natriurético atrial*.

antagonismo Ações que se opõem entre si; no caso dos hormônios, refere-se a quando um hormônio causa a perda de receptores de outro hormônio, reduzindo a eficácia do segundo hormônio.

antagonista substância que bloqueia o receptor de um neurotransmissor, evitando, assim, que o neurotransmissor se ligue e produza uma reação.

anticorpo Uma imunoglobulina produzida por um específico linfócito B (célula plasmática) ativado contra um determinado antígeno; liga-se ao antígeno específico contra o qual é produzido e promove a destruição do invasor antigênico ao aumentar respostas imunológicas não específicas já iniciadas contra o antígeno.

antígeno Uma molécula grande e complexa que ativa uma resposta imunológica específica contra si quando entra no organismo.

antioxidante Substância que ajuda a desativar radicais livres biologicamente danosos.

antiporte Forma de transporte ativo secundário na qual o íon condutor e o soluto transportado se movem em direções opostas na membrana plasmática; também chamada de *contratransporte* ou *troca*.

antro (do estômago) Parte inferior do estômago.

antro (do ovário) Cavidade cheia de fluido formada dentro de um folículo ovariano em desenvolvimento.

aorta Grande vaso que transporta o sangue a partir do ventrículo esquerdo.

apoptose Morte celular programada; autodestruição deliberada de uma célula ("suicídio" celular).

aquaporina Canal de água.

área da glândula pilórica (PGA) Região especializada da mucosa no antro do estômago; secreta gastrina.

aromatase Enzima que converte testosterona em estrogênio fora dos testículos.

artéria pulmonar Vaso grande que leva sangue do ventrículo direito aos pulmões.

artéria Vaso que transporta sangue para fora do coração.

arteríola aferente Vaso que leva sangue para o glomérulo do néfron renal.

arteríolas Vasos altamente musculares e de alta resistência que se ramificam das artérias, cujo calibre pode ser alterado para regular a quantidade de sangue distribuído para vários tecidos.

astrócito Tipo de célula da glia cerebral; as principais funções incluem agrupar neurônios em relação espacial adequada, induzir os capilares cerebrais a formarem importantes junções de adesão na barreira hematoencefálica e aumentar a atividade sináptica.

atividade de marca-passo Atividade autoexcitável de uma célula excitável na qual seu potencial de membrana se despolariza gradualmente por conta própria até seu limiar.

atividade miogênica Atividade contrátil produzida pelo músculo e independente de nervos.

atividade motora Movimento do corpo realizado pela contração de músculos esqueléticos.

atividade neurogênica Atividade contrátil em células musculares iniciada por nervos.

ATP sintase Enzima da mitocôndria que catalisa a síntese de ATP a partir de ADP e fosfato inorgânico.

ATP Veja *adenosina trifosfato*.

ATPase Enzima que pode dividir ATP.

atraso nodal AV Atraso na transmissão de impulsos entre os átrios e os ventrículos no nó AV, que dá tempo suficiente para que os átrios fiquem completamente despolarizados e se contraiam, esvaziando seu conteúdo nos ventrículos, antes de haver despolarização e contração ventricular.

átrio Câmara superior do coração que recebe sangue das veias e o transfere para o ventrículo.

átrio direito Câmara cardíaca que recebe sangue venoso da circulação sistêmica.

atrofia Redução na massa de um órgão.

autoantígenos Antígenos característicos das próprias células de uma pessoa.

autofagia Autodigestão seletiva de partes da célula, como organelas desgastadas por lisossomos.

autorregulação Capacidade de um órgão de ajustar sua própria taxa de fluxo sanguíneo apesar de alterações na pressão sanguínea arterial média impulsora.

autorritmicidade Capacidade de uma célula excitável iniciar ritmicamente seus próprios potenciais de ação.

axônio Extensão tubular, alongada e única, de um neurônio; conduz os potenciais de ação para longe do corpo celular; também conhecido como *fibra nervosa*.

baço Um tecido linfoide na parte superior esquerda do abdômen; armazena linfócitos e plaquetas e destrói glóbulos vermelhos velhos.

banda A Uma das bandas escuras que se alternam com as bandas claras (I) para criar a aparência estriada de uma fibra do músculo cardíaco quando tais fibras são vistas em um microscópio óptico.

banda I Uma das bandas claras que se alternam com as bandas escuras (A) para criar a aparência estriada de uma fibra do músculo cardíaco quando tais fibras são vistas em um microscópio óptico.

barorreceptores Receptores localizados dentro do sistema circulatório que monitoram a pressão sanguínea.

barreira hematoencefálica (BBB) Características estruturais e funcionais especiais dos capilares cerebrais que limitam o acesso de materiais do sangue ao tecido cerebral

base Uma substância que pode combinar-se a um íon hidrogênio livre e removê-lo da solução.

basófilos Glóbulos brancos que sintetizam, armazenam e liberam histamina, importante em reações alérgicas, e heparina, que acelera a remoção de partículas de gordura do sangue.

bastonetes Fotorreceptores do olho utilizados para visão noturna.

bicarbonato (HCO_3^-) Ânion resultante da dissociação do ácido carbônico, H_2CO_3.

bile Solução alcalina, contendo sais biliares e bilirrubina, secretada pelo fígado, armazenada na vesícula biliar e esvaziada no lúmen do intestino delgado.

bilirrubina Pigmento da bile, um produto residual derivado da degradação de hemoglobina durante a decomposição de glóbulos vermelhos velhos.

blastócito Estágio de desenvolvimento do óvulo fertilizado no momento em que está pronto para implantação; consiste em uma esfera de camada única de células envolvendo uma cavidade cheia de fluido.

bomba Na^+-K^+ Transportador que transporta ativamente Na^+ para fora da célula e K^+ para dentro da célula.

botão terminal Terminação ressaltada, semelhante a um botão, do neurônio motor que termina perto de uma fibra do músculo esquelético e libera acetilcolina em resposta a um potencial de ação no neurônio.

broncodilatação Alargamento das vias aéreas respiratórias.

broncoespasmo Estreitamento das vias aéreas respiratórias.

bronquíolos Pequenas vias aéreas ramificadas dentro dos pulmões.

calcitonina Hormônio secretado pelas células C da tireoide que reduz os níveis de Ca^{2+} no plasma.

calmodulina Proteína de ligação de Ca^{2+} intracelular que, mediante ativação por Ca^{2+}, induz uma mudança na estrutura e na função de outra proteína intracelular; especialmente importante no acoplamento excitação-contração do músculo liso.

cAMP Veja *adenosina monofosfato cíclica*.

campo receptivo Região circunscrita que cerca um neurônio sensorial dentro do qual o neurônio reage a informações de estímulos.

CAMs Veja *moléculas de adesão celular*.

canais de extravasamento Canais desregulados e desprotegidos, abertos o tempo todo.

canais Pequenas passagens cheias de água através da membrana plasmática; formados por proteínas de membrana que a cobrem e fornecem passagem altamente seletiva para pequenas substâncias solúveis em água, como íons.

canais quimicamente regulados Canais na membrana plasmática que se abrem ou fecham em resposta à ligação de um mensageiro químico específico com um local receptor da membrana que está em forte associação com o canal.

canais regulados mecanicamente Canais que se abrem ou fecham em resposta ao estiramento ou outra deformação mecânica.

canais regulados por voltagem Canais na membrana plasmática que abrem ou fecham em resposta a alterações no potencial de membrana.

canal receptor Tipo de receptor; parte integrante de um canal que se abre (ou fecha) na ligação com um mensageiro extracelular.

canal semicircular Órgão sensorial no ouvido interno que detecta aceleração ou desaceleração rotacional ou angular da cabeça.

capacidade discriminativa Veja *acuidade*.

capacidade vital O volume máximo de ar que pode ser movido para fora durante uma única respiração após uma inspiração máxima.

capilares Os menores vasos sanguíneos, com parede fina e revestida por poros, nos quais ocorrem as trocas entre o sangue e os tecidos ao redor.

capilares peritubulares Capilares que se entrelaçam em volta dos túbulos do néfron renal; alimentam o tecido renal e participam das trocas entre o fluido tubular e sangue durante a formação da urina.

cápsula de Bowman Início do componente tubular do néfron renal que abarca o glomérulo e coleta o filtrado glomerular assim que este é formado.

características sexuais secundárias As diversas características externas que não estão diretamente envolvidas na reprodução, mas que diferenciam homens e mulheres.

carga de Na+ Veja *carga de sódio (Na+)*.

carga de sódio (Na+) Quantidade total de Na+ no organismo; determina o volume do ECF através de seu efeito osmótico.

cascata Uma série de reações sequenciais que culmina em um produto final, como um coágulo.

catabolismo Decomposição, ou degradação, de grandes moléculas ricas em energia dentro das células.

catalase Enzima antioxidante, encontrada nos peroxissomas, que decompõe o potente peróxido de hidrogênio em H_2O e O_2 inofensivos.

catecolaminas Hormônios amina derivados da tirosina e secretados em larga escala pela medula adrenal.

cátions Íons positivamente carregados que perderam um ou mais elétrons de sua camada externa.

cavidade torácica Cavidade peitoral.

CCK Veja *colecistoquinina*.

célula alveolar tipo II Células dentro das paredes alveolares que secretam surfactante pulmonar.

célula hospedeira Célula corporal infectada por um vírus.

célula Menor unidade capaz de executar os processos associados à vida; unidade básica estrutural e funcional de organismos vivos.

célula plasmática Derivado produtor de anticorpos de um linfócito B ativado.

células alfa (α) Células pancreáticas endócrinas que secretam o hormônio glucagon.

células alveolares tipo I Camada única de células epiteliais achatadas; forma a parede dos alvéolos dentro dos pulmões.

células beta (β) Células pancreáticas endócrinas que secretam o hormônio insulina.

células bipolares Neurônios na retina nos quais terminam os fotorreceptores e que, por sua vez, terminam nas células ganglionares da retina.

células C Células da tireoide que secretam calcitonina.

células da glia Células de tecido conectivo no SNC, que apoiam os neurônios fisicamente e metabolicamente; incluem astrócitos, oligodendrócitos, células ependimárias e micróglias.

células da granulosa Camada de células que cerca imediatamente um ovócito em desenvolvimento dentro de um folículo ovariano.

células da teca Camada externa das células especializadas do tecido conectivo ovariano em um folículo em maturação.

células de Leydig Células intersticiais dos testículos que secretam testosterona.

células de memória Células B ou T recém-produzidas em resposta a um invasor microbiano, mas que não participam da atual resposta imunológica contra o invasor; em vez disso, permanecem dormentes, prontas para lançar um rápido e potente ataque se ocorrer outra invasão do mesmo micro-organismo no futuro.

células de Schwann Células formadoras de mielina do sistema nervoso periférico.

células de Sertoli Células localizadas nos túbulos seminíferos; sustentam os espermatozoides durante seu desenvolvimento.

células do gânglio Células nervosas na camada mais externa da retina cujos axônios formam o nervo óptico.

células ependimárias Células da glia que revestem os ventrículos do cérebro, servindo de células-tronco neurais.

células foliculares (da glândula tireoide) As células que formam as paredes dos folículos cheios de coloide da glândula tireoide e que secretam o hormônio da tireoide.

células foliculares (do ovário) Coletivamente, as células granulosas e da teca.

células intercaladas Células nos túbulos distal e de coleta dos rins; importantes no controle renal do equilíbrio acidobásico.

células *killer* (K) Células que destroem uma célula-alvo que foi recoberta com anticorpos ao fazer lise de sua membrana.

células *natural killer* Células semelhantes a linfócitos, de ocorrência natural, que destroem de forma não específica células infectadas por vírus e células cancerosas ao fazerem lise direta de suas membranas na primeira exposição a elas.

células parietais Células estomacais que secretam ácido clorídrico e fator intrínseco.

células principais Células nas fovéolas que secretam pepsinogênio.

células principais Células nos túbulos distal e de coleta do rim que são o local de ação da aldosterona e da vasopressina.

células somáticas Células corporais, em contraste com células reprodutivas.

células T auxiliares População de células T que aumenta a atividade de outras células executoras da resposta imunológica.

células T citotóxicas População de células T que destrói as células hospedeiras de antígenos estranhos, como células corporais invadidas por vírus ou células cancerosas.

células T regulatórias Classe de linfócitos T que suprime a atividade de outros linfócitos.

células-alvo Células influenciadas por um determinado mensageiro químico extracelular, como um hormônio ou um neurotransmissor.

células-tronco Células relativamente indiferenciadas que podem originar células diferenciadas altamente especializadas e ao mesmo tempo formar novas células-tronco.

células-tronco embrionárias (ESCs) Células não diferenciadas resultantes das divisões iniciais de um óvulo fertilizado que basicamente originam todas as células maduras especializadas do corpo, ao mesmo tempo renovando-se.

células-tronco específicas de tecido Células parcialmente diferenciadas que podem gerar os tipos de células especializadas e altamente diferenciadas que compõem determinado tecido.

células-tronco pluripotentes Células precursoras, como as que residem na medula óssea e se dividem e diferenciam continuamente para originar cada um dos tipos de células sanguíneas.

centríolos Par de estruturas curtas e cilíndricas dentro de uma célula; formam o fuso mitótico durante a divisão celular.

centro celular Veja *centrossomo*.

centro Conjunto funcional de corpos celulares dentro do sistema nervoso central.

centro de controle cardiovascular Centro de integração, localizado no bulbo do tronco cerebral, que controla a pressão sanguínea arterial média.

centro de controle Veja *integrador*.

centro respiratório medular Diversos grupos de corpos celulares neurais dentro do bulbo; fornecem produção para os músculos respiratórios e recebem impulsos importantes para regular a intensidade da ventilação.

centrossomo Centro organizador de microtúbulos da célula; localizado perto do núcleo e consistindo em um par de centríolos cercados por uma massa amorfa de proteínas; também chamado de *centro celular*.

cerebelo Parte do cérebro acoplada na parte traseira do tronco cerebral e responsável pela manutenção da postura adequada do corpo no espaço e pela coordenação subconsciente da atividade motora.

choque circulatório Quando a pressão sanguínea arterial média cai tanto que o fluxo de sangue para os tecidos não consegue mais ser mantido.

ciclo cardíaco Um período de sístole e diástole.

ciclo do ácido cítrico Uma série cíclica de reações bioquímicas que processa os produtos intermediários da decomposição de moléculas de nutrientes, gerando dióxido de carbono e preparando as moléculas transportadoras de hidrogênio para entrada na cadeia de transporte de elétrons produtora de alta energia.

ciclo menstrual Mudanças cíclicas no útero que acompanham as mudanças hormonais no ciclo ovariano.

cílios Protrusões móveis semelhantes a pelos na superfície das células que revestem as vias aéreas respiratórias e as tubas uterinas.

cinesina Motor molecular que transporta vesículas secretórias pela estrada microtubular dentro dos axônios neurais ao "caminhar" pelo microtúbulo.

cinestesia Veja *propriocepção*.

circulação coronária Vasos sanguíneos que alimentam o músculo cardíaco.

circulação entero-hepática Reciclagem dos sais biliares e outros componentes da bile entre o intestino delgado e o fígado, através da veia porta hepática.

circulação pulmonar Alça fechada de vasos sanguíneos que transportam sangue entre o coração e os pulmões.

circulação sistêmica Alça fechada de vasos sanguíneos que transportam sangue entre o coração e os sistemas corporais.

citocinas Todas as substâncias químicas diferentes de anticorpos secretadas por linfócitos.

citoesqueleto Rede complexa de proteínas intracelulares que atua como "osso e músculo" da célula.

citoplasma A parte do interior da célula não ocupada pelo núcleo.

citosol Parte semilíquida do citoplasma não ocupada por organelas.

cóclea Parte em formato de caracol do ouvido interno que abriga os receptores sonoros.

colecistoquinina (CCK) Hormônio liberado pela mucosa duodenal principalmente em resposta à presença de gordura; inibe a mobilidade e a secreção gástricas, estimula a secreção de enzima pancreática, estimula a contração da vesícula biliar e atua como sinal de saciedade.

colesterol Um tipo de molécula de gordura que serve de precursora dos hormônios esteroides e sais biliares e é um componente estabilizante da membrana plasmática.

coloide Substância que contém tireoglobulina envolvida dentro dos folículos da tireoide.

competição Quando várias substâncias altamente relacionadas competem pelos mesmos locais de ligação no transportador.

complacência Distensibilidade de uma estrutura oca e elástica, como um vaso sanguíneo ou os pulmões; uma medida de quão facilmente a estrutura pode ser estirada.

complexo de ataque da membrana Um conjunto dos cinco componentes finais ativados do sistema complemento, que se agregam para formar um canal semelhante a um poro na membrana plasmática de um microorganismo invasor, com o resultante escoamento causando a destruição do invasor.

complexo de Golgi Organela que consiste em conjuntos de sacos membranosos achatados e empilhados; processa as matérias-primas transportadas até ela pelo retículo endoplasmático em produtos finais e classifica e direciona esses produtos finais para seu destino final.

comprimento ideal Comprimento antes do início da contração da fibra muscular, no qual a força máxima pode ser desenvolvida em uma subsequente contração tetânica.

conceito de equilíbrio Equilíbrio entre a entrada de uma substância através da ingestão e/ou produção metabólica e sua saída através da excreção e/ou consumo metabólico.

condução contígua Meio pelo qual um potencial de ação é propagado por toda uma fibra nervosa não mielinizada; o fluxo de corrente local entre uma área ativa e uma adjacente inativa leva a área inativa ao limiar, engatilhando um potencial de ação em uma área anteriormente inativa.

condução saltatória Meio pelo qual um potencial de ação é propagado por toda uma fibra mielinizada, com o impulso saltando as regiões mielinizadas de um nódulo de Ranvier para o seguinte.

condução Transferência de calor entre objetos de temperatura diferente que estão em contato direto.

cones Fotorreceptores do olho utilizados para visão em cores na luz.

contorção Uma contração breve e fraca que ocorre em resposta a um único potencial de ação em uma fibra muscular.

contração isométrica Contração muscular na qual a tensão muscular se desenvolve em comprimento muscular constante.

contração isotônica Contração muscular na qual a tensão muscular permanece constante à medida que a fibra muscular muda de comprimento.

contratilidade cardíaca Força da contração do coração em qualquer volume diastólico final dado.

contratransporte Veja *antiporte*.

controles extrínsecos Mecanismos reguladores iniciados fora de um órgão e que alteram a atividade desse órgão; realizados pelos sistemas nervoso e endócrino.

controles intrínsecos Mecanismos de controle local inerentes a um órgão.

convecção Transferência de energia térmica por correntes de ar ou de água.

convergência Encontro de muitos terminais pré-sinápticos a partir de milhares de outros neurônios em um único corpo celular neural e seus dendritos, de forma que a atividade em único neurônio seja influenciada pela atividade de muitos outros neurônios.

córnea Camada anterior clara e mais externa do olho, através da qual raios de luz passam para o interior do olho.

corpo caloso Faixa espessa de fibras nervosas que conecta estrutural e funcionalmente os dois hemisférios cerebrais.

corpo celular Parte de um neurônio que abriga o núcleo e as organelas.

corpo ciliar Parte do olho que produz o humor aquoso e contém o músculo ciliar.

corpo do estômago Parte principal, ou média, do estômago.

corpo lúteo Estrutura ovariana que se desenvolve a partir de um folículo rompido após a ovulação.

corrente Fluxo de carga elétrica, como pelo movimento de cargas positivas em direção a uma área carregada mais negativamente.

córtex adrenal Parte externa da glândula adrenal; secreta três classes de hormônios esteroides: glicocorticoides, mineralocorticoides e hormônios sexuais.

córtex cerebral Camada externa de massa cinzenta no encéfalo; local de iniciação de toda a produção motora voluntária e do processamento perceptual final de todos os impulsos sensoriais, além da integração da maior parte da atividade neural superior.

córtex motor primário Parte do córtex cerebral que fica anterior ao sulco central e é responsável pela produção motora voluntária.

córtex renal Região externa de aparência granular do rim.

córtex somatossensorial Região do lobo parietal imediatamente atrás do sulco central; local de processamento inicial do impulso somestésico e proprioceptivo.

corticotrofos Células da hipófise anterior que secretam o hormônio adrenocorticotrófico.

cortisol Hormônio adrenocortical que desempenha um importante papel no metabolismo de carboidratos, proteínas e gorduras e ajuda o organismo a resistir ao stress.

cotransporte Veja *simporte*.

curva de dissociação O_2-Hb Uma imagem gráfica da relação entre a P_{O_2} arterial e a porcentagem de saturação da hemoglobina.

débito cardíaco (DC) Volume de sangue bombeado por minuto em cada ventrículo; é igual ao volume sistólico multiplicado pela frequência cardíaca.

dendritos Projeções da superfície do corpo celular de um neurônio que levam sinais em direção ao corpo celular.

depuração plasmática O volume de plasma totalmente depurado de uma determinada substância pelos rins a cada minuto.

derme Camada de tecido conectivo que fica sob a epiderme na pele; contém os vasos sanguíneos e nervos da pele.

desidratação Déficit de água no organismo.

desidroepiandrosterona (DHEA) Androgênio secretado pelo córtex adrenal em ambos os sexos.

deslocamento de potência Ligação e inclinação de ponte cruzada ativada por ATP que aproxima os filamentos finos entre os filamentos grossos durante a contração de uma fibra muscular.

desmossomo Junção aderente entre duas células adjacentes, mas que não se tocam, formada pela extensão de filamentos entre as membranas plasmáticas das células; mais abundante em tecidos sujeitos a considerável estiramento.

despolarização Redução no potencial de membrana a partir do potencial de repouso; o movimento deste potencial a partir do repouso em direção a 0 mV.

DHEA Veja *desidroepiandrosterona*.

diacilglicerol (DAG) Um componente clivado do fosfatidilinositol bifosfato (PIP_2) na membrana plasmática; serve de segundo mensageiro em resposta à ligação de um (primeiro) mensageiro extracelular a um receptor acoplado à proteína G.

diafragma Camada de músculo esquelético em formato de abóbada que forma o chão da cavidade torácica; principal músculo inspiratório

diástole Período de relaxamento e enchimento cardíaco.

diencéfalo Divisão do cérebro que consiste no tálamo e no hipotálamo.

diferenciação Processo em que cada tipo de célula se especializa durante o desenvolvimento de um organismo multicelular para executar uma função em particular.

difusão Colisões e mesclas aleatórias de moléculas como resultado de seu movimento aleatório contínuo induzido termicamente.

difusão facilitada Transporte passivo mediado por transportador envolvendo o transporte de uma substância em favor de seu gradiente de concentração ao longo da membrana plasmática.

difusão líquida Diferença entre movimentos opostos de dois tipos de moléculas em uma solução.

digestão Processo pelo qual itens alimentícios estruturalmente complexos da dieta são decompostos em unidades absorvíveis menores pelas enzimas produzidas dentro do sistema digestório.

dineína Motor molecular que "caminha" por "estradas" microtubulares em direção ao centro celular, como no transporte de resíduos do terminal do axônio para o corpo celular para destruição pelos lisossomos.

disparo Quando uma célula excitável sofre potencial de ação.

divergência Desvio, ou ramificação, dos terminais do axônio de um neurônio de forma que a atividade neste único neurônio influencia as muitas outras células com as quais seus terminais fazem sinapse.

divisão aferente Parte do sistema nervoso periférico que leva informações da periferia para o sistema nervoso central.

divisão eferente Parte do sistema nervoso periférico que leva instruções do sistema nervoso central para os órgãos executores.

DNA Veja *ácido desoxirribonucleico*.

ECG Veja *eletrocardiograma*.

ECM Veja *matriz extracelular*.

edema Inchaço dos tecidos como resultado do excesso de fluido intersticial

EEG Veja *eletroencefalograma*.

eflúvio Movimento para fora da célula.

eicosanoides Derivados do ácido araquidônico nas caudas fosfolipídicas da membrana plasmática, incluindo as prostaglandinas, prostaciclinas, tromboxanos e leucotrienos, que atuam como parácrinas perto de seu local de produção por todo o organismo.

eixo endócrino Uma sequência de três hormônios que consiste em (1) um hormônio hipofisiotrófico do hipotálamo, que controla a produção de (2) um hormônio trófico da hipófise anterior, que regula a secreção de (3) um hormônio da glândula endócrina alvo, que exerce o efeito fisiológico final.

ejeção de leite Eliminação do leite produzido e armazenado nos alvéolos dos seios por meio da contração das células mioepiteliais que cercam cada alvéolo.

elemento de resposta hormonal (HRE) Local específico de acoplamento no DNA para determinado hormônio esteroide e seu receptor nuclear.

eletrocardiograma (ECG) Registro gráfico da atividade elétrica que chega à superfície do corpo como resultado da despolarização e repolarização cardíacas

eletroencefalograma (EEG) Registro gráfico da atividade coletiva de potencial pós-sináptico nos corpos celulares e dendritos localizados nas camadas corticais sob um eletrodo de registro.

eletrólitos Solutos que formam íons em solução e conduzem eletricidade.

elos com pontas Moléculas de adesão celular que unem as pontas dos estereocílios de células capilares em filas adjacentes na cóclea e nos órgãos vestibulares.

êmbolo Um coágulo que flui livremente.

emulsão lipídica Suspensão de pequenas gotas de gordura mantidas separadas como resultado da adsorção de sais de bile em sua superfície.

encéfalo Divisão do cérebro que consiste nos núcleos basais e do córtex cerebral.

endocitose Internalização do material extracelular dentro de uma célula como resultado da formação pela membrana plasmática de uma bolsa que contém o material extracelular, depois da vedação na superfície da bolsa para formar uma vesícula endocítica.

endocitose mediada por receptor Importação de determinada molécula grande do ECF para uma célula, por meio da formação e perfuração de um bolso endocítico em resposta à ligação da molécula a um receptor de membrana superficial específico a ela.

endolinfa O fluido dentro do ducto coclear e dos órgãos vestibulares no orelha interno

endométrio Revestimento do útero.

endotélio Camada fina unicelular de células epiteliais que reveste todo o sistema circulatório.

enterogastronas Hormônios secretados pela mucosa duodenal que inibem a mobilidade e a secreção gástricas; incluem a secretina e a colecistoquinina.

enzima receptora Tipo de receptor; funciona como uma enzima na ligação com um mensageiro químico extracelular.

enzima Uma molécula de proteína especial que acelera uma reação química em particular no organismo.

enzimas proteolíticas Enzimas que digerem proteína.

eosinófilos Glóbulos brancos importantes em reações alérgicas e no combate a infestações internas de parasitas.

epiderme Camada externa da pele, consistindo em diversas camadas de células epiteliais, com as camadas mais externas sendo mortas e achatadas.

epidídimo Órgão reprodutivo acessório masculino que armazena os espermatozoides e aumenta sua mobilidade e fertilidade antes da ejaculação.

epinefrina Hormônio primário secretado pela medula adrenal; importante na preparação do organismo para reações do tipo "lutar ou fugir" e na regulação da pressão arterial; adrenalina.

equilíbrio de água Equilíbrio entre a ingestão e a saída de água; importante no controle da osmolaridade do ECF.

equilíbrio de cálcio Manutenção de uma quantidade total constante de Ca^{2+} no organismo; realizado por ajustes de reação lenta na absorção de Ca^{2+} pelo intestino e na excreção de Ca^{2+} pela urina.

equilíbrio de fluidos Manutenção do volume do ECF (para controle de longo prazo da pressão sanguínea) e da osmolaridade do ECF (para manter o volume celular normal).

equilíbrio de sal Equilíbrio entre o consumo e a saída de sal; importante no controle do volume do ECF.

equilíbrio dinâmico Quando dois movimentos opostos se contrabalançam exatamente, de forma que nenhum movimento líquido ocorra, sem necessidade de energia para manter esta constância.

equilíbrio energético Equilíbrio entre entrada de energia através da ingestão de alimentos e saída de energia através de trabalho interno e externo.

equilíbrio negativo Situação na qual as perdas ou saídas de uma substância excedem seus ganhos ou entradas, desta forma diminuindo a quantidade total dessa substância no organismo.

equilíbrio positivo Situação na qual os ganhos ou entradas de uma substância excedem suas perdas ou saídas, desta forma aumentando a quantidade total da substância no organismo.

eritrócitos Glóbulos vermelhos, que são sacos envoltos por uma membrana plasmática de hemoglobina e que transportam O_2 e, em menor grau, CO_2 e H^+ no sangue

eritropoese Produção de eritrócitos pela medula óssea.

eritropoietina Hormônio liberado pelos rins em resposta a uma redução no fornecimento renal de O_2; estimula a medula óssea a aumentar a produção de eritrócitos.

esclera Camada externa branca e visível do olho.

escoamento Movimento em massa de um plasma sem proteína pelas paredes capilares entre o sangue e o fluido intersticial ao redor; abrange a ultrafiltração e a reabsorção.

ESCs Veja *células-tronco embrionárias*.

esfíncter Aro de músculo esquelético de controle voluntário e que regula a passagem de conteúdos através de uma abertura para dentro ou para fora de um órgão ou tubo oco.

esfíncter pilórico Junção entre o estômago e o duodeno.

esôfago Tubo muscular reto que se estende entre a faringe e o estômago.

especificidade Capacidade de moléculas transportadoras transportarem apenas substâncias específicas na membrana plasmática.

espermatogênese Produção de espermatozoides.

estado absortivo Estado metabólico após uma refeição quando os nutrientes são absorvidos e armazenados; estado alimentado.

estado de equilíbrio Estado de um sistema no qual nenhuma mudança líquida está ocorrendo.

estado estável Estado de um sistema no qual nenhum movimento líquido ocorre porque forças passivas e ativas se contrabalançam exatamente, com gasto de energia para manter essa constância.

estado pós-absortivo Estado metabólico depois que uma refeição é absorvida, durante o qual os estoques de energia endógenos devem ser mobilizados e a glicose deve ser poupada para o cérebro, que dependen da glicose; estado de jejum.

estereocílios Células capilares auditorias e vestibulares que executam a transdução de movimentos mecânicos em sinais elétricos.

esteroides Hormônios derivados do colesterol.

estímulo adequado O tipo de estímulo ao qual determinado tipo de receptor responde, como um fotorreceptor respondendo à luz.

estímulo Uma mudança física ou química detectável no ambiente de um receptor sensorial.

estrogênio Hormônio sexual "feminino" feminizante.

evaporação Transferência de calor da superfície corporal pela transformação da água de um estado líquido para gasoso.

excreção de urina Eliminação de substâncias do organismo na urina; qualquer coisa filtrada ou secretada e não reabsorvida é excretada.

executor Componente de um sistema de controle que realiza a saída comandada pelo integrador.

exercício aeróbico Exercício que pode ser sustentado pela formação de ATP realizada pela fosforilação oxidativa, pois há O_2 suficiente para suprir as modestas demandas de energia do músculo; também chamado de *exercício tipo resistência*.

exercício anaeróbico Exercício de alta intensidade que pode ser sustentado pela formação de ATP realizada pela glicólise anaeróbia por breves períodos de tempo, quando o fornecimento de O_2 a um músculo é insuficiente para manter a fosforilação oxidativa.

exercício tipo resistência Veja *exercício aeróbico*.

exocitose Fusão de uma vesícula intracelular envolta por membrana com a membrana plasmática, seguida pela abertura da vesícula e pelo esvaziamento de seu conteúdo na parte externa.

expiração ativa Esvaziamento dos pulmões mais completamente do que quando em repouso, efetuado pela contração dos músculos expiratórios; também chamada de *expiração forçada*.

expiração passiva Expiração realizada durante a respiração silenciosa; resulta do recolhimento elástico dos pulmões mediante relaxamento dos músculos inspiratórios, sem dispêndio de energia.

expiração Um respiro para fora, expulsando ar dos pulmões.

facilitação pré-sináptica Maior liberação de neurotransmissor a partir de um terminal axônico pré-sináptico, decorrente da excitação de outro neurônio que termina no terminal do axônio.

fadiga Incapacidade de manter a tensão muscular a um determinado nível, apesar da estimulação sustentada.

fagocitose Tipo de endocitose no qual grandes partículas multimoleculares sólidas são engolfadas por uma célula.

faringe Parte de trás da garganta, que serve de via comum para os sistemas respiratório e digestório.

fase folicular Fase do ciclo ovariano dominada pela presença de folículos em amadurecimento antes da ovulação.

fase lútea Fase do ciclo ovariano dominada pela presença do corpo lúteo.

fase menstrual Fase do ciclo menstrual caracterizada pela eliminação de resíduos endometriais e sangue através da vagina.

fase progestacional Veja *fase secretória*.

fase proliferativa Fase do ciclo menstrual durante a qual o endométrio se repara e engrossa após a menstruação; dura do final da fase menstrual até a ovulação.

fase secretória Fase do ciclo menstrual caracterizada pelo desenvolvimento de um rico revestimento endometrial capaz de suportar um óvulo fertilizado; também conhecida como *fase progestacional*.

fator de crescimento semelhante à insulina (IGF) Sinônimo de *somatomedinas*; hormônio secretado pelo fígado ou outros tecidos que atua diretamente sobre células-alvo para promover o crescimento; o IGF-I é secretado em resposta ao hormônio do crescimento e o IGF-II atua independentemente do hormônio do crescimento.

fator intrínseco Substância especial secretada pelas células parietais do estômago; deve ser combinada à vitamina B_{12} para que esta vitamina seja absorvida pelo intestino; sua deficiência produz anemia perniciosa.

feixe de His Trato de células cardíacas especializadas que transmite rapidamente um potencial de ação até o septo interventricular do coração.

fibra muscular Unidade de célula muscular, relativamente longa e de formato cilíndrico.

fibra pós-ganglônica Segundo neurônio na via nervosa autônoma de dois neurônios; origina-se em um gânglio autônomo e termina em um órgão executor.

fibra pré-ganglônica Primeiro neurônio na via nervosa autônoma de dois neurônios; origina-se no sistema nervoso central e termina em um gânglio autônomo.

fibras adrenérgicas Fibras nervosas que liberam a norepinefrina como seu neurotransmissor.

fibras colinérgicas Fibras nervosas que liberam acetilcolina como seu neurotransmissor.

fibras de Purkinje Pequenas fibras terminais que se estendem do feixe de His e transmitem rapidamente um potencial de ação por todo o miocárdio ventricular.

fibras mielinizadas Axônios neurais recobertos em intervalos regulares por mielina isolante.

fibrinogênio Uma grande proteína plasmática solúvel que, quando convertida em uma molécula insolúvel semelhante a um cordão, forma a malha do coágulo durante a coagulação sanguínea.

filamento axônicos Primeira parte de um axônio neural, mais a região do corpo celular de onde o axônio sai; local de iniciação do potencial de ação na maioria dos neurônios

filamentos finos Estruturas especializadas do citoesqueleto dentro do músculo esquelético, compostas por moléculas de actina, tropomiosina e troponina e que interagem com os filamentos grossos para encurtar a fibra durante a contração muscular.

filamentos grossos Estruturas especializadas do citoesqueleto dentro do músculo esquelético, compostas por moléculas de miosina e que interagem com os filamentos finos para encurtar a fibra durante a contração muscular.

filamentos intermediários Elementos citoesqueléticos semelhantes a cordões; desempenham uma função estrutural em partes das células sujeitas a tensão mecânica.

filtração glomerular Filtração de um plasma sem proteínas dos capilares glomerulares para o componente tubular do néfron do rim como primeiro passo na formação de urina.

fisiologia do exercício Estudo das mudanças funcionais que ocorrem em reação a uma única sessão de exercício e às adaptações que resultam de sessões de exercício regulares e repetidas.

fisiologia Estudo das funções corporais.

flagelo Apêndice único, longo e semelhante a um chicote que serve de cauda do espermatozoide.

fluido extracelular (ECF) Todo o fluido corporal fora das células; composto de fluido intersticial e plasma.

fluido intersticial Parte do fluido extracelular que cerca e banha todas as células do corpo.

fluido intracelular (ICF) O fluido contido coletivamente dentro de todas as células corporais.

folículo (do ovário) Um óvulo em desenvolvimento e as células especializadas ao seu redor.

folículo primário Um ovócito primário cercado por uma única camada de células da granulosa no ovário.

folículo secundário Um folículo ovariano em desenvolvimento que secreta estrogênio e forma um antro.

força ativa Uma força que exige gasto de energia celular (ATP) no transporte de uma substância pela membrana plasmática.

força passiva Força que não exige gasto de energia celular para efetuar o transporte de uma substância pela membrana plasmática.

formação reticular Uma rede de neurônios interconectados que percorre o tronco cerebral e que inicialmente recebe e integra todos os impulsos sinápticos para o cérebro

fosforilação Adição de um grupo fosfato a uma molécula.

fosforilação oxidativa Toda a sequência de reações bioquímicas mitocondriais que utiliza oxigênio para extrair energia dos nutrientes no alimento, transformando-a em ATP e produzindo CO_2 e H_2O no processo; inclui o sistema de transporte de elétrons e a quimiosmose.

fotorreceptor Receptor sensorial reativo à luz.

fototransdução Mecanismo de conversão de estímulos de luz em atividade elétrica pelos bastonetes e cones oculares.

frequência respiratória Respiros por minuto.

FSH Veja *hormônio estimulante do folículo*.

fuso mitótico Sistema de microtúbulos montado durante a mitose no qual os cromossomos replicados são afastados uns dos outros em direção a lados opostos da célula antes da divisão celular.

gametas Células reprodutivas, ou germinais, que contêm um conjunto haploide de cromossomos; espermatozoides e óvulos.

gânglio Conjunto de corpos celulares neurais localizado fora do sistema nervoso central.

gânglio da raiz dorsal Um agrupamento de corpos celulares neurais aferentes localizados ao lado da medula espinhal.

gânglios basais Veja *núcleos basais*.

gastrina Hormônio secretado pela área da glândula pilórica do estômago; estimula as células parietais e principais a secretarem um suco gástrico altamente ácido.

genitália externa As partes externamente visíveis do sistema reprodutivo.

gestação Gravidez.

glândula pineal Uma pequena glândula endócrina localizada no centro do cérebro; secreta o hormônio melatonina.

glândula tireoide Uma glândula endócrina com dois lobos, localizada sobre a traqueia; secreta os hormônios tiroxina e triiodotironina, que regulam a taxa metabólica basal geral, e calcitonina, que contribui para o equilíbrio de cálcio.

glândulas bulbouretrais Glândulas sexuais acessórias masculinas que secretam muco para lubrificação.

glândulas Derivados de tecido epitelial especializados para secreção.

glândulas endócrinas Glândulas sem ductos que secretam hormônios no sangue.

glândulas exócrinas Glândulas que secretam através de ductos para a parte externa do corpo ou para uma cavidade que se comunique com a parte externa.

glândulas paratireoides Quatro pequenas glândulas localizadas na superfície posterior da glândula tireoide e que secretam o hormônio da paratireoide.

glândulas sexuais acessórias Glândulas que despejam as secreções no trato reprodutivo.

glicogênese Conversão da glicose em glicogênio.

glicogênio Forma de armazenamento da glicose no fígado e no músculo.

glicogenólise Conversão de glicogênio em glicose.

glicólise Processo bioquímico que ocorre no citosol da célula e decompõe a glicose em moléculas de piruvato.

gliconeogênese Conversão de aminoácidos em glicose.

glomérulo (no bulbo olfativo) Uma junção neural semelhante a uma bola dentro do bulbo olfativo; serve de "arquivo de cheiros", classificando os componentes diferentes do olfato.

glomérulo (no rim) Emaranhado semelhante a uma bola de capilares no néfron renal; filtra água e soluto do corpo como primeiro passo na formação de urina.

Glossário

glucagon Hormônio pancreático que eleva os níveis de glicose e ácidos graxos no sangue.

glucocorticoides Hormônios adrenocorticais importantes no metabolismo intermediário e para ajudar o organismo a resistir ao stress; especialmente o cortisol.

GnRH Veja *hormônio liberador de gonadotrofina*.

gônadas Órgãos reprodutivos primários; produzem os gametas e secretam os hormônios sexuais; testículos e ovários.

gonadotrofina coriônica humana (hCG) Hormônio secretado pela placenta em desenvolvimento; estimula e mantém o corpo lúteo da gravidez.

gonadotrofinas FSH e LH; hormônios que controlam a secreção dos hormônios sexuais pelas gônadas.

gonadotrofos Células da hipófise anterior que secretam hormônio liberador de gonadotrofina.

gradiente de concentração Diferença de concentração de determinada substância entre duas áreas adjacentes.

gradiente de pressão Diferença na pressão entre duas regiões que leva o movimento de sangue ou de ar da região de maior pressão para a região de menor pressão.

gradiente de pressão parcial Diferença na pressão parcial de um gás entre duas regiões; promove o movimento do gás da região de maior pressão parcial para a região de menor pressão parcial.

gradiente de pressão transmural Diferença de pressão na parede pulmonar (a pressão intra-alveolar é maior que a pressão intrapleural) que alonga os pulmões para encher a cavidade torácica, que, por sua vez, é maior que os pulmões não estirados.

gradiente elétrico Diferença na carga entre duas áreas adjacentes.

gradiente eletroquímico Existência simultânea de um gradiente elétrico e um gradiente de concentração (químico) para determinado íon.

gradiente osmótico vertical Aumento progressivo na concentração do fluido intersticial na medula renal da fronteira cortical até a pélvis renal; importante na capacidade dos rins produzirem urina em concentração variável, dependendo das necessidades do organismo.

graduação de contração Intensidades variáveis de tensão produzida em um único músculo.

grande potencial pós-sináptico (GPSP) O potencial total composto em um neurônio pós-sináptico resultando as soma de todos os PPSEs e PIPSs que ocorrem ao mesmo tempo.

granulócitos Leucócitos que contêm grânulos; incluem neutrófilos, eosinófilos e basófilos.

grânulos cromafins Grânulos que armazenam catecolaminas nas células adrenomedulares.

grelina O hormônio da "fome", um potente estimulador do apetite secretado pelo estômago vazio.

guanosina monofosfato cíclica (GMP cíclica ou cGMP) Um segundo mensageiro intracelular semelhante à cAMP.

H^+ Veja *íon hidrogênio*.

Hb Veja *hemoglobina*.

hCG Veja *gonadotrofina coriônica humana*.

hematócrito Percentual do volume de sangue formado pelos eritrócitos acumulados em uma amostra de sangue centrifugada.

hemisférios cerebrais As duas metades do encéfalo, conectadas por uma faixa espessa de axônios neurais.

hemoglobina (Hb) Uma grande molécula de proteína com ferro dos eritrócitos; liga-se ao O_2 e transporta a maior parte desse gás no sangue; também leva parte do CO_2 e do H^+ sanguíneos.

hemoglobina reduzida Hemoglobina que não está combinada com O_2.

hemólise Ruptura dos glóbulos vermelhos.

hemostasia Interrupção do sangramento de um vaso ferido.

hidrólise Digestão de uma molécula de nutriente pela adição de água a um local de ligação.

hiperglicemia Concentração elevada de glicose no sangue.

hiperidratação Excesso de água no organismo.

hiperplasia Aumento no número de células.

hiperpolarização Um aumento no potencial de membrana a partir do potencial de repouso; o potencial se torna ainda mais negativo do que no potencial de repouso.

hipersecreção Secreção excessiva de determinado horônio.

hipertensão Pressão sanguínea arterial média sustentada e acima do normal.

hipertrofia Aumento no tamanho de um órgão como resultado de um aumento no tamanho de suas células.

hiperventilação Respiração excessiva; quando a taxa de ventilação excede as necessidades metabólicas de remoção de CO_2 do organismo.

hipocampo A parte alongada medial do lobo temporal que faz parte do sistema límbico e é especialmente crucial para a formação de memórias de longo prazo.

hipófise anterior A parte glandular da hipófise que sintetiza, armazena e secreta hormônio do crescimento, TSH, ACTH, FSH, LH e prolactina.

hipófise Pequena glândula endócrina conectada por um talo ao hipotálamo; consiste em hipófise anterior e hipófise posterior.

hipófise posterior Parte neural da hipófise que armazena e libera no sangue mediante estimulação do hipotálamo dois hormônios produzidos pelo hipotálamo, vasopressina e ocitocina.

hipossecreção Secreção escassa de determinado hormônio.

hipotálamo Região cerebral abaixo do tálamo; regula muitos aspectos do ambiente fluido interno, tais como equilíbrio de sal e água e ingestão de alimentos; serve como importante elo entre o sistema nervoso autônomo e o sistema endócrino.

hipotensão Sustentada pressão sanguínea arterial média abaixo do normal.

hipoventilação Baixa respiração; ventilação inadequada para atender às necessidades metabólicas de fornecimento de O_2 e remoção de CO_2.

hipóxia O_2 insuficiente no nível celular.

histamina Uma substância química liberada por mastócitos ou basófilos; causa vasodilatação e maior permeabilidade capilar; importante em reações alérgicas e na inflamação.

homeostase do cálcio Manutenção de uma concentração constante de Ca^{2+} livre no plasma; realizada por trocas rápidas de Ca^{2+} entre o osso e o ECF e, em menor grau, por modificações na excreção de Ca^{2+} pela urina.

homeostase Manutenção, por meio das ações altamente coordenadas e reguladas dos sistemas corporais, de condições físico-químicas relativamente estáveis no ambiente do fluido interno que banha todas as células do corpo.

hormônio adrenocorticotrófico (ACTH) Hormônio da hipófise anterior que estimula a secreção de cortisol pelo córtex adrenal e promove o crescimento do córtex adrenal.

hormônio antidiurético (ADH) Veja *vasopressina*.

hormônio da paratireoide (PTH) Hormônio que aumenta os níveis de Ca^{2+} no plasma.

hormônio da tireoide Coletivamente, os hormônios secretados pelas células foliculares da tireoide, a tiroxina e a triiodotironina.

hormônio do crescimento (GH) Um hormônio da hipófise anterior; principal responsável pela regulação do crescimento corporal geral e é também importante no metabolismo intermediário; somatotropina.

hormônio estimulante da tireoide (TSH) Um hormônio da hipófise anterior que estimula a secreção do hormônio da tireoide e promove o crescimento da glândula tireoide; tireotrofina.

hormônio estimulante de melanócitos (MSH) Hormônio produzido pelo lobo intermediário da hipófise em vertebrados inferiores e que regula a cor da pele para camuflagem nessas espécies; nos humanos, é secretado como uma parácrina pelo hipotálamo para o controle da ingestão de alimentos e por queratinócitos na pele para controlar a dispersão de grânulos de melanina dos melanócitos durante o bronzeamento.

hormônio estimulante do folículo (FSH) Um hormônio da hipófise anterior que estimula o desenvolvimento folicular ovariano e a secreção de estrogênio nas mulheres e a produção de espermatozoides nos homens.

hormônio gastrointestinal Hormônios secretados no sangue por células endócrinas na mucosa do trato digestório; controlam a mobilidade e/ou secreção em outras partes do sistema digestório.

hormônio inibidor Hormônio do hipotálamo que inibe a secreção de determinado hormônio da hipófise anterior.

hormônio liberador de gonadotrofina (GnRH) Hormônio do hipotálamo que estimula a liberação de FSH e LH pela hipófise anterior.

hormônio liberador Hormônio do hipotálamo que estimula a secreção de determinado hormônio da hipófise anterior.

hormônio luteinizante (LH) Um hormônio da hipófise anterior que estimula a ovulação, a luteinização e a secreção de estrogênio e progesterona nas mulheres e a secreção de testosterona nos homens.

hormônio trófico Hormônio que regula a secreção de outro hormônio.

hormônio Um mediador químico de longa distância secretado por uma glândula endócrina no sangue, que o transporta para suas células-alvo.

hormônios hipofisiotróficos Hormônios secretados pelo hipotálamo que regulam a secreção de hormônios da hipófise anterior; veja também *hormônio liberador* e *hormônio inibidor*.

hormônios peptídicos Hormônios que consistem em uma cadeia de aminoácidos específicos de comprimento variável.

hormônios sexuais Hormônios esteroides responsáveis pelo desenvolvimento de características masculinas e femininas; testosterona nos homens e estrogênio nas mulheres.

HRE Veja *elemento de resposta hormonal.*

humor aquoso Fluido claro e aquoso na câmara anterior do olho; fornece nutrição para a córnea e a lente.

humor vítreo Substância gelatinosa na cavidade posterior do olho entre a lente e a retina.

ICF Veja *fluido intracelular.*

IGF Veja *fator de crescimento semelhante à insulina.*

ilhotas de Langerhans Parte endócrina do pâncreas que secreta os hormônios insulina e glucagon no sangue.

impermeável Que proíbe a passagem de uma substância em particular através da membrana plasmática.

implantação Fixação de um blastócito no revestimento endometrial.

impulso sensorial Impulso da sensação somática e dos sentidos especiais.

imunidade A capacidade de o organismo resistir ou eliminar materiais estranhos ou células anormais possivelmente prejudiciais.

imunidade mediada por anticorpos Resposta imunológica específica atingida pela produção de anticorpos por células B.

imunidade mediada por célula Resposta imunológica específica obtida pelos linfócitos T ativados, que atacam diretamente as células indesejadas.

imunoglobulinas Anticorpos; gamaglobulinas.

inclusão Uma massa não permanente de material armazenado, como glicogênio ou triglicérides (gordura) em uma célula.

incretina Hormônio liberado pelo trato digestório; estimula a secreção de insulina pelo pâncreas.

indolamina Tipo de hormônio amina derivado do aminoácido triptofano e secretado pela glândula pineal.

inflamação Série inata e não específica de eventos altamente inter-relacionados, especialmente envolvendo neutrófilos, macrófagos e mudanças vasculares locais, acionados em resposta à invasores externos ou danos ao tecido.

influxo Movimento de entrada na célula.

inibição lateral Fenômeno no qual a via de sinal mais fortemente ativada, que se origina do centro de uma área de estímulo, inibe as vias menos excitadas das áreas marginais através de conexões inibitórias laterais dentro de vias sensoriais.

inibição pré-sináptica Menor liberação de neurotransmissor a partir de um terminal axônico pré-sináptico, decorrente da excitação de outro neurônio que termina no terminal do axônio.

inibina Hormônio secretado pelas células de Sertoli dos testículos ou pelos folículos ovarianos; inibe a secreção de FSH.

inorgânico Referente a substâncias que não contêm carbono; de fontes não vivas.

inositol trifosfato (IP$_3$) Um componente clivado do fosfatidilinositol bifosfato (PIP$_2$) na membrana plasmática que mobiliza o sistema de segundo mensageiro de Ca^{2+} em resposta à ligação de um (primeiro) mensageiro extracelular a um receptor acoplado à proteína G.

inspiração Um respiro para dentro, admitindo ar nos pulmões.

insulina Hormônio pancreático que reduz os níveis de glicose, ácidos graxos e aminoácidos no sangue e promove seu armazenamento.

integradora Região que determina a produção eferente com base no processamento do impulso aferente; também chamada de *centro de controle.*

interferon Substância química liberada por células invadidas por vírus; fornece brevemente resistência não específica a infecções virais ao interferir temporariamente na replicação dos mesmos vírus ou de vírus não relacionados em outras células hospedeiras.

interneurônio Neurônio situado totalmente dentro do sistema nervoso central; importante para a integração de respostas periféricas às informações periféricas, e também para os fenômenos abstratos associados à "mente".

íon Átomo que ganhou ou perdeu um ou mais de seus elétrons e, portanto, não está em equilíbrio elétrico.

íon hidrogênio (H$^+$) Parte catiônica de um ácido dissociado.

IP$_3$ Veja *inositol trifosfato.*

íris Músculo liso pigmentado que forma a parte colorida do olho e controla o tamanho da pupila.

isquemia do miocárdio Suprimento de sangue inadequado para o tecido cardíaco.

janela oval Abertura coberta por membrana que separa o ouvido médio, cheio de ar, do compartimento superior da cóclea, cheio de fluido, no ouvido interno.

janela redonda Abertura coberta por membrana que separa a câmara inferior da cóclea no ouvido interno do ouvido médio.

junção comunicante Uma junção comunicante formada entre células adjacentes por pequenos túneis conectores que permitem a passagem de íons transportadores de carga entre as células, de forma que a atividade elétrica de uma célula seja espalhada para a célula adjacente.

junção de adesão Uma junção impermeável entre duas células epiteliais adjacentes, formada pela união das bordas laterais das células perto de suas bordas luminais; evita a passagem de substâncias entre as células.

junção neuromuscular A junção entre um neurônio motor e uma fibra muscular esquelética.

lactação Produção de leite pelas glândulas mamárias.

lacteal central Vaso linfático inicial que alimenta cada uma das vilosidades do intestino delgado.

laringe A "caixa de voz" na entrada da traqueia; contém as cordas vocais.

LCR Veja *líquido cefaloraquidiano.*

lei da ação das massas Se a concentração de uma das substâncias envolvidas em uma reação reversível aumentar, a reação será orientada para o lado oposto, e se a concentração de uma das substâncias diminuir, a reação será levada para este lado.

lei de Boyle A qualquer temperatura constante, a pressão exercida por um gás varia inversamente em relação ao volume do gás.

lei de difusão de Fick A taxa de difusão líquida de uma substância por uma membrana é diretamente proporcional ao gradiente de concentração da substância, à permeabilidade da membrana à substância e à área superficial da membrana e inversamente proporcional ao peso molecular e à distância de difusão da substância.

lei de Frank-Starling do coração O controle intrínseco do coração, tal como o maior retorno venoso que resulta em maior volume diastólico final, leva a maior força da contração e maior volume sistólico; ou seja, o coração normalmente bombeia para fora todo o sangue retornado a ele.

"lei do tudo ou nada" Uma membrana excitável responde a um estímulo com potencial de ação máximo que se propaga de forma não redutora por toda a membrana ou não gera qualquer resposta com um potencial de ação.

lente Estrutura transparente e biconvexa do olho que refrata (curva) raios de luz e cuja força pode ser ajustada para acomodar a visão a distâncias diferentes.

leptina Um hormônio liberado pelo tecido adiposo; desempenha um papel essencial na regulação de longo prazo do peso corporal ao atuar sobre o hipotálamo para suprimir o apetite.

leucócitos Glóbulos brancos; são as unidades móveis de defesa do sistema imunológico.

leucotrienos Mediadores químicos locais derivados da membrana plasmática; são especialmente importantes no desenvolvimento da asma.

LH Veja *hormônio luteinizante.*

liberação de cálcio induzida por cálcio Quando, nas células dos músculos cardíaco e liso, a entrada induzida por excitação de uma pequena quantidade de Ca^{2+} vinda do ECF através de receptores de membrana superficial regulados por voltagem ativa a abertura de canais de liberação de Ca^{2+} no retículo sarcoplasmático, causando uma liberação muito maior de Ca^{2+} no citosol a partir deste estoque intracelular.

ligações químicas Forças que mantêm os átomos unidos.

limiar renal A concentração de plasma na qual a T_m de uma substância em particular é atingida e a substância começa a aparecer na urina.

linfa Fluido intersticial coletado pelos vasos linfáticos e retornado ao sistema venoso, atravessando, enquanto isso, os nódulos linfáticos para defesa.

linfócitos B (células B) Glóbulos brancos que produzem anticorpos contra alvos específicos aos quais foram expostos.

linfócitos Glóbulos brancos que fornecem defesa imunológica contra alvos para os quais estão especificamente programados.

linfócitos T (células T) Glóbulos brancos que executam respostas imunológicas mediadas por células contra alvos aos quais foram expostos anteriormente; veja também *células T citotóxicas, células T ajudantes* e *células T regulatórias*.

linha Z Uma proteína citoesquelética achatada em formato de disco; conecta os filamentos finos de dois sarcômeros adjacentes.

lipase Enzima secretada principalmente pelas células acinares pancreáticas; digere a gordura alimentar.

líquido cefaloraquidiano (LCR) Fluido especial de amortecimento produzido pelo sistema nervoso central e que o cerca e flui através dele; fluido cerebroespinhal.

lisossomos Organelas que consistem de sacos envoltos por membrana contendo potentes enzimas hidrolíticas que destroem material intracelular indesejado, como materiais estranhos internalizados ou resíduos celulares.

lobos frontais Lobos do córtex cerebral no topo do cérebro na frente do sulco central, responsáveis pela produção de movimentos voluntários, pela capacidade de falar e pela elaboração do pensamento.

lobos occipitais Lobos posteriores do córtex cerebral; iniciam o processamento do impulso visual.

lobos parietais Lobos do córtex cerebral que ficam no topo do cérebro atrás do sulco. central, que contém o córtex somatossensorial.

lobos temporais Lobos laterais do córtex cerebral, que inicialmente processam o impulso auditório.

lúmen Espaço interno de um órgão ou tubo oco.

luteinização Formação de um corpo lúteo pós-ovulatório no ovário.

luz visível A parte do espectro eletromagnético à qual os fotorreceptores dos olhos reagem (comprimentos de onda entre 400 e 700 nanômetros).

macrófagos Grandes fagócitos ligados a tecidos.

massa branca Parte do sistema nervoso central composta por fibras nervosas mielinizadas.

massa cinzenta Parte do sistema nervoso central composta principalmente por corpos celulares e dendritos neurais densamente agrupados.

mastócitos Células localizadas dentro de tecido conectivo que sintetizam, armazenam e liberam histamina, como durante reações alérgicas.

matriz extracelular (ECM) Uma malha intrincada de proteínas fibrosas embutidas no fluido intersticial secretado por células locais.

mecanismo de anteroalimentação Reação projetada para evitar uma mudança prevista em uma variável controlada.

mecanorreceptor Receptor sensorial sensível à energia mecânica, como estiramento ou inclinação.

mediador químico Substância química secretada por uma célula que influencia uma atividade extracelular.

medula adrenal Parte interna da glândula adrenal; secreta os hormônios epinefrina e norepinefrina no sangue em resposta à estimulação simpática.

medula óssea Tecido mole e altamente celular que preenche as cavidades internas dos ossos e é a fonte da maioria das células sanguíneas.

medula renal Região interna de aparência estriada do rim.

megacariócito Uma grande célula ligada à medula óssea que solta de suas extremidades externas plaquetas, que são levadas pelo sangue.

meiose Divisão celular na qual os cromossomos se replicam seguidos por duas divisões nucleares, de forma que apenas meio conjunto de cromossomos seja distribuído a cada uma das quatro novas células-filhas.

melatonina Hormônio secretado pela glândula pineal durante a escuridão; ajuda a regular os ritmos biológicos do corpo aos sinais de luz/escuridão externos.

membrana basilar Membrana que forma o chão do compartimento intermediário da cóclea e conta com o órgão de Corti, o órgão do sentido da audição.

membrana em escova Conjunto de microvilosidades que se projetam da borda luminal das células epiteliais que revestem o trato digestório e os túbulos renais.

membrana plasmática Bicamada lipídica pontuada de proteínas que envolve cada célula, separando-a do fluido extracelular.

membrana seletivamente permeável Uma membrana que permite que algumas partículas atravessem, ao mesmo tempo excluindo outras.

membrana subsináptica Parte da membrana celular pós-sináptica que fica imediatamente sob uma sinapse e contém locais receptores para o neurotransmissor da sinapse.

membrana timpânica O tímpano, que é estendido ao longo da entrada para o ouvido médio e que vibra quando atingido por ondas sonoras afuniladas pelo canal do ouvido externo.

meninges Três membranas que envolvem o cérebro e a medula espinhal; da mais externa para a mais interna, dura mater, aracnoide mater e pia mater.

metabolismo de combustíveis Veja *metabolismo intermediário*.

metabolismo intermediário Conjunto de reações químicas intracelulares que envolve a degradação, síntese e transformação de pequenas moléculas de nutrientes; também conhecido como *metabolismo de combustíveis*.

metabolismo Todas as reações químicas que ocorrem dentro das células corporais.

micção Processo de esvaziamento da bexiga; urinação.

micelas Agrupamento solúvel em água de sais biliares, lecitina e colesterol, dotado de uma carcaça hidrofílica e um núcleo hidrofóbico; leva os produtos insolúveis em água da digestão de gordura até seu local de absorção.

microfilamentos Elementos do citoesqueleto compostos por moléculas de actina (e de miosina, nas células musculares); desempenham uma função importante em vários sistemas contráteis celulares e servem de enrijecedor mecânico para microvilosidades.

micróglia Tipo de células da glia que serve de células de defesa imunológica do SNC.

microtúbulos Elementos do citoesqueleto compostos de moléculas de tubulina organizadas em tubos longos, finos e não ramificados que ajudam a manter formatos assimétricos das células e coordenar movimentos celulares complexos.

microvilosidades Projeções semelhantes a pelos, imóveis e endurecidas pela actina, na superfície luminal das células epiteliais que revestem o trato digestório e os túbulos renais; aumentam imensamente a área superficial da célula exposta ao lúmen.

mielina Uma cobertura lipídica isolante que cerca fibras nervosas mielinizadas em intervalos regulares pelo comprimento do axônio; cada trecho de mielina é formado por uma célula separada formadora de mielina que se enrola como um rocambole em torno do axônio neural.

mineralocorticoides Hormônios adrenocorticais importantes no equilíbrio de Na^+ e K^+; principalmente aldosterona.

miocárdio Músculo cardíaco dentro da parede do coração.

miofibrila Estrutura intracelular especializada de células musculares que contém o sistema contrátil.

miométrio Camada de músculo liso do útero.

miosina Proteína contrátil que forma os filamentos grossos nas fibras musculares.

mitocôndrias Organelas energéticas que contêm as enzimas para a fosforilação oxidativa.

mitose Divisão celular na qual os cromossomos se replicam antes da divisão celular, de forma que cada uma das duas células-filhas receba um conjunto completo de cromossomos.

mobilidade Contrações musculares da parede do trato digestório que misturam e movem o conteúdo luminal para frente.

modalidade Forma de energia a qual receptores sensoriais respondem, como calor, luz, pressão ou mudanças químicas.

molécula de sinal Um mensageiro químico extracelular que inicia a transdução de sinal em uma célula.

molécula Uma substância química formada pela ligação de átomos; a menor unidade de uma determinada substância química.

moléculas de adesão celular (CAMs) Proteínas que se destacaressaltam da superfície da membrana plasmática e formam alças ou outros apêndices, utilizados pelas células para prenderem-se umas às outras e às fibras de tecido conectivo ao redor.

moléculas transportadoras Proteínas da membrana que, ao sofrerem mudanças reversíveis no formato para que locais de ligação específicos sejam expostos alternadamente em cada lado da membrana, podem ligar-se e transferir determinadas substâncias incapazes de atravessar a membrana plasmática por conta própria.

monócitos Glóbulos brancos que emigram do sangue, aumentam e se tornam macrófagos.

monossacarídeos Açúcares simples, como a glicose; unidade absorvível dos carboidratos digeridos.

motor molecular Molécula de proteína especializada dotada de "pés" que podem balançar alternadamente para frente, permitindo que a molécula "caminhe" em uma estrada microtubular, levando carga de uma parte para outra na célula.

movimento ameboide Movimento de "rastejamento" dos glóbulos brancos, semelhante ao meio pelo qual as amebas se movem.

mucosa Camada mais interna do trato digestório que reveste o lúmen.

mucosa oxíntica A mucosa que reveste o corpo e o fundo do estômago; contém fovéolas que levam às glândulas gástricas, revestidas por células da mucosa estomacal, células parietais e células principais.

músculo cardíaco Músculo especializado encontrado apenas no coração.

músculo ciliar Um aro circular de músculo liso dentro do olho cuja contração aumenta a força da lente para acomodar a visão de perto.

músculo esquelético Músculo estriado, acoplado ao esqueleto e responsável por movimentos propositados entre os ossos; inervado pelo sistema nervoso somático e sob controle voluntário.

músculo involuntário Músculo inervado pelo sistema nervoso autônomo e não sujeito a controle voluntário; músculo liso e cardíaco.

músculo liso fásico Músculo liso que se contrai em surtos suscitados pela geração de potenciais de ação.

músculo liso multiunitário Uma massa de músculo liso que contém várias unidades distintas que funcionam independentemente umas das outras e cuja contração deve ser estimulada separadamente por nervos autônomos.

músculo liso Músculo involuntário das paredes de órgãos e de tubos ocos inervado pelo sistema nervoso autônomo.

músculo liso tônico Músculo liso parcialmente contraído a todo momento na ausência de potenciais de ação.

músculo liso unitário Tipo mais abundante de músculo liso; composto por fibras musculares interconectadas por junções comunicantes de forma que sejam excitadas e se contraiam como uma unidade; também conhecido como *músculo liso visceral*.

músculo liso visceral Veja *músculo liso unitário*.

músculo voluntário Músculo inervado pelo sistema nervoso somático e sujeito a controle voluntário; músculo esquelético.

músculos expiratórios Músculos esqueléticos cuja contração reduz o tamanho da cavidade torácica e permite que os pulmões se encolham, causando movimento de ar dos pulmões para a atmosfera.

músculos inspiratórios Músculos esqueléticos cuja contração aumenta a cavidade torácica, causando expansão pulmonar e movimento de ar para dentro dos pulmões vindo da atmosfera.

músculos intercostais externos Músculos inspiratórios cuja contração eleva as costelas, aumentando, assim, a cavidade torácica.

músculos intercostais internos Músculos expiratórios cuja contração empurra as costelas para baixo e para dentro, reduzindo, assim, o tamanho da cavidade torácica.

músculos intercostais Músculos localizados entre as costelas; veja também *músculos intercostais externos* e *músculos intercostais internos*.

néfron Unidade funcional do rim, que consiste em um componente vascular e tubular inter-relacionado; é a menor unidade que pode formar urina.

néfrons corticais O tipo mais abundante de néfrons, cujos glomérulos ficam na camada externa do córtex renal e cujas alças curtas de Henle penetram apenas levemente na medula renal.

néfrons justamedulares Néfrons cujos glomérulos ficam no córtex renal perto da medula e cujas alças longas de Henle penetram profundamente na medula; estabelecem o gradiente osmótico vertical medular.

nervo óptico Feixe de fibras nervosas que saem da retina e transmitem informações sobre o impulso visual.

nervo Um feixe de axônios neurais periféricos, alguns aferentes e outros eferentes, envoltos por um tecido conectivo que cobre e segue a mesma via.

nervo vago O décimo nervo cranial, que serve de principal nervo parassimpático.

nervos cranianos Os doze pares de nervos periféricos, cuja maioria surge do tronco cerebral.

nervos extrínsecos Nervos que se originam fora do trato digestório e que inervam os diversos órgãos digestórios.

neuroglia Veja *células da glia*.

neurohormônios Hormônios liberados no sangue por neurônios neurossecretores.

neuromoduladores Mensageiros químicos que se ligam a receptores neurais nos locais não sinápticos e causam mudanças de longo prazo que sutilmente diminuem ou aumentam a eficácia sináptica.

neurônio aferente Neurônio que possui um receptor sensorial em sua terminação periférica e leva informações para o sistema nervoso central.

neurônio eferente Neurônio que leva informações do sistema nervoso central para um órgão executor.

neurônio motor alfa Um neurônio motor que inerva fibras do músculo esquelético comuns.

neurônio motor gama Um neurônio motor que inerva as fibras de um receptor do fuso muscular.

neurônio pós-sináptico Neurônio que conduz seus potenciais de ação para longe de uma sinapse.

neurônio pré-sináptico Neurônio que conduz seus potenciais de ação em direção a uma sinapse.

neurônio Uma célula nervosa especializada em iniciar, propagar e transmitir sinais elétricos, tipicamente consistindo em um corpo celular, dendritos e um axônio.

neurônios motores Neurônios que inervam o músculo esquelético e cujos axônios constituem o sistema nervoso somático.

neuropeptídeo Y (NPY) Um potente estimulador do apetite secretado pelo núcleo arqueado do hipotálamo.

neuropeptídeos Grandes moléculas peptídicas de ação lenta liberadas pelos terminais axônicos em conjunto com neurotransmissores clássicos; a maioria dos neuropeptídeos funciona como neuromodulador.

neurotransmissor Mensageiro químico liberado pelo terminal do axônio de um neurônio em resposta a um potencial de ação que influencia outro neurônio ou executor com o qual o neurônio está quimicamente ligado.

neutrófilos Glóbulos brancos que são especialistas fagocíticos; importantes nas reações inflamatórias e na defesa contra invasão bacteriana.

nó atrioventricular (AV) Pequeno feixe de células cardíacas especializadas, situado na junção dos átrios e ventrículos, o único local de contato elétrico entre os átrios e os ventrículos.

nó SA Veja *nó sinoatrial*.

nó sinoatrial (SA) Pequena região autorrítmica especializada na parede atrial direita do coração;

tem a mais rápida taxa de despolarizações espontâneas e serve de marca-passo normal do coração.

nociceptor Um receptor de dor, sensível ao dano ao tecido.

nódulos de Ranvier Partes de um axônio neural mielinizado entre os segmentos de mielina isolante; as regiões do axônio nas quais a membrana axônica está exposta ao ECF e há potencial de membrana.

norepinefrina Neurotransmissor liberado pelas fibras pós-ganglionicas simpáticas; noradrenalina.

NPY Veja *neuropeptídeo Y*.

núcleo (das células) Uma estrutura esférica ou oval distinta, normalmente localizada perto do centro de uma célula, que contém o material genético da célula, o ácido desoxirribonucleico (DNA).

núcleo (do cérebro) Uma agregação funcional de corpos celulares neurais dentro do cérebro.

núcleo arqueado Região cerebral subcortical que abriga neurônios que secretam neuropeptídeo Y aumentador do apetite e dos que secretam melanocortinas supressoras do apetite.

núcleo supraquiasmático Agrupamento de corpos celulares dos nervos no hipotálamo; serve de relógio biológico principal, atuando como marca-passo que estabelece muitos dos ritmos circadianos do organismo.

núcleos basais Vários conjuntos de massa cinzenta localizados profundamente dentro da massa branca encefálica; desempenham um importante papel inibitório no controle motor.

número diploide Conjunto completo de 46 cromossomos (23 pares), encontrado em todas as células somáticas humanas.

número haploide Número de cromossomos encontrados nos gametas; metade de um conjunto de cromossomos, um membro de cada par, para um total de 23 cromossomos nos humanos.

ocitocina Hormônio hipotalâmico armazenado na hipófise posterior que estimula a contração uterina e a ejeção de leite.

oligodendrócitos Células formadoras de mielina do sistema nervoso central.

onda de LH Aumento na secreção de LH que ocorre no meio do ciclo ovariano e ativa a ovulação.

ondas sonoras Vibrações móveis de ar nas quais regiões de alta pressão causadas por compressão de moléculas de ar se alternam com regiões de baixa pressão causada pela rarefação das moléculas.

opioides endógenos Endorfinas e encefalinas que se ligam a receptores opioides e são importantes no sistema analgésico natural do organismo.

opsonina Substância química produzida pelo organismo que liga macrófagos a bactérias, tornando-as mais suscetíveis à fagocitose.

organelas Compartimentos intracelulares distintos, altamente organizados e ligados à membrana, cada um contendo um conjunto específico de substâncias químicas para realizar uma determinada função celular.

orgânico Referente a substâncias que contêm carbono; originalmente, referia-se a fontes vivas ou que já viveram.

organismo Uma entidade viva, seja unicelular ou pluricelular.

órgão de Corti Órgão sensorial da audição dentro do ouvido interno que contém células capilares cujos pelos se dobram em resposta a ondas sonoras, configurando potenciais de ação no nervo auditório.

órgão Uma unidade estrutural distinta composta por dois ou mais tipos de tecido primário, organizados para realizar uma ou mais funções em particular; por exemplo, o estômago.

órgãos digestórios acessórios Órgãos exócrinos fora da parede do trato digestório que esvaziam suas secreções através de ductos no lúmen do trato digestório.

órgãos executores Músculos ou glândulas inervados pelo sistema nervoso que executam as ordens do sistema nervoso para causar um efeito desejado, como determinado movimento ou secreção.

órgãos otolíticos Órgãos sensoriais no ouvido interno que fornecem informações sobre mudanças rotacionais no movimento da cabeça; incluem o utrículo e o sáculo.

osmolaridade Medida da concentração de uma solução; é dada em termos de miliosmols/litro (mOsm), o número de milimols de partículas de soluto em um litro de solução.

osmose Movimento de água através de uma membrana, em favor de seu próprio gradiente de concentração, em direção à área de maior concentração de soluto.

osteoblastos Células ósseas que produzem a matriz orgânica do osso.

osteócitos Osteoblastos aposentados enterrados dentro do osso que construíram em torno de si e que continuam a participar nas trocas de cálcio e fosfato entre o fluido ósseo e o plasma.

osteoclastos Células ósseas que dissolvem osso ao seu redor.

ovogênese Produção de óvulos.

ovulação Liberação de um óvulo de um folículo ovariano maduro.

óxido nítrico Mediador químico local liberado por células endoteliais e outros tecidos; seus efeitos vão da causa de vasodilatação arteriolar local à atuação como agente tóxico contra invasores, além de atuarem como um tipo peculiar de neurotransmissor.

oxihemoglobina Hemoglobina combinada ao O_2.

pâncreas Glândula mista composta por uma parte exócrina, que secreta enzimas digestórias e uma secreção aquosa alcalina para o lúmen duodenal, e uma parte endócrina, que secreta os hormônios insulina e glucagon no sangue.

parácrina Um mensageiro químico local cujo efeito é exercido apenas sobre células vizinhas na vizinhança imediata de seu local de secreção.

parto Nascimento de um bebê.

patofisiologia Funcionamento anormal do corpo associado a uma doença.

patógenos Microorganismos causadores de doenças, como bactérias ou vírus.

pepsina; pepsinogênio Enzima secretada em forma inativa pelo estômago que, uma vez ativada, inicia a digestão das proteínas.

peptídeo natriurético atrial (ANP) Hormônio peptídico liberado pelos átrios cardíacos que promove a perda urinária de Na^+.

percepção Interpretação consciente do mundo externo como criado pelo cérebro a partir de impulsos nervosos levados a ele por receptores sensoriais.

perda insensível Perda de água pelos pulmões ou pela pele sem suor, da qual a pessoa não fica ciente.

período refratário Período de tempo no qual um trecho recentemente ativado da membrana fica refratário (não reativo) a posterior estimulação, o que evita que o potencial de ação retorne para a área pela qual acabou de passar e garante a propagação unidirecional do potencial de ação, afastando-se do local inicial de ativação.

peristaltismo Contrações semelhantes a aros do músculo liso circular de um órgão tubular que se movem progressivamente para frente em um movimento de esvaziamento, empurrando o conteúdo do órgão à frente da contração.

permeável Que permite a passagem de substâncias específicas.

permissividade Quando um hormônio deve estar presente em quantidades suficiente para a total execução do efeito de outro hormônio.

peroxissomas Organelas semelhantes a sacos que contêm potentes enzimas oxidativas que desintoxicam diversos resíduos produzidos dentro da célula ou compostos estranhos que entraram na célula.

pH Logaritmo de base 10 da recíproca da concentração do íon hidrogênio; pH = log 1/$[H^+]$ ou pH = $-\log[H^+]$.

pinocitose Tipo de endocitose no qual a célula internaliza fluidos.

PIPS Veja *potencial inibitório pós-sináptico*.

pirogênio endógeno Uma substância química liberada por macrófagos durante a inflamação que atua através de prostaglandinas locais para aumentar o ponto de ajuste do termostato do hipotálamo para produzir uma febre.

placa epifisária Camada de cartilagem que separa a diáfise (eixo) de um osso longo da epífise (extremidade saliente); local no qual os ossos ficam mais longos antes que a cartilagem se ossifique (vire osso).

placa motora final Parte especializada de uma fibra de músculo esquelético que fica imediatamente sob o botão terminal do neurônio motor e que possui locais receptores para ligação com a acetilcolina liberada pelo botão terminal.

placa Um depósito de colesterol e outros lipídios, talvez calcificados, em células de músculo liso espessadas anormais dentro de vasos sanguíneos, em decorrência da aterosclerose.

placenta Órgão de troca entre o sangue materno e fetal; secreta também hormônios que apoiam a gravidez.

plaquetas Fragmentos celulares especializados que fazem parte da composição sanguínea; participam da hemostasia ao formarem um tampão em um defeito no vaso.

plasma Parte líquida do sangue.

plasticidade Capacidade de partes do cérebro assumirem novas responsabilidades em resposta às demandas feitas a ele.

pleura parietal Saco fechado de parede dupla que separa cada pulmão da parede torácica.

plexos nervosos intrínsecos Redes de interconexão de fibras nervosas dentro da parede do trato digestório.

polarização Estado em que se tem um potencial de membrana.

policitemia Excesso de eritrócitos em circulação, acompanhado por um hematócrito elevado.

polissacarídeos Carboidratos complexos, que consistem em cadeias de moléculas de glicose interconectadas.

pontes cruzadas Cabeças globulares das moléculas de miosina que se ressaltam de um filamento grosso dentro de uma fibra muscular e interagem com as moléculas de actina nos filamentos finos para causar o encurtamento da fibra muscular durante a contração.

ponto de ajuste O nível desejado no qual os mecanismos de controle homeostático mantêm uma variável controlada.

porcentagem de saturação da hemoglobina Uma medida da extensão até a qual a hemoglobina presente combina-se ao O_2.

pós-hiperpolarização Leve hiperpolarização temporária que, às vezes, ocorre ao final de um potencial de ação.

potenciais de onda lenta Atividade autoexcitável de uma célula excitável, na qual seu potencial de membrana sofre oscilações gradualmente alternadas de despolarização e hiperpolarização.

potencial de ação Uma breve, rápida e grande mudança no potencial de membrana que serve como sinal elétrico de longa distância em uma célula excitável.

potencial de equilíbrio (E_x) Potencial que existe quando o gradiente de concentração e o gradiente elétrico oposto para um determinado íon se contrabalançam exatamente, de forma que não exista nenhuma movimentação líquida do íon.

potencial de limiar Potencial crítico que deve ser atingido antes que um potencial de ação seja iniciado em uma célula excitável.

potencial de marca-passo Uma lenta despolarização autoinduzida até o limiar que ocorre em uma célula marca-passo como resultado de mudanças nos fluxos iônicos passivos pela membrana, acompanhando mudanças automáticas na permeabilidade do canal.

potencial de membrana em repouso O potencial de membrana que existe quando uma célula excitável não exibe um sinal elétrico.

potencial de membrana Separação de cargas na membrana; um leve excesso de cargas negativas alinhadas no interior da membrana plasmática e separadas de um leve excesso de cargas positivas no lado externo.

potencial de placa final (EPP) Potencial de receptor graduado que ocorre na placa final motora de uma fibra do músculo esquelético em resposta à ligação com a acetilcolina.

potencial de receptor Mudança graduada de potencial que ocorre em um receptor sensorial em resposta a um estímulo; gera potenciais de ação na fibra do neurônio aferente.

potencial graduado Mudança local no potencial de membrana que ocorre em diversos graus de intensidade; serve de sinal de curta distância nos tecidos excitáveis.

potencial inibitório pós-sináptico (PIPS) Pequena hiperpolarização da membrana pós-sináptica em resposta à ligação do neurotransmissor, afastando, assim, a membrana do limiar.

potencial pós-sináptico excitatório (PPSE) Pequena despolarização da membrana pós-sináptica em resposta à ligação do neurotransmissor, aproximando a membrana do limiar.

PPSE Veja *potencial pós-sináptico excitatório*.

pressão atmosférica Pressão exercida pelo peso do ar na atmosfera sobre objetos na superfície da Terra; é igual a 760 mmHg no nível do mar.

pressão de filtração líquida Diferença líquida entre as forças hidrostáticas e osmóticas que atuam na membrana glomerular, favorecendo a filtração de um plasma sem proteína na cápsula de Bowman.

pressão hidrostática (do fluido) Pressão exercida pelo fluido sobre as paredes que o contêm.

pressão intra-alveolar Pressão dentro dos alvéolos.

pressão intrapleural Pressão dentro da pleura parietal.

pressão osmótica coloide Força osmótica na parede capilar resultante da dispersão coloidal desigual de proteínas plasmáticas entre o sangue e o fluido intersticial.

pressão osmótica coloide plasmática Força causada pela distribuição desigual de proteínas plasmáticas entre o sangue e o fluido ao redor; estimula o movimento de entrada de fluido nos capilares.

pressão osmótica Uma medida da tendência ao fluxo osmótico de água para dentro de uma solução resultante de sua concentração relativa de solutos não penetrantes e água.

pressão parcial Pressão individual exercida independentemente por um gás em particular dentro de uma mistura de gases.

pressão sanguínea arterial média A pressão média responsável por mover o sangue através das artérias até os tecidos por todo o ciclo cardíaco; é igual ao débito cardíaco multiplicado pela resistência periférica total.

primeiro mensageiro Um mensageiro extracelular, como um hormônio, que se liga a um receptor de membrana superficial e ativa um segundo mensageiro intracelular para executar a resposta celular desejada.

prolactina (PRL) Hormônio da hipófise anterior que estimula o desenvolvimento dos seios e a produção de leite nas mulheres.

pro-opiomelanocortina Molécula precursora grande que pode ser clivada de maneira variável, em hormônio adrenocorticotrófico, hormônio estimulante de melanócito ou endorfina.

propriocepção Consciência da posição de partes do corpo em relação entre si e com os arredores; cinestesia.

prostaglandinas Mediadores químicos locais derivados de um componente da membrana plasmática, o ácido araquidônico.

próstata Glândula sexual acessória masculina que secreta um fluido alcalino, que neutraliza as secreções ácidas vaginais.

proteína G Um intermediário ligado à membrana que, quando ativado na ligação de um primeiro mensageiro extracelular a um receptor de superfície, ativa as proteínas executoras no lado intracelular da membrana nos sistemas de segundo mensageiro cAMP e IP_3/DAG.

proteína quinase Enzima que fosforila e, assim, induz uma mudança no formato e na função de determinada proteína intracelular.

proteínas contráteis Miosina e actina, cuja interação causa encurtamento (contração) de uma fibra muscular.

proteínas plasmáticas Proteínas no plasma que realizam diversas funções importantes; incluem albuminas, globulinas e fibrinogênio.

proteínas reguladoras Troponina e tropomiosina; desempenham uma função na regulagem da contração cardíaca ao cobrirem ou exporem os locais de interação entre as proteínas contráteis.

PTH Veja *hormônio da paratireoide*.

pupila Uma abertura redonda ajustável no centro da íris através da qual a luz entra e passa para as partes internas do olho.

PYY_{3-36} Sinal de saciedade secretado pelos intestinos delgado e grosso que inibe o apetite e marca o encerramento da hora da refeição.

queratina Proteína encontrada nos filamentos intermediários em células da pele que dão força à pele e ajudam a formar uma camada externa impermeável.

quimiorreceptor Receptor sensorial sensível a substâncias químicas específicas.

quimiorreceptores centrais Receptores localizados no bulbo perto do centro respiratório; reagem a mudanças na concentração de H⁺ do ECF resultantes de mudanças na P_{CO_2} arterial e ajustam a respiração de acordo.

quimiorreceptores periféricos Corpos carotídeo e aórtico, que reagem a mudanças na P_{O_2}, P_{CO_2} e H⁺ arteriais e ajudam a respiração de acordo.

quimiosmose Produção de ATP nas mitocôndrias catalisada pela ATP sintase, ativada pelo fluxo de H⁺ em favor de um gradiente de concentração estabelecido pelo sistema de transporte de elétrons.

quimiotaxina Substância química liberada em um local inflamatório que atrai fagócitos para a área.

quimo Mistura líquida espessa de alimento e sucos digestórios.

RAAS Veja *sistema renina-angiotensina-aldosterona*.

radiação Emissão de energia térmica da superfície de um corpo quente na forma de ondas eletromagnéticas.

radicais livres Partículas muito instáveis, deficientes em elétrons, que são altamente reativas e destrutivas.

RE liso Túbulos do retículo endoplasmático que embalam proteínas recém-sintetizadas nas vesículas de transporte.

RE rugoso Sacos achatados pontuados por ribossomos do retículo endoplasmático que sintetizam proteínas para exportação ou para uso na construção da membrana.

reabsorção ativa Quando qualquer um dos cinco passos no transporte transepitelial de uma substância reabsorvida pelos túbulos renais exige gasto de energia.

reabsorção Movimento líquido de fluido intersticial para dentro do capilar.

reabsorção passiva Reabsorção na qual nenhum dos cinco passos no transporte transepitelial de uma substância pelos túbulos renais demanda gasto de energia.

reabsorção tubular Transferência seletiva de substâncias do fluido tubular para os capilares peritubulares durante a formação de urina.

reação do tipo "lutar ou fugir" As mudanças na atividade de vários órgãos inervados pelo sistema autônomo nervoso em resposta à estimulação simpática, que coletivamente preparam o organismo para atividades físicas extenuantes diante de situações emergenciais ou estressantes, como ameaças físicas no ambiente externo.

REB Veja *ritmo elétrico básico*.

receptor (na membrana) Proteína da membrana que se liga a um mensageiro químico extracelular específico, causando eventos na membrana e dentro da célula, alterando a atividade daquela célula em particular.

receptor acoplado à proteína G Um tipo de receptor que ativa a proteína G associada na ligação com um mensageiro químico extracelular.

receptor AMPA Um dos dois tipos de canais receptores em uma membrana pós-sináptica aos quais o neurotransmissor glutamato se liga, levando à formação de PPSEs.

receptor de NMDA Um dos dois tipos de canais receptores em uma membrana pós-sináptica aos quais o neurotransmissor glutamato se liga; este é mediado quimicamente e depende de voltagem, permitindo a entrada de Ca^{2+} quando aberto.

receptor muscarínico Tipo de receptor colinérgico encontrado nos órgãos executores de todas as fibras pós-ganglionicas parassimpáticas.

receptor nicotínico Tipo de receptor colinérgico encontrado em todos os gânglios autônomos e nas placas finais motoras das fibras do músculo esquelético.

receptor sensorial Terminação periférica de um neurônio aferente, especializada em reagir a um determinado estímulo em seu ambiente.

receptor Veja *receptor sensorial* ou *receptor (na membrana)*.

receptores da célula-alvo Receptores localizados em uma célula-alvo específicos para um determinado mediador químico.

receptores de dihidropiridina Receptores regulados por voltagem nos túbulos T que ativam a abertura de receptores de rianodina adjacentes no retículo sarcoplasmático durante o acoplamento excitação-contração.

receptores de rianodina Receptores no retículo sarcoplasmático que se ligam a receptores de dihidropiridina no túbulo T adjacente e servem como canais de liberação de Ca^{2+} durante o acoplamento excitação-contração.

recrutamento da unidade motora Ativação progressiva das unidades motoras da fibra muscular para obter graus crescentes de força contrátil.

recrutamento de transportador O fenômeno de inserção de transportadores adicionais para determinada substância na membrana plasmática, aumentando, assim, a permeabilidade da membrana a essa substância, em resposta a um estímulo adequado.

reflexo barorreceptor Uma reação reflexa, autonomicamente mediada, que influencia o coração e os vasos sanguíneos a se oporem a uma mudança na pressão sanguínea arterial média.

reflexo de estiramento Reflexo monossináptico no qual um neurônio aferente originado em um receptor detector de estiramento em um músculo esquelético termina diretamente no neurônio eferente que alimenta o mesmo músculo, a fim de fazer com que ele se contraia e contraponha-se a estiramentos.

reflexo espinhal Reflexo integrado pela medula espinhal.

reflexo Qualquer reação que ocorre automaticamente sem esforço consciente; os componentes de um arco reflexo incluem um receptor, via aferente, centro de integração, via eferente e executor.

refração Distorção de um raio de luz.

regiões subcorticais Regiões cerebrais que ficam sob o córtex cerebral, incluindo os núcleos basais, tálamo e hipotálamo.

regulação para baixo Uma redução no número de receptores (e, assim, na sensibilidade da célula-alvo) para um hormônio em particular como resultado direto do efeito que um nível elevado do hormônio tem sobre seus próprios receptores.

relação comprimento-tensão Relação entre o comprimento de uma fibra muscular no início da contração e a tensão que a fibra pode atingir em uma subsequente contração tetânica.

renina Hormônio enzimático liberado pelos rins em resposta a uma queda no NaCl/volume do ECF/pressão arterial; ativa o angiotensinogênio.

repolarização Retorno do potencial de membrana ao potencial de repouso após uma despolarização.

reserva (de uma substância) Quantidade total de qualquer substância em particular presente no ECF.

resistência Impedimento do fluxo de sangue ou de ar através de um vaso sanguíneo ou uma via aérea respiratória, respectivamente.

resistência periférica total Resistência oferecida por todos os vasos sanguíneos periféricos com a resistência arteriolar contribuindo mais amplamente.

respiração A soma dos processos que realizam constante movimento passivo de O_2, da atmosfera para os tecidos, além do contínuo transporte passivo do CO_2 metabolicamente produzido pelos tecidos para a atmosfera.

respiração celular Toda a série de reações químicas envolvendo a decomposição intracelular de moléculas ricas em nutrientes para produzir energia, utilizando O_2 e produzindo CO_2 no processo.

respiração interna Processos metabólicos intracelulares executados dentro das mitocôndrias; utiliza O_2 e produz CO_2 durante a derivação de energia de moléculas de nutrientes.

respostas imunológicas adquiridas Respostas seletivamente voltadas contra um determinado material estranho ao qual o organismo já tenha sido exposto anteriormente; veja também *imunidade mediada por anticorpos* e *imunidade mediada por célula*.

respostas imunológicas inatas Respostas de defesa inerentes que defendem de forma não seletiva contra materiais estranhos ou anormais, mesmo na exposição inicial a ele; veja também *inflamação, interferon, células* natural killer e *sistema complemento*.

retículo endoplasmático (RE) Organela que consiste de uma rede membranosa contínua de túbulos cheios de fluido (RE liso) e sacos achatados, parcialmente incrustada de ribossomos (RE rugoso); sintetiza proteínas e lipídios para formação de nova membrana celular e outros componentes celulares e fabrica produtos para secreção.

retículo sarcoplasmático Uma malha fina de túbulos interconectados que cerca as miofibrilas de uma fibra muscular; contém sacos laterais expandidos, que armazenam cálcio liberado no citosol em resposta a um potencial de ação local.

retina Camada mais interna na região posterior do olho; contém os fotorreceptores do olho – os cones e os bastonetes.

retorno venoso Volume de sangue retornado a cada átrio pelas veias por minuto.

retração elástica Retorno dos pulmões após terem sido estirados.

retroalimentação negativa Mecanismo regulador no qual uma mudança em uma variável controlada ativa uma resposta que se opõe à mudança, mantendo, assim, um ponto de ajuste relativamente estável para o fator regulado.

retroalimentação positiva Mecanismo regulador no qual a entrada e a saída de um sistema de controle continuam aumentando uma a outra de forma que a variável controlada seja progressivamente afastada de um estado estável.

retroalimentação Reação que ocorre depois que uma mudança é detectada; pode ser *retroalimentação negativa* ou *retroalimentação positiva*.

ribossomos Complexos de proteínas de RNA ribossômico especiais que sintetizam proteínas sob a direção do DNA nuclear.

ritmo circadiano Oscilações repetitivas no ponto de ajuste de várias atividades corporais, como níveis hormonais e temperatura corporal; são muito regulares e têm frequência de um ciclo a cada 24 horas, normalmente ligadas ao ciclo de luz-escuridão; ritmo diurno; ritmo biológico.

ritmo diurno Oscilações repetitivas nos níveis hormonais que são muito regulares e que têm frequência de um ciclo a cada 24 horas, normalmente ligado ao ciclo luz-escuridão; ritmo circadiano; ritmo biológico.

ritmo elétrico básico (REB) Atividade elétrica autoinduzida do músculo liso do trato digestório.

RNA mensageiro (mRNA) Leva o mapa genético transcrito para síntese de determinada proteína do DNA nuclear para os ribossomos citoplasmáticos nos quais essa proteína é sintetizada.

RNA Veja *ácido ribonucleico*.

sacos laterais Regiões expandidas, semelhantes a sacos, do retículo sarcoplasmático de uma fibra muscular; armazenam e liberam cálcio, que desempenha um papel essencial na ativação da contração muscular.

sais biliares Derivados do colesterol secretados na bile; facilitam a digestão de gorduras através de sua ação detergente e facilitam a absorção de gordura através de sua formação micelar.

sarcômero Unidade funcional do músculo esquelético; a área entre duas linhas Z dentro de uma miofibrila.

saturação Condição na qual todos os locais de ligação em uma molécula transportadora estão ocupados.

secreção Liberação para o exterior de uma célula, mediante estimulação adequada, de substâncias produzidas pela célula.

secreção tubular Transferência seletiva de substâncias dos capilares peritubulares para o fluido tubular durante a formação de urina.

secretina Hormônio liberado pela mucosa duodenal principalmente em resposta à presença de ácido; inibe a mobilidade e a secreção gástricas e estimula a secreção da solução de $NaHCO_3$ do pâncreas e do fígado.

segmentação Principal método de mobilidade do intestino delgado; consiste em contrações anelares oscilantes do músculo liso circular por todo o comprimento do intestino delgado.

segundo mensageiro Uma substância química intracelular ativada pela ligação de um primeiro mensageiro extracelular a um local receptor superficial, ativando uma série pré-programada de eventos bioquímicos que alteram a atividade de proteínas intracelulares que controlam determinada atividade celular.

sêmen Mistura de secreções da glândula sexual acessória e espermatozoides.

sensação somática Informação sensorial surgida da superfície corporal, incluindo sensação somestésica e propriocepção.

sensações somestésicas Conscientização de impulsos sensoriais como toque, pressão, temperatura e dor na superfície corporal.

sensor Componente de um sistema de controle que monitora a intensidade da variável controlada.

sentidos especiais Visão, audição, paladar e olfato.

simporte Forma de transporte ativo secundário na qual o íon condutor e o soluto transportado se movem na mesma direção na membrana plasmática; também chamada de *contratransporte*.

sinais de alimentação Sinais de apetite que originam a sensação de fome e promovem o desejo de comer.

sinais de saciedade Sinais que causam a sensação de satisfação e suprimem o desejo de comer.

sinapse elétrica O tipo menos comum de junção entre dois neurônios, no qual um potencial de ação no neurônio pré-sináptico se espalha diretamente para o neurônio pós-sináptico por meio de junções comunicantes.

sinapse excitatória Sinapse na qual a resposta do neurônio pós-sináptico à liberação de neurotransmissor é uma pequena despolarização da membrana pós-sináptica, aproximando a membrana do limiar.

sinapse inibitória Sinapse na qual a resposta do neurônio pós-sináptico à liberação de neurotransmissor é uma pequena hiperpolarização da membrana pós-sináptica, afastando, assim, a membrana do limiar.

sinapse Junção especializada entre dois neurônios na qual um potencial de ação no neurônio pré-sináptico influencia o potencial de membrana do neurônio pós-sináptico, tipicamente pela liberação de um mensageiro químico que se difunde ao longo da pequena fenda entre os neurônios.

sinapse química O tipo mais abundante de junção entre dois neurônios, no qual um potencial de ação em um neurônio pré-sináptico altera o potencial do neurônio pós-sináptico através de um mensageiro químico, um neurotransmissor.

sincício funcional Um grupo de células do músculo cardíaco ou liso interconectadas por junções comunicantes e que funcionam elétrica e mecanicamente como uma só unidade.

sinergismo Resultado de várias ações complementares nas quais o efeito combinado é maior que a soma dos efeitos separados.

sistema biliar Sistema produtor de bile, formado pelo fígado, vesícula biliar e ductos associados.

sistema complemento Um conjunto de proteínas plasmáticas ativadas em cascata mediante exposição a microorganismos invasores, finalmente produzindo um complexo de ataque da membrana que destrói os invasores.

sistema corporal Um conjunto de órgãos que realizam funções relacionadas e interagem para concluir uma atividade em comum essencial para a sobrevivência de todo o organismo; por exemplo, o sistema digestório.

sistema de ativação reticular (RAS) Fibras ascendentes que se originam na formação reticular e carregam sinais para cima, a fim de estimular e ativar o córtex cerebral.

sistema de contracorrente Meio pelo qual as alças longas de Henle e os vasos retos dos néfrons justamedulares estabelecem e mantêm o gradiente osmótico vertical na medula renal, possibilitando a produção de urina em concentração variável, dependendo das necessidades do organismo.

sistema de tamponamento químico Uma mistura em uma solução de dois ou mais compostos químicos que minimizam mudanças no pH quando um ácido ou uma base são adicionados ou removidos da solução.

sistema de transporte de elétrons A série de transportadores de elétrons na membrana interna mitocondrial que transferem elétrons de níveis maiores para menores de energia, com a energia liberada sendo utilizada para estabelecer o gradiente de concentração mitocondrial de H^+ que move a síntese de ATP.

sistema justaglomerular Agrupamento de células vasculares e tubulares especializadas em um ponto no qual o trecho ascendente da alça de Henle atravessa o entroncamento formado pelas arteríolas aferentes e eferentes do mesmo néfron no rim.

sistema límbico Um anel funcionalmente interconectado de estruturas do cérebro anterior que cerca o tronco cerebral e está relacionado a emoções, sobrevivência básica, padrões de comportamento sociossexuais, motivação e aprendizado.

sistema nervoso autônomo Parte da divisão aferente do sistema nervoso periférico que inerva os músculos liso e cardíaco e as glândulas exócrinas; subdividido em sistema nervoso simpático e sistema nervoso parassimpático.

sistema nervoso central (SNC) Cérebro e medula espinhal.

sistema nervoso entérico Ampla rede de fibras nervosas que consiste no plexo mientérico e no plexo submucoso dentro da parede do trato digestório, fornecendo ao trato uma autorregulação considerável.

sistema nervoso parassimpático Subdivisão do sistema nervoso autônomo que prevalece em situações tranquilas e relaxadas; promove atividade de manutenção corporal, como a digestão e o esvaziamento da bexiga.

sistema nervoso periférico (SNP) Fibras nervosas que transportam informações entre o sistema nervoso central e outras partes do corpo.

sistema nervoso simpático Subdivisão do sistema nervoso autônomo que predomina em situações emergenciais (do tipo "lutar ou fugir") ou estressantes e prepara o organismo para atividade física extenuante.

sistema nervoso somático Parte da divisão eferente do sistema nervoso periférico que inerva os músculos esqueléticos; consiste em fibras do axônio dos neurônios motores alfa

sistema nervoso Um dos dois principais sistemas reguladores do organismo; em geral, coordena atividades rápidas do corpo, especialmente aquelas que envolvem interações com o ambiente externo.

sistema porta hepático Uma complexa conexão vascular entre o trato digestório e o fígado, a fim de que o sangue venoso do sistema digestório seja drenado no fígado para processamento dos nutrientes absorvidos antes de ser retornado ao coração.

sistema porta hipotálamo-hipófise Conexão vascular entre o hipotálamo e a glândula hipófise anterior; utilizada para coleta e entrega de hormônios hipofisiotróficos.

sistema renina-angiotensina-aldosterona (RAAS) Sistema preservador de sal acionado pela liberação de renina pelos rins, o que ativa a angiotensina, estimulando a secreção de aldosterona e a reabsorção de Na^+ pelos túbulos renais durante a formação de urina.

sistema vestibular O componente do ouvido interno que fornece informações essenciais para a noção de equilíbrio e para coordenar os movimentos da cabeça com os dos olhos e da postura; consiste em canais semicirculares, utrículo e sáculo.

sístole Período de contração e esvaziamento cardíacos.

SNC Veja *sistema nervoso central*.

solução hipertônica Uma solução com osmolaridade maior que a dos fluidos corporais normais; mais concentrada que o normal.

solução hipotônica Uma solução com osmolaridade menor que a dos fluidos corporais normais; mais diluída que o normal.

solução isotônica Solução com osmolaridade igual à dos fluidos corporais normais.

soma de contorções Adição de duas ou mais contorções musculares como resultado da estimulação rapidamente repetitiva, resultando em maior tensão na fibra do que a produzida por um único potencial de ação.

soma espacial Soma de diversos potenciais pós-sinápticos que surgem da ativação simultânea de várias sinapses excitatórias (ou inibitórias).

soma temporal A soma de vários potenciais pós-sinápticos que ocorrem muito consecutivamente devido ao disparo sucessivo de um único neurônio pré-sináptico.

somatomedina Veja *fator de crescimento semelhante à insulina*.

somatotrofos Células da hipófise anterior que secretam hormônio do crescimento.

soro Plasma subtraído do fibrinogênio e de outros precursores da coagulação.

stress Resposta generalizada e não específica do organismo a qualquer fator que sobrecarregue, ou ameace sobrecarregar, as capacidades compensatórias do corpo de manter a homeostase.

submucosa Camada de tecido conectivo do trato digestório que fica sob a mucosa e contém os maiores vasos sanguíneos e linfáticos e uma rede de nervos.

substância P Neurotransmissor liberado pelas fibras de dor.

sulco central Dobra profunda para dentro da superfície superficial, que vai aproximadamente até o meio da superfície lateral de cada hemisfério cerebral e que separa os lobos parietal e frontal.

superfície côncava Curvada para dentro, como a superfície de uma lente que diverge raios de luz.

superfície convexa Curvada para fora, como a superfície de uma lente que converge raios de luz.

surfactante pulmonar Um complexo de fosfolipoproteínas secretado por células alveolares tipo 2 que se espalha entre as moléculas de água que revestem os alvéolos, reduzindo, assim, a tensão superficial dentro dos pulmões.

T_3 Veja *triiodotironina*.

T_4 Veja *tiroxina*.

tálamo Região cerebral que serve de centro de integração sináptica para o processamento preliminar de todos os impulsos sensoriais em seu caminho para o córtex cerebral.

tampão Veja *sistema de tamponamento químico*.

tátil Referente ao toque.

taxa de filtração glomerular (GFR) Taxa na qual o filtrado glomerular é formado.

taxa de fluxo (de sangue ou de ar) O volume de sangue que passa por um vaso sanguíneo ou via aérea, respectivamente, a cada unidade de tempo.

taxa metabólica basal Taxa mínima de acionamento de gasto interno de energia; o "ponto morto" do organismo.

taxa metabólica Gasto energético por unidade de tempo.

tecido (1) Uma agregação funcional de células de um único tipo especializado, como células nervosas que formam o tecido nervoso; (2) conjunto de diversos componentes celulares e extracelulares que compõem um órgão em particular, como o tecido pulmonar.

tecido adiposo Tecido especializado no armazenamento de gorduras triglicérides; encontrado sob a pele na hipoderme.

tecido conectivo Tecido que serve para conectar, apoiar e ancorar diversas partes do corpo; diferenciado por relativamente poucas células dispersas dentro de uma abundância de material extracelular.

tecido epitelial Agrupamento funcional de células, especializado na troca de materiais entre a célula e seu ambiente; reveste e cobre várias superfícies e cavidades corporais, formando glândulas secretórias.

tecido excitável Tecido capaz de produzir sinais elétricos quando excitado; inclui o tecido nervoso e o muscular.

tecido muscular Agrupamento funcional de células especializadas na contração e na geração de força.

tecido nervoso Agrupamento funcional de células especializadas para iniciação e transmissão de sinais elétricos.

tecidos linfoides Tecidos que produzem e armazenam linfócitos, como nódulos linfáticos e tonsilas.

tegumento Pele e tecido conectivo subjacente.

temperatura central Temperatura dentro do núcleo interno do organismo (órgãos abdominais e torácicos, sistema nervoso central e músculos esqueléticos) mantida homeostaticamente a cerca de 37,8°C.

tensão A força produzida pela contração muscular pelo encurtamento dos sarcômeros, resultando no estiramento e no encurtamento do tecido conectivo elástico do músculo e do tendão, o que transmite a tensão para o osso ao qual o músculo está ligado.

tensão muscular Veja *tensão*.

tensão superficial alveolar A tensão superficial do fluido que reveste os alvéolos nos pulmões; veja *tensão superficial*.

tensão superficial Força na superfície líquida de uma interface ar-água, resultante de uma maior atração de moléculas de água às moléculas de água ao redor do que ao ar acima da superfície; uma força que tende a reduzir a área de uma superfície líquida e resiste ao estiramento da superfície.

terminais axônicos Terminações ramificadas de um axônio neural, as quais liberam um neurotransmissor que influencia células-alvo em estreita associação com os terminais axônicos.

termorreceptor Receptor sensorial sensível ao calor e ao frio.

testosterona Hormônio sexual masculino; secretado pelas células de Leydig dos testículos.

tétano Contração suave e máxima do músculo que ocorre quando a fibra é estimulada tão rapidamente que não tem chance de relaxar entre os estímulos.

tetraiodotironina Veja *tiroxina*.

timo Glândula linfoide localizada na linha média da cavidade peitoral; processa linfócitos T e produz o hormônio timosina, que mantém a linhagem de células T.

tireoglobulina Uma molécula grande e complexa na qual ocorrem todos os passos da síntese e do armazenamento do hormônio da tireoide.

tireotrofos Células da hipófise anterior que secretam hormônio estimulante da tireoide.

tirosina quinase Tipo de enzima receptora que causa a resposta celular ditada na ligação com um mensageiro químico extracelular ao fosforilar o aminoácido tirosina nas proteínas intracelulares designadas.

tiroxina O hormônio mais abundante secretado pela glândula tireoide; importante na regulação da taxa metabólica geral; também conhecida como *tetraiodotironina* ou T_4.

T_m Veja *transporte máximo* e *tubular máxima*.

tonicidade Medida do efeito que uma solução tem sobre o volume celular quando a solução cerca a célula.

tônus Linha de base contínua de atividade em determinado sistema ou estrutura; por exemplo, tônus muscular, tônus simpático ou tônus vascular.

tônus vascular Estado de constrição parcial do músculo liso arteriolar que estabelece uma linha de base de resistência arteriolar.

trabalho externo Energia gasta pela contração dos músculos esqueléticos para mover objetos externos ou movimentar o corpo em relação ao ambiente.

trabalho interno Todas as formas de gasto energético biológico que não decorrem de trabalho mecânico fora do corpo.

transdução Conversão de estímulos em potenciais de ação por receptores sensoriais.

transdução de sinal Sequência de eventos na qual sinais de entrada dos mensageiros químicos extracelulares são transmitidos para dentro de uma célula-alvo, onde são transformados na resposta celular ditada.

transdução sensorial A conversão da energia do estímulo em um potencial de receptor.

transporte ativo primário Sistema de transporte mediado por transportador no qual a energia é exigida diretamente para operar o transportador e mover a substância transportada contra seu gradiente de concentração.

transporte ativo secundário Um mecanismo de transporte no qual uma molécula transportadora de glicose ou aminoácido é orientada por um gradiente de concentração de Na^+ estabelecido pela bomba Na^+ dependente de energia, transferindo a glicose ou o aminoácido em seu favor sem gastar energia diretamente para operar o transportador.

transporte ativo Transporte ativo mediado por transportador, envolvendo o transporte de uma substância contra seu gradiente de concentração através da membrana plasmática.

transporte máximo (T_m) Taxa máxima de transporte mediado por transportador de uma substância pela membrana quando o transportador está saturado; conhecida como *tubular máxima* nos túbulos renais.

transporte mediado por transportador Transporte de uma substância pela membrana plasmática facilitado por uma molécula transportadora.

transporte transepitelial Toda a sequência de passos envolvidos na transferência de uma substância ao longo do epitélio entre o sangue e o lúmen tubular renal ou o trato digestório.

transporte vesicular Movimento de moléculas grandes ou materiais multimoleculares para dentro ou para fora da célula dentro de uma vesícula, como na endocitose ou na exocitose.

traqueia "Tubo de ar"; a via aérea condutora que se estende a partir da faringe e se ramifica em dois brônquios, cada um entrando em um pulmão.

trato ascendente Feixe de fibras nervosas de função semelhante que percorre a medula espinhal para transmitir sinais derivados de impulsos aferentes para o cérebro.

trato descendente Feixe de fibras nervosas de função semelhante que percorre a medula espinhal para transmitir mensagens do cérebro aos neurônios eferentes.

trato Feixe de fibras nervosas (axônios de interneurônios longos) com função semelhante dentro da medula espinhal.

trato reprodutivo Sistema de ductos especializados em transportar ou abrigar gametas após sua produção.

triglicérides Gorduras neutras compostas por uma molécula de glicerol com três moléculas de ácido graxo acopladas.

triiodotironina (T_3) O hormônio mais potente secretado pelas células foliculares da tireoide; importante na regulação da taxa metabólica geral.

troca Veja *antiporte*.

trofoblasto Camada externa das células em um blastócito responsável pela realização da implantação e do desenvolvimento da porção fetal da placenta.

trombo Um coágulo anormal acoplado ao revestimento interno de um vaso sanguíneo.

tronco cerebral Parte do cérebro contínua à medula espinhal; serve de elo de integração entre a medula espinhal e os níveis superiores do cérebro e controla muitos processos sustentadores da vida, como respiração, circulação e digestão.

tropomiosina Uma das proteínas reguladoras nos filamentos finos das fibras musculares.

troponina Uma das proteínas reguladoras nos filamentos finos das fibras musculares.

TSH Veja *hormônio de estimulação da tireoide*.

tubular máxima (T_m) Quantidade máxima de uma substância que as células tubulares renais podem transportar ativamente dentro de um determinado período de tempo; o equivalente das células renais ao transporte máximo.

túbulo de coleta A última parte do túbulo no néfron do rim que se esvazia na pélvis renal.

túbulo distal Túbulo altamente enrolado que se estende entre a alça de Henle e o ducto de coleta no néfron do rim.

túbulo proximal Túbulo altamente dobrado que se estende entre a cápsula de Bowman e a alça de Henle no néfron renal.

túbulo T Veja *túbulo transversal*.

túbulo transversal (túbulo T) Dobra perpendicular interna na membrana superficial de uma fibra muscular; espalha rapidamente a atividade elétrica superficial para as partes centrais da fibra muscular.

túbulos seminíferos Túbulos altamente espiralados dentro dos testículos; produzem os espermatozoides.

ultrafiltração Movimento líquido de um plasma sem proteína para fora do capilar e para dentro do fluido intersticial ao redor.

umami Gosto carnoso ou condimentado.

unidade funcional O menor componente de um órgão que pode executar todas as funções desse órgão.

unidade motora Um neurônio motor mais todas as fibras musculares que ele inerva.

ureter Ducto que transmite urina do rim à bexiga.

uretra Tubo que leva urina da bexiga para a parte externa do corpo.

válvula aórtica Válvula de mão única que permite o fluxo de sangue do ventrículo esquerdo para a aorta durante o esvaziamento ventricular, mas evita o fluxo reverso de sangue da aorta para o ventrículo esquerdo durante o relaxamento ventricular.

válvula atrioventricular (AV) Válvula de mão única que permite o fluxo de sangue do átrio para o ventrículo durante o enchimento do coração, mas evita o fluxo reverso de sangue do ventrículo para o átrio durante o esvaziamento do coração.

válvula AV Veja *válvula atrioventricular*.

válvula pulmonar Válvula de mão única que permite o fluxo de sangue do ventrículo direito para a artéria pulmonar durante o esvaziamento ventricular, mas evita o fluxo reverso de sangue da artéria pulmonar para o ventrículo direito durante o relaxamento ventricular.

válvulas semilunares As válvulas aórtica e pulmonar.

variável controlada Algum fator que poderia variar, mas que é mantido dentro de uma estreita faixa por um sistema de controle.

varizes Inchaços nas fibras pós-ganglionicas autônomas que liberam simultaneamente um neurotransmissor em uma grande área de um órgão inervado.

vasoconstrição Estreitamento do lúmen de um vaso sanguíneo como resultado da contração do músculo liso vascular circular.

vasodilatação Alargamento do lúmen de um vaso sanguíneo como resultado do relaxamento do músculo liso vascular circular.

vasopressina Hormônio secretado pelo hipotálamo e depois armazenado e liberado pela hipófise posterior; aumenta a permeabilidade à água nos túbulos distal e de coleta dos rins e promove a vasoconstrição arteriolar; também conhecido como *hormônio antidiurético (ADH)*.

vaults Organelas não membranosas em formato de barris octogonais; acredita-se que sirvam como transportadores para RNA mensageiro e/ou como subunidades ribossômicas do núcleo para os locais de síntese proteica.

VDF Veja *volume diastólico final*.

veia cava Uma grande veia que esvazia sangue no átrio direito.

veia Vaso que transporta sangue para o coração.

veias pulmonares Vasos grandes que levam sangue dos pulmões ao coração.

ventilação alveolar Volume de ar trocado entre a atmosfera e os alvéolos por minuto; igual ao volume corrente menos o volume de espaço morto, multiplicado pela frequência respiratória.

ventilação Ato mecânico de mover ar para dentro e fora dos pulmões; respiração.

ventilação pulmonar Volume de ar inspirado e expirado em um minuto; é igual ao volume corrente multiplicado pela frequência respiratória.

ventrículo (do cérebro) Uma das quatro câmaras interconectadas dentro do cérebro, através das quais flui o líquido cefaloraquidiano.

ventrículo (do coração) Câmara inferior do coração que bombeia sangue para as artérias.

ventrículo direito Câmara cardíaca que bombeia sangue para a circulação pulmonar.

ventrículo esquerdo Câmara cardíaca que bombeia sangue para a circulação sistêmica.

vesícula de transporte Saco membranoso que envolve proteínas sintetizadas que se desprende do RE e leva as proteínas para o complexo de Golgi para posterior processamento e embalagem para seu destino final.

vesícula endocítica Uma pequena vesícula intracelular envolta por membrana na qual o material extracelular é preso.

vesícula Um pequeno saco intracelular cheio de fluido e envolto por membrana.

vesículas secretórias Sacos envoltos por membrana contendo proteínas que foram sintetizadas e processadas pelo retículo endoplasmático/complexo de Golgi da célula e que serão liberadas para o exterior da célula por exocitose mediante estimulação adequada.

vesículas seminais Glândulas sexuais acessórias; fornecem frutose ao esperma ejaculado e secretam prostaglandinas.

vias aéreas respiratórias Sistema de tubos que conduz ar entre a atmosfera e os alvéolos pulmonares.

vigilância imunológica Reconhecimento e destruição de células cancerosas recém-surgidas pelo sistema imunológico.

vilosidade Projeções microscópicas semelhantes a dedos a partir da superfície interna do intestino delgado.

virulência Poder produtor de doenças de um patógeno.

viscosidade Fricção desenvolvida entre moléculas de um fluido enquanto deslizam umas sobre as outras durante o fluxo do fluido; quanto maior a viscosidade, maior a resistência ao fluido.

volume corrente Volume de ar que entra ou sai dos pulmões durante uma única respiração.

volume de espaço morto Volume de ar que ocupa as vias aéreas respiratórias à medida que o ar entra e sai e que não está disponível para participar das trocas de O_2 e CO_2 entre os alvéolos e a atmosfera.

volume diastólico final (VDF) O volume de sangue no ventrículo ao final da diástole, quando o enchimento está completo.

volume residual Volume mínimo de ar que permanece nos pulmões mesmo depois de uma expiração máxima.

volume sistólico (VS) Volume de sangue bombeado para fora de cada ventrículo a cada contração, ou batimento, do coração.

volume sistólico final (VSF) O volume de sangue no ventrículo ao final da sístole, quando o esvaziamento está completo.

VSF Veja *volume sistólico final*.

zona fasciculada Camada intermediária e maior do córtex adrenal; principal fonte de cortisol.

zona glomerulosa Camada mais externa do córtex adrenal; única fonte de aldosterona.

zona reticular Camada mais interna do córtex adrenal; produz cortisol, em conjunto com a zona fasciculada.

Índice remissivo

2,3-bisfosfoglicerato (BPG), 493
Absorção
    Ca^{2+}, 632
    carboidratos, 627, 628
    Fe^{2+}, 630
    gorduras, 618
    intestino delgado, 623–624
    proteínas, 628
Absorção de gorduras
    processo, 628–631
    sais de bile e, 617
Ação das massas, lei da, 491, 572
Ação detergente, 618
ACE (enzima conversora de angiotensina), 527, 528
Acetil-CoA (acetil coenzima A)
    ciclo do ácido cítrico, 33
    Acetilcolina (ACh)
        atividade potencial de placa terminal, 247
        curare e, 252
        iniciação de potencial de ação, 310
        organofosfatos e, 253
        toxina botulínica e, 252
        veneno da aranha viúva-negra e, 251
Acetilcolinesterase (AChE)
    atividade de junção neuromuscular, 247
    inibição, 253
Acidificação, 456
Ácido acetilsalicílico
    absorção gástrica, 611
    redução da febre, 656
Ácido carbônico (H_2CO_3)
    acidose metabólica e, 584
    acidose respiratória e, 581-582
    alcalose metabólica e, 584
    caracterização, 496
    sistema de tamponamento, 573
Ácido clorídrico
    ativação do pepsinogênio, 605, 607–608
    funções, 607
    secreção gástrica, 605-608
    vômito e, 584
Ácido clorídrico (HCl), 603
Ácido inorgânicos, 572
Ácido lático. *Veja* Lactato
Ácido não carbônicos, 574
Ácido nítrico, 595
Ácido orgânicos, 572
Ácido zoledrônico, 730
Ácidos
    caracterização, 572
    esvaziamento gástrico e, 602
    fortes, 569
    fracos, 569
    função, 569b
    inorgânicos, 572
    orgânicos, 572

Ácidos graxos, 572
Acidose
    metabólica, 582–584
    regulagem de H^+ durante, 576
    respiratória, 581–582
Acidose metabólica
    associação com HCO_{3-}, 583–584
    definição, 549
    desequilíbrio acidobásico, 581
Acidose não respiratória. *Veja* Acidose metabólica
Ácinos, 613
Aclimatação, 563
Acomodação, 200-201
Acoplamento excitação-contração
    definição, 264
    no Ca^{2+} do citosol, 315
    processo, 266
Acromegalia, 683
Acrossomo, 754
ACTH (hormônio adrenocorticotrófico)
    córtex adrenal e, 704
    insuficiência adrenocortical e, 704-705
    ligação com CRH, 702
    órgãos-alvo, 674
    parto e, 790
    resposta ao stress e, 707–708
    síndrome adrenogenital e, 704
Actina
    conjuntos com base em, 47
    filamentos finos e, 258
Acuidade, 189
Acupuntura, 194
ADCC (citotoxicidade celular dependente de anticorpos), 433
Adenilil ciclase, 121
Adenina, 35
Adenohipófise, 57
Adenoides, 457
Adenosina, 171
Adesões célula a célula, 58-60
Adipócitos, 645, 648, 649
Adiponectina, 645-646
Adolescência, 751
Adrenalina. *Veja* Epinefrina
Afasias, 150
Aferentes viscerais
    definição, 187-188
    função, 187-188
Afinação
    definição, 213-214
    determinação, 213-214
    discriminação, 220-222
    Aglutinação, 431
Agonistas, 244
Agranulócitos mononucleares, 401
Agranulócitos, 401

Água (H_2O)
    absorção passiva, 626
    absorção pelo intestino grosso, 636
    admissão, 569
    canais, 532
    concentrações, 63–65
    distribuição, 559
    diurese, 547
    em seletivamente, 63–66
    entrada, 566-567
    equilíbrio diário, 566
    equilíbrio, 558–559
    GFR e, 521
    hipotonicidade e, 565
    homeostase e, 11
    ingestão, 511
    medição oral, 569
    metabólica, 566
    níveis na urina, 539-540
    reabsorção tubular, 521, 541-546
    reabsorção, função de Na^+, 532–533
    saída, 566-567
Água metabólica, 566
Albumina, 517
Albuminúria, 517
Alcalina
    secreção pancreática, 614
Alcalose
    gases do sangue arterial, 501, 504
    metabólica, 583, 584
    respiratória, 582, 585
Alcalose metabólica, 584
Alças de Henle
    absorção de Na^+, 526
    estrutura, 514-515
    mecanismo de contracorrente, 541
    ramo descendente, 540–541
    trecho ascendente, 540-541
Álcool, 610-611
Aldosterona
    hipersecreção, 703
    reabsorção de Na^+, 527–528
    sistema renina-angiotensina-aldosterona, 700
Alérgeno, 450
Alergias
    definição, 450
    hipersensibilidade e, 450
Alimentos ricos em carboidrato, 604
Alimentos. *Veja também* Nutrientes
    ricos em carboidrato, 590
    ricos em energia, 590
    secreção gástrica e, 609-610
Alvéolos (glândulas mamárias), 793
Alvéolos (pulmões)
    caracterização, 477
    colapso de, 477

interdependência, 477
troca de gases, 464
ventilação, 483
Amaciantes plásticos, 762
Amamentação, 792
Ambiente externo
definição, 6
temperatura ambiente, 15
Ambiente interno, 7, 10
Ambiente. *Veja* Ambiente externo; Ambiente interno
Amígdala, 156
Amido, 590
Amilase pancreática, 614
Amilase salivar, 597
Amilase, 597, 614
Aminas, 118
Aminoácidos
excesso na circulação, 712
Aminopeptidases, 623
Amnésia, 159
Âmnio, 786
Amônia (NH_3), 580
AMP cíclica (adenosina monofosfato cíclica)
caracterização, 120
função de secreção de GH, 681
LTP e, 163
rota de segundo mensageiro, 121
Amplificação, 123
Ampola, 224, 778
Anabolismo, 710
Anafilaxia, 451
Anatomia
capilares, 361
clitóris, 743
cóclea, 217
componente tubular, 513–514
coração, 303-309
corpo celular, 95
dendritos, 95
estômago, 600
glândula hipófise, 670
glândula tireoide, 691
glândulas adrenais, 698
hepática, 616
intestino grosso, 636
músculos respiratórios, 469
néfrons, 515
neurônios, 104
olho, 195
ouvido médio, 217
ouvido, 216
pênis, 742
sistema endócrino, 661
sistema reprodutivo feminino, 764
testículos, 742
trato digestório, 591
tronco cerebral, 167
vias aéreas, 473-474
Anemia
categorias, 397-398
causas, 397
Anemia aplástica, 398
Anemia falciforme, 398
Anemia hemorrágica, 398
Anemia nutricional, 397
Anemia perniciosa, 397, 608
Anemia renal, 398
Anergia clonal, 446

Angina de peito, 335
Angiogênese, 356
Angiotensina I, 527
Angiotensina II, 527
Angiotensina. *Veja também* RAAS (sistema renina-angiotensina-aldosterona)
ativação, 527
resposta ao stress e, 710
Anidrase carbônica, 496
Anorexia nervosa, 650
ANP (peptídeo natriurético atrial), 529–530
Antagonismo, 667
Antagonistas, 244
Anticorpos
aglutinação, 431
neutralização, 431
produção de célula plasmáticas, 433
produção, 436-437
secreção mediada por células T, 437
soro contendo, 436
subclasses, 430–431
vacinação e, 435
Antígenos
T-dependente, 444
Antioxidantes, 687
Antiporte, 72
Antitoxinas, 436
Antro
caracterização, 769
formação, 769
APCs (células apresentadoras de antígenos)
caracterização, 441
Apêndice, 633
Apendicite, 636
Aplysia
caracterização, 159
formação de memória de longo prazo, 163
mecanismo de sensibilização, 160
Apneia, 506
Apneuse, 500
Aprendizado
ambiente externo e, 163
definição, 157
exemplo de, 158
Aquaporinas, 63
Aracnoide mater, 139
Área ativa, 89
Área de Broca, 150
Área de Wernicke, 150
Área motora suplementar, 146, 149
Áreas de associação, 151
Aromatase, 663, 752
Arritmias, 319
Arroto. *Veja* Eructação
Artéria renal, 512–513
Artérias
definição, 347-350
pressão sanguínea, 350
pulmonares, 487
renais, 512
reservatório de pressão, 347-349
umbilicais, 785
Artérias umbilicais, 786
Arteríolas
autorregulação, 357
caracterização, 350-351
função relativa a capilares, 361
função, 350-351
hiperemia, 357

influências metabólicas, 358
mediadores vasoativos, 354, 356
receptores adrenérgicos, 243-244
vasoconstrição, 351, 358
vasodilatação, 351, 352
Arteríolas aferentes, 513, 522, 523
Arteríolas eferentes, 513
Articulações, 275-276
Artrite reumatoide, 433, 701
Árvore vascular, 347
Asfixia, 728
Asma, 453 474
Astigmatismo, 199
Astrócitos, 137
Ataque do coração. *Veja* Infarto agudo do miocárdio
Ateromas, 334
Aterosclerose
colesterol, 336-337
complicações, 335
desenvolvimento, 333-334
Atividade termogênica sem exercício (NEAT), 648
Atividade tônica, 240
Ato sexual. *Veja* Relação sexual
ATP (adenosina difosfato)
ativação de plaquetas, 333
ciclos de ponte cruzada e, 298
fadiga muscular em, 279
ATP (adenosina trifosfato)
armazenamento de energia, 298
ciclo do ácido cítrico, 35-36
demandas de energia, 278
fibras musculares lentas e, 281
fibras musculares rápidas e, 276–277
fluxo de sangue coronário e, 333
fosforilação oxidativa, 276–277
glicólise, 278
respiração celular, 37
retroalimentação tubuloglomerular e, 521
rigor mortis e, 267
ATP sintase, 35-37
ATPase, 70, 577
Atraso sináptico, 106
Atresia, 765
Átrio, 304
Átrios, 304, 313
Atrofia, 281
Audição. *Veja também* Ouvido
afinação, 214, 222
altura, 214, 222
definição, 213
intensidade, 214
limiar, 214
ondas sonoras, 213
timbre, 216
tom, 214
Autoantígenos
autoimunidade e, 446, 447
codificação, 443
tolerância, 446
Autofagia, 31
Autorregulação, 357, 520
Autorritmicidade, 311
Auxílios à audição, xxx
AVC (acidente vascular encefálico), 141
Axônios centrais, 135
Axônios periféricos, 135
Axônios. *Veja também fibras específicas*
caracterização, 135

central, 135
comprimento de, 96
filamentos dos, 95–96, 109
periféricos, 135
Azia, 600
Baço, 419
Bactérias. *Veja também bactérias específicas*
  caracterização, 417-418
  defesas externas, 454
  do cólon, 622, 636
  intestino delgado, 633
  patogênicas, 418
  resposta da célula dendrítica, 441
Bandas A, 258, 260
Bandas I, 258
Barorreceptores do arco aórtico, 567-568
Barorreceptores, 378-380
Barreira hematoencefálica, 112, 648
Barreira mucosa gástrica, 611
Bases, 570
Basófilos, 401, 404, 418, 420
Bastonetes
  acuidade, 208
  caracterização, 195
  localização, 201
  propriedades, 207
  sensibilidade, 207-208
  visão cinza e, 207
Batimento cardíaco
  anormalidades, 319
  controle de, 327–328
  determinantes, 325-328
  nó SA e, 325-328
BCRs (receptores de célula B), 433
Bebês. *Veja também* Neonatos
  amamentados, 795–796
  desconforto respiratório, 477–478
  morte súbita, 506-507
Betaglobulinas, 392
Bexiga urinária
  caracterização, 512
  esfíncteres uretrais, 550
  função de, 549
  função, entradas pré-sinápticas e, 108-109
  incontinência, 552
  reflexo de micção, 550, 552
Bexiga. *Veja* Bexiga urinária
Bicamadas lipídicas, 54, 55
Bicarbonato de sódio ($NaHCO_3$), 603, 614
Bigorna, 217
Bile
  armazenamento, 620
  canalículo, 617
  estimulante de secreção, 637
  secreção, 620, 623
Bilirrubina, 619-620
Blastocisto, 781-782
Bloqueio cardíaco completo, 320
Bloqueio da poliespermia, 780
BNP (peptídeo natriurético cerebral), 529
Boca, 596-597
Bolo, 598-600
Bomba de ATPase, 70–71
Bomba de iodeto, 692
Bomba Na^+-K^+
  absorção de Ca^{2+} e, 632
  bomba de iodeto e, 692
  formação potencial de placa terminal, 247, 249

gestão da pressão sanguínea e, 382
mineralocorticoides e, 700
no transporte ativo primário, 70–71
no transporte ativo secundário, 71
potencial de membrana e, 78
reabsorção tubular, 526
restauração de níveis de gradiente, 93–94
Bomba respiratória, 375
Bombeamento ativo, 94
Boniva. *Veja* Ibandronato
Borda em escova, 623
Botão sináptico, 104-105
Botão terminal, 246
Botulismo, 252
Bouton. *Veja* Botão terminal
Braço de potência, 275
Bradicardia, 319
Bradicinina, 424
Broncodilatação, 473
Broncoespasmo, 473
Bronquíolos, 464
Brônquios, 463, 464
Bronquite crônica, 474
Bronquite, 474
Bulbo olfatório
  caracterização, 230
  discriminação de odor, 232
  processamento de perfume em, 231
BUN (nitrogênio ureico sanguíneo), 533
Cabeça, 35
Cabeça, espermatozoide, 753-754
Cadeia do gânglio simpático, 238
Cadeias de luz, 292
Caderinas, 59
Cafeína, 171
Caixa de voz. *Veja* Laringe
Cajal, células intersticiais de, 593–594
Calbindina, 632
Cálcio
  absorção, 632
Calcitonina
  função, 734
  metabolismo de cálcio e, 726
  tratamento da osteoporose, 729
Calicreína, 424
Calmodulina, 122
Calor
  condução e, 651-652
  convecção e, 652
  definição, 642
  entrada, 651
  evaporação e, 652-653
  mecanismos do hipotálamo, 655–656
  perda de, 654–655
  produção, função da tireoide, 694
  radiação e, 651
  resposta endócrina, 672
  saída, 651
Calorias, 642
Calorimetria direta, 643
Calorimetria indireta, 643
Caminhada desequilibrada, 167
Campo receptivo, 189–190
Campo visual, 209–210
CAMs (moléculas de adesão celular)
  caracterização, 57
  implantação de blastocisto, 781
  junções comunicantes, 59–60
  junções especializadas, 58–60

Canais de cálcio (Ca^{2+})
  ativação do músculo liso, 298-299
  bloqueadores, 57
  rota de segundos mensageiros, 122
  trocas rápidas, 727
Canais de repouso, 81–82, 88
Canais *funny*, 310
Canais mecanicamente regulados, 88
Canais regulados por voltagem, 88, 92
Canais regulados quimicamente, 115
Canais regulados termicamente, 88
Canais regulados, 88
Canais semicirculares, 224
Canais, 56
Canal central, 138, 174
canal de K^+ sensível a ATP, 717
Canal inguinal, 749
Canalículos, 730
Câncer
  de mama, 371
  de próstata, 703, 758
  mutação de células e, 437
  terapia de reposição de GH, 694
Câncer de mama, 371
Capacidade discriminativa. *Veja* Acuidade
Capacidade pulmonar total (CPT), 480–481
Capacidade residual funcional (CRF), 480
Capacidade vital (CV), 480–481
Capacitação, 756
Capilares peritubulares, 513
Capilares sistêmicos, 490
Capilares, 361-376
  difusão ao longo de, 361-362
  em repouso, 220
  peritubular, 515
  poros, 363–364
  sistêmicos, 490
  velocidade lenta de fluxo através de, 362-363
Capsaicina, 192
Cápsula de Bowman
  caracterização, 514
  glicose e, 531
  pressão hidrostática, 520
Carbamino-hemoglobina ($HbCO_2$), 495
Carboidrato em membranas, 55
Carboidratos
  absorção gástrica, 611
  ações da insulina, 715–717
  armazenamento, 716
  digestão, 611, 614, 623
Carboxipeptidase, 614
Cardiomiopatias, 319
Carga
  braço, 275
  definição, 274
  Na^+, 526
  pressão sanguínea e, 330–331
  redução de velocidade e, 274
  superação, 274-275
Cárie dentais, 597
Carregamento de carboidratos. *Veja* Exercício aeróbico
Cartilagem, 679
Cascata de coagulação, 408
Caspases, 246
Castração, 751
Catabolismo, 710
Catalase, 31

Catalisadores. *Veja* Enzimas
Catarata, 201
Catecolaminas
    armazenamento, 705
    caracterização, 118
    produção, 705
    secreção, 705-706, 706
Cátions, 63
Cauda do espermatozoide, 753
Cauda equina, 172
Cavidade amniótica, 786
Cavidade oral, 596
Cavidades. *Veja* Cárie dentária
CCK (colecistoquinina)
    caracterização, 603, 637
    secreção de bile e, 615
    secreção exócrina pancreática, 614-615
Ceco, 633
Cegueira noturna, 209
Cegueira noturna, 209
Células acinares, 614
Células adiposas. *Veja* Adipócitos
Células alfa, 714
Células alveolares tipo I, 464
Células alveolares tipo II, 464
Células alveolares, 464
Células amácrinas, 203
Células autorrítmicas ventriculares. *Veja* Fibras de Purkinje
Células B
    anticorpos, 429-430
    antígenos, 429
    células plasmáticas de, 429, 437
    clones, 433
    função, 429
    hipersensibilidade tardia, 450
Células beta, 714
Células bipolares centralizadas, 205, 207
Células bipolares descentralizadas, 205–207
Células bipolares, 205, 207
Células C, 691
Células capilares
    função de, 218, 220
    perda de, 223
    tipos, 217
    vestibulares, 224
    vibração em pico, 222
Células capilares do ouvido, 223
Células capilares externas, 217, 220
Células capilares internas, 217, 220
Células cardíacas
    autorrítmicas, 309-310
    contráteis, 309
Células contráteis, 309
Células cromafins, 705
Células da glia
    caracterização, 135
    comunicação, 137
    divisão, 138-139
    função, 135-139
    tipos, 135-139
    Células da granulosa, 764, 766, 769
Células da mácula densa, 527
Células da teca, 769, 770
Células de gânglio centralizadas, 205, 207
Células de Granstein, 456
Células de Kupffer, 616
Células de Langerhans, xxx
Células de Leydig

púberes, 751
secreção, 749
Células de memória
    caracterização, 433
    exposição a doença, 435-436
    respostas, 434-436
    seleção clonal e, 433-436
Células de Paneth, 626
Células de Schwann, 101
Células de semente, 8
Células de Sertoli
    caracterização, 754
    função, 754-755
    secreção, 754-755
Células delta, 714
Células dendríticas, 441
Células do gânglio descentralizadas, 205, 207
Células do ganglionares, 201, 205
Células endoteliais
    caracterização, 356
    funções, 363
    vãos semelhantes a fendas, 363
Células epiteliais
    no estômago, 5
    superficiais, 605
    vilosidades, 624
Células epiteliais superficiais, 605
Células epiteliais, 49, 456
Células estreladas, 143
células F, 714
Células fagocíticas. *Veja* Macrófagos
Células foliculares
    caracterização, 691
Células G, 608–609
Células granulares, 521, 527
Células HeLa, 23
Células hipercomplexas, 211
Células horizontais, 210
Células hospedeiras, 418, 439–440
Células ilhotas de Langerhans, 715
    caracterização, 613
    regulagem metabólica por, 714
Células Intercaladas tipo A, 577
Células Intercaladas tipo B, 577–578
Células intercaladas, 577–578
Células intersticiais. *Veja* Células de Leydig
Células marca-passo, 311
Células mesangiais, 523
Células mitrais, 231
Células musculares, 87
Células não musculares, 48
Células *natural killer* (NK)
    caracterização, 426
    estimulação, 433
    mecanismo de defesa, 440
    vigilância imunológica, 448
Células oxínticas. *Veja* Células parietais
Células parietais, 608
Células parietais, 608
    HCL e, 605
    influência da rota regulatória, 608-609
Células piramidais, 143, 283
Células plasmáticas
    desativada, 430
    função, 429
    mecanismo de defesa, 440
    seleção clonal e, 433–436
Células principais, 527, 577
Células reprodutivas. *Veja* Gametas

Células semelhantes a enterocromafim (ECL), 608
Células simples, 211
Células T
    células NK, 426
    função de proteção do embrião, 782
    função, 404, 418
    linhagem, 429
    origens, 428-429
    proliferação, 424
    reconhecimento de agente estranho, 428
    rejeição a transplante e, 444
Células T auxiliares
    caracterização, 438
    células da pele e, 456
    citocinas, 440
    função, 440-441
    moléculas MHC e, 443
    resposta de antígenos, 441–442
    subconjuntos, 441
    vinculação a APC, 442
Células T citotóxicas, 427, 437, 438, 439, 440,
Células T *killer*. *Veja* Células T citotóxicas
Células T regulatórias
    ativação, 446
    caracterização, 438
    função, 782
Células T supressoras. *Veja* Células T regulatórias
Células T. *Veja também* Células T citotóxicas; Células T ajudantes; Células T regulatórias
    ativação, 437
    células B *vs.*, 450
    hipersensibilidade tardia, 453
    sistema imune adaptativo e, 420
    vinculação, 437
Células. *Veja também* tipos específicos
    catalase, 31
    função do citoesqueleto em, 24
    geração de energia, 32–33
    ambiente interno, 6
    fluido intersticial entre, 365–366
    bicamada lipídica em, 54–55
    partes, 22
    temperatura, 11
    caracterização, 2-3
    definição, 2-3
    habilidades de sobrevivência, 2-3
    ambiente externo, 6–7
Células-alvo, 113, 661
Células-tronco
    caracterização, 8
    em fovéolas, 605
    pluripotentes, 395
    promessa médica, 8
Células-tronco específicas do tecido, 8
Células-tronco pluripotentes induzidas (iPSs), 9
Células-tronco pluripotentes, 395
Celulose, 590
Centríolos, 46-47
Centro de controle cardiovascular
    caracterização, 378
    pressão sanguínea e, 359
Centro de controle, 15
Centro de deglutição, 598
Centro de integração, 177
Centro de saciedade, 647
Centro de sono de onda lenta, 171
Centro de vômito, 605
Centro gerador de ereção, 759

Centro respiratório medular, 500
Centro salivar, 597
Centros pneumotáxicos, 500
Centrossomos, 41
Cerebelo
    caracterização, 166
    funções, 166-167
Cérebro, cerebral. *Veja também regiões específicas*
    centros respiratórios, 499–500
    fluxo de corrente extracelular, 152
    função do metabolismo de combustível, 712
    hemisférios, 152
    meninges, 139
    morte, 153
    neurônios, 104
    nutrição, 707, 714
    plasticidade, 149-150
    sistema analgésico, 192
    tumores, 139
Cerume, 216
Cetogênese, 723
Chip de visão, 207
Chlamydia pneumoniae, 474
Choque cardiogênico, 384
Choque circulatório
    categorização, 384-385
    compensações, 385
    consequências, 385
    definição, 384
    irreversível, 385
Choque de baixo volume. *Veja* Choque hipovolêmico
Choque hipovolêmico, 384
Choque neurogênico, 384–385
Choque septicêmico, 411
Choque vasogênico, 384
CI (capacidade de inspiração), 470–472
Ciclo cardíaco
    contração isovolumétrica, 323
    diástole ventricular, 321
    ejeção ventricular, 323
    enchimento ventricular, 323-324
    excitação ventricular, 321
    fechamentos de válvula, 323
    repolarização ventricular, 321
    sístole ventricular, 323, 349
    sopros no coração, 324
    volume sistólico, 328
Ciclo de Krebs. *Veja* Ciclo do ácido cítrico
Ciclo de resposta sexual, 759
Ciclo do ácido cítrico, 33-34
Ciclo do ácido tricarboxílico. *Veja* Ciclo do ácido cítrico
Ciclo menstrual
    caracterização, 774-775
    cessação, 776-778
    disfunções, 777
    órgãos, 664
Ciclo ovariano
    fase folicular, 765–766, 769
    fase lútea, 765, 769-774
    fase menstrual, 774–776
    fase proliferativa, 775
    fase secretória, 775–776
    mudanças uterinas cíclicas, 774–776
    progesterona no, 772
    regulagem hormonal, 770-774
Ciclo vigília-sono, 169-171
Ciclosporina, 444

Cílios
    caracterização, 45
    estrutura interna, 46
    movimento, 45-46
Cílios (olhos), 195
Cimetidina, 536
Cinocílio, 224
Circulação colateral, 335, 337
Circulação coronária, 332
Circulação entero-hepática, 620
Circulação sistêmica, 304
Cirrose, 621
Cisternas terminais. *Veja* Sacos laterais
Cistinúria, 67
Citocinas
    células T auxiliares, 441, 444
    definição, 424
Citocromo c, 35
Citoesqueleto
    caracterização, 49
    definição, 42
    elementos, 42-43
    função, 49
Citoplasma
    caracterização, 24
    componentes, 24
    definição, 24
Citosol
    definição, 42
    função, 42
    glicólise em, 42
Clitóris, 743, 747
Clones, 433
Cloreto
    desvio de, 496
    movimento, 82
    Na^+ e, 527
    reabsorção, função do Na^+, 532
Cloreto de sódio (NaCl), 527
Clostridium botulinum, 252
Coativação, 288
Coatômeros. *Veja* Proteínas capsidiais
Cocaína, 112, 157
Cóclea
    anatomia, 217
    frequência de som e, 220-221
    órgãos de sentido, 217
Coenzima A (CoA), 33-35
Cognição, 142
Coito. *Veja* Relação sexual
Cola biológica, 58
Colágeno, 58
Colapso por calor, 563
Cólera, 125
Colesterol, 54, 119, 334, 616, 618, 619, 702, 770
Colipase, 618
Colo do útero, 743
Cólon
    bactérias benéficas em, 633
    caracterização, 633
Cólon sigmoide, 633
Colostro, 796
Coluna vertebral, 172
Compartimento para carregamento de peptídeos, 442
Competição dependente de uso, 149
Complexo de Golgi
    caracterização, 27

    função, 27–28
    marcadores de reconhecimento, 28
    transporte de proteína a, 27
Complexo de mobilidade migratória, 622
Complexo pré-Bötzinger, 500
Complexo QRS, 317
Componente elástico em série, 269, 272
Componente tubular
    anatomia, 514-515
    reabsorção, 515
    secreção, 515-516
Comportamento
    ameboide, 423
    efeitos da testosterona, 751–752
    efeitos de esteroides anabólicos, 725
    motivado, 155, 157
    padrões de sono, 170
    serotonina, 107
Comportamento ameboide, 400
Comportamento de curto prazo, 646
Comprimento de onda, 197, 208
Comprimento ideal, 272
Comunicação hormonal
    caracterização, 86
    estudos de, 117-118
    mecanismos, 117–126
    visão geral, 87–88
Comunicação intracelular, 113–117
Comunicação neural, 86
Comunicação. *Veja também* Junções comunicantes de comunicação hormonal
    intercelular, 113–114
    neural, 127-128
    vênula, 364
Conceito de equilíbrio, 558
Concentração
    definição, 61
    gradiente, 61
Concepção, 778
Condrócitos, 680-681
Condução contígua, 96
Condução saltatória, 100-101
Cones
    acuidade, 201
    caracterização, 195, 201
    visão em cores e, 207–208
Cones azuis, 209
Cones verdes, 208
Cones vermelhos, 208
Conformidade, 349
Consciência. *Veja também* Sono
    definição, 167
    estados de, 167-171
    Consolidação, 158
Constipação, 635
Contorção
    definição, 269
    estimulação, 271
    soma, 271-272
Contração
    cardíaca, 315
Contração ventricular isovolumétrica, 321
Contracepção
    aborto, 788
    definição, 782
    métodos, 784
Contraceptivos orais, 784
Contraceptivos subcutâneos, 785
Contrações de Braxton-Hicks, 789

Contrações isométricas, 273–274
Contrações isotônicas concêntricas, 274
Contrações isotônicas, 273–274
Contrações ventriculares prematuras. *Veja* Extrassístoles
Contratilidade, 329
Contratransporte. *Veja* Antiporte
Controle intrínseco, 328, 329
Controle motor
    áreas superiores, 145–149
    cerebelo e, 167
    doença de Parkinson e, 154
    função de núcleos basais, 153–154
    função do tálamo em, 154–155
Controles extrínsecos
    contratilidade cardíaca, 329
Controles intrínsecos, 14
Controles locais. *Veja* Controles intrínsecos
Controles sistêmicos. *Veja* Controles extrínsecos
Convecção, 652
Convergência, 112
Cópula. *Veja* Relação sexual
Coqueluche. *Veja* Toxina pertussis
Coração, cardíaco(a). *Veja também* Músculo cardíaco
    anatomia, 303-309
    atividade elétrica, 309–321
    atividade normal de marca-passo, 310–312
    autorritmicidade, 309
    bombas, 304, 306
    células autorrítmicas, 309
    células contráteis, 309, 314–315
    ciclo, 321-325
    circuito do fluxo de sangue, 306
    circulação pulmonar, 304
    circulação sistêmica, 304
    composição das paredes, 308
    condições anormais, 319-321
    coordenação de excitação, 313–314
    débito cardíaco, 325
    envoltório do saco pericárdico de, 309
    estimulação simpática, 327, 329–330
    estímulo parassimpático, 326-327
    eventos mecânicos, 321-325
    excitação atrial, 313
    excitação ventricular, 313–314, 321
    fibrilação, 313
    função circulatória, 303
    histórico dos estudos do, 346
    localização, 304
    miopatias, 320
    músculos (*Veja* Músculos cardíacos)
    nó sinoatrial, 310
    passagem venosa, 371-372
    sons, 324
    válvulas, 306–308, 324
Cordas tendíneas, 307
Cordões umbilicais, 786
Córnea
    caracterização, 195
    processamento visual, 170
Corno dorsal, 174
Corno lateral, 174
Corno ventral, 174
Coroa radiada, 769
Coroide, 195
Corpo basal, 46-47
Corpo caloso, 143
Corpo celular, 95

Corpo lúteo
    da gravidez, 770
    degeneração, 770
    duração, 773-774
    formação, 770
Corpo polar, 765
Corpo. *Veja também* sistemas específicos
    altas altitudes e, 398-399, 492
    defesas (*Veja* Sistema imunológico)
    nível celular, 2-3
    nível do organismo, 5-6
    nível do sistema, 5
    nível dos órgãos, 5
    nível dos tecidos, 4–5
    nível químico, 2
Corpos aórticos, 501
Corpos carotídeos, 501
Corpos cetônicos
    caracterização, 714
    tipos, 719
Corpúsculo de Meissner, 187
Corpúsculo de Pacini, 186–187
Corrente escura, 205
Corrente, 89
Córtex adrenal
    disfunções, 703-705
    secreção de aldosterona por, 528
    secreção de cortisol por, 702
    secreção do hormônio sexual, 698, 702
Córtex cerebral
    áreas de associação, 151
    áreas funcionais, 143
    áreas motoras, 149
    atividades e, 144
    caracterização, 143
    controle da linguagem, 150
    disparo neural rítmico, 216
    lobos, 144-145
    mapeamento somatotópicos, 149
    neurônios, 143
    região da audição, 213
    região olfatória, 216-223
Córtex de associação límbica, 150–151
Córtex de associação parieto-têmporo-occipital, 151
Córtex de associação pré-frontal, 151
Córtex motor primário, 145
Córtex parietal de esteroides, 146, 149
Córtex pré-motor, 146, 149
Córtex renal, 512
Córtex somatossensorial
    função, 145
    localização, 144
    mapas de, 148
Corticotróficos, 672
Cortisol
    caracterização, 700
    efeitos anti-inflamatórios, 425, 701
    efeitos imunossupressores, 449
    efeitos metabólicos diretos, 725
    efeitos rítmicos diurnos, 702
    hipersecreção, 703
    resposta ao stress e, 449, 702
    secreção, 677
Costelas, 464
Cotransportador, 71
Cotransporte. *Veja* Cotransportador
Coumadin, 411
Creatina fosfato, 276

Creatina quinase, 276
Creatinina, 539
Crescimento
    androgênio e, 683
    curva normal, 678
    efeitos dos hormônios da tireoide, 683, 694
    estirão da puberdade, 685
    estrogênio e, 685
    fatores de doença, 677
    fatores determinantes, 677–678
    fatores dietéticos, 677
    fatores genéticos, 677
Crescimento de tecido mole, 679
CRH (hormônio liberador de corticotrofina)
    córtex adrenal e, 790
    DHEA e, 790
    ligação com ACTH, 702, 790
    parto e, 790
    resposta ao stress, 677
Criptas de Lieberkühn, 626
Cristais de fosfato de cálcio, 679
Cristais de hidroxiapatita, 728
Cromossomos autossômicos, 745
Cromossomos homólogos, 743
Cromossomos sexuais, 745
Cromossomos X, 745, 753-754
Cromossomos Y, 745, 753-754
Cromossomos. *Veja também cromossomos* X; cromossomos Y
    autossômicos, 745
    determinação de sexo, 747
    homólogos, 743
    pares, 745
Cultura celular, 22
Cúpula, 224
Curare, 252
curva de Frank-Starling, 330
Curva oxigênio (O_2)-hemoglobina (Hb)
    2,3-bisfosfoglicerato, 494
    ácido e, 494
    anormalidades arteriais, 496-498
    armazenamento, 493
    dissociação, 491
    efeito de Bohr, 494
    métodos de transporte, 490–491
    nível alveolar, 492
    nível do tecido, 492-495
    parte íngreme, 492
    parte reta, 491–492
    temperatura e, 494
    variáveis liberadas por exercícios, 505
DAC (doença arterial coronariana), 333
Daltonismo, 209
DASH (*Dietary Approaches to Stop Hypertension*, ou Abordagens Alimentares para Conter a Hipertensão), 382
Débito cardíaco
    batimento cardíaco e, 325-326
    definição, 325
    pressão sanguínea e, 330-331
    volume sistólico e, 328-329
Decídua, 782
Defensina, 454, 756
Defesas imunológicas
    dérmicas, 454-456
    sistema digestório, 456-457
    sistema respiratório, 457
    urogenitais, 457
Déficit de pulso, 320

Degeneração macular, 201
Deglutição
    estágio esofagal, 600
    estágio orofaríngeo, 598–599
    processo, 598
Deleção clonal, 446
Demência senil, 164
Dendritos, 95
Dentes, 596-597
Depressão de longa duração (LTD), 161
Depressão, 157
Depuração plasmática
    definição, 537
    GFR e, 537–539
    processo, 538
    reabsorção de água, 541-547
    sistema de contracorrente medular, 540–541
Derivações, ECG, 316–317
Dermatoma, 176
Desfibrilação elétrica, 313
Desfosforilação, 70
Desidratação. *Veja* Hipertonicidade
Desidroepiandrosterona, 702
Desmame, 796
Desmossomos
    caracterização, 58
    função, 58–59
Desordens neurológicas, 157
Desordens psiquiátricas, 157
Desoxiemoglobina, 490
Despolarização
    bloqueio, 251
    caracterização, 251
Determinação de sexo
    cromossomos, 745
    determinantes masculinizantes, 745-749
    diferenciação sexual e, 746
DHEA (desidroepiandrosterona)
DHT (dihidrotestosterona), 747
Diabetes insípido, 718
Diabetes melito, 718
    admissão de glicose no plasma, 719
    caracterização, 718
    complicações de longo prazo, 722–723
    efeitos agudos, 718–719
    hiperglicemia, 719
    metabolismo de gorduras e, 719
    metabolismo de proteínas e, 719
Diabetes tipo 1
    caracterização, 718
    defeitos subjacentes, 720
    tratamento, 720-721
Diabetes tipo 2
    caracterização, 718
    defeitos subjacentes, 720
    tratamento, 720-721
Diabetes, definição, 564, 718
Diacilglicerol (DAG), 122
Diáfise, 679
Diafragma
    caracterização, 469
    expansão pulmonar e, 469
    relaxamento, 469
Diálise, 548
Diálogo, 122
Diapasão, 213, 216
Diapedese, 423
Diarreia, 633

Diástole
    circulação coronária durante, 332
Diástole médio-ventricular, 321
Diástole ventricular tardia, 321
Diencéfalo, 154
Diferenciação celular, 2
Diferenciação sexual
    definição, 474
    determinação de sexo e, 746
    erros na, 747–748
    genitália externa, 747
    órgãos, 747
    trato reprodutivo, 747
Diferenciação. *Veja* Diferenciação celular
Difusão
    gradiente de concentração, 61
    lei de Fick de, 62, 488
    líquida, 61
    tipos, 61-62
Difusão facilitada, 69
Difusão líquida, 61
Difusão simples
    caracterização, 61
    métodos, 76
    transporte mediado por transportador vs., 69
Digestão
    de carboidratos, 611
    de gorduras, 628
    de proteínas, 590
    definição, 590
    função da saliva, 597
    função do intestino delgado, 621
Dineína, 43–46
Dinorfinas, 192
Dióxido de carbono (CO_2)
    lábil, 729, 730
    no ciclo do ácido cítrico, 35
    pressão parcial, 486
    produção de ácido carbônico por, 496
    sistema de tampão de hemoglobina, 573
    transporte no sangue, 495–496
Diplopia, 211
Disco de Merkel, 187
Disco óptico, 201
Discos intercalados, 308
Discriminação de intensidade, 222
Disfunção erétil, 760
Dislexia, 150
Dispneia, 507
Dissacaridases, 623
Dissacarídeos maltose, 628
Dissacarídeos, 590
Distensão, 604
Distrofia muscular
    causas, 284
    sintomas, 284
    terapia antimiostatina, 285
    terapia com utrofina, 285
    terapia genética, 284–285
    transplante celular, 285
DIT (di-iodotirosina), 692–693
Diurese, 546
Diuréticos, 542
DIUs (Dispositivos intrauterinos), 785
Divergência, 112
Divisão aferente, 183
Divisão eferente, 237
Divisões celulares
    componentes, 745

DNA (ácido desoxirribonucleico), 24
Doadores universais, 400
Doença autoimune. *Veja também* doenças específicas
    caracterização, 446
    definição, 446
    desenvolvimento, 446-447
    diferenças de sexo, 447
Doença celíaca, 624
Doença de Addison, 704
Doença de Graves, 696, 697
Doença de Lou Gehrig. *Veja* ELA (esclerose lateral amiotrófica)
Doença de Ménière, 227
Doença de Parkinson
    função de núcleos basais em, 153–154
    medicação, 112
    perturbações motoras, 154
Doença de Tay-Sachs, 31
Doença do complexo imune, 433
Doença do soro, 436
Doença infecciosa, 436
Doenças de armazenamento, 31
Doenças imunes
    alergias, 450-453
    associadas a resposta insuficiente, 449–450
    caracterização, 449
    complexo imune, 433
Dopamina
    comportamento e, 157
    emoções e, 157
    função, 675
    lactação e, 795
    tratamento do mal de Parkinson, 112
Dor
    analgesia cerebral, 192-194
    características, 191
    causas, 421
    definição, 191
    fantasma, 189
    fibras, 191-192
    neuropática, 192
    origens do impulso, 191-192
    percepção de, 191
    processamento de nível superior, 192
    receptores, 184, 191
    referida, 176
Dor fantasma, 189
Dor neuropática, 192
Dor referida, 176
DPOC (doença pulmonar obstrutiva crônica), 473-474
Drogas
    abuso social de, 112
    anti-inflamatórias (*Veja* NSAIDS)
    quimioterapia, 40-41
    sinapses inibitórias que afetam, 106
    tolerância, 112
Drogas imunossupressoras, 8
Ducto deferente, 756
Duodeno, 621
Dura mater, 139
Duto de coleta, 544
Duto ejaculatório, 742
Dutos de Müller, 747–748
Dutos de Wolff, 747
ECF (fluido extracelular). *Veja também* Fluido intersticial; Plasma
    componentes, 6

defesa antiviral em, 440
grupo interno, 557-558
hipertonicidade, 564-565
insuficiência adrenocortical e, 704-705
níveis de K^+, 137
osmolaridade, 563-564
RAAS e, 568
ECG (eletrocardiograma)
aplicações diagnósticas, 319–320
descrição, 316
eventos cardíacos e, 316-317
ECM (matriz extracelular), 58
Edema, 370-371
Edição de receptor, 446
EEG (eletroencefalograma), 152–153
Efeito de Bohr, 494
Efeito de tenda, 763
Efeito Haldane, 496
Efeito simpatomimético, 694
Eicosanoides, 758
Eixo endócrino, 675
Eixo hipotálamo-hipófise-córtex adrenal, 701–702
Ejaculação
caracterização, 759
emissão, 761
expulsão, 761
orgasmo, 761
resolução, 761
volume e concentração de esperma, 761
ELA (esclerose lateral amiotrófica), 49
Elastina, 58
Elefantíase, 371
Elemento de resposta a mineralocorticoide, 700
Elemento de resposta androgênica, 751
Elemento de resposta da tireoide, 694
Eletromobilidade, 220
Elétrons
sistema de transporte, 35
Embalagem, 752-754
Embriões
caracterização, 742
coleta de células-tronco, x
prevenção a rejeição, 782
Emese. *Veja* Vômito
Eméticas, 605
Emetropia, 201
Emoções
ligação com obesidade, 648
mobilidade gástrica e, 604
serotonina, 157
sistema límbico e, 155-156
Encefalinas, 192
Endocitose
caracterização, 29
formas de, 29
função, 75
mediada por receptor, 31
Endocitose mediada por receptor, 31
Endocrinologia, 117, 661
Endolinfa, 217
Endométrio, 774-775
Endorfina, 672
Endorfinas, 194
Endotelina, 356
Endotélio, 308
Endurecedores mecânicos, 48
Energia em estado estável, 82
Energia térmica. *Veja* Calor

Enfisema
caracterização, 474
recolhimento elástico, 476
Enjoo de movimento, 227
Ensaio, 158
Enteropatia, 624
Enteroquinase, 614, 623
Envelope nuclear, 23
Enzimas devoradoras de odores, 232
Enzimas glicolíticas, 394
Enzimas hidrolíticas, 29
Enzimas ligadas à membrana, 57
Enzimas oxidativas, 31
Enzimas proteolíticas, 614
Enzimas, enzimática. *Veja também enzimas específicas*
definição, 3
digestivas, 590, 591, 628
no eritrócito, 394
pancreáticas, 614
Eosinófilos em circulação, 404
Eosinófilos, 404, 418, 441, 446
Epicárdio, 308
Epiderme
caracterização, 454
desmossomos, 454
drogas absorvidas por, 455
mecanismo de defesa, 454–455
Epidídimo, 756
Epífise, 679
Epiglote, 599
Epilepsia, 152
Epinefrina
afinidade de receptor adrenérgico, 243
caracterização, 118
exercício e, 504
secreção da medula adrenal, 243
Epogen, 397
EPP (potencial de placa terminal)
caracterização, 247
formação, 247
Equação de Goldman-Hodgkin-Katz (GHK), 81
Equação de Henderson-Hasselbalch, 574
Equação de Nernst, 79–80
Equações
de Goldman-Hodgkin-Katz, 81
de Henderson-Hasselbalch, 574
de Nernst, 79
Equilíbrio acidobásico
células intercaladas, 577–578
conceito, 569
desordens compensadas, 585
flutuações de H^+, 570–571
sistemas de tamponamento, 574
Equilíbrio de água, 556
Equilíbrio de energia positivo, 643
Equilíbrio de fluidos. *Veja também* Equilíbrio acidobásico
compartimentos, 559
conceito, 558-559
fatores reguladores, 568
influências não fisiológicas, 569
manutenção, 560
medição oral, 568-569
Equilíbrio de sal
angiotensina e, 393
equilíbrio de água e, 556
volume de ECF e, 561–563
Equilíbrio dinâmico, 82

Equilíbrio energético
anorexia nervosa, 650
CCK e, 647
entrada, 641-642, 643-644
função do hipotálamo no, 644–647
grelina e, 646
homeostase, 640, 644
ingestão de alimentos e, 644–647
insulina e, 645–646
leptina e, 645-646
manutenção de longo prazo, 645-646
núcleo arqueado e, 644
obesidade e, 647-650
orexinas e, 646
saída, 641-642, 643-644
sinal de saciedade, 646
taxa metabólica, 642-643
Equilíbrio negativo de energia, 643
Equilíbrio negativo, 558
Equilíbrio neutro de energia, 643
Ereção
disfunção, 760
reflexo, 759–760
tecidos, 759
Eritrócitos
caracterização, 391
enzimas, 394
produção de medula óssea, 395
tipos sanguíneos e, 400
Eritropoese, 395
Eritropoetinas
caracterização, 395
sintéticas, 397
Eritropoetinas sintéticas, 397
Eructação, 600, 636
Escala média, 217
Escala timpânica, 217
Escala vestibular, 217
Esclerose múltipla, 102
Esclerose, 102, 334
Escoamento
definição, 367
forças de influência, 367-368
função de, 368
ultrafiltração e, 367
Escolhas de alta energia, 36
Escorbuto, 58
Escroto, 72
Esfigmomanômetro, 349, 351
Esfíncter anal externo, 635
Esfíncter anal interno, 635
Esfíncter faringoesofágico, 599–600
Esfíncter gastroesofágico, 600
Esfíncter ileocecal, 622–623
Esfíncter pilórico, 600
Esfíncteres
de Oddi, 617
externo anal, 635
faringoesofágico, 599–600
gastroesofágico, 600
ileocecal, 622–623
pilórico, 600
pré-capilar, 365
uretral, 550
Esfíncteres pré-capilares, 365
Esmalte, 596
Esôfago, 463
Espaço morto anatômico, 482
Espaço subaracnoide, 139

Espaços laterais, 525
Espasmo vascular, 333, 406–407
Espectro eletromagnético, 197
Espermátides, 752
Espermatócitos primários, 752
Espermatócitos secundários, 752
Espermatogênese
　caracterização, 752
　embalagem, 752-754
　função da testosterona, 755
　função do FSH, 755
　local de, 70
　meiose durante, 752
　ovogênese vs., 765
　proliferação mitótica, 752
Espermatogônia, 752
Espermatozoide, 753-754
Espermatozoide, esperma
　conteúdo, 761
　fertilização, 779-790
　função das células de Sertoli, 754–755
　fusão óvulo-, 779–780
　maturação, 753
　peculiaridade genética, 743, 745
　queda nas contagens, 762
　transporte no oviduto, 778–779
　volume, 761
Espermiação, 754
Espinocerebelo, 166
Espirogramas, 480-481
Espirômetro, 480
Esqueleto fibroso, 308
Esqueleto, 728
Estados respiratórios, 496–498
Estágio orofaríngeo, 598–599
Estator, 35
Esteatorreia, 614
Estereocílios
　caracterização, 217
　deflexão da membrana basilar, 220
　função na transdução do som, 221
　vestibulares, 224
Esterilização, 751, 784, 785
Esterno, 464
Esteroides androgênicos anabólicos, 752
Esteroides. Veja também Aldosterona;
　Andrógenos; Cortisol; Estrogênios
　androgênicos anabólicos, 282
　caracterização, 118, 661
　processamento, 119–120
　rotas esteroidogênicas, 699
　secreção, 119
Estimulação
　músculo, 271
　parassimpática, 326-327
　simpática, 329-330
Estimulante de paladar, 229
Estímulos
　adaptação de receptores a, 186–187
　adequados, 183
　definição, 183
　permeabilidade do receptor, 185
　proporções, 209
　reflexo, 177
　resposta somatossensorial, 189–190
　sensibilidade a, 183-185
Estômago, estomacal(is)
　absorção do álcool, 611, 613
　anatomia, 601

　armazenamento, 601
　caracterização, 600
　conteúdo do tecido, 5
　enchimento, 601
　equilíbrio bioquímico, 622
　esvaziamento, 602–604
　fator intrínseco, 608
　função, 600-601
　glândulas, 605–606
　influências da rota reguladora, 608-609
　mecanismos de defesa, 456
　mistura, 601-602
　muco, 608
　mucosa, 605–606
　processo de secreção, 609–611
　revestimento, proteção, 610-611
　sucos digestivos, 605
　tipos de tecido, 4
　úlceras pépticas, 611–612
　vômito, 604-605
Estradiol, 769
Estribo, 217
Estriol, 788
Estrogênios
　ações, 794
　ambientais, 762-763
　bomba Na^+-K^+, 72
　conversão em testosterona, 752
　crescimento e, 685
　lactação e, 793
　menopausa e, 777–778
　mudanças cervicais por, 776
　parto e, 792
　produção por um folículo ovariano, 772
　regulação do ciclo ovariano por, 770–772
　secreção do córtex adrenal, 702–703
　secreção, 769
　tipos, 769
Estrona, 769
Estrutura celular
　citoplasma, 24
　membrana plasmática, 23
　núcleo, 23–24
　visão geral, 22–24
Esvaziamento do estômago
　emoções e, 604
　estímulos, 602–604
　fatores de influência, 602–604
　resposta hormonal, 602
　resposta neural, 602
Etanol, 161
Eunuco, 752
Evaporação, 652-653
Eventos da sístole, 321-323
Eventos de ativação, 88–89
Evista. Veja Raloxifeno
Exaustão por calor, 658
Excitação atrial, 321
Excitação sexual, 757–758
Excreção de urina
　função da vasopressina, 542–544
　hidratação e, 539-540
　necessidades corporais, 545
　reabsorção de água, 541-546
　reabsorção de soluto e, 546-547
　regulagem, 544–546
　sistema de contracorrente medular, 540–541
　troca de contracorrente, 546

Executor, 15
Executores. Veja Rota eferente
Exercício
　aeróbico, 39, 278
　anaeróbico, 39
　débito cardíaco, 352
　definição, 37
　demandas de O_2 pós-, 335
　doping de sangue, 396
　liberação de epinefrina e, 504
　mecanismos de resfriamento, 563
　refeição pré-jogo, 603
　temperatura corporal e, 504
　transporte de glicose durante, 69
　ventilação pulmonar e, 478–479
Exercício aeróbico, 270
Exercício de alta intensidade. Veja Exercício anaeróbico
Exercício do tipo resistência. Veja Exercício aeróbico
Exocitose
　caracterização, 28
　definição, 28
　transporte vesicular, 75
Exoftalmo, 697
Expiração
　dificuldade em, 474
　forçada, 472
　início de, 470–472
Extrassístoles, 319
Fab (fragmentos vinculadores de antígeno), 430
FAD (flavina adenina dinucleotídeo), 35
Fadiga
　central, 279
　definição, 270
　músculo, 279
Fadiga central, 279
Fagócitos
　células de Sertoli e, 754
　coagulação do sangue e, 424
　destruição de bactérias, 423
　quimiotaxia, 423
Fagocitose
　aprimoramento, 433
　caracterização, 31
　processo, 423
　transporte de material extracelular, 29
Falha de encaminhamento, 332
Falha de retorno, 332
Faringe
　caracterização, 596
　deglutição e, 598–600
　função, 463
Fase cefálica, 609
Fase folicular, 766
Fase gástrica, 610
Fase intestinal, 610
Fase lútea
　controle de ovulação, 772–773
　controle de retroalimentação, 769–770
　formação do corpo lúteo, 769–770
Fase progestacional. Veja Fase secretória
Fase proliferativa, 775–776
Fase reta, 315
Fase secretória, 775–776
Fator bífido, 796
Fator de crescimento da célula B, 440
Fator de crescimento da célula T, 441
Fator de crescimento semelhante a (IGF-I), 282

Fator de Hageman. *Veja* Fator XII
Fator estimulante de colônias de granulócitos, 401
Fator inibitório de migração de macrófagos, 441
Fator intrínseco, 397, 608
Fator quimiotático dos eosinófilos, 453
Fator tóxico do miocárdio, 385
Fator VIII, 412
Fator X, 408, 410
Fator XII, 408, 410
Fator XIII (fator estabilizante de fibrina), 407
Fatores carcinogênicos, 447
Faxineira intestinal. *Veja* Complexo de mobilidade migratória
Fc (região constante), 430
FCE (fluido cérebro-espinhal), 139-141
Febre do feno, 453
Febre reumática, 324
Feixe atrioventricular. *Veja* Feixe de His
Feixe de His, 310
Fêmea genética, 745
Fenda sináptica, 104
Fendas de filtração, 518
Fenestrações, 363
Fenômeno de acoplamento, 298
Feromônios, 232
Ferritina, 632
Ferro (Fe), 394, 630
Ferro heme, 631–632
Ferroportina, 632
Fertilização, 778, 779-780
Fezes, 634
Fibra nervosa. *Veja* Axônios
Fibra pré-gangliônica, 237–238
Fibras A-delta, 191
Fibras adrenérgicas, 238
Fibras aferentes
    função, 135
Fibras autônomas pós-gangliônicas, 238, 240
Fibras brancas, 280
Fibras C, 191-192
Fibras colinérgicas, 238
Fibras de Purkinje, 310-311
Fibras eferentes, 135, 175
Fibras extrafusais, 286
Fibras glicolíticas, 280
Fibras intrafusais, 285
Fibras mielinadas
    caracterizações, 100
    músculos esqueléticos, 246
    propagação de potencial de ação e, 102–104
    Mielinação, 100-102
Fibras musculares
    adaptação a mudanças, 280–281
    atrofia, 281
    capacidade oxidativa, 281
    características, 280
    caracterização, 268–269
    carga, 273
    comprimento ideal, 272–273
    contração, 269–274
    efeitos de esteroides anabólicos, 282
    estrutura do fuso, 285-288
    fadiga, 270, 278–279
    fatores genéticos, 280
    frequência de estimulação, 271
    hipertrofia, 281
    junções neuromusculares, 246–253
    limitações ao reparo, 281
    soma de contorções, 271–272
    tensão, 283
    testosterona e, 281
    tipos, 276-281
    unidade motora, 270
    via de ATP, 276–278
Fibras oxidativas, 280
Fibras vermelhas, 280
Fibras. *Veja* Axônios
Fibrilação atrial, 320
Fibrilação ventricular, 320
Fibrilação, 313, 319-320
Fibrinogênio, 393, 407
Fibroblastos, 58, 334-335
Fibronectina, 58
Fibrose, 476, 489
Fígado
    absorção de nutrientes e, 632
    anatomia, 617
    células, 27
    doença de, 621
    efeitos de esteroides anabólicos, 282
    fluxo sanguíneo, 616
    função do metabolismo de combustível, 714
    funções digestivas, 615-616
    icterícia, 620
    lobos, 616-617
    secreção de bile, 617
    sistema porta, 616
Filamentos finos
    actina e, 260-261
    caracterização, 258
    cardíacos, 298
    composição, 261
    mecanismo deslizante, 261, 263
    movimento para dentro em, 261
Filamentos grossos, 258, 261
Filamentos intermediários, 42, 49
Filamentos. *Veja também* Filamentos grossos; Filamentos finos
    actina e, 260-261
    miosina e, 260
    podócitos, 517
Filaríase, 371
Filtração glomerular. *Veja também* GFR (taxa de filtração glomerular)
    caracterização, 515
    forças envolvidas com, 518-519
    processo, 516–517
Fímbrias, 778
Fisiologia
    anatomia e, 1–2
    definição, 1
    exercício, 11
    objetivo, 1
Flagelos
    caracterização, 45
    movimento, 45-46
Flato, 636
Flexão, 269
Fluido do túbulo seminífero, 754
Fluido intersticial, 7
Fluido intracelular (ICF), 23. *Ver também* ICF
Fluido pericárdico, 309
Fluido transcelular, 559
Fluidos hipertônicos, 539
Fluidos hipotônicos, 540
Fluidos intrapleurais, 464, 467
Fluidos isotônicos, 539
Fluidos serosos, 593
Fluidos. *Veja também* ECF (fluido extracelular); ICF (fluido intersticial)
    amniótico, 786
    equilíbrio, 558-559
    hipertônico, 540
    hipotônico, 540
    intrapleural, 464, 467
    isotônico, 540
    ósseo, 730-731
    pericárdico, 309
    perilinfa, 217
    seroso, 593
    transcelular, 559
    túbulo seminífero, 755
Flutter atrial, 319
Fluxo de corrente passivo, 89–90
Fluxo menstrual, 775
Fluxo sanguíneo laminar, 324
Foco ectópico, 312
Folículos
    células da granulosa, 765
    desenvolvimento, 691
    formação, 765
    maduros, desenvolvimento, 765, 770
    produção de estrogênio por, 773
    tipos, 455, 765, 769
Folículos antrais, 769
Folículos capilares, 455
Folículos de Graaf, 769
Folículos pré-ovulatórios, 769
Folículos primários, 764
Folículos secundários, 769
Folículos terciários, 769
Fome, 644
Fome, 714
Força
    de deslocamento, 263
    definição, 275
    escoamento e, 366–367
    expiração, 472
    filtração glomerular, 518–519
Força de deslocamento, 263–264
Forças ativas, 60
Forças passivas, 60
Formação de coágulos
    amplificação, 410
    caracterização, 407
    cascata, 408
    função da trombina, 407
    função do fibrinogênio, 393, 407
    inadequada, 411
    processo, 407–410
    retração, 410
    via extrínseca, 410
    via intrínseca, 408-410
Formação de sincícios funcionais, 295, 339
Formação reticular
    definição, 167
    estimulação elétrica, 192
    Reticulócitos, 397
    sistema de ativação, 169
Fortéo. *Veja* Teriparatida
Fosamax. *Veja* Alendronato
Fosfatase proteica, 117
Fosfatidilinositol bifosfato (PIP_2), 122
Fosfato
    desequilíbrio de Ca^{2+}, 549
    função de tampão, 580

inorgânico, 265
metabolismo, 736
plasma, 737
Fosfato inorgânico, 265, 278-279
Fosfolipase, 122
Fosfolipídios, 54
Fosforilação oxidativa
   caracterização, 35
   exercício e, 278
   fibras musculares, 280
   membrana mitocondrial interna, 36
   passos até, 37
   processo, 276
Fosforilação. *Veja também* Fosforilação oxidativa
   caracterização, 70
   miosina, 292
Fótons, 197
Fotopigmentos, 205
Fotorreceptores
   acuidade, 208
   atividade, 205
   definição, 184
   estímulos, 183
   partes, 201, 204-205
Fototransdução, 201, 205-206
Fóvea, 201
Fovéolas, 605
Foxp3, 438
Fração de ejeção, 330
Fração de filtração, 539
Frutose, 590
FSH (hormônio de estimulação de folículo)
   função, 672
   papel da testosterona e, 756
   regulação do ciclo ovariano por, 770
Funções vegetativas, 142
Fundo, 600
Fuso mitótico, 46-47
Fusos musculares
   ativação do neurônio motor alfa, 287-288
   ativação do neurônio motor gama, 287-288
   estrutura, 285
   função, 288
   reflexos, 285-287
Fusos, 188, 287
GABA (ácido gama-aminobutírico)
   astrócitos e, 137
   despertar do sono e, 171
   efeitos do etanol, 161–162
   resposta a PIPS, 107
   toxina do tétano e, 112
Galactose, 590, 628
Galeno, 346
GALT (tecido linfoide associado ao intestino), 418, 591
Gamaglobulinas, 429
Gametas
   caracterização, 741-742
   produção de óvulos, 767
Gametogênese, 742, 745
Gânglio da raiz dorsal, 175
Gânglio, 175
Gânglios colaterais, 238
Garganta. *Veja* Faringe
Gases intestinais, 636-637
Gastrina, 609, 637
Gastrite, 612
Gastrointestinal, 595
Gêmeos fraternos, 770

Gêmeos idênticos, 769
Gêmeos, 769
Genes
   câncer, 447
   distrofia muscular, 284–285
   Fibras musculares, 280
   ligação com obesidade, 648
   tPA, 411
GH (hormônio do crescimento)
   deficiência, 682-683
   desenvolvimento dos ossos e, 681
   efeitos metabólicos diretos, 725–726
   efeitos metabólicos, 678
   função, 671
   hormônios da tireoide e, 694
   regulação de secreção, 681-682
   secreção anormal, 682-683
   terapia de reposição, 684
GHIH (hormônio inibidor do hormônio do crescimento). *Veja* Somatostatina
GHRH (hormônio liberador do hormônio do crescimento), 675
Gigantismo, 683
GIP (peptídeo insulinotrópico dependente de glicose), 637–638, 718
Glande do pênis, 747
Glândula hipófise posterior
   caracterização, 660
   hormônios, 671
   interligação com hipotálamo, 670–671
Glândula lacrimal, 195
Glândula paratireoide, 690
Glândula pineal
   caracterização, 685
   função, 660
   puberdade masculina e, 756
   ritmos circadianos e, 685-687
Glândula tireoide
   anatomia, 692
   caracterização, 690, 691
   células principais, 691–692
   disfunções, 695-698
   estimulação, 666
Glândulas
   acessórias sexuais masculinas, 742
   adrenais, 698–707
   bulbouretrais, 757
   caracterização, 4-5
   hipófise, lobos 670-677
   hipotálamo, 670–671
   mamárias, 793
   pineais, 685–687
   próstata, 757, 758
   sexuais, 757-758
   sudoríparas, 243, 455
   tipos, 4-5
Glândulas acessórias sexuais masculinas, 742
Glândulas adrenais
   anatomia, 698
   caracterização, 698-700
   medula secretora de catecolamina, 706-707
Glândulas bulbouretrais, 758
Glândulas da hipófise, lobos. *Veja também* Glândula hipófise anterior; Glândula hipófise posterior
   anatomia, 670
   caracterização, 660, 670
   componentes, 670
   secreção de cortisol por, 701-702

Glândulas exócrinas
   caracterização, 4
   formação, 4
Glândulas gástricas, 605
Glândulas mamárias, 763, 792-793
Glândulas salivares, 243
Glândulas sebáceas, 45
Glândulas secretórias, 4
Glândulas sexuais, 742, 756-758
Glândulas sudoríparas apócrinas, 653
Glândulas sudoríparas écrinas, 653
Glândulas sudoríparas, 243, 455
Glaucoma, 196
Glicina, 107
Glicocálix, 55
Glicogênese, 715
Glicogênio
   armazenamento, 42
   caracterização, 712
   digestão e, 590
   gliconeogênese e, 700
   produção, 42
Glicogenólise, 706
Glicolipídios, 55
Glicólise
   caracterização, 33
   energia fornecida por, 39
   na atividade muscular, 278
Gliconeogênese, 700
Glicoproteínas
   caracterização, 55
   MHC, 442–444
Glicose
   absorção gástrica, 628
   caracterização, 37–38
   cerebral, 141, 713
   concentrações, 713
   conversão, 694
   cotransportador de sódio, 73
   digestão, 590
   insulina e, 715, 717–718
   limiar renal, 531
   manutenção de nível, 724
   na urina, 719
   níveis no plasma, 530
   reabsorção, 530
   reações oxidativas, 37
   regulagem, 530–532
   resposta ao stress e, 708
   suporte de, 74
   tubular máxima, 531
Glicose-6-fosfato, 717
Globulina de ligação a corticosteroide, 700
Globulina de ligação à tiroxina, 694
Globulinas, 392
Glóbulos brancos fagocíticos, 410–411
Glóbulos brancos. *Veja* Leucócitos
Glóbulos vermelhos. *Veja* Eritrócitos
Glomerulonefrite, 547
Glomérulos, 231, 512–513
Glote, 463, 599
GLP (peptídeo semelhante à glucagon), 718
GLP-1 (peptídeo semelhante à glucagon 1), 721
Glucagon
   ações do carboidrato, 723
   ações sobre a proteína, 724
   insulina *vs.*, 723–724
   regulagem metabólica por, 714–715
Glucocorticoides

caracterização, 699
efeitos metabólicos, 700-701
secreção, 698-699
supressão de inflamação, 425
GLUT (transportador de glicose)
caracterização, 716-717
exercício e, 70
transporte ativo secundário, 530
Glutamato, 107, 192
Glúten, 624
GMP cíclica (guanosina monofosfato cíclica)
atividade de fotorreceptor, 205
ereções e, 760
função do segundo mensageiro, 205
GnRH (hormônio liberador de gonadotrofina)
caracterização, 755
na puberdade, 755-756
níveis, na puberdade, 776
pico de LH e, 773
regulação do ciclo ovariano por, 770–772
Gônadas, 742
Gonadotrofos, 672
Gordura marrom, 654
Gordura subcutânea, 455, 645, 649
Gorduras alimentares. *Veja também* Absorção de gordura
ações do glucagon, 724
digestão biliar das, 618–619
digestão, 628
efeitos da insulina, 717
emulsão, 618
Gorduras viscerais, 645, 649
Gorduras. *Veja também* Gorduras alimentares; Lipídios
marrons, 654
subcutâneas, 645, 650
viscerais, 645
Gosto amargo, 229
Gosto amargo, 230
Gosto doce, 230
Gosto salgado, 229
Gosto umami, 230
GPSP (grande potencial pós-sináptico)
definição, 107
integração neural, 108–109
limiar, 107
soma de atividade, 109
soma espacial, 108
soma temporal, 107-108
Gradiente de concentração de íons, 69
Gradiente de pressão transmural, 467
Gradiente elétrico, 63
Gradiente eletroquímico, 63
Gradiente osmótico vertical, 540
Gradientes de pressão parcial
aumento em, 502–503
caracterização, 486
diminuição em, 501–502
magnitude de ventilação e, 501–502
transferências de gás ao longo de capilares sistêmicos, 490
transferências de gás entre capilares pulmonares, 486–488
Gradientes de pressão, 344, 465-468
Grandes altitudes, 498–499
Grandes lábios, 743
Granulócitos polimorfonucleares, 400-401
Granulócitos, 401
Grânulos corticais, 780

Grânulos zimogênios, 608
Granzimas, 439
Gravidade, 374–375, 485
Gravidez
corpo lúteo na, 770
ectópica abdominal, 778
ectópica tubária, 781
mudanças no fim da gestação, 789
prevenção, 782, 784–785
término da, 785
Gravidez tubária ectópica, 781
Grelina, 646
Grupo interno, 557
Grupo respiratório dorsal (GRD), 500
GRV (grupo respiratório ventral), 500
GTP (guanosina trifosfato), 35, 120–121
Guanilato ciclase, 760
Gustiducina, 230
Habituação
Aplysia e, 159-160
definição, 159
mecanismos, 160
hCG (gonadotrofina coriônica humana)
caracterização, 787
exigências placentárias, 787-788
hCS (somatomamotropina humana coriônica), 789, 793
HDL (lipoproteínas de alta densidade), 336
Helicobacter pylori, 507, 612
Helicotrema, 217
Hematócritos, 391, 397-398
Hemisfério cerebral direito, 152
Hemisfério cerebral esquerdo, 152
Hemisférios cerebrais, 152
Hemodiálise, 551
Hemofilia, 411-412
Hemoglobina. *Veja também* Curva oxigênio (O_2)-hemoglobina (Hb)
afinidade com CO_2, 495
armazenamento de O_2, 493
descarga de O_2, 493–495
mecanismo, 490
presença de, 393–394
produtos, 402-403
reduzida, 491
saturação, 491, 493-495
Hemólise, 398
Hemopoese, 404
Hemorragia, 386
Heparina, 411
Hepatite, 621
Hepatócitos, 616-617
Hepcidina, 632
Hérnia inguinal, 749
Hérnia, 749
Herpes-vírus, 337, 440
Hidratação, 539-540
Hidrocefalia, 141
Hidrólise
definição, 590
função, 29
maltose de dissacarídeos, 591
Hímen, 743
Hiperaldosteronismo primário. *Veja* síndrome de Conn
Hiperaldosteronismo secundário, 703
Hiperaldosteronismo, 703
Hipercapnia, 497
Hiperemia

ativa, 354
reativa, 357
resposta das arteríolas, 357
Hiperemia ativa, 354
Hiperemia reativa, 357
Hiperglicemia
desenvolvimento, 718
diabete, 724-725
fome cerebral, 723
Hipermetropia. *Veja* Hiperopia
Hiperopia, 201-202
Hiperparatireoidismo, 736
Hiperplasia, 679
Hiperpneia, 496-497
Hiperpolarização, 88
Hiperpolarizar, 205
Hipersecreção, 665-666
Hipersensibilidade
definição, 450
imediata, 450-453
tardia, 450
Hipersensibilidade imediata
choque anafilático, 453
definição, 450
gatilhos para, 450-451
hipersensibilidade tardia *vs.*, 454
mediadores químicos, 451
sintomas, 453
tratamento, 453
vermes parasitas, 453
Hipersensibilidade tardia, 450
Hipertensão
adaptação do barorreceptor, 382
complicações, 382-383
definição, 381
endócrina, 382
exercício e, 383
insuficiência renal e, 549
primária, 382
renal, 381–382
secundária, 381–382
terapia de GH, 684
tratamento, 383
Hipertensão essencial. *Veja* Hipertensão primária
Hipertensão idiopática. *Veja* Hipertensão primária
Hipertensão primária, 382
Hipertireoidismo
bócio e, 697-698
causas, 696-697, 698
definição, 695
Hipertonicidade
causas, 564
definição, 564
ECF, 564–565
esvaziamento gástrico e, 603-604
sintomas, 564
Hipertrofia prostática benigna, 757
Hipertrofia, 281, 679
Hiperventilação, 497
Hipocampo, 163
Hipocapnia, 497
Hipocretina, 171
Hipoderme, 455
Hipófise anterior, adenohipófise, 670, 671, 676-677, 697, 755, 795
Hipófise. *Veja* Hipófise
Hipoglicemia reativa, 723

Hipometropia. *Veja* Miopia
Hipoparatireoidismo, 736-737
Hipossecreção, 665
Hipotálamo
    caracterização, 660
    centro de sono, 171
    controle da ingestão de alimentos, 644–647
    controle da pressão sanguínea por, 380
    controle de tremor por, 653–654
    coordenação da resposta ao stress, 708–709
    entrada estimuladora, 670-671
    funções sensoriais, 143, 154-155
    -hipofisiário, sistema portal, 676
    hormônios de liberação, 676–677
    hormônios inibidores, 676–677
    interligação com hipófise anterior, 674, 676
    interligação com hipófise posterior, 670-671
    liberação de vasopressina, 543
    mecanismos de calor, 655–656
    osmorreceptores, 567
    regulagem de temperatura por, 653
    secreção de cortisol por, 701–702
    sistema autônomo e, 245
    sistema muscular, 256
    sistema para despertar e, 171
Hipotensão
    choque circulatório, 383–386
    definição, 383
    ortostática, 383-384
Hipotensão ortostática, 383-384
Hipotensão postural. *Veja* Hipotensão ortostática
Hipotermia
    caracterização, 658
    induzida por exercícios, 657
    patológica, 657
Hipotermia patológica, 657
Hipotireoidismo
    bócio, 697-698
    causas, 695-696
    definição, 695
Hipoventilação, 497
Hipoxia anêmica, 497
Hipóxia circulatória, 497
Hipoxia histotóxica, 497
Hipóxia, 497, 498
Hirsutismo, 704
Histamina
    caracterização, 114
    dilatação das arteríolas por, 356
    função gástrica, 609
    liberação induzida por TNF, 424
    resposta alérgica, 451–452
    resposta inflamatória, 421
HIV/AIDS
    exercício e, 451
    fetal, 786
    resposta da célula T auxiliar, 440
    terapia de GH, 684
    transporte celular, 31
Homeostase
    ambiente interno e, 10
    apoptose e, 124
    cálcio, 727
    células, 10–11
    conceito de, 6–14
    contribuições dos sistemas corporais, 11–14
    definição, 10
    endócrina, 738
    equilíbrio acidobásico, 556, 585
    equilíbrio de fluidos, 556
    equilíbrio energético, 640, 657
    fluxo sanguíneo, 343–344
    formação de coágulos, 407-410
    função da trombina, 408
    função reguladora, 11
    função, 406
    glicose, 715-717
    interrupção, 16
    mecanismos compensatórios, 10–11
    membrana plasmática, 52
    músculos cardíacos, 299
    músculos esqueléticos, 299
    músculos lisos, 299
    passo de espasmo vascular, 406–407
    passo de tampão de plaquetas, 407
    regulagem de temperatura, 640
    renal, 511–512, 552–553
    sangue, 290, 412
    sistema circulatório, 302
    sistema digestório, 588
    sistema endócrino, 14, 86, 129
    sistema imunológico, 416, 457
    sistema muscular, 256
    sistema nervoso, 86, 128-129
    sistema reprodutivo, 740, 796–797
    sistema respiratório, 406, 507
    sistema tegumentar, 416
    sistema urinário, 510
    SNP, 182
    temperatura, 657
    visão geral, 20
Homocisteína, 337
Homúnculo motor, 145
Homúnculo sensorial, 145
hOR17-4, 779
Hormônio antidiurético. *Veja* Vasopressina
Hormônio antimülleriano. *Veja* Substância inibidora mülleriana
Hormônio da paratireoide, 532
Hormônio da tireoide
    armazenamento, 692
    caracterização, 118, 661
    crescimento e, 683
    efeitos cardiovasculares, 694
    efeitos metabólicos diretos, 725
    efeitos metabólicos, 694-695
    efeitos no crescimento, 694
    efeitos no sistema nervoso, 694–695
    no sangue, 663
    regulagem, 695
    secreção, 119, 692-694
    síntese, 692
    tipos, 691
Hormônio do crescimento, 678-683
Hormônio estimulante da tireoide (TSH), 57
Hormônio liberador de corticotrofina, 647
Hormônios adrenocorticais, 699–700
Hormônios da glândula-alvo, 677
Hormônios de carona, 120
Hormônios de peptídeos hidrofílicos, 661
Hormônios hidrofílicos
    caracterização, 118-119
    localização do receptor, 120
    mecanismo de ação, 120–125
    no plasma, 120
    processamento de, 119
Hormônios hidrofílicos, 661–662
Hormônios hipofisiotróficos, 675, 681-682
Hormônios inibidores, 675
Hormônios lipofílicos
    endócrinos, 663–664
    localização do receptor, 120
    mecanismo de ação, 125–126
    processamento, 119–120
    síntese proteica e, 125-126
Hormônios peptídicos, 661
Hormônios sexuais
    caracterização, 699
    femininos, 702–703
    secreção, 698–700
    secreção do córtex adrenal, 702–703
Hormônios trópicos, 663
Hormônios. *Veja também hormônios específicos*
    caracterização, 115, 660
    classificação química, 118-119
    concentração plasmática, 663–665
    controle de retroalimentação negativa, 664–665
    funções regulatórias, 662-664
    gastrointestinais, 595, 637–638
    mecanismo de eliminação, 664
    meio geral de ação, 120
    mudanças uterinas e, 771
    no esvaziamento gástrico, 602
    principal, 667-669
    produção, 4-5
    reflexo mediado por, 179
    reprodutivos, 742
    taxa de secreção, 663
    via de transdução de sinal, 674
HRE (elemento de resposta hormonal), 126
Humor aquoso, 195
Humor vítreo, 195
Ibandronato, 730
ICF (fluido intersticial)
    barreira de ECF entre, 559–560
    compartimentos, 372-373
    concentração de ECF, 559
    osmolaridade, 564
    plasma vs., 559–650
    pressão nos capilares, 367
    rota linfática, 368–379
Icterícia hemolítica. *Veja* Icterícia pré-hepática
Icterícia hepática, 620
Icterícia pós-hepática, 620
Icterícia pré-hepática, 620
Icterícia, 620
IDO (Indoleamina 2,3-dioxigenase), 782
IEGs (genes iniciais imediatos), 163
IGFs (fatores de crescimento semelhantes à insulina)
    função, 671
    -GH, ligação de promoção do crescimento, 678–679, 681–682
    hormônios da tireoide e, 694–695
    tipos, 679
Ignorância imunológica, 446
Impedimentos da fala, 150
Impermeável, 60
Implantação, 781
Implantes cocleares, 223
Impotência, 760
Impressão do órgão, 8
Imunidade
    ativa, 436
    definição, 314, 400
    leite materno e, 796
    longo prazo, 435

mediada por anticorpos, 429-437
mediada por células, 405
passiva, 436
Imunidade adaptativa. *Veja* Imunidade mediada por anticorpos; Imunidade mediada por células
Imunidade ativa, 436
Imunidade inata
   caracterização, 419
   células natural killler, 426
   compostos, 419-420
   defesas de inflamação, 420-425
   interferon e, 425–426
   resposta a invasão bacteriana, 445
   sistema do complemento, 427–428
Imunidade mediada por anticorpos
   imunidade passiva, 436
   imunoglobulinas, 430
   resposta primária, 434
   resposta secundária, 434
   seleção clonal, 433
   visão geral, 428
Imunidade mediada por células. *Veja também* células T
   caracterização, 418
   função do MHC, 437
Imunidade passiva, 436
Imunização. *Veja* Vacinação
Imunocontracepção, 785
Imunodeficiência grave combinada, 449–450
Imunoglobulinas
   IgA, 430, 796
   IgD, 430
   IgE, 451–452
   IgG, 430
   IgM, 430
Incisão dicrótica, 323
Inclusões, 42
Incontinência, 552
Incretinas, 718
Índice de calor. *Veja* Índice de temperatura-umidade
Índice de temperatura-umidade, 653
Indoleaminas, 118-119
Inervação
   definição, 104
   dual, 240, 243
   músculos esqueléticos, 246
Inervação dual, 240
Inervação recíproca, 177
Infarto do miocárdio
   agudo, 320–321
   homocisteína e, 337
   níveis de colesterol e, 336-337
   proteína C-reativa, 337
   resultados, 337
   vasos obstruídos e, 335
Inflamação
   aumento, 427-428
   defesa capilar, 420
   defesa de leucócitos, 422-423
   defesa de macrófagos, 420
   defesa de vasodilatação, 420
   definição, 420
   doenças crônicas e, 425
   edema e, 421-422
   efeitos do cortisol, 701
   liberação de IL-10, 446
   manifestações, 422

parto e, 790, 792
passos de produção, 422
remoção de parede, 422
reparo de tecido, 425
resposta de fagócitos, 424–425
resultados, 422
supressão de glucocorticoide, 425
supressão por NSAIDS, 425
Informação sensorial
   categorias, 188
   codificação, 189
   visão vs. audição, 214
Ingestão de alimentos
   comportamento e, 644, 646-647
   função do hipotálamo, 644-647
   função do núcleo arqueado, 644-645
   obesidade por, 647-650
   sinal de saciedade, 647
Inibição lateral, 190
Inibição pré-sináptica, 111
Inibidor de tripsina, 614
Inibina, 755-756
Início da diástole ventricular, 323
Inositol trifosfato (IP_3), 122
Inserção, definição, 269
Inspiração
   capacidade, 480–481
   início, 469–470
   músculos respiratórios durante, 470–472
   neurônios associados com, 500
   volume de reserva, 480–481
Insuficiência adrenocortical primária. *Veja* doença de Addison
Insuficiência adrenocortical secundária, 704–705
Insuficiência adrenocortical, 704
Insuficiência cardíaca
   defeito principal em, 331
   definição, 331
   descompensada, 331-332
   diastólica, 332
   sistólica, 332
Insuficiência cardíaca congestiva, 332
Insuficiência cardíaca sistólica, 332
Insuficiência pancreática, 614
Insuficiência renal aguda, 548
Insuficiência renal crônica, 548
Insulina
   ação deficiente, 68
   admissão de glicose e, 604
   antagonistas, 725
   bombas, 721
   choque, 723
   crescimento e, 683
   equilíbrio energético e, 646
   estímulo à secreção, 717-718
   excesso, 723
   fatores de secreção, 719
   função do metabolismo de nutrientes, 715-717
   glucagon vs., 723–724
   regulagem metabólica por, 714–715
   resposta ao stress e, 708
   resumo de ações, 717
Integrador, 15
Intensidade, 197
Interações célula a célula, 57-58
Interferon
   caracterização, 425

efeitos anticancerígenos, 426
efeitos antivirais, 425
mecanismo de defesa, 440
vigilância imunológica, 448
Interleucina 1ß, 792
Interleucina-1, 424
Interleucina-10, 446
Interleucina-12, 440
Interleucina-4, 440, 451
Interleucina-5, 440
Interleucina-6
   equilíbrio energético e, 645
   liberação, 424
   secreção, 440
Interleucina-8, 790
Interneurônios, 135
Intestino delgado
   absorção de carboidrato, 626, 628
   absorção de gordura, 628, 630-631
   absorção de proteína, 628
   absorção do Ca^{2+}, 734-736
   área superficial, 623-624
   caracterização, 621
   complexo de mobilidade migratória, 622
   diarreia e, 622
   enzimas, 623
   equilíbrio absorção/secreção, 632-633
   equilíbrio bioquímico, 622
   função de absorção, 623-626
   função digestiva, 590-591
   infecção bacteriana de, 622–623
   má absorção, 624
   microvilosidades em, 48
   mobilidade entre refeições, 622
   revestimento mucoso, 626
   revestimento, 624-626
   secreções, 623
   segmentação, 621-623
   vilosidade, 624, 626
   volumes absorvidos por, 633
Intestino grosso
   absorção de água, 636
   absorção de Na^+, 636
   absorção do Ca^{2+}, 734-736
   anatomia, 635
   componentes, 633
   função, 634
   gases, 636–637
   movimento de fezes através do, 634–636
   secreção, 636
   volumes absorvidos por, 633
Intestino. *Veja* Intestino grosso; Intestino delgado
Intoxicação por água, 565
Intoxicação, água, 565
Inulina, 539
Involução, 792
Íons de bicarbonato, 394, 579
Íons de hidrogênio (H^+)
   aceitação de base de, 569
   acidose metabólica e, 583-584
   acidose respiratória e, 581-583
   designação de pH, 570
   fontes no organismo, 571–572
   gerados por CO_2, 502–503
   intensidade de ventilação e, 501
   liberação de ácidos de, 569
   ligados à hemoglobina, 394
   mudanças, defesa contra, 572–574

na fosforilação oxidativa, 36
no ciclo do ácido cítrico, 25
perturbações metabólicos, 581
regulagem renal, 576–580
regulagem respiratória, 575–576
secreção gástrica, 607
sistemas de tampão, 573–575
Íons. *Veja também* Concentração de cátions, 78
função no transporte de membranas, 63
movimento, 88, 90-93
permeabilidade, 78
Íris, 196-197
Isolantes, 90
Isquemia miocárdica, 320
Janela oval, 217–218
Janela redonda, 217
Janus quinase (JAK), 674
Jet lag, 685
Junção neuromuscular
caracterização, 246
eventos em, 250
função da AChE na, 250-251
neurotransmissor, 247, 250
sinapses vs., 252
vulnerabilidade, 251-253
Junções comunicantes
astrócitos, 137
comunicação celular através de, 113
fibras do músculo cardíaco, 308
função, 59
localização, 59–60, 104
zona pelúcida, 766
Junções de adesão, 58, 141
Lábios, 596
Lactação. *Veja também* Amamentação
estimulação, 794-795
hormônios, 794–795
preparação para, 792-793
prevenção, 793–794
Lactase, 623
Lactato
acúmulo, 279
caracterização, 714
produção, 278
Lacteal central, 626
Lactobacillus bifidus, 796
Lactoferrina, 424, 597, 796
Lactose, 590, 623
Lactotrofos, 672
Lágrimas, 195
Lamelas, 729
Lâmina própria, 591
Lâminas epiteliais, 4, 59
Laqueadura de trompas, 784
Laringe, 463, 599
LATS (estimulador de tireoide de ação prolongada), 696
LDL (lipoproteína de baixa densidade), 334, 336
L-Dopa, 112
Lei da ação das massas, 491
Lei de Boyle, 468
lei de Fick, 62, 464, 488
Lei de Laplace, 476
lei de Poiseuille, 347
lei do coração de Frank-Starling, 328
Leite materno
composição, 796
ejeção, 795
secreção (*Veja* Lactação)

Leite. *Veja* Leite materno
Leito capilar, 364-365
Lembrança, 159
Lente
caracterização, 195
células, 201
músculo ciliar, 200
Leptina, 646
Leucócitos
aderidos, 423
anormalidades na produção, 405
caracterização, 400
categorias, 400-401
contagem, 401, 403
destruição de bactérias por, 423
doadores, 402
durações de vida, 401-405
função imune, 400, 418-419
funções, 401-405
origens, 418-419
produção, 401
proliferação, 423
resposta a inflamação por, 422–423
transportados no sangue, 423
LH (hormônio luteinizante)
controle de retorno, 773
função da testosterona e, 755
função, 672
LHA (área lateral do hipotálamo), 646
Lieberkühn, criptas de, 626
Ligamentos, 200
modos de secreção, 772-773
órgãos-alvo, 672, 674
período pré-puberdade, 755–756
regulação do ciclo ovariano por, 770–772
secreção, 772
surto, 772–774
tônico, 772-773
Liberação de hormônios, 675
Ligações de ponta, 220
Ligações químicas
Ligamentos suspensórios, 200
Ligante RANK (ativador receptor de NF-κB), 728–729
Linfa, 369, 559
Linfócitos naive, 433
Linfócitos. *Veja também* células B; células T
caracterização, 401
duração de vida, 404-405
ingênuos, 433
reconhecimento de corpos estranhos, 428
Linfonodos
definição, 369
filtração de patógenos, 418
produção de leucócitos, 401
Língua, 596, 599
Linguagem. *Veja também* Comunicação
córtex e, 456
definição, 150
desordens de, 150
rota cortical, 151
linha M, 258
Linhas rotuladas, 188–189
Linhas Z, 262–289
Lipase
função, 630
gástrica, 614
pancreática, 614, 618
Lípase pancreática, 614, 618

Lipídios. *Veja também* Gorduras alimentares; Gorduras
armazenamento, 42
membrana, 54
metabolismo, 26–27
na membrana plasmática, 23
solubilidade, 62
Lipólise, 700
Lisossomos
caracterização, 28
degradação do corpo celular por, 43
função digestiva, 29
remoção de organelas, 31
Lisozima, 597
Lobos frontais, 144
Lobos occipitais, 144
Lobos parietais, 144
Lobos temporais, 144, 222-223
Lobos, 616-617
Locais de contato, 59
Lóquios, 792
Lúmen
caracterização, 4
Golgi, 28
RE, 25
Lúpus eritematoso sistêmico, 447
Luteinização, 770
Luz
adaptação, 209
atividade de fotorreceptor, 205
atravessando o olho, 196–197, 201
caracterização, 197
comprimentos de ondas, 197
conversão, 201–205
fonte distante, 199
fonte próxima, 199
intensidade, 197
processamento na retina, 205–207
visível, 197
Luz visível, 197
MAC (complexo de ataque a membrana), 427
Macho genético, 745
Macrófagos
alveolares, 457
caracterização, 334
destruição de bactérias, 423
mecanismo de defesa, 440
nervosos, 441
produção, 418
resposta a inflamação, 420
secreção de NO, 424
substâncias químicas liberadas por, 424
vigilância imunológica, 448
Macrófagos alveolares, 457
Macrófagos ativados, 441
Macromoléculas, 710
Mácula densa, 521
Mácula lútea, 201
Mal de Alzheimer (MA)
causas, 138
inflamação e, 425
Mal de Alzheimer de início tardio, 165
Malária, 398
Malpighi, Marcello, 346
Maltase, 623
Mamas. *Veja* Glândulas mamárias
Mapas somatotópicos, 148-149
Marcadores de ancoragem, 27
Marcadores de reconhecimento, 28

Marca-passo artificial, 312
Marca-passo latente, 311
Marca-passos
    analogia de atividade, 312
    artificial, 312
    atividade anormal, 311-313
    atividade normal, 310–311
    potenciais, 295, 309–310
Marginação, 422
Martelo, 217
Massa atômica. *Veja* Peso atômico
Massa branca
    caracterização, 143
    ordem ascendente, 175
    ordem descendente, 175
    organização, 172-173
Massa celular interna, 781
Massa cinzenta, 192
    casca externa, 143
    medula espinhal, 174
    periaquedutal, 192
Mastigação, 596
Mastócitos
    concentrações, 451
    resposta da IgE, 452
    transporte, 404
    vermes parasitas e, 453
Material extracelular, 29
Máximo de transporte, 67–68
Mecanismo de filamento deslizante, 261, 263
Mecanismo miogênico, 520-521
Mecanorreceptores, 184, 595-596
Mediadores vasoativos, 354, 382
Medicamentos adrenérgicos, 453
Medicamentos anti-inflamatórios, 425, 453
Medicamentos com estatina, 731
Medicamentos quimioterápicos, 40-41
Medula
    adrenal, 698
    estimulação elétrica, 192
    respiração e, 500
    sistema autônomo e, 245
Medula adrenal
    função, 698, 705
    modificação, 243
    secreção de catecolamina, 706-707
Medula espinhal
    conexões com o nervo espinhal, 172
    descrição, 172
    funções de reflexo, 176–179
    ligação com tronco cerebral, 167
    massa branca, 172–175
    massa cinzenta, 174
    seção transversal, 174
Medula óssea
    amarela, 395
    caracterização, 395
    produção de eritrócitos, 395, 397
    vermelha, 395
Medula óssea branca, 395
Medula óssea vermelha, 395
Medula renal, 512
Megacariócitos, 405
Meio espermático, 753
Meiose
    na espermatogênese, 752
    reprodução e, 745
Melanina, 456
Melanócitos, 456

Melanocortinas, 644
Melatonina
    caracterização, 686
    função, 687
    puberdade masculina e, 756
    secreção, 685
Melito, definição, 718
Membrana basal, 517
Membrana basilar, 218, 220, 222
Membrana glomerular, 517–518
Membrana óssea osteocítica-osteoblástica, 730
Membrana plasmática. *Veja também* Transporte de membrana
    adesões célula a célula, 57-60
    aparência, 53
    caracterização, 20
    celular, 559–560
    controle da pressão sanguínea por, 382
    definição, 2
    estrutura da membrana, 53-57
    funções proteicas, 56–57
    funções, 23, 53-57
    homeostase, 52
    interação, 59
    maior abundância, 54
    modelo do mosaico fluído, 55
    movimento de íons através da, 88
    perda de corrente através da, 90
    potenciais de ação, 91-104
    potencial, 75–82
    rota de transdução de sinal, 121
Membrana subsináptica, 105
Membrana tectorial, 217
Membrana timpânica, 216
Membrana vestibular, 217
Membranas basolaterais, 73, 525
Memória de curto prazo
    atividade sináptica e, 159–162
    caracterização, 158
    mecanismo molecular, 159
    memória de longo prazo *vs.*, 158-159
Memória de longo prazo
    caracterização, 158
    conexões sinápticas, 162-163
    mecanismo molecular, 159
    memória de curto prazo *vs.*, 158-159
Memória de procedimento, 163
Memória de trabalho, 158, 163-165
Memória semântica, 163
Memória. *Veja também* Memória de longo prazo; Memória de curto prazo; Memória de trabalho
    ambiente externo e, 163
    caracterização, 158
    de procedimento, 163
    declarativa, 163
    efeitos do etanol, 161–162
    episódica, 163
    falta de, 159
    semântica, 163
Menarca, 777
Meningiomas, 138–139
Menopausa, 776-778
Mensageiros químicos
    parácrinas, 114
    tipos, 113-117
Mensageiros químicos extracelulares, 113–115
    Metabolismo de combustíveis. *Veja também* Nutrientes
    anabolismo e, 710-712

    catabolismo e, 710-712
    complicações, 722-723
    efeitos da epinefrina, 725–726
    efeitos do cortisol, 725–726
    efeitos do GH, 725–726
    intermediários orgânicos, 714
    regulagem de insulina, 717–718
Metabolismo do cálcio
    Ca^{2+} do plasma, 734
    calcitonina e, 734
    excitabilidade neuromuscular, 727
    PTH e, 733
    vitamina D e, 735
Metabolismo intermediário, 42
Metabolismo, intermediário, 694
Metabolismo. *Veja também* Metabolismo de combustível
    cálcio, 726-727
    carboidrato, 718-719
    colesterol, 336-337
    combustível, 710-726
    definição, 710
    epinefrina, 706–707
    fosfato, 736
    glândula tireoide, 694
    glucocorticoide, 700-701
    gordura, 719
    intermediário, 42
    lipídio, 26–27
    músculos esqueléticos, 276–281
Metarteríolas, 364
Metástase, 447
Metionina, 337
Método de ritmo, 784
Metoprolol, 244
MHC (complexo maior de histocompatibilidade)
    células T auxiliares e, 442-443
    células T citotóxicas e, 442
    doença e, 446-447
    glicoproteínas, 442-444
    mecanismo, 442
    moléculas, 437, 442
    rejeição a transplante e, 444
    síntese, 438
    tolerância do sistema imunológico, 446
Miacalcin. *Veja* Calcitonina
Miastenia grave, 253
Micelas, 618–619, 628, 630
Micróbios, 432
Microcirculação, 347
Microfilamentos
    caracterização, 47
    como endurecedores mecânicos, 48–49
    em sistemas contráteis celulares, 47–48
    estrutura, 42
Micróglia, 138
Microscópios, 21–22
Microtúbulos
    caracterização, 41
    função da dineína, 46
    movimento ciliar, 43, 45-46
    movimento flagelar, 43, 45-46
    organização, 41
Microvilosidades
    caracterização, 48
    difusão e, 62
    formação, 623
    função, 48–49
Mielina, 100-102

Mifepristona. *Veja* RU 486
Milivolts (mV), 75
Mineralocorticoide
　caracterização, 699
　equilíbrio de Na_ e K_ e, 700
　receptores, 700
　secreção, 698
Mioblastos, 258
Miocárdio, 308
Miofibrilas, 258, 264
Mioglobina. *Veja* Exercício aeróbico
Miométrio, 774
Miopia, 201, 202
Miosina
　caracterização, 47
　em plaquetas, 405
　estrutura, 261
　formação de filamentos e, 260
　fosforilação, 292
Miostatina, 282
MIT (Monoiodotirosina), 692, 693–694
Mitocôndria, 31-32
Mitocôndrias
　caracterização, 31–32
　em fibra muscular, 258
　envoltório, 32
　fosforilação oxidativa em, 36
　geração de ATP, 32–37
　reações oxidativas em, 38–39
Mitose
　caracterização, 745
　produção de espermatozoides, 767
　produção de óvulos, 767
　proliferação, 752
　replicação de DNA, 46–47
Mixedema, 696
MLC quinase (miosina de cadeia leve quinase), 292
Mobilidade, 589-590
Modalidades, 183
Modelo do mosaico fluído, 55
(moléculas de adesão celular); MHC (complexo maior de histocompatibilidade); *moléculas específicas*
Molécula de cinesina, 46
Moléculas de clatrina, 31
Moléculas de fosfolipídios, 54
Moléculas de sinal. *Veja* Mensageiros químicos
Moléculas de transporte, 57
Moléculas transportadoras, 35
Moléculas. *Veja também* Moléculas biológicas; CAMs
　caracterização, 2
　clatrina, 31
　eritrócitos, 394
　interconversões, 712
　transportador, 57
　transporte, 57
Monócitos, 334
　coagulação do sangue e, 424
　duração de vida, 404
　resposta inflamatória, 421
　transformação, 418
Monoglicerídeos, 590, 630
Monossacarídeos, 590
Monóxido de carbono, 495
Morfina, 192
Morte
　celular (Veja Apoptose)
　cerebral, 152-153
　do endométrio, 775
Morte celular programada. *Veja* Apoptose
Morte celular. *Veja* Apoptose
Mórula, 780-781
Motilina. *Veja* Complexo de mobilidade migratória
Motivação, 157
Motores moleculares, 43
Movimento ameboide, 48
Movimento de controle motor
　impulsos neurais, 283–284
　informações aferentes para, 284-289
　padrões, 281, 282
　processo, 286
Movimento de mistura, 590
Movimento em massa, 635
Movimento intracelular, 3
Movimentos propulsores, 589
MSG (glutamato monossódico), 230
MSH (hormônio estimulante de melanócito), 671, 205
Muco
　células, 605–606
　digestivo, 591, 597
　elevador, 457
　estômago, 608
　função protetora, 608
　leite materno, 796
　membranas, 591
Mucosa olfativa, 230
Mucosa oxíntica, 605
Mucosa, 605
Multiplicação contracorrente, 541
Muscularis externa, 593
Muscularis mucosae, 591
Músculo cardíaco
　características, 328
　excitação, 313
　fibras, 308
　formação de sincícios funcionais, 295
　nutrição, 332-337
　organização de fibras, 289
Músculo circular, 197
Músculo constritor. *Veja* Músculo circular
Músculo dilatador. *Veja* Músculo radial
Músculo liso autônomo, 593–594
Músculo liso tônico, 293–294
Músculo radial, 197
Músculos de contorção lenta, 279–280
Músculos esqueléticos. *Veja também* Fibras musculares
　bomba, 374
　características, 290-291
　caracterização, 4
　ciclo de pontes cruzadas, 265-267
　componentes, 6, 260
　controle do movimento motor, 281–289
　conversão de energia e, 274–275
　efeitos da atividade elétrica, 268
　efeitos do Ca^{2+}, 264–268
　encurtamento, 262
　estrutura, 257-261
　função, 256
　fusos, 188
　homeostase, 11, 14
　homeostase, 299
　inervação, 246
　mecânica de contração, 268-276
　mecanismo de filamento deslizante, 261, 263
　mecanismos de controle, 358–359
　metabolismo, 276-281
　músculos lisos vs., 289
　níveis de organização, 259
　oculares, 197, 200
　ossos ligados a, 268–269
　perda de massa, 251
　potencial de ação, 264
　proprioceptores, 188
　reflexos, função do tronco cerebral, 167
　relaxamento, 266, 267-268
　resposta contrátil, 3
　retículo sarcoplasmático, 263–264
　retorno venoso e, 373–374
　rigor mortis, 267
　sistema de alavanca, 275–276
　tecidos, caracterização, 4
　tensão, 269
Músculos inspiratórios acessórios, 470
Músculos intercostais, 469
Músculos intercostais externos, 469
Músculos lisos
　alongamento, 297-298
　arteriolar, 358, 484
　atividade elétrica autogerada, 295
　autônomo, 593–594
　bronquiolares do músculo, 484
　características, 290-291
　caracterização, 4, 289
　células, 289
　contração, 292–294
　controle local, 483–485
　economia de, 298
　excitação, 727
　filamentos, 292
　homeostase, 299
　localização, 256
　modificação de atividade, 297
　multiunitários, 294-295
　potenciais de ação, 296
　relação comprimento-tensão, 298
　relaxamento, 297-298
　resposta lenta de, 298
　tecidos do estômago, 5
　tipos, 292–294
　única unidade, 295-299
　visão microscópica, 292
Músculos lisos de uma unidade
　contrações, 296–297
　função das células, 295
　potenciais de marca-passo, 295
　potenciais de onda lenta, 295–296
　propriedades miogênicas, 295–296
Músculos lisos fásicos, 293–294
Músculos papilares, 307
Músculos respiratórios
　anatomia, 469
　contrações, 469–470
　expiração, 470-472
　inspiração, 470-472
Mutação de célula germinativa. *Veja* Gametas
Mutações
　câncer e, 447
Na^+ dependente de energia, 626
NAD^+ (nicotinamida adenina dinucleotídeo), 35
Namenda, 165
Nanismo de Laron, 124, 683
Nanismo, 682-683

Narcolepsia, 172
Narcose por nitrogênio, 499
Nariz sexual. *Veja* Feromônios
Nariz. *Veja* Passagens nasais
Nascimento, 789
Necrose, 124-125, 320
Néfrons
    anatomia, 514
    caracterização, 512
    componente tubular, 514–515
    componente vascular, 512–514
    corticais, 515-516
    justamedulares, 515-516
    reabsorção de água, 548
    reabsorção de Na+, 548
    regiões, 512
Néfrons corticais, 515
Néfrons justamedulares, 515
Neonatos
    doença hemolítica, 399
    lactação e, 794
    parto não cefálico (distócico), 789–790
    síndrome adrenogenital, 704
Nervo frênico, 469, 472
Nervo olfativo, 230
Nervo óptico, 201, 686
Nervo vago, 167, 325
Nervo vestíbulo-coclear, 224
Nervos craniais, 167
Nervos espinhais
    caracterização, 176
    fibras carregadas por, 175-176
    organização, 172-173
Nervos extrínsecos, 595
Nervos intercostais, 469
Nervos sensoriais, 188–189
NETs (redes extracelulares de neutrófilos), 401–402
Neuregulina, 163
Neuroendocrinologia, 129
Neurofilamentos, 49
Neuróglia. *Veja* Células da glia
Neuroglobina, 141
Neurohipófise, 670
Neurohormônios, 115, 129
Neuromoduladores, 110-111
Neurônio pós-ganglônico simpático, 705-706
Neurônio sensorial de primeira ordem, 188
Neurônio sensorial de segunda ordem, 188
Neurônio sensorial de terceira ordem, 188
Neurônios aferentes
    caracterização, 135
    tipos, 135
    viscerais, 187
Neurônios eferentes, 135
Neurônios motores
    caracterização, 246
    como rota comum final, 246
    junções neuromusculares, 246–253
Neurônios motores alfa, 286
Neurônios motores gama, 287-288
Neurônios multissensoriais, 213
Neurônios pós-sinápticos
    caracterização, 104
    comunicação, 113
    função, 104-105
    vinculação, 112-113
Neurônios pré-sinápticos
    caracterização, 104

conversão de sinal elétrico, 105
soma de atividades, 107-109
vinculação, 112-113
Neurônios, neuronial(is). *Veja também* nervos específicos
    anatomia, 95
    cerebelo, 166
    cérebro, 138
    classes funcionais, 135
    córtex cerebral, 143
    cranial, 168
    digestivos, 594-596
    estrutura, 176
    integração com GPSP, 108–109
    localizações, 135
    memória de curto prazo e, 159
    partes básicas, 95
    pós-sinápticos, 104-105
    potencial de membrana, 87
    pré-sinápticos, 104, 105
    respiratórios, 500
    sincronia rítmica, 153
    terminação, 104
    transporte axônico nos, 45
    vestibulares, 224
    vinculação, 112-113
Neurônios; Sistema nervoso periférico
Neuropeptídeos, 110
Neurotransmissor(es). *Veja também neurotransmissor específico*
    armazenamento, 104
    comportamento e, 157
    comunicação intracelular e, 114–115
    comuns, 107
    emoção e, 157
    função de potencial de ação, 105–107
    neuropeptídeos vs., 110
    -receptor, resposta, 107
    remoção da fenda sináptica, 107
Neutralização, 431
Neutrofilia, 402-403
Neutrófilos
    caracterização, 401
    definição, 418
    destruição de bactérias, 423
    em circulação, 402-403
    liberação de, 401–402
    resposta inflamatória, 421
    síntese, 424
Neutrófilos em circulação, 403
NF-κB (fator nuclear κB), 790
Nitrito, 456
Nitrogênio, 533
Nitroglicerina, 335
Nó atrioventricular, 310
Nó AV, 310, 312
Nó SA, 325-328
Nó sinoatrial, 310-313
Nociceptores mecânicos, 191
Nociceptores polimodais, 191
Nociceptores térmicos, 191
Nociceptores, 184
Nódulos de Ranvier, 101
Norepinefrina
    afinidade de receptor adrenérgico, 706
    arteríolas, 359
    caracterização, 240
    comportamento e, 157
    emoções e, 157

    função do mensageiro, 129
    liberação, 232, 240
    secreção da medula adrenal, 705
NPY (neuropeptídeo Y), 644
NSAIDS (medicamentos anti-inflamatórios não esteroides). *Veja também* Ácido acetilsalicílico
    eliminações, 536
    irritação gástrica por, 612
    supressão de inflamação, 425
NTS (núcleo do trato solitário), 647
Núcleo arqueado, 644, 646
Núcleo geniculado lateral, 210
Núcleo geniculado medial, 222
Núcleo, 20, 23-24
Núcleos basais, 153-154, 155, 167, 246, 676
Núcleos vestibulares, 227
Número diploide, 743
Número haploide, 745
Nutrientes essenciais, 712
Nutrientes. *Veja também* Alimentos; Metabolismo de combustível
    absorção, digestiva, 590-591, 598
    absorção, função das microvilosidades, 48
    absorvidos, processamento hepático de, 632
    admissão celular, 10
    armazenamento corporal, 711
    armazenamento, 712-713
    categorias do processo digestivo, 624
    cérebro, 139-141
    distribuição circulatória, 7, 10
    essenciais, 712
    estados absortivos, 713
    estados pós-absortivos, 713–714
    função no crescimento, 677
    no citoplasma, 780
    no cólon, 536
    quebra, 572
    redução da pressão sanguínea, 382
    rotas majoritárias, 711
O_2 máximo, 506
Obesidade
    androide, 649
    bactérias do cólon e, 648–649
    causas, 647-649
    definição, 647
    ginoide, 649
Obesidade androide, 650
Ocitocina
    armazenamento, 670-671
    função homeostática, 16
    função, 671
    lactação e, 794-795
    parto e, 790
Oclusão. *Veja* Cárie dentária
Oddi, esfíncter de, 617
Odorantes, 230
Odores
    detecção, 230-231
    discriminação, 232
    feromônios, 232
    liberação, 232
Olfato, 230
Olho, ocular. *Veja também* Visão
    camadas, 195-196
    componentes, 195-196
    cor, 208-209
    córnea, 195, 212
    doenças de, 202
    estrutura, 195

fotorreceptores, 204
fototransdução, 201-207
luz atravessando, 196–197
mecanismo protetor, 195
refração, 198-200
retina, 212, 203
Oligodendrócitos, 101, 138
omoléculas. *Veja* Moléculas biológicas
Onda P, 317, 319
Onda peristáltica primária, 600
Onda peristáltica secundária, 600
Onda T, 317
Ondas de calor, 651
Ondas peristálticas, 600
Ondas sonoras
　caracterização, 213
　formação, 215
　no ouvido externo, 216–217
　pressão, 218–219
　propriedades, 216
　transmissão, 217-220
OPG (osteoprotegerina), 728–729
Opioides, 192-193
Opsina, 205
Opsoninas, 423, 428
Orexinas, 646-647
Organelas membranosas, 24
Organelas não membranosas, 24
Organelas. *Veja também* organelas específicas
　definição, 24
　remoção, 31
　tipos, 24
Organismos
　caracterização, 2
　femininos, 763–764
　masculinos, 761
　unicelulares, 6
Organismos infecciosos, 547
Organofosfatos, 253
Órgão de Corti
　caracterização, 217
　células capilares em, 217–218, 220
Órgão vomeronasal (VNO), 232
Órgãos executores, 134
Órgãos otolíticos, 224
Órgãos tendinosos de Golgi
　ativação, 285
　função, 288
　localização, 288
Orientações hemostáticas, 157
Origem, definição, 269
Osmolaridade
　arteriolar, 354
　caracterização, 563
　digestiva, 603-604
　ECF, 563–564
　ICF, 564
　medição, 64
Osmorreceptores, 184
Osmose
　definição, 63
　diurese, 546
　movimento de água, 63–66
　plasma-coloide, 366–367
　pressão, 64
　processo de, 63–64
　tonicidade e, 66–67
Ossículos, 217
Ossificação, 680

Osso peitoral. *Veja* Esterno
Osso trabecular, 729
Osso(s), ósseo(a)
　banco, 731-732
　caracterização, 679
　células, 728
　compacto, 729
　crescimento, 752
　deposição, 729
　dissolução, 729, 733
　fluido, 730
　longo, 679
　sistema de alavanca, 275–276
　trabecular, 729
Ossos compactos, 729-730
Osteoblastos, 679
Osteócitos, 681
Osteoclastos, 679, 728-729
Osteomalácia, 737-738
Ósteons, 729, 732
Osteoporose
　benefícios do exercício, 731
　caracterização, 729, 730
　terapia medicamentosa para, 730
Otólitos, 224-225
Ouvido externo, 216
Ouvido interno
　caracterização, 213
　parte de audição, 217-218, 220
　parte de equilíbrio, 224–227
　sensibilidade, 222
Ouvido médio, 217, 219
Ouvido. *Veja também* Audição; Ouvido interno
　anatomia, 213
　canal, 216
　componentes, 213, 218
　externo, 216
　médio, 217
　ossos, 217
Ovários, 664, 771
Ovidutos
　caracterização, 742
　transporte do esperma para, 778–779
　transporte do óvulo para, 778
Ovócitos primários, 764
Ovócitos secundários, 765
Ovócitos, 764-765, 772
Ovogênese
　caracterização, 764
　divisões meióticas, 767
　divisões mitóticas, 767
　espermatogênese vs., 765
　processo, 765–766
Ovogônia, 764
Ovulação
　caracterização, 769
　controle de, 772–773
　desenvolvimento, 768
　surto de LH, 772–774
Óvulo maduro, 765
Óvulo, 745, 778
Óxido nítrico (NO)
　altas altitudes e, 498
　anormalidades, 382
　caracterização, 161, 334
　funções, 356
　hemoglobina, 394
　na formação de tampão de plaquetas, 407
　secreção de macrófagos, 424

Oxigênio (O_2)
　capacidade de transporte de sangue, 398, 402–403
　da placenta, 786
　difusão, 62–63
　dissolvido, 490
　distribuição circulatória, 7, 10
　entrada pulmonar, 486–488
　equivalente energético de, 643
　homeostase e, 11
　magnitude de ventilação e, 501-503
　máximo, 506
　músculos lisos e, 484–485
　na glicólise, 37
　na hemoglobina, 393-394
　necessidades cardíacas, 332-333
　necessidades celulares para, 302
　necessidades cerebrais, 141
　necessidades pós-exercício, 279
　relaxamento arteriolar, 354
　respiração e, 462
　toxicidade, 497, 499
　transportadores sintéticos, 403
　transporte no sangue, 490–491
Oxihemoglobina, 491
PAF (fator ativador de plaqueta), 333
PAH (ácido para-amino-hipúrico), 539
Paladar, 229-230
Palato, 596
Pálpebras, 195
Pâncreas endócrino, 613
Pâncreas exócrino
　enzimas, 614
Pâncreas. *Veja também* Pâncreas endócrino; Pâncreas exócrino
　caracterização, 690
　efeitos da fibrose cística sobre, 56
　enzimas, 614
　equilíbrio bioquímico, 622
　produção de bile, 615–620
　regulagem metabólica por, 714–715
　tecidos, 613-615
Papilas gustativas, 229, 596
Parácrinas, 114 *Veja também parácrinas específicas*
Parada respiratória, 496
Paralisia espástica, 283
Paralisia flácida, 284
Paralisia hemiplegia, 284
Paralisia paraplegia, 283
Paralisia tetraplegia, 283
Paralisia, 283
Parede abdominal, 469
Parede capilar glomerular, 517
Paredes capilares
　escoamento ao longo de, 368
Parto
　caracterização, 789
　ciclo de retroalimentação, 791-792
　fases do parto, 792-793
　hormônios, 790
　inflamação e, 790, 792
　iniciação, 791
Passagem de ar. *Veja* Traqueia
Passagens nasais, 463
Pasteur, Louis, 436
Patofisiologia, 17
Patógenos
　bactérias, 417-418

defesa contra, 417
definição, 400
filtragem do tecido, 418-419
Paxil, 107
PDE5 (fosfodiesterase 5), 760
Pedras na vesícula, 619
Pedras no ouvido. *Veja* Otólitos
Pele
acne, 421
anatomia, 455
camadas, 454-455
derme, 455
folículos capilares, 455
glândulas exócrinas, 455
hipoderme, 455
perda de calor através de, 654–655
síntese de vitamina D, 456, 734–735
vasoconstrição, 655
Pélvis renal, 512
Pélvis, 512
Pênis
anatomia, 760
descrição, 724
fluxo sanguíneo no, 760
glande, 759
tubérculo genital e, 747
vasocongestão, 759-760
Pepsinogênio, 605, 607–608
Peptídeo intestinal vasoativo, 595
Peptídeo natriurético atrial, 529
Peptídeos hidrofílicos, 670
Peptídeos. *Veja também peptídeos específicos*
caracterização, 118
processamento de, 119
Pequenos lábios, 743
Percepção
definição, 190
processamento, 190–191
profundidade, 210–211
visão, 213
Percepção de profundidade, 210–211
Perda insensível, 566
Perforina, 438
Perfusão, 485
Pericardite, 309
Perilinfa, 217-219
Perimenopausa, 776
Período fértil, 778
Período latente, 268
Períodos refratários absolutos, 98–99
Períodos refratários relativos, 98–99
Períodos refratários, 97–99
Perióstẹo, 679
Peristaltismo, 600
Permeabilidade
íon, 78
membrana, 91-93
seletiva, 60
Permeabilidade vascular, 428
Permeável, 60
Permissividade
cortisol e, 700
definição, 666
função, 666, 670
Pernas, 374
Peróxido de hidrogênio (H_2O_2), 31, 534
Peroxissomas, 31
Peso molecular, 62
Pesos moleculares. *Veja* Massas moleculares

PGA (área da glande pilórica), 605
pH
definição, 569
homeostase e, 11
manutenção, 460
Pia mater, 139
PIH (hormônio inibidor de prolactina). *Veja* Dopamina
Pílula do aborto. *Veja* RU 785
Pílulas anticoncepcionais. *Veja* Contraceptivos orais
Pílulas do dia seguinte, 785
Pinocitose, 31
PIPS (potencial inibitório pós-sináptico)
cancelamento concorrente, 108
caracterização, 106
despertar do sono e, 171
entradas pré-sinápticas e, 107-109
glicina e, 107
medição, 152
soma temporária, 108
Pirâmides renais, 512
Pirogênio endógeno, 424, 656
Pituicitos, 670
PKC (proteína quinase C)
caracterização, 122
Placa
associada a MA, 164
aterosclerótica, 334
localização, 58
Placa epifisária, 679
Placas de Peyer, 418
Placenta
caracterização, 782
componentes, 786
formação, 783, 786
funções, 786-787
hormônios secretados pela, 787–788
Placentação, 783
Planejamento, 166-167
Plaqueta neurítica, 164
Plaquetas
agregação, 407-411
caracterização, 405
duração de vida, 405
formação de tampão de, 406-407
hemofilia, 411-412
homeostase, 406-411
Plasma. *Veja também* ECF (fluido extracelular)
água, 391-392
cálcio, 726-732
caracterização, 7
concentração de ECF, 559
concentração de hormônios, 663-665
fluido intersticial vs., 559–650
fosfato, 737
hormônios hidrofílicos em, 120
níveis de estrogênio, 770
níveis de glicose, 530
níveis de K+, 535
substâncias dissolvidas em, 392
volume, 563
Plasmina fibrinolítica, 410–411
Plasmina, 410
Plasminogênio, 410-411
Plasticidade, 149-150
Pleurisia, 464
Plexo mientérico, 594
Plexo submucoso, 594

Plexos coroides, 139
Plexos nervosos intrínsecos, 594-595
Pneumonia, 63
Pneumotórax, 468
Podócitos, 517-518, 523
Polarização, 87–88
Policitemia primária, 398
Policitemia secundária, 398-399
Policitemia, 398-399
Poliespermia, bloqueio a, 780
Polifagia, 719
Poliovírus, 246
Polissacarídeos, 590
Poliúria, 719
POMC (pro-opiomelanocortina), 644, 672
Pontes cruzadas, 259, 261, 263, 272, 296, 298
Ponto cego, 201
Ponto de ajuste, 15
Ponto focal, 197–199
Poro gustativo, 229
Poros de Kohn, 464
Poros nucleares, 23
Poros, 363–364
Pós-carga, 330
Pós-hiperpolarização, 91
Potássio (K^+)
acúmulo de, 279
ativação do músculo cardíaco, 315
canais regulados por voltagem, 92
controle da pressão sanguínea por, 382
equilíbrio acidobásico e, 570-571
insuficiência adrenocortical e, 704
movimento, 79
potenciais de repouso e, 91–92
relaxamento arteriolar, 354
retenção, 549
secreção, 534-535
Potenciação de longa duração (LTP), 161-162
Potenciais de ação
condução contígua, 96
diâmetro de fibra e, 99–102
disparo por, 99
filamento axônico e, 185
local de iniciação, 185
marca-passos, 309
propagação em mão única de, 96
propagação, 183
receptores olfativos, 232
túbulos T e, 264
Potenciais de onda lenta, 593
Potenciais de prontidão, 146
Potenciais graduados. *Veja também* PPSE (potencial pós-sináptico excitatório); PIPS (potencial inibitório pós-sináptico)
descrição, 88
diminuição, 90
em curtas distâncias, 90–91
eventos de ativação, 88–89
fluxo de corrente durante, 89–90
potenciais de ação vs., 98
Potencial de equilíbrio para K^+, 79
Potencial de limiar, 91
Potencial de membrana
bomba de potássio, 78–80
bomba $Na+-K+$, 78
bombeamento ativo, 81–82
canais de repouso, 81–82
células musculares, 87
células nervosas, 87

concentração/permeabilidade de íons, 78
definição, 77
despolarização, 87–88
determinação, 77
equação de GHK, 81
equação de Nernst, 79–80
estado estável, 82
extravasamentos passivos e, 81–82
hiperpolarização, 87–88
medição, 75
movimento do cloreto, 82
movimento do sódio, 80
mudanças em, 88
possíveis efeitos da ação, 91
potenciais graduados, 88–91
repouso, 78, 81–82
Potencial de membrana em repouso, 78
PPSE (potencial pós-sináptico excitatório)
caracterização, 106
GABA e, 107
inibição pré-sináptica, 111
soma espacial, 108
Pré-carga, 328
Precipitação, 431
Pregas vocais, 463, 599
Pré-hipertensão, 383
Pré-pró-hormônios, 119
Prepúcio, 747
Presbiacusia neural, 223
Presbiopia, 201
Pressão arterial média (PAM)
alterações, 342
determinantes, 377
função, 376
influência de RPT sobre, 358
regulagem, 342
Pressão atmosférica, 465
Pressão barométrica. *Veja* Pressão atmosférica
Pressão hidrostática, 64
Pressão intra-alveolar
caracterização, 465
durante a expiração, 471
durante a inspiração, 471
Pressão intrapleural
aspectos subatmosféricos, 468
caracterização, 466
mudanças em, 468–473
Pressão intrapulmonar. *Veja* Pressão intra-alveolar
Pressão intratorácica. *Veja* Pressão intrapleural
Pressão no pulso, 350
Pressão osmótica plasma-coloide, 519, 520
Pressão parcial, 486
Pressão sanguínea diastólica, 350
Pressão sanguínea sistólica, 350
Pressão sanguínea. *Veja também* Hipertensão
anormalidades, 382-383
arterial média, 350, 357, 376
barorreceptor, 378-380
capilar, 366, 367-368
carga de trabalho cardíaca e, 330-331
definição, 376-386
determinantes, 376-377
diastólica, 350-351
distensibilidade, 349
edema e, 370
GFR renal e, 562
receptores de volume atrial e, 379
sistólica, 349

volume de ECF e, 560
Pressão. *Veja também* Pressão sanguínea
atmosférica, 498-499
homeostase e, 11
ondas, 218-219
osmótica plasma-coloide, 366-367, 520
parcial, 486
relacionada a filtração glomerular, 518–519
PRH (hormônio liberador de prolactina), 795
Primeira lei da termodinâmica, 641
Privilégio imunológico, 446
Procarboxipeptidase, 614
Processamento de perfumes, 231
Processamento pré-cortical, 190
Processo autocatalisador, 608
Processo de autorreconhecimento, 55
Procrit, 397
Produtos residuais, 11
Progesterona
ações, 794
ciclo ovariano, 772
mudanças cervicais por, 776
secreção pela placenta, 788-789
secreção, 769-770
Programa motor, 149
progressão, 791
Prolactina (PRL), 672, 793
Propanolol, 245
Propriedades neurogênicas, 294–295
Propriocepção, 144, 188
Prostaciclina, 407
Prostaglandinas
arteriolares, 354
dor e, 191
função, 758
resposta inflamatória e, 424
Prostaglandinas, 790
Próstata
câncer de, 762
caracterização, 756
exame de PSA, 757
Proteína de vinculação a androgênio, 122
Proteína quinase A, 121
Proteína quinases, 117
Proteínas alimentares
absorção, 628
caracterização, 590
digestão, 590
Proteínas capsidiais, 28
Proteínas Clock, 685
Proteínas contráteis, 47–48
Proteínas da fase aguda, 424, 616
Proteínas de desacoplamento, 648
Proteínas entre membranas, 54, 56–57
Proteínas executoras, 679
Proteínas G
caracterização, 117
inativas, 120
ligação a hormônios, 120-121
recepção olfativa, 230
Proteínas integrais, 54
Proteínas intracelulares, 120
Proteínas JFP, 264
Proteínas periféricas, 54–55
Proteínas plasmáticas
caracterização, 391
cerebrais, 139
classificação, 391–392
concentrações reduzidas, 370

funções, 391-392
perda de, 549
reabsorção tubular, 524
síntese hepática, 616
Proteínas reguladoras, 260
Proteínas. *Veja também* Proteínas alimentares
absorção de. 628
ações da insulina, 717
ações do glucagon, 724
digestão de, 611, 614, 623
metabolismo, 719
processamento, 27
secreção, 27–28
transporte linfático, 369–370
Protrombina, 408
Prozac, 107, 157
PSA (antígeno específico da próstata), 757
Pseudo-hermafroditismo feminino, 704
Pseudomonas aeruginosa, 56
Pseudópodes, 31
PTH (hormônio da paratireoide)
caracterização, 728
função, 727-728
funções renais, 733–734
hipersecreção, 736
hipossecreção, 736-737
loop de retroalimentação, 736
metabolismo de Ca^{2+} e, 729-733
metabolismo dos ossos e, 729-733
terapia para osteoporose com base em, 731
vitamina D e, 735
PTHrp (peptídeo relacionado ao hormônio da paratireoide), 789
Puberdade
atividade de GnRH em, 755–756
caracterização, 751
fêmeas, iniciação, 664–665
fêmeas, mudanças induzidas por, 776
formação de folículos, 65
machos, início da, 755–756
Pulmões, pulmonar(es). *Veja também* Expiração; Inspiração;
área superficial, 489
artéria, 306
capilares, 465
circulação, 303–340
disfunção, 481
doenças obstrutivas, 474, 481 efeitos gravitacionais, 485
elasticidade de, 474–476
espessura, 489
expansão, 466-468, 470
fatores da curva O_2-Hb, 494
fibrose, 476
forças opostas atuando em, 478
função circulatória, 303-304
inflamação, 464
inter-relação interna/externa, 465–466
localização, 464-465
receptores de estiramento, 500
surfactante, 476-477
troca de gases, 486–490
volume, 479–481
Punições, 157
Pupilas, 196-197
Púrpura trombocitopênica, 412
Pus, 423
PVC (contração ventricular prematura), 312

Índice remissivo **837**

PVN (núcleo paraventricular do hipotálamo), 646
Queratina, 49
Queratinizado, 454
Queratinócitos, 456
Quiasma óptico, 210
Quilocaloria, 642
Quilomícrons, 630
Quimiocinas, 440-441
Quimiorreceptores
    definição, 184
    zona de ativação, 605
Quimiorreceptores periféricos, 501–503
Quimiosmose, 35–36
Quimiotaxia, 423
Quimiotaxinas, 423, 428, 440
Quimo, 601
Quimotripsina, 614
Quimotripsinogênio, 614
Quininas, 424, 428
Quociente respiratório (QR), 461
RAAS (sistema renina-angiotensina-aldosterona)
    doenças associadas com, 529
    funções de, 527-528
    mecanismo, 527
    reabsorção de Na+, 562–563
    resposta ao stress e, 708–709
Radiação óptica, 210
Radiação, 651
Radicais livres, 687
Raio de luz, 197
Raiz dorsal, 175
Raiz ventral, 175
Raloxifeno, 731
Raquitismo, 737-738
RAS (sistema de ativação reticular), 167
RCP (ressuscitação cardiopulmonar), 304
RE. *Veja* Retículo endoplasmático (RE)
Reabsorção. *Veja* Reabsorção tubular
Reabsorção ativa, 525
Reabsorção de sódio (Na+)
    agentes inibidores, 529–530
    AQPs, 532–533
    estimulação de aldosterona, 526-529
    função da membrana basolateral, 526
    função do RAAS, 527-529
    reabsorção de água e, 532-533
    reabsorção de cloreto e, 532
    transporte ativo secundário, 530
Reabsorção de soluto, 546-547
Reabsorção passiva, 525–526
Reabsorção tubular
    ativa, 525-526
    ativação de RAAS, 527-529
    bomba Na+-K+, 526
    caracterização, 524-525
    de água, 541-546
    de fosfato, 532
    de glicose, 530-532
    de ureia, 533
    estimulação de aldosterona, 526-529
    exclusão de produtos residuais, 533–534
    inibição de ANP, 529–530
    passiva, 525–526
    reabsorção de aminoácidos, 530
    resumo de mecanismos, 536
    transporte transepitelial, 525–526
REB (ritmo elétrico básico), 593, 621
Receptor de marcador de ancoragem, 57

Receptores acoplados a proteínas G, 637
Receptores adrenérgicos, 243–244
Receptores alfa, 243
Receptores beta, 243
Receptores capilares, 187
Receptores colinérgicos nicotínicos, 239
Receptores colinérgicos, 247
Receptores de AMPA, 161
Receptores de NMDA
    dor e, 192
    LTP, 161
    mal de Alzheimer e, 165
Receptores de rianodina, 264
Receptores de volume atriais esquerdos, 567–568
Receptores do volume atrial, 379
Receptores fásicos, 186–187
Receptores muscarínicos, 243
Receptores musculares, 284–289
Receptores nicotínicos, 243
Receptores olfativos
    células, 230, 232
    especialização, 230
    localização, 231
    número, 230
    potenciais de ação, 230
Receptores táteis, 187
Receptores térmicos, 184
Receptores tônicos, 186
Receptores universais, 400
Receptores. *Veja também receptores específicos*
    conversão de potencial, 184
    de proteínas, 57
    do paladar, 229
    dor, 191
    efeito de estímulos, 185
    estimulação sustentada, 186
    fásicos, 186
    informação detectada por, 184–185
    inibição lateral, 190
    -neurotransmissor, resposta, 107
    opioides, 192
    percepção e, 190-191
    possível local de iniciação, 185–186
    sensibilidades de estímulos, 183–185
    sensoriais, 177
    sistema nervoso automático, 243-245
    táteis, 187
    tipos de, 184
    tônicos, 186
    velocidade de adaptação, 186–187
Reclast. *Veja* Ácido zoledrônico
Recolhimento elástico, 476
Recompensas, 157
Recrutamento de transporte, 716
Redes neurais, 153
Redes neurofibrilares, 164
Reflexo de estiramento
    espinhal, 177
    músculo inteiro, 285-287
    músculo liso, 297–298
    resposta das arteríolas, 357
Reflexo de Hering-Breuer, 500
Reflexo de micção, 550, 552
Reflexo do barorreceptor, 522
Reflexo enterogástrico, 610
Reflexos
    arcos, 177
    de Hering-Breuer, 500

    de retirada, 177-179
    defecação, 635
    definição, 176
    digestivos, 595-596
    enterogástricos, 602
    estiramento, 285-287
    exercício e, 504
    extensor cruzado, 179
    gastroileais, 622
    neuroendócrinos, 665
    patelares, 286
    respostas locais, 179
    salivares, 597-598
    sistema autônomo e, 245
    sucção, 794-795
    tipos, 176
Reflexos adquiridos, 176
Reflexos básicos. *Veja* Reflexos simples
Reflexos condicionados. *Veja* Reflexos adquiridos
Reflexos curtos, 595
Reflexos da defecação, 635
Reflexos de retirada, 177–179
Reflexos de sucção, 794–795
Reflexos extensores cruzados, 179
Reflexos gastroileais, 622
Reflexos longos, 595
Reflexos monossinápticos, 177
Reflexos neuroendócrinos, 665
Reflexos patelares, 286
Reflexos salivares, 597–598
Reflexos simples, 176
Refluxo, 600
Refração
    definição, 198
    estruturas, 198-200
    lente côncava, 199
    lente convexa, 199
    processo, 198
Regeneração, nervo, 103
Região do períneo, 742-743
Regulagem de temperatura
    febre e, 656-657
    função do hipotálamo, 653
    homeostase, 640, 657
    perda de calor, 654–655
    resposta ao frio, 655–656
    suor e, 653
    tremor e, 653-654
    troca de calor e, 651–653
    visão geral, 650
Regurgitação, 324
Rejeição a transplantes, 444
Relação comprimento-tensão, 228–229
Relação estrutura-função, 1
Relação sexual
    definição, 759
    ejaculação, 759, 760-762
    ereção, 759-760
    ciclo feminino, 762-764
    ciclo masculino, 759-763
Relações carga-velocidade, 274
Relaxamento
    em músculos esqueléticos, 266
    em músculos lisos, 297–298
    gástrico, 601
    processo, 267–268
    resposta ao stress, 298
    tempo de, 268
    ventricular isovolumétrico, 323

Relaxamento gástrico, 601
Relaxamento ventricular isovolumétrico, 323
Relaxina, 789
Relógio da placenta, 790
REM (movimento rápido dos olhos), 170–172
Renina. *Veja* RAAS (sistema renina-angiotensina-aldosterona)
Repolarização, 88
Repouso
    capilares em, 364–365
    débito cardíaco, 355
    fluxo sanguíneo em, 344
    potenciais de K+, 91–92
    potencial de membrana e, 78, 81–82
    potencial de Na+, 91–92
Reservatório de pressão, 347
Reservatório de sangue, 372
Resistência circulatória
    arteríolas, 350-352
    lei de Poiseuille, 347
Resistência periférica total, 358, 360, 377
    definição, 358
    fatores que afetam, 360
    pressão sanguínea arterial e, 377
Resistina, 645, 720
Respiração celular, 33, 461
Respiração externa, 461
Respiração interna, 33, 461
Respiração. *Veja também* Expiração; Inspiração
    componentes de controle neural, 499–500
    controle de, 598–601
    definição, 460
    externa, 461-462
    fatores químicos e, 501
    interna, 461
Respiração. *Veja* Ventilação
Resposta ao stress
    adaptação do cortisol, 700–702
    coordenação do hipotálamo, 708–709
    definição, 707
    fatores renais, 709
    função do SNS, 707
    mudanças hormonais durante, 708
    padrão de resposta, 707-708
    perigos, 709-710
    relaxamento, 298
    testes de, 320
    tipos, 707
Resposta da célula-alvo
    antagonismo, 666-667, 670
    diminuição, 666
    permissividade, 666–667, 670
    respostas anormais, 665-666
    sinergismo, 667, 670
    variação em, 666–670
Resposta de retirada, 186-187
Resposta imune inata, 431–433
Resposta inflamatória, 334
Resposta primária, 434–436
Resposta secundária, 434–436
Respostas do tipo "lutar ou fugir", 240
Respostas imunológicas insuficientes, 449–450
Retenção da meiose, 764
Retículo endoplasmático (RE). *Veja também* Retículo endoplasmático rugoso; Retículo endoplasmático liso
    função, 24
    lúmen, 24-25
    síntese proteica, 26

Retículo endoplasmático liso
    abundância, 26–27
    caracterização, 24
    embalagem de proteína em vesículas de transporte, 26
    função, 27
Retículo endoplasmático rugoso, 24–26, 40
Retículo sarcoplasmático, 264–265
Retina
    bastonetes, 195, 207-208
    camadas, 201
    caracterização, 195
    células, 201, 205, 210
    cones, 195, 201, 207–208
    processamento de entrada de luz, 205
Retinal, 205
Reto, 633
Retorno venoso
    pressão sanguínea e, 376
    sucção cardíaca e, 375–376
    definição, 373
    determinação, 328
    fatores extrínsecos, 372–376
    gravidade, 374
    atividade respiratória e, 375
    atividade de músculos esqueléticos e, 373–374
    atividade simpática e, 373
    válvulas venosas e, 374
Retroalimentação negativa
    caracterização, 15
    definição, 14-15
    hormônios, 664–665
    secreção hormonal da hipófise anterior, 677
    sistema endócrino, 675
Retroalimentação positiva, 15–16, 93
Retroalimentação tubuloglomerular, 521
Retroalimentação. *Veja também* Retroalimentação negativa; Retroalimentação positiva
    definição, 14
    positiva, 15
    tubuloglomerular, 521
Ribossomos livres, 25, 42
Ribossomos. *Veja também* Conjunto de ribossomos livres
    função, 39-40
    no RE rugoso, 40
RIG-I (gene induzível por ácido retinoico I), 419
Rigor mortis, 267
Rins, renal(is)
    associados a anemia, 398
    células, 3
    controle de eritropoese por, 395, 397
    débito cardíaco, 524
    diabete e, 721
    diálise, 551
    efeitos de PTH, 733–734
    equilíbrio acidobásico e, 579–581
    extração de urina por, 539–540
    filtração glomerular, 515, 517-524
    fluxo sanguíneo para, 343–344
    fornecimento de sangue, 547
    funções excretoras, 553
    funções hormonais, 553
    funções metabólicas, 553
    funções reguladoras, 553
    gestão de sal, 382
    hipertensão, 381-382

    homeostase, 511-512, 552–553
    insuficiência, 547-549
    limiar de glicose, 531
    processos básicos, 515–517
    reabsorção tubular, 524–534
    regulagem de fosfatos, 532
    regulagem de H_ por, 576–578
    resposta ao stress, 709
    secreção tubular, 534-537
    transporte de membranas, 39
    túbulos, microvilosidades em, 48
    unidade funcional, 512-515
Ritmo
    cardíaco, 319, 704
    respiratório, 499–500
    ritmo elétrico, 593
Ritmos circadianos
    proteínas Clock, 685
    SCN, 685
    taxas de secreção hormonal, 665
Ritmos diurnos, 664, 677
RNA (ácido ribonucleico)
    função, 24
    mecanismo de defesa, 425
RNA mensageiro (mRNA)
    ribossomos em, 40
Rodopsina, 205
Rota da tirosina quinase, 117
Rota eferente, 378-379
Rota interatrial, 313
Rota internodal, 313
RU, 486, 785
Ruído. *Veja* Som
Sacarase, 623
Sacarose, 590
Saco amniótico, 786
Saco pericárdico, 309
Saco pleural, 464, 466
Sacos laterais, 264
Sáculo, 224, 227
Sais biliares
    absorção de gordura e, 618-619
    ação detergente, 618
    caracterização, 617-619
    digestão de gordura, 618–619
    formação de micelas, 619
    função, 617-619
Sal. *Veja* Sais biliares; Sódio (Na+)
Salbutamol, 245–246
Saliva
    caracterização, 597
    função, 597
    secreção, 597-598
SALT (tecido linfoide associado à pele), 456
Sangue, sanguíneo (a). *Veja também* Hemoglobina; Plasma; Plaquetas
    coagulação, 407, 408, 410, 411, 727
    eritrócitos, 393-400
    leucócitos, 400–405
    menstrual, 775
    movimento constante de, 391
    nitrogênio da ureia, 533
    níveis de glicose, 723–724
    níveis de homocisteína, 334
    níveis de proteína C-reativa, 424
    perda de calor através de, 654–655
    renal, 547
    reservatório venoso, 372
    tipos, 399-400

transfusões, 400
transporte de CO2, 394
troca de gases em, 490–491
Sarcômero, 258
SCN (núcleo supraquiasmático), 685–687
Sebo, 455
Secreção
    biliar, 617
    de proteínas, 27
    de saliva, 597–598
    de vasopressina, 567–569
    digestiva, 590
    esofagal, 600
    grelina, 646
    HCL, 605, 607
    influência de ANF sobre, 238
    no intestino delgado, 623
    no intestino grosso, 636
Secreção de PYY, 646
Secreção tubular
    aldosterona e, 534-536
    ânions e cátions orgânicos e, 536
    H^+ renal na, 534–535, 577–580
    K^+ renal na, 535-536
    mecanismo, 534
    resumo de mecanismo, 536
Secretina, 614–615, 637
Sede
    entrada de água e, 567
    estimulação de RAAS, 527
    fatores de controle, 568–569
    função da angiotensina, 568
    secreção de vasopressina e, 567–569
Segmentação
    controle de, 621–622
    definição, 621
    funções, 622
    iniciação, 621-622
Segundo corpo polar, 765
Segundos mensageiros
    AMP cíclico, 120–122
    amplificação da rota, 123-124
    caracterização, 117
    LTP e, 161-162
    rota do Ca^{2+}, 122-123
Seio carotídeo, 378
Seios durais, 139
Seios nasais, 139
Seios venosos, 139
Seleção clonal
    células de memória dormentes e, 429
    células plasmáticas, 428, 429, 433
    produção de anticorpos, 433
    teoria da, 433
Selectinas, 422
Seletivamente permeável, 60
Sêmen, 756–758
Sensações somestésicas, 141
Sensibilização, 159, 160-161
Sensor, 15
Sentidos especiais, 188. *Veja também sentido específico*
Sentidos químicos. *Veja* Olfato; Paladar
Septo, 304
Sequestro de antígenos. *Veja* Ignorância imunológica
SERMs (Moduladores seletivos dos receptores de estrogênio), 664-665
Serosa, 593

Serotonina, 157
Sexo fenotípico, 747
Sexo genético, 747
Sexo gonadal, 747
SGLT (cotransportador de sódio e glicose), 73, 530
Sildenafila, 760
Sinais de alimentação, 644
Sinais de saciedade, 644, 647
Sinais neurais, 217-218
Sinapse inibidora, 106–107, 112
Sinapse química, 104–113
Sinapses
    caracterização, 104-105
    estrutura, 105
    função, 105
    junção neuromuscular vs., 252
    lentas, 117
    memória de curto prazo e, 159-162
    memória de longo prazo e, 162-163
    modificação de transmissão, 112
    neurônio a neurônio, 246
    rápidas, 117
    tipos, 105-106
Sinapses elétricas, 104
Sinapses excitatórias, 106
Sinapses lentas, 117
Sinapses rápidas, 117
Sincício funcional, 295
Síndrome adrenogenital, 704
Síndrome de Conn, 703
Síndrome de Cushing, 703
Síndrome de desconforto respiratório, 477–478
Síndrome de feminização testicular, 666, 748
Síndrome metabólica, 720
Singulair, 453
Síntese de proteína ribossômica, 42
Síntese proteica
    aminoácidos em, 38
    função do DNA, 24
    hormônios e, 125–126
    RE, 39
Sintomas de abstinência, 112
Sinusoides, 364, 616
Sistema analgésico, 192
Sistema cardiovascular. *Veja também* Sistema circulatório; Coração
    organização básica, 303–304
Sistema circulatório. *Veja também* Vasos sanguíneos
    árvore vascular, 347
    caracterização, 303
    componentes, 303–304
    homeostase, 11, 302
    lei de Poiseuille, 347
Sistema CRH-ACTH-cortisol, 677, 702, 707–708
Sistema de contracorrente medular
    alça de Henle, 540–541
    gradiente, 540
    multiplicação, 541
    preservação da vasa recta, 546
Sistema de ereção, 759
Sistema de grupos sanguíneos ABO, 399
Sistema de grupos sanguíneos Rh, 400
Sistema de tampão de fosfato, 575
Sistema de tampão de proteína, 575
Sistema de tamponamento da hemoglobina, 575
Sistema digestório
    absorção, 590

    boca, 596-598
    componentes, 6
    defesas, 596
    esôfago, 599-600
    estômago, 600-613
    faringe, 598-600
    função básica, 589
    função do músculo liso autônomo, 593–594
    função, 589
    hormônios, 595
    intestino delgado, 621-633
    intestino grosso, 633-637
    mobilidade, 589-590
    pâncreas, 613-621
    plexos nervosos intrínsecos, 595
    reflexos neurais, 595–596
    regulagem, 593–595
    secreção, 590
Sistema endócrino. *Veja também* Glândulas; Hormônios
    caracterização, 661-662
    complexidade do, 663
    componentes, 7
    desordens, 665-666
    função de controle de crescimento, 671-672
    função, 662-663
    funções gerais, 126
    hipertensão, 710
    homeostase, 660
    hormônios, 666-670
    metabolismo de combustível, 710-726
    metabolismo do cálcio, 726-737
    reflexos neuroendócrinos, 665
    resposta ao calor, 707
    resposta ao stress, 707–710
    resposta da célula-alvo, 661
    retroalimentação negativa, 664–665
    ritmos circadianos, 685-687
    ritmos diurnos, 665
    sistema nervoso vs., 126
Sistema imunológico. *Veja também* Mediada por anticorpos
; Leucócitos
    adaptativo, 420
    apoptose e, 124
    câncer e, 447, 448
    componentes, 7
    defesas externas, 453-457
    definição, 314, 400
    depressão de, 549
    efeitos do cortisol, 701
    homeostase, 416, 457
    imunidade; Imunidade mediada por células; Imunidade inatainato, 419–420
    interligação com sistema endócrino, 448–449
    interligação com sistema nervoso, 448–449
    órgãos, 419
    perda de tolerância, 446–447
    resposta de autoantígeno, 446
    tipos de resposta, 19
    tolerância, 446
    vigilância, 447-448
Sistema justaglomerular, 514–515, 521
Sistema límbico
    caracterização, 155–156
    controle de tremor por, 653–654
    emoções e, 156
    estruturas de composição, 156

padrões comportamentais, 156
Sistema linfático
   caracterização, 368
   funções, 369-370
   sistema linfático inicial, 368–369
Sistema linfático inicial, 368–369
Sistema motor corticoespinhal, 283
Sistema motor extrapiramidal. *Veja* Sistema motor multineuronal
Sistema motor multineural, 283
Sistema motor piramidal. *Veja* Sistema motor corticoespinhal
Sistema muscular. *Veja também* Músculos cardíacos; Músculos esqueléticos; Músculos lisos
   categorização muscular, 258
   homeostase, 14, 256
Sistema nervoso autônomo (SNA)
   agonistas, 244
   antagonistas, 244
   axônios, 95-96
   características, 133
   caracterização, 134
   neurônios aferentes, 135
   neurônios eferentes, 135
Sistema nervoso central (SNC). *Veja também* Cérebro; Medula espinhal
   atividades autônomas e, 144, 178
   células em, 133–139
   células formadoras de mielina em, 163
   controle de reflexos, 176–179
   efeitos da epinefrina, 243
   homeostase, 132
   regeneração, 103
   tecido conectivo, 4
Sistema nervoso entérico, 134, 595
Sistema nervoso parassimpático, 134
   características diferenciadoras, 245
   caracterização, 238
   estimulação cardíaca e, 326-327
   fibras, 238-240
   inervação das arteríolas, 359
   inervação de órgãos viscerais, 240-243
   liberação de ACh por, 238–239
   pressão sanguínea e, 379
Sistema nervoso periférico (SNP)
   acuidade, 189–190
   autônomo, 237–245
   campos receptivos, 189
   capacidade discriminatória, 189
   células formadoras de mielina em, 101
   divisão aferente, 182, 232
   divisões, 133–134
   fibras, 183
   função aferente, 187–188
   homeostase, 182, 232–233
   junção neuromuscular, 246–253
   nervos em, 176
   receptores de dor, 191–194
   receptores de estímulos, 183–191
   regeneração, 103
   rota somatossensorial, 188-190
   somático, 246
   visão, 195–213
Sistema nervoso simpático
   características diferenciadoras, 245
   caracterização, 238
   cuva de Frank-Starling e, 330
   definição, 134
   dominação, 240-241, 243
   epinefrina e, 706–707
   estimulação cardíaca por, 327, 329-330
   função da tensão, 707
   hipotensão e, 383-384
   inervação de órgãos viscerais, 240-243
   liberação de norepinefrina pelo, 239
   medula adrenal e, 243, 705–706
   regulação da pressão sanguínea pelo, 358, 377, 379
   retorno venoso e, 373
   volume sistólico e, 328
Sistema nervoso somático
   características, 247
   caracterização, 237
   conteúdo, 134
   neurônios aferentes, 248
   neurônios eferentes, 248
   neurônios motores, 246
Sistema nervoso. *Veja também* Sistema nervoso central;Sistema olfativo, 232
   caracterização, 127–128
   componentes, 7
   defesa antiviral em, 440
   efeitos dos hormônios da tireoide sobre, 694-695
   entérico, 595
   função da homeostase, 14
   funções, 127, 132
   homeostase, 86, 132, 180, 232–233, 236
   interligação com sistema imunológico, 448–449
   organização, 133-134
   sistema endócrino versus, 126-129
   tecidos, 4
Sistema porta hepático, 616
Sistema reprodutivo feminino
   anatomia, 744
   ciclo ovariano, 766, 770–774
   contracepção, 782, 784–785
   fertilização, 779–780
   genitália externa, 742
   gravidez, 778–789
   implantação de blastocisto, 781–782
   lactação, 792–796
   menopausa, 776–778
   mudanças na puberdade, 764–765
   ovogênese, 742
   parto, 789–792
   placenta em, 782–788
   visão geral, 742–743
Sistema reprodutivo masculino
   anormalidades no nascimento, 762
   castração, 751
   componentes, 757
   desenvolvimento do espermatozoide, 754–755
   embrionário, 749
   ereção sexual, 757–758
   espermatogênese, 752–756
   genitália, 742-743
   órgãos, 749–750, 756
   prostaglandinas, 758
   púberes, 751
   relação sexual e, 759–763
   sêmen, 757-758
   testosterona em, 749–752
   visão geral, 742–743
Sistema reprodutivo. *Veja também* Sistema reprodutivo feminino; Sistema reprodutivo masculino
   anormalidades no nascimento, 762
   características sexuais secundárias, 742
   componentes, 7, 741–743
   cromossomos, 743, 745
   diferenciação sexual, 745–748
   efeitos de esteroides anabólicos, 282
   exigências, 741
   feminino, 742–743, 744
   função do DNA, 24
   gametogênese, 743, 745
   homeostase, 14, 740, 796-797
   hormônios, 742
   órgãos primários, 742
   região de determinação de sexo, 747
   relação sexual, 759–764
Sistema respiratório. *Veja também* Pulmões
   acidose, 498, 581-583
   alcalose, 583
   anatomia, 461-465
   caracterização, 460
   componentes, 6, 462–464
   disfunção, 481
   efeitos da fibrose cística sobre, 56
   equilíbrio acidobásico e, 581–584
   função, 461
   funções não respiratórias, 462
   homeostase, 11, 460, 507
   mecanismo de defesa, 457
   regulagem de H+ por, 575–576
   retorno venoso e, 375
   transporte de gás, 490–498
   troca de gases, 486–490
Sistema secretório de íons orgânicos, xxx
Sistema tegumentar. *Veja também* Pele
   componentes, 7
   função da homeostase, 14
   homeostase, 416
Sistema urinário. *Veja também* Rins
   componentes, 6, 513
   função homeostática, 11, 510
   mecanismo de defesa, 457
   órgãos, 512
   perda de proteína, 550
   tampão de fosfato, 575, 580
Sistema vestibular
   ativação, 224
   canais semicirculares, 224
   caracterização, 224
   células capilares, 224
   estrutura, 224
   função, 224
   nervos, 224
   órgãos otolíticos, 224, 226–227
   sinais surgidos de, 224–227
Sistemas contráteis celulares, 47–48
Sistemas de controle homeostático
   controles extrínsecos, 14–15
   controles intrínsecos, 14
   definição, 14
   mecanismo de alimentação, 16–17
   retroalimentação negativa, 15
   retroalimentação positiva, 15–16
   sistema de retroalimentação, 15–16
Sistemas de tampão, 575
Sistemas de tamponamento químico, 575
SMSI (síndrome de morte súbita infantil), 506–507

Sódio (Na⁺). *Veja também* Equilíbrio de sal
    absorção gástrica, 628
    absorção pelo intestino grosso, 528
    admissão, 561
    canais regulados por voltagem, 92
    carga, 526
    cotransportador de glicose, 73
    dependente de energia, 626
    desequilíbrio, 549
    gestão renal, 382
    homeostase, 11, 511
    insuficiência adrenocortical e, 704
    perda de, 528
    potenciais de repouso e, 91–92
    potencial de membrana e, 80
    reabsorção tubular, 521, 523
    saída, 561-563
Soluções
    definição, 61
    hipotônicas, 66
    isotônicas, 66
    osmolaridade, 66
    soluto de penetração, 64–65
    soluto não penetrante, 63–66
    tonicidade, 66–67
Soluções básicas, 570
Soluções hipotônicas, 66
Soluções isotônicas, 66
Solutos
    concentrações soluto/água, 63-65
    concentrações, 63–65
    não penetrantes, 63–64
    penetração, 64–65
Soma espacial, 107–108
Soma temporal, 107–108
Soma, 107-108
Somatomedinas. *Veja* IGFs (fatores de crescimento semelhantes à insulina)
Somatostatina
    função gástrica, 609
    inibição, 675
    regulagem metabólica por, 714–715
Somatótrofos, 671
Somatotropina, 681–682
Sono de onda lenta, 169
Sono paradoxal, 169–170
Sono. *Veja também* Consciência
    arquitetura, 170
    caracterização, 167
    definição, 169
    função, 171-172
    ligação com obesidade, 648
    padrões comportamentais, 170
    padrões no EEG, 169-170
    paradoxal, 169–170
    perturbação, 172
Sons
    afinação, 213–214, 216
    altos, 222, 223
    altura, 214
    intensidade, 214
    magnitude relativa, 216
    magnitude, 216
    qualidade, 214-215
    timbre, 214
    tom, 213, 216 222-223
    transdução, 221-222
Sons de Korotkoff, 350
Sopro sistólico, 324

Sopros cardíacos, 324
Sopros funcionais, 324
Sopros no coração
    caracterização, 324
    desordens associadas, 325
    duração de, 324–325
    válvulas estenóticas, 324
    válvulas insuficientes, 324
SRS-A (substância de reação lenta da anafilaxia), 451, 453
SRY (região de determinação de sexo), 747
SSRIs (inibidores seletivos de recaptação da serotonina), 107, 157
STAT (transdutores de sinal e ativadores de transcrição), 674
Submucosa, 593
Substância inibidora de Müller, 747
Substância P, 192-193
Sucção cardíaca, 373, 376
Sucos digestivos, 605
Sudorese, 653
Sufocação, 496
Sulco central, 144
Suor, 242-243, 653
Superfície côncava, 198
Superfície convexa, 198
Surdez condutiva, 223
Surdez neurossensorial, 223
Surdez, 223
T_3 (triiodotironina)
    bócio e, 697
    caracterização, 691
    conversão, 694
    efeitos metabólicos, 694-695
    moléculas de tireoglobulina e, 692-693
    secreção, 692
T_4 (tetraiodotironina)
    bócio e, 697
    caracterização, 691
    conversão, 694
    efeitos metabólicos, 694-695
    moléculas de tireoglobulina e, 692-693
    secreção, 663, 692
Taeniae coli (tênias do colo), 634
Tálamo
    audição e, 223
    controle motor e, 154–155
    função, 143
Talidomida, 786
Taquicardia, 319
Tau, 165
Taxa metabólica
    definição, 642
    fatores de influência, 643
    medição, 642-643
Taxa respiratória, 482
TCRs (receptores de célula T), 429, 437
TDF (fator determinante testicular), 747
Tecido conectivo elástico, 464
Tecido conectivo, 4
Tecido epitelial, 4
Tecidos adiposos
    armazenamento de gordura por, 42
Tecidos autorrítmicos, 311
Tecidos excitáveis, 87
Tecidos linfoides no sangue, 401
    caracterização, 418
    funções, 419
    localização, 418-419

Tecidos. *Veja também* tecido específico
    autorrítmicas, 311
    desenvolvimento, 679
    engenharia de, 8–9
    ereção, 759-760
    estômago, 5
    excitáveis, 78
    linfoides, 401, 418-419
    pâncreas exócrino, 613-615
    tipos no estômago, 4
    tipos primários, 4
    tromboplastina, 410
Temperatura central
    estável, 651
    monitoração, 15
    normal, 650-651
    variações normais, 650–651
Temperatura corporal, 650
Temperatura. *Veja também* Frio; Calor
    ambiente, 15
    curva O2-Hb e, 494
    doenças associadas com, 658
    homeostase e, 11
    interna central, 650–653
    medição, 15
Tendão patelar, 286
Tendões, 268, 286
Tensão
    músculo, 269
    músculo inteiro, 283
    relação comprimento-, 272, 298
Tensão de cisalhamento, 357
Tensão física, 707
Tensão fisiológica, 707
Tensão social, 707
Tensão superficial alveolar, 476
Tensão superficial. *Veja* Tensão superficial alveolar
Tensão, 269
Teoria celular, 21
Terapia de reidratação oral (TRO), 633–634
Teriparatida, 731
Terminações anuloespirais. *Veja* Terminações primárias
Terminações de Ruffini, 186–187
Terminações em flor. *Veja* Terminações secundárias
Terminações primárias, 285
Terminações secundárias, 285
Terminações sensoriais aferentes, 286
Termodinâmica, 641–642
Termogênese induzida por dieta, 654
Termogênese metabólica, 654
Termogênese, 642, 654
Termômetro, 15
Testes de esforço graduado, 320
Testículos
    anatomia, 750
    barreira de proteção, 754
    câncer de, 762
    células de Leydig, 749
    desenvolvimento, 749
    espermatogênese, 752-755
    localização escrotal, 749
    túbulos seminíferos, 749
Testosterona
    ações não reprodutivas, 751–752
    agressão por, 752
    caracterização, 749

controle de FSH de, 755
controle de LH de, 755
conversão de estrogênio em, 752
efeitos embrionários, 750–751
efeitos pubescentes, 751
efeitos sexuais secundários, 751
efeitos, 751
fibras musculares e, 281–282
função da espermatogênese, 755
função, 119
proteína de vinculação de androgênio e, 755
secreção, 749-752
utilização por atletas, 282

Tétano
causas, 271
prevenção, 316
toxina, 112

TFG (taxa de filtração glomerular)
ajustes controlados, 510
autorregulação de, 520–521
caracterização, 519-520
controle simpático extrínseco, 522
filtragem de Na+, 562–563
influências desreguladas, 520
mudanças de coeficiente, 523
mudanças em, 520–523
reabsorção de Na+ e, 530
reflexo de barorreceptor em, 522
taxa de depuração plasmática e, 537–539

Timbre, 214, 216, 222
Timo, 419, 428
Timosina, 429
Tireoglobulina, 691, 692
Tireótrofos, 671
Tirosina, 691
Tiroxina. *Veja* T_4 (tetraiodotironina)
Titina, 258
TLRs (receptores *toll-like*), 419–420, 423
TMB (taxa metabólica basal), 642, 643
TMJ (junção temporomandibular), 597
TNF (fator de necrose tumoral), 242, 645
Tolerância, 446

Tom
definição, 213-214
determinação, 213
existência, 294

mapeamento do córtex auditivo, 222–223
Tonicidade, 66–67
Tonsilas, 401, 418, 457
Tônus parassimpático, 240
Tônus simpático, 240
Tônus vascular, 352

Tórax, torácico(a)
caracterização, 464
cavidade, 304, 464
duto, 632
expansão pulmonar em, 466–468
parede, 464
vértebras, 464

Toxicidade urêmica, 549
Toxina botulínica, 250, 252
Toxina da cólera, 125
Toxina pertussis, 125
tPA (ativador tecidual do plasminogênio), 411
TPO (tireoperoxidase), 692
Trabalho de parto. *Veja* Parto
Trabalho externo, 641
Trabalho interno, 641

Trabalho mecânico, 39
Trabalho, 274, 641
Traço de memória, 158, 163
Transcortina. *Veja* Globulina de ligação a corticoesteroide
Transdução de sinal, 124-125, 674
Transducina, 205
Transferência nuclear, 9
Transferrina, 632

Transfusões
doadores/receptores universais, 400
necessidade para, 402
reação, 399-400
tipos sanguíneos e, 399

Trânsito vesicular reverso, 43
Transplantes de ilhotas pancreáticas, 721

Transporte ativo
desfosforilação, 70
gradiente de concentração de íons, 69
primário, 69–71
secundário, 69, 71–73

Transporte ativo primário, 69–71
Transporte ativo secundário, 69, 530
Transporte ativo terciário, 628
Transporte axônico reverso, 43
Transporte de gás, 490–498

Transporte de membrana
assistido, 67–75
ativo, 69–73
difusão passiva, 60–63
íons e, 63
lei de Fick, 62–63
mediado por transportador, 67–75
métodos de, 76
não assistido, 60–67
osmose, 63–66
renal, 39
vesicular, 73–75
visão geral, 60

Transporte mediado por transportador
ativo, 69-73
caracterização, 67
competição, 68–69
difusão facilitada, 69
difusão simples vs., 61
processo, 69
saturação, 67–68
vesicular, 75

Transporte transepitelial, 525–526

Transporte vesicular
caracterização, 76
descrição, 73–74
endocitose, 75
exocitose, 75
exigências, 75

Traqueia
anatomia, 599
função, 463
irritação na, 457

Trato corticoespinhal ventral, 172

Trato digestório
anatomia, 591
camadas, 591, 593
componentes, 591
função, 591
mucosa, 591

Trato espinocerebelar ventral, 172
Trato gastrointestinal. *Veja* Sistema digestório
Trato reprodutivo

diferenciação sexual, 747
feminino, 742
masculino, 756

Trato reprodutivo masculino
componentes, 756
esterilização, 751, 756
visão geral, 742

Trato retino-hipotalâmico, 687
Tratos ascendentes, 173
Tratos descendentes, 173
Tratos ópticos, 210

Tremor
definição, 653
função, 653
mecanismo de controle, 653–654

Tremor voluntário, 167
TRH (hormônio liberador de tireotrofina), 675, 695

Triglicérides
agregação, 630
armazenamento, 713
digestão e, 590
síntese, 719

Tripsina, 474, 614
Tripsinogênio, 614

Troca de gases
alvéolos, 464
ao longo de capilares sistêmicos, 490
entrada de O2, 486
fatores de influência, 488–489
função dos alvéolos, 486–487
gradientes de pressão parcial, 486-488
saída de CO_2, 486–488

Troca. *Veja* Antiporte
Trofoblastos, 781
Trombo, 335, 411
Trombócitos. *Veja* Plaquetas
Tromboembolismo, 334-335, 411
Trombopoietina, 405
Trombospondina, 137
Tromboxano A_2, 407

Tronco cerebral
anatomia, 167-172
controle cardiovascular, 378
função, 167
ritmos circadianos, 685

Tropomiosina, 260
Troponina, 260

TSH (hormônio de estimulação da tireoide)
bócio e, 697 698
controle de retroalimentação negativa, 664–665
função, 671
níveis excessivos, 666
órgãos-alvo, 672, 675
regulagem, 695

TSI (imunoglobulina estimuladora da tireoide), 696
t-SNARE, 28
Tubas de Falópio, 742
Tubas uterinas, 742
Tubérculo genital, Glande do pênis, 747
Tubo de regeneração, 103
Tubulinas, 43
Túbulo distal, 514
Túbulo proximal, 514, 577
Túbulos de coleta, 515
Túbulos transversais, 264-265
Túbulos, 577

Tumores
    benignos, 4487
    caracterização, 447
    cerebrais, 138-139
    malignos, 447
Tumores benignos, 334
Tumores malignos, 447
Úlcera péptica, 611–612
Ultrafiltragem, 366
Umbigo, 792
Umidade relativa, 653
Unhas, 455
Unidade basal, 35
Unidade funcional, 258
Unidades motoras
    assíncronas, 270-271
    definição, 270
    saída, influências neurais, 283-284
    recrutamento, 270
Ureia, 533
Uretra
    caracterização, 512
    esfíncteres, 550
    função, 513
Urina
    armazenamento, 549-550, 552
    caracterização, 537
    controle de nível, 549
    excesso de albumina em, 517
    excreção, 516
    fluxo, 547
    formação, 512
    glicose em, 719
    perda de Na em, 528
    saída de Na^+, 561–563
Urinação. *Veja* Reflexo de micção
Útero
    descida da mórula até o, 780-781
    efeitos do estrogênio, 774
    função, 742
    gestação e, 789
    involução, 792
    níveis hormonais e, 771
Utrículo, 224, 226-227
Utrofina, 285
Úvula, 596
Vacinações
    células de memória e, 435–436
    definição, 434-435
    desenvolvimento, 436
Vagina
    abertura, 742
    bolsa, 784
    função, 742
    vasocongestão, 763
Válvula com extravasamento, 324
Válvula estenótica, 324
Válvula ileocecal, 622
Válvula insuficiente, 324
Válvulas
    ação, 306
    anatomia, 307
    desordens, 324-325
    esqueleto fibroso de, 307–308
    operadas por pressão, 306–308
    tipos, 306, 324
Válvulas bicúspides, 306
Válvulas mitrais, 306
Válvulas tricúspides, 306

Vãos semelhantes a fendas, 363
Varfarina, 411
Variável controlada, 15
Varíola, 436
Varizes, 240
Vasa recta, 515
Vasectomia, 756, 784
Vasocongestão, 759-760, 763
Vasoconstrição, 352, 655
Vasodilatação
    caracterização, 352
    localizada, 420
    sistema complementar, 428
Vasopressina
    armazenamento, 670-671
    arteríolas e, 359
    caracterização, 541
    controle de saída de água, 566-567
    deficiência, 564
    déficit de água e, 565
    função de reabsorção de água, 541-544
    função, 671
    liberação, 543
    mecanismo de ação, 544
    produção, 115
    regulagem de osmolaridade de ECF por, 565-567
    resposta ao stress e, 708
    sede e secreção de , 566-569
Vasos de capacitância, 371
Vasos linfáticos
    bloqueio, 371
    caracterização, 369
    vilosidades, 626
Vasos sanguíneos. *Veja também* Artérias; Arteríolas; Capilares; Veias
    características, 347-376
    função, 303
Vaults
    caracterização, 40
    como veículos de transporte, 40–41
    medicamentos quimioterápicos e, 41
VDF (volume diastólico final)
    caracterização, 321
    lei de Frank-Starling, 328
Veia renal, 512
Veias
    capacidade de volume de sangue, 372–373
    comunicação, 371
    funções, 342, 371-372
    pressão, 307
    renais, 512
    retorno de sangue (Veja Retorno venoso)
    umbilicais, 786
    varicosas, 375
Veias cavas, 306
Veias umbilicais, 786
Veias varicosas, 375
Velocidade, 274
Veneno da aranha viúva-negra, 251
Ventilação
    alveolar, 482–483
    ato mecânico de, 461
    colateral, 464
    ECF do cérebro [H+] e, 502–503
    efeitos gravitacionais, 485
    exercício e, 504–505
    gasto de energia para, 478–479
    influências, 505-506

    intensidade, fatores químicos, 501
    mecanismo de emergência, 501–502
    pressão e, 465–468
    pulmonar, 482
Ventilação colateral, 464
Ventrículos
    cerebrais, 138
    definição, 304
    diástole, 321–323
    ejeção, 321, 323
    excitação, 313–314, 321
    enchimento, 323
    relaxamento, 323
    repolarização, 323
    sístole, 321, 323
Vênulas, 347
Vermes parasitas, 453
Vértebras, 304
Vértebras, 464
Vesícula, 617, 620
Vesículas
    definição, 27
    função, 28
    transporte, 43
Vesículas de transporte
    função, 27
    novas proteínas em, 26
Vesículas secretórias, 28, 42
Vesículas seminais, 756, 757
Vesículas sinápticas, 104
Vestibulocerebelo, 166
Via de dor lenta, 191
Via de dor rápida, 191
Via final comum , 246
Viagra. *Veja* Sildenafila
Vias aéreas, 473-474, 457, 462, 463-464, 482
Vias somatossensoriais
    caracterização, 188
    linhas rotuladas, 188–189
    resposta a estímulos, 189–190
Vibrio cholera, 633–634
Vilosidades aracnoides, 139
Vilosidades da placenta, 786
Vilosidades, 624, 786
Vírus. *Veja também* vírus específicos
    caracterização, 418
    células hospedeiras, 439–440
    defesas, 440
    efeitos do interferon, 425
    ligação com obesidade, 39
    lise da célula T, 438
Visão dupla. *Veja* Diplopia
Visão em cores, 209
Visão. *Veja também* Olho
    acomodação, 200-201
    cinza, 207
    cor, 208-209
    córtex do tálamo e, 210-213
    córtex e, 210-213
    daltonismo, 209
    defeitos, 210–211
    desordens, 201, 202
    dupla, 211
    informação, 209–210
    percepção de profundidade, 210–211
    percepção, 213
    ponto cego, 201, 203
    potencial de ação, 206
    processamento cortical, 211, 213

Vitamina A, 209
Vitamina B, 337
Vitamina B_{12}
    absorção, 397
    função, 608
    liberação de homocisteína por, 337
    terapia para diabete com, 721
Vitamina B_6, 337
Vitamina D
    absorção de Ca e, 632
    absorção intestinal de Ca e, 734-736
    ativação renal, 551
    ativação, 734-735
    caracterização, 734
    deficiência, 737-738
    função, 735-736
    RDA, 735
    síntese dérmica, 456
Vitamina K, 411–412
Volume celular embalado. *Veja* Hematócrito
Volume corrente (VC), 480–481
Volume de reserva expiratória (VRE), 480
Volume de sangue, 323, 325, 362, 372
Volume expiratório forçado em um segundo (VEF1), 480–481
Volume residual (VR), 480–481
Volume sistólico (VS)
    aumento, 325
    caracterização, 323
    controle intrínseco, 329
    determinação, 328
    pressão sanguínea e, 376
    resumo de fatores, 330
Volume. *Veja também* Volume sistólico (VS)
    aumentos de EDV, 328–329
    espaço morto e, 482
    homeostase e, 11
    pulmonar, 479–481
Vômito
    causas, 605
    caracterização, 584
    coordenação, 605
    definição, 604
    efeitos, 605
    força de geração de, 604
VRE (volume de reserva inspiratória), 480–481
    VSF (volume sistólico final), 323
v-SNARE, 28
Vulva, 743
Zigotos, 780
Zona de conforto térmico, 656
Zona fasciculada, 698–699
Zona glomerulosa, 698-699
Zona H, 258
Zona reticular, 698–699
ZP3, 780

SISTEMAS CORPORAIS
Compostos de células organizadas de acordo com a especialização para manter a homeostase
Ver Capítulo 1.

SISTEMA NERVOSO
Atua por meio de sinais elétricos no controle de reações rápidas do organismo; também é responsável por funções superiores – como consciência, memória e criatividade
Ver Capítulos 4, 5, 6 e 7.

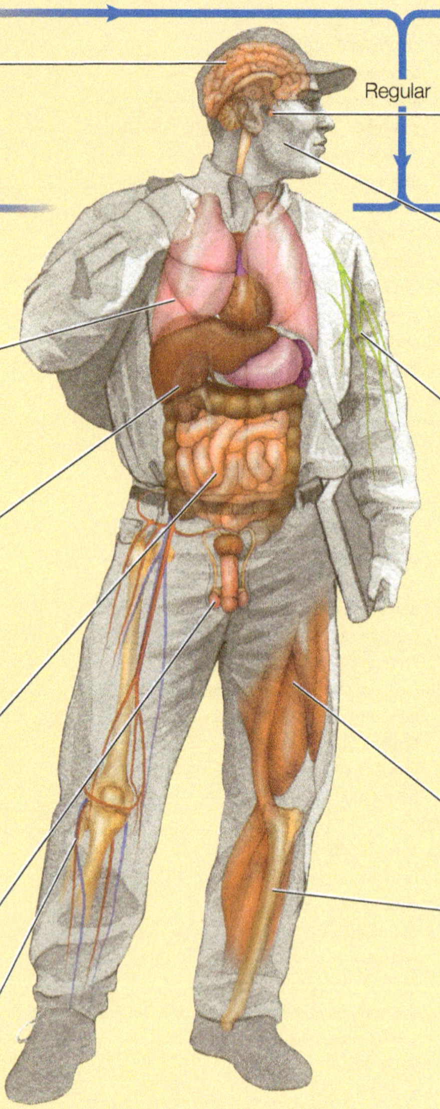

Informações do ambiente externo transmitidas por meio do sistema nervoso

Regular

SISTEMA RESPIRATÓRIO
Obtém O_2 e elimina CO_2 para o ambiente externo; ajuda a regular o pH ao ajustar a taxa de remoção do CO_2 acidificante
Ver Capítulos 13 e 15.

O_2
CO_2

SISTEMA URINÁRIO
Importante regulador do volume, da composição eletrolítica e do pH do ambiente interno. Remove resíduos e o excesso de água, sal, ácido e outros eletrólitos do plasma e os elimina na urina
Ver Capítulos 14 e 15.

Urina contendo resíduos, água em excesso e eletrólitos

SISTEMA DIGESTIVO
Obtém nutrientes, água e eletrólitos do ambiente externo e os transfere para o plasma. Elimina resíduos de alimentos não digeridos para o ambiente externo
Ver Capítulo 16.

Nutrientes, água, eletrólitos

Fezes contendo resíduos de alimentos não digeridos

SISTEMA REPRODUTIVO
Não essencial para a homeostase, mas essencial para a perpetuação da espécie
Ver Capítulo 20.

Esperma sai do homem

Esperma entra na mulher

Trocas com todos os outros sistemas

SISTEMA CIRCULATÓRIO
Transporta nutrientes, O_2, CO_2, resíduos, eletrólitos e hormônios por todo o corpo
Ver Capítulos 9, 10, e 11.

AMBIENTE EXTERNO

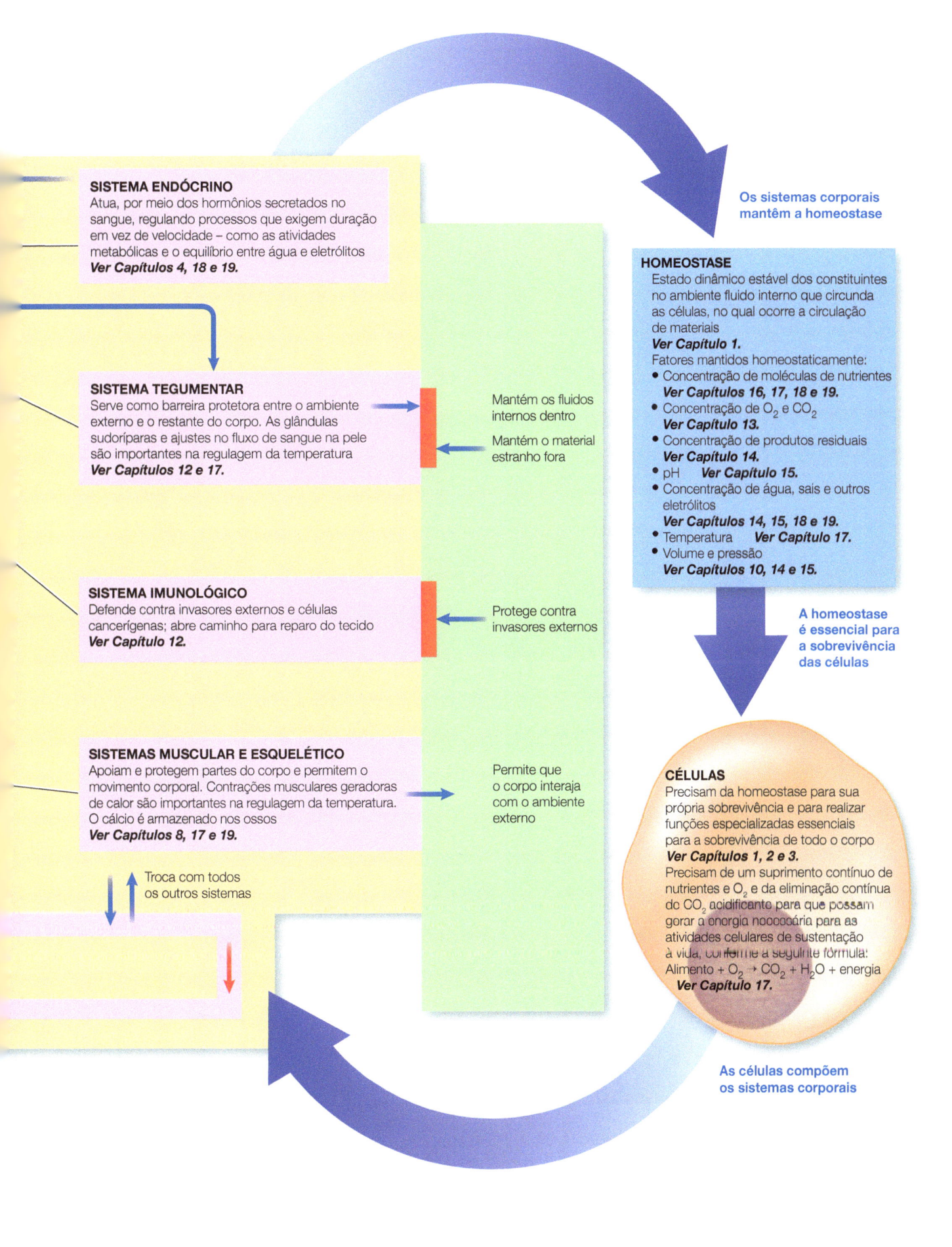

SISTEMA ENDÓCRINO
Atua, por meio dos hormônios secretados no sangue, regulando processos que exigem duração em vez de velocidade – como as atividades metabólicas e o equilíbrio entre água e eletrólitos
Ver Capítulos 4, 18 e 19.

SISTEMA TEGUMENTAR
Serve como barreira protetora entre o ambiente externo e o restante do corpo. As glândulas sudoríparas e ajustes no fluxo de sangue na pele são importantes na regulagem da temperatura
Ver Capítulos 12 e 17.

SISTEMA IMUNOLÓGICO
Defende contra invasores externos e células cancerígenas; abre caminho para reparo do tecido
Ver Capítulo 12.

SISTEMAS MUSCULAR E ESQUELÉTICO
Apoiam e protegem partes do corpo e permitem o movimento corporal. Contrações musculares geradoras de calor são importantes na regulagem da temperatura. O cálcio é armazenado nos ossos
Ver Capítulos 8, 17 e 19.

Troca com todos os outros sistemas

Mantém os fluidos internos dentro
Mantém o material estranho fora

Protege contra invasores externos

Permite que o corpo interaja com o ambiente externo

Os sistemas corporais mantêm a homeostase

HOMEOSTASE
Estado dinâmico estável dos constituintes no ambiente fluido interno que circunda as células, no qual ocorre a circulação de materiais
Ver Capítulo 1.
Fatores mantidos homeostaticamente:
- Concentração de moléculas de nutrientes
  Ver Capítulos 16, 17, 18 e 19.
- Concentração de O_2 e CO_2
  Ver Capítulo 13.
- Concentração de produtos residuais
  Ver Capítulo 14.
- pH   *Ver Capítulo 15.*
- Concentração de água, sais e outros eletrólitos
  Ver Capítulos 14, 15, 18 e 19.
- Temperatura   *Ver Capítulo 17.*
- Volume e pressão
  Ver Capítulos 10, 14 e 15.

A homeostase é essencial para a sobrevivência das células

CÉLULAS
Precisam da homeostase para sua própria sobrevivência e para realizar funções especializadas essenciais para a sobrevivência de todo o corpo
Ver Capítulos 1, 2 e 3.
Precisam de um suprimento contínuo de nutrientes e O_2 e da eliminação contínua do CO_2 acidificante para que possam gerar a energia necessária para as atividades celulares de sustentação à vida, conforme a seguinte fórmula:
Alimento + O_2 → CO_2 + H_2O + energia
Ver Capítulo 17.

As células compõem os sistemas corporais